Orthopädie
in Praxis und Klinik

Band VII, Teil 1

Orthopädie
in Praxis und Klinik

in 7 Bänden

Fortführung des Handbuches der Orthopädie
Herausgeber: G. Hohmann, M. Hackenbroch, K. Lindemann

2., neubearbeitete Auflage

Herausgegeben von

Allgemeine Orthopädie:
A. N. Witt, H. Rettig, K. F. Schlegel, M. Hackenbroch, W. Hupfauer

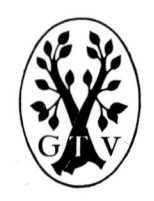

Spezielle Orthopädie:
A. N. Witt, H. Rettig, K. F. Schlegel

Georg Thieme Verlag Stuttgart · New York

Band VII

Spezielle Orthopädie
Hüftgelenk und untere Extremität

Teil 1: Hüftgelenk, Oberschenkel, Knie
Unterschenkel und Spezielle Probleme

Bearbeitet von

R. Aigner
R. Bauer
J. U. Baumann
P. Engelhardt
M. Franke
G. Friedebold
K. Glas
A. Göb
M. H. Hackenbroch
J. Heisel
E. G. Hipp
P. Hofmann

G. Imhäuser
M. Jäger
W. Küsswetter
W. Leger
K. A. Matzen
P. F. Matzen
H. Mittelmeier
W. Mohing
W. Müller
K. J. Münzenberg
W. Noack
O. Oest

E. Puhlvers
H. Radloff
A. Reichelt
H. Rettig
H. Rössler
A. Rütt
L. Ruffing
K. F. Schlegel
D. Schöllner
A. Schreiber
F. Süssenbach
A. N. Witt

613 teilweise farbige Abbildungen in 1339 Einzeldarstellungen
40 Tabellen

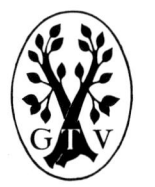

1987
Georg Thieme Verlag Stuttgart · New York

CIP-Kurztitelaufnahme der Deutschen Bibliothek

Orthopädie in Praxis und Klinik : in 7 Bd. ; Fortführung d. Handbuches der Orthopädie, Hrsg.: G. Hohmann ... / hrsg. von A. N. Witt ... - Stuttgart ; New York : Thieme
   1. Aufl. u. d. T.: Handbuch der Orthopädie
NE: Witt, Alfred N. [Hrsg.]
Bd. 7. Spezielle Orthopädie : Hüftgelenk u. untere Extremität.
Teil 1. Hüftgelenk, Oberschenkel, Knie, Unterschenkel und Spezielle Probleme / bearb. von R. Aigner ... - 2., neubearb. Aufl. - 1987.
NE: Aigner, R. [Mitverf.]

1. Auflage 1961
1. italienische Auflage:
   Band I   1962
   Band II   1963
   Band III   1965
   Band IV   1967

Wichtiger Hinweis: Medizin als Wissenschaft ist ständig im Fluß. Forschung und klinische Erfahrung erweitern unsere Kenntnisse, insbesondere was Behandlung und medikamentöse Therapie anbelangt. Soweit in diesem Werk eine Dosierung oder eine Applikation erwähnt wird, darf der Leser zwar darauf vertrauen, daß Autoren, Herausgeber und Verlag größte Mühe darauf verwandt haben, daß diese Angabe genau dem **Wissensstand bei Fertigstellung des Werkes** entspricht. Dennoch ist jeder Benutzer aufgefordert, die Beipackzettel der verwendeten Präparate zu prüfen, um in eigener Verantwortung festzustellen, ob die dort gegebene Empfehlung für Dosierungen oder die Beachtung von Kontraindikationen gegenüber der Angabe in diesem Buch abweicht. Das gilt besonders bei selten verwendeten oder neu auf den Markt gebrachten Präparaten und bei denjenigen, die vom Bundesgesundheitsamt (BGA) in ihrer Anwendbarkeit eingeschränkt worden sind.

Geschützte Warennamen (Warenzeichen) werden *nicht* besonders kenntlich gemacht. Aus dem Fehlen eines solchen Hinweises kann also nicht geschlossen werden, daß es sich um einen freien Warennamen handele.
Das Werk, einschließlich aller seiner Teile, ist urheberrechtlich geschützt. Jede Verwertung außerhalb der engen Grenzen des Urheberrechtsgesetzes ist ohne Zustimmung des Verlages unzulässig und strafbar. Das gilt insbesondere für Vervielfältigungen, Übersetzungen, Mikroverfilmungen und die Einspeicherung und Verarbeitung in elektronischen Systemen.
© 1961, 1987 Georg Thieme Verlag, Rüdigerstraße 14, D-7000 Stuttgart 30
Printed in Germany
Satz und Druck: Appl, D-8853 Wemding; gesetzt auf Digiset 40T30

ISBN 3-13-561802-1   1 2 3 4 5 6

Anschriften

AIGNER, R., Priv.-Doz. Dr., Schönfeldstr. 14, 8000 München 22

BAUER, R., Prof. Dr., Vorstand der Universitätsklinik für Orthopädie, Anichstr. 35, A-6020 Innsbruck

BAUMANN, J. U., Prof. Dr., Orthopädische Universitätsklinik Basel, Basler Kinderspital, Römergasse 8, CH-4005 Basel

ENGELHARDT, P., Dr., Orthopädische Universitätsklinik, 6900 Heidelberg 1

FRANKE, M., Prof. Dr., Direktor und Ltd. Arzt des Staatl. Rheumakrankenhauses Landesbad, Rotenbachtalstr. 5, 7570 Baden-Baden

FRIEDEBOLD, G., Prof. Dr., Direktor der Orthopädischen Klinik und Poliklinik der Freien Universität Berlin, Oskar-Helene-Heim, Clayallee 229, 1000 Berlin 33

GLAS, K., Priv.-Doz. Dr., Orthopädische Abteilung, Städtisches Krankenhaus, 8390 Passau

GÖB, A., Prof. Dr., Spastiker-Zentrum München, Garmischer Str. 241, 8000 München 70

HACKENBROCH, M. H., Prof. Dr., Direktor der Orthopädischen Klinik und Poliklinik der Universität Köln, Joseph-Stelzmann-Str. 9, 5000 Köln 41

HEISEL, J., Priv.-Doz. Dr., Oberarzt der Orthopädischen Universitätsklinik und Poliklinik, 6650 Homburg/Saar

HIPP, E. G., Prof. Dr., Direktor der Orthopädischen Klinik und Poliklinik rechts der Isar der TU München, Ismaninger Str. 22, 8000 München 80

HOFMANN, P., Priv.-Doz. Dr., Arzt für Orthopädie, Weberstr. 105, 5300 Bonn 1

IMHÄUSER, G., Prof. Dr., emer. Ordinarius für Orthopädie der Universität Köln, Frangenheimstr. 17, 5000 Köln 41

JÄGER, M., Prof. Dr.†

KÜSSWETTER, W., Prof. Dr., Orthopädische Universitätsklinik, Calwer Str. 7, 7400 Tübingen

LEGER, W., Prof. Dr., Arzt für Orthopädie, Am Platzhof 6, 5000 Köln 41

MATZEN, K. A., Prof. Dr., Orthopädische Klinik der Hessing-Stiftung, Hessingstr. 17, 8900 Augsburg

MATZEN, P. F., Prof. em., Dr., Marpergerstr. 21, DDR-7031 Leipzig

MITTELMEIER, H., Prof. Dr., Direktor der Orthopädischen Universitätsklinik und Poliklinik, 6650 Homburg/Saar

MOHING, W., Prof. Dr., ehem. Chefarzt des Zentrums für orthopädische Rheumatologie und Rehabilitation der Hessing-Stiftung, Augsburg, Leitender Arzt des Rheuma-Kneippsanatoriums Viktoria, 8938 Bad Wörishofen

MÜLLER, W., Priv.-Doz. Dr., Leiter der Abteilung für orthopädische Chirurgie, Kantonsspital, CH-4101 Bruderholz

MÜNZENBERG, K. J., Prof. Dr., Orthopädische Universitätsklinik Bonn, Sigmund-Freud-Str. 25, 5300 Bonn 1

NOACK, W., Prof. Dr., Stellvertretender Ärztl. Direktor im RKU, Universität Ulm, Oberer Eselsberg 45, D-7900 Ulm

OEST, O., Prof. Dr., Orthopädische Klinik am Ev. Fachkrankenhaus Ratingen bei Düsseldorf, 4030 Ratingen

PUHLVERS, E., Dr., Im Riedenkamp 12, 4350 Recklinghausen

RADLOFF, H., Dr., Arzt für Chirurgie und Orthopädie, Sakrower Landstr. 6, 1000 Berlin 22

REICHELT, A., Prof. Dr., Ärztlicher Direktor der Orthopädischen Universitätsklinik, Hugstetter Str. 55, 7800 Freiburg

RETTIG, H., Prof. Dr., Orthopädische Klinik der Justus-Liebig-Universität, Paul-Meimberg-Str. 3, 6300 Gießen

RÖSSLER, H., Prof. Dr., Direktor der Orthopädischen Universitätsklinik, Sigmund-Freud-Str. 25, 5300 Bonn 1

RÜTT, A., Prof. Dr., emer. Direktor der Orthopädischen Klinik, König-Ludwig-Haus, Lerchenweg 11, 8700 Würzburg

RUFFING, L., Prof. Dr., Arzt für Orthopädie, Rheumatologie und Physikalische Therapie, Weserland-Klinik, 4973 Vlotho-Bad Seebruch

SCHLEGEL, K. F., Prof. Dr., Orthopädische Universitätsklinik und Poliklinik der Gesamthochschule Essen, Hufelandstr. 55, 4300 Essen

SCHÖLLNER, D., Prof. Dr., Chefarzt der Orthopädischen Abteilung des Krankenhauses der Augustinerinnen, Jakobstr. 27–31, 5000 Köln 1

SCHREIBER, A., Prof. Dr., Direktor der Orthopädischen Universitätsklinik Balgrist, Forchstr. 340, CH-8008 Zürich

SÜSSENBACH, F., Dr., Orthopädische Klinik am Ev. Fachkrankenhaus Ratingen bei Düsseldorf, 4030 Ratingen

WITT, A. N., Prof. Dr. Dr. med. h. c., Burgstallerstr. 3, 8184 Gmund/Tegernsee

Inhaltsverzeichnis

Ia Hüftgelenk und Oberschenkel

1 Angeborene Deformitäten 1.1

Dysplasie und sogenannte angeborene Hüftluxation 1.1

Von K. F. Schlegel und E. Puhlvers

Nomenklatur und Definition 1.1
Häufigkeit und Vorkommen 1.1
Ätiologie und Pathogenese 1.2
   Hypermobilität der Gelenke 1.2
   Zwillingskonkordanz 1.3
   Instabilität des Hüftgelenks 1.4
Anatomie und pathologische Anatomie .. 1.5
   Phylogenetische und ontogenetische
   Vorbemerkungen 1.5
     Becken, proximales Femurende 1.5
   Coxa antetorta idiopathica 1.18
Symptomatik – Verlauf – Prognose ... 1.19
Diagnose 1.20
   Vorsorgeuntersuchung 1.21
   Roser-Ortolani-Zeichen 1.21
     Unsichere Zeichen 1.23
     Sichere Zeichen 1.24
   Röntgendiagnostik 1.27
Differentialdiagnose 1.30
Behandlung der sog. angeborenen
Hüftluxation 1.30
   Sofortbehandlung 1.34
   Behandlung nach dem 1. Trimenon ... 1.35
   Repositionsmethoden 1.37
   Komplikationen 1.46
   Operative Behandlungsverfahren 1.46
     Offene Reposition 1.46
     Reposition in eine neu geschaffene
     Pfanne 1.49
     Pfannenplastiken 1.50
     Hüftnahe Femurosteotomien 1.61
   Palliative Behandlung der veralteten,
   vorbehandelten oder unbehandelten
   Luxationshüfte 1.70
Behandlung der „teratologischen" Hüft-
luxation 1.78
Behandlung oder Nichtbehandlung 1.81
   Literatur 1.81

Form- und Stellungsveränderungen des koxalen Femurendes 1.91

Von W. Leger

Den Schenkelhalsschaftwinkel bedingende
Kräfte 1.98
Coxa valga 1.103
Coxa vara 1.110
   Coxa vara congenita 1.112
   Coxa vara rachitica 1.124
   Übrige symptomatische Coxa-vara-
   Formen 1.126
   Literatur 1.129

Femurdefekt 1.134

Von A. Rütt und W. Küsswetter

   Erster Grad: primäre Coxa vara 1.137
   Zweiter Grad: partielle Femurdysplasie . 1.142
   Dritter Grad: subtotale Aplasie 1.146
   Literatur 1.148

2 Erkrankungen mit besonderen Ursachen ... 2.1

Osteochondritis deformans coxae juvenilis . 2.1

Von R. BAUER

Einleitung ... 2.1
Ätiopathogenese ... 2.1
   Histologische Befunde ... 2.1
      Knorpelveränderungen ... 2.1
   Gefäßversorgung des Hüftkopfes ... 2.3
   Experimentelle Untersuchungen ... 2.4
   Theorien zur Ätiologie ... 2.5
      Embolische Theorie ... 2.5
      Traumatische Faktoren ... 2.5
      Entzündliche Faktoren ... 2.7
      Endokrine Faktoren ... 2.7
      Stoffwechselstörungen ... 2.8
      Kongenitale Entwicklungsstörung ... 2.8
      Andere pathogenetische Faktoren ... 2.8
Klinik ... 2.8
   Laboruntersuchungen ... 2.9
   Knochenszintigraphie in der Diagnose ... 2.9
   Veränderungen von Körpermaßen und Skelettalter ... 2.9
   Geschlechtsverteilung ... 2.11
   Altersverteilung ... 2.11
   Erkrankungsdauer ... 2.12
   Morbidität ... 2.12
   Stadieneinteilung und Röntgenbefunde . 2.12
      Initialstadium ... 2.13
      Fragmentationsstadium ... 2.16
      Regenerationsstadium ... 2.17
      Endstadium ... 2.17
      Spätzustand ... 2.17
   Röntgenologische Veränderungen außerhalb der Hüftkopfepiphyse ... 2.17
      Störungen der Epiphysenfuge und der Schenkelhalsmetaphyse ... 2.17
      Deformierungen im Bereich des Schenkelhalses ... 2.18
      Pfannenveränderung ... 2.18
      Veränderungen an der Synchondrosis ischio-pubica ... 2.19
   Arthrographische Befunde ... 2.19
   Beurteilung des Krankheitsverlaufes, Meßmethoden ... 2.19
      Beurteilung der Kongruenz ... 2.23
Prognose ... 2.24
   Prognostische Faktoren im Erkrankungsverlauf ... 2.24
   Morbus Perthes als präarthrotische Deformität ... 2.26
Sonderformen und Differentialdiagnose . 2.26
   Morbus Perthes und Hüftgelenkluxation 2.26
   Morbus Perthes und Trauma ... 2.28
   Morbus Perthes und Entzündung ... 2.29
      Transientsynovitis ... 2.31
      Hüftgelenktuberkulose ... 2.31
   Morbus Perthes und Dysostose ... 2.31
   Morbus Perthes und Coxa vara congenita ... 2.33
   Osteochondrosis dissecans des Hüftkopfes ... 2.33
   Juvenile Kopfkappenlösung (Coxa vara epiphysaria) ... 2.34
   Hypothyreoidismus ... 2.34
   Knochendysplasien ... 2.34
      Multiple epiphysäre Dysplasie ... 2.35
      Spondyloepiphysäre angeborene Dysplasie ... 2.35
      Kniest disease ... 2.35
      Pseudoachondroplasia ... 2.35
      Mukopolysaccharidose ... 2.35
      Tricho-rhino-phalangial-Dysplasia Typ I ... 2.35
      Tricho-rhino-phalangial-Dysplasia Typ II ... 2.35
   Blutkrankheiten ... 2.35
Therapie ... 2.36
   Konservative Methoden ... 2.36
   Operative Methoden ... 2.37
      Intertrochantäre Osteotomie ... 2.38
Literatur ... 2.44

Osteochondrosis dissecans ... 2.49

Von E. G. HIPP und R. AIGNER

Klinik ... 2.49
Röntgendiagnostik ... 2.51
Differentialdiagnose ... 2.57
Ätiologie und Pathogenese ... 2.57
Lokalisation ... 2.58
   Hüfte ... 2.58
   Knie ... 2.59
   Patella ... 2.59
   Talus ... 2.60
   Ellenbogen ... 2.61
   Andere Lokalisationen ... 2.61
Therapie ... 2.61
Literatur ... 2.63

Idiopathische Hüftkopfnekrose ... 2.65

Von E. G. HIPP und K. GLAS

Definition ... 2.65
Historisches ... 2.68
Theorien zur Entstehung idiopathischer Hüftkopfnekrosen ... 2.71
   Störungen der zuführenden Gefäße ... 2.71
   Störungen im Bereich der Marksinus ... 2.73
   Störungen im Bereich der abführenden Gefäße (venöser Schenkel) ... 2.75
Morphologie ... 2.76
Klinisches Bild ... 2.81
Röntgenbefund ... 2.81
Nuklearmedizinische Methoden ... 2.92
Internistische Abklärung ... 2.92

Differentialdiagnose 2.93
Therapie 2.94
Gelenkerhaltende Operationen 2.94
Eigenes operatives Vorgehen 2.98
Literatur 2.104

Caissonnekrose 2.108

Von E. G. Hipp und K. Glas

Historisches 2.108
Ätiologie und Pathogenese 2.108
Histologie 2.110
Klinisches Bild 2.110
Häufigkeit der dysbarischen
Osteonekrosen 2.111
Beschwerdebild 2.112
Röntgenbefund 2.112
Therapie 2.113
Prophylaxe 2.113
Literatur 2.113

Pubertäre Hüfterkrankungen 2.115

Von G. Imhäuser

Einleitung 2.115
Spontane Epiphysendislokation am
koxalen Femurende 2.115

Wesen der Epiphysendislokation 2.115
Akute und chronische Verlaufsform . . . 2.116
Röntgentechnik 2.117
Röntgenologische Charakterisierung
der Epiphysendislokation 2.119
Meßtechnik 2.120
Pathogenese 2.120
Dislokationsrichtung 2.126
Klinische Symptomatik 2.130
Doppelseitigkeit 2.131
Komplikationen 2.131
Aseptische Epiphysennekrose 2.131
Chondrolyse 2.132
Arthrosis deformans 2.133
Behandlung der Epiphysendislokation . 2.134
Konservative Therapie 2.134
Operative Therapie 2.134
Ätiologie der Epiphysendislokation . . . 2.145
Schlußbemerkungen 2.147
Protrusio acetabuli 2.148
Charakterisierung der Deformität 2.148
Primäre Protrusio acetabuli 2.148
Sekundäre Protrusio acetabuli 2.156
Spontane pubertäre Hüftsteife 2.156
Literatur 2.160

3 Dysmelie 3.1

Von D. Schöllner und L. Ruffing

Untere Extremitäten 3.1
Charakteristische Fehlbildungen 3.1
Fehlbildungen im Großzehenbereich . 3.1
Fehlbildungen der Tibia 3.1
Fehlbildungen des Femurs 3.2
Fehlbildungen des Kniegelenks 3.3

Fehlbildungen des Hüftgelenks 3.3
Therapie 3.5
Konservative Therapie 3.5
Operative Therapie 3.7
Literatur 3.8

4 Erworbene Erkrankungen des Hüftgelenks 4.1

**Spezifische entzündliche Hüfterkrankungen
(außer Tuberkulose)** 4.1

Von P. Engelhardt und A. Schreiber

Infektionsmodus des Hüftgelenks 4.1
Klinik 4.2
Diagnostische Maßnahmen 4.2
Therapie 4.2
Komplikationen 4.3
Gonorrhoische Koxitis 4.3
Coxitis syphilitica 4.5
Konnatale Syphilis mit Manifestation am
Hüftgelenk 4.6
Tabische Arthropathie des Hüftgelenks . . 4.6
Brucellose 4.6
Mykosen des Hüftgelenks 4.6
Candidamykose 4.7
Kokzidioidomykose 4.7

Aktinomykose 4.7
Sporotrichose 4.7
Blastomykose 4.7
Echinokokkose des Hüftgelenks 4.7
Literatur 4.8

Coxitis tuberculosa 4.9

Von A. Göb

Pathogenese 4.9
Pathologie der Gelenktuberkulose 4.9
Synoviale Infektion 4.9
Ossäre Infektion 4.9
Diagnostik 4.10
Vorgeschichte und Umgebungs-
untersuchung 4.10
Klinik 4.10
Therapie 4.12

Chemotherapie 4.12
    Indikation zur konservativen
    Behandlung 4.12
Operative Therapie der Coxitis
tuberculosa 4.12
    Kapselresektion 4.12
    Gelenkoperation bei Sequester- und
    Abszeßbildung 4.13
Tuberkulöse Destruktionshüfte 4.14
    Spezielles Operationsverfahren bei der
    tuberkulösen Destruktionshüfte 4.15
    Literatur 4.16

Arthropathien des Hüftgelenks 4.17

Von A. GÖB

Arthropathia urica 4.17
Chondrokalzinose (Pyrophosphat-Arthropathie, Pseudogicht) 4.21
Arthropathia alcaptonurica 4.23
Hämophile Arthropathie 4.25
    Hämophilie A 4.25
Arthropathia psoriatica 4.29
Tabische Arthropathie 4.30
    Literatur 4.32

**Entzündliche – nichttuberkulöse –
Erkrankungen des Hüftgelenks und seiner
Umgebung** 4.35

Von H. RÖSSLER und K. J. MÜNZENBERG

Vorbemerkungen zur Anatomie, Physiologie und Pathologie 4.35
    Bau und Funktion der Synovialis 4.36
    Pathologie der entzündlichen Vorgänge . 4.36
Symptomatische Hüftgelenkentzündungen 4.37
    Mechanisch bzw. traumatisch bedingte
    Reizhüfte 4.37
    Postoperative Arthritis 4.38
    Fortgeleitete, sog. „sympathische"
    Koxitis 4.39
    Blutungsarthritis 4.39
    Sog. transitorische Synovitis der Hüfte
    bei Kindern 4.41
Allergische Hüftgelenkentzündungen . . . 4.42
    Akute Rheumatoide 4.42
    Akute rheumatische Polyarthritis
    (rheumatisches Fieber) 4.43
    Rheumatoide Arthritis (Polyarthritis
    chronica) 4.44
        Sonderformen der chronischen
        Polyarthritis 4.47
    Arthritis urica der Hüfte 4.53
Unspezifische infektiöse Hüftgelenkerkrankungen 4.54
    Eitrige Säuglingskoxitis 4.58
    Von K. J. MÜNZENBERG
    Unspezifische, eitrige Hüftgelenkentzündung des Wachstumsalters 4.66
    Unspezifische, eitrige Hüftgelenkentzündung beim Erwachsenen 4.70
    Postoperative Infektionen im
    Hüftbereich 4.72
    Behandlung der eitrigen Hüftgelenkentzündungen 4.73
Fremdkörperreaktionen im Hüftgelenk . . 4.79
Osteoidosteom des Schenkelhalses 4.81
Von K. J. MÜNZENBERG
Schleimbeutelentzündungen im Bereich
der Hüfte 4.82
    Literatur 4.83

5 Koxarthrose 5.1

Von M. H. HACKENBROCH

Definition 5.1
Nomenklatur 5.1
Epidemiologie 5.1
Ätiologie und Pathogenese 5.4
    Ätiologie und ätiologische
    Klassifikation der Koxarthrosen 5.4
    Pathogenese 5.6
        Pathophysiologische Aspekte 5.6
        Biomechanische Aspekte 5.7
Pathologische Anatomie 5.9
    Makromorphologie 5.10
    Mikromorphologie 5.12
Diagnostik 5.14
    Anamnese 5.14
    Klinische Untersuchung 5.15
    Röntgendiagnostik 5.17
    Ergänzende Diagnostik 5.20
        Serumdiagnostik 5.20
        Arthrographie und Arthroskopie . . . 5.21
        Szintigraphie 5.21
        Computertomographie 5.21
    Differentialdiagnostik des
    schmerzhaften Hüftsyndroms 5.21
    Befundwertung unter therapeutischen
    und gutachterlichen Gesichtspunkten . . 5.23
Therapie 5.24
    Grundlagen 5.24
    Konservative Therapie 5.25
        Allgemeine Empfehlungen 5.25
        Physikalische und Bewegungstherapie 5.26
        Medikamente 5.27
        Orthopädietechnische Hilfen 5.27
    Operative Therapie 5.28
        Allgemeine Empfehlungen 5.28
        Hüftnahe Femurosteotomien 5.28
        Beckenosteotomien 5.35
        Sonstige gelenkerhaltende Operationen und Resektionsarthroplastik . . . 5.36

Endoprothetischer Gelenkersatz	... 5.36	Begutachtung	... 5.40
Arthrodese	... 5.37	Literatur	... 5.41
Spontanverlauf und Prophylaxe	... 5.38		

6 Hüftmuskellähmungen ... 6.1
Von J. U. Baumann

Einleitung ... 6.1
Isolierte Hüftmuskellähmungen ... 6.2
Hüftmuskellähmungen als Teil eines
Lähmungssyndromes ... 6.4
    Die Hüfte bei zerebralen Bewegungs-
    störungen ... 6.4
    Die Hüfte bei Myelomeningozelen ... 6.13
    Die Hüfte bei Poliomyelitis ... 6.24
    Hüftmuskellähmungen bei
    Poliomyelitis, verbunden mit distalen
    Teillähmungen ... 6.27

Hüftmuskellähmungen bei spinaler
Paraplegie ... 6.29
Hüftmuskellähmungen bei progressiven
neuromuskulären Systemerkrankungen . 6.31
Hüftmuskellähmungen bei Verletzungen
der Plexus lumbalis und sacralis ... 6.31
Literatur ... 6.35

Ib Knie und Unterschenkel

7 Normale und pathologische Mechanik ... 7.1
Von W. Müller

Einleitung ... 7.1
Kinematik des Roll-Gleit-Prinzips ... 7.1
    Überschlagene Viergelenkkette ... 7.1
    Automatische Rotation ... 7.1
Kinematisches System der Kreuzbänder im
Zusammenspiel mit den Ligamenten der
Peripherie ... 7.7
Die Kinematik der peripheren Bänder in
Zusammenhang und Folge der Kreuz-
bandkinematik ... 7.9
    Mediales Kollateralband und hinteres
    mediales Schrägband (Lig. collaterale
    mediale posterius) als Rotations-
    stabilisatoren) ... 7.10

Dynamisierung passiver Ligamente ... 7.10
Auxiliar stabilisierende Muskulatur des
Kniegelenks ... 7.12
Q-Winkel und seine Bedeutung bei
dynamischer Varusbelastung ... 7.16
Morphotyp und Mechanik ... 7.16
Pathomechanik bei der ligamentbedingten
Instabilität ... 7.17
    Seitenbandinstabilität ... 7.17
    Kreuzbandinstabilität ... 7.17
    Literatur ... 7.19

8 Angeborene Störungen ... 8.1
Von G. Friedebold und H. Radloff

Entwicklung des Kniegelenks ... 8.1
Störungen der Kniegelenkentwicklung ... 8.3
    Angeborene Entwicklungsstörungen der
    Patella und des Femoropatellargelenks ... 8.4
    Patella parva ... 8.4
    Hypoplasien des tibialen Anteiles der
    femoralen Gelenkfläche ... 8.5
    Numerische Varianten der Patella ... 8.6
    Patella magna ... 8.7
    Fabella ... 8.7
    Dystropien der Patella ... 8.7
    Patella alta ... 8.7
    Patella profunda ... 8.9
    Dystropia medialis der Patella ... 8.9
    Dystropia lateralis und habituelle
    Patellaluxation ... 8.9

    Klinik ... 8.9
    Therapie ... 8.12
    Weitere seltene Verknöcherungs-
    störungen am Kniegelenk ... 8.15
    Persistierende Fibulaepiphyse ... 8.15
    Tuberculum intercondylicum tertium . 8.15
    Tuberculum intercondylicum quartum 8.15
    Varianten der Eminentiae
    intercondylicae ... 8.15
Mißbildungen der Menisken ... 8.15
    Kleine Meniskusformen bzw. partielle
    Scheibenmenisken ... 8.16
    Meniskushypoplasie ... 8.17
    Meniskusaplasie ... 8.17
Klinik ... 8.17
Meniskusganglien ... 8.17

Einteilung 8.17
Angeborene Kniegelenkkontrakturen . . . 8.18
　Angeborene Kniestreckkontraktur . . . 8.18
　Angeborene Kniegelenkbeuge-
　kontraktur (Genu flectum congenitum) . 8.19
Angeborenes Genu recurvatum bzw.
angeborene Kniegelenkluxation 8.19
　Genese 8.20
　Klinik 8.20
Syndrome, die mit angeborenen
Kniegelenkstörungen einhergehen 8.21
　　Österreicher-Syndrom 8.21
　　Klippel-Trenaunay-Syndrom 8.21
　　Kuskokwim-Syndrom 8.21
　　Waardenburg-Syndrom
　　(Zephalosyndaktylie) 8.21
　　„Parastremmatic dwarfism" 8.21
　　Rubinstein-Taybi-Syndrom 8.21
　　Larsen-Syndrom 8.21
　　Syndrom eines poplitealen
　　Aneurysmas in Verbindung mit
　　Genu recurvatum 8.21
　　Guérin-Stern-Syndrom (Arthro-
　　gryposis multiplex congenita) 8.21
　　Spina bifida 8.21
　　Kleeblattschädelsyndrom 8.21
　Syndrome, die mit Achsenknickungen
　am Knie in der Frontalebene
　einhergehen 8.21
　　Börjeson-Forssman-Lehmann-
　　Syndrom 8.21
　　Blount-Syndrom 8.21
　　Dreyfus-Syndrom 8.22
　　De-Toni-Syndrom (dysmetabolisch-
　　dysendokrines Syndrom) 8.22
　　Homozystinuriesyndrom 8.22
　　Nievergelt-Syndrom 8.22
　　Morquio-Syndrom 8.22
　　Nonne-Milroy-Meige-Syndrom 8.22
　　Pseudo-Fröhlich-Syndrom 8.22
　　Madelungsche Deformität 8.22
　　Ellis-van-Crefeld-Syndrom 8.22
　　Spondyloepiphysäre Dysplasie mit
　　Valgusdeformität der Kniegelenke . . 8.22
　Andere Syndrome 8.22
　　Megaepiphysärer Zwergwuchs
　　(Megaepiphyseal dwarfism) 8.22
　　Ullrich-Turner-Syndrom 8.23
　　Fèvre-Languepin-Syndrom 8.23
　　Hoffa-Kastert-Syndrom (Morbus
　　Hoffa) 8.23
　　Einengung der Arteria poplitea durch
　　ein querverlaufendes Band in der
　　Kniekehle 8.23
Schlußbetrachtung 8.23
Literatur 8.24

9 Erworbene Krankheiten des Kniegelenks 9.1

Von W. MOHING und M. FRANKE

Einleitung 9.1
Gonarthritis bei Krankheiten des entzünd-
lichen rheumatischen Formenkreises . . . 9.1
　Chronische Polyarthritis 9.1
　　Diagnostische Hilfen 9.3
　　Formale Pathogenese der chronischen
　　Polyarthritis 9.9
　　Konservative Therapie 9.11
　　Operative Therapie 9.17
　Juvenile chronische Polyarthritis
　rheumatica 9.42
　　Diagnostik 9.43
　　Differentialdiagnose 9.43
　　Zur Histomorphologie der juvenilen
　　Polyarthritis 9.44
　　Klinik 9.45
　　Die Röntgenologie 9.45
　　Konservative Therapie 9.45
　　Operative Therapie 9.45
　Lymearthritis 9.50
　Gonarthritis bei rheumatischem Fieber . 9.51
　Gonarthritis bei Lupus erythematodes
　visceralis 9.51
Gonarthritis bei seronegativen
Polyarthritiden 9.51
　Gonarthritis bei Spondylitis ankylosans . 9.52
　Psoriasisarthritis 9.52
　　„Kausale" Pathogenese 9.53
　　Formale Pathogenese 9.53
　　Häufigkeit und Gelenkbefall 9.54
　　Röntgenologie der Arthropathia
　　psoriatica des Kniegelenks 9.55
　　Therapie 9.55
　Morbus Reiter 9.57
Reaktive Arthritiden 9.57
　Gonarthritiden bei Enteropathien 9.57
　　Colitis ulcerosa 9.57
　　Morbus Crohn 9.58
　　Morbus Whipple 9.58
　　Enterale Infekte 9.58
　Gonarthritiden bei Sarkoidose 9.58
　Gonarthritis bei Morbus Behçet 9.58
Infektarthritiden 9.59
　Gonarthritiden bei eitrigen Arthritiden
　und postoperative Arthritiden 9.59
　　Keimspektrum 9.60
　　Pathogenese 9.60
　　Klinik 9.62
　　Therapeutisches Procedere 9.62
　　Prognose eitriger Gelenkinfektionen . 9.64
　Gonitis tuberculosa 9.64
　　Vorgeschichte 9.65
　　Paraklinische Befunde 9.65
　　Bakteriologie der Tuberkulose 9.65

Histologische Untersuchung 9.65
Klinik 9.65
Röntgenbefund 9.66
Differentialdiagnose 9.66
Therapie 9.66
Gonokokkenarthritis 9.69
Klinik 9.70
Diagnostik 9.70
Röntgenbefund 9.70
Therapie 9.70
Gonarthritis bei Stoffwechselstörungen
und Kristallarthropathien 9.71
Ochronose 9.71

Gichtarthritis 9.73
Röntgenbefund der chronischen Gicht 9.74
Operative Behandlung 9.74
Pseudogicht 9.74
Pathogenese 9.76
Klinik 9.76
Röntgenbefund 9.76
Therapie 9.77
Tumoröse Gonarthritis 9.78
Differentialdiagnose 9.78
Therapie 9.78
Literatur 9.78

10 Degenerative Erkrankungen 10.1

Von G. FRIEDEBOLD und W. NOACK

Anatomie und Biomechanik 10.1
Tibiofemoralgelenk 10.1
Femoropatellargelenk 10.2
Präarthrose des Kniegelenks 10.3
Einteilung der Gonarthrose 10.3
Primäre Arthrose, Altersgelenk 10.4
Sekundäre Gonarthrose 10.5
Arthrosis deformans des
Femoropatellargelenks 10.9
Häufigkeit der Gonarthrose 10.10
Klinik der Gonarthrose 10.11
Diagnostik der Gonarthrose 10.13
Therapie der Gonarthrose 10.16
Elektrotherapie 10.16
Krankengymnastik und Hydrotherapie . 10.16
Medikamentöse Therapie 10.17

Behandlung der periartikulären
Weichteile 10.18
Gelenkpunktion 10.18
Knieorthesen 10.18
Operative Therapie 10.18
Synovektomie 10.18
Gelenknahe Osteotomien 10.19
Arthrodese 10.19
Arthroplastik 10.19
Patellektomie 10.20
Trophische Arthropathien (Neuroarthropathie, neurotrophische Arthropathie) ... 10.20
Tabes dorsalis des Kniegelenks 10.21
Therapie der Arthropathie 10.22
Myositis ossificans 10.22
Periarthrosis genus 10.22
Literatur 10.22

11 Juvenile Osteochondrosen und Osteonekrosen des Erwachsenen 11.1

Von A. REICHELT

Blutgefäßversorgung des Kniegelenks . . 11.1
Osgood-Schlattersche Krankheit 11.1
Sinding-Larsensche Erkrankung 11.2
Osteochondrosis deformans tibiae 11.4
Osteochondrosis dissecans 11.7
Spontane Osteonekrose des
erwachsenen Kniegelenks 11.8
Seltene Osteochondrosen und
Osteonekrosen 11.9
Aseptische Nekrose des Capitulum
fibulae 11.10

Metaphysäre Nekrosen bei
Pankreaserkrankungen 11.10
Metaphysäre Nekrosen bei Druckluft-
erkrankungen 11.10
Epimetaphysäre Nekrosen nach
Cortisongaben 11.10
Osteochondrosis dissecans patellae . . 11.10
Chondromalacia fabellae 11.11
Literatur 11.11

12 Erkrankungen mit besonderen Ursachen 12.1

Von O. OEST und F. SÜSSENBACH

Wachstumsstörungen am Knie 12.1
Kniegelenknahe Wachstumsfugen 12.1
Allgemeine Wachstumsstörungen 12.3
Örtlich begrenzte Wachstumsstörungen . 12.4
Achsenabweichungen 12.7

Achsen- und Winkelverhältnisse im
Kniegelenkbereich 12.7
Beanspruchung des Kniegelenks 12.8
Klinische Untersuchung der
Achsenverhältnisse am Kniegelenk . . . 12.12

Röntgenuntersuchung der Knieachsen . 12.12
Präoperative Planung einer
Beinachsenkorrektur in der
Horizontalebene 12.18
Genu valgum 12.19
Genu varum 12.24

Genu recurvatum 12.26
Kontrakturen 12.29
Strecksteifen 12.29
Beugesteifen 12.31
Ankylose des Kniegelenks 12.32
Literatur 12.33

13 Angeborene Fehlbildungen des Unterschenkels 13.1

Von M. Jäger und K. A. Matzen

Angeborene Unterschenkelverbiegung .. 13.1
Kongenitale Tibiaaplasie 13.9
Kongenitale Fibulaaplasie 13.14

Doppelbildungen im Bereich des
Unterschenkels 13.19
Literatur 13.19

II. Spezifische Probleme des Hüftgelenks und der unteren Extremität

14 Spezifische Probleme der unteren Extremität 14.1

Von P. F. Matzen und K. A. Matzen

Allgemeines 14.1
Folgen von Störungen des Knochenstoff-
wechsels im Femur-, Tibia- und Fibula-
bereich 14.2
   Postrachitische Deformierungen des
   Ober- und Unterschenkelschaftes 14.2
   Verbiegungen bei der Osteogenesis
   imperfecta 14.3
   Verbiegungen bei Ostitis deformans
   juvenilis (Uhlinger), fibröser Dysplasie
   (Jaffè, Lichtenstein) und
   Osteodystrophia fibrosa 14.4
   Ostitis fibrosa generalisata 14.4
   Osteoporose 14.4
   Ostitis deformans (Morbus Paget) 14.5

Femur varum congenitum 14.6
Entzündliche Erkrankungen 14.6
   Akute hämatogene Osteomyelitis 14.6
   Säuglingsosteomyelitis im proximalen
   Femurbereich 14.9
   Akute Ostitis als Folge einer offenen
   Verletzung 14.10
   Primär-chronische hämatogene
   Osteomyelitis im Femurbereich 14.11
   Sekundär-chronische Osteomyelitis als
   Folge einer akuten hämatogenen oder
   posttraumatischen Osteomyelitis 14.12
   Tuberkulose 14.12
      Trochantertuberkulose 14.13
Literatur 14.14

15 Durchblutungsstörungen der unteren Gliedmaßen 15.1

Von H. Mittelmeier und J. Heisel

Einleitung 15.1
Anatomische, physiologische und patholo-
gische Besonderheiten der Durchblutungs-
störungen der unteren Extremitäten 15.1
Gefäßverletzungen 15.1
Organische arterielle Durchblutungs-
störungen 15.3
Venöse Durchblutungsstörungen 15.4

Oberflächliche Thrombophlebitiden .. 15.6
Tiefe Venenthrombosen 15.7
Postthrombotisches Syndrom und Ulcus
cruris 15.7
Durchblutungsstörungen an
Amputationsstümpfen 15.9
Lymphstauungen 15.10
Literatur 15.11

16 Orthopädische Probleme der plasmatischen Gerinnungsstörungen 16.1

Von P. Hofmann

Einleitung 16.1

**Übersicht über die plasmatischen
Gerinnungsstörungen** 16.1
Blutstillung 16.1
Plasmatische Blutgerinnung 16.2

Angeborene plasmatische Gerinnungs-
störungen 16.2
   Faktor-I-Mangel (Afibrinogenämie,
   Hypofibrinogenämie) 16.2

Faktor-II-Mangel (Hypoprothrombin-
ämie, Dysprothrombinämie) 16.3
Faktor-V-Mangel (Parahämophilie,
Hypoproaccelerinämie) 16.3
Faktor-VII-Mangel (Hypoprokon-
vertinämie) 16.3
Faktor-VIII-Mangel 16.3
Faktor-IX-Mangel (Christmaskrankheit,
Hämophilie B) 16.3
Faktor-X-Mangel (Stuart-Prower-
Faktor-Mangel) 16.3
Faktor-XI-Mangel (Plasma-Thrombo-
plastin-AntecedentPTA-Mangel, Hämo-
philie C, Rosenthal-Faktor-Mangel) . . . 16.4
Faktor-XII-Mangel (Hagemann-Faktor-
Mangel) 16.4
Mangel der Faktoren der Kontaktphase . 16.4
Faktor-XIII-Mangel (Laki-Lorand-
Faktor-Mangel, Mangel des
fibrinstabilisierenden Faktors) 16.4

Die Hämophilien 16.4
Frühe Mitteilungen 16.4
Definition 16.5
Biochemische Eigenschaften der
Faktoren VIII und IX 16.5
Faktor VIII 16.6
Faktor IX 16.6
Häufigkeit der Hämophilien 16.6
Vererbung 16.7
Klinische Manifestation 16.7

Gelenkbeteiligung bei Hämophilie 16.9
Geschichtliches 16.9
Pathogenese der posthämorrhagischen
Arthritis 16.9
Morphologie 16.9
Pathomechanik 16.10
Störung der muskulären Führung und
Kontrolle 16.10
Biomechanik der Kniegelenkführung . 16.11
Auswirkungen der Muskel-
innervationsstörung 16.13
Klinik 16.15

Literaturübersicht 16.15
Altersabhängige Entwicklung und Aus-
prägung der hämophilen Arthropathie . 16.17
Röntgenologische Aspekte 16.21
Spezifische Befunde in den einzelnen
Gelenken 16.22
Stadien der posthämorrhagischen Arthritis 16.25
Akute hämophile Arthropathie 16.26
Subsynoviale Blutung 16.26
Intraartikuläre Blutung 16.27
Chronische posthämorrhagische
Arthritis 16.27
Verschleppte hämophile Arthropathie . . 16.27
Degenerative hämophile Arthropathie . 16.27
Prävention und Therapie 16.28
Prävention der Gelenkschäden 16.28
Behandlung der Gelenkschäden 16.28
Spezifische orthopädische
Maßnahmen 16.29

Muskelblutungen 16.34
Häufigkeit 16.34
Besonderheiten 16.36
Klinik 16.37
Therapie 16.37
Komplikationen 16.38
Engpaßsyndrome 16.38
Unterarm 16.38
Retroperitoneum 16.38
Unterschenkel 16.44
Verlust von Muskelmasse 16.44
Persistierende Resthämatome mit
Umformung in Pseudotumoren 16.45
Verteilung der „Pseudotumoren" nach
Typ und Lokalisation 16.46
Infektion überalterter Hämatome und
Pseudotumoren 16.51
Schlußfolgerungen 16.52

**Wichtigste Plasmaderivate,
die zur Behandlung der plasmatischen
Koagulopathien zur Verfügung stehen** 16.54
Literatur 16.54

Sachverzeichnis XVII
(Gesamtsachverzeichnis der Teilbände VII/1 und VII/2)

Gesamtumfang des Bandes LXVII + 826 Seiten

Inhaltsübersicht über den 2. Teil dieses Bandes

Fuß
    Normale und pathologische Mechanik des Fußes
    Differenzierungsstörungen und Variationen des Fußskelettes
    Klassische Fuß- und Zehenfehlformen
    Entzündungen
    Erkrankungen mit besonderen Ursachen

Traumatologie des Hüftgelenks und der unteren Extremität

Traumatologie der unteren Extremität und ihre Folgezustände

Amputationen der unteren Extremität
    Amputationen

Tumoren des Hüftgelenks und der unteren Extremität
    Weichteiltumoren
    Knochentumoren

Ia Hüftgelenk und Oberschenkel

1 Angeborene Deformitäten

Dysplasie und sogenannte angeborene Hüftluxation

Von K. F. Schlegel und E. Puhlvers

Nomenklatur und Definition

„Der dysplastischen Hüfte in allen ihren Stadien und in den verschiedenen Lebensaltern gilt auch heute noch die besondere Aufmerksamkeit der Orthopädie" (BECKER 1980).
Bereits bei Nomenklatur und Definition beginnen die ersten Schwierigkeiten. Der Dachbegriff „Luxatio coxae congenita" (LCC) beinhaltet sowohl die *Dysplasia congenita coxae* als auch die reine Luxation, wenngleich diese meist erst mit der orthostatischen Körperstreckung und der funktionellen Belastung zustande kommt. Ferner auch die echten angeborenen Hüftluxationen, also die *teratologischen Luxationen* und die *atypischen Formen der Hüftluxation,* die ein buntes Erscheinungsbild bieten und bei der Arthrogryposis multiplex congenita, der Arthrochalarosis, aber auch anderen Defektbildungen an den unteren Gliedmaßen auftreten können.
Klar lassen sich nur die anderen Formen der Hüftluxation abtrennen, die eine spezifische, bekannte Ursache haben, also beispielsweise die traumatische Geburtsdislokation der Hüfte, die Verrenkungen bei spastischen und schlaffen Lähmungen, bei konnataler Lues, beim Dysmeliesyndrom oder gar bei Röntgenschäden.
Nahezu rabulistisch muß die bekannte Auseinandersetzung von LORENZ, der von einer angeborenen sog. Hüftverrenkung spricht, und die von HASS, der sie eine sog. *angeborene* Dislokation nannte, anmuten. Es scheint auch müßig, auf die Bezeichnungen und Differenzierungen in teratologische Luxationen und anthropologische Luxationen (LE DAMANY) oder auf die Trennung in fetale und embryonale Luxationen (PUTTI oder HASS) einzugehen. Besser ist es, sich - entsprechend der weltweit üblichen angloamerikanischen Simplifizierung „congenital dysplasia of hip" oder „congenital dislocation of hip" - auf Begriffe wie „Dysplasiehüfte" und „Luxationshüfte" zu einigen.

Häufigkeit und Vorkommen

Häufigkeitsstatistiken haben einen fragwürdigen Wert. In der Bundesrepublik muß man pro Geburtsjahrgang mit ca. 2% (BERNBECK u. DAHMEN 1983) bis 4% (RAUSCH 1972) Dysplasien und mit 2-4‰ Luxationen (MITTELMEIER 1973) rechnen. In bestimmten „*Luxationsnestern*" kann regional (z. B. Sachsen, Franken, Schwaben) die Inzidenz noch höher sein (LEISTNER u. Mitarb. 1983). Japan hat mit fast 10% die größte bekanntgewordene Häufigkeit. In China und Afrika (SKIRVING 1981) kommen Luxationshüften extrem selten vor. In der Mongolischen Volksrepublik (DEMID 1975) liegt trotz vorhandener Luxationsnester die Häufigkeit nicht über 0,16%; in der Grusinischen Sowjetrepublik (LORDKIPANIDZE 1976) wird eine Zahl zwischen 0,6 und 4,8% berichtet. GRASSHOF (1975) teilt mit, daß man in Sachsen bei 5-8% aller Neugeborenen mit einer Luxationshüfte zu rechnen habe. MAAS (1982) berichtet von 12,24% aus dem „Luxationsnest" Sternberg, DDR. Aus dem nördlichen Indien meldet KAUSHAL (1976) eine Häufigkeit von 0,8%. Zahlen aus Südnorwegen von BJERKREIM (1975, 1978) liegen um 2,5%, aus Südfinnland bei 0,68 (HEIKKILÄ 1984).
ANDERS (1982) fand kindliche Hüftdysplasien in der Bundesrepublik Deutschland etwa 0,5% mit regionalen Unterschieden. Ohne Behandlung entwickelt sich bei jeder 10. Dysplasie im Laufe der ersten Lebensmonate eine Hüftluxation.
MACKENZIE u. WILSON (1981) beurteilten 53 033 Neugeborene, von denen 5,37% (2850) in den ersten 24 Std. nach der Geburt abnormale Hüften zeigten. Bei der Nachuntersuchung 4 Wochen später waren 1341 Neugeborene normal. 1509 jedoch (2,24%) waren nicht normal und wurden mit einer Bandage versorgt. 97 davon (0,18% der lebend Geborenen) bekamen eine Hüftluxation, davon allein 59, die trotz gründlichen Screenings als normal angesehen worden sind.
Die diagnostischen Irrtümer waren um so geringer, je besser das Untersuchungsteam ausgebildet gewesen ist. Auch von den rechtzeitig erkannten und mit einem Splint behandelten Kindern, bei

denen sich in 3 Monaten die Hüfte normalisierte, stellte sich heraus, daß 3 Monate später erneut eine Luxation eingetreten war. Sie folgern daraus, daß die Neugeborenenuntersuchung keinesfalls das Problem der Hüftluxation lösen konnte. Sie fordern im Grunde, daß es ideal wäre, jedes Kind und nicht nur jene, die bei der Geburt zweifelhafte Hüften haben, im Alter von 6 Monaten von einem Experten untersuchen zu lassen.

Im Rahmen eines Forschungsprogrammes (MAU u. MICHAELIS 1983) zur prospektiven Untersuchung von Schwangeren und Neugeborenen fanden sich bei 5338 Säuglingen in ca. 12% Asymmetrien der Gesäßfalten. Der diagnostische Wert für die Früherkennung der Hüftdysplasie ist jedoch gering. Die Abspreizbehinderung lag in der Neugeborenenperiode bei 3,4%, bei Säuglingen im Alter von der 3.–14. Woche bei 12,7%. Das Ortolani-Zeichen war einschließlich leichter und fraglicher Befunde in 3% der Fälle beim Neugeborenen positiv. Insgesamt wurde bei 2,4% der Säuglinge ein Dysplasiekomplex diagnostiziert. Die hohe Verdachtsdiagnose mit 12,6% weist auf eine Überdiagnostik hin, die um so seltener eintritt, je geschulter das Untersuchungsteam ist.

Besser untersucht ist das Verhältnis von Luxationshüften zu *anderen kongenitalen Mißbildungen*. Fest steht, daß die Hüftluxation die häufigste angeborene Fehlbildung des Haltungs- und Bewegungsapparates ist, wenngleich auch hier die Zahlen nicht vergleichbar sind, weil, wie TÖNNIS (1976) mit Recht formuliert, sich die „angeborene Hüftdysplasie" in den ersten Lebensmonaten nicht statistisch abgrenzen läßt.

Nach wie vor ist die Literatur über die *Geschlechtsverteilung* unübersehbar, wenngleich man auch heute, wie früher, sagen kann, daß die Luxationshüfte bei Mädchen ca. 2–8mal häufiger als bei Knaben beobachtet wird.

Weiterhin ungelöst ist auch das Problem der *Seitenverteilung* der Luxationshüfte, weil wohl gelten kann, daß bei sog. einseitigem Befall auch die „gesunde" Hüfte eine Anlage zur Luxation aufweist. Es scheint, daß die linke Seite eine gewisse Dominanz hat. Die gelegentlich geäußerte Vermutung, daß bei männlichen Individuen häufiger eine Rechtsdominanz besteht, erscheint allzu spekulativ.

In dieser Hinsicht ist die Bemerkung berechtigt, daß in den letzten 25 Jahren (SCHLEGEL 1961) größere Klarheit kaum gewonnen werden konnte.

Ätiologie und Pathogenese

Noch heute muß die Ätiologie als unbekannt angesehen werden. Es gibt jedoch eine Fülle von ätiologischen Faktoren, die bei der Entwicklung der Hüftdysplasie und Luxation mitwirken können. Man kann sie in genetische und nichtgenetische Faktoren einteilen. KUBAT (1978) stellt eine recht interessante Theorie auf. Die bekannten drei wesentlichen Faktoren, die pathogenetisch die Luxationshüfte determinieren – das dysplastische Azetabulum, das dysplastische proximale Femurende und die Gelenkkapsellaxidität –, können durch drei genetische Einflüsse hervorgerufen werden:

Entweder alle drei Faktoren werden von einem Gen beeinflußt, also ein Pleiotropismus, oder monomerisch wird jeder Faktor von einem verschieden assoziierten Gen bestimmt, oder auf dem Wege der Polygenie können mehrere Gene zusammen die Entwicklung des Hüftgelenks beeinflussen.

CZEIZEL u. Mitarb. (1975) tragen Material zusammen, wie zwei genetische Faktoren die Konfiguration der Gelenkpfanne und die Laxidität des Gelenks prädisponieren können. Neben der Konfiguration des Azetabulums der Eltern werden die Laxidität der Gelenke anhand des Metakarpophalangealgelenkindex gemessen und hormonelle Dyskrasien bei der Mutter von Luxationskindern in Korrelation gesetzt.

WYNNE-DAVIS (1970) fand eine *erbliche Influenz* in ca. 20% der Fälle. Angeregt auch von den biometrischen Untersuchungen der familiären Hüftdysplasie bei Hüftluxation von v. TORKLUS (1967) hat LORDKIPANIDZE (1976) eingehende Untersuchungen in der Grusinischen Sowjetrepublik durchgeführt, wo die erbliche Belastung 23,3% beträgt. Bei jenen 23,3% Kindern mit Dysplasiehüften fand sich bei Verwandten 1. Grades in 24% eine einschlägige Pathologie. Auffällig ist, daß unter den Verwandten der Knaben die Dysplasie häufiger beobachtet wird als die Luxation, unter den Verwandten der Mädchen die Luxation häufiger als die Dysplasie. Noch interessanter ist die Feststellung, daß unter den Verwandten der Jungen häufiger die Frauen stigmatisiert waren und bei den Verwandten der Mädchen häufiger die Männer. LORDKIPANIDZE folgert daraus, daß der „Schwellenwert" der Gene für die Ausbildung einer Dysplasie bei Mädchen höher liegt als bei Knaben, während der Schwellenwert für die Ausbildung einer Luxation sich umgekehrt verhält. Seine weiteren Folgerungen, daß Hüftluxation und Hüftdysplasie selbständige Erkrankungen sind und eine voneinander unabhängige Erbfolge aufweisen, wobei sie ätiologisch und pathogenetisch miteinander verbunden sind, scheint ebenso spektakulär wie die Folgerung, daß die familiäre Influenz sowohl mit der Theorie der polygenen Vererbung mit einem Schwelleneffekt als auch mit der Theorie der monomeren dominanten Vererbung mit unvollständiger Penetranz vereinbar ist.

Hypermobilität der Gelenke

Betrachtet man die genetische Determinierung auf dem indirekten Weg über die Erbfolge der Hypermobilität der Gelenke, der neuere Autoren mehr Bedeutung beimessen als der sog. angeborenen minderwertigen Anlage des Pfannendaches (DEBRUNNER 1983), kann man sich mit Recht über zwei Dinge Gedanken machen: einerseits über die Erbfolge der Hypermobilität der Gelenke bei der angeborenen Hüftluxation und andererseits über den Einfluß der mütterlichen Hormone auch auf das straffe Bindegewebe der intrauterinen Frucht. CARTER u. WILKINSON (1964) haben LORDKIPANIDZE (1977), angeregt, die Hypermobilität der Gelenke, die ja häufig als dominante Erkrankung in Erscheinung tritt, obwohl der Charakter der Erbfolge noch nicht endgültig erforscht ist, nachzuprüfen. Während die Hypermobilität bei den Eltern von Luxationskindern nur selten mit einer Luxation kombiniert war, trat bei den Kindern die Hypermobilität häufig zusammen mit der Luxation auf. Die mütterliche Belastung lag hier bei über 35%. Er folgert daraus, daß der Charakter der familiären Anhäufung der Hypermobilität für einen monomeren dominanten Vererbungstyp mit einer Penetranz von ca. 50% spricht. Allerdings schreibt er weiter, daß „der hormonelle Zustand der Mutter während der Gravidität besonders bei der pathologischen Entbindung zur Hüftluxation führen kann, auch wenn eine genetische Disposition fehlt" (s. auch YAMAMURO u. Mitarb. 1977).

Zwillingskonkordanz

Abschließend ist zu sagen, daß nach wie vor die viel diskutierte Erblichkeit der Luxationshüfte trotz familiären Vorkommens und verschiedener Einzelbefunde von Zwillingskonkordanz nicht so geklärt werden konnte, daß eine allgemeine hereditäre Gesetzmäßigkeit abgeleitet werden kann (BERNBECK u. DAHMEN 1983).
Hier führt auch in der ätiologischen Klärung die Tatsache kaum weiter, daß zahlreiche *Luxationshüften mit anderen Deformitäten kombiniert* auftreten.
Die Vielzahl älterer Literaturhinweise (Schlegel 1961) soll nur um einige neue ergänzt werden. HANSSLER u. SCHWANITZ (1975) berichteten über das Robinow-Silverman-Smith-Syndrom, DOGONADZE u. SHURGAIA (1975) über gleichzeitigen Strabismus bei Luxationshüfte, ROBERTSON u. Mitarb. (1975) über das Larsen-Syndrom, FREDENSBORG (1976) über Begleitmißbildungen, die zusätzlich als Hauptstigma die Gelenkhypermobilität erkennen ließen, in gleicher Weise ACKERMANN u. PARCYK (1978), NICLASEN (1978) über die Vergesellschaftung mit Perthesscher Krankheit, HOOPER (1980) mit idiopathischer Skoliose, CRISTOFARO u. HESKIAO (1980) sowie GORE (1981) bei Down-Syndrom.
Noch imponierender sind die *Begleitmißbildungen,* die bei der sog. *teratologischen Hüftluxation (Abb. 1)* auftreten, die BERNBECK u. DAHMEN (1983) als primäre Mißbildung nicht mehr von

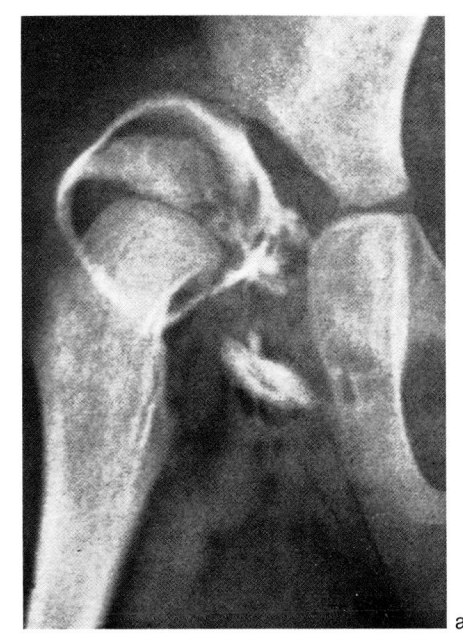

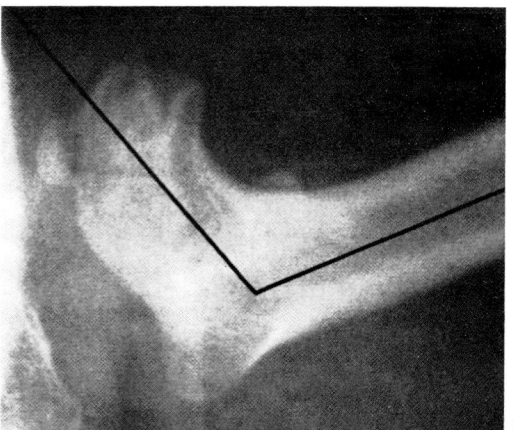

Abb. 1 a u. b I. K., weibl. Teratologische Luxation bei Spina bifida occulta, schlaffen Lähmungen an den Beinen und Klumpfüßen. Besonders hochgradig ist hier die Antetorsion

der sog. angeborenen Hüftluxation abtrennen möchten. Wir möchten dem widersprechen, denn der teratologischen Hüftluxation ist implizit die absolute Therapieresistenz. Mit Recht ordnet daher KATZ (1980) diese schweren Kombinationsmißbildungen in die Gruppe der Monster ein, die sowohl durch lokale intrauterine Faktoren, durch fehlerhafte frühembryonale Entwicklung als auch genetisch determiniert entstehen können. Die Thalidomidembryopathie, und die bei ihr in nahezu 50% auftretende Hüftbeteiligung (MATTHIASS u. RUFFING 1978), gilt hier als typisches exogeninduziertes Mißbildungsmuster.
EULERT (1982) berichtet von 22 Patienten mit Arthrogryposis, von denen 8 eine teratologische Luxation, davon dreimal doppelseitig, hatten. Auch WYNNE-DAVIS u. Mitarb., die die Arthrogryposis-multiplex-congenita-„Epidemie" 1960

auswerteten, wiesen auf die Vergesellschaftung mit der Hüftluxation immer wieder hin, ebenfalls HOFFER u. Mitarb. (1983). Die wirklich bestätigten Mitteilungen der so häufigen Exogenie des Hüftdysplasiekomplexes lassen trotz Vorliegens einer Erblichkeit in rund einem Drittel der Fälle die Aussage von PAP (1978) als arg optimistisch erscheinen, daß man bei weiteren Erforschungen der genetischen Grundlagen vielleicht erreichen kann, daß der krankhafte Genstrom durch Veränderung des genetischen Milieus gesteuert werden kann – im Sinne der genetischen Fernprophylaxe".

Instabilität des Hüftgelenks

Diese Instabilität, hervorgerufen durch die *Laxität des Bandapparates,* hat erstmals ANDREN u. BORGLIN (1961) zur Mitteilung veranlaßt, daß sich in den ersten 3 Tagen bei einem Neugeborenen mit Hüftluxation ein höherer Östrogengehalt im Urin nachweisen läßt als bei Neugeborenen mit normalen Gelenken. Von all den Autoren, die sich mit diesem Problem experimentell befaßt haben, sei die Arbeitsgruppe um KASSTRÖM (1975) angeführt. Mit unphysiologisch hohen Dosen von Östradiol konnten sie bei Hunden eine Hüftdysplasie induzieren. Der Oberschenkelkopf bildete sich schmaler aus, und die Hüftgelenke waren unstabiler als bei einer Kontrollgruppe. In gleicher Weise fand diese Arbeitsgruppe aber auch, daß die rasche Anfütterung eines hohen Körpergewichtes mit kalorienreicher Ernährung lockere Hüftgelenke entstehen ließ.

Geht man noch mehr zu den exogenen und dann auch mechanischen Entstehungsmöglichkeiten der Hüftdysplasie über, sprechen die verschiedenartigsten familienanamnestischen Tatsachen ebenso wie morphologische Befunde dafür, daß wohl mehrere, ursächlich differente Faktoren formalidentische Gelenkveränderungen im Sinne der Phänokopie produzieren können (BERNBECK u. DAHMEN 1983).

ARTZ u. Mitarb. (1975) haben in 7½ Jahren über 28000 Babies aufgelistet, die im New-York-Hospital zur Welt gekommen sind. Über 23000 davon wurden von der Arbeitsgruppe persönlich untersucht. Dabei stellte sich heraus, daß folgende Voraussetzungen den *Verdacht auf eine Hüftluxation beim Neugeborenen* verstärken: eine familiäre Disposition, die Anwesenheit von Risikofaktoren, eine Schnittentbindung, Erstgeborene, Involvement der linken Hüfte, die kaukasische Rasse und ein zu hohes Geburtsgewicht. Also besteht insgesamt eine *Vergesellschaftung von endogenen und exogenen Faktoren.* Dabei zeigte sich, daß nach einer Schnittentbindung wegen Mißverhältnisses zwischen mütterlichem Becken und Kindsgröße unstabile Hüften doppelt so häufig gefunden worden sind als stabile Hüften. Die intrauterine Raummenge und die intrauterine Lagedeformität spielen also eine wesentliche Rolle. Inwieweit jedoch dieses Mißverhältnis zwischen Brutraum und Frucht wiederum genetisch bedingt ist, bleibt nach wie vor unklar. Mit Sicherheit läßt sich jedoch sagen, daß, wenn jene mechanischen Faktoren schon nicht ätiologisch bedingt sind, sie doch eine ganz wesentliche pathogenetische Rolle spielen. Mit Sicherheit wirken peristatisch intra- und extrauterine, mechanisch-dynamische Faktoren maßgebend auf den Hüftgelenkkomplex ein.

NAGURA (1982), der in all seinen Untersuchungen stets auf den formativen Einfluß der intrauterinen Fetusbewegungen hingewiesen hat, macht nach wie vor das wiederholte Strecken und Beugen der fetalen Beinchen, insbesondere der Oberschenkel, für die Entstehung des Dysplasiekomplex verantwortlich. Nicht, wie von vielen angenommen, handelt es sich um eine Beugungsluxation, sondern, gerade umgekehrt, um eine Streckungsluxation. Sind die Verhältnisse post partum für eine Spontaneinrenkung günstig, wird die Zahl der Luxationspatienten gering sein. Sie steigt bei Verhinderung der Spontaneinrenkung, die dann am meisten begünstigt wird, wenn ein funktionelles Behandlungsprinzip, ähnlich der naturgemäßen Kinderpflege bei Sudannegern, eingehalten wird.

HJELMSTEDT u. ASPLUND (1983) untersuchen experimentell die mechanischen Faktoren der neonatalen Hüftinstabilität. Sie meinen, daß der Grund für die instabile Hüfte Neugeborener nach wie vor unbekannt ist, wenngleich eine Menge von Theorien besteht. Ihre neueren Untersuchungen an 18 totgeborenen Kindern, 10 Jungen und 8 Mädchen, bei denen alle Hüften stabil waren, verglichen sie mit ihren früheren Rattenexperimenten in vitro und in vivo und stellten fest, daß bei 45° Beugung ähnliche Deformationen und Dislokationen aufgetreten sind wie bei der angeborenen Luxationshüfte, bei 135° Beugung jedoch diese Veränderungen weniger ausgeprägt waren (s. auch klinische Studien von FETTWEIS 1976). YAMAMURO u. Mitarb. (1977) sowie SCHOENECKER u. Mitarb. (1984) machten tierexperimentelle Studien, bei denen sie jedoch nicht nur die biomechanischen, sondern auch hormonelle Faktoren miteinbezogen. Sie wiesen nach, daß die Immobilisation des Kniegelenks in Streckung regelmäßig eine Dislokation oder Subluxation der Hüfte herbeiführte, sofern sie nicht den Iliopsoas oder die pelvikrurale Muskulatur durchtrennten. Sie folgern daraus, daß der Antagonismus dieser Muskeln bei Strecksteife des Kniegelenks die Luxation fördere. Wenn das Knie in Extension immobilisiert ist, führt die Kontraktion der dorsalen pelvikruralen Muskulatur zur Streckung im Hüftgelenk und zur vermehrten Anspannung des Iliopsoas. Umgekehrt führt die Kontraktion des Iliopsoas in solchen Fällen zur vermehrten Zugwirkung auf die Hamstring-Muskulatur.

Auch PLATT (1982) berichtet von einem Fall, den er 18 Jahre beobachten konnte, bei dem die angeborene Hüftverrenkung mit einer Überstreckluxation des Kniegelenks durch intrauterine Fehlhaltung entstanden war und zur Ausheilung gebracht werden konnte.

Mit ihren Hormonuntersuchungen folgerten sie, daß Östrogengaben hilfreich sind, einer Hüftluxation vorzubeugen, und daß eine Östrogenabsenkung während der perinatalen Periode zur Hüftdislokation prädisponiere. Die Zusammenhänge mit dem Kollagen und den elastischen Formationen in der Gelenkkapsel sind klar und weisen in die Richtung, daß die Hypermobilität des Gelenks ebenfalls zur Dysplasie disponiert. Darüber berichtet auch FREDENSBORG (1976), der bei der Hyperlaxidität aller Gelenke die wesentlich größere Inzidenz der Hüftluxation gefunden hat. Neueste Untersuchungen darüber kommen aus China (ZHENHAI u. Mitarb. 1985) und Kalifornien (MCKINNON u. Mitarb. 1984).

Wenn heute immer wieder der Ansicht von LE DAMANY widersprochen wird, daß die Hüftluxation ein anthropologisches Problem sei, sind dem verschiedene gravierende Momente entgegenzuhalten, die wohl die Ätiologie vorzugsweise anthropologisch und ethnographisch begründet finden, während die Pathogenese zweifelsohne und vorwiegend exogen gesteuert wird.

Während also in der Ätiologie u. E. die Endogenie das Primat hat, sind es in der Pathogenese die exogenen Faktoren.

Anatomie und pathologische Anatomie

Phylogenetische und ontogenetische Vorbemerkungen

Becken, proximales Femurende

Es mag erlaubt sein, von der primären Arthrosetheorie HACKENBROCHS in Analogie auf eine Dysplasietheorie zu schließen. Trennen wir einen formalen Dysplasiefaktor, der einerseits das Hüftpfannen-Becken-Gebiet, andererseits das proximale Femurende mit seiner dreidimensionalen Stellungsmöglichkeit im Sinne der Klination, Torsion und Version umfaßt, von dem qualitativ-biologischen Faktor, der eindeutig endogen gesteuert wird, kann man formulieren, daß „das enge Wechselspiel von Form und Funktion, also von statischen und dynamischen Faktoren, dem Luxationsproblem nicht nur im Hinblick auf die Prognose und Therapie, sondern vernehmlich auch im Hinblick auf die Pathogenese unweigerlich den Stempel aufdrückt (SCHLEGEL 1961).

Phylogenetische und ontogenetische Veränderungen des Zusammenspiels der gelenkbildenden Skelettanteile an der Hüfte haben eine weitreichende biologische Bedeutung.

Die Winkelstellung im Sakroiliakalgelenk schwankt, ebenso wie Beckenbreite und -höhe sowie transversaler Beckendurchmesser, ganz erheblich. Diese Schwankungen können zur Erklärung mit herangezogen werden, daß rassische und ethnographische Differenzen in der Häufigkeit der Luxationshüfte gefunden werden. Darauf hat SCHLEGEL (1961) näher hingewiesen; in gleicher Weise auch auf die umwegige Entwicklung der Hüftgelenkskörper im Raum. Natürlich wird diese in ihrer gesamten Variabilität von exogenen und damit mechanisch-dynamisch bestimmten Faktoren niemals unbeeinflußt bleiben. In nuce ist sie jedoch zweifelsohne endogen präformiert.

Wir sind wohl in den letzten Jahrzehnten, nicht zuletzt durch die Thalidomidembryopathie mit schweren Deformitäten, der Phänokopie durch exogene Schädigungen in der Embryonalzeit wesentlich näher gekommen. Trotzdem glauben wir, daß es zu weit geht, wenn man beispielsweise der teratologischen Hüftluxation mit ihrer Koinzidenz von Defekten des Zentralnervensystems, mit Mißbildungen der Ektodermalstrukturen und mesodermaler sowie endodermaler Substanzen nicht eine Sonderstellung im Hüftluxationskomplex einräumt, wie dies u. a. auch BERNBECK u. DAHMEN (1983) feststellen.

Ein ganz wesentliches Moment für die mechanische Entstehungstheorie der Hüftluxation ist die Häufigkeit bei Erstgeborenen und nach Beckenendlagen (FUHRMANN 1975, KUPPER u. Mitarb. 1979, HEIKKILÄ 1984). Die Umweltfaktoren, beispielsweise das Wickeln in traditionellen Wiegen (LORDKIPANIDZE 1977), können nicht in dem Maße für die mechanistische Theorie verwendet werden, ebenso wie die Häufung in den kalten Monaten. PAP (1978), der die Hüftluxation im Winter 2½mal häufiger fand, hält dem selbst entgegen, „daß die Anenzephalie und die Spina bifida ebenfalls jahreszeitlich bedingt sind, was man kaum mit der Wickelung erklären kann". Eindeutig für die mechanistische Theorie sprechen jedoch die Schäden am Bewegungsapparat bei Säuglingen und Kleinkindern bei Aufzucht nur in Bauchlage, die Ende der 60er und Anfang der 70er Jahre modisch üblich gewesen ist. HUBER (1973), BERNBECK (1974), SCHLEGEL (1975) und FETTWEIS (1976) haben frühzeitig darüber berichtet. PRATJE (1935) konnte schon nachweisen, daß es zu Druckschädigungen der Gelenkpfanne kommt, wenn man Säuglinge auf den Bauch legt und zu einer gewaltsamen Streckung der Beine in den Hüftgelenken zwingt.

Drei Gelenkstrukturen spielen die Hauptrolle bei der Entstehung des Dysplasie- und Luxationskomplexes:
1. das dysplastische Azetabulum bzw. die retardierte Entwicklung desselben,
2. das dysplastische proximale Femurende mit

1.6 Angeborene Deformitäten

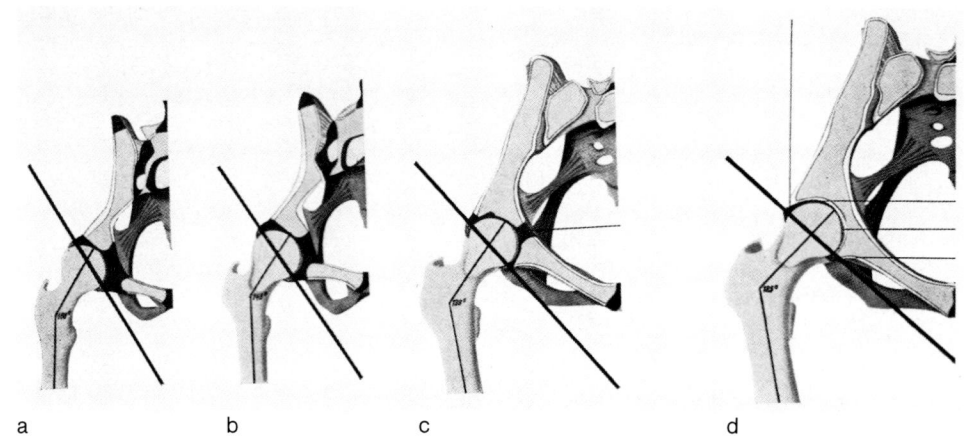

Abb. 2a-d Entwicklung der Neigung der Pfannenebene, bezogen auf die Frontalebene des Körpers. Die Durchschnitte liegen in der Beckeneingangsebene: a) beim Neugeborenen, b) beim Halbjährigen, c) beim 10jährigen, d) beim Erwachsenen (aus *T. von Lanz, W. Wachsmuth:* Praktische Anatomie. Springer, Berlin 1938)

den veränderten Winkeln im Raum und Veränderungen am Femurkopf,
3. die Kapsellaxidität.

Die Grenzen des Normalen und die Anfänge des Pathologischen überlappen sich. Morphologische Varianten (WALKER 1980) spielen sicher eine wesentliche Rolle. Diese Varianten bieten die Möglichkeit, während des Fetallebens oder im Säuglingsalter entweder die Entwicklung hin zur Normalisierung, ohne oder mit therapeutischer Unterstützung, oder hin zum pathologischen Zustand (über die Dysplasie, Subluxation zur Luxation) zu nehmen. Die Einteilung von DUNN (1976) in drei verschiedene Inzidenzgrade, die die Luxationshüfte charakterisieren, wurde durch viele Untersucher verfeinert. Sie führten zur geometrischen Formanalyse des Hüftgelenks (HOHMANN u. Mitarb. 1978, LEGAL u. RUDER 1979, SIFFERT 1981, TÖNNIS 1978, V. TORKLUS 1978, u.a.).

Gelenkpfanne

Die histologischen, aber auch radiologischen und radiostereoskopischen Untersuchungen befassen sich in der Regel mit der Ausmessung der Pfanne, der Position des proximalen Femurendes im Raum, weniger jedoch mit der sicher ganz wesentlichen Stellung des Beckens insgesamt und der Stellung der Pfanne mit Pfanneneingangsebene im Stand und im Gang (Abb. 2). Dabei ist längst bekannt, daß auch die gesamte Körperhaltung Einfluß auf die Hüftgelenkentwicklung in allen Lebensabschnitten nimmt, und es hätte nicht des erneuten Hinweises von DUNN (1976) bedurft, daß angeborene Haltungsdeformitäten natürlich auch auf die Hüfte entsprechende peristatische Einwirkung haben.

WEINBERG u. POGRUND (1980) beschäftigen sich daher erneut mit dem Effekt der *Beckeninklination* auf die Pathogenese der Hüftluxation. Ihre biochemische Theorie basiert rein auf anatomischen Observationen. Die Derotation des Beckens ist hierbei das dynamische Element, wodurch der Oberschenkelkopf passiv retiniert wird. Diese passive Retention, abhängig von der Beckeninklination, beeinflußt dann die Form des Kopfes. $\frac{2}{5}$ des Azetabulums werden vom Os ilium gebildet, das vornehmlich das Pfannendach darstellt. Weitere $\frac{2}{5}$ bilden das Os ischium, das den Pfannengrund und die Fossa acetabuli formiert; lediglich $\frac{1}{5}$ wird vom Os pubis gestellt, das das vordere Segment des Azetabulums bildet.

Die Tragfläche des Hüftgelenks (KUMMER 1979) stellt ein durch zwei Großkreise begrenztes Kugelzweieck dar, von dem nur die Facies lunata tragend wirksam wird, weshalb der in die Fossa acetabuli fallende Anteil abgezogen werden muß. CAMPOS DA PAZ jr. u. KALIL (1976) haben diese Tragfläche und deren sekundäre Veränderungen durch den Luxationsvorgang untersucht, der bei vorliegender Instabilität des Gelenks natürlich auch die Ossifikation des Femurkopfkernes (SOMERVILLE 1974) beeinflußt. Die Beeinflussung der Gelenkzentrierung auf Wachstum und Ausreifung der Gelenkkomplexe sowie die funktionellen Auswirkungen hin zur Heilung und, in anderer Richtung weiterführend, zur zunehmenden Deformität sind bekannt, was durch die funktionelle Frühbehandlung schließlich ebenso wie durch die Spontanheilungen bewiesen wird.

Die Entwicklung der Ossifikationskerne des koxalen Femurabschnittes erlaubt bei verspäteter Ossifikation der Kerne bis zu 1 Jahr, sofern keine Abweichungen vom geometrischen Schema der koxometrischen Werte vorhanden sind, keine ungünstige prognostische Aussage. Obwohl der Ossifikationskern als wichtiger geometrischer Orientierungspunkt der richtigen Zentrierung des Oberschenkels und als Gradmesser der Reife des Gelenks gilt (WOLKOW u. Mitarb. 1972), findet man bei einseitiger Luxation im Vergleich zum gesunden Kern der Gegenseite keine wesentlichen Unterschiede bis zum Alter von ca. 18 Mo-

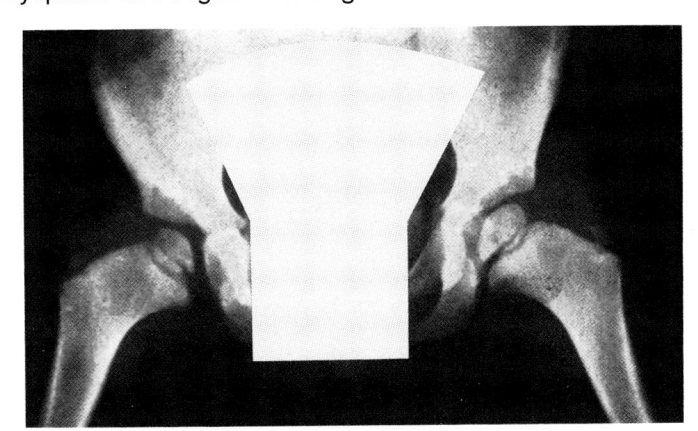

Abb. 3 A. B., weibl. Doppelseitige Hüftdysplasie, rechts stärker als links. Besonders deutlich sind die Abflachung der Pfannen, die unterentwickelten Pfannenränder und die steilen und fliehenden Pfannendächer zu erkennen

naten. Früher als bei Knaben tritt jedoch bei Mädchen ein Zurückbleiben der Entwicklung der Hüftgelenke auf, was erklären könnte, warum bei Knaben die „Morbiditätsschwelle" höher liegt als bei Mädchen.

HUGHES (1974) stellt die Primärdisposition des Femurkopfes in die Pfanne in den Mittelpunkt seiner Betrachtungen, weil auch für die normale Ausreifung eines Gelenks gelten müsse, was für die primitive Mesenchymalzelle gilt, daß nämlich die Entwicklung abhängig ist von Druck, Zug und Scherwirkung.

In Rattenversuchen haben NEGRI u. Mitarb. (1977) die Entwicklung des knorpeligen Randes des Azetabulums studiert. Sie finden, daß die morphologischen Strukturen bei der experimentell erzeugten Hüftluxation von Ratten den Verhältnissen bei der menschlichen Luxationshüfte ähnlich sind. Eine abnorme Entwicklung des hinteren Pfannenrandes unterbindet die retinierenden Mechanismen und läßt dadurch die Pfanne flacher werden. PONSETI (1978) findet bei Autopsien sehr früh Knorpeldegenerationen bei unstabilen, subluxierten und Luxationshüften. Erstaunlich, daß trotz bei der Sektion nachgewiesener instabiler Hüfte des Roser-Ortolani-Zeichen negativ gewesen ist. Er stellt abschließend fest, daß er niemals eine spätere Subluxation bei instabilen Hüften mit negativem Ortolani-Klick gesehen hat, obwohl dies andere Autoren (RYDER u. Mitarb. 1962) beschrieben haben.

ALMBY u. Mitarb. (1979) maßen bei 26 Mädchen mit idiopathischer Hüftgelenkinstabilität nach der Neonatalperiode vor und nach der Behandlung den Azetabulumwinkel und gaben eine mathematische Analyse des Wachstumspotentials des Azetabulums bei normalen und instabilen Hüften. Auffällig stärker und schneller vermindert sich der Azetabularwinkel bei instabilen Hüften gegenüber Normalhüften. Anatomische und radiologische Untersuchungen der Azetabulargrenzen werden immer wieder miteinander verglichen.

KATZ (1979) wies darauf hin, daß man den Pfannenrand wirklich nur dann als abnormal ansehen dürfte, wenn alle Artefakte durch fehlerhafte Positionierung ausgeschaltet sind. Vergleichbar sind solche Bilder nur dann, wenn die Beckenposition vergleichbar ist, die Darmbeinschaufeln symmetrisch sind und das Foramen obturatum ebenso

wie die Köhlersche Tränenfigur gleichmäßig getroffen worden sind (Abb. 3). Diese Studien lassen sich besser computertomographisch durchführen (GUGENHEIM u. Mitarb. 1982).

IPPLITO u. Mitarb. (1980) aus der Forschungsgruppe um PONSETI studierten erneut die Histologie, Histochemie und die Ultrastruktur von Hüftkapsel und Lig. teres bei Dysplasiehüften. Die kollagenen Faserbündel waren dicker als normal, die elastischen Fasern irregulär und verschieden dick, die Kollagenfibrillen dünner; fibrokartilaginäre Metaplasien fanden sich in Kapsel und Lig. teres. Alle diese Veränderungen werden von ihnen jedoch als sekundär bezeichnet. Von OGDEN stammen grundlegende Untersuchungen, die auch in der letzten Veröffentlichung 1985 wegweisend sind.

OELKERS (pers. Mitteilung 1983), der 1376 frühkindliche Hüftgelenke bis Ende 1982 analysiert und mit seinen eigenen histologischen Untersuchungen am embryonalen Becken in Korrelation gebracht hat, erörtert die vielen Arbeitshypothesen, die im Rahmen der Untersuchung des Dysplasiekomplexes über den eigentlichen Gelenkkomplex aufgestellt worden sind. Alle Arbeitshypothesen unternehmen den Versuch, das nicht tragfähige Pfannendach zu erklären. Die Differenzen bei den histologischen Untersuchungen kommen in erster Linie deshalb zustande, weil das fetale Gewebe schrumpft, selbst bei sehr harter Fixierung, so daß die anatomische Präparation keine sicher vergleichbaren Präparate ergibt. Auch beim Makroschnitt können Fehler auftreten, die aus der mechanischen Verformung der Lagerung des Fetus während der Härtung und durch Kippung beim Schneiden des Präparates entstehen. Er schließt sich der Annahme von PETERSEN (SCHLEGEL 1961) an, der die runde Form der Pfannenanlage als normal ansieht. Ausgehend von der immer wieder in der Literatur angeführten „flachen Hüftpfanne", die zur Dislokation des Femurkopfes führt, sucht er nach Parallelen hin, zu dem dünnen Pfannenboden und zur Vertiefung der Hüftpfanne (Abb. 4). Er meint, daß die Protrusio acetabuli und sog. flache

1.8 Angeborene Deformitäten

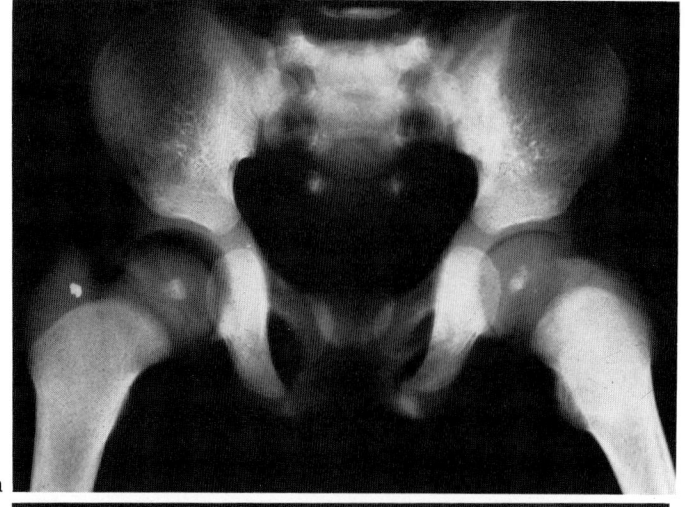

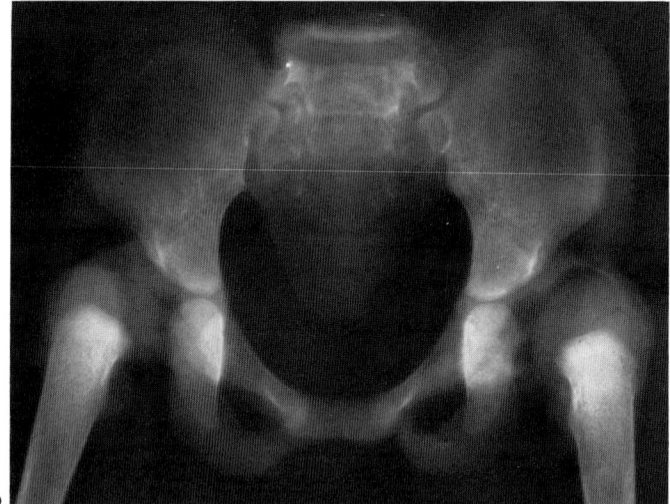

Abb. 4 a u. b   Vergleichende Röntgenaufnahmen von a) normalen Hüftgelenken (Optimalhüften nach *Oelkers*) und b) Dysplasiehüften in Subluxationsstellung im Alter von 6 Monaten an anatomischen Präparaten (Aufnahmen: H. Oelkers)

Pfanne mit Dislokationsmöglichkeit für den Kopf eine antipodische Einheit darstellen. Charakteristisch sei die überwiegend runde Femurkopfform infolge der sich konzentrisch entwickelnden tiefen Pfanne mit weit übergreifendem Pfannendach auf der einen Seite, auf der anderen Seite die mediale Abplattung sowie kraniale Rundung des Femurkopfes bei der Dislokation infolge lateralisierter Pfanne. Im Sinne des Zusammenhanges und Wechselspiels von Form und Funktion erklären sich zwangsläufig die überwiegende Coxa-valga-Tendenz bei dislozierter Hüfte mit Flachpfanne gegenüber der Varustendenz des proximalen Femurendes bei der Protrusio acetabuli. Er meint sogar, daß man die Antetorsionsdeformität des proximalen Femurendes beim Dysplasiekomplex und die geringe Antetorsion bei der Protrusio acetabuli in diese mechanischen Überlegungen einbeziehen müsse.

Zwischen beiden formgebenden Einflüssen, die er als genvorprogrammiert ansieht, muß es eine Optimalhüfte geben, die dann ein ausreichend tragfähiges Pfannendach entwickelt. Bei der Dysplasiehüfte wird die wesentliche Verformung der Pfanne durch die Zugrichtung der Fasern von Kapseln und Limbus einerseits, durch die Veränderung des enchondralen Wachstums der Pfanne in Form einer Kompressionszone an der Luxationsrinne andererseits und zum dritten durch die Verdickung des Pfannenbodens infolge fehlenden Femurkopfdruckes hervorgerufen (Abb. 5). Da außerhalb der direkten Druckzone des subluxierenden Femurkopfes das enchondrale und intraossale Knochenwachstum des Iliumkernes annähernd normal verläuft, erklärt sich die weitere Verdickung des Pfannengrundes ebenso wie auch die Erholungstendenz des Pfannendaches bei therapeutisch hervorgerufener Tiefeinstellung des Femurkopfes in die Pfanne.

CHUNG (1976), COLEMAN (1978), MESAROS u. KERY (1980) führen quantitative und qualitative Untersuchungen der Gelenkkörper des kindlichen Hüftgelenks durch. Die Bedeutung der arteriellen Versorgung stellen CHUNG (1976) und OGDEN (1982) heraus.

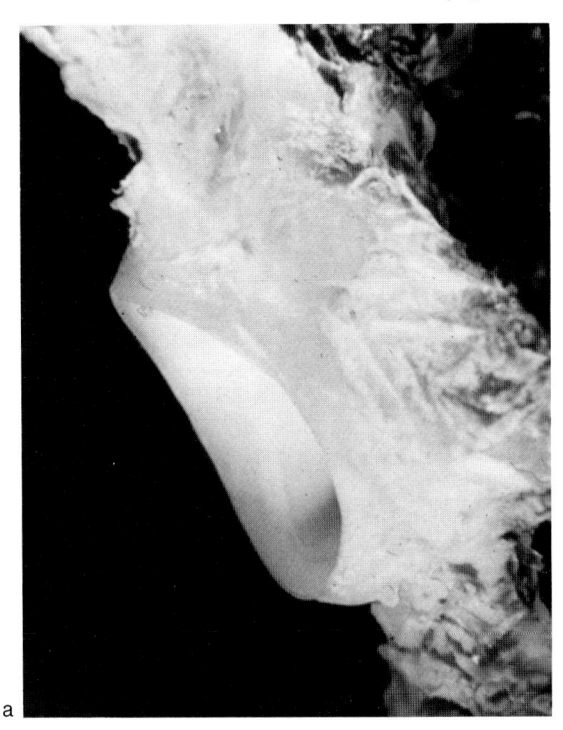

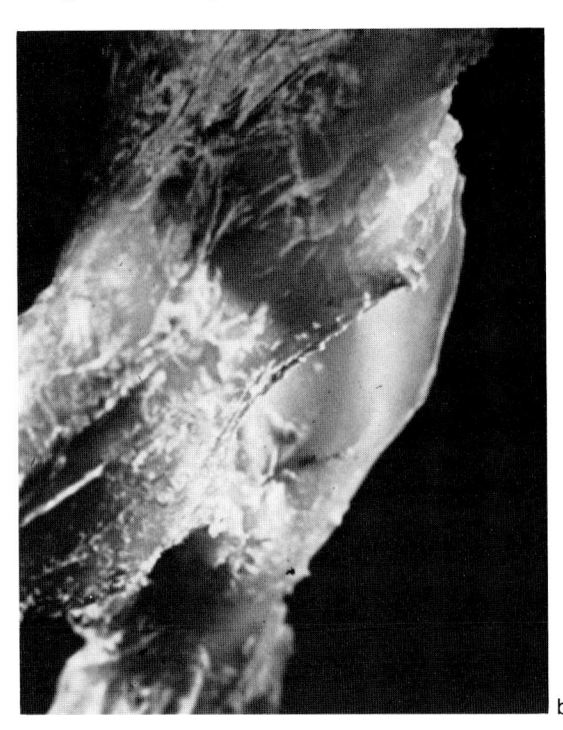

Abb. 5 a u. b a) Entsprechend der Röntgenaufnahme (Abb. 4a) zeigt das anatomische Präparat – annähernd in der Stellung fotografiert, die dem Röntgenbild entspricht –, daß der vordere und der hintere Pfannenrand optimale Abschlußbedingungen zeigen und der untere Pfannenrand geschlossen ist. b) Das anatomische Präparat der Subluxationshüfte (Abb. 4b) zeigt die „Hundeohrform" (Putti) mit dem nach kranial deformierten Limbuswulst. Der innere Rand des Limbus markiert die Begrenzung der eigentlichen Pfanne. Die Kapselhaube geht in Einheit mit dem Limbus im Sinne einer Verziehung nach kranial dorsal. Dadurch wird die mediale Abplattung des Femurkopfes hervorgerufen (Aufnahmen: *H. Oelkers*)

Mit ihr beschäftigt sich auch BATORY (1982). Er stellt ein Schema über die entwicklungsbedingten pathologischen Veränderungen der kindlichen Hüfte auf, wobei eine Entwicklungsverzögerung von allen oder den meisten am Hüftgelenk beteiligten anatomischen Strukturen die Luxation, eine Entwicklungsverzögerung einer oder mehrerer am Hüftgelenk beteiligten anatomischen Strukturen die Dysplasie beinhaltet. Dabei soll nicht ausgeschlossen werden, daß auch äußere Faktoren, vornehmlich mechanisch-dynamischer Natur, ähnliches zu bewirken vermögen, was jedoch reversibel ist, wenn diese mechanisch-dynamischen pathogenetischen Bedingungen spontan verschwinden oder therapeutisch beeinflußt werden. Dann wird der Entwicklungsrückstand in den ersten postnatalen Monaten nachgeholt. Er beschreibt eine primäre Asymmetrie in der Entwicklung der beiden Hüftpfannen mit Dysplasie auf einer Seite bei einem Embryo schon in der 5.–6. Schwangerschaftswoche, bei dem auch eine Hypoplasie des Gefäßsystems auffallend war. Gefäßveränderungen, die er beim Morbus Perthes in viel weitreichenderem Maße beschreibt, könnten auch eine Rolle spielen, daß bei Femurkopfnekrosen im Rahmen der Luxationsbehandlung Durchblutungskrisen als latente prolongierte ischämische Phasen oder transitorische ischämische Krisen aufzutreten vermögen. Ob sich hier in der Zukunft Aussichten für mikrochirurgische Transpositionen eines arteriovenösen Gefäßstranges als kausale Therapiemöglichkeit bieten, was HORI u. Mitarb. (1979) experimentell an ausgewachsenen Hunden versucht haben, scheint erheblich futuristisch gefärbt.

Interessant sind die Mitteilungen von ROTH (1977), der *osteoneurale Wachstumsstörungen* vermutet, die aufgrund der Längenwachstumsdisproportionen an Froschlarven durch osteolathyrogene Diät beobachtet worden sind. Durch die toxische Lathyrogeneinwirkung könnte eine Wachstumshemmung des N. ischiadicus, wie sie beim Frosch nachweisbar ist, auch beim Menschen ernsthaft in Erwägung gezogen werden. Er meint, daß beispielsweise eine banale B-Hypovitaminose mit Störung des oxydativen Stoffwechsels während der Schwangerschaft ebenso wie eine genetisch bzw. phylogenetisch verankerte Abweichung der Neuroplasmastruktur die verhängnisvolle osteoneurale Wachstumsdisproportion im Gebiet der äußerst mächtigen Nervenstämme des lumbosakralen Plexus und der Hüfte beim Menschen auslösen könnte.

BERNBECK u. DAHMEN (1983) sprechen bei der Dysplasiepfanne von einer Entwicklungsretardierung, also einer artikulären Hypoplasie, die zuweilen schon intrauterin als Kompressionsdeformierung durch den exzentrisch angestemmten Hüftkopf beginnen kann. Dieser Hypoplasiekomplex kann die gesamte Beckenhälfte mit einschließen und wirkt demonstrativ bei einseitiger Luxationshüfte mit Ossifikationsverzögerung der Synchondrosis ischiopubica. Die auch von anderen beobachtete Kompressionsmulde im hinteren oberen Pfannenquadranten im Bereich der typischen Luxationsrichtung, die Limbusscharte oder

1.10 Angeborene Deformitäten

die Gleitfurche an der Pfanne, weisen korrespondierende Druckschäden am Hüftkopfsegment (Kalottenabplattung und faserknorpelige Degeneration) auf.

Weitere Beobachtungen im Dysplasiekomplex an der Pfanne sind neben der verzögerten Ossifikation des Pfannendaches die Verzögerung der Verknöcherung der Y-Fuge und die mehr sagittale Lage der Pfanne mit geringerer Tiefe, wobei die Verdickung des knorpeligen und knöchernen Skelettes nicht unbeteiligt ist, ebenso auch die unvollständige Entwicklung des Limbus. Die gewöhnliche Hypertrophie des Pulvinar, häufig auch des Lig. teres, flachen die Hüftdysplasiepfanne noch zusätzlich ab und determinieren von seiten der Pfanne aus die weitere Luxationstendenz.

Die Kenntnisse über die *typische Luxationspfanne* im Stadium der Prädislokation und der Subluxation, besonders aber der Luxation, sind hinreichend bekannt und bedürfen nicht weiterer Erwähnung (Abb. 6). Dies gilt auch für die heterotope Hüftpfannenneubildung, die sog. *Sekundärpfanne,* die allein durch die modellierende Funktion an jeder nichtprädisponierten Stelle des Beckenskelettes zu entstehen vermag.

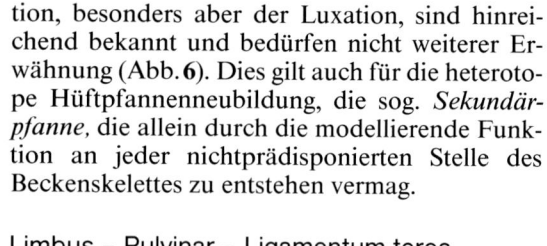

Limbus – Pulvinar – Ligamentum teres

Im Falle der Dislokation zwischen Femurkopf und Primärpfanne hypertrophiert das Pulvinar und kann zum Repositionshindernis werden. Primäre Instabilitäten nach der Einrenkung und mehr oder weniger späte Reluxationen lassen sich auch damit erklären. Im Falle der Frühbehandlung bei noch nicht zu starker Hypertrophie des Pulvinars ist nicht nur eine Volumenverkleinerung durch Druckatrophie möglich. Es ist sogar anzunehmen, daß dann positive metaplastische Veränderungen von ihm ausgehen, die bei der Reformation des Gelenks im Rahmen der Frühbehandlung eine normalisierende Rolle spielen (Abb. 7).

Ligamentum capitis femoris

Das Lig. capitis femoris kann bei dem Subluxations-Luxations-Vorgang einerseits durch ständigen Zug allmählich verdünnt werden und ganz der Involution anheimfallen. Andererseits aber auch vermag es zu hypertrophieren und zur „medioposterioren Abplattung" des Caput femoris führen, die BERNBECK darauf zurückführte, daß das unter pathologischer Spannung stehende Lig. capitis femoris das medioposteriore Kugelsegment der „zu dieser Zeit noch sukkulent-weichen, soliden Chondroepiphyse eindrückt und somit abplattet". In seltenen Fällen, in denen das Lig. teres persistiert, findet man es hypertrophiert und von einer Breite bis zu 1½ cm (Abb. 8).

Beim Dislokationsvorgang kann das Ligament keine große Haltefunktion ausüben, da es eine sehr labile und lockere Befestigung im Pfannengrund hat.

Wie die knöchernen und knorpeligen Elemente des Azetabulums erfahren beim Luxationsvor-

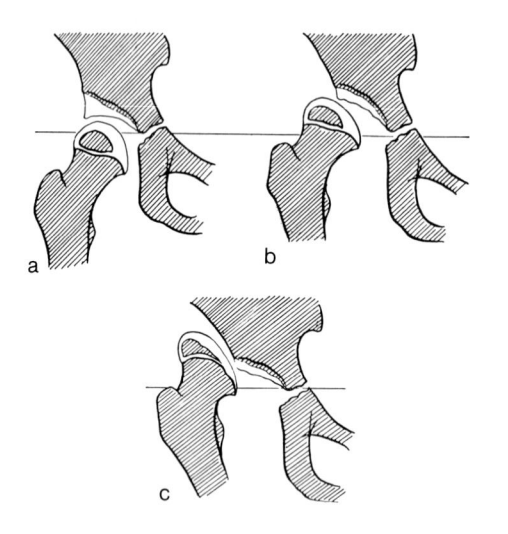

Abb. 6 a–c a) Hüftdysplasie mit intaktem Dachknorpel, aber fehlender knöcherner Pfannensicherung. b) Luxationstendenz. Auch das knorpelige Pfannendach ist verändert, der Hüftkopf lateralisiert, höher und nach ventral getreten. c) Subluxation: Kopfepiphyse dogenhutartig in Höhe des Pfannendaches. (aus *Hass:* Congenital Dislocation of the Hip. Thomas, Springfield, Ill.)

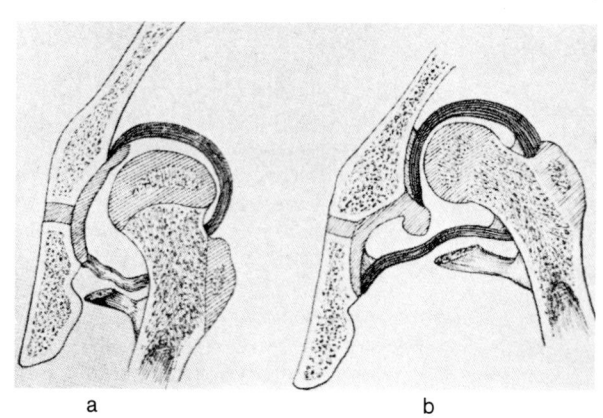

Abb. 7 a u. b a) Bei Subluxation liegt der ausgekrempelte Limbus der Kapselhaube an. b) Bei Luxation ist der Limbus eingekrempelt, die Kapsel ausgezogen; das äußere Blatt der Kapselhaube wird gegen das Ilium gepreßt und verwächst dort (aus *Hass:* Congenital Dislocation of the Hip. Thomas, Springfield, Ill.)

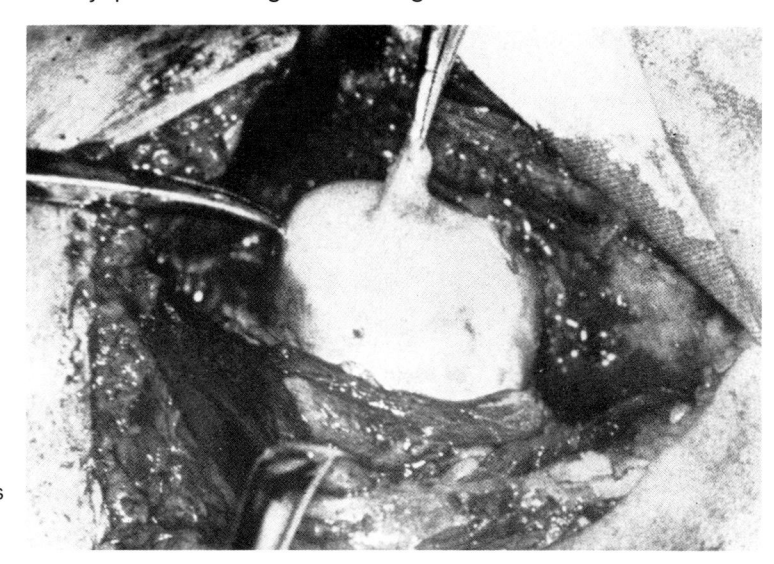

Dysplasie und sogenannte angeborene Hüftluxation 1.11

Abb. 8 Operationssitus bei offener Reposition einer Luxationshüfte. Man erkennt das mit einer Klemme angehobene hypertrophierte Lig. teres, das u. a. hier als Repositionshindernis anzusehen war

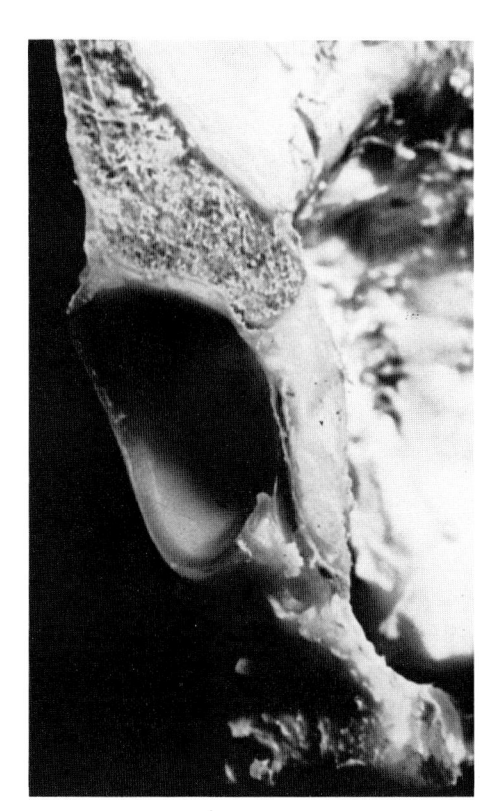

Abb. 9 Die Schnitte durch die Hüftpfanne wurden in der Richtung des Dislokationsvorganges angefertigt. Die Kennzeichen der Normalpfanne sind Parallelität der Knochenknorpelgrenze zum Pfannendachbogen. Am Pfannengrund stellt sich der untere Pfannenrand isoliert vom Beckenskelett dar. Auffallend ist, daß diese lose Verbindung sehr weit nach ventral verlagert ist. (Aufnahme: *H. Oelkers*)

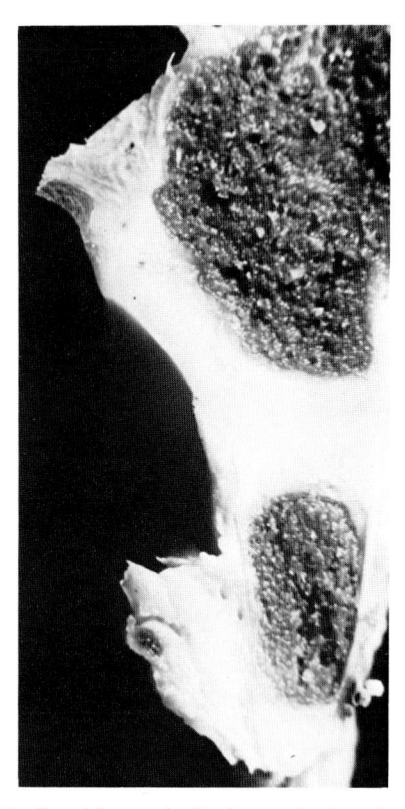

Abb. 10 Der Längsschnitt durch die Luxationsrinne zeigt: unregelmäßige Kontur der Knochen-Knorpel-Grenze, lateralisierter Pfannengrund, Steilstellung der Urpfanne. Kapsel und Limbusabdrängung nach kranial dorsal. Der Pfannengrund besteht aus lockerem Bindegewebe ohne Markierung von Pfannenrandanteilen. Auffallend ist die Linienführung des Iliumkernes. Am Normalschnitt zeigt die untere Linienführung am inneren Rand nach kranial, während er am dysplastischen die Tendenz nach kaudal bestimmt. Die Limbusdarstellung, wie sie an der Optimalpfanne deutlich erkennbar ist, ist an der dysplastischen Pfanne nicht erkennbar. (Aufnahme: *H. Oelkers*)

1.12 Angeborene Deformitäten

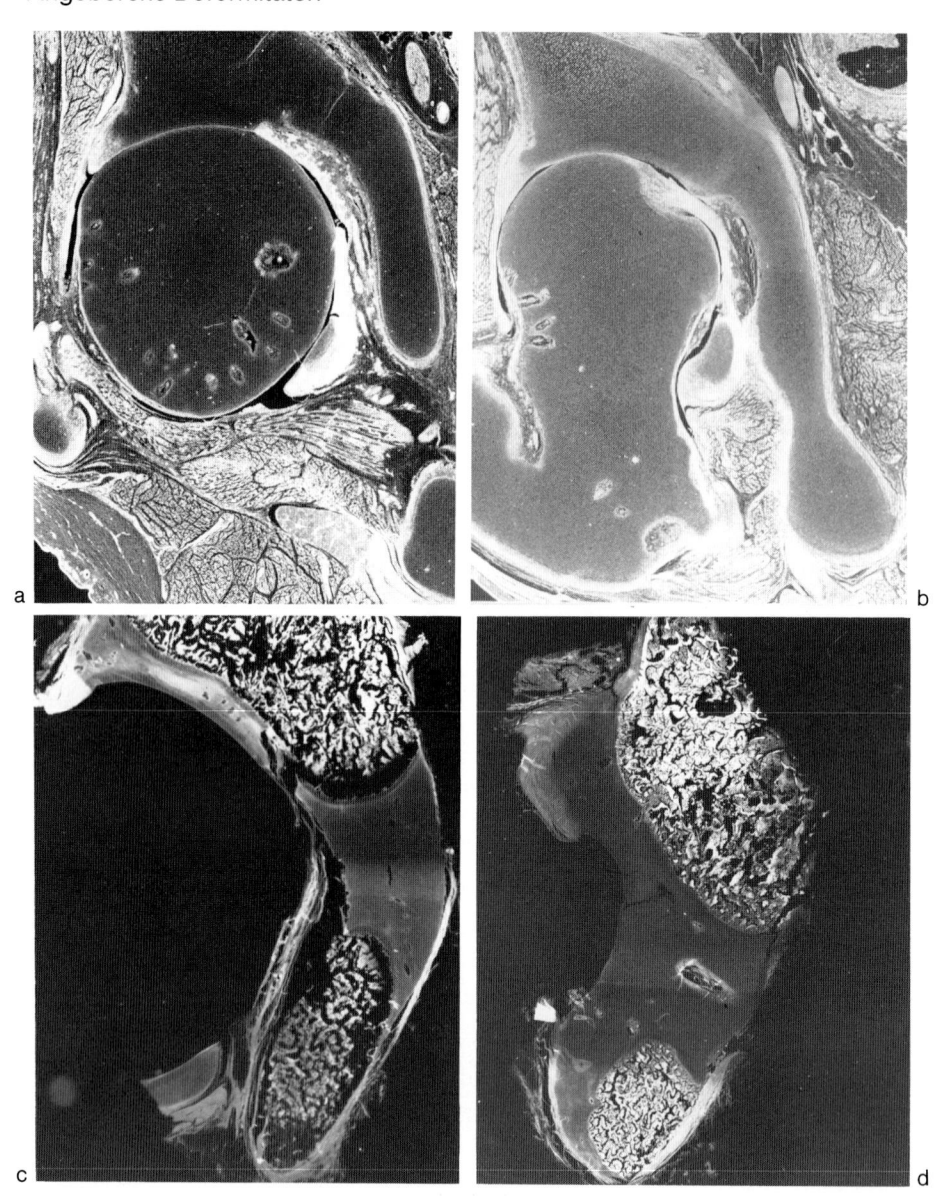

Abb. 11 a–d a u. b) Das histologische Bild im frühembryonalen Stadium zeigt, daß der untere Pfannenrand und das Lig. teres eine Einheit bilden und grundsätzlich in diesem Bereich keine feste Verbindung mit dem Beckenskelett besteht. Also auch keine fixierende Funktion für den Femurkopf. (Aufnahmen: *H. Oelkers*) c) Die histologische Aufarbeitung des Präparates in Abb. 9 zeigt bei der sog. Normalpfanne die Parallelität der Knochen-Knorpel-Grenze zum Pfannendachbogen. Der untere Pfannenrand ist isoliert vom Beckenskelett. d) An der Subluxationspfanne (Abb. 10) zeigt sich im Bereich der Luxationsrinne die unregelmäßige Kontur der Knochen-Knorpel-Grenze. Die Urpfanne ist steilgestellt, der Pfannengrund lateralisiert. Kapsel und Limbus sind nach kraniodorsal abgedrängt. Der Iliumkern ist gegenüber der Normalpfanne auffällig verändert. Der Limbus, an der Normalpfanne deutlich erkennbar, ist an dieser dysplastischen Pfanne deformiertes Widerlager des Femurkopfes

gang auch die Gelenkpfannenlippe (der Limbus), das Pulvinar und das Lig. capitis femoris signifikante Veränderungen, die sich wiederum der sukkulent weichen Femurkopfepiphyse formend mitteilen und selbst auch von der Femurkopfepiphyse formend beeinflußt werden (Abb. 9 u. 10). Dissonanzen gibt es noch bei der Beurteilung der Rolle des Limbus im Rahmen des Luxationskomplexes. Die Frage, ist der Limbus manipulierbar, also kann er beim Repositionsvorgang, wenn er eingekrempelt war, ausgekrempelt werden, ist noch nicht geklärt. Den Ansichten von BERNBECK, DÖRR u. PONSETI, TÖNNIS, KRÄMER, SOMERVILLE u. a., daß der Limbus ausgekrempelt werden könne, widerspricht aufgrund eingehender histologischer Untersuchungen OELKERS. Seine histologischen Schnitte beweisen, daß der Limbus in einem fixierten und nicht mobilen Zustand deformiert und zum Widerlager des Femurkopfes wird. Der Wulst hinter dem abgeplat-

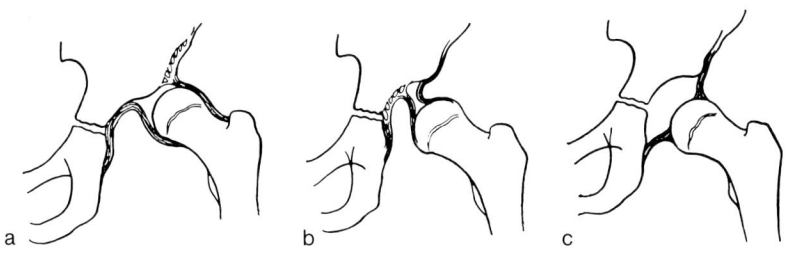

Abb. 12a–c Kapsuläre Repositionshindernisse (nach *Putti*). a) Kapsel mit Pfannendach verwachsen. b) Kapsel mit Pfannenboden verwachsen. c) Kapsel inseriert am Femurkopf (perikapitale Insertion) (aus *Hass:* Congenital Dislocation of the Hip. Thomas, Springfield, Ill.)

teten Limbus ist in diesem Falle der noch nicht verknöcherte, knorpelige Pfannenanteil, auf dem sich eine Schicht vom Restlimbus befindet. Dieser Restlimbus ist sicher für das Roser-Ortolanische Zeichen verantwortlich (OELKERS 1981, PONSETI 1978). Es handelt sich jedoch hier um eine Randneubildung, die nach OELKERS noch drei wesentliche Fragen offen läßt (Abb. 11):
1. Kann der Limbus nach erfolgreicher Therapie seine ursprüngliche Struktur wieder zurückgewinnen und sich über den Femurkopf umfassend ausbreiten?
2. Wird es möglich sein, sichere diagnostische Zeichen für die Normalisierung der Hüftpfanne zu finden?
3. Werden wir Möglichkeiten finden, das knorpelige Pfannendach der Dysplasiehüfte vom deformierten Limbus in Zukunft abgrenzen zu können?

Sicher hat auch wesentliche Bedeutung für die erwünschte Wiederherstellung des Limbus der Gelenkkapselzug wegen seiner engen funktionellen Anbindung an den Limbus.

Das *Roser-Ortolani-Zeichen,* das nicht mit atypischen Hüftgeräuschen (SOMMER 1971) verwechselt werden darf, die insgesamt sechsmal häufiger sind als der Ortolani-Roser-Klick, (PEIC 1975) dürfte, obwohl sein Entstehungsmechanismus und die pathologischen Grundlagen nicht eindeutig geklärt sind, durch Überspringen des dezentrierten Femurkopfes über eine knorpelige Wulstbildung, den sog. sekundären Limbus, entstehen.

Gelenkkapsel

Die Gelenkkapsel, in ausgeprägten Subluxationsfällen charakterisiert durch ihre Sanduhrform, wird nicht allein mechanisch durch die Ausziehung verändert, sondern auch durch Druck des M. iliopsoas und des Lig. iliofemorale beeinflußt. Letzteres vermag ja auch bei Subluxation die Femurkopfkalotte zu imprimieren. Daß die kraniale Kapselhaube unter dem Dauerzug und den Femurkopfdruck zu hypertrophieren vermag, dann gewisse Haltefunktionen ausübt und sowohl mit Ilium als auch mit Femurkopf und Schenkelhals verwachsen kann, ja selbst zur Auskleidung der Sekundärpfanne zu werden vermag, ist längst bekannt (Abb. 12). Auf ihre Bedeutung als Repositionshindernis wird später noch hinzuweisen sein.

Muskulatur

Über die Rolle der *Muskulatur im Rahmen des Dysplasiekomplexes,* sowohl im Hinblick auf peristatische pathogenetische Wirkungen als auch unter dem Gesichtspunkt diagnostischer und therapeutischer Weiterungen, herrscht ziemliche Einigkeit.

DÖRR hat sich 1972 nochmals eingehend damit auseinandergesetzt und, die Weichteilsituation des Dysplasiekomplexes berücksichtigend, drei Dysplasiegruppen herausgearbeitet. VIZKELETY u. GLAUBER (1979) haben erneut die interessante *Funktionsumwandlung des M. iliopsoas* mit seinem Torsionseffekt untersucht (Abb. 13). Mit Sicherheit spielt er eine wesentliche Rolle bei der Entwicklung der Hüftluxation, nicht nur im Hinblick auf den „Doppeleffekt" (bei Normalposition des Gelenks innendrehend, bei Subluxation außendrehend), sondern er fördert auch bei dysplastischen Gelenkkomplex die Valgisation und Antetorsion (Näheres s. bei SCHLEGEL 1961).

Subluxationspfanne – leere Pfanne – Sekundärpfanne

Die Hundeohrform (Putti) der Subluxationspfanne ist hinreichend bekannt. Ihre Gleitrinne zeigt die Richtung der Subluxation und späteren Luxation, also die vordere obere, die direkte obere und die hintere obere Luxation an. Aus ihrer Form und aus der dadurch erkenntlichen Stellung der Femurkopfepiphyse sind Weiterungen für die späteren Extensions- und Retentionsmaßnahmen notwendig. Hat der Femurkopf die *Primärpfanne* verlassen, verfällt diese bei nicht wieder vollzogener Reposition und fehlendem Wiedereintritt der regelrechten Funktion der Involution. Es restiert regelmäßig eine meist dreieckige Form einer sehr kleinen und flachen Pfanne.

Bei Kontakt des Femurkopfes mit dem Ilium prägt sich eine *Sekundärpfanne* aus, die wiederum Einfluß auf die Stellung des proximalen Femurendes nimmt. Bleibt der knöcherne Kontakt mit dem Ilium bei hohen Luxationen aus, ent-

1.14 Angeborene Deformitäten

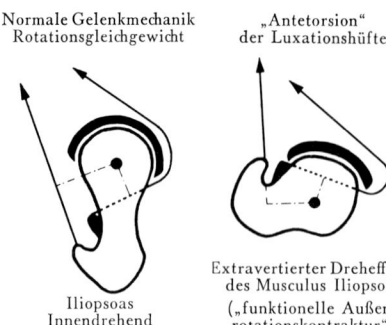

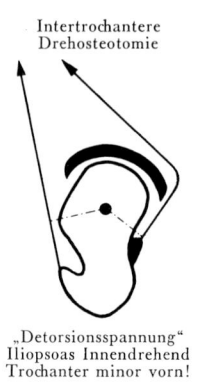

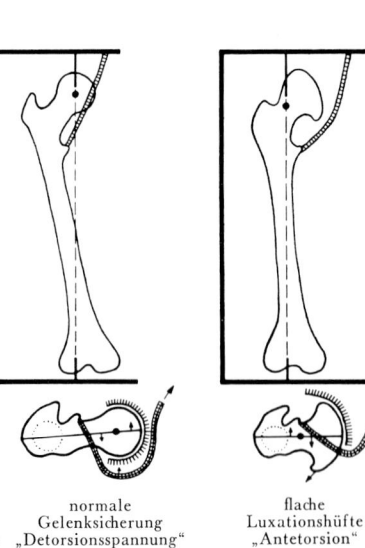

Abb. 13a u. b a) Psoaseffekt (nach *Bernbeck*). b) Torsionseffekt des Iliopsoas

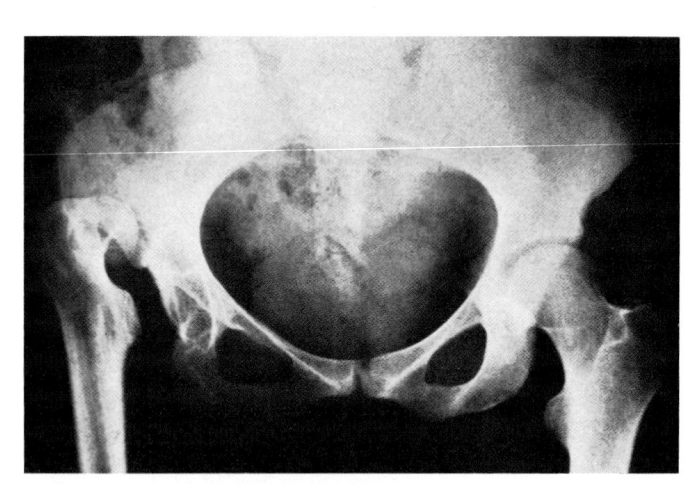

Abb. 14 R. E. weibl., geb. 14.8.28, Sekundärpfanne bei re. iliakaler Luxation. Keine Behandlung und keine Beschwerden bis zum 30. Lebensjahr

steht eine ventrale Inklination des Beckens, und das proximale Femurende bleibt in seiner Form und Stellung im Raum, wenngleich in stark atrophischem Zustand, lange Zeit erhalten (Abb. 14). Kommt der kleine Trochanter in Kontakt mit dem Rand der Primärpfanne an irgendeiner Stelle, schleift sich eine *pelvitrochantäre Nearthrose* ein, die einen großen Teil der Drucklast übernimmt, auf der anderen Seite jedoch, infolge Bestehens eines zweiten Drehpunktes hin zum artikulierenden luxierten Kopf mit dem Ilium, auch eine zusätzliche Bewegungseinschränkung (Abb. 15).

Schon bei der Geburt bestehende hochgradige Pfannenfehlformen deuten auf eine primäre Mißbildung des Gelenkkomplexes hin. Allerdings wird auch diese primäre Mißbildung durch spätere statische und mechanische Einflüsse umformiert.

Femurkopf

Der Femurkopf mag makroskopisch und mikroskopisch in den Anfängen normal sein, seine Ossifikation ist jedoch beeinträchtigt. PETTERSSON u. THEANDER (1979) wiesen in letzter Zeit erneut auf die Abweichungen von der normalen Entwicklung des Femurkopfes sowohl vor als nach erfolgter Behandlung hin. Die Stellung des Beckens im weitesten Sinne, insbesondere natürlich der Primärpfanne, die Gleitrichtung des Femurkopfes und die Stellung des proximalen Femurendes im Raum determinieren die zu erwartende Verformung der Femurkopfepiphyse vornehmlich. Allerdings sind ebenso wirksame Faktoren für den sich anbahnenden oder vollzogenen Verlust des Gelenkschlusses die pathologisch veränderten Reize bei Belastung und Bewegung. Die medioposteriore Abplattung des Femurkopfes, die Lateralisierung der Femurkopfepiphyse, also der „Femurkopf in Nackenlage", der „axtförmige Hals" und die Kalottenimpression durch das Lig. iliofemorale und die Coxa magna (O'BRIEN u. Mitarb. 1985, GAMBLE u. Mitarb. 1985) sind biomechanische Auswirkungen der gestörten Form und Funktion (Abb. 16 u. 17). Diese Faktoren prägen auch die Form des proximalen Femurendes im Laufe der zu erwartenden Arthro-

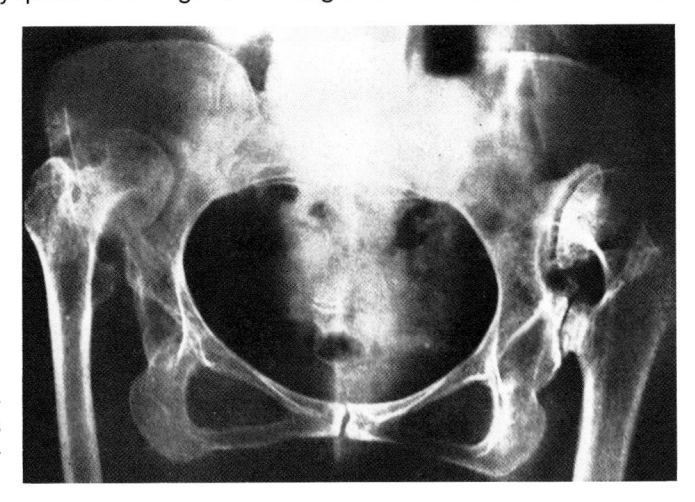

Dysplasie und sogenannte angeborene Hüftluxation 1.15

Abb. 15 H.H. weibl. Hohe hintere Luxation rechts ohne Sekundärpfanne. Links Sekundärpfanne und ausgeprägte pelvitrochantere Nearthrose

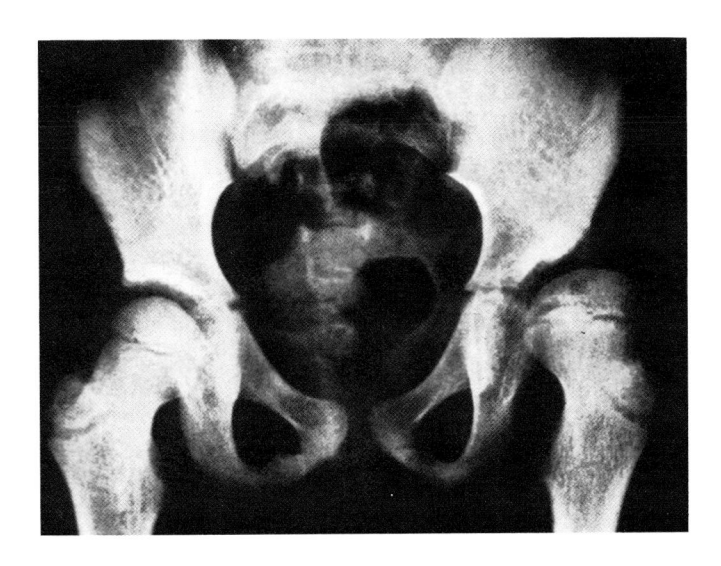

Abb. 16 „Lateralisierung der Kopfepiphyse"

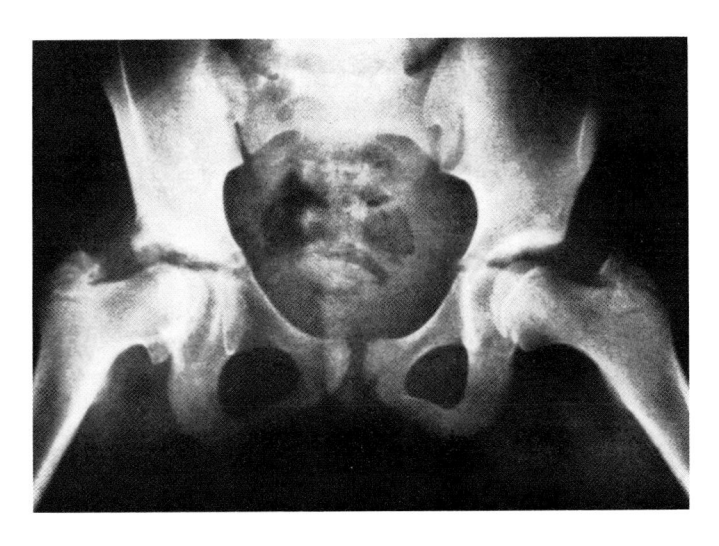

Abb. 17 „Axtförmiger Hals"

1.16 Angeborene Deformitäten

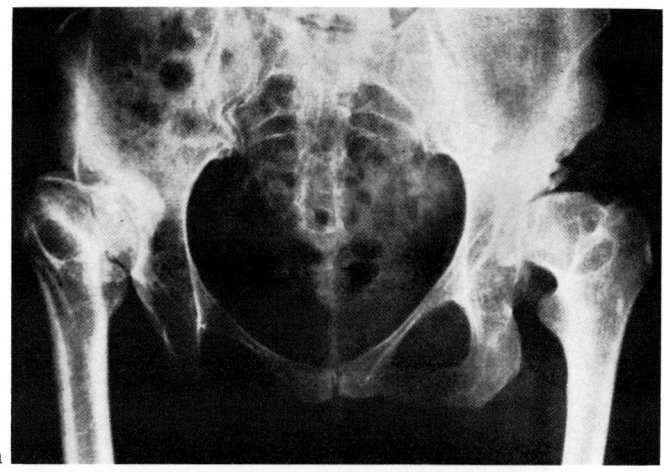

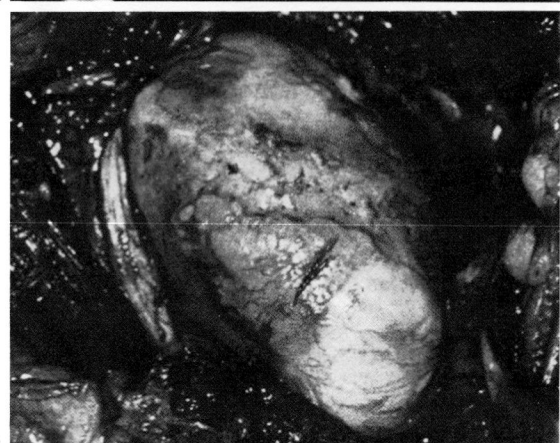

Abb. 18 a u. b G. Z. weibl., 33 J. a) Doppelseitige Luxationshüfte. Vor der Kopfresektion und Angulation rechts. b) Operationssitus. Nach der Kapseleröffnung zeigt sich die Impression der Kopfkalotte durch das Lig. iliofemorale, das, straff gespannt, quer über die Kapselhaube der subluxierten Hüfte zog

sis deformans bis hin zum sog. Einrollkopf oder Papageienkopf (Abb. 18).
Daß die Beurteilung der Form der Femurkopfepiphyse als prognostisch wichtiges Zeichen bekannt ist, wird später noch zu besprechen sein.

Schenkelhals

Die Stellung des proximalen Femurendes im Raum unterliegt nach den bekannten Untersuchungen von LANZ einer umwegigen Entwicklung. Diese umwegige Entwicklung hat eine gewisse Schwankungsbreite sowohl im Hinblick auf die Valgität als auch auf die Antetorsion, so daß es schwierig ist, die Grenzen des Normalen und die Anfänge des Pathologischen zu erkennen (Abb. 19 u. 20). Insbesondere dann, wenn man dem Trugschluß einer nur in einer Richtung gefertigten Röntgenaufnahme erliegt, um damit den projizierten Winkel, sei es den der Inklination oder der Torsion, mit dem reellen Winkel zu verwechseln. Der reale Wert des Schenkelhalswinkels wie der Antetorsion läßt sich nur mit Röntgenaufnahmen in exakt 90° zueinanderliegenden Ebenen bestimmen, wozu verschiedene Methoden entwickelt worden sind (Abb. 21 u. 22).

Im Rahmen des Dysplasiekomplexes erleidet der Schenkelhals im allgemeinen eine Verkürzung, die sich natürlich dann auch auf das ganze Bein auswirkt. Diese kann bei übergroßer Valgität ausgeglichen werden; bei übergroßer Antetorsion wird sie verstärkt.
In direkter Abhängigkeit vom Grad der Antetorsion steht auch der Grad der Inklination des Schenkelhalswinkels. Je größer die Antetorsion, desto varischer der Schenkelhalswinkel, je geringer die Antetorsion, desto größer die Möglichkeit der Valgität.
Dieses von KÖNIG u. SCHULT (1973) eingehend beschriebene Phänomen hängt damit zusammen, daß zwei räumliche und zusammengehörige Winkel zusammen niemals über 180° betragen können. Auf dieses Phänomen sowie auf die Notwendigkeit, die Stellung des proximalen Femurendes im Raum radiologisch in zwei Dimensionen auszuloten, um nicht zu Fehlbeurteilungen und falschen therapeutischen Schlüssen zu kommen, wird bei der radiologischen Untersuchung der Dysplasiehüfte nochmals eingegangen.
Die wesentlichen Winkel zur Beurteilung der Stellung des proximalen Femurendes im Raum sind:

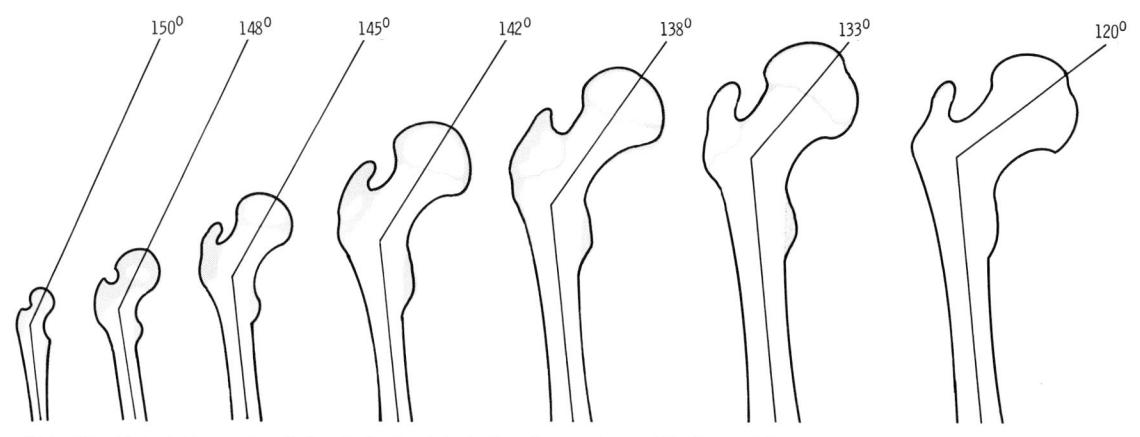

Abb. 19 Entwicklung des Schenkelhalswinkels (nach *von Lanz, Wachsmuth*)

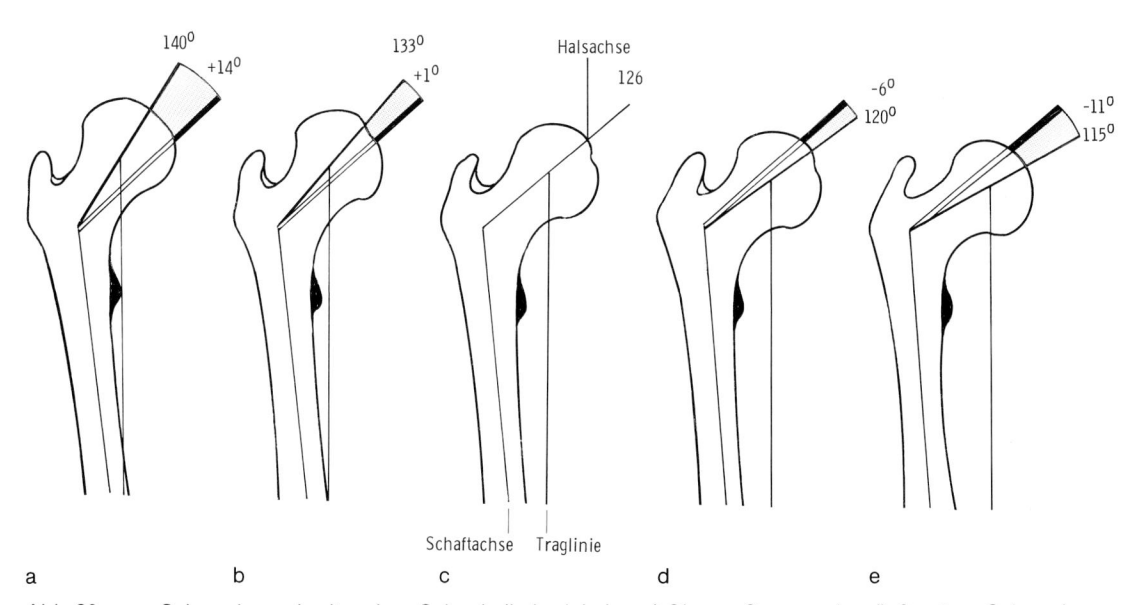

Abb. 20 a–e Schwankungsbreite des Schenkelhalswinkels. a) Obere Grenze der äußersten Schwankung. b) Obere Grenze der mittleren Schwankungsbreite. c) Mittlerer Durchschnittswert. d) Untere Grenze der mittleren Schwankungsbreite. e) Untere Grenze der äußersten Schwankung (nach *von Lanz, Wachsmuth*)

1. der Schenkelhals-Schaft-Winkel (CCD) und
2. der Torsionswinkel.

Zum Zeitpunkt der Geburt sind beide Winkel meist übergroß, was vom mechanischen Standpunkt aus ungünstig erscheint, da der knorpelig vorgeformte Schenkelkopf nur ungenügenden Gegenhalt in der überwiegend sagittal eingestellten Hüftpfanne findet. Aus diesem Grunde disponiert das 1. Lebensjahr aus entwicklungsgeschichtlicher Sicht zur Luxation, besonders dann, wenn die Antetorsion stark vermehrt ist. Statische und dynamische Kräfte sind an der Ausformung des proximalen Femurendes wesentlich mitbeteiligt, da sich aus biomechanischen Gründen die Ebene der Wachstumsfuge senkrecht zur einwirkenden Kraft einstellt. Varisierende Kräfte sind vornehmlich bei Beginn des Gehaktes weniger das Körpergewicht, sondern in erster Linie der horizontale Zug der kleinen Glutäen. Dies erklärt, warum bei Parese der Hüftabduktoren eine pathologische Valgität sich entwickelt.

Für die zunehmende Detorquierung des Schenkelhalses sind jedoch vornehmlich dynamische Kräfte verantwortlich, die – einen normalen Gelenkkomplex vorausgesetzt – erst beim Gehen auftreten und mit der transversalen Rotation des Beckens und des Femurs um eine vertikale Achse in der Standphase des betreffenden Beines und entsprechender Innenrotation im Hüftgelenk zusammenhängen (MORSCHER 1962).

1.18 Angeborene Deformitäten

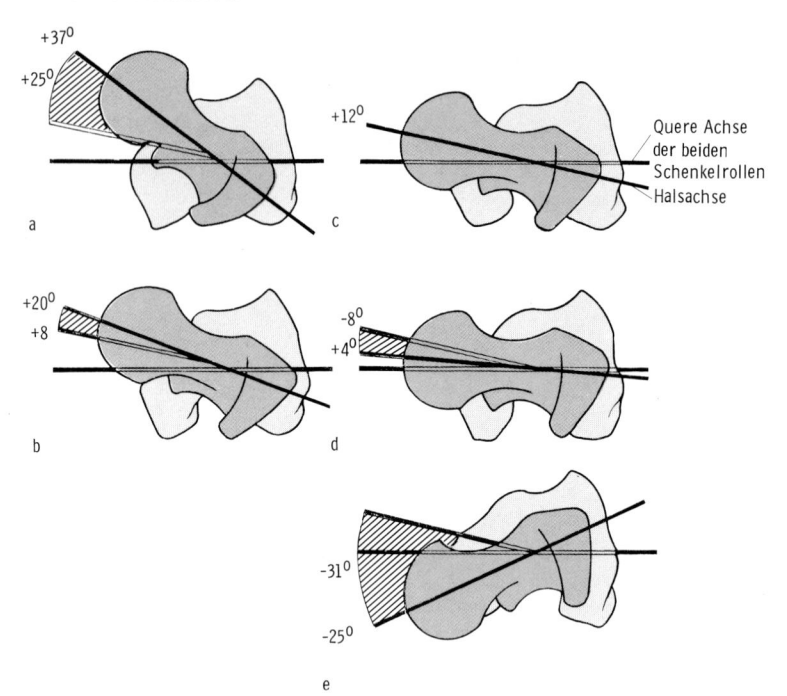

Abb. 21 a–e Schwankungsbreite der Verdrehung des Schenkelschaftes. Das Oberschenkelbein ist in der Verlängerung der Schaftachse von oben her betrachtet. a) Obere Grenze der äußersten Schwankung. b) Obere Grenze der mittleren Schwankungsbreite. c) Mittlerer Durchschnittswert. d) Untere Grenze der mittleren Schwankungsbreite. e) Untere Grenze der äußersten Schwankung (nach *von Lanz, Wachsmuth*)

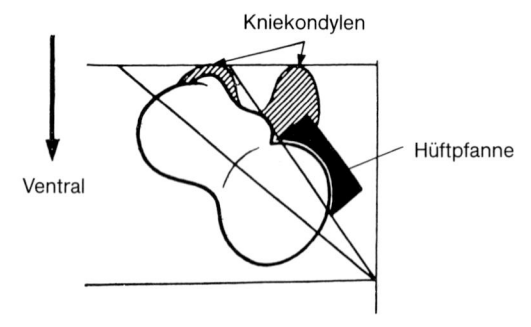

Abb. 22 Beziehungen zwischen Antetorsion und Pfanneneingangsebene. Je spitzer der Winkel zwischen Pfanneneingangsebene und Schenkelhalsachse, desto schlechter ist die Gelenkkongruenz und desto geringer wird die gelenksichernde Funktion des M. glutaeus maximus (aus *B. Getz:* Hip joint in Lapps 1955)

Coxa antetorta idiopathica

Hier ist besonders auf das Problem der *idiopathischen Antetorsion des Schenkelhalses* einzugehen, weil sich die Frage erhebt, ob nicht zumindest eine enge Verwandtschaft mit dem Dysplasiekomplex besteht.

Erst in den letzten 20 Jahren ist man nämlich dazu übergegangen, die *Coxa antetorta* in dem angeborenen Hüftdysplasiekomplex zu isolieren. Sie darf keinesfalls als Übergangsform zur angeborenen Hüftdysplasie angesehen werden. Daß man zu dieser Erkenntnis kam, hängt vornehmlich damit zusammen, daß durch die intertrochantären Variations- und Derotationsosteotomien ähnliche Behandlungsprinzipien auch auf die Coxa antetorta angewendet worden sind, in dem Glauben, daß hier ein ernsthaftes Arthroserisiko bestehe, nachteilige Auswirkungen auf die Wirbelsäule und auf die Fußentwicklung auftreten und das Leitsymptom „Einwärtsgang" die gesamte Beinachse im Hinblick auf pathologische Torsion, aber auch Achsenstellung beeinträchtige (SCHOLDER 1979).

JANI (1979) warnt sogar vor der operativen Korrektur der Coxa antetorta aufgrund von Spätuntersuchungen, weil sich die idiopathische Coxa antetorta im Verlauf des Wachstums fast immer weitgehend zurückbildet oder ganz normalisiert (DEBRUNNER 1979). Wenn SCHOLDER (1979) formuliert, daß er heute höchstens noch 2–3% der ihm zur Derotation geschickten Kinder operiere, müssen wir aus unserer eigenen Erfahrung hinzufügen, daß wir die intertrochantäre Drehvariationsosteotomie höchstens noch in ca. 10% jener Fälle vor Abschluß des Wachstums vornehmen, welche wir noch vor ca. 20 Jahren beim Dysplasiekomplex mit dieser Methode behandelt haben. Dies aufgrund unserer katamnestischen Erhebungen an Patienten, die wir vor nunmehr 3 Jahrzehnten operativ behandelt haben.

Mehrere Erkenntnisse haben wir aus diesen Langzeitergebnissen gewonnen:

1. Es ist unmöglich, bei einem pathologischen Zustand des Hüftkomplexes eine Therapiemaßnahme in ihrer Prognose über das Wachstumsalter hinaus einzuschätzen.
2. Bei der Indikation zur operativen Behandlung der Dysplasie- oder Luxationshüfte darf man sich niemals von einem „Gelenkfaktor" alleine leiten lassen, sondern muß auch die korrelierenden anderen Gelenkkörper in Form und Stellung im Raum mitbeurteilen.
3. Die möglichen Komplikationen von operativen Eingriffen vor Abschluß des Wachstumsalters, um evtl. Spätkomplikationen im Erwachsenenalter zu vermeiden oder hintanzuhalten, zwingen bei der Fragwürdigkeit einer Langzeitprognose operativer Eingriffe zu äußerster Zurückhaltung.

Sind es doch viele Momente, die auf die Entwicklung der Gelenkkörper im Rahmen der umwegigen Entwicklung auch nach operativen Eingriffen einwirken. Sie hängen ätiopathogenetisch eng zusammen und werden von drei wesentlichen Formfaktoren – der Ausbildung der Hüftpfanne mit Lage der Pfanneneingangsebene zum Becken, dem Schenkelhals-Schaft-Winkel und der Femurtorsion – bestimmt. Sie stehen unter dem Einfluß des Muskelzuges und der statischen Belastung als weiteren wesentlichen Momenten zur Erhaltung des Gleichgewichtes zwischen winkelnormalisierenden oder winkelpathologisierenden Kräften.

Symptomatik – Verlauf – Prognose

Die klinischen Symptome der kongenitalen Hüftluxation sind das Resultat der abnormen Topographie und Dysfunktion aller Gelenkbestandteile im weitesten Sinne. Sie hängen ab von dem Alter der Patienten, der Dauer der Dislokation und vor allem von dem Grad der Verrenkung. Die ausgeprägten Formen der Luxation führten dazu, daß infolge der markanten Symptome das Krankheitsbild frühzeitig bekanntgeworden ist. DEBRUNNER (1983) macht die Progredienz der einzelnen Deformitäten von einem Circulus vitiosus der sich gegenseitig ungünstig beeinflussenden Faktoren abhängig:
Gelenkmechanik, Beanspruchung, Wachstum und Gelenkanatomie, deren Wechselwirkungen er in einem Schema veranschaulicht. Er nennt dieses System einen Regelkreis, der die Hüftentwicklung durch Rückkoppelung steuert. Beim Gesunden vergleicht er die Wirkung mit der eines Thermostaten, der kleinere Abweichungen von der Norm selbst korrigiert. Bei pathologischen Zuständen wirkt die Rückkoppelung im umgekehrten Sinne: Sie „schaukelt das System auf". Ziel jeder Therapie soll es deshalb sein, den Circulus vitiosus zu unterbrechen, was praktisch an jedem Ort dieses Regelkreises möglich ist:
1. durch Normalisierung der Beanspruchung mit Hilfe der konservativen Behandlung,

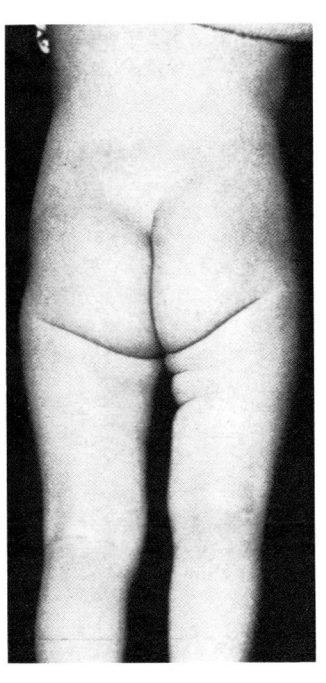

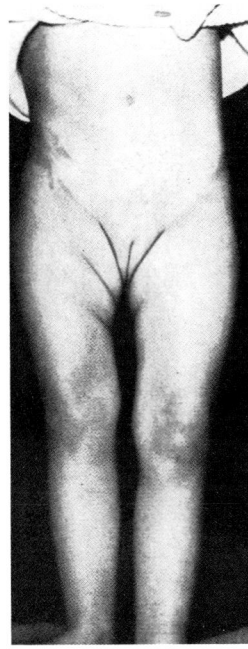

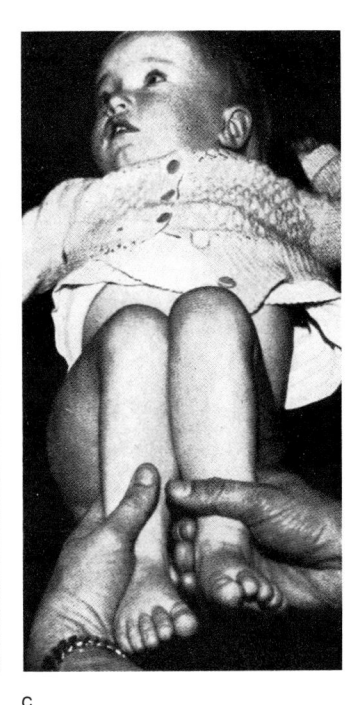

Abb. 23 a–c Rechtsseitige Hüftluxation. a) Asymmetrie der Gesäßfalten und des Gesäßumrisses, Vermehrung der Adduktorenfalten. b) Vertiefung der Inguinalfalte, Verziehung der Vulva nach der kranken Seite, Vermehrung der Adduktorenfalten. c) Prüfung der Beinverkürzung

2. durch Verbesserung der Gelenkmechanik, wozu auch operative Maßnahmen taugen,
3. durch Verbesserung der anatomischen Verhältnisse durch die entsprechende konservative oder operative Tiefeinstellung des Femurkopfes in die Gelenkpfanne,
4. durch das Wachstum, das durch keine Therapiemaßnahme beeinträchtigt und durch die nötige Geduld im Rahmen der ganzen Therapie gefördert werden muß.

Am Anfang des Dislokationsvorganges steht die Lockerung des Gelenkes mit der Außenrotation der unteren Gliedmaße, mit der an den typischen Falten kenntlichen Schlaffheit der Haut (Abb. 23), mit der Einschränkung der Abduktion und, bei mangelnder Pfannensicherung, mit dem Gleit- oder Pumpphänomen. Nimmt die Dislokation zu, tritt eine Verkürzung des Beines in Erscheinung.

Der Verlauf der Hüftluxation ist direkt abhängig von der pathologischen Fehlentwicklung des Gelenks. Ist das Gelenk nur primär insuffizient angelegt, kann es sehr wohl möglich sein, daß es zur *Spontanheilung* kommt. In den meisten Fällen tritt jedoch unter dem Einfluß der Funktion, insbesondere aber unter dem Einfluß der Belastung und des Wachstums, dann die zunehmende Dislokation ein, wenn die kongenitale Prädisposition vorhanden ist. Die Hauptgefahr fällt mit dem Beginn des Gehaktes zusammen.

Der *Übergang von der Subluxation zur Luxation* entsteht meist während des 2. und 3. Lebensjahres sehr rasch und schreitet bei bilateralen Luxationshüften noch schneller fort als bei einseitigen Verrenkungen. Der Verrenkungsvorgang läuft nicht gleichmäßig bei allen Personen ab. Rassische Veranlagungen scheinen nicht ohne Bedeutung, wie PRATT u. Mitarb. (1982) bei 18 Navajo-Indianern nachweisen konnten. Eine vorliegende Dysplasie heilte in 15 Fällen aus, bei den restlichen 3 Kindern trat keine Luxation auf. Wieweit die *individuelle Laxidität* hier eine entscheidende Rolle spielt, ist noch nicht klar. Klar ist jedoch, daß Beschleunigungen und Verzögerungen Schwankungen während der einzelnen Lebensperioden unterliegen. Die *gefährdeten Perioden* sind die *erste Dentition*, die Akzeleration im 6. und 7. Lebensjahr, also die Periode der *zweiten Dentition*, letztlich die abschließende große Umbauperiode während der *Pubertät*.

Primär fällt das *Hinken* (Insuffizienzhinken) (Abb. 24) auf, das sich allerdings bis zur Pubertät zu bessern vermag, weil die willkürliche Kontrolle der Muskulatur bis zum gewissen Grad eine Kaschierung ermöglicht. Im frühen Schulalter zeigt sich die vorzeitige Ermüdbarkeit beim Gehen. Intermittierende Schmerzattacken sind seltener, können sogar mitunter jahrzehntelang fehlen. Unspezifische Arthritiden sind eine häufige Komplikation, man wird sie wohl als präarthrotische Reizzustände bezeichnen können. Sie sind flüchtig.

Je stärker die primären anatomischen Veränderungen oder die allgemeine Laxidität sind, desto rascher wird sich die Symptomatik akzentuieren und desto schwieriger werden die therapeutischen Möglichkeiten sein.

Die schlechtesten prognostischen Aussichten haben die sicheren teratologischen Fälle, die Luxationen bei Arthrogryposis, bei neuromuskulären Störungen, bei schwersten kongenitalen Muskellaxiditäten. Die muskuläre Rigidität und die Kontraktur des Gelenks, die mitunter schon bei der Geburt imponieren können, nehmen im Laufe der Jahre wieder zu, was unter anderem beweist, daß auch über das Schicksal des Hüftkomplexes die Funktion der Muskulatur mit entscheidet.

Die *Prognose der Luxationshüfte* ist auf jeden Fall ungünstig, wenn die Diagnose nicht sehr früh gelingt und die Behandlung nicht frühzeitig einsetzt. Sind die drei wesentlichen Faktoren der Luxationshüfte stärker ausgeprägt, also Flachpfanne, Valgität, vermehrte Antetorsion, wird ebenfalls die Prognose beeinträchtigt. Auf jeden Fall wird sie mit zunehmendem Alter schlechter, einerseits, weil die Integrität des Gelenks mehr und mehr beeinträchtigt wird, andererseits weil die regenerativen Potenzen des Gelenkkomplexes, selbst bei durch therapeutische Maßnahmen weitgehend normalisierter Funktion, nicht mehr zur Formbildung ad integrum gebracht werden können.

Noch immer gelten als *Zeichen der vermutlich getrübten Prognose* die sechs Punkte, die in ihren Richtlinien für die Forschung und Nachuntersuchung der angeborenen Hüftluxation die Deutsche Orthopädische Gesellschaft 1949 genannt hat:
1. stark verspätetes Auftreten des Epiphysenkerns im in der Verrenkung begriffenen Schenkelkopf,
2. beträchtliche Hypoplasie dieses Kernes bei einseitiger Luxation mit stärkerer Größendifferenz der beiden Kerne, bei beidseitiger Größendifferenz gegenüber dem Normalbefund,
3. von der Norm stark abweichende Veränderungen am oberen Diaphysenende des Femurs (Hypoplasie, Antetorsion),
4. ausgesprochener Luxationsbefund vor den ersten Steh- und Gehversuchen des Kindes,
5. bereits vor der Reposition bestehende Anzeichen beginnender Osteochondrose,
6. gleichzeitig bestehende andere schwere Mißbildungen als Zeichen einer erheblichen Konstitutionsanomalie.

Diagnose

Der beste Zeitpunkt für die Untersuchung und die Diagnose ist stets die für das Kindesalter vorgesehene Vorsorgeuntersuchung zur Früherfassung von Störungen des Haltungs- und Bewegungsapparates im Neugeborenenstadium (DAVIES u. WALKER 1984).

Vorsorgeuntersuchung

Auf die gesetzlichen Grundlagen der allgemeinen Prävention im Kindes- und Jugendalter hat BEKKER im Band I hingewiesen. HENSSGE (1981) schreibt: „Die orthopädische Vorsorgeuntersuchung in den ersten Lebenstagen erfaßt neben den meisten Luxationsgefährdeten auch die Mehrzahl später relevanter Dysplasien und eröffnet uns damit die Chance, die dysplastische Präarthrose nach Feststellung der Instabilität durch Frühbehandlung drastisch zu reduzieren."

Der Wert dieser allgemein bekannten Frühestuntersuchung wird von VON ROSEN (1977) unterstrichen. Er fahndet einmal innerhalb der ersten 3 Lebenstage und ein zweites Mal vor der Entlassung aus der Entbindungsstation nach dem *Schnappphänomen,* das ROSER 1879 erstmals beschrieben hat und das später mit dem Namen ORTOLANI verbunden worden ist. Zu trennen ist davon der „atypical dry hip click", der keine Behandlungsindikation darstellt (ACKERMANN u. KUPPER 1984).

Roser-Ortolani-Zeichen

Das Roser-Ortolanische Zeichen ist nicht harmlos. Ungeübte Untersucher sind nicht nur unsicher in der Bewertung dieses Phänomens, sondern wirken auch traumatisierend auf die sukkulent weiche knorpelige Femurkopfepiphyse ein. Noch nachteiliger ist diese Prüfung, wenn sie zu Einübungszwecken mehrfach wiederholt wird und abschließend noch ein Mentor dieses Phänomen kontrolliert.

Der Vorschlag von COLE (1983) ist zu begrüßen, der zur physikalischen Untersuchung in der Neugeborenenperiode ein Phantom „Baby-Hippy" entwickelt hat. Dieses Lehrmodell hält ca. 2 Jahre. Es verdient eine breite Einführung, damit der Test eingeübt wird, bevor er am Neugeborenen Anwendung findet. Es wird über die günstigen Ergebnisse dieses Trainings bei 300 Medizinstudenten, 80 Krankenschwestern und 25 Pädiatern berichtet.

KELLER (1975), TÖNNIS (1976) und ORTOLANI (1978) diskutieren über die Bedeutung des *Roser-Ortolani-Zeichen.* Besteht ein Reduktionsklick (ORTOLANI 1972), wird die primär luxierte Hüfte eingerenkt. Besteht ein Luxationsklick, ist das Gelenk luxierbar, jedoch nicht verrenkt. Dieser Luxationsklick ist ungleich häufiger. ORTOLANI wertet dieses Zeichen nach wie vor als sicheres Zeichen der Dysplasie. KELLER (1975), hier mit FREDENSBORG (1976) einig, verläßt sich nicht allein auf den Klick, sondern zusätzlich auf die klinische Symptomatik und auf Röntgenzeichen.

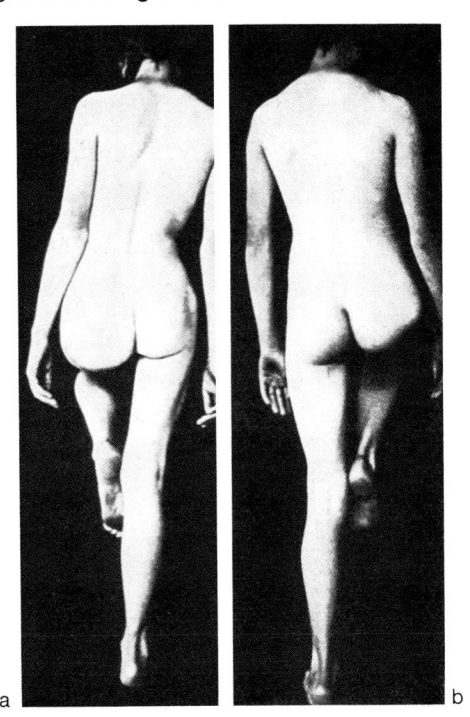

Abb. 24a u. b   Trendelenburgsches Phänomen re. +

HENSSGE (1981) stellt folgende Forderungen auf:
1. Neugeborenenhüften müssen in den ersten 3–4 Lebenstagen auf Instabilität und Mißbildungsluxation untersucht werden.
2. Neugeborene mit instabilen Hüften sind unverzüglich zu behandeln. Diese Behandlung endet erst mit der Normalisierung des Gelenkkomplexes.
3. Dysplasien und Luxationen bei Kindern, deren Hüften anfangs stabil schienen, werden durch den Nachweis der klassischen Symptome in der Regel bis zum 2. Trimenon entdeckt.
4. Die Anwendung der Erkenntnisse von heute läßt für die Zukunft erwarten, daß Hüftluxationen fast verschwinden und daß Dysplasiekoxarthrosen seltener werden.
5. Zur Erreichung dieses Zieles muß das Programm der Vorsorgeuntersuchung modifiziert werden. Bereits anläßlich der Neugeborenen-Erstuntersuchung U 1 ist nach Instabilität und Mißbildungsluxation der Hüfte zu fahnden. Dieser Teil der Neugeborenen-Erstuntersuchung gehört ebenso wie die sich anschließende Behandlung in die Verantwortlichkeit des Arztes für Orthopädie, denn nur er ist vertraut mit den lebenslangen Auswirkungen von Hüftluxation und Hüftdysplasie, und nur er ist dadurch geimpft gegen die nicht nur von Eltern so gern akzeptierte bagatellisierende Therapie.

STANISAVLJEVIC (1982) hat die anatomischen Verhältnisse beim Ortolani-Zeichen und bei dem ihm ähnlichen Barlow-Zeichen an 1000 Hüften von Embryonen und Feten und an 42 Neugeborenen und Kindern bis zum 6. Monat eingehend

1.22 Angeborene Deformitäten

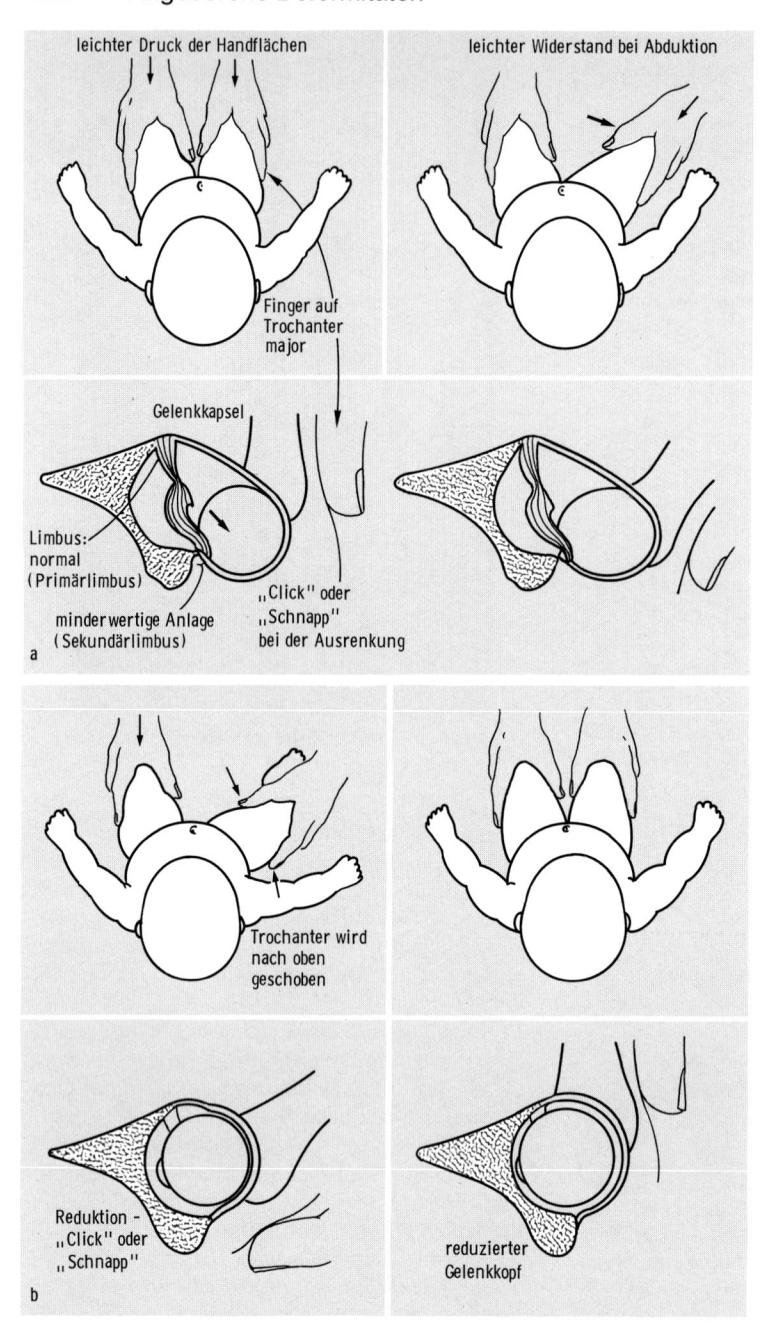

Abb. 25 a u. b Darstellung des Ortolani-Einrenkungsphänomens bei Hüftgelenkluxation (Ortolani-Zeichen). a) Ortolani-„Click" bei der Ausrenkung, b) Ortolani-„Click" bei der Einrenkung (nach *Stanisavljevic*)

studiert (Abb. 25 u. 26). Er trennt den Ausrenkungsklick vom Einrenkungsklick. Die verschiedenen Phänomene bei Hüftuntersuchungen Neugeborenen listen ACKERMANN u. KUPPER (1984) auf.

Voraussetzung für diesen Ortolani-Klick bei Neugeborenen bei unstabilen Hüften sind eine etwas ausgeweitete Kapsel, ein überelastischer Limbus und ein länger als normal ausgebildetes Lig. teres. Femurkopf und Azetabulum sind normal. OELKERS (1981) kommt aufgrund seiner pathologisch-anatomischen und histologischen Untersuchungen zu der Ansicht, daß nicht der Limbus für den Klick verantwortlich ist, sondern der knorpelig präformierte wulstige Pfannenrand (vgl. Abb. 11d), auf dem sich eine Schicht von Restlimbus befindet. Dieser Wulst nimmt am dysplastischen Gelenk eine Sonderstellung ein und wird von ihm infolge seiner straffen Struktur mit Sicherheit für das Ortolanische Zeichen verantwortlich gemacht.

Übereinstimmend berichten die meisten Autoren Positives über das Roser-Ortolani-Phänomen, das von SINIOS (1969) für die routinemäßige Neugeborenenuntersuchung in Deutschland propagiert worden ist.

Trotzdem erfordert auch die Hüftinstabilität *ohne* Schnappphänomen die Frühestbehandlung (ACKERMANN u. KUPPER 1984).

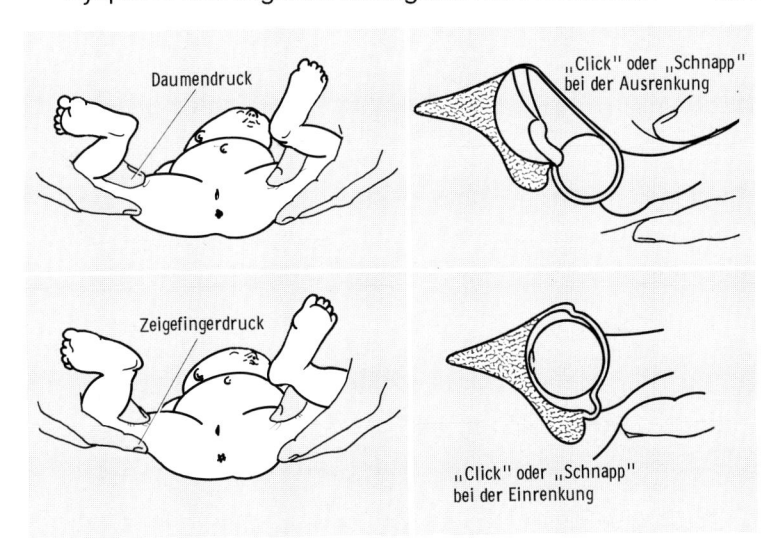

Abb. 26 Zeichnerische Darstellung des Barlow-Zeichens (ähnlich dem Ortolani-Zeichen) (nach *Stanisavljevic*)

Unsichere Zeichen

Neben dem Roser-Ortolanischen Zeichen bieten unsichere Hinweise für die Diagnostik wesentliche Daten. Familiäre Belastung, Risikofaktoren während der Schwangerschaft, zusätzliche Fehlbildung, Beckenendlagegeburt, Beinfehlbildung, Bewegungsarmut des Säuglings, später Lagedeformitäten im Sinne des „Siebenersyndroms" von MAU, fixierte Säuglingshüften durch Streckstellung der Beine, vornehmlich in der kalten Jahreszeit, übermäßige lockere Knick-Senk-Füße, Faltenasymmetrie und Abspreizbehinderung sind zusätzliche Alarmsignale (MAU 1981, 1983). Wenngleich nicht in allen Punkten zu unterstützen, gibt Frau BRENINEK (1979) ein Behandlungsschema für die Luxationshüfte einschließlich Prophylaxe und Metaphylaxe an. WEICKERT (1975) gibt das im Auftrag der Gesellschaft für Orthopädie der DDR erarbeitete Therapiekonzept bekannt, das nach Darstellung der anamnestischen Faktoren, der klinischen Untersuchung, der Verdachtszeichen und der klinischen Zeichen, die auf eine Luxationshüfte hinweisen, in der Forderung gipfelt, daß eine generelle Prophylaxe bei jedem Kind mit Hilfe der breiten Windelung durchgeführt werden sollte und die Verbesserung der Beuge-Spreiz-Haltung für die ersten 6 Monate das Anlegen einer Windel-Spreizhose erfordert. „Diese *generelle Prophylaxe* ist völlig unschädlich, und sie fördert die normale Reifung und Entwicklung des Hüftgelenks" (vgl. Abb. 39).

HANSSON u. Mitarb. (1983) berichten über das schwedische Screening, das seit 1950 nach der Entbindung durchgeführt wird. 50% aller Dysplasien wurden bereits in der 1. Woche nach der Geburt entdeckt, 80% während der ersten 6 Lebensmonate. Neugeborene mit instabilen Hüften bei familiärer Belastung sollten prophylaktisch mit dem Von-Rosen-Splint behandelt werden. Verbindet sich mit der familiären Belastung noch die Instabilität, ist eine lange Nachuntersuchungsperiode während dieser Behandlung erforderlich. In Zweifelsfällen sollte bereits vor dem 3. Lebensmonat eine Röntgenuntersuchung durchgeführt werden. Lieber eine Überbehandlung von Neugeborenen trotz der Möglichkeit des Entstehens einer avaskulären Femurkopfnekrose, also ein konsequentes Screening beim Neugeborenen und die notwendige Frühbehandlung mit dem Von-Rosen-Splint.

In Schweden gelang es durch den konsequenten Ausbau der Frühestdiagnostik, zunehmend mehr Kinder einer erfolgreichen Frühbehandlung durchzuführen. Wenn man bedenkt, daß bei richtiger prophylaktischer Behandlung lediglich 1% der behandelten Kinder eine Femurkopfnekrose bekommen hatten, rechtfertigt der Erfolg dieser Frühestmaßnahme den großen Aufwand.

ILFELD u. WESTIN (1980) sowie HEIKKILÄ u. Mitarb. (1984) befassen sich mit der primär übersehenen oder zu spät diagnostizierten Hüftdislokation. An dieser verspäteten Diagnose waren auch Orthopäden beteiligt, was nur darauf hinweist, daß die Frühestdiagnose außerordentlich diffizil ist.

DREHMANN u. BECKER (1980) glauben, daß sie die klinische Untersuchung besonders bei schlanken Säuglingen durch eine tastbare approximative *Schnellbestimmung des Antetorsionswinkels* des Schenkelhalses verbessern können. Sie sprechen von einem „antetorsionsabhängigen, außenrotatorischen Trochanter-major-Effekt". MENDES u. ROFFMAN (1980) fordern ebenfalls ein neonatales Screening zum Aufdecken der Luxationshüfte, um frühzeitig behandeln zu können.

Sicher hat die *Tastuntersuchung* der Säuglingshüfte eine Bedeutung bei der Früherfassung. Insbesondere läßt sich eine Gelenkinstabilität mit geringem Aufwand jederzeit objektivieren.

Bei kompletter Hüftluxation einseitig fallen die vermehrte Außenrotations- und Adduktionsfehlstellung bei relativer Verkürzung und Schonung beim Strampeln auf.

SCHMITT (1981) geht ferner noch auf die Konturdifferenz über dem Trochanter ein, auf die Roser-Nelaton-Linie, auf die Seitwärtsverschiebung der

1.24 Angeborene Deformitäten

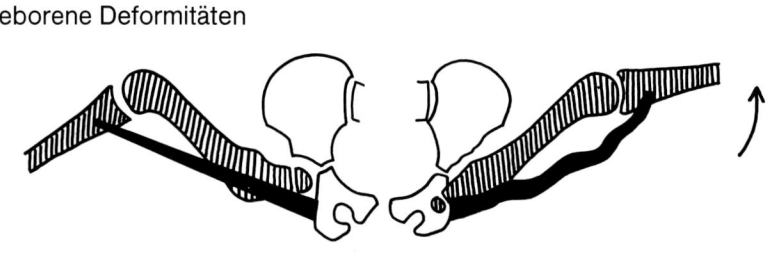

Abb. 27 Ludloffsches Zeichen – die schematische Darstellung des muskulären Spannungsverlustes auf der luxierten Seite (aus *R. Bernbeck, G. Dahmen:* Kinderorthopädie, 3. Aufl. Thieme, Stuttgart 1983)

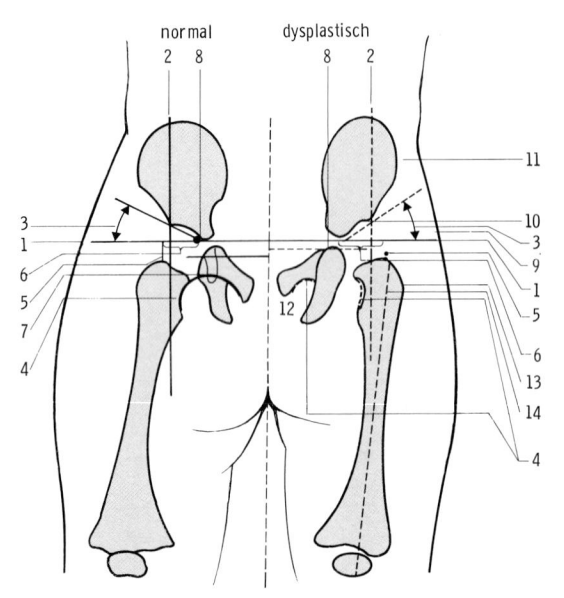

Abb. 28 Die Frühzeichen der Hüftdysplasie im Röntgenbild (nach *Hart*): 1 = Hilgenreinersche Linie, 2 = Perkinssche Linie, 3 = Azetabular-Index (Wiberg), 4 = Shentonsche Linie, 5 = Hochstand des Hüftkopfes, 6 = Lateralisierung des Hüftkopfes, 7 = Tränenfigur (Köhler), 8 = Y-Koordinate (Ponseti), 9 = Dysplasie der Kopfepiphyse, 10 = Doppelkontur des Pfannendaches, 11 = Beckenschaufelhypoplasie, 12 = verzögerte Verknöcherung der Sitz-Schambein-Verbindung, 13 = vergrößerter Schenkelhals-Schaft-Winkel, 14 = Adduktionsstellung des Beines

Schamfalte bei Abspreizung der Beine von Mädchen sowie auf die deutlich vermehrte tastbare Adduktorenspannung, die allerdings bei allgemeiner Hypermobilität fehlen kann (GREEN u. Mitarb. 1982).
Dem *Ludloffschen Zeichen* (Abb. 27) messen auch BERNBECK u. DAHMEN (1983) eine wesentliche Bedeutung bei (Überstreckbarkeit des Kniegelenks in Hüftbeugestellung bei Vorliegen einer Hüftluxation). Dann läßt sich evtl. auch das leere Azetabulum tasten.
Bei Subluxation sind diese Zeichen nur höchst selten deutlich. Vielleicht kann bei extremer Valgusstellung und langem Schenkelhals eine leichte Distalverlagerung des Tuberculum innominatum über die Spina-Sitzbein-Linie gefunden werden. Die Prominenz des Tuberculum innominatum ist dann weniger stark ausgeprägt als bei normalen Gelenkverhältnissen. Evtl. können größere Trochanterexkursionen getastet werden.
Die Organisation der initialen und späteren Untersuchung durch Kinderarzt und Orthopäden (RAUSCH 1981) ist außerordentlich wichtig; deshalb sollte, wegen der großen Last der Verantwortung, der Pädiater Punkt 7 im Formular für die U 4 sowie den Hinweis zur fachorthopädischen Abklärung durch Überweisung im Begleitheft sehr ernst nehmen.

Sichere Zeichen

Ungefähr nach der 6. Lebenswoche werden die unsicheren Zeichen der Dysplasie und Luxation klarer, und die sicheren Zeichen häufen sich. Je nach dem Grad der artikulären Dislokation, partiell oder total, bewegen sich die diagnostischen Phänomene von der abnormen Hüftlockerung über den mangelhaften Gelenkschluß bis zur totalen Defektsituation (BERNBECK 1981). Das Roser-Ortolani-Phänomen ist längst nicht mehr auslösbar; die primären, auch intrauterin determinierten, postnatal über mehr oder weniger lange Zeit nachweisbaren Haltungs- und Lageanomalien verschwinden. Die Schieflage des Säuglings muß alarmierend sein. Bewegungseinschränkungen, insbesondere Spreizhemmung und Beugekontraktur, das Ludloffsche Zeichen, beweisend für die ischiokrurale Muskelspannung, verschwinden bei instabiler Luxationshüfte. Das Glissement, das passive Ein- und Ausrenkungsphänomen, weniger die Beinlängendifferenz, sind weitere Faktoren, die durch Inspektion, Palpation und spezielle Funktionsprüfungen gewonnen werden können.
Bei der *Abspreizbehinderung* ist jedoch zu bedenken, daß es sie auch ohne Hüftdysplasie gibt, beispielsweise bei einem motorischen Entwicklungsrückstand mit Verdacht auf infantile Zerebralparese. Wesentlicher jedoch ist, daß auch die *Schräglagehüfte,* auf die besonders LÜBBE (1973) immer hingewiesen hat, als „pelvic obliquity" von LLOYD-ROBERTS (1978) beschrieben, nicht nur eine Abspreizbehinderung hervorruft, sondern auch gern beim Röntgen als angeblich steiles Pfannendach imponiert, was zur unkritischen Spreizwindelhosen-Versorgung führen kann, die immerhin auch (TÖNNIS 1978) in 2–4% zu Femurkopfnekrosen führt. Sie darf deshalb keinesfalls als obligatorische prophylaktische Maßnahme

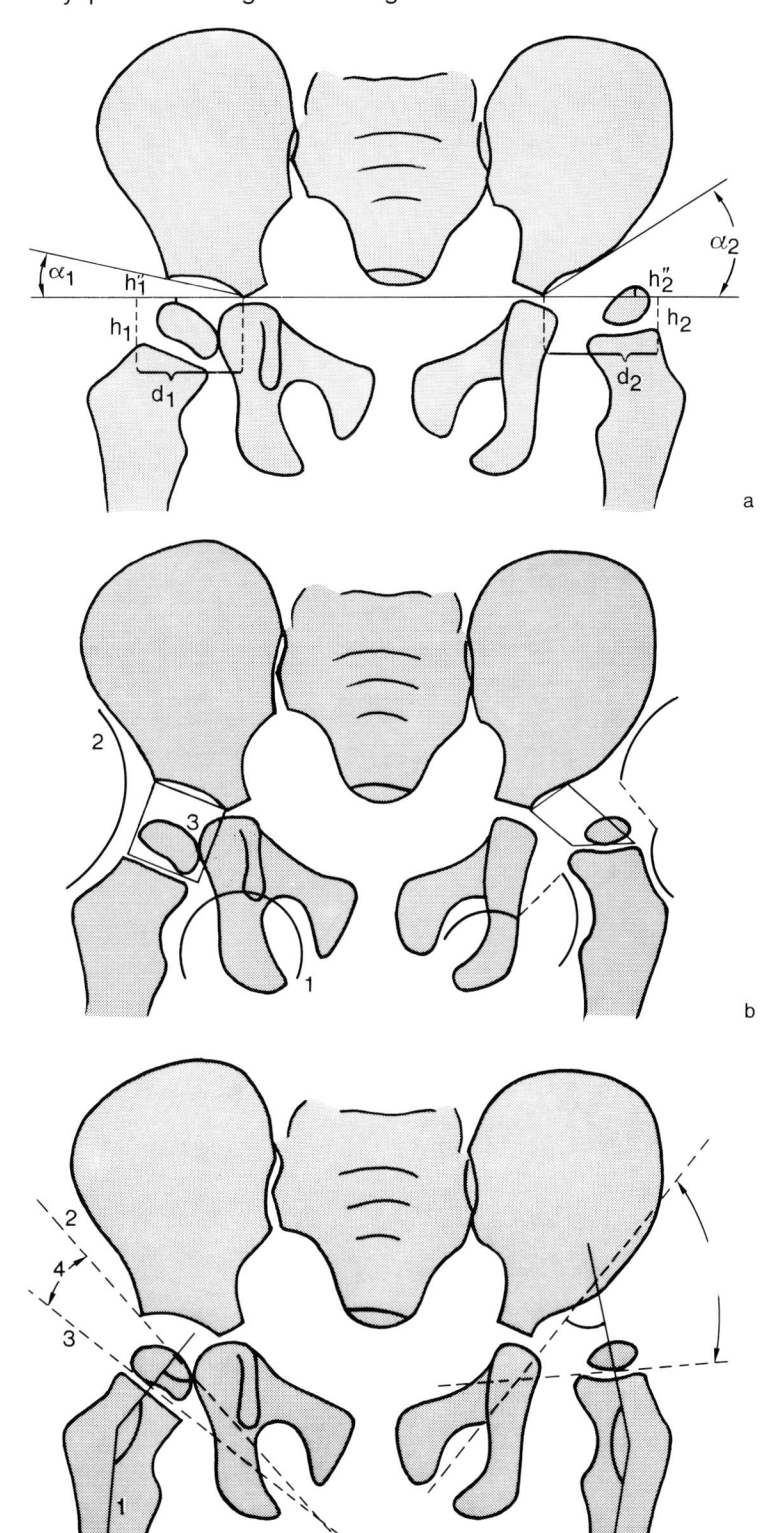

Dysplasie und sogenannte angeborene Hüftluxation　　**1**.25

Abb. **29** a–h　Schematische Darstellung der Hilfslinien zur röntgenologischen Diagnostik der Luxationshüfte:
a) Die von *Hilgenreiner* angegebenen Linien zur Lokalisation der Stellung des Hüftkopfkernes und des Pfannendachwinkels.
b) 1 = Menard-Shentonsche Linie, 2 = Calvésche Linie, 3 = Kopitssches Viereck, normal = Rechteck.
c) 1 = Bestimmung des CCD-Winkels, 2 = Pfanneneingangsebene, 3 = Epiphysenfugenebene, 4 = Winkel zwischen Pfanneneingang und Epiphysenfuge.

1.26   Angeborene Deformitäten

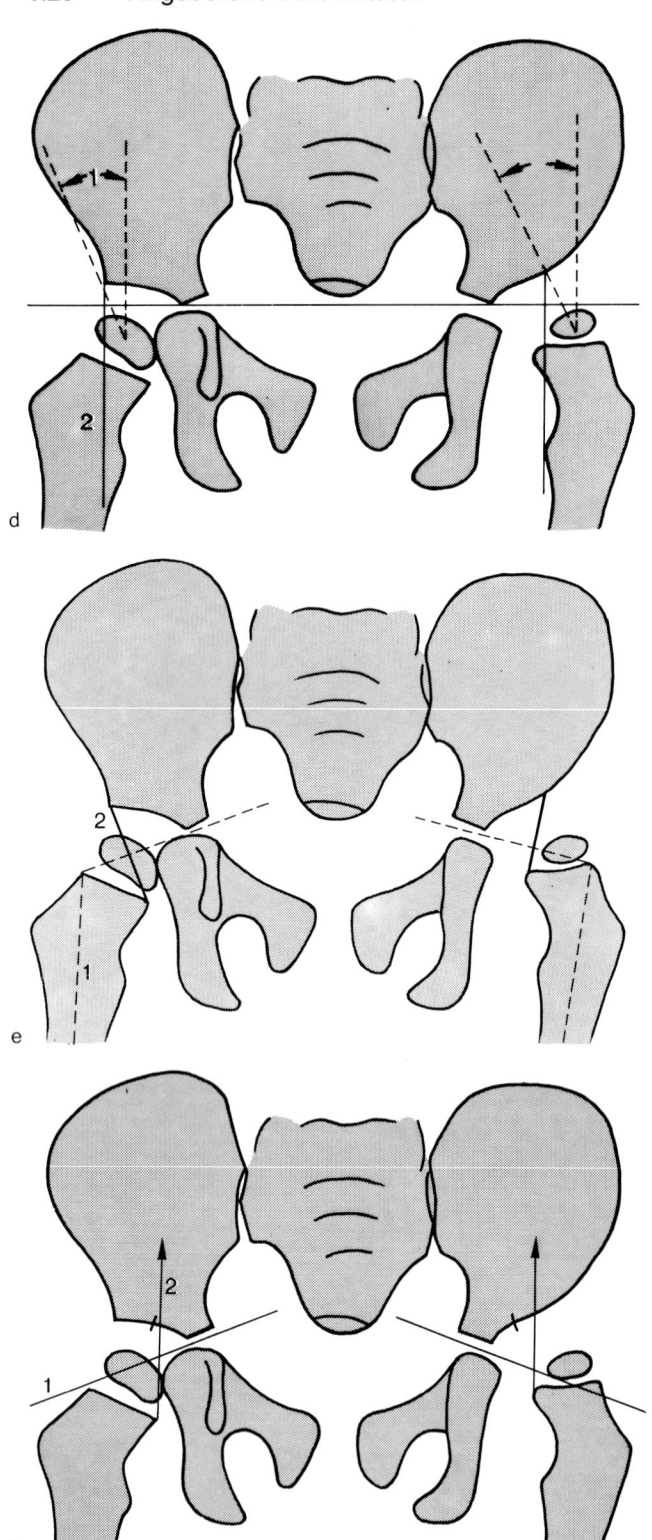

Abb. 29
d) 1 = CE-Winkel nach Wiberg, 2 = Senkrechte vom Pfannenerker nach Ombredanne.
e) 1 = Zseböksche Linie, 2 = Linie nach Zsernaviczky u. Türk.
f) 1 = Y-Fugenlinie nach Ravelli, 2 = Senkrechte vom medialen Schenkelhalsstachel nach Putti.

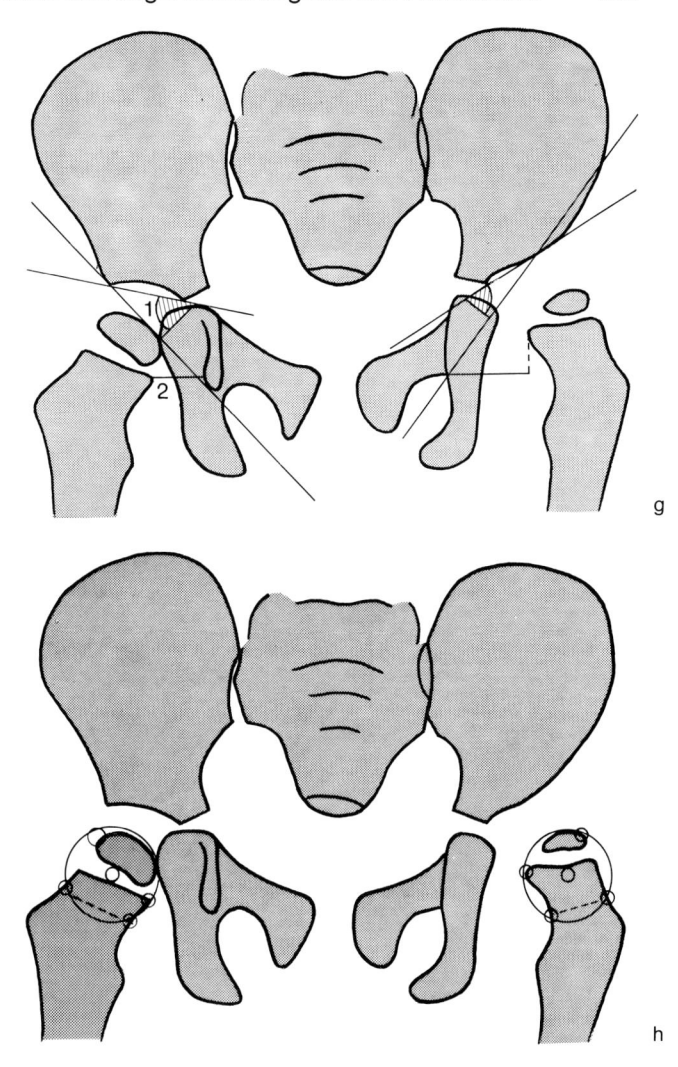

Abb. 29
g) 1 = Winkel nach Idelberger zwischen der Senkrechten auf der Pfannendachtangente, 2 = Lateralisation des Schenkelhalses von der Tränenfigur des Azetabulums.
h) Röntgenologische Konstruktion des Hüftkopfmittelpunktes (aus *R. Bernbeck, G. Dahmen:* Kinderorthopädie, 3. Aufl. Thieme, Stuttgart 1983)

gelten. Fußdeformitäten (HÄRLE 1981), auch der muskuläre Schiefhals, sollten zur Überprüfung der Hüftgelenke führen.
Von der Vielzahl der ungenauen Meßmethoden seien die Roser-Nelaton-Linie (Verbindungslinie von Spina, Trochanterspitze und Tuber ossis ischii), die Shoemaker-Linie (Verbindungslinie Trochanter und vorderer oberer Darmbeinstachel, endet über dem Nabel) und das Dreieck nach Bryant (gleichschenkeliges Dreieck zwischen Spina, Schaftachse und Trochanterspitze) genannt. Das inkonstante Überkreuzungszeichen nach Ettore, die übermäßige Drehfähigkeit der Luxationshüfte, das Überkreuzungszeichen Erlachers, der palpatorische Nachweis des Oberschenkelkopfes beim Säugling, das Trendelenburgsche Phänomen mit Hinken und, bei doppelseitiger Affektion, mit Watscheln, notfalls durch den Handgriff nach Mommsen zur deutlichen Erscheinung gezwungen, die Beinlängenmessung und ihre Trennung in reelle und funktionelle Längendifferenzen sind weitere hinreichend bekannte Zeichen.

Röntgendiagnostik

Im wesentlichen sind noch immer die Frühzeichen der Hüftdysplasie im Röntgenbild gleich geblieben (Abb. 28 u. 29). Auf TÖNNIS und Mitglieder des Arbeitskreises „Hüftdysplasie der DGOT" (1973) geht zur differenzierten Beurteilung der Form des Hüftgelenks ein rechnerischer „Hüftwert" zurück, der den Idelberger-Frank-Winkel (ACM-Winkel) den Wibergschen Winkel, CE-Winkel und die Dezentrierungsstrecke beinhaltet. Nach Errechnung der drei Größen kann aus einem Normogramm abgelesen werden, ob der Normalwert von 16 mehr oder weniger stark erhöht ist. Eine neue Normalwerttabelle des Pfannendachwinkels bringt TÖNNIS (1981).
Die qualitativen Hüftparameter haben eine wesentliche prognostische Bedeutung (NIETHARD u. GÄRTNER 1981). Fliehendes Pfannendach, knöcherner Limbusdefekt, Doppelkontur der Hüftgelenkpfanne und Tropfenform der Femurkopfepiphyse müssen ins prognostische Kalkül einbezogen werden. MITTELMEIER (1973) hat das Epi-

1.28 Angeborene Deformitäten

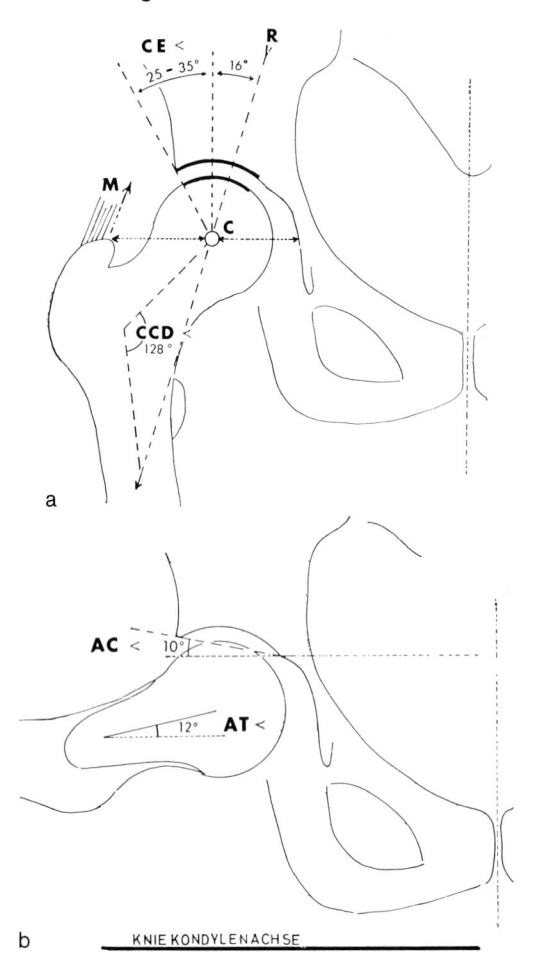

Abb. 30 a u. b a) Mit dem Röntgenischiometer mögliche Messungen. b) Auf der Antetorsionsaufnahme mißt man den projizierten AT-Winkel (Antetorsionswinkel) und den Ac-Winkel (Azetabulum- oder Pfannendachwinkel) (aus *M. E. Müller:* Die hüftnahen Femurosteotomien, 2. Aufl. Thieme, Stuttgart 1970)

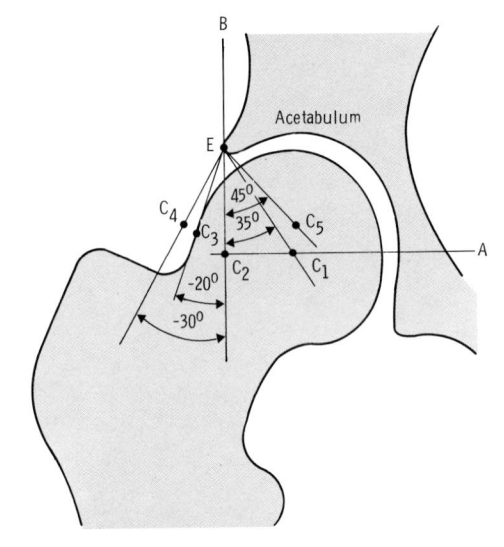

Abb. 31 Zusammenhänge des CE-Winkels mit dem Kopfmittelpunkt. C_1 = Normalhüfte, C_2 = Coxa magna bei Subluxation, C_3 und C_4 = Verschiedene Grade der Subluxation, C_5 = Coxa plana (nach *Massie, Howorth*)

physendreieck als röntgenologische Hilfskonstruktion zur besseren Erfassung dysplastischer Gelenkdislokationen (NIZARD 1981) angegeben.
BERNBECK (1981) hält noch immer an der vereinfachten Röntgendiagnostik der Femurtorsion und des Kollumwinkels bei Luxationshüften in Lange-Stellung fest.

Die Röntgenliteratur der Hüftdysplasie ist nicht mehr zu übersehen: ILLYES u. SEBES (1976), SEYSS (1974), KELLER (1975), SCHWÄGERL u. Mitarb. (1975), GAUTHIER mit seiner Koxometrie (1976), FREDENSBORG (1976), MÄDER (1977), der den Röntgenischiometer von M. MÜLLER verwendet (Abb. 30), ENDO u. Mitarb. (1977), die eine automatisierte, computerisierte Röntgendiagnostik betreiben, wie auch PETERSON u. Mitarb. (1981), RAMSEY (1976), GEISER (1977), MELZER (1977), FRISKIN (1978), ZSERNAVICZKY u. TÜRK (1978), BALL (1979), der sich besonders mit dem Einfluß der Beckenneigung auf die Menard-Shentonsche Linie befaßt und den Einfluß der Beckendrehung auf Azetabulumwinkel, Pfannendachlänge und Aussehen des Pfannenda-

ches beobachtet, IZADPANAH (1979), der die Kombination mit der Arthrographie ebenso wie IHSII u. Mitarb. (1980) darstellt, WÜSTENBERG (1980), VOSKIS (1980), SOMERVILLE (1980), LÖNNERHOLM (1980), der ebenfalls die Arthrographie benützt, REIMERS u. BIALIK (1981), um nur einige wenige zu nennen. PAPAVASILIOU u. PIGGOTT (1983), KLING u. HENSINGER (1982) und ZALESKE u. Mitarb. (1983) arbeiteten mit verschiedenen tomographischen Techniken (s. auch EDELSON u. Mitarb. 1984).

Die entscheidende *Röntgendiagnostik* sollte nach weitgehender Übereinstimmung erst nach dem 1. Trimenon durchgeführt werden. SCHÖLLER (1975) fordert sie bereits im Alter von 6-8 Wochen. Bereits bei 2 Wochen alten Kindern kann er schon im Primärbild dysplastische Veränderungen erkennen. HEIPERTZ u. MARONNA (1981) betonen mit anderen, daß in den ersten 6 Lebenswochen eine Röntgenuntersuchung nicht grundsätzlich abzulehnen ist und auch ohne weiteres dann nach dem 1. Trimenon wiederholt werden kann. HENSSGE u. Mitarb. (1971) haben nichts gegen die Röntgenuntersuchung in den ersten Lebenswochen. Auch FREDENSBORG (1976) hat nichts gegen die Frühuntersuchung. Auf die Schwierigkeit der Objektivierung der statistischen Werte des Pfannendachwinkels im 1. Trimenon, die TÖNNIS u. BRUNKEN (1968) bekanntgaben, weisen KRISTEN u. Mitarb. (1976) hin (Abb. 31).

Die *Strahlenbelastung* (KELLER u. Mitarb. 1977) beträgt bei einwandfreier Aufnahmetechnik 1/400 der jährlichen Flächeneinfalldosis der Umgebungsstrahlung, ist also als Risiko ohne weiteres vertretbar.

Auf einen speziellen *Gonadenschutz* weisen KREPLER u. Mitarb. (1976), KAINBERGER (1977) und MELZER (1977) hin. Dosissparende Hüftver-

gleichsaufnahmen mit Hilfe der Bildverstärkerfotographie haben DORN u. Mitarb. (1978) empfohlen. RICHTER u. KRÜGER (1979) lassen sich über die diagnostischen Verfahren der Beckenübersichtsaufnahmen, BALL (1979) über die Fehlermöglichkeiten der radiologischen Hüftdysplasiediagnostik aus.
Die verbleibende relative Unsicherheit bei der Beurteilung dysplastischer Hüftgelenke hat dazu geführt, daß *Röntgenreihenuntersuchungen* immer wieder gefordert worden sind, ferner auch die prophylaktische Behandlung aller Neugeborenen durch Wickeln mit gespreizten Beinen (SINIOS 1963). FISHCHENKO u. Mitarb. (1976) stellen die Rolle der Arthropneumographie beim Studium des Hüftgelenks an der Leningrader orthopädischen Kinderklinik heraus.
WIENTROUB u. Mitarb. (1981) haben die Stereofotogrammetrie zur Messung des Azetabulums und der Antetorsion weiter ausgebaut.
Die funktionelle Röntgendiagnostik (MEULI 1979) führt zur eindeutigen Beurteilung der Luxationshüfte. CARLIOZ u. FILIPE (1982) bringen eine ausgezeichnete Studie über die Rolle des Limbus bei der Arthrographie. OELKERS (1981) stellt fest, daß Röntgenaufnahmen im frühkindlichen Alter in den verschiedensten Dysplasiestadien Markierungen erkennen lassen, die dem histologischen Präparat entsprechen und bei vorhandenen Verdichtungszonen auch die etwaige Lokalisation des Femurkopfes bzw. die Limbusdeformierung einschätzen lassen. Damit werden diese indirekten Röntgenzeichen zu wichtigen, auch für die Prognose wesentlichen Befunden. Selbst wenn – bedingt durch Beckenkippung – ein Teil der Röntgenzeichnung verschwindet, kann die Dysplasie erkannt werden. Somit läßt sich die Frühdiagnostik mit Sicherheit verbessern und sichern. Auch für die Verlaufsbeobachtung muß der Pfannendachsklerosierung eine wesentliche Bedeutung zugeordnet werden.
Letztlich wurde natürlich auch die Computertomographie in die radiologische Diagnostik der Dysplasiehüfte, besonders der Antetorsionsbestimmung, einbezogen (PETERSON u. Mitarb. 1981, HERP u. Mitarb. 1979, ROSSAK u. BÖTTGER 1979). Die Ultraschalldiagnostik hat im wesentlichen ihr Erprobungsstadium (SCHULER 1983) verlassen und ist zur frühestdiagnostischen Routinemethode geworden.
GRAF begann 1978 die Säuglingshüfte systematisch mittels Ultraschall zu untersuchen. 1985 berichtet er über 5000 Säuglingshüften, die er zum damaligen Zeitpunkt bereits dokumentiert hatte. Seine Ergebnisse hat er in mehreren Arbeiten und in der Monographie „Sonographie der Säuglingshüfte" (1985), zusammen mit SCHULER, niedergelegt.
Die sonographische Hüftgelenkuntersuchung als völlig neuartige Untersuchungsmethode der Säuglingshüfte auf nicht invasivem und nicht

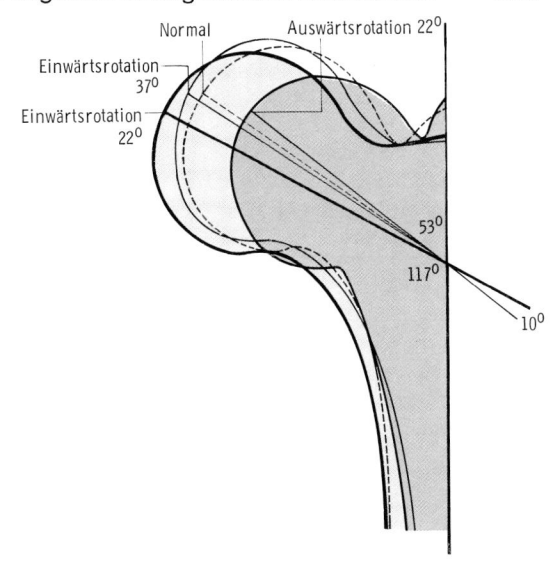

Abb. 32 Die Veränderung des CD-Winkels bei extremster Außenrotation, in Normalstellung, in maximalster Innenrotation und bei Ausgleich des CD-Winkels im Röntgenbild (nach *Schramm*)

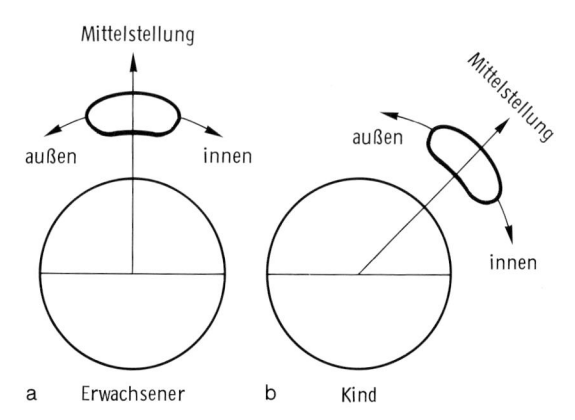

Abb. 33 a u. b a) Beim Erwachsenen muß bei Durchführung der a.-p. Röntgenaufnahme die Kniescheibe am liegenden Patienten nach oben gerichtet sein, weil dann das Ausmaß der Außen- und Innendrehung fast gleich ist. b) Beim Kind ist das Drehspiel nach innen verlagert und damit auch die Mittelstellung nach einwärts verschoben. Sie liegt in der Mitte zwischen maximal möglicher Innen- und maximal möglicher Außendrehstellung

strahlenbelastendem Wege ist jederzeit wiederholbar. Sie ermöglicht bereits nach der Geburt klinische Untersuchungsergebnisse mit einer bildgebenden Methode zu verifizieren und abzusichern. In Zweifelsfällen sind kurzfristige Verlaufskontrollen mit der Ultraschalluntersuchung jederzeit möglich. Ein Screening sämtlicher Säuglingshüften ist dadurch gesichert. Beim Geübten erfordert die Untersuchung pro Patient durchschnittlich 2 Min. Sie erlaubt Feindifferenzierungen, die bisher mit Röntgenbildern nicht möglich waren.

Die Sonographie ist die bildgebende Methode der Wahl bei der Frühest- und Frühdiagnostik der Hüftdysplasie (s. auch GRAF 1984, CLARKE u. Mitarb. 1985, PFEIL u. Mitarb. 1986).
Ganz besonders wichtig sind *Lagerung und Fixierung zur Röntgenaufnahme* (MITTELMEIER u. SCHMITT 1981) (Abb. 32). Hier ist die wesentliche Untersuchung von IMHÄUSER (1982) anzuführen (Abb. 33 u. 34), der sich über Irrtümer in der Beurteilung kindlicher Hüftgelenke durch die konventionelle Röntgentechnik ausläßt. Er stellt zu Recht fest, daß die mittlere Drehstellung für die korrekte a.-p. Aufnahme der Hüftgelenke beim Erwachsenen dann erreicht ist, wenn die Kniescheibe nach oben steht. Dies darf keinesfalls, wie es in den vergangenen Jahrzehnten geschehen ist, auch beim Kind vorausgesetzt werden. Das Drehspiel des kindlichen Beines ist nach einwärts verlagert, die Einwärtsdrehfähigkeit also erheblich vergrößert, die Auswärtsdrehung in den meisten Fällen deutlich vermindert. Es soll aus diesem Grunde beim Kind immer zuerst die maximale Ein- und Außendrehung vor der Röntgenuntersuchung überprüft und dann die Position eingenommen werden, die als individuelle Drehmittelstellung vorhanden ist. Dann zeigt sich nämlich, daß Diagnosefehler und damit Indikationsfehler zur operativen Behandlung vermieden werden, die bei der konventionellen Röntgentechnik auftreten.
Da die röntgenologische Bewertung der Hüftkopf-Pfannen-Relation immer wieder auf Schwierigkeiten stößt, sich in der Regel die Betrachter auf die Röntgenaufnahmen im a.-p. und axialen Strahlengang stützen, hat es nicht an Versuchen gefehlt, das Hüftgelenk auch in der wichtigen Frontalebene darzustellen. NIETHARD (1982) gibt zur besseren Bewertung der Kopf-Pfannen-Relation und damit zur Operationsplanung die wesentliche Technik des Röntgens im frontalen Strahlengang an, um auch den Einblick in die „dritte Dimension" des Hüftgelenks zu erlauben (Abb. 35).
SCHMITT u. KURTZ (1982) glauben, solche zusätzlichen Untersuchungen nicht notwendig zu haben, weil sich bei ihren experimentellen Untersuchungen gezeigt hat, daß eine erstaunlich konstante Beziehung der proximalen Femurschaftstrukturen zur Femurkondylenachse, weitgehend unabhängig vom jeweiligen Antetorsionswinkel, bestehe. Sie sind der Meinung, daß eine a.-p. Aufnahme ausreiche, wenn eine exakt definierte Nullstellung des distalen Femurs eingenommen wird, also der Unterschenkel über die Tischkante nach unten hängt.

Differentialdiagnose

Die Differentialdiagnose hin zur Coxa vara, zur pathologischen Dislokation und zur paralytischen Dislokation bereitet keine Schwierigkeiten. Größere Schwierigkeiten bereitet die Abgrenzung von Hüftdysplasien aufgrund einer Gelenkhypermobilität von jenen aufgrund einer hypotonen und hypokinetischen Zerebralparese.
Die septische Arthritis (FABRY u. MEIRE 1983) muß ausgeschlossen werden. Dies läßt sich bei akutem Verlauf ohne weiteres aus dem Krankheitsbefinden und den Laborwerten entnehmen. Bei abgeheilten Fällen sind Verwechslungen mit Femurkopfnekrosen ohne weiteres möglich.
An den Morbus Gaucher (LAU u. Mitarb. 1981), an das Down-Syndrom (GORE 1981), an Veränderungen des kindlichen Beckens bei angeborenen Systemerkrankungen des Skeletts (Abb. 36) (ZICHNER u. ENDERLE 1982), an die multiple epiphyseale Dysplasie, die Pseudoachondroplasie, die spondyloepiphyseale Dysplasie (CROSSAN u. Mitarb. 1983, BEIGHTON u. BATHFIELD 1981), an die Hypochondroplasie (WYNNE-DAVIES u. Mitarb. 1981), an die eitrige Arthritis (WIENTROUB u. Mitarb. 1981) ist zu denken. Mitteilungen über die spondyloepiphyseale kongenitale Dysplasie liegen von SUGIURA u. Mitarb. (1978), über die septische Arthritis im Säuglingsalter von LLOYD-ROBERTS (1978), über traumatische Veränderungen von OFFIERSKI (1981), vor.
Über die Coxa antetorta idiopathica haben wir bereits berichtet. JAKOB (1979) nennt als weitere differentialdiagnostisch relevante Krankheitsbilder noch die Coxa vara congenita, die transitorische Synovitis (Coxalgia fugax) und will selbst tumorartige Veränderungen nicht immer ausgeschlossen wissen.
WALKER (1983) hat makroskopisch menschliche Fetalhüften ausgemessen und fand selbst bei normalen Feten abnormale Hüftgelenke und bei Feten mit angeborenen Deformitäten normale Gelenkanlagen.

Behandlung der sog. angeborenen Hüftluxation

Das Ziel der Behandlung ist die Erhaltung oder die Wiederherstellung des Kontaktes zwischen Oberschenkelkopf und Gelenkpfanne oder die Vermeidung des Verlustes des Gelenkkontaktes. Es ist möglich, die Behandlungsmaßnahmen, aber auch die prophylaktischen Maßnahmen der Prä- und Subluxation, von jenen Behandlungsmaßnahmen der eingetretenen Luxation zu trennen. Als sinnvoller hat sich jedoch erwiesen, die Behandlung des Luxationskomplexes nach Altersgruppen zu trennen.

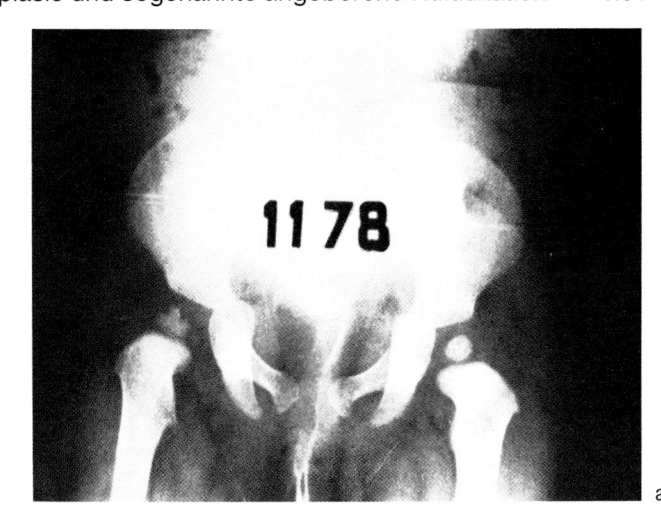

Abb. 34 a–c Alexandra P. a) Bei konventioneller Röntgentechnik nach behandelter Hüftluxation rechts läßt sich nicht nur ein vergrößerter Abstand der Epiphyse von der Pfanne vermuten, sondern auch eine Subluxationsstellung des Hüftkopfes. Die Epiphyse ist scheinbar zerklüftet.

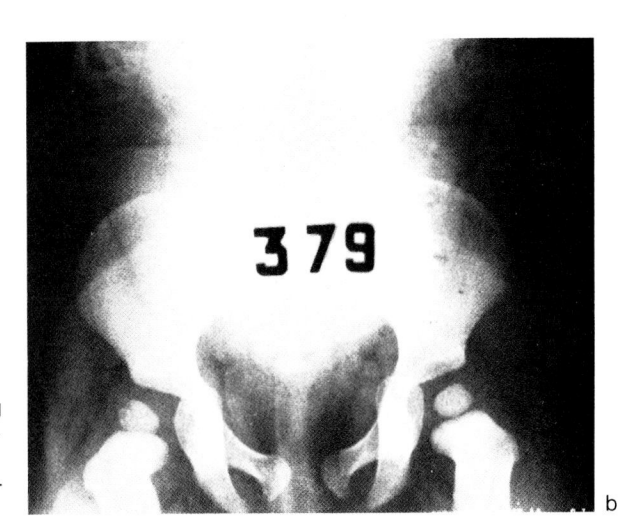

b) Durch die weitere Entwicklung ist die Zerklüftung der Epiphyse verschwunden. Auf diesem – mit konventioneller Röntgentechnik hergestellten – Bild wird weiterhin ein vergrößerter Abstand der Epiphyse vom Pfannengrund vorgetäuscht.

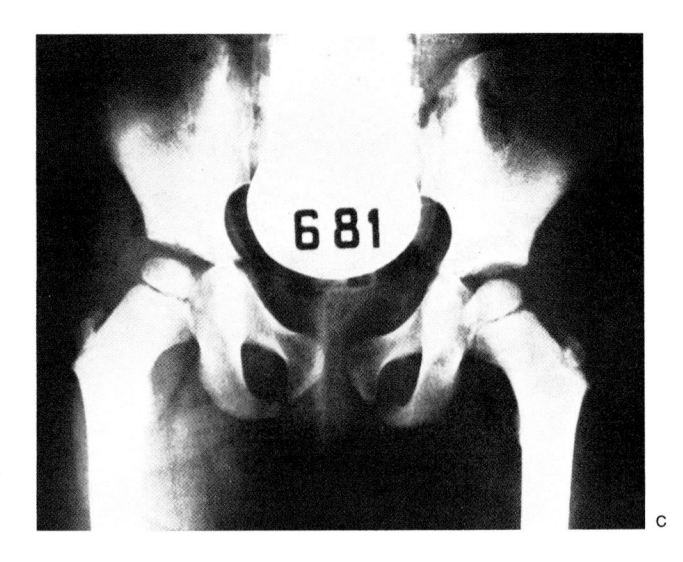

c) Die Aufnahme in mittlerer Drehstellung zeigt, daß die behandelte Hüfte normal geworden ist und keiner weiteren Therapie bedarf (aus *G. Imhäuser:* Z. Orthop. 120 [1982] 93)

1.32 Angeborene Deformitäten

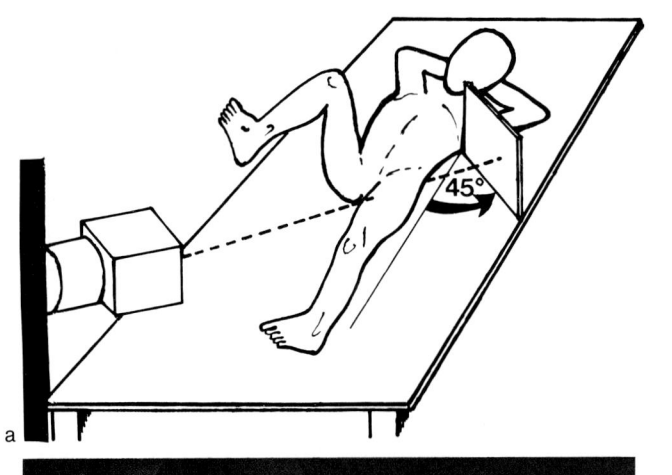

Abb. 35 a–c a) Technik der Röntgenaufnahme des Hüftgelenks im frontalen Strahlengang.

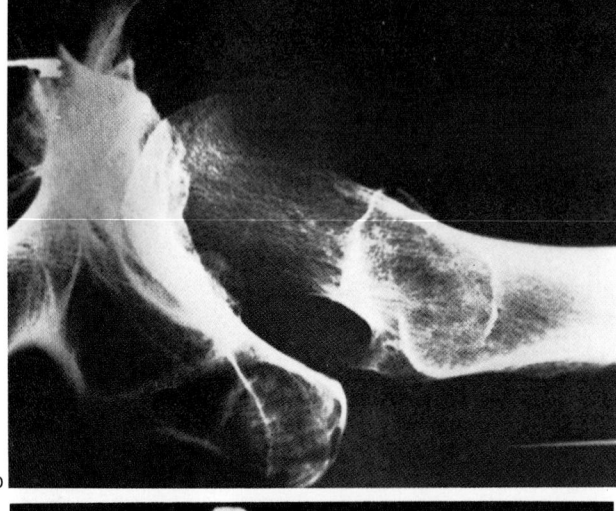

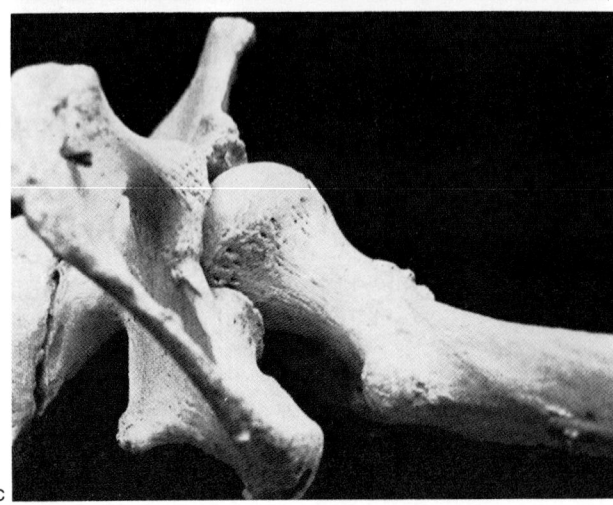

b) Röntgenaufnahmen eines dysplastischen Hüftgelenkes im frontalen Strahlengang und c) zugehöriges Präparat (aus *F. U. Niethard:* Z. Orthop. 120 [1982] 321)

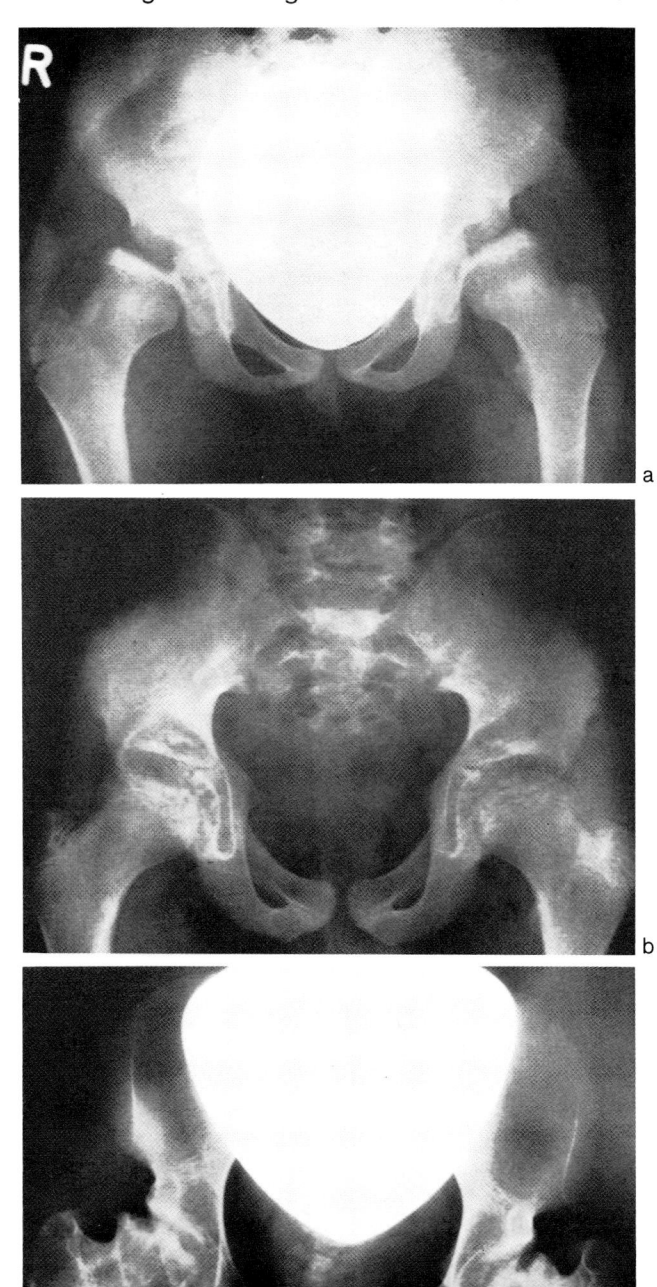

Abb. 36 a–c Beckenveränderungen bei spondyloepiphysärer Dysplasie: Bei dysplastisch angelegten Pfannen sind die Epiphysen des koxalen Femurendes entweder a) abgeflacht und ausgewalzt oder b) von Perthes-ähnlichem Erkrankungsbild. c) Intertrochantere Osteotomien beeinflussen selbstverständlich den Krankheitsverlauf nicht. a u. c) B. M., weibl., 8 u. 15 Jahre, b) B. U., männlich, 14 Jahre (aus L. Zichner, A. Enderle: Z. Orthop. 120 [1982] 236)

1.34 Angeborene Deformitäten

Mit dem Ausbau der Früh- und Sofortdiagnose hat die *konservative funktionelle Hüfteinstellung* wesentlich an Bedeutung gewonnen. Alle konservativen und funktionellen Behandlungsmethoden haben vier Ziele, die Reposition, die Retention, die nachholende Entwicklung und das schonende Vorgehen.

Unter der *Sofortbehandlung* versteht man den Behandlungsbeginn beim Neugeborenen, unter der Frühbehandlung die Maßnahmen im 1. Lebensjahr; die Spätbehandlung setzt nach Beginn des Steh- und Gehaktes ein.

Die funktionelle Sofort- und die Frühbehandlung erlauben die Nutzung der Fähigkeit des wachsenden Organismus, auf gezielte Zug-, Druck- und Bewegungsreize mit nachholender Entwicklung zu reagieren (KRÄMER 1982). Es wird auf die Fixierung verzichtet, und alle Bewegungen werden freigegeben, mit Ausnahme derjenigen, bei denen der auftretende Muskelzug nach Richtung und Größe die Luxation fördert. Dies sind vornehmlich die Adduktion und die Streckung im Hüftgelenk.

Bei jedem Schweregrad (Abb. 37) der angeborenen Hüftdysplasie und Hüftverrenkung ist eine funktionelle Behandlung in der Regel etwa bis zum 3. Lebensjahr möglich; es müssen sich lediglich Art und Umfang der einzusetzenden Mittel ändern. Die meist einfach und leicht zu handhabenden funktionellen Behandlungsmittel provozieren ihre Unterschätzung durch Behandler und Eltern. Auch sind die funktionellen Behandlungsmaßnahmen nicht ohne Komplikationen. Selbst bei der simplen Spreizhosenbehandlung liegt die Kopfumbaurate über 2% (BECKER 1979).

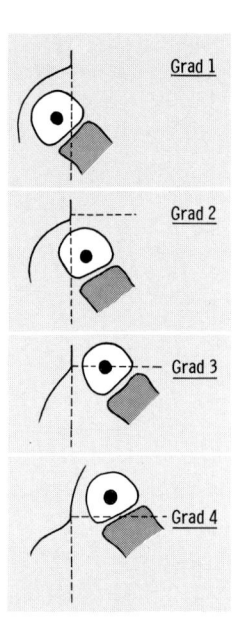

Abb. 37 Luxationsgrade. Grad 1: Hüftkopfkern noch innerhalb der Pfanne. Pfannendach dysplastisch (Hüftdysplasie mit geringgradiger Subluxation). Grad 2: Hüftkopfkern nach lateral verschoben, außerhalb der Ombredanneschen Linie stehend, aber noch unterhalb des Pfannenerkers. Grad 3: Hüftkopfkern etwas höher getreten; sein Zentrum liegt etwa auf der Höhe des Pfannenerkers. Grad 4: Hüftkopfkern steht deutlich über dem Pfannenerker, an der Beckenschaufel, evtl. schon in einer Sekundärpfanne (aus *D. Tönnis:* Hüftluxation und Hüftkopfnekrose. Enke, Stuttgart 1978)

Sofortbehandlung

Der Verdacht auf einen, wie schwer auch immer ausgeprägten Dysplasiekomplex, vornehmlich bei positivem Roser-Ortolani-Phänomen, sollte zur sofortigen Spreizlagerung entweder mit einem verdickten Windelpaket oder einer Spreizwindelhose führen. Die verschiedensten Modelle gehen auf das Spreizkissen von PUTTI, das sog. Abduktionspolster nach FREJKA und auf das Spreizhöschen von BECKER zurück (Abb. 38) (BARLOW 1975, ENDER u. Mitarb. 1980, OGDEN 1975, TÖNNIS 1978, 1980, HIRSCH u. Mitarb. 1980, KOMPRDA 1976, ILFELD u. MAKIN 1977, HENSINGER 1982, LEISTNER u. Mitarb. 1983, HEIKKILÄ u. RYOPPY 1984, SMITH 1984, KLISIĆ u. Mitarb., MACEWEN 1984 und viele andere). Auf die mitunter berichtete Selbstheilungsquote bei positivem Ortolani-Zeichen sollte man sich keinesfalls verlassen (ACKERMANN u. KUPPER 1984). Diese wird durch elterliche Übungsbehandlung unterstützt (HEIKKILÄ u. Mitarb. 1985).

Die generelle Versorgung aller Kinder muß als obsolet angesehen werden. Falsch angelegte und

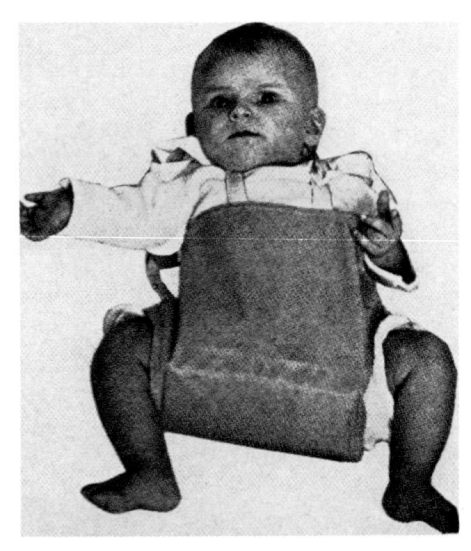

Abb. 38 Luxationshöschen (aus *F. Becker:* Z. Orthop. 82 [1952] 324)

zu große Spreizhöschen sind nicht nur eine sinnlose Belästigung des Säuglings, sondern können zum „Luxationshöschen" werden. Regelmäßige klinische Kontrollen, Röntgenbilder in dreimonatigen Abständen sind notwendig. Schon nach

Geburt

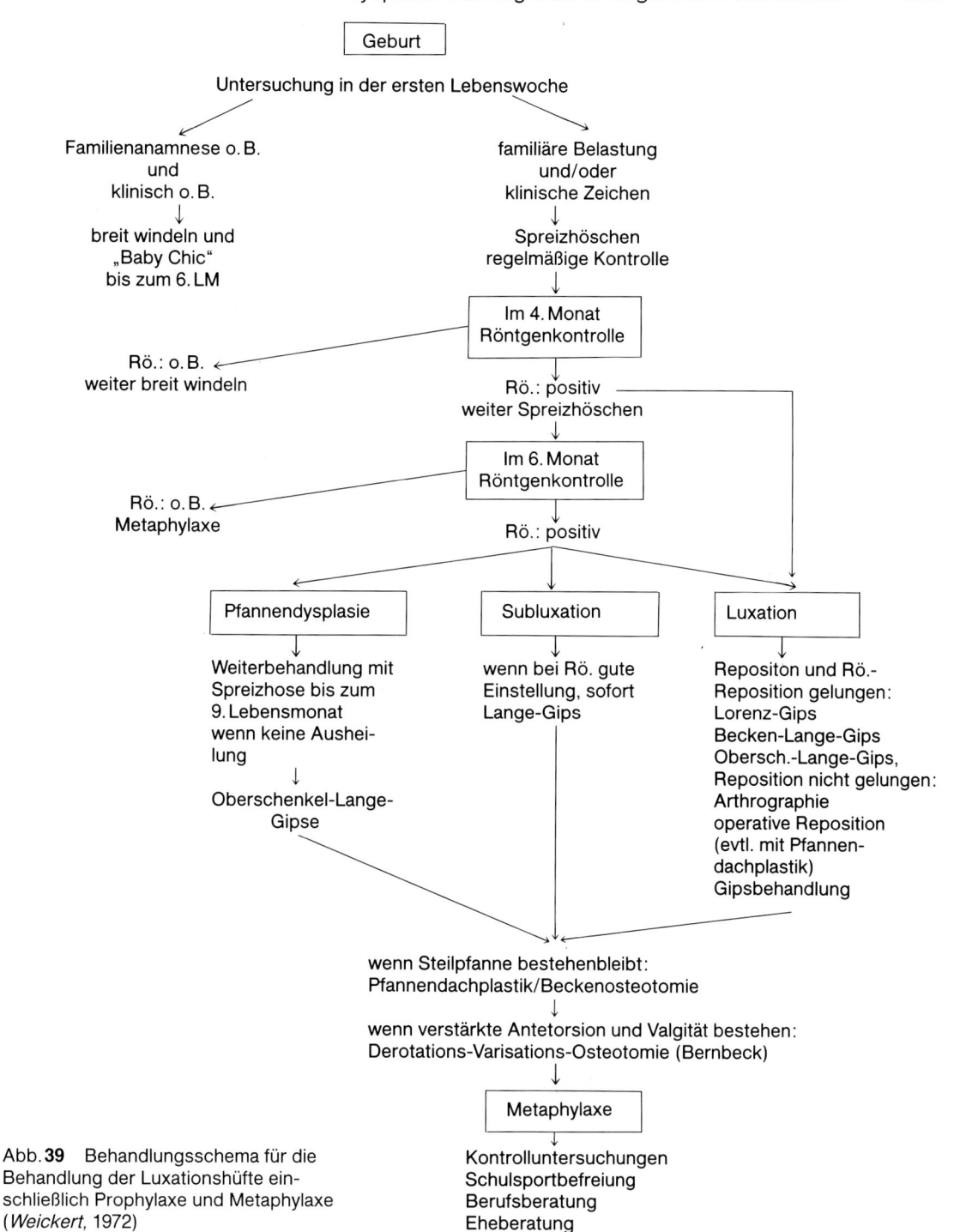

Untersuchung in der ersten Lebenswoche

Familienanamnese o. B. und klinisch o. B. → breit windeln und „Baby Chic" bis zum 6. LM

familiäre Belastung und/oder klinische Zeichen → Spreizhöschen regelmäßige Kontrolle

Im 4. Monat Röntgenkontrolle

- Rö.: o. B. → weiter breit windeln
- Rö.: positiv → weiter Spreizhöschen

Im 6. Monat Röntgenkontrolle

- Rö.: o. B. → Metaphylaxe
- Rö.: positiv

Pfannendysplasie
Weiterbehandlung mit Spreizhose bis zum 9. Lebensmonat wenn keine Ausheilung
↓
Oberschenkel-Lange-Gipse

Subluxation
wenn bei Rö. gute Einstellung, sofort Lange-Gips

Luxation
Repositon und Rö.-
Reposition gelungen:
Lorenz-Gips
Becken-Lange-Gips
Obersch.-Lange-Gips,
Reposition nicht gelungen:
Arthrographie
operative Reposition
(evtl. mit Pfannendachplastik)
Gipsbehandlung

wenn Steilpfanne bestehenbleibt:
Pfannendachplastik/Beckenosteotomie
↓
wenn verstärkte Antetorsion und Valgität bestehen:
Derotations-Varisations-Osteotomie (Bernbeck)
↓
Metaphylaxe

Kontrolluntersuchungen
Schulsportbefreiung
Berufsberatung
Eheberatung

Abb. 39 Behandlungsschema für die Behandlung der Luxationshüfte einschließlich Prophylaxe und Metaphylaxe (*Weickert*, 1972)

---

dem 1. Lebensjahr wird die therapeutische Wirkung zunehmend unsicher, da die Pfannendachwinkel sich nach 1¼ Lebensjahren kaum noch ändern. Von WEIKERT (1972) stammt ein Behandlungsschema für die Luxationshüfte (Abb. 39).

Behandlung nach dem 1. Trimenon

Nun zeigt mit ausreichender Sicherheit die Röntgenuntersuchung Ausmaß und Grad der Dysplasiehüfte. Bei einfacher Dysplasie ohne Dislokation ist nach wie vor die *Spreizhose* indiziert (KRÄMER 1982, DUTHIE u. BENTLEY 1983 und viele andere mehr). Ob man für diese funktionelle Behandlung den Von-Rosen-Splint nimmt (FRE-

1.36 Angeborene Deformitäten

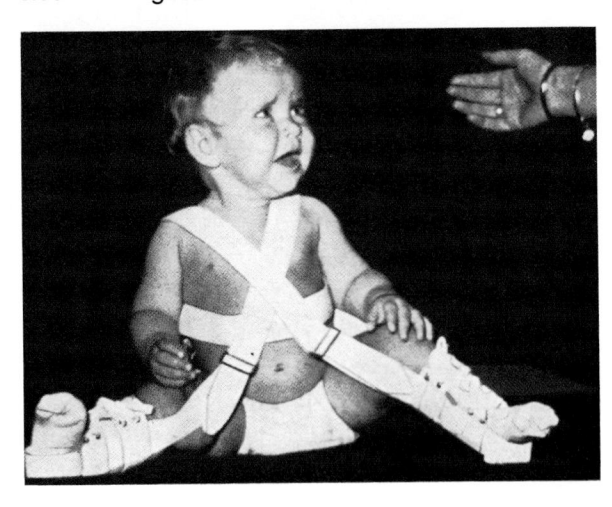

Abb. 40 Die Hüftriemenbandage nach Pavlik erlaubt sämtliche Bewegungen mit Ausnahme der Streckung im Hüftgelenk

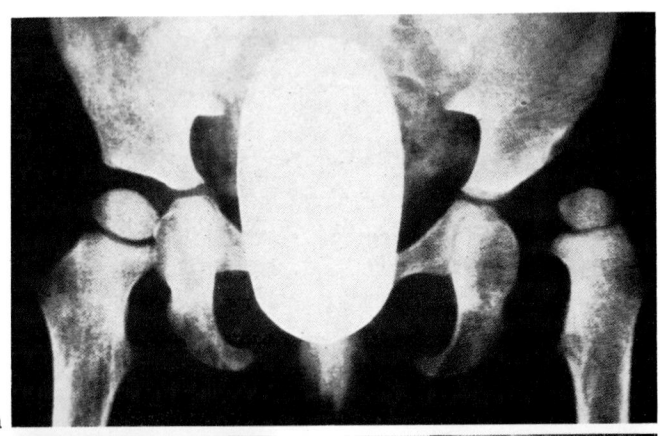

Abb. 41 a u. b a) I. Sch., Z. K. Spontaneinrenkung nach achttägigem Horizontalzug, mitigiertem Lorenz-Gips für 6 Wochen, Lange-Gips für 12 Wochen

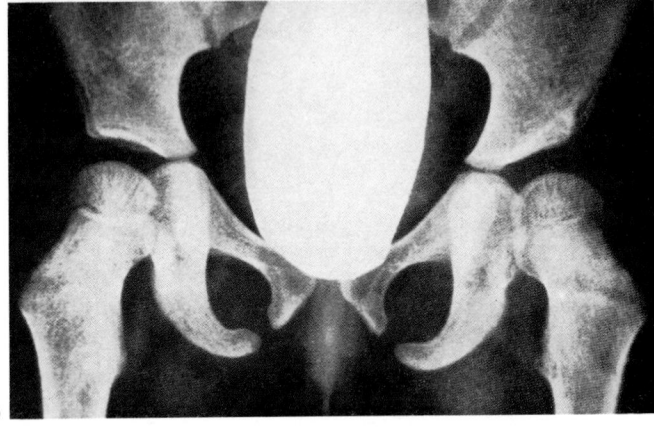

b) Frühergebnis 14 Monate nach der Reposition. Gruppe II n. *Lindemann*

DENSBORG 1976, SAGE 1980), die verschiedensten Formen der Spreizhose bis hin zum Aktivspreizhöschen nach Mittelmeier (1961, 1982), die verschiedenen Formen der Abduktionsbandage (nach Forrester-Brown, Hoffmann-Daimler u. a.), den Wingfield-Abduktionsrahmen (DUTHIE u. BENTLEY 1983) bleibt der persönlichen Erfahrung des einzelnen mehr oder weniger überlassen.

Ebenso die Versorgung mit der Pavlik-Bandage (Abb. 40), die therapeutisch die spontanen Strampelbewegungen des Säuglings nutzt. Dieses Prinzip, von PAVLIK schon 1954 in die konservative Behandlung der sog. angeborenen Hüftgelenkverrenkung eingeführt, hat sich weltweit durchgesetzt (HIRSCH u. Mitarb. 1980, EVANS u. Mitarb. 1975, BARTA 1977, TERVER u. Mitarb. 1979, RIEDL 1977, KOMPRDA 1976, STOHR 1974, RAMSEY u. Mitarb. 1976, MIYAGI u. Mitarb. 1973). MUBARAK u. Mitarb. (1981) haben sich besonders mit den Fehlern auseinandergesetzt, die bei der Pavlik-Bandage vorkommen können, auch SMITH (1981), UENO u. Mitarb. (1975), BRÜCKL u. RE-

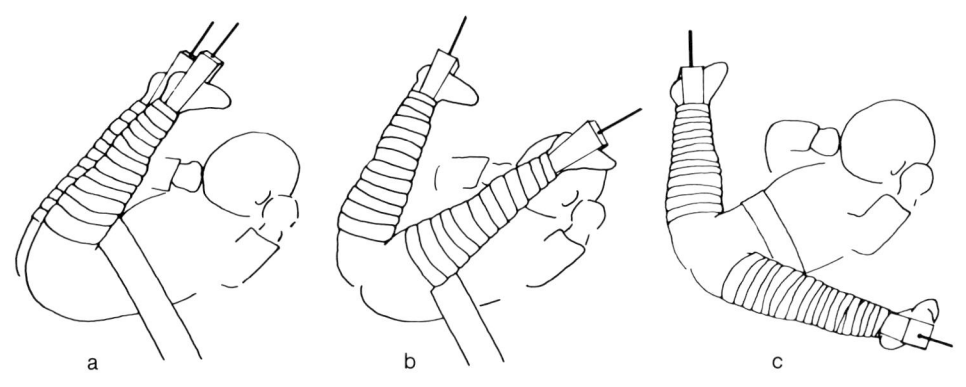

Abb. 42 a–c Overhead-Extension nach Craig a) Starke Beugung, bis die Füße in Kopf- bzw. Schulterhöhe stehen. Die Stellung der Beine wird durch einen Heftpflastervertikalzug gehalten. Die Hüftköpfe treten nach kaudal. b) Durch Extension geführte Abduktion („Guided Abduction") zur Aufdehnung der Adduktoren. Die Hüftköpfe stehen noch am oberen hinteren Pfannenrand. c) Abduktion. Die Beine liegen seitlich der Unterlage auf. Spontanreposition in leichten Fällen. Die Hüftköpfe treten über den hinteren oberen Pfannenrand ins Azetabulum (aus J. Krämer: Konservative Behandlung kindlicher Luxationshüften, 2. Aufl. Enke, Stuttgart 1982)

FIOR (1981), TSUYAMA u. SAKAGUCHI (1982), FILIPE u. CARLIOZ (1982), KALAMCHI u. MACFARLANE III (1982), VISSER (1985) und viele andere mehr. Das Behandlungsprinzip des kindlichen Hüftluxationsleidens in *Sitz-Hock-Stellung* hat FETTWEIS (1968) inauguriert. Die leichtesten Grade werden mit der von ihm modifizierten Pavlik-Bandage behandelt. Schwere Dysplasien oder gar Subluxationen erfordern den Sitz-Hock-Gips in Mittelstellung; der 3. Schweregrad wird von ihm mit einem spitzwinkeligen Hockgips versorgt, während der 4. Schweregrad mit zusätzlicher Luxation im spitzwinkeligen Hockgips mit zusätzlichen Schultergurten behandelt wird (FETTWEIS 1968, TÖNNIS 1978). Mit dieser Maßnahme konnte er 95% der Fälle als geheilt betrachten; 4 wiesen leichte Defektheilungen auf und 1 war schlecht.

Repositionsmethoden

Gelingt mit den funktionellen Maßnahmen die *Spontanreposition der Hüftluxation* oder die Ausheilung der Dysplasie nicht, werden verschiedene Einrenkungsmethoden empfohlen, die allerdings dann stationär durchgeführt werden müssen. Diese Maßnahmen beginnen bereits vor dem Sitzalter. Sie haben ihre Domäne besonders bei spät erkannten Luxationen, auch noch bei Kindern jenseits des 1. Lebensjahres. Primär begann man mit Horizontalzügen (Abb. 41). Entsprechend dem Vorschlag von CRAIG (1955) wurde die „*Overheadextension*" entwickelt (Abb. 42), die in der Folge jedoch mehrfach modifiziert worden ist (MACKENZIE u. WILSON 1981, DÜRRSCHMIDT 1982, BISKOP u. DIPPOLD 1982, LEHMANN u. Mitarb. 1983, YAMAMURO u. Mitarb. 1983, DÖHRING u. LENZ 1984, BOSSELMANN u. Mitarb. 1984, SHERLOCK u. Mitarb. 1985).

Nach Anlegen einer Pflaster- oder Zinkleim-Gips-Strecke an beiden Beinen wird eine Zugvorrichtung an den im Hüftgelenk rechtwinklig gebeugten Beinen angebracht. Dadurch treten die Femurköpfe tiefer und lassen sich unter langsamer Abspreizung in einem Zeitraum von 8–14 Tagen über den hinteren Pfannenrand ins Gelenk reponieren. Bei diesem Vorgehen muß das Kind mit Hilfe von Gurtzügen in Rückenlage im Bett gehalten werden. Die primäre Zugrichtung hat sich immer danach zu richten, daß sie den Luxationsvorgang in gleicher Richtung umgekehrt ausgleicht. Bei rein kranialer Luxation wird demnach ein Vertikalzug, bei hinterer Luxation der Zug an den rechtwinkelig gebeugten Beinen nach oben durchgeführt. Bestehen keine Repositionshindernisse, kommt es im Rahmen der Spreizextension ohne weiteres manuelles Zutun zur Reposition (MITTELMEIER u. Mitarb. 1981). Im Anschluß daran wird im mitigierten Lorenz-Gips in der Regel so lange retiniert, bis der Gelenkkontakt stabil ist, um dann mit der Spreiz- und aktiven Zügelbehandlung zu beginnen (Abb. 43 u. 44).

In der CSSR wurde der sog. Hanausek-Apparat entwickelt, über den erstmals BENESOVA berichtete (1959).

Es handelt sich um eine Vorrichtung, bestehend aus Bodenplatte mit darauf befestigten Oberschenkelfassungen, die mit Ziehstangen in beliebiger Flexion und Extension sowie Abduktion und Adduktion eingestellt werden können und die Bewegungsmöglichkeiten des Hüftgelenks nur auf gewisse Richtungen beschränken. In der Regel kann, bei entsprechenden häuslichen Verhältnissen und Kooperationsbereitschaft der Eltern, die Behandlung ambulant durchgeführt werden. BENESOVA berichtete, daß sie nur in 4% der Fälle eine manuelle Reposition in Narkose bei Anwendung dieses Prinzips notwendig hatte (TÖNNIS 1978, LENZ u. Mitarb. 1978, ANDERS u. MENDE 1981, KRÄMER 1982). KRÄMER hat diese Methodik modifiziert und die sog. *Düsseldorfer Spreizschiene* (DSS) (Abb. 45) entwickelt, die sich von der Bodenplatte trennen läßt und es daher ermöglicht, daß in der stabilen Retentionsphase, ungefähr 3 Monate nach erfolgter Reposition, die Retentionsschiene auch als Spreiz-Lauf-Schiene Verwendung fin-

1.38 Angeborene Deformitäten

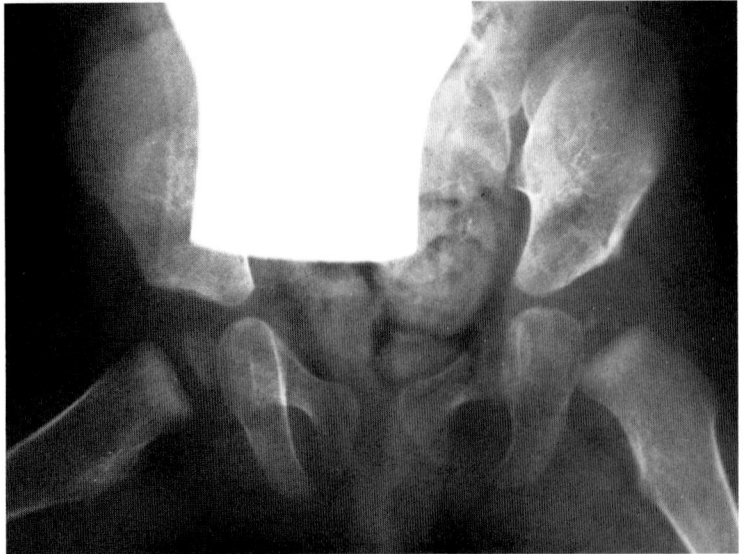

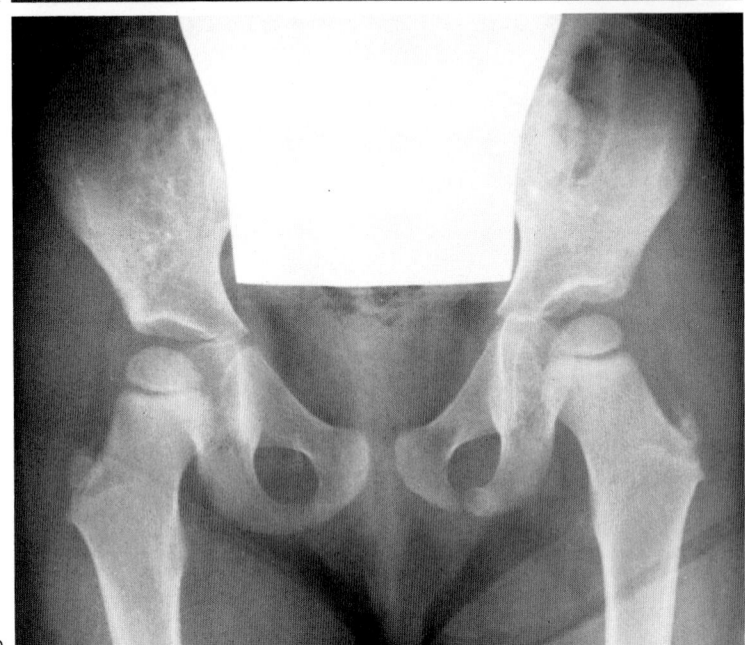

Abb. 43 a u. b   Julia N., geb. 4.6.76. a) Luxationshüfte links, Reposition nach Extension mit 5 Monaten, Beckenübersicht in Abduktion und Innenrotation (9.2.77). b) Exzellentes Frühergebnis im Alter von 3 Jahren

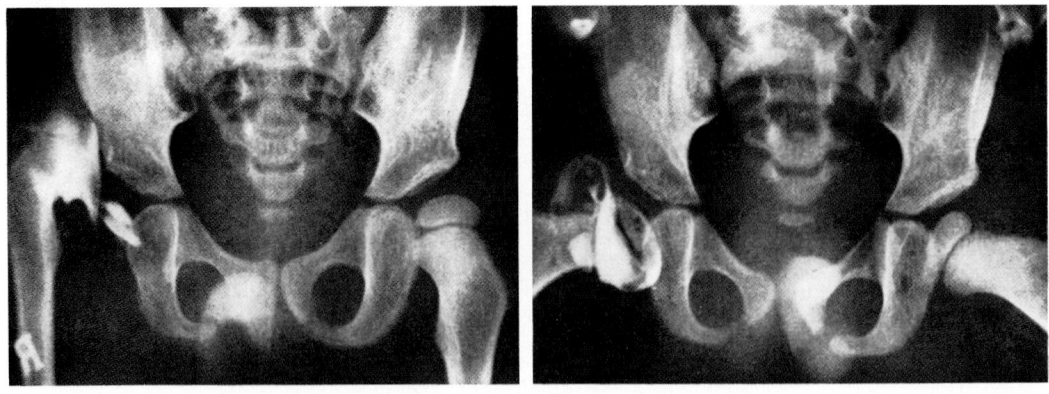

Abb. 44 a u. b   Vor der Reposition zeigt der Kontrastmittelsee die typische, sanduhrartige Einschnürung des Kapselschlauches und den eingekrempelten Limbus. Nach der Reposition hat sich die Kapsel regulär entfaltet; sie liegt kragenartig um den Hüftkopf herum, der Kopf selbst steht in „Tiefeneinstellung"; der Limbus hat sich ausgekrempelt und stellt sich als dreieckige Aussparung über dem kranialen Epiphysenende dar

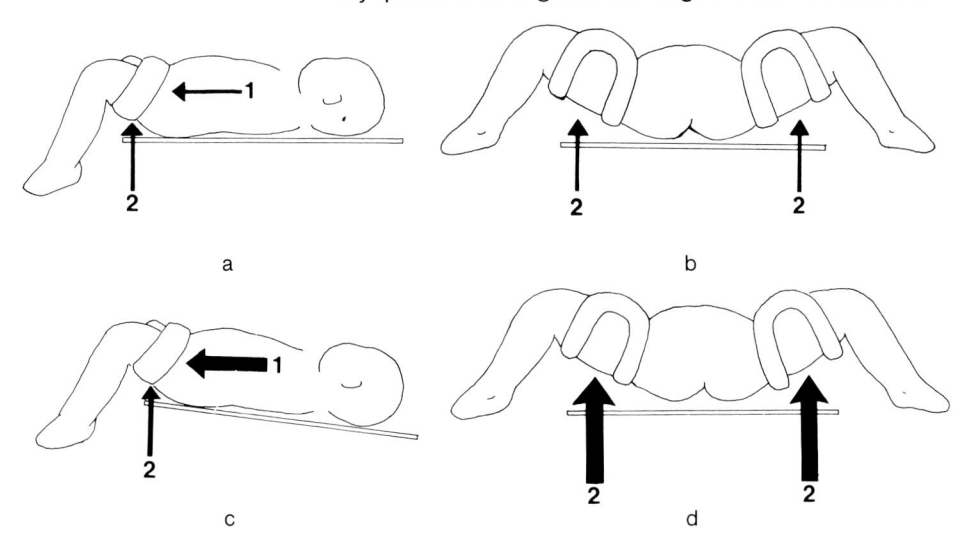

Dysplasie und sogenannte angeborene Hüftluxation   **1**.39

Abb. **45**a–d   a u. b) Retention mit dem Hanausek-Apparat und in der DSS in abgeschwächter Beuge-Spreiz-Stellung. Die Oberschenkelhalterungen befinden sich über dem Niveau der Bodenplatte. Das Kind übt durch sein Eigengewicht einen Antiluxationsdruck auf das proximale Femurende aus, der in kraniokaudaler (1) und in dorsoventraler (2) Richtung wirkt. c) Erhöhung des Fußendes verstärkt den ersten und d) Höherstellen der Oberschenkelhalterungen den zweiten Antiluxationsdruck (aus *J. Krämer:* Konservative Behandlung kindlicher Luxationshüften, 2. Aufl. Enke, Stuttgart 1982)

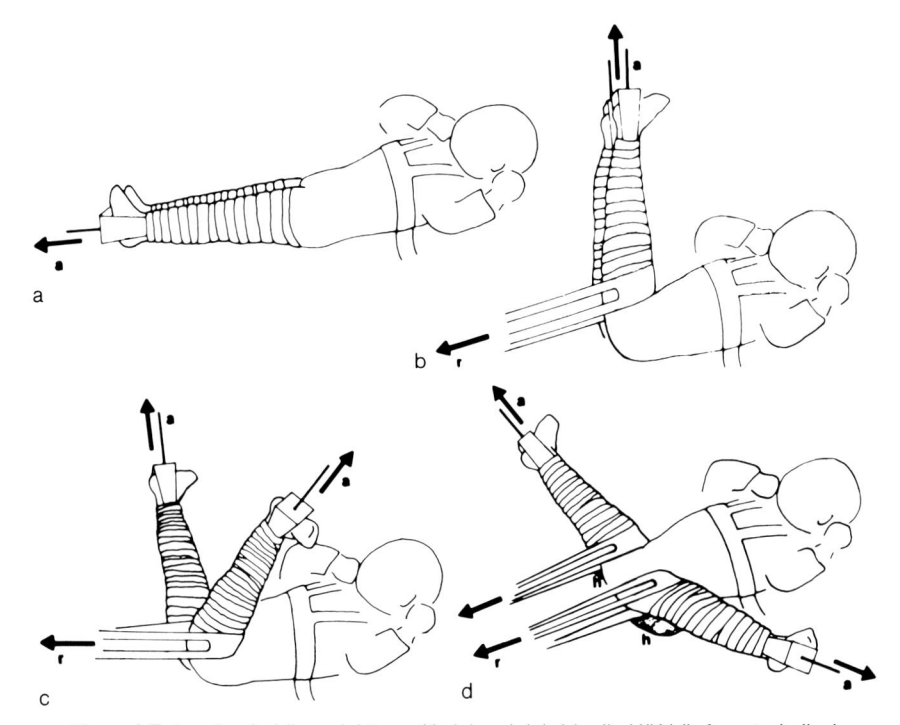

Abb. **46**a–d   Extensionsreposition: a) Extension in Längsrichtung (Axialzug) (a), bis die Hüftköpfe unterhalb des Pfannenerkers stehen. b) 90° Hüftbeugung. Anlegen von Repositionszügen (r) am proximalen Femurende mit kraniokaudaler Zugrichtung. c) Allmähliche Abspreizung. d) Bei 90° Abduktion Unterlegen eines Sandsäckchens als Hypomochlion (h) unter das proximale Femurende mit Druck in dorsoventraler Richtung. Die Repositionszüge (r) ziehen die Hüftköpfe in die Pfanne. Der Axialzug bleibt unverändert, allerdings mit reduzierten Gewichten (aus *J. Krämer:* Konservative Behandlung kindlicher Luxationshüften, 2. Aufl. Enke, Stuttgart 1982)

1.40 Angeborene Deformitäten

Abb. 47 Schematische Darstellung der letzten Phase der Extensionsreposition. Reponierende Wirkung des Hypomochlion (h) in dorsoventraler Richtung und der Repositionszüge in kraniokaudaler Richtung (r). Die Extension in axialer Richtung (a) hält den Hüftkopf in ausreichendem Abstand vom Pfannenrand (aus *J. Krämer:* Konservative Behandlung kindlicher Luxationshüften, 2. Aufl. Enke, Stuttgart 1982)

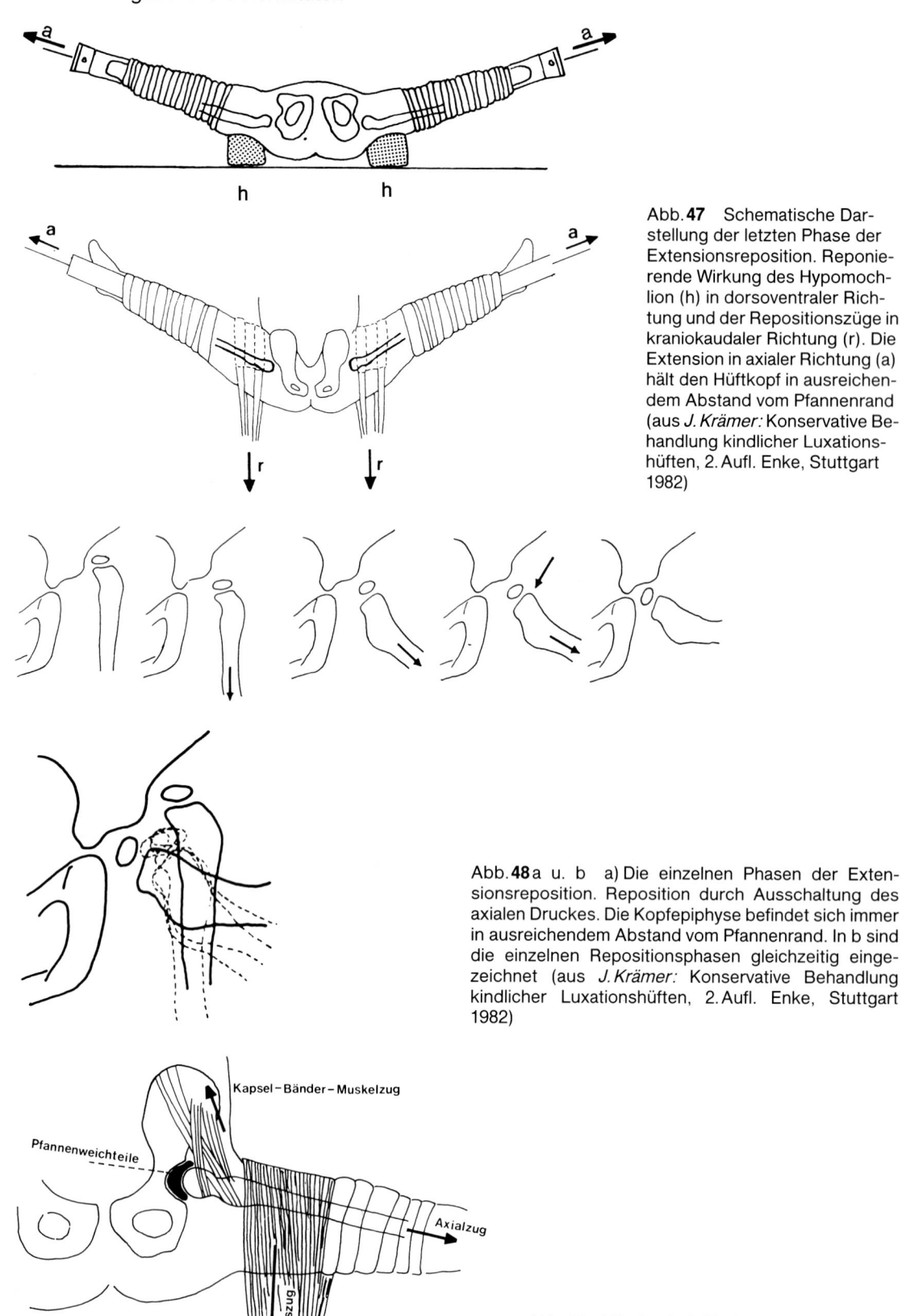

Abb. 48 a u. b a) Die einzelnen Phasen der Extensionsreposition. Reposition durch Ausschaltung des axialen Druckes. Die Kopfepiphyse befindet sich immer in ausreichendem Abstand vom Pfannenrand. In b sind die einzelnen Repositionsphasen gleichzeitig eingezeichnet (aus *J. Krämer:* Konservative Behandlung kindlicher Luxationshüften, 2. Aufl. Enke, Stuttgart 1982)

Abb. 49 Wechselspiel luxierender und reponierender Kräfte bei der Extensionsreposition (aus *J. Krämer:* Konservative Behandlung kindlicher Luxationshüften, 2. Aufl. Enke, Stuttgart 1982)

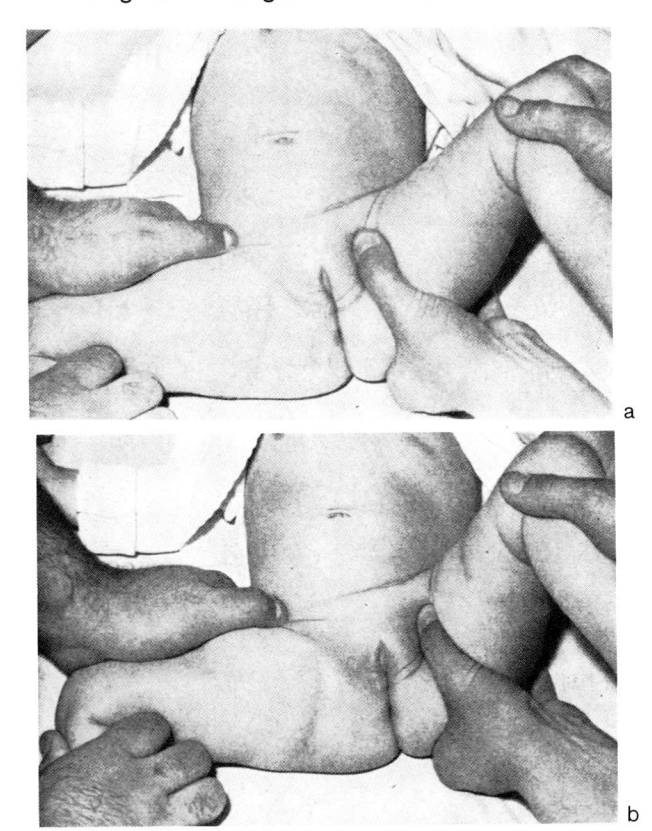

Dysplasie und sogenannte angeborene Hüftluxation 1.41

Abb. 50 a u. b Die Feststellung der primären Stabilität. a) Gute Gelenksicherung bei 45° Rückführung, b) Reluxation bei 60°

den kann. Modifikationen der *Extensionsreposition* (Abb. 46) sind mannigfach (TEREGIAZAROV u. Mitarb., 1978, der auch die Zito-Schiene benutzt).
All diese Maßnahmen beruhen auf dem Prinzip, daß erst nach Beseitigung der Dislokation und Aufdehnung der Adduktoren die vollständige Reposition möglich ist und die Retention in Funktionsmittelstellung durchgeführt werden kann. Das pfannenfüllende Weichgewebe (Pulvinar, Lig. teres) atrophiert; selbst der Kapselisthmus und der eingeschlagene Limbus sind meistens keine unüberwindliche Barriere (KRÄMER 1982). Wesentliches Merkmal der *Extensionsreposition* sind Extensionszüge, deren Vektoren so ausgerichtet sind, daß der Femurkopf um den Pfannenrand allmählich herumwandert und spannungsfrei der Pfanne gegenübergestellt wird (Abb. 47–49). Die weitere Zentrierung erfolgt durch aktive Bewegung und Muskelzug (KRÄMER 1982). Im Gegensatz zur Hanausek-Methode besteht der Nachteil der Extensionsreposition in der zwingend notwendigen Stationierung. Die oberste Altersgrenze liegt etwa bei 3 Jahren. Danach ist der Luxation nur noch operativ beizukommen.
Die früher gebräuchlichen Repositionsverfahren in Narkose (s. SCHLEGEL 1961) gehören heute, von Ausnahmen abgesehen, der Historie an.
Ist die Reposition eingetreten, gestaltet sich die weitere funktionelle Retention in Abhängigkeit von den Retentionsphasen (Abb. 50 u. 51). Die

immer noch weitgehend übliche Lorenz-Position im Gips oder in Retentionsschienen bringt trotz der Vorteile für die Gelenkstabilisierung erhebliche Nachteile, für den Femurkopf, aber auch für die Entwicklung des proximalen Femurendes mit sich (TÖNNIS u. KUHLMANN 1969). Ähnliche Probleme hat man auch mit dem Wingfield-Rahmen (SAGE 1980).
Ist die instabile Retentionsphase in die stabile Retentionsphase übergetreten (Abb. 52), kann mit der Nachbehandlung begonnen werden (Abb. 53), die besonders bei gehfähigen Kindern mit der dosierbaren Belastung in der Lauf-Spreiz-Schiene und deren Modifikation durchgeführt wird. Diese Rehabilitationsmaßnahme muß nicht so diffizil aufgebaut werden, wie es TIKHONENKOV (1977) und GERTSEN (1975) vorgeschlagen haben.

Ausführliches statistisches Material über die Düsseldorfer Behandlungsmaßnahme liefern WEIGEL u. LENZ (1981).
Die Sammelstatistik des Arbeitskreises für Hüftdysplasie der DGOT berichtet anhand eines großen Zahlenmaterials über die *Komplikationen* (Abb. 54), vornehmlich über die *Häufigkeit von Femurkopfnekrosen* aus 13 Kliniken an über 3316 Hüftgelenken. Die Ergebnisse zeigen eindeutig, daß Verfahren, die mit der Lorenz-Stellung arbeiten, in sehr viel höherem Maße Nekrosen aufweisen als jene, die in Beugestellung und verringerter Abduktion fixieren. Stellt man einmal unabhängig von Alter und Luxationsgrad – also nicht ganz korrekt – den Gesamtprozentsatz an Nekrosen bei den einzel-

1.42 Angeborene Deformitäten

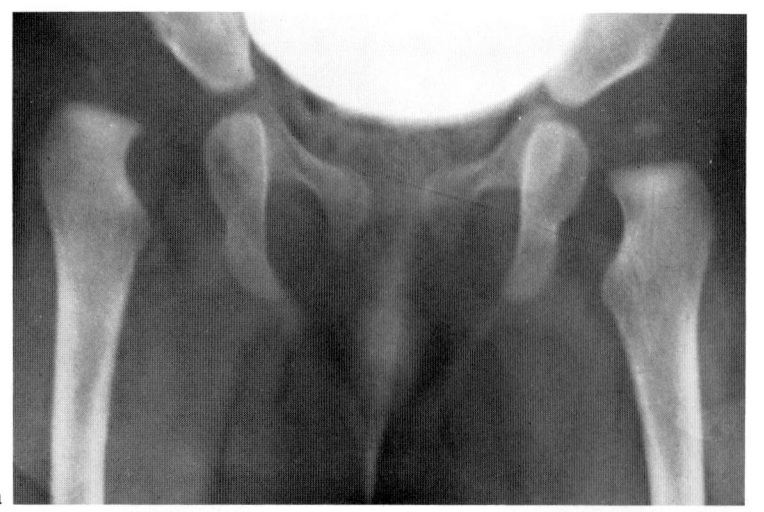

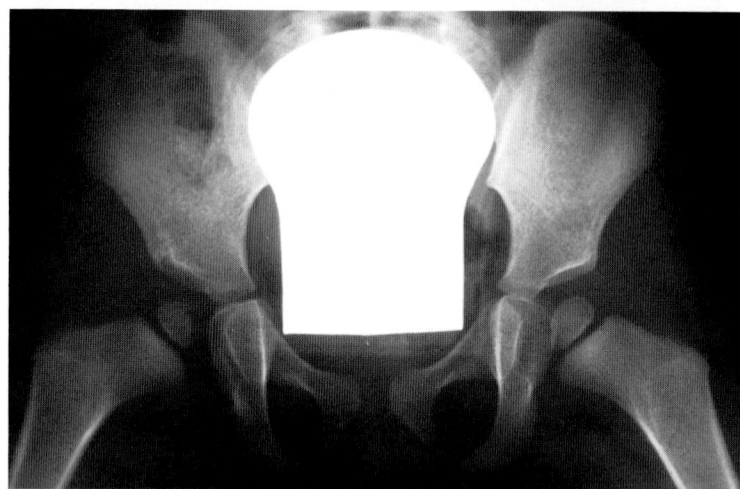

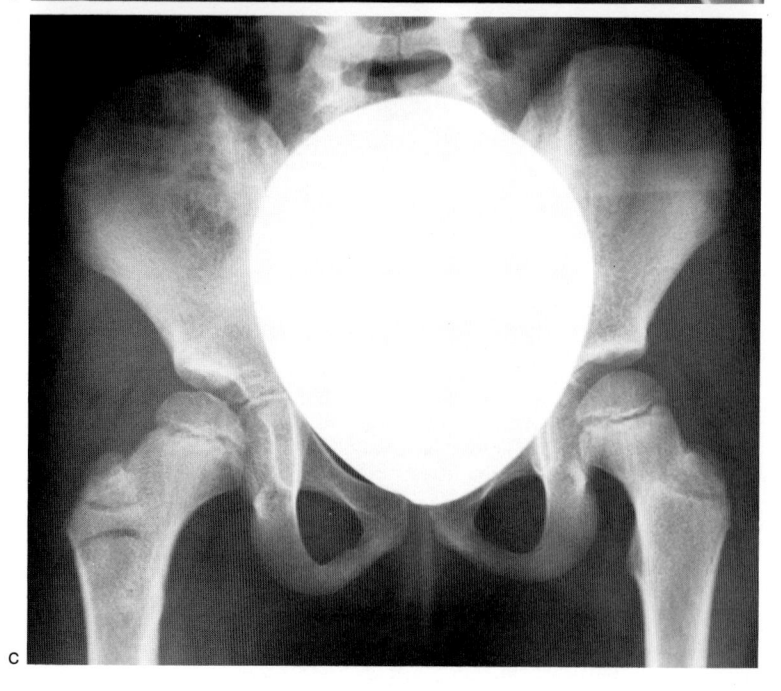

Abb. 51 a–c Daniela J., geb. 31.1.78. a) Erstkontrolle im Alter von 6 Monaten, hohe Luxation rechts bei Dysplasie links. b) Nach Vorextension und spontaner Reposition mit Retention sehr gute Gelenkentwicklung links bei befriedigender Gelenkentwicklung rechts. Keine Indikation zu operativem Vorgehen. c) 5 Jahre nach der Repositionsbehandlung befriedigende Gelenkentwicklung ohne Notwendigkeit, in diesem Stadium operativ vorzugehen

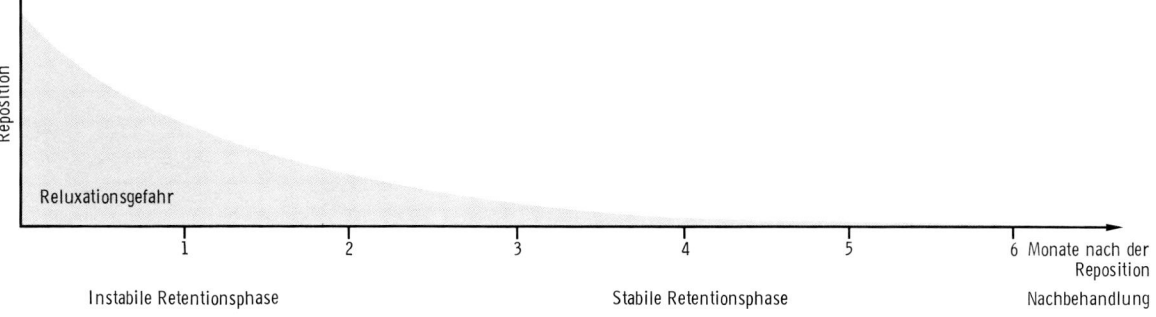

Dysplasie und sogenannte angeborene Hüftluxation 1.43

Abb. 52 Retentionsphasen (nach *Krämer*)

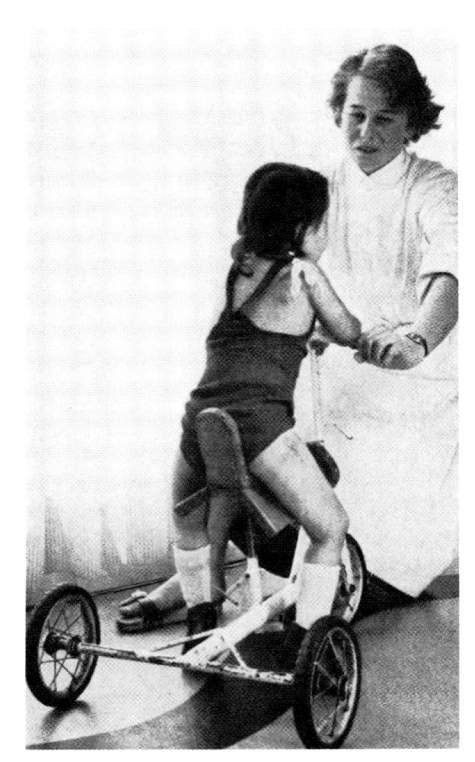

Abb. 53 Schede-Rad

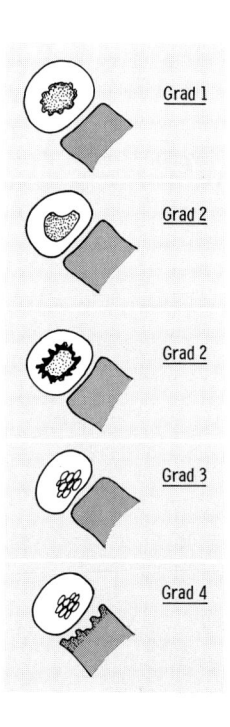

Abb. 54 Nekrosegrade. Grad 1: leichtester Grad der Veränderungen, Hüftkopfkern leicht unscharf in der Berandung, leicht körnig und etwas unregelmäßig in der Struktur. Wahrscheinlich folgenloses Abklingen. Grad 2: Rand des Kopfkernes unregelmäßiger, Struktur körniger und aufgelockerter als bei Grad 1, deutliche Veränderungen. Eine zweite Form, die auch unter diesen Grad fällt, bilden die ausgestanzten Teildefekte des Hüftkopfes, oft als kleiner lateraler Einschnitt in der Kopfoberfläche erkennbar. Dieser Grad der Nekrose hinterläßt leichte Kopfabplattungen. Grad 3: Hüftkopfkern schollig zerfallen und nur in einzelnen Fragmenten oder als flacher Streifen erkennbar oder bei sehr kleinen Kernen ganz aufgelöst. Starke Verformungen von Hüftkopf und Schenkelhals bleiben lebenslang sichtbar. Grad 4: metaphysäre Beteiligung, damit schwerste Folgen für das Wachstum. Man erkennt Unregelmäßigkeiten auch an der Epiphysenfuge des Schenkelhalses und im Schenkelhals. Dieser Grad fand sich bei der Auswertung aber doch so selten, daß er in den Auswertungen mit Grad 3 zusammengefaßt wird (aus *D. Tönnis:* Hüftluxation und Hüftkopfnekrose. Enke, Stuttgart 1978)

nen Verfahren zusammen, so ergibt sich folgende Reihenfolge:

Hoffmann-Daimler-Bandage und Schiene 32%,
operative Einstellung und Lorenz-Gips nachträglich 28%,
manuelle Einstellung und Lorenz-Gips 25%,
Overheadextension und Lorenz-Gips 15%, manuelle Einstellung und Lange-Gips 10%,
Pavlik-Bandage (Einrenkung und Fixation) 7%,
Extensionsreposition nach Krämer und Original-Hanausek-Methode 4%,
Sitzhockgips und Flexionsbandage nach FETTWEIS 0,4%.
Weltweit beschäftigt man sich mit der Osteochondrose im Verlauf der Luxatonsbehandlung, also mit dem sog. *Luxations-Perthes* (BUXTON u. MCCULLOUGH 1980, OHL u. NICOD 1976, WEINER u. Mitarb. 1977, HEROLD 1980, KALAMCHI u. Mitarb. 1980, COOPERMAN u. Mit-

1.44 Angeborene Deformitäten

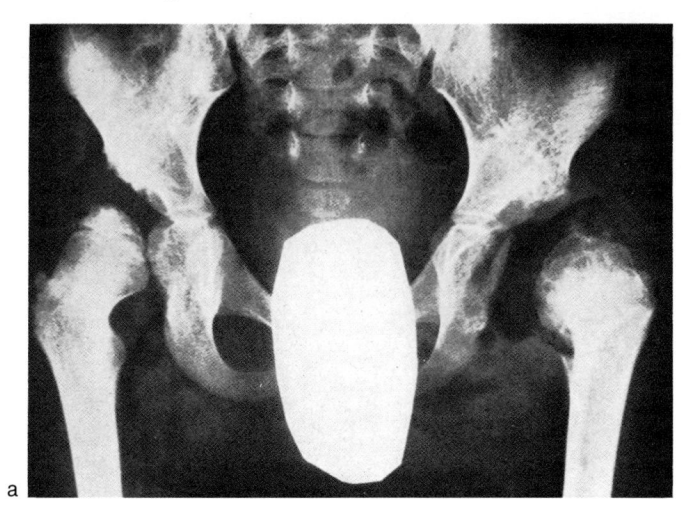

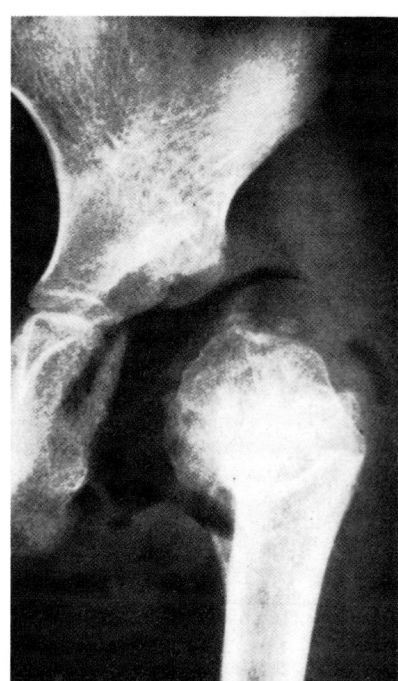

Abb. 55 a u. b a) „Luxations-Perthes", rechts im Verdichtungsstadium, links im Stadium der Fragmentation. b) Füllungsbild der linken Hüfte: entrundet und zu großer Kopf (Coxa magna)

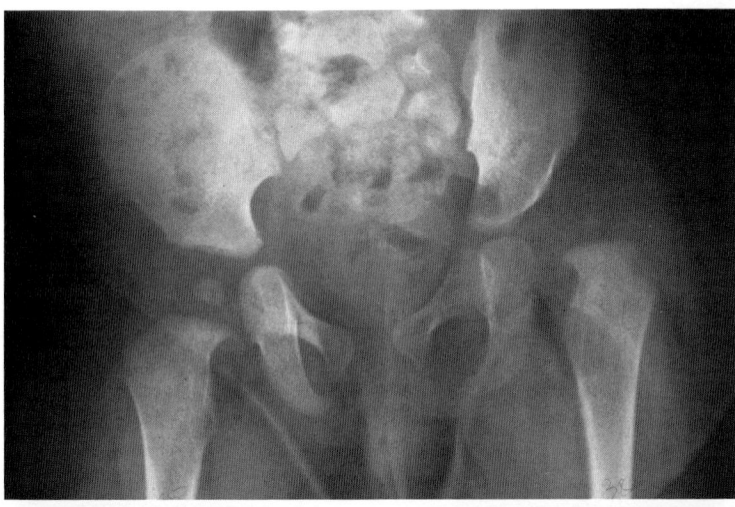

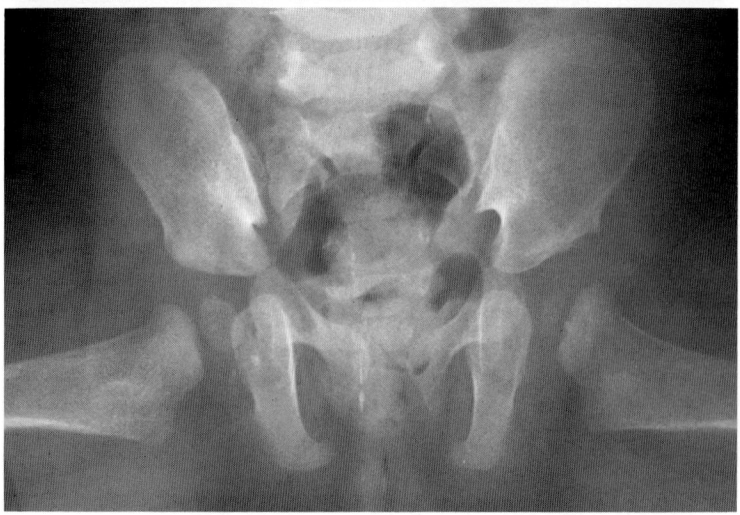

Abb. 56 a u. b Nanni J., geb. 2.2.72. a) Hüftluxation links, Spreizhosenbehandlung vom 4.–6. Lebensmonat. b) Nach Vorextension geschlossene Reposition.
c) 6 Monate nach Repositionsbehandlung geringe Kopfumbaustörung bei guter Pfannendachentwicklung. d) 1½ Jahre nach der Behandlung ausgezeichnete Gelenkentwicklung. e) Ausgezeichnetes Ausheilungsergebnis 7 Jahre nach Repositionsbehandlung

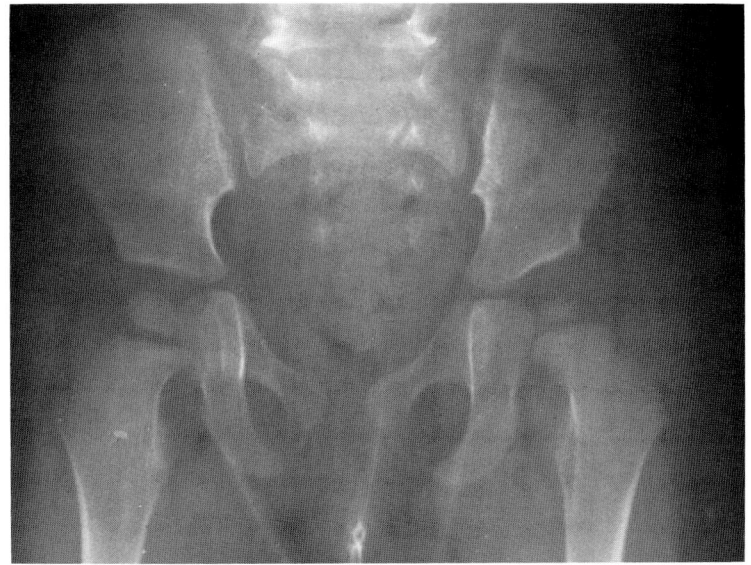

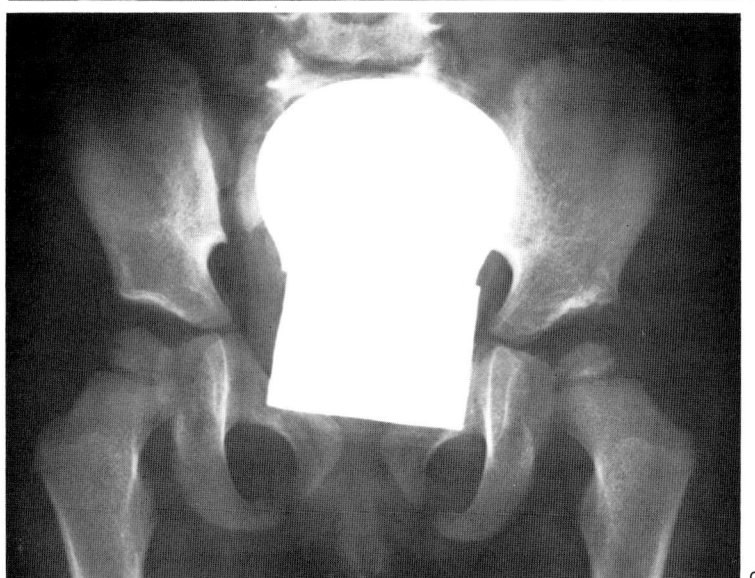

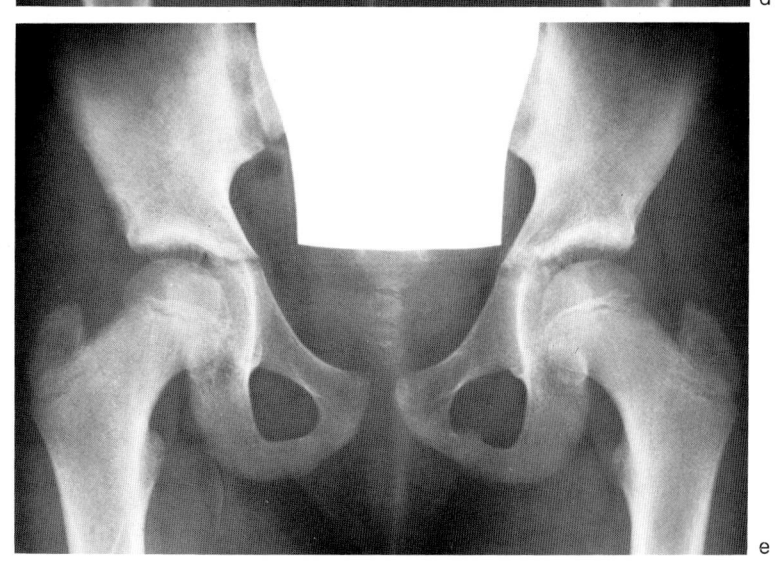

Dysplasie und sogenannte angeborene Hüftluxation 1.45

Abb. 56 c–e

arb. 1980, WESTHIN u. Mitarb. 1976, KARPF u. BÄTZNER, 1977, BUCHHANAN u. Mitarb. 1981, GORE 1974, DUSSAULT u. Mitarb. 1980, HEROLD 1980, LINDHOLM u. Mitarb. 1978, CHUINARD 1980, PAPADOPULOS u. Mitarb. 1977, LAMBRECHT 1977, JEQUIER u. ROSMAN 1979, DÜRRSCHMIDT u. SYLKIN 1985, SCHOENECKER u. Mitarb. 1984, POOL u. Mitarb. 1986).

BATORY (1981) versucht Zusammenhänge zwischen Luxations-Perthes (Abb. 55) und Morbus LEGG-CALVÉ-PERTHES auf dem Weg über die Blutversorgung des proximalen Femurendes herzustellen. NEVELÖS u. BURCH (1979) stellen mit Recht fest, daß die Kopfumbaurate dann um so häufiger auftritt, wenn die erste Behandlung nach dem 1. Lebensjahr erfolgt (Abb. 56). In ähnlicher Weise sprechen auch HOFER u. Mitarb. (1978) über die Altersabhängigkeit der Femurkopfnekrosen, die besonders hoch ist, wenn die Kinder sich bereits im Spielalter befinden.

Komplikationen

Die Ergebnisse der konservativen Behandlung werden durch *Fehler bei der Therapie* getrübt (WILKINSON 1980). Sie sind auch besonders schlecht bei stärkerer Instabilität (ALMBY u. REHNBERG 1977, RACE u. HERRING 1983, HENSSGE 1983). Sie hängen ab von der Nachreifung der Pfanne (LINDSTROM u. Mitarb. 1979) und werden auch vom Wachstum (WIENTROUB u. Mitarb. 1979) beeinflußt. Wenn die Ergebnisse nicht gut werden, kann dies auch iatrogen bedingt sein (WILKINSON 1975).

Die früher gefürchteten *Hüftkontrakturen* nach der geschlossenen Luxationsbehandlung, also die reinen Ruhesteifen des Hüft-, gelegentlich auch des Kniegelenks, sind heute kaum mehr beim funktionellen Vorgehen zu befürchten. Nicht anders ist es mit den konstitutionell bedingten Gelenkversteifungen, die ebenso selten sind wie die bei den früher geübten Repositionsverfahren gelegentlich gefundenen Dystrophiezustände im Sinne des Sudeckschen Syndroms (SCHLEGEL 1961).

Restdysplasien nach konservativer Behandlung der sog. angeborenen Hüftgelenkluxation (LENZ u. Mitarb. 1981, GÄRTNER u. NIETHARD 1981, MARDAMBEY u. MACEWEN 1982) sind Lieferanten der späteren operativen Behandlungsmaßnahmen.

RENSHAW (1981) machte sich Gedanken über die inadäquate Reduktion der angeborenen Hüftluxation. Er kontrollierte mit der Arthrographie nach und wendete bei seinen 11 Fällen dann verschiedene operative Behandlungsmaßnahmen an.

Operative Behandlungsverfahren

Im Laufe der Geschichte der Behandlung der Luxationshüfte hat die Wertschätzung der operativen Behandlungsverfahren mehrfach eine absolute und auch regionale Wandlung erfahren. Die einseitige extreme Anerkennung oder Ablehnung einer der beiden Methoden zugunsten der anderen gehört heute wohl der Geschichte an.

Von fast allen Autoren wird heute in der Regel die Meinung vertreten, daß operative Behandlungsmaßnahmen erst dann angezeigt sind, wenn die konservativen Behandlungsmöglichkeiten innerhalb des 1. Lebensjahres – vornehmlich beim Vorliegen von Repositionshindernissen – erfolglos ausgeschöpft sind oder primär ein konservativer Behandlungsversuch ungeeignet erscheint (BERNBECK 1983, RENSHAW 1981). Dies ist besonders dann der Fall, wenn die Hüftluxation zu spät erkannt oder zu spät einer Behandlung zugeführt worden ist.

Letzten Endes sind operative Maßnahmen auch angezeigt, wenn die nachholende Entwicklung des Gelenkkomplexes auf unzureichenden Ebenen stehenbleibt. Die wichtigsten Faktoren sind hierbei die ungenügende Zentrierung des Femurkopfes, vor allem bei zu geringer Tiefe der Pfanne, die mangelhafte Überdachung des Femurkopfes durch das Azetabulum und Abweichung des Schenkelhalswinkels von der Norm (DEBRUNNER 1983); ferner, wenn bei unstabilen Hüften ungenügende Behandlungsresultate resultieren (CYVIN 1977, RACE u. HERRING 1983).

Die vielen operativen Möglichkeiten lassen sich in bestimmte Gruppen einteilen; sie können, abhängig vom Fall, miteinander kombiniert werden.

Folgende Maßnahmen kommen in Betracht:
1. Adduktorentenotomie;
2. operative Reposition;
   a) Reposition des dislozierten Femurkopfes in die Primärpfanne;
   b) Reposition des dislozierten Femurkopfes in eine neu geschaffene Pfanne;
3. Pfannenplastiken:
   a) Knochenspanimplantation am Pfannenerker,
   b) Pfannendachplastiken,
   c) gelenknahe Beckenosteotomien;
4. hüftnahe Femurosteotomien (BERNBECK 1983).

GRAF (1981) gibt sein Behandlungsschema bei vollständiger Luxation bei 555 Hüftluxationen bekannt, von denen 54, also 9,7%, offen reponiert werden mußten. 21 davon waren konservativ nicht vorbehandelt, mit einem Durchschnittsalter von 4,6 Jahren.

Offene Reposition

Jede offene Reposition muß nach entsprechender *Vorextension* durchgeführt werden. In den ersten 6 Lebensmonaten sind operative Maßnahmen nur in Ausnahmefällen notwendig. Ab dem 7. Lebensmonat bis zum Ende des 1. Lebensjahres sollte mit der operativen Reposition nicht gezögert werden, wenn Repositionshindernisse vorliegen.

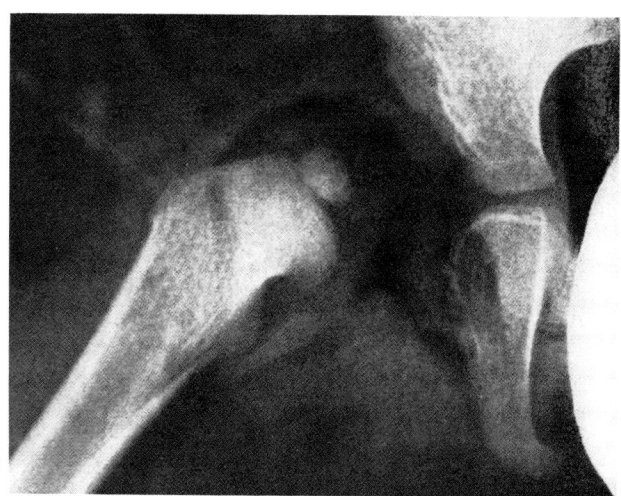

Abb. 57 Repositionshindernisse. Kapselisthmus zu eng. Pulvinarhypertrophie

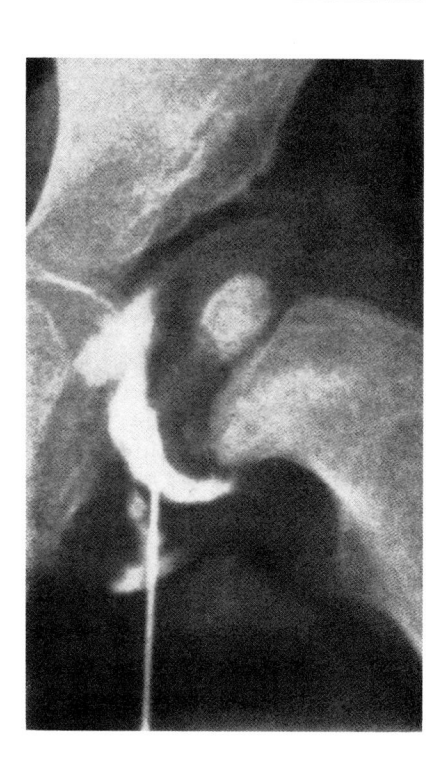

Abb. 58 Kapsel im Gelenk eingestülpt

Repositionshindernisse sind Einkrempelung und Retraktion des Limbus und des Lig. transversum acetabuli, der Kapselisthmus vor der Pfanne, der einstülpende Zug des M. iliopsoas und die Elongation sowie Verdickung des Lig. teres mit Pulvinarhypertrophie (Abb. 57–59).
Stellungsverbessernde Operationen oder Winkelkorrekturen am proximalen Femurende werden in der Regel erst ab dem 2. Lebensjahr aktuell (IMMENKAMP 1981).

Technik
Vom Leistenschnitt aus (TÖNNIS 1978), vom anterolateralen Zugang nach Watson-Jones (GRAF 1981), vom Smith-Peterson-Zugang (TUREK 1983), vom posteromedialen, medialen (KALAMCHI u. Mitarb. 1980, DIEP-STRATEN 1985) oder inferiortransfemoralen Zugang (SIMONS 1980) wird das Gelenk eröffnet, und die Repositionshindernisse werden entfernt. SIMONS (1980) gibt eine schöne Zusammenfassung und eine Indikationsliste für die verschiedenen Zugänge bei der offenen Reduktion. Am häufigsten werden das *Verfahren nach Ludloff* und dessen Modifikation nach FERGUSON (1975) durchgeführt. LEHMAN (1980), WEINSTEIN u. Mitarb. (1979), SCAPINELLI u. ORTOLANI (1980), ROOSE u. Mitarb. (1979), TÖNNIS (1978), TSUCHIYA u. YAMADA (1978), MACHACEK u. SALZER (1977), FENGLER u. TOMASCHEWSKI (1976), JASTER u. MATHES (1976), WILKINSON (1980), POWELL u. Mitarb. (1986) und viele andere berichten über Vorgehen, postoperative Retention und Ergebnisse. Die Femurkopfnekroserate ist durchweg höher als bei den schonenderen konservativen Verfahren.

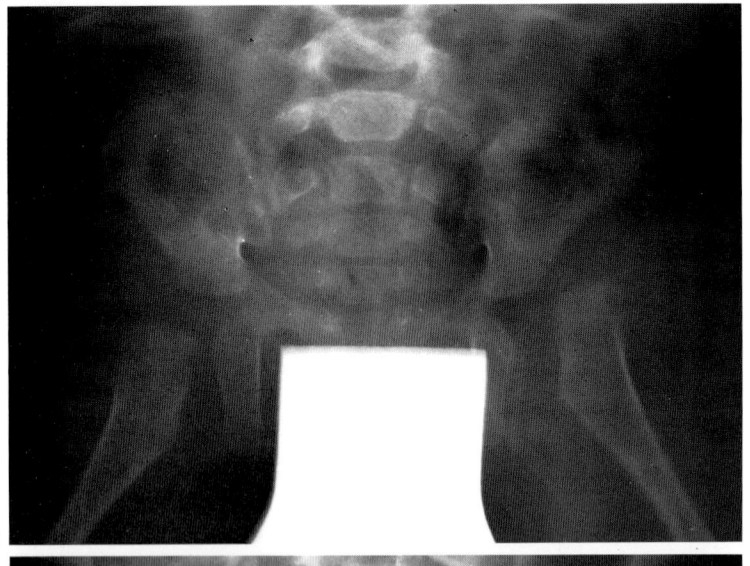

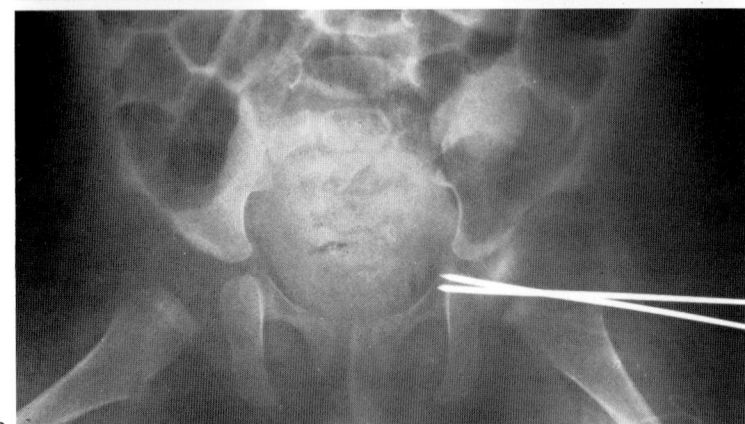

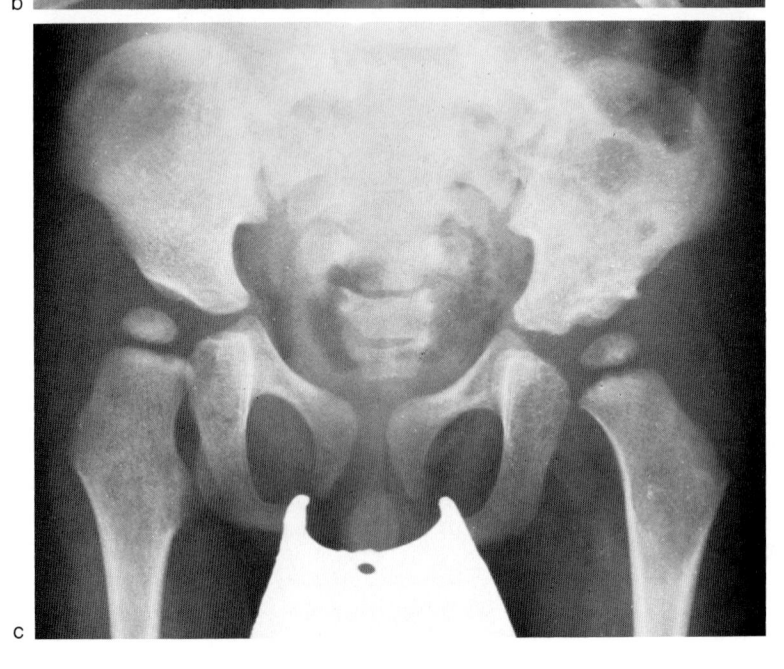

Abb. 59 a–c Salgin Ö., geb. 20.2.
75. a) Linksseitige Hüftluxation bei
Dysplasie rechts. b) Offene Reposition nach Vorextension im Alter
von 8 Monaten. c) Behandlungsergebnis 2 Jahre nach der operativen Behandlung im Alter von
2 Jahren und 8 Monaten: re.: in
ARo.-Position, gute Gelenkentwicklung. li.: pfannenschaffender
Eingriff notwendig

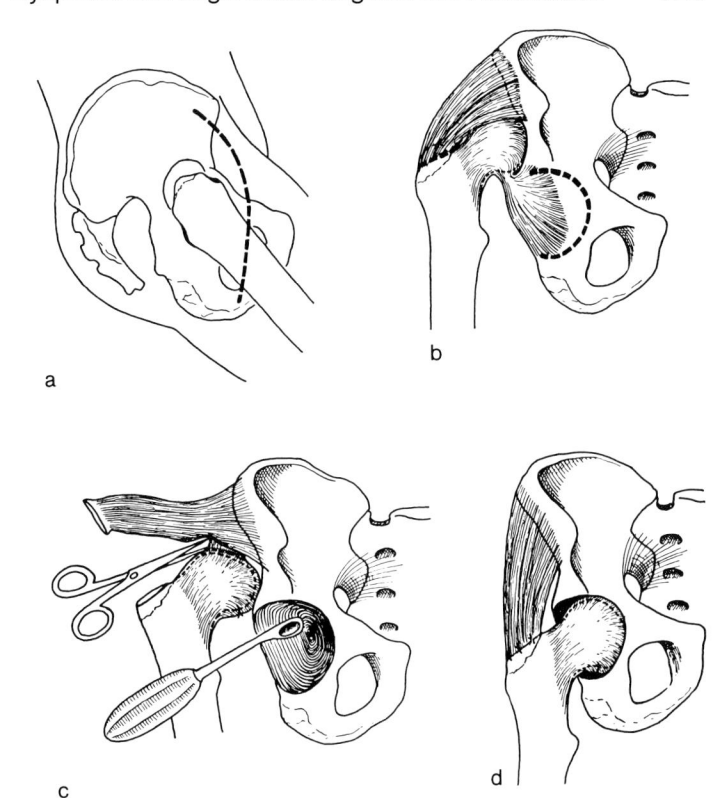

Abb. 60 a–d Arthroplastik nach Colonna. a) Hautschnitt, b) Situs vor der Operation, c) Abmeißelung des großen Rollhügels und Kapseldeckung des Kopfes, d) Reposition in die erweiterte Primärpfanne, Fixierung des Trochanter am alten Platz (aus T. C. Colonna: J. Bone Jt. Surg. 35 A [1953] 179)

Die Reposition des dislozierten Femurkopfes in die Primärpfanne ist in der Regel bis höchstens zum 6. Lebensjahr möglich. Fallweise wird man natürlich in gleicher Sitzung Zusatzeingriffe durchführen, entweder einen pfannenschaffenden Eingriff oder aber einen Korrektureingriff des proximalen Femurendes. Führt man die offene Reposition zusammen mit der hüftnahen Femurosteotomie durch, ist die Gefahr der Femurkopfnekrose nicht größer als bei der offenen Reduktion allein. Die zusätzliche Salter-Osteotomie erhöht die Nekroserate stark (POWELL u. Mitarb. 1986).

Reposition in eine neu geschaffene Pfanne

Bei extrem *hochstehenden oder veralteten Hüftgelenkluxationen* wird in der Regel eine Reposition in die Urpfanne unmöglich sein, weshalb die Reposition in eine neu geschaffene Pfanne vorgenommen werden muß. Dieser auf CODIVILLA (1900) zurückgehende Eingriff wurde von COLONNA (1930) systematisch ausgebaut. Er berichtete 1953 über seine Spätresultate (Abb. 60 u. 61). Wichtig sind nach ihm folgende Punkte:

1. Vorbereitung durch Extension und durch subkutane Tenotomie der Adduktoren. Durch die Extension muß der Femurkopf bis in die Höhe des Azetabulums gebracht werden.
2. Die Kapsel ist sorgfältig zu präparieren, das Lig. capitis femoris zu exzidieren und die Kapsel dann als Sack um den ganzen Kopf zu legen und zu verschließen.
3. Der Femurkopf selbst muß nicht bearbeitet werden.
4. Die neue Pfanne muß tief gegraben werden; der Rand muß scharf begrenzt und nicht abgeschrägt sein, damit keine Reluxation entsteht.
5. Bei hochgradiger Antetorsion muß eine derotierende Osteotomie durchgeführt werden.
6. Der günstigste Zeitpunkt für diesen Eingriff ist das Alter von 3–6 Jahren bei bilateraler und von 3–8 Jahren bei unilateraler Luxation.

Obwohl viele Operateure diesen Eingriff nicht mehr durchführen oder noch nie durchgeführt haben, wird immer über die Ergebnisse berichtet.

SCHULITZ u. GRISS (1976) beurteilen die Langzeitergebnisse von 28 nachuntersuchten Gelenken äußerst kritisch. Nur 3mal war ein sehr gutes Ergebnis zu verzeichnen, 20 Fälle zeigten ein mäßiges oder schlechtes Ergebnis, wobei allerdings 15 von diesen 28 Gelenken schmerzfrei und stabil waren. Die Beweglichkeit hatte sich jedoch deutlich verschlechtert. Sie meinen, daß sich die Indikation zur Colonna-Plastik nur noch selten stellt, da einerseits die Zahl der übersehenen und hohen Hüftgelenkluxationen seltener wird und andererseits neu inaugurierte operative Verfahren Vorrang haben. Sie widersprechen damit LAGRANGE u. Mitarbeitern (1973); GLASS u. DUNNINGHAM (1980), BAK u. FARKAS (1975) beurteilen die Ergebnisse grundsätzlich positiv. P. F. MATZEN (1974) stellt fest, daß die Erfolgsrate der Colonna-Plastik durch eine besonders ungünstige Patientenauswahl belastet wird. Ihr Ziel ist es viel-

1.50 Angeborene Deformitäten

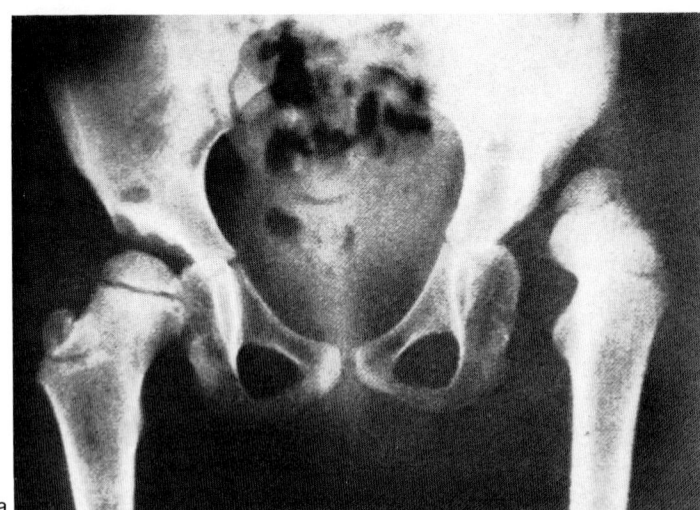

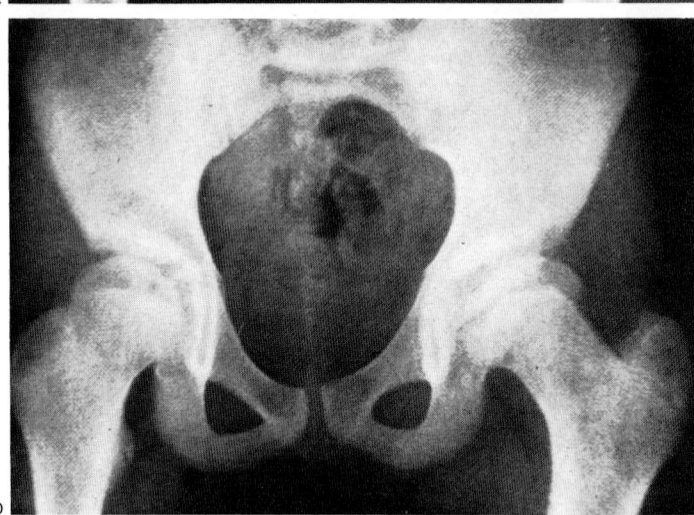

Abb. 61 a u. b   Ergebnis der Colonna-Plastik nach 8 Jahren (aus *T. C. Colonna:* J. Bone Jt. Surg. 35 A [1953] 179)

fach, die Versäumnisse und die Mißerfolge von Jahren wettzumachen. Trotzdem sei dieser letzte Repositionsversuch lohnend. TUREK (1983) lehnt die intraartikuläre Kapselarthroplastik nach Colonna ab. Erstaunlich ist die Meinung von MEYSTRE (1979), der 12 Patienten 10–17½ Jahre nach der Operation nachuntersuchte. 3 davon waren auch bei Anstrengung absolut beschwerdefrei; 5 Patienten hatten gelegentlich Hüftbeschwerden. Die Hälfte der operierten Hüftgelenke zeigte mehr oder weniger ausgeprägte Arthrosezeichen. Er stellt fest, daß er selbst „überrascht von den guten Resultaten dieser Nachkontrolle" war. „Die Indikation zu der Operation nach Colonna scheint ihm weiterhin berechtigt bei veralteten einseitigen kongenitalen Hüftgelenkluxationen mit Aplasie oder Dysplasie des Pfannendaches". SHARRARD (1979) äußert sich hier wesentlich zurückhaltender.

Der Eingriff der kapsulären Arthroplastik muß häufig mit einer intertrochantären korrigierenden Femurosteotomie verbunden werden (BERNBECK 1974, SAGE 1980).

Ist die Primärpfanne einigermaßen erhalten und handelt es sich um eine hochstehende veraltete Hüftluxation, läßt sich bei der rekonstruierenden Reposition mitunter die Osteotomie im proximalen Femurbereich vermeiden, wenn man nach dem Vorschlag von ARCQ (1978) die *Extension mit dem Wagnerschen Distraktionsgerät* durchführt (GEKELER 1981). ARCQ (1981) verzichtet dann lieber auf die Colonna-Plastik und führt im Anschluß an die Herunterholung des Femurkopfes in Höhe der Primärpfanne die Chiarische Osteotomie durch. ZAPFE (1981) zieht bei der Behandlung hochstehender Luxationen beim Schulkind und Adoleszenten neuerdings auch die Extensionsmethode nach ARCQ dem früher geübten Verfahren der Colonna-Plastik mit der zusätzlichen Varisierung und Femurverkürzung sowie Verlängerung der Iliopsoassehne nach ZAHRADNICEK (1934) vor.

Pfannenplastiken

Obwohl die rechtzeitig und richtig erfolgte Reposition des subluxierten oder luxierten Oberschenkelkopfes primär günstige Bedingungen für die formbildende weitere Funktion geschaffen hat,

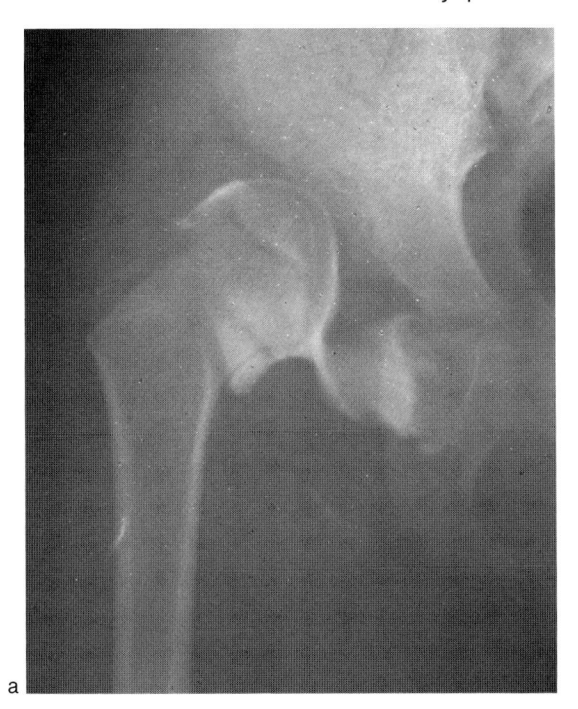

Abb. 62 a u. b   Hanife V., geb. 1. 11. 69. a) Nach Vorextension und Arthrographie im Alter von 5 Jahren offene Reposition. b) Behandlungsergebnis 7 Jahre nach der operativen Reposition befriedigend

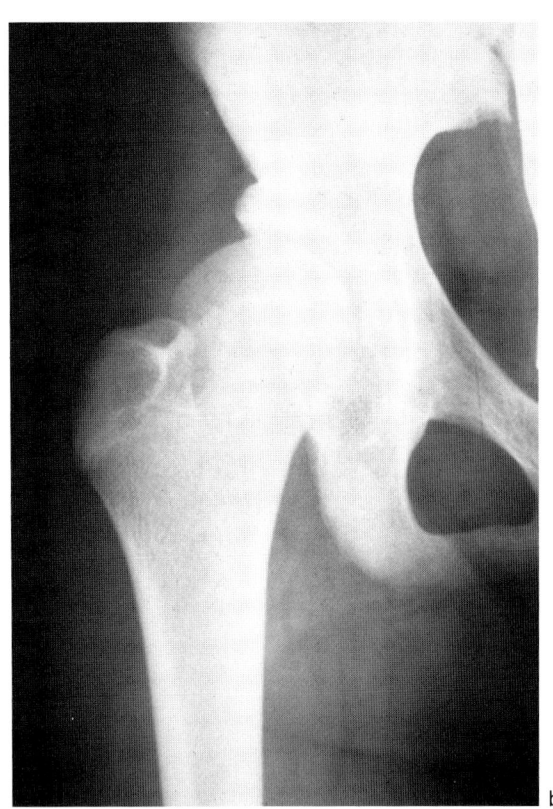

erfolgt lange nicht in jedem Falle eine Normalisierung aller Faktoren des Dysplasiekomplexes (Boos u. Slooff 1984). Fest steht nur, daß die untrennbare funktionelle Einheit der Pfanne und des koxalen Femurendes evident ist und sich beide Gelenkanteile in jeder Induktionsstellung formgestaltend beeinflussen (Abb. 62).

Die früheren Pfannendachplastiken hatten die Tendenz, die unterbliebene Rekonstruktion des Pfannendaches auszugleichen. Das häufige Versagen der technisch optimal durchgeführten früheren Pfannendach-Rekonstruktionsvorschläge resultierte daraus, daß die Indikation zu diesem Eingriff fast allgemein dann erst gestellt worden war, wenn die konservative Behandlung jahrelang vergeblich versucht worden ist, also wenn besonders ungünstig gelagerte Fälle therapiert werden. Sichtet man die unübersehbare Literatur über die Pfannendachplastik, die sich seit Beginn dieses Jahrhunderts angesammelt hat, findet man häufig bestechend schöne Frühergebnisse. Diese Frühergebnisse sind jedoch nicht nur aufgrund der wirklich guten Operationstechnik entstanden, sondern waren stets eine Folge der nur geringfügig pathologisch veränderten Stellung der Pfanneneingangsebene und des proximalen Femurendes.

Die eigentlichen Pfannendachplastiken in den heute auch noch geübten Formen gehen auf Spitzy (1924) und Lance (1925) zurück. Das Verfahren von Spitzy besteht in der Einfügung eines kortikospongiösen Knochenspanes in das Pfannendach, während Lance die in den anglo-amerikanischen Ländern „Shelf-Operation" genannten Verfahren dadurch begründet hat, daß er die Lamina externa des Beckenknochens pfannendachschaffend herunterklappte. Während das Verfahren nach Spitzy in Vergessenheit geraten ist, besitzt der Typ der Pfannendachplastik von Lance und deren Modifikationen den theoretischen und praktischen Vorteil, daß für die Belastung präformierter Knochen verwendet wird (Abb. 63 u. 64).

Hellinger (1977) machte sich ausführliche Gedanken zum Stellenwert der pfannendachbildenden Operation, bespricht die Methoden nach Lance, die Azetabuloplastik nach Witt-Mittelmeier, die Azetabuloplastik nach Dega und das Korrekturprinzip der perikapsulären Iliumosteotomie nach Pemberton. Er stellt diese Verfahren den Methoden von Salter und Chiari gegenüber. Sage (1980) schildert von den „Shelf"-Operationen die Technik nach Pemberton, nach Albee mit ihrer Modifikation nach Wiberg und nach Gill; ferner die Techniken nach Wilson, Ghormley sowie Dickson, der auch die Sekundärpfanne angeht. Love u. Mitarb. (1980) nennen zusätzlich noch die Modifikation nach Bosworth. Eyre-Brook u. Mitarb. (1978) besprechen 6-Jahres-Ergebnisse der von ihm durchgeführten Pemberton-Azetabuloplastik. Wainwright (1976) bietet einen Report über die von ihm modifizierte Pfannendachplastik mit Lamina-externa-Span vom Ilium; Bickel u. Breivis haben sich vornehmlich mit der Ghormley-Plastik beschäftigt (1975). Teot u. Mitarb. (1983) verwenden die Epiphyse des vorderen, oberen

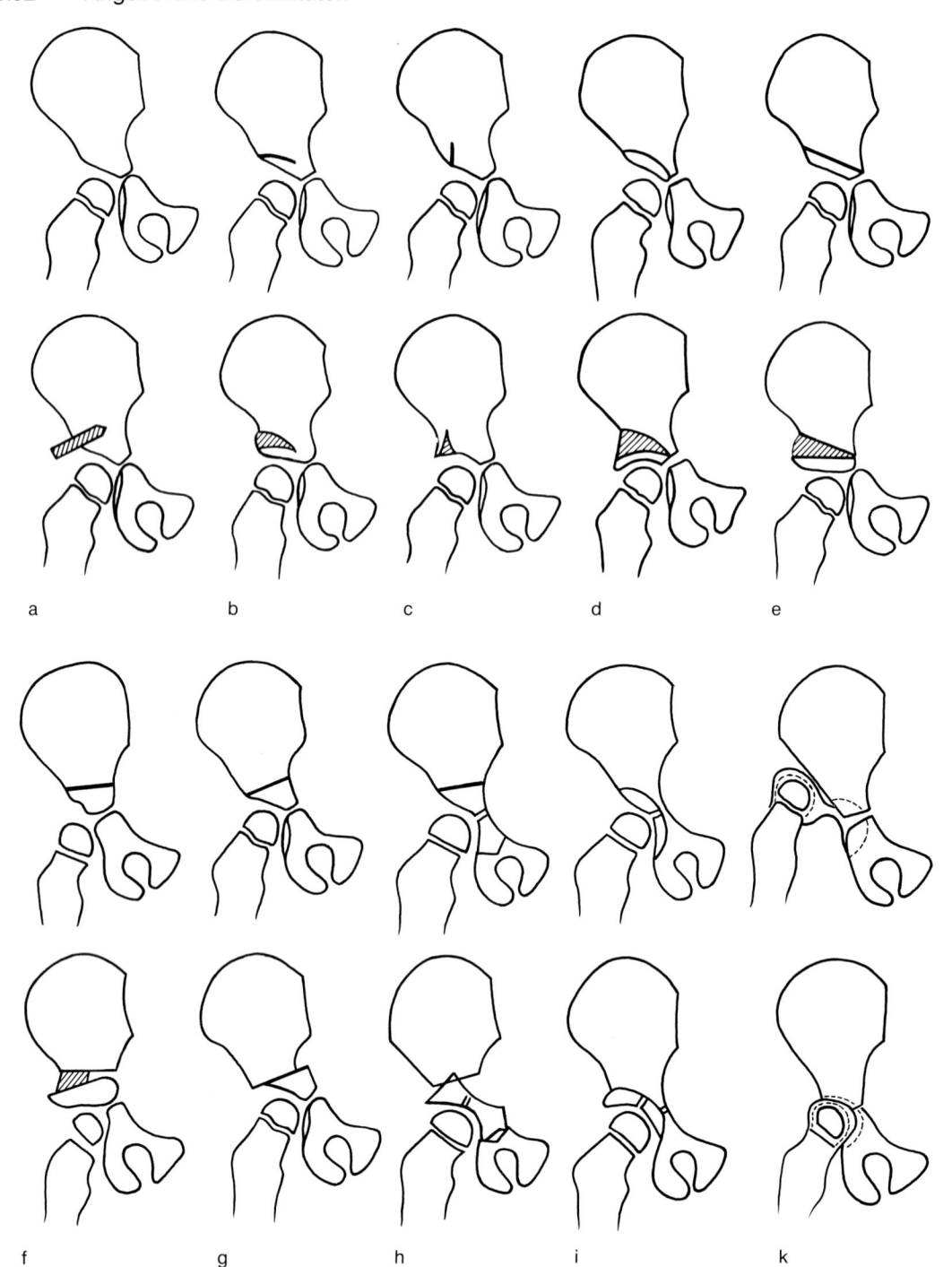

Abb. 63 a–k Schematische Darstellung der Möglichkeiten der Pfannenplastik jeweils vor und nach der Operation. a) Einsetzen eines Spanes nach Spitzy. b) Herunterklappen des Pfannendaches und Einsetzen eines Spanes nach Lance. c) Aufspreizen des Pfannendaches mit Einsetzen eines Spanes nach Thomas. d) Herunterklappen des Pfannendaches mit Abstützung durch Span nach Pemberton. e) Pfannendachosteotomie nach Dega mit Abstützen durch einen Span. f) Beckenosteotomie nach Salter. Sicherung des Pfannendaches durch Beckenkammspan. g) Beckenosteotomie nach Chiari. Der distale Anteil der Pfanne wird nach medial, der proximale Anteil nach lateral zur Vertiefung des Pfannenkavums verschoben. h) Pfannenschwenkosteotomie nach Hopf durch Doppelosteotomie. Oberhalb und unterhalb der Pfanne wird diese gelöst und bis zur gewünschten Korrektur über dem Hüftkopf verschoben. i) Pfannenschwenkosteotomie. Die Osteotomie erfolgt intraossär bogenförmig, die innere Kortikalis bleibt erhalten. Die Osteotomie kann erst nach weitgehendem Schluß der Y-Fuge durchgeführt werden. k) Operative Reposition der Hüftluxation unter gleichzeitiger Schaffung eines Pfannenkavums nach Colonna, meistens kombiniert mit Femurverkürzungsosteotomie (aus: *R. Bernbeck, G. Dahmen:* Kinderorthopädie, 3. Aufl. Thieme, Stuttgart 1983)

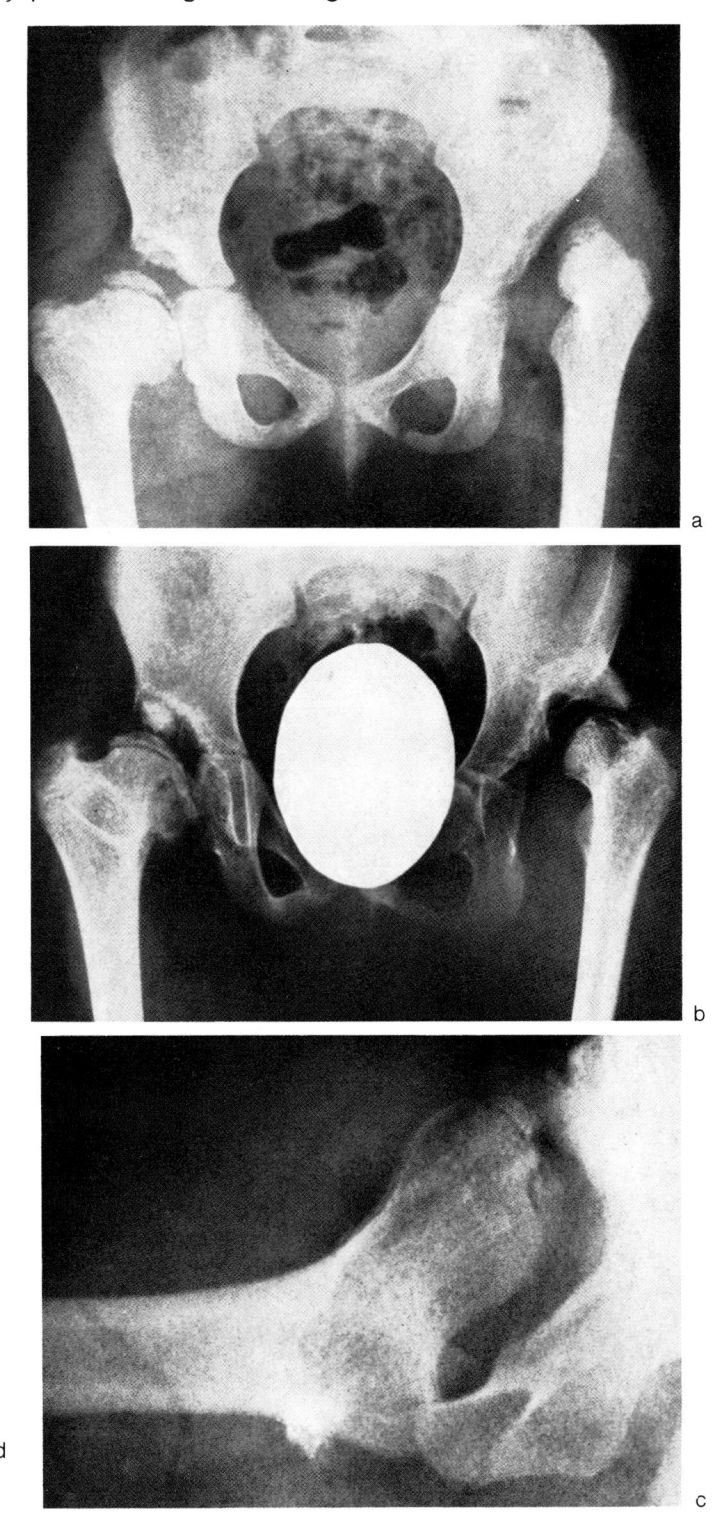

Abb. 64 a–c Falsche Indikation zur Pfannendachplastik bei Luxation 2. Grades und hochgradiger Antetorsion. Kopfumbau kurz nach der Operation

Darmbeinstachels als Pfannenerker. SAITO u. Mitarb. schlagen die Tektoplastik vor (1986).
FRANKE u. Mitarb. (1976) sowie SCHULZE u. Mitarb. (1980) beurteilen ihre Ergebnisse der transiliakalen Beckenosteotomie nach Dega. Diese hat auch WEICKERT (1974) vornehmlich durchgeführt. REICH (1974) hat eine modifizierte Lance-Plastik beurteilt. Von MIYAGI (1964) wird über die Ergebnisse der Jinna-ka-Methode berichtet, die gewisse Ähnlichkeiten mit der Lance-Plastik aufweist. BARTECK (1974) modifizierte die LANCE-Plastik nach dem Vorschlag von WITT u. MITTELMEIER (Abb. 65).

1.54 Angeborene Deformitäten

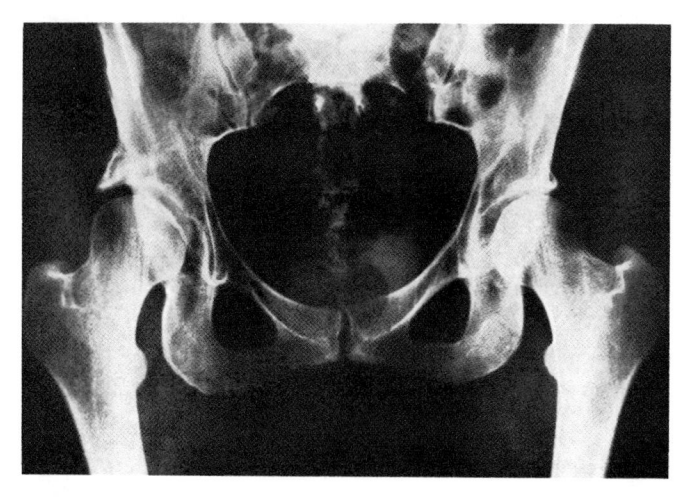

Abb. 65 Richtig indizierte und daher auch 12 Jahre nach der Operation noch gute Pfannendachplastik

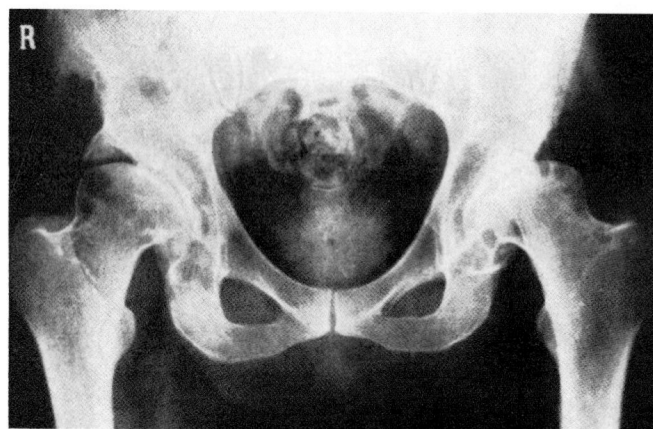

Abb. 66 Trotz gut sitzenden Pfannendachspanes rechts und guter Pfannenentwicklung beginnende Zystenbildung gegenüber dem Span. Links Steilhüfte. Auf beiden Seiten kommt die nunmehr notwendige varisierende Operation als Präventiveingriff zu spät. Die Korrektur der fehlerhaften Stellung des Femurendes wäre zum Zeitpunkt der Pfannendachplastik erforderlich gewesen

a b c

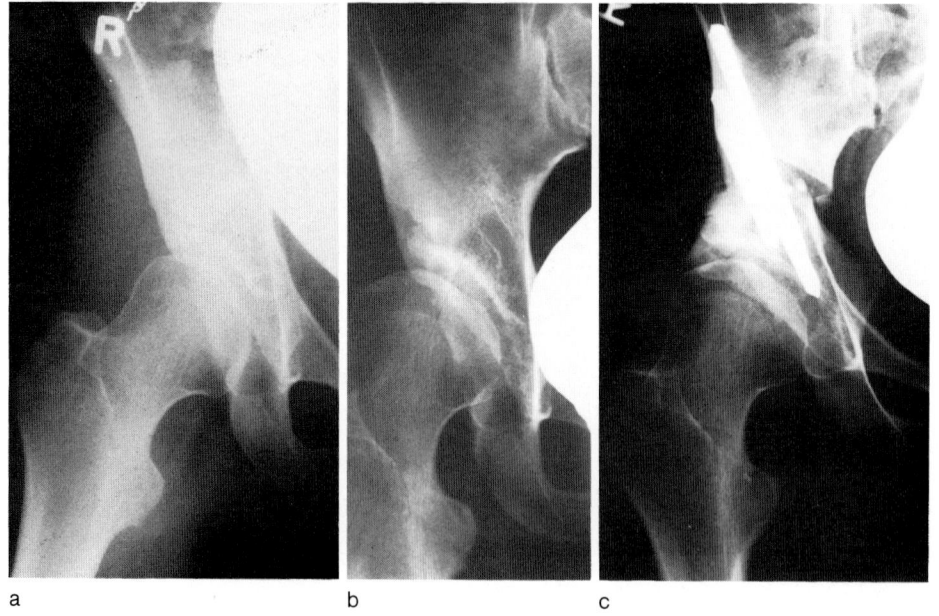

Abb. 67 a-c 24jährige Patientin mit ausgeprägter Pfannendysplasie bei Coxa valga und Subluxation der rechten Hüfte. a) Die Abduktions-Innenrotations-Aufnahme zeigt eine nur ungenügende Einstellung und Überdachung des Kopfes. b) Erhebliche Pfannendysplasie bei Coxa valga mit unzureichender Kopfüberdachung. Im Bereich der Druckauffangzone deutliche Sklerosierung. Beachte die Unterbrechung der Shentonschen Linie als Ausdruck der Subluxationsstellung! c) 4 Wochen nach Innominatumosteotomie. Der Hüftkopf ist ausreichend überdacht, die Subluxation beseitigt. Beachte die durchlaufende Shentonsche Linie! (aus *R. B. Salter, G. H. Thompson:* in *A. Rütt, W. Küsswetter:* Gelenknahe Osteotomien bei der Dysplasiehüfte des Adoleszenten und jungen Erwachsenen. Thieme, Stuttgart 1983)

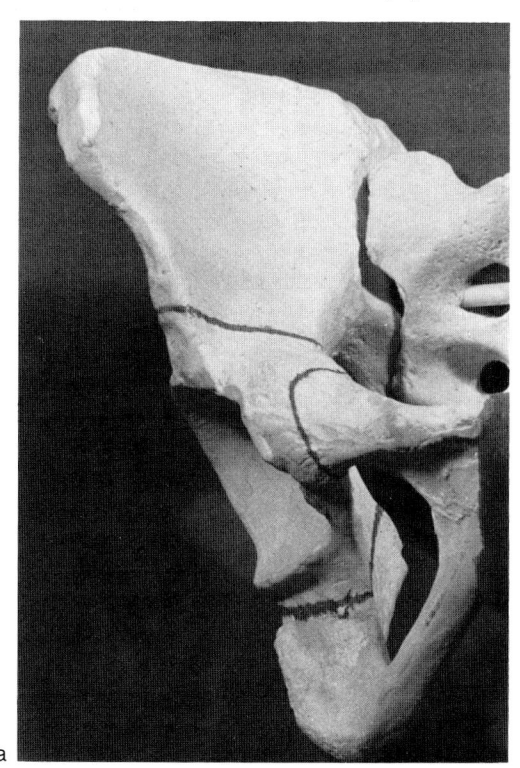

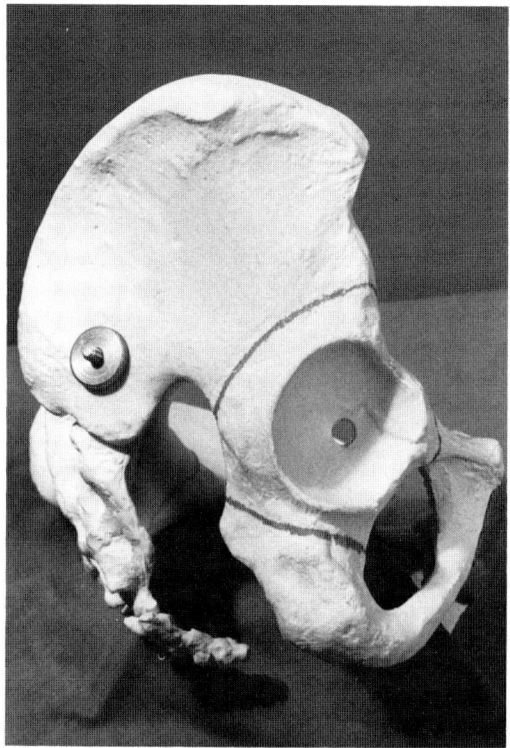

Abb. 68 a u. b Beckenpräparat, an dem die Darmbein-, Schambein- und Sitzbeinosteotomie angezeichnet sind (aus *D. Tönnis*, in *A. Rütt, W. Küsswetter:* Gelenknahe Osteotomien bei der Dysplasiehüfte des Adoleszenten und jungen Erwachsenen. Thieme, Stuttgart 1983)

Azetabuloplastik nach Pemberton

Sie nimmt im Grunde eine Zwischenstellung zwischen den reinen Pfannendachplastiken und den pfannennahen Beckenosteotomien ein, weil sie vor allem die vorderen kranialen Pfannenanteile herabbiegt (MAYER u. ZIENERT 1984). Diese Zwischenstellung wird auch von einigen anglo-amerikanischen Autoren gesehen, z. B. von DUTHIE u. BENTLEY (1983), weil sie die Pemberton-Plastik zu den „Innominate Osteotomies" wie das Saltersche Vorgehen und die Beckenosteotomie nach Chiari zählen. Über die Literatur aller pfannenschaffenden und pfannendachbildenden Eingriffe im deutschsprachigen Schrifttum gibt TÖNNIS (1977) eine gute Übersicht. Gegenindikationen für die Pfannendachspanung bilden bereits bestehende Deformierungen des Gelenks, Luxationen 2. und 3. Grades, zu große Lateralisation des Femurkopfes und Versteifungen des Gelenks (Abb. 66).
Es bedarf keiner besonderen Erwähnung, daß bei jeder Pfannendachplastik die entsprechende Vorextension durchgeführt werden muß und notfalls zusätzlich auch die offene Reposition hinzukommt. Auf die Technik der einzelnen Eingriffe und ihre genannten Modifikationen kann nicht eingegangen werden; sie ist den einschlägigen Operationslehren zu entnehmen. Femurkopfdeformierungen werden gerade bei diesen Shelf-operations durch Spandruck deletär wirksam und haben die frühzeitige Arthrosis deformans zur Folge. Das vorher vorhandene Hinken wird durch eine solche Pfannendachplastik selten beseitigt.
Die Ergebnisse dieser Pfannendachplastiken nachträglich kritisch zu würdigen, ist nahezu unmöglich. Einerseits können subjektive Maßstäbe nie ausgeschaltet werden; andererseits wurden immer vorwiegend Frühergebnisse mitgeteilt, zum dritten jedoch aber auch, weil eine erhebliche Diskrepanz zwischen morphologischem und funktionellem Operationsergebnis besteht.

Gelenknahe Beckenosteotomien Typ Salter

Von ihnen ist zuerst die Methode von SALTER zu nennen (Abb. 67), bei der nach der Osteotomie des Os ilium über dem Pfannenerker das distale Fragment mit Drehung in der Y-Fuge nach lateral unten geklappt und in dieser Stellung mit einem Knochenspan fixiert wird. Diese Methode ist nur im Kleinkindesalter anwendbar (MÄDER u. Mitarb. 1979).
SHIM u. Mitarb. (1981) fanden bei ihren tierexperimentellen Untersuchungen nach dem Salter-Typ der Osteotomia innominata den „Nissen-Effekt" der Zirkulationsförderung neben dem Auftreten einer guten Kollateralzirkulation und konnten die klinischen Erfahrungen bei ihren Studien bestätigen.

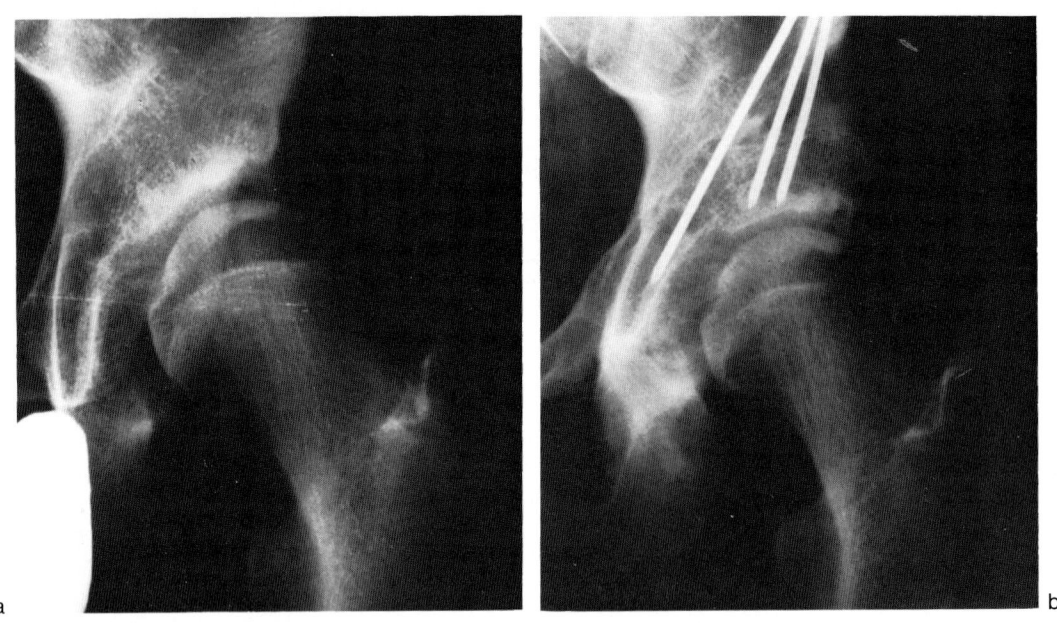

1.56 Angeborene Deformitäten

Abb. 69 a u. b a) Röntgenbild eines 15jährigen Jungen mit starker Pfannendysplasie und Subluxation des Hüftkopfes. Abstand zur Tränenfigur vergrößert. b) 1 Jahr nach Pfannenschwenkung durch Dreifachosteotomie des Beckens. Hüftkopf jetzt breit und nahezu horizontal von der Sklerosierungslinie überdacht (aus *D. Tönnis*, in *A. Rütt, W. Küsswetter:* Gelenknahe Osteotomien bei der Dysplasiehüfte des Adoleszenten und jungen Erwachsenen. Thieme, Stuttgart 1983)

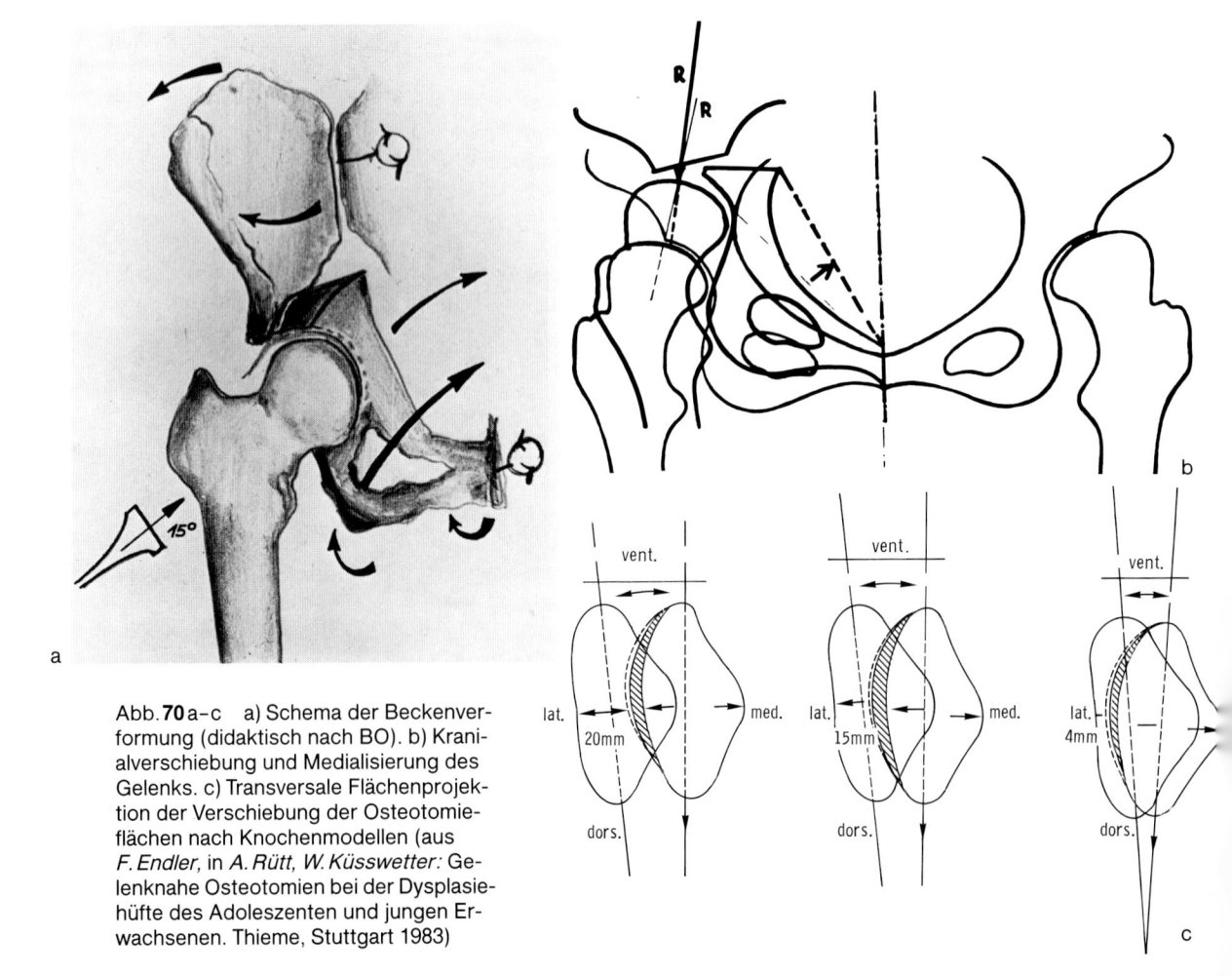

Abb. 70 a–c a) Schema der Beckenverformung (didaktisch nach BO). b) Kranialverschiebung und Medialisierung des Gelenks. c) Transversale Flächenprojektion der Verschiebung der Osteotomieflächen nach Knochenmodellen (aus *F. Endler,* in *A. Rütt, W. Küsswetter:* Gelenknahe Osteotomien bei der Dysplasiehüfte des Adoleszenten und jungen Erwachsenen. Thieme, Stuttgart 1983)

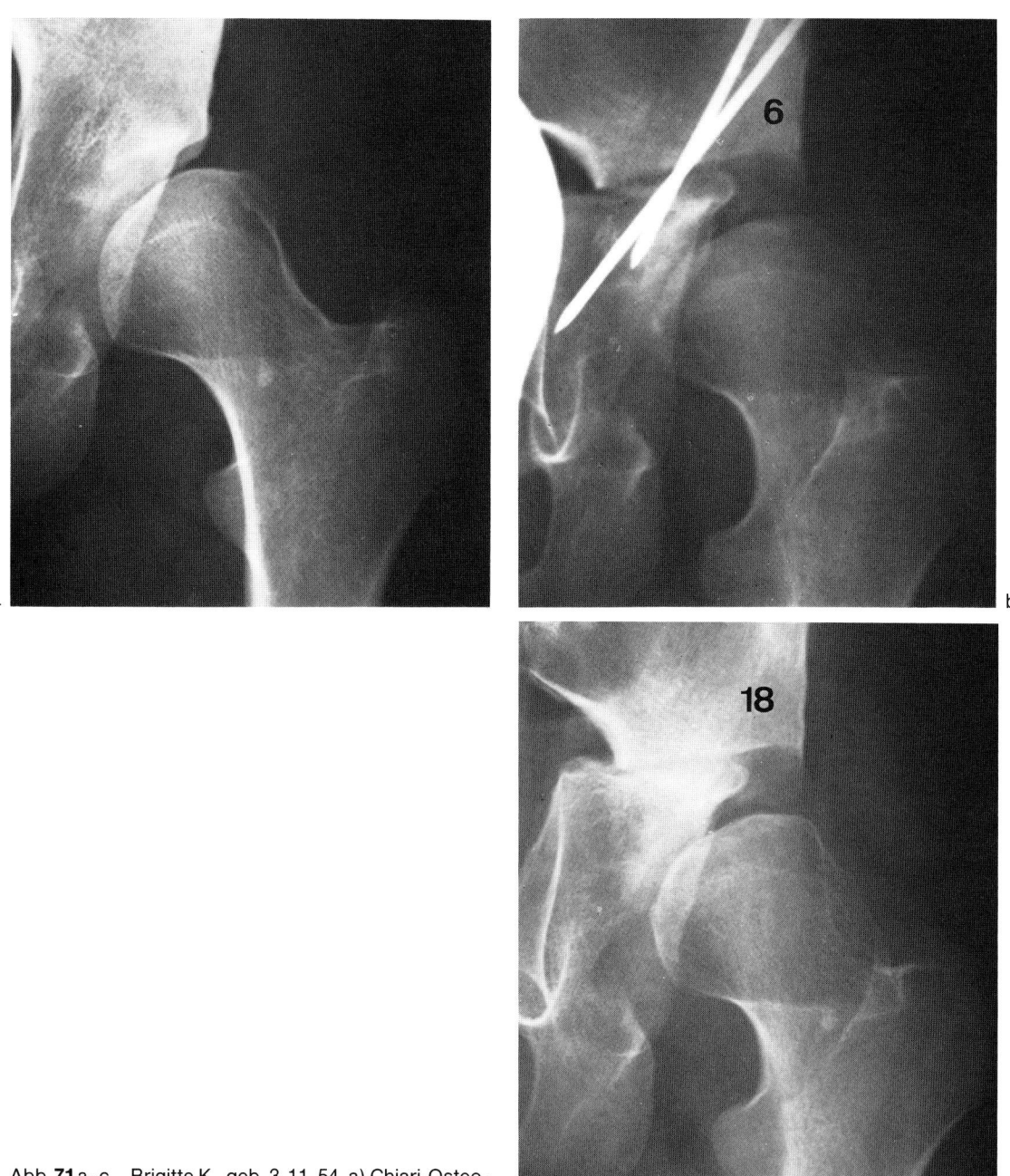

Abb. 71 a–c Brigitte K., geb. 3. 11. 54. a) Chiari-Osteotomie im Alter von 20 Jahren bei Dysplasiepfanne. b) 6 Wochen postoperativ. c) 18 Wochen postoperativ nach Metallentfernung

SHIH u. Mitarb. (1980), SALTER (1978), der diese Osteotomie auch bei anderen Luxationen oder Subluxationen anwendet, IZADPANAH (1975), BAUER u. KERSCHBAUMER (1975), EULERT (1974), BARYLUK (1974), HEROLD u. DANIEL (1977), SALTER u. Mitarb. (1983), GALLIEN u. Mitarb. (1984), PERLIK u. Mitarb. (1985), KÜSSWETTER u. NAGERS (1985) und viele andere berichten über diese Osteotomietechnik und deren Ergebnisse. Vergleichende Langzeituntersuchungen zur Beckenosteotomie nach Salter und Chiari geben KÜSSWETTER u. CORDING (1981) sowie MÄDER u. Mitarb. (1979) bekannt. HANSSON u. Mitarb. (1978) prüften den Effekt dieser Innominataosteotomie nach Salter mit Hilfe von Röntgenstereophotogrammen nach Buck.

Doppel- und Triplex-Innominataosteotomie
In der Weiterentwicklung der Methode nach Salter und unter dem Wunsch, nicht nur die Gelenkpfanne nach lateral und unten zu klappen,

1.58 Angeborene Deformitäten

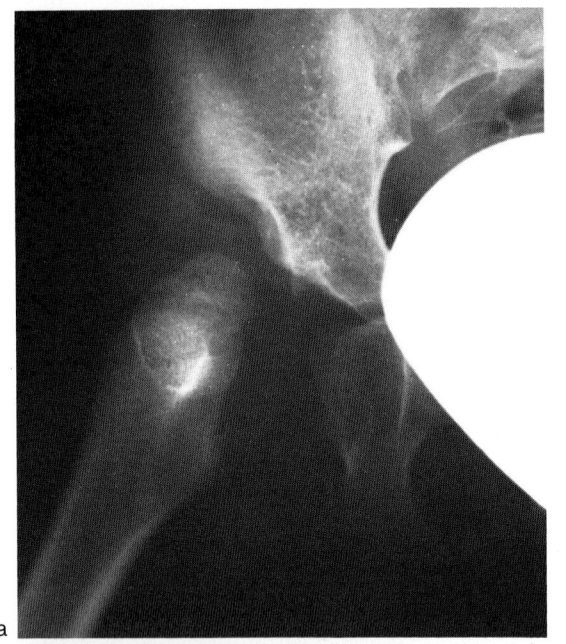

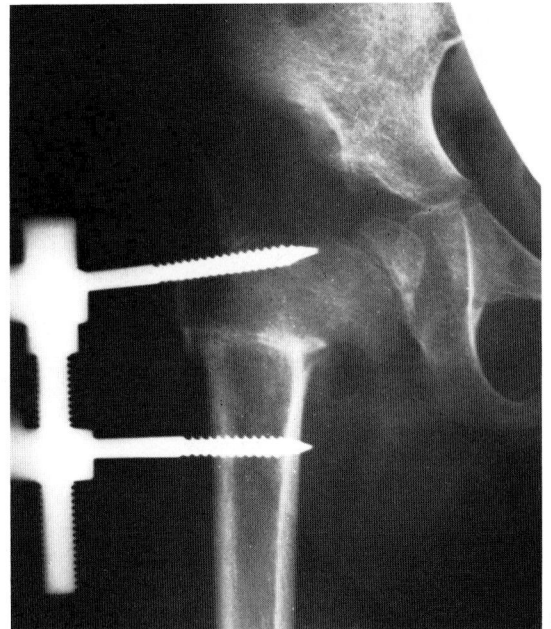

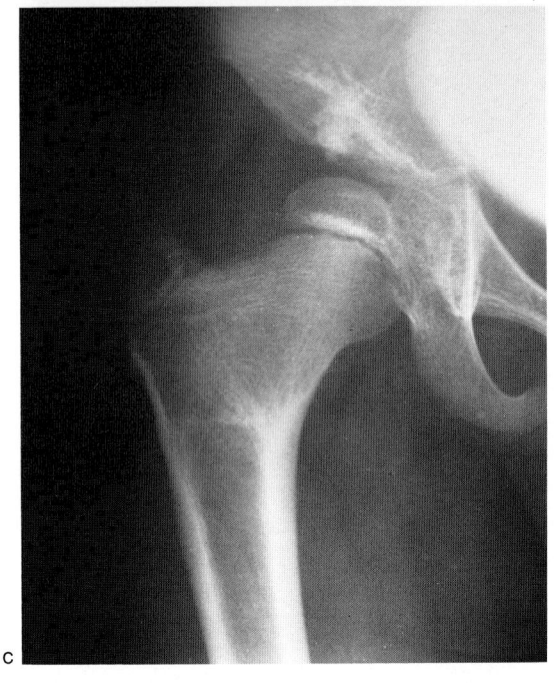

Abb. 72 a–c Döndu K., geb. 1.11.71. a) Veraltete hohe Hüftluxation rechts. Erstbehandlung im Januar 1977 mit offener Reposition und varisierender Osteotomie nach Vorextension. b) Knöcherne Ausheilung der Osteotomie bei guter Position des proximalen Femurendes. c) Ergebnis 2 Jahre nach der operativen Behandlung. Entwicklung unter regelmäßiger Kontrolle abwarten

sondern sie insgesamt anders zu positionieren, wurde die *doppelte Innominataosteotomie* von SUTHERLAND u. GREENFIELD (1975, 1977) durch zusätzliche mediale Osteotomie des Os pubis geschaffen. Dadurch wird es möglich, praktisch das Azetabulum zu rotieren (BLOCKEY 1984, NINOMIYA 1984) und den Femurkopf nach medial driften zu lassen, was die Länge des Hebelarmes des Femurs beeinflußt. Der Pfannendachwinkel kann nahezu um 10 Grad bis auf ca. 20 Grad und darunter verringert, der Femurkopf um bis zu 1½ cm nach medial versetzt werden, was zur Hüftstabilität führt.

Die *Tripleosteotomie* (Abb. 68 u. 69) (STEEL 1973, 1977, TÖNNIS 1983) erlaubt die völlige Umpositionierung der Hüftpfanne durch die Osteotomie aller drei an der Pfannenbildung beteiligten Beckenknochen. Sie hat ihre besten Erfolge bei der Luxationshüfte; die Resultate sind unbefriedigend, wenn die Tripleosteotomie bei der zerebralen Spastik, bei der Myelodysplasie und anderen Erkrankungen durchgeführt wird.

MCKAY (1982) gibt noch mehrere andere und weitgehend unbekannte Beckenosteotomien, ihre Prinzipien und Ergebnisse an. Dazu gehört ferner noch die Dome-Osteotomie (KAWAMURA 1982).

HOPF (1965) gab eine eigene Modifikation an. Seine Osteotomie steht zwischen SUTHERLAND

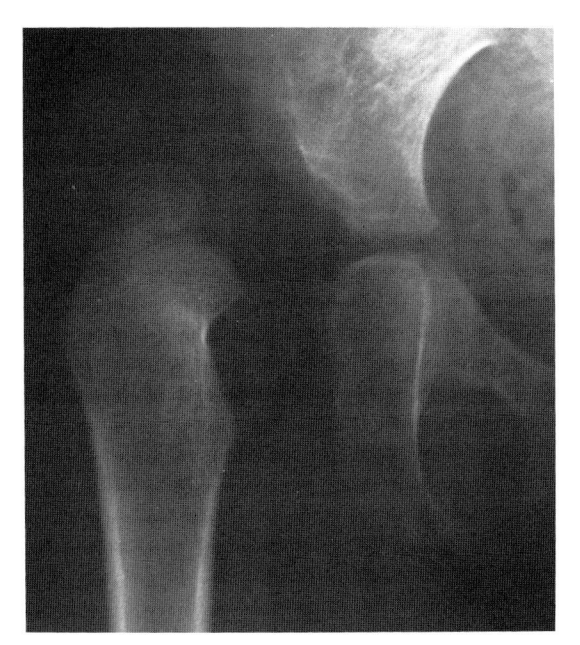

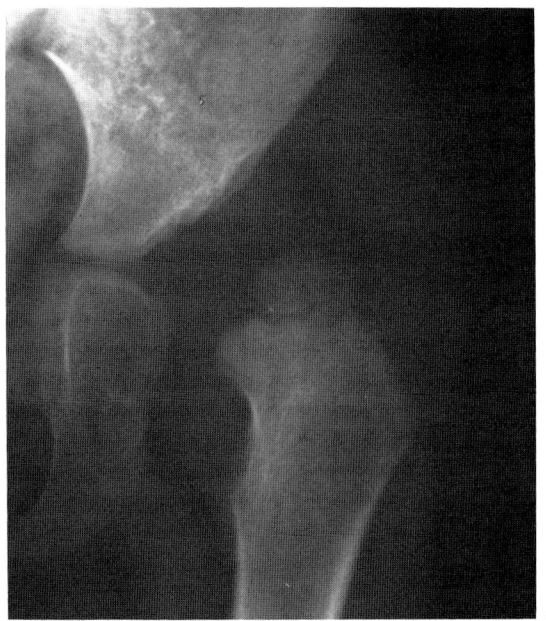

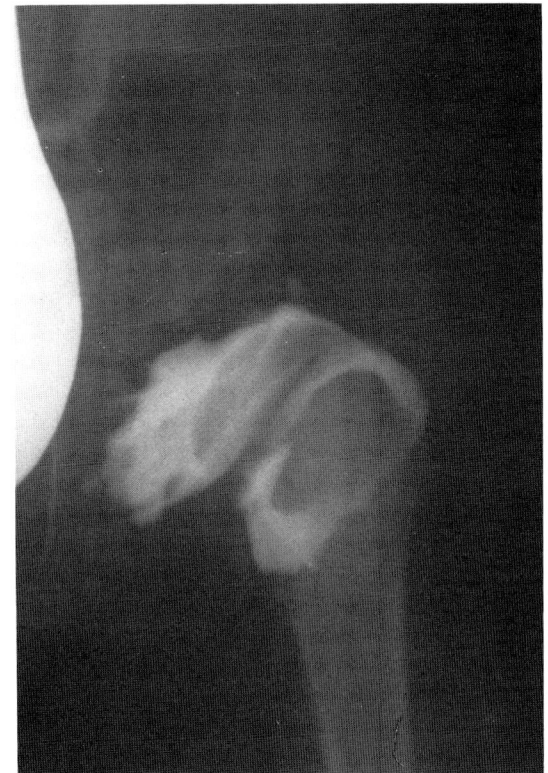

Abb. 73 a–d Gülsen Ö., geb. 22. 4. 77. a) Unbehandelte doppelseitige Hüftluxation im Alter von 2 Jahren. b) Nach zweimonatiger Extensionsbehandlung Arthrographie mit Repositionshindernissen. c) Offene Reposition beiderseits mit beidseitiger intertrochanterer Varisations-Derotations-Osteotomie. d) Befriedigendes Behandlungsergebnis 2½ Jahre nach den operativen Eingriffen

und STEEL, die Os ischium und Os pubis nicht in der Mitte, sondern bei ihrer Vereinigung am Unterrand der Hüftgelenkpfanne osteotomieren.
Die Techniken all dieser Operationen sind bei SAGE (1980) beschrieben. JANI (1974) meint, daß sich von allen Verfahren zur operativen Behandlung der präarthrotischen Deformitäten der Hüftgelenkpfanne bei der kongenitalen Hüftluxation die Azetabuloplastik und die Beckenosteotomien nach Salter und Chiari am meisten bewährt haben. Sie können jedoch ein späteres Geburtshindernis darstellen (KÜSSWETTER u. MAGERS 1983) Abb. 70.

Typ Chiari
Bei der Chiari-Osteotomie wird die Beckenschaufel exakt im Pfannenerker, ohne Stufe zum Pfannenkavum, von lateral unten nach medial oben durchtrennt. Danach wird das kraniale Beckenfragment nach lateral verschoben, so daß die

1.60 Angeborene Deformitäten

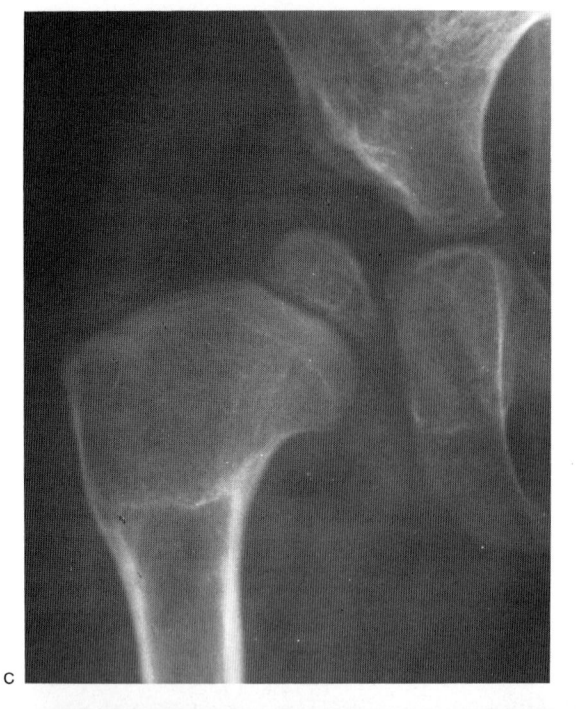

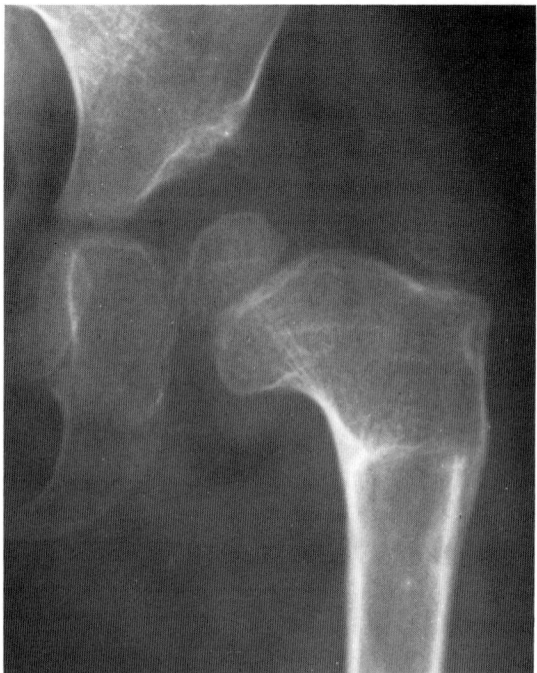

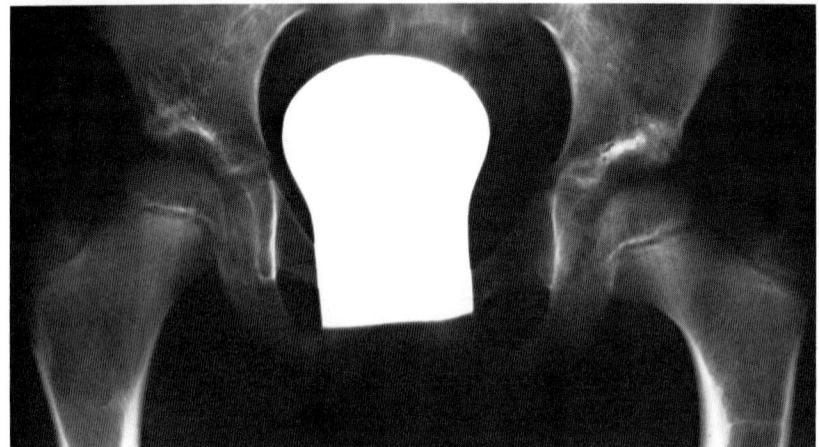

Abb. 73 c u. d

Osteotomiefläche über den Femurkopf als Pfannenersatz herausgezogen wird. Die Gelenkkapsel bildet dann zur spongiösen Osteotomiefläche hin das Interpositum. Die gewünschte Osteotomiestellung wird durch Metallosteosynthese gesichert (Abb. 71).

Diese Methode kann vom späten Spielalter über das Schulalter hinaus sogar bei Erwachsenen durchgeführt werden. Ein Nachteil ist die fehlende Knorpelbedeckung im neugeschaffenen Pfannenerkerbereich neben der, primär von Chiari inaugurierten planen Osteotomie, punktförmigen Druckbelastung, die eine lokale Drucknekrose des Femurkopfes mit Usurierung fördern kann. Je früher diese Osteotomie durchgeführt wird, desto leichter ist eine funktionelle Anpassung, aber auch eine metaplastische Umformung der Gelenkkapsel möglich. Zur Vermeidung des Nachteils der punktuellen Druckschädigung des Femurkopfes sollte beim älteren Kind und Erwachsenen eine bogenförmige Beckenosteotomie versucht werden (BERNBECK 1983). CHIARI (1974) bezeichnet das Ziel der Operation (Abb. 71):

1. die Schaffung eines ausreichend großen kongruenten Pfannendaches, das richtig orientiert ist,
2. die Interposition eines funktionell leistungsfähigen Gewebes, da kein Pfannendach mit hyalinem Knorpelbezug zur Verfügung steht,
3. die Medialisierung des Gelenks zur Korrektur der Hebelverhältnisse.

Die Literatur über die Chiari-Osteotomie ist zahlreich. BAUER u. KERSCHBAUMER (1975), BENSON u. EVANS (1976), SCHULZE u. KRÄMER (1975), WINKLER u. WEBER (1977), KERSCHBAUMER u. BAUER (1977), JUNG (1980), YAMAGUCHI u. IZUMIDA (1976), HILLE u. Mitarb. (1981), DONNER (1981), MOLL (1982), KADNER (1985), BAILEY u. HALL (1985), REYNOLDS (1986) und viele andere berichten darüber. HERRMANN (1975) gibt eine

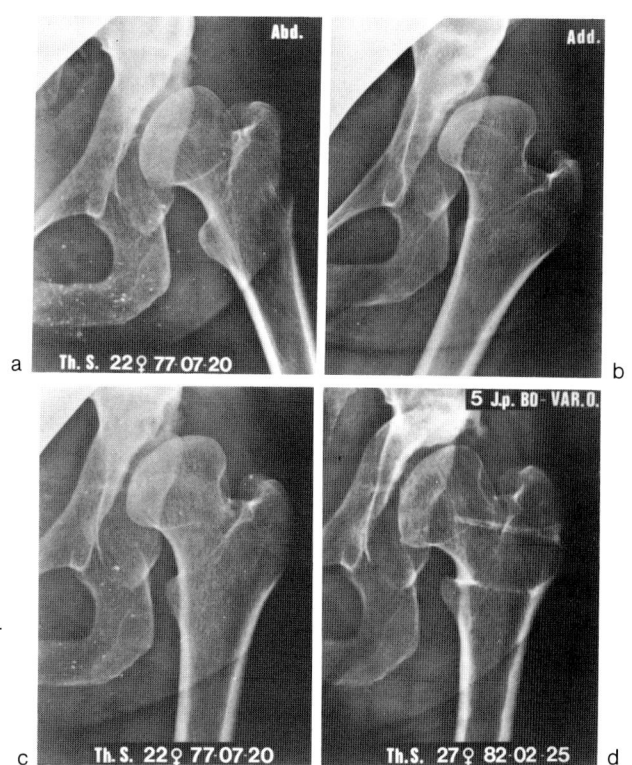

Abb. 74 a–d a u. b) Funktionsröntgenaufnahmen bei 22jähriger Frau mit inzipienter Subluxationskoxarthrose bei Dysplasie links. c u. d) Röntgenkontrolle 5 Jahre nach Op. nach Chiari und Varisierungsosteotomie. CE-Winkel an der Grenze der Norm (aus *H. Hofer*, in *A. Rütt, W. Küsswetter*: Gelenknahe Osteotomien bei der Dysplasiehüfte des Adoleszenten und jungen Erwachsenen. Thieme, Stuttgart 1983)

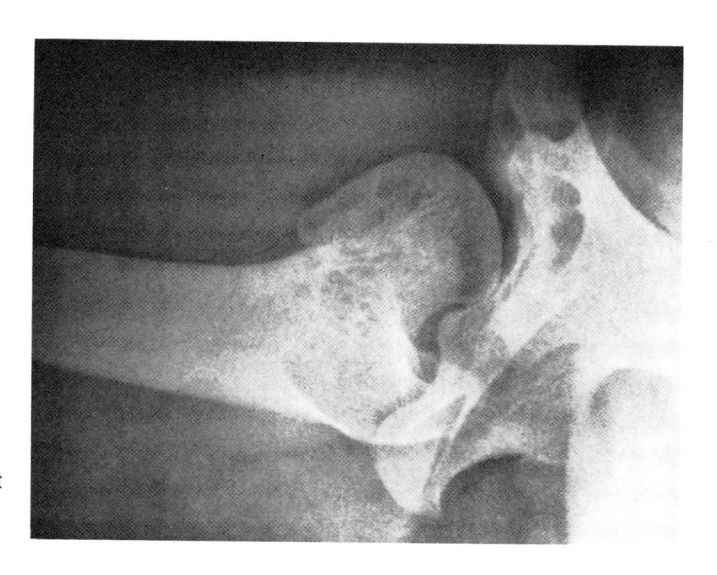

Abb. 75 Hochgradige Antetorsion des proximalen Femurendes bei Coxa vara mit Collum rostratum. Kopf nur zu ⅓ überdacht; deshalb später Reluxation

Modifikation an. BRUNNER (1979), MACNICOL u. Mitarb. (1981), HAMAGUCHI u. Mitarb. (1982), BRINCKMANN (1982), MOLL (1982) und viele andere beschäftigen sich mit ihr.
BIEHL u. Mitarb. (1981) machen sich Gedanken über die Differentialindikation zwischen Pfannendachplastik mit gleichzeitiger Femurosteotomie unter Verwendung des Osteotomiekeiles, Appositions-Pfannendachplastik und Chiari-Osteotomie. HILLE u. Mitarb. (1981) stellen die Frage, ob die Chiari-Operation im Kindesalter indiziert sei, und meinen, daß sie unter 8 Jahren nur bei einer Subluxationsstellung des Femurkopfes, bei einem übergroßen Femurkopf und einer Pfannendachdysplasie, also einer kurzen, seichten und steilen Pfanne, angezeigt sei.
Die *2. Sammelstatistik* des Arbeitskreises für Hüftdysplasie der DGOT (TÖNNIS 1985) wertet aus 29 Kliniken 4357 Hüftgelenke aus und analysiert 2938 nach einem gemeinsam erstellten Protokollbogen nach durchgeführten Eingriffen an Becken, Pfannen und hüftnahen Femora.

Hüftnahe Femurosteotomien

Sie werden primär bei vermehrter Valgität oder Antetorsion zur Stellungskorrektur durchgeführt,

1.62 Angeborene Deformitäten

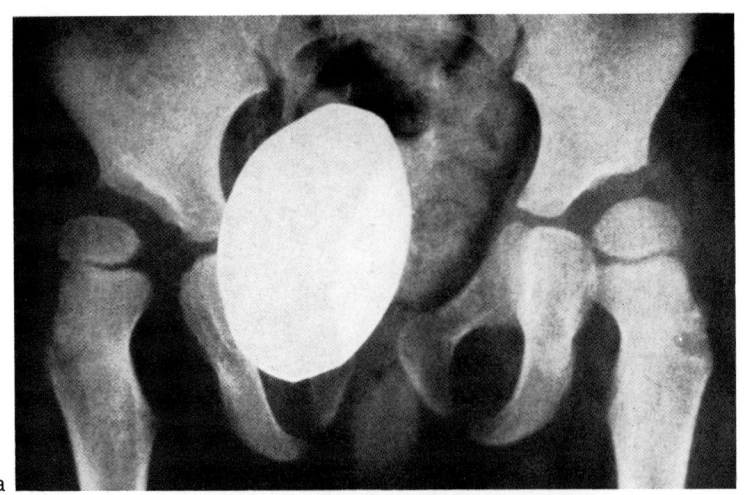

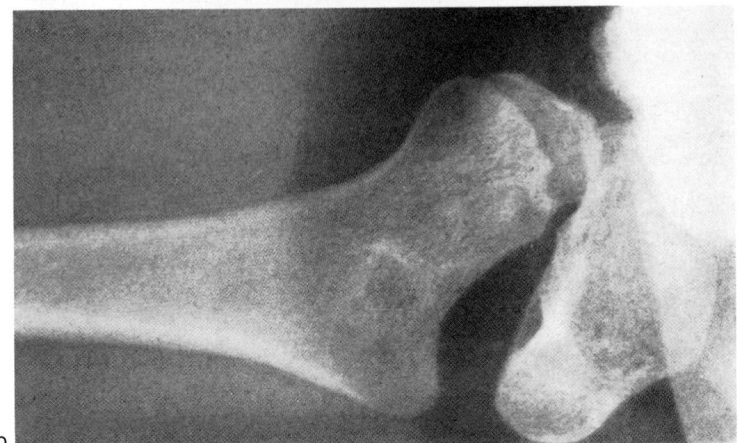

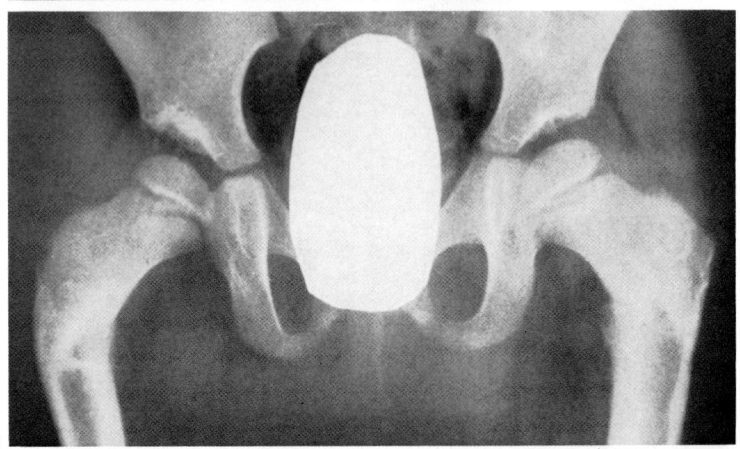

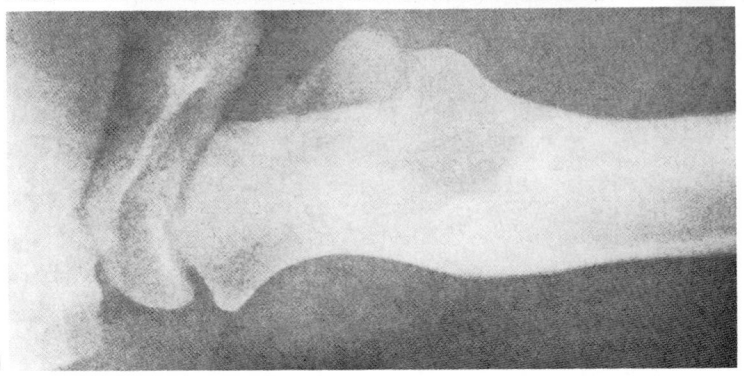

Abb. **76** a–d   Petra S., geb. 1956.
a) Juli 1958. Resubluxation rechts. Auf beiden Seiten scheinbar vermehrte Valgität. Pfannendachverhältnisse rechts sehr ungünstig. Rechts Ergebnis Gruppe III, links Gruppe II (nach Lindemann).
b) Oktober 1958. Antetorsion von 45 Grad rechts und links von 35 Grad. c) April 1960. 1½ Jahre nach der Operation gute Entwicklung des Gelenkkomplexes auf beiden Seiten, li. Gruppe I, re. Gruppe II. d) Guter Gelenkschluß bei Torsionsmittelstellung

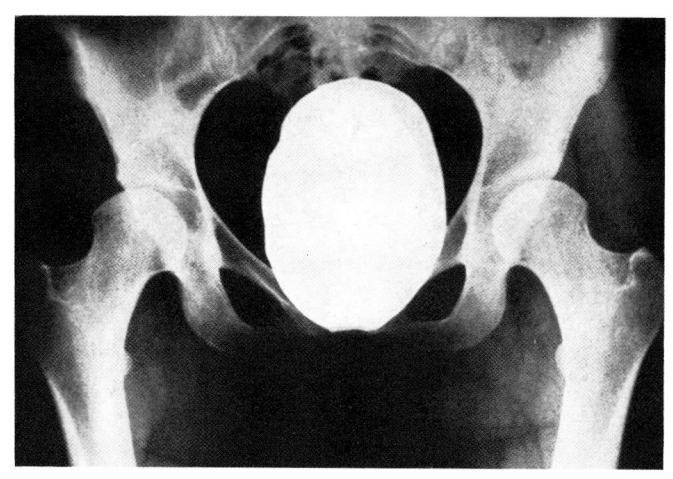

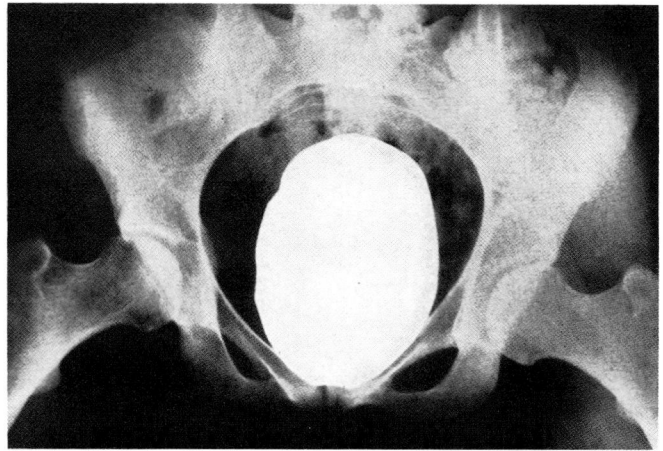

Abb. 77 a u. b Ideale Indikation zur operativen Lange-Stellung: Fehlstellung des proximalen Femurendes – ungenügende Kopfüberdachung – gute Kopf- und Pfannenverhältnisse. In Lange-Stellung kommt es zum vollständigen Gelenkschluß; die präarthrotischen Formfaktoren sind ausgeschaltet

um nach konservativer Reposition die Retention zu sichern oder die Stabilisierung auch nach operativer Reposition zu erreichen. Sie sind ferner angezeigt, wenn eine progrediente Valgität mit exzentrischer Gelenkentwicklung besteht, bei mangelhafter Pfannenentwicklung zur Entlastung des Pfannendaches sowie bei Revalgisierung nach bereits vorausgegangener Varisierungsosteotomie (Abb. 72 u. 73). Sie können Kombinationseingriffe bei allen operativen Repositionen sein, wenn zusätzlich auch das proximale Femurende in seiner mehrdimensionalen Winkelstellung zum Normalen hin beeinflußt werden sollte. Sie sind mit einer Verkürzung verbindbar. Dem Vorschlag von BERNBECK (1949) entsprechend können sie als lineare Schrägosteotomien ebenso durchgeführt werden wie als Keilosteotomien mit medialer Basis oder als Scheibenresektionsosteotomien. Sie sind an keine Altersgrenze gebunden.

Eine Sonderstellung nehmen die *subtrochanteren Abstützungsosteotomien* ein, die entsprechend den alten Vorschlägen von SCHANZ, von BAYER und von LORENZ als stabilisierende und schmerzlindernde Maßnahmen bei irreponiblen, veralteten, hohen Hüftgelenkluxationen auch heute noch ausnahmsweise indiziert sind.

Daß die *pfannenschaffenden und pfannenumlagernden Eingriffe vielfach mit intertrochanteren Korrekturosteotomien verbunden werden müssen*, wurde bereits mehrfach festgestellt (Abb. 74). HELLINGER u. WALCH (1976), die zur Schaffung eines adäquaten Pfannendaches die perikapsuläre Iliumosteotomie nach Pemberton für die Methode der Wahl halten, verbinden diese in einer Sitzung von zwei Schnitten aus häufig mit der intertrochanteren Rotations- und Varisationsosteotomie. Auch TÖNNIS u. SPRAFKE (1977), die die weiterentwickelte Azetabuloplastik nach Lance mit der Detorsionsvarisierungsosteotomie verbinden, führen diese Operation von einem Schnitt durch und verwenden den Varisierungskeil für die Azetabuloplastik. Das Operationsergebnis kontrollieren sie mit dem CE-Winkel, mit dem Schenkelhalswinkel und mit dem reellen Antetorsionswinkel.

Antetorsion

Daß die übermäßige *Antetorsion* oft die entscheidende Ursache für die Trübung der Behandlungsergebnisse der angeborenen Hüftverrenkung darstellt, wissen wir schon seit nahezu 150 Jahren durch SANDIFORT. Erst als ROHLEDERER durch operative Versetzung des kleinen

1.64 Angeborene Deformitäten

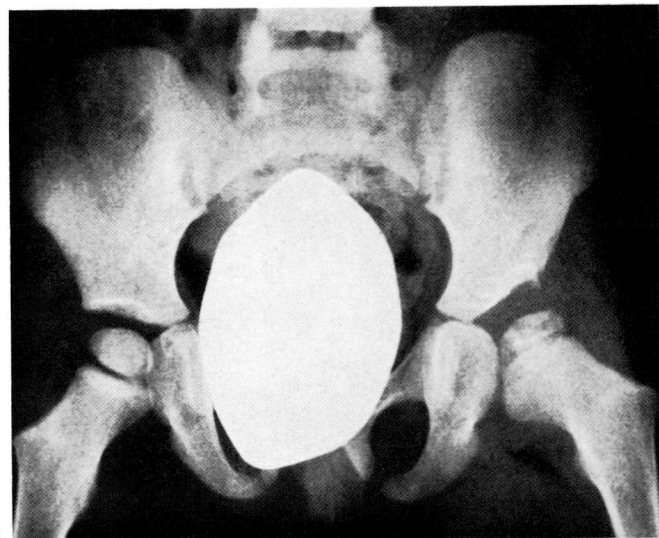

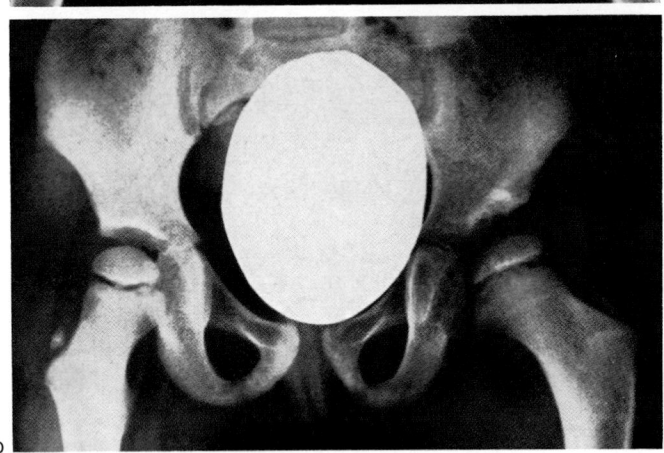

Abb. 78 a u. b Zu geringe Varisation bei der intertrochanteren Operation. Die Kopfepiphysenlinie steht nicht der Pfanneneingangsebene parallel. 1 Jahr nach der Operation beginnende Wiederaufrichtung des Schenkelhalses links

Trochanters nach vorn lateral die dadurch bedingte Korrektur der Drehfunktion des M. iliopsoas ausnützte und eine aktive Innenrotationsspannung erreichen konnte, konnten sich Verfahren zur operativen Beseitigung der pathologischen Antetorsion durchsetzen (Abb. 75) und gipfelten später in der polyaxialen Stellungskorrektur des proximalen Femurendes durch einen intertrochanteren Knochenschnitt. Wenn BERNBECK (1949) hier von einer „operativen Lange-Stellung" spricht, stützt er sich auf Beobachtungen von F. LANGE, der gerade im Hinblick auf das häufige Bestehen einer vermehrten Antetorsion anstatt der Lorenzschen Primärstellung in rechtwinkeliger Abduktion und Außendrehstellung die Abduktionsstellung bei Hüftstreckung und Einwärtsdrehung angegeben hat. Seine Annahme, daß sich hierdurch eine günstige Beeinflussung der Antetorsion ergebe, konnte BERNBECK an Tierexperimenten bestätigen. Erwies sich doch der Iliopsoas in erster Linie als Förderer der Antetorsion.

Diese Antetorsion wird jedoch von anderen Fehlstellungen begleitet. Die Haupttypen dieser Fehlstellung des proximalen Femurendes sind einmal die Antetorsion in Verbindung mit einer Retroflexion des Schenkelhalses und einer relativen Retroversion des Schenkelkopfes; zum anderen wird die Antetorsion von der Verplumpung der Halsmetaphyse, dem Klaffen der vorderen Epiphysenfuge und einer Verformung des Femurkopfes begleitet. In beiden Fällen handelt es sich um eine mehr oder weniger gute Kompensation der Antetorsion des koxalen Femurendes.

Diese Untersuchungsergebnisse erschweren die Wertung einer einfachen detorquierenden Operation, weil es möglich sein kann, daß infolge des vor der Operation vorliegenden Kompensationsmechanismus nach Derotation eine Gelenkinkongruenz resultiert.

Dem Prinzip der intertrochanteren Derotations- und Varisationsosteotomie liegt zweifellos der Gedanke an die Normalisierung der Druckverhältnisse durch polyaxiale Korrektur des oberen Femurendes zugrunde (Abb. 76).

Wie die Lange-Stellung beweist, wird durch die Einwärtsdrehung die Antetorsion und durch die Abspreizung die Coxa valga ausgeglichen. Dann steht die Schenkelhalsachse senkrecht zur Pfanneneingangsebene, und der Femurkopf tritt des-

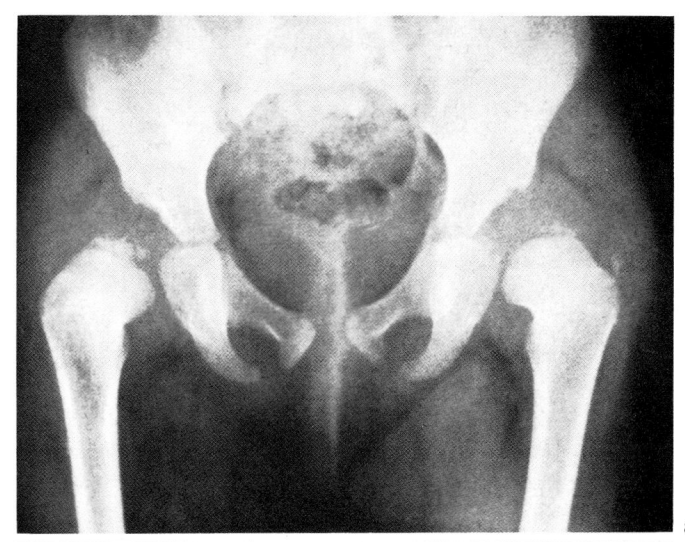

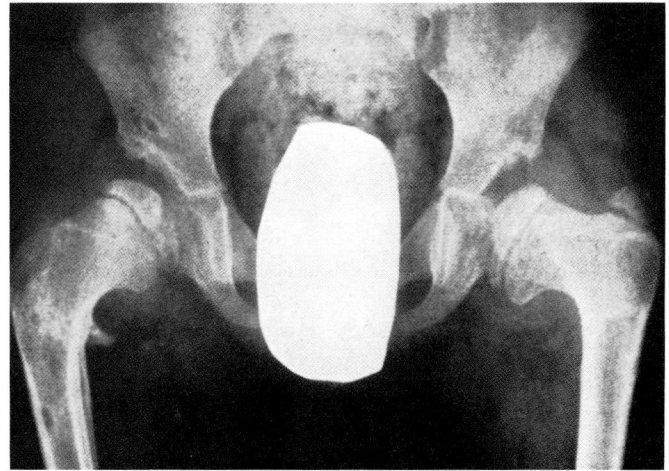

Abb. 79 a u. b Bei einem 2jährigen Kind mit Subluxation und allen röntgenologischen Zeichen der getrübten Prognose konnte 2 Jahre nach der doppelseitigen intertrochanteren, varisierenden Drehosteotomie ein in Gruppe II einzuordnendes Ergebnis erzielt werden

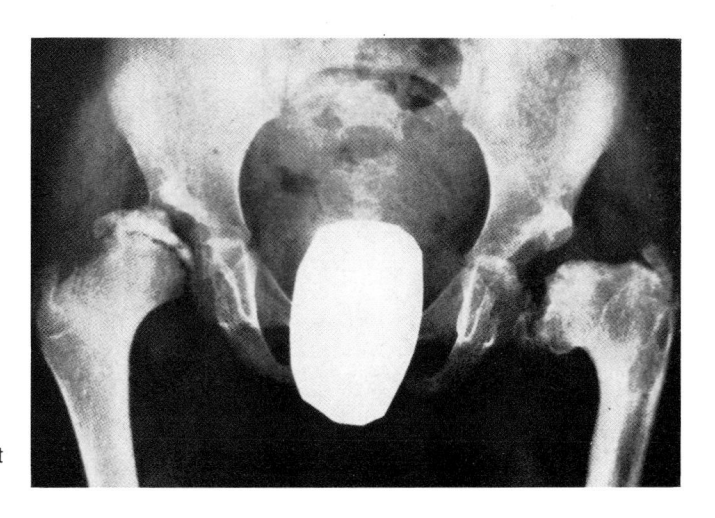

Abb. 80 Coxa plana bei Subluxation rechts und sekundärer Coxa vara links mit bilateraler Femurkopfnekrose

halb konzentrisch und tief ins Azetabulum ein. Therapeutisch muß also das nach vorn oben subluxierende Femurende entsprechend varisiert und derotiert, also abduziert und einwärtsgedreht werden. Weil die Kontinuitätstrennung oberhalb des kleinen Trochanters ausgeführt wird, resultiert zusätzlich ohne weitere Manipulation auch eine indirekte Psoasplastik mit aktiver Innendrehspannung, was BERNBECK (1949) in seiner Inaugurationsarbeit über die intertrochantere Drehosteotomie zur Korrektur der Antetorsion und Coxa valga bei Hüftluxation festgestellt hat (s. bei SCHLEGEL 1961).

Diese Methode hat sich mit mehr oder weniger gröberen Abwandlungen im Prinzip durchgesetzt. Gleichgültig, welche Technik man wählt, entscheidend ist die klinische und röntgenologische Voruntersuchung, weil die Technik wohl einfach ist, trotzdem aber eine minuziöse Vorbereitung erfordert (Abb. 77).

Die Antetorsion darf nur um die maximal mögliche klinische Innenrotation in Streckstellung korrigiert werden. Die Winkelgrade der Fehlstellung sind vorher nach den üblichen Techniken, wozu auch der Röntgenischiometer von M. E. MÜLLER benützt werden kann, festzulegen.

Während sich die Korrektur der Antetorsion nach der klinischen Innendrehmöglichkeit richten soll, ist die notwendige Valguskorrektur in ihrem Ausmaß bisher noch nicht eindeutig beurteilt. Die altersgemäße Varisierung wird von den meisten Autoren befürwortet. BERNBECK fordert eine Überkorrektur wegen der Tendenz zur Revalgisierung im postpubertären Wachstumsschub (Abb. 78).

Diese gleicht stets nach einer derartig starken Varisierung die anfängliche Verbreiterung des Beckens durch ihre natürliche Aufrichtungstendenz wieder aus. Mitunter ist, besonders bei einem Femurkopf in Nackenlage, zur Erzielung eines guten Gelenkschlusses noch eine brüskere Varisierung notwendig.

Obwohl man im Laufe der folgenden Monate eine pathologische umwegige Entwicklung zur Coxa vara mitunter bemerken kann, wird dieser Nachteil primär durch den guten formativen Reiz zur Vertiefung der Pfanne ausgeglichen. Selbst wenn es zur Revalgisierung kommt, die alle Autoren befürchten (s. bei SEEBER 1976, BRUNS u. Mitarb. 1975 und vielen anderen), hat sich doch die Gelenkpfanne in den meisten Fällen in den postoperativ folgenden Jahren gut vertieft; das Pfannendach konnte bei frühzeitigem operativem Vorgehen im Kleinkind- und Spielalter einen guten Anbau erfahren. Eine postpubertäre Revalgisierung kann man ohne weiteres nach Ende des Wachstumsalters erneut korrigieren. Die Remodellierung des Femurendes wird von KARSKI (1982) bestätigt, nicht jedoch die Ausreifung des Pfannendaches.

Eine geringe Medialverschiebung des distalen Bruchstückes, wie sie vordem von MCMURRAY als günstig für die subtrochantere Osteotomie angegeben worden ist, ist sogar gewünscht, weil sie die Ausbildung eines Genu valgum verhindert und der so verkürzte Schenkelhals eine bessere Abstützung erfährt, so daß durch entsprechende Verteilung von Zug- und Druckkräften die Beanspruchung abnimmt (s. SCHLEGEL 1961). Eine zuverlässige Osteosynthese, wozu verschiedene Schrauben, Nägel, Feststeller oder Platten Verwendung finden, wird erwünscht.

Über die intertrochantere Osteotomie ohne oder mit zusätzlich pfannendachschaffendem Eingriff berichten KALNYNSCH u. Mitarb. (1978), GERTSEN u. TALKO (1978), MOROS u. SORJA (1976), DEMINA (1976), TALKO u. Mitarb. (1977), ZANASI (1975), der eine eigene Modifikation angibt, GUALTIERI u. Mitarb. (1980), KARADIMAS u. Mitarb. (1982), SIMONS (1983), CANALE u. HOLAND (1983) und viele andere mehr.

BERNBECK (1974) hat die Altersindikation gegenüber seinen früheren Erfahrungen geändert und plädiert für die Frühosteotomie schon vor dem Belastungsbeginn, die er ja sogar ambulant durchführt, was ihm mit seiner speziellen Operationstechnik mit der Schanzschen Schraubenosteosynthese aus vielerlei Gründen möglich scheint.

Nach der intertrochanten varisierenden Drehosteotomie kann der dysplastische Hüftkomplex eine positive, aber auch eine negative Entwicklung nehmen (REICHELT u. HANSEN 1975). JONES (1977) schildert die Gründe, die postoperativ zur subkapitalen Coxa valga führen, anhand seiner Verlaufsbeobachtungen mindestens 9 Jahre nach dem Ersteingriff. Als mögliche Komplikationen können auch intertrochantere Frakturen beobachtet werden (FENGLER u. BRAUER 1975). HAKKENBROCH u. GLAS (1981) äußern sich zur Indikation der intertrochanteren Derotationsvarisierungsosteotomie (DVO) im Schulalter.

Die Rückdrehung der korrigierten Antetorsion ist ein selteneres Ereignis als die Revalgisierung.

Rezidive

Die *Ursache* für Rezidive sind einerseits in den biologischen Grundkomponenten der Dysplasie, andererseits aber in den formalen Grundlagen und der funktionsmechanischen Gelenkbeanspruchung zu suchen. Ferner muß man Fehlresultate auf die Auswirkung von Muskelkräften zurückführen, weshalb nach genügender Konsolidierung der Osteotomie eine intensive und langfristige Kräftigung der Abduktoren und Hüftstrecker erforderlich ist.

Die *postoperative Ruhigstellung* ist von der Osteosynthese abhängig. Bei doppelseitiger Indikation empfiehlt sich, die zweite Seite erst dann zu operieren, wenn das voroperierte Bein voll belastungs- und leistungsfähig ist, also beim Gehen keine muskuläre Insuffizienz mehr besteht. Wird aus Zeitersparnisgründen, besonders bei kleineren Kindern, die Operation in kurzen Abständen an beiden Hüften durchgeführt oder sogar gleichzeitig, gestaltet sich die Nachbehandlung mit Erzielung des unauffälligen Gehaktes wesentlich erschwert und sehr langwierig. Störend ist eine gewisse Beinverkürzung bei Einseitigkeit des Leidens, die sich jedoch durch die Revalgisierung im allgemeinen während des Wachstums von selbst korrigiert.

Indikationsgrenzen

Wir selbst haben uns 1961 recht euphorisch über die Ergebnisse der IVO und der IVDO geäußert.

Dysplasie und sogenannte angeborene Hüftluxation   **1**.67

Abb. **81** a–c   Kirsten H., geb. 22.7.77. a) Doppelseitige Hüftgelenkluxation im Alter von 2 Monaten. Overhead-Extension, geschlossene Reposition, initiale Spreizgipsbehandlung, anschließend funktionelle Bandagebehandlung. b) 10 Monate später unbefriedigende Pfannendachentwicklung mit Luxationsrinne und Femurkopfnekrose. c) 11 Monate später, in Mittelstellung, jedoch bei Außenrotation der Beine, prognostisch ungünstige Subluxationsstellung links.

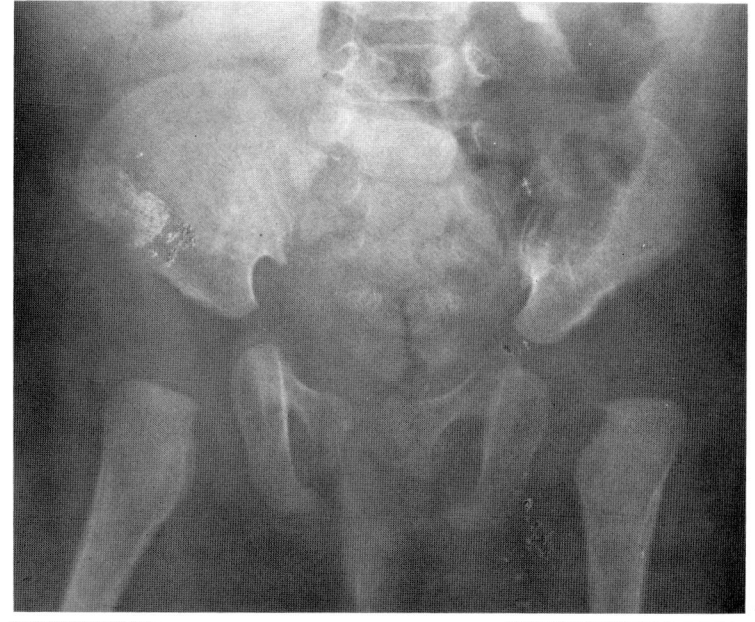

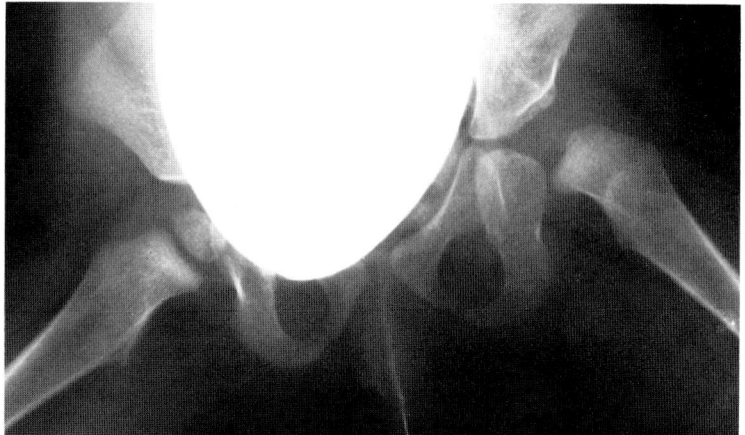

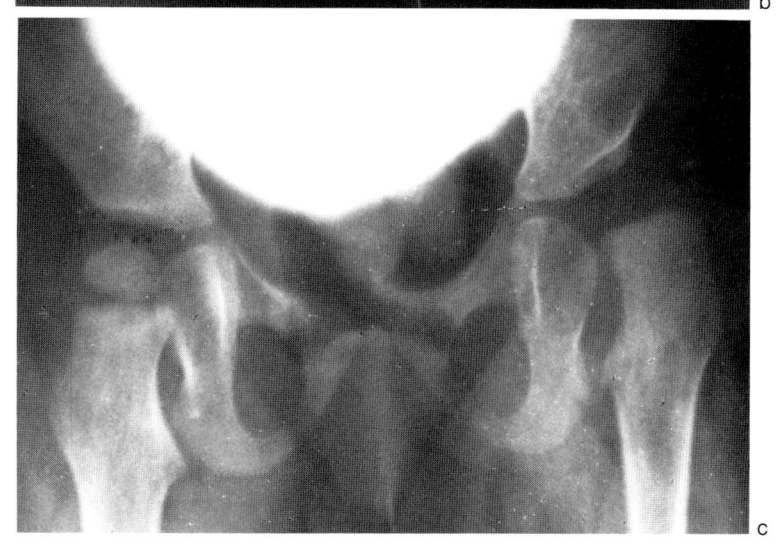

Abb. **81** d–i ▶

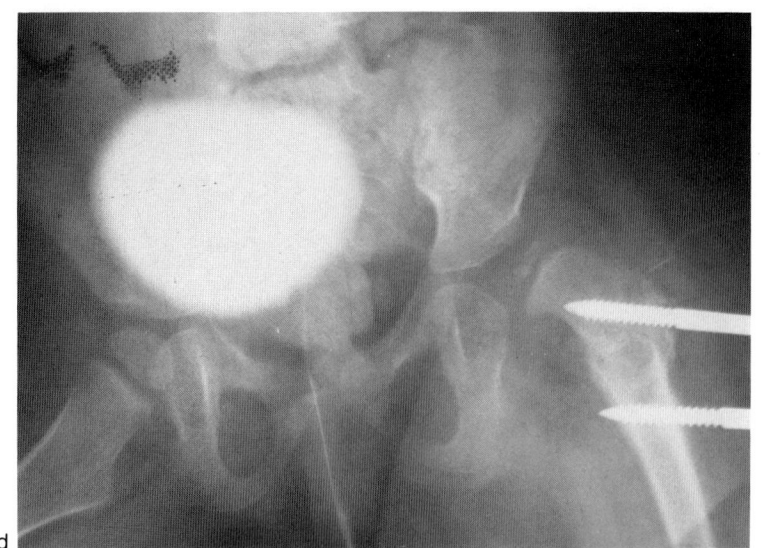

Abb. 81 d–g
d) 12 Monate später Drehvarisierungsosteotomie ohne Erzielung einer Primärposition bei zu geringem Varisationswinkel. Ein Repositionshindernis muß angenommen werden. e) Im Alter von 2 Jahren und 2 Monaten zwangsläufig weitere Lateralisation und Subluxation des osteochondrotischen Femurkopfes. f) Die Arthrographie zeigt die Unmöglichkeit der primären Tiefeinstellung durch Repositionshindernisse. g) Im Alter von 2½ Jahren offene Reposition und erneute Drehvarisierungsoperation links mit gutem Repositionsergebnis und primärer Tiefeinstellung.

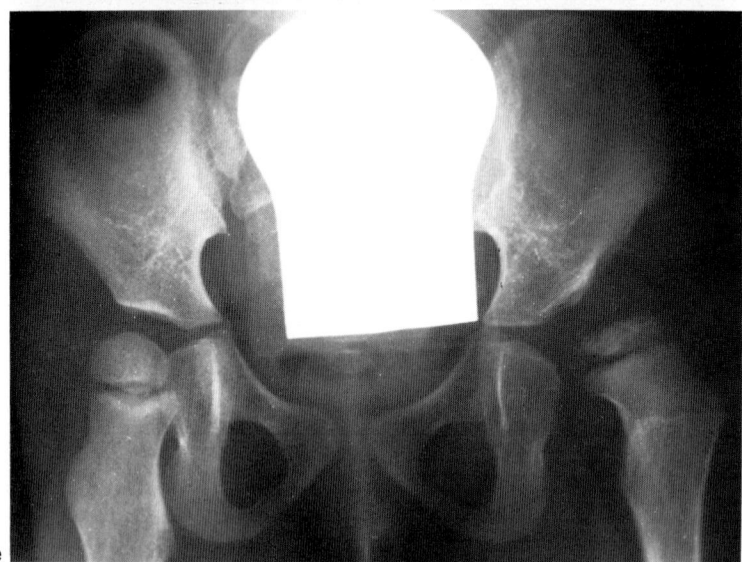

Abb. 81 d–g

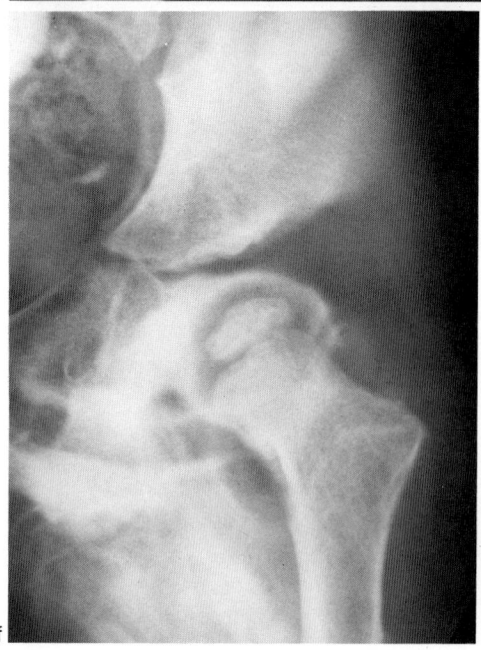

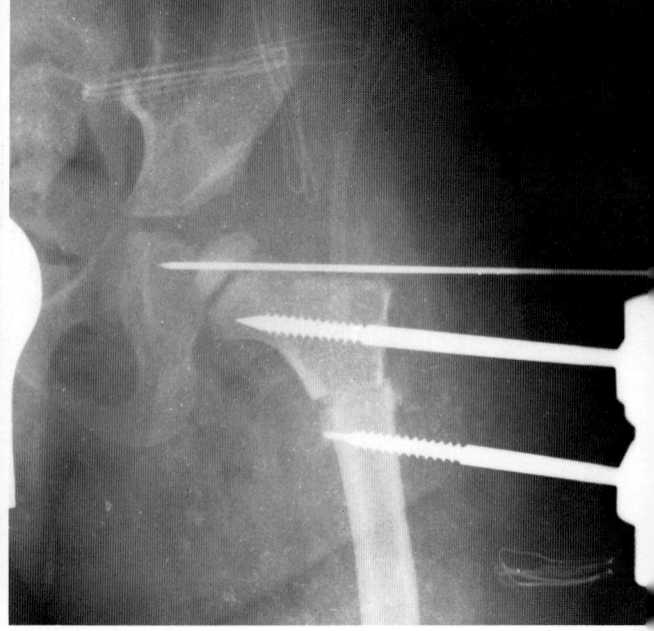

Abb. 81 h u. i

h) Im Alter von 3 Jahren gute Gelenkentwicklung mit nachholender Ausreifung des Pfannendaches und gutem Aufbau des Femurkopfes. i) Im Alter von 5 Jahren und 2 Monaten befriedigende Ausreifung des Gelenks ohne Notwendigkeit, einen pfannenschaffenden Eingriff durchzuführen. Weitere Kontrollen notwendig, da in den Zeiten der Wachstumsschübe bei evtl. Verschlechterung ein pfannenschaffender Eingriff notwendig werden kann

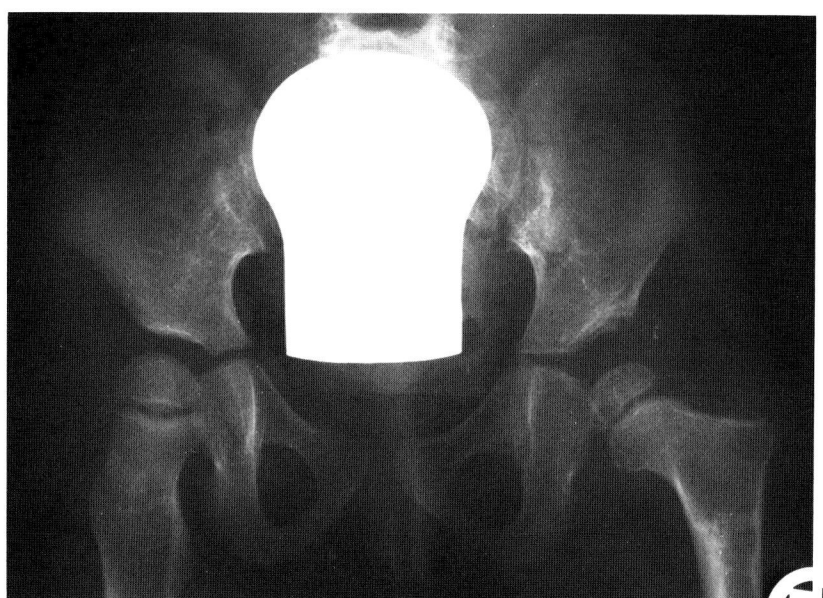

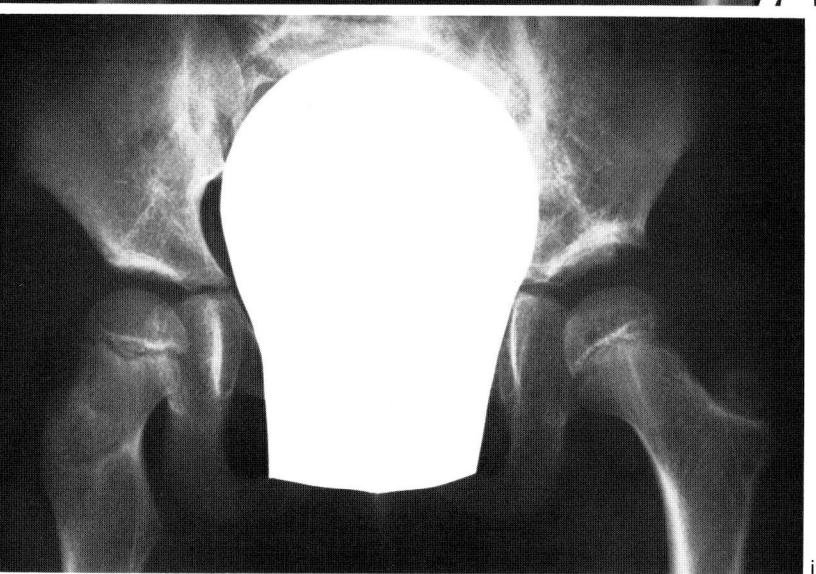

Dies mag unter anderem in den primären experimentellen und operativen Frühergebnissen begründet gewesen sein, die wir aktuell bei der Inauguration dieser Methode durch BERNBECK (1949) selbst durch gemeinsame Arbeit erleben konnten. 20-30 Jahre später konnten wir jedoch einige damals von uns selbst durchgeführte Osteotomien nach der Technik von BERNBECK nachuntersuchen und unsere weitgehende Ohnmacht erkennen, die *präarthrotische Deformität „Dysplasiekomplex"* durch präventivoperative Maßnahmen zu stoppen (Abb. 79 u. 80).

Inzwischen hatten wir die damalige zu weit gespannte Indikation der intertrochanteren Derotationsvarisationsosteotomie ganz erheblich eingeschränkt. Bei der Analyse unserer erstoperierten Fälle seit 1952 konnten wir erkennen, daß wir uns heute nur noch in ca. 10, höchstens in 20% der Fälle unserer damaligen Indikation zur Drehvarisierungsosteotomie entschließen. Dies liegt nicht allein an der inzwischen ausgereifteren funktionellen konservativen Primärbehandlung der Dysplasiehüfte, sondern auch an der schonenderen operativen Repositionsbehandlung ohne oder mit operativer Pfannenrekonstruktion (Abb. 81). Außerdem aber auch an der Tatsache, daß die foudroyante Entwicklung der Hüftchirurgie uns erlaubt, bessere Maßnahmen - von der zentrierenden Spätosteotomie als prophylaktische Arthrosebehandlung bis hin zum alloplastischen Gelenkersatz - selbst im mittleren Lebensalter schon durchzuführen. Dies liegt auch daran, daß wir damals noch nicht um die Zusammenhänge des Valgus- und des Antetorsionswinkels im Raum wußten (KÖNIG u. SCHULT 1973) und aufgrund nur eindimensional in nicht richtiger Positionierung angefertigter Röntgenbilder scheinbare Winkel operativ behandelten, die bei richtiger

1.70 Angeborene Deformitäten

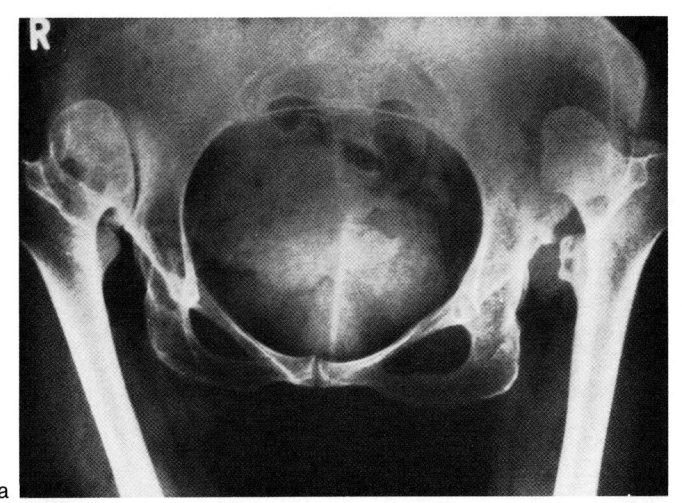

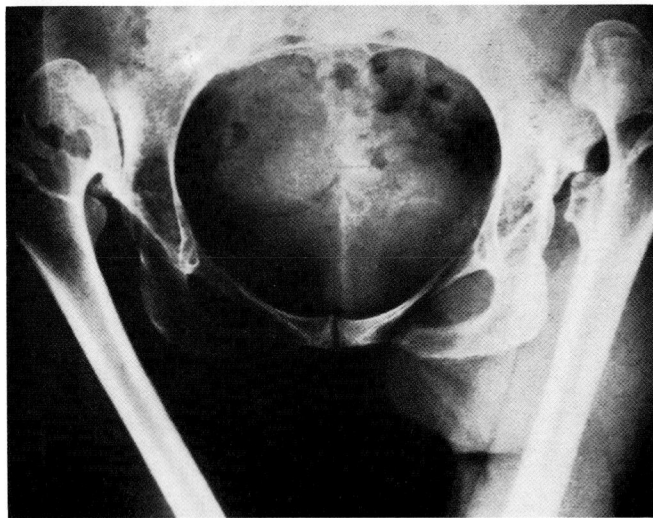

Abb. 82 a u. b Festlegung des Osteotomiewinkels für die subtrochantere Osteotomie mit Hilfe der Röntgenbilder in Mittelstellung und in maximaler Adduktion

Röntgentechnik, auf die IMHÄUSER (1982) eindringlich hingewiesen hat, sich als im Rahmen der normalen Schwankungsbreite liegend ausgewiesen hätten.

Kurzum, die intertrochanteren Drehvarisierungsoperationen hatten, ausgehend von den Mitteilungen von BERNBECK (1949), in den folgenden 20 Jahren eine viel zu weitreichende Ausweitung erfahren, die erst jetzt wieder zunehmend auf die wirkliche Indikationsbreite zurückgeführt wird. Bei der *Beurteilung aller Rekonstruktionsmaßnahmen* im Bereich der Pfanne und im Bereich des proximalen Femurendes muß gesagt werden, daß die bessere Ausarbeitung der präventiven und frühkonservativen Maßnahmen diese Sekundäreingriffe in Schranken verweist, die hoffentlich noch enger gesteckt werden können. Enger vor allem deshalb, weil die Prognostizierung von Eingriffen im präarthrotischen Stadium in übertriebener Hoffnung zu weit gesteckt worden ist und weil wir endlich davon abkommen müssen zu glauben, daß wir durch irgendwelche operativen Maßnahmen die spätere Entwicklung jahrzehntelang in den Griff bekommen können. Durch einmalige und auch im allgemeinen etwas grob korrigierende Maßnahme sehr früh in das Filigranwerk der Zusammenhänge des Hüftkomplexes im engeren und weitesten Sinne einzugreifen, scheint, allein wenn man es philosophisch betrachtet, blasphemisch.

Glücklicherweise werden solche futurologischen Tendenzen in Zukunft wahrscheinlich deshalb zunehmend unnötig, weil Spätzustände nach Dysplasie und Luxation bis ins höhere Alter hinein zunehmend erfolgreicher angegangen werden können, wenn Schmerzen und Funktionsbeeinträchtigungen in irgendeinem Lebensabschnitt des Erwachsenen zum Handeln zwingen.

Palliative Behandlung der veralteten, vorbehandelten oder unbehandelten Luxationshüfte

Der Wunsch, ein anatomisch einwandfreies Gelenk durch die Spätbehandlung der Hüftluxation zu erhalten, ist utopisch. Alle unsere verbesserten Rekonstruktionsoperationen an der Luxationshüfte haben nicht den primär erhofften Langzeit-

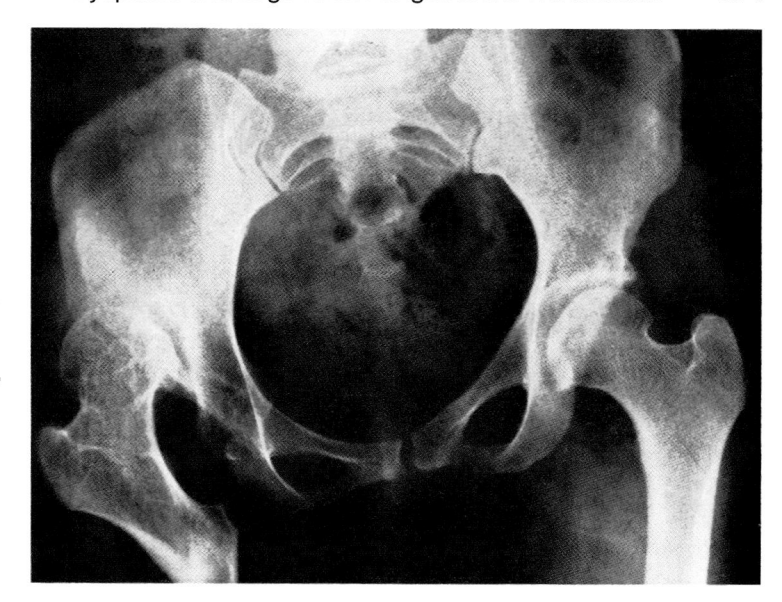

Dysplasie und sogenannte angeborene Hüftluxation 1.71

Abb. 83 Edeltraud B., geb. 2.11. 36. Subtrochantäre Osteotomie rechts 1953, Beinverkürzung 5 cm, leichtes Verkürzungshinken, Trendelenburg li. –, rechts + –. Keine wesentliche Bewegungseinschränkung. Keine Beschwerden, lediglich vorzeitige Ermüdbarkeit. Beispiel für ideale Funktion nach richtig indizierter und technisch gut durchgeführter Schanzscher Osteotomie

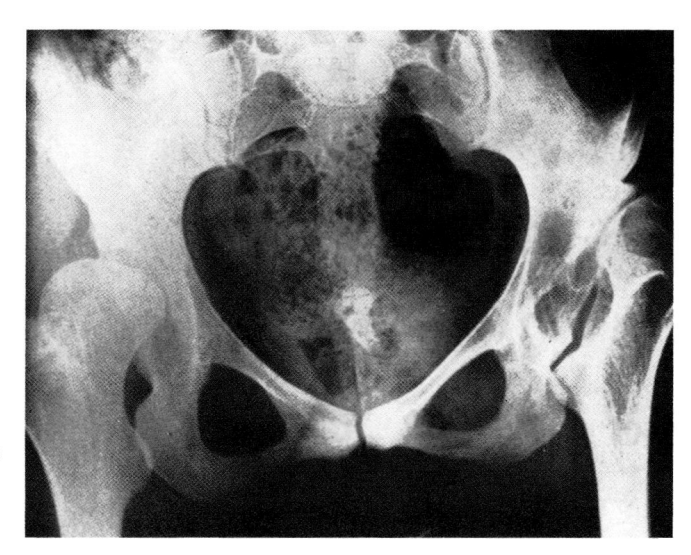

Abb. 84 Subtrochantere Osteotomie im Alter von 2 Jahren. Kein Hinken (zweifache knöcherne Abstützung!), jedoch starke Bewegungseinschränkung. Schmerzbeginn mit 18 Jahren

erfolg. Also wird immer wieder das Problem auftauchen, wie man die Spätkomplikation beherrscht. In gleicher Weise wird es immer wieder unbehandelte Fälle mit hohen Verrenkungen entweder bei typischen Hüftluxationen, vornehmlich aber bei teratologischen Luxationshüften und solchen anderer Genese geben, die zum therapeutischen Handeln zwingen. Nicht nur das Hinken oder Watscheln erfordern dann weitere Maßnahmen, sondern der Schmerz, die Funktionsbeeinträchtigung durch mangelhafte Belastungsfähigkeit und die muskuläre oder knöcherne Kontraktur. Zuletzt ist es auch die Arthrosis deformans mit all ihren Symptomen, die das operative Prozedere verlangt.
Durch medikamentöse und physikalische Maßnahmen läßt sich nur vorübergehend eine Linderung schaffen. Auch die Versorgung mit Apparaten stößt auf Schwierigkeiten. Diese liegen einerseits in der kosmetischen Entstellung begründet, andererseits in ihrer belastenden und letztlich unzureichenden Wirkung.
Auch die gesetzgeberischen Maßnahmen, die in Zeiten der Vollbeschäftigung Umsetzungs- und Umschulungsmaßnahmen sinnvoll werden lassen und ermöglichen, greifen zunehmend weniger.
Aus begreiflichen Gründen versteht man daher unter Palliativmaßnahmen zur Behandlung der Luxationshüfte vom Zeitpunkt der Pubertät an lediglich operative Eingriffe. Für derartige Palliativoperationen kommen zwei Gruppen von Patienten in Frage:
1. Kranke, die niemals eine Behandlung ihrer Luxationshüfte erfahren haben und bei denen rekonstruktive Eingriffe keine Aussicht auf ein einigermaßen befriedigendes anatomisches und funktionelles Ergebnis erwarten lassen,

1.72 Angeborene Deformitäten

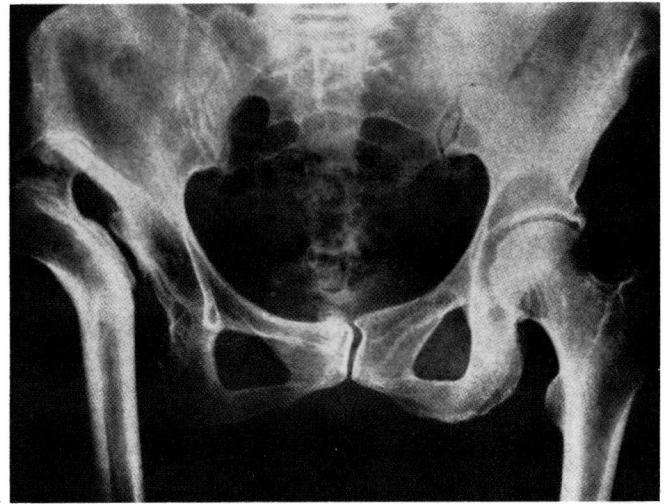

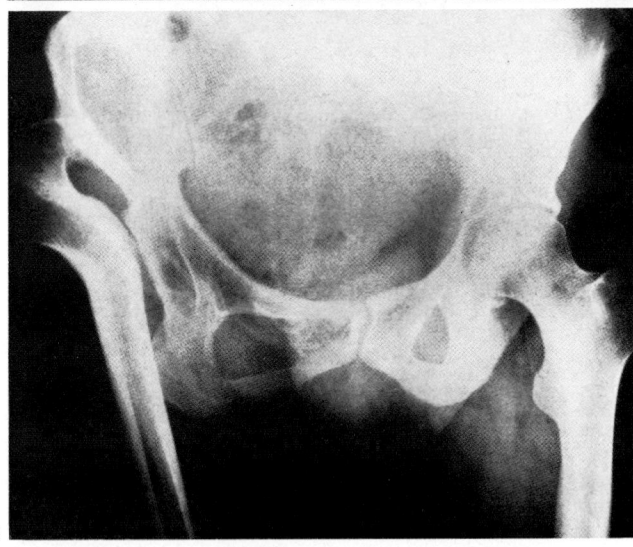

Abb. 85 a u. b Elis. M. Zu kleiner Osteotomiewinkel, deshalb starkes Glissement beim Einbeinstand rechts (b)

2. Patienten, die wohl einer konservativen oder operativen Reduktionsbehandlung unterzogen worden sind, bei denen es aber zur Redislokation oder, aufgrund rasch einsetzender Arthrosis deformans, zu einem sehr schlechten anatomischen oder funktionellen Spätergebnis gekommen ist.

Die Literatur beschäftigt sich weltweit mit diesen Problemen der Behandlung der Luxation und Subluxation schon beim älteren Kind (MOREL 1975, COLEMAN 1975, KLISIC u. JANKOVIC 1975, ROSMAN 1976, ARZIMANOGLU 1976, HEROLD u. DANIEL 1979, CHAKIRGIL 1980, WESTIN u. Mitarb. 1980, GEKELER 1981 u. v. a.). SCADDEN u. DENNYSON (1978) geben ihr Vorgehen bei einer unbehandelten Obturatorluxation des Hüftgelenks bei einem 16jährigen Mädchen bekannt. Die Lorenzsche Inversion, also die Transposition des Femurkopfes nach vorn, ist eine Methode der Behandlung, die ziemlich in Vergessenheit geraten ist. Sie wurde vornehmlich auch bei jenen Fällen früher durchgeführt, die man heute mit plastischen Wiederherstellungsoperationen, z. B. nach Colonna-Zahradnicek, zu beeinflussen vermag. Hohe iliakale Luxationen, also Verrenkungen 3. Grades, sind ohnedies hierfür nicht geeignet.

Die wichtigste Palliativmaßnahme zur Behandlung irreduktibler Hüftluxationen oder aber von Resubluxationen und Luxationen ist die **subtrochantere Osteotomie.** Sie geht auf die Vorschläge von SCHANZ, LORENZ und von BAYER zurück; WATERMANN erarbeitete hierfür die muskelmechanischen Grundlagen.

Höhe und Knickungswinkel der Osteotomie werden einzig und allein von dem Gedanken bestimmt, den Trochanter minor durch die Osteotomie so tief als möglich einzustellen (Abb. 82). Dabei ist es nicht notwendig, die Abstützung an einem bestimmten Punkt, z. B. im Bereich der Primärpfanne, zu erreichen, sondern die Höhe der Abstützung, soweit sie überhaupt notwendig ist, von der Wiederherstellung des muskelmechanischen Gleichgewichtes abhängig zu machen (Abb. 83).

Vor Durchführung dieser tiefen subtrochanteren Osteotomien sind zwei Problemgruppen zu unterscheiden:

1. Steht der Femurkopf praktisch frei im Raum, wird er nur von der Glutaeus-maximus-Masse

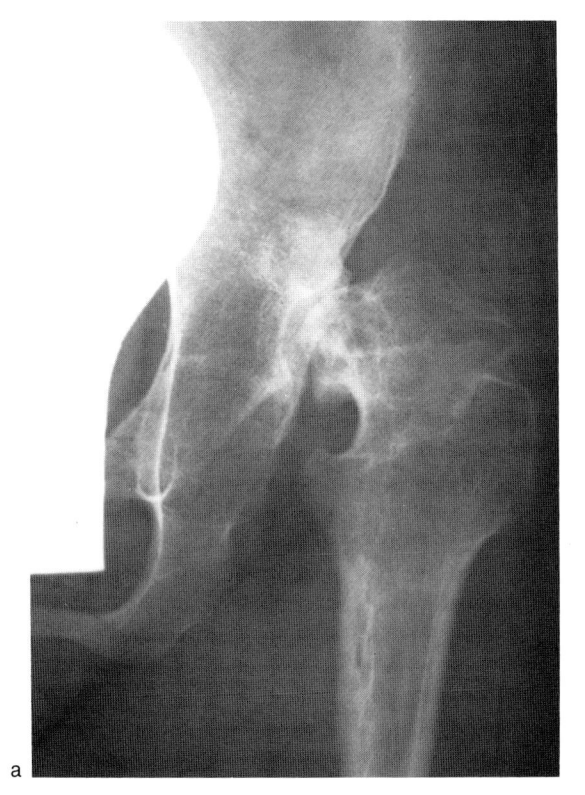

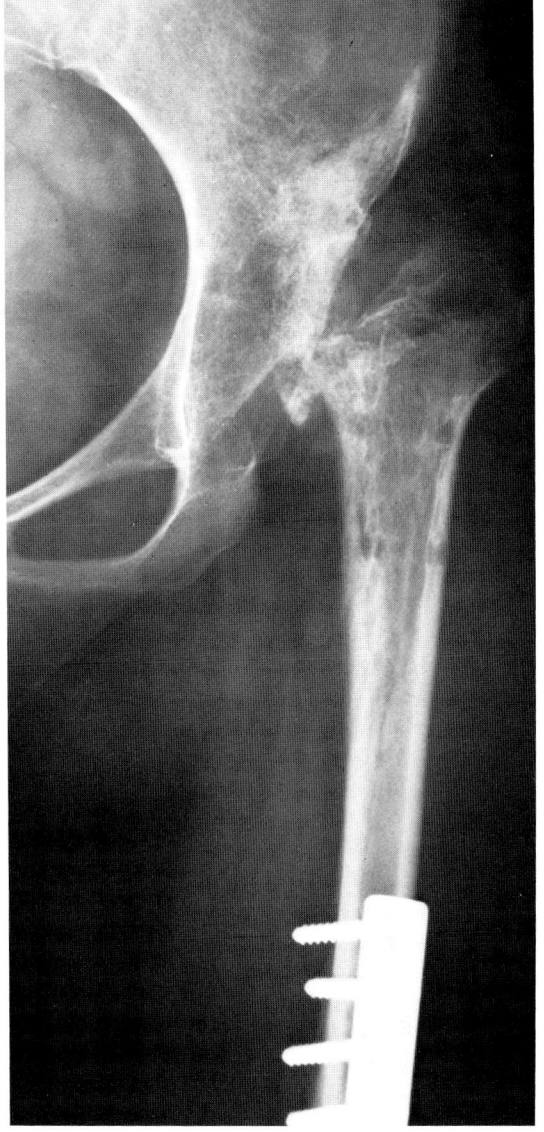

Abb. 86a u. b Sylvia R., geb. 12.2. 50. a) Erste Vorstellung im Alter von 15 Jahren nach auswärtiger ergebnisloser konservativer und operativer Luxationsbehandlung mit Gelenkinfekt bei schwerster Kontraktur und Beinverkürzung von 7 cm. b) Indikation zur Femurkopfresektion wegen hochgradiger Kontraktur bei Kontaktarthrose. Anschließende Verlängerungsosteotomie zur Vorbereitung der späteren Implantation einer Totalendoprothese

gehalten, ist es notwendig, daß ein Widerhalt geschaffen wird, um der Muskulatur die notwendige Aktionsmöglichkeit zu geben.
2. Hat der Femurkopf – trotz der hohen Luxation – irgendwo am Becken einen festen Halt und sich eine Sekundärpfanne geschaffen, ist eine zweite Abstützung überflüssig, ja sogar zweckwidrig. Diese würde nur den Flexionsradius zunehmend einschränken (Abb. 84).

Eine wesentliche Rolle spielt der *postoperative Abduktionswinkel* bei allen hohen oder tiefen subtrochanteren Osteotomien. Er ist abhängig vom Grade der Adduktion und sollte nach HAAS bei einseitigen Fällen nicht über 40–50 Grad und bei doppelseitigen Fällen nicht über 40 Grad hinausgehen. Da postoperativ die Tendenz zur Außenrotation besteht, muß meist noch eine geringgradige Einwärtsverdrehung des peripheren Fragmentes vorgenommen werden. Letztlich wird auch der Winkel von der Inklination des Beckens und der vorhandenen Beugekontraktur im Hüftgelenk bestimmt (Abb. 85).

Es handelt sich also stets um eine dreidimensionale Korrekturosteotomie, die eine vorhandene dreidimensionale Fehlstellung des proximalen Femurendes im Raum durch eine gegenläufige, dreidimensionale Deformität kompensieren soll. Die Fixation der Fragmente erfolgt nach den Regeln der modernen Osteosynthese.

Auch heute noch sind als wesentliche positive Faktoren die Schmerzminderung oder gar Beschwerdefreiheit und die günstige Beeinflussung des Hinkens zu werten. Nachteilige Folgen sind das postoperativ auftretende X-Bein.

Wird vor Abschluß des Wachstums diese Osteotomie durchgeführt, wird sich die Osteotomie mehr oder weniger stark wieder aufrichten (s. SCHLEGEL 1961).

Tritt postoperativ eine zusätzliche Einschränkung der Beweglichkeit ein, sind verschiedene Ursa-

1.74 Angeborene Deformitäten

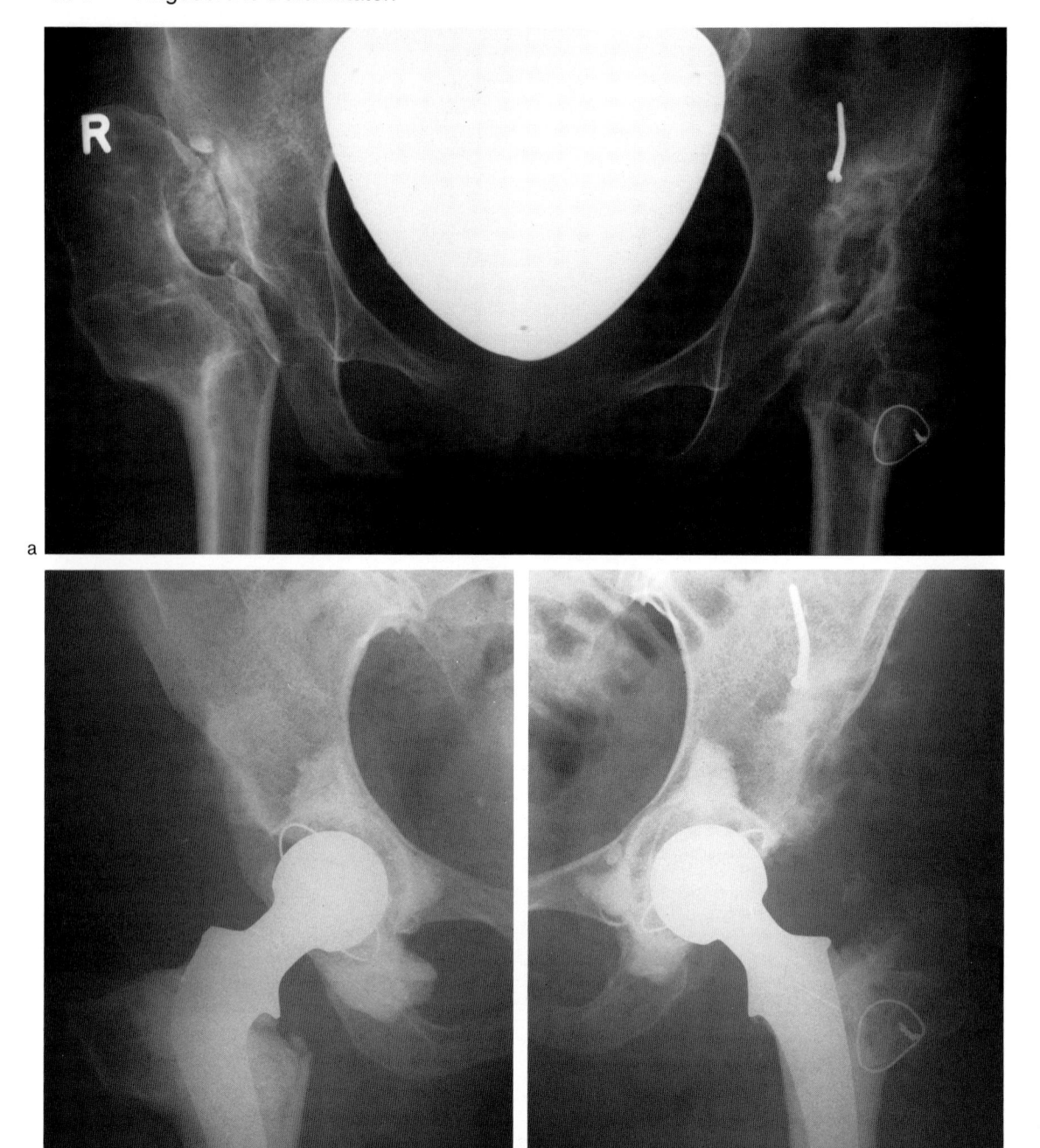

Abb. 87 a-c Ruth A., geb. 5.2.34. a) 1949 Pfannendachplastik links. 1953 Angulationsosteotomie rechts. 1954 Angulationsosteotomie links mit Femurkopfteilresektion. Hochgradige schmerzhafte Bewegungseinschränkung und Arbeitsunfähigkeit. Gang meist mit zwei Unterarmstockstützen. b u. c) Januar 1975 Totalendoprothese beiderseits. 1984 befriedigende Beweglichkeit, schmerzfreie Belastbarkeit, bereits 8 Jahre wieder beruflich tätig

chen hierfür verantwortlich. Wie bereits früher erwähnt, muß die Beweglichkeit dann geringer werden, wenn nach der Operation der Femurkopf nicht nur am Becken seinen festen Halt behalten hat, sondern auch gleichzeitig eine zweite knöcherne Abstützung geschaffen worden ist, die nur berechtigt wäre, wenn der Femurkopf ohne knöchernen Widerhalt war und auch postoperativ blieb. Aus diesem Grunde haben sich frühere Empfehlungen, zusätzlich noch eine Pfannendachplastik im Bereich der Sekundärpfanne durchzuführen oder aber den kleinen Trochanter direkt in die Primärpfanne zu positionieren, nicht bewährt.

Obwohl die subtrochantären Osteotomien außerordentlich selten geworden sind, gehören sie auch heute noch bei der veralteten Hüftluxation und Subluxation zu den in funktioneller Hinsicht am sichersten wirkenden operativen Methoden. Sie sind aber darüber hinaus noch gelegentlich angezeigt zur Ausschaltung des arthrotisch veränderten Luxationsgelenks oder zur Umlagerung.

Dieser Umlagerungseffekt ist es vornehmlich, der diese Palliativoperation als Behandlungsmittel wirkungsvoll werden läßt.

Daß zusätzlich noch partielle *Resektionen des Femurkopfes* bei schon bereits bestehender Arthrose notwendig werden können oder aber zur Angulation noch die völlige Resektion des Femurkopfes hinzutreten kann, wird, ebenso wie auch die versteifenden und plastischen Eingriffe bei der Koxarthrose, im einschlägigen Kapitel näher besprochen (Abb. 86).

Überblickt man die zunehmend spärlicher gewordene Literatur über die subtrochanteren Osteotomien, so kann man mit HACKENBROCH sagen, daß diese Operationen bei der Anwendung im präarthrotischen Studium der Luxationshüfte mindestens für einige Jahre bis zu 2 Jahrzehnten Schmerzfreiheit und Funktionsverbesserung zu bringen vermögen.

Ist jedoch bereits eine Arthrose vorhanden, wird das Ergebnis zweifelhaft sein, weil je nach dem Grad der degenerativen Gelenkveränderung die

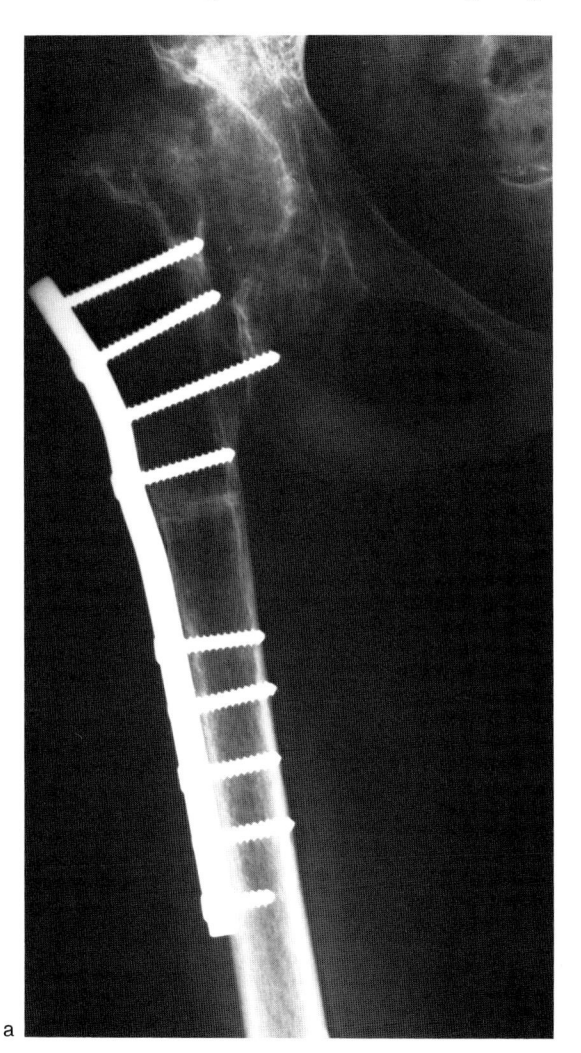

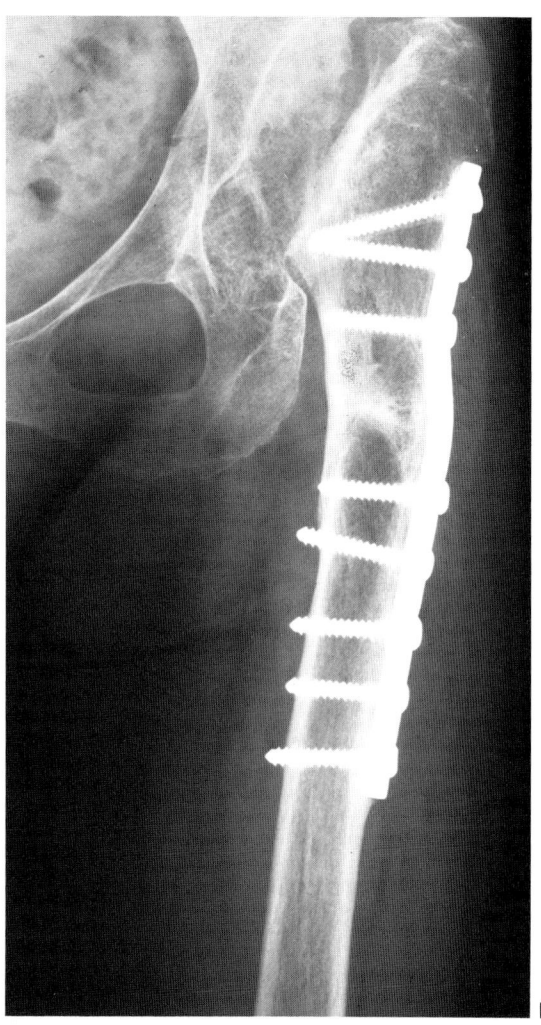

Abb. 88 a–d Elfriede S., geb. 26.1.24. a u. b) Femurkopfresektion beiderseits 25 Jahre nach Schanzscher Osteotomie und Korrekturosteotomie der Deformität als Vorbereitung zur Versorgung mit Totalendoprothese.

1.76 Angeborene Deformitäten

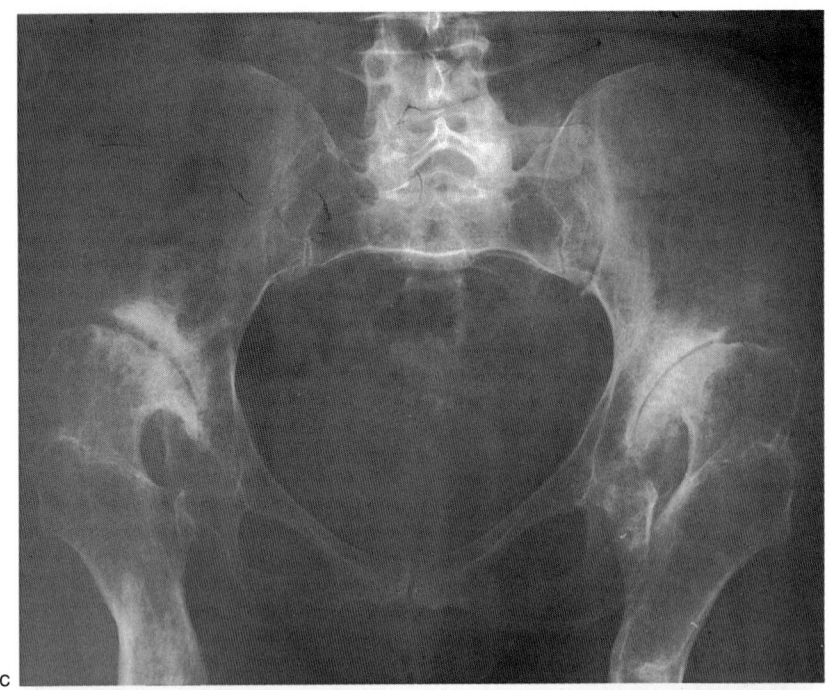

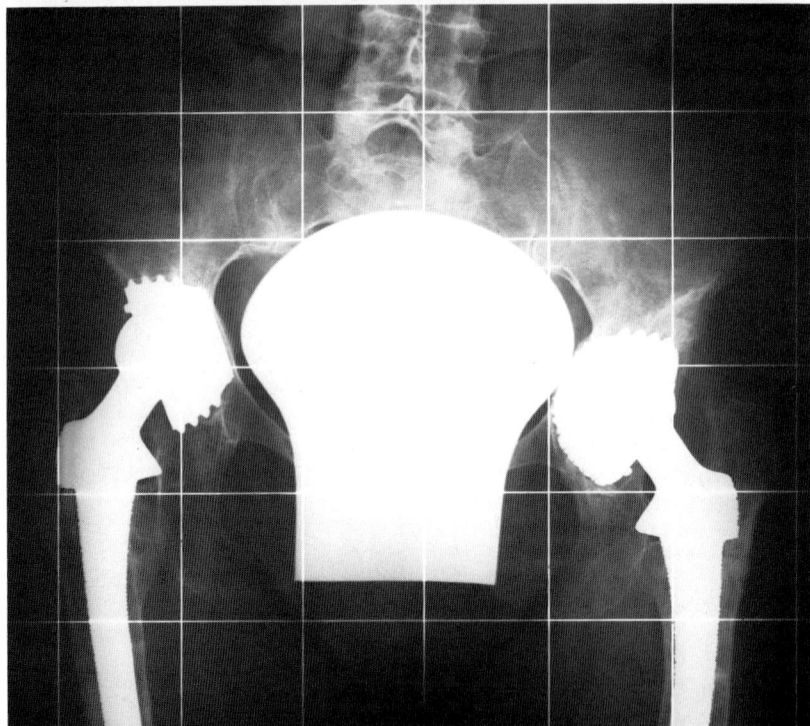

Abb. 88 c u. d
c) Vor Versorgung mit Lord-TEP. d) Nach knöcherner Ausheilung endgültige Versorgung mit einer Lord-TEP (aus *A. Rütt, W. Küsswetter:* Gelenknahe Osteotomien bei der Dysplasiehüfte des Adoleszenten und jungen Erwachsenen. Thieme, Stuttgart 1983)

Umlagerung nur mehr oder weniger befriedigend gelingt und die Reparationsfähigkeit selbst bei besseren biomechanischen Verhältnissen begrenzt bleibt.

Da ein Zustand nach durchgeführter mehrdimensionaler subtrochantärer Osteotomie (Abb. 87) später nicht die Versorgung mit einer *Alloarthroplastik* behindert, wenngleich er sie außerordentlich technisch erschwert, wird wohl nur für Einzelfälle diese Palliativmaßnahme vorbehalten bleiben. Wir selbst haben in unserem Krankengut mehrere Fälle, bei denen wir durch eine Reosteotomie den Status quo ante wiederherstellten, um dann in zweiter Sitzung die Alloarthroplastik mit Erfolg durchzuführen.

Weniger einschneidendere Palliativmaßnahmen sind der *distale und der laterale Transfer des großen Trochanters* bei der Coxa vara symptomatica nach Femurkopfnekrosen und anderen Folgezuständen im Rahmen der Luxationsbehandlung (MAYER 1976, TAUBER u. Mitarb., 1980).

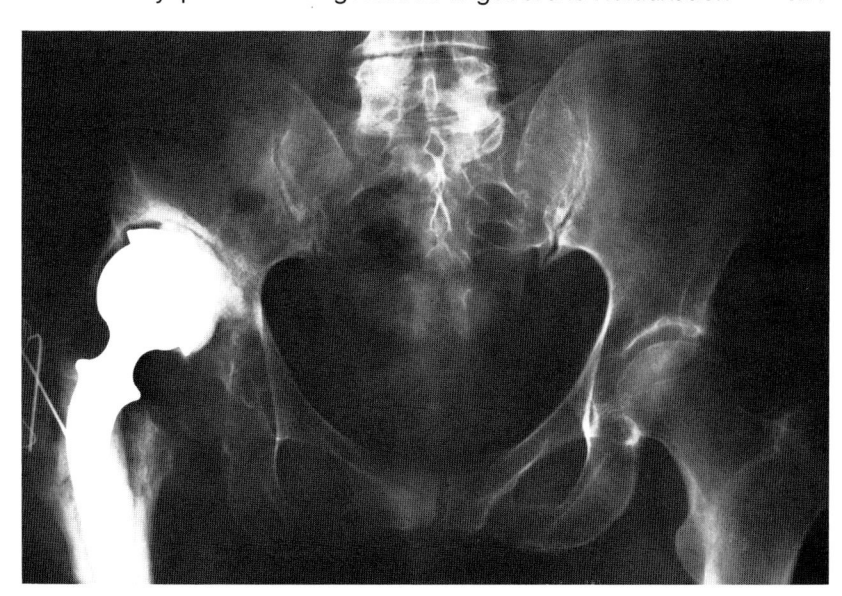

Dysplasie und sogenannte angeborene Hüftluxation   **1.77**

Abb. **89** Maria B., geb. 17.5. 1903. Im Alter von 65 Jahren bei hoher Luxationsarthrose rechts, fehlerhaft in die Primärpfanne implantierte Totalendoprothese

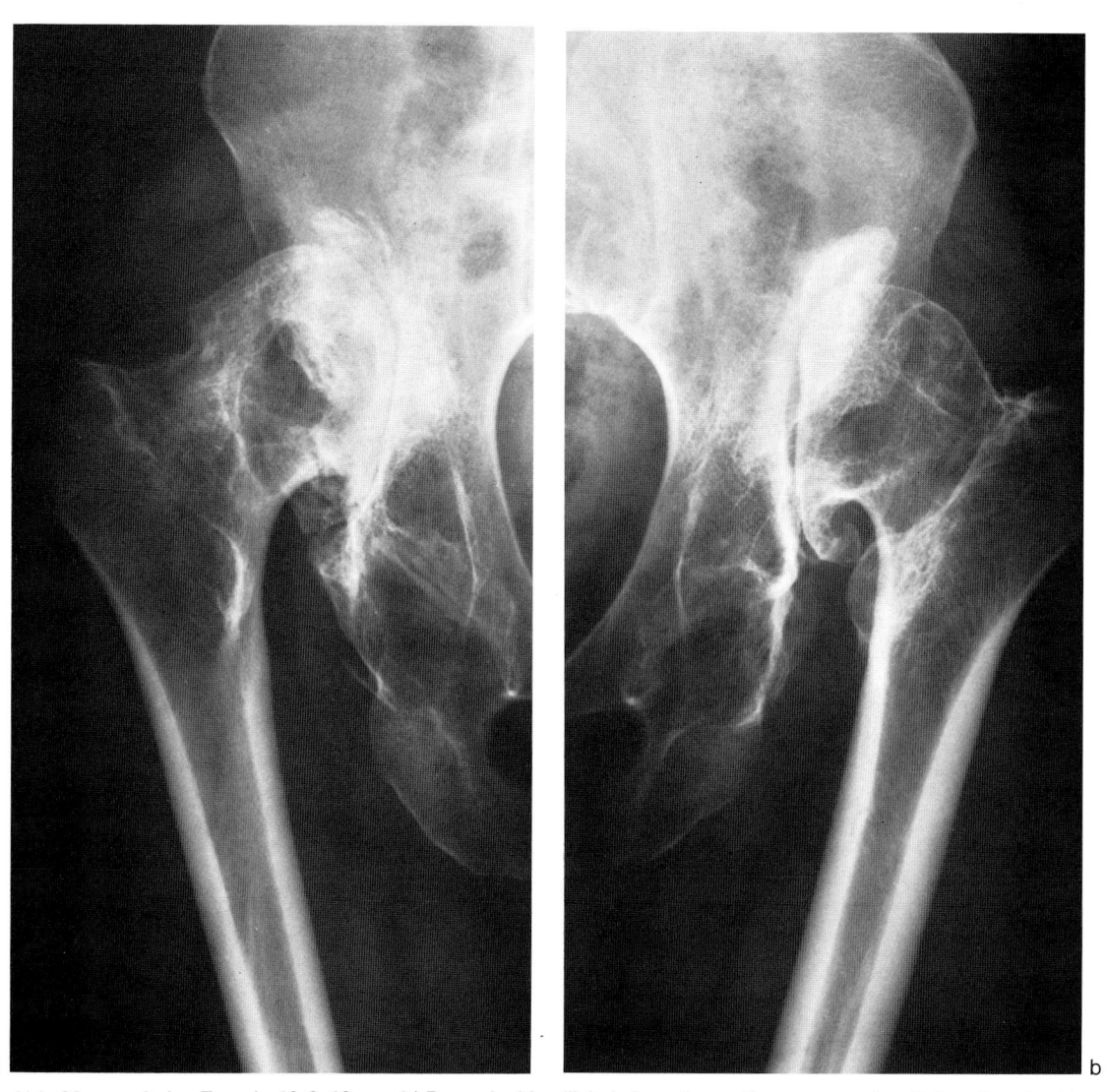

Abb. **90** a–c Luise E., geb. 10.6. 18. a u. b) Doppelseitige iliakale Luxationsarthrose, operative Behandlung im Alter von 62 Jahren.

Die **Arthrodese des Hüftgelenks,** die früher bei einseitigen, schwersten Subluxations- und Luxationsdeformitäten häufiger durchgeführt worden ist, ist heute nur noch in Ausnahmefällen angezeigt. Wenn man sie jedoch durchführt, in einem Zeitraum nach dem Wachstumsabschluß bis zu jenem Lebensalter, in dem man nach unseren heutigen Kenntnissen eine Alloarthroplastik indiziert, sollte man sie nach Techniken durchführen, die die Muskulatur nicht zu sehr schädigen, damit evtl. zu einem späteren Zeitpunkt die Beweglichkeit durch eine Totalendoprothese wiederhergestellt werden kann. Wir haben dies in einigen Fällen durchgeführt.

In Ausnahmefällen ist bei hochstehenden, nicht vorbehandelten und meist kontrakten Hüftluxationen im Schulalter mit einer hinhaltenden Therapie mit konservativen Maßnahmen und mit Schuhzurichtungen zum Ausgleich der Verkürzung, bei gleichzeitigen, berufsberatenden Maßnahmen nach der derzeitigen Rehabilitationsgesetzgebung, die Zeit zu überbrücken, bis man dann zur *Endoprothesierung* berechtigt ist (Abb. 88). KONERMANN u. CHICOTE-CAMPOS (1981) aus unserer Klinik haben davon berichtet, daß wir bei Einseitigkeit und bei höhergradiger Beinverkürzung mitunter auch die *Verlängerungsosteotomie* durchführen und die Hüfte unbeeinflußt lassen. Dies als Voroperation, weil sie eine spätere prothetische Versorgung nicht verbaut (Abb. 86). Bei iliakalen Luxationsarthrosen gehen wir zweizeitig vor. Nach Vorextension mit dem Wagnerschen Distraktor, evtl. nach Release-Operation mit Femurkopfresektion, bis in Höhe der Primärpfanne wird die Totalendoprothese implantiert (SCHLEGEL u. ARCQ 1985).

Die **Alloarthroplastik** bei erwachsenen Patienten mit einer angeborenen Hüftluxation setzt sich zunehmend durch (SIVASCH u. Mitarb. 1977, CHANDLER u. Mitarb. 1981). Die *Doppelcuparthroplastik* hat sich infolge der flachen Primärpfanne nicht bewährt. Die Einstellung der künstlichen Pfanne muß jedoch in die Primärpfanne erfolgen. Wenngleich die prothetische Versorgung selten nur beim jüngeren Erwachsenen indiziert ist (SAGE 1980) und spezielle Prothesenkomponenten Verwendung finden müssen, bietet nur sie allein die Möglichkeit, differente Beinlängen zu egalisieren, die doppelseitige Versorgung durchzuführen und eine schmerzfreie, wenn auch oft eingeschränkte Beweglichkeit zu erhalten.

Die **intertrochantären varisierenden und valgisierenden Osteotomien,** deren biomechanische Grundlagen vornehmlich PAUWELS erarbeitet hat, sind eine Domäne der *Dysplasiearthrose* im jüngeren und mittleren Lebensalter. Ihre Differentialindikation wird bei der Hüftarthrose besprochen (s. dort). Wie PAUWELS bewiesen hat und wie viele weitere Erfahrungen bestätigen, ist eine Rückbildung einer beginnenden oder sogar fortgeschrittenen Arthrosis deformans selbst in höherem Lebensalter möglich, wenn die biomechanischen Gesetze Beachtung finden (BOMBELLI 1976, SCHLEGEL u. PUHLVERS 1983, KUMMER 1983 u. v. a.). SCHMELZEISEN u. WELLER (1980) haben bei 50 Dysplasiearthrosen eine Valgisations-Extensionsosteotomie nach Bombelli vorgenommen. Obwohl sie in mehr als der Hälfte der Fälle hervorragende klinische und röntgenologische Ergebnisse erzielt hatten, sind sie der Meinung, daß sich hieraus kein zwingender Beweis für die Richtigkeit der Theorie BOMBELLIS über die Genese der Arthrose ableiten läßt. Sie meinen jedoch, daß dieses Verfahren für Patienten im entsprechenden Alter eine günstigere Möglichkeit bietet, einen alloarthroplastischen Ersatz zu vermeiden, wobei die kopferhaltende Operation alle Sekundäreingriffe offen läßt.

Alle palliativen Maßnahmen, die sich in drei Kategorien einteilen lassen – die Arthrodese, die Osteotomie und die Arthroplastik –, unterliegen einer schwierigen therapeutischen Differentialdiagnostik und erfordern nicht selten zusätzliche Eingriffe. Sie stellen wegen ihrer Schwierigkeit höchste Ansprüche an das operative Können des Behandlers (Abb. 89 u. 90) (DUTHIE u. BENTLEY 1983, SCHLEGEL u. PUHLVERS 1981).

Behandlung der „teratologischen" Hüftluxation

In gleicher Weise, wie man bei der Besprechung der Ätiopathogenese, der Symptomatologie und der Prognose der Luxationshüfte die sog. typische Hüftluxation von den atypischen Formen trennen muß, ist diese Zäsur auch bei der Behandlung notwendig. Dabei kann man jedoch jene Hüftluxationen ausklammern, die eine spezifische, bekannte Ätiologie haben. Die traumatischen Hüftluxationen und die Luxationshüften im Gefolge von spastischen und schlaffen Lähmungen sowie anderen Erkrankungen sind im Rahmen der einschlägigen Kapitel besprochen. Es sind also hier zwei große Krankheitsgruppen aus dem Luxationskomplex herauszulösen:
1. die sog. Kombinationsmißbildungen und
2. die eigentlichen teratologischen Hüftluxationen, die „echte" und keine „sog." Luxationen sind, wenngleich auch hier bei allen Autoren noch Differenzen in der Anschauung bestehen. Während die „echte", teratologische Hüftluxation ein außerordentlich selten vorkommendes Krankheitsbild ist, sind Kombinationsmißbildungen sehr häufig. Da jedoch die Kombinationsmißbildungen in gleicher Weise bei der sog. typischen Luxation vorkommen, wie auch bei der teratologischen, nehmen sie im Hinblick auf die Prognose des Verlaufes und der therapeutischen Beeinflußbarkeit eine Mittelstellung ein.

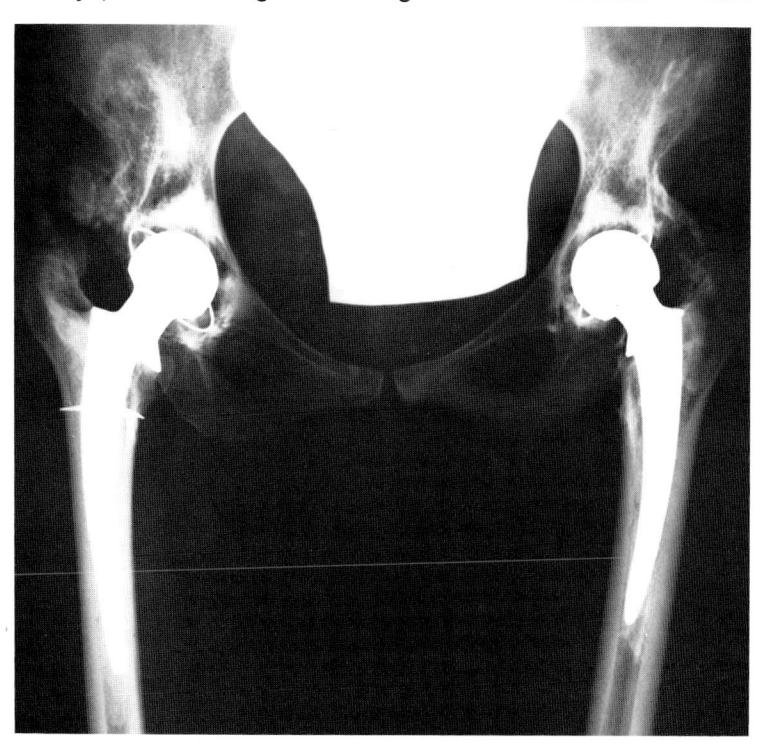

Abb. 90 c
c) In je einer Sitzung konnte nach muskulärer und ligamentärer Deliberation die Protheseneimplantation in die Primärpfanne erfolgen. Keine postoperativen neurologischen Ausfälle. Schmerzfreie Belastbarkeit bei guter Beweglichkeit 2 Jahre postoperativ

Ist das wichtigste Unterscheidungsmerkmal der teratologischen Hüftluxation zur sog. typischen, angeborenen Hüftverrenkung die völlige Unbeeinflußbarkeit therapeutischen Maßnahmen gegenüber, so kann dies keinesfalls auf die kombinierten Deformitäten übertragen werden.
Bei der Kombination der Hüftluxation mit Klumpfüßen, Schiefhals, häufig auch mit Spina bifida ohne große neurologische Ausfälle, unterscheidet sich die Behandlung in keiner Weise von dem therapeutischen Bemühen bei der sog. typischen Luxatio coxae. Hier ist eine Intervention absolut sinnvoll und sollte nach den allgemeinbewährten Regeln durchgeführt werden.
Liegt jedoch eine eindeutig echte, teratologische Luxation vor, also ein Teilsymptom der Arthrogryposis multiplex congenita, der Arthrochalarosis oder bei Spina bifida mit schwersten anderen Begleitmißbildungen und völligen Lähmungen der unteren Gliedmaßen, hat man sich vor jeglicher Behandlung der Hüften zu fragen, ob ein Behandlungsversuch nicht am untauglichen Objekt ausgeführt wird, oder gar, ob er nicht schädlich ist, weil er andere wichtige Maßnahmen verhindert. Derartige schwerste Defektzustände sollten auch niemals zu einem „Jahrmarkt therapeutischer Eitelkeiten" werden. Ist doch das Ziel der Behandlung einer Luxationshüfte nicht eine röntgenologisch deutlich werdende, mehr oder weniger passagere Wiederherstellung des Gelenkschlusses, sondern lediglich die Erzielung einer für den Gehakt notwendigen guten Funktion und die weitestgehende Ausschaltung präarthrotischer Faktoren.

Es ist sinnlos, ein Kind in das Prokrustes-Bett der Luxationsbehandlung zu spannen, wenn es ohnedies niemals auf die Beine kommt, oder aber, wenn es sich nur mühsam so fortbewegen kann, daß die geringe Funktion niemals in der Zukunft sich so auswirken wird, daß eine spätere deformierende Arthrose mit allen deletären Weiterungen entsteht. In solchen Fällen sollte man sich entweder von der Behandlung fernhalten oder aber nur dann im späteren Kindesalter operative Stellungskorrekturen vornehmen, damit ein befriedigendes kosmetisches und der nur geringen statisch und funktionell zu erwartenden Leistung angepaßtes Ergebnis erzielt werden kann. Es ist ein zweifelhafter und meist nachteiliger Erfolg, durch plastische Rekonstruktionsoperationen ein Gelenksurrogat zu schaffen, das der pathologischen Allgemeinsituation nicht angepaßt ist und sogar noch weiter durch Schmerzerzeugung ihr konträr läuft.
Alle mitgeteilten Erfolge der gewaltsamen Erzwingung der Reposition bei teratologischen Luxationen sind in ihrem End- und Langzeiteffekt fraglich. Lediglich abstützende und stellungsverbessernde Osteotomien haben eine Berechtigung. Die gleiche Frage taucht bei schwersten, spastischen Lähmungszuständen mit Hüftluxation auf. In allen diesen Fällen wird man vor die alternative Frage „cui bono" gestellt und muß einen Mittelweg zwischen der persönlichen therapeutischen Aktivität und dem durch den vorliegenden Zustand aufgezwungenen, therapeutischen Nihilismus zum Wohle des jeweiligen Kranken suchen (SCHLEGEL 1961).

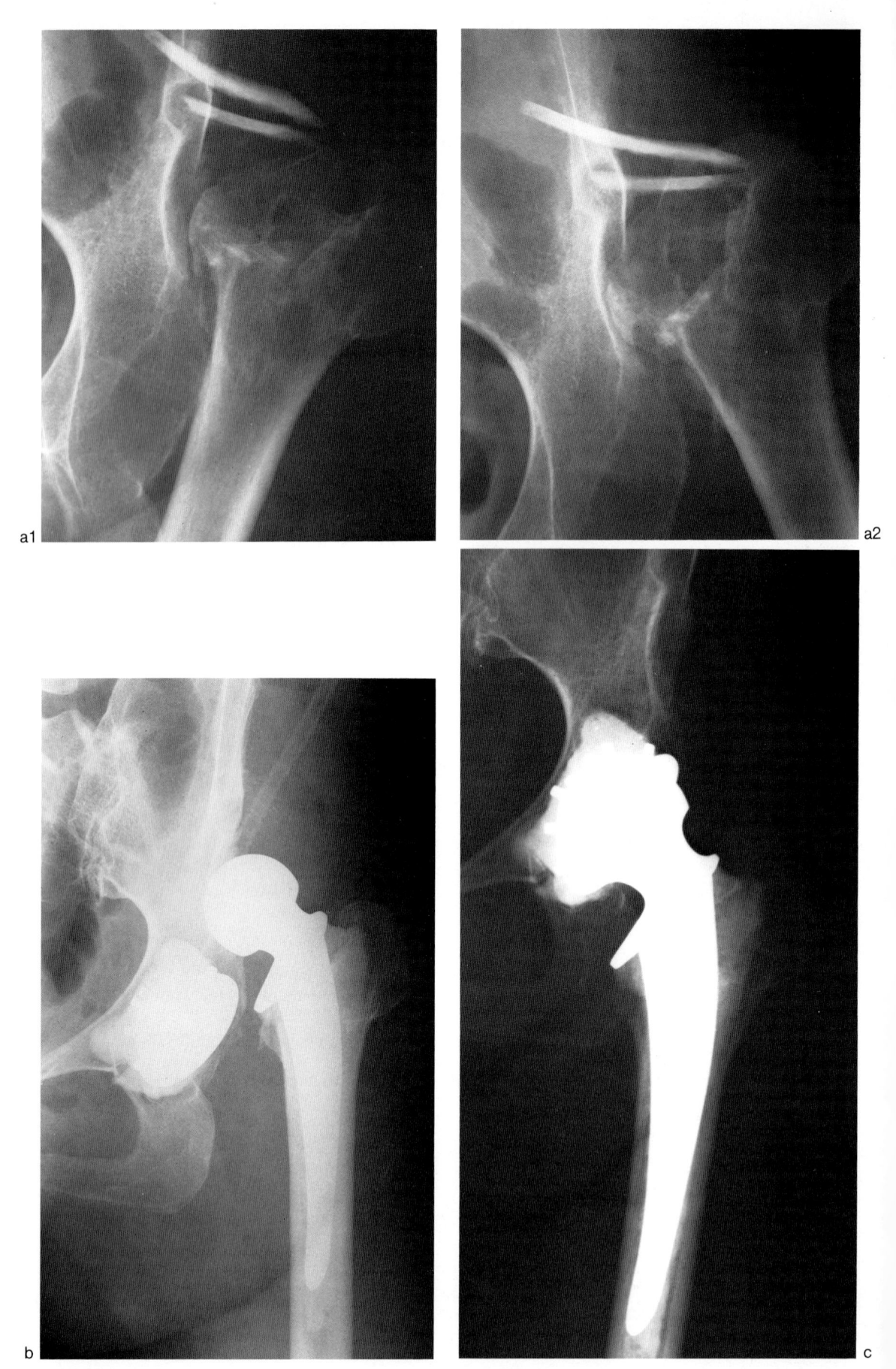

Abb. 91 a–c

Behandlung oder Nichtbehandlung

Immer wieder wurde und wird in der Geschichte der Behandlung der Hüftluxation die Frage gestellt, ob man dieses Leiden überhaupt therapeutisch angehen solle. Diese pessimistische Auffassung entstand einerseits aus der Tatsache, daß die Behandlungsergebnisse früher sicher nicht sehr zufriedenstellend gewesen sind, daß der Prozentsatz der guten Spätergebnisse noch immer vielfach zu wünschen übrigläßt und zum anderen aus den von jedem gemachten Erfahrungen heraus, daß es viele unbehandelte und z. T. sehr hohe Luxationen gibt, die teilweise bis ins 4. und 5. Lebensjahrzehnt hinein beschwerdefrei bleiben und lediglich durch besondere Haltung und Gang auffallen. Bemerkungen, daß man vielfach durch die Behandlung einen sicher einmal arbeitsfähigen Körperbehinderten zum leistungsunfähigen Krüppel stempele, oder aber, daß es kein typisches Leiden, ausgenommen den Morbus Bechterew und die Polyarthritis, gäbe, das den Menschen in späteren Jahren so schwer und unfehlbar zum Schwerbehinderten macht, wie die gut eingerenkte, beiderseits angeborene Hüftverrenkung, werden immer wieder laut.

Diese von uns 1961 formulierten Sätze haben durch die Verbesserung der Frühestdiagnostik und der funktionellen Frühest- und Frühbehandlung zum größten Teil ihre Berechtigung verloren, um so mehr, weil man nicht in allen Arbeitsgruppen gleichsam hypnotisiert den Blick nur auf die Röntgenbilder richtet. Es kommt „zum Glück auf das Wesentlichere an, auf die Funktion. Viele Fälle von reponierter Hüftluxation sind völlig beschwerdefrei und leistungsfähig geworden, viele dauernd, auch wenn unsere röntgenologische Bewertung in vielleicht zu großer Strenge sie nicht in die Gruppe der tadellosen Fälle eingereiht hat" (HOHMANN 1949).

Dies ist besonders im Hinblick auf manche Untersucher wesentlich festzuhalten, die unter Ausnützung der Computerisierung nahezu buchhalterisch-akribisch zahllose radiologische Winkelbefunde subsummieren und anhand unüberschaubarer und für den Praktiker nicht oder nur kaum nachzuvollziehender Tabellen die Imponderabilien der gesunden und der kranken Natur in „spanische Stiefel" (GOETHE) zu schnüren versuchen. Sicher haben diese akribischen Ausmessungen unser Wissen über die Adaptationsmöglichkeit des Hüftkomplexes bei der Luxation verbessert; sie lassen jedoch außer Kalkül die Anpassungsfähigkeit des Menschen im allgemeinen und des Hüftgelenkkomplexes im besonderen.

Wir sind der Meinung, daß es auch heute noch gelegentlich Luxationsfälle gibt, bei denen man allen Ernstes berechtigt ist, die Frage zu stellen, ob eine erzwungene Einrenkung oder eine Rekonstruktionsoperation des Hüftgelenks nicht besser unterbleibt. Es wird sich dann um hohe Luxationen älterer Kinder handeln, die keine Beschwerden machen und die Funktion kaum beeinträchtigen. Hier wird die erzwungene Behandlung sicher, trotz der Verbesserung der operativen Technik, frühzeitiger deletäre Folgen haben als ein abwartendes Verhalten, die laufende Beobachtung, die offene Aufklärung der Angehörigen, die Ausnützung der Sozialgesetzgebung und – zu einem späteren Zeitpunkt dann – die indizierte palliative Operation oder die alloplastische Rekonstruktion des Subluxations- oder Luxationsgelenks (Abb. 91).

Literatur

Ackermann, H.-J., H. Kupper: Nachuntersuchungsergebnisse bei neonataler Hüftgelenksinstabilität ohne Schnapp-Phänomen. Beitr. Orthop. Traum. 31 (1984a) 217–220

Ackermann, H.-J., H. Kupper: Zu den Bezeichnungen von Hüftbefunden bei Neugeborenen. Beitr. Orthop. Traum. 31 (1984b) 53–56

Ackermann, H.-J., H. Kupper: Ein Beitrag zur Selbstheilungsquote beim positiven Ortolani-Zeichen. Beitr. Orthop. Traum. 31 (1984c) 333–337

Ackermann, H.-J., H. Kupper: Zum Krankheitswert des „atypical dry click" an der Neugeborenenhüfte. Beitr. Orthop. Traum. 31 (1984d) 105–107

Ackermann, H.J., M. Parczyk: Untersuchungen zur Frage einer generalisierten Gelenkhypermobilität bei der Luxationshüfte. Beitr. Orthop. Traum. 25 (1978) 194–199

Almby, B., L. Rehnberg: Neonatal hip instability. Incidence, diagnosis and treatment at the University Hospital, Uppsala, 1960–1964 and 1970–1974. Acta orthop. scand. 48 (1977) 642–649

Almby, B., S. Grevsten, T. Loennerholm: Hip joint instability after the neonatal period. II. The acetabular growth potential. Acta radiol. (diagn.) (Stockh.) 20 (1979) 213–222

Anders, G.: Früherkennung und funktionelle Behandlung der Hüftdysplasie und Hüftluxation. Z. Orthop. 120 (1982) 100–104

Anders, G., M. Mende: Die Behandlung mit dem Hanausek-Apparat. In Fries, G., D. Tönnis: Hüftluxation und Hüftdysplasie im Kindesalter. Med. Literar. Verlag, Uelzen 1981 (S. 100–103)

Andrén, L., N. E. Borglin: Disturbed urinary excretion pattern of oestrogens in newborns with congenital dislocation of the hip. Acta endocr. 37 (1961) 423 (A)

Arcq, M.: Zur operativen Reposition der veralteten hohen Hüftluxation im jugendlichen Alter mit einem Distraktionsgerät. Orthop. Prax. 14 (1978) 660

Abb. 91 a–c Maria B., geb. 31.8.25. a) Schwerste Luxationsarthrose in Sekundärpfanne, auswärtiger Versuch mit Pfannendachspanimplantation und intertrochanterer Derotationsosteotomie. Beinverkürzung 5 cm (1956). 1974 Funktionsaufnahmen der linken Hüfte, präoperativ. b) Nach muskulärer und ligamentärer Deliberation Implantation einer McKee-Farrar-Totalendoprothese. Reposition in Narkose nach 14tägiger Extensionsbehandlung. Postoperativ passagere, leichte Ischiadikusparese. c) Behandlungsergebnis 8 Monate nach operativem Eingriff. Laut schriftlicher Mitteilung unverändert gutes 10-Jahres-Ergebnis

Arcq, M.: Die operative Behandlung (Reposition – Rekonstruktion) der veralteten hohen Hüftluxation mit einem Distraktionsgerät. In Fries, G., D. Tönnis: Hüftluxation und Hüftdysplasie im Kindesalter. Med. Literar. Verlag, Uelzen 1981 (S. 145–159)

Artz, T. D., W. N. Lim, P. D. Wilson, D. B. Levine, E. A. Salvati: Neonatal diagnosis, treatment and related factors of congenital dislocation of the hip. Clin. Orthop. 110 (1975) 112–136

Arzimanoglu, A.: Treatment of congenital hip dislocation by muscle release, skeletal traction and closed reduction in older children. Clin. Orthop. 119 (1976) 70–75

Bak, Z., B. Farkas: Früh- und Spätergebnisse von Operationen nach Colonna. Z. Orthop. 113 (1975) 896–899

Bailey, T. E., J. E. Hall: Chiari medial displacement osteotomy. J. Pediat. Orthop. 5 (1985) 635–641

Ball, F.: Fehlermöglichkeiten bei der radiologischen Hüftdysplasiediagnostik. Röntgenpraxis 32 (1979) 58–74

Ball, F.: Normwerttabellen für Pfannendachwinkel und Hüftdysplasiediagnostik. Wiss. Inform. Miluga 6 (1980) 215

Barlow, T. G.: Neonatal hip dysplasia. Treatment, results and complications. Proc. roy. Soc. Med. 68 (1975) 475

Barta, O.: Prophylaxe und funktionelle Frühbehandlung der Luxationshüfte mit dem Riemenbügel nach Pavlik. Beitr. Orthop. Traum. 24 (1977) 262–269

Barteck, U.: Untersuchungen über die Ergebnisse einer modifizierten Azetabuloplastik nach Lance bei Jugendlichen und Erwachsenen. Z. Orthop. 112 (1974) 610–613

Bátory, J.: Ätiologie der pathologischen Veränderungen des kindlichen Hüftgelenkes. Enke, Stuttgart 1982

Bauer, R., F. Kerschbaumer: Ergebnisse der Beckenosteotomie nach Chiari. Arch. orthop. Unfall-Chir. 81 (1975) 301–314

Becker, F.: Probleme und Gefahren der funktionellen Behandlung dysplastischer Hüftgelenke im frühen Säuglingsalter. Z. Orthop. 117 (1979) 138–144

Becker, F.: Prävention im Kindes- und Jugendalter. In Witt, A. N., H. Rettig, K. F. Schlegel: Orthopädie in Praxis und Klinik, Bd. I. Thieme, Stuttgart 1980

Beighton, P., C. A. Bathfield: Gibbal achondroplasia. J. Bone Jt Surg. 63 B (1981) 328–329

Benesova, M.: Konservative Behandlung der angeborenen Hüftgelenksverrenkung bei Kindern mit dem Apparat von Hanausek. Beitr. Orthop. Traum. 6 (1959) 4

Bernbeck, B., G. Dahmen: Kinderorthopädie. Thieme, Stuttgart 1983

Bernbeck, R.: Die pathologische Femurtorsion und Coxa valga. Z. Orthop. 78 (1949) 303

Bernbeck, R.: Zur Altersindikation und Osteosynthesetechnik der intertrochanteren Derotations-Varisierungs-Osteotomie bei Hüftluxationskindern. Z. Orthop. 112 (1974) 675–678

Bernbeck, R.: Praktische Röntgendiagnostik der Femurtorsion und des Kollumwinkels bei Luxationshüften. In: Fries, G., D. Tönnis: Hüftluxation und Hüftdysplasie im Kindesalter, Bd. II. Med. Literar. Verlag, Uelzen 1981 (S. 64–66)

Bickel, W. H., J. S. Breivis: Shelf operation for congenital subluxation and dislocation of the hip. Clin. Orthop. 106 (1975) 27–34

Biehl, G., J. Harms, P. Heretsch: Differentialindikation zwischen Pfannendachplastik mit gleichzeitiger Femurosteotomie unter Verwendung des Osteotomiekeiles, Appositions-Pfannendachplastik und Chiari-Osteotomie. In Fries, G., D. Tönnis: Hüftluxation und Hüftdysplasie im Kindesalter. Med. Literar. Verlag, Uelzen 1981 (S. 221–224)

Biskop, M., A. Dippold: Die konservative Reposition der Luxationshüfte mit der Overheadextension. Ärztl. Fortbild. 76 (1982) 253–255

Bjerkreim, I.: Congenital dislocation of the hip joint in Norway. IV. The incidence in southeast Norway. Acta orthop. scand., Suppl 157 (1975) 73–88

Bjerkreim, I., P. H. Arseth: Congenital dislocation of the hip in Norway. Late diagnosis CDH in the years 1970 to 1974. Acta paediat. scand. 67 (1978) 329–332

Blockey, N. J.: Derotation osteotomy in the management of congenital dislocation of the hip. J. Bone Jt. Surg. 66-B (1984) 485–490

Bombelli, R.: Osteoarthritis of the Hip. Springer, Berlin 1976

Bos, C. F. A., T. J. J. H. Slooff: Treatment of failed open reduction for congenital dislocation of the hip. Acta orthop. scand. 55 (1984) 531–535

Bosselmann, E., H. Weickert, A. Breninek, A. Reichelt: Bemerkungen zu den Ergebnissen bei der Behandlung von Luxationshüften im Stadium der Luxation mittels der Overhead-Extension. Beitr. Orthop. Traum. 31 (1984) 269–272

Breninek, A.: Stumme Fälle von Hüftdysplasie. Z. Orthop. 117 (1979) 821–823

Brinckmann, P.: Wachstum des Beckens im Anschluß an die Beckenosteotomie nach Chiari. Z. Orthop. 120 (1982) 694–697

Brückl, R., H. J. Refior: Die Behandlung mit der Pavlik-Bandage. In Fries, G., D. Tönnis: Hüftluxation und Hüftdysplasie im Kindesalter. Med. Literar. Verlag, Uelzen 1981 (S. 88–90)

Brunner, Ch.: Die Beckenosteotomie nach Chiari mit oder ohne Spanunterfütterung. 10-Jahres-Resultate. Orthopädie 8 (1979) 40–43

Bruns, H., V. Fischer, K. Matzen: Die Revalgisierung nach intertrochanterer Varisierungsosteotomie. Arch. Orthop. Unfall-Chir. 81 (1975) 273–278

Buchanan, J. R., R. B. Greer, J. M. Cotler: Management strategy for prevention of avascular necrosis during treatment of congenital dislocation of the hip. J. Bone Jt Surg. 63 (1981) 140–146

Buxton, R. A., C. J. Mccullough: Healing of osteochondritis dissecans following congenital dislocation of the hip: Report of a case. Clin. Orthop. 147 (1980) 157–159

Da Paz a Campos, J. R., R. K. Kalil: Congenital dislocation of the hip in the newborn. A correlation of clinical, roentgenographic and anatomical findings. Ital. J. Orthop. Traum. 2 (1976) 261–272

Canale, S. R., R. W. Holand: Coventry screw fixation of osteotomies about the pediatric hip. J. Pediat. Orthop. 3 (1983) 592–600

Carlioz, H., Filipe, G.: The natural of the limbus in congenital dislocation of the hip: An arthrographic study. In Tachdjian, M. O.: Congenital Dislocation of the Hip. Churchill-Livingstone, Edinburgh 1982 (pp. 247–262)

Carter, C. O., J. A. Wilkinson: Genetic and environmental factors in the etiology of congenital dislocation of the hip. Clin. Orthop. 33 (1964) 119

Chakirgil, G. S.: Radical reduction procedure for treatment of congenital dislocation of the hip in older children. Israel J. med. Sci. 16 (1980) 344–346

Chandler, H. P., F. T. Reineck, R. L. Wixson, McCarthy: Total hip replacement in patients younger than thirty years old. J. Bone Jt Surg. 63B (1981) 1426–1434

Chiari, K.: Spätergebnisse nach Beckenosteotomie-Verhütung der Präarthrose. Z. Orthop. 112 (1974) 603–605

Chrispin, A. R., N. Harris, G. L. Lloyd-Roberts: A method for calenlating acetabular anteversion in children. Pediat. Radiol. 7 (1978) 155–158

Chuinard, E. G.: Perthes-like changes in congenital dislocation/dysplasia of the hip. Israel J. med. Sci. 16 (1980) 311–313

Chung, S. M.: The arterial supply of the developing proximal end of the human femur. J. Bone Jt Surg. 58 A (1976) 961

Clarke, N. M. P., H. T. Harcke, P. McHugh, M. S. Lee, P. F. Borns, G. D. MacEwen: Real-time ultrasound in the diagnosis of congenital dislocation and dysplasia of the hip. J. Bone Jt. Surg. 67-A (1985) 406–412

Cole, W. G.: Evaluation of a teaching model for the early diagnosis of congenital dislocation of the hip. J. pediat. Orthop. (1983) 223–226

Coleman, S. S.: Congenital Dysplasia and Dislocation of the Hip. Mosby, St. Louis 1978 (p. 72)

Coleman, S. S.: Treatment of congenital dislocation of the hip in the older child. Curr. Pract. orthop. Surg. 6 (1975) 99-119

Colonna, T. C.: Capsula arthroplasticy for congenital dislocation of the hip. J. Bone Jt Surg. 35 A (1953) 179-197

Cooperman, D. R., R. Wallensten, S. D. Stulberg: Post-reduction avascular necrosis in congenital dislocation of the hip. J. Bone Jt Surg. 62 (1980) 247-258

Craig, W. A., J. C. Risser, W. G. Kramer: Review of four hundred cases of congenital dysplasia and dislocation of the hip. In: Proceedings of the Western Orthopedic Association. J. Bone Jt Surg. 37-A (1955) 403

Cristofaro, R. L., D. Heskiaoff: Bilateral habitual hip dislocation in a child with Down's syndrome: A case report. Clin. Orthop. 155 (1981) 41-42

Crossan, J. F., R. Wynne-Davies, G. A. Fulford: Bilateral failure of the capital femoral epiphysis: Bilateral Perthes disease, multiple epiphysal dysplasia, pseudoachondroplasia, and spondyloepiphyseal dysplasia congenital and tarda. J. pediat. Orthop. 3 (1983) 297-301

Cyvin, K. B.: Unsatisfactory results of early treatment of infants with unstable hips at birth. Acta orthop. scand. 48 (1977) 665-672

Czeizel, A., G. Tusnády, G. Vaczó, T. Vizkelety: The mechanism of genetic predisposition in congenital dislocation of the hip. J. med Genet. 12 (1975) 121-124

Davies, St. J. M., G. Walker: Problems in the early recognition of hip dysplasia. J. Bone Jt. Surg. 66-B (1984) 479-484

Debrunner, A. M.: Einführung zum Thema. Orthopäde 8 (1979) 1-4

Debrunner, A. M.: Orthopädie (Die Störungen des Bewegungsapparates in Klinik und Praxis). Huber, Stuttgart 1983

Demid, G.: Incidence of congenital hip dislocation among the child population in the Mongolian people's republic. Ortop. Travm. Protez. 5 (1975) 26-29

Demina, L. F.: Dynamics of hip joint development following surgical treatment of congenital subluxation of the hip in children. Ortop. Travm. Protez. 9 (1976) 13-17

Diepstraten, F. M.: Open reduction of congenital hip dislocation. Acta orthop. scand 56 (1985) 32-35

Dogonadse, M., Z. Schurgaia: Angeborene Luxationshüften (Hüftdysplasie) und Schielen. Beitr. Orthop. Traum. 22 (1975) 537-641

Döhring, S., G. Lenz: Die Behandlung der kongenitalen Hüftluxation durch Extensions-Repositions-Therapie und Retention in der Düsseldorfer Spreizschiene. Beitr. Orthop. Traum. 31 (1984) 220-223

Donner, K.: Die Pfannendachentwicklung nach Chiarischen Beckenosteotomien. In Fries, G., D. Tönnis: Hüftluxation und Hüftdysplasie im Kindesalter. Med. Literar. Verlag, Uelzen 1981 (S. 227-230)

Dorn, U., H. Kristen, P. Resch: Dosissparende Hüftvergleichsaufnahmen beim Kleinkind mit Hilfe der Bildverstärkerphotographie. Arch. orthop. traum. Surg. 91 (1978) 101-105

Dörr, W. M.: Zur Frühest- und Frühdiagnose der sog. angeborenen Hüftgelenksluxation. Dtsch. med. Wschr. 91 (1966) 168

Dörr, W. M.: Hüftdysplasie. Therapiewoche 17 (1969) 797

Drehmann, F., W. Becker: Eine einfache klinische Untersuchungsmethode zur approximativen Schnellbestimmung des Antetorsionswinkels des Schenkelhalses. Z. Orthop. 118 (1980) 236-240

Dunn, P. M.: Perinatal observations on the etiology of congenital dislocation of the hip. Clin. Orthop. 119 (1976) 11-22

Dürrschmidt, V.: Die Entwicklung des Schenkelhalsschaftwinkels konservativ und operativ behandelter Luxationshüften. Beitr. Orthop. Traum. 29 (1982) 306-314

Dürrschmidt, V., N. N. Sylkin: Die Femurkopfnekrose als präarthrotische Deformität. Beitr. Orthop. Traum. 32 (1985) 84-88

Dussault, R. G., G. Beauregard, P. Fauteaux, C. Laurin, A. Boisjoly: Femoral head defect following anterior hip dislocation. Radiology 135 (1980) 627-629

Duthie, R. B., G. Bentley: „Mercers" Orthopaedic Surgery, 8th ed. Butler & Tamer, London 1983

Edelson, J. G., M. Hirsch, H. Weinberg, D. Attar, E. Barmeir: Congenital dislocation of the hip and computerised axial tomography. J. Bone Jt. Surg. 66-A (1984) 472-478

Ender, A., H. S. Braun, I. Ender, C. Ahrends: Prophylaxe der Luxationshüfte. Kinderärztl. Prax. 48 (1980) 400-407

Endler F. Die biomechanischen Prinzipien der Beckenosteotomie nach Chiari unter Demonstration von Langzeitergebnissen. In Rütt, A., W. Küsswetter: Gelenknahe Osteotomien bei der Dysplasiehüfte des Adoleszenten und jungen Erwachsenen. Thieme, Stuttgart 1983 (S. 19-42)

Endo, M., T. A. Iinuma, Y. Umegaki, Y. Tateno, H. Tanaka: Automated diagnosis of congenital dislocation of the hip. Radiology 122 (1977) 25-30

Eulert, J.: Erfahrungen mit der Salterschen Beckenosteotomie. Z. Orthop. 112 (1974) 1119-1126

Eulert, J.: Zur Problematik der Arthrogryposebehandlung an der unter unteren Extremität. Z. Orthop. 120 (1982) 598

Evans, E. H., J. Low, B. L. Allen jr.: The Pavlik harness for congenital dislocated hips. Amer. J. occup. Ther. 29 (1975) 356-359

Eyre-Brook, A. L., D. A. Jones, F. C. Harris: Pemberton's acetabuloplasty for congenital dislocation or subluxation of the hip. J. Bone Jt Surg. 60 B (1978) 18-24

Fabry, G., E. Meire: Septic arthritis of the hip in children: Poor results after late and inadequate treatment. J. pediat. Orthop. 3 (1983) 461-466

Fengler, F., G. Brauer: Spätkomplikationen nach Drehvarisierungsosteotomien. Beitr. Orthop. Traum. 22 (1975) 378-385

Fengler, F., R. Tomaschewski, R.: Unsere Erfahrungen mit der operativen Reposition der Hüftluxation nach Ludloff. Beitr. Orthop. Traum. 23 (1976) 208-213

Ferguson jr., A. B.: Orthopaedic Surgery in Infancy and Childhood. Williams & Wilkins, Baltimore 1975

Fettweis, E.: Sitzhockstellungsgips bei Hüftgelenksdysplasien. Arch. orthop. Unfall-Chir. 63 (1968) 38-51

Fettweis, E.: Bauchlageschäden am Bewegungsapparat bei Säuglingen und Kleinkindern. Öff. Gesundh.-Wes. 38 (1976) 93-104

Filipe, G., H. Carlioz: Use of the Pavlik harness in treating congenital dislocation of the hip. J. Pediat. Orthop. 2 (1982) 357-362

Fishchenko, P. I. A., V. I. Sadofjeva, P. K. Stel'Mach: Role of arthropneumography in the study of hip-joint structure in children with congenital hip dislocation. Orthop. Travm. Protez. 3 (1976) 3-6

Franke, J., F. Fengler, H. J. Ackermann, G. Brauer: Unsere Rehabilitation der sogenannten angeborenen Hüftluxation unter besonderer Berücksichtigung der transiliakalen Beckenosteotomie nach Dega. Z. ges. Hyg. 22 (1976) 919-926

Fredensborg, N.: Observations in children with congenital dislocation of the hip. Acta orthop. scand. 47 (1976) 175-180

Fredensborg, N.: The results of early treatment of typical congenital dislocation of the hip in Malmoe. J. Bone Jt Surg. 58 B (1976) 272-278

Fredensborg, N.: The effect of early diagnosis of congenital dislocation of the hip. Acta paediat. scand. 65 (1976) 323-328

Fries, G., D. Tönnis: Hüftluxation und Hüftdysplasie im Kindesalter, Bd. II. Med. Literar. Verlag, Uelzen 1981

Fuhrmann, W.: Angeborene Hüftgelenksluxation. Dtsch. med. Wschr. 25 (1975) 1411-1412

Gallien, R., D. Bertin, R. Lirette: Salter procedure in congenital dislocation of the hip. J. Pediat. Orthop. 4 (1984) 427-430

Gamble, J. G., Ch. Mochizuki, E. E. Bleck, L. A. Rinsky:

Coxa magna following surgical treatment of congenital hip dislocation. J. Pediat. Orthop. 5 (1985) 528–533

Gärtner, B. M., F. U. Niethard: Vergleichende Untersuchungen zur Pfannendachentwicklung bei Retention in Abspreizung und Überbeugung. In Fries, G., D. Tönnis: Hüftluxation und Hüftdysplasie im Kindesalter. Med. Literar. Verlag, Uelzen 1981 (S. 121–126)

Gauthier, A., M. Bon: Coxometrie chez le nouveau-n'e et le nourrisson. Ann. Radiol. 19 (1976) 541–547

Geiser, M.: Dysplasie und Pseudodysplasie des kindlichen Hüftgelenkes. Z. Orthop. 115 (1977) 1–8

Gekeler, J.: Zur Therapie der veralteten Hüftluxation. Z. Orthop. 119 (1981) 92–101

Gertsen, G. I.: Rehabilitation of children after surgical treatment of congenital hip dislocation under condition of mud therapy resort. Orthop. Travm. Protez. 8 (1975) 12–17

Gertsen, G. I., I. I. Talko: Causes of reluxations after open elimination of congenital hip dislocation. Ortop. Travm. Protez. 4 (1978) 56–58

Gladel, W.: Luxationshüfte und Vorsorgeuntersuchung. Z. Orthop. 121 (1983) 613–618

Glass, A., T. H. Dunningham: Capsular arthroplasty of the hip for congenital dislocation. Israel J. med. Sci. 16 (1980) 328–332

Gore, D. R.: Iatrogenic avascular necrosis of the hip in young children. A review of six cases. J. Bone Jt Surg. 56 A (1974) 493–502

Gore, D. R.: Recurrent dislocation of the hip in a child with Down's syndrome. A case report. J. Bone Jt Surg. 63 A (1981) 823–825

Graf, R.: Die operative Reposition der angeborenen Hüftgelenksluxation. Z. Orthop. 119 (1981) 491–497

Graf, R.: Die Diagnose der Hüftluxation mit dem Ultraschall. Z. Orthop. 120 (1982 a) 565–566

Graf, R.: Welche Möglichkeiten bietet die Sonographie bei Säuglingshüften? Wien. med. Wschr. 21 (1982 b) 499–506

Graf, R.: New possibilities for the diagnosis of congenital hip joint dislocation by ultrasonography. J. pediat. Orthop. 3 (1983) 354–359

Graf, R.: Fundamentals of sonographic diagnosis of infant hip dysplasia. J. Pediat. Orthop. 4 (1984) 735–740

Graf, R.: Hüftsonographie im Säuglingsalter. Fortschr. Med. 103 (1985)

Graf, R., I. Heuberer: Die sonographisch überwachte Hüftdysplasie. Wien. klin. Wschr. 97 (1985) 18–26

Grasshoff, H.: Zur Häufigkeit der Luxationshüfte. Beitr. Orthop. Traum. 22 (1975) 375–378

Green, N. E., P. P. Griffin: Hip dysplasia associated with abduction contracture of the contralateral hip. J. Bone Jt. Surg. 64-A (1982) 1273–1281

Gualtieri, G., I. Gualtieri, A. Capelli: Derotation varising osteotomy (in children between 5 and 10 years of age). Ital. J. Orthop. Traum. 6 (1980) 53–59

Gugenheim, J. J., L. P. Gerson, C. Sadler, H. S. Tullos: Pathologic morphology of the acetabulum in paralytic and congenital hip instability. J. Pediat. Orthop. (1982) 397–400

Hackenbroch, W., K. Glas: Die Indikation zur intertrochanteren Derotations-Varisierungsosteotomie (DVO) im Schulalter. In Fries, G., D. Tönnis: Hüftluxation und Hüftdysplasie im Kindesalter. Med. Literar. Verlag, Uelzen 1981 (S. 216–220)

Hamaguchi H., H. Oonishi, T. Shikita: Beckenosteotomie nach Chiari bei Erwachsenen. Z. Orthop. 120 (1982) 484–485

Hanssler, H., G. Schwanitz: Bericht über eine Sonderform des Fetalgesicht-Minderwuchs-Syndroms (Robinow-Silverman-Smith-Syndrom). Klin. Paediat. 187 (1975) 274–277

Hansson, G., A. Nachemson, K. Palmen: Screening of children with congenital dislocation of the hip joint and the maternity wards in Sweden. J. pediat. Orthop. 3 (1983) 271–279

Hansson, L. I., T. H. Olsson, G. Selvik, G. Sunden: A roentgen strereophotogrammetric investigation of innominate osteotomy (Salter). Acta orthop. scand. 49 (1978) 68–72

Härle, A.: Fußdeformitäten als Hinweis auf nicht erkannte Hüftgelenksluxationen und Hüftdysplasien. In Fries, G., D. Tönnis: Hüftluxation und Hüftdysplasie im Kindesalter, Bd. II. Med. Literar. Verlag, Uelzen 1981 (S. 45–47)

Hass, J.: Congenital Dislocation of the Hip. Thomas, Springfield/Ill. 1951

Heikkilä, E.: Congenital dislocation of the hip in Finland. Acta orthop. scand. 55 (1984) 125–129

Heikkilä, E., S. Ryöppy: Treatment of congenital dislocation of the hip after neonatal diagnosis. Acta orthop. scand 55 (1984) 130–134

Heikkilä, E., S. Ryöppy, I. Louhimo: Late diagnosis in congenital dislocation of the hip. Acta orthop. scand 55 (1984) 256–260

Heikkilä, E., S. Ryöppy, I. Louhimo: The management of primary acetabular dysplasia. J. Bone Jt. Surg. 67-B (1985) 25–28

Heipertz, W., U. Maronna: Der Wert der Röntgenuntersuchungen in den ersten sechs Lebenswochen. In Fries, G., D. Tönnis: Hüftluxation und Hüftdysplasie im Kindesalter, Bd. II. Med. Literar. Verlag, Uelzen 1981 (S. 25–28)

Hellinger, J.: Zum Stellenwert pfannendachbildender Operationen bei der Luxationshüftenbehandlung. Beitr. Orthop. Traum. 24 (1977) 272–279

Hellinger, J., H. Walch: Ergebnisse der perikapsulären Iliumosteotomie zur Therapie der Flachpfanne bei Luxationshüften. Beitr. Orthop. Traum. 23 (1976) 65–74

Hensinger, R. N.: Treatment in early infancy: Birth to two months. In Tachdjian, M. O.: Congenital Dislocation of the Hip. Churchill-Livingstone, Edinburgh 1982 (pp. 159–171)

Henssge, E. J.: Instabile Neugeborenen-Hüfte und spätere Hüftdysplasie. Beitr. Orthop. Traum. 30 (1983) 295–302

Henssge, J.: Der beste Zeitpunkt für Untersuchung und Diagnose. In Fries, G., D. Tönnis: Hüftluxation und Hüftdysplasie im Kindesalter. Med. Literar. Verlag, Uelzen 1981 (S. 13–16)

Henssge, J., C. H. Holland, D. Dreisack, H. Helmerking: Zur Prophylaxe der Hüftluxation und der Hüftdysplasie durch Prüfung des Schnapp-Phänomens an der Neugeborenenhüfte. Z. Orthop. 109 (1971) 380–408

Herold, H. Z.: Avascular necrosis of the femoral head in congenital dislocation of the hip. Israel J. med. Sci. 16 (1980) 295–300

Herold, H. Z.: Unilateral congenital hip dislocation with contralateral avascular necrosis. Clin. Orthop. 148 (1980) 196–202

Herold, H. Z., D. Daniel: Surgical correction of congenital dislocation of the hip in children aged two to six years. Israel J. med. Sci. 13 (1977) 283–289

Herold, H. Z., D. Daniel: Reduction of neglected congenital dislocation of the hip in children over the age of six years. J. Bone Jt Surg. 61 (1979) 1–6

Herp, A., W. Leidel, J. Probst: Funktionelle Kongruenzbeurteilung des Hüftgelenkes mit Hilfe eines Computers. In Morscher, E.: Funktionelle Diagnostik in der Orthopädie. Enke, Stuttgart 1974 (S. 188–190)

Herrmann, E.: Eine Modifikation der Beckenosteotomie nach Chiari zur Behandlung extrem flacher Hüftgelenkspfannen. Z. Orthop. 113 (1975) 141–144

Hille, E., K.-P. Schulitz, W. Stein, W. Winkelmann: Ist die Operation nach Chiari im Kindesalter indiziert? In Fries, G., D. Tönnis: Hüftluxation und Hüftdysplasie im Kindesalter. Med. Literar. Verlag, Uelzen 1981 (S. 224–226)

Hirsch, P. J., S. A. Hirsch, L. Reedman: Hip dysplasia in infancy. Diagnosis and treatment. Primary Care 7 (1980) 297–310

Hjelmstedt, Å., S. Asplund: Congenital dislocation of the hip: A biomechanical study in autopsy specimens. J. pediat. Orthop. 3 (1983) 491–497

Hofer, H.: Die varisierende Osteotomie in Kombination mit der Beckenosteotomie nach Chiari. In Rütt, A., W. Küsswetter: Gelenknahe Osteotomien bei der Dysplasiehüfte des Adoleszenten und jungen Erwachsenen. Thieme, Stuttgart 1983 (S. 258–267)

Hofer, H., G. Hilzensauer, E. Hofer, W. D. Kammeringer: Kritische Stellungnahme zu den spät reponierten angeborenen Hüftgelenksluxationen. Wien. med. Wschr. 128 (1978) 134–136

Hoffer, M. M., S. Swank, F. Eastman, D. Clark, R. Teitge: Ambulation in severe arthrogryposis. J. pediat. Orthop. 3 (1983) 293–296

Hohmann, D., K. J. Probst, A. Herp, W. Leidel: Biometrische Formanalyse des Hüftgelenkes als Mittel zur Objektivierung präarthrotischer Deformitäten. Z. Orthop. 116 (1978) 449–450

Hohmann, D.: Bericht über die Sammelforschung über die Spätresultate der Behandlung der angeborenen Hüftluxation. Verh. dtsch. orthop. Ges. 81 (1952) 140

Hooper, G.: Congenital dislocation of the hip in infantile idiopathic scoliosis. J. Bone Jt Surg. 62 B (1980) 447–449

Hopf, A.: Hüftpfannenverlagerung durch doppelte Beckenosteotomie zur Behandlung der Hüftgelenksdysplasie und Subluxation bei Jugendlichen und Erwachsenen. Z. Orthop. 101 (1965) 559

Hori, Y., T. Susumu et al.: Blood vessel transplantation to bone. J. Hand Surg. 4 (1979) 23

Huber, E. G.: Für und wider die Bauchlage. Dtsch. med. Wschr. 98 (1973) 954–957

Hughes, J. R.: Acetabular dysplasia in congenital dislocation of the hip. Proc. roy. Soc. Med. 67 (1974) 1178–1180

Ilfeld, F. W., M. Makin: Damage to the capital femoral epiphysis due to frejka pillow treatment. J. Bone Jt Surg. 59 A (1977) 654–658

Ilfeld, F. W., G. W. Westin: Missed or latediagnosed congenital dislocation of the hip. A clinical entity. Israel J. med. Sci. 16 (1980) 260–266

Illyés, Z., L. Sebes: Vergleichende Untersuchungen von Hüftgelenksdysplasien bei Erwachsenen aus orthopädischer und roentgenologischer Sicht. Beitr. Orthop. Traum. 23 (1976) 633–640

Imhäuser, G.: Irrtümer in der Beurteilung kindlicher Hüftgelenke durch die konventionelle Röntgentechnik. Z. Orthop. 120 (1982) 93–99

Immenkamp, M.: Die operative Reposition bei sogenannter angeborener Hüftluxation. In Fries, G., D. Tönnis: Hüftluxation und Hüftdysplasie im Kindesalter. Med. Literar. Verlag, Uelzen 1981 (S. 132–138)

Ipplito, E., Y. Ishii, I. V. Ponseti: Histologic, histochemical, and ultrastructural studies of the hip joint capsule and ligamentum teres in congenital dislocation of the hip. Clin. Orthop. 146 (1980) 246–258

Ishii, Y., S. L. Weinstein, I. V. Ponseti: Correlation between arthrograms and operative findings in congenital dislocation of the hip. Clin. Orthop. 153 (1980) 138–145

Izadpanah, M.: Beckenosteotomie nach Salter zur Behandlung der kongenitalen Hüftluxation und -subluxation. Z. Orthop. 113 (1975) 295–305

Izadpanah, M.: Die Bedeutung der Kombination von Arthrographie und Spezialaufnahme bei der Luxationshüfte. Z. Orthop. 117 (1979) 816–820

Jakob, R. P.: Die Differentialdiagnose der Hüftgelenkserkrankungen beim Kinde. In: Hüfterkrankung bei Kind. Huber, Bern 1979 (S. 29–36)

Jani, L.: Die operative Behandlung der präarthrotischen Deformitäten der Hüftgelenkspfanne bei der kongenitalen Hüftluxation. Z. Orthop. 112 (1974) 605–609

Jani, L.: Idiopathic anteversion of the femoral neck. Int. Orthop. 2 (1979) 283–292

Jani, L., U. Schwarzenbach, K. Afifi, P. Scholder, P. Gisler: Verlauf der idiopathischen Coxa antetorta. Orthopäde 8 (1979) 5–11

Jaster, D., G. Mathes: Beitrag zur operativen Einstellung des Hüftgelenkes bei Luxationshüfte. Beitr. Orthop. Traum. 23 (1976) 434–441

Jequier, S., M. Rosman: The double-headed femur. A complication of treatment of congenital hip dislocation. J. Canad. Ass. Radiol. 30 (1979) 125–126

Jones, D.: An assessment of the value of examination of the hip in the newborn. J. Bone Jt Surg. 59 B (1977) 318–322

Jung, D.: Die mehrdimensionale Regression als Methode der Optimierung orthopädischer Korrekturoperationen unter besonderer Berücksichtigung der Beckenosteotomie nach Chiari. Beitr. Orthop. Traum. 27 (1980) 496–501

Kadner, P.: Die Beckenosteotomie nach Chiari im Experiment - Biostatische, spannungsoptische, Druck- und densitometrische Untersuchungen. Beitr. Orthop. Traum. 32 (1985) 134–140

Kainberger, F.: Strahlenbelastung bei Röntgenuntersuchungen der Hüfte. Röntgenpraxis 30 (1977) 61–66

Kalamchi, A., G. D. MacEwen: Avascular necrosis following treatment of congenital dislocation of the hip. J. Bone Jt Surg. 62 A (1980) 876–888

Kalamchi, A., R. MacFarlane III: The Pavlik harness: Results in patients over three months of age. J. Pediat. Orthop. 2 (1982) 3–8

Kalamchi, A., T. L. Schmidt, G. D. MacEwen: Congenital dislocation of the hip. Clin. Orthop. Res. 169 (1982) 127–132

Kalnynsch, J. J., F. M. Betin, K. A. Krumin: Charakteristik des funktionellen Zustandes der Glutäen bei Kindern nach der supraazetabulären Osteotomie des Os Ilium. Orthop. Traum. 4 (1978) 59–63

Karadimas, J. E., G. M. N. Holloway, W. Waugh: Growth of the proximal femur after varus-derotation osteotomy in the treatment of congenital dislocation of the hip. Clin. Orthop. Res. 162 (1982) 61–68

Karpf, P. M., K. Baetzner: Ursachen der Hüftnekrose bei der Behandlung der kongenitalen Hüftgelenksluxation. Fortschr. Med. 96 (1977) 1947–1952

Karski, T.: Remodellierungsprozesse des Femur nach Osteotomien am koxalen Femurende bei der Behandlung der angeborenen Hüftluxation. Z. Orthop. 120 (1982) 53–57

Kasstroem, H.: Nutrition, weight gain and development of hip dysplasia. An experimental investigation in growing dogs with special reference to the effect of feeding intensity. Acta radiol. (Stockh.), Suppl 344 (1975) 135–179

Katz, J. F.: Precise identification of radiographic acetabular landmarks. Clin. Orthop. 141 (1979) 166–168

Katz, J. F.: Chiari osteotomy. Israel J. med. Sci. 16 (1980) 333–337

Kaushal, V., S. P. Kaushal, O. N. Bhakoo: Congenital dysplasia of the hip in Northern India. Int. Surg. 61 (1976) 29

Kawamura, B., S. Hosono, K. Yokogushi: Dome osteotomy of the pelvis. In Tachdjian, M. O.: Congenital Dislocation of the Hip. Churchill-Livingstone, Edinburg 1982 (pp. 609–623)

Keller, G.: Zum Aspekt der Hüftdysplasie in Klinik und Röntgenologie. II. Mitteilung: Bemerkungen zur klinischen Symptomatik und zu den Mittelwerten der Pfannendachwinkel im 1. Trimenon. Z. Orthop. 113 (1975) 77–81

Keller, G.: Zum heutigen Aspekt der Hüftdysplasie in Klinik und Röntgenologie. III. Mitteilung: Röntgenologische Verlaufsbeobachtungen. Z. Orthop. 113 (1975) 243–259

Keller, G., T. Schmidt, A. Siegert: Zum Aspekt der Hüftdysplasie in Klinik und Röntgenologie. IV. Mitteilung: Zur Strahlenbelastung bei rechtzeitiger Frühdiagnose im 1. Trimenon (Volumendosis). Z. Orthop. 115 (1977) 9–12

Kerschbaumer, F., R. Bauer: Die Beckenosteotomie nach Chiari zur Behandlung der Coxa magna. Vorläufige Ergebnisse an 17 Patienten. Arch. orthop. Unfall-Chir. 87 (1977) 137–149

Kling, T. F., R. N. Hensinger: Double-cut tomography in

the management of congenitally dislocated hips. J. Pediat. Orthop. 2 (1982) 195-197

Klisic, P., L. Jankovic: Combined procedure of open reduction and shortening of the femur in treatment of congenital dislocation of the hips in older children. Clin. Orthop. 119 (1976) 60-69

Klisić, P., D. Rakić, D. Pajić: Triple prevention of congenital dislocation of the hip. J. Pediat. Orthop. 4 (1984) 759-761

König, G., W. Schult: Die Antetorsions- und Schenkelhalsschaftwinkel des Femur. Z. Orthop. Suppl. 10 (1973)

Komprda, J.: Results of treatment of congenital hip dysplasia since birth. Acta Chir. orthop. traum. čech. 43 (1976) 503-510

Konermann, H., F. Chicote-Campos: Differentialtherapie der hochstehenden Hüftluxation beim älteren Kind. In Fries, G., D. Tönnis: Hüftluxation und Hüftdysplasie im Kindesalter, Bd. II. Med. Literar. Verlag, Uelzen 1981 (S. 150-152)

Krämer, J.: Konservative Behandlung kindlicher Luxationshüften. Z. Orthop., Suppl. 14 (1982)

Krepler, P., C. Havranek, N. Nava: Ein spezieller Gonadenschutz für Hüftvergleichsaufnahmen bei Säuglingen mit dosimetrischen Studien. Röntgenpraxis 29 (1976) 271-281

Kristen, H., W. Dorda, K. Zweymüller: Gefahren der Statistik am Beispiel einer Dysplasieuntersuchung. Arch. orthop. Unfall-Chir. 84 (1976) 169-177

Kubát, R.: Klinische Praktikabilität genetischer Aspekte der angeborenen Hüftgelenksluxation. Z. Orthop. 116 (1978) 568-569

Kummer, B.: Die Tragfläche des Hüftgelenks. Z. Orthop. 117 (1979) 693-696

Kummer, B.: Auf welchen Prinzipien der Biomechanik basieren die hüftgelenksnahen Osteotomien? In Rütt, A., W. Küsswetter: Gelenknahe Osteotomien bei der Dysplasiehüfte des Adoleszenten und jungen Erwachsenen. Thieme, Stuttgart 1983 (S. 123-134)

Kupper, H., H. J. Ackermann, S. Schmerling: Bemerkungen zur Selbstheilungstendenz instabiler Hüftgelenke. Beitr. Orthop. Traum. 26 (1979) 685-688

Kupper, H., H. J. Ackermann, S. Schmerling: Statistische Untersuchung zur Beziehung zwischen Geborenenfolge und Geburtslage bei Luxationshüften. Beitr. Orthop. Traum. 26 (1979) 689-693

Küsswetter, W., R. Cording: Vergleichende Landseituntersuchungen zur Beckenosteotomie nach Salter und Chiari. In Fries, G., D. Tönnis: Hüftluxation und Hüftdysplasie im Kindesalter. Med. Literar. Verlag, Uelzen 1981 (S. 231-236)

Küsswetter, W., H. Magers: Kann die Einfachbeckenosteotomie in der Technik nach Chiari oder Salter ein Geburtshindernis darstellen? Z. Geburtsh. Perinat. 187 (1983) 229-234

Küsswetter, W., H. Magers: Changes in the pelvis after the Chiari and Salter osteotomies. Int. Orthop. 9 (1985) 139-146

Lagrange, J., P. Rigault, P. Loisel, J. Pouliquen: Notre expérience de l'opération de Colonna. Rev. Chir. orthop. 59 (1973) 353

Lambrecht, R.: Analyse der Umbaustörungen bei der Luxationshüfte in der Orthopädischen Klinik der Med. Akademie Magdeburg. Z. Orthop. 115 (1977) 95-99

Lance, M.: Constitution d'une butée ostéoplastique dans les luxations et subluxations congénitales de la hanche. Presse méd. 33 (1925) 945

von Lanz, T., W. Wachsmuth: Praktische Anatomie, 2. Aufl., Bd. I/4. Springer, Berlin 1972

Lau, M. M., D. M. Lichtman, Y. I. Hamati, B. E. Bierbaum: Hip arthroplasties in Gaucher's disease. J. Bone Jt Surg. 63 A (1981) 591-601

Le Damany, P.: La luxation congénitale de la hanche. Paris 1923

Legal, H., H. Ruder: Biomechanisch fundierte Planung gelenkerhaltender Operationen am Hüftgelenk. Orthopäde 8 (1979) 224-244

Lehman, W. B.: Early soft-tissue release in congenital dislocation of the hip. Israel J. med. Sci. 16 (1980) 267-271

Lehmann, W. B., A. D. Grant, J. Nelson, H. Robins, J. Milgram: Hospital for joint diseases traction system for preliminary treatment of congenital dislocation of the hip. J. Pediat. Orthop. 3 (1983) 104-107

Leistner, Th., P. Strunz, G. Strunz: Erkrankungshäufigkeit und Behandlungsergebnisse der Luxationshüfte im Kreis Aue unter Anwendung eines Diagnostik- und Therapiestandards. Beitr. Orthop. Traum. 30 (1983) 529-535

Lenz, G., H. Drehmann, M. Steinhaus: Ergebnisse der Behandlung kindlicher Luxationshüften durch Extensionsreposition und Hanausekretention. Z. Orthop. 116 (1978) 709-716

Lenz, G., A. Volker, R. Schleberger: Der Verlauf von Restdysplasien nach konservativer Behandlung der sogenannten angeborenen Hüftgelenksluxation. In Fries, G., D. Tönnis: Hüftluxation und Hüftdysplasie im Kindesalter. Med. Literar. Verlag, Uelzen 1981 (S. 127 bis 131)

Lindholm, T. S., L. E. Laurent, K. Oesterman, O. Snellman: Perthes' disease of a severe type developing after satisfactory closed reduction of congenital dislocation of the hip. A report of three cases. J. Bone Jt Surg. 60 B (1978) 15-17

Lindstrom, J. R., I. V. Ponseti, D. R. Wenger: Acetabular development after reduction in congenital dislocation of the hip. J. Bone Jt Surg. 61 A (1979) 112-118

Linnemann, H.: Gezielte Teilfixierung. Ein Beitrag zur funktionellen Behandlung der angeborenen Hüftluxation. Z. Orthop. 116 (1978) 192-195

Lloyd-Roberts, G. C.: Septic arthritis in infancy. Int. Orthop. 2 (1978) 97-100

Loennerholm, T.: Arthrography of the hip in children. Technique, normal anatomy and findings in unstable hip joints. Acta radiol. (diagn.) (Stockh.) 21 (1980) 279-292

Lordkipanidze, E. F.: Inheritance of congenital hip dislocation and dysplasia of the hip joint. Ortop. Travm. Protez. 5 (1976) 21-26

Lordkipanidze, E. F.: Genetische Untersuchung der angeborenen Hüftluxation (Zwillingsanalyse). Beitr. Orthop. Traum. 24 (1977) 13-20

Lordkipanidze, E. F.: Inheritance of excessive joint mobility in congenital dislocation of the hip. Ortop. Travm. Protez. 9 (1977) 32-36

Lorenz, A.: Die sogenannte angeborene Hüftgelenksverrenkung, ihre Pathologie und Therapie. Enke, Stuttgart 1920

Love, B. R., P. M. Stevens, P. F. Williams: A long-term review of shelf arthroplasty. J. Bone Jt Surg. 62 B (1980) 321-325

Lübbe, C.: Äußere Erscheinungen und Behandlung der Schräglagehüfte. Orthop. Prax. 9 (1973) 370

Maas, H.: Zur Häufigkeit der Luxationshüfte in einem ländlichen Versorgungbereich - Eine 10-Jahres-Analyse von 1971 bis 1980. Z. ärztl. Fortbild. 76 (1982) 1020-1023

Machacek, F., M. Salzer: Ergebnisse der offenen Hüftgelenksreposition nach Ludloff. Beitr. Orthop. Traum. 24 (1977) 1-9

MacEwen, G. D., G. S. Bassett: Current trends in the management of congenital dislocation of the hip. Int. Orthop. 8 (1984) 103-111

McKay, D.: Classification of pelvic osteotomies: Principles and experiences. In Tachdjian, M. O.: Congenital Dislocation of the Hip. Churchill-Livingstone, Edinburgh 1982 (pp. 501-523)

Mackenzie, J. G., J. G. Wilson: Problems encountered in the early diagnosis and management of congenital dislocation of the hip. J. Bone Jt Surg. 63 B (1981) 38-42

McKinnon, B., M. J. Bosse, W. H. Browning: Congenital

dysplasia of the hip: The lax (subluxatable) newborn hip. J. Pediat. Orthop. 4 (1984) 422-426
Macnicol, M. F., H. Uprichard, G. P. Mitchell: Exercise testing after the Chiari pelvic osteotomy. J. Bone Jt Surg. 63 B (1981) 48-52
Mäder, G.: Die röntgenologische Untersuchung der kindlichen Hüfte. Ther. Umsch. 34 (1977) 228-232
Mäder G., Ch. Brunner, R. Ganz: Eingriffe am Becken bei Luxatio Coxae congenita. 10-Jahres-Resultate der Bekkenosteotomie nach Salter. Orthopäde 8 (1979) 30-35
Mardam-Bey, T. H., G. D. MacEwen: Congenital hip dislocation after walking age. J. Pediat. Orthop. 2 (1982) 478-486
Matthiass, H. H., L. Ruffing: Die Entwicklung des Haltungs- und Bewegungsapparates bei Jugendlichen mit Thalidomid-Embryopathie. Z. Orthop. 116 (1978) 571-572
Matzen, P. F.: Erfahrungen mit der Colonnaplastik. Beitr. Orthop. Traum. 21 (1974) 573-578
Mau, H.: Hinweise auf Zusammenhänge und für die Diagnose wichtiger Daten: In Fries, G., D. Tönnis: Hüftluxation und Hüftdysplasie im Kindesalter. Med. Literar. Verlag, Uelzen 1981 (S. 17-19)
Mau, H., H. Michaelis: Zur Häufigkeit und Entwicklung auffallender Hüftbefunde (Dysplasie-Komplex) bei Neugeborenen und Kleinkindern. Z. Orthop. 121 (1983) 601-607
Mayer, G.: Ergebnisse der Trochanterversetzung bei Coxa vara symptomatica. Beitr. Orthop. Traum. 23 (1976) 79-84
Mayer, G., B. Zienert: Die perikapsuläre Iliumosteotomie nach Pemberton. Beitr. Orthop. Traum. 31 (1984) 407-419
Melzer, E.: Röntgenologische Untersuchungstechnik und Diagnostik der kindlichen Hüfte. Röntgenblätter 30 (1977) 91-96
Mendes, D. G., M. Roffman: Early detection and treatment of congenital dislocation of the hip in the newborn. Israel. J. med. Sci. 16 (1980) 247-249
Mészáros, T., L. Kéry: Quantitative analysis of the growth of the hip joint. Acta orthop. scand. 51 (1980) 275
Meuli, H. Ch.: Funktionelle Röntgendiagnostik des Bewegungsapparates. In Morscher, E.: Funktionelle Diagnostik in der Orthopädie. Enke, Stuttgart 1979 (S. 131-136)
Meystre, J. L.: 10-Jahresresultate der Hüftorthroplastik nach Colonna. Orthopäde 8 (1979) 49-52
Mittelmeier, H.: Beitrag zur funktionellen Therapie der angeborenen Luxationshüfte mit Spreizhöschen und Pavlik-Bandage. Arch. orthop. Unfall-Chir. 62 (1961) 465
Mittelmeier, H.: Die Hüftdysplasie aus der Sicht des Orthopäden. In Rausch, E., P. Otte: Praktische Orthopädie, Bd. IV. Vordruckverlag, Bruchsal 1973
Mittelmeier, H.: Aktiv-Spreizhose mit Beuge-Vorhalte-Keilen. Med. Orthop. Techn. 102 (1982) 33-34
Mittelmeier, H., O. Schmitt: Lagerung und Fixierung zur Röntgenaufnahme. In Fries, G., D. Tönnis: Hüftluxation und Hüftdysplasie im Kindesalter, Bd. II. Med. Literar. Verlag, Uelzen 1981 (S. 67-70)
Miyagi, S., T. Yano, Y. Iwanaga, T. Okuno: Experiences of treatment with Pavlik's bandage for congenital dislocation of the hip in infantes. Kurume med. J. 20 (1973) 5-15
Miyagi, S., K. Hiratsuka, S. Soejima, Y. Narita, R. Okuma, M. Sakaino, S. Matsufuji: Critical evaluation of the shelf operation of the hip joint. Kurume med. J. 11 (1964) 1-18
Moll jr., K. M.: Capsular change following Chiari innominate osteotomy. J. pediat. Orthop. 2 (1982) 573-576
Morel, G.: The treatment of congenital dislocation and subluxation of the hip in the older child. Acta orthop. scand. 46 (1975) 364-399
Moros, I. U. N., W. I. Sorja: Rehabilitation of children with congenital dislocation of the hip following surgery on the hip joint. Ortop. Travm. Protez. 9 (1976) 24-27
Morscher, E.: Die mechanischen Verhältnisse des Hüftgelenkes und ihre Beziehungen zum Halsschaftwinkel und insbesondere zur Antetorsion des Schenkelhalses während der Entwicklungsjahre. Z. Orthop. 94 (1962) 374-394
Morscher, E.: Funktionelle Diagnostik in der Orthopädie. Enke, Stuttgart 1979
Mubarak, S., S. Garfin, R. Vance, B. McKinnon, D. Sutherland: Pitfalls in the use of the Pavlik harness for treatment of congenital dysplasia, subluxation, and dislocation of the hip. J. Bone Jt Surg. 63 A (1981) 1239-1248
Müller, M.: Die hüftnahen Femurosteotomien, 2. Aufl. Thieme, Stuttgart 1971
Nagura, Sh.: Zur Ätiologie angeborener Deformitäten. Z. Orthop. 120 (1982) 165-166
Negri, C., A. Tricarico, L. Iorio: The importance of the acetabular rim in the genesis of congenital hip dysplasia. Experimental research. Ital. J. Orthop. Traum. 3 (1977) 219-225
Neveloes, A. B., P. R. Burch: Hip dysplasia without dislocation in one-year-old boys. J. Bone Jt Surg. 61-B (1979) 26-30
Niclasen, S. D.: Family studies of relation between Perthes disease and congenital dislocation of the hip. J. med Genet. 15 (1978) 296-299
Niethard, F. U., B. M. Gärtner: Die prognostische Bedeutung qualitativer Hüftparameter bei der Verlaufsbeobachtung der Hüftdysplasie im Säuglings- und Kleinkindalter. In Fries, G., D. Tönnis: Hüftluxation und Hüftdysplasie im Kindesalter, Bd. II. Med. Literar. Verlag, Uelzen 1981 (S. 56-61)
Ninomiya, S., H. Tagawa: Rotational acetabular osteotomy for the dysplastic hip. J. Bone Jt. Surg. 66-A (1984) 430-436
Nizard, M.: Das Epiphysendreieck nach Mittelmeier als röntgenologische Hilfskonstruktion zur besseren Erfassung dysplastischer Gelenkdislokationen. In Fries, G., D. Tönnis: Hüftluxation und Hüftdysplasie im Kindesalter. Med. Literar. Verlag, Uelzen 1981 (S. 62-63)
O'Brien, T., R. B. Salter: Femoral head size in congenital dislocation of the hip. J. Pediat. Orthop. 5 (1985) 299-301
Oelkers, H.: Strukturunterschiede des Pfannendaches im histologischen Übersichtspräparat und ihre Bedeutung für die Diagnostik. CSSR Orthop. Kongress, Prag 1981
Oelkers, H.: Strukturunterschiede des Pfannendaches im histologischen Übersichtspräparat und ihre Bedeutung für die Diagnostik. (eigene Korresp. 1983)
Offierski, C. M.: Traumatic dislocation of the hip in children. J. Bone Jt Surg. 63 B (1981) 194-197
Ogden, J. A.: Treatment positions for congenital dysplasia of the hip. J. Pediat. 86 (1975) 732-734
Ogden, J. A.: Normal and abnormal circulation. In Tachdjian, M. O.: Congenital Dislocation of the Hip. Churchill-Livingstone, Edinburgh 1982 (pp. 59-92)
Ogden, J. A., H. L. Moss: Pathologische Anatomie der congenitalen Hüftgelenkserkrankungen. Orthopädie 14 (1985) 2-31
Ohl, E., L. Nocod: Röntgenologische Hinweiszeichen auf schwere Kopfumbaustörungen bei der Behandlung kongenitaler Hüftluxationen. Z. Orthop. 114 (1976) 960-969
Ortolani, M.: La lussazione cong. dell'anea. Lapelli, Bologna 1948
Ortolani, M.: Zum Aspekt der Hüftdysplasie in Klinik und Röntgenologie. Z. Orthop. 116 (1978) 149-150
Pap, K.: Genetik und Umwelt in der Entstehung der Hüftluxation. Z. Orthop. 116 (1978) 570
Papadopulos, J. S., J. Agnantis, W. Popp: Luxationsperthes. Gibt es röntgenologische Möglichkeiten für die Voraussage und der Frühdiagnose? Z. Orthop. 115 (1977) 752-757
Papavasiliou, V. A., H. Piggott: Acetabular floor thickening and femoral head enlargement in congenital dislocation of the hip: Lateral displacement of femoral head. J. Pediat. Orthop. (1983) 22-27
Pauwels, F.: Atlas zur Biomechanik der gesunden und kranken Hüfte. Springer, Berlin 1973

Peič, S.: Der Entstehungsmechanismus des Ortolani-Zeichens. Z. Orthop. 113 (1975) 773–775

Perlik, P.C., G.W. Westin, R.L. Marafioti: A combination pelvic osteotomy for acetabular dysplasia in children. J. Bone Jt. Surg. 67-A (1985) 842–850

Peterson, H.A., R.A. Klassen, R.A. McLeod, A.D. Hoffman: The use of computerised tomography in dislocation of the hip and femoral neck anteversion in children. J. Bone Jt Surg. 63 B (1981) 194–197

Pettersson, H., G. Theander: Ossification of femoral head in infancy. II. Ossification in infants treated for congenital dislocation. Acta radiol. (diagn.) (Stockh.) 20 (1979) 180–192

Pfeil, J., K. Rohe, G.v. Hagens: Darstellung des neonatalen Hüftgelenkes in der anatomischen Frontalebene und im Ultraschallbild. Z. Orthop. 124 (1986) 188–191

Platt, J.L.: Congenital bilateral hip and knee dislocation treated without surgery: 18 Year follow-up. J. pediat. Orthop. 2 (1982) 577–581

Ponseti, I.V.: Morphology of the actabulum in congenital dislocation of the hip. Gross, histological and roentgenographic studies. J. Bone Jt Surg. 60 A (1978) 586–599

Pool, R.D., B.K. Foster, D.C. Paterson: Avascular necrosis in congenital hip dislocation. J. Bone Jt. Surg. 68-B (1986) 427–430

Powell, E.N., F.J. Gerratana, J.R. Gage: Open reduction for congenital hip dislocation: The risk of avascular necrosis with three different approaches. J. Pediat. Orthop. 6 (1986) 127–132

Pratje, A.: Angeborene Hüftgelenksverrenkungen und Ablauf der Ossifikation. Verhandlungen der Anatomischen Gesellschaft. Anat. Anz. Suppl. H. 3 (1936) 229–239

Pratt, W.B., R.H. Freiberger, W.D. Arnold: Untreated congenital hip dysplasia in the Navajo. Clin. Orthop. Res. 162 (1982) 69–77

Putti, V.: Die Anatomie der angeborenen Hüftverrenkung. Enke, Stuttgart 1937

Race, C., J.A. Herring: Congenital dislocation of the hip: An evaluation of closed reduction. J. pediat. Orthop. 3 (1983) 166–172

Ramsey, P.L., S. Lasser, G.D. MacEwen: Congenital dislocation of the hip. Use of the Pavlik harness in the child during the first six months of life. J. Bone Jt Surg. 58 A (1976) 1000–1004

Rausch, E.: Expertengespräch über Vorsorgeuntersuchungen. Z. Orthop. 110 (1972) 843

Rausch, E.: Die Organisation der neonatalen und späteren Untersuchung durch Kinderarzt und Orthopäde. In Fries, G., D. Tönnis: Hüftluxation und Hüftdysplasie im Kindesalter. Med. Literar. Verlag, Uelzen 1981 (S. 29–31)

Reich, M.: Ergebnisse nach Pfannendachplastik. Beitr. Orthop. Traum. 21 (1974) 670–677

Reichelt, A., L. Hansen: Die Entwicklung des dysplastischen Hüftgelenkes nach intertrochanterer varisierender Drehosteotomie. Z. Orthop. 113 (1975) 995–1004

Reimers, J., V. Bialik: Influence of femoral rotation on the radiological coverage of the femoral head in children. Pediat. Radiol. 10 (1981) 215–218

Renshaw, T.S.: Inadequate reduction of congenital dislocation of the hip. J. Bone Jt Surg. 63 A (1981) 1114–1121

Reynolds, D.A.: Chiari innominate osteotomy in adults. J. Bone Jt. Surg. 68-B (1986) 45–54

Richter, W., H.R. Krüger: Die Beckenübersichtsaufnahmen bei Kindern im 4. Lebensmonat und ihre diagnostischen Gefahren. Beitr. Orthop. Traum. 26 (1979) 555–558

Riedl, K.: Die Anwendung der Pavlik-Bandage bei der Behandlung der sog. angeborenen Hüftluxation. Z. Orthop. 115 (1977) 639–640

Robertson, F.W., K. Kozlowski, R.W. Middleton: Larsen's syndrome. Clin. Pediat. (Phil.) 14 (1975) 53–60

Roose, P.E., G.L. Chingren, H.E. Klaaren, G. Broock: Open reduction for congenital dislocation of the hip using the Ferguson procedure. A review of twenty-six cases. J. Bone Jt Surg. 61 A (1979) 915–821

von Rosen, S.: Prophylaxe, Frühdiagnostik und Frühbehandlung der Luxationshüfte. Beitr. Orthop. Traum. 24 (1977) 257–261

Rosman, M.A.: Congenital hip dislocations diagnosed after walking age: Results of treatment. Canad. J. Surg. 19 (1976) 169–173

Rossak, K., E. Böttger: Der Aussagewert der Computertomographie in der Orthopädie. In Morscher, E.: Funktionelle Diagnostik in der Orthopädie. Enke, Stuttgart 1979 (S. 200–209)

Roth, M.: Die angeborene Hüftverrenkung: eine osteoneurale Wachstumsstörung. Z. Orthop. 115 (1977) 758 bis 764

Rütt, A., W. Küsswetter: Gelenknahe Osteotomien bei der Dysplasiehüfte des Adoleszenten und jungen Erwachsenen. Thieme, Stuttgart 1983

Sage, F.P.: Congenital anomalies. In Edmonson, A.S., A.H. Crenshaw: Campbell's Operative Orthopaedics, 6th ed., vol. II. Mosby, St. Louis 1980

Saito, S., K. Takaoka, K. Ono: Tectoplasty for painful dislocation or subluxation of the hip. J. Bone Jt. Surg. 68-B (1986) 55–60

Salter, R.B., G.H. Thompson: Die Rolle der Innominatum-Becken-Osteotomie. In Rütt, A., W. Küsswetter: Gelenknahe Osteotomien bei der Dysplasiehüfte des Adoleszenten und jungen Erwachsenen. Thieme, Stuttgart 1983 (S. 76–94)

Salter, R.B., G. Hansson, G.H. Thompson: Innominate osteotomy in the management of residual congenital subluxation of the hip in young adults. Clin. Orthop. Res. 182 (1984) 53–68

Scadden, W.J., W.G. Dennyson: Unreduced obturator dislocation of the hip. A case report. S. Afr. med. J. 53 (1978) 601–602

Scapinelli, R., M. Ortolani jr.: Open reduction (Ludloff approach) of congenital dislocation of the hip before the age of two years. Israel J. med. Sci. 16 (1980) 276–280

Schlegel, K.F.: Die angeborene Hüftluxation. In Hohmann, G., M. Hackenbroch, K. Lindemann: Handbuch der Orthopädie, Bd. IV/1. Thieme, Stuttgart 1961

Schlegel, K.F.: Die Bauchlage des Säuglings, pro und contra. Orthop. Prax. 9 (1975) 152–155

Schlegel, K.F., E. Puhlvers: Operative Behandlungsmöglichkeiten bei hochstehenden Luxationsarthrosen. CSSR Tag. Ges. Orthop. u. Chirurg., Prag 1981 (nicht veröff.)

Schlegel, K.F., E. Puhlvers: Technik, Indikationen und Grenzen der valgisierenden Osteotomie. In Rütt, A., W. Küsswetter: Gelenknahe Osteotomien bei der Dysplasiehüfte des Adoleszenten und jungen Erwachsenen. Thieme, Stuttgart 1983 (S. 161–167)

Schmelzeisen, H., S. Weller: Ergebnisse der Valgisations- und Extensionsosteotomien nach Dysplasiearthrosen. Z. Orthop. 118 (1980) 580

Schmitt, O.: Die Tastuntersuchungen. In Fries, G., D. Tönnis: Hüftluxation und Hüftdysplasie im Kindesalter, Bd. II. Med. Literar. Verlag, Uelzen 1981 (S. 20–24)

Schmitt, W.G.H., B. Kurtz: Wie exakt kann die Rotation im Hüftgelenk allein anhand von Übersichtsaufnahmen bestimmt werden? Z. Orthop. 120 (1982) 677–680

Schoenecker, P.L., W.B. Strecker: Congenital dislocation of the hip in children. J. Bone Jt. Surg. 66-A (1984) 21–27

Schoenecker, P.L., P.A. Lesker, K. Ogata: A dynamic canine model of experimental hip dysplasia. J. Bone Jt. Surg. 66-A (1984) 1281–1288

Scholder, P.: Was wird aus der operativ korrigierten Coxa antetorta. Orthopäde 8 (1979) 12–16

Schuler, P.: Die sonographische Differenzierung der Hüftreifungsstörungen. Orthop. Prax. 20 (1984) 218–227

Schuler, P.: Erste Erfahrungen mit der Ultraschalluntersuchung von Säuglingshüftgelenken. Orthop. Prax. (1983) 761–770

Schulitz, K.P., P. Griss: Was hat uns die Colonna-Plastik gebracht? Arch. orthop. Unfall-Chir. 86 (1976) 183

Schulze, K.J., H. Schmidt, M. Hillig: Nachuntersuchungsergebnisse der Azetabuloplastik nach Dega. Z. Orthop. 118 (1980) 905–914

Schwägerl, W., P. Krepler, C. Flamm: Vergleichende klinische und röntgenologische Untersuchungen zur Erfassung von Hüftdysplasien im Säuglingsalter. Z. Orthop. 113 (1975) 19–28

Seeber, E.: Revalgisierung und Wachstumstendenz am proximalen Femur nach intertrochanteren Osteotomien. Beitr. Orthop. Traum. 23 (1976) 391–398

Seyss, R.: Zur Bestimmung der Schenkelhalslage beim Säugling. Praxis 63 (1974) 1089–1091

Sharrard, W.J.W.: Paediatric Orthopaedics and Fractures, 2nd ed., vol. II. Blackwell, Oxford 1979

Sherlock, D.A., P.H. Gibson, M.K.D. Benson: Congenital subluxation of the hip. J. Bone Jt. Surg. 67-A (1985) 390–398

Shih, J., H.T. Chen, H.C. Liu: Interim follow-up studies of innominate osteotomy for congenital dislocation of the hip. Clin. Orthop. 152 (1980) 261–265

Shim, S.S., B. Day, G. Leung: Circulatory and vascular changes in the hip following innominate osteotomy: An experimental study. Clin. Orthop. 160 (1981) 258–267

Siffert, R.S.: Patterns of deformity of the developing hip. Clin. Orthop. 160 (1981) 14–29

Simons, G.W.: A comparative evaluation of the current methods for open reduction of the congenitally displaced hip. Orthop. Clin. N. Amer. 11 (1980) 161–181

Simons, G.W.: Rotary malunion of the proximal femur following femoral osteotomy. Clin. Orthop. Res. 185 (1984) 64–68

Sinios, A.: Die Präluxation am Hüftgelenk des Neugeborenen. Mschr. Kinderheilk. 8 (1963) 281–290

Sinios, A.: Diagnose und Therapie der sog. Hüftdysphasie. Paediat. Prax. 8 (1969) 641

Sivash, K.M., K.M. Scherepo, I.U.L. Shapiro: Endoprosthesis in adults with congenital dislocation of the hip. Ortop. Travm. Protez. 6 (1977) 1–5

Skirving, A.P.: The centre – edge angle of Wiberg in adult Africans and Caucasians. J. Bone Jt Surg. 63 B (1981) 567–568

Smith, M.A.: Use of the Pavlik harness in nonoperative management of congenital dislocation of the hip. J. R. Soc. Med. 74 (1981) 591–594

Smith, M.G.H.: The results of neonatal treatment of congenital hip dislocation: A personal series. J. Pediat. Orthop. 4 (1984) 311–317

Somerville, E.W.: The nature of the congenitally dislocated hip. Proc. roy. Soc. Med. 67 (1974) 1169–1174

Somerville, E.W.: Congenital dislocation of the hip. The fate of the well-developed acetabulum. Israel J. med. Sci. 16 (1980) 338–343

Sommer, J.: Atypical hip click in the newborn. Acta orthop. scand. 42 (1971) 353

Spitzy, H.: Künstliche Pfannendachbildung: Benutzung von Knochenbolzen zur temporären Fixation. Z. orthop. Chir. 4 (1924) 284

Stanisavljevic, St.: I: Etiology of congenital hip pathology. II: Anatomy of congenital hip pathology. In Tachdjian, M.O.: Congenital Dislocation of the Hip. Churchill-Livingstone, Edinburgh (1982) 27–57

Steel, H.H.: Triple osteotomy of the innominate bone. J. Bone Jt Surg. 55 A (1973) 343

Steel, H.H.: Triple osteotomy of the innominate bone. A procedure to accomplish coverage of the dislocated or subluxated femoral head in the older patient. Clin. Orthop. 122 (1977) 116–127

Stohr, A.: Richtlinien bei der Behandlung von Luxationshüften mit der Pavlikbandage. Beitr. Orthop. Traum. 21 (1974) 342–351

Sugiura, Y., Y. Terashima, T. Furukawa, M. Yoneda: Spondyloepiphyseal dysplasia congenita. Int. Orthop. 2 (1978) 47–51

Sutherland, D.H., R. Greenfield: Medial pubic osteotomy in difficult salter procedures. In: Proceeding of the Western Orthopedic Ass. J. Bone Jt Surg. 57 A (1975) 135

Sutherland, D.H., R. Greenfield: Double innominate osteotomy. J. Bone Jt Surg. 59 A (1977) 1082–1091

Tachdjian, M.O.: Congenital Dislocation of the Hip. Churchill-Livingstone, Edinburgh 1982

Tal'ko, I.I., G.V. Gajko, A.P. Krisjuk: Supraacetabular reconstruction in congenital, pathological and paralytic dislocation of the hip. Ortop. Travm. Protez. 6 (1977) 5–8

Tauber, C., A. Ganel, H. Horoszowski, I. Farine: Distal transfer of the greater trochanter in coxa vara. Acta orthop. scand 51 (1980) 661–666

Ter-Jegiasarow, G.M., G.P. Jukina, L.A. Matvejewa, L.A. Nikolajewa: Gradual reduction of congenital hip dislocation with the aid of an ambulatory, functional plaster cast. Ortop. Travm. Protez. 2 (1978) 36–40

Teot, L., R.G. Dussault, J.P. Bosse, J.G. Pous: Acétabuloplastie par greffon pédiculé d'épiphyse de crête iliaque chez le chien en croissance. Int. Orthop. 7 (1983) 1–9

Terver, S., R. Constine, J. Csongradi, R. Kleinmann, E. Bleck: Congenital dislocation of the hip. Prognostic implications of early diagnosis. J. Med. 131 (1979) 98–103

Tikhonenkov, E.S., I.U.N. Moroz, I.A. Raie: Rehabilitation therapy of children after extraarticular surgical operations on the femoral and pelvic components of the joint in residual subluxations of the hip. Ortop. Travm. Protez. 8 (1977) 49–54

Tönnis, D.: Zusammenfassender Bericht des Arbeitskreises „Hüftdysplasie". Z. Orthop. 111 (1973) 653–657

Tönnis, D.: Zum Aspekt der Hüftdysplasie in Klinik und Röntgenologie. Stellungnahme zur gleichnamigen Arbeit von G. Keller. Z. Orthop. 112 (1974) 1126–1131; 113 (1975) 77–81, 243–259

Tönnis, D.: Die angeborene Hüftdysplasie läßt sich in den ersten Lebensmonaten nicht statistisch abgrenzen. Arch. orthop. Unfall-Chir. 85 (1976) 237–240

Tönnis, D.: Indikation und Wirksamkeit verschiedener Operationsmethoden bei angeborener Hüftdysplasie. Z. Orthop. 115 (1977) 726–737

Tönnis, D.: Hüftluxation und Hüftkopfnekrose. Enke, Stuttgart 1978

Tönnis, D.: Der Leistenschnitt als Zugang zur operativen Hüftreposition. Z. Orthop. 116 (1978) 130–132

Tönnis, D.: Die heutigen Verfahren zur Frühbehandlung der Hüftdysplasie und der kongenitalen Hüftluxation. Dtsch. Ärztebl. 12 (1980) 747–754

Tönnis, D.: Probleme der Abgrenzung normaler und dysplastischer Hüften. In Fries, G., D. Tönnis: Hüftluxation und Hüftdysplasie. Med. Literar. Verlag, Uelzen 1981 (51–55)

Tönnis, D.: Indikation und Ergebnisse der Dreifachosteotomie nach Tönnis. In Rütt, A., W. Küsswetter: Gelenknahe Osteotomien bei der Dysplasiehüfte des Adoleszenten und jungen Erwachsenen. Thieme, Stuttgart 1983 (S. 103–111)

Tönnis, D., D. Brunken: Eine Abgrenzung normaler und pathologischer Hüftpfannendachwinkel zur Diagnose der Hüftdysplasie. Arch orthop. Unfall-Chir. 64 (1968)

Tönnis, D., W. Kuhlmann: Untersuchungen über die Häufigkeit von Hüftkopfnekrosen bei Spreizhosenbehandlung und verschiedenen konservativen Behandlungsmethoden der angeborenen Hüftdysplasie und Hüftluxation. Z. Orthop. 106 (1969)

Tönnis, D., K. Sprafke: Neue Ergebnisse der weiterentwikkelten Azetabuloplastik nach Lance in Verbindung mit der Detorsionsvarisierungsosteotomie. Z. Orthop. 115 (1977) 743–752

von Torklus, D.: Familiäre Hüftdysplasie bei Hüftluxation. (Eine biometrische Untersuchung) Thieme, Stuttgart 1967; 2. Aufl. 1978

von Torklus, D.: Modellvorstellungen zur familiären Hüftdysplasie. Z. Orthop. 116 (1978) 570–571

Tsuchiya, K., K. Yamada: Open reduction of congenital dislocation of the hip in infancy using Ludloff's approach. Int. Orthop. 1 (1978) 337–340

Tsuyama, N., R. Sakaguchi: Treatment of congenital dislo-

cation of the hip with the Pavlik dynamic splint. In Tachdjian, M.O.: Congenital Dislocation of the Hip. Churchill-Livingstone, Edinburgh 1982
Turek, S. L.: Orthopaedics-Principles and Their Application, 4th ed., vol. I + II. Lippincott, Philadelphia 1983
Ueno, R., M. Funauchi, K. Kura, A. Tamai, Y. Nagatsuru: Die Behandlung der angeborenen Hüftgelenksluxation durch die Pavlik-Bandage. Ergebnisse von 168 eigenen Fällen. Z. Orthop. 113 (1875) 1090-1095
Valman, H. V.: Congenital dislocation of the hip joint. Develop. med. Child Neurol. 20 (1978) 103-104
Visser, J. D.: Dynamic splint for treatment of congenital dysplasia of the hip. J. Pediat. Orthop. 5 (1985) 85-88
Vizkelety, T., A. Glauber: La function du muscle proas-iliaque et son role dans l'evolution de la luxation congenitale de la hanche. Acta orthop. belg. 45 (1979) 641 bis 650
Voskis, H. J.: Zwei Hilfslinien bei der Beurteilung von Röntgenbildern in der Diagnostik der Luxationshüfte. Beitr. Orthop. Traum. 27 (1980) 592-595
Wainwright, D.: The shelf operation for hip dysplasia in adolescence. J Bone Jt Surg. 58 B (1976) 159-163
Walker, J. M.: Morphological variants in the human fetal hip joint. Their significance in congenital hip disease. J. Bone Jt Surg. 62 A (1980) 1073-1082
Walker, J. M.: Comparison of the normal and abnormal human fetal hip joints: A quantitative study with significance to congenital hip disease. J. pediat. Orthop. 3 (1983) 173-183
Weickert, H.: Empfehlungen für die Diagnostik und Therapie der Luxationshüfte. Dtsch. Gesundh.-Wes. 27 (1972) 952-954
Weickert, H.: Die Acetabuloplastik bei der Behandlung der Luxationshüfte. Beitr. Orthop. Traum. 21 (1974) 333-338
Weickert, H.: Fortschritte in der Diagnostik und Behandlung der Luxationshüfte. Pädiat. Grenzgeb. 14 (1975) 63-69
Weickert, H.: Luxationshüfte. Med. Akad. Berlin 3 (1977) 267
Weigel, A., G. Lenz: 10jährige Behandlungs- und Beobachtungsergebnisse der Extensionsreposition und Rentention in abgeschwächter Beugespreizstellung. In Fries, G., D. Tönnis: Hüftluxation und Hüftdysplasie im Kindesalter, Bd. II. Med. Literar. Verlag, Uelzen 1981 (S. 109-111)
Weinberg, H., H. Pogrund: Effect of pelvic inclination on the pathogenesis of congenital hip dislocation. Israel J. med. Sci. 16 (1980) 229-233
Weiner, D. S., W. A. Hoyt jr., H. W. O'Dell: Congenital dislocation of the hip. The relationship of premanipulation traction and age to avascular necrosis of the femoral head. J. Bone Jt Surg. 59 A (1977) 306-311
Weinstein, S. L., I. V. Ponseti: Congenital dislocation of the hip. J. Bone Jt Surg. 61 A (1979) 119-124
Weintroub, S., I. Green, R. Terdiman, S. L. Weissman: Growth and development of congenitally dislocated hips reduced in early infancy. J. Bone Jt Surg. 61 A (1979) 125-130
Westin, G. W., F. W. Ilfeld, J. Provost: Total avascular necrosis of the capital femoral epiphysis in congenital dislocated hips. Clin. Orthop. 119 (1976) 93-98

Westin, G. W., T. G. Dallas, B. M. Watanabe, F. W. Ilfeld: Skeletal traction vs. femoral shortening in treatment of older children with congenital hip dislocation. Israel J. med. Sci. 16 (1980) 318-322
Wientroub, S., A. Boyde, A. R. Chrispin, G. C. LLoyd-Roberts: The use of stereophotogrammetry to measure acetabular and femoral anteversion. J. Bone Jt Surg. 63 B (1981) 209-213
Wilkinson, J. A.: Failures in the management of congenital hip displacement in the newborn. Proc. roy. Soc. Med. 68 (1975) 476-479
Wilkinson, J. A.: Results of surgical treatment in congenital dislocation of the hip. Israel J. med. Sci. 16 (1980) 281-283
Winkler, W., A. Weber: Beckenosteotomie nach Chiari. Untersuchung über die Verbesserung der dysplastischen Hüftpfanne unter spezieller Berücksichtigung der arthroseprophylaktischen Wirkung der Chiari-Osteotomie. Z. Orthop. 115 (1977) 167-174
Wuestenberg, H.: Röntgendiagnostischer Beitrag zur Erkennung der Hüftpfannendysplasie. Z. ärztl. Fortbild. 74 (1980) 207-209
Wynne-Davies, R.: Acetabular dysplasia and familiar joint laxity. Two etiological factors in congenital dislocation of the hip. J. Bone J Surg. 52 B (1970) 704-716
Wynne-Davies, R., W. K. Walsh, J. Gormley: Achondroplasia and hypochondroplasia. J. Bone Jt Surg. 63 B (1981) 508-515
Wynne-Davies, R., P. F. Williams, J. C. B. O'Connor: The 1960 s epidemic of arthrogryposis multiplex congenita. J. Bone Jt Surg. 63 B (1981) 76-82
Yamaguchi, M., S. Izumida: Pfannendachbildender Effekt verschiedener operativer Eingriffe in der Behandlung der sogenannten kongenitalen Hüftgelenksluxation. Z. Orthop. 114 (1976) 156-161
Yamamuro, T., K. Ishida: Recent advances in the prevention early diagnosis, and treatment of congenital dislocation of the hip in Japan. Clinical Orthop. Rel. Res. 184 (1984) 34-40
Yamamuro, T., H. Hama, T. Takeda, J. Shikata, H. Sanada: Biomechanical and hormonal factors in the etiology of congenital dislocation of the hip joint. Int. Orthop. 1 (1977) 231-236
Zahradnicek: Beitrag zur Reposition der hohen angeborenen Hüftverrenkung. Arch. klin. Chir. 180 (1934)
Zaleske, D. J., M. G. Ehrlich, D. Kushner, R. Cleveland, K. Mc Carten: Transaxial tomography: An alternative to computerized tomography in pediatric orthopedic problems. J. Pediat. Orthop. 3 (1983) 616-619
Zanasi, R.: Valgus osteotomy of the hip. Ital. J. Orthop. Traum. 1 (1975) 55-66
Zapfe, E.: Ergebnisse der Behandlung der hochstehenden Luxation beim Schulkind und Adoleszenten. In Fries, G., D. Tönnis: Hüftluxation und Hüftdysplasie im Kindesalter. Med. Literar. Verlag, Uelzen 1981 (S. 143-144)
Zichner, L., A. Enderle: Veränderungen des kindlichen Beckens bei angeborenen Systemerkrankungen des Skeletts. Z. Orthop. 120 (1982) 230-238
Zsernaviczky, J., G. Türk: Two new radiological signs in the early diagnosis of congenital dysplasia. Int. Orthop. 2 (1978) 223-227

Form- und Stellungsveränderungen des koxalen Femurendes

Von W. LEGER

Das *koxale Femurende* besteht aus Hüftkopf und Schenkelhals. Der Hüftkopf bildet zusammen mit der Pfanne das Hüftgelenk; beide sind morphologisch wie funktionell eine Einheit. Form- und Stellungsveränderungen des Hüftkopfes isoliert zu analysieren, erscheint somit recht willkürlich. Jede Deformierung des Kopfes hat ihre Auswirkung auf die Pfanne, wie umgekehrt jede Form und Stellungsveränderung der Pfanne sich am Hüftkopf auswirkt. Dies gilt zumindest so lange, als ein Gelenkschluß vorhanden ist. Dabei darf man sich nicht vom Röntgenbild täuschen lassen. Bei schwerem arthrotischem Verschleiß kann der Eindruck entstehen, als wenn die Gelenkanteile keine Kongruenz mehr besäßen. Das gilt jedoch nur für die knöchernen Konturen. Die Knorpelflächen bleiben angepaßt, wovon man sich bei operativen Eingriffen überzeugen kann. Ebenso vermögen Gelenkfüllungen mit Kontraststoff zu zeigen, daß die knorpeligen Gelenkflächen einander entsprechen, selbst wenn die knöchernen Konturen größere Differenzen aufweisen. Allenfalls im dysplastischen Gelenk rutscht der Kopf in dem zu weiten und flachen Gelenk nach oben und läßt im Arthrogramm einen Füllungsdefekt im unteren Gelenkabschnitt entstehen.

Normalerweise hat der *Hüftkopf* einen Durchmesser von 5 cm und ist von einer Knorpelschicht überzogen. Der Knorpelüberzug ist dort am dicksten, wo die größte Beanspruchung erfolgt. Der Knorpel bedeckt ⅔ der Oberfläche des Hüftkopfes und weist eine Dicke von 2–3½ mm auf. Gegenüber Trochanter major und minor ist er eingebuchtet, während er ventral und dorsal etwas auslädt. Der Hüftkopf wird zum größten Teil von der Kopfepihyse gebildet, zum kleineren Teil von dem unteren medialen Abschnitt des Schenkelhalses, dem sog. Diapyhsenstachel. Die Epiphysenfuge ist somit gegenüber der Horizontalen weniger geneigt als die untere Begrenzung des Hüftkopfes. Die Fuge, die normalerweise senkrecht zur Druckresultierenden verläuft, bildet mit der Horizontalen einen nach unten offenen Winkel von 16 Grad, die untere Begrenzung des Hüftkopfes dagegen einen Winkel von 40 Grad.

Abweichungen von der normalen Größe des Hüftkopfes kommt im allgemeinen keine krankhafte Bedeutung zu, solange die regelrechte Kugelform erhalten und eine ausreichende Deckung durch die Pfanne gegeben ist. Bei der übergroßen Hüfte, der Coxa magna, ist sogar damit zu rechnen, daß infolge der Vergrößerung der den Druck aufnehmenden Fläche die Beanspruchung pro Flächeneinheit vermindert ist. Kleine Hüftköpfe sind bei konstitutionell grazilen Menschen zu beobachten, während übernormal große eher beim grobschlächtigen akromegalen Typ vorkommen. Mitunter entstehen sie aber auch bei in früher Jugend durchgemachten arthritischen Prozessen (FERGUSON u. HOWARTH 1934, PATERSON 1970). Abweichungen von der normalen Kugelform kommen als pathologische Deformitäten in der mannigfachsten Weise vor. Die weitgehende Kongruenz mit Deformierungen der Pfanne und ihre wechselseitige Abhängigkeit legen es nahe, die einzelnen Typen – soweit sie für bestimmte pathologische Veränderungen charakteristisch sind und auf die Herkunft schließen lassen – mit den entsprechenden Krankheitsbildern zusammen zu besprechen. Im einzelnen können derartige Deformierungen entstehen durch primär vom Hüftkopf ausgehende Störungen, wie z. B. die Perthessche Krankheit und andere aseptische wie ideopathische Nekrosen, sowie infolge traumatischer Schäden. Des weiteren ist an die Abkippung des zunächst noch normal geformten Kopfes gegenüber dem Schenkelhals zu denken (Hüftkopflösung oder traumatische Schenkelhalsfraktur), und schließlich kann die primäre Läsion auch in der Pfanne gelegen sein (Dysplasie, Protrusio, Traumen).

Der *Schenkelhals* reicht von der Kopfgrenze dorsal bis zur Crista intertrochanterica, ventral bis zur Linea intertrochanterica. Beim Erwachsenen ist er durchschnittlich 35 bis 40 mm lang. Abweichungen hinsichtlich Länge und Dicke sind größtenteils in der jeweiligen Konstitution begründet, sofern nicht besonders pathologische Zustände vorliegen. Die Achse des Schenkelhalses bildet mit der Achse des Oberschenkelschaftes einen nach innen offenen Winkel, der nach FICK als Neigungswinkel, nach VON LANZ als Halsschaftwinkel oder auch als Kollodiaphysenwinkel (CCD) bezeichnet wird. Im übrigen verläuft üblicherweise die Achse des Schenkelhalses nicht in der Frontalebene, sondern bildet mit dieser einen zweiten, den Torsionswinkel.

Daß Vergrößerungen und Verkleinerungen des CCD-Winkels eine pathologische Bedeutung zukommt, wurde erst am Ausgang des vergangenen Jahrhunderts erkannt. Entsprechend der für Gelenkdeformierung geltenden Definition, daß eine Varität dann vorliegt, wenn sich das distale Gelenkende gegenüber der medialen Ebene des Körpers in adduzierter Stellung befindet, wird die Verkleinerung des Schenkelhalsschaftwinkels als Coxa vara (HOFMEISTER 1894) und seine Ver-

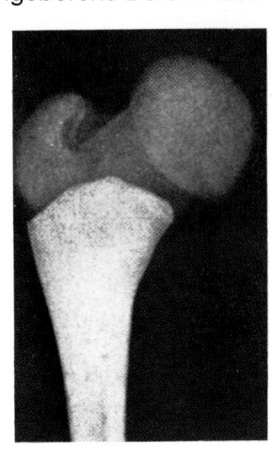

Abb. 1 Darstellung des Schenkelkopfes und -halses beim Säugling. Als dichterer Schatten wird der eigentliche Schenkelhals abgebildet; der weniger dichte Schatten an der oberen Begrenzung des Halses entspricht dem Grat zwischen Kopf und Trochanter major (aus A. Ravelli: Z. Orthop. 83 [1953] 586)

größerung als Coxa valga bezeichnet (LAUENSTEIN 1980).
Da die Deformierung jedoch keineswegs immer an der Winkelspitze lokalisiert ist, kann auf die Stelle der Abbiegung durch Hinzufügung der Bezeichnungen capitalis, epiphysaria, cervicalis oder trochanterica hingewiesen werden. Andererseits wird von manchen die Bezeichnung Collum varum und valgum insofern für zutreffender gehalten, als die Deformierungen mit dem Hüftgelenk – zumindest bei oberflächlicher Betrachtung – nur wenig zu tun haben. Es blieb jedoch bei den zuerst gegebenen Namen; ferner lehrt die praktische Erfahrung, daß auf eine zusätzliche Kennzeichnung der Abbiegungsstelle zumeist verzichtet werden kann, ganz abgesehen davon, daß vielfach der Ort der Abknickung im Laufe der Erkrankung wechselt (P. BADE). Schließlich pflegt auch die umschriebene Abknickung auf Grund der geänderten Beanspruchung des Schenkelhalses allmählich zu einem Umbau desselben zu führen; aus einer primären Knickung wird mit der Zeit eine Krümmung (WALTER 1929).
Für die Abgrenzung pathologischer Verhältnisse ist die Kenntnis der *normalen Abwinkelung des Schenkelhalses gegenüber dem Schaft* Voraussetzung. Die Bestimmung des Winkels bereitet aber nicht selten dadurch Schwierigkeiten, daß sich die Achse des Schaftes, vor allem aber des Schenkelhalses, nicht eindeutig festlegen läßt. Das gilt besonders für jene Fälle, bei denen größere Deformierungen des Kopfes oder des Halses vorliegen. Man muß sich dann mit Näherungswerten begnügen oder bei Vergleichsuntersuchungen die Meßpunkte jeweils erneut angeben.
Das gebräuchlichste Verfahren zur Abgrenzung der Coxa vara und valga ist trotz der erwähnten Mängel die Bestimmung des Winkels zwischen Schenkelhals und Oberschenkelhals geblieben. Da das Femur von vorn gesehen fast stets gerade verläuft (MIKULICZ, F. LANGE u. PITZEN, NISHIZUKA, MARTIN), liegt die Achse des Oberschenkelschaftes im allgemeinen eindeutig fest. Bei Verbiegungen im Sinne eines Femur varum oder valgum läßt sich am Skelett die anatomische Achse durch die Verbindung der Mitten des trochanteren und des distalen Endes festlegen. Bei der Beurteilung von Röntgenbildern können jedoch insofern leicht Täuschungen unterlaufen, als diese zumeist nur das proximale Femurende abbilden. Hier bleibt also beim Verdacht auf seitliche Verbiegungen des Schaftes nichts anderes übrig, als sich durch Anfertigung von Aufnahmen des ganzen Femurs eine Vorstellung vom Verlauf der anatomischen Schaftachse zu verschaffen.
Größeren Schwierigkeiten begegnet aber aus den schon oben angeführten Gründen (Entrundung des Kopfes, Verbiegung des Halses) die *Festlegung der Achse des Schenkelhalses*. Bei den noch heute grundlegenden Untersuchungen am anatomischen Präparat (MIKULICZ, CHARPY, F. LANGE u. PITZEN, BRANDT, von LANZ 1951) wurde – wenn auch teilweise mit etwas unterschiedlicher Technik – der Mittelpunkt des Kopfes mit der Mitte zwischen der oberen und unteren Kontur des Schenkelhalses verbunden. In derselben Weise wird im allgemeinen auch bei der Messung auf dem Röntgenbild verfahren. BÖHM findet dagegen seine „reine" Schenkelhalsachse, indem er die Mitte der Schenkelhalswurzel mit der Mitte der Ebene verbindet, die durch die obere und untere Knorpelgrenze gelegt werden kann. Nach RAVELLI darf beim Säugling zur Konstruktion der Schenkelhalsachse weder am Präparat noch auf dem Röntgenbild die obere Begrenzung des Halses verwendet werden. Diese sei nämlich nur von einem schmalen Grat zwischen Kopf und Trochanter major gebildet. Die Hauptmasse des Halses falle vielmehr vom Kopfrand wesentlich steiler zur Fossa trochanterica ab; sie sei auch im Röntgenbild auszumachen und bei der Winkelfindung zu benützen (Abb. 1). Auch SEYSS (1974) weist darauf hin, daß beim Säugling die Winkelbestimmung dadurch erschwert ist, daß Hüftkopf und Schenkelhals noch nicht ausreichend verknöchert sind. Er empfiehlt, zwei Röntgenaufnahmen – eine im üblichen sagittalen Strahlengang, die zweite mit um 45 Grad nach kaudal gekippter Röntgenröhre – anzufertigen und auf diesen die Distanz zwischen Trochanter minor und Diaphysenstachel zu messen. Die Differenz der Meßstrecken ergibt dann unter Berücksichtigung einer von SEYSS (1974) berechneten mathematischen Formel den „Verdrehungswinkel" des Schenkelhalses an.
In ähnlicher Weise verfährt CHEVROT (1976), indem er zur Winkelbestimmung zwei Aufnahmen mit jeweils um 30 Grad nach proximal und kau-

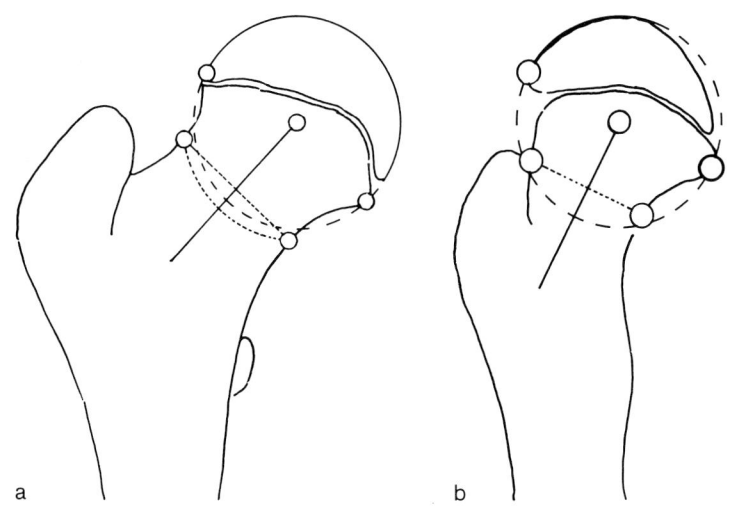

Abb. 2a u. b Bezugspunkte am Hüftkopf und am Schenkelhals zur Bestimmung des Kopfzentrums a) beim normalen proximalen Femurende und b) bei einem subluxierten Hüftkopf. Als Bezugspunkte zur Bestimmung des Kopfmittelpunktes dienen der äußerste obere Rand der Kopfepiphyse sowie der sog. Diaphysenstachel am kopfbildenden Anteil des Schenkelhalses. Als Bezugspunkte zur Bestimmung des Schenkelhalses dienen der tiefste Punkt des oberen Halsumrisses und ein zweiter Punkt auf der Konkavseite des Schenkelhalses, der röntgenologisch gleich weit vom Kopfzentrum entfernt liegt wie der obere Bezugspunkt. Die Schenkelhalsachse geht durch das Kopfzentrum und den Mittelpunkt der Verbindungslinie, die durch die zwei Bezugspunkte am Schenkelhals begrenzt sind (aus *M. E. Müller:* Die hüftnahen Femurosteotomien. Thieme, Stuttgart 1957)

dal gekippter Röhre anfertigt und gleichfalls aufgrund einer mathematischen Formel die wahren Winkel berechnet. WIENTROUB u. Mitarb. (1981) schlagen dagegen vor, sich durch sterographische Aufnahmen eine plastische Vorstellung von der Lage und Richtung des Schenkelhalses zu verschaffen. Gegenüber Messungen am anatomischen Modell seien mit dieser Methode nur Abweichungen von wenigen Graden zu verzeichnen. M. E. MÜLLER (1970) gibt in seiner Monographie genaue Richtlinien für die Festlegung der Schenkelhalsachse auf der Röntgenaufnahme. Als erster Bezugspunkt ist der Mittelpunkt des Hüftkopfes zu bestimmen (Abb. 2). Sofern der Kopf ein nahezu ideales Kreissegment bildet, ist es nicht schwer, seinen Mittelpunkt zu finden. Erleichtert wird die Bestimmung noch durch die Benutzung des von MÜLLER entwickelten Meßgerätes, das von ihm als Ischiometer bezeichnet wurde. Es enthält mehrere konzentrische Kreise, die leicht mit den Konturen des Hüftkopfes beim Erwachsenen zur Deckung gebracht werden können. Beim knorpeligen Hüftkopf des Kindes, dessen Epiphyse überdies nicht selten entrundet und auch verschoben sein kann, werden als Bezugspunkte der äußerste obere Rand der Kopfepiphyse und andererseits der den Kopf bildende Anteil des Schenkelhalses, der sog. Diaphysenstachel, empfohlen. Die Schenkelhalsachse verläuft dann durch die Kopfmitte und die Mitte des Kreissegmentes, das vom tiefsten Punkt des äußeren Halsumrisses zur medialen Halskortikalis geht. Normalerweise ist der Schenkelhals antetor-

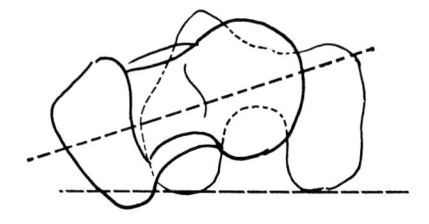

Abb. 3 Nach *Le Damany* beträgt normalerweise der als Antetorsionswinkel des Schenkelhalses bezeichnete Winkel zwischen den aufeinander projizierten Achsen des Schenkelhalses und der Kniekondylenachse 12° (aus *M. E. Müller:* Die hüftnahen Femurosteotomien. Thieme, Stuttgart 1957)

quiert, d. h. daß er nach oben weist, wenn man das Femur auf eine Unterlage legt und dabei beide Femurkondylen mit dieser Kontakt haben. Unter der Schenkelhals*antetorsion* ist also die Verwindung des hüftnahen Femurendes nach ventral gegenüber dem Femurschaft zu verstehen. MORSCHER (1961) definierte den Antetorsionswinkel als denjenigen Winkel, den die Schnittgeraden der Projektion von Schenkelhalsachse und Kniekondylenachse auf die Horizontalebene miteinander bilden (Abb. 3).
Neuerdings vertreten KÖNIG u. SCHULT (1973) in einer dem Torsionsproblem des Schenkelhalses gewidmeten Monographie den Standpunkt, daß allein jener Winkel die Bezeichnung eines reellen Antetorsionswinkels verdiene, der zwischen dem Schenkelhals und seiner vertikalen Projektion

1.94 Angeborene Deformitäten

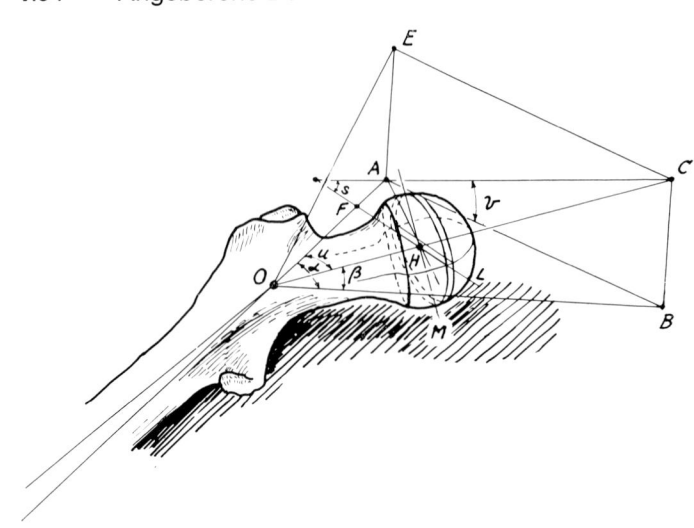

Abb. 4 Skizze, die die verschiedenen Auffassungen über den Antetorsionswinkel deutlich macht. AB = verläuft parallel der Kniekondylenachse, AC = Projektion der Schenkelhalsachse OC = auf einer Medianebene, Winkel CAB = V = Antetorsionswinkel gemäß der bisherigen Definition. Nach *König* und *Schult* ist dagegen der Winkel COB = β allein das richtige Maß für die Antetorsion (aus L. Billing: Acta radiol. [Stockh.] Suppl. 110 [1954] 1)

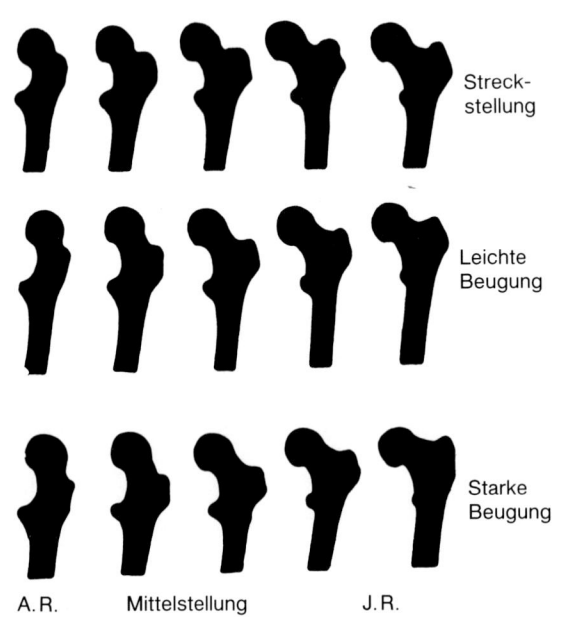

Streckstellung

Leichte Beugung

Starke Beugung

A.R. Mittelstellung J.R.

Abb. 5 Schattenbilder desselben Femurs in verschiedenen Rotations- und Beugestellungen (aus H. Storck: Arch. orthop. Unfall-Chir. 32 [1933] 133)

auf die Kondylenebene (also den Winkel β in Abb. 4 entstünde. Dieser Winkel war schon früher, so von RICHARD (1950) und LOUYOT (1968), mittels besonderer Röntgentechniken bestimmt und als Maß der Torsion angesehen worden. Zu den gegensätzlichen Auffassungen, was unter der Torsion des Schenkelhalses zu verstehen ist, haben nicht zuletzt manche früheren ungenauen Definitionen Anlaß gegeben. So wird im Lehrbuch für Anthropologie von MARTIN die Antetorsion als Winkel zwischen Kollum und Kondylenachse definiert. Mit Recht weisen KÖNIG u. SCHULT (1973) darauf hin, daß sich diese Achsen gar nicht schneiden und somit auch keinen Win-

kel einschließen können. Inzwischen ist die Auffassung, daß die orthograde Projektion der Achsen der Femurkondylen und des Schenkelhalses als Maß für die Antetorsion zu gelten hat, so allgemein anerkannt und selbstverständlich geworden, daß es wenig Sinn hat, einen anderen Winkel als Maß für die Torsion des Schenkelhalses zu nehmen und als Antetorsionswinkel zu bezeichnen. Im übrigen spricht auch gegen die Einführung des von KÖNIG u. SCHULT (1973) vorgeschlagenen Winkels die Tatsache, daß er kein direktes Maß für die bei einer Operation notwendige Korrektur der Antetorsion abgibt. Es müssen vielmehr von den beiden Autoren errechnete Tabellen benutzt werden, aus denen sich bei Kenntnis des wahren CCD-Winkels und des Königschen Antetorsionswinkels ein von KÖNIG u. SCHULT (1973) als Detorsionswinkel bezeichneter Wert ablesen läßt, der letztlich der Antetorsion „alter Art" nach der bisher allgemeingültigen Definition und Auffassung entspricht.

Bei der *Ausmessung des Schenkelhalsschaftwinkels* auf dem Röntgenbild ist darauf zu achten, daß der Winkel infolge projektorischer Verzeichnung um so größer erscheint, je stärker die Antetorsion des Halses ist. Weiterhin können Aufnahmen bei außenrotierten Beinen das Vorhandensein einer Coxa valga, Aufnahmen in Beugestellung des Hüftgelenks eine Coxa vara vortäuschen; darauf hatte schon STORCK hingewiesen (Abb. 5). Um derartige projektionsbedingte Täuschungen zu vermeiden, ist zumindest zu fordern, daß die Röntgenaufnahmen bei absoluter Mittelstellung der Beine angefertigt werden. Zum Ausschluß einer stärkeren Antetorsion empfiehlt PREISER eine zusätzliche Aufnahme in Innenrotation, F. LANGE sogar eine Serie von etwa sechs Bildern, aus denen dann dasjenige auszuwählen ist, das den Schenkelhals in seiner größten Ausdehnung zeigt. STEWARD u. KARSCHNER, RO-

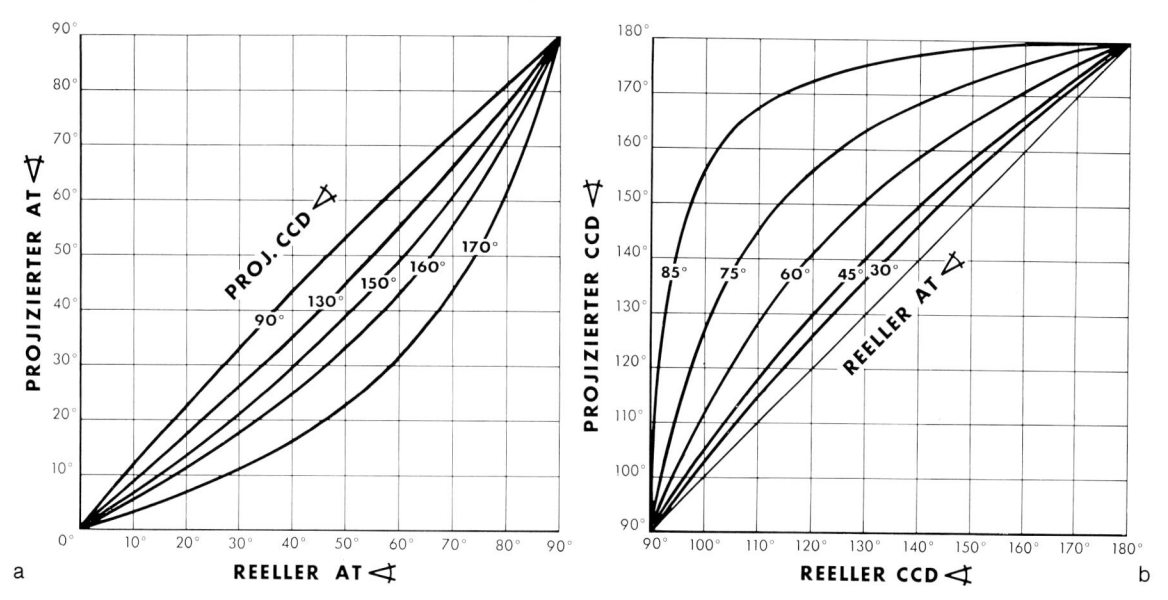

Abb. 6a u. b a) Kurve zur Bestimmung des reellen Antetorsionswinkels, wenn man nach der Methode Rippstein den projizierten Antetorsionswinkel auf einer achsialen Aufnahme des Schenkelhalses gewonnen hat. b) Bestimmung des reellem CCD-Winkels bei bekanntem reellem Antetorsionswinkel (aus *M. E. Müller:* Die hüftnahen Femurosteotomien. Thieme, Stuttgart 1957)

GERS, LEVEUF u. BERTRAND haben das Ausmaß der Antetorsion mittels Röntgendurchleuchtung des proximalen Femurendes geschätzt. Der im Kniegelenk rechtwinklig gebeugt, über die Tischkante herabhängende Unterschenkel vermag bei dieser Technik mit seiner Abwinklung gegenüber der Vertikalen ein Maß für die Antetorsion abzugeben. SCHWETLICK (1968) hält mittels einer besonderen Apparatur die Hüfte röntgenologisch und die Unterschenkelstellung gleichzeitig kinematographisch fest. Ein Vorteil dieser, jedoch für den Routinegebrauch aufwendigen Methode besteht darin, daß das dabei gewonnene Röntgenbild der Hüfte bereits einen Hinweis gibt, inwieweit sich der Femurkopf durch Beseitigung der Antetorsion besser in die Pfanne eindrehen und zentrieren läßt. Schließlich wurden auch Verfahren ersonnen, um mittels Anwendung der tomographischen Röntgentechnik das Ausmaß der Antetorsion zu bestimmen. Diese Methoden sind ebenfalls umständlich und vermochten sich bisher nicht durchzusetzen (BERNAGEAU u. BOURDON 1968, LOUYOT 1968).

Schon 1924 hatte SCHULZE versucht, die Antetorsion direkt röntgenologisch durch eine Aufnahme in der Längsrichtung des Schaftes zu erfassen, um mittels einer derartigen orthograden Projektion Femurkondylen und Schenkelhals zur Deckung zu bringen. Die Überstrahlung mit Weichteilen ist jedoch so erheblich, daß die Knochenkonturen nur sehr unscharf, wenn überhaupt zur Darstellung kommen. Deswegen sind inzwischen eine Reihe von Techniken entwickelt worden, die letztlich alle das gleiche Prinzip verfolgen, nämlich durch eine gewisse Abduktion der Hüfte (um 10 oder 20 oder 30 Grad) bei gleichzeitiger Beugung des Hüftgelenks um 90 Grad den Schenkelhals seitlich besser zur Darstellung zu bringen. Auf den so erzielten Aufnahmen läßt sich die Achse des Schenkelhalses festlegen und dann der Winkel bestimmen, den die Achse des Schenkelhalses mit der Kondylenachse bildet, wobei letztere unter den genannten Voraussetzungen der Lagerung parallel der Beckenquerachse verläuft. Dieser Winkel ist natürlich in seiner Größe von dem Ausmaß der jeweiligen Abduktion abhängig, andererseits aber auch von der Größe des wahren CCD-Winkels. Der wahre CCD-Winkel läßt sich aus dem projizierten Winkel ableiten, wenn das Ausmaß der Antetorsion bekannt ist; zwischen den projizierten und wahren Werten des CCD-Winkels wie der Antetorsion bestehen mathematisch faßbare Beziehungen, die von verschiedenen Autoren unabhängig voneinander bestimmt wurden (SCHERTLEIN, LEGER 1952, RIPPSTEIN 1955, RYDER u. CRANE 1953, DUNLAP u. SHANDS 1953 u. a.). Es wurden Kurven und Tabellen ermittelt, aus denen man ausgehend von den jeweils auf den Röntgenbildern ermittelten projizierten Schenkelhalsschaft- und Antetorsionswinkel die wahren Winkelwerte entnehmen kann (Abb. 6).

Eine exakte Lagerung ist nötig, um verläßliche Projektionen zu erhalten. Dies gilt besonders für die axiale, seitliche Aufnahme des Schenkelhalses. Ob sie im Sitzen (SCHOLER u. HEGI 1962, BAUER, NORMAN, BUDIN u. CHANDLER 1957), bei Rückenlage (RIPPSTEIN 1953, DUNLAP u. SHANDS 1953, RYDER u. CRANE 1953, NORMAN 1965, EDGREN u. LAURENT 1956, McSWEEN 1958) oder in

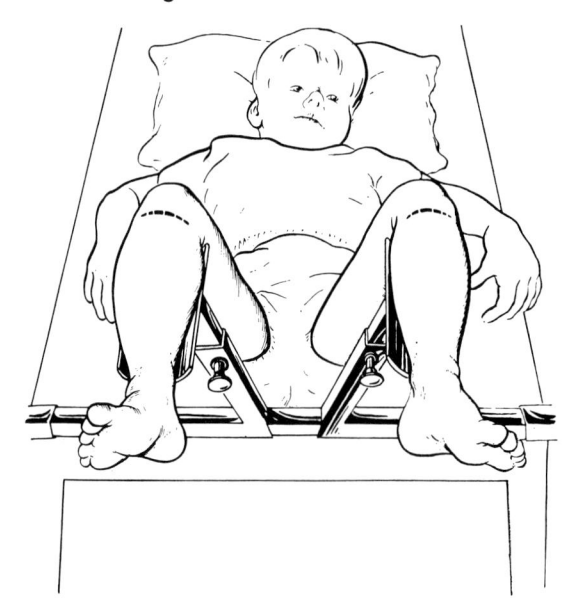

Abb. 7 Lagerungsgerät für die Antetorsionsaufnahme (aus *G. König, W. Schult:* Der Antetorsions- und Schenkelhalsschaftwinkel des Femur. Enke, Stuttgart 1973)

Seitenlage (GIBSON 1967) ausgeführt wird, erscheint weniger entscheidend. Wichtig sind dagegen die exakte Zentrierung der Röntgenröhre und die richtige Lagerung des Patienten. Um letztere zu garantieren, wurde eine Reihe von besonderen Geräten entwickelt (Abb. 7). Schließlich wird neuerdings auch die Computertomographie benutzt, um die Position des Schenkelhalses gegenüber der Medianebene exakt festzulegen. Von den meisten Autoren (SULLIVAN u. Mitarb. 1982, LOER u. Mitarb. 1981, LASDA u. Mitarb. 1978, VISSER u. JONKERS 1980, PETERSON u. Mitarb. 1981) werden drei Schnitte durch das proximale Femurende bei mittlerer Drehstellung des Beines gelegt. Exakter ist das Vorgehen von WEINER u. Mitarb. (1978), sogleich auch die Achse der Kniekondylen durch drei Tomographieschnitte festzulegen. Als Vorteil der Computertomographie ist sicherlich anzusehen, daß sie auch das Verhalten des Hüftkopfes zur Pfanne und deren Form zu beurteilen gestattet. Für Routineuntersuchungen ist die Methode jedoch sicherlich zu aufwendig, ganz abgesehen von der größeren Strahlenbelastung, die mit ihr verbunden ist. Schließlich läßt sie auch im Stich, wenn das Femurende noch nicht ausreichend verknöchert ist. Schließlich sei noch erwähnt, daß neuerdings auch mittels Ultraschall das Ausmaß der Antetorsion festzulegen versucht wird (MOULTON, ZARATA). Andererseits wird durch WIENTROUB u. Mitarb. die Auswertung stereoskopischer Aufnahmen zur Bestimmung der Antetorsion empfohlen.

Schon die früheren Untersuchungen am anatomischen Präparat hatten ergeben, daß weder der *CCD-Winkel* noch die *Antetorsion* feste, für alle Lebensalter gleiche Werte aufweisen. Beim CCD-Winkel des Erwachsenen sollen bei einem Durchschnittswert von 125/126 Grad noch äußerste Grenzwerte von 115 und 140 Grad als im Bereich des noch nicht sicher krankhaften anzusehen sein. Beim Neugeborenen beträgt der CCD-Winkel nach MIKULICZ 120 bis 130 Grad, nach LANGE und PITZEN 138 Grad, MARTIN 140 Grad, VON LANZ (1951) 137 Grad. Kleinere Durchschnittswerte haben dagegen NISHIZUKA mit 120 Grad und BÖHM mit 124 Grad gefunden. Mittels der neueren Röntgentechniken wurden die Werte verschiedentlich überprüft, bisher aber noch keine übereinstimmenden Ergebnisse erzielt. So finden SHANDS u. STEELE 1958 (auch RIPPSTEIN 1955) im 1. Lebensjahr durchschnittlich Werte über 145 Grad. ZSEBÖK (1968), der sich neben 1000 röntgenologischen Bestimmungen bei Neugeborenen auch auf anatomische Präparate von 20 Feten aus dem Ende der Gravidität und von 30 Neugeborenen stützt, gibt für diese einen Durchschnittswert von 120 Grad an. Solange jedoch noch keine weiteren größeren Untersuchungsreihen vorliegen, dürfte von der bisherigen Annahme auszugehen sein, daß der CCD-Winkel beim Neugeborenen deutlich größer als beim Erwachsenen ist und allmählich auf den Normalwert von 126 Grad absinkt. Aber auch schon vor der Geburt macht der CCD-Winkel eine *Entwicklung* durch, die von NAUCK als *umwegig* bezeichnet wurde: Von einem Winkel von 137 Grad im 4./5. Embryonalmonat ist bis zum 9. Monat ein Absinken auf einen Wert von 128 Grad zu verfolgen; anschließend soll der Winkel dann bis zur Geburt bis zu einem Wert von 150 Grad ansteigen. WACHSMUTH gibt dagegen für den Neugeborenen einen Winkel von 129 Grad an; während des 1.-3. Lebensjahres sei er mit 143 Grad am steilsten.

Weniger widersprüchlich werden die Verhältnisse bei der *Antetorsion* beurteilt. Auch sie macht eine umwegige Entwicklung durch (ALTMANN, LE DAMANY, F. LANGE und PITZEN, DREHMANN u. BECKER 1980, MIKULICZ, VON LANZ 1951; aus einer geringgradigen Retrotorsion von 2 Grad im 3. Embryonalmonat wird bis zur Geburt eine Antetorsion von 31 Grad, die sich dann allmählich bis zur Adoleszenz wieder auf 12 Grad reduziert. Auch diese an Präparaten gewonnenen Werte wurden, was die Verhältnisse im postnatalen Leben betrifft, inzwischen an größeren Reihen gesunder Kinder überprüft (Abb. 8 u. 9). Dabei wurde der allmähliche Abfall der bei der Geburt erhöhten Torsionswerte bestätigt. HEINRICH u. Mitarb. (1968) fanden sogar durchschnittlich durchweg noch einen Anstieg mit Gipfel um das 6. Lebensjahr und dann ein Absinken der Werte. Die genannten Werte beziehen sich auf Ante- und Retrotorsion, soweit sie durch die Verwindung des Oberschenkelhalses bedingt sind und auf den üblichen Röntgenaufnahmen durch Bestimmung der Schenkelhalsachse beurteilbar

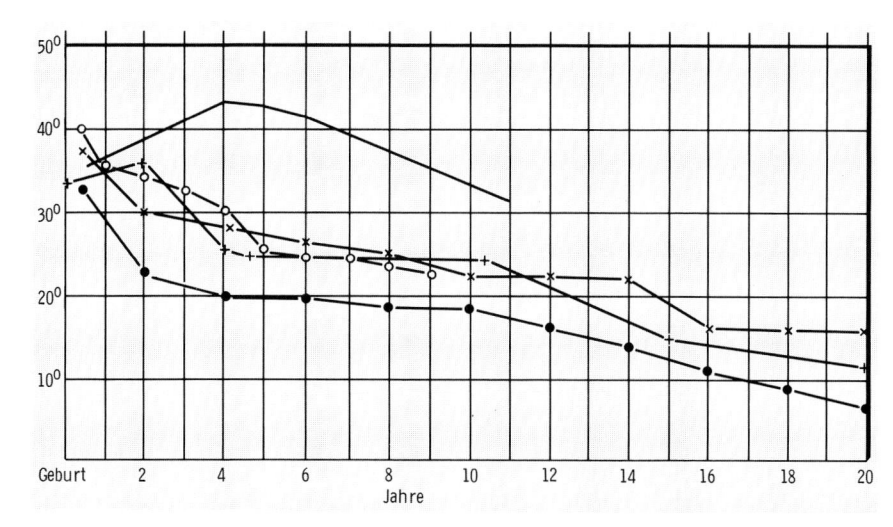

Form- und Stellungsveränderungen des koxalen Femurendes 1.97

Abb. 8 Entwicklung der Antetorsion nach verschiedenen Autoren: nach *Dunlap:* 430 Hüften ●—●; nach *Shands:* 238 Patienten ×—×; nach *McSweeny:* 1320 Kinder ○—○; nach *Lanz:* +—+; nach *Heinrich:* 80 Jungen und Mädchen —

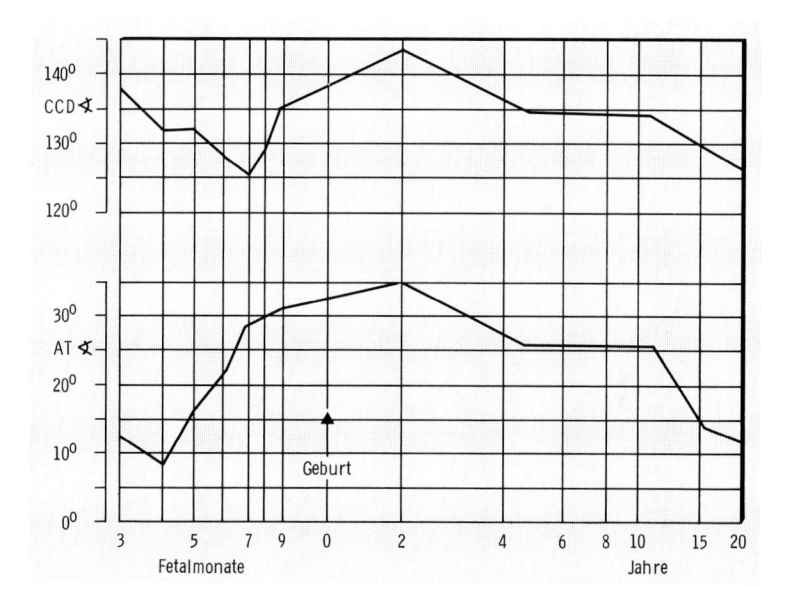

Abb. 9 Die Entwicklung des Schenkelhalswinkels CCD und der Antetorsion vor und nach der Geburt (nach *v. Lanz* u. *Wachsmuth;* aus *H. U. Debrunner:* Orthopädisches Diagnostikum, 4. Aufl. Thieme, Stuttgart 1982)

werden. Abbiegungen im Schenkelhals selbst, sowie Abkippungen oder Verschiebungen des Kopfes gegenüber dem Hals können die eigentliche Torsion verstärken und dadurch zusätzlich auf die Einstellung des Kopfes zur Pfanne Einfluß nehmen.

Durchweg wird angenommen, daß eine vermehrte Antetorsion mit größeren Schenkelhalsschaftwinkeln einhergehen soll (LACKMANN, STIEDA, WEBER 1961, BRANDT, BÖHM, ROMISCH, H. MAU 1957, SCHWARZENBACH 1971). Diese Korrelation soll besonders für dypslastische Hüften gelten. Wie bereits erwähnt, fand ZSEBÖK (1968) bei Neugeborenen kleine CCD-Winkel, jedoch hohe Antetorsionswerte; die Steilstellung der Schenkelhälse ist nach seiner Ansicht auf der Übersichtsaufnahme nur projektionsbedingt vorgetäuscht.

Inwiefern also zwangsläufige *Beziehungen zwischen dem Schenkelhalsschaftwinkel* einerseits *und der Antetorsion* andererseits bestehen und ob weiterhin im gegenseitigen Verhältnis der Winkel zueinander bei den verschiedenen Hüfterkrankungen Unterschiede vorliegen, darüber kann noch nichts Endgültiges gesagt werden. So viel scheint aber sicher, daß auch die auf dem Röntgenbild durch verstärkte Antetorsion vorgetäuschte Coxa valga bei an sich normalem CCD-Winkel für die Statik nicht gleichgültig sein kann. Auch bei ihr ist der wirksame Hebelarm für die Hüftabduktoren durch Annäherung des Trochanter major an das Hüftgelenk vermindert und

1.98 Angeborene Deformitäten

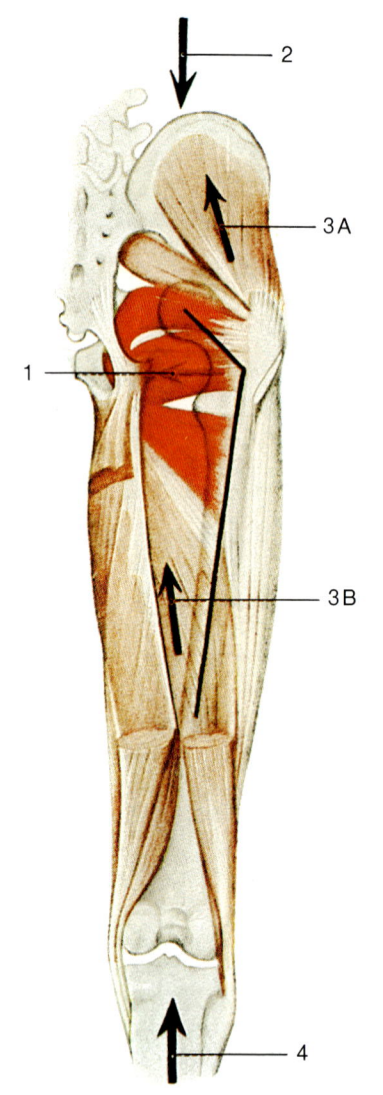

Abb. 10 Varisierende und valgisierende Muskeln.
1 = schenkelhalsaufrichtende, valgisierende Muskeln: querziehende Muskeln, M. obturatorius externus, M. rotator triceps (coxae), M. quadratus femoris, querziehende Adduktoren, M. glutaeus maximus, M. tensor fasciae latae.
2 = schenkelhalsabknickende, varisierende Kräfte: Varisierend wirkt die Körperschwere (statisch).
3 = varisierende Muskeln: A *Rollhügelmuskeln*: M. glutaeus medius, M. glutaeus minimus, (M. piriformis), (M. iliopsoas); B longitudinal ziehende Oberschenkelmuskeln: M. rectus femoris, ischiokrurale Muskeln, lange Adduktoren.
4 = varisierende statische Kräfte, Widerstand des Standbodens
(aus *T. von Lanz, W. Wachsmuth:* Praktische Anatomie, Bd. I/4, 2. Aufl. Springer, Berlin 1972)

die Druckrichtung des Schenkelkopfes in ungünstiger Weise auf den vorderen ungenügend deckenden Pfannenbereich konzentriert. Andererseits geht eine „idiopathisch vermehrte Antetorsion" nach SCHWARZENBACH (1971) mitunter mit einer leichten Varusstellung einher. Die Antetorsion soll in derartigen Fällen eine deutliche Tendenz zur spontanen Rückbildung aufweisen. Dies sei jedoch nicht immer der Fall (s. auch REIKERAS, JANI, SCHWARZENBACH sowie HACKENBROCH). Klinisch ist für die sog. idiopathische Coxa antetorta oder das Antetorsionssyndrom ein Einwärtsgang („turn in") oder Kniebohrergang charakteristisch mit der Neigung der Kinder, mit maximal auswärts gedrehten Hüften bei gleichzeitiger Kniebeugung auf dem Boden zu hocken. Nur selten ist nach HACKENBROCH bei dieser Coxa antetorta eine operative Korrektur im Sinne der Derotationsosteotomie indiziert; sie sei allenfalls bei eindeutig erhöhten Werten von über 50 Grad und ernsthaften klinischen Beschwerden zu erwägen.

Den Schenkelhalsschaftwinkel bedingende Kräfte

Für die Vergrößerung oder andererseits die Verkleinerung des CCD-Winkels werden VON LANZ (1951) und WACHSMUTH immer noch Kräfte angeschuldigt, denen zufolge der Knochen eine gewisse Plastizität aufweisen müßte. Varisierend wirken nach den genannten Autoren die Körperschwere, daneben die in der Körperlängsachse einwirkenden Muskeln (Abb. 10), also die den Trochanter major nach oben ziehenden Muskeln (M. glutaeus medius und minimus) sowie die longitudinal einwirkenden M. rectus femoris, die ischiokruralen Muskeln sowie die langen Adduktoren. Als valgisierend, schenkelhalsaufrichtend würden dagegen die quer ziehenden Muskeln einwirken. PAUWELS (1935) konnte jedoch überzeugend dartun, daß eine Muskelkraft oder eine Gruppe von Muskelkräften, die auf einer Seite eines Gelenks einwirken, allein in der Lage sind, eine Bewegung im Gelenk hervorzurufen. Für die Form des Knochens ist dagegen entscheidend das Zusammenspiel von Körperlast und Muskelkraft, also die Resultierende aus wenigstens zwei Kräften, die sich am Gelenk das Gleichgewicht halten.

Solange das Wachstum noch nicht abgeschlossen ist, hat der Epiphysenknorpel stets die Tendenz, sich senkrecht zur resultierenden Druckkraft einzustellen (Abb. 11). Dadurch erfolgt eine funktionelle Anpassung durch ungleiches Längenwachstum, dessen gesetzmäßige Wirksamkeit PAUWELS (1952) besonders deutlich am Epiphysenknorpel des Hüftkopfes beweisen konnte. Voraussetzung

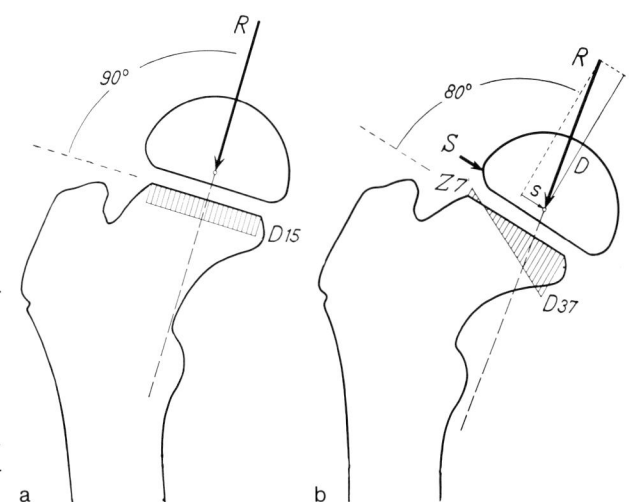

Form- und Stellungsveränderungen des koxalen Femurendes   1.99

Abb. 11 a u. b   a) Gleichmäßige Verteilung der Druckspannungen im Epiphysenknorpel hat unter normalen Bedingungen gleichmäßiges Längenwachstum zur Folge. b) Nach operativer Varisierung wird die Epiphysenscheibe gegen die Druckrichtung geneigt; dadurch Zunahme der Druckspannung am medialen Schenkelhalsrand, was wiederum das Wachstum des Epiphysenknorpels hier anregt (aus *F. Pauwels:* Gesammelte Abhandlungen zur funktionellen Anatomie des Bewegungsapparates. Springer, Berlin 1965)

für eine derartige Reaktionsweise ist nach PAUWELS die Annahme, daß das Drehzentrum des Schenkelkopfes, durch das die Druckkraft verläuft, in früher Jugend oberhalb des Epiphysenknorpels liegt. Hat die Druckresultierende einen verminderten Einfallswinkel, steht sie also nicht mehr senkrecht auf der Epiphysenfuge, so muß an der medialen Seite infolge der erhöhten Biegebeanspruchung der Druck ansteigen. Der gesteigerte Druck regt aber hier das Wachstum des Epiphysenknorpels an. Die Epiphysenscheibe wächst dann auf der medialen Seite stärker als an der lateralen. Im Endeffekt tritt ein Ausgleich derart ein, daß die Resultierende wieder senkrecht auf die Wachstumsfuge eintrifft. Eine wichtige Bedingung für einen derartigen Mechanismus ist allerdings ein gesundes, normales knöchernes und knorpeliges Gewebe im Bereich des Schenkelhalses. Ist dagegen das Gewebe insuffizient, dann tritt, wie PAUWELS (1935) für das Krankheitsbild der Coxa vara congenita zeigen konnte, die erwartete Aufrichtung nicht ein.
Neben dem von der Epiphysenfuge ausgehenden enchondralen metaphysären Längenwachstum wird die Stellung des Schenkelhalses weiterhin aber auch noch – wenn auch in geringerem Maße – durch laterale oder mediale Knochenabbau- oder -anbauvorgänge beeinflußt. Das konnte besonders eindrucksvoll LINDEMANN (1949) mit den Wachstumslinien eines sich valgisierenden Schenkelhalses deutlich machen (Abb. 12). In weniger auffälliger Weise vermögen auch nach Beendigung des Wachstums noch periostale Ab- und Anbauprozesse die äußere Form des Schenkelhalses zu modifizieren.
Wenn auch von PAUWELS (1958) eine Beteiligung des Trochanter-major-Gebietes an der Einstellung des Schenkelhalses abgelehnt wird, so möchte P. G. SCHNEIDER dies jedoch für gesichert ansehen. Er unterscheidet im Trochanterbereich

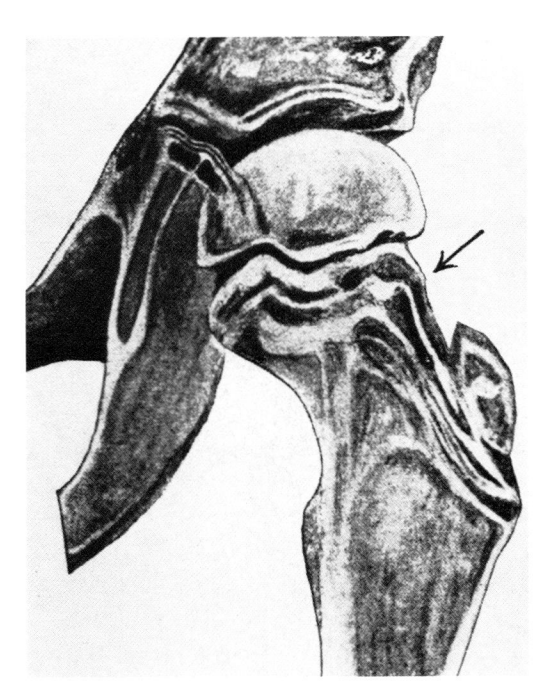

Abb. 12   Periostale Knochenlagerung an der lateralen, kranialen Seite des Schenkelhalses führt zur Valgisierung des Schenkelhalses (aus *K. Lindemann:* Langenb. Arch. und Dtsch. Z. Chir. 228 [1949] 249)

das enchondrale, epiphysäre Kernwachstum der eigentlichen Trochanterepiphyse, das die Größe und Form des Trochanter majors selbst bestimmt und sich auf die Gestalt des Schenkelhalses nicht weiter auswirkt. Die schenkelhalswärts gerichtete, enchondrale Wachstumsscheibe am Trochanter major trage jedoch zum Aufbau der lateralen, kranialen Schenkelhalsregion entscheidend bei. Ein gesteigertes Wachstum dieser Wachstumsscheibe wirke sich im Sinne der Verkleinerung des Schenkelhalsschaftwinkels aus und auch um-

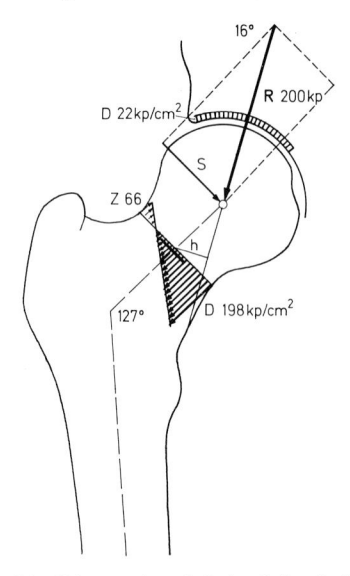

Abb. 13 Die Skizze zeigt, daß der Schenkelhals unter normalen Bedingungen sowohl auf Druck – und zwar in stärkerem Maße (D = 198 kp/cm) – wie auf Zug (Z = 66 kp/cm) beansprucht wird (aus *F. Pauwels:* Gesammelte Abhandlungen zur funktionellen Anatomie des Bewegungsapparates. Springer, Berlin 1965)

gekehrt. Die Schädigung der Trochanterepiphysenfuge, wie sie bei varisierenden Operationen manchmal nicht vermieden werden würde, könne somit zur Revalgisierung beitragen (P. G. Schneider). Aufgrund von Experimenten an Ratten kommen auch Savastano u. Bliss (1975) zu dem Ergebnis, daß die Größe des Schenkelhalsschaftwinkels durch die Wachstumsvorgänge an der Hüftkopfepiphyse wie auch von der Trochanterepiphyse gesteuert wird. Zerstörung der Trochanterepiphyse führe zur Entstehung einer Coxa valga. Ebenso weisen Siffert (1982) wie auch Taussig u. Mitarb. (1977) darauf hin, daß das Wachstum am proximalen Femurende von den Epiphysen des Hüftkopfes wie des Trochanter major, aber auch von der dazwischen gelegenen „Isthmus"-Wachstumszone beeinflußt würde. An der Hüfte des Kleinkindes sei eine durchgehende Wachstumszone vom Hüftkopf bis zum Trochanter major festzustellen. Vom funktionellen Standpunkt aus müsse man die Fuge in drei Abschnitte einteilen. Schädigung der Trochanterepiphyse allein führe zur Coxa valga. Bei Störung des medialen Anteils der Kopfepiphyse trete eine Verschiebung des Kopfes nach distal ein, bei Läsion der lateralen Kopfepiphyse eine Coxa vara und bei Schädigung des Isthmus eine Coxa valga ohne Trochanterhochstand.

Schließlich soll nicht unerwähnt bleiben, daß die Pauwelschen Ansichten bezüglich der funktionellen Anpassung durch Längenwachstum nicht unwidersprochen blieben. Aufgrund seiner Nachuntersuchungen an Jugendlichen, bei denen eine intertrochantäre Osteotomie durchgeführt worden war, kamen Papadopoulos u. Hoffmann (1972) zu der Auffassung, daß der Drehpunkt der von ihnen operierten kindlichen Hüftgelenke stets unterhalb der Wachstumslinie gelegen sei. Damit sei eine der von Pauwels (1935) angenommenen Voraussetzungen für ein asymmetrisches epiphysäres Längenwachstum nicht gegeben. Soweit eine Revalgisierung eingetreten sei, sei diese vorwiegend durch periostale Wachstumsvorgänge verursacht worden. Mit einer neuen Arbeit ist Pauwels (1973) der von Papadopoulos u. Hoffmann (1972) vertretenen Ansicht entgegengetreten.

Die *Beanspruchung* des ausgewachsenen *Hüftgelenks* unter normalen und bestimmten veränderten Bedingungen ist von Pauwels, aber auch von Kummer u. Mitarb., eingehend analysiert worden (s. auch den vorangehenden Abschnitt). Danach wirkt die resultierende Beanspruchung auf das Hüftgelenk und den Hüftkopf in ganzer Größe als reine Druckkraft. *Auf den Schenkelhals* wirkt die Beanspruchung dagegen biegend ein, da ihre Richtung nicht mit der Achse des Schenkelhalses zusammenfällt. Sie bildet mit ihr einen nach medial hin offenen Winkel (Abb. 13). Das Biegungsmoment nimmt zum Trochanter hin zu, da der wirksame Hebelarm (h in der Zeichnung) nach unten hin größer wird. Dementsprechend treten an der medialen Seite Druckspannungen auf, für die Pauwels als Maximum einen Wert von 198 kp pro cm^2 ausrechnete, sofern die Größe der tragenden Fläche in Höhe des eingezeichneten Querschnittes unter Berücksichtigung der unterschiedlichen Festigkeit von Kortikalis und Spongiosa auf 3 cm^2 geschätzt wird. Auf der lateralen Seite des Schenkelhalses treten dagegen Zugspannungen auf, die vermutlich wesentlich geringer sind und unter den geschilderten Bedingungen 66 kp pro cm^2 ausmachen. Entsprechend der Größe und der Richtung der im Schenkelhals herrschenden Spannungen sind auch seine Knochenbälkchen ausgerichtet. Dies hatte bereits Wolff erkannt. Er sprach von Zug- und Drucklinien, die mit den mathematisch berechneten Zug- und Druckspannungstrajektorien identisch seien. Pauwels (1958) konnte den Verlauf der Trajektorien am Plexiglasmodell des proximalen Femurendes spannungsoptisch sichtbar machen. Überdies vermochten diese Versuche ebensogut wie die mathematischen Berechnungen zu verdeutlichen, daß die Beanspruchung des Schenkelhalses ganz entschieden geändert wird, wenn der Schenkelhalsschaftwinkel nicht sein normales Maß von 126 Grad aufweist. Je steiler der Schenkelhals verläuft, um so mehr wird die resultierende Druckkraft der Schenkelhalsachse genähert. Das Biegungsmoment wird dementsprechend kleiner. Theoretisch wird es 0, wenn der CCD-Winkel 164 (180 – 16) Grad ausmacht. Entsprechend diesen Überlegungen ist auch eine entscheidende Änderung der inneren Architektur des Schenkelhalses

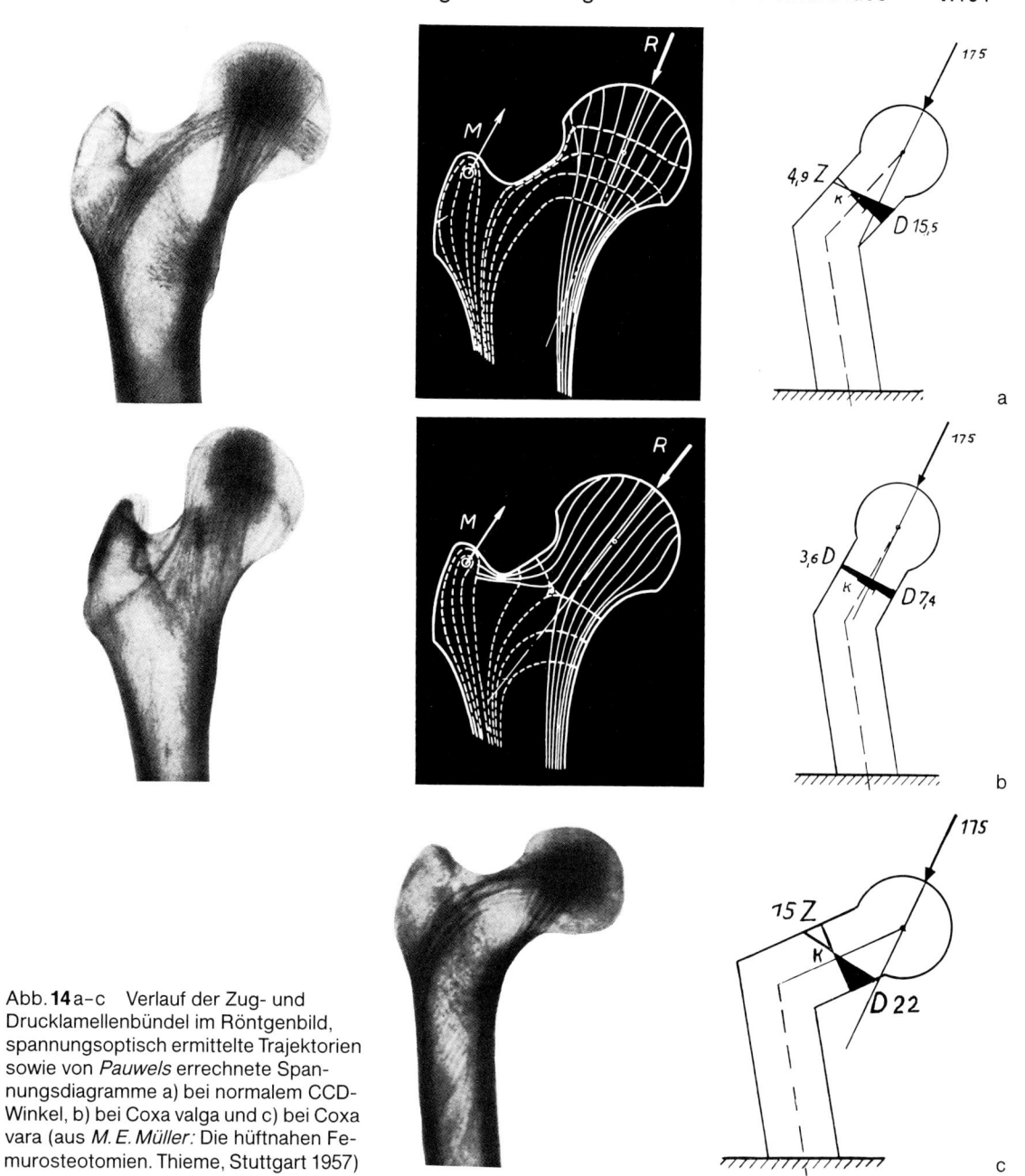

Form- und Stellungsveränderungen des koxalen Femurendes

Abb. 14 a–c Verlauf der Zug- und Drucklamellenbündel im Röntgenbild, spannungsoptisch ermittelte Trajektorien sowie von *Pauwels* errechnete Spannungsdiagramme a) bei normalem CCD-Winkel, b) bei Coxa valga und c) bei Coxa vara (aus *M. E. Müller:* Die hüftnahen Femurosteotomien. Thieme, Stuttgart 1957)

in praxi festzustellen. Während unter physiologischen Verhältnissen die Knochenlamellen ein laterales Zug- und ein mediales Drucklamellenbündel und dazwischen das weitgehend von Spongiosabälkchen freie sog. Wardsche Dreieck aufweisen, ist bei der Coxa valga eine andere Architektur festzustellen. Die Zugbündel sind weitgehend geschwunden; stattdessen sind die Drucktrajektorien über den ganzen Schenkelhals verteilt und weisen nicht mehr eine Konzentration ihrer Dichte an der medialen Halskortikalis auf (Abb. 14).

Bei der Coxa vara sind dagegen die Verhältnisse umgekehrt. Die Biegebeanspruchung ist größer als beim normalen Schenkelhalsschaftwinkel, und dementsprechend sind die Zugspannungen dreimal größer als in der Norm anzunehmen ist. Im Röntgenbild sind dann die Druck- ebenso wie die Zugbündel bedeutend mächtiger als unter normalen Bedingungen ausgebildet.

Wird nun durch traumatische Einwirkung oder durch operative Korrektur der Schenkelhalsschaftwinkel verändert, also z. B. eine Coxa valga varisiert oder eine Coxa vara aufgerichtet, dann wird die Beanspruchung des Schenkelhalses grundlegend geändert. Durch funktionelle Anpassung tritt ein Umbau der Trajektorien ein, wie es bereits WOLFF in seinem Transformationsgesetz

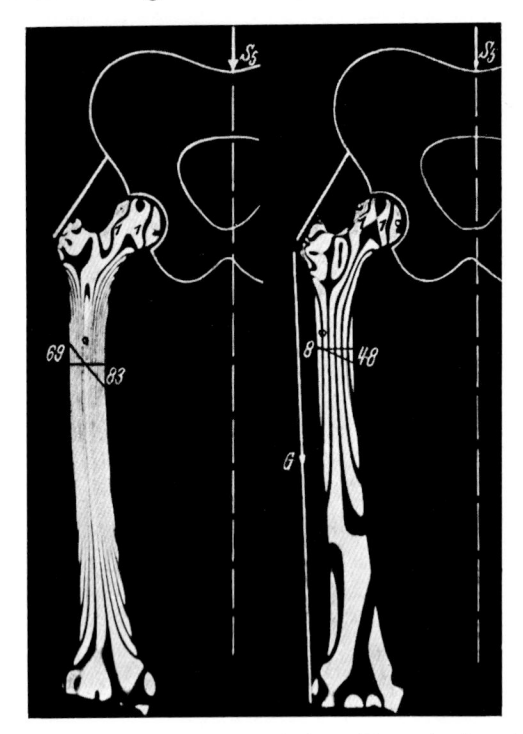

Abb. 15 Im spannungsoptischen Versuch konnte *Pauwels* zeigen, daß bei Belastung des Femurschaftes durch das Körpergewicht allein seine Beanspruchung ungefähr um die Hälfte vermindert wird, wenn sich die Spannung des Tractus iliotibialis (G) auswirkt (aus *M. E. Müller:* Die hüftnahen Femurosteotomien. Thieme, Stuttgart 1957)

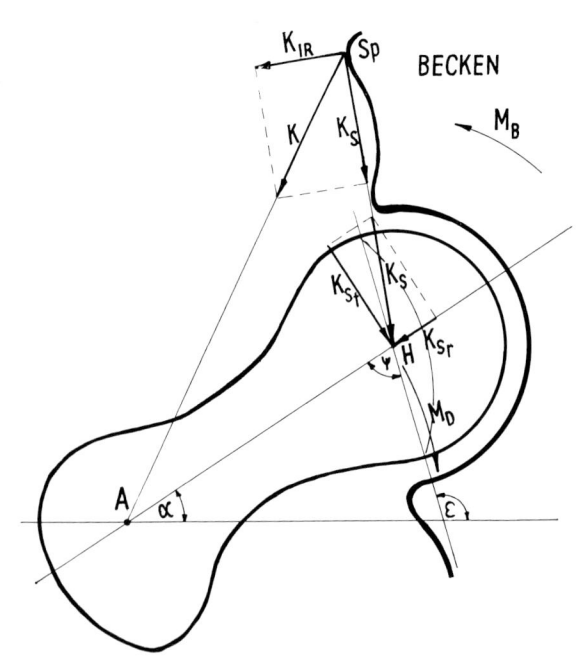

Abb. 16 Wirkung der Innenrotatoren des Hüftgelenks auf den Schenkelhals in transversaler Richtung bei der aktiven Drehung des Beckens in der Standbeinphase des Gehaktes (aus *E. Morscher:* Z. Orthop. 94 [1961] 376)

dargestellt hatte. Dieser Umbau hält so lange an, bis der Verlauf der Trajektorien der geänderten Beanspruchung wieder entspricht. Dabei kann nicht nur die Änderung des Neigungswinkels des Schenkelhalses von Bedeutung sein, sondern ggf. auch die Änderung der Horizontaldistanz zwischen Kopfmittelpunkt und Schenkelschaftachse, wodurch die Biegebeanspruchung jeweils im positiven oder negativen Sinne ebenfalls beeinflußt werden kann (M. E. MÜLLER 1970).

Für die Beanspruchung des Schenkelhalses ist schließlich auch die Art der Beanspruchung des sich distal anschließenden Schenkelschaftes nicht gleichgültig. Während man früher annahm, daß der Schaft allein von der Körperlast beansprucht würde und der Tractus iliotibialis allenfalls eine beckenfixierende Wirkung besitze, konnte PAUWELS (1946) deutlich machen, daß der Traktus für den Schaft eine entscheidende Zuggurtungswirkung besitzt. Der Schaft wird vom Körpergewicht exzentrisch belastet und unterliegt somit einer Biegebeanspruchung, die von PAUWELS gleichfalls spannungsoptisch zur Darstellung gebracht werden konnte (Abb. 15). Wird entsprechend dem Verlauf des Traktus ein Zug am Modell angebracht, dann läßt sich zeigen, wie mit Zunahme dieser den Traktus entsprechenden Zugspannung die Biegebeanspruchung nachläßt, wodurch andererseits die gesamte Beanspruchung des Schaftes abnimmt. Es ist also nicht gleichgültig, unter welchem Hebelarm der Traktus einwirkt. Wird – worauf M. E. MÜLLER (1970) aufmerksam macht – z. B. bei einer intertrochanteren Osteotomie der Schaft nach medial verschoben, so wird der Hebelarm des Tractus iliotibialis vergrößert. Dadurch nimmt auch die für den Femurschaft gegenbiegende Kraft zu; der Femurschaft selbst wird dadurch entlastet.

Die am Schenkelhals formbildenden Kräfte scheinen für die Betrachtung in der Frontalebene weitgehend geklärt. Inwieweit aber *Ausbildung und Entwicklung der Torsion des Schenkelhalses* in ähnlicher Weise von mechanischen Kräften gesteuert werden, darüber ist noch wenig Verläßliches bekannt (MAU 1957). Berechnungen über die dynamische Beanspruchung des Schenkelhalses in der horizontalen Ebene wurden zuerst von STAUSS, später von PAUWELS (1935) angestellt. PAUWELS ermittelte für die 12.–23. Gangphase eine horizontale Resultierende, die von medial hinten auf den Hüftkopf einwirken soll. Auf dies Problem ist MORSCHER (1961) nochmals näher eingegangen. Er hält es für bemerkenswert, daß die bei Geburt verstärkt ausgebildete Antetorsion erst mit Beginn des Gehaktes eine rückläufige Tendenz aufweist. Die Tatsache, daß der Trochanter minor seine Lage an der Innenseite des Femurschaftes während des Wachstums beibehält, spricht nach MORSCHER dafür, daß die Rückdrehung oberhalb des Trochanter minor erfolgen müsse. Für die physiologische Abnahme der Antetorsion macht MORSCHER vorwiegend den Glutaeus medius und den Tensor fasciae latae verantwortlich. Wie die Skizze zeigt (Abb. 16), wirken die zwischen der Spina iliaca ventralis cranialis (Sp.) und der Achse des Femurs (A) sich erstreckenden innenkreisenden Muskelkräfte mit der Teilkomponente KS auf den Femurkopf ein, indem sie diesen dorsalwärts drängen. Diese Wirkung sei dort am stärksten, wo das Material am nachgiebigsten ist, nämlich in der Metaphyse. Hier kommt es demnach nach MORSCHER im Laufe des Wachstums zur Verschiebung des Femurkopfes nach dorsal und als Folge dieser Verschiebung zur Abnahme der Antetorsion. Der anatomische Ausdruck dieser Verschiebung soll in einer gewissen Retroversion des Hüftkopfes zu erblicken sein, wie sie physiologischerweise beobachtet werden könne.

Als zweiten die Antetorsion verringernden Faktor sieht MORSCHER (1961) die Tatsache an, daß die Epiphysenfuge nicht senkrecht zur Schenkelhalsschaftachse steht, sondern einen nach dorsal spitzen, kleiner als 90 Grad betragenden Winkel bildet. Hierdurch würde das Wachstum des Schenkelhalses im Sinne der Retroversio colli beeinflußt.

Als dritten Faktor führt MORSCHER an, daß die Teilkomponente KST ein innenkreiselndes Drehmoment auf die Schaftachse des Femurs ausübt und sich somit im Sinne der Detorquierung des Schaftes (Retrotrosio colli) auswirke.

Welchem der drei genannten Faktoren die maßgebende Bedeutung für die Abnahme der Antetorsion zukommt, könne jedoch bisher aufgrund der mehr qualitativen als quantitativen Überlegungen noch nicht gesagt werden (MORSCHER 1961).

Die jeweilige Torsion scheint vielfach mit dem Ausmaß der Valgität oder der Varastellung des Schenkelhalses gekoppelt zu sein. Inwiefern die Stellungsveränderungen allein auf das Femurende beschränkt bleiben oder mit Abweichungen in der Nachbarschaft, speziell am Beckenskelett, einhergehen, ist noch nicht für alle Krankheitsbilder ausreichend geklärt. Auf das gemeinsame Vorkommen von Pfannenveränderungen mit Steilstellungen des Schenkelhalses im Rahmen der Hüftdysplasie braucht hier nicht näher hingewiesen zu werden. Nach PREISER, LACKMANN, später auch HACKENBROCH soll aber das Becken bei jeglicher Coxa valga häufig steiler als in der Norm und die Pfanne lateral-seitlich gestellt sein. Andererseits werden für die Pfanne bei der Coxa vara congenita zumeist sekundäre Veränderungen beschrieben (WALKER, BLAUTH 1967). Bei der Protrusio acetabuli besteht ebenfalls eine Coxa vara, wobei letztere allerdings eine Anpassung an die tiefe Pfanne darstellen dürfte. Neuerdings vermochten auch REIKERAS u. Mitarb. mittels computertomographischer Untersuchungen nachzuweisen, daß eine ungünstige Position des Hüftkopfes zur Pfanne die Ausbildung arthrotischer Veränderungen begünstigt.

Coxa valga

Die Coxa valga ist charakterisiert durch eine abnorme Steilstellung oder Aufrichtung des Schenkelhalses. Da der Winkel zwischen der Achse des Schenkelhalses und des Oberschenkelschaftes schon physiologischerweise nicht unerhebliche Schwankungen aufweist und überdies sich im Verlauf des Lebens verringert, bekommt die Diagnose zwangsläufig etwas Fließendes. Mit F. LANGE wird man jedoch beim Erwachsenen eine Valgität mit Sicherheit dann annehmen können, wenn der Halsschaftwinkel mehr als 140 Grad beträgt.

Wenn nachstehend ein Überblick über die Literatur gegeben wird, so muß aus heutiger Sicht gefragt werden, inwieweit bei den beschriebenen Beobachtungen stets tatsächlich eine echte Valgität vorgelegen hat. Der Hinweis darauf, daß Röntgenaufnahmen, die bei außenrotiertem Bein angefertigt wurden, ebenso wie eine starke Antetorsion auch bei normalem CCD-Winkel eine Steilstellung des Schenkelhalses vortäuschen können, möge hier genügen.

Nachdem LAUENSTEIN erstmalig auf eine Steilstellung des Schenkelhalses bei 2 Amputationsstümpfen und 1 Rachitiker (?) hingewiesen hatte, gab HOFMEISTER 1894 der Deformität den Namen; 1899 wurde sie von ALBERT anhand einer Reihe von Skelettpräparaten eingehender beschrieben. 1927 setzte sich HACKENBROCH in einem umfassenden Überblick nach dem Stand des damaligen Wissens mit den für die Deformierung wichtigen Faktoren auseinander. Dabei schien ihm mit Rücksicht auf die Ätiologie die Einteilung nach F. LANGE in eine kongenitale Form, die Entlastungs-Coxa-valga, die traumatische und die muskuläre Coxa valga die beste zu sein. Nach klinischen Gesichtspunkten hielt er es jedoch mit BADE und DREHMANN für erforderlich, zusätzlich noch eine rachitische Form und eine Coxa valga adolescentium abzugrenzen.

Als *angeborene Deformität* wird die Coxa valga von DAVID und DREHMANN u. BECKER (1980) beschrieben, für möglich gehalten von BADE, F. LANGE und HACKENBROCH, ganz abgelehnt von HAGLUND, bezweifelt von LINDEMANN (1930); STORCK hält sie nur im Zusammenhang mit Muskelstörungen für möglich. Auf eine Verwandtschaft zur angeborenen Hüftdysplasie weisen KLAPP, SPITZY u.a. hin. HOHMANN jr. (1957) diskutiert hinsichtlich der Genese eine besondere Zwangshaltung der Beine im Uterus.

Beziehungen der Coxa valga zur *Säuglingsrachitis* werden von BADE u. DREHMANN und BECKER (1980), zur Spätrachitis von FROMME und LOOSER angenommen. Dabei wird von KOENECKE (1919) die Streckung des Schenkelhalses mit dem bei Seitenlagerung eintretenden direkten Druck auf das erweichte proximale Femurende in Verbindung gebracht; nach F. LANGE soll sie dagegen bei den rachitischen Formen auf einen gesteigerten Adduktorentonus zurückzuführen sein, während FROMME der Auffassung ist, daß beim Gehen und Stehen der laterale Teil der Kopfepiphyse am stärksten belastet wird, woraus sich bei der Spätrachitis eine stärkere Wachstumshemmung dieser Abschnitte ergäbe.

Die Existenz einer eigenen *Coxa valga adolescentium* wird von PITZEN (1935) unter Annahme enger Beziehungen zur Coxa vara adolescentium verfochten; von FROMME wird sie auch als „statica" bezeichnet und auf die Spätrachitis zurückgeführt. KOENECKE (1919) hält sie für konstitutionell bedingt, während KNORR an die natürliche Weiterentwicklung einer phylogenetisch vorhandenen Wachstumstendenz denkt. HOFMEISTER, HACKENBROCH (1927) u.a. führen eine besondere *statische Form der Coxa valga* auf ein Femur oder Genu valgum und die damit einhergehende senkrechtere Belastung des Schenkelhalses zurück. W. MÜLLER (1926) macht auf die Entstehung einer *Coxa valga durch laterale Epiphysenverschiebung* aufmerksam, die dann eintreten könne, wenn größere laterale Teile des Kopfes nicht mehr mit der Pfanne in Kontakt stünden; derartiges sei zu beobachten bei der Coxa valga luxans sowie bei Steilstellung des Beckens und Adduktionsstellung des Beines, die wiederum durch Spasmus der Adduktoren, durch ein Genu valgum oder durch entzündliche Prozesse bedingt sein könnten.

Eine *direkte Störung des Epiphysenwachstums* als Ursache einer Coxa valga wird von MOSEBACH (1936) bei Exostosen beschrieben; sie soll auch bei entzündlichen Prozessen zu beobachten sein (HACKENBROCH 1927). Der Begriff einer *traumatischen Coxa valga*, z.B. nach Schenkelhalsbruch, stammt von KÖNIG, THIEM und HOFFA, wird jedoch von anderen abgelehnt, da der Sitz der Deformierung dabei nicht am Scheitel des Schenkelhalsschaftwinkels gelegen sei.

Die Beobachtung einer Coxa valga *bei Beinamputierten* führte zu der Auffassung, daß die Aufrichtung des Schenkelhalses durch den Zug des hängenden Beines bedingt sei (ALBERT, TURNER, HUMPFRY, REICH). Andererseits brachte man sie auch mit den durch die Amputation bedingten Muskelausfällen in Verbindung. Aber auch aus anderen Gründen eintretende *Störungen des muskulären Gleichgewichts* wurden schon früh für die Entstehung einer Coxa valga verantwortlich gemacht, wobei allerdings Muskeln von mitunter gegensätzlicher Wirkung eine pathogenetische Bedeutung beigemessen wurde. So sollen nach STIEDA die Außendreher, aber auch der Iliopsoas eine streckende Wirkung auf den Schenkelhalsschaftwinkel haben. Aufgrund seiner Beobachtungen bei den Spastikern wird von F. LANGE den Adduktoren eine besondere Bedeutung zugesprochen. SCHULTHESS, BRAGARD und HAGLUND machen auf die Insuffizienz der pelvitrochanteren Muskeln als Ursache einer Coxa valga aufmerksam. Nach BRAGARD, dessen Auffassungen von LANZ und WACHSMUTH übernommen haben, sind als schenkelhalsaufrichtende, valgisierende Muskelkräfte die queren Oberschenkelmuskeln (Obturatorius externus, Rotatoren, M. quadratus femoris und die queren Adduktoren) anzusehen. Ihnen wird die Fähigkeit zugesprochen, dank ihrem queren Verlauf und ihrem Ansatz in der Nachbarschaft der Winkelspitze den Schenkelhalswinkel aufbiegen zu können. Demgegenüber sollen die Abduktoren sowie die langen Oberschenkelmuskeln (Rectus femoris, die Flexoren und die steilen Adduktoren) varisierend wirken. BRANDES vermutet, daß die normale Einstellung des Schenkelhalses durch die pelvitrochanteren und die pelvidiaphyseren Muskeln garantiert wird. Störungen in dieser Muskulatur würden zum Fortfall der nach oben gerichteten Zugkräfte und dadurch zur Aufrichtung des Schenkelhalses führen. Für die sog. Entlastungsvalga stellt SIMONS (1932) nochmals das Ausbleiben der normalerweise eintretenden Verkleinerung des Schenkelhalsschaftwinkels in den Vordergrund, die schon von KÖNIG diskutiert worden war. Für die Coxa valga beim Spastiker ist nach seiner Ansicht dagegen die Adduktionsstellung der Beine entscheidend, die zu einer veränderten statischen Belastung des oberen Femurendes mit gesteigertem Wachstum der medialen Wachstumszone führe. Erst STORCK erkennt, daß die Neigung des Schenkelhalses durch die Richtung bestimmt wird, in der die Last des Oberkörpers den Schenkelhals beansprucht, wobei der Gegenzug der pelvitrochanteren Muskeln allerdings von ausschlaggebender Bedeutung ist.

Gemäß den allgemeinen Vorbemerkungen ist davon auszugehen, daß sich der Schenkelhals - solange noch das Wachstum anhält - stets so einstellt, daß die Wachstumsfuge senkrecht zur Druckresultierenden steht. Voraussetzung dazu ist die Gültigkeit und Wirksamkeit des Arndt-Schultzschen Gesetzes, demzufolge stärkere Reize, hier der stärkere Druck, das Längenwachstum anregen. Eine ungleichmäßige Druckbeanspruchung muß also eine Änderung der enchondralen Wachstumsrichtung zur Folge haben, die wiederum erst dann zur Ruhe kommt, wenn die Epiphysenscheibe wieder rechtwinklig zu der einwirkenden Druckkraft steht. Jede Aufrichtung der maßgebenden Druckresultierenden - aus welchem Grunde sie auch eintreten mag - muß also zu einem ungleichen Wachstum an der Epiphysenscheibe Anlaß geben, bis die Richttung des Schenkelhalses wieder dem Verlauf der steiler verlaufenden Druckresultierenden entspricht. Eine steilere Druckrichtung ist aber besonders unter den Bedingungen des seitlichen Hüfthinkens anzunehmen, sei es, daß dasselbe durch eine primäre Insuffizienz der Hüftabduktoren (Poliomyelitis, progressive Muskeldystrophie) bedingt ist, sei es, daß bei krankhaften Zuständen im Hüftbereich selbst oder auch an dem betreffenden Bein das Hinken mehr im Sinne des Schonungshinkens zu verstehen ist.

Eine Steilstellung des Schenkelhalses ist bei Kindern aber auch dann zu beobachten, wenn sie jahrelang das Bett hüten müssen. In solchen Fällen könnte man daran denken, daß keine eigentliche Aufrichtung des Halses vorliegt, sondern lediglich eine Persistenz der bei der Geburt vorhandenen Valga. Andererseits vermutet H. MAU (1954) sicherlich zu Recht, daß bei Ausbleiben der Belastung und der aktiven Kontraktion der Abduktoren der ständig einwirkende Tonus der Gesamtmuskulatur eine Rolle spielt. Hierbei dürften die langen pelvifemoralen Muskeln bei weitem überwiegen und durch ihre Einwirkung die Resultierende gegenüber der Norm ebenfalls in eine mehr vertikale Richtung bringen.

Die beschriebene Änderung der enchondralen Wachstumsrichtung scheint aber in Widerspruch zum Hueter-Volkmannschen Gesetz zu stehen, nach dem an der Epiphysenscheibe eine Verlangsamung des Wachstums auf der Seite des stärkeren Druckes zu erwarten ist. Der Widerspruch ist jedoch nur scheinbar; er findet seine Klärung in der Tatsache, daß das Hueter-Volkmannsche Gesetz nur für einen pathologisch vermehrten und anhaltend einwirkenden Druck gilt. Ein solcher dürfte jedoch nur selten, möglicherweise beim Vorhandensein einer Kontraktur, gegeben sein (H. MAU 1954). Im ganzen findet demnach auch beim enchondralen Wachstum das Arndt-Schultzsche Gesetz seine Bestätigung, daß nämlich starke und stärkste Reize die Lebenstätigkeit der Zellen hemmen oder sogar unterdrücken, während schwache und mittlere Reize eine Anregung bedeuten.

Daß für die Umgestaltung des Schenkelhalses auch periostale Umbauvorgänge bedeutsam sein können, darauf wurde schon früher hingewiesen (LINDEMANN 1930, PAPADOPULOS u. HOFFMANN 1972). Schließlich scheinen auch die vom Trochanter major ausgehenden Wachstumsvorgänge nicht ganz gleichgültig zu sein (P. G. SCHNEIDER, SAVASTONO u. BLISS 1975, SIFFERT 1982, TAUSSIG u. Mitarb. 1977).

Für die Stellung des Schenkelhalses ergeben sich somit als wichtigste Faktoren folgende: Die stärkste Belastung erfährt der Schenkelhals während der Standbeinphase; in dieser tangiert die Resultierende aus Körpergewicht und Hüftabduktoren den Adamschen Bogen; an der Außenseite herrschen dagegen Zugspannungen; im ganzen unterliegt aber der Schenkelhals einer gewissen Biegebeanspruchung. Letztere dürfte für das langsame Kleinerwerden des Schenkelhalsschaftwinkels von der relativen Valgität bei der Geburt bis zur senilen relativen Varität verantwortlich sein. Dank der Biegebeanspruchung sinkt aber erst recht ein krankhaft erweichter Schenkelhals ab. Die beim zweibeinigen Stand rein vertikal gerichtete Druckbelastung sowie der chronische Dauerzug der pelvifemoralen Muskulatur im Liegen tendieren an sich zur Aufrichtung des Schenkelhalses. Wenn sie jedoch normalerweise nicht zum Tragen kommen, so deswegen nicht, weil die Druckbeanspruchung beim Gang wesentlich größer und somit für die Stellung des Schenkelhalses entscheidender ist. Alle Anomalien des Ganges, die zur Verlagerung des Schwerpunktes zur Standbeinseite zwingen, führen dazu, daß die Resultierende in steilerer Richtung auf den Schenkelhals einwirkt. Dafür dürfte es für den Endeffekt unerheblich sein, ob das Hüfthinken durch eine primäre Insuffizienz der Abduktoren oder durch Schäden an Hüfte oder Bein bedingt ist. Der steiler verlaufenden Resultierenden paßt sich der Schenkelhals an – solange das Wachstum noch nicht abgeschlossen ist –, und zwar durch Beeinflussung der enchondralen und der periostalen Wachstumsvorgänge. Eine eindeutige Valgisierung ist demnach nur bei Kindern möglich, solange die Epiphysenfuge noch nicht geschlossen ist. Abzugrenzen ist von ihr das Ausbleiben der physiologischen Varisierung, für das aber sicherlich auch bestimmte Voraussetzungen vorhanden sein müssen.

Klinisches Bild

Aufgrund der Kenntnisse der mechanischen Verhältnisse und der Wachstumsreaktionen, die für den Schenkelhals von Bedeutung sind, kann das klinische Bild der Coxa valga mit größerer Klarheit, als das früher möglich war, abgehandelt werden. Ja, es wird sogar problematisch, ob von einem eigentlichen Krankheitsbild noch gesprochen werden kann, ob nicht die Coxa valga lediglich als Symptom bestimmter Störungen oder Erkrankungen aufzufassen ist. Unterziehen wir unter diesem Gesichtspunkt die von HACKENBROCH noch aufgeführten Formen einer Kritik, dann ergibt sich folgendes Bild: Am häufigsten wird die Coxa valga durch eine reduzierte Belastung, eine Schonung des betreffenden Beines (Amputation, Beinverkürzung etc.) sowie durch Störungen der Hüftmuskulatur veranlaßt. Beiden Gruppen ist gemeinsam die veränderte statische Situation mit Verlagerung des Schwerpunktes zur Standbeinseite und Steilstellung der resultierenden Druckrichtung. Es liegt nahe, diese Formen als statische Coxa valga zu bezeichnen; diese Bezeichnung wurde jedoch früher schon für unterschiedliche Typen der Valga im übrigen meist oh-

1.106 Angeborene Deformitäten

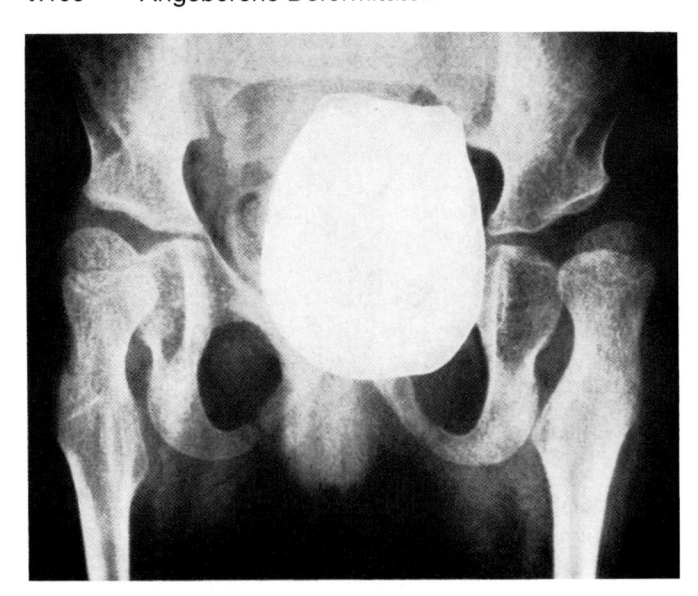

Abb. 17 Hochgradige Coxa valga beiderseits mit Abflachung der Pfanne und drohender Luxation infolge angeborener, schlaffer Lähmungen unklarer Genese

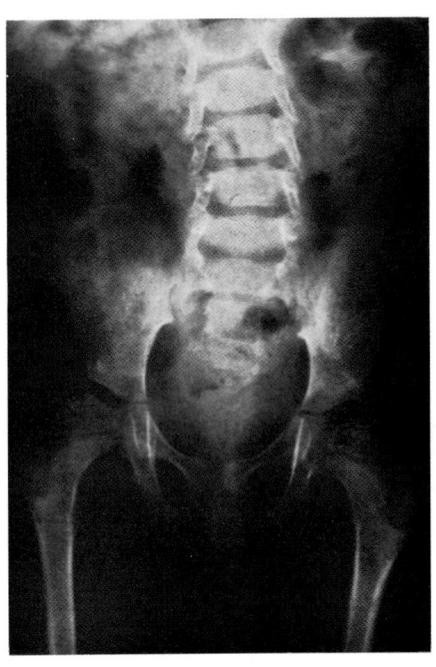

Abb. 18 Sog. Hähnchentyp der Coxa valga bei thorakaler Meningomyelozele (aus *K.D. Parsch, K.P. Schulitz:* Das Spina-bifida-Kind. Thieme, Stuttgart 1972

ne stichhaltige Begründung verwandt. Um keine Unklarheiten aufkommen zu lassen, ist deswegen mit MAU (1954) die Benennung als *Unterfunktionsvalga* vorzuziehen. In diese Gruppe sind auch einzureihen jene Valgaformen, die sich bei neuromuskulären Erkrankungen einstellen und wohl überwiegend durch eine relative Insuffizienz der Hüftabduktoren bedingt sind. Im einzelnen ist hier zu denken an die Coxa valga bei Poliomyelitis, bei progressiver Muskeldystrophie und bei spastischen Lähmungen (Abb. 17). Als besondere Formen sind auch die Valgatypen bei der *Meningomyelozele* anzuführen. Je nach Lähmungstyp kommen einfache Steilstellungen des Schenkelhalses (Coxa valga bei spastischen oder inkompletten thorakalen sowie bei lumbalen Lähmungen) oder lange, steil gestellte Schenkelhälse mit entrundeten mediokaudal abgeplattetem Kopf in exentrischer Stellung vor (sog. Hähnchentyp) (Abb. 18). Die Antetorsion ist im übrigen bei den verschiedenen Lähmungstypen der Meningomyelozele unterschiedlich. Sie ist bei den luxierenden Formen durchschnittlich um 30 Grad größer als der Norm entspricht, während sie bei den nicht luxierenden nicht erhöht ist. SCHULITZ u. PARSCH (1969) sind deswegen der Auffassung, daß die vermehrte Antetorsion entscheidend für den Luxationsvorgang bei den Meningomyelozelen ist.

Als letzten Typ der Entlastungsvalga sei auf die Valgität bei bettlägerigen Kindern verwiesen, die wohl überwiegend durch den Tonus der Längsmuskulatur hervorgerufen wird, vielleicht auch lediglich eine Persistenz der angeborenen Steilstellung des Schenkelhalses darstellt.

Schwieriger zu beurteilen ist die *kongenitale Coxa valga*. Die typische Coxa valga luxans steht sicherlich außerhalb der Grenzen der hier abzuhandelnden Deformierung. Sind die Zeichen einer Hüftdysplasie oder sogar einer beginnenden Subluxation deutlich, dann ist die Abgrenzung nicht schwierig. Bei den fließenden Übergängen, die der Dysplasie bis zur kompletten Luxation eigen sind, kann man sich jedoch ohne Zwang eine mildeste Form vorstellen, die nur durch eine Steilstellung des Halses in Verbindung mit einer vermehrten Antetorsion charakterisiert ist, bei der aber jegliche Pfannenveränderungen fehlen. Ist in einem solchen Fall keine Progredienz in Richtung auf eine Subluxation zu verfolgen und

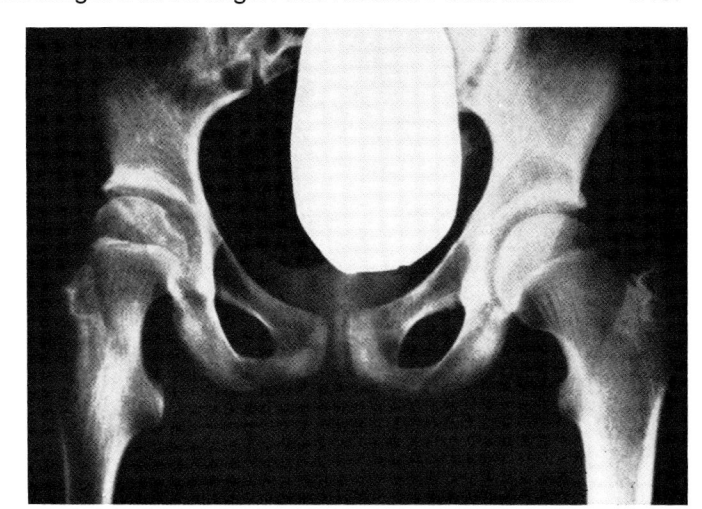

Abb. 19 Rechtsseitige Coxa valga, entstanden durch Entlastung des Beines wegen einer im 2. Lebensjahr aufgetretenen Tuberkulose des Kniegelenks. Klinisch bestand ein Hüfthinken, das durch varisierende Osteotomie beseitigt wurde

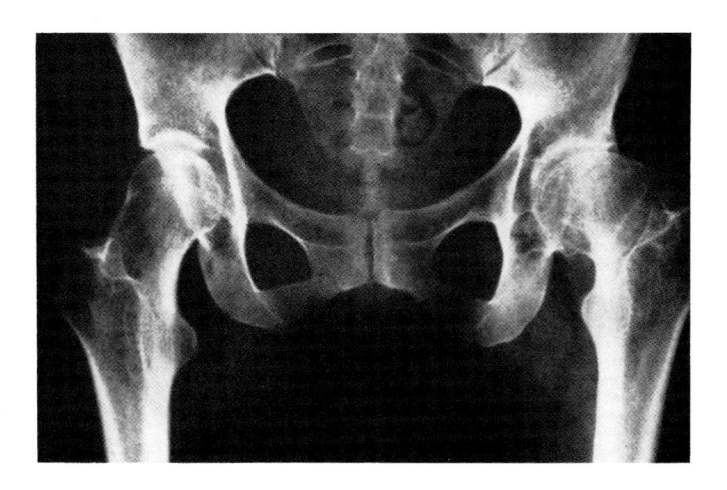

Abb. 20 Linksseitig Zustand nach jugendlicher Hüftkopflösung; auf der rechten Seite Coxa valga – prädisponierend für die Lösung – hormonell bedingt?

sind andererseits in der Verwandtschaft des Betreffenden keine sicheren Fälle einer Hüftdysplasie bekannt, dann ist die Zugehörigkeit einer derartigen angeborenen Coxa valga zum Formkreis der Hüftdysplasie kaum zu beweisen. Die Valga bleibt dann das einzige Symptom. Über die Häufigkeit derartiger kongenitaler Coxa-valga-Fälle läßt sich natürlich schwer etwas aussagen. Ob es darüber hinaus noch eine eigene kongenitale Coxa valga ohne Verwandtschaft zur Hüftdysplasie gibt, ist ebenso schwer zu belegen. Auffällig ist bei der kongenitalen Coxa valga jedenfalls, daß mit dem Gehenlernen nicht wie üblich eine Verkleinerung des Schenkelhalsschaftwinkels eintritt. In gleicher Weise ist auch bei Steilstellungen des Schenkelhalses, die auf frühkindliche Traumen oder Eingriffe zurückgehen, im allgemeinen nur eine geringe Tendenz zur Varisierung zu erkennen. Den besprochenen Wachstumsgesetzen scheinen diese Valgafälle nicht zu gehorchen. Eine Erklärung ist aber sehr wohl möglich. Durch die überphysiologische Valgisierung ist der Hebelarm der Hüftabduktoren gegenüber der Norm verringert; dementsprechend verläuft auch die Resultierende steiler. Ist nun die Muskulatur

kräftig genug, dann kann sie trotz der verringerten Hebelarmlänge dem Schwerpunkt in normaler Weise das Gleichgewicht halten: Die durch den Schenkelhals verlaufende Resultierende beansprucht diesen dann allein auf Druck. Eine Veranlassung zur Varisierung, zur Abbiegung, entfällt. Ist aber die Muskulatur nicht kräftig genug, dann muß zur Aufrechterhaltung des Gleichgewichtes der Schwerpunkt zur Standbeinseite verlagert werden: Ein mehr oder weniger deutliches Hüfthinken muß in Erscheinung treten. Die Verlagerung des Schwerpunktes bedeutet aber wiederum einen steileren Verlauf der Resultierenden. Die Anpassung der statischen Bedingungen an die Valga steht auch in diesem Fall der Varisierung entgegen. Es hat sich also eine Art Circulus vitiosus herausgebildet, der gelegentlich auch bei Fällen der ersten Gruppe zu beobachten ist. Eine Erkrankung, z. B. die Tuberkulose eines Knie- oder Fußgelenkes, kann eine jahrelange Entlastung, sei es durch Bettruhe oder Apparat, notwendig machen und in dieser Zeit zur Ausbildung einer Coxa valga Veranlassung geben. Diese Valga bleibt dann zumeist bestehen, selbst wenn die primäre Erkrankung ad integrum

1.108 Angeborene Deformitäten

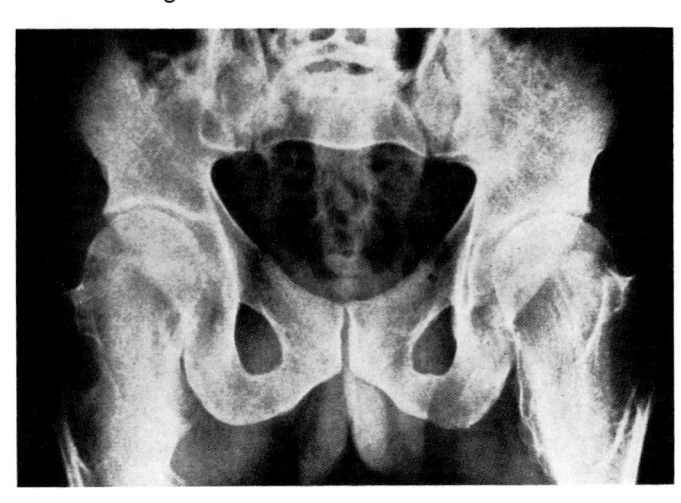

Abb. 21 Coxa valga beiderseits infolge multipler Exostosen

ausgeheilt und das Wachstum noch lange nicht abgeschlossen ist (Abb. 19).
Die vielfältigen Beobachtungen, nach denen der Hüftkopflösung häufig eine auffallende Steilstellung des Schenkelhalses vorausgeht, lassen daran denken, daß *Störungen des Hormonhaushaltes,* die für die bei der Hüftkopflösung charakteristischen epi- und metaphysären Veränderungen verantwortlich gemacht werden, auch mit der vorausgehenden Steilstellung des Halses ursächlich in Verbindung zu bringen sind (Abb. 20) (siehe auch den Abschnitt über die Coxa vara adolescentium S. 2.115 f.). Daß das Wachstum durch den Hormonhaushalt beeinflußt wird, kann heute als gesichert angesehen werden. Ob aber tatsächlich Störungen des hormonellen Gleichgewichtes zur Coxa valga führen können und wie die Zusammenhänge im einzelnen zu deuten sind, darüber liegen keine gesicherten Vorstellungen vor. Lediglich klinische Beobachtungen sind also für die Heraussstellung einer hormonell bedingen Coxa valga entscheidend. Da sie anscheinend zumeist erst in den Entwicklungsjahren auffällig wird, liegt auch die Kennzeichnung als Adoleszenten-Coxa-valga nahe.
Die *Coxa valga nach Traumen und Operationen* bereitet dem Verständnis keine Schwierigkeiten. Erstere werden vorwiegend nach eingekeilten Schenkelhalsfrakturen beobachtet. Als letzte Gruppe bleibt noch die *Coxa valga durch örtliche Beeinflussung* des Wachstums zu nennen. Tumoren, Exostosen (MOSEBACH 1936) (Abb. 21) und Entzündungen (HACKENBROCH 1927) kommen hier ursächlich vorwiegend in Betracht.
Sichere Beweise für eine rachitische Form der Coxa valga, wie sie HACKENBROCH (1927) noch aufführt, liegen nicht vor. Sie widerspricht auch allen bekannten Vorstellungen über die Wachstumsreaktionen am proximalen Femurende. Die Erweichung des Schenkelhalses muß vielmehr sowohl bei der Belastung während Stand und Gang wie auch unter der tonischen Dauerspannung der Muskulatur im Liegen zur Varisierung führen. Den früher gegebenen Erklärungsversuchen (Lage auf dem erweichten Trochanter, Wachstumshemmung des lateralen Abschnittes der Epiphysenscheibe) mangelt jegliche Beweiskraft. Schließlich kann seltenerweise eine Coxa valga auch im Rahmen eines Morquio-Syndroms (MAROTAUX) wie auch bei dem Hutchinson-Gilford-Syndrom (GAMBLE) entstehen. GOULIQUEN u. Mitarb. beschrieben eine Valga bei einer umschriebenen Osteochondritis des Hüftkopfes, die sie der typischen Osteochondritis dissecans des Kniegelenks gleichstellen möchten.
Damit bietet sich nach dem heutigen Stand unseres Wissens folgende Einteilung der Coxa valga an:
1. Unterfunktions-Coxa-valga bei:
   a) Entlastung eines Beines wegen Verkürzung, Amputation, schmerzhafter Erkrankungen und statischer Störungen (z. B. X- oder O-Bein),
   b) Insuffizienz der Abduktoren (Poliomyelitis, progressive Muskeldystrophie etc., relative Insuffizienz bei spastischen Lähmungen),
   c) Bettlägerigen infolge Überwiegens des Tonus der Längsmuskulatur;
2. kongenitale Coxa valga;
   a) fragliche idiopathische Form,
   b) Vorstufe der Coxa valga luxans ohne Pfannenveränderung;
3. hormonell bedingte, adoleszentere Coxa valga;
4. Coxa valga nach Traumen und Operationen;
5. Coxa valga durch die direkte Beeinflussung der Wachstumsvorgänge bei Tumor, Exostosen, Entzündungen und genetisch bedingten Allgemeinerkrankungen.

Subjektive Beschwerden in Form von Schmerzen in der Hüftgegend sind bei der Coxa valga selten, sofern sie nicht durch das Grundleiden veranlaßt werden. Im allgemeinen besitzt also die Valga als solche kaum eine Bedeutung für Sprechstunde und Klinik. Sind aber seltenerweise einmal Beschwerden vorhanden, dann sind sie vorwiegend auf die Insuffizienz und Überanstrengung der

Muskulatur zurückzuführen. Andererseits ist aber auch daran zu denken, daß die Steilstellung des Halses zur Konzentrierung der Druckübertragung im oberen Pfannenbereich und zur Verkleinerung der druckübertragenden Fläche führt. Somit könnten subjektive Beschwerden auch einmal arthrogener Natur sein.

Für die Coxa valga typische *Symptome* herauszustellen, ist schon deswegen schwierig, weil die Deformierung zumeist nur Begleit- oder Folgeerscheinung eines anderen Grundleidens ist und ihm nur selten eine eigene Bedeutung zukommt. So geht STORCK, der eine für die Coxa valga charakteristische Gangdeviation eingehend beschrieben hat, von einem Fall mit einer isolierten Lähmung des Glutaeus medius aus. Er findet dabei „ein Herüberschwanken des Oberkörpers zur kranken Seite im Moment der vollen Belastung des mit der Valga behafteten Beines mit Einrücken des Hüftgelenkes in die Senkrechte über den Unterstützungspunkt, jedoch ohne stärkeres Absinken der gesunden Beckenseite"; auch im Stand wird ein eigentliches Trendelenburgsches Zeichen vermißt. BADE hält für die Coxa valga adolenscentium, also eine mehr idiopathische Form, einen hinkenden oder wiegenden Gang für charakteristisch; ein positives Trendelenburgsches Zeichen konnte er aber nicht feststellen. Nach BRAGARD ist zwar im allgemeinen eine leichte Insuffizienz der Hüftabduktoren vorhanden; entsprechende klinische Symptome werden jedoch zumeist vermißt. So können besonders doppelseitige Fälle völlig unauffällig sein und erst bei einer aus einer anderen Ursache notwendigen Röntgenuntersuchung entdeckt werden. Bei einseitigen Fällen kann dagegen auch ohne Ganganomalie eine gewisse Verschmälerung der Hüftpartie, ein Tiefstand des Trochanter major mit einer geringen Verlängerung des Beines auf die Deformierung aufmerksam machen. Bewegungsstörungen müssen nicht vorhanden sein; die von HAGLUND beschriebene Hemmung der Beugung und Adduktion sowie eine Tendenz zur Außenrotation bei gleichzeitiger Beugung (BADE) scheinen eher von symptomatischen, insbesondere adoleszenteren Fällen abgeleitet zu sein, bei denen bereits ein noch nicht erkennbarer Übergang zur Vara, also ein beginnender Abrutsch bestand. Eindeutiger als jede klinische Untersuchung ist der *röntgenologische Befund*. Die Notwendigkeit, die Projektionsbedingungen zu beachten, sei nochmals betont. Aufnahmen bei genauer Mittelstellung der Beine sind Voraussetzung für eine verläßliche Diagnose. Ein sicheres Kriterium, ob die Aufnahme tatsächlich bei Mittelstellung angefertigt wurde, ist nicht bekannt; insbesondere muß der Trochanter minor keineswegs, wie Hofmeister gefordert hatte, verschwinden; er kann sogar gelegentlich besonders stark zur Darstellung kommen (STIEDA). Eine verläßliche Aussage über den Neigungswinkel des Schenkelhalses sollte heute erst nach Anwendung der neuen Röntgentechniken mit Aufnahmen in zwei Ebenen gestattet sein.

Neben der Steilstellung des Halses ist beim Wachsenden die horizontale Einstellung der Epiphysenlinie charakteristisch. Schließlich kann auch eine gewisse Lateralverschiebung des Kopfes gegenüber dem Hals zur Beobachtung kommen (W. MÜLLER 1926). Pfannenveränderungen sind durch die Valga allein kaum zu erklären. Am ehesten sind noch Abflachungen der Pfanne und der Schwund des oberen Pfannenrandes bei spastischen und paralytischen Zuständen zu sehen, bei denen eine Adduktionskontraktur eine Verstärkung der Druckkonzentration auf den lateralen Pfannenbezirk bewirkt (vgl. Abb. 17).

Therapie

Die Therapie der Coxa valga hat sich weitgehend nach dem Grundleiden zu richten. Nur relativ selten macht die Steilstellung des Halses als solche eine Behandlung nötig. Schmerzen in der Hüftgegend klingen bei Bettruhe in kürzester Zeit ab. Sind die Beschwerden auf eine Insuffizienz der Hüftmuskulatur zurückzuführen, ist eine muskelkräftigende physiotherapeutische Behandlung angezeigt. Nur selten gibt eine Gangdeviation zur operativen Behandlung Veranlassung. Nur durch sie ist es aber möglich, ggf. den oben aufgezeigten Circulus vitiosus zu durchbrechen. Als einzig sinnvolle Maßnahme kommt dann eine varisierende Osteotomie in Betracht. Logischerweise wird sie beim Wachsenden nur dann auf die Dauer erfolgreich sein, wenn der zur Valgisierung führende Prozeß abgeschlossen ist. Beim Erwachsenen kann sie jedoch auch beim Fortbestehen desselben, z. B. einer anhaltenden Schwäche der Hüftabduktoren, wirksam sein, wie aus Beobachtungen an poliomyelitischen Spätzuständen hervorgeht (HACKENBROCH 1927, LEGER). Zweckmäßigerweise sollte man bei der Beseitigung der Valgität zugleich eine vermehrte Antetorsion im Sinne der Bernbeckschen Derotationsosteotomie mit berücksichtigen, da durch dieselbe der Hebelarm der Hüftabduktoren noch zusätzlich verlängert wird. Eine andere, jedoch sicher weniger wirksame Operation stellt die von ALBEE empfohlene Lateralisierung des Trochanter major durch Einholzen eines Knochenspanes in einen von oben her zwischen Trochanter major und Schenkelhals gesetzten Spalt. Die von STORCK diskutierte Tiefersetzung des Trochanter major dürfte dagegen kaum einen nennenswerten Effekt zeitigen, da der Muskel infolge der Deformität bereits überdehnt ist und die Verringerung des Hebelarmes das für die Gangabweichung entscheidende Moment darstellt. Schon eher könnte sein Vorschlag, die Kraft der Abduktoren durch eine Plastik mit dem Tensor fasciae zu vermehren, Erfolg versprechen. Über Erfahrungen mit dieser Operation hat STORCK jedoch nicht berichtet. Beim Vorhandensein eines starken Adduktorenspasmus sollte tenotomiert werden. Eine solche Maßnahme geht zwar eigentlich schon über die Therapie der Valga hinaus, wirkt sich aber günstig auf die Funktion der Hüfte aus; eine Korrektur der Deformierung ist von ihr jedoch selbst beim Wachsenden kaum zu erwarten.

Prognose
Prognostisch ist für die Coxa valga ihre geringe Tendenz zur Selbstkorrektur von Bedeutung. Spastische Fälle neigen zur Luxation im Hüftgelenk. Infolge ihrer Verwandtschaft zur Coxa valga luxans besitzt die kongenitale Form dieselbe Gefahr. Für jede Steilstellung des Schenkelhalses dürfte aber die Konzentrierung der Druckübertragung mit Erhöhung der hier auftretenden Druckspannung nicht gleichgültig sein. Mit einem vorzeitigen Abrieb des Knorpels und nachfolgender arthrotischer Entwicklung muß deshalb ernsthaft gerechnet werden. OTTE schätzt zwar die Rolle der Coxa valga als präarthrotischen Faktor nur gering ein. Schon deshalb sollte bei jeder einigermaßen ausgesprochenen Valga die Deckung durch die Hüftpfanne überprüft werden – selbst wenn im Augenblick keine Beschwerden und keine Hüftinsuffizienz vorhanden sind.

Coxa vara

Während die Coxa valga als Reaktion des gesunden Knochens auf eine veränderte mechanische Beanspruchung anzusehen ist, stellt die Coxa vara die Reaktion eines in seiner Tragfähigkeit beeinträchtigten Knochens dar. Dabei sollte man mit SCHANZ zwischen der fertigen Deformität und dem deformierenden Krankheitsprozeß unterscheiden. Morphologisch stellt die Coxa vara eine Verbiegung des Schenkelhalses nach abwärts dar, derart, daß das „distale Schaftstück zum koxalen Femurende in Adduktion gerät" (WALTER 1929). Der Sitz der Verkrümmung kann primär unterschiedlich sein; auf die Dauer wird jedoch vielfach der ganze Schenkelhals von einem reaktiven Umbau erfaßt, der zur bogenförmigen Umkrümmung des Halses führt. Im übrigen stimmt die Form der Verbiegung keineswegs immer mit ätiologisch zusammengehörigen Gruppen überein (WALTER 1929).
Die Abwärtsbiegung des Halses bringt in ausgeprägten Fällen bestimmte Formveränderungen mit sich: Der obere Rand des Halses wird verlängert, die untere Begrenzung dagegen zumeist verkürzt; im ganzen kann der Schenkelhals wie eingerollt aussehen. Weiterhin geht mit der Abwärtsbiegung vielfach eine gewisse Rückwärtsbiegung im Sinne einer verringerten oder aufgehobenen Antetorsion oder sogar eine Retrotorsion einher.

Schließlich soll nach KOCHER als dritte Komponente der Umformung eine Drehung in dem Sinne vorhanden sein, daß der Schaft im Verhältnis zum Kopf hyperextendiert erscheint. Die Abwinklung des Halses bewirkt ihrerseits eine abnorme Lagebeziehung des Kopfes zur Pfanne, die wieder bestimmte Konsequenzen hat: Während ein Teil des Kopfes nach unten hin aus der Pfanne tritt, gerät der der Kopfkalotte nächstliegende Teil des Schenkelhalses unter dem Pfannenrand in den oberen, vorderen Pfannenbereich hinein. An den neuen Kontaktflächen bildet sich Knorpelbelag; andererseits verschwindet der Knorpelüberzug des aus der Pfanne getretenen Kopfabschnittes; im ganzen wird also die knorpelige Gelenkfläche des Kopfes verschoben.
Das heute fest umrissene und ätiologisch gut umgrenzte Krankheitsbild wurde noch bis zum Ende des vorigen Jahrhunderts zumeist als Koxitis mißdeutet. Erst 1889 erkannte ERNST MÜLLER die bis dahin unbekannte Deformierung. In den nun folgenden Arbeiten von HOFMEISTER, KOCHER, ALBERT, DREHMANN etc. gelingt in zunehmendem Maße die Abgrenzung der verschiedenen Formen der Coxa vara nach ihrer unterschiedlichen Ätiologie.
Bislang wurde eine Unterscheidung in idiopathische und symptomatische Formen für zweckmäßig gehalten. Als *idiopathische Varadeformierungen* wurden die sog. Coxa vara adolescentium und die Coxa vara congenita angesehen. Die Coxa vara adolescentium ist Folge einer Hüftkopflösung beim Jugendlichen. Primär ist bei ihr nicht selten sogar eine gewisse Steilstellung des Schenkelhalses zu beobachten. Zweifelsohne kommt der jugendlichen Hüftkopflösung die Bedeutung eines eigenen Krankheitsbildes mit besonderen Problemen hinsichtlich Ätiopathogenese und Therapie zu. Sie wird deswegen nicht mehr unter der Coxa vara, sondern in einem besonderen Abschnitt abgehandelt.
Die Coxa vara congenita hat als Krankheitsbild ebenfalls seine eigene Bedeutung. Der Deformierung liegen besondere, zur Erweichung bestimmter Schenkelhalspartien führende Umbauprozesse zugrunde, die sich mitunter auch an anderen Stellen des Skeletts manifestieren. Man könnte somit darüber streiten, ob es noch berechtigt ist, die Coxa vara congenita als besondere, als idiopathische oder primäre Coxa-vara-Form herauszustellen.
Ganz sicher als *symptomatisch* sind dagegen jene *Varaformen* anzusehen, bei denen die die Deformierung auslösende Schwäche des Schenkelhalses auf eine Allgemeinerkrankung (z. B. Rachitis, Osteomalazie) oder eine lokale, sich im besonderen Fall nur im Bereich des Schenkelhalses abspielende Schädigung (z. B. Tbc, Osteomyelitis, Osteodystrophia fibrosa) zurückzuführen ist. Unter diesen Formen ist allenfalls der Coxa vara rachitica eine gewisse Selbständigkeit zuzubilligen.

Die Berechtigung zur Abgrenzung einer Coxa vara statica (oder auch Überlastungscoxa), wie sie WALTER noch 1929 auf dem Orthopädenkongreß durchführte, muß heute bezweifelt werden. WALTER vertrat damals den Standpunkt, daß eine „statische Form" der Coxa vara auf dreierlei Weise zustande kommen könne. Einmal könne sie auf ein Mißverhältnis zwischen Leistungsfähigkeit des Knochens und geforderter Leistung, also auf eine statische Insuffizienz im Sinne von SCHANZ, zurückgeführt werden, auch wenn nie eine allgemeine oder lokale Skelettbildungserkrankung bestanden habe. Mit größerer Berechtigung müssen wir jedoch heute annehmen, daß eine Varadeformierung nur dann eintritt, wenn zu irgendeiner Zeit mal eine die Tragfähigkeit des Schenkelhalses reduzierende, pathologische Veränderung vorgelegen hat. Im Einzelfall mag es zwar gelegentlich schwierig oder sogar unmöglich sein, den Nachweis zu erbringen, daß eine latent verlaufende rachitische oder osteomalazische Erkrankung vorgelegen hat. Ein knochenerweichender Prozeß muß aber vorgelegen haben, wenn eine Coxa vara besteht. Ein gesunder Schenkelhals behält auch bei stärkster Belastung seine Form.

Des weiteren glaubt WALTER eine statische Coxa vara mit statischen Störungen des betreffenden Beines in Verbindung bringen zu können. Derartige Störungen bewirken aber eher eine Schonung und Entlastung des Beines; sie besitzen also damit - bei intaktem Knochengewebe - gerade umgekehrt die Voraussetzungen zur Ausbildung einer Coxa valga. Schließlich soll eine Coxa vara bei koxitischen und sonstigen krankhaften Zuständen des anderen Hüftgelenks zu beobachten sein. Auch für diese Vorstellung fehlt jeder schlüssige Beweis. Interessanterweise denkt WALTER selbst schon daran, daß dieselbe Schädigung, die die eine Seite krank gemacht hat (z. B. eine angeborene Hüftverrenkung, eine Perthessche Erkrankung), auch die Leistungsfähigkeit der gesunden Seite herabgesetzt haben könnte; dann liegt aber keine statische, sondern nach unserer Definition eine symptomatische Form der Coxa vara vor. Sichere Beweise für die Existenz einer statischen oder Überbelastungs-Coxa-vara sind also nicht gegeben. Im übrigen ist in früheren Arbeiten darauf zu achten, ob die Bezeichnung Coxa vara statica nicht als Synonym für das festumrissene Bild der Coxa vara adolescentium gebraucht wurde, wie dies z. B. von LORENZ, ALBERT, HOFMEISTER, SCHANZ und DREHMANN anzunehmen ist.

Als Einteilung der Coxa-vara-Formen möchten wir vorschlagen:
1. Die Coxa vara congenita oder infantum;
2. Coxa vara bei Systemerkrankungen: Rachitis, Osteomalazie, Osteodystrophia fibrosa generalisata, Chondrodystrophia, senile Osteoporose, Syringomyelie;
3. Coxa vara als Folge lokaler Schädigung:
   a) Morbus Perthes, idiopathische Hüftkopfnekrose, kongenitale Hüftluxation besonders bei Kopfumbau,
   b) entzündliche Prozesse, z. B. Tbc, Osteomyelitis,
   c) Tumoren,
   d) traumatische Schäden, z. B. Schenkelhalsfraktur.

Für die Diagnose der Coxa vara ist bis heute der *Röntgenbefund* entscheidend. Wenn die röntgenologische Ausmessung des Schenkelhalsschaftwinkels (selbstverständlich unter Berücksichtigung der vorliegenden Torsion) aus den eingangs genannten Gründen Schwierigkeiten bereitet, sollte man sich der Definition der Coxa vara und ihrer Bestimmung nach F. LANGE, ALSBERG und M. E. MÜLLER (1957) entsinnen (Abb. 22). So schlug F. LANGE vor, die Lage des Trochanter minor gegenüber dem Schenkelkopf zum Anhaltspunkt der Beurteilung zu machen. Nach seiner Methode wird eine Horizontale durch den oberen Kopfpol gezogen und der Radius des Kopfes bestimmt. Parallel und unterhalb der ersten Horizontalen werden weitere im Abstand der 2-, 3-, 4- und 5fachen Radiuslänge gelegt. Es ergeben sich so die Felder a, b, c. Liegt der Trochanter minor in a, so handelt es sich um eine Coxa vara; befindet er sich in c, besteht eine Coxa valga; unter normalen Bedingungen soll der Trochanter minor das Feld b ausfüllen (Abb. 22).

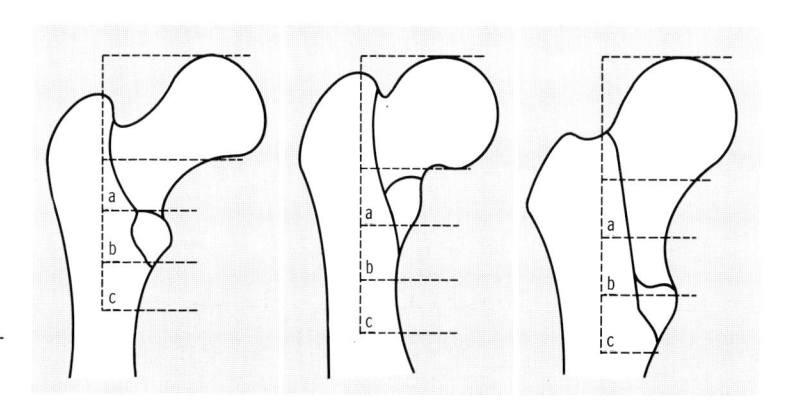

Abb. 22 Bestimmung der Coxa valga und vara nach *F. Lange* (s. Text) (aus *M. E. Müller:* Die hüftnahen Femurosteotomien. Thieme, Stuttgart 1957)

Aber auch die klinischen Zeichen sind nicht selten so charakteristisch, daß die Diagnose auch ohne Röntgenbild gestellt werden kann. So wird durch die Abwinkelung des Halses und die abnorme Stellung des Kopfes gegenüber der Pfanne der Exkursionskegel der Hüftbewegungen in charakteristischer Weise verändert. Der Kopf hat bereits eine Stellung erreicht, wie sie normalerweise der Abduktion entspricht; die Abspreizfähigkeit erweist sich dadurch als mehr oder minder eingeschränkt, sei es, daß der unten aus der Pfanne austretende Kopf durch die Anspannung des Kapselschlauches, besonders des Lig. pubocapsulare, abgebremst wird, sei es, daß sich der Trochanter major gegen die seitliche Beckenwand anstemmt. Bei starker Verkürzung und Einrollung der unteren Begrenzung des Schenkelhalses kann aber auch der Trochanter minor am Becken anstoßen und dadurch die Adduktion behindern. Schließlich besitzt der Kopf infolge verminderter Antetorsion oder sogar Rückbiegung des Halses gegenüber der Pfanne bereits eine gewisse Innendrehung; die Innenrollung ist dadurch in fast allen Fällen eingeschränkt. Bei epiphysärer Verschiebung des Kopfes nach hinten ist die Innenrollung noch zusätzlich dadurch gehemmt, daß sich der vordere Rand des Schenkelhalses am Pfannenrand anstemmt. Streckung und Beugung sind zumeist nicht behindert. Schmerzzustände können durch reflektorische Anspannung der Muskulatur die ossären Hemmungen noch erheblich vermehren. Bei längerem Bestand der muskulären Fixierung stellen sich mitunter sekundäre und irreversible Schrumpfungen an Muskeln und Bändern ein, die besonders zu Beuge- und Außendrehkontrakturen führen.

Die Varisierung des Schenkelhalses führt zum *Hochstand des Trochanter major;* klinisch läßt er sich durch den von PERTHES empfohlenen Handgriff (Daumen auf Darmbeinkämme; übrige Finger suchen den Trochanter) bei einseitiger Erkrankung recht gut nachweisen. Bei doppelseitigem Befall lassen die von SCHOEMAKER und ROSER NÉLATON angegebenen Hilfslinien vielfach im Stich. Durch den Hochstand des Trochanter major wird die Ausgangsspannung der Hüftabduktoren verringert; für ihre Kraftleistung ist aber, außer der vorhandenen Spannung, die Länge des Hebelarmes von Bedeutung. Letzterer kann bei der Coxa vara mitunter sogar länger werden, vermag aber die Entspannung der Muskulatur nicht wettzumachen. Es ist also mit einer relativen *Insuffizienz der pelvitrochanteren Muskulatur* zu rechnen. Klinisch macht sich dieselbe in mehr oder weniger starkem Hüfthinken sowie im positiven Ausfall des Trendelenburgschen Zeichens bemerkbar. Eine nennenswerte Verkleinerung des Schenkelhalsschaftwinkels führt überdies zur Verkürzung des betreffenden Beines. Zum Hüfthinken tritt dann noch ein Verkürzungshinken. Bei doppelseitigen Fällen von Coxa vara ist vielfach eine verstärkte Neigung des Beckens mit kompensatorisch betonter Lendenlordose zu beobachten. Nach WALTER (1929) ist die Steilstellung des Beckens auf die veränderte Ausgangsspannung sowie die Richtungsänderung der pelvitrochanteren Muskeln zurückzuführen. So wird durch den Hochstand des Trochanter major die Ausgangsspannung des Glutaeus maximus verringert und die Richtung seiner Fasern der Horizontalen genähert; dadurch muß aber seine Wirkung als Strecker des Hüftgelenks nachlassen.

Nicht jede Verringerung des normalen Schenkelhalsschaftwinkels geht mit den beschriebenen Grundsymptomen der Coxa vara einher. Geringere Grade der Varisierung können klinisch stumm und ohne jeglichen Funktionsausfall bleiben. HAGLUND hatte sich deswegen für die Abgrenzung eines morphologisch-anatomischen Begriffs eines Collum varum von einem klinischen, die charakteristischen Symptome umfassenden Begriff ausgesprochen. Andererseits sind bestimmte Formen der Coxa vara, insbesondere die idiopathischen, über die allgemeinen Symptome hinaus durch charakteristische klinische Merkmale und einen für sie typischen Verlauf gekennzeichnet.

Coxa vara congenita

Die Coxa vara congenita (auch als kongenital, developmental, infantile, sog. kongenitale und idiopathische Coxa vara bezeichnet) wurde 1905 erstmalig von HOFFA anhand eines Resektionspräparates, das auch mikroskopisch untersucht wurde, beschrieben. Als charakteristisches Merkmal, das die Coxa vara congenita (C.v.c) besonders von der rachitischen Coxa vara abzugrenzen erlaube, stelle HOFFA bereits die Steilstellung der Epiphysenlinie heraus. Wichtiger als dieses Zeichen und ursächlich auch bedeutungsvoller ist aber eine für die C.v.c. charakteristische Störung in der Anlage und der Entwicklung des Schenkelhalses.

Die Deformität wird relativ selten beobachtet; LE MESURIER (1948) gibt das Verhältnis zur angeborenen Hüftverrenkung wie 14:1 an, eine Zahl, die eher noch zu hoch gegriffen scheint; nach JOHANNING (1951/52) soll die C.v.c. einmal unter 25000 Lebendgeborenen vorkommen. Eine besondere Geschlechtsdisposition ist im allgemeinen nicht vorhanden (nach ZIMMERMANN [1948] männlich zu weiblich wie 1:1,7). Vielfach wird die C.v.c doppelseitig beobachtet, wobei die beiden Hüften ungleichmäßig betroffen sein können. Im ganzen soll die Störung auf der rechten Seite überwiegen, nach ZIMMERMANN in 61% der Fälle gegenüber 15% links und 24% beidseitigen Erkrankungen. Familiäre Häufung wurde mehrfach beschrieben (LE MESURIE 1948, ZIMMERMANN 1948, ENGELMANN, HEEP, ALMOND 1956, JOHANNING 1951/52, FRANKE). Sie wurde ebenso wie die Erkrankung einüger Zwillinge (GREVE,

LINDEMANN 1941, MARTIN, DUNCAN 1937) als Beweis dafür angesehen, daß es sich bei der C. v. c. um eine anlagebedingte Deformität handelt.

Die C. v. c. wird im unterschiedlichen Alter auffällig. Vielfach sind die Kinder bereits mehrere Jahre alt, ehe sich die Symptome stärker bemerkbar machen und die Erkrankung diagnostiziert wird. BADE hält deswegen den Namen einer Coxa vara infantum für zweckmäßiger. Die frühesten Fälle wurden beschrieben von GURGOT (zit. nach BURCKHARDT) bei einem Säugling von 3½ Monaten und von KREUZ bei einem Kind von 7 Monaten sowie von JOACHIMSTHAL, DREHMANN und REINER bei einjährigen Kindern. Auf dem Röntgenbild eines 5 Monate alten Säuglings, das H. MAU (1949) in einer Arbeit bringt, sind zunächst lediglich Symptome einer Chondrodystrophia calcificans congenita erkennbar. Auf dem Boden dieser Erkrankung entwickelt sich später eine ausgeprägte C. v. c.

Andererseits kommen, wenn auch wesentlich seltener, Fälle einer C. v. c vor, die bereits bei bzw. vor der Geburt bestehen und ziemlich übereinstimmend als leichteste Form des kongenitalen Femurdefektes angesehen werden (LINDEMANN 1941, H. MAU 1958, NILSONNE 1924, REINER, WALTER 1929, BLAUTH 1965, WALKER). Schon 1948 hatte deswegen LINDEMANN vorgeschlagen, die eigentliche C. v. c. in eine primäre und eine sekundäre Form aufzuteilen. Während bei der primären Form genetischen Faktoren eine wesentliche Bedeutung zugesprochen wird (DEGENHARDT, SIEVERS), wird die sekundäre C. v. c. heute überwiegend dem Formenkreis der Osteochondrose zugerechnet (LINDEMANN 1949, H. MAU 1958, KOSLOWSKI u. RUPPRECHT 1972). Der primären C. v. c. soll eine quantitative Störung der Knorpelbildung zugrunde liegen (WALKER). Bereits bei der Geburt sind am Femur intrauterin entstandene Knickbildungen, Verkrümmungen und Frakturen des Femurs nachweisbar (BLAUTH 1965). Die leichteste Form einer derartigen Störung stellt das Femur varum congenitum dar. BLAUTH grenzt drei verschiedene Typen der primären C. v. c. gegeneinander ab, und zwar solche mit geradem Femurschaft, Fälle mit verbogenem Schaft (Femur varum oder curvatum) und eine Gruppe mit zusätzlicher subtrochantärer Pseudarthrose. Stets sind bei der primären C. v. c. weitere Entwicklungsfehler nachweisbar. Der Mißbildungscharakter der primären C. v. c. ist nach BLAUTH ausreichend bewiesen. KOSLOWSKI u. RUPPRECHT 1972) möchten jedoch primäre wie sekundäre C. v. c. dem Formenkreis der Dysostose zurechnen. Nach MAU (1962) sind zwar zwischen primärer und sekundärer C. v. c. morphologisch fließende Übergänge festzustellen. Ätiologisch könne man jedoch beide Formen nicht ohne weiteres gleichsetzen. Wenn somit auch noch manche Fragen hinsichtlich der Ätiologie

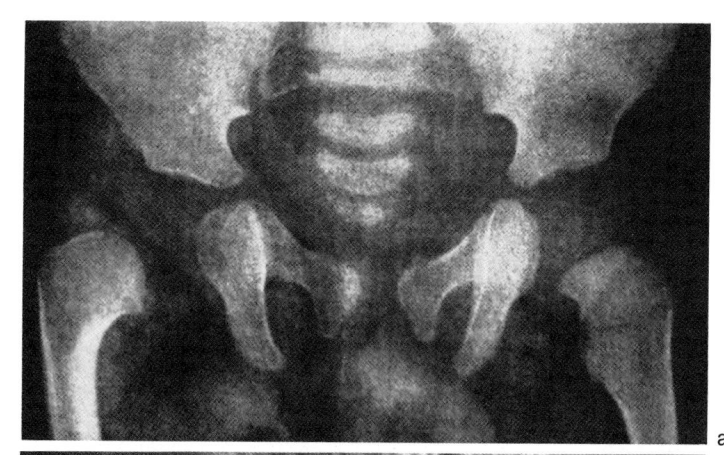

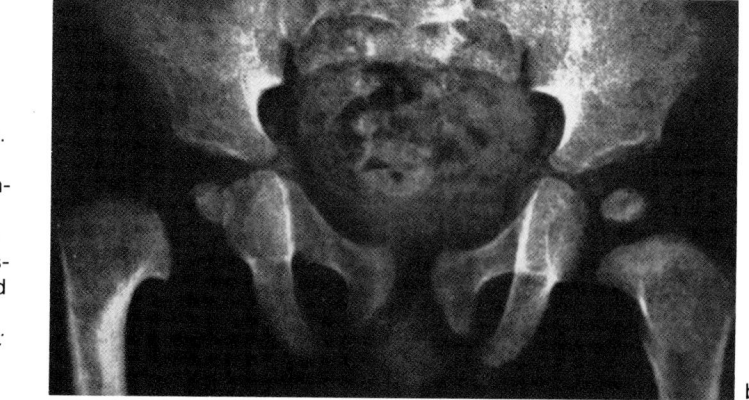

Abb. 23 a u. b Röntgenologische Frühzeichen einer diagnostisch sicher gestellten Coxa vara congenita. a) Mit 8 Monaten plumper Hals mit steil verlaufender, proximaler Begrenzung und großer Distanz zur Hüftpfanne. b) Mit 14 Monaten Halsgrenze weiterhin steil mit spitzer Ausziehung ihrer unteren Ecke; Abstand zwischen Kopfkern und Hals größer als auf gesunder Seite (aus *L. Kreuz:* Arch. orthop. Unfall-Chir. 28 [1930] 106)

1.114 Angeborene Deformitäten

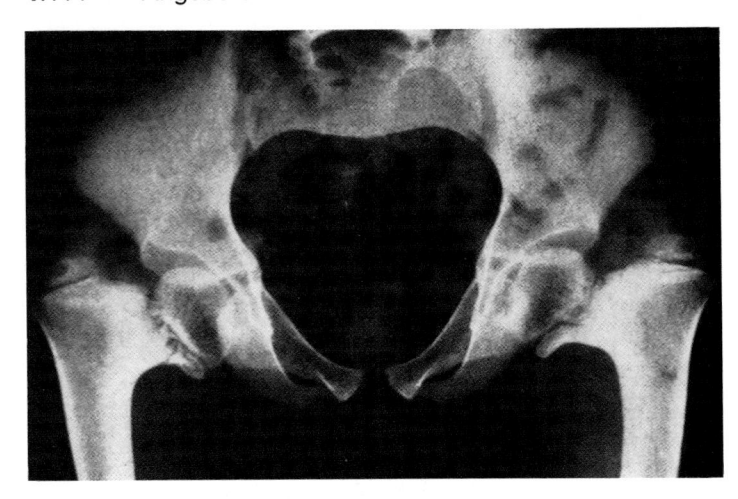

Abb. 24 Doppelseitige Coxa vara congenita mit Aussprengung eines kleinen dreieckigen Knochenstückes an der unteren Halsgrenze

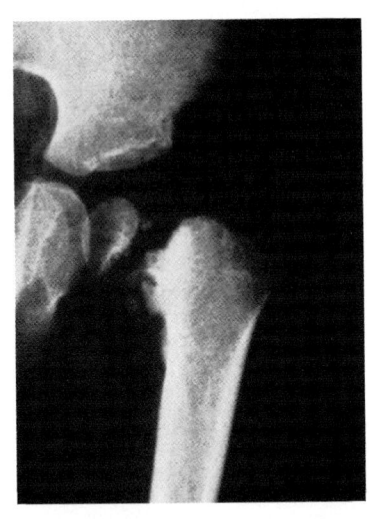

Abb. 25 Schwere einseitige Coxa vara congenita mit fast völliger Zerstörung des Schenkelhalses

offenstehen, so ist doch überwiegend anzunehmen, daß die primäre C. v. c. mit dem kongenitalen Femurdefekt verwandt ist; sie soll deswegen nicht hier, sondern in dem entsprechenden Abschnitt über den Femurdefekt abgehandelt werden. Auch im neueren Schrifttum finden sich keine Hinweise, daß bezüglich der Ätiologie der Coxa vara congenita zusätzliche Erkenntnisse gewonnen werden konnten. PAVLOV u. Mitarb. sprechen noch 1980 von einer „lokalisierten Dysplasie unbekannter Herkunft". STANLEY u. RIESER (1978) führen die Erkrankung auf einen Defekt der enchondralen Ossifikation zurück.

Die *Diagnose der sekundären C. v. c.* ist im Anfang nur aufgrund des Röntgenbildes zu stellen und kann in Frühfällen schwierig sein, besonders wenn der Kopfkern noch fehlt. Die Abgrenzung gegenüber der rachitischen Form der Coxa vara sowie gegenüber kombinierten Mißbildungen fällt dann oft nicht leicht (LANCE). Als erste Veränderung beschreibt KREUZ noch bei fehlendem Kopfkern die größere Distanz des plump ausgebildeten Halses von der Hüftpfanne; im übrigen soll die obere Begrenzung des Schenkelhalses bereits in diesem Stadium wesentlich steiler als üblich verlaufen (Abb. 23a). Nach Auftreten des Kopfkernes ist die Distanz zwischen ihm und dem Hals verbreitert (Abb. 23b). Die mediale untere Spitze des Halses weist nach unten. Nach Ausbildung der Epiphysenlinie zeigt diese eine der Vertikalen genäherten Verlauf. Nunmehr werden kalkarme Herde und Zonen im Schenkelhals auffällig, die sich allmählich ausdehnen. Die Epiphysenlinie ist dann breiter und unregelmäßiger als üblich gezeichnet. Nicht selten ist am Halsbogen ein dreieckiges Knochenstück mit der Basis nach unten ausgesprengt (Abb. 24). Die Begrenzung desselben bildet zusammen mit der Epiphysenlinie die Form eines umgekehrten Y. Bei weiterem Fortgang der Zerstörung können vom Hals lediglich einzelne Knocheninseln bestehenbleiben; schließlich bildet der Hals nur noch einen kurzen Stumpf, oder er fehlt schließlich ganz (Abb. 25). Infolge dieser Veränderungen kann der Kopf mit den Jahren immer weiter absinken, bis sich schließlich die bekannte Hirtenstabform ausgebildet hat (Abb. 26). In dieser Stellung kann es zur Verknöcherung des erweichten Bezirks kommen. Vielfach bleibt aber auch eine Art Schenkelhalspseudarthrose bestehen, wenn nicht der Kopf sogar völlig vom Hals getrennt wird. Neben diesen für die Erkrankung wesentlichen Erscheinungen sollen nach LINDEMANN (1949) mitunter auch eine Verzögerung des Wachstums, insbesondere an der Schambein- und Sitzbeinfuge, sowie eine Hypoplasie des koxalen Femurendes oder sogar der ganzen Beckenhälfte zu beobachten sein.

Die *Bedeutung der röntgenologischen Veränderungen* war lange umstritten. So wurde der senkrechte Verlauf der Epiphysenlinie von HOFFA, BURCKHARDT, LINDEMANN (1949) u. a. als für die C. v. c. charakteristisch bezeichnet. Nach PELTESOHN, KARFIOL und NILSONNE (1924) soll eine der Vertikalen genäherte Epiphyse auch bei der

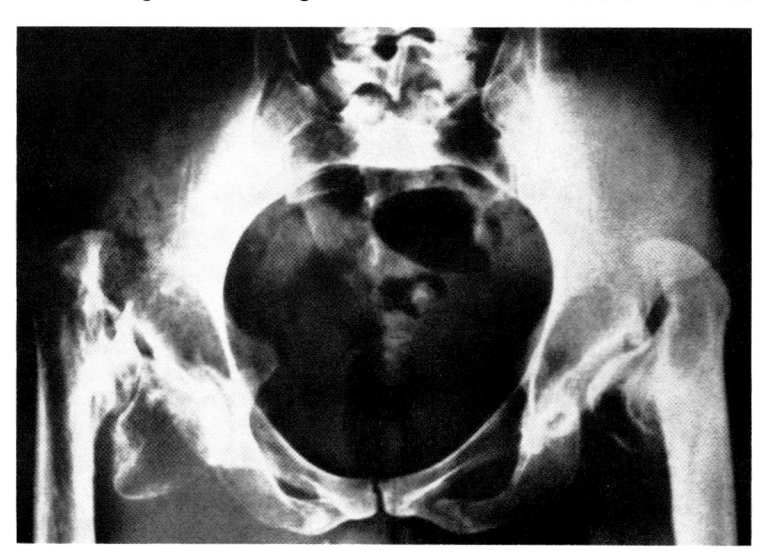

Abb. 26 Beiderseitige Hirtenstabform nach Coxa vara congenita. An der rechten Hüfte ist zwischen Kopf und Halsstumpf eine Pseudarthrose entstanden

Rachitis zu beobachten sein. NILSONNE hielt weniger den Verlauf als die unregelmäßige Begrenzung der Epiphysenlinie für die C. v. c. charakteristisch. Nach KREUZ und MAGNUSSON (1959) soll sich der vertikale Verlauf der Epiphyse erst allmählich einstellen.
Für pathognomisch wichtig wird weiter die Entstehung der *Dreiecksfigur* gehalten. Ihre mediale, dem Schenkelhals zugewandte Begrenzung wird überwiegend als Epiphysenlinie angesehen (KREUZ, LINDEMANN 1949). Die laterale Aufhellungszone wurde von Drehmann als angeborene schwache Stelle aufgefaßt; nach ZIMMERMANN (1938), LINDEMANN (1949), KREUZ und MAGNUSSON (1959) ist ist sie im Sinne einer Umbauzone durch die unphysiologische Scherbeanspruchung aufgrund der Varastellung des Schenkelhalses entstanden. Die Varastellung selbst soll nach KREUZ angeboren sein. LINDEMANN (1949) hält dagegen den Schenkelhalswinkel primär für normal; erst allmählich wachse der Schenkelhals aufgrund einer in der Epiphysenfuge gelegenen Störung in die Fehlform hinein. Ähnliche Umbauzonen wie bei der C. v. c. sollem im übrigen auch bei Varisierung aus anderer Ursache zu beobachten sein (M. LANGE, KREUZ). BOBB führt die laterale Aufhellungszone auf Veränderungen im Sinne einer aseptischen Nekrose zurück. CAMITZ hält sie für eine Abzweigung der Epiphysenlinie. Aber nicht nur das Wesen, sondern auch der Sitz der pathologischen Veränderungen ist umstritten. Während WALTER (1929) die Mitte des Schenkelhalses als die schwächste Stelle bezeichnet, sieht LINDEMANN den primären Sitz der Störung in der Epiphysenfuge selbst. Nach den meisten Autoren ist jedoch der der Epiphysenlinie benachbarte Abschnitt zuerst und am stärksten betroffen.
WALKER hat die *radiologischen Zeichen bei der C. v. c.* nochmals eingehend studiert. Danach kann der Schenkelhalsschaftwinkel zwischen 20 und 110 Grad mit einem Mittelwert von 72 Grad schwanken. Während die meisten Autoren bisher der Auffassung waren, daß mit der Varastellung eine verminderte Antetorsion oder sogar eine Retrotorsion einhergeht, kommt er aufgrund von Messungen mit einer modifizierten Rippstein-Technik zu dem Ergebnis, daß überwiegend die Torsion im Bereich der Norm ist. In der Mehrzahl der Fälle läge jedoch ein Abrutsch des Hüftkopfes vor, und zwar zumeist hinten und unten. Infolge der Verkürzung des Schenkelhalses könne dadurch der Eindruck einer verminderten Torsion oder sogar einer Retrotorsion entstehen.
Die vertikale Stellung der Epiphysenlinie ist auch nach WALKER ein ganz charakteristisches Symptom der C. v. c., das er im übrigen auf ein Abkippen des Diaphysenstachels zurückführt. Die stachelförmige Ausziehung des medialen Adambogens sieht er andererseits darin begründet, daß in diesem Bereich besonders günstige Durchblutungsverhältnisse bestünden und die Ossifikation am wenigsten beeinträchtigt sei. Solange der Diaphysenstachel erhalten sei, sei die Stabilität des Schenkelhalses gewährleistet. Nach WALKER gibt der Stachel somit ein gutes prognostisches Kriterium ab. Unter dem Einfluß von Scherkräften könne der Diaphysenstachel jedoch „abgesprengt" werden; diese „Fraktur"-Linie bildet dann den lateralen Schenkel der charakteristischen Figur eines umgekehrten Y.
Die Epiphysenfuge zeigt nach den Untersuchungen von WALKER insgesamt gegenüber der Norm einen verfrühten Schluß. Dabei sei nicht selten ein Zusammenhang zwischen operativen Maßnahmen, Aufrichtung des Schenkelhalses, postoperativer Ausheilung der Umbauzone und einem baldigen Epiphysenschluß zu konstatieren. Im Gegensatz hierzu zeige die Epiphysenfuge des Trochanter major einen verspäteten Schluß, was

1.116 Angeborene Deformitäten

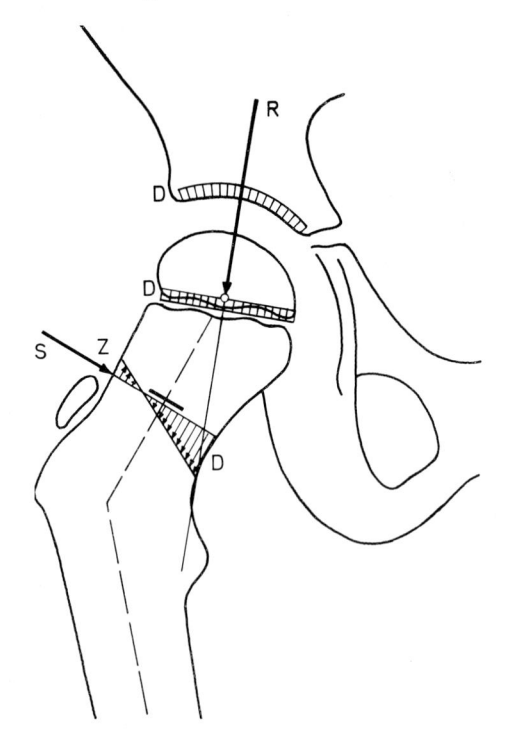

Abb. 27 Beanspruchung des Schenkelhalses an der medialen Seite auf Druckspannung (D) und auf der lateralen Seite durch Zugspannungen (Z). Der Schub ist durch den Pfeil S angedeutet (aus *F. Pauwels:* Atlas zur Biomechanik der gesunden und kranken Hüfte. Springer, Berlin 1973)

nicht zuletzt zu dem bei der C.v.c. zu beobachtenden Trochanterhochstand beitragt. Der spitz ausgezogene Trochanter stößt dann mitunter an der Beckenschaufel an und verursacht dort eine Impression. Der Schenkelhals selbst erweist sich nach Walker zumeist als verkürzt und verplumpt; nur bei Behandlungsbeginn findet er ihn gleich lang wie auf der nicht erkrankten Seite. Für die Verkürzung wird der vorzeitige Schluß der Femurkopfepiphyse verantwortlich gemacht. Andererseits soll bei Behandlungsbeginn der Schenkelhals um 15% dicker sein, was sich allerdings bis zum Erwachsenenalter wiederum auswachse.

Bei zwei Drittel seiner Fälle fand Walker ein Abrutschen des Hüftkopfes nach hinten unten, jedoch nur bei 3 unter 71 Fällen ein völliges Abscheren im Sinne einer Pseudarthrose. Mit Verringerung des Schenkelhalsschaftwinkels soll die Gefahr des Abrutschens und der völligen Abtrennung des Hüftkopfes zunehmen. Andererseits sei auch eine Beziehung zu der Schwere der Osteochondrodysplasie anzunehmen. Bei über der Hälfte der Fälle findet Walker eine Deformierung des Hüftkopfes; zugleich war stets eine Schenkelhalspseudarthrose festzustellen. Die Deformierung soll aber nicht nur dann zustande kommen, wenn der Hüftkopf aus dem unteren Pfannenrand herausgedrängt wurde. Zwischen Kopfdeformierung und Alter des Patienten sowie zwischen Pseudarthrosenbildung und Hüftkopfabrutsch soll vielmehr ein so deutlicher Zusammenhang bestehen, daß der Schluß berechtigt sei, daß die Deformierung erst dann auftritt, wenn durch die Pseudarthrose und den Kopfabrutsch eine Osteoporose des Hüftkopfes entstehe und dadurch die Tragfähigkeit des Hüftkopfes herabgesetzt wurde.

Als letztes radiologisches Zeichen weist Walker auf die Häufigkeit einer Pfannendysplasie im Rahmen der C.v.c. hin. Nach Mau (1958) ist sogar eine gemeinsame konstitutionspathologische Grundlage für die C.v.c. und die kongenitale Hüftgelenkluxation zu diskutieren. Walker fand für den CE-Winkel Werte zwischen −10 Grad und 45 Grad, für den Pfannendachwinkel Werte zwischen 0 Grad und 45 Grad, insgesamt also kein einheitliches Bild. Primär soll die Hüftpfanne bei der metaphysären Dysostose eine tiefe kuppelartige Form mit flachem, fast horizontalem lateralem Rand aufweisen. Durch die zunehmende Fehlstellung des Schenkelhalses würde jedoch der kraniale Anteil des Schenkelhalses in das Gelenk mit einbezogen, wodurch der laterale Pfannenerker abgeflacht würde. Andererseits bedinge der vermehrte zentrale Druck eine Vertiefung der Pfanne nach medial, was zu den erwähnten unterschiedlichen Ergebnissen der Winkelmessungen beitrage.

Für die verschiedenen, im Röntgenbild so imponierenden Veränderungen hat Pauwels (1973) eine umfassende *pathomechanische* begründete *Analyse* gegeben. Er geht – wie wohl fast alle Autoren heute – davon aus, daß bei der sekundären C.v.c. eine angeborene biologische und mechanische Insuffizienz des Gewebes im Bereich des Schenkelhalses vorliegt, „die auf einer mehr oder minder hochgradigen Störung seiner enchondralen Ossifikation und des Längenwachstums beruht. Die Deformität ist somit eine rein mechanisch bedingte Folge der Insuffizienz des Schenkelhalses; die Toleranzgrenze für die mechanische Beanspruchung wird überschritten" (Pauwels 1973).

Nach Pauwels wird der Schenkelhals auch schon im frühen Wachstumsalter durch die resultierende Druckkraft auf Biegung und Schub beansprucht. An der medialen Seite des Schenkelhalses herrschen Druckspannungen (D in Abb. 27), auf der lateralen Seite dagegen Zugspannungen (Z). Der Schub ist in dem Diagramm mit S gekennzeichnet. Herabgesetzte Tragfähigkeit des Schenkelhalses hat schon unter physiologischer Biegebeanspruchung eine Verbiegung des Halses zur Folge. Dadurch wird ein Circulus vitiosus ausgelöst: Die einwirkende Druckkraft wirkt zunehmend exzentrisch ein; Druck- und Zugspannungen nehmen infolgedessen immer weiter zu. Der Epiphysenknorpel, der ursprünglich senkrecht gegenüber der Druckresultierenden ausgerichtet war, wird gegen diese geneigt (Abb. 28). Neben Druck- und Zugspannungen macht

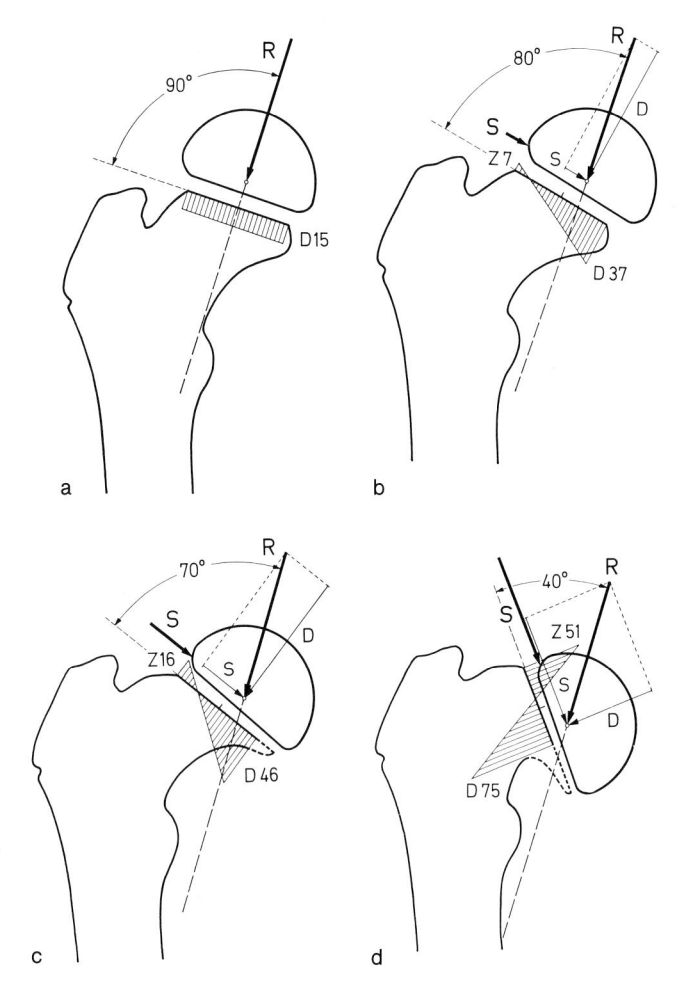

Abb. 28 a–d Veränderung der Beanspruchung des Schenkelhalses bei angeborener statischer Insuffizienz desselben (aus F. Pauwels: Atlas zur Biomechanik der gesunden und kranken Hüfte. Springer, Berlin 1973)

sich dann auch eine immer stärkere Schubkomponente geltend, die den Hüftkopf nach medial zu verschieben trachtet. Überdies trifft die resultierende Druckkraft den Epiphysenknorpel nicht mehr wie unter normalen Bedingungen in der Mitte des Schenkelhalses, sondern zu dessen medialer Kante hin verlagert. Dadurch wird der Schenkelhals immer stärker auf Biegung beansprucht; die Zugspannungen steigen entsprechend an (Abb. 28 d).
Gemäß dem Gesetz der funktionellen Anpassung durch ungleiches Längenwachstum würde sich bei normaler Gewebsqualität die Verbiegung wieder von selbst ausgleichen. Infolge der bei der C. v. c. vorliegenden Gewebsinsuffizienz reagiert der Epiphysenknorpel statt dessen im Bereich der gesteigerten Druckkraft mit einer Wachstumshemmung; die Epiphysenplatte kippt gegenüber der Schenkelhalsachse zunehmend nach medial. Die Schubkomponente (S), die den Hüftkopf nach medial zu verschieben trachtet, hat zusätzlich Störungen in den Wachstumsvorgängen an der Epiphysenplatte zur Folge. Die Wachstumshemmung ihrerseits führt zur Verkürzung des Schenkelhalses; schon gebildetes Knochengewebe wird u. U. wieder abgebaut. Mit zunehmender Biegebeanspruchung steigen die Zugspannungen an der lateralen Seite des Schenkelhalses an; auch hier wird Knochen abgebaut; bei maximaler Anspannung aus der Biegung heraus kann sich hier sogar ein Dehnungsriß einstellen. Im Bereich der stark gesteigerten Druckspannung an der medialen Seite dagegen kann eine spaltförmige Abbauzone eintreten, die sich im Röntgenbild quer zur Epiphysenfuge verlaufend darstellt und der Epiphysenfuge die Gestalt eines auf dem Kopf stehenden Y gibt.
Im spannungsoptischen Modell vermochte PAUWELS (1973) die Richtigkeit seiner Vorstellungen von den Vorgängen bei der C. v. c. zu überprüfen und zu erhärten (Abb. 29). Im Endeffekt kann der Umbau so weit fortschreiten, daß eine durchgehende Pseudarthrose entsteht oder der Kopf ganz vom Hals getrennt wird. Entweder findet der Hüftkopf dann eine Auflage am Trochanter minor, oder der Trochanter major stützt sich am Becken ab.
Mit den Untersuchungen von PAUWELS dürfte die pathogenetische Bedeutung der röntgenologischen Veränderungen abgeschlossen sein und den früheren Arbeiten nur noch eine historische Bedeutung zukommen. Im ganzen ist somit festzustellen, daß bei der C. v. c. die wesentlichen Veränderungen im Schenkelhals selbst zu suchen und auf eine angeborene Schwäche desselben – wohl im Rahmen der Dysostose – zurückzuführen sind. Alle anderen Symptome, die im Rahmen der C. v. c. beschrieben und auf die schon eingegangen wurde (Kopfdeformierung, Pfannendysplasie), sind dagegen als sekundäre Folgeerscheinungen der am Schenkelhals ablaufenden Vorgänge anzusehen.

1.118 Angeborene Deformitäten

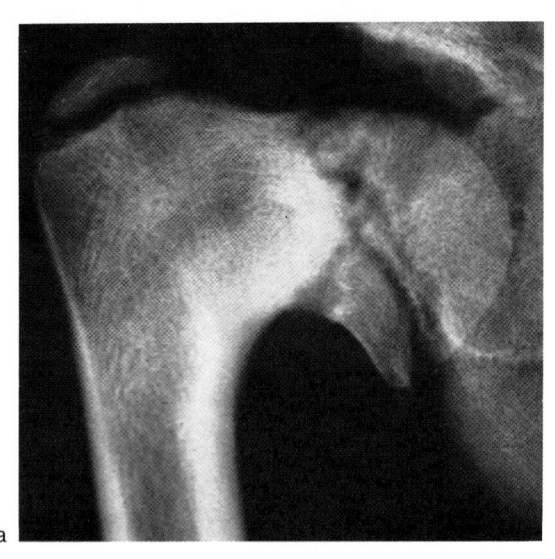

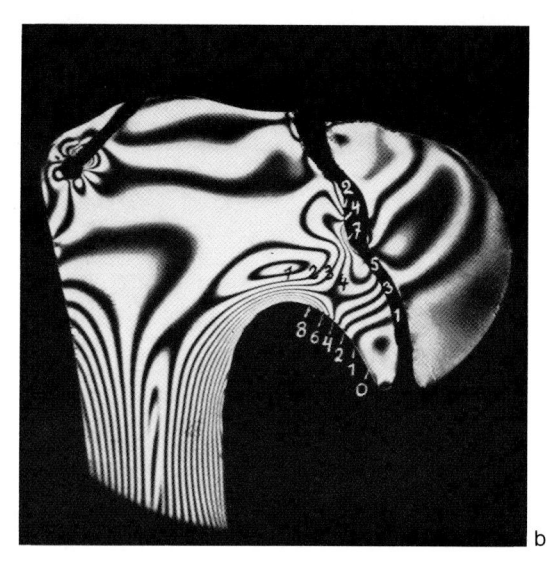

Abb. 29 a u. b Im spannungsoptischen Versuch zeigt sich, daß der laterale Spalt im Schenkelhals eine mechanisch bedingte Abbauzone darstellt (aus *F. Pauwels:* Atlas zur Biomechanik der gesunden und kranken Hüfte. Springer, Berlin 1973)

Untersuchungen über die *histologischen Veränderungen* bei der C.v.c. liegen nur in geringer Zahl vor. Bereits HOFFA beschreibt, daß der Epiphysenknorpel keine Zeichen des Wachstums aufweise; auch an den Knochenbälkchen vermisse man das übliche Bild der Apposition; in der benachbarten diaphysären Zone ist nach HOFFA ein kernarmes, faserartiges Bindegewebe vorhanden. HELBING findet den Knorpel des im übrigen unregelmäßig gestalteten Epiphysengewebes bindegewebig entartet. CAMITZ und BURCKHARDT, auch JOHANNING (1951/52) weisen darauf hin, daß histologische Veränderungen ganz wie bei der Perthesschen Erkrankung zu finden sind, nämlich Knochennekrosen und offenbar sekundäre Störungen durch einwachsendes Bindegewebe. Eingehende histologische Untersuchungen verdanken wir BURCKHARDT (1956), der in mehreren Fällen anläßlich von Osteotomien Material aus dem Schenkelhals entnahm. Nach seinen Befunden sind die wesentlichen und auch stärksten Veränderungen am medialen Ende der Halsdiaphyse festzustellen. Hier ist der Knochen teilweise bröckelig zerfallen; „einzelne Knorpelhaufen liegen herum, teilweise von Knochentrümmern, teilweise von Bindegewebsmark umgeben; auf diese Weise wird die Knochen-Knorpel-Grenze gebuchtet und unregelmäßig". Andererseits sind aber auch Zeichen der Reparation zu erkennen; dabei wird die Rückkehr zu einer allerdings unregelmäßigen Knochenbildung als „primäre" Ausheilung bezeichnet. Ihr steht als „sekundäre" Heilung der Übergang von Knorpel in Bindegewebe gegenüber; sie ist nach BURCKHARDT besser als Degeneration zu bezeichnen und dadurch charakterisiert, daß der Wachstumsknorpel durch Bindegewebsknospen, die vom Fasermark oder Periost ausgehen, allmählich völlig durchsetzt und zerstört wird. Für eine solche Defektheilung sollen nach BURCKHARDT mechanische Momente, besonders die Einwirkung von Scherkräften im Sinne von PAUWELS (1935), von ausschlaggebender Bedeutung sein. Die primären Veränderungen entsprechen nach seiner Ansicht aber ganz denen der aseptischen Knochennekrose. In ähnlichen Gedankengängen hatten sich auch schon frühere Arbeiten bewegt. So sprechen ZIMMERMANN (1938), KREUZ und NILSONNE (1924) von einer enchondralen Ossifikationsstörung, von einer aseptischen Schenkelhalsnekrose HILGENREINER, später GÜTIG und HERZOG, ohne daß jedoch zur Ursache des Gewebsunterganges nähere Angaben gemacht werden können. Nach STAUSS sollen die Ossifikationsstörungen bei einer vorhandenen Varastellung statisch und dynamisch zu erklären sein. Nach DUNCAN (1937) und REINER sind sie dagegen auf vaskuläre embryonale Störungen zurückzuführen.

MAU (1961) stützt sich auf drei histologische Befunde, wovon allerdings nur einer aus der Wachstumsfuge einer doppelseitigen C.v.c. stammt, die beiden anderen dagegen aus dem Trochanter major von Patienten, die mit Sicherheit in den Formkreis der Dysostosen gehören. MAU kommt aufgrund seiner histologischen Untersuchungen zu der Auffassung, daß „alles für und nichts gegen eine metaphysäre dysostotische Primärnatur der Erkrankung spreche". Im übrigen weist er auf die Schwierigkeiten der Beurteilung hin, die dadurch bedingt seien, daß es sich bei den bisher vorliegenden histologischen Präparaten um Spätbefunde handele, daß also an der Ausgestaltung der pathologischen, histologischen Veränderungen bereits mechanische Kräfte wesentlich mitgewirkt hätten. Andererseits würde die Beurteilung noch zusätzlich dadurch erschwert, daß bislang kein allgemein verbindliches, histologisches Bild der metaphysären und epiphyseren enchondralen Dysostose erarbeitet werden konnte.

Zur Stützung seiner Auffassung von der dysostotischen Genese der Primärveränderungen der C.v.c. gibt MAU (1961) noch weitere Hinweise. So soll das Vorkommen bei eineiigen Zwillingen wie auch eine gelegentliche familiäre Häufung für die dysostotische Natur der C.v.c. sprechen, sofern man die enchondrale Dysostose als erbliche Verknöcherungsstörung definiere. Weiterhin sei eine gewisse Verkürzung des Oberschenkels, wie sie vielfach bei der C. v. c. beobachtet würde, einer dysostotischen Wachstumsschwäche am proximalen Femurende anzulasten. Schließlich seien nicht selten dysostotische Reifungsstörungen wie z. B. eine verspätete Verknöcherung des Hüftkopfkernes nachweisbar. Für besonders beweiskräftig hält MAU jedoch die Beobachtung, daß die C. v. c. häufig im Rahmen einer generalisierten dysostotischen Systemerkrankung auftritt. Der generalisierte Befall würde nicht immer erkannt. Insbesondere würden dysostotische Feinzeichen leicht übersehen, zumal sie manchmal nur temporär eindeutig in Erscheinung treten würden. Die dysostotische Ätiologie der C. v. c. hält MAU somit im ganzen für gesichert, wenn auch der Nachweis weiterer dysostotischer Zeichen bei dem Gros der Fälle in der Praxis nicht gelänge. Auf den endogen dysostotisch erkrankten und dadurch mechanisch insuffizienten Schenkelhals würden dann die von PAUWELS (1935) näher analysierten Biege- und Schubkräfte einwirken und in der beschriebenen Weise zur Varisierung des Schenkelhalses, zu Wachstumsstörungen und schließlich zu den röntgenologisch erkennbaren Spaltbildungen führen. Aufgrund der histologischen Befunde, die PYLKKÄNEN (1960) an Präparaten gewinnen konnte, die von intertrochanteren Osteotomien stammten, berichtet auch er über Defekte der enchondralen Ossifikation, über Atrophie des metaphysären Knochens sowie einzelne Knorpelinseln in diesem Knochen. STANLEY u. RIESER (1978) berichten eingehend über die Untersuchung eines 5½jährigen Knaben, bei dem klinisch und röntgenologisch auf einer Seite eine typische Coxa vara congenita bestand und der aus unbekannter Ursache verstorben war. Es wurde nicht nur die erkrankte, sondern auch die gesund erscheinende Seite und auch die Wachstumszonen des Beckens histologisch untersucht. Überall fanden sich Zeichen einer mangelhaften enchondralen Ossifikation. Anzahl und Weite der Gefäße waren reduziert, sowohl jener Gefäße, die intraossär die metaphysäre Seite der Wachstumsfuge wie auch die subchondrale Zone versorgen, als auch derjenigen, die extraossär an der Oberfläche des Schenkelhalses aufsteigen. Die Veränderungen waren erstaunlicherweise nicht nur an der erkrankten, sondern auch an der gesund erscheinenden Seite nachweisbar.

Für die *angeborene Anlage der C. v. c.* spricht nicht zuletzt auch die Tatsache, daß sie nicht selten mit anderen Mißbildungen zusammen auftritt. So wurden beschrieben die Kombination mit Poromelie, Ektrodaktylie, Hypoplasie des Scham- und Sitzbeines, des Unterschenkels, mit Dysostosis cleidocranialis sowie mit multiplen Mißbildungen (REINER, HELBING, LINDEMANN (1941), JOHANNING 1951/52). Aber auch mit anderen Störungen wird die C. v. c. gelegentlich gemeinsam beobachtet. BADE und JOHANNING haben sie mehrfach zusammen mit einer Perthesschen Erkrankung der anderen Seite gesehen. KREUZ beschreibt ihr Vorkommen bei Coxa valga der Gegenseite. HACKENBROCH beobachtete sie zusammen mit einer angeborenen Hüftverrenkung und erörtert deren Verwandtschaft, wobei er den Oberbegriff der kongenitalen Minderwertigkeit des Hüftgelenks herausstellt. Nicht immer aber läßt sich nachträglich abklären, inwiefern die C. v. c. bei diesen Beobachtungen der sekundären Form zuzuschreiben ist oder der primären, der BLAUTH (1965) ja selbst Mißbildungscharakter zugesprochen hat.

Klinisches Bild
Im klinischen Bild ergeben sich gegenüber den für die Coxa vara allgemeingültigen Symptomen wenig Besonderheiten. Die subjektiven Beschwerden, Schmerzen oder sogar nur eine schnelle Ermüdbarkeit beim Gehen stehen nicht selten im starken Kontrast zu den röntgenologisch bereits fortgeschrittenen Veränderungen. Die Bewegungsbehinderung im Hüftgelenk erstreckt sich mehr auf eine Einschränkung der Abduktion als der Drehungen. Beugung und Streckung können völlig frei sein. Mit zunehmender Deformierung kann sich allerdings auch eine ausgesprochene Beuge- und Adduktionskontraktur einstellen. Bei doppelseitigem Defekt wird der Gang dem der angeborenen Hüftverrenkung ähnlich, ein Eindruck, der durch die Steilstellung des Beckens und die Hyperlordosierung der Lendenwirbelsäule noch unterstrichen wird.

Hinsichtlich der *Differentialdiagnose* weist MAU (1961) darauf hin, daß Beziehungen zwischen frühkindlichen Hüftkopflösungen und der sog. Coxa vara infantum bzw. „congenita" noch weitgehend ungeklärt seien. In einer eingehenden differentialdiagnostischen Gegenüberstellung analysiert er ein Krankengut, bei dem Metaphysenstörungen obligat zu einer Coxa vara geführt haben und die Varisierung durch passives Nachgeben der gesamten Metaphyse – „wahrscheinlich vor allem im Bereich der knöchernen Verankerung ihres Wachstumsknorpels zum Schenkelhals hin" – entstanden war. In schwereren Fällen waren auch die benachbarten, rein knöchernen metaphysären Schenkelhalspartien in den Umbauprozeß einbezogen, wodurch mitunter auch der charakteristische dreieckige Biegungskeil sich ausbilden könne. Im einzelnen stellt MAU die Epiphysenlösung bei Coxa vara infantum mit generalisierter oder lokalisierter, metaphysärer enchondraler Dysostose gegenüber Fällen von Epiphysenlösungen bei traumatischen (auch geburtstraumatischen) Einflüssen und posttraumatischer Coxa vara, Epiphysenlösungen nach vorhandener Hüftluxation sowie symptomatischen Formen, z. B. nach schwerer Rachitis, bei Osteoporose infolge operierter Meningozele. Dabei weist zweifelsohne die größte Ähnlichkeit mit einer Coxa vara infantum das Röntgenbild einer postrachitischen Coxa vara auf, bei der ein typischer Biegungskeil aus der kaudamedialen Schenkelhalsmetaphyse entstanden war.

Im allgemeinen wird aber die Differentialdiagnose der Coxa vara infantum bei richtiger Deutung des Röntgenbildes keine großen Schwierigkeiten bieten. Für Spätfälle bespricht HEEP die Abgrenzung gegenüber der Tabes und der Syringomyelie sowie gegenüber Zuständen nach Schenkelhalsbrüchen. MITZKAT u. DIETZ (1981) berichten über die Beobachtung einer typischen Coxa vara congenita beim sog. Seckel-Syndrom.

Der *Verlauf* und das endgültige Ausmaß der pathologischen Veränderungen wird durch die Dauer des krankhaften Prozesses bestimmt (MAGNUSSON 1959). Ohne Behandlung schreitet die Deformierung im allgemeinen immer weiter fort, bis der Kopf in Höhe des Trochanter minor angekommen ist. Es pflegt sich dann eine strebepfeilartige Knochenapposition auszubilden, die, vom Trochanter minor ausgehend, den unteren Kopfrand abstützt und schädliche Scherkräfte abfängt. Damit ist dann die Voraussetzung zur allmählichen knöchernen Regeneration des Schenkelhalses gegeben. Die Konsolidierung kann aber auch ausbleiben. Als Endzustand ist dann eine Pseudarthrose oder sogar die völlige Lösung des Kopfes vom Halsrest festzustellen.

Eine *spontane Heilung,* worunter die Konsolidierung vor dem endgültigen Absinken des Kopfes zu verstehen ist, kann im Erwachsenenalter in jedem Stadium der Deformität eintreten, solange es nicht zur Pseudarthrose gekommen ist (BRAGARD, LINDEMANN 1941, JOHANNING 1951/52, MAGNUSSON 1959, HARALDSSON 1968, PYLKKÄNEN 1960). WALKER weist darauf hin, daß eine spontane Ausheilung so lange noch erwartet werden könne, als der Diaphysenstachel intakt geblieben ist und damit die Stabilität des Schenkelhalses gewährleistet erscheint.

Eine *spontane Aufrichtung* hat WALKER nie beobachtet. Schon BADE hielt sie für unmöglich. RICHTER, LINDEMANN (1941), JOHANNING (1951/52), KREUZ, BURCKHARDT, HORWITZ (1948), HARALDSSON (1968), MAU (1957) und auch RÜTT verfügen dagegen über positive Beobachtungen, wobei allerdings die Deformierung unterschiedlich weit fortgeschritten war. Die Voraussetzung für eine spontane Aufrichtung ist nach JERRE (1955) eine frühe Ausheilung des zugrundeliegenden pathologischen Prozesses. Nur unter dieser Voraussetzung können die physiologischen enchondralen Wachstumsgesetze wieder zur Geltung kommen und sich der Schenkelhals gemäß dem Gesetz der funktionellen Anpassung durch Längenwachstum wieder spontan aufrichten (PAUWELS 1935, MAU 1957).

Im ganzen sind aber die Chancen einer Selbstaufrichtung oder der spontanen Heilung in pathologischer Stellung so gering einzuschätzen, daß konservative Behandlungsmaßnahmen kaum ernstlich in Erwägung gezogen werden können. Als solche könnten allenfalls in Frühfällen Entlastung durch eine Schiene und allgemeine Schonung versucht werden. Einen normalen Kollodiaphysenwinkel durch ein Redressement wiederherzustellen, wird heute wohl kaum noch jemand ernsthaft in Erwägung ziehen.

Therapie

Die einzig sinnvolle Therapie besteht also darin, durch eine Osteotomie den verringerten Schenkelhalsschaftwinkel aufzurichten. Dadurch stellt man für die Arbeit der Abduktoren wieder normale Voraussetzungen her; das Trendelenburgsche Zeichen wird negativ und der Gang normalisiert. Zugleich wird die bisher der Vertikalen genäherte Erweichungszone im Sinne der von PAUWELS (1935) erhobenen Forderung so weit horizontalisiert, daß die schädlichen Scherkräfte in Druckkräfte umgewandelt werden. Nach der Operation sollte die Epiphysenlinie senkrecht zu der gemeinsamen Druckresultierenden verlaufen. Dabei wird zugleich der Trochanter major so weit gesenkt und lateralisiert, daß sich seine Spitze nicht mehr höher als der Mittelpunkt des Schenkelkopfes befindet.

Aber nicht in jedem Fall dürfte ein operativer Eingriff notwendig sein. Alter des Patienten, Ausmaß der pathologischen Veränderungen, insbesondere auch Ausmaß der entstandenen Abwinklung dürften wichtige Kriterien für die Entscheidung sein. Solange der Diaphysenstachel kräftig erhalten, der Schenkelhalsschaftwinkel mindestens 100 Grad und die Epiphysenfuge nicht steiler als 30 Grad gegenüber der Horizontalen steht, ist nach WALKER eine spontane Ausheilung möglich und eine expektative Haltung berechtigt.

Der Effekt der richtig durchgeführten Operation zeigt sich zumeist in einer überraschend schnellen Ausheilung der Ossifikationsstörung. Daß allerdings nicht immer genügend aufgerichtet wird, bewies MAGNUSSON (1959) durch seine Nachuntersuchungen. Für gelegentliche Versager trotz genügender Aufrichtung konnte PAUWELS (1973) das Fortbestehen einer Biegebeanspruchung wahrscheinlich machen. Die von ihm entwickelte Y-förmige intertrochantere Osteotomie wird auch von WALKER als Methode der Wahl bezeichnet – besonders für Frühfälle, bei denen metaphysäre, enchondrale Umbaustörungen im Vordergrund stehen und die von WALKER in Anlehnung an KOSLOWSKI u. RUPPRECHT (1972) als Kongenitaform bezeichnet werden.

Wie die analytischen Zeichnungen nach PAUWELS (1973) beweisen (Abb. **30**), wird durch die Y-förmige Osteotomie der Schenkelhalsschaftwinkel über die Norm auf zirka 150 Grad vergrößert. Dadurch wird die Schubkraft völlig ausge-

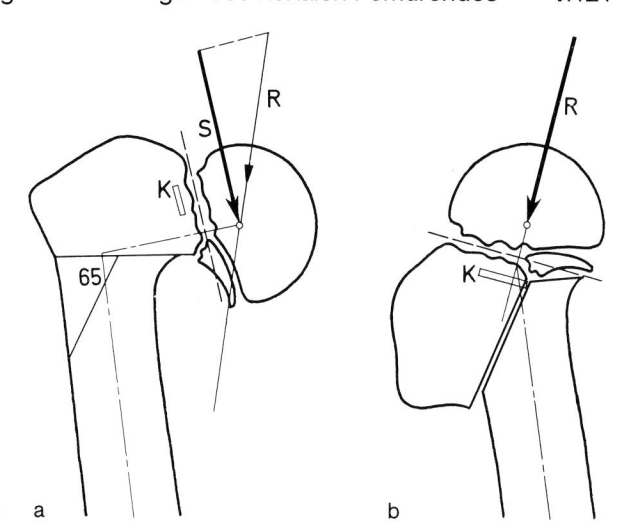

Abb. 30 a u. b Anpassung der mechanischen Beanspruchung an das insuffiziente Gewebe durch die Y-förmige Osteotomie nach Pauwels (aus *F. Pauwels:* Atlas zur Biomechanik der gesunden und kranken Hüfte. Springer, Berlin 1973)

schaltet, der Epiphysenknorpel unter reine Druckbeanspruchung gestellt, die pathologisch erhöhte Biegebeanspruchung des Schenkelhalses bis weit unter ihre normale Größe verringert und schließlich durch die Verbreiterung des Schenkelhalses die resultierende Druckkraft in den Kern des Querschnittes des Schenkelhalses verlagert. Die Zugspannungen aus der Biegung werden ausgeschaltet, wodurch schließlich nur noch eine relativ kleine Druckspannung im Schenkelhals übrigbleibt. Für die Planung und Ausführung des Eingriffes werden von PAUWELS (1973) detaillierte Angaben gemacht, auf die hier verzichtet werden soll. Durch große Reihen von Röntgenserien vermochte PAUWELS zu dokumentieren, daß seine Analyse und somit seine Osteotomie pathomechanisch gut begründet ist.

MÜNZENBERG (1974) hat nach der Operation nach Pauwels dagegen relativ viele Rezidive gesehen. Er setzt sich deswegen für die Operation nach Amstutz und Wilson (1962) ein. Das Prinzip der Operation besteht in der Bildung einer lateralen, distal gestielten Knochennase aus der proximalen Femurdiaphyse. Nach Durchtrennung des medialen Femurschaftanteiles wird der laterale in den Schenkelhals eingebohrt (Abb. 31). MÜNZENBERG (1974) fixiert mit Schanzschen Schrauben, die mit äußeren Spannern (nach M. E. MÜLLER 1970) derart unter Druck gesetzt werden, daß ein Gipsverband nicht nötig ist.

WALKER u. DIETSCHI weisen darauf hin, daß durch die Operation nach Pauwels (1935) lediglich eine Korrektur in der Frontalebene erreicht würde. Gestützt auf ihre Beobachtungen, daß bei der C. v. c. in den meisten Fällen der Hüftkopf zugleich nach hinten unten abrutsche, sei auch die sagittale Ebene zu berücksichtigen. Sonst könne es zu einem Rezidiv mit weiterem Abrutsch des Hüftkopfes nach dorsal distal kommen. Bei einer Reoperation sei dann neben einer Nagelung der

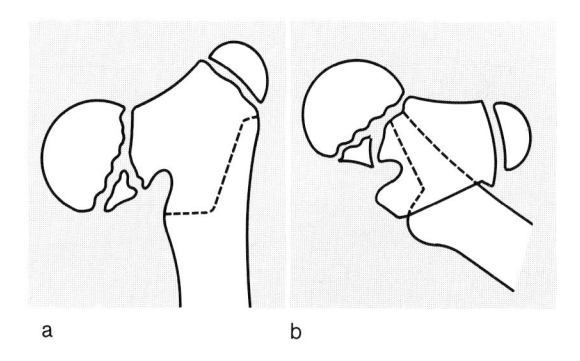

Abb. 31 a u. b Aufrichtungsosteotomie nach Amstutz und Wilson (aus *K. J. Münzenberg:* Z. Orthop. 112 [1974] 703)

Wachstumsfuge vor allem eine Korrektur in der sagittalen Ebene im Sinne der von IMHÄUSER für die Hüftkopflösung angegebenen Osteotomie erforderlich. PAUWELS selbst beschreibt derartige sekundäre Dislokationen nicht, vermutlich weil er bei der präoperativen Analyse des jeweiligen Falles stets von der Röntgenaufnahme ausging, die unter entsprechender Drehstellung die pathologischen Vorgänge am besten zur Darstellung bringt. Auf diese Weise dürfte er wahrscheinlich die sich in der Sagittalen auswirkenden Dislokation mit berücksichtigt und beim Eingriff selbst entsprechend ausgeglichen haben. Einen ähnlichen Effekt wie die von PAUWELS (1935) vorgeschlagene Y-Form des Knochenschnittes streben auch die Eingriffe von MCMURRAY bzw. die von PUTTI und LORENZ an; bei diesen wird jeweils das distale Fragment nach einer queren Osteotomie dicht oberhalb des Trochanter minor so weit nach medial verlagert, daß Osteotomiefläche und minor den Hüftkopf breit abstützen.

Bei den Fällen, die zwischen dem 7. und 13. Le-

1.122 Angeborene Deformitäten

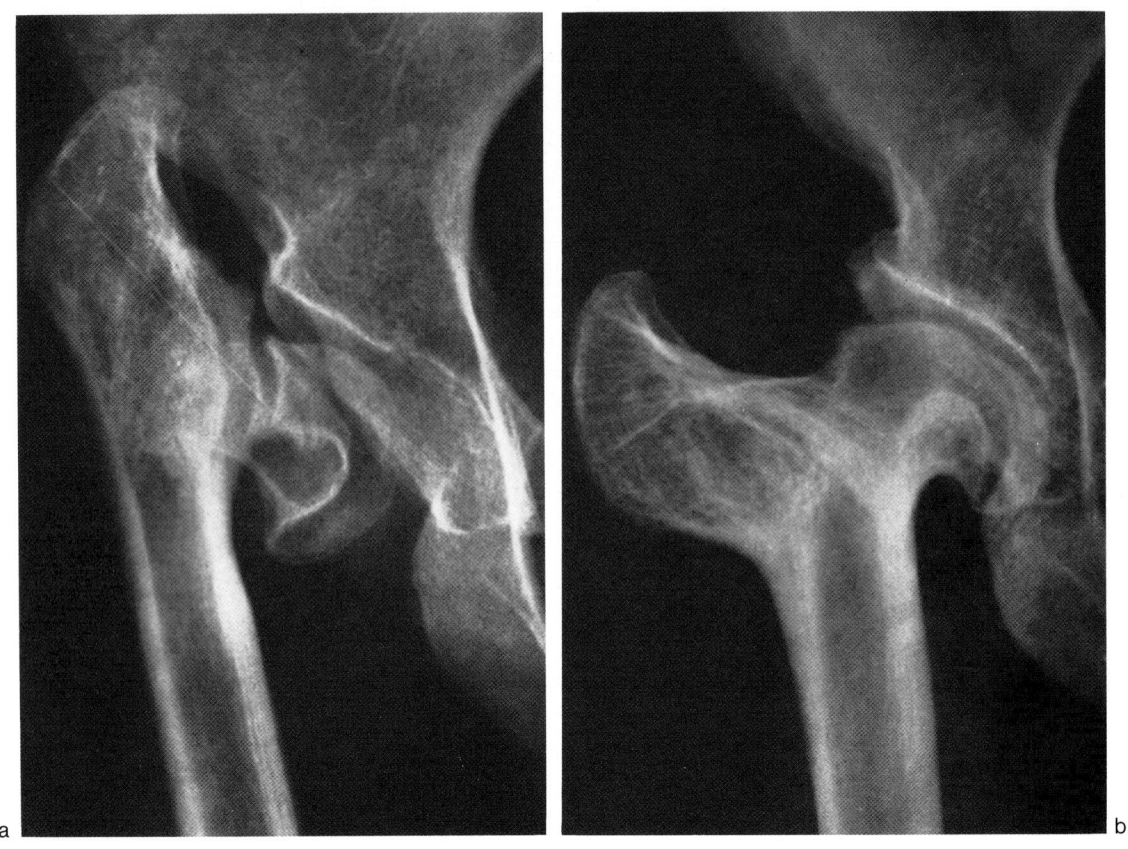

Abb. 32a u. b Erfolg der Osteotomie nach Pauwels bei Schenkelhalspseudarthrose (aus *F. Pauwels:* Atlas zur Biomechanik der gesunden und kranken Hüfte. Springer, Berlin 1973)

bensjahr zur Behandlung kommen (sog. Tardaform nach WALKER) und bei denen die Epiphysenfuge meist bereits schon verschmälert oder konsolidiert ist, sind nach WALKER hauptsächlich die sekundären Veränderungen zu berücksichtigen. Als solche wurden bereits Deformierungen des Hüftkopfes, auch Abrutsch desselben nach hinten sowie Entwicklungen einer Pfannendysplasie erwähnt; schließlich ist bei einem Großteil der Fälle ein osteoporotisch verformter Hüftkopf mit entsprechenden Knorpelveränderungen zu beobachten. Zu starke Valgisation kann dann infolge der starken Aufbiegung und mechanisch ungünstigen Mehrbelastung des vorgeschädigten Hüftkopfes zur totalen Nekrose desselben führen (WALKER). Im übrigen ist bei diesen Spätfällen auch deswegen keine allzu starke Valgisation notwendig, da die Umbauzone nach der operativen Aufrichtung fast durchweg eine schnelle Ausheilung zeigt. WALKER und DIETSCHI schlagen deshalb vor, im Alter zwischen dem 7. und dem 13. Lebensjahr eine modifizierte Pauwelssche Osteotomie durchzuführen und dabei den Schenkelhals nur bis zu einem Winkel von 120–130 Grad aufzurichten.

Nach Abschluß des Wachstums ist nach PAUWELS (1973) die statische Insuffizienz des koxalen Femurendes so weit geheilt, daß für die Therapie der entstandenen Deformität bzw. Pseudarthrose die üblichen Maßnahmen zur Herstellung einer für die Funktion erforderlichen Form ausreichen. Analysiert man die von PAUWELS veröffentlichten Fälle, so richtet er beim Erwachsenen mit Hilfe seiner Y-förmigen Schnittführung das proximale Femurende nur so weit auf, daß die Resultierende in das Zentrum des Halses reicht, ohne daß dabei jeweils ein normaler Schenkelhalsschaftwinkel erreicht wird. Wie PAUWELS (1973) bewies, können mit der von ihm empfohlenen Operationsmethode auch Pseudarthrosen zur Ausheilung gebracht werden (Abb. 32).

WALKER und DIETSCHI halten dagegen bei Patienten jenseits des 13. Lebensjahres, bei denen eine straffe Pseudarthrose und zugleich eine Osteoporose des Hüftkopfes besteht, die Y-förmige Osteotomie für zu gefährlich. Allzu leicht stelle sich eine Hüftkopfnekrose ein. Die Langzeitergebnisse seien jedenfalls schlecht. In solchen Fällen bevorzugen sie deshalb eine zweizeitige Korrekturosteotomie nach PITZEN in der Modifikation nach M. E. MÜLLER. Zuerst wird der Trochanter major nach distal verlagert. Anschließend erfolgt eine Extensionsbehandlung und schließlich eine Valgisationsosteotomie, bei der zwecks Überbrückung der Schenkelhalspseudarthrose mehrere Tibiaspäne eingebaut werden. MÜLLER selbst aber scheint neben der Y-Osteotomie nach Pauwels eine andere Art des Eingriffes mehr zu bevorzugen: Nach querer Osteotomie in Höhe des Trochanter minor wird das Kopf-Hals-Massiv so weit aufgerichtet, daß die laterale angefrischte Fläche des Trochanter major auf die quere Schnittfläche des distalen Fragmentes aufgesetzt und mit diesem osteosynthetisch verbunden werden kann. In ähnlicher Weise gehen auch BORDEN u. Mitarb. (1966) vor. LAHDENRATA u. PYLKKÄNEN (1977) setzen sich aufgrund ihrer guten Ergebnisse nochmals für die bereits 1917 von BRACKETT angegebene Operation ein, bei der ähnlich dem Vorgehen von AMSTUTZ nach subtrochanterer Osteotomie das proximale Ende des Femurschaftes in den Hüftkopf eingestemmt wird.

Im übrigen ist die Zahl der bei der Coxa vara congenita empfohlenen Osteotomien so zahlreich, daß PITZEN schon auf dem Orthopädenkongreß 1929 22 Methoden aufführen konnte.

Welchen Eingriff man auch bevorzugen mag, auf jeden Fall wird man danach trachten, an einer Fixierung durch Gipsverband vorbeizukommen und eine innere Fixierung mit den heute allgemein üblichen Osteosynthesematerialien durchzuführen. Wenn bei der Operation die Einstellung der Fragmente Schwierigkeiten macht, kann sich die Tenotomie der Adduktoren als nützlich erweisen. Postoperativ macht sich mitunter eine Abduktionskontraktur unangenehm bemerkbar. PAUWELS (1973) läßt diese ohne besondere Behandlung bestehen, da er beobachtet hat, daß die Kontraktur allein durch die Belastung beim Gehen im Laufe der Zeit schwindet.

Operationen ohne umstellende Osteotomien dürften im allgemeinen bei der C.v.c. nur noch historische Bedeutung besitzen. KEHL berichtete von einem Fall, bei dem die Nagelung mit Erfolg war. LE MESURIER (1948), LIAN, HOWORTH schlugen die Spanung der senkrechten Epiphysenfuge mit einem Tibiaspan vor. Von anderen wurden Bohrungen durchgeführt, um den Umbauprozeß zur Heilung zu bringen. LE MESURIER (1948) und HOWORTH weisen jedoch darauf hin, daß noch nach Jahren die Bohrkanäle ohne Zeichen einer Knochenregeneration nachweisbar seien. Von F. und M. LANGE wurden die Verlagerung des Trochanter major nach distal empfohlen, wenn der Umbauprozeß ausgeheilt und lediglich das Hüfthinken beseitigt werden soll. Ein derartiger Eingriff ist allenfalls für Spätfälle zu erwägen, insbesondere dann, wenn der Kopf durch die Aufrichtung zu sehr aus der Pfanne gehebelt und dadurch eine Inkongruenz der Gelenkanteile sich unangenehm bemerkbar machen würde. Der von BRANDES gemachte Vorschlag, durch Ablösung des Trochanter major mit den an ihm ansetzenden Muskeln eine Aufrichtung des Schenkelhalses zu erzielen, wurde von MAU (1954) nochmals diskutiert und allenfalls für leichtere Fälle als brauchbar befunden. Nach M.E. MÜLLER (1970) halten die meisten so operierten Fälle einer Kritik nicht Stand. Das Verfahren dürfte nur bei geringer Varität Erfolg versprechen, wenn die Hüftmuskulatur vor der Operation noch kräftig genug ist, um ein nennenswertes Hüfthinken zu beheben. Nach Ablösung der Muskulatur ist dann über das nun einsetzende Hüfthinken und die dadurch bedingte Steilstellung des Resultierenden eine Valgisierung zu erwarten, sofern das Schenkelhalsgewebe nicht zu sehr erweicht ist und noch den normalen Wachstumsgesetzen gehorcht – eine Voraussetzung, die aber gerade bei der C.v.c. kaum einmal vorliegen dürften.

Für Fälle, bei denen die Verknöcherungsstörungen im Schenkelhals und auch die Varastellung nicht so ausgeprägt ist, aber andererseits die Spitze des großen Trochanters oberhalb der Kopfkalotte steht, empfiehlt LANGENSKJÖLD (1949) das weitere Wachstum des Trochanter major durch Epiphyseodese zu bremsen. In den von ihm beobachteten und so behandelten Fällen waren ein deutlicher Rückgang der Deformität und eine Ausheilung der Umbauzone zu verfolgen.

Ein besonderes Problem bietet die *veraltete Pseudarthrose*. Solange der Abrutsch zwischen Halsstumpf und Kopf noch nicht beträchtlich ist, also noch ein gewisser Kontakt besteht, vermag eine der erwähnten Aufrichtungsosteotomien evtl. mit gleichzeitiger Einbringung eines Knochenspans Erfolg versprechen. Bei völliger Zusammenhangstrennung ist auch an die Resektion des Hüftkopfes mit nachfolgender subtrochanterer Osteotomie im Sinne der Abduktion zwecks Schaffung einer neuen Abstützung am Becken zu denken (BATCHELOR, HACKENBROCH, MILCH). PYLKKÄNEN (1960) weist für derartige Fälle nochmals auf den von BRACKETT (1917) empfohlenen Eingriff hin: Nach querer Osteotomie dicht unterhalb des Trochanter minor wird das Schaftfragment in die Hüftkalotte selbst eingebolzt (Abb. 33). Ob man von einer Entfernung des Hüftkopfes und Ersatz desselben durch eine Prothese, evtl. auch Ersatz des ganzen Gelenks durch eine Totalprothese, bei den bereits stark veränderten anatomischen Verhältnissen etwas Gutes erwarten kann, erscheint recht fraglich. Ein solches Vorgehen dürfte jedenfalls nach unseren heutigen Erfahrungen nicht vor dem 60. Lebensjahr diskutiert werden.

Als Indikationen für eine Prothesenoperation könnte bei erheblicher Zusammenhangstrennung die Aussicht auf eine Verbesserung der statischen Verhältnisse gelten, bei einer straffen Pseudarthrose oder einer konsolidierten Hirtenstabform mit nachfolgender Arthrose die Beseitigung der geklagten Beschwerden. Nach WALKER ist dann zu überlegen, ob bei stärker veränderter anatomischer Situation nicht besser zweizeitig operiert wird: zunächst Resektion des Kopf-Hals-Massivs mit Exzision der Kapsel sowie Tenotomie der Abduktoren und Außenrotatoren; anschließend mehrwöchige Drahtextension am distalen Femurende und erst in einem zweiten Akt Einsetzen der Totalprothese.

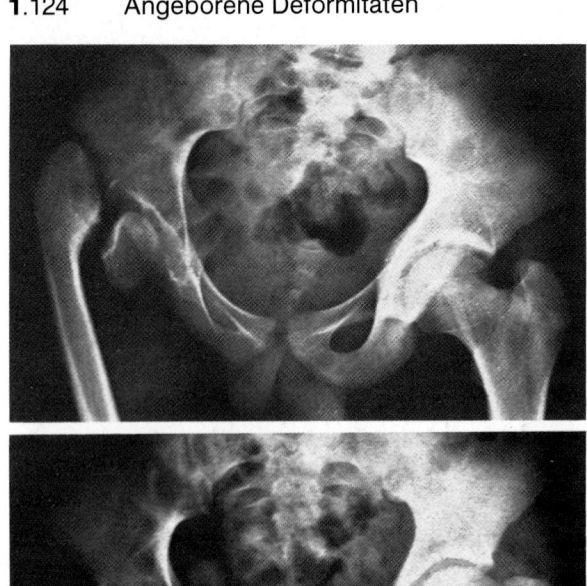

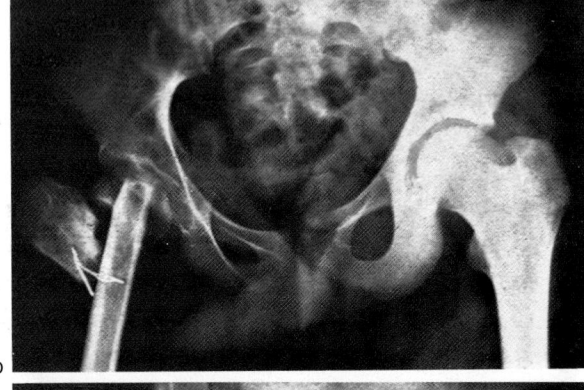

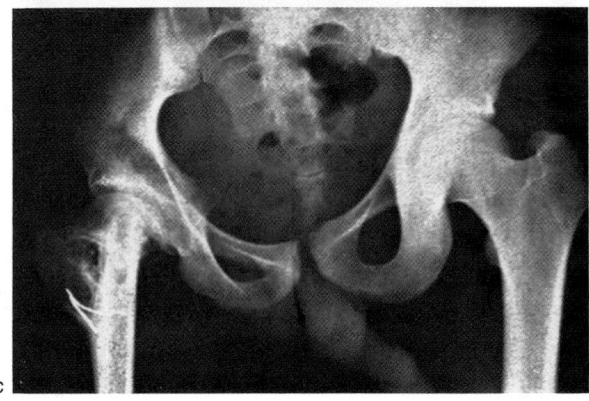

Abb. 33 a–c Operation nach Brackett bei Pseudarthrose infolge Coxa vara congenita (aus *P. V. Pylkkänen:* Acta orthop. scand., Suppl. 48 [1960])

Prognose

Die Prognose der C.v.c. hängt wesentlich von dem Zeitpunkt ab, indem die Erkrankung erkannt und einer zweckmäßigen Behandlung zugeführt wird. Wenn auch spontane Heilungen bei nicht sehr ausgeprägter Varastellung oder sogar Spontanaufrichtungen beobachtet wurden, so ist der typische Verlauf doch die ständige Zunahme der Deformierung bis zur Hirtenstabform oder zur Ausbildung einer Pseudarthrose oder sogar die völlige Lösung von Kopf und Hals. Bei zu spätem Eingreifen sind bereits vielfach Deformierungen des Kopfes vorhanden, die teils auf die unphysiologische Stellung und Beanspruchung desselben, teils auf die sich in der Nachbarschaft der Epiphyse abspielenden Störungen der Verknöcherung zurückzuführen sind. Der Kopf erweist sich dann zumeist als abgeplattet und verbreitert; dementsprechend kann auch die Pfanne eine gewisse Entrundung und Abflachung aufweisen. Eine regelrechte Kugelform und die Kongruenz der Gelenkanteile werden auch nach der Aufrichtung nicht zu erreichen sein. Die entstandene Dysfunktion des Gelenks bringt aber wiederum die Gefahr von vorzeitigen Verschleißerscheinungen, einer Arthrose, mit sich (HACKENBROCH 1927).

Coxa vara rachitica

Unter den knochenerweichenden Prozessen, die zur Coxa vara führen können, hat die Rachitis auch heute noch die größte Bedeutung, wenn sie

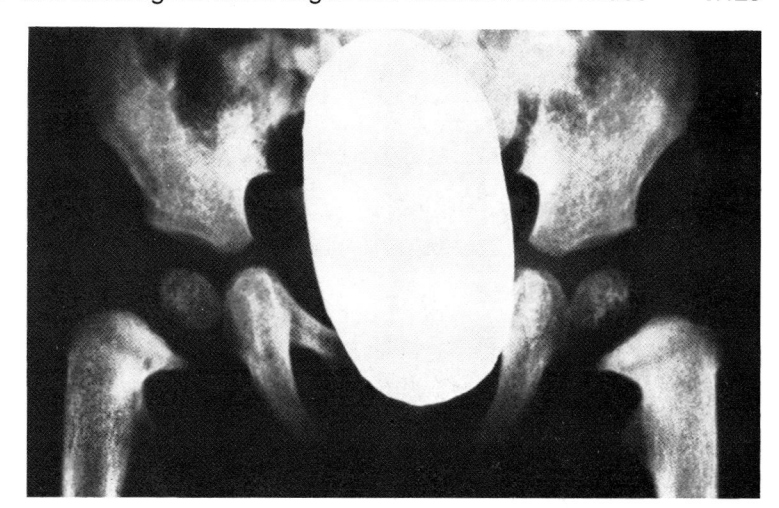

Abb. 34 Rachitische Coxa vara. Während die Epiphysenlinie beim Säugling normalerweise fast waagerecht verläuft, zeigt sie bei der Rachitis einen steileren Verlauf. Geringfügige Auflockerung der Struktur in der Nachbarschaft der Epiphyse; der Schenkelhals ist nach medial unten geringfügig spornartig verbreitert

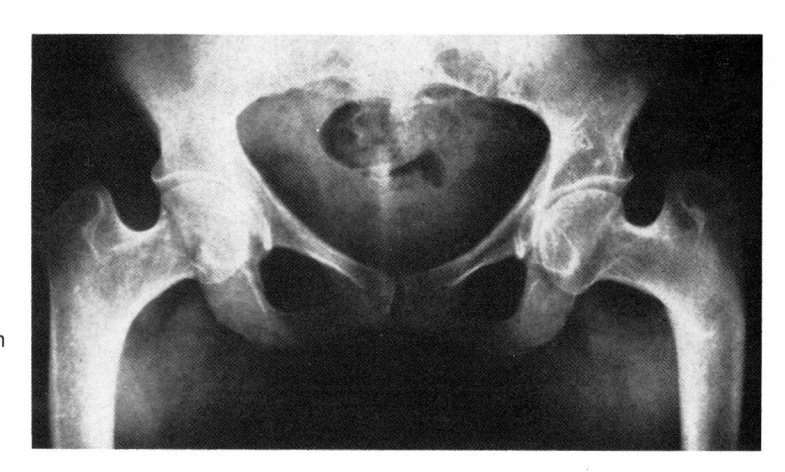

Abb. 35 Coxa vara rachitica beim Erwachsenen; die Genese ist durch weitere rachitische Deformierungen sichergestellt (Crura vara, Genu valga etc.)

auch dank der allgemein durchgeführten Vigantolprophylaxe wesentlich seltener geworden ist und damit weniger häufig zur Beobachtung kommt als früher. Die meist doppelseitige Abwärtsbiegung des Schenkelhalses geht zwar vornehmlich auf die für die Rachitis charakteristische Erweichung des Knochens zurück; gelegentlich vermag aber auch die ihr eigene enchondrale Ossifikationsstörung zur Varisierung beizutragen. Das Röntgenbild kann für die Rachitis typisch sein, kann aber auch zu differentialdiagnostischen Schwierigkeiten gegenüber der Coxa vara congenita Anlaß geben. Im allgemeinen sind bei der Rachitis die Konturen des proximalen Femurendes flockig und unscharf gezeichnet, ohne jedoch die bei der kongenitalen Coxa vara vorhandene Zerstörung aufzuweisen. Charakteristisch kann für die Rachitis eine lange, spitzausgezogene und oft auch nach unten ausgezogene mediale Schenkelhalsecke sein, weiterhin die Verbreiterung des Schenkelhalses zwischen seiner medialen Begrenzung und dem Trochanter major (BADE). Mitunter zeigt die Metaphyse die für die Rachitis typische Becherform, wodurch die mediale Ecke des Schenkelhalses – auch als

Sporn bezeichnet – eher nach oben gerichtet wird (Abb. 34). Da nun das rachitische osteoide Gewebe, aber auch der Knorpel der Epiphysenzone röntgenologisch keinen Schatten geben, kann bei Säuglingen mit florider Rachitis der Durchmesser des Hüftgelenks viel zu groß erscheinen (BÖSCH 1955).
Über die Richtung, in der die Epiphysenlinie bei der Rachitis verläuft, sind die Ansichten geteilt. Bei der Mehrzahl der Fälle zieht sie sicherlich schräg von unten innen nach oben außen (HOFFA, BADE, WALTER 1929). Manchmal soll sie aber auch eine mehr vertikale Richtung aufweisen (KARFIOL, KREUZ) und dann nur schwer von dem für die Coxa vara congenita charakteristischen Bild unterschieden werden können. Wenn man es nun mit KREUZ und M. LANGE für möglich hält, daß bei hochgradiger Varastellung des Schenkelhalses die abnorme Beanspruchung zur Entstehung von Umbau- und Aufhellungszonen Anlaß geben kann, dann kann die Abgrenzung der kongenitalen von der rachitischen Form der Coxa vara schwierig werden. Die Entscheidung über den angeborenen oder erworbenen Charakter der Deformität soll dann nach KREUZ nur auf dem „We-

ge einer kritisch vergleichenden Gesamtprüfung möglich sein. Hierzu gehört einerseits der Nachweis weiterer rachitischer Symptome (Femura vara – sehr häufig – jedoch nicht immer!), andererseits die Beobachtung des weiteren Verlaufes". Dieser ist bei der rachitischen Coxa vara ausgesprochen gutartig. Vielfach kommt es zur spontanen Selbstaufrichtung. Infolgedessen wird die rachitische Schenkelhalsverbiegung bei Säuglingen und Kleinkindern viel häufiger als bei Erwachsenen beobachtet. Stärkere Grade besitzt sie bei letzteren nur dann, wenn auch noch andere gröbere rachitische Verbiegungen vorhanden sind (PITZEN 1935) (Abb. 35).

Die *klinische Symptomatik* hängt weitgehend vom Grad der Verbiegung ab und zeigt grundsätzlich keine Unterschiede gegenüber den eingangs beschriebenen Zeichen. Bleibt die Vara bis ins Erwachsenenalter bestehen, so können Jahre absoluter Beschwerdelosigkeit mit Zeiten stärkerer Schmerzen abwechseln. Letztere sind nach WALTER (1929) vornehmlich auf Reizzustände in der überanstrengten Muskulatur zurückzuführen. Mit der Zeit ist aber auch mit der Ausbildung arthrotischer Veränderungen zu rechnen (M. LANGE, HACKENBROCH). Therapeutisch steht primär die medikamentöse Behandlung der Rachitis im Vordergrund. Zur Ausschaltung der Belastung ist Bettruhe, evtl. in Spreizschale, aber auch die Anlage von Streckverbänden notwendig. Bei genügender Tendenz zur Aufrichtung ist als Übergang die Benützung eines Schede-Rades zu empfehlen. Eine operative Behandlung ist nur bei Spätfällen, also ab Beendigung des Wachstums, zu erwägen; sie findet ihre Indikation in der Verbesserung der statischen und dynamischen Verhältnisse sowie der Prophylaxe der Arthrose. Zumeist dürfte eine einfache winkelförmige Osteotomie ausreichend sein.

Die Erscheinungen der *atypischen Rachitisformen* sind denen der Vitamin-D-Mangelrachitis mitunter sehr ähnlich; die röntgenologischen Unterscheidungsmerkmale haben MOLL und SCHMID herauszuarbeiten versucht. Danach ist eine der typischen Rachitis entsprechende Coxa vara besonders bei der Vitamin-D-resistenten, auch *Phosphordiabetes* genannten Rachitis zu beobachten. Aber auch die übrigen rachitisähnlichen, durch Kalzium- und Phosphormangel ausgelösten Skeletterkrankungen vermögen um so eher zu einer der typischen Rachitis entsprechenden Coxa vara zu führen, je früher die Stoffwechselstörung in Erscheinung tritt. Von der Beherrschung der Stoffwechsellage hängt dann auch die Entwicklung der Deformierung weitgehend ab. Mitunter erweist sich die interne Therapie als so ohnmächtig, daß sich die Fehlform trotz mehrfacher Korrektur immer wieder von neuem bemerkbar macht. Die Abstützung durch eine entlastende Schiene kann dann auf Jahre hinaus zweckmäßig sein.

Die in den Entwicklungsjahren zu beobachtende *„Spätrachitis"* sowie die *Osteomalazie des Erwachsenen* sind der Säuglingsrachitis pathogenetisch gleichartige Skelettveränderungen. Bezüglich der Einteilung und Benennung aufgrund der verschiedenen Störungen des Vitamin- und Mineralhaushaltes sowie der Nierenfunktion s. Band I. Die diese Formen kennzeichnende mangelhafte Mineralisation der eiweißartigen Knochensubstanz führt röntgenologisch zur diffusen Verminderung der ossären Schattendichte und zu den für die Osteomalazie typischen Umbauzonen. Nur in fortgeschrittenen Fällen bringt die Erweichung des Knochens entsprechende Deformierungen mit sich; bekannt ist die Kartenherzform des Beckens. Gelegentlich kann dann auch der Schenkelhals zur Coxa vara abgebogen werden. Häufiger und auch bereits in früheren Stadien der Erkrankung geben dagegen Umbauzonen am Schenkelhals über die Infraktion desselben Anlaß zur Varisierung. Mitunter führen fortschreitende Umbauzonen zum totalen Dauerbruch mit Bildern, die an veraltete Schenkelhalsfrakturen erinnern.

Übrige symptomatische Coxa-vara-Formen

„Erweichungsformen" der Coxa vara kommen sonst nur selten zur Beobachtung. Gelegentlich kann der Schenkelhals bei der *Osteogenesis imperfecta* allmählich absinken. Häufiger geben allerdings *subtrochantere Infraktionen und Frakturen* zu varaähnlichen Bildern Anlaß. Auch bei der *Osteofibrosis deformans juvenilis* (JAFFÉ, LICHTENSTEIN, ALBRIGHT) kann die Tragfestigkeit des Knochens so weit herabgesetzt sein, daß sich eine allmähliche zunehmende Varisierung des Schenkelhalses einstellt. In einzelnen Fällen kann sie sogar ein groteskes hirtenstabähnliches Bild annehmen (RÖSSLER).

Unter den Wachstumsstörungen bzw. Aufbaustörungen auf chondraler Grundlage (bezüglich Einteilung, pathologischer Anatomie etc. s. Bd. III/I) sind es vor allem die *Chondrodysostosen,* die über mehr oder weniger weitgehende Störungen im Aufbau des Schenkelkopfes und -halses zu Coxa-vara-ähnlichen Deformierungen führen. Der Form nach sind alle Übergänge zu beobachten, von kleinen Eindellungen im Schenkelkopf (z. B. beim Typ Ribbing und W. Müller) bis zur schwersten Abplattung und walzenförmigen Ausbildung des Kopfes, wobei dann ein eigentlicher Schenkelhals nicht mehr abzugrenzen ist (MAU 1958) (Abb. 36). Bei so hochgradigen Abweichungen mag die Bezeichnung Coxa vara der strengen Definition nach nicht ganz gerechtfertigt sein. Entscheidend bleibt aber auch in diesen Fällen die typische Funktionsstörung mit der durch den Trochanterhochstand bedingten Hüft-

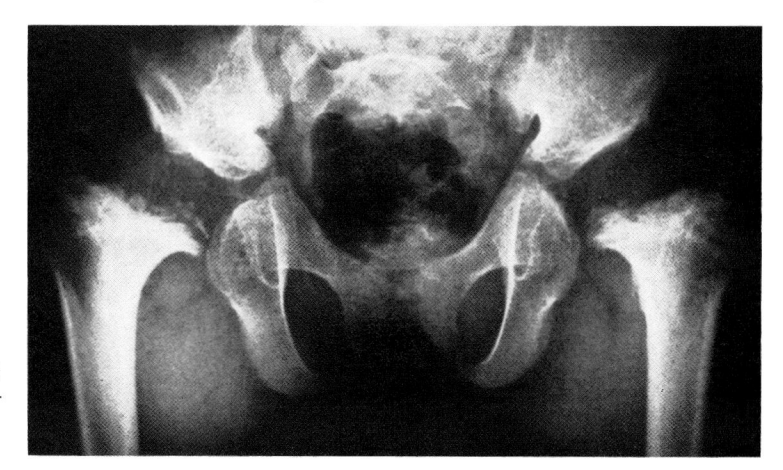

Abb. 36 Coxa vara bei enchondraler Dysostose Typ Morquio mit hochgradigen Störungen im knorpeligen Aufbau des Kopfes und Halses

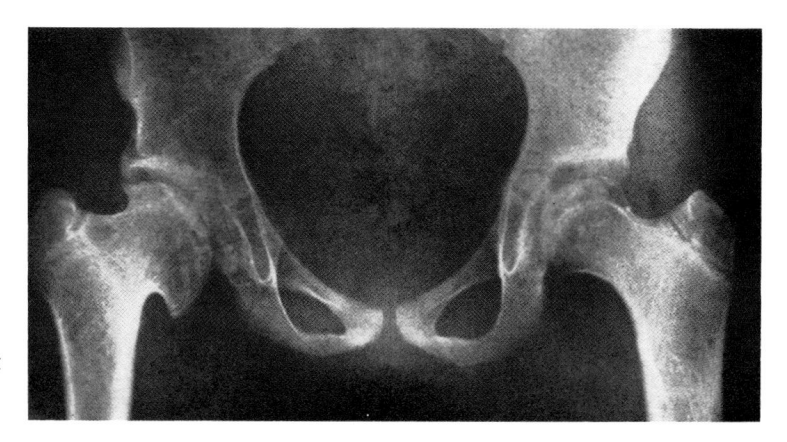

Abb. 37 Coxa vara bei eingerenkter Luxatio coxae congen, mit nachfolgenden Perthesartigen Störungen

insuffizienz. Die begleitende Bewegungsstörung ist dagegen vielfach mehr von der Deformierung des Kopfes als von der Varisierung abhängig. Bei schwerer Verunstaltung der Gelenkanteile können sich Beugekontrakturen, mitunter stärksten Ausmaßes, und erhebliche Bewegungseinbußen einstellen. Die Beseitigung der Kontrakturen, evtl. auch die Beweglichmachung, kann dann dringender als die Aufrichtung sein. Vor dem Entschluß zu letzterer ist die Anspreizfähigkeit genau zu überprüfen. Überdies sollte man sich auf Röntgenbildern, die bei Anspreizstellung der Beine angefertigt werden, Rechenschaft darüber ablegen, wie sich nach der Umlagerung der Kopf gegenüber der Pfanne verhält. Wird die Kongruenz zwischen den Gelenkanteilen durch die valgisierende Osteotomie zu sehr beeinträchtigt, sollte man von einer Osteotomie lieber ganz Abstand nehmen.

Die *Perthessche Erkrankung* ist zu der durch Wachstumsstörung bedingten Coxa vara im engeren Sinne nicht zu rechnen. Der Form nach bietet aber das proximale Femurende bei beiden Erkrankungen zumeist ganz ähnliche Bilder. Schließlich können auch die sich bei der *angeborenen Hüftverrenkung* am Schenkelkopf abspielenden Umbauvorgänge zu Formen führen, wie sie von den vorgenannten Gruppen bekannt sind. Holt in solchen Fällen das Hüftgelenk, speziell das Pfannendach, seine Entwicklung nach, dann kann ohne Angaben zur Vorgeschichte die Deutung der Coxa vara sogar schwierig werden (Abb. 37).

Zerstörende Prozesse im Bereich des Schenkelhalskopfes und -halses führen im Endeffekt nicht selten zu Deformierungen, die der Form nach an die Coxa vara erinnern und funktionell die für sie typische Beeinträchtigung aufweisen. Die Bilder sind vielfach jedoch so atypisch, daß die Einordnung schwerfallen kann. Im einzelnen ist hier an *entzündliche Erkrankungen*, besonders die Osteomyelitis und die Tuberkulose, zu denken. Auch bei der *Säuglingskoxitis* können varaähnliche Deformierungen des Schenkels entstehen (DE CUVELAND). Die Deformierungen gewinnen aber erst nach Abheilung der Entzündung spezielles Interesse. Wachstumsstörungen mit Kleinbleiben von Kopf und Hals stehen im übrigen häufig mehr im Vordergrund als die Coxa vara. Der Gelenkschluß kann dann so gering und die Stützfähigkeit so herabgesetzt sein, daß eine abstützende Abduktionsosteotomie mehr Erfolg als eine Aufrichtung des Schenkelhalses verspricht. Bei den zerstörenden Prozessen sind weiterhin die *neuro-*

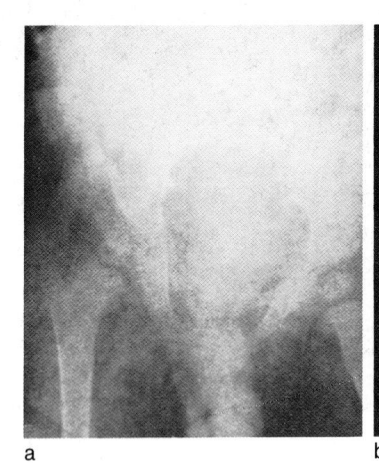

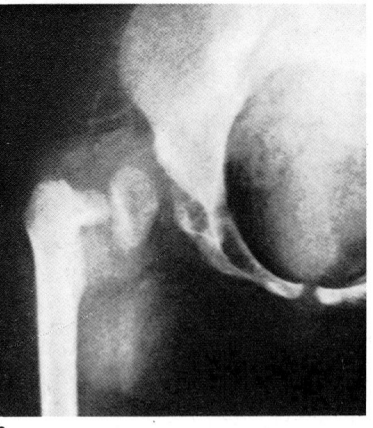

Abb. 38 a u. b Ausbildung einer Coxa vara und Schenkelhalslyse bei einem Spina-bifida-Kind. (aus K. D. Parsch et al.: Arch. orthop. Unfall-Chir. 76 [1973] 323 Schenkelhalslyse und Coxa vara)

genen *Arthropathien* anzuführen, die besonders bei den atrophischen destruierenden Formen durch die Zerstörung von Kopf und Hals den Hochstand des Trochanter major mit Varakonsequenz bewirken. Vielfach steht dabei die Zerstörung des Gelenks mit Subluxation oder Luxation des Kopfes im Vordergrund, so daß die Coxa vara – auch hinsichtlich der Therapie – nur einen Nebenbefund darstellt. Schließlich ist an Zerstörungen durch *geschwulstartige, besondere bösartige Prozesse* mit Varisierung des Schenkelhalses zu denken. Hier kommt nur eine symptomatische Therapie in Frage.

Auf eine *besondere Form der Coxa vara* machten PARSCH u. Mitarb. (1973) aufmerksam, die sie *bei Meningomyelozelekindern* beobachten und verfolgen konnten. Die von ihnen beschriebenen Fälle zeigten zuerst den von uns bei der Coxa valga erwähnten Hähnchentyp des proximalen Femurendes. Dann zeigt sich mehr oder weniger plötzlich ein Defekt im Schenkelhals (Abb. 38). Weder für renale noch extrarenale Osteopathien fanden sich Anzeichen noch Hinweise dafür, daß es sich um echte Schenkelhalsfrakturen handeln könnte oder daß eine Osteomyelitis die Lyse ausgelöst hätte. So wird zur Erklärung auf die Möglichkeit einer aseptischen Entzündung, auf eine aseptische Schenkelhalslyse hingewiesen. Da die kleinen Patienten wegen der Grundkrankheit zumeist genötigt sind, einen Apparat zu tragen, dürfte nur in Ausnahmefällen eine Aufrichtungsosteotomie erforderlich sein. Diese ist allenfalls bei Ausbildung einer kompletten Schenkelhalspseudarthrose mit Hochrutschen des Schenkelhalsstumpfes in Richtung Beckenschaufel indiziert. Ähnliche Beobachtungen wurden auch von WEISL beschrieben.

Als letzte Gruppe ist die durch *Infraktionen und Frakturen* entstehende symptomatische Coxa vara anzuführen. Unter den rein traumatischen Fällen sei besonders auf die unter der Geburt eintretenden Verletzungen hingewiesen (ZAREMBA). Neben Frakturen im Bereich des Schenkelhalses werden dabei nicht selten traumatische Lösungen der oberen Femurepiphyse gesetzt, die röntgenologisch durch Dislokation der Femurepiphyse nach oben und seitlich in Erscheinung treten und zur Verwechslung mit einer Hüftgelenkluxation Anlaß geben können. Durch Kallus bedingte wellenförmige Auflagerungen auf den Knochen sprechen dann für die Epiphysenlösung. Wird keine Behandlung durchgeführt, stellt sich neben einer Verkürzung des Beines eine Varastellung des Schenkelhalses ein, die erfahrungsgemäß zwar gewisse Chancen der spontanen Aufrichtung besitzt. Trotzdem sollte man vorsichtig reponieren und anschließend in Langestellung ruhigstellen; es ist dann zumeist mit einer Ausheilung ad integrum zu rechnen.

Bei der rein *traumatischen Coxa vara* steht ursächlich der Schenkelhalsbruch oben an. Auf seine Problematik kann hier natürlich nicht eingegangen werden. Damit bleiben als letzte Form der symptomatischen Coxa vara die durch Infraktionen und Spontanfrakturen verursachten zu erwähnen. Ihnen gehen entweder allgemeine oder örtliche Knochenerkrankungen (Osteogenesis imperfecta, Osteodystrophia fibrosa generalisata, Osteoporose, aber auch Osteomalazie), Geschwülste und geschwulstartige Veränderungen, schließlich auch Strahlenschädigungen des Schenkelhalses (Osteoradionekrose, Kaiser) voraus. Bei den Tumoren ist klinisch die Unterscheidung in gut- oder bösartig, primär oder metastatisch von Bedeutung. Zahlenmäßig stehen nach HELLNER an erster Stelle die Metastasen; dann kommen Zysten, Riesenzellgeschwülste, Chondrome und Osteochondrome. Ossäre Sarkome sind am Schenkelhals selten. Bei allen solitären Knochenzysten ist eine wesentliche Beeinträchtigung der Tragfähigkeit erst dann zu erwarten, wenn die Kortikalis, besonders die untere, angegriffen und zerstört ist (BRODETTI). Außer bei desolaten Fällen hält dann HELLNER die operative Stabilisierung durch Span und Nagel, evtl. auch durch Laschenschraube für notwendig. Mitunter wird auch die Auffüllung des Defektes mit Spongiosa oder Knochenzement zweckmäßig sein, mitunter aber auch der Ersatz des proximalen Femurendes durch eine Spezialprothese.

In früheren Einteilungen wurde eine eigene Coxa vara bei *Arthrose* herausgestellt. Dies ist heute kaum noch angängig, da die Coxa vara in solchen Fällen praktisch nie durch die arthrotischen Veränderungen als solche bedingt ist. Die Coxa vara und die begleitenden Formabweichungen von Kopf und Pfanne geben vielmehr gerade umgekehrt die Veranlassung zur Entstehung einer Arthrose, sind also als typische präarthrotische Deformitäten anzusehen.

Bei den symptomatischen Coxa-vara-Formen steht hinsichtlich der Klinik wie auch der Therapie zumeist die Grundkrankheit ganz im Vordergrund. Wie auch die Deformität im einzelnen aussehen mag, klinisch entscheidend ist die funktionelle Beeinträchtigung der Hüftabduktoren, das Vorhandensein einer Hüftinsuffizienz durch den Hochstand des Trochanter major, ggf. auch durch Verkürzung des wirksamen Hebelarms der Hüftmuskulatur. Die Bewegungsbehinderung ist bei den symptomatischen Formen meist wenig charakteristisch und vielfach durch das Grundleiden mitbestimmt, besonders dann, wenn die Erkrankung Hüftkopf und Pfanne mitbetroffen hat.

Hinsichtlich der Therapie sind Grundkrankheit und Restdeformierung besonders zu berücksichtigen. Im allgemeinen kann die Deformität erst dann angegangen werden, wenn der ihr zugrunde liegende Prozeß zur Ruhe gekommen ist. Subjektive Beschwerden und Störungen der Funktion, aber auch die Prophylaxe einer arthrotischen Entwicklung geben dann ebenso wie bei den ideopathischen Formen Veranlassung zur operativen Aufrichtung des Schenkelhalses – vorausgesetzt, daß noch eine genügende Anspreizfähigkeit vorhanden ist.

Literatur

Albee, F.H.: Reconstruction of top of femur. Amer. J. Surg. 43 (1939) 416

Albert, I.: Zur Lehre von der sog. Coxa vaga und Coxa valga. Maudrich, Wien 1899

Almond, H.G.: Familial infantile coxa vara. J. Bone Jt Surg 38 B (1956) 539

Alsberg, A.: Anatomische und klinische Betrachtungen über Coxa vara. Z. Orthop. Chir. 6 (1899) 106

Altmann: Untersuchungen über die torsio femuris etc. Z. Anat. Entwickl.-Gesch. 75 (1924) 82

Alvik, J.: Increased anteversion of the femoral neck as sole sign of dysplasia. Acta orthop. scand. 29 (1960) 301

Amstutz, H.C.: Developmental (infantile) coxa vara. Clin. Orthop. 72 (1970) 242

Amstütz, M.C., Ph.D.Wilson: Dysgenesis of the proximal femur (coxa vara) and its surgical management. J. Bone Jt Surg. 44 A (1962) 1

Amtmann, E., B.Kummer: Die Beanspruchung des menschlichen Hüftgelenkes. Größe und Richtung der Hüftgelenksresultierenden. Z. Anat. Entwickl.-Gesch. 127 (1968) 286

Babbs, F.S., R.K.Ghormley, C.C.Chatterton: Congenital coxa vara. J. Bone Jt Surg. 31 A (1949) 115

Backmann, S.: The proximal end of the femur. Acta radiol. (Stockh.), Suppl. 146 (1957)

Batchelor, J.S.: Excision of the femoral head and neck in cases of ankylosis and osteochondritis of the hip. Proc. roy. Soc. Med. 38 (1944/45) 689

Baumgartner, R.: Die geburtstraumatische Epiphysenlösung des Femurkopfes. Z. Orthop. 95 (1962) 32

Bernageau, J., R.Bourdon: Mesure directe tomographique d l'angle de déclinaison du col femural chez l'adulte. Rev. Rhum. 35 (1968) 200

Billing, L.: Roentgen examination of proximal femur in children and adolescents; standardized technic. Acta radiol. (Stockh.), Suppl. 110 (1954) 1

Blauth, W.: Zur Morphologie und Pathogenese der primären Coxa vara congenita und ihre Beziehungen zum sog. Femurdefekt. Z. Orthop. 100 (1965) 271

Blauth, W.: Der kongenitale Femurdefekt. Z. Orthop., Suppl. 103 (1967)

Blockey, N.J.: Observations on infantile coxa vara. J. Bone Jt Surg. 51 B (1969) 106

Borden, J., G.E.Spencer, Ch.H.Herndon: Treatment of coxa vara in children by means of an modified osteotomy. J. Bone Jt Surg. 68 A (1966) 1106

Bösch, J.: Schenkelhalsumbau nach Rachitis. Z. Orthop. 86 (1955) 555

Brackett, E.G.: Treatment of old united fracture of the femur. Boston med. surg. J. 177 (1917) 351

Bragard, K.: Über die Funktion der Muskeln des Gluteus med. und minimus bei Coxa vara und valga. Z. Orthop. 43 (1924) 401

Brandes, M.: Vorschlag zu einer physiologischen Behandlung der Coxa vara. Arch. orthop. Unfall-Chir. 22 (1924) 409

Brandt, G.: Die Torsion der unteren Extremität. Z. Orthop. 49 (1928) 481

Brocas, J., M.Raguin: Sur une technique radiologique de mensuration des angles de déclinaison et d'inclinaison du col du femur. J. Radiol. Électrol. 42 (1961) 375

Brookes, M., E.N.Wardle: Muscle action and the shape of the femur. J. Bone Jt Surg. 44 B (1962) 398

Budin, E., E.Chandler: Measurement of femoral neck anteversion. J. Radiol. Électrol. 69 (1957) 201

Burckhardt, E.: Zur Klinik und pathologischen Anatomie der Coxa vara infantum. Helv. med. Acta 13 (1948) 28

Camitz, H.: Etude comparée sur la coxa vara dite congénitale et l'osteochondrite coxale juvénile. Acta chir. scand. 73 (1934) 521

Carter, H.R., C.C.Vitale: Developmental coxa vara. Canad. J. Surg. 3 (1960) 324

Chevrot, A.: Technique radiologique simplifiée dans la mesure de l'angle d'anteversion du fémur et de l'angle cervico-diaphysaire. J. Radiol. Électrol. 57 (1976) 545

Chigot, P.L., G.Labbe: Allongements cervicaux après section de grand trochanter chez l'enfant. Rev. Chir. orthop. 48 (1962) 199

Compère, E.L., M.Garrison, J.L.Fahek: Deformitées of the femur resulting from arrestment of the capital and greater trochanter epiphyses. J. Bone Jt Surg. 22 (1940) 909

De Cuveland, E.: Verlauf einer Coxa vara infolge Säuglingsosteomyelitis. Z. Orthop. 84 (1953) 302

Dahmen, G.: Kontinuierliche Beobachtung der Entstehung einer Coxa vara bei fibröser Knochendysplasie. Z. Orthop. 95 (1962) 249

Debrunner, H.U.: Was verstehen wir unter Antetorsion? Z. Orthop. 110 (1972) 654

Debrunner, H.U.: Orthopädisches Diagnostikum. Thieme, Stuttgart 1973; 4. Aufl. 1982

Drehmann, G.: Über angeborene Coxa valga. Z. Orthop. 16 (1906) 179

Drehmann, F., W.Becker: Eine einfache klinische Untersuchungsmethode zur approximativen Schnellbestimmung des Antetorsionswinkels des Schenkelhalses. Z. Orthop. 118 (1980) 236

Duncan, S. A.: Congenital coxa vara occuring in identical twins. Amer. J. Surg. 37 (1937) 112
Dunlap, K., A. R. Shands: A new method for determination of torsion of the femur. J. Bone Jt Surg. 35 A (1953) 289
Dunn, D. M.: Anteversion of the neck of the femur. J. Bone Jt Surg. 54 B (1952) 181
Edgren, W., L. E. Laurent: A method of measuring torsion of the femur in congenital dislocation of the hip in children. Acta radiol. (Stockh.), 45 (1956) 371
Elsasser, U., N. Walser: Zur Bestimmung der Torsion des Schenkelhalses. Z. Orthop. 111 (1973) 926
Engelhardt, P.: Entwicklungsvorgänge am Hüftgelenk. Ther. Umschau 34 (1977) 215
Engelmann: Konstitutionspathologie in der Orthopädie. Springer, Berlin 1928 (3. Heft, S. 231)
Exner, G.: Vergleichende Untersuchungen über das Verhalten des proximalen Femurendes bei angeborenem Femurdefekt und Coxa vara congenita. Z. Orthop. 79 (1950) 624
Fabry, G.: Torsion of the femur. J. Bone Jt Surg. 55 A (1973) 1726
Felts, W. J. L.: The prenatal development of the human femur. Amer J. Anat. 94 (1954) 1
Ferguson, A. B., M. B. Howarth: Coxa plana and related condition of the hip. J. Bone Jt Surg. 16 (1934) 781
Fernandez, D. L., W. Hackenbroch: Coxa vara. Ther. Umschau 34 (1927) 264
Finsby, N., H. Jacobson, M. Poppel: Idiopathic coxa vara in childhood. Radiology 67 (1956) 10
Francke, F.: Zur Kasuistik der angeborenen Coxa vara. Z. Orthop. 15 (1906) 288
Fromme, E.: Zur Coxa valga. Bruns' Beitr. klin. Chir. 118 (1920) 118.
Die Spätrachitis und ihre Beziehung zur chirurgischen Erkrankung. Bruns' Beitr. klin. Chir. 118 (1920) 493
Gamble, J. G.: Hip disease in Hutchinson-Gilford-progeria-syndrome. J. Pediat. Orthop. 4 (1984) 585
Gibson, R. D.: Anteversion of the femoral neck; a method of measurement. Aust. Radiol. 11 (1967) 163
Glauber, A., T. Vizkelety: The influence of the ileopsoas muscle of femorale antetorsions. Arch. orthop. Unfall-Chir. 60 (1966) 71
Glogowski, G.: Die Pathophysiologie des oberen Femurendes. Z. Orthop., Suppl. 95 (1962)
Goff, Ch. W.: Legg-Calvé-Perthes-Syndrome and Related Osteochondroses of Youth. Thomas, Springfield/Ill. 1954
Golding, F. C.: Congenital coxa vara. J. Bone Jt Surg 30 B (1948) 161
Graham, J., H. W. Harris: Paget's disease involving the hip joint. J. Bone Jt Surg 53 B (1971) 7
Greve, H.: Coxa vara bei eineiigen Zwillingen. Arch. orthop. Unfall-Chir. 43 (1944) 309
Gross, F.: Die röntgenologische Bestimmung der Antetorsion des coxalen Femurendes nach Rippstein. Z. Orthop. 110 (1972) 998
Gross, F., H. J. Haike: Bestimmung der Genauigkeit und der Fehlerquellen des Rippstein'schen Verfahrens zur Messung der Antetorsion. Arch. orthop. Unfall-Chir. 67 (1970) 234
Hackenbroch, M.: Coxa valga. Ergebn. Chir. Orthop. 20 (1927) 71
Hackenbroch, M.: Das Malum coxae senile. Chirurg 7 (1935) 857
Hackenbroch, M. H.: Die idiopathische Coxa antetorta (Antetorsions-Syndrom). Z. Kinderchir. 38 (1983) 404
Haglund, P.: Die Prinzipien der Orthopädie. Fischer, Jena 1923
Haike, H. J.: Tierexperimentelle Untersuchungen über die Wachstumsbeeinflussung des coxalen Femurendes durch die Muskelfunktion. Verh. dtsch. orthop. Ges. 51 (1964) 482
Haike, H. J.: Tierexperimentelle Untersuchungen zur Frage der Entstehung der Osteochondrose des Schenkelkopfes, der Coxa vara und valga. Z. Orthop. 100 (1965) 466
Haraldsson, S.: The epiphyseal angle in coxa vara infantum. Acta orthop. scand. 39 (1968) 76
Haris, N. H.: A method of measurement of femoral neck anteversion. J. Bone Jt Surg. 47 B (1965) 188
Harris, N. H.: Rotational deformities and their secondary effects in the lower extremities in children. J. Bone Jt Surg. 54 B (1972) 172
Hark, F. W.: Congenital coxa vara. Amer. J. Surg. 80 (1950) 305
Häuptli: Die aseptischen Chondro-Osteonekrosen. de Gruyter, Berlin 1954
Heep, R.: Beitrag zur Coxa vara congenita. Münch. med. Wschr. 82 (1935) 1728
Heinrich, R., A. Hennig, K. W. Thiel: Röntgenologische Untersuchung der Femurtorsion bei hüftgesunden Kindern. Z. Orthop. 104 (1968) 555
Helbing, C.: Die Coxa vara. Z. Orthop. 15 (1906) 502
Hellner, H.: Indikation und operatives Vorgehen bei geschwulstartigen Schenkelhalsveränderungen. Langenbecks Arch. klin. Chir. 273 (1953) 768
Henriksson, L.: Measurement of femoral neck anteversion and inclination. Acta orthop. scand., Suppl. 186 (1980)
Herzog, A.: Der Beginn der sog. Coxa vara congenita. Beitr. klin. Chir. 156 (1932) 551
Hilgenreiner H.: Zur Genese der Coxa vara. Med. Klin. 27 (1931) 159 u. 200
Hofmeister, F.: Coxa vara, eine typische Form der Schenkelhalsverbiegung. Bruns' Beitr. klin. Chir. 12 (1894) 245
Hoffa, A.: Orthopädische Chirurgie. Enke, Stuttgart 1925
Hohmann, H. G.: Über die Coxa valga. Arch. orthop. Unfall-Chir. 39 (1957) 341
Hohmann, H. G.: Über die Coxa valga. Arch. orthop. Unfall-Chir. 49 (1957) 341
Horwitz, Th.: The treatment of congenital coxa vara. Surg. Gynec. Obstet. 87 (1948) 71
Howorth, M. B.: J. Bone Jt. Surg. 31 A (1949) 477
Imhäuser, G.: Zur Pathogenese und Therapie der jugendlichen Hüftkopflösung. Z. Orthop. 88 (1957) 3 und 89 (1959) 547
Imhäuser, G.: Die jugendliche Hüftkopflösung bei steilem Schenkelhals. Z. Orthop. 91 (1959) 403
Jani, L.: Die Entwicklung des Schenkelhalses nach der Trochanterversetzung. Arch. orthop. Unfall-Chir. 66 (1969) 127
Jani, L., U. Schwarzenbach, K. Afifi, P. Scholderer, P. Gisler: Spontaner Verlauf der idiopathischen Coxa antetorta. Orthopäde 8 (1979) 5
Jerre, T.: Spontaneous recovery in coxa vara infantum. Acta orthop. scand. 25 (1955) 149
Johanning, K.: Coxa vara infantum. Acta. orthop. scand. 21 (1951/52) 273
Jonsäter, S.: Coxa plana. A histo-pathologic and arthrographic study. Acta orthop. scand., Suppl. 12 (1953)
Kaiser, G.: Die Osteoradionekrose am Schenkelhals. Arch. orthop. Unfall-Chir. 48 (1946) 32
Karfiol, G.: Über den Verlauf der Epiphysenlinie bei Coxa vara. Fortschr. Röntgenstr. 39 (1929) 326
Kehl, H.: Beiträge zur Behandlung der Coxa congenita. Zbl. Chir. 77 (1952) 442
King, R. E., J. F. Lovejoy: Familial osteopetrosis with coxa vara. J. Bone Jt Surg. 55 A (1973) 381
Knorr: Zur Mechanik der Hüftmuskulatur. Verh. dtsch. Orth. Ges. (1923) 315
Koenecke, W.: Beitrag zum Krankheitsbild der Coxa valga. Arch. orthop. Unfall-Chir. 26 (1919) 100
König: Über Form und Wachstum des oberen Femurendes. Z. angew. Anat. 1917
König, G., W. Schult: Der Antetorsions- und Schenkelhalsschaftwinkel des Femur. Bücherei des Orthopäden, Bd. X. Enke, Stuttgart 1973
Kocher, T.: Über Coxa vara, eine Belastungsdeformität der Wachstumsperiode. Dtsch. Z. Chir. 38 (1894) 521
Koslowski, K., E. Rupprecht: Klinik und Röntgenbild der

Osteochondrodysplasien und Mukopolysaccharidosen. Akademie-Verlag, Berlin 1972

Kreuz, L.: Kritische Betrachtungen zur Morphologie der angeborenen Coxa vara. Arch. orthop. Unfall.-Chir. 28 (1930) 106

Kummer, B.: Torsionsprobleme an der unteren Extremität. Verh. dtsch. orthop. Ges. 49 (1961) 115

Kummer, B.: Die Beanspruchung der Gelenke, dargestellt am Beispiel des menschlichen Hüftgelenkes. Verh. dtsch. orthop. Ges. 55 (1968) 301

Kummer, B.: Die Beanspruchung des menschlichen Hüftgelenkes. Z. Anat. Entwickl.-Gesch. 127 (1968) 277; 286

Kurrat, H. J.: Die Beanspruchung des menschlichen Hüftgelenkes. Eine funktionelle Analyse der Knorpeldickenverteilung am menschlichen Femurkopf. Anat. Embryol. 150 (1977) 129

Lackmann, Th.: Über Coxa valga adolescentium. Z. Orthop. 28 (1911) 211

Lage, H. et al.: Horizontal lateral roentgenography of the hip in children. J. Bone Jt Surg. 35 B (1953) 387

Lahdenrata, U., P. Pylkkänen: Early and late results of Bracketts operations for pseudarthrosis of the neck of the femur in infantile coxa vara. Acta orthop. scand. 48 (1977) 74

Lang, J., W. Wachsmuth: Praktische Anatomie, Bd. I/4: Bein und Statik. Springer, Berlin 1972

Lange, M.: Die Coxa vara, ihr klinisches Bild und ihre heutige Behandlung. Münch. med. Wschr. 85 (1938) 1637

Lange, F., P. Pitzen: Zur Anatomie des oberen Femurendes. Z. Orthop. 41 (1921) 105

Langenskjöld, A.: On pseudarthrosis of the femoral neck in congenital coxa vara. Acta chir. scand. 98 (1949) 568

Langenskjöld, A., P. Salenius: Epiphysiodesis of the greater trochanter. Acta orthop. scand. 38 (1967) 199

von Lanz, T.: Über umwegige Entwicklungen am menschlichen Hüftgelenk. Schweiz. med. Wschr. 43 (1951) 1053

von Lanz, T., W. Wachsmuth: Praktische Anatomie, 2. Aufl. Bd. I/4. Springer, Berlin 1972

Lasda, N. A., E. M. Levinsohn, A. Y. Hansen, W. P. Bunnel: Computerized tomography in disorders of the hip. J. Bone Jt Surg. 60 A (1978) 1099

Laurent, L. E.: Growth disturbances of the proximal and of the femur in the light of animal experiments. Acta. orthop. scand. 28 (1959) 255

Lefèbre, J., P. Sauvegrain, P. Savart: Une nouvelle methode de mesure de l'anteversion du col fémoral. Ann. Radiol. 4 (1961) 4

Leger, W.: Zur Torsionsbestimmung des Schenkelhalses. Z. Orthop. 81 (1952) 583

Leger, W.: Beitrag zur Behandlung der Hüftabduktorenlähmung mit der subtrochanteren Osteotomie. Z. Orthop. 83 (1953) 405

Lehmann, F. E.: Die embryonale Entwicklung, Entwicklungsphysiologie und experimentelle Teratologie. In Altmann, H. W. u. Mitarb.: Handbuch der allgemeinen Pathologie, Bd. VI/1. Springer, Berlin 1955

Letts, R. M., M. H. K. Shakeir: Mirror image coxa vara in identical twins. J. Bone Jt Surg. 57 A (1975) 117

Leveuf, J., P. Bertrand: Luxations et subluxations congénitales de la hanche. Doin, Paris 1946

Lian, C.: Congenital coxa vara and Perthes disease. Acta orthop. scand. 19 (1950) 527

Lindemann, K.: Das Wachstum des Schenkelhalses bei der sog. Entlastungs-Coxa valga. Langenbecks Arch. klin. Chir. 228 (1930) 249

Lindemann, K.: Das erbliche Vorkommen der angeborenen Coxa vara. Z. Orthop. 72 (1941) 326

Lindemann, K.: Zur Morphologie der Coxa vara congenita. Z. Orthop. 78 (1949) 47

Loer, F., Stenbock-Fermor, K. D. Wulf: Anwendungsmöglichkeiten der Computertomographie in der Orthopädie. Z. Orthop. 119 (1981) 222

Louyot, P.: A propos de la mesure directe de l'anteversion du col femoral par tomographie. Rev. Rhum. 35 (1968) 206

MacEwen, G. D.: Anteversion of the femur. Postgrad. Med. 60 (1976) 154

McLeod, R. A., D. H. Stephens, J. W. Beabout, P. F. Sheedy, R. R. Hattery: Computed tomography of the skeletyl system. Semin. Roentgenol. 13 (1978) 235

McSweeny, A.: A study of femoral torsion in children. J. Bone Jt Surg. 40 A (1958) 803

Magilligan, D. J.: Calculation of the angle of antetorsion by means of horizontal lateral roentgenography. J. Bone Jt Surg. 38 A (1956) 1231

Magnusson, R.: Coxa vara infantum. Acta orthop. scand 23 (1959) 284

Manlot, G., D. Allamand, J. Sauvegrain: Mesure directe de l'anteversion du col femoral. J. Radiol. 45 (1964) 382

Maroteaux, P., V. Stanescu, R. Stanescu, H. Kresse, M. C. Hors-Cayla: Hétérogénéité des formes frustes de la maladie du Morquio. Arch. franç. Pédiat. 69 (1982) 761

Martin, R.: Lehrbuch der Anthropologie in systematischer Darstellung. Fischer, Jena 1914

Masse, P.: Coxa vara rachitica et coxa vara congenitale. Rev. Chir. orthop. 42 (1956) 362

Matzen, P. F., H. Unger: Gerät zur Bestimmung des Antetorsionswinkels des Schenkelhalses. Zbl. Chir. 81 (1956) 1949

Mau, H.: Die Hüftgelenksveränderungen bei spastischen Lähmungen. Z. Orthop. 84 (1954) 407

Mau, H.: Zur Ätiologie und Pathogenese der Coxa vara congenita. Arch. Orthop. Unfall.-Chir. 53 (1961) 210

Mau, H.: Die Trochanterresektion als physiologische Behandlung der Coxa vara. Z. Orthop. 85 (1954) 48

Mau, H.: Deformitätenstehung und -korrektur durch asymmetrisches Längenwachstum auf mechanischer Grundlage. Verh. dtsch. orthop. Ges. 44 (1956) 433

Mau, H.: Wachstumsfaktoren und -reaktionen des gesunden und kranken kindlichen Hüftgelenkes. Arch. orthop. Unfall.-Chir. 49 (1957) 427

Mau, H.: Wesen und Bedeutung der enchondralen Dysostosen. Thieme, Stuttgart 1958

Mau, H.: Die Entwicklung des coxalen Femurendes unter normalen und pathologischen Bedingungen. Verh. dtsch. orthop. Ges. 56 (1959) 75

Mau, H.: Zur Ätiologie und Pathogenese der Coxa vara congenita. Arch. orthop. Unfall-Chir. 53 (1961) 210

Mau, H.: Zur Ätiologie und Pathogenese von Verknöcherungsstörungen des Schenkelhalses. Z. Orthop. 96 (1962) 156

Pompe van Meerdervoort, H. F.: Congenital (infantile) coxa vara. S. Afr. J. Surg. 14 (1977) 127

Le Mesurier, A. B.: Developmental coxa vara. J. Bone. Jt Surg. 30 B (1948) 595

Mikulicz, L.: Über individuelle Formdifferenzen am Femur und an der Tibia des Menschen. His Arch. (1878) 351

Milch, H.: The resection-angulation-operation for hip joint disabilities. J. Bone J. Surg. 37 A (1955) 699

Mitzkat, K., J. Dietz: Zur Coxa vara infantum mit Hüftkopfepiphysenabscherung bei Seckel-Syndrom. Z. Orthop. 119 (1981) 85

Moll, H., F. Schmidt: Radiologische Grundzüge der atypischen Rachitisformen. Z. Kinderheilk. 80 (1958) 469

Morgan, J. D., E. W. Sommerville: Normal and abnormal growth at the upper end of the femur. J. Bone Jt Surg. 43 B (1960) 264

Morscher, E.: Die mechanischen Verhältnisse des Hüftgelenkes und ihre Beziehungen zum Halsschaftwinkel und insbesondere zur Antetorsion. Z. Orthop. 94 (1961) 376

Morscher, E.: Development and clinical significance of the anteversion of the femoral neck. Wiederherstellungschir. u. Traum. 9 (1967) 107

Mosebach, H.: Beitrag zur Entstehung der Coxa valga. Z. Orthop. 64 (1936) 281

Moulton, A., S. Upadhyay: A direct method of measuring

femoral anteversion using ultrasound. J. Jt. Surg. 64b (1982) 469
Müller, E.: Die Verbiegungen des Schenkelhalses im Wachstumsalter. Bruns' Beitr. klin. Chir. 4 (1888) 137
Müller, M. E.: Die hüftnahen Femurosteotomien. Thieme, Stuttgart 1957; 2. Aufl. 1970
Müller, W.: Die Entstehung der Coxa valga durch Epiphysenverschiebung. Bruns' Beitr. klin. Chir. 137 (1926) 148
Münzenberg, K. J.: Die Operation nach Amstutz und Wilson bei Coxa vara congenita. Z. Orthop. 112 (1974) 703
Nilsonne, H.: Beitrag zur Kenntnis der kongenitalen Form der Coxa vara. Acta radiol. (Stockh.) 3 (1924) 383
Nishizuka, T.: Beiträge zur Osteologie etc. Z. Morphol. Anthropol. 25 (1926) 1
Noble, T. P., E. D. W. Hauser: Coxa vara. Arch. Surg. 12 (1926) 501
Norman, O.: Anteversion of the neck of the femur and angulation of its shaft. J. Bone Jt Surg. 47 B (1965) 810
Papadopulos, J. S., A. Hoffmann: Das periostale Wachstum, Hauptmittel zur funktionellen Anpassung des Schenkelhalsschaftwinkels. Arch. orthop. Unfall-Chir. 73 (1972) 33
Parsch, K. D., U. Rossak: Die Behandlung der Hüftgelenksluxation bei Myelomeningocelen unter Berücksichtigung der Psoasplastik. Orthop. Prax. 7 (1971) 64
Parsch, K. D., K. P. Schulitz: Das Spina-bifida-Kind. Thieme, Stuttgart 1972
Parsch, K. D., V. Jyer, G. Schumacher: Schenkelhalslyse und Coxa vara. Arch. orthop. Unfall-Chir. 76 (1973) 323

Pasquie, M., C. Salanova, J. Valdiguie: Croissance de l'extrémité supérieure du femur. Rev. Chir. orthop. 51 (1965) 77
Patella, V., R. Baucale: Anatomical, pathological and clinical aspects of epiphyseal detachment, congenital coxa vara in relation to the development of the próximal femoral growth cartilage. Ital. J. Orthop. Traumatol. 3 (1977) 236
Paterson, D. C.: Acute supporative arthritis in infancy and childhood. J. Bone Jt Surg. 52 B (1970) 474
Pauwels, F.: Zur Frage der den Schenkelhals aufrichtenden Kräfte. Verh. dtsch. orthop. Ges. 30 (1935) 361
Pauwels, F.: Zur Therapie der kindlichen Coxa vara. Verh. dtsch. orthop. Ges., Suppl. 30 (1935b); Z. Orthop. 64
Pauwels, F.: Die Therapie der Coxa valga luxans. Z. Orthop. 79 (1950)
Pauwels, F.: Gesammelte Abhandlungen zur funktionellen Anatomie des Bewegungsapparates. Springer, Berlin 1965
Pauwels, F.: Atlas zur Biomechanik der gesunden und kranken Hüfte. Springer, Berlin 1973
Pavlov, H., A. B. Goldman, R. H. Freiberger: Infantile coxa vara. Radiology 135 (1980) 1631
Peltesohn, S.: Zur Ätiologie und Prognose der Coxa vara infantum. Z. Orthop. 28 (1911) 483
Peterson, H. A., R. A-Klassen, R. A. McLeod, A. D. Hoffman: The use of computerised tomography in dislocation of the hip and femoral neck anteversion in children. J. Bone Jt Surg. 63 B (1981) 198
Pitzen, P.: Die Behandlung der Coxa vara. Verh. dtsch. Orth. Ges. 24. (1929) 39
Pitzen, P.: Coxa valga adolescentium. Verh. dtsch. orthop. Ges. 30 (1935) 389
Pouliquen, J. C., P. Rigault, G. Guyonvarch, M. Le Luhant: Ostéochondrite parcellaire sur coxa valga chez l'enfant. Rev. Chir. orthop. 67 (1981) 757
Preiser, G.: Die Coxa valga congenita, die Vorstufe der angeborenen Hüftverrenkung. Z. Orthop. 21 (1908) 197
Pylkkänen, P. V.: Coxa vara infantum. Acta. orthop. scand. Suppl. 48 (1960)
Reikeras, O., I. Bjerkreim: Idiopathic increased anteversion of the femoral neck. Acta orthop. scand. 53 (1982) 839
Reikeras, O., I. Bjerkreim, A. Kolbenstvedt: Anteversion of the acetabulum and femoral neck in normals and in patients with osteoarthritis of the hip. Acta orthop. scand. 54 (1983) 18
Reikeras, O., I. Bjerkreim, A. Kolbenstvedt: Anteversion of the acetabulum in Patients with idiopathic increased anteversion of the femoral neck. Acta orthop. scand. 53 (1982) 847
Reynold, T. G., F. E. Herzer: Anteversion of the femoral neck. Clin. Orthop. 14 (1959) 80
Richard, G.: Methode zur Torsionsbestimmung mit Hilfe des Röntgenbildes. Z. Orthop. 79 (1950) 636
Rippstein, J.: Zur Bestimmung der Antetorsion des Schenkelhalses mittels zweier Röntgenaufnahmen. Z. Orthop. 86 (1955) 345
Roberts, W. M.: End result study of congenital coxa vara treated by the Hass trochanteric osteotomy. Sth. med. J. (Bgham, Ala.) 43 (1950) 389
Roebuck, E. J.: A cadiological method to determine the angle of femoral neck anteversion. Guy's Hosp. Rep. 115 (1966) 119
Rogers, S. P.: A method for determining the angle of torsion of the neck of the femur. J. Bone Jt. Surg. 13 (1931) 821
Romich, S.: Über Schenkelhalsverbiegungen. Z. Orthop. 49 (1928) 67
Rössler, H.: Zur Differentialdiagnose der juvenilen Kyphose. Z. Orthop. 84 (1954) 268
Rowe, L., R. K. Ghormley: Brackett operation for ununited fracture of the neck of the femur. J. Bone. Jt Surg. 26 (1944) 249
Ruby, L., M. A. Mital, J. O'Connor, A. Patel: Anteversion of the femoral neck. Comparison of methods of measurement in patients. J. Bone Jt Surg 61 A (1979) 46
Ruszkowski, J., S. Kovacic: Biomechanische Analyse gestörter Ossifikation bei Coxa vara. Arch. orthop. Unfall-Chir. 74 (1973) 338
Ryder, Ch. T., L. Crane: Measuring femoral anteversion. J. Bone Jt Surg. 35 A (1953) 32
Salemius, P., T. Videman: Growth disturbances of the femur. Acta orthop. scand. 41 (1970) 199
Sanilson et al.: Dislocation and subluxation of the hip in cerebral palsy. J. Bone Jt Surg. 46 A (1964) 1378; 54 A (1972) 863
Savastano, A. A., Th. F. Bliss: Contribution of the epiphyse of the greater trochanter to the growth of the femur. Int. Surg. 60 (1975) 280
Say, B.: Dominant congenital coxa vara. J. Bone. Jt Surg. 56 B (1974) 78
Scaglietti, O.: Surgical treatment of coxa vara in the child. J. Bone Jt Surg. 48 B (1966) 393
Schanz, A.: Coxa vara, die statische Belastungsdeformität des Schenkelhalses. Z. Orthop. 12 (1904) 99
Schanz, A.: Zur Behandlung der Coxa vara. Münch. med. Wschr. 40 (1923) 1247
Scheier, H.: Einwärtsgang und Rückbildung der Antetorsion des Schenkelhalses. Arch. orthop. Unfall-Chir. 61 (1967) 262
Schertlein, A.: Die Bestimmung des Schenkelhalstorsionswinkels mit Hilfe der Röntgenstrahlen. Fortschr. Röntgenstr. 39 (1929) 304
Schneider, P. G., H. Grueter: Röntgenologische und histologische Reaktionen nach dosierter Trochanterversetzung und intertrochanterer Osteotomie bei Luxationshüften. Z. Orthop. 98 (1969) 145
Scholder, P.: Mesure de l'antetorsion du col femoral evulation de la coxa antetorsa pura. Wiederherstellungschir. u. Traum. 9 (1967) 126
Scholer, P., P. Hegi: Mathematische Betrachtungen über die schräge Variasions- und Derotations-Osteotomie. Z. Orthop. 96 (1962) 298
Schulitz, K. P., K. D. Parsch: Die Hüftdeformität bei Meningomyelocele. Arch. orthop. Unfall-Chir. 67 (1969) 73
Schulthess, W.: Über Formveränderungen des Knochens an gelähmten Extremitäten. Verh. dtsch. Orth. Ges. 3 (1915) 465
Schultz, J.: Die Darstellung der Torsion vom Femur mit Hilfe von Röntgenstrahlen. Z. Orthop. 44 (1924) 325

Schulze, H., H. J. Haike: Die operative Behandlung der Coxa vara infantum. Z. Orthop. 98 (1964) 477

Schwarzenbach, U.: Die Rückbildungstendenz der idiopathisch vermehrten Antetorsion des Schenkelhalses. Arch. orthop. Unfall-Chir. 70 (1971) 230

Schwetlick, W.: Eine neue Methode zur Bestimmung des Schenkelhalsneigungs- und Antetorsionswinkels durch Röntgenkinematographie. Z. Orthop. 104 (1968) 288

Seewald, K.: Die Veränderungen im Bereich der Hüfte nach Poliomyelitis und ihre Behandlung. Z. Orthop. 94 (1961) 62

Serre, H., L. Simon, L. Mazas: Technique de mesure de l'anteversion du col femoral. Rev. Rhum. 35 (1968) 202

Seyss, R.: Zur Bestimmung der Schenkelhalslage beim Säugling. Praxis 63 (1974) 1089

Shands jr., A. R., J. K. Steele: Torsion of the femur. J. Bone Jt Surg. 40 A (1958) 803

Siffert, R. S.: Patterns of deformity of the developing hip. Clin. Orthop. 160 (1982) 14

Simons, B. L.: Untersuchungen zur Entstehung der Coxa valga. Arch. orthop. Unfall-Chir. 32 (1932) 32

Spitzy, H.: Hüftgelenksluxation und Osteochondritis. Z. Orthop. 45 (1923) 576

Spranger, Z.: Internationale Nomenklatur konstitutioneller Knochenerkrankungen. Fortschr. Röntgenstr. 115 (1971) 283

Stanley, M. K., W. H. Rieser: The histological characteristics of congenital coxa vara. Clin. Orthop. 132 (1978) 71

Stauss, A.: Die Ätiologie der Hüftgelenksdeformitäten. Z. Orthop. 68, Beil. Heft (1938)

Steward, S. F., R. G. Karschner: A method of determining the degree of antetorsion of the femoral neck. Amer. J. Roentgenol. 15 (1926) 258

Stieda, A.: Wie oft findet sich in den luxierten Gelenken eine Coxa valga. Verh. dtsch. Orth. Ges. 22 (1909) 31

Stock, H.: Coxa valga, ein Beitrag zur Frage der den Knochen formenden Kräfte. Arch. orthop. Unfall. Chir. 32 (1933) 133

Sullivan, J. A., J. J. Vanhoutte, B. Femondino: Femoral neck anteversion in perspectine. Clin. Orthop. 163 (1982) 185

Tainturier, P., H. Dechambre: Etude de l'anteversion de la hanche de l'enfent. Rev. Chir. orthop. 54 (1968) 545

Taussig, G., M. H. Delor, P. Masse: Les altération de croissance de l'extremité superieur du fémur. Rev. Chir. orthop. 62 (1977) 191

Thom, H.: Die Antetorsion des coxalen Femurendes bei der infantilen Cerebralparese. Verh. dtsch. orthop. Ges. 96 (1962) 166

Trueta, J.: The normal vascular anatomy of the human femoral head during growth. J. Bone Jt Surg. 39 B (1957) 358

Trueta, J., M. H. M. Harrison: Head of the femoral in adult man. J. Bone. Jt Surg. 35 B (1953) 442

Tucker, F. R.: Arterial supply to the femoral head and its clinical importance. J. Bone. Jt Surg. 31 B (1949) 82

Turner, H.: Über die Coxa valga. Z. Orthop. 13 (1904) 1

Virenque, J. et al.: L'examen radiographique de l'extremité superieure du femur et ses pieges. Presse méd. 71 (1963) 257

Visser, J. D., A. Jonkers: A method for calculating acetabular anteversion, femur anteversion and the instability index of the hip joint. Neth. J. Surg. 32 (1980) 146

Waltker, N.: Zur Coxa vara congenita. Z. Orthop. 111 (1973) 612

Waltker, N.: Kritik und radiologische Kriterien der sekundären Coxa vara congenita. Z. Orthop. 111 (1973) 847

Waltker, N., C. Dietschi: Die Behandlung der Coxa vara congenita. Z. Orthop. 111 (1973) 857

Walter, H.: Die Pathologie und Klinik der Coxa vara. Verh. dtsch. orthop. Ges. 24 (1929) 8

Waschulewski, H.: Über Ossifikationstypen der proximalen Femurepiphyse. Z. Orthop. 102 (1967) 74

Weber, B. G.: Inwieweit sind isolierte extreme Torsionsvarianten der unteren Extremitäten als Deformitäten aufzufassen? Z. Orthop. 94 (1961) 287

Weighill, F. J.: The treatment of developmental coxa vara by abduction subtrochanteric and intertrochanteric femoral osteotomy. Clin. Orthop. 116 (1976) 116

Weiner, D. S., A. J. Cook, W. A. Hoyt, E. Oravel: Computed tomography in the measurements of femoral anteversion. Orthopaedics 1 (1978) 299

Weinstein, J. N., K. N. Kuo, E. A. Millar: Congenital coxa vara. A retrospective review. J. Pediat. Orthop. 4 (1984) 77

Weisl, H.: Coxa vara in Spina bifida. J. Bone Jt. Surg. 65 B (1983) 128

Wientroub, S., A. Boyde, A. R. Chrispin, G. C. Lloyd-Roberts: The use of stereophotogrammetry to measure acetabular and femoral anteversion. J. Bone Jt Surg. 63 B (1981) 209

Winzer, J. Zur Coxa vara congenita – eine kasuistische Langzeitbetrachtung. Beitr. Orthop. Traumatol. 32 (1985) 30

Zarate, R., C. Cuny, P. Sazos: Détermination de l'antéversion du col du fémur par échographie. J. Radiol. 64 (1983) 307

Zaremba, J.: Über Formen der Coxa vara infolge der Geburt. Ref. Z. Org. Chir. 93 (1960) 588

Zenker, H., H. Bruns: Die Trochanterversetzung und ihre Ergebnisse. Arch. orthop. Unfall-Chir. 77 (1973) 299

Zimmermann, M.: Untersuchungen über Krankheitsbild und Ätiologie der sog. Coxa vara congenita. Z. Orthop. 68 (1938) 389

Zsebök, Z.: Die Anatomie des Hüftgelenkes. In Diethelm, L. u. Mitarb.: Handbuch der medizinischen Radiologie, Bd. IV/2: Skeletanatomie. Springer, Berlin 1968

Femurdefekt

Von A. Rütt und W. Küsswetter

Der sog. kongenitale Femurdefekt (Femurdysplasie) wurde wohl erstmalig 1573 von Ambroise Paré als phokomele Ektromelie, also als eine angeborene Mißbildung, dargestellt (Abb. 1).
Dagegen wissen wir heute, daß die Patienten von Fridericis (1737), Göller (1737, Crommelins (1777) und Förster zwar eine Ektro- bzw. Phokomelie aufweisen, jedoch typische Femurdefekte fehlten.
Erst mit Beginn des 19. Jahrhunderts finden wir dann ausführlichere Darstellungen und Beschreibungen bei Dumeril (1801), Meckel (1812) und Ellis (1853). Die die Mißbildung aber wirklich aufklärenden Untersuchungen erfolgten schließlich um die Wende zum 20. Jahrhundert. Neben Buhl (1869), der vor allem die pathologisch-anatomischen Befunde beschrieb und erstmalig auf den „Schenkelstrang" aufmerksam machte, waren es insbesondere Drehmann (1902, 1903, 1910, 1911, 1924), Reiner (1901, 1903) und Blenke (1901), die sich in eingehenden Studien unter Auswertung der Literatur mit dem Femurdefekt auseinandersetzten. In neuerer Zeit hat Nilsonne, dem wir die über Jahre gültige Klassifizierung der Mißbildung verdanken, sich 1928 in einer umfangreichen Untersuchung dieser Deformität und ihren Problemen gewidmet. Bis 1961 sind es nur mehr einige wenige, meist kasuistische Beiträge (Van Nes 1950, Exner 1950), die dieser Thematik gelten. So konnte auch der Handbuchbeitrag in der ersten Auflage (1961) jene Erkenntnisse und Erfahrungen, die uns aus den durch das Thalidomid ausgelösten Embryopathien erwuchsen, noch nicht verwerten.
Neben einer größeren Zahl von Einzelarbeiten war es vor allem die Monographie von Blauth (1967), die Altbekanntes mit diesen neuen Erfahrungen analysiert und auswertet. Dank des umfangreichen Krankengutes wurde ihm eine pathologisch-anatomisch fundierte und wohl endgültige Klassifizierung möglich, die die von Nilsonne (1924, 1928) ablöste.
Die 1968 von Aitken und Amstutz u. Wilson (1962) vorgeschlagene Klassifizierung unterscheidet sich von der von Blauth (1967) dadurch, daß Aitken die angeborene Coxa vara nicht in das Krankheitsbild der partiellen Femurdysplasie einbezogen wissen will (Abb. 2a). Dagegen rechnen Rupprecht u. Manitz (1973) und Hamanishi (1980) Verkürzung und stärkere Krümmung des Femurschaftes zum klinischen Erscheinungsbild der partiellen Femurdysplasie. Nach Ansicht dieser Autoren kommen die unter-

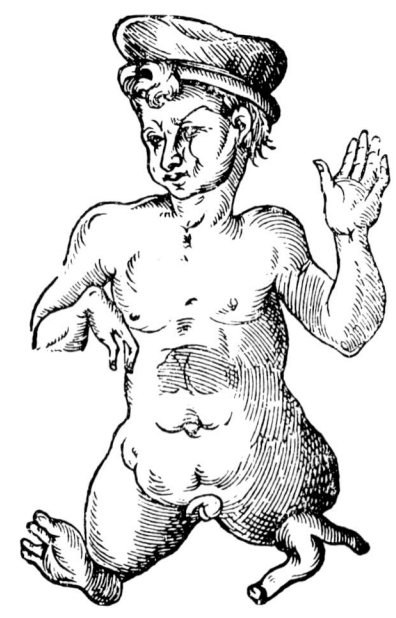

Abb. 1 „Peromelus" (aus *A. Paré:* Opera Lib. XXIII, Paris 1582)

schiedlichen Typen durch verschieden stark ausgeprägte Wachstumshemmung zustande (Abb. 2b).
Wir ziehen jedoch die Einteilung von Blauth vor, da sie neben der Morphologie auch therapeutische und prognostische Merkmale berücksichtigt und sich dieser Einteilung auch jeweils teratologische Reihen zur Seite stellen lassen. Zudem konnte Blauth (1967) bei der Erarbeitung dieser Einteilung aufgrund persönlicher Kenntnisse das gesamte Krankengut der Thalidomidembryopathien in Deutschland auswerten.
Die Erkenntnisse aus der Untersuchung und Beobachtung der Thalidomidembryopathien und aus den zahlreichen, in den letzten 15 Jahren durchgeführten tierexperimentellen Studien zur Ätiologie der Mißbildungen haben entscheidend zur Klärung der Ätiologie der Mißbildung beigetragen. Rogala u. Mitarb. (1974) konnten aus dem Neugeborenenregister Edinburghs von 1964–1968 die Inzidenz der partiellen Femurdysplasie mit 1:50000 ermitteln.
Folgt man, basierend auf die Gedanken von Gruber (1958), Grebe (1964) und Wertmann (1955), den allgemeinen Begriffsdefinitionen der Mißbildungen der Extremitäten nach Willert u. Blauth (1966), so ist der Femurdefekt je nach Ausprägung und Mitbeteiligung des Unterschen-

Abb. 2 a u. b a) Klassifikation des Femurdefektes nach Aitken: Das Krankheitsbild wird im angloamerikanischen Sprachraum als Proximal focal femoral deficiency (PFFD) bezeichnet. In die Klassifikation ist die Coxa vara congenita nicht einbezogen. Die unterbrochenen Linien geben knorpelig angelegte Struktur wieder, die später ossifizieren werden (Klasse A) oder ossifizieren können (Klasse B).

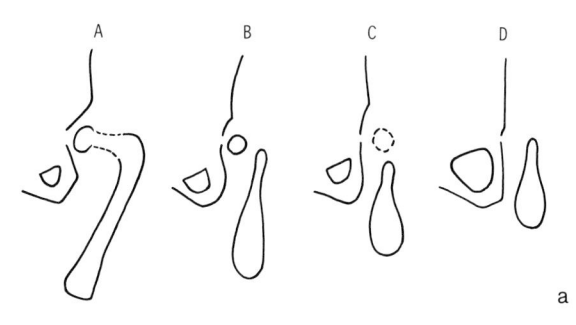

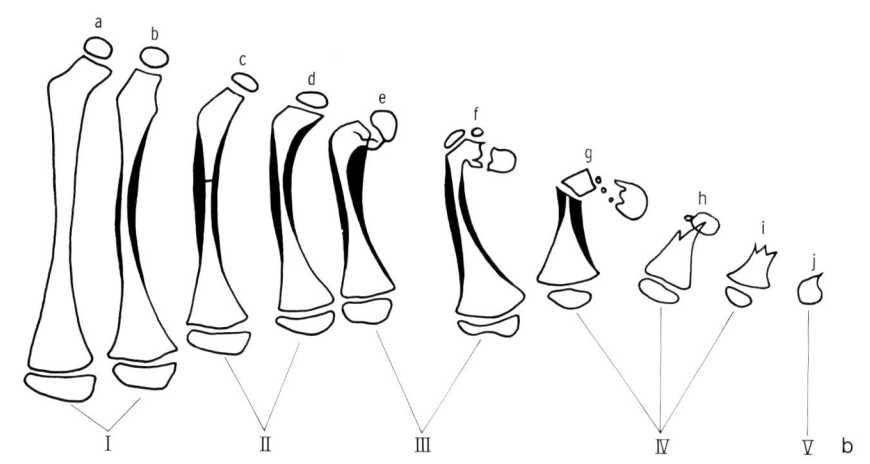

b) Klassifikation nach Hamanishi: In diese Einteilung ist der verkürzte oder stärker kurvierte, hypoplastische Femur mit einbezogen.
Typ I: Einfache Hypoplasie des Femur: a = normale Gestalt, b = leicht gebogener Schaft mit Kortikalisverdickung.
Typ II: Verkürztes Femur mit vermehrter Schaftbiegung. c = betonte, laterale Biegung und Kortikalisverdickung als Folge eines quer verlaufenden, subtrochantären Ossifikationsdefektes, d = verminderter Hals-Schaft-Winkel.
Typ III: Verkürztes Femur mit Coxa vara: e = Coxa vara mit Kortikalisverdickung im Bereich des Trochanter minor bei geradem Femurschaft, f = fortschreitende Coxa vara mit verdickter Kortikalis bei deutlicher Schaftverbiegung.
Typ IV: Fehlendes oder defektes, proximales Femur. g = fehlende oder fibrös ausgebildete Hals-Trochanter-Region. Proximalverschiebung des oberen Schaftanteils und querer, diaphysärer Ossifikationsdefekt, h = fehlende Schenkelhals-Trochanter-Region. Kleiner Femurkopf mit direkter Verbindung zum deformierten Schaft, i = Fehlen des gesamten proximalen Femurs.
Typ V: Fehlendes oder rudimentär angelegtes Femur. j = rudimentär, später verknöcherndes Femur

kels als Ektromelie einzuordnen, wobei es sich entweder um den *proximalen* oder den *Achsentyp* handelt. Letzterer kann bei extremer Ausprägung klinisch als Phokomelie imponieren, so daß man bei der Auswertung des Röntgenbefundes (vgl. Abb. 1) auch von einer phokomelen Ektromelie sprechen kann.

Wie manch andere Erkrankung der Hüftgelenkregion wird auch diese Mißbildung bei Tieren beschrieben (NAGAMIA u. NAIK 1966).

Zweifellos muß man BLAUTH zustimmen, daß eine Einteilung des Femurdefektes nach der Entstehungsursache nicht möglich ist, da diese nur in wenigen Fällen aufzuklären ist. Daher scheint aus klinischer Sicht eine Klassifizierung nach pathologisch-anatomischen Kriterien, wie BLAUTH sie vorschlägt, sinnvoll und praktisch. Es sind so nach morphologischen Gesichtspunkten charakteristische Typen verschiedener Schweregrade zu erfassen. Hierdurch lassen sich diese wiederum über teratologische Reihen einer pathogenetischen Deutung näherbringen. Daß eine solche Betrachtungsweise schließlich die Diskussion um Prognose und Therapie erleichtern wird, ist einleuchtend.

Gegenüber der Klassifizierung BLAUTHs müssen die Schemata, die REINER (1901) bzw. NILSONNE (1928 vorgeschlagen haben, ebenso unbefriedigend bleiben und können unseren Anforderungen heute nicht mehr genügen wie die neuesten Einteilungsvorschläge von KALANCHI u. Mitarb. (1985) bzw. GILLESPIE u. Mitarb. (1985). Sie sind aufgrund ungenügender Kenntnisse der verschiedenen Formenbilder bei begrenzten diagnostischen Möglichkeiten unvollständig und unübersichtlich. Die 1965 von MATTHIASS vorgeschlagene „Systematik der Femurbefunde bei Dysmelie" zeichnet sich zwar durch eine detaillierte Exaktheit aus, ist aber wohl für die praktische klinische Arbeit weniger gut brauchbar.

Die Einteilung von BLAUTH folgt der pathologischen Anatomie nach Abschluß des Wachstums,

wobei Schweregrad und Hauptlokalisation die Grundtypen bestimmen. Ihnen werden teratologische Reihen zur Seite gestellt.
Nachstehend die Einteilung im Originaltext:

„1. Grad des Femurdefektes: Coxa vara congenita mit und ohne Femur varum.
Lokalisation: proximale Meta- (und Epi-)physe, proximale Diaphyse.
2. Grad des Femurdefektes: partielle Femuraplasie. *Lokalisation:* (proximale Epi- und Metaphyse), proximale und mittlere Diaphyse.
3. Grad des Femurdefektes: subtotale Femuraplasie. *Lokalisation:* proximale Epi- und Metaphyse, Diaphyse, distale Metaphyse."

Der totale Femurdefekt wurde bisher nicht beobachtet; er kann daher in einer solchen Einteilung unberücksichtigt bleiben.
Wenn auch bis heute die Ätiologie der Mißbildung nicht völlig aufgeklärt ist, so darf man doch feststellen, daß alle Theorien über eine exogenmechanische oder traumatische Entstehung während Schwangerschaft oder Geburt nicht zutreffen. Auch die Jahrzehnte anhaltende Diskussion um die Amniondrucktheorie ist nach der sog. „Thalidomidkatastrophe" wohl endgültig verstummt, d.h., die von HELLNER (1932), KIEWE (1932), M. LANGE (1935) LINDEMANN (1932, 1941), GOLDING (1938) und ZIMMERMANN geäußerte Meinung, daß endogene Ursachen die Mißbildung bewirkten, fand – nachdem bereits NILSONNE (1924) von „wirklichem Anlagefehler" und FAIRBANK (1928) von einem „angeborenen Irrtum der Entwicklung" gesprochen hatte – nun ihre fast sichere Bestätigung.
Gestützt wird zweifellos diese Auffassung durch die zahlreiche Beobachtungen, bei denen Patienten auch Mißbildungen anderer Extremitäten aufweisen, worauf früher vor allem NILSONNE (1924) hingewiesen hat. Wir konnten das bei den Thalidomidembryopathien tatsächlich sehr oft beobachten (Abb. 3).
Überraschenderweise sind Literaturhinweise über ein familiäres Vorkommen des Femurdefektes selten. HAMANISHI (1980) fand bei 56 Patienten mit partieller Femurdysplasie, bei denen Thalidomid als ätiologischer Faktor ausgeschlossen werden konnte, in insgesamt 2% der Fälle Gliedmaßenanomalien in den betroffenen Familien. FUHRMANN u. Mitarb. (1980) berichten über das Auftreten der Coxa vara congenita bei 3 türkischarabischen Geschwistern. Zwar wurde mehrfach das gemeinsame Vorkommen von primärer Coxa vara congenita und Hüftgelenkluxation bei einem Probanden beobachtet sowie das wechselweise Auftreten von Coxa vara und Hüftgelenkdysplasie (HEPP 1962, 1965, HELBING 1906,

F. LANGE 1896), jedoch scheint uns vorerst fraglich, ob man diesen wenigen Beobachtungen wesentliche Bedeutung zumessen darf. Sicher läßt sich bis heute eine Erblichkeit – auch nur der Coxa vara – nicht beweisen.
Die wenigen Zwillingsbeobachtungen (HOLDEN 1968, JÖRGENSEN u. Mitarb. 1970, RING 1959) erlauben nach unserer Auffassung noch keine Rückschlüsse zur Frage der Erblichkeit. Insgesamt besteht Einigkeit in der Literatur, daß einem Erbgeschehen für die Ätiologie der Erkrankung keine wesentliche Bedeutung zukommt (SCHULTZ u. PARSCH 1969, LEVINSON u. Mitarb. 1977, ROBERT u. Mitarb. 1981). Als ätiologische Faktoren werden neben intrauteriner Zwangshaltung (HOLDEN 1968, PARSCH 1973) intrauterine Ernährungsstörungen (SHANDS u. MCEWEN 1962), Gefäßversorgungsstörungen (BADGLEY 1953), chemische Intoxikationen (ROBERT u. Mitarb. 1981) sowie eine angeborene Minderwertigkeit des Gewebes im Schenkelhalsbereich diskutiert. TRUETA (1957) konnte eine Insuffizienz in der Gefäßversorgung der inter- und subtrochantären Region in der fetalen Phase demonstrieren. Wenn auch bei kritischer Betrachtung unter den verschiedenen Theorien die der Ossifikationsstörung infolge einer endogenen Keimschädigung immer mehr an Wahrscheinlichkeit gewinnt, wobei Sitz und Art der Schädigung unbekannt sind, so dürfte doch für die Mehrzahl der Fälle folgender Entstehungsmodus zutreffen: exogene Keimschädigung in der Determinationsphase bei bestehender endogener Bereitschaft etwa im Sinne einer Genkonstellation, auf die ein exogenes auslösendes Agens treffen muß.
Hierfür sprechen folgende Tatsachen:

1. fehlende Erblichkeit,
2. keine familiäre Häufung,
3. Mißbildung vom Typ proximale Ektromelie oder solche vom Achsentyp,
4. Beobachtungen bei der Thalidomidembryopathie, bei der zumindest im Sinne des auslösenden Agens der Zusammenhang als gesichert erscheint (LENZ 1962, WIEDMANN 1963, DEGENHARDT 1962, 1965 u.v.a.),
5. die inzwischen recht zahlreichen, tierexperimentellen Untersuchungen, die wohl zuerst von DEGENHARDT (1965) und der Büchnerschen Schule ausgeführt wurden.

Sicher darf man neben dem Thalidomid den Diabetes bei solchermaßen erkrankten Müttern als auslösendes Agens bei bestehender endogener Bereitschaft ansehen (BAILEY u. BEIGHTON 1970, MCCRACKEN 1965, PASSARGE 1965). Ob ein entsprechender Wirkstoff auch bei dem „Femoral hyperplasia – unusual facies Syndrome" (Pierre-Robin-Syndrom) wirksam ist, bleibt vorerst unbekannt.
Bevor wir im einzelnen das Syndrom darstellen, sei an die Feststellung LINDEMANNS erinnert:

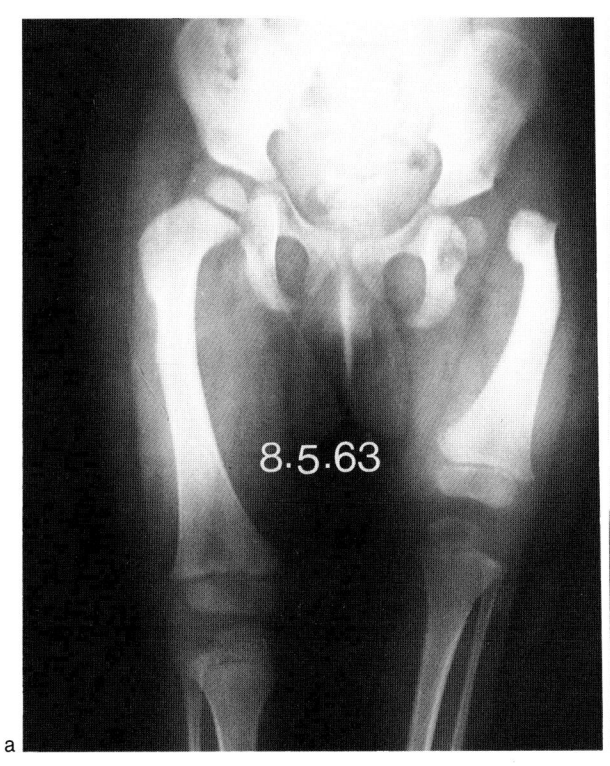

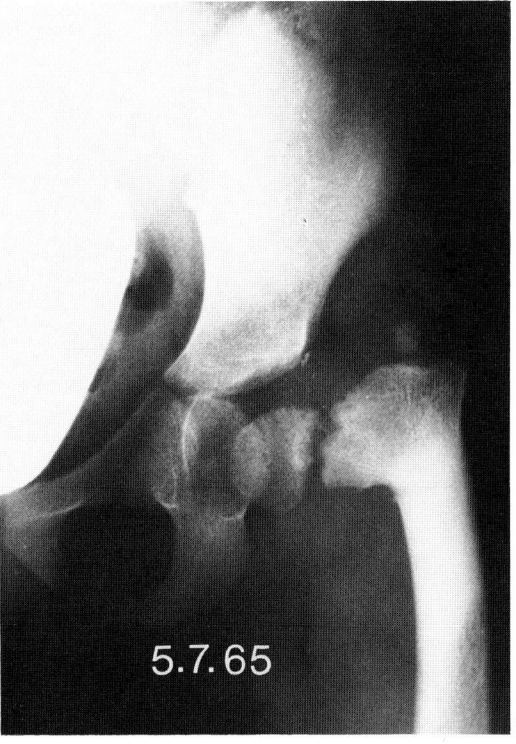

Abb. 3 a u. b Schweregrad des Femurdefektes, die primäre Coxa vara congenita. a) Rechts nur mehr leichter Femur varus mit Sklerose im proximalen Drittel, mediale Kortikalis verdickt, laterale unregelmäßige Schenkelhals-Schaft-Winkel mit knapp 2 Jahren schon fast normalisiert. Links stärkerer Grad der Coxa vara bei fast normaler Epiphysenentwicklung, Defekt der Metaphyse, Schenkelhals-Schaft-Winkel kaum 90 Grad, stark vermindertes Längenwachstum. b) Mit 4 Jahren links fast nun normale Entwicklung der Metaphyse, so daß kein Defekt mehr besteht, Coxa vara unverändert, ebenso proximales Femurdrittel

„Der Ektromelie wohnen noch stärkere Entwicklungs- und Wachstumstendenzen inne." Damit wird auf die Beobachtung hingewiesen, daß wir über das wahre Ausmaß der Mißbildung erst nach Abschluß des Wachstums eine definitive Aussage machen können (vgl. Abb. 5) - eine Feststellung, die wesentliche Konsequenzen für Prognose und Therapie hat. Eine prognostische Hilfe stellt die Beobachtung von AMSTUTZ (1969) und VLACHOS (1973) dar, die nachweisen konnten, daß das Wachstum des dysplastischen Femurs im Vergleich zur gesunden Seite linear verlangsamt verläuft. Die zu erwartende Beinlängendifferenz kann somit unter Verwendung der Wachstumskarten nach ANDERSON u. Mitarb. (1963) wenigstens grob abgeschätzt werden.

Besonders wichtig erscheint uns diese Feststellung für den ersten Grad des Femurdefektes. Welche Bedeutung bei dieser Nachentwicklung dem wohl von BUHL (1861) erstmalig beschriebenen „Schenkelstrang" zukommt, ist bis heute unbekannt. Möglicherweise ist er doch so etwas wie eine Bindegewebsleitschiene, deren gewebliche Potenz für den späteren Endzustand maßgebend ist.

Erster Grad: primäre Coxa vara

Nach LINDEMANN (1934, 1941, 1949, 1962) - dieser Auffassung haben sich inzwischen wohl alle Autoren angeschlossen - ist nur diese Form der Coxa vara wirklich angeboren, also bei Geburt vorhanden. Die sekundäre Form entwickelt sich erst im Kleinkindesalter aufgrund einer Chondroosteonekrose der proximalen Metaphyse, die wahrscheinlich in den meisten Fällen Ausdruck einer Osteochondrodysplasie unterschiedlicher Ätiologie ist (Abb. 4).

Bei dieser Form des Femurdefektes scheint unter Einbeziehung der Jahrgänge 1959-1963 eine Bevorzugung des weiblichen Geschlechts zu bestehen, ebenso ein Überwiegen der rechten Seite. Doppelseitigkeit findet sich nur bei etwa einem Drittel der Patienten (IDELBERGER 1959), NILSONNE 1928, SIEVERS 1904, ERLACHER 1955, ZIMMERMANN 1938).

Diese Femurveränderung kann an den übrigen Extremitäten mit jeder Art von Fehlentwicklung verbunden sein, aber auch - wie sich bei den Thalidomidembryopathien gezeigt hat - mit solchen der Sinnesorgane, des Intestinaltraktes und des kardiovaskulären Systems. Seltener finden

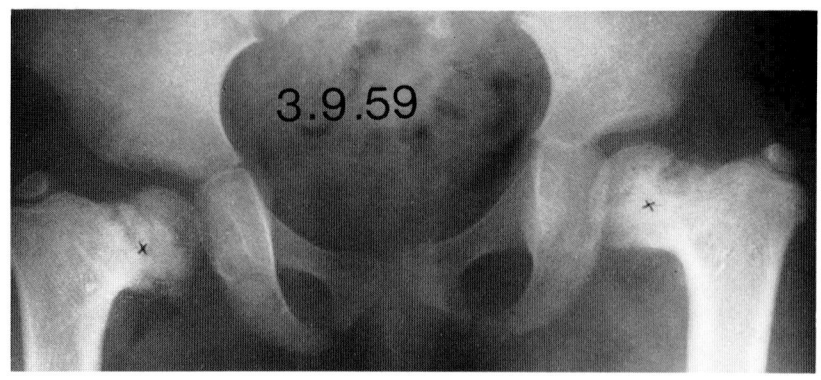

Abb. 4 Beispiel einer sekundären Coxa vara im Alter von 4 Jahren

Abb. 5 a–d Teratologische Reihe des ersten Schweregrades aus *W. Blauth:* Der congenitale Femurdefekt. Enke, Stuttgart 1967

sich auch Mißbildungen des distalen Abschnittes des gleichseitigen Beines.

Bei Kindern diabetischer Mütter wird offenbar als typisch das Caudal-regression-Syndrom beobachtet. Es handelt sich um folgende Veränderungen: „sacral agnesie, femur malformation und rectal-urogenital disturbances".

Ob das Pierre-Robin-Syndrom (DAENTL u. Mitarb. 1975, GOLDMANN u. SCHNEIDER 1978, MAISELS u. STILWELL 1980, GRAVISS u. Mitarb. 1980, SANDISON u. JOHNSON 1981, BURG u. Mitarb. 1982) ätiopathogenetisch mit dem in den letzten Jahren häufiger beschriebenen femoralen Femoral-hypoplasia-unusual-facies-Syndrom (FHUFS) verwandt ist, ist bisher ungeklärt, obwohl auch bei letzterem die Sakralagnesie beschrieben wurde (z. B. GLEISER u. Mitarb. 1978, EASTMAN u. ESCOBAR 1978) und eine diabetische Anamnese nicht ganz ausgeschlossen werden konnte.

Als Leitsymptome unterschiedlicher Ausprägung haben zu gelten:

1. Trochanterhochstand, im Laufalter mit positivem Trendelenburgschen Zeichen,
2. Bein- und Gesäßfaltendifferenz, bei stärkerer Ausprägung Verplumpung der hüftnahen Oberschenkelmuskulatur,
3. Beinverkürzung, die im wesentlichen im Oberschenkel liegt und bis zum Wachstumsabschluß absolut zunimmt. Oft ist auch die Wachstumspotenz, des Unterschenkels gemindert;
4. Oberschenkelverkrümmung im oberen Drittel, Femur varus,
5. Abduktions- und Innendrehbehinderung, später bei stärkeren Schweregraden evtl. Flexionsaußendrehkontraktur mit Kreuzungsphänomen der Unterschenkel bei Kniebeugung,
6. trichterförmige Weichteileinziehung an der Gesäßaußenseite (inkonstant),
7. später, vor allem bei Doppelseitigkeit, typischer Watschelgang, positives Duchennesches Zeichen,
8. nicht selten auch Genu valgum, Innentorsion des Unterschenkels mit verminderter oder auch, jedoch seltener, vermehrter Wachstumspotenz.

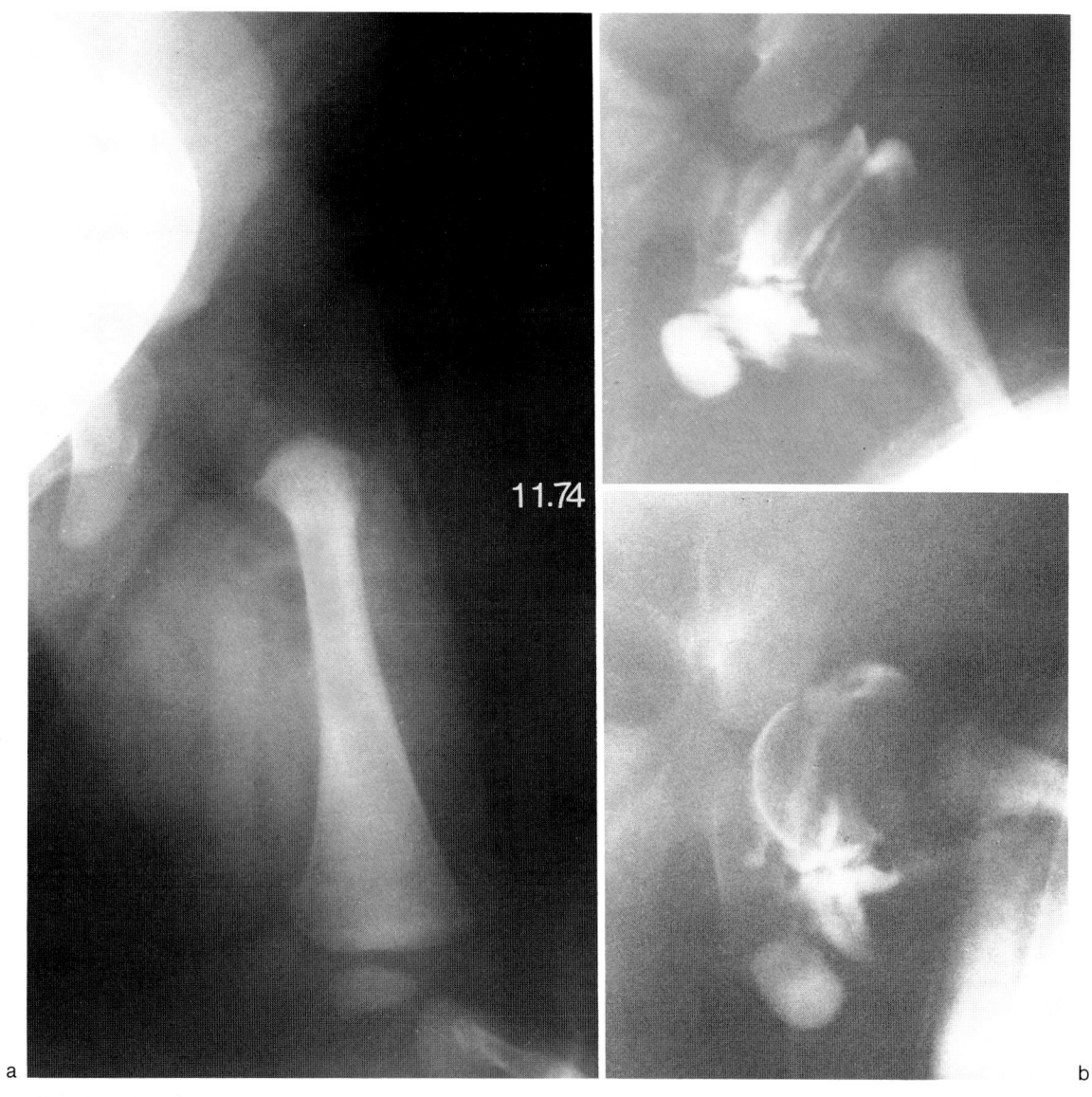

Abb. 6 a u. b a) M. D., im Alter von 4 Monaten Coxa vara congenita mit Sklerose des proximalen Femurdrittels, keine Achsenabweichung, starke Minderung des Längenwachstums, Verknöcherung der Epi- und Metaphyse nicht sicher auszumachen. b) Das Arthrogramm zeigt in zwei Ebenen eine normale knorpelige Femurkopfanlage, der kleine Ossifikationskern ist offenbar der dysplastischen Metaphyse zugehörig. Die weitere Entwicklung kann positiv beurteilt werden

Wie diese klinische Befunde je nach Schweregrad und Alter zum Zeitpunkt der Untersuchung erheblich variieren können, so tun dies auch die Röntgenbefunde. Hier haben folgende Zeichen als Leitsymptome zu gelten:
1. Coxa vara,
2. Femur varum im subtrochantären Bereich mit Sklerosierung dieses Abschnittes, Verdichtung der konkavseitigen Kortikalis,
3. Minderwuchs des ganzen Femurs,
4. verzögerte Kopfkernentwicklung.

Wie Beobachtungen von BLAUTH (1967) GOLDING (1938, 1948), MICHEL (1952), MOUCHET (1928) sowie RÜTT (1961) beweisen, haben gerade die leichten Formen dieser Mißbildung eine starke Korrekturtendenz. Bei der eigenen Beobachtung bestand nach Wachstumsabschluß eher eine Coxa valga als eine Coxa vara. Unverändert verblieben war jedoch wie auch in allen anderen veröffentlichten Fällen der erhebliche Minderwuchs (Abb. 5).

Unseres Erachtens sollte man viel öfter von der Arthrographie Gebrauch machen; sie ist nicht nur in der Lage, bereits früh Aufschlüsse über die Prognose zu geben, sondern sie kann auch eine wesentliche Hilfe für therapeutischen Überlegungen sein (Abb. 6).

Die Verlaufsbeobachtung zeigt aber auch, daß

1.140 Angeborene Deformitäten

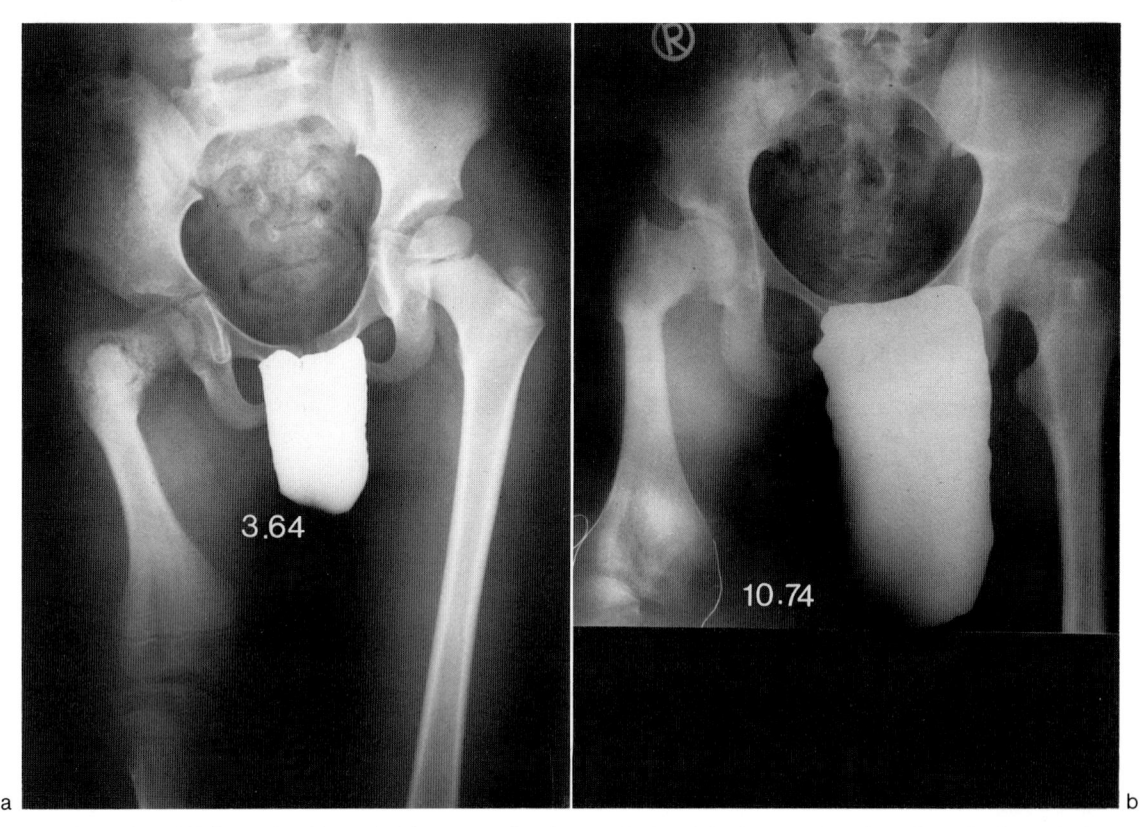

Abb. 7 a u. b a) T. G., rechts Femurdefekt ersten Grades, noch deutliche intertrochantäre „Pseudarthrose", dysplastisches Kniegelenk mit permanenter Patellaluxation, Wachstumsdefizit 22 cm. b) Das Defizit beträgt nun nach Abschluß des Wachstums 29 cm; die „Pseudarthrose" ist spontan ausgeheilt. Permanente Patellaluxation und Kniegelenkdysplasie haben zu einer Kniebeugekontraktur von 20 Grad geführt. Als Schüler in Schiene voll leistungsfähig, in zwei Sitzungen Korrektur der Patellaluxation und Verlängerungsosteotomie nach Wagner vorgesehen

neben dem schon zitierten unterschiedlichen Schweregrad immer mehr eine Entwicklungsverzögerung der proximalen Metaphyse erkennbar wird, so daß schließlich das Bild einer „Schenkelhalspseudarthrose" mit extremer Coxa vara (Trochanterhochstand, fehlende Metaphyse, kleine Epiphyse in der Pfanne) verbleibt. Den Übergang zum zweiten Grad des Femurdefektes stellt jene Verlaufsform dar, bei der die Pseudarthrose intertrochantär oder gar subtrochantär mit extremer Coxa vara und relativ guter Ausbildung der Meta- und Epiphyse verbleibt.

Die bisher spärlichen pathologisch-anatomischen Untersuchungen bestätigen weitgehend die röntgenologischen Befunde, ohne bisher Auskunft geben zu können über die oft so unterschiedliche Entwicklung gleicher Ausgangsbefunde, bei denen sich schließlich eine recht verschiedene Lokalisation der stärksten ossären Dysplasie ergibt:
Epiphyse-Metaphyse oder Diaphyse.

Noch weniger aber läßt sich über die Weichteile sagen. Die über der Konvexität des Femurs liegende Hauteinziehung ist in ihrer Genese auch nach den Untersuchungen von WILLERT genauso unklar wie solche bei anderen Mißbildungen mit Knochenverbiegungen (Abb. 7).

Therapie
Bei allen leichten Fällen kann man – in Übereinstimmung mit den meisten Autoren – auf eine spezielle Behandlung verzichten. Das trifft vor allem für jene Fälle zu, die als teratologische Reihe A nach BLAUTH zu gelten haben. Gleichartig in ein therapeutisches Schema einzuordnen ist auch sicher vielfach die teratologische Reihe B. Jedoch kann man sicher unter Beobachtung des Verlaufs bei diesen Patienten aktiver werden, d. h. früh mit einem abduzierenden Extensionsgips beginnen, wie ihn auch BLAUTH vorschlägt. Besonders wenn man mit Beginn des Laufens eine extendierende Schiene anschließt, sahen wir einen Einfluß auf die Beugekontrakturneigung aller schweren Fälle; wir meinen auch, eine extreme Varisierung vermieden zu haben. Ein solcher Erfolg ist in jedem Falle, da wir meist erst mit dem 2.–3. Lebensjahr operieren sollen bzw. können, sehr wichtig. So mußten auch wir wie andere Autoren die Operation manchmal fast bis ins Schulalter hinausschieben.

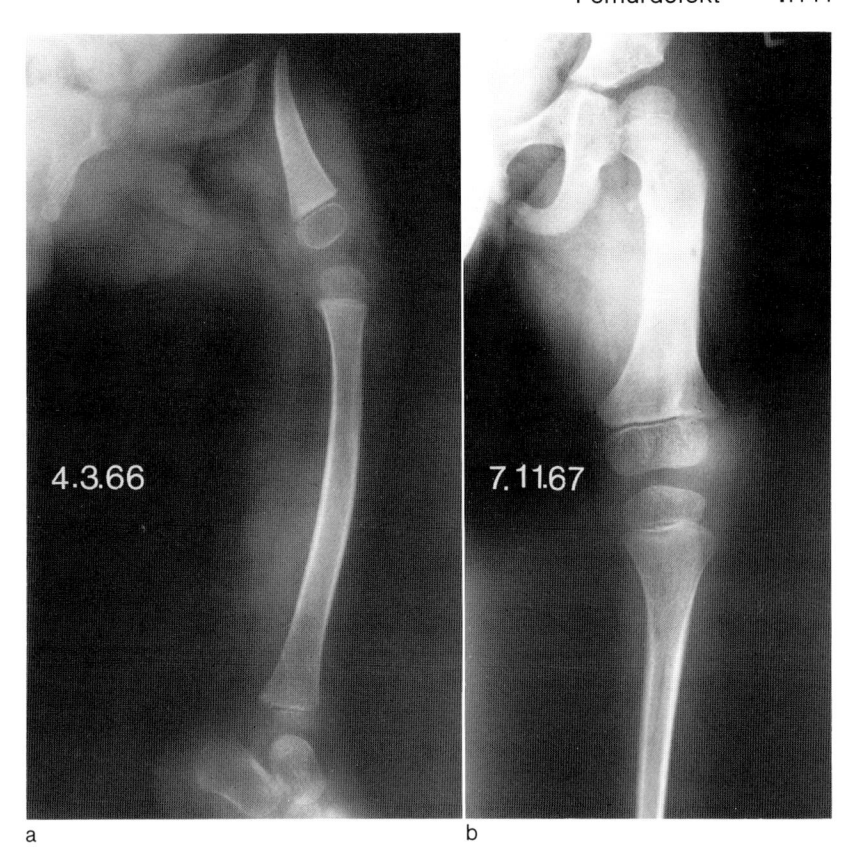

Abb 8 a u. b a) L. H., erstgradiger Femurdefekt, fast schon Übergang zu zweitem Schweregrad mit diaphysärem Defekt und extremen Femur varus.
b) 3 Monate nach Defektresektion, Spananlagerung und Markraumleitschiene: Defekt ausgeheilt, achsengerecht, nur starkes Wachstumsdefizit, permanente Patellaluxation

Bei der alleinigen Coxa vara ist die Behandlung der Wahl die intertrochantäre Aufrichtungsosteotomie, deren Ziel eine Überdosierung um etwa 10–15° und ein Trochantertiefstand sein muß. Wird letzteres durch die Osteotomie nicht genügend erreicht, ist ergänzend die Trochanterversetzung erforderlich. Die Wahl der Osteosynthese ist vom Lokalbefund abhängig. Wir bevorzugen die stabile Osteosynthese mit der Kinderhüftplatte. WALKER (1973) fand nach einem durchschnittlichen Nachuntersuchungszeitraum von 34 Jahren gute Langzeitergebnisse der kombinierten, intertrochantären Aufrichtungsosteotomie und autologen Knochenbolzung. Dabei weisen die Fälle mit stärker aufgerichteten Schenkelhalswinkel (Durchschnitt 106°) deutlich bessere Ergebnisse auf.

Bei bestehender bzw. verbleibender „Schenkelhalspseudarthrose" – teratologische Reihe C – läßt sich eine operative Therapie erst nach weitgehender Entwicklung der Epiphysenverknöcherung ausführen. Möglichst ohne Ablösung der Weichteile, ohne die Korrektur der Varusstellung zu erzwingen, wird die Pseudarthrose im allgemeinen möglichst mit einem autologen Span überbrückt, der in Epi- und Diaphyse eingestemmt wird. Erst zu späterem Zeitpunkt erfolgt dann die Korrektur der Varusdeformität durch Osteotomie. – Das gleiche Vorgehen empfehlen wir grundsätzlich auch bei inter- bzw. subtrochantärer Pseudarthrose. Das vorgeschlagene Verfahren ist hier leichter ausführbar, da die Metaphyse ein gutes Spanlager bietet; meist kann auch gleichzeitig leichter die Varusdeformität korrigiert werden. Eine vollständige Korrektur ist nicht notwendig, da der Organismus spontan für die weitere Aufrichtung sorgt. Vielfach kann ein Markraumnagel als Leitschiene für den Span benutzt werden, der ggf. von einem Elternteil transplantiert werden muß (Abb. 8).

Bereits BURCKHARDT (1946) konnte im Pseudarthrosenbereich eine sekundäre Heilung mit Bindegewebsersatz des Wachstumsknorpels, Dauerbrüche an der Grenze von Blasenknorpel und Primärspongiosa sowie Umbauzonen nachweisen und deutete diese als zusätzliche Folge einer mechanischen Schädigung durch die Einwirkung von Scherkräften. Durch die Aufrichtungsosteotomie wird dann die Pseudarthrose unter Druck gebracht und kann ausheilen (PAUWELS 1935).

Bei der auch dann noch notwendigen Versorgung mit Schiene oder zumindest Schuhausgleich stellen wir nicht den Fuß in Spitzfußstellung wie zur Versorgung mit einem Frankfurter Schuh ein, da sich gerade der Minderwuchs des Femurs bei diesen Patienten mit Abschluß des Wachstums ideal für die Verlängerungsosteotomie eignet. Bei dieser Form des Femurdefektes erreicht die Verkürzung meist kein extremes Maß; deswegen ist ge-

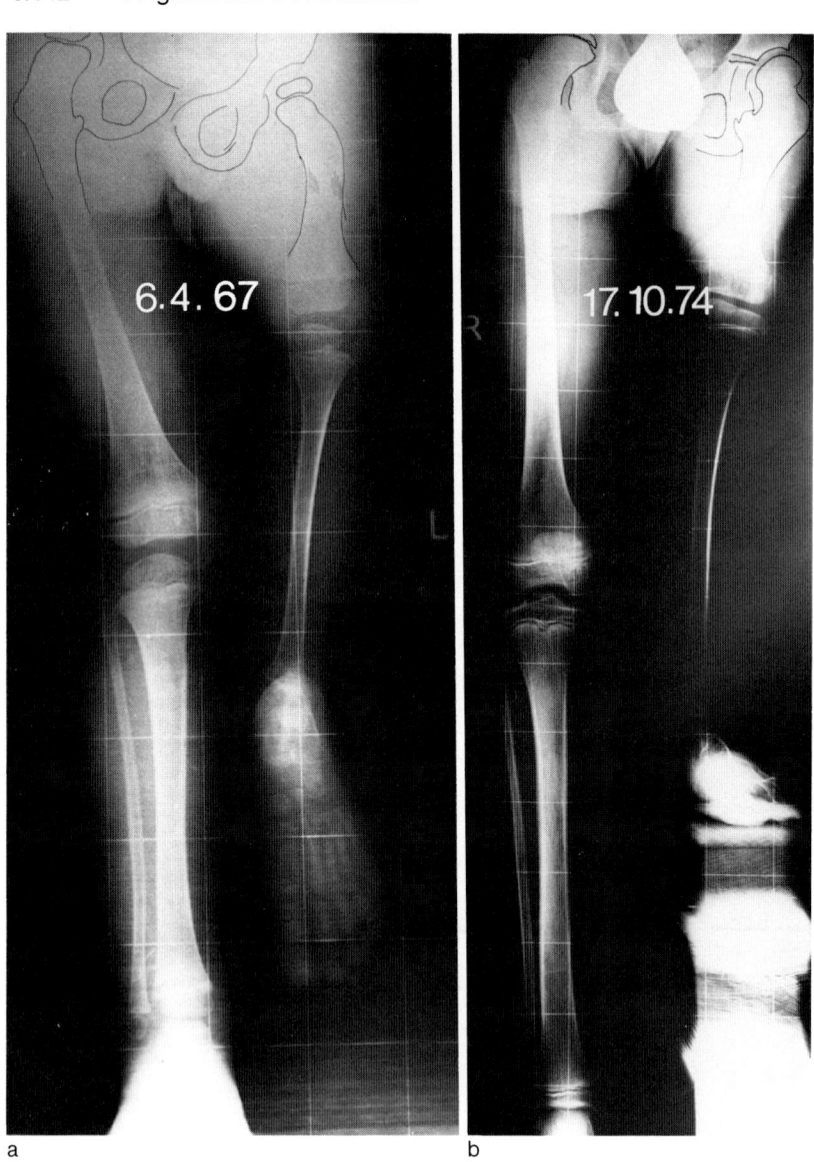

Abb. 9 a u. b L. H., im Alter von 4 und 11 Jahren, die Verkürzung hat absolut 10 cm

rade bei diesen Patienten der genannte Eingriff indiziert (Abb. 9 u. 10).

Zweiter Grad: partielle Femurdysplasie

Diese Form beobachten wir am häufigsten, sowohl als proximale Ektromelie als auch in Verbindung mit Tibia- oder Fibulaaplasie als Achsentyp. Während früher meist nur eine Fibulaaplasie beobachtet wurde, sahen auch wir in den letzten Jahren nur die Kombination Femur- und Tibiaaplasie. Zumindest für die Zeit von 1959 – 1963 gilt diese umgekehrte Häufigkeit der Unterschenkelfehlentwicklung. Im Gegensatz zu anderen Autoren hat BLAUTH unter seinen 36 Patienten die sonst angegebene Bevorzugung der rechten Seite oder des weiblichen Geschlechts nicht gesehen. Auch für diese Gruppe wird keine familiäre Häufung angegeben. Bei Einseitigkeit wurden auf der kontralateralen Seite wie an den oberen Extremitäten so gut wie alle denkbaren Fehlentwicklungen beobachtet, desgleichen – vor allem bei den Dysmelien – nicht selten auch Mißbildungen anderer Organsysteme.

Die Beinverkürzung, der plumpe Oberschenkel, die Instabilität des Hüftgelenks und die Hüftgelenk-Beuge-Abduktions-Kontraktur bestimmen das klinische Bild:

1. Die Beinverkürzung nimmt absolut mit dem Wachstum, maximal bis 40 cm, zu. Bei Abschluß des Wachstums kann das obere Sprunggelenk in Höhe des kontralateralen Kniegelenks stehen. Der Unterschenkel kann ebenfalls ein Wachstumsdefizit aufweisen. Bei Doppelseitigkeit werden die Patienten kaum

Femurdefekt **1.143**

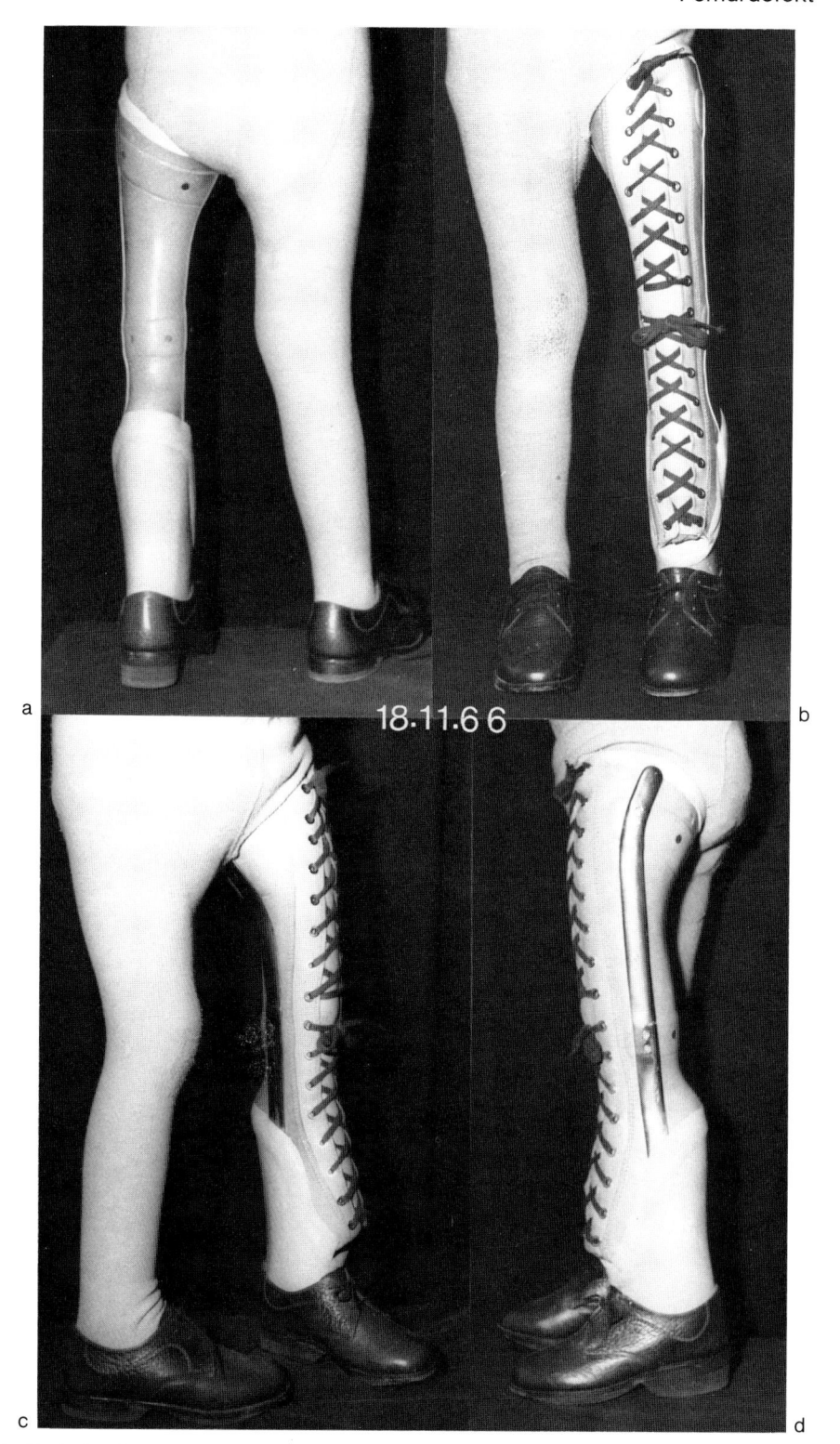

Abb. 10 a–d Typische Prothesenversorgung mit Tuberaufsitz, Längenausgleich mit extremer Spitzfußstellung. Heute streben wir diese Fußstellung nicht unbedingt an, um mehr Freiheit für die Verlängerungsosteotomie zu haben

1.144 Angeborene Deformitäten

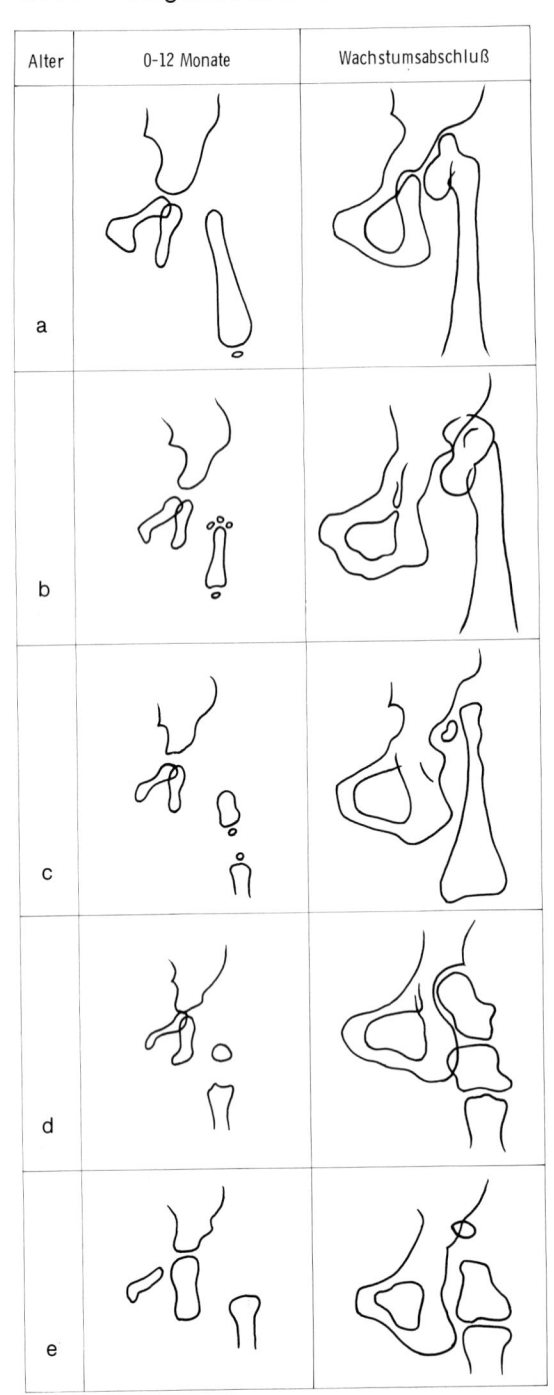

Alter	0–12 Monate	Wachstumsabschluß
a		
b		
c		
d		
e		

Abb. 11 a–e Teratologische Reihe des zweiten Schweregrades (aus *W. Blauth:* Der congenitale Femurdefekt. Enke, Stuttgart 1967)

mehr als 150 cm groß; die Arme erscheinen überlang. Die Patienten sind Sitzriesen.
2. Der Oberschenkel ist verplumpt mit scheinbar überschüssigen Weichteilmassen, in denen manchmal das Kniegelenk versteckt, nicht tastbar, ist.
3. Beim Kleinkind abnorme Beweglichkeit des Hüftgelenks, später zunehmende Beuge-, Abspreiz- und Außendrehkontraktur. Mit zunehmendem Alter auch Beugekontraktur des Kniegelenks. Mit zunehmendem Schweregrad der Mißbildung wird die Kniebeugekontraktur leicht übersehen.
4. Positives Trendelenburgsches bzw. Duchennesches Zeichen.
5. Im Gang nach ventral gekipptes Becken, verstärkte Lendenlordose.

Röntgenologisch kann man vier, allerdings oft fließend ineinander übergehende Mißbildungsformen, unterscheiden:
1. subtrochantäre, also diaphysäre Pseudarthrose mit einer Abknickung der Femurachse nach lateral oder laterodorsal,
2. etwa gleicher lokaler Befund wie unter 1., jedoch mit einer Abknickung nach medial und dorsal,
3. diaphysäre Defekte mit Dislokation des distalen Femuranteiles nach kranial und nur unvollständige, verspätete Entwicklung von Epiphysen- und Metaphysenelementen,
4. diaphysäre Defekte in den verschiedenen Abschnitten der Diaphyse *ohne* Entwicklung eines proximalen Femuranteils (Abb. 11).

Pathologisch-anatomisch zeigen sich meist auch erhebliche Veränderungen des Beckens, dessen Darmbeinschaufeln weitgehend in der Sagittalen stehen. Der vordere Beckenring steht in der Frontalebene, so daß man von einem „Kastenbecken" spricht. Die Pfannen sind klein und dysplastisch. Der Hüftgelenkkopf ist, sofern er überhaupt vorhanden ist, ebenfalls klein und dysplastisch.
Im Bereich des Defektes findet sich von der Pfannengegend zur Diaphyse ziehend ein vornehmlich bindegewebiger Strang, den erstmalig BUHL (1861), später auch HAUDECK (1896) und LAAN (1910) als „Schenkelstrang" beschrieben. Auch wurden in dieser „Pseudarthrose" – also zwischen den Fragmenten – unregelmäßige Knorpelstrukturen gefunden. So gut wie immer besteht bei diesen schwereren Defekten des Femurs auch eine Dysplasie des Kniegelenks, insbesondere der Patella (BLENCKE 1901, PFEIFFER 1937, BLAUTH 1967, RÜTT 1961 u.a.). Wie auch in eigenen Fällen, beschreiben auch andere Autoren sehr oft eine permanente Patellaluxation. Fuß und Unterschenkel sind oft hypoplastisch, wobei der Fuß nicht selten auch einen Achsenfehler aufweist. Bei einzelnen Fällen scheint dagegen kompensatorisch das Unterschenkelwachstum zuzunehmen. Die meisten Autoren (ASCHNER 1929, BLENCKE 1901, CASSEL 1911, EHRLICH 1885, VON FRIEDLEBEN 1860, KECK 1914, RÜTT 1961 u.a.) haben keine wesentliche Weichteilanomalie beobachtet. Insbesondere wird immer wieder sogar von der recht kräftigen Muskulatur gesprochen, wofür bereits die Beschreibungen von DUMERIL (1801) und MECKEL (1812) erste Beispiele sind. Dagegen haben andere Autoren wie

ELLIS (1853), GREBE (1964), SPIESS (1922) und WILLIAMS (1884) stärkere Weichteilveränderungen beschrieben. Auch berichtet BLAUTH (1967) über erhebliche Insertionsanomalien der Muskulatur. Ihm ist beizupflichten, wenn er feststellt, daß ein abschließendes Urteil über die Weichteilbeteiligung wegen Fehlens von ausreichendem Untersuchungsmaterial nicht möglich ist.

Die wenigen histologischen Untersuchungen – vor allem aus neuerer Zeit, z. B. von WILLERT u. BLAUTH (1966) – konnten unser bisheriges Wissen nicht entscheidend erweitern, auch wenn sie über viele histologische Details der Fehlentwicklung, vor allem des Knorpels und der Epiphyse, berichten. Ihre begrenzte Aussagekraft ergibt sich im übrigen aus der Tatsache, daß es sich nur um begrenzte Resektionen der Defekte „Pseudarthrosen" handelt.

Die pathogenetische Betrachtung dieser Femurdefekte wirft eine Reihe von bisher kaum oder gar nicht beantworteten Fragen auf, wenn auch eindeutig erkennbar wird, daß das Syndrom erheblich von statisch-dynamischen Kräften mitgeformt wird. So gilt es, insbesondere auf folgende Fragen eine Antwort zu finden:

1. Welche formenden Kräfte führen zum „Kastenbecken"; ist es allein die fehlerhafte Zugrichtung der Muskulatur oder ist hierfür mitbestimmend auch oder allein die fehlende Gelenkfunktion der Hüfte?
2. Ist der subtrochantäre Knick mit der „Pseudarthrose" ein primärer Entwicklungsfehler oder eine Pseudarthrose, die sekundär infolge einer fehlerhaften Trophik entsteht? Ist dann aber nicht die Histologie in der Lage, hierauf eine Antwort zu geben? Ist allein die Muskulatur für die Achsenfehlstellung verantwortlich, oder kommt sie einfach deshalb zustande, weil der Defekt die physiologische Femurtorsion verhindert, so daß der Knick dann zwangsweise entsteht?

BLAUTH ist einer der wenigen Autoren, die sich mit der ersten Frage in neuerer Zeit beschäftigten. Ob seine Auffassung zutrifft, daß einerseits eine Störung der physiologischen Beckentorsion und andererseits eine bereits von HÜBNER (1965) für die Coxa vara congenita angenommene verstärkte muskuläre Zugbeanspruchung am Sitzbein in lateraler Richtung die Verformung des Beckens zum Kastenbecken bewirkt, wird sicher erst seine Bestätigung finden können, wenn weitere Untersuchungen die Entwicklung und Funktionszusammenhänge aufzuklären in der Lage sind.

Die Achsenknickung des Femurs bei dieser Form seines Defektes, die sicherlich – wie die Beobachtungen bei den Dysmeliekindern gezeigt haben – schon sofort nach der Geburt bestehen, führt BLAUTH nicht bzw. nur indirekt auf die physiologische Beinentwicklung mit ihrer doppelten Drehung zurück. Vordergründig und wesentlich hält er vielmehr die intrauterine Haltung, die nach SEITZ einer „Art Hockstellung" entspricht. So einleuchtend diese Theorie sein mag, so ist sie nicht erst noch zu beweisen, sondern sie kann nach unserer Ansicht auch nur einen Teil der oben gestellten Fragen beantworten. Die histologischen Untersuchungen tragen hierzu wenig bei. Wenn überhaupt, so weisen sie lediglich auf sekundäre, mechanische Störeffekte hin. Diese sind nun wieder leicht erklärbar, denn daß sekundär immer stärker die Muskulatur einen formativen Reiz – schließlich im Laufalter sogar im Sinne einer statischen Deformität – ausübt, daran zweifelt wohl niemand.

Höchst interessant, aber ebenfalls ungeklärt sind noch drei weitere Probleme:

Die Entstehung der öfter beobachteten Gelenkverschmelzung des Kniegelenks im Sinne einer primären oder sekundären Aplasie wissen wir bis heute nicht zu deuten. Es sei denn, man betrachtet diese Mißbildung einfach als den stärksten Schweregrad der Gelenkdysplasie in Analogie zur Femurdysplasie.

Auch wird die etwas rätselhafte Längenzunahme des Unterschenkels bei diesen Kindern immer wieder beschrieben. Analoge Beobachtungen wurden an verschiedenen Röhrenknochen von BERGMANN (1929), BLAUTH (1967), HAAS (1934), POTOCKI (1910), REVERDIN (1855) u. a. beobachtet. Naheliegend ist es, diesen Vorgang infolge der vermehrten Leistungsanforderung an diesem Skelettabschnitt im Sinne einer Kompensation anzusehen. Die Frage nach der Richtigkeit einer solchen These können jedoch nur weitere Beobachtungen und Untersuchungen klären.

Eine Hüftgelenkdysplasie mit und ohne Luxation wurde von einer Reihe von Autoren auf der kontralateralen Seite beschrieben und daher eine Verwandtschaft dieser beiden Mißbildungen postuliert (SPIESS 1922, NILSONNE 1925 u.a.). Entsprechende Befunde bei der Vielzahl der Dysmeliekinder scheinen diese Auffassung zu untermauern. Im Gegensatz zu den älteren Autoren haben MATTHIASS (1965), BLAUTH (1967) u.a. auch bei den Dysmeliekindern gleichseitige Subluxationen und Luxationen beobachtet. Allerdings treten möglicherweise zumindest ein Teil dieser Luxationen sekundär infolge der fehlerhaften, statisch-mechanischen Beanspruchung bei fehlerhafter Beckenform auf.

Therapie

Die Therapie ist entscheidend von der Verlaufsbeobachtung und damit der Prognose abhängig. In den grundsätzlichen Behandlungsprinzipien stimmen wir mit BLAUTH überein und beginnen so früh als möglich mit einer Extensionsliegeschale, um mit dieser beim Säugling eine Wachstumsbeeinflussung und eine Lösung der Hüftgelenkkontraktur zu erreichen. Mit Beginn des Laufalters folgt dann die Extensionsschiene (LO-

PEZ-DURAN 1973, CHICOTE-CAMPOS 1979, KONERMANN 1980). Im Gegensatz zu BLAUTH geben wir auch bei Doppelseitigkeit dem Säugling eine Extensionsliegeschale. Wir glauben, auch hier sekundären Kontrakturen vorbeugen zu müssen, bis wir im 2. Lebensjahr besser die weitere Entwicklung übersehen können. Unseres Erachtens ist gerade hier maßvolles Zuwarten und Beobachten entscheidend, um dann im richtigen Augenblick einzugreifen.

Der Extensionsapparat wird als entlastende Schiene gebaut, da nur so technisch eine befriedigende Extension möglich ist. Jedoch dürfen wir uns nur bei einem sehr kooperativen Elternhaus Hoffnung auf einen befriedigenden Erfolg der Schienen machen.

Im Kindesalter stehen nach unserer heutigen Auffassung wohl nur zwei operative Eingriffe zur Diskussion:

1. bei Luxation und fehlender Kopf- bzw. Epiphysenentwicklung Einstellung des diaphysären Femurstumpfes in die dysplastische Pfanne, ergänzt durch Beckenosteotomie nach Chiari, Alter nicht vor dem 3. Lebensjahr;
2. bei subtrochantärem Defekt (Pseudarthrose) ist die Behandlung der Wahl ab 2. Lebensjahr die Resektion mit Spananlagerung, evtl. Markraumschienung; später wiederum Verlängerungsosteotomie nach Wagner, aber in Abhängigkeit vom gesamten Lokalbefund, insbesondere vom Längendefizit.

Wie mehrfach beschrieben (SZKLATZ u. ZUKOWSKI 1970, WIECZORKIEWICZ u. Mitarb. 1970), ist bei größeren diaphysären Defekten bei Entwicklung einer guten Epiphyse das Einstemmen der Diaphyse in die Epiphyse empfohlen worden. Die Ergebnisse sollen gut sein. Eigene Erfahrungen fehlen.

Die endgültige Versorgung der Mißbildung mit Abschluß des Wachstums ist ausgesprochen individuell zu gestalten. In der Mehrzahl der Fälle wird auch dann, wenn noch eine Verlängerungsosteotomie möglich ist, zumindest eine Unterschenkelschiene erforderlich sein. Meist wird man allerdings zur Stabilisierung des Hüftgelenks doch noch die Oberschenkelschiene mit Tuberaufsitz nötig haben. Andererseits wird man in anderen Fällen die Kniearthrodese mit und ohne Umdrehplastik nach Borggreve (1930) anwenden, deren Indikation vor allem von VAN NES (1950) genauer umrissen wurde, die aber auch DEMEL (1932), DELCOUX, HACKENBROCH (1932, 1933) GUILLEMINET u. Mitarb. (1962) und zuletzt KOSTUIK u. Mitarb. (1975) und CHICOTECAMPOS u. Mitarb. (1979) mit Erfolg ausgeführt haben. Vor allem bei Drehfehlern des Unterschenkels mit und ohne Knieankylose können in diesem Bereich korrigierende Osteotomien indiziert sein. Die Indikation zur Hüftarthrodese ist gewiß nur in Ausnahmefällen zu stellen. Wie schwierig unsere Überlegungen zur bestmöglichen Behandlung sind, und daß wir selbst im 7. Dezennium noch trotz entlastender Schiene erneut mit diesen konfrontiert werden, zeigt die Abb. 12: Bei diesen Patienten hatte sich trotz entlastender Schiene eine sehr schmerzhafte Arthrose im dysplastischen Hüft- und Kniegelenk entwickelt.

Dritter Grad: subtotale Aplasie

Bei diesen Patienten ist meistens nur die distale Femurepiphyse mehr oder weniger vollständig ausgebildet, evtl. noch Reste der distalen Metaphyse.

Die Beinlängendifferenz ist extrem, das Kniegelenk in dem fast voluminösen Weichteilmantel des plumpen, kurzen Beines – selbst bei normal angelegtem Unterschenkel – klinisch nicht auszumachen. Im Hüftgelenk besteht meist eine zumindest passiv vermehrte Beweglichkeit, so daß das Bein wie eine Taschenmesserklinge auf den Bauch geklappt werden kann.

Bei den meisten Patienten findet sich ein Kasten- bzw. Schmetterlingsbecken. Wie alle derartigen Beobachtungen zeigen, fehlt die Hüftgelenkpfanne oder ist sowohl röntgenologisch als auch pathologisch-anatomisch nur als seichte Mulde auszumachen. Das kurze Oberschenkelstück ist plump, oft abgerundet oder auch spitz, manchmal walzenförmig und längsoval. Dazu erkennt man in der Pfannenumgebung bei einigen Patienten meist rundliche bis ovale Knochenrudimente. Der Femurstumpf steht meist etwas lateralisiert etwa in Höhe der rudimentären Urpfanne. Ebenfalls von den meisten Autoren wird die Dysplasie des Kniegelenks mit permanenter Patellaluxation oder gar mit einer Patellaaplasie beschrieben. Oft sind Tibia- oder Fibulaaplasie oder zumindest eine dysplastische Entwicklung der Unterschenkelknochen mit Achsenfehlern vergesellschaftet (Abb. 13) (BLAUTH 1967, BUHL 1861, DUMERIL 1801, v. FRIEDLEBEN 1860, GROSCURTH 1938, MICHEL 1952, WILLERT 1965, WILLIAMS 1884 u.a.).

Gegenüber dem relativ einheitlichen, fast nur im Schweregrad unterschiedlichen Skelettbefund scheinen die Weichteilveränderungen sehr unterschiedlich zu sein. Während auch hier wieder eine Reihe von Beobachtern Muskelverschmelzungen und Insertionsanomalien beschreiben, fanden andere völlig normale Verhältnisse. Insbesondere bei diesen Patienten mit dem schwersten Grad der Mißbildung konnte meist der Buhlsche „Schenkelstrang" als Verbindung zwischen Femurrest und Hüftpfanne – als Insertionsort für die Oberschenkelmuskulatur! – bei pathologisch-anatomischen Untersuchungen wie zuletzt von WILLERT (1966), nachgewiesen werden (Abb. 13).

Abschließend sei auf die Besonderheiten dieser dritten Gruppe von Patienten gegenüber den beiden ersten nochmals hingewiesen:

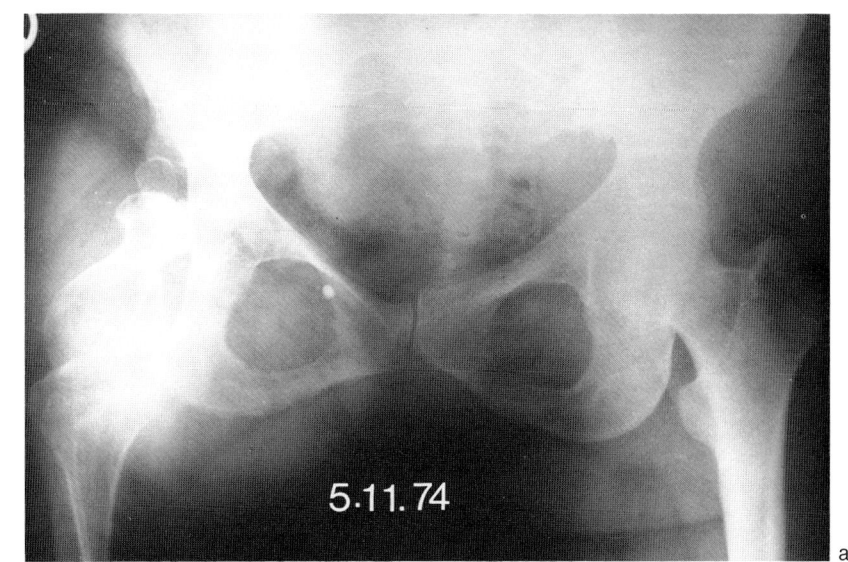

Abb. 12 a u. b a) B. A., 55 Jahre, trägt seit Kindheit entlastende Prothese bei rechtsseitigem Femurdefekt I.–III. Grades. Kleiner, distaler, kolbiger Femurrest artikuliert mit rechtsseitigem, kastenartigem Becken ohne Pfanne. Rudimente der proximalen Epi- und Metaphyse, dysplastisches Knie mit permanenter Patellaluxation.
b) M. G., 70 Jahre, rechtsseitige Subluxationsarthrose, links Femurdefekt III. Grades, normales Becken, Femurrest artikuliert mit der Urpfanne, erhebliche Arthrose, Kniegelenkarthrose, Patella nicht sicher auszumachen. Entwicklung der Arthrose trotz lebenslangen Tragens der entlastenden Prothese (angeblich!). Beide Frauen haben mehrfach gesunde Kinder geboren

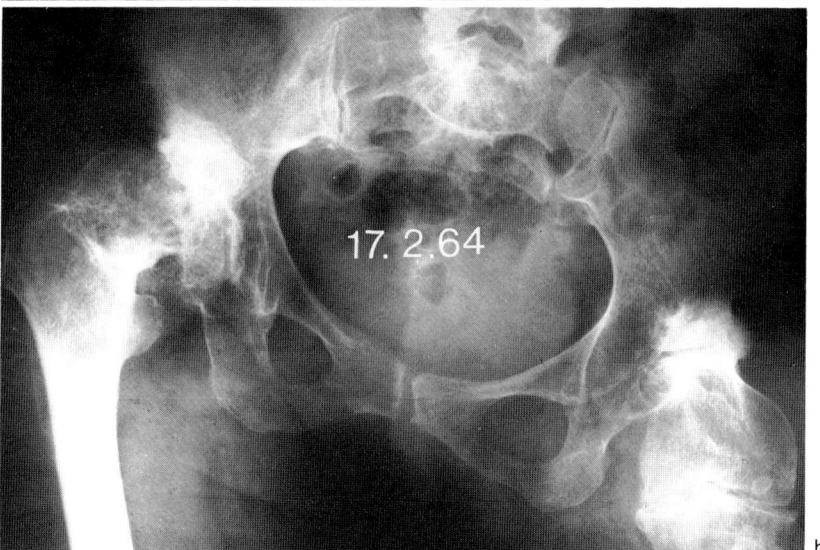

1. Die primäre Knorpelverknöcherungsstörung ist fast extrem.
2. Statisch-dynamische, d. h. mechanische Einflüsse spielen für die Femurentwicklung und seine Stellung eine geringe Rolle.
3. Stärkere Fehlstellungen zwischen Femurstumpf und Becken fehlen, häufig sind Synostosen oder Amphiarthrosen des Kniegelenks.
4. Auch bei dysplastischem Kniegelenk erfolgt die Bewegung des Beines weitgehend als eine Massenbewegung zwischen Femur und Becken.

Therapie
Die Behandlung der Wahl ist bei diesen Patienten die Prothesenversorgung. Wenn auch die Patienten mit doppelseitiger Mißbildung erstaunlich schnell und gut laufen lernen, so kann es heute wohl keine Diskussion darüber geben, daß allein schon aus ästhetisch-kosmetischen Gründen die Versorgung mit Prothesen anzustreben ist. Auch uns hat sich hierzu die Prothese nach McKienzie gut bewährt. Jedoch stimmen wir auch BLAUTH zu, daß der Versuch einer prothetischen Erstversorgung erst im Pubertätsalter so gut wie zwecklos ist. Die Jugendlichen haben sich inzwischen ausgezeichnet an diese Situation adaptiert und sind schmerzfrei sehr leistungsfähig. Als Beweis hierfür seien nochmals die Berichte anderer Autoren, z. B. BAUER (1869), BLUMENTHAL (1905), MECKEL (1812) sowie MITAL (1963), angeführt.
In nur wenigen Fällen ist die Umdrehplastik nach Borggreve/Van Nes indiziert. Über die Anwendung der Kniearthrodese bestehen divergente Meinungen. KING u. MARKS (1971) berichten über ausgezeichnete Ergebnisse der Kniearthro-

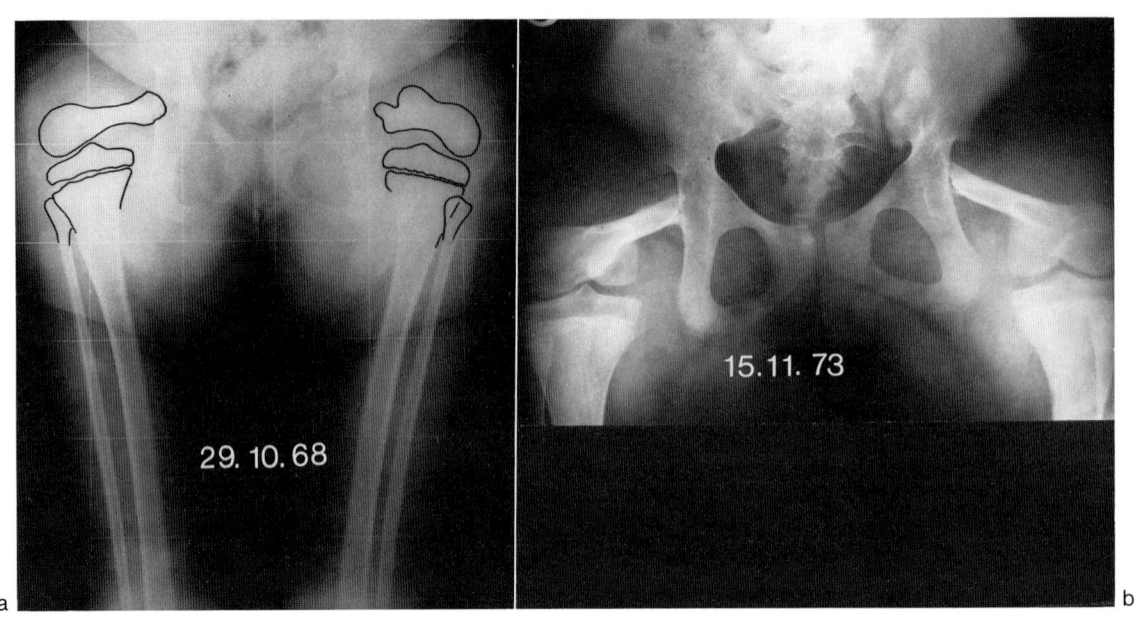

Abb. 13 a u. b R. N., doppelseitiger Femurdefekt III. Grades im Alter von 8 und 14 Jahren, sehr frühe Geschlechtsreife, Descensus uteri et vaginae erheblichen Grades

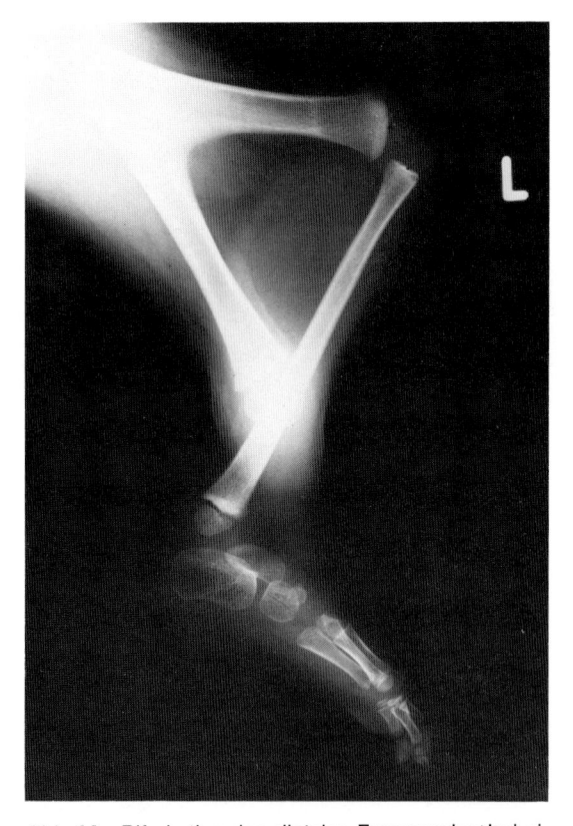

Abb. 14 Bifurkation des distalen Femurendes bei einem 3jährigen Knaben

dese, während LANGE u. Mitarb. (1979) mit der Indikation sehr zurückhaltend ist. Als Ultima ratio verbleibt die Amputation, wenn sicher nur hierdurch ein Funktionsgewinn zu erzielen ist.

Die seltene Fehlbildung der Femurgabelung ist meist mit einer Tibiaaplasie vergesellschaftet. Während SALZER (1960) und KÜSSWETTER (1976) der Annahme von EHRLICH (1885) folgen, daß es sich bei der Femurgabelung um eine verlagerte Tibiaanlage handelt, nehmen CARLLSON (1974), CORNAH u. DANGERFIELD (1974) und OGDEN (1976) an, daß es sich bei dieser Fehlbildung um einen mesodermalen Defekt oder um eine Spaltbildung des Femurs handelt (Abb. 14).

Therapeutisch kommt zunächst die Schienenbehandlung in Betracht, mit der die Kinder das Laufen lernen. Wenn durch die zunehmende Verbreiterung des distalen Femurs der Gehapparat nicht mehr befriedigend zu verwenden ist, kommt die operative Behandlung in Form der Fibulaunterstellung nach Blauth nach Teilresektion der Femurgabel (STÜRTZ 1980) in Betracht, die die Voraussetzung für eine paßgerechte Apparatversorgung schaffen kann.

Literatur

Acker, R. B.: Congenital absence of femur and fibula, report of two cases. Clin. Orthop. 15 (1959) 203

Aitken, G. T.: Proximal Femoral Focal Deficiency, Classification and Management. In Aitken, G. T.: Proximal Femoral Focal Deficiency, a Congenital Anomaly: A Symposion. National Academy of Sciences, Washington D. C. 1968

Amstutz, H. C., P. D. Wilson: Dysgenesis of the proximal femur (coxa vara) and its surgical management. Jt. Bone Jt Surg. 44 A (1962) 1

Amstutz, H. C., P. D. Wilson: The morphology. Natural history and treatment of proximal femoral focal deficiencies. In: Proximal Femoral Focal Deficiency, a Congenital Anomaly. National Academy of Sciences, Washington D.C. 1969

Anderson, M., W.T.Green, M.B.Messner: Growth and predictions of growth in the lower extremities. J. Bone Jt Surg. 45 A (1963) 10

Aschner, B.: Zur Erbbiologie des Skelettsystems. Z. Konstr.-Lehre 14 (1929) 129

Badgley, L.E.: Congenital deformities. In Edwards, J.W.: Instructional Course Lectures. American Academy of Orthopedic Surgeons. Amer. Arbor 10 (1953) 143

Bailey, J.A., P.Beighton: Bilateral femoral dysgenesis. Clin. Pediat. 9 (1970) 668

Bauer, L.: Angeborene Defekte der unteren Extremität. Langenbecks Arch. klin. Chir. 10 (1869) 734

Bauer, R.: Ein Beitrag zur Coxa vara congenita, bzw. zum angeborenen Femurdefekt. Chirurg 41 (1970) 34

Berardi, G.C., G.Pinelli: Le aplasia e le ipoplasia del femore. Minerva ortop. 14 (1963) 384

Bergmann, E.: Der Anteil der einzelnen Knochenzonen am Längenwachstum des Knochens. Dtsch. Z. Chir. 313 (1929) 303

Blauth, W.: Beitrag zur operativen Behandlung schwerer Mißbildungen der Unterschenkelknochen. Arch. orthop. Unfall-Chir. 55 (1963) 345

Blauth, W.: Der congenitale Femurdefekt. Z. Orthop., Suppl. 103 (1967)

Blauth, W.: Diskussionsbeitrag. In: 2. Monographie über die Rehabilitation der Dysmelie-Kinder. Mißbildungen der unteren Gliedmaßen und ihre Behandlung. Bartmann, Köln 1967

Blenke, A.: Über congenitale Femurdefekte. Z. orthop. Chir. 9 (1901) 584

Blumenthal, M., K.Hirsch: Ein Fall angeborener Mißbildung der 4 Extremitäten. Z. orthop. Chir. 14 (1905) 11

Borggreve, J.: Kniegelenkersatz durch das in der Beinlängsachse um 180° gedrehte Fußgelenk. Arch. orthop. Unfall-Chir. 28 (1930) 175

Buhl: Angeborener Mangel beider Oberschenkel. Z. rat. Med. 111, R. 10 (1861) 129

Burck, U., T.Riebel, K.R.Held, M.Stoeckenius: Bilateral femoral dysgenesis with micrognatia, cleft palate, anomalies of the spine and pelvis and foot deformities. Helv. paediat. Acta 26 (1981) 473

Buzckhardt, E.: Zur Histologie der Coxa vara infantum. Helv. chir. Acta 13 (1946) 123

Calhoun, J.D., G.Pierret: Infantile coxa vara. Amer. J. Roentgenol. 115 (1972) 561

Carlson, B.M.: Morphogenetic interactions between rotated skin cutts and underlying stump. Tissues in regenerating axolotl forelimbs. Develop. Biol. 39 (1974) 263

Cassel, H.: Die congenitale Femurmißbildung. Z. orthop. Chir. 24 (1911) 129

Cheymol, J.: Le drame de thalidomide. Rev. Ass. méd. bras. 11 (1965) 123

Chicote-Campos, F., H.Konermann, K.F.Schlegel: Der congenitale Femurdefekt. Z. Orthop. 117 (1979) 731

Cornah, M.S., P.H.Dangerfield: Reduplications of the femur. J. Bone Jt Surg. 56 B (1974) 744

Crommelin, M.: D'un enfant mostreux. Observ. Physique 9 (1777) 139

Daentl, L.D., D.W.Smith, C.J.Scott: Femoral hyoplasia - unusual facies syndrome. J. Pediat. 86 (1975) 107

Degenhardt, K.H.: Pathogenese angeborener Mißbildungen. Jb. Fürsorge Körperbehind., Heidelberg 1962, 23

Degenhardt, K.H.: Die ontogenetischen Grundlagen der Extremitätenmißbildungen. Ref. Tagg. d. Mittelrhein. Ges. f. Gyn. Trier 1962

Delcoux: zit. nach A.Rütt 1961

Drehmann, G.: Der congenitale Femurdefekt. Verh. dtsch. orthop. Ges. 1 (1902) 220

Drehmann, G.: Angeborene Verbildungen im Bereich des Oberschenkels, Kniegelenks und Unterschenkels. In Joachimsthal, G.: Handbuch der orthop. Chirurgie. Bd. II. Fischer, Jena 1905

Drehmann, G.: Zur Frage der angeborenen Coxa vara. Berl. klin. Wschr. 38 (1910) 1752

Drehmann, G.: Die Coxa vara. Ergebn. Chir. Orthop. 2 (1911) 452

Drehmann, G.: Die Coxa vara und ihre Behandlung. Z. orthop. Chir. 45 (1924) 421

Dumeril: Phokomelus. Bull. Soc. philomat. 3, S.112; zit. nach G.B.Gruber 1958 und A.Förster 1864

Eastmann, J.R., V.Escobar: Femoral hypoplasia - unusual facies syndrome: A genetic syndrome? Clin. Genet. 13 (1978) 72

Ehrlich, N.: Untersuchungen über die congenitalen Defekte und Hemmungsmißbildungen der Extremitäten. Virchows Arch. path. Anat. 43 (1885) 107

Ellis, G.V.: An account of an instance of remarkable deformity of the lower limbs. Med. Chir. Transact. 2nd Ser. 18 (1853) 439

Erlacher, Ph.: Lehrbuch der prakt. Orthopädie. Maudrich, Wien 1955

Exner, G.: Vergleichende Untersuchungen über das Verhalten des proximalen Femurendes bei angeborenem Femurdefekt und Coxa vara congenita. Z. orthop. Chir. 79 (1950) 624

Exner, G.: Kleine Orthopädie. Thieme, Stuttgart 1962; 10. Aufl. 1980

Fairbank, H.A.T.: Coxa vara due to congenital defect of the neck of the femur. J. Anat. 62 (1928) 232

Faraco, F., A.Cancemi: In tema de aplasia congenita del femore. Rass. int. Clin. Ter. 45 (1965) 863

Fissen, J.A., G.C.Lohd-Roberts: The natural history and early treatment of proximal femoral dysplasia. J. Bone Jt Surg. 56 B (1974) 86

Fontaine, R., J.N.Müller, P.Warter, F.Schuler: Considérations sur les aplasies congenitales du fémur dans laurs. relations avec la coxa vara précoce. Rev. Chir. 18 (1954) 252

Förster, A.: Lehrbruch der path. Anatomie. Mauke, Jena 1864

Friderici, G.: Monstrum humanum rarissimum. Lipsiae 1737

Friedleben, C.: Zwei Fälle angeborener Anomalie der Femora. Jb. Kinderkrankh. 3 (1860) 220

Fuhrmann, W., A.Fuhrmann-Rieger, F.de Sousa: Poly-, syn- und oligodactaly. Aplasia or hypoplasia of fibula, hypoplasia of pelvis and bowing of femora in three libs. A new anatomal recessive syndrome. Europ. J. Pediat. 133 (1980) 123

Gillespie, R., J.P.Torode: Classification and management of congenital abnormalities of the femur. J. Bone Jt. Surg. B 65 (1985) 557

Gleiser, S., D.D.Heaver, V.Escobar, G.Nichols, M.Escobedo: Femoral hypoplasia - unusual facies syndrome, from another viewpont. Europ. J. Pediat. 128 (1978) 1

Golding, F.C.: Congenital coxa vara and the short femur. Proc. roy Soc. Med. 32 (1938) 641

Golding, F.C.: Congenital coxa vara. J. Bone Jt Surg. 30 B (1948) 161

Goldmann, A.B., R.Schneider, P.D.Wilson: Proximal focal femoral deficiency. J. Canad. Ass. Radiol. 29 (1978) 101

Göller: zit. nach J.F.Meckel 1812

Graviss, E.R., P.A.Monteleone, L.R.Wampler, M.J.Silberstein, A.E.Brodeur: Proximal femoral focal deficiendy assosiated with the Robin anomalad. J. med. Genet. 17 (1980) 390

Grebe, H.: Mißbildungen der Gliedmaßen. In Becker, P.E.: Handbuch der Humangenetik, Bd.II. Thieme, Stuttgart 1964

Groscurth, Cl.H.: Der sog. angeborene Femurdefekt. Ein Beitrag zur Kenntnis der hypoplastischen Gliedmaßenbildungen. Beitr. path. Anat. 101 (1938) 167

Gruber, G.B.: Hyperdaktylie, Polydaktylie, Diplocheirei und Diplopodie, Hypermelie, Oligodaktylie und Defekte von Röhrenknochen. In Schwalbe, E., G.B.Gruber: Die Morphologie der Mißbildungen Bd.XIX, Lief. III/1. VEB Fischer, Jena 1958a (S.271)

Gruber, G.B.: Die Entwicklungsstörungen der menschlichen Gliedmaßen. In Schwalbe, E., G.B.Gruber: Die

Morphologie der Mißbildungen, Bd. XIX, Lief. III/1. VEB Fischer, Jena 1958b
Guilleminet, M., L. Michel, C. R. Michel: Documents sur l'absence congénitale du fémur. Pédiatric 14 (1959) 615
Guilleminet, M., L. Michel, C. R. Michel: Aplasie des deux tiers supérieurs de la diaphyse fémorale. Lyon chir. 58 (1962) 418
Haas, J.: Konservative und operative Orthopädie. Springer, Wien 1934
Hamanishi, C.: Congenital short femur. Clinical, genetic and epidemiological comparison of the naturally occurring condition with that caused by thaidomide. J. Bone Jt Surg. 62 B (1980) 307
Haudeck, M.: Über congenitalen Defekt der Fibula und dessen Verhalten zur sog. intrauterinen Fraktur. Z. orthop. Chir. 4 (1896) 326
Helbing, C.: Die Coxa vara. Z. orthop. Chir. 15 (1906) 502
Hellner, H.: Untersuchungen über die amniogene Entstehung der Gliedmaßenbildung. Langenbecks Arch. klin. Chir. 172 (1932) 133
Hepp, O.: Die Häufung der angeborenen Defektmißbildungen der oberen Extremitäten in der BRD. Med. Klin. 57 (1962) 419
Hizette, G., H. Burniat: Un cas d'agénésie cong. du fémur. J. belge Méd. phys. Rhum. 14 (1959) 22
Hofer, H.: Zur Aetiologie und Therapie der Coxa vara congenita. Wien. med. Wschr. 122 (1972) 413
Holden, C. E.: Congenital shortening of one femur in one identical twin. Postgrad. med. J. 44 (1968) 813
Hübner, L.: Der Verschlußrhythmus und die Verschlußstörungen der Synchondrosis ischiopubica sowie deren Abhängigkeit von der Path. des Hüftgelenkes. Z. Orthop. 100 (1965) 38
Idelberger, K.: Lehrbuch der Chirurgie und Orthopädie im Kindesalter. Springer, Berlin 1959
Jörgensen, G.: Die genetische Analyse bei Erkrankungen am Skelettsystem. Radiol. 13 (1973) 135
Jörgensen, G., W. Lenz, R. A. Pfeiffer, Ch. Chaafhausen: Thalidomide-embryopathy in twins. Acta Genet. med. 19 (1970) 205
Kalanchi, A., H. R. Cowell, K. Kimm: Congenital deficiency of the femur. J. Pediat. Orthop. 5 (1985) 129
Keck, L.: Zur Morphologie der Muskulatur bei Defektbildungen des Menschen. Stud. Path. Entwickl. 1 (1914) 428
Kiewe: Zur Frage der Ätiologie der Spontanamputation. Z. orthop. Chir. 58 (1832) 20
King, R. E., T. W. Marks: Follow-up findings on the skeletal lever in surgical management of proximal femoral focal deficiency. Int. Inform. Bull 9 (1971) 1
Konermann, H., F. Chicote-Campos, K. F. Schlegel: Verlängerungsosteotomie beim congenitalen Femurdefekt. Z. Kinderchir. 3 (1980) 249
Kostuik, J. P., R. Gillespie, J. E. Hall, S. Hubbard: Van Nes rotational osteotomy for treatment of proximal femoral focal deficiency and congenital short femur. J. Bone Jt Surg. 57 A (1975) 1039
Kozlowaki, K., E. Rupprecht: Klinik und Röntgenbild der Osteochondrosen und der Mukopolysaccharidosen. Akademie Verlag, Berlin 1972
Küsswetter, W., K. A. Matzen, D. Baumann: Bifurcation of the distal femur. Acta orthop. scand. 47 (1976) 648
Laan, H. A.: Angeborener Defekt von Femur und Fibula. Ned. T. Geneesk. 1910. Zit. nach Z. Orthop. 27 (1910) 382
Lange, D. R., P. L. Schoenecker, C. L. Baker: Proximal foxal femoral deficiency: Treatment and classification in forty-two cases. Clin. Orthop. 135 (1979) 15
Lange, F.: Über den angeborenen Defekt der Oberschenkeldiaphyse. Z. Chir. 43 (1896) 528
Lange, M.: Erbbiologie der angeborenen Körperfehler. Enke, Stuttgart 1935
Lange, M.: Orthopädisch-chirurgische Operationslehre. Bergmann, München 1962
Lemperg, R.: Cleidocranial dysostosis with congenital pseudarthrosis of the femur. Nord. Med. 70 (1963) 986
Lenz, W., K. Knapp: Die Thalidomid-Embryopathie. Dtsch. med. Wschr. 87 (1962) 1232
Levinson, E. D., M. B. Ozonoff, P. M. Royen: Proximal femoral focal deficiency (PFFD). Pediat. Radiol. 125 (1977) 197
Lindemann, K.: Die Frühdiagnose der Coxa vara congenita im Jünglingsalter Beitr. klin. Chir. 170 (1934) 202
Lindemann, K.: Das erbliche Vorkommen der angeborenen Coxa vara. Z. Orthop. 72 (1941) 326
Lindemann, K.: Zur Morphologie der Coxa vara congenita. Z. Orthop. 78 (1949) 47
Lindemann, K.: Zur Prognose und Therapie schwerer Gliedmaßenfehlbildungen. Acta orthop. scand. 32 (1962) 298
Lopez-Duran, L., A. Sanchez-Barba, H. Mendez-Martin: Femur corto congenito. Rev. Ortop. Traum. IB 17 (1973) 701
McCracken, J. S.: Absence of foetal femur and maternal praediabetes. Lancet 1965 I, 1274
Maisels, D. O., J. H. Stilwell: The Pierre Robin-syndrome – associated with femoral dysgenesis. Brit. J. plast. Surg. 33 (1980) 237
Matthiass, H. H.: Diskussionsbeitrag. In: Monographie über die Rehabilitation der Dysmeliekinder. Bartmann, Köln 1965
Meckel, J. F.: Handbuch der path. Anatomie. Reclam, Leipzig 1812
Michel, L.: Un cas d'absence congénitale complète du emur avec adaptation tibio-cotyloidienne progressive. Presse méd. 12 (1952) 256
Michel, L.: Two new cases of complete cong. absence of femur with tibio cotyloid connection. Presse méd. 65 (1957) 1213
Montina, S.: Aplasia e ipoplasia demorale. Chir. organi mov. 48 (1960) 32
Mouchet, A., P. Ibos: Considération sur l'absence congénitale du fémur. Rev. Orthop. 35 (1928) 117
Murat, J. E., M. Guilleminet, R. Deschaps: Long-term results of rotations-plasty in two patients with subtotal aplasia of the femur. Amer. J. Surg. 113 (1967) 676
Nagamia, M. H., P. V. Naik: Unilateral aplasia of femur and acetabulum and partial aplasia of os-coxae in a cow-calf. Indian vet. J. (1966)
Nilsonne, A.: Über die congenitale Form der Coxa valga. Acta radiol. 3 (1924) 383
Nilsonne, A.: Über den congenitalen Femurdefekt. Arch. orthop. Unfall-Chir. 26 (1928) 138
Ogden, J.: Ipsilateral femoral bifurcation and tibial hemimelia. J. Bone Jt Surg. 58 A (1976) 712
Oger, A.: Fémurs en casse-tête à la suite de coxa vara bilatéral. J. belge Méd. phys. Rhum. 14 (1959) 115
Paré, A.: Opera Lib. XXIII, 745, Paris 1582
Parsch, K., V. Iyer, G. Schumacher: Schenkelhalslyse und Coxa vara. Arch. orthop. Unfall-Chir. 76 (1973) 323
Passarge E.: Congenital malformations and maternal diabetes. Lancet 1965 I, 324
Pauwels, F.: Zur Therapie der kindlichen Coxa vara. Dtsch. orthop. Ges. 30. Kongr., Berlin 1935. Z. Orthop., Suppl. 64 (1936) 387
Pfeiffer, R.: Die Variabilität der angeborenen Femurhypoplasie. (sog. Femurdefekt). Z. menschl. Vererb.- u. Konstit.-Lehre 20 (1937) 493
Potocki: zit. nach P. R. Prudhomme 1912
Prudhomme, P. R.: L'absence congénitale du fémur. Thèse de Paris 1912
Reiner, M.: Über den congenitalen Femurdefekt. Z. orthop. Chir. 9 (1901) 444; Verh. dtsch. orthop. Ges. 2 (1903) 17
Reiner, M.: Über die Beziehungen von congenitaler Coxa vara und congenitalem Femurdefekt. Verh. dtsch. orthop. Ges. 22 (1903) 297; Berl. klin. Wschr. 47 (1903) 614
Reverdin, J. L.: Malformation congénital de la jambe droite. Rev. méd. Suisse rom. 592 (1855)
Ring, P. A.: Congenital short femur. J. Bone Jt Surg. 41 B (1959) 73

Robert, J. M., P. Guibaud, E. Robert: A local outbreak femoral hypoplasia or aplasia and femoral fibula ulnar-complex. J. Génét. hum. 29 (1981) 379

Rogala, E. J., R. Wynne-Daves, A. Little-John, J. Gormley: Congenital limb anomalies: Frequency and aetiological factor. Data from Edinburgh register of the newborn (1964-1968). J. med. Genet. 11 (1974) 287

Rupprecht, E., U. Manitz: Beitrag zum Krankheitsbild der angeborenen Verbiegung langer Röhrenknochen. Helv. paediat. Acta. 28 (1973) 467

Rütt, A.: Der congenitale Femurdefekt. In Hohmann, G., M. Hackenbroch, K. Lindemann: Handbuch der Orthopädie, Bd. VI/1. Thieme, Stuttgart 1961; 2. Aufl.: Witt u. Mitarb.: Orthopädie in Praxis und Klinik. Thieme, Stuttgart 1983

Salzer, M.: Über den congenitalen Tibiadefekt. Zbl. Chir. 85 (1960) 673

Sandison, R. M., J. S. Johnson: Pierre Robin-syndrome associated with hypoplastic femora - another case report. Brit. J. plast. Surg. 34 (1981) 309

Schulitz, K. P., K. Parsch: Die Hüftdeformität bei Meningomyelozele. Arch. orthop. Unfall-Chir. 67 (1969) 73

Shands, A. R., G. D. McEwen: Congenital abnormalities of the femur. Acta orthop. scand. 32 (1962) 307

Sideman, S.: Agnesis of the femur report of a case. J. int. Coll. Surg. 40 (1963) 152

Sievers, R.: Congenitaler Femurdefekt. Inaug. Diss., Leipzig 104

Smithellis, R. W.: Hand and foot preference in thalidomidechildren. Arch. Dis. Childh. 45 (1970) 274

Smithellis, R. W.: Defects and disabilities of thalidomide children. Brit. med. J. 1973/I, 269

Spiess, P.: Über congenitalen Femurdefekt und verwandte Mißbildungen. Arch. orthop. Unfall-Chir. 20 (1922) 234

Stürz, H., K. A. Matzen, A. N. Witt: Femurgabelung - Verlaufsbeobachtung und Therapie. Z. Orthop. 118 (1980) 877

Swoboda, W.: Lokalisierte und korrelierte Skelettfehlbildungen. Arch. Atlas norm. und path. Anat., Typ. Röntgenbild 78 (1969) 98

Szklarz, E., W. Zukowski: A rare case of hypoplasia of proximal epiphysis of femoral bones. Wiad. lek. 23 (1970) 1915

Teleszynski, Z. et al.: Femora vara congenita. Chir. Narząd. Ruchu 30 (1967) 67

Torode, J. P., R. Gillespie: Rotationsplasty of the lower limb for congenital defects of the femur. J. Bone Jt. Surg. B 65 (1983) 569

Trueta, J.: The normal vascular anatomy of the human femoral head during growth. J. Bone Jt Surg. 39 B (1957) 358

Van Nes, C. P.: Rotations-plasty for congenital defects of the femur. J. Bone Jt Surg. 32 B (1950) 12

Vlachos, D., H. Carlioz: Les malformations du fémur. Rev. Chir. orthop. 59 (1973) 629

Walker, N.: Zur Coxa valga congenita. Z. Orthop. 111 (1973) 612

Walker, N.: Klinik und radiol. Kriterien der sec. Coxa vara congenita. Z. Orthop. 111 (1973) 847

Walker, N., C. Dietschi: Die Behandlung der Coxa vara congenita. Z. Orthop. 111 (1973) 857

Wenig, R.: Proximaler Femurdefekt. God. Sborn. med. Fak. Skopye 113 (1973) 352

Werthmann, A.: Allgemeine Teratologie mit besonderer Berücksichtigung der Verhältnisse beim Menschen. In Büchner, F., E. Letterer, F. Roulet: Handbuch der allg. Pathologie, Bd. VI/1. Springer, Berlin 1955

Wieczorkiewicz, B.: A case of congenital hypoplasia of the femur in a child. Pol. Przegl. chir. 42 (1970) 731

Wieczorkiewicz, B., T. Zborowski, W. Pytloch: A case of congenital hypoplasia of the femur in a child. Pediat. pol. 45 (1970) 731

Wiedemann, H.: Hinweis auf eine derzeitige Häufung hypo- und aplastischer Fehlbildungen der Gliedmaßen. Med. Welt 1863 (1963)

Willert, H. G.: Autoplastische Transplantationen knorpeliger Wachstumsfugen. Ergebn. Chir. Orthop. 47 (1965) 102

Willert, H. G., W. Blauth: Morphologische Befunde bei angeborenen Fehlbildungen des Femur und ihre Bedeutung für die Therapie. Klin. Med. 21 (1966) 223

Williams, W. R.: Congenital absence of the femora. Trans. path. Soc. Lond. 35 (1884) 317

2 Erkrankungen mit besonderen Ursachen

Osteochondritis deformans coxae juvenilis

Von R. Bauer

Einleitung

Bereits gegen Ende des 19. Jahrhunderts sind zahlreiche Publikationen erschienen, die sich mit diesem zu den aseptischen Knochennekrosen gehörenden Krankheitsbild befaßt haben. Hervorzuheben sind die Arbeiten von v. Volkmann (1868), Maydl (1897), Negroni (1905), Preiser (1907), Frangenheim (1909), Bibergeil (1910) u. a. Man hat damals vor allem eine entzündliche, besonders eine tuberkulöse Ätiologie angenommen. Deutliche Fortschritte in der Differenzierung der Hüftkopfnekrose wurden um das Jahr 1910 durch Arbeiten von Waldenström, Legg, Ludloff und Perthes gemacht. In den darauffolgenden Jahrzehnten sind zahlreiche wissenschaftliche Arbeiten über diese von Perthes als „Osteochondritis deformans coxae juvenilis" bezeichnete Erkrankung erschienen, ohne daß die Ätiologie letztlich geklärt werden konnte. Heute hat sich für diese aseptische Hüftkopfnekrose die Bezeichnung Legg-Calvé-Perthes-Erkrankung (LCPS) weitgehend durchgesetzt; es sind aber auch noch andere Bezeichnungen in Verwendung: Malum coxae juvenile, Osteoarthritis coxae juvenilis, Pseudokoxalgie, Coxa plana, Osteochondropathia deformans juvenilis coxae u. a.

Ätiopathogenese

Histologische Befunde

Die erste histologische Untersuchung bei einer aseptischen Hüftkopfnekrose wurde von Perthes (1913) vorgenommen. Es fanden sich dabei subchondral gelegene Destruktionsherde; Entzündungszeichen fehlten. Auch zahlreiche Autoren, die später den Morbus Perthes histologisch untersuchen konnten (Axhausen 1912, 1922, Heitzmann u. Engel 1923, Freund 1926, Zemansky 1928, Ludloff, Nagasaka 1931, Konjetzny 1934, Studer 1959 u. a.), haben immer wieder im wesentlichen ein gleiches oder ähnliches Bild gesehen: Neben Nekroseherden fanden sich Blutungen sowie kleine Zysten. Weiterhin fanden sich regressiv-degenerative, hämorrhagische, reparatorisch-hyperplastische, fibroplastische und riesenzellige Formationen im histologischen Bild (Bernbeck 1949/51). Diese Unterschiede in den Untersuchungsergebnissen sind wohl auf eine Probeentnahme in den verschiedenen Stadien des Morbus Perthes zurückzuführen. Als wesentlich erscheint die Mitteilung histologischer Befunde in Abhängigkeit vom Perthes-Stadium, wie sie Jonsäter (1953) gegeben hat. Dabei ergibt sich folgendes Bild:

Im *Frühstadium* ist die Spongiosa des Kopfkernes nicht mehr geordnet; es ist zur Osteonekrose gekommen; in den Degenerationszonen finden sich echte Sequester. Die Markräume sind ausgeweitet; fibröse und auch vaskuläre Elemente fehlen.

Im *Fragmentationsstadium* zeigt sich bereits eine beginnende Regeneration mit sichtbaren Gefäßen und Blutinseln. Der Prozeß hat demnach in diesem Stadium den Höhepunkt schon überschritten; die Regeneration hat bereits eingesetzt. In der weiteren Folge sproßt junges, fibröses Granulationsgewebe ein, das viele Gefäße und multinukleäre Zellen enthält. Dieses einsprossende Bindegewebe führt zur Resorption der Sequester und ist andererseits auch an der Knochenmarkbildung beteiligt. Zu einem späteren Zeitpunkt wird das osteoide Gewebe ossifiziert, und abschließend kommt es zur Wiederherstellung der trabekulären Struktur; die Markräume gewinnen wieder ihr normales Bild *(Reparationsstadium)*.

Zur Illustration seien einige Abbildungen von Jonsäter gebracht, die eine gute Vergleichsmöglichkeit zwischen Histologie und Röntgenbefund bieten (Abb. **1-3**).

Knorpelveränderungen

Der Gelenkknorpel zeigt nach Untersuchungen von Jonsäter primär keine Veränderungen. Lang (1922) fielen am Gelenkknorpel sowie an der Epiphysenlinie vielfache Unterbrechungen auf. Die Oberfläche des faserig veränderten Gelenkknorpels ist stellenweise zottig zerklüftet. Der Epiphysenknorpel macht ebenfalls Veränderungen durch; es finden sich Kontinuitätsunterbrechungen, die Chondrozyten sterben ab; vereinzelt bleiben Knorpelinseln bestehen (Riedel, Bernbeck 1949/51, Sceur u. DeRacker 1952).

Das pathologisch-anatomische Substrat des Morbus Perthes stellt also eine aseptische Nekrose des epiphy-

2.2 Erkrankungen mit besonderen Ursachen

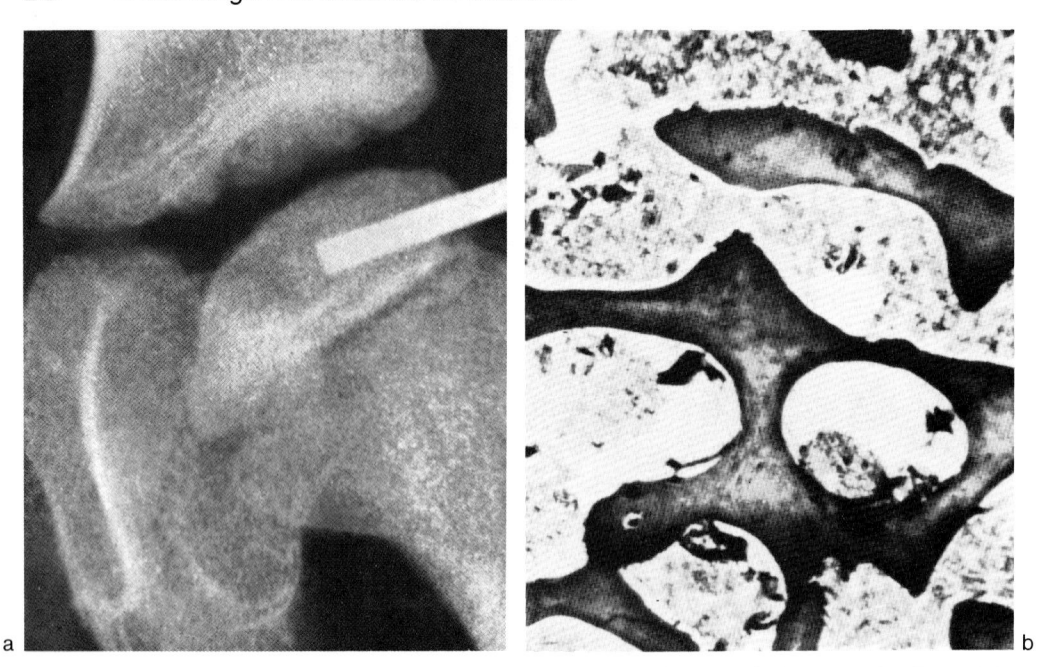

Abb. 1 a u. b   a) Epiphysenpunktion im Initialstadium des Morbus Perthes. b) Histologischer Befund: Knochennekrose, Trümmermehl zwischen den Knochenbälkchen, keine Vaskularisation (aus *Jonsäter:* Acta scand. Suppl. 12 [1953])

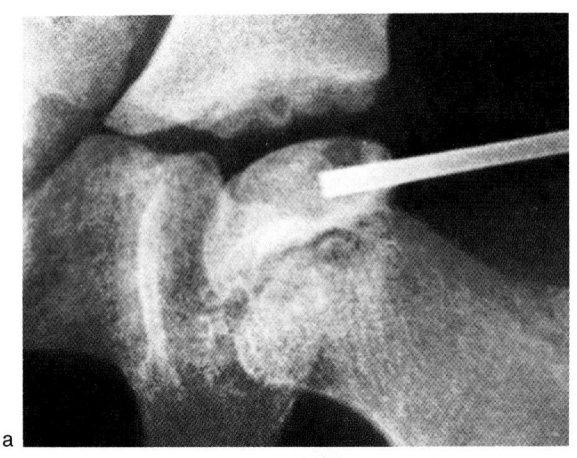

Abb. 2 a u. b   a) Epiphysenpunktion im Fragmentationsstadium eines Morbus Perthes.

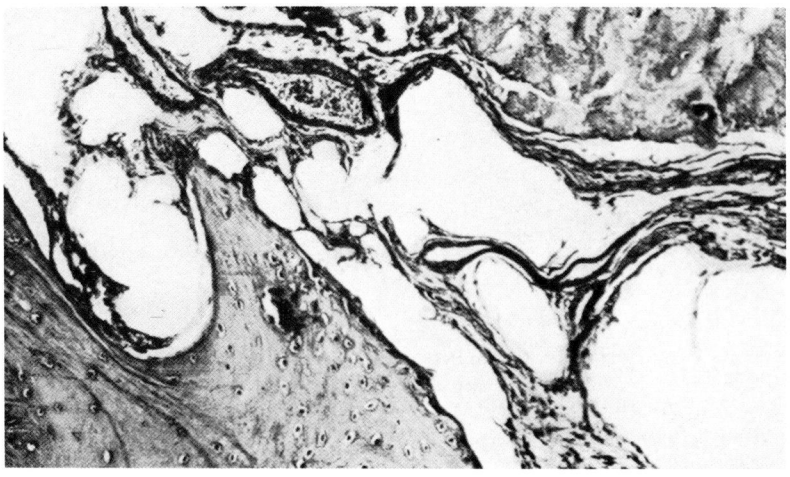

b) Histologischer Befund: nekrotischer Knochen rechts oben, links unten neugebildeter Knochen mit Blutgefäßen (aus *Jonsäter:* Acta scand. Suppl. 12 [1953])

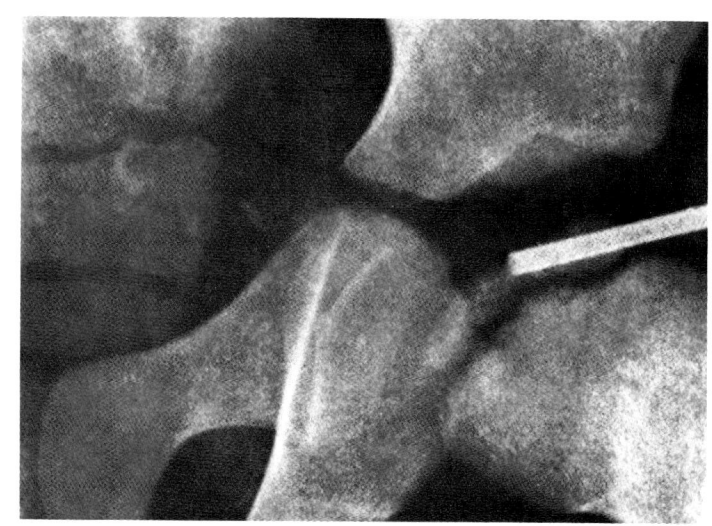

Osteochondritis deformans coxae juvenilis 2.3

Abb. 3 a u. b   a) Epiphysenpunktion im Reparationsstadium.

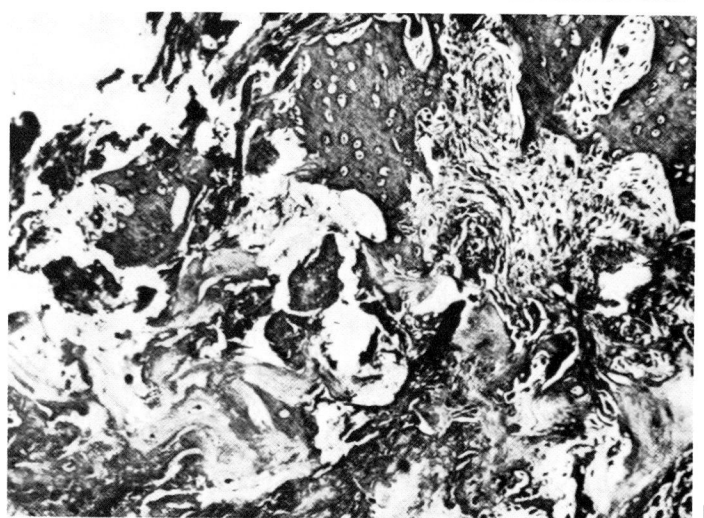

b) Histologischer Befund: ausgeprägte Knochenneubildung, Reste von Knochennekrose, stärkere Vaskularisation (aus *Jonsäter:* Acta scand. Suppl. 12 [1953])

sären Knochenkernes dar. Es darf heute als allgemein gültig angenommen werden, daß diese Nekrose des Ossifikationskernes des Hüftkopfes aus einer Unterbrechung der Blutversorgung (LANG 1941) resultiert. Weitgehende Unklarheit besteht jedoch bis heute darüber – und es gibt zahlreiche divergierende Theorien –, wodurch diese Zirkulationsstörung des Hüftkopfes beim Morbus Perthes bedingt ist.

Gefäßversorgung des Hüftkopfes

Da die Gefäßversorgung der Hüftkopfepiphyse von pathogenetischer Bedeutung ist, sei zunächst auf die Gefäßversorgung des Ossifikationskernes eingegangen. Die Entwicklung des proximalen Femurendes während des Wachstums zeigt, daß beim Neugeborenen der Hüftkopf aus solidem Knorpel besteht. Gewöhnlich entsteht der Ossifikationskern des Hüftkopfes erst im 2. Lebenshalbjahr. Von diesem Zeitpunkt an bestehen in diesem Bereich zwei verschiedene Ernährungssysteme: der bradytrophe Gelenkknorpel, der durch Diffusion ernährt wird, sowie der Ossifikationskern des Hüftkopfes, der auf eine gute Blutversorgung angewiesen ist. Anatomisch besteht noch eine weitere Besonderheit, als der Ossifikationskern gegen die Pfanne zu von Gelenkknorpel umschlossen ist, nach lateral außerdem von Epiphysenfugenknorpel. Damit sind der Blutversorgung des Ossifikationskernes nicht nur von seiten des Gelenkknorpels Grenzen gesetzt, sondern auch vom Epiphysenknorpel her, der von Gefäßen nicht durchbrochen wird. Es bestehen damit zwei getrennte Blutkreisläufe, ein epiphysärer und ein diaphysärer. Diese Situation bleibt so lange erhalten, bis die Epiphysenfuge von epimetaphysären Gefäßanastomosen durchbrochen wird.

Die normale Gefäßversorgung des jugendlichen Hüftkopfes wurde von LEXER (1904), AXHAUSEN (1922), NUSSBAUM (1926), WALDENSTRÖM (1938), BERNBECK (1949/51), V. LANZ u. WACHSMUTH (1972) u. a. erforscht (Abb. 4). Eine besonders exakte und übersichtliche Darstellung der Gefäßverhältnisse des Hüftkopfes in

2.4 Erkrankungen mit besonderen Ursachen

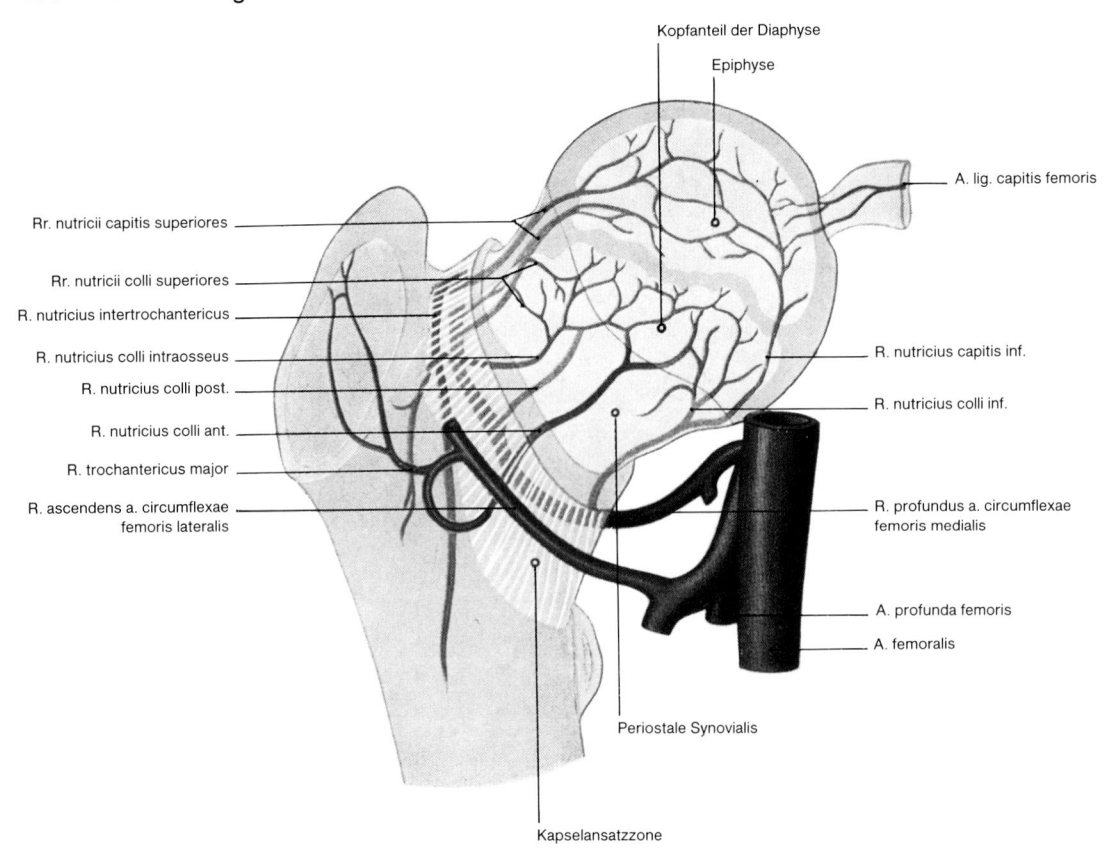

Abb. 4 Gefäßversorgung des jugendlichen Hüftkopfes und Schenkelhalses (aus *T. von Lanz, Wachsmuth:* Praktische Anatomie, Bd. 1/4, 2. Aufl. Springer, Berlin 1972)

Abhängigkeit vom Entwicklungsalter, und zwar von der Geburt bis zum Erwachsenenalter, verdanken wir TRUETA (1957). Von TRUETA wird der Hüftkopf in vier Zonen eingeteilt, wobei der Epiphysenknorpel bestimmend ist. Gefäße, welche den oberen seitlichen Quadranten (proximal der Epiphysenfuge) versorgen, werden laterale Epiphysengefäße genannt, jene, die den medialen Anteil der Epiphyse versorgen, mediale Epiphysengefäße. Dabei entsprechen die lateralen Epiphysengefäße den Rr. nutritii capitis proximales; die medialen Epiphysengefäße kommen über das Lig. capitis femoris. Die äußeren Metaphysengefäße werden obere Metaphysengefäße, die verbleibenden medialen Metaphysengefäße untere Metaphysengefäße genannt. Ab dem Alter von 18–24 Monaten übernehmen die lateralen Epiphysengefäße progressiv die Funktion der Ernährungsgefäße der Epiphyse. Im Alter vom 3.–4. bis zum 8. Lebensjahr stammen im Durchschnitt 70–80% der gesamten Blutmenge aus den lateralen Epiphysengefäßen allein. Demnach ist in diesem Stadium der Gefäßversorgung die Abhängigkeit des Ossifikationskernes von den lateralen Epiphysengefäßen sehr groß; eine Unterbrechung bewirkt einen schweren Schaden der Oberschenkelepiphyse.

Im Alter von 6–8 bis zu 11 und 12 Jahren kommt es nach TRUETA zum Eindringen von Gefäßen durch das Lig. teres in die Epiphyse und zur Bildung von Anastomosen mit den Ästen der lateralen Epiphysengefäße. Mit dem Verschwinden des Fugenknorpels kommt es zum Auftreten des Erwachsenentyps der Gefäßversorgung, die dann unverändert bleibt.

Es sei nochmals betont, daß die Gefäße des Lig. teres für die Hüftkopfversorgung nach der Geburt ohne Bedeutung sind und erst im Alter von 6–8 Jahren in den Hüftkopf eindringen und hier Anastomosen mit den lateralen Epiphysengefäßen bilden (TRUETA 1957, 1960, 1968).

Experimentelle Untersuchungen

Nachdem AXHAUSEN (1909) eine blande Embolie als möglichen Grund der avaskulären Nekrose des Hüftkopfes angenommen hat, haben KAHLSTROM u. Mitarb. (1939) Luftinjektionen in die Femoralarterien bei Hunden durchgeführt, ohne eine Hüftkopfnekrose zu bewirken. Andere haben ähnliche Untersuchungen mit dem gleichen Ergebnis wiederholt. Auf zahlreiche Arten wurde versucht, perthesähnliche Veränderungen im Tierexperiment zu produzieren. ISELIN (1918) hat das Lig. capitis durchtrennt, ohne eine Nekrose auszulösen. NUSSBAUM (1924, 1926) durchtrennte an Hunden die Gelenkkapsel zirkulär. In der Folge trat eine aseptische Hüftkopfnekrose auf. BERGMANN hat 1927 bei Kaninchen das Kollumperiost einschließlich der Gefäße durchschnitten und Veränderungen gesehen, die er als „experimentelle Perthes-Krankheit" bezeichnete. Weitere Experimente liegen vor von ZEMANSKY (1928),

LIPPMANN (1929), NAGASAKA (1930), MILTNER u. HU (1933), KOSUGE (1938), RANDLÖV-MADSON (1949), BERNBECK (1949, 1951), TUCKER (1950) u. a.

Aus all diesen Untersuchungen geht hervor, daß beim Tier durch eine Störung der Blutversorgung des Hüftkopfes perthesähnliche Veränderungen hervorgerufen werden können. Die Ätiologie der Erkrankung bleibt jedoch weiterhin unklar.

Aus den anatomischen Besonderheiten des Hüftgelenks und der besonderen Gefäßversorgung im typischen Manifestationsalter der Perthesschen Erkrankung läßt sich folgendes prinzipiell feststellen: Die Femurkopfepiphyse ist im Perthes-Alter allseitig von Knorpel (Gelenkknorpel und Epiphysenfugenknorpel) umgeben. Da im Lig. capitis femoris bis etwa zum 8.-9. Lebensjahr keine Arterien verlaufen und auch der Epiphysenfugenknorpel nicht von Gefäßen durchbrochen wird, ist der Ossifikationskern des Hüftkopfes im Perthes-Alter im wesentlichen (nach TRUETA zu 70-80%) auf das „laterale Epiphysengefäß" angewiesen. Es besteht daher in diesem Altersabschnitt ein „labiles Ernährungsgleichgewicht" des Hüftkopfes, wie es BERNBECK ausdrückt (1949/51).

Theorien zur Ätiologie

TAPAVICZA (1940) führt aus, es bestünde kein Zweifel an der Berechtigung, aseptische Epiphysennekrosen unter einheitlichen Gesichtspunkten zu betrachten. Am Anfang steht die Nekrose. Diese könne nur durch eine Störung der Blutversorgung erklärt werden. Die weiteren Veränderungen des Hüftkopfes wie Kompressionsfrakturen, Formveränderungen, Regeneration und die anschließende Arthrosis deformans seien lediglich eine Folge dieser Nekrose. AXHAUSEN u. BERGMANN (1937) betonen ebenfalls, daß jeder Versuch zur Erklärung der aseptischen Hüftkopfnekrose von der Tatsache der primären Knochennekrose ausgehen müsse. Sie führen als prinzipielle Möglichkeiten Gefäßverschlüsse, Wanderkrankungen, Spasmen sowie Gefäßverletzungen an. Tatsächlich konnte HIPP (1962, 1966) in angiographischen Befunden anläßlich der operativen Behandlung von Fällen mit Morbus Perthes zeigen, daß verschieden ausgeprägte Gefäßeinengungen und Gefäßunterbrechungen bei der Perthesschen Erkrankung vorzufinden sind. Die Ursache dieser Gefäßunterbrechung ist allerdings auch nach HIPP noch ungeklärt. Im frühen Stadium ist dabei die Einengung der Rr. nutritii capitis proximales aufgefallen; später kann ein vollkommener Verschluß des R. profundus vorliegen. Eine Verzögerung der Blutzirkulation im gesamten Kopf-Hals-Bereich ist weiterhin aufgefallen (Abb. 5).

Embolische Theorie

Die Theorie von AXHAUSEN, daß die Nekrose durch eine mykotische Embolie mit einem blanden Infarkt entstünde, findet heute kaum noch Anhänger.

AXHAUSEN sowie andere Verfechter der embolischen Theorie nahmen entsprechend der Theorie von COHNHEIM an, daß es sich bei den Gefäßen des Hüftkopfes um funktionelle Endarterien handelt. Ein embolischer Verschluß eines derartigen Gefäßes hätte infolge eines insuffizienten Kollateralkreislaufes ebenso eine Nekrose zur Folge, wie dies bei anatomischen Endarterien der Fall sei. NUSSBAUM (1924, 1926) fand bei seinen Untersuchungen über die Gefäßversorgung des Hüftkopfes jedoch ein ausgedehntes Maschenwerk von arteriellen Anastomosen und konnte damit den Nachweis erbringen, daß zumindest keine anatomischen Endarterien vorliegen. Außerdem stehen der embolischen Theorie Ergebnisse der experimentellen Untersuchungen von NUSSBAUM entgegen, die gezeigt haben, daß erst nach der Durchtrennung sämtlicher Hüftkopfgefäße eine totale Nekrose auftritt. Auch TAPAVICZA (1940) hat die Theorie AXHAUSENs abgelehnt mit der Begründung, daß die Hüftkopfepiphyse in keinem Altersabschnitt auf die Versorgung durch ein einziges Gefäß angewiesen sei.

Traumatische Faktoren

Seit vielen Jahrzehnten wird traumatischen Gewalteinwirkungen auf die Hüfte eine gewisse Bedeutung bei der Entstehung des Morbus Perthes zugeschrieben, so von HOFFA (1907), FRANGENHEIM (1909), LEGG (1910), TUBBY (1912), SCHULTHESS (1914), SUNDT (1950), NAGURA (1959) u. a. Tatsächlich wurden mehrere Fälle in der Literatur veröffentlicht, bei denen die Möglichkeit einer traumatischen Genese des Morbus Perthes ernstlich in Betracht gezogen oder sogar mit Wahrscheinlichkeit angenommen werden muß. So hat REHBEIN 1922 einen Fall veröffentlicht, bei dem im Anschluß an eine traumatische Hüftluxation nach gelungener Reposition ein Morbus Perthes aufgetreten ist. Ähnliche Fälle wurden von DYES (1933), LINDEMANN u. SIEMENS (1933) u. a. beschrieben. KRAFT (1931) bzw. TAPAVICZA (1940) haben den Fall eines posttraumatischen Morbus Perthes nach einer intertrochantären Fissur beschrieben. PLATZGUMMER (1952) hat über einen fünfjährigen Jungen berichtet, bei dem 5 Monate nach einer Torsionsfraktur des Oberschenkels ein Morbus Perthes aufgetreten ist. Über einen weiteren Fall von Morbus Perthes im Anschluß an eine traumatische Hüftluxation hat BERNBECK (1949/51) referiert. BERNBECK legt in diesem Zusammenhang Wert auf die Feststellung, daß das Trauma im typischen „Perthes-Alter" stattgefunden hat. Während dieses Altersab-

2.6 Erkrankungen mit besonderen Ursachen

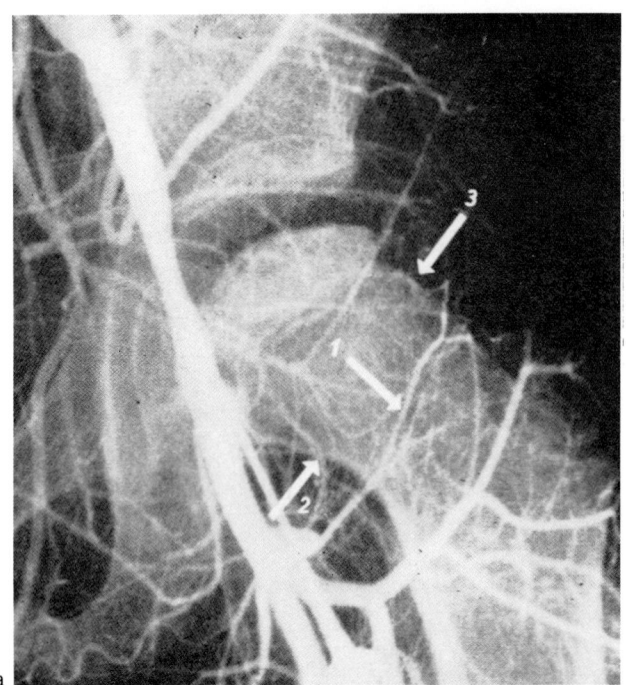

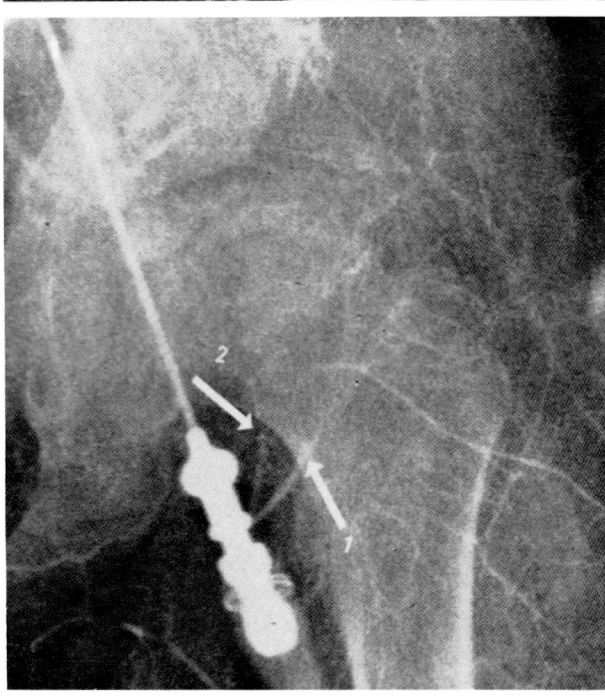

Abb. 5a u. b Arteriographische Befunde bei Morbus Perthes. a) Einengung des R. profundus (1) und des R. nutritius capitis distalis (2) und der Rr. capitis proximales (3) im Initialstadium. b) Verschluß des R. profundus (1) und des R. nutritius capitis distalis (2) im Fragmentationsstadium (aus *E. Hipp:* Fortschr. Med. 84 [1966] 650)

schnittes erkennt BERNBECK einen Kausalzusammenhang an, wenn das Leiden in der Folge einer traumatischen Hüftluxation, einer medialen Schenkelhalsfraktur, einer traumatischen Epiphysenlösung oder einer reponierten Hüftluxation eintritt.

Bei der Entstehung des Morbus Perthes wird nicht nur ein massives Trauma diskutiert, sondern es wird auch Mikrotraumen, Dauertraumen bzw. im Gelenk selbst lokalisierten Gewalteinwirkungen eine ursächliche Bedeutung zugeordnet (SCHMIDT 1926, LANG 1931, WANKE 1943). In diesem Zusammenhang spricht WALTER (1925) von der Entstehung des Morbus Perthes ohne grobe äußere Gewalt, aber doch als Auswirkung mechanischer Kräfte. Vielleicht kann die Mitteilung von SUNDT (1949) in diesem Zusammenhang gesehen werden, der beobachten konnte, daß von 172 an Morbus Perthes erkrankten Hüften – von 9 Ausnahmen abgesehen – alle einen erhöhten CCD-Winkel aufgewiesen hätten. Über eine Erhöhung des CCD-Winkels bei Morbus Perthes haben auch Sceur u. DeRacker (1952) berichtet. Da nach Pauwels (1935, 1950) die Coxa valga zu einer Mehrbelastung des Hüftkopfes führt, fassen Sceur u. DeRacker den Morbus Perthes als statisch bedingt auf. Taussig u. Heripret (1969) fanden jedoch in 88% der untersuchten Perthes-Fälle einen normalen CCD-Winkel; eine Erhöhung lag in 12% der Fälle vor.

Nach Bernbeck (1949/51) entsteht die Infarktnekrose beim Morbus Perthes durch einen Verschluß der zuführenden arteriellen Gefäße. Diese Gefäße würden innerhalb der Chondroepiphyse abgeschnürt. Als Ursache dieser Ernährungsstörung gibt Bernbeck sowohl exogene als auch endogene Schädigungen an: so etwa traumatische Einwirkungen (Intimaschädigung, Kontinuitätstrennung durch Abriß an der Eintrittstelle in den Knorpel), aber auch indirekte Gefäßverschlüsse durch eine Verquellung der perforierenden Knorpelkanäle infolge eines degenerativen Ödems der chondralen Epiphysenkapsel oder chemisch-dyskrasischer Vorgänge. Für die Entstehung der subchondralen Destruktionsherde nimmt Bernbeck eine „heterolytische Dyskrasie" an. Dabei kommt es infolge einer Durchbrechung der Knorpel-Knochen-Demarkation (Säure-Basen-Schranke) zum Eindringen der sauren Chondroitinschwefelsäure in die anliegende Spongiosa.

Entzündliche Faktoren

Aseptische Hüftkopfnekrosen mit einem Krankheitsverlauf, der einem Morbus Perthes gleicht, sind mehrfach beschrieben worden im Anschluß an entzündliche Prozesse vorwiegend im Schenkel-Hals-Bereich (Drehmann 1911, Calvé 1937, Howorth 1948, Sundt 1949, Gardemin u.a.). Unter 369 Perthes-Fällen konnte Bernbeck (1949/51) insgesamt 5 Fälle dieser Art feststellen. Darüber hinaus wird der Morbus Perthes bzw. werden perthesähnliche Hüftkopfveränderungen im Anschluß an allgemeine fieberhafte Erkrankungen angeführt, wie etwa nach Tonsillitis, Scharlach, Grippe oder Varizellen (Kirsch 1961).

Mehrere Autoren, welche der infektiösen Theorie anhingen, haben in der Vergangenheit die Epiphyse punktiert bzw. kürettiert und Kulturen angelegt. So konnte Kidner (1916) kulturell Staphylococcus aureus finden. Diese positiven Kulturergebnisse werden jedoch heute im allgemeinen als Kontaminationen angenommen. Falls eine eindeutige Infektion vorliegt und daraus eine aseptische Nekrose resultiert, so handelt es sich um eine getrennte Spielart dieser Erkrankung (Goff 1954).

Endokrine Faktoren

Das Knochenwachstum wird von verschiedenen Hormonen beeinflußt und gesteuert. Hier sind besonders das somatotrope Hormon (STH), Schilddrüsenhormone sowie die Keimdrüsenhormone (Östrogene und Androgene) zu nennen. Dabei wird das Wachstum vom zentralen Nervensystem geregelt; insbesondere steht es unter dem Einfluß des Hypophysenvorderlappens. Eine insuffiziente Sekretion führt zu einer Retardierung des Wachstums und schließlich auch der Reifung. Eine Schilddrüsenunterfunktion führt ebenfalls zu einer verlangsamten Skeletreifung. Sowohl beim Kretin als auch beim juvenilen Myxödem finden sich Unregelmäßigkeiten der Femurepiphyse, welche den avaskulären Nekrosen beim Morbus Perthes ähnlich sind. Derartige Berichte liegen vor von Bircher (1909), Albright (1938), Looser (1929) u.a. Die genannten Prozesse sind jedoch auf eine entsprechende Schilddrüsentherapie reversibel. Nach Looser ist ein Zusammenhang der beiden Erkrankungen (Kretinismus und Morbus Perthes) abzulehnen, da sie ganz verschiedene Ursachen hätten. Ponseti berichtet 1956, daß bei Fütterungsversuchen von Ratten und Kaninchen mit aminonitrilhaltigen Nahrungsmitteln perthesähnliche Veränderungen im Bereich der Epiphysenscheibe aufgetreten sind. Nachdem Ponseti gefunden hat, daß geringe Dosen von Trijodthyronin diese alimentären Läsionen im Bereich der Epiphysenfuge verhindern oder zumindest vermindern, haben Ponseti u. Cotton (1961) versucht, die Revaskularisation bzw. die Wiederherstellung der Kopfepiphyse mit Trijodthyronin zu verbessern. Dabei konnten von den genannten Autoren bei den Perthes-Patienten keine Anzeichen einer Schilddrüsendysfunktion entdeckt werden. Auch hohe Dosen von Trijodthyronin durch eine Zeit von 6–18 Monaten hatten keinen Einfluß auf die Geschwindigkeit des Wiederaufbaues der Kopfepiphyse. Gill (1943), Emerick u. Mitarb. (1954) und Kalz (1955) konnten bei Perthes-Patienten ebenfalls keine Zeichen einer Schilddrüsendysfunktion finden.

Von einer Reihe von Autoren wird über eine Entwicklungshemmung bei Perthes-Patienten berichtet (Nagasaka 1931, Adams 1937, Goff 1954, Mau 1958, Ralston 1961, Bauer 1970). Da das Knochenwachstum hormonell gesteuert wird, führen verschiedene Autoren das beim Morbus Perthes gefundene Wachstumsdefizit auf eine hormonelle Störung zurück (Goff 1954, Mau u. Schmidt 1960). Schaefer u. Purcell (1941) haben eine „endokrine Imbalance" angenommen. Wegen der Bedeutung dieser eben angeführten hormonellen Faktoren haben wir bei unseren Perthes-Patienten Hormonuntersuchungen vorgenommen:

An 15 Perthes-Patienten im Alter von 5–10 Jahren wurden im 24-Stunden-Harn Gonadotropine, Östrogene, 17-Ketosteroide und 17-Hydroxycorticoide bestimmt (die Hormonuntersuchungen wurden am Institut für Allgemeine und Experimentelle Pathologie durchgeführt). Die gefundenen Werte zeigten keine Abweichung von der Norm (BAUER 1970). Ferner hat FISHER (1972) über Hormonuntersuchungen bei 12 Perthes-Kindern berichtet: Wachstumshormon, follikelstimulierendes Hormon, luteinisierendes Hormon und 17-Ketosteroide lagen im Normbereich.

Stoffwechselstörungen

Wie bereits berichtet, hat PONSETI (1956) in Tierversuchen Veränderungen des Epiphysenknorpels gefunden nach Fütterung mit aminonitrilhaltigen Substanzen. SCHNEIDER (1937) hat Perthes-Patienten untersucht und häufig erniedrigte Vitamin-A-Werte gefunden und den Morbus Perthes daher als Störung des Vitamin- und Hormonhaushaltes aufgefaßt. Weiterhin wurde von verschiedenen Autoren auf Störungen des Aminosäurehaushaltes hingewiesen (PONSETI 1956, STUDER 1959, SCHÖNBERGER u. Mitarb. 1962, MAU u. GÖBEL 1966 u.a.). Eine exakte Beurteilung oder Deutung dieser Stoffwechselveränderung ist bis heute noch nicht möglich.

Kongenitale Entwicklungsstörung

Eine kongenitale Entwicklungsstörung als Ursache des Morbus Perthes wurde von BRANDES (1920), ZAAIJER (1921), SÖDERLUND u.a. angenommen. ADAMS (1937) nimmt an, daß der Morbus Perthes in Zusammenhang mit einem angeborenen abnormalen Epiphysensystem auftrete. LANG (1922) hat für doppelseitige Fälle mit symmetrischem Befall eine Entwicklungsstörung angenommen. LANG konnte feststellen, daß bei diesen Fällen die pathologischen Veränderungen nicht nur im Bereich des Ossifikationskernes der Hüftepiphyse, sondern auch diaphysenwärts nachzuweisen waren. Auch an den Gelenkpfannen wurden ähnliche Veränderungen nachgewiesen. Die Entstehung des Morbus Perthes aufgrund einer enchondralen Dysostose, deren geringster Manifestationsgrad die beim Morbus Perthes von mehreren Autoren festgestellte Verminderung des Skelettalters ist, wird insbesondere von MAU (1958, 1960) vertreten.

Andere pathogenetische Faktoren

FROMME (1920) hat ebenso wie CALVÉ (1937), FREUND u.a. auf Zusammenhänge des Morbus Perthes mit einer Rachitis hingewiesen. FROMME hat die Meinung vertreten, daß es durch die Spätrachitis zu einer Verbreiterung der Knorpelwucherungszone im Bereich der Hüftkopfepiphyse komme; in der Folge würde eine Verschiebung zwischen Meta- und Epiphyse auftreten, die ihrerseits wiederum eine Hemmung der Blutzufuhr bewirken würde. SUNDT (1921) hat die Meinung ausgedrückt, daß 32 der von ihm beschriebenen 94 Perthes-Fälle, insbesondere die beidseitigen, eine Rachitisanamnese aufwiesen.

Neurogene Funktionsstörungen haben KÖHLER (1908) und VALENTIN (1920) vermutet; spastische vasomotorische Zirkulationsstörungen wurden von SCHÄFER (1935) angenommen.

Klinik

Bevor die röntgenologische Symptomatologie positiv wird und auch bevor Schmerzen auftreten, zeigen die Kinder gewöhnlich Symptome, die häufig von den Eltern zuerst bemerkt werden: So wird gelegentlich ein Bein nachgezogen, insbesondere bei längerer Belastung. In Ruhe kann diese Erscheinung wiederum verschwinden. Ein eindeutiges und konstantes Hüfthinken tritt gewöhnlich erst später im Verlauf von einigen Wochen auf; verbunden sind damit länger anhaltende, selten konstante Hüftschmerzen.

Bei der ersten ärztlichen Untersuchung sind im allgemeinen schon deutliche Symptome vorhanden, wie relativ konstante Schmerzen, ein positives Trendelenburg-Phänomen bzw. ein Hüfthinken. Bei der Bewegungsuntersuchung des Hüftgelenks zeigt sich eine Einschränkung insbesondere der Abduktion und später gewöhnlich auch der Rotation, wobei nach unserer Erfahrung insbesondere wiederum die Innenrotation vermindert ist. Bei längerem Bestehen der Erkrankung kommt es dann zur Atrophie der gleichseitigen Bein- und Gesäßmuskulatur; bei Patienten, die erst spät in eine ärztliche Behandlung gelangen, bestehen vielfach ausgeprägte Kontrakturen der Hüfte, insbesondere eine Beuge- und Adduktionskontraktur. Bedingt durch diese Adduktionskontraktur, kommt es zum Auftreten einer scheinbaren Beinverkürzung. In den späteren Erkrankungsstadien tritt zusätzlich eine Verminderung der reellen Beinlänge auf, welche in erster Linie durch die Abflachung der Hüftkopfepiphyse und die Störung der Wachstumspotenz der proximalen Femurepiphysenfuge bedingt ist. Einschlägige Berichte stammen von CARPENTER u. POWELL (1960). EDGREN (1965) fand Verkürzungen von 15–35 mm; dabei konnte in 16 Fällen auch eine gleichzeitig bestehende Verkürzung der Tibia festgestellt werden. In 19 Fällen fand sich jedoch eine kompensatorische Längenzunahme der Tibia von 3–7 mm. STEINHAUSER (1970) hat über Beinverkürzungen bis zu 35 mm in 52,5% der Fälle berichtet.

Es liegen auch Untersuchungen darüber vor, inwieweit operative Maßnahmen zu einer zusätzlichen Beinverkürzung führen. So hat WEIGERT (1968) darüber berichtet, daß bei operativ behandelten Perthes-Patienten in 53% der Fälle Beinverkürzungen auftraten, bei der konservativen Behandlung hingegen nur in 38%. RÖHLIG u. SENSSE (1969) kommen jedoch aufgrund von analogen Untersuchungen zum Ergebnis, daß die operative Therapie keine zusätzliche Gefahr für das Beinlängenwachstum bedeuten würde (die Autoren beziehen sich dabei hauptsächlich auf die Spanbolzung). Eine durch die Technik der Operation selbst bedingte Verkürzung tritt durch die intertrochantäre Varisationsosteotomie ein. Über das Ausmaß der varisationsbedingten Beinverkürzung gibt die von BAUER (1969) angegebene Formel Auskunft (Abb. 6):

$$X = e \cdot \sin \alpha + h (1 - \cos \alpha).$$

Laboruntersuchungen

Es wurden Tests der Wachstumsaktivität gemacht, Schilddrüsenfunktionsuntersuchungen, Bestimmungen des Serumcholesterins, der alkalischen Serumphosphatase, des Serumcalciums und Serumphosphors. Die Befunde sind jedoch gewöhnlich negativ. Nach GOFF (1954) gibt es keine Tests oder Laboruntersuchungen, welche für den Morbus Perthes signifikant sind. Auch die Blutsenkung sowie das Blutbild sind in den überwiegenden Fällen bei Morbus Perthes unauffällig (KIRSCH 1961).

Knochenszintigraphie in der Diagnose

Die Perthessche Erkrankung wird meistens charakterisiert durch das typische radiologische Erscheinungsbild, wobei das Ausmaß des Kopfbefalles variieren kann. Eine Korrelation zwischen den Schweregraden nach CATTERALL (1971) und dem Endergebnis konnte nachgewiesen werden. Diese radiologische Einteilung ist – wenn überhaupt – nur möglich in einem relativ späten Erkrankungsstadium. DANIGELIS u. Mitarb. (1975, 1976), FASTING u. Mitarb. (1978) sowie FISHER u. Mitarb. (1980) konnten zeigen, daß der Knochenscan mit Technetium Pyrophosphat 99 eine verminderte Aktivität im Epiphysenbereich in einem sehr frühen Erkrankungsstadium nachweisen kann, bevor radiologische Veränderungen sichtbar sind. Auf die differentialdiagnostische Bedeutung in diesem frühen Erkrankungsstadium im Vergleich mit der Transientsynovitis haben CALVER u. Mitarb. (1981) verwiesen. FISHER u. Mitarb. konnten eine gewisse Korrelation zwischen dem Aktivitätsdefekt im Knochenscan und den radiologischen Catterall-Gruppen bzw. dem radiologischen Ausmaß des Epiphysenbefalles feststellen. Es wird daher der Knochenscan nicht nur zur Differentialdiagnose von suspekten Perthes-Fällen empfohlen, sondern auch zur verbesserten Einschätzung des Erkrankungsstadiums bzw. der Prognose. So verweisen auch KELLY u. Mitarb. (1980) darauf, daß im Durchschnitt 8,1 Monate vergehen, ehe man auf den Röntgenbildern die Einteilung nach Catterall durchführen kann. Dadurch wird unter Umständen wertvolle Zeit für eine Containmentbehandlung ver-

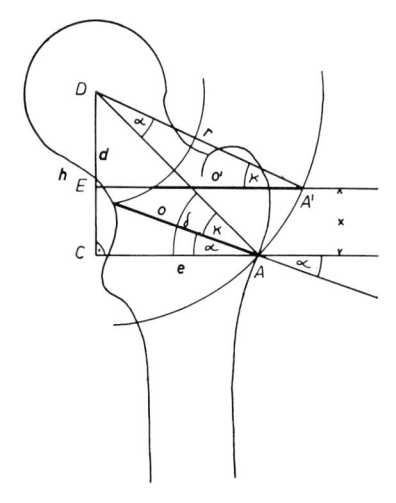

Abb. 6 Schematische Darstellung der intertrochanteren Varisierung. Zur Berechnung der varisationsbedingten Beinverkürzung (X) ist die Messung folgender Strecken am Röntgenbild erforderlich: e = Strecke C A, h = Strecke D C, α = Varisationsgrad (aus *R. Bauer:* Arch. orthop. Unfall.-Chir. 67 [1969] 155)

loren (darunter ist die Zentrierung des Hüftkopfes zu verstehen, sei es nun konservativ mit verschiedenen Abduktionsapparaten als auch operativ durch intertrochantäre Osteotomie oder Beckenosteotomie).
Die genannten Autoren empfehlen daher folgendes Vorgehen: Kinder über 6 Jahre, welche im Knochenscan bereits die Zeichen der Catterall-Gruppen III oder IV zeigen (dies ist frühzeitig mit dem Knochenscan möglich) werden mit Containmentmethoden behandelt.

Veränderungen von Körpermaßen und Skelettalter

Bereits NAGASAKA (1931), CALVÉ (1937) sowie ADAMS (1937) haben auf ein vermindertes Skelettwachstum in ihren Beschreibungen von Perthes-Kindern hingewiesen. WILKINS (1950) hat auf eine verzögerte Knochenentwicklung in Verbindung mit einer verminderten Körpergröße verwiesen. MAU u. SCHMIDT (1960) haben anhand von Untersuchungen von 50 Perthes-Patienten eine Skelettreifungshemmung festgestellt. GOFF (1954) hat in seiner Monographie dieses Verhalten bestätigt und darüber hinaus festgestellt, daß die transversalen Dimensionen der Perthes-Patienten weniger im Rückstand seien als die longitudinalen. Insbesondere sind bei Perthes-Patienten die unteren Extremitäten verkürzt, mehr als die oberen.
Im Rahmen von somatometrischen Untersuchungen bei 40 Patienten unseres Perthes-Krankengutes haben wir u.a. die Körperlänge festgestellt (BAUER 1970). Aus der Abb. 7 geht deutlich hervor, daß die Werte der Körperlänge von Per-

2.10 Erkrankungen mit besonderen Ursachen

thes-Patienten unter der durchschnittlichen Altersnorm liegen; die Körperlänge geht annähernd dem unteren Wert der Standarddeviation parallel.

Außerdem wurden das Längenalter und das Skelettalter dieser Patienten bestimmt. Dabei handelt es sich um das chronologische Alter, indem die gemessene Körperlänge bzw. das gemessene Skelettalter des untersuchten Patienten die Durchschnittsnorm darstellt. Zur Bestimmung des Skelettalters haben wir den Atlas von GREULICH u. PYLE (1966) verwendet. Wir konnten dabei eine allgemeine Reifungshemmung feststellen, die sich in der Verminderung des Skelettalters noch deutlicher ausdrückt als im Längenalter (BAUER 1970). FISHER (1972) hat die Skelettentwicklung bei 140 Perthes-Patienten untersucht. Dabei konnte er in 89% eine Retardierung des Knochenalters finden; in 6% fand sich eine Übereinstimmung zwischen Knochenalter und chronologischem Alter und in 5% eine Wachstumsbeschleunigung.

TAUSSIG u. HERIPRET (1969) konnten ebenfalls in 73% ihrer Fälle ein Nachhinken des Knochenalters zeigen (Abb. 8). Die Verzögerung ist dabei größer als die Standarddeviation; sie ist bei Knaben ausgeprägter als bei Mädchen.

Nach GOFF (1954) ist die Wachstumsentwicklung bei Perthes-Patienten so lange verzögert, als die Krankheit nicht ausgeheilt ist. GOFF verweist ferner darauf hin, und auch MAU hat diese Feststellung getroffen, daß die Wachstumsverlangsamung Monate und Jahre vor Beginn der Osteochondrose festgestellt werden konnte, jedenfalls lange bevor röntgenologische Veränderungen

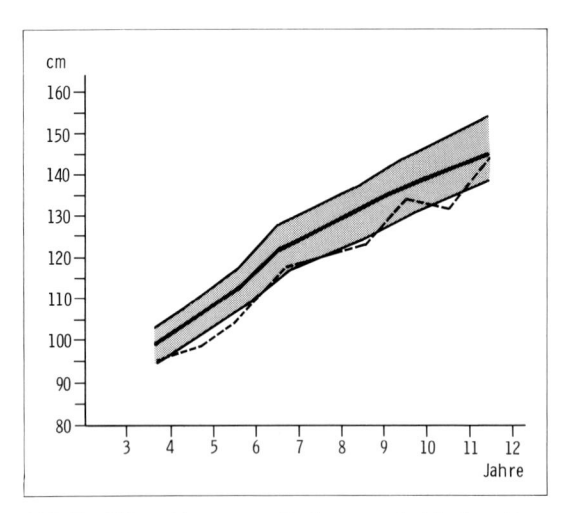

Abb. 7 Körperlänge von Patienten mit Morbus Perthes (unterbrochene Linie) im Vergleich mit der Altersnorm einschließlich Standarddeviation (aus *R. Bauer:* Konstitution und Hüftgelenkserkrankungen. In *H. Cotta:* Aktuelle Orthopädie 1. Enke, Stuttgart 1970)

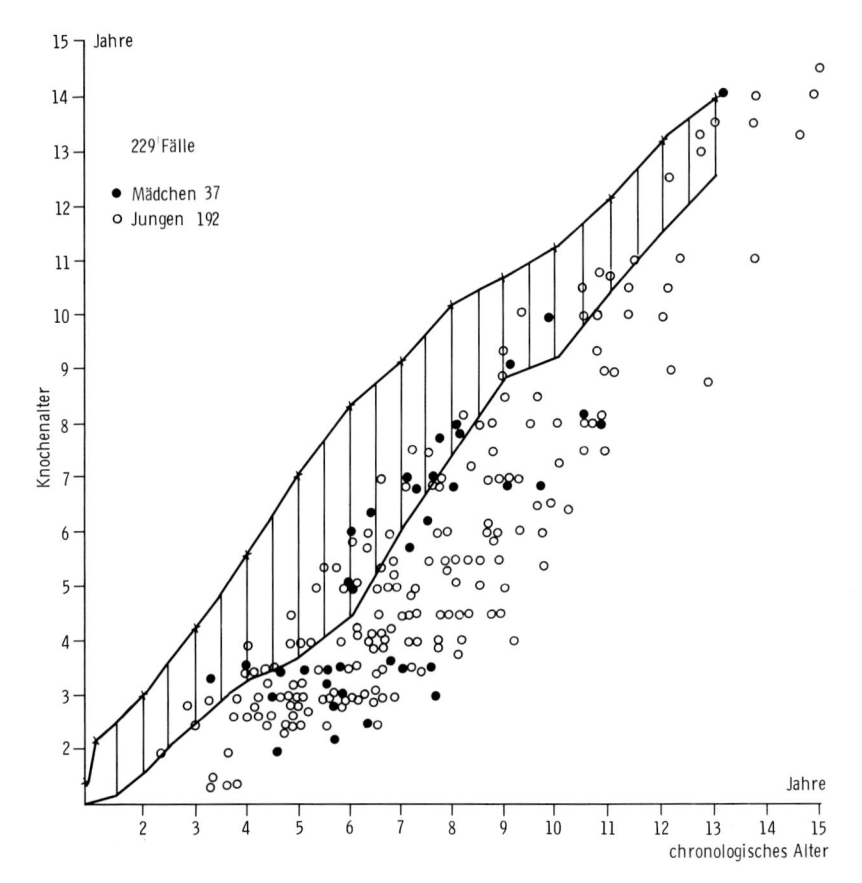

Abb. 8 Skelettalter von Perthes-Patienten im Vergleich mit der Altersnorm (aus *G. Taussig, G. Heripret:* Rev. Chir. orthop. 55 [1969] 305)

aufgetreten sind. Nach MAU u. SCHMIDT (1960) ist der Ossifikationsrückstand um so größer, je jünger das Kind zum Zeitpunkt des Erkrankungsbeginns ist.

Geschlechtsverteilung

Nach übereinstimmenden Angaben in der Literatur sind Knaben von dieser Erkrankung wesentlich häufiger betroffen als Mädchen. Einige Literaturangaben sind in der Tab. 1 zusammengestellt. Insgesamt ergibt sich daraus eine relativ konstante Geschlechtsproportion von Knaben zu Mädchen im Verhältnis von 3:1 bis etwa 4:1. BERNBECK (1949/51) nimmt die bei Knaben rauheren Spielsitten als Ursache für das Überwiegen der Knaben an. Es wird auch ein hormoneller Hintergrund diskutiert (BAUER 1970). Nach GOFF (1954) sind Epiphysen, die einen Entwicklungsrückstand aufweisen, besonders gefährdet für aseptische Nekrosen. Nach Untersuchungen von SHELTON (1936) zeigten über 12,5% der untersuchten Schulkinder eine Retardierung des Ossifikationskernes von 2 Jahren unter dem chronologischen Alter; in erster Linie handelte es sich dabei um Knaben. CAVANAUGH u. Mitarb. (1936) behaupten, daß der bei Knaben häufiger beobachtete Entwicklungsrückstand die Ursache für die Dominanz der Knaben bei der Perthes-Erkrankung sei.

In bezug auf die Seitenverteilung gibt es keine signifikanten Unterschiede; in unserem Krankengut war in 46,6% das rechte, in 41,6% das linke Hüftgelenk betroffen. Doppelseitigkeit des Morbus Perthes konnten wir in 11,6% der Fälle feststellen (BAUER 1970). Ähnliche Zahlen werden angegeben von SEVERIN (10%), LEVY (11%), LEGG (12%), KRUKENBERG (15%). Höhere Prozentsätze eines doppelseitigen Befalls werden von BERNBECK (1951) und GOFF (1954) mit jeweils 25% angegeben. Nach KIRSCH (1961) besteht zwischen einer Manifestation zuerst auf der einen und dann auf der anderen Seite ein zeitliches Intervall von Monaten bis Jahren. Verläuft die Erkrankung auf beiden Seiten zu gleicher Zeit, so ist an eine dysostotische Komponente oder eine multiple Epiphysenstörung zu denken (MAU 1960). So konnten wir in unserem Krankengut in 6,6% aller Fälle sicher dysostotische Faktoren nachweisen, wobei noch zu erwähnen ist, daß alle diese Fälle eine doppelseitige Manifestation der Erkrankung aufwiesen (BAUER 1970).

Altersverteilung

Das erste Auftreten des Morbus Perthes, wobei wir uns auf die Erstuntersuchung bzw. den Behandlungsbeginn in der Klinik beziehen, fällt in

Tabelle 1 Geschlechtsrelation (in Prozent) bei Morbus Perthes

Literaturzitat	Anzahl der Fälle	Prozentualer Anteil	
		Jungen	Mädchen
Sundt (1949)	153	78	22
Bernbeck (1951)	369	77	23
Goff (1954)	103	83	17
Broder (1958)	208	80	20
Taussig u. Heripret (1969)	275	83	17
Bauer (1970)	120	75	25
Fischer (1972)	188	81	19

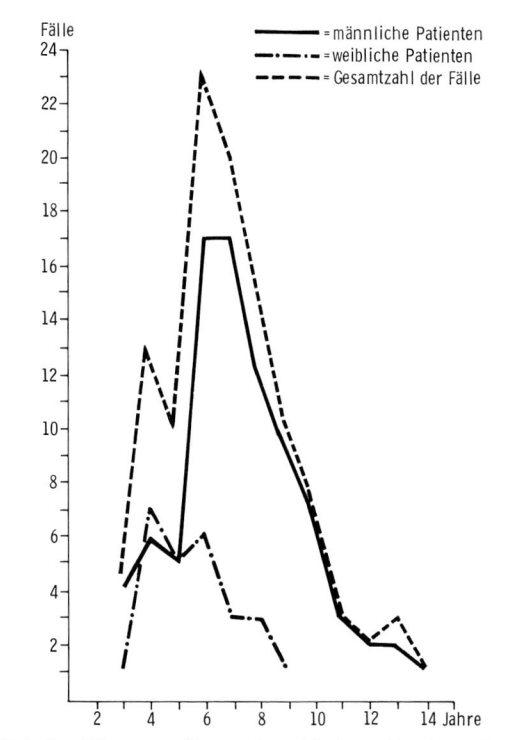

Abb. 9 Altersverteilung des Morbus Perthes (aus R. Bauer: Konstitution und Hüftgelenkserkrankungen. In H. Cotta: Aktuelle Orthopädie 1. Enke, Stuttgart 1970)

das 3. Lebensjahr; die ältesten Fälle weisen ein Alter von 14 Jahren auf. Dabei stellt das Minimal- bzw. das Maximalalter nicht die beiden Endpunkte einer Gaußschen Normalverteilungskurve dar, da der Erkrankungsgipfel deutlich nach links verschoben ist (Abb. 9).

Bei einer gemeinsamen Betrachtung der weiblichen und männlichen Erkrankungsfälle liegt die größte Häufung zwischen dem 5. und 7. Lebensjahr. Anschließend nimmt die Zahl der Erkrankungen mit zunehmendem Lebensalter sehr rasch ab. Auffallend ist, daß der Gipfel der männlichen Patienten im 6.-7. Lebensjahr liegt, während jener der weiblichen in das 4.-6. Lebensjahr fällt. Diese Unterschiede im Manifestationsalter von weiblichen und männlichen Patienten gehen auch aus anderen Untersuchungen (BERNBECK 1951, PEIC 1962) hervor. Diese Tatsache dürfte auf die zeitlichen Unterschiede in der Skelettreifung zwischen Knaben und Mädchen zurückzuführen sein.

Bei Durchsicht der Literatur fällt eine Vorverlegung des Erkrankungsalters von Morbus Perthes in den letzten Jahren bzw. Jahrzehnten auf. Während die älteren Autoren (PERTHES 1920, SCHMIDT 1926 u.a.) den Erkrankungsgipfel im 8.-9. Lebensjahr angegeben haben, fand PEIC (1944 bis 1949) den Gipfel im 6.-7. Lebensjahr, ab 1945 eine relative Häufung im 4. und 5. Lebensjahr sowie im 3. und 4. Lebensjahr. In unserem eigenen Krankengut konnten wir bei einer Untersuchung der in Jahresgruppen zusammengefaßten Patienten ab 1945 keine Vorverlegung des Erkrankungsalters finden. Dagegen zeigt sich im Vergleich mit dem Krankengut, das von BERNBECK veröffentlicht wurde und aus den Jahren 1920-1950 stammt, die maximale Häufung im 6.-9. Lebensjahr, in unserem Krankengut (1945-1958) hingegen im 5.-7. Lebensjahr. Auch SCHULZE u. HAIKE (1965) fanden bei Perthes-Patienten in den Jahren von 1935-1961 vor 1954 ein durchschnittliches Erkrankungsalter bei Knaben von 7,1 Jahren, nachher dagegen von 4,7 Jahren. Während die genannten Autoren als Ursache eine Akzeleration angenommen haben, wird diese Auslegung von PEIC (1962) als Erklärungsursache abgelehnt, da von GOFF (1954), MAU u. SCHMIDT (1960), RALSTON (1961) u.a. bei Perthes-Patienten eine Wachstumsverlangsamung sowie eine Skelettreifungshemmung nachgewiesen werden konnte.

Erkrankungsdauer

In unserem Krankengut lag das Durchschnittsalter der weiblichen Perthes-Patienten bei Behandlungsbeginn bei 6 Jahren, bei männlichen hingegen bei 7,6 Jahren. Die ersten Beschwerden gingen dem Behandlungsbeginn wenige Wochen bis 3 Jahre, im Durchschnitt 6 Monate, voraus (BAUER 1970). FISHER (1972) gibt ebenfalls eine Vorerkrankungszeit (nach KIRSCH der Zeitraum zwischen dem Auftreten der ersten Krankheitssymptome und der Stellung der Diagnose) von 6 Monaten an. JONSÄTER (1953) hat eine Vorerkrankungszeit von durchschnittlich 3,5 Monaten mit einer Schwankung von 6-10 Monaten angegeben.

Aufgrund der Pathophysiologie der Perthesschen Erkrankung ist die Erkrankungsdauer, d.h. der Zeitraum bis zum vollständigen Wiederaufbau des Hüftkopfes, relativ lang. Die Gesamtdauer der Erkrankung muß nach unterschiedlichen Angaben in der Literatur mit 2½-7 Jahren angenommen werden. So gibt HOWORTH in unbehandelten Fällen eine Erkrankungsdauer von 4-7 Jahren, ERLACHER von 4½ Jahren, GOFF, KRUKENBERG u.a. von 3½ Jahren, LEVY von 2½-4 Jahren an. Durch entsprechende therapeutische Maßnahmen (IMHÄUSER 1970, BAUER u. JÜNGER 1974 u.a.) kann jedoch mit einer Verkürzung der Erkrankungszeit in bestimmten Grenzen gerechnet werden.

Morbidität

Nach MOLLOY u. MACMAHON (1966) gibt es zumindest drei Möglichkeiten, die Häufigkeit einer Krankheit, z.B. des Morbus Perthes, anzugeben:
1. jährliches Eintreffen: neue Fälle, die in 1 Jahr auftreten,
2. kumulatives Vorkommen: Fälle, welche in einer Gruppe von Kindern auftreten während der Risikoperiode (bei Morbus Perthes z.B. bis zum 15. Lebensjahr),
3. Prävalenz: Fälle, die in einer Bevölkerung zu einem bestimmten Zeitpunkt vorhanden sind.

MOLLOY u. MACMAHON nehmen ein „jährliches Eintreffen" des Morbus Perthes (für Massachusetts im Jahre 1964) von 1:18000 Kindern bis zu 14 Jahren an. Die Schätzung des kumulativen Vorkommens beträgt 1:1200, für Knaben 1:740, für Mädchen 1:3700.

HELBO hat einen Morbus Perthes gefunden in 0,44 pro 1000 Kindern (1:2300) zwischen dem Alter von 6 und 14 Jahren. Dabei handelt es sich um eine Schätzung der Prävalenz.

GOFF gibt eine Relation von 1:20000 an, wobei hier auch alle Personen einbezogen sind, die jemals einen Morbus Perthes durchgemacht haben. Es handelt sich also auch um die Erfassung einer Prävalenz. Zwischen den Schätzungen von GOFF und von MOLLOY besteht eine deutliche Diskrepanz.

Stadieneinteilung und Röntgenbefunde

Das Röntgenbild hinkt der klinischen Symptomatik und dem Krankheitsverlauf nach. Eine Frühdiagnose des Morbus Perthes kann sich daher nicht auf das Röntgenbild beschränken. Auf die entsprechenden Befunde, die gewöhnlich bei der Erstuntersuchung erhoben werden können, und auf die Symptomatologie der „Vorerkrankungszeit" wurde bereits im klinischen Teil eingegangen.

In Anlehnung an WALDENSTRÖM, JONSÄTER und andere lassen sich verschiedene Erkrankungsstadien unterscheiden:

Initialstadium

Als Initialstadium ist jener Zeitraum zu verstehen, der von der Stellung der Diagnose bis zum Auftreten der röntgenologisch sichtbaren Kopffragmentation (Übergang in das Fragmentationsstadium) verstreicht. Im allgemeinen werden für dieses Stadium 6-12 Monate Erkrankungsdauer angegeben (KIRSCH 1961, EDGREN 1965, HIPP 1966). Als röntgenologische Symptome dieses Stadiums, vorwiegend als Frühsymptome, werden angegeben (Abb. **10-13**):

Gelenkspaltverbreiterung: Dabei ist eine vermehrte Lateraldistanz zu unterscheiden von einer allgemeinen Gelenksspaltverbreiterung. Die Lateralisierung, 1938 von WALDENSTRÖM bereits als radiologisches Frühzeichen beschrieben, geht zeitlich der allgemeinen Gelenksspaltverbreiterung voraus (OTTE 1968). Anhand von experimentellen Untersuchungen konnten eine Verdickung des Lig. teres sowie eine Hypertrophie des Fettkörpers am Pfannengrund dafür verantwortlich gemacht werden (KEMP u. BOLDERO 1966).

Die Lateralisierung des Hüftkopfes wurde von KEMP u. BOLDERO (1966) auch bei Patienten mit einer sog. „observation hip" bzw. einer Transientsynovitis festgestellt (s. auch Differentialdiagnose).

Die allgemeine Gelenkspaltverbreiterung ist nach KEMP u. BOLDERO (1966), SALTER (1969) und anderen auf einen Wachstumsstopp der Epiphyse zurückzuführen. Die Volumenarbeit durch Zellproliferation und Grundsubstanzvermehrung des als Wachstumsknorpel der Epiphyse fungierenden Gelenkknorpels wird auch bei Morbus Perthes nicht unterbrochen, da der Gelenkknorpel durch Diffusion ernährt wird. Die von der Blutversorgung abhängige enchondrale Ossifikation stagniert jedoch bei Ischämie. Dabei wird die Knorpelschicht bei gleichbleibendem Epi-

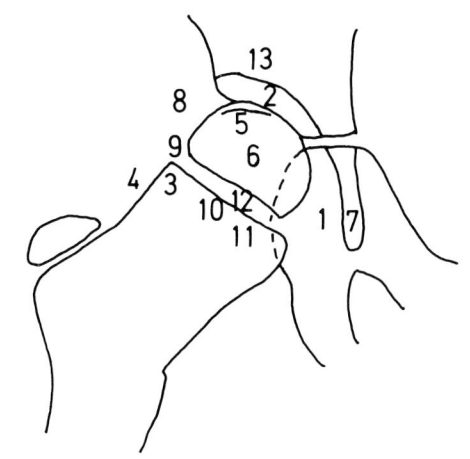

Abb. **10** Radiologische Frühzeichen bei Morbus Perthes (nach *Kirsch* u. *Pöschl*): 1 = Gelenkspaltverbreiterung medial bzw. Lateralisierung des Hüftkopfes (*Kemp* u. *Boldero*), 2 = allgemeine Gelenkspaltverbreiterung (*Perthes, Brandes, Brailsford*), 3 = Aufhellung lateraler Schenkelhalsbereich (*Drehmann*), 4 = Konvexität der lateralen Schenkelhalskontur (*Gage*), 5 = Subchondrale Aufhellungszone parallel zur Kopfoberfläche (*Freund*), 6 = Epiphysenkern kleiner als auf der gesunden Seite bei normaler Struktur und Form (*Bergmann*), 7 = Ausweitung der Köhlerschen Tränenfigur (*Halkier*), 8 = Ausweitung der Gelenkkapsel (*Ferguson* u. *Howorth*), 9 = Aufhellungszone am lateralen Rand der Epiphyse nahe dem Fugenknorpel (*Freund*), 10 = bandförmige Aufhellung in der Metaphyse parallel zur Epiphysenfuge (*Waldenström*), 11 = zystische Aufhellungen in der Schenkelhalsmetaphyse (*Gill*), 12 = Verbreiterung der Epiphysenfuge (*Howorth*), 13 = Veränderungen im Pfannenbereich (*Fromme, Kargus, Hoffmann, W. Müller* u. a.)

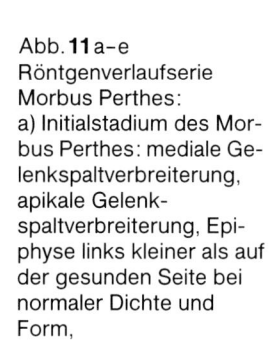

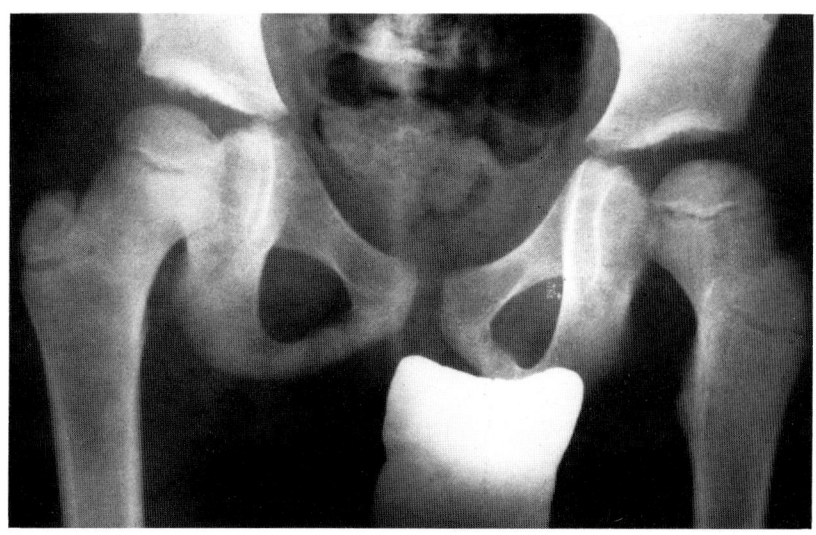

Abb. **11** a-e
Röntgenverlaufsserie Morbus Perthes:
a) Initialstadium des Morbus Perthes: mediale Gelenkspaltverbreiterung, apikale Gelenkspaltverbreiterung, Epiphyse links kleiner als auf der gesunden Seite bei normaler Dichte und Form,

Abb. **11** b-e ▶

2.14 Erkrankungen mit besonderen Ursachen

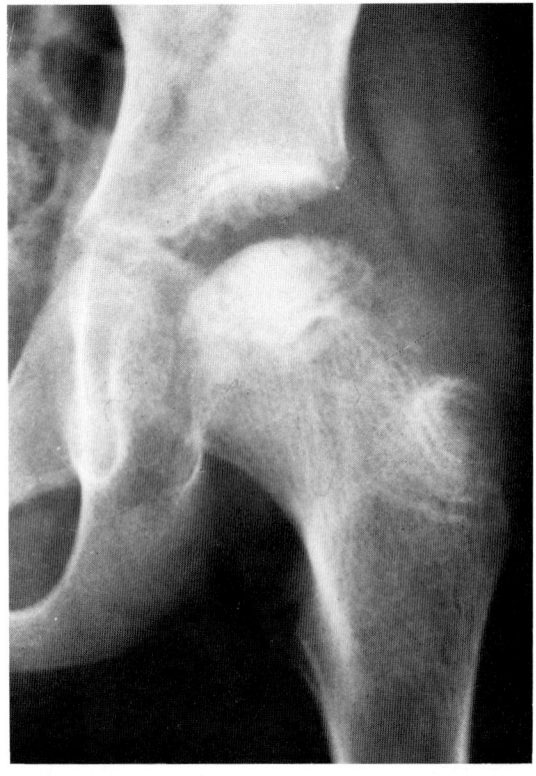

b) späteres Initialstadium mit deutlicher Kondensation des Ossifikationskernes,

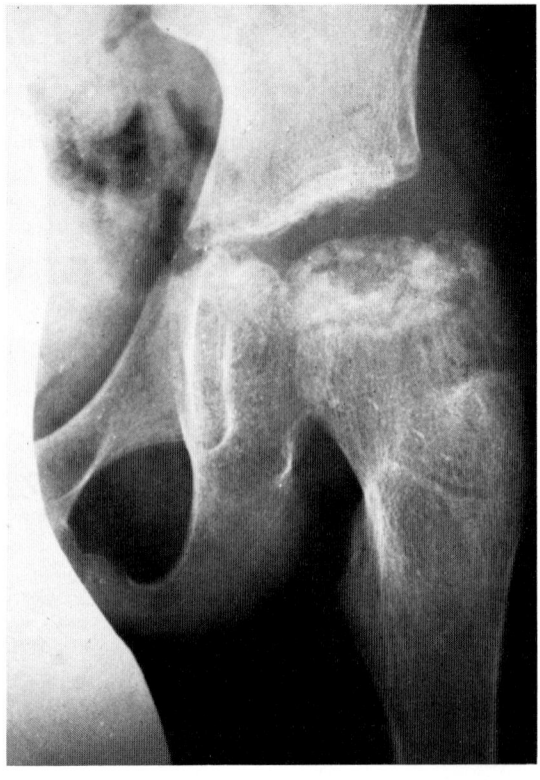

c) Fragmentationsstadium, Verbreiterung des Hüftkopfes nach lateral,

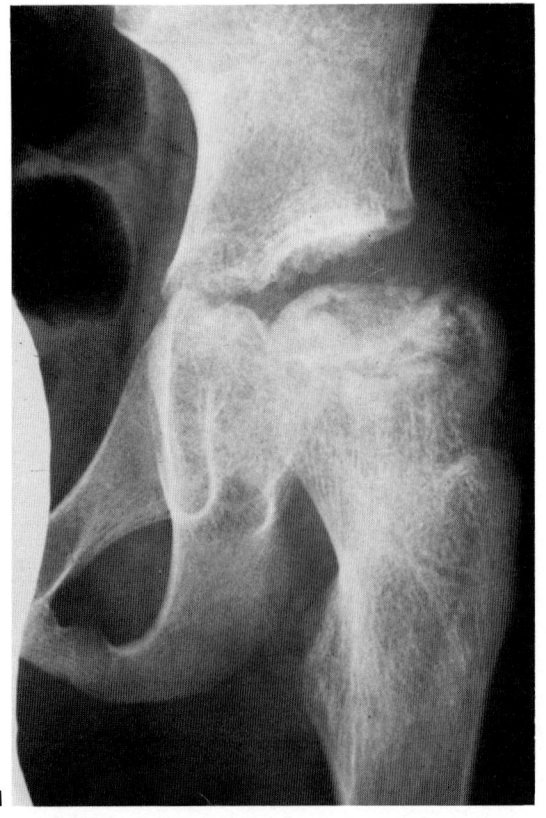

d) Regenerationsstadium mit deutlichen Zeichen des Wiederaufbaues des Hüftkopfes,

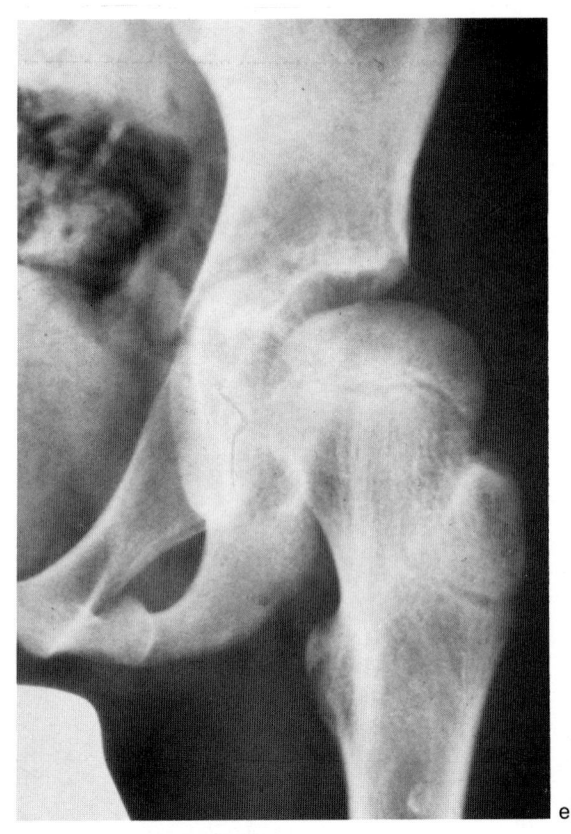

e) Endzustand nach Morbus Perthes

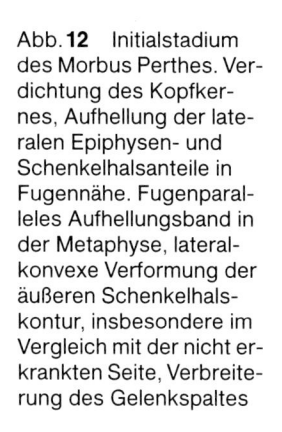

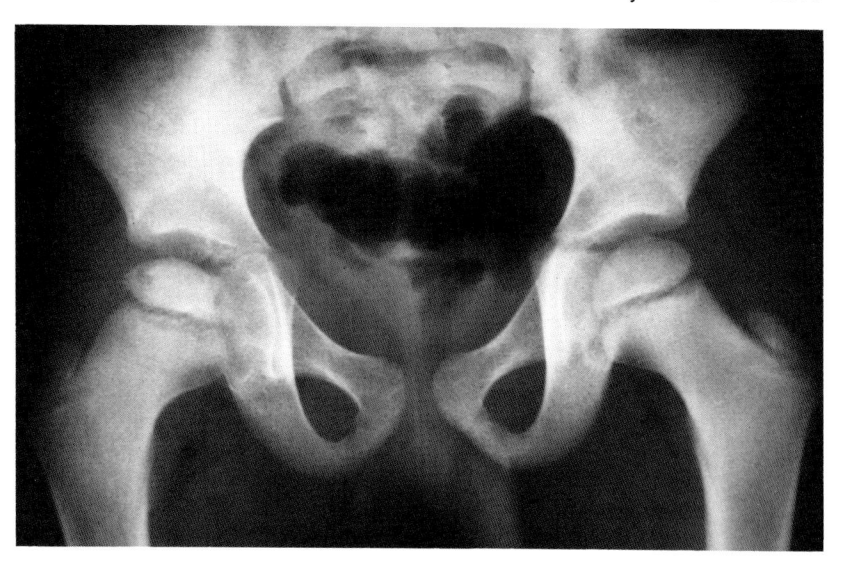

Abb. 12 Initialstadium des Morbus Perthes. Verdichtung des Kopfkernes, Aufhellung der lateralen Epiphysen- und Schenkelhalsanteile in Fugennähe. Fugenparalleles Aufhellungsband in der Metaphyse, lateralkonvexe Verformung der äußeren Schenkelhalskontur, insbesondere im Vergleich mit der nicht erkrankten Seite, Verbreiterung des Gelenkspaltes

physenkern zwangsläufig dicker, und röntgenologisch entsteht damit der Eindruck einer Gelenkspaltverbreiterung im Vergleich mit der gesunden Seite. Diese Vermutungen konnten durch Arthrographiebefunde bestätigt werden (BERNBECK 1949/51, KEMP u. BOLDERO 1966, BAUER u. a.). Die allgemeine Gelenkspaltverbreiterung wurde bereits von PERTHES (1910, 1913), SCHWARZ (1914), BRANDES (1920), BRAILSFORD (1935) und anderen als Frühzeichen beschrieben.

Von FREUND wird als Frühsymptom eine in der Kopfspongiosa subchondral verlaufende Aufhellungszone angegeben.

Von GAGE (1933) wurde eine konvexe Verformung der lateralen Schenkelhalskontur beschrieben. GILL gibt als Frühzeichen Aufhellungszonen in verschiedener Anzahl und Größe in der Metaphyse an.

Von KÖHLER wurde als Frühsymptom eine Breitenzunahme der vorderen Pfannenbegrenzung, also der sog. Tränenfigur, beschrieben. HALKIER (1956) hat ebenfalls eine Zunahme der Weite dieser Köhlerschen Tränenfigur beschrieben, nimmt jedoch Projektionsfehler bei der Röntgenaufnahme des Beckens an.

FERGUSSON u. HOWORTH (1934) geben Veränderungen des Umrisses des Kapselschattens an, ähnlich wie bei Fällen von „Transientsynovitis".

Aufhellungszonen in der Schenkelhalsmetaphyse werden von GOFF (1954) beschrieben. W. MÜLLER (1939) hat gelegentlich Zysten im Schenkelhalsbereich gesehen und diese als Veränderung ähnlich den Schmorlschen Knorpelknötchen beschrieben. Infolge einer progredienten Neigung der Epiphysenfuge zur Schenkelhalsachse projiziert sich teilweise die destruierte Hüftkopfepiphyse auf den Schenkelhals. Damit werden im Schenkelhalsbereich Unregelmäßigkeiten gesehen, die an sich dem Hüftkopf zugehören. Mit

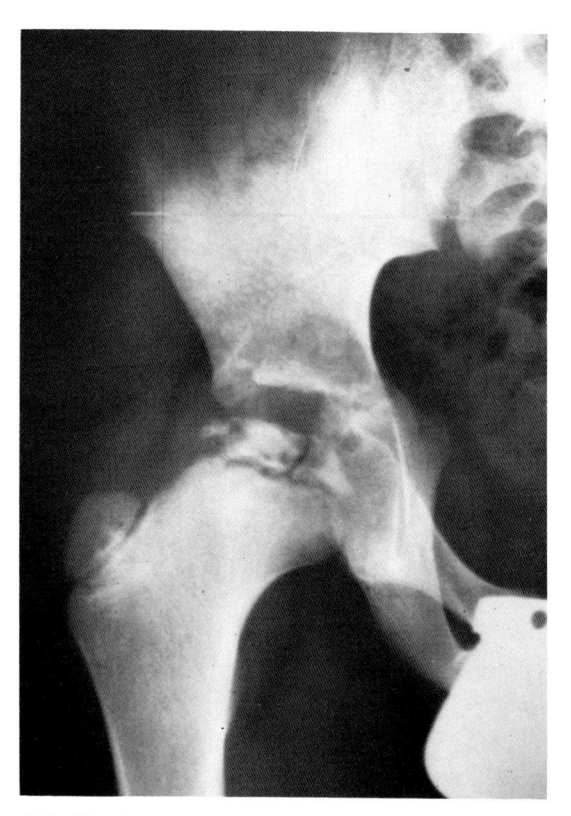

Abb. 13 Ausgeprägte Fragmentation der Femurepiphyse bei Morbus Perthes. Ausgeprägte Veränderungen auch im Bereich der Hüftpfanne

der Diagnose eines Schenkelhals-Perthes müsse man daher vorsichtig sein, bis eine orthograde Einstellung der Epiphysenfugenplatte möglich ist (OTTE 1968).

Weitere radiologische Frühzeichen bei Morbus Perthes sind in Anlehnung an KIRSCH (1961) und PÖSCHL (1971) in der Abb. 10 zusammengestellt.

2.16 Erkrankungen mit besonderen Ursachen

Nach der Verbreiterung des Gelenkspaltes und einer Verlangsamung bzw. einem Stillstand des Epiphysenwachstums kommt es zu einer graduellen Zunahme der Hüftkopfdichte (KEMP u. BOLDERO 1966). Bei der anschließend auftretenden Pyknose des Kopfkernes spielen nach OTTE (1968) nicht nur exogene Kräfte im Sinne einer Druckbelastung eine große Rolle, sondern darüber hinaus auch endogene Kräfte in Form des komprimierenden Wachstumsdruckes des Knorpelmantels. Damit vollzieht sich der Übergang in das Fragmentationsstadium.

Fragmentationsstadium

Die Dauer des Fragmentationsstadiums wird unterschiedlich angegeben, so von GILL (1940) mit durchschnittlich 1½ Jahren; EDGREN (1965) gibt ca. 11 Monate an; nach WALDENSTRÖM beträgt die Dauer 2–3 Jahre.

Im Fragmentationsstadium kommt es im allgemeinen zu einer Formveränderung des Kopfes im Sinne einer Abplattung in Richtung der resultierenden Druckkraft und in einer im rechten Winkel dazu stehenden Verbreiterung der Kopfepiphyse (vgl. Abb. **17, 33** u. **34**). Gewöhnlich findet man gerade unter dem Pfannendach die stärkste Abplattung des Hüftkopfes. Weiter finden sich im Fragmentationsstadium Aufhellungen im Ossifikationskern, die vorwiegend fleckig, aber auch diffus sein können. Diese Aufhellungen können einerseits im Rahmen des Knochenabbaues entstehen; andererseits handelt es sich nach JONSÄTER (1953) um osteoides Gewebe bereits im Rahmen der Regeneration, das jedoch noch nicht mineralisiert ist. Es besteht in dieser

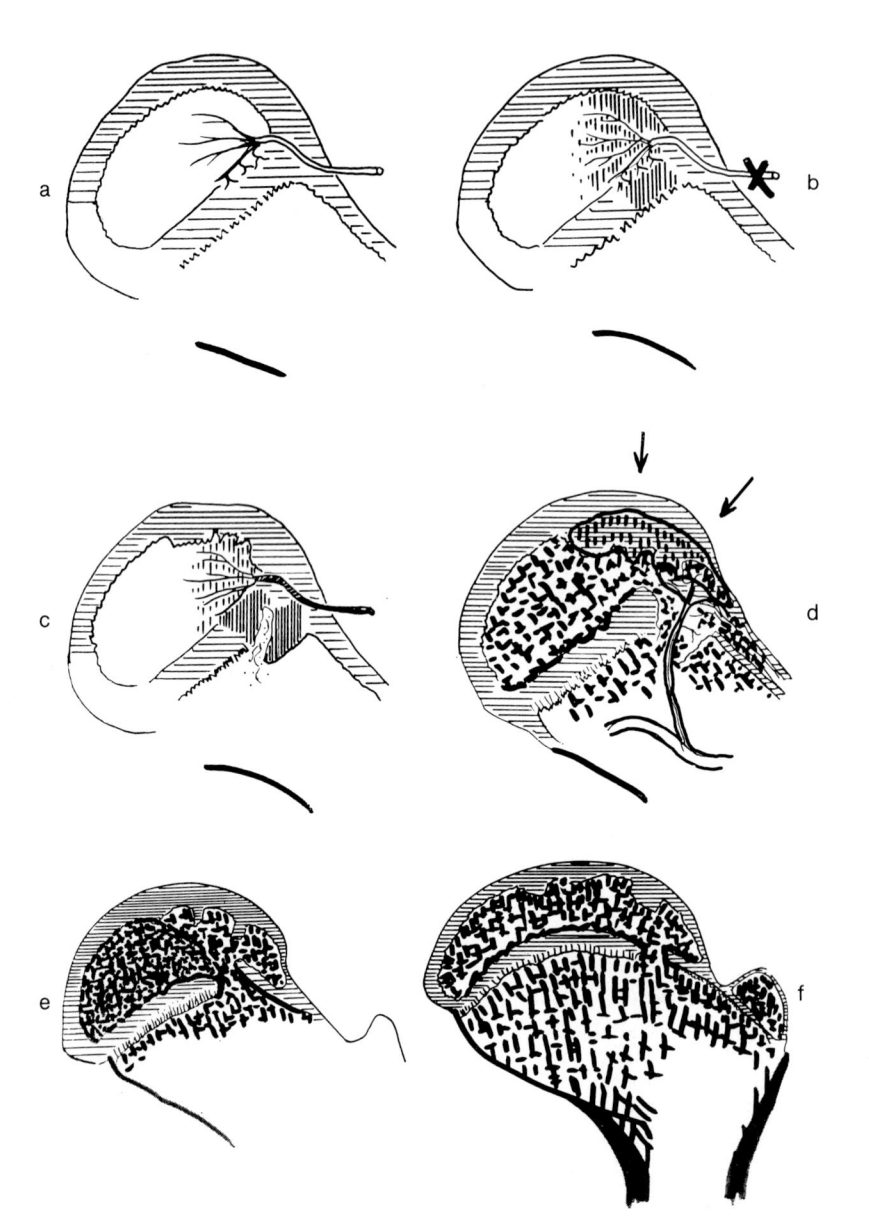

Abb. **14** a–f Schematische Darstellung der Auswirkung des Gefäßverschlusses (b); der Fugenknorpel wird durch Gefäßbindegewebe durchbrochen (c), Auftreten einer epimetaphysären Knochenbrücke, Beginn der Ossifikation am lateralen Kopfpol (umrandeter Bezirk unter den Pfeilen) (d), Wirkung der Epiphysiodese bei fortgesetzter Wachstumsaktivität des Fugenknorpels (f) (aus *P. Otte:* Beilageheft, Z. Orthop. 104 [1968] 140)

Phase ein Nebeneinander von regressiven und reparativen Vorgängen, die die Unregelmäßigkeit des röntgenologischen Erscheinungsbildes der Epiphyse in diesem Stadium prägen. Mit einer Abflachung des Hüftkopfes kommt es auch zu einem Höhertreten des Femurs und damit zu einer Unterbrechung der Shentonschen Linie. Gelegentlich wird eine Dreiteilung der Epiphyse bzw. eine Teilung in mehrere Fragmente (KIRSCH 1961) beobachtet. Nach OTTE (1968) handelt es sich jedoch dabei nicht um den Ausdruck einer echten Fragmentation, sondern insbesondere die lateral liegenden Teile sind bereits ein Zeichen der Wiederbelebung der enchondralen Ossifikation in der stark angewachsenen Knorpelschicht (Abb. 14).

Regenerationsstadium

Die Dauer dieses Stadiums wird von GILL mit 2–3 Jahren, von EDGREN mit 32 Monaten, von WALDENSTRÖM und KIRSCH mit 1–2 Jahren angegeben. Nachdem sich schon im Stadium der Fragmentation reparative Vorgänge abspielen, besteht keine exakte Trennung zwischen Fragmentations- und Regenerationsstadium; der Übergang vollzieht sich fließend. Als Ausdruck des Überwiegens der reparativen Vorgänge kann nach PÖSCHL (1971) angesehen werden, wenn die Kopffragmente die Tendenz haben zu konfluieren, sich zu konturieren, sich der Kopf wiederum aufbaut und eine zunehmende Knochenstruktur zeigt. Dabei muß immer wieder festgestellt werden, daß selbst schwer geschädigte oder röntgenologisch schwer destruiert imponierende Epiphysen einen sehr schönen Aufbau zeigen können. Von PÖSCHL wird angeführt – entsprechende Berichte in der Literatur liegen vor –, daß jüngere Patienten mit einem Morbus Perthes eher die Tendenz zu einer besseren Regeneration des Hüftkopfes zeigen. Ältere Perthes-Kranke mit nur einer dünnen Knorpelzone über dem nekrotischen Ossifikationskern würden eher schlechte Resultate zeigen. Statistische Untersuchungen über determinierende Faktoren bei Morbus Perthes von RALSTON (1961), CHUNG u. MOE (1965) konnten diese Vermutung jedoch nicht bestätigen (s. Prognose, S. 2.24).

Endstadium

Nach Abschluß sowohl der nekrotisierenden als auch der reparativen Vorgänge ist das Endstadium des Morbus Perthes erreicht. Wenn die Spongiosastruktur von Kopf und Hals wiederum weitgehend aufgebaut ist, kann man eine Belastungsfähigkeit der Hüftkopfepiphyse annehmen. Es hat sich jedoch gezeigt, daß der Hüftkopf nach Durchführung einer intertrochantären Varisationsosteotomie schon wesentlich früher belastet werden kann (HÖRDEGEN u. WITT 1971, BAUER u. JÜNGER 1974 u.a.) (s. operative Therapie, S. 2.38).

Spätzustand

Sehr häufig entwickelt sich im Anschluß an den Morbus Perthes im Laufe der Jahre eine sekundäre deformierende Arthrose der Hüfte, die vielfach erst sehr spät bemerkt wird (s. auch Prognose, S. 2.24). Solche sekundären Deformierungen sind in den Spätstadien sehr schwierig zu differenzieren von Zuständen, wie sie etwa nach einer Osteochondrosis dissecans der Hüfte (BAUER 1970), nach idiopathischen Hüftkopfnekrosen, traumatischen Veränderungen bzw. einer genuinen Koxarthrose zu beobachten sind.

Röntgenologische Veränderungen außerhalb der Hüftkopfepiphyse

Störungen der Epiphysenfuge und der Schenkelhalsmetaphyse

Relativ häufig findet man bei Morbus Perthes eine Mitbeteiligung der Epiphysenfuge und der anschließenden Schenkelhalsmetaphyse (WALDENSTRÖM 1910, LEGG 1910, SCHWARZ 1914, LANG 1923, GILL 1940, BERNBECK 1949/51, GOFF 1954, EDGREN 1965, OTTE 1968 u.a.). Bei der Besprechung der röntgenologischen Frühzeichen des Morbus Perthes (s. S. 2.13) wurde bereits darauf verwiesen (vgl. Abb. 10). So wurde von GOFF (1954), EDGREN (1965) und anderen eine bandförmige Rarifikation, welche die Schenkelhalsmetaphyse in unmittelbarer Nähe der Epiphysenfuge durchzieht, beschrieben (vgl. Abb. 12). Nach OTTE (1968) ist dieses fugenparallele Aufhellungsband eine Folge der trophischen Störung des Fugenknorpels, bedingt durch einen osteoklastischen Abbau der sistierenden Ossifikationszone.

Gelegentlich finden sich zystische Aufhellungen distal der Epiphysenfuge, in erster Linie in den apikalen Abschnitten der Schenkelhalsmetaphyse lateral, seltener weiter distal. Nach W. MÜLLER (1939) sind diese Veränderungen den Schmorlschen Knorpelknötchen bei Morbus Scheuermann gleichzusetzen. BERNBECK (1949/51) erklärt die Zysten durch Eindringen des sauren Knorpelsaftes in das kalkreiche Gewebe des Halsbereiches infolge einer Durchbrechung der Grenzlamelle im Bereich der Epiphysenfuge, wie sie von ISHIDO nachgewiesen werden konnte.

Ferner werden relativ häufig Abweichungen der Epiphysenfuge von ihrer normalen linearen Form beobachtet. So wurde ein unregelmäßiger Verlauf der Wachstumsfuge im Spätstadium eines Morbus Perthes beschrieben (EDGREN 1965). In erster Linie handelt es sich um nach proximal

2.18 Erkrankungen mit besonderen Ursachen

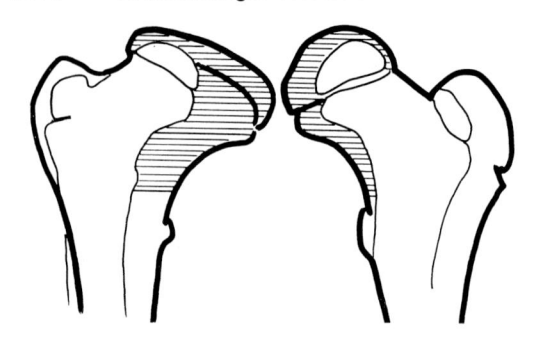

Abb. 15a u. b Anfangs- und Endbefund einer Röntgenverlaufsserie bei a) Morbus Perthes im Vergleich zur gesunden Seite (b) (aus *P. Otte:* Beilageheft, Z. Orthop. 104 [1968] 140)

konvexe Verkrümmungen, wie sie bereits von HOWORTH (1948) und BERGSTRAND (1961) beschrieben worden sind. OTTE (1968) führt die nach proximal gerichtete Verkrümmung auf eine laterale Epiphysiodese im Bereich der Epiphysenfuge bei erhaltener Wachstumsaktivität medial zurück (vgl. Abb. 14). Darüber hinaus sind gelegentlich isolierte zystische Aufhellungen im Schenkelhalsbereich zu finden, die in ein typisches Perthes-Bild münden. Für Einzelfälle (BERNBECK 1949/51, GARDEMIN 1951, BAUER 1970) konnte eine entzündliche Ätiologie wahrscheinlich gemacht werden.

Deformierungen im Bereich des Schenkelhalses

Infolge der oben beschriebenen Störungen der Epiphysenfuge kommt es zu Wachstumsstörungen in Form einer Verzögerung bis zum völligen Sistieren des Wachstums. Von verschiedenen Autoren wurde eine vorzeitige Synostose der Epiphysenfuge bei Morbus Perthes beschrieben (MINDELL u. SHERMANN 1951, GOFF 1954, BETTE 1959, EDGREN 1965), partielle Epiphysiodesen wurden von OTTE (1968) beschrieben.

Kurzer Schenkelhals

Infolge der Schädigung der Epiphysenfuge kommt es zu einer mehr oder weniger ausgeprägten Verkürzung des Schenkelhalses. Damit verbunden findet sich häufig eine Schenkelhalsverdickung.

Verdickung des Schenkelhalses

Für die Dickenzunahme werden mehrere prinzipielle Möglichkeiten angegeben (OTTE 1968): pathologische Steigerung der enchondralen Apposition am medialen Schenkelhals sowie ein Sistieren der metaphysären Reduktion. Nach OTTE und STEITZ würde ein röntgenologisch längerer, d. h. großflächiger, Epiphysenknorpel einen zunehmend breiteren Schenkelhals bewirken (Abb. 15).

Varisierung des Schenkelhalses (CCD-Winkels)

Eine Verkleinerung des CCD-Winkels wurde beschrieben von WALDENSTRÖM (1910), MOSE (1954), EDGREN (1965), STEINHAUSER (1970) u. a. Sie ist die Konsequenz eines vorzeitigen Stillstandes der Ossifikation im Bereich der Schenkelhalsepiphysenfuge. Da die Apophysenfuge des Trochanter major im allgemeinen unbeteiligt bleibt und eine normale Wachstumspotenz zeigt, kommt es infolge des gestörten Längenwachstums des Schenkelhalses und der relativen Varisierung zu einem Hochstand des Trochanter major (Abb. 15). Von EDGREN wurde aus diesem Grunde die Epiphysiodese des Trochanter major zur Verhinderung der Schenkelhalsvarisierung vorgeschlagen.

Valgisierung des Schenkelhalswinkels

Während von verschiedenen Autoren (SCEUR u. DERACKER 1952) eine Coxa valga als pathogenetisches Moment bei Morbus Perthes aufgefaßt wird, sind Berichte über eine Valgisierung des Schenkelhalses im Rahmen der Erkrankung selten. So fand EVANS (1958) im Vergleich mit der gesunden Seite bei 6 von 52 Patienten eine Valgusdeformität, STEINHAUSER in 15%. TAUSSIG u. HERIPRET (1969) kamen anhand von 140 Perthes-Hüften zu folgendem Ergebnis: In 88% der Fälle war der CCD-Winkel normal, in 12% erhöht. Die Antetorsion war in 61% der Fälle normal und in 39% erhöht. Von den unilateralen Fällen war im Vergleich mit der gesunden Seite bei 30 Patienten der CCD-Winkel auf der kranken Seite größer; in 77 Fällen waren die Winkelwerte auf beiden Seiten gleich und in 9 Fällen der CCD-Winkel auf der gesunden Seite größer.

Pfannenveränderung

Häufig findet sich bereits im Initialstadium eine Atrophie im Bereich des proximalen Femurendes und auch im Bereich der angrenzenden Pfanne (KIRSCH 1961). Bei den übrigen Veränderungen, welche die Pfanne im Rahmen eines Morbus Perthes durchmacht, sind primäre Veränderungen – bekannt unter der Bezeichnung „Pfannen-Perthes" – zu unterscheiden von sekundären Veränderungen, wie sie in einem Großteil der Perthes-Fälle im Spätstadium auftreten. Nur die primären Veränderungen können zu Recht die Bezeichnung Pfannen-Perthes tragen; es sei jedoch hier erwähnt, daß die Existenz eines echten Pfannen-Perthes, der also auf Zirkulationsstörungen im Bereich der Pfanne zurückzuführen ist, umstritten ist. So werden die Pfannenveränderungen von WALDENSTRÖM (1938), SCHWARZ (1914), LINDEMANN u. SIEMENS (1933) für Sekundärerscheinungen im Rahmen eines typischen Kopf-Perthes gehalten (vgl. Abb. 13).

Nach GAUGELE (1931) kommt es beim Pfannen-Perthes zunächst zum Auftreten von Entkalkungen in erster Linie in den lateralen Anteilen des Pfannendaches, zu Höhlen- und Zystenbildungen, ebenso aber zu lokalen Verdichtungen. In der weiteren Folge kommt es dann zur Abflachung des Pfannendaches, die dann Anlaß gäbe zur Subluxation des Hüftkopfes. Außerdem haben über Pfannenveränderungen im Sinne eines Morbus Perthes HOFFMANN (1971), FROMME (1920), HACKENBROCH, KARGUS (1933), W. MÜLLER (1939) und LISCOMB (1942) berichtet. Nach Ansicht von W. MÜLLER (1939) sind Pfannenveränderungen jedoch nicht als Ursache, sondern als Begleiterscheinung bei perthesartigen Hüftveränderungen zu sehen, die aber u. U. schon vor der Manifestation der im Röntgenbild erkennbaren Veränderung des Hüftkopfes auftreten können.

Daß es im Rahmen der Perthesschen Erkrankung praktisch immer zu sekundären Pfannenveränderungen kommt, konnten wir in unserem Krankengut zeigen (BAUER u. JÜNGER 1974). Bei fast allen Perthes-Hüften kommt es während des Erkrankungsverlaufes zunächst zu einer Verkleinerung des Pfannenindexes, d. h., die Pfanne wird im Verhältnis immer flacher (vgl. Abb. 17). Wir haben nun herauszufinden versucht, wie diese Anpassung der Perthes-Pfanne vor sich geht. Dazu wurden die Pfannentiefe (C in Abb. 17), der Pfanneneingang (D in Abb. 17) sowie der Neigungswinkel der Pfanneneingangsebene in ihrer Entwicklung sowohl an der erkrankten als auch an der gesunden Hüfte verfolgt. Dabei hat sich gezeigt, daß die Tiefe der Pfanne entsprechend den Hüftkopfveränderungen abnimmt; der Eingang wird erweitert, und der Neigungswinkel der Pfanne wird in der Regel kleiner.

Veränderungen an der Synchondrosis ischio-pubica

Die Veränderungen werden gelegentlich beobachtet (PONSETI 1956, HÜBNER 1968). Nach HÜBNER findet sich bei Morbus Perthes eine Tendenz zu einem verzögerten Verschluß der Synchondrosis ischio-pubica; dies dürfte im Sinne der von mehreren Autoren festgestellten Reifungshemmung aufzufassen sein. Über derartige Auftreibungen und Umbauten (im Sinne der van Neckschen Krankheit) hat HÜBNER in rund 70% seiner Fälle berichtet.

Arthrographische Befunde

Hüftgelenkarthrographien, welche z. B. von JONSÄTER (1953) in Korrelation mit röntgenologischen und histologischen Befunden durchgeführt wurden, haben gezeigt, daß die initiale Kopfabplattung sich auf den Ossifikationskern der Epiphyse bezieht, daß im Arthrogramm die Kugelform des Hüftkopfes noch erhalten ist. Auch in den späteren Erkrankungsstadien, in denen es zu einer Verbreiterung der Epiphyse und einer Erniedrigung derselben kommt, zeigt die Arthrographie einen schmalen Kontrastmittelsaum im Bereich des Gelenkspaltes, der Zeugnis dafür gibt, daß die Gelenkfläche nicht oder sehr lange nicht den ossären Veränderungen des Hüftkopfes folgt (Abb. 16). Vielfach haben wir bei Arthrographien auch in den Spätstadien der Erkrankung noch eine Kongruenz gefunden, wenn schon nicht eine physiologische, so doch eine pathologische zumindest vom Typ 2A (vgl. Abb. 20). Da aus der Kontur des Ossifikationskernes des Hüftkopfes in den Spätstadien des Morbus Perthes keine bindenden Schlüsse auf eine vorhandene Kongruenz gezogen werden können, ist die Hüftgelenkarthrographie in Kombination mit Funktionsaufnahmen in Abduktion und Innenrotation ein wichtiges diagnostisches Mittel zur Beurteilung der Frage, ob im späteren Perthes-Stadium die mit einer Varisationsosteotomie verbundene Stellungsänderung des Hüftkopfes aufgrund der Kongruenzverhältnisse des Gelenks noch möglich ist (vgl. Abb. 37).

Beurteilung des Krankheitsverlaufes, Meßmethoden

Um den Verlauf der Erkrankung beurteilen zu können und um den Effekt therapeutischer Maßnahmen sicherstellen zu können, ist es erforderlich, zu einer möglichst objektiven, reproduzierbaren und vergleichbaren Beurteilung der Perthes-Hüfte zu gelangen.

So unterscheidet HELBO (1953) in den Ausheilungsstadien des Morbus Perthes folgende Qualitäten: sphärische Kopfform, stark abgeflachte Kopfform sowie irreguläre Kopfform und beurteilt danach die Ergebnisse.

SUNDT (1949) unterscheidet sphärische Hüftköpfe, ovoide, zylindrische und eckige.

BETTE (1959) unterscheidet nach visuellen Gesichtspunkten vier Gruppen:
I. Kopfform normal bis eben abgeflacht (Epiphysenhöhe um nicht mehr als ein Fünftel gemindert),
II. Kopf mäßig abgeflacht, weniger als die Hälfte,
III. Kopf stark abgeflacht, mehr als die Hälfte,
IV. Kopf und Hals stark deformiert.

Ähnliche Beurteilungen stammen von ELTZE u. VOGEL (1968), WEIGERT (1968), STEINHAUSER (1970) u. a.

Diesen eher subjektiven Meßmethoden und Beurteilungsverfahren stehen röntgenologische Meßmethoden gegenüber. JONSÄTER (1953) verwendet sogar die Arthrographie zur Bestimmung des Kopfindexes, was den Vorteil der Miteinbe-

2.20 Erkrankungen mit besonderen Ursachen

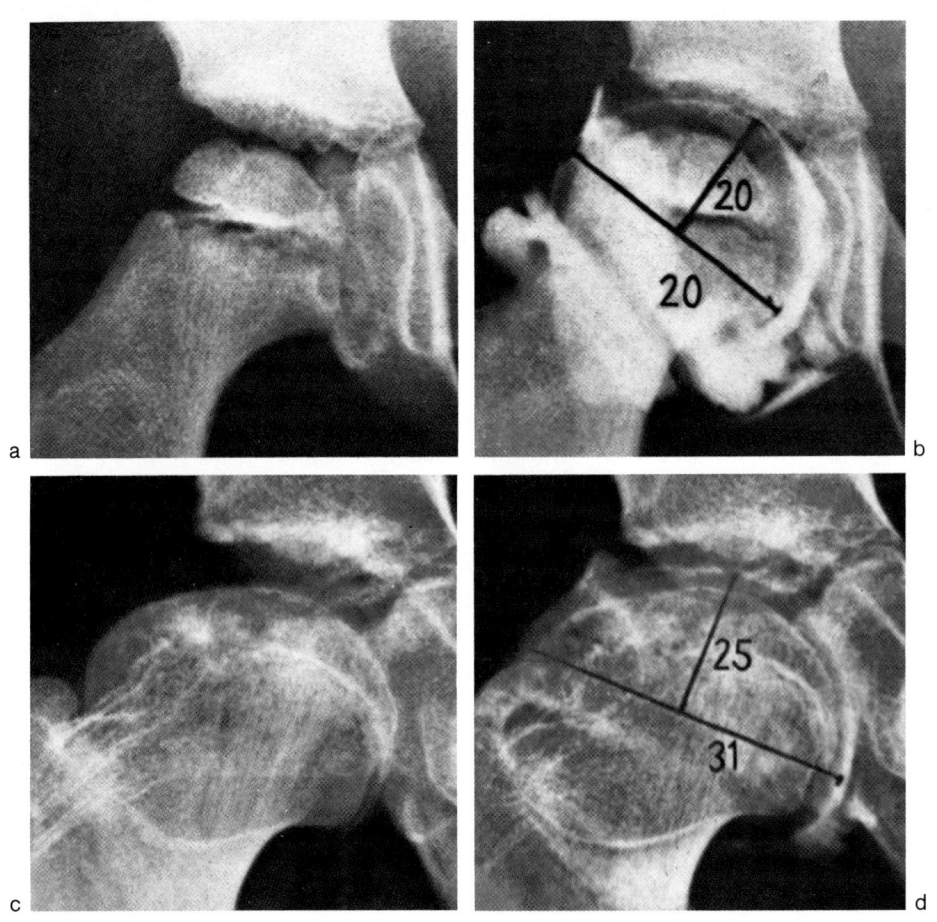

Abb. 16 a–d Arthrographie bei Morbus Perthes. a u. b) Initialstadium: leichte Abflachung und Strukturverdichtung des Kopfes, das Arthrogramm zeigt eine noch erhaltene Kopfform. c u. d) Endstadium: Auch im Arthrogramm zeigt sich eine zunehmende Verbreiterung des Hüftkopfes bei abnehmender Höhe (aus *Jonsäter:* Acta scand. Suppl. 12 [1953])

ziehung der knorpeligen Epiphyse bietet (Abb. 16).
Während die ausschließlich visuelle Beurteilung der Kopfform nach verschiedenen Kriterien sicherlich nicht ausreichend war, brachte die Einführung der verschiedenen radiologischen Meßmethoden einen wesentlichen Fortschritt, da sie doch einen objektiven Vergleich erlauben. Zu erwähnen sind in diesem Zusammenhang insbesondere die Arbeiten von EYRE-BROOK (1936), SJÖVALL (1942), HEYMAN u. HERNDON (1950), EDGREN (1965) und MEYER (1966). Wesentlich ist dabei die Unterscheidung der Begriffe Index und Quotient. Nach Vorschlägen von PÖSCHL wird als Index eine gegenseitige Beziehung von Maßen am selben Objekt, also etwa am Hüftgelenk der selben Seite, bezeichnet. Ein Quotient stellt die Beziehung dieses Indexes, z.B. der erkrankten Seite, zum analogen Index der anderen gesunden Seite dar. Es ist also Index (k) : Index (g) = Quotient. Dieser Bruch wird mit 100 multipliziert, um prozentuale Werte zu bekommen. Die Normwerte eines Quotienten liegen demnach um 100. Bei Veränderungen auf der zweiten Seite ist der Quotient nicht verwertbar.
Folgende Indizes und Quotienten stehen in Verwendung:

Epiphysenindex (Eyre-Brook)

$$\frac{\text{Epiphysenhöhe}}{\text{Epiphysenbreite}} \times 100 \quad \text{(Abb. 17)}.$$

Der Epiphysenindex ist ein wichtiger Ausdruck für die Abflachung des Hüftkopfes (vgl. Abb. 35), da normalerweise die Epiphysenbreite bis zum Wachstumsabschluß stärker zunimmt als die Epiphysenhöhe; der Epiphysenindex wird mit zunehmendem Alter des Jugendlichen kleiner.
Normalwerte des Epiphysenindexes nach Eyre-Brook: zwischen 35 und 55, dabei bei Kindern unter 7 Jahren über 45, über dem 7. Jahr unter 45.

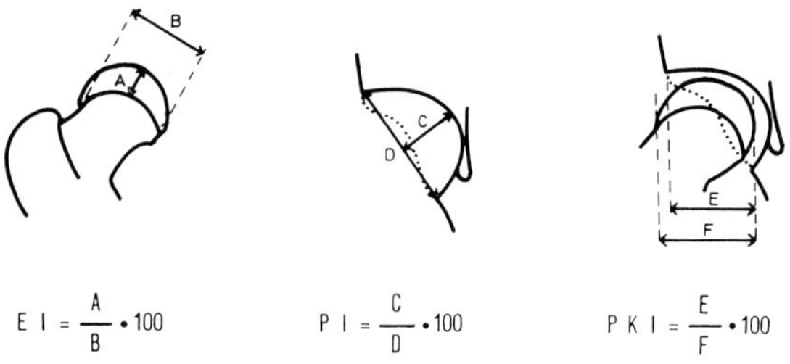

Abb. 17a–c Berechnung a) des Epiphysenindexes, b) des Pfannenindexes und c) des Pfannenkopfindexes (aus *R. Bauer, H. Jünger:* Die intertrochantäre Varisationsosteotomie zur Behandlung des Morbus Perthes. Arch. orthop. Unfall.-Chir. 79 [1974] 187)

$$EI = \frac{A}{B} \cdot 100 \qquad PI = \frac{C}{D} \cdot 100 \qquad PKI = \frac{E}{F} \cdot 100$$

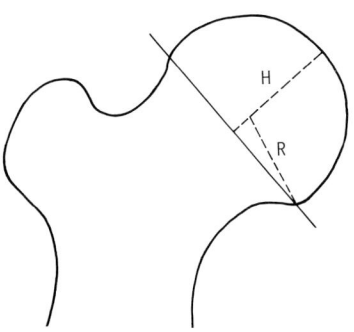

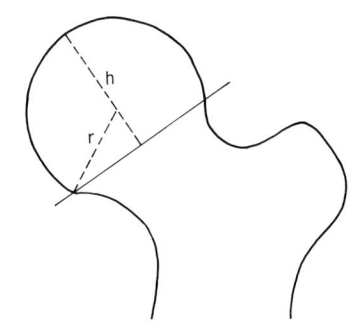

Folgen nach Morbus Perthes   normale Hüfte

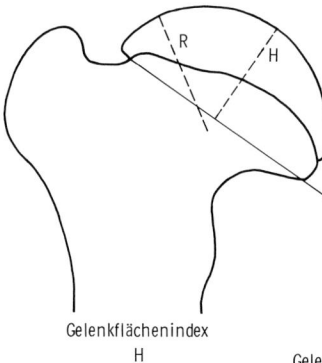

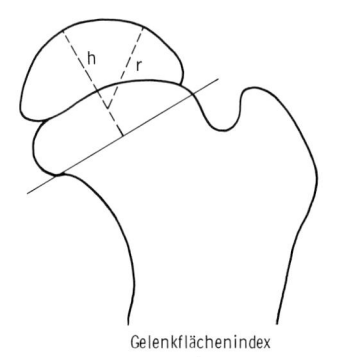

Gelenkflächenindex $\frac{H}{2R}$ Gelenkflächenquotient $\frac{H \cdot r}{R \cdot h}$ Gelenkflächenindex $\frac{h}{2r}$

Radiusquotient $\frac{R}{r}$

Abb. 18 Berechnung des Gelenkflächenindexes, des Gelenkflächenquotienten und des Radiusquotienten (nach *Meyer*)

Epiphysenquotient (Sjövall)

$$\frac{\text{Epiphysenindex der kranken Seite}}{\text{Epiphysenindex der gesunden Seite}} \times 100.$$

Die Normalwerte liegen zwischen 100 und 90%. Bei Morbus Perthes sind Ergebnisse mit Quotientwerten von über 60% noch als gut zu bezeichnen, wenn ein sphärischer Kopf vorliegt (Mose, Katz).

Gelenkflächenindex des Hüftkopfes (Joint Surface Index nach J. Meyer)
Mit diesem Index sollte der Hüftkopf nach Art der Kugeloberflächenberechnung angegeben werden. Der genannte Index ist durch folgende Formel charakterisiert:

$$\frac{2rh}{4r} = \frac{\text{Epiphysenhöhe}}{2r \text{ (Radius)}} \times 100 \text{ (Abb. 18)}.$$

Gelenkflächenquotient des Hüftkopfes (Joint Surface Quotient nach J. Meyer), charakterisiert durch die Formel:

$$\frac{\text{Gelenkflächenindex kranke Seite}}{\text{Gelenkflächenindex gesunde Seite}} \times 100$$

(Abb. 18).

Normwerte: bei Kindern zwischen 100 und 85.

Pfannenindex (Heymann und Herndon)
Dieser Index ist charakterisiert durch folgenden Wert:

2.22   Erkrankungen mit besonderen Ursachen

$$\frac{\text{Tiefe der Hüftpfanne}}{\text{Weite der Hüftpfanne}} \times 100 \text{ (vgl. Abb. 17)}.$$

Nach LeDamany variiert der Pfannenindex von 41,6 bei Geburt bis 60–70 bei Erwachsenen. Im Alter von 8 Jahren beträgt er ca. 50 (Pöschl).

Pfannenkopfindex (Heymann und Herndon)
Der Wert ist gegeben durch:

$$\frac{\text{horizontaler Durchmesser des überdachten Kopfanteiles}}{\text{horizontaler Durchmesser des gesamten Kopfes}} \times 100 \text{ (vgl. Abb. 17)}.$$

Dieser Index ist Ausdruck für das nicht überdachte Hüftkopfsegment und damit auch für die im Rahmen des Morbus Perthes eintretende Subluxation (vgl. Abb. 34).
Die Normalwerte liegen bei 90–70% (Pöschl).

Pfannenkopfquotient (Heymann und Herndon)

$$\frac{\text{Pfannenkopfindex kranke Seite}}{\text{Pfannenkopfindex gesunde Seite}} \times 100$$

(vgl. Abb. 17).

Gute Werte: 100–90%, befriedigende Werte: 90–70%; unter 70% sind schlechte Werte (Weigert).

Hüftkopf-Hals-Index (Heymann und Herndon)

$$\frac{\text{Gesamtlänge Hüftkopf und Hals}}{\text{Halsbreite}} \times 100$$

(Abb. 19).

Die Normalwerte liegen zwischen 190 und 150% (Pöschl).

Hüftkopf-Hals-Quotient (Heymann und Herndon)

$$\frac{\text{Kopf-Hals-Index kranke Seite}}{\text{Kopf-Hals-Index gesunde Seite}} \times 100 \text{ (Abb. 19)}.$$

Normalwerte um 100%.

Gesamtquotient (Komprehensivquotient nach Heymann und Herndon)
Dieser Quotient stellt das arithmetische Mittel aus Epiphysen-, Kopfhals-, Pfannen- und Pfannenkopfquotient dar. Er ist charakterisiert durch die Formel:

$$\frac{\text{EQu} + \text{KHQu} + \text{PQu} + \text{PKQu}}{4}.$$

Klassifikation der Perthes-Hüfte anhand des Komprehensivquotienten nach Heymann und Herndon:
sehr gutes Ergebnis: über 90%,
zufriedenstellend: 80–90%,
mäßig: 60–70%,
schlecht: unter 60%.
Nach Katz ist die Treffsicherheit dieses Komprehensivquotienten jedoch mit keiner größeren Genauigkeit verbunden als etwa die alleinige Verwendung des Epiphysenquotienten.

Radiusquotient (Meyer) charakterisiert durch die Formel:

$$\frac{\text{R Perthes}}{\text{R gesund}} \times 100.$$

Die Normwerte des RQ liegen nach J. Meyer zwischen 100 und 115 (vgl. Abb. 36).
Wie Hördegen u. Witt (1971) sind wir der Meinung, daß die genannten Indizes und Quotienten allein für die Gesamtbeurteilung des Behandlungsergebnisses nicht ausreichen. Vor allem sind diese verschiedenen Kriterien nicht von gleicher Bedeutung für das Ergebnis. Für das Schicksal der erkrankten Hüfte ist es aber unabhängig von der Höhe verschiedener Indizes von ganz entscheidender Bedeutung, ob noch Kongruenz besteht oder bereits eine Inkongruenz des Hüftgelenks vorliegt. Wir schließen uns hier eher der Meinung von Taussig u. Heripret (1969) an, die in der Zentrierung des Hüftkopfes das wesentliche prognostische Element sehen. Auch Salter

Kopf-Hals-Quotient

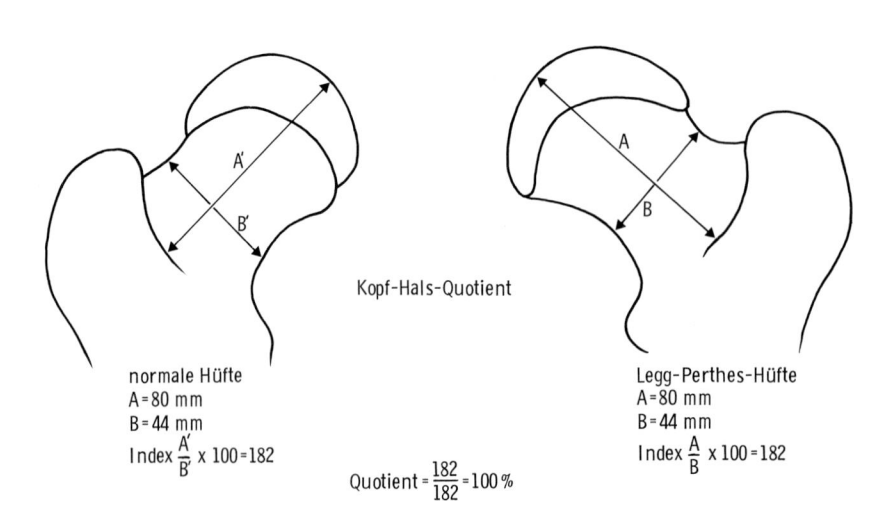

normale Hüfte
A' = 80 mm
B' = 44 mm
Index $\frac{A'}{B'} \times 100 = 182$

Quotient = $\frac{182}{182} = 100\%$

Legg-Perthes-Hüfte
A = 80 mm
B = 44 mm
Index $\frac{A}{B} \times 100 = 182$

Abb. 19   Berechnung des Kopf-Hals-Quotienten (nach *Heyman* u. *Herndon*)

Osteochondritis deformans coxae juvenilis 2.23

(1969) konnte in experimentellen Untersuchungen zeigen, daß bei einer guten Überdachung des Hüftkopfes keine wesentlichen Deformierungen der Epiphyse im Rahmen der avaskulären Nekrose eintreten. Demgegenüber betont STEINHAUSER (1970), daß nach allgemeiner Ansicht die Höhenverminderung der knöchernen Epiphyse im Vergleich zur gesunden Seite über den Wert der eingeschlagenen Therapie und auch individuell über das Schicksal der Hüfte entscheidet.

Beurteilung der Kongruenz

Aus den genannten Gründen sollte der Begriff der Gelenkkongruenz in die Beurteilung der Perthes-Hüfte miteinbezogen werden. Der Begriff ist folgendermaßen definiert: Kongruenz ist die völlige Übereinstimmung zweier Figuren in Größe und Gestalt. Figuren sind kongruent, wenn sie sich so aufeinander legen lassen, daß ihre Begrenzungen zusammenfallen. Demnach gibt es also auch bei pathologischen Kopfformen Kongruenz, wenn sich die Pfanne dieser Form angepaßt hat. Aus praktisch-klinischen Erwägungen heraus erweist es sich dabei als vorteilhaft, eine physiologische von einer pathologischen Kongruenz zu unterscheiden, wie dies bereits HÖRDEGEN u. WITT (1971) getan haben. In einer exakten Untersuchung und Messung der Röntgenbilder unseres Krankengutes haben wir uns bemüht, diesen drei Begriffen – physiologische und pathologische Kongruenz sowie Inkongruenz – bestimmte Indizes bzw. Quotienten zuzuordnen, um eine objektive und differenzierte Beurteilung zu ermöglichen (BAUER u. JÜNGER 1974). Dabei sind wir zu einer weiteren Aufgliederung der Begriffe pathologische Kongruenz und Inkongruenz gekommen (Abb. 20 u. 21). Damit Kopf und Pfanne

Kongruenz		EQ	RQ	PKQ	
1. physiologische		n	n	n	(51)
2. pathologische	a	↓	↑	n	(173)
	b	↓	?	n	(11)

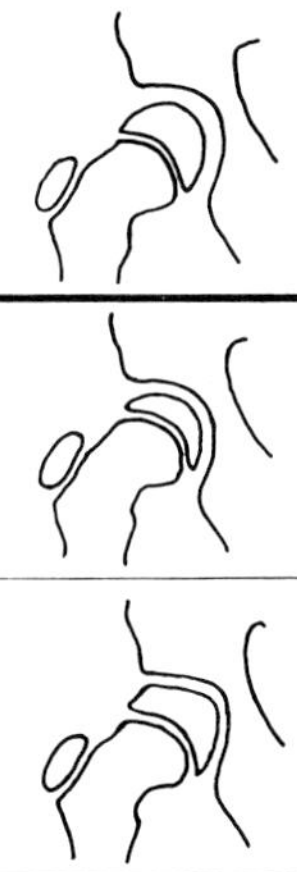

E Q = Epiphysenquotient   R Q = Radiusquotient   P K Q = Pfannenkopfquotient
n = normal   ↓ = erniedrigt   ↑ = erhöht   (...) = Zahl der gefundenen Werte

Abb. 20 Beurteilung der Kongruenz (aus R. Bauer, H. Jünger: Arch. orthop. Unfall.-Chir. 79 [1974] 187)

3. Inkongruenz		EQ	RQ	PKQ	
Kopf sphärisch	a	n	n	↓	(0)
	b	↓	↑	↓	(10)
Kopf deformiert	c	↓	↑	n	(77)
	d	↑	↑	↓	(57)

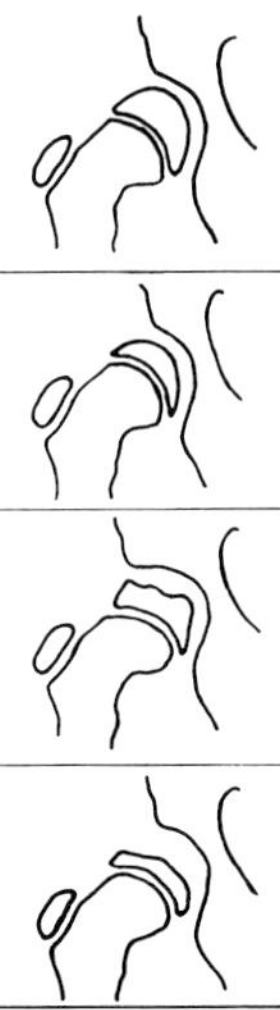

E Q = Epiphysenquotient   R Q = Radiusquotient   P K Q = Pfannenkopfquotient
n = normal   ↓ = erniedrigt   ↑ = erhöht   (...) = Zahl der gefundenen Werte

Abb. 21 Beurteilung der Inkongruenz (aus R. Bauer, H. Jünger: Arch. orthop. Unfall.-Chir. 79 [1974] 187

2.24 Erkrankungen mit besonderen Ursachen

kongruent sind, muß zunächst der Pfannenkopfindex bzw. -quotient im Bereich der Norm liegen, sonst besteht definitionsgemäß Inkongruenz. Epiphysen- und Radiusquotient können dabei normal sein (physiologische Kongruenz) oder bereits pathologische Werte erreichen (pathologische Kongruenz). Darüber hinaus ist es aber wesentlich, ob beim Vorliegen einer pathologischen Kongruenz der Kopf noch sphärisch ist oder bereits eine mehr oder weniger ausgeprägte Entrundung zeigt (Abb. 20, pathologische Kongruenz A und B).

Wie aus den eben angegebenen Definitionen hervorgeht, gibt es aber Inkongruenz (Abb. 21) auch bei sphärischem Kopf, nämlich dann, wenn er schlecht überdacht ist. Die Epiphyse kann dabei normal entwickelt (3A, normaler Epiphysen- und Radiusquotient, aber pathologischer Pfannenkopfquotient) oder bereits erniedrigt und verbreitert sein (3B, alle drei Quotienten pathologisch). Schließlich kann der Kopf noch zusätzlich entrundet sein, dabei aber gut zentriert (3C, normaler Pfannenkopfquotient, aber pathologischer Epiphysen- und Radiusquotient). Im schlechtesten Fall ist dann der deformierte, entrundete Kopf in einer ebenfalls deformierten Pfanne schlecht zentriert (3D, wiederum alle drei Quotienten pathologisch).

Daraus geht nun z. B. hervor, daß bestimmte Formen von Inkongruenz, nämlich Typ 3A und 3B, günstiger zu bewerten sind als die pathologische Kongruenz (Typ 2B).

Alle von uns kontrollierten Perthes-Hüften wurden nach den angegebenen Definitionen gemessen, und dabei wurden mit Ausnahme der Dysplasiehüfte (Inkongruenz 3A, Abb. 21) alle diese beschriebenen Möglichkeiten gefunden.

Um nun zu einer objektiven Klassifikation des Behandlungsergebnisses zu kommen, haben wir den Kategorien sehr gut, gut, befriedigend und schlecht bestimmte Werte des Epiphysenindexes, des Pfannenindexes, des Pfannenkopfindexes, des Radiusquotienten und der Kongruenz zugeordnet. Das von uns verwendete Beurteilungsschema ist in der Tab. 2 zusammengefaßt.

Prognose

Prognostische Faktoren im Erkrankungsverlauf

Folgende Faktoren, welche den Krankheitsverlauf und damit auch das Endresultat beeinflussen können, werden angegeben (BERNBECK 1949/51, BRODER 1958, BETTE 1959, LÖWE 1969, TAUSSIG u. HERIPRET 1969, CATTERALL 1971, ROBICHON u. Mitarb. 1974 u.a.):

1. Behandlungsmethode (s. Therapie, S. 2.36),
2. Krankheitsstadium bei Behandlungsbeginn,
3. Alter des Patienten bei Erkrankungsbeginn,
4. Länge der Vorerkrankungszeit,
5. Mitbeteiligung des Schenkelhalses und der Hüftpfanne,
6. quantitative Ausdehnung des nekrotischen Hüftkopfbezirkes.

Nach Angaben in der Literatur haben geringere Grade des Epiphysenbefalls eine bessere Prognose. Auch wird eine Korrelation zwischen Alter und Ausmaß des Kopfbefalls vielfach angenommen. Bei Erkrankungen im früheren Lebensalter sei der Befall der Epiphyse weniger ausgeprägt. Der partielle Befall der Epiphyse im Rahmen des Morbus Perthes, der u.a. von ROBICHON, BRODER, TAUSSIG u. HERIPRET und CATTERALL beschrieben wurde, wird von IMHÄUSER (1970) abgelehnt.

TAUSSIG u. HERIPRET (1969) messen der Lokalisation bzw. der Ausdehnung der Läsion in der Hüftkopfepiphyse eine prognostische Wertigkeit bei, wobei sich die röntgenologische Charakteristik immer auf das Initialstadium bezieht.

CATTERALL (1971, 1972, 1977, 1981) hat je nach der Ausdehnung der Mitbeteiligung der Hüftkopfepiphyse vier Gruppen unterschieden und gefunden, daß die Prognose mit dem Befall der Epiphyse korreliert. Für die Gruppenzuordnung ist ein gutes a.-p. Röntgenbild und in Lauenstein-Position erforderlich.

Gruppeneinteilung nach Catterall (Abb. 22)

Gruppe I: vorderer Teil der Epiphyse betroffen, keine Sequestration, keine metaphysären Veränderungen;

Tabelle 2 Objektives Klassifikationsschema für Behandlungsergebnisse bei Morbus Perthes nach Bauer u. Jünger (aus *R. Bauer, H. Jünger:* Arch. orthop. Unfall.-Chir. 79 [1974] 187)

	E I	P I	Pk I	RQ	Kongruenz
sehr gut	über 30	über 40	über 90	max. 120	*1* oder *2a*
gut	über 25	über 35	über 80	max. 130	*2a* oder *3a*
befriedigend	über 20	über 30	über 70	patholog.	*2a, 3a, 3b*
schlecht	patholog.	patholog.	patholog.	patholog.	*2b, 3c, 3d*

E I = Epiphysenindex, P I = Pfannenindex, Pk I = Pfannenkopfindex, RQ = Radiusquotient. Kongruenz: Werte aus Abb. 20 u. 21

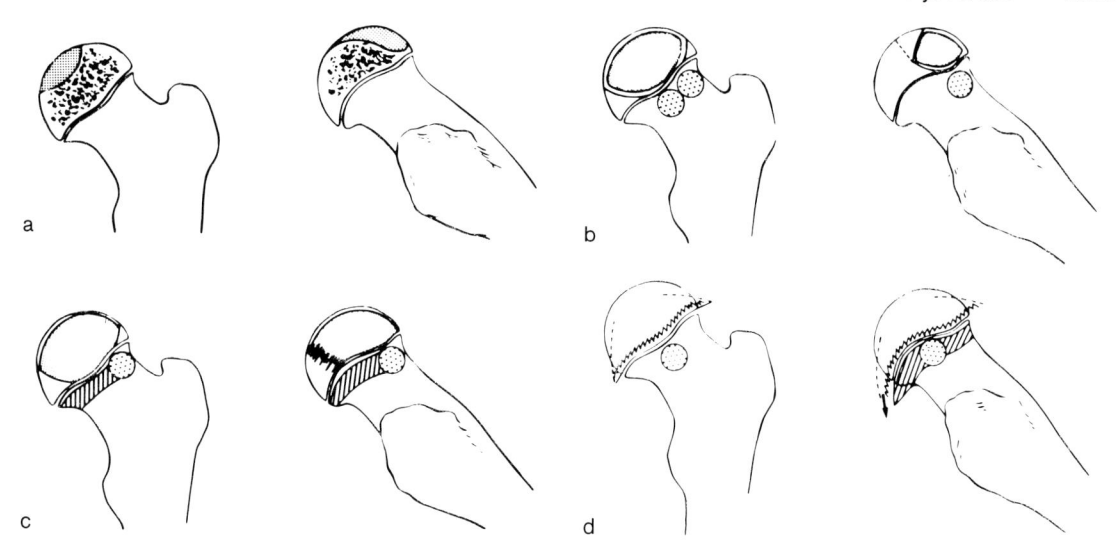

Abb. 22 a–d Gruppeneinteilung nach Catterall: a) Gruppe I, b) Gruppe II, c) Gruppe III, d) Gruppe IV (s. Text) (aus A. Catteral: Clin Orthop. 158 [1981] 41)

Gruppe II: mehr oder weniger ausgedehnter Befall des vorderen Epiphysenanteiles, Sequestration, anterolaterale Metaphysenreaktion;
Gruppe III: nur kleiner Teil der Epiphyse (dorsal) nicht betroffen, ausgeprägte Sequestration, ausgeprägte metaphysäre Reaktion;
Gruppe IV: gesamte Epiphyse betroffen, Sequestration, ausgeprägte metaphysäre Reaktion.

Außerdem wird eine Mitbeteiligung des Schenkelhalses bzw. die Kombination mit einem sog. Schenkelhals-Perthes als prognostisch ungünstig angesehen (PERTHES u. WELSCH 1922, EYRE-BROOK 1936, BERNBECK 1951, RATLIFF 1956, BETTE 1959 u.a.). Nach OTTE (1968) wird im Anschluß an den Epiphyseninfarkt der weitere Verlauf der Veränderungen im Rahmen der Perthesschen Erkrankung schon sehr frühzeitig durch sekundäre lokale Wachstumsstörungen vor allem im Bereich der Epiphysenfuge bestimmt. So wird von OTTE als prognostisch günstig angesehen, wenn die laterale Fugenkante winkelig erhalten bleibt, wenn die Knorpelfuge orthograd darstellbar bleibt und nur eine geringe Wölbung zeigt. ROBICHON u. Mitarb. (1974) kommen aufgrund von Proportionsmessungen von Schenkelhalslänge und -breite zu dem Ergebnis, daß die endgültige Hüftkopfform durch Veränderungen im Schenkelhalsbereich direkt beeinflußt wird. Nach BRODER (1958), EVANS (1968), LÖWE (1969) u.a. haben Schenkelhalsbeteiligungen keine prognostisch ungünstige Wirkung.

Obwohl nach CATTERALL die Prognose von der Gruppenzugehörigkeit abhängt, gibt es unerwartet gute Resultate z.B. in Gruppe III und schlechte Resultate in II. Auf Grund einer Analyse der schlechten Behandlungsresultate hat CATTERALL folgende für die Prognose maßgebende klinische und radiologische Risikofaktoren zusammengestellt („Head at Risk"):

klinisch:	radiologisch:
1. Fettleibigkeit	1. Gages-Zeichen
2. reduzierte Hüftbeweglichkeit	2. Verkalkungen lateral der Epiphyse
3. Adduktionskontraktur	3. diffuse metaphysäre Reaktion
	4. laterale Subluxation
	5. horizontale Epiphysenfuge

Angaben über die Bedeutung der prognostischen Faktoren beziehen sich vielfach auf den klinischen Eindruck; statistische Signifikanzberechnungen wurden kaum durchgeführt. Derartige Untersuchungen liegen vor von RALSTON (1961) sowie von CHUNG u. MOE (1965). Als determinierende Faktoren wurden dabei untersucht:
1. Alter des Patienten bei Erkrankungsbeginn,
2. Ausmaß des Epiphysenbefalls,
3. Dauer des Erkrankungsprozesses,
4. Komprehensivquotient.

Dabei konnten die genannten Autoren lediglich eine fixe Korrelation finden zwischen dem maximalen Befall der Epiphyse und der Dauer der Erkrankung, d.h., je ausgedehnter die Fragmentation der Epiphyse zum Zeitpunkt des maximalen Befalls ist, um so länger dauert der Erkrankungsprozeß. Ein geringer Epiphysenbefall hat die Tendenz, ein besseres anatomisches Endresultat zu geben. Dagegen konnte keine signifikante Korrelation zwischen den Endergebnissen und dem Behandlungsbeginn gefunden werden. Dies bedeutet, daß ein Patient, der sofort nach dem

Beginn der Symptome behandelt wird, nicht unbedingt ein besseres Ergebnis aufweisen muß als ein Patient, der später in die Behandlung kommt. Ferner besteht keine signifikante Korrelation zwischen dem Alter bei Erkrankungsbeginn und der Erkrankungsdauer. Weder RALSTON (1961) noch CHUNG u. MOE (1965) konnten die immer wieder vertretene Meinung bestätigen, daß das anatomische Resultat bei jüngeren Kindern besser sei. Zwischen der Ausdehnung des Epiphysenbefalls und der Erkrankungsdauer - d. h. je älter das Kind, desto ausgedehnter der Epiphysenbefall - konnte nur eine sehr schwache Korrelation gefunden werden.

Morbus Perthes als präarthrotische Deformität

Nach BRODER (1958) stehen späte degenerative Veränderungen an der Hüfte und Schmerzen in einem direkten Verhältnis zur Schwere der Hüftkopfdeformierung, die durch die Grunderkrankung verursacht wird. Nur von Hüften, die ein sehr gutes Resultat im Rahmen der Perthes-Erkrankung gebracht haben, kann erwartet werden, daß sie im weiteren Leben keine Schwierigkeiten bereiten. DANIELSSON u. HERNBORG (1965) haben über 35 Patienten mit einer durchgemachten Perthes-Erkrankung berichtet, die durchschnittlich 33 Jahre nach Erkrankungsbeginn kontrolliert werden konnten. Davon gaben 7 Patienten Schmerzen an, während 28 schmerzfrei waren. Die radiologischen Hüftkopfdeformierungen wurden in 13 Fällen als schwer eingeschätzt, 8mal als mäßig, 8mal als leicht, und ohne Deformierung des Hüftkopfes wurden 6 Patienten gefunden. GOWER u. JOHNSTON (1971) haben 36 Patienten 30-38 Jahre nach Erkrankungsbeginn (durchschnittlich 36,3 Jahre) nachuntersucht. Nach diesen Untersuchungen ist es in keinem Fall, bei dem die Grunderkrankung mit einem sphärischen Hüftkopf ausgeheilt ist, zur Entwicklung einer sekundären Arthrose gekommen. Hingegen zeigten die Patienten mit schweren Hüftkopfveränderungen nach Abschluß der Perthesschen Krankheit auch die größte Häufigkeit von sekundären degenerativen Veränderungen. RATLIFF (1956, 1967) hat 50 Hüften nachuntersucht in einem Zeitraum zwischen 11 und 30 Jahren mit einem Durchschnitt von 17 Jahren. Als Beurteilungskriterien wurden Schmerzen, die Aktivität, der Bewegungsumfang und röntgenologische Veränderungen herangezogen. Das Ergebnis war 19mal gut, 19mal mäßig, 7mal schlecht und 5mal sehr schlecht. EBACH (1968) hat über 52 Perthes-Patienten berichtet, die im Mittel 13½ Jahre nach Behandlungsbeginn nachuntersucht werden konnten. Dabei hat EBACH bei Frühfällen in 36%, bei Spätfällen in 70% präarthrotische Formveränderungen des Kopfes gefunden. Die zu erwartende Arthrose ist bei konservativ behandelten Fällen im Durchschnitt mit 53% anzunehmen. STULBERG u. Mitarb. (1981) berichten über eine Gruppe von 88 Perthes-Patienten, welche im Durchschnitt 40 Jahre, und eine zweite Gruppe (68 Patienten), welche 30 Jahre kontrolliert werden konnte. Dabei hat sich gezeigt, daß die arthrotischen Veränderungen eindeutig vom Grad der Kongruenz zum Zeitpunkt der Skelettreife abhängen. Bei sphärischer Kongruenz entwickelt sich keine Arthrose. Bei asphärischer Kongruenz tritt eine mäßige Arthrose im späten Erwachsenenalter auf; bei asphärischer Inkongruenz hingegen entwickelt sich bereits vor dem 50. Lebensjahr eine schwere Koxarthrose.

Es muß also bei Morbus Perthes als Spätfolge in einem in der Literatur unterschiedlich angegebenen Prozentsatz mit einer sekundären Arthrose gerechnet werden, wobei als bestimmende Faktoren das Alter des Patienten bei Erkrankungsbeginn, der Schweregrad der Hüftkopfdeformierung, evtl. die Mitbeteiligung des Schenkelhalses und die Art der therapeutischen Maßnahmen anzusehen sind.

Sonderformen und Differentialdiagnose

Aufgrund der zahlreichen Komponenten, die für das Zustandekommen von Osteonekrosen vor allem im Bereich der Hüfte von Bedeutung sein können, haben verschiedene Autoren den Morbus Perthes als genuines Krankheitsbild abgelehnt und lediglich von einem Syndrom (Perthes-Phänomen nach BERNBECK) gesprochen. Auch MAU u. SCHMIDT (1960) fassen den Morbus Perthes als Syndrom auf, wobei verschiedene Ursachen dieselben Krankheitsbilder erzeugen können. Auch wir haben die Meinung vertreten, daß auf der Grundbasis des labilen Ernährungsgleichgewichtes im Perthes-Alter verschiedene exogene und endogene Faktoren zur Manifestation eines Morbus Perthes führen können (BAUER 1970). MAU u. SCHMIDT (1960) nehmen eine Entstehung des Morbus Perthes im Rahmen von drei Gruppen an:
1. vorwiegend endogen dysostotische Grundlage,
2. gemischt dysostotisch mechanisch,
3. vorwiegend exogen mechanisch.
In der Abb. 23 sind die verschiedenen ätiologischen Faktoren zusammengestellt.

Morbus Perthes und Hüftgelenkluxation

In der Folge einer angeborenen Hüftgelenkluxation kann es in Abhängigkeit von den angewendeten Methoden der Behandlung zu einer aseptischen Nekrose des Hüftkopfes (bekannt als sog. „Luxations-Perthes") kommen, wobei die Prozentangaben je nach Untersucher und Behandlungsmethode schwanken (0–73% nach einer Zusammenstellung von SALTER 1969). Folgende Schweregrade der Hüftkopfveränderungen werden unterschieden (MITTELMEIER 1961, HERRMANN 1963, TÖNNIS u. KUHLMANN 1969):

Leichter Grad (Grad 1): Kopfumbaustörung; das Röntgenbild zeigt meist eine unscharfe Kopfumrandung und eine unregelmäßige, undeutlich gezeichnete Feinstruktur.

Mittelschwerer Grad (Grad 2): Störung der Feinstruktur und der Kernbegrenzung wesentlich ausgeprägter; der Kopfteil zeigt eine allgemeine Deformierung.

Schwerer Grad (Grad 3): Hier zeigt sich eine schwere Nekrose; im Verlauf kommt es zu einer Fragmentation, d.h. zum scholligen Zerfall oder auch zum völligen Verschwinden des knöchernen Kopfkernanteiles.

Lediglich beim schweren Grad (3) kann von einem Luxations-Perthes gesprochen werden (Abb. 24). Diese Veränderungen gleichen röntgenologisch annähernd jenen des genuinen Morbus Perthes, wenn auch gewisse Unterschiede in Röntgenbild, Verlauf und Prognose der Krankheit sowie im Alter des Patienten klar herausgestellt werden müssen. Auch geht aus Untersuchungen von LEVEUF u. LEROUX (1943) und BERTRAND, die Biopsien in verschiedenen Erkrankungsstadien durchgeführt haben, hervor: Ein luxierter Hüftkopf weist primär eine normale Histologie auf; die Veränderungen treten erst nach der Reposition auf; der Gelenkknorpel zeigt Ulzerationen, ist unterschiedlich dick; die Kapsel ist aufgequollen; außerdem sprossen aus dem subchondralen Mark Kapillaren ein, die von Fibroblasten umgeben sind. Teilweise kommt es zu einer fibrösen Umwandlung des Ossifikationskernes. Obwohl im Bereich der Spongiosa des Ossifikationskernes Fragmentationen auftreten, kommt es jedoch nie zu dem für den Morbus Perthes typischen histologischen Bild: Massive Nekrosen, Knochenmehl und dergleichen mehr fehlen. Außerdem ist eine Mitbeteiligung der Schenkelhalsmetaphyse kaum vorhanden. Aufgrund dieser Unterschiede scheinen die Ossifikationsstörungen des Hüftkopfes, welche SALTER (1969) als iatrogene Komplikation im Rahmen der Luxationsbehandlung bezeichnet, ein vom genuinen

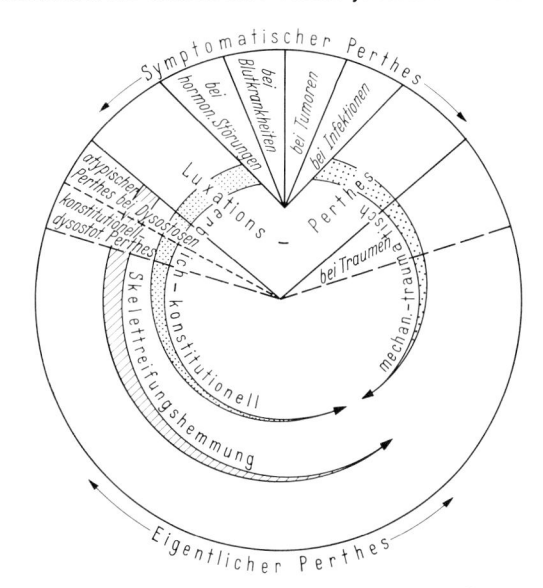

Abb. 23 Schematische Darstellung der Ätiologie kindlicher Hüftkopfnekrosen nach Mau u. Schmidt (aus *H. Mau, H. W. Schmidt:* Z. Orthop. 93 [1960] 515)

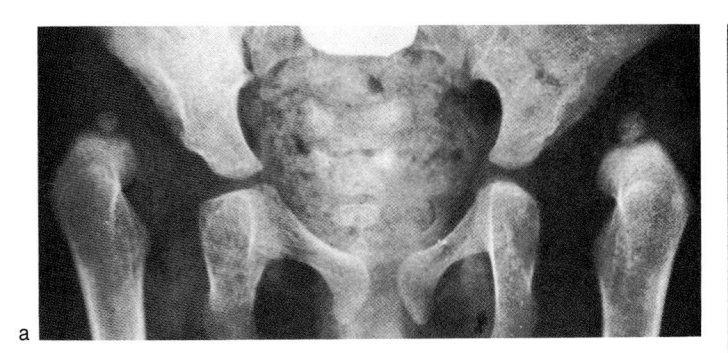

Abb. 24 a u. b Sog. „Luxations-Perthes".

a) Doppelseitige angeborene Hüftgelenksluxation,

b) nach konservativer Reposition sogenannter Luxations-Perthes rechts (aus *R. Bauer:* Konstitution und Hüftgelenkserkrankungen. In *H. Cotta:* Aktuelle Orthopädie 1. Enke, Stuttgart 1970)

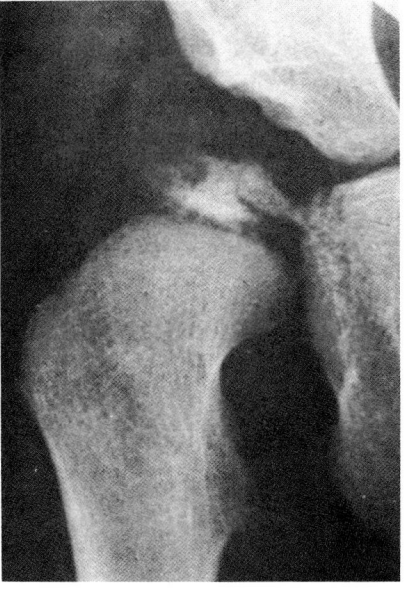

Morbus Perthes getrenntes Krankheitsbild zu sein, und die Bezeichnung Luxationsperthes ist in Frage gestellt. SCEUR u. DERACKER (1952) haben eine ähnliche Meinung vertreten und die Bezeichnung „Epiphysitis" verwendet. Wir selbst haben vorgeschlagen, aus den genannten Gründen lediglich von einer „aseptischen Nekrose bei Hüftdysplasie" zu sprechen (BAUER 1970).

Vor allem CALOT hat die Meinung vertreten, daß der Morbus Perthes auf dem Boden einer angeborenen Hüftgelenkluxation bzw. Subluxation entstehe. Auch NAGURA (1959) hat diese Ansicht vertreten. Obgleich in der Literatur vereinzelte Berichte vorliegen (s. S. 2.18), daß Pfannenveränderungen den Hüftkopfveränderungen im Rahmen des Morbus Perthes vorausgehen, so ist es doch die Regel, daß sie in der Folge der Nekrose des Hüftkopfes auftreten. Keineswegs zeigen die Pfannenveränderungen jedoch die Symptomatik eines Luxationsbildes oder einer Subluxation (LANG 1922, SCHOLZ 1928, W. MÜLLER 1939, WERTHEMANN 1952). Wir haben unser Krankengut in diesem Zusammenhang untersucht und konnten beim genuinen Morbus Perthes keinerlei Anhaltspunkte für durchgemachte oder nicht erkannte Hüftgelenkdysplasien finden. Im Gegensatz dazu hat es sich gezeigt, daß das Pfannendach in den meisten Fällen ungewöhnlich kräftig entwickelt und der Pfannendachwinkel eher klein ist.

Bereits NUSSBAUM (1924) hat in seinen Untersuchungen über die Gefäßversorgung des Hüftkopfes darauf verwiesen, daß es bei extremer Abduktion und Innenrotation zur Abklemmung von Gefäßen, die für die Gefäßversorgung des Hüftkopfes von entscheidender Bedeutung sind, kommen könne. LANZ (1950) gibt an, daß bei Lorenz-Stellung das proximale Kopfhalsgefäß gefährdet sei. FORGON (1961), HAIKE (1965), SALTER (1969) u.a. konnten in tierexperimentellen Untersuchungen, BERNBECK (1949/51) in Untersuchungen an Kindesleichen zeigen, daß die Lorenz-Stellung eine große Bedeutung in der Pathogenese der avaskulären Nekrose des Femurkopfes hat. BERNBECK spricht dabei im Zusammenhang mit der Lorenz-Stellung wie auch mit der forcierten Lange-Stellung von einer ultraphysiologischen Stellung. In diesem Zusammenhang sind auch die unterschiedlichen Behandlungsergebnisse zu verstehen, die mit den verschiedenen Behandlungsmethoden, die sich im Ausmaß der Traumatisierung deutlich unterscheiden, erzielt werden (MITTELMEIER 1961, UNGER 1966, TÖNNIS u. KUHLMANN 1969). Die mechanische und auch die spätere als „schonend" bezeichnete manuelle Reposition haben noch einen hohen Prozentsatz aseptischer Hüftnekrosen zur Folge gehabt (nach BECKER 1950 je nach Schwere der Abduktionskontraktur 67–97%!). Seit der Einführung funktioneller Methoden (Pavlik-Bandage, Becker-Hose, bei veralteten Hüften Extensionsbehandlung mit Adduktorentenotomie und Gips in „human position" nach SALTER) sind solche Ossifikationsstörungen wesentlich seltener geworden (TÖNNIS u. KUHLMANN 1969).

Es muß allerdings auf den Unterschied zwischen Anerkennung mechanischer Faktoren bei der Entstehung der aseptischen Nekrose im Rahmen der Hüftgelenkluxation und der Annahme mechanischer Faktoren als alleinige Ursache aufmerksam gemacht werden. Bereits HILGENREINER (1933) hat über Ossifikationsstörungen auch am gesunden Hüftgelenk berichtet und eine endogene Entwicklungshemmung angenommen. Die Annahme einer endogenen Komponente mag nicht so abwegig erscheinen, wenn man die Kombination mit anderen Fehlbildungen bedenkt, die von MAU unter dem Begriff „Siebener-Syndrom" zusammengefaßt worden sind. FROSCH (1950) hat diese Kombinationsfehlbildungen (Hackenfüße, Plattfüße, Klumpfüße, Schiefhals, Spina bifida, Säuglingsskoliosen, Wolfsrachen u.a.) in 35% der Patienten mit Luxationen beobachtet.

Bereits BRANDES (1920) hat über Fälle von Morbus Perthes und Hüftluxation in derselben Familie berichtet. Weitere Berichte stammen u.a. von PERTHES (1920) und BERNBECK. Von WERTHEMANN (1952) wurde dieses Faktum als Ausdruck einer anlagemäßig bedingten Hüftgelenkschädigung angesehen. MAU (1958) hat auf Formen der angeborenen Hüftgelenkluxation hingewiesen, die doppelseitig sind und eine ungünstige Entwicklung nehmen, Therapieresistenz zeigen und teilweise eine positive Familienanamnese aufweisen. Diese Fälle werden von MAU mit der enchondralen Dysostose in pathogenetischen Zusammenhang gebracht. MAU konnte bei Patienten mit einer angeborenen Hüftgelenkluxation teilweise auch die Zeichen einer Reifungshemmung finden und hat diese als dysostotisches Stigma aufgefaßt, eine Veränderung also, die auch bei Morbus Perthes nachgewiesen werden konnte (Abb. 25). PEIC (1968) lehnt eine endogene Störung als mögliche Ursache avaskulärer Nekrosen im Rahmen der Hüftgelenkluxation ab, da im Rahmen der schonenden Behandlungsmethoden dieses Erscheinungsbild ständig im Sinken begriffen ist.

Morbus Perthes und Trauma

Auf die Bedeutung traumatischer Faktoren im Rahmen der Entstehung eines Morbus Perthes wurde bereits im Abschnitt über die Ätiopathogenese hingewiesen (s. S. 2.5). Bei der Erhebung der Anamnesen unserer Perthes-Patienten ist aufgefallen, daß in sehr vielen Fällen ein leichtes Trauma angegeben wird. Dieses Trauma dürfte jedoch dem Rationalisierungswunsch der Eltern bzw. der Patienten entspringen, da das angegebene

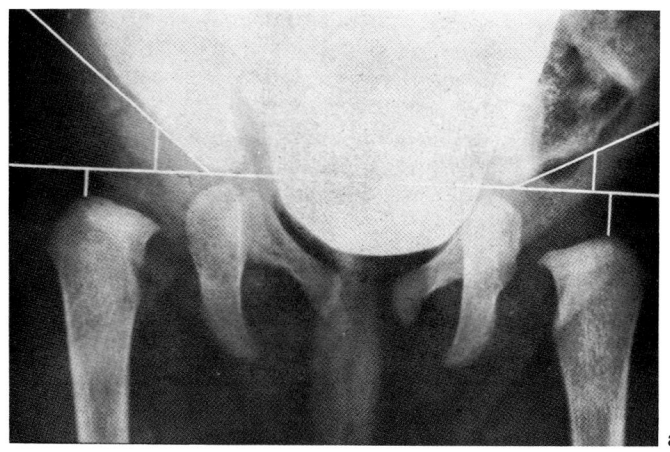

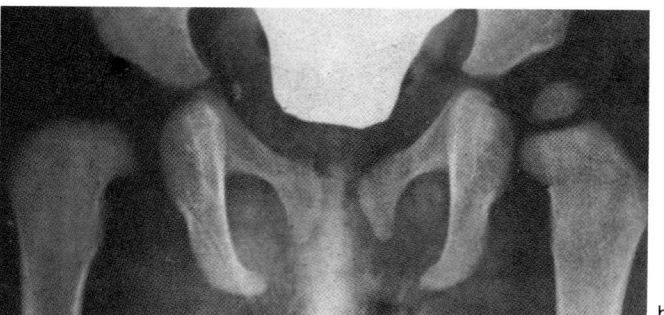

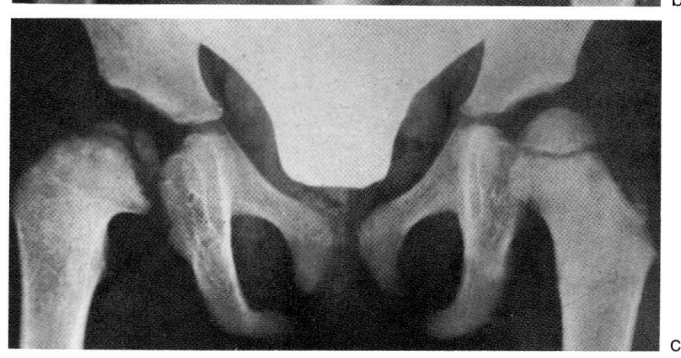

Osteochondritis deformans coxae juvenilis **2**.29

Abb. 25 a–c Auftreten des Morbus Perthes bei Ossifikationsrückstand. a) Hüftdysplasie mit Luxation beziehungsweise Subluxation. b) Nach funktioneller Luxationsbehandlung Ossifikationskern links im Alter von 2 Jahren relativ gut angelegt, rechts noch völliges Fehlen. c) Auftreten eines Morbus Perthes rechts mit 4 Jahren bei Ossifikationsrückstand von mehr als 2½ Jahren (Handskelett) (aus *R. Bauer:* Konstitution und Hüftgelenkserkrankungen. In *H. Cotta:* Akutelle Orthopädie 1. Enke, Stuttgart 1970)

Trauma vielfach erst kurz vor der Untersuchung eingetreten ist, röntgenologisch jedoch schon ein fortgeschrittenes Perthes-Stadium besteht. Nennenswerte Traumen wie Sturz aus größerer Höhe und dergleichen mehr konnten 13mal bei insgesamt 120 Fällen (ca. 10%) gefunden werden. Ein „traumatischer" Fall ist in der Abb. 26 angeführt. Aufgrund des beträchtlichen Traumas, der röntgenologischen und klinischen Entwicklung sowie der zeitlichen Distanz zwischen Trauma und Auftreten der Hüftkopfnekrose ist ein Zusammenhang mit dem Trauma als wahrscheinlich zu erachten.

Morbus Perthes und Entzündung

Im Abschnitt über die Ätiopathogenese des Morbus Perthes haben wir bereits über die Zusammenhänge zwischen Morbus Perthes und entzündlichen Veränderungen berichtet (s. S. 2.7). Differentialdiagnostische Schwierigkeiten ergeben sich besonders dann, wenn Entzündungen zu zystischen Veränderungen im Bereich des Schenkelhalses in der Nähe der Epiphysenfuge führen, die schenkelhalsperthesähnliche Bilder produzieren (Abb. 27). BERNBECK (1951) konnte unter 369 beobachteten Fällen 5mal einen entzündlichen Prozeß im Schenkelhals feststellen. Die Differentialdiagnose ist einmal durch das klinische Bild möglich: Bei Knochenabszessen im Schenkelhals bietet sich gewöhnlich ein akutes Bild mit starken Schmerzen, Fieber, Schüttelfrost; bei den Blutuntersuchungen finden sich eine Leukozytose mit Linksverschiebung, eine Beschleunigung der Blutsenkung und dergleichen mehr.
Perthesähnliche Bilder werden jedoch auch in der Folge von fieberhaften Allgemeinerkrankun-

2.30 Erkrankungen mit besonderen Ursachen

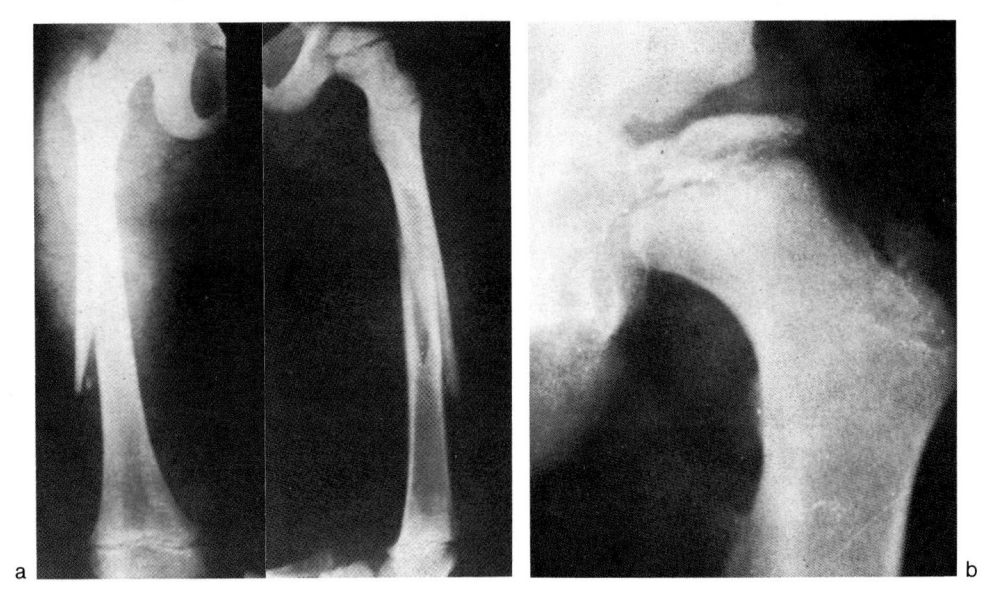

Abb. 26 a u. b   Posttraumatischer Morbus Perthes. a) Oberschenkeldrehbruch links bei fünfjährigem Knaben; der Hüftkopf zeigt keinerlei pathologische Veränderungen. b) 4 Monate nach dem Unfall ausgeprägter Morbus Perthes links (aus *R. Bauer:* Konstitution und Hüftgelenkserkrankungen. In *H. Cotta:* Aktuelle Orthopädie 1. Enke, Stuttgart 1970)

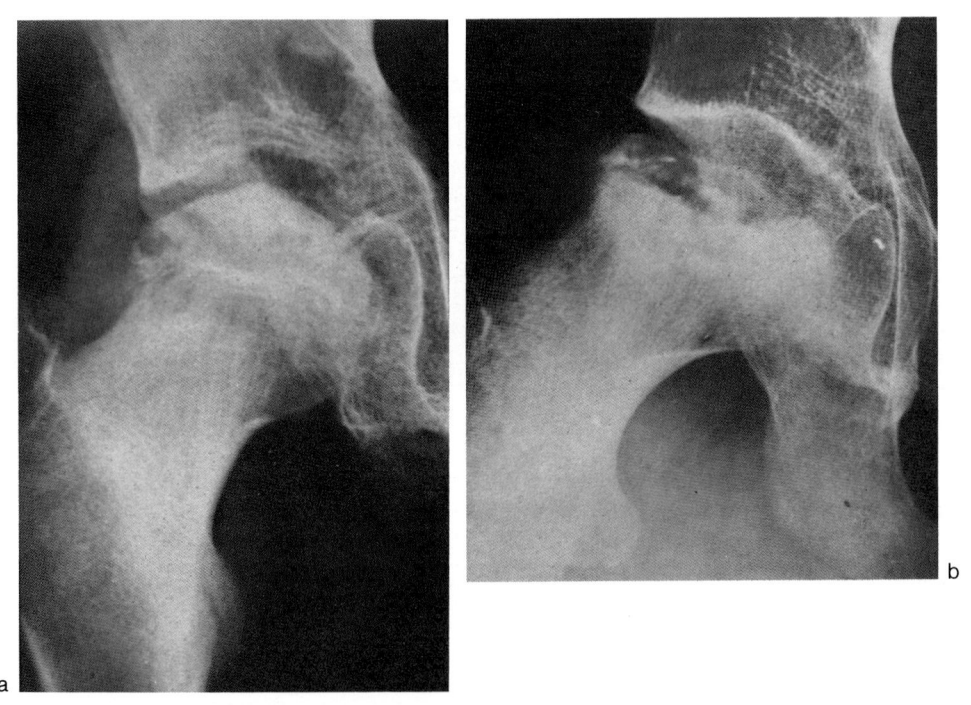

Abb. 27 a u. b   Entzündlicher Morbus Perthes. a) Aufhellungsherde im proximalen Schenkelhals und in der Epiphyse im Rahmen eines entzündlichen Prozesses. b) Im Anschluß daran Entwicklung eines weitgehend typischen Morbus Perthes (aus *R. Bauer:* Konstitution und Hüftgelenkserkrankungen! In *H. Cotta:* Aktuelle Orthopädie 1. Enke, Stuttgart 1970)

gen wie Scharlach, Varizellen, Tonsillitis beobachtet (AXHAUSEN 1912, HOWORTH 1948, SINDING-LARSEN). SUNDT (1949) hat einen Morbus Perthes im Rahmen eines Gelenkrheumatismus beschrieben, CAVANAUGH u. Mitarb. (1936) haben zur Erklärung im Anschluß an allgemeine Infektionen allergische Reaktionen des Hüftgelenks herangezogen.

Weiterhin ist der Morbus Perthes von folgenden entzündlichen Erkrankungen zu differenzieren:

Transientsynovitis

Es handelt sich um eine unspezifische, nicht eitrige Entzündung der Synovialschicht der Gelenkkapsel. Das Erkrankungsalter liegt zwischen 3 und 11 Jahren (ACKERMANN u. OTT 1970). Die klinischen Symptome bestehen in Hüftschmerzen und Hüfthinken; bald tritt eine Bewegungseinschränkung auf. Die Erkrankung kann mit oder ohne Temperaturerhöhung und Leukozytose einhergehen. Röntgenologische und serologische Untersuchungen sind gewöhnlich negativ (GOFF 1954). Röntgenologisch kann eine primäre Lateralverschiebung des Hüftkopfes vorhanden sein. KEMP u. BOLDERO (1966) haben auf die möglichen Beziehungen zwischen Morbus Perthes und dieser flüchtigen Koxitis hingewiesen: So hätten Kinder, die wiederum symptomfrei geworden sind und aus der Behandlung entlassen wurden, nach einigen Monaten z.T. typische Perthes-Veränderungen gezeigt. Röntgenologisch bestünde die Gemeinsamkeit einer Vermehrung der Lateraldistanz.

Auf die differentialdiagnostische Bedeutung eines Knochenscans sei verwiesen. So haben CALVER u. Mitarb. (1981) in einer prospektiven Studie bei 50 Kindern mit „Irritable hip" einen Knochenscan mit Technetium 99 durchgeführt und die Kinder bis zu 1 Jahr nachher radiologisch kontrolliert. 5 dieser 50 Kinder hatten im Scan Zonen von Ischämie in der Femurkopfepiphyse. Alle 5 entwickelten später radiologische Zeichen eines Morbus Perthes.

Hüftgelenktuberkulose

In den Frühstadien ist eine Abgrenzung zwischen Morbus Perthes und Hüftgelenktuberkulose kaum möglich, da es weder verläßliche klinische noch röntgenologische Kriterien in den Frühstadien beider Erkrankungen gibt (PÖSCHL 1971). Bei der Hüftgelenktuberkulose treten jedoch dann frühzeitig die klinischen Symptome einer entzündlichen Koxitis in den Vordergrund. Während bei Morbus Perthes eine Gelenkspaltverbreiterung zu den ersten röntgenologischen Symptomen gehört, kommt es bei der Tuberkulose der Hüfte relativ früh zu einer Demineralisierung des gesamten knöchernen Skeletts der Hüfte; die Veränderungen sind also nicht auf den Ossifikationskern des Hüftkopfes beschränkt. Außerdem kommt es im Verlauf der Erkrankung im allgemeinen zu einer Verschmälerung des Gelenkspaltes. Im fortgeschrittenen Erkrankungsstadium finden sich dann bei der Tuberkulose eine Leukopenie und eine Beschleunigung der Blutsenkung; die Hüftgelenkbeweglichkeit ist nach Art einer Koxitis deutlich eingeschränkt; es bestehen gravierende Schmerzen; die Tuberkulinproben sind positiv. Eine Hüftgelenkpunktion mit anschließendem Tierversuch sichert die Diagnose. Demgegenüber bestehen bei Morbus Perthes kaum gravierende Schmerzen und kein Fieber; das Allgemeinbefinden ist ungestört, und auch die Hüftgelenkbeweglichkeit ist mit Ausnahme einer Behinderung der Abduktion im allgemeinen nur gering eingeschränkt.

Morbus Perthes und Dysostose

Die Frage des Zusammenhangs zwischen den Veränderungen bei Morbus Perthes und dysostotischen Ossifikationsstörungen ist seit langem umstritten. So lehnt BERNBECK (1949/51) einen Zusammenhang zwischen beiden Erkrankungen ab. Er führt aus, daß sich Ossifikationsstörungen im Rahmen einer Chondrodystrophie deutlich von den typischen Perthes-Verläufen unterscheiden würden. Ein grundlegender Unterschied besteht nach BERNBECK darin, daß beim chondrodystrophischen Skelett nicht ein bereits ossifizierter Kopfkern zerfällt und nekrotisch wird, wie etwa bei Morbus Perthes; vielmehr bestünde eine primäre Entwicklungsstörung. Zusammenhänge zwischen Morbus Perthes und Dysostose wurden u.a. auch von W. MÜLLER (1941) und MARQUARDT (1949) abgelehnt.

MAU (1960) hingegen hält zumindest bestimmte Verlaufsformen des Morbus Perthes für das epiphysäre Gegenstück einer Coxa vara congenita auf der Basis einer dysostotischen Konstitution. Auch SCEUR u. DERACKER (1952) haben die Auffassung vertreten, daß die Coxa plana das Gegenteil der angeborenen Coxa vara darstelle.

MAU konnte zeigen, daß der Morbus Perthes auch bei Dysostosen völlig typisch verlaufen kann, und hat auch bei sog. typischen Perthes-Verläufen Stigmata einer Dysostose gefunden. Dies trifft vor allem dann zu, wenn der Morbus Perthes frühzeitig und doppelseitig auftritt und eine Mikroepiphyse mit einem relativ großen Trochanter major aufweist. In diese Richtung weisen auch familiäre Fälle sowie Patienten mit einer mehr oder weniger ausgeprägten Skelettreifungshemmung.

In unserem Krankengut konnten wir in 6,6% der Fälle dysostotische Zeichen nachweisen (BAUER 1970). Alle diese Fälle haben eine doppelseitige Manifestation gezeigt. Außerdem konnte eine

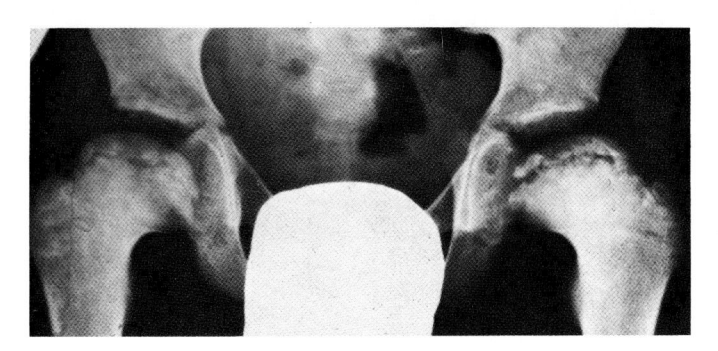

Abb. 28 Perthes-Veränderungen an beiden Hüften bei enchondraler Dysostose (aus *R. Bauer:* Konstitution und Hüftgelenkserkrankungen. In *H. Cotta:* Aktuelle Orthopädie 1. Enke, Stuttgart 1970)

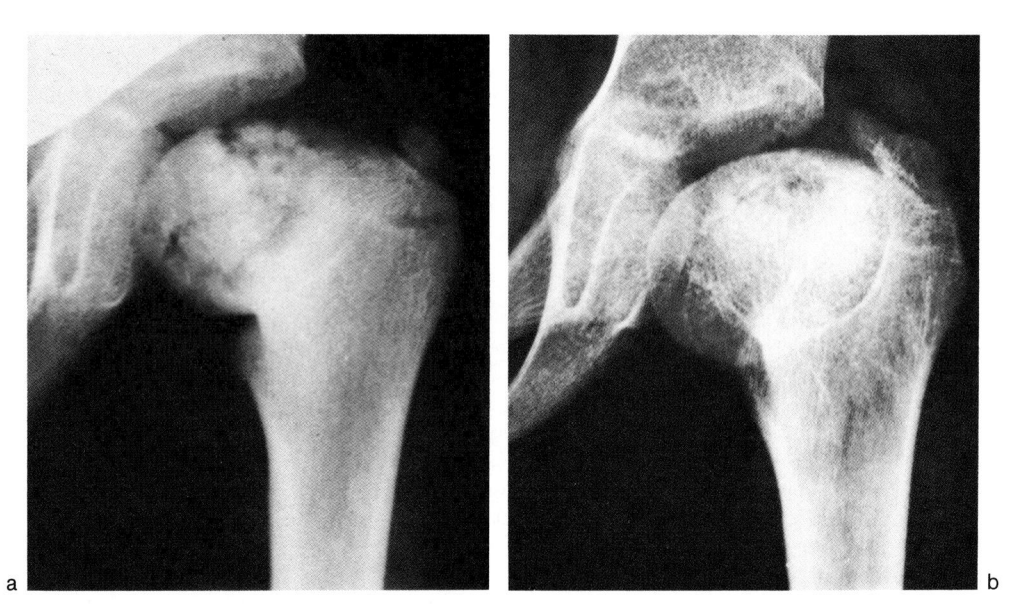

Abb. 29 a u. b   a) Morbus Perthes mit schweren osteochondrotischen Veränderungen besonders in der Schenkelhalsmetaphyse. b) Endzustand nach Abheilung (aus *R. Bauer:* Konstitution und Hüftgelenkserkrankungen. In *H. Cotta:* Aktuelle Orthopädie 1. Enke, Stuttgart 1970)

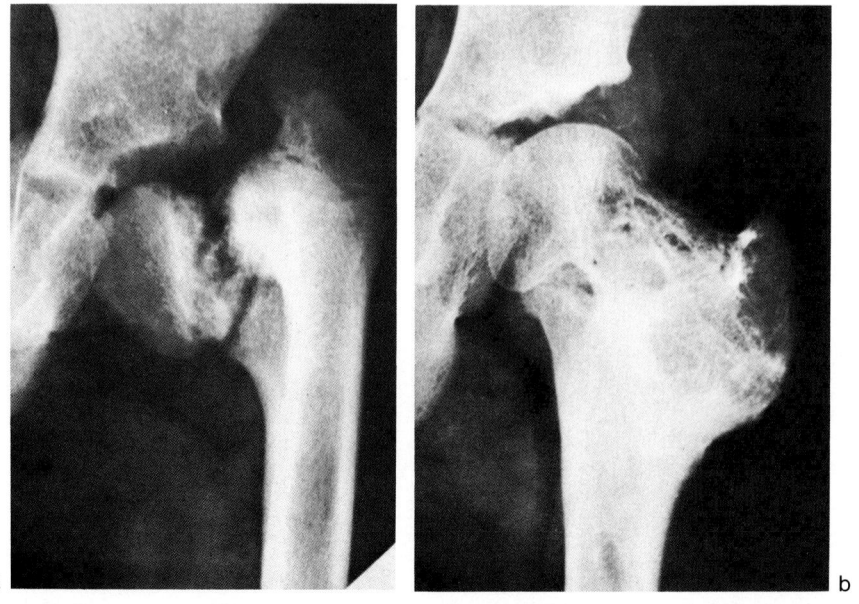

Abb. 30 a u. b   a) Coxa vara congenita mit Schenkelhalspseudarthrose. b) Knöcherner Durchbau der Pseudarthrose nach Aufrichtungs-Osteotomie (aus *R. Bauer:* Konstitution und Hüftgelenkserkrankung. In *H. Cotta:* Aktuelle Orthopädie 1. Enke, Stuttgart 1970)

deutliche Skelettreifungshemmung festgestellt werden.
Röntgenologisch finden sich folgende Veränderungen, die auf eine Dysostose hinweisen: doppelseitige Manifestation der osteochondrotischen Veränderungen mit gleichzeitigem Auftreten, schwere Aufbaustörungen im Bereich des Hüftkopfes sowie des Schenkelhalses, kurzer plumper Schenkelhals, massive, breit ausladende und annähernd horizontal verlaufende Pfannendächer. Teilweise lassen sich skoliotische Abweichungen der Wirbelsäule finden oder bikonvex gewölbte, leicht tonnenförmige Wirbelkörper. Gelegentlich finden sich auch Pseudoepiphysen im Bereich der Mittelhandknochen. Aufgrund dieser röntgenologischen Verdachtsmomente, der Feststellung von Proportionsstörungen und des Nachweises eines verminderten Längenwachstums, des Bestehens eines Ossifikationsrückstandes (teilweise liegt das Skelettalter um mehrere Jahre hinter dem chronologischen Alter!) sowie einer positiven Familienanamnese läßt sich eine dysostotische Komponente mit großer Wahrscheinlichkeit nachweisen (Abb. 28) (BAUER 1970).

Morbus Perthes und Coxa vara congenita

Zwischen dem Morbus Perthes und der Coxa vara congenita bestehen gewisse Zusammenhänge. Auch die röntgenologische Unterscheidung ist oft schwierig oder kaum möglich, da bei der Coxa vara Kopfbeteiligungen mit vorkommen (BURCKHARDT 1946, 1948, PÖSCHL 1971). PÖSCHL ist der Meinung, daß es sich insbesondere bei mitgeteilten Fällen von Früh-Perthes um eine unerkannt gebliebene Coxa vara congenita handelt. Aus den Abb. 29 und 30 ist die Problematik einer Differentialdiagnose zwischen Coxa vara congenita und Schenkelhals-Perthes ersichtlich.
Am Vorliegen von analogen osteochondritischen Prozessen kann kein Zweifel bestehen. So wird von BECKER (1964) die Coxa vara congenita auch unter den hereditären aseptischen Knochennekrosen angeführt. Aus histologischen Untersuchungen, die an Fällen von Coxa vara congenita vorgenommen sind (DREHMANN 1903, ASCHNER u. ENGELMANN 1928, WILHELM 1928, BURCKHARDT 1946, MAU 1958 u.a.), geht hervor, daß die Veränderungen mit dem Morbus Perthes eine große Ähnlichkeit aufweisen. Es findet sich auch bei der Coxa vara congenita ein Nebeneinander von Knochenabbau bis zur aseptischen Nekrose mit Zerfall in Trümmermehl; gleichzeitig finden sich Zeichen eines Knochenaufbaues. Nach BURCKHARDT liegt der Sitz der Erkrankung bei der Coxa vara am medialen Ende der Schenkelhalsdiaphyse; ein Übergreifen auf die Epiphyse ist möglich. Umgekehrt kann auch der osteochondritische Epiphysenprozeß eines Morbus Perthes auf die Diaphyse übergreifen. Als Bindeglied zwischen der Coxa vara congenita und dem Morbus Perthes nimmt MAU die enchondrale Dysostose an. Während der Morbus Perthes Ausdruck einer vorwiegend epiphysären Dysostose sei, so sei die Coxa vara congenita das metaphysäre Gegenstück.

Als differentialdiagnostische Kriterien gegenüber dem Morbus Perthes sind anzuführen: Die Coxa vara congenita ist, wie der Name schon sagt, angeboren; das Krankheitsbild wird gewöhnlich bis zum 3. Lebensjahr entdeckt. Es findet sich praktisch keine klinische Hüftgelenksymptomatik; Entzündungszeichen fehlen. Der Ossifikationskern des Hüftkopfes tritt verspätet auf; der CCD-Winkel wird bei der Coxa vara zunehmend kleiner. Im allgemeinen tritt keine avaskuläre Nekrose des Hüftkopfes auf.

Osteochondrosis dissecans des Hüftkopfes

Es handelt sich dabei um eine aseptische Nekrose im Bereich des Hüftkopfes, die jedoch im Unterschied zum Morbus Perthes lediglich eine Teilnekrose darstellt (Abb. 31). Die Veränderung dürfte um die Zeit des Epiphysenfugenschlusses oder kurz danach auftreten (NIELSEN 1933, PLATZGUMMER 1952, BAUER 1970). Es kann angenommen werden, daß die Teilnekrose in einer Situation auftritt, in der die Epiphysenfuge schon von Gefäßen durchbrochen wird, in der also das epiphysäre und diaphysäre Gefäßnetz schon teilweise Anastomosen aufweist. Bei einer Durchblutungsstörung kommt es daher nicht zur Total-, sondern zur Teilnekrose.
Röntgenologisch bestehen demnach folgende Unterschiede zum Morbus Perthes: Es handelt sich um eine Nekrose lediglich eines Teilabschnittes; die Lokalisation liegt in der Hauptbelastungszone der Hüfte, nach unseren Untersuchungen innerhalb des Auftreffwinkels nach v. LANZ, so daß eine mechanische Komponente bei der Entstehung von Bedeutung sein muß (BAUER 1970). Klinisch findet sich vor allem ein deutlicher Unterschied im Alter der Patienten. An der Hüfte konnte der Beginn der Osteochondrosis dissecans bei unseren Patienten nach Erhebung einer genauen Anamnese zwischen dem 15. und dem 24. Lebensjahr fixiert werden. Das Durchschnittsalter bei Beginn der Symptome lag bei 21,3 Jahren. Da diese Erkrankung in den Anfangsstadien offenbar keine Beschwerden macht (symptomfreies Vorstadium nach NIELSEN 1934), kommen die Patienten gewöhnlich erst spät zur klinischen Untersuchung.
Nach PÖSCHL (1971) können bei geringem Befall der Epiphyse im Rahmen eines Morbus Perthes der Osteochondrosis dissecans ähnliche Bilder entstehen (Abb. 31). Auch im Endstadium eines

2.34 Erkrankungen mit besonderen Ursachen

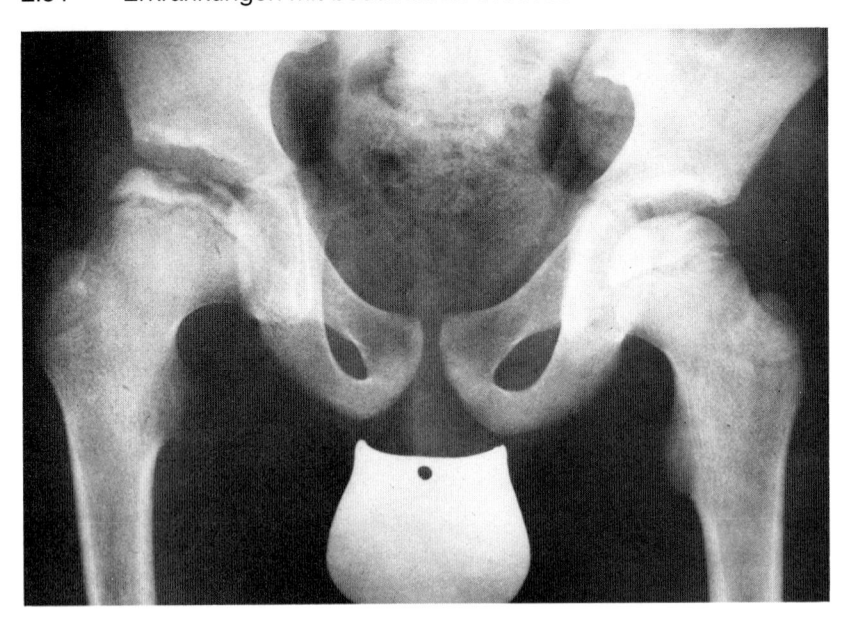

Abb. 31 Hüftübersicht, 8jähriger Patient, rechts Morbus Perthes im Reparationsstadium, links Bild einer Osteochondrosis dissecans

Morbus Perthes können der Osteochondrosis dissecans ähnliche Bilder entstehen, wenn Fragmentationszonen in der äußeren Kopfkontur vorhanden bleiben, die nicht ausheilen (EDGREN 1965). Auch kann es in der Folge eines Morbus Perthes im höheren Lebensalter zum Auftreten einer Osteochondrosis dissecans kommen (FREEHAFER 1960, RATLIFF 1967, BAUER 1970). Weitere einschlägige Berichte stammen von GOSSLING u. MCARTHUR (1969), HALLEL u. SALVATI (1976) sowie von KAMHI u. MACEWEN (1975). KATZ u. SIFFERT konnten in einer Studie über 450 Perthes-Patienten zeigen, daß 9 dieser Patienten als Spätkomplikation eine Osteochondrosis dissecans entwickelt haben. Nach ÖSTERMANN u. LINDHOLM (1980) entwickelt sich ein der Osteochondrosis dissecans ähnliches Bild bei Morbus-Perthes-Patienten in 6% der Fälle.

Juvenile Kopfkappenlösung (Coxa vara epiphysaria)

Das Manifestationsalter der Coxa vara epiphysaria ist höher als beim Morbus Perthes, nach Angaben in der Literatur zwischen dem 11. und 15. Lebensjahr, bei Mädchen früher als bei Knaben. Es besteht ein Zusammenhang mit der ersten Pubertätsphase, die Erkrankung tritt gewöhnlich nach Einsetzen des Pubertätswachstumschubes auf. Es besteht bei diesen Patienten eine Tendenz zu einer großen relativen Beinlänge; ferner zeigen etwa 50% dieser Fälle eine hypopituitäre Stigmatisation (BAUER 1970): fettreiche Gestalt, breites Gesicht, Körperlänge mittel bis groß, fettbedeckte Muskulatur, Fettauflagerungen vom femininen Typ, Genua valga, verspäteter Einsatz der puberalen Entwicklung, kleiner Penis (pathologische Formen: Dystrophia adiposa-genitalis).
Röntgenologisch finden sich in den Frühstadien eine Auflockerung der Epiphysenfuge und eine Verbreiterung; anschließend kommt es zu einer Dislokation des Hüftkopfes vom Schenkelhals. Röntgenaufnahmen des Schenkelhalses in mehreren Ebenen lassen den Abrutsch frühzeitig erkennen. Hüftkopfnekrosen können im Rahmen der Coxa vara epiphysaria bei ausgedehnteren Graden einer Dislokation vorkommen.

Hypothyreoidismus

Bei dieser Erkrankung (s. auch S. 2.7) kann die Hüftkopfepiphyse perthesähnliche Bilder zeigen; vor allem finden sich Zeichen einer Nekrose (BIRCHER 1909, LOOSER 1929, ALBRIGHT 1938). Die Femurepiphyse ist bei Hypothyreoidismus jedoch kaum normal; die Nekrose tritt also in einer bereits vorher veränderten Epiphyse auf. Außerdem sind diese Ossifikationsstörungen generalisiert vorhanden und nicht nur im Femurkopf; es besteht auch ein generalisierter Ossifikationsrückstand. Die Sicherung der Diagnose Hypothyreose ist für die Therapie wichtig, da die erwähnten Ossifikationsstörungen auf entsprechende Behandlung mit Schilddrüsenhormonen gut ansprechen (GREINACHER 1971).

Knochendysplasien

Ossifikationsstörungen der Hüfte mit perthesähnlichen Bildern kommen noch bei verschiedenen Knochendysplasien, also bei konstitutionellen Störungen der Skelettentwicklung, vor

(Spranger u. Mitarb. 1974). Die dabei gefundenen Veränderungen sind jedoch vom Morbus Perthes leicht zu differenzieren, da es sich bei diesen Knochendysplasien um schwere generalisierte Störungen handelt.

Multiple epiphysäre Dysplasie
(Ribbing 1937, Fairbank 1951)

Klinische Zeichen
Aufgetriebene, schmerzvolle Gelenke mit einer eingeschränkten Beweglichkeit, normale oder nur gering verminderte Körpergröße mit normalen Körperproportionen, häufig thorakale Kyphose und Rückenschmerzen.

Röntgenologisch
Unregelmäßigkeiten der Epiphysen.

Spondyloepiphysäre angeborene Dysplasie

Klinische Zeichen
Dysproportionierter Zwergwuchs mit kurzer Wirbelsäule, kurzem Hals, Kielbrust und X-Bein; Hände und Füße von normaler Größe, flaches Gesicht.

Röntgenologisch
Verschiedene Grade epiphysärer und metaphysärer Ossifikationsstörungen, evtl. Coxa vara, kleine deformierte Hüftköpfe.

Kniest disease

Klinische Zeichen
Kurzer Rumpf mit Dorsalkyphose, verstärkter Lendenlordose evtl. Skoliose, kurze Extremitäten mit vorspringenden Gelenken und Bewegungseinschränkung.

Röntgenologisch
Platyspondylie, breite und kurze Schenkelhälse, späte Ossifikation der Femurkopfepiphyse.

Pseudoachondroplasia

Klinische Zeichen
Zwergwuchs mit kurzen Extremitäten, Kopf und Gesicht normal; dysproportioniert langer Rumpf mit verstärkter Lendenlordose und evtl. milder Skoliose.

Röntgenologisch
Kleine unregelmäßige Hüftkopfepiphysen, teilweise kleine verformte Epiphysen.

Mukopolysaccharidose
(Pfaundler-Hurlersche Erkrankung)

Klinisch
Makrozephalie, Dyszephalie, geistige Retardierung, kurze Statur mit thorakolumbalem Gibbus, zahlreiche Gelenkkontrakturen, Hepatosplenomegalie.

Radiologisch
Teilweise dysplastische Femurkopfepiphysen mit Ossifikationsstörung.

Tricho-rhino-phalangial-Dysplasia Typ I

Klinik
Brachidaktylie, vorspringende Nase, Schwellung der Interphalangealgelenke, häufig kleine Statur.

Röntgenologisch
Verkürzung ein oder mehrerer Phalangen oder Metacarpalia, charakteristische Deformität der Epiphysen der betroffenen Knochen, kleine Hüftkopfepiphysen, gelegentlich mit perthesähnlichen Veränderungen.

Tricho-rhino-phalangial-Dysplasia Typ II

Klinisch
Kleine Statur, Mikrozephalie, geistige Retardierung.

Radiologisch
Konische Epiphysen, zahlreiche Phalangen und Metacarpalia und Metatarsalia, multiple kartilaginäre Exostose, teilweise perthesähnliche Veränderungen der Hüfte.

Blutkrankheiten

Bei Hämophilie können an der Hüfte perthesähnliche Bilder auftreten, insbesondere dann, wenn sich die Grundkrankheit im Perthes-Alter oder zumindest vor der Pubertät manifestiert. Die Diagnose wird aufgrund der Anamnese sowie der typischen Befunde an anderen Gelenken, insbesondere am Kniegelenk, keine Schwierigkeiten bereiten (Löhr 1930, Winston 1952, Petersen). Perthesähnliche Bilder kommen auch bei verschiedenen familiären Hämoglobinopathien vor, so bei der Sichelzellanämie (HbS-Krankheit), bei der HbC-Krankheit sowie bei Thalassämien. Die beiden zuerst genannten Erkrankungen finden sich hauptsächlich bei amerikanischen Negern sowie bei der schwarzen Bevölkerung Afrikas; die Thalassämie kommt, abgesehen von der schwarzen Bevölkerung, auch bei der Bevölkerung der Mittelmeerländer vor (Barton u. Cockshott 1962, Chung u. Ralston 1969). Die Knochenveränderungen werden hauptsächlich durch Markhyperplasien, Thrombosierung der Gefäße und Infarzierungen bewirkt (Chung u. Ralston). Die röntgenologischen Veränderungen an der Hüfte, über die in diesem Zusammenhang berichtet wurde, bestehen in avaskulären Nekrosen, Abflachungen, Unregelmäßigkeiten

im Bereich des Hüftkopfes, zystischen Veränderungen, Verschmälerung des Gelenkspaltes und schweren Hüftkopfdestruktionen.
Bei der Sichelzellhämoglobin-C-Erkrankung bestehen Unterschiede zum Morbus Perthes insofern, da die Veränderungen gewöhnlich später auftreten, kurz vor Schluß der Epiphysenfuge. Zum Teil werden aber auch nur Teile der Epiphyse betroffen; Metaphyse und Schenkelhals sind ausgespart.

Therapie

Ist die aseptische Nekrose des Hüftkopfes einmal eingetreten, so nimmt die Krankheit ihren durch die Pathophysiologie der Nekrose bestimmten Verlauf. Obwohl zahlreiche Verfahren in erster Linie operativer Natur zur Beschleunigung der Revaskularisation des Hüftkopfes angegeben wurden, liegt das Problem weniger beim Wiederaufbau des nekrotischen Hüftkopfes, der von wenigen Ausnahmen abgesehen immer eintritt. Das Problem liegt vielmehr darin, in welcher Form die Revaskularisierung des Hüftkopfes geschieht. Hauptaufgabe der Behandlung ist es daher, während dieses Prozesses des Wiederaufbaues des Hüftkopfes eine Deformierung der Epiphyse zu verhindern. In diesem Zusammenhang ist vor allem eine Früherfassung der Krankheit erforderlich, weiterhin wird eine Entlastung der erkrankten Hüfte von fast allen Autoren in den Vordergrund ihrer therapeutischen Bemühungen gestellt.
Die Behandlung ist sehr langwierig und erstreckt sich z.T. über mehrere Jahre. Auch die Beurteilung der Ergebnisse bereitet große Schwierigkeiten, und so gehen auch die Mitteilungen in der Literatur über Behandlungsergebnisse weit auseinander. So konnte PIKE (1950) durch eine Abduktions- und Liegebehandlung bis zu 5 Jahren in 83% der Fälle eine Heilung erzielen. SUNDT (1949) hingegen kommt anhand von 153 nachuntersuchten Fällen zur Überzeugung, daß die Krankheit im ersten Stadium durch keine Behandlung beeinflußt werden könne und daß sich in der Folge eine Arthrose nicht vermeiden lasse. Nach STÖRIG (1968) hätte sich jedoch das Prinzip der Entlastung als wirksam erwiesen. Wieweit das therapeutische Vorgehen selbst in Fachkliniken variiert, hat eine Befragung von verschiedenen bekannten orthopädischen Kliniken ergeben (STÖRIG): 18 Kliniken gingen in unterschiedlicher Weise konservativ vor. In 19 Kliniken werden zusätzliche operative Maßnahmen angewendet. 11 dieser Kliniken führen Operationen durch zur Förderung der Regeneration (in 6 Kliniken Spongiosabolzung, in 2 Kliniken Bohrung, in 1 Klinik Nagelung, in 2 Kliniken intertrochantäre Reizosteotomie). 9 Kliniken führen die intertrochantäre Varisations-Derotationsosteotomie zur Verbesserung der Kopfzentrierung aus; 2 Kliniken halten bei bestimmten Indikationen eine Beckenosteotomie für angebracht.
Prinzipiell lassen sich also konservative Methoden, die vor allem in verschiedenen Methoden der Hüftkopfentlastung bestehen, von operativen Methoden unterscheiden.

Konservative Methoden

In der Literatur herrscht allgemeine Übereinstimmung, daß in den Anfangstadien des Morbus Perthes bei Bestehen von ausgeprägten klinischen Hüftsymptomen Bettruhe eingehalten werden soll, evtl. in Kombination mit einer Extension des erkrankten Beines. Innerhalb von wenigen Tagen bis zu etwa 3 Wochen wird im allgemeinen Schmerzfreiheit erreicht. Von verschiedenen Autoren, insbesondere im anglo-amerikanischen Literaturkreis, wird die Einhaltung einer strengen Bettruhe gefordert bis zur Ausheilung der Erkrankung bzw. bis zum Eintreten einer Belastungsfähigkeit des Hüftkopfes. Diese ist erreicht, wenn der Hüftkopf wiederum röntgenologisch eine radiäre Struktur zeigt (nach BRAILSFORD 1943, GOFF 1954, EDGREN 1965). EBERHARDT und CHAPCHAL fordern eine normale Trabekelstruktur bei einer Zweidrittelregeneration des Hüftkopfes. Wesentliche Publikationen über konservative Behandlungsmethoden liegen vor von EYRE-BROOK (1936), SJÖVALL (1942), BERNBECK (1949/51), HEYMAN u. HERNDON (1950), BRODER (1958), BETTE (1959), WANSBROUGH u. Mitarb. (1959), RALSTON (1961), JOKISCH (1964), CHUNG u. MOE (1965), EDGREN (1965), MEYER (1966), HARRISON u. MENON (1966), KATZ (1967), STÖRIG (1968), EBACH (1968), TAUSSIG u. HERIPRET (1969), STEINHAUSER (1970), PETRI (1971) u.a. Die Entlastung kann einmal durch eine konsequent eingehaltene Bettruhe erreicht werden. Diese Therapie kann mit verschiedenen zusätzlichen Maßnahmen kombiniert werden wie etwa der Extension (EYRE-BROOK 1936, MEYER 1966, KATZ 1967, KARADIMASS 1971). Zur besseren Zentrierung der Hüftköpfe im Azetabulum werden dabei beide Beine in Abduktion und leichter Innenrotation gehalten durch Anlegen von Kniegipshülsen auf beiden Seiten, die durch einen queren Stab verbunden sind (PARKER; HARRISON u. MENON 1966). Vor einer zu extremen Innenrotationsstellung und einer zu starken Abduktion wird jedoch gewarnt, da dadurch die Hüftkopfvaskularisation gefährdet werden könnte (HOWORTH, BETTE).
Zum Unterschied davon bevorzugt IMHÄUSER (1970) sowohl in Liege- als auch in Gehgipsverbänden eine Beuge-, Abduktions- und Außenrotationsstellung der Hüfte von jeweils 30 Grad, da dies der von v. LANZ als physiologisch bezeichneten Entlastungsstellung entspreche.

Tabelle 3 Ergebnisse der konservativen Behandlung bei Morbus Perthes. Bewertungskriterium: Komprehensivquotient nach *Heyman* u. *Herndon*

Literaturzitat	Fälle	Therapie	Komprehensivquotient Ergebnis in Prozent			
			Sehr gut	Gut	Befriedigend	Schlecht
Heyman u. *Herndon* (1950)	33	Bettruhe, dann Thomas-Splint	27,3	33	39	0
Wansbrough (1959)	76	Taylor-Apparat	42	33	11,2	12,2
Ralston (1961)	43	Bettruhe	23,2	51	23,2	2,3
Chung (1965)	29	Thomas-Splint	10,4	31	55,3	3,4
Taussig u. *Heripret* (1969)	275	Bettruhe + Abduktion	25,5	32	26,5	12
Karadimas (1971)	96	20 Abduktions-Liegegips	40	45	15	0
		30 Abduktions-Gehsplint	30	43	23	3
		25 Bettruhe + Extension	16	44	32	8
		21 Thomas-Splint	14	24	34	28

Um eine lange Immobilisierung des Patienten zu vermeiden, die entsprechende trophische Veränderungen befürchten läßt (MEYER 1966, STÖRIG 1968 u. a.), wurden verschiedene Methoden der Hüftentlastung angegeben, mit denen die Patienten mobil sind. So etwa wurden fahrbare Untersätze angegeben, auf denen die Kinder in Bauchlage fixiert sind und sich mit den Händen fortbewegen (GOFF, BLOUNT).
Weitere Hilfen, die den Patienten das entlastende Gehen ermöglichen, sind die Taylor-Schiene (WANSBROUGH u. Mitarb. 1959), die Thomas-Schiene, ein doppelseitiger Abduktionsgehgips (PETRI 1971), ferner die von SNYDER (1947) beschriebene Schlingenbandage. Dabei wird das Kniegelenk der erkrankten Seite durch die genannte Schlinge in etwa 90 Grad Beugestellung fixiert; das Gehen auf dem gesunden Bein unter Verwendung von zwei Stützkrücken ist erlaubt. Von BRAADT wurde eine spitzwinklige Kniegipshülse angegeben, die das Kniegelenk in Beugestellung zwingt. Damit ist eine Belastung der erkrankten Hüfte unmöglich, und beim Gehen unter Verwendung von zwei Stützkrücken kommt gleichzeitig eine gewisse extendierende Wirkung auf das Hüftgelenk zur Auswirkung.
Eine Beurteilung von verschiedenen Behandlungsmethoden ist sehr schwierig, da die einzelnen Untersucher verschiedene, z. T. subjektive Kriterien verwendet haben. Eine vergleichende Zusammenstellung verschiedener konservativer Behandlungsmethoden, zu deren Beurteilung von den Autoren der Komprehensivquotient nach HEYMAN u. HERNDON (1950) herangezogen wurde, stammt von CHUNG u. MOE (1965). Sie wurde von uns noch durch die Arbeit von KARADIMAS (1971) ergänzt (Tab. 3). Nach dieser Zusammenstellung bringt die Behandlung im Thomas-Splint die schlechtesten Resultate. Dabei ist zu berücksichtigen, daß vor allem bei einer insuffizienten Erhöhung des gesunden Beines die erkrankte Hüfte in eine zunehmende Subluxationsstellung gelangt, die sich negativ auswirkt. Bei einem schlechten Tubersitz kann das entlastende Bein zusätzlich nach lateral gedrängt werden. Auch elektromyographische Untersuchungen von BOROSKE u. MATTHIASS (1968) haben gezeigt, daß eine entlastende Funktion der Thomas-Schiene sicherlich besteht; diese ist jedoch wesentlich geringer als nach mechanischen Berechnungen zu erwarten wäre.
Der Einfluß der verschiedenen Behandlungsmethoden auf die Krankheitsdauer ist sehr schwierig zu beurteilen. In der Literatur werden unterschiedliche Behandlungszeiten zwischen 2 und 7 Jahren angegeben (EBACH 34–36 Monate, JOKISCH 39 Monate, BETTE 31,9 Monate, JACCHIA u. FALDINI 27,2 Monate, EYRE-BROOK 17–31 Monate, HIRTHE 23 Monate, STEINHAUSER 19 Monate).

Operative Methoden

Um die Behandlungszeit abzukürzen, wurden verschiedene Methoden angegeben. HOWORTH (1948), HAYTHORN (1949) u. GARDEMIN (1951) haben über die Ausräumung der nekrotischen Epiphyse berichtet. STEELE (1943) füllt anschließend den Defekt mit Knochenmaterial auf. Die bloße Bohrung der Epiphyse wurde von WALDENSTRÖM (1938), GILL (1940), REIBMAYR (1944), HOWORTH (1948), BREITNER u. LANG (1949), PLATZGUMMER (1952), BETTE (1959), JOKISCH (1964), LÖWE (1969), BAUER (1970) u.a. angegeben.
Als weitere Methoden, welche die Vaskularisation der Hüftkopfepiphyse anregen und damit die Abheilung beschleunigen sollen, sind noch die Spanbolzung und die Schenkelhalsnagelung nach PITZEN (1952) anzuführen. Da wir aus histologischen Untersuchungen (SCEUR u. DERACKER 1952, JONSÄTER 1953) wissen, daß im röntgenologischen Fragmentationsstadium die Regenera-

tion schon eingesetzt hat, können diese Maßnahmen lediglich im Frühstadium u. U. zu einer Abkürzung der Behandlungszeit führen.
Berichte über eine Spanbolzung bei Morbus Perthes stammen von ERLACHER, HACKENBROCH, SPRINGER (1940/41), BETTE (1959), BECHTOLDT (1963), HIRTHE (1965), STÖRIG (1968), LÖWE (1969) u. a. WAGNER (1951) führt nach eigener Methode eine Zylinderbohrung im Schenkelhals durch und dreht den Zylinder um, so daß gesunde Spongiosa in den Hüftkopf zu liegen kommt.
Über erfolgreiche Behandlungen mit dem Schenkelhalsnagel hat PITZEN (1952) berichtet. Weitere Berichte über günstige Erfolge mit Schenkelhalsnagelungen stammen von HAUBERG u. MATTHIASS (1952), PETER (1955), BETTE (1959), BECHTOLDT (1963), JOKISCH (1964), STÖRIG (1968), LÖWE (1969) u. a. Während HIRTHE (1965) über schlechte Ergebnisse mit der Bolzung berichtet und diese ablehnt, wird von zahlreichen anderen Autoren vor allem über eine Beschleunigung des Krankheitsverlaufes berichtet. So hat BECHTOLDT (1963) eine Beschleunigung nach der Nagelung gesehen. PETER (1955) konnte durch die Nagelung eine Verkürzung je nach Stadium von 11-13 Monaten erreichen. Auch BETTE (1959) berichtet über eine Verkürzung der Behandlungszeit infolge der Nagelung; es könne jedoch mit dieser Technik keine Verbesserung der Kopfform erreicht werden. STÖRIG (1968) konnte bei den Perthes-Fällen, die durch Nagelung bzw. Spanbolzung behandelt worden sind, eine Verkürzung der Gesamtbehandlungszeit von 6 bzw. 7 Monaten feststellen. STÖRIG hat auch mit der Kombinationsbehandlung Entlastung und Nagelung oder Entlastung und Bolzung bessere Endresultate gesehen als mit der bloßen Entlastung der erkrankten Hüfte. Eine Verkürzung der Behandlungszeit durch die genannten operativen Maßnahmen haben BETTE, BECHTOLDT, JOKISCH u. WEIGERT beobachtet. Zusätzlich eine Verbesserung der Endform der Gelenke haben BECHTOLDT (1963), HAUBERG u. MATTHIASS, PETER u. LÖWE gefunden.
Nach ELTZE u. VOGEL (1968) sind jedoch in der Kombination der Entlastung mit der operativen Behandlung weder im Hinblick auf die Behandlungsdauer noch auf das Ergebnis Vorteile eindeutig zu sehen.
Da es offensichtlich nicht möglich ist, beim Morbus Perthes eine kausale operative Therapie durchzuführen, erscheint es naheliegend, wenigstens die mechanischen Einwirkungen auf den während der Umbauzeit druckempfindlichen Hüftkopf auszuschalten. Aus diesem Grunde haben wir bei 17 Patienten die Operation nach VOSS mit Iliopsoastenotomie durchgeführt (BAUER 1970). Berichte über die Operation nach VOSS stammen u. a. von ARDICOGLU (1966), der dieser Operation bei Morbus Perthes keine wesentliche Bedeutung zumißt. Auch wir haben diese Methode mittlerweile zugunsten der intertrochantären Osteotomie wieder verlassen.

Intertrochantäre Osteotomie

Es soll hier zunächst die intertrochantäre Osteotomie ohne Veränderung der Winkelverhältnisse am proximalen Femurende erwähnt sein. Derartige Osteotomien wurden im Sinne einer Reizosteotomie von HARRISON, RETTIG u. SEYFARTH, M. E. MÜLLER (1957) u. a. empfohlen.
Nach Untersuchungen von PAUWELS (1950) u. a. kommt es im Rahmen der intertrochantären Varisationsosteotomie zu einer Verlängerung des Muskelhebelarmes, zur Herabsetzung des Hüftgelenkdruckes und zu einer Vergrößerung der Belastungsfläche im Gelenk durch eine bessere Zentrierung. Damit soll beim Morbus Perthes – so die Befürworter der Varisationsosteotomie – eine Abflachung des Hüftkopfes als Druckfolge verhindert werden. Berichte über die intertrochantäre Varisationsosteotomie liegen vor von SCEUR u. DERACKER (1952), M. E. MÜLLER (1957), BECHTOLDT (1963), VOGEL (1966), GIROD (1969), TAUSSIG u. HERIPRET (1969), BAUER (1970), JANI (1970), HÖRDEGEN u. WITT (1971), sowie BAUER u. JÜNGER (1974).
Unter Zugrundelegung der in der Tab. 2 (s. S. 2.24) angeführten Beurteilungskriterien konnten wir mit der intertrochantären Varisationsosteotomie beim Morbus Perthes in über 50% der Fälle ein sehr gutes bzw. gutes Behandlungsresultat erzielen (Tab. 4). In der Abb. 32 sind die einzelnen Kategorien der Bewertung präoperativ und postoperativ gegenübergestellt. Es zeigt sich eine deutliche Verschiebung zu den Kategorien sehr gut und gut nach der Operation (Abb. 33). Die durch die Varisationsosteotomie erreichte bessere Zentrierung des Hüftkopfes in der Pfanne ist am Kurvenverlauf des Pfannenkopfindexes zu sehen (Abb. 34). Der Epiphysenindex (Abb. 35) wurde bei nahezu allen Hüften in der Zeit bis zur Operation entsprechend der Erniedrigung des Hüftkopfes immer kleiner. Postoperativ kommt es dann zur Trendumkehr, die jedoch nicht immer von Dauer war. Der Radiusquotient (Abb. 36) wurde präoperativ entsprechend der Zunahme der Größe des Hüftkopfes größer; postoperativ zeigt sich eine Tendenz zur Normalisierung.
Darüber hinaus konnten BAUER u. JÜNGER (1977) in einer Sammelstudie insgesamt 236 intertrochantäre Osteotomien aus 6 Kliniken bei Morbus Perthes auswerten. Die Beurteilung erfolgte nach der von BAUER u. JÜNGER 1974 angegebenen Klassifikation. Dabei konnte kein statistisch signifikanter Unterschied im Endergebnis zwischen den in den Stadien I, II oder III operierten Perthes-Fällen auf 95-%-Niveau gefunden werden. Insgesamt kommt es jedoch nach der Opera-

Osteochondritis deformans coxae juvenilis 2.39

Tabelle 4 Ergebnisse der intertrochantären Varisationsosteotomie bei Morbus Perthes. Bewertungskriterium: Schema nach Bauer u. Jünger (aus *R. Bauer, H. Jünger:* die intertrochantäre Varisationsosteotomie zur Behandlung des Morbus Perthes. Arch. orthop. Unfall-Chir. 79 [1974] 187)

	Zahl	%
sehr gut	14	30
gut	13	28
befriedigend	9	19
schlecht	11	23
insgesamt	47	100

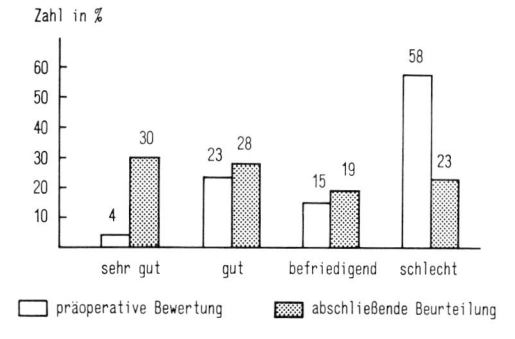

Abb. 32 Ergebnisse der Varisationsosteotomie bei Morbus Perthes. Vergleich der präoperativen Beurteilung mit der Endklassifikation (aus *R. Bauer, H. Jünger:* Arch. orthop. Unfall-Chir. 79 [1974] 187)

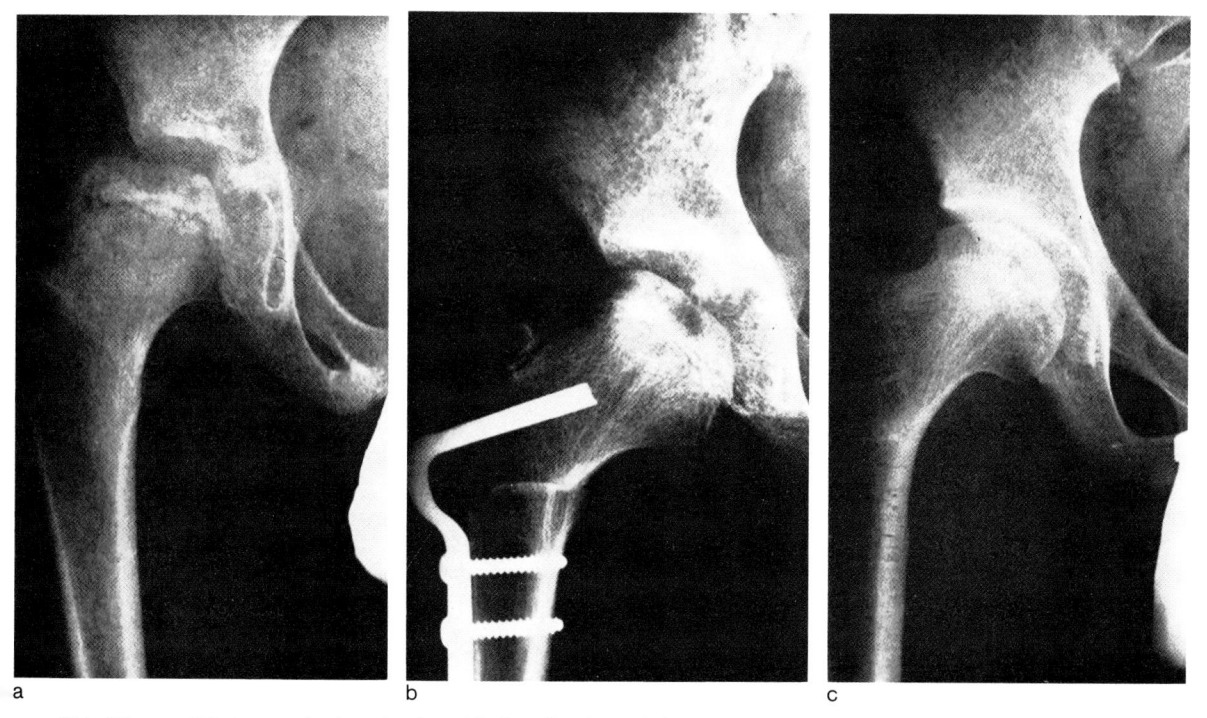

Abb. 33 a–c Röntgenverlaufsserie eines Morbus Perthes. a) Ausgeprägte Subluxation des Hüftkopfes, präoperative Beurteilung „schlecht". b) Zustand nach intertrochantärer Varisationsosteotomie. c) Endzustand mit Beurteilung „gut" (aus *R. Bauer, H. Jünger:* Arch. orth. Unfall-Chir. 79 [1974] 187)

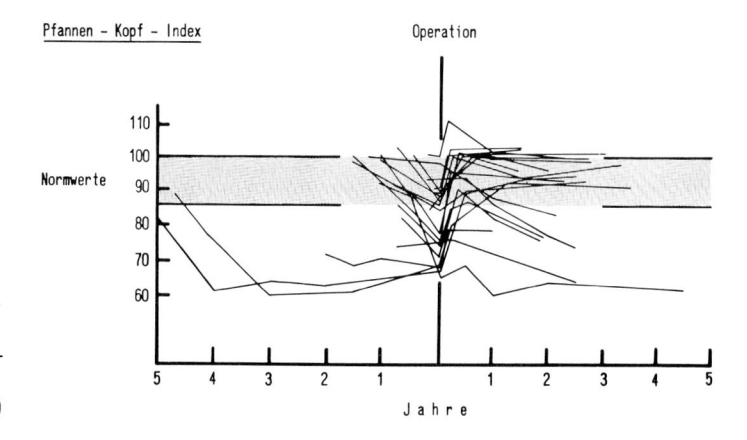

Abb. 34 Verlaufskurven des Pfannenkopfindexes bei Morbus Perthes vor und nach intertrochantärer Varisationsosteotomie (aus *R. Bauer, H. Jünger:* Arch. orthop. Unfall-Chir. 79 [1974] 187)

2.40 Erkrankungen mit besonderen Ursachen

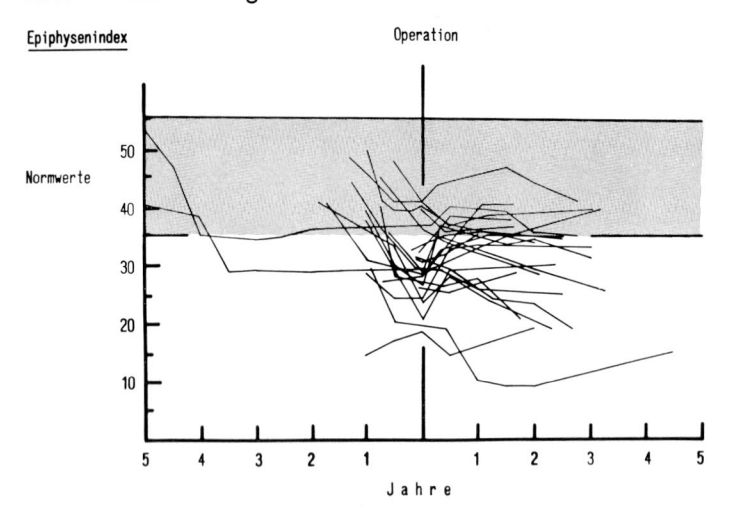

Abb. 35 Verlaufskurven des Epiphysenindexes vor und nach intertrochantärer Varisationsosteotomie bei Morbus Perthes (aus *R. Bauer, H. Jünger:* Arch. orthop. Unfall-Chir. 79 [1974] 187)

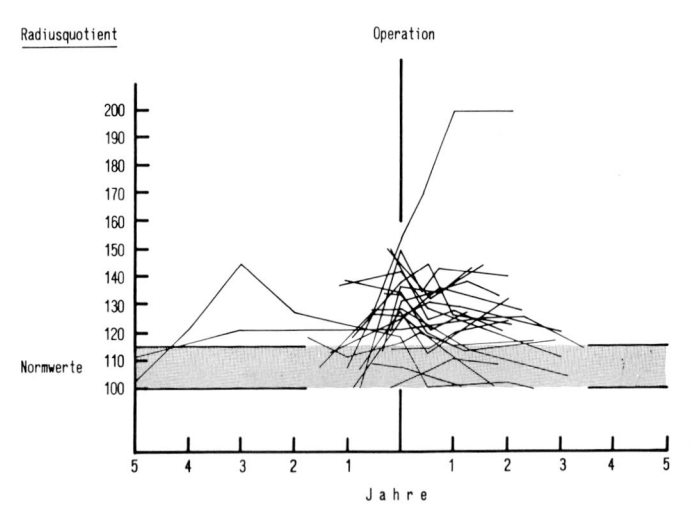

Abb. 36 Verlaufskurven des Radiusquotienten vor und nach intertrochantärer Varisationsosteotomie bei Morbus Perthes (aus *R. Bauer, H. Jünger:* Arch. orthop. Unfall-Chir. 79 [1974] 187)

tion in allen drei Perthes-Stadien zu einer Verbesserung der Endbewertung gegenüber der Ausgangswertung, und zwar sowohl relativ, d.h. bezogen auf das gleiche Erkrankungsstadium zum Zeitpunkt der Operation, als auch absolut, d.h. bezogen auf die beste Ausgangsbewertung im gesamten Kollektiv. Außerdem wurde im eigenen Krankengut ein statistischer Vergleich der operativen mit der konservativen Behandlungsmethode durchgeführt. Dabei wurden nur jene Fälle herangezogen, bei denen eine Ausgangsbewertung vor Behandlungsbeginn sowie eine Endbewertung nach 5 Jahren vorlagen (n konservativ = 28, n operativ = 85). Es hat sich gezeigt, daß die Bewertung der operativen Fälle nach 5 Behandlungsjahren statistisch signifikant besser ist als jene der konservativ behandelten Fälle ($p = 0,05$). Dabei ist anzumerken, daß die Ausgangsbewertung der konservativ behandelten Fälle statistisch signifikant besser war als jene der operativ behandelten Fälle ($p = 0,05$).

Weitere Berichte über vorwiegend gute Ergebnisse mit der intertrochantären Varisationsosteotomie stammen von TOMASCHEWSKI (1979), AXER u. Mitarb. (1980), LAURENT u. POUSSA (1980), HEIKKINEN u. PURANEN (1980), NOMURA u. Mitarb. (1980), EDVARDSEN u. Mitarb. (1981) u.a.

Auch JANI u. DICK (1980) berichten prinzipiell über bessere Ergebnisse mit der Osteotomie im Vergleich zur konservativen Behandlung. Die genannten Autoren haben Perthes-Patienten mit drei unterschiedlichen Methoden behandelt: ausschließlich konservative Behandlung, sofortige Varusosteotomie und Varusosteotomie lediglich beim Auftreten von Risikofaktoren. Die besten Ergebnisse konnten bei der sofortigen Operation erzielt werden. In Übereinstimmung mit dem Großteil der einschlägigen Berichte in der Literatur kann abgeleitet werden, daß die Frühoperation die besten Ergebnisse bringt. Dies inkludiert jedoch, daß auch Patienten in jungem Alter und mit guter Prognose operiert werden. Da es zu Beginn der Pertheschen Erkrankung oft schwierig ist, eine Klassifikation in die vier Standardgruppen nach CATTERALL zu treffen, sehen JANI u. DICK (1980) das Alter als einen wichtigen Faktor

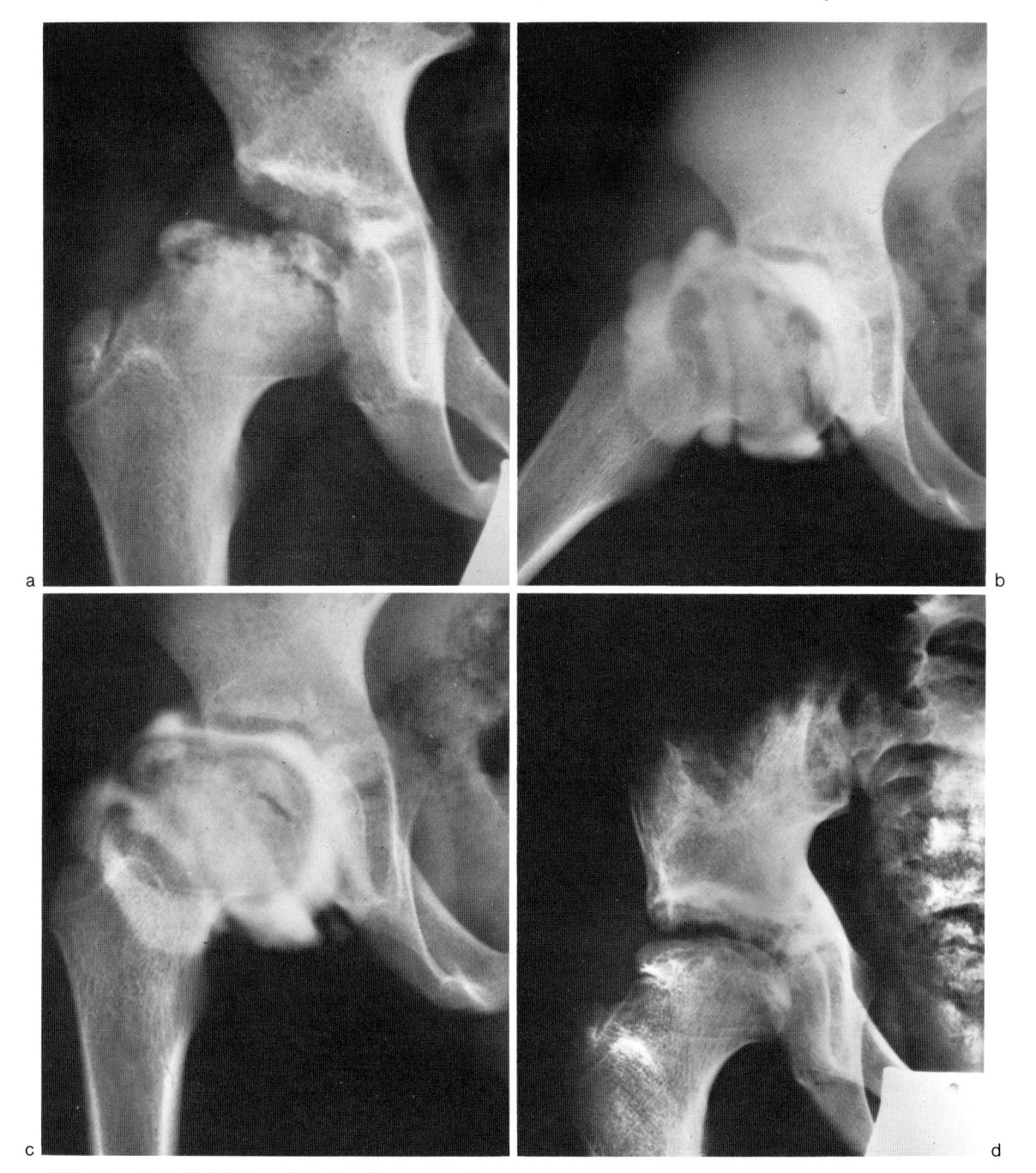

Osteochondritis deformans coxae juvenilis 2.41

Abb. 37 a–d B. R., 9 Jahre. a) Morbus Perthes im Stadium III. b) Arthrographie in Abduktion: deutliche Gelenkinkongruenz mit Kontrastmittelsee. c) Weitgehend kongruente Gelenkverhältnisse in Mittelstellung. d) Zustand 3 Jahre nach Chiari-Beckenosteotomie (aus *F. Kerschbaumer, R. Bauer:* Arch. orthop. Unfall-Chir. 87 [1977] 137)

für die Entscheidung über konservative oder operative Therapie an. Die genannten Autoren empfehlen folgendes Vorgehen: konservative Behandlung (Thomas-Splint) bei Patienten unter 6 Jahren, bei älteren Patienten sofortige Varusosteotomie. Dem steht jedoch die Aussage von Canario u. Mitarb. (1980) entgegen, daß auch Perthes-Patienten mit Risikofaktoren der jüngsten Altersklasse ohne Operation ein schlechtes Behandlungsergebnis in Kauf nehmen müssen, und es wird die Meinung vertreten, daß die Indikationsstellung nicht nach dem Alter modifiziert werden sollte. Canario u. Mitarb. (1980) haben in einer kontrollierten Studie 63 Hüften der CATTERALL-Gruppen III und IV, behandelt durch Varusosteotomie, verglichen mit 85 unbehandelten Hüften: Die operierten entwickelten in 50,7% sphärische Hüftköpfe im Gegensatz zu 14,1% der

2.42 Erkrankungen mit besonderen Ursachen

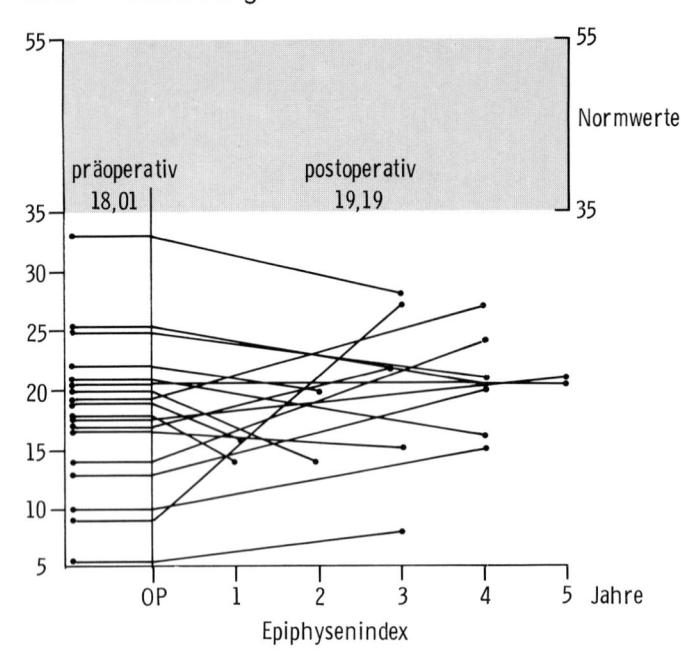

Abb. 38 Epiphysenindex nach Beckenosteotomie nach Chiari. Am oberen Bildrand sind die Normwerte sowie die prä- und postoperativen Mittelwerte angeführt (aus F. *Kerschbaumer, R. Bauer:* Arch. orthop. Unfall-Chir. 87 [1977] 137)

unbehandelten Hüften. Die Autoren haben danach festgestellt, daß Hüften, die vor einem Alter von 6 Lebensjahren operiert wurden, bessere Ergebnisse brachten als später operierte (66% gute Resultate unter 6, 43% über 6 Jahre). Außerdem konnten von 8 Patienten unter 3½ Jahren mit den Zeichen eines „Head at Risk" 7 ein gutes Resultat erzielen, während 10 unbehandelte Kontrollen nur 6mal zu einem guten Resultat geführt haben. Das stellt die Gültigkeit des Vorschlages in Frage, daß man die sehr jungen Patienten dieser Gruppe unbehandelt lassen kann, und unterstreicht die Bedeutung der „at Risk"-Zeichen als Behandlungsindikation in jedem Alter. Darüber hinaus haben die genannten Autoren herausgefunden, daß die durch die Varisation erzielte Verkürzung ohne besondere Konsequenz bleibt und nur signifikant ist, wenn eine Wachstumsstörung der Kopfepiphyse vorliegt.

Es sei angeführt, daß SALTER zur Verbesserung der Kopfzentrierung (Containment) die von ihm beschriebene Beckenosteotomie (SALTER 1966) durchführt und über gute Ergebnisse berichtet. Weitere Veröffentlichungen über verschiedene Formen der Innominateosteotomie in der Behandlung des Morbus Perthes stammen von CANALE u. Mitarb. (1972), COTLER u. DONAHUE (1980) u.a.

Bei gewissen Formen des Morbus Perthes, deren Hauptmerkmal die Subluxation des deformierten Femurkopfes darstellt, konnte keine der bisher empfohlenen Therapiemaßnahmen befriedigen. Diese Merkmale bestehen meist in späten Krankheitsstadien oder kommen gelegentlich erst nach Ausheilung zur Behandlung. Nach den Pauwelschen Prinzipien führen Subluxation, Kopfdeformierung und Gelenkinkongruenz zu einer pathologischen Erhöhung des Gelenkdruckes pro Flächeneinheit. Therapeutisch bieten sich nun Maßnahmen an, welche eine Vergrößerung der Tragfläche und eine wenn auch pathologische Kongruenz erzeugen. Die Beckenosteotomie nach CHIARI kann diesen Anforderungen in bestimmten Fällen gerecht werden. Diese Operationsmethode wurde 1973 von ZWEYMÜLLER u. WICKE dann empfohlen, wenn die Einstellung des Kopfes in der Pfanne bei Abduktion des Beines schlecht ist. Auch CHIARI empfiehlt 1974 seine Operation zur Behandlung der Coxa magna, konnte jedoch keine definitive Indikation stellen. Weitere Berichte über diese Methode in der Behandlung des Morbus Perthes stammen von HOFMAN u. Mitarb. (1974), HANDELSMANN (1974), KERSCHBAUMER u. BAUER (1977), CHIARI u. Mitarb. (1978), CAHUZAC u. Mitarb. (1981) u.a.

Da nur im Arthrogramm eine exakte Aussage über die Kongruenzverhältnisse gemacht werden kann, führen wir bei diesen Spätfällen mit unklarer Indikation eine Hüftgelenkarthrographie durch. Besteht in der Abduktionsaufnahme eine gute Einstellung des Hüftkopfes mit Gelenkkongruenz, so wird die intertrochantäre Varisationsosteotomie durchgeführt. Zeigt sich jedoch Inkongruenz, so erreichen wir die Überdachung des subluxierten Hüftkopfes durch eine Beckenosteotomie nach CHIARI (Abb. 37). Gelegentlich ist die Kombination der Beckenosteotomie mit einer intertrochantären Hüftosteotomie (PAUWELS I oder II) erforderlich.

Anhand des eigenen Krankengutes (KERSCHBAUMER u. BAUER 1977) konnten wir zeigen, daß der

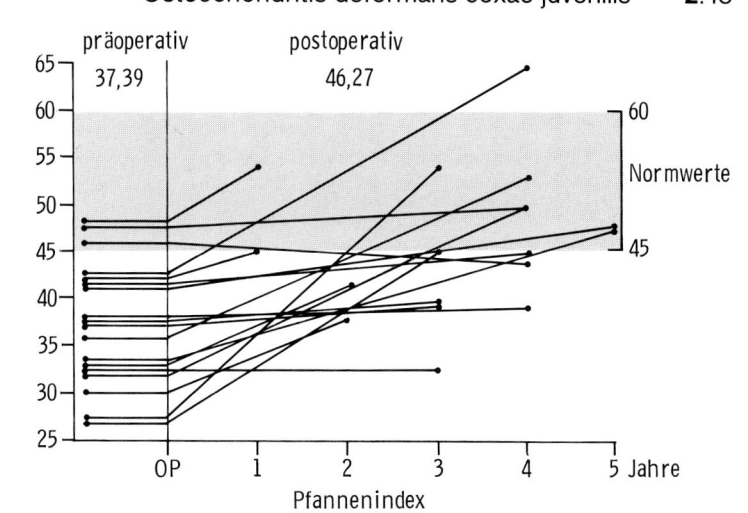

Abb. 39 Pfannenindex nach Beckenosteotomie nach Chiari (aus *F. Kerschbaumer, R. Bauer:* Arch. orthop. Unfall-Chir. 87 [1977] 137)

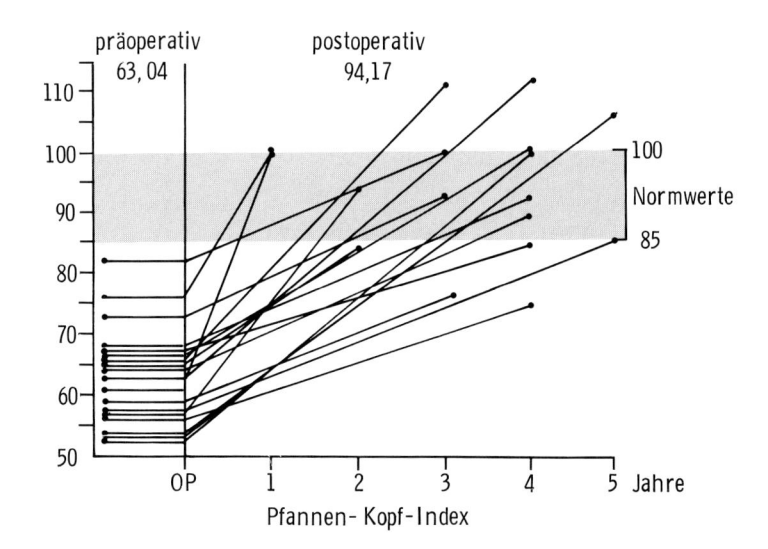

Abb. 40 Pfannenkopfindex nach Beckenosteotomie nach Chiari: Am oberen Bildrand sind der prä- sowie der postoperative Mittelwert ersichtlich (aus *F. Kerschbaumer, R. Bauer:* Arch. orthop. Unfall-Chir. 87 [1977] 137)

Epiphysenindex bei diesen Spätfällen nach der Beckenosteotomie nach CHIARI unverändert pathologisch bleibt (Abb. 38). Als Ausdruck des verbesserten Containments kommt es jedoch zu einer weitgehenden Normalisierung des Pfannenindexes (Abb. 39) und des Pfannenkopfindexes (Abb. 40).

Trotz der zahlreichen für die Behandlung des Morbus Perthes angegebenen konservativen oder operativen Behandlungsverfahren haben wir uns bewußt zu sein, daß derzeit eine kausale Therapie nicht möglich ist. Wir müssen uns demnach darauf beschränken, während der Erweichungsphase des Hüftkopfes – SALTER spricht von einer biologischen Plastizität – deformierende Kräfte vom Hüftkopf fernzuhalten. Da nach OTTE (1968) jedoch nicht nur exogene Kräfte zur Wirkung gelangen, sondern auch endogene Kräfte, wie der Wachstumsdruck des Gelenkknorpels, und zum großen Teil sekundäre autonome Wachstumsvorgänge einen Einfluß haben, werden auch diese entlastenden Maßnahmen nur in einem Teil der Fälle oder nur z. T. erfolgreich sein. Welche Methode zur Anwendung gelangen soll, kann nicht endgültig beantwortet werden, da sich die Ergebnisberichte in der Literatur vielfach auf unterschiedliche und subjektive Klassifikationen beziehen. Serienuntersuchungen auf Grund einer einheitlichen, objektivierbaren und reproduzierbaren Klassifikation sind in diesem Zusammenhang wünschenswert.

2.44 Erkrankungen mit besonderen Ursachen

Literatur

Ackermann, H. J., G. Ott: Die transitorische Synovitis des kindlichen Hüftgelenkes. Beitr. Orthop. Traum. 17 (1970) 469

Adams, C. O.: Multiple anomalies in the hands of a patient with Legg-Perthes-disease. J. Bone Jt Surg. 19 (1937) 814

Albright, Fuller: Changes simulating Legg-Perthes disease (osteochondritis deformans juvenilis). Due to juvenile myxoedema. J. Bone Jt Surg. 20 (1938) 764

Ardicoglu, K.: Die Bedeutung der Hängehüften-Operation bei Perthesscher Erkrankung. Beitr. Orthop. Traum. 13 (1966) 699

Aschner, B., G. Engelmann: Konstitutionspathologie in der Orthopädie. Springer, Berlin 1928

Axer, A., D. H. Gershuni, D. Hendel, Y. Mirovski: Indications for femoral osteotomy in Legg-Calve-Perthes disease. Clin. Orthop. 150 (1980) 78

Axhausen, G.: Klinische und histologische Beiträge zur Kenntnis der juvenilen Arthritis deformans coxae. Charité-Ann. 33 (1909) 414

Axhausen, G.: Über einfache aseptische Knochen- und Knorpelnekrosen, Chondritis dissecans und Arthritis deformans. Langenbecks Arch. klin. Chir. 99 (1912) 519

Axhausen, G.: Über Vorkommen und Bedeutung epiphysärer Ernährungsunterbrechungen beim Menschen. Münch. med. Wschr. 69 (1922) 881

Axhausen, G., E. Bergmann: Die Ernährungsunterbrechungen am Knochen. In: Uehlinger E., Handbuch der speziellen pathologischen Anatomie und Histologie, Bd. IX/3. Springer, Berlin 1937

Barton, C. J., W. P. Cockshott: Bone changes in hemoglobin SC disease. Amer. J. Roentgenol. 88 (1962) 523

Bauer, R.: Verkürzungs-Variations-Osteotomie am Oberschenkel. Arch. orthop. Unfall-Chir. 67 (1969) 155

Bauer, R.: Konstitution und Hüftgelenkserkrankungen. Aktuelle Orthopädie 1. Thieme, Stuttgart 1970

Bauer, R.: Die intertrochantäre Variations-Osteotomie bei Morbus Perthes. Orthop. Prax. 10 (1974) 163

Bauer, R., H. Jünger: Die intertrochantäre Variations-Osteotomie zur Behandlung des Morbus Perthes. Arch. orthop. Unfall-Chir. 79 (1974) 187

Bechtoldt, W.: Unsere Erfahrungen mit umbaufördernden Maßnahmen bei der Osteochondrosis deformans coxae juvenilis. Z. Orthop. 97 (1963) 462

Becker, F.: Nachuntersuchungen von 200 Fällen von Hüftverrenkung. Z. Orthop. 79 (1950) 146

Becker, P. E.: Humangenetik, Bd. II. Thieme, Stuttgart 1964

Bergmann, E.: Theoretisches, Klinisches und Experimentelles zur Frage der aseptischen Knochennekrosen. Dtsch. Z. Chir. 206 (1927) 12

Bergmann, E.: Über Keilherde im Hüftkopf. Dtsch. Z. Chir. 233 (1931) 252

Bergstrand, I., O. Norman: Acta radiol. scand. 55 (1961); zit. nach Pöschl 1971

Bergstrand, I., O. Norman: Die Krankheiten des Hüftgelenks im Kindesalter. Der Radiologe 1 (1961) 76

Bernbeck, R.: Kritisches zum Perthesproblem der Hüfte. Arch. orthop. Unfall-Chir. 44 (1949/51) 445

Bernbeck, R.: Zur Pathogenese der jugendlichen Hüftkopfnekrose. Arch. orthop. Unfall-Chir. 44 (1949/51) 164

Bertrand, P.: zit. nach R. Sceur, Ch. De Racker 1952

Bette, H.: Beobachtungen und Ergebnisse bei der konservativen und operativen Behandlung des Morbus Perthes. Z. Orthop. 92 (1959) 74

Bibergeil, E.: zit. nach K. Kirsch 1961

Bircher (1909): zit. nach C. W. Goff 1954

Blau, S., D. Hamerman: Aseptic necrosis of the femoral heads in sickle-A hemoglobin disease. Arthr. and Rheum. 10 (1967) 397

Blount: zit. nach E. Störig 1968

Boroske, A., H. H. Matthiass: Die Wirkung entlastender Apparate auf die elektromyographische Aktivität der Hüftmuskulatur. Z. Orthop., Suppl. 104 (1968) 187

Braadt: zit. nach N. E. Störig 1968

Brailsford, J. F.: Brit. J. Radiol. 8 (1935) 87

Brailsford, J. F.: Avascular necrosis of bone. J. Bone Jt Surg. 25 (1943) 249; zit. nach E. Steinhauser 1970

Brandes, M.: Über Fälle von einseitiger Luxatio congenitalis mit Osteochondritis deformans juvenilis des nicht luxierten Hüftgelenks. Arch. orthop. Unfall-Chir. 17 (1920) 527

Breitner, B., F. J. Lang: Fragen der Knochenpathologie. Schweiz. med. Wschr. 79 (1949) 776

Broder, H. M.: Prognosis in Legg-Perthes disease. J. Pediat. 53 (1958) 451

Budde, M.: Zur Frage der abortiven Form der Chondrodystrophia foetalis. Dtsch. Z. Chir. 177 (1923) 378

Burckhardt, E.: Zur Histologie der Coxa vara infantum. Helv. chir. Acta 13 (1946) 123

Burckhardt, E.: Perthes, Osteochondritis dissecans und Coxa vara infantum im Tierexperiment. Helv. chir. Acta 15 (1948) 3

Cahuzac, J. P., C. D. Boullay, M. Onimus, M. Pasque, C. R. Michel: L'osteotomie de Chiari dans l'osteochondrite primitive de la hanche. Rev. Chir. orthop. 67 (1981) 133

Calot, F.: zit. nach G. Perthes, G. Welsch 1922

Calve, J.: Coxa plana. In Ombredanne et Mathieu: Traite de chirurgie orthopédique. 1937

Calver, R., V. Venugopal, J. Dorgan, G. Bentley, T. Gimlette: Radionuclide scanning in the early diagnosis of Perthes' disease. J. Bone Jt Surg. 63 B (1981) 379

Canale, S. T., A. F. D'Anca, J. M. Cotler, H. E. Snedden: Innominate osteotomy in Legg-Calve-Perthes disease. J. Bone Jt Surg. 54 A (1972) 25

Canario, A. T., L. Williams, S. Wientroub, A. Catterall, G. C. Lloyd-Roberts: A controlled study of the results of femoral osteotomy in Severe Perthes' disease. J. Bone Jt Surg. 62 B (1980) 438

Carpenter, E. B., D. O. Powell: Osteochondrosis of capital epiphysis of femur (Legg-Calvè-Perthes disease). J. Amer. med. Ass. 172 (1960) 525

Catterall, A.: The natural history of Perthes' disease, J. Bone Jt Surg. 53 B (1971) 37

Catterall, A.: Coxa plana. In Apley, A. G.: Modern Trends of Orthopaedics, vol. VI. Butterworth, London 1971

Catterall, A.: Perthes' disease. Brit. med. J. 1977/I, 1145

Catterall, A.: Legg-Calvé-Perthes syndrome. Clin. Orthop. 158 (1981) 41

Cavanaugh, L. A., E. K. Shelton, R. Sutherland: Metabolic studies in osteochondritis of the capital femoral epiphysis. J. Bone Jt Surg. 18 (1936) 957

Chapchal, G.: zit. nach E. Störig 1968

Chiari, K.: Ergebnisse mit der Beckenosteotomie als Pfannendachplastik. Z. Orthop. 87 (1956) 14

Chiari, K.: Medial displacement osteotomy of the pelvis. Clin. Orthop. 98 (1974) 55

Chiari, K., M. Endler, H. Hackel: Die Behandlung der Coxa magna bei M. Perthes mit der Beckenosteotomie, Arch. orthop. traum. Surg. 91 (1978) 183

Chung, S. M. K., J. H. Moe: Legg-Calve-Perthes disease, clinical-radiographic correlations. Clin. Orthop. 41 (1965) 116

Chung, S. M. K., E. L. Ralston: Necrosis of the femoral head associated with sickle-cell anemia and its genetic variants. J. Bone Jt Surg. 51 A (1969) 33

Cohnheim: zit. nach R. Bernbeck 1949/51

Cotler, J. M., J. Donahue: Innominate osteotomy in the treatment of Legg-Calve-Perthes disease, Clin. Orthop. 150 (1980) 95

Danielsson, L. G., J. Hernborg: Late results of Perthes disease. Acta orthop. scand. 36 (1965) 70

Danigelis, J. A., R. L. Fisher, M. B. Ozonoff, J. J. Sziklas: ^{99m}Tc-polyphosphate bone imaging in Legg-Perthes disease. Radiology 115 (1975) 407

Danigelis, J. A.: Pinhole imaging in Legg-Perthes disease: Further observations. Semin. nucl. Med. 6 (1976) 69

Drehmann, N.: Die Coxa vara. Ergebn. Chir. Orthop. 2 (1911) 453

Dyes, O.: Morbus Perthes and Osteochondritis dissecans König. Zbl. Chir. 60 (1933) 434

Ebach, G.: Über die Häufigkeit präarthrotischer Veränderungen beim Morbus Perthes. Z. Orthop. 104 (1968) 198

Eberhardt: zit. nach N. Störig 1968

Edgren, W.: Coxa plana. A clinical and radiological investigation with particular reference to the importance of the metaphyseal changes for the final shape of the proximal part of the femur. Acta orthop. scand., Suppl. 84 (1965)

Edvardsen, P., J. Slördahl, S. Svenningen: Operative versus conservative treatment of Calve-Legg-Perthes disease. Acta orthop. scand. 52 (1981) 553

Eltze, J., K. Vogel: Spätergebnisse nach konservativer und operativer Behandlung der Perthesschen Erkrankung. Z. Orthop. Suppl. 104 (1968) 183

Emerick u. Mitarb.: zit. nach K. Kirsch 1961

Erlacher: zit. nach K. Kirsch 1961

Evans, D. L.: Legg-Calvè-Perthes disease: Study of late results. J. Bone Jt Surg. 40 B (1958) 168

Eyre-Brook, A. L.: Osteochondritis deformans coxae juvenilis or Perthes disease. The results of treatment by traction in recumbency. Brit. J. Surg. 24 (1936) 166

Fairbank, G. T.: An atlas of General Affections of the Skeleton. Livingstone, Edinburgh 1951

Fasting, O. J., I. Bjerkreim, N. Langeland, L. Hertzenberg, K. Nakken: Scintigraphic evaluation of the severity of Perthes' disease in the initial stage. Acta orthop. scand. 51 (1980) 655

Ferguson, A. N., M. B. Howorth: Coxa plana and related conditions at the hip. J. Bone Jt Surg. 16 (1934) 781

Fisher, R. L.: An epidemiological study of Legg-Perthes disease. J. Bone Jt Surg. 54 A (1972) 769

Fisher, R. L., J. W. Roderique, D. C. Brown, J. A. Danigelis, M. B. Ozonoff, J. J. Sziklas: The relationship of isotopic bone imaging findings to prognosis in Legg-Perthes disease. Clin. Orthop. 150 (1980) 23

Forgon, M.: Über die Bedeutung von Kompressionskräften in der experimentellen Erzeugung von perthesartigen Umbauvorgängen der Hüftkopfepiphyse. Z. Orthop. 94 (1961) 405

Frangenheim (1909): zit. nach K. Kirsch 1961

Freehafer, A. A.: Osteochondritis dissecans following Legg-Calvè-Perthes disease. J. Bone Jt Surg. 42 A (1960) 777

Freund, E.: Zur Frage der aseptischen Knochennekrose. Virchows Arch. path. Anat. 261 (1926) 287

Freund, E.: zit. nach K. Kirsch 1961

Fromme, A.: Die Spätrachitis und ihre Beziehungen zu chirurgischen Erkrankungen. Beitr. klin. Chir. 118 (1920) 493

Frosch, N.: Diskussionsbeitrag. Z. Orthop. 79 (1950) 158

Gage, H. C.: A possible early sign of Perthes disease. Brit. J. Radiol. 6 (1933) 295

Gardemin, H.: Chronische Osteomyelitis der Hüften und Perthes'sche Krankheit. Münch. med. Wschr. 93 (1951) 853

Gaugele, K.: Der Pfannenperthes. Zbl. Chir. 1 (1931) 66

Gill, A. B.: Legg-Perthes disease of the hip: Its early roentgenographic manifestations and its clinical course. J. Bone Jt Surg. 22 (1940) 1013

Gill, A. B.: The relationship of Legg-Perthes disease to the function of the thyroid gland. J. Bone Jt Surg. 25 (1943) 892

Girod, G.: Die varisierende intertrochantere Derotationsosteotomie bei der Perthesschen Erkrankung. Beitr. Orthop. 16 (1969) 419

Goff, C. W.: Legg-Calve-Perthes Syndrome. Thomas, Springfield/Ill. 1954

Gossling, H. R., R. McArthur: Osteochondritis dissecans of the hip as a sequela to Legg-Calve-Perthes disease. 11. Congr. Int. de Chirurgie Orthopedique, Mexico 1969 (p. 807)

Gower, W. E., R. C. Johnston: Legg-Perthes disease. J. Bone Jt Surg. 53 A (1971) 759

Greinacher, J.: Pseudo-Perthes. Der Radiologe 11 (1971) 300

Hackenbroch, M.: zit. nach M. Pöschl 1971

Haike, H. J.: Tierexperimentelle Untersuchungen zur Frage der Entstehung der Osteochondrose des Schenkelkopfes, der Coxa vara und valga, sowie der pathologischen Antetorsion des coxalen Femurendes. Z. Orthop. 100 (1965) 416

Halkier, E.: The „Tear shaped phenomen" in Calvè-Perthes disease. Acta orthop. scand. 25 (1956) 287

Hallel, T., E. A. Salvati: Osteochondritis dissecans following Legg-Calve-Perthes disease. J. Bone Jt Surg. 58 A (1976) 708

Handelsmann, J. E.: The role of pelvic osteotomy in disorders of the hip. J. Bone Jt Surg. 56 B (1974) 392

Harrison, M. H. M., M. P. A. Menon: Legg-Calvè-Perthes disease. J. Bone Jt Surg. 48 A (1966) 1301

Hauberg, N., H. Matthiass: Unsere bisherigen Erfahrungen in der Behandlung der Perthes'schen Erkrankung mit der Schenkelhalsnagelung nach Pitzen. Z. Orthop. 82 (1952) 436

Haythorn, S.: Pathological changes found in material removed at operation in Legg-Calve-Perthes-disease. J. Bone Jt Surg 31 A (1949) 599

Heikkinen, E., J. Puranen: Evaluation of femoral osteotomy in the treatment of Legg-Calve-Perthes disease. Clin. Orthop. 150 (1980) 60

Heitzmann, F., N. Engel: Epiphysenerkrankungen im Wachstumsalter. Klin. Wschr. 2 (1923) 397

Helbo, S.: Morbus Calve-Perthes. Kopenhagen 1953; zit. bei G. Imhäuser 1970 und M. K. Molloy, B. MacMahon 1966

Herrmann, E.: Über Entstehung und Verlauf pathologischer Hüftkopfveränderungen bei der unblutigen Behandlung der Dysplasia luxans coxae congen. Inaug.-Diss., Berlin 1963

Heyman, C. H., C. H. Herndon: Legg-Perthes disease. A method for the measurement of the roentgenographie result. J. Bone Jt Surg. A 32 (1950) 767

Hilgenreiner, H.: Beitrag zur Ätiologie der Osteochondritis coxae juvenilis. Med. Klin. 29 (1933) 494

Hipp, E.: Angiographie der Hüftkopfgefäße. Enke, Stuttgart 1962

Hipp, E.: Calvè-Legg-Perthes'sche Erkrankung. Fortschr. Med. 84 (1966) 650

Hipp, E.: Das röntgenologische und angiographische Bild bei der spontanen Hüftkopfnekrose des Erwachsenen. Z. Orthop. Suppl. 104 (1968) 236

Hirthe, D.: Über den Wert der Spanbolzung beim Perthes-Syndrom. Beitr. Orthop. Traum. 12 (1965) 324

Hoffa, A.: Verletzungen und Erkrankungen der Hüfte und des Oberschenkels. In Bergmann: Handbuch der praktischen Chirurgie. Bd. V. Bruns, Stuttgart 1907

Hoffmann, D. V.: An analysis of the indications, technique and results of Chiari osteotomy. J. Bone Jt Surg. 56 B (1974) 587

Hoffmann, R.: Pseudotuberculosis èpiphysaires (Ostèochondritis juvéniles). Rev. med. Suisse rom. 55 (1935) 321; zit. nach M. Pöschl 1971

Hördegen, K. M., A. N. Witt: Erfahrungen mit der intertrochanteren Varisierungsosteotomie bei der Legg-Calve-Perthes'schen Erkrankung (Arch. orthop. Unfall-Chir. 70 (1971) 320

Howorth, M. B.: Coxa plana. J. Bone Jt Surg 30 A (1948) 601

Hübner, L.: Über Untersuchungen zur Entwicklung und Gewebsqualität der Beckenknochen bei der Perthesschen Erkrankung. Z. Orthop., Suppl. 104, (1968) 158

Imhäuser, G.: Behandlung der Perthesschen Erkrankung mit Fixierung in Entlastungsstellung. Z. Orthop. 107 (1970) 553

Iselin: zit. nach C. W. Goff 1954

Ishido: zit. nach K. Kirsch 1961

Jacchia, G. E., A. Faldini: L'evoluzione clinico radiografica della malattia di Legg-Calvè-Perthes. Arch. Putti Chir. Organi Mov. 22 (1967) 135

Jani, L.: Die operative Behandlung des Morbus Perthes mit der Variations-Derotations-Osteotomie. Z. Orthop. 108 (1970) 406
Jani, L. F. H., W. Dick: Results of three different therapeutic groups in the Perthes' disease. Clin. Orthop. 150 (1980) 88
Jokisch, H.: Ein Beitrag zur operativen Behandlung des Morbus Perthes. Arch. orthop. Unfall-Chir. 56 (1964) 664
Jonsäter, S.: Coxa plana. Acta orthop. scand., Suppl. 12 (1953)
Jünger, H., F. Kerschbaumer, R. Bauer: Die operative Behandlung des Morbus Perthes. Med. Orthop. Techn. 97 (1977) 77
Kahlstrom, S. C., C. C. Burton, D. B. Phemister: Aseptic necrosis of bone. Surg. Gynec. Obstet. 68 (1939) 129
Kalz: zit. nach K. Kirsch 1961
Kamhi, E., G. D. MacEwen: Osteochondritis dissecans in Legg-Calve-Perthes disease. J. Bone Jt Surg. 57 A (1975) 506
Karadimas, J. E.: Conservative treatment of coxa plana. J. Bone Jt Surg. 53 A (1971) 315
Kargus, H.: Über die Pfannenveränderungen bei der Perthesschen Erkrankung. Z. orthop. Chir. 59 (1933) 99
Katz, J. F.: Conservative treatment of Legg-Calvè-Perthes disease. J. Bone Jt Surg. 49 A (1967) 1043
Katz, J. F.: Legg-Calvè-Perthes disease. Clin. Orthop. 71 (1970) 193
Katz, J. F., R. S. Siffert: Osteochondritis dissecans in association with Legg-Calve Perthes disease. Int. Orthop. 3 (1979) 189
Kelly, F. B., S. T. Canale, R. R. Jones: Legg-Calve-Perthes disease. J. Bone Jt Surg. 62 A (1980) 400
Kemp, H. S., J. L. Boldero: Radiological changes in Perthes disease. Brit. J. Radiol. 39 (1966) 744
Kerschbaumer, K., R. Bauer: Die Beckenosteotomie nach Chiari zur Behandlung der Coxa magna. Arch. orthop. Unfall-Chir. 87 (1977) 137
Kidner, F. C.: Causes and treatment of Perthes' disease. Amer. J. orthop. Surg. 14 (1916) 339
Kirsch, K.: Die juvenile Osteochondrose des Hüftgelenkes. In Hohmann, G., M. Hackenbroch, K. Lindemann: Handbuch der Orthopädie, Bd. IV/1. Thieme, Stuttgart 1961; 2. Aufl.: Witt u. Mitarb.: Orthopädie in Praxis und Klinik, 1980
Köhler, A.: Über eine häufige, bisher anscheinend unbekannte Erkrankung einzelner kindlicher Knochen. Münch. med. Wschr. 55 (1908) 1923
Konjetzny, G.: Zur Pathologie und pathologischen Anatomie der Perthes-Calve'schen Krankheit. Acta chir. scand. 74 (1934) 361
Kosuge: zit. nach C. W. Goff 1954
Kraft, R.: Zur traumatischen Grundlage der Osteochondritis coxae juvenilis deformans. Dtsch. Z. Chir. 233 (1931) 345
Krukenberg: zit. nach K. Kirsch 1961
Lang, F. J.: Mikroskopische Befunde bei juveniler Arthritis deformans (Osteochondritis deformans juvenilis coxae Legg-Calvè-Perthes), nebst vergleichenden Untersuchungen über die Femurkopfepiphyse mit besonderer Berücksichtigung der Fovea. Virchows Arch. path. Anat. 239 (1922) 76
Lang, F. J.: Über die Behandlung des Traumas für die Entstehung der Osteochondritis coxae juvenilis deformans, der Köhler'schen Krankheit, der Osteochondritis dissecans, der Apophysitis tibialis sowie der Osteochondritis des Mondbeines. Zbl. Chir. 58 (1931) 770
v. Lanz, T.: Anatomie und Entwicklung des menschlichen Hüftgelenkes. Z. Orthop., Suppl. 79 (1950) 7
v. Lanz, T., W. Wachsmuth: Praktische Anatomie, 2. Aufl. Springer, Berlin 1972
Laurent, L. E., M. Poussa: Intertrochanteric varus osteotomy in the treatment of Perthes' disease. Clin. Orthop. 150 (1980) 73
Le Damany, P.: La cavité cotyloide. Evolution ontogénique comparée de sa profondeur chez L'homme et les animaux. J. Anat. (Paris) 40 (1904) 387
Legg, A.: An obscure affection of the hip joint. Boston med. surg. J. (1910); ref. in: Münch. med. Wschr. 21 (1910) 1142
Leveuf, J., R. Leroux: Les lésions de la tête du fémur provoquées par les tentatives prolongées de réduction orthopédique dans les luxations congénitales de la hanche. Rev. Orthop. 29 (1943) 65
Levy, I. J., P. M. Girard: Legg-Perthes' disease. A comparative study of various methods of treatment. J. Bone Jt Surg. 24 (1942) 663
Lexer, E.: Die Entstehung entzündlicher Knochenherde und ihre Beziehungen zu den Arterienverzweigungen der Knochen. Langenbecks Arch. Klin. Chir. 71 (1903) 1
Lexer, E.: Weitere Untersuchungen über Knochenarterien und ihre Bedeutung für krankhafte Vorgänge. Langenbecks Arch. Klin. Chir. 73 (1904) 481
Lindemann, K., W. Siemens: Betrachtungen über das Wesen der Perthesschen Krankheit unter besonderer Berücksichtigung der Pfannenveränderungen. Z. orthop. Chir. 60 (1933) 65
Lippmann, R. K.: Die Pathogenese der Legg-Calve-Perthes'schen Krankheit aufgrund des pathologischen Befundes eines Falles. Amer. J. Surg. 6 (1929) 785
Lipscomb, P., C. Chatterton: Osteochondritis juvenilis of the Acetabulum. J. Bone Jt Surg. 24 (1942) 372
Löhr: Über Veränderungen im Hüftgelenk bei Blutern: Dtsch. Z. Chir. 228 (1930) 234
Looser, E.: Über die Ossifikationsstörungen bei Kretinismus. Verh. dtsch. path. Ges. 24 (1929) 352
Löwe, H.: Untersuchungen zur Prognose der Perthesschen Erkrankung unter besonderer Berücksichtigung der Probleme bei operativer Frühbehandlung. Beitr. Orthop. Traum. 16 (1969) 589
Ludloff: zit. nach H. Mau 1958
Marquardt, W.: Die Klinik und Röntgenologie der angeborenen enchondralen Verknöcherungsstörungen. Fortschr. Röntgenstr. 71 (1949) 511, 794
Mau, H.: Wesen und Bedeutung der enchondralen Dysostosen. Thieme, Stuttgart 1958
Mau, H.: Die Abgrenzung der enchondralen Dysostosen und ihre Beziehungen zu den aseptischen Knochennekrosen, der Arthritis deformans und den lokalisierten Formen. Z. Orthop., Suppl. 93 (1960) 51
Mau, H., P. Göbel: Ungewöhnliche Form und Stoffwechselstörung einer generalisierten epiphysären enchondralen Dysostose. In Wiedemann, H. R.: Dysostosen. Fischer, Stuttgart 1966
Mau, H., H. W. Schmidt: Der konstitutionell-dysostotische Perthes und die Skelettreifungshemmungen beim eigentlichen Perthes. Z. Orthop. 93 (1960) 515
Maydl: zit. nach K. Kirsch 1961
Meyer, J.: Treatment of Legg-Calve-Perthes disease. Acta orthop. scand., Suppl. 86 (1966)
Miltner, L., C. H. Hu: Osteochondritis of the head of the femur. An exp. study. Arch. Surg. 27 (1933) 645
Mindell, E., M. Shermann: Late results in Legg-Perthes. J. Bone Jt Surg. 33 A (1951) 1
Mittelmeier, H.: Beitrag zur funktionellen Therapie und Spontanreposition bei angeborener Luxationshüfte mit Spreizhöschen und Pavlikbandage. Arch. orthop. Unfall-Chir. 52 (1961) 465
Molloy, M. K., B.-MacMahon: Incidence of Legg-Perthes-disease. New Engl. J. Med. 275 (1966) 988
Mose: zit. nach M. Pöschl 1971
Müller, M. E.: Die hüftnahen Femurosteotomien. Thieme, Stuttgart 1957; 2. Aufl. 1970
Müller, W.: Beobachtungen über die Rolle der Pfannenveränderungen bei der Perthes'schen Krankheit. Fortschr. Röntgenstr. 59 (1939) 386
Müller, W.: Die Perthes'sche Krankheit als Erscheinungsform der Ermüdungs- und Abnützungsreaktion des Skeletts und ihre Abgrenzung gegenüber den verschiedenen Epiphysenstörungen. Fortschr. Röntgenstr. 63 (1941) 247

Müller, W., W. Loeppe: Die Natur der umschriebenen Schenkelhalsaufhellungen bei der Perthes'schen Krankheit. Fortschr. Röntgenstr. 60 (1939) 295

Nagasaka, N.: Über die Pathogenese und Ätiologie der Osteochondritis deformans coxae juvenilis. Zentr.-Org. ges. Chir. 53 (1931) 414

Nagura, S.: Zur Frage der geographischen Verbreiterung der angeborenen Hüftverrenkung. Arch. orthop. Unfall-Chir. 51 (1959) 141

Negroni: zit. nach K. Kirsch 1961

Nielsen, A.: Osteochondrosis dissecans capituli humeri. Acta orthop. scand. 4 (1933) 307

Nussbaum, A.: Die arteriellen Gefäße der Apophysen des Oberschenkels und ihre Beziehungen zu normalen und pathologischen Vorgängen, Bruns' Beitr. klin. Chir. 130 (1924) 495

Nussbaum, A.: Die Gefäße am oberen Femurende und ihre Beziehungen zu pathologischen Prozessen. Bruns' Beitr. klin. Chir. 137 (1926) 332

Östermann, K., T. S. Lindholm: Osteochondritis dissecans following Perthes' disease. Clin. Orthop. 152 (1980) 247

Otte, P.: Das Wesen der Perthesschen Erkrankung unter besonderer Berücksichtigung der Pathogenese und des röntgenologischen Bildes. Z. Orthop., Suppl. 104 (1968) 140

Parker, A. O.: zit. nach M. H. M. Harrison, M. P. A. Menon 1966

Pauwels, F.: Zur Frage der schenkelhalsaufrichtenden Kräfte. Verh. dtsch. orthop. Ges. 30 (1935) 361

Pauwels, F.: Über eine causale Behandlung der Coxa valga luxans. Z. Orthop. 79 (1950) 305

Peic, S.: Beitrag zur Perthes'schen Erkrankung. Z. Orthop. 96 (1962) 276

Perthes, G.: Über Arthritis deformans juvenilis. Dtsch. Z. Chir. 107 (1910) 111

Perthes, G.: Über Osteochondritis deformans juvenilis. Langenbecks Arch. Klin. Chir. 101 (1913) 779

Perthes, G.: Beitrag zur Ätiologie der Osteochondritis deformans. Zbl. Chir. 22 (1920) 542

Perthes, G., G. Welsch: Über Entwicklung und Endausgänge der Osteochondritis deformans des Hüftgelenkes sowie über das Verhältnis der Krankheit zur Arthritis deformans. Bruns' Beitr. klin. Chir. 127 (1922) 477

Peter, E.: Erfahrungen mit der operativen Behandlung der Perthesschen Hüfterkrankung nach Pitzen. Arch. orthop. Unfall-Chir. 47 (1955) 417

Petersen: zit. nach M. Pöschl 1971

Petrie, J. G., I. Bitenc: The abduction Weight-Bearing treatment in Legg-Perthes' disease. J. Bone Jt Surg. 53 B (1971) 54

Pike, M.: Legg-Perthes-disease. J. Bone Jt Surg. 32 A (1950) 663

Pitzen, P.: Zur Prognostik der Hüftgelenksluxation. Z. Orthop., Suppl. 79 (1950) 112

Pitzen, P.: Beschleunigung der Heilung von aseptischen Knochennekrosen im coxalen Femurende durch Nagelung. Z. Orthop. 81 (1952) 7

Platzgummer, H.: Zur Ätiologie der Perthes'schen Erkrankung. Z. Orthop. 83 (1952) 74

Ponseti, J.: Legg-Perthes-disease. J. Bone Jt Surg. 38 A (1956) 739

Ponseti, I. V., R. L. Cotton: Legg-Calvé-Perthes disease – pathogenesis and evolution. J. Bone Surg. 43 A (1961) 261

Pöschl, M.: In Diethelm, L., O. Olsson, F. Strnad, H. Vieten, A. Zuppinger: Handbuch der Medizinischen Radiologie, Bd. IV. Springer, Berlin 1971

Preiser: zit. nach K. Kirsch 1961

Ralston, E. L.: Legg-Calvé-Perthes disease – factors in healing. J. Bone Jt Surg. 43 A (1961) 249

Randlöv-Madson: Experimental investigations into the etiology of Calve-Perthes-disease. Acta orthop. scand. 19 (1949) 6

Ratliff, A. H. C.: Pseudocoxalgia. J. Bone Jt Surg. 38 B (1956) 498

Ratliff, A. H. C.: Perthes' disease. J. Bone Jt Surg. 49 B (1967) 102

Rehbein: zit. nach K. Kirsch 1961

Reibmayr, R.: Zur Diagnose des M. Perthes. Wien. med. Wschr. 94 (1944) 270

Rettig, Seyfarth: zit. nach M. Pöschl 1971

Ribbing, S.: Studien über hereditäre, multiple Epiphysenstörungen. Acta radiol., Suppl. 34 (1937)

Riedel, G.: zit. nach R. Bernbeck 1949/51

Robichon, J., J. P. Desjardins, M. Koch, C. E. Hooper: The femoral neck in Legg-Perthes' disease. J. Bone Jt Surg. 56 B (1974) 62

Röhlig, H., W. Sensse: Röntgenologische Beinlängenmessungen nach Perthesscher Erkrankung. Zbl. Chir. 94 (1969) 1442

Salter, R. B.: Role of innominate osteotomy in the treatment of congenital dislocation and subluxation of the hip in the older child. J. Bone Jt Surg. 48 A (1966) 1413

Salter, R. B.: Avascular necrosis of the femoral head as a complication of treatment for congenital dislocation of the hip in young childrens, a clinical and experimental investigation. Canad. J. Surg. 12 (1969) 44

Sceur, R., Ch. De Racker: L'aspect anatompathologique de l'osteochondrite et le theories pathogeniques qui s'y rapportent. Acta orthop. belg. 18 (1952) 57

Schaefer, R. L., F. H. Purcell: Juvenile osteochondreal (chondroepiphysitis) hypothyroidism. Amer. J. Surg. 54 (1941) 589

Schäfer, V.: Grundsätzliches über die subchondralen Knochennekrosen sowie ihre Beziehungen zum Unfall. Zbl. Chir. 62 (1935) 170

Schmidt, A.: Anatomische Untersuchungen über die Beziehungen des hinteren Kreuzbandes zum medialen Condylus femoris und über die Spongiosastruktur desselben im Hinblick auf die Genese der Gelenkkörper. Bruns' Beitr. klin. Chir. 136 (1926) 610

Schneider, W.: Zur Pathogenese der regulatorischen Wachstumsmalacien. Langenbecks Arch. klin. Chir. 188 (1937)

Scholz, A.: Röntgenologische Beckenstudien zur Frage des Zusammenhanges der Osteochondritis deformans coxae juvenilis und der angeborenen Subluxation der Hüfte, wie es von Calot behauptet wird. Arch. orthop. Unfall-Chir. 26 (1928) 572

Schönberger, F., W. Taillard, H. Berger: Beitrag zur Aminosäureausscheidung bei Epiphyseolysis, Perthes'scher Krankheit und Skoliose. Z. Orthop. 95 (1962) 73

Schulthess: 1914, zit. nach C. W. Goff 1954

Schulze, H., H. Haike: Über die Vorverlegung des Erkrankungsalters bei der juvenilen Osteochondrose der Hüftgelenke. Z. Orthop. 100 (1965) 384

Schulze, H., H. Haike: Stellungnahme zu den Bemerkungen von Peic zu unserer Arbeit: Über die Vorverlegung des Erkrankungsalters bei der juvenilen Osteochondrose der Hüftgelenke. Z. Orthop. 101 (1966) 114

Schwarz, E.: Eine eigenartige Deformierung des kindlichen Hüftgelenkes. Arb.-Geb. path. Anat. u. Bact. 9 (1914) 42

Severin, E.: Über die Entwicklung von Coxa plana. Acta chir. scand. 87 (1942) 317

Shelton: zit. nach C. W. Goff 1954

Sherman, M.: Pathogenesis of disintegration of the hip in sickle cell anaemia. Sth. med. J. (Bgham, Ala.) 52 (1959) 632

Sinding-Larsen: zit. nach K. Kirsch 1961

Sjövall, H.: Zur Frage der Behandlung der Coxa plana. Mit besonderer Berücksichtigung der Primärfolge bei konsequenter Ruhigstellung. Acta orthop. scand. 13 (1942) 324

Snyder, C. H.: A sling for use in Legg-Perthes' disease. J. Bone Jt Surg. 29 (1947) 524; zit. nach E. Störig 1968

Söderlund: zit. nach M. Brandes 1920

Spranger, J. W., L. O. Langer, H.-R. Wiedemann: Bone Dysplasias. Fischer, Stuttgart 1974

Springer, C.: Knochenspanung bei den Malacien des oberen Femurendes. Z. Orthop. 71 (1940/41) 67

Steele, P. B.: Further report on the operative treatment of

Perthes' disease. Instr. course lectures. Amer. Acad. orthop. Surg. (1943) 136

Steinhauser, E.: Spätergebnisse der Perthesschen Erkrankung unter Fixierung in Entlastungsstellung (Imhäuser). (17-Jahre-Resultate). Z. Orthop. 107 (1970) 558

Steitz, C.: Diss., Hamburg, zit. nach P. Otte 1968

Störig, E.: Behandlung der Perthesschen Erkrankung. Z. Orthop., Suppl. 104 (1968) 261

Studer, H.: Morphologische und röntgenologische Befunde bei Perthes'scher Erkrankung anhand eines klinisch und anatomisch-pathologisch untersuchten Falles. Z. Orthop. 91 (1959) 87

Stulberg, S. D., D. R. Cooperman, R. Wallenstein: The natural history of Legg-Calve-Perthes disease. J. Bone Jt Surg. 63 A (1981) 1095

Sundt, H.: The aetiology of pseudo-coxalgia. Lancet 1921/I, 1153

Sundt, H.: Malum coxae Calve-Legg-Perthes. Acta chir. scand., Suppl. 148 (1949)

Sundt, H.: Further investigations respecting malum coxae Calvè-Legg-Perthes with special regard to prognosis and treatment. Acta scand. 99 (1950) 472

von Tapavicza, Th.: Zur Pathogenese und pathologischen Anatomie der Perthes'schen Krankheit. Langenbecks Arch. klin. Chir. 198 (1940) 410

Taussig, G., G. Heripret: Maladie de Legg-Perthes-Calvè. Rev. Chir. orthop. 55 (1969) 305

Tomaschewski, H. K., R. Tomaschewski: Die Behandlung des Morbus Perthes mit Stanzung und Derotation-Varisation. Beitr. Orthop. Traum. 26 (1979) 678

Tönnis, D., G. P. Kuhlmann: Untersuchungen über die Häufigkeit von Hüftkopfnekrosen bei Spreizhosenbehandlung und verschiedenen konservativen Behandlungs-Methoden der angeborenen Hüftdysplasie und Hüftluxation. Z. Orthop. 106 (1969) 651

Trueta, J.: The normal vascular anatomy of the human femoral head during growth. J. Bone Jt Surg. 39 B (1957) 358

Trueta, J.: Die Anatomie der Gefäße des Oberschenkelkopfes und ihre Empfindlichkeit gegenüber traumatischer Schädigung. Hefte Z. Unfallheilk. 97 (1968) 18

Trueta, J., V. P. Amato: The vascular contribution to osteogenesis. J. Bone Jt Surg. 42 B (1960) 571

Tubby, A. H.: A special form of pseudo-coxitis. Practitioner 89 (1912) 59

Tucker, F. R.: The use of radioactive phosphorus in the diagnosis of avascular necrosis of the femoral head. J. Bone Jt Surg. 32 B (1950) 100

Unger, E.: Das Auftreten der Femurkopfnekrose während der Behandlung der Luxationshüfte in Abhängigkeit von der Behandlungsmethode und Behandlungsdauer. Inaug.-Diss., Dresden 1966

Valentin: zit. nach A. Nussbaum

Vogel, K.: Die varisierende intertrochantere Derotationsosteotomie bei Perthesscher Erkrankung. Beitr. Orthop. Traum. 13 (1966) 698

v. Volkmann: zit. bei K. Kirsch 1961

Wagner, H.: Zur Operationstechnik der Schenkelhalsbolzung bei der Epiphysenlösung und der Perthesschen Krankheit. Z. Orthop. 91 (1951) 108

Waldenström, H.: The first stages of coxa plana. J. Bone Jt Surg. 20 (1938) 559

Walter, H.: Zur Histologie und Pathogenese der Perthes'schen Krankheit und der aseptischen Knochen-Knorpelnekrosen überhaupt. Arch. orthop. Unfall-Chir. 23 (1925) 672

Wanke, R.: Bemerkungen zum Formenkreis der Epiphysennekrosen, insbesondere zur Osteochondritis dissecans cubiti. Chirurg 15 (1943) 614

Wansbrough, R. M., A. W. Carrie, N. F. Walker, G. Bruckerbauer: Coxa plana, its genetic aspects and results of treatment with the long Taylor walking caliper. J. Bone Jt Surg. 41 A (1959) 135

Weigert, M.: Spätergebnisse nach konservativer und operativer Behandlung der Perthesschen Erkrankung. Z. Orthop., Suppl. 104 (1968) 177

Werthemann, A.: Die Entwicklungsstörungen der Extremitäten. In Uehlinger, E.: Handbuch der speziellen pathologischen Anatomie und Histologie, Bd. IX/6. Springer, Berlin 1952

Wilhelm, R.: Neue Beiträge zur Ätiologie der Schenkelhals- und Schenkelkopfverbildungen. Arch. orthop. Unfall-Chir. 26 (1928) 537

Wilkins, L.: The Diagnosis and Treatment of Endocrine Disorders in Schildhood and Adolescence. Thomas, Springfield/Ill. 1950

Winston, M. E.: Haemophiliae arthropathy of the hip. J. Bone Jt Surg. 34 B (1952) 413

Zaaijer, J. H.: Osteochondropathia juvenilis parosteogenetica. Dtsch. Z. Chir. 163 (1921) 228

Zemansky, J.: Pathologie und Pathogenese der Osteochondritis deformans juvenilis coxae. Amer. J. Surg. (1928) 169

Zweymüller, K., B. Wicke: Zur Lateralisation des Oberschenkelkopfes beim M. Perthes. Arch. orthop. Unfall-Chir. 75 (1973) 239

Osteochondrosis dissecans

Von E. Hipp und R. Aigner

Die Osteochondrosis dissecans ist durch eine ätiologisch nicht geklärte, lokal begrenzte und insbesondere aseptische subchondrale Osteonekrose des Jugendlichen gekennzeichnet. Das Gelenk ist durch das Ausbrechen des Knorpels – der demarkierten „Gelenkmaus" – den dadurch entstehenden freien, linsen- bis mandelgroßen Gelenkkörper und die Inkongruenz seiner Flächen von einer frühen Arthrose gefährdet und macht die Erkrankung zur Präarthrose.

Da keinerlei primär-entzündliche Erscheinungen bei dieser Krankheit zu beobachten sind, sollte die im Englischen und Französischen gebräuchliche Bezeichnung Osteochond*ritis* bzw. Osteochond*rite* vermieden werden. Chizzola hatte den Begriff Osteochondrolysis circumscripta, Kjaergaard (1925) den der Osteitis chronica fibrosa gewählt.

Die Erkrankung tritt in typischer Weise vor allem am distalen Femur, häufig auch an der Talusrolle und im Ellenbogengelenk auf (Abb. 1). Das Hüftgelenk sowie die Patella sind weniger oft betroffen; seltene Lokalisationen werden beschrieben. In Abhängigkeit von den jeweiligen Patientengruppen werden verschiedene Häufigkeitsverteilungen der Osteochondrosis dissecans angegeben. In unserem Patientengut (Abb. 2) überwiegt die Affektion des Kniegelenks mit 56%, gefolgt vom Talus mit 23%. Häufigere Lokalisationen sind daneben noch das Capitulum humeri (12%), der Hüftkopf (5%) und die Patella (4%). Die weiteren Lokalisationen werden nur gelegentlich beobachtet; so ist uns ein Patient mit Osteochondrosis dissecans am Caput tali bekannt. Der Befall der kontralateralen Gelenke wurde sechsmal beobachtet; es können jedoch auch zwei Herde in einem Gelenk vorkommen (Abb. 3).

Historisches

Die Krankheit wurde erstmals 1888 als Osteochondritis dissecans von König beschrieben, der auch die Hypothese formulierte, daß die „Corpora mobilia" durch spontane Nekrose infolge einer „dissezierenden Entzündung" nach einem Trauma verursacht seien. Eine Differenzierung gegenüber den aseptischen juvenilen Pan-Epiphyseo-Nekrosen wurde in der Folge nicht vorgenommen; vielmehr wurden die Osteochondrosis dissecans und die nach Perthes, Schlatter, Köhler usw. benannten Krankheiten stets zusammen besprochen. Schon zuvor hatte Paget (1870) den Ursprung mit einer „Quiet necrosis" formuliert. Trotz vielfältiger Vorschläge zur Ätiologie sind die von Paget und König bis heute aktuell. In der Folge entwickelten sich zwei Hauptansichten, von denen die eine mit Paget (1870), König (1887) und Fairbank (1933) an die Verletzung, die anderen mit Rieger (1920), Axhausen (1922) und Watson-Jones (1952) an die Gefäßstörung mit der Folge eines Knocheninfarktes glaubt.

Klinik

Die Patienten, meist im Alter des Epiphysenfugenschlusses, klagen über Schmerzen bei Belastung, Steifigkeitsgefühl, Schwellung, Gelenkgeräusche und gelegentlich Blockierungen. Das klinische Bild ist verhältnismäßig ruhig, solange der Herd im „Bett" verbleibt; häufig wird die Erkrankung zufällig entdeckt. Während im Frühstadium der Erkrankung geringe Schmerzen und eine normale Belastungsfähigkeit vorliegen, setzen mit Beginn der Revitalisierung – dieser Zeitraum kann 2-3 Jahre einnehmen – deutliche Schmerzen und eine Herabsetzung der Belastungsfähigkeit ein. Dies ist auf den Einbruch des Herdes infolge osteolytischer Vorgänge als Voraussetzung der Heilung zurückzuführen. Nach einer Loslösung kann es zu einer plötzlichen Blockade kommen. Dieser Vorgang ist durch stichartige, heftige Gelenkschmerzen gekennzeichnet, die sich nach häufig spontaner Lösung der Einklemmung wieder legen. Der Befund hängt ab vom jeweils befallenen Gelenk, von der Dauer der Krankheit und ob das Dissekat gelöst ist. Alsbald stellen sich Muskelatrophien ein; die begleitende Synovitis führt zur Schwellung und zur Einschränkung der Beweglichkeit. Ohne Behandlung kann die Osteochondrosis dissecans durchaus spontan ausheilen. So ist im frühen Wachstumsalter ein nichtinvasives, aber protektives Vorgehen mit sorgfältiger Überwachung angebracht, solange das Dissekat in situ und außerhalb der Belastungszone ist (Abb. 4) (van Denmark 1952, Green und Banks 1953, Seidenstein 1957). Jedenfalls bringt die konservative Therapie in diesen Stadien bessere Ergebnisse als die Entfernung der nicht abgelösten Herde (Müller 1951). Die Spontanheilungsrate läßt sich nur schwer abschätzen; sie ist jedenfalls sehr hoch.

Eine zunächst unter konservativer Behandlung eingeheilte Osteochondrosis dissecans kann jedoch später durchaus nochmal zum Dissekat führen. Im Fall der Abb. 5 konnte eine Operation nicht umgangen werden. Sie führte schließlich zur Ausheilung unter Bildung deutlicher Knorpelnarben.

2.50 Erkrankungen mit besonderen Ursachen

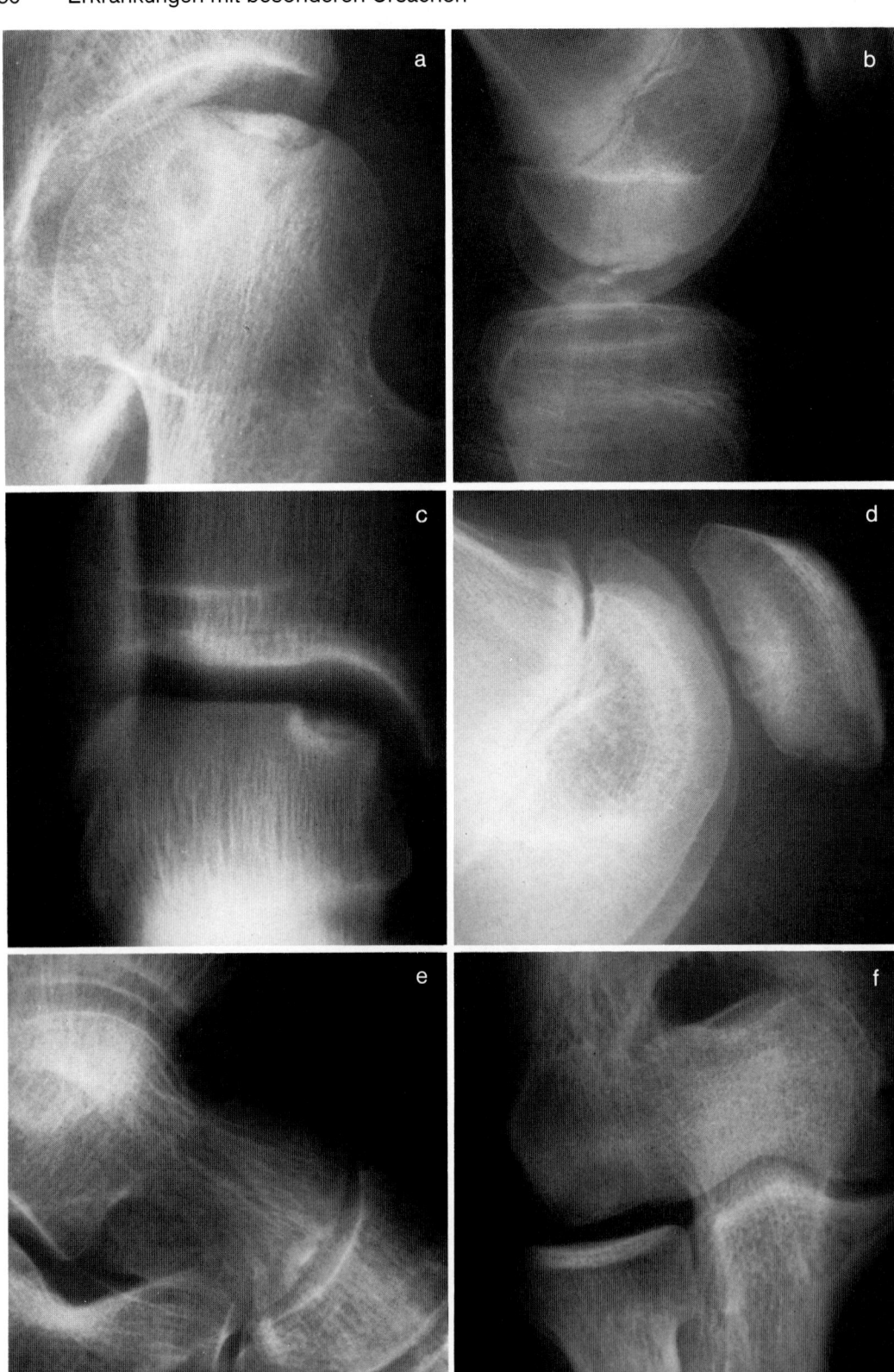

Abb. 1 a–f Beispiele verschiedener Lokalisationen: a) Hüfte b) medialer Femurkondylus c) mediale Talusrolle d) Patella e) Caput tali f) Capitulum humeri

Die Beschwerden sind gelenkspezifisch. An der Hüfte imponieren Einlaufschmerzen mit Ausstrahlung ins Kniegelenk. Für das Kniegelenk selbst stehen unspezifische Schmerzen und Blockaden im Vordergrund. Die Abgrenzung von Meniskus- und subpatellaren Beschwerden fällt gelegentlich schwer. Für den medialen Kniegelenkkondylus hat WILSON (1967) einen Test beschrieben, der bei Streckung des Kniegelenks in Innenrotationsstellung bei ca. 30 Grad Flexion einen deutlichen Schmerz verursacht. Der Schmerz läßt bei Außenrotation häufig nach. Der Patient macht sich dies bereits vor dem Arztbesuch zunutze, indem er mit außenrotierter Tibia belastet. Häufig sind „Giving-way-Gefühle" zu beobachten.

Am Ellenbogengelenk ist bei wenig spezifischer Symptomatik die Gelenkblockade besonders deutlich. Das Sprunggelenk weist neben Schmerz und Schwellung häufig vor allem eine Instabilität auf.

Nach der *Morphologie* lassen sich in Beachtung des Vorschlags von RODEGERDTS fünf Stadien, die sich ausschließlich nach Röntgenkriterien orientieren, beschreiben:

Stadium I: Schlummerstadium, pathologischer Befund nur im Tomogramm,
Stadium II: deutliche Aufhellung,
Stadium III: Demarkation durch Sklerosewall,
Stadium IV: Dissekat sehr stark demarkiert, in sich sklerosiert, Verdacht auf Lokkerung,
Stadium V: Corpus mobile.

Für klinische Zwecke brauchbar ist eine andere Einteilung in drei Stadien: 1. Sklerose, 2. demarkierter osteochondraler Herd und 3. freier Körper.

Der Verlauf läßt sich daneben einmal mehr als dissezierend, d.h. mit konsequenter Entwicklung eines freien Körpers aus der avitalen Zone, und zum zweiten als malazisch, d.h. mit zunehmendem Schwinden des nekrotischen Herdes ohne die Bildung eines eigentlichen freien Körpers beschreiben (Abb. 6). Unmittelbar nach Eintreten der subchondralen Nekrose ist mit einer vermehrten Gefäßbildung um den Herd mit der Chance zur Revitalisierung zu rechnen. Im günstigsten Fall zur Ausheilung kommend, kann sich aus dem fibrösen aber auch ein pseudoarthrosenartiges Gewebe bilden, das – sofern der Herd wechselnden Belastungen ausgesetzt ist – vermutlich infolge der sich ständig erneuernden Mikrofrakturen nicht zur Abheilung kommen kann. Dort bildet sich eine Osteolyse; die Gefäßversorgung bricht ab, und wegen sich ändernder Belastungen kommt es zur röntgenologisch feststellbaren Knochensklerosierung. In den ersten Stadien ist der von der Synovialflüssigkeit ernährte Knorpel gesund. Ist der nekrotische Knochen erst aus seinem spongiösen Verband gelöst, muß auch der Knorpel erhöhten Federungen ausweichen und brechen. Er kann sich dabei lösen, aber auch zungenförmig im Mausbett verbleiben. Hat er sich komplett getrennt, kann er je nach der anatomischen Situation des Gelenks locker, aber beständig im Mausbett verbleiben oder sich auch insgesamt aus dem Zusammenhang herauslösen. Anders bei der malazischen Form: über einer durchgehenden Osteolyse des subchondralen Herdes verändert sich der Knorpel durch Quellung, Fissurenbildung und offentsichtliche Veränderung seiner internen Strukturen. Dabei lösen sich kleine Fragmente, die in der Synovialflüssigkeit schwimmend zur weiteren Zerstörung der übrigen noch gesunden Gelenkflächen führen.

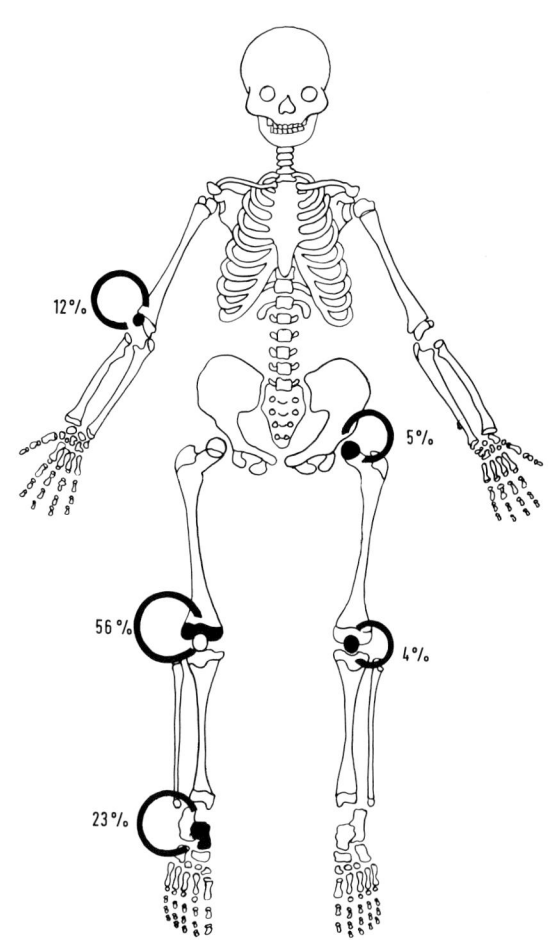

Abb. 2 Häufigkeitsverteilung der Osteochondrosis dissecans bei 100 Patienten der Orthopädischen Klinik der Technischen Universität München

Röntgendiagnostik

Sie bereitet meist keine Schwierigkeiten und ermöglicht nahezu generell die endgültige Diagnose. Auch die obige Stadieneinteilung erfolgte nach Röntgenkriterien. Dabei ist das Stadium I als Schlummerstadium lediglich im Tomogramm

2.52 Erkrankungen mit besonderen Ursachen

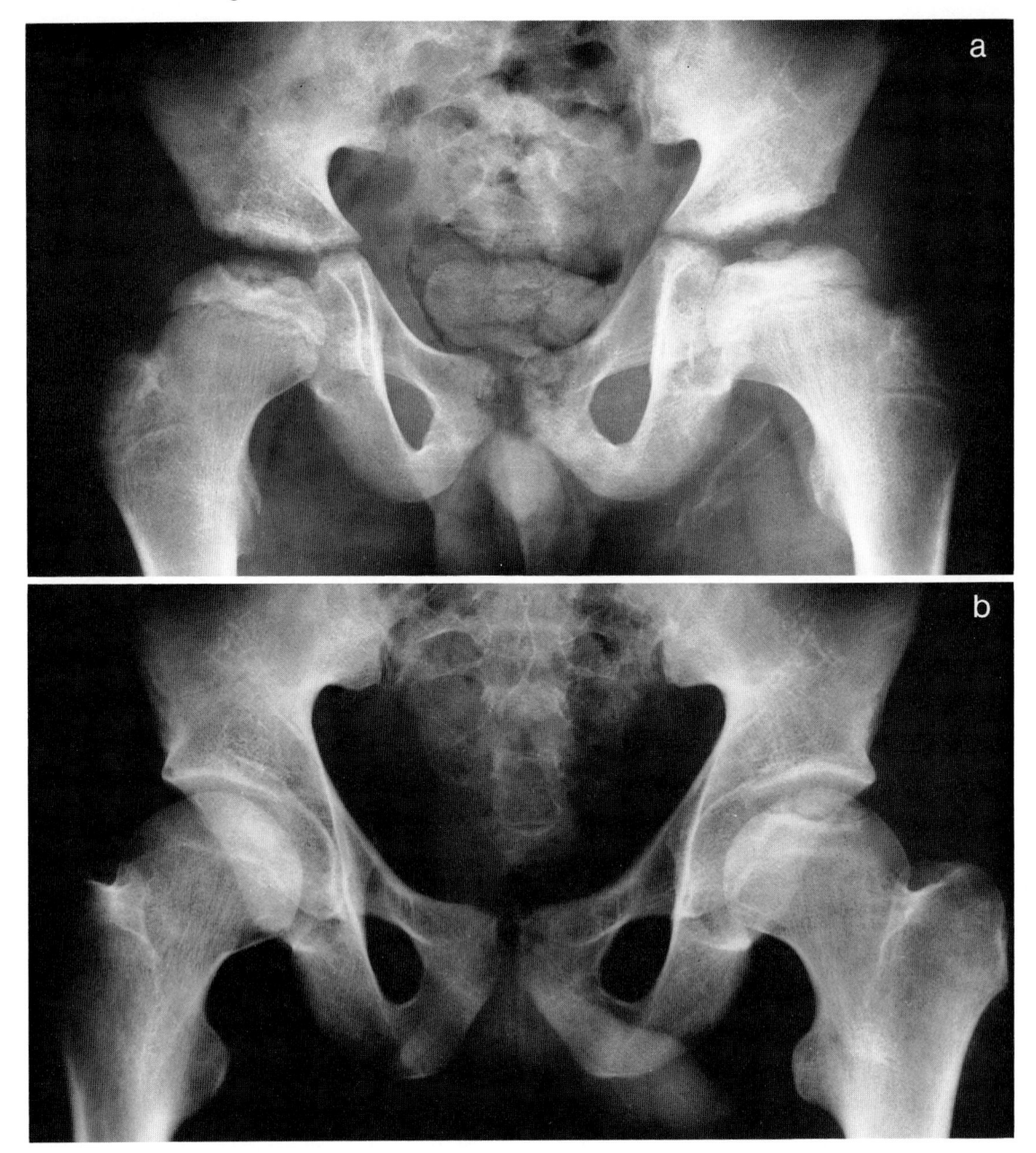

Abb. 3 a–d Mehrfaches Vorkommen einer Osteochondrosis dissecans. a. u. b) Beide Hüftgelenke bei einem Sechzehnjährigen; nach 6 Jahren zeigte sich bei konservativer Behandlung das rechte Hüftgelenk gesund, das linke mit ausgeprägtem Dissekat. c u. d) In einem Gelenk war zum Nachweis von zwei Herden die Röntgendarstellung in zwei Ebenen notwendig

zuverlässig zu erkennen. Nach Aufhellung im Stadium II ist die Demarkation im Stadium III bereits erfolgt und durch einen sklerotischen Randsaum begrenzt. Die Totalsklerose des Herdes wird als Stadium IV bezeichnet mit dem Verdacht, daß sich dieser Herd teilweise gelöst hat. Das Stadium V bedeutet ein freies Dissekat. DEXEL und JEHLE (1981) haben bei 103 Dissekaten die gleichzeitigen radiologischen Befunde aufgelistet und dabei im überwiegenden Teil eine Demarkation ohne (23) bzw. mit (40) Sklerose gefunden, freie Dissekate von 26 Fällen, teilgelöste Dissekate in 5 Fällen. Das Schlummerstadium wird nur relativ selten beobachtet. Dabei stellt sich ein erbs- bis mandelgroßer Verdichtungskern von runder bis länglich ovaler Form dar. Nach der evtl. Lösung ist einerseits ein Knochenkrater zu beobachten, andererseits ein Corpus liberum, das wegen der fortgesetzten Ernährung durch die Synovia sogar noch an Größe zunehmen kann und nicht mit dem „Mausbett" übereinstimmen muß.

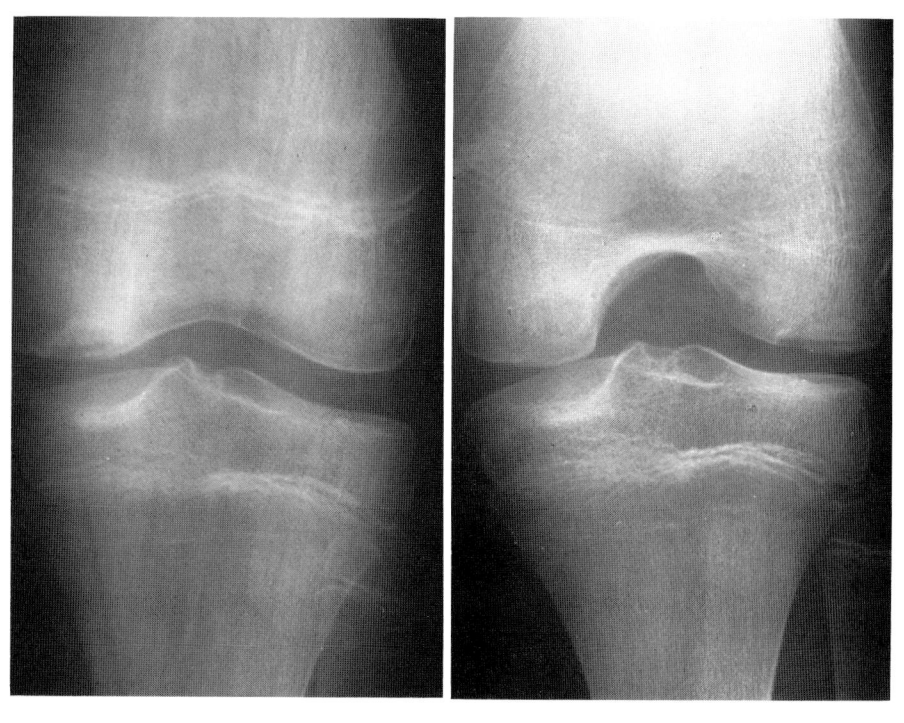

Abb. 3 c u. d

c   d

Die Röntgenuntersuchung der Osteochondrosis dissecans wird stufenweise durchgeführt. Läßt sich die Lokalisation oder das Stadium nicht klar zeigen, sind Zielaufnahmen, insbesondere im Frühstadium auch eine Tomographie, erforderlich. Die Arthrographie gibt Auskunft über das Ausmaß der Loslösung des Herdes durch das Eindringen von Kontrastmittel unter den Herd. Die Computertomographie hilft uns ganz entscheidend weiter; insbesondere zur Verlaufskontrolle hat sie sich als nützlich erwiesen (Abb. 7 u. 8). Ihre Informationsmöglichkeit läßt sich erweitern durch die Verbindung mit Kontrastmittel; diese Untersuchungstechnik hat sich ebenfalls zur Beurteilung der Knorpeloberfläche als sehr nützlich erwiesen.

Zu den Standardaufnahmen gehören am Kniegelenk eine Friksche Einsichtsaufnahme sowie die Patellatangentialaufnahme. Unregelmäßigkeiten in der Verknöcherung der distalen Epiphyse des Femurs im Alter von 2–6 Jahren sind normal und dürfen nicht mit der Osteochondrosis dissecans oder mit freien Gelenkkörpern verwechselt werden. Ähnliche Beurteilungsprobleme ergeben sich auch im Bereich des Ellenbogengelenks an der Trochlea humeri.

Erste Versuche mit der Kernspintomographie (NMR) lassen uns auf künftige Aussagen über die Vitalität des Gewebes im Mausbett hoffen, insbesondere bei Verdacht auf Befall der Gegenseite und zur strahlenlosen Überwachung anfänglicher Stadien (Abb. 9).

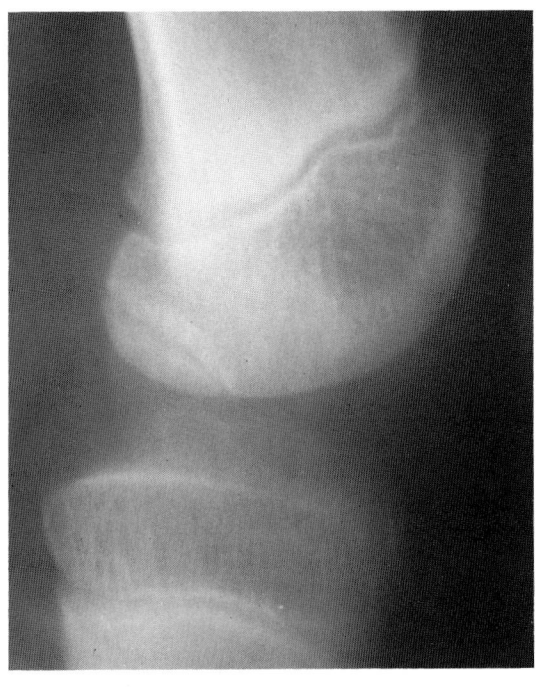

Abb. 4 Dissekat in situ und außerhalb der Belastungszone, damit Beispiel für eine Indikation zur Entlastung des Herdes in voller Streckung

2.54   Erkrankungen mit besonderen Ursachen

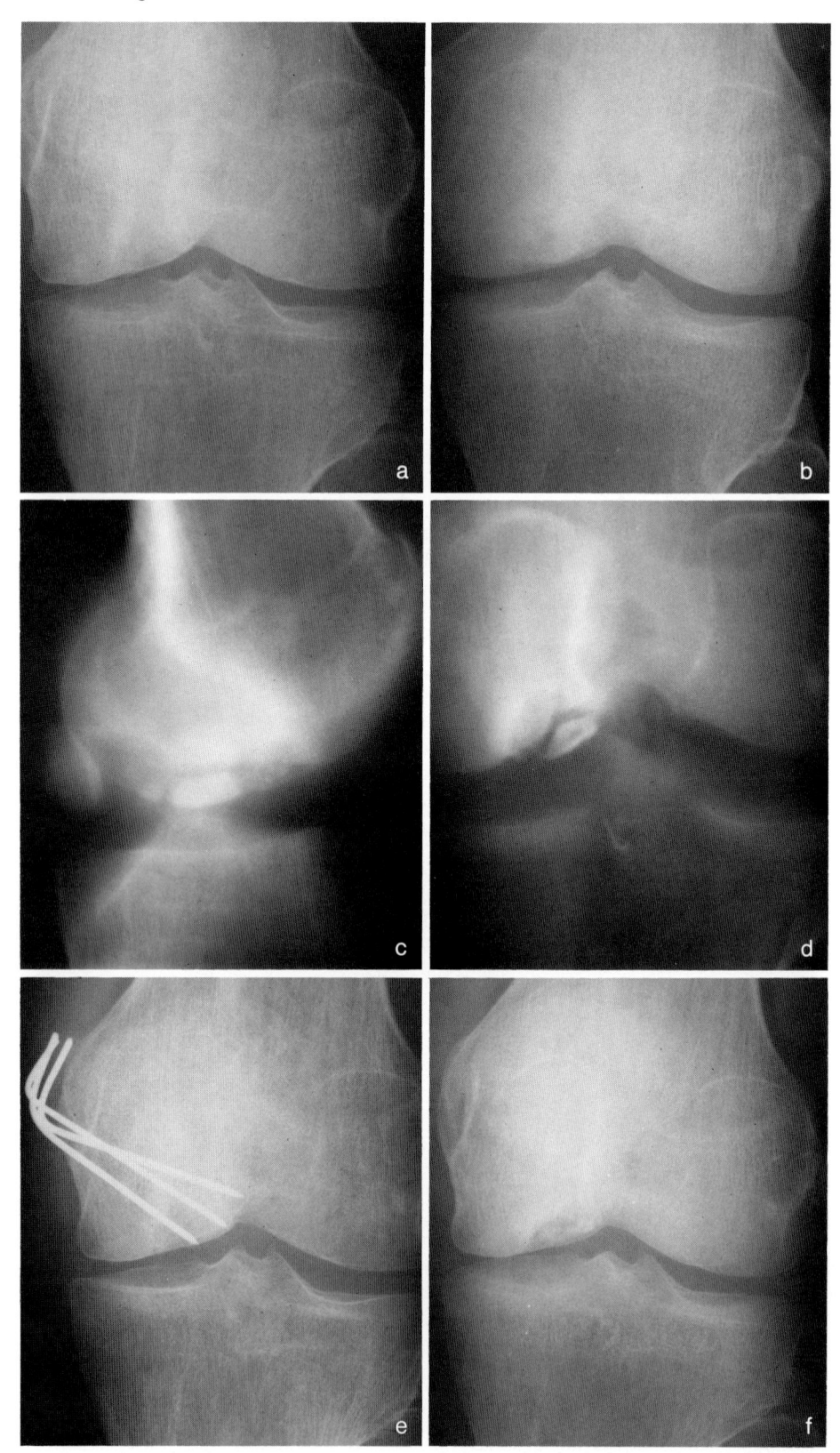

Abb. 5a–f   Verlauf einer 3 Jahre nach Beginn einer konservativen Behandlung (a u. b) durch ein Trauma erneut aufgetretenen Osteochondrosis dissecans (c u. d) und der erneuten Integration nach Fixierung (e u. f)

Osteochondrosis dissecans 2.55

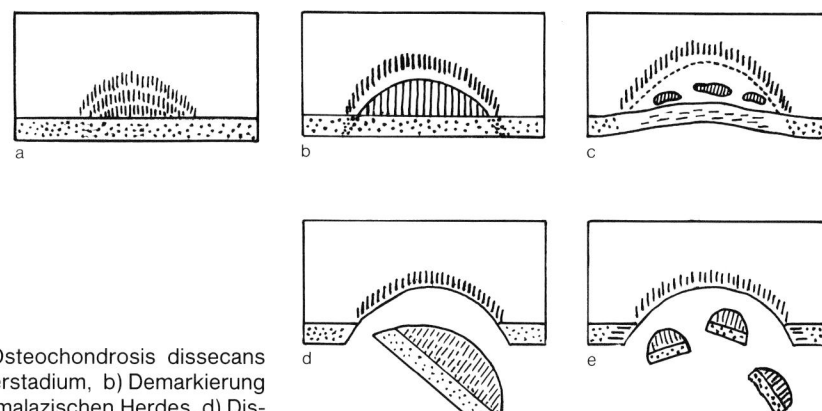

Abb. 6 a–e Stadien der Osteochondrosis dissecans (nach *Arcq*): a) Schlummerstadium, b) Demarkierung des Dissekats oder c) des malazischen Herdes. d) Dissekat und e) malazischer Herd als freie Gelenkkörper

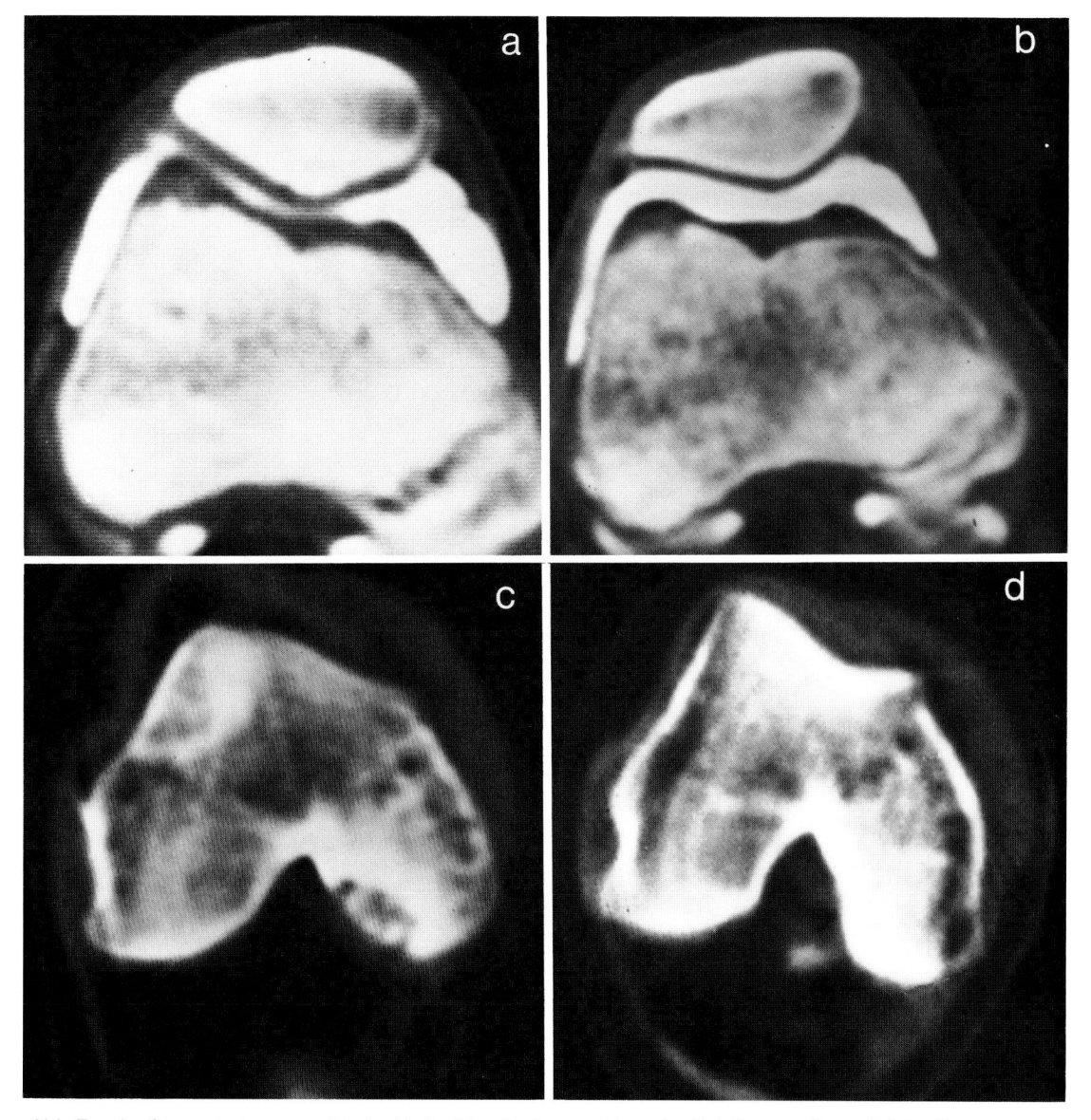

Abb. 7 a–d Computertomographische Verlaufskontrolle; a u. b) an der Patella, c u. d) am distalen Femur

2.56 Erkrankungen mit besonderen Ursachen

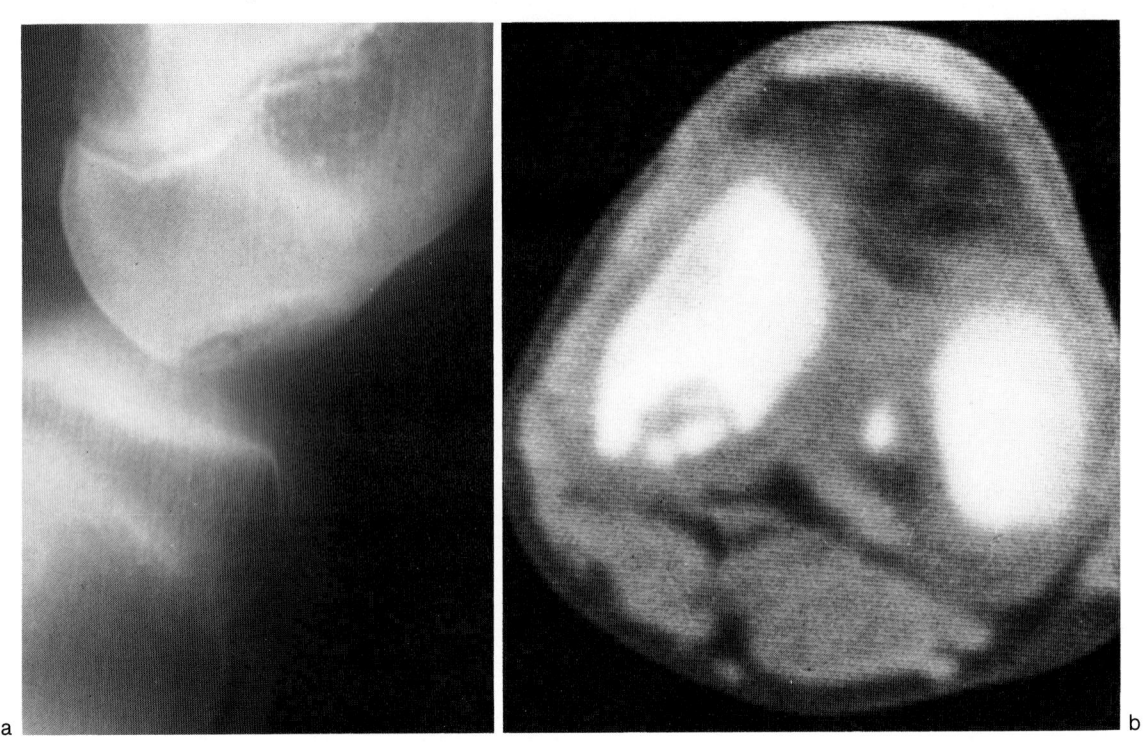

Abb. 8a u. b Vergleich von seitlichem Röntgentomogramm (a) mit dem Computertomogramm (b) bei einer Osteochondrosis dissecans des lateralen Femurkondylus

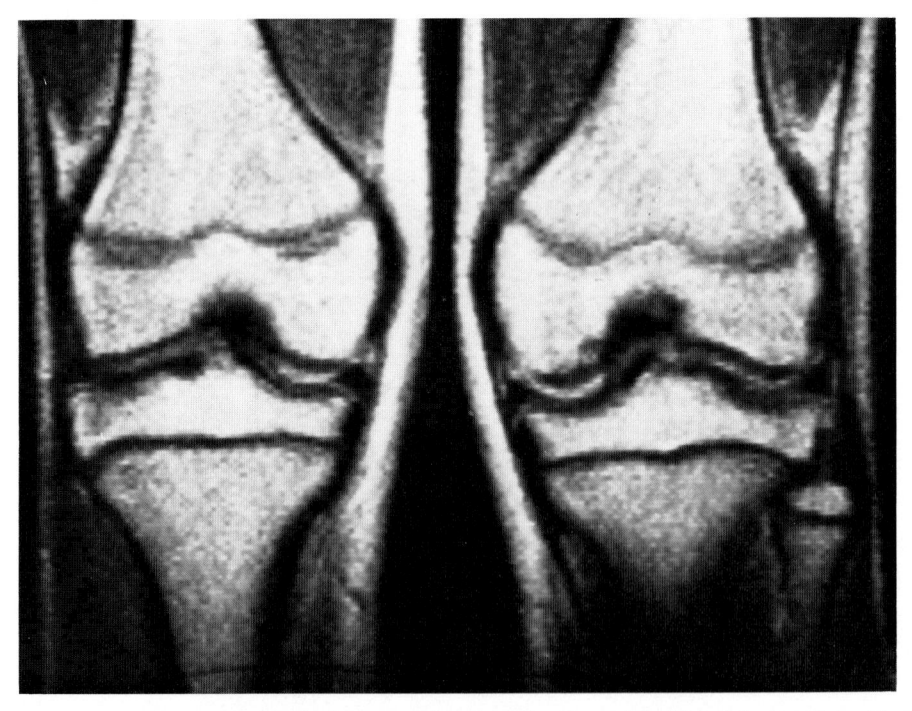

Abb. 9 Nachweis einer Osteochondrosis dissecans des medialen Femurkondylus links bei einem Zwölfjährigen in der Kernspintomographie (NMR)

Differentialdiagnose

Die Differentialdiagnose nach klinischen Kriterien hat in den Anfangsstadien der Osteochondrosis dissecans sämtliche übrigen Schädigungsmöglichkeiten eines Gelenks zu berücksichtigen. Dabei stehen die für die Gelenke jeweils nach Lokalisation und Alter spezifischen anderen Erkrankungen differentialdiagnostisch zur Verfügung, wegen ihres Erscheinungsbildes sind die Chondromatose und die aseptische Epiphyseonekrose besonders ausgeprägt. Auch rheumatische und bakterielle Entzündungen können ebenso wie Tumoren nicht immer sofort vom Beschwerdebild der Osteochondrosis dissecans getrennt werden. Der Häufigkeit nach löst die Osteochondrosis dissecans 50% der freien Körper aus. Frakturierte Knorpelflächen sind mit 11%, die synoviale Chondromatose mit lediglich 2% beteiligt. Osteophyten, an und für sich wieder häufiger, treten vorwiegend in einer anderen Altersklasse auf.

Am Knie verursachen Binnenschäden und Kapsel-Band-Läsionen gleiche Beschwerdebilder wie eine beginnende Osteochondrosis dissecans; ein Meniskusriß kann die gleichen Einklemmungsereignisse auslösen, wie dies der freie Gelenkkörper einer Osteochondrosis dissecans verursacht. Auch Hüftgelenkaffektionen lösen entsprechende Kniebeschwerden aus. Beim Befall der Patellarückseite muß zunächst an eine Chondropathia patellae gedacht werden.

Die Überlegungen der Differentialdiagnose richten sich nach der Lokalisation; so haben Hüfte (vgl. Abb. 12) und Knie beispielsweise durchaus verschiedene differentialdiagnostisch wichtige Erkrankungen.

Ätiologie und Pathogenese

Neben den zwei Hauptrichtungen der Meinungen über die Osteochondrosis-dissecans-Entstehung, nämlich einerseits das Trauma, andererseits die umschriebene Störung der arteriellen Knochenversorgung als Ursachen, werden noch weitere einzelne Faktoren genannt. Konstitutionelle und hereditäre Faktoren stehen neben endokrinen Störfaktoren auch als Voraussetzung für die Störung der Vaskularisation zur Diskussion. Der Einfluß besonderer Formen, z.B. des Femoropatellargelenks, auf die traumatische Entstehung erscheint glaubhaft. Die chronische Epiphysenosteomyelitis als Ursache der Osteochondrosis dissecans muß abgelehnt werden, da es sich dann nicht mehr um eine aseptische Erkrankung handeln kann.

Eine Reihe von Beobachtungen, die eine familiäre bzw. erbliche Prädisposition annehmen lassen, sprechen für den Einfluß *konstitutioneller Faktoren*. Unter mehreren Untersuchungen sei die von

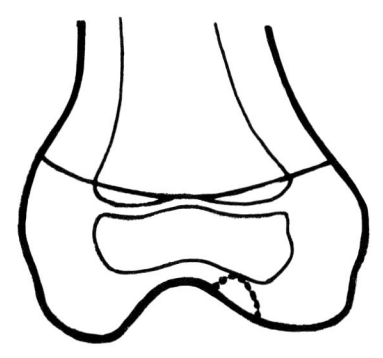

Abb. 10 Das Fortschreiten einer zunächst geringen Vaskularitätsstörung mit dem Wachstum führt zum „Infarkt" des subchondralen Knochens (*Ribbing* 1955)

NIELSEN (1933) genannt, der beobachtet, daß auf dänischen Inseln bei der männlichen Bevölkerung durchschnittlich bei 4% eine Osteochondrosis dissecans zu beobachten ist. PETRIE (1977) hat insgesamt 11 Beobachtungsreihen zusammengestellt, die sämtlich für ein familiäres Auftreten sprechen. Er hält dies allerdings für eine Sonderform und weist darauf hin, daß die Osteochondrosis dissecans gewöhnlich nicht familiär auftritt.

Für die Theorie der *Mangeldurchblutung* werden verschiedene Erklärungen angeboten. So wird von der Möglichkeit einer Embolie, z.B. durch Fett, Tuberkelbazillen oder Erythrozythenaggregate, gesprochen. Harmlose Verletzungen sollen zur Lokallähmung von Gefäßen führen können. Bedenkenswert ist die Überlegung von RIBBING (1955), der das Dissekat als die späte Folge eines zu irgendeiner Zeit während der Entwicklung mangeldurchbluteten akzessorischen Knochenkerns annimmt. In der Abb. 10 sind zwei Stadien eines Epiphysenwachstums dargestellt. Darin ist deutlich zu ersehen, daß die Osteochondrosis dissecans regelmäßig außerhalb der primären Epiphysenkerne liegt, die Vorstellung, daß an dieser Wachstumsgrenze ein Versorgungsmangel eintritt, ist durchaus einleuchtend.

Wiederholte *Traumatisierungen* könnten wieder infolge konsekutiver lokaler Gefäßstörungen zur Hypovaskularitätstheorie zurückführen. KOLP u. FETHKE (1982) (Abb. 11) haben die Hauptspannungstrajektorien im Sagittalschnittmodell eines Kniegelenks dargestellt und beweisen eindeutig, daß die osteochondralen Fragmente in aller Regelmäßigkeit an Kreuzungsstellen besonders von Wechselbelastungen ausgesetzten Gebieten liegen. Diese Meinung haben auch BANDI u. ALLGÖWER (1959) unterstützt, die für den Ort der Osteochondrosis dissecans erhöhte Spannungsänderungen angeben.

Die Folge einer einmaligen Traumatisierung mit der Bildung eines osteochondralen Fragments, das pseudoarthrotisch abheilt, wird als weitere Möglichkeit diskutiert und hat zur Bildung des

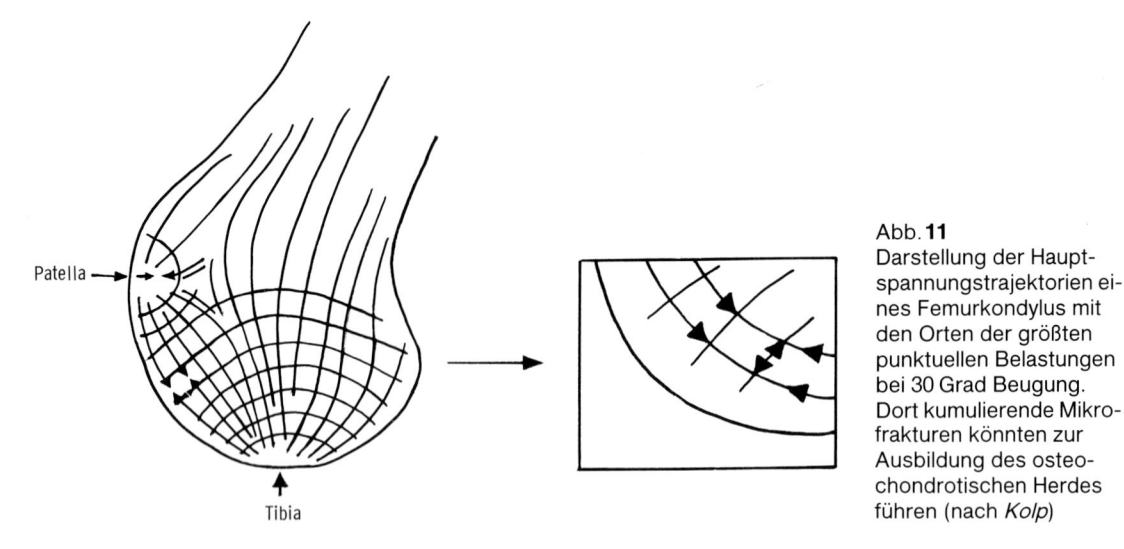

2.58 Erkrankungen mit besonderen Ursachen

Abb. 11 Darstellung der Hauptspannungstrajektorien eines Femurkondylus mit den Orten der größten punktuellen Belastungen bei 30 Grad Beugung. Dort kumulierende Mikrofrakturen könnten zur Ausbildung des osteochondrotischen Herdes führen (nach *Kolp*)

Abb. 12 a–c Röntgenologische Differentialdiagnosen der Osteochondrosis dissecans (a) sind vor allem der Morbus Perthes (b) und die Hüftkopfnekrose (c), allerdings unter anderen klinischen Vorzeichen (s. Text)

Begriffs „Osteochondrosis traumatica" durch BURCKHARDT (1932) geführt. AICHROTH (1971) beziffert den Anteil posttraumatischer Osteochondrosis-dissecans-Fälle mit 46%; am Talus wird eine Anteilsrate von 74–92% (ALEXANDER u. LICHTMAN 1980) angenommen. Verschiedene Meinungen weisen darauf hin, daß die Ursache Rotationskräfte und Belastungen sind, die in beiden hauptsächlich betroffenen Gelenken (Knie- und Sprunggelenk) regelmäßig vorkommen. Entsprechende Versuche an Leichen scheinen diese Ansicht zu belegen (KENNEDY u. Mitarbeiter 1966, BERNDT u. HARTY 1959).

Von der Morphologie und der Röntgendiagnostik her verläuft die Osteochondrosis dissecans der verschiedenen Regionen durchaus gleich. Sie zeigt jeweils ortsspezifische Bilder; diese sollen im folgenden einzeln behandelt werden.

Lokalisation

Hüfte

Die osteosklerotische Abgrenzung eines Herdes am Hüftkopf wird nahezu allein durch das Alter als Osteochondrosis dissecans erkennbar. Tritt im Kindesalter der Morbus Perthes als Pannekrose, im Erwachsenenalter die Hüftkopfnekrose als segmentale Nekrose auf, begegnet uns die Osteochondrosis dissecans regelmäßig während oder kurz nach dem Epiphysenschluß (Abb. 12). Die Sanierung an dieser Stelle ist durch die tiefe Lage einerseits erschwert, andererseits durch die heute routinemäßig durchgeführte Umstellungsosteotomie begünstigt. Mit ihr kann der Herd relativ leicht aus der Belastungszone herausgebracht werden. Wird darauf verzichtet, dann ist der Schaden als Präarthrose zu betrachten, die zu etwa 1% an den Ursachen der Koxarthrose beteiligt ist (KAUFMANN 1968).

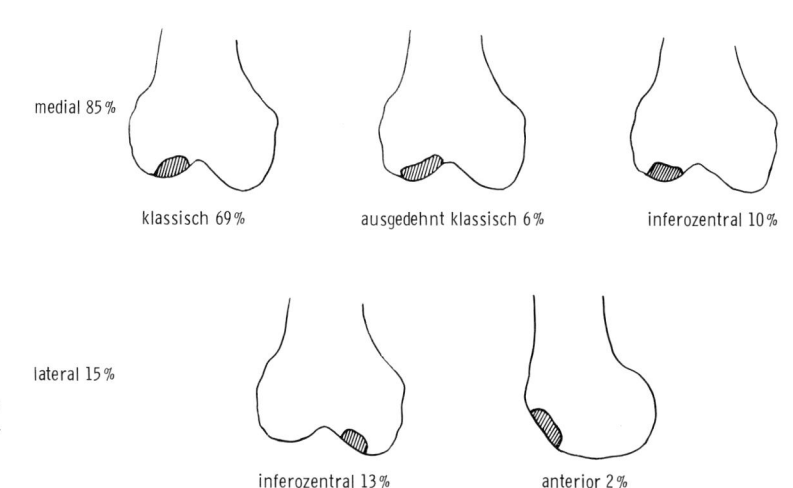

Abb. 13 Häufigkeitsverteilung der Osteochondrosis dissecans des distalen Femurs (nach *Aichroth*), ausgehend von einer Gesamtzahl von 100 Patienten

medial 85%
klassisch 69%   ausgedehnt klassisch 6%   inferozentral 10%

lateral 15%
inferozentral 13%   anterior 2%

Knie

Die häufigste und bedeutendste Lokalisation der Osteochondrosis dissecans sind die Femurkondylen. Dort dominiert die Erkrankung der lateralen Hälfte des medialen Kondylus mit 85%. Diese Zahlen werden in großen klinischen Übersichten regelmäßig bestätigt (Abb. 13) (u.a. AICHROTH 1971, LINDHOLM 1974). Sowohl die ischämische wie die postraumatische Theorie werden für die Femurkondylen ausgiebig diskutiert. Wegen der besonderen Anatomie des Kniegelenks kann hier durch Gipsfixation in entsprechender Stellung der Nekroseherd im Rahmen der konservativen bzw. der postoperativen Behandlung häufig aus der Belastungszone herausgebracht werden.

Osteochondrose des älteren Menschen (Morbus Ahlbäck)

Erstmals 1968 wurde eine Osteonekrose des medialen Femurkondylus beim älteren Menschen (vor allem Frauen über 60 Jahre) von AHLBÄCK u. Mitarb. (1968) beschrieben. Die Krankheit beginnt mit intensivem Schmerz über einer herdförmig aktiv entzündeten Region. Daraus ergibt sich auch die große Bedeutung der Szintigraphie gegenüber dem in Anfangstadien röntgenologisch nur schwer feststellbarem Knochenverlust. Histologisch werden reaktionslose Markraumnekrosen neben zentralen Infarktnekrosen und reaktiven Randzonen beobachtet. Die klinischen Symptome sind mit Belastungsschmerz und Erguß infolge der Begleitsynovitis bei plötzlichem bis schleichendem Beginn ausgesprochen unterschiedlich. Anders als bei der Osteochondrosis dissecans ist eine Unterscheidung in drei Gruppen (LOTKE u. Mitarb. 1982) nützlich (Abb. 14):

Gruppe 1: Klinik positiv, Szintigramm positiv, Röntgenzeichen negativ,
Gruppe 2: Klinik positiv, Szintigraphie und Röntgenbild positiv mit einer Größe von 50% des Femurkondylendurchmessers,
Gruppe 3: klinisch und röntgenologisch zweifelsfrei feststellbare große Zonen mit Einbruch der subchondralen Zone (größer als 50% des medialen Femurkondylus); die Größe wird dabei bestimmt nach der Relation des Defektdurchmessers zur Kondylusgröße.

Aus dieser Einteilung bestimmt sich auch der Entschluß zur Therapie: Gruppe 1 kommt entweder zur spontanen Ausheilung oder wird ebenso wie Gruppe 2 konservativ vorgesorgt. In wenigen Fällen besteht aber auch eine Indikation zur Tibiaosteotomie. Bei der Gruppe 3 besteht in früheren Stadien die Indikation zum medialen Schlitten, bei fortgeschrittener Arthrose evtl. Doppelschlitten. In diesem Stadium hat sich die Kürettage ebenso wie die Umstellungsosteotomie als erfolglos erwiesen. Ätiologisch interessant ist, daß offensichtlich die Größe der primären Läsion (nicht die der sekundären Arthrose) nicht eine Zunahmetendenz hat, sondern daß die Entwicklung zur Gruppe 2 oder 3 von Beginn an festliegt.

Eine andere, von Röntgenkriterien bestimmte Einteilung in vier Stadien gibt KOSHINO (1982). Einem noch indifferenten Stadium 1 folgt die sklerosierende Abgrenzung ins Stadium 2, die zur Abflachung der Gelenkkontur über dem Herd ins Stadium 3 und schließlich zur Aufhebung des Gelenkspalts am Gelenkpartner ins Stadium 4 führt (Abb. 15).

Patella

Mitunter wird an der Patellarückseite ein osteochondrotischer Herd beobachtet. Die Diagnose erfolgt röntgenologisch, wobei wiederum die Computertomographie gute Dienste leistet (vgl. Abb. 7). Der Herd wird an der Patella in unterschiedlichen Zonen mit einer Häufung am Patel-

2.60 Erkrankungen mit besonderen Ursachen

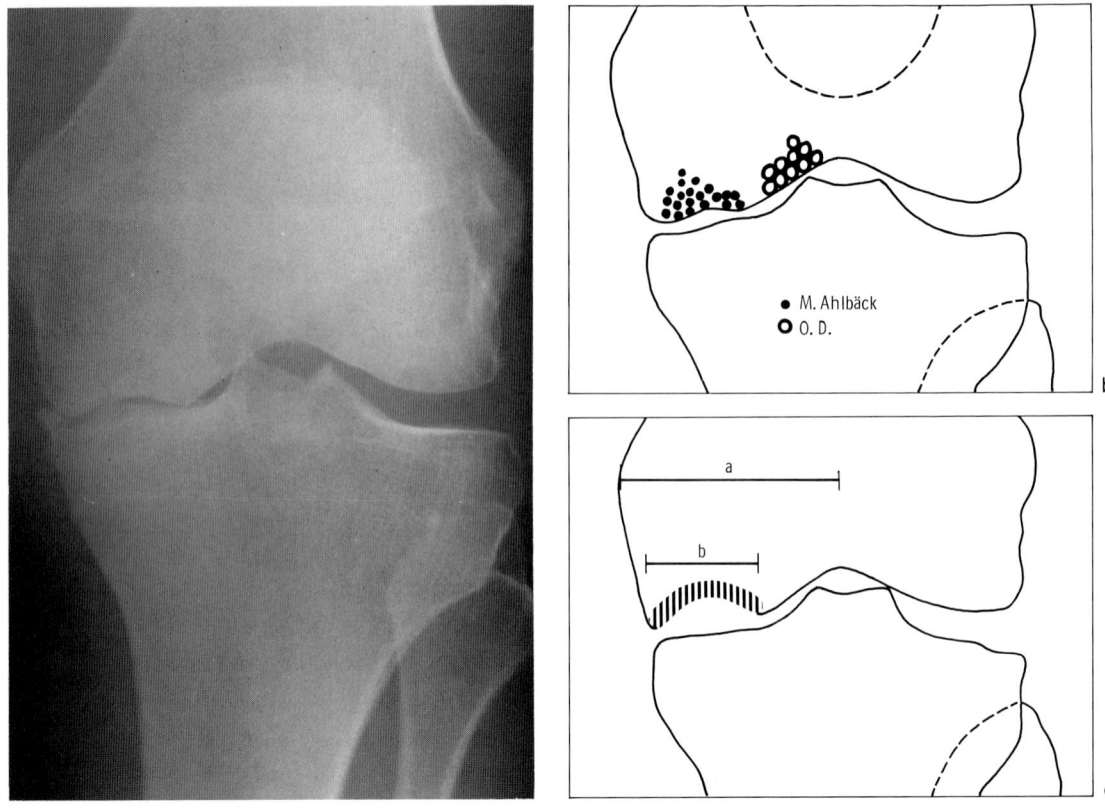

Abb. 14 a–c Morbus Ahlbäck bei einer Siebzigjährigen (a), die typische Lokalisation unterscheidet sich von der Osteochondrosis dissecans (b, nach *Ahlbäck*). Therapie und Prognose bestimmen sich nach dem Anteil des betroffenen Femurkondylus (c, nach *Lotke*)

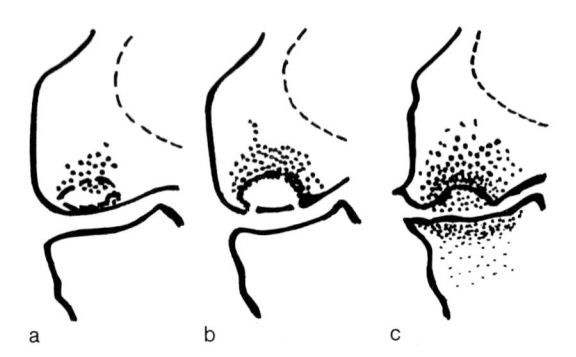

Abb. 15 a–c Stadieneinteilung der Osteochondronekrose des älteren Menschen (Morbus Ahlbäck) (nach *Koshino*). a) Stadium 2, b) Stadium 3, c) Stadium 4

lafirst und am unteren Patellapol beobachtet. Verschiedene Autoren nehmen Zusammenhänge an mit dem verstärkten femoropatellaren Druck bei einigen Sportarten. Die relative Seltenheit allerdings widerspricht dieser Annahme (PANTAZOPOULOS 1971).

Talus

In beiden malleolennahen Abschnitten der Talusrolle tritt die Osteochondrosis dissecans auf. Dabei ist der mediale Talus dreimal so häufig betroffen, das männliche Geschlecht achtmal so häufig wie das weibliche. Die Hinweise auf die traumatische Genese der Osteochondrosis dissecans des Talus sind überzeugend. DEXEL u. JEHLE (1981) stellen bei 74%, ALEXANDER u. LICHTMAN (1980) bei 92% ein adäquates, im allgemeinen ein Supinationstrauma fest. Für die Mechanik der Verletzung bestehen genaue Vorstellungen; diese sind in Anlehnung an BERNDT u. HARTY (1959) in der Abb. 16 dargestellt.

Bei traumatischer Anamnese verläuft die Osteochondrosis dissecans des Talus in zwei Phasen. Die akute oder Frakturphase wiederum zeigt bei intakt gebliebenen Bandstrukturen einen zunächst weitgehend asymptomatischen Verlauf. Der Patient stellt sich erst gar nicht beim Arzt vor, sondern kommt erst beim Übergang zum chronischen Leiden. Wurden die Bänder mitverletzt, kommt der Patient unter der Symptomatik eines Distorsionstraumas. Wird dabei – mit oder ohne das häufig nicht auswertbare Röntgenbild – die Fraktur übersehen und eine konservative Therapie eingeleitet, ist der Patient alsbald beschwerdefrei, allerdings nur so lange, bis die akute in die chronische Phase übergeht. Dies geschieht mit verschiedener Zeitdauer in Abhängigkeit von der Schwere der Therapie. Schmerzen und Schwel-

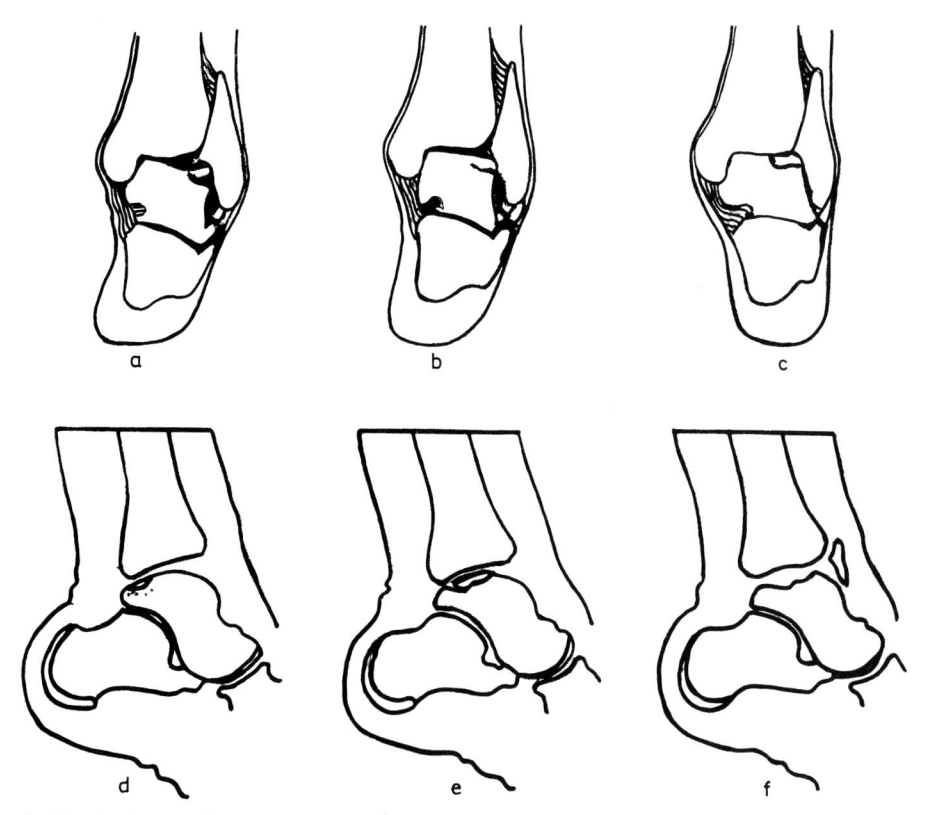

Abb. 16 a-f Mechanismen der traumatischen Genese: a-c) beim Supinations-Varustrauma, d-f) beim Rotations-Kompressionstrauma

lungen mit zunehmender Einsteifung, zuweilen Gelenkblockade bei häufigerem Umkippen im Sprunggelenk kündigen den Fortschritt der Osteochondrosis dissecans gerade in diesem Gelenk an (BLOM u. STRIJK 1975).
Die Therapie der Wahl ist am Sprunggelenk der situationsgerechte operative Eingriff; DEXEL u. JEHLE (1981) betrachten aus der Erfahrung von 27 Talusosteochondrosen die Fixation mit Kleinfragmentschraube als die beste Möglichkeit.

Ellenbogen

Osteochondrotische Herde werden auch am Capitulum humeri beobachtet. Es handelt sich dabei um eine partielle Nekrose, die von der kompletten Epiphyseonekrose (= Morbus Panner) unterschieden werden muß. Der Unterschied ihres Auftretens liegt vor allem im Lebensalter. So tritt die Epiphyseonekrose vor Epiphysenschluß, d.h. im allgemeinen vor dem 6.-10. Lebensjahr, auf. Die Osteochondrosis dissecans hingegen hat ihren Häufigkeitsgipfel nach der Epiphysenverschmelzung in der Zeit vom 15.-25. Lebensjahr. Die wichtige differentialdiagnostische Erkrankung der Chondromatose tritt außerhalb der Wachstumszeit auf; sie ist eine Erkrankung des Erwachsenen. Sofern sie nach berufsmäßig häufigem Umgang mit Preßluftwerkzeugen auftritt, ist sie als Berufskrankheit zu betrachten (LINIGER-MOLINEUS 1974). In diesem Bereich wird gelegentlich auch eine Osteochondrosis dissecans der Speichenköpfchen beobachtet; ob es eine vergleichbare Erkrankung in der Fossa olecrani gibt, wird diskutiert. In jedem Fall muß bei entsprechenden Veränderungen in diesem Bereich an einen Zustand nach Infektion, insbesondere einer tuberkulösen Infektion, gedacht werden (HIPP u. THIEMEL 1968).

Andere Lokalisationen

Die Osteochondrosis dissecans wird jedoch auch an anderen Stellen berichtet; so beobachten GUELPA u. Mitarb. (1980) eine beidseitige Osteochondrosis dissecans des Os naviculare carpi. MOHING (1960) berichtet neben anderen Autoren über Osteochondrosis dissecans an den Iliosakralfugen, am Metatarsalköpfchen, im unteren Sprunggelenk, am Sternoklavikulargelenk und am Tibiaplateau.

Therapie

Nachweislich heilt ein Teil der dissezierten Herde wieder ein. Dies gilt sicher auch für eine unbekannte Dunkelziffer von nicht identifizierten

2.62 Erkrankungen mit besonderen Ursachen

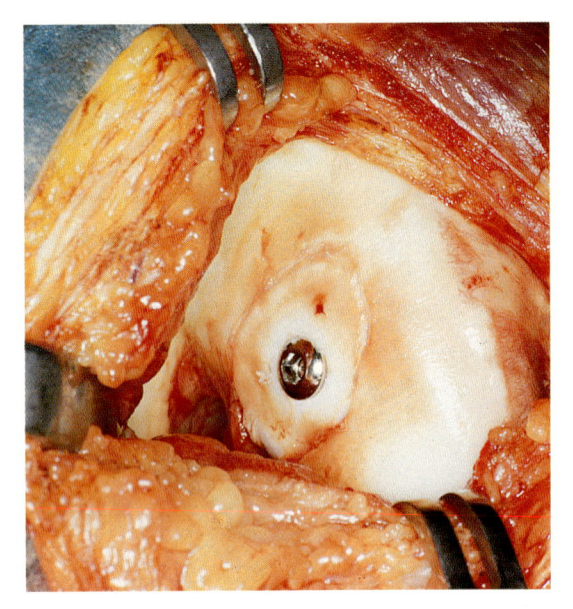

Abb. 17 Einsetzen des Dissekates nach Größen- und Formadaptation; Verschraubung, Fibrinklebung und postoperative Entlastung. Die Schraube wird arthroskopisch entfernt

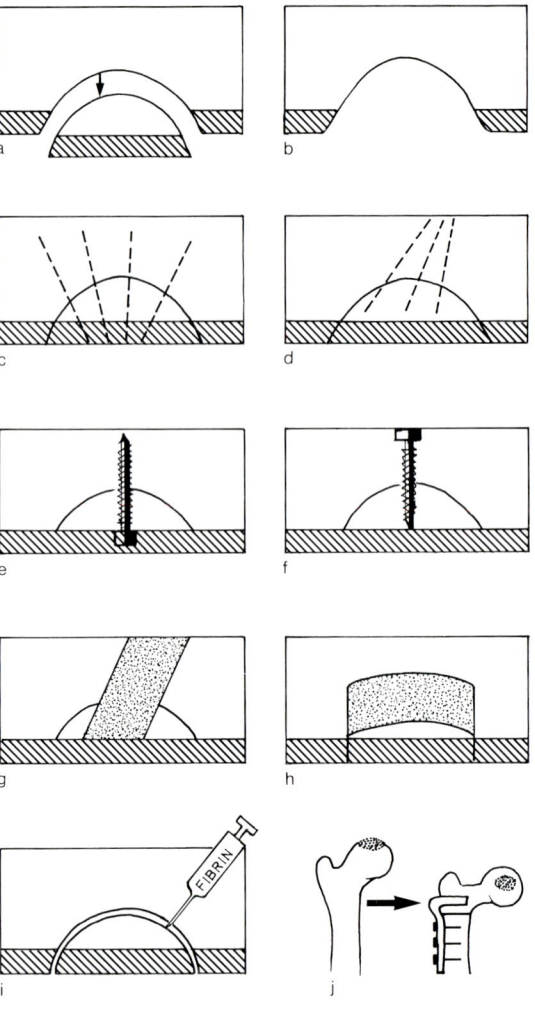

Abb. 18 a–j Mögliche Operationsformen bei der Osteochondrosis dissecans: a) Dissekatentfernung mit Anfrischung, b) Fourage, c) intraartikuläre Anbohrung, d) extraartikuläre Anbohrung, f) Schraubenfixation, g) Spongiosaunterfütterung, h) Reimplantation mit Spongiosafundament, i) Einklebung, j) Umstellung des Gelenks selbst

Osteochondrosis-dissecans-Erkrankungen. Besonders vor dem letzten Wachstumsschub ist die Reintegrationsneigung hoch. Daraus einerseits und aus der Befürchtung, daß ein Belastungen ausgesetzter osteochondrotischer Herd weiter geschädigt werden könnte, andererseits, ergibt sich der Entschluß zur **konservativen Therapie**. Diese hat die Lokalisation des Herdes zu berücksichtigen in der Weise, als eine Gipsfixation den Herd aus der Belastungszone zu bringen hat (evtl. Röntgenkontrolle). Die Zeit hierfür wird mit 6–8 Wochen bzw. bis zu einem halben Jahr von den Autoren verschieden angegeben. Eine Entlastungszeit von 3–6 Monaten im Entlastungsapparat und Wiederbelastung in Abhängigkeit von einer Röntgenkontrolle erscheint uns angemessen. Die gleichzeitige Gabe von Mucopolysaccharidschwefelsäure wird empfohlen (WEICKERT u. KRUG 1979).

Die **operative Therapie** wird bestimmt vom Befund bzw. vom Stadium. Liegt ein Dissekat vor, d.h. das Stadium V, sollte auf jeden Fall der Versuch einer Reintegration des losgelösten Körpers gemacht werden (Abb. 17). Wird ohne Dissekat mit Hilfe der Computertomographie oder der Arthroskopie ein Knorpeldefekt festgestellt, muß dies ggf. auch zur Operation führen. Im Stadium des sklerotischen Randsaumes und sofern die Epiphysenfugen geschlossen sind, genügt die Durchbrechung des sklerotischen Randwalls, um über eine neue Vaskularisation den Herd zu revitalisieren. Dies gilt auch für Herde, die durch ihre Lage in der Belastungszone eine gute Entlastung erschweren. In den Stadien II und III kommt es meist zu einem Knorpeldefekt; bei geschlossenen Fugen und bei Lage des Herdes außerhalb der Belastungszone entschließt man sich zur konservativen Therapie mit konsequenter Entlastung.

Sämtliche operativen Therapien sollten das Ziel der Reintegration des gelösten Herdes und der Revitalisierung der nekrotischen Zone haben. Die verschiedenen Möglichkeiten sind aus der Abb. 18 zu ersehen. Intra- und extraartikuläre Bohrungen können ergänzt werden durch Einbringen von Spongiosachips oder von Knochenspänen. Die Refixation eines lockeren oder gelösten Körpers wird mit den verschiedensten Methoden vorgeschlagen: Nagel von innen oder außen, tiefliegende Schrauben, Knochenspäne

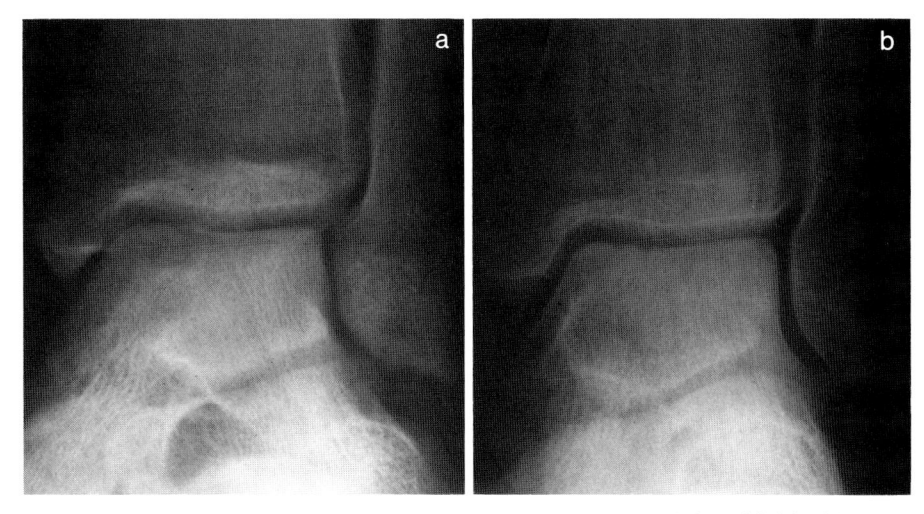

Abb. 19 a u. b   Osteochondrosis dissecans der medialen Talusrolle bei einer Fünfzehnjährigen (a), b) 1 Jahr nach Beckscher Bohrung

(CAMERON u. Mitarb. 1974, SMILLIE 1957, BANDI u. ALLGÖWER 1959). Wir selbst setzen große Hoffnungen in die Fibrinklebung; erste Ergebnisse (ZILCH u. FRIEDEBOLD 1981) sind durchaus erfolgversprechend. Kann das Dissekat nicht reintegriert werden, sollte das Mausbett angefrischt und die Umgebung geglättet werden. Dabei kann (Abb. 18) zwischen dem Herauslösen mit Bildung einer senkrechten Schnittfläche und der Auffrischung bis auf die blutende Spongiosa (Spongiosierung, Vorschlag FICAT) unterschieden werden. Zumindest vom theoretischen Standpunkt aus und bei gesicherter postoperativer Entlastung sollten die Schnittränder nicht dem Niveau des Mausbettes angeglichen werden. In Abhängigkeit von der Lage des Herdes bietet sich eine autologe oder homologe Knorpelplastik, z. B. von der hinteren Femurrolle, an (u. a. WAGNER 1972, WAGNER u. STRAUSS 1981).

Die neue Möglichkeit der Arthroskopie wird auch bei der Osteochondrosis dissecans angewendet werden, obwohl längere Operationszeiten bei der schwierigen Technik erst nach langer Erfahrung und mit verbessertem Instrumentarium reduziert werden können (GUHL 1982).

Als *Nachbehandlung* – gleich ob konservativ oder operativ vorgegangen wurde – ist eine langfristige Entlastung (bis zu einem halben Jahr und mehr) notwendig. Die Erlaubnis zur Wiederbelastung setzt den röntgenologischen Nachweis der Reintegration voraus. Während der Entlastungszeit sollte eine regelmäßige aktive krankengymnastische Beübung, jedoch ohne Gewichtsbelastung, durchgeführt werden.

Prognose

Die Prognose der Osteochondrosis dissecans ist durchaus gut. Beim Kind besteht eine gute Reintegrationstendenz, die durch eine regelmäßig durchgeführte konservative Therapie dieser Patienten ausgenützt werden sollte. Eine aufmerksame Überwachung mit kurzen Wiedervorstellungsabständen ist neben der konsequenten Entlastung jedoch notwendig. Beim älteren Jugendlichen und in fortgeschrittenen Stadien ist die operative Therapie nicht zu umgehen. Im allgemeinen ist die Gelenkkongruenz gut herstellbar (Abb. 19); eine dauerhafte Sanierung ist bei rechtzeitiger Diagnose und konsequenter Behandlung die Regel.

Literatur

Ahlbäck, S., G. C. H. Bauer, W. H. Bohne: Spontaneous osteonecrosis of the knee. Arthr. and Rheum. 11 (1968) 705–733

Aichroth, P.: Osteochondritis dissecans of the knee. J. Bone Jt Surg. 53 B (1971) 440–447

Alexander, A. H., D. M. Lichtman: Surgical treatment of transchondral talar-dome fractures (osteochondritis dissecans). J. Bone Jt Surg. 62 A (1980) 646–652

Arcq, M.: Behandlung der Osteochondrosis dissecans durch Knochenspanbolzung. Arch. orthop. Unfall-Chir. 79 (1974) 297–312

Axhausen, G.: Die Ernährungsunterbrechungen am Knochen. Ergebn. allg. Path. path. Anat. 37 (1954) 207

Bandi, W., M. Allgöwer: Zur Therapie der Osteochondrosis dissecans. Helv. chir. Acta 5/6 (1959) 552–558

Berndt, A. L., M. Harty: Transchondral fractures (osteochondritis dissecans) of the talus. J. Bone Jt Surg. 41 A (1959) 988–1020

Blauth, W., P. Edelmann: Zur spontanen Osteonekrose des Kniegelenks beim Erwachsenen. Z. Orthop. 111 (1973) 503

Blom, J. M. H., S. P. Strijk: Lesions of the trochlea tali: Osteochondral fractures and osteochondritis dissecans of the trochlea tali. Radiol. clin. (Basel) 44 (1975) 387–396

Bohne, W., G. Mohnheim: Spontane Osteonekrose des Kniegelenks. Z. Orthop. 107 (1970) 384

Brückl, R., G. Rosemeyer, G. Thiermann: Behandlungsergebnisse der Osteochondrosis dissecans des Kniegelenks bei Jugendlichen. Z. Orthop. 120 (1982) 717–724

Burckhardt, H.: Arthritis deformans und chronische Gelenkerkrankungen. In: Neue Deutsche Chirurgie, Bd. 52, Enke, Stuttgart 1932

Erkrankungen mit besonderen Ursachen

Cameron, H. U., R. M. Piliar, I. MacNab: Fixation of loose bodies in joints. Clin. Orthop. rel. Res. 100 (1974) 309

Chizzola: zit. nach M. Poeschl 1971

Dexel, M., U. Jehle: Resultate der operativen Behandlung der Osteochondrosis dissecans am Kniegelenk. Orthopädie 10 (1981) 87

Edelmann, P.: Diagnose und Behandlung der spontanen Osteonekrose beim älteren Menschen. Therapiewoche 40 (1975) 5657

Ficat, P., J. Arlet, B. Mazieres: Osteochondritis and osteonecrosis of the lower end of the femur: Interest of functional inv. of the marrow. Sem. Hôp. Paris 51 (1975) 1907

Green, W. T., H. H. Banks: Osteochondritis dissecans in children. J. Bone Jt Surg. 35 A (1953) 26-47

Guelpa, G., A. Chamay, R. Lagier: Bilateral osteochondritis dissecans of the carpal scaphoid. A radiological and anatomical study of one case. Int. Orthop. 4 (1980) 25-30

Guhl, J. F.: Arthroscopic treatment of osteochondrosis dissecans. Clin. Orthop. 167 (1982) 65-74

Herzberger, M., P. Schuler, K. Rossak: Osteochondrosis dissecans patellae. Z. Orthop. 120 (1982) 268-271

Hipp, E., G. Thiemel: Zur Diagnose und Diffenentialdiagnose der aseptischen Epiphyseonekrose, der Osteochondrosis dissecans und der Chondromatose am Ellenbogen. Fortschr. Med. 86 (1968) 610

Kaufmann, L.: Zur Ätiologie der Coxarthrose. Arch. orthop. Unfall-Chir. 64 (1968) 164-185

Kennedy, J. C., R. W. Grainger, R. W. McGraw: Osteochondral fractures of the femoral condyles. J. Bone Jt Surg. 48 B (1966) 436-440

Kjaergard, S.: Corpus liberum im Fußgelenk. Hospitalstidende 69 (1925) 37-41

Kolp, W., K. Fethke: Spannungsoptische Untersuchungen eines belasteten Kniegelenks. Beitrag zur Ätiologie der Osteochondrosis dissecans. Beitr. Orthop. Traum. 29 (1982) 493-500

Koshino, T.: The treatment of spontaneous osteonecrosis of the knee by high tibial osteotomy with and without bone-graft or drill of the lesion. J. Bone Jt Surg. 64 A (1982) 47-58

Langer, F., E. C. Percy: Osteochondrosis dissecans and anomalous ossification: A review of 80 lesions in 61 patients. Canad. J. Surg. 14 (1971) 208-215

Lotke, P. A., J. A. Abend, M. L. Ecker: The treatment of osteonecrosis of the medial femoral condyle. Clin. orthop. rel. Res. 171 (1982) 109

Matthiass, H. H.: Differentialdiagnose der Osteochondrosis dissecans. Prakt. Orthop. 11 (1981)

Mohing, W.: Die Osteochondrosis dissecans des Kniegelenks. - Ätiologie, Pathogenese, Klinik und Therapie unter besonderer Berücksichtigung ihrer Bedeutung als präarthritischer Gelenkschaden. Z. Orthop. 92 (1960) 543-560

Müller, U.: Spontanheilung der Osteochondritis dissecans. Z. orthop. Chir. 81 (1951) 377

Nielsen, N. A.: Osteochondritis dissecans des capitulum humeri. Acta orthop. scand. 4 (1933) 307-457

O'Donoghue, D. H.: Chondral and osteochondral fractures. J. Trauma 6 (1966) 469

Pantazopoulos, R., E. Exarchou: Osteochondritis dissecans of the patella. J. Bone Jt Surg. 53 A (1971) 1205-1207

Petrie, P. W. R.: Aetiology of osteochondritis dissecans. J. Bone Jt Surg. 59 B (1977) 366-367

Poeschl, M.: Juvenile Osteo-Chondro-Nekrosen. In: Röntgendiagnostik der Skeleterkrankungen, Bd. V/4. Springer, Berlin 1971

Ribbing, S.: The hereditary multiple epiphyseal disturbance and its consequences for the aetiogenesis of local malacias - particularly the osteochondrosis dissecans. - Acta orthop. scand. 24 (1955) 286

Rodegerdts, U., S. Gleibner: Langzeiterfahrungen mit der operativen Therapie der Osteochondrosis dissecans des Kniegelenks. Orthop. Prax. 7 (1979) 612-622

Seidenstein, H.: Osteochondrosis dissecans of the knee; spontaneous healing in children. Bull. Hosp. Jt Dis. N. Y. 18 (1957) 123-134

Smillie, I. S.: Treatment of osteochondritis dissecans. J. Bone Jt Surg. 39 B (1957) 248-260

Van Denmark, R. E.: Osteochondritis dissecans with spontaneous healing. J. Bone Jt Surg. 34 A (1952) 143-148

Wagner, H.: Möglichkeiten und klinische Erfahrungen mit der Knorpeltransplantation. Z. Orthop. 110 (1972) 705-708

Wagner, H., H. J. Strauß: Die Osteochondrosis dissecans des Kniegelenkes. - Klinik - Therapie - Prognose. Prakt. Orthop. 11 (1981)

Weickert, H., K. Krug: Zur Therapie der Osteochondrosis dissecans des Kniegelenks. Orthop. Prax. 15 (1979) 627

Wilson, J. N.: A diagnostic sign in osteochondritis dissecans of the knee. J. Bone Jt Surg. 49 B (1967) 477

Zilch, H., G. Friedebold: Klebung osteochondraler Fragmente mit dem Fibrinkleber. Akt. Traum. 11 (1981) 136-140

Idiopathische Hüftkopfnekrose

Von E. Hipp und K. Glas

Definition

Als idiopathische Hüftkopfnekrose bezeichnet man im allgemeinen ein langsames, manchmal aber auch innerhalb von Monaten rasch fortschreitendes, sehr oft auf beiden Seiten auftretendes (70%) *ischämisches* Absterben eines Hüftkopfanteiles. Die Erkrankung des Hüftkopfes ist typischerweise ventrolateral im Hüftkopf gelegen. Nur selten sind andere Hüftkopfanteile primär mit betroffen (Abb. **1-3**). Im Verlauf des Nekrosegeschehens können schließlich der gesamte ventrolaterale epiphysäre Hüftkopfanteil und im Spätstadium schließlich der ganze Hüftkopf der Nekrose anheimfallen.

Man beobachtet die idiopathische Hüftkopfnekrose bevorzugt beim männlichen Geschlecht zwischen dem 35. und dem 45. Lebensjahr (Abb. **4**). Abzugrenzen sind *Destruktionen* bei der enchondralen Dysplasie sowie *Osteolysen* verschiedener Genese (Tumoren, Entzündungen, Arthrosen und Arthropathien). Keine Schwierigkeiten bei der Diagnose bereitet die *posttraumatische Hüftkopfnekrose,* die ja ein ähnliches morphologisches Erscheinungsbild zeigen kann, wenn die lateralen Epiphysengefäße (Rr. nutritii capitis superiores) z. B. bei einer Schenkelhalsfraktur unterbrochen sind und ein Umgehungskreislauf die Vaskularisation dieses Hüftkopfanteiles nicht aufrechterhalten kann. Die Anamnese bringt hierbei den Hinweis über ein stattgehabtes Trauma, und angiographisch läßt sich der Gefäß-

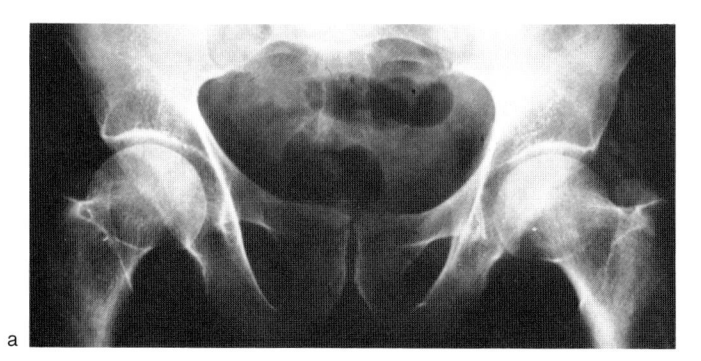

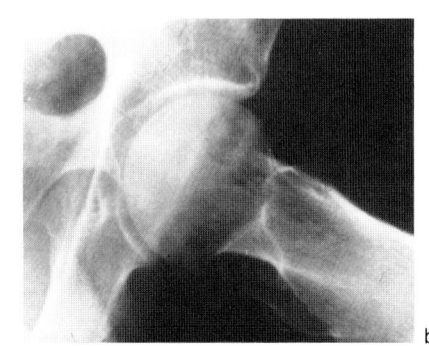

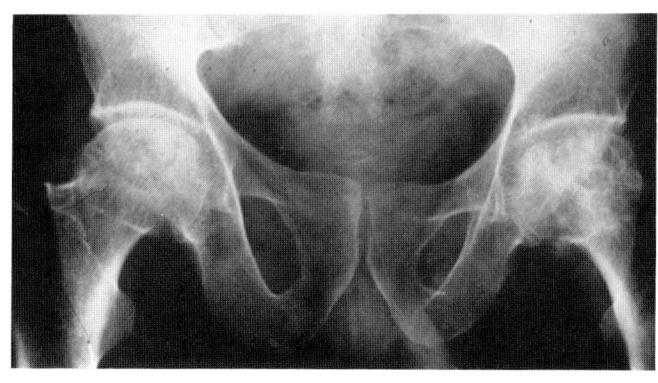

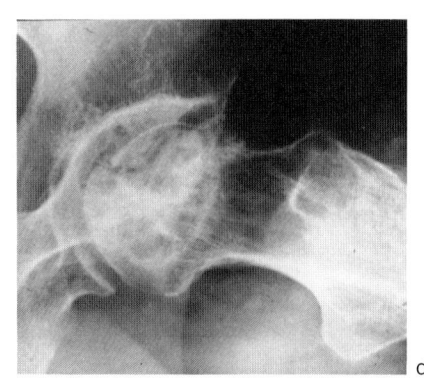

Abb. **1** a–d K.J., 45 Jahre, ♂. Verlauf einer idiopathischen Hüftkopfnekrose. a u. b) Seit einigen Monaten Schmerzen im linken Hüftgelenk. Keine nennenswerte Bewegungseinschränkung. Die Röntgenaufnahmen zeigen eine Osteolysezone im lateralen epiphysären Hüftkopfanteil, die vor allem auf der axialen Aufnahme zu unterscheiden ist. Nekrosestadium I. c u. d) 6 Jahre später findet sich ein spätes Stadium der Nekrose (Stadium VI) mit einem Befall des gesamten Hüftkopfes mit degenerativen Veränderungen des Gelenks; auf der anderen Seite besteht jetzt ein Stadium III (nach *Marcus*)

Zahlreiche Röntgenaufnahmen, insbesondere spezielle CT- und NMR-Aufnahmen wurden im Institut für Radiologie, München, (Direktor Dr. *P. Gerhardt*) und im Radiologischen Institut, München, (Dr. *H. Heller*) angefertigt. Sie überließen uns die notwendigen Dokumente. Dafür bedanken wir uns sehr.

2.66 Erkrankungen mit besonderen Ursachen

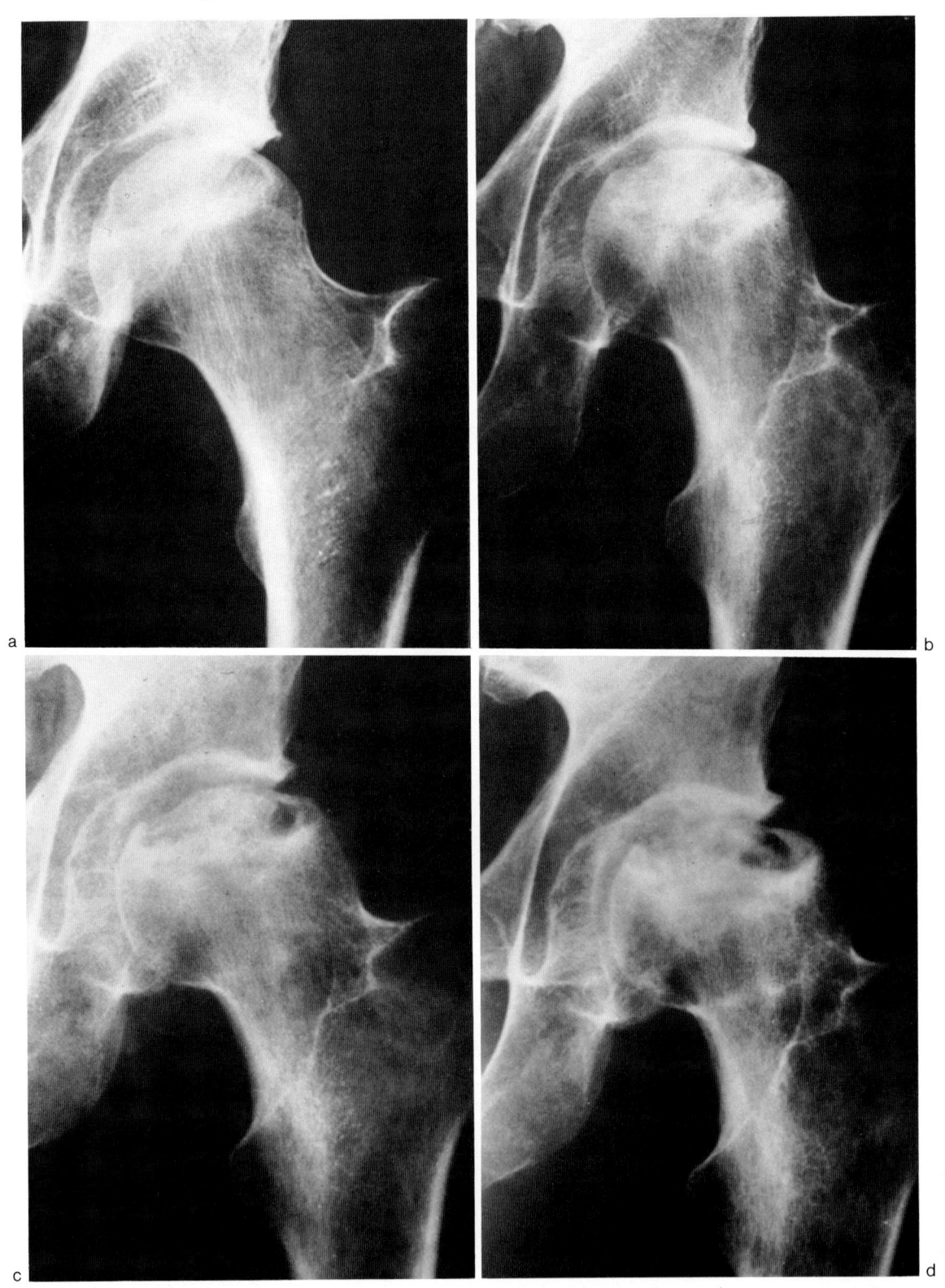

Abb. 2 a–d S. A., 30 Jahre, ♂. Entwicklung einer idiopathischen Hüftkopfnekrose vom Stadium III bis Stadium V. a) Beginnende Kopfdeformierung bei einem epiphysärem Herd. b u. c) Zunehmender Kopfeinbruch im Verlaufe 1 Jahres und d) Ausbildung einer sekundären Arthrose (aus *M. Lange, E. Hipp:* Lehrbuch der Orthopädie und Traumatologie, Bd. II/1, 2. Aufl. Enke, Stuttgart 1976)

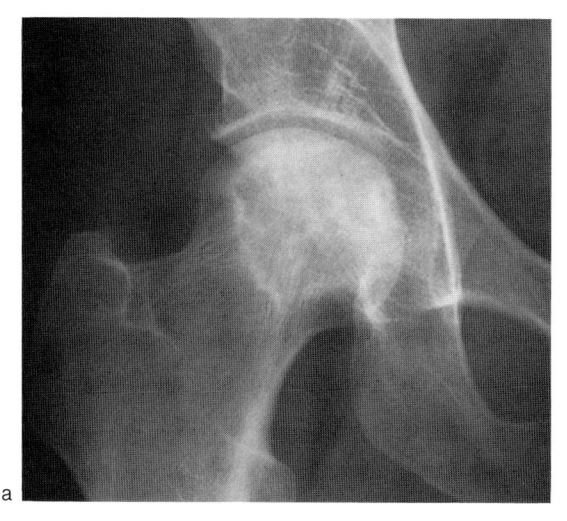

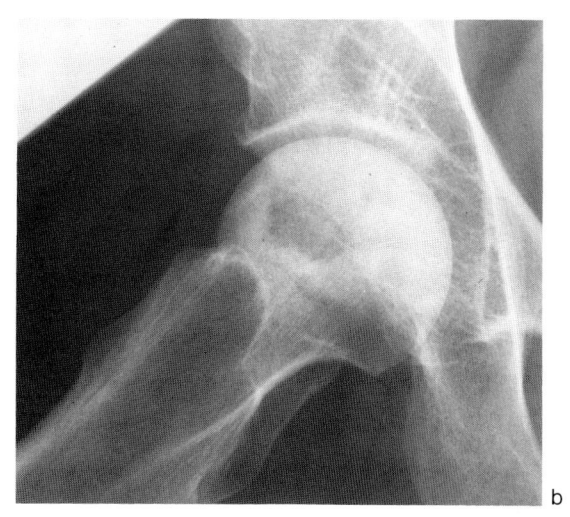

Abb. 3 a, u. b L. S., 39 Jahre, ♂. Idiopathische Hüftkopfnekrose im Stadium III. Atypisch großer ventral gelegener Herd, der sich im a.-p. Bild keilförmig nach kaudal projiziert

verschluß im Bereich des R. profundus oder aber im Bereich der Rr. nutritii capitis femoris objektivieren (HIPP 1959).

Bisher konnte sich keine *einheitliche Terminologie* für das Krankheitsbild der ischämischen Hüftkopfnekrose der Erwachsenen durchsetzen. Vielfach wird die posttraumatische *Hüftkopfnekrose* gesondert von denen betrachtet, die weder eine äußere noch eine innere Ursache erkennen lassen, die also „primär" oder „spontan" auftreten und deshalb auch als „idiopathisch" bezeichnet werden (REICHELT 1969, CRUESS 1978, MORSCHER 1971, POHL 1971, GLIMCHER u. KENZORA 1979). Die Attribute „aseptisch", „avaskulär" oder „ischämisch" finden sich ebenso, werden aber häufig als Überbegriff für alle Arten der Hüftkopfnekrose, einschließlich der posttraumatischen, angewendet (WILLERT 1977, GLIMCHER u. KENZORA 1979).

Da spontane Hüftkopfnekrosen häufig mit Erkrankungen wie der Sichelzellanämie, dem Morbus Gaucher und Dysbarismus oder im Verlauf einer Cortisontherapie und bei Stoffwechselerkrankungen, wie der Hyperlipidämie, der Hyperurikämie, des Diabetes mellitus und des Alkoholabusus auftreten, bezeichnet MAU diese Art der Hüftkopfnekrose, einschließlich der posttraumatischen Nekrose, als *sekundäre Nekrose*.

Das Attribut „idiopathisch" steht also nach MAU nur den Hüftkopfnekrosen zu, bei denen keine entsprechenden Zusammenhänge gefunden werden können (MAU 1965, 1982).

Wir verwenden den Begriff „idiopathisch" für alle nichtposttraumatischen Hüftkopfnekrosen. Damit sei eine Korrelation geschaffen mit der angelsächsischen Literatur, die zwischen „traumatic" und „non-traumatic necrosis of the femoral head" unterscheidet (EDEIKEN 1967, HERNDON u. AUFRANC 1972, JAKOBS 1978).

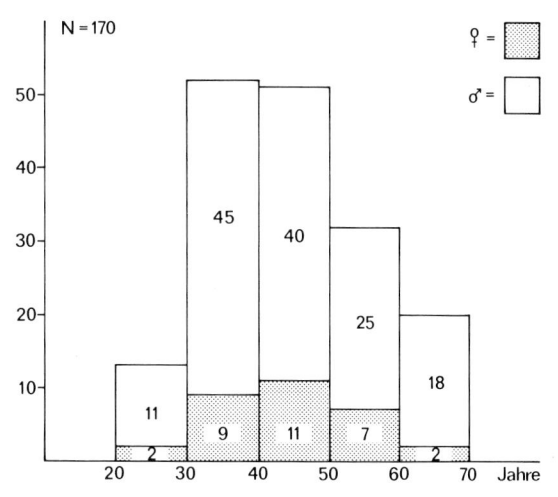

Abb. 4 Schematische Darstellung der Alters- und Geschlechtsverteilung bei der idiopathischen Hüftkopfnekrose (Analyse von 170 Patienten)

Wir grenzen allerdings jetzt einen Teil der idiopathischen Hüftkopfnekrosen ab, bei denen in den letzten Jahren direkte Zusammenhänge zwischen verschiedenen Erkrankungen gefunden werden konnten, und sprechen von:
1. Hüftkopfnekrose bei Dysbarismus (Caisson-Nekrose),
2. Hüftkopfnekrose bei Sichelzellanämie (vgl. Abb. 9),
3. Hüftkopfnekrosen bei Morbus Gaucher (Abb. 5),
4. Hüftkopfnekrose bei der Steroidtherapie.
5. Hüftkopfnekrose bei Lupus erythematodes.

Man kann jedoch feststellen, daß beim *Dysbarismus* die Angaben über die Häufigkeit des Auftretens der Hüftkopfnekrose zwischen 1,9 und 75%

2.68 Erkrankungen mit besonderen Ursachen

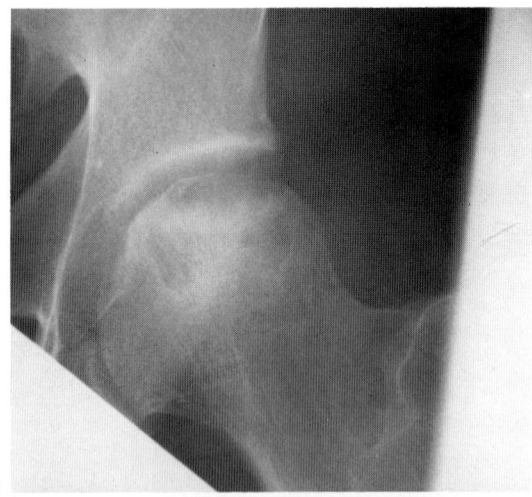

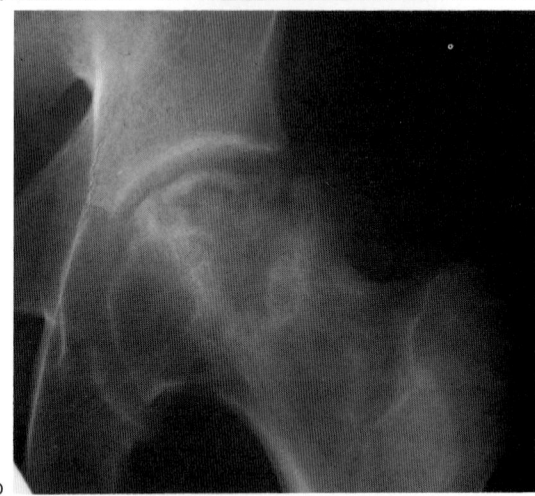

Abb. 5 a u. b W. D., 20 Jahre, ♂. Hüftkopfnekrose bei Morbus Gaucher. a) Stadium III: Kopfform noch erhalten, b) Stadium V: Zusammenbruch des Kopfes und Arthrose

schwanken (HERNDON u. AUFRANC 1972, OTHA u. MATSUNAGA 1974, KAWASHIMA 1977, HEARD u. SCHNEIDER 1978, ALNOR 1980, ROSZAHEGYI 1980). Im einzelnen sei auf den Beitrag „Caissonnekrose" verwiesen (s. S. 2.108).
Einheitlicher sind die Angaben beim *Morbus Gaucher.* HERNDON u. AUFRANC (1972) sowie GOLDBLATT (1978) beobachteten eine Nekrose beim Morbus Gaucher bei 40–75% der Erkrankten (Abb. 5).
Beim *Lupus erythematodes* beträgt die Hüftkopfnekroserate zwischen 5 und 50% (DUBOIS 1960, BERGSTEIN 1974, ABELES 1978, KLIPPEL 1979, ZIZIC 1980).
Bei der *Sichelzellanämie* dagegen kann die Nekrose des Hüftkopfes bei bis zu 70% der Patienten vorgefunden werden. Im Zusammenhang mit der *Glukokortikoidtherapie* schwanken die Häufigkeitsangaben zwischen 3 und 16%.
Eine weitere Gruppe der *idiopathischen Hüftkopfnekrose* tritt ohne zunächst erkennbare assoziierte Erkrankung auf. Bei der Suche nach möglichen ätiologischen Faktoren wurden jedoch Befunde erhoben, welche teilweise in hohem Prozentsatz mit spontaner Nekrose des Hüftkopfes auftreten. Man findet eine *Hyperurikämie* (Abb. 6) zwischen 22 und 91% bei Patienten mit einer idiopathischen Hüftkopfnekrose (HACKENBROCH 1977, WILLERT 1977, JAKOBS 1978, PUHL 1978, GLAS 1981).
ZINN (1971) konnte mit Hilfe des oralen Glukosebelastungstests in etwa 30% *Diabetes mellitus* bei Patienten mit einer Hüftkopfnekrose vorfinden. Ein *übermäßiger Alkoholkonsum* konnte bei 20–88% bei Hüftkopfpatienten anamnestisch erhoben werden (FISCHER 1971, JAKOBS 1978, PUHL 1978, GLAS 1981).
Ein *Übergewicht* bestand bei 20–61% der Patienten (MERLE d'AUBIGNÉ 1965, FRENKEL 1976, PUHL 1978, GLAS 1981). In ähnlichem Ausmaß fand man eine *Hyperlipidämie* bei 22–68% der Nekrosepatienten (ZINN 1971, HACKENBROCH 1978, GLAS 1981, ZSERNAVICZKY 1982). Bei 18–33% der Patienten fand sich ein *Hypertonus* (FRENKEL 1976, PUHL 1978). Als sehr häufig (bis zu 33%) wird ein Nikotinabusus von PUHL (1978) angegeben.

Der Versuch, den *Umkehrschluß* an Patientenkollektiven mit den genannten Störungen und einer erhöhten Häufigkeit an sog. idiopathischen Hüftkopfnekrosen zu führen, ist bislang nicht gelungen. So konnten SCHNEIDER u. BICK (1971), SMITH (1977) und WAGENHÄUSER u. FREI (1979) bei in Heilanstalten untergebrachten Trinkern keine Hüftkopfnekrosen röntgenologisch nachweisen. Lediglich GOLD u. CANGEMI (1979) fanden unter 790 gleichen Patienten 2 Hüftkopfnekrosen. Zu entsprechend negativen Ergebnissen führte auch die Suche nach spontaner Hüftkopfnekrose bei Gichtpatienten durch ROTES u. QUEROL u. MUNOZ u. GOMEZ (1965) und STOCKMANN (1980).

Historisches

Erst in der zweiten Hälfte unseres Jahrhunderts wird der idiopathischen Hüftkopfnekrose vermehrte Aufmerksamkeit geschenkt, obwohl die ersten Fallbeschreibungen bereits vor knapp 100 Jahren veröffentlicht wurden. So beschreibt KÖNIG (1887) bei 2 Patienten eine Osteonekrose des Hüftkopfes, die nicht auf ein Trauma zurückgeführt werden konnte. Er benutzt den Begriff der Osteochondrosis dissecans. Als Ursache hält KÖNIG Mikrotraumen und auch zirkulatorische Störungen für möglich. 1911 beobachteten BORNSTEIN u. PLATE spontane Hüftkopfnekrosen bei Caissonarbeitern, die von einer Dekompressionskrankheit betroffen waren. 1925 folgt ein Bericht von HÄNISCH über einen 30jährigen Patienten mit spontaner Hüftkopfnekrose. 1926 beschreibt FREUND einen Patienten mit einer doppelseitigen Hüftkopfnekrose unklarer Genese. Er vermutet Zirkulationsstörungen und trennt das Krankheitsbild von der Osteochondrosis dissecans ab, die vor allem in der Adoleszenz gefunden wird und weniger schwere Folgen hinterläßt, 1926 berichten auch

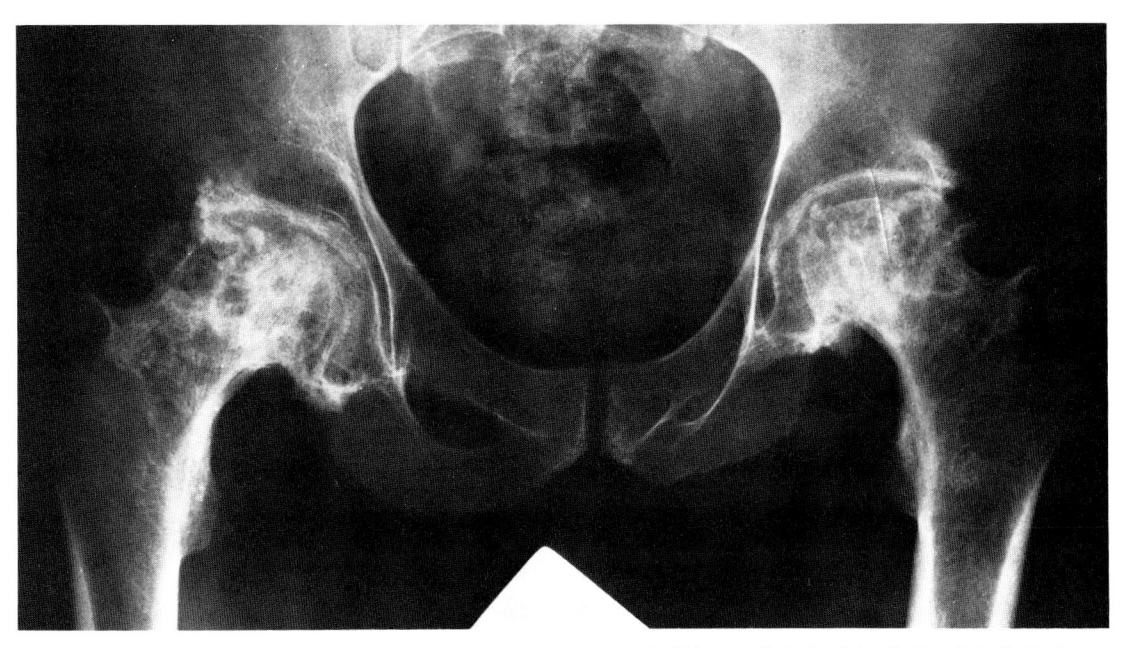

Abb. 6 R.J., 53 Jahre, ♂. Doppelseitige Nekrose der Hüftköpfe bei Hyperurikämie. Bds. findet sich ein Spätstadium der Nekrose (Stadium VI)

CUSHING u. STOUT über eine spontane Hüftkopfnekrose bei einem Patienten mit einem Morbus Gaucher. Einzelbeobachtungen über die idiopathische Hüftkopfnekrose stammen dann weiter von CHANDLER (1936), KAHLBORN (1946) sowie PHEMISTER (1946).
CHANDLER (1936) spricht von einer „coronary disease of the hip", vergleicht also die Hüftkopfnekrose mit einem vaskulären Infarkt, ähnlich wie bei viszeralen Organen. Neben arteriellen Störungen hält CHANDLER venöse Abflußstörungen für möglich, die in Zusammenhang mit intraartikulären Druckverhältnissen stehen sollen. MANKIN u. BROWER berichten 1962 über insgesamt 29 Patienten, wobei 5 eigene Beobachtungen verwertet werden. Sie besprechen die bilaterale Hüftkopfnekrose beim Erwachsenen und ziehen ursächlich kongenitale Gefäßanomalien im Hüftkopfbereich in Erwägung. PATTERSON u. Mitarb. analysieren 1964 52 Patienten mit einer idiopathischen Hüftkopfnekrose aus der Mayo-Klinik. Anamnestisch brachten die Untersuchungen Hinweise auf einen vermehrten Alkoholgenuß (17%) der untersuchten Patienten.
Einer besonderen Beachtung bedürfen Berichte von MERLE d'AUBIGNÈ (1965) der bereits 125 Patienten beobachten konnte. Ihm fiel auf, daß bei etwa 50% der Patienten Anomalien meist im Sinne einer Coxa valga zu sehen waren. 30% gaben traumatische Einwirkungen an, die häufig nicht sehr erheblich gewesen sein sollen. Bei etwa 20% der Patienten werden vermehrter Alkoholgenuß und Fettsucht festgestellt. MERLE d'AUBIGNÈ weist darauf hin, daß ein Teil der Patienten Cortison zu sich genommen hat. Aufgrund von pathologisch-anatomischen Untersuchungen wird von MERLE d'AUBIGNÈ angenommen, daß es sich wirklich um eine ischämische Nekrose handelt, die insbesondere den vorderen oberen Anteil des Hüftkopfes betrifft. Die histologische Untersuchung ergab im Bereich der lateralen Epiphysengefäße und der medialen Epiphysengefäße eine Verdickung der Intima mit Zerreißung der Elastika. Die Gefäße zeigten Teilverschlüsse. Diese Veränderungen würden an einen Befund erinnern, wie er bei der temporalen Periarthritis gesehen werden könnte.
MAU berichtet 1965 über 7 Patienten mit einer idiopathischen Hüftkopfnekrose. Er weist darauf hin, daß von diagnostischer Bedeutung u.a. eine Diskrepanz zwischen relativ geringfügigen Beschwerden und nachweisbaren morphologischen Veränderungen besteht. Histologisch wird auf das gehäufte Auftreten von Lebererkrankungen sowie auf den Alkoholabusus hingewiesen und eine Osteoporose als Ursache einer pathologischen Kompressionsfraktur des Kopfes in Erwägung gezogen. Bei einem Patienten wurde ein Phlebogramm angefertigt, das allerdings schwer deutbare Befunde zu erkennen gab.
Eigene Beobachtungen berücksichtigen erstmals 70 Patienten, wobei bei 20 Patienten bereits Hüftangiogramme durchgeführt wurden. Es konnte festgestellt werden, daß demnach die idiopathische Hüftkopfnekrose als eine *avaskuläre* Nekrose des Schenkelkopfes zu bezeichnen ist (HIPP 1966). Angiographische Befunde bestätigten die vermutete Beeinträchtigung. Im einzelnen zeigten sich Verplumpungen und Schlängelungen der Gefäße, wie sie im allgemeinen bei den mehr degenerativen Veränderungen der Gefäße im Sinne der Atheromatose und Arteriosklerose zu sehen sind. Es können die Gefäße auch vollkommen obliterieren, vor allem dann am Übergang zum Nekrosebezirk. Inwieweit Variationen der Gefäße vorhanden sind oder aber Dysplasien, die bei der Entstehung der idiopathischen Hüftkopfnekrose Bedeutung erlangen, war noch nicht endgültig festzulegen. Verschiedene Gefäßbilder weisen jedoch darauf hin. Es müßte dann für die Entstehung der Hüftkopfnekrose eine Dekompensation des Gefäßsystems verantwortlich gemacht werden. 1 Jahr später wurde dann bereits über 100 Patienten berichtet; davon konnten 40 Patienten angiographiert werden. Erneut konnten Gefäßveränderungen bereits im R. profundus (Einengungen, Durchflußstörungen) nach-

2.70 Erkrankungen mit besonderen Ursachen

gewiesen werden, häufiger noch Gefäßveränderungen im Bereich der Rr. nutritii (laterale Epiphysengefäße, HIPP 1968). Bei Berücksichtigung der morphologischen Gegebenheiten konnte man schließen, daß mehr noch, als es CHANDLER 30 Jahre zuvor tat, die Beeinträchtigung des Gefäßsystems hinsichtlich der Entstehung der idiopathischen Hüftkopfnekrose in den Vordergrund zu stellen ist und von der „coronary disease of the hip", von einem Hüftkopfinfarkt, gesprochen werden kann, ähnlich wie von der Herzkranzgefäßerkrankung und dem Myokardinfarkt.

Morphologisch bleibt festzustellen, daß sämtliche Hüftkopfnekrosen ein relativ einheitliches Erscheinungsbild aufweisen, weshalb hinsichtlich der Entstehung der Beeinträchtigung der Gefäßversorgung – welcher Art auch immer – ein gemeinsamer pathogenetischer Zusammenhang zu vermuten ist. 1971 rückte dann ZINN mechanische Faktoren bei der Entstehung der Hüftkopfnekrose in den Vordergrund.

In den letzten 10 Jahren konnten nun zahlreiche Autoren (WAGNER 1968, 1980, REICHELT 1968, 1969, 1980, MAU 1966, FICAT 1974, 1975, HUNGERFORD 1978) sich intensiv mit dem Krankheitsbild der idiopathischen Hüftkopfnekrose in den verschiedenen Stadien und mit den therapeutischen Möglichkeiten befassen.

Wichtige Erkenntnisse zur Entstehung von Klinik und Therapie konnten erarbeitet werden. Neue Erkenntnisse brachte dann die Analyse des eigenen Krankengutes durch GLAS (1981) im Hinblick auf die Entstehung, und zwar unter besonderer Berücksichtigung der Fließeigenschaften des Blutes.

Darauf hinzuweisen bleibt noch, daß früher schon Hüftkopfnekrosen bei verschiedenen Erkrankungen beobachtet wurden, so von MAUVOISIN (1955) bei einer Störung des Purinmetabolismus (vgl. Abb. 6) und von TANAKE (1956) bei der Sichelzellanämie.

PIETROGRANDE u. MASTROMARINO (1957) berichten als erste über einen Patienten mit einer Osteonekrose des Hüftkopfes im Anschluß an eine Glukokortikoidtherapie.

1960 waren es dann DUBOIS u. COZEN, die bei 9 von 400 Patienten mit Kollagenosen eine Osteonekrose des Femurkopfes radiologisch nachweisen konnten. Auch wurden Hüftkopfnekrosen beim Morbus Gaucher (vgl. Abb. 5), einer Speicherkrankheit, gefunden, bei der es sich wahrscheinlich um einen autosomal-rezessiv vererblichen Mangel an Glukozerebrosidase mit nachfolgender Glukozerebrosidspeicherung im retikuloendothelialen System handelt (EGGSTEIN 1977). Auch findet ISDALE (1962) Nekrosen bei der rheumatischen Arthritis.

Als Erstautoren, die auf die Bedeutung bei der Entstehung der Hüftkopfnekrosen bei Hyperlipidämie hingewiesen haben, gelten DESEZE u. Mitarb. (1960) und bei Alkoholismus VIGNON (1960).

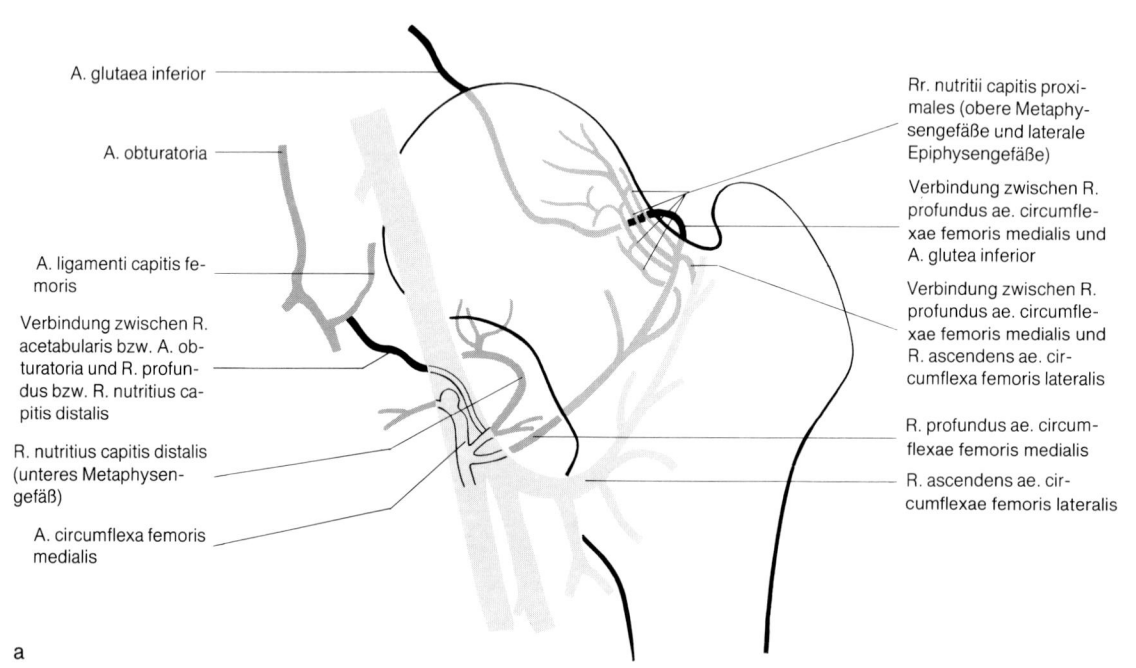

Abb. 7 a u. b   a) Schematische Darstellung der Hüftkopfgefäße. b) Ausgußpräparat der Hüftkopfgefäße. Darstellung der dorsolateralen Region mit R. profundus und Aufteilung der Rr. nutritii capitis lateralis.
Beachte: Arkadenbildung und Netzbildung der Rr. nutritii capitis (1). Es stellt sich der R. communicans (6) zwischen R. profundus der A. circumflexa femoris medialis (4) und des R. ascendens der A. circumflexa femoris lateralis (5) dar. 2 = Intraossärer Verlauf der Rr. nutritii, 3 = Rr. nutritii capitis

Theorien zur Entstehung idiopathischer Hüftkopfnekrosen

Für die Entstehung von Hüftkopfnekrosen finden sich in der Literatur vielfältige Erklärungsversuche. Man ist sich weitgehend darüber einig, daß sämtlichen Formen der Hüftkopfnekrose eine Ischämie zugrunde liegt. Nach dem Angriffsort der Durchblutungsstörung werden die verschiedenen Theorien in den folgenden Absätzen besprochen.

Störungen der zuführenden Gefäße

Einer der Erstbeschreiber der Hüftkopfnekrose (FREUND 1926) weist bereits auf den Infarktcharakter dieses Geschehens hin. PHEMISTER (1934)

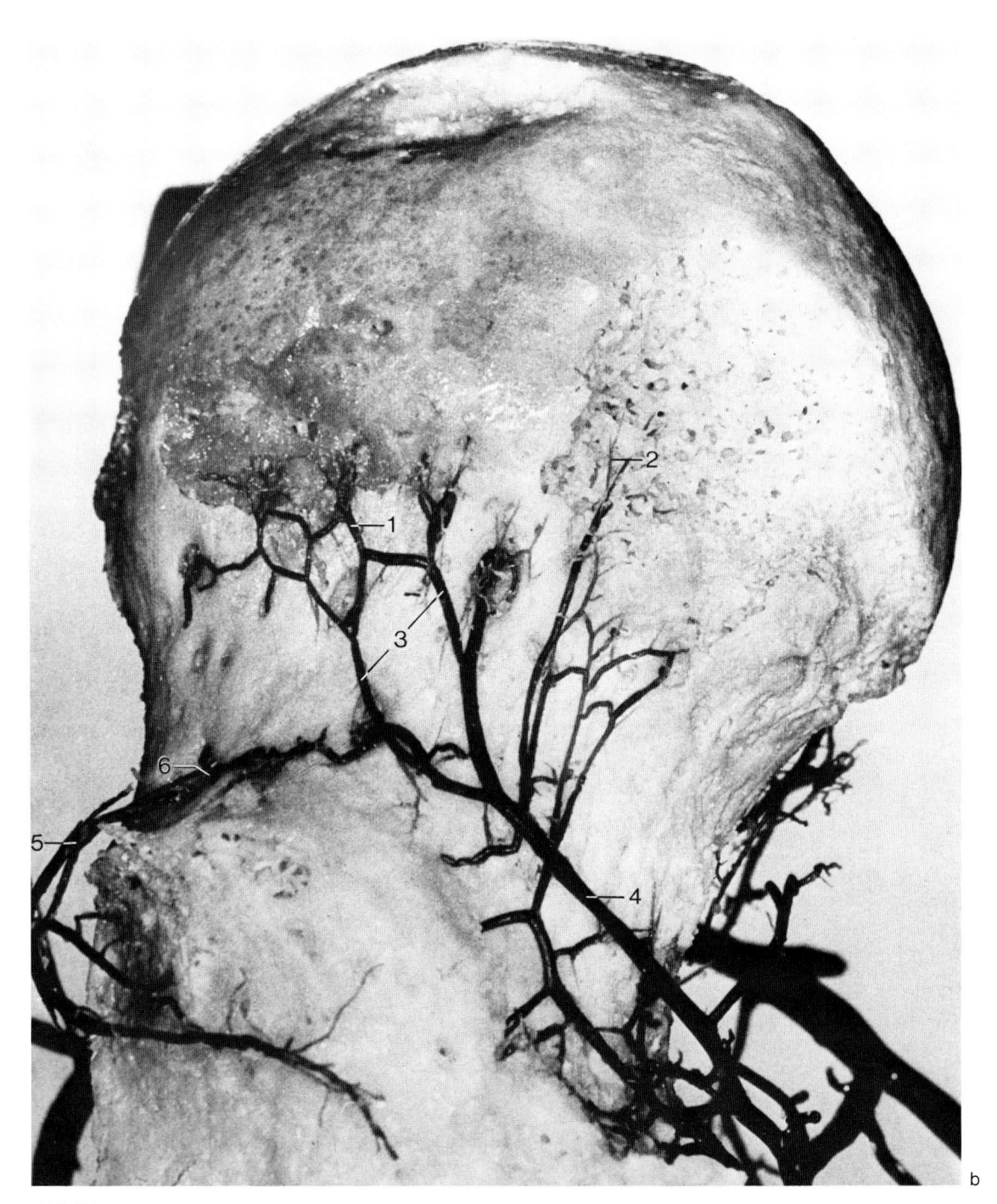

Abb. 7 b

2.72 Erkrankungen mit besonderen Ursachen

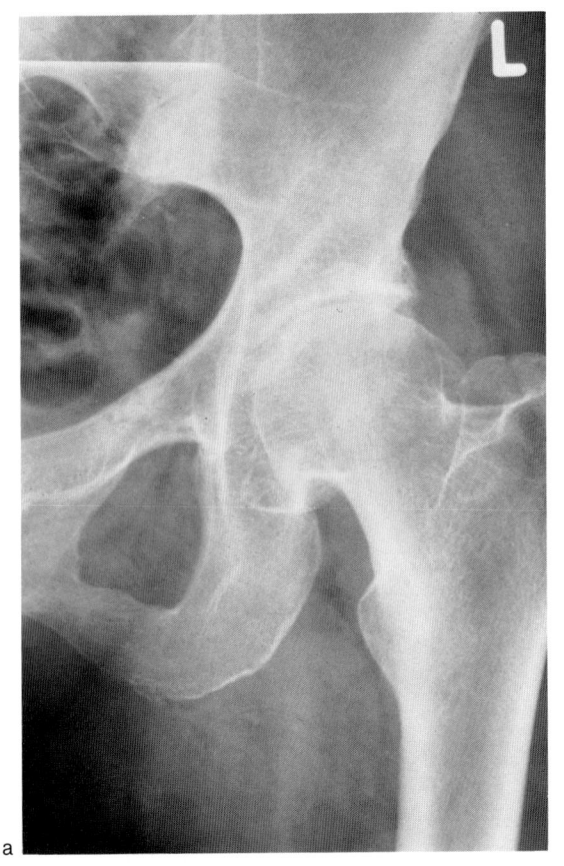

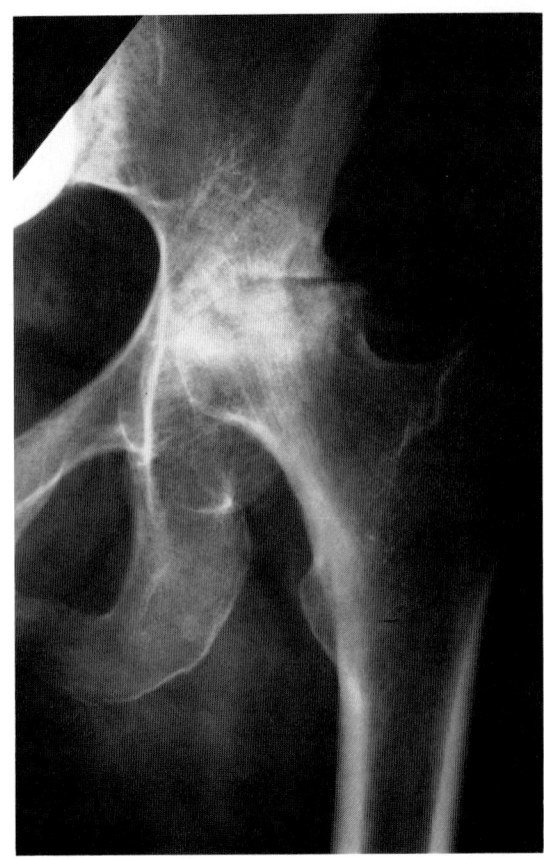

Abb. 8 a u. b

spricht von einer „obscure vascular disturbance"; CHANDLER (1948) präzisiert zur „coronary disease of the hip". Eigene Untersuchungen konnten dann 1964 anhand von Angiographien Beeinträchtigungen des R. profundus der A. circumflexa femoris medialis und auch der Rr. nutritii capitis objektivieren. Es zeigten sich Gefäßdysplasien, verschiedenartige Einengungen der Gefäße und schließlich Verschlüsse der Rr. nutritii und z. T. auch des R. profundus der A. circumflexa femoris medialis (Abb. 7). Diese morphologischen Befunde konnten jetzt auch an 40 selektiven Angiographien, wie sie nach der Methode von RUPP u. GRÜNBERG (1975) vorgenommen wurden, Bestätigung erhalten. Es zeigten sich angiographisch faßbare Veränderungen an den Gefäßen im Sinne von Einengungen und Obliterationen (HIPP 1964, 1966, 1968, GLAS 1981). Dabei handelt es sich selbstverständlich immer noch um eine relativ grobe Methode, so daß über die präkapillare und arterielle Phase wenig Aussagen gemacht werden können. Für die Unterbrechung dieses Gefäßes konnte man viele Ursachen finden. Neue Erkenntnisse bringt jetzt die DSA der Hüftkopfgefäße (s. S. 2.91).

Das häufige Zusammentreffen der sog. idiopathischen Hüftkopfnekrosen mit den *Risikofaktoren der Arteriosklerose* veranlaßt einige Autoren (POHL 1971, FISHER u. DIETSCHI 1972, ZSERNAVICZKY u. DRESSLER 1976, PUHL 1978) auch hier ein Geschehen anzunehmen, das sich obliterierend (Stenose, Verschluß) an den zuführenden Gefäßen manifestiert.

Gleichzeitig beobachtete arterielle Durchblutungsstörungen oder kardiale Komplikationen wie Angina pectoris oder Hypertonus (FRENKEL u. SCHRÖDER 1976, PUHL 1978) bestärken die Autoren in dieser Annahme. Die Gefäße des Hüftkopfes können auch entzündlich geschädigt werden. So wird für die Kortikoid-Hüftkopfnekrose von HEIMANN u. FREIBERGER (1960) und MALKA (1966) eine *Vaskulitis* diskutiert, für die am Knochen der histologische Beweis bislang noch fehlt (BRUESS 1968, FISCHER 1978). Eine Strahlenvaskulitis (Abb. 8) wird als Ursache für Osteoradionekrosen des Hüftgelenks angesehen (MACH 1969, HERNDON u. AUFRANC 1972, CATTO 1977). Immunvaskulitiden bei Lupus erythematodes und anderen Kollagenosen werden ebenfalls als ursächlich diskutiert (DUBOIS 1960, VELAYOS 1966, RÜTT 1966, KLIPPER 1976, RENIER u. MORER 1980).

Für einen pathogenetischen Teilfaktor halten GOLD u. CANGEMI (1979) eine Vaskulitis aufgrund einer gesteigerten Prostaglandinsynthese bei Hyperlipidämie, ob primär oder sekundär (Diabetes, Alkohol, Steroide).

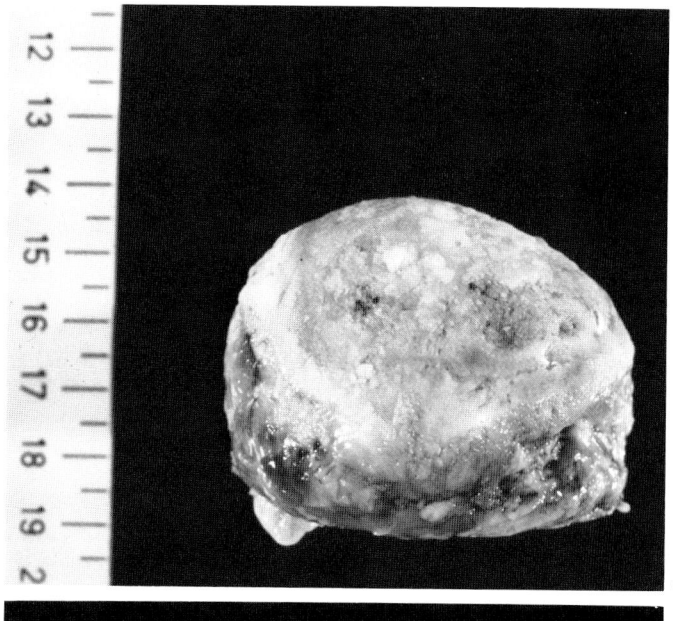

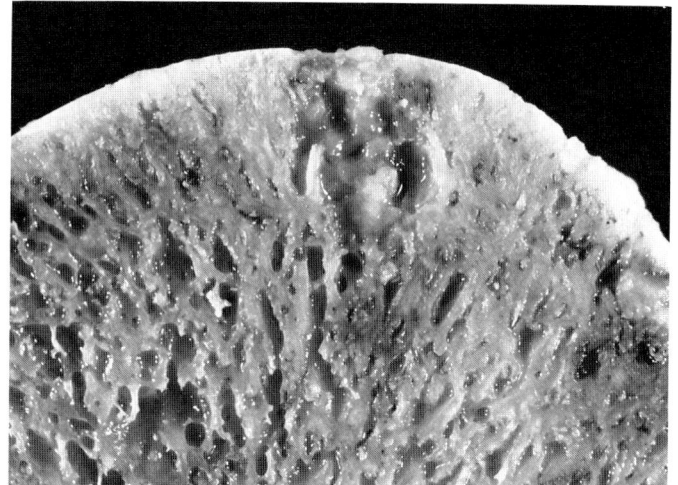

Idiopathische Hüftkopfnekrose 2.73

Abb. 8 a–d H. A., 60 Jahre, ♀.
Strahlennekrose des Hüftkopfes nach Radiotherapie bei Uteruskarzinom.
a) Beginn der Beschwerden 3 Jahre nach Bestrahlung; noch keine Destruktion im Röntgenbild.
b) 1 Jahr später bereits fortgeschrittene Destruktion von Kopf und Pfanne.
Beachte: Hüftkopfdeformierung am Präparat c) relativ schmale, subchondrale Nekrosezone d) jedoch keine typische, für die Hüftkopfnekrose charakteristische Nekroseform

Funktionelle Störungen im Sinne eines *Vasospasmus* sollen nach CHRYSANTHOU u. Mitarb. (1970) durch die Einschwemmung von Gewebskininen ausgelöst werden können.
GANZ (1971) konnte Einengungen der Gefäße bei *Hyperurikämie* durch Tophi bei Osteonekrosen im proximalen Tibiabereich histologisch nachweisen und hält einen ähnlichen Mechanismus auch im Hüftbereich für möglich. Aufgrund *intraartikulärer Druckerhöhung* durch einen Hämarthros oder Erguß soll es ebenfalls durch Kompression zum Verschluß der Gefäße kommen. Auch dies konnte tierexperimentell demonstriert werden (SOTOHALL 1964, BARTA 1978, GANZ 1981). Für Hüftkopfnekrosen nach Infektion wird neben der intraartikulären Druckerhöhung vor allem eine *septische Thrombose* verantwortlich gemacht (KEMP u. LLOYD-ROBERTS 1974). Die Unterbrechung dieses Gefäßes bringt auch im Tierexperiment eine Hüftkopfnekrose (WOODHOUSE 1962, 1964, GLIMCHER u. KENZORA 1979).

Störungen im Bereich der Marksinus

Auch die Marksinus werden als Ansatzort für Störungen angesehen (CRUESS 1978); ihre Eigenschaften werden durch einen andersartigen Wandaufbau oder das starre knöcherne Korsett bestimmt (JONES u. SAKOVICH 1966).
Ein *mikroembolischer Verschluß* ist die Folge einer Reihe von ätiologischen Faktoren. So werden die dysbarischen Osteonekrosen durch Gasembolien und Fettembolien in Endgefäßen aus rupturierten Fettzellen erklärt (JONES 1974, ALNOR 1980, GREGG u. WALDER 1980). Beides kann KAWASHIMA u. Mitarb. (1977) neben Erythrozyten-

2.74 Erkrankungen mit besonderen Ursachen

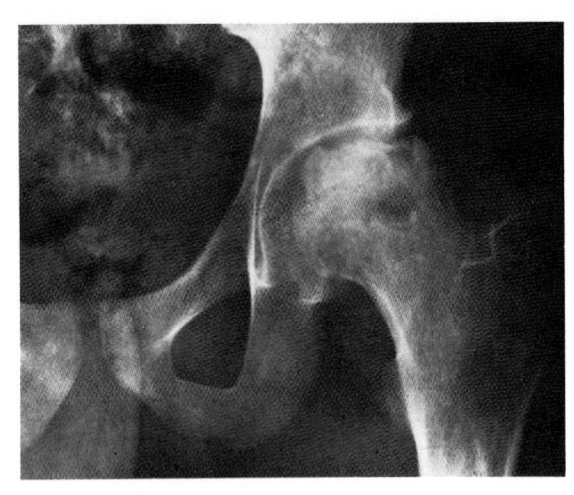

Abb. 9 Hüftkopfnekrose bei Sichelzellanämie vom Typ SC. = (aus *H. Middelmiss*. In *J. K. Davidson:* Aseptic Necrosis of Bone. Exerpta medica, Amsterdam 1976)

und Thrombozytenaggregationen und Mikrothrombosen histologisch darstellen.
Bei den Sichelzellanämien (Abb. 9) sollen Drepanozytenagglomerate die kleinen Gefäße blockieren (WELFLING 1967, CHUNG 1978); dies ist allerdings am Knochen noch nicht histologisch bewiesen (JACOBS 1978).
Sobald ein geringer Sauerstoffdruck besteht, verursacht HbS die Gestaltänderung der Erythrozyten (Elongation und Sichelform). Die Form der Proteinmoleküle hängt von der Reaktionsweise der verschiedenen Aminosäuren ab. Wird Hämoglobin reduziert, so verändert das ganze HbS-Molekül seine Form und vereinigt sich mit anderen HbS-Molekülen zu spiralförmigen Aggregatbildungen. Das Ausmaß des „Sichelns" in den Marksinus hängt von der aktuellen HbS-Konzentration in den Zellen ab. Bei der Sichelzellanämie vom Typ Homozygeous SS finden wir einen Großteil des Hämoglobins als HbS vor. Das „Sicheln" erfolgt dann sehr bald in den Kapillaren, sofern die Zirkulation verlangsamt wird. Solange allerdings die Zirkulation nicht ganz aufgehoben ist und die Zellen in besser mit Sauerstoff versorgte Regionen fließen, kann erneut eine *„Entsichelung"* stattfinden. Bei der Sichelzellanämie vom Typ HbSC und bei der S-Thalassämie liegt die Proportion an HbS um 50%; es kann daher schon bald zum „Sicheln" kommen. Zudem ist bei der HbSC-Anämie die vermehrte Blutviskosität zu beachten (SERYGANT 1973).
Im Knochen und in den Marksinus, wo die Zirkulation verlangsamt und der Sauerstoffbedarf jedoch erheblich ist, können diese Bedingungen zu irreversiblen Gefäßverlegungen und nachfolgend zum Infarkt und zur Nekrose führen.
Bei Hämoglobinopathien kommt es nur dann zu Knocheninfarkten, sofern ein S-Gen vorhanden ist, was für das „Sickling phaenomen" verantwortlich zu machen ist (COCKSHOTT 1965). Dies kann bei der HbSS-Erkrankung der Fall sein, bei der HbSSC-Erkrankung und bei der HbSS-Thalassämie.
Osteonekrosen werden bei Hämoglobinopathien bevorzugt im Bereich des Hüftkopfes angetroffen. Sie können aber auch am Oberarmkopf sich entwickeln. Während sich beim Erwachsenen das klinische Bild der idiopathischen Hüftkopfnekrose entwickelt, beobachten wir im Kindesalter und auch bei Jugendlichen den Verlauf im Sinne eines Morbus Perthes oder einer Osteochondrosis dissecans.
Bei Thesaurismosen postuliert WELFLING (1967) Endgefäßverschlüsse aufgrund mikroembolisierter Speicherzellen, die z. B. bei Morbus Gaucher frei im Blut zirkulieren. Auch hier liegt aber ein histologischer Nachweis noch nicht vor.
Bei Steroidmedikation und bei Assoziation mit Alkoholismus bzw. bestimmten Stoffwechselerkrankungen (Fett-, Purin-, Zuckerstoffwechsel) sollen *embolische Verschlüsse* terminaler, subchondraler Arteriolen durch *Fettpartikel zu Osteonekrosen* führen (JONES u. ENGLEMAN 1965, WELFLING 1967, CRUESS 1968, FISCHER u. BICKEL 1971, FISCHER 1978, CRUESS 1977, 1978). Dies wird durch eine große Anzahl von Tierexperimenten (MORAN 1962, HILL u. DROKE 1963, JONES u. SAKOVICH 1966, WANG 1977, 1978) sowie histologische Befunde an nekrotischen Femurköpfen von Patienten (FISCHER u. BICKEL 1971, CRUESS 1977, FISCHER 1978) bestätigt.
Daß Embolien zumindest artifizielle Hüftkopfnekrosen auslösen können, zeigen die Versuche von SILLER u. MATHEWS (1963) (arteriosklerotisches Material), KISTLER (1934) (Aktivkohle), JONES u. SAKOVICH (1966) (Lipoidol) und GREGG u. WALDER (1980) (Glasmikrosphären, Durchmesser 50 µm).
Der Fettembolietheorie wird entgegengehalten, daß bei Lymphangiographien, die quasi ein Modell für pulmonale und systemische Fettembolisation darstellen, ein erhöhtes Auftreten von Hüftkopfnekrosen nicht bekannt sei (SCHMID 1970). Auch der direkte Nachweis ist ROUX (1979) nicht gelungen.
Als weitere Störung werden *veränderte Eigenschaften des Blutes* selbst angenommen. Nach BOETTCHER (1970) und FISCHER u. DIETSCHI (1972) bestehen diese in *Gerinnungsstörungen* jeglicher Art, die bei Alkoholabusus, Hepatopathie, Hyperurikämie, Hyperlipidämie, Diabetes mellitus und Steroidmedikation nachgewiesen werden können.
Im Rahmen einer Hüftkopfnekrose-Pathogenese wird die erhöhte *Blutviskosität* aufgrund von Alkoholismus von MÜLLER-SCHWEINITZER (1970) und FRENKEL u. SCHRÖDER (1976), von Dysbarismus von KAWASHIMA (1977) und von steroidbedingter Polyglobulie von RENIERMORER (1980) vermutet.

Bei den obliterienden Vorgängen vom Gefäßinnenraum her werden auch Verschlüsse durch Kompression der Marksinus von außen besprochen.

Bei Dysbarismus wird eine Kompression dieser Gefäße durch autochthone Stickstoffentbindung aus den umliegenden Geweben vermutet (ALNOR 1980). ÜHLINGER (1961, 1964) beschreibt eine Kompression durch perivaskuläre Ödeme bei Steroidosteonekrosen.

Aus den Versuchsergebnissen von WANG (1977, 1978), KAWAI 1985) an steroidgefütterten Kaninchen kann auf eine Kompression durch Hyperplasie der Markfettzellen, die sich neben intravaskulärem Fett dargestellt haben, geschlossen werden. Voraussetzung für diese Überlegungen ist das starre knöcherne Trabekelsystem, das den Aufbau eines erhöhten Druckes von interstitieller Seite her ermöglicht, der die Gefäße komprimiert.

Auch die von ZINN (1971) erwähnte Kompression und Tamponade von Markgefäßen aufgrund von Mikrofrakturen gefäßführender Trabekel fügt sich in die genannten pathogenetischen Überlegungen ein. Diese osteomechanische Theorie nimmt als Hüftkopfnekroseursache Kopfzusammenbrüche und intrakapitale Frakturen infolge summierter osteoporosebedingter Mikrofrakturen bei diversen Grundstörungen an. Die histologischen Arbeiten von CATTO (1965, 1977), GLIMCHER u. KENZORA (1978) und WILLERT (1977) begründen jedoch, zumindest was spontane Hüftkopfnekrosen betrifft, erhebliche Zweifel, da diese Veränderungen regelmäßig erst im Verlauf einer bereits eingetretenen Hüftkopfnekrose beobachtet wurden.

Störungen im Bereich der abführenden Gefäße (venöser Schenkel)

Auch Störungen, die den venösen Schenkel betreffen, werden bei der Hüftkopfnekrose-Entstehung diskutiert. Bei Hüftkopfnekrosen nach intraartikulärer Druckerhöhung sollen die Venen wegen ihres niedrigen Blutdruckes den Ansatzort für die Zirkulationsunterbrechung bilden. MAU (1966) und MÜLLER-SCHWEINITZER (1970) ziehen venöse Abflußstörungen bei portalem Hypertonus oder Hepatomegalie in die pathogenetischen Überlegungen mit ein, wobei sie sich auf CHANDLERS frühere Theorien stützen, der ebenfalls venöse Abflußbehinderungen diskutiert hat.

Eigene Vorstellungen zur Entstehung der idiopathischen Hüftkopfnekrose

Über die *Ätiologie* und *Pathogenese* der *idiopathischen Hüftkopfnekrose* wurden also zahlreiche, teils gegensätzliche, Theorien aufgestellt. Bei einem relativ einheitlichen röntgenologischen Erscheinungsbild soll aber trotz verschiedener ätiologisch wirksamer Grundkrankheiten vermutet werden, daß ein einheitlicher pathogenetischer Zusammenhang besteht, was anzunehmen ist, wenn die physiologischen und morphologischen Gegebenheiten Berücksichtigung finden:

1. Das Blut entspricht nicht der sog. Newtonschen Fließeigenschaft, sondern erfährt bei langsamer werdendem Blutfluß eine Viskositätssteigerung. Da zudem in dem Marksinus des Hüftkopfes ein besonders langsamer Blutfluß nachzuweisen ist (nach BRANEMARK 1959: im Knochenmark maximal 0,2 mm/Sek., zum Vergleich im extramedullären Kreislauf: 2–3 mm/Sek.), darf angenommen werden, daß besonders im Hüftkopf die Fließeigenschaft des Blutes zum limitierenden Faktor für die Versorgung des Gewebes werden kann. Denn bei langsamer Fließeigenschaft des Blutes kommt es leichter zur Bildung von Erythrozytenaggregaten. Während diese unter physiologischen Bedingungen reversibel sind, wachsen sie dann zu irreversiblen dreidimensionalen Aggregaten, wenn der Blutfluß einen Grenzwert unterschritten hat. Sie behindern die Mikrozirkulation und können schließlich zur vollständigen Stase führen.

2. Der Hüftkopf besitzt aufgrund seiner topographischen Lage eine labile Gefäßversorgung über den R. profundus der A. circumflexa femoris medialis und der Gefäße im Lig. capitis femoris. Die Ausbildung von Kollateralgefäßen ist nur begrenzt möglich.

Man kann sich eine Dekompensation der Hüftkopfgefäßversorgung durch Verschlüsse

Tabelle 1 Änderung der Fließeigenschaften des Blutes durch Extrinsic- und Intrinsic-Faktoren bei Therapieformen und Erkrankungen, die häufig mit einer sogenannten idiopathischen Hüftkopfnekrose assoziiert sind

	Extrinsic-Faktoren	Intrinsic-Faktoren
Dysbarismus	Einengung der Marksinus durch autochthone Stickstoffbindung	freie Stickstoffbläschen im Blut, Aggregationsphänomene und Gasbläschen
Morbus Gaucher	Einengung der Marksinus von außen durch Speicherzellen	mikroembolische Speicherzellen
Sichelzellanämie		aussichelnde Erythrozyten
Hyperkortizismus	Vaskulitis, Kompression der Marksinus durch Fettzellhyperplasie	Hämatokriterhöhung, Lipidstoffwechselstörung
Lupus erythematodes	Vaskulitis	Antigen-Antikörper-Komplexe

infolge irreversibler Aggregationsphänomene durch Extrinsic- und Intrinsic-Faktoren vorstellen (Tab.1).

Hinzuweisen bleibt schließlich noch auf Veränderungen bei Patienten, die nicht in der Tab. 1 berücksichtigt wurden. Es fällt auf, daß es sich hier um Risikofaktoren im Sinne einer Arteriosklerose handelt. VOLGER konnte 1980 nachweisen, daß die Risikofaktoren der Arteriosklerose die Durchblutung der Gewebe nicht allein über Veränderungen der Gefäßwände beeinträchtigen: Plasmaviskosität, verminderte Erythrozytenverformbarkeit, erhöhte Erythrozytenaggregationstendenz und ein höherer Hämatokrit ergeben eine Verschlechterung der Fließeigenschaften des Blutes selbst. Demnach entstehen ischämische Hüftkopfnekrosen nach folgendem Schema:

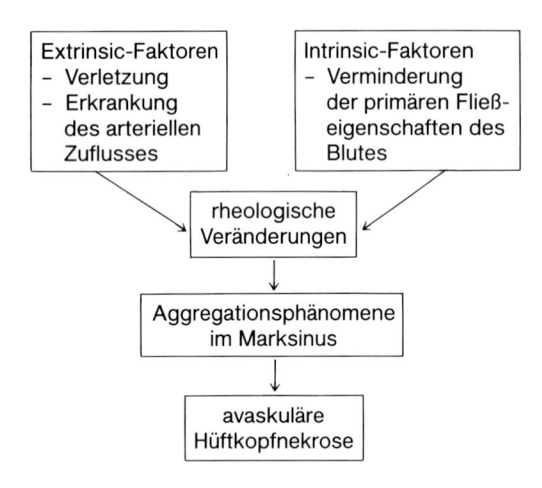

```
┌─────────────────────┐   ┌─────────────────────┐
│ Extrinsic-Faktoren  │   │ Intrinsic-Faktoren  │
│ - Verletzung        │   │ - Verminderung      │
│ - Erkrankung        │   │   der primären Fließ-│
│   des arteriellen   │   │   eigenschaften des │
│   Zuflusses         │   │   Blutes            │
└─────────────────────┘   └─────────────────────┘
              ↘           ↙
         ┌──────────────────┐
         │  rheologische    │
         │  Veränderungen   │
         └──────────────────┘
                  ↓
         ┌──────────────────┐
         │ Aggregationsphänomene │
         │   im Marksinus   │
         └──────────────────┘
                  ↓
         ┌──────────────────┐
         │    avaskuläre    │
         │  Hüftkopfnekrose │
         └──────────────────┘
```

Morphologie

Grundsätzlich kann gesagt werden, daß der Verlauf der verschiedenen Formen der ischämischen Hüftkopfnekrose im makroskopischen und histologischen Erscheinungsbild weitgehend einförmig ist. EDEIKEN (1967) betont, daß Störungen der ossären Blutversorgung, unabhängig von ihrer Ursache, gleiche histologische Veränderungen hervorrufen. Die Entwicklung und das Erscheinungsbild der Hüftkopfnekrose sind ohne Zweifel geprägt von der Gefäßversorgung des Hüftkopfes. Aufgrund seiner topographischen Lage weist der Hüftkopf eine „labile" (OTTE 1967) Vaskularisation auf. Die Gefäße zum Hüftkopf (vgl. Abb. 7) gelangen einmal über das Lig. capitis femoris (mediale Epiphysengefäße) und weiter über die Rr. nutritii capitis aus dem R. profundus der A. circumflexa femoris medialis (laterale Epiphysengefäße und obere und untere Metaphysengefäße) und können schon auf Grund der Lage Beeinträchtigung erfahren. Gefäßvariationen kommen vor (HIPP 1962). Wichtig sind weiter Kollateralverbindungen zwischen den zuführenden Gefäßen und weiter Anastomosenbildungen zwischen den Rr. nutritii (Epiphysen- und Metaphysengefäße). Dabei ließen sich auf Injektionspräparaten wichtige Arkadenbildungen (vgl. Abb. 7b) der Rr. nutritii (laterale Epiphysengefäße) erkennen, wie sie für die Kompensation der Vaskularisation von entscheidender Bedeutung sein können (HIPP 1962). Von großer Wichtigkeit ist ferner die Beurteilung der Wertigkeit der medialen Epiphysengefäße (A. ligamenti capitis femoris) über die Gefäßversorgung des Hüftkopfes. An Gefäßdarstellungen von 17 Hüftköpfen konnten SEVITT u. THOMPSON (1965) einmal die Vaskularisation des Hüftkopfes vom Ligamentumgefäß aus als ausreichend demonstrieren. Viermal war die Versorgung des Kopfes nur partiell möglich, sechsmal nur für die Foveagegend. Sechsmal kam den Ligamentumgefäßen keine nennenswerte Bedeutung bei der Blutversorgung des Schenkelkopfes zu.

Diese gefäßmorphologischen Gegebenheiten müssen bei der Analyse des Nekrosegeschehens am Hüftkopf ganz allgemein Berücksichtigung finden. Dementsprechend können bis zu einem gewissen Grade doch einheitliche Nekroseformen des Hüftkopfes vorgefunden werden, wie z. B. relativ charakteristisch beim Ausfall der lateralen Epiphysengefäße (Rr. nutritii capitis lateralis) bei der medialen Schenkelhalsfraktur (Abb. 10). Ein ähnliches Erscheinungsbild ergibt sich bei der Nekrose des lateralen Hüftkopfanteiles, z. B. einer idiopathischen Hüftkopfnekrose (Abb. 11), oder bei einer Nekrose nach Steroidgaben (Nierentransplantation).

Die *Festlegung einer Knochennekrose* im feingeweblichen Bild bereitet vor allem im frühen Stadium Schwierigkeiten. Es wird allgemein angenommen, daß leere Osteozytenlakunen für den Tod des Knochengewebes sprechen, wenngleich festzustellen ist, daß technisch der frische Knochen rasch fixiert und korrekt beim Schneiden behandelt werden muß, um Fehldeutungen beim Ausbleiben einer Osteozytenanfärbung zu vermeiden. Experimentelle Untersuchungen von WOODHOUSE (1962) und HENROD u. CALANDRUCIO (1970) sprechen dafür, daß eine Ischämie von mehr als 12 Std. im allgemeinen zur Knochennekrose führt, wenn auch KENZORA (1969) nachweisen konnte, daß Osteozyten selbst nach einer Ischämie von 48 Std. noch radioaktiv markierte Aminosäure aufnehmen können.

Als frühes Zeichen einer Ischämie im Knochen sind Veränderungen des hämopoetischen Knochenmarks und auch des Fettmarks zu werten. Es fehlen dann Zellanfärbungen, und es kommt zur Bildung von fettgefüllten Zwischenräumen, wohingegen Osteozyten in den Trabekeln noch auszumachen sind. Wochen später sieht man dann bei unveränderter Ischämie leere Osteozytenlakunen in den Trabekeln und weitgehend leere Markräume. Nach CATTO (1965) und EDEIKEN (1967) folgt auf den Knochentod die Phase der

Idiopathische Hüftkopfnekrose 2.77

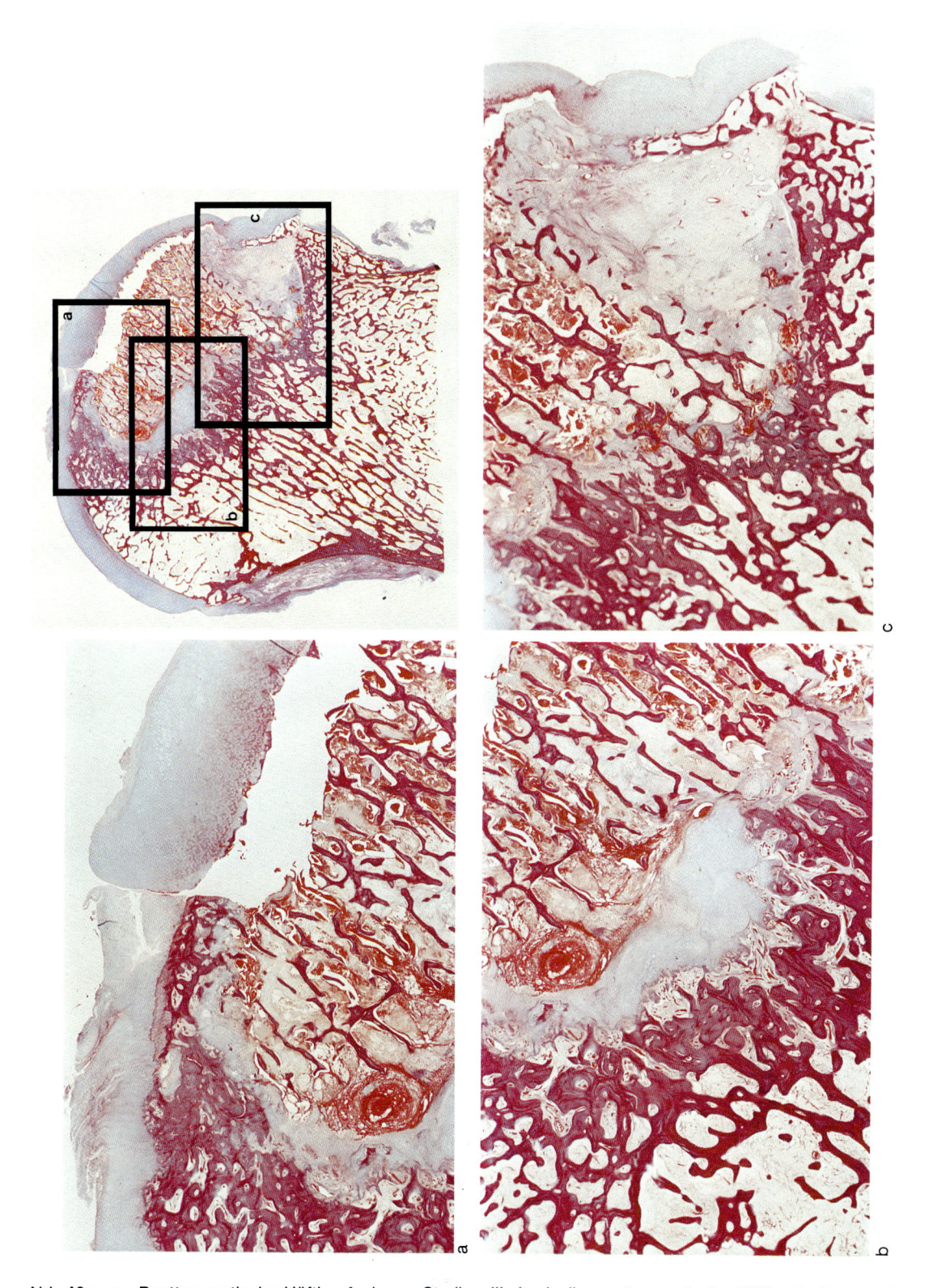

Abb. 10 a–c Posttraumatische Hüftkopfnekrose Stadium III. Auch die posttraumatische Hüftkopfnekrose zeigt einen ähnlichen Aufbau wie die idiopathische Hüftkopfnekrose mit Nekrosesequester, subchondraler Frakturlinie (a), Trümmerfeldzone (b), Fibrosezone und sklerotische Demarkierung des Sequesters (c).

2.78 Erkrankungen mit besonderen Ursachen

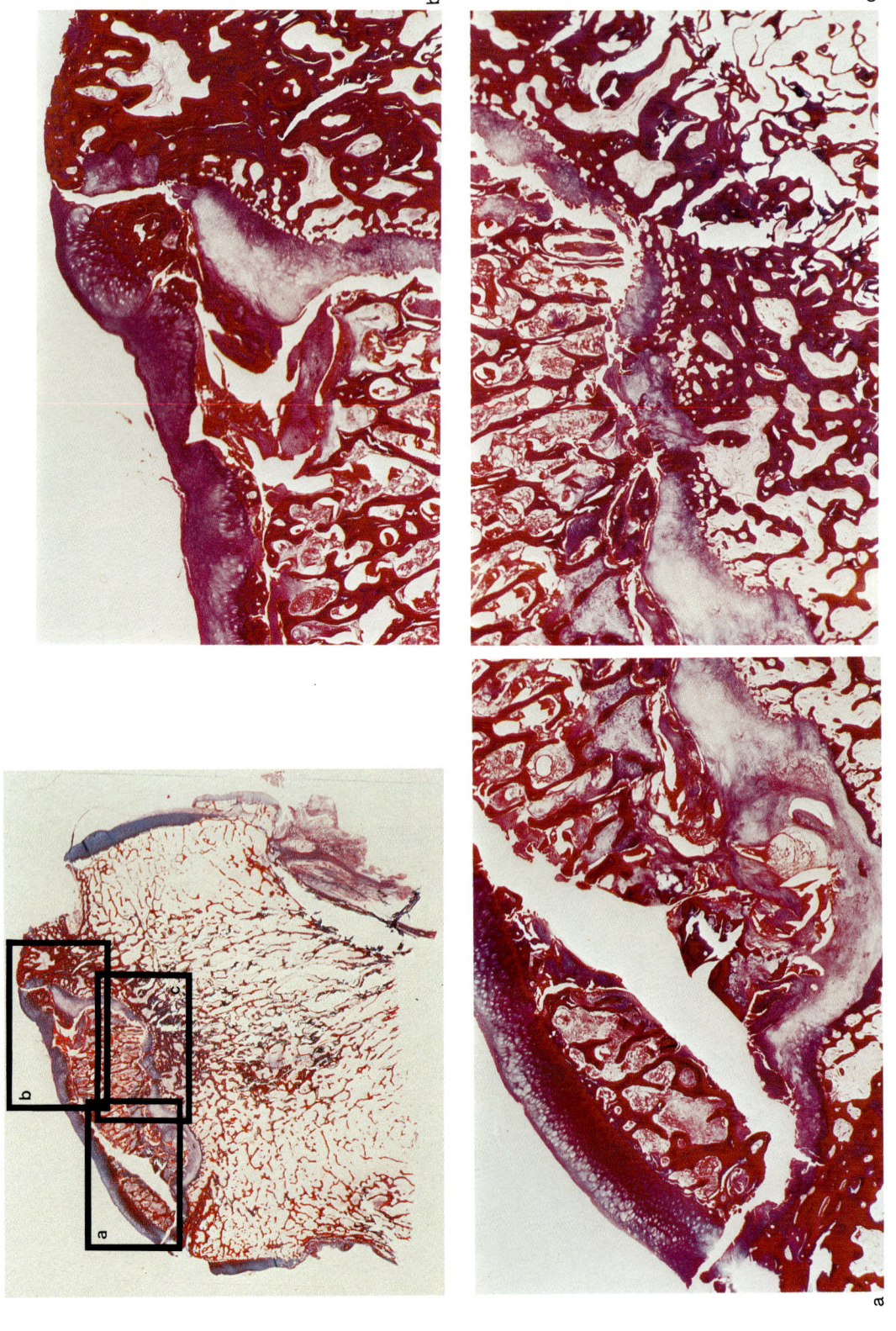

Abb. 11 a–c

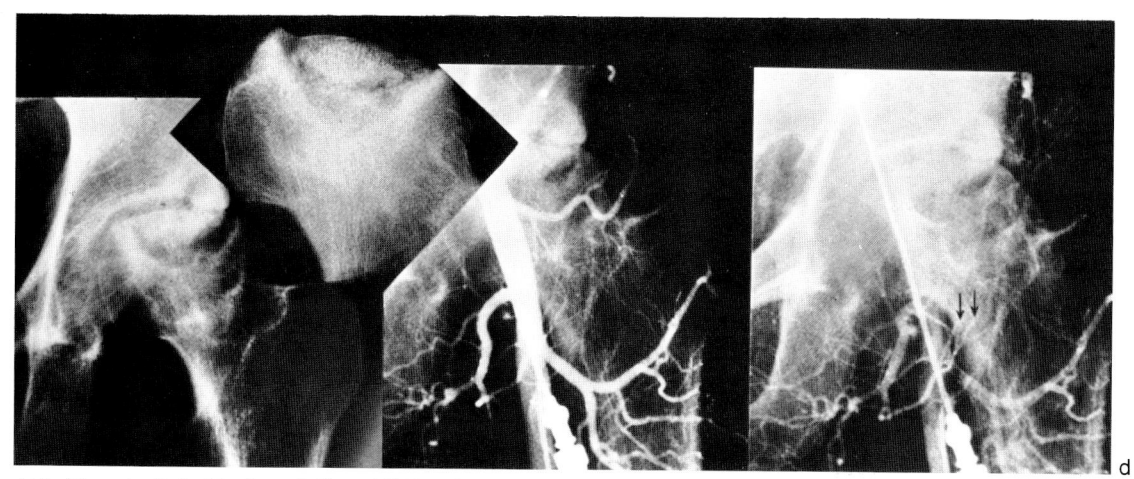

Abb. 11 a–d Schnittpräparat eines Hüftkopfes mit idiopathischer Hüftkopfnekrose Stadium V. Die Spongiosastruktur in der Nekrosezone hat in ihrer Strukturierung keine Beziehung zum umgebenden vitalen Knochengewebe. Im Bereich der Nekrose zeigt sich eine deutliche Abflachung des Hüftkopfes. Die Nekrosezone ist durch vitalen Knorpel abgedeckt, an dem eine feine Schicht nekrotischen Knochens haftet. Zwischen dieser Schicht und dem toten Knochensequester besteht eine Frakturlinie, die sich am Röntgenbild als sog. „Crescent sign" darstellt (a). Diese Zone ist teilweise gefüllt mit in Fibringerinnsel eingebettetem Bruchstücktrümmermehl (b). Zwischen Nekrose und Spongiosa besteht eine Fibrosezone. Sie besteht aus feinen, retikulären und kollagenen Faserzügen gut vaskularisierten Granulationsgewebes. Daran anschließend zeigt die vitale Spongiosa eine sklerotische gut vaskularisierte Zone (c). d) Röntgenbild, Röntgenkontaktaufnahme und Angiographie des Patienten mit idiopathischer Hüftkopfnekrose: Einbruch des Hüftkopfes medial und lateral, fortgeschrittene sekundäre Arthrose. In der späten arteriellen Phase sind die Veränderung und die Unterbrechung des R. profundus deutlich zu erkennen.

Reparaturvorgänge, wobei CATTO keinen morphologischen Unterschied zwischen partiellen und totalen Kopfnekrosen erkennen kann. Diese Reparaturvorgänge bestehen gewöhnlich im osteoklastischen Abbau toter Spongiosa und in der Apposition neugebildeten Knochens an alte Trabekel. Das Ausmaß, in dem später tote Trabekel im neuen Knochen eingebettet nachweisbar sind, hängt stark von der Initialresorption toten Materials ab (Abb. 10-12). Das Gleichgewicht zwischen Ab- und Anbau kann schwanken; meist überwiegt die Osteoplasie gegenüber der Osteoklasie.

Eine *Revaskularisation* nekrotischen Knochens erfolgt über Kapillaren im Verein mit Fibroblasten und Makrophagen von noch vaskularisierten Randbezirken. Mäßig vaskularisiertes Bindegewebe kann sich bilden. Bei einer Verbesserung der Gefäßversorgung erfolgen vermehrt eine Osteoplasie, die Anlagerung von Geflechtknochen im Bereich des nekrotischen Knochens und die Bildung neuer Trabekel.

SPRINGFIELD u. ENEKING (1978) und GLIMCHER u. KENZORA (1979) sehen, wohl aufgrund der katabolen Cortisonwirkung bei der cortisonbedingten Hüftkopfnekrose dann ein weitgehendes Ausbleiben der reparativen Vorgänge, wenn das Medikament weiterhin genommen werden muß. Das Ausmaß dieser Umbauvorgänge und somit das Schicksal der Nekrose hängen vom Ausmaß der Revaskularisation ab, die entweder die Reparation des gesamten Ischämiebezirkes ermöglicht oder nur Teile regenerieren läßt (CATTO 1965). GLIMCHER u. KENZORA (1979) konnten im histologischen Bild die klinische Erfahrung bestätigen, daß die posttraumatischen Hüftkopfnekrosen eine bessere Revaskularisation und somit Reparation des Osteonekrosebezirkes aufweisen als die idiopathischen Hüftkopfnekrosen. Am günstigsten erfolgt der Wiederaufbau beim Kind (PERTHES). Die Revaskularisation nimmt in der Regel ihren Ausgang von der Fovealregion und/oder vom inferioren Kopfanteil. Das kranioventrolaterale Segment, also das Gebiet, in dem sich ein fortgeschrittenes Stadium einer Hüftkopfnekrose präsentiert, wird als die „letzte Wiese" (PUHL 1978), wenn eben überhaupt (MERLE d'AUBIGNÉ 1965), erfaßt. Während die Knochenszintigraphie einen Hinweis auf knöcherne Umbauvorgänge in diesem Bezirk gibt (FASSBENDER u. d'AMBROSIA 1978, HIPP 1968, RADKE 1974), zeigt das Röntgenbild zunächst keine Veränderungen. Zuvor kann sich der Nekrosebereich durch Minderspeicherung als „cold spot" darstellen (STADALNIK 1979).

CATTO (1965), REICHELT (1969) und RADKE (1974) weisen in wenigen Fällen ein vollständiges Ausbleiben dieser Reparaturvorgänge nach. Als Folge brachen in kurzer Zeit große Teile des Hüftkopfes und sogar des Schenkelhalses reaktionslos zusammen. Meist aber stellen sich reaktive Vorgänge im Sinne von Reparationsversuchen ein, die im Röntgenbild als herd- bzw. fleckförmige Spongiosasklerose zu sehen sind (MARCUS

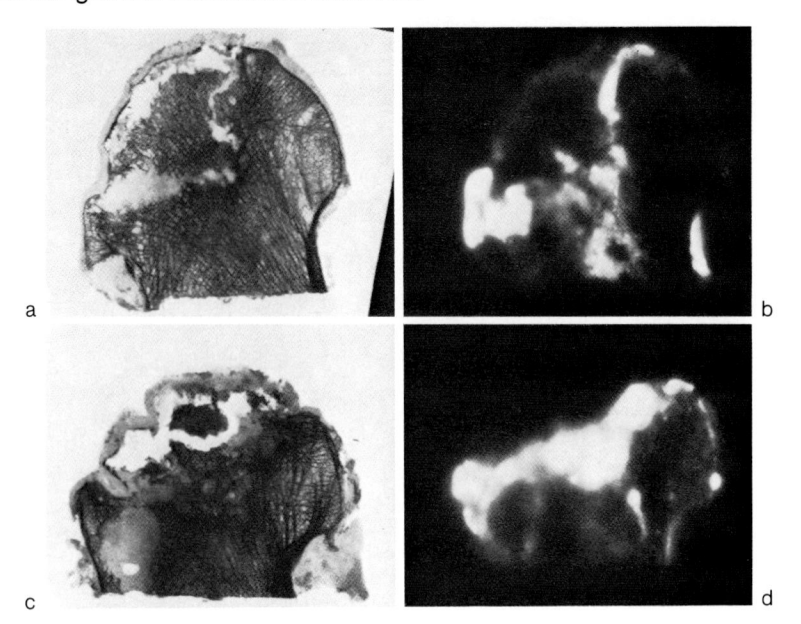

Abb. 12 a–d   a) Röntgenstrukturbild einer idiopathischen Hüftkopfnekrose. (Stadium IV) mit noch erhaltenen Trabekelstrukturen im Nekrosebereich. b) Autoradiographische Abbildung im marknahen Reaktionssaum und mit dem verstärkten Calciumeinsatz im proximalen Nekroserand. c) Röntgenstrukturbild der fortgeschrittenen idiopathischen Hüftkopfnekrose (Stadium V); im Zentrum der Nekrose keine Trabekelstrukturen mehr erkennbar. d) Das Autoradiogramm läßt umfangreiche marginale Reaktionen ohne Stoffwechselreaktion im Zentrum der Nekrose erkennen (Totalnekrose im lateralen epiphysären Hüftkopfanteil (aus *J. Radke:* Arch. orthop. Unfallchir. 78 [1974] 272)

1973, WILLERT 1977). Schließlich jedoch konzentrieren sich diese Umbauvorgänge am Rand der Nekrose. Es zeigt sich eine bandförmige Verdichtung um den Nekrosebereich, die sich im Laufe der Zeit zu einem gut vaskularisierten osteosklerotischen Rand ausprägt (RADKE, 1974).

Innerhalb der Nekrosezone entstehen nun Brüche, die den Sequester vom restlichen Kopfteil und vom Gelenkknorpel trennen (MERLE d'AUBIGNÉ 1965, GLIMCHER 1979). Relativ bald entsteht eine oberflächliche subchondrale Fraktur zwischen dem vitalen Knorpel, dem meist eine feine Schicht toten Knochens an der Unterseite anhängt, und dem Sequester. Dieser Bruchspalt ist gewöhnlich durch Knochendetritus ausgefüllt. Unter der abgehobenen Knorpel-Knochen-Lamelle sinkt nun der nekrotische Knochen zusammen (vgl. Abb. 10–12). Gleichzeitig nimmt die Markraumfibrose vom Rand her zu (PATTERSON 1964, REICHELT 1969, MÜLLER-SCHWEINITZER 1970). An der Grenze zwischen Demarkation und Nekrose entsteht, so MERLE d'AUBIGNÉ (1965), eine zerrüttete Zone, in der Knochengewebe fast völlig fehlt und die Markräume fibrosiert sind. Daran anschließend fügt sich das oben beschriebene Band von gefäßreicher Spongiosa und verdickten Trabekeln (vgl. Abb. 10–12), also der reaktiven Osteosklerose und Vaskularisation, an. Durch Kompression von Abflachungen der Nekrosezone kollabiert der Hüftkopf immer mehr. Nach Verlust der Gelenkkongruenz beginnen die degenerativen Veränderungen des Hüftgelenks, bis im Endstadium die Folgen der Nekrose und der Arthrose schwer zu unterscheiden sind. Röntgenologisch zeigt sich bald die beschriebene subchondrale Fraktur als sichelförmige Aufhellung, vor allem am axialen Strahlengang (im angloamerikanischen Sprachraum als „crescent sign" bezeichnet) (MARCUS 1973, DALINKA 1977, WILLERT 1977).

Dem zunehmenden Zusammensintern der Nekrose entsprechend entrundet sich der Hüftkopf im Röntgenbild deutlich. Die zunächst intakte Knorpeloberfläche reißt zuerst lateral ein (MARCUS 1973, BOHR u. HEERFORDT 1977). Dieser Riß erweitert sich und umschließt einen gestielten Lappen an der Gelenkoberfläche (vgl. Abb. **10 u. 11**). Selbstverständlich erhält im Verlauf der Nekrose dann das lasttragende Fragment bei der Impression des nekrotischen Kopfanteiles besondere Bedeutung

Ganz offensichtlich ist bei vielen Patienten mit einer idiopathischen Hüftkopfnekrose ein Knochenschwund vornehmlich im Bereich des koxalen Femurendes festzustellen, der Ähnlichkeit mit der Osteoporose aufweist. Ob sie beim Zusammensintern des Hüftkopfes Bedeutung erlangt, muß offenbleiben. Der Schwund des Knochens erfolgt durch eine von den Markräumen her stattfindende Verdünnung und Rarifizierung der Trabekel. Es führt insgesamt zu einer Veränderung im Knochenfachwerk des Oberschenkelkopfes und -halses (Trajektoren, die auf die Hauptbeanspruchungszone zu beziehen sind). Auch nichttrajektorelle Spongiosazüge sind zu berücksichtigen. Hinzutreten qualitative Veränderungen der Interzellularsubstanz, die sich im submikroskopischen Bereich abspielen, möglicherweise mit einem Erlahmen der Stoffwechselaktivität der Knochenzellen. Neben einer Entquellung des organischen Baumaterials (Fibrillen und Grundsubstanz) ist auch eine Abnahme der anorganischen, kristallinen Bestandteile festzustellen.

Klinisches Bild

Das klinische Bild der idiopathischen Hüftkopfnekrose ist im Unterschied zum radiologischen Erscheinungsbild nicht charakteristisch. Bevorzugt befallen werden Männer im mittleren Lebensalter (vgl. Abb. 4), und zwar im Verhältnis 4:1. Vor dem 30. Lebensjahr gehört die Hüftkopfnekrose zu den Seltenheiten. Etwa ⅔ weisen einen beidseitigen Befall auf; meist ergibt sich ein zeitlicher Unterschied beim Befall der zweiten Seite. Es kann die Nekrose auf einer Seite bereits ausgeprägt sein, wohingegen die andere Seite erst im Laufe von Monaten der Nekrose anheimfällt. Bei der anamnestischen Befragung werden dann sehr oft wichtige Risikofaktoren (s. internistische Abklärung, S. 2.92) bekannt.

Als *frühes Symptom* wird häufig ein uncharakteristischer, meist ziehender Schmerz im Hüftbereich angegeben. Manchmal werden die ersten Beschwerden auch mit Kreuzschmerzen in Zusammenhang gebracht, die angeblich in die Hüfte ausstrahlen. Nicht selten sind ausstrahlende Schmerzen in das Kniegelenk die ersten Symptome, ähnlich wie es bei der Koxarthrose der Fall ist. Die Schmerzen können anfangs noch ganz gering sein. Bald sind sie in mehr als 25% der Patienten so ausgeprägt, daß längeres Gehen und Stehen vermieden und z.B. die Arbeit vorwiegend im Sitzen verrichtet wird. Vor allem im späten Stadium sind die Schmerzen dann so stark, daß Analgetika notwendig werden. Ein Teil der Patienten gibt an, daß die Beschwerden erstmalig nach einem meist geringfügigen Trauma in Erscheinung traten. Einer unserer Patienten gab einen Sturz auf einer Treppe an, den er während seiner beruflichen Tätigkeit erlitt. Dabei ergaben sich später gutachterliche Probleme bei der Klärung, ob es sich um eine posttraumatische Hüftkopfnekrose handele oder um eine idiopathische Hüftkopfnekrose. Das Fehlen einer Fraktur oder Luxation und die typischen radiologischen Veränderungen einschließlich des Angiogramms, wie sie bei der idiopathischen Hüftkopfnekrose festgestellt werden, ließen Traumafolgen ausschließen.

Im Laufe von Wochen oder Monaten nehmen die Schmerzen an Intensität zu; es kommt zum Begleithinken. Das Hinken ist zunächst leicht bis mittelgradig; später wird die Benützung eines Stockes unumgänglich notwendig.

Bei der Untersuchung findet sich eine Bewegungseinschränkung; insbesondere die Überstreckung ist behindert oder ausgefallen. Bald folgt dann die Beugekontraktur; auffällig werden auch die Behinderungen bei der Abspreizung und vor allem der Drehung. Die Beugung ist meist lange Zeit bis 90 Grad möglich. Eine entsprechende Verwertung der Befunde erfolgt häufig erst spät, nicht selten erst nach Monaten, selbst erst Jahre nach Beginn der Beschwerden. Bei der klinischen Untersuchung achtet man dann weiter auf verschiedene Risikofaktoren, wie sie von GLAS (1982) einer kritischen Analyse unterzogen wurden, und ferner auf Begleiterkrankungen.

Röntgenbefund

Im frühen Stadium der Nekrose kann das Röntgenbild noch uncharakteristisch sein (Abb. 13). Oft findet man lediglich Strukturunregelmäßigkeiten im lateralen epiphysären Hüftkopfanteil, die bald ein zystenähnliches Aussehen erhalten. Anders verhält es sich in den späteren Stadien (Abb. 17-19). Die Strukturunterbrechungen im lateralen Hüftkopfanteil nehmen an Ausdehnung zu (vgl. Abb. 2). Die Lage des Nekroseherdes ist durch das Versorgungsgebiet des R. profundus der A. circumflexa femoris, einer funktionellen Endarterie, bestimmt (TRUETA 1953, HIPP 1966, 1968). Wie bereits beschrieben, ist dies meist der ventrolaterale Anteil des Hüftkopfes. Gerade dieser Teil unterliegt der mechanischen Hauptbelastung (RYDELL 1966). Selten findet man jedoch, wohl aufgrund von Gefäßvariationen, Nekrosen auch in anderen Hüftkopfbezirken (GANZ u. JACOB 1980).

Die *Größe* des Nekroseherdes wird im Röntgenbild im allgemeinen im a.-p. und im axialen Strahlengang gemessen. Als Größenmaß dient der Winkel, den zwei Gerade bilden, die sich im Kopfzentrum schneiden und jeweils durch die seitlichen Begrenzungen der Nekrose ziehen. Die Werte dieser Winkel betragen meist 90-160 Grad und stellen sich im axialen Strahlengang meist etwas größer dar (Abb. 14) (GANZ u. JACOB 1980, WAGNER u. ZEILER 1980).

Verschiedene Möglichkeiten der Stadieneinteilung sind gegeben. SERRE u. SIMON (1959) sowie HIPP (1968) empfahlen eine Einteilung in drei Stadien. Demnach unterscheidet man:

1. Im *Frühstadium* sind Hüftkopfform und Gelenkspalt erhalten. Als erstes radiologisches Zeichen finden sich Strukturunterbrechungen, vor allem im lateralen epiphysären Hüftkopfanteil. Szintigraphisch kann bereits eine Mehranreicherung festgestellt werden (RADKE 1974, STADALNIK 1979).

In diesem Stadium haben die Patienten meist noch keine charakteristischen Beschwerden,

2.82   Erkrankungen mit besonderen Ursachen

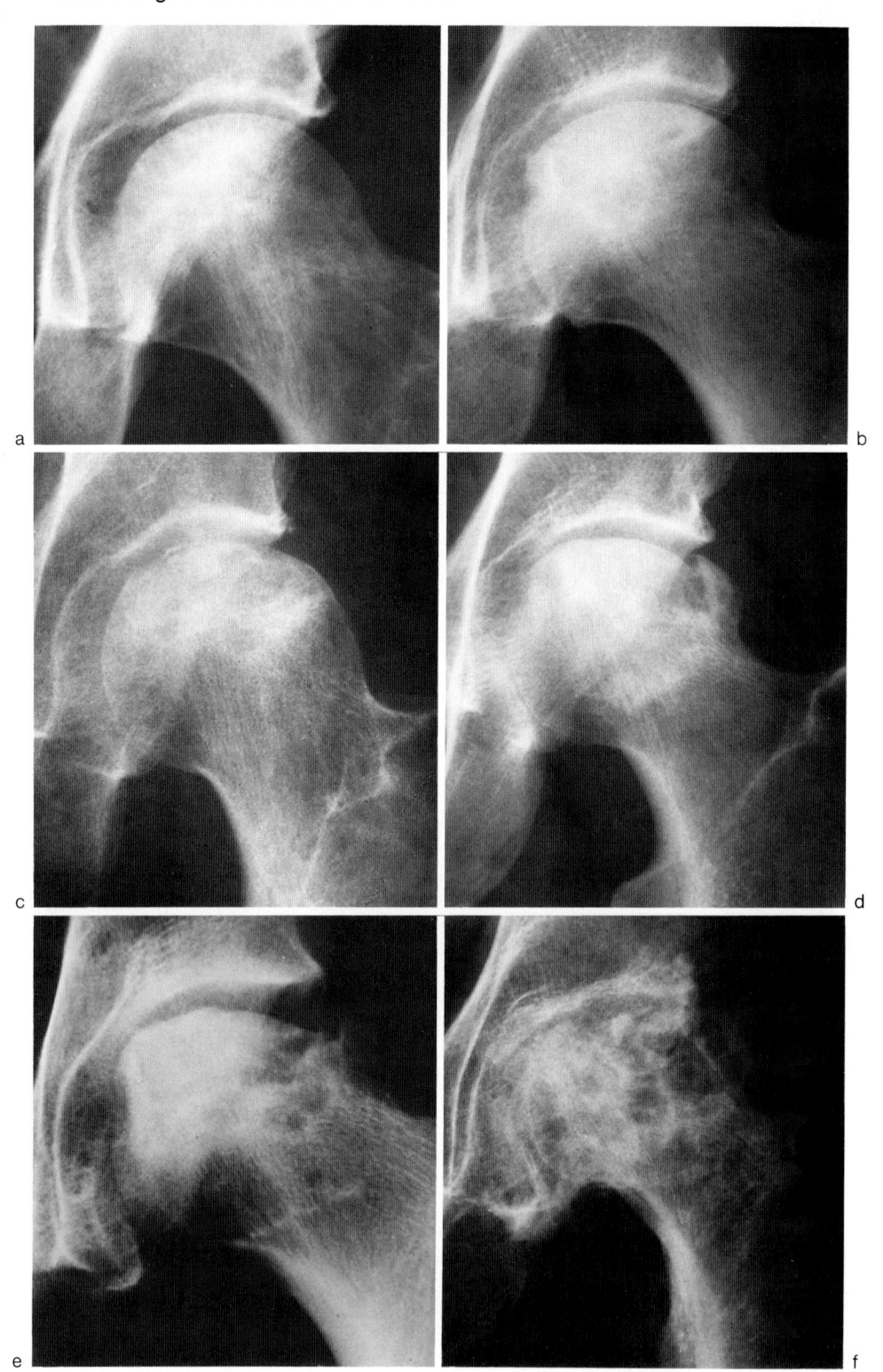

Abb. 13 a–f   Stadien I–VI der ischämischen Hüftkopfnekrose nach der modifizierten Einteilung nach *Markus* u. Mitarb. (1973) (vgl. Tab. 2)

Idiopathische Hüftkopfnekrose **2.83**

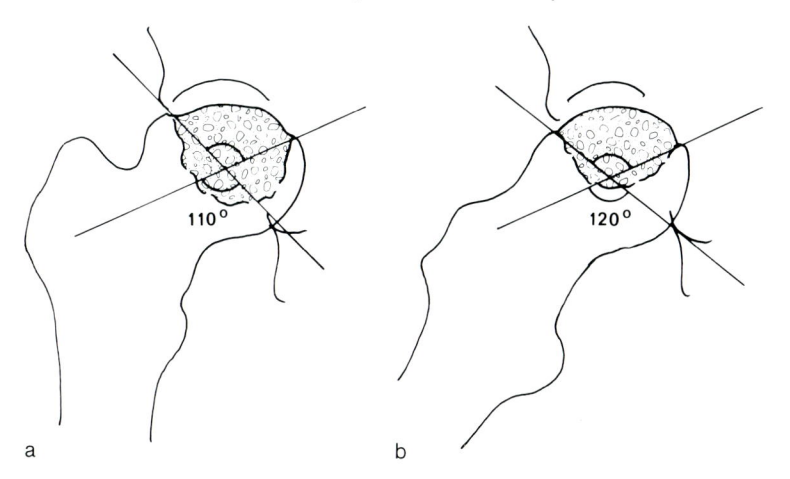

Abb. 14 a u. b Messung der Größe der Nekrose. Im axialen Strahlengang stellt sich der Nekrosesektor meist größer dar. Die Werte schwanken zwischen 90 und 160 Grad

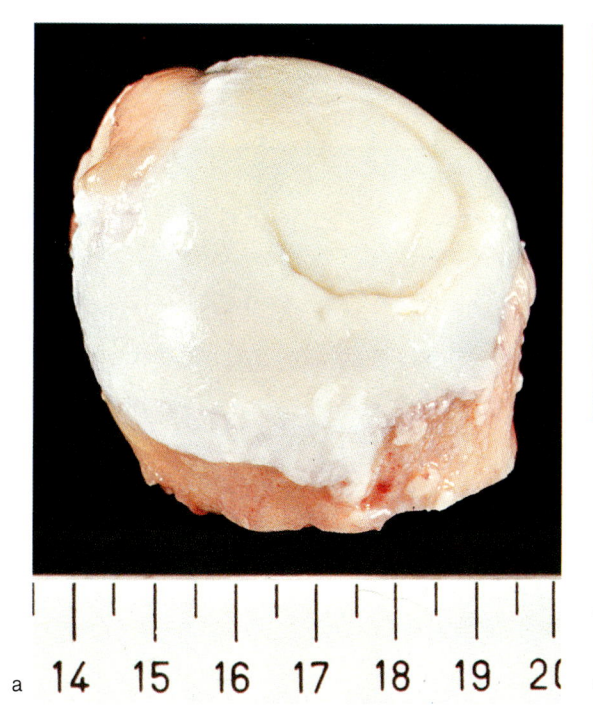

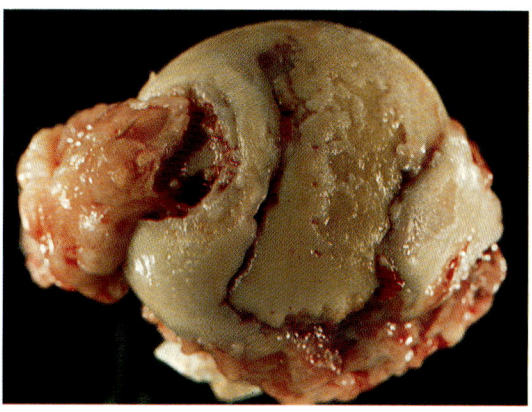

Abb. 15 a u. b Oberflächenansicht der idiopathischen Hüftkopfnekrose. a) Kreisrunde Demarkierung des Knorpels und geringgradiger Einbruch. b) Fast rechteckiger, ausgedehnter Gelenkeinbruch

lediglich klagen sie über diffuse Beschwerden, die nicht entsprechend einzuordnen sind. SERRE u. SIMON (1959) sprechen deshalb vom Stadium der Fehldiagnosen.

2. Im *Stadium der fortgeschrittenen Nekrose* zeigt sich bereits ein Kopfeinbruch lateral, der oft besonders deutlich in der axialen Aufnahme gesehen werden kann (Stufenbildung). Später ist diese Stufenbildung auch am medialen Nekroserand zu sehen. Der Knorpel über der Nekrosezone ist eingesunken; im weiteren Verlauf kann diese Knorpellamelle frei im Gelenk zu liegen kommen. Klinisch bestehen in diesem Stadium erhebliche Beschwerden, die den Patienten regelmäßig zum Arzt führen.

3. Das *Spätstadium* ist durch den massiven Kopfzusammenbruch und degenerative Veränderungen auch an der Pfanne gekennzeichnet. Im Spätstadium kann die Unterscheidung zwischen Arthrose und Nekrose Schwierigkeiten bereiten.

Eine weitere *radiologische Einteilung* von MARCUS u. Mitarb. wurde 1973 gebracht, die ohne Zweifel eine bessere Differenzierung möglich macht, was gerade für die verschiedenen kopferhaltenden operativen Maßnahmen große Wichtigkeit erlangt, weshalb auch wir diese Stadieneinteilung in eigenen Modifikationen (Tab. 2) übernommen haben. Die Stadien I–III erlangen größte klinische Bedeutung, d.h., solange die Hüftkopfform noch weitgehend erhalten ist. Vom

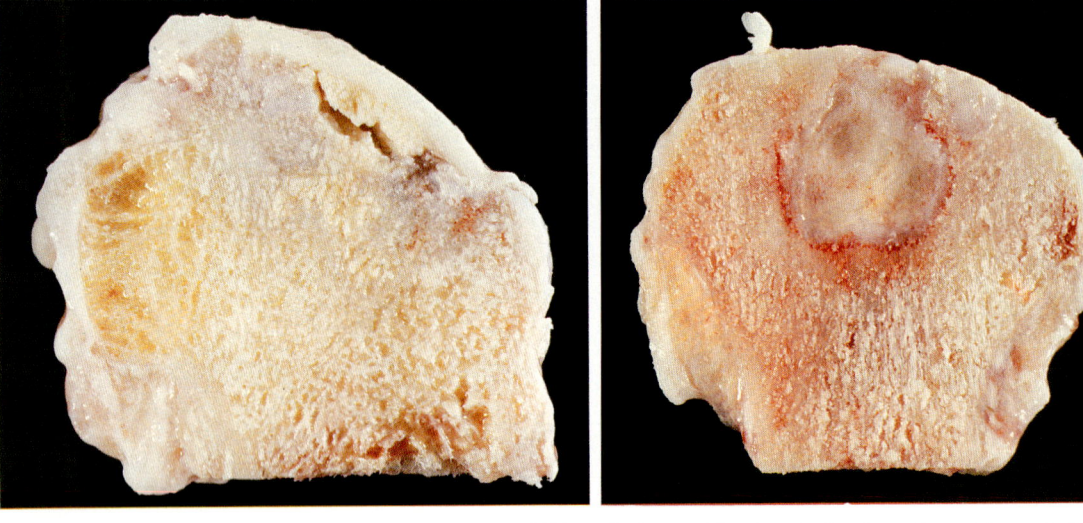

Abb. 16 a u. b Frontalschnitt durch a) idiopathische Hüftkopfnekrose, b) arthrotische Zyste Cave: Verwechslung mit Hüftkopfnekrose!

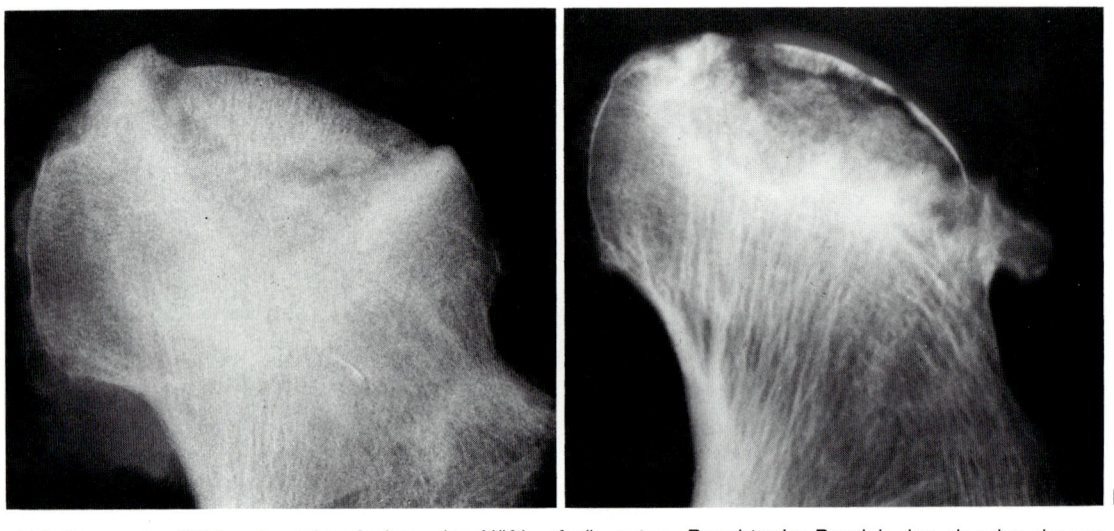

Abb. 17 a u. b Röntgenkontaktaufnahme des Hüftkopfpräparates. *Beachte:* Im Bereich des eingebrochenen Hüftkopfanteils finden sich noch Trabekelstrukturen (a) wohingegen der nekrotische Knochen (b) strukturlos ist. Lateral am Kopf findet sich bereits eine aktive Reaktion

Stadium IV spricht man, sobald der Kopfeinbruch als Stufe radiologisch objektivierbar ist. Im Stadium V zeigt sich die Stufe lateral und medial. Das Stadium VI schließlich zeigt die vollkommene Destruktion des Hüftgelenks. Rekonstruktive Maßnahmen, die den Hüftkopf erhalten können, sind jetzt nicht mehr möglich (Abb. 19).
Hinsichtlich einer einheitlichen Arthrosebeurteilung sei auf die Arbeit von OCHSNER (1979) verwiesen. Demnach wird für die Gradeinteilung das ungünstigste Kriterium maßgebend.

Grad 0: keinerlei Arthrose;
Grad I: Verschmälerung des Gelenkspaltes bis zu einem Viertel, geringe Verdichtung des Pfannenbodens bis 3 mm, sehr schwache Osteophytose (perifoveal, Pfanne- und Kopfrand);
Grad II: Verschmälerung des Gelenkspaltes bis zur Hälfte, Verdichtung des Pfannenbodens bis zu 6 mm, stärkere Osteophytose, doppelter Pfannenboden;
Grad III: Verschmälerung des Gelenkspaltes über ¾ oder aufgehobener Gelenkspalt, Verdichtung des Pfannenbodens über 6 mm, ausgeprägte Osteophytose, Zystenbildung.

Radiologisch war zur Differenzierung der Knochennekrosen im frühen Stadium oft die Tomo-

Idiopathische Hüftkopfnekrose 2.85

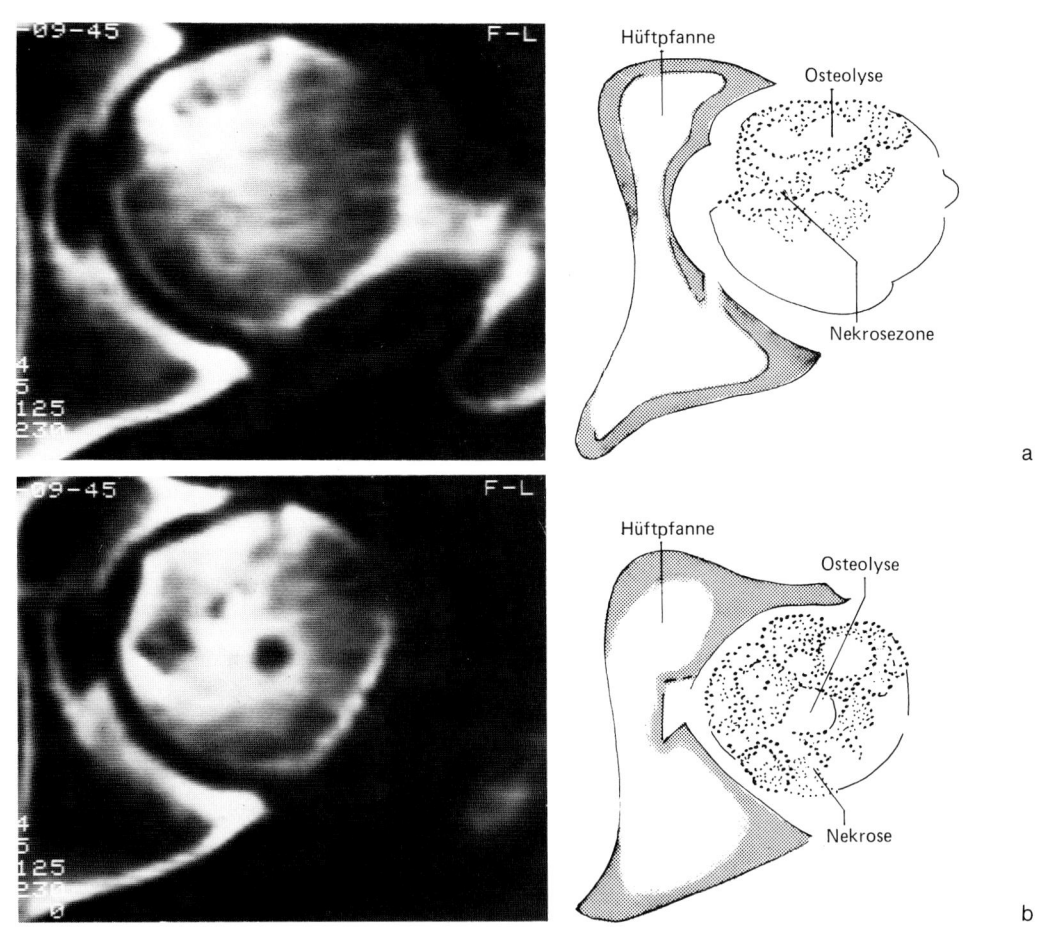

Abb. 18 a u. b   Computertomographische Darstellung der Nekrosezone. Im CT läßt sich das Ausmaß der Nekrosevorgänge objektivieren

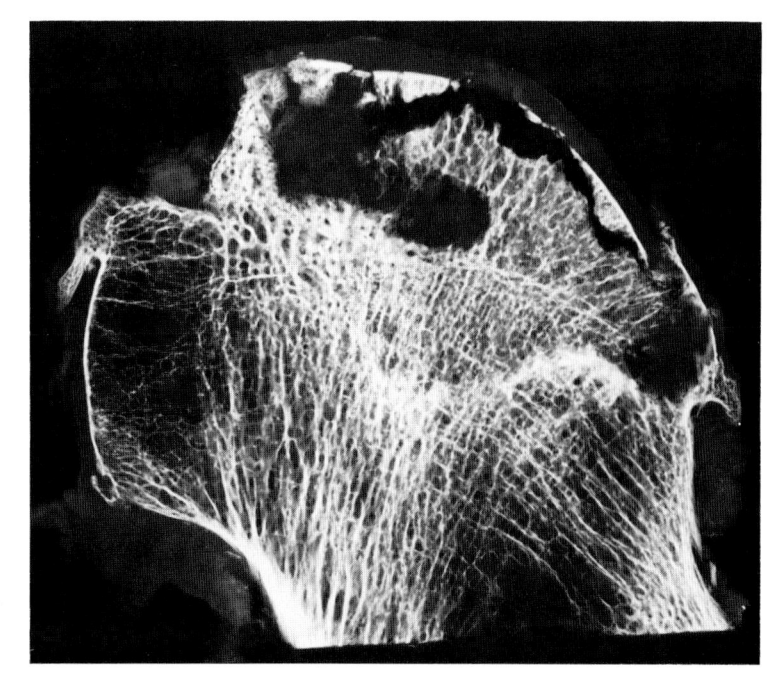

Abb. 19   Feinstrukturaufnahme des Hüftkopfes bei idiopathischer Hüftkopfnekrose (Stadium V)
Beachte: Trabekelstrukturen im Epiphysenbereich z. T. noch erhalten. Insgesamt ausgedehnte Rarefizierung der Knochentrabekel

2.86 Erkrankungen mit besonderen Ursachen

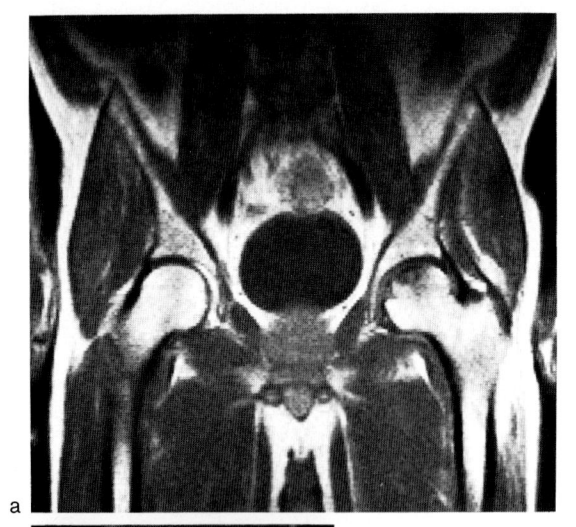

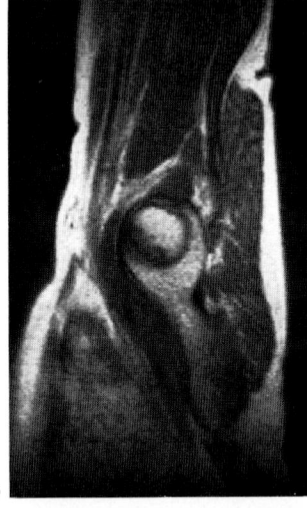

Abb. 20 a u. b a) Kernspintomogramm einer idiopathischen Hüftkopfnekrose, rechts (Stadium III), koronarer Schnitt. b) Im sagittalen Schnitt läßt sich die Lage des Nekroseherdes zur Planung einer intertrochantären Umstellungsosteotomie am besten beurteilen

Tabelle 2 Stadieneinteilung der Hüftkopfnekrosen nach röntgenologischen Kriterien (nach *Marcus* et al.) unter Berücksichtigung des Arthrosegrades

Stadium	Nekroseherd	Hüftkopf	Arthrosegrad
I	feinfleckige Verdichtungen	rund	0
II	durch sklerotischen Rand demarkiert	rund	0
III	subchondrale Frakturlinie	leicht abgeflacht	0
IV	Einbruch lateral, meist unter Pfannenerker	deutlich abgeflacht	0–I
V	Einbruch medial und lateral	deutlich entrundet	I–II
VI	Zeichen der Arthrose und Nekrose nicht trennbar	destruiert	III

graphie von Bedeutung. Heute bringt die Computertomographie weitere Einblicke in das Ausmaß und in die Lage des Nekrosebezirkes, so daß wir sie bei der präoperativen Analyse regelmäßig heranziehen (Abb. 18) (HIRSCHFELDER 1982).
Knochennekrosen stellen sich im MR-Bild bei verlängerten T1-Relaxionszeichen deutlich als „signalarme" dunkle Zonen dar (vgl. Abb. 20). Signalarme Bereiche finden wir im MR schon früher als im Röntgenbild, weshalb das Kernspintomogramm im frühen Stadium der Erkrankung eine gewichtige Auskunft geben kann. Im Röntgenbild zeigen sich dann noch keine morphologischen Veränderungen der Knochenstrukturen. Im Gegensatz zur Kortikalis zeichnet sich das Knochenmark ja aufgrund des hohen Protonengehaltes in lipid- und wasserhaltigen Strukturen durch die Abgabe intensiver MR-Signale aus (KRATZER 1985).

Hinsichtlich der Beeinträchtigung der Vaskularisation des Hüftkopfes bei der idiopathischen Hüftkopfnekrose und die Restvaskularisation des Hüftkopfes sind aus dem *Angiogramm* entscheidende Einblicke zu gewinnen. Dabei sollen die Hüftkopfgefäße selektiv mit der von RUPP u. GRÜNBERG entwickelten Technik dargestellt werden. Bei der Auslegung der Gefäßbefunde achte man insbesondere auch auf das Gesamtbild (arteriosklerotische Gefäßveränderungen). Verschiedentlich wird die *alleinige Phlebographie zur Beurteilung des Gefäßsystems empfohlen. Sie kann nur den venösen Anteil des Gefäßsystems erfassen, was zur endgültigen Beurteilung der Hüftkopfgefäße selbstverständlich nicht ausreicht. Zur Darstellung des gesamten Gefäßsystems ist die Angiographie notwendig, also die Darstellung sämtlicher Gefäße, nämlich der Arterien und Venen. Sie gelingt durch die serienmäßige Erfassung des Kontrastmitteldurchflusses.*
Bei der Auswertung der Angiogramme findet man Hypoplasien der Hüftkopfgefäßanlage. Ein Teil der Kranzgefäße, nämlich der R. profundus der A. circumflexa femoris medialis und der Rr. nutritii capitis, ist außerordentlich dünn.
Radiologisch findet man gerade bei diesen Patienten häufig einen verkürzten Schenkelhals, was Hinweise auf eine stattgehabte Aufbaustörung im Sinne der enchondralen Knorpelverknöcherungsstörung vermuten läßt (Mischform einer epimetaphysären oder metaepiphysären Störung). Eigene Beobachtungen sprechen dafür,

Idiopathische Hüftkopfnekrose 2.87

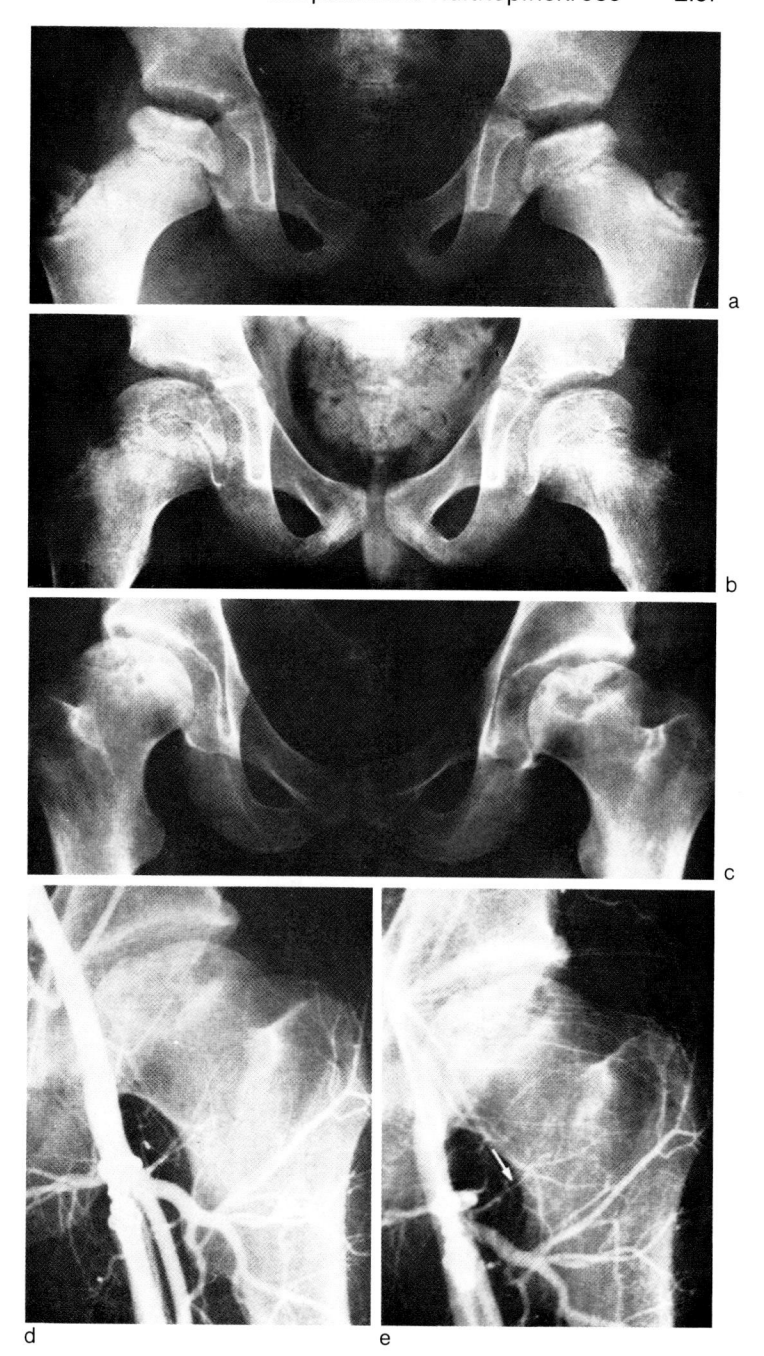

Abb. 21 a-e   Sp. L., 36 Jahre, ♂.
Idiopathische Hüftkopfnekrose bei im Kindesalter bestehender Wachstumsstörung der Hüftkopfepiphyse. Im Alter von 10 Jahren Teilnekrose im epiphysären Hüftkopfanteil beidseits (a). 1 Jahr später beginnender Aufbau der Hüftköpfe, Umbauvorgänge jedoch im Hüftkopfbereich noch sichtbar (b). Es erfolgte damals eine konservative Behandlung. 15 Jahre später entwickelten sich dann erneut Umbauvorgänge im Bereich des epiphysären Hüftkopfanteils im Sinne der idiopathischen Hüftkopfnekrose (Abb. c); das Angiogramm zeigt zu diesem Zeitpunkt eine Hypoplasie des R. profundus (Pfeil) in den verschiedenen Durchblutungsphasen (aus *M. Lange, E. Hipp:* Lehrbuch der Orthopädie und Traumatologie, Bd. II/1, 2. Aufl. Enke, Stuttgart 1976)

daß die Gefäßversorgung in der Jugendzeit bereits dekompensiert sein kann und eine Nekrose entsteht, welche ausheilen kann (Abb. 21 u. 22). Die Gefäßversorgung bleibt weiter kompensiert, aber labil, weshalb dann im späteren Leben schließlich erneut eine Nekrose erfolgen kann. Beim Erwachsenen sind erfahrungsgemäß eine erneute Kompensation der Vaskularisation und eine Revaskularisierung des Nekrosebezirkes nicht mehr oder nur begrenzt möglich (HIPP 1962).
Weiter findet man bei der idiopathischen Hüftkopfnekrose Gefäßveränderungen, wie sie bei der Atheromatose und der Arteriosklerose bekannt sind (Verplumpung und vermehrte Schlängelung), und schließlich zeigen sich sogar Gefäßverschlüsse, die in den verschiedenen Durchblutungsphasen objektiviert werden können (Abb. 23–28). Histologisch ergeben sich dabei, wie MERLE D'AUBIGNÉ zeigen konnte und wie auch eigene Untersuchungen zu erkennen geben, Risse in der Elastikhautverdickung der enchondral gelegenen Schichten sowie partielle Obliterationen der Gefäße. Angiographisch achtet man

2.88 Erkrankungen mit besonderen Ursachen

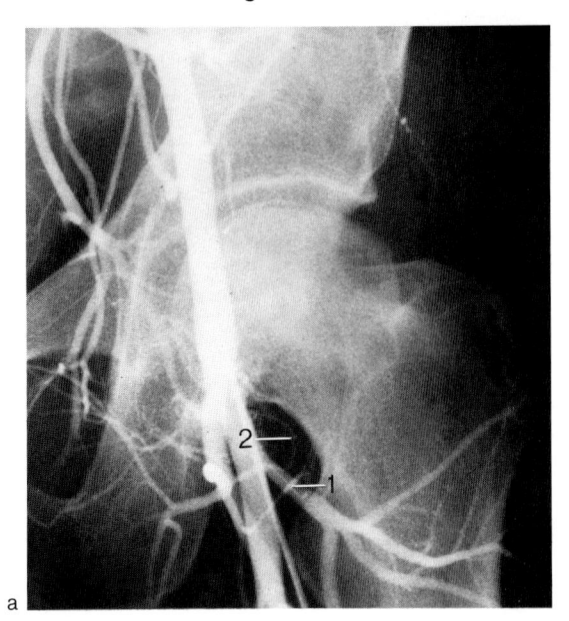

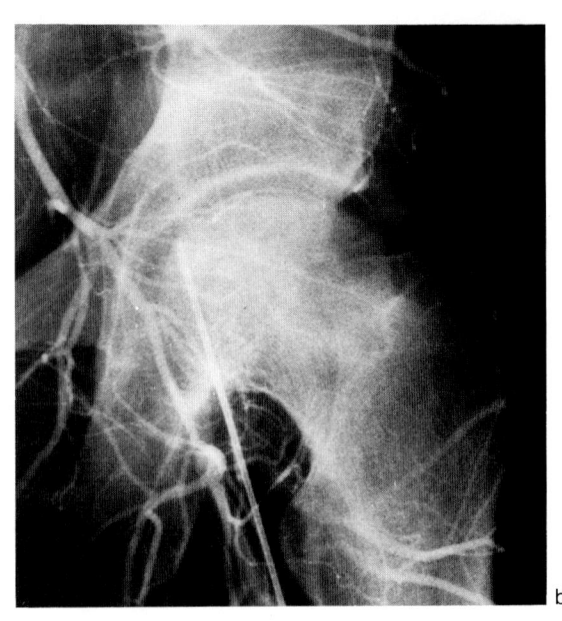

Abb. 22 a u. b N.J., 32 Jahre, ♂. Dysplasie des R. profundus der A. circumflexa femoris medialis (1) bei normalem R. nutritius capitis distalis (2; unteres Metaphysengefäß) (Stadium III der Hüftkopfnekrose)

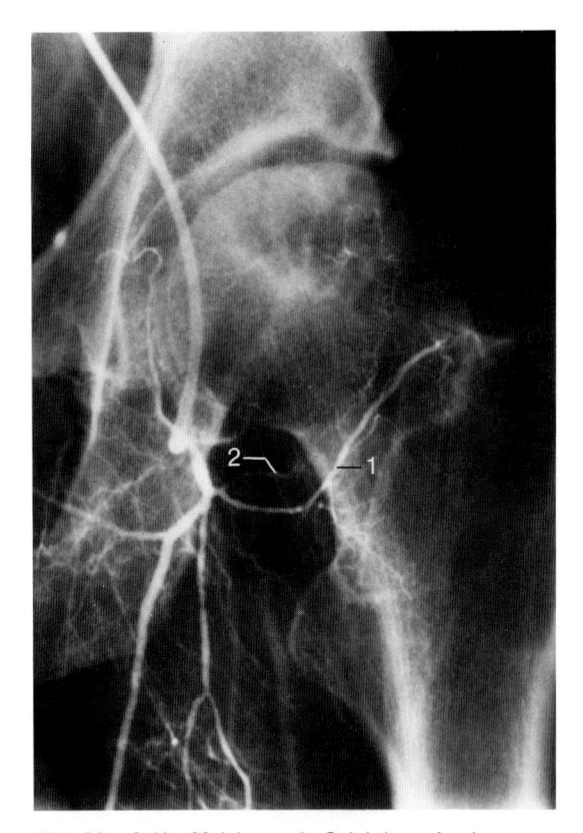

Abb. 23 G.K., 60 Jahre, ♂. Selektives Angiogramm mit ausgeprägter Kaliberschwankung im R. profundus. *Beachte:* Kaliberschwankung des R. profundus (1) bei einem arteriosklerotischen Gefäß. Veränderungen finden sich auch im Bereich des R. descendens. 2 = R. nutritius capitis distalis

im einzelnen auf Veränderungen des R. profundus und der Rr. nutritii capitis. Der R. profundus kann eingeengt sein (Abb. 24) oder aber im Extremfall verschlossen sein. Die Rr. nutritii capitis proximalis können teilweise oder aber vollkommen obliteriert sein. Von besonderer Wichtigkeit für die Objektivierung des Gefäßverschlusses erweisen sich die Subtraktionsaufnahmen sowie gelegentlich Vergrößerungsaufnahmen. Überlagerungen im Knochen sind bei der Subtraktion verringert, und der Gefäßverschluß ist in verschiedenen Phasen der Durchblutung eindeutig nachzuweisen (vgl. Abb. 27). Von Interesse ist es weiter festzustellen, daß ein Teil der Rr. nutritii ausgefallen sein kann. Über die arkadenmäßige Anordnung der Rr. nutritii ist eine Restvaskularisation denkbar (vgl. Abb. 9). Von Interesse sind weiter Angiogramme, die die Rr. nutritii bis zum Nekroseherd darstellen und am Nekroseübergang Verplumpungen der einzelnen Rami abbilden lassen (vgl. Abb. 26).

Neue Erkenntnisse ergeben sich jetzt im Hinblick auf die normale und pathologische Gefäßanatomie durch die DSA nach einer selektiven Sondierung des R. profundus bzw. der A. circumflexa femoris medialis und Injektion von 3 ml eines nichtionischen Kontrastmittels (RUPP u. REISER 1986). Grundsätzlich wurde eine DSA-Serie im a. p. und in axialer Stellung belichtet.

Auffällig ist eine sehr oft vorzufindende um die Nekrosezone gelegene diffuse Kontrastmittelanfärbung, die 5–9 Sek. nach Injektionsende abzubilden ist und oft keine Korrelation zum Schweregrad der Nekrose aufweist. Diese Hypervaskularisation entspricht dem Nachweis einer vermehrten Strontiumeinlagerung, wie sie von RAD-

Idiopathische Hüftkopfnekrose 2.89

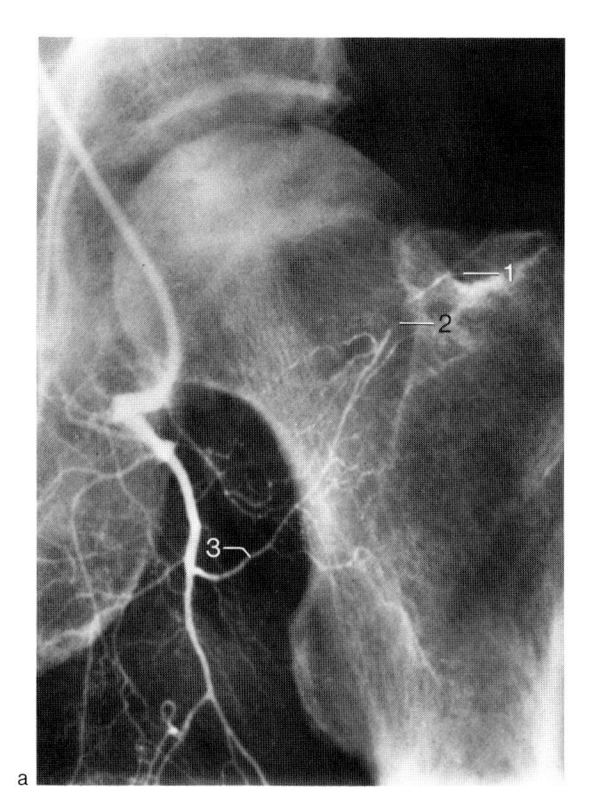

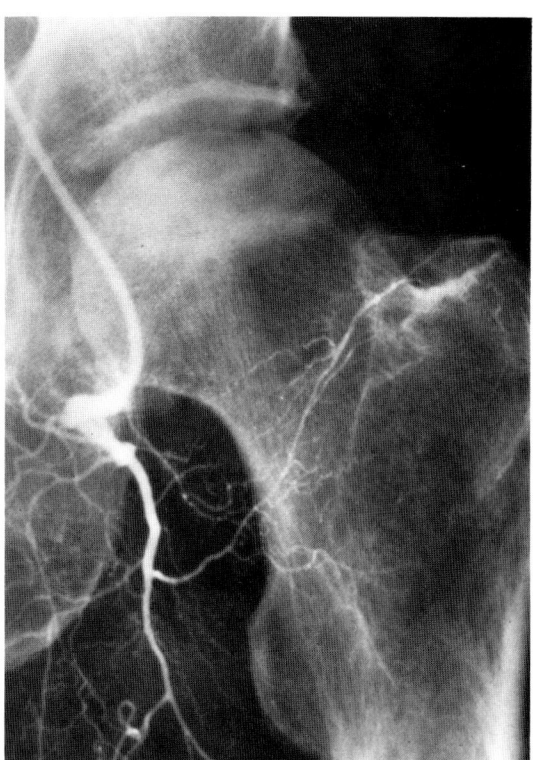

Abb. 24 a u. b S.O., 56 Jahre, ♂. Hochgradige Einengung des R. profundus (vgl. Abb. 8). Das selektive Angiogramm zeigt bei einer idiopathischen Hüftkopfnekrose im Stadium IV eine unregelmäßige Füllung des R. profundus der A. circumflexa femoris medialis und Blutumlaufverzögerung. In einer späteren Phase ist der R. profundus (3) zwar gefüllt, aber der Blutfluß z.T. unterbrochen (2). 1 = R. communicans

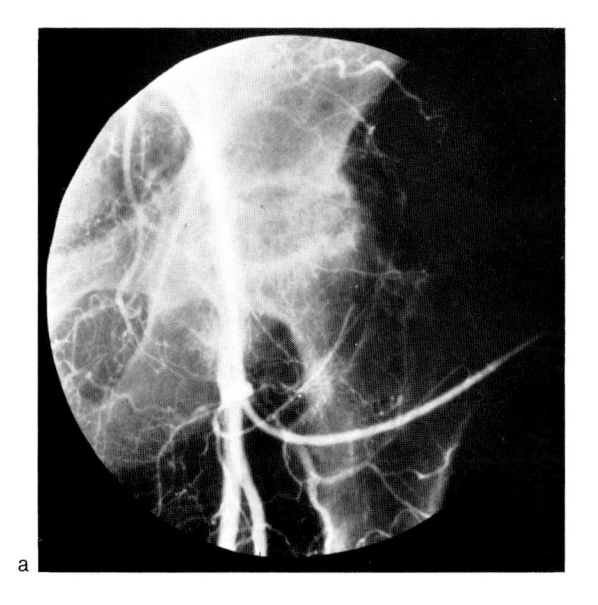

Abb. 25 a u. b R.G., 63 Jahre, ♂. Ausgedehnte Verplumpung und Schlängelung des R. nutritius bei einer idiopathischen Hüftkopfnekrose (Stadium V). Beachte: die Schlingenbildung kurz nach Abgang des R. profundus (→), typische Zeichen der Sklerose

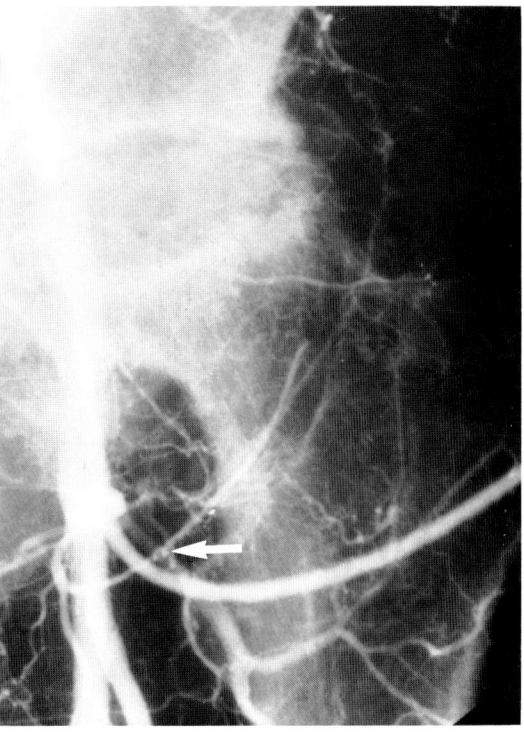

2.90 Erkrankungen mit besonderen Ursachen

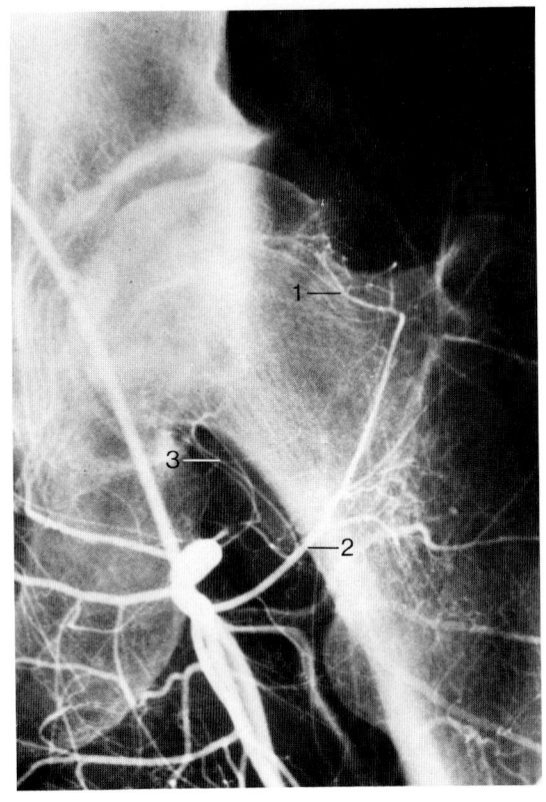

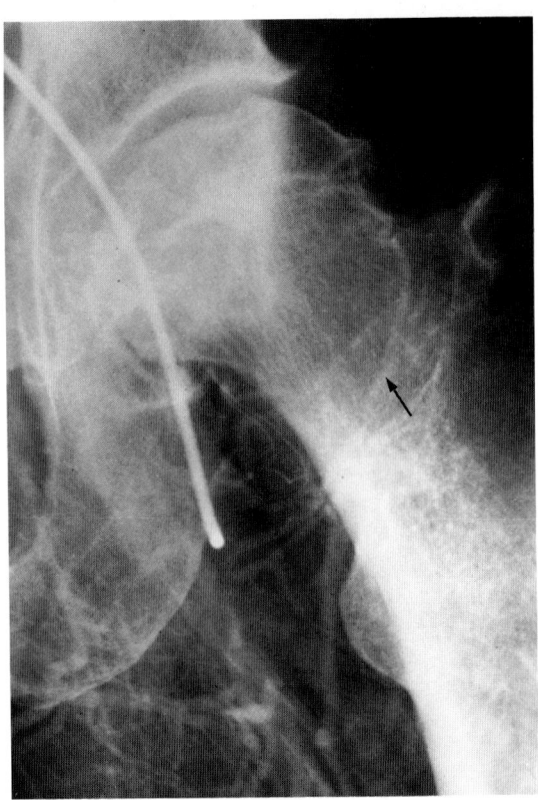

Abb. 26 a u. b   H. M., 32 Jahre, ♂. Verschluß der Rr. nutritii capitis proximales (laterale Epiphysengefäße und obere Metaphysengefäße, vgl. Abb. 15 a) in den verschiedenen Durchblutungsphasen (Beginn der Nekrosezone). Nekrosestadium IV.
Beachte: fehlender venöser Abfluß in dieser Region, wohingegen die Begleitvenen (Pfeil) des R. profundus eine normale Füllung aufweisen (vgl. Abb. 15 b). 1 = Rr. nutritii capitis proximales, 2 = R. profundus, 3 = R. nutritius capitis distalis

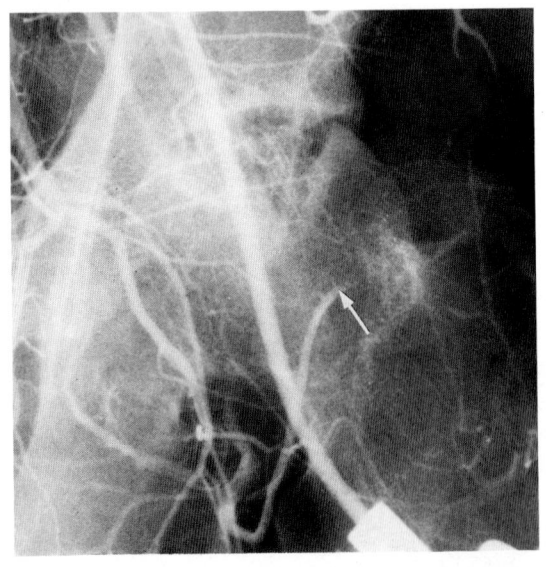

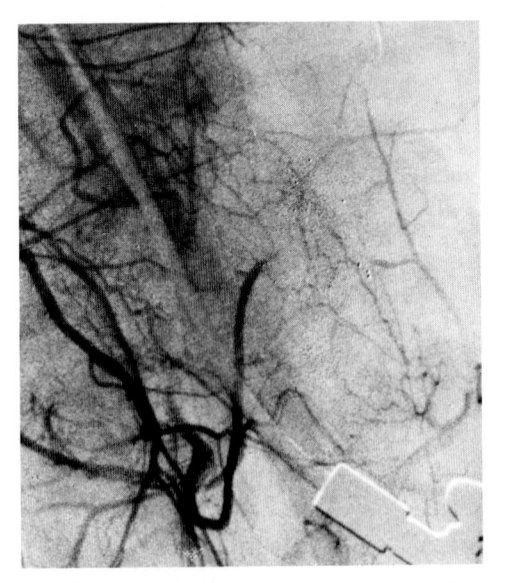

Abb. 27 a u. b   K. M., 43 Jahre, ♂. Typischer Gefäßverschluß im Bereich der oberen Teilungsstelle des R. profundus der A. circumflexa femoris medialis (Pfeil) in den verschiedenen Durchblutungsphasen. Auf der normalen angiographischen Abbildung und weiter auf der Subtraktionsaufnahme (b) zeigt sich jeweils derselbe Gefäßverschluß

Idiopathische Hüftkopfnekrose 2.91

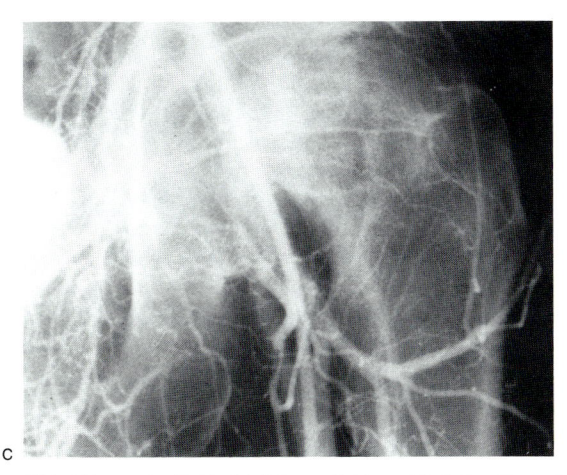

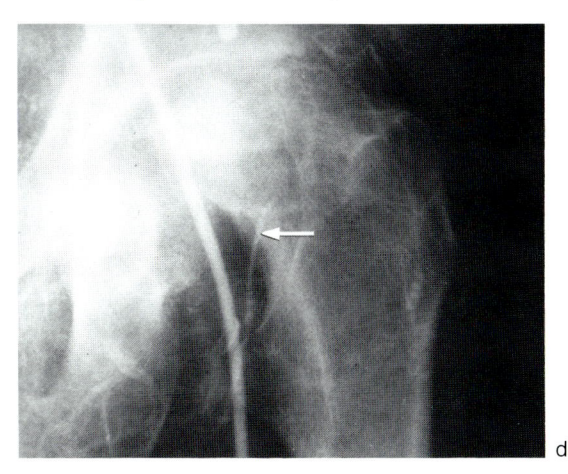

Abb. 27 c u. d   E. H., 51 Jahre, ♂. Verschluß des R. profundus der A. circumflexa femoris medialis im mittleren Anteil (a). Die Verschlußsituation wird besonders deutlich auf einer späteren Durchblutungsphase (Kontrastmittelrückstand ←). Röntgenologisch findet sich eine Totalnekrose des Hüftkopfes (Stadium VI)

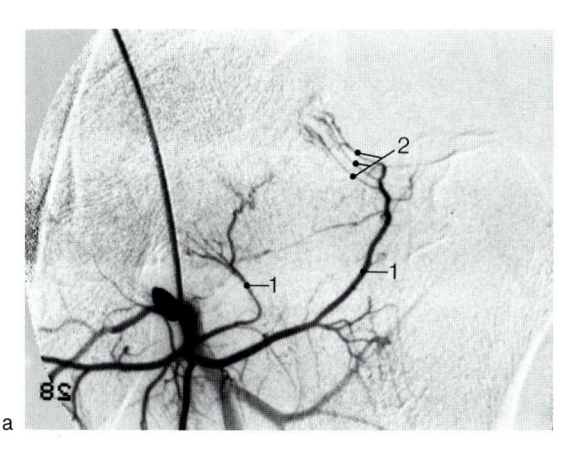

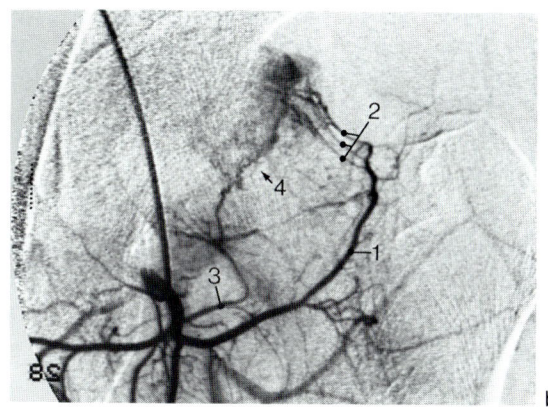

Abb. 28 a u. b   Selektives Angiogramm der Hüftkopfgefäße (DSA) a) in der frühen und b) späten arteriellen Phase. Damit läßt sich nun die Vaskularisation bis zum Nekroseherd abbilden (Hypervaskularisation).
Beachte: Vaskularisation um den Nekroseherd sowie die Kollateralverbindung (4) zwischen den Rr. nutritii capitis proximalis (2) zu den Rr. nutritii capitis distalis (3). Keine krankhafte Veränderung im R. profundus (1) der A. circumflexa femoris medialis

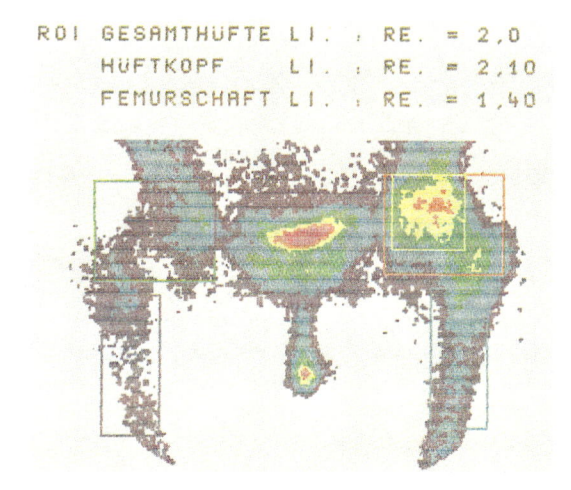

Abb. 29   Szintigramm bei einer idiopathischen Hüftkopfnekrose. Knochenszintigraphie bei idiopathischer Hüftkopfnekrose links zeigt eine deutliche Mehranreicherung um den Nekrosebereich. Besonders übersichtlich zeigt sich die Aktivitätsveränderung bei der Darstellung der „region of interest"

KE (1975) ebenfalls perinekrotisch nachgewiesen werden konnte (vgl. Abb. 12) und im histologischen Bild erkennbar ist (s. S. 2.79).

Nuklearmedizinische Methoden

Nuklearmedizinische Untersuchungsmethoden zeigen im Frühstadium eine Minderspeicherung („cold spot"), auf die STADALNIK (1979) besonders aufmerksam gemacht hat. Abhängig von dem Ausmaß der Ischämie, kann sich ja in den nekrotischen Knochenabschnitten keine radioaktive Substanz ablagern. Anders in den teilnekrotischen Bezirken. Eine vermehrte Radioaktivität finden wir dann in den noch vitalen knöchernen Randbezirken infolge der reparativen Vorgänge (Abb. 29). Ohne Zweifel bestehen besondere Schwierigkeiten bei der Abbildung von Bezirken mit einer Minderspeicherung z. B. im Zentrum der Nekrose. Bei besonders großen Herden kann dieses nicht anreichernde Areal zur Darstellung gelangen (FASSBENDER 1969, KEYL 1981).

Im fortgeschrittenen Stadium der Nekrose zeigt sich dann nicht selten eine vermehrte Anreicherung im Bereich des ganzen Hüftkopfes. Mit Zunahme der degenerativen Veränderungen wird mehr oder weniger Radionukleid auch in der Pfanne eingelagert. Mit der quanitfizierenden Szintigraphie unter Verwendung von Tc 99 ist nach KEYL u. HAGENA (1983) sogar eine Aussage über einen Therapieerfolg z. B. nach einer umstellenden Osteotomie möglich. Eine Quotientensteigerung kann entsprechende Hinweise geben.

Internistische Abklärung

Während die Grundkrankheit bei der idiopathischen Hüftkopfnekrose im Rahmen einer Sichelzellanämie, eines Morbus Gaucher oder einer Steroidtherapie meist bekannt ist, sollte bei den Formen der idiopathischen Hüftkopfnekrosen, die nicht unter diese Gruppe fallen, nicht versäumt werden, nach der Ursache zu suchen. Bekanntlich (s. oben) fallen in diese Gruppe besonders Patienten, die Träger von Risikofaktoren im Sinne der Arteriosklerose sind. Die Aufdeckung und die Behandlung dieser Erkrankungen haben für die Lebensdauer des Patienten wohl mehr Bedeutung als eine gelungene Therapie der Hüftkopfnekrose selbst.

Bei der Durchsicht des Schrifttums, das sich mit Risikofaktoren im Zusammenhang mit der idiopathischen Hüftkopfnekrose befaßt, fällt auf, daß bei der Erfassung derselben, wenn Erfassungskriterien überhaupt genannt sind, doch große Unterschiede bestehen, so daß die einzelnen Statistiken keinerlei Vergleiche erlauben.

Aus diesem Grund erscheint es uns sinnvoll, Entscheidungskriterien vorzuschlagen für die Annahme von Risikofaktoren im Sinne der Arteriosklerose bei idiopathischen Hüftkopfnekrosen.

Für die *Hyperurikämie* soll das Vorliegen einer Harnsäurekonzentration von über 8 mg/dl genügen.

Bei *Diabetes mellitus* ist zu berücksichtigen, daß das Haupterkrankungsalter der idiopathischen Hüftkopfnekrose zwischen dem 35. und 45. Lebensjahr liegt, also in einem Alter, in dem eine diabetische Stoffwechsellage meist erst in latenter Form vorhanden ist. Aus diesem Grund empfehlen wir die Durchführung eines Glukosetoleranztests.

Lipidstoffwechselstörungen sind mit der Cholesteringesamtkonzentration und den Triglyzeriden zu bestimmen. Die für die Therapie sinnvolle Einteilung nach FREDERICKSON erfordert die Durchführung einer Lipoproteinelektrophorese.

Die Annahme eines *alkoholischen Leberschadens* erfordert in der Anamnese einen täglichen Alkoholkonsum wenigstens über 3 Jahre von mehr als 60 g reinem Alkohol, ein Vorliegen der Erhöhung der Gamma-GT-Aktivität und eines Leberzellschadens. Dieser wird bestimmt mit den Enzymen GPT und GLDH. Zum Ausschluß einer Bilirubinstoffwechselstörung dient die Bestimmung der Bilirubingesamtkonzentration und zur Erfassung der Syntheseleistung der Leber die Cholesterinesteraseaktivität im Serum. Durch die Bestimmung der virusassoziierten Antigene und Antikörper werden bei diesen Patienten eine akute oder chronische Virushepatitis B ausgeschlossen. Die mesenchymale Aktivität eines bestehenden Krankheitsprozesses wird durch die quantitative Bestimmung der Immunglobuline G, A und M abgeschätzt.

Als *Nikotinabusus* gilt ein andauernder Konsum von mindestens 20 g Tabak/die mindestens über 5 Jahre.

Ein *Hypertonus* wird angenommen (WHO, 1974) bei einem systolischen Wert von ≤ 160 mm/Hg oder einem diastolischen Wert von > 95 mm/Hg. Der Blutdruck muß nach 15 Min. ruhigen Sitzens in einem Stuhl gemessen werden.

Als „Übergewicht" wird ein Körpergewicht über 10% des Normalgewichtes definiert. Das Normalgewicht wird nach BROCA errechnet.

Bei Patienten mit idiopathischen Hüftkopfnekrosen wurden nach diesen Kriterien 73 Patienten in unserer Klinik untersucht. Dabei zeigte sich, daß der alkoholtoxische Leberschaden und die Lipidstoffwechselstörung mit immerhin jeweils 72% in dieser Patientengruppe häufig vertreten sind. Auch der Nikotinabusus (70%), der Diabetes mellitus (50%), das Übergewicht (63%), der Hypertonus (45%) und die Hyperurikämie (47%) wurden bei mehr als der Hälfte festgestellt (Tab. 3 u. 4).

Während unbestritten die Therapie dieser Risikofaktoren für etwaige Gefäßerkrankungen von ho-

Tabelle 3 Risikofaktoren der Arteriosklerose als prädisponierende Faktoren für eine idiopathische Hüftkopfnekrose bei 73 Patienten

Risikofaktoren	Anzahl	%
Hyperurikämie	34	47
Diabetes mellitus (davon grenzwertig 12)	36	50
alkoholtoxischer Leberschaden	61	83
Lipidstoffwechselstörung Typ II a = 12 Typ II b = 22 Typ IV = 19	53	72
Nikotinabusus	51	70
Hypertonus	33	45
Übergewicht	46	63

Tabelle 4 Kumulative Häufigkeit der 7 Risikofaktoren bei 73 Patienten

Anzahl der Risikofaktoren	n = 73	Kumulative Häufigkeit
7	8	11%
6	10	25%
5	19	51%
4	16	73%
3	9	85%
2	9	97%
1	2	100%

her Wichtigkeit ist, konnte bisher nicht erwiesen werden, daß ihre Behandlung auch einen günstigen Einfluß nach gelenkerhaltenden Operationen bei der Ausheilung des ehemaligen Nekroseherdes hat.

Differentialdiagnose

Differentialdiagnostisch muß vor allem die epiphysäre Form der *enchondralen Dysplasie* (Abb. 30) abgegrenzt werden. Beidseits können dann ausgedehnte Nekrosen im epiphysären Hüftkopfanteil bestehen, was zur Verwechslung mit der idiopathischen Hüftkopfnekrose führen kann. Eine interessante Fallbeobachtung zeigt Beziehungen zwischen der idiopathischen Hüftkopfnekrose und der enchondralen Dysplasie (vgl. Abb. 21). Abzugrenzen ist auch die Osteochondrosis dissecans (Abb. 31).
Weiter muß die *posttraumatische Hüftkopfnekrose* ausgeschlossen werden. Die posttraumatische Hüftkopfnekrose wird beobachtet nach einer traumatischen Luxation, nach Schenkelhalsfraktur, nach pertrochanteren Frakturen und nach Abrißfrakturen des Trochanter major. In unserem Krankengut finden sich keine Hinweise dafür, daß allein eine Hüftgelenkprellung oder -distorsion eine traumatische Nekrose verursachen kann. Bei der diagnostischen Klärung einer posttraumatischen Hüftkopfnekrose hilft bereits die

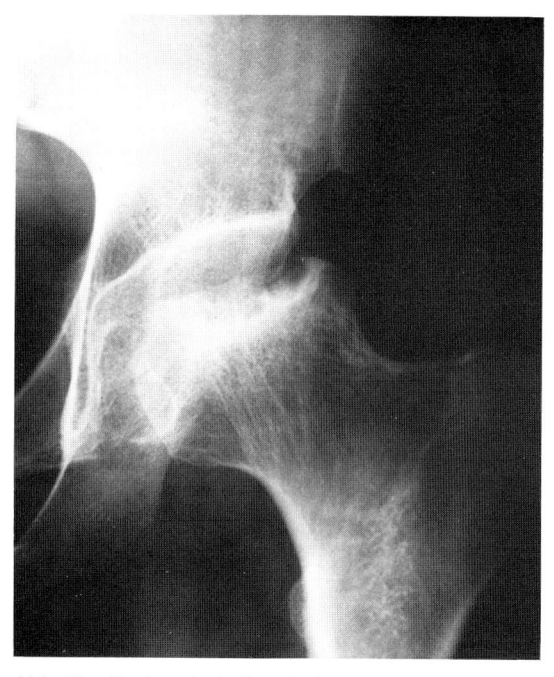

Abb. 30 Enchondrale Dysplasie vom epiphysären Typ mit Nekrose im lateralen epiphysären Kopfanteil

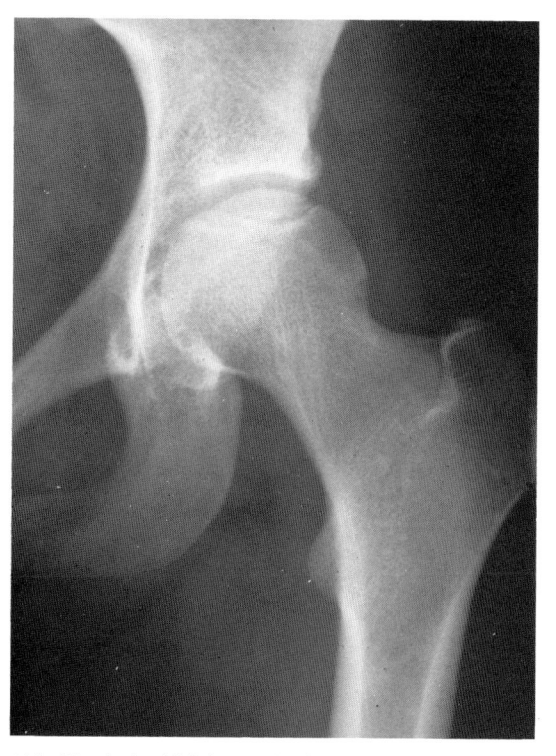

Abb. 31 L. J., 18 Jahre, ♂. Osteochondrosis dissecans der Hüfte. Gegenüber der idiopathischen Hüftkopfnekrose zeigt sich ein flacher Sequester. Der pseudarthrotische Demarkierungssaum ist sowohl vom noch vitalen Sequester als auch vom Kopf durch einen Sklerosesaum abgesetzt

2.94 Erkrankungen mit besonderen Ursachen

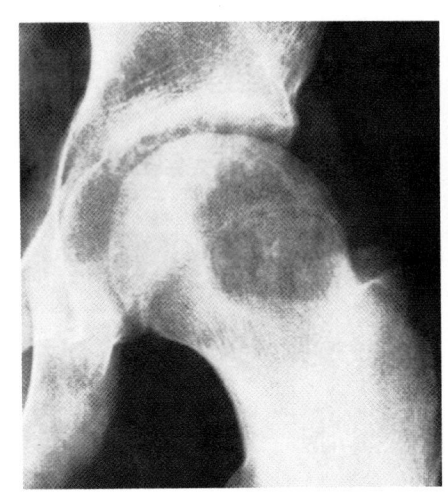

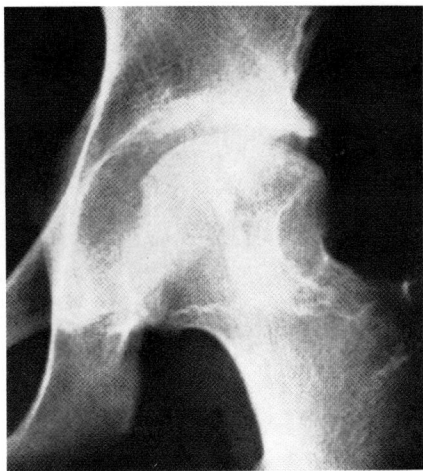

Ann. 32 B.W., 18 Jahre, ♂. Chondroblastom im Hüftkopf (aus *M. Lange, E. Hipp:* Lehrbuch der Orthopädie und Traumatologie, Bd. II/1, 2. Aufl. Enke, Stuttgart 1976)

Anamnese weiter. Ferner sind Aufnahmen nach dem stattgehabten Unfallereignis von Bedeutung. Radiologisch ist vor allem auf Konturunterbrechungen im Bereich des koxalen Femurendes zu achten oder aber auf ossäre Verletzungen der Pfanne. Beweisend ist schließlich vor allem das Gefäßbild. Posttraumatische Gefäßverschlüsse können als solche unterschieden werden (MÜSSBICHLER 1979, HIPP 1958).

Ein nekroseähnliches Geschehen beobachten wir gelegentlich bei der *primär chronischen Polyarthritis* (pcP); zu beachten bleibt dabei allerdings, daß die Pfanne sehr oft einer Nekrose anheimfällt.

Die *Osteoradionekrose* kann eine Verwechslungsmöglichkeit bieten. Man sah die Osteonekrose häufig im Anschluß an Bestrahlungen von Genitalkarzinomen.

CATTO (1977) macht anhand histologischer Untersuchungen darauf aufmerksam, daß ein Kopfzusammenbruch bei dieser Ätiologie auch in einem großteils nicht nekrotischen, aber hochgradig osteoporotischen Femurkopf vonstatten gehen kann. Gleichzeitig ist eine Bestrahlungsostitis nachweisbar. Lediglich ein schmaler subchondraler Saum des artikulären Sequesters erscheint dann nekrotisch. Sie folgert daraus, daß es hier möglicherweise durch Veränderungen in der Matrixstärke und durch Frakturierungen ursprünglich vitaler Trabekel erst sekundär zu einer geringfügigen Nekrose im porotischen Femurkopf gekommen sei, und betont, daß es „unklug sei, beim Kollaps einer Gelenkoberfläche stets eine zugrundeliegende Nekrose anzunehmen".

Probleme kann gelegentlich eine Abgrenzung von *Knochenneubildungen* bringen. An gutartigen Knochentumoren ist vor allem das Chondroblastom (Abb. 32) zu werten. Man findet es häufig im epiphysären Hüftkopfanteil. Es ist allerdings bevorzugt beim Jugendlichen zu sehen. Aber auch Osteoblastome und Riesenzelltumoren kommen in der Hüftkopfepiphyse vor. Selten findet man Metastasen. Bei den bösartigen Tumoren ist dann vor allem angiographisch, pathologisch das Gefäß abzubilden (unregelmäßige Lumenbildung der Gefäße, „blood pools", pathologische Gefäßanordnung in Form von Büscheln, Pinseln und Knäueln) sowie ein pathologischer Kontrastmitteldurchfluß. Vorzeitig findet man dann bei bösartigen Geschwülsten einen Kontrastmittelabfluß in den Venen (HIPP 1962).

Therapie

Eine konservative Therapie, nämlich hüftentlastende Maßnahmen, kann das Krankheitsbild nicht entscheidend beeinflussen. Das gleiche gilt für die externe elektromagnetische Feldbehandlung, wie sie gerade in letzter Zeit empfohlen wird.

Eine Aussicht auf eine erfolgreiche Erhaltung des Gelenks kann, wenn oft auch nur für Jahre, nur eine operative Behandlung bringen.

Gelenkerhaltende Operationen

Bei der Planung des operativen Eingriffes muß die Art des operativen Vorgehens anhand von Röntgenaufnahmen genau erörtert werden, wozu vorauszusetzen ist, daß die Lage und die Ausdehnung des Nekroseherdes exakt erfaßt sind.

Von großer Bedeutung sind dabei Konturaufnahmen des Hüftkopfes, wie sie von SCHNEIDER (1979) empfohlen wurden. Im kraniokaudalen Strahlengang von 30 Grad liegt bei typisch kranioventrolateral gelegener Nekrose die Begrenzung am Rand bzw. innerhalb der jetzt dargestellten Kopfkonturen. Der kaudokraniale Strahlengang von 30 Grad zeigt die volle Ausdehnung

Idiopathische Hüftkopfnekrose 2.95

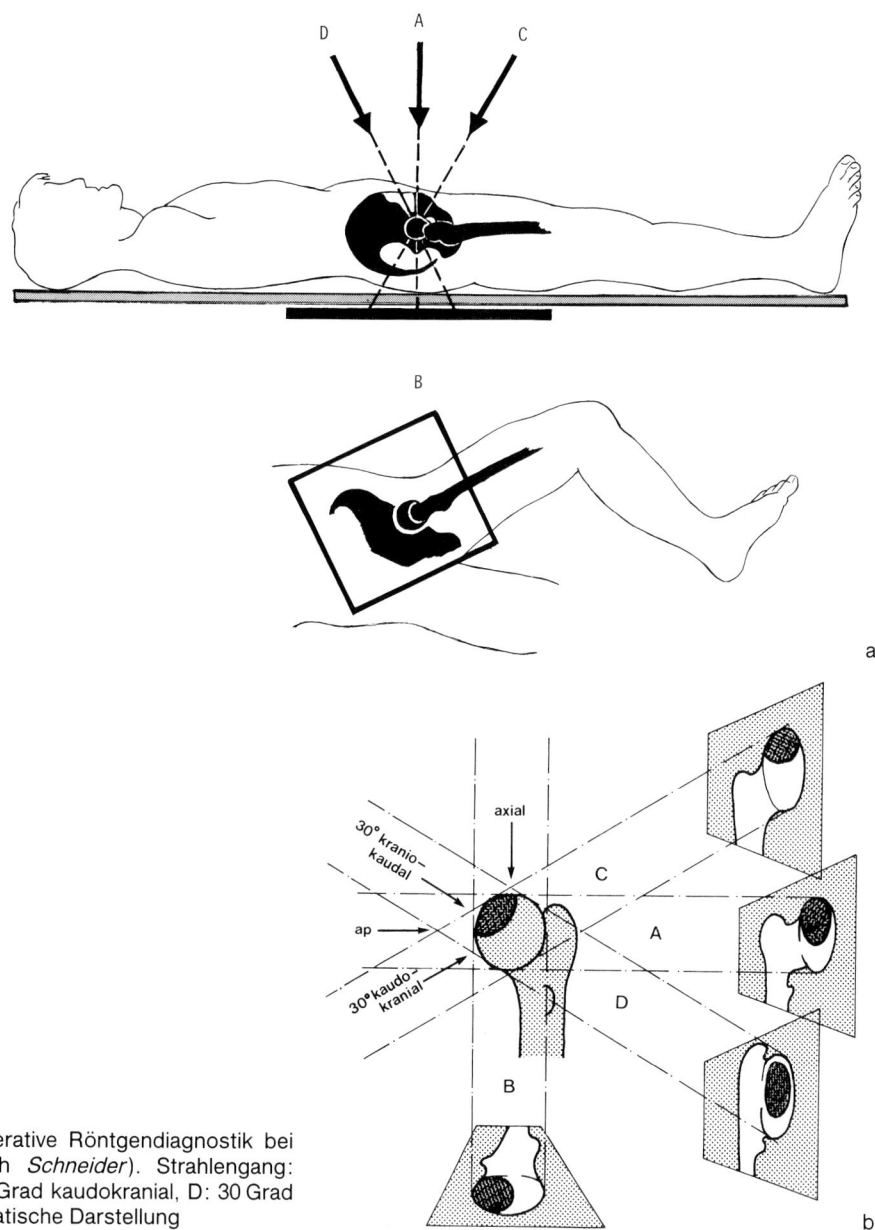

Abb. 33 a u. b Präoperative Röntgendiagnostik bei Hüftkopfnekrosen (nach *Schneider*). Strahlengang: A: a.-p., B: axial, C: 30 Grad kaudokranial, D: 30 Grad kraniokaudal. b) Schematische Darstellung

der Nekrose in der dargestellten Kopfkontur (Abb. 33, 34 u. 37).

An hüftkopferhaltenden Operationen kommen *Umstellungsosteotomien* in Frage und weiter *Operationen, die eine Revitalisation des nekrotischen Bezirkes* in Aussicht stellen. Diese gelenkerhaltenden Operationen erlangen gerade bei der idiopathischen Hüftkopfnekrose eine besondere Wichtigkeit, wenn berücksichtigt wird, daß es sich dabei zum großen Teil noch um jüngere Patienten handelt. Der alloarthroplastische Gelenkersatz sollte gerade in dieser Altersgruppe noch mit größter Zurückhaltung in Anwendung gebracht werden, da derzeit Spätergebnisse der Hüftgelenkplastik noch fehlen.

Umstellungsosteotomien können im Sinne der Medialisierung nach McMurray im Rahmen einer intertrochanteren Osteotomie erfolgen (GARDEMIN 1968, BAETZNER 1969), im Sinne der Varisierung (PAUWELS 1973) und im Sinne der Valgisierung. Gelegentlich besteht die Indikation zur Beckenosteotomie nach Chiari.

Die *Revitalisierung der Nekrose* wurde nach dem Vorschlag CHANDLER's (1948) mit einem gestielten Muskellappen, allerdings ohne Erfolg, ausgeführt. Keinen Erfolg brachten die gestielten Kapsellappen (MIZUNO u. MATUMOTO 1969), die den gestörten venösen Rückfluß wiederherstellen sollten.

HORI (1980) berichtet über im Tierversuch erfolgreiche Revitalisierungen von artifiziellen Hüftkopfnekrosen durch Gefäßbündel-Transplanta-

2.96 Erkrankungen mit besonderen Ursachen

a   b

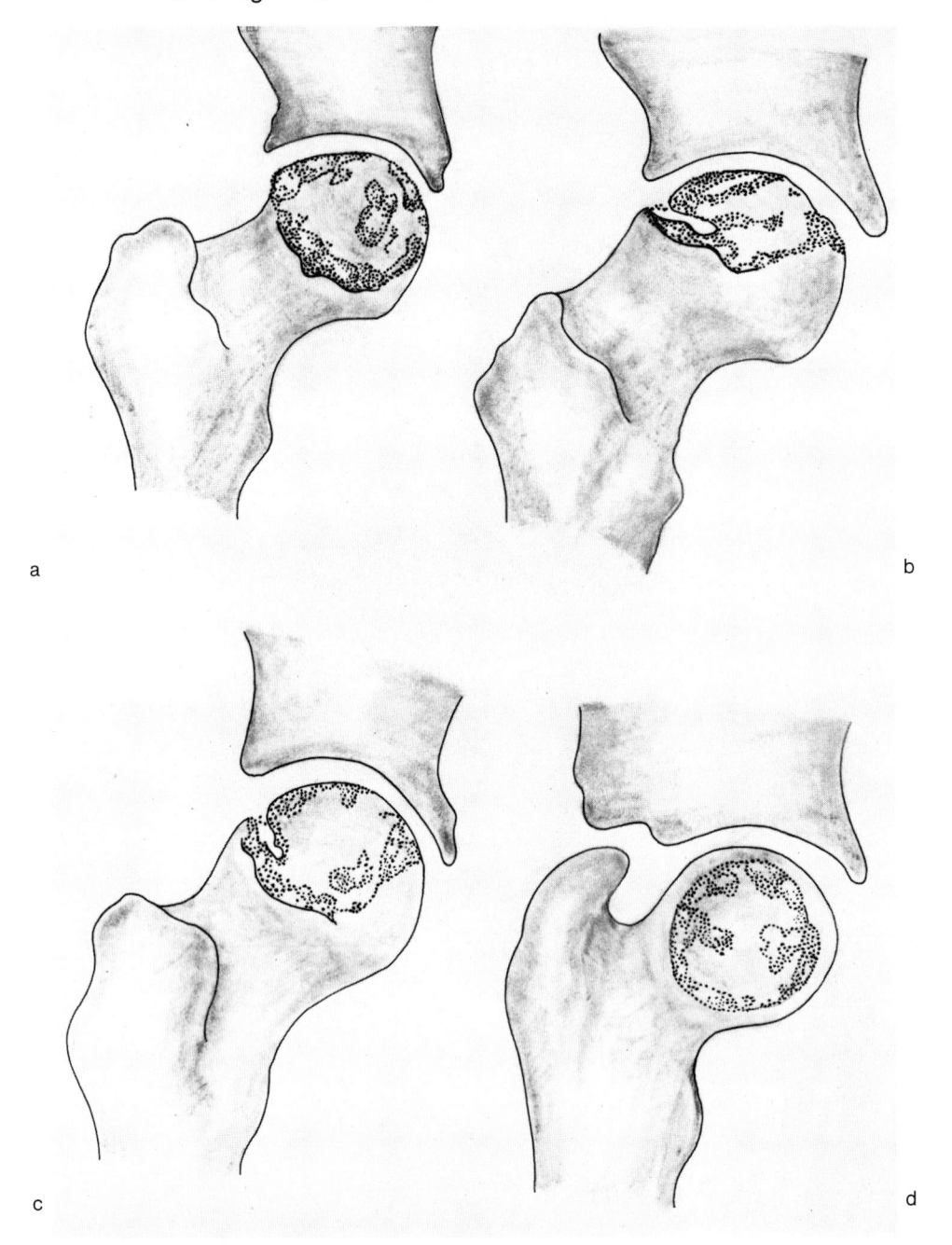

c   d

Abb. 34 a–d Ischämische Hüftkopfnekrose entsprechend präoperativer Röntgenaufnahmen (vgl. Abb. 37) des Hüftkopfes

tionen. PALAZZI u. XICOY implantierten 1975 gestielte Beckenkammspäne und stellten Gefäßanastomosen unter dem Operationsmikroskop her. Auch GANZ berichtet 1978 über die Herstellung einer Gefäßanastomose.

Immer wieder wird der Versuch der *Revitalisierung durch die Beck'sche Bohrung* vorgenommen. WAGNER u. ZEILER (1980) führen die sog. Beck'sche Bohrung im Zusammenhang mit der intertrochantären Umstellungsosteotomie durch.

PHEMISTER hat bereits 1949 die Kürettage des Nekroseherdes und die anschließende Plombage mit Eigenspan aus der Tibia und der Fibula vorgenommen. Die Erfolge waren aber nicht überzeugend. Auch wir mußten damit ähnliche Erfahrungen machen.

Im Vordergrund der operativen Bemühungen muß also die Revitalisation stehen und gleichzeitig die Umstellung des Nekrosebezirkes.

Die alleinige *intertrochantäre Umstellungsosteotomie* (Varisierungsosteotomie) kann im allgemeinen nur eine Entlastung bringen. So brachten

Idiopathische Hüftkopfnekrose

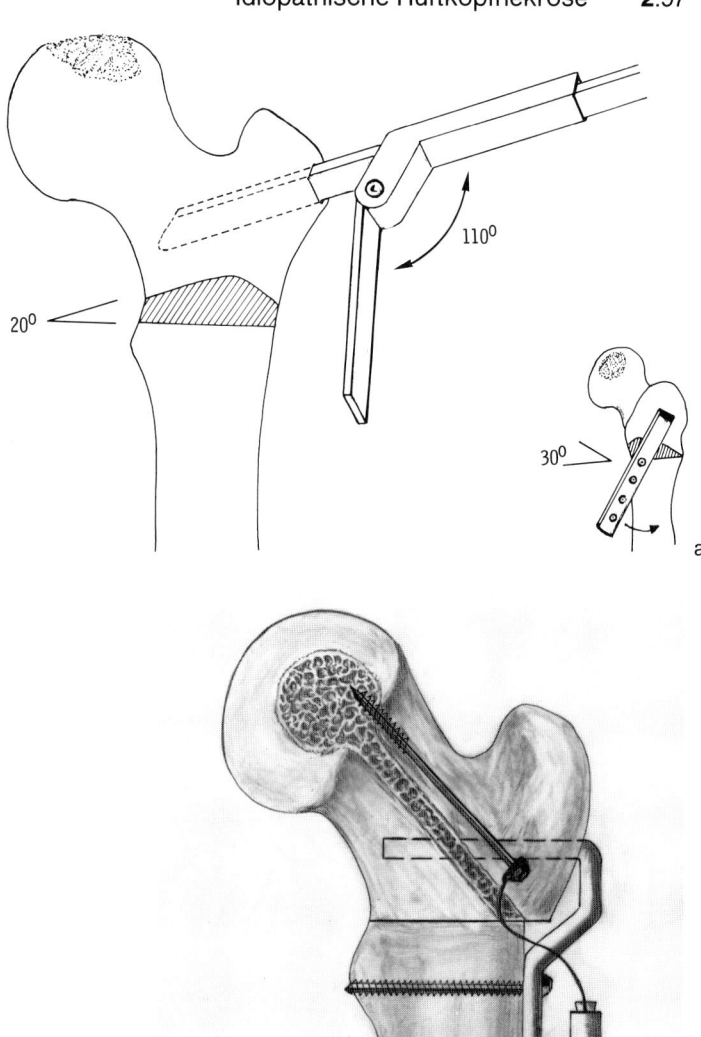

Abb. 35 a u. b Eigenes gelenkerhaltendes operatives Vorgehen bei idiopathischen Hüftkopfnekrosen. Mit Hilfe eines Zieldrahtes wird die Hüftkopfnekrose vom Areal des späteren Umstellungskeiles her angebohrt. Durch einen nach proximal divergierenden Kanal wird die Nekrose kürettiert und mit körpereigener Spongiosa plombiert. a) Durch eine Flexions-Valgisierungs-Verkürzungsosteotomie wird der nekrotische Herd weitgehend aus der Belastungszone gedreht und trotz Valgisierung das Gelenk muskulär dekomprimiert. b) In den Nekroseherd wird eine Malleolarschraube als differente Elektrode eines elektrodynamischen Übertragers gelegt. Als Gegenpol dient die zur Osteosynthese verwendete Winkelplatte

z. B. die Varisierungsosteotomie und die gleichzeitige Unterstellung häufig eine subjektive Besserung der Beschwerden. Die erreichte Entlastung kann die Progredienz der Nekrose jedoch meist nicht aufhalten (MERLE D'AUBIGNÉ 1965, WILLERT 1980). Der Herd kann nur, wenn er klein und lateral am Femurkopf ein genügend großer gesunder Knochenbezirk vorhanden ist, aus der Hauptbelastungszone gedreht werden. So wird also die Varisierung die günstige Beeinflussung des Beschwerdebildes durch die muskuläre Dekompression vor allem bewerkstelligen. Die Erhaltung des Hüftkopfes gelang gelegentlich über 10 Jahre durch eine gleichzeitig vorgenommene Plombage (vgl. Abb. 36).

Ein wesentlicher Nachteil liegt darin, daß eine spätere prothetische Versorgung z. B. mit einer Schalenprothese schwierig wird. Manchmal kann jedoch nach einer früher stattgehabten Varisierungsosteotomie eine valgisierende Osteotomie vorgenommen werden.

Die *valgisierende Osteotomie* ist kleinen, lateral gelegenen Herden vorbehalten. Durch den meist lateralen Kopfeinbruch mit Stufenbildung ist die Gelenkmechanik erheblich gestört. Die Valgisierung bringt den medialen runden Kopfpol in die Belastungszone. Das hat den Nachteil, daß die dadurch bedingte Erhöhung des Muskelzuges durch Trochanterversetzung und Tenotomien ausgeglichen werden muß, wenn nicht durch Entnahme eines entsprechend breiten Keiles das Femur verkürzt wird, was sinnvoller ist.

Die *Flexionsosteotomie* hat gegenüber der Varisierung und der Valgisierung den Vorteil, daß der Umstellungswinkel größer sein kann und somit die Nekrose weit aus dem Belastungsbereich gedreht wird (REICHELT 1977, HETZEL 1984). Nach GEKELER u. BUSCHBAUM (1979) sollte der Flexionskeil nicht größer als 30 Grad sein, da die bereits beeinträchtigten Hüftkopfgefäße andernfalls einen weiteren Schaden nehmen könnten. Durch einen Keil von 30 Grad kann ein Punkt auf der Hüftkopfoberfläche um immerhin 10–15 mm versetzt werden. Mit einer solchen Drehung wird der Nekrosebezirk meist nicht vollständig, jedoch so weit aus der Belastungszone gedreht, daß vom gesunden Knochen die Hauptlast übernommen werden kann (GEKELER u. BUSCHBAUM 1979).

Bei bestehender Antetorsion des Schenkelhalses resultiert aus der Flexionsosteotomie eine gleichzeitige Varisierung (GANZ 1980).

Bei atypisch dorsokranial gelegenen Herden empfiehlt sich die Extensionsosteotomie, bei der durch Entnahme eines intertrochantären Umstellungskeiles mit dorsaler Basis die Nekrose weiter nach kaudal gedreht werden kann.

Mit der transossären ventralen Rotationsosteotomie nach Sugioka kann der Schenkelhals um 70–90 Grad gedreht werden, nachdem die Hüftgelenkkapsel ursprungsnahe durchtrennt wurde. Dieses technisch aufwendige Verfahren bietet die Gefahr mannigfaltiger Komplikationen. Zudem können nur Hüftköpfe im frühen Nekrosestadium, also ohne arthrotische Veränderungen, derart gedreht werden (Abb. 40).

Eigenes operatives Vorgehen

Bei uns hat sich jedoch in den letzten 10 Jahren ein kombiniertes operatives Vorgehen bei gelenkerhaltenden Operationen bewährt (Abb. 35, 37 u. 39), das sich früheren Verfahren als überlegen erwiesen hat. Demnach muß:

1. der Nekroseherd kürettiert werden, was durch einen Kanal, der vom Areal des späteren intertrochantären Umstellungskeils zum Nekroseherd hin angelegt wird, möglich ist;
2. der Nekroseherd mit körpereigener Spongiosa ersetzt werden, und dabei kann der Knorpel angehoben werden;
3. die Knochenregeneration durch eine elektrodynamische Feldbehandlung (Einbau eines elektromagnetischen Überträgers) gefördert werden;
4. die Gewinnung der Gelenkkongruenz durch eine intertrochantäre Flexions-, Valgisierungs- und Derotationsosteotomie im allgemeinen erfolgen. Durch die Wahl eines relativ breiten Umstellungskeiles kann das Gelenk muskulär zusätzlich dekomprimiert werden. Die Valguskomponente bei der Umstellung ermöglicht es, das Gelenk später noch mit einer Schalenprothese bzw. zementloser Endoprothese zu versorgen.

Ergebnisse

Die Ergebnisse wiederherstellender Operationen sind unsicher. Es hat sich gezeigt, daß vor allem im Frühstadium die Nekrose eine Revitalisierung erfahren kann (Abb. 39). Dabei scheint zusätzlich eine elektromagnetische Feldbehandlung sinnvoll zu sein (GLAS 1981). Es muß jedoch festgestellt werden, daß eine entsprechende randomisierende Untersuchung ansteht. Stanzbiopsien, wie wir sie regelmäßig bei der Osteosyntheseentfernung nach 18 Monaten durchführen, lassen einen Knochenaufbau objektivieren (Abb. 38). Weniger befriedigend sind selbstverständlich die Ergebnisse im Spätstadium der Nekrose (Abb. 36 u. 37). Aber auch im fortgeschrittenen Stadium der Hüftkopfnekrose lassen sich sehr oft durch wiederherstellende Operationen die Hüftgelenke über 10 Jahre funktionstüchtig erhalten (Abb. 37).

Bedeutung der Alloarthroplastik bei der idiopathischen Hüftkopfnekrose:

Ist beim Vorliegen einer schweren Formveränderung des Hüftkopfes, bei einer arthrotischen Destruktion von Kopf und Pfanne sowie bei einem gleichzeitigen Bestehen einer ausgedehnten Funktionstüchtigkeit nicht mehr zu rechnen, so muß auch bei jüngeren Patienten eine Alloarthroplastik vorgenommen werden.

Ausnahmsweise ist die Arthrodese zu empfehlen. Sie ist technisch schwierig und muß mit einer Kreuzplatte und einer ausreichenden autologen Knochenplastik stattfinden. Ansonsten kommt es zum Ausbleiben der knöchernen Konsolidation, wie es auch REICHELT (1982) demonstrieren konnte.

Die Alloarthroplastik haben wir bis 1977 zementiert und dann anschließend bis 1982 begrenzt als Doppelcupplastik vorgenommen. Seither werden bei Patienten unter dem 60. Lebensjahr zementfreie Prothesen eingebracht. Dabei finden meist Modelle Verwendung, die eine primäre Einheilung in die Oberflächenstruktur der Prothese ermöglichen („fibre-metal", „spongy-metal").

Doppelcupplastik:

Bei jüngeren Patienten haben wir in den letzten Jahren vereinzelt die Doppelcupplastik nach Wagner vorgenommen. Es handelt sich bei einem Oberflächenersatz des Hüftgelenks um eine elegante, aber technisch sehr aufwendige Operationsmethode, bei der zahlreiche Gegebenheiten berücksichtigt werden müssen. Die Kopfkalotte muß unter Schonung der Restvaskularisation aufgesetzt werden; regelmäßig werden zum Kopfaufbau nach Knochenabtragung Spongiosabalken eingesetzt, und weiter wendeten wir gelegentlich zusätzlich eine elektromagnetische Feldbehandlung an. Die Belastung nach einer Doppelcupplastik darf nicht vor der 12. Woche erfolgen, um eine Restvaskularisation unter der Kappe zu ermöglichen.

Die Doppelcupplastik in bisheriger Form kann also gerade bei der idiopathischen Hüftkopfnekrose nur ausnahmsweise empfohlen werden und darf nur unter optimalen Bedingungen ausgeführt werden.

Idiopathische Hüftkopfnekrose 2.99

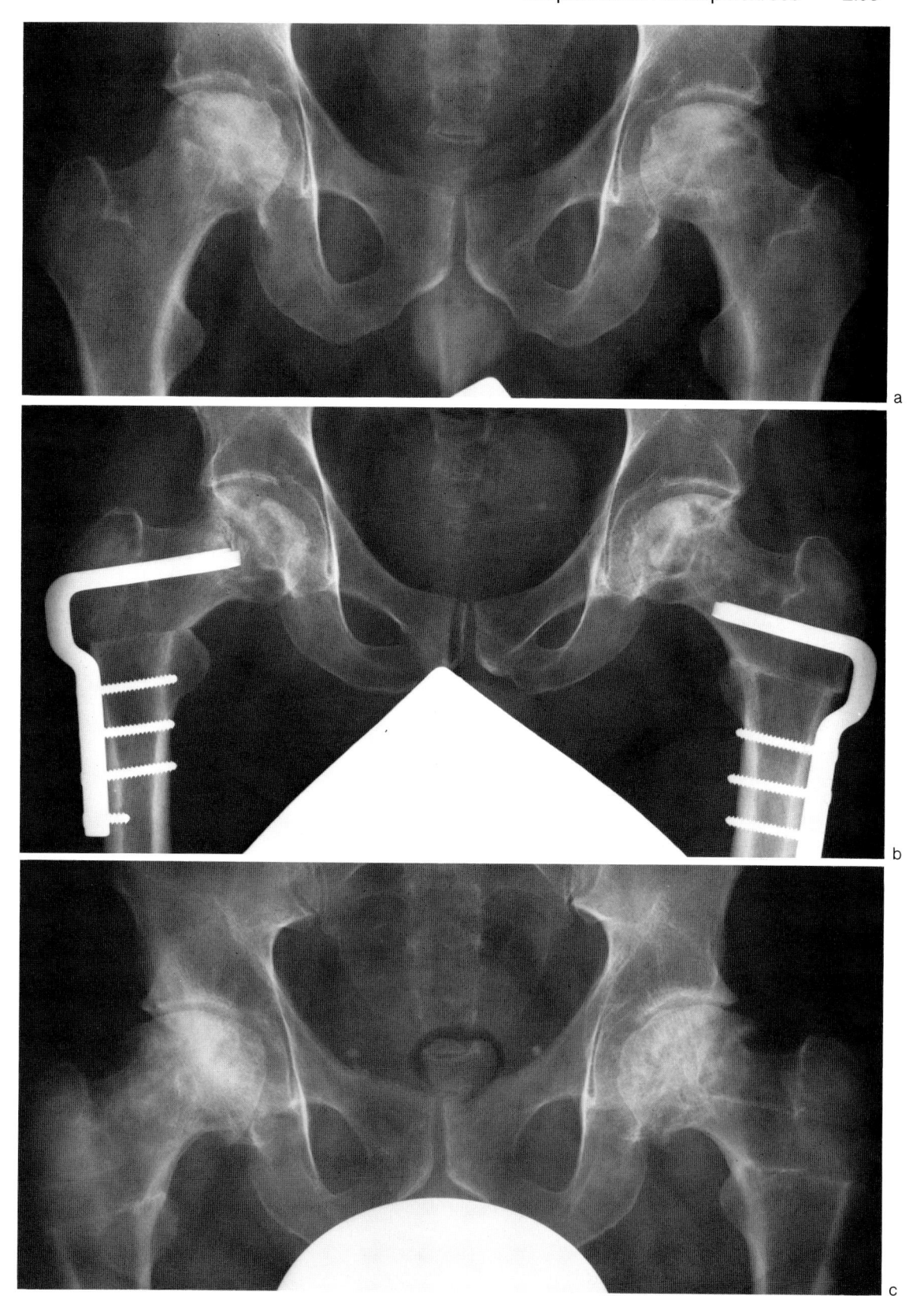

Abb. 36 a–c V. T., 34 Jahre, ♂. Behandlungsstrategie bei einer idiopathischen HKN im Stadium 4 rechts, Stadium 5 links. a) Beckenübersicht vor der Operation und b) 4 Monate nach Varisierungsosteotomie und Plombage. c) 12 Jahre nach Varisierungsosteotomie und Spongiosaplombage. Keine nennenswerten Beschwerden bei allerdings bestehender mäßig ausgeprägter Kopfdeformierung und Sekundärarthrose. Als nächster therapeutischer Schritt ist die valgisierende Osteotomie (Ganzkeilentnahme zur Verkürzung) möglich und als letzte therapeutische Maßnahme später die Alloarthroplastik

2.100 Erkrankungen mit besonderen Ursachen

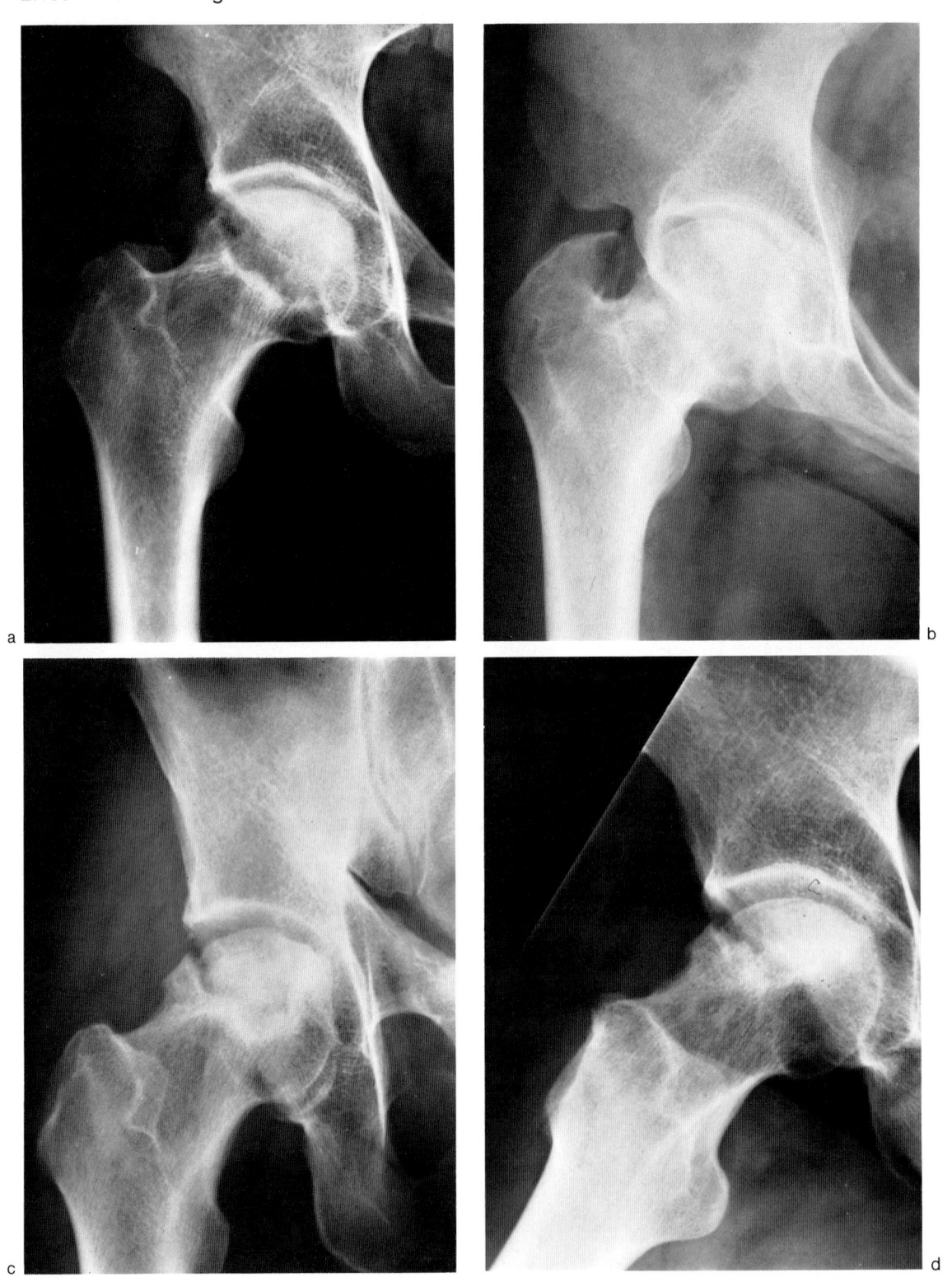

Abb. 37 a–d

Idiopathische Hüftkopfnekrose 2.101

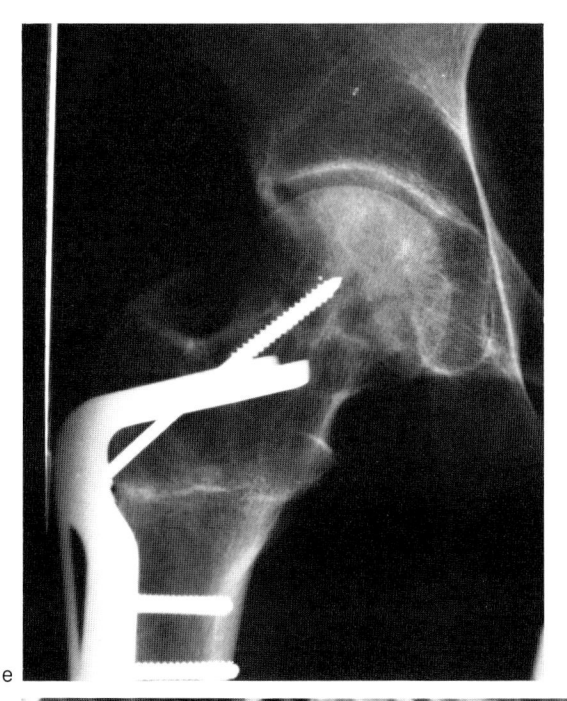

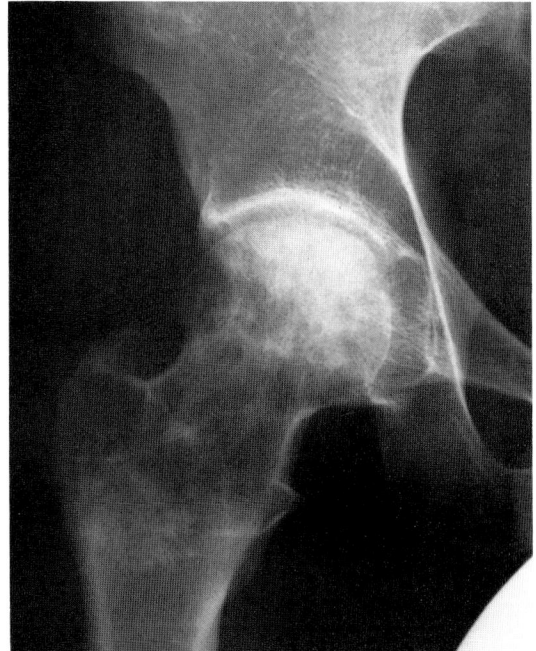

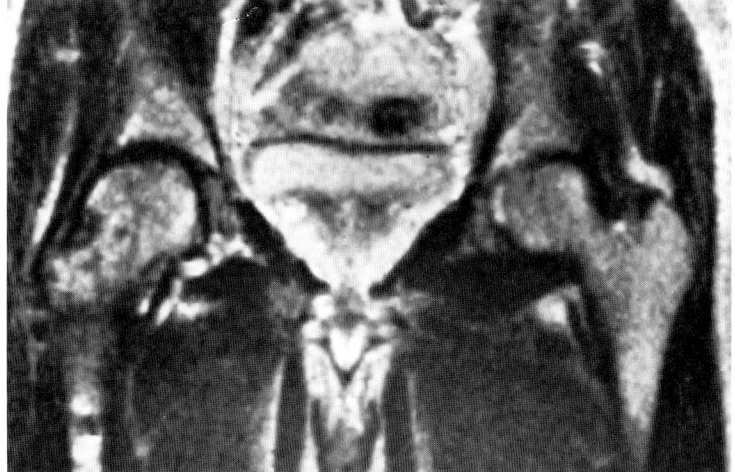

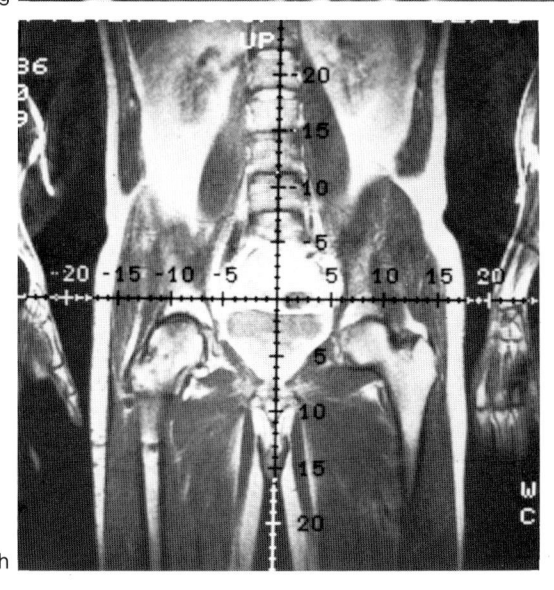

Abb. 37 a–h   H. P., 40 Jahre, ♂. Idiopathische Hüftkopfnekrose. Präoperative Bilder im Stadium IV–V (Einstellungsaufnahme a–d). Kontrollaufnahmen nach Kürettage, Plombage und Einbringung eines Überträgers (e) und 6 Jahre nach dem operativen Eingriff (f). Zu dieser Zeit ist der Hüftkopf tragfähig und das Hüftgelenk funktionstüchtig.
Die MR-Aufnahmen (Topogramm) (g) und die Schichtaufnahme (h) zeigen im lateralen, epiphysären Hüftkopfanteil noch eine verminderte Signalintensivität

2.102 Erkrankungen mit besonderen Ursachen

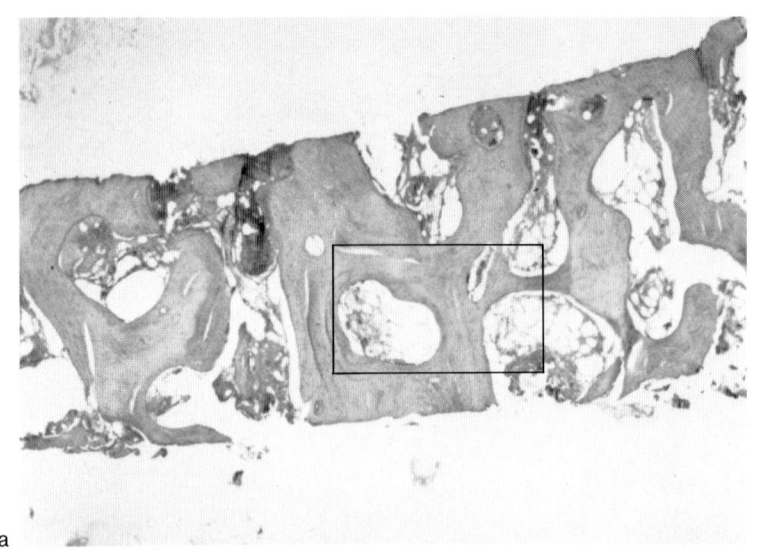

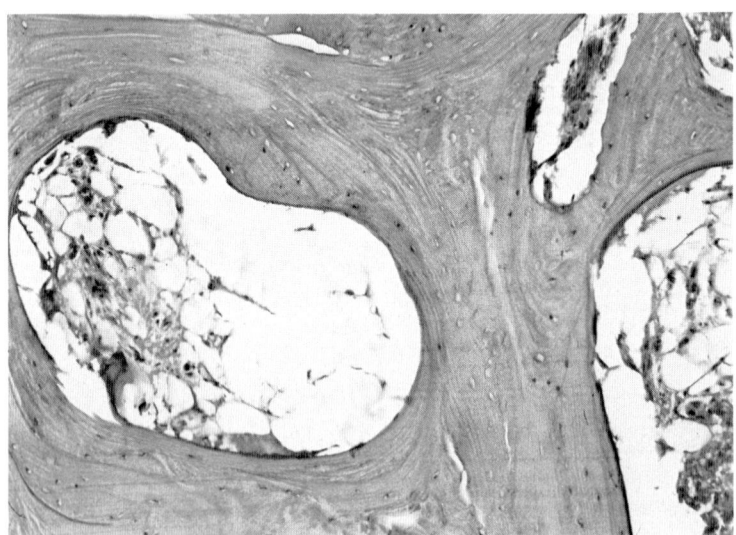

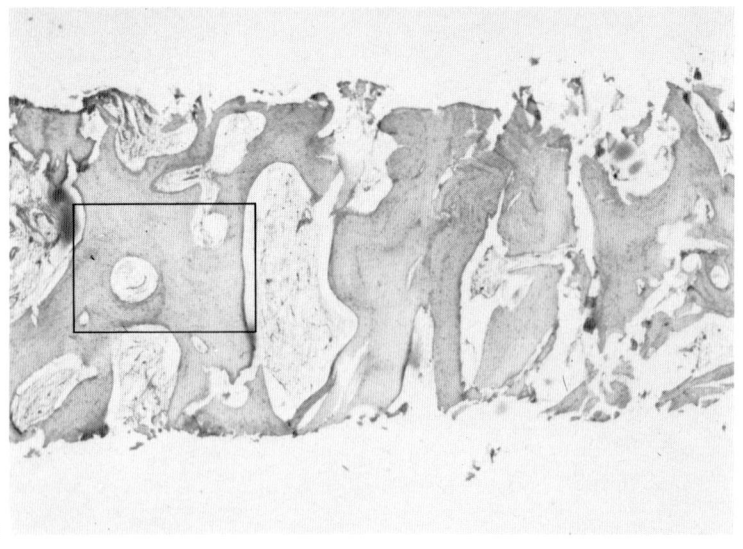

Abb. 38 a–d Schnittpräparate (HE-Färbung) von Stanzzylindern (zu Abb. 37) aus dem ehemaligen Nekrosesequester nach intertrochantärer Umstellungsosteotomie, Kürettage, Plombage und Einbau eines elektromagnetischen Übertragers. b u. d) Die Ausschnittvergrößerungen zeigen vitales Knochengewebe. Im Zentrum der Trabekel stellen sich z. T. noch leere Knochenlakunen dar als Zeichen des noch avitalen Gewebes, während sich am Rande des Trabekels in den Knochenlakunen deutlich vitale Osteozyten anfärben

Idiopathische Hüftkopfnekrose 2.103

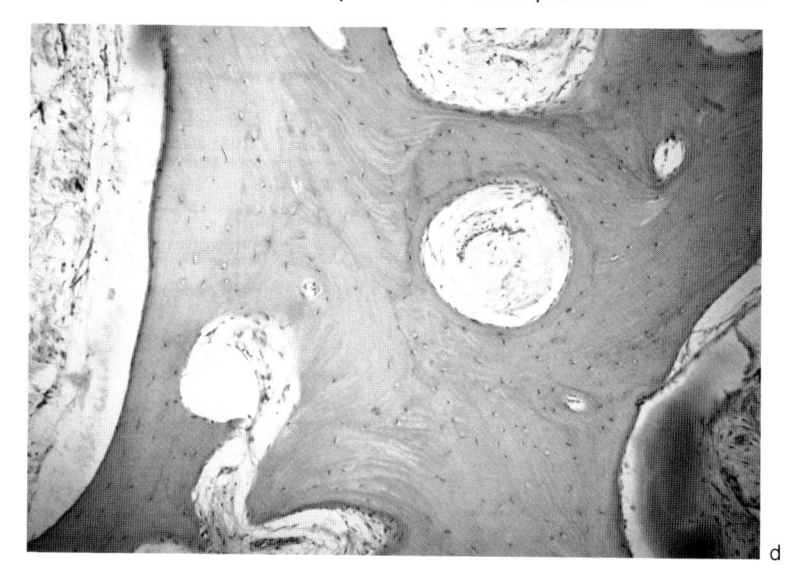

Abb. 38 d

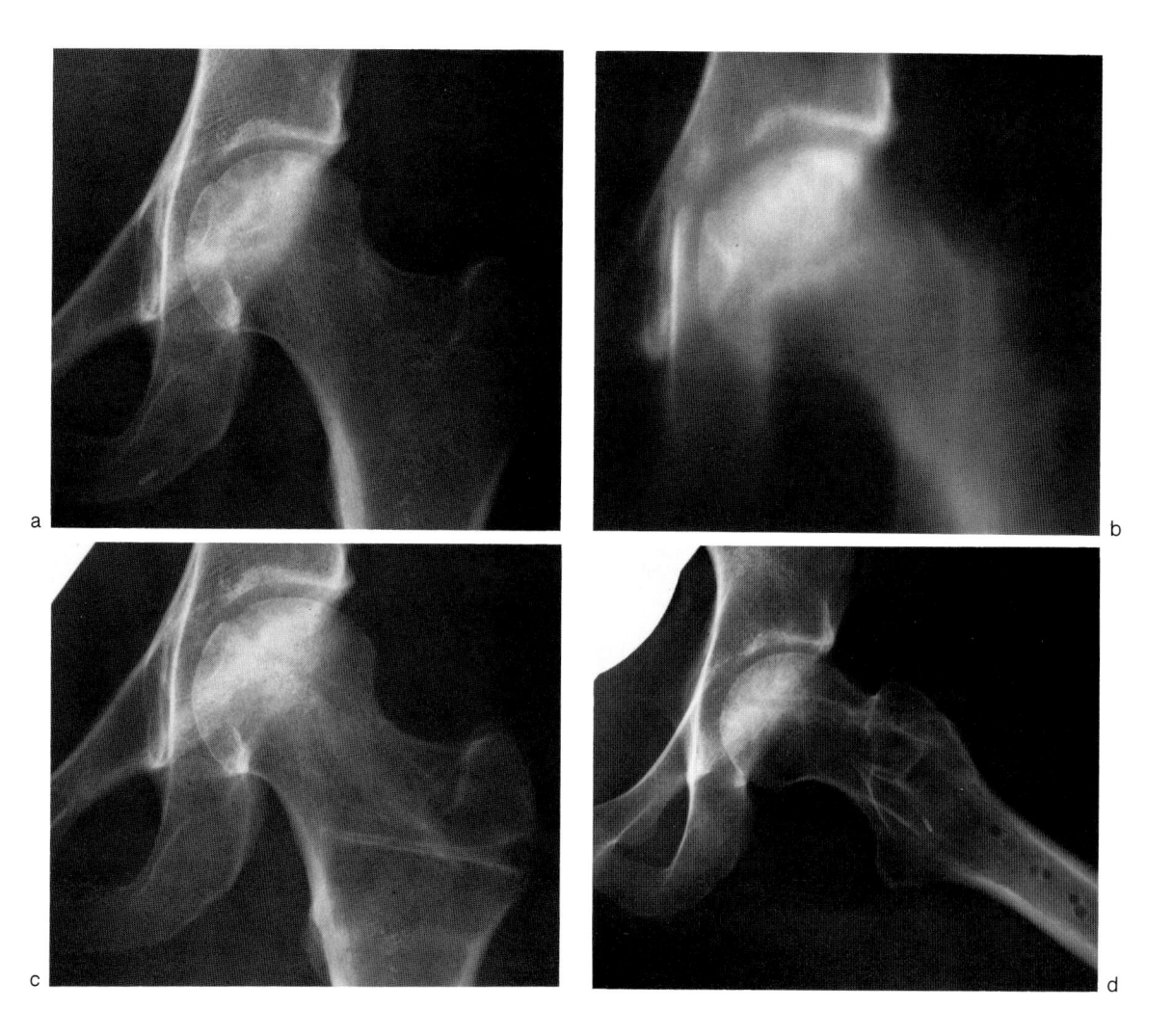

Abb. 39 a–d 30 Jahre, ♀. Idiopathische Hüftkopfnekrose Stadium III. a) Präoperativ. b) Tomographie. c) u. d) 4 Jahre postoperativ mit Ausheilung der Nekrose

2.104 Erkrankungen mit besonderen Ursachen

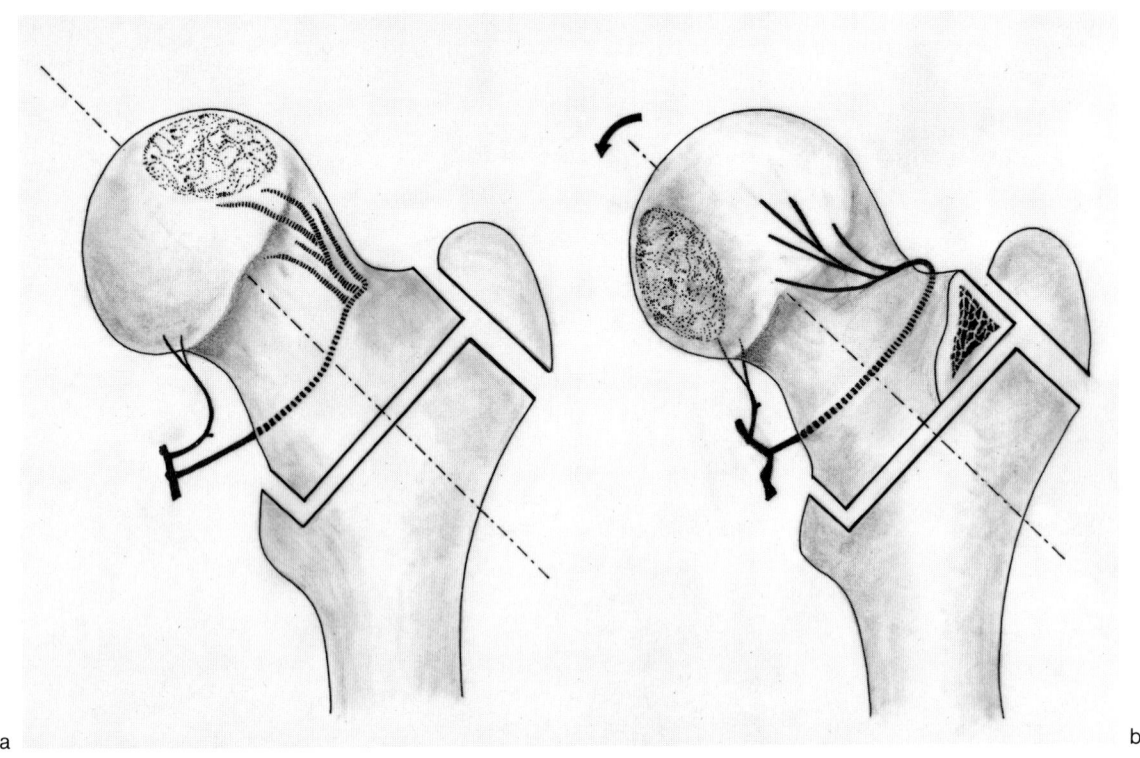

Abb. 40 a u. b Transossäre ventrale Rotationsosteotomie nach Sugioka. Der Hüftkopf kann dabei um 90 Grad gedreht werden. Die Nekrosezone wird dabei vollständig aus dem Belastungsbereich gedreht. Das den Hüftkopf versorgende Gefäß (R. profundus) wird dabei um den Schenkelhals gezogen

Die Alloarthroplastik als nichtzementierte Prothese ist heute gerade bei Patienten unter dem 60. Lebensjahr anzustreben. MITTELMEIER hat sich vor allem seit mehr als 1 Jahrzehnt besondere Verdienste um die Entwicklung nichtzementierter Prothesen gemacht (konische Porzellanschraubpfanne und oberflächenvergrößerter Prothesenschaft). Die nichtzementierte Prothese kann heute schon mit großer Zuverlässigkeit eingebaut werden.

Wir bevorzugen derzeit ein Modell, wie es von HENSSGE u. THOMAS konzipiert wurde. Dabei ist die Oberfläche der Prothese mit einem spongiösen Metall überzogen, das im Schleudergußverfahren hergestellt wird. In diese strukturierte Oberfläche kann der Knochen einwachsen. Wir verwenden zur Fixation der Pfanne (Schlitzpfanne) 2-3 Spongiosaschrauben zur primären Verankerung. In die Metallpfanne kann schließlich eine Polyäthylenpfanne eingeklemmt werden. Die Schaftprothese (anatomischer Bau aus Endocast mit Oberflächenstrukturierung) wird mit verschieden großen Keramikköpfen versehen. Von besonderem Interesse sind weiter Oberflächenvergrößerungen wie sie von GALANTE mit dem „fibre-metal" entwickelt wurden. Er verfügt über langjährige experimentelle Erkenntnisse mit dieser Art von Oberflächenvergrößerung bei Verwendung von Titan.

Insgesamt gesehen, bereitet also die Therapie bei der idiopathischen Hüftkopfnekrose nach wie vor erhebliche Schwierigkeiten. In den frühen Stadien soll vor allem bei jungen Menschen eine Revitalisierung des Hüftkopfes angestrebt werden, die z. T. zu befriedigenden Ergebnissen führt. Ist aber auch eine relative Leistungsfähigkeit mit diesen Maßnahmen nicht zu erreichen, so soll nach Abwägung sämtlicher Gegebenheiten die Totalplastik – beim jungen Patienten ohne Verwendung von Zement – erfolgen.

Literatur

Abeles, M., J. D. Urmann, N. F. Rothfield: Aseptic necrosis of bone in systemic lupus erythematosus, relationship to corticosteroid therapy. Arch. intern. Med. 138 (1978) 750-754

Alnor, P. C.: Chronische Skelettveränderungen bei Tauchern. In Gerstenbrand, Lorenzoni, Seemann: Tauchmedizin. Pathologie, Physiologie, Klinik, Prävention, Therapie. Schütersche Verlagsanstalt, Hannover 1980 (S. 179-188)

Baetzer, K., H. Roesch, W. Beck: Zur operativen Behandlung der idiopathischen Hüftkopfnekrose. Bruns' Beitr. klin. Chir. 217 (1969) 213-219

Barta, O., J. Szepesi, L. Molnár: Experimentelle Erzeugung einer aseptischen Hüftkopfnekrose am Kaninchen durch Steigerung des intraartikulären Druckes. Beitr. Orthop. Traum. 25 (1978) 181-187

Bergstein, J.M., C.Wiens, A.J.Fish, R.L.Vemier, A.Michael: Avascular necrosis of bone in S.L.E. J. Pediat. 85 (1974) 31–35

Boettcher, W.G., M.Bonfiglio, K.Smith: Non-traumatic necrosis of the femoral head. II.: Experiences in treatment. J. Bone Jt Surg. 52 A (1970) 322–329

Boettcher, W.G., M.Bonfiglio, H.H.Hamilton, R.F. Sheets, K.Smith: Non-traumatic necrosis of the femoral head. I.: Relation of altered hemostasis to etiology. J. Bone Jt Surg. 52 A (1970) 312–321

Bohr, H., J.Heerfordt: Autoradiography and histology in a case of idiopathic femoral head necrosis. Clin. Orthop. 129 (1977) 209–212

Bornstein, A., E.Plate: Über chronische Gelenkveränderungen entstanden durch Preßlufterkrankung. Fortschr. Röntgenstr. 18 (1911) 197–206

Branemark, P.I.: Vital microscopy of bone marrow in rabbit. Scand. J. clin. Lab. Invest., Suppl. 38, 11 (1959) 1–82

Catto, M.: A histological study of avascular necrosis of the femoral head after transcervical fracture. J. Bone Jt Surg. 47 B (1965) 749–776

Catto, M.: Ischemia of bone. J. clin. Path., Suppl. 11 (1977) 78–93

Chandler, F.A.: Aseptic necrosis of the head of the femur. Wisconsin med. J. 35 (1936) 609–618

Chandler, F.A.: Coronary Disease of the Hip. J. int. Coll. Surg. 11 (1948) 34–36

Chandler, F.: Coronary disease of the hip. J. int. Surg. 11 (1948) 34

Chrysanthou, C., F.Teichner, G.Goldstein, J.Kalberer, W.Antopol: Studies of dysbarism. III.: A smoth muscleactin factor (SMAF) in mouselungs and its increase in decompression sickness. Aerospace Med. 41 (1970) 43–48

Chung, S.M., A.Alavi, M.O.Russel: Management of osteonecrosis in sickle-cell anemia and its genetic variants. Clin. Orthop. 130 (1978) 158–174

Cockshot, W.P.: Haemoglobin sickle cell disease. J. Fac. Radiol. 9 (1958) 221

Cruess, R.L.: Cortison-induced avascular necrosis of the femoral head. J. Bone Jt Surg. 59 B (1977) 308–317

Cruess, R.L.: Experience with steroid-induced avascular necrosis of the shoulder and etiologic considerations regarding osteonecrosis. Clin. Orthop. 130 (1978) 86–93

Cruess, R.L.: The current status of avascular necrosis of the femoral head. (Letter.) Clin. Orthop. 131 (1978) 309–311

Cruess, R.L., J.Blennerhasset, F.R.MacDonald: Aseptic necrosis following renal transplantation. J. Bone Jt Surg 50 A (1968) 1577–1590

Cushing, E.H., A.P.Stout: Gaucher's disease with report of a case showing bone disintegration and joint involvement. Arch. Surg. 12 (1926) 539–560

Dalinka, M.K., A.Alavi, D.H.Forsted: Aseptic (ischemic) necrosis of the femoral head. J. Amer. med. Ass. 238 (1977) 1059–1061

De Seze, S., J.Welfling, M.Lequesne: L'ostéonécrose de la tête fémorale chez l'adulte. Etude de 30 cas. Rev. Rhum. 27 (1960) 117–127

Dubois, E.L., L.Cozen: Avascular (aseptic) bone necrosis associated with systemic lupus erythematosus. J. Amer. med. Ass. 174 (1960) 966–971

Edeiken, J., P.J.Hodes, H.I.Libshitz, M.H.Weller: Bone ischemia. Radiol. Clin. N. Amer. 5 (1967) 515–529

Eggstein, M., M.W.Gerok, G.W.Löhr, H.D.Waller, N.Zöllner: Hereditäre Enzymopathien und Stoffwechselkrankheiten. In Gross R., P.Schölmerich: Lehrbuch der Inneren Med. Schattauer, Stuttgart 1977 (S.623–671)

Faßbender, C.W., E.Hipp, E.A.Hühn: Klinische Gesichtspunkte zur Bedeutung und Technik nuklearmedizinischer Methoden bei Hüftkopfnekrosen. Z. Orthop. 107 (1969) 75

Ficat, P.: Nécrose idiopathique de la tete fèmmorale (NITF). Rev. Prat. 29 (1979) 479–489

Fischer, D.E.: The role of fat embolism in the etiology of corticosteroid-induced avascular necrosis: Clinical and experimentical results. Clin. Orthop. 130 (1978) 68–80

Fischer, V., C.Dietschi: Die idiopathische Hüftkopfnekrose des Erwachsenen bei Hyperurikämie und Dyslipidämie. Münch. med. Wschr. 114 (1972) 1937–1941

Fisher, F.E., W.H.Bickel: Corticosteroid induced avascular necrosis. A clinical study of seventy-seven patients. J. Bone Jt Surg. 53 A (1971) 859–873

Frenkel, H., H.W.Schröder: Zur Ätiologie der idiopathischen Hüftkopfnekrose unter Berücksichtigung der Befunde bei der transossären pertrochantären Venographie. Beitr. Orthop. Traum. 23 (1976) 297–303

Freund, E.: Zur Frage der aseptischen Knochennekrose. Virchows Arch. path. Anat. 261 (1926) 287–314

Ganz, R.: Avasculäre Nekrose des proximalen Tibiaendes bei Gicht. Z. Orthop. 109 (1971) 881–888

Ganz, R., R.P.Jakob: Partielle avaskuläre Hüftkopfnekrose: Flexionsosteotomie und Spongiosaplastik. Orthopädie 9 (1980) 265–277

Ganz, R., U.Lüthi, B.Rahn, S.M.Perren: Intraartikuläre Druckerhöhung und epiphysäre Durchblutungsstörungen. Ein experimentelles Untersuchungsmodell. Orthopädie 10 (1981) 6–8

Gardemin, H.: Behandlung der Schenkelhalspseudarthrose bei Kopfnekrose. Hefte Unfallheilk. 94 (1968) 46–48

Gekeler, J., J.L.Buschbaum: Die Therapie der idiopathischen Hüftkopfnekrose. Orthop. Prax. 15 (1979) 305–312

Glas, K.: Die ischämische Hüftkopfnekrose, Ätiologie und Therapie. Habil., München 1981

Glimcher, M.J., J.E.Kenzora: Nicolas Andry award. The biology of osteonecrosis of the human femoral head and its clinical implications: 1. Tissue biology. Clin. Orthop. 138 (1979) 284–309

Glimcher, M.J., J.E.Kenzora: The biology of osteonecrosis of the human femoral head and its clinical implications: 2. The pathological changes in the femoral head as an organ and in the hip joint. Clin. Orthop. 139 (1979) 283–312

Glimcher, M.J., J.E.Kenzora: The biology of osteonecrosis of the human femoral head and its clinical implications: 3. Discussion of the etiology and genesis of the pathological sequelae; comments on treatment. Clin. Orthop. 140 (1979) 271–312

Gold, E.W., P.J.Cangemi: Incidence and pathogenesis of alcohol induced osteonecrosis of the femoral head. Clin. Orthop. 143 (1979) 222–226

Goldblatt, J., J.S.Sacks, P.Beighton: The orthopedic aspects of Gaucher's disease. Clin. Orthop. 137 (1978) 208–214

Gregg, P.J., D.N.Walder: Szintigraphy versus radiography in the earl diagnosis of experimental bone necrosis. J. Bone Jt Surg. 62 B (1980) 214–221

Gregg, P.J., D.N.Walder: Regional distribution of circulating mikrosspheres in the femur of the rabbit. J. Bone Jt Surg. 62 B (1980) 222–226

Hackenbroch, M.H.: Der differentialdiagnostische Wert von Harnsäure- und Fettstoffwechseluntersuchungen bei der Beurteilung der Nekrose und der Osteochondrosis dissecans des Hüftkopfes. Z. Orthop. 115 (1977) 479

Hackenbroch, M.H., E.Fischer, K.Matzen: Ätiologische Beurteilung aseptischer Hüftkopfnekrosen aufgrund blutserologischer Stoffwechselparameter. Münch. med. Wschr. 120 (1978) 795–798

Hagena, F.W., B.Rosemeyer, W.Keyl, K.Milachoski: Kann die intertrochantäre Osteotomie die Hüftkopfnekrose beeinflussen? Orthop. Prax. 18 (1983) 866

Hänisch, F.: Abstrakt in Tagung der Vereinigung nordwestdeutscher Chirurgen. Zbl. Chir. 52 (1925) 999

Heard, J.L., C.S.Schneider: Radiographic findings in commercial divers. Clin. Orthop. 130 (1978) 129–138

Heimann, W.G.: Avascular necrosis of the femoral and humeral heads after high-dosage corticosteroid therapy. New Engl. J. Med. 263 (1960) 672–675

Heisel, J., H.Mittelmeier, B.Schwarz: Gelenkerhaltende

Operationsverfahren bei der idiopathischen Hüftkopfnekrose. Z. Orthop. 122 (1984) 705
Henard, D.C., R.A.Calandruccio: Experimental production of roentgenographic and histological changes in the capital femoral epiphysis. J. Bone J Surg. 52 A (1970) 601
Herndon, J.H., O.E.Aufranc: Avascular necrosis of the femoral head in adults. A review of its incidence in a variety of conditions. Clin. Orthop. 86 (1972) 43-62
Hill, R.B., W.A.Droke: Production of fatty liver in the rat by cortisone. Proc. Soc. exp. Biol. (N.Y.) 114 (1963) 766-769
Hipp, E.: Zur Angiographie der Hüftkopfgefäße. Verh. dtsch orthop. Ges. 46 (1958) 581
Hipp, E.: Die Gefäße des Hüftkopfes. Anatomie, Klinik und Angiographie. Enke, Stuttgart 1962
Hipp, E.: Hüftkopfnekrose. Neue Gesichtspunkte ihrer Entstehung aufgrund angiographischer Untersuchungen. Verh. dtsch. orthop. Ges. 50 (1963) 254-260
Hipp, E.: Zur idiopathischen Hüftkopfnekrose. Z. Orthop. 101 (1966) 457-472
Hipp, E.: Der Ramus profundus - anatomisch und klinisch gesehen. Fortschr. Med. 84 (1966) 945-946
Hipp, E.: Das röntgenologische und angiographische Bild bei der spontanen Hüftkopfnekrose des Erwachsenen. Verh. dtsch. orthop. Ges. 54 (1968) 236-244
Hirschfelder, H., K.Glückert: Die Computertomographie bei Hüftkopfnekrose - ein Mittel zur Kongruenzbeurteilung des Hüftkopfes. Orthop. Prax. 10 (1982) 777
Hungerford, D.C.: Early diagnosis of ischemic necrosis of the femoral head. J. Hopkins Med. J. 1975
Hori, Y.: Revitalisierung des osteonekrotischen Hüftkopfes durch Gefäßbündel-Transplantation. Orthopäde 9 (1980) 255-259
Hungerford, D.S., T.M.Zizic: Alcoholism associated ischemic necrosis of femoral head. Early diagnosis and treatment. Clin. Orthop. 130 (1978) 144-153
Isdale, I.C.: Femoral head destruction in rheumatoid arthritis and osteoarthritis. Ann. rheum. Dis. 21 (1962) 23-30
Iwegbu, C.G., A.F.Flemmig: Vascular necrosis of the femoral head in sickle-cell disease. J. Bone Jt. Surg. 67 B (1985) 29
Jacobs, B.: Epidemiology of traumatic and nontraumatic osteonecrosis. Clin. Orthop. 130 (1978) 51-67
Jones, J.P., E.P.Engleman: Fat embolization complicating hypercortisonism. Arth. and Rheum. 8 (1965) 448
Jones, J.P., L.Sakovich: Fat embolism of bone. J. Bone Jt Surg. 48 A (1966) 149-169
Jones, J.P., L.Sakovich, C.E.Aderson: Experimentally produced osteonecrosis as a result of fat-embolism. In Beckman, E.L., D.H.Elliott: Dysbarism Related Osteonecrosis. US-Department of Health, Education and Wellfare, Washington D.C. 1974 (pp. 117-132)
Jones, J.P., E.P.Engleman, H.L.Steinbach, W.R.Murray, O.N.Rambo: Fat embolization as a possible mechanism producing avascular necrosis. Arthr. and Rheum. 8 (1965) 449
Kawai, K., A.Tamak, K.Hirohata: Steroid-induced accumilation of lipid in the osteocytes of the rabbit femoral head. J. Bone Jt. Surg. 67 A (1985) 755
Kawashima, M., M.K.Hayashi, T.Torisu, M.Kitano: Histopathology of the early stage of osteonecrosis in divers. Undersea Biomed. Res. 4 (1977) 409-417
Kemp, H.B., G.C.Lloyd-Roberts: Avascular necrosis of the capital epiphysis following osteomyelitis of the proximal femoral metaphysis. J. Bone Jt Surg. 56 B (1974) 688-697
Kenzora, J.E., R.E.Stelle, Z.Yosipovitch, R.Boyd, M.J.Glimcher: Tissue biology following experimental infarction of femoral heads. J. Bone Jt Surg 51 A (1969) 1021
Kistler, G.H.: Sequences of experimental infarctions of the femur in rabbits. Arch. Surg. 29 (1934) 589-611
Klippel, J.H., L.H.Gerber, L.Pollak, J.L.Decker: Avascular necrosis in systemic lupus erythematosus. Silent symmetric osteonecroses. Amer. J. Med. 67 (1979) 83-87
Klipper, A.R., M.B.Stevens, T.M.Zizic: Ischemic necrosis of bone in systemic lupus erythematosus. Medicine (Baltimore) 55 (1976) 251-257
König, F.: Über freie Körper in den Gelenken. Dtsch. Z. Chir. 27 (1887) 91-109
Kratzer, M., R.Aigner, R.Bauer, O.Lauer, B.Heimhuber: Die klinische Bedeutung der Kernspintomographie bei der idiopathischen Hüftkopfnekrose. Fortschr. Med. 103 (1985) 825
Mach, J.: Zur Differentialdiagnose von Hüftkopfnekrosen des Erwachsenen. Beitr. Orthop. Traum. 16 (1969) 11-19
Malka, S.: Idiopathic aseptic necrosis of the head of the femur in adults. Surg. Gynec. Obstet. 23 (1966) 1057-1065
Mankin, H.J., D.Brower: Bilateral idiopathic aseptic necrosis of the femur in adults: „Chandler's disease". Bull. Hosp. Jt Dis. 23 (1962) 42-57
Marcus, N.D., W.F.Enneking, R.A.Massam: The silent hip in idiopathic aseptic necrosis. J. Bone Jt Surg. 55 A (1973) 1351-1366
Mau, H.: Neuere Erkenntnisse auf dem Gebiet der aseptischen Knochennekrosen. Med. Klin. 60 (1965) 1561-1565
Mau, H.: Idiopathische Hüftkopfnekrosen Erwachsener. Z. Orthop. 101 (1966) 18-34
Mau, H.: Zur Frühdiagnose idiopathischer Hüftkopfnekrosen Erwachsener. Beitr. Orthop. Traum. 13 (1966) 438-440
Mau, H.: Entstehung und Frühdiagnose der idiopathischen Hüftkopfnekrose Erwachsener. Orthop. Prax. 10 (1982) 751
Mauvoisin, F., J.Bernard, J.Germain: Aspects tomographiques des hanches chez un gouttex. Rev. Rhum. 22 (1955) 336-337
Merle d'Aubigné, R., M.Postel, A.Mazabraud, P.Massias, J.Gueguen, P.France: Idiopathic necrosis of the femoral head in adults. J. Bone Jt Surg. 47 B (1965) 612-633
Mizuno, S., Y.Matumoto: Fallacy of phlebography for estimating, the blood flow of the femoral head. Int. Surg. 52 (1969) 22-28
Moran, T.J.: Cortisone-induced alterations in lipid metabolism. Arch. Path. 73 (1962) 300-312
Morscher, E.: Femurkopfnekrosen. Praxis 60 (1971) 1191-1192
Müller-Schweinitzer, E.: Zur Diagnose und Ätiologie der Aseptischen Hüftkopfnekrose Erwachsener. Z. Orthop. 108 (1970) 196-200
Müssbichler, H.: Arteriographic findings in necrosis of the head of the femur after medial neck fracture. Acta orthop. scand. 41 (1979) 77
Ochsner, P.E., A.Hakinzadeh, A.Bern: Die Osteochondrosis dissecans der Hüfte: Langzeitstudie Orthopädie 8 (1979) 127-134
Ohta, Y., H.Matsunaga: Bone lesions in divers. J. Bone Jt Surg. 56 B (1974) 3-16
Otte, P.: Das Wesen der Perthes'schen Erkrankung. Verh. dtsch orthop. Ges. 104 (1968) 140
Palazzi, C., J.Xicoy: The pedicle bone graft as treatment for the septic necrosis of the femoral head. Arch. orthop. Unfall-Chir. 83 (1975) 115-122
Patterson, R.J., W.H.Bickel, D.C.Dahlin: Idiopathic avascular necrosis of the head of the femur. J. Bone Jt Surg. 46 A (1964) 267-282
Pauwels, F.: Der Schenkelhalsbruch, ein mechanisches Problem. Grundlagen des Heilvorganges, Prognose und kausale Therapie. Enke, Stuttgart 1935
Phemister, D.B.: Fraktures of the neck of the femur. Dislocation of hip, and obscure vascular disturbances producing aseptic necrosis of the head of the femur. Surg., Gynec. Obstet. 59 (1934) 415-440
Phemister, D.B.: Treatment of the necrotic head of the femur in adults. J. Bone Jt Surg. 31 A (1949) 55-66
Pietrogrande, V., R.Mastromarino: Osteopatia da prolungato trattamento cortisonico. Ortop. Traum. Appar. mot. 25 (1957) 793-810

Pohl, W.: Hüftkopfnekrose bei Hyperlipidämie. Z. Orthop. 109 (1971) 875–880

Puhl, W., F. U. Niethard, P. Hamacher, J. Augustin, H. Greten: Metabolische Störungen bei der idiopathischen Hüftkopfnekrose Erwachsener. Z. Orthop. 116 (1978) 81–92

Radke, J.: Die idiopathische Hüftkopfnekrose im autoradiographischen Bild. Ein Beitrag zur Ätiologie. Arch. orthop. Unfall-Chir. 78 (1974) 269–276

Reichelt, A.: Röntgenologische Frühveränderungen der idiopathischen Hüftkopfnekrose. Fortschr. Röntgenstr. 108 (1968) 649–653

Reichelt, A.: Die idiopathische Hüftkopfnekrose. Z. Orthop. 106 (1969) 273–295

Reichelt, A.: Beitrag zur operativen Behandlung der ischämischen Hüftkopfnekrosen des Erwachsenen. Beitr. Orthop. Traum. 24 (1977) 575–685

Reichelt, A.: Zur operativen Therapie der aseptischen Hüftkopfnekrosen des Erwachsenen. Akt. Rheum. 5 (1980) 93–98

Reichelt, A., K. Riedl: Differentialindikation zur operativen Behandlung der idiopathischen Hüftkopfnekrose. Z. Orthop. 115 (1977) 482–483

Renier, J.C., T. H. Morer: Les ostéonécroses de la corticothérapie. Rev. Prat. 30 (1980) 1493–1498

Rotés Querol, A. J., G. J. Muñoz Gómes: Gota en la cadera. Rev. esp. Reum. 11 (1965) 89–98

Roux, H., G. Serratrice, L. Vovan, Mme Savidant-Imbert: Recherche des globules graisseux circulants par filtrage du sérum au cours des ostéonécroses primitive de la tête femorale. Rev. Rhum. 46 (1979) 683–688

Rozsahegyi, I.: Dauerschäden des Zentralnervensystems, Ohres, Herzmuskels und Skeletts nach manifesten oder latenten Dekompressionstraumen. In Gerstenbrand, Lorenzoni, Seemann: Tauchmedizin. Schütersche Verlagsanstalt, Hannover 1980 (S. 135–143)

Rupp, N., G. Grünberg: Die kontralaterale selektive Hüftangiographie. Fortschr. Röntgenstr. 123 (1975) 134–136

Rütt, A.: Polyarthritis u. Femurkopfnekrose. Kann Cortison-Dauermedikation doch zu schweren Gelenkschäden führen? Arch. orthop. Unfall-Chir. 59 (1966) 114–122

Rydell, N.W.: Forces actin on the femoral head-prostheses. A study on strain gange supplied prostheses in living persons. Acta orthop. scand. Suppl. 88, 37 (1966) 1–132

Schmid, U., G. Hartmann, E. Morscher, M. Elke: Zur möglichen Rolle der Fettembolie in der Pathogenese der idiopathischen Femurkopfnekrose. Schweiz. med. Wschr. 100 (1970) 820–823

Schneider, P.G., J. A. Bick: Spontane Hüftkopfnekrose und Trunksucht. Med. Klin. 66 (1971) 1694–1697

Schneider, R.: Die intertrochantere Osteotomie bei Coxarthrose. Springer, Berlin 1979

Serre, H., L. Simon: Aspects cliniques des necroses parcellaires aseptiques primitives de la tête fémorale chez l'adulte. Montpellier méd. 56 (1959) 193–210

Servitt, S., R. G. Thompson: The distribution and anastomoses of arteries supplying the head and neck of the femur. J. Bone Jt Surg. 47 B (1965) 560–573

Siller, T. N., W. H. Mathews: Atheromatous embolization to the proximal end of the femur in man and in experimental animals. Canad. J. Surg. 6 (1963) 511–515

Smith, K., M. Bonfiglio: Roentgenographic search for avascular necrosis of the femur in alcoholics and normal adults. J. Bone Jt Surg. 59 A (1977) 391–396

Solomon, L.: Idiopathic necrosis of the femoral head: Pathogenesis in the treatment. Canad. J. Surg. 24 (1981) 825

Soto-Hall, R., L. G. Johnson, R. H. Johnson: Variations in the intraarticular pressure of the hip joint in injury and disease. J. Bone Jt Surg. 46 A (1964) 509–516

Springfield, D. S., W. J. Enneking: Surgery for aseptic necrosis of the femoral head. Clin. Orthop. 130 (1978) 175–185

Stadalnik, R. C.: „Cold-spot"-bone imaging. Semin. nucl. Med. 9 (1979) 2–3

Steinhäuser, J.: Vierjährige Erfahrungen mit der selbsthaftenden Keramik-Hüftgelenkstotalendoprothese nach Mittelmeier bei idiopathischen und posttraumatischen Hüftkopfnekrosen im jüngeren Erwachsenenalter. Orthop. Prax. 4 (1983) 271

Stockmann, A., L. G. Darlington, J. T. Scott: The frequency of chondrocalcinosis of the knees and avascular necrosis of the femoral heads in gout: A controlled study. Ann. rheum. Dis. 39 (1980) 7–11

Sugioka, Y.: Transtrochanteric anterior rotation osteotomy of the femoral head for avascular necrosis in adults. Centr. Jap. J. orthop. traum. Surg. 16 (1973) 574–579

Sugioka, Y.: Transtrochanteric anterior rotational osteotomy of the femoral head in the treatment of osteonecrosis affecting the hip. A new osteotomy operation. Clin. Orthop. 130 (1978) 191–201

Tanaka, K. R., G. O. Clifford, A. R. Axelrod: Sickle cell anemia (homozygous S) with aseptic necrosis of the femoral head. Blood 11 (1956) 998–1008

Taylor, L. J.: Multifocal avascular necrosis after short-term high dose steroid therapy. J. Bone Jt. Surg. 66 B (1984) 431

Trueta, J., M. H. M. Harrison: The normal vascular anatomy of the femoral head in adult man. J. Bone Jt Surg. 35 B (1953) 442–461

Uehlinger, E.: Pathologische Anatomie der Therapieschäden. Verh. dtsch. Ges. inn. Med. 67 (1961) 457–471

Uehlinger, E.: Kasuistik: Aseptische Knochennekrosen (Infarkte) nach Prednisonbehandlung. Schweiz. med. Wschr. 94 (1964) 1527–1530

Velayos, E. E., J. D. Leidholt, C. J. Schmyth, R. Priest: Arthropathy associated with steroid therapy. Ann. intern. Med. 64 (1966) 759–771

Vignon, G., S. Duquesnel, V. Droque, Vezat: Les nécroses primitives de la tête fémorale chez l'adulte (a propos de 9 observations). Rev. lyon Méd. 9 (1960) 1117–1182

Volger, E.: Experimentelle u. klinische Untersuchungen über die Rheologie des Blutes bei cardiovasculären Erkrankungen u. deren Risikofaktoren. Habil., München 1980

Wagenhäuser, F. J., M. Frei: Hüftkopfnekrose und Trunksucht. Therapiewoche 29 (1979) 6704–6743

Wagner, H.: Ätiologie, Pathogenese, Klinik und Therapie der idiopathischen Hüftkopfnekrose. Verh. dtsch. orthop. Ges. 104 (1968) 224–235

Wagner, H., G. Zeiler: Idiopathische Hüftkopfnekrose (Ergebnisse der intertrochantären Osteotomie und der Schalenprothese). Orthopädie 9 (1980) 290–310

Wang, G. J., D. E. Sweet, S. I. Reger, R. C. Thompson: Fat cell changes as a mechanism of avascular necrosis of the femoral head in cortisone-treated rabbits. J. Bone Jt Surg. 59 A (1977) 729–735

Wang, G. J., D. B. Moga, W. G. Richemer, D. E. Sweet, S. I. Reger, R. C. Thompson: Cortison induced bone changes and its response to lipid clearing agents. Clin. Orthop. 130 (1978) 81–85

Welfling, J.: Pathogénie des nécroses de la tête fémorale chez l'adultes. Sem. Hôp. Paris 43 (1967) 3072–3076

Welfling, J.: Embolies mikro-particulaires et nécrose de la tête fémoral chez l'adulte. Rev. Rhum 34 (1967) 126–130

Willert, H. G.: Pathogenese und Klinik der spontanen Osteonekrosen. Z. Orthop. 115 (1977) 444–462

Willert, H. B., G. Burchhorn: Ergebnisse der Flexionsosteotomie bei der segmentalen Hüftkopfnekrose des Erwachsenen. Orthopäde 9 (1980) 278–289

Willert, H. G., L. Zichner, A. Enderle: Indikation u. Ergebnisse der Flexionsosteotomie in der Behandlung der Hüftkopfnekrose. Z. Orthop. 115 (1977) 484–485

Woodhouse, C. F.: Anoxia of the femoral head. Surgery 52 (1962) 55–63

Zesernaviczky, J., W. Höppner, F. Farid: Neue Erkenntnisse über die Rolle der Fettstoffwechselstörungen und blutchemischer Parameter in der Ätiologie der aseptischen Hüftkopfnekrose. Orthop. Prax. 10 (1982) 759

Caissonnekrose

Von E. Hipp und K. Glas

Die „Caissonnekrose" des Knochens stellt eine späte Komplikation der „Caissonkrankheit" dar. Neben dem Sammelbegriff Caissonkrankheit werden die Bezeichnungen Druckfallerkrankung, Dysbarismus, Taucherkrankheit und Dekompressionskrankheit benutzt.

Der Name „Caisson" dient für unten offene Senkkästen, die zu Erdarbeiten in Gewässern verwendet werden. Der darin herrschende Überdruck verhindert das Eindringen des Wassers, so daß Arbeiten unter dem Wasserspiegel im Trockenen ausgeführt werden können.

Druckfallkrankheiten treten auf bei Caissonarbeitern, bei Tauchern (Herdon u. Aufranc 1972), bei U-Boot-Unfällen (James 1945), bei Arbeitern in einer Unterdruckkammer (Hodgson 1968) und bei Piloten nach extremen Höhenaufenthalten (Uhl 1968).

Historisches

Bert (1878) erkannte, daß die Caissonkrankheit durch Stickstoff verursacht wird. Erst 1908 wurden die Verhütungsmöglichkeiten für die Caissonkrankheiten von Sir John Haldane erarbeitet. Noch 1909 erkrankten beim Bau des East-River-Tunnels in Amerika 3692 Arbeiter an der Caissonkrankheit, 20 Arbeiter starben. Als Erstbeschreiber von Osteonekrosen nach einem Aufenthalt in Druckluft gelten Bornstein u. Plate (1911).

Ätiologie und Pathogenese

Abhängig von Druckdifferenz und Dauer des Aufenthaltes in der Umgebung mit höherem Druck (Isopression) (Abb. 1), löst sich Luft, vor allem der gut lösliche Stickstoff, physikalisch in allen Geweben des Körpers. Beim Wiedereintritt normaler Druckverhältnisse (Dekompression) sinkt die Fähigkeit von Gewebe und Blut, das Gas in physikalischer Lösung zu halten. Bei zu schneller Dekompression werden die Gase zunächst in Form kleiner Bläschen frei, um später in der Blutbahn zu größeren Blasen zu konfluieren.

Evans (1972) konnte zirkulierende Gasblasen auch bei sog. „sicherer Dekompression" nachweisen. Im Gewebe treten Gasblasen vor allem in Fettzellen auf. Diese können platzen und als Fettglobulie wie Gasbläschen im Blut transportiert werden und somit zu Embolien führen. Gasblasen im fettreichen Gehirn und im Rückenmark führen zu neurologischen Ausfallerscheinungen. Gasblasen in der Haut rufen Juckerscheinungen und Rötungen hervor. Man spricht von Taucherflöhen.

Das Auftreten dieser Gasblasen ist neben der Druckdifferenz, Isopressions- und Dekompressionsdauer von mehreren Faktoren abhängig: Bereits Bert (1878) erkannte, daß Arbeiter, die unter gleichen Bedingungen einem Überdruck ausgesetzt waren, nur z. T. Dekompressionserscheinungen aufwiesen. Diese individuellen Unterschiede sind teilweise geklärt. Fettleibigkeit und mechanische Vibration (Außenbordmotor) sollen das Auftreten von Gasblasen begünstigen (Ehm 1974).

Für die Entstehung von Osteonekrosen im Verlauf der Caissonkrankheit gibt es nach Alnor (1980) derzeit zwei gängige Theorien, wobei die eine auf der Blockade von Endgefäßen durch Gasbläschen im Sinne der Embolie basiert. Die andere Theorie schuldigt die autochthone Gasbildung im Gewebe an, welche zu Kompressionen von Geweben und Gefäßen führen soll.

Die Blockade von Endgefäßen ist denkbar, wenn die labile Versorgung verschiedener Knochenbezirke, wie z. B. des Hüftkopfes, Berücksichtigung findet (Abb. 2) (Trueta 1953, 1968, Hipp 1963, 1966).

Im Kaninchenversuch können Gregg u. Waldner (1980) nach Injektion radioaktiv markierter Gaspartikel mit einem Durchmesser von 50 µm – der auch für Gasembolien angenommen wird – signifikante Anreicherungen im Bereich des distalen Femurschaftes und des oberen Femurendes messen.

Die *autochthone Gasbildung* im Gewebe führt vor allem in einem starren knöchernen Korsett zum Aufbau eines erhöhten interstitiellen Druckes und führt zu Kompressionen von Gefäßen. Mach (1967) und Glas (1977) verweisen auf die geringe Blutzirkulation im Fettgewebe und Kno-

Caissonnekrose 2.109

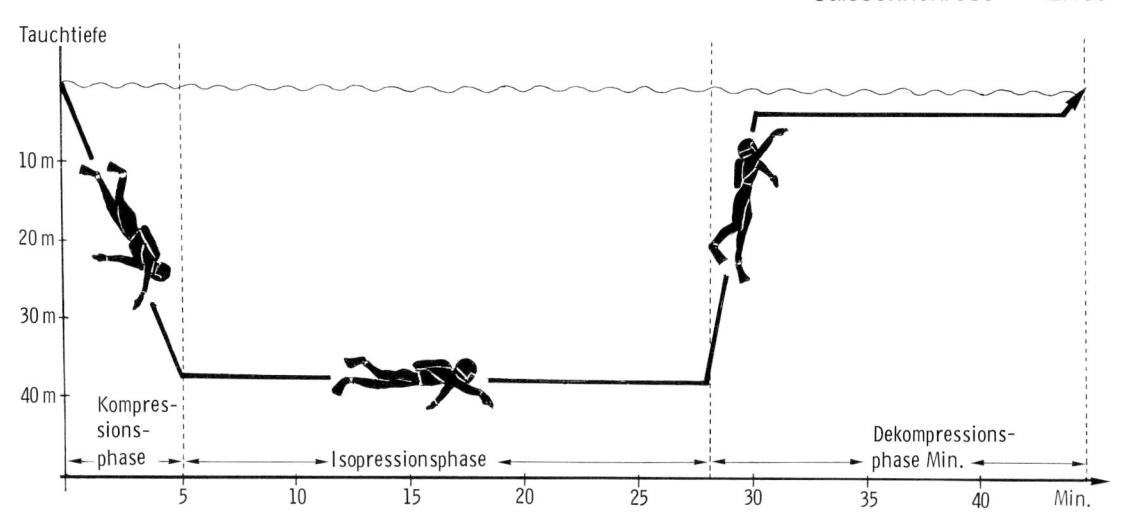

Abb. 1 Phasen eines Tauchganges. Das Abtauchen (Kompression) kann in beliebig schneller Zeit erfolgen. Je nach Dauer des Aufenthaltes in der Tiefe (Isopression) muß beim Auftauchen (Dekompression) in bestimmten Tiefen gewartet werden, um das Ausschäumen physikalisch gelöster Luft in Gewebe und Blut zu vermeiden. Hier ein Tauchgang außerhalb der Nullzeit (Tabelle US-Navy). Tauchtiefe: 36 m, Tauchzeit: 30 Min., Dekompressionszeit: 14 Min. in 3 m Tiefe

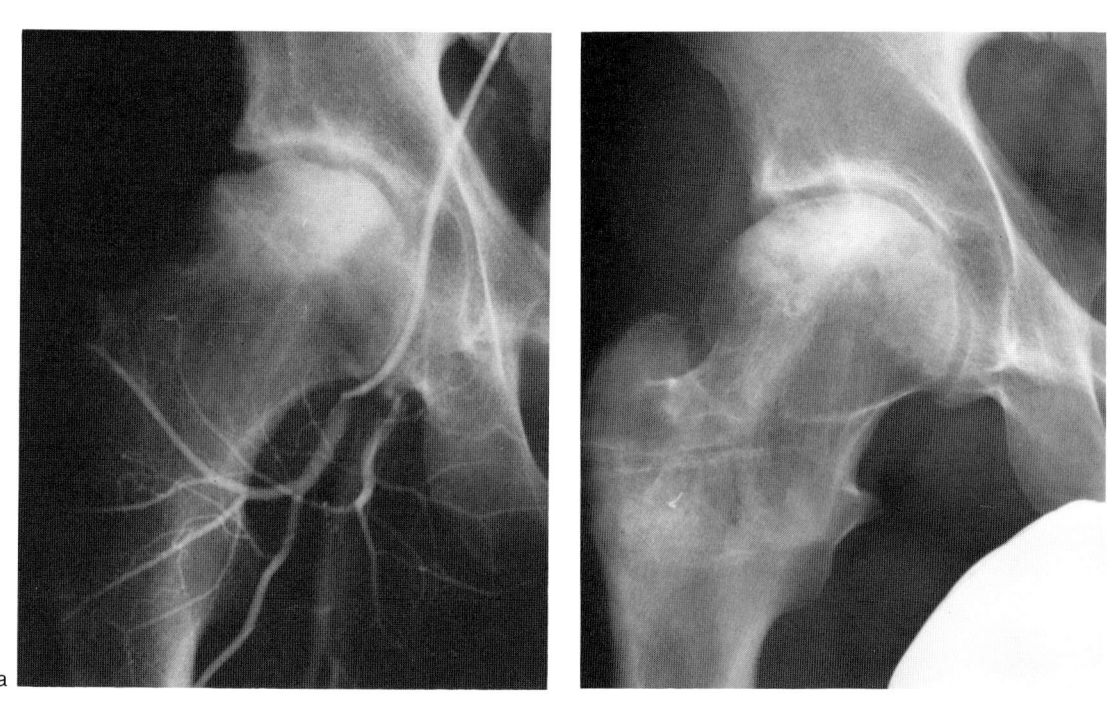

Abb. 2a u. b Caissonnekrose der Hüfte (Stadium V), 41 Jahre alter Sporttaucher (zahlreiche unkontrollierte Tauchgänge in einem Alpensee – für Dekompressionszeitberechnung problematisch – bis zu 90 m Tiefe (*Glas* 1982). a) Angiographisch zeigen sich Einengungen und schließlich der Verschluß des R. profundus der A. circumflexa femoris medialis an der oberen Teilungsstelle. b) 3 Jahre nach intertrochantärer Flexions-Valgisierungs-Verkürzungs-Osteotomie, Kürettage und Plombage mit körpereigener Spongiosa und Einbau eines elektromagnetischen Übertragers zeigt sich eine weitgehende Revitalisierung des Nekrosebezirkes. Kein Fortschreiten des Kopfeinbruches und der Arthrose. Patient ist beschwerdefrei und sportlich voll leistungsfähig

Zahlreiche Röntgenaufnahmen, insbesondere spezielle CT- und NMR-Aufnahmen wurden im Institut für Radiologie, München (Direktor Dr. *P. Gerhardt*) und im Radiologischen Institut, München (Dr. *H. Heller*) angefertigt. Sie überließen uns die notwendigen Dokumente. Dafür bedanken wir uns sehr.

chenmark, die im Vergleich zu gut durchblutetem Gewebe nur eine verzögerte Elimination des gelösten Stickstoffes gestattet.

Unserer Ansicht nach aber sind weitere Erklärungsversuche zu berücksichtigen, bei denen Veränderungen und pathologische Vorgänge im Blut selbst aufgezeigt werden, die nur z. T. als Folge der freien Gasentwicklung anzusehen sind. So kann eine Gefäßblockade bei Dysbarismus durch Aggregate von Erythrozyten (END 1938), Thrombozyten (PHILIP u. Mitarb. 1971) oder Fettglobulie (COCKETT u. Mitarb. 1971, JONES u. Mitarb. 1974) entstehen. BEHNKE (1942) und COCKETT u. Mitarb. (1971) können bei den druckfallerkrankten Patienten eine deutliche Hämokonzentration messen. CHRYSANTHOU u. Mitarb. (1970) geben einem Vasospasmus durch eingeschwemmte Gewebskinine ursächliche Bedeutung.

Bei allen bisher genannten Theorien werden Ursachen für die caissonbedingten Osteonekrosen angenommen, die eine Verschlechterung der Fließeigenschaften des Blutes bewirken. Da nun bekanntlich für das Blut nicht die sog. Newton'sche Fließeigenschaft zutrifft, sondern da es bei langsamer werdendem Blutfluß eine Viskositätssteigerung erfährt und zudem in den Marksinus des Knochens ein besonders langsamer Blutfluß nachzuweisen ist (nach BRANEMARK 1959 im Knochen maximal 0,2 mm/Sek., zum Vergleich im extramedullären Kreislauf: 2–3 mm/Sek.), darf angenommen werden, daß besonders im Knochenmark die Veränderung der Fließeigenschaft des Blutes zum limitierenden Faktor für die Versorgung des Gewebes werden kann (GLAS 1981).

KAWASHIMA u. Mitarb. (1977) kommen aufgrund ihrer histologischen Studien (s. unten) zum Schluß, daß die dysbarischen Osteonekrosen durch Blättchenaggregation, Erythrozytensludging und Mikrothrombosen, in Begleitung von Gasblasen, sowie durch Fetteinschwemmungen aus Fettzellen entstehen, welche durch autochthone Gasbildung platzen, wobei gleichzeitig Gewebssubstanzen wie Fettsäuren und Serotonin in das Gefäßsystem eintreten, das Gerinnungssystem aktivieren und zur Zellaggregation und Freisetzung von vasokonstruktiven Stoffen führen. Sie halten das sinusoidale System wegen eines überaus langsamen Blutflusses für besonders gefährdet – in Analogie zu gefrierendem Wasser: Seen frieren zu, Flüsse jedoch nicht.

Histologie

Die klinisch manifesten Osteonekrosen nach Tauchunfällen treten bekanntlich erst nach einer Latenzzeit zutage, also zu einem Zeitpunkt, an dem das schädigende Agens histologisch nicht mehr nachweisbar ist. Sie unterscheiden sich demnach nicht vom histologischen Bild anderer aseptischer Knochennekrosen.

Aus diesem Grund wird die histologische Arbeit von KAWASHIMA (1977) besonders beachtet, der Hüftköpfe bei 4 an Dekompressionskrankheit verstorbenen Tauchern kurze Zeit nach dem Unfall untersuchen konnte:

Er findet in den Sinusoiden der Femurepiphyse Luftblasen mit einem Durchmesser bis zu 1,5 mm. An diese angrenzend zeigen sich Plättchenaggregationen oder -thrombosierungen. Zusätzlich sind in den dilatierten Sinusoiden Erythrozytensludging und Fettakkumulation darstellbar. Die großen Gefäße der beiden Fälle mit dem längsten Intervall, sie wurden noch rekomprimiert, sind luftblasenfrei. Die Sinusoide im subchondralen Bereich der Femurköpfe aber sind weiterhin mit Luftblasen und Zellaggregationen angefüllt und dilatiert. Es finden sich auch Hämorrhagien mit Andauung des Knochenmarks, ausgedehnten Marknekrosen sowie beginnenden Fibrosierungen und Phagozytenmigrationen um die befallenen Sinusoide.

Diese Befunde liefern wertvolle Informationen für die Erklärung der Entstehung, auch der Osteonekrosen im allgemeinen.

Klinisches Bild

Abhängig vom Ort und Umfang der Gasembolien entwickelt sich das klinische Bild der Dekompressionskrankheit. Man teilt die Dekompressionskrankheiten in akute und chronische Formen ein, wobei die akute Erkrankung in die Typen I und II unterteilt wird.

Typ I

Er ist charakterisiert durch den Schmerz (EHM 1974). 74% der Patienten klagen über Schmerzen in den Gelenken der Extremitäten mit Bewegungseinschränkung und Schonhaltung. Der Taucher und der Caissonarbeiter nennen dieses Symptom „Bends" (vom engl. to bend = beugen). 20% der Patienten klagen über intensive Juckreizerscheinungen an einem oder mehreren Bezirken, häufig im Bereich der Schulter und des Bauches (Tauchersprache: „Taucherflöhe").

Bei 5% treten Ödeme aufgrund von Lymphbahnveränderungen auf (Apfelsinenhaut).

Typ II

Darunter versteht man alle ernsthaften Dekompressionsschäden am Zentralnervensystem, an den peripheren Nerven und an den Atmungsorganen.

Dauerschäden nach Dekompressionsunfällen sind vor allem am zentralen Nervensystem bekannt, am Ohr, am Herzmuskel und am Skelett (ROZSA-HEDGY 1980). *Die chronischen Skelettveränderungen* – von Tauchern „bone rote" = Knochenfäule genannt – sind aseptische Nekrosen, mit denen sich der Orthopäde besonders zu befassen hat.

Häufigkeit der dysbarischen Osteonekrosen

In der Literatur schwanken die Häufigkeitsangaben von dysbarischen Osteonekrosen bei „Caisson-Arbeitern" oder Tauchern zwischen 5 und 75% (HERDON u. AUFRANC 1972).

Begünstigende Faktoren für dysbarische Osteonekrosen:
- *Anzahl von Tauch- oder Druckvorgängen:* Bei weniger als 300 Druckaufenthalten sind bei 8,6% der Arbeiter Osteonekrosen nachweisbar, bei über 900 Druckaufenthalten bei über 30,4% der Arbeiter (MCCALLUM 1966).
- *Dauer der Tauchtätigkeit:* Wenn die Dauer der Tauchtätigkeit 1 Jahrzehnt übersteigt, sind bei über 70% der Taucher Osteonekrosen nachweisbar (OHTA u. MATSUNAGA 1974). HERDON u. AUFRANC (1972) weisen jedoch darauf hin, daß auch nach einmaliger Druckexposition Osteonekrosen hervorgerufen werden können.
- *Größe des Überdruckes (Tauchtiefe), Dauer des Aufenthaltes in der Druckzone (Isopressionszeit), Geschwindigkeit des Druckwechsels bei der Dekompression* (MACH 1967, BACH 1976): Wenn die maximale Arbeitstiefe der Taucher 30 m übersteigt, läßt sich signifikant ein höheres Osteonekroserisiko nachweisen (OTHA u. MATSUNAGA 1974). Bei einer Arbeitstiefe von 10 m entstehen keine Osteonekrosen. Eine wesentliche Bedeutung für das Auftreten der Osteonekrosen hat die *Beachtung der Dekompressionszeiten*. OHTA u. MATSUNAGA (1974) erklären den hohen Prozentsatz von Osteonekrosen (50,5%) bei japanischen Krustentiertauchern durch die Unkenntnis einer korrekten Dekompression. Bei britischen Marine- und Berufstauchern dagegen, die differenzierte Kompressionstabellen benützen, besteht eine geringe Osteonekroserate (4%).

Dekompressionszwischenfälle (Taucherkrankheit Typ I oder Typ II): Nach HERNDON u. AUFRANC (1973) treten Osteonekrosen nach „Bends" dreimal häufiger auf als ohne. ALNOR (1980) gibt ein Verhältnis von 31:16 zwischen Osteonekrosen mit und ohne Tauchzwischenfall in der Anamnese an. ALNOR beleuchtet dieses Problem anhand einer 10jährigen Überwachung von 65 Tauchern. Dabei zeigen von 40 Tauchern mit Tauchunfällen 31 Skelettveränderungen, von 5 Tauchern mit „Bends" aber ohne Tauchunfall 3 Osteonekrosen und von 20 Tauchern ohne Unfall oder „Bends" immerhin 8 trotzdem eine solche Komplikation. Das bedeutet, es gibt trotz vergangener Tauchunfälle Taucher, die keinerlei Skelettunfälle entwickeln und umgekehrt.

Befallsmuster des Skeletts: ALNOR beschreibt ein Verhältnis von 15:57 zwischen monostotischen und polyostotischen Skelettbefunden. Die „Juxta

	Taucher	Caisson-Arbeiter
Humeruskopf	24%	24%
Humerusschaft	1,8%	
Femurkopf	0,9%	12%
distaler Femurschaft	54%	38%
Tibiakopf	18%	16%
andere		10%

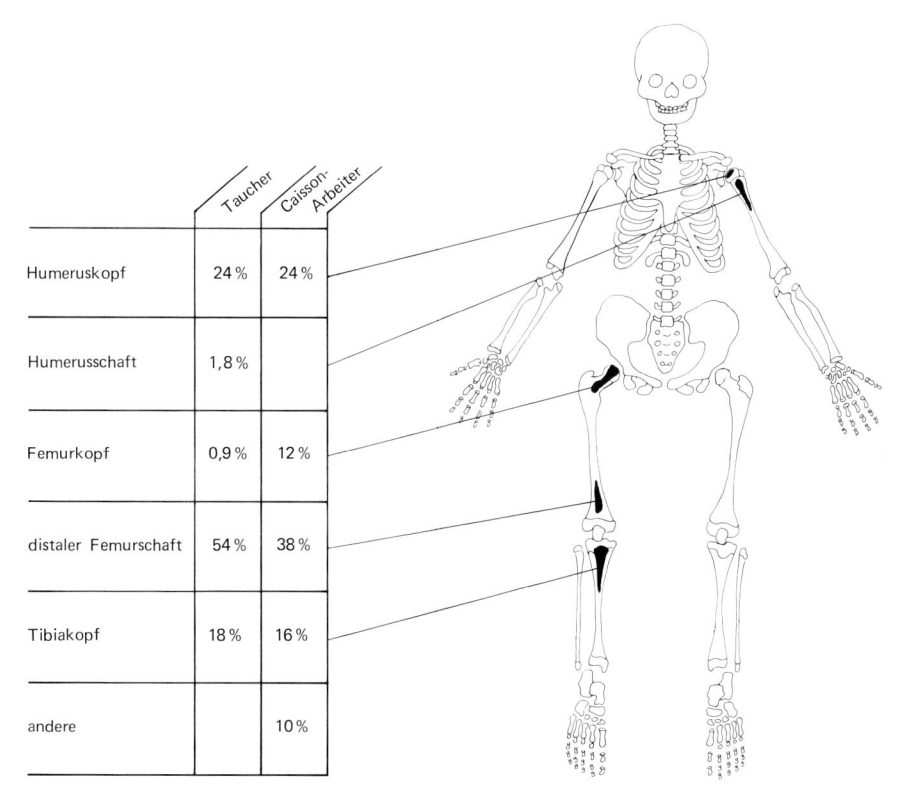

Abb. 3 Unterschiedliches Skelettbefallsmuster bei 60 Tauchern (*Alnor* 1980) und 383 Caissonarbeitern (*Gregg* u. *Walder* 1980)

Erkrankungen mit besonderen Ursachen

articular lesions" und die „Medullary lesions" können allein und nebeneinander am selben Patienten vorkommen (HEARD u. SCHNEIDER 1978). Unterschiede im Befallmuster bei Caissonarbeitern gegenüber Tauchern werden diskutiert (Abb. 3).

In der Statistik von GREGG u. WALDER (1980) ist das Skelettbefallmuster von 383 Caissonarbeitern wiedergegeben. Osteonekrosen finden sich im

distalen Femurschaft	38%
Humeruskopf	24%
Tibiakopf	16%
Femurkopf	12%
andere	ca. 10%.

Bei 60 Berufstauchern findet sich folgendes Befallsmuster:

distaler Femurschaft	54%
Humeruskopf	24%
Tibiakopf	18%
Humerusschaft	1,8%
Femurkopf	0,9%.

Signifikante Seitenunterschiede lassen sich nicht nachweisen (ALNOR 1980).

Beschwerdebild

Die „Medullary lesions" verursachen keine Beschwerden, lediglich „Juxta articular-lesions" können Beschwerden verursachen, wenn aufgrund des Belastungsdruckes der osteonekrotische Herd einbricht und die Gelenkkongruenz verlorengeht. Aus diesem Grund verursachen die „Juxta articular-lesions" der unteren Extremität die meisten Beschwerden (ALNOR 1980). Der Knocheninfarkt selbst wird nicht als Schmerz empfunden (MACH 1967). Wenn auch HORVATH (1980) aufgrund des Vergleiches der Röntgenmorphologie des Knocheninfarktes und des Auftretens von „Bends" annimmt, daß diese durch den akuten O_2-Mangel verursacht sind, so können OHTA u. MATSUNAGA (1974) beweisen, daß keine Korrelation zwischen der Lokalisation von „Bends" und dem Sitz der späteren Osteonekrosen besteht. Je kürzer das freie Intervall zwischen Dekompression und Symptombeginn ist, desto ernster sind die Folgen der Dekompressionszwischenfälle (BACH 1976). Dabei erscheinen gerade für Osteonekrosen sehr lange Latenzzeiten möglich (vgl. Abb. 2). Selbst nach vielen Jahren nach Beendigung der Tauchtätigkeiten können noch Skelettveränderungen auftreten und fortschreiten (ALNOR 1980).

Röntgenbefund

Radiologisch unterscheidet man einen gelenkflächennahen Befall (Juxtaarticular lesions) (Abb. 2 u. 4) und den mehr meta- und diaphysär gelegenen Befall („Headneck and shat lesions") (Abb. 5), wie es HEARD u. SCHNEIDER (1978) angegeben haben.

Der epiphysäre Befall der caissonbedingten Nekrose unterscheidet sich nicht wesentlich von der idiopathischen Nekrose des Oberarmkopfes und des Hüftkopfes.

Radiologisch ist die Veränderung der Spongiosastruktur vor allem im epiphysären Hüftkopf- oder Oberarmkopfanteil besonders zu beachten. Wie bei idiopathischen Hüftkopfnekrosen entstehen subchondrale Impressionsfrakturen, wobei die Knorpelkalotte zunächst erhalten bleiben

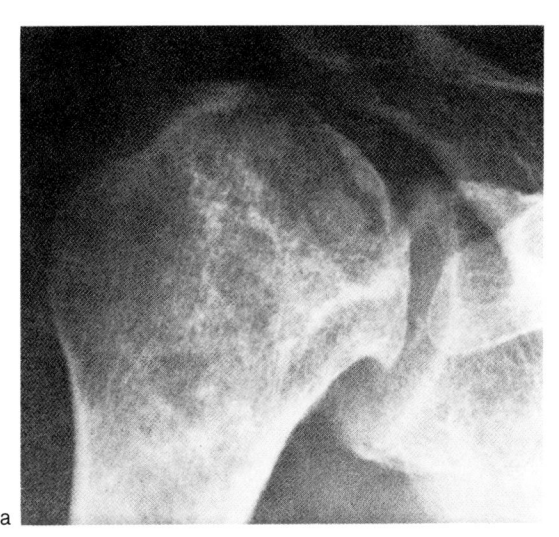

Abb. 4a u. b Caissonnekrose des Humeruskopfes mit Einbruch der Gelenkfläche (Stadium V). Beachte: Crescent sign und Calotte-neige-Zeichen

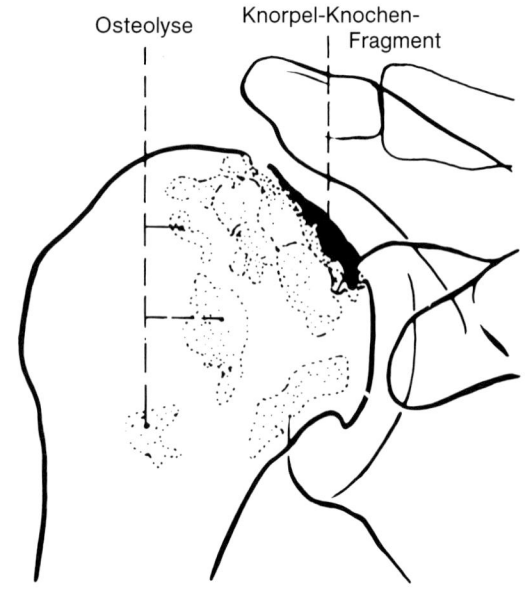

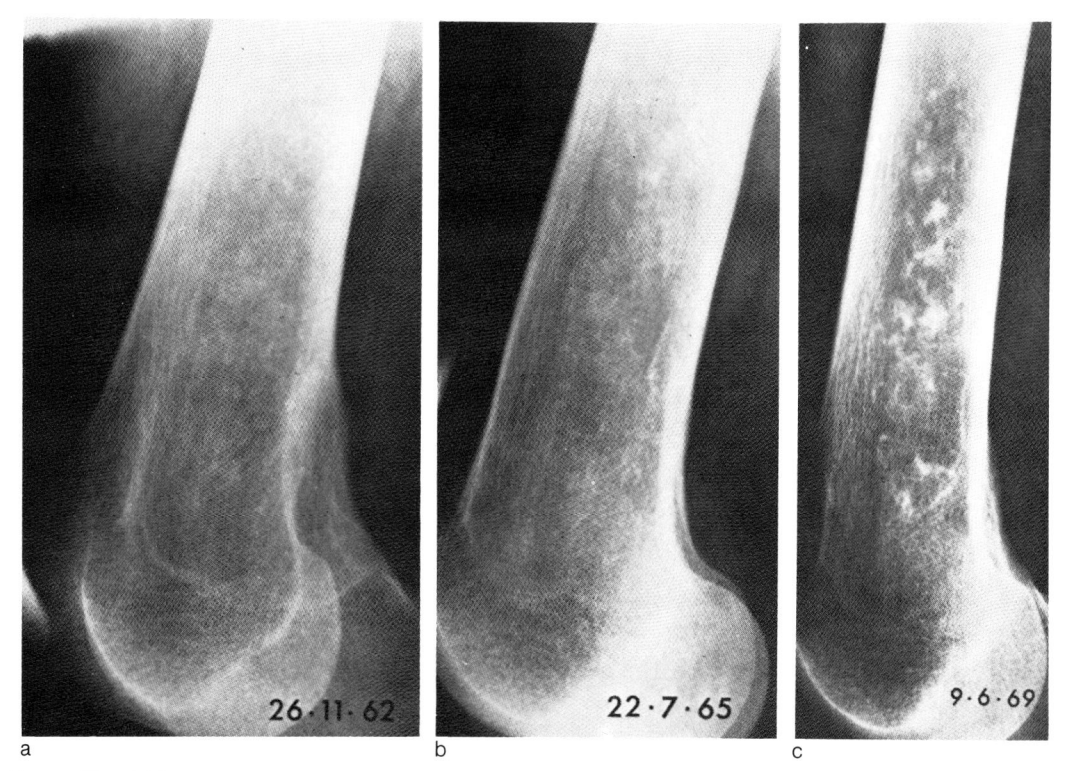

Abb. 5 a–c Entwicklung von unregelmäßigen, landkartenartigen Sklerosierungen im distalen Femurschaft im Laufe von 7 Jahren bei einem Caissonarbeiter (aus *I. K. Davidson*: Aspectic, Nekrosis of bone, Excerpta Medica, Amsterdam 1976)

kann. Später bricht mit dem Hüftkopf auch die Knorpelmembran ein. Sekundäre arthrotische Veränderungen bestimmen das Endstadium. Bei meta- und diaphysärem Befall dominieren unregelmäßige, landkartenähnliche Strukturierungen. Die Kortikalis ist sehr oft mit einbezogen. Im Bereich der dorsalen Kortikalis besteht noch häufig eine periostale Reaktion (HORVATH 1980).

Therapie

Die epiphysäre Nekrose des Oberarmkopfes und des Hüftkopfes bedarf der orthopädischen Therapie. Am Oberarmkopf ist der partielle Kopfersatz sinnvoll. Im Bereich der Hüfte ist manchmal die gelenkerhaltende Operation (Umstellungsosteotomie, Kürettage, Plombage und elektrodynamische Feldbehandlung) sinnvoll. Gelegentlich kommt der Oberflächenersatz in Frage, meist ist aber die Einbringung einer Totalprothese notwendig.
Die klinisch stummen Nekroseherde in der Meta- und Diaphyse bedürfen keiner Therapie. Die Stabilität des Skeletts wird dadurch nicht wesentlich beeinträchtigt.

Prophylaxe

Eine Prophylaxe gegen die Caissonerkrankung ist nur möglich durch sorgfältiges Einhalten der Dekompressionszeit. Mit letzter Sicherheit sind chronische Skelettveränderungen aber nur zu vermeiden, wenn eine Tauchtiefe von 10 m nicht überschritten wird.
Wie oben erwähnt, steigt die Osteonekroserate nach Caissonunfällen. Die Rekompression in der Druckkammer sofort nach dem Unfall kann die Gefahr einer Skelettveränderung vermindern, aber nicht beseitigen.
Taucher und Caissonarbeiter sollen regelmäßig auch nach Abschluß dieser Berufstätigkeit untersucht werden, um den Zeitpunkt einer gelenkerhaltenden Operation bei zunächst stummen Osteonekrosen in den Epiphysen nicht zu versäumen.

Literatur

Alnor, P.C.: Chronische Skelettveränderungen bei Tauchern. In Gerstenbrand, Lorenzoni, Seemann: Tauchmedizin. Pathologie, Physiologie, Klinik, Prävention, Therapie. Schlütersche Verlagsanstalt, Hannover 1980 (S. 179–188)
Bach, H.: Skelettveränderungen bei Taucherkrankheit. Beitr. Orthop. Traum. 23 (1976) 306–313

2.114 Erkrankungen mit besonderen Ursachen

Behnke, A. R.: Physiologic studies pertaining to deep sea diving and aviation, especially in relation to the fat content and composition of the body. Bull. N. Y. Acad. Med. 18 (1942) 561–585

Bert, P.: La pression barométrique. Masson, Paris 1878

Bornstein, A., E. Plate: Über chronische Gelenkveränderungen, entstanden durch Preßlufterkrankungen. Fortschr. Röntgenstr. 18 (1911) 197–206

Branemark, P. I.: Vital microscopy of bone marrow in rabbit. Scand. J. clin. Lab. Invest., Suppl 38, 11 (1959) 1–82

Chen, S. C.: Caisson disease. Brit. J. clin. Pract. 26 (1972) 385–386

Chrysanthou, C., F. Teichner, G. Goldstein, J. Kalberer, W. Antopol: Studies of dysbarismus III. Smooth muscle acting factor (SMAF) in mouselungs and its increase in decompression sickness. Aerospace Med. 41 (1970) 43–48

Cockett, A. T. K., S. M. Pauley, J. C. Saunders, F. M. Hirose: Coexistance of lipid and gas emboli in experimental decompression sickness. In Lambertsen, J. C.: Underwater Physiology. Proceedings in the 4th Symposium on Underwater Physiology. Academic Press, New York 1971 (pp. 245–250)

Ehm, O. F.: Tauchen noch sicherer! Müller, Rüschlikon 1974

End, E.: Use of new equipment and heliumgas in world record dive. J. industr. Hyg. 20 (1938) 511–520

Evans, A., E. E. P. Barnard, D. N. Walder: Detection of gas bubbles in man at decompression. Aerospace Med. 43 (1972) 1095–1096

Glas, K.: Sporttauchen aus medizinischer Sicht. Fortschr. Med. 95 (1977) 1593–1599

Glas, K.: Die ischämische Hüftkopfnekrose – Ätiologie und Therapie. Habil., München 1981

Gregg, P. J., D. N. Walder: Regional distribution of circulating microspheres in the femur of the rabbit. J. Bone Jt Surg 62 B (1980) 222–226

Hallenbeck, J. M., A. A. Bove, D. H. Elliott: Mechanismus underlying spinal chord damage in decompression sickness. Neurology 25 (1975) 308–316

Heard, J. L., C. S. Schneider: Radiographic findings in commercial divers. Clin. Orthop. 130 (1978) 129–138

Herndon, J. H., O. E. Aufranc: Avascular necrosis of the femoral head in adults. A review of its incidence in a variety of conditions. Clin. Orthop. 86 (1972) 43–62

Hipp, E.: Die Gefäße des Hüftkopfes. Anatomie, Angiographie und Klinik. Enke, Stuttgart 1962

Hipp, E.: Hüftkopfnekrose. Neue Gesichtspunkte ihrer Entstehung auf Grund angiographischer Untersuchungen. Verh. dtsch. orthop. Ges. 50 (1963) 245–260

Hipp, E.: Der Ramus profundus, anatomisch und klinisch gesehen. Fortschr. Med. 84 (1966) 945–946

Hodgson, C. J., J. C. Davis, C. A. Randolph, C. H. Chambers: Seven-year follow-up X-ray survey for bone changes in low-pressure chamber operators. Aerospace Med. 39 (1968) 417–421

Horvath, F.: Röntgenmorphologie des Caisson-bedingten Knocheninfarktes. In Gerstenbrand, Lorenzoni, Seemann: Tauchmedizin. Pathologie, Physiologie, Klinik, Prävention, Therapie. Schlütersche Verlagsanstalt, Hannover 1980 (S. 173–178)

James, C. C. M.: Late bone lesions in caisson disease. Three cases in submarine personnel. Lancet 1945/II, 6–8

Jones, J. P., L. Sakovich, C. E. Anderson: Experimentally produced osteonecrosis as a result of fat-embolism. In Beckman E. L., D. H. Elliott: Dysbarism Related Osteonecrosis. U.S. Department of Health, Education and Wellfare, Washington D.C. 1974 (pp. 117–132)

Kawashima, M., K. Hayaski, T. Orisu, M. Kitano: Histopathology of the early stage of osteonecrosis in divers. Undersea biomed. Res. 4 (1977) 409–417

McCallum, R. I.: Tunneling in compressed air and bone necrosis. Trans. Soc. occup. Med. 22 (1972) 2–6

McCallum, R. I., D. N. Walder, R. Barnes, M. E. Catto, D. I. Davidson, F. C. Golding, W. D. M. Paton: Bone lesions in compressed air workers. J. Bone Jt Surg. 48 B (1966) 207–235

Mach, J.: Über Knochenveränderungen bei Caissonarbeitern. Beitr. Orthop. Traum. 14 (1967) 219–223

Ohta, Y., H. Matsunaga: Bone lesions in divers. J. Bone Jt Surg 56 B (1974) 3–16

Philip, R. B., P. Schacham, C. W. Cowdey: Involvement of platelets and microthrombi in experimental decompression sickness: Similiarities with disseminated intravascular coagulation. Aerospace Med. 42 (1971) 494–502

Rozsahegyi, I.: Dauerschäden des Zentralnervensystems, Ohres, Herzmuskels und Skeletts nach manifesten oder latenten Dekompressionstraumen. In Gerstenbrand, Lorenzoni, Seemann: Tauchmedizin. Pathologie, Physiologie, Klinik, Prävention, Therapie. Schlütersche Verlagsanstalt, Hannover 1980 (S. 135–143)

Trueta, J.: Die Anatomie der Gefäße des Oberschenkelkopfes und ihre Empfindlichkeit gegenüber traumatischer Schädigung. Hefte Unfallheilk. 97 (1968) 18–28

Trueta, J., M. H. M. Harrison: The normal vascular anatomy of the femoral head in adult man. J. Bone Jt Surg. 35 B (1953) 442–461

Twynam, C. E.: A case of caisson disease. Brit. med. J. 1888/I, 190–191

Uhl, R. R.: Aseptic bone necrosis in divers. Aerospace Med. 39 (1968) 1345–1347

Pubertäre Hüfterkrankungen

Von G. IMHÄUSER

Einleitung

Die präpubertäre Phase ist in vielfältiger Weise eine Krisenzeit für das Hüftgelenk. Unter dem Einfluß innersekretorischer Vorgänge kommt es kurz vor der Pubertät zu einem Wachstumsschub. Die bisher bekannte Beteiligung der Hormone an diesem Wachstumsschub ist in der orthopädischen Literatur besonders gut von TAILLARD (1962) dargestellt worden. Das Wachstumshormon verbreitert die obere Femurwachstumszone. Es tritt eine vermehrte Knorpelzellteilung als Ausdruck der Wuchsbeschleunigung auf. Die Reifungshormone dagegen veranlassen eine Abnahme der Zellteilung und eine stärkere Verkalkung der Knorpelzellen. Am Ende dieses hormonellen Wechselvorganges steht der Epiphysenschluß, d. h. die Fusion zwischen Metaphyse und Epiphyse.
Störungen sind in dieser Reifungszeit häufig. In seinem Beitrag „Reifung und Entwicklung in ihren Beziehungen zu Leistungsstörungen des Haltungs- und Bewegungsapparates" im „Handbuch der Orthopädie" hat MATTHIASS (1957) wichtige Fakten zusammengestellt. Sowohl eine zeitliche Vorverlegung der Pubertät (Pubertas praecox) als auch eine verzögerte Reifung kommen vor. Da uns besonders die verzögerte Menarche bei den pubertären Erkrankungen der Hüften von Mädchen noch beschäftigen wird, sei hinsichtlich der komplexen Vorgänge auf die kürzlich erschienenen Arbeiten von GIDWANI und UNDERWOOD (1984) sowie van WYK (1984) verwiesen.
Ein übertrieben langer oder ein besonders starker Wachstumsschub in der präpubertären Zeit beeinflußt die obere Femurepiphysenzone in bemerkenswerter Weise. Hier liegt die Quelle von Hüfterkrankungen. (In diesem Zusammenhang ist auch die Entwicklung der Genitalorgane von Bedeutung.)
Zwar ist unwahrscheinlich, daß die gestörte Balance der Hormone unmittelbar eine Hüfterkrankung auslöst, aber die durch die Dysharmonie der hormonellen Steuerung hervorgerufene Veränderung der Wachstumsvorgänge führt zu charakteristischen Veränderungen am koxalen Femurende und damit an der Hüfte.
Als äußerlich sichtbaren Ausdruck der hormonellen Störung sehen wir häufig einen Riesenwuchs bzw. den Körpertyp der Dystrophia adiposogenitalis (FRÖHLICH). Die genannten Veränderungen der Körperproportionen sind keinesfalls Vorbedingung für das Zustandekommen der zu erörternden Krankheitsbilder. Letztere kommen nämlich nicht nur in der Präpubertätszeit vor, sondern auch in erheblich früherem Lebensalter und bei Patienten, die keinerlei Veränderungen des Konstitutionstyps aufweisen.
Es sind insbesondere drei Erkrankungen, die im Zusammenhang mit der präpubertären Wuchsbeschleunigung zu erörtern sind:
1. die spontane pubertäre Epiphysendislokation,
2. die Protrusio acetabuli,
3. die spontane pubertäre Hüftsteife.
Alle drei Erkrankungen, die sich hauptsächlich – aber nicht ausschließlich – im Rahmen des präpubertären Wachstumsschubs abspielen, haben u. E. eine vergleichbare ätiologische Grundlage. Es wird auf die ätiologischen Fragen jeweils bei der Besprechung der Krankheitsbilder zurückgekommen und die Hypothese des Autors entwickelt. Diese vermag in weitestgehendem Sinne die Auswirkungen gesteigerten präpubertären Wachstums auf die Hüften zu erklären. Bisher lag die Ätiologie – wenn man die Literatur durchforstet – noch weitestgehend im dunkeln.

Spontane Epiphysendislokation am koxalen Femurende

Synonyme: Epiphysenlösung, Epiphysengleiten, Hüftkopfgleiten, Coxa vara adolescentium, Slipped Capital Femoral Epiphysis, Coxa vara essentielle des adolescents.

Wesen der Epiphysendislokation

Unter dem nicht exakten Begriff „Epiphysenlösung" verstehen wir ein Krankheitsbild, das gewöhnlich in der präpubertären Zeit häufiger bei Jungen als bei Mädchen auftritt: Die Epiphyse des Hüftkopfes verändert ihre Lage gegenüber der Metaphyse. Als E. MÜLLER 1889 unter dem Namen „Verbiegung des Schenkelhalses im Wachstumsalter" vier derartige Fälle beschrieb, war diese Mitteilung nicht die erste Publikation zu diesem Thema. HOWORTH hat 1966 eine hochinteressante und lesenswerte historische Arbeit über die sog. Epiphysenlösung veröffentlicht. Er

2.116 Erkrankungen mit besonderen Ursachen

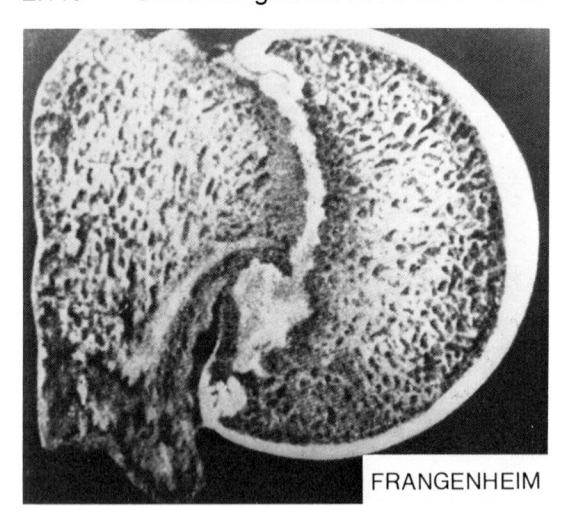

Abb. 1 Durchgeschnittenes Resektionspräparat des koxalen Femurendes (aus B. Howorth: J. Bone Jt. Surg. 56A [1974] 1473). In diesem Falle ist die Dislokation in der Epiphysenscheibe erfolgt

verfolgt die Publikationen über diese Krankheit bis auf PARÉ 1572 zurück. In dem Artikel HOWORTHS wird nicht nur die Originalarbeit von E. MÜLLER (in englischer Übersetzung) nachgedruckt, sondern auch auf die am Anfang dieses Jahrhunderts besonders zahlreich erschienenen deutschen Beiträge Bezug genommen.

Da zu Beginn dieses Jahrhunderts operativ gewonnene Resektionspräparate zur Verfügung standen, hatte man relativ gute Informationen über die Dislokationsrichtung. Die Dislokation der Epiphyse gegenüber der Metaphyse war in der Regel nach hinten unten erfolgt. Als Ort der Verschiebung zwischen Epiphyse und Metaphyse wurde mitunter die obere Femurwachstumszone gefunden (Abb. 1). Pathologisch-anatomische Untersuchungen, die besonders zahlreich zwischen 1900 und 1910 vorgenommen wurden, bezogen sich vornehmlich auf Knochen und Knorpel, nicht aber auf andere Komponenten des Hüftgelenks, wie Synovialmembran, Periost und die Blutversorgung. HELBING hat 1906 77 Fälle von Coxa valga zusammengefaßt, von denen 16 sog. Epiphysenlösungen waren. 10 von ihnen hatten eine akute Dislokation erlitten, die man in der damaligen Zeit als traumatisch bedingt ansah, weil Ähnlichkeiten mit einem medialen Schenkelhalsbruch bestanden. Mit der Einführung der Röntgentechnik wurden sog. Epiphysenlösungen immer häufiger beobachtet, und es entstand eine fast unübersehbare Literatur über dieses Krankheitsbild.

CARLIOZ u. Mitarb. haben bei einem Symposium der französischen Orthopäden 1968 ihrem Referat 253 Literaturangaben angefügt. In der Zwischenzeit ist die Literatur noch erheblich angewachsen. In ihrer Dissertation führen HAHN u. BITTNER (1978) 310 Arbeiten an.

In dieser Darstellung wird die ältere Literatur nur insofern berücksichtigt, als sie Erkenntnisse, die heute noch relevant sind, enthält. Neuere Arbeiten sollen nur dann zitiert werden, wenn sie neue Gesichtspunkte enthalten oder Erfahrungsberichte bringen.

Akute und chronische Verlaufsform

Mit zunehmenden Beobachtungen der sog. Epiphysenlösung wurde erkannt, daß man *chronisch* verlaufende Fälle von *akuten* trennen muß. Seit Jahrzehnten wird diese Trennung vorgenommen, weil die Anamnese, die klinischen Symptome, die Röntgenbefunde, der Verlauf, die Therapie und auch die Prognose bei den beiden Formen verschieden sind.

Beim *chronischen Verlauf* bilden sich zunächst - vom Patienten nicht immer registriert - eine Außendrehstellung des erkrankten Beines und eine Bewegungsbehinderung im Hüftgelenk. Nicht nur die Einwärtsdrehung, sondern auch die Adduktion bei Beugung und die Abduktion bei Streckung sind deutlich reduziert. Mit zunehmender Außendrehung entsteht das Drehmannsche Zeichen. Darunter verstehen wir die zwangsmäßige Abduktion bei Beugung des außenrotierten Beines (nicht die Zunahme der Außendrehung mit zunehmender Beugung). Über die Geschichte des Drehmannschen Zeichens hat DREHMANN 1979 ausführlich berichtet.

Wenn die Jugendlichen trotz dieser Bewegungsstörung weiter belasten - was zumeist möglich ist -, können die Fehlstellung des Beines und eine Bewegungsstörung der Hüfte ohne irgendeine Dramatik langsam zunehmen. Zusätzlich entsteht dann ein hinkender Gang.

Bei *akuten Fällen* verläuft die Krankheit ganz anders. Nach einer Phase mehr oder weniger ausgeprägter Empfindlichkeit im Oberschenkel (oder Knie) oder ohne Vorboten rutscht die Epiphyse *plötzlich* von der Metaphyse ab. Die Symptome gleichen denen, die sich bei einem medialen Schenkelhalsbruch finden. Das Kind kann das Bein weder bewegen noch belasten. Im Gelenk findet sich Blut.

Es ist nun die Frage zu stellen, ob es sich bei den unterschiedlichen Verläufen überhaupt um das gleiche Krankheitsbild handelt oder nicht. Aufgrund der eigenen Untersuchungen zur Pathogenese läßt sich sagen, daß beide Dislokationsformen zu *einem* Krankheitsbild gehören, das lediglich verschieden abläuft. Wir haben festgestellt, daß es zwischen beiden Formen Übergänge gibt: sowohl von der chronischen zur akuten Dislokation als auch von der akuten zur chronischen Form. Auch Kombinationen kommen in der Weise vor, daß auf der einen Seite eine chronisch verlaufende Dislokation besteht, auf der Gegenseite ein akuter Abrutsch.

Als zweites Problem ist zu klären, auf welche Weise die Epiphyse ihre pathologische Position – im Verhältnis zur Metaphyse – bekommt, mit anderen Worten, wie die Pathogenese aussieht. Darüber hinaus muß auch für den Einzelfall festgestellt werden, wie stark die Dislokation der Epiphyse ist und in welche Richtung sie verlagert wurde. Diese Fragen wurden in der Vergangenheit folgendermaßen beantwortet: Das primäre Geschehen sei eine Festigkeitsverminderung im Bereich der oberen Femurepiphysenzone. Ihr folge – mehr oder weniger zwangsläufig – die Epiphysenverschiebung. Bis in die Jetztzeit werden Noxen gesucht, die die Festigkeit der Wachstumszone vermindern, um auf diese Weise die Hypothese zu sichern. Nur so ist erklärlich, daß Namen wie Epiphysen*lösung,* Epiphysen*gleiten,* Epiphysen*wanderung, Slipping* of the upper femoral epiphysis etc. das Krankheitsbild kennzeichnen sollen.

Wir werden bei der Besprechung der Pathogenese sehen, daß es nur einen kleinen Prozentsatz von Epiphysendislokationen gibt, die auf der Grundlage eines Festigkeitsverlustes der Epiphysenscheibe entstehen (nämlich die akuten Fälle). *Bei der größten Zahl der Fälle (über 90%) kann eine Zusammenhangstrennung zwischen Epiphyse und Metaphyse überhaupt nicht beobachtet werden* (chronische Fälle).

Röntgentechnik

IMHÄUSER hat in seiner ersten Veröffentlichung über die sog. Epiphyseolyse (1956) die pathogenetischen Vorgänge aufklären können, weil er sich einer *auf technischen Prinzipien beruhenden Röntgentechnik* bediente. In zwei senkrecht aufeinander stehenden Ebenen – unter Ausgleich der Kontrakturen – konnte der *Schenkelhals* so dargestellt werden, daß nicht nur Details an der Wachstumszone festgehalten, sondern auch die Richtung und Stärke der Dislokation bestimmt werden konnten (Abb. 2).

Jede Röntgendarstellung eines Femurs bei Epiphysendislokation ist erschwert, weil eine zwangsmäßige Außendrehkontraktur des betroffenen Beines besteht. Ein Beckenübersichtsbild – bei außengedrehtem Bein – liefert eine nicht brauchbare Fehlprojektion des erkrankten Oberschenkels.

Um den Schenkelhals im *a.-p. Röntgenbild* regelrecht darzustellen, muß der Patient – auf dem Röntgentisch liegend – so gedreht (die krankseitige Hüfte gehoben) werden, bis die Kniescheibe exakt nach oben steht. Dabei entfernt sich die erkrankte Hüfte bemerkenswert weit vom Röntgentisch. Im übrigen ist das Bein so zu lagern, daß bei nach oben stehender Kniescheibe Ober- und Unterschenkel parallel zum Röntgentisch liegen. Diese Lagerung ist für eine Röntgenassistentin

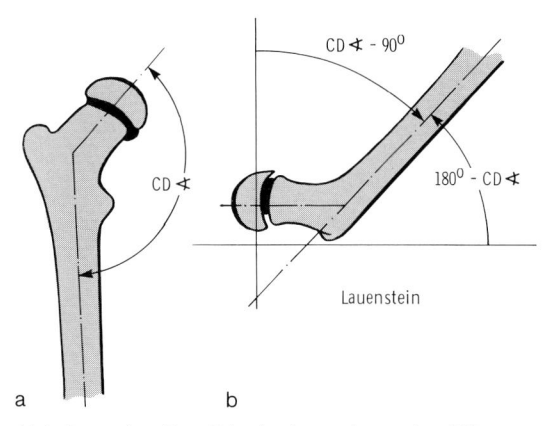

Abb. 2 a u. b Das Prinzip der orthograden Röntgentechnik (Imhäuser): Der Schenkelhals wird in zwei senkrecht aufeinanderstehenden Ebenen geröntgt

erlernbar (dennoch empfiehlt sich bei starken Hüftbehinderungen, daß der Arzt bei der Herstellung der zwei Röntgenbilder selbst aktiv wird). – Bei größerer Außendrehkontraktur kann man eine exakte a.-p. Aufnahme auch so anfertigen, daß man – in Bauchlage des Patienten – die gesunde Beckenseite so weit hebt, bis die Patella der kranken Seite genau nach unten gerichtet ist und der im Knie gebeugte Unterschenkel senkrecht steht (Abb. 3).

Das *zweite, senkrecht auf dieser Ebene stehende Röntgenbild des Schenkelhalses* fertigen wir so an, daß das erkrankte Bein im Hüftgelenk – wenn möglich um 90° – gebeugt wird. Die Beugung ist jedoch bei stärkeren Graden der Dislokation erheblich behindert. Es kommt nicht unbedingt auf den rechten Winkel an. Das Bein muß bei dem größtmöglichen Beugegrad in einem bestimmten Maß abduziert werden und der *Unterschenkel parallel zum Röntgentisch liegen. Das Abduktionsmaß des Beines richtet sich nach dem Schenkelhals-Schaft-Winkel,* der am a.-p. Bild zu bestimmen ist. Die Abduktionsabwinkelung des gebeugten Oberschenkels von der Senkrechten muß CD-Winkel minus 90° betragen. (Der verbleibende Winkel zwischen Röntgentisch und abduziertem Oberschenkel beträgt daher 180° minus CD-Winkel) (Abb. 2 u. 3). Dieser vom Autor 1956 beschriebenen Röntgentechnik hat er den Namen „orthograde Röntgentechnik" gegeben.

Wir wissen, daß bei dieser röntgenologischen Darstellung die Antetorsion nicht berücksichtigt ist. Da die Antetorsion bei der Epiphysenlösung nicht vergrößert ist (MORSCHER), liefert diese Technik hinsichtlich des CD-Winkels und der Orientierung der Epiphyse zur Metaphyse hinreichend exakte Aussagen. Die auf technischen Prinzipien beruhende Röntgentechnik ist reproduzierbar; Vergleiche und Verläufe sind durch die immer gleichbleibende Projektion aussagekräftig. Wir wenden seit über 3 Jahrzehnten diese orthograde Röntgentechnik ausschließlich an

2.118 Erkrankungen mit besonderen Ursachen

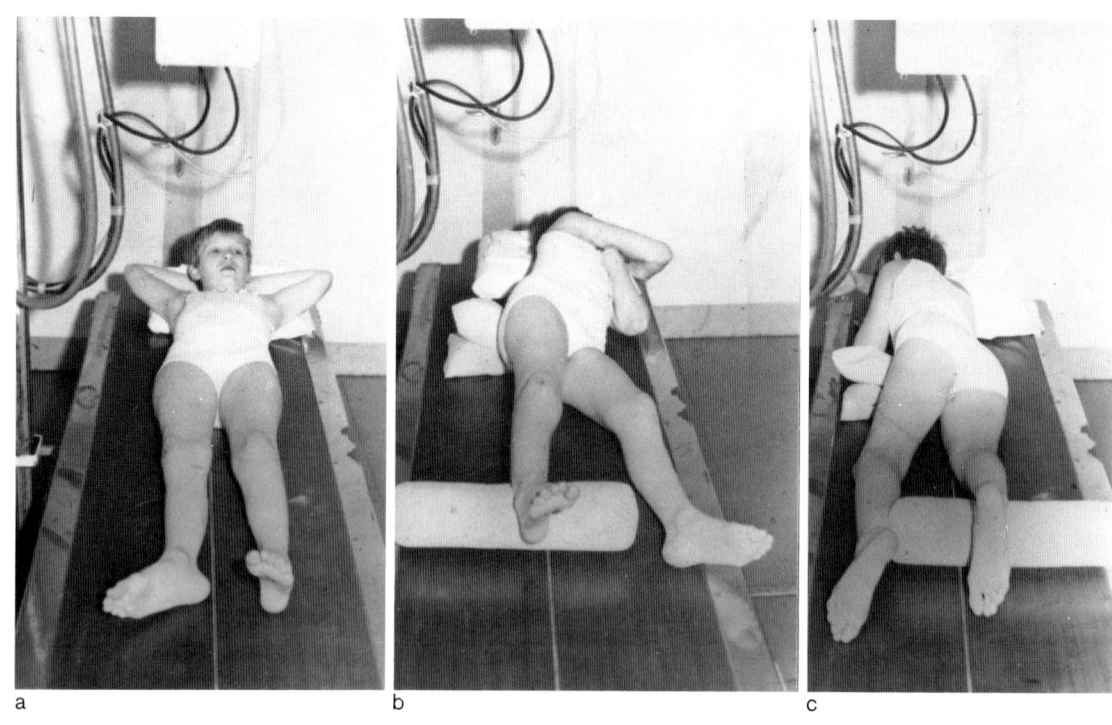

Abb. 3 a–e   Lagerungstechnik zur Herstellung orthograder Röntgenbilder (Imhäuser). a–c Orthograges a.-p. Bild. Zum Ausgleich der Außendrehkontraktur (a) ist eine Drehung des Körpers notwendig, bis die Kniescheibe nach oben steht (b), oder es wird in Bauchlage die gesunde Beckenseite so weit gehoben, bis die Kniescheibe der erkrankten Seite exakt nach unten gerichtet ist (c).

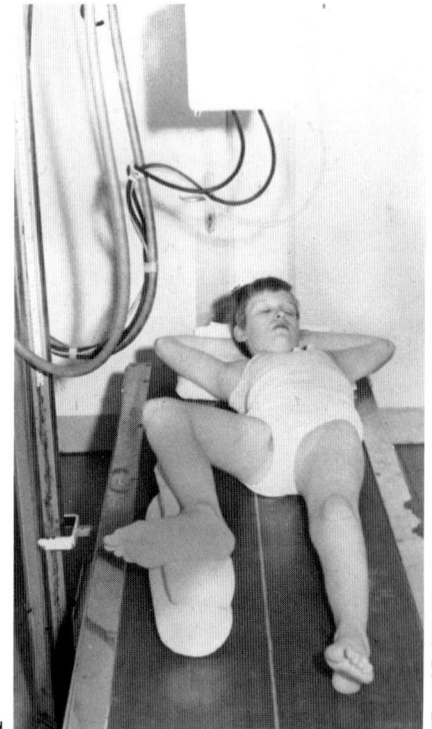

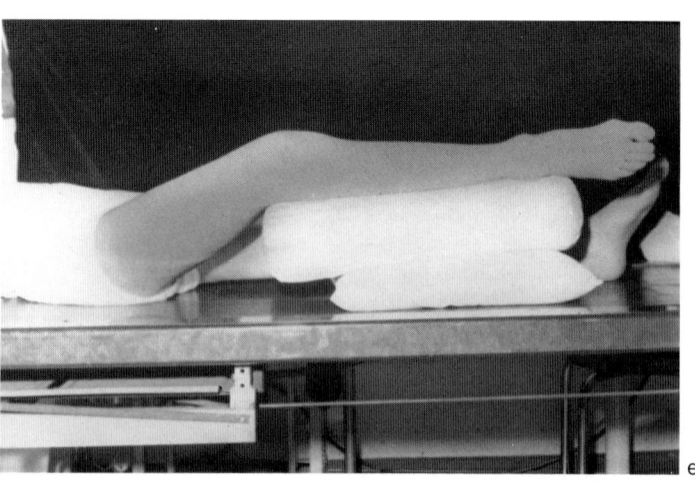

d u. e) Orthograges Lauenstein-Bild. Der gebeugte Oberschenkel der erkrankten Seite wird abduziert. Der Abduktionsgrad ist abhängig von der Größe des Schenkelhalsschaftwinkels. Der Unterschenkel muß bei dieser Aufnahme parallel zum Röntgentisch liegen

und verzichten auf die Rippstein-Technik, die zur Antetorsionsbestimmung wichtig, aber für die Darstellung des Schenkelhalses ungeeignet ist.

Es sei nochmals betont, daß die orthograde Lauenstein-Aufnahme erst möglich ist, wenn im a.-p. Bild der CD-Winkel bestimmt wurde (die Angabe von ENGELHARDT [1984], daß ich vorgeschlagen hätte, für das Lauenstein-Bild immer eine Abduktion von 45° anzuwenden, trifft nicht zu).

BILLING u. SEVERIN haben (1959) ein Verfahren angegeben, das durch drei Röntgenaufnahmen mit anschließender Umrechnung noch exaktere Werte liefert als das Verfahren des Autors. Bei starken Kontrakturen ist es jedoch noch viel schwieriger, die drei Aufnahmen so anzufertigen wie die schwedischen Autoren wünschen.

Ein in der Praxis verwendbares Verfahren muß so einfach wie möglich sein, d.h., es muß von einer Röntgenassistentin nach ausreichender Unterweisung ausführbar sein.

Wie bei den Korrektureingriffen noch besprochen wird, besteht eine *Toleranz von 30°*. Die Fehlerquelle darf in diesem Rahmen liegen, muß aber durch exakte Einhaltung der Lagerungstechnik auf ein Minimum (das der Methode anhaftet) beschränkt bleiben. Mit unserer, in allen Fällen angewandten orthograden Röntgentechnik haben wir eine Fülle wichtiger Erkenntnisse sammeln können.

Röntgenologische Charakterisierung der Epiphysendislokation

Bei orthograden Röntgenbildern eines *gesunden* Oberschenkels verläuft im a.-p. Bild die Achse des Schenkelhalses durch die Mitte der Epiphyse. Letztere wird also in zwei Hälften geteilt. Liegt in einem speziellen Fall ein größerer Teil der Epiphyse medial der Schenkelhalsachse, so ist eine Dislokation nach medial erfolgt; liegt ein größerer Teil lateral der Schenkelhalsachse, so erfolgte eine Dislokation nach lateral. Es ist also aus dem orthograden a.-p. Röntgenbild jede Dislokation in der Frontalebene erkennbar und *in Winkelgraden ausmeßbar*.

Im Seitenbild einer *normalen* Hüfte (orthogrades Lauenstein-Bild) verläuft die Verbindung der Epiphysenecken (die Epiphysenbasis) senkrecht zur Achse des Oberschenkelschaftes. Jede Abwinklung bedeutet eine Dislokation in der Sagittalebene. Aus der Abweichung der Epiphysenbasis zur Schaftachse sind Richtung und Stärke (letztere in Winkelgraden) bestimmbar (Abb. 4 u. 5).

Die orthograde Röntgentechnik nach IMHÄUSER liefert also für jeden Einzelfall hinreichend exakte Daten über die vorhandene Stellungsabweichung der Epiphyse zur Metaphyse in der Frontal- und Sagittalebene. Ob zusätzlich eine Drehung der Epiphyse vorliegt, läßt sich röntgenologisch leider nicht prüfen.

Im Falle einer beabsichtigten Aufrichtungsopera-

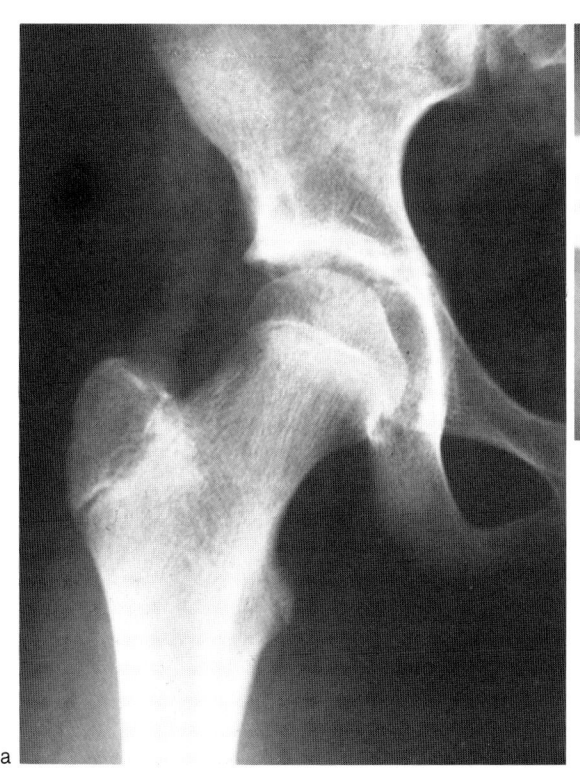

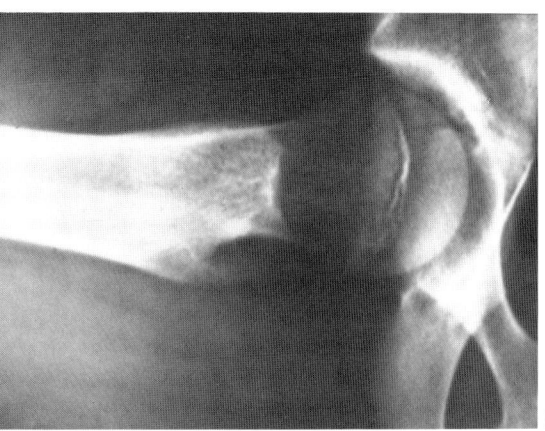

Abb. 4 a u. b An orthograden Röntgenaufnahmen einer gesunden Hüfte wird die Beziehung der im Text beschriebenen Achsen deutlich

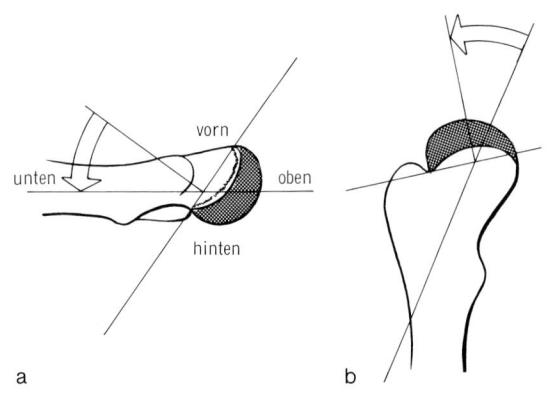

Abb. 5a u. b Meßtechnik, dargestellt am Beispiel einer Dislokation nach lateral hinten unten. Im Lauenstein-Bild (a) wird die Dislokation in der Sagittalebene gemessen, im a.-p. Bild (b) die Abweichung in der Frontalebene. Die Stellungsabweichung ist durch Pfeile markiert und meßbar

tion müssen wir die Winkelgrade der Abweichung kennen, damit das Ausmaß der Korrektur exakt dosiert werden kann.

Meßtechnik

In der Frontalebene

Der Schenkelhals-Schaft-Winkel wird durch Bestimmung der Beziehung zwischen Schaftachse und Schenkelhalsachse in der a.-p. Projektion gemessen. Verläuft die Achse des Schenkelhalses nicht durch die Mitte der Epiphyse, so liegt (s. oben) eine Dislokation in der Frontalebene vor. Zur Messung verbinden wir die laterale und die mediale Ecke der dislozierten Epiphyse, errichten auf der Epiphysenbasis die Senkrechte und verlängern diese Linie, bis sie die Linie entsprechend der Schenkelhalsachse schneidet. Nun ist der Winkel ablesbar, in dem die Epiphyse entweder nach medial oder nach lateral abgewichen ist (Abb. 5b).

In der Sagittalebene

Im orthograden Lauenstein-Bild werden ebenfalls die Epiphysenecken miteinander verbunden und danach die Beziehung dieser Linie zur Schaftachse geprüft. Die Verbindung der Epiphysenecken (d. h. die Epiphysenbasis) sollte senkrecht auf der Schaftachse stehen. Die Abweichung von dieser Soll-Beziehung kennzeichnet den meßbaren Winkel, um den die Epiphyse nach ventral oder dorsal abgewichen ist (Abb. 5a).

Diese Werte sind festzuhalten und spielen bei der Planung und Durchführung von Korrekturosteotomien eine wichtige Rolle. Wir wollen durch die Aufrichtungsosteotomie die an der gesunden Hüfte bestehenden Winkelbeziehungen wiederherstellen und damit die Symmetrie der Hüftgelenkkonstituenten herbeiführen. Nur die exakte Korrektur gibt eine einigermaßen sichere Gewähr für das Freibleiben des Gelenks von arthrotischen Veränderungen im mittleren Lebensalter. Bisher wurde immer – aus technischen Gründen – von der Dislokation der Epiphyse gegenüber der Metaphyse gesprochen. Es besteht natürlich kein Zweifel, daß sich praktisch – umgekehrt – die Metaphyse von der in der Pfanne arretierten Epiphyse entfernt. Durch die zunehmende Außendrehung des Beines schiebt sich der Schenkelhals gegenüber der in der Pfanne verbleibenden Epiphyse nach vorn oben. Durch den Dislokationsvorgang wird die Epiphyse in eine randständige Position gedrängt.

Pathogenese

Auf der Grundlage der beschriebenen orthograden Röntgentechnik hat IMHÄUSER 1956 die Pathogenese weitestgehend analysieren und beschreiben können. Darüber hinaus wurde es möglich, eine den morphologischen und biologischen Situationen an der Epiphysenscheibe und der Epiphyse angepaßte neue Nomenklatur einzuführen.

Chronische Dislokation (dargestellt am Beispiel der Dislokation nach hinten unten)

Der Dislokation geht *kein Lockerungsstadium* voraus. Im Beginn der Dislokation kippt die Epiphyse in den hinteren Teil der nachgebenden Metaphyse hinein, ohne daß die Epiphysenscheibe ihre Festigkeit verliert oder an dem Geschehen maßgeblich beteiligt wäre. Es gibt *keine Stufe an der ventralen Seite* zwischen Metaphyse und Epiphyse; die Epiphyse ist weder „geglitten" noch „gewandert". Der Winkel der Epiphysenbasis zur Femurlängsachse ist im Lauenstein-Bild meßbar verändert. Es gibt also keinen Adhäsionsverlust im Bereich der Wachstumsscheibe; die nachgiebige Region ist die *knöcherne* Metaphyse. Dieser Vorgang wurde vom Autor Epiphysen*kippung* genannt.

Wird ein Abkippwinkel von 30° überschritten, kommt es zu einer anderen morphologischen Situation, die IMHÄUSER als *Abscherung* bezeichnet. Sie ist mit einer mäßigen Stufenbildung an der Ventralseite zwischen Metaphyse und Epiphyse verbunden. Ohne Frage ist die Epiphysenscheibe nunmehr durch Abscherkräfte verändert; *ihre mechanische Festigkeit bleibt jedoch* – trotz bemerkenswerter histologischer Veränderungen – *erhalten* (Abb. 6 links).

WAGNER (1961) hat den histologischen Beweis für die Umbauvorgänge im Bereich der hinteren Metaphysenregion geliefert. RENNIE u. MITCHELL (1974) haben die Kippung zwischenzeitlich eben-

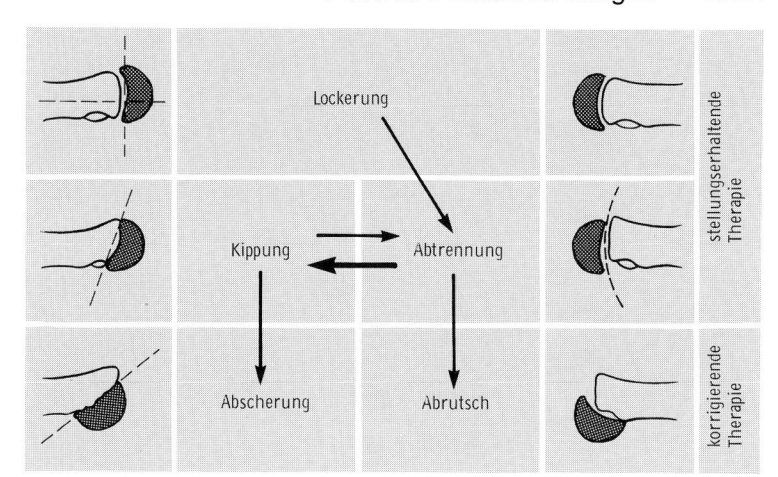

Abb. 6 Schematische Darstellung der chronischen (links) und der akuten Dislokation (rechts)

falls beschrieben, deuten aber die unterschiedliche Schenkelhalslänge an der ventralen und dorsalen Seite als Ergebnis unsymmetrischen Wachstums.
Unsere Nomenklatur zur Charakterisierung der Stadien (Kippung, Abscherung) hat sich im deutschen Schrifttum eingebürgert.
Den pathogenetischen Vorgang, der von der normalen Position über die Kippung zur Abscherung läuft, läßt sich an Röntgenaufnahmen desselben Oberschenkels desselben Patienten beweisen (Abb. 7). *Die chronische Verlaufsform geht niemals mit dramatischen klinischen Symptomen einher.* Die Beschwerden sind gering und werden meist im Knie oder im Oberschenkel empfunden. Die Patienten bemängeln mit zunehmender Abscherung Bewegungsbehinderungen, Kontrakturen und Hinken weitaus mehr. Wichtig ist die Tatsache, daß dieser langsame *Dislokationsvorgang auf jeder Stufe stehenbleiben kann,* d. h. trotz Belastung nicht fortzuschreiten braucht. Auch das unterstreicht die fehlende Zusammenhangstrennung zwischen Epiphyse und Metaphyse. Die Festigkeit im Bereich der Wachstumszone ist so groß, daß ein Repositionsversuch in Narkose *nicht* zu einer Stellungsverbesserung der Epiphyse führt (JERRE u. a.). Die von PONSETI u. MCCLINTOCK durchgeführten histologischen Untersuchungen entsprechen dieser Auffassung der fehlenden Lösung der Epiphyse. Wie wichtig für die Klärung pathogenetischer Vorgänge die exakte röntgenologische Darstellung des Schenkelhalses ist, geht daraus hervor, daß bis 1956 überhaupt keine Vorstellungen über den Dislokationsmodus bestanden. Erst die „orthograde Röntgentechnik" eröffnete die Möglichkeit zum Detailstudium. Wenn ENGELHARDT (1984) die beschriebenen Vorgänge (Kippung der Epiphyse in den hinteren metaphysären Bereich) nicht gesehen hat, so liegt das sicherlich an ungeeigneter Röntgentechnik.

Akuter Abrutsch

Der akute Abrutsch (vgl. Abb. 6 rechts) vollzieht sich völlig anders. Es kommt zunächst zu einer *Zusammenhangstrennung zwischen Epiphyse und Metaphyse,* vom Autor *Epiphysenabtrennung* genannt. Im Abtrennungsstadium kann sich die Epiphyse verschieben, ohne daß die Metaphyse erkennbar formverändert wäre. Die Verschiebung erfolgt meist nach hinten und verursacht Beschwerden – im Gegensatz etwa zum Kippstadium im Rahmen der langsamen Dislokation. Wird den Beschwerden nicht nachgegangen und die Diagnose nicht gestellt, kommt es mit Sicherheit zum plötzlichen Abrutsch. Dieser ist mit maximalen klinischen Symptomen verbunden. *Der Abrutsch ist kein traumatischer Vorgang.* Die häufig in Gutachten gemachte Angabe, ein Trauma habe die Epiphysendislokation ausgelöst oder plötzlich vermehrt, ist nicht haltbar. Die Epiphyse war durch die Abtrennung zum Abrutsch fällig (Abb. 8). Prämonitorische Beschwerden, eindeutige Röntgenveränderungen an der kranken (oder auch an der Gegenseite) sind nahezu immer nachweisbar.
Die schon zum Ausdruck gebrachte *Zusammengehörigkeit von chronischem und akutem Dislokationsvorgang* wird dadurch hergestellt, daß wir Fälle beobachten können, bei denen eine gekippte Epiphyse sich von der Metaphyse loslöst und plötzlich abrutscht („acute on chronic slipping"). Die Abb. 9 zeigt ein typisches Beispiel des Übergangs des chronischen zum akuten Typ.
Umgekehrt kann es nach der Aufrichtung einer akut abgerutschten Epiphyse zu einer, nun chronisch verlaufenden Epiphysendislokation kommen, die über die Kippung bis zur Abscherung geht. Die Abb. 10 demonstriert ein solches, sicherlich ungewöhnliches, Ereignis.
Aufgrund der pathogenetischen Untersuchungen stellen wir also fest: Die häufige chronische Dislokation (ca. 90%) zeigt zu keiner Zeit eine mechanische Lockerung im Bereich der Wachstums-

2.122 Erkrankungen mit besonderen Ursachen

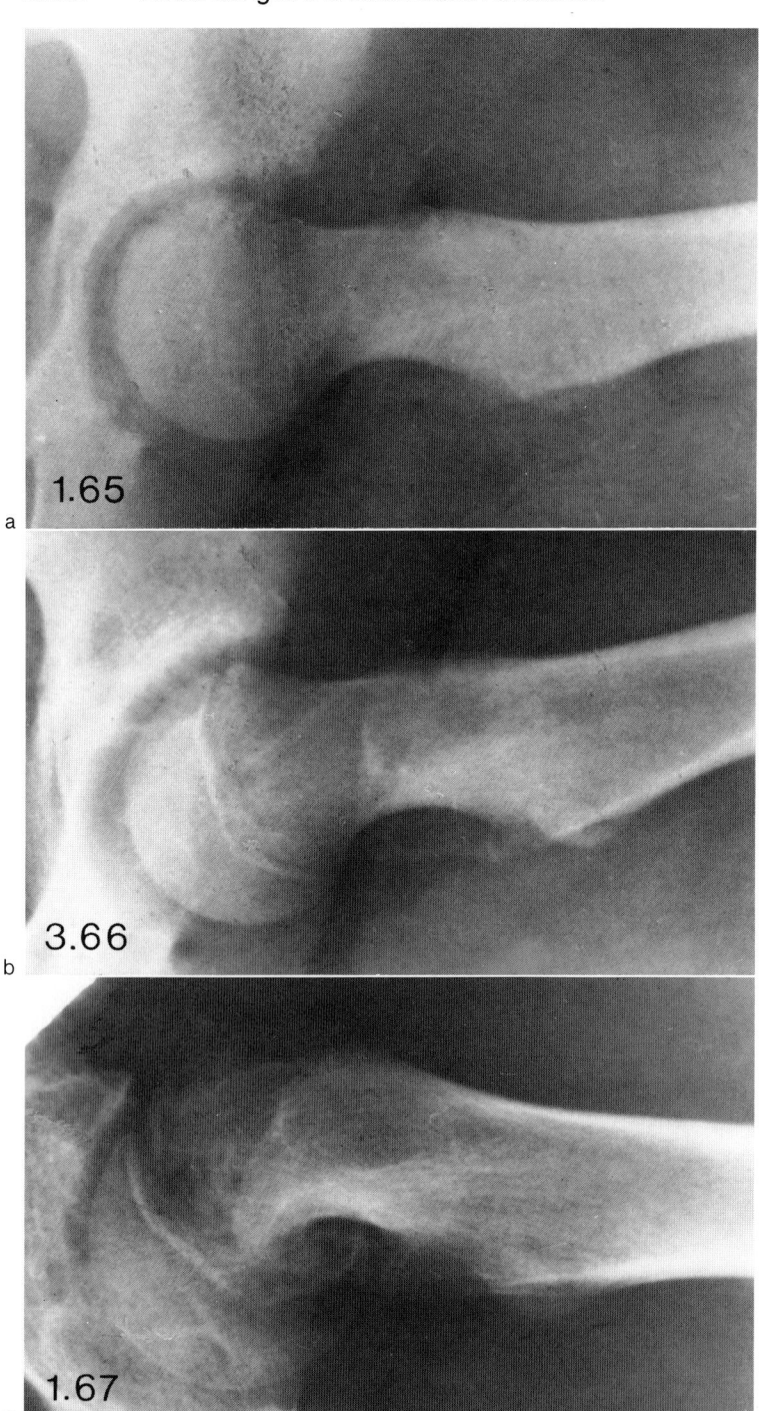

Abb. 7 a–c Die 3 Röntgenaufnahmen derselben Hüfte zeigen den Übergang von normaler Situation (a) über die Kippung (b) bis zur Abscherung (c). Diese Röntgenserie wurde dadurch ermöglicht, daß der Behandler sich weigerte, dem Vorschlag auf prophylaktische Nagelung dieses dargestellten koxalen Femurendes nachzukommen

zone und schon gar nicht eine Separation der Epiphyse. Dieses gibt es nur bei den akuten Abrutschen. Der Begriff „Epiphysenlösung" o. ä. ist deshalb in der größten Zahl der Fälle unzutreffend. Wir sollten einen anderen Oberbegriff für das Krankheitsbild wählen. Der von IMHÄUSER empfohlene Terminus *„spontane Epiphysendislokation der Pubertätszeit"* ist sicherlich geeigneter, weil er nicht den Anschein erweckt, daß die Epiphyse in den meisten Fällen gelöst sei. Diese falsche Auffassung von der „Lösung" hat vor Jahrzehnten zu den „Repositionen" von Abscherungen veranlaßt und zu den katastrophalen Spätergebnissen geführt, die THOMAS 1949, FÜRMAIER 1949 und JERRE 1950 veröffentlichten.

Umfangreiche *histologische Untersuchungen* von Epiphysenwachstumsscheiben, von Gelenkkapseln und metaphysärem Knochen verdanken wir LACROIX (1951), PONSETI u. MCCLINTOCK (1956), WAGNER (1962), KARBOWSKI u. Mitarb. (1985) u. a.

Pubertäre Hüfterkrankungen 2.123

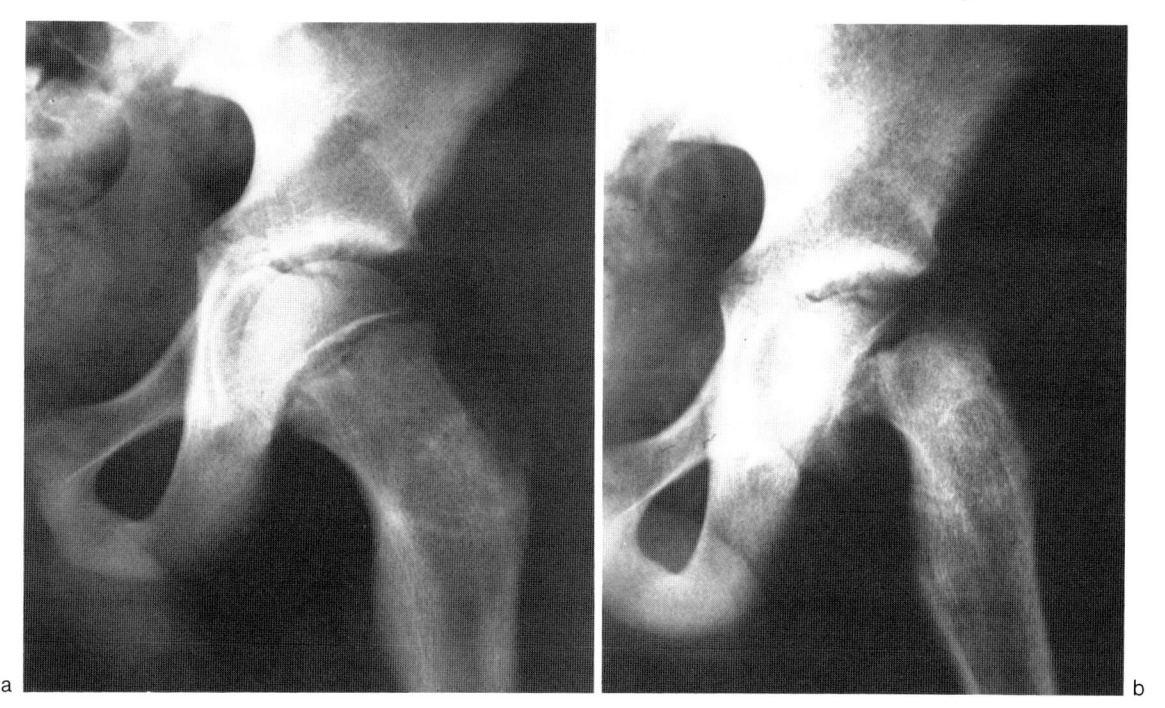

Abb. 8a u. b a) Eine Abtrennung ist sichtbar. Die Epiphyse ist gegenüber der Metaphyse etwas lageverändert, die Metaphyse stark aufgelockert. b) Dieselbe Hüfte 1 Tag später. Der fällige Abrutsch ist erfolgt. Die Epiphyse reitet auf der hinteren Metaphysenkante

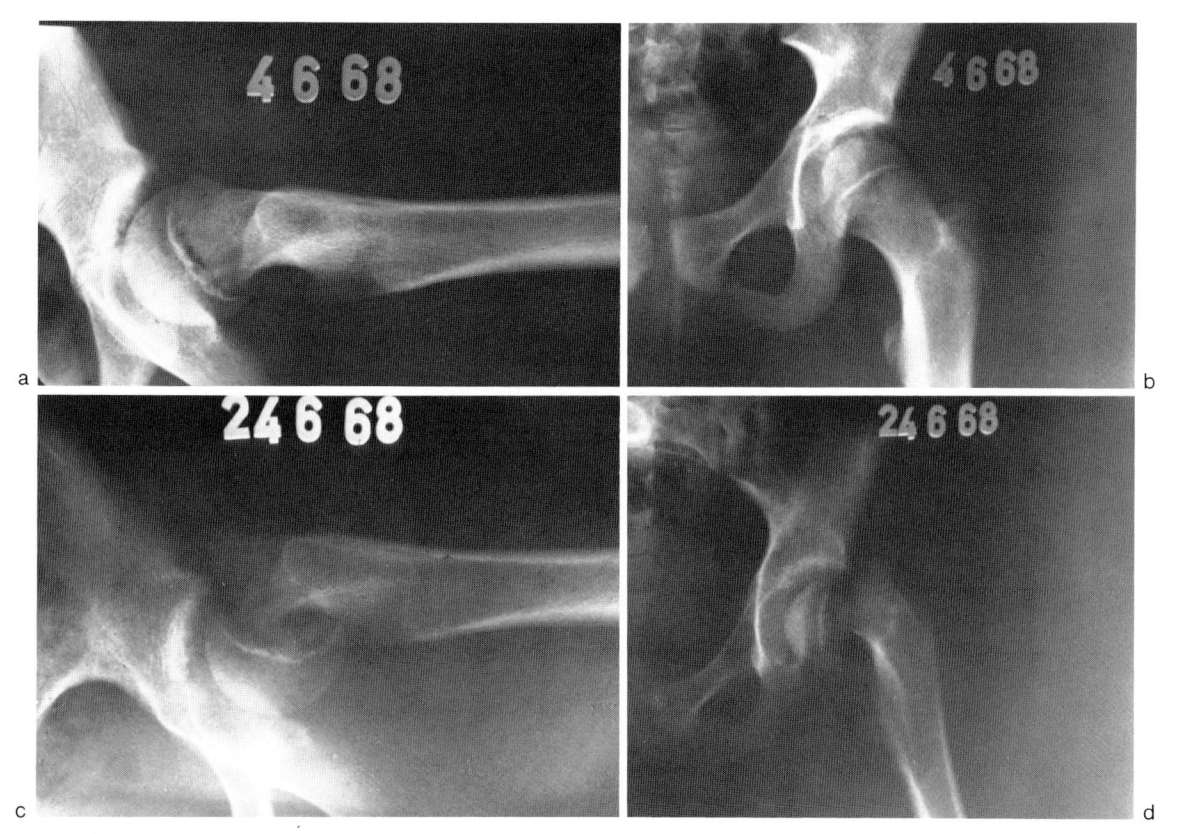

Abb. 9a–d a u. b) Typischer Befund einer Epiphysenkippung. Eine innere Fixierung wäre zur Behandlung ausreichend gewesen. c u. d) Der Zustand wurde jedoch nicht behandelt, und es kam zum plötzlichen Abrutsch der Epiphyse, die sich im Kippstadium abgetrennt hatte. Der zeitliche Unterschied zwischen dem dargestellten Kippstadium (a u. b) und dem akuten Abrutsch (c u. d) betrug 3 Wochen

2.124   Erkrankungen mit besonderen Ursachen

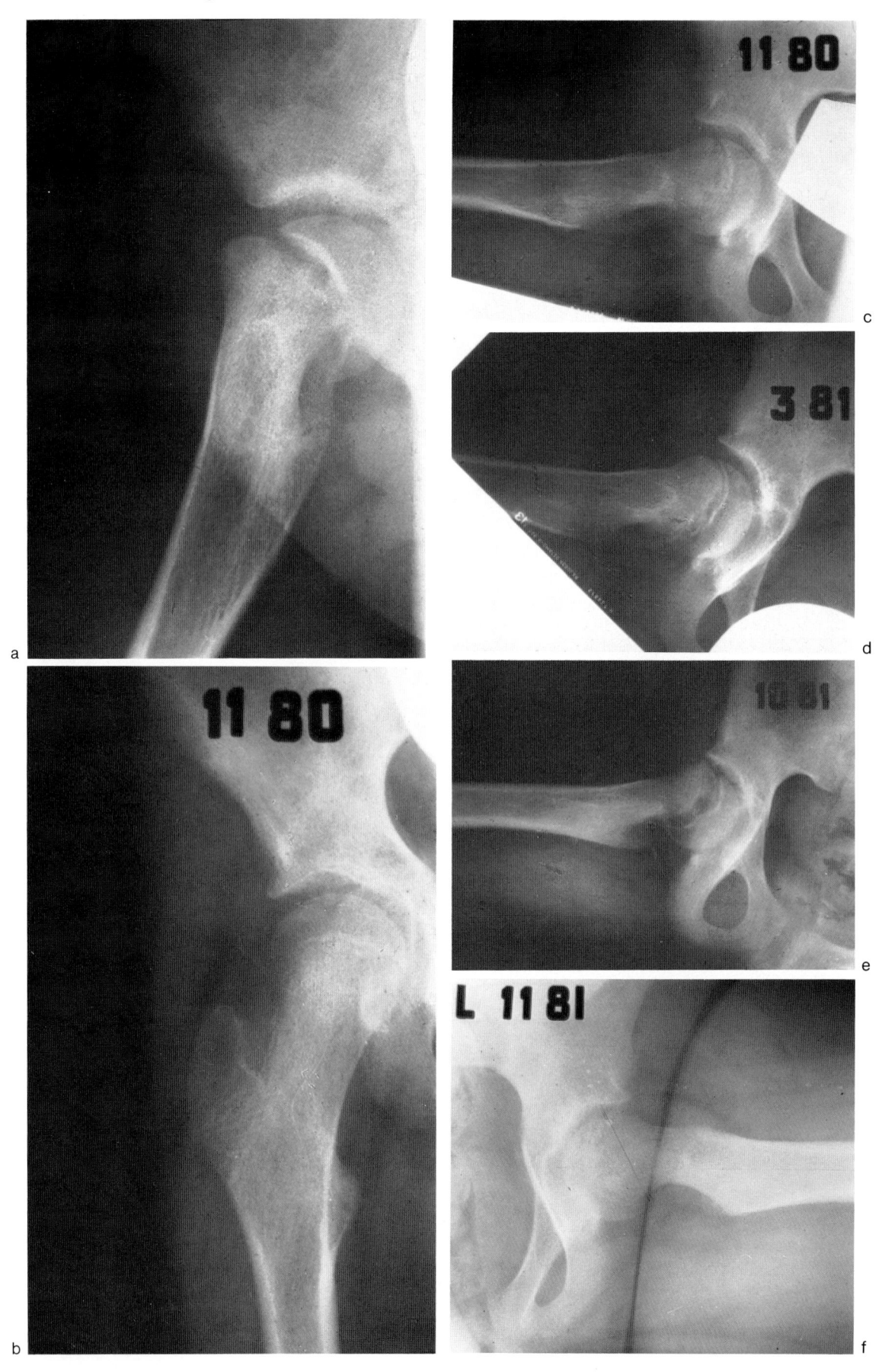

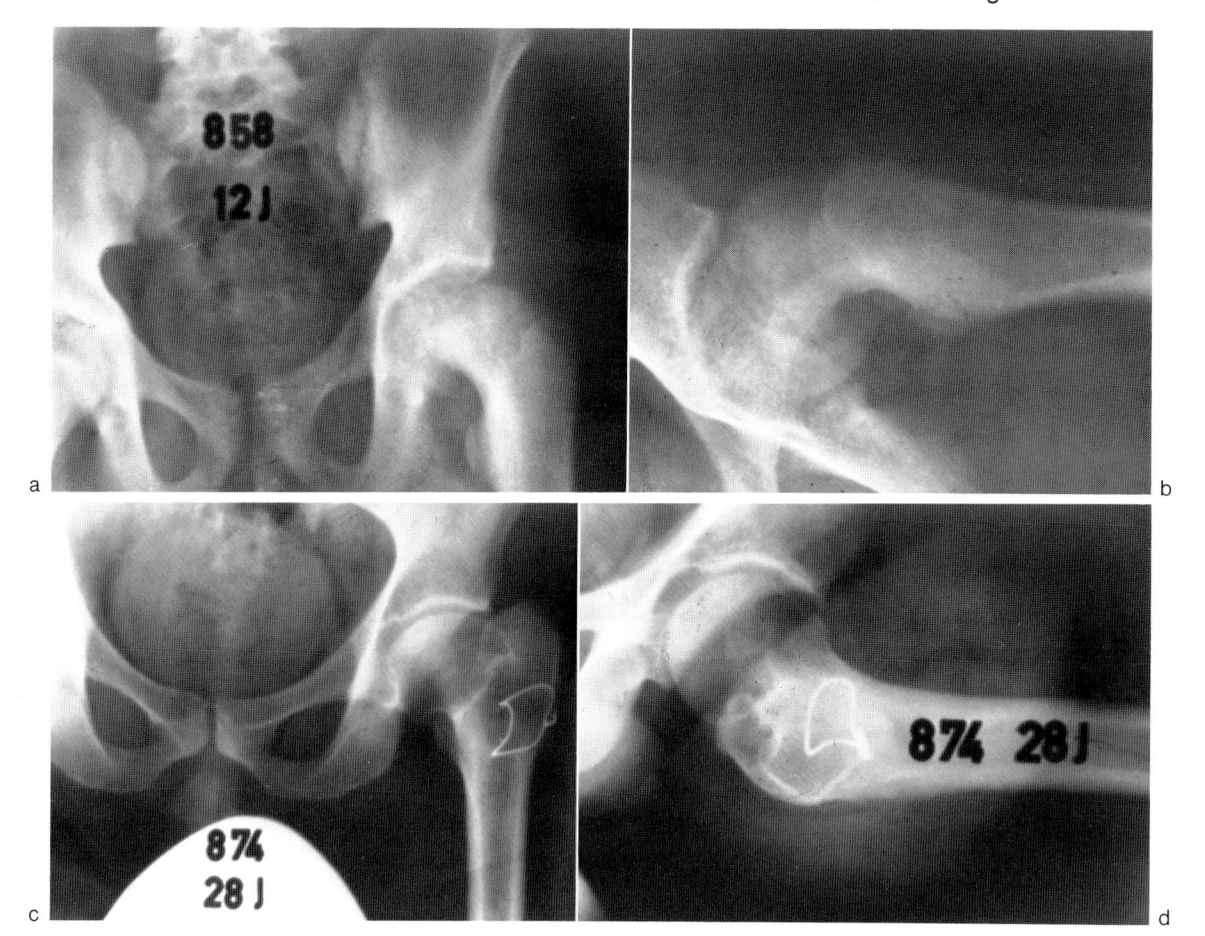

Abb. 11 a–d   a u. b) Epiphysendislokation nach hinten unten von 75° bei einem 12jährigen Jungen (die a. p. Aufnahme [a] ist nicht orthograd) c u. d) Dieselbe Hüfte 16 Jahre nach durchgeführter Imhäuser-Osteotomie

◀ Abb. 10 a–f   Beispiel des Übergangs vom akuten zum chronischen Verlauf. a) Zustand nach akutem Abrutsch der rechten Hüfte. Dieser Abrutsch wurde durch gedeckte Reposition beseitigt und eine innere Fixierung mit Kirschner-Drähten durchgeführt. b u. c) Zustand nach Entfernung der Kirschner-Drähte nach 8 Wochen. Die Epiphyse ist bis auf einen Restkippwinkel aufgerichtet. Nun begann die chronische Dislokation. Von dem leichten Restkippwinkel (c) ausgehend, verstärkt sich die Kippung zunehmend (d) bis zur erneuten maximalen Dislokation (e). Der inzwischen verflossene Zeitraum beträgt 11 Monate. f) Auf der Gegenseite Befund der Epiphysenkippung

2.126 Erkrankungen mit besonderen Ursachen

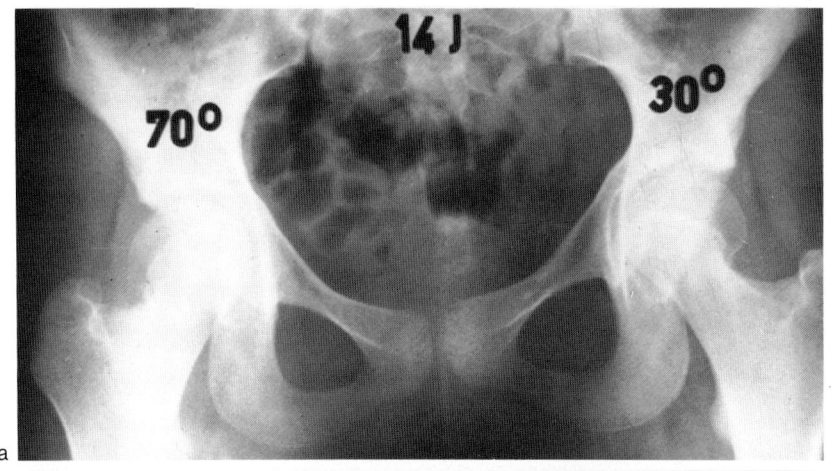

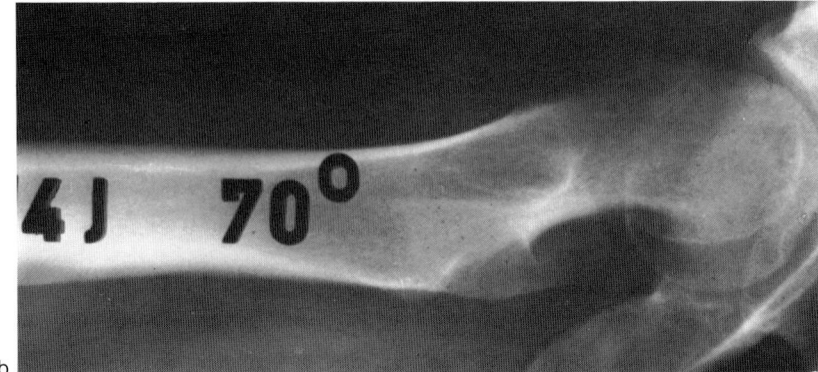

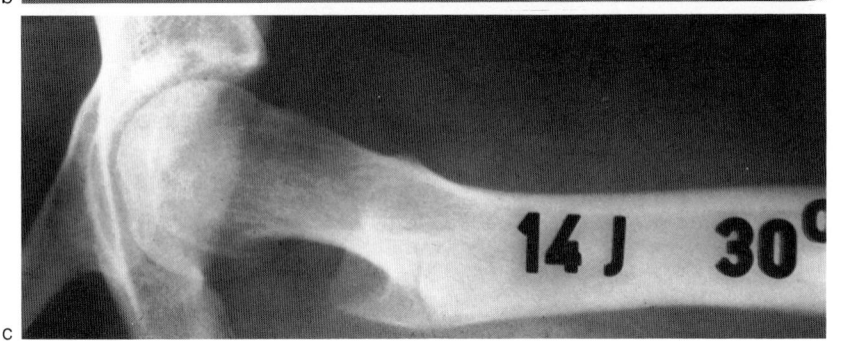

Abb. 12 a–f
a–c) Epiphysendislokation nach lateral hinten unten. Man sieht die starke Steilheit der Schenkelhälse, die Dislokation der Epiphysen nach lateral und in den Lauenstein-Bildern die Kippung nach hinten unten.

Dislokationsrichtung

Wir konnten feststellen, daß die an Resektionspräparaten am Anfang dieses Jahrhunderts nachgewiesene Dislokation nach *hinten unten* nicht die einzige Dislokationsrichtung ist. Es gibt drei weitere, nämlich die Dislokation:
nach *lateral hinten unten,*
nach *medial hinten unten,*
nach *vorn unten.*
In welche Richtung die Epiphyse disloziert, ist keinesfalls zufällig (nicht einmal bei den akuten Abrutschen). Die Richtung, in die die Epiphyse gedrängt wird, steht in linearer Abhängigkeit von der Größe des Schenkelhals-Schaft-Winkels. Da wir immer die gleiche Röntgentechnik verwenden, sind die Schenkelhals-Schaft-Winkel miteinander vergleichbar (wenn man auch wegen der - normalen - Antetorsion etwa 10° vom projizierten CD-Winkel abziehen müßte).
Die häufigste Dislokationsrichtung ist die nach hinten unten und tritt auf bei einem Schenkelhals-Schaft-Winkel von etwa 140°. Im orthograden a.-p. Röntgenbild wird diese Dislokationsrichtung daran erkannt, daß die Epiphysenhöhe abnimmt, und im orthograden Lauenstein-Bild daran, daß die normal hohe Epiphyse aus ihrer Normalposition nach hinten unten abkippt oder abschert (Abb. **11**).
Bei einem Schenkelhals-Schaft-Winkel von 160–165° wandert die Epiphyse nach *lateral hinten unten.* Dieser Typ ist der zweithäufigste. Die

Pubertäre Hüfterkrankungen **2**.127

Richtung ist gekennzeichnet im a.-p. Röntgenbild durch Lateralisierung der Epiphyse, im Lauenstein-Bild durch eine Dislokation nach hinten unten (Abb. **12**).

Die Abweichung nach *medial hinten unten* beobachten wir am häufigsten bei einem Schenkelhals-Schaft-Winkel von 125°. Die Dislokation nach medial ist im a.-p. Röntgenbild gut erkenn-

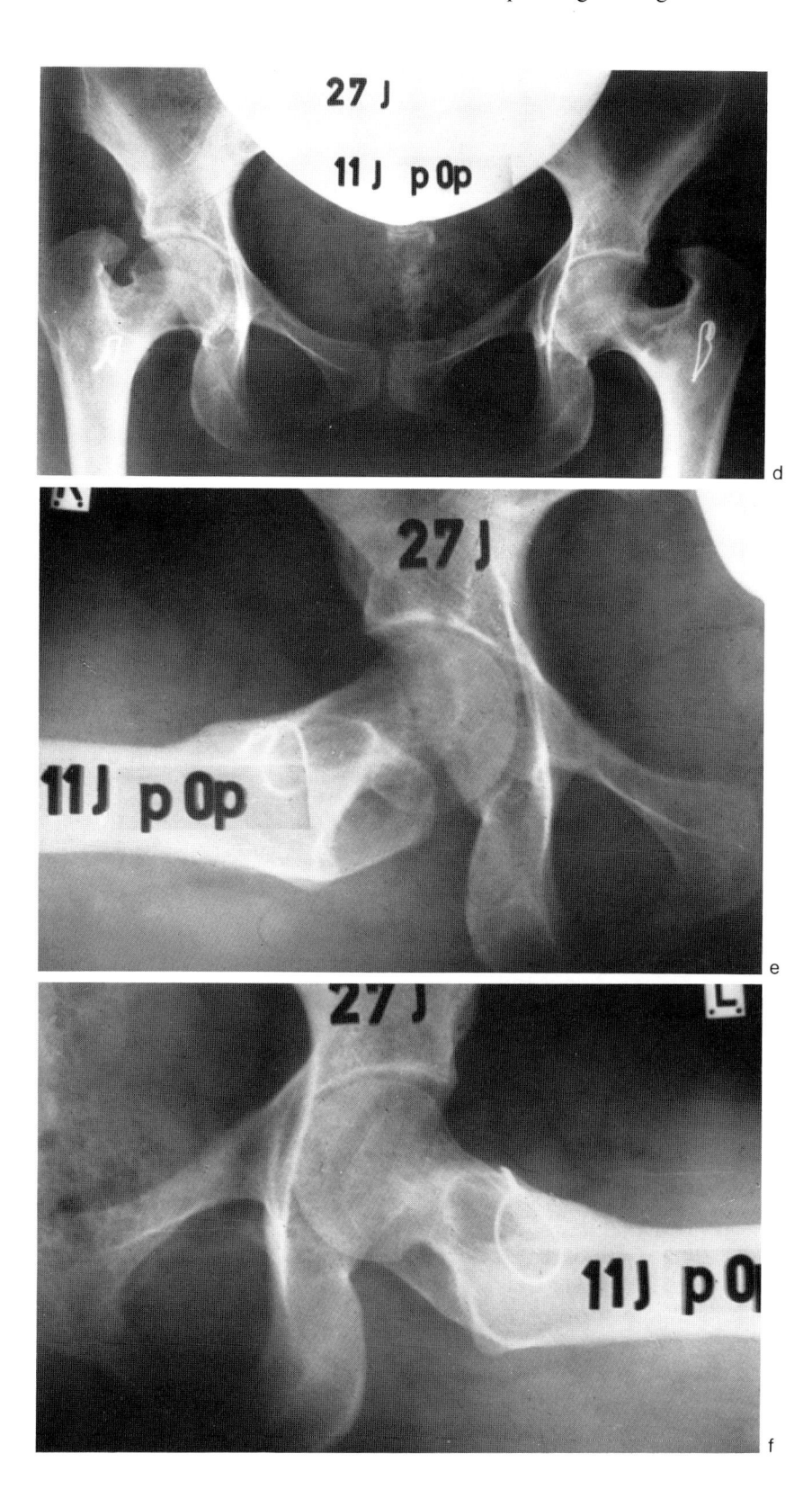

Abb. **12**
d–f) 11 Jahre nach Imhäuser-Osteotomie

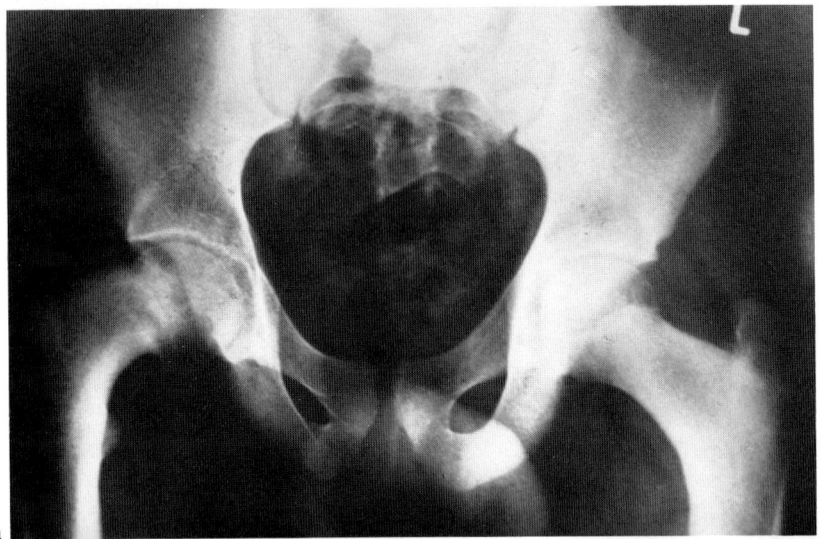

Abb. 13 a–c Dislokation der Epiphyse nach medial hinten unten rechts. Man sieht sowohl die Verkleinerung der Schenkelhalsschaftwinkel als auch die Abweichung der Epiphyse nach medial sowie hinten unten auf der rechten Seite

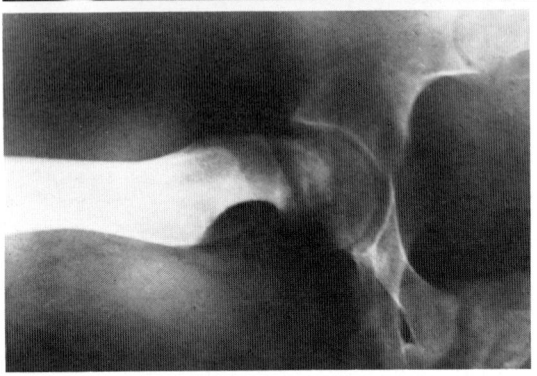

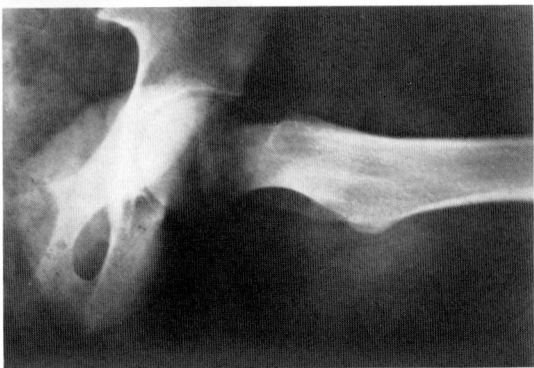

bar, die nach hinten unten im Lauenstein-Bild (Abb. 13).
Schließlich ist die Dislokation nach *vorn unten* zu nennen, die bei einem Schenkelhals-Schaft-Winkel von etwa 90° auftritt. Dann ist im a.-p. Röntgenbild die Epiphyse von vorn drehrund zu sehen; im orthograden Lauenstein-Bild ist die Epiphyse nicht nach hinten, sondern nach vorn disloziert. Diese Fälle haben keine Ähnlichkeit mit Spätfällen der Coxa vara infantum (Abb. **14**).
Dislokationen nach medial hinten unten und nach vorn unten sind selten.
IMHÄUSER konnte die früher von P. PITZEN (1951), LEGER (1961) u. a. gemachte Beobachtung, daß sich die Epiphysendislokation zumeist bei vergrößertem Schenkelhals-Schaft-Winkel abspielt, bestätigen. Die Tatsache des häufigen steilen Schenkelhals-Schaft-Winkels wird uns bei der Besprechung der Ätiologie nochmals beschäftigen (die Angabe von ENGELHARDT (1984), daß eine röntgenologisch feststellbare Veränderung des CD-Winkels bei den verschiedenen Epiphysendislokationen nicht bestehe, muß als unzutreffend bezeichnet werden).
Unsere röntgenologischen Verlaufsuntersuchungen haben ergeben, daß der *Epiphysenschluß* bei starken Dislokationen vorzeitig ist. In die Praxis übersetzt, heißt das: Bei der Epiphysenkippung ist das weitere Wachstum des koxalen Femurendes kaum gestört. Bei einer Abscherung und ganz besonders beim akuten Abrutsch tritt ein markanter, vorzeitiger Schluß der oberen Wachstumszone dieser Seite auf. (Wenn im Zusammenhang mit der inneren Fixierung in der Literatur oft darüber gesprochen wurde, daß eine Nagelung nach der Reposition einer akut dislozierten Epiphyse zur schnelleren Epiphysenfusion führe, so hat das mit der inneren Fixierung wenig zu tun, sondern mit der therapieunabhängigen Zerstörung der Wuchsscheibe.)
Das von der Art und der Stärke der Dislokation abhängige, weitere Wachstum des Schenkelhalses hat therapeutische Konsequenzen (s. S. 2.136). Die Kontrollen von Epiphysendislokationen verlangen immer wieder die orthograde Röntgentechnik, damit beurteilt werden kann, ob eine Dislokation zunimmt oder nicht, und wann die Epiphysenfuge geschlossen ist. Auch sind Kontrollen zur Überwachung der Gegenseite unerläßlich.
In vielen Fällen wurde das Kippstadium überhaupt nicht bemerkt, weil es mehr oder weniger schmerzfrei verlief. Die Diagnose beginnt daher häufig mit einem ausgesprochenen Abscherbe-

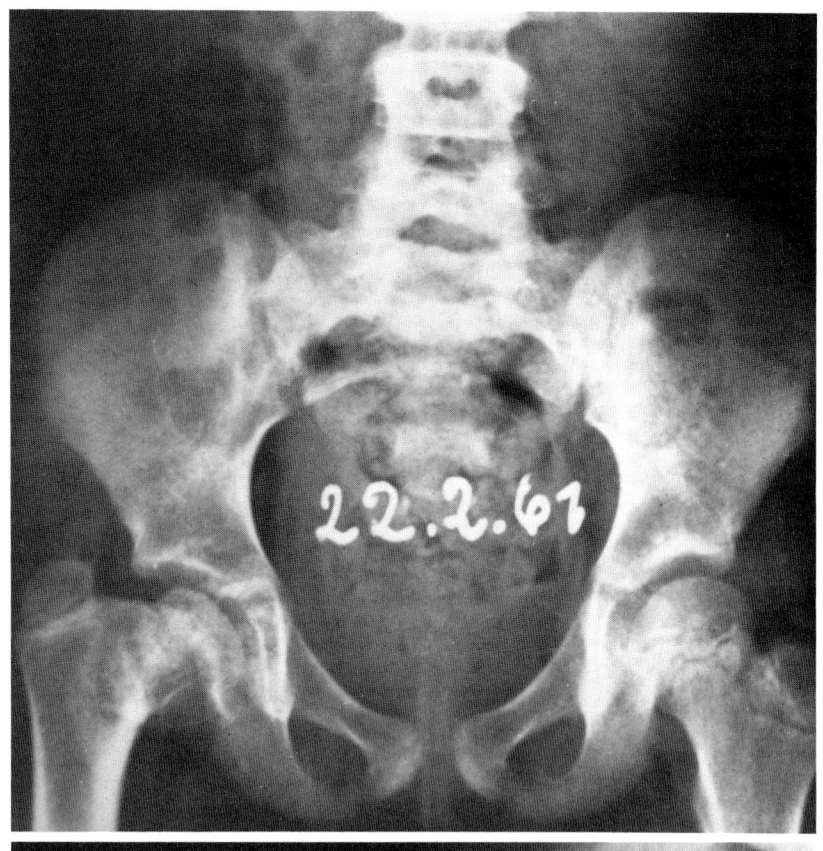

Abb. 14 a–d
a) Auf der rechten Seite besteht bei Verringerung des Schenkelhalsschaftwinkels eine Dislokation der Epiphyse nach vorn unten. Im a.-p. Bild erscheint die Epiphyse kreisrund vor dem Schenkelhals. b) Im orthograden Lauenstein-Bild wird die Dislokation nach vorn deutlich.

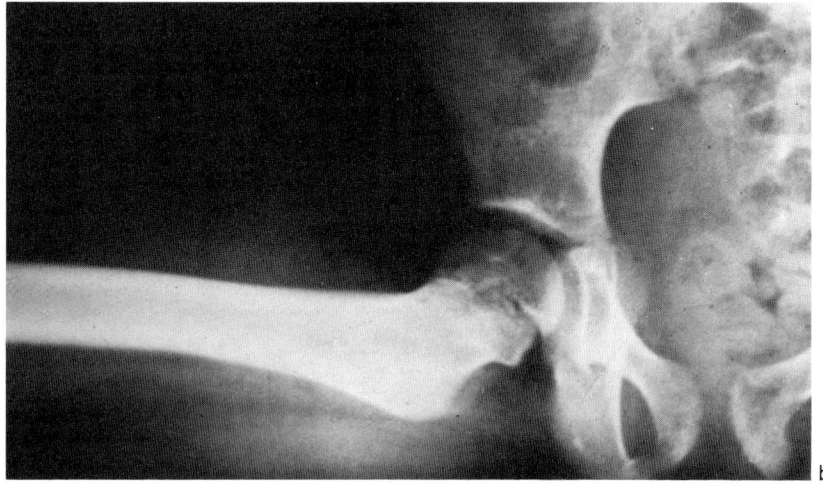

fund. Bei den Dislokationen nach lateral hinten unten, nach medial unten und nach vorn unten hat der Autor Kippstadien auffälligerweise überhaupt nicht gesehen, sondern bei der Diagnosestellung bereits deutliche Dislokationen im Sinne der Abscherung gefunden. Nur durch die Schmerzarmut wird verständlich, warum so viele Epiphysendislokationen erst im Spätstadium entdeckt werden. In der amerikanischen Literatur wurde bemängelt (WILSON 1938), daß die Diagnose oft mit halbjähriger Verzögerung gestellt wird, obwohl bereits längere Zeit Symptome vorhanden waren. Heute wird durch größere Kenntnis dieses Krankheitsbildes und durch die Möglichkeit der exakten Röntgenuntersuchung die Diagnose relativ früh gestellt.

Maximale Dislokationen führen röntgenologisch sowohl bei der chronischen als auch bei der akuten Erkrankung zu ähnlichen Befunden. Bei beiden Situationen ist die Epiphyse so weit disloziert, daß der Epiphysenrand hinten am Schenkelhals anstößt. Dennoch sind diese beiden maximalen Dislokationsformen anfänglich sicher zu unterscheiden. Bei der maximalen Ab-

2.130 Erkrankungen mit besonderen Ursachen

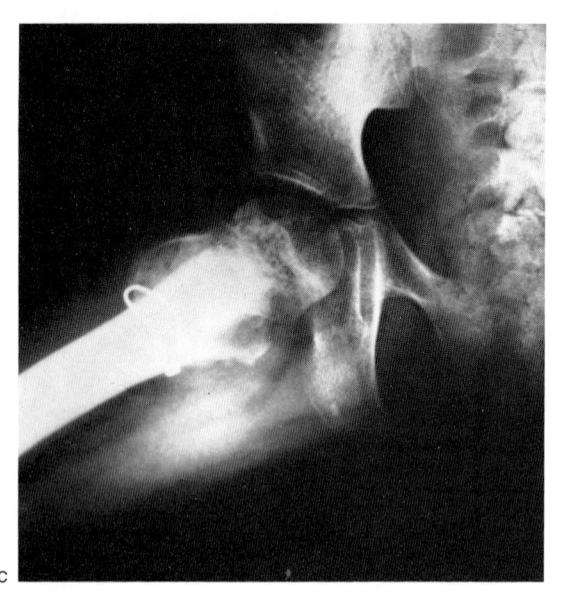

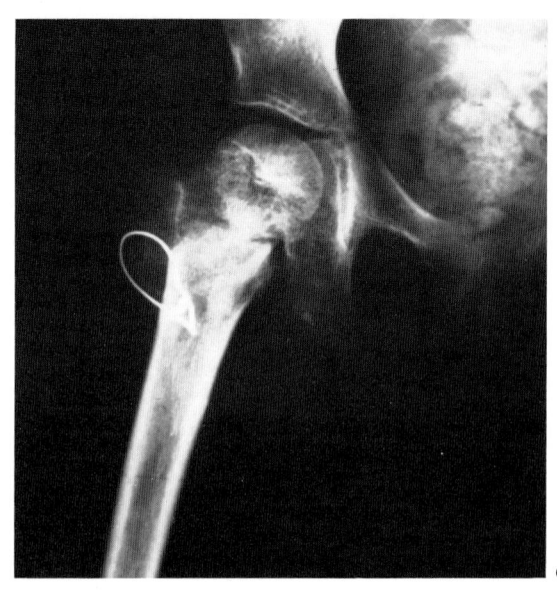

Abb. 14c u. d) Zustand nach Imhäuser-Osteotomie. Nun steht die Epiphyse wieder regelrecht

scherung bleibt der Kontakt zwischen Epiphyse und Metaphyse trotz der Höhenreduzierung der hinteren Metaphysenanteile immer innig, während nach akutem Abrutsch die Epiphyse auf dem hinteren Metaphysenrand reitet (vgl. Abb. 8b). Die Metaphyse ist in ihren dorsalen Anteilen nur dann abgebaut, wenn eine langsame Kippung dem Abrutsch vorausging. In Spätstadien gelingt röntgenologisch die Unterscheidung von akuten und chronischen Fällen nicht mehr.

Klinische Symptomatik

Am Anfang der Erkrankung der chronisch verlaufenden Fälle steht oft eine Empfindlichkeit im Bereich des Oberschenkels der betroffenen Seite oder des Knies bzw. der Hüfte selbst. Bei allen Kniebeschwerden des Jugendlichen sollte daher zunächst die Hüfte untersucht werden. Man findet öfter primär einen hinkenden Gang und eine eingeengte Beweglichkeit. Diese Behinderung weist zuerst einen Mangel an Innendrehfähigkeit, Abduktionsführung (bei gestreckter Hüfte) und Adduktionsmöglichkeit (bei gebeugter Hüfte) auf. Das Drehmannsche Zeichen ist oft positiv. Hinken, Bewegungsstörung und Drehmannsches Zeichen bestehen anfänglich selbst dann, wenn noch keine nennenswerte Dislokation der Epiphyse erfolgte. Der Grund kann dann nicht in einer Formstörung des koxalen Femurendes gesucht werden. Vielmehr besteht bei der Epiphysenkippung anfänglich eine Kapselveränderung, auf die besonders HOWORTH (1966) hingewiesen hat. Diese Kapselreaktion geht im Laufe der Zeit spontan zurück. Ihre Rückbildung wird z. B. gefördert, wenn eine metaphysäre Auflockerung durch innere Fixation zur Ruhe kommt. Danach wird in vielen Fällen die Hüftbeweglichkeit wieder frei.

Bei Abscherungen, d.h. Kippungen über 30°, wird eine permanente Bewegungsstörung durch die Deformität des oberen Oberschenkelendes erzeugt und aus mechanischen Gründen dauernd unterhalten. Kontrakturen entstehen. Stets finden wir bei den Abscherungen eine kontrakte, nicht überwindbare Außendrehkontraktur. Ihr Ausmaß nimmt mit der Stärke der Dislokation zu (mit betontem Drehmannschen Zeichen), die Bewegungsqualitäten nehmen ab. So ist bei stärkeren Dislokationen der Epiphyse die Beugung immer eingeschränkt; lediglich die Streckfähigkeit bleibt meist erhalten. Weitgehende Steifen der betroffenen Gelenke kommen vor.

Eine Ausnahme von der typischen Bewegungsstörung können wir beobachten, wenn die Epiphyse nach vorn unten disloziert ist. In derartigen Fällen entwickelt sich nicht eine Außendreh-, sondern eine *kontrakte Innendrehstellung* des Beines. Das Drehmannsche Zeichen wird umgekehrt, d.h., bei Beugung des innengedrehten Beines kommt es zur gleichzeitigen Adduktion. Es entspricht der anatomischen Situation, daß Außendrehfähigkeit und Abduktionsbewegungen in diesen Fällen besonders stark gestört sind. Nur bei dieser Dislokationsform kann ein positives Trendelenburgsches Zeichen beobachtet werden, bei den Dislokationen in anderer Richtung dagegen nicht. – In diesem Zusammenhang darf darauf hingewiesen werden, daß bei der meist rechtwinkligen Schenkelhalsstellung im a.-p. Röntgenbild bei der Herstellung der Lauenstein-Aufnahme das Bein nur minimal aus der Senkrechten abduziert werden darf, damit der Schenkelhals regelrecht dargestellt wird. Selbstverständlich muß bei der Anfertigung des a.-p. Bildes in Rükkenlage die *gesunde* Seite so weit gehoben werden, bis die Innendrehkontraktur des Beines beseitigt ist und die Kniescheibe exakt nach oben zeigt.

Der akute Abrutsch verursacht durch die Plötzlichkeit des Ereignisses neben der Steh- und Gehunfähigkeit maximale Schmerzen in der Hüfte bei jedem Bewegungsversuch; das Bein liegt außengedreht.

Doppelseitigkeit

Daß eine Epiphysendislokation beiderseits auftreten kann, beweisen zahlreiche Beobachtungen (WALDENSTRÖM 15%, W. MÜLLER 20%, FERGUSON u. HOWORTH 21,4%, KLEIN 40%, JERRE 41,8%, FÜRMEIER 51%, BILLING u. SEVERIN 80%, IMHÄUSER: überwiegend doppelseitig). Entweder erkranken beide Hüftgelenke gleichzeitig, oder die zweite Seite wird – zeitlich bis um 1 Jahr versetzt – befallen. Obwohl der Prozentsatz der Doppelseitigkeit bei den Autoren ganz verschieden war, hat man ziemlich genau ermittelt, daß in ca. 30% der Fälle die Erkrankung auf der zweiten Seite manifest wird, d. h. ebenfalls eine behandlungsnotwendige Dislokation der Epiphyse eintritt. Das hat zur Diskussion geführt, ob man die kontralaterale Seite prophylaktisch durch innere Fixierung stabilisieren soll. IMHÄUSER ist seit 3 Jahrzehnten dafür eingetreten, letzteres prinzipiell zu tun. Dafür sind nicht nur die häufiger sichtbaren Verbreiterungen der Epiphysenscheibe auf der kontralateralen Seite, sondern auch beginnende Dislokationsvorgänge maßgeblich gewesen. Es erfolgen auch plötzliche Abrutsche der anderen Seite, während man die erste behandelt (wir haben einen unerwarteten Spontanabrutsch der Gegenseite bei Bettruhe erlebt; GALLI (1962) beobachtete eine Dislokation im Gipsverband, SCHULZE (1962) eine Dislokation nach Entfernung der Fixierungsmittel nach prophylaktischer innerer Fixation). Nicht alle Patienten sind regelmäßig zu überwachen, und ein plötzlicher Abrutsch, der ohne Vorboten eintreten kann, läßt sich durch Beobachtungen nicht verhindern. Wenn man sich der prognostischen Unsicherheiten, die insbesondere mit dem akuten Abrutsch verbunden sind, bewußt ist, ist die weitestgehend unschädliche innere Fixierung der kontralateralen Seite als sinnvoll anzusehen. Dieser Ansicht der prophylaktischen Stabilisierung der „gesunden" Seite sind inzwischen SCHREIBER (1963), DEBRUNNER (1965) u. a. beigetreten.

Komplikationen

Im Behandlungsverlauf der Epiphysendislokation drohen drei Gefahren, die in aller Regel sehr innig mit der Art der Therapie in Zusammenhang stehen:

1. die aseptische Nekrose der Epiphyse,
2. die Zerstörung des Gelenkknorpels (Chondrolyse),
3. die Arthrosis deformans.

Aseptische Epiphysennekrose

Da *bei der langsamen Dislokation* zu keinem Zeitpunkt eine Loslösung der Epiphyse von ihrer Unterlage vorkommt und die Ernährung des Hüftkopfes nie gefährdet ist, kennen wir im Rahmen der langsamen Epiphysendislokation *keine Spontannekrosen* der Epiphysen. Sie kommen jedoch iatrogen nach therapeutischen Eingriffen vor. Nach subkapitalen Osteotomien – die der Erzeugung eines medialen Schenkelhalsbruches weitgehend entsprechen – hat man früher eine Nekroserate von 50% beobachtet. Durch Verbesserung der Operationstechnik unter Schonung der gefäßführenden Weichteile ließ sich die Nekroserate senken, aber nicht ausmerzen.

Die vor Jahrzehnten üblichen Versuche, die langsam dislozierte Epiphyse durch gedeckte Manipulation in ihrer Stellung zu verbessern, haben sehr oft zur Kopfnekrose geführt (JERRE 1950).

Bei den Korrekturosteotomien jenseits des Schenkelhalses (im Bereich der Trochanteren bzw. intertrochantär oder subtrochantär) kommen Epiphysennekrosen nur ausnahmsweise vor. Da die Epiphysennekrose – trotz Behandlung – niemals mit normaler Form und Struktur der Gelenkkörper zur Abheilung gebracht werden kann, ist die Prognose sehr ungünstig (LEGER 1964, IMHÄUSER 1979). Bei der Behandlung der chronischen Fälle muß die Gefährdung sorgfältig bedacht werden. Selbst eine Nekroserate von 10% wäre u. E. nicht zu rechtfertigen, denn sie ist *ohne* Behandlung gleich Null. Eine therapeutisch erzeugte Nekrose ist bei noch so gutem Korrekturerfolg ungünstiger als das Belassen der Deformität, wobei auf die Untersuchungen von SCHULITZ u. Mitarb. (1974, 1977) verwiesen sei.

Durch die Plötzlichkeit der Dislokation ist verständlich, daß nach einem *akuten Abrutsch die Gefäßversorgung immer* als *labil* zu bezeichnen ist. Eine abgerutschte Epiphyse kann daher – auch ohne jede Behandlung – in seltenen Fällen nekrotisch werden. Die Gefäßlabilität kann jedoch durch Behandlungen enorm verstärkt werden. In einem solchen Fall ist die vorbestehende Gefäßdrosselung nicht exakt abmeßbar und daher der Schaden, der durch die Art der Behandlung entstanden ist, nicht genau zu bestimmen. Man sollte nach einem akuten Abrutsch die reduzierte Durchblutung der Epiphyse immer vor Augen haben, wenn man therapeutische Maßnahmen plant (Abb. 15). Besondere, ja äußerste Vorsicht ist am Platze. Näheres dazu bei der Besprechung der Behandlungsgrundsätze (s. S. 2.143).

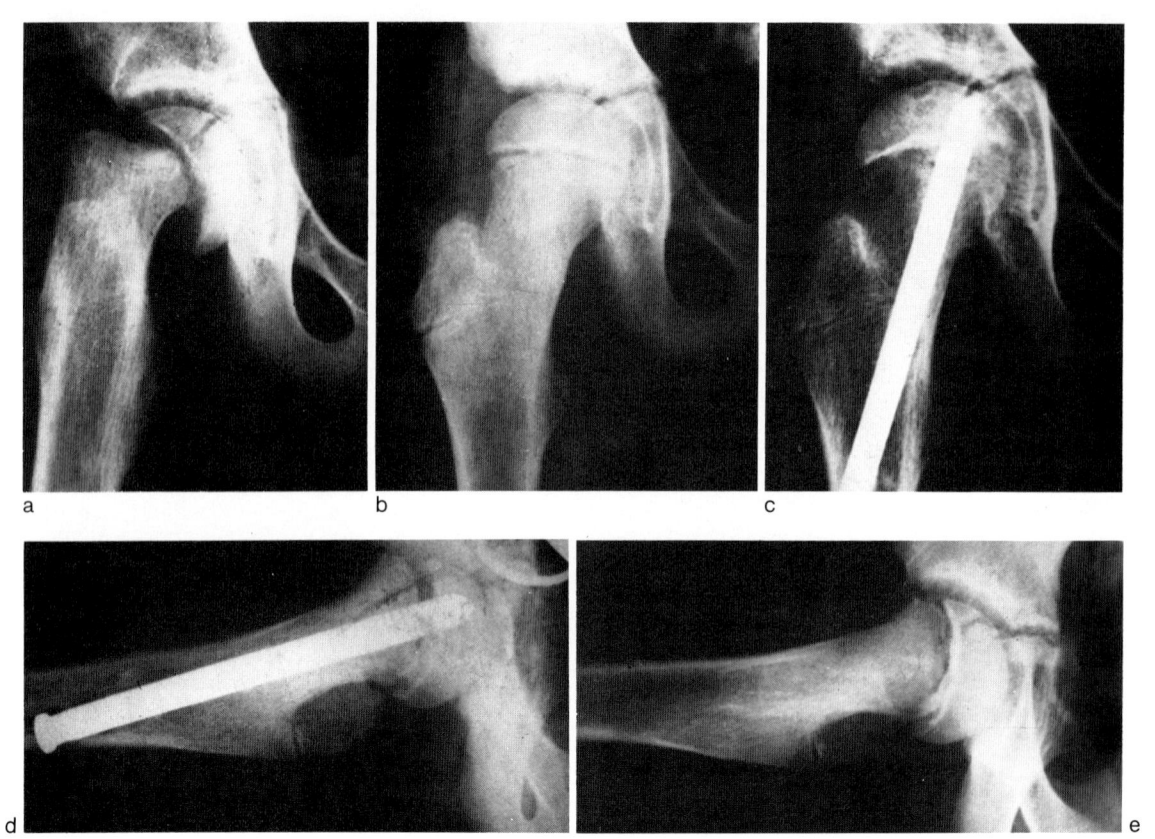

Abb. 15 a–e Ein akuter Abrutsch wurde reponiert und durch innere Fixierung gefestigt. Es kam zur Nekrose der Epiphyse

Chondrolyse

WALDENSTRÖM hat 1930 im Rahmen der Behandlung der Epiphysendislokation eine im Röntgenbild konzentrisch ausgeprägte Verschmälerung des Hüftgelenkspaltes beschrieben. Dieser Befund ist nicht identisch mit der *initialen und reversiblen Gelenkspaltverschmälerung*, über die OTTE (1962) und MORSCHER (1962) berichtet haben. Die Waldenströmsche Krankheit, die verschiedene Namen erhalten hat, stellt einen nahezu *irreparablen Knorpelverlust* dar. Im Röntgenbild sieht man außer der Verschmälerung des Gelenkspaltes eine Atrophie im Bereich der Gelenkkörper mit subchondraler Zystenbildung an der Gelenkkörperbegrenzung. Klinisch äußert sich der Knorpelverlust in Bewegungsbehinderung, Schmerzen und Hinken. Die Laborbefunde sind immer regelrecht.

Wir verdanken zahlreichen Autoren eine exakte Darstellung der heute „Chondrolyse" genannten Veränderung einschließlich der histologischen Befunde: CRUESS (1963), TAILLARD u. GRASSET (1964), CARLIOZ u. Mitarb. (1968), DAGHER u. Mitarb. (1976), GAGE u. Mitarb. (1978), LANCE u. Mitarb. (1981), INGRAM u. Mitarb. (1982) u. a.

TAILLARD (1964) führte aufgrund seiner histologischen Untersuchungen den Namen „coxite laminaire" ein. Diese Bezeichnung hat sich vornehmlich im französischen Sprachraum eingebürgert. Im englischen Sprachraum wird die Komplikation als „Chondrolyse" bezeichnet, im deutschen Schrifttum als „pubertäre Hüftsteife".

Eine Erholungsfähigkeit des Gelenkknorpels ist nur in ganz bescheidenem Maße gegeben, so daß eine röntgenologisch sichtbare Gelenkspaltverschmälerung in aller Regel bleibt. Auch die klinische Steife bildet sich nicht zurück. Die Chondrolyse reagiert auf keine Art der Behandlung, weder auf Extension noch auf physikalische Maßnahmen. Die Cup-Arthroplastik hat sich nicht bewährt. Bei besonders schmerzhaften und versteiften Hüften kommt frühzeitig dann eine Arthrodese in Betracht, wenn das andere Hüftgelenk in Ordnung ist. In späteren Altersstufen kann ggf. auch das Einsetzen einer Hüftendoprothese erwogen werden, denn die schmerzhafte Hüftsteife, der eine Arthrosis deformans folgt, verlangt entsprechende Maßnahmen.

Zur Begründung der Chondrolyse als Komplikation der Epiphysendislokation können wir einige Therapieverfahren anschuldigen. Die Repositionsversuche langsam dislozierter Epiphysen mit anschließender Gipsfixierung haben vor Jahrzehnten mit großer Regelmäßigkeit Hüftstei-

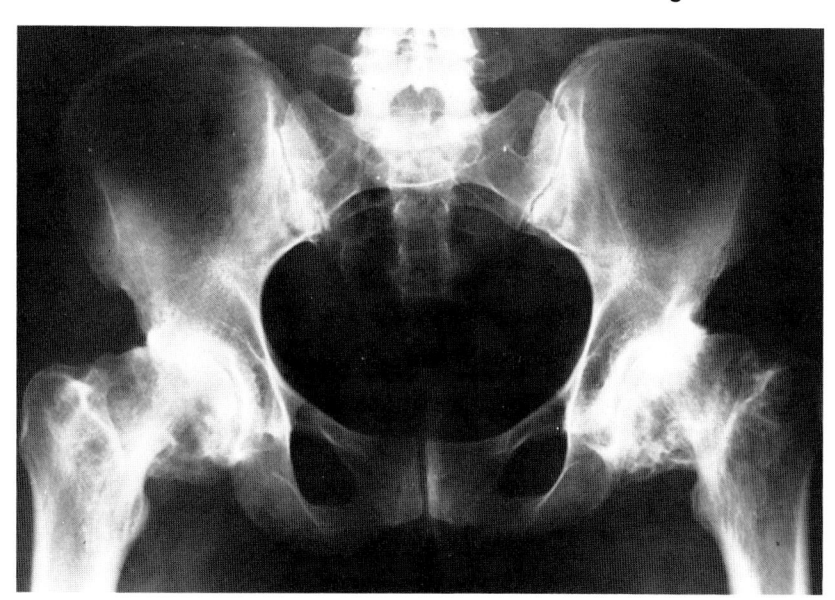

Abb. 16 Schwere Arthrosis deformans beider Hüftgelenke nach Epiphysendislokation bei einer erst 36jährigen Kindergärtnerin. Wir haben sie mit Totalendoprothesen versorgen müssen

fen gebracht. Diese Hüftsteifen entstanden sowohl auf der Grundlage von Kopfnekrosen als auch von Chondrolysen oder durch beide Schäden.
Bei allen *heute gebräuchlichen Verfahren,* die später noch dargestellt werden, kommt es immer wieder einmal *unerwartet* zur Chondrolyse. CARLIOZ u. Mitarb. (1968) sowie LANCE u. Mitarb. (1981) haben darauf hingewiesen, daß es im Rahmen der Chondrolyse zu einem Tiefertreten des Hüftkopfes in der Pfanne und zu einer leichten intrapelvinen Pfannenprotrusion kommen kann. Diese Beobachtung läßt Bezug nehmen auf die spontan eintretende Chondrolyse bei der Protrusio acetabuli und das Krankheitsbild der „spontanen pubertären Hüftsteife". Bei allen drei Krankheitsbildern findet sich der gleiche Typ der Chondrolyse mit weitestgehend übereinstimmenden histologischen Befunden. Diese Übereinstimmung wird uns bei der Besprechung der Ätiologie noch beschäftigen.

Arthrosis deformans

Daß sehr häufig in den mittleren Lebensjahren bei fortbestehender Epiphysendislokation Arthrosen vorkommen, ist eine wohlbekannte Beobachtung. SCHULITZ u. Mitarb. (1974, 1977) haben sich mit der Frage beschäftigt, ob die Stärke der Dislokation entscheidend ist für den Zeitpunkt des Auftretens und für die Stärke der Arthrosis deformans. Sie stellten fest, daß auch bei Dislokationen über 30° die Hüftgelenke trotz Bewegungsbehinderungen relativ lange funktionstüchtig bleiben können. Auch ARCQ (1980) hat sich mit den Spätresultaten nach Epiphysendislokationen beschäftigt, ebenso POUZET u. MEYRIEUX (1961) u.a. Es würde zu weit führen, alle die Autoren zu nennen, die sich zu Untersuchungen über das Spätschicksal der Hüftgelenke nach Epiphysendislokation geäußert haben. Eine recht große Zusammenstellung enthält die Monographie von ENGELHARDT (1984). In dieser Arbeit wurden das große Material der Klinik Balgrist über Jahrzehnte verfolgt und die Spätergebnisse einer Analyse unterzogen, wobei die jeweilig erfolgte Behandlung berücksichtigt ist.
Es kann keinem Zweifel unterliegen, daß die Beseitigung der durch die Epiphysendislokation entstandenen Deformität des koxalen Femurendes eine Notwendigkeit ist. Zwar wissen wir nicht, inwieweit der Dislokationsvorgang an sich Dauerschäden hervorruft – die wir ohnehin nicht beseitigen könnten –, aber wir können mit hinreichender Sicherheit davon ausgehen, daß die Verunstaltung des koxalen Femurendes infolge Dislokation eine präarthrotische Deformität darstellt. Die häufigen Beobachtungen von Arthrosen bereits im 4. Lebensjahrzehnt sprechen eine deutliche Sprache (Abb. 16).
Die Wiederherstellung der Symmetrie der Gelenkkörper des Hüftgelenks ist eine Arthroseprophylaxe im wahrsten Sinne. Je exakter die Korrektur durchgeführt wird, um so wahrscheinlicher ist das zeitliche Hinausschieben oder das Ausbleiben einer Arthrosis deformans in dem befallenen Gelenk.
Für die Zukunft des Hüftgelenks ist von Bedeutung, daß durch die operative Korrektur der Deformität nicht andere Schäden erzeugt werden, die u. U. ärger sind als das Belassen der Deformität und die spätere Hüftarthrose. Man denke hier vornehmlich an die irreparablen aseptischen Epiphysennekrosen und Chondrolysen.

Behandlung der Epiphysendislokation

Konservative Therapie

GIULIANI (1962) hat über die Behandlung mit Zinkleim-Extensionsverbänden nach P. PITZEN (1951) berichtet. Er lobte die Verringerung der Kontraktur und die Verhinderung einer Zunahme der Dislokation. Weiterhin glaubte er an eine Entlastung des Gelenkknorpels. Für längere Zeit gab er – nach der Extensionsbehandlung – eine Thomas-Schiene, bis der Kalkgehalt am koxalen Femurende normal war. Von 15 Fällen versteiften dennoch 2 Hüften; bei 1 Hüfte mußte der Hüftkopf reseziert werden.

In der heutigen Zeit spielen die wirkungsarmen konservativen Verfahren kaum noch eine Rolle.

Repositionen

Repositionsversuche sind *bei langsam erfolgter Dislokation* nicht erfolgreich und sollten unterlassen werden. THOMAS (1949), FÜRMAIER (1949) und JERRE (1950) haben nachgewiesen, daß die mit gedeckten Repositionsversuchen und Gipsverbänden behandelten Patienten letztlich einen schlechteren Befund hatten, als es unbehandelt der Fall gewesen wäre. 66% der nachuntersuchten Patienten zeigten weitestgehende Hüftsteifen. Danach machte sich zunächst eine gewisse Resignation breit. Man kam vorübergehend auf konservative Methoden zurück. Es gab ungünstige Verläufe in dem Sinne, daß die Dislokation trotz Bettruhe und Extension zunahm.

Nach dem Stand unserer heutigen Kenntnisse auf diesem Gebiet läßt sich die *konservative Behandlung* bei Abschersituationen nicht mehr rechtfertigen.

Da die Früharthrose bei diesen Deformierungen immer befürchtet werden muß, stehen wir heute auf dem Standpunkt, daß man nur geringe Dislokationen tolerieren soll (IMHÄUSER hat als Grenze 30° angegeben; andere Autoren sind geneigt, 40° zu belassen). Bei stärkeren Dislokationen sollte man unbedingt die Gelenksymmetrie *auf operativem Wege* wiederherstellen.

Operative Therapie

Modellierende Abrundung der Metaphyse

Die Dislokation der Metaphyse gegenüber der Epiphyse erzeugt ein Herausragen der Metaphyse vorn oben. Wie WHITESIDE u. SCHOENECKER (1978) an Leichenpräparaten gesehen haben, behindert diese knöcherne Vorragung die Beugung, Innendrehung und Abduktion, weil die knöcherne Nase am Pfannenrand anstößt.

Zuerst haben POLAND (1896) und WHITMAN (1909) diese Knochennase operativ abgetragen, und eine Reihe von Autoren – HEYMAN (1949), DAUBENSPECK (1952), FLEISSNER (1962), HOWORTH (1963), HERNDON u. Mitarb. (1963) – sind für die Abtragung eingetreten, obgleich sich diese Nase teilweise spontan durch Abbau zurückbildet.

Man hat gefunden, daß nach einem akuten Abrutsch diese Schenkelhals„exostose" die Reposition stören kann, so daß eine Reihe von Orthopäden bei der offenen Reposition die knöcherne Prominenz entfernt.

Die Knochenabtragung als alleinige Operation einer Epiphysenabscherung ist deshalb unzweckmäßig, weil dadurch die Stärke der Deformität des koxalen Femurendes und damit die Gefahr der Arthrose nicht reduziert werden. Durch die Bewegungssteigerung im Gelenk bekommt die Epiphyse in der Pfanne eine verstärkt unphysiologische Artikulation.

Unter diesen Gedankengängen führen HUTCHINS u. Mitarb. (1971) solche Abtragungen nur dann durch, wenn die Deformität relativ gering ist. MCEWEN u. RAMSEY (1978) betonen, daß die knöcherne Abtragung am Schenkelhals selten indiziert sei. Vom Autor wurde sie nie durchgeführt, weil bei der Imhäuser-Osteotomie (s. S. 2.142) die Prominenz des Schenkelhalses weggedreht und dadurch die Beweglichkeit nicht mehr behindert wird. Im Rahmen unserer Behandlung hat daher diese Palliativoperation der modellierenden Resektion keine Bedeutung.

Stellungserhaltende Therapie

Therapie der Lockerung, Kippung und Abtrennung sowie prophylaktische Sicherung der Gegenseite

1. Innere Fixation

Bei geringen Dislokationen (bis 30°) sollte man eine innere Fixierung anwenden, um die Zunahme der Fehlstellung mit Sicherheit zu verhüten. Es wurden zunächst Nägel verwendet, vorzugsweise der *Smith-Petersen-Nagel,* aber auch dünnere (z. B. solche nach Nystroem, Knowles pins u. a.) empfohlen. Es ist selbstverständlich, daß der bzw. die Nägel bis in die Epiphyse eingeschlagen werden müssen. Die Epiphyse muß mechanisch so fest gefaßt werden, daß eine Zunahme der Dislokation bei voller Belastung des erkrankten Beines ausgeschlossen ist (P. PITZEN hatte eine Nagelung nur bis zur Epiphysenzone empfohlen, was u. E. unzureichend ist).

Man hat am Smith-Petersen-Nagel bemängelt, daß durch seine Dicke die Epiphyse von der Metaphyse weggetrieben werden könnte (letzteres kann nach unseren Erfahrungen nur bei Abtrennung der Epiphyse eintreten), oder die Epiphyse könnte gesprengt werden. Schließlich wird der Nagelung vorgeworfen, sie könne die Blutgefäßversorgung beeinträchtigen. Von uns wurde der 3-Lamellen-Nagel vorzugsweise verwendet, und

Abb. 17 a–d Nach Nagelung einer Epiphysenkippung heilt das koxale Femurende mit dieser minimalen Dislokation und freier Beweglichkeit

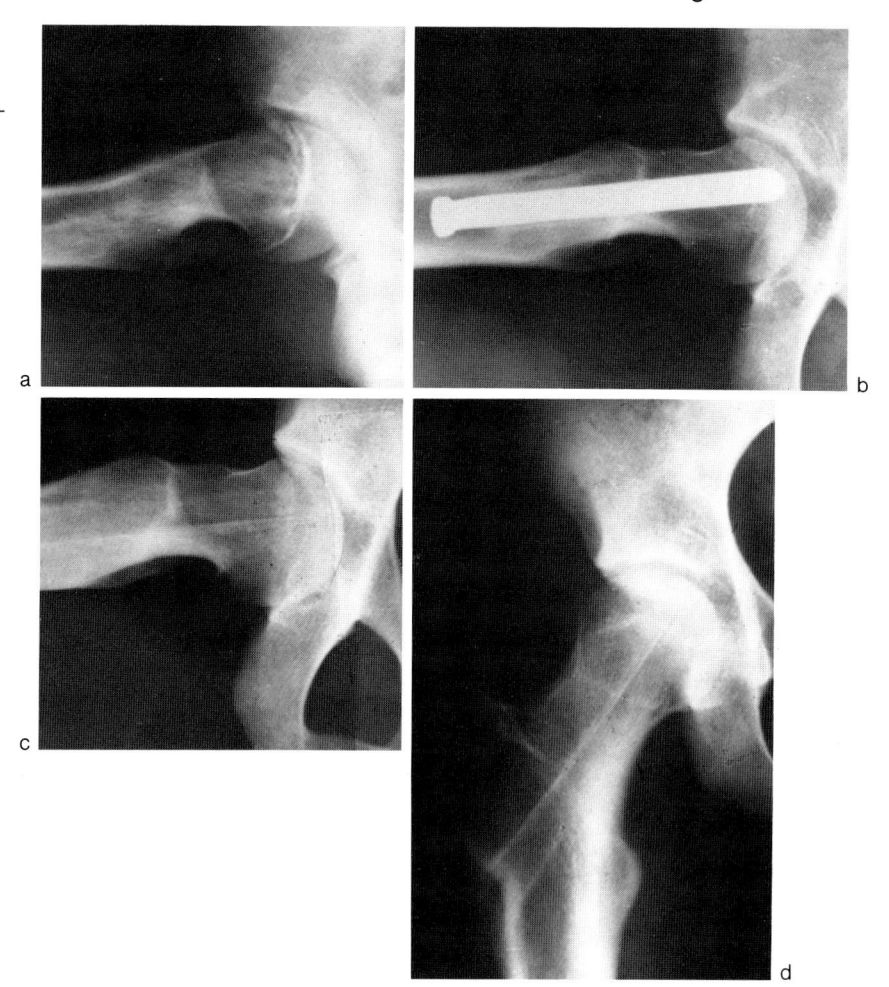

wir sind bei über 300 Nagelungen gut damit gefahren (Abb. 17).

Der achsengerecht eingetriebene Nagel beeinflußt das Wachstum des Schenkelhalses nicht. Deshalb müssen in halbjährigen Abständen röntgenologische Überprüfungen stattfinden, um festzustellen, ob der Nagel die Epiphyse noch genügend faßt oder nicht. In letzterem Fall ist der Nagel durch einen längeren zu ersetzen, falls man ihn nicht lang genug gewählt hat, um ihn nachschlagen zu können. Andernfalls riskiert man eine sekundäre Dislokation.

Gegen das Zurückrutschen des Nagels schützt eine durch die äußere Femurkortikalis senkrecht zum Nagelverlauf eingebrachte Schraube, deren Kopf den Nagel arretiert. Daß man bei Kippungen den Nagel etwas weiter ventral einbringen muß, ist bei Besichtigung des achsengerechten Röntgenbildes selbstverständlich und trifft auch für alle anderen Fixierungsmittel zu.

Einbringen von mehreren *Kirschner-Drähten.* Fraglos ist diese innere Fixation die einfachste von allen, wobei man aber die Länge der Drähte exakt kontrollieren muß, um nicht ein Durchdringen eines oder mehrerer Drähte durch den die Epiphyse überkleidenden Knorpel zu erzeugen und zu belassen. Die Wirkung ist ähnlich wie die bei der Verwendung von Nägeln; jedoch die Stabilität ist etwas geringer, reicht aber in den meisten Fällen für die volle Belastung aus. Diese Drähte, die möglichst parallel eingebracht werden sollten, lassen das weitere Wachstum – wie die Nägel – unbeeinflußt.

1979 hat ENGELHARDT vorgeschlagen, die von M. E. MÜLLER eingeführten *Kirschner-Drähte mit Gewinde* zu benutzen. Diese Drähte seien so fest in der Epiphyse verankerbar, daß sie sich nicht spontan zurückstießen oder durch das Wachstum zu kurz werden könnten. Durch die Längenzunahme des Schenkelhalses würde der rückwärtige Teil des Drahtes nachgezogen. Die Enden der Drähte dürfen daher nicht umgebogen werden. Auch diese Fixierungsmittel verursachen keine Wachstumshemmung in der oberen Femurwuchszone.

2. Epiphyseodese

HOWORTH (1940) hat die *Bolzung mit drei Knochenspänen,* die von der Metaphyse, die Epiphysenfuge überquerend, bis in die Epiphyse verlau-

2.136 Erkrankungen mit besonderen Ursachen

fen, vorgeschlagen. HEYMAN u. HERNDON (1957) verwenden statt drei Spänen nur einen Knochenspan. Es sind auch transzervikal längere Kortikalisspäne zur Epiphyseodese eingebracht worden (RÜTHER 1954, WAGNER 1959 u. a.). HOWORTH berichtete 1963 über die Ergebnisse von 200 Bolzungen. Davon mußten 4 wiederholt werden, weil 3 die Epiphysenzone nicht durchdrungen hatten und einmal eine Resorption des Spanes eintrat. Die Resultate waren sonst vorzüglich. Längere Bettruhe bzw. Entlastung ist notwendig. Es kommt nach etwa 3 Monaten zum Epiphysenschluß; eine beschränkte Belastungsfähigkeit ist nach 4 Monaten erreicht.

An diesem Verfahren wird bemängelt, daß die Spanung eine Gelenkeröffnung mit allen Gefahren voraussetze sowie daß das Einbringen der Späne wesentlich komplizierter sei als die Nagelung. Auch wird die lange postoperative Inaktivierung bedauert und herausgestellt, daß eine vorzeitige Fusion zwischen Meta- und Epiphyse nicht immer vorteilhaft sei. *Nicht erwünscht ist das Sistieren des Schenkelhalswachstums* dann, wenn die Gegenseite normal wächst und noch eine größere zeitliche Spanne bis zum Abschluß des Wachstums besteht. Auch ist zu berücksichtigen, daß die Trochanter-major-Apophyse normal weiterwächst und ein geringer Trochanterhochstand eintritt. *Erwünscht ist die vorzeitige Fusion,* wenn die Gegenseite ebenfalls (durch Abrutsch oder maximale Abscherung) nicht mehr wächst. Eine Epiphyseodese kann man heute einfacher erreichen. M. E. MÜLLER hat 1965 Zugschrauben entwickelt, die die Epiphyse an die Metaphyse so fest heranziehen, daß das Wachstum gestoppt wird und trotzdem die volle Belastungsfähigkeit gewährleistet bleibt. Damit entfällt die komplizierte intraartikuläre Operation, die für die Bolzung notwendig ist.

Wir haben also genügend Möglichkeiten der Stabilisierung geringer Dislokationen (Kippung, Abtrennung) oder für die prophylaktische Fixierung der Gegenseite. Die Verwendung der einzelnen Verfahren ist nicht nur von der Neigung des behandelnden Orthopäden abhängig, sondern sie muß auch die Situation und die zukünftige Entwicklung der Gegenseite berücksichtigen.

An dieser Stelle soll eine kurze Bemerkung zur *prophylaktischen Fixierung des gegenseitigen Oberschenkels* gemacht werden: Wir müssen – daran kann gar kein Zweifel bestehen – stets mit der beiderseitigen Erkrankung rechnen, wenn auch nur in 1/3 der Fälle eine röntgenologisch beweisbare Dislokation eintritt. Die Abb. 7 ist ein typisches Beispiel für das Erkranken der Gegenseite; der Übergang von normaler Position über die Kipp- zur Abscherposition betrifft in diesem Fall die Gegenseite der behandelten Hüfte. Solche Ereignisse beweisen die Notwendigkeit – selbst wenn primär die andere Seite gesund erscheint –, die prophylaktische Fixierung durchzuführen. Ein kontrolliertes Zuwarten, ob nicht die Gegenseite verschont bleibt, ist u. E. aus vielen Gründen nicht zu rechtfertigen.

Darf die innere Fixierung auch auf Fälle ausgedehnt werden, deren Dislokation über 30° beträgt? Es könnten dafür zwei Gründe angeführt

Abb. 18 a–f a–e) Die verschiedenen Möglichkeiten der Korrekturosteotomien werden in seitlicher Richtung dargestellt. Operationen im Bereich des Schenkelhalses geben kaum Bajonettstellungen, die aber bei pertrochantärer und intertrochantärer Osteotomie deutlich werden. f) Es ist sehr gut zu erkennen, daß die im Bereich des Schenkelhalses und in der pertrochantären Region durchgeführten Keilentfernungen senkrecht zum Verlauf des Schenkelhalses vorgenommen werden. Die intertrochantäre Osteotomie muß dreidimensional durchgeführt werden

werden: Der eine wäre die temporäre Fixierung bis zu dem Zeitpunkt der Fusion zwischen Epiphyse und Metaphyse, um dann eine Korrekturoperation anzuschließen (wir führen heute die Korrekturoperation von Abscherungen sofort durch, d.h. bei röntgenologisch sichtbarer Epiphysenscheibe. Bei Abrutschen ist die innere Fixierung in Fehlstellung ein überflüssiges Unterfangen). Als zweiter Grund wäre das bewußte Inkaufnehmen und Belassen der Deformität zu nennen. Hier sind jedoch wegen des späteren Schicksals der Hüfte Grenzen gesetzt, und Werte über 30° sollten u. E. zur operativen Beseitigung der Deformität veranlassen.

Stellungskorrigierende Therapie

Korrekturoperationen können entweder im Bereich des Schenkelhalses, pertrochantär, intertrochantär oder subtrochantär ausgeführt werden (Abb. 18).
Die *subkapitale Keilosteotomie* ist fraglos die Methode, die im postoperativen Röntgenbild in beiden Ebenen den besten Effekt zeigt, weil die Korrektur am Ort der Dislokation durchgeführt wird. Die *Schenkelhalsosteotomie* kann sehr weit proximal gemacht werden, so daß sie in ihrer Wirkung der subkapitalen Osteotomie gleichzusetzen ist. Manche Autoren bevorzugen eine Osteotomie in der Mitte des Schenkelhalses und andere an der Schenkelhalsbasis. Auch diese Osteotomien geben ein relativ gutes röntgenoptisches Ergebnis.

Letzteres gilt auch noch für die pertrochantäre Osteotomie.
Geht man jedoch in den *intertrochantären oder subtrochantären Bereich*, so wird eine Bajonettstellung zwischen Epiphyse, Schenkelhals und Oberschenkelschaft unvermeidlich. Das Bajonett ist um so größer, je stärker der zu korrigierende Kippwinkel ist und je weiter distal die Osteotomie ausgeführt wird.
Subkapitale Keilosteotomie
Es ist eine unbestreitbare und in der Literatur immer wieder bestätigte Tatsache, daß die subkapitalen Osteotomien in einem erheblichen Maß die Ernährung der Epiphyse gefährden. Viele Epiphysennekrosen sind nach solchen subkapitalen Osteotomien aufgetreten. Eine Reihe von Autoren führt diesen Eingriff wegen seiner Gefährlichkeit nicht aus, z.B. IMHÄUSER (1956), HIPP (1962), SCHULITZ u. Mitarb. (1977), GAGE u. Mitarb. (1978). Andere Autoren weisen zwar auf die Gefährlichkeit hin – wie HAUGE (1959), die Brüder JUDET (1961), BARMADA u. Mitarb. (1978) u.a. –, aber sie halten dennoch diesen Eingriff gelegentlich für indiziert (Abb. 19).
Es sind eine ganze Reihe von Vorschlägen gemacht worden, durch Änderung der Operationstechnik die gefäßführenden Periost- und Kapselanteile zu schonen, keine den Schenkelhals umfahrenden Instrumente zu verwenden etc. Verwiesen sei auf NICOD (1962), M.E.MÜLLER (1962), MORSCHER (1962) und viele andere. MÜNZENBERG hat 1975 Empfehlungen zur technischen Durchführung der Osteotomieebenen ge-

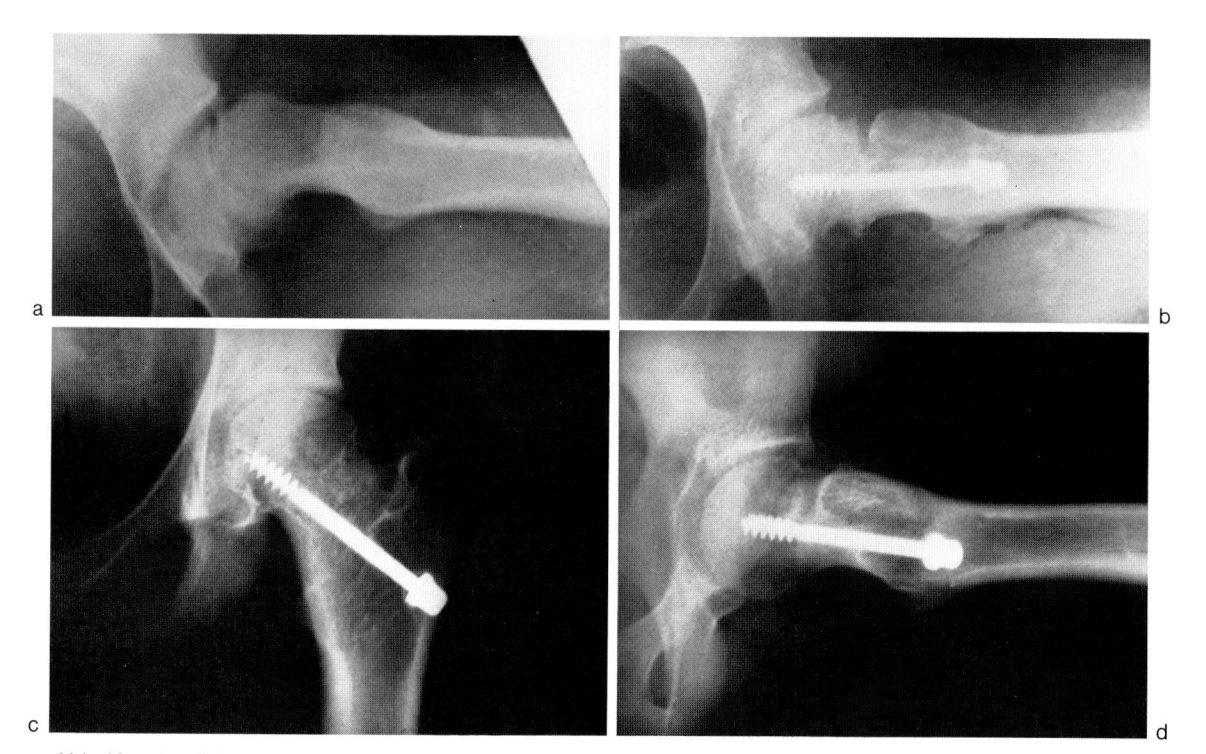

Abb. 19a–d   Subkapitale Korrekturosteotomie, Heilung ohne Störung

geben. UNTEREINER (1961) bemängelt, daß durch die subkapitale Osteotomie der Schenkelhals kürzer werde, was biomechanisch nicht gut sei. Er hat erwogen, nach der Osteotomie einen Keil in den Schenkelhals einzufügen, um die Länge des Schenkelhalses auf diese Weise zu erhalten. Übersieht man die sehr zahlreich mitgeteilten Ergebnisse, so ist immer wieder festzustellen, daß es keinen Autor gibt, der das Glück hatte, nach subkapitalen Osteotomien frei von anschließenden Nekrosen oder Chondrolysen zu bleiben. EXNER sagte 1962 mit Recht, die Operation sei „schwierig und verantwortungsvoll". Erwähnt seien einige Ergebnisberichte: LINDSTRÖM (1959) 14,3% Nekrosen, NICOD (1962) von 10 Osteotomien 1 partielle Steife und 1 Teilnekrose, MORSCHER (1962) bei 34 subkapitalen Osteotomien 4 Nekrosen, H. PITZEN (1962) bei 16 Operationen 3 partielle Nekrosen, OSTERBERG u. MARTIN (1971) von 10 Operationen 5 ungünstige Resultate, RENNIE (1971) von 18 Osteotomien 4 Nekrosen, REY u. CARLIOZ (1975) trotz einwandfreier und vorsichtiger operativer Technik bei 19 Operationen 4 schlechte Resultate, GAGE u. Mitarb. (1978) von 77 Fällen 28% Kopfnekrosen, 37% Chondrolysen.

Die Nekroserate liegt bei allen Autoren bei mindestens 10 bis 15% oder höher. WIBERG (1962) stellte die Frage, ob ein solcher Prozentsatz verantwortet werden könne. Diese Frage ist berechtigt. Wenn es ungefährlichere Methoden gibt (bei denen Kopfnekrosen bzw. Chondrolysen ganz seltene Ereignisse sind), müssen wir diesen den Vorzug geben. Wie schon ausgeführt, darf durch die Behandlung die Hüfte nicht schlechter werden, als sie vor der Behandlung war.

Es scheint keine große Rolle zu spielen, welches Fixierungsmittel man nach der subkapitalen Keilosteotomie anwendet: 2 bis 3 Schrauben, die die korrigierte Epiphyse fest an den Schenkelhals heranziehen, Kirschner-Drähte oder Nägel. Es ist aber nicht möglich, ein Fixierungsmittel zu finden, das die schweren Komplikationen mit Sicherheit verhindert. Diese treten vielmehr ausschließlich durch eine Störung der Blutversorgung der Epiphyse auf, die offenbar durch keine Operationstechnik ganz auszuschalten ist. Hinsichtlich der Gefäßversorgung der normalen und der dislozierten Epiphyse äußerte sich HIPP (1962).

Von Anhängern der subkapitalen Osteotomie wird ins Feld geführt, daß die komplikationsarme intertrochantäre Osteotomie einen vollen Ausgleich von starken Dislokationen nicht zulasse (MORSCHER 1964, BONJOUR 1972, GEKELER u. KNEER 1984). Diese Autoren sind der Meinung – die von manchen deutschen Klinikern geteilt wird –, daß bei Dislokationen über 50-60° die gefährliche subkapitale Osteotomie beibehalten werden müsse, weil es kein anderes voll korrigierendes Verfahren gäbe. Dem kann der Autor aufgrund seiner eigenen Erfahrungen mit der operativen Behandlung der schweren Epiphysendislokationen nicht zustimmen. Ebensowenig stimmen ihnen SCHULITZ u. Mitarb. (1977) zu, die auf ihre guten Ergebnisse mit der intertrochantären Imhäuser-Osteotomie auch bei der Behandlung starker Dislokationen hinweisen.

Osteotomien in der Schenkelhalsmitte werden nur gelegentlich in der Literatur erwähnt und nur selten angewandt.

Basale Schenkelhalsosteotomien
Sie lassen sich sowohl mit Eröffnung der Gelenkkapsel als auch extraartikulär durchführen. Wir verdanken KRAMER u. Mitarb. (1971), RENNIE (1971), BARMADA u. Mitarb. (1978) Ergebnisberichte. Alle Autoren hatten neben guten Ergebnissen auch Mißerfolge, d. h. Epiphysennekrosen und Chondrolysen. FAIRBANK (1971) hatte sich in der Diskussion zu der Arbeit von OSTERBERG u. MARTIN (1971) über die geringe Zahl an Kopfnekrosen (in 27 Fällen einmal) gewundert und mitgeteilt, daß er die Methode der lateralen Schenkelhalsosteotomie wegen der schlechten Ergebnisse ganz aufgegeben habe.
Wenn man die Resultate von RENNIE (1971) mit 4 Epiphysennekrosen bei 18 operierten Oberschenkeln überdenkt, ist der Prozentsatz sehr hoch, und auch BARMADA u. Mitarb. (1978) finden bei 16 Operationen 2 Patienten mit Chondrolyse, eine davon doppelseitig (obwohl nur eine Hüfte operiert worden war). IMHÄUSER hat nur einmal eine basale Schenkelhalsosteotomie durchgeführt und erlebte eine Spätnekrose der Epiphyse. Er hat diese Methode dann nicht mehr angewandt (Abb. 20).

Pertrochantäre Osteotomie
Die pertrochantäre Osteotomie wird in der Literatur nicht diskutiert. Es fand sich lediglich ein Hinweis bei RENNIE (1971). Diese schräge Keilosteotomie, die durch den Trochanter major und den Trochanter minor geht mit ventraler Keilentfernung, haben wir häufiger durchgeführt. Irgendwelche Nachteile, d. h. Komplikationen, sind nicht eingetreten (Abb. 21).
Man kann wohl mit einiger Berechtigung sagen, daß die Nekrosen dann ausbleiben, wenn man sich vom Schenkelhals fernhält und somit die Epiphysendurchblutung nicht stört. Es ist heute selbstverständlich, daß man nach jeder Form der Osteotomie eine feste Verschraubung durchführt und nicht etwa – wie früher – eine Gipsbehandlung.

Intertrochantäre Korrekturosteotomie
Eine besondere Hervorhebung verdient die intertrochantäre Korrekturosteotomie. Da man sich vom Bereich des Schenkelhalses entfernt hat, muß die Korrekturosteotomie dreidimensional sein (Abb. 22). Der Autor hat 1956 diese dreidimensionale Korrekturosteotomie angegeben. Sie

Pubertäre Hüfterkrankungen 2.139

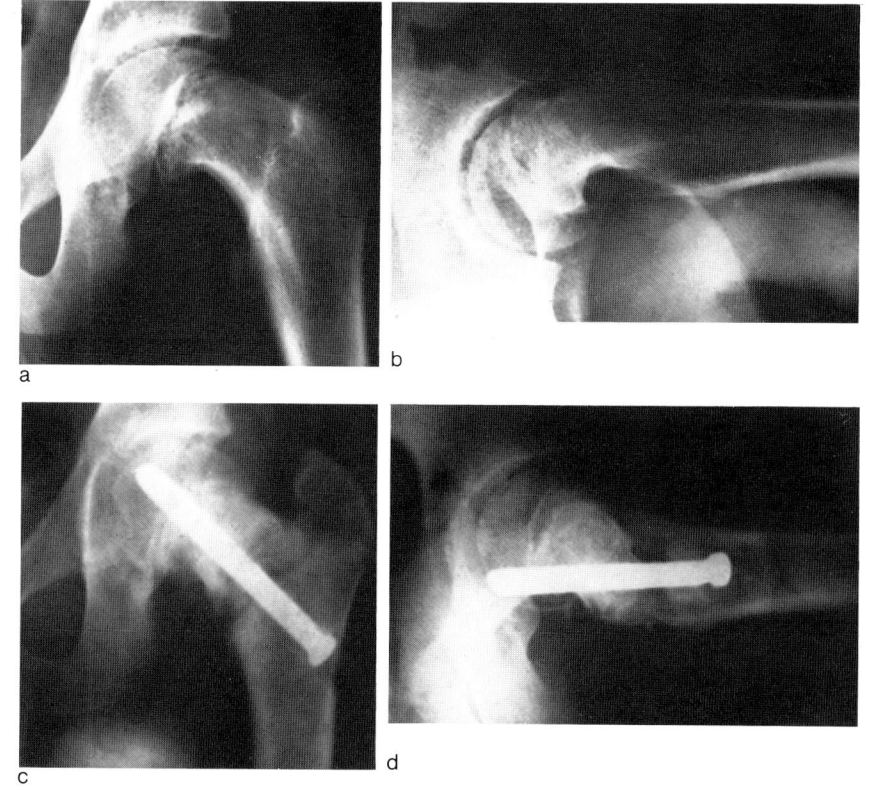

Abb. 20 a-d Die basale Keilosteotomie aus dem Schenkelhals hat eine gute Korrektur der Deformität gebracht, aber es entwickelte sich eine Teilnekrose der Epiphyse. Der Nagel liegt zu weit dorsal

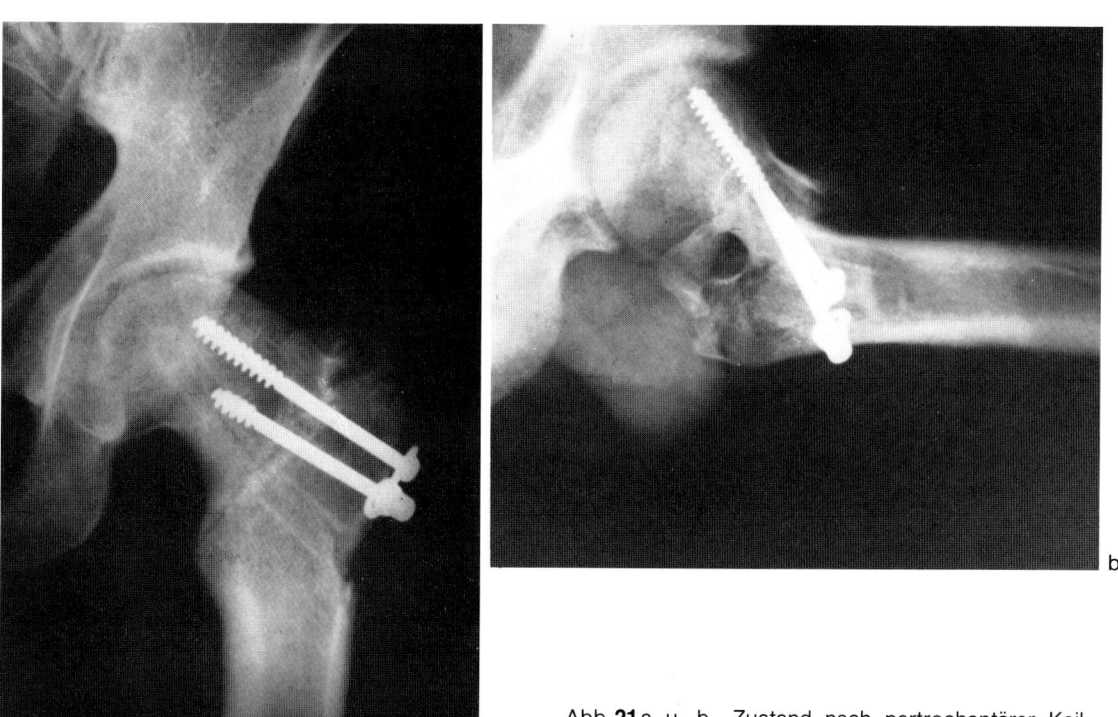

Abb. 21 a u. b Zustand nach pertrochantärer Keilosteotomie. Guter Korrektureffekt, einwandfreie Abheilung

2.140 Erkrankungen mit besonderen Ursachen

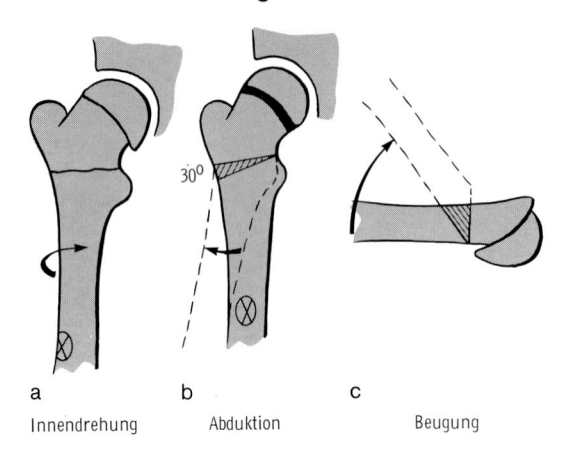

a Innendrehung   b Abduktion   c Beugung
des unteren Fragmentes

Abb. 22 a–c Die 3 Komponenten der Imhäuser-Osteotomie: a) Innendrehung, b) Abduktion, c) Beugeabwinklung. Klinische Beispiele vgl. Abb. 11, 12, 14 und 26

hat sich in Europa schnell verbreitet und in der Literatur den Namen *Imhäuser-Osteotomie* erhalten.
Die guten Ergebnisse mit dieser Operation haben Southwick (1967) in den USA veranlaßt, sich über diese Methode zu informieren. Er beschrieb die Osteotomie 10 Jahre später in ähnlicher Form, ohne jedoch die exakten präoperativen Winkelmaße der Korrekturosteotomie zugrunde zu legen, wie es Imhäuser tut.
Unsere Methode der intertrochantären dreidimensionalen Osteotomie:
1. In Höhe des Oberrandes des Trochanter minor wird eine quere Osteotomie durchgeführt und das distale Fragment – unter Beibehaltung der Außendrehstellung des oberen Fragmentes – so weit *nach innen gedreht*, daß später Außen- und Innendrehung gleiche Umfänge haben. Das Maß der notwendigen Einwärtsdrehung wird aus dem präoperativen klinischen Befund ermittelt.
2. Danach wird ein Keil mit lateral-ventraler Basis aus dem unteren Fragment entnommen, um eine zusätzliche *Beugung und Abduktion* des unteren Fragmentes zu ermöglichen. Bei geringeren Dislokationen (bis 40°) soll die *Abduktionsabwinklung* 20°, bei stärkeren Kippwinkeln 30° betragen. Die *Beugeabwinklung* richtet sich nach dem gemessenen Kippwinkel im orthograden Lauenstein-Röntgenbild. Vom präoperativen Kippwinkel sind 30° in Abzug zu bringen, so daß z.B. bei einem Kippwinkel von 80° die Beugung um 50° ausgeführt wird, bei einem Kippwinkel von 70° um 40° usw. Es kann also, wenn man die maximale Abscherung oder den maximalen Abrutsch mit 90° beziffert, eine Beugeabwinklung über 60° überhaupt nicht in Frage kommen.

Die Fixierung der Fragmente erfolgt mit einer über die Fläche abgewinkelten AO-Platte, die P. G. Schneider (1968) entwickelt hat (Abb. 23). Diese 110°-Platte haben wir mit einer Flächenabwinklung von 20, 30 und 40° zur Verfügung. Die Klingenlänge beträgt 45 mm. Wir schlagen die ausgewählte Klinge horizontal so in das obere Fragment ein, daß die gewünschte Abduktions- und Beugeabwinklung des unteren Fragmentes gewährleistet ist. Nachdem das distale Fragment der Platte angelegt ist, werden die Fragmente unter Druck gesetzt und verschraubt. Eine postoperative, äußere Fixierung ist nicht erforderlich. Das Bein kann nach wenigen Tagen bewegt und geübt werden. Nach Festigung der Osteotomie, die nach 6 Wochen in aller Regel abgeschlossen ist, können die Patienten wieder aufstehen und unter Ausgleich einer evtl. Beinlängendifferenz belasten.
Die klinischen und röntgenologischen Ergebnisse sind selbst bei stärksten Abweichungen vorzüglich (vgl. Abb. 11). Die vor der Operation stark bewegungsbehinderten Hüften werden meistens frei beweglich (Abb. 24). Obgleich mäßige Unter- oder Überkorrekturen das klinische Ergebnis nicht nennenswert beeinträchtigen (Toleranz 30°), sollte man möglichst exakt – entsprechend der Meßwerte – operieren.
Erfolgte die *Dislokation in eine andere Richtung* als nach hinten unten, müssen die operativ zu setzenden Abwinklungen andere sein. Es versteht sich von selbst, daß bei der Abweichung nach lateral hinten unten keine Abduktions-, sondern eine Adduktionsabwinklung zu erfolgen hat (neben der Drehkorrektur und dem Ausgleich der Dislokation nach hinten unten unter entsprechender Beugeabwinklung) (vgl. Abb. 12).
Bei Abweichung nach medial hinten unten wird technisch ähnlich verfahren, wie bei der Dislokation nach hinten unten beschrieben. Lediglich die Abduktionsabwinklung muß etwas größer sein, um die volle Aufrichtung der Epiphyse zu gewährleisten.
Die Korrekturosteotomie bei der Abweichung nach vorn unten verlangt – außer einer stärkeren Abduktionsabwinklung und Drehkorrektur – die Entnahme eines dorsalen Keils, um den nach vorn gerichteten Oberschenkelkopf wieder aufzurichten und zu zentrieren (vgl. Abb. 14).
Galli (1962) bezeichnete bei 22 nach Imhäuser operierten Hüften 18 als voll zufriedenstellend. Auch M. E. Müller (1962) und Weber (1965) loben diese Osteotomie. Raiman u. Rojas (1970) haben gute Ergebnisse erzielt. Schulitz u. Mitarb. (1977) fanden bei 34 nachuntersuchten Fällen, die eine Imhäuser-Osteotomie durchgemacht hatten, einmal eine Kopfnekrose, Gage u. Mitarb. (1978) (nach der „Southwick-Osteotomie") zwar keine Nekrose, aber 6 Fälle von Chondrolyse. Kalitzas u. Braunsfurth (1977) haben günstige Resultate bei 57 intertrochantären Osteoto-

Pubertäre Hüfterkrankungen 2.141

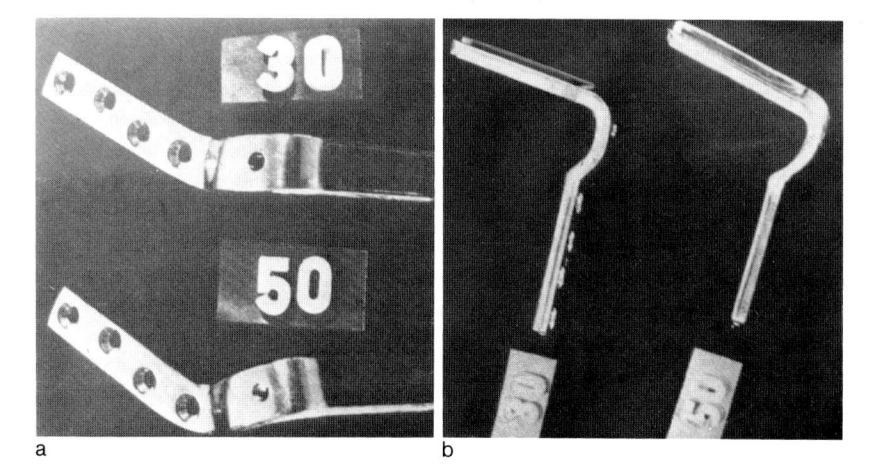

Abb. 23 a u. b.
Schneider-Platten

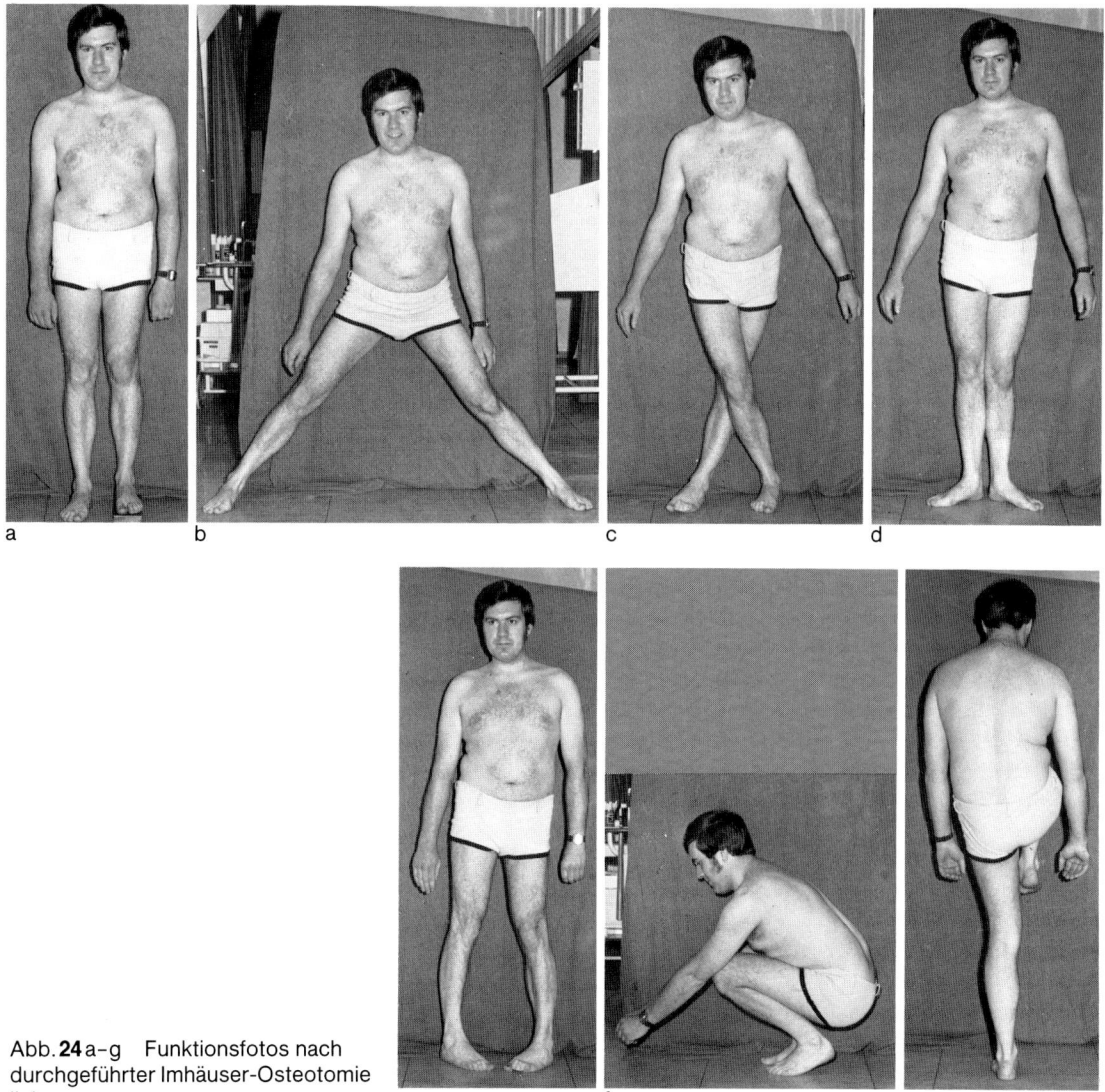

Abb. 24 a–g Funktionsfotos nach
durchgeführter Imhäuser-Osteotomie
links

mien gefunden. HELLINGER u. HORNUF (1983) bezeichnen die Imhäuser-Osteotomie in 94,3% der Fälle als sehr gut und gut. Diese Autoren erlebten keine Nekrose, jedoch in ⅔ der Fälle Zeichen einer Früharthrose. Letzteres ist deshalb nicht verwunderlich, weil in einer Reihe der mitgeteilten Fälle das Trendelenburgsche Zeichen positiv war. Das weist auf eine nicht optimale Korrektur hin.

Unsere operierten Patienten hatten eine stabile Hüfte, obgleich im a.-p. Röntgenbild der Trochanter major scheinbar höhersteht, aber er steht weit nach hinten (Abb 24g).

Umfangreiche radiometrische Untersuchungen zu dem Prinzip der Imhäuser-Osteotomie sind von GEKELER (1977) durchgeführt worden. Nach seiner Meinung sind die Vorberechnung und die Ausführung der Imhäuser-Osteotomie bei *schweren* Dislokationen nicht optimal durchführbar. WHITESIDE u. SCHOENECKER (1978) haben an einem Leichenhüftgelenk eine Osteotomie durchgeführt. Die Autoren bemängeln, daß die vordere Schenkelhalsnase die Abduktion und die Innendrehung behindere und daß der Trochanter minor ebenfalls am Becken anstoße. Man müsse daher letzteren bei der Operation abschlagen. – Bei Betrachtung der Bilder dieser Osteotomie sieht man aber, daß überhaupt keine Beugeabwinklung durchgeführt wurde. Diese ist aber ganz entscheidend wichtig für das Freiwerden der Beweglichkeit. Die Schenkelhalsnase wird dadurch nach vorn gedreht und kann nicht mehr stören. Der Trochanter minor steht postoperativ hinten und kann die Beweglichkeit ebenfalls nicht mechanisch beeinträchtigen.

IMHÄUSER (1970) hat sich über die Wirksamkeit der Osteotomie bei den maximalen Dislokationen geäußert und vorzügliche Ergebnisse veröffentlicht. Eine Kopfnekrose ist nie eingetreten. Eine Chondrolyse wurde nur einmal beobachtet, obgleich anfänglich mit Drahtnähten und Gips fixiert wurde. Inzwischen ist die Methode so ausgefeilt, daß man ein gutes Ergebnis voraussagen kann (vgl. Abb. **11, 12, 14, 25**).

Auffälligerweise geht die bajonettförmige Abwinklung, die im postoperativen Lauenstein-Bild deutlich ist, im Laufe der Jahre zurück, und der Oberschenkel verläuft wieder ohne Bajonett begradigt. Dieser Ausgleich der Abknickungen durch Knochengewebe wurde von BOPP u. CHICOTE (1971) an einem sehr instruktiven Fall beschrieben; wir machen im Augenblick eine umfangreiche Untersuchung über die Begradigung der Oberschenkelabwinklung 10 Jahre (und mehr) nach Imhäuser-Osteotomien. Auch SCHULITZ hat berichtet, daß nach Jahren röntgenologisch keine Unterscheidung möglich sei, welche Art der Osteotomie durchgeführt wurde.

WEBER hat (1965) vorgeschlagen, zusätzlich zur Imhäuser-Osteotomie eine Verschraubung zwischen Meta- und Epiphyse durchzuführen, um eine postoperative Stellungsverschlechterung der Epiphyse zu vermeiden. Dieser Vorschlag erscheint als eine unnötige Komplizierung des Eingriffs. Wir wissen, daß im Rahmen der langsamen Dislokation *keine* Festigkeitsverminderung besteht und daher die zusätzliche Fixierung unterbleiben kann (u. E. unterbleiben muß). Wir haben bei unseren 245 Imhäuser-Osteotomien in keinem Fall eine zusätzliche Verschraubung durchgeführt und dennoch *nie* eine postoperative Stellungsänderung der Epiphyse erlebt. SCHULITZ sagt mit Recht, daß die Epiphysenzone durch die Imhäuser-Osteotomie unter Druck gesetzt werde.

Wie stark die (unrichtige) Meinung eines Festigkeitsverlustes bei der chronischen Dislokation festgefahren ist, sehen wir daran, daß viele Operateure dem Rat WEBERS gefolgt sind. Um ein Beispiel zu nennen: In der Klinik von RETTIG, Gießen (HAHN u. BITTNER 1978), wurden 25 Imhäuser-Osteotomien ohne und 37 mit Schraube ausgeführt. – Man sollte die zusätzliche Verschraubung unterlassen.

Spätergebnisse nach Imhäuser-Osteotomie
Zwischen 1952 und 1974 haben wir 245 Patienten mit Epiphysendislokationen operativ behandelt. 1977 hat IMHÄUSER über Spätergebnisse von 55 Hüften 15–20 Jahre nach der Imhäuser-Osteotomie berichtet. Weitere operierte Patienten sind inzwischen (nach dem gleichen Zeitraum) einer Nachuntersuchung unterzogen worden (Tab. **1**).

Die Ergebnisse zeigen, daß ¾ der operierten Fälle (chronische und akute) ein sehr gutes oder gutes Ergebnis zeigten. In ¼ des Kollektivs fanden sich präarthrotische oder arthrotische Zeichen. Das

Tabelle **1** Spätergebnisse von 125 nachuntersuchten Hüftgelenken (10 Jahre und mehr nach Imhäuser-Osteotomie)

	Operierte Hüften	Sehr gut	Gut	Präarthrotisch	Arthrotisch	Nekrose	Chondrolyse
chronische Fälle	94	58	21	14	1	–	
akute Fälle	31	15	5	8	3	–	(1)
insgesamt	125	73	26	22	4	–	

Auftreten degenerativer Zeichen im Gelenk stand in Abhängigkeit von vielen Faktoren:
- Die Ergebnisse waren in chronischen Fällen besser als nach akutem Abrutsch.
- Ein Dislokationswinkel unter 60° ist günstiger als eine stärkere Deformität.
- Die Ergebnisse sind am besten bei der Dislokation nach hinten unten, am ungünstigsten bei Abweichungen nach lateral hinten unten.
- Bei Korrekturen mit einem Restwinkel unter 20° ist ein ideales Resultat zu erwarten; bei Belassen eines Winkels über 30° ist eine Präarthrose möglich. Damit wird die Verpflichtung zur exakten präoperativen Winkelbestimmung und zur perfekten Operationstechnik unterstrichen.
- Traumatisierende Vorbehandlungen (Repositionsversuche, Gipsverbände u. ä.) sind nachteilig.
- Präoperative Gelenkspaltverschmälerungen haben trotz der Osteotomie öfter eine ungünstige Prognose.
- Eine Kopfnekrose haben wir in keinem Fall gesehen, jedoch in einem Fall eine Chondrolyse.

PUHLVERS u. Mitarb. (1985) kamen zu ähnlichen Schlußfolgerungen.

Die nach Imhäuser-Osteotomien gemessenen Beinverkürzungen sind abhängig von dem Grad der Dislokation und dem zeitlichen Abstand zwischen der Operation und dem Wachstumsabschluß; sie betragen im allgemeinen 1–3 cm, in seltenen Fällen mehr.

Subtrochantäre Osteotomie
Schließlich ist noch kurz Bezug zu nehmen auf die subtrochantäre Osteotomie. Sie wurde vor Jahrzehnten häufig verwendet, um durch Abduktionsabwinklung und Korrektur der Drehstellung die Funktion im betroffenen Hüftgelenk zu verbessern. Ganz ohne Frage hat sich eine Verbesserung der Beinstellung und auch der Beweglichkeit ergeben. Die Verbesserung dauerte aber nur ca. 15 Jahre.
WILSON u. JACOB (1978) haben im amerikanischen Raum die subtrochantäre Osteotomie befürwortet. Auch HOWORTH (1963) hat sie verwendet. BOBECHKO (1971) hat die subtrochantäre Osteotomie mit Recht als gefahrlos gegenüber der Schenkelhalsosteotomie bezeichnet. BARMADA u. Mitarb. (1978) betonten, daß die subtrochantäre Osteotomie aus der einen Deformität eine andere mache. In der heutigen Zeit spielt bei den guten Ergebnissen der intertrochantären Osteotomie die subtrochantäre Stellungskorrektur keine große Rolle mehr.

Therapie des akuten Abrutsches
Wenn das *Abtrennungsstadium,* das dem Abrutsch vorausgeht, erkannt wird, sollte die Epiphyse durch *innere Fixation in situ* in ihrer Stellung gegenüber der Metaphyse arretiert werden. Man muß die Zusammenhangstrennung zwischen Epiphyse und Metaphyse bei der technischen Durchführung berücksichtigen. Kirschner-Drähte bzw. dünne Schrauben sind Nägeln vorzuziehen, damit nicht die Epiphyse durch das Fixierungsmittel von der Metaphyse weggedrückt wird. Nach der Osteosynthese festigt sich die Epiphysenscheibe wieder. Das für die innere Fixation verwendete Material wird erst nach der Fusion zwischen Epiphyse und Metaphyse entfernt.

Ereignet sich ein *plötzlicher Abrutsch,* so entsteht ein hochschmerzhaftes Krankheitsbild, das die Gehfähigkeit sofort vernichtet. Es ergeben sich die folgenden verschiedenen Möglichkeiten der Behandlung:

1. Gedeckte Reposition der abgerutschten Epiphyse
Die meisten Autoren treten z. Z. dafür ein, die *Epiphyse in Narkose gedeckt zu reponieren und anschließend eine innere Fixierung* vorzunehmen (der Gipsverband wird heute mit Recht abgelehnt). Einige amerikanische Orthopäden bevorzugen im Anschluß an die gedeckte Reposition eine intraartikuläre Epiphyseodesenoperation.
Offenbar ist für das Ergebnis der gedeckten Reposition von größter Wichtigkeit, wann der Abrutsch erfolgte. AADALEN u. Mitarb. (1974) stellten bei der Analyse von 50 akuten Abrutschen fest, daß bei der Reposition plus Epiphyseodese häufig Epiphysennekrosen vorkommen. Letztere blieben nur aus bei *Sofortrepositionen.* Auch WIGAND (1962) sowie SALENIUS u. Mitarb. (1968) führen die gedeckte Reposition nur unmittelbar nach dem Abrutsch durch. Andere Autoren berichten, daß noch 1–2 Wochen nach dem Abrutsch erfolgreich reponiert werden könne.
Alle Orthopäden sind sich darüber einig, daß die Reposition sehr vorsichtig durchgeführt werden sollte, und es wird davor gewarnt, etwa die Reposition erzwingen zu wollen. Man solle, wenn die Reposition nicht spielend leicht gelinge, den Versuch nicht fortsetzen (OSTERBERG u. MARTIN 1971, HUTCHINS u. Mitarb. 1971, MCEWEN u. RAMSEY 1978).
Durch die Befunde bei der offenen Reposition eines akuten Abrutsches wissen wir, daß Weichteile, die ernährende Gefäße für die Epiphyse enthalten, bei den akuten Abrutschen einreißen (GEKELER u. KNEER 1984 u. a.). Die dadurch eintretende Gefäßkrise der Epiphyse kann durch Repositionsmanöver vergrößert werden; eine Epiphysennekrose wird begünstigt oder direkt erzeugt. MEZNIK (1962) hat darüber hinaus auf eine mögliche Stellungsverschlechterung der Epiphyse in der Hüftpfanne bei der Reposition hingewiesen. Wenn nur eine geringe Festigung zwischen Epiphyse und Metaphyse bestünde, könne durch den Repositionsversuch auch das Lig. capitis femoris – und zusätzlich Teile der Gelenkkap-

2.144 Erkrankungen mit besonderen Ursachen

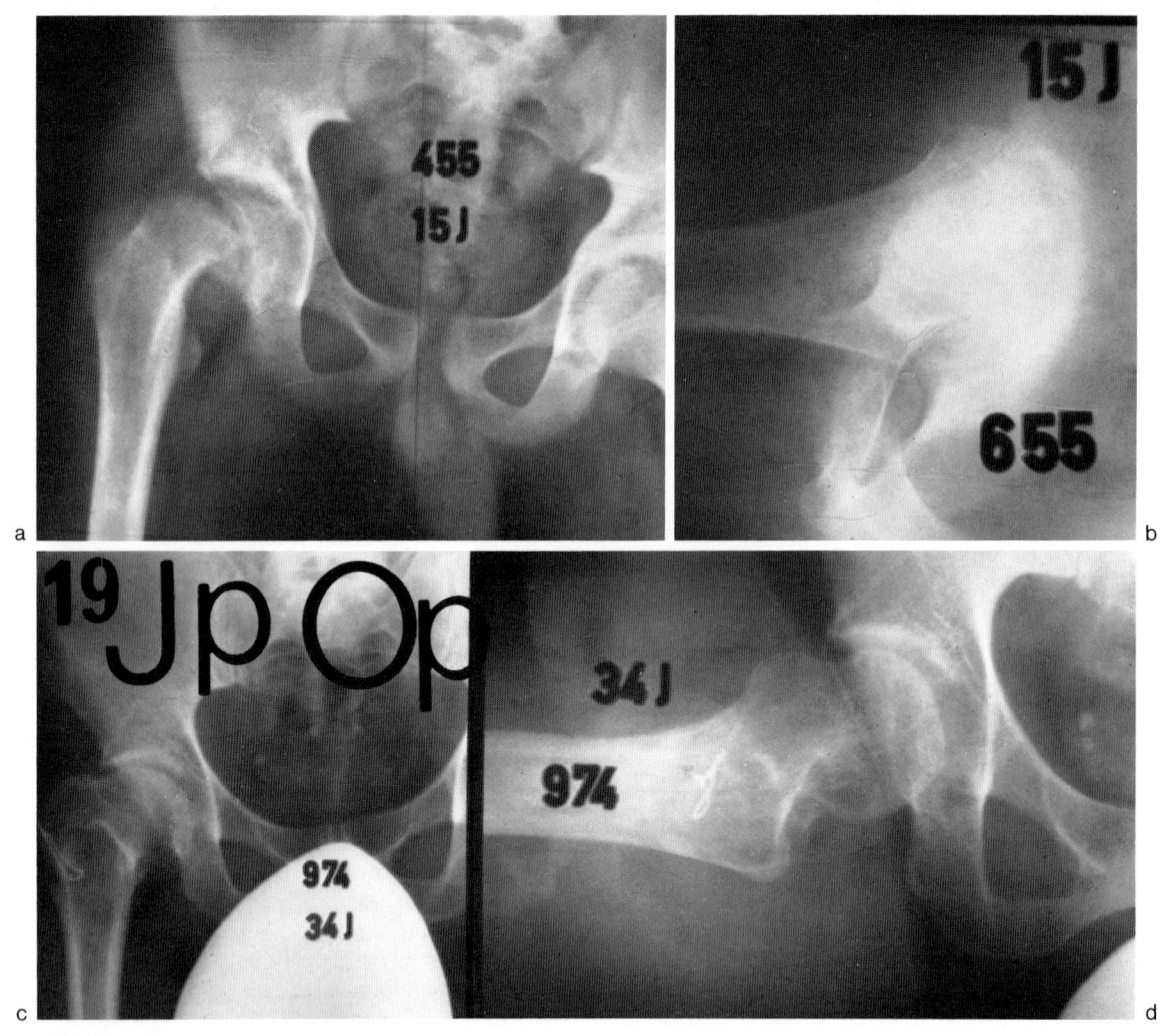

Abb. 25 a–d a u. b) Bei einem 15jährigen Jungen besteht auf der rechten Seite ein akuter Abrutsch. Nach zunächst konservativer Behandlung ist die Imhäuser-Osteotomie durchgeführt worden. c u. d) Zustand 19 Jahre nach der Osteotomie

sel – abgerissen werden. Dieser Autor hat vorgeschlagen, die Epiphyse durch perkutan eingebrachte, transfixierende Drähte zunächst in ihrer Stellung zu halten und erst dann vorsichtig gedeckt zu reponieren.

Es gibt wohl keinen Orthopäden, der nicht nach einer gedeckten Aufrichtung eines akuten Abrutsches Nekrosen der Hüftkopfepiphyse oder Chondrolysen gesehen hätte. Die Häufigkeit der Epiphysennekrose beträgt etwa 10% (vgl. Abb. 15).

2. Offene Reposition

Zur Begründung einer offenen Reposition wird angeführt, daß die gedeckte Reposition nicht immer gelinge (OSTERBERG u. MARTIN 1971). Andere Autoren führen sie aus, um die Blutansammlung im Gelenk zu entleeren und unter Sicht des Auges eine exakte Stellungskorrektur der Epiphyse vornehmen zu können. Falls die nach ventral kranial vorspringende Nase des Schenkelhalses die Reposition störe, könne sie abgetragen werden.

Auch die offenen Repositionen sind häufig von Komplikationen gefolgt: BONJOUR berichtet in seinem 1972 erschienenen Artikel, daß die Klinik Balgrist wegen der sehr ungünstigen Berichte von HALL (1959), HOWORTH (1963) und MORSCHER (1962) die operative Reposition einige Jahre verlassen, sie jedoch seit 1964 mit besserer Operationstechnik wieder eingeführt habe. Die Kopfnekrosen blieben dennoch bei 10%. Auch GEKELER u. KNEER (1984) hatten – trotz Fixierung der Epiphyse mit zwei gewindetragenden Kirschner-Drähten zur intraoperativen Epiphysenfixierung – bei 16 offenen Repositionen 2 Nekrosen. (Der ebengenannten intraoperativen Fixierung der Epiphyse hatten sich schon NICOD (1962) sowie HUTCHINS u. Mitarb. (1971) bei ihren subkapitalen Keilosteotomien bedient.)

Die Brüder JUDET (1961) haben nur einen Fall offen reponiert, dessen Ergebnis schlecht wurde. OSTERBERG u. MARTIN (1971) hatten bei 4 Operationen ein ungünstiges Resultat. M. E. MÜLLER (1962) weist darauf hin, daß die sofort offen reponierten und mit 3 Schrauben versorgten Oberschenkelepiphysen eine lange Entlastung brauchten, weil nahezu regelmäßig Umbauvorgänge in der Epiphyse abliefen.

Weitere Berichte über die offene Reposition stammen von SCHULITZ u. Mitarb. (1977), HELLINGER u. HORNUF (1983) u. a.

3. Belassen der Deformität, die später durch Osteotomie beseitigt wird

Um noch vorsichtiger vorzugehen, rät eine Reihe von Autoren dazu, den akuten Abrutsch zunächst mit Extension und Innendrehzug zu behandeln (IMHÄUSER 1956, TACHDJIAN 1972, MCEWEN u. RAMSEY 1978 u.a.). Dennoch haben MAURER u. LARSEN (1970) sowie GRIFFITH (1976) nachgewiesen, daß es auch unter dieser sehr schonenden Behandlung zu Störungen kommen könne, vornehmlich zur Chondrolyse.

IMHÄUSER vertritt folgenden Standpunkt: *Nach einem akuten Abrutsch wird grundsätzlich nicht reponiert.* Nach seinen Vorstellungen liegt das Problem in der Durchblutungskrise der Epiphyse, nicht in der Deformität. Die erstere können wir durch Behandlung nicht beeinflussen, allenfalls schädigen, während die Deformität durch Korrekturosteotomie zu beheben ist. Praktisch sieht die Behandlung so aus, daß der Patient mit akutem Abrutsch ins Bett gelegt wird mit leichter Extension (2–3 kg). Außerdem wird das Hüftgelenk mit Prießnitz-Verbänden behandelt. Im Laufe von wenigen Wochen wird das Hüftgelenk schmerzfrei und kann bewegt werden. Der Arzt versorgt den Patienten dann mit entlastender Hülse (Thomas-Schiene) und kontrolliert in zeitlichen Abständen von etwa 6 Wochen die Hüfte röntgenologisch. Im Falle ausreichender Durchblutung der Epiphyse verheilt diese solide in Fehlstellung mit dem Schenkelhals. Nach der Fusion kann die Imhäuser-Osteotomie angewandt werden (Abb. 25). Die Ergebnisse werden gut. Stellt sich jedoch im Laufe der Entlastungsbehandlung heraus, daß es zur Kalkverdichtung der Epiphyse als Zeichen der Nekrose gekommen ist, verwächst die Epiphyse nicht mit der Metaphyse. Es entsteht eine Pseudarthrose. In diesem Falle wird nach mehrmonatigem Tragen der Thomas-Schiene eine Aufrichtungsosteotomie vorgenommen. Letztere stellt zwar die innere Struktur des Hüftkopfes nicht exakt wieder her, und es bleiben Dauerfolgen, aber Kontraktur und Bewegungsbehinderung nehmen doch deutlich ab (IMHÄUSER 1979).

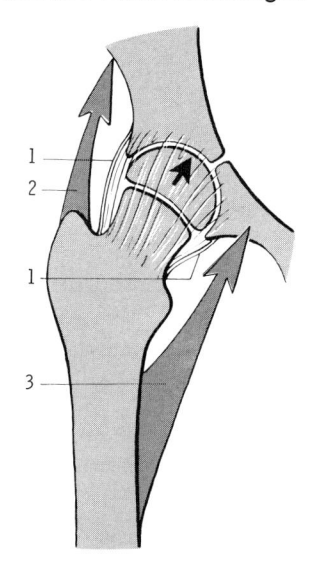

Abb. 26 Bei aufgesteiltem Schenkelhals führt der starke Wachstumsschub des Schenkelhalses zu einem Druck der Epiphyse gegen den oberen Teil der Pfanne, weil die Gelenkkapsel eine Längenzunahme nicht zuläßt. Die Folge kann die Epiphysendislokation sein
1 = Gelenkkapsel, 2 = kleine Glutäalmuskeln, 3 = Adduktoren

Ätiologie der Epiphysendislokation

Bei kaum einer anderen Krankheit werden so viele ätiologische Möglichkeiten erwogen wie bei der Epiphysendislokation.

Einige Autoren schuldigen eine *erhöhte Beanspruchung der Epiphyse* des koxalen Femurendes an (Übergewicht, Besonderheiten der beruflichen Tätigkeit, Mehrbeanspruchung infolge bestimmter Sitzhaltung etc.). Wirklich stichhaltige Beweise für eine mechanische Verursachung der Epiphysendislokation haben sich nicht erbringen lassen.

Genetische Faktoren werden bei der nur gelegentlichen familiären Häufung – ein Elternteil und ein Kind, Geschwister und Zwillinge – keine maßgebliche Rolle spielen.

Auf dem Wege der *Ernährungsstörung* wird ein Festigkeitsverlust der Epiphyse vermutet. Die Beobachtungen von ANDREN u. BERGSTRÖM (1958), daß in den Monaten Juni bis September die Erkrankung besonders häufig auftritt, hat annehmen lassen, daß z. B. Aminonitril aus Pflanzen über die Milch der Kühe in den Körper der Jugendlichen komme. Tierexperimentelle Untersuchungen haben ergeben, daß Aminonitril – aber auch andere Substanzen – die Epiphysenfestigkeit vermindern könne. Beim Studium der pathogenetischen Vorgänge haben wir jedoch gesehen, daß die These einer Festigkeitsverminderung im Bereich der oberen Wachstumszone des Femurs bei der Mehrzahl der Fälle (den langsam verlaufenden Dislokationen) unzutreffend ist. Daraus ist zu schließen, daß man *das lockernde*

Agens nicht finden wird, das man für die Dislokation der Epiphyse vermutet.

Die *hormonelle Situation* jedoch spielt eine große Rolle. Die Beschreibung des Krankheitsbildes bei Störungen innersekretorischer Organe, z. B. der Schilddrüse, Hypophyse, Gonaden etc., spricht in dem Sinne, daß der inneren Sekretion eine die Epiphysendislokation mitbestimmende Bedeutung zukommt. Ein Überwiegen des Wachstumshormons führt zu einer Verbreiterung der Wachstumsfuge mit vermehrter Zellteilung und zu einem beschleunigten Wachstum, jedoch nicht unmittelbar zum Krankheitsbild der Epiphysendislokation. *Der wesentliche Faktor ist das enorm gesteigerte Wachstum.* Gaben von Wachstumshormon haben in mehreren Fällen auf dem Weg über die Wuchsexplosion zur Epiphysendislokation geführt (FIDLER u. BROOK 1974, RENNIE u. MITCHELL 1974, MÖHLER u. RÜTT 1981, Eigenbeobachtung).

Anläßlich des Kongresses der DGOT in Aachen (1974) hat IMHÄUSER seine Ansicht über die Ätiologie der Epiphysendislokation formuliert:

Die Epiphysendislokation entsteht sowohl in ihrer chronischen als auch in ihrer akuten Form im Zusammenhang mit einer starken Wachstumsbeschleunigung des Schenkelhalses. Letztere liegt zeitlich meistens unmittelbar vor der Pubertät, kann aber auch bereits im 10. Lebensjahr oder darunter liegen.

Wir wissen, daß im Beginn der Krankheit eine Synovitis besteht. Diese Synovitis verursacht typische Bewegungsbehinderungen, die keinesfalls durch eine - noch nicht vorhandene - Deformität des koxalen Femurendes erklärt werden können. Das Bein gerät in Außendrehkontraktur; die Seitenbeweglichkeit wird behindert, und sogar das Drehmannsche Zeichen ist durch die kapsuläre Kontraktur positiv.

HOWORTH (1966) hat sich mit der Histologie dieser Gelenkkapselveränderung beschäftigt. Die Außendrehkontraktur ist zu erwarten, weil sich die spiralig von außen oben nach innen unten verlaufenden Bänder des Hüftgelenks verkürzen. Ohne Zweifel ist die zwangsmäßige Außendrehung mitverantwortlich für die Dislokation der Epiphyse. Die Gelenkkapsel bremst durch ihre Verschwielung die durch Wachstumsbeschleunigung des Schenkelhalses eintretende Zunahme der Schenkelhalslänge. Inwieweit auch die Muskulatur an der Bremsung beteiligt ist, ist bisher nicht eindeutig zu sagen. Wird das Längenwachstum von der verhärteten Gelenkkapsel nicht zugelassen, so wird die Epiphyse durch das stürmische Wachstum des Schenkelhalses gegen den harten iliakalen Teil der Hüftpfanne gepreßt (Abb. **26**).

Der Körper hat nun verschiedene Möglichkeiten, mit diesem Preßdruck der Epiphyse gegen die Pfanne fertig zu werden:

Der erste Weg ist folgender: Langsam zunehmend wird die Epiphyse an der Dorsalseite in die Metaphyse eingedrückt (Kippung, Abscherung). Dadurch wird die knöcherne Strecke verkürzt. Die Toleranz des metaphysären Knochens wird bei diesem Vorgang überschritten.

Die zweite Möglichkeit besteht darin, daß die Epiphyse gelockert wird, so daß sie abrutschen kann.

Der dritte Weg ist eine starke Preßwirkung zwischen Epiphysen- und Pfannenknorpel. Es entwickelt sich die gefürchtete Chondrolyse.

Schließlich gibt es noch einen vierten Weg. Er entspricht dem Nachgeben des Pfannengrundes zum Beckeninneren hin. Letzteres tritt vornehmlich bei niedrigem Schenkelhals-Schaft-Winkel auf und ist die Ursache der Protrusio acetabuli (s. S. 2.148 ff.).

Kombinationen von Epiphysendislokation und sehr dünnem Pfannenboden sind beobachtet worden, wobei z. B. auf die Abb. 23 in der Arbeit von CARLIOZ u. Mitarb. (1968) verwiesen sei. Auch LANCE u. Mitarb. (1981) haben bei der Chondrolyse ein Tiefertreten des Hüftkopfes und das Entstehen einer leichten intrapelvinen Pfannenprotrusion beobachtet.

Daß es tatsächlich der Wachstumsdruck ist, der den Dislokationsprozeß in Gang bringt und unterhält, geht auch daraus hervor, daß sich im Beginn der Dislokation eine transitorische Gelenkspaltverschmälerung einstellt (OTTE 1962, MORSCHER 1962, Eigenbeobachtungen).

Weiterhin sind die Chondrolysen, die im Zusammenhang mit der Epiphysenlösung auftreten – soweit sie nicht mit der Therapie unmittelbar in Zusammenhang stehen –, anzuführen. Die Chondrolysen treten nicht nur bei der Epiphysendislokation auf, sondern auch spontan bei der Protrusio acetabuli und ohne jede anatomische Veränderung des Hüftgelenks als spontane pubertäre Hüftsteife. Wir wissen von dieser Chondrolyse, daß sie anfänglich durch druckentlastende Operationen verschwinden kann. IMHÄUSER hat in Fällen von spontaner Pubertätshüftsteife nachgewiesen, daß sich im Anschluß an die operative Druckentlastung die Gelenkspalthöhe vergrößert. Auch wäre zu sagen, daß eine Chondrolyse nach Behandlung einer einseitigen Epiphysendislokation auf *beiden* Seiten auftreten kann, obgleich die zweite Seite nicht tangiert wurde.

Mit der Hypothese des plötzlich gesteigerten Wachstums lassen sich auch weitere klinische Beobachtungen erklären: Die häufige Aufsteilung des Schenkelhalses ist ein Ausdruck des rapiden, präpubertären Wachstumsschubs. Deshalb ist auch in Verbindung mit einer Coxa valga die Epiphysendislokation am häufigsten.

Unter diesen Gesichtspunkten ist verständlich, daß die bei Kippungen ausgeführten Epiphyseodesen, die eine Wachstumsbremsung der oberen Femurepiphyse verursachen, gute Wirkungen haben. - Auf der anderen Seite sind aber auch die

Ergebnisse der Nagelung bzw. der Kirschner-Drahtfixierung, die keine Wachstumsbremsung hervorrufen, erfolgreich. Wir sehen nach der inneren Fixierung eine sehr schnelle Stabilisierung der kalkarmen, dorsalen Metaphysenanteile und einen raschen Rückgang der kapselbedingten Bewegungsbehinderungen. Wenn die Kapsel durch diesen Eingriff normalisiert wird, setzt sie dem weiteren Wachstum keinen Widerstand mehr entgegen. – Dennoch müßte es Fälle geben, die nach der inneren Fixation (ohne Wachstumsbremsung) eine Druckschädigung des Gelenks erfahren. Solche Schäden sind in der Tat beobachtet worden, auch von uns. Sie sind aber selten.

Beiden Dislokationsformen, der langsamen Dislokation und dem plötzlichen Abrutsch, ist gemeinsam, daß sie die Schenkelhalslänge reduzieren. Man kann die *Dislokation als eine Selbsthilfe der Natur* ansehen. Das erklärt auch die Abhängigkeit der Dislokationsrichtung von der Größe des Schenkelhals-Schaft-Winkels. Dieser Vorgang hat etwas Systematisches und nichts Zufälliges. Jetzt ist auch verständlich, warum es nach gedeckten und offenen Repositionen von Abrutschen durch die Wiederherstellung der mechanischen Länge des Schenkelhalses öfter zu schlechten Ergebnissen kommt. Aus diesem Grund kann der Autor der Meinung von UNTEREINER (1962) nicht zustimmen, der den Schenkelhals operativ verlängern möchte. Alle Keilosteotomien aus dem Schenkelhals verkürzen den Schenkelhals; die intertrochantäre Osteotomie beläßt die deformitätsbedingte Schenkelhalsverkürzung. Aus diesem Grunde sind auch – falls nicht Störungen in der Blutversorgung der Epiphyse auftreten – vorzügliche Resultate mit den genannten Operationsmethoden zu erzielen.

Die Beobachtung, daß ein plötzlicher Epiphysenabrutsch bei strengster Bettruhe (etwa wegen einer Operation der Gegenseite) eintreten kann, die von SCHULZE (1962) gemachte Erfahrung, daß nach der Entfernung eines prophylaktisch eingebrachten Nagels eine Epiphysendislokation eintrat, und schließlich, daß GALLI (1962) das Auftreten einer Dislokation im Gipsverband beobachtete, sprechen alle im gleichen Sinne.

Auch das im Rahmen der Pathogenese dargestellte Beispiel des Übergangs von einer plötzlichen zur langsamen Dislokation und umgekehrt ist ein deutlicher Hinweis darauf, daß der Körper versucht, die Länge des Schenkelhalses zu reduzieren. Hier wäre auch zu erwähnen, daß bei „vorzeitiger" Entfernung oder Zukurzwerden des Fixierungsmaterials die erneute Zunahme der Dislokation vorkommt (IMHÄUSER 1962, SCHULZE 1962).

Da zu jedem Zeitpunkt der Wachstumsschub aufhören kann, ist verständlich, daß im Rahmen der langsamen Dislokation häufig ein Sistieren des Dislokationsvorganges trotz Belastung des Beines vorkommt. Die Doppelseitigkeit der Erkrankung ist bei dieser Hypothese genügend begründet, und es hängt ganz von der Wachstumsintensität der beiden Seiten ab, welche der beiden Epiphysen disloziert oder ob sie beide ihre Stellung verändern.

Das Unterlassen der Reposition beim akuten Abrutsch erscheint wohlbegründet. Der Schenkelhals bleibt verkürzt, und die spätere operative Korrektur ist – falls die Epiphyse intakt bleibt – kein Problem und führt zu guten Resultaten.

Diese Argumentation zeigt doch deutlich, daß die präpubertäre Wachstumsexplosion im allgemeinen die Ursache der Dislokation sein wird und daß sich der Körper hilft, indem er die Epiphyse disloziert und damit die Schenkelhalslänge verkürzt. Selbstverständlich ist die hormonelle Situation an dieser Wachstumsexplosion entscheidend beteiligt. Daß es eine Wachstumsvermehrung ist, die die Epiphysendislokation verursacht, und nicht Hormonwirkung, geht auch aus der Beobachtung von ROULLIER u. Mitarb. (1971) hervor: Bei einem 15jährigen Jungen kam es nach Abheilung eines mit Osteosynthese versorgten Schenkelhalsbruches nach Metallentfernung zur Epiphysendislokation derselben Seite.

OLLES u. Mitarb. (1985) fanden bei Hormonuntersuchungen von 15 Kindern mit Epiphysendislokation keine Abweichung gegenüber einem Normalkollektiv.

Schlußbemerkungen

Abschließend sollen einige theoretisch und praktisch wichtige Erkenntnisse herausgestellt werden: Die Epiphysendislokation geht nur selten mit einem Festigkeitsverlust in der oberen Femurwachstumszone einher. Deshalb sollte man die Krankheit nicht Epiphysen*lösung* nennen, sondern *spontane pubertäre Epiphysendislokation*. Die Pathogenese der langsam verlaufenden Epiphysendislokation ist geklärt. Bei geringen Dislokationsgraden genügt die innere Fixierung. Bei stärkeren Dislokationen sind Korrektureingriffe zur Beseitigung der Kontraktur und zur Verhütung einer Früharthrose notwendig. Im Bereich des Schenkelhalses sollte wegen der drohenden Kopfnekrose die Korrektur möglichst nicht ausgeführt werden. Im pertrochantären oder intertrochantären Bereich ist der Korrektureingriff weitestgehend ungefährlich. Insbesondere hat sich die dreidimensionale Imhäuser-Osteotomie bewährt. Auch ist für dieses Verfahren das Freibleiben der behandelten Hüften von arthrotischen Erscheinungen über Jahrzehnte erwiesen. Außer der häufigsten Dislokation nach hinten unten gibt es drei weitere Richtungen, in die die Epiphyse dislozieren kann. Für die Richtung der Dislokation ist die Größe des Schenkelhals-Schaft-Winkels maßgebend.

Der akute Verlauf beginnt mit einer Abtrennung

der Epiphyse im Bereich der oberen Femurwachstumszone. Eine innere Fixierung ist bei diesem Befund anzuraten. Nach plötzlichem Abrutsch haben sich sowohl die gedeckte als auch die offene Reposition als komplikationsreich erwiesen. Es wird vorgeschlagen, unter leichter Extension die akuten Erscheinungen abklingen zu lassen, um die beim Abrutsch entstandene Gefäßkrise nicht zu erhöhen. Nach der knöchernen Vereinigung der Epiphyse mit dem Schenkelhals in Fehlstellung kann die intertrochantäre Imhäuser-Osteotomie erfolgreich angewendet werden. Hinsichtlich der Ätiologie wird vermutet, daß ein rapides, präpubertäres Wachstum des Schenkelhalses durch ein Fibröswerden der Hüftgelenkkapsel stark gebremst wird. Durch Druck der Epiphyse gegen den festen oberen Teil des Azetabulums können langsame oder akute Dislokationen der Epiphyse ausgelöst werden. Die Dislokationen verkürzen die Schenkelhalslänge, gewissermaßen als Selbsthilfe der Natur. Welche Rolle eine hormonelle Dysregulation für die plötzliche Wachstumsintensivierung nicht nur des Körpers, sondern auch des Schenkelhalses spielt, wissen wir bisher nicht. Das muß noch im Detail geklärt werden. Möglicherweise ergeben sich aus den dabei gewonnenen Erkenntnissen Hinweise für eine sinnvolle Prophylaxe.

Protrusio acetabuli

Charakterisierung der Deformität

Unter Protrusio acetabuli verstehen wir eine Medialverlagerung eines oder beider Hüftgelenke. Der Pfannenboden ist in das kleine Becken vorgewölbt, und der Hüftkopf sinkt in die intrapelvin verlagerte Pfanne tiefer ein. Er wird von letzterer weitaus mehr umschlossen, als es normalerweise der Fall ist. Ein Sägeschnitt durch ein solches Hüftgelenk (Abb. 27) zeigt diese Medialverlagerung von Hüftpfanne und Hüftkopf weitaus besser als das Röntgenbild.
Das Krankheitsbild der Protrusio acetabuli, das in der Literatur viele Bezeichnungen erhalten hat, wurde zuerst von A. W. OTTO (1824) am Becken einer weiblichen Leiche beschrieben. Die Abb. 28 zeigt dieses Becken. Sehr deutlich ist zu sehen, daß durch die starke intrapelvine Verlagerung der Hüftgelenke der Beckenkanal verengt wird. Das war auch der Grund, warum sich zunächst vornehmlich Gynäkologen und Anatomen, erst später die Röntgenologen mit dieser Deformität der Hüftgelenke beschäftigt haben und schließlich die Orthopäden. Durch die morphologischen und topographischen Veränderungen der Hüftgelenke sind bemerkenswerte Bewegungseinbußen vorhanden. Eine Arthrosis deformans tritt im mittleren Lebensabschnitt regelmäßig auf.

Das Studium der inzwischen sehr umfangreichen Literatur läßt erkennen, daß man zwischen den primären und sekundären Protrusionen zu unterscheiden hat. Die primäre Protrusio acetabuli entsteht ohne Vorkrankheit und wird meist erst im Erwachsenenalter zufällig entdeckt. Die sekundäre Protrusio acetabuli dagegen folgt einer erkennbaren Grundkrankheit, was eine frühzeitige Diagnose möglich macht. Sie ist oftmals einseitig, während die primäre Protrusio acetabuli immer doppelseitig auftritt (wenn auch oft in seitenunterschiedlichem Ausmaß).

Primäre Protrusio acetabuli

Die idiopathische Protrusio acetabuli wird meistens erst im Erwachsenenalter durch das Auffinden einer Bewegungsbehinderung in den Hüftgelenken festgestellt oder bei Beschwerden durch eine sekundäre Arthrosis deformans auf der Grundlage der Protrusio acetabuli diagnostiziert. Die meist späte Diagnose der primären Protrusio acetabuli im Erwachsenenalter hat zu der Meinung geführt, daß das Krankheitsbild erst relativ spät entstünde. Wir wissen heute durch die Untersuchungen von GILMOUR (1938), IMHÄUSER (1943, 1951) u.a., daß man den Beginn der topographischen Fehlorientierung der Hüftkonstituenten in die Pubertätszeit verlegen muß. Bei der Befragung der Patienten (es werden mehr Frauen als Männer befallen) erfährt der Arzt, daß sie etwa von der Pubertätszeit an ihre Beine nicht so drehen und nicht so abspreizen konnten wie andere Gleichaltrige. Manche bemängeln auch die verstärkte Hohlkreuzbildung in dieser Zeit.
Es hat nicht an Ärzten gefehlt, die den Beginn der primären Protrusio acetabuli in der Kindheit suchten oder der Meinung waren, sie sei angeboren. Bei der Besprechung der Ätiologie kommen wir darauf zurück (s. S. 2.153).
Röntgenologisch finden wir eine weitgehende Übereinstimmung der Fälle von primärer Protrusio acetabuli untereinander. Der Hüftpfannenboden ist dünn und wölbt sich uhrglasartig ins kleine Becken vor. Die Wölbung erscheint regelmäßig und glatt, „wie mit dem Zirkel gezeichnet" (KÖHLER 1943). Der am meisten nach medial prominente Pol des Pfannenbodens liegt unterhalb der ehemaligen Y-Fuge. Dadurch wird deutlich, daß sich der gesamte Pfannengrund an der Medialverlagerung beteiligt.
Eine Protrusio acetabuli ist durch Kippung und Drehung eines normalen Beckens röntgenologisch nicht zu erzeugen. Eine vorhandene Protrusio acetabuli läßt sich durch ungünstige Projektion verändern, aber nicht zum Verschwinden bringen.
Wir unterscheiden verschiedene Grade von medial verlagerten Hüftgelenken. Die leichteste Form ist die „tiefe Pfanne". Die mittelgradige

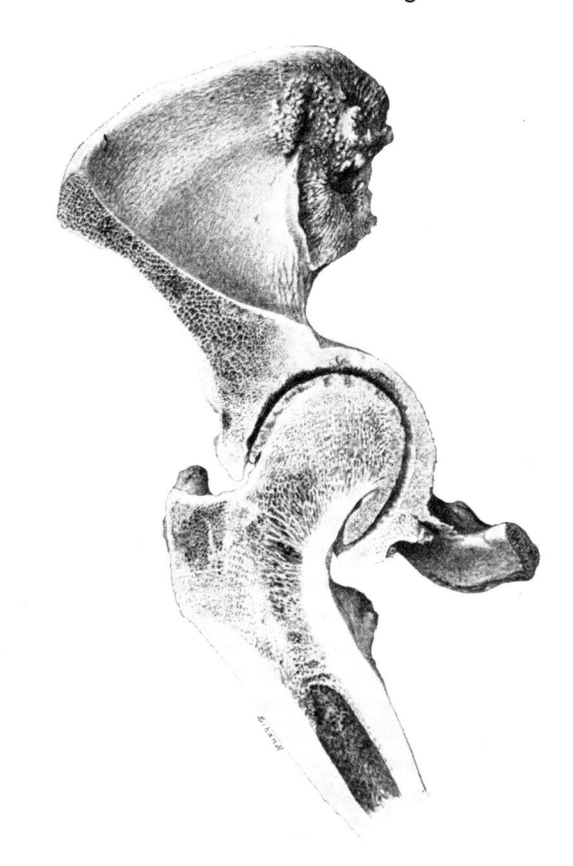

Abb. 27 Schnitt durch ein Beckenpräparat mit Protrusio acetabuli. Man sieht die intrapelvin vorgewölbte Pfanne, die den granatkugelförmig gestalteten Hüftkopf weitaus mehr als normal umfaßt. Die Ummauerung wird vergrößert durch eine ringförmige Exostose am Pfannenrand. Beachte auch die Coxa vara (aus *C. Breus, A. Kolisko:* Die pathologischen Beckenformen, Bd. III. Deuticke, Leipzig 1900/1912)

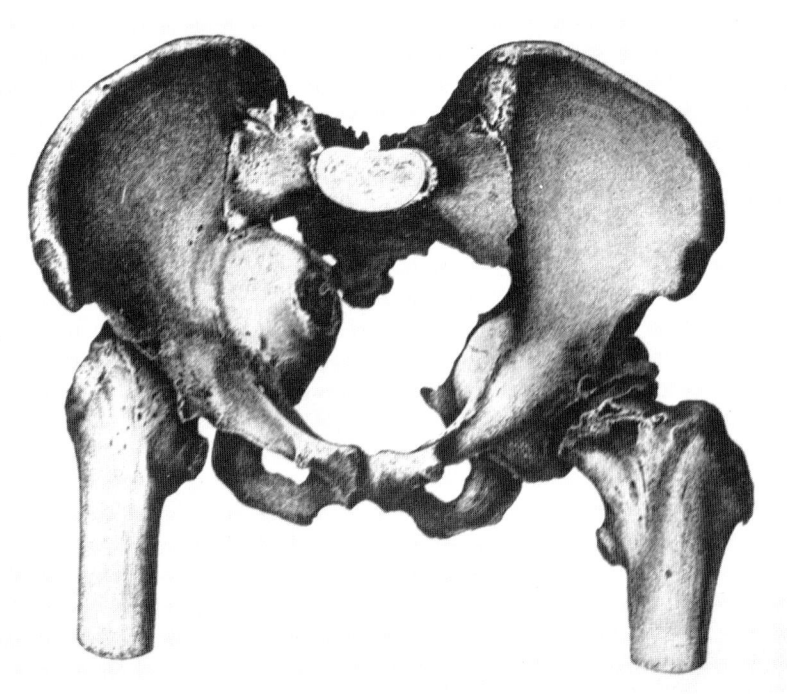

Abb. 28 Das von *Otto* 1824 beschriebene Becken zeigt die Verengung des Beckenkanals durch die beiderseitige Protrusio acetabuli. Bei einer solchen Stärke der Deformität ist im Falle einer Schwangerschaft ein Kaiserschnitt unerläßlich (aus *C. Breus, A. Kolisko:* Die pathologischen Beckenformen, Bd. III. Deuticke, Leipzig 1900/1912)

Abb. 29 a–c Veränderung der Köhlerschen Tränenfigur durch eine Coxa profunda bzw. eine Protrusio acetabuli im Vergleich mit der Situation an einem normalen Becken: a) normal, b) tiefe Pfanne, c) Protrusio acetabuli

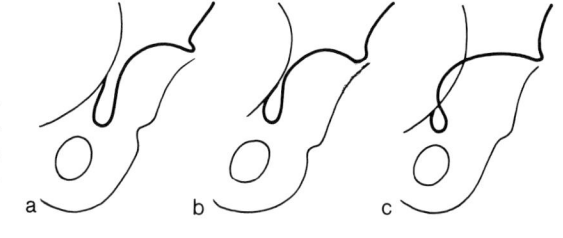

Form entspricht einer leichten intrapelvinen Vorwölbung und die starke Form einer deutlichen Verunstaltung des Beckenkanals (vgl. Abb. 28). Hochgradige Protrusionen machen Spontangeburten unmöglich; Kaiserschnitte werden erforderlich.

Für den Nachweis der Medialisierung der Pfanne können wir zwei Verfahren verwenden, einmal die *Veränderung der Köhlerschen Tränenfigur,* zum zweiten die Verwendung des *CE-Winkels von Wiberg.* Die Linien der Köhlerschen Tränenfigur berühren sich beim normalen Hüftgelenk nicht (Abb. 29). Bei tiefgelagerten Hüftgelenken berühren sich die beiden Schenkel, oder sie überkreuzen sich leicht (Abb. 30). Die Überkreuzung wird um so intensiver, je stärker eine Protrusio acetabuli ausgeprägt ist. Wir verdanken PEIĆ (1971) eine anatomisch-röntgenologische Studie darüber, welche anatomischen Gebilde die Köhlersche Tränenfigur erzeugen. Da die lateral gelegene Linie eindeutig dem Pfannenkavum entspricht, ist eine Tieflagerung der Hüfte durch Überragen dieser Linie über die des Beckenkanals ein Beweis für das Vorliegen eines medial gewanderten Hüftgelenks. Da sich die Tränenfigur ohnehin durch Projektionsänderung des Beckens verändert, kann die Diagnose bei ungünstiger Projektion erschwert sein. Bei Normalprojektion des Beckens dagegen ist die Diagnose eindeutig zu stellen. Leider lassen sich aus der Größe der Überkreuzung der Schenkel der Tränenfigur keine Meßdaten ableiten.

Der CE-Winkel nach Wiberg ist dafür besser geeignet. Wir begegnen aber immer wieder der Tatsache, daß sich sehr frühzeitig Exostosen am Pfannenrand bilden, die den CE-Winkel röntgenologisch verfälschen (s. auch Untersuchungen von JAQUELINE u. Mitarb. 1955).

Anatomisch gesehen, liegt der Hüftkopf in der vertieften Pfanne wie in einem Vogelnest. Der Hüftkopf wird weit mehr von der Pfanne umschlossen als üblich, und die frühzeitig auftretenden Pfannenrandexostosen vergrößern noch die Ummauerung des Hüftkopfes. Diese Ummauerung führt zu einem Verschwinden des ganzen Hüftkopfes mit einem Teil des Schenkelhalses in der Pfanne. Der Hüftkopf verformt sich oft und nimmt die Form einer Granatkugel an. Die Pfanne ist mitunter nach lateral trichterförmig erweitert (Abb. 32).

Durch das tiefe Einsinken der koxalen Femurenden wird die Distanz der großen Trochanteren geringer als die der oberen Darmbeinstachel (GILMOUR 1938). Der Schenkelhals-Schaft-Winkel ist meistens geringer als normal. Darauf hat zuerst EWALD (1913) hingewiesen, und viele Autoren haben später diesen Befund immer wieder bestätigt (Abb. 31 u. 32). An der Kopf-Hals-Grenze bildet sich eine zirkuläre Vorwulstung (zu deren Verursachung s. S. 2.155).

In unkomplizierten Fällen von Protrusio acetabuli entspricht die Gelenkspalthöhe nur selten den normalen Verhältnissen. Meist ist der Gelenkspalt in der Pfannen*tiefe* höhenvermindert. Diese Reduzierung der Knorpeldicke in der Pfannentiefe hat therapeutische und prognostische Konsequenzen.

Im klinischen Bild finden wir - wie durch die morphologische Situation nicht anders zu erwarten - eine Behinderung der Dreh- und Seitenbewegungen, häufiger auch der Hüftstreckung, so daß eine mehr oder weniger verstärkte Lendenlordose entsteht.

An anatomischen Präparaten (s. BREUS u. KOLISKO 1900 u. 1912) ist im allgemeinen der Pfannenboden komplett. Er kann aber auch einen oder mehrere Defekte aufweisen.

Es ist immer wieder erstaunlich, daß die Protrusio acetabuli (ohne Arthrose) jahrzehntelang bestehen kann, ohne die befallenen Patienten zu beeindrucken. Erst eine Arthrosis deformans oder eine andere zusätzliche Veränderung an den Hüftgelenken führt zur Diagnose.

Wie bereits betont, entwickelt sich die Arthrosis deformans trotz der präarthrotischen Deformität erstaunlich spät. In der Abb. 33 werden Röntgenbilder derselben Patientin mit beidseitiger Protrusio acetabuli im Alter von 34, 52 und 60 Jahren demonstriert. Es kam nur auf einer Seite zur Hüftarthrose. Dieses Beispiel zeigt, daß es nicht immer im Klimakterium bereits zur Arthrose kommt.

GILMOUR (1938) hat 44 Fälle hinsichtlich der Hüftarthrose untersucht. Von diesen Fällen waren 33 der Literatur entnommen, und 11 Fälle entfielen auf sein persönliches Material. Er fand eine Protrusio acetabuli ohne Arthrose in 9 Fällen. 19 Fälle hatten eine einseitige Arthrose, die stets auf die Seite der stärkeren Medialverschiebung lokalisiert war (5 von ihnen hatten eine Spontanarthrose, 4 nach Sturz auf eine Hüfte; bei dem Rest war eine Vielfalt von Faktoren maßgeblich). 16 Fälle waren mit beidseitiger Arthrose behaftet. Von den genannten 44 Fällen bestanden 10mal klinische Symptome seit der Pubertät.

Mit der Arthrosis deformans bei der primären Protrusio acetabuli haben sich JACQUELINE u. Mitarb. (1955) in einer größeren Arbeit auseinandergesetzt. Auf deren interessante Untersuchungen sei ausdrücklich hingewiesen.

Das Überwiegen des weiblichen Geschlechts wird von allen Autoren bestätigt. GILMOUR fand eine Proportion von 30:7, IMHÄUSER 15:1, JACQUELINE u. Mitarb. 5:1, LINDEMANN 6:1, LANGLAIS u. Mitarb. 7:1.

Familiäres Vorkommen ist in mehreren Fällen beschrieben worden, aber die familiäre Häufung ist doch relativ gering. Die beschriebenen Fälle von D'ARCY u. Mitarb. (1978) sind allerdings eindrucksvoll. In der älteren Literatur wurden nur wenige Fälle familiären Vorkommens gefunden. Die von LINDEMANN (1955) bei 9 Familien analy-

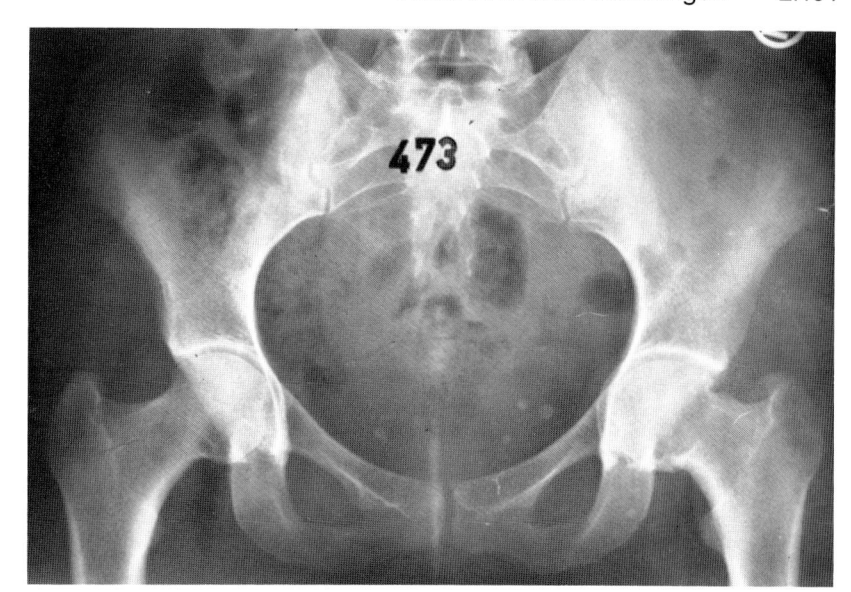

Abb. 30 Coxa profunda beiderseits mit deutlicher Reduzierung des Gelenkspaltes, links stärker als rechts

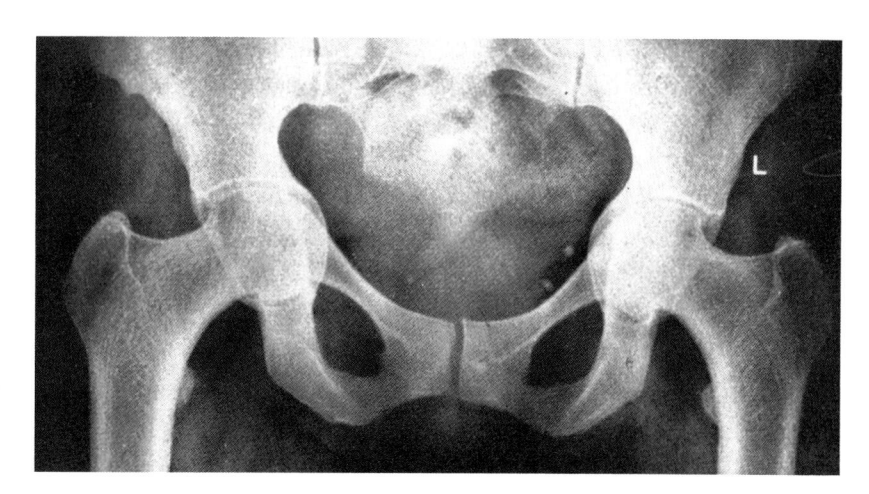

Abb. 31 Typische beiderseitige Protrusio acetabuli mit dünnen, intrapelvin vorragenden Pfannen und relativ unverbildeten Hüftköpfen. Verringerung des Schenkelhals-Schaft-Winkels auf beiden Seiten

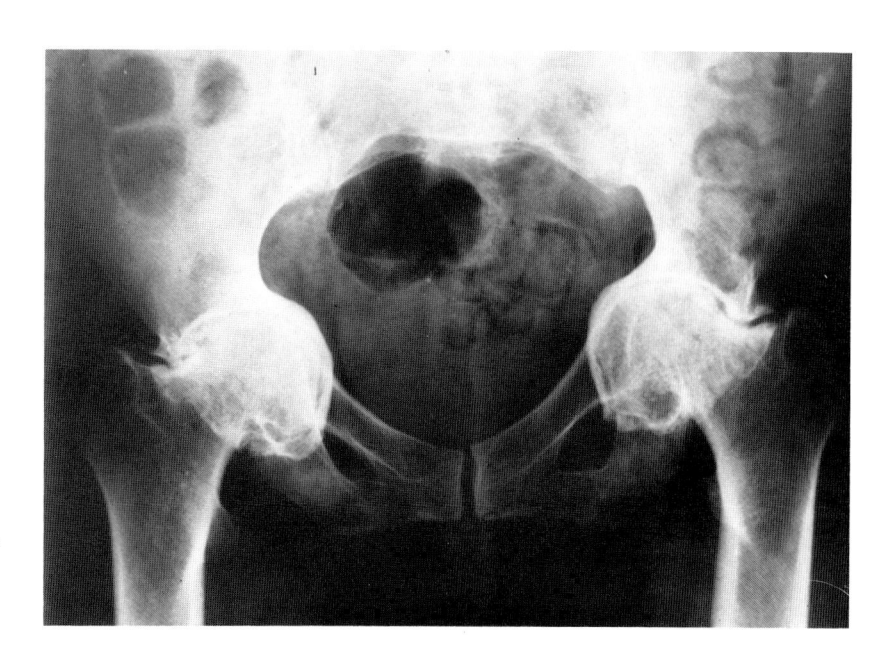

Abb. 32 Doppelseitige primäre Protrusio acetabuli mit Sklerose des Pfannenbodens und Arthrose (vgl. Abb. 28)

2.152 Erkrankungen mit besonderen Ursachen

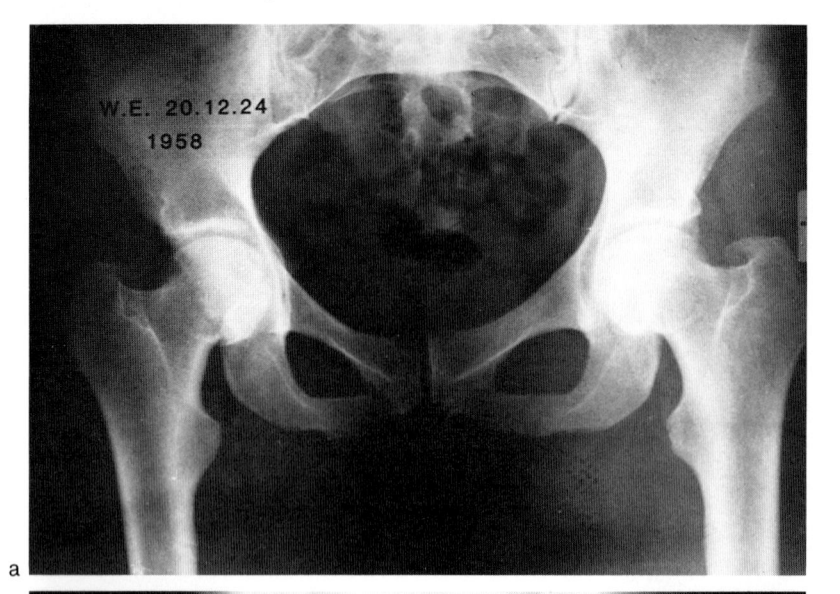

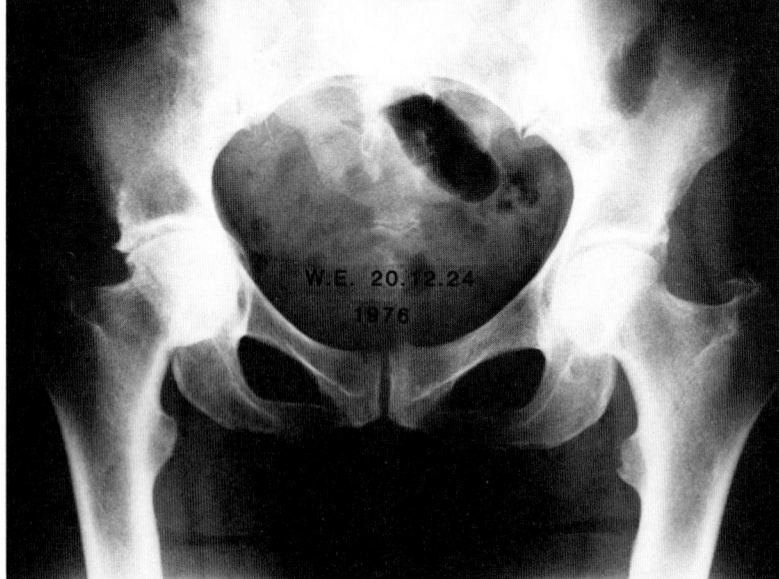

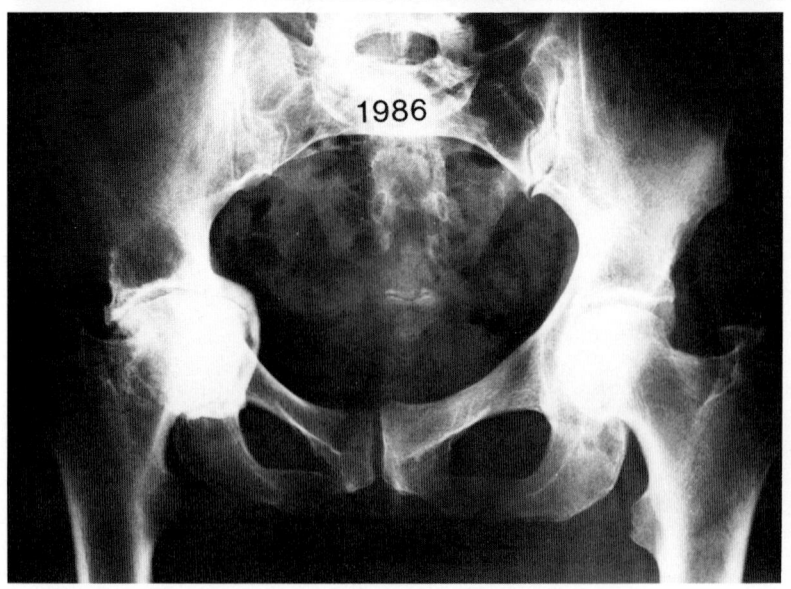

Abb. 33 a–c Verlauf einer beiderseitigen Protrusio acetabuli im Röntgenbild (beobachtet über 28 Jahre): a) Die Diagnose wurde im Alter von 34 Jahren gestellt. b) In den folgenden 18 Jahren veränderte sich der Befund kaum. c) Erst im Alter von 60 Jahren wurde – bei fast symmetrischer Ausprägung der Protrusio acetabuli – nur die rechte Hüfte arthrotisch und behandlungsbedürftig. – Retrospektiv ist zu betonen, daß es nicht möglich war, auf der Röntgenaufnahme im Alter von 52 Jahren (b) vorauszusagen, auf welcher Seite und wann arthrotische Veränderungen auftreten würden. Man hätte eine beiderseitige Arthrose erwartet. Die Einseitigkeit überrascht und zeigt, daß die Präarthrose nicht allein für das Schicksal der Hüfte maßgeblich ist; andere Faktoren wirken mit

sierten Mitglieder müssen mit einiger Vorsicht beurteilt werden, weil unter ihnen auch zahlreiche Kinder waren. Die vermuteten Protrusionen im Kindesalter machen wohl eine besondere Beurteilung notwendig. Hinsichtlich des familiären Befalls s. auch RECHTMAN (1936), BRENTRUP (1942) sowie HOOPER u. JONES (1971).

Die Häufigkeit der Protrusio acetabuli ist nicht groß. IMHÄUSER fand 1% bei nicht ausgewählten weiblichen Personen. Der Prozentsatz betrug jedoch 6%, wenn Frauen mit verzögerter Menarche untersucht wurden. Offenbar besteht auch ein Unterschied in der Häufigkeit bei verschiedenen Rassen.

Verlauf

Der Autor hat eine Reihe von primären Protrusio-acetabuli-Fällen über längere Zeit röntgenologisch verfolgen können, aber nie eine eindeutige Zunahme der Protrusion im Erwachsenenalter, d. h. Tieferverlagerung des Hüftgelenks, gesehen. Wir können davon ausgehen, daß sich die im frühen Erwachsenenalter bestehenden Protrusionen gradmäßig nicht verstärken. Auch Graviditäten scheinen keine Verschlechterung der röntgenologischen Zeichen zu verursachen.

Eine Verstärkung der Medialisierung des betroffenen Hüftgelenks kann im Röntgenbild durch eine Knochenapposition an der intrapelvinen Seite der Pfannenkuppel vorgetäuscht werden. In diesen Fällen ist lediglich die intrapelvine Vorragung größer geworden, nicht aber wurde die Lage des Hüftgelenks verändert. Eine Täuschung im Röntgenbild ist auch möglich, wenn oberhalb und unterhalb der Pfannenkuppel Knochen an der intrapelvinen Seite des Beckens angelagert wird. Dann erscheint die Protrusion als vermindert, aber an der Ummauerung des Hüftkopfes einerseits und der dreieckigen Gestaltung des Beckenkanals (statt der vorherigen Baßgeigenform) andererseits ist eine klare Entscheidung möglich.

Ohne Zweifel ist der meist sehr dünne Pfannenboden bei Traumen verstärkt vulnerabel, und die Protrusiohüften scheinen für entzündliche Veränderungen empfänglich zu sein. Daß diesen Fällen die Arthrose nach dem Klimakterium droht, wurde bereits betont und wird uns bei der Besprechung der Therapie beschäftigen. (Abb. **33**).

Ätiologie

Zur Ätiologie muß zunächst festgestellt werden, daß sich lokale Veränderungen der Hüftpfanne nicht haben nachweisen lassen. Wir verdanken der Hohmannschen Klinik (HAYD 1950) die Ergebnisse der histologischen Untersuchung einer Protrusio-acetabuli-Pfanne. Es fanden sich lediglich Ab- und Anbauvorgänge, aber kein Anhalt etwa für eine lokale Knochenveränderung. Eine generalisierte Erkrankung kommt ätiologisch auch nicht in Betracht, weil die Patienten - abgesehen von den Hüftgelenken - gesund sind.

Die Frage, zu welchem Zeitpunkt die Protrusio acetabuli entsteht, konnte erst nach systematischen Untersuchungen geklärt werden. SCHAAP (1934) meint, die Protrusio acetabuli sei angeboren, und führt für diese Meinung folgende Argumente ins Feld: Häufung beim weiblichen Geschlecht, Doppelseitigkeit, weitgehende Übereinstimmung der Fälle im klinischen und röntgenologischen Bild und schließlich die Coxa vara. SCHAAP wollte so verstanden werden, daß die Hüftpfannen zu tief und zu dünn angelegt würden im Gegensatz zur Hüftluxation, bei der ein angeboren verdickter Pfannenboden zu einem seichten Pfannenkavum veranlasse. Es kann keinem Zweifel unterliegen, daß die Theorie der angeborenen Entstehung unrichtig ist. Umfangreiche Untersuchungen von IMHÄUSER (1947) haben ergeben, daß es angeboren keine zu dünnen oder zu dicken Pfannenböden gibt.

Auch die Kindheit kommt für die Entstehung der Protrusio acetabuli nicht in Betracht. Im Jugendalter (vom 8. Lebensjahr bis zur Pubertät) bestehen regelmäßig *physiologische Pfannenprominenzen* ins kleine Becken (IMHÄUSER 1943). Diese bei allen Kindern auftretende intrapelvine *Verdikkung* des Hüftpfannenbodens - bei normaler Orientierung des Hüftgelenks - stellt nach IMHÄUSER eine physiologische Phase in der Beckenentwicklung dar; sie ist reversibel und verschwindet mit der Pubertät.

Mit den biomechanischen Grundlagen dieser physiologischen Pfannenprominenz hat sich OTTE (1970) in einer interessanten Arbeit beschäftigt. Die physiologische Prominenz darf nicht im Sinne einer kindlichen bzw. in Entwicklung befindlichen Protrusio acetabuli gedeutet werden. Es muß jedoch geprüft werden, ob etwa aus dieser, immer vor der Pubertät auftretenden, physiologischen Pfannenprominenz eine Protrusio acetabuli entstehen kann. MAU (1983) glaubt, ein solcher Übergang könne vorkommen; bewiesen ist er nicht. - ALEXANDER (1964) hat in einer größeren Arbeit aufgrund eigener Untersuchungen das regelmäßige Auftreten der physiologischen Pfannenprominenz noch einmal bestätigt. Er ist der Meinung, daß durch Störung der normalen Rückbildung dieses Vorgangs die Protrusio acetabuli ausgelöst würde. Er nennt vornehmlich zwei Gründe für eine ausbleibende Rückbildung der Prominenz: eine besonders starke Vorwölbung und einen vorzeitigen Schluß der Y-Fuge. HOOPER u. JONES (1971) sind der Meinung - wobei sie die physiologische Pfannenprominenz unrichtig deuten -, daß die Protrusio acetabuli bereits bei Kindern vorausgesagt werden könne.

Ein Übergang von der Pfannenprominenz zur Protrusio acetabuli scheint nicht gegeben zu sein. Unser Augenmerk muß sich vielmehr auf die Pubertätszeit, insbesondere die präpubertäre gesteigerte Wachstumsphase richten. HOOPER u. JONES stellten bei 59 Patienten fest, daß bei 11 Personen

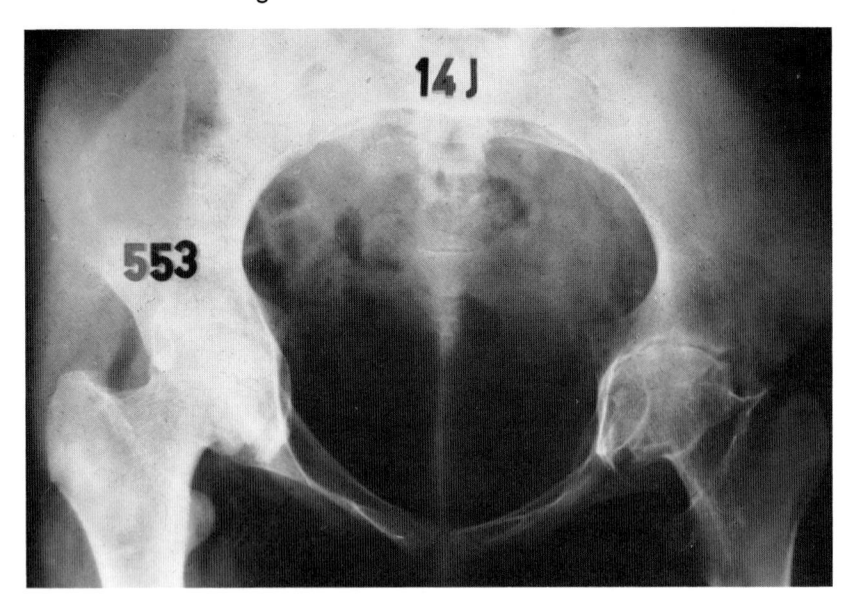

Abb. 34 Eine pubertäre Hüftsteife links mit Abduktions-Beuge-Außendrehkontraktur machte die Diagnose einer beiderseitigen Protrusio acetabuli bereits im Alter von 14 Jahren möglich

die ersten Symptome vor dem 25. Lebensjahr aufgetreten waren.
Als erster Autor hatte FROELICH (1924) vermutet, daß eine endokrine Störung die Protrusio acetabuli erzeuge (er beobachtete 2 Fälle, die Ovarialzysten hatten). SAUPE beschrieb 1928 einen doppelseitigen Fall bei einem Mädchen mit Ovarialzyste. VERRALL (1929) sowie CARY u. BARNARD (1932) beobachteten ähnliche Fälle. Viele andere Autoren (s. HAYD 1950) haben die Deformität bei jungen Mädchen gesehen und stützen in ihren Arbeiten die Auffassung von der endokrinen Ursache. Auch GILMOUR (1938) und OVERGAARD legen Wert auf die Feststellung, daß die Pubertätszeit der Beginn der Protrusio acetabuli sei. Hier ist zu erwähnen, daß die Diagnose einer Protrusio acetabuli in der Zeit der Reifung häufiger gestellt wurde: BRAILSFORD (1934) bei einer 11jährigen, GILMOUR (1938) bei einer 16jährigen, FRIEDENBERG (1953) in der Adoleszenz.
Eigene Untersuchungen (1943) deckten in überwiegender Häufigkeit bei Patientinnen mit Protrusio acetabuli eine *Verspätung der Menarche* auf (was inzwischen von JACQUELINE u. Mitarb. [1955] bestätigt wurde). Wir vermuteten daher, daß der innersekretorischen Situation der präpubertären Phase eine besondere Bedeutung zukomme. Um das näher zu untersuchen, röntgten IMHÄUSER u. Mitarb. Becken von Frauen, von denen lediglich ein unnormaler Menarchetermin bekannt war. Bei Prüfung der Köhlerschen Tränenfigur ergab sich beim Vergleich der Röntgenbilder mit denen von gesunden Frauen und Männern, daß:
1. Frauen eine tieferliegende Pfanne haben als Männer;
2. Frauen mit verzögerter oder verfrühter erster Regel röntgenologisch erheblich häufiger eine Überkreuzung der Köhlerschen Linien zeigten,

was die Neigung zur intrapelvinen Protrusion anzeigt;
3. bei Frauen mit verzögerter Menarche 2 Fälle bisher unbekannter Protrusio acetabuli aufgedeckt wurden, was eine Häufigkeit von 6% (gegenüber 1% im Durchschnitt) bedeutet;
4. die Senkung des Schenkelhals-Schaft-Winkels seltener ist als die Tieflagerung der Pfanne.
JACQUELINE u. Mitarb. (1955) fanden in 50% ihrer Fälle eine vorzeitige Menopause.
Diese Ergebnisse sind nicht nur ein Hinweis, sondern ein Beweis (wenn auch noch an relativ kleinem Material), daß die *gestörte hormonelle Situation im Pubertätsalter ausschlaggebend für die Entstehung der Protrusio acetabuli* ist.
Wir werden gelegentlich auf das Bestehen einer Protrusio acetabuli bereits in der pubertären Phase hingewiesen, und zwar durch Hinzukommen einer Komplikation, nämlich der Chondrolyse (Abb. 34). Da außerdem Epiphysendislokation und Protrusio acetabuli gleichzeitig vorkommen können (BRAILSFORD 1948), zeigt sich die bereits von GILMOUR (1938) und IMHÄUSER (1950) vermutete Verwandtschaft zwischen Epiphyseolyse und Protrusio acetabuli. Bei der ersteren werden vornehmlich Jungen betroffen mit hohem schmalem Becken und Coxa valga, von der Protrusio acetabuli dagegen Mädchen mit breitem (frauchichem) Becken und Coxa vara.
Die pathogenetischen Vorgänge dürfen wir uns in ähnlicher Weise vorstellen, wie wir es für die Epiphysendislokation beschrieben haben. Das rasche, präpubertäre Wachstum des Schenkelhalses wird durch die Hüftkapsel gebremst (Abb. 35). Der Hüftkopf drückt die noch nachgiebige Pfanne nach medial vor. Auf die biomechanischen Studien von CROWINSHIELD u. Mitarb. (1983) sei in diesem Zusammenhang verwiesen.
In Einzelfällen festigt sich die Pfanne bei diesem

Dislokationsvorgang, und es kommt dadurch zu einer betonten Preßwirkung. Diese kann das Einstauchen des Hüftkopfes in die Metaphyse und damit die bereits besprochene kragenförmige Kopf-Hals-Exostose erzeugen. Andererseits besteht die Möglichkeit, daß durch starken Druck auf den Knorpel von Kopf und Pfanne eine Chondrolyse mit Bewegungssteife und Hinken entsteht. Diese führt dann zur „Frühdiagnose" der Protrusio acetabuli (die meistens erst in fortgeschrittenem Alter störende, subjektive Symptome hervorruft).

Behandlung
Im Abschnitt „Verlauf" wurde dargestellt, daß die Protrusio acetabuli trotz Bewegungsstörungen in den Hüftgelenken, Hohlkreuz und Gangveränderung bis zum Klimakterium kaum Beschwerden macht. Die Patientinnen und Patienten fühlen sich den Anforderungen des privaten und beruflichen Lebens weitestgehend gewachsen. Gelegentliche Empfindlichkeiten können durch physikalische Behandlung gut beherrscht werden. Lediglich eine – zumeist in der Pubertätszeit – auftretende Hüftsteife (Chondrolyse) kann eine frühe Behandlung unumgänglich machen, da die klinische Steife und die Schmerzhaftigkeit erheblich sind und der Gang stark gestört wird (s. Abschnitt „Spontane pubertäre Hüftsteife", S. 2.156 ff.).
Wird im Erwachsenenalter – etwa durch das Auffinden von Bewegungsbehinderungen in den Hüftgelenken – die Diagnose der Protrusio acetabuli gestellt, so könnte man erörtern, ob nicht die Deformität operativ angegangen werden sollte, u.a. deshalb, um ggf. die drohende Arthrosis deformans zu verhüten.
PAUWELS (1973) betont, daß der Gelenkdruck durch die Medialverschiebung des Gelenks zunimmt. Man kann nach seiner Ansicht die auf den medialen Teil des Gelenks konzentrierte Druckerhöhung durch eine valgisierende Osteotomie reduzieren. Ein Ergebnisbericht über die valgisierenden Osteotomien, die auch M. LANGE in seiner Operationslehre vorgeschlagen hat, ist von LANGLAIS u. Mitarb. (1979) veröffentlicht worden. Das Durchschnittsalter bei der Operation war 61 Jahre. Von den 18 operierten Hüftgelenken waren nach 3 Jahren 66% gebessert im Vergleich zum präoperativen Befund. Alle Hüftgelenke blieben bewegungsbehindert. Die Autoren betonen, daß eine gute Beweglichkeit durch die Operation nicht zu erwarten sei. Auf der anderen Seite sei die Schwere der Protrusion oder der Arthrose keine Kontraindikation gegen die valgisierende Osteotomie. Abduktionsabwinklungen dürfen aber nur mäßige Grade haben (zur Verhinderung einer Abduktionskontraktur).
Diese Ergebnisse zeigen die Problematik des Eingriffs, zumal das mediale Kopfsegment, das meistens einen verdünnten Knorpelbelag zeigt,

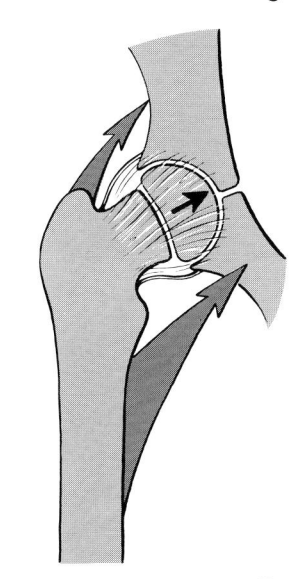

Abb. 35 Skizze zur Erläuterung der Ätiologie der Protrusio acetabuli (s. Text)

durch die Osteotomie erneut in den Belastungsbereich gebracht wird. Es ist also im Erwachsenenalter nicht möglich, durch eine valgisierende Osteotomie das Hüftgelenk zu normalisieren; aber auch andere Methoden vermögen das nicht. Man muß daher folgern, daß die Beseitigung der anatomischen Deformität unmöglich ist und eine optimale Behandlung des Gelenks nicht gelingt. Arthrotische Veränderungen bei der Protrusio acetabuli machen Abwinklungsosteotomien nicht diskutabel. Es bleibt nur *eine* wirkliche Behandlung: die Einbringung einer Totalprothese. Der Pfannengrund ist stark nach medial verlagert. Es wäre nicht günstig, ein Kunstgelenk in dieser pathologischen Medialorientierung einzubringen. Man muß das Kunstgelenk weiter lateral verankern. Angefangen von der Methodik von EICHLER (1975) haben sich gerade in den letzten Jahren eine Reihe von Autoren damit beschäftigt, wie man das zu tiefe Pfannenkavum mit Knochen ausfüllen und damit ein festes Widerlager für das Kunstgelenk schaffen kann. Vornehmlich die Ausfüllung mit einem Teil des resezierten Oberschenkelkopfes und das Einbringen von Knochenbolzen (HARRIS u. Mitarb. 1977, SOTELO-GARZA u. CHARNLEY 1978, MCCOLLUM u. Mitarb. 1980, HEYWOOD 1980, RANAWAT u. Mitarb. 1980, AUGEREAU u. Mitarb. 1980, CROWINSHIELD u. Mitarb. 1983, UDVARHELYI u. Mitarb. 1985) wurden empfohlen.
Diese technischen Details bei der Gelenkplastik haben selbstverständlich auch ihre Bedeutung bei der Behandlung der sekundären Protrusio acetabuli. Die Ergebnisse mit den Kunstgelenken sind gut.

Sekundäre Protrusio acetabuli

Wie schon oben dargelegt, folgt die sekundäre Protrusio acetabuli einer Vorerkrankung und ist daher häufig einseitig. Lokale Hüfterkrankungen wie destruierende Arthritiden, die tuberkulöse Erkrankung der Hüfte u. a. stehen dabei im Vordergrund. Bei den sekundären doppelseitigen Protrusionen sind Allgemeinerkrankungen, z. B. Morbus Paget, die rheumatische Arthritis der Hüftgelenke u. ä., die Ursache. Die einzelnen Fälle von sekundärer Protrusio acetabuli gleichen einander nicht. Es fehlt auch die bei der primären Protrusio acetabuli fast obligatorische Coxa vara. Die Gelenkkörper sind meist entrundet und in ihrer Struktur erheblich verändert.

Der Beginn der Krankheit ist oft präzise anzugeben. Selbstverständlich ist die Häufung beim weiblichen Geschlecht nicht im gleichen Maße wie bei der primären Form vorhanden, und der Beginn der Krankheit kann in jedem Lebensalter liegen.

Die sekundäre Protrusio acetabuli bedarf wegen der oft erheblichen und anhaltenden Beschwerden einer frühzeitigen Behandlung. Hierzu wird nur in Einzelfällen die Arthrodese geeignet sein; in den meisten Fällen wird die Totalprothese des Hüftgelenks in Frage kommen, deren Befestigung an normalem Ort von besonderer Wichtigkeit ist. Die Ausfüllung des Pfannenkavums, die vorher besprochen wurde, hat in diesen Fällen die gleiche Bedeutung.

Spontane pubertäre Hüftsteife

Synonym: Idiopathic Chondrolysis of the Hip

Bei der Besprechung der Epiphysendislokation und der Protrusio acetabuli wurde darauf hingewiesen, daß es im Zusammenhang mit bestimmten Therapieformen, seltener auch im Verlauf der Erkrankung spontan, zu Chondrolysen kommen kann. Das Auftreten der damit zusammenhängenden Hüftsteifen bedeutet immer ein sehr ungünstiges Spätergebnis der behandelten Krankheit.

Das gleiche Krankheitsbild kommt – ohne Zusammenhang mit diesen Hüfterkrankungen der Pubertätszeit – auch *spontan vor*. Unter der Bezeichnung „spontane pubertäre Hüftsteifen" hat IMHÄUSER 1952 erstmals diese Chondrolysen beschrieben. In seinem Material waren vornehmlich Mädchen in der Pubertätszeit betroffen; später beobachtete er auch männliche Patienten. Immer war die Krankheit doppelseitig. Sie äußerte sich röntgenologisch in einer Gelenkspaltverschmälerung und Kalksalzverarmung der Gelenkkörper, klinisch in einer Teilsteife der Gelenke, wobei meist auf einer Seite eine Abduktions-Beuge-Außendreh-Kontraktur beobachtet wurde (Abb. 37).

Im englischen Sprachraum wurde dieses Krankheitsbild erst im Jahre 1971, d. h. 19 Jahre später, von JONES bei südafrikanischen Negerinnen beobachtet. Auch in späteren Beschreibungen von MOULE u. GOLDING (1974) sowie DUNCAN u. Mitarb. (1979) betraf diese Erkrankung zunächst ausschließlich (oder überwiegend) Negerinnen. Als GOLDING 1973 anläßlich des britischen Orthopädenkongresses über 13 aus Jamaika stammenden Mädchen mit spontaner Chondrolyse berichtete (12 davon waren Negerinnen, 1 indianischer Herkunft), wurde in der Diskussion zu diesem Vortrag deutlich, daß es auch in der weißen Bevölkerung entsprechende Beobachtungen gab. LUCAS hatte die Erkrankung bei 2 weißen Mädchen gesehen und WAINWRIGHT, DURBIN, YEOMAN, EYRE-BROOK, STRANGE, SHARRARD u. WOUTERS berichteten über einzelne Fälle (s. bei GOLDING 1973). WENGER u. Mitarb. haben 1975 2 weitere Fälle publiziert. 1979 betonte DUNCAN, daß er in der Literatur nur 20 Fälle dieser „idiopathische Chrondrolyse" genannten Hüfterkrankung gefunden habe. Eine 1983 erschienene Veröffentlichung von BLECK aus den USA umfaßt eigene Erfahrungen mit 9 Patienten (11 Hüften).

Die unterschiedliche Stärke im Befall der beiden Hüftgelenke ist der Grund, warum nur auf einer Seite eine Abduktions-Beuge-Außendreh-Kontraktur beobachtet wird. Diese Form der Hüftkontraktur wurde in der gleichen Weise von MAU (1962), GOLDING (1973), DUNCAN u. Mitarb. (1979) u. a. beobachtet. EYRE-BROOK dagegen sah auch Adduktionskontrakturen. MAU (1983) ist der Meinung, daß infolge schmerzreflektorischer Muskelspasmen eine Abduktions-Beuge-Außendreh-Kontraktur in eine Adduktionskontraktur übergehen könne. Je nach der Intensität der Erkrankung kann eine Kontraktur auch fehlen; nie dagegen vermissen wir die Bewegungsbehinderung in den erkrankten Hüften.

Nach eigener Erfahrung hat auch die spontane pubertäre Hüftsteife eine Neigung zur Verschlechterung, nicht jedoch zur Heilung. Schwere Bewegungsbehinderungen, die bis zur fibrösen Hüftsteife gehen können, sind bei dem Krankheitsbild der pubertären Hüftsteife möglich.

Wie bei den obengenannten – mit Pubertätserkrankungen in Zusammenhang stehenden – Chondrolysen sind bei den laborchemischen Untersuchungen keine Veränderungen festzustellen. Nur ganz gelegentlich ergaben sich Hinweise auf eine autoimmunologische Krankheit. Es fehlt auch jeder Hinweis auf einen monartikulären jugendlichen Rheumatismus oder eine sonstige entzündliche Erkrankung.

Für die meisten Autoren (auch für den Verfasser) besteht kein Zweifel, daß die pathologischen Veränderungen bei der spontanen pubertären Hüft-

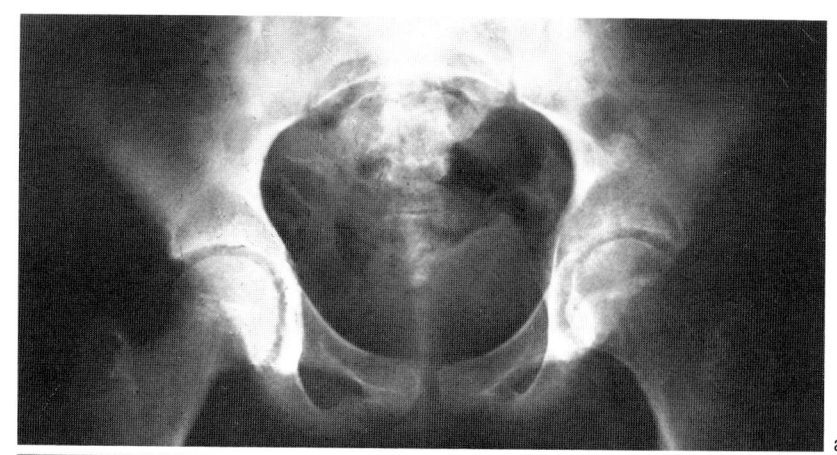

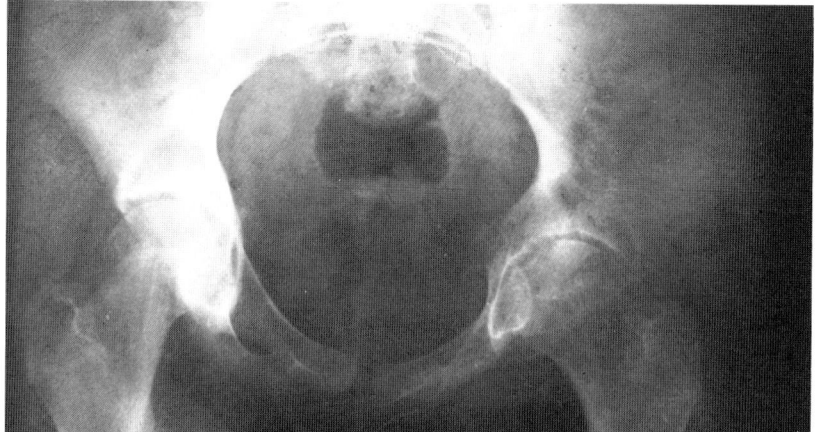

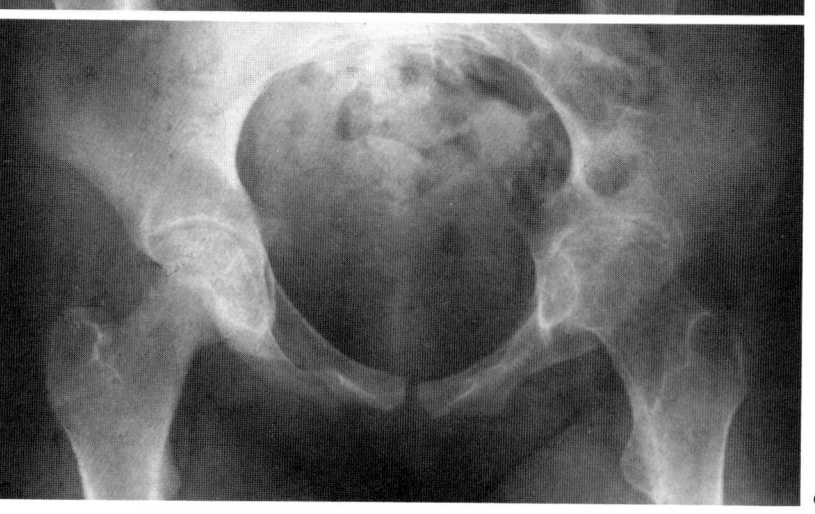

Abb. 36 a–c
Entwicklung einer spontanen pubertären Hüftsteife bei einem Mädchen.
a) Mit 11 Jahren. Deutliche Kalksalzverarmung der Gelenkkörper, diskrete Gelenkspaltverschmälerung.
b) Mit 12 Jahren. Die Gelenkspalten sind weiter verengt; die Atrophie der Gelenkkörper hat zugenommen.
c) Mit 13 Jahren. Der Gelenkspalt ist links fast vernichtet; rechts ist er stark an Höhe reduziert

steife, bei der umfangreiche histologische Untersuchungen durchgeführt wurden, dem gleichen Prozeß entsprechen, den wir bei den Chondrolysen, die im Zusammenhang mit den Pubertätserkrankungen vorgefunden werden, kennen. Hinsichtlich der histologischen Untersuchungen bei der spontanen pubertären Hüftsteife s. DUNCAN u. Mitarb. (1979), WENGER u. Mitarb. (1975), MAU (1983), BLECK (1983) u. a.

Die *Behandlung* wird bei diesen spontanen pubertären Hüftsteifen unterschiedlich durchgeführt. Im englischsprachigen Raum sind besonders Bewegungsübungen, Salicylpräparate und Gehen mit entlastenden Krücken vorgeschlagen worden. Auch physikalische Behandlungen wurden empfohlen, haben aber nach eigener Erfahrung keinen großen Wert. Der Krückengang verzögert eher eine geeignete Behandlung, als daß er

2.158 Erkrankungen mit besonderen Ursachen

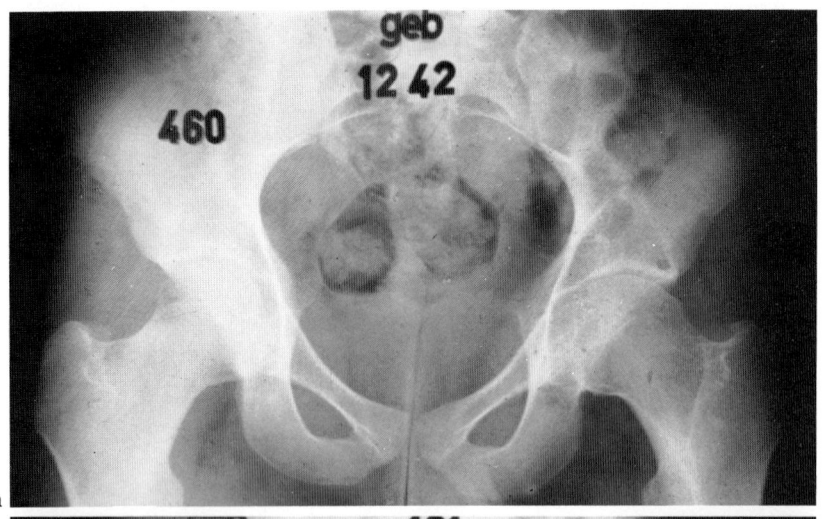

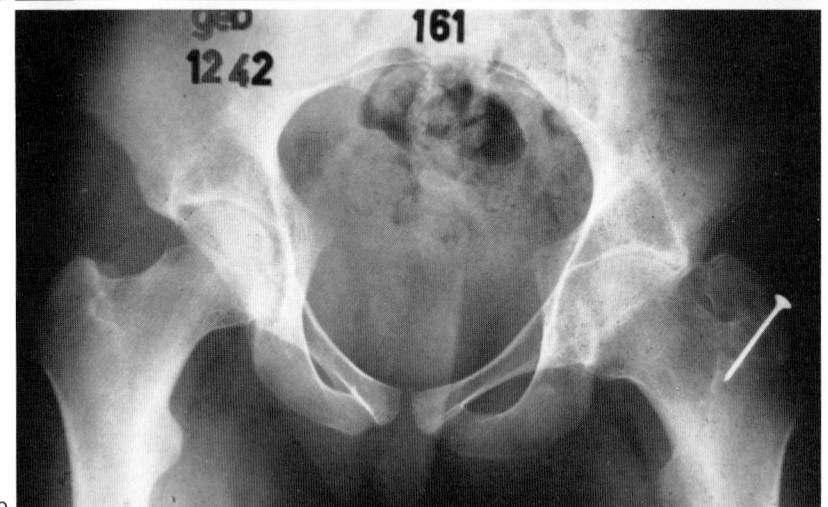

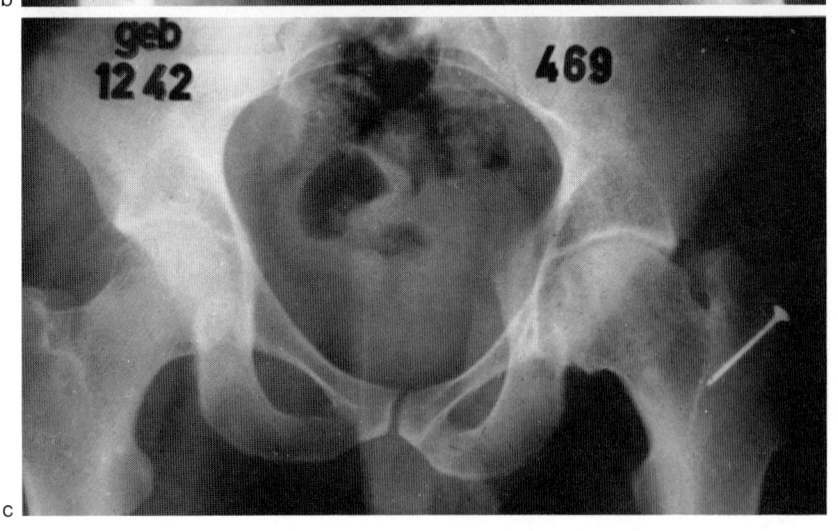

Abb. 37 a–c
Wirkung der muskelentspannenden Operation
a) Im Alter von 18 Jahren: deutliche Gelenkspaltverschmälerung links.
b) Zustand nach Durchtrennung des M. iliopsoas und Höhersetzen des Trochanter major wegen einer Beuge-Abduktions-Außendrehkontraktur.
c) 8 Jahre nach dem Eingriff hat sich an der operierten linken Hüfte der Gelenkspalt weitgehend wieder erholt

ein wirksames Therapeutikum darstellt. Eine Dauerwirkung ist auch von Medikamenten bei diesem nichtentzündlichen Prozeß nicht zu erwarten.
Den Weg einer operativen Therapie sind viele Autoren gegangen; entweder, um die Kontrakturen zu beseitigen, oder um zu einer Entlastung des Hüftgelenks beizutragen. Zur Kontrakturbeseitigung sind in vereinzelten Fällen Osteotomien durchgeführt worden.

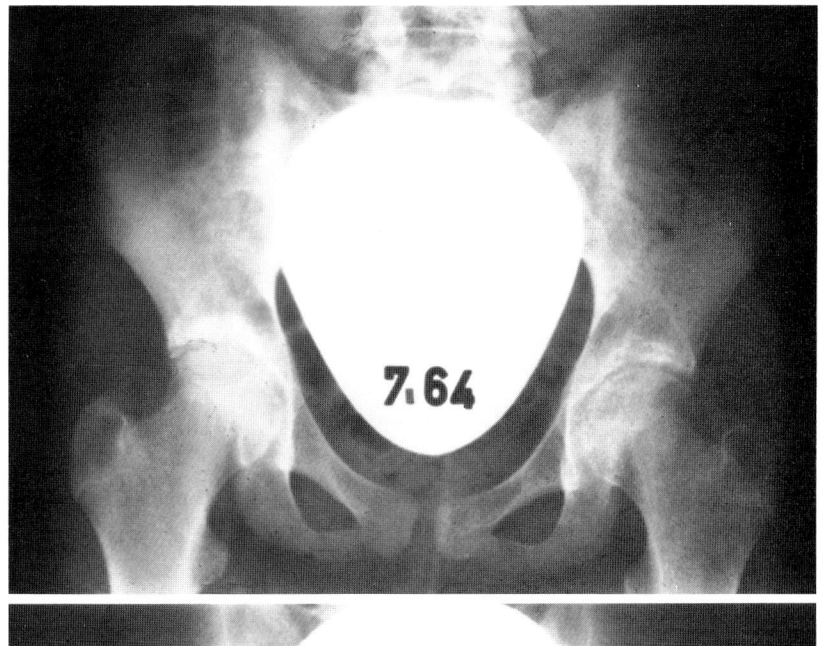

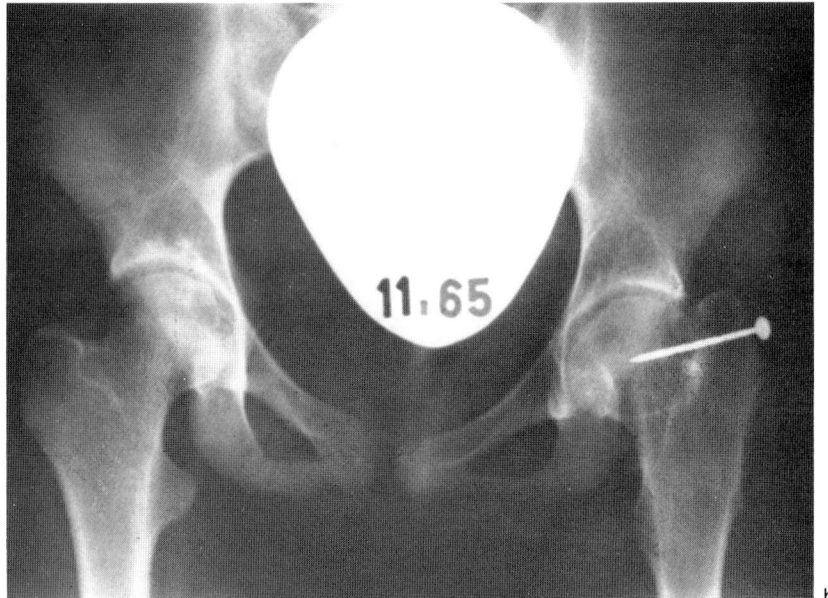

Abb. 38 a u. b
a) Pubertätssteife, links stärker als rechts.
b) reichlich 1 Jahr später zeigt sich nach Muskelentspannungsoperation links die Wiedererholung des Gelenkspaltes

IMHÄUSER hat 1976 empfohlen – gestützt auf 12 Langzeitbeobachtungen von spontanen pubertären Hüftsteifen –, den Preßdruck zwischen Oberschenkelkopf und Hüftpfanne durch eine der Kontraktur entsprechende muskuläre Entspannungsoperation herabzusetzen. Die guten Ergebnisse wurden mit der Demonstration von Röntgenbildern belegt (Abb. 37 u. 38). Es kam nach Weichteiloperationen bei Hüftbeuge-Abduktions-Außendreh-Kontraktur, die wir in 7 der 12 genannten Fälle anwendeten, röntgenologisch zu einer erstaunlichen Erholung des Gelenkspaltes, zu einem Rückgang der Kalksalzverarmung und klinisch zu einer entscheidenden Verbesserung der Beweglichkeit. Bei Spätuntersuchungen (½–14 Jahre nach der muskulären Entspannungsoperation) zeigten 6 Hüften ein sehr günstiges Resultat. Bei dem 7. Fall war bei der Nachuntersuchung das Hüftgelenk klinisch versteift, obgleich sich röntgenologisch der Hüftgelenkspalt erweitert hatte (!).
Bei den konservativ behandelten Hüften (5 Patienten) kam es in *keinem* Fall zu einer Verbreiterung des Gelenkspaltes im Röntgenbild und bei der klinischen Nachuntersuchung auch nicht zu einer Bewegungssteigerung im Hüftgelenk. Erstaunlich war bei den Nachuntersuchungen festzustellen, daß die geringer betroffene Seite sich ohne Behandlung klinisch besserte, der röntgenologische Befund jedoch unverändert blieb. Es blieb also ein präarthrotischer Zustand.
Nach Ansicht des Autors ist die der Kontraktur

entsprechende Muskelentspannungsoperation als kleiner Eingriff der Osteotomie vorzuziehen. Auch BLECK (1983) hat zweimal eine Iliopsoastenotomie gemacht, einmal eine Iliopsoasverlängerung. In einem Fall von Adduktionskontraktur hat er die Adduktoren tenotomiert und einmal beim Vorliegen einer Beugekontraktur die Hüftgelenkkapsel an der Ventralseite erfolgreich durchtrennt.

Die Frage einer grundsätzlichen Beeinflussung der an Chondrolyse erkrankten Hüften ohne Kontrakturbildung ist schwer zu beantworten. Da gewöhnlich jedoch die Art der Bewegungsbehinderung auf die Art der Kontraktur schließen läßt, ergibt sich mehr oder weniger die Möglichkeit der Einwirkung auf diese Hüften. Denn das Abwarten allein verhindert nicht das Auftreten der präarthrotischen Zustände, die eine Arthrosis deformans im mittleren Lebensalter bedingen. Auf der anderen Seite sollte man nur in ganz seltenen Fällen arthroplastische Operationen durchführen, denn es handelt sich immer um junge Patienten, die noch vor ihrer Berufsausbildung stehen. Auf der anderen Seite ist ein Verzicht auf Gelenkbeweglichkeit (etwa im Sinne der Versteifung der Hüfte durch prolongierte Gipsbehandlung oder Arthrodese) nicht angezeigt, weil die zweite Hüfte stets miterkrankt ist und die gleichen Störungen – wenn auch manchmal geringer ausgeprägt – aufweist. Es kann auch nicht abgeschätzt werden, ob und in welchem Alter ggf. bei residuellen Steifen Arthroplastiken notwendig sind. DUNCAN u. Mitarb. (1979) haben in einem Fall eine Cup-Plastik und in einem anderen Fall eine Exzisionsarthroplastik bereits frühzeitig durchgeführt. Das sollte u. E. nach Möglichkeit vermieden werden.

Das Krankheitsbild der spontanen pubertären Hüftsteife ist nun seit 1952 bekannt. Immer ist die Anamnese leer; niemals finden sich erkennbare Ursachen für die unerwartet eintretende Hüftsteife, die durch charakteristische klinische und röntgenologische Befunde sowie das typische Lebensalter gekennzeichnet ist. Die diagnostische Probeexzision aus dem Gelenk brauchen wir heute nicht mehr durchzuführen, weil das histologische Ergebnis nicht weiterhilft. Auch Arthrographien sind entbehrlich. Sie haben in der Vergangenheit keine diagnostischen Erkenntnisse gebracht. Selbstverständlich sind die Labordaten in jedem Fall exakt zu prüfen, nicht nur, was die Blutsenkung angeht, sondern auch, was das Blutbild und die Serumreaktionen betrifft.

Zur Festlegung der Diagnose braucht man also nicht viel Zeit und kann relativ früh die Behandlung des Hüftgelenks durch muskuläre Entspannung einleiten. Man muß sich darüber im klaren sein, daß das Krankheitsbild nicht in einigen Wochen oder Monaten abläuft, sondern in etwa 1–1½ Jahren.

Daß das Krankheitsbild letztlich auf einer Druckwirkung beruht, zeigt nicht nur der günstige Einfluß der druckreduzierenden Weichteiloperationen, sondern auch die Tatsache, daß sich bei den meisten Fällen von Pubertätssteifen auch ein sehr dünner Pfannenboden und eine leichte Medialisierung des Hüftgelenks im Röntgenbild finden. Die Druckwirkung kann bei der sonst leeren Anamnese nur durch ein schnelles Wachstum des Schenkelhalses erklärt werden, wobei auf die Ausführung zur Ätiologie der Epiphysendislokationen und der Protrusio acetabuli verwiesen sei.

Literatur

Epiphysendislokation

Aadalen, R. J., D. S. Weiner, W. Hoyt, Ch. W. Herndon: Acute slipped capital femoral epiphysis. J. Bone Jt Surg. 56 A (1974) 1473

Andren, L., K. E. Borgström: Seasonal variation of epiphyseolysis of the hip and possibility of a causal factor. Acta orthop. scand. 28 (1958) 22

Arcq, M.: Epiphysenlockerung des Hüftgelenks und Praearthrose. Z. Orthop. 118 (1980) 882

Barmada, R., R. F. Bruch, J. S. Gimbel, R. D. Ray: Base of the neck extracapsular osteotomy for correction of deformity in slipped capital femoral epiphysis. Clin. Orthop. 132 (1978) 98

Billing, L., E. Severin: Slipping Epiphysis of the Hip. Acta radiol. (Stockh.), Suppl. 174, 1959

Bobechko, W. P.: Diskussion zu Osterberg u. Martin 1971

Bonjour, C.: Offene Reposition bei Epiphyseolysis capitis femoris acuta. Z. Orthop. 110 (1972) 305

Bopp, H. M., F. Chicote: Osteoplastische Periosttransformation nach „Imhäuser-Osteotomie". Z. Orthop. 109 (1971) 923

Carlioz, H., J. G. Pous, J. C. Rey: Les épiphyseolyses fémorales supérieures. Rev. Chir. orthop. 54 (1968) 387

Chapman, J. A., D. P. Deakin, J. H. Green: Slipped upper femoral epiphysis after radiotherapy. J. Bone Jt Surg 62 B (1980) 337

Cruess, R. L.: The pathology of acute necrosis of cartilage in slipping of the capital femoral epiphysis. J. Bone Jt Surg. 45 A (1963) 1013

Dagher, F., G. Morel, P. Cartier: La coxite laminaire. Rev. Chir. orthop. 62 (1976) 805

Daubenspeck, K.: Zur Therapie der Coxa vara adolescentium. Z. Orthop. 82 (1952) 339

Debrunner, A. M.: Prophylaktische Spickung der „gesunden" Seite bei Epiphyseolysis capitis femoris. Arch. orthop. Unfall-Chir. 57 (1965) 243

Drehmann, F.: Das Drehmannsche Zeichen. Z. Orthop. 118 (1979) 333

Engelhardt, P.: Therapie der beginnenden juvenilen Hüftkopflösung unter Berücksichtigung des Schenkelhalswachstums. Z. Orthop. 117 (1979) 795

Engelhardt, P.: Juvenile Hüftkopflösung und Koxarthrose. Bücherei des Orthopäden, Bd. 39. Enke, Stuttgart 1984

Exner, G.: Zur operativen Behandlung der Epiphyseolysis capitis femoris durch intraartikuläre Keilosteotomie aus dem Schenkelhals. Verh. dtsch. orthop. Ges. 49 (1962) 279

Fahey, J. J., E. T. O'Brien: Acute slipped capital femoral epiphysis: Review of the literature and report of ten cases. J. Bone Jt Surg. 47 A (1965) 1105

Fairbank, T. J.: Diskussion zu Osterberg u. Martin 1971

Fidler, M. W., C. G. D. Brook: Slipped upper femoral epiphysis following treatment with human growth hormone. J. Bone Jt Surg. 56 A (1974) 1719

Fleißner, H.: Zur Epiphyseolysis capitis femoris. Verh. dtsch. orthop. Ges. 49 (1962) 266

Fürmaier, A.: Behandlungsergebnisse der Coxa vara epiphysarea. Z. Orthop. 78 (1949) 462
Gage, J.R., A.B. Sundberg, D.R. Nolan, R.G. Sleten, R.B. Winter: Complications after cuneiform osteotomy for moderately or severely slipped capital femoral epiphysis. J. Bone Jt Surg. 60 A (1978) 157
Galli, H.: Zur operativen Behandlung der Coxa vara epiphysarea. Verh. dtsch. orthop. Ges. 49 (1962) 286
Gekeler, J.: Die Hüftkopfepiphysenlösung. Radiometrie und Korrekturplanung. Bücherei des Orthopäden, Bd. 19. Enke, Stuttgart 1977
Gekeler, J., W. Kneer: Intraartikuläre Korrektureingriffe bei jugendlicher Hüftkopfepiphysenlösung. Z. Orthop. 122 (1984) 142
Gidwani, G.: Verzögerte Menarche. Klin. J. 1 (1984) 8
Giuliani, K.: Erfahrungen bei der Kopfkappenlösung mit der Dauerextension im Zinkleimgipsverband. Verh. dtsch. orthop. Ges. 49 (1962) 276
Griffith, M.: Slipping of the capital femoral epiphysis. Ann. Coll. Surg. 58 (1976) 34
Hahn, P., G. Bittner: Diagnostische und therapeutische Probleme der Gleithüfte (Epiphysenlösung). Diss., Gießen 1978
Hall, J.E.: The results of treatment of slipped femoral epiphysis. J. Bone Jt Surg. 39 B (1959) 659
Hauge, M.F.: Wedge osteotomy in slipped femoral epiphysis. Acta orthop. scand. 28 (1959) 51
Helbing: zit. nach B. Howorth 1963
Hellinger, J., H. Hornuf: Erfahrungen mit der Imhäuser-Osteotomie bei der Epiphyseolysis capitis femoris. Orthop. Prax. 19 (1983) 155
Herndon, C.H., C.H. Heyman, D.M. Bell: Treatment of slipped capital femoral epiphysis by epiphyseodesis and osteoplasty of the femoral neck. J. Bone Jt Surg. 45 A (1963) 999
Heyman, C.H., C.H. Herndon, J.M. Strong: Slipped femoral epiphysis with severe displacement. J. Bone Jt Surg. 39 A (1957) 293
Hipp, E.: Gefäßversorgung des Hüftkopfes. Verh. dtsch. orthop. Ges. 49 (1962) 290
Howorth, B.: Slipping of the capital femoral epiphysis. J. Bone Jt Surg 45 A (1963) 1776
Howorth, B.: In: Clinical Orthopaedics, Nr. 48. Lippincott, Philadelphia 1966
Hutchins, W.C., J.E. Bateman, J.C.H. Simmons: Slipped proximal femoral epiphysis. In: Campbell's Operative Orthopaedics, 5th ed. Mosby, St. Louis 1971
Imhäuser, G.: Zur Pathogenese und Therapie der jugendlichen Hüftkopflösung. Z. Orthop. 88 (1956) 3
Imhäuser, G.: Zur Frage der operativen und konservativen Behandlung der jugendlichen Hüftkopflösung (Bemerkung zu der gleichnamigen Arbeit von E. Schwenkert). Z. Orthop. 89 (1957) 547
Imhäuser, G.: Die jugendliche Hüftkopflösung bei steilem Schenkelhals. Z. Orthop. 91 (1959) 403
Imhäuser, G.: Über das Wesen der Epiphysendislokation am koxalen Femurende und die operative Spätbehandlung. Wiederherstellungschirurgie und Traumatologie, Bd. V. Karger, Basel 1960
Imhäuser, G.: Zur Frühbehandlung der jugendlichen Hüftkopflösung. Z. Orthop. 92 (1960) 341
Imhäuser, G.: Therapie der Epiphysenlösung unter Zugrundelegung ihrer Pathogenese. Verh. dtsch. orthop. Ges. 49 (1962) 241
Imhäuser, G.: Über Dislokationen der proximalen Femurepiphyse durch Schädigung der Wachstumszone. Z. Orthop. 96 (1962) 265
Imhäuser, G.: Die Imhäuser-Osteotomie bei floridem Gleitprozeß. Z. Orthop. 102 (1966) 327
Imhäuser, G.: Three-dimensional correction osteotomy in severe epiphyseal dislocation. X. SICOT-Kongreß, Paris, Les Publications. Acta med. belg. (1967) 532
Imhäuser, G.: Frühdiagnose und Frühbehandlung der jugendlichen Hüftkopflösung. Therapiewoche 19, 17 (1969) 810
Imhäuser, G.: Zur schweren Dislokationen bei der jugendlichen Hüftkopflösung. Z. Orthop. 108 (1970) 21
Imhäuser, G.: Late results of three-dimensional osteotomy through the intertrochanteric region in severe slipped epiphysis. Kongr. Amer. Acad. Orthop. Surg., San Francisco 1974
Imhäuser, G.: Die Pubertät als Krisenzeit des Hüftgelenks. Z. Orthop. 112 (1974) 577
Imhäuser, G.: Begutachtung spontaner und zweifelhafter Verletzungen: Hüftkopflösung der Jugendlichen. Bericht über die unfallmed. Tagung in Bayreuth 1975
Imhäuser, G.: Spätergebnisse der sogenannten Imhäuser-Osteotomie bei der Epiphysenlösung. Zugleich ein Beitrag zum Problem der Hüftarthrose. Z. Orthop. 115 (1977) 716
Imhäuser, G.: Das Schicksal der Hüftkopfnekrosen bei der jugendlichen Hüftkopflösung. Z. Orthop. 117 (1979) 713
Ingram, A.J., M.S. Clarke, C.S. Clark, W.R. Marshall: Chondrolysis complicating slipped capital epiphysis. Clin. Orthop. 165 (1982) 99
Jerre, T.: A study of slipped upper femoral epiphysis with special reference to late functional and roentgenological results and or value of closed reduction. Acta orthop. scand., Suppl. 6, 1950
Judet, J., R. Judet, J. Guignard: Coxa-vara des adolescents. Rev. Chir. orthop. 47 (1961) 138
Kalitzas, J., A. Braunsfurth: Soll die Imhäuser-Osteotomie sofort oder erst nach Fixation und Abheilung der Epiphyseolysis capitis femoris vorgenommen werden? Z. Orthop. 115 (1977) 848
Karbowski, A., A. Roessner, H.H. Matthiaß: Histologische, histochemische und ultrastrukturelle Untersuchungen bei der Epiphyseolysis capitis femoris. Z. Orthop. 123 (1985) 732
Klein, A., R.J. Joplin, A.J. Reidy, J. Hanelin: Management of the contralateral hip in slipped capital femoral epiphysis. J. Bone Jt Surg. 35 A (1953) 81
Kramer, W.G., W. Craig, S. Noel: Compensating osteotomy at the base of the femoral neck for slipped capital femoral epiphysis. J. Bone Jt Surg 58 A (1967) 796
Lacroix, P.: L'epiphysiolyse de la hanche. Masson, Paris 1963
Lacroix, P., J. Verbrugge: Slipping of the upper femoral epiphysis. J. Bone Jt Surg. 33 A (1951) 371
Lance, D., A. Carlioz, R. Seringe, M. Postel, M.J. Lacombe, R. Abelanet: La chondrolyse ou coxite laminaire juvénile après epiphysiolyse fémorale. Rev. Chir. orthop. 67 (1981) 437
Legal, H., R. Luther: Beitrag zur Epiphyseolysis capitis femoris im Erwachsenenalter. Z. Orthop. 112 (1974) 1309
Leger, W.: Die Valgus- und Varusdeformitäten der Hüfte. In Hohmann, G., M. Hackenbroch, K. Lindemann: Handbuch der Orthopädie, Bd. IV/1. Thieme, Stuttgart 1961; 2. Aufl.: Witt, A.N. u. Mitarb.: Orthopädie in Praxis und Klinik, 1980–1986
Leger, W.: Zur Kopf- und Knorpelnekrose bei der Epiphyseolysis capitis femoris. Z. Orthop. 98 (1964) 155
Lindström, N.: Surgical treatment of epiphyseolysis capitis femoris. Acta orthop. scand. 28 (1959) 131
McEwen, G.D., P.L. Ramsey: The hip. In Lovell, W.W., R.B. Winter: Pediatric Orthopaedics. Lippincott, Philadelphia 1978
Matthiaß, H.H.: Reifung und Entwicklung in ihren Beziehungen zu Leistungsstörungen des Haltungs- und Bewegungsapparates. In Hohmann, G., M. Hackenbroch, K. Lindemann: Handbuch der Orthopädie, Bd. I. Thieme, Stuttgart 1957; 2. Aufl.: Witt, A.N. u. Mitarb.: Orthopädie in Praxis und Klinik, 1980–1986
Maurer, R.C., I.J. Larsen: Acute necrosis of cartilage in slipped capital epiphysis. J. Bone Jt Surg. 52 A (1970) 39
Meznik, F.: Zur Behandlung der jugendlichen Hüftkopflösung. Z. Orthop. 95 (1962) 170
Möhler, W., A. Rütt: Die hormonelle Behandlung des hypophysären Minderwuchses, eine Ursache des Epiphysenabrutsches? Z. Orthop. 119 (1981) 89

Morscher, E.: Zur Pathogenese der Epiphyseolysis capitis femoris. Arch orthop. Unfall-Chir. 53 (1961) 331
Morscher, E.: Resultate der subkapitalen Keilosteotomie bei Epiphyseolysis capitis femoris. Verh. dtsch. orthop. Ges. 49 (1962) 256
Morscher, E.: Diskussion. Verh. dtsch. orthop. Ges. 49 (1962) 291
Morscher, E.: Die operative Therapie der Epiphyseolysis capitis femoris. Docum. Geigy, Acta rheum. 21 (1964) 101
Morscher, E., A. Staubli, St. Meyer, A. Imhoff: 10-Jahres-Kontrollen nach Epiphysenlösungen. Orthopäde 8 (1979) 60
Müller, E.: Zit. nach Howorth 1963
Müller, M. E.: Zur operativen Behandlung der Epiphysenlösung. Verh. dtsch. orthop. Ges. 49 (1962) 285
Müller, M. E.: Die Epiphysenlösung am Schenkelkopf. Ther. Umsch. 19 (1962) 441
Münzenberg, K. J.: Eine spezielle Technik der subkapitalen Osteotomie bei Hüftkopfepiphysenlösung. Z. Orthop. 110 (1972) 967
Münzenberg, K. J.: Technische Fehler bei der subkapitalen Keilosteotomie zur Behandlung der Hüftepiphysenlösung. Z. Orthop. 113 (1975) 779
Nicod, L.: Die Behandlung der Epiphyseolysis lenta durch eine subkapitale Osteotomie. Verh. dtsch. orthop. Ges. 49 (1962) 281
Olles, P., J. Weyrauch, A. Reichelt: Epiphyseolysis capitis femoris – hormonanalytische Untersuchungen. Z. Orthop. 123 (1985) 678
Osterberg, P. H., N. S. Martin: Intracapsular procedures in the treatment of severe slipped upper femoral epiphysis. J. Bone Jt Surg. 53 B (1971) 763
Otte, P.: Der röntgenologische Gelenkspalt im weiteren Verlauf der Epiphysenlösung. Verh. dtsch. orthop. Ges. 49 (1962) 269
Pitzen, P.: Beschleunigung der Heilung von aseptischen Knochennekrosen im koxalen Femurende durch Nagelung. Z. Orthop. 81 (1951) 7
Pitzen, H.: Coxa vara epiphysarea: Epiphyseolyse in der Früh- und Spätbehandlung. Wiederherstellungschir. u. Traum. 5 (1960) 243
Poland, J.: zit. nach C. H. Heyman u. Mitarb. 1957
Ponseti, I. V., R. McClintock: The pathology of slipping of the upper femoral epiphysis. J. Bone Jt Surg. 38 A (1956) 71
Pouzet, F., A. Meyrieux: Les résultats très éloignés de la coxa vara des adolescents. Rev. Chir. orthop. 47 (1961) 156
Puhlvers, E., Ch. Stahl, F. Chicote-Campos: Klinische und radiologische Verlaufskontrollen der Epiphyseolysis capitis femoris. Z. Orthop. 123 (1985) 678
Raimann, A., E. Rojas: El deslizamiento de la epifisis proximal del femur. Tratamiento y resultados. Rev. Ortop. Traum. 15 (1970) 175
Rennie, A. M.: Diskussion zu Osterberg u. Martin 1971
Rennie, W., N. Mitchell: Slipped femoral capital epiphysis occuring during growth hormone therapy. J. Bone Jt Surg. 56 B (1974) 703
Rey, J. C., H. Carlioz: Epiphysiolyses à grand déplacement. Rev. Chir. orthop. 61 (1975) 261
Roullier, R., J. Griffe, G. Crespy: Epiphyseolyse fémoral superieure après fracture basi-cervicale. Rev. Chir. orthop. 57 (1971)65
Rüther, H.: Ursachen und Behandlung der jugendlichen Hüftkopflösung. Enke, Stuttgart 1954
Salenius, P., R. Kivilaakso: Results of treatment of slipped upper femoral epiphisis. Acta orthop. scand., Suppl. 114, 1968
Schlüter, K., E. Peter: Epiphyseolysis capitis femoris bei einem 46jährigen hypophysären Zwerg. Arch. orthop. Unfallchir. 48 (1956) 270
Schneider, P. G.: Fragmentfixierung bei der Imhäuser-Osteotomie der Epiphysenlösung mit modifizierter AO-Platte. Verh. dtsch. orthop. Ges. 54 (1968) 384
Schreiber, A.: Epiphyseolysis capitis femoris. Beitrag zur Frage der Beidseitigkeit – Gleichzeitiges Vorkommen von Wirbelsäulenveränderungen. Z. Orthop. 97 (1963) 4
Schreiber, A., H. R. Schmied: Beitrag zur Kenntnis der Epiphyseolysis capitis femoris. Familiär gehäuftes Vorkommen. Z. Orthop. 104 (1968) 368
Schulitz, K. P., P. Hamacher: Die Epiphyseolyse als praearthrotische Deformität. Z. Orthop. 112 (1974) 134
Schulitz, K. P., P. Hamacher, F. Spier: Beitrag zur Epiphyseolysis capitis femoris. Z. Orthop. 115 (1977) 133
Schulze, W.: Zur Behandlung der Epiphyseolyse. Verh. dtsch. orthop. Ges. 49 (1962) 288
Southwick, W. O.: Osteotomy through the lesser trochanter for slipped capital femoral epiphysis. J. Bone Jt Surg. 49 A (1967) 807
Tachdjian, M. O.: Pediatric Orthopedics, vol. I. Saunders, Philadelphia 1972
Taillard, W.: Hormonelle Grundlagen der Epiphysenlösung. Verh. dtsch. orthop. Ges. 49 (1962) 219
Taillard, W., E. Grasset: La coxite laminaire juvénile. Rev. Chir. orthop. 50 (1964) 159
Thomas, G. Th.: Behandlungsergebnisse der Epiphysenlösung. Diss., Leipzig 1949
Untereiner, J.: Zur Osteotomie bei Coxa vara epiphysarea. Verh. dtsch. orthop. Ges. 49 (1962) 284
Wagner, H.: Histologische Befunde bei der jugendlichen Hüftkopfepiphysenlösung. Verh. dtsch. orthop. Ges. 49 (1962) 261
Waldenström, H.: On necrosis of the joint cartilage by epiphyseolysis capitis femoris. Acta orthop. scand. 67 (1930) 936
Weber, B. G.: Die Imhäuser-Osteotomie bei floridem Gleitprozeß. Z. Orthop. 100 (1965) 312
Whiteside, L. A., P. L. Schoenecker: Combined valgus derotation osteotomy and cervical osteoplasty for severely slipped capital femoral epiphysis. Clin. Orthop. 132 (1978) 88
Whitman, R.: Further observations on injuries of the neck of the femur in early life. Med. Rec. 75 (1909) 1
Wiberg, G.: Kollumosteotomie in fortgeschrittenen Fällen von Epiphyseolysis capitis femoris. Z. Orthop. 95 (1962) 456
Wigand, W.: Ankylose nach jugendlicher Epiphysenlösung der Hüfte. Verh. dtsch. orthop. Ges. 49 (1962) 272
Wilson, P. D.: The treatment of slipping of the upper femoral epiphysis with minimal displacement. J. Bone Jt Surg. 20 (1938) 379
Wilson, P. D., B. Jacob, L. Schecter: Slipped capital femoral epiphysis: An end-result study. J. Bone Jt Surg. 47 A (1965) 1128
van Wyk, J., E. Underwood: Wachstumshormon, Somatomedine und Wachstumsstörungen. Klin. J. 1 (1984) 32

Protrusio acetabuli
Alexander, C.: The aetiology of primary protrusio acetabuli. Brit. J. Radiol. 38 (1965) 567
Augereau, B., M. Postel: Technique de reconstruction du cotyle par autogreffe au cours de l'arthroplastie totale sur protrusion acetabulaire. Rev. Chir. orthop. 66 (1980) 187
Brailsford, J. F.: Radiology of Bones and Joints. Churchill, London 1934
Brentrup, H.: Zur Frage der Protrusio acetabuli. Arch. orthop. Unfall-Chir. 42 (1942) 241
Breus, C., A. Kolisko: Die pathologischen Beckenformen, Bd. II. Deuticke, Leipzig 1900 u. 1912
Cary, A., L. Bernard: Arthrokatadysis of the hip joint. J. Bone Jt Surg. 14 (1932) 687
Crichton, D., C. Curleris: Bilateral protrusion acetabuli (Otto pelvis). J. Obstet. Gynaec. Brit. Cwlth 69 (1962) 47
Crowinshield, R. D., R. A. Brand, D. R. Pedersen: A stress analysis of acetabular reconstruction in protrusio acetabuli. J. Bone Jt Surg. 65 A (1983) 495
D'Arcy, B. M., B. M. Ansell, E. G. L. Bywaters: A family with primary protrusio acetabuli. Amer. rheum. Dis. 37 (1978) 53
Eichler, J.: Ein Vorschlag zur operativen Behandlung der

Protrusio acetabuli. Arch. orthop. Unfall-Chir. 75 (1975) 76

Ewald P.: Hüftpfannenbruch und intrapelvine Vorwölbung des Pfannenbodens. Z. Orthop. 33 (1913) 499

Francis, H. H.: The etiology, development, and the effect upon pregnancy of protrusio acetabuli (Otto pelvis). Surg. Gynaec. Obstet. 109 (1959) 295

Friedenberg, Z. B.: Amer. J. Surg. 85 (1953) 764 (zit. nach C. Alexander 1965)

Fröhlich, M.: Migration intra-pelvienne progressive de la tête femorale et lésion de l'ovaire. Rev. Orthop. 17 (1930) 553

Gickler, H.: Familiäres Vorkommen der Protrusio acetabuli. Beitrag zur Ätiologie. Z. Orthop. 66 (1937) 14

Gilmour, J.: Adolescent deformities of the acetabulum. An investigation into the nature of protrusio acetabuli. Brit. J. Surg. 26 (1938) 670

Harris, W. H., O. Crothers, I. Oh: Total hip replacement and femoral head bone-grafting for severe acetabular deficiency in adults. J. Bone Jt Surg 59 A (1977) 752

Hayd, Fr. W.: Ein Beitrag zur Ätiologie der Protrusio acetabuli. Z. Orthop. 79 (1950) 60

Heywood, A. W. B.: Arthroplasty with a solid bone graft for protrusio acetabuli. J. Bone Jt Surg. 62 B (1980) 332

Hooper, J. C., E. W. Jones: Primary protrusion of the acetabulum. J. Bone Jt Surg. 53 B (1971) 23

Imhäuser, G.: Die intrapelvinen Vorragungen des Hüftpfannenbodens. Habil., Leipzig 1943

Imhäuser, G.: Die Pfannenbodendicke bei der Protrusio acetabuli und der Hüftverrenkung. Z. Orthop. 76 (1947) 251

Imhäuser, G.: Die physiologische intrapelvine Vorragung des Pfannenbodens (Beitrag zur Entwicklung des Hüftgelenks). Z. Orthop. 81 (1950) 161

Imhäuser, G.: Die intrapelvinen Vorragungen des Hüftpfannenbodens im Erwachsenenalter unter besonderer Berücksichtigung der Protrusio acetabuli. Z. Orthop. 81 (1950) 311

Imhäuser, G.: Zur Versteifung führende Hüfterkrankungen in der Pubertät. Verh. dtsch. orthop. Ges. 40 (1952) 268

Imhäuser, G.: Die intrapelvinen Vorragungen des Hüftpfannenbodens. In Hohmann, G., M. Hackenbroch, K. Lindemann: Handbuch der Orthopädie, Bd. II. Thieme, Stuttgart 1958 (hier auch weitere Literatur); 2. Aufl.: Witt, A. N. u. Mitarb.: Orthopädie in Praxis und Klinik, 1980-1986

Imhäuser, G.: Die Pubertät als Krisenzeit des Hüftgelenks. Z. Orthop. 112 (1974) 577

Jacqueline, F., L. Canet, J. Arlet: Rhumatologie (1955) 85

Köhler, A.: Grenzen des Normalen und Anfänge des Pathologischen im Röntgenbild. Thieme, Leipzig 1943

Langlais, F., J. L. Roure, P. Maquet: Valgus osteotomy in severe osteoarthritis of the hip. J. Bone Jt Surg. 61 B (1979) 424

Lindemann, K.: Familiäre Beobachtungen von Protrusio acetabuli. Verh. dtsch. orthop. Ges. 44 (1955) 426

McCollum, D. E., J. A. Nunley, J. H. Harrelson: Bone-grafting in total hip replacement for acetabular protrusion. J. Bone Jt Surg. 62 A (1980) 1065

McDonald, D.: Primary protrusio acetabuli. J. Bone Jt Surg. 53 B (1971) 30

Maquet, P.: Coxarthrose protrusive: bases mécaniques et résultats du traitement chirurgical. In: Orthopaedic Surgery and Traumatology. Excerpta medica, Amsterdam 1973

Mau, H.: Chondrolyse-Protrusion-Pubertätssteife. Z. Orthop. 121 (1983) 160

Morton, D. G., C. T. Hayden: A comparative study of male and female pelvis in children with consideration of the etiology of pelvic conformation. Amer. J. Obstet. Gynec. 41 (1941) 485

Otte, P.: Zur Pfannenentwicklung des Hüftgelenks. Verh. dtsch. orthop. Ges. 56 (1970) 63

Otto, A. W.: zit. nach Breus, C., A. Kolisko 1900

Overgaard: zit. nach C. Alexander 1965

Pauwels, F.: Atlas zur Biomechanik der gesunden und kranken Hüfte. Springer, Berlin 1973

Peić, St.: Die Köhlersche Tränenfigur und ihre Bedeutung in der Röntgendiagnostik. Fortschr. Röntgenstr. 114 (1971) 305

Ranawat, Ch. S., L. D. Dorr, A. E. Inglis: Total Hip Arthroplasty in Protrusio Acetabuli of Rheumatoid Arthritis. J. Bone Jt Surg. 62 A (1980) 1059

Rechtman: zit. nach C. Alexander 1965

Saupe: zit. nach H. Brentrup 1942

Schaap, C.: Protrusio acetabuli (Otto Chrobaksches Becken). Z. Orthop. 61 (1934) 442

Sotelo-Garza, A., J. Charnley: The results of Charnley arthroplasty of the hip performed for protrusio acetabuli. Clin. Orthop. 132 (1978) 12

Udvarhelyi, I., T. Riskó, J. Lakatos, J. Szengellér: Pfannenbodenplastik wegen Protrusio acetabuli bei Totalprothesen des Hüftgelenks. Z. Orthop. 123 (1985) 973

Verrall, P. J.: An unusual bilateral condition of the acetabula arthrokatadysis. J. Bone Jt Surg. 11 (1929) 39

Wiberg, G.: Studies on dysplastic acetabula and congenital subluxation of the hip joint. Acta chir. scand., Suppl. 58, 1939

Spontane pubertäre Hüftsteife

Bleck, E. E.: Idiopathic chondrolysis of the hip. J. Bone Jt Surg. 65 A (1983) 1266

Duncan, J., R. J. Nasca, J. Schrantz: Idiopathic chondrolysis of the hip. J. Bone Jt Surg. 61 A (1979) 1024

Golding, J. S. R.: Chondrolysis of the hip. (Incl. Diskussion: Eyre-Brook, Durbin, Lucas, Sharrard, Strange, Wainwright, Wouters, Yeoman.) J. Bone Jt Surg. 55 B (1973) 214

Heppenstall, R. B., J. P. Marvel jr., S. M. K. Chung, C. T. Brighton: Chondrolysis of the hip. Clin. Orthop. 103 (1974) 136

Imhäuser, G.: Zur Versteifung führende Hüfterkrankungen in der Pubertät. Verh. dtsch. orthop. Ges. 40 (1952) 268

Imhäuser, G.: Die Pubertät als Krisenzeit des Hüftgelenkes. Verh. dtsch. Ges. Orthop. u. Traum. Z. Orthop. 112 (1974) 577

Imhäuser, G.: Die spontane pubertäre Hüftsteife. Z. Orthop. 114 (1976) 61

Jaster, D.: Beitrag zur mit Pubertätshüftsteifen einhergehenden idiopathischen Protrusio acetabuli. Z. Orthop. 99 (1964) 336

Jones, B. S.: Adolescent chondrolysis of the hip joint. S. Afr. med. J. 45 (1971) 196

Mau, H.: Zur Histologie, Pathogenese und Therapie der idiopathischen Protrusio acetabuli mit Pubertätshüftsteife. Z. Orthop. 95 (1962) 289

Mau, H.: Chondrolyse-Protrusion-Pubertätssteife. Z. Orthop. 121 (1983) 160

Moule, N. J., J. S. R. Golding: Idiopathic chondrolysis of the hip. Clin. Radiol. 25 (1974) 247

Sivanantham, M., M. K. Kutty: Idiopathic chondrolysis of the hip. Aust. N. Z. J. Surg. 47 (1977) 229

Wenger, D. R., R. M. Mickelson, I. V. Ponseti: Idiopathic chondrolysis of the hip. J. Bone Jt Surg. 57 A (1975) 268

3 Dysmelie*

Von D. SCHÖLLNER und L. RUFFING

Untere Extremitäten

Charakteristische Fehlbildungen

Die Fehlbildungsachse umfaßt an den unteren Extremitäten den Großzehenbereich, die Tibia und das Femur.

Fehlbildungen im Großzehenbereich

Die leichteste Form der Fehlbildung ist die nur selten vorkommende Hypoplasie der Großzehe; auch Aplasien sind nur gelegentlich zu beobachten. Häufiger finden sich dagegen präaxiale, also die Großzehenseite betreffende, Polydaktylien (Abb. 1). Es wurde eine Zehenzahl von maximal acht beobachtet. Bei geringgradigen Hypoplasien der Großzehe sind gelegentlich Synostosen im medialen Fußwurzelbereich nachzuweisen (Abb. 2). Eine Triphalangie der Großzehe konnte in unserem Krankengut nicht beobachtet werden.

Fehlbildungen der Tibia

Die Reduktionsformen der Tibia sind die Hypoplasie, die partielle Aplasie und die Aplasie. Die Tibiahypoplasie ist in der Regel nur mit minimalen Verkürzungen verbunden; die Fußstellung ist in diesen Fällen immer regelrecht. Die partielle Tibiaaplasie beginnt distal (Abb. 3) und schreitet mit zunehmendem Schweregrad der Schädigung nach proximal bis zur Tibiaaplasie (Abb. 4) fort. Mit den verschiedenen Aplasieformen der Tibia sind stets sekundäre Formveränderungen der Fibula verbunden. Sie ist verschmächtigt oder verdickt und zeigt bei der partiellen Tibiaaplasie in der Regel eine tibiakonkave Verbiegung. Synostosen zwischen Tibia und Fibula konnten bisher nicht beobachtet werden. Das Fibulaköpfchen ist stets nach proximal luxiert (BLAUTH 1964), der Bandapparat im Kniegelenk regelmäßig gelockert (BLAUTH u. WILLERT 1963). – Der Rückfuß steht in Varusstellung, die mit einer Adduktion des Vorfußes und einer starken Supination kombiniert ist. Auch bei schweren Schäden

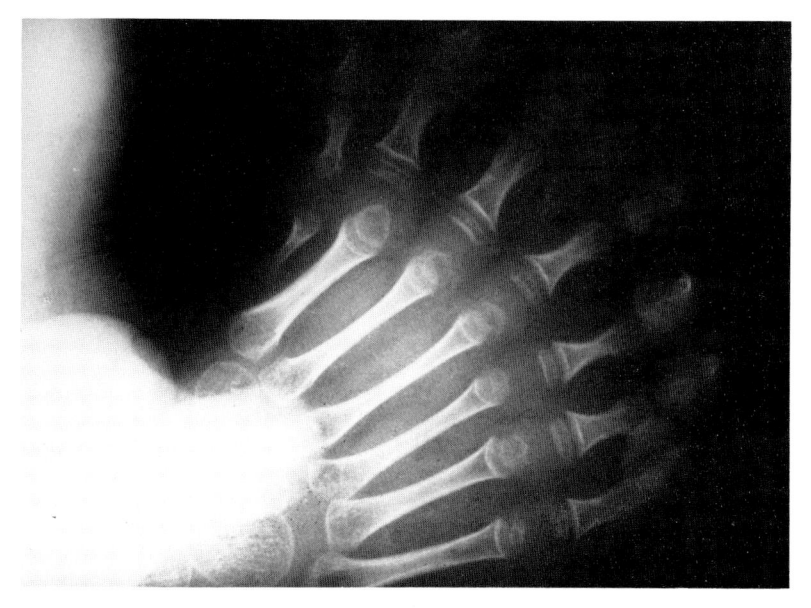

Abb. 1 Präaxiale Polydaktylie, 3,10 Jahre, weibl.

---
* Einleitung vgl. Bd. III/1, obere Extremitäten vgl. Bd. VI/1

3.2 Dysmelie

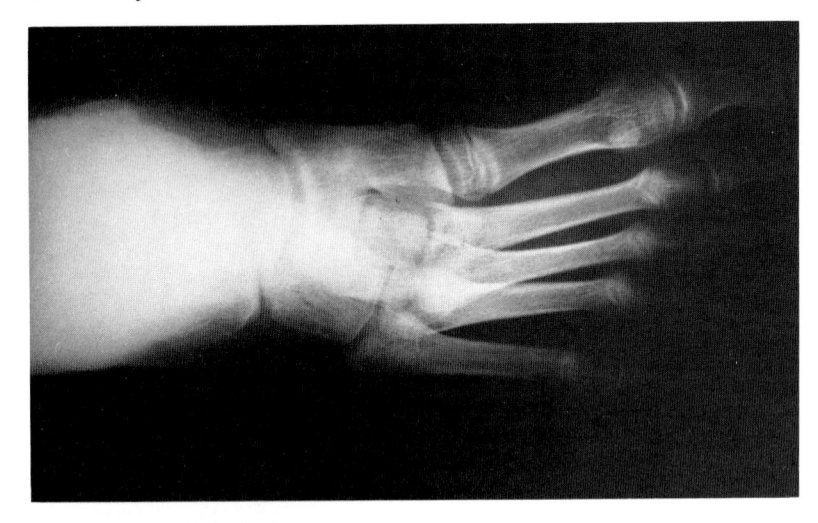

Abb. 2 Fußwurzelsynostose, 14,5 Jahre, männl.

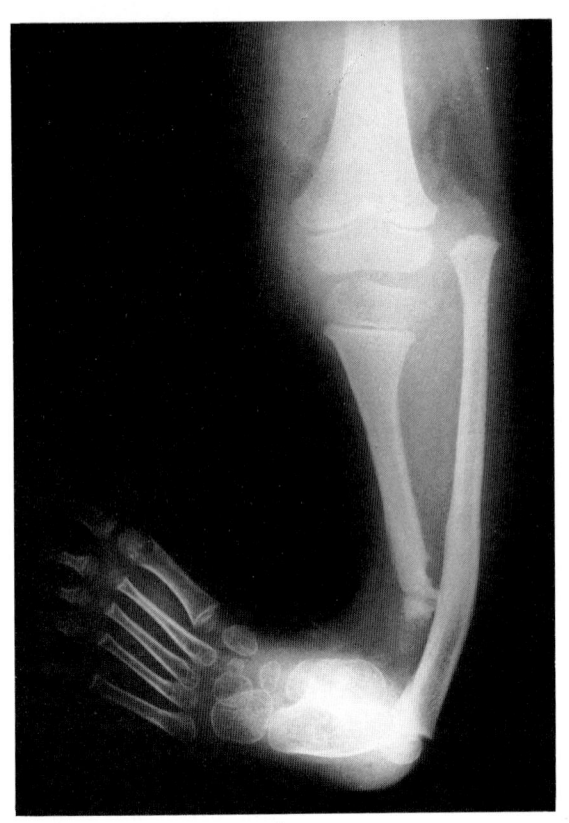

Abb. 3 Partielle Tibiaaplasie, 4,9 Jahre, weibl.

der Tibia ist eine Zehenfehlbildung nicht obligat. Die Fehlbildungen im Großzehenbereich und des Unterschenkels werden als distale Form der Ektromelie zusammengefaßt.

Fehlbildungen des Femurs

Bei den Schädigungen des Femurs sind folgende Formen zu unterscheiden: die Hypoplasie, die Dysplasie, die partielle Aplasie und die Aplasie. Die Femurhypoplasie ist in der Regel nicht mit einer stärkeren Verkürzung verbunden. Die Dysplasie des Femurs imponiert vorwiegend als Femur varum, wobei die Varusverbiegung im Bereich der oberen Hälfte des Femurschaftes lokalisiert ist (Abb. 5). Das Femur varum ist bei einem Teil der Fälle mit einer Coxa vara kombiniert. Klinisch ist dabei der Oberschenkel deutlich verdickt.

Die partielle Aplasie des Femurs beginnt proximal (Abb. 6) (BLAUTH 1967). Das proximale Ende des Femurschaftes endet stets spitz und ist häufig im Varussinne gebogen; es steht oberhalb der immer dysplastischen Hüftgelenkpfanne. Bei der partiellen Aplasie mit einem längeren distalen Femurrest ist häufig ein hüftgelenkwärts gelegener Knochenkern zu erkennen. Klinisch ist der verkürzte Oberschenkel verplumpt und verdickt. Bei beidseitiger Fehlbildung erfolgt das „Stehen" in etwa rechtwinkliger Hüft- und Kniebeugung. Die totale Femuraplasie wurde in der Literatur wiederholt beschrieben (MATTHIASS 1964, 1966); zu dieser Zeit betrug das Alter der Kinder etwa 4 Jahre. Bei unseren Nachuntersuchungen fand sich in allen Fällen ein medial neben der Fibula gelegener Knochenrest (Abb. 7), bei dem nicht sicher zu entscheiden ist, ob hier ein distaler Femurrest oder ein proximaler Tibiarest vorliegt.

Alle schwereren Fehlbildungen des Femurs sind mit Dysplasien des Beckens kombiniert.

Die verschiedenen Reduktionsformen des Femurs können isoliert auftreten und werden dann als proximale Form der Ektromelie bezeichnet. Ihre Kombination mit Fehlbildungen des Unterschenkels wird unter dem Begriff axiale Form der Ektromelie zusammengefaßt. Die axiale Form der Ektromelie stellt die schwerste Schädigungsform der unteren Extremitäten bei den lebenden Patienten dar.

Untere Extremitäten 3.3

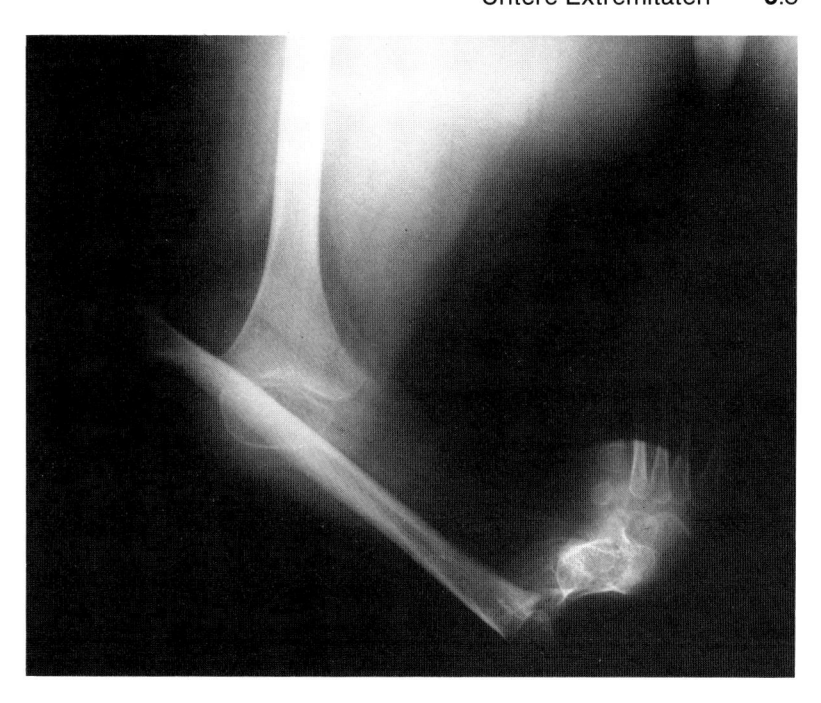

Abb. 4 Tibiaaplasie, 4,9 Jahre, weibl.

Fehlbildungen des Kniegelenks

Bei der Untersuchung von Kindern ohne auffällige Fehlbildungen an Femur und Tibia fällt häufig eine Lockerung der Seiten- und Kreuzbänder auf. Die Röntgenuntersuchung zeigt in solchen Fällen in der Regel Abflachungen der Femurkondylen und der Fossa intercondylica (Abb. 8). Der mediale Tibiakondylus ist konstant abgeflacht und abgeschrägt. Diese Veränderungen sind häufig mit einer Lateralisation der Patella kombiniert. Eine genauere Analyse dieser Veränderungen steht bisher noch aus (RUFFING 1979).

Fehlbildungen des Hüftgelenks

Die Tab. 1 zeigt die bei der Schadensfeststellung und -bewertung anzuerkennenden „Schäden an den Hüftgelenken".

Tabelle 1 Schäden an den Hüftgelenken

a) Coxa valga
   geringe Hüftkopfentwicklungsstörungen
   Coxa vara, CCD-Winkel über 90°

b) Coxa valga mit leichter Pfannendysplasie geringe Hüftkopfentwicklungsstörungen mit Coxa valga und leichter Pfannendysplasie Coxa vara, CCD-Winkel über 90°, mit geringen Hüftkopfentwicklungsstörungen

c) schwere Hüftkopfentwicklungsstörungen
   hochgradige Pfannendysplasie
   Subluxation
   Coxa vara, CCD-Winkel unter 90°

d) Hüftgelenkluxation oder -aplasie

* nach der „Bekanntmachung der Richtlinien für die Gewährung von Leistungen wegen Conterganschadensfällen"

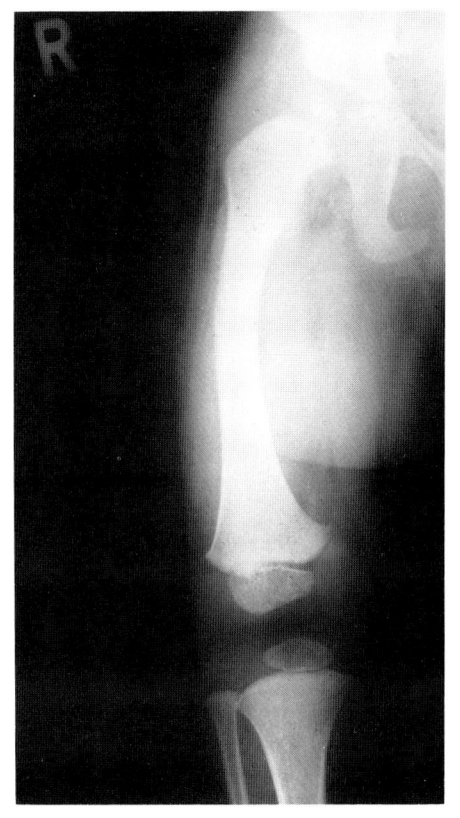

Abb. 5 Femur varum, 2,2 Jahre, männl.

MATTHIASS gab 1964 an, daß eine verzögerte Entwicklung des Hüftkopfes als leichteste Form der Fehlbildung aufzufassen ist. Neben diesen Veränderungen beschrieb er „mediale Defekte" der Kopfkerne. Weiterhin wurden verschiedengradi-

3.4 Dysmelie

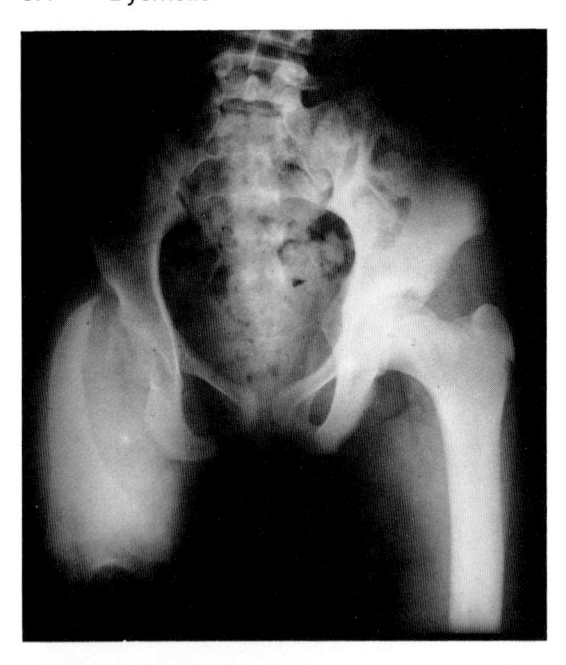

Abb. 6 Partielle Femuraplasie, 11,7 Jahre, weibl.

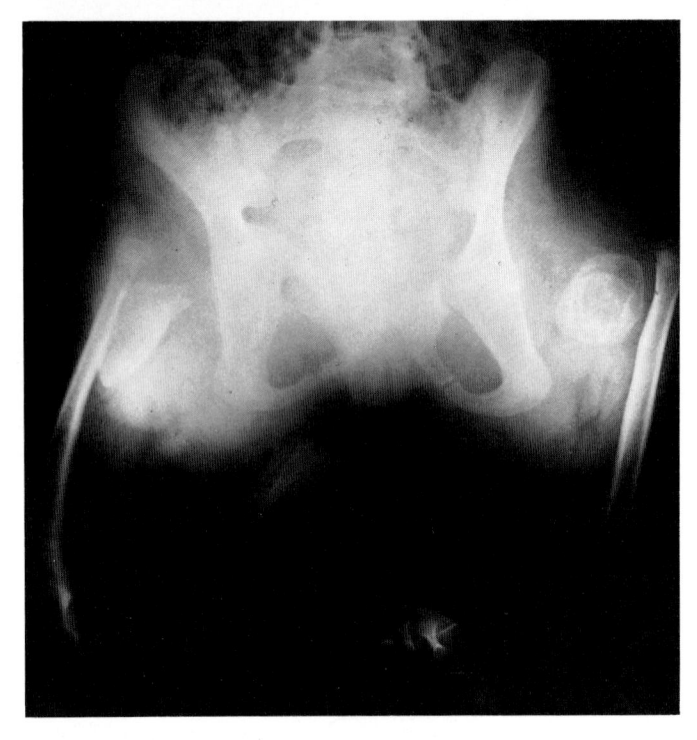

Abb. 7 Axiale Form der Ektromelie, 11,1 Jahre, weibl.

ge Pfannendysplasien mit Subluxationen und Luxationen festgestellt. Die Sonderstellung dieser Veränderungen gegenüber der klassischen kongenitalen Luxation wurde von MATTHIASS 1966 zusammenfassend mit einer abnorm retardierten Kopfkernentwicklung, einer Verformung des Hüftkopfes und einem verkleinerten und „mützenrandartig" abstehenden Limbus cartilagineus begründet. Er wies außerdem auf häufige Fehlbildungen des Lig. teres hin, das entweder nicht angelegt oder nicht voll ausdifferenziert ist, und stellte fest, daß kein Zweifel daran besteht, „daß Hüftgelenkluxationen bei Kindern mit Dysmelie häufiger vorkommen als bei sonst gesunden Kindern". Die Hüftkopfentwicklungsstörungen wurden auch als „perthesähnliche Veränderungen" beschrieben (STAINSBY u. QUIBELL 1967). Zwischen der Coxa vara congenita, dem „Schenkelhalsdefekt" (Abb. 9) und den leichteren Formen der partiellen Femuraplasie sind keine scharfen Grenzen zu ziehen (BLAUTH 1965b, WILLERT u. BLAUTH 1966); sie bilden den Beginn

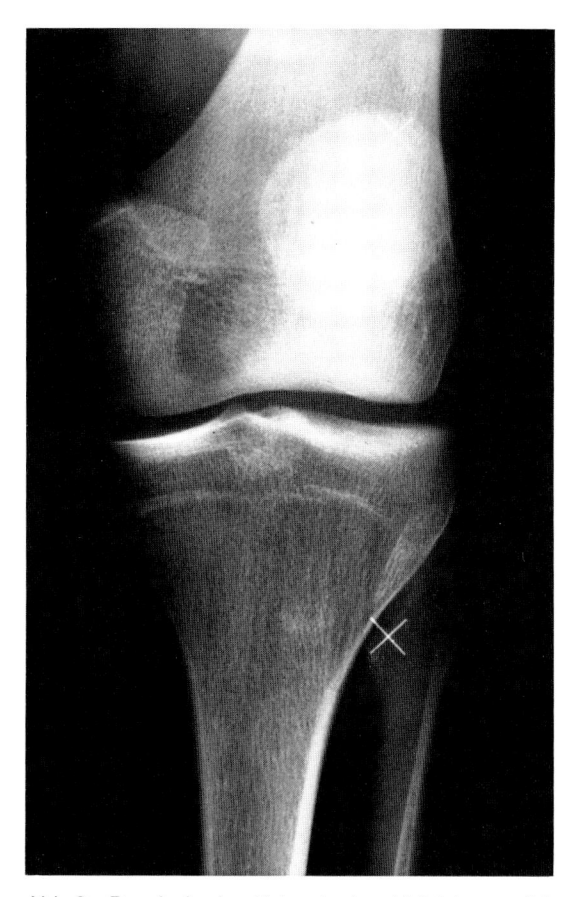

Abb. 8 Dysplasie des Kniegelenks, 14,2 Jahre, weibl.

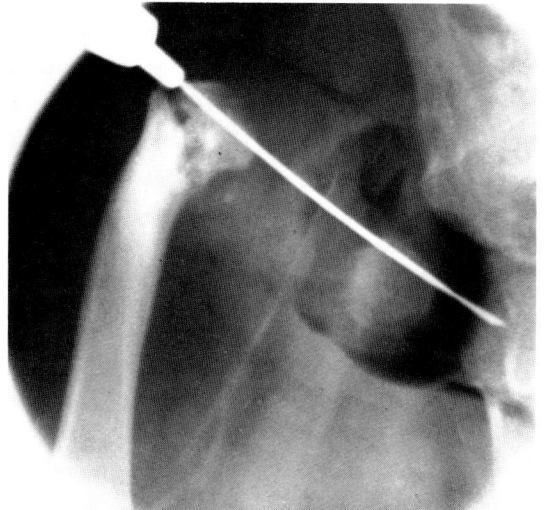

Abb. 9 „Schenkelhalsdefekt", 3,1 Jahre, männl.

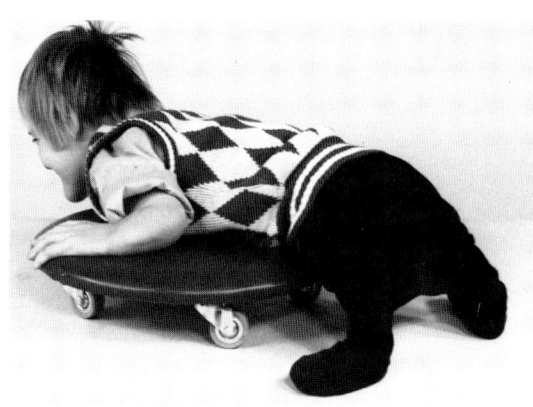

Abb. 10 Rollbrett

der teratologischen Reihe des sog. Femurdefektes.
Bei zusammenfassender Betrachtung der Fehlbildungen der unteren Extremität ist festzustellen, daß im Gegensatz zur oberen Extremität, wo die Fehlbildung mit zunehmender Schwere der Schädigung von distal nach proximal fortschreitet, auch isolierte proximale Defekte vorkommen. Ein weiterer Unterschied zur oberen Extremität ist die häufige Einseitigkeit der Fehlbildung. Bei der Doppelseitigkeit lassen sich erhebliche Unterschiede im Schweregrad nachweisen; von BLAUTH u. WILLERT wurde bereits 1963 darauf aufmerksam gemacht, daß dann in der Regel die rechte Seite schwerer betroffen ist.
Die beschriebenen schwereren Fehlbildungen des Hüftgelenks, des Femurs und der Tibia lassen sich bei etwa 20% der Patienten nachweisen; bei einer Einbeziehung der leichteren Fehlbildungen des Hüftgelenks (Tab. 1) ergibt sich eine Häufigkeit von 65%.
Die Fehlbildungen der unteren Extremität sind in der Regel mit Fehlbildungen der oberen Extremität kombiniert; in unserem Krankengut sind sie lediglich bei 2 Fällen isoliert zu beobachten. Zwischen dem Schweregrad der Fehlbildung an der oberen und an der unteren Extremität ist keine eindeutige Parallelität nachweisbar.

Therapie

Konservative Therapie

Versorgung mit Fahrzeugen

Um den Kindern mit fehlgebildeten Beinen eine Erweiterung ihres individuellen Aktionsradius zu ermöglichen, wurden sie frühzeitig mit Fahrzeugen versorgt. Als erstes erhielten sie ein Rollbrett (Abb. 10); später wurden sie mit einem Spezialdreirad ausgerüstet, das auch schwer beingeschädigten Kindern den Antrieb mit den Füßen ermöglichte (SCHRÖER 1966). Am besten haben sich speziell adaptierte Hebeldreiräder bewährt, da sie mit und ohne Prothesen benutzt werden können.

3.6 Dysmelie

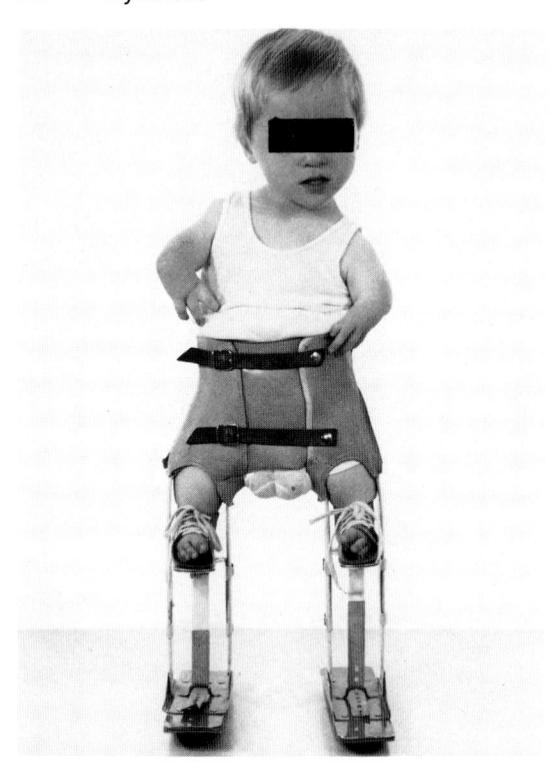

Abb. 11 Stubbies

Prothesen und Orthesen

Die Versorgung mit Prothesen und Orthesen wurde im 1. Lebensjahr durch eine Redression der Fußfehlstellungen vorbereitet (RÜTT 1963, PETERSEN 1965). Die Periode der Gipsbehandlung wurde zur gleichzeitigen Extension genutzt.
Als erste Orthesen erhielten die Kinder Stubbies (Abb. 11) (MARQUARDT 1967, PETERSEN 1967, MARQUARDT u. POPPLOW 1971), deren Kufen – sobald eine sichere Stehfähigkeit erreicht war – verkürzt und abgerundet und schließlich durch Sachfüße ersetzt wurden.
Anschließend erfolgte die Versorgung mit den eigentlichen „Gehapparaten". Der Beckenkorb wurde zur Verbesserung der Beweglichkeit zweiteilig ausgeführt; beide Teile wurden elastisch verbunden (KUHN 1970). Durch das Fassen der Füße in Walklederschuhen konnten gleichzeitig eine Stellungskorrektur und die Extension erfolgen. Alle Kniegelenke wurden zunächst gesperrt.
Ein besonderes Problem für die technische Orthopädie sind die isolierten doppelseitigen Femurdefekte (HEPP 1969). BLAUTH u. GALETZKI wiesen 1967 darauf hin, daß diese Kinder auch ohne technische Hilfen steh- und gehfähig werden. Die reduzierte Körpergröße bedingt mit zunehmendem Alter erhebliche psychische Auswirkungen; dennoch werden gerade von diesen Patienten der technischen Versorgung erhebliche Widerstände entgegengesetzt.
Zusammenfassend ist jedoch festzustellen, daß

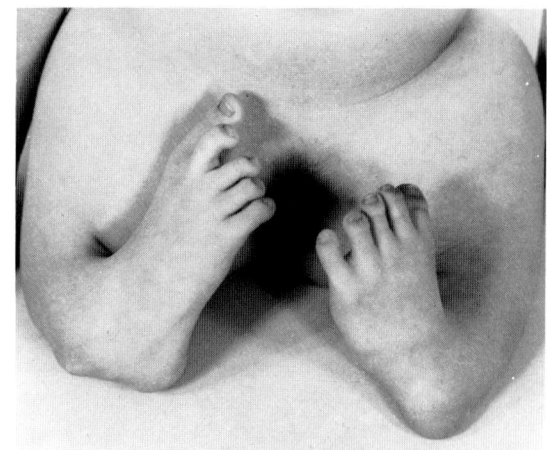

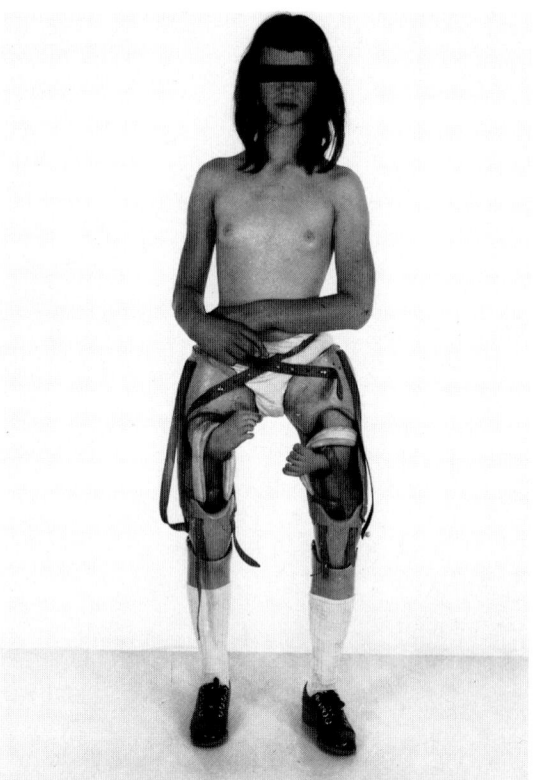

Abb. 12a u. b Technische Versorgung bei axialer Form der Ektromelie (Rö. vgl. Abb. 7)

die Prothesen und Orthesen für die untere Extremität im Gegensatz zu den Versorgungen der oberen Extremität mit der beschriebenen Ausnahme voll akzeptiert und ständig getragen werden. Besonders bei den axialen Fehlbildungen (Abb. 12) stellt die orthopädisch-technische Versorgung eine erhebliche Allgemeinbelastung dar; dennoch tragen auch diese Patienten ihre Prothesen den ganzen Tag, auch wenn sie sie nur 2–3 Std. zum Gehen benutzen können. Dieses erfreuliche Ergebnis konnte jedoch nur mit Hilfe einer intensiven Gehschulung durch die Krankengymnastik erreicht werden.

Operative Therapie

Zehen

Die Zehenfehlbildungen werfen nur äußerst selten therapeutische Probleme auf. Syndaktylieoperationen am Fuß sind abzulehnen, weil nutzlos. Gelegentlich können fixierte Beugefehlstellungen in den Zehengrund- und -mittelgelenken die Schuhversorgung behindern, vor allem aber die Prothesenversorgung. Bei Kombination mit anderen Fehlbildungen der unteren Extremitäten besteht oft die Notwendigkeit, die Füße in Spitzfußstellung im Prothesenköcher unterzubringen. Die in Beugefehlstellung fixierten Zehen sind ein ausgesprochenes Ärgernis. Man sollte in diesen Fällen nicht zögern, die Zehen zu amputieren, damit die über die Mittelfußköpfchen hinweggezogene gut gepolsterte Fußsohlenhaut als Druckpolster eine End- und Spitzenbelastung des Fußes erlaubt.

Fuß und Sprunggelenk

Fußdeformitäten kommen hauptsächlich als Klumpfuß bei den verschiedenen Formen der Tibiaaplasie vor. Die Therapie der Adduktionskomponente besteht in der medialen Entfächerungsoperation durch Verlängerung oder Desinsertion der Sehne des M. tibialis posterior am Os naviculare und am Os cuneiforme I. Dieser Teil der Operation unterscheidet sich nicht wesentlich von dem Vorgehen bei der Klumpfußoperation von medial.

Für die Operation bei Tibiaaplasie hat BLAUTH (1965c) die Fußunterstellungsoperation angegeben. Mit der Verpflanzung des Rückfußes unter das distale Wadenbeinende läßt sich die schwere Fußfehlstellung beseitigen und ein voller Fußsohlenauftritt erreichen. Anfänglich hat BLAUTH das distale Wadenbeinende in einem Bohrloch im Talus temporär fixiert. Später (1969) hat er diese Methode verlassen und ist zur Talusexstirpation übergegangen, womit er – wie andere Autoren – bessere Ergebnisse erzielen konnte.

Die Fußunterstellung ist nur der erste Schritt, die Fibula an die Stelle der fehlenden Tibia zu transplantieren. In einer zweiten Sitzung folgt die HAHNsche Plastik in einer ihrer Modifikationen: Das Wadenbein wird mit dem proximalen Schienbeinende zur Verschmelzung gebracht (HAHN 1884, BRANDES 1913, HUNTINGTON 1905, BLAUTH 1966a, EXNER 1967). Nach der Operation ist regelmäßig eine wesentliche Verstärkung im Schaftdurchmesser der transplantierten Fibula zu beobachten (Abb. 13).

Unterschenkel

Bei der totalen Tibiaaplasie kann der Fuß unter das distale Wadenbeinende gestellt werden. BLAUTH hat 1966(b) auch eine Knieunterstel-

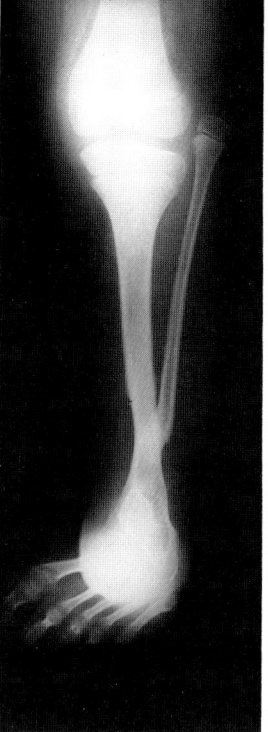

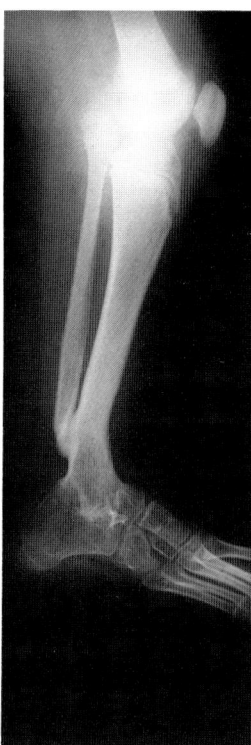

Abb. 13 Transposition der Fibula bei partieller Tibiaaplasie (vgl. Abb. 3), 11,2 Jahre, 5 Jahre p.o., weibl.

lungsoperation für das proximale Wadenbeinende angegeben. Er verpflanzte es in eine mit dem Fräser geschaffene kleine Vertiefung in der Fossa intercondylica des Femurs. Wegen der schlechten Ergebnisse – es kam zu schweren Beugefehlstellungen und Versteifungen – hat er sich 1969 von diesem Verfahren ausdrücklich wieder distanziert und vor seiner Anwendung gewarnt. Eine Versteifung wirkt sich bei gleichzeitig armgeschädigten Kindern besonders verhängnisvoll aus, weil sie zur Selbsthilfe unter Benutzung der Füße nicht mehr fähig sind.

MARQUARDT (1969) hat statt dessen eine „Parallelverschiebungsoperation" angegeben. Das gegenüber dem Femur nach proximal und ventral verschobene Fibulaköpfchen wird aus der über sie hinwegziehenden straffen Bindegewebskappe befreit. Der Vastus lateralis wird im Faserverlauf gespalten und die Fibula parallel zum Femur nach proximal verschoben. Danach steht das Femur zur Fibula bajonettförmig nach vorn. Die Orthesenversorgung wird hierdurch jedoch erheblich erleichtert, weil eine größere Abstützfläche zur Verfügung steht und die Beugekontraktur im Kniegelenk bis auf 10° beseitigt werden kann. Der geringe Längenverlust wird durch Funktionsfähigkeit wieder wettgemacht und hat keine Bedeutung, weil diese Operation ohnehin nur bei Kindern ausgeführt wird, die einen Gehapparat benötigen.

Um die Schwierigkeiten der Fibulaunterstellung

3.8 Dysmelie

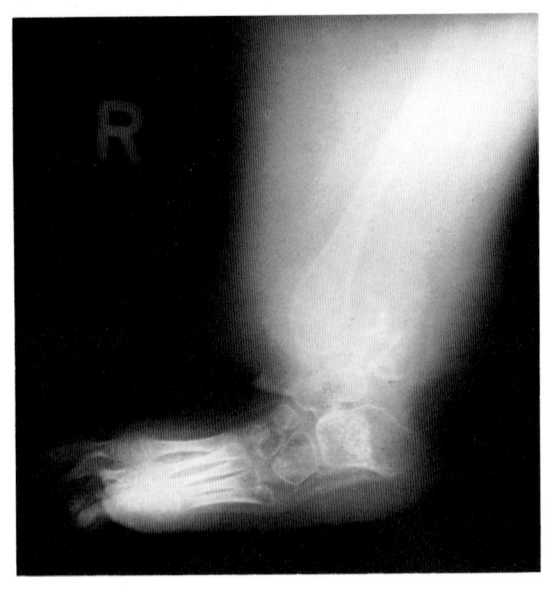

Abb. 14 Exstirpation der Fibula und Fußunterstellung bei Tibiaaplasie (vgl. Abb. 4), 5,1 Jahre, 2 Monate p. o., weibl.

und der „Parallelverschiebungsoperation" zu umgehen, wurden bei einem eigenen Fall (Abb. 14) die Fibula in toto exstirpiert und die Fußwurzel unter das Femurkondylenmassiv gestellt. Hierdurch wurde ein endbelastungsfähiger Stumpf mit Fußsohlenhaut geschaffen.

Hüftgelenk und Oberschenkel

Die Fehlbildungen des Oberschenkels erscheinen unter dem Bild des sog. kongenitalen Femurdefektes. Die operativen Behandlungsgrundsätze sind prinzipiell die gleichen wie bei der Behandlung des Femurdefektes. Je nach dem Schweregrad der Dysplasie liegt nur eine Coxa vara congenita (I. Grad des Kongenitalen Femurdefektes nach BLAUTH 1967) vor oder ein höherer Grad der Femuraplasie in Form einer partiellen Femuraplasie oder subtotalen Femuraplasie. Bei der Coxa vara und bei der partiellen Femuraplasie steht das Trochantermassiv regelmäßig zu hoch infolge einer Knickbildung im Schenkelhals oder im subtrochantären Bereich.

Das Behandlungsziel muß sein, die Varusstellung auszugleichen, womit ein formativer Reiz auf das Hüftgelenk ausgeübt wird und eine erhebliche Besserung des Gangbildes eintritt. In manchen Fällen wird auch die prothetische Versorgung durch die Operation erleichtert. Für die temporäre interne Fixation eignen sich Schrauben, Nägel, Zuggurtungsdrähte, Platten, Winkelplatten, Spickdrähte usw. Nicht selten ist es erforderlich, wegen der außerordentlich großen Weichteilspannung den Femurknick vollständig zu resezieren und dann die Osteotomiestellen aufeinanderzustellen. Das Operationsergebnis wird hierdurch um so sicherer, während die dabei eintretende Verkürzung das geringere Übel darstellt. In Fällen, in denen ohnehin eine Orthesen- oder Prothesenversorgung eingeplant wurde, ist die operationsbedingte Beinverkürzung ohne Belang. BLAUTH weist mit Recht darauf hin, daß der gleichzeitigen Korrektur der Drehfehlstellung große Beachtung geschenkt werden muß.

Weitere Operationen bei höhergradigen Femurdefekten sind ohne Bedeutung geblieben. Es handelt sich um die Einstellung des proximalen stumpfartigen Endes des Femurs in die Gelenkpfanne oder die Gegend der Gelenkpfanne. Von derartigen Versuchen ist dringend abzuraten, zumal im Kindesalter das evtl. verspätete Auftreten von weiteren Femurossifikationszentren noch nicht abzuschätzen ist.

Weitere Beiträge zu Dysmelie sind in den Bänden III/1, V und VI/1 enthalten.

Literatur

Blauth, W.: Dysmelie-Arbeitstagung 1964. In Bundesministerium für Gesundheitswesen: Monographie über die Rehabilitation der Dysmelie-Kinder. Bartmann, Frechen 1965 a

Blauth, W.: Zur Morphologie und Pathogenese der primären Coxa vara congenita und ihren Beziehungen zum sogenannten Femurdefekt. Z. Orthop. 100 (1965 b) 271

Blauth, W.: Operative Behandlung der angebrochenen totalen Tibiaaplasie. Im Dienste der Chirurgie. Ethicon, Glashütte 1965 c

Blauth, W.: Operative Behandlung der angeborenen partiellen Tibiaaplasie, Teil III. Im Dienste der Chirurgie. Ethicon, Glashütte 1966 a

Blauth, W.: Operative Behandlung der angeborenen totalen Tibiaaplasie, Teil II. Im Dienste der Chirurgie. Ethicon, Glashütte 1966 b

Blauth, W.: Der kongenitale Femurdefekt. Z. Orthop. 103, Beilageh. 1967

Blauth, W.: Ästhetische Gesichtspunkte und plastisch-chirurgische Maßnahmen bei Fehlbildungen der unteren Extremitäten. Orthop. Prax. 5 (1969) 86

Blauth, W., E. Galetzki: Versorgungsprobleme bei doppelseitigen Femurdefekten. Z. Orthop. 103 (1967) 111

Blauth, W., H.-G. Willert: Klinik und Therapie ektromeler Mißbildungen der unteren Extremität. Arch. orthop. Unfall-Chir. 55 (1963) 521

Brandes, M.: zit. nach G. Exner 1967

Exner, G.: Die Behandlung des kongenitalen Tibiadefektes durch die Hahn'sche Plastik (Translokation der Fibula). Z. Orthop. 103 (1967) 193

Hahn, E.: Eine Methode, Pseudarthrosen der Tibia mit großem Knochendefekt zur Heilung zu bringen. Zbl. Chir. 11 (1884) 337

Hepp, O.: Problems of orthopedic care in limb malformations. In Swinyard, C. A.: Limb Development and Deformity: Problems of Evaluation and Rehabilitation. Thomas, Springfield/Ill. 1969

Huntington, T. W.: Case of bone transference. Use of a segment of fibula to supply a defect in the tibia. Ann. Surg. 41 (1905) 249

Kuhn, G. G.: Treatment of the child with severe limb deficiencies. Congenit. Anomal. 10 (1970) 1

Marquardt, E.: Die orthopädische Versorgung der Dysmelien. Wien. med. Wschr. 117 (1967) 420

Marquardt, E.: In Bundesministerium für Gesundheitswesen: 4. Monographie über die Rehabilitation der Dysmelie-Kinder. Bad Godesberg 1969

Marquardt, E., K. Popplow: Das Dysmelie-Kind im Rahmen der Gesamtrehabilitation. In: Rehabilitation von Mehrfachbehinderten und Dysmelie-Kindern. Bartmann, Frechen 1971

Matthiass, H. H.: Dysmelie-Arbeitstagung 1964. In Bundesministerium für Gesundheitswesen: Monographie über die Rehabilitation der Dysmelie-Kinder. Bartmann, Frechen 1965

Matthiass, H. H.: Hüft- und Femurbefunde bei Kindern mit Dysmelie. In Wiedemann, H.-R.: Dysostosen. Fischer, Stuttgart 1966

Petersen, D.: Zur Behandlung und Versorgung doppelseitiger phokomeler Ektromelien der unteren Gliedmassen. Z. Orthop. 100 (1965) 355

Petersen, D.: Möglichkeiten der orthopädisch-technischen Versorgung schwerer Mißbildungen der unteren Gliedmaßen. Z. Kinderchir. 4 (1967) 76

Ruffing, L.: Die Dysplasie des Kniegelenkes bei der Thalidomid-Embryopathie. Orthop. Prax. 15 (1979) 474

Rütt, A.: Die Therapie der Dysmelien (Wiedemann-Syndrom). Arch. orthop. Unfall-Chir. 55 (1963) 329

Schröer, R.: Die krankengymnastische Behandlung der Dysmelien. Mefa GmbH, Bonn 1966

Stainsby, G. D., E. P. Quibell: Perthes-like changes in the hips of children with thalidomide deformities. Lancet 1967/II, 242

Willert, H.-G., W. Blauth: Morphologische Befunde bei angeborenen Fehlbildungen des Femurs und ihre Bedeutung für die Therapie. Klin. Med. 21 (1966) 223

4 Erworbene Erkrankungen des Hüftgelenks

Spezifische entzündliche Hüfterkrankungen (außer Tuberkulose)*

Von P. ENGELHARDT und A. SCHREIBER

Die Ansiedlung von Krankheitserregern im Hüftgelenk war bis zum Beginn der Antibiotikaaera eine der gefürchteten Komplikationen septischer Zustände im Bereich der Orthopädie. Die Wirksamkeit bakterizider Antibiotika auch in der Synovialflüssigkeit großer Körpergelenke hat die Prognose unspezifischer und spezifischer Arthritiden entscheidend gebessert (LE LOET u. Mitarb. 1981). Frühe Diagnosestellung und resistenzgerechte Behandlung erlauben es, auch beim älteren, häufig arthrotisch vorgeschädigten Gelenk evtl. notwendige Gelenkersatzoperationen bei Arthritiden nicht wesentlich zu verzögern.

RAMPON u. Mitarb. (1981) fanden in einer größeren Serie septischer Arthritiden in 20–30% das Hüftgelenk befallen. Prädisponierende Faktoren waren fortgeschrittenes Alter mit konsumierenden Erkrankungen, Alkoholismus, Behandlung mit Immunsuppressiva sowie degenerative und rheumatische Gelenkaffektionen. Im Vergleich zu den zahllosen Koxarthrosen wird die Diagnose einer Koxitis jedoch nur vereinzelt gestellt werden müssen. Allgemeine Aspekte unspezifischer und spezifisch entzündlicher Erkrankungen werden im Beitrag von MATZEN u. MATZEN im Bd. IV dieses Handbuchs abgehandelt.

Nur in verschwindend kleinen Zahlen sind neben der eitrigen unspezifischen und der tuberkulösen Koxitis andere Krankheitserreger für eine Arthritis des Hüftgelenks verantwortlich zu machen. Als lokale Gelenkmanifestation können eine Gonorrhö, Syphilis und einige Humanmykosen im Stadium der Septikämie das Hüftgelenk befallen. Am Balgrist ist seit der Eröffnung der Klinik im Jahre 1912 bis heute bei über 500 Koxitisfällen nur 3mal eine Koxitis gonorrhoica gesichert worden; Syphilis (außer Neurolues) und Pilzerkrankungen der Hüfte konnten bislang nicht nachgewiesen werden. Obwohl in letzter Zeit weitere Mykosen mit Gelenkkomplikationen beschrieben wurden, stellt die spezifische Arthritis der Hüfte, gleich welcher Ätiologie, eine Rarität dar (Übersicht bei DROUHET u. DUPONT 1981). Wegen der wichtigen Rolle, die dem Hüftgelenk für eine ungestörte Funktion des Bewegungsapparates zukommt und der durch den gestiegenen Reiseverkehr zunehmenden Verbreitung kosmopolitischer Infektionen ist es gerechtfertigt, diese seltenen Koxitiden mit Literaturnachweis zu berücksichtigen.

Infektionsmodus des Hüftgelenks

Vier Möglichkeiten der Keimbesiedlung können zu einer Arthritis führen. Neben der hämatogenen Streuung ist eine Fortleitung von einem benachbarten osteomyelitischen Herd möglich; weiter ist die Inokulation durch eine unsterile Injektion bzw. einen operativen Eingriff als iatrogene Infektionsquelle für das Hüftgelenk bedeutungsvoll. Die Bursitis eines hüftgelenknahen Schleimbeutels, puerperale Sepsis und Peritonitis mit Durchbruch ins kleine Becken (Echinokokkose) sind weitere Kontaminationsmöglichkeiten. Die hämatogene Keimbesiedlung des Gelenks muß vorerst nicht über die Synovialmembran hinausgehen. Trotz negativem Punktionsergebnis kann die Klinik bereits für eine Arthritis sprechen, nicht selten z. B. bei der Arthritis gonorrhoica. Durch die intraartikuläre Lage eines Teiles des Schenkelhalses kann sich eine Osteomyelitis der proximalen Femurmetaphyse direkt ins Gelenk ausbreiten. Weiterhin muß daran gedacht werden, daß ein retroperitonealer Senkungsabszeß entlang des Psoasmuskels die Hüftregion erreichen kann (SERADGE 1982).

Grundsätzlich gilt, daß prädisponierende Faktoren seitens des Wirtes oder besonders virulente Bakterienstämme die entzündliche Gelenkkomplikation begünstigen (RAMPON u. Mitarb. 1981, KNIGHTS 1982).

---

* Die Durchsicht des Teiles über Gelenkkomplikationen bei Gonorrhö und Syphilis nahm freundlicherweise Herr Priv.-Doz. Dr. A. EICHMANN von der Dermatologischen Klinik des Universitätsspitals Zürich vor.

4.2 Erworbene Erkrankungen des Hüftgelenks

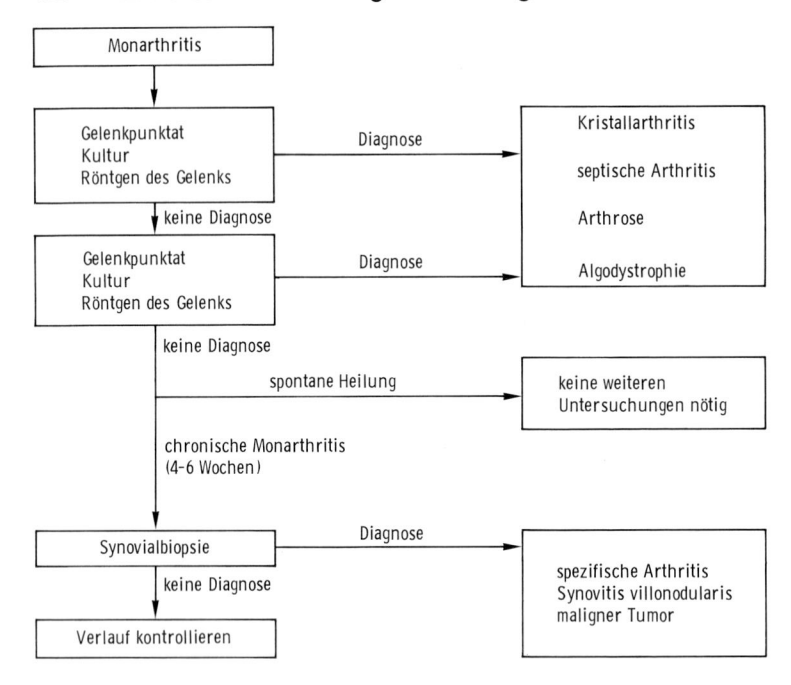

```
┌──────────────┐
│ Monarthritis │
└──────┬───────┘
       ▼
┌──────────────┐                      ┌──────────────────┐
│ Gelenkpunktat│    Diagnose          │ Kristallarthritis│
│ Kultur       ├────────────────────▶ │                  │
│ Röntgen des  │                      │ septische Arthritis
│ Gelenks      │                      │                  │
└──────┬───────┘                      │ Arthrose         │
       │ keine Diagnose               │                  │
       ▼                              │ Algodystrophie   │
┌──────────────┐    Diagnose          └──────────────────┘
│ Gelenkpunktat│
│ Kultur       ├────────────────────▶
│ Röntgen des  │
│ Gelenks      │
└──────┬───────┘
       │ keine Diagnose
       │                              ┌──────────────────┐
       │   spontane Heilung           │ keine weiteren   │
       ├────────────────────────────▶ │ Untersuchungen nötig│
       │                              └──────────────────┘
       │ chronische Monarthritis
       │ (4-6 Wochen)
       ▼
┌──────────────┐    Diagnose          ┌──────────────────┐
│Synovialbiopsie├───────────────────▶ │ spezifische Arthritis│
└──────┬───────┘                      │ Synovitis villonodularis│
       │ keine Diagnose               │ maligner Tumor   │
       ▼                              └──────────────────┘
┌──────────────┐
│Verlauf       │
│kontrollieren │
└──────────────┘
```

Abb. 1 Zeitlicher Ablauf diagnostischer Maßnahmen (nach *Freed* et al.)

Klinik

Unspezifische septische Arthritiden (Staphylokokken) finden sich meistens bei Kindern; im mittleren Lebensalter werden als Erreger häufiger Gonokokken gefunden. Im höheren Alter ist das Gelenk nicht selten durch Arthrose oder pcP vorgeschädigt. Das Bild der Koxitis kann dadurch verschleiert werden (KNIGHTS 1982).

Außer bei der Gonokokkenarthritis sind die Symptome bei Koxitis mit anderen spezifischen Erregern eher weniger eindrücklich und lassen den dramatischen Verlauf septischer Arthritiden vermissen. Schmerzhafte Bewegungseinschränkung und die Einnahme der Entlastungsstellung des Hüftgelenks in leichter Flexion und Außenrotation sind bekannte Zeichen vieler Hüftaffektionen, nicht nur der Koxitis.

Diagnostische Maßnahmen

Neben dem Registrieren allgemeiner Entzündungsparameter wird die bakteriologische Untersuchung des Gelenkpunktates besonders wichtig sein. Bei negativem Ausfall der mikrobiologischen Analyse und Weiterbestehen eines Arthritisverdachtes muß an die Möglichkeit einer Pilzerkrankung gedacht werden. Eine unsorgfältige Entnahme des Punktates ermöglicht die Kontamination mit Spitalkeimen und Verzögerung der Diagnosestellung. Die Koxitis bei Syphilis im Sekundärstadium wird meistens durch den positiven Ausfall von serologischen Tests diagnostiziert. Bei Gonokokkeninfektionen, Brucellose und einigen Pilzaffektionen können Antikörper nachgewiesen werden; z. T. sind Kutantests eingeführt.

Das Röntgenbild weist zu Beginn der hier abgehandelten Koxitiden gelegentlich eine Gelenkspalterweiterung bzw. Kapseldehnung im Bereich der Weichteile auf. Die röntgenologischen Veränderungen gleichen dann dem Bild der tuberkulösen Arthritis. Im Verlauf von 2–3 Wochen sind als typische Zeichen der Arthritis Gelenkspaltverschmälerung, subchondrale Knochenatrophie, Usuren usw. zu erkennen. Nach Abheilung der Arthritis tritt an die Stelle entzündlicher Reaktionen das Bild der Koxarthrose.

Eine Szintigraphie wird mit Erfolg zur Suche nach weiteren Skelettherden, z. B. bei der syphilitischen Arthritis und Osteomyelitis, eingesetzt werden (ROY u. LAIRD 1973). An der Hüfte kann sie zur Differentialdiagnose von Femurkopfnekrose, Algodystrophie und subakuten Entzündungen herangezogen werden (GAUCHER u. Mitarb. 1981). Das Mehrphasenszintigramm gibt Aufschluß, ob nur die Synovialmembran oder auch der Knochen befallen ist.

Der schematisierte Untersuchungsgang bei unklaren Monarthritiden sollte innerhalb weniger Wochen auch seltene Affektionen klassifizieren können.

Den zeitlichen Ablauf diagnostischer Maßnahmen stellt die Abb. 1 dar.

Therapie

Bei dem chronischen Verlauf der meistens spezifischen Gelenkentzündungen ist auch bei Befall des Hüftgelenks eine chirurgische Therapie selten notwendig. Die systemische Verabreichung

Spezifische entzündliche Hüfterkrankungen **4**.3

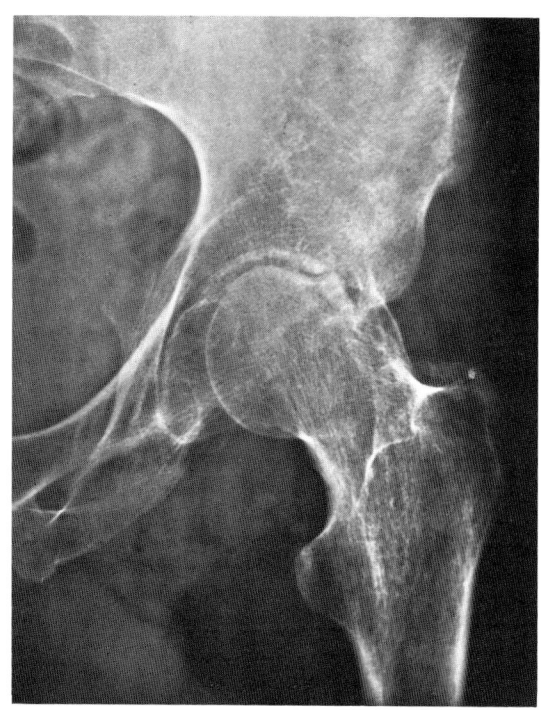

Abb. 2 a u. b H. O., geb. 1896. a) Röntgenaufnahme von 1925. Wenige Wochen zuvor akute Gonorrhö mit Schmerzen im linken Hüftgelenk. Die radiologischen Veränderungen einer Arthritis mit Knorpel- und Knochenzerstörung sind deutlich erkennbar. b) Röntgenaufnahme 1962. Sekundäre Koxarthrose; diese gibt sich ohne Kenntnis des Vorzustandes nicht als postarthritisch zu erkennen

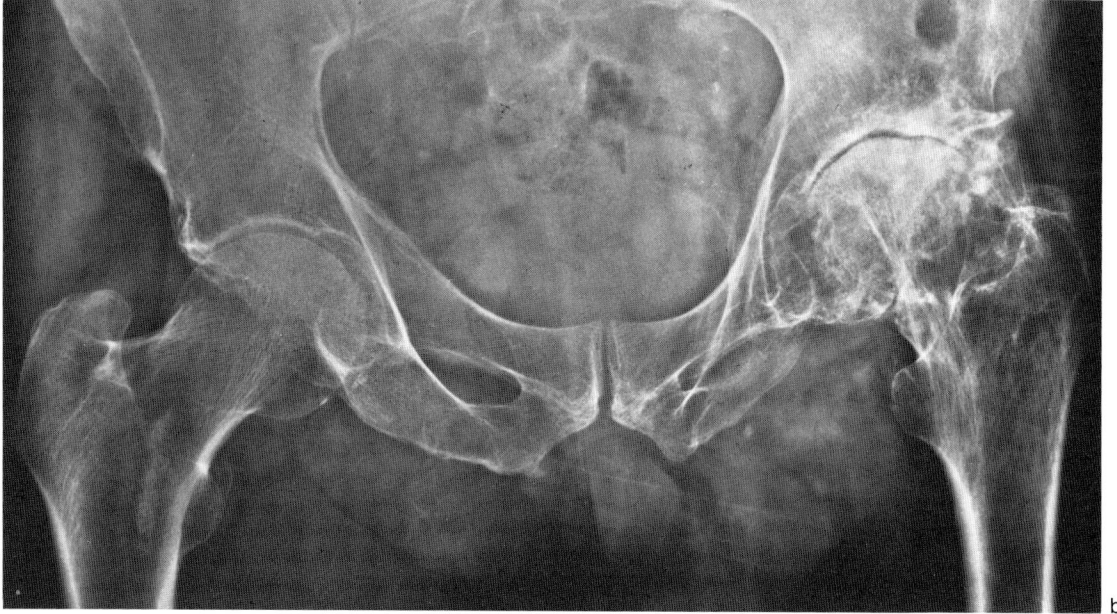

von Antibiotika führt in der Regel zu raschem Beschwerderückgang und zur Abheilung der lokalen Gelenkentzündung. Sollte innerhalb von 10-12 Tagen die Gelenkinfektion der Hüfte nicht deutlich rückläufig sein, empfiehlt EVRARD (1981) die Arthrotomie und Gelenkspülung.

Komplikationen

Gelenkdestruktionen sind nur bei spontanem, nicht behandeltem Verlauf bzw. nicht Ansprechen der Therapie zu erwarten. Vor der antibiotischen Aera führte die spezifische Koxitis entweder zur Gelenkversteifung oder zur Koxarthrose (Abb. 2).

Gonorrhoische Koxitis

Epidemiologie
Die gonorrhoische Arthritis scheint wieder gehäuft aufzutreten (RESNICK 1982). DELAUCHE u. Mitarb. (1981) fanden im Krankengut einer Rheumaklinik innerhalb von 9 Jahren 23 Fälle. BAYER (1980) konnte bei ⅓ der Arthritisfälle bei

4.4 Erworbene Erkrankungen des Hüftgelenks

Erwachsenen im Staate Seattle eine Gonorrhö nachweisen. Die Arthritis gonorrhoica wird bei Frauen häufiger beobachtet (70–80%): Dies mag darin begründet sein, da die genitale Gonorrhö bei der Frau häufig asymptomatisch verläuft und erst durch Komplikationen die Diagnose gestellt wird. Insgesamt ist die Gonokokkenarthritis immer noch eine seltene Komplikation dieser Geschlechtskrankheit. Die rasche Einnahme von Antibiotika dürfte der Hauptgrund sein, daß das Stadium der hämatogenen Streuung kaum erreicht wird. So geben GELAUCHE u. Mitarb. (1981) diese Komplikation nur in 0,5% bei Männern und in 3% bei Frauen an. Die Altersgruppe zwischen 20 und 30 Jahren wird am häufigsten betroffen (BAYER 1980, RINALDI u. Mitarb. 1982). Im Balgrist sind seit 1912 3 Fälle gesichert worden.

Die gonorrhoische Monarthritis der Hüfte steht hinter anderen Gelenkkomplikationen (Knie, Ellenbogen) weit zurück. RUBINOW u. BREUER berichteten 1980 über 2 Fälle, in der Literaturübersicht von DELAUCHE u. Mitarb. (1981) erscheint sie nur einmal. MASI u. EISENSTEIN (1981) fanden bei 219 Gelenkentzündungen nur einmal die Hüfte betroffen. Vor der Einführung der Antibiotika scheint die Coxitis gonorrhoica häufiger gewesen zu sein (Literatur bei NIEDERECKER 1961). Zu unterscheiden von der Coxitis gonorrhoica sind flüchtige Arthralgien im Rahmen des disseminierten Verlaufes der Gonorrhö (s. unten).

Pathologie
Arthritische Komplikationen treten bei der chronischen Gonorrhö, frühestens 3 Wochen nach der Infektion, mit unterschiedlicher Symptomatik auf. In über 60% (MASI u. EISENSTEIN 1981) wird kurze Zeit nach Auftreten der ersten lokalen Symptome eine flüchtige Polyarthralgie mit asymmetrischer Lokalisation, häufiger an der oberen Extremität, verspürt. Als Arthritis-Dermatitis wird eine Kombination von kutanen Effloreszenzen bei gleichzeitigen Gelenkschmerzen beschrieben (SEIFERT u. Mitarb. 1973, LUDOVICO u. MYERS 1979).

Während der hämatogenen Ausbreitung können Blutkulturen und der Nachweis von Antikörpern positiv sein; Punktionen der kaum geschwollenen Gelenke oder Sehnenscheiden fallen dagegen negativ aus, da die Gonokokken erst das paraartikuläre Gewebe erreicht haben. Die Progredienz der Gonorrhö kann in diesem Stadium zum Stillstand kommen und sich bei günstiger Abwehrlage auch ohne Therapie selbst limitieren (MASI u. EISENSTEIN 1981). Bei ungünstigen Immunverhältnissen kann die disseminierte Verlaufsform übergehen in einen manifesten Befall mit grünlicher Eiterbildung in ein oder zwei Gelenken. Die Blutkulturen werden dann negativ; im Gelenkpunktat sind bei geeigneter Untersuchungstechnik jetzt Gonokokken nachweisbar (Kultur oder direkte Immunofluoreszenz).

RICE u. GOLDENBERG (1981) interpretieren den disseminierten Verlauf im Gegensatz zu der eitrigen Gelenkentzündung als Ausdruck unterschiedlich virulenter Stämme, wobei die Abwehrlage des Erkrankten eine wichtige Rolle spielen soll.

Klinik
Der sehr schmerzhafte Entzündungsprozeß bei der Gonokokkenarthritis mit eitrigem Gelenkerguß und stark gestörtem Allgemeinbefinden läßt an der Diagnose einer purulenten Gelenkentzündung keinen Zweifel aufkommen. Bei Befall der Hüfte oder eines anderen Gelenks bei einem jüngeren Erwachsenen führt die Anamnese mit typischen Angaben über eine kürzlich durchgemachte Urethritis meist schon zur Verdachtsdiagnose. Differentialdiagnostisch ist der *Morbus Reiter* mit unspezifischer Urethritis abzugrenzen; der Verlauf ist aber weniger akut.

Die bei der disseminierten Verlaufsform auftretenden Polyarthralgien tragen weniger den Charakter einer eitrigen Gelenkentzündung und erinnern mehr an eine Erkrankung aus dem rheumatischen Formenkreis. Sie wird auch als benigne Gonokokkensepsis (= Dermatitis-Arthritis) bezeichnet mit der Symptomentrias: Fieber, Gelenkbeschwerden und typischen Hautveränderungen; das sind hämorrhagische Pusteln über dem erkrankten Gelenk (BJOERNBERG u. GISSLEN 1966).

Diagnostik
Bei klinischem Verdacht auf eine Gonokokkenarthritis empfehlen sich folgende Untersuchungen: Blut (Gonokokkenkultur), Gelenkpunktat (Kultur und direkte Immunofluoreszenz), Hautläsionen (Kultur und direkte Immunofluoreszenz), Zervix, Urethra und Rektum (Direktnachweis der Gonokokken im Grampräparat und Kultur). Das grünliche Punktat aus dem Gelenk muß besonders rasch weiterverarbeitet werden: Wegen Austrocknung und Sauerstoffzufuhr ist Rücksprache mit einem mikrobiologischen Labor zwecks Auswahl des richtigen Transportmediums anzuraten. Im Ausstrich finden sich meist über 50 000 Zellen pro mm^3. Die Angaben über Nachweis von Gonokokken im Punktat schwanken; negativer Ausfall spricht nicht gegen eine Gonokokkeninfektion (DELAUCHE u. Mitarb. 1981), MORTON (1977) gibt bei 25–50% der Fälle einen positiven Nachweis an. Ein negatives Resultat bei der Komplementbindungsreaktion (KBR) schließt eine disseminierte Gonokokkeninfektion nicht aus.

MORTON stellt drei Kategorien auf, welche etwas über die Sicherheit der Diagnosestellung aussagen:

1. Diagnose sicher bei positiven Kulturen von N. gonorrhoeae im Blut, Gelenkpunktat oder Liquor,

2. Diagnose wahrscheinlich bei typischen klinischen Symptomen und raschem Ansprechen auf Penicillin sowie positiven Abstrichen,
3. Diagnose einer Gonokokkeninfektion möglich bei typischen klinischen Symptomen und raschem Ansprechen auf Penicillin bei negativen Kulturen.

Differentialdiagnostisch müssen der Morbus Reiter, Gicht, andere Erkrankungen aus dem rheumatischen Formenkreis und die Algodystrophie der Hüfte abgegrenzt werden.

Therapie
Die Einzeitbehandlung hat sich für die unkomplizierte Gonorrhö durchgesetzt (MASI u. EISENSTEIN 1981). Bei durch eine Arthritis komplizierter Gonorrhö handelt es sich hauptsächlich um Stämme, die auf Penicillin gut ansprechen. Die durchschnittliche Dosis beträgt an 5 aufeinanderfolgenden Tagen 4 Mill./E eines wäßrigen Penicillinpräparates i.m., zusätzlich 1 g Probenecid p.o. RINALDI u. Mitarb. (1982) berichteten über resistente penizillinaseproduzierende Stämme bei Militärpersonal aus dem Fernen Osten, wo die arthritischen Komplikationen der Gonorrhö auf alternative Antibiotika gut ansprachen. Eine chirurgische Intervention erübrigt sich wegen des raschen Rückgangs der Gelenkentzündung.

Komplikationen
Bei den flüchtigen Polyarthralgien des disseminierten Verlaufes kann nach Einleitung der Antibiotikatherapie mit einer Restitutio ad integrum gerechnet werden. Bei der eitrigen gonorrhoischen Koxitis hängt die Prognose vom Ausmaß der Knorpelzerstörung ab. Vor der Aera der Antibiotikatherapie mußte mit sekundären Arthrosen auch an der Hüfte gerechnet werden (Abb. 2).

Coxitis syphilitica

Epidemiologie
Aus den Ergebnissen von Nachuntersuchungen an unbehandelten Syphilitikern, der sog. Oslo-Studie, ist gefolgert worden, daß die Treponema-pallidum-Infektion bei etwa 60% der Patienten mit Primär- oder Sekundärsyphilis ohne spezifische Behandlung ausheilt (BRUUSGAARD 1929). Offenbar sind humorale Immunreaktionen des Organismus in der Lage, das eingedrungene, infektiöse Agens zu vernichten, somit eine von spezifischer Behandlung unabhängige Heilung zu bewirken. Bei etwa 14% der unbehandelten Patienten besteht aber die Treponema-pallidum-Infektion latent weiter und kann zu Spätmanifestationen führen (MUELLER 1983). Der Gelenkbefall ist eine Komplikation des Sekundär- und Tertiärstadiums. In der Literatur wird er vereinzelt aufgeführt (LUGER 1981). Die Coxitis syphilitica ist abzugrenzen von der tabischen Arthropathie des Spätstadiums (s. Kapitel 3 „Neurogene Arthropathien" von IMHÄUSER im Bd. IV dieses Handbuchs). Der Gelenkbefall ist oftmals polyartikulär; so berichtet TAILLANDIER u. Mitarb. (1980) über einen 46jährigen Mann mit Manifestationen an der rechten Schulter, der rechten Hüfte, dem rechten Knie und mit nächtlichen Lumbagobeschwerden. WILE u. SENEAR (1916) fanden bei 60 Fällen mit Knochen- und Gelenkbeteiligung einmal eine Arthritis der Hüfte. Einzelfälle aus der Literatur können jedoch nicht darüber hinwegtäuschen, daß heute Gelenkkomplikationen im Sekundärstadium außerordentlich selten sind (CLARK 1974). Gummöse Arthritiden sind Ausdruck des Tertiärstadiums bzw. bei Kindern Folge einer konnatalen Syphilis.

Pathologie
Die Stadieneinteilung der Syphilis in Primär-, Sekundär- und Tertiärstadium hat aus praktischen Gründen auch für orthopädische Belange Vorteile, da die Gelenkkomplikationen im Sekundär- und Tertiärstadium auftreten. Treponema pallidum vermehrt sich nach der Invasion im Organismus extrazellulär. Der Keim wird auf dem Blutweg in alle Organe und auf dem Lymphweg in die regionalen Lymphknoten eingeschwemmt. Das humorale Immunsystem wird durch den Antigenreiz stimuliert und kann bei günstiger Abwehrlage zum Tode der Bakterienzellen führen. War die Infektionsdosis groß und die biologische Abwehr geschwächt, so ist an den typischen Haut- und Schleimhautveränderungen des Sekundärstadiums der generalisierte Verlauf der Infektion zu erkennen (MÜLLER 1983). Das immunologische Substrat dieser Verlaufsformen sind erregerspezifische Antikörper im Patientenserum, welche die Grundlagen der Serumdiagnostik sind (z. B. Treponema-pallidum-*Hämagglutinations*test). Die Art und Weise des Gelenkbefalles ist noch nicht ausreichend geklärt (REGINATO u. Mitarb. 1979). In der Dunkelfeldmikroskopie wie auch im Elektronenmikroskop werden Bakterienteilchen in der Synovialmembran der Gelenke gefunden. Der direkte Nachweis in der Synovialflüssigkeit steht noch aus.

Klinik
Die Gelenkbeschwerden sind weitaus weniger dramatisch als bei unspezifischen septischen Arthritiden oder der gonorrhoischen Arthritis. Sie erinnern an rheumatische Zustände mit nur leichter Gelenkschwellung. Gelegentlich ist eine Tenosynovitis der Handgelenke oder der Knöchelgegend Begleiterscheinung (REGINATO u. Mitarb. 1979). Während des subakuten Verlaufes stehen die polymorphen Effloreszenzen der Haut und Schleimhäute mit einer Mikropolyadenie im Vordergrund.

Die gummöse Arthritis des Tertiärstadiums führt zu schmerzlosen Gelenkschwellungen und erinnert an die Synovitis bei Tuberkulose (histopathologisch handelt es sich um Bindegewebswucherungen). Die Funktion der Gelenke ist kaum eingeschränkt.

Diagnostik

Die Diagnose der syphilitischen Arthritis basiert auf serologischen Tests, evtl. auf Direktnachweis des Erregers in der Dunkelfeldmikroskopie. Da der lokale Verlauf am Gelenk wenig dramatisch ist, muß nach generalisierten Symptomen wie syphilitischen Hautveränderungen, Lymphknotenschwellungen etc. gesucht werden. Die Blutsenkung ist leicht oder mäßig erhöht. REGINATO u. Mitarb. (1979) fanden Werte von 20-101 mm/ Std. Bei multiplen Gelenksymptomen, u.a. auch des Sternoklavikulargelenks, kann eine Knochenszintigraphie nützlich sein. Das Röntgenbild zeigt zu Beginn der Erkrankung keine spezifischen Veränderungen.

Therapie

Das Penicillin hat, seit es 1943 eingeführt wurde, nichts von seiner ursprünglichen Wirksamkeit eingebüßt (LUGER 1981). Eine therapeutische Möglichkeit bei allen Formen der Syphilis ist die tägliche Injektion von 1 200 000 IE Procain-Penicillin für die Dauer von 2-3 Wochen. Evtl. kann auch ein Langzeit-Depotpräparat, z.B. Benzathin-Penicillin (2,4 Mill. IE i.m. als Einmaldosis) einen ausreichenden Spiegel (0,03 IE Penicillin/ ml) über 7-10 Tage hinweg gewährleisten. Der rasche Rückgang von Symptomen ist ein Hinweis auf eine ex juvantibus gestellte Syphilisdiagnose. Richtlinien zur Therapie sind von der WHO ausgearbeitet worden.

Komplikationen

Sofern die Coxitis luetica nicht folgenlos ausheilt, was bei rascher und adäquater Therapie nicht zu erwarten ist, kommt es nach NIEDERECKER (1961) zu Kontrakturen und Gelenkdestruktionen.

Konnatale Syphilis mit Manifestation am Hüftgelenk

Die Übertragung der Syphilis von der nicht behandelten Mutter diaplazentar in das fetale Blut kann während der Gesamtdauer der Schwangerschaft stattfinden. Je kürzer das Intervall zwischen Infektion und Schwangerschaft ist, um so größer ist die Gefahr einer Übertragung auf den Fetus. Beim Neugeborenen können Symptome sofort oder erst später auftreten; in einigen Fällen bleibt die Infektion latent (LUGER 1981). Bei früher Manifestation werden die Epiphysen der Gelenke befallen (Osteochondritis luetica) mit Störungen des epiphysären Wachstums, evtl. mit vollständiger Zerstörung der Gelenke.
Bei der Spätsyphilis nach pränataler Infektion, der Syphilis congenita tarda, sind seröse Ergüsse mit schmerzlosen Gelenken zu beobachten (Clutton-Gelenke) (CLUTTON 1886). Radiologisch ist der Gelenkspalt erweitert, Knochenveränderungen fehlen. Die Synovitis heilt innerhalb einiger Monate ab; eine antisyphilitische Behandlung ist wirkungslos (LUGER 1981). Augen- und Ohrveränderungen stehen im Vordergrund.

Tabische Arthropathie des Hüftgelenks

Die Arthropathia tabica zählt zu den neuropathischen oder neurogenen Arthropathien, deren Genese noch umstritten ist. Sie manifestiert sich 7-25 Jahre nach der Primärinfektion (MANITZ u. MANITZ 1978), meistens erst im fortgeschrittenen Alter. Da sie nicht zu den eigentlichen Koxitiden zählen, wird auf das Kapitel 3 „Neurogene Arthropathien" von IMHÄUSER im Bd. IV dieses Handbuchs verwiesen.

Brucellose

Nach einer Mitteilung von SERRE u. Mitarb. (1981) wird die Brucellose in Frankreich 800-900mal pro Jahr gemeldet. Der Infektionsweg Tier – Mensch ist der Grund, daß diese Zoonose hauptsächlich in landwirtschaftlichen Berufsgruppen zu finden ist. Neben häufigen Spondylodisciden fanden SERRE u. Mitarb. bei 116 Patienten 18mal die Hüfte befallen (15,5%). Multiple Lokalisationen sind nicht außergewöhnlich. Klinisch finden sich die subakuten Zeichen einer Koxitis; das Röntgenbild weist erst nach ca. 1 Monat Demineralisationen auf.
Die Diagnose wird kulturell aus der Synovialflüssigkeit bzw. dem Eiter gestellt. Nachgewiesen wird Brucella melitensis auch durch spezielle serologische Testmethoden und Kutantests. Das gute Ansprechen auf Tetrazykline macht eine chirurgische Intervention meist überflüssig. Spätschäden sind kaum zu befürchten.

Mykosen des Hüftgelenks

Die Pilze und Sporen zeichnen sich durch ausgesprochen geringe Pathogenität aus. Am Institut für Medizinische Mikrobiologie der Universität Zürich sind in den letzten 3 Jahren einmal eine

Blastomykose und eine Sporotrichose bestimmt worden. Eine Mykose der Hüfte wurde nicht beobachtet (von GRAEVENITZ 1983).
Der Bewegungsapparat wird mit Pilzkeimen, entweder durch direkte Inokulation (Sporotrichose, Actinomykose) oder auf hämatogenem Weg (Candida-, Blasto-, Kokzidiomykose), befallen. Eine Übersicht über bekannte und neue Arten geben DROUHET u. DUPONT (1981). Pilzaffektionen des Skelettsystems werden in den gemäßigten Breiten nur selten beobachtet, können aber aus den Tropen und Wüstenzonen (Amerikas, USA) verschleppt werden. Prädisponierend wirken konsumierende Erkrankungen, Alkoholismus, Leukopenien bei immunsuppressiver Therapie (DROUHET u. DUPONT 1981). Hauptlokalisation von Pilzarthritiden ist das Kniegelenk; die Hüftregion wird nur selten befallen. Charakteristisch ist die klinisch und radiologisch ähnliche Symptomatik zur tuberkulösen Arthritis (RESNICK 1982).

Candidamykose

Sie scheint in den letzten Jahren im Zusammenhang mit Leukopenien bei immunsuppressiv behandelten Kindern bzw. Frühgeborenen vermehrt vorzukommen (BAYER u. GUCE 1978). Außer der bevorzugten Manifestation am Kniegelenk ist bei 2 Fällen von 19 in der Literatur Candida albicans im Hüftgelenk nachgewiesen worden. Zwischen der hämatogenen Streuung und der Arthritis liegt ein Intervall von mehreren Wochen. Therapeutisch werden die Gabe von Amphotericin B und die chirurgische Sanierung des Infektes empfohlen. Die Prognose wird durch das Grundleiden bestimmt.

Kokzidioidomykose

Hochinfektiöses, sog. Tal- oder Wüstenfieber, besonders in den USA und auch in der UdSSR, hervorgerufen durch Coccidioides immitis. Seiner Verbreitung aus endemischen Gebieten der USA wegen wird die Krankheit „travelling disease" genannt (BAYER u. GUCE 1979). Bei der generalisierten Form werden auch Knochen und Gelenke befallen. Die Symptomatik ist stark wechselhaft. Klinisch imponiert eine villonoduläre Synovitis. Bei 58 Patienten ist 39mal das Knie Lokalisation dieser Pilzerkrankung, nur zweimal das Hüftgelenk gewesen. Hauttests und serologische Untersuchungen führen nicht immer zur Diagnose. Es werden Arthroskopie und Synovialbiopsie empfohlen. Bei fortgeschrittenen Fällen wird neben der Einleitung einer antimykotischen Therapie mit Amphotericin B eine chirurgische Drainage diskutiert.

Aktinomykose

Bei Menschen sind Infektionen mit Actinomyces israeli und meyeri bekannt. Diese Erkrankung ist fast ausschließlich in seiner maxillofaszialen Form bekannt. Bei der abdominalen Form kann es zu Abszessen ins kleine Becken kommen, die bei Durchbruch bzw. hämatogener Aussaat auch Knochen- und Gelenk erreichen können. NIEDERECKER (1961) erwähnt einen Hüftbefall. In der übrigen Literatur konnte kein Hinweis auf eine Aktinomykose des Hüftgelenks gefunden werden.

Sporotrichose

Sporotrichum schenckii ist ein weltweit vorkommender Pilz. Zahlreiche Berichte liegen aus den USA vor (LYNCH u. Mitarb. 1970, CROUT u. Mitarb. 1977, BAYER u. Mitarb. 1979). Eintrittsort ist eine oberflächliche Hautläsion, von welcher eine vorwiegend kutane, entweder lokalisierte oder disseminierte Mykose ihren Ausgang nimmt. Über eine aufsteigende Lymphangitis bzw. hämatogene Streuung können Knochen und Gelenke befallen werden. Vorwiegend manifestiert sich diese Pilzerkrankung am Kniegelenk: Das Hüftgelenk ist in der Literatur bislang nicht erwähnt worden (ALTNER u. TURNER 1970, ATDJIAN u. Mitarb. 1980). Der Nachweis gelingt mit Kulturen oder Hauttestung. Therapeutisch werden Amphotericin sowie Synovektomien, evtl. die Arthrodese empfohlen.

Blastomykose

Chronische Mykose, hervorgerufen durch Blastomyces dermatitidis. Es liegen ausschließlich Berichte aus den USA vor. Die Infektion gelangt über den Respirationstrakt und durch hämatogene Streuung in Knochen und Gelenke. Eine Affektion der Hüfte ist bislang nicht beschrieben worden (BAYER u. Mitarb. 1979, CHAND u. LALL 1976, MOORE u. GREEN 1982). Zur Therapie werden Antibiotika, Vakzination, chirurgische Exzision, evtl. Strahlentherapie eingesetzt.

Echinokokkose des Hüftgelenks

Nach HOOPER u. MCLEAN (1977) ist die Echinokokkose durch 1% Befall des Knochens kompliziert. Das deckt sich auch mit älteren Angaben von NIEDERECKER (1961). Der Befall durch Echinococcus granulosus führt zu zystischen Veränderungen am Knochen. Manchmal ist eine pa-

4.8 Erworbene Erkrankungen des Hüftgelenks

thologische Fraktur das erste Symptom, wie sie auch am koxalen Femurende beschrieben wurde (ABELANET u. Mitarb. 1975, PUXEDDU 1975). Der Mensch ist der Zwischenwirt dieser prognostisch infausten Erkrankung. Diagnose durch Immunoelektrophorese und Eosinophilie bzw. direkten Erregernachweis. Radiologisch ist eine Verwechslung mit fibröser Knochendysplasie, Knochenzysten und osteolytischen Metastasen möglich. Da keine spezifischen Medikamente bekannt sind, muß die radikale chirurgische Ausräumung weit im Gesunden stattfinden.

Literatur

Abelante, R., M. Forest, A. Palangies, R. Meary, B. Tomeno, A. Languepin: L'echinococcose osseuse. Ann. Anat. path. 20 (1975) 133–148

Altener, P. C., R. R. Turner: Sporotrichosis of bones and joints. Clin. Orthop. 68 (1970) 138–148

Atdjian, M., J. L. Granda, H. O. Ingberg, B. L. Kaplan: Systemic sporotrichosis polytenosynovitis with median and ulnar nerve entrapment. J. Amer. med. Ass. 243 (1980) 1841–1842

Bayer, A. S.: Gonococcal arthritis syndromes. Postgrad. Med. 67 (1980) 200–208

Bayer, A. S., L. B. Guze: Fungal arthritis. I.: Candida arthritis: Diagnostic and prognostic implications and therapeutic considerations. Semin. Arthr. Rheum. 8 (1978) 142–150

Bayer, A. S., L. B. Guze: Fungal arthritis. II.: Coccidioidal synovitis: Clinical, diagnostic, therapeutic and prognostic considerations. Semin. Arthr. Rheum. 8 (1979) 200–211

Bayer, A. S., V. J. Scott, L. B. Guze: Fungal arthritis. III.: Sporotrichal arthritis. Semin. Arthr. Rheum. 9 (1979) 66–74

Bayer, A. S., V. J. Scott, L. B. Guze: Fungal arthritis. IV.: Blastomycotic arthritis. Semin. Arthr. Rheum. 9 (1979) 145–151

Bayer, A. S., C. Choi, D. B. Tillman, L. B. Guze: Fungal arthritis. V.: Cryptococcal and histoplasmal arthritis. Semin. Arthr. Rheum. 9 (1980) 218–227

Björnberg, A., H. Gisslén: Benign gonococcal sepsis with skin lesion. Brit. J. vener. Dis. 42 (1966) 100–102

Bruusgaard, E.: Über das Schicksal der nicht spezifisch behandelten Luiker. Arch. Derm. 157 (1929) 309–332

Chand, K., K. S. Lall: Cryptococcosis (torulosis, European blastomycosis) of the knee joint. Acta orthop. scand. 47 (1976) 432–435

Clark, G. M.: Syphilitic joint disease. In Hollander, J. L., D. J. McCarty: Arthritis and Allied Conditions. Lea & Febiger, Philadelphia 1974 (pp. 1255–1259)

Delauche, M. C., M. F. Kahn, A. Ryckewaert: Vingt-trois cas d'arthrites gonococciques. Nouv. Presse méd. 11 (1982) 1305–1307

Drouhet, E., B. Dupont: Ostéoarthrites a champignons. Rev. Rhum. 48 (1981) 153–161

Evrard, J.: Place de la chirurgie dans le traitement des infections articulaires a pyogènes (arthrites septiques de hanche). Rev. Rhum. 48 (1981) 215

Freed, J. F., K. M. Nies, R. S. Boyer, J. S. Louie: Acute monoarticular arthritis. J. Amer. med. Ass. 243 (1980) 2314–2316

Gaucher, A., J. N. Colomb, J. Pourel, G. Faure, P. Netter, R. Raul: Que peut-on attendre de la scintigraphie osseuse dans l'exploration des spondylodiscites et des ostéoarthrites microbiennes? Rev. Rhum. 48 (1981) 39–43

Graber, W. J., J. P. Sanford, M. Ziff: Sex incidence of gonococcal arthritis. Arthr. and Rheum. 3 (1960) 309

von Graevenitz, A.: Persönliche Mitteilung 1983

Hooper, J., I. McLean: Hydatid disease of the femur. J. Bone Jt Surg. 59 A (1977) 974–976

Knights, E. M.: Infectious arthritis. J. Foot Surg. 21 (1982) 229–223

Le Loet, X., R. Lopitaux, G. Humbert, J. F. Lemeland, J. P. Rogez, S. Rampon, P. Deshayes: L'utilisation du traitement antibiotique dans les infections ostéo-articulaires. Rev. Rhum. 48 (1981) 181–189

Ludivico, C. L., A. R. Myers: Survey for immune complexes in disseminated gonococcal arthritis-dermatitis syndrome. Arthr. and Rheum. 22 (1979) 19–24

Luger, A. F.: Syphilis. In Korting, G. W.: Dermatologie in Praxis und Klinik, Bd. IV. Thieme, Stuttgart 1981

Lynch, P. J., J. J. Voorhees, E. R. Harrell: Systemic sporotrichosis. Ann. intern. Med. 73 (1970) 23–30

Manitz, U., L. Manitz: Die tabische Arthropathie und ihre orthopädische Behandlung. Beitr. Orthop. Traum. 25 (1978) 627–634

Masi, A. T., B. I. Eisenstein: Disseminated gonococcal infection (DGI) and gonococcal arthritis (GCA). II.: Clinical manifestations, diagnosis, complications treatment, and prevention. Semin. Arthr. Rheum. 10 (1981) 173–197

Moore, R. M., N. E. Green: Blastomycosis of bone. J. Bone Jt Surg. 64 A (1982) 1097–1101

Morton, R. S.: Gonorrhoea. Saunders, Philadelphia 1977 (p. 126)

Müller, F.: Immunologische Grundlagen, Ergebnisse und Grenzen der Syphilis-Serodiagnostik. Lab. med. 7 (1983) 12–16

Niederecker, K.: Die entzündlichen – nicht tuberkulösen – Erkrankungen des Hüftgelenkes und seiner Umgebung. In Hohmann, G., M. Hackenbroch, K. Lindemann: Handbuch der Orthopädie. Thieme, Stuttgart 1961 (S. 217–270); 2. Aufl.: Witt u. Mitarb.: Orthopädie in Praxis u. Klinik, 1980–1983

Puxeddu, L.: Pathological fractures in echinococcosis of bone. Ital. J. Orthop. Traum., Suppl. 1 (1975) 175–179

Rampon, S., R. Lopitaux, J. Meloux, J. L. Bussière, J. P. Levai: Les coxites infectieuses non tuberculeuses de l'adulte. Rev. Rhum. 48 (1981) 77–81

Resnick, D.: Infectious arthritis. Semin. Roentgenol. 17 (1982) 49–59

Rice, P. A., D. L. Goldenberg: Clinical manifestations of disseminated infection caused by neisseria gonorrhoeae are linked to differences in bactericidal reactivity of infecting strains. Ann. intern. Med. 95 (1981) 175–178

Rinaldi, R. Z., W. O. Harrison, Peng Thim Fan: Penicillin-resistant gonococcal arthritis. Ann. intern. Med. 97 (1982) 43–45

Roy, R. B., S. M. Lairds: Acute periostitis in early acquired syphilis. Br. J. vener. Dis. 49 (1973) 555

Rubikow, A., R. Breuer: Gonococcal monarthritis of the hip. Harefuah 98 (1980) 369–370

Seifert, M. H., A. P. Warin, A. Miller: Articular and cutaneous manifestations of gonorrhoea. Ann. rheum. Dis. 33 (1974) 140–146

Serre, H., G. Kalfa, A. Brousson, J. Sany, A. Bertrand, L. Simon: Manifestations ostéo-articulaires de la brucellose. Rev. Rhum. 48 (1981) 143–148

Taillandier, J., G. Manigand, P. Fixy, A. Sebag: Le rhumatisme inflammatoire de la syphilis secondaire. Sem. Hôp. Paris 56 (1980) 979–982

Wile, U. J., F. E. Senear: A study of the involvement of the bones and joints in early syphilis. Amer. J. med. Sci. 152 (1916) 689–693

Coxitis tuberculosa

Von A. GÖB

Die Abbildungen von Erkrankten mit Coxitis tuberculosa in alten Lehr- und Handbüchern lassen erschreckende Krankheitszustände erkennen. Die Hüftgelenkgegend ist unförmig angeschwollen, und in der Schwellung finden sich eine Reihe von Fisteln. Neben den lokalen Veränderungen wird ein allgemein toxisches Krankheitsgeschehen mit meist tödlichem Ausgang beschrieben. Demgegenüber ist heute die Meinung weit verbreitet, daß durch die moderne Behandlung der Tuberkulose mit Tuberkuloseheilmitteln, die bakterizid wirken, die Erkrankung beherrscht werden könne und eigentlich eine harmlose Erkrankung sei. Die Fehleinschätzung der Tuberkulose ist damit offensichtlich, denn trotz des starken Rückgangs der Erkrankung durch seuchenhygienische, medikamentöse, konservative und operative Maßnahmen ist die Tuberkulose nach wie vor keine seltene und keine harmlose Erkrankung. Eine konsequente Behandlung ist nach wie vor angezeigt, und auch in frischen Fällen ist die stationäre Behandlung zu fordern. Die Sorglosigkeit und die Inkonsequenz, mit der Tuberkuloseheilmittel oft verordnet und eingenommen werden, sind erschreckend. Es wird kaum bedacht, daß damit Resistenzen gezüchtet werden, die die Mittel unwirksam machen und die Krankheitsbilder verschleiern.

Pathogenese

Die Knochen- und Gelenktuberkulose ist eine sekundäre Tuberkulose, bei der, von einem Primärherd ausgehend, die Erreger auf dem Blutweg in die Knochen und Gelenke verschleppt werden. Häufiger als Knochen- und Gelenktuberkulosen sind andere Sekundärerkrankungen wie die des Urogenitaltraktes, des Magen-Darm-Traktes, des Kehlkopfes und u. a. m. Die Kombination mehrerer sekundärer Tuberkulosen ist ein häufiges Ereignis. Neben der tuberkulösen Infektion ist die Disposition zur Erkrankung von Bedeutung.
Die Erstinfektion des Erwachsenen erfolgt in 90% aerogen mit dem Mycobakterium tuberculosis vom Typus humanus über die Luftwege. Die Infektion mit dem Mycobacterium bovis, die früher bei Kindern eine Rolle spielte und durch die Trinkmilch erfolgte, ist mit der Ausrottung der Rindertuberkulose praktisch bedeutungslos geworden.

Ebenso zurückgegangen und zur Seltenheit geworden ist die Tuberkulose als Berufskrankheit in der Landwirtschaft. Die Erkrankung von Kindern an Skelett- und Gelenktuberkulose ist eine Rarität. Das Haupterkrankungsalter liegt heute mit einem Gipfel um das 20. und 50. Lebensjahr (Angabe des deutschen Zentralkomitees zur Bekämpfung der Tuberkulose). Die Beteiligung der Knochen und Gelenktuberkulose an der Gesamttuberkulose beträgt zwischen 1 und 4%. Die Coxitis tuberculosa ist mit 25% an der Knochen- und Gelenktuberkulose beteiligt.

Pathologie der Gelenktuberkulose

Synoviale Infektion

Die beiden Möglichkeiten der Infektion über die Synovialmembran und der ossalen Infektion eines Gelenks lassen sich klinisch nicht immer sicher voneinander differenzieren. Im Spätstadium zeigt eine Synovialmembraninfektion nicht nur schwerste Veränderungen der ganzen Gelenkkapsel in allen Schichten mit typischen tuberkulösen Granulomen, sondern auch Zerstörungen des knöchernen Gelenkkörpers, so daß sie von der ossalen Form nicht zu unterscheiden ist.
Bei der synovialen Form wächst das typisch tuberkulöse Granulationsgewebe als Pannus auf den Knorpel und zerstört diesen. Nach Auflösung des Knorpels wird auch der Knochen ergriffen. Es entstehen osteomylitische Herde mit ausgedehnter Knochenzerstörung, die schließlich eine Gelenkruine übrig lassen. Die nicht vom Pannus bewachsene Knorpelfläche wird nicht zerstört, da die Tuberkelbakterien selbst nicht in der Lage sind, den Knorpel anzudauen. Die ersten Arrosionen am Knochen finden sich an den Knorpelrändern im Bereich der Umschlagfalten der Gelenkkapsel. Die Röntgenbilder lassen dabei typische Befunde erkennen.

Ossäre Infektion

Die Infektion, die von gelenknahen Knochenherden auf die Gelenke übergreift, bewirkt zunächst einen unspezifisch serösen Erguß. Bricht der os-

säre Herd ins Gelenk ein, so verläuft die Tuberkulose wie die primäre Infektion der Synovialmembran.
Die Ausbreitung selbst geht je nach der Konstitution und der Abwehrlage des Patienten und nach dem Alter einmal schneller oder langsamer vor sich.
Die beiden Erstlokalisationen der Infektion an der Synovialmembran oder im Knochen sind theoretisch begründet, aber klinisch nicht immer sicher zu differenzieren. Das Spätstadium mit massiven Veränderungen der Gelenkkapsel und typischen Granulomen in allen Schichten zeigt in gleicher Weise Zerstörungen auch im Gelenkkörper. Aus ausgedehnten osteomylitischen Herden und Granulomen entstehen Nekrosen und Eiter mit Senkungsabszessen, die sich entweder entlang der Gefäßscheide der Oberschenkelgefäße nach unten senken oder sich entlang des N. ischiadicus ausdehnen oder bei Perforationen durch den Pfannenboden im kleinen Becken erscheinen.

Diagnostik

Die frühzeitige Diagnose soll dazu beitragen, den Schaden am Gelenk möglichst klein zu halten.
Jede mehr als 3 Monate dauernde unklare Gelenkaffektion im Hüftbereich, die sich trotz unspezifischer Therapie nicht bessert, ist auf Tuberkulose verdächtig.
Die sicherste Tuberkulosediagnose ist der Nachweis des Erregers im Gelenkpunktat. Die *Gelenkpunktion* auch im Frühstadium der Erkrankung ist am Hüftgelenk nicht schwierig. Das Punktat wird in einem Speziallabor mikroskopisch untersucht; es werden die Erreger differenziert, außerdem Kulturen angelegt, die Resistenzen geprüft und ein Tierversuch gemacht.
Kann die Diagnose auf diesem Weg erst nach Wochen etwa beim Abschluß des Tierversuches erwartet werden, so ist eine *Probeexzision* aus der Gelenkkapsel durchzuführen und histologisch auf tuberkulöse Granulome sowie auf Tuberkelerreger zu untersuchen. Die Probeexzision ist eine verantwortungsvolle Operation. Ein genügend großes Stück von wenigstens Daumennagelgröße sollte aus verdächtigen Anteilen der Gelenkinnenhaut, meist im Umschlagfaltenbereich, entnommen werden. Oft muß man zwei Stücke entnehmen. Die Gelenkflüssigkeit sollte in jedem Fall abgesaugt und bakteriologisch untersucht werden.
Bei der Gelenktuberkulose kann man davon ausgehen, daß es sich um eine allgemeine Tuberkulose handelt und sich diese *immunologisch* nachweisen läßt.
Es werden Kutan- und Intrakutanproben gemacht, doch sollte bei der Gelenktuberkulose der Intrakutantest mit Alttuberkulin der Vorzug gegeben werden. Das positive Ergebnis sagt allerdings nur aus, daß der Betroffene eine Tuberkulose hatte oder derzeit eine solche hat. Die aktive Koxitis wird allerdings eine stürmisch verlaufende Tuberkulinreaktion aufweisen.
Je nach der Erheblichkeit der Infektion werden sich im Blutbild stärkere Linksverschiebungen mit Vermehrung der Lymphozyten ergeben. Die Erhöhung der Blutsenkungsgeschwindigkeit und Veränderungen in der Elektrophorese im Sinne einer akuten oder chronischen Entzündung lassen sich nachweisen.

Vorgeschichte und Umgebungsuntersuchung

Es ist nicht immer beim Erkrankten in der Vorgeschichte eine Tuberkulose zu finden. Die primäre Tuberkulose kann unbemerkt vor Jahren verlaufen sein. Einen Hinweis auf eine jetzt bestehende sekundäre Tuberkulose kann jedoch eine abgelaufene Pleuritis innerhalb der letzten 2 Jahre vor der Erkrankung geben. Die in der Vorgeschichte oft nachweisbare hereditäre familiäre Disposition zur Erkrankung ist aber von Wichtigkeit. In der Umgebungsuntersuchung läßt sich auch gelegentlich einmal die Infektionsquelle, etwa eine offene Lungentuberkulose, erkennen. Ein Patient, der früher bereits eine bekannte Tuberkulose anderer Organe durchgemacht hat, ist bei Erkrankung von Knochen und Gelenken grundsätzlich auf eine Knochen- und Gelenktuberkulose verdächtig.

Klinik

Der Patient klagt bei einer Erkrankung an einer Knochen- und Gelenktuberkulose im wesentlichen über Beschwerden, die vom Erkrankungsherd direkt ausgehen, doch wird man eine Gewichtsabnahme und ein vermehrtes Krankheitsgefühl besonders bei solchen Patienten erwarten können, die körperlich sehr beansprucht sind oder bei denen neben der Knochen- und Gelenktuberkulose noch andere Organe erkrankt sind. Als erstes Zeichen ist eine Kontraktur erkennbar.
Lokale Beschwerden bei der Coxitis tuberculosa:
Der Schmerz bei der Coxitis tuberculosa ist im Beginn der Erkrankung unbestimmt auf das Gelenk lokalisiert oder möglicherweise zum Kniegelenk ausstrahlend. Als Nachtschmerz ist er charakteristisch nachts stärker als am Tag und stört den Schlaf. Es bestehen ein Bewegungs- und Belastungsschmerz und eine Bewegungseinschränkung. Der Erkrankte beginnt zu hinken, klagt bei längerem Sitzen und auch beim Stehen über

Coxitis tuberculosa 4.11

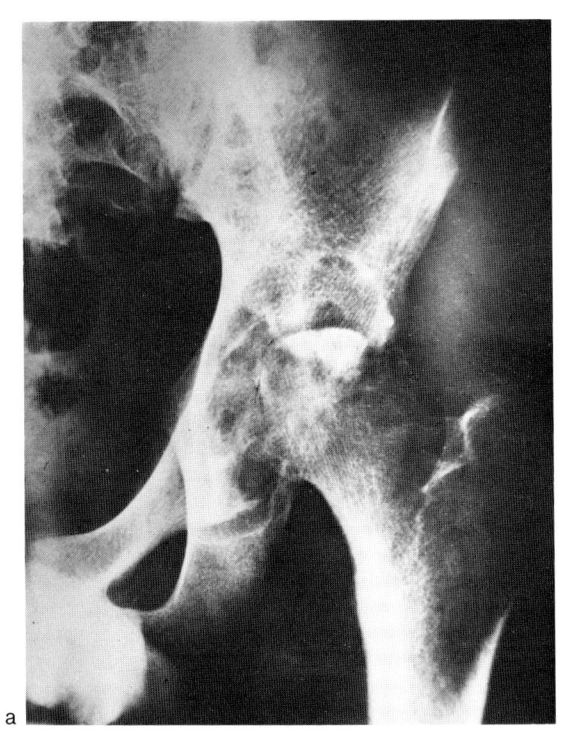

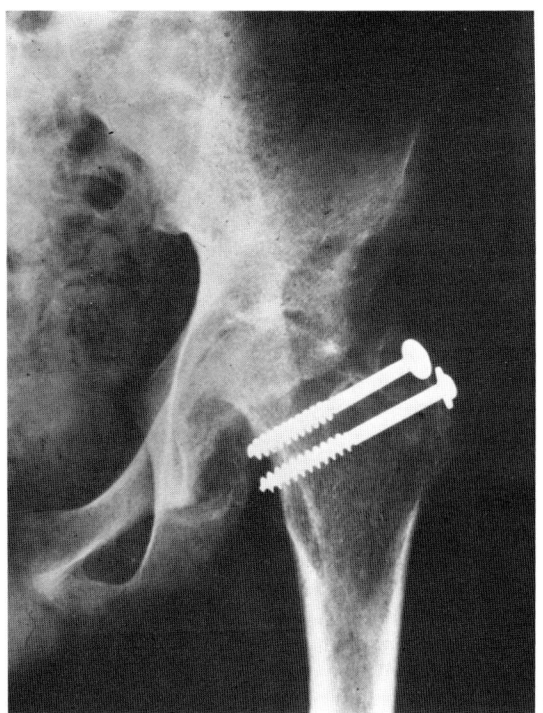

Abb. 1 a u. b   a) Fortgeschrittene Coxitis tuberculosa mit Pfannendestruktion, Kopfdeformierung und Sequesterbildung im Hüftkopf. b) Postoperativer Zustand 8 Wochen nach Operation

Schmerzen, die ihn veranlassen, sich öfters hinzulegen. Im Liegen tritt vorübergehend durch die Entspannung eine Schmerzlinderung auf. Die Gehleistung reduziert sich auffällig. Eine stärkere Beuge-Adduktions und Innenrotationskontraktur und die Schwellung der Gelenkgegend weisen auf eine fortschreitende Erkrankung hin. Die Hauttemperatur ist dann erhöht; der lokale Schmerz auf Klopfen und Stauchen sowie der ausgelöste Schmerz von der Ferse her werden nachweisbar. Ein bestehender Gelenkerguß oder die bereits anbahnende Abszeßbildung ist dann nachzuweisen, wenn sich eine entsprechende Größe entwickelt hat. Der Senkungsabszeß ist heute ein seltenes Ereignis.

Das Röntgenbild in der Übersicht des Beckens kann bei der synovialen Tuberkulose im Stich lassen. Die beschriebene Strukturauslöschung der Spongiosa als für eine Tuberkulose typisches Röntgenzeichen ist kein Frühzeichen, sondern tritt erst im fortgeschrittenen Stadium auf.

Im Frühstadium ist im jugendlichen Alter die Knorpelverdickung mit Gelenkspalterweiterung typisch. Beim Erwachsenen ist dieses Zeichen nicht charakteristisch; man kann hier eher mit einer Gelenkspaltverschmälerung rechnen. Die Spongiosastruktur ist zunächst typisch fleckig atrophisch und weist auf den toxischen Schaden des Knochens durch die Tuberkulose hin. Das fortgeschrittene Stadium weist sich mit Gelenkspaltverschmälerung und diffuser Atrophie aus. Arrosionen treten im Bereich der Umschlagfalte, also am Schenkelhals, auf. Osteomylitische Herde im Schenkelhals-, Hüftkopf-, Pfannen- und Trochanterbereich oder Sequesterbildung mit Senkungsabszessen weisen bereits die Schwere der Erkrankung nach (Abb. 1).

Die osteomylitischen Herde sind nicht glatt begrenzt und lassen auch keine sklerotische Abgrenzung erkennen. Erst der sehr alte inaktive Herd kann sich abgrenzen. Die Röntgendiagnostik im Schichtverfahren läßt bei tuberkulösen Herden den Umfang der Zerstörung sehr viel deutlicher erkennen als im Übersichtsbild.

Sowohl klinisch wie röntgenologisch ist davon auszugehen, daß eine Tuberkulose des Hüftgelenks sich nicht auf das Gelenk beschränkt, sondern durch Perforation der Pfanne auch auf das kleine Becken übergreifen kann. Die Osteomylitis kann das Becken, das Sitzbein, das Schambein, das Kreuzbein und das Ileosakralgelenk ergreifen. In der anliegenden Muskulatur findet die Tuberkulose ihre Sperre. Diese Art der Ausbreitung läßt sich nicht in den Anfangsstadien einer Koxitis, sondern nur bei jahrelang fortbestehender Erkrankung beobachten. Abszesse können dann nach außen treten und Fisteln bilden. Fistelfüllungen mit röntgenschattengebenden Mitteln geben dann ein Bild von der Ausdehnung der Tuberkulose.

Das gleichzeitige Bestehen mehrerer Organtuberkulosen ist möglich, besonders dann, wenn sie etwa die gleiche Latenzzeit haben (Knochen-Gelenk-Tuberkulose und Nierentuberkulose).

Therapie

Die Behandlung der Gelenktuberkulose hat ebenso wie die Behandlung anderer Organtuberkulosen mit der Anwendung von Tuberkuloseheilmitteln eine entscheidende Wende erfahren. Die konservative Behandlung mit Hilfe der Chemotherapie hat sich zeitlich verkürzt und die Möglichkeit einer eingreifenden, ausgedehnten operativen Behandlung erst geschaffen.

Auf die Ruhigstellung mittels Gipsverband und Extension wird man aber weder bei der konservativen Behandlung noch in der postoperativen Phase bei der Koxitis verzichten können.

Die Indikation zur konservativen oder operativen Behandlung hängt ab von:
1. der Aktivität der Erkrankung,
2. der allgemeinen Verfassung des Patienten,
3. der Ausdehnung des Herdes,
4. dem Alter des Patienten,
5. der Miterkrankung anderer Organe,
6. der konservativen und operativen Sanierbarkeit.

Das erstrebenswerte Ziel ist in jedem Fall die Sanierung des Herdes. Sie gelingt auch heute noch nicht grundsätzlich auf konservativem Weg mit Chemotherapie und Ruhigstellung, sondern wird bei Abszessen und Sequestrierungen operativ sein müssen.

Chemotherapie

Die Chemotherapie wird in jedem Fall mit der sog. Dreierkombination durchgeführt, wobei es bei identifizierten Erregern einfacher ist, das spezielle Mittel oder die spezielle Kombination einzusetzen. Ansonsten wird die Dreierkombination mit Isoniazid (INH), Streptomycin und Ethambutol durchgeführt, wobei die Entwicklung weiterer Medikamente durch zunehmende Resistenzen immer wieder vorangetrieben werden muß. Die Anwendung der Dreierkombination hat den Sinn, vorhandene Primärresistenzen zu blockieren und die unterschiedliche Wirkung der Mittel auf den Erreger optimal zu gestalten. Grundsätzlich wird postoperativ und konservativ die Dreierkombination bei Knochen- und Gelenktuberkulose etwa 1 Jahr gegeben, um dann im 2. Jahr auf eine Zweierkombination überzugehen. Je nach Erheblichkeit der Erkrankung und Art der Erreger wird man sowohl in der Zeitdauer der Medikamentation und in der Art der Tuberkulose Heilmittel variieren können. Vor jeder Operation wird allerdings 4 Wochen vorher eine chemotherapeutische Vorbehandlung mit der Dreierkombination gemacht, um einen entsprechenden Streuschutz bei der Operation zu erreichen. Man fürchtet das Rezidiv bei Tuberkulose bei chemotherapeutischer Vorbehandlung; denn es können gerade Resistenzen gegen die wirksamsten Tuberkuloseheilmittel eingetreten sein. Die Anwendung neuer Kombinationen können dann zwar ebenfalls zur Sanierung der Erkrankung führen, doch meist dauert das sehr viel länger. Organisatorisch gibt man den Patienten einen Therapiepaß an die Hand. Während man die sich lang hinziehende chemotherapeutische Behandlung ambulant durchführen kann und der Patient durchschnittlich bei operativer und konservativer Behandlung 3 Monate im Krankenhaus verbringt, sollte jede chemotherapeutische Erstbehandlung stationär erfolgen. Es gibt Unverträglichkeiten gegen die Mittel, und zudem gehört die Dosierung der Kombination in die Hände des Fachmanns.

Indikation zur konservativen Behandlung

Der Rahmen der konservativen Behandlung ist am Hüftgelenk relativ eng und hängt neben dem Fortschritt der Erkrankung von der gegenwärtigen Wirksamkeit der Tuberkuloseheilmittel ab. Es ist durchaus vorstellbar, daß wirksamere Mittel entwickelt werden und die konservative Behandlung breiter angelegt werden kann.

Zum jetzigen Zeitpunkt kann man konservativ mit Ruhigstellung und Tuberkuloseheilmitteln die Koxitis dann behandeln, wenn die Erkrankung im wesentlichen auf die Gelenkkapsel beschränkt ist, der Knochen nicht beteiligt ist und keine Abszedierung vorliegt. Die eine oder andere Randarrosion kann bei gutem Allgemeinbefinden und langsamem Fortschreiten der Erkrankung sowie bei gutem Ansprechen auf die Chemotherapie konservativ behandelt werden. Diese Behandlung sollte allerdings nicht über 3 Monate fortgesetzt werden, wenn sich keine deutliche Ausheilungstendenz zeigt.

Operative Therapie der Coxitis tuberculosa

Kapselresektion

Ist die Tuberkulose gesichert, die konservative Behandlung nicht erfolgreich gewesen und die Knochen- und Knorpelarrosion nicht zu weit fortgeschritten, so bietet sich als Therapie die Gelenkkapselresektion (WILKINSON 1953) an.

Bei allen Knochen- und Gelenktuberkulosen ist die gleichzeitige Therapie mit Tuberkuloseheilmitteln in Dreierkombination erforderlich. Die Vorbehandlung wird für wenigstens 14 Tage als vorbeugende Maßnahme gegen die postoperative Streuung fortgeführt. Die Nachbehandlung erfolgt nach Richtlinien der konservativen Therapie.

Für die Operation der Kapselresektion ergeben sich zwei Gesichtspunkte:

1. Gelenkkapselresektion ohne temporäre Luxation des Hüftkopfes,
2. Gelenkkapsel mit temporärer Luxation des Hüftkopfes.

In beiden Fällen wird die verdickte und entzündlich veränderte Kapsel entfernt. Ist von den Gelenkrändern her der Pannus auf den Gelenkkörper aufgewachsen, so wird dieser sorgfältig abgezogen. Alles erkennbare Granulationsgewebe an den Gelenkteilen und an den Pfannenrändern muß entfernt werden. Arrosionen an den Umschlagfalten werden revidiert.

Von einem Lexer-Murphy-Schnitt (LEXER 1931, MURPHY 1913) aus wird der Trochanter mayor abgetrennt. Ist das Lig. teres erhalten, wird der Kopf nicht luxiert. Die temporäre Luxation des Hüftkopfes kann dann erfolgen, wenn das Lig. teres zerstört ist. Bei erhaltenen Lig. teres und Granulationen und Arrosionen in der Fossa acetabuli kann oft durch eine Subluxation die Fossa ausgeräumt werden. Nach erfolgter Operation wird das Gelenk mit Streptomycinlösung gespült und eine Saugdrainage eingelegt. Der Trochanter major wird mit Schrauben fixiert, der Gelenkraum allseitig gedeckt. Aller Erfahrung nach wird nach der Kapselresektion bei konsequent anschließender Behandlung das Gelenk mit kleineren Arrosionen oder zurückgebliebenen Herden fertig.

Wir stellen mit einer Drahtextension durch die Femurkondylen für 3 Wochen ruhig. Nach 14 Tagen beginnen wir bereits mit der Übungsbehandlung. In der Nachbehandlung gehen wir davon aus, daß das pluripotente Granulationsgewebe durch funktionelle Anpassung eine funktionelle Gelenkkapsel bildet, die auch Gelenkschmiere produziert. Im allgemeinen soll bei der Nachbehandlung kein Schmerz entstehen und sich keine größeren Ergüsse bilden. Werden Ergüsse erkennbar, müssen diese abpunktiert werden. Der Patient kann nach 3 Wochen mit Gehwagen, dann mit Stockstützen belasten. Stockstützen werden 6 Monate benützt.

Gelenkoperation bei Sequester- und Abszeßbildung

Der größte Anteil der Patienten hat eine fortgeschrittene Koxitis mit Arrosionen an Kopf und Pfanne, Sequester und Abszesse.

Die Operation ist in derselben Form und der gleichen Schnittführung wie bei der Kapselresektion durchzuführen. Bei größerer Ausdehnung der Herde und Senkungsabszessen wird der Lexer-Murphy-Schnitt entlang des Femurschaftes und über die Spina iliaca anterior auf die Crista iliaca erweitert.

Nach entsprechender Revision und Resektion der Gelenkkapsel werden häufig Senkungsabszesse (HOOVER 1950) deutlich. Die temporäre Luxation des Hüftkopfes ergibt einen guten Überblick über Kopf, Pfanne und Gelenkumgebung. Das Lig. teres ist nur als Fragment vorhanden und wird abgetragen. Die Abszesse werden abgesaugt und die Abszeßmembranen herausgenommen.

Sobald der Knochen angegriffen ist, sollte man sich nicht mit halben Maßnahmen zufriedengeben. Alles kranke Gewebe ist zu entfernen, selbst auf die Gefahr hin, daß ein großer Defekt entsteht. Der Hüftkopf hat oft, oberflächlich gesehen, noch seine Form erhalten, doch ist unter der Knorpel-Knochen-Schicht die Spongiosa ausgedehnt erkrankt. Bedauerlicherweise bleiben nach solchen Revisionen meist vom Kopf nur ein Fragment und von der Pfanne eine ausgeweitete ausgedehnte Höhle übrig. Die vor der Operation gemachten Schicht- und Computerbilder lassen allerdings den Umfang der Operation vorher sehen. Die Gelenkpfanne sollte in jedem Fall revidiert werden, um Einbrüche und Perforationen ins kleine Becken zu erkennen. Besteht ein entsprechender Verdacht, ist das kleine Becken freizulegen. Man trägt dazu die Spinamuskulatur ab, löst das Lig. ilioinquinale von der Spina iliaca anterior superior und erreicht unter dem M. iliopsoas das kleine Becken. Man findet hier unter dem M. iliopsoas im kleinen Becken häufig Granulationsgewebe, wenn nicht sogar ausgedehnte Abszesse und Sequester.

Postoperativ hat man diesen Bereich mit einer Redondrainage zu versorgen.

Abszedierungen im Hüftgelenkbereich sollten in ihren Ausmaßen nicht unterschätzt werden. Der Abszeß im kleinen Becken auf der Unterseite des M. iliopsoas greift gelegentlich auf das Iliosakralgelenk über und senkt sich auch nach hinten über die Incisura ischiadica in den Bereich des N. ischiadicus. Die Abszesse sind oft nicht zusammenhängend, sondern bilden mehrere Abteilungen und sind gegeneinander abgekapselt. Um keinen dieser Abszesse zu übersehen, haben wir es uns zur Regel gemacht, die Innenseite des Beckens bei ausgedehnten Erkrankungen der Pfanne immer zu revidieren.

Die Revision des mitangegriffenen Iliosakralgelenks (SOBOLT 1951) ist an sich nicht schwierig, da der Patient in Seitenlage liegt und man nach Abtrennung der Spinamuskulatur und der an der Darmbeinschaufel ansetzenden Bauchmuskulatur einen recht guten Überblick auch von der Vorderseite des Gelenks erzielen kann. Gewinnt man den Eindruck, daß der Überblick von der Beckeninnenseite her nicht ausreicht, ist von außen her der Glutaeus maximus in Höhe des Iliosakralgelenks abzulösen, das Iliosakralgelenk durch die Beckenschaufel zu fenstern und das Gelenk zu kürettieren.

Der typische Abszeßsenkungsweg des Koxitisabszesses geht in die Aduktoren und entlang des Gefäßkanals des Oberschenkels und erreicht

4.14 Erworbene Erkrankungen des Hüftgelenks

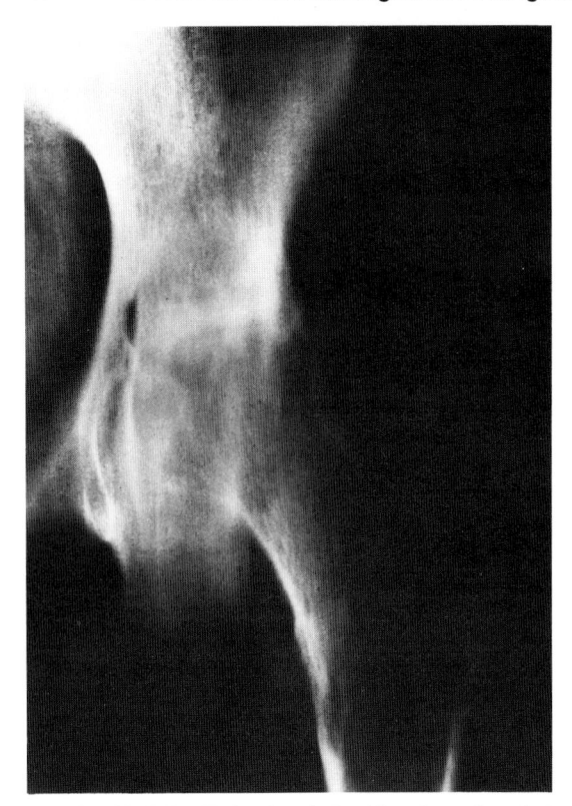

Abb. 2 33jährige Patientin mit Coxitis tuberculosa bei weitgehender Versteifung, aber noch aktiver Gelenktuberkulose

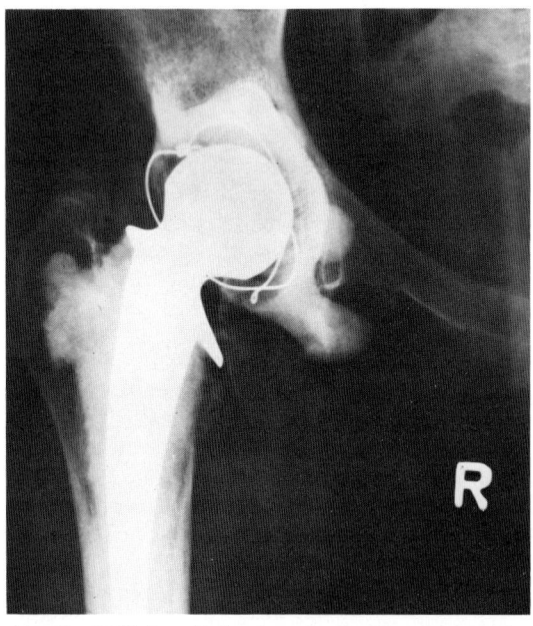

Abb. 3 30jährige Patientin mit Coxitis tuberculosa und Spondylitis tuberculosa der unteren Lendenwirbelsäule. 1973 Koxitis durch Kopf- und Pfannenresektion und Spondylitis durch Herdausräumung. Die Abszeßmembrane werden exzidiert, das Operationsfeld mit Streptomycinlösung gespült und Redon-Drainagen eingelegt. 1 Jahr später Totalendoprothese Typ Brunswik. Vorliegende Aufnahme 9 Jahre später

möglicherweise durch die Muskellogen das Kniegelenk.
Die Abszeßhöhlen im Bereich der Oberschenkelmuskulatur sind häufig sehr ausgedehnt. Der Abszeßeingang vom Hüftgelenk her kann sehr eng sein, man gewinnt den Überblick über die Abszesse erst dann, wenn man vom Oberschenkel her versucht, Abszesse auszudrücken. Es entleert sich dann aus einer engen Fistel der Eiter (Abb. 4).
Nach beendeter Revision wird der Hüftkopfrest erst in die Pfanne eingestellt und der Trochanter mayor wieder an seiner Ansatzstelle mit Spongiosaschrauben befestigt.
Die postoperative Versorgung mit Durchlaufdrainagen halten wir für wertvoll, da auch bei sorgfältigster Operation die Tuberkulose nicht restlos saniert werden kann. Die Durchlaufdrainage soll 2–3 Wochen offen gehalten und mit Streptomycinlösung gespült werden. Neben der Spülung wird die übliche antituberkulöse Therapie mit der Dreierkombination durchgeführt.
Die postoperative Fixation erfolgt mit einer Drahtextension durch die Femurkondylen unter geringer Gewichtsbelastung. Die Drainagen können sehr gut überblickt und versorgt werden.
Bei vorhandenem Hüftkopf- und Schenkelhalsrest und einer Restpfanne geben wir den Patienten nach 6 Wochen zunächst einen entlastenden Becken-Bein-Apparat.
Angestrebt wird ein mehr oder weniger stabiles, wenn auch deformiertes Gelenk. Bei weitgehender Zerstörung des oberen Femurendes und deutlicher Unstabilität kann durch eine Abstützungsosteotomie wieder eine gewisse Stabilität erreicht werden.
Nur in seltenen Fällen wird es gelingen, bei diesen Patienten eine Arthrodese (WATSON u. ROBINSON 1956) zu machen. Meist sind das Becken und das obere Femurende viel zu weich, als daß größere Platten und Schrauben einen Halt gewinnen könnten.
Eine Totalendoprothese ist nur dann möglich, wenn die Tuberkulose weitgehend oder zuverlässig ausgeheilt ist. Wir machen die Totalendoprothese bei größeren Defekten frühestens 1 Jahr nach der Erstoperation (Abb. 2 u. 3).
Auf eine bestimmte Prothesenform sind wir nicht festgelegt, sondern benützen eben die dem Defekt am besten angepaßte Prothese. Spezialhalterungen für die Kunststoffpfanne sind manchmal erforderlich.

Tuberkulöse Destruktionshüfte

Eine Sonderform der Coxitis tuberculosa sind die veralteten Koxitiden, bei denen nach jahrelangem rezidivierendem Verlauf erhebliche Zerstörungen am Gelenk, große Abszeßbildungen und eine Gelenkruine geblieben sind. Oft sind es Patienten, die in der Jugend ihre tuberkulöse Koxitis durchgemacht haben und bei denen es dann im Laufe des Lebens zu erheblichen Wachstumsstörungen am Bein und am Becken gekommen war. Das obere Femurende ist relativ gut erhalten, wenn auch erheblich disloziert. Von Kopf, Schenkelhals und Pfanne ist meist nichts erhalten geblieben. In der Umgebung dieser Gelenke finden sich häufig ausgedehnte Narben, die von Inzisionen bei immer wieder auftretenden Abszedierungen herrühren. Das betroffene Bein ist im allgemeinen unterentwickelt, möglicherweise das Hüftgelenk und das Kniegelenk teilversteift. Die Erkrankung beeinflußt das Leben und die berufliche Tätigkeit des Patienten höchst ungünstig (Abb. 4).

Spezielles Operationsverfahren bei der tuberkulösen Destruktionshüfte

Wir machen dazu einen Lexer-Murphy-Schnitt, der evtl. etwas tiefer angesetzt wird und durch einen Schnitt in der Oberschenkelachse verlängert werden kann. Dabei wird das obere Femurende mit seinen Ansätzen an den kleinen Glutäen und des großen Glutäus belassen. Etwa in Höhe der Urpfanne osteotomieren wir den Oberschenkelknochen und ziehen mit dem oberen Fragment des Oberschenkels die kleinen und großen Glutäen so weit nach oben, daß sowohl die Pfanne wie auch der Femur mit seinen beiden Fragmenten und der Abschnitt der Adduktoren überblickt werden können. Von hier aus sind sowohl die ins kleine Becken perforierte Pfanne wie auch die Innenseite des Beckens zu überblicken. Es können unter dem M. iliopsoas als auch unter dem Glutaeus maximus Abszesse und Sequester entfernt werden. Die Abszesse sind dabei häufig in Bindegewebe eingemauert. Die Muskulatur ist meist sehr stark atrophiert und fettig degeneriert. Eine spätere Funktionsfähigkeit ist nur bedingt zu erwarten (Abb. 5a).
Die oft verkalkten Abszesse müssen in all den bekannten Regionen mit ihren Perforations- und Senkungsmöglichkeiten gesucht und entfernt werden. Übersichtlicher wird die Situation dadurch, daß man dabei Gefäße und Nerven präpariert.
Der zweite Schritt, das Gelenk wieder zu stabilisieren, ist nicht allzu schwierig. Man hat ja den Oberschenkelknochen entweder in Höhe der Urpfanne oder im Bereich des Sitzbeins im Sinne einer Abstützungsosteotomie osteotomiert und wird nun jetzt lediglich die Stabilisierung durchzuführen haben. Diese Stabilisierung gestaltet sich einfach mit Hilfe einer abgewinkelten T-Platte, wenn der Oberschenkelknochen stabil ist. Häufig ist jedoch durch die jahrelange tuberkulö-

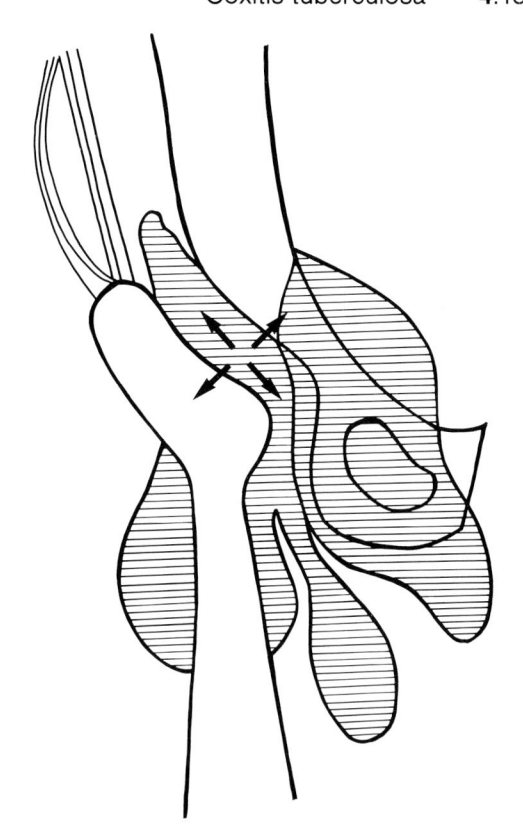

Abb. 4 Abszeßausbreitung bei tuberkulöser Destruktionshüfte

se Entzündung der Kortikalisbereich dieses Knochens sehr dünn und die Spongiosa aufgelockert. Es werden hier also Schrauben und Platten kaum mehr den richtigen Halt geben können (Abb. 5b). Wir sind in solchen Fällen dem Vorschlag von SCHLEGEL (1969) gefolgt und füllen diese Knochenröhren mit Palacos aus und fixieren sie dann anschließend in einer entsprechenden Abstützungsposition mit AO-Platten.
Nach postoperativer Ausheilung dieser veralteten Koxititen, hat der Patient ein stabileres Bein, das zwar kürzer ist, aber nicht mehr die große Rezidivgefahr der Tuberkulose in sich birgt und meistens auch schmerzfrei wird. Es muß meist auch ein Apparat oder ein orthopädischer Schuh getragen und ein Stock benützt werden.
Wir sind uns darüber im klaren, daß die Tuberkulose des Hüftgelenks nicht als isolierte Erkrankung anzusehen ist, da die Tuberkulose als Allgemeinerkrankung auch andere Organtuberkulosen und die Lungentuberkulose einschließt. Die Behandlung der etwa bestehenden Organtuberkulosen muß in jedem Fall erfolgen und abgestimmt sein. Die tuberkulöse Erkrankung des Hüftgelenks hat aller Erfahrung nach, wenn sie rechtzeitig erkannt wird, gute Aussicht, unter den heutigen Behandlungsgegebenheiten ein bewegliches Gelenk als Ergebnis zu erreichen.

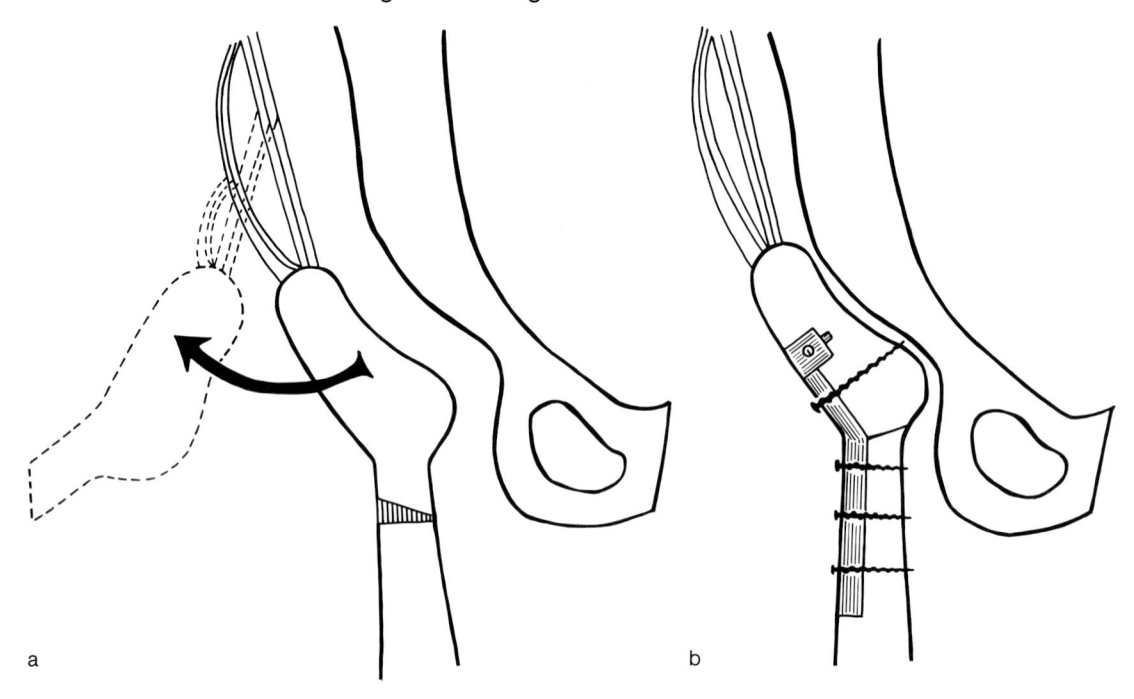

Abb. 5 a u. b Operationsverfahren bei Destruktionshüfte. a) Tiefe Osteotomie des Femurs am oberen Ende unter Keilentnahme und seitliches Hochziehen des oberen Femurendes zur Revision der Pfanne und der Abszesse. b) Fixation der Osteotomie mit einer T-Platte

Literatur

Albert, E.: Hüftgelenktuberkulose. Münch. med. Wschr. 47 (1956) 1629
Carbon, C., N. V. Brion, M. Darcy, M. Thomas, S. Lamotte-Barrillon: L'infection tuberculeuse de la prothése totale de hanche. Ann. Med. intern. 132 (1981) 124-125
Deutsches Zentralkomitee zur Bekämpfung der Tuberkulose, Hamburg 1977: Die Tuberkulose der Knochen und Gelenke in Diagnostik und Therapie.
Forestier, J.: Ankylosing Spondylitis. Thomas, Springfield/Ill.
Giuliani, K.: Behandlung der Knochen- und Gelenktuberkulose im Erwachsenenalter. Arch. orthop. Unfall-Chir. 69 (1970) 114-147
Giuliani, K.: Zu den diagnostischen Methoden der Knochen- und Gelenkerkrankungen: Die differentialdiagnostische Bedeutung der Tuberkulose. Prax. Pneumol. 31 (1977) 346-350
Giuliani, K.: Die operative Behandlung der Coxitis tuberculosa. Z. Orthop. 118 (1980) 55-60
Giuliani, K., R. Volkert: Klinische und röntgenologische Beobachtungen zur Spondylitis anterior superficialis. Arch. orthop. Unfall-Chir. 44 (1951) 365-374
Göb, A.: Die operative Behandlung der Spondylitis tuberculosa. In Breitner: Chirurgische Operationslehre V, 11, Ergänzung 17. Urban & Schwarzenberg, München 1973
Göb, A.: Die operative Behandlung der Coxitis tuberculosa. Z. Orthop. 118 (1980) 55-60
Hodgson, A. R.: X-ray Appearances of Tuberculosis of the Spine. Thomas, Springfield/Ill. 1968
Hodgson, A. R., N. W. Hoover: Extrapulmonary Tuberculosis: Diagnosis and Treatment, vol. V.: Skeletal Tuberculosis. Clinical Tuberculosis. Thomas, Springfield/Ill. 1969
Hoover jr., M. J.: The treatment of the tuberculosis psoas abscess. Sth. Surg. 16 (1950) 729
Kastert, J.: Die Chirurgie der Wirbelsäule. In Jaeger, F.: Chirurgie der Wirbelsäule und des Rückenmarks. Thieme, Stuttgart 1959
Kastert, J.: Skelettuberkulose - Lungentuberkulose im höheren Lebensalter. Thieme, Stuttgart 1961
Kastert, J.: Handbuch der Tuberkulose, Bd. IV. Thieme, Stuttgart 1964
Koopers, B.: Häufigkeit osteoartikulärer Tuberkulose. Münch. med. Wschr. 123 (1981) 27-28
Leibe, H., H. Köhler, P. Keßler: Die osteo-artikuläre Tuberkulose. Rückblick - gegenwärtiger Stand von Diagnostik und Therapie. Zbl. Chir. 107 (1982) 322-342
Lexer, E.: Wiederherstellungschirurgie, Bd. II. Barth, Leipzig 1931
McCullough, C. J.: Tuberculosis as a late complication of total hip replacement. Acta orthop. scand. 48 (1977) 508-510
Maragliano, D.: Esiti definitivi della reminerlizazionie chirurgica nelle coxiti tuberculare. Art. Orthop. 35 (1969) 31
Maragliano, D., Murphy, J. B.: Arthroplasty. Amer. J. Surg. 57 (1913) 593
Pick, C. F., F. Sarkis: Erfahrung mit der ersatzlosen Hüftgelenkentfernung (Girdlestone-Plastik). Orthop. Prax. 14 (1978) 436-442
Reinhard, W.: Die Tuberkulose der Knochen und Gelenke. Die Tuberkulose und ihre Grenzgebiete in Einzeldarstellungen, Bd. XVII. Springer, Berlin 1966
Schlegel, K. F.: Die operative Behandlung von Knochentumoren im Bereich der Wirbelsäule. Beitr. Orthop. Traum. 16 (1969)
Sobolt, S. T.: Tuberculosis of the sacro-iliac joint - a review of 75 cases. J. Bone Jt Surg. 33 A (1951) 119
Tuli, S. M., S. K. Mukherjee: Excision arthroplasty for tuberculous and pyogenic arthritis of the hip. J. Bone Jt. Surg. 63B (1981) 29-32
Watson, J., R. W. C. Robinson: Arthrodesis of the osteoarthritis hip joint. J. Bone Jt Surg. 38 B (1956) 353
Wilkinson, M. C. Synovektomie and curettage in the treatment of joints. J. Bone Jt Surg. 35 B (1953) 209

Arthropathien des Hüftgelenks

Von A. GÖB

Arthropathien sind vorwiegend degenerative Gelenkerkrankungen mit geringeren entzündlichen Reaktionen:
1. die auf metabolischen und ernährungsbedingten Störungen beruhen;
2. die bei endokrinen Störungen und infolge wiederholter Gelenkblutungen und Koagulopathien bei genetischen Defekten der Blutgerinnung auftreten;
3. Arthropathien bei Erkrankungen des hämatopoetischen Systems;
4. Arthropathien bei Neuropathien.

Die Veränderungen bei diesen Arthropathien gehen zurück auf spezielle Stoffwechselstörungen und Defekte des Stoffwechsels mit pathologischen Endprodukten, die sich histologisch und histochemisch nachweisen lassen. Es kann sich dabei um Erkrankungen wie die Gicht, die Chondrokalzinose (Pseudogicht), die Alkaptonurie, die Psoriasis, die Tabes oder die Hämophilie handeln. Meist betrifft die Erkrankung mehrere Gelenke, bevorzugt jedoch ein Gelenk besonders. Belastete Gelenke der unteren Extremitäten sind häufiger betroffen.

Im Zusammenhang mit den Hüfterkrankungen werden die Arthropathien dieses Gelenks besonders herausgestellt. Die Hüfterkrankung kann dabei durchaus eine seltene Lokalisation sein, während andere Gelenke viel häufiger betroffen sind.

Arthropathia urica

Die Gicht ist eine bei 2,8% der Männer vor dem 65. Lebensjahr vorkommende Stoffwechselerkrankung, die als akute Monarthritis (Podagra) auftritt, um schließlich nach dem ersten Gichtanfall chronisch destruierend zu verlaufen. Neben der Einlagerung von Uraten in den kleinen Gelenken der Finger und Zehen werden im weiteren Verlauf auch die großen Gelenke betroffen; außerdem sind auch Schleimbeutel, Sehnenscheiden, die Subkutis und das Nierenmark an Uratablagerungen erkrankt.

Ätiologie

Eine Arthritis urica der Hüfte war bis 1963 (SERRE u. Mitarb.) nicht bekannt und wurde erst in diesem Jahr von WISSINGER beschrieben und histologisch belegt. Die Mitteilungen von HOFFMEISTER (1967) und SCHULITZ (1969), MÜLLER u. LÖHR (1969) haben die Aufmerksamkeit auf diese chronische Erkrankung bei der Gicht gelenkt.

Die Ursache der Erkrankung ist eine Erhöhung der Harnsäurekonzentration in den Körpersäften und deren Ablagerung in den prädisponierten Geweben. Die Erhöhung der Harnsäure von mehr als 6,5 mg% (380 µmol/l) ist durch vermehrte Bildung oder verminderte Ausscheidung zu erklären. Eine genetisch verursachte Störung ist nach THANNHAUSER und ZÖLLNER in den Mechanismen der Harnsäurekonzentration im Sinne eines primären Stoffwechseldefektes zu sehen. Die erbliche familiäre Hyperurikämie differenziert sich von der sekundären Gicht, die als Folge von Hämoblastosen vermehrt Harnsäure bilden oder infolge von Nierenerkrankungen, Ketoazidosen und Arzneimittelwirkung vermindert renal Harnsäure ausscheiden.

Die häufigere Form ist die familiäre Hyperurikämie mit 90%. Neben einer Disposition ist die Manifestation von einer reichlichen Zufuhr von Purinen abhängig.

Im Verlauf der Gicht lassen sich vier Stadien erkennen.
1. die asymptomatische Gichtanlage (familiäre Hyperurikämie)
2. den akuten Gichtanfall
3. die interkritische Gicht (das symptomlose Intervall zwischen den Anfällen)
4. die chronische polyartikuläre Gicht.

Über den akuten Anfall führt die Erkrankung in zunehmend kürzeren Zwischenstadien zu immer neuen Anfällen, wobei die Intervalle nicht mehr beschwerdefrei werden und die chronische Gelenkerkrankung mit zunehmender Zerstörung der Gelenke fortschreitet. Das am meisten und zuerst befallene Großzehengrundgelenk muß allerdings nicht immer bis zur völligen Deformierung erkranken. Die Erkrankung kann in milden Formen ohne wesentlichen Schaden für die Gelenkflächen ablaufen. Bei schweren Formen werden auch große Gelenke, wie etwa das Knie, die Schulter und das Hüftgelenk mitbeteiligt. Die großen Gelenke zeigen allerdings nicht den akuten Anfall, sondern verlaufen als chronische Erkrankung.

Der Gichtanfall aus völliger Gesundheit lokalisiert sich in der überwiegenden Zahl auf das Großzehengrundgelenk. Schmerz, Schwellung, Rötung, Hyperämie und Belastungsunfähigkeit sind hierfür typisch. Die Anfälle ereignen sich tagsüber und können oft erst nach 36 Std. ihren

Höhepunkt erreichen. Auch ohne Behandlung klingen die Gichtanfälle ab, wenn auch langsamer als bei Behandlung, um dann in eine symptomfreie Phase bis zum nächsten Anfall überzugehen.

Im weiteren Verlauf kann eine Vielzahl von Gelenken im Sinne einer chronischen Erkrankung befallen werden. Zu den seltenen Lokalisationen der chronischen Gelenkerkrankungen sind Schulter, Ellenbogen, Knie, Hüftgelenk und Iliosakralgelenk sowie die Wirbelsäule zu rechnen. Durch Zerstörung der Gelenkknorpel und durch Harnsäureablagerungen kommt es zu Deformierungen der Gelenkflächen; außerdem entstehen gelenknahe Tophi als Zeichen der Uratablagerung, die bis in die Weichteile reichen können. In der Gelenkumgebung lassen sich massive Uratablagerungen auch in den Sehnenscheiden und in den Schleimbeuteln nachweisen. Oft brechen diese Tophi durch die Haut und infizieren sich sekundär, um schließlich zum *Gichtgeschwür* zu werden. Der *Endausgang* bei schweren Gelenkveränderungen ist die Teilversteifung mit Funktionsbehinderung, die schließlich bis zur Ankylose führen kann. Eine seltene Mitlokalisation der Tophi ist die am Ohr. Dem Gichtanfall oder der chronischen Gicht geht eine psychische Alturiertheit mit häufigen Übelkeiten, Verdauungsbeschwerden, Nykturie und Polyurie voraus oder reicht in das Krankheitsgeschehen mit hinein. 40% aller Gichtkranken haben eine Harnsäurenephrolithiosis, eine Proteinurie, eine Leukozyturie und eine Hämaturie; außerdem findet sich häufig eine Hypertonie. Als Komplikation kann bei der Gicht eine Phlebitis auftreten. Nach EBSTEIN und MINKOWSKI prädisponiert die Gicht zur Arteriosklerose.

Pathologische Anatomie
Der erhöhte Harnsäurespiegel wird bei der Hyperurikämie dadurch reguliert, daß renal mehr Harnsäure ausgeschieden und Natriumurat in Gelenken, Sehnen, Sehnenscheiden, Schleimbeuteln, in der Haut und in der Niere deponiert wird. Im Gelenkbereich ist die Harnsäure zuerst in der Gelenkflüssigkeit erhöht und wird dann in der Gelenkkapsel und im Gelenkknorpel als Natriumurat ausgeschieden. Es findet sich dann extrawie intrazellulär in kristalliner wie in amorpher Form und ist die Ursache reaktiver Entzündungen. Die Gelenkgicht stellt sich in zwei Verlaufstypen dar:
1. als chondrale,
2. als synoviale Form.

Dabei ist die Oberflächenrelation Gelenkknorpel - Gelenkkapsel von Bedeutung. Bei großer Gelenkkapsel und kleiner Knorpelfläche wird die *synoviale Einlagerung* von Natriumurat (Zehen- und Fingergelenke) und beim Sprunggelenk, beim Kniegelenk, bei den Hüftgelenken die chondrale Form überwiegen.

Mitbeteiligt am Krankheitsgeschehen ist grundsätzlich das ganze Gelenk, wenn auch mit unterschiedlichen Schwerpunkten.

Die bevorzugte Einlagerung von Harnsäure in das Knorpelgewebe wird durch den hohen Natrium- und Wassergehalt des Knorpels erklärt. Morphologisch wird der von Uraten indurierte Knorpel entweder fleckig oder je nach Ausdehnung völlig mattweiß und verliert seine glänzende Oberfläche. Die Harnsäure dringt bis etwa 1 mm tief in den Knorpel ein; dieser zeigt Schürfdefekte, durch die die Harnsäure wieder tiefer vordringt. Sowohl morphologisch wie histologisch kann sich das Bild einer Arthrosis deformans ergeben, das allerdings durch entzündliche Vorgänge überlagert ist. Die Gelenkkapsel ist entzündet und weist eine unspezifische Synovitis auf. Auf die mit Urat inkrustierten Gelenkkörper wächst von der Gelenkkapsel her ein Pannus, der nicht von dem der rheumatischen Arthritis zu unterscheiden ist und auch in seiner Aggressivität auf den Gelenkknorpel sich ebenso verhält. Der Gichttophus der Hüfte ist nicht die Form, die an kleinen Gelenken vorkommt, sondern ist die Transformation des amorphen Natriumsulfates in die kristalline Form. Diese Tophi können verkalken, bilden Depots im Gelenkknorpel und können von den Gelenkrändern her die Spongiosa usurieren und sich subchondral ausbreiten.

Von DÖRR und ZINN wurde 1971 auf die idiopathische Hüftkopfnekrose mit Uratkristalleinlagerung aufmerksam gemacht. Ältere Beschreibungen werden von HUNDERT u. Mitarb. (1968) gegeben. Histologisch war in den avaskulären Nekrosen im kranialen Quadranten, aber auch im restlichen Knorpel des Gelenks sowie im Schenkelhals und in der Gelenkkapsel eine Durchsetzung mit Uraten zu beobachten. In Frankreich wird die Femurkopfnekrose bei der Gicht immer wieder beobachtet (MAUVOISIN). In der Mayo-Klinik fand man unter 101 Patienten mit Femurkopfnekrosen viermal eine Gicht.

Die Frage nach Ursache und Wirkung dieser Kopfnekrose ist noch nicht zu beantworten. Es ist nicht mit Sicherheit festzustellen, ob in der zuerst bestehenden Nekrose, die aus anderen Ursachen entstanden ist, sekundär Urate eingelagert werden. Die Annahme, daß durch Tophusbildung im Hüftkopfbereich eine aseptische Nekrose infolge Gefäßobliteration in Gang gebracht würde, ist nicht ganz abzulehnen. Entfernte Zusammenhänge bei Alkoholismus, Kopfnekrose – Gicht, sind zu bedenken.

Die Verteilung gichtischer Veränderungen zeigt im Züricher Material von UEHLINGER deutlich eine Bevorzugung der kleinen Gelenke, aber doch auch ein Vorkommen bei Hüften und Schultergelenken. Aus der Kombination in Vorkommen und Betroffensein mehrerer Gelenke muß geschlossen werden, daß die Gelenke wahrscheinlich alle, aber in unterschiedlicher Stärke befallen werden. Abhängigkeiten dürften weiterhin bestehen von der Dauer und von der Stärke der Gicht. Synoviale Formen scheinen sich schneller als chondrale zu lokalisieren, so daß die kleinen Gelenke erst und die größeren später klinisch bemerkbar erkrankt sind. Nach TALBOTT (1967) ist jedoch die Uratablagerung in den Gelenkknorpeln häufig viel umfangreicher als die Beschwerden. Die Patienten müssen nicht immer Beschwerden haben. Jüngere Patienten mit erheblichen Harnsäurewerten neigen mehr zu Gelenkveränderungen als ältere, obwohl hier sich degenerative Veränderungen mit denen der Gicht kombinieren können.

Röntgenbild
Das Hüftgelenk ist durchaus nicht so typisch erkrankt wie etwa die fortgeschrittene Gicht des Großzehengrundgelenks, an dem subchondrale Sklerosierungen, Arrosionen der Gelenkränder und Zerstörungen im Bereich des Gelenkknorpels mit Einlagerungen von Uraten in Gelenknähe, in der Gelenkkapsel, im Band- und Sehnenapparat und schließlich die Bildung von Tophi vorkommen.
Die gichtische Erkrankung der Hüfte bietet das Bild der „Mixed Arthritis" mit degenerativen und entzündlichen Komponenten mit Gelenkspaltverschmälerung, etwas verwaschenen Gelenkkonturen, und leichten, subchondralen Sklerosierungen. Die Veränderungen finden sich mehr im Bereich des Pfannenbodens; die Randwulstbildungen sind klein und zart. Insgesamt besteht am Gelenk eine leichte Kalksalzatrophie mit einer geringgradigen Auflösung der Spongiosastruktur.

Klinik
Die Beschwerden sind mehr rheumatischer Art; oft steht jedoch der degenerative Charakter der Erkrankung im Vordergrund. Die Beweglichkeit der Gelenke ist mäßig eingeschränkt, die Muskulatur der Umgebung hyperton. Die Patienten haben gelegentlich bei mehr entzündlichen Veränderungen einen gestörten Nachtschlaf mit Nachtschmerz; bei mehr degenerativen Veränderungen finden sich der typische Einlaufschmerz und der Belastungsschmerz. Ein Gichtanfall wird an der Hüfte nicht beobachtet.

Prognose
Von den Gelenken, von den Gichttophi an Schleimbeuteln, Sehnen und Sehnenscheiden her wird das Leben des Gichtikers nicht bedroht. Ein Teil der Gichtkranken stirbt an Nierenkomplikationen. Bis zu 40% der Gichtkranken leiden an Niereninsuffizienz mit Nierensteinen und Hypertonie. Die Gicht ist ein Risikofaktor sowohl für Herz und Kreislauf. Ein Zusammentreffen von Gicht und Diabetes ist nicht selten.

Differentialdiagnose der chronischen Gicht
Zur Differentialdiagnose arthritischer gichtiger Veränderungen der großen Gelenke sind alle chronischen Arthritiden anzuführen:

1. die chronische rheumatoide Polyarthritis,
2. die chronische psoriatische Polyarthritis (Arthropathia psoriatica),
3. die periphere Arthritis bei Spondylitis ankylopoetica.
4. destruktive und metabolische Arthropathien (Hüftkopfnekrose, neurogene Arthropathie, Chondrokalzinose, Hämochromatose),
5. die Arthrosen.

Die chronischen Arthritiden sind Dauerschäden am knöchernen knorpeligen Gelenkkörper, an der Gelenkkapsel und der umgebenden Muskulatur oder den Weichteilen. Sie verursachen Veränderungen der Gelenkform und behindern die Funktion.

Zu 1.: Die *chronische Polyarthritis* ist eine Systemerkrankung, die am häufigsten mit der Gicht verwechselt wird, da sie als chronisches Gelenkleiden gleiche oder ähnliche Lokalisationen aufweisen kann.
Bei der Differentialdiagnose Gicht – Polyarthritis sind zu beachten die Anamnese, der Verlauf und die Begleiterkrankungen, der Befall und das Ausbreitungsmuster, der lokale Befund, die Histologie der Synovialmembran, die Serologie, die Blutchemie sowie die Serologie der Synovialflüssigkeit und die Röntgenbefunde.
Beide Erkrankungen haben eine gewisse Geschlechtsdisposition. Bei der Polyarthritis überwiegen mit ⅔ die Frauen, bei der Gicht eindeutig die Männer. Während die Polyarthritis keinen Konstitutionstyp bevorzugt, scheinen bei der Gicht die Pykniker mehr betroffen zu sein.
Grundsätzlich ist jedoch die Polyarthritis primär eine Synovitis auf immunologischer Grundlage, während die Gicht eine Kristall- bzw. sekundäre Synovitis ist.
Die signifikant titerigen Rheumafaktoren und das Rheumaknötchen ergeben zur Gicht einen wesentlichen Unterschied. Im Befall und Ausbreitungsmuster an den Körpergelenken sind bei der Polyarthritis Hände und Füße bevorzugt befallen, und es zeigt sich ein schnelles Übergreifen auf die großen Gelenke. Der Befall erfolgt dabei mehr symmetrisch unter Erstbeteiligung der Grund- und Mittelgelenke an den Händen und den Grundgelenken der Zehen in der Reihenfolge 5, 4, 3, 2, 1.
Die Gicht bevorzugt das Großzehengrundgelenk und das Endgelenk und greift erst nach Jahren auf das Fußgelenk, auf das Knie- oder Hüftgelenk und schließlich auf die Wirbelgelenke über, ohne sich dabei an die Reihenfolge zu halten oder in jedem Falle alle Gelenke der Extremitäten zu beteiligen.
An Fingern und Zehen ist die Polyarthritis eine fluktuierende Kapselschwellung mit einer erheblichen seitlichen Druckempfindlichkeit; Überwärmung und Rötung sind dabei nicht obligatorisch. Die Gichtgelenke sind derb im Kapselgewebe auf Grund der sekundären Gelenkreaktion.

4.20 Erworbene Erkrankungen des Hüftgelenks

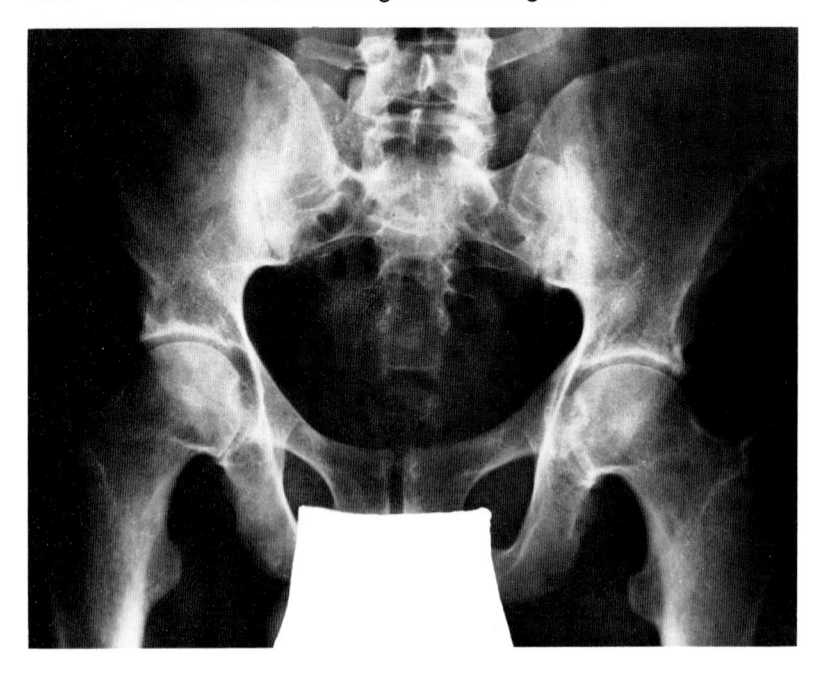

Abb. 1 36jähriger Mann, mit gichtischen Veränderungen des re. Iliosakralgelenks, wobei es zur Gelenkspaltauflösung, subchondraler Sklerosierung und Tophusbildung kam. Mitbeteiligt sind beide Hüftgelenke mit einer Gelenkspaltverschmälerung im Bereich des Pfannenbodens. Der Pfannenboden ist knöchern ausgefüllt, zarte Randzacken finden sich hier sowohl am Hüftkopf wie am Pfannenrand. Das Pfannendach ist beidseits subchondral vermehrt sklerosiert

Röntgenbild der großen Gelenke bei Polyarthritis und Gicht
Das Röntgenbild der Polyarthritis weist neben der Osteoporose die weitgehende Auflösung der Spongiosastruktur, die Verschmälerung des Gelenkspaltes mit Defekten der Gelenkflächen und Usuren an den Gelenkrändern auf.

Die Gicht neigt mehr zur subchondralen Sklerosierung der Gelenkflächen, aber doch auch zu Arrosionen der Gelenkränder und Gelenkflächen mit Atrophien der knöchernen Anteile. Überschneidungen mit den Bildern der Polyarthritis können sich ergeben.

Zu 2.: Die *chronische Polyarthritis psoriatica* hat neben den meist bekannten Haut- und Nagelefloreszenzen einen typischen Modus im Gelenkbefall und einen typischen Röntgenbefund. Es handelt sich um einen Strahlbefall. Von den großen Gelenken sind das Hüftgelenk, das Iliosakralgelenk und die Wirbelsäule beteiligt. Röntgenologisch ist eine Differenzierung zur Polyarthritis meist nicht möglich, da Arrosionen und Atrophien gleichartig sind; zur Gicht gelingt die Differentialdiagnose im Hinblick auf das Betroffensein der Iliosakralgelenke, denn hier finden sich vermehrte Sklerosierungen; außerdem ist die seltene gichtige Erkrankung der Iliosakralgelenke meist einseitig.

Zu 3.: Bei der *peripheren Arthritis* der Spondylitis ankylopoetica (Strümpell – Pierre Marie) sind die Hüftgelenke bevorzugt befallen. Die Erkrankung gehört zum Formenkreis des Gelenkrheumatismus und ergreift die Wirbelsäule und das Iliosakralgelenk zuerst. Ausgehend von Veränderungen an den Iliosakralgelenken, verkalken und verknöchern der Bandapparat der Wirbelsäule, die Wirbelgelenke und die Rippenwirbelgelenke.

Die Zwischenwirbelscheiben sind nicht beteiligt. Anamnestisch lassen sich die Anfänge der Erkrankung bereits ins 2. Lebensjahrzehnt zurückverfolgen, doch schreitet die Erkrankung meist nach dem 40. Lebensjahr stärker fort und betrifft demnach auch das höhere Lebensalter. Mit Ausnahmen ist das männliche Geschlecht betroffen. Das Röntgenbild und der Schmerztyp der Hüftgelenke entsprechen dem der Polyarthritis.

Zu 4.: Bei der *idiopathischen Hüftkopfnekrose* sollte an einen Zusammenhang mit einer Gichtarthropathie gedacht werden, obwohl die Ursachen weder bei der idiopathischen Hüftkopfnekrose noch bei der Arthropathia urica eindeutig geklärt sind. Differenzierungen lassen sich vom Röntgenbild her für die einzelnen Hüftkopfnekrosen, auch für die Gicht nicht treffen. Erst die Anamnese, der Krankheitsverlauf, die Serologie und die Blutbefunde dienen der Differenzierung.

Zu 5.: Arthrosen im Großzehengrundgelenk als Hallux rigidus oder Knie- und Hüftarthrosen sind von einer Arthropathia urica meist erst im fortgeschrittenen Zustand zu differenzieren, wenn bei der Arthritis urica Tophi entstehen. Häufig sind sie nicht sicher zu unterscheiden, besonders nicht am Knie oder am Hüftgelenk. Der Krankheitsverlauf, die Nebenerkrankungen und der Querschnitt aller Befunde und der Histologie werden eine Differenzierung ermöglichen.

Therapie

Die Behandlung gliedert sich in eine solche des akuten Gichtanfalles und die Dauerbehandlung. In Zusammenhang mit der Gicht des Hüftgelenks und anderer größerer Gelenke bei der chronischen Gicht ist neben der Lokalbehandlung ei-

ne Dauerbehandlung vonnöten. Man kann die Harnsäurebildung mit Allopurinol hemmen oder die Harnsäureausscheidung mit Urikosurika vermehren und weiterhin die Zufuhr von purinhaltigen Nahrungsmitteln verringern.
Es gelingt dabei, Harnsäuredepots auch in Knochen und in Knorpeln zu mobilisieren und abzubauen. Tophi verschwinden, und selbst zerstörter Knochen kann sich wieder reparieren. Es ist allerdings nicht zu erwarten, daß vorgeschädigter Gelenkknorpel sich repariert, so daß der degenerative Anteil der Gelenkerkrankung trotz Gichtbehandlung schicksalsmäßig fortschreitet.
Allopurinol (Zylorik, Folligan, Urosin, Epidropal), Dosierung 300–800 mg
Urikosurika: Uricovac, Benenid, Anturano.
Die medikamentöse Behandlung muß unter Beobachtung des Plasmaharnsäurespiegels durchgeführt werden. Die Behandlung ist eine lebenslange Dauerbehandlung. Die Behandlung der großen Gelenke sollte zusätzlich mit Physiotherapie, allgemeinen Maßnahmen, wie sie bei den Gegebenheiten der arthrotischen Gelenke und der Infektgelenke durchgeführt werden, (Amuno), Gewichtreduktion usw., vorgenommen werden.

Chondrokalzinose (Pyrophosphat–Arthropathie, Pseudogicht)

Die Chondrokalzinose ist eine Erkrankung unbekannter Ätiologie, von der jedoch angenommen werden kann, daß sie auf einem *Gendefekt* beruht, der sich im *Knorpelstoffwechsel* auswirkt.

1960 haben ZITNAN u. SIT'AJ eine Gelenkknorpelverkalkung als Chondrocalcinosis polyarticularis beschrieben, die sich klinisch ähnlich wie Gicht äußerte. RAVAULT u. Mitarb. konnten bereits 1961 über sechs ähnliche und fünf Fälle der Literatur berichten und waren in der Lage anzugeben, daß sich in der Gelenkflüssigkeit Kalziumpyrophosphatkristalle finden ließen. Von MCCARTY wurde 1962 die Reihe der Beobachtungen fortgesetzt. Zwar zählt man die Erkrankung zu den seltenen, doch gibt es gute Gründe anzunehmen, daß sie viel häufiger vorkommt, als allgemein angenommen wird.

Die Erkrankung ist erblich und familiär und betrifft Männer wie Frauen gleicherweise. Um das 50. Lebensjahr äußert sich die Pseudogicht mit entsprechenden Gelenkbeschwerden, obwohl die Erkrankung meist in ihren Anfängen seit mehr als 20 Jahren besteht.

Klinik
Bei älteren Leuten verläuft die Erkrankung mehr chronisch; bei jüngeren tritt sie als Anfall auf, um in schweren Fällen zu erheblichen Gelenkzerstörungen zu führen. Die chronische Einlagerung von Pyrophosphat kann jedoch ohne wesentliche Beschwerden verlaufen. Grundsätzlich ist aber das fortgeschrittene Alter nicht vor der akuten Form der Erkrankung sicher.
Der *akute Gelenkanfall* äußert sich als Arthritis mit Synovitis mit Schmerzen an einem oder mehreren Gelenken und kann von Fieber begleitet sein. Meist ist das Kniegelenk betroffen.
Der Schmerz mit Gelenkschwellung, Rötung und Erguß kann sich in wenigen Stunden steigern und Wochen anhalten. Der Patient wird bettlägerig, kann die Extremität nicht belasten; das Gelenk ist entsprechend bewegungseingeschränkt.
Neben dem Kniegelenk ist das Hüftgelenk am häufigsten betroffen. Es werden auch die Zwischenwirbelscheiben, die Symphyse, das Iliosakralgelenk, die Fußgelenke sowie das Sternoklavikulargelenk und das Akromioklavikulargelenk und oft auch das Kiefergelenk mit beteiligt. Manche Patienten haben einen akuten Anfall und anschließend zunehmend stärkere chronische Veränderungen; andere weisen mehrere Anfälle in Abständen von Monaten auf, bei relativ schmerzfreien Zwischenperioden.
Der mehr *chronische Verlauf* ohne die großen akuten Anfälle gleicht der Arthrosis deformans, sowohl in den Beschwerden als auch pathologisch-anatomisch. Die örtlichen Veränderungen gehen ineinander über, und es ist nicht ohne weiteres zu sagen, ob zuerst die Arthrose oder die Chondrokalzinose vorhanden war. Anfälle werden oft ausgelöst durch Unterkühlung, Traumen, chirurgische Eingriffe oder durch Einnahme von Quecksilberpräparaten. Ein gleichzeitiges Zusammentreffen von Diabetes, Hochdruck und Arteriosklerose ist nicht selten.

Laborwerte und Histologie – Morphologie
Im Anfall lassen sich aus dem Gelenkerguß mit Pyrophosphatkristallen angefüllte Granulozyten erkennen, die im polarisierten Licht blau aufleuchten und sich mit Hämatoxylin blau färben. Während sich die Uratkristalle nadelförmig darstellen, sind die Pyrophosphatkristalle kurz, plump, mit stumpfen Enden.
Im Blutserum weisen sowohl die Harnsäure wie das Kalzium, also auch der Phosphor und die alkalische Phosphatase, normale Werte auf. Bei der Chondrokalzinose werden *Kalziumpyrophosphat-Dihydrat-Kristalle* sowohl in den *hyalinen Knorpel* wie in die *Strukturen des Faserknorpels als auch in die Gelenkkapsel* abgelagert. Die Ablagerungen finden sich im arthrotisch vorgeschädigten wie auch im gesunden Knorpelgewebe, einschließlich der Menisken.
Ähnlich den Uratablagerungen der Gicht ergibt sich auch bei der Chondrokalzinose morphologisch eine fleckige Beschichtung der Knorpeloberflächen mit Pyrophosphatkristallen und amorphen Pyrophosphatdepots.

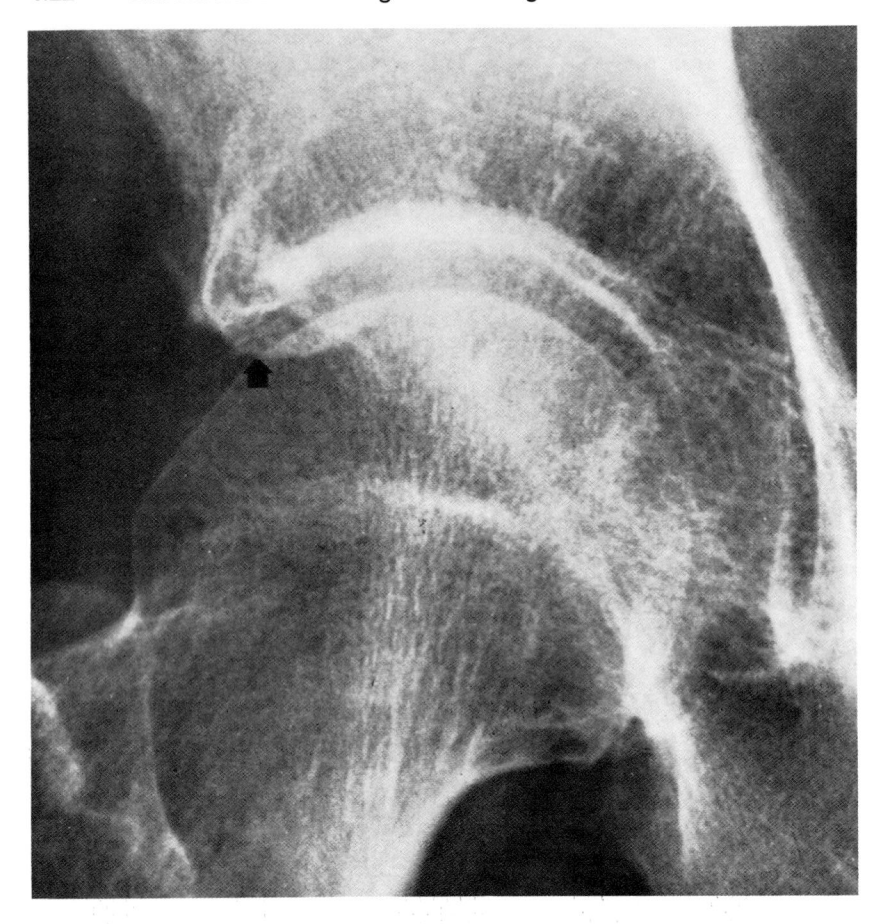

Abb. 2 Chondrokalzinose. Verkalkung des Pfannengelenkknorpels im Bereich des Pfannenerkers, dargestellt durch eine schmale sichelförmige Verkalkungszone (aus *Edeiken, J., P. J. Hodes:* Roentgen Diagnosis of Diseases of Bone. Williams & Wilkins, Baltimore 1976

Nach MOHR lagern sich die Kristalle extrazellulär in den kollagenen Fasern ab und bilden größere Depots von amorphen Pyrophosphaten. In der Gelenkkapsel werden nach Ablagerung von Kristallen im Stratum fibrosus als auch in den Zotten Riesenzellen angesammelt, die sich zu Depots verdichtender Kristalle einschließen, zunächst entzündliche Reaktionen auslösen, aber dann doch bindegewebig abdichten.

Im Gegensatz zur Gicht lokalisiert sich das Geschehen bei der Chondrokalzinose auf das Gelenk oder die knorpelige Struktur.

Röntgenbild
Röntgenologisch lokalisiert sich das Geschehen mehr auf das Kniegelenk. Die Menisken sind zuerst betroffen und deren Konturen durch schmale kalkdichte Streifen nachgezeichnet. Die nächsthäufige Lokalisation ist der Gelenkknorpel der Femurkondylen, der kalkdichte Inkrustationen aufweist, die sich am besten im seitlichen Bild beobachten lassen.

Hüftgelenk
Im Bereich des Hüftgelenks lokalisiert sich die Kalzifikation ebenfalls auf den Gelenkknorpel. Sie ist als leichte, streifige und etwas diffuse Verkalkung im Bereich des Gelenkknorpels, der Pfanne, am Pfannendach und am Hüftkopf am oberen Pol als leichte streifige und fleckige Verkalkung zu erkennen. Diese Kalzifizierungen sind oft nur sehr schwer zu differenzieren (Abb. 2).

Die Verkalkung des Symphysenknorpels verläuft mehr strichförmig und vertikal. An den Schulter- und Sprunggelenken ist eher eine Verkalkung der Gelenkkapseln nachzuweisen.

Eine Verkalkung des Annulus fibrosus ist bei der Lokalisation an der Lendenwirbelsäule typisch. Im Hals- und Brustwirbelsäulenbereich ist sie weniger häufig. Der Nucleus pulposus verkalkt bei der Chondrokalzinose nie.

Therapie
Der akute Anfall läßt sich mit Pyrazelonen, der Gelenkerguß mit Punktion und Injektion von Cortison/Novocain bekämpfen.

Die chronische Arthropathie ist der Arthrosetherapie zugängig: mit Medikamenten wie Amuno und der physikalischen Therapie. Beim schweren Defekt käme die operative Therapie in Form der Endoprothesenversorgung in Frage.

Arthropathia alcaptonurica

Synonyma: Ochronosis, Osteochondrosis alcaptonurica, Osteoarthritis alcaptonurica, Homogentisuria.

Die Alkaptonurie ist eine seltene, erbliche Eiweißstoffwechselstörung, die seit dem 16. Jahrhundert bekannt ist und durch die *Alkaptonurie und Gelenkveränderungen* bestimmt wird. Die Erkrankung betrifft alle Rassen, bevorzugt das männliche Geschlecht und ist in der Weltliteratur in etwa 500 Fällen beschrieben. Biochemisch handelt es sich um einen *angeborenen Mangel des Genfermentes Homogentisinase* in Leber und Niere, so daß Homogentisinsäure nicht in Fumar und Essigsäure umgesetzt werden kann (LADU u. Mitarb. 1958). Die Homogentisinsäure wird im Gewebe angereichert und als solche aber auch als Lakton und Aetylester im Urin ausgeschieden. Unter Luftzutritt oxydiert dieser zunächst normalfarbene Urin mit seinen Ausscheidungsprodukten von Homogenitinsäure zu braunschwarzem Alkapton (BOEDECKER 1859). Die braunfärbende Substanz ist von WOLKOW u. BAUMANN 1891 als Homogentisinsäure definiert worden.

VIRCHOW hatte bereits ohne Kenntnis der inneren Zusammenhänge eine braungelbe Pigmentierung der Knorpelgrundsubstanz, der Sehnen und der Intima der Gefäße als Ochronose bezeichnet. H. ALBRECHT u. ZDAREN konnten 1902 die Zusammenhänge zwischen Alkaptonurie und Ochronose aufklären.

Die Erblichkeit der Alkaptonurie wird unterschiedlich beurteilt; teils soll sie sich dominant (PIETER 1925, MILCH 1955) andererseits aber rezessiv vererben, da die Alkaptonurie unter Blutsverwandten gehäuft vorkommt. MILCH nimmt aus Erkenntnissen bei einer spanisch-indianischen Familie ein inkomplett penetrierendes, dominantes Erbleiden an.

Homogentisinsäure bzw. das durch Oxydation und Polymerisation entstandene dunkelbraune *Pigment* hat eine Affinität zum Stützgewebe. Es lagert sich *in Knorpel, Sehnen und Skleren* ab und wird neben dem Urin im Schweiß, im Ohrenschmalz und im Ejakulat gefunden.

Klinik

Die Kranken werden im Säuglingsalter durch die dunkel werdenden Urinflecken der Windeln auffällig; ebenso ist die Verfärbung der Wäsche durch Schweiß oft die Veranlassung, nach der Ursache zu suchen.

Grundsätzlich sind die Patienten jedoch in den ersten 3 Lebensjahrzehnten beschwerdefrei. Eine Verfärbung der Nasen- und Ohrenknorpel geht weitergehenden objektiven Beschwerden voraus. Durch Ablagerung des Pigments und Einlagerung in die knorpelige Grundsubstanz kann es zur Erkrankung der Gelenke, zur alkaptonurischen Arthritis kommen. EISENBERG hat 1950 eine Chondrosis dissecans ochronotica beschrieben, bei der es zu Ablösungen von Knorpelanteilen kommt.

Die Erkrankung betrifft der *Reihenfolge der Häufigkeit* des Befalles nach die *Wirbelsäule, das Iliosakral-, das Hüftgelenk, das Kniegelenk* und das *Schultergelenk.* Es lokalisieren sich infolgedessen die Beschwerden entsprechend der gerade am stärksten veränderten Körperregion.

Meist werden rheumatische Schmerzen im Bereich der Wirbelsäule und der betroffenen Gelenke geäußert, die dann schmerzhafte Bewegungseinschränkungen sowohl an der Wirbelsäule wie auch an den Gelenken mit sich bringen. *Es vermischen sich dabei degenerative und entzündliche Gelenksymptome.*

Die Wirbelsäule versteift zunehmend in Streckstellung unter Auflösung der physiologischen Krümmungen ähnlich der Spondylarthritis ankylopoetica, jedoch ohne Kyphosierung. Die Gelenke haben ebenfalls die Neigung zu ankylosieren, doch erfolgt das nicht in jedem Fall und dauert meist viele Jahre. *Der chronische Verlauf der Erkrankung ohne Temperatur und ohne Schübe ist offensichtlich.*

Pathologische Anatomie

Pathologisch-anatomisch wird das ochronotische Pigment in den tiefen Schichten des Gelenkknorpels in Form von mikroskopisch kleinen Körnchen abgelagert. Die *Imprägnation scheint hier von den Gefäßen der Knorpel-Knochen-Grenze* aus zu erfolgen. Das Vordringen der Imprägnation in Richtung Gelenkoberfläche scheint längere Zeit zu beanspruchen. Die Synovialflüssigkeit enthält nach HÜTTE und MARKOVIČ keine Homogenitinsäure. Die *lokale Imprägnation disponiert zur Degeneration des Knorpels,* obwohl die ebenholzschwarze Verfärbung der Gelenkknorpel nicht unbedingt mit einer Degeneration gleichzusetzen ist. Arthrotische Gelenkveränderungen können sich kombinieren mit reaktiv-chronischen Entzündungen und unter Bildung von Granulationsgewebe und Pannus. Der Gelenkknorpel kann dabei aufgelöst werden; bindegewebige Reparationen führen die Versteifung herbei.

Im Beckenbereich sind Veränderungen an der Symphyse, den Iliosakralgelenken und am Hüftgelenk auffällig, obwohl die Veränderungen nicht isoliert, sondern im Zusammenhang mit der Wirbelsäule und anderen Gelenken zu sehen sind.

Röntgenbild

Röntgenologisch ist die Degeneration mit Verschmälerung des Gelenkspaltes, subchondralen Sklerosierungen, Randwulstbildungen und Zystenbildung typisch. Über kleinere und größere Zysten und entsprechende Osteonekrosen kann der Hüftkopf sich deformieren, und ausgesprochene Randwülste können sich entwickeln. Die Ansatzstellen der kleinen Glutäen am Trochanter

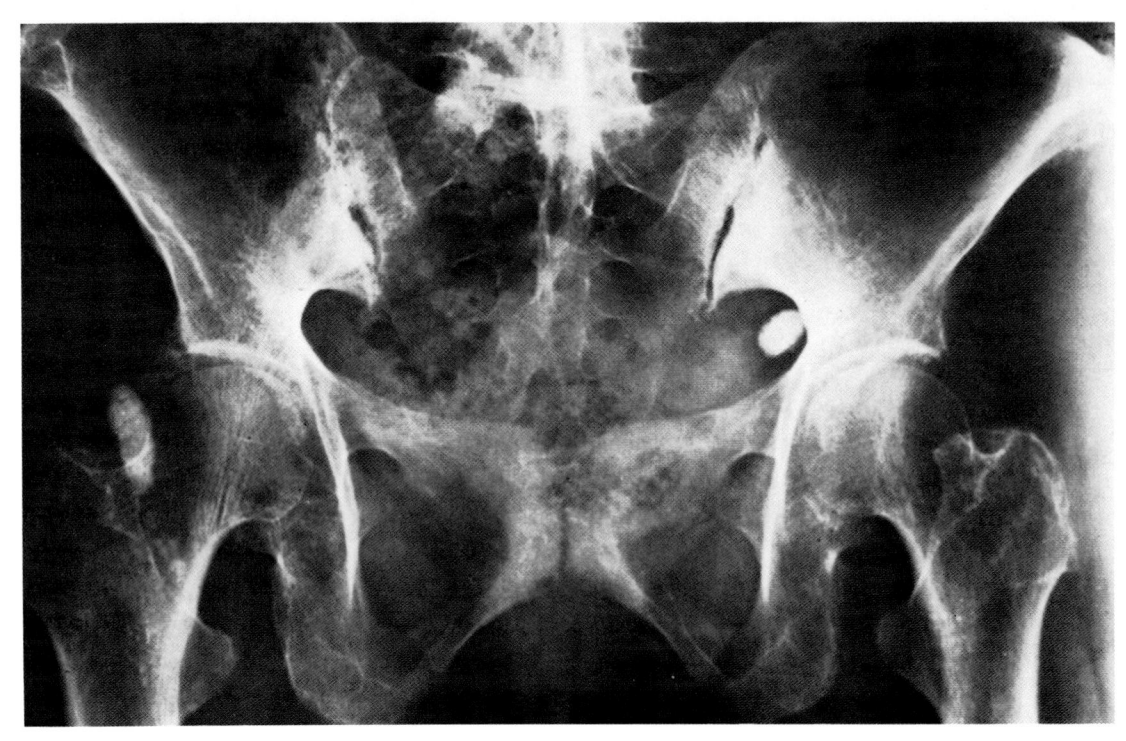

Abb. 3 Ochronose. Erhebliche Sklerosierung der Gelenkflächen des Iliosakralgelenks links und rechts. Gelenkspaltverschmälerung beider Hüftgelenke mit Ausfüllung des Pfannenbodens und stärkerer subchondraler Sklerosierung der Pfannen (aus *Edeiken, J., P. J. Hodes:* Roentgen Diagnosis of Diseases of Bone. Williams & Wilkins, Baltimore 1976

major können verknöchern, und im Sitzbein entstehen Rundherde, die nach HIENBACH für die Alkaptonurie als typisch angesehen werden.
Die Symphyse mit ihren knorpeligen Belägen wird destruiert, arrodiert, und es tritt schließlich eine Verknöcherung ein.
Das Iliosakralgelenk zeigt Veränderungen der degenerativen Phase mit subchondraler Sklerosierung und Deformierung. An großen Gelenken sind neben dem Hüftgelenk das Kniegelenk und das Schultergelenk von der ochronotischen Arthropathie betroffen. Während am Kniegelenk das degenerative Geschehen in schweren Fällen von der Osteochondromatose bis zur Chondrosis dissecans ochronotica mit freien Gelenkkörpern führen kann, ist das Schultergelenk mehr durch seine periartikulären Kalkablagerungen in den Weichteilen bei gleichzeitiger degenerativer Erkrankung des Gelenks charakterisiert. Typisch für die Erkrankung ist allerdings die Beteiligung der Wirbelsäule.
Kommt es über die Imprägnation mit ochronotischen Pigmenten der Bandscheiben zu degenerativen Veränderungen, so verkalken diese, und schließlich werden durch Spangenbildungen die Wirbelkörper überbrückt.
Degenerative Veränderungen in Form der Verschmälerung der Zwischenwirbelscheibe sind röntgenologisch bereits im 3. Jahrzehnt am Übergang Lendenwirbelsäule - Brustwirbelsäule erkennbar. Totale oder Teilverkalkung der Zwischenwirbelscheibe mit verschmälertem Zwischenraum sowie eine Streckung der gesamten Wirbelsäule und Versteifung dieser sind typisch. Die Überbrückung in Spangenform kann ähnlich der Spondylarthrose oder entzündlicher Form sein, aber auch der Spondylosis hyperostotica gleichen.
Destruktionen der Wirbelkörperdeckplatten und Randerosionen sind der oft erheblichen Osteoporose zuzuschreiben. Die Wirbelgelenke haben jedoch nur leichte Randusuren und versteifen nicht, während die Dornfortsätze vergrößert sind und Randwülste aufweisen.
Grundsätzlich zeigt das Röntgenbild im Gelenkbereich sowohl dystrophische wie atrophische als auch hypertrophische Veränderungen mit allen Anzeichen von Verkalkungen der Sehnenansätze und der Gelenkkapseln.

Differentialdiagnose
Differentialdiagnostisch kommt die Arthritis urica in Frage, wobei die mehr entzündliche Veränderung der Gicht und die Gelenklokalisation im Vordergrund stehen. Röntgenologisch ähnliche Gelenkbilder werden beim Blutergelenk gesehen.

Therapie
Eine kausale Therapie gibt es nicht. Eine Cortisonbehandlung in Verbindung mit Amuno und

eine Medikation ähnlich der degenerativen Gelenkerkrankung sind angezeigt. Physikalische Maßnahmen können dabei hilfreich sein.
Eine analgetische Röntgentiefenbestrahlung der schmerzhaften Gelenke wurde von PÖSCHL erfolgreich durchgeführt.
Gelenkplastische Operationen, ähnlich denen, wie sie bei schweren Arthrosen mit Teil- oder Totalplastik durchgeführt werden, sind vorstellbar, können aber durch erhebliche Osteoporosen in der Indikation eingeschränkt sein. Arthrodesen kommen im mittleren Lebensalter in Frage.
Diätetisch ist die Einschränkung der Eiweißzufuhr von Bedeutung, damit hier eine Verminderung der Homogentisinsäureentstehung erzielt wird.

Hämophile Arthropathie

Unter Hämophilie und ihren Synonymen werden Blutungsneigungen bezeichnet in Gelenken, Muskeln, subfaszial, subperiostal und in den Knochen, bei denen generalisierende Blutungen ohne äußere Ursachen auftreten oder verursachte Blutungen verstärkt und verlängert sind. Phasen latenter Blutungsneigung können dabei von manifesten Blutungen unterbrochen sein. Verursacht ist die Erkrankung durch Verminderung oder Fehlen oder verminderte Aktivität der Gerinnungsfaktoren, durch Vermehrung der Hemmstoffe infolge Verbrauchs von Gerinnungsfaktoren durch intravaskuläre Gerinnung und durch die Zerstörung von Gerinnungsfaktoren.
In der Reihe der Störungen des endogenen Gerinnungssystems ist

1. die Hämophilie A, die klassische Bluterkrankheit, durch Fehlen des Faktors VIII A^- oder Bildung eines abnormen Gerinnungsaktiv-Faktors VIII A^+ verursacht.
   Die Hämophilie ist bei allen Rassen bekannt; die Häufigkeit beträgt 2–10 auf 100000. Der Erbgang ist rezessiv geschlechtsgebunden. Die Männer sind manifest erkrankt, die Frauen phänotypisch gesund, sind aber Konduktorinnen. Das Hämophiliegen ist im X-Chromoson lokalisiert.
   Die Nachkommenschaft einer Konduktorin mit einem gesunden Mann ist in 50% krank, d.h., die Frauen sind latente Träger. Die Söhne eines Bluters sind gesund, sämtliche Töchter sind Konduktorinnen.
2. Hämophilie B (Christmas disease), Faktor-IX-Mangel. Sie ist bedingt durch Mangel oder mangelhafte Bildung des Faktor IX.
   Die Hämophilie B ist im Erbgang, in der Symtomatologie und der Gerinnungsanlage gleich der Hämophilie A. Der Unterschied liegt im Thrombokinasebildungstest.
3. Die Hämophilie C ist eine seltene hämorrhagische Diathese, die auf dem Faktor-XI-Mangel beruht, die insgesamt einen leichten Verlauf nimmt und bei der Gelenkblutungen fehlen.
   Der Erbgang ist autosomal rezessiv; deshalb erkranken Männer und Frauen. Die Syptome vermindern sich nach der Pubertät.

Hämophilie A

Von Bedeutung ist wegen Zahl und Schwere der Erkrankung die Hämophilie A, obwohl die 5mal seltenere Hämophilie B von den Symptomen und dem Verlauf her der Hämophilie A sehr ähnlich ist.
Die Schwere der Erkrankung ist bei Hämophilie A abhängig vom Ausmaß der Faktor-VIII-Verminderung. Sie bestimmt, ob die Patienten schwere oder mittelstarke Gelenkblutungen bekommen oder praktisch asymptomatisch sind.
Die ersten Zeichen finden sich beim Patienten im 1. Lebensjahr, wobei Blutungen schon bei leichten stumpfen Traumen und bei Verletzungen erfolgen.

Klinische Symptomatologie
Blutungen in großen Gelenken wie Knie-, Ellenbogen- und Sprunggelenk stehen im Vordergrund. Oft ist das erste Trauma ein unmittelbarer Anlaß, um später zu rezidivieren. Die Blutung erfolgt sowohl ins Gelenk als auch periartikulär. Es entsteht dabei eine schmerzhafte Gelenkschwellung mit Bewegungseinschränkung. Der Knorpel wird unter Bildung subchondraler Zysten geschädigt; die Gelenkflächen werden deformiert, und es entstehen bindegewebige bis knöcherne Ankylosen mit Fehlstellungen. Durch die Atrophie der benachbarten Muskulatur sind die Gelenkschwellung und die Deformierung besonders auffällig. Blutungen in die Muskulatur und subfaszial können neben der Atrophie der Muskulatur auch Läsionen an den Nerven bewirken. Blutungen, die subperiostal und in die Knochen erfolgen, arrodieren die Knochen und können Pseudotumoren entstehen lassen. Die Blutungen sind von Alter und Jahreszeit mit beeinflußt. Im Herbst wie im Frühjahr sowie in der Pubertät werden gehäufte Blutungen beobachtet.
Nach Operationen kann eine Hämophilie zunächst normal im Hinblick auf die Blutstillung reagieren, aber nach Stunden sich dann doch die vermehrte Blutungsneigung zeigen.
Bei Blutungen in Gelenke oder in die Muskulatur kommt es zum Anstieg von Leukozyten, zur Erhöhung der Blutkörperchensenkungsgeschwindigkeit, zu Fieber und schließlich zur Anämie.

Diagnose
Die Diagnose ist im wesentlichen über die Gelenk- und Muskelbeteiligung der Blutungsneigung, der Familienanamnese des Erbgangs und der Gerinnungsanalyse zu stellen.
Die Arthropathie des Hüftgelenks kommt nur in 2% der Fälle vor. Bei Kindern wird sie selten gesehen und bei Erwachsenen praktisch nur nach Traumen.

Die Blutung ins Hüftgelenk verursacht starke Schmerzen, die mit den üblichen Schmerzmitteln kaum zu beheben sind. Hyperämie, Schwellung, schmerzhafte Bewegungseinschränkung und die übliche Leukozytose mit Fieber sind vorhanden. Auf eine Substitutionstherapie gehen die Schmerzen schnell zurück.

Differentialdiagnose
Die Blutung, die im Hüftgelenkbereich sehr viel häufiger vorkommt und mit der Gelenkblutung verwechselt wird, ist die in den M. iliopsoas. Die *Blutungen in den Iliopsoas* werden bei ⅓ der Patienten gesehen, wobei das Alter von 10–15 Jahren bevorzugt wird.
Es entwickelt sich dabei ein schmerzhafter Tumor in der Leistengegend, eine Hüftbeugekontraktur; der N. femoralis ist in ⅔ der Fälle mit motorischen und sensiblen Ausfällen beteiligt. Harnleiterdruck und Nierenbeckenstauung sind bei großen Blutungen beobachtet worden.
Stationäre Behandlung ist erforderlich, wobei die Substitutionstherapie im Vordergrund steht.

Pathologie der hämophilen Gelenke
Biochemische Untersuchungen von WESELOH haben ergeben, daß der Bluterguß beim Hämophilen eine wesentliche Rolle für das Zustandekommen der Gelenkstörungen mit Veränderungen an Gelenkkapsel, Knorpel und Knochen spielt.
Der Gelenkknorpel ist in der biologischen Gelenkeinheit der empfindlichste Anteil, der sofort mit Veränderungen reagiert, wenn seine Ernährung gestört ist. Die Synovialflüssigkeit, über die der Gelenkknorpel ernährt wird, ist jedoch wegen des Blutergusses fehlerhaft und mangelhaft zusammengesetzt und verursacht deshalb entsprechende Ernährungsstörungen am Gelenkknorpel. Die Gelenkkapsel reagiert mit Schäden, wobei der erhöhte Gelenkinnendruck eine Rolle spielt. Zusätzliche Blutungen in die Gelenkkapsel verursachen weitergehende Störungen mit entsprechenden bindegewebigen Reaktionen. Die Gelenkkapsel wird schließlich funktionsunfähig und bildet einen erheblichen Störfaktor, so daß allein schon therapeutische Rückschlüsse auf die Entfernung dieser Gelenkkapsel zu ziehen wären.
In der Histpathologie sind nach den Untersuchungen von DE PALMA, COTLER sowie von SWANTON die ersten Veränderungen im synovialen und subsynovialen Gewebe mit kleineren lokalen Blutungen zu finden. Diese Blutansammlungen können resorbiert werden, aber auch als Hämosiderindepots erhalten bleiben. Eine gewisse Reizung wird dadurch verursacht und führt zu einer Hypoplasie der Synovialmembran und deren Zellen. Blutklumpen innerhalb des Gelenks geben Veranlassung zu Adhäsionen in der Synovialmembran und damit zur Beschränkung der Beweglichkeit.
Der Gelenkknorpel ist zunächst nicht verändert, doch kommt es im Laufe der Zeit zu Arrosionen der Knorpelränder von der Gelenkkapsel her. Wird der Knorpel arrodiert, kann Granulationsgewebe in den Knochen eindringen und zystische Höhlen bilden, die mit koaguliertem Blut und Bindegewebe angefüllt sind. Eine paraartikuläre Osteoporose ergibt sich durch vermehrte Durchblutung wie durch die funktionelle Unterbeanspruchung. Subchondrale Sklerosen und Osteophyten entwickeln sich im weiteren Verlauf.

Röntgenbild
Das Röntgenbild ist charakterisiert von der intraartikulären Blutung, den knöchernen und subperiostalen Veränderungen und Veränderungen der Gelenkkapsel.
Findet sich eine Schwellung der Gelenkkapsel durch synoviale Hypertrophie und zusätzlich ein Bluterguß, so wird die Weichteilschwellung röntgenologisch durch eine Verdichtung und Vergrößerung der Weichteilkonturen des Gelenks erkennbar sein. Der arrodierte Gelenkknorpel gibt sich als Gelenkspaltverschmälerung zu erkennen. *Subchondrale Zysten* in Verbindung mit *Weichteilschwellung* und *Gelenkspaltverschmälerung* sind in ihrer *Vielzahl für die Hämophilie typisch*. Weitergehende Zerstörungen des Gelenks weisen eine Gelenkdeformierung, eine subchondrale Sklerosierung, Gelenkspaltverschmälerung, Zysten und Weichteilverdichtungen sowie Osteophyten oder eine Verkalkung der Gelenkkapsel oder des periartikulären Gewebes auf.
Blutungen in die Gelenke von Kindern und Heranwachsenden beeinflussen Form und Wachstum der Gelenkkörper, durch Irritation der Epiphysenfugen oder der Gelenkkörper selbst. Derart irritierte Gelenkkörper hypotrophieren und bringen die Wachstumsfugen vorzeitig zum Schluß.
An den *Hüftgelenken von Blutern* ist oft eine *Coxa-valga*-Entwicklung erkennbar, die allerdings mit der Hämophilie direkt nichts zu tun hat und auf die verminderte Belastung zurückzuführen wäre. Im Hüftbereich wird am wachsenden Skelett und durch wiederholte Blutung auch eine entsprechende Reaktion im Sinne der Gelenkdeformierung, ähnlich der Perthesschen Erkrankung sich einstellen (Abb. 4). Periartikuläre Verkalkungen sind für das Hüftgelenk in fortgeschrittenen Fällen keine Seltenheit. Deformierungen der Hüftgelenke mit schweren Sklerosierungen und Zystenbildungen sowohl im Kopf als auch im Schenkelhalsbereich sind die Zeichen fortgeschrittener Veränderung. Die Zysten sind im Schenkelhalsbereich von unterschiedlicher Größe, mehrkammerig und je nach Alter mehr oder weniger von sklerotischen Säumen begrenzt. Im oberen Femurbereich werden ebenso wie am Becken und am Schambein Pseudotumoren beobachtet. Interossale und periostale Blutungen führen zu Knochenarrosionen und Destruktio-

Arthropathien des Hüftgelenks 4.27

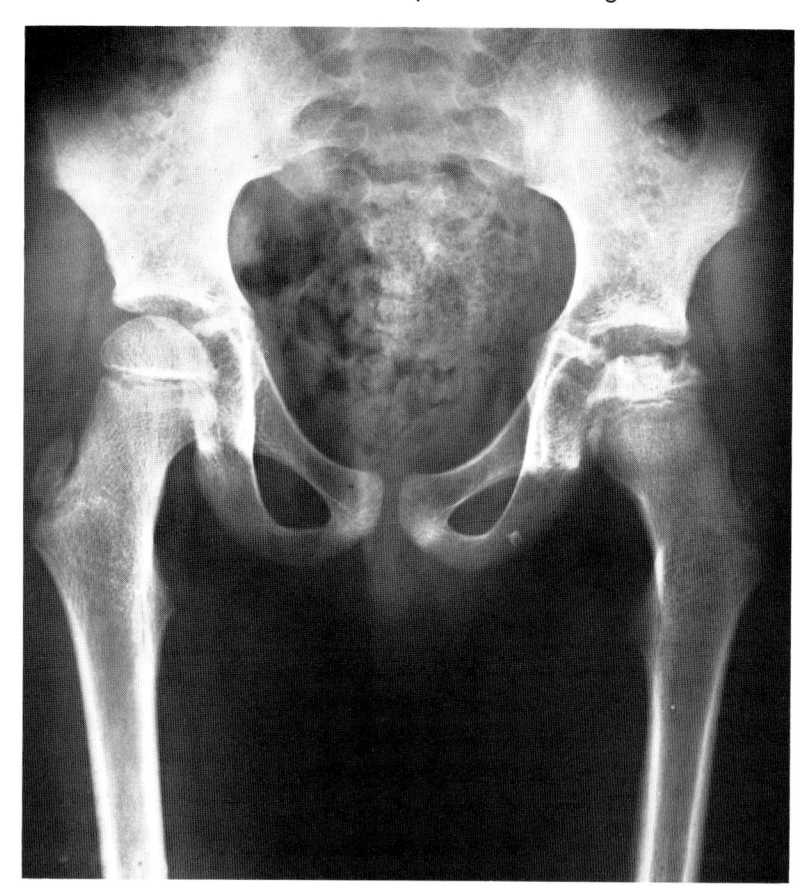

Abb. 4 Hämophilie. 10jähriger Patient. Wiederholte Hämorrhagien haben den Hüftkopf und den Schenkelhals deformiert und ein perthesähnliches Bild ergeben

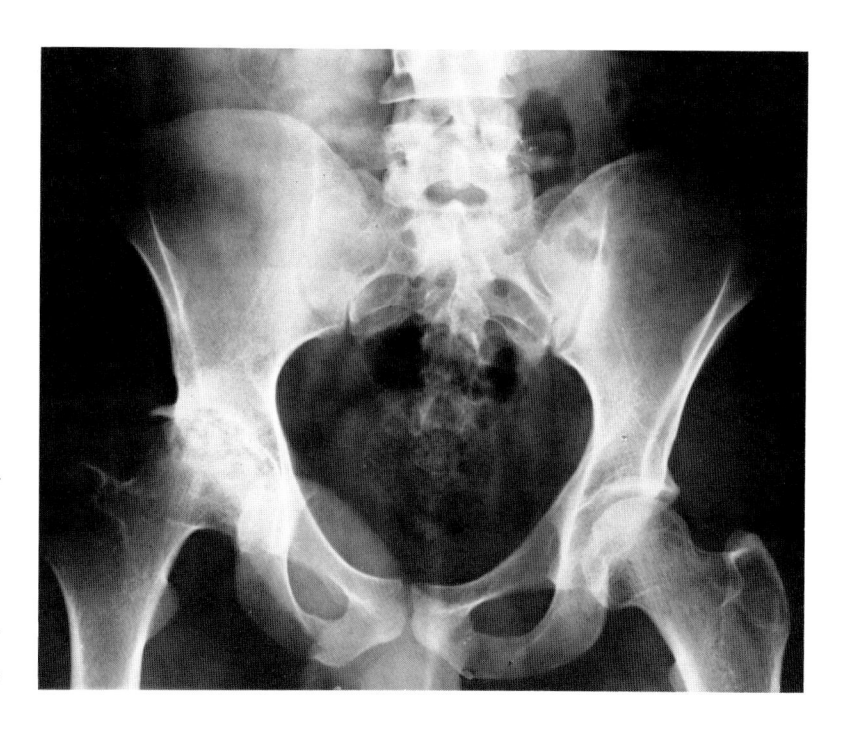

Abb. 5 Hämophile Gelenkzerstörung bei einem 23jährigen nach wiederholten Gelenkblutungen. Gelenkspaltverschmälerung, Arrosionen des Gelenkspalts mit Randwulstbildungen, Deformierung des Hüftkopfes, Zystenbildungen, Sklerosierungen und Teilnekrosen im Hüftkopf

nen, die bis zu Osteolysen des Knochens führen können und Knochensarkome vortäuschen (Abb. 5).

Therapie
Die spezifische Therapie besteht in der Substitution. Bei der Hämophilie A in der Substitution des Faktors VIII, bei der Hämophilie B mit Plasmakonzentraten und Faktor-IX-Substitution; bei Hämophilie C genügen Frisch- oder Konservenblut.

Kleinkinder und Schulkinder mit mittelschwerer Hämophilie sind in besonderem Maße von Blutungen betroffen. Erst Ende des 2. Lebensjahrzehntes nimmt die Erkrankung aus unbekannten Gründen einen leichteren Verlauf, obwohl die Gefährdung bei Verletzungen und Operationen weiter besteht. Die Behandlung erfolgt heute als ambulante Frühbehandlung in Behandlungszentren oder als Selbstbehandlung in Zusammenarbeit mit diesen Zentren. Die Behandlung ist bei lebensbedrohenden Blutungen eine Notfalltherapie; im weiteren Verlauf haben regelmäßige Kontrollen zu Erfolgen geführt, um körperbehindernde Blutungsfolgen zu verhüten.

Zur Behandlung stehen ausreichende Mengen eines aus menschlichem Blut gewonnenen lagerungsstabilen Faktors-VIII-und-IX-Substitutionspräparates zur Verfügung. Die Wahl des Mittels und deren Dosierung richtet sich nach dem Blutungsereignis und dem therapeutisch notwendigen Blutspiegel des Substitutionsmittels, wobei die Initialdosis und die Erhaltungsdosen zu berücksichtigen sind.

Nebenwirkungen der Substitutionstherapie sind nicht unbeträchtlich und reichen von der allergischen Reaktion bis zur Serumhepatitis. Die Behandlung hämophiler Blutungen sollte stationär erfolgen.

Bei der akuten Blutung ist die Punktion nicht erforderlich; bei der sich wiederholenden Blutung mit anhaltendem Erguß wird dann die Punktion unter einer entsprechenden Substitutionstherapie zweckmäßig sein.

Die für das Kniegelenk von SORTI u. PIETRO GRANDE vorgeschlagene Synovektomie ist eine Möglichkeit, bei häufigen Blutungen mit beginnenden Gelenkveränderungen eine weitere Gelenkdeformierung zu unterbinden. Grundsätzlich soll jedoch die Indikation zur Synovektomie für das Hüftgelenk mit größter Zurückhaltung gestellt werden. Die Rückfallquote nach Synovektomien ist hoch; sie liegt beim Kniegelenk bei 40%. Größere Erfahrungen für Synovektomien am Hüftgelenk liegen nicht vor.

Operative Maßnahmen im Hüftgelenkbereich, am knöchernen Gelenkkörper, wie etwa das Einbringen einer Totalendoprothese, sind vereinzelt ausgeführt worden. Es ist jedoch auch hier mit einer vermehrten Blutungs- und Ergußneigung im neuen Gelenk zu rechnen. Die Substitutionsnachsorge dürfte hier von besonderer Bedeutung sein.

Operative Maßnahmen können nur unter dem Schutz von hochkonzentrierten Blutgerinnungspräparaten bis zum Abschluß der Wundheilung ausgeführt werden. Der Thermokauter sollte möglichst bei derartigen Operationen nicht zur Anwendung kommen. In der Behandlung hämophiler Patienten spielt die operative Behandlung eine untergeordnete Rolle. Von großer Bedeutung sind die blutungsvorbeugende Transfusionsbehandlung mit antihämophilem Globulin in einem entsprechenden Zentrum und die kontinuierliche Betreuung und Führung der Patienten.

Konservative Therapie und krankengymnastische Behandlung
Bei der konservativen Therapie wäre bei Erwachsenen ähnlich wie bei den Pseudotumoren die von HILGARTNER empfohlene Röntgentiefenbestrahlung der gereizten Gelenke zu bedenken.

Zur Betreuung und im Behandlungsmodus nach der akuten Blutung sowie in weiterer Fortführung der Rehabilitation dieser Patienten ist besonders die krankengymnastische Behandlung von Bedeutung.

Die temporäre Ruhigstellung und die Lagerung der Gelenke, auch des Hüftgelenks, in einer Entlastungsstellung im Bett, auf Spreusäcken, sind bei der frischen Blutung angezeigt. Unter der Substitutionstherapie oder nach einer evtl. Punktion treten meist schnell eine Resorption des Ergusses und Schmerzfreiheit ein. Durch Gamaschenextension am Fuß und Lagerung in Bauchlage lassen sich beginnende Fehlstellungen vermeiden und evtl. Kontrakturen auflösen. Die aktive Beübung der Muskulatur durch Anspannung, Widerstands- und Bewegungsübungen kann meist 8 Tage nach der frischen Blutung begonnen werden. Im weiteren Verlauf sind Streck-, Beuge- und Abduktionsübungen gegen Widerstand von unterschiedlichen schweren Sandsäcken zu beginnen. Passive Dehnungsübungen durch Dauerzüge im Sinne von Beugen oder Streckzügen sollten erst dann begonnen werden, wenn man sicher sein kann, daß unter der Substitutionstherapie nicht neue Ergüsse oder Reizzustände entstehen und wenn muskuläre Kontrakturen, aber nicht knöcherne Veränderungen vorhanden sind. Die Belastung erfolgt, wenn das Gelenk aktiv weitgehend schmerzfrei ist, zunächst im Gehwagen und dann mit Stockstützen. Im allgemeinen kann das bereits nach 14 Tagen erfolgen. Stärkere Kontrakturen können nur im Einzelfall einmal durch einen Quengelgips beseitigt werden. Die weiterführende Behandlung kann durch Unterwassermassagen, Bewegungsübungen im Wasserbad und durch Schwimmen erfolgen.

Im Einzelfall, besonders bei Heranwachsenden, bei denen sich Deformierungen im Hüftgelenk im Sinne der Hüftkopfnekrose ergeben haben, kann ein entlastender Apparat zweckmäßig sein. Bei schweren, schmerzhaften Hüftdeformierungen hilft oft ein Oberschenkel-Hülsen-Becken-Korb-Apparat mit durchgehenden Schienen weiter. Zunächst ist jedoch die Erhaltung der Beweglichkeit des Gelenks anzustreben. Sind am selben Bein das Knie- und Sprunggelenk mit beteiligt, so werden ausgedehntere orthopädische Maßnahmen wie Schienen und große Apparate erforderlich.

Die soziale und berufliche Rehabilitation beinhaltet bei mittelschweren und schweren hämophilen Kindern und Jugendlichen Probleme, da sie durch ihre Blutungen erfahrungsgemäß allein schon etwa ein Drittel der Schulzeit versäumen. Der Krankenhaus-Schulunterricht reicht meist nicht aus, so daß der Transport mit Krankenwagen zur Schule und die Lagerung der Kinder auf geeigneten Sitzen oder Liegen frühzeitig aufgenommen werden sollten. Die entsprechende Versorgung in der Schule ist jedoch eine Voraussetzung.

Ein Internat für Bluterkinder in Neckargemünd bei Heidelberg (Südwestdeutsches Rehabilitationszentrum für Kinder und Jugendliche) kann die schulischen Probleme lösen, wird aber nicht in jedem Falle anzustreben sein. Die Verbindung dieser Einrichtung mit den verschiedenen Berufsförderungswerken ergibt unmittelbare Möglichkeiten für Hämophile, einen geeigneten Beruf zu erlernen. Das Berufsförderungswerk Heidelberg hat seit 1972 eine Klinik für Hämophile, die therapeutisch und diagnostisch betreut werden müssen und von der dortigen medizinischen Universitätsklinik mitversorgt werden.

Arthropathia psoriatica

Die Schuppenflechte ist bei der weißen Bevölkerung nach dem Ekzem die *zweithäufigste Hauterkrankung* (BERESTON). Männer sind dabei gegenüber Frauen etwas mehr betroffen. Kompliziert und kombiniert ist die Schuppenflechte mit Gelenkerkrankungen. Während NOBL bei 1% aller an Schuppenflechte Erkrankten eine Gelenkbeteiligung annimmt, schwanken die Angaben anderer Autoren bis zwischen 5 und 10%. Das Verhältnis Männer zu Frauen beträgt bei Arthropathia psoriatica 3:1. Die Mitbeteiligung der Gelenke tritt bei Frauen durchschnittlich im 3. und bei Männern im 4. Lebensjahrzehnt auf.

Ätiologie
TIEDEMANN sah eine Gelenkbeteiligung vor allen Dingen bei schweren und atypischen Fällen von Hauterkrankung.

Während noch TIEDEMANN feststellte, daß es sich bei der Arthropathia psoriatica um keine Erkrankung sui generis, sondern um eine durch Arthritis komplizierte Psoriasis handle, war seit der Arbeitstagung über die Arthritis psoriatica in Puerto de la Cruz angenommen worden, daß es sich bei dieser Gelenkerkrankung durch ihr serologisches Verhalten, durch ihre Lokalisation und Gelenkveränderungen doch um eine Erkrankung sui generis handle, die sich deutlich gegenüber der chronischen Polyarthritis abgrenzen ließe. Als typisch gelten der polyartikuläre Befall und die Tendenz zur Symmetrie.

Klinik
Oft erkranken die Gelenke ganz akut, mit erheblicher Temperatursteigerung und dann mit gelegentlichen Exazerbationen, um schließlich in einen chronischen Verlauf überzugehen. Die Erkrankungen der Wirbelsäule und der großen Gelenke sind Spätererkrankungen und erfolgen im Endstadium.

Die Gelenkerkrankung beginnt an den Finger- und Zehengelenken, kann aber mehrere Gelenke befallen und dann auf einen ganzen Strahl übergreifen. Die Endglieder werden im weiteren Verlauf durch Osteolyse in ihrem peripheren Anteil wie zugespitzt und behalten an der Basis die volle Breite. Ähnliches an Knochenauflösung kann sich an den Mittelphalangen und an den Mittelfußknochen ereignen.

Pathologische Anatomie
Die Ursache dieser eigenartigen Kortikalisauflösung ist eine mantelförmige Wucherung des Periosts, das eine entsprechende osteolytische Eigenschaft entwickelt hat.

Die Gelenkzerstörung, die bei der Arthropathia psoriatica bis zur Ankylose führen kann, geht von proliferativen Vorgängen der synovialen Membran aus. Die Erkrankung beginnt mit einer geringen Fibrinexsudation. Das entstehende, von der Synovialmembran ausgehende Granulationsgewebe dringt innerhalb des Gelenks vor und füllt es aus. Das Knorpelgewebe wird dabei relativ lange erhalten. Der Knorpel wird jedoch schließlich angegriffen, aufgelöst und der darunterliegende Knochen freigelegt. Zunächst entsteht eine fibröse Steife, die dann in eine Ankylose übergeht. Dislokationen und Subluxationen kleiner Gelenke sind nicht selten.

Die *Lokalisation* knöcherner Veränderungen ist jedoch *nicht auf Finger- und Zehengelenke beschränkt, sondern auch an der Wirbelsäule und den großen Gelenken nachzuweisen*. Die Häufigkeit dieser Lokalisation ist allerdings nicht groß. Eine paravertebrale Ossifikation im Bereich der Wirbelsäule, besonders am Bandapparat sowie eine Mitbeteiligung der Iliosakralgelenke ist in schweren Fällen mit ausgedehnten Gelenkbeteiligungen möglich. Eigenartigerweise sind relativ häufig die Kiefergelenke befallen.

4.30 Erworbene Erkrankungen des Hüftgelenks

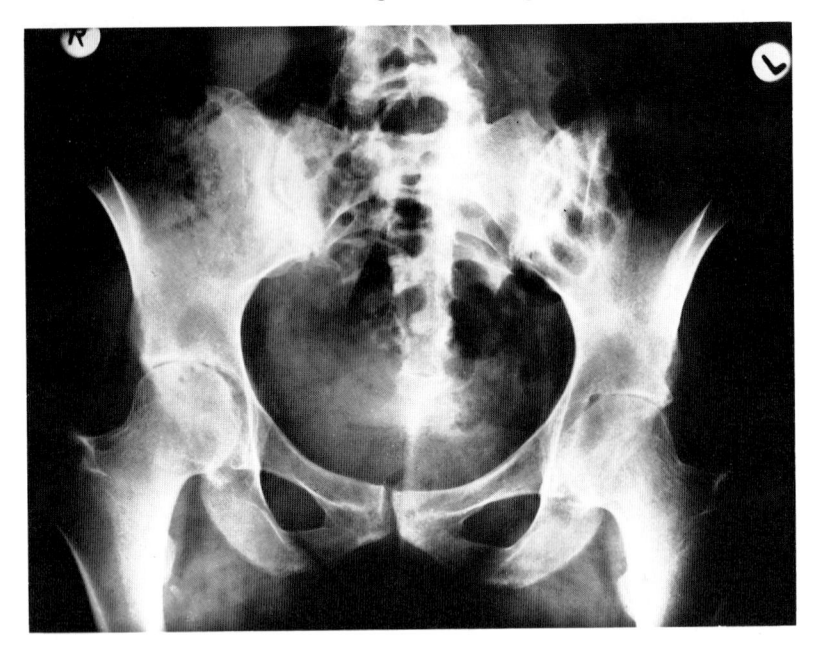

Abb. 6 Psoriasis. 40jährige Patientin mit über Rumpf und Extremitäten ausgebreiteten Hauteffloreszenzen. Beide Hüftgelenke und Iliosakralgelenke sind betroffen. An den Hüftgelenken ist der Gelenkspalt verschmälert. Feine Arrosionen an Hüftkopf und Pfanne. Rechtes Iliosakralgelenk stärker betroffen als links. Die Gelenkspalten sind mäßig erweitert, aber stark subchondral sklerosiert und die Gelenkflächen arrodiert

Diagnose
Diagnostisch soll bei der Arthropathia psoriatica die Haut- oder die Nagelerkrankung gesichert sein. Der Befall durch destruierende typische Veränderungen an einem oder an mehreren Gelenken oder Zehenendgelenken sowie der Strahlbefall werden im Zusammenhang mit der Psoriasis der Haut und ihrer Anhänge als typisch angenommen. Wirbelsäule sowie Iliosakralgelenke sind wichtige Lokalisationen. Die Rheumafaktoren sind negativ.
Eine Arthropathie der Hüftgelenke weist sich als entzündliche Gelenkerkrankung mit schmerzhafter Bewegungseinschränkung, Nachtschmerz, Einschränkung der Gehleistung und zunehmender Gelenkversteifung aus. *Die Erkrankung ist oft von den Beschwerden, die von den Iliosakralgelenken und von der Wirbelsäule kommen, im Schmerztyp überlagert.*
Röntgenologisch sind bei sonstigen Befunden an Fingern, Iliosakralgelenken und an der Wirbelsäule an der Hüfte eine Gelenkspaltverschmälerung, eine Arrosion der Gelenkflächen mit zarten Randwulstbildungen, eine Kalksalzatrophie und eine Rarifizierung der Spongiosastruktur zu erkennen. Die Erkrankung schreitet von relativ geringen Veränderungen bis zur weitgehenden Auflösung der Gelenkstruktur mit Deformierungen des Hüftkopfes bis zur Ankylose fort. Nach entsprechenden arthritischen Veränderungen kann sich im weiteren chronischen Verlauf auch eine degenerative Komponente erkennen lassen (Abb. 6).

Therapie
Wenn die Erkrankung beidseitig abläuft, ist eine Synovektomie oder in fortgeschrittenen Fällen eine Totalendoprothese oder eine Kopfresektion nach Girdlestone möglich; bei einseitiger Erkrankung kann eine Arthrodese in günstiger Gebrauchsstellung anzustreben sein. Die medikamentöse Behandlung wird vor allen Dingen antirheumatisch sein.
Die lokale Behandlung der Haut oder ihrer Anhänge hat nur wenig Einfluß auf das Fortschreiten der Gelenkerkrankung, doch wird bei gutem Ansprechen einer Behandlung auch der Schuppenflechte gelegentlich eine Besserung der Gelenkerkrankung gesehen.

Tabische Arthropathie

Die luetischen Erkrankungen des Nervensystems haben nach der immensen Ausbreitung der Syphilis im letzten Weltkrieg trotz wirksamer Penizillintherapie als sekundäre Erkrankungen erheblich zugenommen. Von den drei Formen, der Lues cerebrospinalis, der Tabes dorsalis und der progressiven Paralyse ist die Tabes dorsalis mit ihren neurotrophen Arthropathien in diesem Zusammenhang von Interesse.
Die Tabes entwickelt sich viele Jahre nach der syphilitischen Erstinfektion, im Durchschnitt etwa 8-20 Jahre später. Die Patienten wissen häufig von ihrer Erstinfektion nichts mehr, oder sie wurden unzureichend behandelt.
Die Erkrankung beginnt im Bereich des Lumbalmarks mit degenerativen Veränderungen. Es werden zuerst die Fasciculi graciles und dann die weiter entfernt gelegenen Fasciculi cuneati geschädigt. In den intra- und extramedullären Anteilen der hinteren Wurzeln kommt es zum Untergang der Markscheiden und der Achsenzylinder. Eine dichte Fasergliose ist im Bereich der Hinterstränge des Rückenmarks im Querschnitt er-

kennbar. Die Erkrankung schreitet nach kranial fort. Rückenmarkshäute und Hirnnerven und auch der N. opticus werden von der Degeneration ergriffen. Je nach Stand und Beteiligung der einzelnen Abschnitte des Rückenmarks sind die Symptome in der Reihenfolge und Schwere der Erkrankung unterschiedlich.
Alle neroluetischen Erkrankungen haben Pupillen- und Reflexstörungen als gemeinsame Symptome.
Die Ursache sind meningeale Veränderungen, die sich sowohl auf die Reflexbahn des Okulomotorius als auch auf die lumbosakralen hinteren Wurzeln auswirken.
Außer diesen gemeinsamen Leitsymptomen sind jedoch spezifische Symptome zur Abklärung der Diagnose erforderlich. Von Bedeutung sind hierbei die Luesreaktionen in Form der klassischen Lipoidantikörperreaktionen, die Eiweißantikörperreaktionen, die Fluoreszenzantikörperreaktionen, sowie der Treponema-Pallidum-Immobilisationstest. Für die Tabes dorsalis sind diese Teste allerdings in nur 50-80% positiv und durch die übrigen Liquorsyndrome zu ergänzen.
Klinisch ist neben den *Leitsymptomen, der reflektorischen Pupillenstarre* und der *Areflexie* die *Reihe der spezifisch tabischen Symptome* zu berücksichtigen.
In mehr oder weniger ausgeprägter Form sind dabei die *Okulomotoriuslähmung*, die *Optikusatrophie, lanzinierende Schmerzen* im Ischiadikusbereich, *tabische Krisen* des Magen- und Darmtraktes sowie des Genitaltraktes, *Ataxien, verlangsamte Schmerzleitung* (Remak-Zeichen), *Kältehyperästhesie, viszerale Analgesien, Muskelhypotonien, Blasenstörungen, Mal perforant* du pied und 10% *Arthropathien* nachzuweisen.

Klinik
Von der tabischen Arthropathie sind am häufigsten die belasteten großen Gelenke der unteren Extremität, wie Hüfte, Knie und Sprunggelenk betroffen. Seltener betroffen sind die Wirbelsäule und das Ellenbogengelenk.
Für die Tabes ist das *Betroffensein der Gelenke der unteren Extremität typisch*, während eine andere Form neurotropher Gelenkstörungen, die Syringomyelie, bevorzugt die obere Extremität schädigt.
Bei 10% der Tabeserkrankten beteiligen sich die Gelenke; diese schwellen und deformieren sich bis zu den obskursten Verformungen, werden unstabil, und die entstehenden Gelenkergüsse können erheblich sein.
Wesentlich und *typisch* für die *tabische Arthropathie* sind die *Schmerzlosigkeit* und die *hochgradige Deformierung* der Gelenke. In den Anfangsstadien der Erkrankung können allerdings Schmerzen durch einen großen Gelenkerguß mit Überdehnung von Bändern und Sehnenansätzen auftreten.

Der Tabiker kennt keine Schonhaltung seiner Gelenke. Wegen der Schmerzlosigkeit der deformierten Gelenke und der meist bestehenden Koordinationsstörung der Muskulatur fügt er sich ständig selbst für ihn nicht kontrollierbare Verletzungen zu und fördert die weitere Gelenkdeformierung. Bei vorgegebener trophischer Störung der Gelenke kann ein kleines Trauma auslösend, für den Ablauf von schweren Gelenkdeformierungen verantwortlich werden. Verkalkungen und Ablösung ganzer Gelenkanteile werden in vielen Fällen beobachtet. Die gestörte Statik etwa der Varus- oder Valgusstellung des Kniegelenks wird sich auf das Hüft- wie auf das Sprunggelenk im Sinne einer vermehrten Gelenkbeanspruchung mit typischen Deformierungen auswirken.
Eine Ataxie muß nicht unbedingt bei tabischen Arthropathien vorhanden sein; ist sie allerdings am Krankheitsgeschehen mitbeteiligt, verlaufen die Deformierungen schneller und können eine völlige Gehunfähigkeit veranlassen.
Im Gelenkbereich sowohl der Hüfte als auch des Kniegelenks sind isolierte periphere Lähmungen durch Gelenkdeformierungen und Druck auf die Nerven möglich, ebenso wie Spontanfrakturen periphere Nerven verletzen können.
Myatrophische Prozesse bei der Tabes haben ihre Ursache in der Schädigung der motorischen Vorderhornzellen durch spezifische luetische Gefäßerkrankungen des Rückenmarks. CHARCOT und PIERRETS haben bereits darauf hingewiesen. Die untere Extremität ist dabei bevorzugt. Die Atrophie kann stationär bleiben, aber auch zu einer Art spinaler Muskelatrophie werden.

Hüftgelenk
Am Hüftgelenk charakterisiert sich die Arthropathia tabica als Schwellung und Deformierung des Gelenks. Durch Erguß kann sich infolge Überlastung die Deformierung des Hüftkopfes im Sinne einer Hüftkopfnekrose mit Resorption des Hüftkopfes und der Pfanne entwickeln. Oft ist ein Frakturgeschehen im Bereich des Schenkelhalses der Anlaß zur Fortentwicklung einer Pseudarthrose mit weiterer Resorption des Hüftkopfes.
Das Ergebnis ist in jedem Falle eine Beinverkürzung, eine Gelenkunstabilität, möglicherweise eine Lähmung des N. femoralis oder Muskelatrophien. Es ist bei diesen gehbehinderten Patienten oft nicht zu differenzieren, ob die Patienten nur ataktisch oder im wesentlichen unstabil sind. Durch die Mitbeteiligung der Lendenwirbelsäule oder durch lanzinierende Schmerzen werden häufig Zusammenhänge mit Veränderungen des Hüftgelenks nicht sofort gesehen.

Pathologische Anatomie
Die pathologischen Veränderungen sind charakterisiert durch den Verlust an Gelenksensibilität,

durch die Lockerung der Gelenkbänder mit Hypotonie der Muskulatur und schließlich als Folge von Fehlbelastungen und kleinen Traumen die Destruktion des Gelenkknorpels und die Defekte der intraartikulären Gelenkbänder.
Im Falle des Hüftgelenks betrifft das vor allem das Lig. teres. Reaktive Veränderungen ergeben sich durch subchondrale Sklerosierungen des Knochens, periostale, periartikuläre Knochenneuproduktion, Abtrennungen von Knochenanteilen mit deren völliger Auflösung und schließlich eine erhebliche allgemeine Kalksalzatrophie, wenn der Patient gehunfähig wird.
Die Veränderung der Gelenkknorpel beginnt mit einer langsamen, schmerzlos verlaufenden Abschilferung, bis der darunterliegende Knochen frei liegt; dann beginnt der Knochen mit Umbau und Sklerosierung zu reagieren. Diese typisch intraartikuläre Zerstörung unter Anwesenheit von Pannusgewebe erlaubt die Differenzierung gegenüber degenerativen Gelenkerkrankungen. HORWITZ beobachtete bei neuropathischen Gelenkveränderungen eine Ansammlung von Gelenkdetritus in Gelenkkapselnischen und in der Synovialmembran.

Röntgenbild
Röntgenologisch ist der Beginn der Erkrankung durch die persistierende Ergußbildung charakterisiert. Die Gelenkkapsel mit ihren Detrituseinlagerungen und dem Erguß erscheint röntgenologisch als paraartikuläre Verdichtung. Die Zerstörung und die Abschilferung des Gelenkknorpels lassen schließlich den Gelenkspalt verschmälert erscheinen. Arrosionen im belasteten Gelenkkörper mit Verdichtungen der subchondralen Knochenanteile werden deutlich. Eine periostale Knochenwucherung der anliegenden Gelenkenden, Gelenkkapselverkalkungen, Abtrennungen von Gelenkanteilen, Deformierungen der Gelenkkörper bis zur Unkenntlichkeit mit Subluxation und Vorhandensein von größeren und kleineren Gelenkfragmenten charakterisieren das Röntgenbild der fortgeschrittenen tabischen Arthropathie.
Im Bereich des Hüftgelenks ist nach umfangreichen lokalen Nekrosen schließlich eine schnelle Resorption von Kopf und Hals mit einer erheblichen Ausweitung der Gelenkpfanne unter Zerstörung von Limbus und knorpeligen Pfannenteilen erkennbar. Die Luxation des Gelenks mit entsprechenden Deformierungen des noch vorhandenen Gelenkanteiles ist das Endergebnis.

Therapie
Die Behandlung der Tabes ist antisyphilitisch, aber nur dann, wenn die klassischen Luesreaktionen positiv sind.
Es wird sich jedoch bei der Behandlung der Tabes im wesentlichen um eine Behandlung der Symptome handeln. Im Falle der Arthropathie kann in vielen Fällen nur der stabilisierende Apparat die Gehfähigkeit erhalten. Es werden sich dabei Schienen-Hülsen-Apparate mit Beckenkorb mit und ohne Kniegelenke anbieten. In günstigen Fällen kann für das Hüftgelenk einmal eine Totalendoprothese angezeigt sein, wobei zu bedenken ist, daß der Erfolg nur temporär sein kann, da bei der Grunderkrankung die Lockerungsgefahr der Prothese besonders groß ist.

Literatur

Albrecht, H.: Über Ochronose. Z. Heilk. 23 (1902) 366
Albrecht, H.J.: Rheumatologie für die Praxis. Karger, Basel 1975 (S. 73-79, 139-157, 159-162)
Backmann, L.: Chirurgische Behandlung rheumatischer Erkrankungen, insbesondere der Gicht. Ergeb. Chir. Orthop. 54 (1970) 112
Backmann, L.: Chirurgie der Gicht. Chirurg 44 (1973) 408-413
Backmann, L., A. Bäumer: Chirurg. Behandlung stark deformierter Gichthände. Münch. med. Wschr. 107 (1965) 2173
Backmann, L., A. Bäumer: Harnsäuregehalt chirurgisch entfernter Gichtknoten und gichtisch veränderter Schleimbeutel. Münch. med. Wschr. 111 (1969) 1620
Barnes, C.G., R.M. Mason: The treatment of gout. J. roy. Coll. Phycns Lond. 1 (1967) 428
Begemann, H.: Klinische Hämotologie. Thieme, Stuttgart 1970 (S. 689-699); 2. Aufl. 1975
Bierther, M.F. u. Mitarb.: Feinstrukturelle Veränderungen der Synovialis bei Arthropatica psoriatica. Z. Rheumaforsch. 32 (1973) 202
Bluhm, G.B., J.M.-Riddle: Platelets and vascular disease in gout. Semin. Arthr. Rheum. 2 (1973) 355
Bocher, J., H.J. Mankins, R.N. Berk, G.P. Rodnan: Prevalence of califfied meniscal cartilage in elderly persons. New Engl. J. Med. 272 (1965) 1093
Bodechtel, G.: Differentialdiagnose neurologischer Krankheitsbilder. Thieme, Stuttgart 1974 (S. 332 ff.); 4. Aufl. 1984
Boedecker, C.: Das Alkapton, ein Beitrag zur Frage: Welche Stoffe des Harns können Kupferreduktion bewirken? Z. Rat. med. 7 (1859) 130
Bogner, G., H. Tilscher: Wirbelsäulenbeschwerden bei Hyperurikämie-Patienten. Münch. med. Wschr. 118 (1976) 103
Braun Falco, O., G. Rassner: Psoriasis arthropatica aus dermatologischer Sicht. Therapiewoche 19 (1969) 261-265
Brill, J.M., D.J. McCarty jr.: Studies on the nature of gouty tophi. Ann. intern. Med. 60 (1964) 486
Currey, H.L.F., J.H. Key, R.M. Mason, K.V. Swettenham: Significance of radiological calcification of joint cartilage. Ann rheum. Dis. 25 (1966) 295
Dihlmann, W., H.J. Fernholz: Osteoplastische Reaktionen bei chronischer Gicht. Fortschr. Röntgenstr. 120 (1974) 216
Dodds, W.J., H.L. Steinbach: Gout associated with calcification cartilage. New Engl. J. Med. 275 (1966) 745
Duessen, A.P.: Arthropathies in haemophiliacs. 82 S Groningen. Diss. 1973
Duthie, R. et al.: The Management of Musculosceletal Problems in the Haemophilias. Blackwell, Oxford 1972
Editorial: Pseudogout. Brit. med. J. 1964/II, 889
Eisenberg, H.: Alkaptonuria, ochronosis, arthritis and ruptured intervertebral disk. Arch. intern. Med. 86 (1950) 79
Faires, J.S., D.J. McCarty jr.: Acute arthritis in man and dog after intrasynovial injection of sodium urate crystals. Lancet 1962/II, 682

Fassbender, H. G.: Pathologie rheumatischer Erkrankungen. Springer, Berlin 1975 (S. 261–274, 275–290, 291–294)

Fehr, K., A. Böni: Die Psoriasis Arthritis. Schweiz. Rdsch. Med. 60 1322–1329 (1971)

Freudweiler, M.: Studies on the nature of gouty tophi. Dtsch. Arch. klin. Med. 63 (1899) 266. Translated by Brill, J. M., D. J. McCarty jr.: Ann. intern. Med. 60 (1964) 486

Freudweiler, M.: Experimentelle Untersuchungen über die Entstehung der Gichtknoten. Dtsch. Arch. klin. Med. 69 (1901) 155

Garrod, A. B.: Observations on certain pathological conditions of the blood and urine in gout, rheumatism and Bright's disease. Med. chir. Trans. 31 (1848) 83

Gieseking, R.: Feinstrukturelle Befunde am Gichtknoten. Verh. Ges. Path. 53 (1969) 356

Gieseking, R.: Elektronenoptische Befunde am Gichttophus. Therapiewoche 22 (1972) 108

Gottron, H. A., W. Schönfeld: Dermatologie und Venerologie, Band II/1. Thieme, Stuttgart (S. 478–479) 1958

Griebsch, A., N. Zöllner: Aktuelle Probleme der Gicht. Med. heute 12 (1972) 8–12; 13 (1972) 4–7

Hamblen, D. L., H. L. F. Currey, J. J. Key: Pseudogout simulating acute suppurative arthritis. J. Bone Jt Surg. 48 B (1966) 51

Hilgartner, M. W.: Hemophilic pseudotumors treated with replacement therapy and radiation. J. Bone Jt Surg. 57-A/8, 1975

Hollander, J. L. (1960): Arthritis and Allied Conditions, 6th ed. Lea & Febiger, Philadelphia 1960 (p. 77)

Jadassohn, J.: Handbuch der Haut- und Geschlechtskrankheiten, Ergänzungswerk Bd. III/1. Springer, Berlin 1963 (S. 840–844)

Jansen, H. H.: Über eine besondere Verlaufsform der Psoriasis arthropatica. Verh. dtsch. Ges. Path. 47 , 1963

Kellermeyer, R. W., R. T. Breckenridge: The inflammatory process in acute gouty arthritis. I. Activation of hagemanfactor by sodium urate crystals. J. Lab. clin. Med. 65 (1965) 307

Kohn, N. N., R. E. Hughes, D. J. McCarty jr., J. S. Faires: The significance of calcium phosphate crystals in the synovial fluid of arthritic patients: the „pseudogout syndrome" II. Identification of crystals. Ann. intern. Med. 56 (1962) 738

Korfmacher, J., N. Zöllner: Gicht – lebenslange Behandlung unerläßlich. Dtsch. Ärztebl. 17 (1974) 1221–1230

Korsch, A.: Tabes dorsalis peraita mit atrophischer Form der Osteoarthrosis tabica des rechten Hüftgelenks, hochgradiger Spondylosis deformans und Osteochondritis. Z. Haut- u. Geschl.-Kr. 48 (1973) 108

van der Korst, J. K.: Psoriasis and arthritis. A review of recent literature. Folia med. neerl. 12 (1969) 181–189

Kröpelin, T., D. P. Mertz: Rückbildung von Gichttophi unter Langzeitwirkung mit Allopurinol. Med. Klin. 17 (1972) 614

Krstic et al.: Die Bedeutung der Fokalinfektion bei Psoriasis arthropatica. Hautarzt 20 (1969) 274–276

La Du, B. N. et al.: The natur of the defect in tyrosine metabolism in alcaptonuria. J. Biol. Chem. 230 (1958) 251

Lagier, R., C. A. Baud, M. Bucks (1966): Crystallographic identification of calcium deposits as regards their pathological nature, with special reference to chondrocalcinosis. In Fleisch, H., H. J. J. Backwood, M. Owen: Third European Symposium on Calcified Tissues. Springer, Berlin 1966 (p. 158)

Lahoda, F.: Der erhöhte Harnsäurespiegel bei der Dystrophia musculorum progression Erb. Med. Mschr. 12 (1972) 558–561

McCarty jr., D. J., R. A. Gatter: Pseudogout syndrome (articular chondrocalinosis). Bull. rheum. Dis. 14 (1964) 331

McCarty jr., D. J., J. M. Hogan: Inflammatory reaction after intrasynovial injection of micro-crystalline adrenocorticosteroid esters. Arthr. and Rheum. 7 (1964) 359

Mc Carty jr., D. J., J. L. Hollander: Identification of urate crystals in gouty synovial fluid. Ann. intern. med. 54 (1961) 452

McCarty jr., D. J., N. N. Kohn, J. S. Faires: The significance of calcium phosphate crystals in the synovial fluid of arthritic patients: the „pseudogout syndrome". I. Clinical aspects. Ann. intern. Med. 56 (1962) 711

McCarty jr., D. J., J. M. Hogan, R. A. Gatter, M. Grossmann: Studies of pathological calcifications in human cartiage. I. Prevalence and types of crystal deposits in the menisci of two hundred fifteen cadavera. J. Bone Jt Surg. 48 A (1966) 309

Maldyk, H. u. Mitarb.: Die Ergebnisse der Eudoxan Therapie bei Arthropathia psoriatica und rheumatoider Arthritis. Med. Welt (N. F.) 21 (1970) 236–240

Marcsek, M. u. Mitarb.: Zur Ätiologie der Hämophilie. Neue Aspekte des Faktors VIII-Mangels. Münch. med. Wschr. 112 (1970) 1377–1380

Maurer, H. J. u. Mitarb.: Arteriographischer Befund bei einer atrophischen tabischen Arthropathie. Z. Orthop. 107 (1969) 139–144

Mertz, D. P.: Gicht und Hyperurikämie. Arch. klin. Med. 212 (1966) 143–190

Milch, R. A.: Direct in heutance of alcaptonuria. Metabolism 4 (1955) 513

Mohr, W. u. Mitarb.: „Pseudogicht" (Chondrokalzinose). Z. Rheumaforsch. 33 (1974) 107

Müller, E., E. Löhr: Arthritis urica des Hüftgelenks. Fortschr. Röntgenstr. 111 (1969) 710–711

Pavelka, K. u. Mitarb.: Die Gelenkchondrokalzinose. Schweiz. med. Wsch. 99 (1969) 1677–1685

Peters, J., P. Majert: Immunoelektrophorese bei psoriatischer Arthropathie. Arch. klin. exp. Derm. 232 (1968) 398–402

Peters, J. u. Mitarb.: Zur Differentialdiagnose der psoriatischen Arthropathie auf Grund röntgenmorphologischer Befunde. Hautarzt 21 (1970) 26–32

Phelps, P., D. J. Prockop, D. J. McCarty jr.: Crystal induced in inflammation in canine joints. III. Evidence against bradykinin as a mediator of inflammation. J. Lab. clin. Med. 68 (1966) 433

Pieter, H.: Une famille d'alcaptonuriques. Presse méd. 33 (1925) 1310

Poeck, K.: Einführung in die klinische Neurologie. Springer, Berlin 1966 (S. 282–285)

Radi, I. u. Mitarb.: Die primäre Chondrocalcinose der Gelenke und ihr klinisches Bild. Schweiz. med. Wschr. 99 (1965) 1005–1012

Reginato, M. et al.: Polyarticular and familial chondrocalcinosis. Arthr. and Rheum. 13 (1970) 197–213

Reinhardt, K.: Die röntgenologische Symptomatik der Arthropathia tabica. Radiologie 13 (1973) 236–246

Riddle, H. M., G. B. Bluhm, M. I. Barnhart: Ultrastructural study of leucocytes and urates in gouty arthritis. Ann. rheum. Dis. 26 (1967) 389

Rundles, R. W., J. B. Wyngaarden, G. H. Hitchings, G. B. Ellton, H. R. Silberman: Effects of an xanthine oxidase inhibitor on thiopurine metabolism hyperuricaemia and gout. Trans. Ass. Amer. Phycns 76 (1963) 126

Russell, R. G. G. et al.: Inorganic pyrophosphat in Plasma, urine and synovial fluid of patients with pyrophosphale arthropathy. Lancet 1970/II, 899–902

Schacherl, M.: Röntgendiagnostik der Gicht. In Schwiegk, H.: Handbuch der inneren Medizin, 5. Aufl., Bd. VII/3. Springer, Berlin 1976 (S. 322–355)

Schalch, E.: Arthritis mutilans luica. Schweiz. med. Wschr. 14 (1956) 364

Schattenkirchner, M.: Zur Symptomatologie der Arthropathia psoriatica. Med. Klin. 65 (1970) 1360–1363

Scheid, W.: Lehrbuch der Neurologie. Thieme, Stuttgart 1963 (S. 449–458); 5. Aufl. 1983

Schilling, F.: Klinik der Gicht. Therapiewoche 22 (1972) 92

Schimpf, K. L.: Die Behandlung und Rehabilitation von Haemophiliekranken. Therapiewoche 22 (1972) 410–418

Schröder, G. u. Mitarb.: Zur Balneotherapie der Psoriasis

vulgaris und Psoriasis arthropathica. Z. angew. Bäder- u. Klimaheilk. 17 (1970) 160–187
Schulitz, K. P.: Zur Frage der Hüfterkrankungen bei der Gicht. Z. Orthop. 106 (1969) 708–716
Seegmiller, H. E., R. R. Howell, S. E. Malawista. A mechanism of action of colchicine in acute gouty arthritis. J. clin. Invest. 41 (1962b) 1399
Seegmiller, J. E., R. R. Howell, S. E. Malawista: The inflammatory reaction to sodium urate. J. Amer. med. Ass. 180 (1962b) 469
Serre, H., L. Simon: L'osteonecrose primitive de la tete femorale chez l'adulte. Rev. Rhum. 29 (1962) 527–545
Serre, H., L. Simon: Chondrocalcinoses articulaires diffuses secondaires. Méd. et Hyg. (Genève) (1966) 24/1294–1295
Serre, H., L. Simon, J. Claustre: A propos de l'atteinte des hanches au cours de la goutte. J. Radiol, Electrol. 41 (1960) 1–13
de Seze, S., A. Hubault, J. Welfling, M. F. Kahn, J. Solnica: Les arthropathies des hémochromatoses. Hémochromatose et chondrocalcinose articulaire. Leur place dans le cadre des arthropathies métaboliques. Rev. Rhum. 31 (1964) 479
Sönnichsen, N.: Immunologische Untersuchungen zur nosologischen Stellung der Psoriasis arthropathica. Allergie u. Asthma 15 (1969) 124–128
Sönnichsen, N.: Zur Pathogenese und nosologischen Stellung der Psoriasis arthropathica. Hautarzt 22 (1971) 222–228
Sönnichsen, N.: Zur Behandlung der Psoriasis arthropathica mit Antimetaboliten und Glukocorticoiden. Derm. Wschr. 157 (1971) 334–337
Sönnichsen, N.: Untersuchung zur Klinik und Nosologie der Psoriasis arthropathica. Z. ges. inn. Med. 79 (1971) 742–744
Stampfli, K.: Leitfaden der Hämophilie für Ärzte, Hämophile a. Pflegepersonal. Huber, Bern 1971 (S. 109)
Storti, E. et al.: Synovectomy in haemophilic arthropathy. Schweiz. med. Wschr. 100 (1970) 2005
Storti, E. et al.: On the pathogenesis of haemophilic haemarthrosis. Proc. II. Europ. Meet. Wrld Fed. Haemoph., Heidelberg Oct. 3–5. 1973, 233
Straub, P. W.: Therapie der Hämophilie. Dtsch. med. Wschr. 94 (1969) 1885–1887
Talbott, J. H.: Die Gicht. Hippokrates, Stuttgart 1967
Tenova Ljubovinska, A.: Physikalische Therapie in der komplexen Behandlung von Haematomen und Haemarthrosen bei Blutern im Kindesalter. 229 Proc. II. Europ. Meet. Wrld. Fed. Haemoph., Heidelberg Oct. 3–5. 1973, 229
Theiss, B.: Zur Differentialdiagnose der Gelenkerkrankungen bei Psoriasis. Dtsch. med. Wschr. 96 (1971) 557
Thies, H. A., G. Landbeck: Hämophilie. Schattauer, Stuttgart 1969 (S. 268)
Vasiliev, T. V., V. D. Kochetkov: On clinical features of pretabetic conditions and tabes dorsalis at the present time. Vestn. Derm. Vener. 46 (1972) 44–49
Virchow, R.: Ein Fall von allgemeiner Ochronose der Knorpel und knorpelähnlichen Teile. Virchows Arch. path. Anat. 37 (1866) 212
Wessinghage, D. u. Mitarb.: Die Psoriasis Arthritis und ihre operative Behandlung. Dtsch. med. Wschr. 97 (1972) 1931–1935, 1939–1940
Wieser, C. u. Mitarb.: Zur Diagnose und Differential-Diagnose der Chondrocalcinose. Radiol. clin. (Basel) 39 (1970) 183–191
Wissinger, H. A.: Gouty arthritis of the hip joints. J. Bone Jt Surg. 45 A (1963) 785–788
Wolkow, M., E. Baumann: Über das Wesen der Alkaptonurie. Z. Physiol. Chem. 15 (1891) 228
Yaron, M. et al.: Pseudogout with low values of alkaline phosphatase in the synovial fluid. Ann. intern. Med. 73 (1970) 751–756
Yu, T. F., A. B. Gutman: Effect of allopurinol (4-hydroxypyrazolo-(3,4-d)prymimidine) on serum and urinar uric acid in primary and secondary gout. Amer. J. Med. 37 (1964) 885
Zitnan, D., S. Sit'aj: Chondrocalcinosis articuaris. Ann. rheum. Dis. 22 (1963) 142
Zöllner N.: Gicht. In Gross, R., P. Schölmerich (Hrsg.): Lehrbuch der inneren Medizin. 3. Aufl. Schattauer, Stuttgart, 1973 (605–611)
Zöllner N.: Grundlagen der Gichtforschung. Münch. med. Wschr. 116 (1974) 865–874
Zöllner, N., W. Gröbner: Handbuch der inneren Medizin, 5. Aufl., Bd. VII/3. Springer, Berlin 1976

Entzündliche – nichttuberkulöse – Erkrankungen des Hüftgelenks und seiner Umgebung

Von H. RÖSSLER und K. J. MÜNZENBERG

Die Hüftgelenke als größte Gelenke unseres Körpers und ihr Begleitmechanismus aus Muskeln, Bändern, Gefäßen und Nerven, Schleimbeuteln und regionalen Sehnenansätzen sind an vielerlei Funktionsänderungen des Gesamtorganismus mittelbar oder unmittelbar beteiligt. Die einen Reiz auslösenden Noxen sind mannigfaltig; die klinischen Bilder zeigen beträchtliche Unterschiede; die biologische Antwort der betroffenen Gewebe und ihr morphologisches Substrat ist jedoch relativ einheitlich und folgt gemeinsamen Gesetzen, wie sie überall im Körper durch eine Irritation in Gang gesetzt werden. Sie unterscheiden sich im zeitlichen Ablauf und in der Stärke der Reaktion, welche beide in einer gegenseitigen Wechselbeziehung stehen und eine fast schematische Abstufung der qualitativen Alterationen zur Folge haben.
Infektiöse Koxitiden als selbständige und isolierte Affektionen oder als Konsequenz einer Metastasierung sind heute wesentlich seltener als vor der Einführung hochwirksamer Antibiotika; sie haben unter dem Einfluß der Chemotherapie auch ihre Verlaufsformen teilweise verändert. Viel häufiger sind reaktive und symptomatische Reizzustände sowie allergisch-hyperergische Synovitiden im Zusammenhang mit einer Allgemeinerkrankung oder als Folge einer lokalen Induktion.
Voraussetzung zum Verständnis der verschiedenartigen Prozesse und ihrer klinischen Korrelate ist jedoch die Kenntnis der besonderen anatomischen Bedingungen, der Physiologie und Pathologie der betroffenen Strukturen. Unter Hinweis auf den allgemeinen Teil dieses Handbuches sollen daher vorab ihre wichtigsten Grundlagen kurz angeführt werden.

Vorbemerkungen zur Anatomie, Physiologie und Pathologie

Entzündliche Reaktionen sind an gefäßführende Strukturen gebunden. Ihr vornehmliches Substrat sind daher die Synovialschicht der Gelenkkapsel und die subchondrale Vaskularisationszone des spongiösen Knochens. Sekundär betroffen sind auch alle anderen Gewebe, die zum Gelenk gehören und zu seiner Umgebung.

Die fibröse Kapsel des Hüftgelenks ist die dickste von allen Gelenken des menschlichen Körpers, wobei ihre vordere Wand beträchtlich kräftiger ist als die hintere. Ihre Stabilität wird zudem noch erhöht durch die Verstärkungsbänder und eine außerordentlich kräftige Muskulatur. Bei gestreckt liegendem Bein in Normalstellung (= mittlere Rotation bis leichte Außenrotation) ist die Kapsel mit ihrem Bandapparat entsprechend ihrer Faserstruktur angespannt. Jeder schmerzhafte Reiz, der eine Spannungsminderung verlangt, veranlaßt daher eine Außenrotation, leichte Beugung und geringe Abduktion: Das ist die typische Entlastungshaltung mit weitmöglichster Erschlaffung der fibrösen Halterung.
Die Anordnung und Ausdehnung der *Synovialis* sind nicht ganz identisch mit der fibrösen Kapsel: Sie verläuft von der Kopf-Hals-Grenze nach distal über etwa $2/3$ des Schenkelhalses, vereinigt sich hier unter Bildung einer Umschlagfalte mit dem Stratum fibrosum und zieht an dessen Innenseite zum Pfannenrand.

Die tiefe Lage des Hüftgelenks, die mächtigen Muskeln und straffen Kapsel- und Bandverhältnisse erschweren oft die klinische Entdeckung und Beobachtung frühzeitiger Veränderungen. So kommt es nicht selten vor, daß Gelenkeiterungen erst zu einem Zeitpunkt erkannt werden, an dem schon fortgeschrittene Destruktionen vorliegen. Zur Untersuchung und Kontrolle gehören daher stets auch indirekte Hilfsmittel wie BSG, Blutbild und ggf. spezielle Labortests sowie das Röntgenbild, u. U. auch geeignete Spezialaufnahmen.
Zu Schwierigkeiten und Irrtümern können auch die verschiedenen Strukturen in der näheren und weiteren Umgebung der Hüfte führen, welche Schmerzen bereiten oder fortzuleiten vermögen. Hier sind in erster Linie der hinter dem Hüftgelenk etwa in Mitte zwischen Trochanter major und Tuber ossi ischii verlaufende *N. ischiadicus* und der *N. cutaneus femoris dorsalis* zu nennen sowie an der Vorderseite *N. femoralis, N. ilioinguinalis und N. genitofemoralis*, welche bisweilen eine krankhafte Affektion im Hüftgelenk vortäuschen können.
In der Leistenbeuge liegen *Lymphknotenpakete,* die entzündlich und tumorös erkranken können. Auch an Affektionen von *Appendix, Kolon und der Adnexe* sowie ausstrahlende Schmerzen der *Blase* und *Genitalorgane* ist zu denken. Entzündliche *Knochenprozesse* und *Metastasen* geben ebenfalls gelegentlich Anlaß zu Täuschungen. Ebenfalls sei an das klinische Bild der *Meralgia paraesthetica* erinnert, das durch Kompression

des R. cutaneus femoris lateralis bei seinem Durchtritt durch die Fascia lata zustande kommt.
Reizzustände an den Ansatzzonen der Kapsel und Bänder im Hüftbereich sowie irritative *Tendopathien an Sehenansätzen*, besonders der Adduktoren, der Außenrotatoren an der hinteren Linea intertrochanterica, der Glutäen im Trochanter-major-Bereich und des M. iliopsoas sind gelegentliche Begleiterscheinungen einer entzündlichen Hüftaffektion oder führen zu diagnostischen Irrtümern.

Schließlich können auch *Gefäßprozesse* in der Umgebung, etwa eine *Thrombophlebitis* unterhalb der Leiste oder der Beckenvenen, Schmerzen in die Hüftgegend projizieren oder Ausgangsherde für eine direkte Gelenkaffektion sein.

Klinisch sind des weiteren die etwa 20 *Schleimbeutel* im Hüftbereich von einiger Bedeutung, insbesondere die Bursae iliopectinea und trochanterica musculi glutaei maximi. Weniger wichtig sind auch die Bursae musculi pectinei und iliaca subtendinea sowie im Trochanterbereich die Bursae trochanterica der Mm. glutaeus medius und minimus, glutaeofemoralis, trochanterica subcutanea, obturatorius interni und piriformis. Über sie wird im Abschnitt „Bursitiden" noch zu sprechen sein.

Bau und Funktion der Synovialis

In der inneren Kapselschicht sehen wir den Träger der sekretorischen und resorptiven Leistungen des Gelenks. Alle krankhaften Störungen innerhalb der Einheit des Bewegungsorganes wirken sich zuerst und am sichtbarsten in Leistungs- und Strukturveränderungen dieser hochgradig aktiven Zone aus. Sie besteht feingeweblich aus einer Deckzellschicht besonders differenzierter Mesenchymzellen und einer subsynovialen lockeren Bindegewebslage mit eigenem reichem Kapillarnetz. Es bekommt seinen Anschluß von den Arteriolen im Bereich der Knorpel-Knochen-Grenze, die auch das subchondrale Kapillarnetz versorgen. Extravasate der Subsynovialiskapillaren müssen auf ihrem Wege zum Gelenklumen, der „Transitstrecke" (DETTMER 1966, HAUSS u. Mitarb.), somit mehrere Schranken aus lebendem Protoplasma durchwandern, wobei insbesondere die makromolekularen Bestandteile (Eiweißkörper, Glykoside, Fermente) einem aktiven Filterungsmechanismus unterworfen sind. Sowohl sekretorische als auch resorptive Vorgänge unterliegen damit einer selektiven Steuerung. Im Hinblick auf die Abhängigkeit der Kapillar- und Zellfunktionen von den verschiedensten inneren und äußeren Faktoren wird die Anfälligkeit dieser Vorgänge deutlich. In den Zellen der Deckschicht findet auch die Biosynthese von Mukopolysacchariden (v. a. Hyaluronsäure) statt, welche für die Hydratisierung und damit die Viskosität der Synovia verantwortlich sind. Von ihr hängen Lubrikation und Benetzungsgrad der Knorpelflächen ab; auch transportiert sie die für den Knorpelstoffwechsel wichtigen Glykoside und Fermente. Offenbar ist die Hyluronsäure auch verantwortlich für die thixotrope Eigenschaft der Synovia, welche deren Viskosität je nach Temperatur und Bewegungsform steuert: Bei Ruhe und niedriger Temperatur ist sie dickflüssiger als bei schneller Bewegung und Wärme – also ein für die Gelenkfunktion sehr wichtiger Vorgang (nach KUHNAU 1966).

Pathologie der entzündlichen Vorgänge

Bei arthritischen Prozessen sind, unterschiedlich nach Zeitfolge und Intensität, mehr oder weniger alle am Aufbau des Gelenks beteiligten Strukturen betroffen: Synovialis, Synovia, Knorpel, subchondraler Knochen, fibröse Kapsel und periartikuläre Gewebe.

Eine Synovialitis können unmittelbare Einwirkungen einer lokal angreifenden Noxe auslösen; sie kann auch als Reaktion auf Prozesse der Nachbarschaft oder allgemein wirksame Krankheitsreize entstehen. Sie kann *akut* (serös, serofibrinös eitrig) oder chronisch verlaufen (primär chronisch oder im Anschluß an bzw. aus einer akuten Form hervorgehend).

Im Gegensatz zu den vorwiegend exsudativen akuten und subakuten Formen mit Kapselödem und mehr oder weniger starker Ergußbildung im Gelenk ist die chronische Synovialitis durch Bindegewebswucherung charakterisiert – entweder vorwiegend in der Subsynovialis mit Veränderung der oben beschriebenen „Transitstrecke" zwischen Kapillaren und freier Oberfläche bis zu deren Obliteration oder als proliferative Form mit Bildung einer schwammartig-zottigen Hyperplasie der Gelenkauskleidung.

Fibrinanreicherung – normalerweise in der Synovia nicht vorhanden – führt zu Adhäsionsprozessen. Die bindegewebigen Proliferationen können pannusartig die Gelenkflächen überziehen. Der Knorpel wird damit von seiner nutritiven Benetzung abgeschnitten, oder es kommt vorher bereits durch die nunmehr andersartige Viskosität und Zusammensetzung der Synovia (vor allem an Nährstoffen, Enzymen, Antikörpern, Glykanen) zum Verlust seiner physikalischen Eigenschaften und zum Zusammenbruch seines Stoffwechsels mit Desintegration seiner Grundsubstanzen (SCHALLOCK 1956, RÖSSLER 1955, 1964). Wuchert auch von dem subchondralen Gefäßnetz noch ein Granulationsgewebe ein, wird der Knorpel von beiden Seiten zerstört, wobei ggf. proteolytische Fermente den Prozeß beschleunigen. Dies ist besonders bei Anwesenheit von Infektionserregern der Fall.

Die subchondrale Spongiosa ist an den Zerfallserscheinungen je nach Eigenart und Aktivität der Prozesse durch mehr oder weniger tiefgreifende Destruktionen oder reaktiven Um- bzw. Aufbau sklerotischer Formationen beteiligt; in der Nachbarschaft kommt es durch trophische Alterationen zur Osteoporose. An die Stelle des schwindenden hyalinen Knorpels tritt proliferatives Bindegewebe, das durch Vereinigung von beiden Gelenkenden her schließlich zur fibrösen oder ossären Ankylose führt.

Abhängig vom Aktivitätsgrad der Erkrankung und ihrer Zeitdauer finden exsudative Prozesse und Fibrinausfällungen auch in das Stratum fibrosum der Kapsel und in den periartikulären Weichteilen statt. Damit verbunden sind Entglättung der Gleitflächen, Adhäsionsbildung, Reizzustände an Sehnen-, Band- und Kapselansätzen und schließlich ausgedehnte Fibrose mit Schrumpfungstendenz.

Diese Vorgänge sind in ihrem Prinzip weitgehend gleichförmig und unabhängig von der auslösenden Noxe. Sie bewegen sich in einem weiten Spielraum vom einfachen Reizzustand in Form der serösen Synovialitis simplex bis zu den geschilderten schweren Destruktionen. Solange noch keine strukturellen Alterationen eintreten, besteht eine Chance zu völliger Restitution, die aber mit zunehmender Brisanz und Dauer der Erkrankung abnimmt.

Eine Einteilung der mannigfaltigen nichtinfektiösen Krankheitsbilder ist schwierig, da ihre Herkunft und ihr Verlauf sehr unterschiedlich sind. Die Systematik soll im folgenden nach pathologisch-anatomischen Gesichtspunkten erfolgen (PLIESS 1974), denen sich die klinischen Erscheinungsformen zuordnen lassen.

Verlauf und Prognose

Nach Abklingen der auslösenden Noxe, Resorption des Ergusses und Rückbildung des Kapselödems erfolgt die völlige Restitution. Auch bei wiederholten Ergüssen braucht keine bleibende Schädigung einzutreten. Hält der Prozeß jedoch längere Zeit an, können sich fibrinoide Adhärenzen im Gelenkraum und eine proliferative Hyperplasie der Synovialis mit erhöhter Reizempfindlichkeit entwickeln, die zu rezidivierenden Ergüssen (Hydrops intermittens) ohne oder mit persistierenden Schmerzen führt („chronische Reizhüfte"). Im Laufe der Zeit kommt es unter den vorbeschriebenen Bedingungen natürlich auch zur Knorpelschädigung, die u. U. erst viel später an der Entwicklung einer deformierenden Arthrose beteiligt sein kann. Insofern erfüllt die mit einer chronisch-rezidivierenden Arthritis einhergehende, nicht mehr völlig zu regenerierende Alteration der biologischen und physikalischen Integrität des Gelenkknorpels die Kriterien einer präarthrotischen Deformität (HACKENBROCH). Diese läßt sich im einzelnen Falle und ad hoc in der Regel nicht nachweisen – sie ist bei monate- oder jahrelangem Verlauf eines chronisch-rezidivierenden arthritischen Reizzustandes jedoch auch dann anzunehmen, wenn das Röntgenbild der Hüfte während des Krankheitsgeschehens keine groben Strukturveränderungen anzeigt.

Nach ihren verschiedenartigen Ursachen können die folgenden klinischen Erscheinungsformen unterschieden werden.

Symptomatische Hüftgelenkentzündungen

Sie verlaufen gewöhnlich akut oder subakut als Reaktion auf einen extraartikulär wirksamen Reiz oder im Rahmen einer anderen Erkrankung in der Form der Arthritis simplex mit seröser oder serofibrinöser Synovialitis. Im einfachsten Falle sehen wir das klinische Bild einer „Reizhüfte" mit Bewegungs-(Kapselspannungs-)Schmerz, mehr oder weniger starker Druckempfindlichkeit in der Leistenbeuge und evtl. Schonungshinken. Ruheschmerz ergibt sich in Rückenlage häufig bei gestrecktem Bein, der bei leichter Beugung, Außendrehung und Abduktion nachläßt oder verschwindet (s. Entlastungshaltung im allgemeinen Teil).

Anatomisch kommt es zu Hyperämie und Extravasation der Synovialisgefäße, sei es durch eine Regulationsstörung ihrer Mechanik oder toxische Steigerung ihrer Permeabilität. Folge ist ein Ödem der Synovialmembran und bei stärkerer exsudativer Reaktion ein klarer Gelenkerguß mit normaler Viskosität, gelegentlich mit einigen Fibrinflocken. Mikroorganismen finden sich darin nicht.

Mechanisch bzw. traumatisch bedingte Reizhüfte

Eine heftige stumpfe Traumatisierung ist offenbar in der Lage, über eine Regulationsstörung im Vasomotorensystem eine Hyperämie der Synovialiskapillaren mit allen Folgen unter dem Bilde einer Arthritis simplex auszulösen (Ergußbildung bei heftigen Distorsionen, besonders den sog. „Spagatverletzungen, Prellungen usw.). Verstärkt wird die Reizwirkung natürlich bei heftiger Dehnung der Kapsel und Gewebstrennungen mit Kapsel- und Gelenkblutungen (Luxationen, gelenknahe Frakturen). Auch große Hämatome in der Umgebung des Gelenks vermögen über vasomotorische Einflüsse (sog. „Hofreaktion") die Kapselkapillaren anzuregen.

Das Gelenk ist je nach Schweregrad der Läsion bewegungs- oder auch ruheschmerzhaft, von der Leiste her meist druckempfindlich, soweit dies nicht durch gravierendere Symptome einer Verletzung überdeckt wird. Ist ein Erguß vorhanden, kann er serös oder sanguinolent sein. Gewöhnlich besteht eine starke Abwehrspannung; der Patient hält sein Bein in Beuge- und Adduktions- oder in einer typischen Beuge-, Außenrotations-

4.38 Erworbene Erkrankungen des Hüftgelenks

und Abduktionsstellung fixiert. Blutsenkung und Ausstrich sind normal.
Eine direkte traumatische Irritation der Synovialis könnte übrigens auch durch Osteophyten bei einer deformierenden Arthrose oder durch freie Gelenkkörper erfolgen. Inwieweit die Ergußbildung bei einer noch im Bett befindlichen Osteochondrosis dissecans oder bei sonst blanden Osteoarthrosen zustande kommt, ist noch weitgehend ungeklärt. Wahrscheinlich sind hier biochemische und zelluläre Reaktionen maßgeblich beteiligt, die über eine anormale Synovia zur Stimulation der Synovialmembran führen. Dafür scheinen nach KÜHNAU (1966) zwei Wege möglich:

1. Die A-Zellen der Synovialmembran besitzen Organellen, sog. „dense bodies" oder Lysosomen, die sowohl Enzyme synthetisieren als auch Speicherfunktionen besitzen. Wie G. WEISSMANN zeigen konnte (1964), üben übersteigerte Speicherungsvorgänge auf die Lysosomen eine zerfallsfördernde Wirkung aus. Dieser Effekt könnte bei der Phagozytose von Knorpelabbauprodukten eintreten. Unter ihrem Einfluß kommt es zu einem Abbau der Lysosomenmembran, und deren hydrolysierende Fermente werden in die Umgebung und in die Synovia entleert. Daß bei entzündlichen Gelenkveränderungen der Gehalt der synovia-abbauenden Fermente (Phosphatasen, Hyaluronidase, Acetyl-Glukosaminidase) stark erhöht ist, fanden LUSCOMBE sowie HENDRY u. Mitarb. (1963). In der Gelenkflüssigkeit entfalten diese von den Lysosomen freigesetzten Enzyme eine vielseitige hydrolytische Aktivität, die sich vor allem in einem Abbau der Hyaluronsäure und Eiweißkörper äußert. Die Depolymerisation der Hyaluronsäure führt zu einem Verlust der Viskosität und Thixotropie. Bei dem Eiweißabbau durch die Lysosomalproteasen entstehen pharmakologisch außerordentlich wirksame Stoffe von Peptidcharakter, die sog. Kinine (BRADYKININ und KALLIDIN), die bereits in minimalsten Konzentrationen enorme lokale und Allgemeinwirkungen entfalten. Sie erweitern die kleinsten Gefäße, wirken leukotaktisch, erhöhen die Durchlässigkeit der Kapillarmembranen und erzeugen Schmerzen.
2. Ein weiterer Mechanismus ist über den sog. Hagemann-Faktor (Faktor VII) der Blutgerinnung möglich, der aufgrund seines geringen Molekulargewichtes als einziger Gerinnungsfaktor die Synovialmembran ungehindert passiert. Im Kontakt mit benetzbaren Oberflächen bekommt er die Fähigkeit, gewisse, in allen Gewebssäften in unwirksamer Form vorhandene eiweißspaltende Enzyme (Kininogenasen, Kalikrein, Faktor „ac-A" nach MARGOLIS) zu aktivieren. Diese Enzyme spalten daraufhin bestimmte Eiweißkörper, die ebenfalls in allen Gewebsflüssigkeiten vorkommen (Kininogene), unter Bildung der gleichen Kinine, die bereits oben als Produkte der Wirksamkeit lysosomaler Proteasen erwähnt wurden. Der „aktivierte" Hagemann-Faktor macht also die gleichen entzündlichen Erscheinungen, die der durch übersteigerte Phagozytose verursachte Lysosomenzerfall in den A-Zellen der Synovialmembran bewirkt.

Dieser Mechanismus ist überall da denkbar, wo Knorpelabbauprodukte in die Gelenkflüssigkeit und von da aus auch in die Synovialmembran gelangen oder wo infolge einer Schädigung der Knorpeloberfläche oder Auftretens anderweitiger benetzbarer Oberflächen im Gelenk (Narben, Adhäsionen, Wunden!) die geschilderten Bedingungen entstehen. Er ist daher auch für die entzündlichen Begleitzustände von Arthrosen („Osteoarthritis") ebenso wahrscheinlich wie für entzündliche Reaktionen nach Blutungen, Operationen und den Gewebsverband trennende Verletzungen.

Zur **Therapie** einer posttraumatischen Hüftgelenkreizung genügen in leichten Fällen Schonung oder einige Tage Bettruhe. Bei schwereren Kontusionen mit heftigem Schmerz muß das Gelenk so lange ruhiggestellt und entlastet werden, bis die Empfindlichkeit abgeklungen ist. Dabei ist in üblicher Weise auf die Verhütung von Kontrakturen und auf Muskelpflege zu achten. Größere Ergüsse werden abpunktiert. Ggf. erweisen sich intraartikuläre Injektionen von ½–1%igem Scandicain und eines Kortikoidpräparates, einmalig oder mehrmals im Abstand von jeweils 1 Woche, als nützlich.

Postoperative Arthritis

Sie entspricht der bei jeder Wundheilung ablaufenden Entzündung. Sie kann seröser oder eitriger Natur sein. Über die Infektionen wird noch separat berichtet. Ihre „physiologische" seröse Form ist mit jedem Eingriff verbunden, der das Gelenk unmittelbar eröffnet oder von seiner Nachbarschaft aus durch Fortleitung wirksam wird. Dem pathogenetischen Mechanismus nach handelt es sich dabei teils um eine vasomotorische Hyperämie der Synovialiskapillaren mit ihren Folgen (s. auch Abschnitt „fortgeleitete, sympathische Arthritis" S. 4.39), um die Folgen einer Blutung ins Gelenk (s. „Blutungs-Arthritis" S. 4.39) oder die Konsequenzen zellulär-biochemischer Vorgänge, wie oben beschrieben.

Zu ihren Symptomen gehört der Wundschmerz, der mit nachlassender Irritation mehr oder weniger rasch abklingt. Eine Schwellung der Hüftkapsel wird durch den Weichteilmantel und seine meist ebenfalls postoperativ anhaltende infiltrative Schwellung gewöhnlich verdeckt. Ohne weitere Komplikationen klingt der Zustand unter Ruhigstellung in einigen Tagen bis gewöhnlich zu 1 Woche ab. Länger anhaltende Schmerz- und Schwellzustände sind stets verdächtig auf zusätzliche und aggravierende Noxen: eine größere Blutung, Fremdkörper im Wundbereich oder eine Infektion.

Ansteigende BSG und Leukozytose sowie über die ersten postoperativen Tage anhaltende subfebrile oder gar septische Temperaturen sind stets

Anzeichen einer *Infektion*. Allerdings können auch größere Hämatome zu erhöhter Blutsenkungsreaktion und leichterem Temperaturanstieg führen. Die Gefahr einer zusätzlichen Infektion durch Aktivierung lokal eingeschleppter Keime oder evtl. hämatogen ist aber dabei immer gegeben. Dafür sprechen besonders in der 2. und 3. Woche nach dem Eingriff nach vorher ungestörtem Heilverlauf auftretende Entzündungssymptome. Allerdings kann es sich hierbei auch um Fremdkörperreaktionen handeln, etwa mit Abstoßung unverträglichen Nahtmaterials und aseptischer Eiterung. Eine sorgfältige Verlaufsbeobachtung und die Stärke der Erscheinungen bringen meist baldige Abklärung. Ehe es zur Fistelbildung kommt, sollte man ggf. demarkierte Fäden zu entfernen suchen, antiphlogistisch durch Eisauflagen und evtl. Auftragen von Reparil-Gel oder ähnlichen Präparaten behandeln und bei stichhaltigem Infektionsverdacht lieber auch ohne gesicherten Erregernachweis frühzeitig ein Breitbandantibiotikum in ausreichend hoher Dosierung verabreichen, um die schwere Komplikation einer eitrigen Gelenkentzündung oder einer periartikulären Phlegmone zu verhindern.

Im übrigen s. Abschnitt „postoperative Infektionen" (S. 4.72 ff.) und „Fremdkörperreaktionen" (S. 4.79 ff.).

Fortgeleitete, sog. „sympathische" Koxitis

Dabei handelt es sich entweder um eine direkte Fortleitung der entzündlichen Prozesse von einem Erkrankungsherd in der unmittelbaren Nachbarschaft aus oder um eine damit verbundene Alteration der Vasomotorenfunktion, die mittelbar eine seröse Synovialitis auslöst. Bei selbst klinisch unauffälligen Krankheitsherden kann das Erscheinungsbild einer Hüftgelenkreizung im Vordergrund stehen.

In Frage kommen sowohl *entzündlich-infektiöse Herde*, etwa ein *Brodie-Abszeß* oder eine *plasmazelluläre Osteomyelitis*, ein *Osteoidosteom* im koxalen Femurende (s. S. 4.81 ff.), *Tumorprozesse* verschiedenster Art (wir beobachteten koxitische Reizzustände bei einem Osteofibrom im Pfannendach und einem ebenfalls dort lokalisierten Osteom (in Form einer umschriebenen Kompaktainsel), ferner auch bei Paget-Veränderungen des koxalen Femurendes oder im Becken, daneben auch Weichteilprozesse in der näheren oder weiteren Umgebung der Hüfte: lokalisierte Darmerkrankungen, entzündliche Lymphknoten in der Leistenbeuge, Prostatitis usw.

Daneben spielen bei infektiösen Prozessen möglicherweise auch Immunphänomene eine Rolle (s. Abschnitt „unspezifische Hüftgelenkseiterungen" S. 4.54).

Bisweilen treten Ergüsse auf, die dann gewöhnlich serös, oft leicht getrübt, aber steril sind. Die Synovialis ist, wenn überhaupt makroskopisch verändert, hyperämisch, teilweise hyperplastisch bis zur Pannusbildung. Bei längerer Dauer können aus den vorn geschilderten Gründen Knorpelveränderungen eintreten.

Die Therapie besteht in radikaler Ausschaltung des auslösenden Geschehens, soweit möglich. Symptomatische Maßnahmen bleiben meist erfolglos.

Blutungsarthritis

Geringfügige Blutungen in Gelenke werden in der Regel rasch und folgenlos resorbiert. Ein damit verbundener, meist flüchtiger Reizzustand ist sowohl auf das die Blutung auslösende Ereignis (meist ein Trauma oder eine Operation) als auch auf die mit der Resorption verbundenen Aktivierungsvorgänge in der Kapsel zurückzuführen.

Größere Blutungen, die schon wegen der umfänglicheren Masse korpuskulärer Elemente nicht schnell resorbiert werden können, lösen mit ihrer Organisation und ihrem Abbau verbundene seröse und proliferative Stimulationsprozesse der Synovialis aus; andererseits wird diese auch durch die mit dem Zerfall freiwerdenden Abbauprodukte chemisch bzw. enzymatisch zu einer Umstellung ihrer Normalfunktion veranlaßt. Die Folge ist ebenfalls wieder eine arthritische Reaktion, die in solchen Fällen meist mehr chronische Kriterien mit hyperplastischen und adhäsiven Prozessen aufweist. Dabei ist die Gefahr der Kontrakturen bei längerer Lagerung in einer zur Schmerzausschaltung eingenommenen Entlastungsposition besonders groß. Größere intra- und periartikuläre Blutungen sollten daher weitmöglichst vermieden (sorgfältige Hämostase bei der Operation und Saugdrainage!) und vorhandene Hämatome abpunktiert werden (Abb. 1).

Die weitere Behandlung folgt den allgemeinen Richtlinien: Schonung bzw. Entlastung (Bettruhe!) bis zum völligen Abklingen des Reizzustandes unter vorsichtiger aktiver Übungstherapie, frühzeitiger Beginn mit Übungen im warmen Wasserbad und milde Wärmeanwendung, Lagerung und Krankengymnastik mit dem Ziel der Kontrakturverhütung.

Besondere Probleme ergeben sich bei der *Hämophilie*. Wenn bei der Bluterkrankheit Hüftgelenkblutungen auch zu den weniger häufigen Lokalisationen gehören (in unserem Material von z. Z. über 800 unter Beobachtung stehenden Patienten etwa 4–5%), sind solche Ereignisse doch meist mit schwerwiegenderen und langfristigen Konsequenzen verbunden, sofern es nicht gelingt, ein chronisches Hämarthros zu verhindern. Außerdem wird die Hüfte bei Blutungen in den Iliopsoas, die Glutäen oder in die Leistenregion stets mittelbar betroffen. Durch größere Hämatome in

4.40 Erworbene Erkrankungen des Hüftgelenks

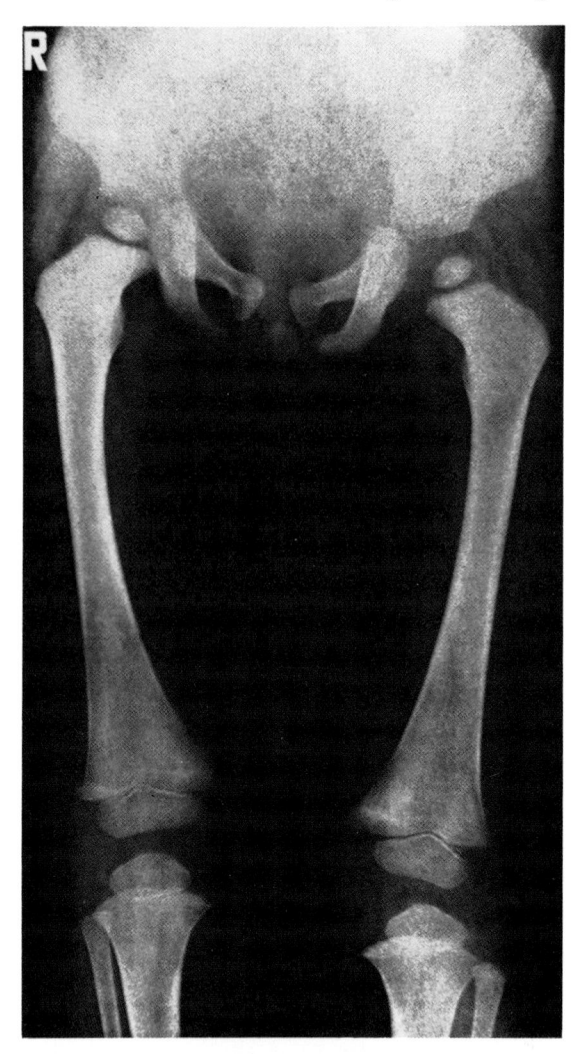

Abb. 1 Pralle Füllung des linken Hüftgelenks durch ein Hämarthros mit Verbreiterung des Gelenkspaltes und Lateralisation des (verkleinerten) Kopfes bei einem Kind

die periartikulären Weichteile werden die Strukturen auseinandergedrängt; es kommt zu einer umfangreichen, meist sehr schmerzhaften Infiltration unter Adhärenz der Gleitflächen und Verwachsungen zwischen Muskeln, interstitiellem Bindegewebe und Gelenkkapsel. Große periartikuläre Hämatome können zudem im Lauf der Zeit zentral einschmelzen, und die nekrotischen Bezirke sind ein guter Nährboden für Infektionen. Spätfolgen sind meist ausgedehnte, flächenhafte Verwachsungen, Kapselschrumpfung, Verkürzung von Muskeln und Sehnen und damit teilweise beträchtliche Funktionseinschränkungen und Fehlstellungen der betroffenen Hüfte.

Wir sahen bei einem 22jährigen Patienten mit schwerer Hämophilie A (Faktor VIII unter 1%) einen gut faustgroßen, harten Pseudotumor nach mehrfachen massiven Blutungen in die Glutäen, die Jahre vorher abgelaufen waren. Die Muskeln waren hochgradig atrophisch; im Os ilium bestand eine perforierende Drucknekrose; das benachbarte Hüftgelenk war in Streck-, Abduktions- und Außenrotationsstellung praktisch steif. Es war nicht mehr nachprüfbar, ob es auch direkt in das Gelenk geblutet hatte, jedoch zeigte das Röntgenbild die Zeichen einer schweren Arthropathia hämophilica mit erheblicher Zerstörung der Gelenkflächen. Mit den uns heute zur Verfügung stehenden Mitteln der Substitution antihämophilen Globulins ist gewöhnlich die operative Ausräumung solcher Blutreservoirs zu fordern.

Andererseits werden die periartikulären Weichteile bei direkter Gelenkblutung in erheblichem Maße mitbetroffen. Bei größeren Hämorrhagien kommt es stets zur Dehnung und blutigen Infiltration der Kapsel und der umgebenden Weichteile sowie zur Schmerzkontraktur der zugehörigen Muskulatur. Interzelluläre Blutablagerung in der Synovialis und Phagozytose veranlassen eine Entzündungsreaktion mit proliferativer Synovialitis und Knorpelaggression. Eigene histologische Untersuchungen ergaben bei anderen Blutergelenken ähnliche Ergebnisse wie von WOODS (1971) berichtet: Im Stadium des Hämarthros zelluläre Reaktion von Makrophagen und Lymphozyten mit Einlagerung von Blutpigment. Später ist die Synovialis zottig verdickt, hyperämisch und enthält massenhaft Hämosiderin. Im Knorpel finden sich große Defekte und tiefgehende Ulzerationen. Seine Oberfläche ist teilweise von pannusartigen Proliferationen überzogen. Mit abklingender entzündlicher Reaktion, die in Form einer „Panarthritis" auch die fibröse Kapsel einschließt, treten degenerative Prozesse in den Vordergrund. Der subchondrale Knochen wird zunehmend porotisch.

Damit entwickelt sich im Lauf der Zeit aus der hämorrhagischen Arthritis die chronische Arthropathia haemophilica, bei der es jedoch auch in späteren Jahren immer wieder zu entzündlichen Reaktionen mit schmerzhaften Etappen, auch ohne erneute Blutungen, kommen kann (Abb. 2).

Die **Therapie** der Bluterhüfte folgt den für diese Erkrankung allgemeingültigen Regeln (s. Abschnitt „Hämophilie" S. 16.4ff): Bei frischer intra- oder periartikulärer Hämorrhagie sofort im Überschuß Verabreichung von Faktor-VIII-Präparaten bei Hämophilie A bzw. Faktor IX bei Hämophilie B bis zu einer Substitution von annähernd 100% oder mehr. Bei gleichzeitiger Entlastung und Einhaltung von Ruhe kommen damit auch massive Blutungen gewöhnlich rasch zum Stillstand. Die Substitutionsbehandlung wird mit reduzierten Dosen so lange fortgeführt, bis der Reizzustand abgeklungen ist. Nach dem Stillstand der Blutung soll mit leichter aktiver Bewegung ohne Belastung begonnen werden.

Sehr massive Blutungen sollen unter Schutz von antihämophilen Präparaten entweder durch Punktion oder Inzision entleert werden. Das

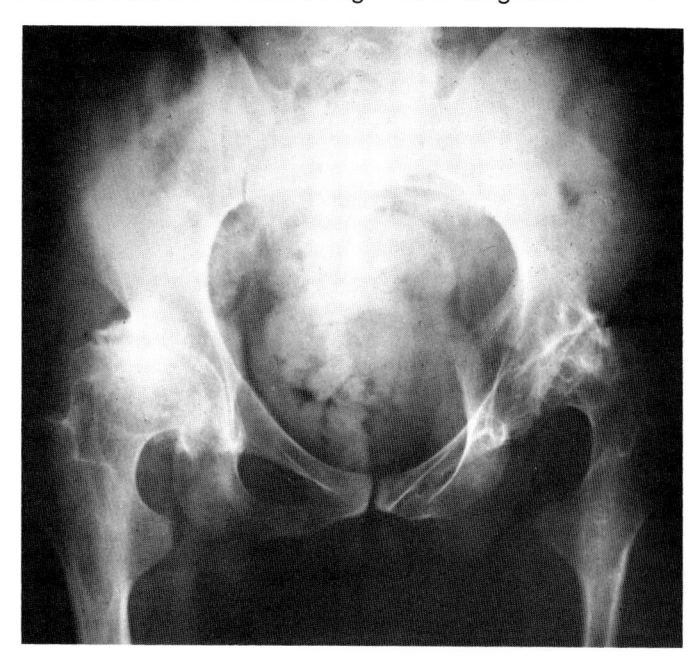

Abb. 2 Schwere Veränderungen beider Hüftgelenke bei einem 28jährigen Patienten mit Hämophilie

Operationsrisiko wird heute durch die Substitution kompensiert; die Schäden durch eine starke Blutung sind aber nicht so leicht zu beseitigen. Eine chronische Blutungsarthritis verlangt ebenfalls eine prophylaktische Substitution bei gleichzeitiger Gabe nichtblutungsfördernder Antiphlogistika (z. B. Indomethazin (Amuno), Azapropazon [Prolixan]). Salicylsäure ist kontraindiziert, ebenso intensivere Wärmeapplikation. Cortison sollte vor allem wegen der begleitenden Osteoporose mit Vorsicht angewandt werden. In hartnäckigen Fällen wirken evtl. Röntgenstrahlen schmerzlindernd. Daneben kann, ggf. wieder unter Schutz von antihämophilem Globulin, mit Krankengymnastik für eine Funktionsverbesserung und Muskeltraining gesorgt werden.

Sog. transitorische Synovitis der Hüfte bei Kindern

1933 beschrieb R. W. BUTLER ein unklares Krankheitsbild, welches er „transient synovitis of the hip joint in children" (ADAMS, HERMEL, RAUCH 1940, SPOCK 1959) nannte. Seither wurde vor allem in der anglo-amerikanischen und skandinavischen Literatur häufiger darüber berichtet, wobei verschiedene Bezeichnungen, wie „coxitis simplex" oder „fugax", „irritable hip", „acute transient epiphysitis", „syndrome de la hanche douloureuse", „monarticular arthritis of children" (O. L. MILLER 1931), oder „pauciarticular arthritis in children" (GRIFFIN u. Mitarb. 1963) gebraucht wurden. In allen Fällen handelte es sich um relativ leicht und meist flüchtig verlaufende Hüftgelenkaffektionen bei Kindern unter 10 Jahren, die sich in leichter Ermüdbarkeit, meist geringer Schmerzhaftigkeit und Hinken, Empfindlichkeit bei der Bewegung und gelegentlich bei längerer Dauer wechselnden Graden von Muskelverschmächtigungen äußern. Die Blutsenkung kann normal oder gering erhöht sein; manchmal besteht eine leichte Leukozytose, sonst aber normale Laborbefunde. Die Gelenkpunktate waren immer steril. Temperaturerhöhungen wurden kaum beobachtet; der Allgemeinzustand bleibt unbeeinflußt (BUTLER 1951, EDWARDS 1952, FERGUSON 1963, FERNANDEZ DE VALDERAMA 1963, SPOCK 1959 u. a.). Gewöhnlich klingt der Reizzustand spontan oder unter Bettruhe, ggf. Ruhigstellung und antiphlogistischer Behandlung nach kurzer Zeit ab. Die Röntgenbilder wurden stets als negativ angegeben.

Einige Autoren (BUTLER 1951, EDWARDS 1952 u. a.) weisen darauf hin, daß die Diagnose gewöhnlich erst nach längerer Beobachtungszeit gestellt werden könne, bis alle differentialdiagnostischen Möglichkeiten ausgeschlossen sind (Morbus Perthes, unspezifische oder spezifische Koxitis, Traumen, Tumorerkrankungen, juvenile Polyarthritis chronica oder akutes Rheumatoid, Osteochondritis dissecans, Epiphysenlösung); daher auch die Bezeichnung „oberservation hip" (DE VALDERAMA). Bereits BUTLER wies jedoch darauf hin, daß auch ein Trauma, ein in der Nähe des Gelenks lokalisierter Knocheninfekt oder eine allgemeine Infektion den Prozeß auslösen könne.

Wie schon die Vielfalt der Bezeichnungen und offenbar auch der Herkunftsmöglichkeiten andeuten, handelt es sich offensichtlich um einen unspezifischen Reizzustand unter den anatomischen Kriterien einer serösen Synovialitis (Arthritis simplex), der nach Verschwinden des auslösenden Reizes in der Regel abklingt. Allerdings zeigten Nachuntersuchungen und Langzeitstudien von FERNANDEZ DE VALDERAMA (1963), HOLENSTEIN (1966) und NACHEMSON u. SCHELLER (1969), daß nach 15-20 Jahren und später bei einigen dieser Patienten röntgenologisch Hinweise auf eine beginnende Arthropathie erkennbar waren (verschmälerter Gelenkspalt, kleine Randosteophyten, sog. „Caput magnum" [MCMURRAY 1947], Schenkelhalsverbreiterungen, Zysten und Kompaktainseln [sog. dense spots] sowie Verkalkungserscheinungen). NACHEMSON u. SCHELLER (1969) wie auch HOLENSTEIN (1966) weisen darauf hin, daß das beobachtete Caput magnum bzw. die Schenkelhalsverbreiterungen als Folgeerscheinungen einer unspezifischen Irritation des wachsenden Hüftgelenks mit Stimulation der Epiphysenfuge aufgefaßt werden müssen. Die Röntgenbefunde lassen gewöhnlich keine klinische Relevanz zu. Die Ergebnisse der Nachuntersuchungen lassen erkennen, daß nur geringfügige Resterscheinungen in einem kleinen Prozentsatz der Fälle übriggeblieben sind, aber auch, daß der Reizzustand der kindlichen Hüfte je nach seiner Intensität und Zeitdauer als präarthrotische Induktion in Frage kommen kann. Interessanterweise bestanden die von HOLENSTEIN beobachteten Spätbefunde nur bei Fällen, die in der späteren Kindheit ihre Synovitis durchgemacht haben, dagegen nicht nach einer Erkrankung unterhalb von 7 Jahren. Bei dem kleinen Krankengut kann allerdings nicht entschieden werden, ob dieser Beobachtung eine signifikante Bedeutung zukommt.

Allergische Hüftgelenkentzündungen

Darunter sollen alle diejenigen Arthritisformen zusammengefaßt werden, bei deren Zustandekommen allergische oder Autoimmunvorgänge von maßgeblicher Bedeutung sind. Ihre gemeinsame Abhandlung entspricht im wesentlichen der heute gültigen ätiologisch-pathogenetischen Begriffsbestimmung der rheumatischen Erkrankungen (PLIESS 1974). Zu dieser Gruppe zählen wir drei Krankheitsformen: *akute rheumatoide Arthritiden (akute Rheumatoide), das rheumatische Fieber* und die *chronische rheumatoide Arthritis*. Die ersten beiden Formen sind pathogenetisch, anatomisch und bezüglich ihrer Gelenksymptome weitgehend identisch. Während die Rheumatoide aber vorwiegend monartikulär verlaufen, ist der akute Rheumatismus durch eine Vielzahl extraartikulärer Symptome und typische serologische Reaktionen gekennzeichnet, was ihn als eigene Erkrankungsform rechtfertigt.

Unter die parainfektiösen Rheumatoide fällt auch die alte „Infekt"-Arthritis insoweit, als sie als Ausdruck einer allergisch-hyperergischen Fernwirkung eines Infektionsherdes angesehen werden kann, wobei im Gelenkpunktat keine Erreger nachweisbar sind. Als Infektarthritis wird nach der heutigen Lehrmeinung vielmehr eine infektiöse Gelenkerkrankung, gleich ob in Konsequenz einer Allgemeinkrankheit oder als isolierte Organerkrankung, betrachtet.

Die chronische rheumatoide Arthritis dagegen besitzt keine pathogenetischen Beziehungen zu den parainfektiösen Rheumatoiden und zum rheumatischen Fieber; sie unterscheidet sich auch in der Klinik und Prognose sehr stark von ihnen.

Akute Rheumatoide

Im Rahmen einer (infektiösen) Grundkrankheit oder von einem Fokus aus werden Antigenantikörperkomplexe in die Synovialmembran eingeschwemmt und erzeugen hier (kapillartoxisch?) eine seröse Synovialitis. Als Antigene können Fremdeiweiße, Bakterien, Viren oder chemische Stoffe (auch Medikamente) in Frage kommen (nach PLIESS 1974). Jedoch wird auch eine direkte Schädigung der Synovialmembran durch Erreger und Toxine diskutiert.

Klinisch kommt es zu (in der Regel) monarthritischen Gelenkaffektionen mit vornehmlich serösem Erguß bei Vorhandensein eines Fokus oder einer Grundkrankheit. Am häufigsten betroffen ist das Kniegelenk; aber auch in der Hüfte kommt es gelegentlich zu solchen Monarthritiden.

Die Erkrankung verläuft meist relativ mild mit mäßiger Schmerzhaftigkeit. Die Beeinträchtigung des Allgemeinbefindens hängt von der Grundkrankheit ab: Bei einer Herderkrankung ist es gewöhnlich ungestört (z. B. chronische Tonsillitis); Fieber ist meist nicht vorhanden, oder es kommt nur zu leichten subfebrilen Temperaturanstiegen. Die BSG ist manchmal, auch abhängig vom Ausgangsgeschehen, leicht bis mittelstark erhöht; das Blutbild bleibt fast immer unauffällig. Der Verlauf kann akut beginnen; häufiger ist er aber eher subchronisch und undramatisch. Nach einigen Tagen oder Wochen kommt der Prozeß nach Ausschaltung oder Ausheilung der Grunderkrankung in der Regel ohne weitere Folgen zur Ruhe. Es kann jedoch auch, ebenfalls abhängig von der auslösenden Noxe und der Zeitdauer, eine adhäsive, proliferative und mehr aggressive Entwicklung einsetzen, die dann mit mehr oder weniger starker Knorpelläsion, Kapselfibrose mit Kontrakturneigung und bleibender Funktionsstörung eine Defektheilung hinterläßt.

Ätiologisch sind zwei Gruppen zu unterscheiden:
1. Fremdeiweißrheumatoide als Ausdruck einer Serumkrankheit und chemisch bzw. toxisch

ausgelöste Rheumatoide nach Medikamenten oder Vakzineinjektionen,
2. parainfektiöse Rheumatoide, z. B. bei Fokalinfekten, im Zusammenhang mit infektiösen Darmerkrankungen (Typhus, Ruhr, Parakoli), Scharlach, Tuberkulose (Poncet-Rheumatoid), Lues, Gonorrhö u. a., Reiter-Syndrom oder Virusinfekten (z. B. Masern, Mumps, Influenza, Virushepatitis).

Eine Beteiligung der Hüftgelenke gehört bei den meisten dieser Erkrankungen zu den ausgesprochenen Raritäten. Differentialdiagnostisch ist es aber wichtig, daran zu denken.

Therapie
Behandlung der Grundkrankheit, bei Herden möglichst radikale Ausschaltung. Chemotherapie. Ruhigstellung (Bettruhe oder Liegeschale, je nach Stärke der Krankheitserscheinungen), soweit und solange wie nötig. Kontrakturbekämpfung durch Vermeidung provozierender Lagepositionen; Krankengymnastik, sobald es die Aktivität des Prozesses erlaubt.

Akute rheumatische Polyarthritis (rheumatisches Fieber)

Die Gelenkerscheinungen sind lediglich Symptome der Allgemeinerkrankung. Sie stehen zwar während der Anfangsphase des vollen Krankheitsbildes im Vordergrund, treten dann aber zunehmend gegenüber der oft bedrohlichen viszeralen Symptomatik (Karditis, Chorea minor, Bronchopneumonien usw.) zurück. Da die Gelenkerkrankungen in der Regel auch relativ flüchtig sind und folgenlos abklingen, bekommt sie der Orthopäde nur selten zu Gesicht.

Es gilt heute als sicher, daß das rheumatische Fieber eine „Zweitkrankheit" nach wiederholtem Befall mit β-hämolytischen Streptokokken der Gruppe A darstellt. Ihr geht meist eine Tonsillitis oder andere Streptokokkeninfektion voraus. Zur Auslösung gehört offenbar die Verbindung aus A-Streptokokkeninfekt + hyperergisch-allergischer Reaktionsweise des Mesenchyms + vererbter Disposition mit einer Produktion unphysiologisch großer Mengen von Antikörpern gegen A-Streptokokken. Erst daraus kann sich das rheumatische Fieber als Sensibilisierungskrankheit manifestieren (MOLL, VORLÄNDER). Selbst wenn A-Streptokokken bakteriologisch nicht nachgewiesen werden können, so lassen sich serologisch aber spezifische Antikörper (Antistreptolysin, Antihyaluronidase, Antifibrinolysin u. a.) nachweisen. Daß außer den erwähnten Faktoren noch andere endogene oder exogene Momente bei der Entstehung beteiligt sein können wie Klima, Milieu, nervale Momente, ist wahrscheinlich. Trotzdem bleibt in der Pathogenese der morphologischen Manifestationen noch manches ungeklärt (H. SCHMIDT, STOLLERMANN, CHRIST).

Klinik
Zwischen dem Beginn der Vorkrankheit (vorausgehende Infektion) und dem Ausbruch des rheumatischen Fiebers liegt ein beschwerdefreies Intervall von 1–3 Wochen. Danach treten entweder plötzlich oder auch schleichend-progressiv die ersten Symptome auf: Fieber und Schwellung, Schmerzhaftigkeit, Spannungsgefühl, Hitze in meist mehreren, insbesondere mittleren und großen Gelenken (Knie, Hüften, Sprung- und Handgelenke, Ellenbogen; die Finger- und Zehengelenke sind meist nicht betroffen).

Jegliche Gelenkbewegung wird tunlichst vermieden. Charakteristisch sind die wechselhafte Flüchtigkeit der Gelenkerscheinungen und das Fortschreiten auf andere Gelenke. Daneben bestehen gleichzeitig unspezifische Symptome einer Allgemeinerkrankung wie Schweißausbruch (mit typischem säuerlichem Geruch), Frostgefühl, Appetitlosigkeit, Kopfschmerzen, psychische Unruhe usw. Im Kindesalter ist der Ausbruch der Erkrankung oft von uncharakteristischen Exanthemen begleitet.

Die schwere Verlaufsform kann Wochen und Monate dauern, wobei dann die rheumatische Karditis, Polyserositis und andere Organlokalisationen in den Vordergrund treten und im wesentlichen die Prognose bestimmen.

Blutbefunde: stark erhöhte BSG, Leukozytose mit Linksverschiebung, Verminderung des Serumeisens bei erhöhtem Serumkupfer, Vermehrung der Globuline, positiver Nachweis des C-reaktiven Proteins, hoher Antistreptolysintiter. Der Rheumafaktor ist negativ.

Röntgenologisch bestehen im akut-entzündlichen Stadium keine Besonderheiten. Ein etwas verbreiterter Gelenkspalt kann auf einen Erguß hinweisen. Frühestens nach etwa 2 Monaten kann sich eine gelenknahe Knochenatrophie entwickeln, die aber möglicherweise auch inaktivitätsbedingt ist.

Im *Punktat* findet sich ein gelblich-seröser Erguß mit feinen Fibrinflöckchen. Die Zellzahl ist stark vermehrt (bis 80 000 mit 95% Neutrophilen und 5% Gewebszellen, gegenüber 100–200 Zellen mit ca. 30% neutrophilen Leukozyten und 70% verschiedenartigen einkernigen Zellen aus der Synovialis im normalen Punktat; VAUBEL u. MC EWEN, zit. nach SCHOEN u. TISCHENDORF 1954, ROPES 1959, DUTHIE 1973). Später überwiegen die Lymphozyten, daneben finden sich Eosinophile und Plasmazellen. Die Viskosität ist herabgesetzt; die Elektrophorese ergibt eine Vermehrung der Gammaglobuline.

Histologisch handelt es sich um eine serofibrinöse Panarthritis mit diffuser Fibrinausschwitzung auf und in der Synovialdeckschicht, in der Subsynovialis, im Stratum fibrosum und in den paraartikulären Weichteilen mit fibrinoiden Verquellungsherden. Der Gelenkknorpel bleibt bei unkompliziertem und nicht protrahiertem Verlauf unverändert (nach PLIESS 1974).

Therapie
Unter antirheumatischer Behandlung kommt es zur Rückbildung der Gelenkerscheinungen. Im übrigen symptomatische Maßnahmen (Lagerung!) zur Schmerzlinderung im akuten Stadium. Soweit und so bald es der Zustand des Kranken erlaubt, ist mit krankengymnastischen Maßnahmen zur Pflege der Muskulatur und zunächst passiven, dann in steigendem Maße aktiven Gelenkbewegungen zu beginnen.

Rheumatoide Arthritis (Polyarthritis chronica)

Die Hüften zählen zu den weniger häufigen und prominenten Lokalisationen der chronischen rheumatischen Polyarthritis, bei der der Befall der kleinen und mittleren Gelenke bei weitem im Vordergrund steht. Immerhin spielt eine Koxarthritis in ihrem weiteren Verlauf, oft doppelseitig, eine für die Betroffenen recht erhebliche Rolle. RUTISHAUSER u. JAQUELINE (1959) geben ihre Beteiligung mit 6-10% an. Auch CAMPBELL, FORRESTIER, FRANCON u. FAIDHERBE, FREUND (1932) sowie HARRISON u. Mitarb. (1953) haben auf die speziell im Hüftgelenk auftretenden Veränderungen beim chronischen Rheumatismus hingewiesen. Eine rasch fortschreitende Zerstörung der Hüften im Verein mit schwersten Kniegelenkkontrakturen ist in der Endphase meist der Anlaß zu vollständiger Hilflosigkeit. Darin und vor allem in der Tatsache, daß das Leiden oft schon im 3. und 4. Lebensjahrzehnt beginnt und häufig zu frühzeitiger Invalidität führt, liegt seine große sozialmedizinische Bedeutung. Nach DUTHIE u. Mitarb. (zit. nach OTT 1973) kommt es nach etwa 10jährigem Verlauf bei 25% zu erheblicher Behinderung und bei 10% der Kranken zu voller Invalidität.

Über die Ätiopathogenese der Krankheit ist noch relativ wenig bekannt. Wahrscheinlich handelt es sich um einen sich selbst erneuernden Prozeß, der sich nach einer „Initialzündung" autonom weiterentwickelt. Möglicherweise ist dafür ein noch unbekannter Erreger, vielleicht eine Virusinfektion, verantwortlich, welche eine Immunreaktion auslöst; aber auch metabolische Störungen, Medikamente und andere Einflüsse sowie eine wahrscheinlich genetisch bedingte Veranlagung werden diskutiert. Als pathogenetischer Mechanismus wäre dann eine Autoimmunaggression anzunehmen, wobei humorale und zelluläre Reaktionen zusammenwirken (nach ANNER u. Mitarb. 1973).

Pathologisch-anatomisch steht dabei eine Läsion von Bindegewebszellen, bevorzugt der Zellen in sog. „Ufergeweben" wie der Synovialis und anderen inneren Grenzmembranen, am Anfang (nach PLIESS 1974). Die Zellschädigung führt zur Freisetzung lysosomaler Enzyme, welche einen Zerfall von Eiweißkörpern (Gammaglobulinen = Rheumafaktor!, Antikörpern, Zelleiweiß) und die Aktivierung von Hyaluronidase und permeabilitätssteigernden Kininen induzieren. Humorale und zelluläre Abbauprodukte werden von den Bindegewebszellen phagozytiert und setzen damit erneut die Freisetzung lysosomaler Enzyme in Gang. Synovialis, Sehnenscheiden, Schleimbeutel usw. sind somit der Schauplatz des sich selbst perpetuierenden Geschehens.

Nach FASSBENDER (1973) liegen der chronischen Polyarthritis zwei unterschiedliche Mechanismen zugrunde: ein exsudativ-proliferativ-entzündlicher und ein primär nekrotisierender Prozeß. Am Beginn der Erscheinungen steht eine Schädigung der Kapillaren mit Schwellung der Endothelien und vermehrter Transparenz der Gefäßwände. Die Exsudation von fibrinogenhaltigem Plasma führt zu Fibrinbelägen auf der Synovialmembran und einer starken Proliferation ihrer Zellen. Enzyme und Metaboliten der veränderten Synovialiszellen wirken dem Gelenkknorpel gegenüber aggressiv und richten ihn zugrunde; mit seiner Zerstörung geht eine fibröse Obliteration des Gelenks einher. In allen betroffenen Geweben (Gelenkkapseln, Sehnen und Sehnenscheiden, Gefäßwänden, Haut) können sich charakteristische „rheumatoide" Nekrosen, die sog. Rheumaknötchen, entwickeln. Der spätere Verlauf ist, abgesehen von den schweren Gelenkzerstörungen, von zunehmenden fibrösen schießlich auch ossären Versteifungen und Fehlstellungen gekennzeichnet.

In den gelenknahen Knochen entwickeln sich dystrophische Kreislaufstörungen mit kollateralen Entzündungserscheinungen in der Spongiosa, die einen osteolytischen Knochenumbau zur Folge haben. Durch einen subchondralen Pannus wird der Knorpel auch von seiner Unterseite her zerstört. Im Röntgenbild imponiert vor allem eine osteoporotische Demineralisation. Die periartikulären Weichteile sind von dem Entzündungsprozeß regelmäßig mitbetroffen. Die Muskeln zeigen meist eine hochgradige Atrophie und Adynamie.

Verlauf
Die Erkrankung kann in jedem Alter von der Kindheit bis ins Senium auftreten. Die „juvenile" Arthritis wird meist von der des Erwachsenen abgetrennt, obwohl eine eindeutige Unterscheidung – abgesehen von Sonderformen – kaum möglich ist (KÜSTER 1973). Sie soll aber definitionsgemäß auch hier in einem besonderen Abschnitt besprochen werden (s. S. 4.47).

Die Beteiligung der Hüftgelenke am Krankheitsgeschehen tritt meist (nicht immer!) erst in späteren Stadien in Erscheinung. Röntgenologisch finden wir dann gewöhnlich bereits erheblich fortgeschrittene Veränderungen (Abb. 3): Osteoporose und subchondrale Atrophie oder – bei stärkerer osteoarthrotischer Reaktion – Verdichtungszonen, gemischt mit aufgehellten Bereichen, Verschmälerung bis zum Verschwinden des Gelenkspaltes, oft unregelmäßig-verwaschene Konturen der Gelenkkörper und Anzeichen für Knochenresorption, Protrusion des meist verdünnten Pfannenbodens und später zunehmend Merkmale einer degenerativen Arthropathie mit charakteristischen Randosteophyten („Hummerschere" nach LEQUESNE 1955 vgl. Abb. 6). Die Hüftveränderungen bei der rheumatoiden Arthritis sind oft doppelseitig, jedoch meist von unterschiedlicher Stärke. Gewöhnlich sind auch die Kreuz-Darmbein-Fugen mitbetroffen (Unterscheidung vom Morbus Bechterew s. dort).

Das Vorausgehen der kleinen und mittleren Gelenke bei meist schon jahrelangem Verlauf ist jedoch kein starres Gesetz. OTT berichtet 1973 bei 202 Fällen mit rheumatoider Arthritis in 20% Initialsymptome an großen Gelenken allein, in 32 Fällen gemischt an kleinen und großen Gelenken. Die Hüften scheinen dabei allerdings am wenigsten häufig betroffen zu sein; ihre destruktive Progredienz kann jedoch sehr rasch fortschreiten und zu dramatischer Verschlimmerung des Behinderungsgrades führen.

Die Hüftgelenke können in jedem Lebensalter in den Krankheitsprozeß einbezogen werden. Gewöhnlich ist der Beginn schleichend und wird lange Zeit von anderen Erscheinungen des Allgemeinleidens überdeckt; dann jedoch können sie ziemlich plötzlich in den Vordergrund treten und sich schubweise verschlimmern.

Bewegungen und vor allem Belastung sind mit Schmerzen verbunden; der Patient schont sein Bein daher. Die eingenommene Entlastungsposition provoziert eine Kontraktur in zunehmender Fehlstellung (Beuge-, zuerst meist Außenrotations- und Abduktionshaltung, später Innenrotation und Adduktion). Die Fehlstellungen können extreme Ausmaße erreichen. Damit einher geht eine hochgradige Atrophie und Adynamie der Glutäal- und Oberschenkelmuskeln; Adduktoren und Iliopsoas sind in der Regel verkürzt und hart kontrakt.

Mit Zunahme der Einsteifung nehmen die Schmerzen bei noch verbliebener Wackelbeweglichkeit eher zu, so daß die schon wegen ähnlicher Probleme an anderen Gelenken meist stark behinderten Patienten bis zur Hilflosigkeit unbeweglich sind. Die Schmerzhaftigkeit ist gewöhnlich stärker als bei der einfachen Arthrosis deformans mit gleicher Funktionseinschränkung, obwohl dabei die Schrumpfungstendenz der Weichteile längst nicht so groß ist. Erst mit fibröser oder knöcherner Ankylose kommt es zur Schmerzberuhigung.

Nach Abklingen des entzündlichen Prozesses –

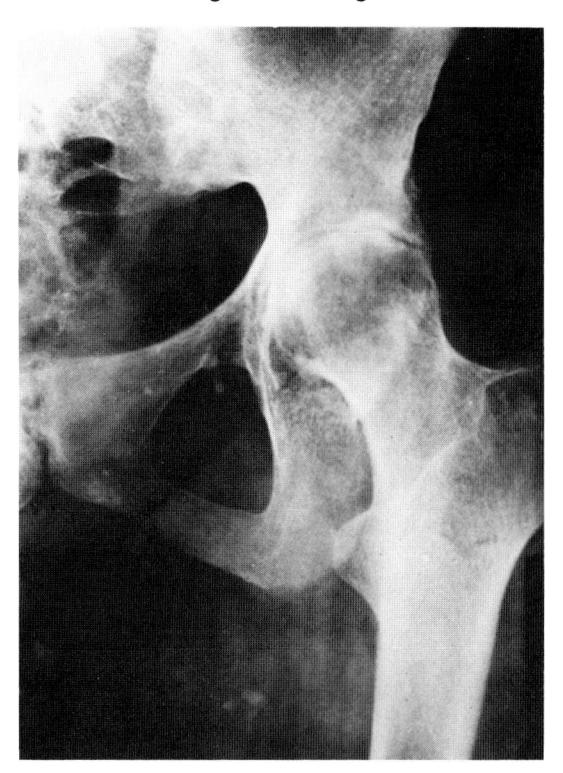

Abb. 3 Chronische rheumatische Polyarthritis bei einem 18jährigen Patienten. Krankheitsverlauf progredient seit etwa 6 Jahren; Befall beider Hüften, Knie, Fußgelenke, Ellenbogen und Handgelenke, Fingergrund- und Mittelgelenke. Die Hüfterkrankung hat sich seit 2 Jahren rapide verschlimmert: Beide Hüften sind hochschmerzhaft und fast unbeweglich. Juvenile Form der rheumatoiden Polyarthritis (!)

wir sprechen hier etwas volkstümlich von „ausgebrannter Arthritis" – bleibt ein mehr oder weniger schwer geschädigtes Gelenk mit zerstörten Knorpelbelägen und fibrotisch umgewandelter Kapsel übrig. Seine Biologie und seine durch schon eingetretene oder unter der kommenden Beanspruchung noch zu erwartende Form- und Strukturalterationen veränderte Mechanik sind so weit gestört, daß sich im Lauf der Zeit zwangsläufig eine deformierende Arthropathie daraus ergibt. Dementsprechend überwiegen auch deren klinische Symptomatik und der Röntgenbefund in den Spätstadien (Abb. 4). Zur Differentialdiagnose müssen in solchen Fällen neben den oft noch auswertbaren Labortesten (erhöhte BSG allein ist kein brauchbares Kriterium!) vor allem die Anamnese, der Nachweis anderer Symptome einer abgelaufenen chronischen Polyarthritis und gewisse röntgenologische Indizien dienen: Die Vergrößerung der osteoporotischen Trabekelstruktur im Schenkelhals-Trochanter-Bereich ist bei der rheumatoiden Arthritis stärker als bei der „einfachen" Arthrose, ferner die schon erwähnte Hummerscherenkonfiguration der Osteophyten zwischen Pfannendach und Kopfrand, die Stärke

4.46 Erworbene Erkrankungen des Hüftgelenks

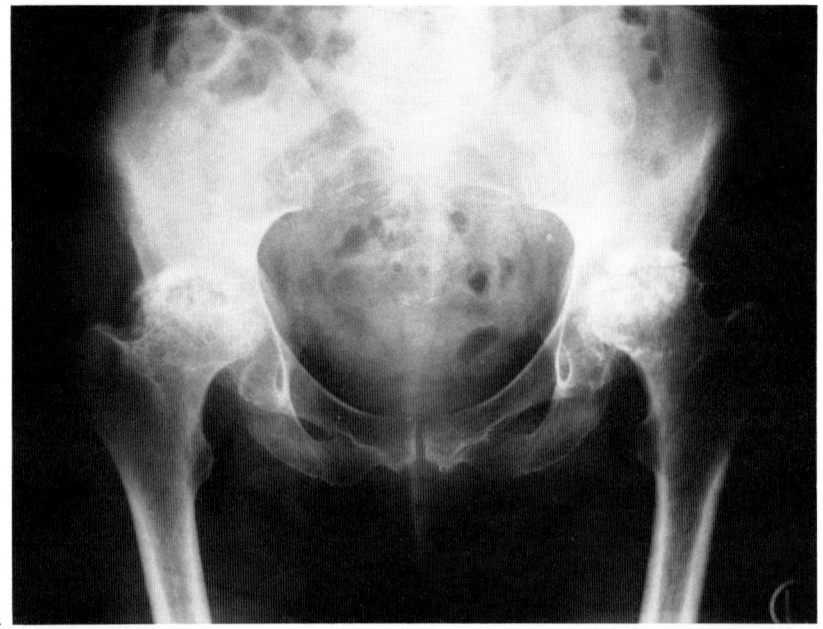

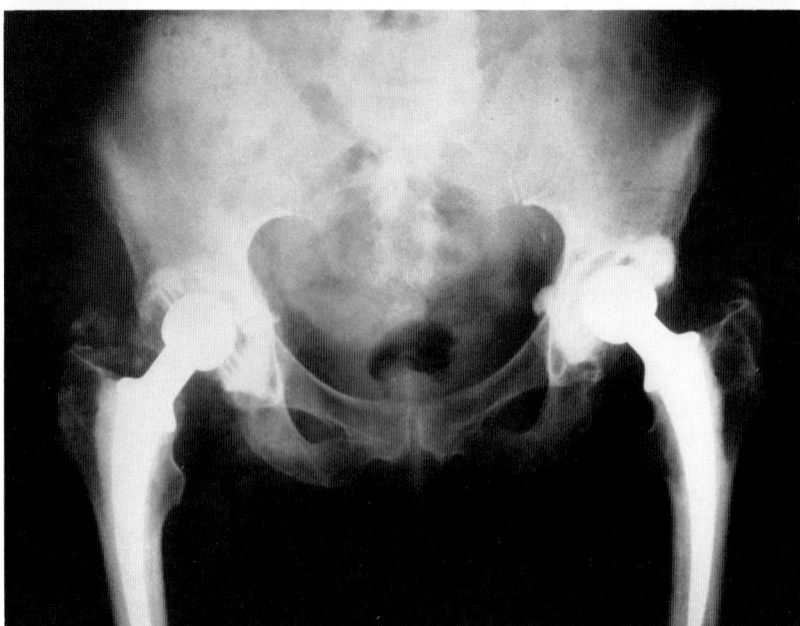

Abb. 4 a u. b
54jährige Frau mit chronischer Polyarthritis seit 15 Jahren a) Fast alle Gelenke sind betroffen; in den Hüften setzte die Erkrankung erst in den letzten 4–5 Jahren mit stetig zunehmender Progredienz ein. Beide Hüften sind hochschmerzhaft, die Patientin ist kaum noch gehfähig. b) Versorgung mit zwei Totalprothesen (Typ Müller-Charnley) mit gutem subjektivem und funktionellem Ergebnis

der Knorpelursuren oder eine zunehmend fortgeschrittene Pfannenbodenarrosion mit Protrusio. Der Umfang einer auf strukturelle Umbauvorgänge deutenden marmorierten Verdichtung allein ist kein ausreichender Hinweis, da sich solche Prozesse auch bei der sog. „genuinen Koxarthrose" einer *dyshormonal bedingten Arthropathie* bzw. diffus im ganzen Hüftkopf abspielen.

Schließlich unterscheiden sich die genuinen Koxarthrosen im Klimakterium und nach gynäkologischen Radikaloperationen klinisch von den vorwiegend mechanisch bedingten Arthroseformen meist durch stärkere Empfindlichkeit und vor allem stärkeren Ruheschmerz, im Röntgenbefund durch die diffuse strukturelle Unruhe. Dabei ist heute offenbar noch nicht entschieden, ob die an dem Prozeß beteiligten Erscheinungen, deren Ausdruck vor allem eine Synovialitis ist, primärer oder sekundärer Natur sind. Auch die pathogenetische Definition und die Zuordnung überwiegend nekrotisierender Prozesse, wie der sog. idiopathischen Hüftkopfnekrose im jugendlichen Alter und der Kortikoidnekrose, die beide *auch* entzündliche Merkmale aufweisen und in eine deformierende Arthropathie ausmünden, sind noch weitgehend ungeklärt.

Mit einer rheumatoiden Arthritis haben alle diese Prozesse jedoch nichts zu tun.

Rutishauser u. Jaqueline (1959) unterscheiden röntgenologisch folgende Formen der chronischen rheumatischen Arthritis:
1. eine vorwiegend destruktive Form mit unregelmäßig konturiertem Femurkopf und zunehmender Gelenkspaltverengung,
2. eine subakut verlaufende Form mit arthroseähnlichen Erscheinungen (Sklerosierung der gelenknahen Oberflächen mit zystischen Aufhellungszonen und spornartigen Osteophyten: Hummerschere!),
3. eine osteoporotische Form mit diffuser Atrophie, aber weitgehend intakten Gelenkkonturen und erhaltenem Gelenkspalt. Sie betrachten die dabei ablaufenden Veränderungen im Knochen des Hüftkopfes als „Kollateralphänomen" zu dem entzündlichen Prozeß an der Oberfläche ähnlich der dystrophischen Reaktion beim Sudeck-Syndrom.

Ob die 4. von den genannten Autoren beschriebene verstümmelnde Verlaufsform der *Arthritis mutilans* auch an der Hüfte vorkommt, vermag der Verfasser nicht zu beurteilen. Das von Niederecker in der 1. Auflage dieses Handbuches veröffentlichte Röntgenbild erscheint dafür nicht beweisend; auch sind ihm selbst und aus der Literatur dafür keine sicheren Beispiele bekannt. Jedoch kann der osteolytische Knochenumbau mit Knorpelzerstörung auch an der Hüfte hochgradige Formen erreichen.

Laboruntersuchungen
Eine stark erhöhte BSG ist fast obligat, meist auch eine Anämie mittleren Grades. Das rote Blutbild ist normal; gelegentlich besteht eine relative Lymphozytose. Der Eiweißgehalt des Serums ist normal bis leicht vermindert. Dysproteinämie mit Verminderung der Albumine und Erhöhung der α_2- und β-Globuline sowie in fortgeschrittenen Stadien Erhöhung der γ-Globuline. Erniedrigtes Serumeisen bei erhöhtem Kupfergehalt. Einzelwerte sind jedoch diagnostisch nur unspezifisch zu verwerten. Allein das gleichzeitige Vorhandensein mehrerer pathologischer Reaktionen bei ausreichenden klinischen Kriterien kann zur Erhärtung der Diagnose beitragen.
Serologisch: Rheumafaktor positiv, C-reaktives Protein vor allem im Schub vermehrt, Anti-0-Streptolysintiter gewöhnlich nicht erhöht.
Das Gelenk*punktat* ist klar bis gelblich-trüb, dünnflüssig. Zellgehalt (vor allem polymorphkernige Leukozyten) und Eiweiß sind vermehrt, Saccharide verringert. Oft fallen die serologischen Reaktionen im Punktat positiv aus, bevor der Rheumafaktor im Blut sicher nachweisbar ist (Gross 1966).

Sonderformen der chronischen Polyarthritis

Juvenile rheumatoide Arthritis

Diese im Kindesalter zum Glück recht seltene Erkrankung ist in ihrer Symptomatik nicht streng vom chronischen Gelenkrheumatismus der Erwachsenen abzugrenzen. Sie befällt überwiegend junge Kinder, schon vom 2. und 3. Lebensjahr an. Bei 32% aller Fälle von juveniler rheumatoider Arthritis bleibt der Verlauf ohne Folgen; bei 48% kommt es zur Verkrüppelung (nach Pliess 1974). Gewöhnlich werden die Gelenke symmetrisch betroffen; kaum ein Gelenk wird im Lauf der Progredienz ausgespart. Das Leiden beginnt zumeist in den Hand- und Fußwurzeln und schreitet dann stammwärts fort. Nicht selten sind eine Pericarditis adhäsiva und eine Myokarditis damit verbunden.
Bei gleichzeitiger generalisierter Lymphknotenschwellung und Milzvergrößerung, Iridozyklitis mit der Neigung zu Hornhautkomplikationen, häufig auch Pleuritis, spricht man vom *Stillschen Syndrom;* in ähnlicher Weise verläuft das *Felty-Syndrom* beim Erwachsenen.
In den betroffenen Gelenken kommt es zu schweren Destruktionen und im Röntgenbild zu ausgeprägter Knochenatrophie. Die starke Neigung zu schmerzhafter Einsteifung in hochgradigen Fehlstellungen (spitzwinklige Kontrakturen!) führt in vielen Fällen zur Frühinvalidität, wenn nicht die inneren Allgemeinsymptome in den Vordergrund rücken.

Koxarthritis bei Bechterewscher Erkrankung

Die Charakteristika der chronisch-progredienten Arthritis weist auch die Hüftgelenkerkrankung bei der *Spondylarthritis ankylopoetica* auf. Die Hüften sind dabei nach Niederecker (1961) in 25%, nach Koch (1958) in 14,5% der Bechterew-Fälle betroffen (Abb. 5). Etwas anders als bei der chronisch-progredienten Polyarthritis ist der Verlauf der Bechterew-Koxitis, aber weit weniger protrahiert und dramatischer. Die Hüfterkrankung beginnt oft schon in wesentlich früheren Phasen als beim Rheumatismus, nach Niederekker durchschnittlich zwischen dem 20. und 40. Lebensjahr (Abb. 6). Schmerzen und Behinderung sind meist sehr stark; es bildet sich in kurzer Zeit eine Atrophie der Gesäß- und Oberschenkelmuskeln aus, und die Versteifung nimmt rasch ihren Fortgang. Eigentümlich ist dabei die komplette knöcherne Ankylose, die naturgemäß mit dem Sistieren der Schmerzen abgeschlossen ist (Abb. 7). In anderen Fällen kann auch eine chronisch-entzündliche Arthritis während des ganzen Verlaufes bestehenbleiben (Koch). Häufiger kommt aber der entzündliche Vorgang im Lauf der Zeit zur Ruhe, und es überwiegen dann sowohl klinisch als auch röntgenologisch Zeichen der degenerativen Arthropathie.
Meist werden beide Hüftgelenke unterschiedlich stark betroffen. Man sieht jedoch auch doppelseitige Ankylosen und einen monarthritischen Befall. Die BSG ist, wie beim Bechterew üblich, mäßig bis mittelgradig erhöht; die Gammaglobu-

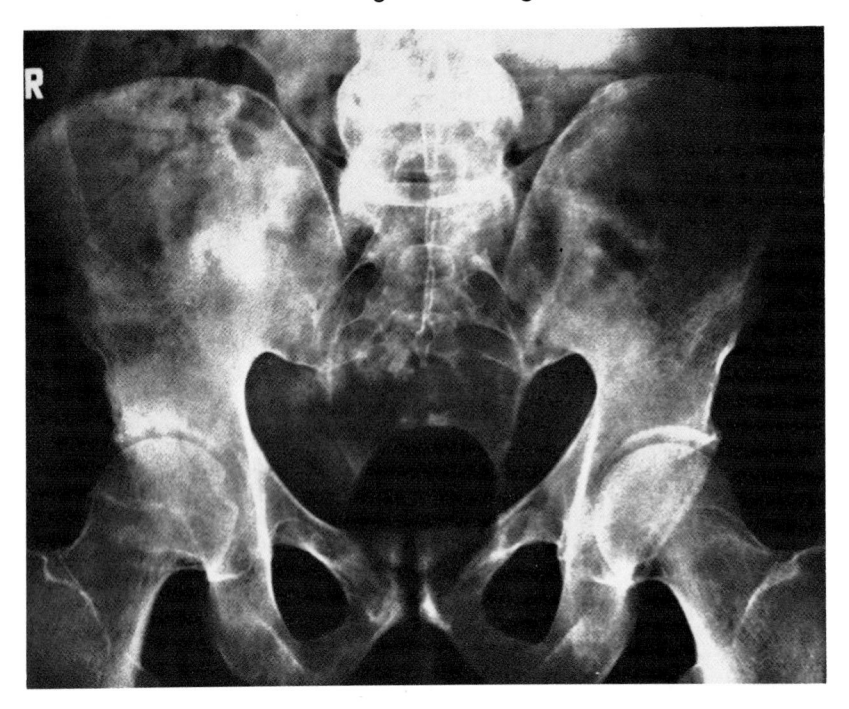

Abb. 5 Beginnender Morbus Bechterew am rechten Pfannendach mit strukturellem Umbau. Die Kreuzdarmbeinfugen sind bereits verstrichen

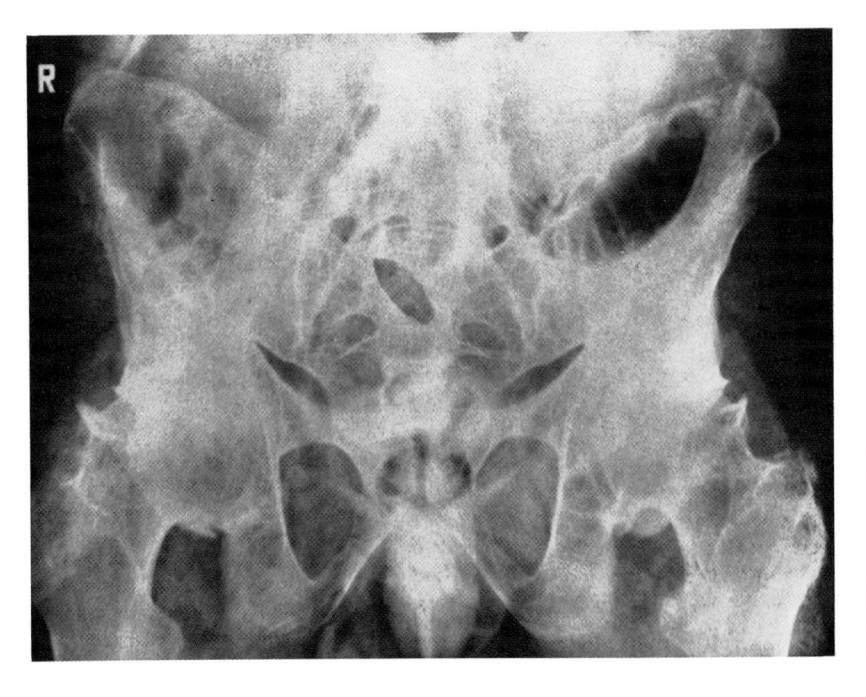

Abb. 6 Schwere typische Veränderungen an beiden Hüftgelenken bei Morubs Bechterew. Man beachte die „Hummerschere" (die auch bei der chronischen rheumatischen Polyarthritis vorkommt!)

line sind vermehrt. Alle serologischen Rheumareaktionen sind negativ, und im Gegensatz zur rheumatoiden Polyarthritis ist das Serumeisen erniedrigt bei erhöhten Kupferwerten (BÖNI u. JUNG). Als wichtiges Indiz für eine Bechterew-Erkrankung verwenden wir heute die Bestimmung des HL-A-Antigens W 27, das nach bisher vorliegenden Berichten (RACHELEWSKY u. Mitarb. 1974, DICK u. Mitarb. 1974, NAGANT DE DEUXCHAISNES u. Mitarb. 1974, SCHLOSSTEIN u. Mitarb. 1973) und eigenen Erfahrungen (mit RITTNER) bei Spondylitis ankylopoetica in 80–90% der Fälle nachweisbar ist.

Therapie der chronischen Polyarthritis
Grundsätzlich kommen für die Behandlung der chronisch-progredienten Koxitis allgemeine Maßnahmen zur Bekämpfung der Grundkrankheit und spezielle, auf das Hüftgelenk abgestimmte Therapieformen in Betracht. Sie lassen sich in fünf Kategorien einteilen (nach MIEHLKE 1973):

1. Basistherapie,
2. medikamentöse Therapie mit vorwiegend symptomatischer Wirkung,
3. allgemeine Maßnahmen zur Besserung der Gesamtsituation des Kranken,
4. funktionelle und physikalisch-balneologische Maßnahmen,
5. operative Therapie.

Für die Basisbehandlung mit semikausalem und Langzeiteffekt kommen heute in Frage: Goldsalze, Chloroquinderivate (Resochin), D-Penicillamin und Zytostatika. Bezüglich der Einzelheiten wird auf den allgemeinen Teil und die Darstellungen der inneren Medizin und Rheumatologie verwiesen, da sich bei der Kurzlebigkeit der modernen medizinischen Entwicklung Erkenntnisse und Erfahrungen sehr rasch wandeln. Diese Form der Behandlung sollte ohnehin in Kooperation mit dem interrheumatologischen Spezialisten als Partner des Orthopäden erfolgen.

Zu den Mitteln mit vorwiegend symptomatischer und kurzfristiger Wirkung zählen die Salizylsäurepräparate, Phenylbutazon, Indomethazin, Fluphenaminsäurederivate, Kortikosteroide und andere. Sie werden alle in variabler Dosierung in Anpassung an den aktuellen Zustand eingesetzt (MIEHLKE 1973), wobei auch hier auf die speziellen Richtlinien an anderer Stelle verwiesen sei. Wichtig erscheint der heute eigentlich selbstverständliche Hinweis, daß Kortikoide keine Mittel für die Dauertherapie einer chronischen Arthritis sind. Ihre langfristige Anwendung führt leicht dazu, daß schließlich die unerwünschten Nebenwirkungen dominieren und zu einem gefährlicheren Problem werden als die Erkrankung selbst. Cortisonpräparate sollten daher, wo irgend möglich, nur als Stoßtherapie zum Abfangen einer akuten Schubsituation oder unter bestimmten Bedingungen intraartikulär eingesetzt werden (MIEHLKE, MATHIES u. a.).

Bei der *Bechterew-Koxarthritis* und ihrem späteren Übergang in mehr degenerativ-deformierende Veränderungen gelten die bei der ankylosierenden Spondylarthritis bzw. bei der Koxarthrose üblichen Maßnahmen (s. die entsprechenden Kapitel des Handbuches). Abgesehen von einer evtl. Behandlung mit Thorium X werden dabei vor allem bei vorwiegender chronisch-arthritischer Verlaufsform die gleichen Regeln zur Anwendung kommen, wie für die rheumatoide Polyarthritis geschildert.

Die unter einer medikamentösen Kombinationstherapie erreichte Schmerzlinderung wird zur *krankengymnastischen* Behandlung mit aktiven und passiven Übungen nicht nur der betroffenen Gelenke und Muskulatur, sondern des ganzen Patienten auch mit Atem- und Stoffwechselgymnastik ausgenutzt. Im Vordergrund stehen die Verhütung und die Bekämpfung von Kontrakturen und Fehlstellungen, von Adynamie und Atrophie der Muskulatur, die möglichste Wiedergewinnung ausreichender Beweglichkeit sowie die Anregung der allgemeinen Körperfunktionen der meist langfristig bettlägerigen Patienten. Dazu ist nach dem Abklingen der entzündlichen Erscheinungen und mit nachlassender Schmerzhaftigkeit die aktive Mobilisierung in jeder Form vonnöten, um den zur Depression neigenden Kranken auch psychisch wiederaufzurichten. Hierzu dienen auch *ergotherapeutische Maßnahmen* und, sobald es der Zustand des Patienten zuläßt, Bewegungen im warmen Wasser. Unterstützend wirken örtliche Wärmeanwendungen und Muskelmassage. Bei noch empfindlichen Gelenken werden kalte Enelbin-, Fango- oder Heublumenpackungen oft angenehm empfunden. Ist bei massiver Gelenkdestruktion eine Ankylose nicht zu verhindern, sollte man wenigstens versuchen, sie in einer möglichst optimalen Stellung eintreten zu lassen.

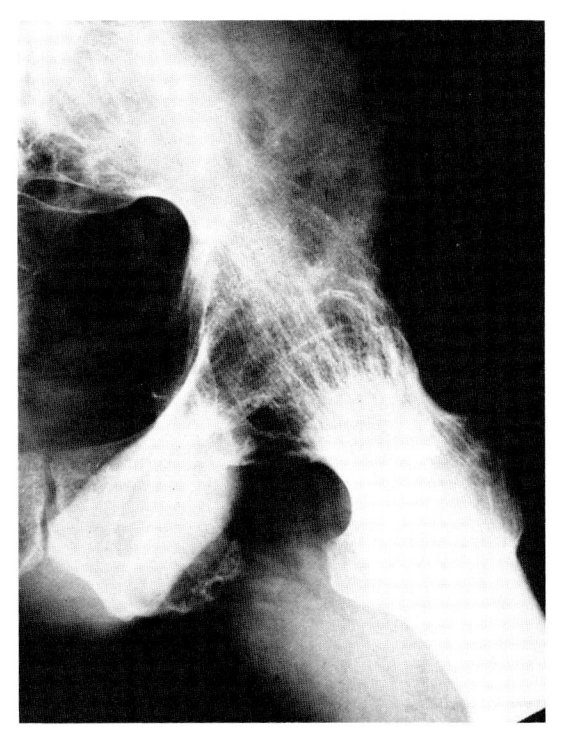

Abb. 7 Komplette Ankylose des linken Hüftgelenks bei Bechterew-Erkrankung („ausgebrannte Arthritis")

Die *Balneotherapie am Kurort* dient im allgemeinen der Stabilisierung eines mit den genannten Mitteln erzielten Behandlungserfolges.

Operative Maßnahmen beziehen sich heute im wesentlichen auf Arthroplastiken oder in Ausnahmefällen auf eine Arthrodese. Begrenzte mobilisierende Eingriffe, wie Adduktorentenotomie, Tenotomie der Spinamuskeln und Kapsulotomie oder die Ablösung des Glutäenansatzes von der vorderen Darmbeinkante nach Campbell zur Beseitigung einer Beugekontraktur, sind bei rheumatoider Koxitis gewöhnlich wenig erfolgreich und werden, soweit die intra- und periartikulären

4.50 Erworbene Erkrankungen des Hüftgelenks

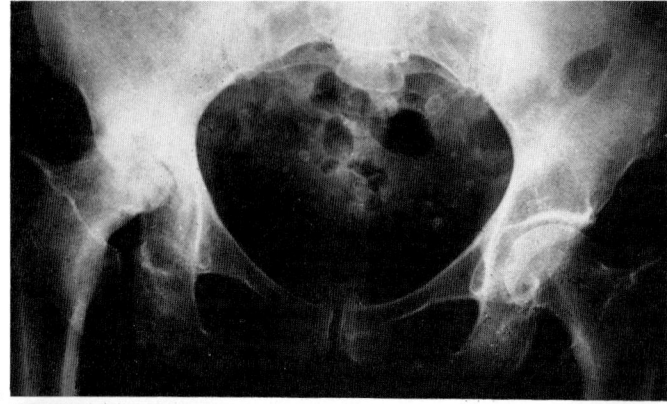

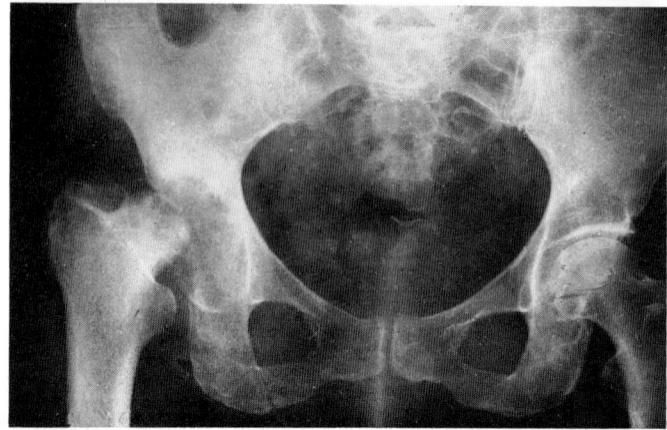

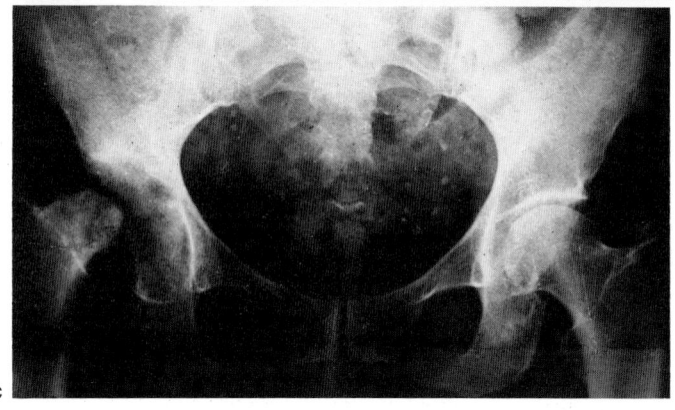

Abb. 8 a–c Modellierende Kopfresektion und vordere Kapsulotomie bei einem 42jährigen Patienten mit chronischer Arthritis der rechten Hüfte. 1 Jahr nach der Operation hat sich der Halsstumpf umgeformt und stützt sich am Pfannendach ab, so daß eine Artikulation bei ausreichender Stabilität besteht. Der Patient hat nur geringe Beschwerden und geht längere Strecken an einem Stock

Adhärenzen überhaupt eine nennenswerte Arthrolyse zulassen, bald vom Rezidiv gefolgt. Die Synovektomie ist an der Hüfte bereits aus anatomischen Gründen ein schwieriger, mit vertretbarem Aufwand nur inkomplett durchzuführender Eingriff, dessen Ergebnisse hier deshalb auch wesentlich unbefriedigender sind als am Knie.

Die *„Hängehüfte"* (BRANDES 1910, VOSS 1956) hat als alleinige Maßnahme schon vom Theoretischen her schlechte Chancen; sie bewirkt zwar eine vorübergehende Entspannung der kontrakten Muskulatur, bleibt aber ohne Wirkung auf den Krankheitsherd (LEGER). Nach HACKENBROCH sollen rheumatische Spätfälle jedoch günstig zu beeinflussen sein. MATZEN (1959) und LEGER haben über günstige Ergebnisse der (Teil-)Synovektomie von einer vorderen Inzision aus, kombiniert mit muskulärer Entspannung, berichtet.

Vor umstellenden *Osteotomien,* solange die rheumatische Koxitis noch florid ist, wird u. a. von FRANCILLON (1954) dringend gewarnt. Sind die entzündlichen Erscheinungen jedoch abgeklungen und haben sie eine Ungleichheit der Gelenkflächen hinterlassen, kann eine Umlagerung erfolgreich sein, sofern sich damit überhaupt eine Änderung in den Beziehungen der Gelenkanteile zueinander erzielen läßt.

In den meisten Fällen wird man sich aber heute eher zu einem gelenkneubildenden Eingriff entschließen, sofern es die allgemeinen Umstände zulassen.

Die *Exzisionsgelenkplastik* mit oder ohne Angula-

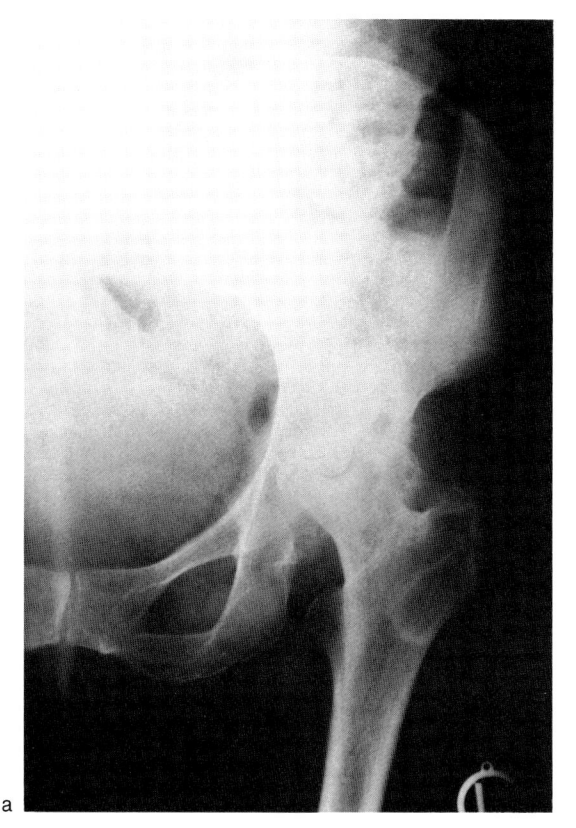

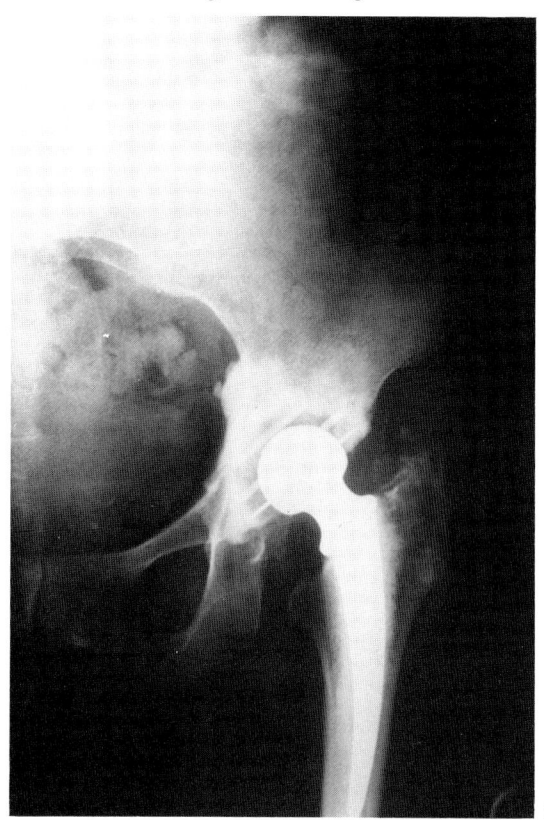

Abb. 9 a u. b Seit vielen Jahren bestehende rheumatoide Polyarthritis bei einer 54jährigen Frau. Die am schwersten betroffene linke Hüfte wurde mit Totalprothese (Typ Müller) versorgt. Gutes subjektives und objektives Ergebnis

tion (GIRDLESTONE, MILCH) am Femurkopf war bis zur Einführung der Gelenkprothesen die einzige Operationsmethode für ältere Patienten mit rheumatoider Arthritis am Hüftgelenk, besonders bei solchen mit tiefer Pfanne und Protrusio acetabuli. Sie führt in den meisten Fällen zu einer Linderung der Schmerzen und Funktionsverbesserung, allerdings um den Preis größerer Instabilität. Die Operation ist auch heute noch besonders bei jüngeren Menschen, bei denen eine Totalplastik noch nicht in Frage kommt, und bei alten, denen sie nicht mehr zumutbar ist, eine im Einzelfall vertretbare Methode. Auch mit alleiniger modellierender Kopfresektion bei gleichzeitiger Entfernung der Kapsel sind meist eine ausreichende Beweglichkeit und die Schmerzverminderung zu erzielen (HACKENBROCH, NIEDERECKER, LEGER), was gerade in jüngeren Jahren den Vorteil hat, daß man sich damit den Weg für eine spätere Totalalloplastik nicht verbaut. Wie wir selbst bei mehreren so operierten Fällen gesehen haben, sind manche Patienten mit dem erreichten Zustand schon so zufrieden, daß eine zusätzliche Angulationsosteotomie überflüssig wird (Abb. 8).

Eine operative *Versteifung* ist bei polyarthritischen Krankheitsbildern immer problematisch, wenn noch mit einer Einsteifung der anderen Hüfte oder weiterer Gelenke gerechnet werden muß. Ihre Indikation hängt von sehr sorgfältigen Überlegungen über den Verlauf des Grundleidens, den Zustand des gesamten Bewegungsapparates, Alter, Beruf und Lebensweise ab. Sie verlangt stets ein funktionstüchtiges gleichseitiges Kniegelenk, ausreichende Motilität der anderen Hüfte und gut erhaltene Beweglichkeit der Lendenwirbelsäule. Bei einer monarthritischen Koxitis ist die Arthrodese auch heute noch manchmal eine brauchbare Methode zur Wiederherstellung eines gebrauchsfähigen Beines. Besondere Probleme bieten aber doppelseitige Arthritiden mit weitgehender Einsteifung. Hier muß wenigstens auf einer Seite eine motilitätserhaltende Operation ausgeführt werden. In der Regel wird man sich heute dazu entschließen, bei einem Polyarthritiker auch schon in jüngeren Jahren eine Gelenkneubildung durchzuführen.

Die *Arthroplastik*, bei einem Patienten mit chronisch-progredienter Polyarthritis oft die einzig verbleibende Möglichkeit der Rehabilitierung, wirft jedoch gerade hier besondere Fragen auf. Sie betreffen vor allem die Instabilität seines porotischen Knochens, die ggf. dazu disponiert, daß sich Implantate lockern oder sogar Einbrüche ins Becken erfolgen (Abb. 9 u. 10). Dies muß operationstechnisch und bei der Wahl der Implantate

4.52 Erworbene Erkrankungen des Hüftgelenks

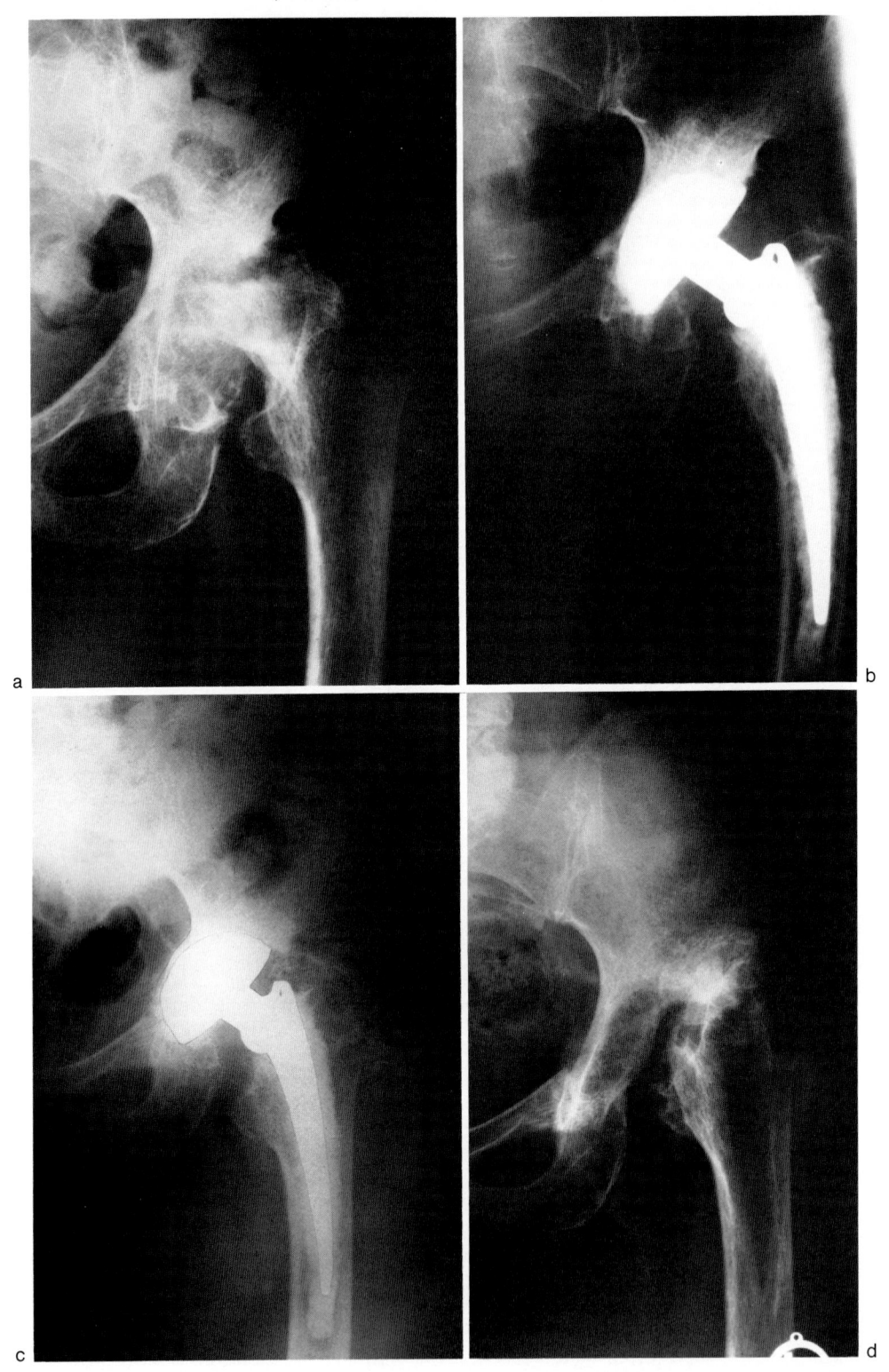

Abb. **10** a–d   Schwere destruktive Arthritis, 58jähriger Mann. Totalarthroplastik (Typ Weber-Huggler). Im Laufe 1 Jahres nach der Operation zunehmende Belastungs- und Bewegungsschmerzen. c) Medialwanderung des Pfannen-Implantates und Lockerung im Schaft. Nach Entfernung der Prothese stemmt sich das koxale Femurende gegen das Becken; die früheren Kontaktflächen mit den Implantaten haben sich weitgehend geglättet. Die Hüfte ist ausreichend stabil und erlaubt mit einem Stock ein fast beschwerdefreies Gehen. Beugung bis 70°. Zustand 10 Monate nach Entfernung der Prothese

von vornherein beachtet werden. Die meisten Autoren allerdings betrachten die Osteoporose nicht a priori als Kontraindikation zur Arthroplastik; vielmehr sieht man oft mehrere Jahre nach dem Eingriff unter dem Einfluß der wiedergewonnenen Aktivität sogar eine Regeneration der Knochenstruktur. Andererseits ist zu berücksichtigen, inwieweit der Patient nach Maßgabe seines Allgemeinzustandes überhaupt in die Lage versetzt werden kann, die Vorteile der Operation zu nutzen. Auch die Schmerzbefreiung ist nicht immer so regelmäßig und anhaltend. Die postoperative Beweglichkeit ist gewöhnlich bei Arthritishüften weniger gut als nach ungereizten Arthrosen. Die Dauer des Leidens und der Zustand der Glutäal- und Oberschenkelmuskulatur (SAFI u. SCHREIBER 1972), aber auch der Umfang der periartikulären Veränderungen stellen in diesem Zusammenhang einen wesentlichen Faktor dar. Die genannten Autoren weisen auch darauf hin, daß Patienten, die vor der Operation über eine gute und weniger atrophische Muskulatur sowie über eine relativ gute Hüftbeweglichkeit verfügten, auch postoperativ eine gute Hüftbeweglichkeit aufwiesen. BUCHHOLZ macht darauf aufmerksam, daß die Totalarthroplastik bei der Polyarthritis die im Rahmen dieses Krankheitsbildes zuverlässigste Möglichkeit darstellt, Schmerzfreiheit und angemessene Beweglichkeit zu gewinnen. Diese Beobachtungen sprechen aber auch für die besondere Wichtigkeit der Muskelfunktion, die deshalb bereits präoperativ so gut wie möglich auftrainiert werden sollte. Von ihrer Leistungsfähigkeit hängt in großem Maße der später wieder zu gewinnende Funktionsumfang ab.

Arthroplastische Eingriffe nach entzündlichen Vorerkrankungen sind stets mit dem Risiko einer besonders starken Einsteifungstendenz belastet. Die Gefahr der Fibrosierung und Verknöcherung ist bei Bechterew-Hüften offenbar noch stärker als bei der chronischen rheumatoiden Arthritis. Dazu kommen beim Morbus Bechterew oft die Schwierigkeiten einer totalen Neumodellierung aus einem inzwischen weitgehend verknöcherten Gelenk, die meist besonders ausgeprägte Osteoporose und der schlechte Zustand der Muskulatur, die sich aber auch nach jahrelanger Inaktivität bei Remobilisierung der Hüfte durch intensive Betätigung oft erstaunlich gut erholt.

Desgleichen hat die Erfahrung gezeigt, daß auch ein Rückgang der postoperativ zunächst gewonnenen Beweglichkeit durch nachfolgende Fibrosierungsprozesse, sofern sie schmerzlos sind, ohne Beanstandungen hingenommen werden. Dies zeigen besonders solche Fälle, bei denen aus irgendeinem Grunde die Implantate nach Alloarthroplastik wieder entfernt werden mußten (vgl. Abb. 10 d). Das mit der Reoperation zunächst verbundene Schlottergelenk wird durch Narbenbildung sehr bald ausreichend stabilisiert, aber der empfindliche Spannungszustand ist beseitigt. Schmerzen treten in solchen Gelenken erst dann wieder auf, wenn sich ein neuer Reizvorgang einstellt oder der alte nicht abklingt. Der Zustand entspricht dann den bereits vorn erwähnten sog. „sine-sine"-Plastiken (HACKENBROCH, NIEDERECKER) bzw. der Resektionsplastik nach GIRDLESTONE. Die schräge Abtrennungsfläche am Trochanter stemmt sich dabei meist gegen das Becken, so daß sich eine Angulationsosteotomie erübrigt. Die damit verbundene Verkürzung ist gewöhnlich das kleinere Übel.

Arthritis urica der Hüfte

Im Gegensatz zu anderslautenden Stimmen in der Literatur (SERRE u. Mitarb. 1962, GAMP 1965) hat HOFMEISTER (1967) über den histologischen Nachweis einer Arthritis urica der Hüftgelenke bei einem 57 Jahre alten Mann berichtet. Auch SCHULTZ veröffentlichte 1969 einen Fall offenbarer Gichtkoxitis bei einer 67jährigen Frau mit Uratablagerungen in der Gelenkkapsel und im Femurkopf. 1973 beschrieb OSTENDORF eine „juvenile Gicht der Hüftgelenke" bei einem 18jährigen Patienten, der nach 9jährigem uncharakteristischem Verlauf heftig rezidivierende, anfallsartige Schmerzen mit Harnsäureanstieg auf 9,5 mg% (= > 450 µmol) bekam, die auf Behandlung mit Probenecid verschwanden.

Der klinische Verlauf der 3 Fälle war recht uneinheitlich; die von SCHULTZ beschriebene Patientin hatte nicht einmal signifikant erhöhte Uratwerte (6,7 mg% (= < 340 µmol). Röntgenologisch fand sich bei dieser Frau eine walzenförmig zusammengesinterte Kopfdeformierung mit zystischen Hohlräumen; bei dem jugendlichen Patienten von OSTENDORF kamen zystenähnliche Aufhellungen der Kopf-Hals-Grenze erst 1 Jahr nach der Behandlung zur Darstellung.

Auffällig ist eine offensichtliche Beziehung zwischen Hyperurikämie und Hüftkopfnekrose. Darüber wurde im Schrifttum mehrfach berichtet (FISCHER u. DIETSCHI 1972, SERRE u. SIMON 1962, MERLE D'AUBIGNE 1965, WELFING 1976, RYCKEWAERT 1967). Nach AUQUIER u. Mitarb. (1963) soll eine Hyperurikämie sogar bei 25% der idiopathischen Hüftkopfnekrosen vorliegen. DE SEZE u. Mitarb. berichteten 1960 über 10 Gichtfälle bei 30 Hüftkopfnekrosen. Eine beiderseitige Hüftkopfnekrose hatte auch der von HOFMEISTER (1967) behandelte Patient.

KUZELL u. GAUDIN (1956) wiesen darauf hin, daß Cortison den Niederschlag der Urate in Gelenken und damit die Erscheinungen der Gicht verstärke (sog. Steroidgicht). In diesem Sinne sind auch Erfahrungen von BATTERMANN u. TRAGER (1953) zu deuten. Nach SCHULTZ (1969) könnte die Entstehung der seltenen gichtspezifischen Koxitis durch das Zusammentreffen einer Steroidmedikation mit örtlich lokalisierter Minder-

4.54 Erworbene Erkrankungen des Hüftgelenks

durchblutung des Hüftkopfes ausgelöst werden.

Die angeführten Fälle liefern jedenfalls histologisch bestätigte Hinweise darauf, daß im Verlauf einer chronischen Gichterkrankung eine spezifische Gichtkoxitis entstehen kann, deren Erscheinungsbild durch entzündliche Kapselveränderungen und eine Zerstörung des Hüftkopfes infolge Ablagerung von Uratkristallen geprägt wird. Wie der von SCHULITZ beschriebene Fall zeigt, braucht dazu noch nicht einmal eine klassische Gichterkrankung mit deutlich erhöhten Uratwerten und Befall kleiner Gelenke vorzuliegen; die Coxitis urica kann vielmehr neben einer verwaschenen viszeralen Symptomatik das einzige Symptom sein. Ihre Diagnose wird in solchen uncharakteristischen Fällen, deren Krankheitsverlauf eher an eine chronische Polyarthritis erinnert, leicht übersehen.

In diesem Zusammenhang sei auch an gichtige Periarthritiden erinnert, die sich im Hüftbereich abspielen und mit Kalkablagerungen in den Weichteilen in der Umgebung der Gelenke einhergehen können (SERRE 1962, LAYANI u. Mitarb. 1952).

Therapie
Bei nachgewiesener Hyperurikämie richtet sie sich nach den bei der Gicht üblichen Regeln. Die Anwendung von Kortikoiden ist nach den geschilderten Erfahrungen nicht angezeigt. Daneben wird sich bei anatomischer Zerstörung der Gelenke oder Kopfnekrosen in der Regel eine Arthroplastik empfehlen, sofern die dafür notwendigen Voraussetzungen zutreffen.

Unspezifische infektiöse Hüftgelenkerkrankungen

Septische Prozesse im größten Gelenk des menschlichen Körpers waren vor der Einführung der Chemotherapie und Antibiotika mit hoher Mortalität und schwerster Beeinträchtigung der allgemeinen Körperfunktionen belastet. Nach NICHOLSON (1940) hatten zu jener Zeit 87% der Überlebenden mit Verkrüppelungen zu rechnen.

Durch die allgemeine Verbesserung der hygienischen Verhältnisse und die heutigen Möglichkeiten der antibakteriellen Therapie sind Hüftgelenkeiterungen nicht mehr so häufig und gewöhnlich auch weniger bösartig wie in früheren Jahren. Allerdings hat uns die starke Zunahme operativer Eingriffe am Hüftgelenk mit zahlreichen infektiösen Komplikationen und Konsequenzen langzeitiger Antibiotikaanwendung mit der Entwicklung von Resistenzen und Hospitalismus wiederum neue Probleme beschert.

Infektiös-entzündliche Prozesse kommen als Symptom im Gefolge einer Allgemeininfektion oder als isolierte Organerkrankung vor. Ihr Erscheinungsbild wird geprägt durch die Eigenart der Erreger, die Form ihres Eindringens ins Gelenk, ihre Virulenz und die Art, wie der erkrankte Organismus darauf reagiert.

Durch Infektionen hervorgerufene Gelenkprozesse müssen jedoch nicht unbedingt eitrig sein. Sie können auch als Folge einer Bakteriämie mit Erregern schwächerer Virulenz und bei starker Abwehrfähigkeit des Wirtsorganismus auf toxischer oder allergisch-hyperergischer Basis zu einer serösen oder allenfalls serofibrinösen Reaktion der Synovialmembran führen. Diese Arthritiden verlaufen dann in der Regel auch akut und relativ stürmisch; sie heilen aber gewöhnlich, abhängig von ihrer Stärke und Zeitdauer, weitgehend folgenlos ab. Erreger lassen sich bei solchen Prozessen nur selten im Punktat nachweisen. Sie entsprechen im wesentlichen dem früher gebräuchlichen Begriff der „Infektarthritis", wobei keine wirkliche Infektion im Gelenk besteht, sondern nur die humoral-zelluläre Reaktion auf einen sich an anderer Stelle abspielenden infektiösen Prozeß wirksam wird. Logischerweise werden derartige Krankheitserscheinungen daher heute besser unter den symptomatischen bzw. allergischen Syndromen eingeordnet (s. S. 4.37, 4.42). In diesem Abschnitt sollen deshalb auch nur die purulenten Hüftgelenkaffektionen behandelt werden.

Eine Gelenkinfektion kann grundsätzlich auf drei Wegen stattfinden:
1. durch direkten Kontakt von außen bei einer offenen Verletzung, bei Operationen und Punktionen,
2. durch Einbruch eines benachbarten Eiterprozesses (eines osteomyelitischen Knochenherdes oder einer periartikulären Weichteileiterung),
3. durch hämatogene oder lymphogene Einschleppung. Dafür kommt letzten Endes jede Infektion im Körper in Betracht, sei es ein Zahngranulom, eine Tonsillitis, Otitis, Pneumonie oder eitrige Bronchitis, Darminfektionen oder solche der Galle, Harnwege usw. Mögliche Herkunftsorte sind auch Hautinfektionen in der Umgebung der Hüfte, wie Furunkel, eitrige Brandwunden, Impetigo, Varizellenpusteln, auch Schleimbeuteleiterungen (MUSSGNUG 1944, TILLEGOARD 1970 u. a.) und infizierte Leistenlymphknoten. Fortleitungskoxiditiden sind weiterhin im Zusammenhang mit septischen Aborten, Puerperalfieber mit Abszeßbildung im Becken oder bei Infektionen nach urologischen Eingriffen, vor allem an der Prostata, beobachtet worden.

In manchen Fällen ist die primäre Infektionsquelle nicht auffindbar. Akute Koxitiden kommen aber gelegentlich auch nach oder im Verlauf von Infektionskrankheiten wie Typhus und Paratyphus, Influenza, Scharlach oder Maltafieber vor. In solchen Fällen lassen sich die Erreger dieser Erkrankungen gewöhnlich in der Gelenkflüssigkeit oder in der Synovialmembran nachweisen.

Absiedlungsort einer Fernmetastase ist bei Kindern in erster Linie der metaphysär-epiphysäre Übergangsbereich des Oberschenkels. Die reichliche Blutversorgung des unfertigen Knochens bedingt nach BERNBECK (1953) wesentlich größere Gefahren embolisch-metastatischer Einschleppung und Haftung pathogener Mikroorganismen als nach Abschluß der Reifezeit. Beim Erwachsenen sind dagegen eher die Weichteile betroffen. Dementsprechend erfolgt bei Kindern und Jugendlichen meist ein Einbruch vom Knochen aus in das Gelenk, während in späteren Jahren die purulente Infektion der Synovialis sekundär zur Zerstörung des Knorpels und ggf. auch des Knochens führt.

Nach REICH resultiert aus einer Osteomyelitis des proximalen Femurdrittels fast regelmäßig eine Koxitis (Abb. 11); auch DUCLAUX (1905) betrachtet eine purulente Hüftgelenkentzündung als fast zwangsläufige Begleiterscheinung bei Femurosteomyelitis. Der bevorzugte osteomyelitische Befall des oberen Oberschenkelendes wurde bereits von BRUNN (1881), später von DE LA SIERRA (1957) sowie KUO PANG-FU u. MA YAN CHANG (1959) mit den eigentümlichen Verhältnissen am Hüftgelenk erklärt, wobei ein Teil der Metaphyse noch innerhalb der Gelenkkapsel gelegen ist und keinen Knorpelüberzug besitzt. Allerdings ist sicherlich auch eine direkte Durchwanderung der Epiphysenfuge auf dem Weg über die sie durchlaufenden Gefäße, die Vasa perforantia (Langersche Kanäle), möglich. Ein weiterer Durchwanderungsweg besteht entlang der Gefäßanastomosen zwischen der Spongiosa und dem Periost bzw. der Synovialmembran am Kapselansatz. Bei der Durchwanderung und eitrigen Durchsetzung des Fugenknorpels kann die Epiphyse gelockert und regelrecht abgehoben werden, so daß sie in Extremfällen als mehr oder weniger freier Sequester im Pyarthros schwimmt.

Häufigste *Erreger* sind Staphylokokken, aber auch verschiedene Arten von Streptokokken sowie gelegentlich Pneumokokken, Meningokokken, seltener Typhusbazillen, Salmonellen (GEERTS 1964), Gonokokken, Coccidien (PANKOVITCH u. JEVITIC 1973 u.a.). SERRE u. Mitarb. (1966) berichteten über Brucellosekoxitiden, die meist als gewerbliche oder alimentäre Infektionen aufgetreten seien – bisweilen erst 1 Jahr nach der Ansteckung. Die Hüftgelenkerscheinungen traten akut, sehr schmerzhaft mit subfebrilen Temperaturen auf und klangen rasch wieder ab, während röntgenologische Veränderungen erst später beobachtet wurden und wesentlich länger bestehenblieben. Bis auf einen Fall mit nachfolgender Arthrose seien aber alle praktisch folgenlos abgeheilt.

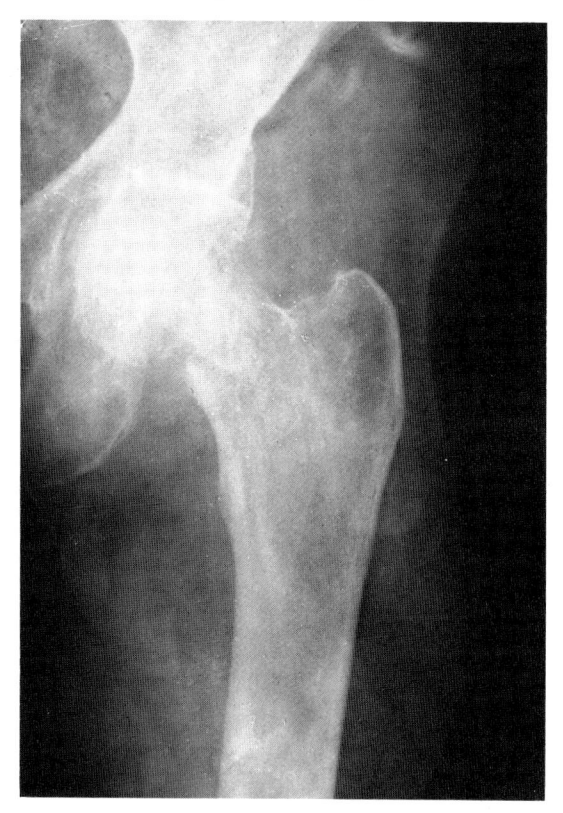

Abb. 11 Schenkelhalsosteomyelitis bei einem 17 Jahre alten Jungen. Einbruch ins Gelenk, eitrige Koxitis

Pathologisch-anatomisch durchläuft die Erkrankung grundsätzlich wieder die schon genannten Stadien der serös-exsudativen bzw. der serofibrinösen Synovialitis, die beide noch wieder rückläufig sind, aber auch Vor- bzw. Durchgangsstufen für die eitrige Entzündung sein können. Dies hängt weitgehend von der Virulenz der Infektion und den dagegen aufzubietenden Abwehrmöglichkeiten ab.

Im Gelenkerguß, der meist von vornherein trüb und dünnflüssig ist, finden sich zunächst vermehrt Eiweiß, Leukozyten (vor allem Polymorphkernige) und Fibrin, evtl. auch schon Erreger. Unter massenhafter Zunahme der Leukozyten gewinnt dann das Exsudat zunehmend purulenten Charakter – wir sprechen jetzt vom *Gelenkempyem (Pyarthros)*.

Der Eiter ist im akuten Stadium rahmig, gelblich, mehr grünlich gefärbt oder durch Blutbeimengung rostbraun. Ein jauchiger Erguß findet sich meist bei Mischinfektionen. Die Sekretproduktion ist bei akuten Prozessen sehr groß, so daß der Erguß unter erheblichem Druck stehen kann und die Kapsel nach vorn und hinten auftreibt. Oft ist die Schwellung in der Leiste tast- und sichtbar, bei Kindern gewöhnlich deutlicher als bei Erwachsenen. Die Haut darüber kann gerötet sein und ist fast immer erwärmt. Es besteht ein spontaner Spannungsschmerz; aber auch schon jede Bewegung, Druck und Berührung sind hochempfindlich.

Die Synovialmembran ist durch Hyperämie und Ödem gerötet, verdickt, eitrig infiltriert und zeigt anstelle der zerstörten Deckzellschicht leukozytär durchsetzte Fibrinauflagerungen. Sehr bald kommt es aus der Synovialis zur Bindegewebsproliferation mit Bildung eines Pannus, der die Knorpelflächen überzieht (nach PLIESS 1974).

Teils wohl bedingt durch die damit verbundene Abschirmung von der nutritiven Funktion der Gelenkflüssigkeit, welche selbst ja ebenfalls pathologische Zusammensetzung aufweist; wesentlich unter der Wirkung zerstörender Enzyme aus der Synovialis, den Leukozyten und Mikroorganismen, aber sicher auch unter dem Einfluß des gesteigerten intraartikulären Druckes kommt es nun zu einem raschen Knorpelzerfall – wiederum abhängig von der Virulenz der Erreger und der Brisanz des Entzündungsvorganges. In die durch Einschmelzung entstehenden Knorpellücken wuchert auch von der subchondralen Spongiosa her proliferierendes Bindegewebe ein, was den Zerstörungsprozeß noch vermehrt. Durch Gelenkbewegungen wird der lädierte Knorpel dazu noch mechanisch malträtiert. Im eitrigen Erguß finden sich zu diesem Zeitpunkt dann auch Knorpelsequester und Flocken aus Detritus mit Leukozytenaggregationen und Fibringerinnseln.

Kommt der Prozeß nach erfolgreicher Infektionsbekämpfung zur Ruhe, wird immer ein Grad von Defektheilung übrigbleiben, deren Ausmaß von der Schwere und Dauer des Zerstörungswerkes und dem Umfang des bereits angerichteten strukturellen Schadens abhängt. Bei sehr frühzeitiger Bakteriostase werden Erguß und Ödem weitgehend resorbiert, und die Gelenkfunktion wird wieder weitgehend hergestellt. Die Synovialmembran verfügt über beträchtliche reparative Eigenschaften, die es dem Gelenk ermöglichen, trotz oft erheblicher Schädigung noch ein erstaunliches Maß an Gebrauchsfähigkeit wiederzugewinnen. Bindegewebige Indurationen der Kapsel (schon in recht frühen Stadien sind gewöhnlich beide Schichten beteiligt!) setzen jedoch bei abklingender Heftigkeit eines akuten Prozesses sehr bald ein und sind meist nicht vollständig reversibel. Sie neigen später zu narbiger Schrumpfung und erzeugen Gelenkfehlstellungen und Kontrakturen. Zudem resultiert aus der mehr oder weniger nachhaltigen Schädigung der Synovialiszellen und der Transitstörung zwischen Gefäßnetz und Gelenklumen eine Beeinträchtigung der normalen Durchsaftungsverhältnisse im Gelenk mit allen bekannten Folgen für die Biologie des Knorpels. Schon daraus können sich in späterer Zeit degenerative arthropathische Veränderungen ergeben.

Auch ein bereits über die Knorpelflächen gewucherter Pannus kann nach Abklingen des Reizstadiums durch funktionelle Beanspruchung wieder weitgehend abgebaut werden, so daß eine beschwerdefreie Beweglichkeit und die Belastungsfähigkeit zurückgewonnen werden. Es bleibt jedoch in der Regel eine Entglättung der Gleitflächen übrig, die je nach der verbliebenen strukturellen und biochemischen Integrität des Knorpels gleichfalls zu regressiven Veränderungen disponiert. Besonders in der vaskularisierten Zone der Knorpel-Knochen-Grenzen läuft dann der Prozeß in abgewandelter Form weiter und produziert die für die Arthrose typischen Randosteophyten.

In der Reparationsphase kann es bei längerem Verlauf schließlich zur Vereinigung des subchondralen mit dem intraartikulären Pannus und zur Obliteration der Bindegewebsformationen zwischen den Gelenkkörpern, in den Kapselfalten sowie zwischen Kapsel und pannusüberzogenen Gleitflächen kommen. So entsteht endlich eine fibrotische Einsteifung, die später durch metaplastische Transformationen in eine faserknorpelige Verbindung umgewandelt werden kann (KALLIO u. KETTUNEN 1958) oder durch Knochenneubildung auch in eine ossäre Ankylose.

Die schwersten Formen der eitrigen Hüftgelenkentzündung sind die *Kapselphlegmone* und die *purulente Panarthritis*. Unter Kapselphlegmone versteht man eine eitrige Infiltration einschließlich des Stratum fibrosum mit nekrotisierender Destruktion aller beteiligten Strukturen. Beide Kapselschichten, eitrig durchsetzte Granulationen im Gelenkinneren und Bandapparat bilden eine verquollene, sulzige, voneinander nicht mehr trennbare Masse, und auch die Knorpeldestruktion ist dabei sehr intensiv und ausgedehnt. Der Prozeß kann mit außerordentlicher Vehemenz ablaufen und, wenn er nicht aufgehalten wird, sowohl auf den subchondralen Knochen unter Bildung einer Ostitis purulenta als auch auf die periartikulären Weichteile einschließlich der Schleimbeutel, Faszien, Muskulatur und Subkutis übergreifen. Damit ist der Zustand einer *purulenten Panarthritis* entstanden. Sie ist durch eine ausgedehnte Infiltration der ganzen Hüftgegend und meist schwere Beeinträchtigung des Allgemeinbefindens gekennzeichnet.

Beide fließend ineinander übergehende Verlaufsformen können sowohl durch Übergreifen von einer eitrig-nekrotisierenden Synovitis nach außen als auch von periartikulären Eiterungen durch Beteiligung der Kapsel in das Gelenk hineingetragen werden.

In den Weichteilen um das Gelenk herum bilden sich nicht selten Abszesse, die mehr oder weniger gegeneinander abgekapselt sind, oder auch phlegmöse Ausbreitungen entlang den anatomisch vorgezeichneten Bahnen und Interstitien als Röhrenabszesse mit fuchsbauartiger Verzweigung. Dabei bleibt die Fascia lata manchmal als

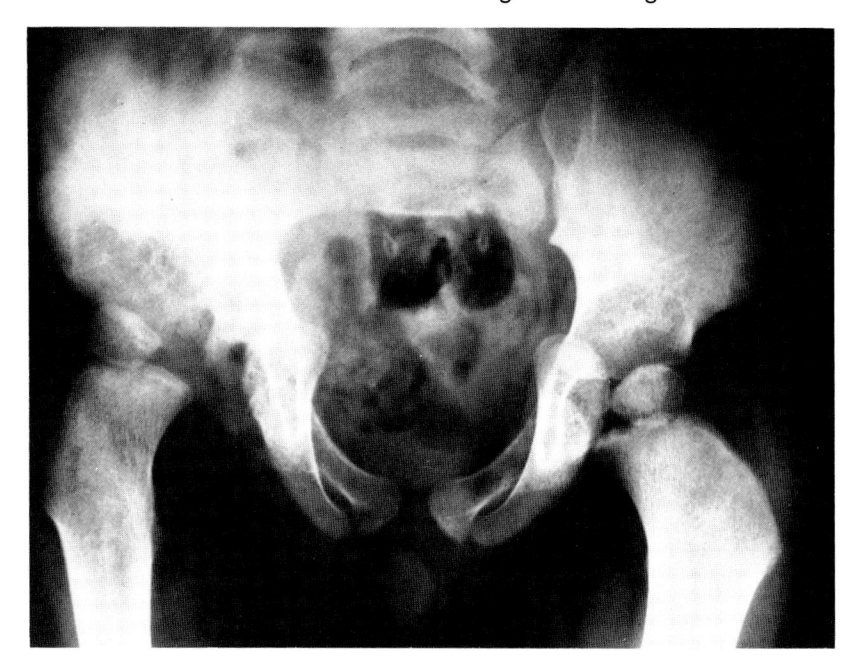

Abb. 12 Empyemluxation bei eitriger Säuglingskoxitis mit ausgedehnter Destruktion der Pfanne. Klinisch ist der Prozeß abgeklungen. Sklerosierungserscheinungen im Becken und der leicht vergrößerte, entrundete Kopfkern sind Anzeichen des Reparationsstadiums

Grenzschicht bestehen, oder es bilden sich nach Überwindung dieser Schranke subkutane Abszesse, die sich als Fistel durch die Haut öffnen können. Knorpel und knöcherne Gelenkanteile werden bei derartig schweren Prozessen meist völlig eingeschmolzen, so daß schwer destruierte Ruinen mit weitgehender Aufhebung der Gelenkfunktion oder kompletter Ankylose übrigbleiben.

Solche phlegmonöse Prozesse können jedoch auch weniger stürmisch ablaufen oder nach einem akuten Beginn, gewöhnlich unter dem Einfluß unzureichender antibiotischer Therapie, in einen Zustand chronischer Beständigkeit über Wochen und Monate mit immer wieder aufflackernden Reizphasen übergehen. Eine schwere Komplikation insbesondere bei Kindern sind die als Folge einer Ausweitung der Kapsel und des Bandapparates eintretenden Subluxationen und Luxationen (Empyemluxationen oder „Distensionsluxationen" nach VOLKMANN) (Abb. 13). Sie kommen nicht nur bei der Säuglingskoxitis vor, sondern auch bis ins Schulalter hinein. Bei Älteren und Erwachsenen, wo die septischen Prozesse gewöhnlich weniger foudroyant verlaufen, werden sie kaum noch beobachtet, zumal mit den heute zur Verfügung stehenden Behandlungsmitteln meist eine rasche Unterdrückung der destruktiven Aktivität erreicht werden kann. Gerade diese Tatsache zeigt aber, daß für die Dislokation nicht nur die durch intraartikulären Druckanstieg bedingte Spannung verantwortlich ist, sondern, wie LE FORT schon 1928 annahm, auch eine rasch fortschreitende Tonusverminderung des Kapsel- und Bandapparates infolge eitriger Infiltration und Einschmelzung. Dieser Prozeß kann außerordentlich schnell ablaufen, so daß bei akutem Empyem mit hochgradiger Ergußbildung bei Kindern stets eine Luxationsgefahr besteht. Möglicherweise wird dieses Phänomen aber auch von einer reflektorischen Muskelhypo- oder -atonie im Zustand der maximalen Gelenkfüllung unterstützt, wie aus experimentellen Untersuchungen von ANDRADE (1958) geschlossen werden kann. Inbesondere bei typhöser Koxitis, seltener auch bei Scharlach oder Windpockenkoxitis, sind solche Luxationen ohne nennenswerte Schmerzen unerwartet und plötzlich in den ersten Krankheitstagen beobachtet worden. Sie ist bei stürmisch verlaufenden Empyemen nur zu verhindern, wenn der Gelenkdruck sofort und nachhaltig gesenkt wird (s. unter Therapie S. 4.63, 4.73).

Das **klinische Bild** ist bei aller Vielfalt der Erreger und der Entstehungsmöglichkeiten verhältnismäßig einheitlich. Unterschiedliche Verlaufsformen ergeben sich vor allem aus der Brisanz der entzündlich-nekrotisierenden Prozesse und ihrer Dauer, wobei in erster Linie die daraus entstehenden Folgezustände dann spezifisch orthopädische Probleme liefern.

Für die klinischen Belange hat sich eine Einteilung nach Altersstufen bewährt, die auch heute noch ihre Berechtigung besitzt. Wir folgen dabei dem Vorschlag NIEDERECKERS in der 1. Auflage dieses Handbuches, der die unspezifische eitrige Hüftgelenksentzündung in drei Gruppen aufteilt:
1. Affektionen bis etwa zum 15.–18. Lebensmonat werden als Säuglingskoxitis (oder besser Säuglingsosteomyelitis im Hüftbereich) abgetrennt von
2. Erkrankungen dieser Art zwischen 1½ und etwa 18 Jahren sowie
3. unspezifische Koxitis des Erwachsenen.

Eine solche Unterteilung ist in mancherlei Hinsicht willkürlich und läßt sich sicherlich nicht konsequent aufrechterhalten. Die Abtrennung der Säuglingskoxitis ist aber schon deshalb notwendig, weil die Prozesse in diesem Alter mit besonderer Heftigkeit ablaufen und ihr Charakter als Allgemeinerkrankung andere Probleme aufwirft als in späteren Altersstufen. Zudem ist die infektiöse Gewebeschädigung zum Zeitpunkt fundamentaler Entwicklungs- und Differenzierungsvorgänge in der Ossifikationsperiode der Hüftanlage besonders schwerwiegend, wie andererseits aber auch die reparativen Potenzen in dieser Zeit außerordentlich groß sind. Allerdings trifft das in gewissem Umfange ebenso für die gesamte Phase des Wachstums und der Entwicklung zu, weshalb die Abgrenzung auch der davon noch betroffenen Altersstufen vom Erwachsenenalter seine Berechtigung findet. Für die klinische Beurteilung und das therapeutische Vorgehen ist es zudem wichtig, die frischen, floriden Krankheitsbilder von ihren Folgen und Defektzuständen abzugrenzen, jedoch von vornherein deren mögliche Entwicklung einzukalkulieren und ihr vorzubeugen. Darin vor allem liegt die besondere Aufgabe des Orthopäden.

Eitrige Säuglingskoxitis

Von K.J. MÜNZENBERG

Die eitrige Säuglingskoxitis ist ein eigenständiges und verhältnismäßig gut abgrenzbares Krankheitsbild. Obwohl das Hüftgelenk nur ausnahmsweise primär infiziert wird, sollte die Erkrankung auch weiterhin als Koxitis bezeichnet werden, weil klinisch alle Erscheinungen den Befall des Hüftgelenks in den Vordergrund rücken und auch die Spätfolgen, die dann für die orthopädische Versorgung von Bedeutung werden, vor allem das Gelenk berühren. Die ersten entzündlichen Läsionen werden zwar in der weit überwiegenden Zahl der Fälle im proximalen Metaphysenanteil des Femurs als Säuglingsosteomyelitis gefunden; doch wird das Gelenk immer schon nach sehr kurzer Zeit - oft nur nach wenigen Stunden - auch befallen, und darüber hinaus sind Fälle - als Ausnahme allerdings - bekanntgeworden, die eindeutig zeigen, daß auch ein isolierter Befall des Hüftgelenks ohne nachfolgende Osteomyelitis möglich ist (OBLETZ 1962). Als eigenständiges Krankheitsbild ist die eitrige Hüftgelenkentzündung des Säuglings deshalb anzusehen, weil die anatomische Besonderheit des koxalen Femurabschnittes beim Säugling und in der frühen Kindheit die Koxitis der Osteomyelitis und die Osteomyelitis der Koxitis so gut wie immer folgen läßt. Die Säuglingskoxitis ist zwar keine häufige Erkrankung, aber sie birgt immer die Möglichkeit schwerer Komplikationen in bezug auf das Leben des Kindes und vor allem auf die zukünftige Funktion des Hüftgelenks in sich. Sie umschließt den Zeitabschnitt des 1. Lebensjahres, wenn auch noch ausnahmsweise Erkrankungen in den folgenden beiden Jahren beobachtet werden können, die einen gleichen Verlauf nehmen.

Als Erreger steht der Staphylococcus aureus mit mehr als 80% der Fälle (PATERSON 1970) in den letzten Jahren ganz im Vordergrund, während früher hämolysierende Streptokokken und Pneumokokken die größere Rolle gespielt zu haben scheinen. Auch Meningokokken, Influenzabakterien und der Pyocyaneus - dieser aber wahrscheinlich als Erreger einer Sekundärinfektion - sind als Keime gefunden worden. Vor mehr als 30 Jahren kam auch noch den Diphtheriebakterien eine Bedeutung zu; mit dem Zurückdrängen der Diphtherie aber haben sie ganz ihre Wichtigkeit verloren. Gonokokken und Kolonbakterien wurden nur sehr selten gefunden.

Das Gelenk selbst oder die proximale Femurmetaphyse ist nur ganz selten die primäre Eintrittspforte für den Erreger; vielmehr erfolgt die Infektion als hämatogene Fernmetastase von einem anderen Primärherd aus oder ganz selten auch durch Fortleitung der Entzündung aus der Nachbarschaft. Von Pädiatern wird die Häufigkeit der Fortleitung sicherlich überschätzt, wenn als wiederholte Ursache die Punktion der V. femoralis in der Leistenbeuge zur Blutentnahme beim Neugeborenenikterus angeschuldigt wird (ASNES u. ARENDER 1966, SAMILSON u. Mitarb. 1958, CHACHA 1971). In diesem Zusammenhang wurde nicht nur eine Fortleitung, sondern sogar eine Primärarthritis mit direkter Keimbesiedlung der Hüfte durch die Injektionsnadel diskutiert. Als Ausgangsort für eine Fortleitung aus der Nachbarschaft sind gelegentlich auch infizierte Schleimbeutel, Muskel- und andere juxtaartikuläre Abszesse genannt worden.

Als Primärherde der hämatogenen Streuung kommen in Betracht: Nabelinfektionen, eine Gastroenteritis, eine Pyodermie - insbesondere die Impetigo contagiosa und Furunkulose -, eine Bronchitis, eine Pneumonie und eine Otitis media, vor allem aber auch ganz banale Nasenracheninfekte, die in ihrer Bedeutung oft gar nicht recht gewürdigt werden. Verhältnismäßig häufig findet sich die Erkrankung bei einem septischen Ikterus oder auch im Zusammenhang mit einer Streptokokkeninfektion beim Scharlach. Da fast immer eine Bakteriämie die Voraussetzung für die Infektion ist, können auch beide Hüftgelenke befallen werden (DE LA SIERA 1959) oder noch andere Gelenke im Sinne einer eitrigen Polyarthritis.

Im Regelfall erfolgt die metastatische Keimbesiedlung in den Knochen des metaphysären Schenkelhalsanteils. Bereits z.Z. der Geburt findet sich hier eine kleine knöcherne Lamelle, die als Ort der ersten Ansiedelung dient. Die Kno-

Entzündliche – nichttuberkulöse – Erkrankungen des Hüftgelenks 4.59

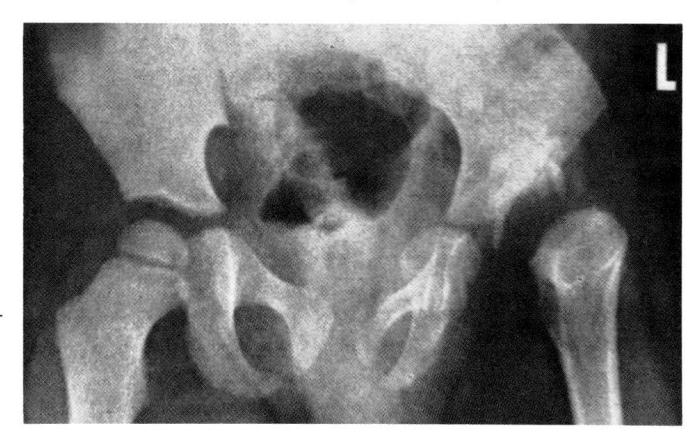

Abb. 13 Empyemluxation links mit periostalen Reaktionen am (verkürzten) Schenkelhals und am proximalen Schaftanteil, Destruktionen an der Pfanne, Kopf praktisch resorbiert. Klinisch abgeklungener Prozeß

chenveränderungen brauchen hier gar nicht sehr groß zu sein, um fast immer zu einer Arthritis zu führen. Das unterscheidet die Säuglingsosteomyelitis im proximalen Femurabschnitt von anderen Lokalisationen, wo ein Befall des benachbarten Gelenks nicht unbedingt – und dann auch später – der Osteomyelitis folgen muß. Die Ursache dafür liegt in der anatomischen Besonderheit des Hüftgelenks, insbesondere des frühkindlichen, wo ein Teil des dia-metaphysären Überganges, der nicht von Knorpel überdeckt ist, innerhalb der Gelenkkapsel liegt. Ein eigentliches Periost gibt es hier nicht; und im Wachstumsalter ist die arterielle Zirkulation in der Metaphyse erheblich vermehrt. Bevor die Kapsel- und Epiphysenarterien ihr Ziel erreichen, haben sie die infizierte Gegend passiert. Der Osteomyelitis kann so direkt der Einbruch ins Gelenk folgen und dann die einzelnen pathologisch-anatomisch unterscheidbaren Formen der eitrigen Gelenkentzündung nach sich ziehen: Empyem, Kapselphlegmone und Totalvereiterung des Gelenks (Panarthritis). Beim Empyem kann anfangs das Exsudat noch klar bis gelblich und dünnflüssig gefunden werden, wird aber bald zunehmend rahmiger und eitriger, noch später sogar gelegentlich jauchig. Dann aber liegt bereits eine Kapselphlegmone vor. Die Kapsel, die ganz zu Anfang nur gerötet und geschwollen war, wird nach und nach nekrotisch und schmilzt ein, und der Prozeß greift auf das fibröse Gewebe des Gelenk-Band-Apparates über. Schließlich werden Gelenkknorpel und der angrenzende Knochen schwerwiegend verändert. Der Knorpel kann ulzerös zerfallen, mazerieren oder sich in größeren Fetzen von der Unterlage abheben und dann im Gelenkraum angefunden werden. Auch der Knochen kann sequestrieren, manchmal in Schalenform, meist aber in einfachen Stücken. Damit ist der Totalbefall des Gelenks erreicht, und periartikuläre Abszesse, die sich auch nach außen entleeren können, kennzeichnen bereits die Komplikationen.

NIEDERECKER (1961) erwähnte eine Destruktion des Pfannenbodens, die zu einer zentralen pathologischen Luxation mit Einschnürung des Schenkelhalses führte. Der Kopf luxierte ins kleine Becken; der Schenkelhals löste sich in der Epiphysenfuge, und der Kopf brach in den Mastdarm ein, von wo aus er mit dem Stuhlgang entleert wurde. Für einen solchen Vorgang ist nicht unbedingt eine primäre Ablagerung der Keime im Pfannenboden erforderlich. Auch wenn der Destruktionsprozeß sich vorwiegend im Bereich des Pfannenbodens abspielt, was indessen recht selten ist, kann es zu derartigen Erscheinungsbildern kommen. Der Endzustand ist ein destruiertes Gelenk, das keinerlei Einzelstrukturen mehr aufweist. Die früher miteinander korrespondierenden Gelenkanteile sind z. T. ganz weggeschmolzen und weit auseinander gerückt. Der Gelenkspalt wird von einem Bindegewebe angefüllt, das von allen Seiten aufeinander zugewachsen war: Die fibröse Versteifung ist entstanden. Im Unterschied zu anderen entzündlichen Folgezuständen an Gelenken bildet sich eine knöcherne Ankylose nach der Säuglingsosteomyelitis seltener.

Die **klinische Diagnose** ist ganz besonders schwierig in der Neugeborenenperiode. Das wiegt um so schwerer, als eine Verzögerung der adäquaten Therapie um Stunden oder gar Tage immer schwerere Destruktionen des Hüftgelenks nach sich zieht. Die Erkrankung beginnt meist ganz abrupt; aber die klinischen Zeichen der Septikämie, die immer die Voraussetzung für einen bakteriellen Befall des Hüftgelenks ist, also schlechter Allgemeinzustand, hohes Fieber, Schüttelfrost mit Schweißausbrüchen, können bei Neugeborenen sehr oft fehlen oder weniger ausgeprägt in Erscheinung treten. Der Verdacht auf eine Bakteriämie sollte immer geäußert werden, wenn ein Infektionsherd bekannt ist oder eine sichtbare Hautwunde vorliegt. Daß es den Kindern nicht gutgeht, kann man aber immer beobachten: Sie verweigern die Nahrung und werden beim Füttern oft zyanotisch. Sie können weniger reizbar sein als Gesunde, häufig sogar lethargisch, aber auch überreizt erscheinen bis hin zu Krampfanfällen. Ein bereits bestehender Ikterus kann an

Intensität zunehmen, und der Leib kann meteoristisch aufgebläht sein. Dann und wann auch kann sich ein flüchtiges Exanthem entwickeln, das differentialdiagnostisch oft nicht leicht einzuordnen ist. Eine mangelnde Gewichtszunahme oder gar eine Gewichtsabnahme wird erst nach 1–2 Tagen deutlich. Das mag auch einmal für einen Temperaturanstieg gelten.

Wenn eine Bakteriämie vermutet wird, dann muß immer an die eitrige Entzündung des Hüftgelenks gedacht und der Säugling auch daraufhin untersucht werden. Bei der klinischen Inspektion findet sich dann meist eine Schwellung der ganzen jeweiligen Extremität oder der Genitalien oder auch der entsprechenden Gesäßseite. Die Leistenbeuge oder die Gegend des Trochanter major kann gerötet und überwärmt sein. Das Bein wird meist gebeugt, adduziert und außenrotiert gehalten, ganz im Anfang auch gelegentlich einmal in Abduktion und Beugung. Diese Lage allerdings ist nur transitorisch und geht immer sehr schnell über in die Beugeanspreizstellung. Die Außenrotation mag anfangs nicht sehr eindrucksvoll sein, beim voll entwickelten Empyem aber und bei der Luxationstendenz ist sie immer unübersehbar. Eine Armut der aktiven Beweglichkeit des Beins entgeht dem geduldigen Untersucher meist nicht. Bei der geschickten Palpation läßt sich in der Leistenbeuge später auch eine Fluktuation zwischen zwei untersuchenden Fingern tasten.

Einen charakteristischen Temperaturverlauf gibt es nicht. Die für eine bakterielle Infektion kennzeichnende Trias aber: Leukozytose, Linksverschiebung und starke toxische Veränderungen der Neutrophilen (grobe Granula und blaue Schlieren), ist in der Mehrzahl nachzuweisen, wenn auch seltener als bei Erwachsenen. Die Blutkörperchensenkungsgeschwindigkeit findet sich fast durchweg beschleunigt, hinkt aber wie immer den klinischen Erscheinungen nach.

Wenn eine Staphylokokkeninfektion vorliegt, steigt der Antistaphylosintiter und bei einer Streptokokkeninfektion der Antistreptolysintiter im Verlauf der Erkrankung regelmäßig an. Diese serologischen Befunde sind aber mehr von theoretischer als klinischer Bedeutung, weil sie für die Diagnose nur eine indirekte Rolle spielen und für die Therapie immer zu spät kommen.

Die Infektion des Hüftgelenks kann mit dem Beginn der Bakteriämie zusammenfallen, aber auch noch später eintreten, ganz unabhängig davon, ob das Kind unter antibiotischer Therapie steht oder nicht. Dieser zeitlich etwas unterschiedliche Verlauf läßt es allein nicht gerechtfertigt erscheinen, zwei klinische Formen voneinander abzutrennen, da sich der klinische und der pathologisch-anatomische Krankheitsverlauf am Hüftgelenk bei beiden nicht grundsätzlich unterscheiden.

Wenn keine adäquaten therapeutischen Maßnahmen früh genug eingeleitet werden, dann schmilzt das proximale Femurende schnell ein. Die durch das Empyem stark gespannte Kapsel wird zerstört, und es kommt zur Destruktionsluxation (Abb. 14), die von VOLKMANN einmal Distensionsluxation genannt wurde (distendere = ausdehnen). Nach den Angaben von LE FORT (1928) kann die Gelenkkapsel über ein gewisses Maß hinaus nicht gedehnt werden. Sie schmilzt vielmehr weg und gibt so dem Eiter und dann dem Kopf Gelegenheit, aus dem Gelenkkavum auszutreten. Dann sind auch klinisch immer Luxationszeichen erkennbar: Der Oberschenkel erscheint verkürzt, im Wachstum zurückgeblieben und steht in Adduktionskontraktur.

Ein Spontandurchbruch des Eiters nach außen ist im unbehandelten Fall sehr häufig. Wenn er eingetreten ist, bessert sich der Allgemeinzustand des Kindes mit einemmal, und die Temperaturen normalisieren sich. Hiernach liegen immer alle Zeichen einer Hüftluxation vor, und nun ist immer auch die Gefahr einer Mischinfektion gegeben.

Wenn auch Unterschiede der Aggressivität der einzelnen Erreger gewiß bestehen, so ist es dennoch unmöglich, nach der Art der Gelenkdestruktion Rückschlüsse auf die Art der Keime zu ziehen. Daß Pneumokokken eine besondere Affinität für die Pfanne hätten (FLEMENT u. KIRMISSON), konnte in der Literatur nicht wieder bestätigt werden. Jeder Eitererreger ist in der Lage, massive Gelenkzerstörungen auszulösen. Die Ausdehnung dieser Gelenkzerstörungen hängt mehr von der Virulenz der Keime und der Resistenz des befallenen Organismus ab als von ihrer Art.

Die infizierten Hüftgelenke können auch selbst noch weiter streuen und zu einer Staphylokokkenpneumonie oder Peritonitis führen; Herz und Lungen müssen also laufend beobachtet werden. Insbesondere wenn der Allgemeinzustand trotz Antibiotikabehandlung und Arthrotomie sich nicht bessern will, muß an diese Komplikationen gedacht werden.

Die *Röntgenaufnahme* der Hüftgelenke ist für die Bestätigung der Diagnose und auch für die Beurteilung des Krankheitsverlaufes von unschätzbarem Wert. Für den Erfahrenen lassen sich schon verhältnismäßig frühzeitig Veränderungen in der Umgebung des Hüftgelenks und in ihm selbst erkennen. Die Frühzeichen, nach denen immer gesucht werden muß, sind vor allem eine Kapselausdehnung mit Verbreiterung des Gelenkspaltes, eine Schwellung der Weichteile in der Gelenkumgebung und gelegentlich auch eine angedeutete Verdichtung der das befallene Hüftgelenk umgebenden Muskulatur. Recht früh kann eine Lateral- und Aufwärtsverschiebung des Femurs gesehen werden, auf deren erste Zeichen – Verbreiterung des Abstandes des Diaphysenstachels von der knöchernen Gelenkpfanne ohne

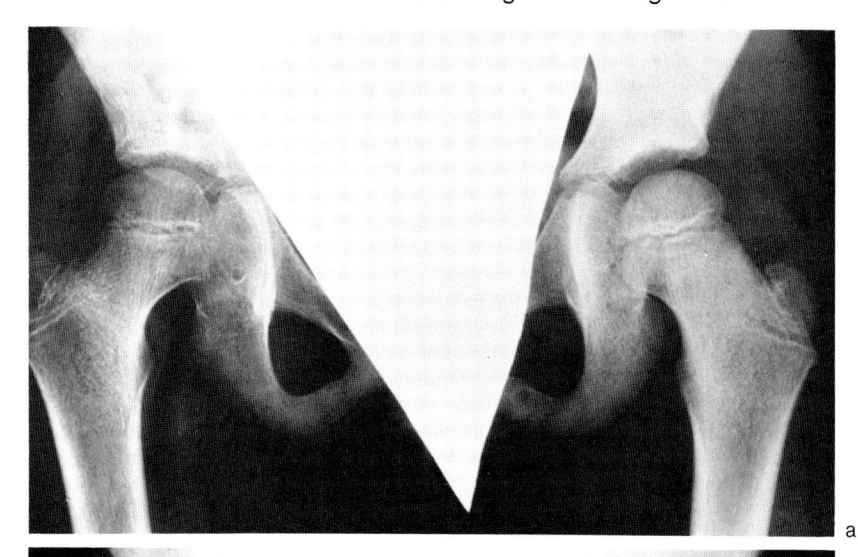

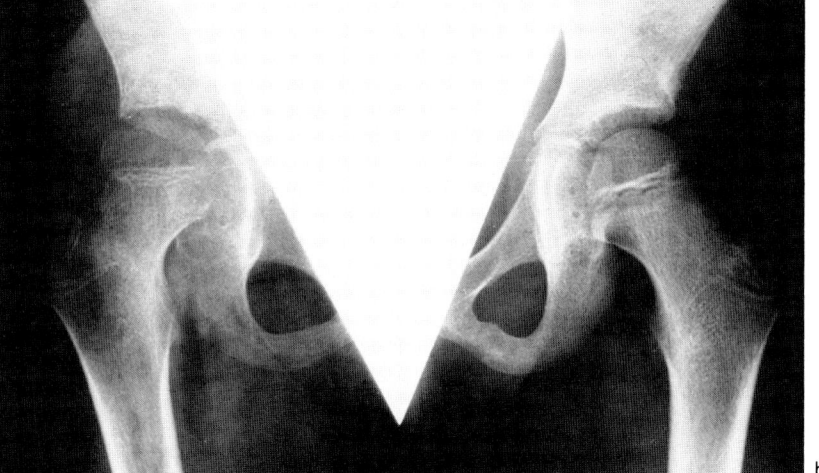

Entzündliche – nichttuberkulöse – Erkrankungen des Hüftgelenks 4.61

Abb. 14 a–c Verlauf einer unspezifischen eitrigen Koxitis, die trotz (oral und intravenös verabreichter) Antibiotika innerhalb von 6 Wochen zu schwerer Destruktion führte. Bei lege artis durchgeführter Behandlung mit frühzeitiger Druckentlastung durch Spüldrainage oder/und Arthrotomie und sachgemäßer Ruhigstellung wäre der ruinöse Zustand wahrscheinlich vermeidbar gewesen
a) Kurz nach Beschwerdebeginn: nur dezente Knochenatrophie, Gelenkspalt verschmälert, Adduktionshaltung des Oberschenkels.
b) Nach 3 Wochen Zunahme der unregelmäßig-milchglasartigen Atrophie und Weichteilverdichtung im Kapselbereich, Gelenkspalt noch schmaler, Konturen unruhig.
c) Gelenkspalt nicht mehr erkennbar, Kopf in die Pfanne gestaucht

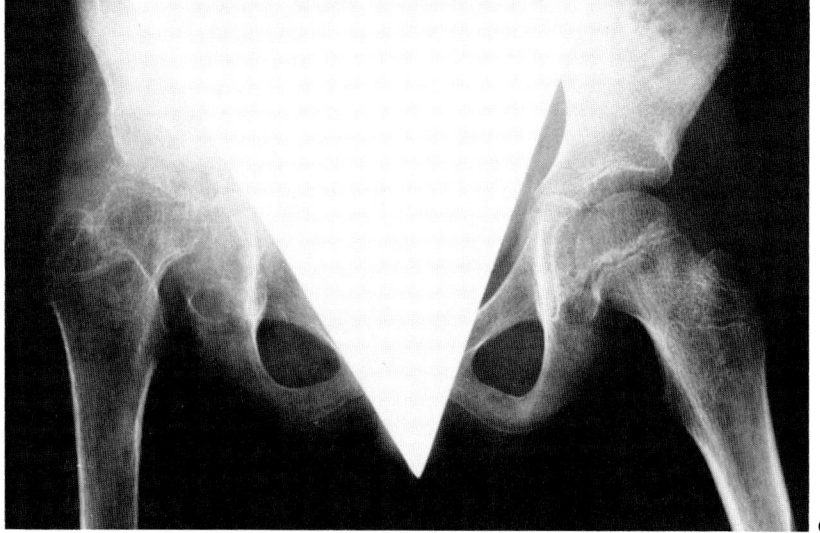

Hinweis auf eine Pfannendysplasie – immer besonders geachtet werden muß. Da in den ersten 5 Lebensmonaten der Hüftkopf gemeinhin noch keinen ossären Kern hat, ist es nicht leicht oder gar unmöglich, den Zustand des Hüftkopfes selbst röntgenologisch zu beurteilen. Wenn jedoch bereits ein gewisser Grad an Lateral- und Aufwärtsdislokation des Femurs gegenüber dem Becken im Sinne einer Subluxation oder gar Luxation vorliegt, dann muß immer auch schon mit einer Zerstörung des Hüftkopfes gerechnet werden. Nach einigen Tagen werden auch die Zeichen der Osteomyelitis am proximalen Femurende sichtbar. Wenn die Kinder schon einige Monate alt sind, dann kann zunächst eine fleckige Aufhellung in der Metaphyse hervortreten als Ausdruck eines erhöhten intraossären Druckes durch den Eiter. Vor allem wird sehr bald eine periostale Reaktion in Form von Doppel- und Mehrfachkonturierungen des Schenkelhalses und, wenn der Prozeß nach distal fortgeschritten ist, auch der Diaphyse erkennbar. Diese schalenartigen, lamellären Knochenbildungen, die sich parallel zur äußeren Kontur des Knochens entwickeln, sind reaktive Ossifikationen des abgehobenen Periosts oder – im Falle des Schenkelhalses – der periostalen Gelenkkapsel. Sie sind immer der Beweis für eine vorliegende Osteomyelitis des Femurs und fehlen so gut wie nie, nur dann, wenn als Ausnahme einmal das Hüftgelenk primär und allein infiziert wurde und der Prozeß auf die Synovia beschränkt werden konnte.

Schreitet der Prozeß weiter fort, dann kommt es zum Bild einer Hüftluxation, das sich von dem der angeborenen Luxation dadurch unterscheidet, daß bei der Destruktionsluxation so gut wie immer Knochenzerstörungen am Pfannendach und am Pfannenerker zu erkennen sind. Deren knöcherne Umrisse werden unscharf und erscheinen wie ausgefranst. Nach und nach kann sich dadurch auch eine Steilstellung des Pfannendaches entwickeln, die dem Unerfahrenen als Dysplasie erscheinen mag. Wenn der Verlauf am knorpeligen Anteil der Hüftpfanne nicht zum Stillstand kommt, können auch im iliakalen Anteil des Azetabulums fleckige Aufhellungen als Ausdruck einer knöchernen Zerstörung sich darstellen.

Das Bild des Spätzustandes nach abgelaufener und nicht angemessen oder erfolglos behandelter Säuglingskoxitis ist vor allem gekennzeichnet durch die massiven Zerstörungen am proximalen Femurende und an der ehemaligen Hüftpfanne (Abb. 13 u. 14). Das proximale Femurende scheint in seinen Umrissen unförmig und insgesamt verbreitert, insbesondere der Stumpf des Schenkelhalses, wenn der Kopf weggeschmolzen ist. Meist steht das Stumpfende des Femurs oberhalb der ehemaligen Gelenkpfanne. Die Metaphyse des Femurs kann becherförmig verbreitert sein, und ihre Konturen sind unregelmäßig gezeichnet. Meist sind auch der Pfannenboden und das Dach deformiert; die Pfanne erscheint ausgezogen und abgeflacht. Wenn die entzündlichen Vorgänge auch den Diaphysenanteil des Oberschenkels befallen hatten, dann ist dieser verbreitert und seine Strukturzeichnung vergröbert, z. T. unruhig und verdichtet. Wenn der Hüftkopf nicht ganz weggeschmolzen ist, dann ist er in seiner Strukturzeichnung unregelmäßig und oft pilzförmig ausgezogen. Mit seiner eigentlichen Pfanne steht er nicht mehr in Kontakt – er ist nach außen und oben luxiert oder subluxiert.

Selbst dann, wenn die Behandlung ganz frühzeitig ansetzte und auch erfolgreich war, können sich noch nach Jahren die Zeichen der abgelaufenen Gelenkentzündung erkennen lassen. Eine Folgeerscheinung, die nur nach einer Entzündung des kindlichen Hüftgelenks beobachtet werden kann, also auch nach einer tuberkulösen Genese, ist die sog. *Coxa magna:* eine harmonische Vergrößerung des ganzen Hüftkopfes, also der Epi- und Metaphyse; die von der Gelenkkapsel eingeschlossenen Teile erscheinen wie aufgebläht, in ihrer Knochenstrukturzeichnung jedoch völlig normal. Die Hüftpfanne macht gemeinhin diesen Vergrößerungsvorgang nicht mit, so daß der Schenkelkopf nicht vollständig vom Pfannenerker überdacht wird. Eine Gelenkspaltverschmälerung ist mit der Coxa magna nicht verbunden. Eine Coxa magna nach einer Säuglingskoxitis kann immer als ein Zeichen dafür gelten, daß die Entzündung im Gelenk über das seröse Stadium nicht hinaus kam. Sie ist die Folge verstärkten Wachstums aufgrund der Hyperämie.

Wenn die Entzündung nur einen Teil der Wachstumsfuge ergriffen hatte, dann kommt es zu ihrem teilweisen Verschluß. Auch die Pfannenfuge kann partiell knöchern durchbaut werden. Die zarten periostalen Knochenlamellen am Schenkelhals werden mit der Zeit abgebaut und gehen so in den sich ausdehnenden Schenkelhals über. Nur dessen Verbreiterung bleibt dann noch nach Jahren als ein Hinweis auf eine abgelaufene Koxitis bestehen. War außerdem die Epiphyse von der Entzündung schon ergriffen, nicht aber die Pfanne, dann kann nach einigen Jahren nur noch die Vorgeschichte die Differentialdiagnose zum Morbus Perthes in die richtige Bahn lenken.

Zwischen diesen röntgenologisch weniger eindrucksvollen Hinweisen und den schweren unübersehbaren Destruktionsvorgängen gibt es alle Übergänge, die das Röntgenbild insgesamt zwar unverwechselbar machen, im einzelnen hingegen jedem Fall sein besonderes Gepräge geben.

Bei der klinischen **Differentialdiagnose** muß vor allem an einen *retroperitonealen Abszeß* gedacht werden. Auch bei diesem kommt es durch Reizung des M. iliopsoas zu einer Beugung, zur Außenrotation und Adduktionsstellung des Oberschenkels mit schmerzhafter Bewegungsein-

schränkung des Hüftgelenks. Solche Abszesse sind extrem schwer zu diagnostizieren. Wenn aber nach Tagen im Röntgenbild keinerlei Hinweise auf eine Koxitis vorliegen und insbesondere auch eine vorgenommene Probearthrotomie negativ verlief, dann muß immer an den retroperitonealen Abszeß gedacht werden, selbst wenn er nicht häufig ist. Der Befall des Hüftgelenks bei einer *Hämophilie* ist zwar insgesamt sehr selten, insbesondere im 1. Lebensjahr überhaupt; dennoch kann auch ein Hämarthros des Hüftgelenks einmal zu einer Distension der Gelenkkapsel führen und auch eine Verbreiterung des Gelenkspaltes im Röntgenbild zeigen. Die Diagnose der Hämophilie kann nur ausnahmsweise Schwierigkeiten machen, da die Blutungen immer schon an leichter zugänglichen Körperstellen beobachtet wurden und der lokale Verlauf sich von einer Entzündung unterscheidet. Eine *proximale Oberschenkelfraktur* im Säuglingsalter ist eine Rarität; wenn sie allerdings vorliegt und die Fissur unerkannt bleibt, dann kann ein Bluterguß im Hüftgelenk ebensolche differentialdiagnostischen Schwierigkeiten machen wie die feinen lamellären periostalen Verkalkungen, die sich nach 2–4 Wochen als Reaktion auf das Hämatom unter der periostalen Gelenkkapsel bilden können. Auch an das *akute rheumatische Fieber* muß gedacht werden. Die Diagnose bietet aber bei ausgeprägtem multiplem Gelenkbefall kaum Schwierigkeiten. Selbstverständlich kann auch eine *Tuberkulose* im 1. Lebensjahr vorkommen. Die nicht ganz so seltene tuberkulöse Koxitis zeigt jedoch immer einen blanderen und langsameren Verlauf. Die Zeichen für ein schweres Krankheitsbild treten mehr zurück. Die Destruktion des Gelenkknorpels geht weit langsamer vor sich als bei eitrigen Entzündungen, und auch die begleitende Osteomyelitis nimmt klinisch und radiologisch einen ruhigeren Verlauf. Eine periostale Reaktion mit nachfolgender lamellärer Verkalkung fehlt so gut wie immer. Klinisch kann auch einmal an eine Poliomyelitis oder eine Meningitis gedacht werden.
Die röntgenologische Differentialdiagnose muß vor allem die *Möller-Barlowsche Erkrankung* einschließen, bei der es ebenfalls zu einer massiven Periostabhebung mit anschließender periostaler Verkalkung kommt. Hier allerdings machen die Vorgänge am Hüftgelenk halt, das meist im großen ganzen unauffällig bleibt, abgesehen von einem Gelenkerguß, der röntgenologisch in Erscheinung treten kann. Das Fehlen der klinischen Zeichen für eine bakterielle Infektion und der für eine Infektion unauffällige Blutbefund machen die Koxitis sehr schnell unwahrscheinlich. Das gleiche gilt für andere Erkrankungen mit periostalen Reaktionen, wie beispielsweise für die seltene *A-Hypervitaminose*, die *Periostitis luica*, die wegen ihrer unruhigen Konturierung der Epiphysenlinie mit Defekten in der proximalen Verkalkungszone und Epiphysenlösungen besondere differentialdiagnostische Schwierigkeiten bereiten kann, und für die floride *Rachitis* am Ende des 1. Lebensjahrs, die auch mit Periostabhebungen reagiert. Eine mottenfraßartige Destruktion in der proximalen Femurmetaphyse bei blanderem Verlauf einer Osteomyelitis hat auch einen *malignen Tumor* differentialdiagnostisch mit in Betracht zu ziehen, obgleich dafür die kleinen Patienten noch zu jung sind; als Ausnahme mag auch einmal ein Malignom nicht auszuschließen sein. Nach Jahren kann es nicht leicht werden zu entscheiden, ob eine Coxa vara congenita vorliegt oder eine Koxitis abgelaufen ist, insbesondere wenn auch eine Beinverkürzung durch einen Femurdefekt besteht. Auch auf den Morbus Perthes sei noch einmal hingewiesen.

Therapie
Die Therapie muß so früh wie möglich eingeleitet werden, wenn die Gelenkzerstörung vermieden werden soll. Mit jeder Stunde, die bei einer akuten Femurosteomyelitis mit Gelenkbeteiligung vergeht, wird die Prognose für das Gelenk rapide schlechter. Nach 4 (OBLETZ 1957) bis spätestens 5 (PATERSON 1970, GILMOUR 1962) Tagen ist das anatomische Schicksal des Gelenks endgültig besiegelt. Wenn auch PHEMISTERS bekannte Untersuchungen aus dem Jahre 1924, in denen er in vitro nachzuweisen glaubte, daß Eiter allein durch proteolytische Enzyme, die er enthält, den Gelenkknorpel andauen und zum Verschwinden bringen kann, durch spätere Untersuchungen von CURTIS u. KLEIN (1963) nicht ganz bestätigt werden konnten, so besteht doch kein Zweifel daran, daß der Eiter mit seinen polymorphkernigen Leukozyten und deren Enzymen und vielleicht auch durch den intraartikulären Druck, den er erzeugt, die strukturelle Integrität des Gelenkknorpels zerstört. Die genauen chemischen Vorgänge, die zur Knorpelauflösung führen, sind bislang noch nicht voll aufgeklärt; dennoch fordert der enge Zusammenhang zwischen Eiter und Knorpeldestruktion die *alsbaldige Entlastung* des Gelenks. Wir meinen, daß die vorsichtige Punktion des Hüftgelenks mit einer nicht zu dünnen Nadel der operativen Eröffnung vorausgehen sollte, weil sie differentialdiagnostisch nicht ohne Wert ist und ggf. vor einer nicht notwendigen Arthrotomie bewahrt, wenn eine falsche Diagnose gestellt wurde, die auch schon Erfahrenen nicht erspart geblieben ist (PATERSON 1970). Nur in den ersten Stunden ist die punktierte Flüssigkeit serös; danach, spätestens nach 2 Tagen, ist sie dickflüssig eitrig und enthält dann eine große Anzahl polymorphkerniger Leukozyten und viel Fibrin. Diese Punktion kann beim Säugling ohne Schaden für das Hüftgelenk – selbstverständlich unter streng aseptischen Kautelen – von kaudal her in Lorenz-Position der Beine erfolgen. Die Gefahr der Fistelbildung und Sekundärinfektion

wird gewöhnlich überschätzt, denn die Kulissenverschiebung der Weichteile ist im Säuglingsalter nirgends so gut wie bei diesem Zugang. Der aspirierte Eiter muß sofort einer bakteriologischen Untersuchung, die auch ein Antibiogramm einschließen muß, zugeführt werden. Weil die Punktion allein nicht restlos den Eiter aus der Gelenkhöhle entfernen kann, sollte, wenn die Punktion einen Pyarthros aufdeckt, im allgemeinen unverzüglich die Arthrotomie folgen. Das breit eröffnete Gelenk muß gespült werden, zunächst mit Ringer-Lösung und im Anschluß daran tunlichst auch mit einer Antibiotikalösung, für die von SIMON u. STILLE (1973) folgende Konzentrationen empfohlen wurden:

Neomycin	1,5–5%ig
Bacitracin	500 E/ml
Kanamycin	0,25%ig
Polymyxin B	0,1%ig
Gentamycin	0,5%ig
Penicillin	100 000 E/ml
Oxacillin	1%ig
Carbenicillin	1%ig
Ampicillin	1%ig
Streptomycin	1–4%ig

Wenn eine Spüldrainage angeschlossen werden soll, dann kann die Spülflüssigkeit eine gleiche Konzentration haben.

Die Frage der Drainage wird von den einzelnen Autoren je nach ihren Erfahrungen unterschiedlich beantwortet. PATERSON (1970), der 50 Hüftgelenke wegen akuter eitriger Entzündung arthrotomierte, hat wegen der Furcht vor einer Sekundärinfektion nie anschließend drainiert und in allen Fällen nicht nur eine primäre Wundheilung, sondern auch einen klinisch und röntgenologisch normalen Verlauf beobachtet. OBLETZ (1960, 1962), der ebenfalls über reiche Erfahrungen an einem großen Krankengut verfügt, hat immer und mit gutem Ergebnis auch nach der Arthrotomie drainiert. Wir meinen, daß die Redonsche Saugdrainage nur in den ersten Krankheitstagen, wenn der Erguß noch serös ist, angebracht sein kann und daß sie keineswegs zur Sekundärinfektion führt, wenn die sterilen Kautelen im Operationssaal und auf der Station peinlich beachtet werden und wenn die Drainage nicht länger als 2–3 Tage belassen wird. Im allgemeinen aber ziehen wir die Spüldrainage vor, insbesondere wenn schon eine ausgedehnte Gewebszerstörung um sich gegriffen hat. Der Spülflüssigkeit sollte für etwa 1 Woche ein Antibiotikum nach dem oben gegebenen Vorschlag zugefügt werden. Insgesamt soll die Dauer der Spülbehandlung nicht über 3 Wochen ausgedehnt werden. Als Spülflüssigkeit kann Ringer-Lösung mit einem nichttoxischen Detergens (z. B. Alevaire) verwandt werden. Im Anschluß an die Operation wird ein hoher Beckenbeingips, der auch das gegenüberliegende Hüftgelenk mit einschließt, angelegt. Dabei ist darauf zu achten, daß das Bein in eine Abduktionsstellung von etwa 30–50 Grad kommt, um damit der Luxationstendenz entgegenzuwirken. Ältere Orthopäden glaubten, daß durch die Ruhigstellung das Gelenk gegen Infektionen resistenter würde, weil dann die Synovialflüssigkeit gegen die Bakterien leichter die Oberhand bekäme. Wenn diese Vorstellung auch mehr mystisch als wissenschaftlich begründet ist, so ist dennoch die absolute Ruhigstellung des infizierten Gelenks von etwa gleicher Bedeutung wie die Behandlung mit Antibiotika. Mit einer Extension gelingt diese Ruhigstellung viel weniger gut; und wenn wir davon ausgehen, daß wir ein möglichst morphologisch unbeschädigtes Gelenk auch noch nach Jahren anstreben, dann widerrät sich die Extension per se, von Ausnahmen abgesehen.

Auch die allgemeine Antibiotikatherapie muß unverzüglich einsetzen. Bis der Erreger bestimmt ist und ein Antibiogramm vorliegt – beide sind für eine erfolgreiche Behandlung unabdingbare Voraussetzung –, muß zunächst ein Antibiotikum eingesetzt werden, von dem zu erwarten ist, daß es ein breiteres Spektrum von in Betracht kommenden Bakterien in seiner Wirksamkeit überdeckt. In hoher Dosierung kann beispielsweise Penicillin gegen Staphylokokken und Streptokokken wirksam sein. Mit ihm sollte man deshalb auch die antibiotische Behandlung einleiten (20–40 Mill. IE in drei intravenösen Kurzinfusionen pro Tag). In einer Kombination mit Oxacillin i. v. (250 mg/kg Körpergewicht) erfaßt man über 90% aller Erreger. Die Antibiotikatherapie muß immer in maximaler Dosierung erfolgen und lange genug fortgesetzt werden, wenn auch die Rezidivgefahr bei den Säuglingen geringer ist als bei Erwachsenen, z. T. deshalb, weil im Erwachsenenknochen die Diffusion der Antibiotika schlechter ist.

Staphylokokken werden weiter mit Penicillin G behandelt, das von allen Penicillinformen die stärkste Wirksamkeit hat, bei Resistenz dagegen mit Oxacillin i. v. (Säuglinge 250 mg/kg Körpergewicht). Liegt auch dagegen eine Resistenz vor, dann kommen Fusidinsäure, Lincomycin, Zephalosporine und Vancomycin, dieses aber nur kurzfristig, in Frage. Bei einer Streptokokkeninfektion ist in erster Linie auch Penicillin G in hoher Dosierung anzuwenden, bei Resistenz dagegen Cephalotin, Gentamycin oder Kanamycin. Im übrigen kann bei Infekten durch andere Erreger nur nach dem Antibiogramm behandelt werden.

Ein großer subperiostaler Abszeß sollte abpunktiert und mit einem der oben aufgeführten Antibiotika aufgefüllt werden. Die Antibiotikatherapie muß mindestens für die Dauer von 8–10 Wochen fortgesetzt werden, wenn ein Rezidiv sicher vermieden werden soll. Da die Normalisierung der Blutkörperchensenkungsgeschwindigkeit dem Krankheitsprozeß etwas nachhinkt, kann man sie mit aller gebotenen Vorsicht als Maß für die Dauer der Antibiotikabehandlung verwenden. Erst bei ihrer völligen Normalisierung können die Medikamente abgesetzt werden.

Es hat den Anschein, als ob in den letzten 20 Jahren dadurch, daß banale Infekte häufig sogleich mit Antibiotika behandelt werden, die Frequenz der Säuglingskoxitis etwas abgenommen hat. Ganz sicher ist durch die Antibiotika die Mortalität, die früher noch 10-35%, bei einer Staphylokokkensepsis sogar bis zu 80% betrug, erheblich gesenkt worden. Obwohl auch heute noch die Erkrankung zu den schweren Krankheitsbildern gehört, dürfte jetzt ein Todesfall die Seltenheit sein.

Nicht zu früh darf das Hüftgelenk für die Beweglichkeit freigegeben werden. Als Richtmaß mögen 6-10 Wochen gelten, je nach Schwere des Falles. Insbesondere sind passive Bewegungsübungen in den ersten 3-4 Wochen nach der Ruhigstellung zu widerraten.

Ausnahmsweise kann trotz frühzeitig eingesetzter und sachgerechter Behandlung die Infektion fortbestehen und zu einer unaufhaltsamen Zerstörung führen. Da die chronische Infektion sehr schwer zu behandeln ist, sollte dann, wenn mehr als 3 Wochen nach der Arthrotomie der Allgemeinzustand unveränderlich schlecht bleibt und auch der Prozeß röntgenologisch fortschreitet, eine weitgehende Ausräumung der erkrankten Gewebsbezirke erwogen werden. Die Indikation dazu muß jedoch sorgfältig gestellt werden, da der Eingriff technisch nie ganz einfach und die allgemeine Abwehrkraft des Kindes dann schon sehr geschwächt ist, ganz abgesehen davon, daß damit auch die Verstümmelung des Hüftgelenks besiegelt wird.

Im Gegensatz zur Erwachsenenosteomyelitis spielen Knochensequestrierungen im Säuglings- und frühen Kindesalter praktisch keine Rolle, einmal, weil das proximale Femurende in den ersten Lebensjahren noch weitgehend knorpelig angelegt ist, zum anderen, weil der Sequester fast immer wieder resorbiert wird, wenn er sich im knöchernen Bereich der hüftgelenkbildenden Anteile gebildet und das knöcherne Gewebe wieder Anschluß an die Blutzirkulation gewonnen hat. Wenn es aber ausnahmsweise doch einmal zu einer persistierenden Sequestrierung kommen sollte, dann muß der Sequester mitsamt dem nekrotischen Material ausgiebig ausgeräumt werden. Obwohl in der Literatur (OLLIER, GOSSMANN) über gute Ergebnisse zu erfahren ist, wenn die Diaphyse total unter Erhaltung des Periosts reseziert wurde, halten wir diese Art operativer Behandlung unter dem Eindruck der Antibiotikawirksamkeit unter keinen Umständen mehr für zeitgemäß.

Eine anfangs leicht zu übersehende Komplikation ist ein retroperitonealer Abszeß, der durch Infektion der Lymphknoten in der Nachbarschaft der A. iliaca externa entsteht. Er kann sich am M. iliopsoas entlang nach proximal und distal ausdehnen und muß operativ entleert und anschließend drainiert werden.

Spezifisch-orthopädische Aufgaben stellen sich in solchen Fällen, die zu spät oder inadäquat behandelt wurden und bei denen es dann zu immer mehr oder weniger großen Defekten im Hüftbereich und am Femurschaft gekommen ist. Hier muß vor allem auf die therapeutischen Vorstellungen verwiesen werden, die ganz allgemein für derartige Spätzustände auf S. 4.63, 4.73 beschrieben sind. Das individuelle Ausmaß der Destruktion erfordert eine jeweils individuelle Betreuung. Von Anfang an muß das Augenmerk auf die drohende Luxation gerichtet bleiben. Schon bei der Arthrotomie muß versucht werden, die Reposition des luxierten oder subluxierten Gelenks vorzunehmen. Gelingt dies nicht und ist zu befürchten, daß der Schenkelhals durch die Infektion in seiner Stabilität reduziert ist, dann muß jeder Repositionsversuch zunächst unterbleiben, und es sollte ausnahmsweise eine Pflasterextension am distalen Femurende in einer Abduktionsstellung von etwa 30 Grad als der Reposition vorausgehende Maßnahme versucht werden. Mißlingt die Extensionsbehandlung, dann darf erst nach dem endgültigen Abklingen aller Entzündungserscheinungen der Versuch einer operativen Reposition gemacht werden. Die Erfahrungen damit sind allerdings nicht sehr günstig, weil auch nach gelungener Einrenkung meist das Gelenk wieder luxiert.

Schon sehr bald nach dem Beginn der Erkrankung neigt das Bein zur Beuge- und Adduktionskontraktur im Hüftgelenk. Diese Tendenz ist so stark, daß sie sich sogar nach ossärer Ankylose bei primärer Idealstellung nach und nach einstellt: je jünger das Kind, um so ausgeprägter. Das bedeutet, daß zu der anatomischen Verkürzung durch den Knochendefekt und eine mögliche Luxation auch noch die funktionelle Beinverkürzung tritt. Bei einer konservativ nicht zu behebenden muskulären Hüftbeugekontraktur läßt sich die Stellung durch eine Adduktorentenotomie mit Ablösung der Hüftbeugemuskulatur von der Beckenschaufel weitgehend ausgleichen, sofern der Allgemeinzustand das erlaubt. Nach vierwöchiger Korrekturstellung im Beckenbeingips können dann vorsichtige Bewegungsübungen eingeleitet werden. Eine knöcherne Fehlstellung kann nur durch eine subtrochantäre Osteotomie mit lateraler und dorsaler Keilbildung ausgeglichen werden. Wegen der starken Rezidivneigung der Adduktionskontraktur müssen die Angehörigen rechtzeitig darüber aufgeklärt werden, daß im Wachstumsalter immer noch einmal eine zweite Operation erforderlich werden kann. Trotzdem sollte frühzeitig, insbesondere dann, wenn die Kontraktur zu einer funktionsmechanischen Behinderung geworden ist, der operative Eingriff vorgenommen werden.

Im allgemeinen ist anfangs mit rekonstruktiven Operationen Zurückhaltung am Platze. Als Regel mag gelten, daß solche Eingriffe nicht vor Ablauf von eineinhalb Jahren nach dem klinischen Abklingen der Infektion durchgeführt werden sollten, weil ein früheres Eingreifen die Gefahr der Reaktivierung der alten Infektion herausfordern könnte. Außerdem ist im Säuglings- und Kleinkindesalter ein Wiederaufbau von zuvor nekrotisch erscheinendem Gewebe durchaus noch möglich. Mit einem zu frühen Rekonstruktionsversuch könnte man sich dieser natürlichen Reparationskraft begeben, die nicht selten überraschend groß ist.

Solche Eingriffe wie Pfannendachplastiken und Beckenosteotomie oder nach Maßgabe des Befundes auch Abstützungsosteotomien werden im Zusammenhang mit der Koxitis im Wachstumsalter beschrieben. Hier soll nur erwähnt werden, daß die Pfannendachplastik nicht vor dem 8. Lebensjahr vorgenommen werden sollte und wir die extrakapsuläre Pfannendachplastik nach Lance durch die Beckenosteotomie nach Chiari für überholt halten.

Bei teilweise resorbiertem Femurkopf und Schenkelhals kann eine Rekonstruktion des Schenkelhalses nach Harmon versucht werden, sofern das Azetabulum noch weitgehend intakt ist. Nach dem 10.–12. Lebensjahr sollte sie allerdings nicht mehr versucht werden, weil dann die remodellierenden Kräfte durch das Knochenwachstum nachzulassen beginnen. Das proximale Femurende wird dabei längs subperiostal gespalten und das mediale Fragment unter Erhaltung einer distal-medialen Knochenbrücke nach medial abgeknickt, so daß es in das Azetabulum eingestellt werden kann. Von der gegenüberliegenden Tibia werden Knochenspäne entnommen, die in den gebildeten Spalt so eingelegt werden, daß das mediale Fragment in der gewünschten Winkelstellung bleiben kann. Das Azetabulum muß von allem fibrösen Gewebe befreit werden, ohne daß die knorpelige Gelenkfläche dabei verletzt wird. Die anschließende Ruhigstellung im hohen Beckenbeingipsverband unter Einschluß der anderen Hüfte dauert 3 Monate. Danach kann mit vorsichtigen Bewegungsübungen und nach weiteren 1–2 Monaten mit langsam zunehmender Belastung begonnen werden. Eigene Erfahrungen mit dieser Methode haben wir nicht.

Die operative und orthopädietechnische Versorgung einer Beinverkürzung nach Säuglingsosteomyelitis bietet keine Besonderheiten gegenüber anderen Beinlängenunterschieden, so daß hier auf das entsprechende Kapitel dieses Handbuches verwiesen werden kann.

Unspezifische, eitrige Hüftgelenkentzündung des Wachstumsalters

Bei Kindern im gehfähigen Alter und Jugendlichen beginnt die Hüftaffektion meist mit Schmerzen beim Gehen und Belasten, Hinken und Schonung des Beines, sofern nicht bereits eine vorausgehende Erkrankung zur Einhaltung von Bettruhe gezwungen hat. Die Koxitis kann akut mit außerordentlicher Heftigkeit, aber auch weniger dramatisch ablaufen. Besonders bei Typhus und Paratyphus sind völlig unerwartet und fast schmerzlos aufgetretene Distensionsluxationen beschrieben worden, ehe noch die Erscheinungen einer akuten Koxitis aufgefallen waren.

Häufig geht eine anderweitige Infektion voraus oder es ist bereits eine andernorts abgelaufene Osteomyelitis bekannt. NIEDERECKER (1961) sah auch vereinzelte Koxitiden nach schweren Traumen, wobei seiner Ansicht nach von einem Fokus aus infizierte Hämatome vorgelegen haben könnten. Gewöhnlich wird etwa 2–4 Wochen nach einem Infekt zunächst über uncharakteristische Mißgefühle oder auch diffusen Schmerzen im betroffenen Bein geklagt. Kleine Kinder schonen das Bein, werden empfindlich und mißmutig, hinken; oft werden die Schmerzen vorwiegend in die Gegend des Knies und erst später in die Leistengegend lokalisiert. Meist sind damit eine auffallende Verschlechterung des Allgemeinzustandes, Inappetenz und unterschiedlich hohes Fieber verbunden. Es gibt aber auch ganz akute Verläufe mit plötzlich, manchmal über Nacht, aufschießenden heftigen Hüftschmerzen, hohem Fieber, allgemeinem schwerem Krankheitsgefühl und Schüttelfrösten. Das betroffene Hüftgelenk wird in Schonhaltung fixiert. Schon kleinste Bewegungsversuche, Stauchung, ja selbst Berührung der Haut lösen heftige Schmerz- und Abwehrreaktionen aus.

Die BSG ist stark, häufig schon im Einstundenwert über 100 mm erhöht; im Blutbild finden sich eine Leukozytose, eine Linksverschiebung und später eine sekundäre Anämie. Elektrophoresediagramme zeigen die Symptome einer akuten Entzündung. Nicht immer ist die Haut in der Leistenbeuge über dem Hüftgelenk vorgewölbt, schmerzhaft, induriert, erwärmt, seltener gerötet.

Das *Röntgenbild* zeigt zu Beginn gewöhnlich keine Veränderungen. Bei zunehmendem Erguß kommt es aber zur Verbreiterung des Gelenkspaltes – im Zuge einer akuten Koxitis (vgl. Abb. **14**) immer ein Alarmsignal. Nach einigen Tagen zeigt sich dann eine zunächst diffuse, mehr fleckige Atrophie im ganzen Hüftknochenbereich, wobei die Marmorierung der gelenknahen Anteile ausgeprägter ist und in der Peripherie mehr die gleichmäßige Demineralisierung vorherrscht. Ein feiner subchondraler Osteoporosesaum deutet

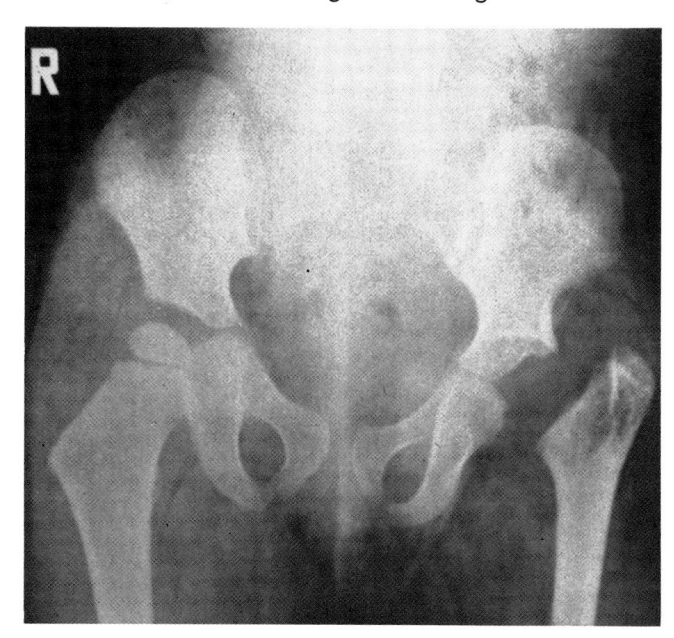

Entzündliche – nichttuberkulöse – Erkrankungen des Hüftgelenks 4.67

Abb. 15   Linksseitige Empyemluxation bei einem 3jährigen Mädchen

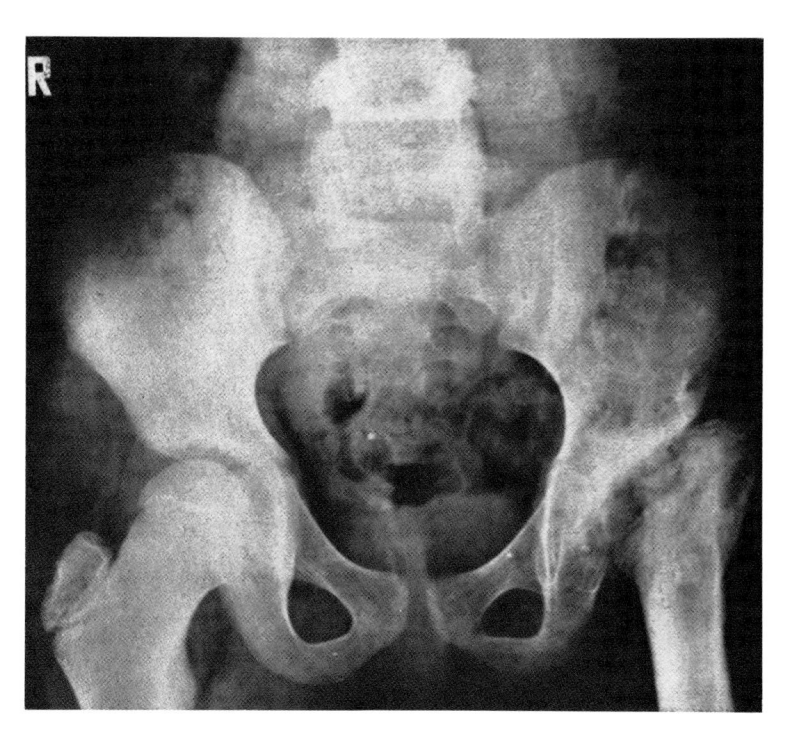

Abb. 16   Dasselbe Kind wie in Abb. 15: 7 Jahre nach Empyemluxation: keine Beschwerden trotz hochgradig deformem Defektzustand

auf ein Übergreifen der Granulationen auf die Knorpelbasis und angrenzende Spongiosa hin. Der Femurkopf wird zunehmend dichter, fleckiger; seine Konturen und der Übergang zur Metaphyse bekommen ein verwaschenes Aussehen mit zerfließenden Grenzen. Schließlich werden Destruktionsherde im Kopf, am Übergang zum Halsbereich und im Pfannendach sichtbar. In schweren Fällen (Abb. 14c u. 19) verschwimmen die Kopf- und Pfannenkonturen zusehends unter unregelmäßiger Ausweitung der Pfanne und Einstauchung des verkürzten, nicht mehr abgrenzbaren koxalen Femurendes. Die Destruktionsluxation kann in schweren Fällen beckenwärts bis zur Perforation des Pfannenbodens oder unter Lateralisation und Höhertreten des Oberschenkels erfolgen. Derart ruinöse Zerstörungen wie bei der Säuglingskoxitis werden allerdings im Kindes- und Adoleszentenalter heute kaum noch beobachtet. Wenn es zu schwerer Destruktion kommt, dann meist unter völliger Ankylosierung oder unter Erhaltung eines defektiven Artikulationszustandes (Abb. 16). Häufiger stellen sich im Reparationsstadium die Konturen wieder her, und man sieht dann neben unregelmäßigen Sklerosen der Gelenkflächen eine Normalisierung der Knochenstruktur mit gelegentlicher Vergröberung der Trabekelzeichnung, manchmal auch periartikuläre Kalkeinlagerungen.

Nach Infektionskrankheiten sieht man bisweilen seröse Gelenkergüsse, die bakteriologisch meist negativ sind. Es kann daher am Anfang schwierig sein zu entscheiden, ob es sich nur um ein allergisch-hyperergisches Geschehen bzw. um ein Rheumatoid handelt (s. S. 4.42) oder ob sich daraus nicht noch ein eitriger Prozeß entwickelt. Die klinische Zuordnung ist nicht immer leicht, zumal es vorkommen kann, daß die Grundkrankheit abortiv oder atypisch verläuft und klinisch kaum in Erscheinung tritt (Abb. 18). Dies ist besonders von Typhus und Paratyphus bekannt (NIEDERECKER 1961). Zur Klärung der Diagnose sind daher, abgesehen von sorgfältiger Anamnese- und Befunderhebung, stets einschlägige serologische Untersuchungen, Agglutinationsteste und das Kulturergebnis aus dem Gelenkpunktat unerläßlich, sofern im Erguß keine Erreger gefunden wurden.

Bisweilen kommt es erst im späteren Verlauf einer Infektionskrankheit oder in deren Rekonvaleszenz zur Entwicklung einer eitrigen Koxitis. Auch Fistelbildung und septische Epiphysenlösung im Zuge einer *typhösen* Arthritis bzw. Osteomyelitis sind beschrieben worden (HÜBNER 1897, REVINGTON, WELL 1878, HELLWIG 1856, VOLKMANN).

NIEDERECKER (1961) weist darauf hin, daß beim Paratyphus B Gelenkaffektionen wesentlich häufiger beobachtet werden als beim Typhus; PICK gibt ihre Rate mit 50% an. Nach ARSENJEW sind von diesen zumeist eitrigen Arthritiden in 30% der Fälle die Hüftgelenke erkrankt. RUITZ J. GIJON (1934) berichtete über eine intertrochantäre Osteomyelitis durch Paratyphus B mit eitriger Koxitis. NIEDERECKER (1961) beobachtete zwei Diphtheriekoxitiden mit 10 und 15 Jahren: In einem der Fälle kam es dabei zum gleichzeitigen Befall eines Knies und zur kompletten Versteifung beider betroffenen Gelenke. Bei *Variola* kommen neben serös- und serös-eitrigen Arthritiden auch schwere eitrige Gelenkentzündungen vor, die sich während der Suppurationsperiode entwickeln. Epiphysenlösungen und periartikulä-

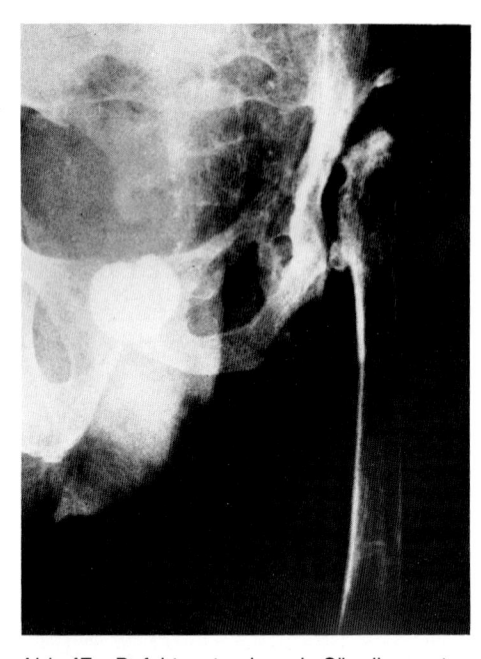

Abb. 17 Defektzustand nach Säuglingsosteomyelitis des koxalen Femurendes bei einer 32jährigen Frau. Beinverkürzung 14 cm. Die Hüfte ist durch fibröse Verschwartung und Abstützung des Femurstumpfes ausreichend stabil belastbar, bis 90° zu beugen und schmerzfrei. Infolge Wachstumsstörung besteht eine ausgeprägte Beckenasymmetrie. Mit Verkürzungsausgleich flüssiger und beschwerdefreier Gang

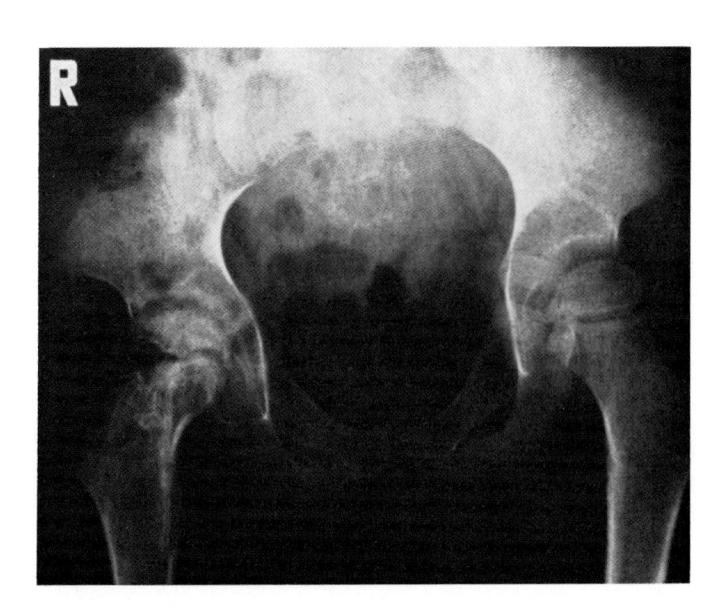

Abb. 18 Septische Koxitis nach einer Diphteriehalsentzündung bei einem 10jährigen Knaben. Erhebliche Destruktionserscheinungen an Schenkelkopf und -hals

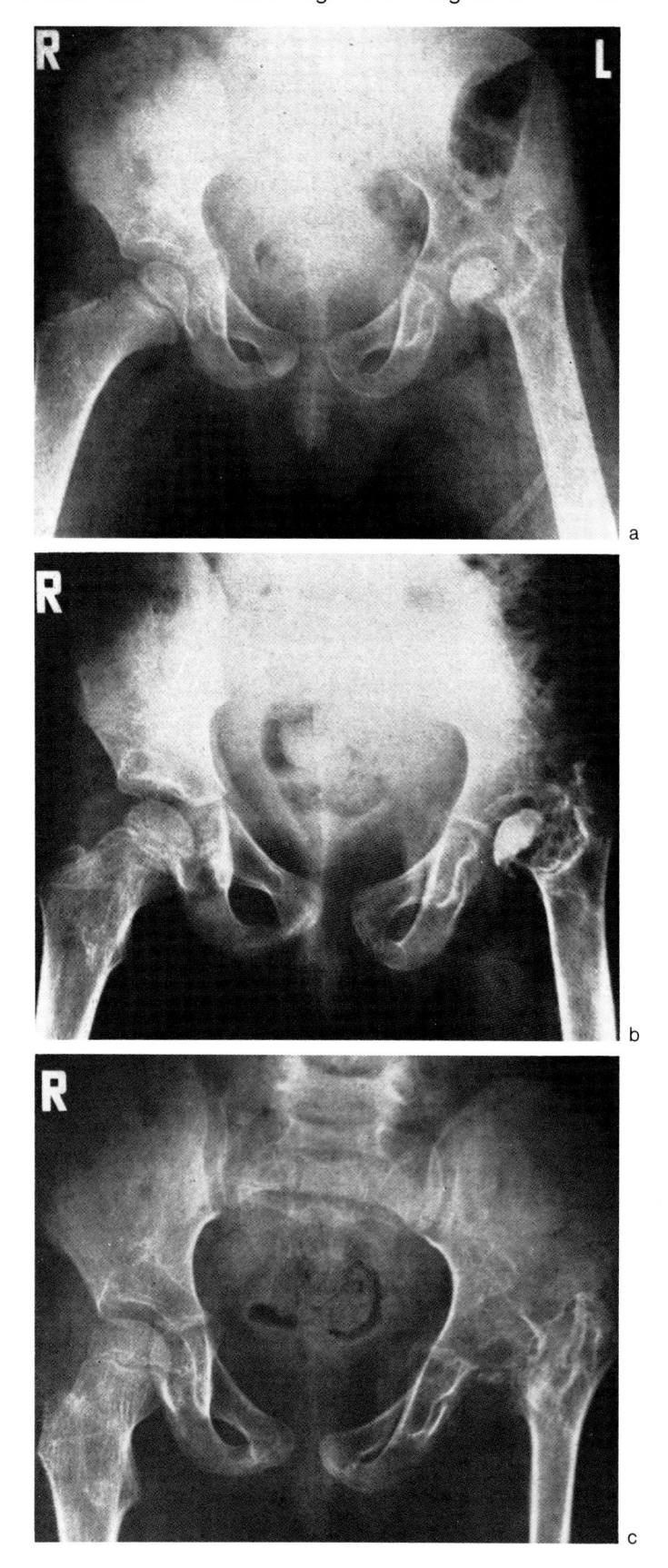

Entzündliche – nichttuberkulöse – Erkrankungen des Hüftgelenks 4.69

Abb. 19 a–c Sich entwickelnde Luxation bei einem 4jährigen Mädchen nach Abbau des Schenkelhalses und Isolierung des Hüftkopfes bei Osteomyelitis am linken Hüftgelenk (hämolytische Staphylokokkeninfektion)

re Abszesse wurden ebenfalls beschrieben, auch mit Sitz im Hüftgelenk (nach NIEDERECKER 1961).
Entzündliche Gelenkkomplikationen bei *Varizellen* beschränken sich nach BOSE (1958) auf die 1. Lebensdekade. Auf der Höhe des Exanthems oder im Beginn der Vertrocknungsperiode können dabei seröse oder auch eitrige Arthritiden auftreten, die in chronischen Fällen zu fibröser Ankylose und Wachstumsstörungen disponieren. Auch eitrige Hüftgelenkerkrankungen wurden dabei gesehen (Abb. 19).
Die eitrige Koxitis durch Pneumokokken bei *Masernpneumonie* wurde von LAMY u. BENOISTE PILLOIRE (1924), Flexionskontrakturen bei einem 6jährigen Kind mit Muskelverknöcherung nach Masern von KUTTNER beschrieben. Pneumokokken/Koxitiden sind aber bei Kindern, besonders Säuglingen, nach pulmonalen Erkrankungen offenbar nicht allzu selten (s. auch Abschnitt Säuglingskoxitis S. 4.58). Die bei *Influenza* auftretenden Gelenkkomplikationen sind Raritäten. Seit FREUND (1932) ist darüber in der Literatur offensichtlich nichts mehr dokumentiert worden. Auch scheinen die Hüften gegenüber anderen Gelenken weitaus zurückzustehen.
Bei *Fleckfieber* sah GREGORI in der 3. Woche dreimal eine eitrige Koxitis, dreimal eine Gonitis und einmal eine Entzündung des Talokruralgelenks (nach NIEDERECKER 1961). Im übrigen finden wir in dieser Altersgruppe alle Formen der *Osteomyelitis* mit Befall des proximalen Femurendes und des Beckens, die entweder auf direktem Wege oder durch den Saftstrom fortgeleitet zu einer eitrigen Koxitis führen können.

Differentialdiagnose
Purulente Gelenkinfektionen werden in ihrer akuten Phase leicht mit einer *akuten rheumatischen Polyarthritis (rheumatisches Fieber)* verwechselt. Auch *akute nichtinfektiöse Monarthritiden* sind zu Anfang oft schwer zu differenzieren, zumal es vielfach noch nicht abgeschätzt werden kann, inwieweit eine seröse oder serofibrinöse Koxitis der Vorreiter eines folgenden Empyems ist. DUTHIE u. FERGUSON (1973) machen darauf aufmerksam, daß bei akuten infektiösen Arthritiden mit direkter Beteiligung der Gelenkflächen schon der leiseste Versuch einer aktiven oder passiven Bewegung fast unmöglich ist und heftigste Schmerzen auslöst; beim akuten Rheumatismus dagegen seien die Gelenksymptome vergleichsweise milder, und auch die Vielzahl der meist beteiligten Gelenke sei ein Hinweis auf die Diagnose. Eine vorausgehende Tonsillitis oder ein anderer Infekt dagegen scheint uns hierbei kein brauchbares Indiz zu sein.
Vor allem bei nicht ganz akut beginnenden Prozessen ist in erster Linie eine *Tuberkulose* auszuschließen, die gerade im Kindes- und ganz besonders im Schulalter bevorzugt auftritt. Im Gegensatz zur eitrigen Koxitis fehlt aber die Leukozytose; die BSG ist meist weniger stark erhöht; der ganze Krankheitsverlauf ist viel weniger dramatisch. Bei Kindern kann die Tuberkulinreaktion einen brauchbaren Anhaltspunkt liefern; evtl. ergeben sich auch aus der Anamnese und dem Lungenbefund weitere Hinweise.
Weiter kommen gerade in diesem Alter die verschiedenen Formen der „*Reizhüfte*" vor, unter denen sich mannigfache Krankheitsbilder, wie *allergisch-hyperergische Prozesse* oder auch das Phänomen der sog. „*transitorischen Synovitis bei Kindern*" verbergen (s. S. 4.41 u. 4.42).
Perthessche Erkrankung, Störungen bei extremen Formen der *Caxa valga (antetorta)* oder auch der *van Neckschen Osteocondrosis ischiopubica* lassen sich durch differenzierte oder fehlende Schmerzsymptome über der Hüfte und durch die fehlenden Entzündungszeichen meist leicht abgrenzen.
NIEDERECKER (1961) erwähnt einen Fall von *lymphatischer Leukämie* bei einem 3½jährigen Knaben, der zunächst unter den Erscheinungen einer einseitigen septischen Koxitis verlief.
Traumatische Synovitiden sind ebenfalls zu berücksichtigen, da nach stumpfen Verletzungen starke Schmerzen im Gelenk, Bewegungseinschränkung, Erguß und gelegentlich auch erhöhte Temperaturen die Unterscheidung von einer Infektion erschweren können. Es fehlen aber die lokale Hauterwärmung über dem Gelenk, Leukozytose und BSG-Erhöhung; auch besteht kein Anhalt für eine Allgemeinreaktion. Schmerz und Muskelspasmus klingen unter Ruhigstellung ab, während sie bei eitriger Infektion gewöhnlich persistieren.
Auch an eine Arthritis bei *Hämophilie* sollte gedacht werden. Bei aller Seltenheit kann sie einmal auch ohne bekannte Ursache oder besonderes Trauma vorkommen. Der Zustand meist auch anderer Gelenke und evtl. Hinweise in der Anamnese sollten darauf aufmerksam machen (s. Abschnitt „Blutungsarthritis der Hüfte" S. 4.39).

Unspezifische, eitrige Hüftgelenkentzündung beim Erwachsenen

Septische Koxitiden sind bei Erwachsenen, abgesehen von postoperativen Infektionen und penetrierenden Verletzungen heute noch seltener als bei Kindern. Symptomatisch unterscheiden sie sich kaum von den Erkrankungen im späteren Kindes- und Adoleszentenalter. Offenbar sind die betroffenen Gewebe jedoch nicht mehr so regenerationsfähig, so daß auch leichtere und relativ rasch abklingende Formen der eitrigen Koxitis schwerer überwunden werden. In der Regel ist die durchgemachte Erkrankung auch in solchen Fällen Anlaß zu relativ frühzeitig einsetzender

Entzündliche – nichttuberkulöse – Erkrankungen des Hüftgelenks 4.71

a b c

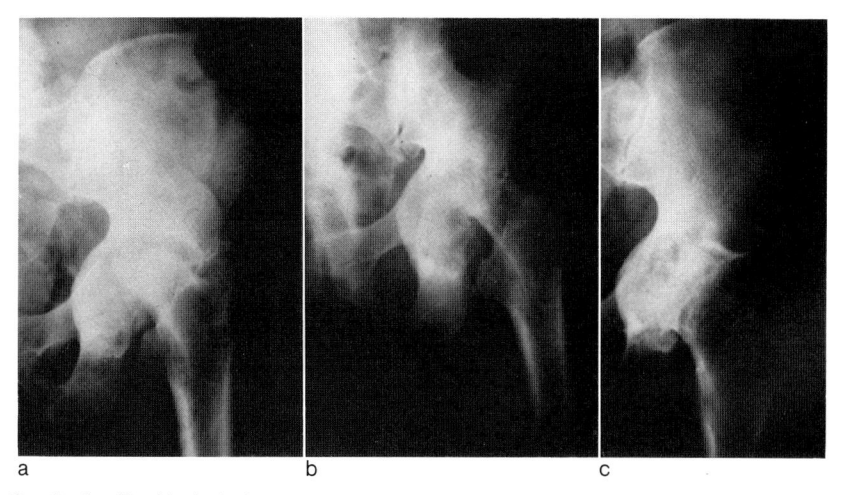

Abb. 20 a–c Septische Koxitis bei einem 45jährigen Patienten, die im Anschluß an eine Appendektomie mit Wundeiterung auftrat. a u. b) Verlauf innerhalb von 4 Wochen. Nach operativer Eröffnung und Ausräumung unter Behandlung mit Antibiotika kam der Prozeß zur Ruhe. c) Bei reizlosem Gelenk nach 1 Jahr. Beugung über 90°, volle Belastbarkeit, der Patient steht den ganzen Tag im eigenen Geschäft und klagt jetzt, 5 Jahre später, nur über leichte Arthrosebeschwerden

degenerativer Arthropathie, sofern die entzündliche Hüftaffektion nicht bereits nahtlos in eine chronisch-regressive Entwicklungsform mit entsprechenden Arthrosebeschwerden übergeht.

Außer den genannten Kontakten sind es meist Durchwanderungsinfektionen, von benachbarten Weichteilherden aus, wie Bursitiden, paraartikuläre Prozesse oder Osteomyelitiden im koxalen Femurende, welche beim Erwachsenen aber ohnehin zu den Seltenheiten gehören. Wir sahen eine schwere septische Koxitis nach Appendektomie mit anschließender Wundeiterung, welche offenbar durch Keimverschleppung auf dem Lymph- oder Blutwege zustande gekommen war, denn ein direkter Kontakt zwischen den beiden Eiterhöhlen fand sich bei der operativen Freilegung nicht (Abb. 20).

TOROTA (1971) beschreibt 3 Fälle septischer Koxitis bei Erwachsenen nach schweren Unterleibsverletzungen bzw. Kolostomie mit direkter Ausbreitung von den abdominellen Herden aus. Er macht auf die Schwierigkeiten der Diagnose bei solchen Patienten aufmerksam, bei denen die Hüftgelenkerkrankung leicht hinter dem Bild einer obskuren Sepsis verschwindet. Im Falle einer allgemeinen Septikämie traten etwa gleichzeitig eine eitrige Koxitis und eine Perikarditis in Erscheinung.

In Hinsicht auf das Hüftgelenk scheint der Hinweis von MARK (1937) wichtig, daß möglicherweise hier der Gelenkbefall leichter vor sich gehe, da die Epiphysenlinie, die natürliche Barriere gegen das Fortschreiten der Eiterung, innerhalb der Kapsel liege. Ähnliche Epiphysenprobleme wie beim wachsenden Skelett treten beim Erwachsenen natürlich nicht mehr auf. Wenn sich eine Osteomyelitis im Schenkelhals abspielt, kann sich der Prozeß offenbar ohne Schwierigkeiten nach proximal ausbreiten, wie auch umgekehrt eine Einschmelzung des Kopfes vor der Epiphysenlinie nicht halt macht. Begünstigend wirkt dabei sicherlich die immer ausgeprägte Osteoporose, wobei die instabilen Spongiosatrabekel dem Druck des Eiters kaum Widerstand zu bieten vermögen. Im Verlauf solcher Nekroseprozesse sieht man auch immer wieder einmal pathologische Schenkelhalsfrakturen, während die Pfanne mit ihrem subchondralen Kompaktawall dem Vordringen einer Eiterung vom Gelenk her viel weniger leicht nachgibt. Gelegentlich kann wohl auch die blande Osteomyelitis albuminosa hinter dem Bild einer Koxitis stecken (NIEDERECKER 1961).

An besonderen Erregern sind die purulenten *Brucellose*infektionen *(Morbus Bang, Maltafieber)* zu nennen, die das Hüftgelenk bevorzugen. Wirkliche Eiterungen sind allerdings offenbar selten; vorwiegend dürfte es sich um seröse Arthritiden mit reichlicher Ergußbildung handeln. O'DONOGHUE (1933) berichtete über eine septische Koxitis bei einem 12jährigen Mädchen mit Maltafieber. Häufiger als bei Kindern, aber immerhin selten, kommen im Erwachsenenalter offenbar auch *Typhus-* und *Paratyphuskoxitiden* vor (Abb. 21), in mittleren Altersstufen auch durch *Gonokokken* und sehr selten durch *Meningokokken* bedingte Erkrankungen. Letztere sollen bei Erwachsenen ebenfalls häufiger als bei Kindern auftreten (PLIESS 1974).

Beim *Rotz* können neben eitrigen Arthritiden auch seröse Gelenkergüsse auftreten, bei denen manchmal periartikuläre Eiterungen bestehen. Bei *Malaria* und der *Dysenterie* kommt es sehr selten zu eitrigen Hüfterkrankungen (NIEDEREKKER 1961). Im Vordergrund steht bei der Dysenterie vielmehr der „Ruhrrheumatismus", der jedoch die Hüftgelenke anscheinend nur ganz ausnahmsweise befällt. Eitrige Koxitiden schei-

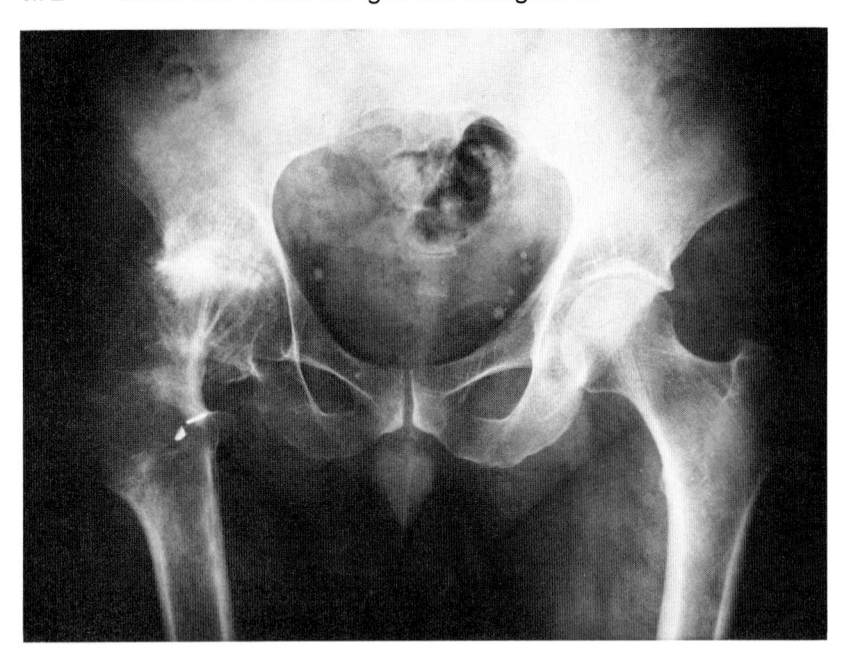

Abb. 21 45jährige Frau: vor 15 Jahren Koxitis nach Paratyphus, vor 8 Jahren nicht ganz ausreichende valgisierende Osteotomie wegen Adduktionskontraktur der rechten Hüfte, die heute weitgehend eingesteift ist

nen bei der Dysenterie zu den extremen Seltenheiten zu gehören.
CHIARI (zit. nach NIEDERECKER 1961) erwähnt eine 61jährige Frau mit eitriger, durch *Kolibakterien* verursachten Koxitis, bei der es sich aber anscheinend um eine Kolisepsis handelte, da eine aszendierende Pyelonephritis durch den gleichen Erreger festgestellt wurde. NINO u. MASSUCCI (1926) beobachteten bei einem 12jährigen Mädchen eine eitrige rechtsseitige Koxitis mit Destruktionen und periostaler Wucherung am Oberschenkelknochen, verursacht durch *Entamoeba histolytica*.
Differentialdiagnostisch sollte außer an die im vorhergehenden Abschnitt bereits genannten Erkrankungen vor allem an die mannigfachen *Schleimbeutel* im Hüftbereich, die *traumatischen* und *„sympathischen" Koxitiden* und vor allem die verschiedenen Formen der reinen *Osteomyelitis* gedacht werden, abgesehen von *polyarthritischen* Erkrankungen, *Morbus Bechterew* und *Reizzuständen bei Arthrosen*. NIEDERECKER (1961) erwähnt auch einen eigenartigen Fall von *Plasmozytom*, der offenbar unter dem Bild einer Koxitis ablief.

Postoperative Infektionen im Hüftbereich

Große Wundflächen und der mit größeren operativen Eingriffen verbundene Zeitfaktor bergen stets ein erhöhtes Infektionsrisiko. Wie die Erfahrungen zeigen, ist die Hüfte davon statistisch per se nicht häufiger betroffen als andere Lokalisationen in der Extremitätenchirurgie. Durch die enorme Zunahme arthroplastischer Eingriffe an der Hüfte hat dieses Problem in den letzten Jahren jedoch besondere Aktualität erhalten. Nach wie vor ist die Infektion die schwerste Komplikation beim künstlichen Gelenkersatz. Ihre Häufigkeit wird in der älteren Literatur unter konventionellen Bedingungen etwa zwischen 3 und 10% angegeben (CHARNLEY 1969, BOITZY u. ZIMMERMANN 1969, BONIN 1972, HUNTER 1973, TAYLOR 1973, FITZGERALD u. Mitarb. 1973, WILSON u. Mitarb. 1973, SCHULITZ u. SCHÖNING 1973, BUCHHOLZ 1973, COTTA u. SCHULITZ 1973 u. a.), in großen Statistiken aus jüngerer Zeit zwischen unter 1 und 3% (FRIEDEBOLD u. Mitarb., BUCHHOLZ, WEBER, GANZ 1976 u. a.). Alle versierten Berichterstatter weisen darauf hin, daß sich die Quote mit Zunahme der Operationserfahrung, Verbesserung der Asepsis durch disziplinarische und technische Maßnahmen (Vollklimatisierung, Sterilbox) deutlich vermindern, wenn auch nicht absolut ausschließen läßt (CHARNLEY, MÜLLER, LUBINUS u. JACOBSEN, SCHREIBER u. JANSEN, COTTA u. Mitarb. u. a.).
BUCHHOLZ (1973) macht darauf aufmerksam, daß schon die Größe der implantierten Fremdkörper und ihre Befestigung in einem umfangreichen Knochenlager Infektionen begünstigt. Zudem werden durch die mechanische Bearbeitung des Knochens Nekrosezonen geschaffen, die einen idealen Nährboden für Bakterien darstellen, welche entweder von außen oder über den Blut- bzw. Lymphstrom in die Wunde gelangen. In der Grenzzone zwischen dem Wirtsgewebe und dem ausgehärteten Methylmethacrylat sind die Abwehrkräfte gegenüber Bakterien geschwächt; diese haben vielmehr die Möglichkeit, in die Poren und Kanälchen der sehr unregelmäßigen Kunststoffoberfläche einzudringen und so dem humoralen und zellulären Abwehrmechanismus des Körpers zu entgehen.

Frühinfekte entwickeln sich gewöhnlich in den ersten 3-5 Wochen bis zu einem halben Jahr nach dem Eingriff. Atypische Beschwerden in dieser Zeit, subfebrile Temperaturen, Persistenz der erhöhten BSG und Leukozytose sind Anzeichen der infektiösen Aktivität, die durch postoperative Antibiotikagaben verschleiert werden kann (COTTA 1973, SCHULITZ u. STADTLER). Inzwischen ist man in den meisten Kliniken von einer routinemäßigen prophylaktischen Anwendung von Antibiotika abgekommen, verwendet aber zumeist mit Antibiotika (Gentamycin) versetzten Knochenzement. Ein erhebliches Infektionsrisiko bilden zweifellos umfänglichere postoperative Hämatome. Sie unterhalten oft noch über mehrere Wochen eine entzündliche Gewebeaktivität und führen häufig zu spontaner, sich intermittierend schließender und wieder öffnender Fistelbildung mit seröser Sekretion. SCHREIBER u. JANSEN wie auch WEBER u. STÜHMER machen besonders auf die damit verbundene Einschleppungsgefahr aufmerksam, da die tiefen Infektionen gewöhnlich bis zu 6 Monaten postoperativ auftreten.

Im Gegensatz zu den Frühinfekten, die wohl stets durch das Eindringen einer größeren Zahl pathogener Keime während der Operation von außen in das Wundgebiet oder in den folgenden Wochen durch eine Invasion des Hämatoms verursacht werden, breitet sich die *Spätinfektion,* die noch Monate bis zu 2, ja 3 Jahren nach dem Eingriff auftreten kann, wahrscheinlich von wenigen oder gar einzelnen Keimen aus, die sich an der unregelmäßigen Berührungsfläche zwischen Zement und Knochen angesiedelt haben (BUCHHOLZ). Hierbei spielt offenbar der hämatogene Infektionsweg eine Rolle. Die Entwicklung dieser Form der Hüfteiterung ist schleichend und meist ohne dramatische Begleitsymptome. Fisteln bilden sich, wenn überhaupt, erst spät. Der Prozeß arbeitet sich zwischen Zement und Lagergewebe voran und führt über kurz oder lang zur Lockerung der Implantate.

Ein Aufhellungssaum an der Lagergrenze ist meist, jedoch nicht immer, ein Anzeichen für das Vorliegen einer Infektion. In Verbindung mit Belastungs- und Bewegungsschmerz, erhöhter BSG, positivem Szintigramm und vielfach subfebrilen Temperaturen, gesichert durch Kontrastmittelinjektion, wird die Diagnose bestätigt.

Die bakteriologische Untersuchung, die in jedem Falle als Voraussetzung einer gezielten Antibiotikatherapie durchgeführt werden muß, ergibt meist Staphylococcus aureus, hämolytische Streptokokken, aber auch Escherischia coli, Enterokokken, Candida albicans u.a., meist als Mischinfektionen (WEBER u. STÜHMER, BOITZKY, CHARNLEY 1969, BUCHHOLZ u.a.), aber auch bedingt pathogene Keime, wie Staphylococcus albus, Anaerobier und Corynebakterien (BUCHHOLZ), die unter den obwaltenden Bedingungen offenbar ihre Lebensgewohnheiten ändern können. Vielfach bleibt der Erregernachweis jedoch auch negativ. Wie CHARNLEY (1969) sind auch WEBER u. STÜHMER (1973) der Ansicht, daß solche „sterilen Infekte", die nach einem Zeitraum von 1½-2½ Jahren nach der Operation auftreten, keine materialbedingten Unverträglichkeitsreaktionen darstellen, sondern auf Nachweisfehler zurückzuführen sind. Sicherlich unterhält aber die Anwesenheit der Fremdstoffimplantate die Infektionsprozesse, denn nach ihrer Entfernung und nachfolgender antibiotischer Therapie mit Spüldrainage oder Einlage von PMMA- bzw. Septopalketten kommt es in der Regel sehr rasch zur Abheilung, nicht jedoch nach antibakterieller Behandlung allein.

Anatomisch findet man bei Reoperationen infizierter Hüftarthroplastiken meist ausgedehnte proliferativ-phlegmonöse Durchsetzungen der periartikulären Weichteile, wobei die Implantate gelockert in einem von nekrotischem Detritus umspülten, teils weichen, teils sklerosierten Knochenlager liegen können. In Fällen älterer Infektionsprozesse mit weitgehend blander Symptomatik zeigt lediglich die unmittelbare Lagerzone von Pfannen- oder Femurprothese Nekroseerscheinungen mit zwischengelagertem Granulationsgewebe ohne ersichtliche Eiterbildung. Zwischen diesen beiden Formen sind alle Übergänge möglich.

Behandlung der eitrigen Hüftgelenkentzündungen

Schwerwiegende Folgezustände können in jedem Alter nur durch frühzeitige Diagnose und sofort einsetzende sachgerechte Behandlung vermieden werden, ehe noch gröbere Strukturveränderungen eingetreten sind. Dabei ist zu berücksichtigen, daß insbesondere bei kleinen Kindern neben der Hüftgelenkinfektion gewöhnlich eine schwere fieberhafte Allgemeinerkrankung besteht.

Die wichtigsten Maßnahmen im akuten Stadium sind die *Infektbekämpfung, Senkung des intraartikulären Druckes* und *Ruhigstellung.* Alle drei haben gemeinsam entscheidenden Anteil an der möglichst raschen Aktivitätsminderung des Prozesses.

Für eine gezielte antibakterielle Therapie ist die Kenntnis der Erreger und ihrer Empfindlichkeitsverhältnisse von großer Wichtigkeit. Man wird daher zunächst versuchen, durch *Punktion* Material für die bakteriologische Untersuchung zu gewinnen. Die Gelenkpunktion (s. S.4.77) ist nicht nur wichtig für die Diagnose, sondern sie bewirkt gleichzeitig eine wenn auch nur kurzfristige Dekompression des Gelenks und damit unmittelbar auch eine Linderung der Schmerzen. Für die lokale Instillation von Arzneimitteln durch wiederholte Anwendung ist sie jedoch ungeeignet, da die Exsudation bei hochaktiven Fäl-

4.74 Erworbene Erkrankungen des Hüftgelenks

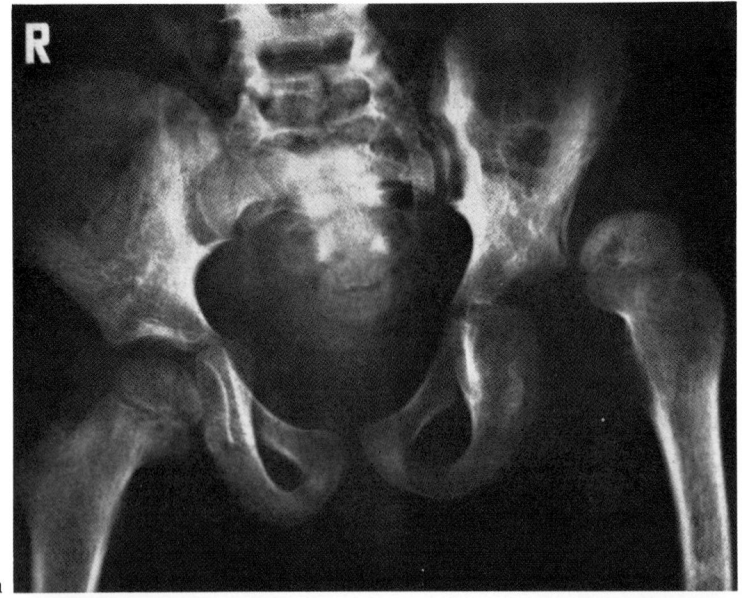

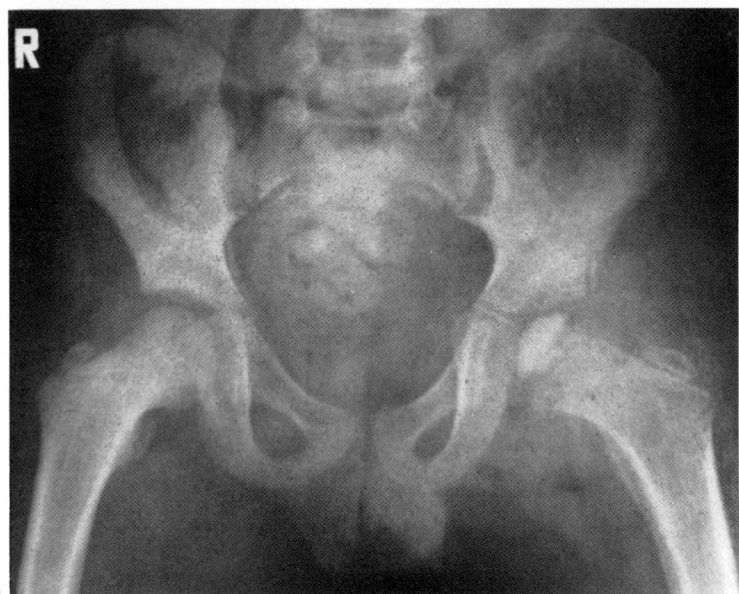

Abb. 22 a u. b a) Empyemluxation bei einem 6jährigen Knaben 8 Wochen nach einer Otitis media. b) Reponierte Hüfte nach Punktion. Es entwickelt sich eine Epiphysennekrose (!)

len rasch nachgebildet wird; zudem stellt sie ein zusätzliches Infektionsrisiko dar.

Bei eitriger Ergußbildung, die unter hochdosierter antibiotischer Therapie nach einigen Tagen nicht abkklingt (bei massivem Empyem und dickrahmigem Eiter möglichst gleich nach der Probepunktion), muß das Gelenk eröffnet und eine lokale *Spüldrainage* angelegt werden (s. S. 4.64 und Abschnitt „Säuglingskoxitis" S. 4.58). Die Spüldrainage ist das sicherste Mittel, eine Empyemluxation (Abb. 22) zu verhindern oder im Falle einer schon eingetretenen Dislokation die Wiedereinstellung vorzubereiten. Als Spülflüssigkeit dient Ringerlösung, physiologische Kochsalzlösung, 1–2%ige Rivanollösung oder ein spezielles Detergens unter Zusatz von Antibiotika (s. S. 4.64).

Gleichzeitig wird man zu Beginn meist eine *intravenöse Dauertropfinfusion* mit Antibiotika anlegen, die jederzeit neben der Spüldrainage durchgeführt werden kann. Nach Abklingen der heftigsten Erscheinungen, etwa nach 1–3 Wochen, kann man dann mit oraler Verabreichung fortfahren.

Als Antibiotika kommen vor allem bakterizid wirkende Mittel mit hoher Gewebepenetranz in Frage, am ehesten also Penicilline (CHAPCHAL u. Mitarb. 1955, COMPERE u. Mitarb. 1967, DUTHIE u. FERGUSON 1973 u. v. a.) gegen grampositive, evtl. in Kombination mit Streptomycin oder Oxacillin gegen gramnegative Keime. Solange noch keine Klarheit über die Art der Erreger besteht, sollte man gleich von Anfang an sog. Breitspektrumantibiotika geben, bis das Ergebnis der Bestimmung vorliegt. CHAPCHAL (1969) erinnert daran, daß Sulfonamide und Chloramphenikol wegen ihrer Toxizität nicht und Tetrazyklin nur mit äußerster Zurückhaltung angewandt werden sollen. Im übrigen richtet sich die Wahl der Mittel nach der vorliegenden Situation. Auf die Empfehlung einzelner Präparate soll wegen der sich rasch ändernden Entwicklung des Angebotes verzichtet werden (s. auch S. 4.64). Von entscheidender Wichtigkeit sind die ausreichende Höhe der Dosierung und die Dauer der Verabreichung, die mit dem Abklingen des akuten Stadiums nicht abgeschlossen ist. Nur durch konsequente und langfristig durchgeführte Behandlung lassen sich schwere Gelenkschäden, Rezidive und chronische Krankheitsbilder verhindern.

Neben den Antibiotika müssen, abhängig vom Zustand des Patienten und von allgemeinen Erfordernissen, Flüssigkeit in ausreichender Menge, Eiweißkonzentrate, Blutkonserven, evtl. Kreislaufmittel zugeführt und zu Beginn oft auch Sedative verabreicht werden. Die Behandlung erfolgt am besten in Kooperation zwischen dem Orthopäden und Pädiater bzw. Internisten.

Die *Ruhigstellung* des erkrankten Gelenks ist von Anfang an obligatorisch, und die Ausschaltung der Beweglichkeit ist gleichzeitig das beste Mittel zur Schmerzbekämpfung. Offene, gefensterte Verbände und Schalen sind dabei zur besseren Beobachtungsmöglichkeit dem geschlossenen Gips vorzuziehen. CHAPCHAL (1965), TUREK (1967) u. a. sind der Meinung, daß feste Verbände bei lege artis durchgeführter Chemotherapie keine Vorteile bringen, sondern nur die Kontrolle und die Handhabung einer Spüldrainage erschweren. Sie begnügen sich daher möglichst mit einer Pflasterextension in Längsrichtung des Beines, leichter Abduktion und mittlerer Rotationsstellung, die gleichzeitig die Gelenkflächen distrahiert und somit dem zusätzlichen mechanischen Druckschaden entgegenwirken soll. Wir sind jedoch der Auffassung, daß die möglichst exakte Ruhigstellung zumindest in der akuten Anfangsphase eine wichtige Voraussetzung für das Abklingen der Reizerscheinungen darstellt. Die Fixation des Gelenks muß so lange aufrechterhalten werden, bis die aktiven Krankheitserscheinungen im Gelenk, Temperatur und Empfindlichkeit vollständig abgeklungen sind. Eine vorzeitige Mobilisierung führt leicht zum Rezidiv und zu einer unnötigen Verlängerung der Heilungszeit. Es erscheint uns jedoch wichtig, die Zirkulations- und Stoffwechselverhältnisse möglichst bald wieder an normale Funktionen zu gewöhnen, um Folgeschäden im Gelenk und in der Muskulatur vorzubeugen. Daher sollten, sobald es der Zustand des Patienten erlaubt, aktive Spannungsübungen durchgeführt werden. Vorsichtig gesteigerte aktive Gelenkbewegungen, immer unterhalb der Schmerzgrenze und erst nach völligem Abklingen aller Reizerscheinungen, schließen sich an. Zur Verhütung von Fehlstellungen wird der Patient zwischenzeitlich auch in dieser Phase noch in einer Gipsschale gelagert. Immerhin kann eine Wiederherstellung der Gelenkfunktion nicht immer angestrebt werden, da sie mit anhaltenden Schmerzen verbunden und solchen Patienten mit einer reiz- und schmerzlosen Versteifung in guter Gebrauchsstellung auf die Dauer mehr gedient ist.

Bei schweren Destruktionen, deren weitere Entwicklung in Richtung auf eine Ankylosierung geht, wird man daher die Fixation unter Beachtung der für den späteren Gebrauch des Beines optimalen Funktionsstellung fortsetzen, bis der Patient mit einem Stützapparat versorgt werden kann.

Ist im akuten Stadium eine *Empyemluxation* eingetreten, wird in noch verhältnismäßig frischen Fällen unter Spüldrainage und Extension des Beines meist eine spontane Rückführung des koxalen Femurendes zustande kommen. Bei Kindern wird die Extension mit Heftpflasterzügen, bei Erwachsenen an einem Drahtbügel oder Steinmann-Nagel durchgeführt. Unterstützend wirkt ein Gurtdruck auf den Trochanter major. Bleibt dieses Verfahren ohne Erfolg, wird man nach einigen Tagen das Gelenk eröffnen und die Reposition blutig vornehmen. Gelingt die Einstellung nicht oder wird sie zu spät erkannt, ergibt sich nach Abklingen des septischen Zustandes die Frage der nachträglichen Reposition. F. LANGE (1928), WITTEK, BRANDES (1910), GOLD (1930), STERNBERG (1936), FRANCILLON (1954) haben über solche unblutigen Einrenkungen in Narkose berichtet. Ihre Ergebnisse waren aber auf längere Sicht wenig befriedigend. Heute dürfte sich dieses Problem nur noch sehr selten stellen. Läßt sich jedoch eine Luxation oder Subluxation nicht ausreichend einrichten, was gewöhnlich mit Granulationen im Pfannengrund oder einer infektionsbedingten Pfannendachschädigung zusammenhängt, sollte man lieber zu einem späteren Zeitpunkt eine blutige Reposition oder andere operative Rekonstruktionen vornehmen (s. S. 4.56).

Bei schweren septischen Empyemen, Kapselphlegmonen und purulenter Panarthritis besteht die Notwendigkeit zu breiter Eröffnung. Man gelangt dabei meist in eine anatomisch kaum noch zu differenzierende Masse, die nach allen Seiten hin eine ausgiebige Freilegung verlangt. Sequester, manchmal auch der ganze abgescherte Kopf oder Teile von ihm, sind zu entfernen, Knochenhöhlen möglichst bis zur gesunden Spongiosa abzutragen und alle erreichbaren Nischen und Verzweigungen breit zu eröffnen. Anschließend erfolgt die Drainage nach vorn und hinten mit Dauerspülung unter Zusatz von Antibiotika. Solche Eingriffe, die gottlob heute selten geworden sind, richten sich nach den bekannten Regeln der Osteomyelitisbehandlung. Sie sind mit der Erhaltung einer befriedigenden Gelenkfunktion gewöhnlich nicht mehr vereinbar. Wenn nicht von vornherein eine Ankylosierung durch Aufeinanderstellung der Knochenflächen angestrebt werden kann, verspricht eine einfache Resektion des nekrotischen Kopfes und der betroffenen Schenkelhalsteile zunächst die besten Ergebnisse. Evtl. weitere Maßnahmen müssen der Zeit nach Abheilung des Prozesses vorbehalten bleiben. Sie kommen gewöhnlich frühestens nach 1½-2 Jahren in Frage.

Die *Folgezustände* nach Hüftinfektionen unterscheiden sich ebenfalls nach den drei Altersgruppen:

Beim Säugling und Kleinkind sind es vor allem kleinere oder umfangreichere Formstörungen des Hüftkopfes und der Pfanne mit oder ohne die Kriterien der Empyemluxation. Bei der Plastizität der wachsenden Gewebe kann mit einer erheblichen Regenerationsfähigkeit trotz oft beträchtlicher Destruktionen gerechnet werden. Sofern überhaupt operative Eingriffe in Betracht kommen, sind es daher in erster Linie Maßnahmen, die die Voraussetzungen für eine annähernd normale Weiterentwicklung liefern sollen.

Beim Erwachsenen besitzt die Synovialis ebenfalls noch erheblich regenerative Eigenschaften, und auch Knorpelschäden können durch funktionelle Anpassung weitgehend kompensiert werden. Es bleibt jedoch bei Defektzuständen, die früher oder später in eine zunehmende degenerative Arthropathie ausmünden. Entscheidend für die therapeutische Indikation sind in diesen Fällen in erster Linie Schmerzen, Behinderung und Instabilität neben dem röntgenologischen Destruktionsbefund. In jüngeren und mittleren Jahren kommen daher vor allem Achsenkorrekturen zur Verbesserung der Gelenkmechanik in Frage, um der Progredienz der Arthrose entgegen zu wirken. Später sind es vorwiegend definitive Eingriffe zur Schmerzausschaltung, Funktionsverbesserung und Stabilisierung.

Blutige Einrenkungen nach Abklingen des purulenten Stadiums wurden schon von SPITZY ausgeführt. Später berichteten auch KOCHS und NIEDERECKER (1952) darüber. Die Ergebnisse waren im allgemeinen wenig befriedigend. DAUBENSPECK vertritt die Auffassung, daß die Resultate der blutigen Einrenkung nicht günstig, dagegen bei veralteten Fällen Pfannendachplastik und Osteotomie zu empfehlen seien. Auch LEVEUF hat in solchen Fällen blutige Einrenkungen ausgeführt, wobei er mit der Ausräumung der Pfanne eine Verkürzungsosteotomie nach ZAHRADNICZEK kombinierte. Die Nachuntersuchungen von BERTRAND (1949) ergaben jedoch auch bei den Leveufschen Fällen schlechte Spätresultate mit Bewegungseinschränkung, Kontrakturen und mangelhafter Stabilität; die Methode wurde daher verlassen. Mit CHAPCHAL (1971), M. LANGE (1965), WITT (1957), EXNER (1964), v. TORKLUS (1964), HAUBERG (1964) u.a. sind wir aber der Auffassung, daß man die operative Stellungskorrektur mit dem Ziel einer Schaffung besserer Gelenkverhältnisse bei veralteten Empyemluxationen unter bestimmten Bedingungen in Abhängigkeit vom Lebensalter ausführen kann und soll. Das Verfahren der Wahl ist dafür heute in aller Regel die Beckenosteotomie nach Chiari in Kombination mit einer Einstellung des koxalen Femurendes durch intertrochantäre varisierende Osteotomie. Bei schwerer Deformierung kann dabei eine Modellierung des Halsstumpfes zu einem kopfähnlichen Gebilde in Anlehnung an die Sine-sine-Plastik HACKENBROCHS erwogen werden. Allerdings sollte man innerhalb der Kapsel möglichst wenig verändern, um die Versteifungsgefahr gering zu halten. Die Erfahrungen haben gezeigt, daß knöcherne Modellierungen von Kopf und Pfanne auch dann schlecht vertragen werden, wenn körpereigenes Material, z.B. Gelenkkapsel, zwischengelagert wird. Im Verlauf der zwangsläufigen Obliterations- und Schrumpfungsvorgänge kommt es dann meist zu fortschreitender Einsteifung. WITT und CHAPCHAL hielten daher in der Regel auch nur eine Ausräumung des narbigen Gewebes aus dem Pfannengrund für gerechtfertigt. Allerdings wies WITT darauf hin, daß es bei Neuschaffung des Gelenks wichtig sei, auch wieder dem Physiologischen angenäherte Belastungsverhältnisse herzustellen, und empfiehlt deshalb unter geeigneten Bedingungen neben der Ausräumung des narbigen Gewebes in der Pfanne auch die Zuformung des proximalen Femurendes mit Einstellung in Innenrotation. In einer zweiten Sitzung schlägt er wegen der fast immer vorliegenden pathologischen Innentorsion eine intertrochantere Rotationsosteotomie vor.

Alle Autoren betonen die gute Anpassungsfähigkeit des in die Pfanne eingestellten Schenkelhalsrestes unter dem Einfluß der formenden Kräfte der Funktion. Von wesentlicher Bedeutung scheint bei solchen Gelenkoperationen das Alter zu sein; CHAPCHAL (1965) sah die besten Ergebnisse bei 4-8jährigen Kindern. Nach der Pubertät werden die Ergebnisse jedenfalls wesentlich schlechter.

Schwierigkeiten ergeben sich insbesondere in solchen Fällen, bei denen das koxale Femurende bis zum Trochanter zerstört ist und eine Artikulation nicht mehr zustande kommt. Hier liegt es nahe, die meist erhaltene Epiphysenfuge des Trochanter major für das Wachstum auszunutzen und den großen Rollhügel als neuen Hüftkopf in die Pfanne einzustellen. Solche Eingriffe, wie sie schon von KOCHER, EGGERS und ANSCHÜTZ (zit. nach MAATZ), MAATZ, KITAYAMA, SMITH-PETERSEN und COLONNA (1941) in verschiedener Weise bei Hüftkopfnekrosen und medialen Schenkelhalsfrakturen durchgeführt wurden, sind auch bei Destruktionshüften gelegentlich zur Anwendung gekommen (FERGUSON 1963). Ähnliche

Verfahren mit Verpflanzung der Glutäusansätze nach distal, Osteotomie des Femurs unterhalb der Anheftungsstelle und Einschwenken des Trochanters in die Pfanne haben HORVAT (1968) (s. auch bei CHAPCHAL 1971) und IMHÄUSER (1969) veröffentlicht. IMHÄUSER selbst stellt aber fest, daß sich die Hoffnungen bei den beiden von ihm so operierten Fällen nicht erfüllt haben. Dagegen kam es in einem der Fälle nach einer nochmaligen Stellungskorrektur kurz vor der Pubertät zu einer erstaunlichen Kopfentwicklung mit guter Abstützung und tadellosem Gelenkspalt. IMHÄUSER macht allerdings gleich darauf aufmerksam, daß beiden Patienten die Arthrodese nicht erspart bleiben wird und der Gewinn im wesentlichen in der geringeren Beinverkürzung liegt.

Kleinere Formveränderungen des Femurkopfes bedürfen keiner operativen Behandlung. Sobald die Konsolidierung der Strukturverhältnisse bei abgeklungener Entzündung ein Aufstehen erlaubt, werden die Patienten mit einem *entlastenden Apparat* versorgt. Seine einfachste Form ist bei Kindern eine Thomas-Schiene; bei Älteren und Erwachsenen kann ein feststellbares Kniegelenk eingebaut werden, das in der ersten Zeit gesperrt wird. Ob noch ein Beckenring oder Beckenkorb nötig ist, richtet sich nach dem Ausmaß des Gelenk- und Muskeldefektes. Ggf. muß der Trochanter durch eine Pelotte gestützt, auch natürlich eine etwaige Beinverkürzung ausgeglichen werden. Dieser Apparat wird mindestens 1 Jahr, meist länger, getragen, bis spätere Röntgenkontrollen eine ausreichende strukturelle Stabilität und formale Anpassung ausweisen und die Hüfte auch klinisch genügend stabil oder durch weitere operative Maßnahmen versorgt ist.

Operative Eingriffe sollten frühestens nach 12 Monaten erwogen werden, um den notwendigen Abstand von der Infektion zu gewinnen und gleichzeitig den körpereigenen Wiederaufbautendenzen eine Chance einzuräumen. CHAPCHAL (1965) berichtet über den Wiederaufbau des Hüftkopfes noch nach 2 Jahren; wir haben ähnliche Erfahrungen gemacht. Man kann daher die Indikation zu operativen Rekonstruktionsmaßnahmen erst stellen, wenn der Umfang der körpereigenen Regeneration und Anpassung überschaubar ist.

Das Ausmaß einer Kopfdestruktion kann bei Kindern mit ihrem dicken Gelenkknorpel am besten arthrographisch definiert werden. Solche Defekte sind erst dann therapierelevant, wenn sie in einer Druckzone, etwa gegenüber dem oberen Pfannenpol, bei Coxa valga und (oder) Subluxation auch anderswo im Kontaktbereich liegen (CHAPCHAL). Hier ist eine *intertrochantäre* varisierende, je nach der Situation auch die Rotationsverhältnisse korrigierende *Osteotomie* angezeigt, womit der Femurkopf gut in die Pfanne eingestellt werden und der Defekt aus dem unmittelbaren Kontaktbereich gebracht werden kann. Der CCD-Winkel sollte dabei möglichst flach, bei ca. 100 Grad, liegen. Je nach den Pfannenverhältnissen kann dann eine zusätzliche *Beckenosteotomie* nach Chiari, bei kleineren Kindern evtl. auch eine *Azetabuloplastik* nach Pemberton oder Dega ausgeführt werden. Die alte Pfannendachplastik nach Lance ist inzwischen zugunsten der genannten Verfahren aufgegeben worden. Bei allen erwähnten rekonstruktiven Methoden ist darauf hinzuweisen, daß die besonders bei Kindern oft hochgradige Beinverkürzung und die mit ihr verbundene Skoliose damit natürlich nicht beeinflußt werden und anderweitig Berücksichtigung finden müssen.

Bei schweren Kopf- und Schenkelhalsdestruktionen, die Beschwerden machen und statisch ungünstige Verhältnisse bieten, ist die einfache *Dekapitation* ohne zusätzliche Zwischenlagerung von Polstergewebe noch immer eine annehmbare Methode, wobei sich im Lauf der Zeit das Stumpfende zu einem schenkelkopfähnlichen Gebilde umformt (WILHELM 1958, CHAPCHAL 1958). Das Verfahren bietet sich besonders bei Jugendlichen an, bei denen eine Arthrodese im Wachstumsalter noch nicht in Betracht kommt. Wir haben aber auch im Erwachsenenalter befriedigende Ergebnisse gesehen (vgl. Abb. 8). Bei Älteren wird man, insbesondere bei weiter nach lateral reichenden Destruktionen, eher die *Resektionsangulationsosteotomie* nach Milch-Girdlestone anwenden, sofern die Erhaltung einer gewissen Hüftbeugung erwünscht oder eine Arthrodese nicht mehr möglich ist. Sonst ist in solchen Fällen mit schweren Form- und Stellungsveränderungen nach Abschluß der Wachstumsperiode die *Arthrodese* auch heute noch die sicherste Methode zur Erzielung von Schmerzfreiheit und Stabilität.

Alloarthroplastiken sollten nach vorausgegangenen Hüfteiterungen nur in Ausnahmefällen in Betracht kommen, da auch nach völliger Abheilung und langer Interkurrenz keine Sicherheit vor einem Rezidiv im Operationsgebiet besteht. Im Gegensatz zu dieser auch heute noch gültigen Meinung berichtet BUCHHOLZ (1973) über 31 Totalplastiken bei Hüftsteifen in Fehlstellung, die 3–20 Jahre zuvor eine Infektion durchgemacht haben. Bei keinem dieser Patienten sei es zu einem Wiederaufflackern des Infektes gekommen. Trotzdem bedeutet eine Alloplastik nach früherer spetischer Koxitis ein erhebliches Risiko, das mit dem vorher bestehenden Zustand sorgfältig abgewogen werden sollte.

Punktion des Hüftgelenks

Die Punktion kann aus diagnostischen oder therapeutischen Gründen erfolgen, ihre Technik ist nicht von der Indikation abhängig. Mit der Punktion wird Material zur bakteriologischen und mi-

kroskopischen Untersuchung der Gelenkflüssigkeit gewonnen. Gleichzeitig wird der Druck im Gelenk gesenkt, und es können Kontrast- und Arzneimittel in das Gelenk installiert werden.
Jede Punktion ist ein aseptischer Eingriff und muß daher unter strengen Kautelen erfolgen (Rasur, Abwaschen und Desinfektion der Haut, Abdecken und Handschuhe!). Zur fortgesetzten intraartikulären Verabreichung von Arzneimitteln besonders bei eitrigen Entzündungen ist sie nicht geeignet, da jede neue Punktion ein zusätzliches Infektionsrisiko darstellt und ihre Anwendung dabei so häufig notwendig wäre, daß es weder dem Patienten noch dem Arzt zugemutet werden könnte. Das Liegenlassen der Kanüle ist aber aus Sterilitätsgründen abzulehnen. In solchen Fällen ist eine operativ angelegte Spüldrainage vorzuziehen.
Der Zugang für die Punktion kann von vorn, von der Seite, von hinten und von unten erfolgen. Der *untere* Zugang dorsal der Adduktoren bei gebeugtem und abduziertem Oberschenkel durch die Incisura acetabuli bietet sich an, wenn bei Säuglingen und Kleinkindern die Vorbuckelung der Kapsel besonders im unteren Rezessus tastbar ist. Dort sammelt sich auch die Hauptmasse des Eiters. Die Gefahr bei diesem Zugang ist eine Fistelbildung mit nachträglicher Verschmutzung und Sekundärinfektion. Sie ist aber durch die starke Kulissenverschiebung der Weichteile gerade bei kleinen Kindern nicht sehr groß, zumal bei ihnen die Einstichstelle rasch verklebt, und überwiegt nicht die Vorteile des leichten und sicheren Zuganges.
Bei größeren Kindern und Erwachsenen bevorzugen wir dagegen den Einstich von vorn seitlich distal.
Der *hintere* Zugang eignet sich schlecht; er kann bei hinterer Abszeßbildung in Ausnahmefällen einmal in Frage kommen. Die gebräuchlichsten Zugänge sind die von vorn und lateral. Der übliche *vordere* Zugang (sein Einstich halbiert die Verbindungslinie zwischen der Mitte des Leistenbandes, kenntlich am Puls der A. femoralis, und dem Trochanter major am medialen Rand des M. tensor fasciae und lateral vom M. sartorius, etwa vier Finger breit unterhalb der Spina iliaca anterior superior) ist zur Entnahme eitriger Ergüsse nur bedingt geeignet. Vom Ungeübten nicht leicht zu finden, steht die Kapsel gerade an der oberen Pfannenecke unter der stärksten ligamentären Spannung, und Exsudate, die sich in der unteren Kapseltasche sammeln, können von oben her nur ungenügend abgesogen werden. Auch kommt es an dieser gelenknächsten Stelle am leichtesten zur Fistelbildung.
Wir wählen daher lieber einen Einstich weiter distal am Oberschenkel, von dem aus die Nadel (ggf. unter Bildwandlerkontrolle) in den unteren Kapselpol eingeschoben werden kann. Sie bleibt lateral der Gefäße und durchdringt auf ihrem Wege so viele Muskelschichten, daß eine Fistel auch bei dickeren Kanülen sicher vermieden wird. Zudem liegt der Einstich vor Verschmutzung geschützt an der Vorderseite des Oberschenkels.
Seitlicher Zugang: Bei möglichst adduziertem Oberschenkel wird die Nadel unmittelbar über der Trochanterspitze oder ein wenig dorsal davon eingestochen und etwa 30 Grad zur Querachse schräg nach oben geführt, bis sie entweder die Kapsel kurz vor dem Pfannenrand erreicht oder an diesem Knochenkontakt bekommt. Von da aus läßt sich durch leichtes Zurückziehen und Senken der Nadelspitze die Kapsel leicht finden. Bei Verwendung dicker Kanülen wird man in Lokalanästhesie arbeiten müssen; sonst spritzen wir gewöhnlich nur bei der Perforation der Haut etwas Novocain vor.
Zur *Drainage* des Hüftgelenks wählen wir in der Regel den hinteren Zugang von einem Hautschnitt aus, der im einfachsten Falle einer verkürzten Strecke der Zugänge nach Langenbeck oder Gibson entspricht und, sollte sich die Notwendigkeit eines umfänglicheren Eingriffes ergeben, entsprechend verlängert werden kann. Nach stumpfer Durchdringung der Fasern des M. glutaeus maximus, Beiseiteschieben der kleinen und mittleren Glutäi und Abhalten des M. piriformis gelangt man gewöhnlich ohne Schwierigkeiten auf die dorsale Kapsel, zumal, wenn sie durch ein Exsudat gespannt ist. Will man sich eine bessere Übersicht verschaffen, kann man sie unter Durchtrennung der Außenrotatoren leicht gewinnen.
Die Gegendrainage wird nach vorn herausgeleitet, indem man zwischen den Mm. tensor fasciae und sartorius auf die ventrale Kapsel vordringt. Abgesehen von der Spüldrainage bei Säuglingen, sollte man grundsätzlich nicht zu dünne und wenig kompressible Drains wählen, um Verstopfungen und ein Abklemmen zu vermeiden. Bewährt haben sich hier insbesondere die gegenläufigen Redon-Drains oder Blasenkatheter. Das Gelenk wird gleichzeitig entweder in einem gefensterten Gipsverband oder zur besseren Handhabung und Kontrolle der Drains in einer Liegeschale fixiert.

Operative Eröffnung

Die operative Eröffnung des Hüftgelenks bei Eiterungen erfolgt je nach dem gewünschten Zweck gewöhnlich von ventral oder dorsal. Der beste Abfluß erfolgt nach hinten; auch ist von daher das Hüftgelenk mit der geringsten Weichteilläsion ausgiebig freizulegen. Der Weg *von hinten* wird gewählt, wenn entweder von ventral her Schwierigkeiten erwartet, der anzugehende Prozeß vor allem im dorsalen Gelenkbereich lokalisiert ist oder eine Kopfluxation zum Zwecke ausgiebiger Resektionen oder arthroplastischer

Maßnahmen vorgesehen ist. Das Vorgehen richtet sich dabei im einzelnen nach den bekannten Schnittführungen von Langenbeck, Osborne, Gibson oder entsprechenden Modifikationen.
Von ventral gelangt man mittels der klassischen Schnittführungen nach Smith-Petersen oder ihrer Variationen zum Hüftgelenk, indem zwischen den Mm. tensor fasciae und sartorius eingegangen und je nach Bedarf der M. rectus nur nach medial gehalten oder temporär abgelöst wird. Durch Abschieben der Glutäi nach lateral, ggf. unter temporärer Ablösung der Spinamuskeln, gelingt eine breite Freilegung der vorderen und lateralen Kapselwand.
Auch der *ventrolaterale Zugang* in der Technik nach M. Lange und Watson-Jones bewährt sich für bestimmte Zwecke recht gut, insbesondere, wenn mit dem Eingriff noch weitere Maßnahmen geplant sind. CHAPCHAL (1971) hat diesen Hautschnitt durch eine S-förmige Verbindung von der vorderen Darmbeinkante über den Trochanter zum Femurschaft abgewandelt, mit dem das Gelenk gut übersehen und gleichzeitig ausreichend Platz am Oberschenkel geschaffen werden kann. Der Trochanter major kann bei den meisten Eingriffen erhalten werden. Wünscht man eine totale Eröffnung der Hüfte *von seitlich* her, gelingt dies am besten mit dem alten Bogenschnitt nach Lexer, Murphy und Ollier unter Abmeißeln des Trochantermassivs, der aber heute kaum noch praktische Bedeutung besitzt. Gerade bei infektiösen Prozessen ist die notwendige Refixation des Trochanters eine zusätzliche Belastung, die in der Regel weder vertretbar noch nötig ist. Einzelheiten der Technik sollten in den einschlägigen Operationslehren nachgelesen werden.

Fremdkörperreaktionen im Hüftgelenk

Inkorporierte Fremdmaterialien werden vom Lagergewebe nur ausnahmsweise völlig reizlos toleriert. In der Regel kommt es in ihrer Umgebung zu einer Reaktion, deren Ablauf und Stärke von verschiedenartigen Parametern, wie Größe und Oberflächengestaltung der Implantate, ihren physikalischen und chemischen Eigenschaften sowie auch von mechanischen Auseinandersetzungen zwischen Fremdkörper und Lagergeweben bestimmt werden. Schon bei der Einheilung kleinster Fremdkörper sieht man Proliferationserscheinungen histiozytärer Elemente mit epitheloidzellartigen Formationen und lokale Nekrosen, die HAMPERL (1960) als pseudotuberkulöse Entzündungen bezeichnete. Die Reaktionen können sich klinisch in Form von Schmerzzuständen und infiltrativen Schwellungen bemerkbar machen und nach Osteosynthesen und alloarthroplastischen Eingriffen die Heilung stören, zur Lockerung der Implantate führen oder ihre Entfernung erzwingen. Möglicherweise beruht auch die erhöhte Infektionsgefährdung nach Prothesenoperationen zu wesentlichen Teilen darauf, daß das angrenzende Gewebe durch solche Prozesse „biologisch minderwertig" geworden ist (WILLERT u. SEMLITSCH 1973).
Die pathologisch-anatomisch als entzündliche Reaktionen anzusprechenden Vorgänge im Zusammenhang mit der Fremdkörperinkorporation sind teilweise unterschiedlich, je nachdem sie von Metallen oder Kunststoffen ausgehen. Über beide sind in den vergangenen Jahren unter dem Eindruck ihrer zunehmenden chirurgischen Verwendung zahlreiche Untersuchungen durchgeführt worden.
Jedes *Metall* unterliegt im Körper der Korrosion, indem es durch Aufnahme von Sauerstoff oxydiert. Unter Wasseraufnahme aus der umgebenden Körperflüssigkeit bilden sich galvanische Elemente, die eine langsame Selbstzerstörung der Metalle fördern und gleichzeitig elektrochemische Prozesse im umgebenden Gewebe auslösen, insbesondere wenn die Metalle unrein sind, wenn verschiedene Metalle in Berührung miteinander stehen oder wenn sie in verschiedenen Medien mit unterschiedlicher O_2-Konzentration liegen (SMOOK u. GAILLARD 1939).
Solche Bedingungen ergeben sich z. B. dann, wenn ein Teil des Implantates in gut mit sauerstoffreichem Blut versorgtem Gewebe liegt, ein anderer dagegen mit einer schlecht ernährten Umgebung Kontakt hat. Die Folge ist ein elektrochemisches Potential zwischen den beiden Bereichen. Bei den gegenwärtig verfügbaren Materialien spielt diese Möglichkeit zwar keine wesentliche Rolle; sie kann aber in solchen Fällen relevant werden, bei denen die Implantate sehr lange in situ verbleiben.
Bei der Korrosion geht eine geringe Menge des Metalls in Lösung und kann dann zur chemischen Schädigung des Lagergewebes führen *(Metallose)*. FERGUSON u. Mitarb. fanden 1960 eine erhebliche Konzentration von Metallionen in den Nachbargeweben metallischer Implantate, wobei die Auslösung reaktiver Prozesse aber nicht so sehr von deren Menge, als vielmehr von ihrer spezifischen Toxizität und anderen Faktoren abhängt. Verschiedene Sorten rostfreier Stähle und unterschiedliche Legierungen verhalten sich dabei sehr unterschiedlich: Völlig korrosionsfrei und gewebeinert ist keines der bisher bekannten Materialien (SCALES, WINTER u. SHIRLEY; BOWDEN u. Mitarb. 1955, CLARKE u. HICKMAN 1953, OHNSORGE u. STEINBECK, HICKS u.a.). Chrom-Kobalt-Legierungen (Vitallium) und Titan erwiesen sich dabei als am wenigsten problematisch.

Von Bedeutung ist auch die Integrität der auf die Metalloberfläche aufgebrachten Korrosionsschutzschicht, die sowohl mechanisch (z. B. durch Kratzer oder durch Schränken einer Osteosyntheseplatte) oder bei längerer Liegezeit durch die Chlorionen der Körperflüssigkeit unterbrochen werden. MÜNZENBERG u. Mitarb. (1972) haben derartige Korrosionsschäden im Lager von Osteosyntheseplatten rasterelektronenmikroskopisch dargestellt und ihren Entstehungsmechanismus zu erklären versucht. Sie machen auch auf die Folgen der durch das inter- und transkristalline Aufreißen des metallischen Werkstoffes zustande kommenden Korrosionserscheinungen durch Zugspannungen in austhenitischen Stahlplatten aufmerksam. Interessanterweise ergaben diese Untersuchungen auch Korrosionsschäden unter einer entfernten Pfannenprothese aus Metall (Typ Weber), deren Oberfläche beim Einbau nicht vollständig von Knochenzement bedeckt war.

Auch zwischen *Kunststoff*implantaten und Lagergewebe kommt es zu mehr oder weniger starken Auseinandersetzungen in Knochen und Weichteilen. Von den ersten künstlichen Hüftgelenkpfannen aus Teflon ist bekannt, daß abgeriebene Kunststoffpartikel in der Bindegewebskapsel zu heftigen Reaktionen führten (sog. Teflongranulome: CHARNLEY 1969, 1970). Die heutigen Materialien sind wesentlich abriebfester, aber auch von Polyäthylen- und Delrinprothesen wurden feinste Teilchen teils inter-, teils intrazellulär in der Umgebung nachgewiesen (WILLERT u. SEMLITSCH 1973, ROGGATZ 1973).

Von größerer Bedeutung sind jedoch offenbar die Vorgänge, die sich im Zusammenhang mit den autopolymerisierenden Knochenzementen abspielen. Eine typische Fremdkörperreaktion des Kontaktgewebes auf auspolymerisiertes Methylmetacrylat ist seit langem bekannt. Ihr Ausmaß hängt nach unserem heutigen Wissen von verschiedenartigen chemischen und thermischen Umständen beim Aushärtungsvorgang ab; sie kommt aber offenbar auch später nie ganz zur Ruhe. Bei mangelhafter Verankerung und mechanischer Beanspruchung nimmt die Reaktion deutlich zu (SZYSZKOWITZ 1973). Untersuchungen von mechanisch beanspruchten Weichteilgeweben um Knochen-Zement-Implantate ergaben chronische Entzündungen (WILLERT u. SCHREIBER 1969), die im Tierversuch bis zur Abstoßung der Implantate führten (ROGGATZ u. ULLMANN 1970).

Bei der Autopolymerisation in situ wird ein toxisches Monomer-Polymer-Gemisch in das präparierte Wundbett eingebracht (HATTEMER 1956, MOHR 1958, HULLIGER 1962, CONTZEN 1967, SCHREIBER u. JANSEN 1973 u.a.). Nach Anrühren des Zementes befindet sich das Methylmetacrylat in statu nascendi; es wirkt über seine reaktionsfreudigen Radikale stark gewebsreizend und vermag unterschiedlich schwere Reaktionen auszulösen (SPEALMAN u. Mitarb. 1945, FISCHER 1956, OETTEL 1958, 1963, HULLINGER 1962, WILLENEGGER u. Mitarb. 1963 u.a.). Das Monomer des Knochenzementes gilt als ausgesprochen zelltoxisch. Seine Fettlöslichkeit ermöglicht eine rasche Ausbreitung (HOMSY 1969). Die Menge der in die Umgebung abgegebenen Monomere ist während des Polymerisationsvorganges am größten, aber auch nach völliger Aushärtung der Zementmasse kann der Gehalt an Restmonomeren noch 3–5% betragen, vor allem bei nicht optimalem Mischungsverhältnis und verzögerter oder beschleunigter Polymerisation (CONTZEN u. Mitarb. 1967 u.a.).

Die histologischen Äquivalente der Lagerreaktion wurden in letzter Zeit von zahlreichen Forschern beschrieben (MOHR 1955, 1958, WILLERT u. SCHREIBER 1969, COTTA u. SCHULITZ 1970, OHNSORGE u. HOLM 1970, ROGGATZ u. ULLMANN 1970, SLOOV 1971, SZYSZKOWITZ 1971, 1973 u.a.). Teilweise begrenzen epitheloide Zellen die Zementoberfläche, stellenweise auch Fremdkörperriesenzellen. In unmittelbarer Nachbarschaft bildet sich gewöhnlich proliferierendes Granulationsgewebe mit zahlreichen Makrophagen, Histiozyten, lympho- und plasmazellulären Infiltraten, Fibrinablagerungen, kleineren und größeren Granulomen und Nekrosen im Bindegewebe und Knochenmark als Ausdruck einer chronischen Entzündung.

Neben der toxischen Schädigung durch die Restmonomere gilt auch die bei der Polymerisation entstehende *Wärmeentwicklung* als Ursache geweblicher Reaktionen (MOHR 1958, WILLENEGGER u. Mitarb. 1966, OHNSORGE u. KROESEN 1969, OHNSORGE u. HOLM 1970, HUPFAUER u. ULATOWSKI 1971). Infolge des Wärmeableitungsvermögens im normal zirkulierten Gewebe dürften die experimentell gemessenen Hitzegrade in der Praxis jedoch keine so große Rolle spielen, wie zunächst angenommen.

Einen bedeutsamen Einfluß auf die Entwicklung der zwangsläufig zustandekommenden toxischen Gewebsreaktionen muß aber jeder Art von *Instabilität* unterstellt werden: SZYSZKOWITZ (1971) weist darauf hin, daß schon eine unstabile Verbindung zwischen einem Schenkelhalsnagel und der Kortikalis oder von verschiedenen, bei Stabilität gut verträglichen und hochwertigen Metallimplantaten mit dem Knochen zu einer chronischen Entzündung führen kann. Eine entzündliche Reaktion wird um so schwerer und häufiger auftreten, je leichter der implantierte Fremdkörper abgebaut werden kann und je toxischer seine Abbauprodukte sind. Das Kontaktgewebe reagiert auf den nicht ausreichend stabilisierten und intermittierend belasteten Knochenzement mit Exsudation von Flüssigkeit und Fibrin sowie mit einer typischen fibroplastischen Zellreaktion. Dieser schließlich über die ganze Tragzeit einer

Prothese kontinuierlich ablaufende Vorgang wird sowohl durch die ständigen Bewegungsreize als auch durch die fortwährende Nachlieferung geringer Mengen von Abriebmaterial und Abbauprodukten unterhalten. Die Löslichkeit geringer Mengen des ausgehärteten Knochenzementes wurde von OPPENHEIMER u. Mitarb. (1955) und SZYSZKOWITZ u. Mitarb. (1972) beschrieben; inzwischen haben auch andere Forscher auf eine regelrechte Zerrüttung der Acrylatmasse bei längerer Tragzeit im Körper aufmerksam gemacht. Darin vor allem liegt die Problematik der Lagerreaktion, die in ihrer milden Primärform regelmäßig zu erwarten ist und sich klinisch nicht nachteilig auszuwirken braucht. Bei längerer Dauer kann sie sich jedoch unter den beschriebenen Kautelen bis zu einem Grade ausweiten, bei dem es zur Implantatlockerung mit Bewegungs- und Belastungsschmerz und dem gefürchteten Bild der sog. sterilen Spätinfektion (CHARNLEY 1970) kommt. Bei der operativen Intervention findet man in solchen Fällen regelmäßig die gelockerte Prothese in einem eitrig-käsigen Detritus liegend. Die bakteriologische Untersuchung bleibt dabei meist steril; gelegentlich sind auch nur fakultativpathogene Keime wie Staphylokokkus albus im Wundbereich nachweisbar. Manchmal lassen sich die Erreger erst unter langer Bebrütung oder auf besonderen Nährböden verifizieren (SZISZKOWITZ 1973). Da der Prozeß zu seiner Entstehung keine Infektion benötigt, schlägt dieser Autor auch vor, den gebräuchlichen Begriff der sterilen Spät-„Infektion" durch sterile Spät-„Entzündung" zu ersetzen.

Allerdings bildet das alterierte Lagergewebe mit seinem Detritus einen idealen Nährboden für Infekte, die sich sowohl durch im Operationsgebiet verbliebene als auch über den Blut- oder Lymphstrom herangetragene Keime entwickeln können.

BUCHHOLZ (1973) macht zudem auf die Infektionsmöglichkeiten durch Schwächung der Abwehrkräfte im Kontaktbereich zwischen Implantat und Wirtsgewebe wie auch in den Lakunen des Acrylatmantels aufmerksam, die vom Saftstrom nur unzulänglich erreicht werden.

Osteoidosteom des Schenkelhalses

Von K. J. MÜNZENBERG

Solange die genaue Pathogenese des Osteoidosteoms noch unbekannt und solange insbesondere eine entzündliche Ursache nicht auszuschließen ist, sollte das Schenkelhalsosteoidosteom unter den entzündlichen Veränderungen des koxalen Femurendes abgehandelt werden. Was die ausführliche Diskussion über die Pathogenese, die Histologie und das Krankheitsbild als umgrenzte Einheit betrifft, muß auf den ausführlichen Beitrag in diesem Handbuch verwiesen werden.

Am Schenkelhals ist das Osteoidosteom verhältnismäßig häufig. Wie auch bei jeder anderen Lokalisation stehen im Vordergrund des klinischen Bildes schwere Schmerzen, die anfangs intermittieren und dann kontinuierlich werden. Sie können nachts verstärkt hervortreten. Für Läsionen am proximalen Femurende, insbesondere am Femurhals, ist charakteristisch, daß die Schmerzen ins Bein projiziert werden und so sehr häufig zu Verwechslungen mit einem Bandscheibenprolaps führen.

In einem von uns beobachteten Fall (Abb. 23) wurden die Schmerzen in den medialen Femurkondylus projiziert. Sie waren so unerträglich, daß hier – zumal sich auch röntgenologisch am Kondylus eine leichte Aufhellung darstellte – eine Probeexzision vorgenommen wurde, die aber ohne pathologischen Befund blieb. Erst 3 Wochen nach der Operation stellten sich dann stärkere Schmerzen im Hüftgelenk ein mit einer deutlichen Bewegungseinschränkung für die Innen- und Außenrotation. Die Röntgenaufnahme des Hüftgelenks zeigte eine typische Verdichtung mit zentraler Aufhellung am Adamschen Bogen (Abb. 23), die wegen der stärker werdenden Schmerzen operativ angegangen werden mußte. Bei der Eröffnung der periostalen Gelenkkapsel fand sich ein dünnflüssiger seröser und klarer Erguß. Der sklerosierte Bezirk war etwa 3–4 cm im größten Durchmesser groß. Die Kortikalis war aufgerauht und z. T. verdichtet. Die histologische Untersuchung bestätigte die Diagnose.

An ein Osteoidosteom sollte immer gedacht werden, wenn unklare und heftige Schmerzen im Hüftgelenk und im Bein geklagt werden und wenn röntgenologisch sich eine unruhige Konturierung des Schenkelhalses mit leichter Aufrauhung darstellt. Da nach EDEIKEN u. HODES (1964) das Osteoidosteom im Schenkelhals vorwiegend in der Spongiosa gelegen ist und so nur wenig Randsklerosierung provoziert, ist die Verdichtung der Knochenstruktur hier nicht immer so ausgeprägt wie in anderen Knochen oder wie in dem Falle, den die Abb. 23 wiedergibt. Auch ein Nidus stellt sich röntgenologisch am Schenkelhals nicht immer dar, was die präoperative Diagnose sehr erschweren oder gar unmöglich machen kann. Die Blutkörperchensenkungsgeschwindigkeit ist meist leicht erhöht (etwa 15 bis maximal 30 in der 1. Std.). Die Therapie der Wahl ist die operative Entfernung des krankhaften Bezirkes. Danach tritt meist sehr bald Beschwerdefreiheit ein, insbesondere wenn der Herd mitsamt seinem Nidus zureichend ausgeräumt werden konnte.

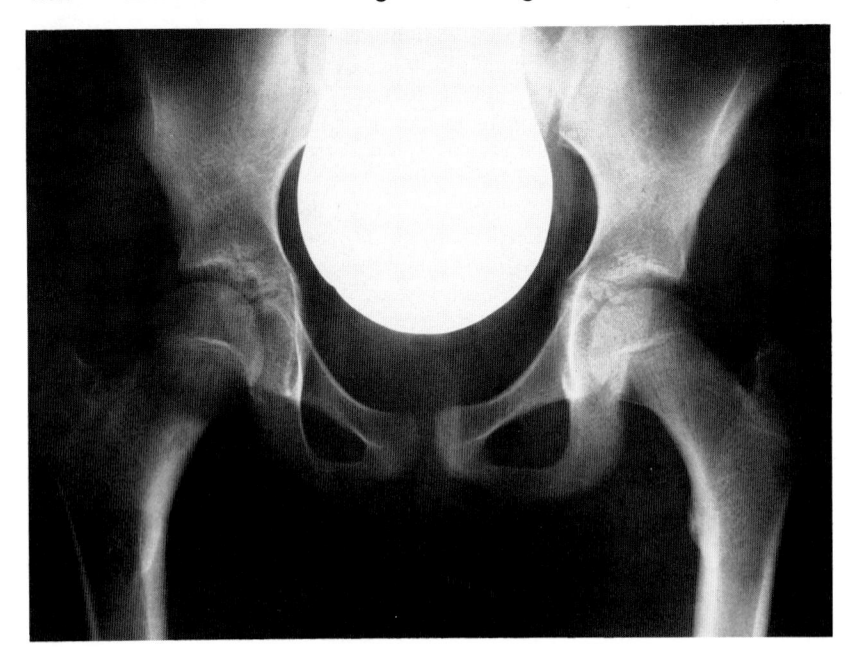

Abb. 23 Osteoidosteom am Schenkelhals eines 9jährigen Mädchens. Sklerosierung am Adamschen Bogen mit Nidusbildung

Schleimbeutelentzündungen im Bereich der Hüfte

In der Umgebung des Hüftgelenks liegen etwa 20 Schleimbeutel, die teils isoliert sind oder in Verbindung miteinander bzw., wie die Bursa iliopectinea, in variabler Kommunikation mit dem Gelenk stehen. Nicht alle sind klinisch von Bedeutung. Wichtig sind vor allem die Bursa iliopectinea und die Bursa trochanterica m. glutaei maximi. Von geringerem klinischem Interesse sind die Bursae musculi pectinei und iliaca subtendinea, im Trochanterbereich ferner die Bursae trochanterica m. glutaei medii et minimi, glutaeofemoralis, trochanterica subcutanea musculi obturatoris interni und piriformis (FENZ 1955, BRAUS-ELZE, TOLDT-HOCHSTETTER). Diese Bursen wechseln an Größe und liegen z.T. so tief im Muskelmantel der Hüfte verborgen, daß die Erkennung und Differenzierung ihrer Erkrankungen schwierig sein kann. Eine Ausnahme bildet die Bursa trochanterica m. glutaei maximi, die wegen ihrer relativ oberflächlichen Lage im Erkrankungsfall leicht zugänglich und deren Affektionen ohne Schwierigkeit zu diagnostizieren sind. Entzündliche Prozesse können zur Erkrankung mehrerer Schleimbeutel oder zu einer Mitbeteiligung des Hüftgelenks führen. Diese Möglichkeit besteht vor allem bei der Bursa iliopectinea im Fall einer direkten Kommunikation.
Wie bei den Gelenkentzündungen gibt es infektiöse und nichtinfektiöse, akute und chronische, spezifische und unspezifische Bursitiden. Sie können isoliert erkranken oder Teil einer systematischen Erkrankung sein wie der rheumatoiden Arthritis mit Polyserositis bzw. Hygromatosis universalis n. Lauda.

Die nicht gerade häufige akut-eitrige unspezifische Schleimbeutelentzündung verläuft gewöhnlich stürmisch mit lokalen, heftig einsetzenden Schmerzen, die bohrenden Charakter haben können und manchmal schwierig zu differenzieren sind. Die Schonhaltung geschieht unter Fixierung des Oberschenkels in einer Stellung, die die höchstmögliche Entspannung der über der Bursa gelegenen Muskeln gewährt; sie ist daher nicht immer mit der typischen Entlastungsposition der Hüfte identisch. Bei längerer Dauer kann es auch zur inaktivitätsbedingten Muskelatrophie kommen. Bei Betroffensein der Bursa des großen und mittleren Glutäus kann eine Schwellung und Rötung im Trochanterbereich, evtl. mit Fluktuation, sicht- und tastbar werden. Gerade in dieser Gegend ist eine Beteiligung mehrerer, in unmittelbarer Nachbarschaft gelegener Schleimbeutel möglich. In schweren Fällen kann sich das entzündliche Geschehen bis zur Darmbeinschaufel und zum mittleren Oberschenkeldrittel ausdehnen – sei es in Form einer entzündlichen Infiltration oder als phlegmonöser periartikulärer Prozeß. Wie bei der Tuberkulose findet man dann gelegentlich ganze fuchsbauähnliche Verbundsysteme in der Tiefe der Weichteile, die an die Oberfläche fisteln. Gelegentlich wird bei der unspezifischen Bursitis im Trochanterbereich anamnestisch ein Trauma angegeben.
Die Erkennung einer Bursitis iliopectinea ist wegen ihrer topographischen Anordnung schwierig. Infolge ihrer Lagebeziehungen zum Hüftgelenk, zum N. femoralis und zum M. iliopsoas kommt es zu verschiedenartigen Symptomen, die oft nicht richtig gedeutet werden. Bei stärkerer Schwellung kann man die Bursa bei gebeugter Hüfte unter dem M. iliopsoas gelegentlich einmal

tasten; aber erst die operative Freilegung sichert die Diagnose. Bei florider Entzündung kann das Allgemeinbefinden gestört sein und das Fieber septischen Charakter haben. Die BSG ist beschleunigt; das Blutbild zeigt die Kriterien einer akuten oder subakuten Entzündung.

Neben den eitrigen Formen gibt es, besonders unter den chronischen Bursitiden, seröse und serofibrinöse Bursitiden, manchmal mit Reiskörperbildung. Klinisch und bei der Freilegung imponieren gelegentlich hygromartige Zustände. Später sieht man im Röntgenbild eine umschriebene Atrophie im Bereich des Trochanter major. Bei chronischen Verläufen kann es zu proliferativ-fibrosierenden Prozessen in der Umgebung unter Mitbeteiligung der Gelenkkapsel mit der Neigung zu Funktionseinschränkungen kommen (FENZ 1955). Derselbe Autor beschrieb über der akut oder chronisch erkrankten Bursa außer Schmerzhaftigkeit, gelegentlicher Schwellung und Rötung auch Veränderungen der Hautsensibilität.

Differentialdiagnostisch muß man an die verschiedenen Formen der Koxitis denken, eine Osteomyelitis der Trochanterregion ausschließen und bei den tief gelegenen Schleimbeutelentzündungen auch einen Psoasabszeß oder eine Lymphknotenaffektion erwägen.

Die tuberkulöse Bursitis ist anfänglich von unspezifischen Prozessen nicht zu unterscheiden; erst der weitere Verlauf, der bakterielle Befund und die histologische Untersuchung bzw. die bei der Operation gefundenen Einschmelzungserscheinungen decken die spezifische Natur auf.

Literatur

Abecasin, C., R. Bromberg, E. A. Sapie: Artritis supurada de la cadera. Prensa Univ. 2 (1963) 1090, Orthop. 98 (1964) 386

Abele, H., J. Steinhäuser: Histomorphologische Untersuchungen zur Spätlockerung des Pfannenteils bei Totalplastiken der Hüfte. Z. Orthop. 110 (1972) 412

Adam, J. A.: Transient synovitis of the hip in children. J. Bone Jt Surg. 45 B (1963) 471

Ankerhold, J.: Pigmentierte, villonoduläre Synovitis. Verh. dtsch. Ges. Orthop. Traum. 57 (1970) 98

Anner, R., H. Rudolf, P. A. Miescher: Rheumatoide Arthritis – immunpathogenetischer Circulus vitiosus. In: Basistherapie der rheumatoiden Arthritis. Bayer, Homburg 1973

Antelava, N. V., T. B. Mirvelova: Zum Problem der röntgenologischen Veränderungen bei chirurg. Brucellose. Chirurgija 1 (1950) 103; Zentr.-Org. Ges. Chir. 123 (1952) 20

Apley, G.: System of Orthopaedics and Fractures, 3rd ed. Butterworth, London 1968

Asnes, R. B., G. M. Arender: Septic arthritis of the hip: A complication of femoral venipuncture. Paediatrics 38 (1966) 837–841

Aufranc, O. E.: The surgical treatment of the hip in rheumatoid arthritis. Amer. J. orthop. Surg. 2 (1961) 102

Baitch, A.: Recent observations of acute suppurative arthritis. Clin. Orthop. 22 (1962) 157–165

Bannasch, K.: Hüftgelenksosteomyelitis. Münch. med. Wschr. 86 (1939) 238

Beekman, Z. M.: Beitrag z. röntgenol. Differentialdiagnostik catischer u. pseudocystischer Aufhellungen im Knochen. Z. Orthop. 91 (1959) 26

Beitzke, H.: Seltene Mykosen der Knochen und Gelenke. I. Sporotrichose. In: Henke, F., O. Lubarsch, E. Uehlinger: Handbuch der speziellen pathologischen Anatomie und Histologie, Bd. IX/2. Springer, Berlin 1934 (S. 612)

Benassi, E.: Lesioni osee ed artikulari da infezione tifoparatifische. Chir. Organi Mov. 41 (1955) 206

Beneke, G., R. Kupresch, W. Mohr, K. Paulini, W. Mohing: Die Reaktion der Gelenkkapsel nach Totalarthroplastik des Hüftgelenkes. Arch. orthop. Unfall-Chir. 75 (1973) 289

Beraud, C., P. Deffrenne, A. Dabadie: Radiological signs of acute arthritis of the hip in a premature infant. J. Radiol. Electrol. 41 (1960) 166

Berck, M. E.: Gout. A report of an unusual case in an young man. Amer. J. Sci. 215 (1948) 290

Bernbeck, R.: Leitsymptom: Hüftschmerz. Münch. med. Wschr. 93 (1953) 890

Bernbeck, R.: Neuere Untersuchungen über Knochenschädigung durch Metallosteosynthese. Verh. dtsch. orthop. Ges. 44 (1956)

Bernbeck, R., G. Dahmen: Kinder-Orthopädie, 3. Aufl., Thieme, Stuttgart 1983

Bertelsmann, R.: Über die akute hämatogene Osteomyelitis. Mschr. Unfallheilk. 47 (1940) 237

Blanke, K.: Diagnostische Probleme bei der akuten und chronischen Osteomyelitis. Med. Klin. 50 (1955) 1599

Boitzy, A., H. Zimmermann: Komplikationen bei Totalplastik der Hüfte. Arch. orthop. Unfall-Chir. 66 (1969) 192

Bonin, J. G.: Complications of arthroplasty of the hip (editorial). J. Bone J Surg. 54 B (1972) 576

Boos, R.: Über die Syntropie der Hyperurikämie mit der sog. idiopathischen Hüftkopfnekrose. Diss., Heidelberg 1972

Bösch, J.: Polyarthritis des Säuglings und Kleinkindes. Münch. med. Wschr. 102 (1960) 2538

Bose, K. S.: Bone and joint lesions in smallpox. Indian J. Surg. 20 (1958) 464; Excerpta med. 4 (1959) 246

Bowden, F. P., J. B. P. Williamson, P. G. Laing: Anzeichen metallischer Übertragungen (Aufschmieren) in der orthopädischen Chirurgie. J. Bone Jt Surg. 37 B (1955) 676

Brandes, M.: Zur Therapie spontaner Hüftgelenksverrenkungen im Gefolge akuter Erkrankungen. Dtsch. Z. Chir. 105 (1910) 80

Bröchner-Mortensen, J.: 100 gouty patients. Acta med. scand. 106 (1941) 81

Brunn: Das Verhältnis der Gelenkkapseln zu den Epiphysen der Extremitätenknochen. Vogel, Leipzig 1881

Bryson, A. F.: Treatment of pathologic dislocation of the hip joint after suppurative arthritis in infants. J. Bone Jt Surg. 30 B (1948) 449

Buchholz, H. W., P. Griss, P. G. Niederer, H. G. Willert: Klinische Relevanz von Lockerungszeichen bei Hüftendoprothesen. Z. Orthop. 117 (1979) 685

Bufalini, M.: Zur Therapie der akuten Osteomyelitis der Hüfte. Policlinico, Sez. prat. 47 (1938); Zbl. Chir. 3 (1939) 2223

Burckhardt: Zur Histologie der Periostitis und der Ostitis albuminosa. Frankfurt. Z. Path. 8 (1911) 91

Bürgel, E., H. Meessen: Zur Diagnose u. Therapie der Knochensporotrichose. Fortschr. Röntgenstr. 71 (1949) 832

Butler, R.: Transitory arthritis of the hip joint in childhood. Brit. med. J. 3 (1951) 951

Chacha, P. B.: Suppurative arthritis of the hip-joint in infancy. J. Bone Jt Surg. 53 A (1971) 538–544

Chandler, F. A., V. M. Breaks: Osteomyelitis des Schenkelhalses und -Kopfes verursacht durch Bakterium necrophorum (Bacillus funduliformis). J. Amer. med. Ass. 21 (1941) 116

Chapchal, G.: Ergebnisse der Endoprothesenplastik der Hüfte unter besonderer Berücksichtigung der Mißerfolge. Verh. dtsch. orthop. Ges. 44 (1956)

Chapchal, G.: Kritisches zur Arthroplastik des Hüftgelenkes mit Berücksichtigung der Weiterbehandlung ihrer Fehlergebnisse. Medizinische 14 (1958) 560
Chapchal, G.: Orthopädische Chirurgie und Traumatologie der Hüfte. Enke, Stuttgart 1965
Chapchal, G., D. Waigand: Orthopädische Therapie. Thieme, Stuttgart 1971
Charnley, J.: A biochemical analysis of the use of cement to anchor the femoral head prosthesis. J. Bone Jt Surg. 47 B (1965) 354
Charnley, J.: The reaction of bone to self-curing acrylic cement. J. Bone Jt Surg. 52 B (1970) 340
Charnley, J.: The long-term results of low friction arthroplasty of the hip, performed as a primary intervention. J. Bone Jt Surg. 54 B (1972) 61
Charnley, J., N. Eftekhar: Postoperative infection in total prostetic replacement arthroplasty of the hip joint. Brit. J. Surg. 56 (1969) 641
Charnley, J., F. M. Follacci, B. T. Hammond: The long-term reaction of bone to self-curing acrylic cement. J. Bone Jt Surg. 50 B (1968) 822
Chiari, H.: Die eitrigen Gelenksentzündungen. In Henke, F., O. Lubarsch, E. Uehlinger: Handbuch der speziellen pathologischen Anatomie und Histologie, Bd. IX/2. Springer, Berlin 1934
Christie, A. C., G. M. Wyatt: Roentgenologic diagnosis, changes resulting from chemotherapy. J. Amer. med. Ass. 132 (1946) 895
Clarke, E. G. C., J. Hickman: Verhaltensstudie über die Beziehungen zwischen dem elektrischen Potential von Metallen und dem Verhalten in biologischen Flüssigkeiten. J. Bone Jt Surg. 35 B (1953) 467
Clavelin, Ch., J. Nauleau: Diagnostic et traitement des arthritis subaigues de la hanche chez l'adulte. Rev. Chir. (Paris) 50 (1931) 10
Coates Milsom, H. B., B. S. Rose: Arthritis of hip complicating osteoitis pubis. J. Bone Jt Surg. 39 B (1957) 701
Collins, D. H.: Pathology of Bone. Butterworth, London 1966
Colonna, P. C.: The differential diagnosis of the "painful hip" in childhood. Amer. J. Surg. 54 (1941) 609
Compere, E. L., W. I. Metzger, N. M. Rathindra: The treatment of pyogenic bone and joint infection by closed irrigation (circulation) with a non-toxic detergent and one or more antibiotics. J. Bone Jt Surg. 49 A (1967) 614
Conti, D.: De osteoarthritis septica de la cadera. Rev. Orthop. Traum. L. A. 8 (1963) 123; Z. Orthop. 98 (1964) 210
Contzen, H.: Materialtechnische Voraussetzungen und biologische Gewebereaktion bei der Implantation von Kunststoffen. Bruns' Beitr. klin. Chir. 204 (1962) 179
Contzen, H.: Grundlagen der Alloplastik mit Metallen und Kunststoffen. Thieme, Stuttgart 1967
Coste, F., M. Lequesne: Coxarthrose après coxite aigue. Rev. Rhum. 22 (1955) 840
Cotta, H.: Pathophysiologische Reaktionen der Gelenke. Verh. dtsch. orthop. Ges. 51 (1964) 263
Cotta, H., K. P. Schulitz: Komplikationen der Hüftalloarthroplastik durch periartikuläre Gewebereaktionen. Arch. orthop. Unfall-Chir. 69, 39 (1970)
Cotta, H., K. P. Schulitz: Der totale Hüftgelenksersatz. Thieme, Stuttgart 1973
Curtiss, P. H., L. Klein: Destruction of articular cartilage in septic arthritis. I. In vitro studies. J. Bone Jt Surg. 45 A (1963) 797–806
Curtiss, P. H., L. Klein: Destruction of articular cartilage in septic arthritis. II. In vivo studies. J. Bone Jt Surg. 47 A (1965) 1595–1604
de Cuveland, E.: Ein Beitrag zur Distensionsluxation der Hüfte. Z. Orthop. 84 (1954) 136
Dahmen, G.: Erfahrungen in der Behandlung der Säuglingscoxitis und -osteomyelitis mit Antibioticis und Sulfonamiden. Z. Orthop. 98 (1964) 51–56
Debrunner, H. U.: Die Verträglichkeit von Polymethylmethacrylat (Plexiglas). Erfahrungen mit der Hüftgelenkplastik nach Judet. Z. Orthop. 83 (1953) 557
Degez: Luxations subites consécutives aux maladies aigues. Thèse Paris 1898
Dettmer, N.: Elektronenmikroskopische Untersuchungen über den Funktionszustand der Zellen in verschiedenen Schichten des normalen Gelenkknorpels. Verh. dtsch. orthop. Ges. 53 (1966) 81
Dick, H., R. D. Sturrock, W. C. Dick, W. W. Buchanan: Inheritance of ankylosing spondylitis and HL-A antigen W 27. Lancet 1974 I, 24
Diethelm, C.: Handbuch der medizinischen Radiologie, Bd. IV/4. Springer, Berlin 1971
Doerr, W.: Organpathologie, Bd. III. Thieme, Stuttgart 1974
Drehmann, G.: Über Gelenkentzündungen im Säuglingsalter und ihre ätiologischen Beziehungen zu späteren Deformitäten. Z. orthop. Chir. 13 (1904) 272, 14 (1905) 712
Duclaux: De postéomylite de la hanche. Thèse Paris 1905
Dupont, J. A., J. Charnley: Low-friction-arthroplasty of the hip for the failures of previous operations. J. Bone Jt Surg. 54 B (1972) 77
Duthie, R. B., A. B. Ferguson jr.: Mercer's Orthopaedic Surgery, 7th ed. Arnold, London 1973
Edeiken, J., P. J. Hodes: Osteoid osteoma. In: Roentgen Diagnosis of Diseases of Bone. Williams & Wilkins, Baltimore 1967 (pp. 496–504)
Edwards, E. G.: Transient synovitis of the hip joint in children. J. Amer. med. Ass. 148 (1952) 30
Eichler, J.: Paraartikuläre Verkalkungen nach Gelenktraumen. Verh. dtsch. orthop. Ges. 51 (1964) 298
Einstein, R. A. J., C. G. Thomas: Osteomyelitis in infants. Amer. J. Roentgenol. 55 (1946) 299
Enfinger, H.: Über Schleimbeutelverletzungen und -erkrankungen. Med. Klin. 52 (1957) 1871
Ensthaler, J.: Über zwei Fälle von angeborener Hüftverrenkung mit Säuglingscoxitis. Z. Orthop. 75 (1945) 65
Epstein, Klein: Luesähnliche Röntgenbefunde bei unspezifischen Skeletterkrankungen im Säuglingsalter. Fortschr. Röntgenstr. 53 (1936) 186
Erb, K. H.: Über die Behandlung der Eiterungen der großen Gelenke. Zbl. Chir. 6 (1948) 641
Erb, K. H.: Funktionstüchtige Heilung einer osteomyelitischen Panarthritis durch Kombination von Läwenscher Kalottenmeißelung und Penicillinanwendung. Zbl. Chir. 76 (1951) 228
Erlacher, P.: Osteoid-Osteom mit Gelenkbeteiligung. Verh. dtsch. orthop. Ges. 47 (1959) 267
Eufinger: Über Schleimbeutelverletzungen und -erkrankungen. Med. Klin. 52 (1957) 1871
Exner, G.: Die Säuglingsosteomyelitis. Verh. dtsch. orthop. Ges. 51 (1964) 140
Eyre-Brook, A. L.: Septic arthritis of the hip and osteomylitis of the upper end of the femur in infants. J. Bone Jt Surg. 42 B (1960) 11
Fassbender, H. G.: Chronische Polyarthritis – entzündliche und nekrotisierende Pathomechanismen. In: Basistherapie der rheumatoiden Arthritis/chronischen Polyarthritis. Bayer, Homburg 1973 (S. 13)
Feine, U., K. zum Winkel: Nuklearmedizin, szintigraphische Diagnostik. Thieme, Stuttgart 1969; 2. Aufl. 1980
Fenz, E.: Die Schleimbeutelerkrankungen und ihre Behandlung. Brüder Hollinek, Wien 1955
Ferguson, A. B.: Orthopaedic Surgery in Infancy and Childhood, 2nd ed. Williams & Wilkins, Baltimore 1963 (p. 127)
Ferguson jr., A. B., C. M. Cottington: Reconstruction of neurologic and septic hip dislocation. West. J. Surg. 68 (1960) 123
Ferguson, A. B., P. G. Laing, F. S. Hodge: The localization of metal implants in living tissue. J. Bone Jt Surg. 52 A (1960)
Fernandez de Valderama: The observation hip syndrome and its late sequellae. J. Bone Jt Surg. 45 B (1963) 462
Fielding, J. W., W. A. Liebler: Septic dislocation of hip joint in infancy. N. Y. med. J. 61 (1961) 3916
Fischer, V. u. C. Dietschi: Die idiopathische Hüftkopf-

nekrose des Erwachsenen bei Hyperurikämie und Dislipidämie. Münch. med. Wschr. 44 (1972) 1937
Fitzgerald, R. H., L. F. Peterson: Microbiologic considerations of total hip arthroplasty. J. Bone Jt Surg. 54 B (1972) 767
Fitzgerald, R. H. et al.: Bacterial colonization of wounds and sepsis in total hip arthroplasty. J. Bone Jt Surg. 55 A (1973) 1242
Flement, Kirmisson: zit. nach K. Niederecker 1961
Francillon, M. R.: Hüftgelenksplastiken. Indikation, Technik, Resultate. Schweiz. med. Wschr. 84 (1954) 1024
Francon, F., J. Grenier, J. Francon, J. Exetier: Un cas de coxite à pneumocoques passée à la chronicité. Presse méd. 67 (1959) 1295
Frangenheim: Krankheiten des Knochensystems im Kindesalter. Enke, Stuttgart 1913
Freund, E.: Gelenkerkrankungen. Urban & Schwarzenberg, Wien 1929
Freund, E.: Über Osteomyelitis und Gelenkeiterung. Virchows Arch. path. Anat. 283 (1932) 323
Freund, E.: Die allgemeine chronische Gelenkeiterung als Krankheitsbild. Virchows Arch. path. Anat. 284 (1932) 284
Friedländer, F.: Zur Diagnose der Coxitis. Wien, klin. Wschr. (1904)
Friedländer, F.: Die Gesetze der entzündlichen Kontraktur, erläutert am Hüftgelenk. Dtsch. Z. Chir. 196 (1926) 121
Fritsch: Über Gelenkerkrankungen bei Scharlach und Masern. Bruns' Beitr. klin. Chir. 72 (1911) 101
Ganz, R., R. P. Meyer: In N. Gschwendt, H. V. Debrunner: Total Hip Prosthesis. Huber, Bern 1979
Garcia, Lagos, A. Masucci: Die eitrige Entzündung des Hüftgelenkes in der ersten Kindheit. Zentr.-Org. Ges. Chir. 38 (1927) 716
Gardemin, H.: Chronische Osteomyelitis der Hüfte und Perthes'sche Krankheit. Z. Orthop. 82 (1952) 87
Garré: Einige seltene Erkrankungsformen der akuten eitrigen Osteomyelitis. Festschrift für Kocher 1881
Geerts, A.: Arthritis de la hanche á salmonella. Acta orthop. belg. 30 (1964) 567
Ghormley, R. K., J. O. Romness: Pigmented villonodular synovitis of the hip joint. Proc. Mayo Clin. 29 (1954) 171
Gilchrist, K. J.: Suppurative arthritis of the hip joint treated with penicillin. Brit. med. J. 4524 (1947) 450; Chirurg 23 (1952) 286
Gilmour, W. N.: Acute haematogenous osteomyelitis. J. Bone Jt Surg. 44 B (1962) 841–853
Goebel, G., J. Ohnsorge: Stand der experimentellen Untersuchungen zur Wechselwirkung zwischen Knochenzement u. Lagergewebe: Thermische oder toxische Schädigung? In Cotta, H., K. P. Schulitz: Der totale Hüftgelenksersatz. Thieme, Stuttgart 1973 (S. 164)
Gold, E.: Über die akute septische Coxitis des frühen Kindesalters (Säuglingsosteomyelitis d. Hüftgelenkes) und deren Behandlung v. funktionell-anatomischen Gesichtspunkt. Z. orthop. Chir. 52 (1930) 353
Gomar Guarner, F.: Artritis infecciosas no tuberculosas de la cadera. Med. esp. 40 (1958) 105
Gosling, H. R., W. S. Gilmer jr.: Skelettal cryptococcosis (torulosis). J. Bone Jt Surg. 28 A (1956) 660
Graff: Über die Spontanluxation des Hüftgelenkes im Verlaufe von akuten Infektionskrankheiten. Dtsch. Z. Chir. 62 (1902) 588
Grävinghoff, W.: Säuglingscoxitis und retroperitonealer Drüsenabszeß. Med. Welt 3 (1930) 1434
Green, W. T.: Osteomyelitis in infancy. J. Amer. med. Ass. 105 (1935) 1835
Griffin, P. P. et al.: Pauciarticular arthritis in children. J. Amer. med. Ass. 184 (1963) 23
Grigorjan, L. M.: Ein Fall von Echinokokkenschädigung der Beckenknochen. Chirurgija 2 (1949) 79; Zentr.-Org. Ges. Chir. 115 (1950) 29
Guilleminet, M., J. Bonnet, G. Stringa: Arthritis ostéomyelitiques aigues de la hanche au cours du premier age et leurs séquelles. Lyon chir. 50 (1955) 385; Z. orthop. 87 (1956) 328
Guri, J. P.: Pyogenic osteomyelitis of the spine. J. Bone Jt Surg. 28 (1946) 29
Harmon, P. H.: Surgical treatment of the residual deformity from suppurative arthritis of the hip occuring in young children. J. Bone Jt Surg. 24 (1942) 576
Hamperl, H.: Lehrbuch der allgemeinen Pathologie und der pathologischen Anatomie, 24./25. Aufl. Springer, Berlin 1960; 30. Aufl. 1977
Harris, W. H., D. L. Hamblus: The use of mold arthroplasty in the management of arthritis of the hip due to sepsis. J. Bone Jt Surg. 52 (1970) 826
Harrison, M. H. M., F. Schajowicz, J. Trueta: Osteoarthritis of the hip: A study of the nature and evolution of the disease. J. Bone Jt Surg. 35 B (1953) 598
Hattemer, H. J.: Über die Wirkung einiger Kunststoffe im Gewebe. Dtsch. zahnärztl. Z. 11 (1956) 924
Hauberg, G.: Spätschäden und Spätfolgen nach Osteomyelitis. Verh. dtsch. orthop. Ges. 51 (1964) 231
Hellner, H.: Fistelkarzinome auf dem Boden chronischer Osteomyelitis. Fortschr. Röntgenstr. 49 (1934)
Hellner, H.: Entzündliche monarthritische Gelenkveränderungen. Med. Klin. 50 (1955) 765
Hellner, H.: Posttraumatische, entzündliche, degenerative Gelenkerkrankungen. IV. Entzündliche, monarthritische Gelenkveränderungen. Med. Klin. 50 (1955) 765
Hellner, H.: Posttraumatische entzündliche u. degenerative Gelenkerkrankungen. Urban & Schwarzenberg, München 1956
Hellner, H., H. Poppe: Röntgenologische Differentialdiagnose der Knochenerkrankungen. Thieme, Stuttgart 1956
Hellwig: Über Affektionen im Hüftgelenk bei Typhus abdominalis. Inaug. Diss., Marburg 1856
Herbert, J. J.: Arthroplasties de la hanche dans les rheumatismes inflammatoires. Rev. Orthop. 45 (1959) 424
Hermel, M. B., S. M. Albert: Transient synovitis of the hip. Clin. Orthop. 22 (1962) 21
Heuck, F., R. Haubrich: Klinische Röntgendiagnostik Innerer Krankheiten, Bd. III/1 u. 2. Springer, Berlin 1972
Hicks, J. H., W. H. Cater: Schlechte Gewebsreaktion verlangt nach modernen Metallen. J. Bone Jt Surg. 44 B (1962)
Highley, G. B., J. C. Rude: Roentgenographic changes in bone infections treated with penicillin. Radiology 25 (1935) 44
Hintzelmann, U.: Über ein konstantes Frühsymptom der Hüftgelenksentzündung. Dtsch. med. Rdsch. 248 (1949); Zentr.-Org. Ges. Chir. 144 (1950) 445
Hoffa, A.: Erkrankungen der Hüfte. - Entzündungen des Hüftgelenkes ausschl. d. tuberkulösen. In: Handbuch der praktischen Chirurgie, Bd. IV; Chirurgie der Extremitäten, 2. Aufl. Enke, Stuttgart 1903
Hoffmann, V.: Die Wachstumsfuge bei der akuten hämatogenen Osteomyelitis der oberen Oberschenkelepiphyse. Langenbecks Arch. klin. Chir. 289 (1958) 356
Hofmeister, F.: Arthritis urica der Hüftgelenke. Verh. dtsch. orthop. Ges. 54 (1967) 414
Hofmeister, F., H. Brandt: Die Lokalisation der Gicht im Hüftgelenk. Arch. orthop. Unfall-Chir. 73 (1972) 267
Hohmann, G.: Das gesunde und das kranke Hüftgelenk. Dtsch. med. Wschr. 35 (1949) 143
Hohmann, G.: Differentialdiagnose: Coxitis tuberculosa. Med. Klin. 48 (1953) 545
Holenstein, P.: Nachkontrollen bei der transitorischen Synovitis des kindlichen Hüftgelenkes. Z. Orthop. 101 (1966) 392
Hollander, J. L.: Arthritis and Allied Conditions, 7th ed. Lea & Febiger, Philadelphia 1967
Homsy, C. A., H. S. Tullos, J. W. King: Evaluation of rapidcure compound for prosthesis stabilization. Clin. Orthop. 67 (1969) 169
Homsy, C. A., H. S. Tullos, J. W. King: Physiological sequel from implantation of rapid-cure compounds. J. Bone Jt Surg. 51 A (1969) 805

Horvat, M.: Trochanter major als Ersatz für den destruierten Hüftkopf bei Kindern. Tuberkuloza 18 (1966) 86

Howard, P. J.: Sepsis bei normalen und frühgeborenen Säuglingen mit Lokalisation im Hüftgelenk. Tbl. Kinderheilk. 63 (1958)

Howorth, M. B.: Echinococcosis of bone. J. Bone Jt Surg. 27 (1945) 401

Hübner: Beitrag zur Lehre von den Knochenmetastasen nach Typhus. Mitt. Grenzgeb. Med. Chir. 2 (1897) 705

Hübner, L.: Kleine Differentialdiagnose der Hüftgelenkserkrankungen. Landarzt 35 (1959) 44

Hunter, G.: A retrospective review of deep infections following total hip replacement. J. Bone Jt Surg. 55 B (1973) 664

Hupfauer, W., L. Ulatowski: Thermographische Messungen der Polymerisationstemperaturen thermoplastischer Kunststoffe. Arch. orthop. Unfall-Chir. 70 (1971) 70

Hutter, Ch. G.: New concept of osteomyelitis on the newborn infant. J. Pediatr. 32 (1948) 522

Idelberger, K.: Orthopädische Erkrankungen d. Kindesalters. In: Oberniedermeyr, A.: Lehrb. d. Chir. u. Orthopädie d. Kindesalters. Bd. III. Springer, Berlin 1959

Imhäuser, G.: Zur Problematik der Behandlung osteomyelitischer Destruktionshüften. Spätuntersuchungen nach Trochanterimplantaten. Arch. orthop. Unfall-Chir. 65 (1969) 258

Ingelrans et al.: L'arthrodèse ilio-fémorale de la hanche dans la coxalgie. Lille Chir. 10 (1955) 105; Z. Orthop. 87 (1956) 702

Jaffé, H. L., L. Lichtenstein, C. J. Sutro: Pigmented villonodular synovitis. Arch. Path. 31 (1941) 731

Jaffé, R. H.: Die histologischen Veränderungen beim kokzidioidalen Granulom. Virchows Arch. path. Anat. 42 (1930) 278

Jessar, R. A.: The synovial fluid. In Hollander, J. L.: Arthritis and Allied Conditions, 7th ed. Lea & Febiger, Philadelphia 1967

Johnston, R. C., C. B. Larson: Results of treatment of hip disorders with cup arthroplasty. J. Bone Jt Surg. 51 A (1969) 1461

Jorup, S., S. R. Kjellberg: The early diagnosis of acute septic osteomyelitis, periostitis and arteriitis and its importance in the treatment. Acta radiol. 30 (1948) 316

Kaufmann: Zit. nach H. Chiari: Die eitrigen Gelenkentzündungen. In Henke, F., O. Lubarsch, E. Uehlinger: Handbuch der speziellen pathologischen Anatomie und Histologie, Bd. IX/2. Springer, Berlin 1934

Kirchmayr: Zur Kenntnis des Knochenechinokokkus. Langenbecks Arch. klin. Chir. 128 (1924) 163

Kirmisson: Des luxations consécutives à osteomyelitide dans la première enfance. Rev. Orthop. 81 (1908)

Klages, F.: Der alveoläre Echinokokkus. Virchows Arch. path. Anat. 278 (1930) 125

Knöfler, E. W.: Histologische Spätergebnisse bei der Hüftalloplastik. Zbl. Chir. 95 (1970) 185

Köhler, P.: Über die Knochenentzündungen der Muskelarbeiter. Fortschr. Röntgenstr. 26 (1918/19) 354

König, A.: Die akute infektiöse Coxitis des Jünglingsalters. Berlin 1902

Kröger, E., H. Zumfelder: Salmonella Dublin-Nachweis bei akuter Hüftgelenksentzündung nach einer Beckenprellung. Ärztl. Wschr. 11 (1956) 1091

Kuhlmann, K.: Die Behandlung der akuten Osteomyelitis im Kindesalter. Dtsch. Z. Chir. 253 (1940) 691

Kuhlmann, K.: Zur Behandlung der chronischen Osteomyelitis. Med. Klin. 1 (1943) 14

Kühnau, J.: Biologie der Gelenke aus der Sicht des Biochemikers. Verh. dtsch. orthop. Ges. 53 (1966) 35

Kummer, E.: La luxation coxo-fémorale dite spontanée. Ref. chir. 1, 2, 4, 7 (1898)

Kuo Pang-Fu, Yan-Chang: Acute osteomyelitis in infants and children. Chin. J. Surg. 6 (1958) 127; Excerpta med. (Amst.), Sect. IX B 4 (1959) 106

Küster, F.: Juvenile rheumatoide Arthritis. Dtsch. Ärztebl. 70 (1973) 2520

Kuzell, W. C., G. P. Gaudin: Gicht. Docum. rheum. (Geigy) 10 (1956)

Lafon: Contribution à l'étude des arthrites àpneumococces. Thése de Montpellier 1900

Lamy, Benoiste Pilloire: Arthritis àpneumocoque de la hanche chez le nourisson et luxation de la hanche. Zentr.-Org. Ges. Chir. 24 (1924) 141

Lance, P., J. Mallet: Ostéomyèlite aigue du nourisson. Hôspitales de Paris Incyl. med.-chir. Os-Articulations 14015 A 10 (1956); Z. Orthop. 89 (1958) 289

Lange, F.: Lehrbuch der Orthopädie, 3. Aufl., Fischer, Jena 1928

Lange, M.: Diskussionsbemerkung. Verh. dtsch. orthop. Ges. 45. Kongress 1957. Enke, Stuttgart 1958 (S. 120)

Lange, M.: Lehrbuch der Orthopädie und Traumatologie, Bd. II/2. Enke, Stuttgart 1965

Larson, C. B.: Rating scales for hip disabilities. Clin. Orthop. 31 (1963) 85

Läwen: Über die Behandlung der Eiterungen der großen Gelenke. Zbl. Chir. 6 (1948) 640

Layani, F., Y. Chaouat, J. Sébaoun: Accès de goutte à forme de périarthrite aigue coxo-femorale. Rev. Rhum. 19 (1952) 756

Leddy, J. P., S. A. Grantham, F. E. Stinchfield: Hip mold arthroplasty and postoperativ infection: A method of salvage in 10 patients. J. Bone Jt Surg. 52 A (1970) 826

Le Fort: Luxations pathologiques simples de la hanche. Rev. orthop. 35, 15 (1928) 6

Lequesne, M.: La coxarthrose sur coxite. Rheumatologie 5 (1955) 200

Levy, L. B., F. W. Sanders: Salvage procedures for hips with low grade infections. J. Bone Jt Surg. 55 A (1973) 418

Lewis jr., R. C., R. K. Ghormley: Colonna reconstruction of the hip, results in 57 cases. Proc. Mayo Clin. 29 (1948) 605

Lexer, A.: Zur experimentellen Erzeugung osteomyelitischer Herde. Arch. klin. Chir. 48 (1894) 181

Lexer, A.: Zur Kenntnis der Streptokokken- und Pneumokokken-Osteomyelitis. Arch. klin. Chir. 57 (1898) 879

Lexer, A.: Die Entstehung entzündlicher Knochenherde und ihre Beziehungen zu den Arterienverzweigungen der Knochen. Arch. klin. Chir. 71 (1903) 1

Liechti, R.: Die Arthrodesen des Hüftgelenkes und ihre Problematik. Springer, Berlin 1974

Lindemann, K.: Spontane Luxation einer Coxa vara bei kongenitaler Spätlues. Arch. orthop. Unfall-Chir. 28 (1930)

Lindner, J.: Biologie der Gelenke aus der Sicht des Pathologen. Verh. dtsch. orthop. Ges. 53 (1966) 44

Lloyd-Roberts, G. C.: The role of capsular changes in osteoarthritis of the hip. J. Bone Jt Surg. 53 B (1953) 627

Lloyd-Roberts, G. C.: Osteoarthritis of the hip. A Study of the clinical pathology. J. Bone Jt Surg. 37 B (1955) 8

Lloyd-Roberts, G. C.: Suppurative arthritis in infancy. J. Bone Jt Surg. 42 B (1960) 706

Löffler, F., P. F. Matzen, E. W. Knöfler: Orthopädische Operationen. VEB Volk u. Gesundheit, Berlin 1971

Löfgren, L.: Osteoid-Osteoma. Acta chir. scand. 104 (1953) 383

Looser: Die infektiöse Osteomyelitis. Schweiz. med. Wschr. 1 (1938) 125

Lotsch: Zur sog. Osteomyelitis albuminosa. Zbl. Chir. (1921) 776

Lucas, L. S.: Painful Hips in Children, vol. V. (Amer. Acad. Orthop. Surg. Instructional Course Lectures). Edwards, Ann Arbor Mich. 1948 (p. 144)

Lüderitz, B.: Über Knochenentzündungen bei Typhus. Med. Klin. 42 (1947) 885

McMurray, B.: A report of 6 cases of coxa magna following synovitis of the hip joint. Brit. J. Radiol. 20 (1947) 477

Mallory, T. H.: Sepsis in total hip replacement following pneumococcal pneumonia. J. Bone Jt Surg. 55 A (1973) 1753

Manfredi, M.: Epifisite destruttiva del femore destro da enterococco de Thiercelin. Arch. Ortop. (Milano) 45 (1929) 113

Mark, G.: Extraartikuläre Osteomyelitis im Bereich des Hüftgelenkes. Schweiz. med. Wschr. 2 (1937) 636; Chirurg 9 (1937) 868

Markova, P. N.: Cases of successful arthroplasty of the hip joint in ankylosing polyarthritis. Ortop. Travm. Protez. 23 (1962) 77

Marottoli, O. R., F. Geloria: Osteomyelitis chronicas a forma pseudotumoral. Rev. Orthop. Traum. 14 (1944) 3

Massot, R.: Contribution à L'etude radiologique de L'arthrite aigue suppurée de la hanche à la période néonatale. Thèse de Lyon 1960/1961

Matasović, T.: Neglected coxitis and its treatment according to Abbott's method. Acta chir. jugosl. 5 (1958) 208

Matzen, P. E.: Lehrbuch der Orthopädie. VEB Volk u. Gesundheit, Berlin 1959

Matzen, P.-F., H. K. Fleißner: Orthopädischer Röntgenatlas. Thieme, Stuttgart 1969; 2. Aufl. 1980

Mayr, H.: Probleme und Erfahrungen an 200 Arthrodesen bei chronischen unspezifischen Hüfterkrankungen. Z. Orthop. 84 (1954) 189

Melchior: Zur Kenntnis der nichtspezifischen hämatogenen Knochenabszesse. Bruns' Beitr. klin. Chir. 163 (1936) 425

Meyer, H. R.: Klinische und mikroskopische Befunde nach einer Akryl-Cup-Plastik der Hüfte. Z. Orthop. 98 (1964) 471

Michels, F., E. Kelly, L. Cozen: Postoperative chronic osteomyelitis of the hip joint in Adults. Arch. Surg. 78 (1959) 108

Michotte, L.: Coxite et coxarthrose. J. belge Méd. phys. Rhum. 13 (1959) 295

Miehlke, K.: Chronische Polyarthritis – therapeutische Möglichkeiten. In: Basistherapie der rheumatoiden Arthritis/chron. Polyarthritis. Bayer, Homburg 1973 (S. 29)

Miller, D. S.: Monarticular arthritis of children. Med. Clin. N. Amer. 49 (1965) 58

Miller, O. L.: Acute transient epiphysitis of the hip joint. J. Amer. med. Ass. 96 (1931) 575

Mittelmeier, H.: Gewebereaktionen bei der Allo-Arthroplastik des Hüftgelenkes. Langenbecks Arch. klin. Chir. 306 (1964) 163

Mohr, H. J.: Gewebsschädigung durch Polymethalmethacrylat. Verh. dtsch. Ges. Path. 39 (1955) 212

Müller, M. E.: Kunstharze in der Knochenchirurgie. Helv. chir. Acta 30 (1963) 121

Müller, M. E.: Total hip prostheses. Clin. Orthop. 72 (1970) 46

Müller, M. E.: Operativer Gelenkersatz. Huber, Bern 1979

Müller, M. E.: Total Hip Replacement. In: R. L. Cruess, N. S. Mitchell: Surgical Management of degenerative Arthritis of the Lower Limb. Chapt. 10, 91. Lea & Febiger, Philadelphia 1975

Müller, W.: Über isolierte Nekrose der Kopfkappe und spontane Resorption derselben bei metastatischer Coxitis. Chirurg 4 (1932) 659

Münzenberg, K. J., G. Flajs, J. Roggatz, F. Süssenbach: Korrosionsbedingte Oberflächenschäden am lebenden Gewebe, insbesondere am Knochen, im rasterelektronenmikroskopischen Bild. Z. Orthop. 110 (1972) 336

Murray, T. P.: Osteoarthritis of the hip joint. Brit. J. Surg. 22 (1935) 716; Chirurg 8 (1936) 833

Mußgnug, H.: Die Schleimbeutelerkrankungen. Die Chirurgie d. Beine. In Kirschner, Nordmann: Die Chirurgie, Bd. IV. Urban & Schwarzenberg, Wien 1944a

Mußgnug, H.: Die unspezifische Coxitis. In Kirschner, Nordmann: Die Chirurgie. Urban & Schwarzenberg, Wien 1944b

Nachemson, A., S. Scheller: A clinical and roentgenological follow-up study of transient synovitis of the hip. Acta orthop. scand. 40 (1969) 479

Nagant de Deuxchaisnes, C., J. P. Huaux, R. Fiasse, M. de Bruyère: Ankylosing spondylitis, sacroiliitis, regional enteritis and HL-A 27. Lancet 1974/II, 1238

Nathan, W. P.: Differential diagnosis and the treatment of acute osteomyelitis of the upper end of the femur, involving the hip joint. Surg. Gynec. Obstet. 54 (1932) 52; Chirurg 4 (1932) 742

Netter: Méningite cérébrospinale avec arthritis multiples chez unnourisson. Presse méd. (1915) 293

Neumark, T.: Zur Ätiologie der rheumatoiden Arthritis. Diagnostik 6 (1973) 331

Nicholson, I. T.: Pyogenic arthritis with pathologic dislocation of the hip in infants. J. Amer. med. Ass. 141 (1949) 826

Nicole, R.: Metallschädigung bei Osteosynthesen: Experimentelle und klinische Untersuchungen über Wesen und Bedeutung der Metallose und der Korrosion. Helv. chir. Acta, Suppl. III, 14 (1947) 1

Nicotra, A.: Casi di sporotricosi ossea. Arch. Radiol. 4 (1928) 593

Niederecker, K.: Luxatio contralis femoris. Verh. dtsch. orthop. Ges. (1925)

Niederecker, K.: Verhütung und Beseitigung von Gelenksteifen auf Grund eines umfangreichen Materials. Verh. dtsch. orthop. Ges. (1937)

Niederecker, K.: Blutige Einrenkung und Gelenkplastik bei veralteten pathologischen Luxationen der Hüfte. Chirurg 22 (1950) 216

Niederecker, K.: Tätigkeitsbericht d. Orthop. Klinik König Ludwig-Haus Würzburg 1946–51. Eitrige Gelenkentzündungen. Würzburg 1952

Niederecker, K.: Die entzündlichen – nicht tuberkulösen – Erkrankungen des Hüftgelenkes und seiner Umgebung. In Hohmann, G., M. Hackenbroch, K. Lindemann: Handbuch der Orthopädie, Bd. IV/1. Thieme, Stuttgart 1961; 2. Aufl.: Witt u. Mitarb.: Orthopädie in Praxis und Klinik

Nino, Masucci: Knochen-Gelenkamöbiasis der Hüfte. Bel. Inst. clin. quir. Univ. Buenos Aires 2 14/16 (1926); Zentr.-Org. Ges. Chir. 39 (1927) 46

Nußbaum, A.: Beziehungen der Knochengefäße zur akuten Osteomyelitis. Zbl. Chir. (1922) 700

Nußbaum, A.: Über die Gefäße des unteren Femurendes und ihre Beziehungen zur Pathologie. Bruns' Beitr. klin. Chir. 129 (1923) 245

Obletz, B.: Suppurative arthritis of the hip in premature and neonatal. J. Bone Jt Surg. 39 A (1957) 1435

Obletz, B. E.: Acute suppurative arthritis of the hip in the neonatal period. J. Bone Jt Surg. 42 A (1960) 23–30

Obletz, B. E.: Suppurative arthritis of the hip in infants. Chir. Orthop. 22 (1962) 27–33

O'Domoghue, A. F.: Septic arthritis in the hip caused by brucella melitensis. J. Bone Jt Surg. 15 (1933) 506

Oettel, H.: Biologische Probleme bei der Implantation von Kunststoffen. Langenbecks Arch. klin. Chir. 304 (1963) 900

Ohnsorge, J., G. Goebel: Oberflächentemperatur des abhärtenden Knochenzementes Palacos beim Verankern von Metallprothesen im Oberschenkelmarkraum. Arch. orthop. Unfall-Chir. 67 (1969) 89

Ohnsorge, J., R. Holm: Änderungen der Spongiosafeinstruktur unter dem Einfluß des auspolymerisierenden Knochenzementes. Z. Orthop. 107 (1970) 405

Ohnsorge, J., A. Kroesen: Thermoelektrische Temperaturmessungen des abhärtenden Knochenzementes Palacos. Z. Orthop. 106 (1969) 476

Ollier: zit. nach G. Dahmen 1964

Opitz, H., B. de Rudder: Pädiatrie. Springer, Berlin 1957

Ott, V. R.: Rheumatoide Arthritis – klinisches Bild und Kriterien zur Diagnostik. In: Basistherapie der rheumatoiden Arthritis. Bayer, Homburg 1973

Pankovitch, A. M., M. M. Jevtic: Coccidioidal infection of the hip. J. Bone Jt Surg. 55 A (1973) 1525

Parr, Ph. L., C. Croft, W. E. Enneking: Resection of the neck and head of the femur with and without angulation osteotomy. J. Bone Jt Surg. 53 A (1971) 935

Partsch, H.: Bericht über zwei Fälle von Osteomyelitis des Hüftgelenkes. Zbl. Chir. (1926) 1211
Paterson, D. C.: Acute suppurative arthritis in infancy and childhood. J. Bone Jt Surg. 52 B (1970) 474–482
Paul, L. W., J. H. Juhl: Röntgendiagnostik des Skelett-Systems. Medica, Stuttgart 1972
Payr, E.: Verlauf und Behandlung von Gelenkeiterungen, Technik der Eröffnung und Drainage. Dtsch. Z. Chir. 139 (1916) 1
Payr, E.: Großer Gesäßmuskel und chronische Hüftgelenkserkrankung. Chirurg 5 (1933) 435
Pedrocca, A.: On the treatment of pathological luxation of the hip caused by acute osteoarthritis. Minerva ortop. 11 (1960) 47
Plaue, R., P. Hinz: Gelenkinfektionen nach intraartikulärer Cortisontherapie. Arch. orthop. Unfall-Chir. 67 (1969) 101
Pliess, G.: In Doerr, W.: Organpathologie, Bd. III Thieme, Stuttgart 1974
Praß: Über primäre Altersosteomyelitis. Zbl. Chir. 3 (1932) 2251
Pusch, G. F.: Spontane Hüftluxationen als Komplikation des Typhus abdominalis. Diss., Breslau 1918; Z. orthop. Chir. 40 (1921) 88
de Quesada, U. O.: Ein interessanter Fall von Hüftgelenksentzündung nach Typhus. Zbl. Chir. 67/2 (1940)
Rachelefsky, G. S., P. I. Terasaki, R. Katz, E. R. Stiehm: Increased prevalence of W 27 in juvenile rheumatoid arthritis. New Engl. J. Med. 290 (1974) 892
Raskin: Ätiologie der wichtigsten Komplikationen des Scharlach 1888. Zbl. Bakt. 5 (1889) 286
Raskin: Klinisch-experimentelle Untersuchungen über Sekundärinfektionen bei Scharlach. Zbl. Bakt. 5 (1889) 433
Rauch, S.: Transitory synovitis of the hip joint in children. J. Dis. Child. 59 (1940) 1245
Reschke: Die Osteomyelitis der Hüftgelenksgegend. Zbl. Chir. 2 (1932) 1695
Rittner, Ch.: Persönliche Mitteilung
Rittner, M. A., P. D. Wilson jr.: Colonna capsular arthroplasty. J. Bone Jt Surg. 50 A (1968) 1305
Roggatz, J.: Veränderungen im Weichteillager nach Implantation von Methylmethacrylat. In Cotta, H., K. P. Schulitz: Der totale Hüftgelenksersatz. Thieme, Stuttgart 1973 (S. 193)
Roggatz, J., G. Ullmann: Tierexperimentelle Untersuchungen über die Reaktion des Weichteillagers auf flüssiges und auspolymerisiertes Palacos. Arch. orthop. Unfall-Chir. 68 (1970) 282
Rokkanen, P., J. Slätis, H. Laine: Oxytetracycline bone labeling of experimental affections of the hip joint. Acta orthop. scand. 36 (1965) 241
Ropes, M. W.: Examination of synovial fluid. Bull. rheum. Dis., Suppl. 7 (1959) 21
Ropes, M. W., W. Bauer: Synovial Fluid Changes in Joint Disease. Harvard University Press, Cambridge/Mass. 1953
Rösch, H.: Der Cortisonschaden an Wirbelsäule und Hüfte. Z. Orthop. 111 (1973) 571
Rössler, H.: Neuere Erkenntnisse über die Biologie der Mesenchymerkrankungen. Beil. Heft z. Z. Orthop. 86 (1955)
Rössler, H.: Reaktionen der Gelenke auf extraartikuläre Schäden. Verh. dtsch. orthop. Ges. 51 (1964) 306
Rössler, H.: Die Biologie der Gelenke aus der Sicht des Klinikers. Verh. dtsch. orthop. Ges. 53 (1966) 23
Ruitz J. Gijon: Über die paratyphösen Gelenkentzündungen. Dtsch. med. Wschr. 2 (1934) 1234
Rutishauser, E., F. Jacqueline: Die rheumatischen Koxitiden. Acta rheum. (Geigy) 16 (1959)
Safi, R., A. Schreiber: Ergebnisse der Hüftendototalplastik. Z. Orthop. 110 (1972) 83
Salomon, L.: Drug-induced arthroplasty of the hip. J. Bone Jt Surg. 55 B (1973) 246
Salomon, L., O. E. Aufranc: Vitallium mold arthroplasty of the hip in rheumatoid arthritis. Rheumatism 5 (1962) 37
Samilson, R. L., F. A. Bersani, R. B. Watkins: Acute suppurative arthritis in infants and children. The importance of early diagnosis and surgical drainage. Pediatrics 21 (1958) 798–804
Saxl, A.: Über die Entwicklung und Behandlung der arthrogenen Kontrakturen. Z. orthop. Chir. 52 (1929)
Saxl, A.: Über Rheumatoid, rheumatische und traumatische Entzündung des Hüftgelenkes. Z. orthop. Chir. 60 (1934) 195
Schallock, G.: Kausale und formale Genese der Osteoarthrosen. In Schoen R.: Der Rheumatismus. Darmstadt 1956
Schlosstein, L., J. Terasaki, R. Bluestone, C. M. Pearson: High association of an HL-A antigen, W 27, with ankylosing spondylitis. New Engl. J. Med. 288 (1973) 704
Schneider, R.: Die Totalprothese der Hüfte. Huber, Bern 1982 (S. 174 ff.)
Schoch, J.: Zum heutigen Stand der Endoprothesenplastik der Hüfte nach Judet. Z. Orthop. 88 (1957) 502
Schoch, J.: Zur Biologie und Mechanik bei der Nagelung der medialen Schenkelhalsfraktur. Z. Orthop. 89 (1958) 485
Schottmüller: Über Meningitis cerebrospinalis epidemica (Wechselbaumsche Meningitis). Münch. med. Wschr. 34 (1905) 1731
Schulitz, K. P.: Zur Frage der Hüftgelenkserkrankungen bei der Gicht. Z. Orthop. 106 (1969) 708
Schulitz, K. P., B. Schöning: Antibiotikazusatz zum Knochenzement. Arch. orthop. Unfall-Chir. 77 (1973) 31
Seemann, V.: Schleichende eitrige Osteomyelitis. Myositis ossificans circumscripta. Knochensarkom. Zusammenhänge und Abgrenzung. Dtsch. Z. Chir. 239 (1933) 160
Semlitsch, M., H. G. Willert: Gewebsveränderungen im Bereich metallischer Hüftgelenke. VI. Int. Symp. Mikrochemie. Mikrochim. Acta H. 1 (1971) 21
Serre, H., L. Simon, J. Claustre: Incidences de la corticothérapie dans le traitement de la goutte. Presse méd. 68 (1960) 476
Serre, H., L. Simon, C. Janbon: Metikokokken-Coxitiden. Rev. Rhum. 33 (1966) 105
Seyfarth, H.: Zur Problematik der Fremdkörperimplantation. Arch. orthop. Unfall-Chir. 48 (1956) 254
Seyss, R.: Zur Periarthritis im Bereich des Hüftgelenkes. Z. Rheumaforsch. 19 (1960) 263
de Sèze, S., F. Forestier, M. Lequesne: The coxitis of chronic, rheumatismal Polyarthritis. Rev. Rhum. 26 (1959) 676
Shands jr., A. R., C. C. Muche: Rheumatoid arthritis in childhood; involvement of the hip. Delaware St. med. J. 32 (1960) 1
Sharrard, W. J. W.: Paediatric Orthopaedics and Fractures. Blackwell, Oxford 1971
de la Sierra: zit. nach K. Niederecker 1961
de la Sierra Cano: Arthritus aguda de cadera de origen osteomielitico. Casa Salud Valdecilla 18 (1957) 81; Excerpta med. (Amst.), Sect. IX/B 4 (1959) 41
Simon, C., W. Stille: Antibiotika-Therapie in Klinik u. Praxis. Schattauer, Stuttgart 1969
Sloof, T. J. J. H.: Über den Gebrauch von Akrylzement in der orthopädisch-chirurgischen Praxis. Z. Orthop. 109 (1971) 511
Smook, A. H., P. J. Gaillard: Über den Einfluß verschiedener Metalle auf das Knochengewebe. Bruns' Beitr. klin. Chir. 170 (1939) 362
Spealman, C. R., R. J. Main, H. B. Haag, P. S. Larson: Monomeric methacrylate, studies on toxicity. Industr. Med. 14 (1945) 292
Spock, A.: Transient synovitis of the hip joint in children. Pediatrics 24 (1959) 1042
Sternberg, H.: Über die weitere Entwicklung, Endzustand und Dauerergebnis der mit frühzeitiger Einrenkung behandelten Fälle von pathologischen Luxationen nach septischer Säuglingscoxitis. Z. Orthop. 65 (1936) 97
Stinson, N. E.: Tissue reactions to polymethacrylate in rats and guinea pigs. Nature (Lond.) 188 (1960) 678
Stoeber, E., G. Kölle: Klinik und Therapie der primärchronischen Polyarthritis im Kindesalter. Med. Klin. 51 (1956) 2197

Stürmer, K.: Zur Frage der „traumatischen" und der recidiven Osteomyelitis. Arch. orthop. Unfall-Chir. 38 (1937) 386

Sutejew, G., M. Utenkow, A. Zeitlin: Beitrag zur Ätiologie, Röntgendiagnose und Röntgentherapie der Blastomykose. Fortschr. Röntgenstr. 40 (1930) 475

Szyszkowitz, R.: Einbau und Abbau von Knochenzement bei Kombinationsosteosynthesen im Tierversuch. Arch. orthop. Unfall-Chir. 71 (1971) 71

Taeger, K. H.: Entzündungsherde im Schenkelhals. Med. Klin. 57 (1962) 1597

Taylor, R. G.: Coccidioidal granuloma. Amer. J. Roentgenol. 8 (1923) 551

Taylor, T. K. F.: Surgical Management of Infections of the hip Joint. J. Bone Jt Surg. 55 B (1973) 224

Tillegard, P.: A case of nonspecific trochanteric bursitis with gravitation abscess. Acta chir. scand. 100 (1950) 254

Tillmann, K., G. Binzus: Der Energiestoffwechsel der Gelenke bei Arthrose und Arthritis und seine medikamentöse Beeinflußbarkeit. Verh. dtsch. orthop. Ges. 55 (1968) 221

von Torklus, D.: Die Säuglingsosteomyelitis der proximalen Femurepiphyse und ihre Komplikationen. Verh. dtsch. orthop. Ges. 51 (1964) 145

Torota, G.: Septic arthritis of the hip. J. Bone Jt Surg. 53 B (1971) 558

Turek, S.: Orthopaedics, 2nd ed. Lippincott, Philadelphia 1967

Ungethüm, M., H. Zenker: Abrieb- und Oberflächenuntersuchungen bei einer Totalplastik nach McKee-Farrar. Arch. orthop. Unfall-Chir. 76 (1973) 212

Voss, C.: Koxarthrose – Die temporäre Hängehüfte. Münch. med. Wschr. 98 (1956) 954

Wassilev, W., W. L. Owtschrov: Veränderungen am Gelenkknorpel nach Einwirkung von Hydrocortison. Arch. orthop. Unfall-Chir. 72 (1972) 21

Weil, S.: Spontanluxation des rechten Hüftgelenkes nach Typhus. Prag. med. Wschr. 7 (1878)

Whitesides, T. E., H. Shufflebarger: Septic dislocation of the hip in infants. J. Bone Jt Surg. 53 A (1971) 1245

Wilhelm, R.: Zur spontanen Rekonstruktion des jugendlichen Hüftgelenkes. Z. Orthop. 89 (1958) 552

Willenegger, H., W. Roth: Die antibakterielle Spüldrainage als Behandlungsprinzip bei chirurgischen Infektionen. Dtsch. med. Wschr. 87 (1962) 1485

Willenegger, H., R. Schenk, W. Bandi: Die Anwendung von Leimsubstanzen in der Knochenchirurgie. Med. Mitt. (Melsungen) 100 (1963) 2487

Willert, H. G.: Die Reaktion des knöchernen Implantatlagers auf Methylmethacrylatzement. In Cotta, H., K. P. Schulitz: Der totale Hüftgelenksersatz. Thieme, Stuttgart 1973 (S. 182)

Willert, H. G., P. Puls: Die Reaktion des Knochens auf Knochenzement bei der Allo-Arthroplastik der Hüfte. Arch. orthop. Unfall-Chir. 72 (1972) 33

Willert, H. G., A. Schreiber: Unterschiedliche Reaktionen von Knochen- und Weichteillager auf autopolymesierende Kunststoffimplantate. Z. Orthop. 106 (1969) 231

Willert, H. G., M. Semlitsch: Die Reaktion der periartikulären Weichteile auf Verschleißprodukte von Endoprothesenwerkstoffen. In Cotta, H., K. P. Schulitz: Der totale Hüftgelenksersatz. Thieme, Stuttgart 1973 (S. 199)

Wilson, J. C., F. M. McKeever: Bone growth Disturbance following haematogenous osteomyelitis. J. Amer. med. Ass. 107 (1936) 1188

Wilson, P. D. et al.: The results of total prosthetic replacement of the hip in the presence of known or suspected infection. J. Bone Jt Surg. 55 A (1973) 1766

Wissinger, A.: Gouty arthritis of the hip joints. J. Bone Jt Surg. 42 A (1960) 691

Witt, A. N.: Form- und Funktionsprobleme bei operativ eingerenkten Destruktionshüften. Verh. dtsch. orthop. Ges. 45 (1957) 115

Witt, A. N.: Die Therapie der Epiphysenfugenschädigungen. Verh. dtsch. Ges. Chir. (1958)

Witt, A. N.: Die operative Behandlung der Osteomyelitis. Verh. dtsch. orthop. Ges. 51 (1965) 200

Wizell, K.: Vergleichende Untersuchungen bei der Implantation von Hüftgelenks-Totalprothesen. Arch. orthop. Unfall-Chir. 75 (1973) 65

Wood, H. L. E.: Pyogenic arthritis of the hip in infancy. J. Bone Jt Surg. 38 B (1956) 776

Woods, C. G.: Diagnostic Orthopaedic Pathology (Articular diseases). Blackwell, Oxford 1972 (p. 223)

Wrighx, J. K., H. J. Axon: Electrolysis and stainless steels in bone. J. Bone Jt Surg. 38 B (1956) 745

Zeitlin, A.: Zur Kasuistik seltener Knochenerkrankungen. Fortschr. Röntgenstr. 37 (1928) 329

Zinner, F.: Seltene koxitisähnliche Krankheitsbilder. Z. orthop. Chir. Suppl. 52 (1930)

5 Koxarthrose

Von M. H. HACKENBROCH

Definition

Die Koxarthrose nimmt die zentrale Stellung unter den degenerativen Erkrankungen des Hüftgelenks ein. Man versteht darunter eine primär nichtentzündliche Erkrankung beim Erwachsenen, die mit einer ätiologisch nur teilweise aufgeklärten Läsion am Gelenkknorpel beginnt und eine reaktive Begleitsynovitis entwickelt. Der Krankheitsverlauf ist durch fortschreitenden Knorpelverlust und schubweises Auftreten von Synovitiden gekennzeichnet, ferner durch Umbauvorgänge am subchondralen Knochen, osteophytäre Appositionen und sekundäre Erscheinungen an den perikoxalen Weichteilen mit Ausbildung von Kontrakturen. Charakteristisch ist der meist schleichende progrediente Gesamtverlauf mit akuten Zwischenphasen – sogenannte aktivierte Koxarthrose nach OTTE (1968) – und klinisch mehr stummen Phasen – latente Koxarthrose.

Ebenfalls zu den degenerativen Erkrankungen des Hüftgelenks gehört die Periarthrosis coxae. Darunter versteht man schmerzhafte Veränderungen der hüftnahen Muskeln, Sehnen, Sehnenansätze und Schleimbeutel. Sie sind unterschiedlicher Genese, treten oft als Begleitphänomene der Koxarthrose auf und werden insoweit mitbesprochen.

Die degenerativen Erkrankungen des Hüftgelenks im weiteren Sinn umfassen auch verschiedene Arthropathien wie zum Beispiel die Chondrokalzinose, tabische Arthropathie und das Blutergelenk, weiterhin Osteonekrosen wie beispielsweise die idiopathische Hüftkopfnekrose des Erwachsenen, den Morbus Perthes und die Osteochondrosis dissecans sowie diagnostisch schwer einzuordnende Grenzfälle zu chronisch verlaufenden Formen entzündlich-rheumatischer Gelenkerkrankungen. Sie alle sind nicht Gegenstand dieses Beitrags.

Nomenklatur

Wegen allgemeiner Nomenklaturfragen wird auf Bd. IV, S. 1.2 ff. verwiesen (M. H. HACKEBROCH 1982). Die Bezeichnung „Koxarthrose" hat sich inzwischen weltweit eingebürgert. Es ist üblich, *primäre* oder idiopathische von *sekundären Koxarthrosen* zu unterscheiden. Letztere sind solche, die jeweils auf eine definierbare Grunderkrankung zurückgeführt werden können, die nach HACKENBROCH sen. (1943) als präarthrotische Deformität oder Präarthrose bezeichnet wird; primäre Koxarthrosen sind dagegen ätiologisch nicht klassifizierbar.

Die Ausdrucksweise „Altersverschleiß der Hüfte" sollte vermieden werden, weil Entstehung und Entwicklung der Arthrose auch im hohen Alter keineswegs obligat sind; gerade am Beispiel der Hüfte wurde der Begriff des Altersgelenks – hanche sénescente – entwickelt (RUTISHAUSER u. GRASSET 1955) und als klinische Entität beschrieben (M. H. HACKENBROCH 1978). Ausdrücke der Laiensprache wie Abnutzung, Aufbrauch und Verschleiß sind im Deutschen leider durch nichts Besseres zu ersetzen, obwohl sie unzulässigerweise unterstellen, daß es sich ätiologisch-pathogenetisch ausschließlich um mechanische Vorgänge handle. Die Bezeichnungen „degenerativ-rheumatische Erkrankung des Hüftgelenks" oder gar „Hüftrheuma" sollten nicht benutzt werden, weil sie unpräzise bzw. irreführend sind.

Epidemiologie

Erstaunlicherweise liegen umfassende und ohne Einschränkung vergleichbare epidemiologische Daten zur Arthrose im allgemeinen wie zur Koxarthrose im besonderen bis heute kaum vor. Die verwertbaren Studien datieren fast ausnahmslos aus den letzten 30 Jahren und sind vorwiegend aus dem Bestreben entstanden, die Ätiologie und Pathogenese der rheumatischen Gelenkerkrankungen im weitesten Sinn aufzuklären, die Differenzierung der chronischen Verlaufsformen zu verfeinern und ihre Auswirkungen auf Arbeits-, Berufs- und Erwerfsfähigkeit zu beziffern.

Die Schwierigkeiten, aussagekräftige Untersuchungen zu erstellen, sind vielfältig: Die differentialdiagnostische Abgrenzung mancher Koxarthrosen gegenüber chronischen Arthritiden, Arthropathien, Periarthrosis coxae und Schmerzsyndromen aus dem Iliakal-, Sa-

5.2 Koxarthrose

kroiliakal-, Lumbosakral- und Lumbalbereich ist bisweilen nicht möglich. Die noch zu besprechende Diskrepanz zwischen den Resultaten der klinischen (WATERMANN 1955, WAGENHÄUSER 1969, 1984), radiologischen (LAWRENCE 1977, 1980) und pathologisch-anatomischen (HEINE 1926, SCHULTZ 1986) Untersuchung muß berücksichtigt werden. Die Anzahl der in den einzelnen Studien erfaßten Gelenke und die Auswahl der zu untersuchenden Population muß sorgfältig registriert werden und bei der Interpretation Berücksichtigung finden. Auf diese Problematik und auf die Epidemiologie von Arthrosen allgemein wurde bereits in Bd. IV, S. 1.6 ff. eingegangen (M. H. HACKENBROCH 1982).

Wie bei allen übrigen Gelenken der Peripherie und der Wirbelsäule nimmt die Arthrose des Hüftgelenks mit steigendem *Alter* ständig an Häufigkeit zu (Tab. 1). Damit geht gewöhnlich auch eine Zunahme des Arthrosegrads einher. Dies gilt ohne Rücksicht darauf, ob die Diagnose klinisch, radiologisch oder autoptisch gewonnen wurde. Nach klinischen und pathologisch-anatomischen Kriterien hat im 60. Lebensjahr etwa jeder zweite Untersuchte eine Koxarthrose. Aus radiologischer Sicht trifft dies jedoch seltener zu; die Angaben schwanken zwischen 1 und 25%. Die Diskrepanzen erklären sich dadurch, daß der nur klinisch oder nur autoptisch Untersuchende nicht genügend differentialdiagnostisch abgrenzen kann und somit ungewollt auch andere Gelenkstörungen erfaßt, während der Radiologe damit rechnen muß, daß ihm Frühstadien der Arthrose entgehen, weil er die initiale Knorpelschädigung nicht identifizieren kann.

Die meisten Untersucher stellen fest, daß das Hüftgelenk in der *allgemeinen Arthrosehäufigkeit* nach Knie- und Schultergelenk an dritter Stelle steht, sofern man die Wirbelsäule ausklammert. So fand WAGENHÄUSER (1969) klinisch eine mittlere Arthroserate von 48,4% am Knie, 31,3% an der Schulter und 25,7% an der Hüfte, dicht gefolgt von den Finger- und Zehengelenken. Auch bei der Untersuchung von süddeutschen Gräberfunden aus der Merowingerzeit nimmt die Koxarthrose mit einer Häufigkeit von 43,5% bei Frauen und 49,2% bei Männern den dritten Platz ein, allerdings nach Schulter- und Ellenbogengelenk und vor dem Kniegelenk (SCHULTZ 1986); ausgewertet wurden alle genügend erhaltenen Hüften Erwachsener einer geschlossenen Friedhofsanlage (vgl. Tab. 1).

Bemerkenswert ist, daß *subjektive Beschwerden* von WAGENHÄUSER (1969) wesentlich seltener gefunden wurden als objektive klinische Hinweise, und zwar am Knie in 23,1%, an der Schulter in 16,1% und an der Hüfte in 14,5% – also nur in etwa jedem zweiten Fall. Nach MOHR (1984) haben sogar nur 20% der 60jährigen Hüftarthrotiker Schmerzen. Auch radiologisch festgestellte Koxarthrosen sind häufig subjektiv beschwerdefrei; so sah VALKENBURG (1981) unter 6585 Patienten mit röntgenologisch gesicherter Diagnose unter Einschluß auch der übrigen Gelenke in 50% keine klinische Symptomatik; nur 21% waren wegen „rheumatischer Beschwerden" in ärztlicher Behandlung. DANIELSSON u. Mitarb. fanden 1984, daß die bei 4027 Kontrastdarstellungen des Kolons festgestellten Hüftarthrosen in jedem dritten Fall bis dahin unbekannt waren und bestätigten damit ihre 1964 an 3903 Patienten unter gleichen Voraussetzungen gemachten Feststellungen. KELLGREN und LAWRENCE (1958) machten die analoge Beobachtung am Kniegelenk: Nur 24% von Kohlearbeitern mit radiologisch nachgewiesener Gonarthrose hatten subjektive Beschwerden, 8% hatten allerdings auch Schmerzen ohne radiologisches Äquivalent.

Bisweilen wird festgestellt, daß die im Röntgenbild medial akzentuierte Koxarthrose weniger zu Schmerzen neige; so fand JORRING (1980) nur bei jedem zweiten 60jährigen mit diesem Befund Behandlungsbedürftigkeit. DANIELSSON u. Mitarb. (1984) beobachteten den medialen Typ in 24% und den lateralen in 50%, bei 26% fanden sie Mischformen (Abb. 1). Insgesamt ist demnach das Risiko, an einer Koxarthrose zu erkranken,

Tabelle 1 Häufigkeit klinisch und röntgenologisch diagnostizierter Arthrosen des Hüftgelenks in Abhängigkeit vom Alter aus pathologisch-anatomischer (P), klinischer (K) und röntgenologischer (R) Sicht

Autor	n	Methode	Alter (J.)	Häufigkeit (%)
Heine 1926	1002	P	20–29	0,8
			30–39	7,8
			40–49	16,7
			60	50,0
			80–84	89,4
Schultz 1986	130*	P	21–40	♂ 30 ♀ 34
			41–60	♂ 84 ♀ 65
			>61	♂ 100 ♀ 100
Watermann 1955	32000	K		12,0
Wagenhäuser 1969	773	K	50	25,7
			60	50,0
			70	78,0
			75	90,0
Danielsson 1964, 1984	7930	R	60	1,0
			85	5,0
Lindberg u. Danielsson 1984	332	R		3,0
Jorring 1980	6321	R	>60	4,7
Lawrence u. Sebo 1980	805	R	>55	♂ 14 ♀ 13
	914	R	>55	♂ 17 ♀ 10
	576	R	55–64	♂ 14 ♀ 8
		R	>55	♂ 22–25**

n = Zahl der Untersuchten; * Hüftgelenke aus merowingischen Gräberfunden; ** Schwerarbeiter

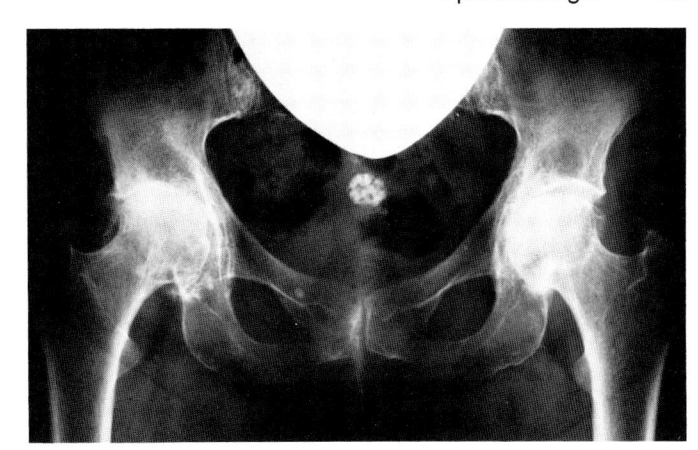

Abb. 1 Primäre Koxarthrose beidseits. Rechts lateral-zentraler Mischtyp mit starken Schmerzen, medialem Kopfosteophyten und lateraler Kapselverknöcherung; links medialer Typ mit Fovea- und lateralem Kopfosteophyten. Pseudokallus-Saum am Schenkelhals links stärker als rechts (G. J., ♀, 72 J.)

wesentlich größer, als aufgrund dessen auch Schmerzen zu bekommen.
In 50 bis 75% tritt die Koxarthrose *bilateral* auf. DEBRUNNER (1982) beziffert die Doppelseitigkeit auf 70 bis 80%. Wir fanden bei 654 geprüften und unausgewählten Patienten mit Hüftarthrose in 49,2% beide Seiten erkrankt; die rechte Hüfte war mit 52% unwesentlich häufiger befallen (M. H. HACKENBROCH u. Mitarb. 1979). Nach LEQUESNE (1970) ist jede vierte Koxarthrose von ein oder zwei weiteren Arthrosen begleitet.
Die *Geschlechtsverteilung* ist bei der primären Koxarthrose „fast gleichmäßig" (LEQUESNE 1970). Nach LAWRENCE u. Mitarb. (1966) erkranken Männer etwas häufiger, was auch für die Metakarpophalangeal- und Handgelenke gelte. Wir selbst fanden Frauen mit 54,1% etwas häufiger betroffen (M. H. HACKENBROCH u. Mitarb. 1979). JORRING (1980) sah bei der Überprüfung von 6321 Röntgenaufnahmen zur Kolondiagnostik schwere koxarthrotische Krankheitsverläufe bei Frauen doppelt so oft wie bei Männern. Nach der bereits erwähnten Studie über mittelalterliche Grabfunde waren Frauen mit 43,5% insgesamt etwas seltener betroffen als Männer mit 49,2%; dieser Unterschied gilt allerdings nur für die Altersgruppe zwischen dem 41. und 60. Lebensjahr (SCHULTZ 1986).
Eine Häufung von Koxarthrosen bei *überhöhtem Körpergewicht* wurde, unter pauschaler Berücksichtigung mehrerer Gelenke mit Einschluß des Hüftgelenks, von verschiedenen Autoren nicht festgestellt (TROYSI u. Mitarb. 1970, JOSENHANS u. Mitarb. 1972, ACHESON 1982). Speziell für das Hüftgelenk konnte dies von GOLDIN u. Mitarb. (1976) bei ihren Untersuchungen an Übergewichtigen und von LAWRENCE (1977) bestätigt werden. Für das Teilkollektiv der primären Koxarthrose dagegen wurde Übergewicht in fast jedem zweiten Fall beschrieben (LEQUESNE 1970). ABT u. Mitarb. (1981) fanden bei Patienten mit primärer Koxarthrose gegenüber Gesunden ein Mehrgewicht von durchschnittlich 9% und errechneten, daß die relative Beanspruchung in beiden

Kollektiven gleich war; das höhere Körpergewicht bei Koxarthrose wird deshalb nicht als krankmachender Faktor betrachtet, sondern als Folge der krankheitsbedingt reduzierten körperlichen Aktivität. In diesem Sinn dürfte auch der von KRAUS u. Mitarb. (1978) beobachtete höhere Anteil übergewichtiger Hüftarthrotiker zu interpretieren sein. Auch tierexperimentell ließ sich bei alimentär erzeugter Fettsucht keine gesteigerte Arthroserate finden (SILBERBERG 1976). Aus alledem folgt, daß dem übermäßigen Körpergewicht eine arthroseerzeugende Rolle am Hüftgelenk nicht zukommt, wohl aber die einer Verschlimmerung bei bereits etablierter Arthrose und wahrscheinlich auch die einer beschleunigten Entwicklung zur Arthrose bei bestehender Präarthrose.
Körperliche Arbeitsbelastung wird bezüglich des Risikos einer vorzeitigen Hüftarthrose unterschiedlich beurteilt. Schwerarbeiter hatten generell öfter Arthrosen als Angehörige leichter Berufe (PEYRON 1982). Koxarthrosen wurden von einigen Autoren vermehrt bei Bauern (LOUYOT u. SAVIN 1966, POMMIER 1977) sowie bei Kohlearbeitern und Schäfern (LAWRENCE u. SEBO 1980) festgestellt. Die schon zitierten merowingischen Gräberfunde, die nach den Beigaben auch eine Unterscheidung in „Reiche" und „Nicht-Reiche" zulassen, zeigen bei „Nicht-Reichen" einen über 25%igen Mehrbefall an Koxarthrose (SCHULTZ 1986). LINDBERG (1984) fand dagegen bei Hafenarbeitern mit 3% nicht mehr Koxarthrosen als bei Büroangestellten und einer gemischten Vergleichsgruppe. Entscheidend für das Risiko, an einer Koxarthrose zu erkranken, dürfte weniger die Schwere der körperlichen Tätigkeit als die Häufigkeit dabei auftretender Gelenktraumen sein.
Ähnliches gilt für die Erkrankungshäufigkeit bei *Sportlern*. Professionelle Läufer hatten nicht öfter Koxarthorsen als andere (PURANEN u. Mitarb. 1975). GROH (1972) berechnete die Kraftaufnahme von Hüftgelenken bei Langstreckenläufern; er fand sie nur um das 1,4-fache gegenüber nicht-

5.4 Koxarthrose

laufenden Vergleichspersonen vermehrt, während der Vermehrungsfaktor bei Coxa valga subluxans 11 betrug. Daraus schließt er, daß selbst Hochleistungssport, sofern frei von Traumatisierung, nicht arthroseerzeugend wirke. Dieser Ansicht kann man sich nur anschließen, sofern man beachtet, daß gerade beim Hochleistungssportler die Grenze zwischen hoher Beanspruchung und echtem Trauma aus verschiedenen Gründen nicht immer scharf gezogen werden kann. Wenn DESMARAIS (1971) bei ehemaligen Athleten vermehrt Koxarthrosen fand, so dürfte dies Ausdruck erlittener Traumen sein.

Die Koxarthrose kommt bei allen *Rassen* vor. Nach MURRAY (1971) ist sie bei Farbigen seltener, so wie nach HOAGLUND u. Mitarb. (1973) bei Chinesen die Gonarthrose seltener auftritt. LAWRENCE u. SEBO (1980) und andere weisen darauf hin, daß geographische Unterschiede die Prävalenz stärker beeinflussen als rassische; letztere wirkten sich mehr auf die Verteilungsmuster aus, d.h., auf die gehäufte Kombination mit Arthrosen anderer Gelenke und mit Fingerpolyarthrosen. HOAGLUND u. Mitarb. (1985) hoben aber auch hervor, daß die den Koxarthrosen zugrundeliegenden Präarthrosen erheblichen rasseabhängigen Schwankungen unterworfen sein können; so fanden sie Subluxationskoxarthrosen bei 78% der untersuchten Japaner im Vergleich zu nur 6% bei weißen Amerikanern.

Genetische Einflüsse sind vor allem bei den polyarthrotischen Erscheinungsformen offenkundig. Die Manifestation der Koxarthrose folgt jedoch nicht erkennbar den Mendelschen Gesetzen (HARPER u. NUKI 1980).

Auf die relative Häufigkeit von primären und sekundären Koxarthrosen wird bei der Besprechung der Ätiologie eingegangen werden (vgl. Tab. 3).

Ätiologie und Pathogenese

Ätiologie und ätiologische Klassifikation der Koxarthrosen

Nach derzeitiger Vorstellung beginnt die Koxarthrose mit einem irreparablen Knorpelschaden, der auf unterschiedliche Weise verursacht werden kann. Identifizierbare Ursachen nennen wir nach HACKENBROCH sen. (1943) *Präarthrosen* oder *präarthrotische Deformitäten* und sprechen von durch diese bedingten Sekundärarthrosen. Typische Beispiele für Präarthrosen sind die sogenannte angeborene Hüftluxation und die bakterielle Koxitis. Im ersten Fall kommt es zu einer auf der konnatalen Fehlform beruhenden pathologisch erhöhten Gelenkbeanspruchung, die

Tabelle 2 Übersicht über präarthrotische Form- und Funktionsstörungen am Hüftgelenk

Angeborene artikuläre und periartikuläre Deformitäten:
  sog. angeborene Hüftluxation und Residuen
  Coxa vara congenita
  Protrusio acetabuli
  enchondrale Dysostose

Erworbene artikuläre und periartikuläre Deformitäten:
  bakterielle Koxitis
  Morbus Perthes
  Epiphyseolysis capitis femoris juvenilis
  Osteochondrosis dissecans
  kartilaginäre Exostosen
  Gelenkchondromatose
  tumorinduzierte Deformitäten
  sog. idiopathische Hüftkopfnekrose
  sonstige nichttraumatische Hüftkopfnekrosen
  rheumatische Polyarthritis
  sonstige Krankheiten des sog. rheumatischen Formenkreises
  Arthropathien
  – metabolische (einschl. Chondrokalzinose)
  – neurogene
  – bei Hämophilie
  – bei Endokrinopathien
  Trauma
  Osteoradionekrose

Funktionsstörungen:
  gelenkferne Deformitäten nach
  – Trauma
  – Krankheit
  – angeborene
  erhebliche einseitige Beinverkürzung

nach einer vorübergehenden Phase der Kompensation schließlich nicht mehr toleriert wird und eine irreparable Knorpelzerstörung hervorruft – die Luxations- bzw. Dysplasiekoxarthrose. Bei der eitrigen Koxitis hingegen wird die Knorpeldestruktion durch bakterieninduzierte Enzymeinwirkung eingeleitet und durch die resultierende artikuläre Fehlbeanspruchung vollendet – es resultiert die postkoxitische Arthrose.

Allen präarthrotischen Form- und Funktionsabweichungen des Hüftgelenks – eine Übersicht über die praktisch wichtigsten enthält Tab. 2 – ist gemeinsam, daß sie im zeitlichen und kausalen Sinn vorarthrotische Störfaktoren darstellen, die unter dem von PREISER (1911) eingeführten Begriff der *Kongruenzstörung* subsummiert werden können. Am inkongruenten Gelenk entstehen selbst bei normalem Gebrauch pathologisch überhöhte Spannungsspitzen, die die Streßtoleranz des hyalinen Gelenkknorpels übersteigen, ihn irreversibel schädigen und damit den arthrotischen Krankheitsprozeß in Gang setzen.

Die ätiologische Einordnung der *Sekundärarthrosen* des Hüftgelenks kann oft nach dem Studium des Röntgenbilds erfolgen (vgl. Abb. **12, 18, 20, 22**). Sie wird ergänzt durch anamnestische Angaben und durch die Kenntnis sonstiger hüftbezogener Allgemeinbefunde.

Ätiologie und Pathogenese 5.5

Tabelle 3 Prozentuale Häufigkeitsverteilung der Koxarthrosen nach ätiologischen Gesichtspunkten

Autor	primäre Koxarthrose	sekundäre Koxarthrosen im Anschluß an						n
		Luxations-hüfte	M. Perthes	Epiphy-seolyse	Trauma	Koxitis	diverse	
Weber 1960**	5	4	26	57	4	4	20	109
De Sèze u. Mitarb. 1962	44	41*	1	3	3	1	7	400
Taillard 1963***	33	29	7	9	8	11	3	1187
Klapperich 1965	3	28	3	25	6	17	18	1000
Kaufmann 1968	11	27	4	28	5	15	10	1263
Fengler 1970**	14	49	3	6	4	4	20	583
Gudmundsson u. Mitarb. 1970**	64	15	0	6	0	15	0	93
Morscher 1971****	40	18	4	20	2	2	14	2251
Mutter u. Mitarb. 1975	4	45*	2	13	6	11	19	455
M. H. *Hackenbroch* u. Mitarb. 1978	2	40	6	20	11	9	12	654
Welte 1980****	66	26	1	1	4	1	1	97
gewichtetes Mittel	23	29	4	18	5	9	12	8092

n = Zahl der untersuchten Patienten mit Koxarthrose;
*   unter Einschluß anderer angeborener Hüftdeformitäten;
** Zitat nach *Welte* (1980);
*** Sammelstatistik nach den Angaben von *Albert, Francillon, Gade, Karlen, Law, Lloyd-Roberts, Tavernier, Wiberg*;
**** ausschließlich Patienten mit intertrochanterer Femurosteotomie

Die Rate eindeutig klassifizierbarer Sekundärarthrosen hängt in erster Linie von der spezifischen Zusammensetzung des untersuchten Krankenguts und der Vollständigkeit der diagnoserelevanten Unterlagen ab. Die Treffsicherheit bei der ätiologischen Einordnung erhöht sich, je länger ein bestimmter Fall beobachtet werden konnte. Allerdings ist der Beurteilungsspielraum, soweit es um die radiologische Befunderhebung geht, bisweilen recht groß, weil unterschiedliche präarthrotische Erkrankungen täuschend ähnliche Deformitäten hinterlassen können. So kann es leicht zur Verwechslung mit Folgezuständen nach Morbus Perthes und Hüftkopfnekrose bei degenerativ veränderten Luxationshüften kommen; postarthritische Zustände können unter Umständen als Protrusionshüften fehlgedeutet werden; auch die unberechtigte Annahme einer abgelaufenen atraumatischen Epiphysenlösung ohne Dislokation der Epiphyse ist denkbar. Weiterhin läßt die Wahl der Klassifikationskriterien nicht immer eine eindeutige Zuordnung zu; so bemerken HOAGLUND u. Mitarb. (1985) selbst, daß ein Teil der von ihnen als superolateraler Typ der Koxarthrose bezeichneten Fälle wohl als dysplasiebedingt anzusehen sei. Andererseits werden sich in Zukunft möglicherweise weitere Formstörungen des Hüftgelenks definieren und als präarthrotische Deformitäten einordnen lassen.

Berücksichtigt man die wichtigsten erreichbaren Zusammenstellungen der Weltliteratur, so kann man davon ausgehen, daß rund drei Viertel aller Koxarthrosen als sekundär einzustufen sind. Die Angaben schwanken jedoch erheblich und reichen von 34 bis 98% (Tab. 3).

Die den *primären Koxarthrosen* zugrundeliegenden Ursachen der initialen Knorpelläsion sind nicht oder noch nicht identifizierbar. Man diskutiert endogen-enzymatische Vorgänge. HACKENBROCH sen. (1943) sprach im Rahmen seiner Präarthrosenlehre vom „unbekannten Gewebsfaktor X", auch von „biologischer Minderwertigkeit" der Gelenkgewebe. Der Faktor X soll einerseits die Existenz eines, wenn auch nicht unmittelbar erkennbaren, primären Schadensmechanismus ausdrücken; er beinhaltet gleichzeitig aber auch den Hinweis auf arthrosefördernde Faktoren, die nach dem Einsetzen der Arthrose wirksam sind und den Einfluß der noch zu diskutierenden mechanischen Momente modifizieren. OTTE (1983) betrachtet die „primäre Gelenkinsuffizienz" im Sinn eines Defizits der die Knorpelerhaltung garantierenden „intrinsischen Organfunktion" als entscheidendes kausales Prinzip; wahrscheinlich komme es zu einem, auch altersbedingt denkbaren, Präzisionsverlust neuromuskulärer Aktionen mit dadurch bedingter Minderprotektion des Gelenkknorpels in der Weise, daß eine Gleichverteilung der Belastung und eine regelrecht funktionierende Stoßdämpfung nicht mehr gewährleistet seien. Beide Konzepte bringen zum Ausdruck, daß auch der primären Koxarthrose eine – hypothetische – präarthrotische Initialschädigung des hyalinen Gelenkknorpels vorangeht. Sie tragen aber auch der Tatsache Rechnung, daß Primärarthrosen des Hüftgelenks öfter als Sekundärarthrosen mit Arthrosen anderer peripherer und intervertebraler Gelenke assoziiert sind, so daß gelegentlich von Polyarthrosen oder generalisierter „Arthrosenkrankheit" gesprochen wird.

Letztlich kann gesagt werden, daß die Koxarthrose ohne Rücksicht darauf, ob sie primär oder sekundär ist, auf einer Störung des Gleichgewichts

5.6 Koxarthrose

Tabelle 4 Spektrum des Gelenkschicksals in Abhängigkeit von den unterschiedlichen Konstellationen der Parameter Gelenkform, biologische Gewebsqualität und Beanspruchung von außen. Pathologische Gelenkformen erhöhen die endogene Gelenkbeanspruchung. Die exogene Beanspruchung wird durch Körpergewicht und Umwelteinflüsse repräsentiert

Beanspruchung von außen	+	Beschaffenheit des Gelenks		→	Gelenkschicksal
		formal:	biologisch:		
normal		intakt	regelrecht		arthrosefrei bzw. Altershüfte
			insuffizient		primäre Koxarthrose
		pathologisch	regelrecht		sekundäre Koxarthrose
			insuffizient		beschleunigte sekundäre Koxarthrose
erhöht		intakt	regelrecht		arthrosefrei bzw. Altershüfte
			insuffizient		beschleunigte primäre Koxarthrose
		pathologisch	regelrecht		beschleunigte sekundäre Koxarthrose
			insuffizient		stark beschleunigte sekundäre Koxarthrose

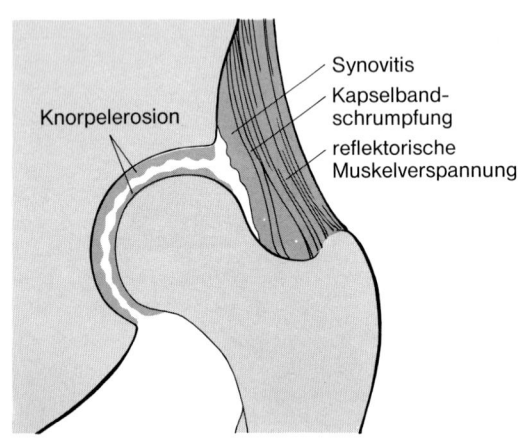

Abb. 2 Pathophysiologisches Grundmuster der Koxarthrose

zwischen der angeborenen oder erworbenen Resistenz des Gelenkknorpels mitsamt subchondralem Knochen und ihrer tatsächlichen Beanspruchung beruht, also auf einer *biomechanischen Gleichgewichtsstörung*. Die entscheidenden Parameter für das Gelenkschicksal sind somit seine „biologische" Ausstattung und seine Beanspruchung, letztere abhängig von der äußeren Belastung und der Beschaffenheit der Gelenkform, die wiederum für die Größe und Verteilung der im Gelenk auftretenden Spannungen entscheidend ist. Theoretisch lassen sich 6 Varianten im Zusammenspiel dieser Faktoren unterscheiden (Tab. 4); sie tragen der klinischen Realität mit ihrer großen Vielfalt unterschiedlicher Krankheitsverläufe gut Rechnung.

Pathogenese

Pathophysiologische Aspekte

Die Arthrose des Hüftgelenks wird von einem initialen Knorpelschaden eingeleitet, der von einer Synovitis beantwortet wird, welche wiederum eine schmerzbedingte reflektorische Muskelverspannung und auf Dauer eine Schrumpfung des muskulären und Kapsel-Band-Apparats mit entsprechender Kontraktur zur Folge hat (Abb. 2). Der *initiale Knorpelschaden* ist ätiologisch zum Teil noch nicht aufgeklärt, dürfte aber eher keine einheitliche Ursache haben. Die *reaktive Synovitis* stimuliert wiederum den Knorpelabbau auf entzündlich-enzymatischem Weg, was einem erneuten synovitiserregenden Reiz gleichkommt. Ein ähnlicher Rückkoppelungseffekt dürfte auch zwischen Knorpelschaden und subchondralem Knochen bestehen. Zumindest die pathologische *subchondrale Sklerose* am Azetabulum im frühen Arthrosestadium ist als funktionelle Anpassung an lokale Überbeanspruchung nach oder parallel zur Knorpelschädigung aufzufassen (PAUWELS 1973); sie ließ sich im Experiment durch zyklische Stoßbelastung erzeugen und bewirkte ihrerseits eine zusätzliche Knorpelschädigung wegen Verhärtung des knöchernen Knorpellagers (RADIN u. Mitarb. 1973). Auch die Entstehung und biomechanische Bedeutung der *Osteophyten* läßt sich in einen engen funktionellen Zusammenhang mit dem Knorpelabrieb bringen, worauf bei der Besprechung der pathologischen Anatomie noch näher eingegangen wird. Können subchondrale Sklerose und Osteophyten noch als potentiell kompensierende Anpassungserscheinungen gewertet werden, so sind *zystische Knochendefekte* und vollständiger Knorpelverlust als Ausdruck der Dekompensation anzusehen; sie repräsentieren den höchsten Grad der arthrotischen Gelenkzerstörung und sind oft, aber nicht ausnahmslos, mit starken Schmerzen verbunden.

Der koxarthrotische *Schmerz* wird in erster Linie von der reaktiven Synovitis verursacht, die gemeinsam mit dem oft begleitenden Gelenkerguß die sogenannte aktivierte Arthrose (OTTE 1968) prägt. Die Ausstattung der Gelenkkapsel mit Schmerzrezeptoren ist Voraussetzung für die synovitisbezogene Schmerzempfindung. Diese wird gewöhnlich in der Leiste lokalisiert. Aber auch im gelenknahen Knochenmark sind Neuralstrukturen nachweisbar; es wird ihnen eine schmerzperzipierende und -leitende Wirkung zugeschrieben, und sie sollen bei Arthrose vermehrt auftreten (REIMANN u. Mitarb. 1977). Gleichzeitig entsteht eine kapsuläre und ossäre Hyperämie, deren Bedeutung für die Schmerzauslösung unter anderem daraus hervorgeht, daß nach subtrochanterer Kortikalisfensterung mit nachfolgender „Entblutung" auch länger anhaltende Schmerzbefreiung erreicht werden konnte (ARNOLDI u. Mitarb. 1971). Ähnlich günstige Effekte ließen sich auch nach der von NISSEN (1963) zur Behandlung der primären Koxarthrose empfohlenen intertrochanteren Femurosteotomie ohne mechanisch wirksame Überlagerung - sogenannte Reizosteotomie - beobachten. Beide Verfahren bewirken zumindest eine temporäre venöse Markdekompression, die möglicherweise das entscheidende Wirkungsprinzip ist.

REIMANN u. Mitarb. (1977) beobachteten eine Assoziation zwischen der Dichte neuraler Strukturen im Knochenmark und dem Grad der subchondralen Hyperämie. Es ließ sich jedoch keine Beziehung zwischen dem intraossären Druck im Femurkopf und dem Arthrosegrad nachweisen, auch nicht zwischen den gewonnenen Druckwerten und der Beschwerdedauer, dem Gehvermögen, der Beweglichkeit des Hüftgelenks, dem Kalkgehalt des Knochens und dem Ruheschmerz (TERMANSEN u. Mitarb. 1981).

Die schmerzbereitenden lokalen Veränderungen rufen auf reflektorischem Weg *perikoxale Muskelverspannungen* hervor, die selbst schmerzhaft sind. Entsprechend der Anatomie der Muskeln, Sehnen und ihrer knöchernen Ansätze verteilt sich die Schmerzsymptomatik oft weit über die eigentliche Hüftregion hinaus. Klinisch wird von Periarthrosis coxae gesprochen. Auf lange Sicht lösen die perikoxalen Muskelverspannungen Tendomyosen und Kontrakturen mit charakteristischen Fehlstellungen aus.

Die Koxarthrose stellt somit einen *alle Gelenkstrukturen erfassenden Krankheitsprozeß* unterschiedlicher Herkunft dar, der sich ständig selbst stimuliert und trotz reparatorischer Vorgänge durch eine fortschreitende schmerzhafte Gelenkzerstörung unterschiedlicher Geschwindigkeit gekennzeichnet ist.

Biomechanische Aspekte

Wegen ihrer überragenden Bedeutung für die Pathogenese und kausale Therapie aller Koxarthroseformen muß auf die Biomechanik des gesunden und arthrotischen Hüftgelenks wenigstens so weit eingegangen werden, als dies für das Verständnis der klinischen Problematik wichtig ist. Ausführliche Darstellungen finden sich in Bd. I, S. 1.1 ff. (KUMMER 1980) und S. 2.1 ff. (F. ENDLER 1980).

Seit den klinischen und experimentellen Arbeiten von PREISER (1911), POMMER (1927), BURCKHARDT (1932), LANG (1934) und PAYR (1934) steht fest, daß neben den schwer kalkulierbaren biologischen Faktoren vor allem die *mechanische Beanspruchung* des Gelenks maßgeblich für sein weiteres Schicksal ist. Dies bedeutet, daß letztere in hohem Maß darüber entscheidet, ob und gegebenenfalls wann es zur Arthrose kommt und wie sie verläuft. Daß daneben auch genetische und konstitutionelle Faktoren als Teil des biologischen Hintergrunds eine wichtige Rolle spielen, schmälert nicht den zwingenden Einfluß der mechanischen Momente.

Nach PAUWELS (1950, 1961, 1965, 1973) ist für die Größe der Gelenkbeanspruchung die größte in den Gelenkflächen auftretende Spannung maßgebend. Diese wiederum hängt von der Gesamtbelastung (= Größe der einwirkenden Kraft = resultierende Druckkraft R nach PAUWELS), der Größe der kraftaufnehmenden Gelenkfläche und der Lage der Wirkungslinie von R innerhalb der tragenden Fläche ab (KUMMER 1969, 1979). Die Größe von R hängt von der äußeren Belastung und von den aus der Gelenkgeometrie resultierenden Kräften ab.

Im symmetrischen Stand auf beiden Beinen läßt sich die einwirkende Kraft (= statischer Druck) pro Hüftgelenk leicht feststellen, wenn man ein idealisiertes Gelenk mit konstantem Drehzentrum (O) in der Mitte des kugelförmigen Femurkopfs zugrunde legt. Sie macht die Hälfte des Körpergewichts abzüglich des Gewichts der Beine aus.

Im Einbeinstand setzt sich die Gesamtbelastung aus Körpergewicht abzüglich des Gewichts des Standbeins (K) einerseits und der Resultierenden der abduzierenden Muskelkräfte (M) andererseits zusammen, sofern man sich auf die Betrachtung in der Frontalebene beschränkt, was nach KUMMER unter Inkaufnahme eines nur geringen Kalkulationsfehlers zulässig ist. Unter statischen Bedingungen muß die Gesamtbelastung durch das Drehzentrum O verlaufen, und sie läßt sich mit Hilfe der Konstruktion des Kräfteparallelogramms nach PAUWELS bestimmen (Abb. 3). R bildet nach PAUWELS unter normalen Bedingungen einen Winkel von 16 Grad zur Vertikalen bei Verlaufsrichtung von kranial-medial nach kaudal-lateral. Entsprechend dem Verhältnis der Hebelarmlängen des Teilkörpergewichts K (O–C) und der gegensinnig wirkenden Muskelkräfte M (O–B) ist R etwa dreimal so groß wie K. Unter den von PAUWELS angenommenen Voraussetzungen - Körpergewicht = 58,7 kp, Teilkörpergewicht = 47,8 kp, CCD-Winkel = 127 Grad - beträgt die Gesamtbelastung des Hüftkopfs am Standbein in Ruhe 175 kp.

In der kurzen Standbeinphase beim Gehen kommt die Vertikalkomponente dynamischer Kräfte hinzu. Die Gesamtbelastung wird unter

5.8 Koxarthrose

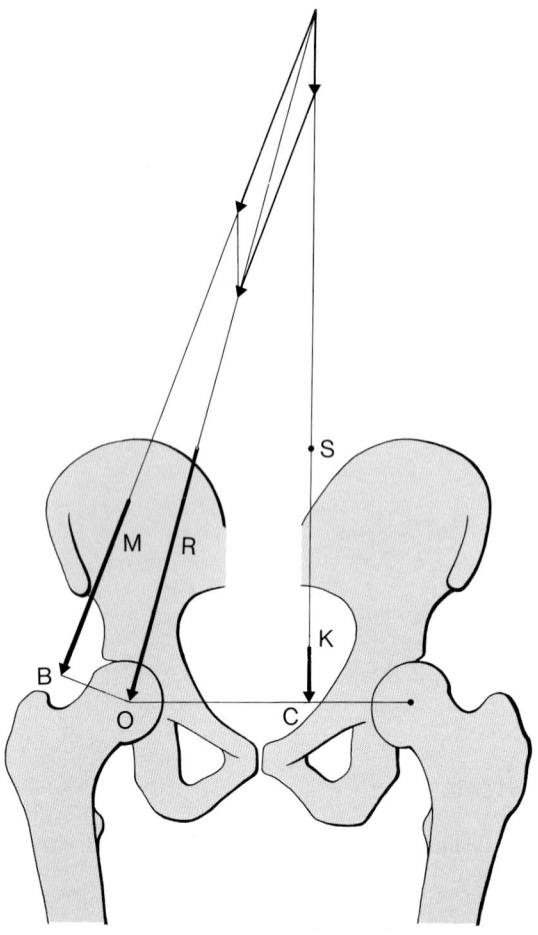

Abb. 3 Darstellung der im Einbeinstand auf den Hüftkopf wirkenden Kräfte.
K Teilkörpergewicht, M Muskelkraft der Abduktoren, R resultierende Druckkraft, O Drehzentrum des Hüftkopfes, S Schwerpunkt, O-C Hebelarm des Teilkörpergewichts, O-B Hebelarm der Abduktoren

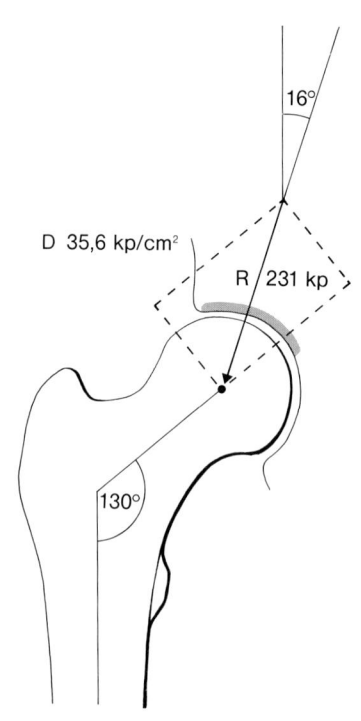

Abb. 4 Zusammenstellung der von *Kummer* (1969) gewonnenen Werte für die resultierende Druckkraft R und Maximalspannung D am Femurkopf im Einbeinstand

sonst gleichen Bedingungen mit 200 kp angegeben; Spitzenwerte beim Gehen sollen sogar das 4,5fache des Körpergewichts erreichen (PAUWELS 1973). Nach den gleichen Berechnungskriterien würde die Belastung des Hüftgelenks, falls der Proband 20 kp schwerer wäre, von 200 auf fast 270 kp ansteigen. Veränderungen des Körpergewichts schlagen somit unter den genannten statisch-dynamischen Voraussetzungen etwa mit dem Faktor 3,4 zu Buche, was auch für die pathogene Wirkung des Übergewichts bei Koxarthrotikern von Bedeutung ist.

RYDELL (1966) hat die vorstehenden Berechnungen weitgehend bestätigt. Er hat nach Implantation einer mit Druckmeßelektroden versehenen Femurprothese vom Typ MOORE intravitale Druckmessungen vorgenommen und im Einbeinstand Werte vom 2,3- bis 2,8fachen des Körpergewichts registriert. Beim Gehen fand er in der Standbeinphase das 3,0- bis 3,3fache und in der Schwungbeinphase das 1,2-fache des Körpergewichts. Beim Laufen entsprachen die Werte dem 4,3- beziehungsweise 2,5fachen Wert des Körpergewichts. Bei Flexion und Adduktion des unbelasteten Beins ergaben sich Drucke, die höher als im Zweibeinstand waren. Bei Abduktion betrugen sie nur ungefähr die Hälfte. Im Zweibeinstand wurden Drücke registriert, die ⅓ des Körpergewichts bzw. ½ des Teilkörpergewichts entsprachen. Stockbenutzung reduzierte die Drücke am stärksten auf der Gegenseite.

GROH (1977) hat darauf hingewiesen, daß bei der Einschätzung der unter den tatsächlichen Betriebsbedingungen in Gelenken auftretenden Kräfte neben den Gewichts- und Muskelkräften noch die Bodenreaktions- und Trägheitskräfte zu berücksichtigen sind. Er beziffert die dabei am oberen Sprunggelenk und Kniegelenk auftretenden Kompressionskräfte auf das 4-fache des Körpergewichts. Die Beurteilung der Verhältnisse am Hüftgelenk habe analog zu erfolgen.

KUMMER (1969) hat die Größe der tragenden Hüftgelenksfläche unter der Annahme eines Pfannendurchmessers von 5 cm und eines CCD-Winkels von 130 Grad mit 14 cm² berechnet; dabei hat er für das aus der physiologischen „sourcil" konstruierte Kugelzweieck Winkel zwischen 55 und 63 Grad zugrunde gelegt. Die Teilkräfte oder Spannungen, in die R zerlegbar ist, verteilen sich allerdings nicht gleichmäßig über die Kugeloberfläche, sondern weisen am Zenit ein Maximum und am Horizont ein Minimum auf (vgl. auch Bd. I, S. 1.31 ff.). Sichtbarer Ausdruck ihrer Wirkung ist die in der Pfannendachmitte erkenn-

Abb. 5 Sklerosemuster am Pfannendach bei unterschiedlichen biomechanischen Bedingungen
a Normalbefund
b zum Pfannenerker hin zunehmende pathologische Sklerosierung bei Coxa valga subluxans
c im Pfannenzentrum gesteigerte pathologische Sklerosierung bei Protrusio acetabuli

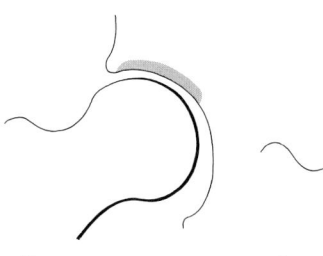

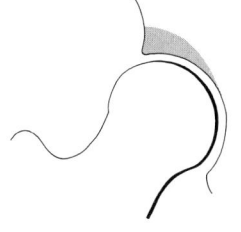

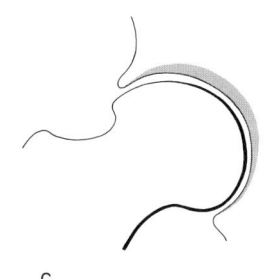

bare physiologische Verdichtung des subchondralen Knochens, deren Benennung mit „sourcil" auf PAUWELS zurückgeht (Abb. 5a). Unter statischen Bedingungen errechnet sich die Maximalspannung bei oben genannten Voraussetzungen und der Annahme einer Resultierenden von 231 kp mit 35,6 kp/cm², sofern die beanspruchende Kraft zentral in der tragenden Fläche liegt; dabei reduziert sich die „wahre tragende Fläche" nach KUMMER (1969) auf 9 cm² (Abb. 4).

Die Beanspruchung des Hüftgelenks wächst nicht nur mit Zunahme der resultierenden Druckkraft R und Abnahme des tragenden Gelenkflächenanteils, sondern auch, wenn R sich stärker dem Gelenkflächenrand nähert. Liegt R exzentrisch, wie dies zum Beispiel bei Coxa valga subluxans der Fall ist, steigen die Spannungen in dem der Resultierenden am nächsten gelegenen Tragflächenrand stark an; dies ist radiologisch gut an der Ausbildung eines pathologischen Sklerosierungsmusters erkennbar, das im Gegensatz zur physiologischen Verdichtung der „sourcil" zum Pfannenerker hin eine Verbreiterung und Erhöhung zeigt (Abb. 5b). Das typische Sklerosierungsmuster bei der Protrusionskoxarthrose zeigt Abb. 5c.

Bei dieser Betrachtungsweise blieb die *Elastizität des Gelenk*knorpels, welche konstitutionellen und altersabhängigen Schwankungen unterworfen ist, unberücksichtigt. Gleiches gilt für den interkartilaginären *Flüssigkeitsfilm der Synovia*. Beide Größen spielen mit Sicherheit eine wichtige Rolle bei der Verteilung der belastenden Kräfte und damit für die Gelenkbeanspruchung. Unter den Bedingungen der intermittierenden Kompression und Dekompression, wie sie „physiologischer" Beanspruchung entspricht, reagiert der Gelenkknorpel mit reversibler elastischer Verformung; der synoviale Flüssigkeitsfilm verhindert einen direkten Kontakt zwischen den knorpeligen Gleitflächen. Bei pathologischer Beanspruchung wird das elastische Verformungsvermögen des Knorpels überfordert, und es kommt möglicherweise zum Abriß des Schmierfilms mit der Folge der irreversiblen Knorpelschädigung. Entsprechende quantitative Untersuchungen am Hüftgelenk stehen allerdings noch aus.

Die Kenntnis biomechanischer Gegebenheiten am Hüftgelenk und ihre systematische Auswertung waren *Voraussetzung für die Einführung einer kausalen Therapie* der Koxarthrose. PAUWELS (1950, 1961, 1965, 1973), HACKENBROCH sen. (1943, 1957, 1961), M. E. MÜLLER (1971), F. ENDLER (1980), BOMBELLI (1983) und viele andere konnten als Kliniker zeigen, daß die Optimierung der Gelenkbeanspruchung nach den Gesetzen der Biomechanik planbar und operativ realisierbar ist. Sie bewiesen, daß in vielen Fällen eine langfristige Minderung oder gar Beseitigung des arthrotischen Hüftschmerzes möglich ist und beschritten damit den Weg einer kausalen gelenkerhaltenden Therapie. Es besteht sogar Grund zur Annahme, daß bei rechtzeitiger Beseitigung von Form- und Funktionsstörungen durch operative Korrektur der weitere Verlauf dazu geeigneter sekundärer Koxarthrosen und möglicherweise auch ihre Entstehung signifikant gehemmt werden können. Man muß allerdings einräumen, daß die diesbezügliche Beweisführung aus methodischen Gründen schwierig ist. Einzelheiten sind den Kapiteln über hüftnahe Femur- und Beckenosteotomien zu entnehmen.

Pathologische Anatomie

Die pathologisch-anatomischen Veränderungen betreffen alle am Gelenkaufbau beteiligten Strukturen. Klassische Beschreibungen, die auch heute noch Gültigkeit haben, stammen von HEINE (1926), POMMER (1927), BURCKHARDT (1932), HACKENBROCH sen. (1943), COLLINS (1949), HARRISON u. Mitarb. (1953), TRUETA u. HARRISON (1953), LLOYD-ROBERTS (1953), A. RÜTT (1957) und PAUWELS (1965, 1973). Neuere Mitteilungen von TILLMANN (1973, 1978), BOMBELLI (1983) und GIERSE (1986) berücksichtigen besonders die von PAUWELS und KUMMER (vgl. Bd. I, S. 1.1 ff.) induzierte biomechanische Betrachtungsweise, während andere Autoren (DIHLMANN 1982, MOHR 1984) die formale Pathogenese in den Vordergrund stellen.

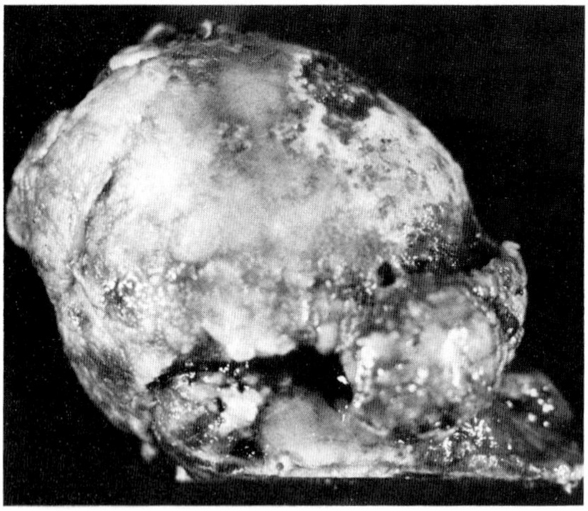

5.10 Koxarthrose

Abb. 6 Femurkopf bei primärer Koxarthrose, gesehen von anterolateral. Lateral Osteophytenkranz, darüber Knochenglatze und zentrale Eröffnung des subchondralen Knochenmarks

Es ist auch immer wieder darauf hingewiesen worden, daß arthrotische von alterstypischen Veränderungen des Hüftgelenks abzugrenzen sind (RUTISHAUSER u. GRASSET 1955, GRASSET 1960, FREEMAN u. MEACHIM 1973, GARDNER u. Mitarb. 1980). Danach läßt die *Altershüfte* produktive Veränderungen vermissen. Stattdessen ist sie durch eine auch radiologisch augenfällige Atrophie des Knochens und Knorpels unter Erhaltung der Konturen und Feinstrukturen und durch das Fehlen von Hyperämie charakterisiert. Der Knorpelbelag der Altershüfte weist darüber hinaus einige physikochemische Besonderheiten auf, die eine Erhöhung seiner Vulnerabilität zur Folge haben. Wenn es auch oft schwierig ist, Altershüfte und Koxarthrose voneinander zu unterscheiden, so besteht doch kein Zweifel, daß sie weder formal noch ätiopathogenetisch gleichzusetzen sind. Man könnte die durch Atrophie und verminderte Kompensationsfähigkeit charakterisierte Altershüfte bei abstrakter Betrachtungsweise als „natürliche" Präarthrose einstufen.

Makromorphologie

Die arthrotischen Grundphänomene im makromorphologischen Bereich sind Knorpelverlust, Synovitis und Kapselfibrose, pathologische Knochenverdichtung, umschriebene Knochendestruktion, exostosenartige Knochenanlagerung, gelegentlich kapselständige oder freie Gelenkkörper und vermehrte Gefäßfüllung aller vaskularisierten gelenkbildenden und gelenknahen Gewebe (Abb. 6). Von einem gewissen Schweregrad an sind diese Veränderungen mit Ausnahme von Kapselentzündung und Hyperämie auch radiologisch erkennbar. Hinzu kommen Veränderungen der Gelenkflüssigkeit, die gesondert besprochen werden.

Die mit bloßem Auge sichtbaren *Knorpelschäden* reichen von Glanzverlust, oberflächlicher Aufrauhung, bräunlicher Verfärbung über tiefergreifende Teilverluste bis zum vollständigen Knorpelschwund. Die subchondrale Kortikalis kann freigelegt und poliert sein – man spricht dann von einer Knochenglatze. Es kann auch zur Eröffnung des Knochenmarks und zur Bildung von in die Gelenkhöhle hineinreichenden Pseudozysten kommen. Der Knorpelbelag kann auch, ohne an Masse zu verlieren, abnorm erweicht sein.

Die Knorpelverluste beginnen und konzentrieren sich bevorzugt auf den ventrolateralen Kopfquadranten (GIERSE 1986). Dies ist jener Bereich, in dem der Durchstoßpunkt der Hüftresultierenden liegt. Nach GREENWALD u. HAYNES (1972) stellt er eine permanente gewichttragende Kontaktzone dar. Hier ist der Knorpelbelag, wie KURRAT u. OBERLÄNDER (1978) festgestellt haben, am dicksten. TILLMANN (1978) hat für diesen Bereich ein repulsiv-singuläres Punktverhalten im Spaltlinienmuster der tangentialen Knorpelfaserschicht nachgewiesen, was nach seiner Interpretation eine bevorzugte Knorpelerweichung begünstigt; ein gewisser Widerspruch verbleibt jedoch insofern, als er hier einen Ort niedriger Beanspruchung vermutet, während er die Zone bevorzugter mechanischer Abnutzung mit faserknorpeliger Degeneration der Dorsalseite des Femurkopfs zuordnet, wo er regelmäßig einen attraktiven singulären Punkt nachweisen konnte. Dies würde bedeuten, daß gerade minderbeanspruchte Areale Orte bevorzugter Knorpeldegeneration sind, vielleicht infolge größerer Streßanfälligkeit – ein Konzept, das ebenfalls manche Argumente auf seiner Seite hat (HARRISON u. Mitarb. 1953, M. H. HACKENBROCH 1976).

Den Knorpelbelag der dorsalen Kopfquadranten fand GIERSE (1986) vor allem medial selbst bei fortgeschrittener Koxarthrose oft noch intakt. Bei Coxa valga sah er gehäuft lateral gelegene Knochenglatzen. CCD-Winkel, CE-Winkel, berechnete Tragflächen und berechneter Gelenkdruck ließen Zusammenhänge mit dem Grad der Knorpelzerstörung erkennen. Die Tatsache, daß Lokalisation und Grad der Knorpelverluste unter anderem offenbar von der individuellen Form des Hüftgelenks abhängen und daß Knochenglatzen wie poliert aussehen können, ohne obligate Eröffnung des Markraums, spricht nach seiner Meinung gegen die bisweilen (BYERS u. Mitarb. 1970) angenommene führende Rolle der chemischen Faktoren bei der Knorpelzerstörung. Erwartungsgemäß konnte GIERSE keine Korrelation zwischen dem Ausmaß der Knorpelzerstörung einerseits und der klinischen Akuität der Arthrose, dem Röntgenbefund und dem Körpergewicht andererseits feststellen. Diese Beobachtungen bestätigen die Erfahrungen des operierenden Klinkers.

Die meist früh einsetzende *subchondrale Knochenverdichtung* tritt nur im Pfannendach auf. Sie

Pathologische Anatomie 5.11

ist mit einer örtlich bevorzugten Massenzunahme an den Spongiosabälkchen infolge vermehrter Druckbeanspruchung identisch und geht mit einem Elastizitätsverlust der aufliegenden Knorpelschicht einher. Beide Phänomene begünstigen einander (RADIN u. Mitarb. 1980), die Priorität ist jedoch umstritten und möglicherweise auch variabel. PAUWELS (1965) hat gezeigt, daß das subchondrale Verdichtungsmuster von der Gelenkbeanspruchung abhängt und das verkörperte Spannungsfeld darstellt (vgl. Abb. 5).
Subchondrale Knochennekrosen haben eine mechanische Überforderung der knöchernen Kompensationsfähigkeit zur Voraussetzung. Sie beginnen an der subchondralen Kortikalis vom Femurkopf bzw. Azetabulum an Orten pathologischer Spannungsspitzen (Abb. 7) und sollen durch hier angreifende Reibungskräfte hervorgerufen werden (SOKOLOFF 1980). Einmal etabliert, stellen sie eine Eintrittspforte für Synovialflüssigkeit dar, die im subchondralen Markraum Pseudozysten hervorruft (LANDELLS 1953, HOWELL u. Mitarb. 1976, SOKOLOFF 1980). Die Zystenränder werden oft durch reaktive Knochenneubildung sklerotisch abgegrenzt (Abb. 8). Dem aus dem subchondralen Knochenmark stammenden Granulationsgewebe wird die Fähigkeit zum Aufbau von Knorpel- und Knochennekrosen und zum Aufbau eines faserknorpeligen Pseudoregenerats auf der ehemaligen kortikalen Deckplatte zugeschrieben (MOHR 1984).
Osteophyten entstehen immer an den Randpartien von Femurkopf und Azetabulum, also in Zonen relativ geringer Beanspruchung (vgl. Abb. 7, 9, 10, 14, 20). Sie werden appositionell gebildet, wahrscheinlich durch Detritusauflagerung im Rahmen der Begleitsynovitis, der eine chondroide Metaplasie und enchondrale Ossifikation folgen (MOHR 1984). An Sägepräparaten von Kopfrandosteophyten läßt sich die epikortikale, vorwiegend spongiöse Knochenauflage gut abgrenzen (vgl. Abb. 8), bisweilen akzentuiert durch darunter noch „begrabene" Knorpelreste

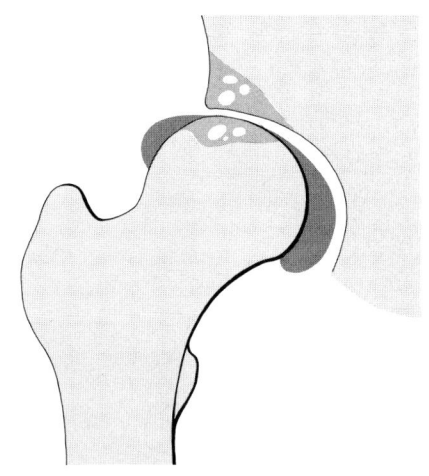

Abb. 7 Verteilung von Knochenanbau und Knochenabbau bei fortgeschrittener Koxarthrose am Femurkopf: Osteophyten in Zonen geringerer Belastung und subchondrale Knochenzysten in Zonen höchster Belastung

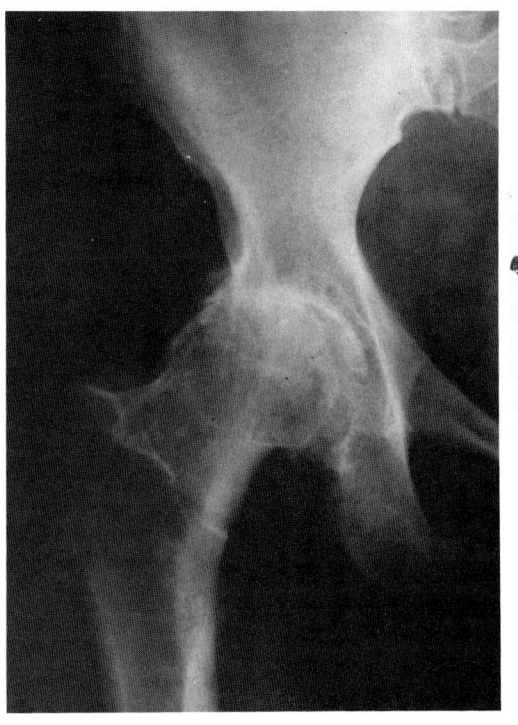

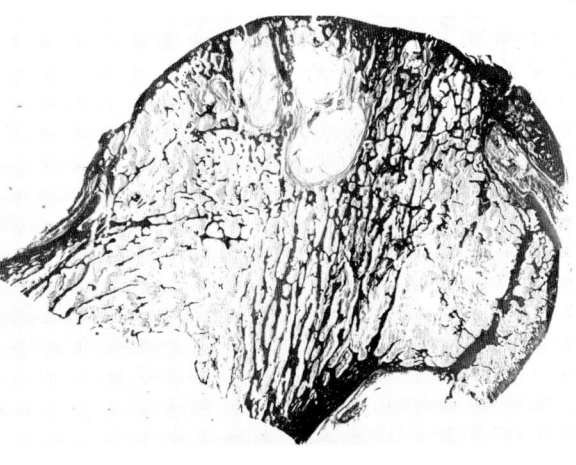

Abb. 8 Primäre Koxarthrose (M.T., ♀, 61 J.)
a fortgeschrittene Koxarthrose, Sagittalschnitt des Femurkopfes: subchondrale Zysten mit sklerotischer Abgrenzung gegen den umgebenden spongiösen Knochen und vorwiegend subfovealer Osteophyt, der deutlich als epikortikale Apposition erkennbar ist
b zugehöriger Röntgenbefund

5.12 Koxarthrose

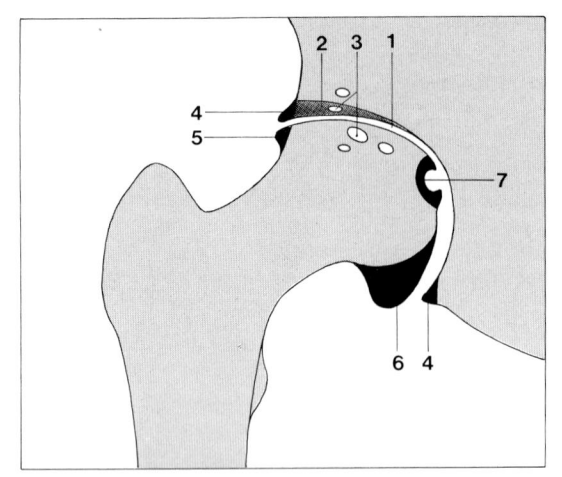

Abb. 9 Schematische Darstellung der radiologischen Arthrosezeichen am Hüftgelenk: 1 Gelenkspaltverschmälerung, 2 subchondrale Sklerose, 3 subchondrale Knochenzysten, 4 Pfannendachosteophyten kraniolateral und medial, 5 lateraler Kopfrandosteophyt, 6 medialer Kopfrandosteophyt, 7 Fovearandosteophyt (Die Abb. 9, 19 und 21 sind entnommen aus Hackenbroch, M.H., H.Bruns: Erworbene Erkrankungen des Hüftgelenks. In Jäger, M., C.J.Wirth: Praxis der Orthopädie. Thieme, Stuttgart 1986)

(GRUETER u. RÜTT 1962). Von den gleichen Autoren wurde histologisch eine senkrecht zur Oberfläche ausgerichtete Anordnung der Spongiosabälkchen beschrieben. Dieser Befund läßt sich auch radiologisch bestätigen. CARSTENS (1982) schließt daraus auf eine Druckbeanspruchung der Osteophyten und hält damit die Ansicht von BOMBELLI (1983) für widerlegt, Osteophyten kämen durch kapsulären Zug zustande. Auch KUMMER (1981) spricht sich gegen die Entstehung von Osteophyten durch Zug aus. CARSTENS beschrieb weiterhin, daß die Gelenkkapsel an der Hüfte nicht an der Spitze, sondern an der Basis von Osteophyten inseriere.

Prädilektionsorte von Osteophyten am Femurkopf sind neben dem Gelenkflächenrand an der Kopfhalsgrenze der Rand der Fovea capitis femoris und der subfoveale Bereich; im letzteren entwickelt sich der Röntgenbefund des „capital drop" (vgl. Abb. 9, 10, 20). Auch am Pfannenboden unterhalb der Y-Fuge können sich Verknöcherungen bilden, was das Bild des „doppelten Pfannenbodens" ergibt (vgl. Abb. 14a).

Am Schenkelhals sind ebenfalls knöcherne Auflagerungen möglich; radiologisch werden sie als „Plaque-Zeichen" (vgl. Abb. 14b) und „Hängematte" nach WIBERG bezeichnet. Abhängig von ihrer Lage und Größe können Osteophyten eine erhebliche Dezentrierung des Hüftgelenks bewirken (vgl. Abb. 10) und damit ihrerseits die Funktion zusätzlicher präarthrotischer Deformitäten

ausüben. Sie können auch klinisch spürbar den Bewegungsablauf stören. Andererseits sind sie aber auch zur Vergrößerung der tragenden Fläche im Rahmen operativer Umkonstruktionen des proximalen Femurendes heranziehbar, wie dies besonders von PAUWELS (1973) und BOMBELLI (1983) gezeigt wurde (vgl. Abb. 20).

Die arthrosebegleitende *Synovitis* ist als Reaktion auf Knorpel- und später Knochenabbau anzusehen. Unterschwellig ist sie immer vorhanden. In akuten Krankheitsphasen ist sie durch Ödem, Hyperämie und Produktion von Gelenkerguß charakterisiert und stellt damit das Substrat der durch Schmerz, Bewegungseinschränkung und Minderbelastbarkeit ausgezeichneten „aktivierten Koxarthrose" dar. Mit zunehmender Krankheitsdauer entwickelt sich eine Fibrosierung und gelegentlich auch Verknöcherung der Gelenkkapsel (vgl. Abb. 1), die neben anderen Faktoren für die Neigung der arthrotischen Hüfte zur Einsteifung verantwortlich sind.

Mikromorphologie

Da die Mikromorphologie der Koxarthrose nicht prinzipiell von derjenigen der übrigen Arthrosen abweicht, wird sie unter Hinweis auf die Ausführungen in Bd. IV, S. 1.21 bis 1.25 nur kursorisch beschrieben.

Am *Knorpel* zeigt sich der arthrotische Prozeß als irreversible Fibrillation, Zerstörung der kollagenen Faserstrukturen, Proteoglykanverlust, als Erweichung im Kompressionstest, Schwächung im Reißtest und schließlich als Dicken- oder umschriebener Totalverlust – sogenannte Knochenglatze (Abb. 6). Trotz regionaler Unterschiede am Femurkopf sprechen Art und Verteilung der Befunde für eine nichtfokale Erkrankung (ROBERTS u. Mitarb. 1986).

Die Kollagenzerstörung ist auch im Raster- und Transmissionselektronenmikroskop erkennbar. Gleichzeitig ist eine zunächst oberflächennahe Chondrozytendegeneration aller Schweregrade bis zur Nekrose und eine herdförmig gesteigerte Zellularität mit Cluster-Bildung in tiefen Schichten zu sehen. Ob primär der Chondrozyt und erst sekundär die von ihm gebildete Interzellularsubstanz betroffen ist, steht nicht sicher fest. Ultrastrukturell fand sich der Ausgang degenerativer Veränderungen mal an der Knorpeloberfläche, mal am Chondrozyten; darüber hinaus schienen keine qualitativen Unterschiede zwischen Präarthrose und Arthrose zu bestehen, die Unterscheidung sei vielmehr ein rein quantitatives Problem (HESSE u. Mitarb. 1981). Im gleichen Sinn äußern sich letztlich auch ROBERTS u. Mitarb. (1986).

Die makroskopisch vom Gelenkkavum aus fortschreitenden Knorpelverluste können nach COLLINS (1949) in 4 Schweregrade eingeteilt werden.

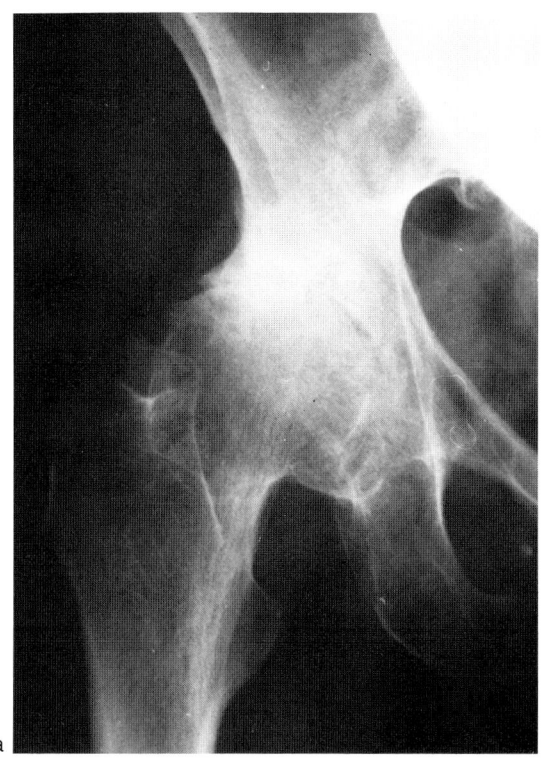

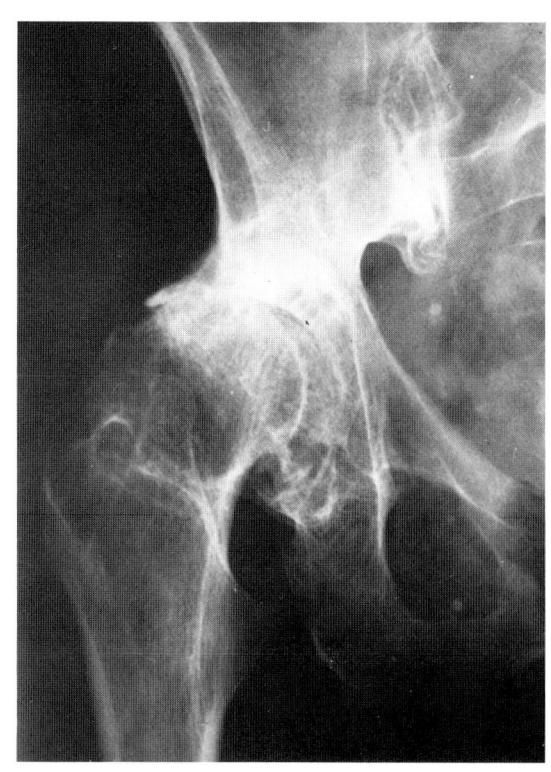

Abb. 10 Primäre Koxarthrose mit zunehmender kraniolateraler Subluxation wegen eines wachsenden Capital drop in Verbindung mit kraniolateraler Gelenkspaltverschmälerung und Anbau eines großen Osteophyten am Pfannenerker (K.W., ♀, 56 J.) a Befund 1977, b Befund 1986

In fortgeschrittenen Stadien sind eine Verkalkungszunahme an der Basalschicht, Gefäßeinsprossungen aus dem subchondralen Markraum und chondroide Metaplasie möglich.
Der *subchondrale Knochen* zeigt An- und Abbauerscheinungen (vgl. Abb. 7–9). Sklerosen und Osteophyten sind unterschiedliche Formen der biomechanisch gesteuerten produktiven Reaktion – erstere als Spongiosahypertrophie in der „zone de surcharge", letztere als Neubildung durch enchondrale Ossifikation in der „zone de décharge" (GRASSET 1960, PAUWELS 1965). Knochendestruktionen beruhen auf umschriebenen Knochennekrosen, an deren Entstehung sowohl mechanische Momente als auch die biologische Reizwirkung von Knorpelnekrosen beteiligt sein dürften; es handelt sich um synovialisfreie zur Gelenkhöhle meist offene Hohlräume – Pseudozysten – mit unterschiedlichem Inhalt, der von Knorpel- und Knochenfragmenten über zelluläre Blutbestandteile bis zu fibrösem und chondroidem Gewebe reichen kann.
Die *Gelenkkapsel* zeigt eine insgesamt mäßige unspezifische Entzündung mit Ödem, perivaskulären Rundzellinfiltrationen und synovialer Hyperplasie. In der Umgebung von Knorpel- und Knochenfragmenten werden auch Fremdkörperreaktionen mit Riesenzellen gefunden; die Zeichen der Detritussynovitis sind vor allem elektronenmikroskopisch gut sichtbar.
Die *Synovialflüssigkeit* kann stark vermehrt sein. Ihre äußere Erscheinung ist bernsteinfarben und klar, die Viskosität ist normal bis erhöht. Die Zellzahl liegt unter 2000/mm^3; der relative Anteil segmentkerniger Granulozyten macht weniger als 10% aus, derjenige der Lymphozyten ca. 75%. Erythrozyten sind, von eventuellen Verunreinigungen durch die Punktion abgesehen, nicht vorhanden. Das gleiche gilt für Bakterien, Kristalle und Immunkomplexe. Die Konzentration von Eiweiß beträgt unter 2,5 g%. Die Konzentration von LDH liegt mit weniger als 240 U/l und diejenige der Sauren Phosphatase mit weniger als 13 U/l im Normbereich. Die Konzentrationen von Glucose und Harnsäure entsprechen ebenfalls den Serumwerten. Ragozyten sind normalerweise nicht nachweisbar. Offenbar nimmt der Gehalt an Kristallen mit der Krankheitsdauer zu; GIBILISCO u. Mitarb. (1985) fanden bei Kniearthrose – bei Koxarthrose dürften die Verhältnisse kaum anders sein – in 60% Apatit- und/oder Pyrophosphatkristalle, lassen allerdings den Einfluß eventuell vorausgegangener Steroidtherapie offen.

Diagnostik

Aufgabe der Diagnostik ist nicht nur die Diagnosesicherung und differentialdiagnostische Abgrenzung, sondern auch die möglichst präzise Erfassung und Wertung der aktuellen klinischen Situation, in der sich der Patient infolge Schmerz- und Funktionsstörung befindet. Dies geschieht grundsätzlich durch Feststellung von Anamnese, klinischem Befund und Röntgenbefund. Ergänzende Maßnahmen wie über routinemäßige Basisuntersuchungen hinausgehende Serumdiagnostik, Arthrographie und Arthroskopie, Analyse der Synovialflüssigkeit, Szintigraphie und Computertomographie sind nur bei speziellen differentialdiagnostischen Fragestellungen zwingend. Erfahrungen mit Kernspintographie und Sonographie liegen noch nicht in ausreichendem Maß vor und bleiben deshalb unberücksichtigt.

Tabelle 5 Fragen zur Anamnese

Allgemeine Fragen:
  Familienanamnese
  – degenerative Gelenkerkrankungen gehäuft und/oder frühzeitig
  – entzündlich-rheumatische Krankheiten
  Eigenanamnese
  – entzündlich-rheumatische Krankheiten
  – Stoffwechselkrankheiten
  – Beschwerden an anderen Gelenken
  – fieberhafte Erkrankungen
  – Änderungen des Allgemeinbefindens
  – Änderung des Körpergewichts
  – Trauma
  – Verlaufscharakteristik
  – Aktivitäten in Beruf und Sport
Fragen nach lokaler Symptomatik:
  Schmerz
  – wo?
     Leiste, Trochanter major, Oberschenkel, Knie, Gesäßgegend, vorderer oberer Darmbeinkamm
  – wann?
     Belastung, Bewegung, erste Schritte, Ermüdung, Kälte, Feuchtigkeit, Wetterwechsel, Nacht, dauernd
  vorzeitige Ermüdung
  Steifigkeits- und Reibegefühl
  Bewegungseinschränkung
  Krepitation
  Hinken
  Kontraktur
  Beinverkürzung
  Muskelminderung
Fragen nach der Wirkung äußerer Einflüsse:
  Belastung, Bewegung, Ruhe
  Wärme, Kälte, Feuchtigkeit, Wetterwechsel
  Medikamente
  physikalische Anwendungen
Fragen zur quantitativen Bewertung des aktuellen Zustands:
  Sportfähigkeit
  Berufs- und Arbeitsfähigkeit
  Bewegungs- und Belastungsfähigkeit im Alltag
  – maximale Gehstrecke
  – Treppengehen
  – Probleme bei Schuh-, Strumpf- und Kleiderwechsel
  – Probleme bei Körperpflege und Hygiene
  Therapieerfordernisse
  – Gehstock und sonstige Gehhilfen
  – physikalische Anwendungen
  – Medikamente (welche und wieviel?)
  – Wirkung der Einschränkungen und Therapiemittel

Anamnese

Bei Verdacht auf Koxarthrose empfiehlt es sich, im Rahmen der Erstuntersuchung die anmanestische Befragung nach festem Schema vorzunehmen. Dabei kann man etwa entsprechend dem Vorschlag in Tab. 5 vorgehen.

Die Familienanamnese kann Anhaltspunkte für das Vorliegen von präarthrotischen Deformitäten auf dem Boden von angeborenen Erkrankungen des Hüftgelenks erbringen, sofern solche bekannt sind und falls Koxarthrosen im jüngeren Erwachsenenalter unabhängig von Trauma oder sonstigen Hüftkrankheiten eruierbar sind. Darüber hinaus können sich Hinweise auf eine entzündlich-rheumatische Gelenkerkrankung ergeben. Bei der Erhebung der persönlichen Anamnese werden Fragen zum groben Ausschluß einer Polyarthritis, von Stoffwechselkrankheiten, sonstigen Koxitiden, Traumen und anderen belastenden mechanischen Einflüssen angeschlossen. Man sollte auch immer fragen, ob die typische Verlaufscharakteristik mit schleichendem Beginn, chronisch fortschreitender Verschlechterung und Phasen der Remission und Exazerbation vorliegt.

Die Lokalanamnese muß sich besonders intensiv mit Fragen nach dem *Schmerz* auseinandersetzen, ohne allerdings die sonstigen in Tab. 5 dargestellten Symptome zu vernachlässigen. Von Wichtigkeit ist, *wo* der Schmerz empfunden wird, *wann* er auftritt und *wie* er nach der Erfahrung des Patienten auf unterschiedliche Einflüsse reagiert.

Zur Schmerzlokalisation finden sich detaillierte Angaben bei BRÜGGER (1980) und CYRIAX (1970). TILSCHER u. FRIEDRICH (1984) sahen bei 111 stationär behandelten Patienten mit Koxarthrose folgende Verteilung: 87mal Beinschmerz meist an der Lateral- und Ventralseite, 81mal Glutäalschmerz, 62mal Lumbalschmerz, nur 59mal Leistenschmerz und 23mal isolierter (!) Knieschmerz; 40mal bestand die Kombination Oberschenkel-Glutäal-Lendenschmerz.

Typisch für den Krankheitsbeginn sind Anlaufsteifigkeit, Schweregefühl und Anlaufschmerz, nach kurzer Gehstrecke vorübergehend Besserung oder sogar Beschwerdefreiheit, später wieder Schmerzzunahme, frühzeitige Ermüdung und „unschöner Gang"; die Leistungsfähigkeit bei

Lauf- und Sprungsportarten ist reduziert, die Hüfte wird gegen Kälte und bei Wetterwechsel empfindlich, aber sie erholt sich noch gut nach Schonung, sport- und gegebenenfalls berufslenkenden Maßnahmen, Wärmeanwendung und Gymnastik. Im leicht fortgeschrittenen Stadium dominieren ziemlich regelmäßig Belastungs- und Bewegungsschmerz, spürbare meist schmerzhafte Bewegungseinschränkung, beginnende Kontrakturen und Funktionsstörungen im Alltag sowie Hinken; die bereits genannten Maßnahmen helfen nur, wenn sie konsequent angewandt und durch nichtsteroidale Antirheumatika, Bewegungs- und physikalische Therapie sowie Stockentlastung ergänzt werden. Im stark fortgeschrittenen Spätstadium wird meist über erheblichen Dauerschmerz, deutliche Steh- und Gehbehinderung, Gelenksteife und Funktionseinschränkung im Alltag geklagt; es besteht gewöhnlich Berufs- und/oder Erwerbsunfähigkeit. Konservative Behandlungsmaßnahmen stellen den Patienten nicht mehr zufrieden, er fürchtet den „Rollstuhl" und wünscht nach Möglichkeit eine Operation.

Um den aktuellen Krankheitswert richtig beurteilen zu können, sollten nach Möglichkeit auch Fragen gestellt werden, die *quantitative Aussagen* ermöglichen. Hierzu gehört neben einer genauen Berufs- und Sportanamnese auch die Frage nach der größtmöglichen Gehstrecke unter tolerablen Beschwerden und nach eventuellen Einschränkungen beim Treppengehen, An- und Auskleiden und der persönlichen Körperpflege. Auch der Medikamentenverbrauch, eventuelle Gehhilfen und bereits erfolgte sonstige therapeutische Anwendungen müssen genau festgehalten werden. Diese Daten sind für die Wahl der bestmöglichen Therapie wenigstens ebenso wichtig, wie der objektive klinische Befund und das Röntgenbild.

Klinische Untersuchung

Die klinische Untersuchung soll die anamnestischen Angaben objektivieren und erfolgt deshalb ebenfalls nach festem Schema, etwa in Anlehnung an Tab. 6.

Bei der Erhebung des *Allgemeinstatus* wird wegen der wichtigen Rolle des Körpergewichts zunächst eine Relation zwischen diesem und der Körpergröße hergestellt. Dies kann beispielsweise mit Hilfe des Broca-Index geschehen, der sich aus $\frac{\text{Körpergewicht [kg]}}{\text{Körpergröße [cm]} - 100}$ errechnet; bei „Normalgewicht" sollte der Wert ≤ 1 sein. Unter „Idealgewicht" versteht man „Normalgewicht" minus 10% bei Männern bzw. minus 15% bei Frauen. Die auf diesen Werten aufgebauten Tabellen (WEIGLEY 1984) sollte man allerdings nicht überbewerten, sofern sie nicht den Konstitutionstyp und das Lebensalter berücksichtigen.

Tabelle 6 Klinischer Untersuchungsgang

Allgemeinbefund:
  Körpergröße, Körpergewicht
  Körperbautyp
  Allgemeinzustand
  Trainingszustand
  Nebenwirkungen von Medikamenten
  orientierender Wirbelsäulen- und Gelenkstatus
  allgemeiner Leidensdruck

Lokalbefund:
  Inspektion
  – An- und Auskleidefähigkeit
  – Kontraktur
  – Muskelatrophie
  Bewegungsprüfung des Gelenks
  – Beweglichkeitsumfang aktiv und passiv
  – Bewegungsschmerz
  – Krepitation
  Palpation
  – Kapseldruckschmerz
  – Gelenkerguß
  – Muskelhärten
  – Druck- und/oder Dehnschmerz über perikoxalen Sehnenansätzen, Muskeln und Tractus iliotibialis
  – Druckschmerz über Bursa trochanterica
  Untersuchung im Stand
  – Trendelenburg-Zeichen
  – Duchenne-Zeichen
  – Beinlängendifferenz, anatomisch oder virtuell
  Beurteilung des Gangbildes
  – Hinken (wegen Schmerz, Insuffizienz, Beinverkürzung, Entlastung)
  – Tempo
  – ggf. Beeinflussung durch Gehhilfen

Von den in Tab. 6 enthaltenen Kriterien sei besonders auf die Feststellung des körperlichen Trainingszustandes und begleitender Erkrankungen anderer peripherer Gelenke und der Wirbelsäule hingewiesen. Sehr wichtig für den zu erarbeitenden Therapievorschlag ist es auch, sich ein Bild vom *allgemeinen Leidensdruck* zu machen; ist er trotz gravierender klinischer und radiologischer Befunde relativ gering, sollte man mit der Empfehlung operativer Maßnahmen zurückhaltend sein – es sei denn, es gehe um eine frühe Sekundärarthrose auf der Grundlage einer korrigierbaren präarthrotischen Deformität.

Der Lokalbefund beginnt mit der *Inspektion*. Aus der Art, wie der Patient den Untersuchungsraum betritt und sich entkleidet – besonders, wie er mit dem Wechseln von Schuhen und Strümpfen zurechtkommt – können wichtige Schlüsse gezogen werden. Die häufigen geringen Beuge-, Adduktions- und Außenrotationskontrakturen werden leicht übersehen. Auch die Muskelatrophie des Oberschenkels wird ohne vergleichende Umfangsmessung leicht verkannt. Die einseitige Minderung der Gesäßmuskulatur sieht man am besten in Rückenlage, wenn der Patient auf harter Unterlage flach aufliegt und das Becken zur betroffenen Seite kippt.

5.16 Koxarthrose

Tabelle 7 Bewegungsumfänge am gesunden Hüftgelenk in Grad nach der Neutralnullmethode

Beugung/Streckung* aus Rücken- und Seitlage	110 bis 140	/0/10 bis 20
Abduktion*/Adduktion aus rechtwinkeliger Beugung und Streckung	40 bis 60	/0/20 bis 30
Innenrotation*/Außenrotation aus rechtwinkeliger Beugung	20 bis 40	/0/30 bis 50
aus Streckung	30 bis 50	/0/20 bis 40

* am ehesten zu erwartende Einschränkungen bei Koxarthrose

Die Prüfung der *Gelenkbeweglichkeit* erfolgt aktiv und passiv und wird nach der Neutralnullmethode dokumentiert (Tab. 7). Besonders früh ist mit Einschränkungen der Innenrotation und Abduktion zu rechnen. Streckhemmungen lassen sich am besten mit dem Handgriff nach THOMAS feststellen; dabei wird in Rückenlage die infolge Beugekontraktur auftretende Beckenkippung nach vorn durch maximale Flexion der gegenseitigen Hüfte ausgeglichen, so daß der Oberschenkel der kranken Seite gegenüber der Unterlage in eine Beugestellung kommt, die dem Ausmaß der Kontraktur entspricht. Gleichzeitig werden eventuelle Bewegungsschmerzen und Krepitation registriert.

Sogenannte *Normwerte* für die Beweglichkeitsmessung unterliegen großen konstitutionellen und altersabhängigen Schwankungen (DEBRUNNER 1982) und sind deshalb nur mit Vorbehalt zu verwenden; die Angaben in Tab. 7 können als grobe Richtwerte genommen werden. Bei einseitiger Hüfterkrankung ist auf jeden Fall der Seitenvergleich vorzuziehen. Um den Gesamtumfang einzelner Bewegungsebenen quantitativ zu erfassen, hat die American Orthopedic Association 1965 Richtwerte veröffentlicht; danach beträgt das Bewegungsausmaß bei gesunden Erwachsenen 113,28 Grad zwischen maximaler Beugung und Streckung, 48,31 Grad zwischen maximaler Adduktion und Abduktion sowie 45,45 Grad zwischen maximaler Einwärts- und Auswärtsrotation. Leider geben diese Werte keine genauere Auskunft über Kontrakturen.

Die kombinierte Prüfung der Abduktion, Flexion und Außenrotation kann auch so erfolgen, daß in Rückenlage die Beine maximal angezogen und bei gleichzeitig nebeneinander aufgesetzten Füßen aus der Hüfte maximal gespreizt werden, so daß der Abstand der medialen Patellaränder voneinander gemessen werden kann; die Angabe von Normwerten ist wegen großer individueller Unterschiede nicht sinnvoll, die Methode ist jedoch für Verlaufsbeobachtungen geeignet. Dem gleichen Zweck dient auch das sogenannte Viererzeichen; dabei wird wiederum aus Rückenlage das zu untersuchende Bein so weit angezogen und gleichzeitig maximal aus der Hüfte gespreizt, daß die Außenkante der Ferse noch gerade auf die Kniescheibe der Gegenseite zu liegen kommt und die kürzeste Strecke zwischen seitlichem Patellarand und Untersuchungsliege gemessen werden kann; beim gesunden Hüftgelenk beträgt sie, mit deutlichen Schwankungen, höchstens 20 cm (WAGENHÄUSER 1984).

Die *Palpation* wird oft vernachlässigt. Die Ertastung eines Gelenkergusses ist in der Tat nicht einfach. Ein Kapseldruckschmerz ist aber, wenn vorhanden, immer feststellbar und oft als objektives Zeichen der aktivierten Koxarthrose anzusehen. Besonders wichtig ist die Erfassung von perikoxalen Tendinosen durch Auslösung von Druck- und Dehnschmerz an den Sehnenenden und die Erkennung der Bursitis trochanterica am umschriebenen Druck- und Verschiebeschmerz über der Trochantervorwölbung; beide können unter der Bezeichnung „Periarthrosis coxae" sowohl Begleitphänomene der Arthrose als auch Ausdruck eigener Krankheitsbilder sein. Sie werden im differentialdiagnostischen Abschnitt gesondert besprochen.

Bei der *Untersuchung im Stand* wird geprüft, ob die Beine gleich lang sind. Einseitige Beinverkürzungen werden am besten durch Brettchenunterlage bis zum Geradstand der Beckenkämme ausgeglichen mit anschließender Messung der Brettchenhöhe. Anatomische Längendifferenzen haben ihre Ursachen außerhalb des Hüftgelenks; nach ihrem Ausgleich verläuft die Dornfortsatzlinie gewöhnlich gerade. Anders bei virtuellen Längenunterschieden, die auf koxalen Spreiz- und/oder Beugekontrakturen beruhen: sie müssen zur quantitativen Erfassung trotz zunehmender Beckenneigung zur Seite mit skoliotischer Fehleinstellung der Wirbelsäule so weit ausgeglichen werden, bis ein sicherer und bequemer Stand möglich ist. Dabei erfordern die Beugekontraktur und die Adduktionskontraktur eine Erhöhung auf der kranken Seite, während bei der Abduktionskontraktur eine solche auf der Gegenseite notwendig ist. Beidseitige gleichsinnige Kontrakturen bewirken weder eine Veränderung der virtuellen Beinlänge noch eine skoliotische Fehleinstellung der Wirbelsäule. Nicht übersehen sollte man die oft erhebliche kompensatorische Hyperlordose der Lendenwirbelsäule als Folge einer ausgeprägten Hüftbeugekontraktur.

Im Einbeinstand wird festgestellt, ob die freie Beckenhälfte unter die Horizontale absinkt; geschieht dies, ist die Hüfte instabil, das Trendelenburgsche Zeichen ist positiv. Kommt es zur unwillkürlichen Verlagerung des Oberkörpers ohne Becken zur Standbeinseite, so ist dies ebenfalls als pathologisch zu werten – das Duchenne-Zeichen ist positiv. Letzteres ist Ausdruck einer mechanischen Entlastung des Hüftgelenks durch Verlagerung des Körperschwerpunkts zum Drehzentrum hin, was eine Verkürzung des Lastarms bedeutet und bei sonst unveränderten Einflußgrößen eine Reduktion der Gesamtbelastung bewirkt. Trendelenburg- und Duchenne-Zeichen treten oft, aber nicht obligat, gleichzeitig auf. Letzteres kann bei der Prüfung im Stand leicht übersehen werden, während es beim Gehen wegen des auffälligen „Watschelns" gut erkennbar ist.

Das *Gangbild* wird nach Tempo, notwendigen Gehhilfen und danach beurteilt, ob der Patient hinkt. Wenn das Hinken schmerzhaft ist, handelt es sich um Schonhinken. Bei muskulärer oder artikulärer Instabilität mit positivem Trendelenburg-Zeichen tritt Insuffizienzhinken auf. Bei Beinverkürzung wird von Verkürzungshinken gesprochen. Auf den auffälligen ein- und beidseitigen Watschelgang bei positivem Duchenne-Zeichen wurde bereits hingewiesen; man könnte ihn als Entlastungshinken bezeichnen. Das Duchenne-Hinken wird mitunter erst nach Ermüdung im Anschluß an längere Belastung auffällig; dementsprechend berichten Patienten, daß sie ausgeruht „schöner" gingen, daß das Hinken nach längerer Belastung zunehme und daß sie bei bewußter Konzentration unauffälliger gehen könnten.

Zur *Befunddokumentation* ist die Verwendung standardisierter Erhebungsbögen zweckmäßig. Bei optisch sehr auffälligen Befunden empfiehlt sich die Anfertigung von Fotos.

Röntgendiagnostik

Die radiologische Untersuchung des Hüftgelenks im Rahmen der Arthrosediagnostik hat mehrere Ziele: Es geht zunächst um Bestätigung oder Ausschluß der klinischen Verdachtsdiagnose, weiterhin um die Feststellung des Ausmaßes arthrotischer Gelenkveränderungen und schließlich um die Frage, ob eine zugrundeliegende präarthrotische Deformität identifiziert werden kann. Entsprechende Aussagen können nur dann erwartet werden, wenn technisch einwandfreie Röntgenaufnahmen zur Verfügung stehen und die Beurteilung durch einen einschlägig Erfahrenen erfolgt.

Die *Aufnahmetechniken* sind standardisiert. Zur ersten Orientierung genügt eine Beckenübersichtsaufnahme im Liegen. Das Becken sollte dreh- und möglichst kippneutral gelagert sein. Die Beine liegen nach Möglichkeit in neutraler Spreiz- und Drehstellung. Auf eine korrekte Plazierung des Bleischutzes muß geachtet werden. Es spricht vieles dafür, bei der Erstuntersuchung des weiblichen Beckens auf die Bleiabdeckung zu verzichten, damit auch die Kreuzdarmbeingelenke, der Sakral- und Kokzygealbereich sowie die Symphyse beurteilt werden können, was von erheblicher differentialdiagnostischer Bedeutung ist. Einseitige und ausgeblendete a.-p. Aufnahmen sollten nicht zur Primärdiagnostik verwendet werden, sind jedoch zur Verlaufskontrolle durchaus geeignet.

Bei speziellen Fragestellungen ist die seitliche Darstellung des proximalen Femurendes erforderlich. Wenn es um die Beurteilung ventraler Anteile des Femurkopfs oder um den Nachweis von „Plaques" (vgl. Abb. 14b) auf der Vorderseite des Schenkelhalses als koxarthrotisches Frühzeichen geht, empfiehlt sich die modifizierte Lauenstein-Technik mit rechtwinkelig gebeugtem, abduziertem und neutral rotiertem Oberschenkel. Zur Feststellung des Antetorsionswinkels benutzt man die Rippstein-Technik in Verbindung mit einer standardisierten a.-p. Aufnahme und den von RIPPSTEIN (1955) und M. E. MÜLLER (1971) angegebenen Umrechnungstabellen zum Ausgleich der projektionsbedingten Fehler. Mit der Schneider-Technik (R. SCHNEIDER 1979) läßt sich gezielt die Beschaffenheit der Femurkopfkontur im kranioventralen und kraniodorsalen Bereich darstellen. Auf die Faux-profil-Aufnahmen nach LE-QUESNE wird im Abschnitt über die Femurosteotomien eingegangen werden. Das gleiche gilt für Funktionsaufnahmen zur Überprüfung der Einstellung des Femurkopfes gegenüber dem Azetabulum vor Durchführung einer geplanten Umstellungsosteotomie (vgl. Abb. 18, 20).

Die *radiologischen Arthrosezeichen* am Hüftgelenk sind Gelenkspaltverschmälerung, subchondrale Knochenverdichtung, marginale Osteophyten und zystenartiger Knochensubstanzverlust (vgl. Abb. 9). Während die subchondrale Sklerose nur an der Pfanne zu sehen ist, treten Osteophyten und sogenannte Pseudozysten auch am Femurkopf in Erscheinung. Nach längerer Krankheitsdauer erkennt man zusätzlich eine gelenknahe Osteoporose als Zeichen der trophischen Beeinträchtigung und des Mindergebrauchs. Kontrakturen werden vor allem in Form von Adduktions- und Außenrotationsfehlstellungen sichtbar, während Beugekontrakturen nicht ohne weiteres in Erscheinung treten. Auch sekundäre Subluxationsstellungen infolge interponierender Osteophysten sind typische und bisweilen sehr eindrucksvolle radiologische Arthrosezeichen (vgl. Abb. 10, 20). Sogenannte Gelenkkörper sind im Rahmen der Koxarthrose zwar nicht selten vorhanden, wegen Überlagerung jedoch oft nur arthrographisch oder arthroskopisch zu identifizieren.

Das Röntgenphänomen der *Gelenkspaltverschmälerung* beruht auf Verlust an Knorpelmasse und ist deshalb nur als sehr grober Gradmesser des tatsächlichen Umfangs der Knorpelschädigung anzusehen. Da die Absolutwerte der Gelenkspaltweite um 4 mm herum individuell stark schwanken und auch von Lagerung und Aufnahmetechnik abhängen, kommt nur der seitenvergleichenden Betrachtung wirkliche Bedeutung zu; sind beide Seiten erkrankt, geben knöcherne Begleitveränderungen und Verlauf den diagnostischen Ausschlag. Typisch ist die mehr oder weniger konzentrische Spalteinengung bei primären und postkoxitischen Arthrosen (Abb. 11), die kraniolateral betonte bei Subluxationsarthrosen (vgl. Abb. 20, 22) und die zentral akzentuierte bei Protrusionsarthrosen (Abb. 12). Bei primärer Koxarthrose verteilt sich die Gelenkspaltverschmälerung nach WAGENHÄUSER (1984) folgenderma-

5.18 Koxarthrose

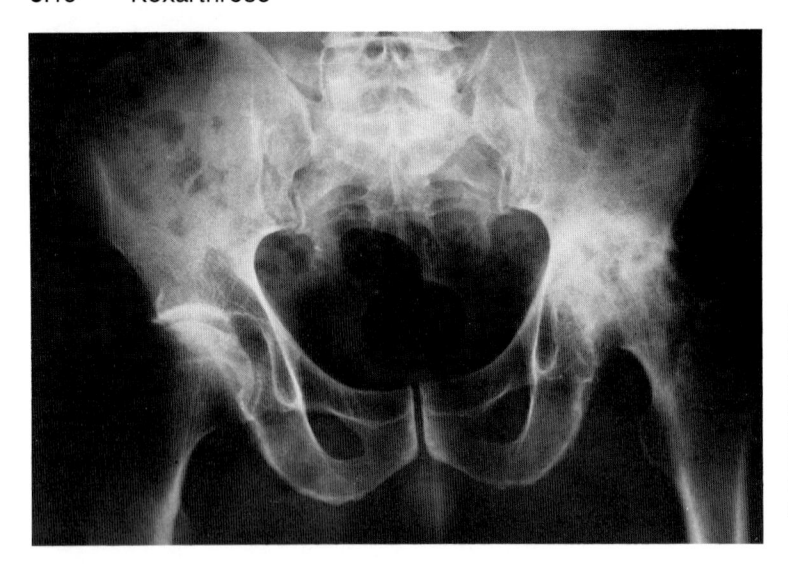

Abb. 11 Fortgeschrittene primäre Koxarthrose links mit konzentrischer Gelenkspaltverschmälerung und ausgedehnten zystisch-sklerotischen Veränderungen im Bereich von Pfanne und Femurkopf. Rechts Foveaosteophyt und Osteophyt am unteren Pfannenpol als frühe Arthrosezeichen (W. N., ♂, 76 J.)

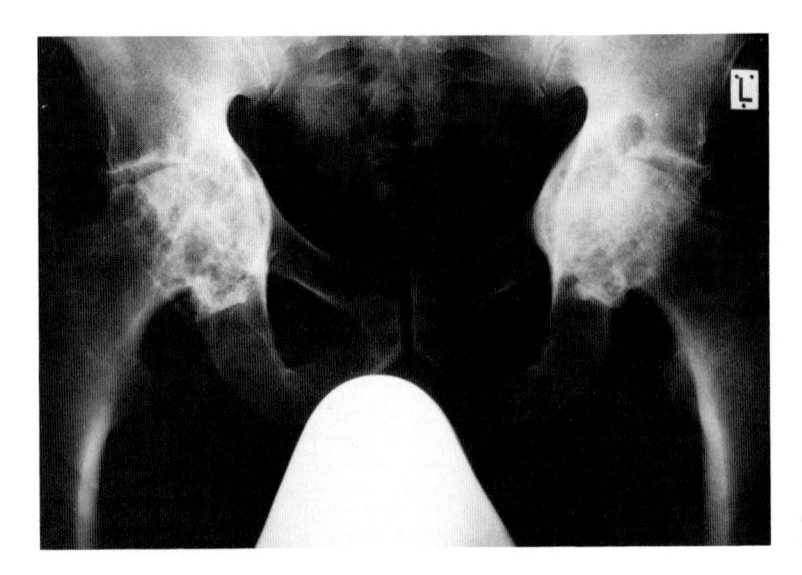

Abb. 12 Protrusionskoxarthrose (W. L., ♂, 60 J.)

ßen: 36% vorwiegend am Pfannenerker, 27% am Pfannendach und 22% medial. Von 60 mit Totalprothese versorgten Hüften war die Gelenkspaltverschmälerung 40mal kraniolateral, 9mal zentral, 8mal konzentrisch und 5mal mediokaudal betont (ENDERLE u. Mitarb. 1984). HOAGLUND u. Mitarb. (1985) sahen den kranialen Verschmälerungstyp bei weißen Amerikanern in 17, den konzentrischen in 41 und den zentralen in 13%; bei Asiaten japanischer Herkunft lauteten die entsprechenden Werte 17 bzw. 0 bzw. 1% - also völlig anders.
Gelenkspaltverbreiterung als Ausdruck eines Gelenkergusses spricht differentialdiagnostisch eher für Koxitis mit Gelenkerguß als für Arthrose. Es kann auch zur Gelenkspaltverbreiterung als Zeichen einer Knorpelneubildung bei Arthrose unter Therapie kommen, was wiederholt beschrieben worden (PERRY u. Mitarb. 1972, PAUWELS 1973, M. SCHNEIDER u. WEILL 1975, R. SCHNEIDER 1979, F. ENDLER 1980) und in Abb. 20, 22 sichtbar ist.

Die *subchondrale Sklerose* tritt bemerkenswerterweise nur am Azetabulum auf. Dies scheint nicht nur im Röntgenbild so zu sein. PAUWELS (1965, 1973) hat bewiesen, daß es sich um eine Spongiosazunahme handelt, die das aktuelle pathologische Spannungsfeld verkörpert, d.h., daß die Sklerose durch eine abnorme Spannungskonzentration hervorgerufen wird und ebenso nach Beseitigung derselben sich wieder zurückbilden kann. Dieser Sklerosetyp tritt mehr oder weniger zeitgleich mit der Gelenkspaltverschmälerung auf. Knöcherne Strukturverdichtungen im Hüftkopf sind hingegen anders zu werten: sie sind Ausdruck einer Osteonekrose und zeigen sich bevorzugt bei jenen primären Koxarthrosen, die im Klimakterium beginnen, durch einen foudroyan-

Diagnostik 5.19

Abb. 13 Foudroyant verlaufende primäre Koxarthrose links mit nur einjähriger Schmerzanamnese; beginnende Koxarthrose rechts (H.W., ♀, 68 J.)

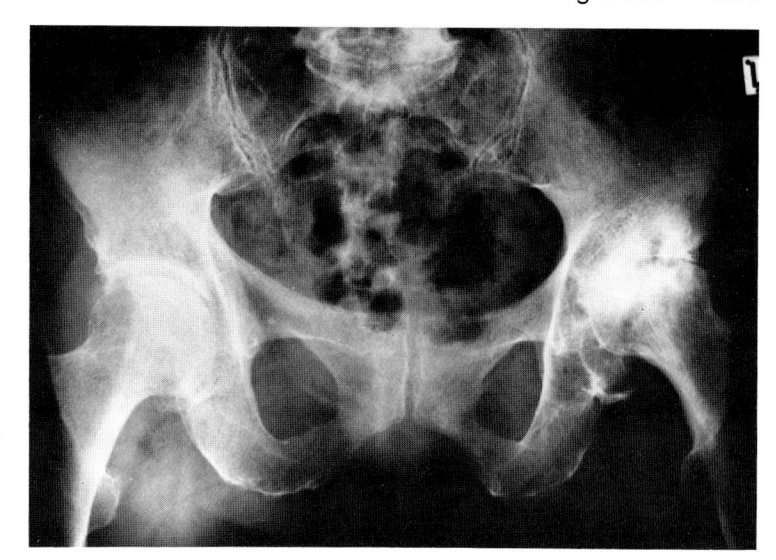

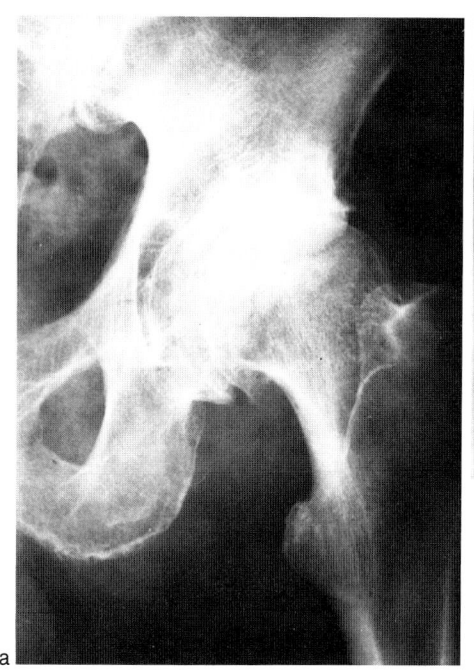

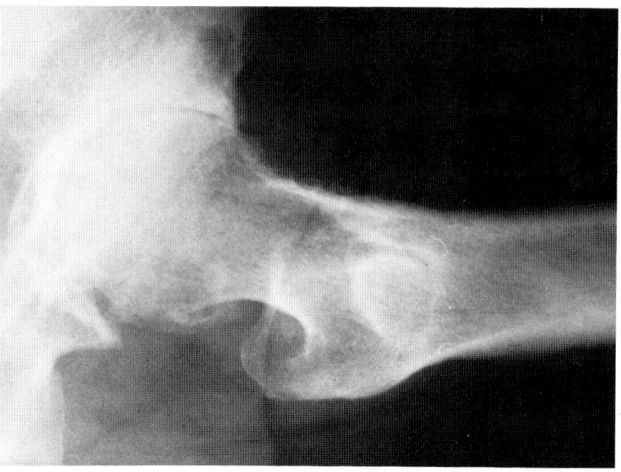

Abb. 14 Primäre Koxarthrose links (F.K., ♂, 67 J.)
a Neben den üblichen Arthrosezeichen beachtenswert der sogenannte doppelte Pfannenboden infolge Osteophytose der Fossa acetabuli und die Pseudofrakturlinie entlang dem dorsalen Pfannenrand
b In der Lauenstein-Projektion sogenannte Plaques am vorderen Schenkelhalsrand

ten Verlauf mit rasch zunehmendem Schmerz, Gelenkspaltverschmälerung und Bildung von Pseudozysten charakterisiert sind und deshalb bisweilen als eigenes Krankheitsbild unter der Bezeichnung „Malum coxae senile" geführt werden (HACKENBROCH sen. 1943, 1957); im Gegensatz zur pfannenseitigen Knochenverdichtung liegen sie gewöhnlich nicht unmittelbar unterhalb der Knorpelschicht (Abb. 13).
Osteophyten sind bisweilen das beherrschende Röntgenphänomen – so sehr, daß ihre klinische Bedeutung oft überschätzt wird. Sieht man Röntgenaufnahmen von frühen Krankheitsstadien aufmerksam durch, findet man oft Osteophyten im Foveabereich (vgl. Abb. 11), manchmal in Verbindung mit plaqueartigen knochendichten Auflagerungen an der Vorderseite des Schenkelhalses (Abb. 14), oft in Verbindung mit einer gleichzeitigen Zunahme der subchondralen Knochenverdichtung am Pfannenerker oder Pfannendach. Auffälliger sind die Osteophyten am seitlichen Pfannenrand und an den Rändern des Femurkopfs; sie können Anlaß zur Vortäuschung einer Frakturlinie an der Kopfhalsgrenze aufgrund eines MACH-Effekts nach DIHLMANN (1982) (Abb. 14a) oder einer posttraumatischen Kallusbildung am Schenkelhals geben (vgl. Abb. 1). In wechselndem Umfang bilden sich Osteophyten

5.20 Koxarthrose

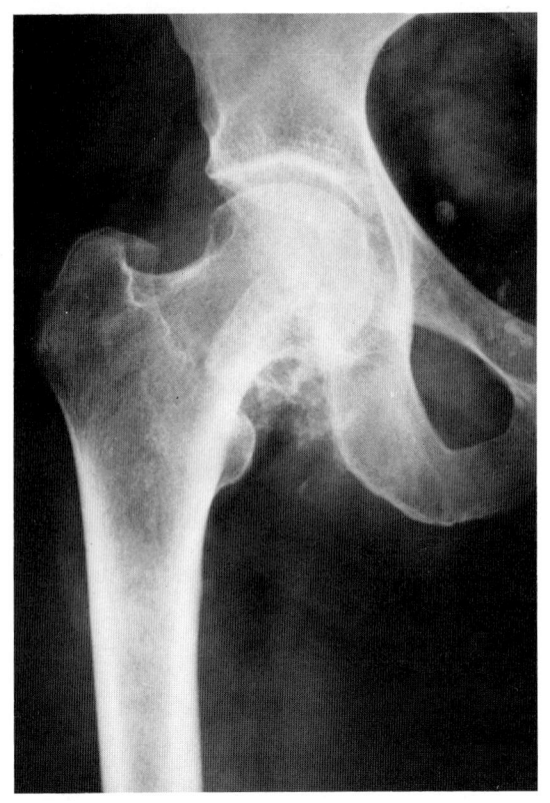

Abb. 15 Polypoides Chondrosarkom in Verbindung mit initialer schmerzfreier Koxarthrose vom medialen Typ (L.S., ♀, 66 J.)

auch im mediokaudalen Gelenkbereich: der subfoveale Knochenosteophyt – „capital drop" (vgl. Abb. 7, 8, 10, 20) – und die Osteophytose der Fossa acetabuli, die das Bild der sogenannten Pfannenbodendoppelung ergibt (Abb. 14a). Beide Neubildungen bewirken, daß der Kopfdrehpunkt aus dem gemeinsamen virtuellen Mittelpunkt mit der Pfanne heraus nach lateral verlagert wird. Die Folgen der so bewirkten Dezentrierung werden noch verstärkt durch schleichende Umformungen infolge von Reibungsverlusten und reaktive Umbauprozesse der artikulären Grobstruktur.

Plaqueartige Knochenappositionen gibt es außer an der Ventralseite auch an der Medialseite des Schenkelhalses; sie wurden erstmals von WIBERG (1939) beschrieben und sind nach ihm benannt. Das Wiberg-Zeichen wurde von ORLIC u. RUSZKOWSKI (1983) bei der Untersuchung von 448 arthrotischen Hüftgelenken von 304 Patienten in der erstaunlich großen Häufigkeit von 87,5% festgestellt. Kapselverknöcherungen (vgl. Abb. 1) dürfen nicht mit gelenknahen ossifizierenden Tumoren (Abb. 15) verwechselt werden.

Die *subchondralen Pseudozysten* treten hauptsächlich in späteren Krankheitsstadien auf und sind meist mit Schmerzen verbunden. Sie kommen bevorzugt an stark belasteten Gelenkabschnitten zur Darstellung, sind solitär oder konfluierend und zeigen mehr oder weniger deutliche Randsklerosen (vgl. Abb. 7, 8, 9, 13). Wenn sie nicht mit dem Gelenkkavum zu kommunizieren scheinen, so beruht dies oft auf projektionsbedingter optischer Täuschung. Im Lauf der Zeit nehmen die Pseudozysten zu. Wenn sie nach Umlagerungsosteotomie wieder abnehmen, gilt dies ebenso wie die Gelenkspalterweiterung als prognostisch günstig.

Es ist oft versucht worden, *Arthrosegrade* aufgrund von radiologischen Kriterien zu definieren. Da es aber keine feste Reihenfolge der Einzelsymptome gibt, fehlt die objektive Basis. Außerdem gibt es keine geregelte Korrelation zwischen radiologischem Befund und klinischer Symptomatik, wie bereits bei der Besprechung epidemiologischer Fragen betont wurde. Deshalb erscheint eine objektive und praxisbezogene radiologische Graduierung der Koxarthrose weder sinnvoll noch realisierbar. Dies ändert nichts daran, daß die Erfassung aller radioanatomischen Veränderungen äußerst wichtig ist, da sie in Verbindung mit anamnestischen und klinischen Daten zur Abschätzung des aktuellen Krankheitswerts, zur Prognose und zur Festlegung therapeutischer Maßnahmen unentbehrlich ist.

Die Röntgenuntersuchung liefert gleichzeitig wichtige Erkenntnisse über zugrundeliegende *präarthrotische Deformitäten*. Eine Übersicht ist in Bd. IV, S. 1.30f. enthalten, ferner in Tab. 2 (vgl. Abb. 12, 18, 20, 22). Leider nimmt die Erkennbarkeit der präarthrotischen Deformitäten mit fortschreitender Arthrose laufend ab, bis schließlich die Grundkrankheit infolge Überlagerung durch Sekundärveränderungen möglicherweise nicht mehr identifizierbar ist. Auch können in Anwesenheit vermeintlicher präarthrotischer Deformitäten unter Umständen falsche ätiologische Schlüsse gezogen werden (Abb. 16) oder bestimmte Primärkrankheiten bei fortgeschrittener Koxarthrose vorgetäuscht werden. Auf die einschlägige Problematik, vor allem unter dem Gesichtspunkt der Begutachtung, wurde von HACKENBROCH sen. (1962) eingegangen.

Ergänzende Diagnostik

Eine ergänzende Diagnostik kann bei der Differenzierung unklarer Fälle notwendig werden. Im Gegensatz zu entzündlich-rheumatischen Gelenkerkrankungen spielt sie jedoch keine Rolle für die Akuitätsdiagnostik und Verlaufskontrolle.

Serumdiagnostik

Im allgemeinen fehlen systemische Veränderungen mit den humoralen Zeichen der Entzündung, selbst bei der aktivierten Koxarthrose. Die Blutkörperchensenkungsgeschwindigkeit überschreitet üblicherweise nicht 20 mm in der ersten Stun-

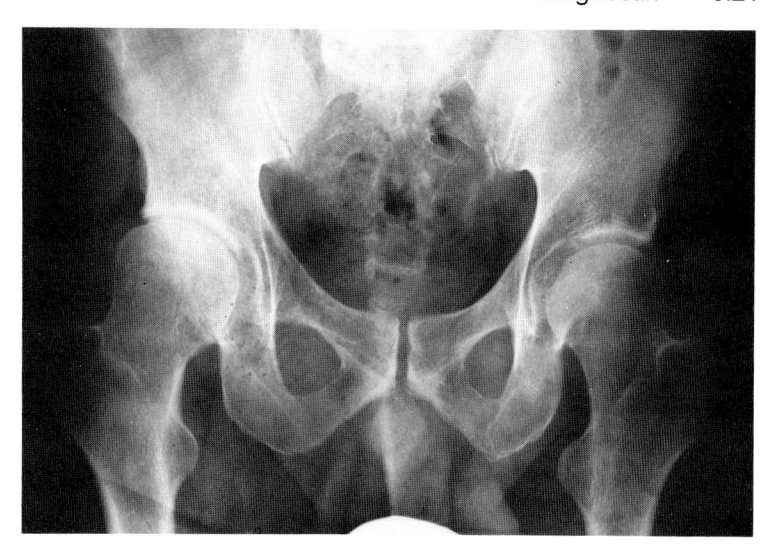

Abb. 16 Coxa valga beidseits ohne nennenswerte Pfannendysplasie und Koxarthrose rechts. Es ist zweifelhaft, ob es sich um eine echte präarthrotische Deformität und somit um eine Subluxationskoxarthrose handelt (W. H., ♂, 49 J.)

de. Sollte dies doch der Fall sein, empfiehlt sich die Kontrolle des Blutbilds, der sogenannten Rheumafaktoren, des Serum-Eisens, der Serum-Elektrophorese und des Urinstatus. Je nach klinischem Verdacht sind weitergehende rheumaserologische Untersuchungen, die Kontrolle von metabolischen Parametern wie Harnsäure und Glucose, die Überprüfung von Antikörpertitern gegen Infektionserreger, die Feststellung des Serum-Calciums, -Phosphors und der -Phosphatasen sowie des HLA-B 27 erforderlich. Pathologische Laborwerte sind durchaus mit der Diagnose einer sekundären Koxarthrose vereinbar, insofern sie lediglich Ausdruck der Grunderkrankung sind. Selbstverständlich müssen bei pathologischen Serumwerten gegebenenfalls auch extraartikuläre bzw. nicht gelenkwirksame Allgemeinerkrankungen ausgeschlossen werden.

Arthrographie und Arthroskopie

Diese Untersuchungsmethoden spielen bei der Differentialdiagnostik der Koxarthrose nur ausnahmsweise eine Rolle.

Szintigraphie

Die Knochenszintigraphie mit ^{99m}Tc dient nur zur differentialdiagnostischen Abgrenzung gegenüber primär entzündlichen Erkrankungen des Hüftgelenks einschließlich gelenknaher Osteitis, bei Verdacht auf Osteonekrose und Tumor sowie zum Ausschluß einer radiologisch nicht erkennbaren gelenknahen Fraktur. Eine geringe Mehranreicherung ist allerdings auch bei der Koxarthrose selbst zu finden, und zwar in Abhängigkeit von der jeweiligen Stärke knöcherner Umbauvorgänge. CHRISTENSEN (1985) konnte tierexperimentell und an szintigraphisch, histochemisch und enzymhistochemisch untersuchten arthrotischen Hüftköpfen des Menschen zeigen, daß die szintigraphische Aktivität in Übereinstimmung mit derjenigen von Toluidinblau und Phosphatasen unregelmäßig verteilt war und die höchsten Werte an Orten stärkster Mineralisation erreichte; dies waren gewichttragende subchondrale Knochenbereiche, Zystenwände und die osteochondralen Basen der Osteophyten.

Computertomographie

Die einfache transversale Computertomographie des Hüftgelenks ist zwar differentialdiagnostisch gut verwertbar und liefert auch einen groben zweidimensionalen Eindruck von der arthrotischen Zerstörung des Hüftgelenks, sie kann aber kein umfassendes räumliches Bild von den herrschenden Kongruenzverhältnissen vermitteln; deshalb ist das nicht aufbereitete CT zur Erfassung der geometrischen Form der belasteten Gelenkflächenanteile und zur Operationsplanung nicht geeignet. Es scheint sich jedoch die Möglichkeit zu eröffnen, die hohe computertomographische Aufnahmegenauigkeit durch Extraktion der relevanten Konturen mit Hilfe eines automatischen Bildauswerteverfahrens zu nutzen und damit den Mangel an Dreidimensionalität zu überwinden (HOHMANN u. Mitarb. 1985).

Differentialdiagnostik des schmerzhaften Hüftsyndroms

Der koxarthrotische Schmerz kann, wie bereits ausgeführt, synovialer oder ossärer Herkunft sein oder aus den periartikulären Weichteilen stammen. Er manifestiert sich typischerweise in der Leistenbeuge, im Gesäß, trochanternah, im Oberschenkel und/oder am Knie und kann auch in anderen umschriebenen hüftnahen Bereichen

5.22 Koxarthrose

wie bei einer arthroseunabhängigen Periarthrosis coxae auftreten. Als Ursachen für das schmerzhafte Hüftsyndrom kommen neben arthrotischen auch andere degenerative Gelenkprozesse, Präarthrosen, Gelenkentzündung im weitesten Sinn, Neoplasma, Trauma, Osteoradionekrose sowie Veränderungen im Lumbosakralbereich, an den Kreuzdarmbeingelenken und inneren Organen in Betracht (Tab. 8).

Tabelle 8 Differentialdiagnostische Möglichkeiten beim schmerzhaften Hüftsyndrom

Koxale Erkrankungen:
   Koxitis im weitesten Sinn
   Präarthrosen
   idiopathische Hüftkopfnekrose
   Arthropathien
     – metabolische (z. B. Gicht, Chondrokalzinose)
     – neuropathische
     – systemisch induzierte (z. B. Osteomalazie, Osteoporose)
   Osteochondrosis dissecans
   Chondromatose
   Algodystrophie
   solitäre Pfannenzysten
   Morbus Paget
   Neoplasma
   Trauma

Perikoxale Erkrankungen:
   Periarthrosis coxae
     – Insertionstendopathien
       (Adduktoren, Grazilis, Abduktoren, Piriformis, Psoas, Spina-Gruppe)
     – Tendomyosen
     – perikoxale Bursitiden
       (Trochanter major, Sitzbeinhöcker)
   gelenknahe Osteitis
   schnappende Hüfte
   ektopische Ossifikationen
   Myositis
   Polymyalgia rheumatica
   lokale Nervenkompressionssyndrome
     – N. cutaneus femoris lateralis
     – N. ilioinguinalis
     – N. iliohypogastricus
     – N. obturatorius
   Neoplasma
   Osteoradionekrose
   Trauma
   sogenannter statischer Hüftschmerz

Vertebragene Schmerzsyndrome:
   radikuläre
   pseudoradikuläre

Erkrankungen am Kreuzdarmbeingelenk:
   Sakroileitiden
   Ileitis condensans
   ileotransversale Nearthrosen

Erkrankungen innerer Organe:
   bauchchirurgische
   urologische
   gynäkologische
   internistische

Die für den Orthopäden größte praktische Bedeutung haben neben den rheumatischen und bakteriellen Gelenkentzündungen die idiopathische Hüftkopfnekrose, Periarthrosen, posttraumatische Gelenkschäden und der sogenannte statische Hüftschmerz. Die entzündlichen Gelenkerkrankungen verlaufen durchweg dramatischer, ihre Neigung zu Progredienz und Versteifung ist größer. Meist sind serologische Entzündungsparameter und deutliche Nuclidanreicherungen nachweisbar, oft werden bestimmte Gelenkmuster bevorzugt, für manche gibt es spezifische serologische Testverfahren, Bakteriologie- und Histologiebefunde. Bei der idiopathischen Hüftkopfnekrose ist, wie auch bei den Hüftkopfnekrosen anderer Herkunft, der Übergang zur Sekundärarthrose fließend; CT- und szintigraphischer Befund, häufig pathologische Harnsäure- und Fettstoffwechselwerte in Verbindung mit Erkrankungsbeginn im jüngeren Erwachsenenalter sowie fehlende präarthrotische Deformität machen die Diagnose wahrscheinlich. Periarthrosen werden durch minutiöse manuelle Untersuchung der infragekommenden Muskeln, Sehnenscheiden und Schleimbeutel (vgl. Tab. 8) verifiziert; wenn sie eine Koxarthrose mit ausgeprägter artikulärer Schmerzsymptomatik und Bewegungseinschränkung begleiten, werden sie leicht übersehen. Die posttraumatischen Schmerzsyndrome werden anamnestisch geklärt. Der sogenannte statische Hüftschmerz, manchmal eine Verlegenheitsdiagnose, darf nur nach Ausschluß aller anderen Krankheitsursachen beim Übergewichtigen, nach ungewohnter oder übermäßiger Beinbelastung und bei erheblichen hüftwirksamen Deformitäten und Fehlbeanspruchungen angenommen werden; nach Beseitigung der auslösenden Schädlichkeit sollte er reversibel sein.

Die Ausgliederung vertebragener Schmerzsyndrome macht bei lumbaler und radikulärer Symptomatik im allgemeinen keine Schwierigkeiten. Pseudoradikuläre Erscheinungen können mitunter jedoch sehr schwer von Tendomyosen und von aus dem Kreuzdarmbeingelenk stammenden Schmerzbildern unterschieden werden; bei letzteren sollte jedoch das Menell-Zeichen immer positiv sein. Bei radikulären Reizzuständen mit positivem Lasègue-Zeichen kann allerdings auch ein in das Gesäß lokalisierter Schmerz bei voller passiver Rotation und Adduktion des Oberschenkels auftreten, ohne daß dies Ausdruck einer Hüftgelenkbeteiligung sein muß. In diesem Fall führt entweder die wiederholte klinische und gegebenenfalls ergänzende Röntgenuntersuchung zum Ziel, oder man findet den Ort der Schmerzentstehung durch gezielte örtliche Betäubung verdächtiger Strukturen mit Lokalanästhetika. Zum radiologischen Nachweis pathologischer Veränderungen am Kreuzdarmbeingelenk bewähren sich a.-p. Schichtaufnahmen besser als herkömmliche Schrägaufnahmen. Bei Leistenschmerz können verschiedene Organerkrankungen und Nervenkompressionssyndrome Auslöser sein (vgl. Tab.8); man sollte rechtzeitig fachärztlichen Rat einholen. Viele differentialdiagnostische Fragen lassen sich auch durch eine nachträglich ergänzende genaueste anamnestische Befragung klären.

Befundwertung unter therapeutischen und gutachterlichen Gesichtspunkten

Die häufige *Diskrepanz zwischen subjektiven Beschwerden und objektivem Befund* ist bekannt und wurde bereits bei der Besprechung der epidemiologischen Daten erwähnt. Vor allem der Röntgenbefund ist kein verläßlicher Indikator für tatsächliche Funktionsstörungen und Schmerzen; er kann gravierender, aber auch geringer sein, als man nach dem klinischen Bild erwarten sollte. Dies gilt unabhängig davon, ob bereits Behandlungsmaßnahmen durchgeführt worden sind. So kann die initiale Koxarthrose sehr unangenehme Schmerzen und Störungen verursachen, ohne im Röntgenbild bereits sonderlich in Erscheinung zu treten (vgl. Abb. 18). Andererseits kann nach Umstellungsosteotomie trotz unverändert starker radiologischer Arthrosezeichen eine deutliche und anhaltende Schmerzminderung bis Schmerzfreiheit eintreten (vgl. Abb. 22). Es fehlen auch feste Korrelationen zwischen der subjektiven Empfindung von Schmerz und Funktionsstörung anderseits und objektiven klinischen Parametern wie Minderung der Beweglichkeit des oder der Hüftgelenke, Kontrakturen, Ausfallserscheinungen bei gezielten Funktionstests und Reaktion auf schmerzprovozierende Untersuchungsgriffe andererseits.

Aufgabe des behandelnden Arztes ist es, die gewonnenen objektiven Befunde zu sichten und zu ordnen und aufs sorgfältigste mit den Angaben des Patienten zu vergleichen, damit ein Therapieplan aufgestellt werden kann, der den individuellen Bedürfnissen, Erwartungen und Befürchtungen des Kranken Rechnung trägt. Am besten verschafft man sich in einem eingehenden Gespräch Gewißheit darüber, was den Patienten im Alltag am meisten stört und wie groß der Leidensdruck tatsächlich ist. Nur so können die Weichen für die Auswahl der geeignetsten Therapiemittel und ihre angemessene Dosierung gestellt werden.

Eine allgemein akzeptierte Einteilung der Koxarthrosen nach Schweregraden als Voraussetzung für eine differenzierte Therapie und eine zutreffende gutachterliche Einschätzung hat sich erwartungsgemäß nicht durchsetzen können. Aus dem Bedürfnis, dennoch Planung und Erfolgsbeurteilung der Therapie meßbar zu machen, sind verschiedene Schemata zur quantitativen Beurteilung der krankheitsbedingten Defizite und Beschwerden entwickelt worden. Gemeinsam ist ihnen der Versuch, möglichst viele relevante subjektive und objektive Kriterien zu berücksichtigen und nach einem Punktesystem zu bewerten. Am bekanntesten sind die Bewertungsverfahren nach MERLE D'AUBIGNÉ u. Mitarb. (1949) und nach MARGARET M. SHEPHERD (1954).

Das *Bewertungsschema nach* MERLE D'AUBIGNÉ (Tab. 9) berücksichtigt die Kriterien Schmerz, Gelenkbeweglichkeit und Gehvermögen. Jeder dieser Kategorien werden unterschiedliche Schweregrade zugeordnet, die von 0 (sehr ungünstig) bis 6 Punkten (normal) reichen. So umfaßt die Schmerzskala Stufen zwischen sehr starkem Dauerschmerz bis schmerzfrei. Die Gelenkbeweglichkeit reicht in der Differenzierung von Ankylose in ungünstiger Stellung bis zu guter Beuge- und Abspreizfunktion. Beim Gehvermögen werden unterschiedliche Grade zwischen normal und Aufhebung der Gehfähigkeit vorgegeben. Dieses System hat den Vorzug, relativ einfach und gut reproduzierbar zu sein und somit einen praxisnahen Vergleich etwa zwischen prä- und postoperativem Zustand zu ermöglichen. Es findet deshalb auch heute noch bei Therapiestudien Verwendung.

Tabelle 9 Bewertung von Schmerz und Funktion am Hüftgelenk nach *Merle d'Aubigné* u. Mitarb. (1949)

Schmerz	Gelenkbeweglichkeit	Gehvermögen	Punkte
sehr stark und dauernd	Ankylose in ungünstiger Stellung	unmöglich	0
sehr stark und schlafstörend	Ankylose in günstiger Stellung	nur mit Unterarmgehstützen	1
stark beim Gehen, aktivitätseinschränkend	Flexion <40°, Abduktion 0° oder leichte Kontraktur	nur mit 2 Stöcken	2
erträglich, aktivitätseinschränkend	Flexion <40–60°	<1 Stunde mit 1 Stock, kaum ohne Stock	3
sofort nach dem Gehen, rasch abklingend	Flexion >60–80° Schuhbinden möglich	mit 1 Stock länger, ohne Stock kurz (hinkend)	4
leicht und unregelmäßig, normale Aktivität	Flexion >80–90° Abduktion >25°	ohne Stock, mit leichtem Hinken	5
schmerzfrei	Flexion >90° Abduktion >25°	normal	6

5.24 Koxarthrose

Tabelle 10 Bewertung von Schmerz, Gelenkbeweglichkeit und Funktion der Hüfte unter Berücksichtigung des Patientenurteils nach *Margaret M. Shepherd* (1954)

Schmerz	Motilitäts-index*	Funktion**	Patienten-urteil***	Wertung
fehlend oder ignorierbar	≥ 50	≤ 5, postoperativ um ≥ 3 vermindert oder 6–10, postoperativ um ≥ 5 vermindert	ja oder ja, aber	sehr gut
fehlend oder ignorierbar oder weniger als präoperativ	49–20	≤ 3, postoperativ vermindert oder 4–13, postoperativ um ≥ 3 vermindert	ja oder ja, aber	gut
weniger als oder wie präoperativ, nicht sehr störend oder Aktivitäten aufhebend	19–10	≥ 4, postoperativ um 1 oder 2 vermindert oder wie präoperativ oder postoperativ um 1 vermehrt****	zweifelnd	ausreichend
mehr als präoperativ oder sehr störend oder Aktivitäten weitgehend aufhebend	< 10	vermehrt um ≥ 2	nein	schlecht

* nach *Gade* (1947), vgl. Text;
** vgl. Text;
*** Antwort auf die Frage, ob sich die Operation gelohnt habe;
**** „schlecht", wenn Funktion > 24 ist oder um 1 anwächst und Schmerz „störend" oder noch stärker ist

Differenzierter ist das *Bewertungsverfahren von Shepherd* (Tab. 10). Es wurde im Auftrag der British Orthopaedic Association von der Forschungsgruppe für Hüftarthroplastik erarbeitet. Die Autorin benutzt die Kriterien Schmerz, aktive Gelenkbeweglichkeit gemäß dem Motilitätsindex nach GADE (1947), funktionelle Aktivität nach einem selbst entwickelten Schema und Selbsteinschätzung durch den Patienten. Bei der Bewertung des Schmerzes werden fünf Intensitätsstufen unterschieden. Der Motilitätsindex nach GADE berücksichtigt die unterschiedliche Wertigkeit einzelner Bewegungsrichtungen und -strecken; am höchsten rangieren mit Faktor 0,6 die Flexion zwischen 0 und 45 Grad sowie die Abduktion zwischen 0 und 15 Grad, am niedrigsten mit Faktor 0,1 die Flexion über 90 Grad, die Abduktion über 30 Grad und die Außenrotation über 30 Grad; die Produkte aus Winkelgrad und Gewichtungsfaktor werden summiert, wobei Werte über 50 als „sehr gut" und unter 9 als „schlecht" eingestuft werden. Die „funktionelle Aktivität" berücksichtigt die Kriterien Hinken, Trendelenburg-Test, Gehfähigkeit, Anziehen von Schuhen und Strümpfen, Treppensteigen, Toilettenbenutzung, Baden und Schwere der durchführbaren körperlichen Arbeit und der sonstigen Aktivitäten; es werden jeweils Punkte vergeben und addiert, wobei die Punktezahl 0 bis 6 „gut", 7 bis 12 „ausreichend" und 13 bis 28 „schlecht" ergibt. Die Gesamtbewertung ist aus Tab. 10 ersichtlich. Auch dieses Verfahren eignet sich gut zur Erfolgskontrolle.

Die Schemata von MERLE D'AUBIGNÉ und SHEPHERD sind durchaus geeignet, Krankheitsgrad und Therapieerfolg realistisch zu erfassen und zu bewerten. Sie können durch weitere Kriterien wie erforderlich gewordene Therapie, deren Wirkung und eventuelle unerwünschte Nebenwirkungen angereichert werden. In Therapie-Planung und gutachterlicher Beurteilung muß natürlich grundsätzlich auch der Röntgenbefund einbezogen werden. Er gibt allerdings mehr darüber Auskunft, wie die allgemeine Prognose ist und welches Operationsverfahren am besten angewendet wird – nicht aber, ob eine gegebene Koxarthrose erhebliche Schmerzen verursachen muß oder ob überhaupt operiert werden muß.

Therapie

Grundlagen

Es darf kein für alle Koxarthroseformen einheitliches kausales Behandlungsschema erwartet werden, weil die maßgeblichen Faktoren sehr heterogen und zum Teil noch unbekannt sind. Dennoch lassen sich einige Grundregeln aufstellen, nach denen therapeutische Zugänge möglich und sinnvoll sind. Dabei sind kausale, bedingt kausale und symptomatische Behandlungsmaßnahmen zu unterscheiden.

Zu den *kausalen Therapieformen* zählt die in der Regel operative Korrektur bestehender präarthrotischer Deformitäten in einem möglichst frühen Stadium der Sekundärarthrose, soweit dies möglich ist, was wiederum ihre rechtzeitige Erkennung und korrekte Einstufung zur Voraussetzung hat. So darf beispielsweise bei der frühen Dysplasiekoxarthrose keineswegs in der üblichen konservativen Weise durchbehandelt werden, um später vielleicht eine Totalprothese anzubieten. Stattdessen ist eine frühzeitige biomechanisch fundierte form- und funktionsgerechte Umstellungsosteotomie indiziert. Als kausale Maßnahme ist auch die Beseitigung oder wenigstens Hemmung arthroseerzeugender systemischer Einflüsse, wie etwa bei metabolischen – z. B. Gicht – und entzündlichen – z. B. chronische Polyarthritis – Erkrankungen zu erwähnen; hier sind die Grenzen allerdings noch enger als bei präarthrotischen Deformitäten auf lokaler nichtentzündlicher Basis gezogen.

Zu den *bedingt kausalen Behandlungsverfahren* gehören zunächst konservative und operative Maßnahmen zur mechanischen Entlastung. Auch Methoden zur biologischen Stimulation wie beispielsweise Bewegung, hyperämisierende und muskeldetonisierende Maßnahmen sind in diesem Sinn zu werten. Ferner zählen hierzu chondroaktivierende Medikamente zur Verbesserung des Knorpelmetabolismus sowie Antiphlogistika und physikalische Maßnahmen zur Entzündungshemmung.

Symptomatische Maßnahmen sind Analgetika, die leider weit verbreitete ungezielte Anwendung von Antiphlogistika einschließlich der Glucocorticoide während der latenten Krankheitsphase und physikalische Maßnahmen ohne präzise Indikation. Sie können zwar vorübergehende Erleichterung bringen, stellen aber keine vertretbare Dauerlösung dar und beinhalten unter Umständen sogar beträchtliche Risiken wegen unerwünschter Nebenwirkungen. Die Indikation dieser Behandlungsmittel sollte auf Hilfe in akuten Notfällen und zur Überbrückung zeitlich begrenzter Zwischenräume vor der endgültigen Versorgung beispielsweise durch Operation beschränkt bleiben.

Bestimmte Diätformen mit nachweislich günstiger Beeinflussung der Koxarthrose sind leider nicht bekannt. Es spricht allerdings manches dafür, daß eine eher knappe Kost unter Vermeidung hohen Fleischkonsums und selbstverständlich mit dem Ziel eines maßvollen Körpergewichts zweckmäßig ist.

Bei der Aufstellung des *Behandlungsplans* müssen Ätiologie, Phase und Grad der Erkrankung berücksichtigt werden. Darüber hinaus sind die jeweils im Vordergrund stehende Symptomatik und der individuelle Leidensdruck entscheidend dafür, welche Maßnahmen am besten getroffen werden. Bewegungseinschränkung und Kontrakturen geringeren Grades, selbst deutlicher und nicht ohne weiteres zu beseitigender Schmerz, werden oft erstaunlich lange toleriert. Dies gilt vor allem für ältere Menschen, während jüngere im allgemeinen sehr viel schneller eine energische Behandlung wünschen. Fast immer ist es der Schmerz, der für den Leidensdruck ausschlaggebend ist – weniger die Funktionsstörung, sofern sie sich innerhalb gewisser Grenzen hält. Deshalb ist der Schmerz und seine genaue Analyse für die Therapieplanung ebenso wie für die Einschätzung des Therapieerfolgs die maßgebliche Größe.

Der Patient erwartet mit Recht eine *Aufklärung über das Wesen seiner Erkrankung,* ihre voraussichtliche Weiterentwicklung und die in seinem besonderen Fall möglichen Gegenmaßnahmen mit Alternativen. Unter Therapie versteht er nicht nur das Angebot einer bestimmten konservativen Behandlung oder Operation, sondern auch detaillierte Informationen darüber, wie er sich in seinem Alltag am zweckmäßigsten verhält, ob berufliche Einschränkungen zu befürchten bzw. durch lenkende Maßnahmen zu kompensieren sind und ob und gegebenenfalls welchen Sport er treiben darf. Es empfiehlt sich, diese Gesichtspunkte wenigstens einmal gründlich durchzusprechen, damit Enttäuschungen, Irrtümer und vertane Chancen vermieden werden. Man soll sich davon auch nicht durch die Erfahrung abhalten lassen, daß manche die Koxarthrose eindeutig negativ beeinflussende Faktoren auf Seiten des Patienten wie Übergewicht, ungünstige berufliche Einflüsse, Beharren auf liebgewordenen Gewohnheiten wie z. B. bestimmten Sportarten, aber auch Bewegungsmangel nur schwer abzustellen sind.

Einen guten Überblick über die Schwierigkeiten und Möglichkeiten, mit der Koxarthrose zu leben, geben die Schriften von COTTA (1983) und SCHLEGEL (1984).

Konservative Therapie

Allgemeine Empfehlungen

Die wichtigsten allgemeinen Empfehlungen zielen darauf ab, die Hüftgelenke *so wenig wie möglich zu belasten und so viel wie möglich zu bewegen.* Dabei müssen die Anforderungen an das verbliebene Leistungsvermögen angepaßt werden.

Im Sinn der Entlastung sollte immer versucht werden, etwa vorhandenes *Übergewicht* zu beseitigen. Die Berechtigung dieser Empfehlung leitet sich aus der Erfahrung ab, daß nach Gewichtsreduktion fast immer die Schmerzen abnehmen und die Beweglichkeit zunimmt und daß damit wiederum der Trend zur weiteren Gewichtszunahme infolge eingeschränkter Beweglichkeit durchbrochen wird. Jedes Kilogramm Mehrgewicht wirkt sich um mehr als den dreifachen Wert auf die Gesamtbelastung des Hüftgelenks aus, wie im Kapitel zur Pathogenese der Koxarthrose gesagt wurde. Leider gibt es kein allgemeines Er-

5.26 Koxarthrose

folgsrezept zur Gewichtsabnahme, die Realisierung ist immer schwierig und erfahrungsgemäß oft unmöglich.

Entlastung kann auch durch Umstellungen in *Beruf, Sport und sonstigen Freizeitaktivitäten* erreicht werden. Ständiges Stehen und Gehen auf harten und unebenen Böden, schweres Tragen, Arbeiten in kühler und feuchter Umgebung sind ungünstig, desgleichen Ballspiele, Sprung- und Laufsportarten, Tennis und alpiner Skilauf. Geeignet sind Schwimmen in temperiertem Wasser, Radfahren, gezielte Gymnastik, Rudern, Paddeln und, bedingt, dem Leistungsvermögen angepaßtes Wandern.

Zu empfehlen sind auch weitere Maßnahmen zur *Stoßdämpfung* und *Druckentlastung*. Weiches und gefedertes Schuhwerk kann nach Untersuchungen von UNGETHÜM (1975) eine Minderung der Druckbeanspruchung des Hüftgelenks um ⅓ bewirken. Die Benutzung einer Stockhilfe kann bei korrekter Anwendung – Stützstock oder Unterarmgehstütze an der Gegenseite – ebenfalls eine erhebliche Entlastung erbringen; PAUWELS (1935) und KÖLBEL u. Mitarb. (1979) haben einschlägige Berechnungen angestellt.

Ausgesprochene Schonung oder gar Ruhigstellung der arthrotischen Hüfte sind, ausgenommen bei akuten Reizzuständen, kontraindiziert. Zu empfehlen ist vielmehr regelmäßige *Bewegung* in Form von Eigengymnastik und unter Ausschöpfung der genannten Sportarten, soweit sie im Einzelfall praktikabel sind. Gezielte Bewegung ist eine der effektivsten therapeutischen und prophylaktischen Maßnahmen bei Koxarthrose, zumal sie bei richtiger Dosierung fast immer als angenehm empfunden wird.

Physikalische und Bewegungstherapie

Die physikalische Therapie im engeren Sinn umfaßt bei der Koxarthrose Lagerungs- und Extensionsbehandlung, Wärme- und Kälteanwendungen, Bäder, Massagen, Elektrotherapie und Ultraschall. Sie wird ergänzt durch krankengymnastische Behandlungen und gegebenenfalls Ergotherapie. Therapieziele sind Minderung von Schmerz, Besserung der Beweglichkeit, Kontrakturen und Funktionen sowie Steigerung der Stabilität und Belastbarkeit. Die zu ergreifenden Maßnahmen hängen davon ab, welche Symptomatik im Vordergrund steht und wie fortgeschritten das Krankheitsstadium ist.

Bei der *Schmerzminderung* ist zu unterscheiden, ob es sich um einen akuten oder mehr chronischen Schmerztyp handelt. Der akute Schmerz spricht gut auf milde intermittierende Extensionen an; BERNAU (1985) berichtete erneut über gute Erfahrungen mit Oberschenkelextensionen zwischen 6 und 20 kp ohne weitere Begleitmaßnahmen. Von lokaler Kälteanwendung ist abzuraten. Der weitgehend auf Myotendinosen beruhende chronische Schmerz reagiert auch gut auf detonisierende und durchblutungsfördernde Maßnahmen wie aktive Bewegungstherapie und Eigengymnastik, Elektrotherapie in Form von konstanter Galvanisation einschließlich Jontophorese, niederfrequenten Reizströmen und mittelfrequenten Stromformen, auf detonisierende Massagen, Wärmeanwendungen in Form von örtlichen Wärmepackungen, Bäder und auf Ultraschall.

Die Röntgentiefenbestrahlung ist angesichts der vielfältigen modernen Behandlungsmöglichkeiten an Bedeutung zurückgetreten, obwohl sie vor allem bei einer starken entzündlichen Schmerzkomponente eine erstaunlich gute und anhaltende, aber nicht sicher voraussagbare analgetische Wirkung entfalten kann.

Eine *Besserung der Beweglichkeit und Funktionen* wird in erster Linie durch Lagerungs- und Bewegungstherapie erreicht, unterstützt von analgesierenden Maßnahmen. Die krankengymnastische Behandlung konzentriert sich entsprechend den häufig anzutreffenden Beuge-, Außenrotations- und Adduktionskontrakturen auf die Dehnung des M. iliopsoas, der Außenrotatoren und Adduktoren mit gleichzeitiger Lösung kapsulärer Verklebungen, indem zusätzlich zur aktiven auch passive Bewegungen sowie Dehnlagerungen, Dauerzüge und Techniken der manuellen Therapie angewandt werden. Ergänzend kommt es auf ein aktives Training der Antagonisten an, also in erster Linie der Hüftabduktoren, -extensoren und -innenrotatoren. Der Erfolg der Bewegungstherapie kann durch Behandlung im Schlingengerät und im Bewegungsbad gesteigert werden, desgleichen durch Behandlung in der Gruppe mit Ausnutzung der individuellen Leistungssteigerung durch Leistungsvergleich. Es ist auch Aufgabe des Bewegungstherapeuten, für Eigengymnastik geeignete Übungen zu zeigen und deren erfolgreiche Durchführung in Abständen zu überprüfen.

Zur *Steigerung der Stabilität und Belastbarkeit* dient in erster Linie ebenfalls die Bewegungstherapie. Sie wird durch eine Gehschule ergänzt, bei der gegebenenfalls auch der richtige Umgang mit Stock und Unterarmgehstütze zu vermitteln ist. Besondere Vorteile bietet die Gehschule im Bewegungsbad, weil sie die gestufte Aufhebung der Schwerkraft sowie gleichbleibend hohe, oft unterschätzte Widerstände gegen die Eigenbewegung ermöglicht; hinzu kommen die temperaturabhängigen vaskulären, metabolischen und psychologischen Effekte.

Es ist wichtig, daß die Möglichkeiten der physikalischen Therapie voll ausgeschöpft werden. Im Interesse einer adäquaten Patientenversorgung dürfen richtig indizierte und durchgeführte physikalische Behandlungsmaßnahmen, auch als sogenannte Nachbehandlung nach Operationen, nicht aus Kostengründen verkürzt werden. Es ist aber auch nicht vertretbar, daß notwendige operative Maßnahmen durch letztlich ineffiziente physikalische Behandlungsversuche verzögert oder verhindert werden.

Medikamente

Die medikamentöse Behandlung der Koxarthrose stellt eine wertvolle Ergänzung, aber keine Alternative zu anderen Therapiemaßnahmen dar. Es gibt zwei verschiedene Ansatzpunkte und dementsprechend zwei Indikationen: einerseits die Bekämpfung der akuten Begleitsynovitis bei der aktivierten Arthrose mit Hilfe von Antiphlogistika, andererseits die Einflußnahme auf den Knorpelstoffwechsel mittels Chondroprotektiva mit dem Ziel, die Degeneration zu hemmen.

Die praktisch wichtigsten *Antiphlogistika* sind nichtsteroidale Antirheumatika (NSA). Hierzu gehören Essigsäure-Derivate wie beispielsweise Diclofenac, Acemetacin und Indometacin, ferner Salicylate, Propionsäure-Derivate wie Ibuprofen, Ketoprofen und Naproxen sowie Oxicame wie Isoxicam und Piroxicam. Nicht mehr gebräuchlich sind Pyrazolone und vermieden werden sollten steroidhaltige Mischpräparate. NSA sollen möglichst kurz gegeben und niedrig dosiert werden unter Beachtung von Kontraindikationen, deren wichtigste ein florides Ulcus duodeni oder ventriculi, eine akute Gastroduodenitis und eine Allergie gegen das spezifische Medikament sind. Lokale Applikation durch Einspritzung ist nicht möglich, und systemische Verabfolgung durch Injektion ist im allgemeinen unnötig. Die rektale Gabe vor allem zur Nachtanalgesie ist oft zweckmäßig, sie kann jedoch Unverträglichkeiten von Seiten des Magen-Darm-Kanals nicht vermeiden.

Die Indikation hängt ausschließlich von klinischen Gesichtspunkten und nicht etwa vom Röntgenbefund ab. Der Einsatz erfolgt bei akuten Reizzuständen, zur Erleichterung und Unterstützung der physikalischen und Bewegungstherapie und zur perioperativen Schmerz- und Ödembekämpfung. Eine Dauermedikation ist aus pathophysiologischen Erwägungen sinnlos und wegen des Risikos unerwünschter Nebenwirkungen auch nicht vertretbar.

Eine Sonderrolle unter den antiphlogistischen Substanzen nehmen Glucocorticoide und Orgotein ein. Sie werden unter aseptischen Bedingungen intra- oder paraartikulär injiziert und erweisen sich in Verbindung mit Lokalanästhetika als besonders wirkungsvolle Entzündungshemmer. Steroide werden am besten in Kristallsuspension gegeben und können in zwei bis vier Einzelgaben à ca. 50 mg Prednisolonäquivalent mit ein bis vier Wochen Abstand unter Beachtung der bekannten Nebenwirkungen verabfolgt werden. Absolute Kontraindikation ist der sichere oder verdachtsweise Gelenkinfekt. Es ist auch zu bedenken, daß Steroide die Syntheseleistungen der Chondrozyten hemmen und subchondrale Knochennekrosen erzeugen können.

Orgotein (Superoxid-Dismutase) hemmt die inflammatorische Wirkung von Sauerstoffradikalen und hat sich in vielen Fällen der aktivierten Koxarthrose ebenfalls gut bewährt. Gegenüber Glucocorticoiden scheint es zwar ärmer an Nebenwirkungen, aber auch weniger potent zu sein.

Für die Indikation der *Chondroprotektiva,* wegen ihrer Wirkung auch Chondroaktivatoren genannt, ist der Röntgenbefund von Bedeutung, weil er ermöglicht, Fälle mit fortgeschrittener Knorpelzerstörung auszuschließen, da sie für diese Therapie nicht mehr geeignet sind. Die wichtigsten Substanzen sind GAG-Peptid-Komplex (ein standardisiertes Präparat aus Knorpelgewebe und Knochenmark vom Kalb), D-Glucosaminsulfat und Glucosaminglykanpolysulfat. Es handelt sich immer um Langzeitanwendungen, die beim GAG-Peptid-Komplex nur intramuskulär, bei den beiden anderen systemisch oder intraartikulär, bei D-Glucosaminsulfat auch oral erfolgt. Wichtigste Kontraindikationen sind allergische Diathesen.

Andere Medikamente wie beispielsweise Myotonolytika haben die in sie gesetzten Erwartungen nicht erfüllt und kommen deshalb nur ausnahmsweise zur Anwendung.

Orthopädietechnische Hilfen

Zu den praktisch wichtigsten orthopädietechnischen Hilfsmitteln zählen die Rotationsbandage nach G. Hohmann, entlastende Orthesen mit Tuberaufsitz sowie Beinorthesen, die mit Hilfe von Beckenteil und Tuberaufsitz gleichzeitig immobilisieren und entlasten. Sie sind indiziert, wenn nach Versagen anderer konservativer Behandlungsmittel Inoperabilität wegen schlechten Allgemeinzustands oder aus operationstechnischen Gründen vorliegt. Letzteres kann nach mehrfachem Endoprothesenwechsel, bei rezidivierendem Infekt oder bei Zustand nach beidseitiger Gelenkresektion der Fall sein. Bei der Verordnung darf nicht vergessen werden, daß diese Orthesen trotz moderner leichter Werkstoffe wegen ihres immer noch großen Eigengewichts eine zusätzliche Belastung darstellen und daß der heutige Patient mehr als früher eine deutliche Hemmschwelle vor Ingebrauchnahme zu überwinden hat; deshalb muß aus Praktikabilitäts- und auch aus Kostengründen die Indikation besonders sorgfältig geprüft werden. Bei der Orthesenabnahme ist es wichtig, den Patienten in den Gebrauch des Hilfsmittels einzuweisen.

Die *Rotationsbandage* ist jetzt hauptsächlich als sogenannte Erlanger Orthesenbandage in der Modifikation von D. Hohmann u. Uhlig (1982) in Gebrauch. Sie ermöglicht eine begrenzbar freie Beuge- und Streckfunktion bei gleichzeitiger

Blockierung der schmerzhaften Rotationen und Spreizbewegungen sowie einen „Anti-Trendelenburg-Effekt". Deshalb ist sie vor allem bei schmerzhaften Drehbewegungen und gleichzeitig noch relativ gut erhaltener und schmerzarmer Beuge- und Streckfähigkeit indiziert.

Entlastende Orthesen übernehmen einen mehr oder weniger großen Teil des Körpergewichts entweder über Sitzring- (Typ Thomas) oder P.T.F.-Schaft. Sie können mit einem einfachen Scharnierknie mit variabler Sperre ausgestattet werden. Wegen des freischwebenden Fußes muß die Gegenseite erhöht werden. Hauptindikation ist die sonst nicht kompensierbare belastungsschmerzhafte oder tragunfähige Hüfte.

Orthesen zur gleichzeitigen *Immobilisation und Entlastung* enthalten eine mit einem zusätzlichen Beckenteil starr verbundene Beinorthese. Die Entlastung erfolgt wiederum durch Tuberaufsitz. Sie sind bei anderweitig nicht behebbarer starker Bewegungs- und Belastungsschmerzhaftigkeit und/oder schmerzhafter Instabilität angezeigt.

In diesem Zusammenhang ist auch der *Arthrodesenstuhl* zu erwähnen. Bei erheblicher Beugehemmung gewährt er dem Oberschenkel durch Abflachung der zugehörigen Sitzflächenhälfte auch weiterhin eine plane Unterlage, was stabiles, längeres und schmerzfreies Sitzen ermöglicht.

Operative Therapie

Allgemeine Empfehlungen

Operationen werden fast nur nach erfolgloser konservativer Therapie in Betracht gezogen. Ausnahme ist die frühe Korrektur von operativ gut ausgleichbaren präarthrotischen Deformitäten durch Umstellungsosteotomie am proximalen Femurende und/oder durch Beckenosteotomie wie beispielsweise bei der Dysplasiekoxarthrose. Sie sollte auf jeden Fall alsbald nach dem Nachweis des klinischen oder radiologischen Arthrosebeginns vorgenommen werden. Es ist dagegen nicht zu empfehlen, eine subjektive beschwerdefreie, klinisch unauffällige und radiologisch noch nicht arthrotisch veränderte Coxa valga subluxans zu operieren, weil präzise Aussagen über die Berechtigung eines solchen Vorgehens zumindest in statistisch belegbarer Form kaum möglich sind und weil unvorhergesehene Komplikationen und unerwünschte Nebenwirkungen das Ergebnis sehr nachhaltig trüben könnten.

Am häufigsten kommen heute gelenkerhaltende Osteotomien und die Alloarthroplastik zur Anwendung. Osteotomien dürfen nicht zu lange hinausgezögert werden; bei erheblichen Kontrakturen, massiven Knorpelverlusten und in vielen Fällen zystischer Knochendefekte und fortgeschrittener Osteophytose wären sie überfordert (vgl. Abb. 8, 11, 12, 13). Da sie postoperativ meist längere Entlastungszeiten verlangen, sollten sie im höheren Alter nur noch ausnahmsweise vorgenommen werden. Andererseits sind gelenkersetzende Operationen wegen der zeitlich begrenzten Haltbarkeit im allgemeinen nicht im jüngeren Lebensalter zu empfehlen. Ausnahmen gelten bei polyartikulären und lebensverkürzenden Krankheiten sowie bei den oben erwähnten fortgeschrittenen Stadien der Koxarthrose. Oft ist es allerdings eine Ermessensfrage, ob der Osteotomie oder der Totalprothese der Vorrang zu geben ist. In manchen Fällen ist es deshalb vernünftig, den Patienten im Rahmen des Beratungsgesprächs entsprechend seiner Einsichtsfähigkeit an der Entscheidung für diese oder jene Operationsmethode zu beteiligen und ihn auf die Möglichkeiten und Grenzen des empfohlenen Verfahrens aufmerksam zu machen.

Die Beantwortung der Frage, mit welchem Erfolg gerechnet werden könne und wie lange dieser anhalte, ist schwierig. Vereinfachend läßt sich sagen, daß Osteotomien bei richtiger Indikation vielfach eine erstaunlich gute und anhaltende Schmerzlinderung bewirken, aber daß dieser Erfolg trotz sorgfältiger Planung und Technik manchmal ausbleibt und daß eine nennenswerte Besserung der Bewegungsfunktion gewöhnlich nicht eintritt; deshalb müssen Osteotomien so ausgeführt werden, daß sie einer eventuellen späteren Versorgung mit einer Totalprothese nicht im Wege stehen. Die Alloarthroplastik bietet hingegen fast regelmäßig einen guten Früherfolg hinsichtlich Schmerzfreiheit und Funktionsverbesserung, aber die Langzeitergebnisse sind vor allem durch die Gefahr der Implantatlockerung bedroht.

Auf Detailfragen der biomechanischen Grundlagen, Indikation, Technik und Ergebnisse wird nachfolgend eingegangen werden. Für einen guten Erfolg ist immer eine sorgfältige begleitende konservative Therapie wichtig – die sogenannte Nachbehandlung. Ihre Hauptaufgaben sind die Ertüchtigung der durch Krankheit und Operation geschädigten Muskulatur, die Remobilisation und die gestufte Wiederaufnahme der Belastung unter Berücksichtigung eventueller Schäden an Nachbargelenken.

Hüftnahe Femurosteotomien

Die Osteotomien am proximalen Femurende haben mechanische und biologische Effekte. Letztere beruhen wahrscheinlich auf Veränderungen der lokalen Durchblutung; sie sind offensichtlich, wie NISSEN (1963), ARNOLDI u. Mitarb. (1971) und andere gezeigt haben, mitverantwortlich für die postoperative Schmerzminderung. Mechanische Effekte sind aufgrund der Erkenntnisse und Empfehlungen von PAUWELS (1950, 1961, 1973) durch gezielte Umkonstruktionen am proximalen Femurende erreichbar. Sie erfolgen in der Absicht, die für die Koxarthrose typische Gleichgewichtsstörung zwischen der Resistenz des Knorpel- und Knochengewebes gegen mechanische Beanspruchung einerseits und der Größe des Gelenkdrucks andererseits zu beseitigen oder wenigstens zu mildern. Dies geschieht durch Reduzierung der auf das Gelenk einwirkenden Druckkraft R, durch Vergrößerung der kraftaufnehmenden Gelenkfläche und durch Optimierung der Lage von R innerhalb der tragenden Gelenkfläche.

Eine Verkleinerung der einwirkenden Druckkraft läßt sich auf zweierlei Weise erreichen: entweder durch eine Vergrößerung des Quotienten aus muskulärem Kraftarm und Lastarm (vgl. Abb. 3), wie es bei der Varisierungsosteotomie, der Beckenosteotomie nach CHIARI und der Versetzung des Trochanter major nach lateral geschieht – oder durch muskuläre Entspannung als Zweiteffekt bei der Varisierungsosteotomie, im Rahmen einer medialisierenden Verschiebeosteotomie oder durch eine Muskelentspannungsoperation vom Typ VOSS (1956).

Eine Vergrößerung der kraftaufnehmenden Gelenkflächenanteile kann je nach anatomischer Ausgangssituation durch eine Varisierungs- oder Valgisierungsosteotomie, Extensions- oder Flexionsosteotomie oder durch eine kombinierte Osteotomie bewirkt werden. In der Praxis werden Umstellungsosteotomien in der Frontalebene wie zum Beispiel die Varisierungsosteotomie wesentlich häufiger als solche in der Sagittalebene vorgenommen – wahrscheinlich, weil die radiologische Simulierung des formalen Ergebnisses vor der Operation in der Frontalebene einfacher ist.

Eine Verbesserung, d.h. Zentralisierung der Lage von R innerhalb der tragenden Gelenkfläche, läßt sich ebenfalls je nach den anatomischen Gegebenheiten erreichen, bei der Coxa valga subluxans beispielsweise durch Varisierungsosteotomie.

Die Schwierigkeit der prospektiven biomechanischen Analyse rührt vor allem daher, daß die pathogene Vermehrung der Gelenkbeanspruchung von vielfältigen Faktoren abhängt. Einerseits sind es die Formstörungen des knöchernen Skeletts, welche mit herkömmlichen Röntgenmethoden in Ermangelung einer umfassenden dreidimensionalen Darstellung nur unvollkommen erfaßt und in vielen Fällen auch nur beschränkt oder gar nicht im Sinn der Kongruenzverbesserung korrigiert werden können. Andererseits wirken sich auch Weichteileinflüsse wie Adduktions- und Flexionskontrakturen und natürlich jegliche schmerzreflektorisch vermehrte Muskelanspannung sowie das Körpergewicht steigernd auf die Gesamtbelastung aus. Daraus folgt, daß die Planung von Osteotomien schwierig ist und daß ergänzende Tenotomien erforderlich werden können.

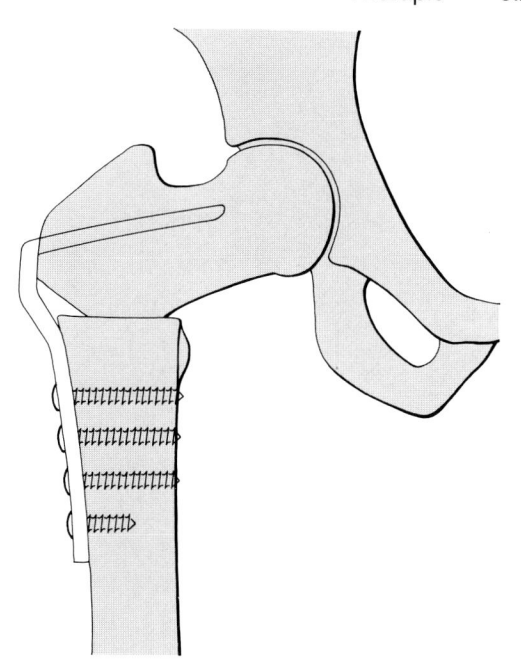

Abb. 17 AO-Winkelplatte zur übungsstabilen Fixation nach intertrochanterer Umstellungsosteotomie (hier: varisierende und medialisierende Osteotomie)

Zur Operationsplanung empfiehlt sich die Anfertigung von Röntgenpausen mit Darstellung des Ausgangsbefundes und der geplanten Veränderung. Bei der Durchführung der Osteotomie bedient man sich heute des von der Schweizerischen Arbeitsgemeinschaft für Osteosynthesefragen (AO) durch M.E. MÜLLER 1959 eingeführten Operationsinstrumentariums und des Röntgenbildverstärkers. Im Zentrum des AO-Instrumentariums steht die Festwinkelplatte (Abb. 17), die eine exakte Einhaltung der geplanten Winkeländerung und Übungsstabilität gewährleistet (M.E. MÜLLER u. Mitarb. 1969, M.E. MÜLLER 1971). Während der postoperativen Nachbehandlung sind von besonderer Wichtigkeit das Training der Hüftabduktoren, die richtige Dosierung der Beinbelastung – Vollbelastung ist gewöhnlich nach 10 bis 12 Wochen möglich – und der Beinlängenausgleich.

Varisierungsosteotomie

Biomechanische Basis: Die operative Verkleinerung des CCD-Winkels durch intertrochantere Varisierungsosteotomie wird auch PAUWELS-I-Osteotomie genannt. Sie reduziert die Gesamtbelastung R durch Vergrößerung des muskulären Kraftarms und Horizontalisierung der Abduktoren sowie durch Reduktion des Muskeldrucks via Entspannung der Abduktoren, des M. iliopsoas, der Adduktoren und weiterer pelvifemoraler und -kruraler Muskeln. Bei Coxa valga subluxans ergibt sie außerdem eine bessere Zentrierung des Femurkopfs in die Pfanne, was bei nicht zu ausgeprägter Pfannendysplasie einer Vergrößerung der tragenden Fläche gleichkommt. Gleichzeitig werden unter Umständen auch besser erhaltene

5.30 Koxarthrose

a b c

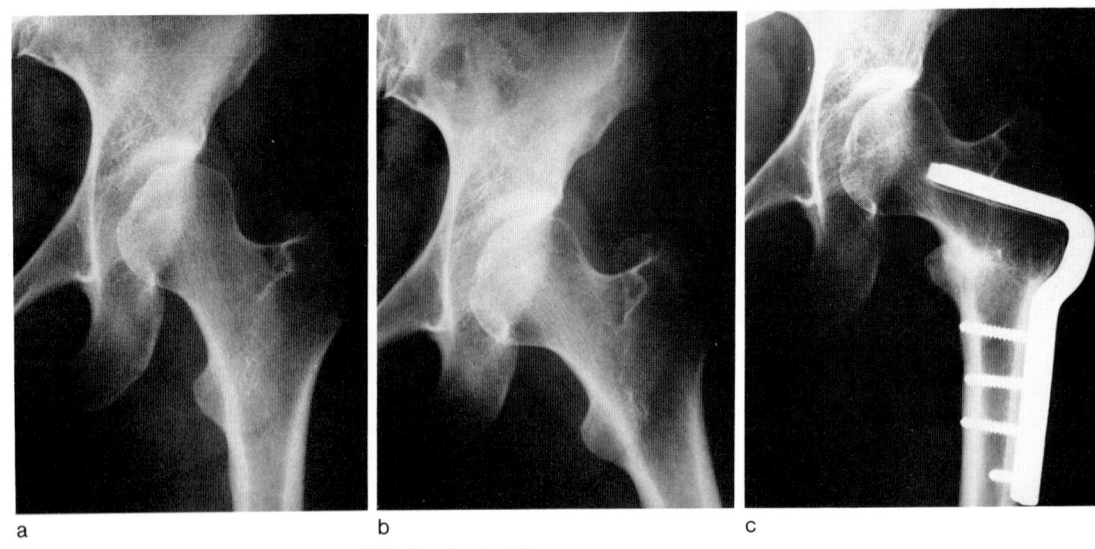

Abb. 18 Subluxationskoxarthrose (H. Sch., ♀, 41 J.)
a Ausgangsbefund
b präoperative Funktions-Röntgenaufnahme in 20-Grad-Abduktion
c 1,5 Jahre nach intertrochanterer Varisierungsosteotomie um 20 Grad, schmerzfrei

Knorpelareale des Femurkopfs in den Tragebereich gebracht. Um eine Varusüberlastung des Knies zu vermeiden, wird der Femurschaft gleichzeitig medialisiert. Bei starker Varisierung kann eine begleitende Lateral-Distal-Versetzung des Trochanter major zu Erleichterung der Abduktorenfunktion zweckmäßig sein.

Indikation: Sie ist vor allem bei lateraler Subluxationskoxarthrose im frühen und mittleren Stadium, bei jüngeren Menschen auch im fortgeschrittenen Stadium, angezeigt, sofern sich Zentrierung und Kongruenz verbessern lassen, was durch präoperative Röntgenaufnahme in Abduktionsstellung geprüft wird (Abb. 18); Voraussetzung ist, daß sich der Oberschenkel vor der Operation mindestens im geplanten Varisierungsausmaß abspreizen läßt, evtl. nach vorausgegangener Adduktorentenotomie. Posttraumatische und postkoxitische Hüftarthrosen lassen sich erfahrungsgemäß schwer beeinflussen. Bei der solitären Coxa valga sollte nicht varisiert werden, was aus biomechanischer Sicht eingehend begründet (KUMMER 1985) und klinisch bestätigt wurde (WAERTEL u. Mitarb. 1985). Kontraindikationen sind große laterale Kopfrandosteophyten, starke Kopfentrundung mit nicht behebbarer Kongruenzstörung, Adduktionskontraktur, präoperatives Insuffizienzhinken und höheres Lebensalter, etwa jenseits des 60. Lebensjahrs.

Technik: Die Osteotomie erfolgt annähernd horizontal. Der intertrochantere Knochenkeil mit medialer Basis braucht nur über die Hälfte bis zwei Drittel des Schaftquerschnitts entnommen zu werden, damit der unvermeidbare Beinlängenverlust begrenzt bleibt. Die Keilgröße bestimmt sich nach der präoperativen Röntgenaufnahme in Abduktionsstellung und beträgt gewöhnlich zwischen 10 und 25 Grad, so daß bei mittlerer Schenkelhalslänge und sparsamer Resektionstechnik mit einer Beinverkürzung von 0,5 bis 1,5 cm zu rechnen ist. Gewöhnlich werden Standard-Winkelplatten von 90 oder 100 Grad mit 1 cm Unterstellung verwendet (vgl. Abb. 17). Erforderlichenfalls kann gleichzeitig eine Derotation und, z. B. bei Beugekontraktur, die Entnahme eines Extensionskeils durchgeführt werden. Bei weichteilbedingter Begrenzung der notwendigen Abduktionsfähigkeit muß vor der Osteotomie eine Adduktorentenotomie vorgenommen werden.

Valgisierungsosteotomie

Biomechanische Basis: Die operative Vergrößerung des CCD-Winkels durch intertrochantere Valgisierungsosteotomie heißt auch PAUWELS-II-Osteotomie. Primär bewirkt sie zwar eine unerwünschte Verkürzung des muskulären Kraftarms, in Anwesenheit eines großen medialen Kopfosteophyten wird dieser Effekt jedoch aufgehoben und darüber hinaus eine Vergrößerung der tragenden Fläche erreicht (Abb. 19, 20). Der muskuläre Kraftarm kann auch durch zusätzliche Versetzung des Trochanter major nach lateral vergrößert werden. Da primär auch eine Beinverlängerung und damit eine unerwünschte Steigerung der transartikulären Muskelspannung eintritt, empfiehlt sich bei stärkerer Valgisierung die gleichzeitige Entnahme einer verkürzenden Knochenscheibe und die Tenotomie der Iliopsoassehne. Wird mehr als 20 Grad valgisiert, sollte gleichzeitig eine leichte Lateralisation des Femurschafts vorgenommen werden, um einer Valgusüberlastung des Knies vorzubeugen.

Therapie 5.31

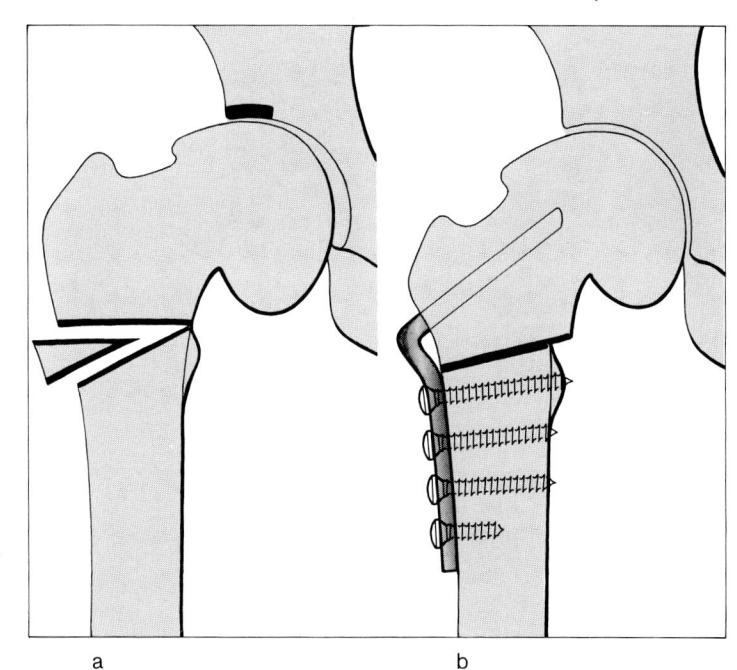

Abb. 19 Intertrochantere valgisierende und lateralisierende Umstellungsosteotomie
a Ausgangsbefund mit geplanter Knochenkeilentnahme
b postoperativer Befund. Die Gelenkkongruenz ist verbessert, die tragende Fläche durch Einbeziehung des Capital drop vergrößert

Indikation: Sie ist vorwiegend bei nicht lateral subluxierenden Koxarthrosen mit großen durch einen medialen Osteophyten deformierten Köpfen indiziert, auch bei mittlerem und fortgeschrittenem Krankheitsstadium (Abb. 19, 20). Eine weitere Indikation ist die Protrusionskoxarthrose, aber nur im frühen Stadium und nicht, wenn eine Abduktionskontraktur vorliegt oder präoperativ nicht so viel adduziert werden kann, wie valgisiert werden soll. Auch die fixierte Adduktionsfehlstellung ohne medialen Kopfrandosteophyten bei guter Beuge- und Streckfähigkeit kann durch Valgisierungsosteotomie behandelt werden, was nicht nur eine Besserung des Beingebrauchs, sondern auch eine Gelenkentlastung ergibt.

Technik: Die Osteotomie erfolgt annähernd horizontal unter Verwendung einer 120- oder 130-Grad-Winkelplatte ohne Unterstellung. Der Valgisierungswinkel bestimmt sich nach der präoperativen Röntgenaufnahme in Adduktionsstellung. Der Knochenkeil wird über die ganze Schaftbreite entnommen, nötigenfalls unter Mitnahme des Trochanter minor und einer den Verlängerungseffekt neutralisierenden Knochenscheibe von 0,5 bis 1 cm. Gleichzeitige Rotationskontraktur und Entnahme eines Extensionskeils sind möglich. Der Schaft soll eher lateralisiert werden, um die drohende Valgusüberlastung des Knies zu unterbinden.

Medialisierende Verschiebeosteotomie

Wenn diese Osteotomieform oft nach McMurray benannt wird, ist dies insofern unkorrekt, als McMurray (1939) durch intertrochantere Osteotomie den Femurschaft mit Trochanter minor so weit nach medial-kranial verschieben wollte, bis dieser sich am unteren Pfannenrand abstützt und das Gelenk entlastet. Da sich dieses Prinzip kaum realisieren ließ oder aber schmerzhafte Nearthrosen entstanden, spielt die Originalmethode heute keine Rolle mehr. Bedeutung hat jedoch die einfache medialisierende Verschiebeosteotomie ohne Beckenkontakt.

Biomechanische Basis: Die horizontale oder schräg nach medial ansteigende intertrochantere Femurosteotomie mit Schaftverschiebung nach medial entspannt die Adduktoren und die übrige nach medial-kranial gerichtete Muskulatur. Bei ansteigender Osteotomieebene ist der muskelentspannende Effekt noch stärker – ähnlich wie bei der Varisierungsosteotomie, jedoch ohne Einbeziehung der Abduktoren (Abb. 21). R. Schneider (1979) betont die innenrotationsneutralisierende Wirkung auf den M. iliopsoas, was Ursache für postoperative Außenrotationsfehlhaltungen sein könne, aber auch eine günstige Entlastung bei medial akzentuierter Koxarthrose biete. Am Knie tritt eine Erhöhung des Valgusstresses ein.

Indikation: Sie ist vorwiegend in leichteren und mittleren Arthrosestadien ohne korrekturbedürftige bzw. durch Varisierung oder Valgisierung korrekturfähige Kongruenzstörungen indiziert. Eine besonders günstige Wirkung kann bei medial akzentuierter Koxarthrose in Verbindung mit Genu varum erwartet werden. Bei Genu valgum ist Vorsicht geboten, desgleichen bei Ad- oder Abduktionskontrakturen.

Technik: Bei Ausführung mit horizontaler Osteotomieebene erfolgt die Plattenwahl wie bei einer Varisierungsosteotomie. Bei nach medial ansteigendem Osteotomieverlauf nimmt man am be-

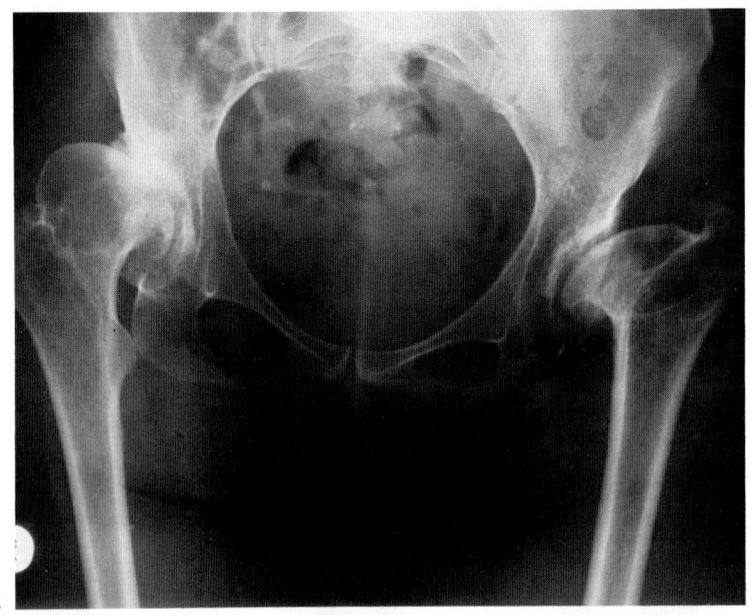

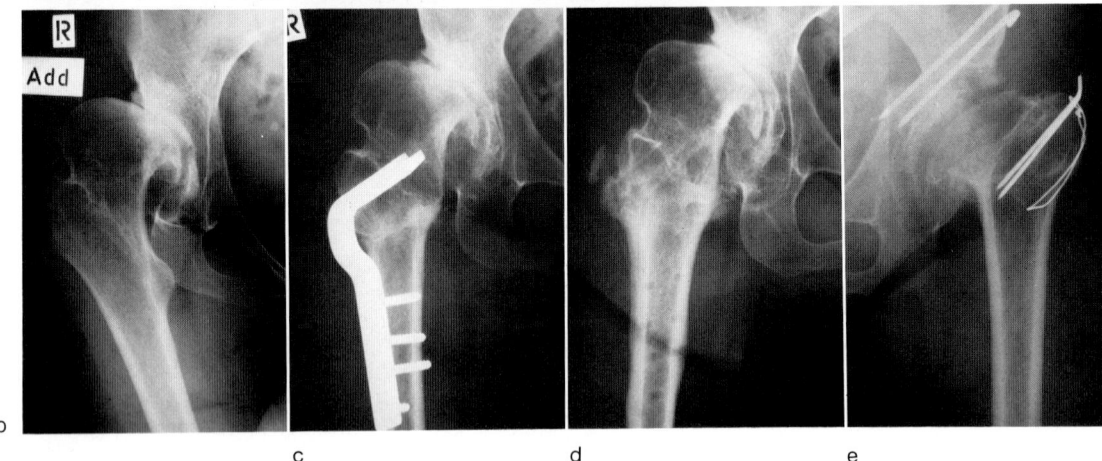

5.32 Koxarthrose

Abb. 20 Dysplasiekoxarthrose
beidseits (R.H., ♀, 43 J.)
a Ausgangsbefund
b präoperative Funktions-Röntgenaufnahme rechts in 30-Grad-Adduktion
c 1,7 Jahre nach intertrochanterer Derotations-Valgisierungs-Osteotomie rechts
d gleiche Hüfte 2,5 Jahre postoperativ, schmerzfrei
e Zustand nach Beckenosteotomie nach Chiari links mit Versetzung des Trochanter major nach distal-lateral

sten eine doppelt abgewinkelte 120-Grad-Platte. Mit Rücksicht auf eine später eventuell notwendige Versorgung mit Totalprothese sollte die Medialverschiebung 1,5 cm nicht überschreiten. Kombinationen mit derotierender oder extendierender, ausnahmsweise auch mit valgisierender Osteotomie sind möglich.

Sonstige Femurosteotomien

Die nachfolgenden Osteotomien kommen seltener und meist nur in Verbindung mit den schon genannten Osteotomieformen zur Anwendung.
Die *Derotationsosteotomie* dient gewöhnlich nur zur Korrektur der Außenrotationsfehlstellung des Beins im Interesse der Entlastung des Kniegelenks. Im Rahmen der Koxarthrosetherapie sollte eine pathologisch vermehrte Antetorsion des Schenkelhalses nicht oder nur äußerst zurückhaltend korrigiert werden.

Die *Extensionsosteotomie*, worunter wir im Gegensatz zur französischen Literatur die Entnahme eines Knochenkeils mit dorsaler Basis verstehen, ist die wichtigste Korrekturmaßnahme in der Sagittalebene. Ihre Wirkung bei Beugekontraktur kann mit derjenigen der Valgisierungsosteotomie bei Adduktionskontraktur verglichen werden: Es kommt zur Wiederherstellung der Streckung und damit zur Gelenkentlastung. Bei präoperativ gut erhaltener Streckfähigkeit können besser erhalte-

ne und ventrale Hüftkopfanteile unter das Pfannendach eingestellt werden. Wenn wie bei den meisten Dysplasiearthrosen eine ventrale Dezentrierungskomponente vorliegt, kommt es durch Rückverlagerung des Femurkopfs gegenüber der Schaftachse zur Rezentrierung und zur leichten Entspannung des M. iliopsoas. Auch die übrige transartikuläre Muskulatur erfährt infolge der leichten Beinverkürzung eine gewisse Entspannung. Auf biomechanische und klinische Aspekte und auf besondere operationstechnische Probleme bei Verwendung von Rechtwinkelplatten wurde von R. SCHNEIDER (1979) eingegangen.
Die Extensionsosteotomie erfolgt oft in Verbindung mit einer valgisierenden, varisierenden oder medialisierenden Osteotomie und liefert nach TEINTURIER u. Mitarb. (1981) auch als Einzelmaßnahme den Osteotomien in der Frontalebene vergleichbare Ergebnisse; präoperative Bedingung sei, daß die Gelenkkongruenz auf Röntgenaufnahmen in Ab- und Adduktion nicht gebessert werden könne, daß sich jedoch eine Besserung in der Sagittalebene auf einer Faux-profil-Aufnahme nach Lequesne nachweisen lasse (LEQUESNE u. DE SÈZE 1961).
Die *Flexionsosteotomie* mit ventral basierter Keilentnahme ermöglicht, kranioventrale Femurkopfdefekte aus der Hauptbelastungszone herauszudrehen, sofern keine Beugekontraktur besteht. Anderenfalls kann man versuchen, diese durch Exzision des Lig. iliofemorale und Durchtrennung des Iliopsoassehne zu beseitigen. Die Flexionsosteotomie kommt vor allem bei Koxarthrosen nach idiopathischer Femurkopfnekrose in Betracht, eventuell in Verbindung mit einer Valgisierung. Wegen der zwangsweisen Dorsalverlagerung des Trochanter minor wird eine begleitende Tenotomie des M. iliopsoas empfohlen (R. SCHNEIDER 1979).
Die *Versetzung des Trochanter major* erlaubt ebenfalls eine Reduzierung der gelenkwirksamen Druckkraft. Dies kann einmal durch Kranialverschiebung, zum anderen durch Lateralverschiebung erfolgen – in beiden Fällen kommt es zur muskulären Entspannung der Abduktoren (vgl. Abb. 20). Die Kranialverschiebung kommt bei muskelentspannenden Operationen vom Typ Voss (1956) und in Verbindung mit der von BOMBELLI (1983) propagierten Valgisations-Extensions-Osteotomie zur Anwendung. Die Lateralisation wird ebenfalls gern als Ergänzung der intertrochanteren Umstellungsosteotomie angewandt, so beispielsweise zur Stärkung der Aktivität der Abduktoren.

Ergebnisse der Femurosteotomien

F. ENDLER (1980) stellt zutreffend fest, daß die Mehrzahl der Ergebnisberichte an gravierenden Mängeln leide und deshalb nur beschränkt verwertbar sei. Wichtigste die Aussagekraft einschränkende Kriterien sind zu geringe Fallzahl, unvergleichbare Ausgangsbefunde, uneinheitliche oder nicht exakt deklarierte Indikationen und Operationstechniken, zu kurze Beobachtungsdauer und variable Bewertungsmaßstäbe.
Umfassende und statistisch aussagekräftige Zusammenstellungen verdanken wir MORSCHER (1971), F. ENDLER u. M. ENDLER (1978), MAQUET (1978), R. SCHNEIDER (1979), BOMBELLI (1983) und SCHREIBER (1985). Besonders hervorgehoben sei die eindrucksvolle Dokumentation von PAUWELS (1973). Zu den zahlreichen kürzeren Mitteilungen der letzten Jahre gehören neben denen von JANI u. Mitarb. (1971) und M. E. MÜLLER (1971) diejenigen von ISOLAURI u. Mitarb. (1980), GIERSE u. SCHRAMM (1981), M. H. HACKENBROCH u. J. RÜTT (1983), BRACKER u. Mitarb. (1984), DORN u. KAMMERINGER (1984), FRISCHHUT u. AGREITER (1984), HAGENA u. Mitarb. (1984), HORRIG u. Mitarb. (1984), SCHMITT u. Mitarb. (1984), ZAOUSSIS u. Mitarb. (1984), LINDE u. PALLESEN (1985) sowie J. RÜTT u. Mitarb. (1985).
Zusammenfassend ergibt sich: In 50 bis 75% können gute kurz- und mittelfristige und in rund 50% gute Langzeitergebnisse erwartet werden, sofern die Indikation biomechanisch gut fundiert ist und Operationstechnik und Nachbehandlung einwandfrei sind. Unter gutem Ergebnis in diesem Sinn wird Schmerzarmut bis -freiheit, eindeutig gebesserte Gehfähigkeit und meist etwas vermehrte Beweglichkeit verstanden. Aus Patientensicht ist eine gute Schmerzminderung für den Operationserfolg ausschlaggebend; die ärztliche Beurteilung bei Nachuntersuchungen nach dem Bewertungsschema von MERLE D'AUBIGNÉ oder

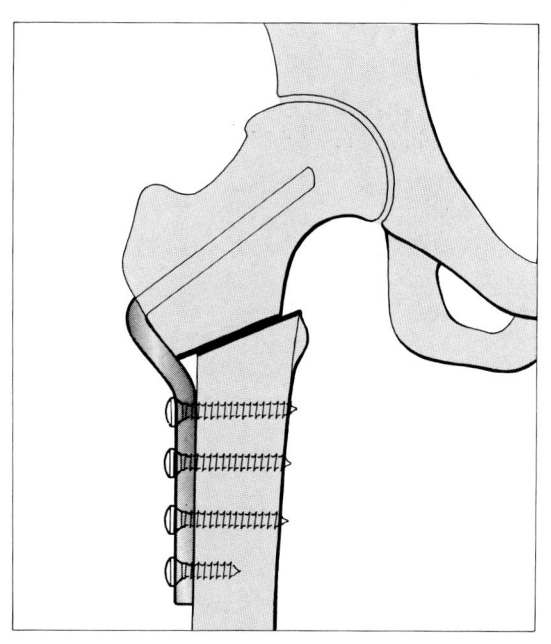

Abb. 21 Intertrochantere medialisierende Verschiebeosteotomie (nach *McMurray*)

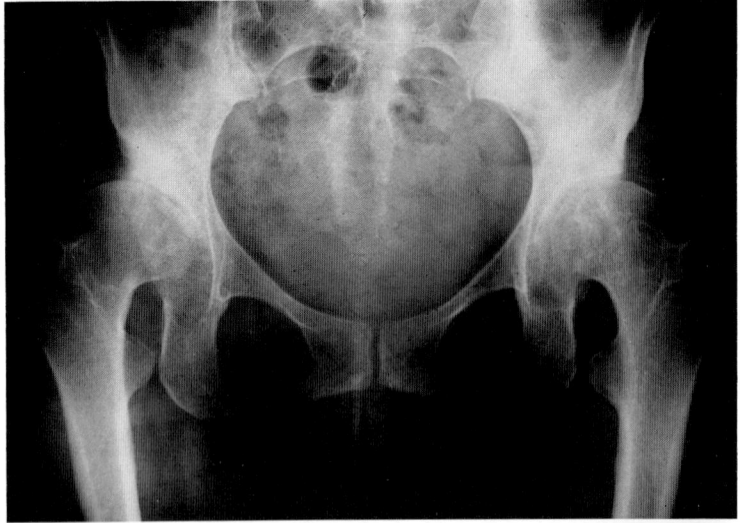

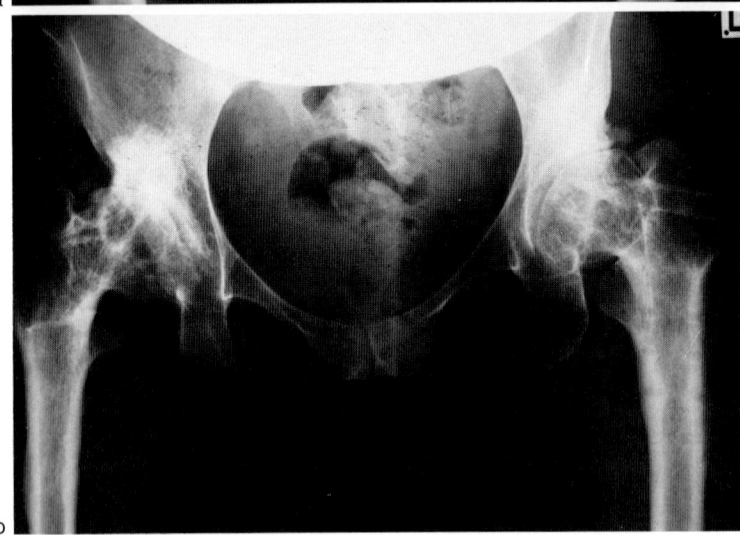

5.34 Koxarthrose

Abb. 22 Stark fortgeschrittene Dysplasiekoxarthrose beidseits (Ch. E., ♀, 37 J.)
a Ausgangsbefund
b 6 Jahre nach intertrochanterer Varisierungsosteotomie. Auf beiden Seiten deutliche Erweiterung des Gelenkspalts, völlige Schmerzfreiheit

SHEPHERD, welche weiter oben besprochen worden sind, können davon deutlich abweichen. Bedauerlicherweise läßt sich ein guter Behandlungserfolg im Einzelfall weit weniger sicher voraussagen als beim künstlichen Gelenkersatz.
Der radiologische Verlauf ist zwar oft eindrucksvoll und kann, wie MORSCHER (1971), PERRY u. Mitarb. (1972), PAUWELS (1973), M. SCHNEIDER u. WEILL (1975), R. SCHNEIDER (1979), F. ENDLER (1980) und andere gezeigt haben, eine Gelenkspaltverbreiterung und eine Rückbildung pathologischer Knochenverdichtungen und Zysten aufweisen (vgl. Abb. 20, 22); es ist aber zu beachten, daß eine Gelenkspaltverbreiterung nicht unbedingt eine Knorpelneubildung signalisieren muß, sondern auch unmittelbare Folge der veränderten Kopfeinstellung gegenüber der Pfanne sein kann. Es gibt weiterhin zahlreiche Fälle, in denen radiologisch keine Besserung oder gar eine Verschlechterung eintritt und dies unter Umständen trotz eines klinisch guten Ergebnisses. Leider sieht man gelegentlich auch eine klinische Verschlechterung trotz eines radiologisch scheinbar günstigen Verlaufs. Daraus folgt, daß die postoperative Entwicklung des Röntgenbefunds kein sicheres Kriterium für die Beurteilung des klinischen Verlaufs ist.
Das Ergebnis kann empfindlich getrübt werden durch ein persistierendes, möglicherweise erst postoperativ aufgetretenes Insuffizienzhinken, wie dies vor allem nach ausgiebiger Varisierung und im Anschluß an eine Beckenosteotomie nach CHIARI vorkommen kann. Die fast regelmäßig zu sehenden leichteren Glutaealinsuffizienzen sind gewöhnlich reversibel, während ausgeprägte und ungenügend krankengymnastisch behandelte permanent sein können. Unerwünschte Valguseffekte am Knie nach Valgisierungsosteotomie sind offenbar seltener als theoretisch zu erwarten (M. H. HACKENBROCH u. J. RÜTT 1983). Änderungen der Beinlänge und des seitlichen Hüftprofils sind je nach Osteotomieform und Dosierung un-

vermeidbar. Postoperative Komplikationen wie Infekt und Pseudarthrose liegen heute deutlich unter der 5%-Grenze. Thromboembolische Komplikationen können durch elastische Beinkompression, medikamentöse Prophylaxe und Frühmobilisation weitgehend, jedoch nie vollkommen vermieden werden.

Beckenosteotomien

Bei Subluxationskoxarthrosen mit ausgeprägter Pfannendysplasie ist eine biomechanisch befriedigende Behandlung durch Femurosteotomie allein nicht möglich. Wünschenswert wäre eine zusätzliche Verbreiterung des Pfannendachs zur Vergrößerung der tragenden Gelenkfläche unter Wahrung der Kongruenz. PAUWELS (1973) hat zwar gesagt, daß es weder durch eine Pfannendachplastik mittels Knochenspan noch durch eine Beckenosteotomie möglich sei, unmittelbar eine kongruente Tragfläche herzustellen, und daß auf diese Weise günstige Resultate nur mehr oder weniger zufällig zu erwarten seien; er selbst habe deshalb nur Femurosteotomien mit sicherer Reduzierung des pathogenen Gelenkdrucks vorgenommen. Heute stehen jedoch mehrere Verfahren zur Verfügung, die als Ergänzung der intertrochanteren Femurosteotomie oder als Einzelmaßnahme durchaus zur biomechanisch günstigen Beeinflussung bei Dysplasiearthrose in der Lage sind.

Beckenosteotomie nach Chiari

Biomechanische Basis: Sie bewirkt mit Sicherheit eine Minderung der Druckkraft durch Verkleinerung des Lastarms, aber auch eine relative Verstärkung der Pfannendysplasie durch Steilerstellung des Azetabulums und damit eine Verkleinerung des tragenden Pfannenanteils. Erst nach einem längeren funktionellen Anpassungsprozeß kann die primär inkongruente extrakapsuläre Verbreiterung des Pfannendachs in Form einer Vergrößerung der Tragfläche zur Wirkung kommen. Der nachteilige Effekt der Steilstellung kann durch eine gleichzeitige Varisierungsosteotomie zumindest teilweise ausgeglichen werden.

STOCKINGER u. SCHWÄGERL (1984) gehen besonders auf die Problematik der postoperativen Insuffizienz der Hüftabduktoren ein und erklären diese durch die erhebliche Verkürzung der muskulären Wirkungsstrecke infolge Medialisierung des Gelenks. Unter bestimmten Voraussetzungen belaufe sie sich, sofern um 4 cm medialisiert werde, immerhin auf 2,1 cm. Andererseits verringere sich der muskuläre Kraftbedarf bei gleich starker Medialverschiebung und engem Becken um 33%, bei sparsamer Verschiebung und breitem Becken allerdings wesentlich weniger. Insgesamt sei die Verringerung des Kraftbedarfs durch Versetzung des Lastarms kein adäquater Ausgleich für den Tonusverlust der kleinen Glutaeen.

Indikation: Beste Indikation ist die Subluxationskoxarthrose geringen bis mittleren Grades bei mittelstarker Pfannendysplasie. Voraussetzung ist eine genügende Gelenkkongruenz, welche gegebenenfalls durch eine begleitende Femurosteotomie vor allem im Sinn der Varisierung oder Valgisierung verbessert werden muß. Zu fordern ist ferner eine ausreichende präoperative Beweglichkeit des Hüftgelenks. CHIARI selbst (1976) sowie einige andere Autoren (BARTSCH u. Mitarb. 1984, NIETHARDT u. Mitarb. 1984, STOCKINGER u. SCHWÄGERL 1984) empfehlen die Operation auch bei fortgeschrittener Dysplasiekoxarthrose.

Technik: Nach der leicht nach medial ansteigenden supraazetabulär-extrakapsulären Ileumosteotomie wird der untere Beckenquadrant gegenüber dem oberen um ca. 1 bis 4 cm nach medial verschoben. Die Osteotomie läßt sich mit 2 kräftigen Kirschnerdrähten oder durch Schrauben übungsstabil fixieren (vgl. Abb. 20).

Ergebnisse: Übereinstimmend wird über einen guten und oft viele Jahre anhaltenden analgetischen Effekt bei fast der Hälfte der Operierten berichtet. Als problematisch erweist sich jedoch wiederum, wie bei den Femurosteotomien, die Voraussagbarkeit eines günstigen Ergebnisses im Einzelfall (CHIARI u. Mitarb. 1978, BARTSCH u. Mitarb. 1984, HOFER 1984, KERSCHBAUMER u. Mitarb. 1984, NIETHARDT u. Mitarb. 1984, A. ENGELHARDT u. MORSCHER 1985). NIETHARDT u. Mitarb. (1984) fanden bessere Ergebnisse, wenn mehr als 2 cm medialisiert worden war. Eine nennenswerte Besserung der Gelenkbeweglichkeit darf nicht erwartet werden. Auf das relativ häufige postoperative Insuffizienzhinken wurde bereits eingegangen. KERSCHBAUMER u. Mitarb. (1984) betonen, daß im weiteren Verlauf trotz guter Zentrierung die Arthrosezeichen zum Teil kurzfristig und stark zunahmen und daß die Kombination der Beckenosteotomie mit Femurosteotomien keine Vorteile gebracht hat, während WAGNER u. KECK (1973) und A. ENGELHARDT u. MORSCHER (1985) der begleitenden Varisierungs- oder Valgisierungsosteotomie große Bedeutung beimessen. Einschränkend muß wiederum festgestellt werden, daß nahezu alle Ergebnisberichte den Anforderungen der wissenschaftlichen Statistik nicht standhalten und daher eine abschließende kritische Bewertung nicht zulassen.

Sonstige pfannendachumformende Eingriffe

Die nachfolgenden pfannennahen Osteotomien werden seltener durchgeführt und kommen praktisch nur bei Dysplasiekoxarthrose in Betracht.
Die *Beckenosteotomie nach Salter* wird prinzipiell auch für die Behandlung früher Arthrosestadien beim dysplastischen Hüftgelenk junger Erwachsener als geeignet angesehen (SALTER u. Mitarb. 1984, KÜSSWETTER 1984). Sie bewirkt eine Ver-

besserung der Kopfüberdachung nach Innominatum-Osteotomie mit nachfolgender Schwenkung des distalen Pfannenfragments nach lateral, ventral und distal. Bei unzureichendem Überdachungseffekt wird eine ergänzende Varisierungsosteotomie erforderlich, die gleichzeitig den unerwünschten Verlängerungseffekt am Bein und an der Muskelstrecke ausgleicht. SALTER selbst empfiehlt zur Beseitigung der dadurch hervorgerufenen Steigerung des Gelenkdrucks eine Tenotomie des M. iliopsoas und der Adduktoren. Langzeitergebnisse bleiben abzuwarten.

Die *Dreifach-Osteotomie zur Hüftpfannenschwenkung* wurde in verschiedenen Modifikationen angegeben. TÖNNIS u. BEHRENS (1984) berichten über günstige Ergebnisse vor allem bezüglich der Schmerzbeeinflussung bei 150 Patienten seit 1977. Sie sehen eine gute Indikation bei leichter und mittelgradiger Dysplasiekoxarthrose und weisen darauf hin, daß postoperativ die Resultierende durch die Mitte der Sklerosierungszone verlaufen solle und daß auf jeden Fall eine Kongruenzverschlechterung zu vermeiden sei.

Klassische Pfannendachplastiken haben sich zur Therapie der Koxarthrose nicht bewährt.

Sonstige gelenkerhaltende Operationen und Resektionsarthroplastik

In der derzeitigen Hüftchirurgie spielen weitere gelenkerhaltende Operationen als eigenständige Wahleingriffe praktisch keine Rolle mehr. Dies gilt für die auf Vorstellungen von BRANDES zurückgehende Muskelentspannungsoperation von VOSS (1956), die sogenannte Hängehüfte, ebenso wie für Resektions- und Resektions-Angulationsarthroplastiken vom Typ MILCH (1941), HACKENBROCH sen. (1941), BATCHELOR (1945) und GIRDELSTONE (1945). Die einfache Synovektomie hat sich bei der Koxarthrose im Gegensatz zur chronischen Polyarthritis nicht bewährt. Die Operationen zur lokalen Denervierung sind verlassen worden. Für diese Entwicklung ist nicht nur die jeweils beschränkte Erfolgsaussicht verantwortlich, sondern auch der sehr populäre Trend zur Endoprothetik. Die Möglichkeiten und Grenzen der genannten Verfahren sind oft diskutiert und im deutschen Schrifttum zuletzt von A. RÜTT (1969, 1976) zusammengestellt worden.

Praktische Bedeutung hat die Idee der muskulären Entspannung jedoch noch im Sinn von *Tenotomien* als ergänzende Maßnahmen zur Osteotomie oder Alloarthroplastik. So können Adduktionskontrakturen durch die meist perkutan ausgeführte Adduktorentenotomie und Beugekontrakturen durch die offene Iliopsoas-Tenotomie günstig beeinflußt werden, ohne die Gelenkstabilität zu gefährden oder eine Luxation des Kunstgelenks zu provozieren.

Die Resektionshüfte, die vereinfachte Form der *Resektionsarthroplastik,* spielt insofern wieder eine Rolle, als sie nach fehlgeschlagener Totalplastik mit ersatzloser Entfernung der Implantate als sogenannte Rückzugsmöglichkeit benutzt wird. Mit zunehmender Weiterentwicklung der Kunstgelenke, Optimierung der Operationstechnik und Infektbeherrschung muß zwar seltener, angesichts der immensen Zahl jüngerer Endoprothesenträger in Zukunft aber vielleicht doch wieder öfter auf den Resektionszustand zurückgegriffen werden. Er ermöglicht nach einer Übergangszeit meist eine gute und ausreichend schmerzarme Beweglichkeit, erfordert allerdings ständig eine Gehhilfe und einen Längenausgleich. Als Operation der ersten Wahl kommt der Eingriff daher im Rahmen der Koxarthrosetherapie so gut wie nicht mehr in Betracht.

Endoprothetischer Gelenkersatz

Prinzip: Die zerstörten Gelenkstrukturen – Femurkopf und Hüftpfanne – werden unter Einschluß des Kapsel-Band-Apparats mitsamt seinen Schmerzrezeptoren entfernt und alloplastisch ersetzt. Die breite klinische Einführung der Totalendoprothese mit Pfannen- und im Femurschaft verankertem Kopf-Halsersatz hat die operative Therapie der Koxarthrose während der letzten 3 Jahrzehnte revolutioniert, weil es möglich wurde, selbst höchstgradig erkrankte Hüften zu versorgen und in aller Regel sofort eine weitgehende Schmerzbefreiung und nach einer Übungs- und Gewöhnungsphase eine spürbare Funktionsbesserung zu erreichen.

Technische Aspekte: Überblicke über die heute gebräuchlichen Prothesentypen und die mit Material, Design und Verankerung verbundenen Probleme werden in den Beiträgen Bd. I, S. 2.74 ff. (F. ENDLER 1980) und Bd. II, S. 22.32 ff. (WILLERT u. SEMLITSCH 1981) sowie von SWANSON u. FREEMAN (1977) gegeben. Grundfragen der Operationstechnik werden in Bd. II, S. 21.8 ff. besprochen (WITT u. REFIOR 1981). Diese ist inzwischen standardisiert. Das klassische Verankerungsverfahren mit Hilfe von Methylmetacrylat als „Knochenzement" wurde optimiert. Zur Überwindung acrylatbedingter Nachteile wurden zementunabhängige Implantationstechniken entwickelt, von denen man sich in Verbindung mit tribologisch günstigen Materialpaarungen – z. B. Aluminiumoxidkeramik auf strukturiertem Titanschaft als Kopf-Halsersatz und Polyäthylen als Pfannenersatz – eine langfristig solidere Verankerung verspricht (Abb. 23). Diese Implantate erlauben auch den Einsatz unter erschwerten lokal-anatomischen Bedingungen wie bei starker Pfannendysplasie und -protrusion, beim Prothesenwechsel mit größeren Knochendefekten und bei Osteoporose, weil gleichzeitig autologe Spongiosa verwendet und gegebenenfalls auch osteotomiert werden kann. Zementfrei verankerte Implantate erfordern jedoch eine gegenüber ze-

mentfixierten Prothesen etwas längere Entlastungsphase. Es ist auch zu bedenken, daß sie den klinischen Langzeittest bisher noch nicht bestanden haben.
Indikationen und Kontraindikationen: In jedem Fall müssen alle Möglichkeiten der konservativen Therapie ausgeschöpft sein. Danach ist beim älteren Menschen etwa jenseits des 60.–65. Lebensjahres oder des biologischen Äquivalents bei entsprechendem Leidensdruck der endoprothetische Gelenkersatz die Therapie der Wahl. Im jüngeren und mittleren Lebensalter müssen vorher die heute oft unterschätzten Möglichkeiten der Osteotomien wahrgenommen werden, sofern berechtigte Erfolgsaussicht besteht; anderenfalls bleibt auch hier nur die endoprothetische Versorgung übrig, sofern nicht andere gelenkerhaltende Maßnahmen oder eine Arthrodese in Betracht kommen. Die Entscheidung zur Totalprothese fällt also umso eher, je kürzer die Lebenserwartung des Patienten, je geringer die Chance zur Kongruenzverbesserung und Reduzierung des Gelenkdrucks durch hüftnahe Osteotomie und je fortgeschrittener die Koxarthrose ist. Wenn beide Seiten betroffen sind oder eine Systemerkrankung mit polyartikulärem Befall vorliegt, ist ebenfalls bevorzugt an die Endoprothese zu denken.
Wichtigste Kontraindikationen sind Allgemeininfekte, der nicht ausgeheilte lokale Infekt nach Koxitis oder Voroperation, die tabische Arthropathie und ein unvertretbar hohes Operationsrisiko infolge schwerwiegender kardiovaskulärer oder sonstiger Beeinträchtigung. Eine starre untere oder obere Altersgrenze sollte nicht festgelegt werden.
Ergebnisse und Komplikationen: Einer Hüfttotalprothese wird gewöhnlich eine Lebensdauer von 8 bis 15 Jahren und Schmerzbefreiung bei rund 90% der Operierten zugeschrieben, was dazu führte, von der „erfolgreichsten Operation aller Zeiten" zu sprechen (ZUCKERMAN u. SLEDGE 1985). Es gibt zahlreiche Ergebnisberichte, deren Wert oft wegen ungenügender Berücksichtigung statistischer Gesichtspunkte gering ist. Größere zusammenfassende Darstellungen mit eingehenden Literaturhinweisen liegen vor von CHAPCHAL (1973), COTTA u. SCHULITZ (1973), GSCHWEND u. DEBRUNNER (1976), HUGGLER u. SCHREIBER (1978), CHARNLEY (1979), R. SCHNEIDER (1982) und MITTELMEIER (1983).
Für die konventionelle Endoprothetik ist die von GRISS u. Mitarb. (1982) herausgegebene Sammelstudie, die 4043 Hüftplastiken des deutschen Sprachraums aus den Jahren 1968 bis 1977, 2 bis 10 Jahre postoperativ, berücksichtigt, von repräsentativer Aussagekraft. Danach wurden entsprechend den Kriterien von MERLE D'AUBIGNÉ objektiv 92% und aus Patientensicht 90% mit „sehr gut" und „gut" beurteilt. Bei 11,5% waren Reoperationen notwendig, hauptsächlich wegen aseptischer Implantatlockerung, wobei in 3 von 4 Fällen erneut eine Prothese eingesetzt werden konnte. Die Infektionsrate betrug 1,7% zuzüglich 2,2% Wundheilungsstörungen, bei Reoperationen stieg die Infektionshäufigkeit auf 2,4% an. Thromboembolien traten bei 2,4% ein und störende Weichteilossifikationen bei 0,3%.
Über die zementfreie Hüftendoprothetik können, da sie erst seit gut 5 Jahren breit angewandt wird, nur vorläufige Aussagen gemacht werden – die technische Entwicklung ist noch keineswegs abgeschlossen. Aktuelle Zusammenstellungen finden sich bei MITTELMEIER (1983), MAAZ u. MENGE (1985) und SPRANGER u. EDER (1985).

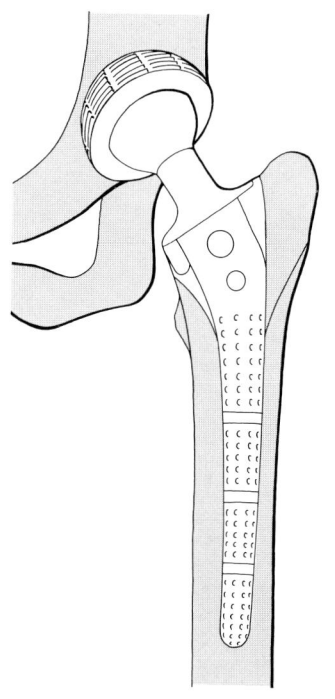

Abb. 23 Endoprothetischer Hüftgelenkersatz mit zementfreier Befestigung der Implantate

Arthrodese

Prinzip: Auch die operative Versteifung bewirkt durch Elimination des Gelenks und damit des schmerzhaften Krankheitsprozesses lokale Schmerzfreiheit und hohe Belastungsstabilität und garantiert dies auf Dauer. Die notwendige funktionelle Adaptation kann jedoch nur von Menschen im jüngeren und mittleren Alter erwartet werden und auch hier nur dann, wenn das homolaterale Kniegelenk, das kontralaterale Hüftgelenk und die Lendenwirbelsäule intakt sind – Voraussetzungen, die leider keineswegs immer erfüllt sind und sich auch nach Durchführung der Arthrodese noch ändern können, so daß ein primär gutes in ein schlechtes Resultat verwandelt werden kann.

5.38 Koxarthrose

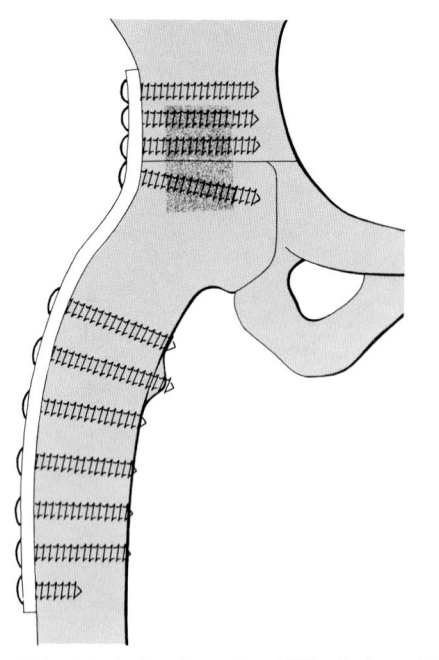

Abb. 24 Arthrodese des Hüftgelenks mittels Kobraplatte

Indikation: Es ist unverkennbar, daß im Zeitalter der Alloarthroplastik die Motivierung für eine operative Gelenkversteifung auch bei sonst günstigen Voraussetzungen äußerst schwer ist. Die Indikation sollte auf jüngere Erwachsene mit einseitiger Koxarthrose und intakten periankylotischen Bewegungszentren beschränkt bleiben, bei denen gelenkerhaltende Eingriffe nicht mehr in Frage kommen und die vorwiegend im Stehen und körperlich schwer zu arbeiten haben. Die Umwandlung einer Resektionshüfte in eine Ankylose ist technisch schwierig. Umgekehrt sollte die Umwandlung einer Arthrodese in eine Alloarthroplastik nur bei zwingender Indikation – schmerzhafte Pseudarthrose, therapieresistente Lumbalgie, nachfolgende Erkrankungen des gleichseitigen Knies und/oder der gegenseitigen Hüfte – vorgenommen werden.

Technik: Mit der AO-Technik unter Verwendung der Kobraplatte ist die Ankylose und die Einhaltung der angestrebten Winkelstellung am sichersten zu erreichen (Abb. 24). Die optimale Einstellung des Oberschenkels gegenüber dem Becken beträgt 15 bis 25 Grad Flexion, neutrale Spreizstellung und 10 bis 20 Grad Außenrotation.

Ergebnisse: Es ist bemerkenswert, wie viele gute Langzeitergebnisse auch unter Einschluß nachteiliger Reaktionen in den Nachbargelenken erreichbar sind. WITT u. HACKENBROCH (1976) zeigten in einer umfangreichen Literaturzusammenstellung der Jahre 1960 bis 1973, in der über 1300 Patienten ihr subjektives Urteil über die bei ihnen durchgeführte Arthrodese abgaben, daß immerhin 80 bis 90% zufrieden waren; allerdings war es in 3 bis 37% zu Schmerzen im Lumbosakralbereich gekommen, und in 18% traten Schmerzen und in 11 bis 93% Einschränkungen der Beweglichkeit im benachbarten Kniegelenk auf.

Ein detaillierter Bericht über die Ergebnisse von 583 Hüftarthrodesen der Jahre 1961 bis 1971 aus allerdings unterschiedlicher Indikation liegt von LIECHTI (1974) vor. Danach waren 89% ohne Einschränkung und 7% bedingt zufrieden. Selbst von 6% nicht fest gewordenen Arthrodesen waren 19% uneingeschränkt und 12% mit Einschränkung zufrieden. Bei den 55 Unzufriedenen zeigten sich Schmerzen, bei je 3 Patienten in der versteiften Hüfte selbst, dem Rücken oder dem homolateralen Knie, ferner definierbare Funktionsstörungen bei 19 und nicht eindeutig begründete Schwierigkeiten bei 96%. Der Autor kommt zu der Schlußfolgerung, daß die Arthrodese auch heute noch ihre eindeutige, mit den oben genannten Indikationen übereinstimmende Berechtigung hat.

Spontanverlauf und Prophylaxe

Ein allgemeines Muster des spontanen Verlaufs der Koxarthrose gibt es nicht. Angesichts der vielfältigen therapeutischen Möglichkeiten und ihrer weiten Verbreitung kommen echte Spontanverläufe heute kaum mehr zur Beobachtung. Deshalb werden nachfolgend teilweise auch nicht operativ beeinflußte Verläufe eingeschlossen, und zwar getrennt nach primären und sekundären Arthrosen, weil sie sich in wesentlichen Punkten unterschiedlich verhalten.

Die *primäre Koxarthrose* beginnt meist nach dem 50. bis 60. Lebensjahr. Im Krankengut von LEQUESNE (1970) fing sie durchschnittlich mit 61 Jahren und damit 10 Jahre später als das Gros der Sekundärarthrosen an. Ihre Diagnose wird gewöhnlich erst einige Jahre nach dem tatsächlichen Krankheitsbeginn gestellt. Die Symptomatik ist zunächst intermittierend, die Progression gering, jedoch permanent anhaltend mit zeitlich begrenzten Exazerbationen. Der bilaterale – meist etwas zeitversetzte – Befall überwiegt. Auch nach langjährigem Krankheitsverlauf, wenn schließlich Dauerschmerz und Kontraktur und mehr oder weniger starke Bewegungseinschränkung dominieren, kommt es nicht zur Ankylose. Bisweilen sieht man Verläufe mit erheblicher Einsteifung, bei denen es im Spätstadium zu einer Schmerzabnahme kommt. Erfolgte die Versteifung in funktionell günstiger Stellung und ist die andere Hüfte in gutem Zustand, können sich Behandlungsmaßnahmen erübrigen. DANIELSSON (1964) fand nach einer Beobachtungszeit von 8 bis 14 Jahren bei 59% nichtoperierter Koxarthrosen eine Besserung, davon bei 12% eine andauernde, und 14% blieben immerhin unverändert. Dies spricht gegen die gewöhnlich vertretene Ansicht, die Krankheit verlaufe ausnahmslos progredient.

Andererseits gibt es plötzlich einsetzende und rasch fortschreitende Verlaufsformen mit erheblichen Schmerzen und Funktionsausfällen, durch zystisch-nekrotisierende Destruktion charakterisiert und zeitweise an das Bild der Koxitis erinnernd. Sie sind im wesentlichen identisch mit primären Koxarthrosen, die unter den Bezeichnungen Malum coxae senile im engeren Sinn (HAKKENBROCH sen. 1943, 1957), Coxarthrose usante (COSTE u. Mitarb. 1963), Coxarthroses destructives rapides (LEQUESNE 1970) und Arthropathia climacterica (LANG u. THURNER 1972) geführt werden. Diese Gruppe hat zwar ihre nosologischen und prognostischen Besonderheiten mit ausnahmslos progredienter Gelenkzerstörung, unterliegt aber den gleichen Therapiemaßnahmen wie die übrigen Koxarthrosen (vgl. Abb. 13).

Eine ausschließlich kausal ausgerichtete Prophylaxe der primären Koxarthrose ist nicht möglich. Da aber die Steuerung ihres Verlaufs durch mechanische Belastungsfaktoren des Alltags wie Körpergewicht, Beruf und Sport, durch Umgebungstemperatur und -feuchtigkeit sowie allgemeines Bewegungsverhalten offensichtlich ist, lassen sich zweckmäßige Verhaltensweisen zur Verzögerung des Krankheitsverlaufs und Abschwächung seiner Symptome ableiten: Reduzierung des Aktionsradius und Verminderung der mechanischen Belastung im Alltag, gegebenenfalls Gewichtsabnahme, Bewegung mit minimaler axialer Belastung und mit Konzentration auf die Erhaltung der relativ schmerzfreien Scharnierfunktion sowie Neuorientierung des Lebensrhythmus.

Sekundärarthrosen des Hüftgelenks beginnen fast immer früher, unter ungünstigen Voraussetzungen schon alsbald nach Wachstumsabschluß. Der Übergang von möglicherweise bereits durch die präarthrotische Deformität hervorgerufenen Beschwerden wie Schmerz und gestörter Bewegungsablauf im Gelenk ist fließend. Seiten- und Geschlechtsverteilung spiegeln das Muster der jeweiligen Grunderkrankung wider. Symptomatik, Progression und fehlende Neigung zur Ankylose ähneln so sehr den Verhältnissen bei der primären Koxarthrose, daß danach eine diagnostische Unterscheidung nicht möglich ist.

Der Verlauf der einzelnen Sekundärarthrosen ist durchaus unterschiedlich. Er hängt weitgehend vom Grad der Kongruenzstörung ab. Posttraumatische und postkoxitische Arthrosen schneiden, da biomechanisch schwer im Sinne der gelenkinternen Entlastung beeinflußbar, erfahrungsgemäß am ungünstigsten ab, viele Formen der Subluxations- bzw. Dysplasiearthrose dagegen wesentlich besser.

Aufgrund von Langzeitbeobachtungen am Zürcher Krankengut der Klinik Balgrist über 40 und mehr Jahre kommt P. ENGELHARDT (1984a) zu dem Ergebnis, daß Dysplasiehüften bei persistierender Subluxation und CE-Winkel unter 5 Grad schon vor dem 30. Lebensjahr eine schmerzhafte Sekundärarthrose erwarten lassen. Sekundärarthrosen nach Morbus Perthes seien unabhängig vom durchgemachten Ausmaß der Nekrose seltener, wenn die Erkrankung vor dem 5. Lebensjahr eingetreten war; eine ungünstige Einstufung entsprechend den Kriterien von CATTERALL (1971) habe nicht unbedingt eine schwere Koxarthrose zur Folge, und durchschnittlich 40 Jahre nach der Erkrankung seien 6 von 21 Patienten völlig beschwerdefrei gewesen. MOSE u. Mitarb. (1977) bestätigen dies. Sie fanden Sekundärarthrosen radiologisch nur bei 6% bis zum 32. Lebensjahr, jedoch bei über 85% bis zum 65. Lebensjahr, wobei es gleichgültig war, ob der Femurkopf gleichmäßig abgeflacht oder rund war. Nach Epiphyseolysis capitis femoris juvenilis steigt nach P. ENGELHARDT (1984a, 1984b) die Arthroserate bei Dislokationsgraden über 45 Grad, und selbst leichte Grade von Chondrolyse sind unabhängig vom Dislokationsgrad, wie schon früher von SCHULITZ u. Mitarb. (1976) mitgeteilt, immer prognostisch ungünstig; IMHÄUSER (1957) sieht die kritische Dislokationsgrenze bei 30 Grad.

Besonders geeignet für prognostische Aussagen zum Einsetzen der Sekundärarthrose ist die sogenannte angeborene Hüftluxation, weil sie radiometrisch relativ gut erfaßbar ist. TÖNNIS (1984) geht von dem von ihm entwickelten sogenannten Hüftwert aus, in den der CE-Winkel nach Wiberg, der ACM-Winkel nach Idelberger und Frank und die „Dezentrierungsstrecke" zwischen dem Hüftkopfmittelpunkt und dem Zentrum der Konstruktion des ACM-Winkels eingehen. Als Normwert für Erwachsene ermittelte er 10 (6 bis 16). Leicht und mittelgradig deformierte Hüftgelenke mit Hüftwerten unter 21 zeigten keine lineare Beziehung zu Arthrose und Schmerz. Bei stark deformierten Hüftgelenken mit Hüftwerten zwischen 21 und 31 traten meist bis zum 43. Lebensjahr Beschwerden auf, bei Hüftwerten über 31 war dies schon im 35. Lebensjahr der Fall. DÜRRSCHMITT (1981) bestätigte und erweiterte diese Befunde.

Aus den Verlaufsbeobachtungen der präarthrotischen Hüfterkrankungen ergibt sich, daß die koxometrisch festgestellten Formabweichungen zwar weitgehend, aber nicht ausschließlich prognostisch bestimmend sind. Für die Prophylaxe der Sekundärarthrosen folgt daraus, daß Frühdiagnostik und Frühtherapie der präarthrotischen Grundkrankheiten einschließlich der Korrektur residueller Deformitäten im Wachstumsalter zwingend sind, daß aber im Erwachsenenalter die bedingungslose Beseitigung jeder zufällig entdeckten persistierenden präarthrotischen Hüftdeformität nicht empfohlen werden kann, wie bereits in anderem Zusammenhang ausgeführt. Die operative Korrektur ist selbstverständlich umgehend erforderlich, sobald sich klinisch oder radiologisch Zeichen der Sekundärarthrose einstellen. Darüber hinaus gelten für die Sekundärarthrosen die gleichen prophylaktischen Maßnahmen wie bei der primären Hüftarthrose.

Begutachtung

Bei der Begutachtung der Koxarthrose sind einerseits Kausalitätsfragen zu beantworten, andererseits Beeinträchtigungen der Leistungsfähigkeit quantitativ zu bewerten.

Die allgemeinen Grundsätze der Zusammenhangsbegutachtung bei degenerativen Gelenkerkrankungen wurden bereits in Bd. IV, S. 1.53 ff. dargelegt (M. H. HACKENBROCH 1982). Am Hüftgelenk spielen neben den bekannten Präarthrosen vor allem *Traumen* eine oft zu diskutierende Rolle, wenn es nämlich darum geht, ob eine traumabedingte Arthrose anzunehmen ist oder ob eine bereits vorbestehende Arthrose durch ein angeschuldigtes Trauma verschlimmert worden ist.

Die Frage der *Entstehung* einer posttraumatischen Arthrose am vorher gesunden Hüftgelenk ist bei radiologisch nachgewiesenen Verletzungszeichen eindeutig zu beantworten. Sind Verletzungszeichen röntgenologisch nicht erkennbar, muß nach schwerer Gewalteinwirkung dennoch mit der Möglichkeit einer verletzungsbedingten Hüftkopfnekrose im Zusammenhang mit nicht erfaßten begrenzten Frakturen, blutigen Gelenkergüssen und Knorpelzerstörung gerechnet werden, was wiederum Ursache einer mittelbaren posttraumatischen Arthrose sein könnte. Da die Mehrzahl der Nekrosen erst nach längerer Latenzzeit manifest wird, sollte eine diesbezüglich abschließende Beurteilung nicht vor Ablauf von etwa 2 Jahren erfolgen.

Die Anerkennung einer *unfallbedingten Verschlimmerung* einer bereits bestehenden Koxarthrose setzt ein erhebliches Trauma sowie das alsbaldige Auftreten eines akuten Reizzustandes voraus; im allgemeinen sollte eine Latenzzeit von 3 Wochen nicht überschritten sein. Ohne radiologisch erkennbare Verletzungszeichen wird es sich in der Regel um eine zeitlich begrenzte, nicht richtunggebende Verschlimmerung handeln. Aber auch in diesem Zusammenhang muß an die Möglichkeit einer traumatisch verursachten Hüftkopfnekrose mit späterer Sekundärarthrose gedacht werden, was die Annahme einer richtunggebenden und zeitlich unbegrenzten Verschlimmerung rechtfertigt wie bei jenen Fällen, bei denen es zu nachweisbaren Frakturen und Luxationen gekommen war. Es ist zu beachten, daß die Tatsache der Beschwerdefreiheit vor dem Unfall nicht beweist, daß die Hüfte arthrosefrei war.

Schwierigkeiten können bei der *differentialdiagnostischen Abgrenzung von nichttraumatischen Veränderungen* entstehen. Sie rühren vor allem daher, daß fortgeschrittene Koxarthrosen evtl. zugrundeliegende nichttraumatische präarthrotische Deformitäten oft schwer erkennen lassen, so daß große Erfahrung von seiten des Gutachters bei der Beurteilung der Röntgenaufnahme verlangt wird; ausführliche diagnostische Hinweise wurden von HACKENBROCH sen. (1962) gegeben. Auch dürfen sogenannte idiopathische Hüftkopfnekrosen nicht für traumatisch gehalten werden, während Nekrosen im Zusammenhang mit Arbeiten in Druckluft entsprechend Nr. 2201 der Liste der Berufskrankheiten nach der 7. BKVO sehr wohl berufsbedingt und damit unter Einschluß der zu erwartenden Sekundärarthrose Gegenstand einer berufsgenossenschaftlichen Berentung sind. Freie und kapselständige Gelenkkörper, die oft bei Koxarthrose vorkommen, sind nicht mit Frakturfolgen zu verwechseln. Andererseits gibt es Einzelbeobachtungen, die den Abbruch von Osteophyten am arthrotischen Hüftgelenk im Zusammenhang mit einem Trauma beschreiben.

Die *quantitative Bewertung von Leistungseinbußen* leidet unter der Schwierigkeit, daß es, wie bereits ausgeführt, kein überzeugendes Einteilungsschema der Koxarthrose nach Schweregraden gibt. Es wäre nicht sinnvoll, sich nur nach dem Röntgenbild, der festgestellten Bewegungseinschränkung und den subjektiv geäußerten Klagen zu richten. Dennoch erscheint es vernünftig, unter gleichzeitiger Berücksichtigung aller objektiven und subjektiven Kriterien für Begutachtungszwecke etwa 3 Schweregrade – leicht, mittel, schwer – zu unterscheiden. Unter Zugrundelegung der Angaben von ROMPE u. FITZEK (1978), FRIEDEBOLD u. KOPPELMANN (1980), GÜNTHER u. HYMMEN (1980) und FREDENHAGEN (1985) lassen sich orientierende Richtwerte für durchschnittliche Rentensätze zusammenstellen (Tab. 11). Dabei werden die unterschiedlichen Feststellungssysteme und Bewertungen in der gesetzlichen Sozialversicherung und in der privaten Unfallversicherung berücksichtigt. Eingeschlossen wurden auch typische Folgezustände wie Hüftversteifung, beidseitiger Befall, totalprothetische Versorgung und daraus evtl. resultierende Komplikationen einschließlich Resektionszustand.

Aus den in Tab. 11 aufgeführten Werten folgt, daß nicht selten die Voraussetzungen für Leistungen nach dem Schwerbeschädigtengesetz gegeben sind, die „eine nicht nur vorübergehende Herabsetzung der Erwerbsfähigkeit um wenigstens 50%" erfordern. Die Gehbehinderung wird auf dem Schwerbeschädigtenausweis markiert, wenn die MdE für die Beine allein mindestens 50% beträgt, was bei schwerer Koxarthrose, Hüftversteifung in ungünstiger Stellung oder auf beiden Seiten und bei einer Resektionshüfte durchaus zutreffen kann. Bei Versteifung beider Hüftgelenke und gleichzeitig beider Kniegelenke kann nach Einzelprüfung der Pflegebedürftigkeit auch Pflegegeld gemäß Kategorie F zuerkannt werden. Wegen weiterer Einzelheiten wird auf die zusammenfassende Darstellung in Bd. I, S. 14.1 ff. (FRIEDEBOLD u. KOPPELMANN 1980) verwiesen.

		S.U.V. (MdE in %)				P.U.V. (Gliedertaxe)		
		A	B	C	D	A	B	D
Arthrose:	leicht	25	30			3/10	1/5	
	mittel	33⅓	(45)			½	(⅖)	
	schwer	50	60			¾	⅗	
Hüftversteifung:	günstig	33⅓	30	30	30	½	⅕–⅖	½
	ungünstig	33⅓–75	30–60	40–50		⅔–1/1	⅔–¾	
	beidseits			70–80	60–80		60–80	½+½
Totalprothese:	gute Funktion	20	20	10	20	⅓	⅓	⅓
	schlechte Funktion	30–40		20–40				
	Resektionszustand		50–80	60–80	50	½–⅘	<1/1	⅔

Tabelle 11 Durchschnittliche Rentensätze bei Koxarthrose und Folgezuständen (nach *Fredenhagen* 1985 [A], *Friedebold* u. *Koppelmann* 1980 [B], *Günther* u. *Hymmen* 1980 [C], *Rompe* u. *Fitzek* 1978 [D])

S.U.V. = Gesetzliche Unfallversicherung in der Sozialversicherung; P.U.V. = Private Unfallversicherung

Abschließend sei nochmals ausdrücklich betont, daß es sich bei den aufgeführten Rentensätzen nur um grobe Anhaltszahlen handelt, die den tatsächlichen Gegebenheiten des Einzelfalles angepaßt werden müssen. Auch die Vorschriften über sonstige gesetzliche Vergünstigungen sind so gehalten, daß dem Gutachter relativ breiter Raum für die Berücksichtigung individueller Gegebenheiten verbleibt. Bei der Zusammenhangsbegutachtung ist zu empfehlen, daß der ärztliche Sachverständige angesichts vieler ungeklärter Fragen zur Ätiologie der Koxarthrose gegebenenfalls auch auf die Grenzen der eindeutigen Beantwortbarkeit vorgelegter Fragen hinweist – auch dann, wenn der Auftraggeber höhere Erwartungen bezüglich der Bestimmtheit der gutachterlichen Aussage hat.

Literatur

Abt, B., M. Altekruse, P. Brinckmann: Die Beanspruchung von Hüftgelenken mit idiopathischer Koxarthrose im Vergleich zur Beanspruchung gesunder Hüftgelenke. Z. Orthop. 119 (1981) 382–386

Acheson, R. M.: Epidemiology and the arthritides. Ann. rheum. Dis. 41 (1982) 325–334

American Orthopedic Association: Joint Motion – Method of Measuring and Recording. Churchill-Livingstone, Edinburgh 1965

Arnoldi, C. C., R. K. Lemperg, H. Linderholm: Immediate effect of osteotomy on the intramedullary pressure of the femoral head and neck in patients with degenerative osteoarthritis. Acta orthop. scand. 42 (1971) 357–365

Bartsch, H., I. Vetter, M. Weigert: Ergebnisse der Chiari-Osteotomie bei der fortgeschrittenen Dysplasie-Koxarthrose. Orthop. Prax. 10 (1984) 790–794

Batchelor, J. S.: Excision of femoral head and neck in ankylosis and osteoarthritis of hips. Proc. roy. Soc. Med. 38 (1945) 689

Bernau, A.: Intermittierende Traktion des Hüftgelenks bei Koxarthrose. Orthop. Prax. 21 (1985) 633–637

Bombelli, R.: Osteoarthritis of the Hip. Classification and Pathogenesis, the Role of Osteotomy as a Consequent Therapy, 2nd ed. Springer, Berlin 1983

Bracker, W., F.-W. Hagena, B. Rosemeyer: Der Wert der intertrochantären Varisierungsosteotomie als gelenkerhaltender Eingriff bei der Koxarthrose (Langzeituntersuchungen) In Bauer, R., F. Kerschbaumer: Die Koxarthrose. Medizinisch Literarische Verlagsges., Uelzen 1984 (S. 106–110)

Brügger, A.: Die Erkrankungen des Bewegungsapparates und seines Nervensystems. Grundlagen und Differentialdiagnose, 2. Aufl. Fischer, Stuttgart 1980

Burckhardt, H.: Arthritis deformans und chronische Gelenkkrankheiten. In Küttner, H.: Neue Deutsche Chirurgie, Bd. LII. Enke, Stuttgart 1932

Byers, P. D., C. A. Contepomi, T. A. Farkas: A postmortem study of the hip joint including the prevalence of the features of the right side. Ann. rheum. Dis. 29 (1970) 15–31

Carstens, C.: Untersuchungen zur mechanischen Beanspruchung der Osteophyten des arthrotischen Femurkopfs. Z. Orthop. 120 (1982) 698–701

Catterall, A.: The natural history of Perthes disease. J. Bone Jt Surg. 53 B (1971) 37–53

Chapchal, G.: Arthroplasty of the Hip. Thieme, Stuttgart 1973

Charnley, J.: Low Friction Arthroplasty of the Hip. Theory and Practice. Springer, Berlin 1979

Chiari, K.: Geschichte und aktuelle Indikation der pfannenbildenden Eingriffe am Hüftgelenk. Arch. orthop. traum. Surg 86 (1976) 67–76

Chiari, K., M. Endler, H. Häckel: Indication et résultats de l'ostéotomie du bassin selon Chiari dans l'arthrose avancée. Acta orthop. belg. 44 (1978) 176–191

Christensen, S. B.: Osteoarthrosis. Changes of bone, cartilage and synovial membrane in relation to bone scintigraphy. Acta orthop. scand., Suppl. 56 (1985) 214

Collins, D. H.: The Pathology of Articular and Spinal Diseases. Edwards & Arnold, London 1949

Coste, F., R. Verspyk, C. Guiraudon: Coxites et coxarthroses. II. Coxarthrose „usante" (1963); zit. nach F. J. Wagenhäuser 1984

Cotta, H.: Der Mensch ist so jung wie seine Gelenke. Piper, München 1983

Cotta, H., K.-P. Schultz: Der totale Hüftgelenkersatz. Grundlagenforschung, Indikation, Komplikationen, Ergebnisse und Begutachtung. Thieme, Stuttgart 1973

Cyriax, J.: Textbook of Orthopaedic Medicine. Bailliere, Tyndall & Cassel, London 1970

Danielsson, L. G.: Incidence and Prognosis of Coxarthrosis. Acta orthop. scand., Suppl. 66 (1964)

Danielsson, L. G., H. Lindberg, B. Nilsson: Prevalence of coxarthrosis. Clin. Orthop. 191 (1984) 110–115

Debrunner, H. U.: Orthopädisches Diagnostikum, 4. Aufl. Thieme, Stuttgart 1982

Desmarais, Y.: Hanche du sportif. Thèse, Paris 1971

Dihlmann, W.: Gelenke, Wirbelverbindungen. Klinische Radiologie, 2. Aufl. Thieme, Stuttgart 1982

5.42 Koxarthrose

Dorn, U., W. D. Kammeringer: Ergebnisse nach intertrochantärer Umstellungsosteotomie bei Koxarthrose nach dem 40. Lebensjahr. In Bauer, R., F. Kerschbaumer: Die Koxarthrose. Medizinisch Literarische Verlagsges., Uelzen 1984 (S. 100-101)

Dürrschmitt, V.: Die Luxationshüfte als präarthrotische Deformität. Beitr. Orthop. Traum. 28 (1981) 337-342

Enderle, A., W. Schultz, H.-G. Willert: Das Regenerationsverhalten der arthrotischen Hüfte. In Bauer, R., F. Kerschbaumer: Die Koxarthrose. Medizinisch Literarische Verlagsges. Uelzen 1984 (S. 37-40)

Endler, F.: Einführung in die Biomechanik und Biotechnik des Bewegungsapparates. In Witt, A. N., H. Rettig, K. F. Schlegel, M. Hackenbroch, W. Hupfauer: Orthopädie in Praxis und Klinik, Bd. I. Thieme, Stuttgart 1980 (S. 2.1-2.301)

Endler, F., M. Endler: Résultat à longue échéance des ostéotomies varisantes (P I) et valgisantes (P II) dans les coxarthroses avancées. Acta orthop. belg. 44 (1978) 219-247

Engelhardt, A., E. Morscher: Beckenosteotomie nach Chiari mit gleichzeitiger intertrochanterer Femurosteotomie beim Erwachsenen in der Behandlung der Dysplasiearthrose. Z. Orthop. 123 (1985) 470-472

Engelhardt, P.: Verlauf präarthrotischer Deformitäten an der Hüfte im Hinblick auf das Arthroserisiko. In: Bauer R., F. Kerschbaumer: Die Koxarthrose. Medizinisch Literarische Verlagsges. Uelzen 1984a (S. 25-28)

Engelhardt, P.: Juvenile Hüftkopflösung und Koxarthrose. Morphologie und Prognose im Langzeitverlauf 1922-1982. Enke, Stuttgart 1984b

Fredenhagen, H.: Das ärztliche Gutachten. Leitfaden für die Begutachtung im Rahmen der sozialen und privaten Unfall-, Kranken- und Rentenversicherung, 2. Aufl. Huber, Bern 1985

Freeman, M. A. R., G. Meachim: Ageing, degeneration and remodelling of articular cartilage. In Freeman, M. A. R.: Adult Articular Cartilage. Pitman, London 1973 (pp. 287-330)

Friedebold, G., J. Koppelmann: Begutachtung. In Witt, A. N., H. Rettig, K. F. Schlegel, M. Hackenbroch, W. Hupfauer: Orthopädie in Praxis und Klinik, Bd. I. Thieme, Stuttgart 1980 (S. 14.1-14.31)

Frischhut, B., Z. H. Agreiter: Ergebnisse der intertrochantären Osteotomie zur Behandlung der Koxarthrose. In Bauer, R., F. Kerschbaumer: Die Koxarthrose. Medizinisch Literarische Verlagsges., Uelzen 1984 (S. 111-112)

Gade, H. G.: A contribution to the surgical treatment of osteoarthritis of the hip joint: a clinical study. Acta chir. scand., Suppl 95 (1947) 120

Gardner, D. L., R. J. Elliott, C. G. Armstrong, R. B. Longmore: The relationship between age, thickness, surface structure, compliance and composition of human femoral head articular cartilage. In Nuki, G.: The Aetiopathogenesis of Osteoarthrosis. Pitman, London (pp. 65-83)

Gibilisco, P. A., H. R. Schumacher jr., J. L. Hollander, K. A. Soper: Synovial fluid crystals in osteoarthritis. Arthr. and Rheum. 28 (1985) 511-515

Gierse, H.: Degenerative Veränderungen am Hüftkopf - makroskopische und mikroskopische Untersuchungen und ihre Beziehungen zu klinischen und radiologischen Daten. Habil., Köln 1986

Gierse, H., W. Schramm: Spätergebnisse nach Umstellungsosteotomien des Hüftgelenkes. Orthop. Prax. 17 (1981) 656-661

Girdlestone, G. R.: Zit. nach Chicote-Campos, F. u. K. F. Schlegel in A. Rütt 1976

Goldin, R. H., L. McAdam, J. S. Louie, R. Gold, R. Bluestone: Clinical and radiological survey of the incidence of osteoarthrosis among obese patients. Ann. rheum. Dis. 37 (1976) 349-353

Grasset, E. J.: La coxarthrose. Étude anatomique et histologique. Masson, Paris 1960

Greenwald, A. S., D. W. Haynes: Weight bearing areas in the human hip joint. J. Bone Jt Surg. 54 B (1972) 157-163

Griss, P., M. H. Hackenbroch, M. Jäger, B. Preussner, T. Schäfer, R. Seebauer, W. van Eimeren, W. Winkler: Findings on total hip replacement for ten years. A retrospective multicentre study based on a 10% random sample of 39 000 total hip replacements after 10 years of observation. In C. Burri, Ch. Herfarth, M. Jäger: Aktuelle Probleme in Chirurgie und Orthopädie, Bd. XXI. Huber, Bern 1982

Groh, H.: Die Bedeutung der Verletzungen im Leistungs- und Kampfsport. Sportarzt u. Sportmed. 23 (1972) 120-123

Groh, H.: Biomechanische Grundlagen der Funktion und Belastung des Bewegungsapparates. In: Rausch, E.: Orthopädie und Sport. Prakt. Orthop. 7 (1977) 29-39

Grueter, H., A. Rütt: Zur Morphologie der in die Koxarthrose einmündenden Hüftgelenkserkrankungen. Z. Orthop. 95 (1962) 401-439

Gschwend, N., H. U. Debrunner: Total Hip Prostheses. Huber, Bern 1976

Günther, E., R. Hymmen: Unfallbegutachtung, 7. Aufl. de Gruyter, Berlin 1980

Hackenbroch sen., M.: Zur operativen Behandlung bestimmter Formen von Arthrosis deformans des Hüftgelenks. Z. Orthop. 71 (1941) 238-256

Hackenbroch sen., M.: Die Arthrosis deformans der Hüfte. Grundlagen und Behandlung. Thieme, Leipzig 1943

Hackenbroch sen., M.: Die Arthrosis deformans des Hüftgelenks. Verh. 44. Kongr. Dtsch. orthop. Ges. Z. Orthop., Beilageh. 88 (1957) 28-59

Hackenbroch sen., M.: Die degenerativen Erkrankungen des Hüftgelenks. In Hohmann, G., M. Hackenbroch, K. Lindemann: Handbuch der Orthopädie, Bd. IV/1. Thieme, Stuttgart: 1961 (S. 463-507)

Hackenbroch sen., M.: Die Problematik der Coxarthrose aus der Sicht des Gutachters. Dtsch. med. Wschr. 87 (1962) 1329-1332

Hackenbroch, M. H.: Die Wirkung der dosierten Distraktion auf das Ellenbogengelenk des Kaninchens. Acta anat. 96, Suppl. 63 (1976) 1-64

Hackenbroch, M. H.: Alterung und Gelenkverschleiß. In Rausch, E.: Orthopädie im Alter. Prakt. Orthop. 8 (1978) 27-34

Hackenbroch, M. H.: Degenerative Gelenkerkrankungen. In Witt, A. N., H. Rettig, K. F. Schlegel, M. Hackenbroch, W. Hupfauer: Orthopädie in Praxis und Klinik, Bd. IV. Thieme, Stuttgart 1982 (S. 1.1-1.63)

Hackenbroch, M. H., H. Bruns: Erworbene Erkrankungen des Hüftgelenks. In Jäger, M., C. J. Wirth: Praxis der Orthopädie. Thieme, Stuttgart 1986

Hackenbroch, M. H., J. Rütt: Langzeitergebnisse bei valgisierender intertrochanterer Femurosteotomie. In Rütt, A., W. Küsswetter: Gelenknahe Osteotomien bei der Dysplasiehüfte des Adoleszenten und jungen Erwachsenen. Thieme, Stuttgart 1983 (S. 168-176)

Hackenbroch, M. H., H. Bruns, W. Widenmayer: Beitrag zur Ätiologie der Coxarthrose. Katamnestische Beurteilung von 976 Coxarthrosen nach radiologischen und klinischen Gesichtspunkten. Arch. orthop. traum. Surg. 95 (1979) 275-283

Hagena, F.-W., W. Bracker, B. Rosemeyer: Langzeituntersuchungen nach intertrochantären Medialisierungsosteotomien bei Koxarthrose. In Bauer, R., F. Kerschbaumer: Die Koxarthrose. Medizinisch Literarische Verlagsges., Uelzen 1984 (S. 119-126)

Harper, P., G. Nuki: Genetic factors in osteoarthrosis. In Nuki, G.: The Aetiopathogenesis of Osteoarthrosis. Pitman, London 1980 (pp. 184-201)

Harrison, M. H. M., F. Schajowicz, J. Trueta: Osteoarthritis of the hip: a study of the nature und evolution of the disease. J. Bone Jt Surg. 35 B (1953) 598-626

Heine, J.: Über die Arthritis deformans. Virchows Arch. path. Anat. 260 (1926) 521-663

Hesse, W., A. Reichelt, I. Hesse: Funktionsabhängige, präarthrotische und arthrotische Veränderungen der Ultrastruktur des Gelenkknorpels. Akt. Rheumatol. 6 (1981) 21-30

Hoaglund, F. T., A. C. M. C. Yau, W. L. Wong: Osteoarthritis of the hip and other joints in Southern Chinese in Hong Kong. J. Bone Jt Surg. 55 A (1973) 545–557

Hoaglund, F. T., R. Shiba, A. H. Newberg, K. Y. K. Leung: Diseases of the hip. A comparative study of Japanese Oriental and American white patients. J. Bone Jt Surg. 67 A (1985) 1376–1383

Hofer, H.: Beckenosteotomie nach Chiari mit intertrochanterer Osteotomie bei der Dysplasie-Arthrose. In Bauer, R., F. Kerschbaumer: Die Koxarthrose. Medizinisch Literarische Verlagsges., Uelzen 1984 (S. 136–137)

Hohmann, D., R. Uhlig: Orthopädische Technik, 7. Aufl. Enke, Stuttgart 1982

Hohmann, D., S. Hu, H. Legal, H. Scheuring: CT-Bildanalyse zur Oberflächenrekonstruktion des Hüftgelenkes. Z. Orthop. 123 (1985) 899–902

Horrig, Ch., W. Heipertz, H.-G. Willert: Indikation und Ergebnisse der intertrochantären Umstellungsosteotomie bei Koxarthrose. In Bauer, R., F. Kerschbaumer: Die Koxarthrose. Medizinisch Literarische Verlagsges. Uelzen 1984 (S. 102–105)

Howell, D. S., A. I. Sapolsky, J. C. Pita, F. Woessner: The pathogenesis of osteoarthritis. Semin. Arthr. Rheum. 5 (1976) 365–383

Huggler, A. H., A. Schreiber: Alloarthroplastik des Hüftgelenks, 2. Aufl. Thieme, Stuttgart 1978

Imhäuser, G.: Zur Pathogenese und Therapie der jugendlichen Hüftkopflösung. Z. Orthop. 88 (1957) 3–41

Isolauri, J., T. Tervo, H. Aho, P. Rokkanen: Intertrochanteric osteotomy without displacement fixed with an AO blade plate in the treatment of osteoarthritis of the hip. Arch. orthop. traum. Surg. 97 (1980) 57–60

Jani, L., W. Müller: The indication for intertrochanteric osteotomy in osteoarthritis of the hip joint. Reconstr. Surg. Traum. 12 (1971) 230–239

Jorring, K.: Osteoarthritis of the hip. Epidemiology and clinical role. Acta orthop. scand. 51 (1980) 523–530

Josenhans, G., G. Binzus, F. Harting: Einfluß von Körpergewicht und Lebensalter auf die Arthrose. Z. angew. Bäder- u. Klimaheilk. 19 (1972) 36–45

Kellgren, J. H., J. S. Lawrence: Osteoarthrosis and disk degeneration in an urban population. Ann. rheum. Dis. 17 (1958) 388–397

Kerschbaumer, F., A. Giner: Ergebnisse der Beckenosteotomie nach Chiari bei der Dysplasie-Koxarthrose. Bauer, R., F. Kerschbaumer: Die Koxarthrose. Medizinisch Literarische Verlagsges., Uelzen 1984 (S. 138–140)

Kölbel, R., G. Bergmann, A. Rohlmann: Die entlastende Wirkung von Gehstützen und Möglichkeiten ihrer Kontrolle. Med.-orthop. Techn. 99 (1979) 102–113

Kraus, J. F., R. D. d'Ambrosia, E. G. Smith, J. van Meter, N. O. Borhani, C. E. Franti, P. R. Lipscomb: Epidemiological study of severe osteoarthritis. Orthopedics 1 (1978) 37–42

Kummer, B.: Die Beanspruchung der Gelenke, dargestellt am Beispiel des menschlichen Hüftgelenks. Verh. dtsch. Ges. Orthop. Traum., 55 (1969) 301–311

Kummer, B.: Die Tragfläche des Hüftgelenks. Z. Orthop. 117 (1979) 693–696

Kummer, B.: Form und Funktion. In Witt, A. N., H. Rettig, K. F. Schlegel, M. Hackenbroch, W. Hupfauer: Orthopädie in Praxis und Klinik, Bd. I. Thieme, Stuttgart 1980 (S. 1.1–1.48)

Kummer, B.: Biomechanik der normalen und kranken Hüfte. In Draenert, K., A. Rütt: Histo-Morphologie des Bewegungsapparates, Bd. I: Grundlagen zur Morphologie und Funktion der Hüfte. Art and Science, München 1981 (S. 99–111)

Kummer, B.: Die klinische Bedeutung der Coxa valga. Z. Orthop. 123 (1985) 443–452

Kurrat, H. J., W. Oberländer: The thickness of the cartilage in the hip joint. J. Anat. 126 (1978) 145–155

Küsswetter, W.: Indikation und Grenzen der Salter-Osteotomie bei der initialen Dysplasie-Koxarthrose des Adoleszenten und jungen Erwachsenen. In Bauer, R., F. Kerschbaumer: Die Koxarthrose. Medizinisch Literarische Verlagsges., Uelzen 1984 (S. 144–148)

Landells, J. W.: The bone cysts of osteoarthritis. J. Bone Jt Surg. 35 B (1953) 643–649

Lang, F. J.: Arthritis deformans und Spondylitis deformans. In Lubarsch, O.: Handbuch der speziellen pathologischen Anatomie und Histologie, Bd. IX/2. Springer, Berlin 1934 (S. 252–376)

Lang, F. J., J. Thurner: Erkrankungen der Gelenke. In Staemmler, M.: Lehrbuch der speziellen pathologischen Anatomie, Bd. II/4. de Gruyter, Berlin 1972 (S. 1985–2266)

Lawrence, J. S.: Rheumatism in Populations. Heinemann, London 1977

Lawrence, J. S., M. Sebo: The geography of osteoarthrosis. In Nuki, G.: The Aetiopathogenesis of Osteoarthrosis. Pitman, London 1980 (pp. 155–183)

Lawrence, J. S., J. M. Bremner, F. Bier: Osteo-arthrosis. Prevalence in the population and relationship between symptoms and X-ray changes. Ann. rheum. Dis. 25 (1966) 1–24

Lequesne, M.: Die Coxarthrose. In Schoen, R., A. Böni, K. Miehlke: Klinik der rheumatischen Erkrankungen. Springer, Berlin 1970 (S. 326–337)

Lequesne, M., S. De Sèze: Le faux profil de bassin. Nouvelle incidence radiographique pour l'étude de la hanche. Son utilité dans les dysplasies et les différentes coxopathies. Rev. Rhum. 28 (1961) 633

Liechti, R.: Die Arthrodese des Hüftgelenkes und ihre Problematik. Springer, Berlin 1974

Lindberg, H., L. G. Danielsson: The relation between labor and coxarthrosis. Clin. Orthop. 191 (1984) 159–161

Linde, F., R. Pallesen: Osteoarthritis of the hip in patients under 60 years of age. A study of the importance of pain at rest as an indication for intertrochanteric osteotomy. Arch. orthop. traum. Surg. 104 (1985) 267–270

Lloyd-Roberts, G. C.: The role of capsular changes in osteoarthritis of the hip joint. J. Bone Jt Surg. 35 B (1953) 627–642

Louyot, P., R. Savin: La coxarthrose chez l'agriculteur. Rev. Rhum. 33 (1966) 625–632

Maaz, B., M. Menge: Aktueller Stand der zementfreien Hüftendoprothetik. Thieme, Stuttgart 1985

McMurray, T. P.: Osteoarthritis of the hip-joint. J. Bone Jt Surg. 21 (1939) 1–11

Maquet, P.: Conclusions du symposium. Acta orthop. belg. 44 (1978) 280–287

Merle d'Aubigné, R., J. Cauchoix, J. V. Ramadier: Evaluation chiffrée de la fonction de la hanche. Application à l'étude des résultats des opérations mobilisatrices de la hanche. Rev. orthop. 35 (1949) 541–548

Milch, H.: The „pelvic support" osteotomy. J. Bone Jt Surg. 23 (1941) 581–595

Mohr, W.: Gelenkkrankheiten. Diagnostik und Pathogenese makroskopischer und histologischer Strukturveränderungen. Thieme, Stuttgart 1984

Morscher, E.: Multizentrische Nachuntersuchung von 2251 intertrochanteren Osteotomien bei Coxarthrose. In Morscher, E.: Die intertrochantere Osteotomie bei Coxarthrose. Analyse und Auswertung von 2251 nachuntersuchten intertrochanteren Osteotomien. Huber, Bern 1971 (S. 9–22)

Mose, K., L. Hjorth, M. Ulfeldt, E. R. Christensen, A. Jensen: Legg Calvé Perthes disease. The late occurence of coxarthrosis. Acta orthop. scand., Suppl. 169 (1977)

Müller, M. E.: Die hüftnahen Femurosteotomien unter Berücksichtigung der Form, Funktion und Beanspruchung des Hüftgelenks, 2. Aufl. Thieme, Stuttgart 1971

Müller, M. E., M. Allgöwer, H. Willenegger: Manual der Osteosynthese. AO-Technik. Springer, Berlin 1969

Murray, R. O.: Degenerative joint disease. J. small Anim. Pract. 12 (1971) 99–103

Niethard, F. U., A. Güssbacher, N. Fernandez: Die Beckenosteotomie nach Chiari bei der fortgeschrittenen Dysplasie-Koxarthrose. In Bauer, R., F. Kerschbaumer: Die Koxarthrose. Medizinisch Literarische Verlagsges. Uelzen 1984 (S. 132–135)

Nissen, K. I.: The arrest of early primary osteoarthritis of

the hip by osteotomy. Proc. roy. Soc. Med. 56 (1963) 1051–1060
Orlic, D., I. Ruszkowski: The radiological appeerence of appositional new bone on the medial part of the neck of the femur in coxarthrosis. Int. Orthop. (SICOT) 7 (1983) 11–16
Otte, P.: Degeneration des Gelenkknorpels. Klinische und radiologische Aspekte. Münch. med. Wschr. 110 (1968) 2677–2683
Otte, P.: Aktivierte Arthrose. Verh. dtsch. Ges. inn. Med. 89 (1983) 239–244
Pauwels, F.: Der Schenkelhalsbruch, ein mechanisches Problem. Z. orthop. Chir., Beilageh. 63 (1935)
Pauwels, F.: Über eine kausale Behandlung der Coxa valga subluxans. Z. Orthop. 79 (1950) 305–315
Pauwels, F.: Neue Richtlinien für die operative Behandlung der Coxarthrose. Verh. Dtsch. orthop. Ges., 48. Kongr., Berlin 1960. Enke, Stuttgart 1961 (S. 332–366)
Pauwels, F.: Gesammelte Abhandlungen zur funktionellen Anatomie des Bewegungsapparates. Springer, Berlin 1965
Pauwels, F.: Atlas zur Biomechanik der gesunden und kranken Hüfte. Prinzipien, Techniken und Resultate einer kausalen Therapie. Springer, Berlin 1973
Payr, E.: Gelenksteifen und Gelenkplastik, Teil 1. Springer, Berlin 1934
Perry, G.H., M.J.G. Smith, C.G. Whiteside: Spontaneous recovery of the joint space in degenerative hip disease. Ann. rheum. Dis. 31 (1972) 440–448
Peyron, J.G.: Die Epidemiologie der Arthrose. In Huskisson, E.C., G. Katona: New Trends in Osteoarthritis (dtsch. Ausg.). Karger, Basel 1982 (pp. 21–31)
Pommer, G.: Über die mikroskopischen Kennzeichen und die Entstehungsbedingungen der Arthritis deformans (nebst neuen Beiträgen zur Entstehung der Knorpelknötchen). Virchows Arch. path. Anat. 263 (1927) 434–514
Pommier, L.: Contribution à l'étude de la coxarthrose chez l'agriculteur. Profil clinique et étiologique. A propos de 245 dossiers de coxarthrose chirurgicale. Thèse, Tours 1977
Preiser, G.: Statische Gelenkerkrankungen. Enke, Stuttgart 1911
Puranen, J., L. Alaketola, P. Reltokalio, J. Saarela: Running and primary osteoarthritis of the hip. Brit. med. J. 1975/424–425
Radin, E.L., I.L. Paul, R.M. Rose: Osteoarthrosis as a final common pathway. In Nuki, G.: The Aetiopathogenesis of Osteoarthrosis. Pitman, London 1980 (pp. 84–89)
Radin, E.L., G.H. Parker, J.W. Pugh, R.S. Steinberg, I.L. Paul, R.M. Rose: Response of joints to impact loading. III. Relationship between trabecular microfracture and cartilage degeneration. J. Biomech. 6 (1973) 51–57
Reimann, I., S. Christensen, S. Bach: A histological demonstration of nerves in subchondral bone. Acta orthop. scand. 48 (1977) 345–352
Rippstein, J.: Zur Bestimmung der Antetorsion des Schenkelhalses mittels zweier Röntgenaufnahmen. Z. Orthop. 86 (1955) 345–360
Roberts, S., B. Weightman, J. Urban, D. Chappell: Mechanical and biochemical propesties of human articular cartilage in osteoarthritic femoral heads and in autopsy specimens. J. Bone Jt Surg. 68 B (1986) 278–288
Rompe, G., J.M. Fitzek: Synopse der Bewertung von Leistungsbeeinträchtigungen in verschiedenen Sachgebieten. In Rompe, G., A. Erlenkämper: Begutachtung der Haltungs- und Bewegungsorgane. Thieme, Stuttgart 1978 (S. 149–168)
Rutishauser, E., E. Grasset: La coxarthrose. Verh. 6. Kongr. Soc. int. Chir. Orthop. Traum., Bern 1954. Imprimerie des Sciences, Brüssel 1955 (pp. 702–717)
Rütt, A.: Histologische Untersuchungen zur Arthrosis deformans. Z. Orthop., Beilageh. 89 (1957) 70–108
Rütt, A.: Die Therapie der Koxarthrose. Thieme, Stuttgart 1969
Rütt, A.: Coxarthrosis. Surgical and conservative Treatment. Thieme, Stuttgart 1976
Rütt, J., M.H. Hackenbroch, G. Waertel, K. Beutler: Varisierungs- und Beckenosteotomie - eine notwendige Kombination in der Behandlung der hochgradigen Hüftpfannendysplasie des Erwachsenen? Z. Orthop. 123 (1985) 640–640
Rydell, N.W.: Forces acting on the femoral head-prosthesis. A study on strain gauge supplied prosthesis in living persons. Acta orthop. scand. 37, Suppl. 88 (1966)
Salter, R.B., G. Hansson, G.H. Thompson: Innominate osteotomy in the management of residual congenital subluxation of the hip in young adults. Clin. Orthop. 182 (1984) 53–68
Schlegel, K.F.: Mit der Koxarthrose leben. In Bauer R., F. Kerschbaumer: Die Koxarthrose. Medizinisch Literarische Verlagsges. Uelzen 1984 (S. 55–59)
Schmitt, O., E. Schmitt, P. Lindemer: Ergebnisse der Hüftosteotomien bzw. zusätzlicher gelenkverbessernder Maßnahmen bei der Coxarthrose. In Bauer, R., F. Kerschbaumer: Die Koxarthrose. Medizinisch Literarische Verlagsges., Uelzen 1984 (S. 113–118)
Schneider, M., D. Weill: La place de l'ostéotomie intertrochantérienne valgisante (Pauwels II) dans le traitement chirurgical de la coxarthrose. Principes biomécaniques. Résultats. Rev. Rhum. 42 (1975) 53–57
Schneider, R.: Die intertrochantere Osteotomie bei Coxarthrose. Springer, Berlin 1979
Schneider, R.: Die Totalprothese der Hüfte. Huber, Bern 1982
Schreiber, A.: Wann haben Osteotomien zur Behandlung der Coxarthrose noch ihre Berechtigung? Z. Orthop. 123 (1985) 462–465
Schulitz, K.P., B. Schöning, W. Kull: Hüftgelenksdeformität und Arthrose bei der Epiphyseolysis capitis femoris – Untersuchung anhand röntgenologischer Parameter. Arch. orthop. Unfall-Chir. 86 (1976) 303–315
Schultz, M.: Degenerative diseases of the large joints found in skeletal material from a Merovingian cemetery in Southern Germany. Amer. J. Phys. Anthropol. 1986 (in press)
Shepherd, Margaret M.: Assessment of function after arthroplasty of the hip. J. Bone Jt Surg. 36 B (1954) 354–363
Silberberg, R.: Obesity and joint disease. Gerontology 22 (1976) 135–140
Sokoloff, L.: The pathology of osteoarthrosis and the role of ageing. In Nuki, G.: The Aetiopathogenesis of Osteoarthrosis. Pitman, London 1980 (pp. 1–15)
Spranger, M., H. Eder: Zementfreie Hüft-Endoprothesen-Systeme. In C. Burri, Ch. Herfarth, M. Jäger: Aktuelle Probleme in Chirurgie und Orthopädie, Bd. XXI. Huber, Bern 1985
Stockinger, G., W. Schwägerl: Zur Bedeutung der Beckenosteotomie nach Chiari bei der fortgeschrittenen Koxarthrose. In Bauer R., F. Kerschbaumer: Die Koxarthrose. Medizinisch Literarische Verlagsges., Uelzen 1984 (S. 141–143)
Swanson, S.A.V., M.A.R. Freeman: The Scientific Basis of Joint Replacement. Pitman, London 1977
Teinturier, P., J.P. Levai, S. Terver, J.P. Collin: L'ostéotomie de flexion épiphysaire de hanche dans les coxarthroses évoluées. Analyse évolutive et résultats à 5 ans de recul. Int. Orthop. (SICOT) 5 (1981) 217–223
Termansen, N.B., P.S. Teglbjaerg, H. Sorensen: Primary osteoarthritis of the hip. Interrelationship between intraosseous pressure, X-ray changes, clinical severity and bone density. Acta orthop. scand. 52 (1981) 215–222
Tillmann, B.: Zur Lokalisation von degenerativen Veränderungen am Femurkopf bei der Coxarthrose. Z. Orthop. 111 (1973) 23–27
Tillmann, B.: Funktionelle Morphologie und Beanspruchung der Gelenke. Verh. anat. Ges. 72 (1978) 47–63
Tilscher, H., M. Friedrich: Differentialdiagnosen der Koxarthrosebeschwerden. In Bauer, R., F. Kerschbaumer: Die Koxarthrose. Medizinisch Literarische Verlagsges., Uelzen 1984 (S. 43–49)

Tönnis, D.: Die angeborene Hüftdysplasie und Hüftluxation im Kindes- und Erwachsenenalter. Springer, Berlin 1984

Tönnis, D., D. Behrens: Die Hüftpfannenschwenkung durch Dreifach-Osteotomie zur Behandlung der Dysplasie-Koxarthrose. In Bauer R., F. Kerschbaumer: Die Koxarthrose. Medizinisch Literarische Verlagsges. Uelzen 1984 (S. 149-152)

Troysi, G., G. Merola, L. Schiavetti: Obesita e artrosi. Boll. Centro Reum. Roma 7 (1970) 148-157)

Trueta, J., M. H. M. Harrison: The normal vascular anatomy of the femoral head in adult man. J. Bone Jt Surg. 35 B (1953) 442-461

Ungethüm, M.: Vergleichende Untersuchungen zur Verminderung der auf künstliche Hüftgelenke übertragenen Kräfte. Biomed. Techn., Erg.-Bd. 20 (1975) 103-104

Valkenburg, H. A.: Clinical versus radiological osteoarthrosis in the general population. In Peyron, J.G.: Epidemiology of Osteoarthritis. Ciba-Geigy, Paris 1981 (pp. 53-55)

Voss, C.: Koxarthrose - Die „temporäre Hängehüfte". Ein neues Verfahren zur operativen Behandlung der schmerzhaften Altershüfte und anderer chronisch deformierender Hüftgelenkserkrankungen. Münch. med. Wschr. 98 (1956) 954-956

Waertel, G., M. H. Hackenbroch, K. Beutler: Ist die Operation der beschwerdefreien Coxa valga subluxans gerechtfertigt? Z. Orthop. 123 (1985) 482-482

Wagenhäuser, F.J.: Die Rheumamorbidität. Eine klinisch-epidemiologische Untersuchung. Huber, Bern 1969

Wagenhäuser, F.J.: Die primäre Koxarthrose. In Schwiegk, H., E. Buchborn: Handbuch der inneren Medizin, Rheumatologie B, Spezieller Teil I: Gelenke. Springer, Berlin 1984 (S. 727-745)

Wagner, H., P. Keck: Ergebnisse der operativen Behandlung der Dysplasiearthrose des Hüftgelenkes. Orthopäde 2 (1973) 260-267

Watermann, H.: Arthrosen. Unfall und Behandlung. Mschr. Unfallheilk., Beih. 48 (1955) 81-95

Weighley, E. S.: Average? Ideal? Desirable? A brief overview of height-weight tables in the United States. J. Amer. diet. Ass. 84 (1984) 417-423

Welte, C.-P.: Die intertrochantere Osteotomie als Therapie der Koxarthrose. Diss., Bonn 1980

Wiberg, G.: Studies on dysplastic acetabula and congenital subluxation of the hip joint. Acta chir. scand. 83, Suppl. 58 (1939)

Willert, H.G., M. Semlitsch: Orthopädische Implantate und Biomaterialien. In Witt, A. N., H. Rettig, K. F. Schlegel, M. Hackenbroch, W. Hupfauer: Orthopädie in Praxis und Klinik, Bd. II. Thieme, Stuttgart 1981 (S. 22.1-22.53)

Witt, A. N., M. H. Hackenbroch: Arthrodesis of the hip joint. In Rütt, A.: Coxarthrosis. Surgical and Conservative Treatment. Thieme, Stuttgart 1976 (pp. 67-91)

Witt, A. N., H. J. Refior: Die operative Therapie in der Orthopädie. In Witt, A. N., H. Rettig, K. F. Schlegel, M. Hackenbroch, W. Hupfauer: Orthopädie in Praxis und Klinik, Bd. II. Thieme, Stuttgart, 1981 (S. 21.1-21.20)

Zaoussis, A. L., G. Adamopoulos, G. Geraris, M. Manoloudis, I. Galanis: Osteotomy for osteoarthritis of the hip. A clinical and radiological survey. Int. Orthop. (SICOT) 7 (1984) 223-228

Zuckerman, J. H., C. B. Sledge: Total joint replacement: Latest developments for the geriatric patient. Geriatrics 40 (1985) 71-92

6 Hüftmuskellähmungen

Von J. U. Baumann

Einleitung

Die Hüftmuskulatur im engeren Sinne umfaßt die pelvifemoralen Muskeln. Obschon die Hauptmasse der pelvikruralen Muskeln am Oberschenkel liegt, müssen sie ihrer wichtigen Funktionen am Hüftgelenk und ihres pathogenen Potentiales wegen ebenfalls der Hüftmuskulatur zugezählt werden. Zu ihnen gehören insbesondere die ischiokruralen Muskeln, ferner Grazilis, Sartorius und Rectus femoris. Besondere Verhältnisse liegen beim Iliopsoas im Zusammenhang mit dem Ursprung der Psoasanteile von der Lendenwirbelsäule und seinem Ansatz am proximalen Femurschaft vor. Durch den Iliakusanteil besteht eine breite Verankerung des Muskels am Becken.
Lähmungen der Hüftmuskulatur beeinträchtigen sowohl die Statik beim Sitzen und Stehen durch Schädigung der Stabilisierung von Becken und Rumpf gegenüber den Oberschenkeln als auch die Dynamik beim Gehen und Laufen sowie bei sportlichen und akrobatischen Leistungen. Selbst ein geringer Kraftverlust der Glutäalmuskulatur führt zum Hinken. Über den Iliopsoas besteht eine direkte Verkettung zwischen den Bewegungen in Hüftgelenken und Lendenwirbelsäule.
Die straffe Muskelführung von möglichst kongruenten Hüftgelenken ist auch bei gehunfähigen Personen für das Sitzen und gehaltene Stehen wesentlich. Hüftmuskellähmungen und -kontrakturen erschweren das Sitzen selbst im Rollstuhl mit Sitzschale. Das regelmäßige Sitzen mit Beckenschiefstand, erheblicher Kyphose oder Hyperlordose der Lendenwirbelsäule im Wachstumsalter führt zu bleibenden Verformungen des Skeletts an Hüftgelenken und Wirbelsäule. Die Erhaltung oder Wiederherstellung mobiler Hüftgelenke und ihrer muskulären Führung ist deshalb auch bei Rollstuhlpatienten wichtig. Besonders ungünstig sind asymmetrische Hüftgelenkstellungen im Zusammenhang mit Muskelkontrakturen und Spastizität. Einerseits rufen sie eine Hüftgelenkinkongruenz bis zur Luxation auf der Seite der Adduktion hervor; anderseits verursachen sie eine schiefe Basis für den Rumpf bei aufrechter Haltung.

Die Beeinträchtigung von Muskelwirkungen beim Gehen und Laufen beeinflußt in der Regel die Stand- und die Schwungphase der Schritte in unterschiedlichem Maße. Bei der funktionellen Prüfung ist es zudem notwendig, innerhalb der Standphase zwischen den Stütz- und Bremswirkungen in der ersten Hälfte und dem Antrieb nach der Standphasenmitte zu unterscheiden, weil unterschiedliche Muskeln oder Muskelteile in ihnen eingesetzt werden. Es ist erwünscht, jede einzelne Funktion des gelähmten oder bewegungsgestörten Beines mit bestmöglichen Mitteln wiederherzustellen oder unter Benützung orthopädischer Hilfsmittel zu ersetzen. Im Wachstumsalter führen sowohl Lähmungen wie muskuläre Überfunktion und Muskelkontrakturen bei spastischen und athetotischen Bewegungsstörungen zu typischen Skelettverformungen am proximalen Femurende sowie zu Veränderungen im Bereich der Hüftgelenkpfannen, so daß im Laufe der Zeit eine neurogene Hüftluxation entstehen kann (Bleck 1966, Exner 1953, Göb 1967, Jones 1954, 1962, Mau 1953, Moreau u. Mitarb. 1979, O'Brian u. Sirking 1978, Samilson u. Mitarb. 1972, Smith 1969, Sommerville 1956, Tachdjian u. Minear 1956, Thom 1974).
Bezüglich der Diagnostik der Hüftmuskellähmungen bei radikulären Ausfällen im Lumbalbereich sowie bei Systemerkrankungen des zentralen und peripheren Nervensystems wird auf Bd. IV, Kap. 7 verwiesen. Die Beeinflussung des Gangbildes durch Hüftmuskellähmungen wird in Bd. I, Kap. 2, im Abschnitt über „Ausgewählte klinische Aspekte der Biomechanik und Biotechnik des Bewegungsapparates" behandelt.
Die grundlegenden therapeutischen Probleme bei Hüftmuskellähmungen sowie jene der Versorgung mit funktionellen Orthesen sind auf der Basis biomechanischer Betrachtung lösbar. Bezüglich der Auswirkungen von Hüftmuskellähmungen ist den erwähnten Kapiteln Folgendes hinzuzufügen:
Der Muskeltätigkeit an den Hüftgelenken bei der Fortbewegung kommt eine optimale Wirksamkeit zu: Es bestehen lange Hebelarme für die Kraftübertragung auf den Boden. Für Sport und

6.2 Hüftmuskellähmungen

Akrobatik ist es zudem wichtig, daß sich die Hüftgelenke bei anatomischer Normalstellung in unmittelbarer Nähe des Körperschwerpunktes befinden. Noch längere Hebelarme für die Fortbewegung lassen sich durch Verlagerung des Drehpunktes in die Schultergelenke beim Zu- und Durchschwingen mit Hilfe von Krücken oder Krückstöcken erreichen. Je länger die Hebelarme sind, um so höher wird aber die zu ihrer Bewegung und Steuerung notwendige Muskelkraft.

Bei Kindern reicht die normale Kraft der Schulter- und Armmuskulatur in der Regel zur Fortbewegung innerhalb und außerhalb des Hauses mit Durchschwingen auf Krückstöcken aus. Selbst bei vollständiger Lähmung der Hüftmuskulatur, wie sie bei Myelomeningozelen und traumatischer Paraplegie vorkommt, läßt sich Kindern deshalb die Fähigkeit für selbständiges Stehen und Gehen durch geeignete Orthesen zur Stabilisierung der Hüft- und Beingelenke vermitteln (vgl. Abb. 16, 23, 24).

Für komplett paraplegische Erwachsene mit Lähmungsniveau bei Th 12 oder höher sind die Kraftanforderungen beim Gehen mit Krückstöcken unter Einschluß des Durchschwingens aus den Schultern heraus dagegen so hoch, daß ein funktioneller Nutzen in der Regel nur für Transferaktivitäten, z. B. von und zu einem Fahrzeug, über Distanzen von wenigen Metern erreichbar und langfristig erhaltbar ist (STAUFFER u. Mitarb. 1978). NAGAO (1979) fand eine funktionelle Gehfähigkeit in der Regel nur bei tieflumbalem Lähmungsniveau. Bei Teillähmungen der Hüftmuskulatur wird deutlich, wie stark die Muskelmotoren für Knie- und Sprunggelenke die Arbeit der die Hüftgelenke bewegenden Muskeln unterstützen können.

Andererseits erhöhen distale Lähmungen im Bein die zur Stabilisierung der Hüftgelenke und zum Antrieb notwendigen lokalen Muskelkräfte (s. S. 6.27 f).

Teillähmungen und Bewegungsstörungen sowie Bewegungsblockierungen durch Muskelkontrakturen oder Gelenksteifen im Hüftgelenksbereich können in vielen Fällen mit Hilfe gelenkferner Muskelaktivitäten und durch Gewichtsverlagerungen kompensiert werden. Der Hüftmuskulatur kommt jedoch eine solche zentrale Bedeutung für die menschliche Fortbewegung zu, daß einzelne Funktionen unersetzbar sind und Ausfälle Ausweichbewegungen zur Kompensation erfordern, welche den Energieaufwand pro Wegstrecke so stark erhöhen, daß rasch eine Ermüdung eintritt. Je nach ursächlicher Krankheit oder Verletzungsfolge verteilen sich Kraftausfälle und Muskelkontrakturen um die Hüftgelenke herum unterschiedlich. Sie sind auch selten symmetrisch ausgebildet. Die Glutealmuskulatur ist selbst auf geringe Minderung der Kontraktionskraft empfindlich. Iliopsoas, Hüftab- und -adduktoren, Rectus femoris und Tensor fasciae latae neigen zu dauernder Verkürzung im Sinne von Kontrakturen. Die paralytische Hüftluxation droht besonders bei prae- und perinatalen neurologischen Schädigungen sowie bei solchen, die im frühen Kindesalter, vor allem in den ersten zwei Lebensjahren (INGRAM 1980) entstanden sind, kann aber auch noch während dem Pubertäts-Wachstumsschub erfolgen (vgl. Abb. 34).

Die muskuläre Insuffizienz durch Lähmung oder gestörtes Verhältnis der Hebelarme trifft vorwiegend die abduzierenden kleinen Glutäi. Auch im Hüftgelenkbereich wird der Patient in seiner Bewegungsfähigkeit nicht nur durch Kraftausfall und Lähmungen, sondern in mindestens gleichem Maße durch Muskelverkürzungen, Kontrakturen, beeinträchtigt. Lähmungen und Kontrakturen können in vielfachen Kombinationen alle Hüftmuskeln betreffen. Einseitige pathologische Zustände im Bereich eines Hüftgelenks bei gehfähigen Kindern verursachen oft im Interesse der Erhaltung der Symmetrie des Bewegungsablaufes gleichsinnige Stellungsumwandlungen zwischen Becken und Oberschenkel auf der gesunden Gegenseite (z.B. bei Hemiparesen). Bei Gehunfähigen aller Altersstufen folgt einem asymmetrisch wirkenden Grundleiden aber in der Regel eine asymmetrische Hüftgelenkstellung beim Sitzen im Fahrstuhl mit Abduktion und Außenrotation auf der einen, Adduktion verbunden mit Innenrotation auf der andern Seite. Die zentrale Lage des Hüftgelenks bringt es mit sich, daß Hüftmuskellähmungen umfangreiche kompensatorische Bewegungen und Haltungsänderungen am ganzen Körper auslösen.

Die neurogene Beeinträchtigung der Hüftmuskelfunktion bei zerebralen Bewegungsstörungen, Myelomeningozelen und Poliomyelitis wird im Folgenden besprochen. Zusätzlich werden Besonderheiten bei generalisierten neuromuskulären Erkrankungen, spinalen Muskelatrophien und Muskeldystrophien hervorgehoben. Verletzungsfolgen des Rückenmarks und des Plexus lumbosacralis, Spinalwurzelschädigungen im Zusammenhang mit Bandscheibenschäden sowie Spritzenschädigungen sind weitere Ursachen von Hüftmuskellähmungen und stellen diagnostische und therapeutische Probleme dar.

Isolierte Hüftmuskellähmungen

Isolierte Hüftmuskellähmungen werden selten beschrieben. Sie werden durch die Schädigung von Spinalwurzeln oder peripheren Nerven verursacht. Sowohl Beuge- als Streckmuskeln, Adduktoren und Abduktoren können einzeln gelähmt werden.

Isolierte Hüftmuskellähmungen 6.3

Die Plexus lumbalis und sacralis sowie die zugehörigen peripheren Nerven zeichnen sich durch einen kurzen geschützten Verlauf aus. Die Innervation erfolgt zu einem Teil durch direkte Muskeläste aus dem Plexus. Die Beuger und Adduktoren des Hüftgelenks werden durch die Wurzeln L1-L4 über den Plexus lumbalis, jene der Abduktoren über L4, L5, S1 und S2 und die Extensoren über den Plexus sacralis durch (L4), L5, S1, S2 und S3 innerviert. Bei Querschnittslähmungen des Rückenmarkes mit Niveau zwischen L3 und L4, wie sie bei Myelomeningozelen häufig vorkommen, bleiben deshalb funktionstüchtige Anteile von Beugern und Adduktoren der Hüftgelenke erhalten, während die Abduktoren und Strecker im Zusammenhang mit ihrem weiter distal liegenden Ursprung vom Rückenmark ausfallen.

1. Eine *isolierte Hüftbeugeschwäche* kann durch Beeinträchtigung der r. musculares aus dem Plexus lumbalis zum M. psoas entstehen. Als Ursachen kommen entzündliche oder tumoröse intra- und extraspinale Erkrankungen in Frage. Bei lumbalen Sympathektomien und ventralen Operationen an der Wirbelsäule sind diese Muskeläste besonders zu berücksichtigen. Weitere Ursachen sind direkte Verletzungen durch Geschosse und Splitter sowie Traktionsverletzungen des N. femoralis und Plexus lumbalis.

2. Die *Hüftadduktoren* werden durch einen Ausfall des N. obturatorius stark geschwächt. Als Restfunktion bleiben jene des dorsalen Anteiles von M. adductor magnus erhalten, welcher durch den Tibialisanteil des N. ischiadicus versorgt wird, sowie des M. pectineus (N. femoralis). Bei spinaler und bei zerebraler spastischer Überfunktion der Hüftadduktoren kann der N. obturatorius in seinem intra- oder extrapelvinen Verlauf in therapeutischer Absicht ganz oder teilweise unterbrochen werden. Es besteht dabei aber die Gefahr der Überkorrektur. Die isolierte Obturatoriuslähmung führt zu einem typischen Gangbild mit Außenrotation des Oberschenkels auch in der Standphase der Schritte. Das Vorschwingen des Beines wird durch vermehrte transversale Rotationsbewegungen des Beckens aus der Lendenregion heraus unterstützt und ist von vermehrter Außenkreiselung des Oberschenkels begleitet. Durch diese schlenkernden Bewegungen wird die fehlende Adduktions-, Beuge- und Innenrotationswirkung der Adduktoren beim Gehen teilweise kompensiert. Die Lendenwirbelsäule wird dabei aber vermehrt beansprucht, was Kreuzschmerzen verursachen kann.

3. Die *Kontraktionsfähigkeit der kleinen Glutäi zur Hüftabduktion* ist auf den N. glutaeus superior (L4, L5, S1 [S2]) angewiesen. Er tritt lateral des N. ischiadicus durch das Foramen ischiadicum majus und zieht seitwärts zu den Mm. glutaeus

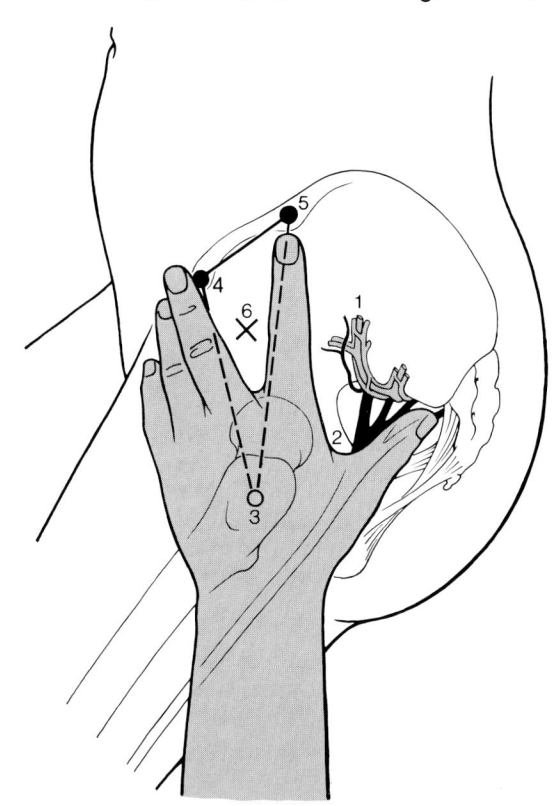

Abb. 1 Intramuskuläre Injektionsbehandlung im Glutäusdreieck zur Vermeidung einer Schädigung von N. glutaeus superior oder N. ischiadicus. 1 = N. glutaeus superior mit Begleitgefäßen, 2 = N. ischiadicus, 3 = Trochanter major, 4 = Spina ilica anterior superior, 5 = Crista ilica, 6 = Injektionsstelle (nach *von Hochstetter*)

medius und minimus sowie zum Tensor fasciae latae. Der M. glutaeus superior ist vor allem durch intramuskuläre Injektionen gefährdet (Abb. 1) (VON HOCHSTETTER 1954, 1955, 1956, 1958). Bei einer akuten Spritzenlähmung empfiehlt NARAKAS (1983, persönliche Mitteilung) die notfallmäßige Dekompression durch Neurolyse innerhalb der 6-Stunden-Grenze (s. Plexusparesen, S. 6.31, Spritzenlähmung in Bd. IV S. 7.27). Muskelersatzoperationen für die Hüftabduktoren sind auf S. 6.26 beschrieben.

4. *Eine Lähmung der Hüftstrecker* droht auch im Zusammenhang mit Frakturen des Beckenringes im Bereich des Sakrums sowie am Azetabulum bei traumatischer Hüftluxation nach hinten oder zentral. Es können dabei Kompressionen von Nervenwurzeln durch Knochenfragmente, Traktionsverletzungen an Wurzeln, Plexus sacralis oder N. ischiadicus entstehen. Häufig ist allerdings die Schwächung der Hüftextension von weiteren Lähmungen im Ausbreitungsgebiet des N. ischiadicus, nicht selten auch in jenem des N. femoralis begleitet. Der M. glutaeus maximus wird durch den N. glutaeus inferior aus den Wurzeln (L4), L5, S1, S2 in seiner Aktivität ge-

steuert. Der Nerv verläßt das Foramen ischiadicum majus auf der Medialseite des N. ischiadicus und verläuft danach zwischen M. piriformis und N. ischiadicus nach lateral zu in das Muskelgewebe hinein.

Die Hüftextension in der zweiten Hälfte der Standphase beim Gehen und Laufen wird zu einem hohen Anteil durch die ischiokrurale Muskulatur, insbesondere Semimembranosus, den langen Bizepskopf und den in gleicher Weise innervierten dorsalen Anteil des Adductor magnus gewährleistet. Teillähmungen der Hüftstrecker werden in der Regel durch die lumbale Rückenmuskulatur soweit möglich kompensiert. Dabei entsteht in der Antriebsphase der Schritte eine starke Hyperlordose. Ein Teil der Flexions-Extensions-Bewegungen des Oberschenkels erfolgt nun über Beckenbewegungen durch Flexion-Extension in der Lendenwirbelsäule. Dies führt häufig zu Überlastungssymptomen im Lendenbereich mit Kreuzschmerzen.

Die ischiokruralen Muskeln werden bei Spritzenlähmung des N. ischiadicus betroffen. Ihr Vorkommen wird im Zusammenhang mit Chinininjektionen durch medizinische Hilfskräfte bei Kindern in den Tropen als häufig bezeichnet. BOURRELL u. SOUVESTRE (1982) empfehlen zur Behandlung eine intensive Physiotherapie, Alphachymotrypsine und Vitamine während einer Dauer von 2 Monaten. Erst dann sei wo nötig eine chirurgische Neurolyse durchzuführen.

Hüftmuskellähmungen als Teil eines Lähmungssyndromes

Die Hüfte bei zerebralen Bewegungsstörungen

Bei zerebralen Bewegungsstörungen infolge perinataler Hirnschädigung mit überwiegend spastischen Symptomen entwickelt sich im Laufe der ersten Lebensmonate und Jahre in der Regel eine charakteristische Verlagerung des zunächst normalen Gleichgewichtes der Muskelkräfte am Hüftgelenk zugunsten von Beugung, Innenrotation und Adduktion, zuungunsten von Extension, Abduktion und Außenrotation. Ohne intensive krankengymnastische Frühbehandlung kommen Schädigungen durch die Lagerung beim Liegen und Sitzen im Zusammenhang mit der verzögerten motorischen Entwicklung und der beeinträchtigten aktiven Bewegungsfähigkeit dazu. Auch der passive Bewegungsumfang der Hüftgelenke wird dadurch zunehmend, oft asymmetrisch, eingeschränkt. Bleibt die Unfähigkeit zum Sitzen, Stehen und Gehen über das 3. Lebensjahr hinaus bestehen, so ist ohne systematische Bewegungsübungen und Hilfsmittel für die Lagerung auch mit Beckenschiefstand, skoliotischer Verkrümmung der Wirbelsäule im thorakolumbalen Bereich, progressiver, oft einseitiger Überdehnung der Hüftgelenkkapsel, Hüftpfannenschädigung und neurogener Hüftluxation zu rechnen. Dies steht im Gegensatz zu zerebralen Bewegungsstörungen mit reiner Athetose oder Ataxie, wo der Bewegungsumfang der Gelenke trotz schwerer funktioneller Beeinträchtigung des Kindes u. U. in allen Richtungen normal bleiben kann.

Während der ganzen Dauer des Wachstumsalters beeinflussen die Spastizität und die pathologische Verteilung der Krafteinwirkungen die formale Skelettentwicklung im Hüftgelenkbereich. In der Regel entsteht eine verstärkte Antetorsion des Femurs, die 80° erreichen kann. Der Halsschaftwinkel bleibt bei starker Spastizität im Gegensatz zu hypotonen und dystonen Formen zerebraler Bewegungsstörungen mit ihrem niedrigen Grundtonus meistens annähernd normal. Für Kinder mit hypotonen zerebralen Bewegungsstörungen und fehlender Fähigkeit zu freiem Stehen und Gehen ist dagegen eine hochgradige Coxa valga, verbunden mit einer gegenüber der Altersnorm oft verminderten Antetorsion des Femurs, typisch. Wegen der mangelhaften muskulären Führung, insbesondere der Schwäche der Hüftabduktoren, können diese Hüftgelenke trotz des Fehlens von Muskelkontrakturen luxieren (PHELPS 1959).

Bei überwiegend spastischen Bewegungsstörungen bestehen folgende Risikofaktoren für eine neurogene Hüftluxation:

1. Ungleichgewicht der Muskelkraftwirkungen auf die Gelenkanteile mit Überwiegen von Adduktoren und Flexoren (JONES 1954, SHARRARD 1975, SOMMERVILLE 1959, THOM 1974, 1982). Dies fördert eine Verformung des proximalen Femurendes im Sinne der Coxa valga antetorta sowie eine zusätzliche funktionelle Valgusstellung von Schenkelhals und -kopf.
2. Überdehnung der Hüftgelenkkapsel, vor allem beim Liegen mit nach außen gedrehtem und adduziertem Oberschenkel. Die Schmerzen regen die spastische Verspannung der gesamten Skelettmuskulatur weiter an.
3. Die mangelnde Belastung der Gelenkkörper der Hüften durch Stehen und Gehen fördert die Entwicklung einer Coxa valga.
4. Bei Muskelhypotonie und Ataxie kleiner Kinder reicht die muskuläre Führung des proximalen Femurendes zur Stabilisierung des Femurkopfes in einer noch seichten Gelenkpfanne nicht aus.
5. Im Laufe der frühen Wachstumsjahre bilden sich oft bleibende Muskelverkürzungen. Am häufigsten betroffen sind die Hüftadduktoren, insbesondere Mm. adductor longus und gracilis, die Hüftbeuger mit M. iliopsoas und M.

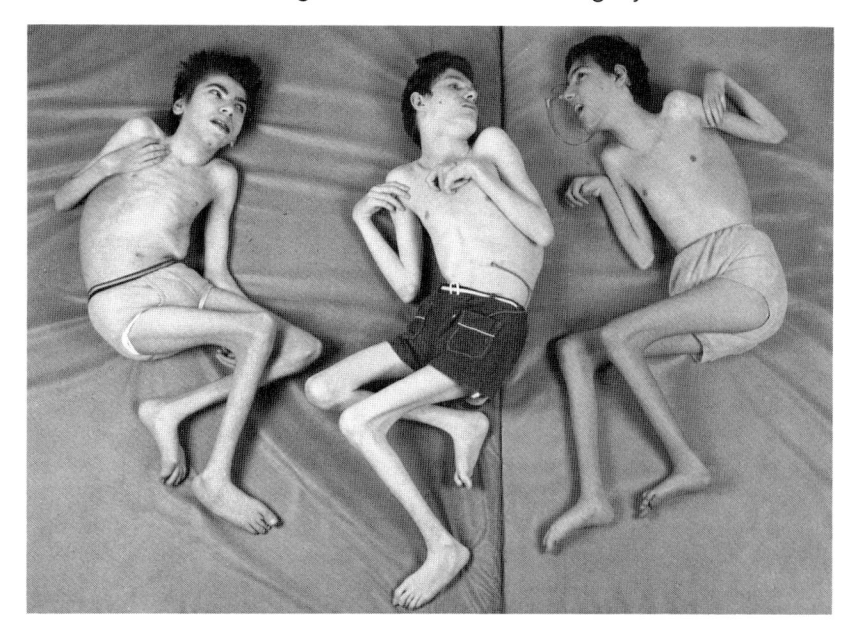

Abb. 2 Bei steh- und gehunfähigen Patienten mit zerebralen Bewegungsstörungen entstehen regelmäßig asymmetrische Muskelkontrakturen im Hüft- und im Kniegelenkbereich mit Beckenschiefstand, Lumbalskoliose und Gefahr der Hüftluxation (wind swept posture)

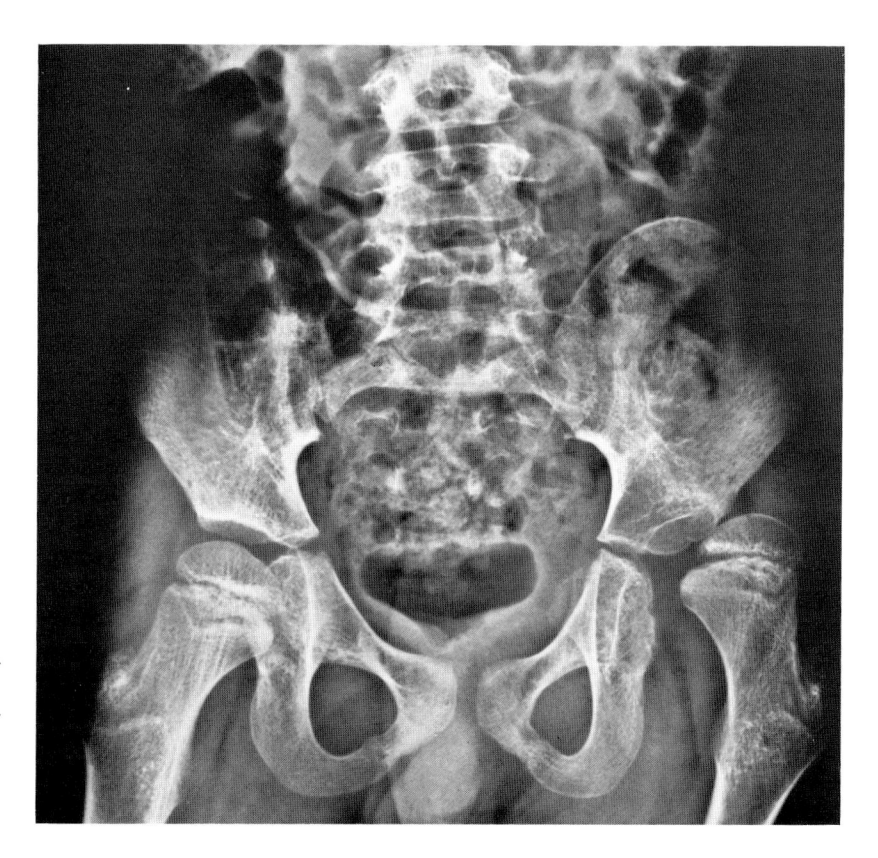

Abb. 3 Neurogene Hüftluxation bei spastischer Tetraparese links; 10jähriger Knabe: leichte Pfannendachschädigung links, Überdehnung der Hüftgelenkkapsel

rectus femoris, sowie die ischiokrurale Muskelgruppe. Wo sich eine kombinierte Kontraktur von M. tensor fasciae latae und kleinen Glutäi entwickelt, ist das gegenseitige Hüftgelenk luxationsgefährdet.

Ein gestörtes Gleichgewicht der Muskelkräfte, Lagerungsschäden sowie der fehlende funktionelle Reiz für ein normales Wachstum von proximalem Femurende und Gelenkpfanne verursachen in der Regel zusammen die typische Hüftluxation stark spastischer Kinder mit beeinträchtigten Gleichgewichtsreaktionen und Gehunfähigkeit (Abb. 2 u. 3).

Therapie

Erstes orthopädisches Behandlungsziel ist die Erhaltung kongruenter und belastungsfähiger Hüftgelenke, d. h. die Verhütung von Subluxationen

6.6 Hüftmuskellähmungen

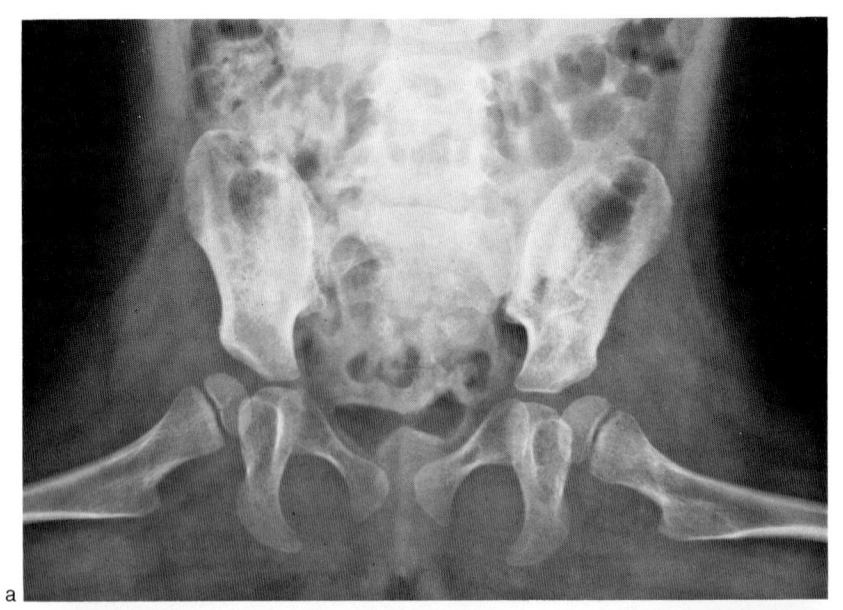

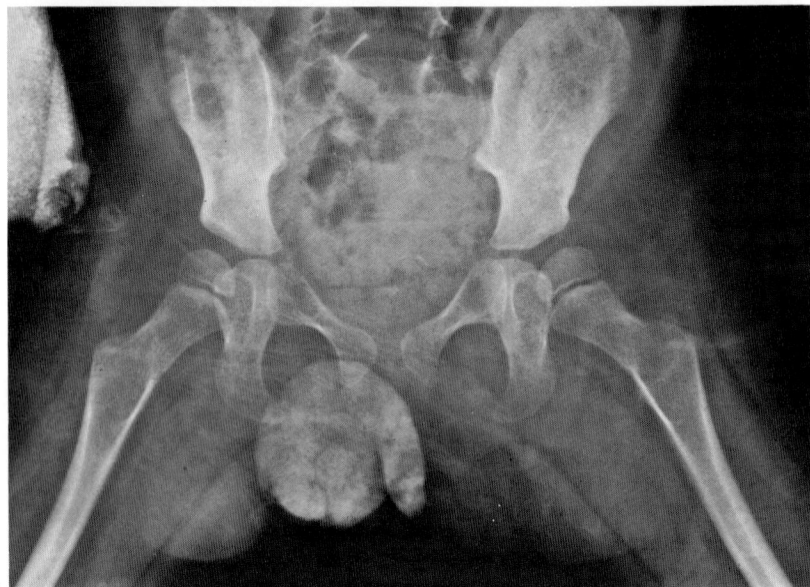

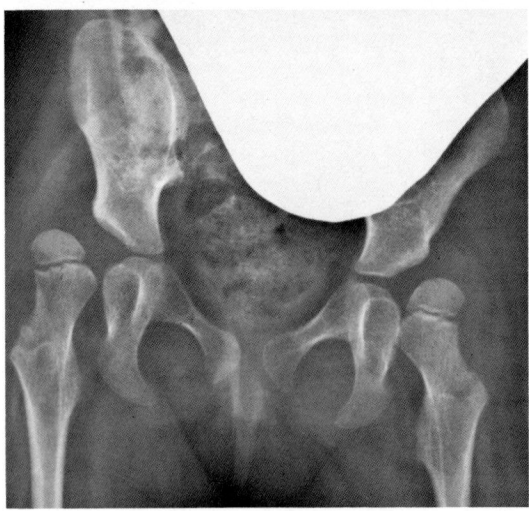

Abb. 4 a-c Hüftgelenkinstabilität bei dystoner zerebraler Bewegungsstörung: 5jähriges Mädchen: a) kongruente Hüftgelenke bei 90° Beugung und 25° Abduktion beidseits, b) kongruente Gelenkflächen bei Extension, Innenrotation und Abduktion, c) Luxation des Hüftgelenks bei Extension und Außenrotation bis Neutralstellung bei Coxa antetorta von 50° beidseits

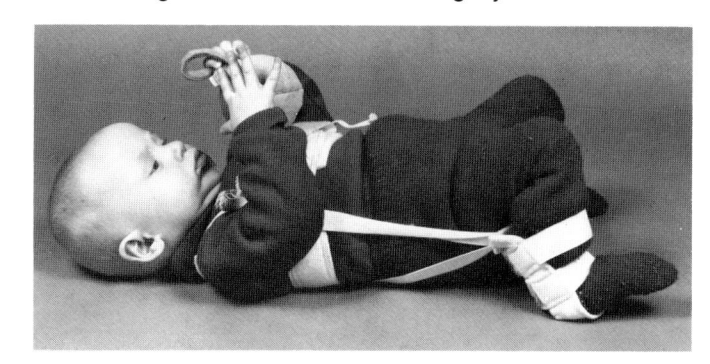

Abb. 5 Pawlik-Bandage zur gleichzeitigen Sicherung von Stabilität und Mobilität bei drohender neurogener Hüftluxation im Säuglingsalter

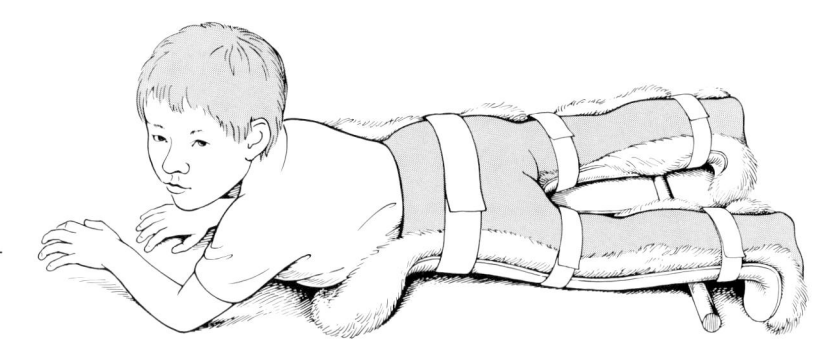

Abb. 6 Fellgepolsterte Bauchliegeschale zur Prophylaxe von Muskelkontrakturen und neurogener Hüftluxation bei Lähmungen und Dyskinesien der Hüftmuskulatur

und Luxationen. Demgegenüber sollte die Normalisierung des Gangbildes durch operative Eingriffe zeitlich zurücktreten. Bei starker Coxa antetorta besteht eine Konfliktsituation zwischen diesen beiden Zielen, weil sie teilweise entgegengesetzte Maßnahmen zu erfordern scheinen. Bei starker Antetorsion weisen die Hüftgelenke in Innendrehstellung des Femurs eine optimale Kongruenz auf; sie luxieren aber bei Außenrotation auf Mittelstellung oder darüber hinaus (Abb. 4). Folgende Maßnahmen zur Verhütung von neurogenen Hüftluxationen bei zerebralen Bewegungsstörungen werden empfohlen:

1. *Krankengymnastische Frühbehandlung* von den ersten Lebenswochen und -monaten an. Sie fördert nicht nur eine möglichst normale motorische Entwicklung, sondern hilft auch, physiologische Muskellängen und Kraftverteilungen im Hüftgelenkbereich zu erhalten. Das Entstehen von Muskelkontrakturen wird gehemmt.
2. *Spreizbehandlung* im Säuglingsalter, entsprechend jener bei idiopathischer angeborener Hüftdysplasie: breites Wickeln; bei radiologischen Veränderungen am Pfannendach ist eine Spreizbandage, z. B. eine Pawlik-Bandage, empfehlenswert (Abb. 5). THOM (1982) empfiehlt das Gerät von Hanausek zu diesem Zweck.
3. *Stehübungen* mit Hilfe eines Stehgestelles vom Alter von ca. 12 Monaten an. Die Hüftgelenke sollten dazu in Abduktions- und mäßige Innenrotationsstellung gebracht werden. Bei Langzeitkontrollen von Kindern mit zerebralen Bewegungsstörungen hat PHELPS (1959) als Folge von Stehübungen während einer Gesamtdauer von mindestens 3 Std. pro Tag eine Varisierung des Schenkelhalses mit günstiger Wirkung auf die Hüftgelenkkongruenz beobachtet.
4. *Lagerungsorthesen* für die Nacht in Hüftspreizstellung: Gipsliegeschalen für Rumpf und Beine, gepolstert mit Antidekubitusfell, werden bei Verwendung in der Bauchlage von den Patienten oft erstaunlich gut ertragen und sind preiswert in der Herstellung. Die Beinteile sollen einer leichten Beugung von Hüft- und Kniegelenken entsprechen und die Hüftgelenke leicht nach innen rotieren (Abb. 6).

Sowohl für die Lagerung wie für Stehübungen von Kindern mit spastischer Tetraparese und luxationsgefährdeten Hüftgelenken ist eine Schalenorthese für Rumpf und Beine geeignet. Sie bietet die Vorteile eines leichten Gewichts und der Möglichkeit des Nachformens (Abb. 7).

5. *Elektrostimulation*

FELDKAMP u. Mitarb. (1985) fanden bei 33 von 45 schwer spastischen Kindern im Vorschulalter eine günstige Wirkung korrigierender Beingipsverbände. Regelmäßige Elektrostimulation der kleinen Gluteaimuskeln während mindestens 3 Monaten vermochte bei 26 von 32 Kindern die Hüftgelenkkongruenz zu verbessern.

6.8   Hüftmuskellähmungen

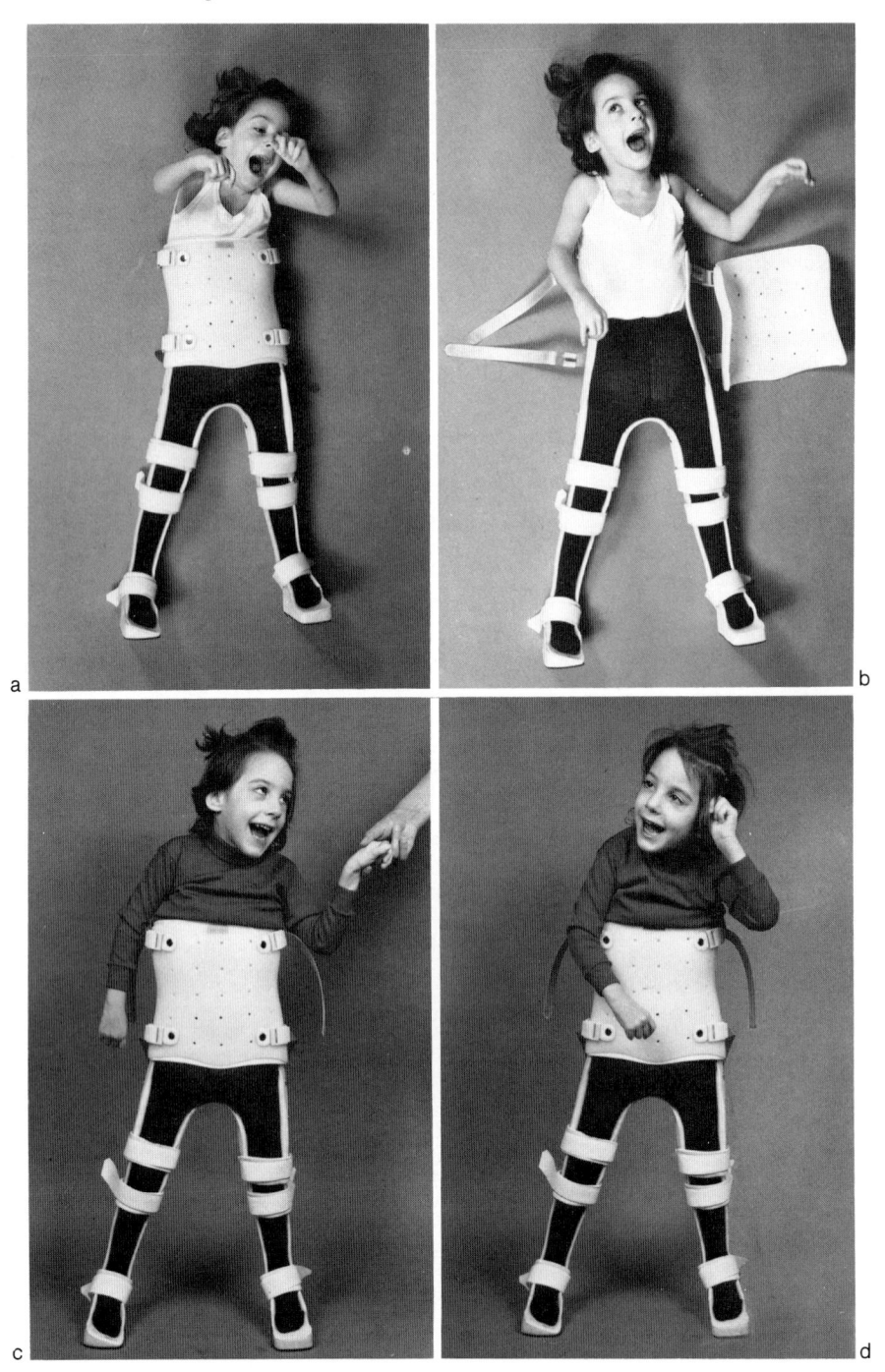

Abb. 7 a–d   Oberschenkel-Rumpf-Kunststoffschale zur Lagerung von Kindern mit mangelhafter muskulärer Stabilisierung der Hüftgelenke, mit Sohlen für Stehübungen, in Anwendung bei schwerer spastischer Tetraparese

6. Operationen
a) Weichteiloperationen

Erreicht die passive Abspreizfähigkeit eines Hüftgelenks aus rechtwinkliger Beugung nur noch 20–30°, dann ist in der Regel eine Verlängerungsoperation an den Hüftadduktoren oder eine Ursprungsverlagerung derselben auf das Tuber ossis ischii angezeigt (WESTIN 1966, STEPHENSON u. DONOVAN 1971). Bei uns hat sich dazu sowohl die eigene Methode der aponeurotischen Verlängerung des Adductor longus, verbunden mit der Ablösung der ventralen Anteile des Ursprungs des Grazilis vom Os pubis, als auch die Ursprungsverlagerung der Hüftadduktoren bewährt (Abb. 8).

THOM (1982) empfiehlt als erste chirurgische Maßnahme eine subkutane Adduktorentenotomie; SHARRARD (1975) und REIMERS (1980) halten eine offene Tenomyotomie für notwendig, falls die Hüftabspreizung nicht bis 45° möglich ist und zusätzliche radiologische Zeichen für eine Gefährdung der Hüftkongruität wie z. B. ein Unterbruch der Shentonschen Linie oder eine Lateralisierung des Femurkopfes bestehen. Unter Umständen ist zusätzlich eine aponeurotische Verlängerung bzw. eine Tenotomie unter Erhaltung der Iliakusfasern am Iliopsoas angezeigt (Abb. 9) (KEATS u. MORGESE 1967). BAUMANN (1970), BAUMANN u. Mitarb. (1978), MURRI (1977), FELDKAMP (1980) sowie GRIFFIN u. Mitarb. (1977) bestätigen die guten Erfahrungen von STEVENSON u. DONOVAN (1971) mit der Ursprungsverlagerung der Hüftadduktoren. PHELPS (1957), BAKER u. Mitarb. (1962), BAUMANN (1970), SAMILSON u. Mitarb. (1972) sowie BLECK (1979) und THOM (1982) warnen vor der Gefahr von Abduktionsfehlstellungen nach Tenomyotomien der Hüftadduktoren, verbunden mit Resektion *des N. obturatorius* (BANKS u. GREEN (1960). Die Untersuchungen von REIMERS (1980) kommen zu dem Schluß, daß der wichtigste Faktor für die Lateralisierung des Femurkopfes im Azetabulum (Migrationsindex) ein Überwiegen der Kraft der Hüftadduktoren über jene der Abduktoren darstelle; die N.-obturatorius-Resektion allein war fast so wirksam wie die nachkontrollierten Adduktorentenomyotomien.

BENZ (1981) erwähnt Vorteile der intrapelvinen Obturatoriusresektion für einzelne Patienten. Er empfiehlt, sie zur vorwiegenden Verbesserung der Sitzfähigkeit bei starker Adduktorenspastizität gehunfähiger Personen mit zerebralen Bewegungsstörungen und spinaler Paraplegie in Ausnahmefällen anzuwenden.

FETTWEIS (1979) führt Überkorrekturen nach Myotenotomie und partieller Denervierung der Adduktoren durch Obturatoriusresektion auf die Nachbehandlung in zu starker Abduktion im Gipsverband zurück.

(Bei einer Hüftbeugekontraktur von über 15–20° empfiehlt BLECK (1971) die anterolaterale Verlagerung des Iliopsoasansatzes vom Femur auf die Hüftgelenkkapsel.

Eine Nachuntersuchung der Wirksamkeit alleiniger Adduktorentenotomie mit oder ohne Obturatoriusneurektomie sowie der Kombination dieser Operation mit der Iliopsoasrezession wegen Hüftsubluxation im Vorschulalter durch KALEN u. BLECK (1985) brachte folgende Ergebnisse: Die Luxationstendenz blieb bei 64% der Patienten mit Adduktorentenotomie unbeeinflußt.

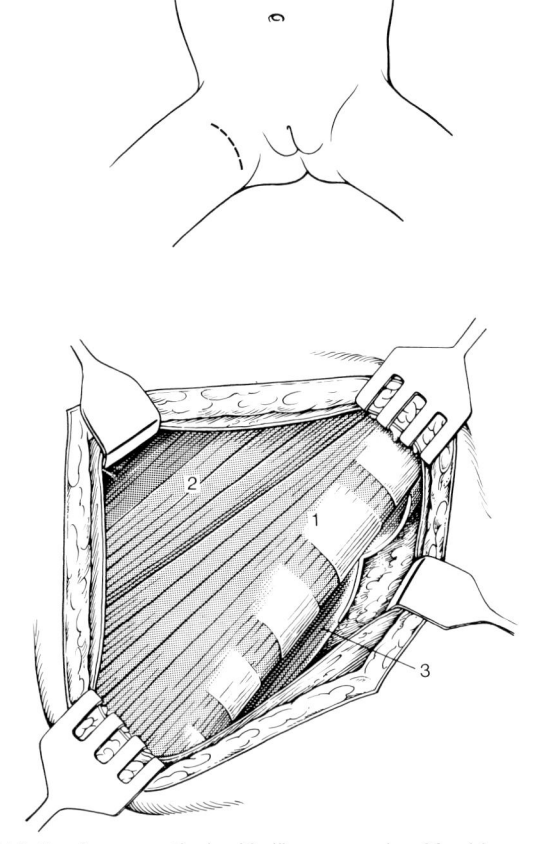

Abb. 8 Aponeurotische Verlängerung des M. adductor longus und Ursprungsablösung der ventralen zwei Drittel des M. gracilis. 1 = M. adductor longus, 2 = M. pectineus, 3 = M. gracilis

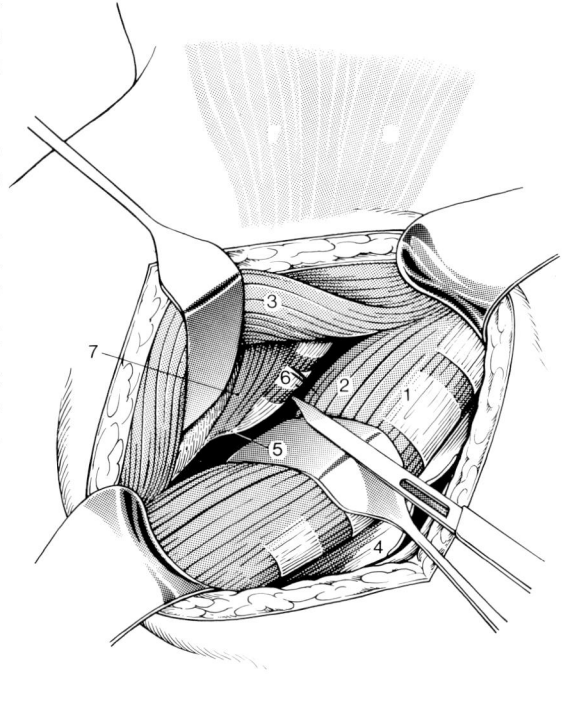

Abb. 9 Aponeurotische Verlängerung des Iliopsoas und des Adductor longus, ventrale Ablösung des M. gracilis bei myogener Beuge- und Adduktionskontraktur des Hüftgelenks 1 = M. adductor longus, 2 = M. adductor brevis, 3 = M. pectineus, 4 = M. gracilis, 5 = Trochanter minor, 6 = M. psoas, 7 = M. iliacus

Nach Iliopsoasrezession kam es dagegen bei 72% zu einer Besserung der Zentrierung des Femurkopfes, während bei zusätzlichen 8% die Luxationstendenz nicht mehr zunahm.

THOM (1982) u. a. führen bei Hüftbeuge-Anspreiz-Innenrotations-Kontrakturen eine „erweiterte Spinamuskelablösung" durch. THOM trennt dazu die Ursprünge der Mm. sartorius und rectus femoris vollständig von den Darmbeinstacheln ab. Es folgen eine Ablösung des vorderen Drittels des M. glutaeus medius vom Darmbeinkamm sowie eine Tenotomie des ventralen Drittels des M. tensor fasciae latae. Die beiden Anteile des M. iliopsoas werden entsprechend dem Grad der Hüftbeugefehlstellung myotomiert. In seltenen Fällen wird zusätzlich die mindestens partielle Spaltung der vorderseitigen Hüftgelenkkapsel vorgenommen.

GÖB (1967) durchtrennt mit dem gleichen Ziel die Ansätze von Sartorius und Rectus femoris, löst den Ursprung des ventralen Drittels der kleinen Glutäi vom Ansatz am Darmbeinkamm und verpflanzt sie dorsalwärts. Der Iliopsoas wird am Trochanter minor durchtrennt und mit dem M. rectus femoris verflochten.

FETTWEIS (1979) hebt die günstigen Auswirkungen eines Durchtrennens der Psoassehne hervor. Um die erwünschte Verlängerung des Iliopsoas zu erreichen, ziehen wir es vor, das Sehnengewebe des Psoas, entsprechend der Empfehlung von TACHDJIAN (1972) für die kongenitale Hüftluxation, möglichst weit kranial auf 2-3 Höhen im Abstand von 1 cm quer zu spalten. Dabei werden die Muskelfasern sorgsam geschont (vgl. Abb. 6).

ANTHONSEN (1966) verlängerte die Psoassehne Z-förmig und resezierte die distalen Muskelfasern des Iliopsoas. EVANS (1975), BAUMANN u. Mitarb. (1980) sowie HIROSHIMA u. ONO (1979) halten auch die Kontrakturen der ischiokruralen Muskulatur für einen wichtigen Faktor bei der Entstehung von Hüftluxationen bei spastischer zerebraler Bewegungsstörung. Insbesondere übt die passive Streckung des Knies zur Dehnung verkürzter langer Kniebeuger wegen der zur Verfügung stehenden Hebellängen eine starke Schubwirkung des Oberschenkels nach kranial aus. Geschieht dies bei Coxa antetorta und außenrotierten Hüftgelenken, so wird die Kapsel überdehnt und die Luxation des Hüftgelenkes gefördert. Auch während Stehübungen in einem Stehgestell muß bei Coxa antetorta deshalb dringend auf die Innenrotation der Oberschenkel geachtet werden.

Operative Verlängerungen am Semitendinosus, Semimembranosus und Biceps femoris wegen hochgradiger Kontrakturen sind bisweilen auch zur Erhaltung der Hüftgelenke schon vor Schulbeginn angezeigt. Auch dazu hat sich die aponeurotische Verlängerung mit ihren muskelmechanischen Vorteilen bewährt (BAUMANN 1983). Langfristige Vorteile sind aber von der Nachbehandlung, insbesondere der Lagerung und Physiotherapie, abhängig.

b) Skelettoperationen bei neurogener spastischer Hüftsubluxation

Bei wesentlicher ossärer Inkongruenz zwischen Kopf und Pfanne auf Röntgenaufnahmen, die nicht nur in Rotationsmittelstellung, sondern auch in der vom Patienten gewohnheitsmäßig eingenommenen Innenrotation der Oberschenkel angefertigt wurden, muß zu einem bestmöglich gewählten Zeitpunkt eine ossäre Korrektur am koxalen Femurende vorgenommen werden (SAMILSON u. Mitarb. 1972). Häufig ist zusätzlich eine Rekonstruktion des Pfannendaches erforderlich (BAUMANN 1983).

Am Femur ist eine intertrochantäre Derotations-Varisations-Osteotomie zur Verminderung der Antetorsion auf einen physiologischen Wert von 10-20° angezeigt. Für die Wiederherstellung und anschließende Erhaltung eines genügenden Muskelgleichgewichtes zur Verhütung einer erneuten Gelenkinkongruenz sind in der Regel sowohl Hilfsmittel zur Lagerung beim Liegen, Sitzen und Stehen als auch aktive und assistierte Bewegungsübungen erforderlich.

Allein durch die Korrektur der Coxa antetorta et valga ist es häufig möglich, Subluxationen von Hüftgelenken spastischer Patienten dauerhaft zu korrigieren. Die bei Operationen im Vorschulalter sicher vorauszusehende erneute Zunahme des Hals-Schaft-Winkels und der Antetorsion bleiben meistens in erträglichen Grenzen.

Der Nutzen der Derotations-Varisations-Osteotomie bei spastisch-neurogener Hüftsubluxation wird allgemein hervorgehoben (BAUMANN 1970, 1983, BLECK 1979, FETTWEIS 1979, FRANCILLON 1965, GÖB 1967, THOM 1982, TYLKOWSKI u. Mitarb. 1980, SAMILSON u. Mitarb. 1972.

Die als Folge der Wachstumsstimulation durch Osteotomie und Osteosynthese im Wachstumsalter zu erwartende postoperative Valgisierung des Schenkelhalses erfordert einen individuell unterschiedlichen Plan für den Grad der Varisierung anläßlich der Osteotomie (SAMILSON u. Mitarb. 1972).

Im Vorschulalter streben wir einen Hals-Schaft-Winkel von 105-110° an, gegen Ende des Wachstumsalters einen solchen von 125°. Weil Nachkontrolluntersuchungen von Operationen im Vorschulalter (BAUMANN 1983) nicht nur eine Zunahme der Hals-Schaft-, sondern auch der Antetorsionswinkel zeigten, suchen wir Femurosteotomien so nahe wie möglich beim Wachstumsabschluß auszuführen, wenn es die Gelenkverhältnisse erlauben.

Wo eine röntgenologisch deutliche Pfannenschädigung vorliegt, ist häufig im Anschluß an die Femurosteotomie im Alter unter 8 Jahren eine Azetabuloplastik (DEGA 1969) vom 8. Jahr an eher eine Beckenosteotomie angezeigt. Zur Beckenosteotomie hat sich das Vorgehen nach Chiari bewährt; es kommen aber auch eine Osteotomie nach PEMBERTON (1965, 1974), die Doppelosteotomie nach LE COEUR (1965), HOPF (1966) und SUTHERLAND u. GREENFIELD (1977), eine Tripleosteotomie nach STEEL (1973) oder deren Modifikation nach TÖNNIS (1981) in Frage.

Behandlung der neurogenen spastischen Hüftluxation
Hohe neurogene Hüftluxationen im Zusammenhang mit Spastizität und/oder niedrigem Grundtonus der Muskulatur entstehen vorwiegend bei schwerbehinderten, von jeher steh- und gehunfähigen Patienten. Sie können während der ganzen Wachstumsperiode auftreten, entwickeln sich aber selten bei Erwachsenen. SAMILSON u. Mitarb. (1972) fanden in ihrer Nachkontrolle von 1013 Patienten mit schweren zerebralen Bewegungsstörungen 274 mit luxierten oder subluxierten Hüftgelenken (27%). Die vollständige Luxation entstand durchschnittlich im 7. Lebensjahr. Die Folgen von neurogenen Hüftluxationen bei Spastizität sind oft noch schwerwiegender als jene bei der sog. kongenitalen Hüftluxation oder bei schlaffen Lähmungen. Sie beeinträchtigen

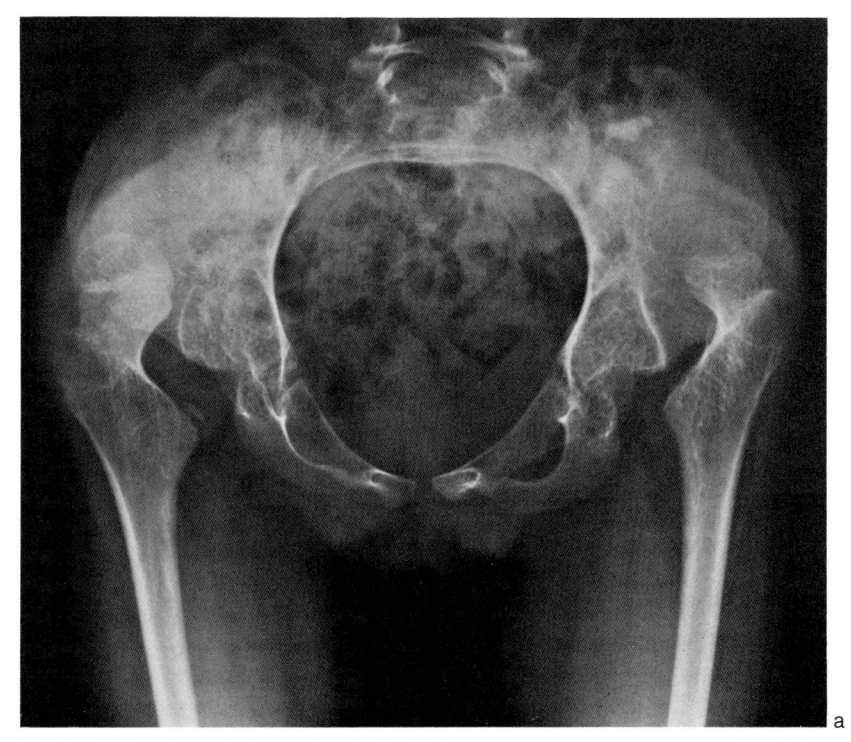

Abb. 10a–c
Hohe neurogene Hüftluxation: Hüftgelenkrekonstruktion zur Verbesserung der Pflegefähigkeit, des Sitzens im Fahrstuhl und zur Beseitigung chronischer Schmerzzustände. a) Neurogene doppelseitige Hüftluxation bei 9jährigem Mädchen mit spastischer zerebraler Bewegungsstörung; b) Zustand nach offener Reposition, intertrochanterer Varisations-Derotations- und Verkürzungsosteotomie sowie Psoas-Verlagerung, modifiziert nach Mustard; c) nach 3 Jahren und zusätzlicher Chiari-Beckenosteotomie links

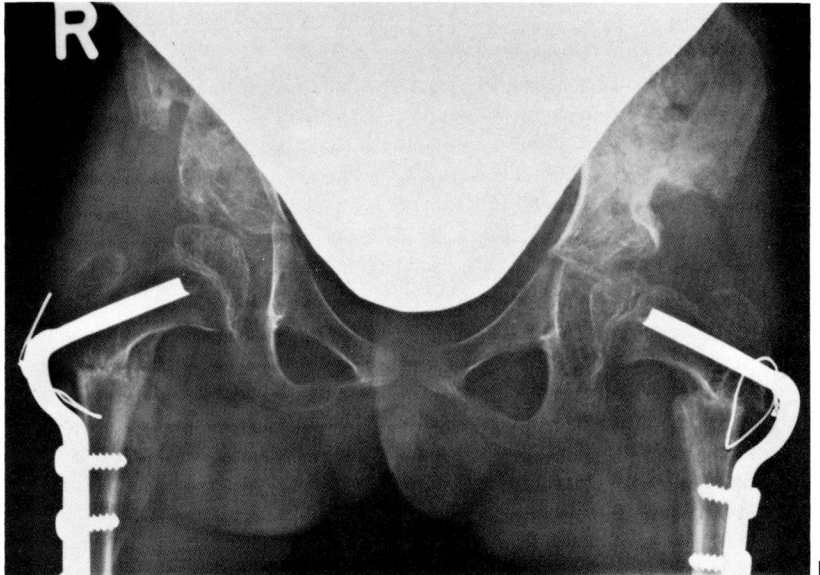

Abb. 10c ▷

6.12 Hüftmuskellähmungen

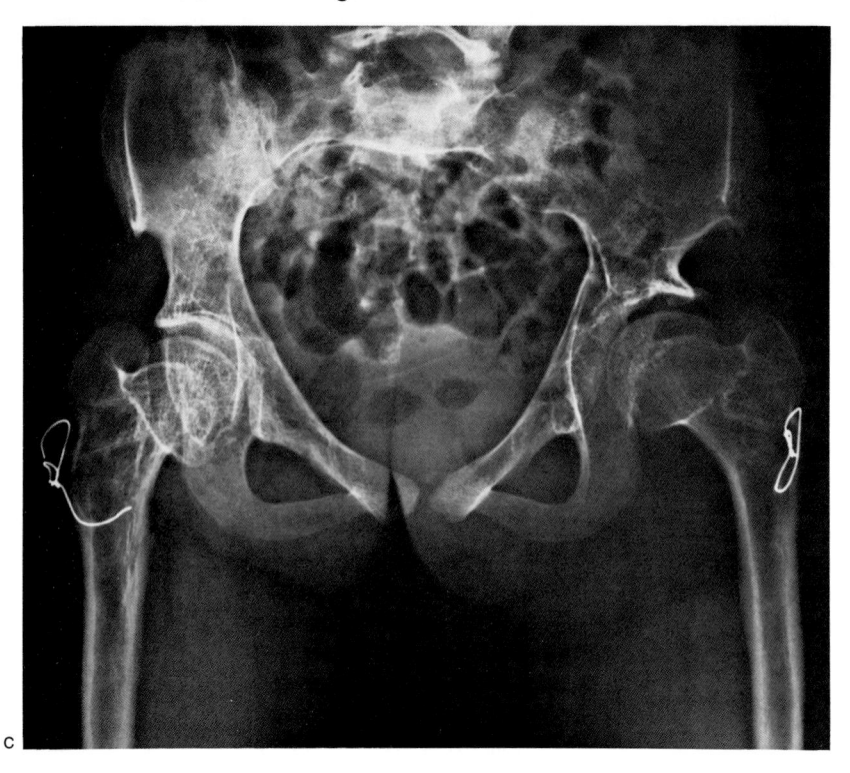

Abb. 10

das Sitzen im Fahrstuhl, die Pflege der Körperhygiene, sind gewöhnlich mit einem Beckenschiefstand und skoliotischer Verkrümmung der Wirbelsäule verbunden und führen in ungefähr der Hälfte der Fälle zu erheblichen Schmerzen (MOREAU u. Mitarb. 1979).

Weil die Luxationen meistens relativ spät im Wachstumsalter erfolgen, sind die Hüftgelenkpfannen tief. Die offene Hüftgelenkreposition, welche jedoch oft durch eine Rekonstruktion des Pfannendaches sowie Maßnahmen zum Ausgleich der Muskelkräfte ergänzt werden muß, hat deshalb gute Erfolgsaussichten (SAMILSON u. Mitarb. 1972).

Versuche einer geschlossenen Reposition von hoher spastischer Hüftluxation bei über 3 Jahre alten Kindern sind wegen der schlechten Aussicht auf Erfolg kaum je angezeigt.

Eigene Erfahrungen mit intertrochanterer Femurosteotomie, anschließender offener Reposition des frei beweglichen proximalen Femurfragmentes in die Gelenkpfanne, gefolgt von Schaftverkürzung am Femur unter Entfernung des Trochanter minor und von Plattenosteosynthese haben die guten Erfahrungen von ASHLEY u. Mitarb. (1972) und SAMILSON u. Mitarb. (1972) bestätigt (Abb. 10).

JONES hat 1954 ein ähnliches Vorgehen beschrieben, 1962 aber wegen der Beobachtung von Femurkopfnekrosen und Gelenkversteifungen davon abgeraten. Seine ungünstigen Ergebnisse lassen sich wohl teilweise durch die von ihm vorgenommene ausgiebige Gelenkkapselentfernung und die damit verbundene Schädigung der Blutversorgung am proximalen Femurende erklären.

Eine systematische Nachbehandlung mit Übungen zur Erhaltung des Bewegungsumfanges der rekonstruierten Hüftgelenke ist eine Voraussetzung für gute Resultate. Die Motivierbarkeit des Patienten zu Bewegungsübungen muß beim Entscheid über die Operationsindikation mitberücksichtigt werden.

Sowohl KLISIC (1980) wie CHAKIRGIL (1980) empfehlen eine entsprechende operative Technik bei Kindern zwischen 7 und 14 Jahren mit hochstehender kongenitaler Hüftluxation, wobei stets eine Wiederherstellung des Pfannendaches nötig ist. Zur Sicherung der Hüftreposition gegenüber den hohen deformierenden Muskelkräften spastischer Patienten verlagern wir den M. iliopsoas nach MUSTARD (1952) (Abb. 11) auf den Trochanter major oder auf die Außenseite des Femurschaftes. Schmerzfreies Sitzen mit möglichst symmetrischer Bein- und Rumpfhaltung sowie Erleichterung der perinealen Pflege rechtfertigen den erheblichen Aufwand dieses Vorgehens.

Als *Alternativen zur Hüftgelenkrekonstruktion* bei hoher spastischer neurogener Luxation mit Hüftadduktionsstellung, gestörter perinealer Pflege sowie schwieriger Lagerung in Bett und Fahrstuhl kommen in Frage:

1. Keine operativen Maßnahmen. Eine schiefe Stellung der Oberschenkel im Fahrstuhl ist in Kauf zu nehmen. Mit einer progressiven Skoliose ist zu rechnen (PRITCHETT 1983).
2. Resektion des proximalen Femurendes bis un-

und physiologischen Längen- sowie Elastizitätsverhältnisse mindestens teilweise erhalten oder verbessern. Die von uns heute bevorzugten Maßnahmen, nämlich aponeurotische Verlängerung von Adductor longus und gracilis, von ischiokruralen Muskeln und Iliopsoas sowie die Ursprungsverlagerung der Hüftaddukoren auf das Tuber ossis ischii verbessern das Gangbild nur, wenn sie von mindestens zweijähriger intensiver krankengymnastischer Nachbehandlung gefolgt werden. Auch Lagerungsorthesen für die Nacht sind notwendig.

Die intertrochantere Derotationsosteotomie des Femurs korrigiert die Innenrotation der Oberschenkel beim Gehen nachhaltig, besonders dann, wenn sie erst gegen das Ende des Pubertätswachstumsschubes vorgenommen wird. Mit einem Rezidiv des Einwärtsganges ist zu rechnen, wenn die Operation im Vorschulalter erfolgt (PHELPS 1957, BAUMANN 1983). Die untere Altersgrenze von 7 Jahren (BLECK 1979) für die derotierende Femurosteotomie bei kongruenten Hüftgelenken mit dem Hauptziel der Korrektur des Innendrehganges erachten wir als zu niedrig. Eigene Erfahrungen lassen diese untere Altersgrenze bei Mädchen auf 12 Jahre, bei Knaben auf 14-15 Jahre festlegen (Abb. 12).

STEEL (1980) hat über die Verlagerung der kleinen Glutäi zur Verbesserung des Einwärtsganges bei spastischer Diplegie und Hemiplegie berichtet. Der Ansatz der Mm. glutaeus medius und minimus wird dabei vom Trochanter major abgelöst und auf den ventralen Umfang des Femurschaftes verpflanzt. Die Operation wird nur bei gut gehfähigen Patienten vom 5. Altersjahr an empfohlen. Es besteht die Gefahr einer Verletzung der Trochanterepiphyse. Bei Erwachsenen dauerte es 10-19 Monate bis zum Gehen ohne Hilfsmittel.

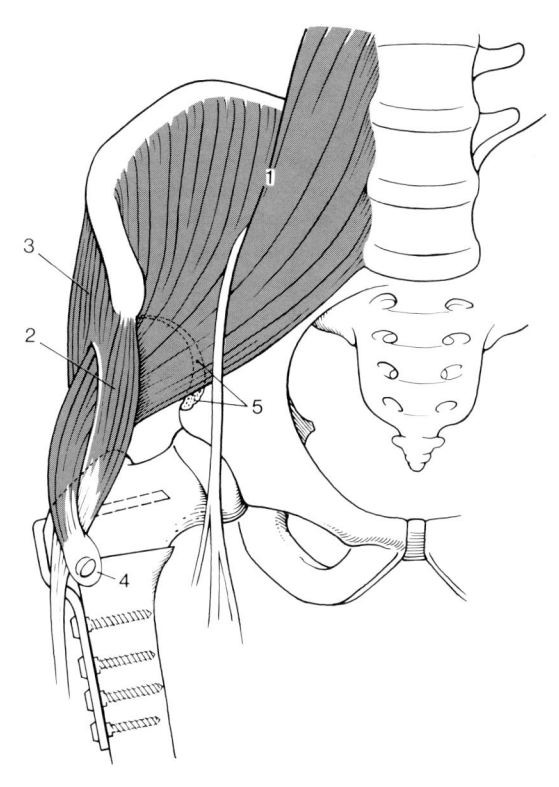

Abb. 11 Hüftgelenkrekonstruktion bei hoher neurogener Luxation gehunfähiger Kinder und Jugendlicher. Offene Hüftreposition, Kapselraffung, intertrochantere Derotations-Varisations- und Verkürzungsosteotomie des Femurs. Die Iliopsoasverlagerung nach ventrolateral sichert die muskuläre Gelenkführung. 1 = M. iliopsoas, 2 = M. tensor fasciae latae, 3 = M. glutaeus medius, gespalten, 4 = Trochanter minor, verlagert, 5 = anterolateraler Durchlaß im Os ilei für M. iliopsoas

terhalb des Trochanter minor und Umhüllen des Femurstumpfes mit der Muskulatur des Quadrizeps (proximale Resektions-Interpositions-Arthroplastik, CASTLE u. SCHNEIDER 1978).

Eine Nachuntersuchung von 45 Patienten mit spastisch-neurogener Hüftluxation durch SHERK u. Mitarb. (1983) erbrachte, daß bei einigen Patienten die Hüftluxation den Allgemeinzustand nicht wesentlich beeinträchtigte, daß alleinige Weichteiloperationen ohne Nutzen blieben und ausgiebige Resektionsarthroplastiken gute Ergebnisse aufwiesen. Bei 15 Patienten mit offener Hüftreposition und Femurosteotomie wurden konzentrische Gelenke erreicht, während weder die gesteigerte Reflexaktivität noch Skoliosen beeinflußt wurden.

Maßnahmen zur Verbesserung der Gehfähigkeit und Korrektur des Einwärtsganges
Regelmäßige Bewegungs- und Muskeldehnungsübungen können das Gleichgewicht der Kraftwirkungen unter den einzelnen Muskelgruppen

Die Hüfte bei Myelomeningozelen

Bei Kindern stehen Myelomeningozelen als Ursache schlaffer Hüftmuskellähmungen nach dem Verschwinden der Poliomyelitis hierzulande im Vordergrund. Vorwiegend bei thorakalen Myelomeningozelen bestehen jedoch neben den Wurzelausfällen mit schlaffer Lähmung auch Muskelgruppen mit erhaltenen spinalen Reflexbögen, so daß sich unwillkürliche Bewegungen mit den Eigenschaften der Spastizität auslösen lassen. Je nachdem, wie hoch die Ausfälle der Rückenmarksfunktion segmental reichen, ob es sich um komplette oder inkomplette Läsionen handelt, ergibt sich eine andere Kombination erhaltener, geschwächter, nur Reflexaktivität aufweisender und ganz ausgefallener Muskeln. Asymmetrische Lähmungen der Beine sind häufig.

Aus der graphischen Darstellung der Kernsäulen, welche die einzelnen Muskelgruppen versor-

6.14 Hüftmuskellähmungen

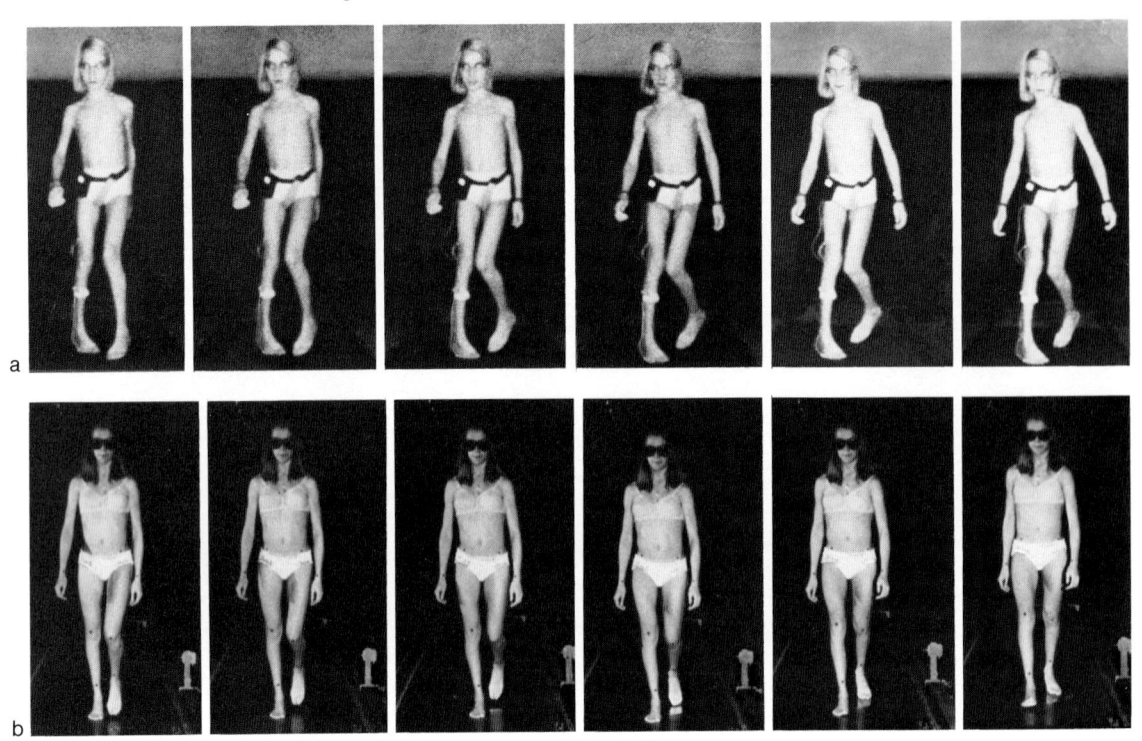

Abb. 12 a u. b Gangphasenbilder a) vor und b) 5 Jahre nach doppelseitiger intertrochanterer Korrekturosteotomie wegen Coxa antetorta im Alter von 14 Jahren, ergänzt durch Spitzfußoperation links wegen Gangstörung bei spastischer Diplegie

gen (Abb. 13), läßt sich die Ausdehnung der Lähmungen in Abhängigkeit von der Höhe der Rückenmarksschädigung ablesen. Die Behinderung der einzelnen Patienten durch die Hüftmuskellähmung geht teils auf direkte motorische und sensorische Ausfälle zurück; teils wird sie aber durch Verformungen verursacht, welche auf ein gestörtes Gleichgewicht der Muskelkräfte bei Teillähmungen und Reflexaktivität einzelner Muskelgruppen sowie auf die Lagerung zurückgehen (PARSCH u. SCHULITZ 1972).
Die Gruppeneinteilung der Patienten aufgrund ihrer segmentalen motorischen Ausfälle nach SHARRARD (1964) hat sich als praktische Hilfe für die Betreuung dieser Patienten bewährt:

Gruppe 1: tiefthorakal bis hochlumbal reichende Lähmung
Die Spinalwurzeln unterhalb des 12. Thorakalsegmentes sind ausgefallen. Die gesamte Hüftmuskulatur ist gelähmt. Bei der Kontrolluntersuchung von 366 unteren Extremitäten von 183 Patienten mit typischen Segmentausfällen des Rückenmarkes durch SHARRARD (1964) fielen 65 Extremitäten (20%) in diese Gruppe mit totaler Hüft- und Beinmuskellähmung. Bei keinem dieser Hüftgelenke bestand bei der Geburt eine Hüftgelenkluxation, und es kam auch später nie dazu, obschon die Beine mit Orthesen belastet wurden. Bei einem Zehntel unter ihnen entwikkelte sich jedoch eine Hüftsubluxation im Röntgenbild. In der Regel zeigt sich gleichzeitig eine Coxa valga.
Die Säuglinge nehmen spontan eine Froschhaltung der Beine ein (Abb. 14). Die Beine haben die Tendenz, im Hüftgelenk nach außen zu rotieren. Die physiologische Antetorsion des Femurs bildet sich bis auf Werte um 0° zurück. Ohne Bewegungsübungen entwickeln sich Muskelkontrakturen, welche die Hüftgelenke in Flexion, Abduktion und Außenrotation ziehen. Außer der schlaffen Muskellähmung fördert die übliche Lagerung der Säuglinge und Kleinkinder in Froschstellung der Beine das Entstehen von Kontrakturen in Hüftabduktoren und -beugern, sowie die Verformung des proximalen Femurendes.
Schwierige diagnostische und therapeutische Probleme können auftreten, wenn bei inkompletten oder kompletten thorakalen Lähmungen eine Reflexaktivität einzelner Muskelgruppen hinzutritt. Sie bevorzugt im Hüftbereich die Adduktoren und findet sich gelegentlich in Iliopsoas und ischiokruralen Muskeln. Dies kann zu einer Hüftbeuge-Anspreiz-Kontraktur und zu einer Hüftluxation führen.

Therapie
Zur Erhaltung und Förderung der Entwicklung einer physiologischen Form des proximalen Femurendes sowie eines ausreichenden Bewe-

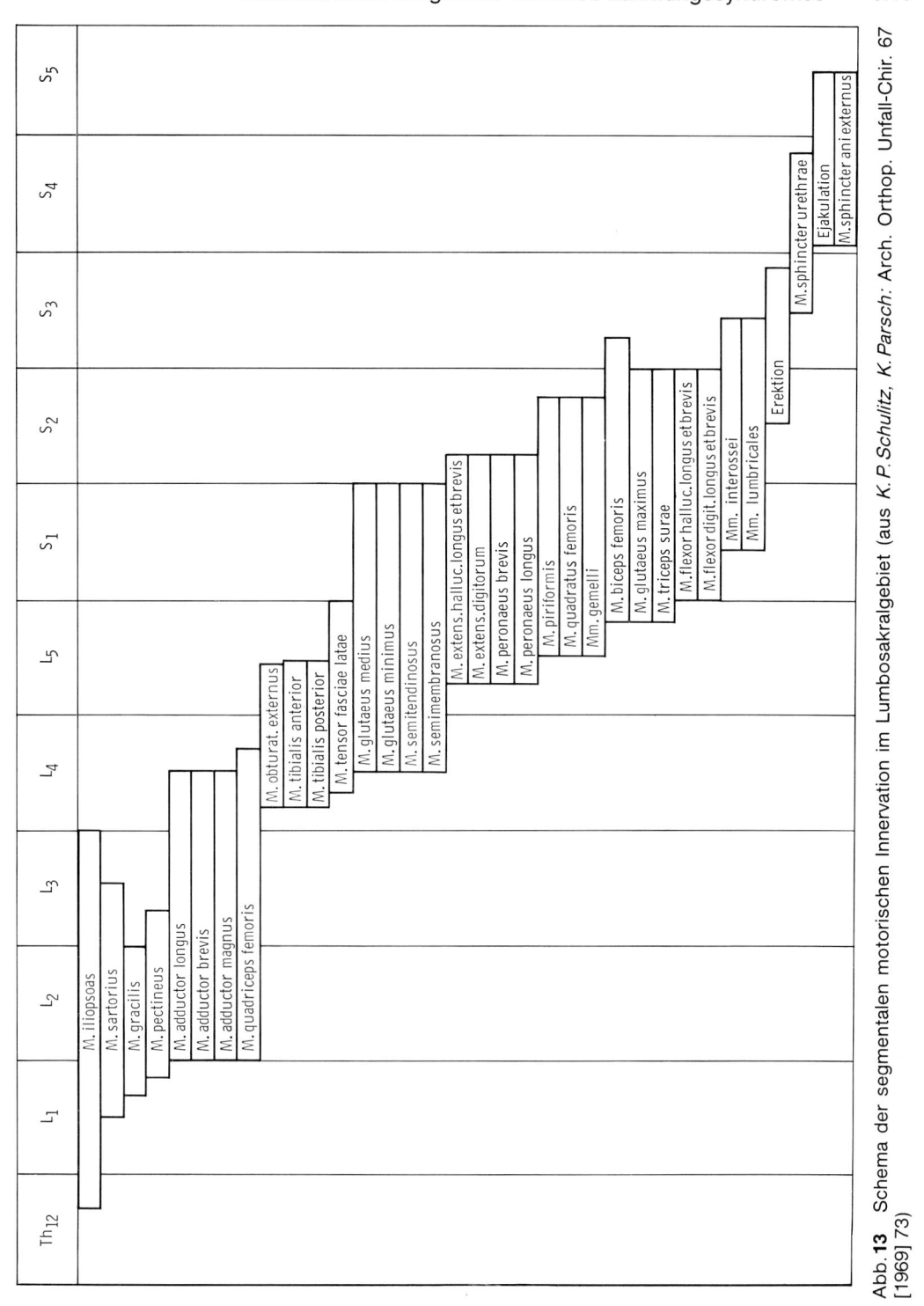

Abb. 13 Schema der segmentalen motorischen Innervation im Lumbosakralgebiet (aus *K.P. Schulitz, K. Parsch*: Arch. Orthop. Unfall-Chir. 67 [1969] 73)

gungsumfanges der Hüftgelenke sind bei den schlaffen Lähmungen tiefthorakaler Myelomeningozelen Lagerungsmethoden erforderlich, welche dem sonst zur Behandlung von Hüftgelenkdysplasien bewährten Vorgehen entgegenlaufen:

Die Abduktion und die Außenrotation der Oberschenkel sind durch das Wickeln der Windeln sowie zusätzliches Zusammenbinden der Beine mit einer elastischen Binde (Abb. 15) zu verhüten.

Adduktion, Extension und Innenrotation der Oberschenkel müssen unterstützt werden. Die Gelenke der Beine sind mehrmals täglich passiv durch ihren vollen Bewegungsumfang zu führen. Nach Erreichen des 1. Lebensjahres wird die Skelettentwicklung im Hüftgelenkbereich durch re-

6.16   Hüftmuskellähmungen

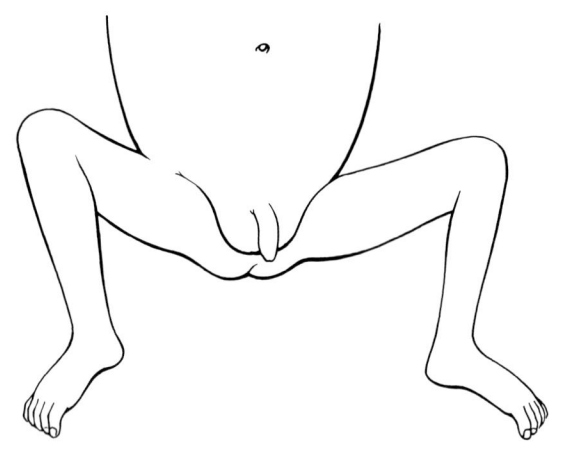

Abb. 14   Säugling mit Froschhaltung der Beine bei Myelomeningozele mit hochlumbaler Lähmungsgrenze

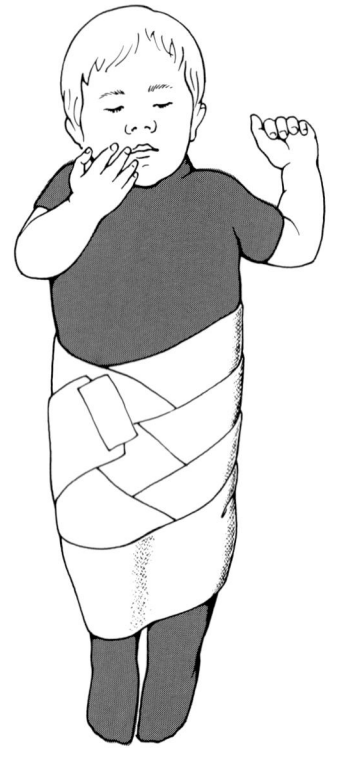

Abb. 15   Verhütung von Abduktions-Außenrotations-Kontrakturen im Hüftgelenkbereich durch Wickeln der Beine bei hochlumbaler Myelomeningozele

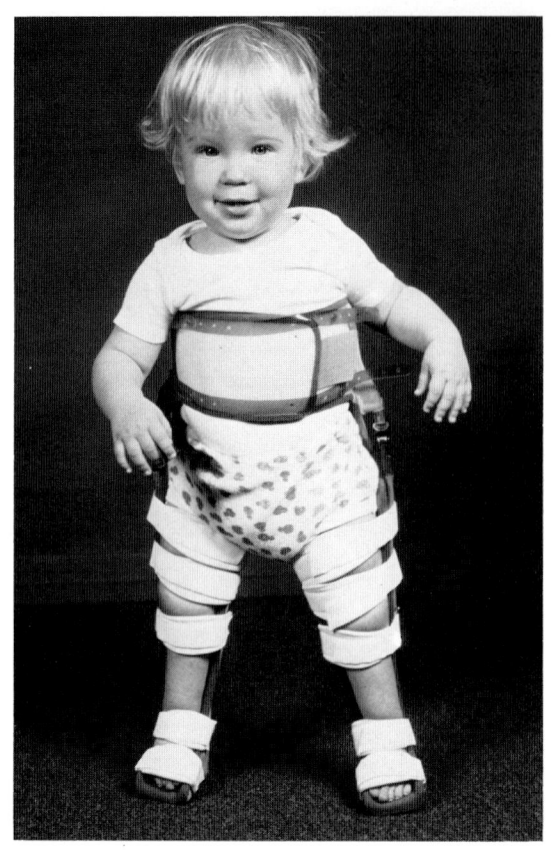

Abb. 16   Oberschenkel-Rumpf-Orthese mit teilbeweglichen Hüftgelenken für Steh- und Gehübungen ab Beginn des 2. Lebensjahres bei lumbaler Myelomeningozele

gelmäßige Stehübungen und das Tragen von Oberschenkel-Rumpf-Orthesen aus Kunststoff gefördert (Abb. 16).
Wo eine Beuge-Außendreh-Fehlstellung die Orthesenversorgung und damit die selbständige Fortbewegung des Kindes beeinträchtigt, empfehlen PARSCH u. SCHULITZ (1972) eine intertrochantere Extensions-Varisations-Osteotomie des Femurs.
MENELAUS (1980) bevorzugt dagegen eine radikale Weichteilkorrektur. Sie besteht in der Durchtrennung der kurzen Außenrotatoren und der hinteren Kapsel des Hüftgelenks, des bindegewebigen Restes des Glutäi, des Iliopsoas, Rectus femoris und Tensor fasciae latae. Ventral wird die Hüftgelenkkapsel gerafft. Die Beine werden nach dem Eingriff während 6 Wochen in mittlerer Ab-/Adduktion, Extension und Innenrotation gelagert.
Bei Hüftbeuge-Anspreiz-Kontrakturen durch Reflexaktivität versagt die passive Behandlung mit Lagerungsorthesen und Abspreizschalen häufig. PARSCH u. SCHULITZ (1972) bevorzugen deshalb hier eine frühzeitige Tenotomie von Adduktoren und Iliopsoas.

Gruppe 2: bis hochlumbal reichende Lähmungen
Die Spinalwurzeln unterhalb des 2. Lumbalsegmentes sind ausgefallen; auf Höhe von L1 und L2 sind sie ganz oder teilweise funktionstüchtig. Dadurch ist die Hüftflexion durch den Iliopsoas, unterstützt durch den M. sartorius, mit mittlerer bis guter Kraft möglich. Die Hüftadduktoren werden dagegen nur schwach bis mäßig kräftig kontrahiert. Die Motoren für Knie und Fuß sind alle schlaff gelähmt. Es besteht die Tendenz zu

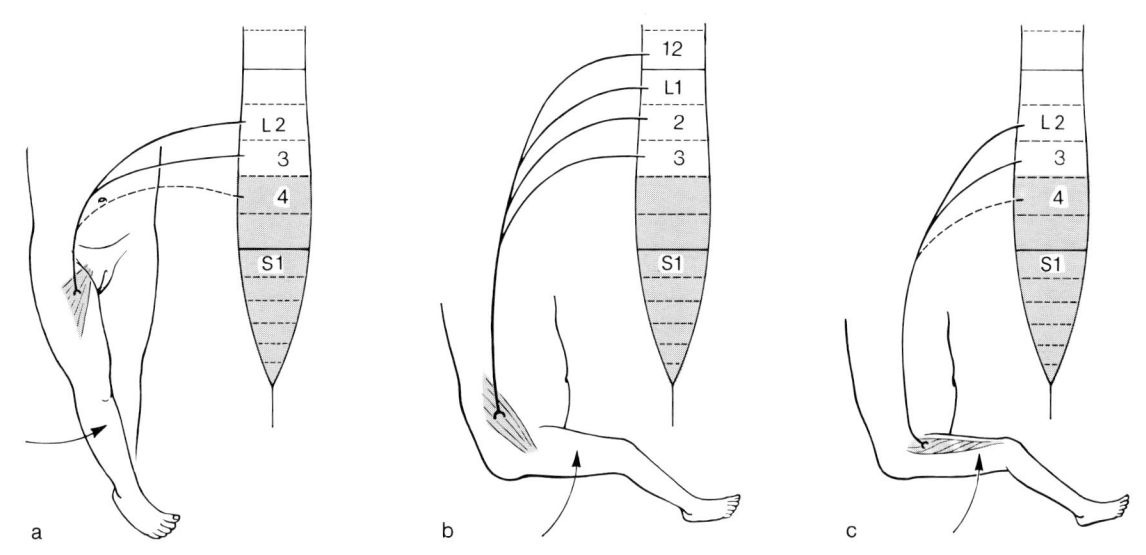

Abb. 17a–c Gestörtes Gleichgewicht der Muskelkräfte im Hüftbereich bei lumbaler Myelomeningocele, Lähmungsgrenze bei L4: a) Hüftadduktoren, b) Iliopsoas und Sartorius als Beuger, c) M. quadriceps femoris mit Hüftbeugefunktion durch den Rektusanteil und Kniestreckung sind ganz oder teilweise erhalten. Es entwickeln sich Kontrakturen infolge des Fehlens ihrer Antagonisten

Beuge- und Adduktionsfehlstellungen der Hüftgelenke. Subluxationen sind häufig, Luxationen dagegen selten. Das proximale Femurende entwickelt sich in Richtung einer Coxa valga antetorta. SHARRARD (1964) fand 70 von 366 gelähmten Extremitäten in dieser Gruppe.
Die prophylaktischen therapeutischen Maßnahmen stimmen weitgehend mit jenen für Gruppe 3 überein.

Gruppe 3: Lähmung unterhalb der Wurzeln L3 und L4
Bis in den mittleren Lendenbereich sind die Muskulatur und die Sensibilität der Haut erhalten. Die oberen 3–4 Lumbalsegmente des Rückenmarkes und ihre Spinalwurzeln sind funktionstüchtig. Es findet sich deshalb eine normale Kraft in den Hüftbeugern sowie eine kräftige bis normale Muskeltätigkeit von Hüftadduktoren und Quadriceps femoris. Hüftabduktion und -extension sind dagegen vollständig ausgefallen. Das Gleichgewicht der Muskelkräfte ist in extremem Maße gestört. Bei dieser häufigsten Lokalisation der Myelomeningozele sind oft schon die Neugeborenen durch Muskelkontrakturen und Lähmungen auffällig verformt. Die Hüftgelenke werden aktiv gebeugt, adduziert und nach innen rotiert, die Knie gestreckt; der Fuß wird als Ganzes invertiert, der Vorfuß adduziert (Abb. 17). In dieser Patientengruppe fand SHARRARD (1964) am Ende des 1. Lebensjahres bei 83% der gelähmten Extremitäten eine Hüftgelenkluxation. Ohne Behandlung kommt es in jedem Falle mit der Zeit zu völliger Ausrenkung der Hüftgelenke. Oft findet sich bereits bei der Geburt eine paralytische Hüftluxation; die Gelenkpfannenveränderungen sind jedoch in der Regel anfänglich ge-

ring. McKIBBIN (1973) hält eine konservative Behandlung für sinnvoll. Nach erfolgter Reposition des Gelenks läßt sich der Erfolg nur durch den anhaltenden Gebrauch von Lagerungshilfen wie Hüftgelenkbandagen, ergänzt durch funktionelle Orthesen, in Abduktion und Innenrotation des Oberschenkels aufrechterhalten, bis eine Muskel-Sehnen-Verlagerung des Iliopsoas auf den Trochanter major sowie eine Verlängerung oder Verlagerung der Hüftadduktoren mithilft, die Gelenkkongruenz zu sichern.
MENELAUS (1980) führt bei Kindern mit schlechter Prognose der Gehfähigkeit eine Ablösung aller verkürzten Strukturen auf der Beugeseite des Hüftgelenks aus („anterior hip release") und durchtrennt den Iliopsoas: Sartorius, Rectus femoris, Iliakus, Tensor fasciae latae. Vorhandene Glutaeus-medius-Reste werden vom Beckenkamm abgelöst und die Psoassehne wird reseziert. Bei besserer Prognose wird eine Iliopsoasverlagerung nach SHARRARD (1964) vorgenommen.
Häufig hielt MENELAUS (1980) eine Pfannendachrekonstruktion für notwendig, nur als Ausnahme jedoch eine intertrochantere Derotations-Varisations-Osteotomie des Femurs. Er rät im Gegensatz zu PARSCH u. SCHULITZ (1972) von Femurosteotomien im frühen Kindesalter ab, weil Rezidive der Skelettdeformität auftreten (Abb. 18). BENTON u. Mitarb. (1975) fanden, daß frühe Iliopsoasverlagerungen meistens eine Femurosteotomie unnötig werden ließen.
BUISSON u. HAMDEN (1972) fanden in 15 von 16 verlagerten Iliopsoasmuskeln eine willkürlich ausgelöste elektromyographische Aktivität. Ihre Befunde stimmen mit den klinischen Beobachtungen durch SEEWALD (1961) und MENELAUS

6.18 Hüftmuskellähmungen

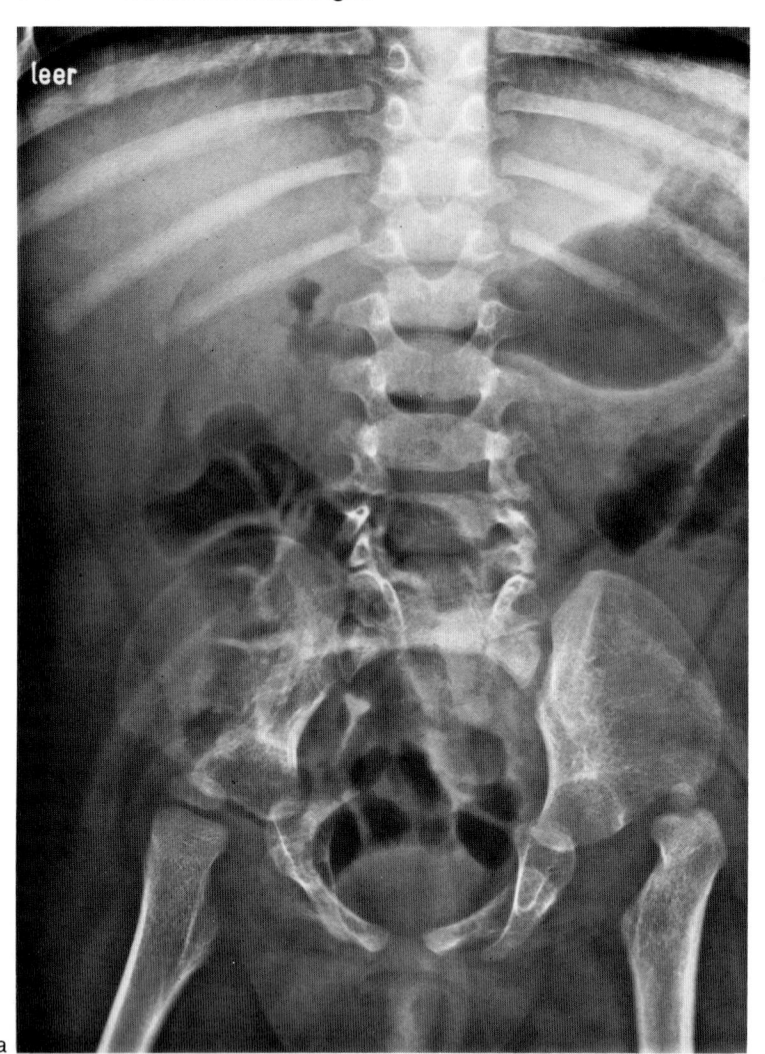

Abb. 18 a u. b a) Schmerzhafte paralytische Hüftluxation bei Myelomeningocele (2, 5jähriges Mädchen) mit Lähmung unterhalb des 3. Lumbalsegmentes. b) Behandlung durch offene Hüftreposition, Kapselraffung, intertrochantere Derotations-Varisations- und Verkürzungsosteotomie des Femurs, Iliopsoasverlagerung nach Sharrard

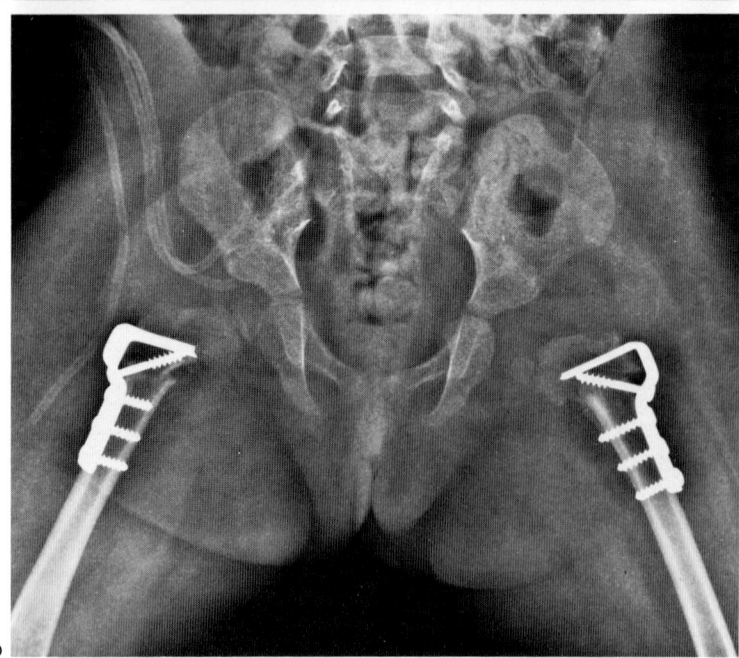

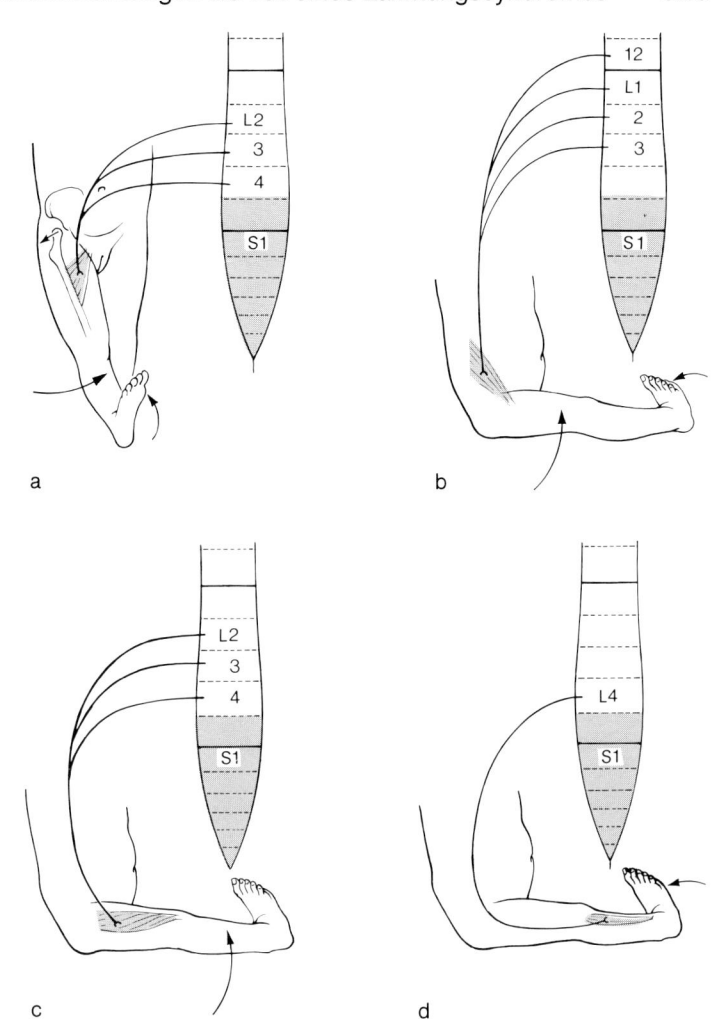

Abb. 19 a–d Gestörtes Muskelgleichgewicht bei Myelomeningozele mit Lähmung bis und mit Segment L5: a) Hüftadduktoren, b) -beuger und c) M. quadriceps femoris sind voll innerviert; d) Mm. tibialis anterior und posterior wirken kräftig. Mm. glutaeus medius und minimus sowie die mediale ischiokrurale Gruppe zeigen eine geringe Aktivität

(1980) darin überein, daß der verlagerte Iliopsoas regelmäßig seine Schwungphasenaktivität beibehält und vorwiegend als Stabilisator wirkt. Er läßt sich kaum zu einem automatisch arbeitenden Antriebsmuskel in der späten Standphase umschulen.
LEE u. CARROLL (1985) führten eine Nachkontrolle bei 32 Patienten dieser Gruppe mit 53 operierten Hüftgelenken durch. Bei 92,5% bestand eine Hüftluxation oder -subluxation, bei den übrigen eine Hüftdysplasie. Durchschnittlich 4 Jahre nach dem Eingriff wurden 83% der Hüftgelenke als stabil befunden. Es wurden kombinierte Korrekturen vorgenommen, unter Einschluß von offener Hüftgelenkreposition, Kapselplastik, Azetabuloplastik oder Chiari-Osteotomie, Adduktorenablösung und Iliopsoasverlagerung.
STILLWELL u. MENELAUS (1984) kontrollierten 47 Patienten mit Iliopsoasverlagerungen über 10 Jahre nach dem Eingriff nach. Die Gehfähigkeit wurde durch den Kraftverlust zur Hüftbeugung nicht beeinträchtigt. 32 (68%) wurden als „community walkers" eingestuft; nur 2 von ihnen waren unfähig, Treppen zu steigen. Die Kraftwirkung des verlagerten Iliopsoas war gering. Viele der 12 Gehunfähigen waren im 1. Lebensjahr operiert worden. Solche Frühoperationen sind deshalb zu vermeiden.

Gruppe 4: Lähmung unterhalb von L5 (Abb. 19)
Bei dieser hohen sakralen Läsion weisen die Hüftbeuger und -adduktoren sowie der Quadriceps femoris eine normale Kraft auf; die Abduktion durch die kleinen Glutäi ist schwach bis mittelkräftig, die Hüftstreckung durch den Glutäus maximus nicht möglich. In der medialen ischiokruralen Gruppe sind Semitendinosus und Semimembranosus aktiv; lateral ist der Biceps femoris jedoch gelähmt. Die Nachkontrolle von SHARRARD (1964) fand in dieser Gruppe 27 von 366 Extremitäten.
Die Hüftgelenke waren teils frühzeitig luxiert; teils wurden eine langsam fortschreitende Adduktion und eine Flexion mit Subluxation und einer sich im Laufe von Jahren entwickelnden vollständigen Luxation des Hüftgelenks gesehen. Vorbeugung und Behandlung sind ähnlich jener

6.20   Hüftmuskellähmungen

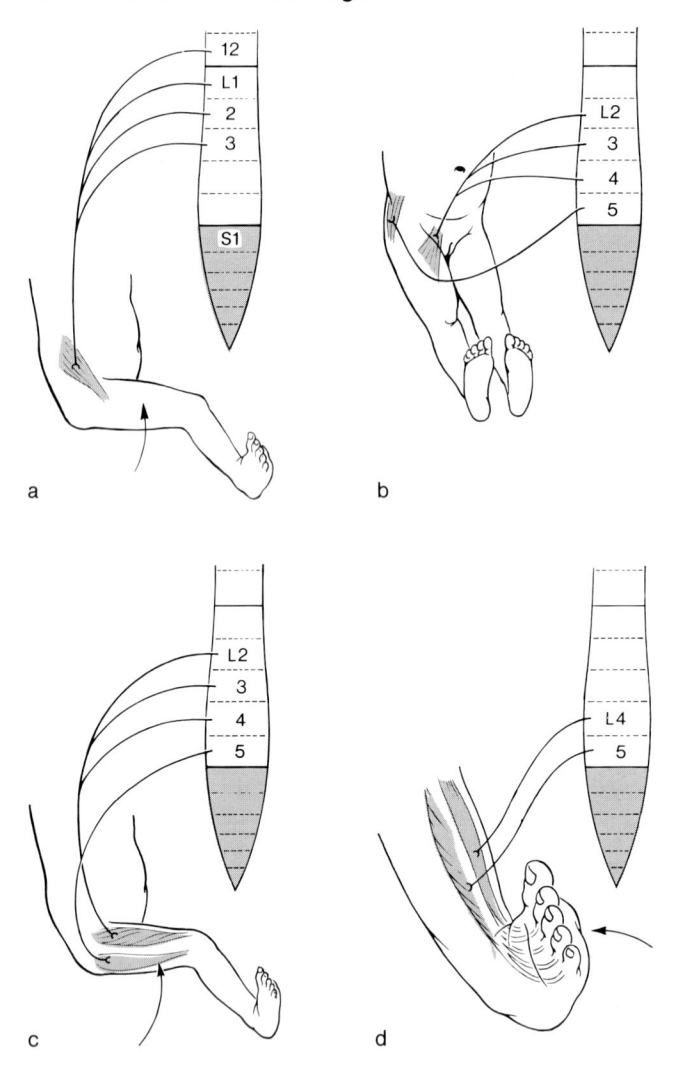

Abb. **20** a–d   Reichen die segmentalen Lähmungen nur bis und mit S1, dann üben die Hüftbeuger (a) und -adduktoren (b) eine normale Kraft aus; die Hüftabduktoren (b) sowie die mediale ischiokrurale Gruppe (c) erreichen einen wesentlichen Teil ihrer normalen Kraftwirkung. d) Die medialen Fußheber sind voll innerviert

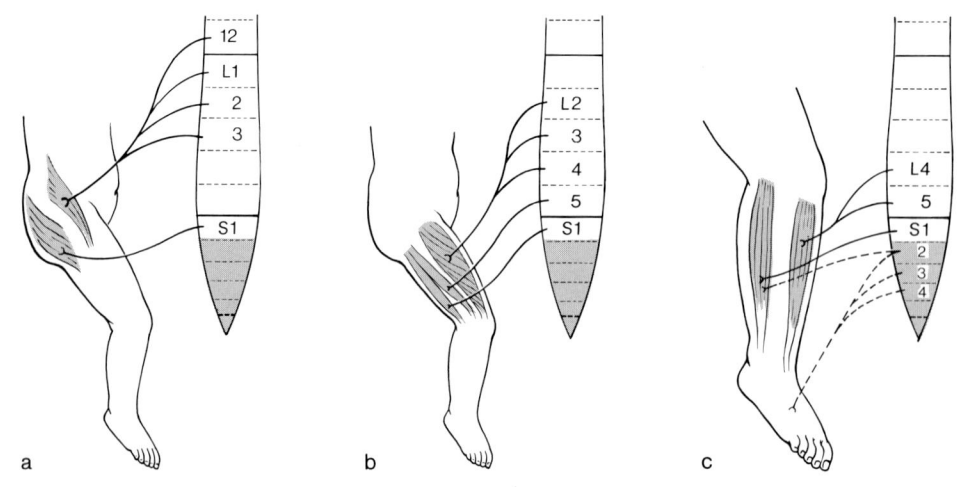

Abb. **21** a–c   Sakrale Myelomeningozelen, welche bis S2 reichen, verursachen nur eine leichte Hüftmuskelschwäche mit Parese von a) M. glutaeus maximus, b) M. biceps femoris, sowie c) kleinen Außenrotatoren. Stehen und Gehen sind durch die Instabilität der Füße bei Teillähmung von Triceps surae, langen Zehenbeugern und kleinen Fußmuskeln erschwert

in Gruppe 3 zu planen. Die konservativen Maßnahmen haben hier aber bessere Aussicht, die Hüftgelenkkongruenz auch langfristig erhalten zu können. Je nach Kräfteverteilung und Verlauf kommt auch in dieser Gruppe der Ersatz von Glutaeus maximus sowie der dorsalen Anteile des Glutaeus medius durch eine Verlagerung des Iliopsoas auf die Dorsalseite des Trochanter major in Frage.

Gruppe 5: Lähmung unterhalb von S1 (tiefe sakrale Läsion) (Abb. 20 u. 21)
Die Kraft der Hüftgelenkmuskulatur ist mit Ausnahme einer Schwäche der Streckung durch den Glutaeus maximus weitgehend normal. Die langfristige Beobachtung durch SHARRARD (1964) fand in dieser Gruppe kongruent bleibende Hüftgelenke oder eine leichte Neigung zu Subluxation.

Die Beeinträchtigung der Funktion des Patienten im täglichen Leben geht nur teilweise auf den Kraftverlust einzelner Muskeln zurück. Er wird ebenfalls geprägt durch das Auftreten von Muskelkontrakturen, bleibenden Verkürzungen an bindegewebigen und kontraktilen Elementen des Muskels. Lähmungen, Kontrakturen und Belastungsverhältnisse des Skeletts unter statischen und dynamischen Verhältnissen beeinflussen das Skelettwachstum im gelenknahen Bereich. Sowohl die Ausbildung der Lähmungen wie jene von Muskelkontrakturen ist auch bei Patienten mit Myelomeningozelen kaum je symmetrisch. Die Kontrakturen beeinträchtigen den regelmäßigen Lagewechsel und fördern damit die Entstehung von Druckgeschwüren der Haut. Wenn das Hüftgelenk nicht mehr voll gestreckt werden kann, muß das entsprechende Bein bei Bauch- und Rückenlage ohne aufwendige Vorrichtung für die Lagerung entweder in Adduktion oder Abduktion, Außen- oder Innenkreiselung gelagert werden. Eine asymmetrische Stellung des Beckens beim Liegen und Sitzen ist die Folge und zieht eine Lumbalskoliose nach sich. Dank den Fortschritten in der neurochirurgischen Behandlung des Hydrozephalus sowie der Blasenfunktionsstörungen durch urologische Maßnahmen haben viele Neugeborene mit Myelomeningozelen Aussichten, bei guter Intelligenz das höhere Erwachsenenalter zu erreichen. Intensive und fachtechnisch korrekte orthopädische Maßnahmen unter Einbezug von Lagerung, Kranken-

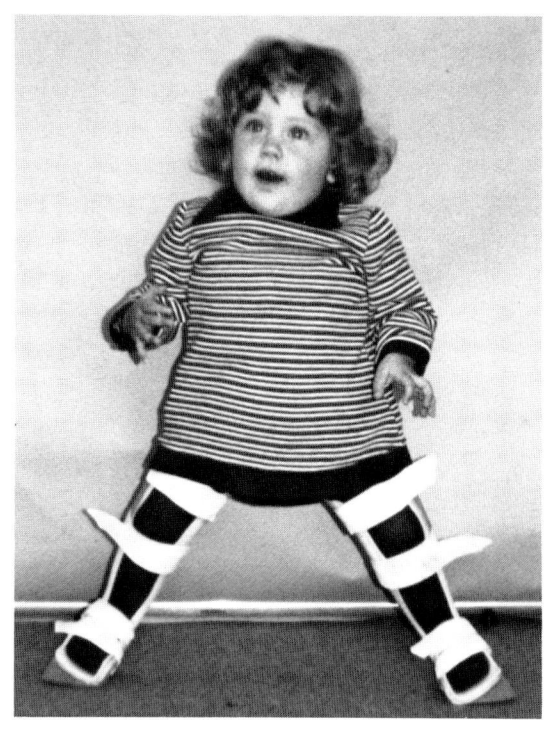

Abb. 22 Steife Schalenorthesen für Rumpf und Beine für Stehübungen und Lagerung bei gefährdeter Hüftstabilität von Kleinkindern mit Myelomeningozelen bei Lähmungsgrenze im unteren Lendenbereich

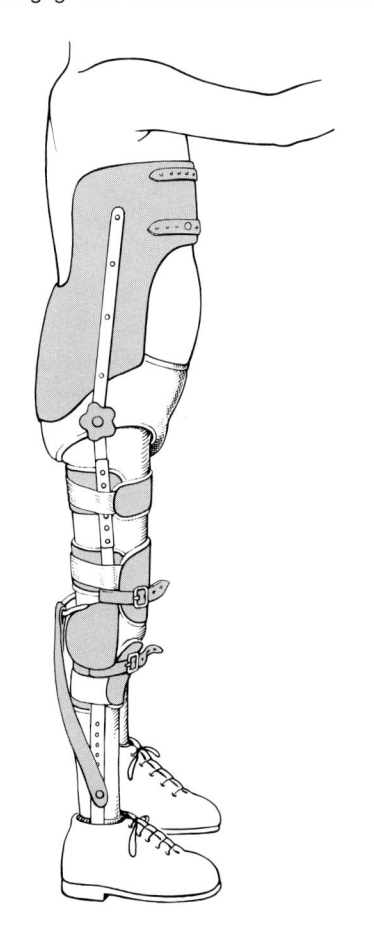

Abb. 23 Die MMC-Orthese mit Hüft- und Kniegelenken bringt die bestmögliche Stabilität und Mobilität bei lumbalen Myelomeningozelen und erlaubt die selbständige Fortbewegung während der Wachstumsperiode; sie hilft Deformitäten und trophische Störungen von Skelett und Weichteilen zu verhüten. Vom 4.–5. Lebensjahr an sollen Oberschenkel-Rumpf-Orthesen mit Hüft- und Kniegelenken versehen werden, um das Sitzen mit der Orthese zu erleichtern

6.22 Hüftmuskellähmungen

gymnastik, Hilfsmittelversorgung und orthopädisch-chirurgischen Eingriffen müssen vor allem im Wachstumsalter eine möglichst normale Entwicklung der Bewegungsorgane, insbesondere im Hüftbereich, unterstützen. Ohne diese Maßnahmen drohen schwere Komplikationen wie pathologische Frakturen, Dekubitalgeschwüre, Osteomyelitis, Hüftluxationen und Skoliosen. Auch an fortschreitende Lähmungen im Zusammenhang mit einer Überdehnung des Rückenmarkes während des Skelettwachstums in Verbindung mit der relativ häufigen Diastematomyelie ist zu denken, damit die operative Behandlung in Zusammenarbeit mit dem Neurochirurgen rechtzeitig erfolgen kann.

Therapie
Die therapeutischen Aufgaben bei Hüftmuskellähmungen durch Myelomeningozelen können folgendermaßen zusammengefaßt werden:

A. *Konservative Maßnahmen zur Erhaltung der Hüftgelenkkongruenz*
1. Krankengymnastische Frühbehandlung
Von den ersten Lebenstagen an kann sie das Entstehen von Kontrakturen hemmen und bereits bestehende Kontrakturen vermindern. Zur Verhütung möglicher Skelettschäden im Hüftgelenkbereich ist die Zusammenarbeit von Orthopädie und Krankengymnastik dringend erwünscht.
2. Lagerungshilfen für die Hüftgelenke, An- oder Abspreizbehandlung
Die Verhütung von Abduktions-Außenrotations-Kontrakturen bei thorakolumbalen Myelomeningozelen (vgl. Abb. 15) ist wirksam und notwendig zur Erhaltung guter Voraussetzungen für das Stehen und Gehen mit Orthesen. Eine Spreizbehandlung der Hüften von den ersten Lebenstagen an kann eine drohende Hüftluxation bei lumbalen und lumbosakralen Lähmungsformen verhüten und die Gelenkkongruität nach geschlossenen reponierten Hüftgelenken erhalten (Abb. 22).
3. Stehübungen, Gehschulung
Stehübungen vom Ende des 1. Lebensjahres an helfen Muskelkontrakturen sowie pathologische Frakturen durch Inaktivitätsosteoporose zu verhüten und haben günstige Auswirkungen auf die psychische Entwicklung des Kindes. Dazu sind Schalenorthesen aus Kunststoff besonders geeignet. Sie müssen dem Wachstum des Kindes entsprechend periodisch nachgepaßt werden. Vom 4.–5. Lebensjahr an sind Oberschenkel-Rumpforthesen mit Hüft- und Kniegelenken bei thorakalen und lumbalen Myelomeningozelen zur Ermöglichung des Sitzens und Verbesserung des selbständigen Gehens mit Krückstöcken von Vorteil (Abb. 23). Bei allen Patienten mit Lähmungen, welche Ausfälle bis hinauf zur thorakolumbalen Grenze verursachen, ist mit der Hilfe von Orthesen die Fähigkeit zu selbständiger Fortbewegung und zu mindestens gehaltenem Stehen erreichbar (Abb. 24).

ASHER u. OLSEN (1983) untersuchten die Gehfähigkeit von 98 Patienten mit Spina bifida cystica. Lähmungen unterhalb L5 und sakrale Ausfälle erlaubten stets ein regelmäßiges Gehen auch im Freien ("community ambulators"). Die Gehfähigkeit bei Lähmungsniveau auf Höhe von L4 war meistens für das tägliche Leben nützlich, hing aber vom Ausmaß der Wirbelsäulendeformität und Gelenkkontrakturen ab. Bei höheren Läsionen ging die Gehfähigkeit im Kindesalter später wieder verloren. STRACH (1973) betont aufgrund einer Nachkontrolle von 148 Myelomenin-

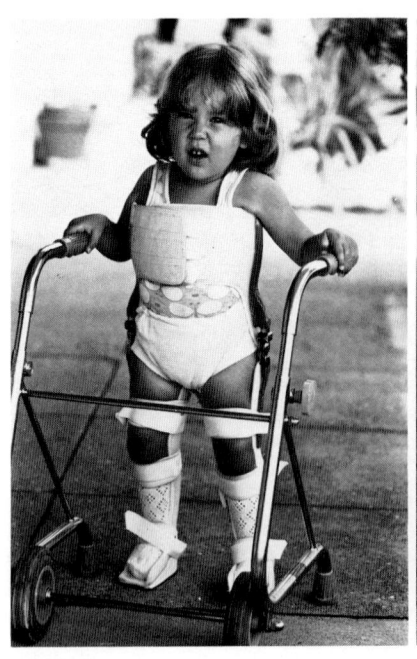

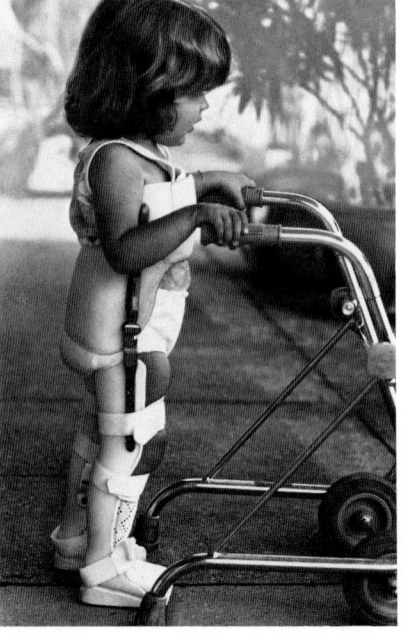

Abb. 24 a u. b   Trotz Hüftmuskellähmungen können alle Kinder mit tiefthorakalen und lumbalen Myelomeningozelen oder entsprechender Paraplegie zur Steh- und Gehfähigkeit mit Hilfe von Orthesen gelangen

a   b

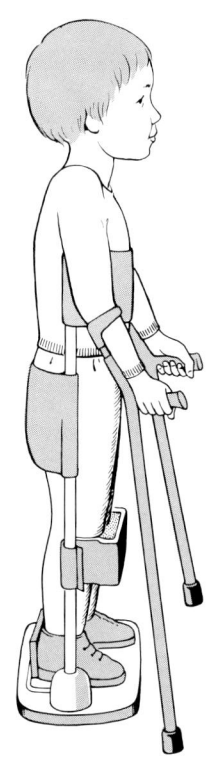

Abb. 25 Das Parapodium eignet sich zur Stabilisierung der Hüft- und Kniegelenke von Kleinkindern mit Myelomeningozelen zu Übungen im Stehen und zum Vorschwingen an Gehhilfen (nach *Wilton*)

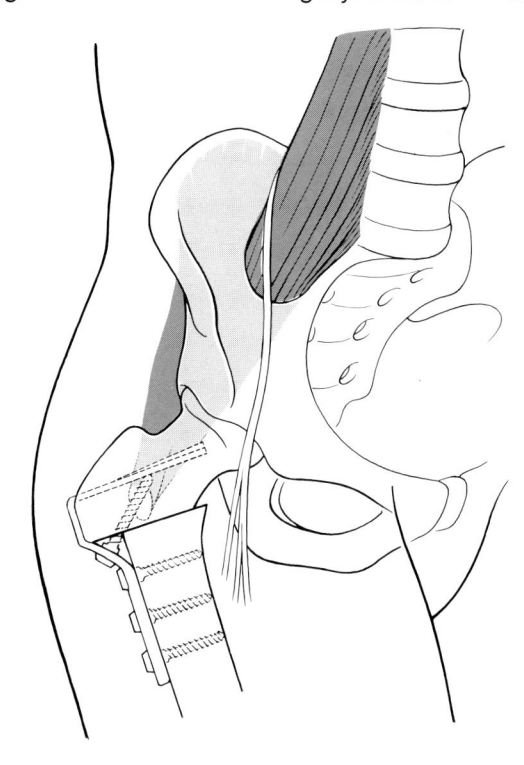

Abb. 26 Verlagerung von M. iliopsoas auf den dorsalen Umfang des Trochanter major nach Sharrard, verbunden mit varisierender und rotierender Femurosteotomie zur funktionellen Hüftstabilisierung bei Lähmungsniveau auf Höhe L3/L4

gozelen-Patienten die Bedeutung guter Orthesen und der Gehfähigkeit für die physische und psychische Entwicklung im Wachstumsalter.
An Stelle einer Oberschenkel-Rumpf-Orthese mit zur Fortbewegung teilbeweglichen Herzog-Sharrard-Hüftgelenken hat sich als Steh- und Gehhilfe bei Hüft- und Beinmuskellähmungen auch das Parapodium bewährt (Abb. 25). Bei Kleinkindern mit ihren verhältnismäßig kurzen Beinen erlaubt es die Stabilisierung von Sprung-, Knie- und Hüftgelenken zum Stehen und Gehen mit zwei Krückstöcken oder am Parallelbarren.
Die Ausrüstung von Oberschenkel-Rumpf-Orthesen mit einer Einrichtung zur reziproken Hüftbeugung und -streckung hat sich als Vorteil erwiesen (YNGVE u. Mitarb. 1984). Mit dieser Einrichtung werden alternierende Schreitbewegungen dem Durchschwingen vorgezogen und die Gehgeschwindigkeit deutlich verbessert.
ROSE u. Mitarb. (1983) kontrollierten 100 Patienten mit Myelomeningozelen nach. Die Koordination von chirurgisch-orthopädischen Eingriffen mit orthetischer Versorgung (Swirel-walker und Hip guidance orthosis) brachte 30% der Patienten mit thorakaler und 68% derjenigen mit lumbaler Läsion zu selbständiger Gehfähigkeit.

4. *Lagerungsorthesen*
Als Mithilfe zur Hemmung progressiver Muskelkontrakturen im Hüftgelenkbereich während des Wachstumsalters haben sich auch bei Myelomeningozelen Bauchliegeschalen aus Gips mit Polsterung durch Antidekubitusfell bewährt (vgl. Abb. 6).

B. Operationen
Bei partieller Lähmung der Hüftgelenkmuskulatur ist häufig eine operative Behandlung notwendig. Bei hochlumbal und hochsakral reichenden Lähmungsbildern mit geringem Ungleichgewicht der Muskelkräfte kann eine rein ossäre Korrektur durch eine intertrochantere varisierende und derotierende Osteotomie mit oder ohne Pfannendachrekonstruktion ausreichen. DIAS u. HILL (1980) kamen aufgrund einer Nachuntersuchung von 15 MMC-Patienten, die an 27 subluxierten Hüftgelenken einer intertrochantären varisierenden und derotierenden Femurosteotomie unterzogen worden waren, zu folgenden Ergebnissen: 23 der 27 Hüftgelenke erwiesen sich bei der Kontrolle als stabil. Ursachen der Mißerfolge in 4 Fällen waren Beckenschiefstand bei Skoliose oder Schäden am Azetabulum. Eine Iliopsoasverlagerung wurde zur Erreichung der Hüftstabilität als unnötig erachtet. Bei der häufigsten, bis L3/L4 reichenden Lähmung ist oft die zusätzliche Muskel-Sehnen-Verlagerung zum Kräfteausgleich erforderlich. Zur Wiederherstellung einer Abduktions- und Extensionswirkung am Hüftge-

6.24 Hüftmuskellähmungen

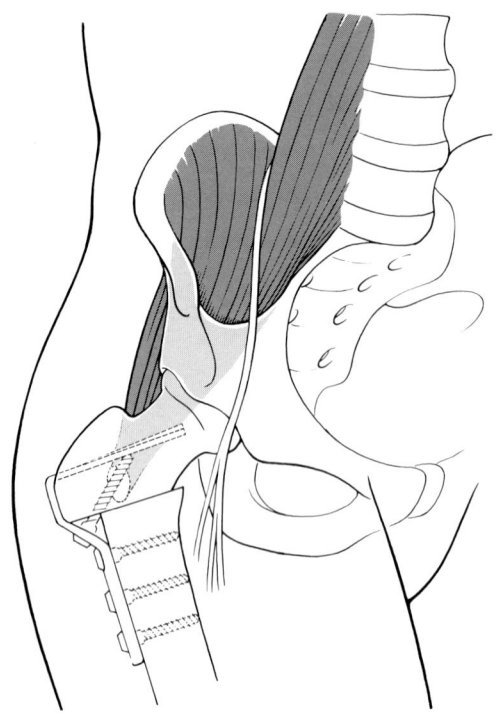

Abb. 27 Ersatz der Glutäalmuskulatur durch Psoasverlagerung nach Baker, unter Erhaltung des normalen Iliakusursprunges

lenk wird die Iliopsoasverlagerung nach SHARRARD (1964) am meisten verwendet (Abb. 26) (PARSCH 1973, FREEHAFER 1974, MENELAUS 1980). Unter Umständen kommt aber auch das Vorgehen nach MUSTARD (1952 u. 1959) (vgl. Abb. 11) oder Baker (Abb. 27) (HILL u. Mitarb. 1966) in Frage.
MENELAUS (1980) hat seinen operativen Behandlungsplan wie folgt zusammengefaßt:
- Hauptziel der Behandlung ist die Verhütung oder Korrektur einer Fehlstellung der Hüftgelenke, in der Regel einer Beugekontraktur.
- Sowohl die Gelenkfehlstellung als auch die ursächliche Störung im Muskelgleichgewicht sind zu korrigieren.
- In der Regel wird die Psoassehne reseziert; nur in funktionell besonders günstigen Verhältnissen wird eine Verlagerung des Iliopsoas empfohlen.
- Bei Kindern unter 8 Jahren mit Hüftbeugekontrakturen unter 45° genügt eine Weichteilablösung; sonst wird eine Extensionsosteotomie des Femurs vorgenommen.
- Bei doppelseitiger Hüftluxation wird selten operiert.

Es ist erwünscht, die Kraftwirkungen der Hüftadduktoren zur Stabilisierung des Gelenks auszunützen. Adductor longus und gracilis können in nützlichem Maße aponeurotisch verlängert oder zur Unterstützung der Hüftstreckung zusammen mit dem Adductor brevis auf die Tuberositas ossis ischii verlagert werden.

Die Beugewirkung des M. sartorius auf das Hüftgelenk kann im Falle einer Psoasverlagerung auf den dorsalen Umfang des proximalen Femurendes für die Fortbewegung nützlich sein.
Die Erfahrungen mit orthopädischen Maßnahmen bei Hüftmuskellähmungen mit Myelomeningozelen-Patienten wurden durch PARSCH u. SCHULITZ (1972), SHARRARD (1975) und MENELAUS (1980) zusammenfassend dargestellt.

Die Hüfte bei Poliomyelitis

Neue Fälle von Poliomyelitis als Ursache mehr oder weniger herdförmiger Zerstörung von motorischen Vorderhorn-Ganglienzellen des Rückenmarkes kommen in einigen außereuropäischen Gebieten trotz der Möglichkeit eines guten Impfschutzes noch häufig vor.
Die Hüftmuskellähmungen bei Poliomyelitis haben das orthopädische Denken wesentlich geprägt. Sie erlauben einen guten Einblick in die Pathophysiologie isolierter Hüftmuskellähmungen sowie kombinierter Lähmungen von Muskelgruppen der unteren Extremitäten.
Bereits das frühe infektiös-präparalytische Stadium der Poliomyelitis verlangt orthopädisch-krankengymnastische Maßnahmen:
Die Muskeln werden hochgradig schmerzempfindlich auf Berührung, Erschütterung und Dehnung. Die korrekte Lagerung aller Gelenke in Gebrauchsstellung während des folgenden paralytisch-hyperästhetischen Stadiums ist von hoher Bedeutung für den langfristigen Zustand des Patienten, weil sie Kontrakturen eindämmen kann.
Im dritten Stadium, jenem der Regression und Rekonvaleszenz, nimmt die Schmerzhaftigkeit der Muskeln rasch ab, und es läßt sich eine systematische, intensive Physiotherapie mit Wärmeanwendung, Massage, passiven und assistierten aktiven Bewegungsübungen durchführen. Dabei konzentriert man sich auf teilgelähmte Muskeln. Fortschritte zur Rückgewinnung von Muskelkraft sind fast ausschließlich im 1. und 2. Jahr nach der Erkrankung zu beobachten (FREDENHAGEN 1961).
Die Beeinträchtigung der Funktion im Hüftgelenkbereich ist in der Regel mindestens ebensosehr auf Kontrakturen wie auf den Kraftausfall in einzelnen Muskeln und Muskelgruppen zurückzuführen. Die frühesten und schwersten Kontrakturen erfassen die Glutäalmuskulatur und den Tensor fasciae latae. Daneben bilden sich Schrumpfungen im Sartorius und im Rectus femoris. Dies führt zur charakteristischen Flexions-Außenrotations-Kontraktur des Hüftgelenks. Auch bei Poliomyelitis ist Asymmetrie von Lähmungen und Kontrakturen im Hüftgelenkbereich die Regel. Sie können einen Beckenschiefstand und skoliotische Verkrümmungen der Wirbelsäule verursachen.

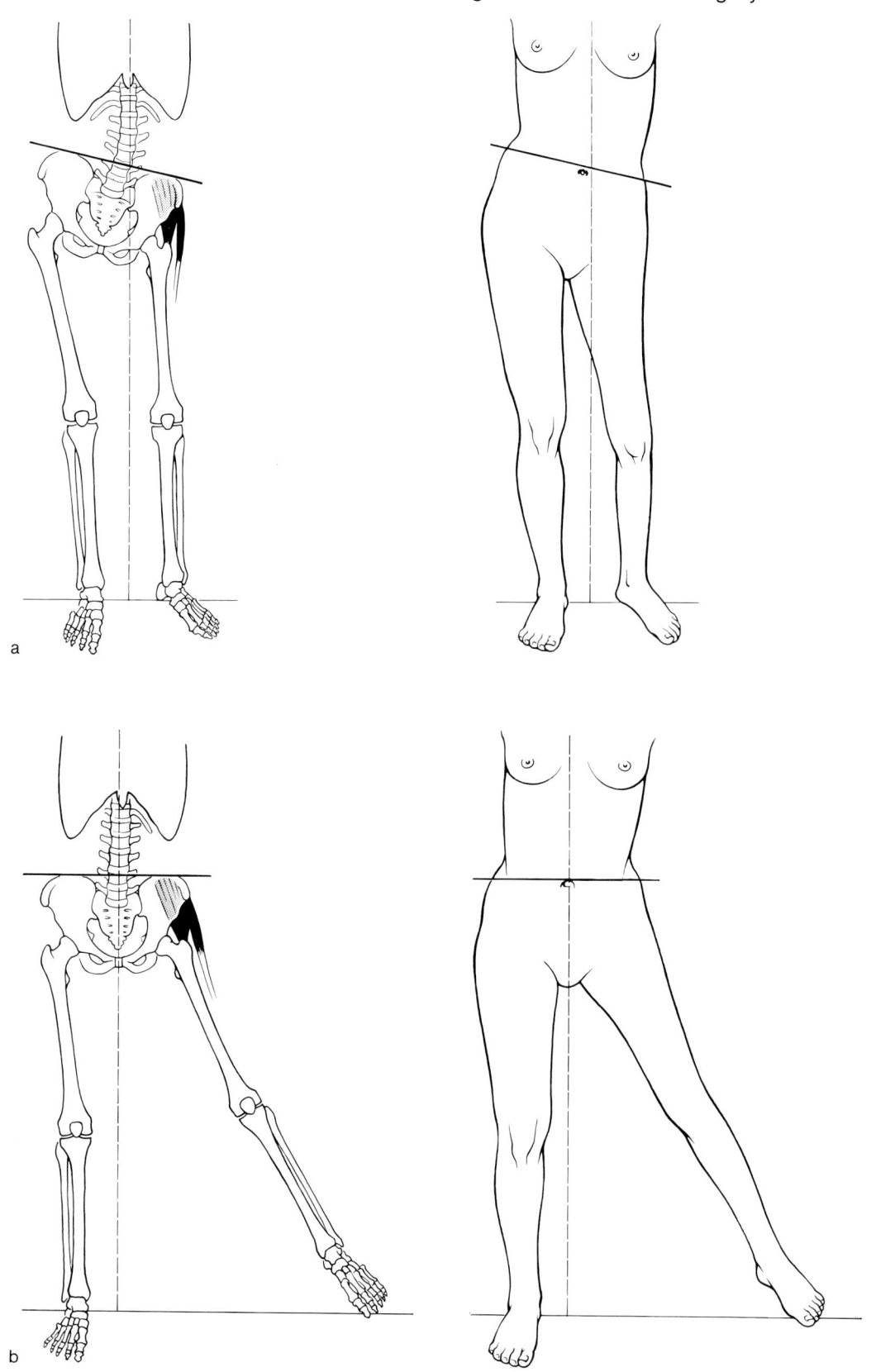

Abb. 28 a u. b Kontraktur von M. tensor fasciae latae und ventralem Glutaeus-medius-Anteil mit a) Beckenschiefstand, Lordoskoliose der Lendenwirbelsäule – eine häufige Folge von Poliomyelitis. b) Die skoliotische Haltung ist Folge der Hüftmuskelkontraktur, von der Hüfte her korrigierbar

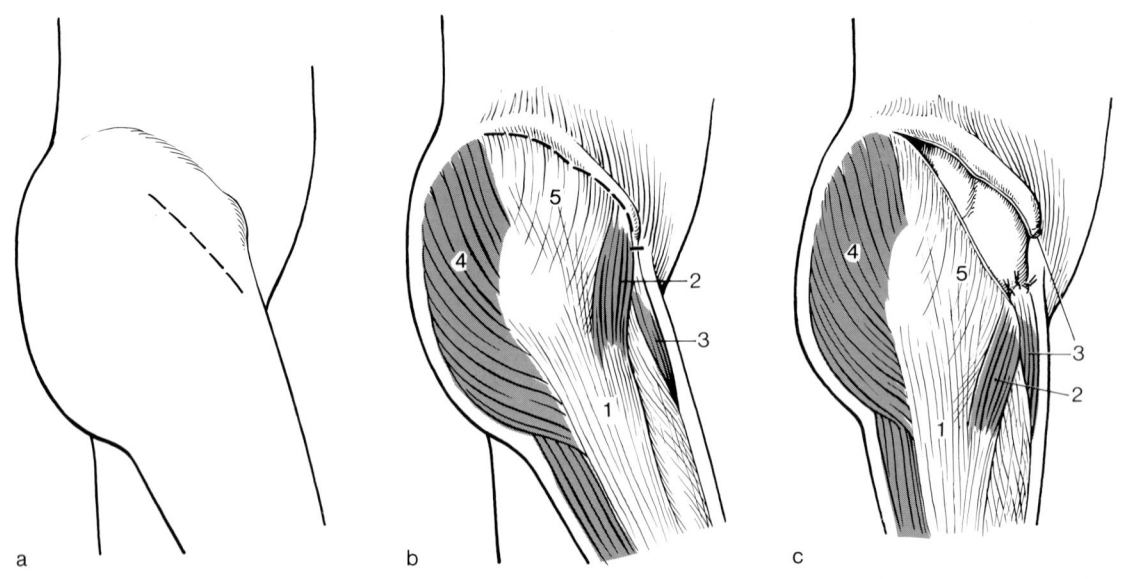

Abb. 29 a–c Hüftabduktions- und -Beugekontraktur nach Poliomyelitis – Verlagerung des Muskelansatzes der Abduktoren nach dorsal durch Ablösung von Mm. tensor fasciae latae und gluteaus medius von der ventralen Hälfte des Beckenkammes. 1 = Tractus iliotibialis, 2 = M. tensor fasciae latae, 3 = M. sartorius, 4 = M. glutaeus maximus, 5 = Fascia glutaea, M. glutaeus medius

Therapie

Weil bei uns fast ausschließlich Spätschäden zur Behandlung kommen, beschränken sich heute die orthopädischen Maßnahmen im Hüftgelenkbereich weitgehend auf operative Eingriffe und ihre Nachbehandlung.

1. *Muskelkontrakturen am Hüftgelenk nach Poliomyelitis*

Die häufigste Operationsindikation bildet die Kontraktur der Mm. tensor fasciae latae und glutaeus medius (Abb. 28). Der einfache Eingriff der Ablösung des Ursprunges von M. tensor fascie latae und ventralen Anteilen des M. glutaeus medius von der vorderen Hälfte des Darmbeinkammes ist nachhaltig wirksam (Abb. 29). Er behebt die beugende Wirkung und vermindert die Abduktionskontraktur ausreichend. Wo M. sartorius und M. rectus femoris ihre Kontraktilität verloren haben, aber in Form bindegewebiger Stränge die Hüftbeugekontraktur erhalten ist, müssen sie zusätzlich von ihren Ursprüngen am Becken abgelöst werden. Die Operation soll frühestens 6 Monate nach Krankheitsbeginn vorgenommen werden.

Die Kontraktur der kleinen Glutäi und des Tensor fasciae latae schützt das zugehörige Hüftgelenk weitgehend vor einer paralytischen Luxation. Sie gefährdet aber das gegenseitige Gelenk und fördert dort eine Adduktions- und Streckstellung (Sommerville 1959).

2. *Muskelersatzoperationen an der paralytischen Hüfte*

Die Funktionseinbußen durch Poliomyelitis im Hüftbereich treffen vorwiegend Abduktion und Extension, die Glutäalmuskulatur. Eine Reihe von Operationen wurde zu ihrem Ersatz entwickelt. Bei Poliomyelitispatienten fallen die Nachteile durch den Ausfall oder die Beeinträchtigung der Wirkung des kraftspendenden Muskels besonders schwer ins Gewicht. Ob die Umverteilung der Muskelkräfte und der dabei stets zu erwartende Kraftverlust um mindestens einen Wert der internationalen Skala beim einzelnen Patienten sinnvoll ist, muß individuell entschieden werden. Das Verfahren von Mustard zum Ersatz des Glutaeus medius durch Verlagerung des Iliopsoas auf den lateralen Umfang des Trochanter major hat gute Ergebnisse erreicht (Mustard 1959, Close 1973). Die kinephotographischen und elektromyographischen Nachkontrollen von Close (1973) bei 4 Patienten haben regelmäßig eine Umwandlung der normalen Schwungphasenaktivität in eine überwiegende Standphasenwirkung des Iliopsoas gezeigt. Seewald (1972) und Menelaus (1980) fanden nach dieser Operation allerdings ein Fortbestehen der Schwungphasenaktivität des Iliopsoas unter den Bedingungen des täglichen Lebens. Dadurch wird der Einfluß der Psoasverlagerung auf das Trendelenburg-Hinken beeinträchtigt. In seiner Nachkontrolle von 50 Patienten fand Mustard (1959) nur dort gute Ergebnisse, wo der Iliopsoas vor der Verlagerung eine weitgehend normale Kraft besaß. M. sartorius und M. rectus femoris sollten ausreichende Kraft besitzen, um nach dem Wegfall des Iliopsoas das Hüftgelenk noch in nützlichem Ausmaß zu beugen und das Bein beim Gehen in der frühen Schwungphase zu beschleunigen. Die Psoasverlagerung nach Mustard

verlangt eine sorgfältige Präparation am N. femoralis zur Vermeidung von Dehnungsschäden und der daraus erwachsenden Gefahr einer iatrogenen Lähmung des Quadriceps femoris (WESTIN 1975).
Die Vastus-lateralis-Plastik nach Fritz Lange wurde mit Modifikationen durch M. LANGE (1962) empfohlen. Sie stellt eine Alternative für die Psoasverlagerung zum Ersatz gelähmter Glutäi dar. Dabei wird der M. vastus lateralis am proximalen Femurende vom Ursprung abgelöst. Zwischen seiner Ursprungsaponeurose und dem Beckenkamm wird je ein ventraler und dorsaler Faszienstreifen bei Abduktionsstellung des Hüftgelenks gespannt und verankert. Wie lange diese Tenodese zwischen Beckenkamm und Trochanter major der hohen Belastung beim Gehen standhält, muß vom Körpergewicht des Patienten und einer Teilentlastung durch Stockwirkung abhängen.
Auch die Verlagerung des Ursprunges des M. tensor fasciae latae vom ventralen auf das mittlere Drittel des Darmbeinkammes soll einen geschwächten Glutaeus medius in seiner Abduktionswirkung auf das Hüftgelenk unterstützen können (LEGG 1923, M. LANGE 1962).
Bei dem Verfahren von SPITZY (1914) wird der Ursprung des Tensor fasciae latae in gleicher Weise nach dorsal verlagert, der Muskelansatz aber in logischer Weise auf das proximale Femur versetzt. Zu diesem Zweck wird die Fascia lata quer durchtrennt, so daß das Femur oberhalb des Trochanter minor schlingenförmig von Faszienstreifen umfaßt werden kann.
WESTIN (1966) fand befriedigende Ergebnisse bei 57 Poliomyelitispatienten mit Muskelverlagerungen am Hüftgelenk, wenn es sich um isolierte Lähmungen eines Beines handelte, nicht aber bei ausgedehnten Lähmungen beider Beine und des Rumpfes. 31 Verlagerungen des M. obliquus externus auf den Trochanter major nach THOMAS u. Mitarb. (1950) wurden durchgeführt. Bei 21 von ihnen ist zusätzlich eine Sakrospinalisplastik mit freiem Faszienstreifen nach F. LANGE (1906) bzw. OBER (1927) ausgeführt worden.
24mal wurde die Iliopsoasverlagerung nach Mustard verwendet, davon 5mal in Verbindung mit einer Adduktorenverlagerung auf die Tuberositas ossis ischii.

Hüftmuskellähmungen bei Poliomyelitis, verbunden mit distalen Teillähmungen

An Patienten mit Lähmung von Hüftmuskeln und teilweiser Erhaltung distaler Kraftspender wird die Bedeutung des Zusammenspieles von Muskelketten für das Gehen deutlich. Es ergeben sich daraus Schlußfolgerungen von allgemeiner Bedeutung.

Orthopädische Maßnahmen im Bereich eines Gelenks der unteren Extremitäten, sei es eine Orthese oder eine Operation, können für das funktionelle Ergebnis ausschlaggebende Rückwirkungen auf andere, nicht nur benachbarte Gelenke haben. So kann ein kräftiger Triceps surae bei passiv streckfähigem Knie die Stützfunktion des Beines in der Standphase der Schritte trotz des vollständigen Ausfalls der Kontraktionsfähigkeit von Mm. quadriceps femoris und glutaeus maximus erlauben (Abb. 30).
Eine Spitzfußoperation kann unter diesen Umständen eine vorhandene freie Gehfähigkeit zerstören.
Zur Beurteilung der funktionellen Zusammenhänge müssen zunächst Kraft und Kontraktionsweg der Muskeln beider unterer Extremitäten untersucht werden. Anschließend sind auch die passiven Wirkungen ganz oder teilweise gelähmter Muskel-Sehnen-Züge und deren Länge zu prüfen. Der von ihnen ausgehende elastische oder unelastische Tenodeseneffekt ist für den Bewegungsablauf wichtig und mit der Wirkung von Transmissionsriemen vergleichbar. In der Abb. 30 wird das Knie des gelähmten linken Beines in der Schwungphase im Gefolge aktiver Hüftflexion durch die Wirkung der Massenträgheit des Unterschenkels sowie durch das Vorhandensein einer Weichteilverbindung zwischen Becken und Unterschenkel in Form der ischiokruralen Muskeln gebeugt, auch wenn dies nicht durch die normale Kontraktion von Semitendinosus und Caput breve des Biceps femoris unterstützt und gesteuert wird. In der Standphase (Abb. 30 rechts) unterstützt der Spitzfuß bei kräftigem Triceps surae durch seine Hebelwirkung die Streckung des Knies unter der Belastung. Die Streckung des Knies übt ihrerseits einen Zug auf die ischiokruralen Muskel-Sehnen-Einheiten aus, wodurch diese die Streckung des anfänglich gebeugten Hüftgelenks unterstützen, mindestens aber eine weitere Beugung des Oberkörpers nach vorn während der frühen Standphase verhindern. Ein Vorneigen des Oberkörpers mit verstärkter Hüftbeugung übt andererseits über die ischiokruralen Zügel bei aufgesetztem Vorfuß einen Zug auf den proximalen Unterschenkel aus, welcher zu einem extendierenden Drehmoment am Knie führt. Die mit dem Neigen des Rumpfes nach vorn verbundene Verlagerung des Schwerpunktes von Rumpf und oberen Extremitäten nach ventral vermindert zudem die vorhandene beugende Wirkung der Traglast des Beines auf dessen Knie. Auch die Bewegungen der Schwungmassen der Arme wirken sich auf das dynamische Gleichgewicht der Kräfte am Standbeinknie aus.
Die Wünsche von Angehörigen dürfen deshalb nicht dazu verleiten, aus kosmetischen Gründen durch irreversible Behandlungsmaßnahmen mit dem Ziel unerreichbarer Normalität ein ebenso

6.28 Hüftmuskellähmungen

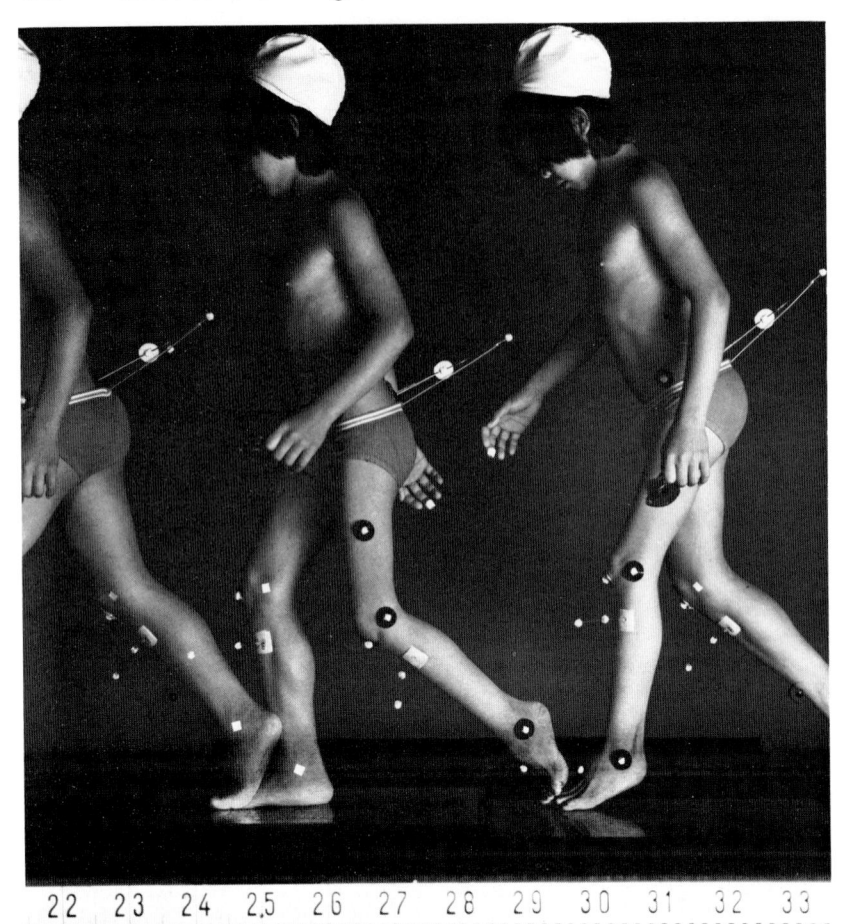

Abb. 30 Trotz einseitiger Schwäche von ischiokruraler Muskelgruppe und Ausfall des M. quadriceps femoris erhaltene Steh- und Gehfähigkeit dank kräftigem M. glutaeus maximus und Spitzfuß links. Durch Schwingbewegungen des Rumpfes, indirekt unterstützt durch die Hebelwirkung des Spitzfußes auf Unterschenkel und Knie, werden das Hüft- und das Kniegelenk belastbar

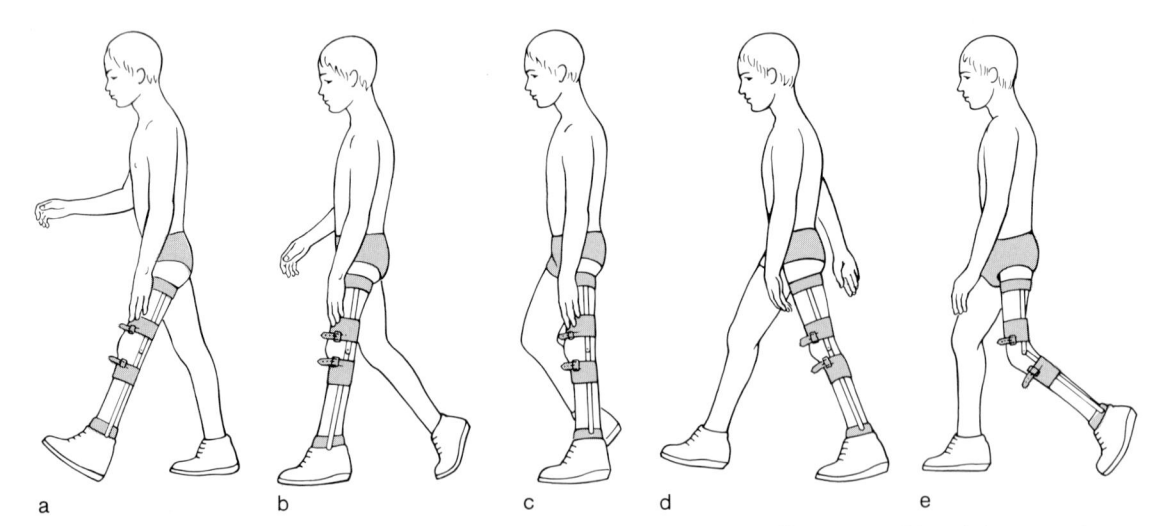

a b c d e

Abb. 31 a–e Optimierung des Arbeitsaufwandes für die Fortbewegung bei Lähmung von Mm. glutaeus maximus und Quadriceps femoris. a–c) Ersatz von Hüftstreckmuskulatur durch Schub der Hand sichert die Belastungsfähigkeit des Knies in der Bremsperiode der Standphase. d) Die ischiokruralen Muskeln strecken das Hüftgelenk in der Antriebsperiode mit ausreichender Kraft. e) Die Orthese schützt das Knie vor Überstreckung, erlaubt aber die Beugung in der Schwungphase

empfindliches wie kompliziertes Gleichgewicht von Bewegungen und Kraftwirkungen und damit die Funktion der teilgelähmten Gliedmaßen zu gefährden. In allen Zweifelsfällen gehört korrigierbaren konservativen Maßnahmen deshalb der Vorrang vor operativen Korrekturen.

Wo die Lähmung der ischiokruralen Muskeln sowohl die Hüftextension wie den Schutz des Knies vor Überstreckung beeinträchtigt, kann eine Oberschenkelorthese mit frei beweglichem Kniegelenk und Anschlag gegen Überstreckung angezeigt sein. Wenn die Orthese gut paßt und leicht ist, bringt das bewegliche Knie wichtige Vorteile gegenüber einer Orthese mit Knieschloß oder einer Kniearthrodese (Abb. 31): Bei guter Kraft des Glutaeus maximus (M4), vollem Ausfall von Quadrizeps und ischiokruralen Muskeln (M0) sowie erhaltenden Fußhebern (M4/M3) erlaubt die Orthese ein flüssiges Gehen ohne Stockhilfe. In der ersten Hälfte der Standphase, der Bremsperiode (A, B), wird das Knie gegenüber dem beugenden, dynamischen Drehmoment durch Abstützen der Hand am Oberschenkel gesichert. Das normale federnde Beugen des Knies im Anschluß an das Auffußen ist wegen der fehlenden Kraft des Quadriceps femoris nicht möglich. Nach der Standphasenmitte, in der Antriebsperiode (C, D), übt der M. glutaeus maximus eine ausreichende Streckwirkung auf das Hüft- und das Kniegelenk aus. In der Schwungphase (E) erweist sich das bewegliche Kniegelenk der Orthese als großer Vorteil für die energiesparende und kosmetisch erwünschte Verkürzung des Beines durch Kniebeugung in der Periode der Beschleunigung des Vorschwingens.

Die Herstellung einer Oberschenkelorthese mit stabilem Kniegelenk unter Belastung, aber minimaler Reibung in der Schwungphase wurde bis heute nicht befriedigend gelöst.

Hüftmuskellähmungen bei spinaler Paraplegie

Entsteht im Kindesalter eine Querschnittsverletzung des Rückenmarks oder eine Paraplegie im Zusammenhang mit einer Tumorerkrankung, dann kommt es zu Hüftmuskellähmungen mit ähnlichen Behandlungsproblemen wie bei Myelomeningozelen. Auch hier geht es darum, die Kongruenz der Hüftgelenke zu erhalten. Es droht die Gefahr pathologischer Frakturen bei Inaktivitätsosteoporose des Beinskeletts. Zu ihrer Vermeidung sowie zur Förderung einer guten Regelung der Blutzirkulation, besonders aber um das wachsende Skelett durch physiologische Belastung formen zu helfen, sind regelmäßige Steh- und Gehübungen notwendig. Stehübungen auf einem Kipptisch sind unabhängig von der Höhe der Läsion des Rückenmarks auszuführen. Unter weitgehender Verwendung von Kunststoffen wie Polypropylen lassen sich leichte Oberschenkel-Rumpf-Orthesen herstellen, welche auch bei einem Lähmungsniveau im mittleren oder oberen Thorakalbereich das selbständige Gehen mit Zu- oder Durchschwingen auf Krückstöcken über kurze Strecken erlauben (Abb. 32).

Bei Kindern mit thorakaler Paraplegie zwischen Th1 und Th12 zeigten die Erfahrungen des Rancho-Los-Amigos-Hospitals (STAUFFER u. Mitarb. 1978), daß eine nützliche Gehfunktion nur dort über das Pubertätsalter hinaus erhalten werden kann, wo die Verletzung des Rückenmarkes entweder inkomplett ist oder das neurologische Niveau bei Th12 oder tiefer liegt.

Hüftkontrollorthesen mit Rumpfteil oder Beckenband werden von erwachsenen Paraplegikern in der Regel nicht langfristig ertragen. Bei Erwachsenen mit thorakaler Paraplegie genügt die Abgabe einfacher Kniestreckschienen für die Durchführung täglicher Stehübungen. Liegt das Lähmungsniveau zwischen Th12 und L1, dann

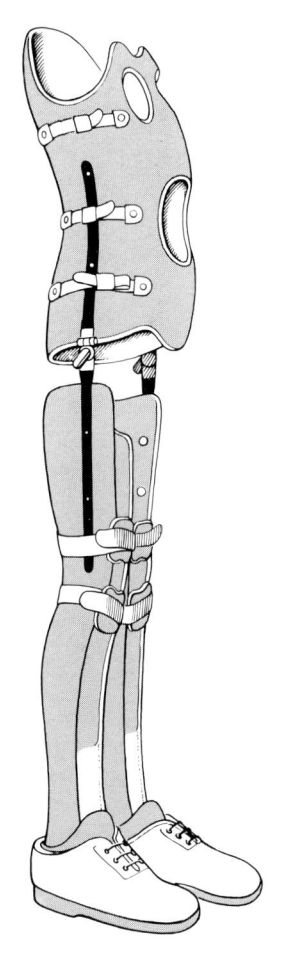

Abb. 32 Oberschenkel-Rumpf-Orthese für 14jähriges Mädchen mit kompletter Paraplegie unterhalb des 5. Thorakalsegmentes aus Polypropylenschalen, Gewicht der Orthese: 2,6 kg. Dies erlaubt ein übungsmäßiges Stehen und Gehen mit Hilfe

6.30 Hüftmuskellähmungen

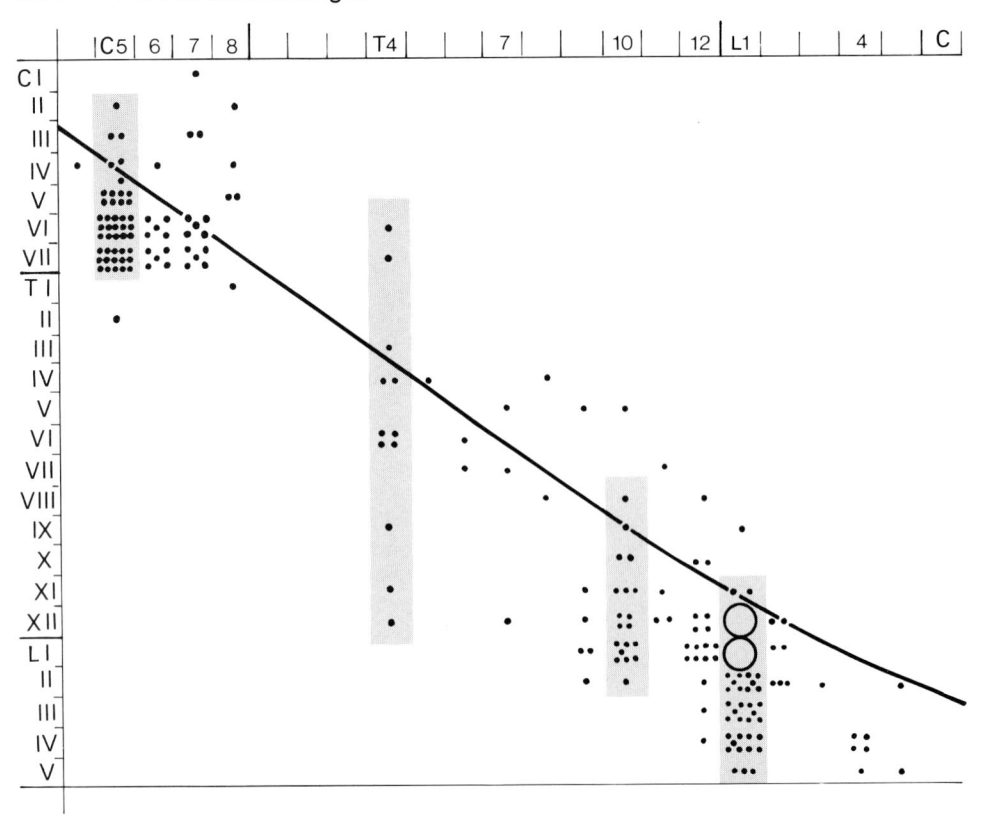

Abb. 33 Statistische Häufung traumatischer Paraplegien mit oberer segmentaler Lähmungsgrenze bei Th 10 und Th 12/L1: z.Z. die überwiegende Ursache von Hüftmuskellähmungen bei Erwachsenen (nach *Rehn*)

läßt sich zumeist mit einem Paar Oberschenkelorthesen, versehen mit Knieschloß und starrem Fußteil in 15° Dorsalflexion des oberen Sprunggelenks eine für das tägliche Leben nützliche Steh- und Gehfähigkeit erhalten. Durch die Dorsalflexion des Fußteiles wird die Stabilisierung der Hüftgelenke in Streckstellung erleichtert. Die dazu ausreichende Fortbewegungsfähigkeit wird aber nur erreicht, wenn weder an Hüften noch Knien Beugekontrakturen vorliegen. Entstehen Beugekontrakturen, dann müssen sie durch Dehnübungen oder Operationen korrigiert werden.

NAGAO (1979) ist dafür, daß die Gehfähigkeit auch außerhalb des Hauses bei Erwachsenen mit kompletter Paraplegie nur dort erhalten bleibt, wo das Lähmungsniveau tieflumbal oder distal davon liegt.

Bei Kindern und Erwachsenen können im Zusammenhang mit starker spinaler Spastizität Muskelkontrakturen von Iliopsoas, Hüftadduktoren und -abduktoren, Tensor fasciae latae sowie der Bauchwandmuskulatur entstehen, welche die Sitzfähigkeit im Rollstuhl beeinträchtigen und die Pflege stark erschweren. Sie erhöhen die Gefahr von Druckgeschwüren der Haut.

Traumatische Querschnittslähmungen des Rückenmarkes sind in der Regel von Wirbelbrüchen begleitet. Diese zeigen eine starke Häufung im Bereich des thorakolumbalen Überganges. 65,6% aller von REHN (1968) beschriebenen Wirbelfrakturen betrafen die untersten Thorakal- und obersten drei Lendenwirbel, 36,7% Frakturen von Th12 und L1. Im Zusammenhang mit den Raumverhältnissen im Spinalkanal im Bereich der Intumescencia lumbalis, welche vom 9. oder 10. Brust- bis zum 1. oder 2. Lendenwirbel reicht, sowie beeinflußt durch die lokalen Zirkulationsverhältnisse weisen Querschnittsläsionen des Rückenmarkes in diesem Bereich am häufigsten eine obere Begrenzung auf Höhe der Spinalwurzeln Th10 oder Th12/L1 auf (Abb. 33). Dadurch kommt es zu vorwiegend schlaffen Lähmungen der gesamten Hüft- und Beinmuskulatur. Partielle Rückenmarksverletzungen sind jedoch häufig. Deshalb können auch bei tiefen Querschnittsverletzungen schlaffe Lähmungen und spinale Automatismen, bisweilen begleitet von begrenzten Möglichkeiten zur Willkürkontrolle, nebeneinander bestehen. Bei Erwachsenen ist eine Versorgung mit Oberschenkelorthesen zur Stabilisierung der Knie- und Sprunggelenke während Steh- und Gehübungen meist ausreichend. Gelegentlich sind leichte funktionelle Oberschenkelorthesen für Transferaktivitäten von Nutzen.

Abgesehen von der primären Versorgung der Wirbelfrakturen als Grundlage einer Frühmobilisation sind orthopädisch-chirurgische Maßnahmen vor allem zur Korrektur von Kontrakturen und paraartikulären Verkalkungen notwendig. Bei zervikalen und thorakalen Querschnittsläsionen des Rückenmarkes kann die spastisch erhöhte Erregbarkeit der distal erhaltenen spinalen Reflexbahnen Muskelkontrakturen hervorrufen, welche eine operative Behandlung notwendig machen.

Die Grundsätze der Maßnahmen zu ihrer Verhütung und Behandlung entsprechen weitgehend jenen bei spastischen zerebralen Bewegungsstörungen.

Beim Auftreten neuropathischer Gelenkveränderungen und periartikulärer Verkalkungen wird die Betreuung zusätzlich erschwert.

Von 382 Operationen an den unteren Extremitäten wegen Spastizität und Kontrakturen bei Querschnittslähmungen des Rückenmarkes, über welche MICHAELIS (1964) berichtete, finden sich 102 Obturatoriusneurektomien. Es wurde ausschließlich die intrapelvine Methode nach SELIG (1914) angewendet. Die Operationen verteilten sich auf 78 Patienten, wovon 64 inkomplette Läsionen aufwiesen. Wegen Hüftbeugefehlstellungen wurden 15 Iliopsoasmyotomien mit abdominalem Zugang ausgeführt.

Paraartikuläre Verkalkungen (Myositis ossificans circumscripta) verursachen Bewegungseinschränkungen oder völlige Versteifungen der Hüftgelenke. KNUDSEN u. Mitarb. (1982) fanden bei 52 von 605 Patienten mit Tetra- oder Paraplegie eine Myositis ossificans circumscripta. Sie lag stets im gelähmten Körperabschnitt, nie oberhalb davon. 25% wiesen leichte, 12% schwere Hüftgelenkkontrakturen auf, welche häufig mit Dekubitalgeschwüren auf der Gegenseite verbunden waren. Zur Vermeidung dieser Paraosteoarthropathie fordert TERBIZAN (1978), daß passive Bewegungsübungen und Lageveränderungen im Hüftgelenkbereich bei Para- und Tetraplegikern in den ersten 4 Wochen nach dem Unfall zu vermeiden seien.

Wenn die akute Phase der Kalkeinlagerung abgeklungen ist und sich die anfangs stark erhöhte alkalische Phosphatase normalisiert hat, zeigt die Exzision des ektoptischen Knochengewebes gute Erfolgsaussichten. NECHWATAL (1974) empfiehlt außerdem, die Aktivität der heterotopen Verkalkung durch Szintigraphie vor der Durchführung der Resektionsbehandlung zu überprüfen.

Hüftmuskellähmungen bei progressiven neuromuskulären Systemerkrankungen

(Muskeldystrophien, spinale Muskelatrophien, Friedreichsche Ataxie, multiple Sklerose)

Obschon es sich um generalisierte Beeinträchtigungen der Skelettmuskulatur handelt, entstehen bei steh- und gehunfähigen Patienten häufig ungleichmäßige Muskelwirkungen auf die Hüftgelenke. Eine unterschiedliche Resistenz der Kontraktionsfähigkeit einzelner Muskelgruppen, verschiedene Kontrakturneigung und die Einflüsse der gewohnheitsmäßigen Körperhaltung in Rollstuhl und Bett spielen als Ursachen zusammen.

Die Behandlung soll die Kraft zum Stehen und Gehen möglichst lange erhalten, drohende Muskelkontrakturen in Iliopsoas, Hüftadduktoren und Tensor fasciae latae hintanhalten und Hüftluxationen verhüten.

Mäßig stark ausgeprägte Muskelkontrakturen können aber durch ihre Tenodesenwirkung u. U. eine Voraussetzung für die Gehfähigkeit in Gegenwart allgemeiner Muskelschwäche sein. Dies betrifft besonders Hüftbeuger und Abduktoren in späteren Stadien von Muskeldystrophien.

Physiotherapie, Lagerung und Hilfsmittelversorgung stehen im Vordergrund der Behandlung. Operative Eingriffe können durch die Korrektur schwerer Kontrakturen bisweilen eine wesentliche Hilfe bringen, z. B. zum Ausgleich eines Beckenschiefstandes beim Sitzen im Rollstuhl.

Hüftluxationen bei progressiven Lähmungserkrankungen sind oft schmerzlos, meistens beidseitig und bedürfen deshalb nur ausnahmsweise operativer Maßnahmen. Bei spastischer Übererregbarkeit können Hüftluxationen jedoch Schmerzzustände verursachen, welche Eingriffe erfordern, wie sie bei den zerebralen Bewegungsstörungen beschrieben worden sind (Abb. 34).

Hüftmuskellähmungen bei Verletzungen der Plexus lumbalis und sacralis

Das lumbale und das sakrale Nervengeflecht versorgen die gesamte Hüft- und Beinmuskulatur. Vor direkten Verletzungen muß es vor allem bei retroperitonealen und intrapelvinen Operationen geschont werden. Sowohl am lumbalen wie am sakralen Plexus können vorwiegend bei Verkehrsunfällen Zerrungen und Zerreißungen sowie Wurzelausrisse auftreten. Der Plexus sacralis mit dem aus ihm hervorgehenden N. ischiadicus ist bei Beckenfrakturen gefährdet (Abb. 35).

STÖHR u. BAUER (1977) sowie STÖHR (1978) stellten fest, daß traumatisch und intraoperativ verursachte Beinplexusparesen häufig fälschlicherwei-

6.32 Hüftmuskellähmungen

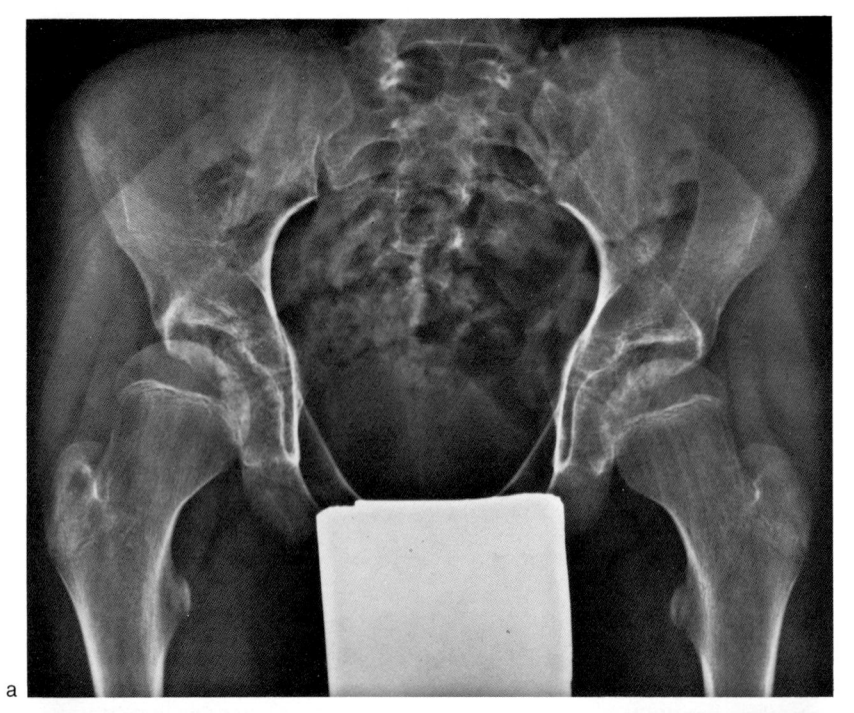

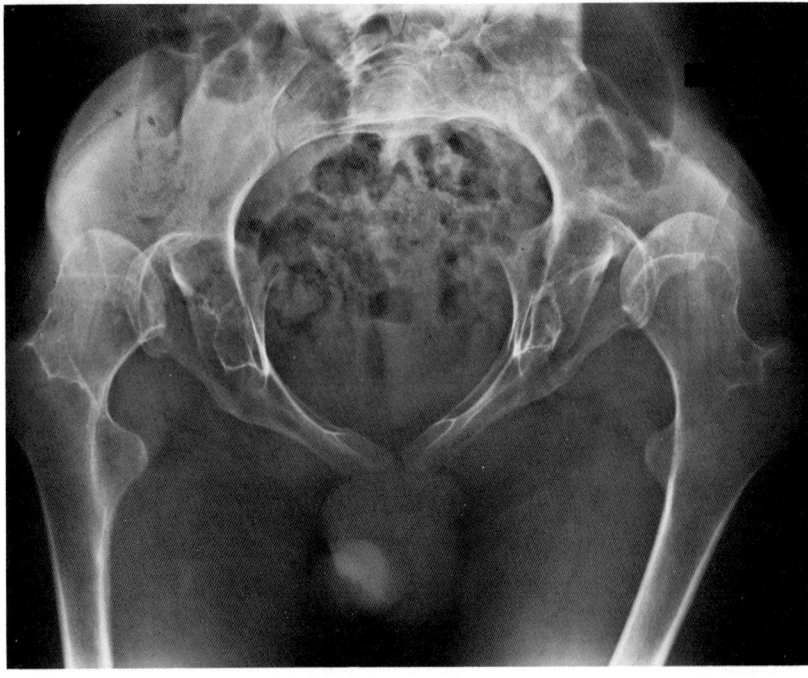

Abb. 34 a u. b Paralytische Hüftluxation im Pubertätswachstumsschub bei Friedreichscher Ataxie. a) Subluxation rechts mit 15 Jahren, b) hohe doppelseitige Luxation mit 19 Jahren

se als Ischiadikus- oder Femoralislähmungen angesehen werden. Sie beobachteten 31 auf Unfallverletzungen zurückgehende Plexusparesen, welche überwiegend oder ausschließlich den sakralen Plexus betrafen und dadurch Lähmungen der Glutäalmuskulatur sowie im Ausbreitungsgebiet des N. ischiadicus verursachten. In den meisten Fällen bestanden eine Fraktur des Beckenringes, eine Fraktur im Hüftgelenkbereich, eine Symphysensprengung oder eine Aufklappung des Iliosakralgelenks.

Bei 17 Patienten mußte eine überwiegend lumbale Plexusschädigung im Anschluß an den Totalprothesenersatz eines Hüftgelenks festgestellt werden.
91% dieser Lähmungen waren bei vorausgegangenen Untersuchungen nicht als Plexusverletzungen erkannt worden. Zur Sicherung der Diagnose hält STÖHR (1978) eine eingehende elektromyographische Untersuchung für notwendig.
DELL-ARIA (1980) und SCHONDORF (1982) beschrieben Hüft- und Beinmuskellähmungen im

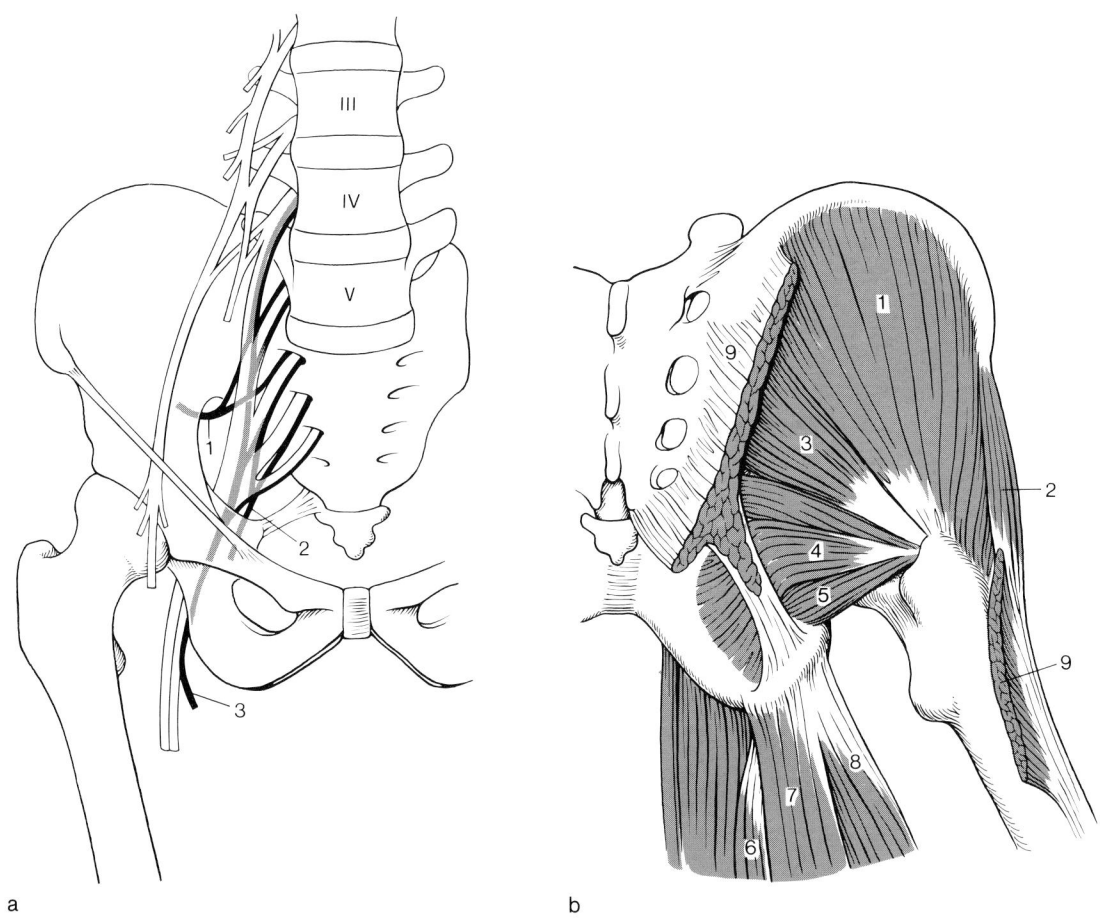

Abb. 35 a u. b Motorische Innervation der Hüftmuskulatur über die Plexus lumbalis und lumbosacralis.
a) 1 = N. glutaeus superior, 2 = N. glutaeus inferior, 3 = R. muscularis n. tibialis (zur ischiokruralen Muskulatur).
b) 1 = M. glutaeus medius, 2 = M. tensor fasciae latae, 3 = M. piriformis, 4 = M. obturatorius internus, 5 = Mm. gemelli, 6 = M. semimembranosus, 7 = M. semitendinosus, 8 = M. biceps femoris, 9 = M. glutaeus maximus

Ausbreitungsgebiet des N. femoralis im Zusammenhang mit gynäkologischen Operationen, queren Inzisionen und der Wirkung von Wundhaken und Selbsthaltern.

JUDET u. LETOURNEL (1974) fanden vor der Behandlung von 469 Beckenfrakturen 57 Fälle oder 12,1% mit Lähmungen im Ausbreitungsgebiet des N. ischiadicus. Zusätzlich stellten sie in dieser Gruppe 16 Ischiadikuslähmungen postoperativ fest, deren präoperative Existenz nicht sicher ausgeschlossen werden konnte. Drei Viertel dieser Ischiadikuslähmungen wurden im Zusammenhang mit hinteren Hüftgelenkluxationen beobachtet. Intraoperativ fanden diese Autoren bei 28 von 36 Ischiadikuslähmungen keine makroskopischen Veränderungen am Nerv selbst.

DECOULX (1961) vermutete deshalb, daß diese Verletzungen zu Läsionen im Bereich des Plexus führen. Die Wurzeln, welche zum M. peronaeus führen, sind dabei besonders häufig betroffen.

Von 36 präoperativ nachgewiesenen Ischiadikuslähmungen bei JUDET u. LETOURNEL (1974) erholten sich 21 entweder vollständig oder weitgehend. JUDET u. LETOURNEL (1974) sahen bei der Elektromyographie von Patienten mit Beckenfrakturen und Ischiadikuslähmungen zusätzlich Denervationen im Ausbreitungsgebiet des N. femoralis. Dies ist ein Hinweis auf ausgebreitete Dehnungsverletzungen im Bereich der lumbalen und sakralen Nervenwurzeln und des zugehörigen Plexus (Abb. 36).

Auch bei der operativen Behandlung von hinteren Luxationsfrakturen des Hüftgelenks sind die lumbosakralen Wurzeln des N. ischiadicus gefährdet. In einer frühen Serie von 126 Osteosynthesen am hinteren Rand des Azetabulums (JUDET u. LETOURNEL 1974) entstand bei 23 (18,4%) peroperativ eine Schädigung im Ausbreitungsgebiet des N. ischiadicus. Dank der Entspannung des N. ischiadicus bei der Lagerung auf dem Operationstisch durch Beugung des Knies verminderte sich die Häufigkeit der Schäden auf 6% von 88 Operationen.

Schädigungen des Plexus lumbosacralis stellen die häufigste neurologische Komplikation der Antikoagulantienbehandlung dar. Die daraus

6.34 Hüftmuskellähmungen

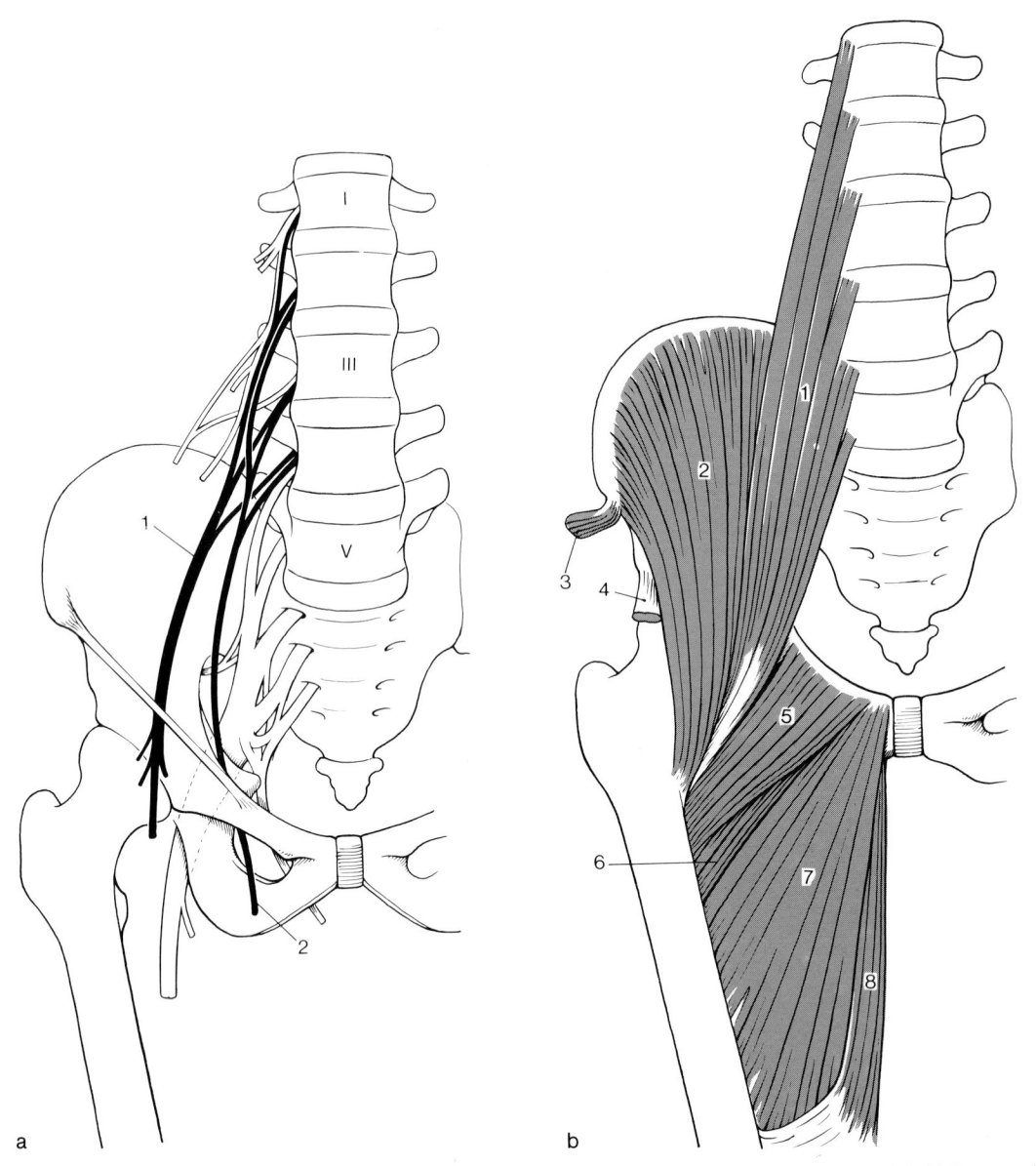

Abb. 36 a u. b Bei Beckenfrakturen, Polytrauma sind Teillähmungen von Hüftbeugern und Adduktoren durch Schädigung des Plexus lumbalis nicht selten. a) Plexus lumbalis mit N. femoralis und N. obturatorius. 1 = N. femoralis, 2 = N. obturatorius. b) Über den Plexus lumbalis innervierte Hüftmuskulatur, deren Teillähmung durch Überdehnung oder Kompression des Nervengeflechtes leicht unbeachtet bleibt. 1 = M. psoas, 2 = M. iliacus, 3 = M. sartorius, 4 = M. rectus femoris, 5 = M. pectineus, 6 = M. adductor brevis, 7 = M. adductor longus, 8 = M. gracilis

entstehenden Lähmungen der Hüft- und Beinmuskulatur sprechen auf eine operative Neurolyse in den ersten Tagen und Wochen gut an (BALDINI u. Mitarb. 1981, DE SOUZA u. Mitarb. 1981, NOBEL u. Mitarb. 1980).

DREVET u. Mitarb. (1981) empfehlen vor der Neurolyse und Hämatomausräumung ein Computertomogramm zur genauen Lokalisierung des Hämatoms.

MESTDAGH (1982) fand bei einem Patienten, welchem unter Antikoagulantien Knochenspanmaterial aus dem Ilium entnommen worden war, ein großes Hämatom unter dem M. iliacus, welches sich in den Retroperitonealraum ausbreitete. Die Dekompression 3 Wochen nach der akuten Blutung führte nur zu einer Teilerholung der Lähmung.

Lumbale Plexuslähmungen durch kompressive Fibrose nach Tumorbestrahlung im Beckenbereich zeigen einen progressiven Verlauf. Im Gegensatz zu einem Tumorrezidiv sind sie von geringen Schmerzen begleitet und können durch chirurgische Neurolyse erfreulich gut und langfristig beeinflußt werden (ARANDA u. Mitarb. 1982, NEUNDORFER u. NIEMÖLLER 1981).

Geburtslähmungen entstehen nicht nur durch

Schädigungen des Plexus cervico-brachialis, sondern auch durch solche des lumbosakralen Nervengeflechtes. Den Lähmungen der Hüft- und Beinmuskulatur wird eine besonders ungünstige Prognose zugeschrieben. SRIRAM u. SAKTHIVEL (1981) beschreiben 12 Neugeborene, von denen 6 komplette und 6 inkomplette Lähmungen im Ausbreitungsbereich des N. ischiadicus aufwiesen. Bei allen Kindern war eine schwer verlaufene Steißgeburt mit der Ausübung starker Zugkräfte vorausgegangen. Die Lähmungen wiesen eine geringe oder fehlende Tendenz zur Erholung auf. In 2 Fällen wurde auch eine verzögerte Ossifikation des Femurkopfkernes auf der befallenen Seite beobachtet.

Literatur

Anthonsen, W.: Treatment of hip flexion contracture in cerebral palsy patients. Acta orthop. scand. 37 (1966) 287
Aranda, B., S. Esnault, P. Brunet: Paralysie crurale post-radiaque. Ann. Med. interne (Paris) 133 (1982) 266
Asher, M., J. Olson: Factors affecting the ambulatory status of patients with spina bifida cystica. J. Bone Jt Surg. 65 A (1983) 350
Ashley, R. K., L. J. Larsen, P. M. James: Reduction of dislocation of the hip in older children. J. Bone Jt Surg. 54 A (1972) 545
Baker, L. D., R. Dodelin, F. H. Bassett: Pathological changes in the hip in cerebral palsy: Incidence, pathogenesis and treatment. J. Bone Jt Surg. 44 A (1962) 1331
Baldini, M., L. Princi, P. L. Raimondi: Femoral nerve palsy secondary anticoagulant therapy. Neurochirurgia 24 (1981) 109
Banks, H. H., W. T. Green: Adductor myotomy and obturator neurectomy for the correction of adduction contracture of the hip in cerebral palsy. J. Bone Jt Surg. 42 A (1960) 111
Baumann, J. U.: Operative Behandlung der infantilen Zerebralparese. Thieme, Stuttgart 1970
Baumann, J. U.: Long term effects of intertrochanteric femoral osteotomy in children with cerebral palsy. SICOT' 81, XVth World Congress, Rio de Janeiro, Abstr. 1981 (p. 299)
Baumann, J. U.: Intertrochantere Osteosynthesen bei Osteotomien von Kindern mit zerebralen Bewegungsstörungen. Entwickl. Chir. 26 (1983)
Baumann, J. U., E. Meyer, K. Schürmann: Hip adductor transfer to the ischial tuberosity in spastic and paralytic hip disorders. Arch. orthop. traum. Surg. 92 (1978) 107
Baumann, J. U., H. Ruetsch, K. Schürmann: Distal hamstring lengthening in cerebral palsy. Int. Orthop. 3 (1980) 305
Benton, I., E. A. Salvati, L. Root: Reconstructive surgery in the myelomeningocele hip. Clin. Orthop. 110 (1975) 261
Benz, H. J.: Die intrapelvine Obturatoriusneurektomie – ein selten indizierter Eingriff zur Verbesserung der Hüftgelenkssituation bei Zerebralparesen und Querschnittslähmungen. Orthop. Prax. 17 (1981) 619
Bleck, E. E.: Management of hip deformities in cerebral palsy. In Adams, J. P.: Current Practice in Orthopaedic Surgery. Mosby, St. Louis 1966
Bleck, E. E.: Postural and gait abnormalities caused by hip flexion deformity in spastic cerebral palsy. Treatment by iliopsoas recession. J. Bone Jt Surg. 53 A (1971) 1468
Bleck, E. E.: Orthopaedic Management of Cerebral Palsy. Saunders, Philadelphia 1979
Bourrel, P., R. Souvestre: Traumatologie nerveuse particulière: les lésions du nerf sciatique par injections intrafessières de quinine. Med. Trop. 42 (1982) 209
Buisson, J. S., D. L. Hamblen: Electromyographic assessment of the transplanted iliopsoas muscle in spina bifida cystica. Develop. Med. Child Neurol., Suppl. 27 (1972) 29
Campbell's Operative Orthopaedics, 6th ed. Mosby, St. Louis 1980
Castle, M. E., C. Schneider: Proximal femoral resectioninterposition arthroplasty. J. Bone Jt Surg. 60 A (1978) 1051
Chakirgil, G. S.: Campbell's Operative Orthopaedics, 6th ed. Mosby, St. Louis 1980 (p. 1892)
Close, J. R.: Functional Anatomy of the Extremities. Thomas, Springfield/Ill. 1973
Decoulx, P. et al.: Les fractures enfoncements du cotyle. Lille Chir. 16 (1961) 215
Dega, W.: Hüftreposition mit Rekonstruktion der anatomischen Gelenkform nach Colonna, Zahradnicek u. a. und die abstützenden Osteotomien. Verh. dtsch. orthop. Ges. 56 (1969) 171
Dell-Aria, V.: Paralisi femorale bilaterale dopo laparotomia per interventi ginecologici e non. Ipotesi patogenetiche. Riv. Neurobiol. 26 (1980) 472
de Sousa, A., C. Schneider, P. Knobel, G. de Crousaz, F. Regli: Neuropathies crurales et du plexus lombaire sous traitement anticoagulant. Schweiz. med. Wschr. 111 (1981) 1474
Dias, L. S., J. A. Hill: Evaluation of treatment of hip subluxation in myelomeningocele by intertrochanteric varus derotation femoral osteotomy. Orthop. Clin. N. Amer. 11 (1980) 31
Drevet, J. G., D. Blanc, Y. Laborde, J. Vincent, X. Phelip, G. Cabanel: Les paralysies crurales par hematome de la fosse iliaque interne, au cours des traitements anticoagulants. Interêt du traitement chirurgical precoce. Rev. Rhum. 48 (1981) 403
Evans, E. B.: The knee in cerebral palsy. In Samilson, E. D.: Orthopaedic aspects of cerebral palsy. Clin. develop. Med. 52 (1975) 173
Exner, G.: Zum Problem der Hüftgelenksverrenkung bei Spastikern. Verh. dtsch. orthop. Ges. 41 (1953) 222
Feldkamp, M.: Die Adduktorenrückverlagerung beim Kind mit spastischer Diplegie - Konzept und Wirkungsweise. Orthop. Prax. 16 (1980) 294
Feldkamp, M., V. Guth, S. Buschken, D. Klein: Aetiologie der Hüftverrenkung bei Kindern mit zerebraler Bewegungsstörung und Möglichkeiten konservativer Behandlung mit Dreh-, Spreizschalen und Elektrostimulation. Z. Orthop. 123 (1985) 182
Fettweis, E.: Adduktorenspasmus, Präluxation und Luxation an den Hüftgelenken bei spastisch gelähmten Kindern und Jugendlichen. Z. Orthop. 117 (1979) 39-49, 50-59
Francillon, M. R.: Zur Einwirkung der intertrochanteren Derotations- und Varisationsosteotomie auf die Myokinetik des Spastikers. Beitr. Orthop. Traum. 12 (1965) 584
Fredenhagen, H.: Die poliomyelitische Lähmung und ihre Behandlung. Schwabe, Basel 1961
Freehafer, A. A.: The treatment of myelomeningocele patients with paralytic hip deformities by iliopsoas transfer. Paraplegie (Edinb.) 11 (1974) 295
Göb, A.: Muskelmechanische und elektromyographische Untersuchungen am Hüftgelenk des Spastikers und deren praktische Folgen. Z. Orthop. 103 (1967) 309
Griffin, P. P., W. W. Wheelhouse, R. Shiavi: Adductor transfer for adductor spasticity: Clinical and electromyographic gait analysis. Develop. Med. Child Neurol. 19 (1977) 783
Hill, L. M., F. H. Bassett, III., L. D. Baker: Correction of adduction, flexion and internal rotation deformities of the hip in cerebral palsy. Develop. Med. Child Neurol. 8 (1966) 406
Hiroshima, K., K. Ono: Correlation between muscle shortening and derangement of the hip joint in children with spastic cerebral palsy. Clin. Orthop. 144 (1979) 186
von Hochstetter, A.: Über die intraglutäale Injektion, ihre Komplikationen und deren Verhütung. Schweiz. med. Wschr. 84 (1954) 1226

von Hochstetter, A.: Über Probleme und Technik der intraglutäalen Injektion, Teil 1. Schweiz. med. Wschr. 85 (1955) 1138

von Hochstetter, A.: Über Probleme und Technik der intraglutäalen Injektion, Teil 2. Schweiz. med. Wschr. 86 (1956) 69

von Hochstetter, A.: Wie lassen sich aseptische „Spritzenschäden" bei intraglutealer Injektion sicher vermeiden? Schweiz. Ärzteztg 18 (1956) 1

von Hochstetter, A., H. K. von Rechenberg, R. Schmidt: Die intragluteale Injektion. Thieme, Stuttgart 1958

Hopf, A.: Eine biologische Methode zur Pfannengestaltung bei der Hüftdysplasie der Jugendlichen und Erwachsenen. Z. Orthop. 52 (1966) 420

Ingram, A. J.: Miscellaneous affections of the nervous system. In: Campbell's Operative Orthopaedics, 6th ed., vol. II. Mosby, St. Louis 1980 (p. 1567)

Jones, G. B.: Paralytic dislocation of the hip. J. Bone Jt Surg. 36 B (1954) 375

Jones, G. B.: Paralytic dislocation of the hip. J. Bone Jt Surg. 44 B (1962) 573

Judet, R., E. Letournel: Les fractures du cotyle. Masson, Paris 1974

Kalen, V., E. E. Bleck: Prevention of spastic paralytic dislocation of the hip. Develop. Med. Child Neurol. 27 (1985) 17

Kaplan, E. B.: The iliotibial tract. J. Bone Jt Surg. 40 A (1958) 817

Keats, S., A. N. Morgese: A simple anteromedial approach to the lesser trochanter of the femur for the release of the iliopsoas. J. Bone Jt Surg. 49 A (1967) 632

Klisic, P.: In Campbell's Operative Orthopaedics, 6th ed. vol. II. Mosby, St. Louis 1980 (p. 1892)

Knudsen, L., D. Lundbergh, G. Ericsson: Myositis ossificans circumscripta in para/tetraplegics. Scand. J. Rheum. 11 (1982) 27

Lange, F.: Der plastische Ersatz des Glutaeus medius und minimus. Z. Orthop. Chir. 17 (1906) 272

Lange, M.: Orthopädisch-chirurgische Operationslehre, 2. Aufl. Bergmann, München 1962

LeCoeur, P.: Ostéotomie isthmique de bascule. In Chapchal, G.: Beckenosteotomie – Pfannendachplastik. Thieme, Stuttgart 1965 (S. 112)

LeCoeur, P.: Correction de défauts d'orientation de l'articulation coxo-fémorale par ostéotomie de l'isthme iliaque. Rev. Chir. orthop. 51 (1965) 211

Lee, E. H., N. C. Carroll: Hip stability and ambulatory status in myelomeningocele. J. Pediat. Orthop. 5 (1985) 522

Legg, A. T.: Transplantation of tensor fasciae femoris in cases of weakened glutaeus medius. J. Amer. med. Ass. 80 (1923) 242

McKibbin, B.: The use of splintage in the management of paralytic dislocation of the hip in spina bifida cystica. J. Bone Jt Surg. 55 B (1973) 163

Mau, H.: Hüftverrenkung und Little'sche Krankheit. Verh. dtsch. orthop. Ges. 41 (1953) 265

Menelaus, M. B.: The Orthopaedic Management of Spina Bifida Cystica, 2nd ed. Churchill-Livingstone, Edinburgh 1980

Menelaus, M. B.: Progress in the management of the paralytic hip in myelomeningocele. Orthop. Clin. N. Amer. 11 (1980) 17

Mestdagh, H.: Paralysie crurale par hematome du muscle ilio-psoas après prélèvement du greffon ilique. Sem. Hôp. Paris 58 (1982) 621

Michaelis, L. S.: Orthopaedic surgery of the limbs in paraplegia. Springer, Berlin 1964

Moreau, M., D. S. Drummong, E. Rogala, A. Ashworth, T. Porter: Natural history of the dislocated hip in spastic cerebral palsy. Develop. Med. Child Neurol. 21 (1979) 749

Murri, A.: Zur Adduktorenverlagerung nach Stephenson und Donovan unter besonderer Berücksichtigung der pathologischen Hüftgelenksentwicklung beim zerebralbewegungsgestörten Kind. Orthop. Prax. 13 (1977) 178

Mustard, W. T.: Iliopsoas transfer for weakness of the hip abductors. J. Bone Jt Surg. 34 A (1952) 647

Mustard, W. T.: A follow-up study of iliopsoas transfer for hip instability. J. Bone Jt Surg. 41 B (1959) 289

Nagao, T.: Kinesiology and rehabilitation in spinal cord injury. Advanc. neurol. Sci. 23 (1979) 117

Narakas, A.: Persönliche Mitteilung 1983

Nechwatal, E.: Über die Szintigraphie der paraossären Arthropathie (POA) am Hüftgelenk. Z. Orthop. 112 (1974) 466

Neundorfer, R., K. Niemöller: Plexus-lumbo-sacralis-Schädigung durch Bestrahlung. Wien. klin. Wschr. 93 (1981) 269

Nickel, V. L., J. Perry, A. Garrett, E. N. Feiweill: Paralytic dislocation of the hip. J. Bone Jt Surg. 48 A (1966) 1021

Nobel, W., S. C. Marks jr., S. Kubik: The anatomical basis for femoral nerve palsy following iliacus hematoma. J. Neurosurg. 52 (1980) 533

Ober, F. R.: An operation for relief of paralysis of the glutaeus maximus muscle. J. Amer. med. Ass. 88 (1927) 1063

O'Brien, J. J., R. B. Sirking: The natural history of the dislocated hip in cerebral palsy. Develop. Med. Child. Neurol. 20 (1978) 241

Parsch, K. D.: Die aktuelle Behandlung der Hüftgelenksdeformität beim Spina-bifida-Kind. Z. Kinderchir. 13 (1973) 55

Parsch, K. D., K. P. Schulitz: Das Spina-bifida-Kind. Klinik und Rehabilitation. Thieme, Stuttgart 1972

Pemberton, P. A.: Pericapsular osteotomy of the ilium for treatment of congenital subluxation and dislocation of the hip. J. Bone Jt. Surg. 47 A (1965) 65

Pemberton, P. A.: Pericapsular osteotomy of the ilium for the treatment of congenitally dislocated hips. Clin. Orthop. 98 (1974) 41

Phelps, W. M.: Long-term results of orthopaedic surgery in cerebral palsy. J. Bone Jt Surg. 39 A (1957) 53

Phelps, W. M.: Prevention of acquired dislocation of the hip in cerebral palsy. J. Bone Jt Surg. 41 A (1959) 440

Pollock, G. A.: Treatment of adductor paralysis by hamstring transposition. J. Bone Jt Surg. 40 B (1958) 534

Pritchett, J. W.: The untreated unstable hip in severe cerebral palsy. Clin. Orthop. 173 (1983) 169

Rehn, J.: Die knöchernen Verletzungen der Wirbelsäule (Bedeutung des Erstbefundes für die spätere Begutachtung). In Junghanns, H.: Die Wirbelsäule in Forschung und Praxis, Bd. XL. Hippokrates, Stuttgart 1968 (S. 131–138)

Reimers, J.: The stability of the hip in children. Fadls Forlag, Kopenhagen 1980

Rose, G. K., M. Sankarankutty, J. Stallard: A clinical review of the orthotic treatment of myelomeningocele patients. J. Bone Jt. Surg. 65 (1983) 242

Samilson, R. L., P. Tsou, G. Aamoth, W. M. Green: Dislocation and subluxation of the hip in cerebral palsy. Pathogenesis, natural history and management. J. Bone Jt Surg. 54 A (1972) 863

Schondorf, N. K.: Zur Vermeidbarkeit von Femoralisparesen nach abdominalen gynäkologischen Operationen. Geburtsh. u. Frauenheilk. 42 (1982) 58

Seewald, K.: Die Veränderungen im Bereich der Hüfte nach Poliomyelitis und ihre Behandlung. Z. Orthop. 94 (1961) 62

Selig, R.: Die intrapelvine extraperitoneale Resektion des Nervus obturatorius und anatomische Studien über die Topographie dieses Nerven. Langenbecks Arch. klin. Chir. 103 (1914) 994

Sharrard, W. J. W.: Posterior iliopsoas transplantation in the treatment of paralytic dislocation of the hip. J. Bone Jt Surg. 46 B (1964) 426

Sharrard, W. J. W.: The hip in cerebral palsy. In Samilson, R. L.: Orthopaedic aspects of cerebral palsy. Clin. develop. Med. 52 (1975) 145

Sharrard, W. J. W., J. M. H. Allen, S. H. Heany, G. R. G. Prendiville: Surgical prophylaxis of subluxation

and dislocation of the hip in cerebral palsy. J. Bone Jt Surg. 57 B (1975) 160
Sherk, H. H., P. D. Pasquariello, J. Doherty: Hip dislocation in cerebral palsy: selection for treatment. Develop. Med. Child Neurol. 25 (1983) 738
Smith, E. T.: Hip dislocation in cerebral palsy. Develop. Med. Child Neurol. 11 (1969) 291
Sommerville, E. W.: Paralytic dislocation of the hip. J. Bone Jt Surg. 41 B (1959) 279
Spitzy, H.: Die operative Behandlung der schlaffen poliomyelitischen Lähmungen. Wien. klin. Wschr. (1925) 396
Sriram, K., A. Sakthievel: Sciatic nerve palsy in the new born. Ann. Acad. Med. Singapore 10 (1981) 472
Stauffer, E. S., M. M. Hoffer, V. L. Nickel: Ambulation in thoracic paraplegia. J. Bone Jt Surg. 60 A (1978) 823
Steel, H. H.: Triple osteotomy of the innominate bone. J. Bone Jt Surg. 55 A (1973) 343
Steel, H. H.: Glutaeus medius and minimus insertion advancement for correction of internal rotation gait in spastic cerebral palsy. J. Bone Jt Surg. 62 A (1980) 919
Stephenson, T. M., M. Donovan: Transfer of hip adductor origins to the ischium in spastic cerebral palsy. Develop. Med. Child Neurol. 13 (1971) 247
Stillwell, A., M. B. Menelaus: Walking ability after transplantation of the iliopsoas. A long-term follow-up. J. Bone Jt. Surg. 66 (1984) 656
Stoehr, M.: Traumatic and postoperative lesions of the lumbosacral plexus. Arch. Neurol. 35 (1978) 757
Stoehr, M., H. L. Bauer: Posttraumatische und postoperative Beinplexusparesen. Dtsch. med. Wschr. 102 (1977) 240
Strach, E. H.: Methods of bracing in the rehabilitation of the paraplegic child. Paraplegia (Edinb.) 11 (1973) 137
Sutherland, D. H., R. Greenfield: Double innominate osteotomy. J. Bone Jt. Surg. 59 A (1977) 1082
Tachdjian, M. O.: Pediatric Orthopedics, vol. II. Saunders, Philadelphia 1972
Tachdjian, M. O., W. L. Minear: Hip dislocation in cerebral palsy. J. Bone Jt Surg. 38 A (1956) 1358
Terbizan, A. T.: Physiotherapeutical mistakes in the early stages after spinal cord injury. Paraplegia (Edinb.) 16 (1978) 233
Thom, H.: Prophylaxe und Therapie der paralytischen sekundären Hüftpfannendysplasie. Orthop. Prax. 10 (1974) 79
Thom, H.: Die infantilen Zerebralparesen, 2. Aufl. Thieme, Stuttgart 1982
Thomas, L. I., T. C. Thompson, L. R. Straub: Transplantation of the external oblique muscle for abductor paralysis. J. Bone Jt Surg. 32 A (1950) 207
Tönnis, D., K. Behrens, F. Tscharani: Eine neue Technik der Dreifach-Osteotomie zur Schwenkung dysplastischer Hüftpfannen bei Jugendlichen und Erwachsenen. Z. Orthop. 119 (1981) 253
Tylkowsky, C. M., R. K. Rosenthal, S. R. Simon: Proximal femoral osteotomy in cerebral palsy. Clin. Orthop. 151 (1980) 183
Westin, G. W.: Tendon transfers about the foot, ankle and hip in the paralysed lower extremity. J. Bone Jt Surg. 47 A (1966) 1430
Yngve, D. A., R. Douglas, J. M. Roberts: The reciprocating gait orthosis in myelomeningocele. J. Pediat. Orthop. 4 (1984) 304

Ib Knie und Unterschenkel

7 Normale und pathologische Mechanik

Von W. Müller

Einleitung

Selbst für die theoretische Anatomie ist es schwierig, das Kniegelenk in seinem Wesen zu erfassen und zu definieren. Dies wird an den beiden Begriffen deutlich, die auch heute noch am häufigsten zur Charakterisierung der Gelenkmechanik und Klassifizierung anzutreffen sind. Einerseits spricht man von einem Trochoginglymos, einem Dreh-Scharniergelenk. Andererseits wird die Bezeichnung Ginglymoarthrodie (Flächengleit-Scharniergelenk) benützt, da sowohl die Flexion und Extension als auch die Rotationen über eine Fläche ablaufen (Abb. 1). Hierbei wandern die beiden Bewegungsachsen laufend in einem kinematischen System, während die automatische Schluß- bzw. Initialrotation unabhängig davon noch eine eigene Rotationsachse hat.

Kinematik des Roll-Gleit-Prinzips

Daß es sich weder um ein reines Abrollen noch um ein Drehgleiten am Ort handeln kann, wird aus der Abb. 2 ersichtlich (Weber in Strasser 1917, Groh 1955, Kapandji 1970, Frankel 1971, Menschik 1974, 1975, 1977, Huson 1974, Nietert 1975, Goodfellow u. O'Connor 1978).

Überschlagene Viergelenkkette

Sie ist nach Kapandji (1970), Huson (1974) und Menschik (1974, 1975, 1977) das Getriebe, welches die Verschmelzung des Abrollens und des Drehgleitens zum sog. Rollgleiten verwirklicht (Abb. 3).

Das Getriebe der Viergelenkkette schließt die Rückverlagerung des femoralen Auflagepunktes auf der Tibia, die entsprechende Dorsalwanderung der Flexionsachse und die getriebebedingte Umformung der Bewegung in sein Prinzip mit ein (Huson 1974, Menschik 1974, 1975, 1977).

Die Abb. 4 zeigt, welcher Teil der Femurkondylenrolle in seiner Form der von der *Viergelenkkette der beiden Kreuzbänder* vorgezeichneten Koppelhüllkurve entspricht.

Die Viergelenkkette ist ein Modell, das die Kniegelenkmechanik in einer Ebene (zweidimensional) hinreichend beschreibt. Eine Ergänzung wurde von Huson (1974) geschaffen, mit der das System aus der zweidimensionalen Ebene in den dreidimensionalen Raum gehoben wird.

In der ersten Modellphase (Abb. 5) werden zwei flächenhafte Kondylenrollen miteinander durch eine quere Ebene verbunden. Diese Ebene liegt in einem Winkel von 40° zur Längsachse des Femurs. Die beiden Kreuzbänder sind jetzt zwischen der Grundfläche und dieser interkondylären Fläche, dem Dach der Fossa intercondylaris, ausgespannt. Auf der Grundfläche sind zwei Leisten als führende Schienen angebracht, welche die Roll-Gleit-Bewegung in einer Ebene, noch ohne Rotationsmöglichkeit, führen.

In der zweiten Modellphase (Abb. 6) ermöglicht ein zentraler Drehsockel die Führung mit Rotation. Am Knie wird daraus der sog. Zentralpfeiler, bestehend aus Eminentia intercondylaris und den zwei Kreuzbändern (Abb. 7).

Automatische Rotation

„Schlußrotation bzw. Initialrotation"

Eine zusätzliche Zwangsrotation am Ende der Extension ist automatisch durch die Verlängerung der medialen Kondylenrolle um einen Kreisringsektor von ca. 50° nach ventral (Menschik 1974, 1975, 1977) und durch die radiär dazugehörende Lage des hinteren Kreuzbandes miteingeschlossen (Abb. 8). Dadurch kommt es unter anderem zu einer Vergrößerung der femoralen Auflagefläche (Abb. 9) (Müller 1982) auf der Tibia in voller Streckstellung und auch zu einer Schlußverlagerung der Flexionsachse nach ventral – distal mit einer eminent wichtigen Vergrößerung der Bremskräfte zum Schutz vor der Hyperextension (Abb. 10) (cave: Ligamente zwischen den langen Hebelarmen von Femur- und Tibiaschaft).

7.2 Normale und pathologische Mechanik

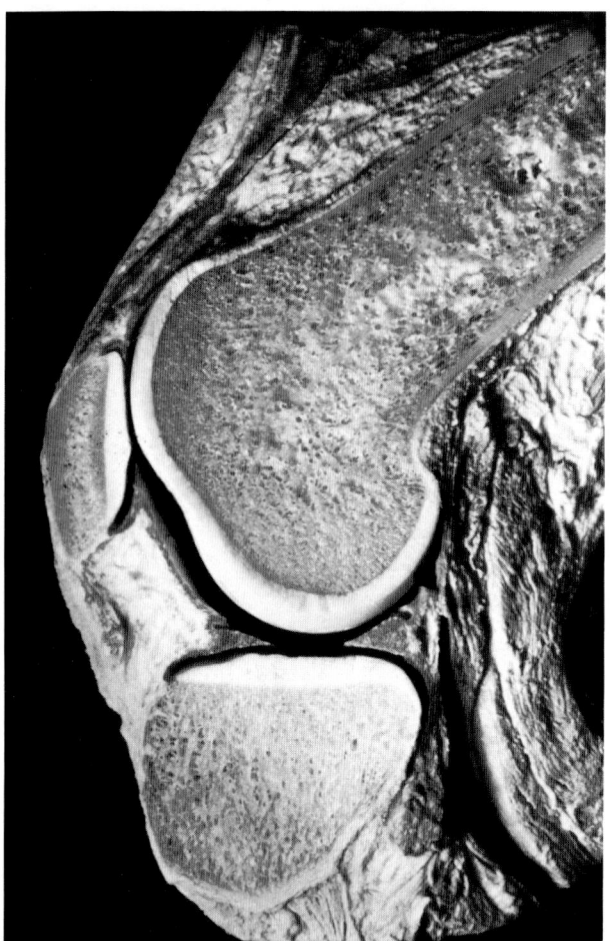

Abb. 1 a u. b Sagittalschnitt durch das mediale (a) und das laterale (b) Kniegelenkkompartiment. Die knöchernen Tibiaplateaux sind flach, das laterale im Knorpel sogar konvex; die mechanische Führung kann deshalb nur durch die Weichteile gewährleistet werden. Man beachte auch die Dorsalwanderung des Auflagepunktes bei Flexion (aus *W. Müller:* Das Knie. Springer, Berlin 1982)

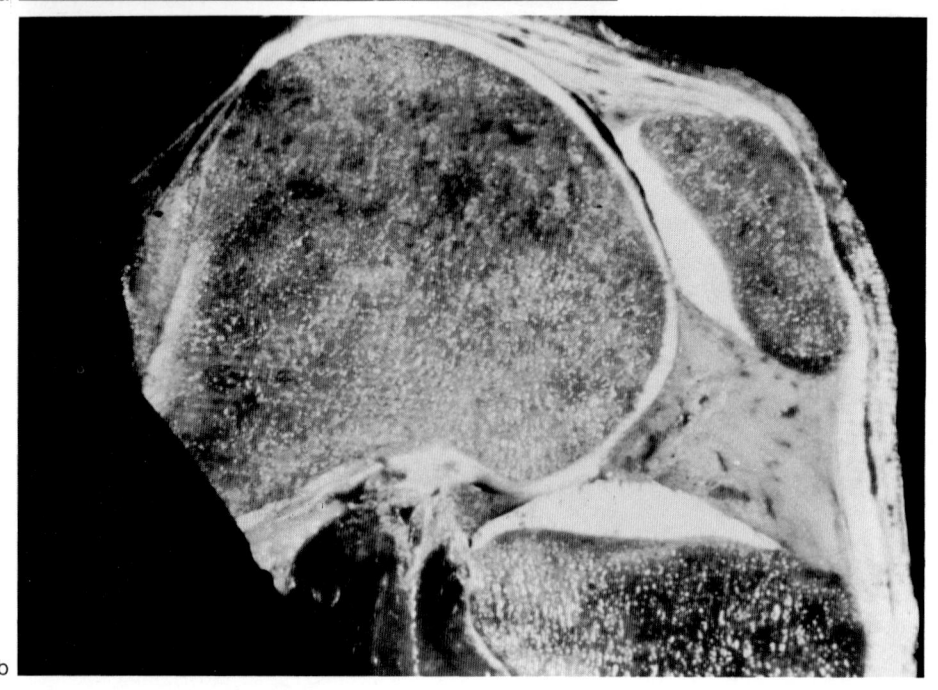

Kinematik des Roll-Gleit-Prinzips 7.3

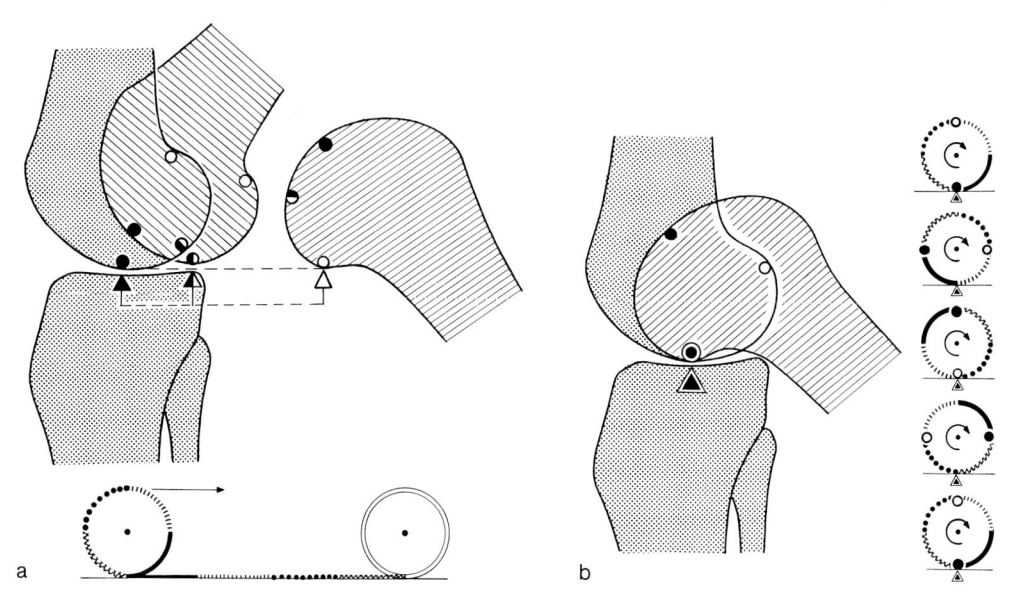

Abb. 2a u. b Bewegung des Femurs gegenüber der Tibia während des Flexionsablaufs: a) mit den theoretischen Auflagepunkten, wenn es sich um eine reine Abrollung handeln würde. Das Femur würde über das Tibiaplateau hinausrollen. ▲ tibialer und ● femoraler Kontaktpunkt bei Extension; ▲ ◐ bei ca. 45° Flexion, △ ○ bei 135° Flexion. b) mit theoretisch einzigem Auflagepunkt, wenn es sich um ein reines Gleiten handeln würde, wie bei dem sich über einem einzigen Auflagepunkt drehenden Rad rechts. Dabei würde die Femurmetaphyse bei 130° Flexion auf der hinteren Tibiakopfkante aufschlagen (aus *W. Müller:* Das Knie. Springer, Berlin 1982)

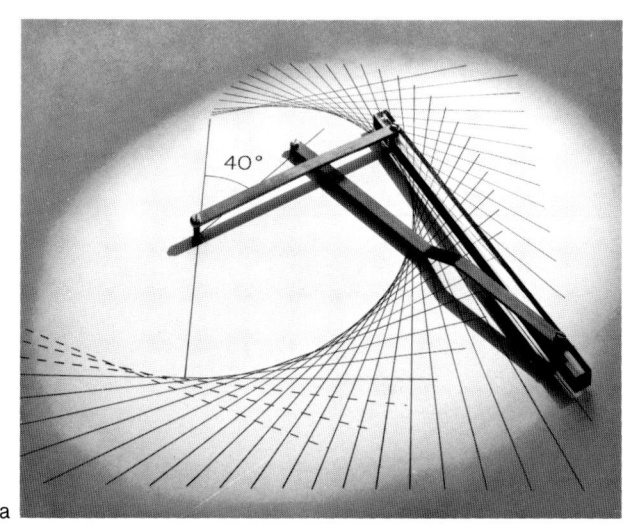

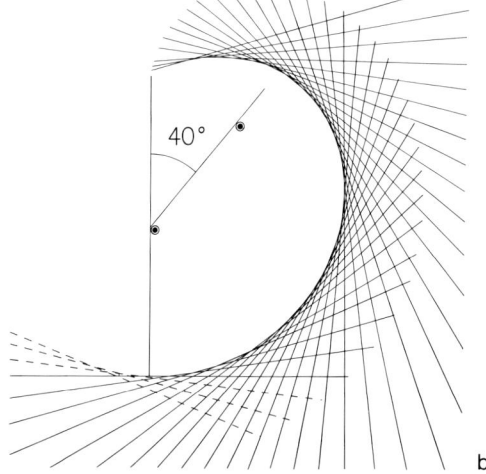

Abb. 3a-g a) Modell einer überschlagenen Viergelenkkette. Im übertragenen Sinn sind die Kreuzbänder starre Stangen, welche zu einer Senkrechten in einem Winkel von 40° versetzt befestigt sind. Ein dem Tibiaplateau entsprechendes Verbindungsstück wird hier durch einen Vierkantplexiglasstab dargestellt. Durch Ziehen einer Geraden beim jeweiligen Stand des Plexiglasstabes entsteht eine Kurve, welche praktisch der Krümmung des dorsalen Abschnittes einer Femurkondylenrolle entspricht. b) Kurve, wie sie mit dem in Abb. 3a gezeigten Apparat zwangsläufig als sog. Koppelhüllkurve entsteht. c-g) Phasen der Bewegung mit der überschlagenen Viergelenkkette bei feststehender Plexiglaskoppel, welche in unserem Modell dem Tibiaplateau entspricht (Foto: *Baur,* aus *W. Müller:* Das Knie. Springer, Berlin 1982)

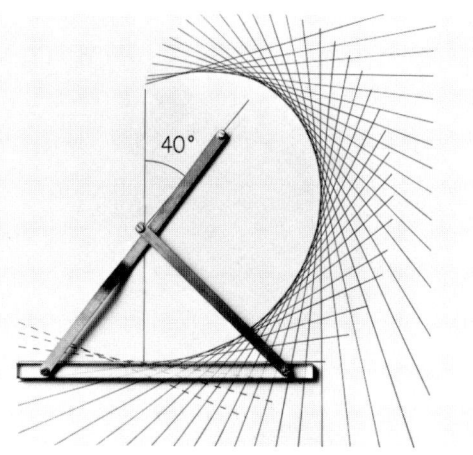

Abb. 3 d–f

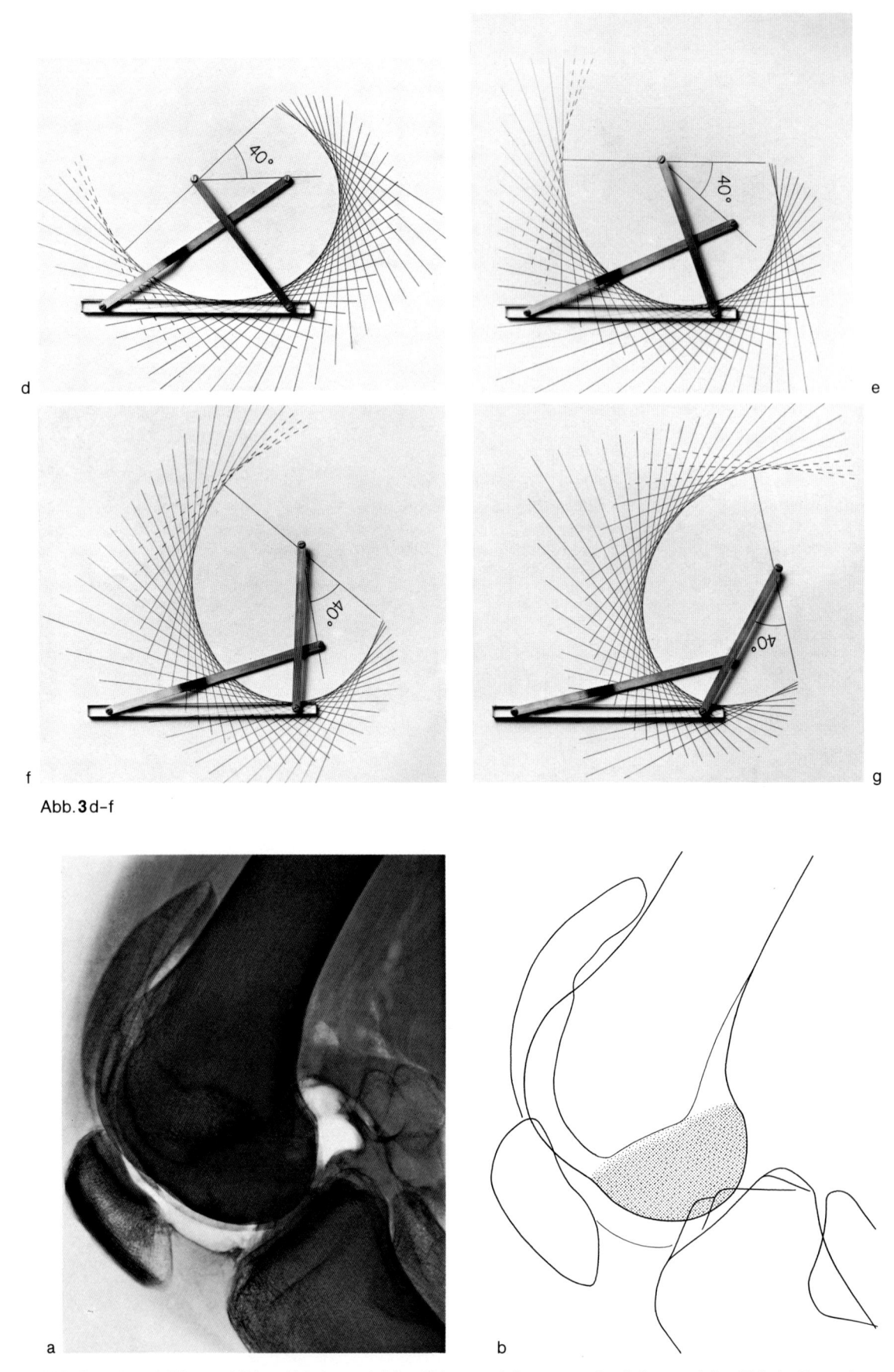

Abb. 4 a u. b   a) Röntgenbild und b) dazugehörige Skizze, welche veranschaulichen, welcher Teil der Femurkondylenrolle seiner Form nach dem Gesetz der überschlagenen Viergelenkkette unterworfen ist. Dieser Teil entspricht genau dem mit der Tibia artikulierenden Teil des Femurs (aus *W. Müller:* Das Knie. Springer, Berlin 1982)

Kinematik des Roll-Gleit-Prinzips 7.5

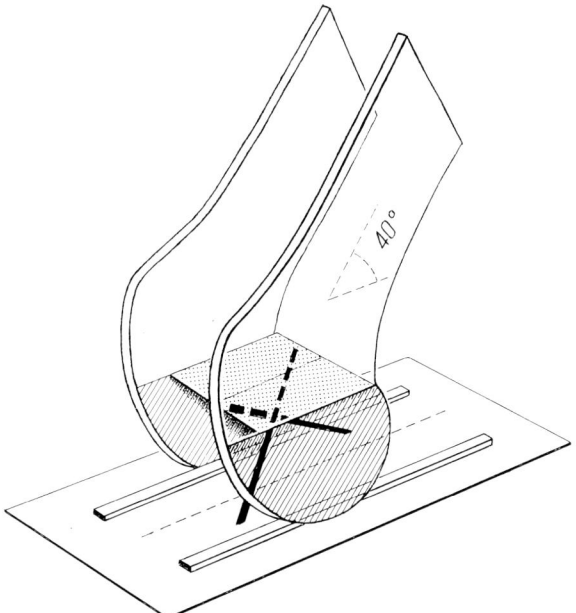

Abb. 5 Modell nach Huson (*Huson* 1974) mit zwei Kondylenrollen und einer Führung der Bewegung mittels zweier Schienen in „einer" Ebene

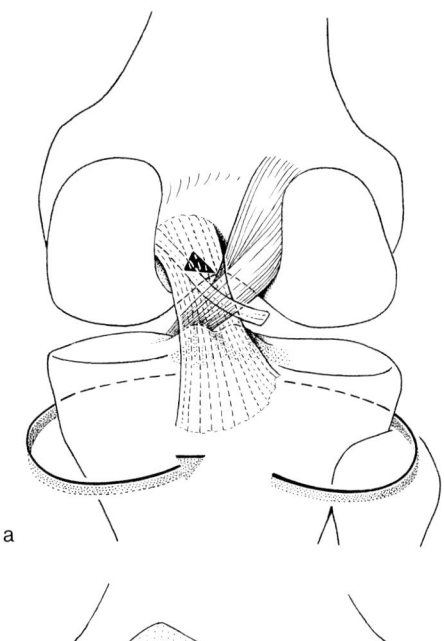

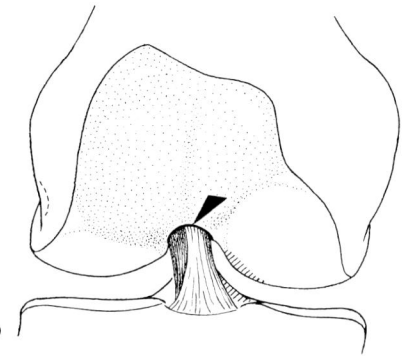

Abb. 7 a u. b Die Rotationsführung des Kniegelenks durch den Zentralpfeiler. Der Pfeil deutet auf die Nische für das Lca in Streckstellung hin (aus *W. Müller:* Das Knie. Springer, Berlin 1982)

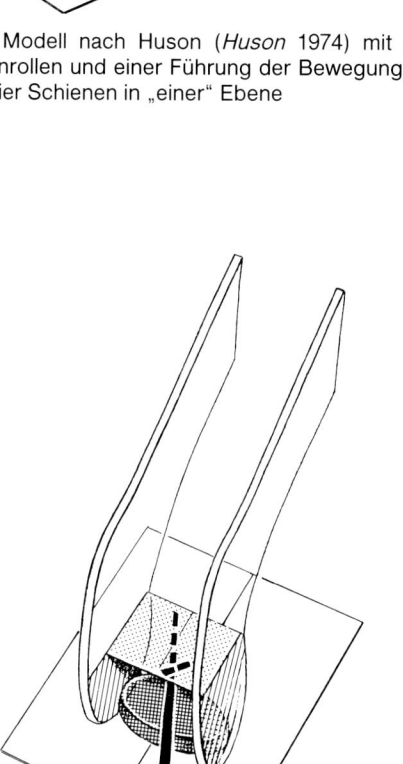

Abb. 6 Die zwei Kondylenrollen sind hier nicht mehr von Schienen in einer Ebene geführt, sondern von einem kreisförmigen zentralen Sockel, um den nun auch die Rotation frei ist. Dieser Sockel wird mit der Viergelenkkette zum Zentralpfeiler, der Eminentia intercondylaris mit den Kreuzbändern (vgl. Abb. 7)

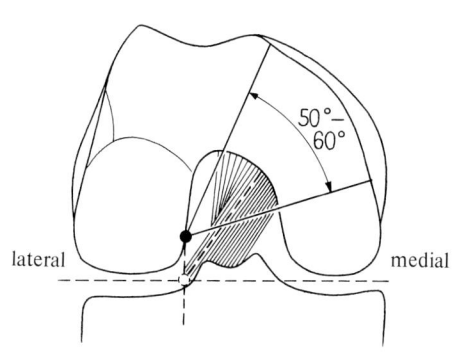

Abb. 8 Das hintere Kreuzband steigt aus der Transversalebene in einem Winkel von 50–60° auf. Dazu weist die mediale Kondylenrolle einen zusätzlichen Gelenkabschnitt auf, der praktisch einem Kreisringsektor von ebenfalls 50–60° entspricht (nach *Menschik;* aus *W. Müller:* Das Knie. Springer, Berlin 1982)

7.6 Normale und pathologische Mechanik

a   b   c

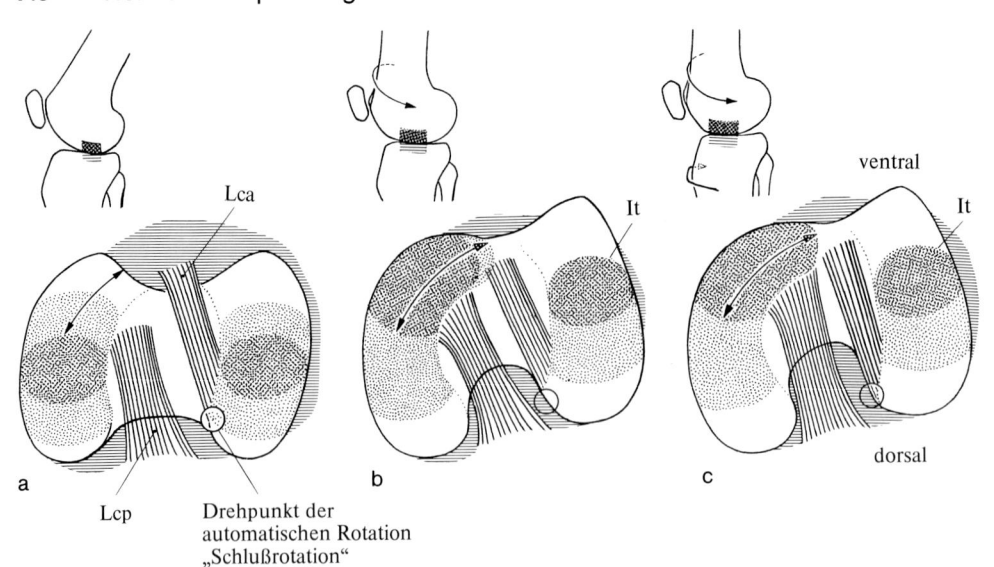

Lca, Lcp, lt, ventral, dorsal

Drehpunkt der automatischen Rotation „Schlußrotation"

Abb. 9a–c Mit dem Eindrehen des Kreisringsektors rotiert die Tibia im Vergleich zum Femur nach außen, was praktisch dem Ausmaß der sog. Schlußrotation von 15° entspricht. Die dunkel schraffierten Flächen entsprechen den Auflagebezirken, welche anfänglich symmetrisch sind und beim Abschluß der Extension medial eine viel größere Aufliegefläche aufweisen als lateral. a) Die dunklen Flächen entsprechen den Auflagepunkten des Femurs auf der Tibia bei einem Flexionsgrad von ca. 30°, also noch bevor die automatische Rotation während der weiteren Extension ihren Anfang nimmt. b) Während der weiteren Extension gleitet der in der medialen Kondylenrolle integrierte Kreisringsektor auf der Tibia gegen medial dorsal. Die laterale Kondylenrolle ist dabei schon mit ihrer Abrollbewegung am Ende. Die mediale Rolle hingegen hat noch immer eine Gleitreserve im Bereich des Kreisringsektors. c) Nun ist auch dieser Gleitprozeß zu Ende, und das Kniegelenk hat seine Endstreckstellung erreicht. Die automatische Rotation führt zu einer Einwärtskreiselung des Femurs auf dem Tibiaplateau oder vice versa zu einer Auswärtsdrehung der Tibia gegenüber dem Femur (aus *W. Müller:* Das Knie. Springer, Berlin 1982)

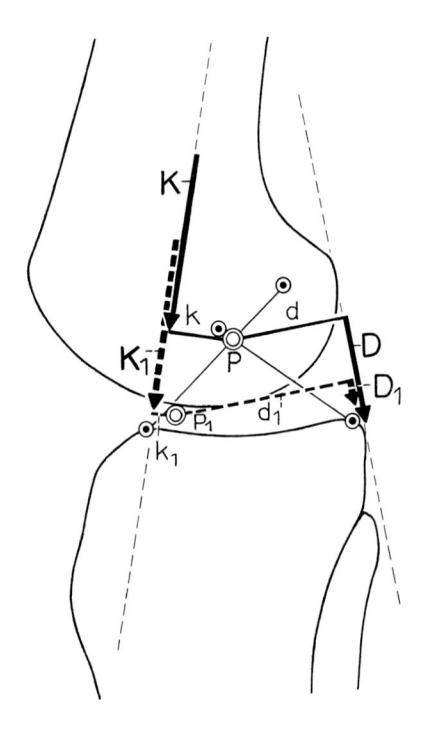

◀ **Abb. 10** Das Zentrum P mit der momentanen Querachse für die Extension/Flexion verlagert sich während der Endstreckung mit automatischer Rotation aus P nach distal ventral zu P_1. Durch diese Verlagerung werden die Hebelarme der wirkenden Kräfte wesentlich verändert. Die Extensions-/Hyperextensionskraft K erhält als K_1 (-----) einen sehr kleinen Hebelarm k_1. Als Folge davon bekommt die durch die hinteren Kapselstrukturen gelieferte Kraft D als Kraft D_1 einen sehr langen Hebelarm d_1. Damit wird die Kraft D_1 wesentlich kleiner als die Kraft D. Es verhält sich: $D_1 : D = 1 : 6{,}2$ (nach *Menschik;* aus *W. Müller:* Das Knie. Springer, Berlin 1982)

Kreuzbänder im Zusammenspiel mit Ligamenten der Peripherie 7.7

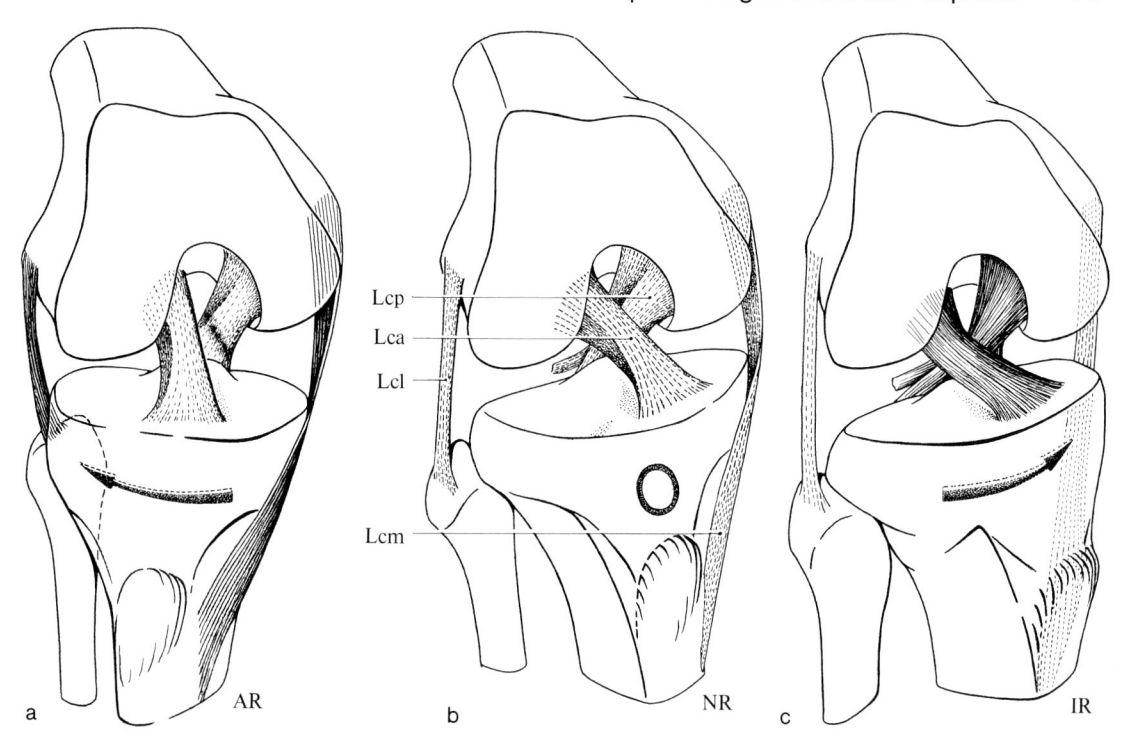

Abb. 11 a–c Die Kreuzbänder und die Seitenbänder haben neben synergistischen Funktionen eine antagonistische Grundfunktion bei den Rotationen. a) In AR sind es die Seitenbänder, welche sich wegen ihrer zueinander gekreuzten Lage anspannen und ein Ausdrehen verhindern. Das Lcm läuft von dorsal proximal am Femur nach ventral distal an der Tibia und das Lcl in kreuzender Richtung von ventral proximal am Femur nach dorsal distal zum Fibulaköpfchen; b) in NR wird keine der 4 Ligamentstrukturen besonders gefordert; c) in IR sind die Seitenbänder mehr längs als diagonal orientiert und verlaufen mehr parallel zueinander. Sie werden dadurch entspannt, während die Kreuzbänder quirlartig gewunden und stark gespannt werden (aus *W. Müller:* Das Knie. Springer, Berlin 1982)

Kinematisches System der Kreuzbänder im Zusammenspiel mit den Ligamenten der Peripherie

Die Innenrotation (IR) spannt die Kreuzbänder im Zentrum an und führt zu einem vergrößerten Kompressionsdruck der Gelenkflächen (Abb. 11). Die peripheren Kollateralbänder werden entsprechend ihrer Anordnung dabei entspannt. In Außenrotation (AR) werden jedoch die Kollateralbänder straff gespannt. Sie bringen die Gelenkflächen gegenseitig unter Druck, während die Kreuzbänder im Zentrum entspannt sind (solange sie nicht an den Innenkanten der Kondylen in der Fossa selbst durch Abknickung auch wieder angespannt werden!).

Neben der genannten Rotation (Abb. 12) führt auch die reine seitliche Translation (Abb. 13) zu einer stabilisierenden Gelenkkompression (MÜLLER 1982, GOODFELLOW u. O'CONNOR 1978).

Die Valgisierung (Abb. 14) bringt vermehrten Druck und Zug mit einem Nulldurchgang ins Gelenk. Die medialen Bänder und der Zentral-

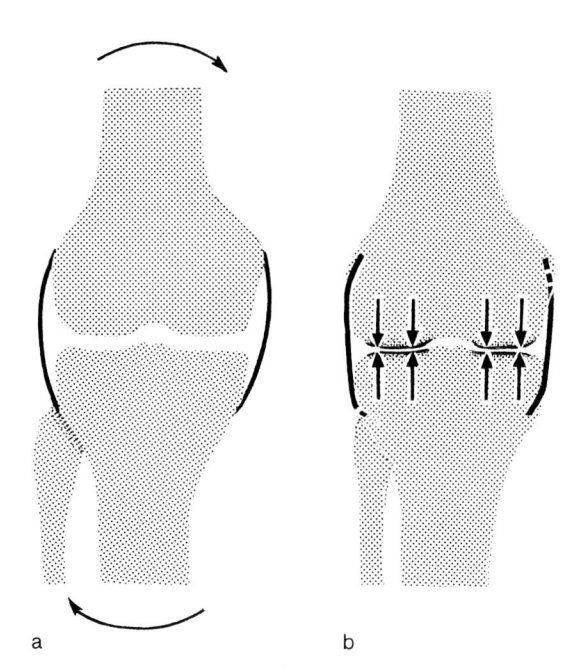

Abb. 12 a u. b Rotation führt zu erhöhtem Druck auf die Gelenkflächen und damit zu erhöhter Stabilität

7.8 Normale und pathologische Mechanik

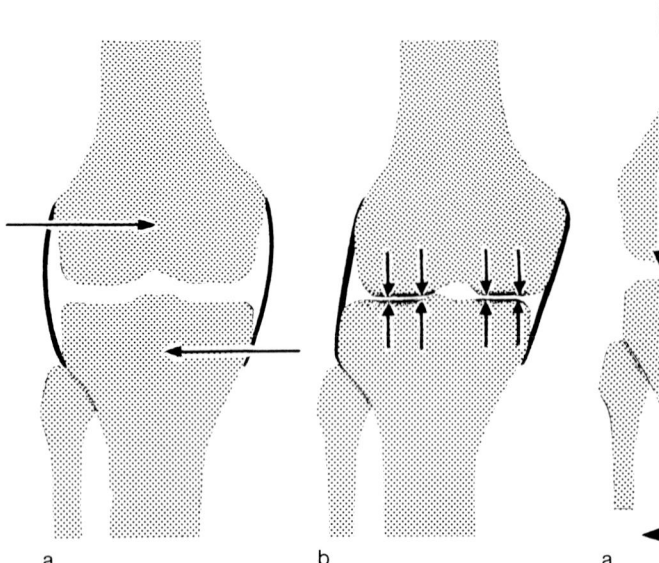

Abb. 13 a u. b Die hier übertrieben dargestellte seitliche Translation hat dieselbe Wirkung wie die Rotation mit Erhöhung des Gelenkdrucks und zunehmender passiver Stabilisierung

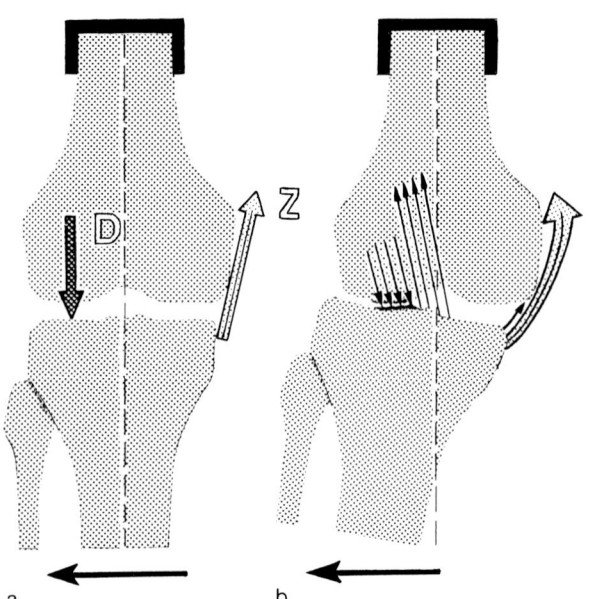

Abb. 14 a u. b Valgisierung bewirkt Druck (D) in der lateralen Gelenkhälfte sowie Zug (Z) im Zentralpfeiler und im medialen Bandsystem

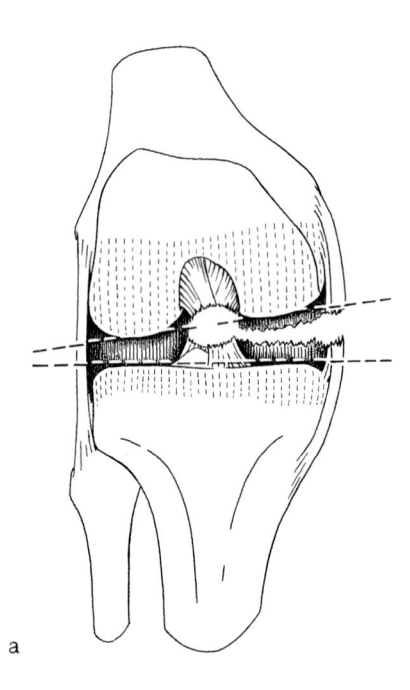

Abb. 15 a u. b Valgisierung mit: a) Riß der Ligamente medial und im Zentrum, b) Fraktur der Eminentia durch Ausriß mit Frakturgrenze lateral im Bereich des Nulldurchgangs zwischen Druck und Zugkräften (vgl. Abb. 14) (a aus *W. Müller:* Das Knie. Springer, Berlin 1982)

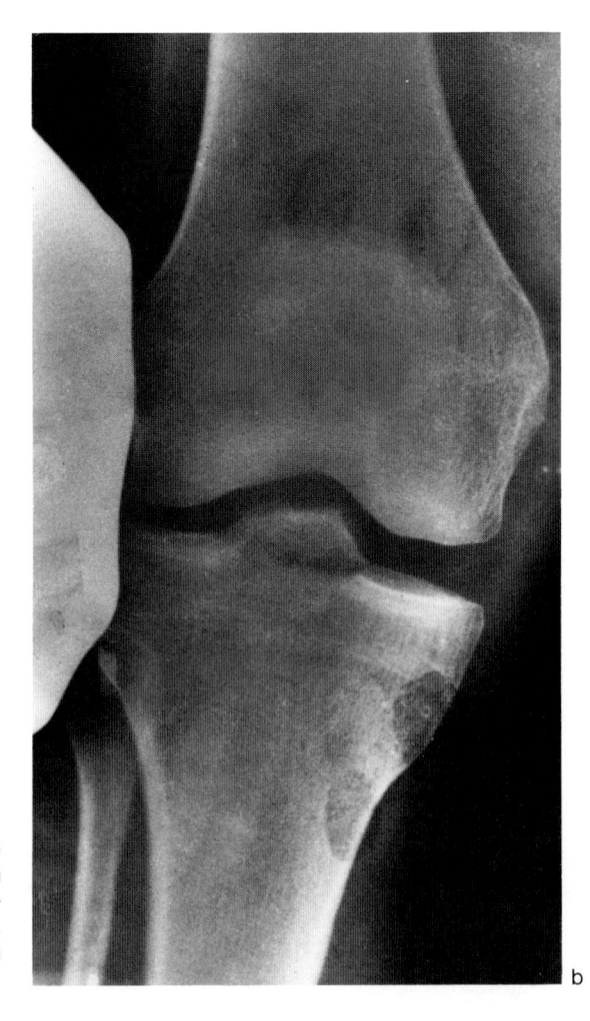

pfeiler kommen unter Zug. Wenn die medialen Bänder reißen, sind die Kreuzbänder im Zentrum nicht mehr geschützt. Sie werden auch einreißen (Abb. 15), oder die Eminentia intercondylaris wird am neutralen Punkt zwischen den Zug- und Druckkräften (Nulldurchgang) abreißen.

Die Kinematik der peripheren Bänder in Zusammenhang und Folge der Kreuzbandkinematik

Die Seitenbänder und alle anderen ligamentären Strukturen der Peripherie können nicht willkürlich angeordnet sein, sondern müssen ins System der Viergelenkkette passen. MENSCHIK (1975) beschrieb die von BURMESTER angegebene Kurve, auf welcher die Ligamente unter angenähert isometrischen Bedingungen dem Bewegungsablauf folgen können (Abb. 16). Andere Bandansätze

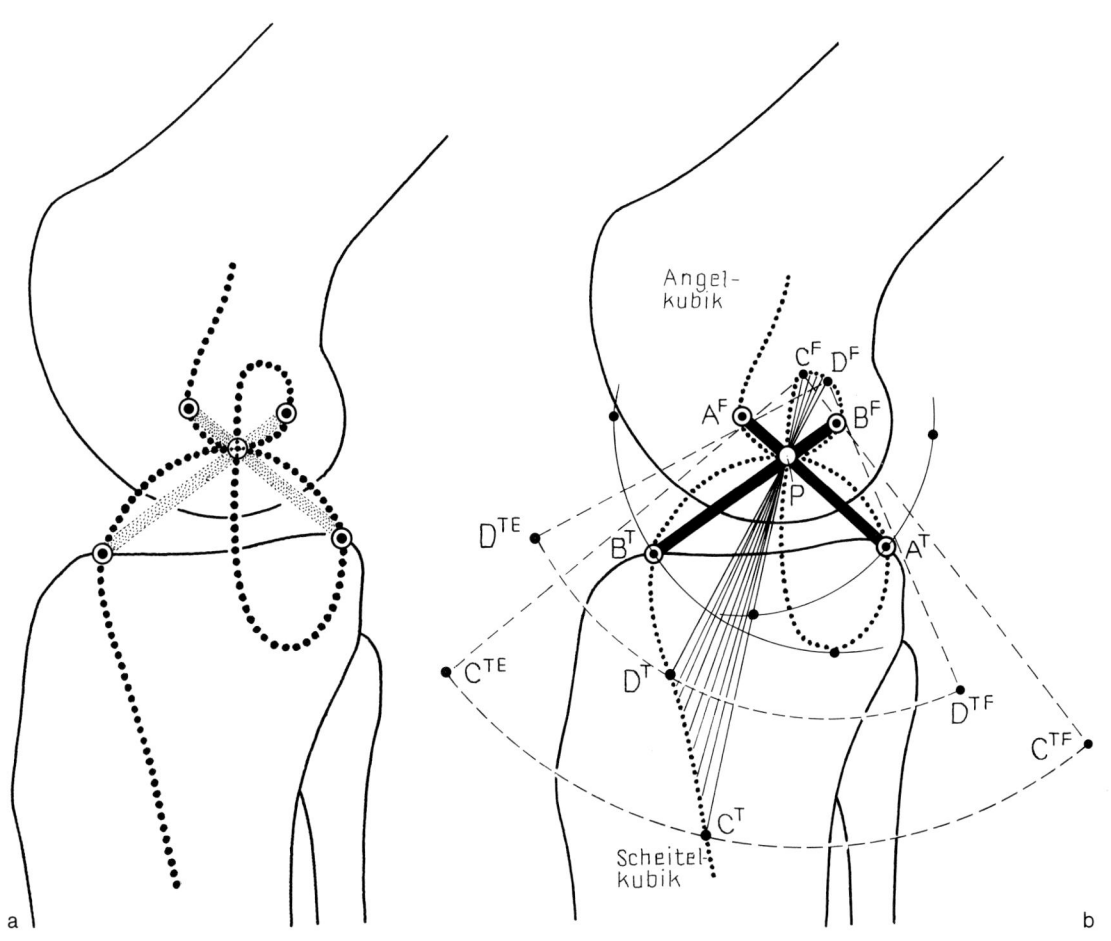

Abb. 16 a–c a) Burmester-Kurve. Zur kinematischen Gesetzmäßigkeit der Viergelenkkette gehört die Kurve von Burmester. Sie besteht aus der Angelkubik und der Scheitelkubik. Ein Punkt auf der Angelkubik, der sich durch das Zentrum mit einem Gegenpunkt auf der Scheitelkubik mittels einer Geraden verbinden läßt, läuft bei bewegter Kette auf einer angenäherten Kreisbahn um seinen Gegenpunkt.
b) Der theoretische Verlauf des medialen Seitenbandes und seine Lage im Verhältnis zur Burmester-Kurve. In unserem vereinfachten Schema nach Menschik [*Menschik* 1977] bewegt sich die Tibia zum feststehenden Femur. Wird ein Punkt C^F auf der Angelkubik am Femur mit einem Punkt C^T auf der Scheitelkubik an der Tibia durch das Zentrum P verbunden, dann läuft dieser Punkt C^T bei Bewegung der Tibia, wenn nicht auf einer idealen, so doch auf einer weitgehend angenäherten Kreislinie. Im folgenden können wir deshalb zur zeichnerischen Vereinfachung in unseren Schemata die ideale Kreislinie zur Darstellung der Bewegung verwenden. So bewegt sich also der Punkt C^T (Tibia), welcher zu C^F (Femur) gehört, auf einer solchen Kreisbahn aus der Extension C^{TE} in die Flexion C^{TF}. Analog verhält es sich mit den Bandbegrenzungspunkten D, während die Kreuzbandendpunkte sich auf der Tibia A^T und B^T ohnehin bei der im Schema in die Sagittalebene reduzierten Bewegung (ohne Rotation) auf Kreisbahnen bewegen können.   Abb. 16 c ▷

7.10 Normale und pathologische Mechanik

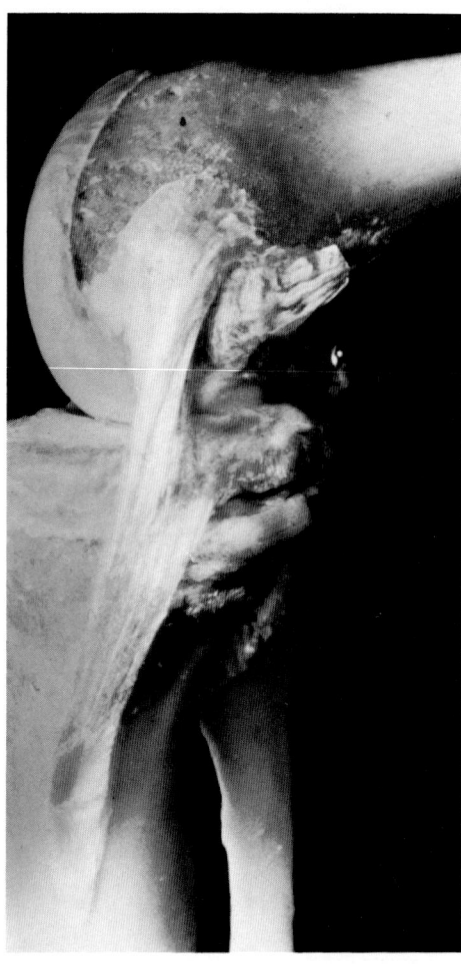

c) Anatomisches Präparat des medialen Seitenbandes, welches mit 2/3 der Länge an der Tibia und mit 1/3 am Femur zu verfolgen ist. Seine Form und Lage entspricht fast vollständig den Forderungen der Burmester-Kurve (v. *Hochstetter*) (aus W. *Müller:* Das Knie. Springer, Berlin 1982)

sind nicht möglich, da sonst eine Dehnung der Bänder über ihre Elastizitätsreserve hinaus erfolgen würde (MÜLLER 1982). Die präparatorische Analyse der Faserverläufe in den Ligamenten bestätigt die Theorie der Kinematik (V. HOCHSTETTER in MÜLLER 1982).

Auch für die laterale Seite läßt sich dieses Insertionsprinzip gemäß der Burmesterkurve bestätigen (Abb. 17). Hier sind die Bandstrukturen wegen der größeren Rotationsfreiheit und der deswegen notwendigen Dynamisierung durch Muskelbeteiligung (Mm. popliteus, biceps, glutaeus maximus und tensor fasciae latae) nicht so übersichtlich zu erkennen.

Auf der Knieaußenseite ist eine Gliederung in drei ligamentär stabilisierende Elemente sinnvoll:
1. das klassische Lig. collaterale laterale, das mit seinem anatomischen Verlauf den Gesetzen der Burmester-Kurve entspricht;
2. das Lig. femorotibiale laterale anterius (Lftla) (MÜLLER 1982), das in der tiefen Schicht des Tractus iliotibialis versteckt ist (Abb. 17c);
3. der Arkuatumkomplex, der dem Lig. collaterale mediale posterius (Lcmp) auf der Innenseite entspricht. Er wird vom M. popliteus dynamisiert und kann mit diesem als Popliteuseck bezeichnet werden.

Mediales Kollateralband und hinteres mediales Schrägband (Lig. collaterale mediale posterius) als Rotationsstabilisatoren

Das Zusammenwirken dieser zwei Bänder, des Lig. collaterale mediale und des Lig. collaterale mediale posterius und dessen innige Verbindung mit dem Meniscus medialis stabilisiert passiv sehr wirksam gegen eine exzessive Rotation. Da die zur Verfügung stehende intraligamentäre Elastizitätsreserve ca. 6% beträgt, ist sie in den kurzen Bändern früher erschöpft. Diese werden dadurch zusammen mit den Menisken zu den zuerst einsetzenden und feinsten Rotationsbremsen (MÜLLER 1982).

Die kleine Elastizitätsreserve dieser kurzen Bänder führt dazu, daß die kurzen Fasern bei Rotationsverletzungen zuerst reißen. Dieses ligamentäre, gelenkspaltnahe Geschehen wird oft als Meniskusläsion mißverstanden und leider oft durch eine totale Meniskektomie behandelt, anstatt daß man die in einem solchen Fall rein ligamentäre Läsion durch rekonstruktive Naht versorgt. Die mechanischen und grundsätzlichen Zusammenhänge eines derartigen Systems mit zwei Bändern ist in der Abb. 18 dargestellt und besonders erklärt. Da aber die hintersten Bandanteile sich bei Flexion lockern, weil sie nicht mehr an einem isometriegerechten Ort liegen, muß ein Muskel mithelfen, diese Ligamentanteile in jeder Bewegungslage des Gelenks anzuspannen.

Der M. semimembranosus ist mit seinen fünf Ansätzen in der Lage, die erwähnten hinteren Bandanteile in jeder Richtung anzuspannen. Er dynamisiert damit das rein passive, nicht mehr durch Eigenspannung haltende Bandsystem und wird so zur Leitstruktur dieses Funktionskomplexes, des sog. Semimembranosusecks.

Dynamisierung passiver Ligamente

Wo Ligamente, die passiv halten sollen, sich nicht mehr entsprechend den Gesetzen der Kinematik auf Isometrieverlaufsstrecken plazieren lassen, müssen sie zum Ausgleich der Spannungen von einem Muskel mitbewegt und in der Spannung angepaßt werden (MÜLLER 1982). Zwei klassische Beispiele dafür bilden die oben erwähnten

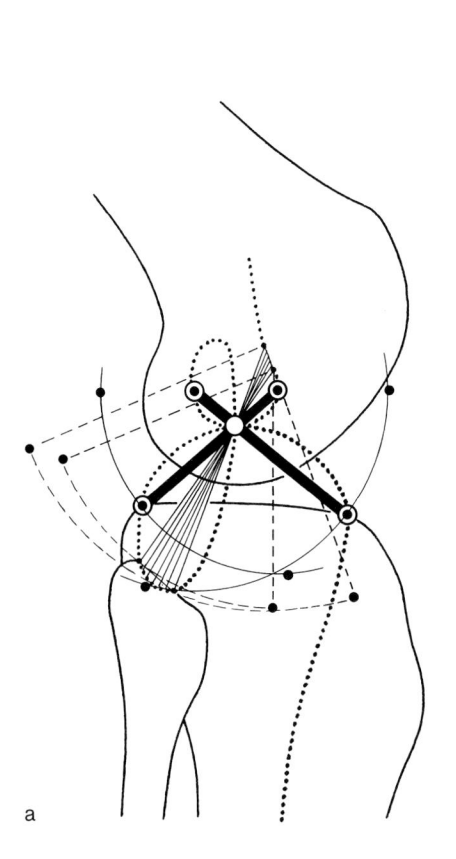

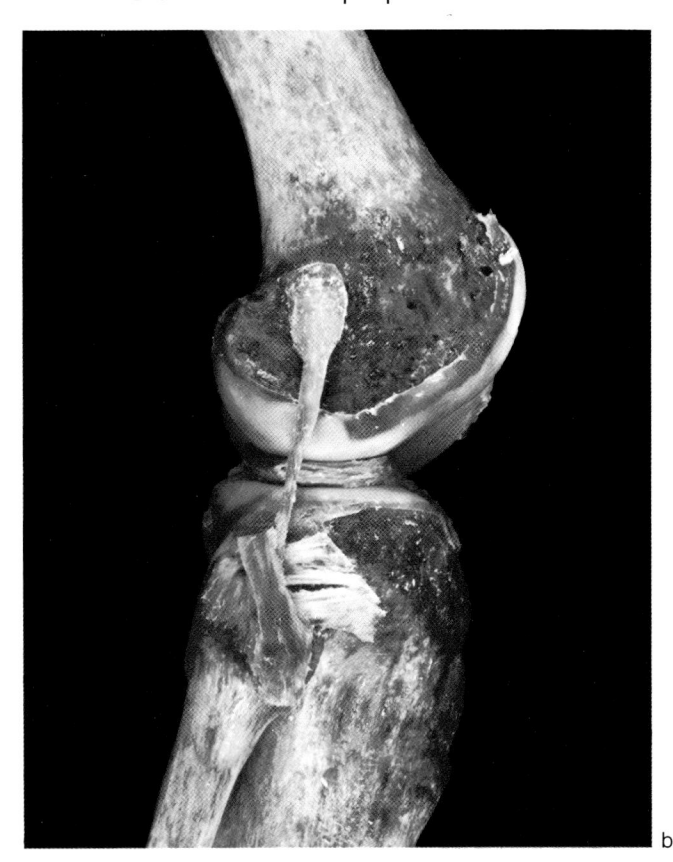

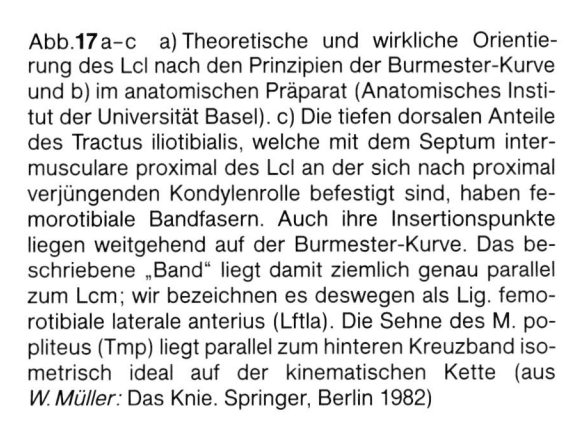

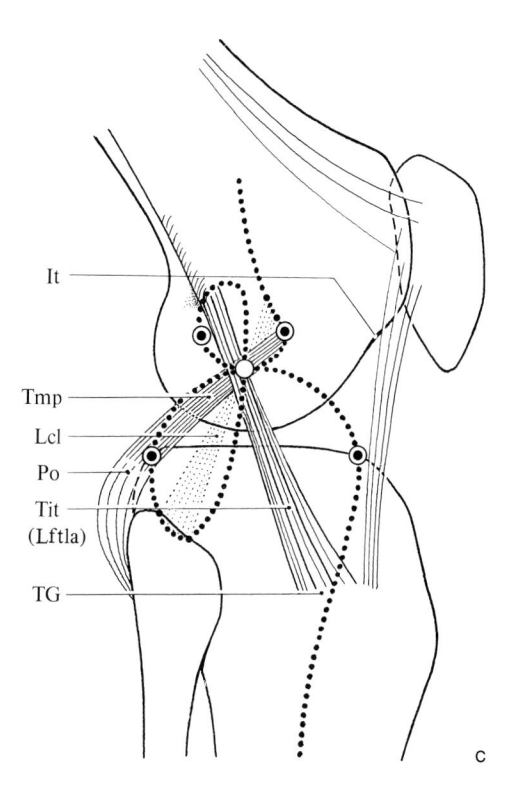

Abb. 17 a–c a) Theoretische und wirkliche Orientierung des Lcl nach den Prinzipien der Burmester-Kurve und b) im anatomischen Präparat (Anatomisches Institut der Universität Basel). c) Die tiefen dorsalen Anteile des Tractus iliotibialis, welche mit dem Septum intermusculare proximal des Lcl an der sich nach proximal verjüngenden Kondylenrolle befestigt sind, haben femorotibiale Bandfasern. Auch ihre Insertionspunkte liegen weitgehend auf der Burmester-Kurve. Das beschriebene „Band" liegt damit ziemlich genau parallel zum Lcm; wir bezeichnen es deswegen als Lig. femorotibiale laterale anterius (Lftla). Die Sehne des M. popliteus (Tmp) liegt parallel zum hinteren Kreuzband isometrisch ideal auf der kinematischen Kette (aus W. Müller: Das Knie. Springer, Berlin 1982)

7.12 Normale und pathologische Mechanik

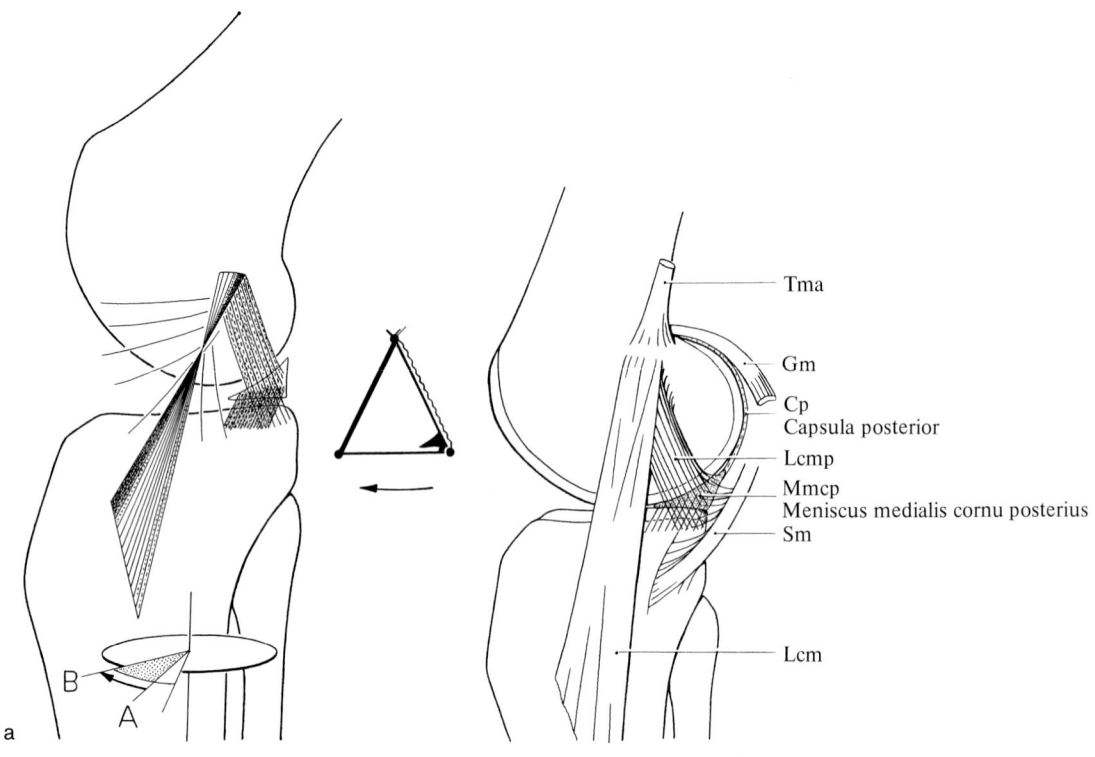

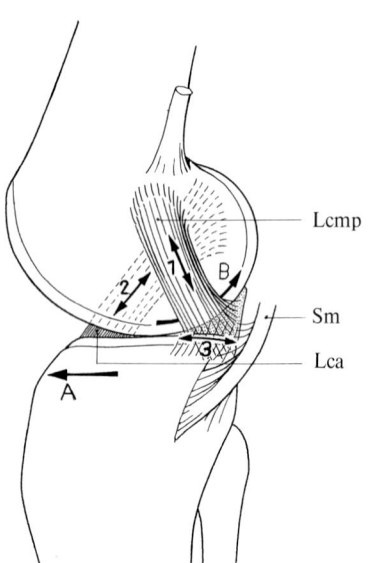

Abb. 18 a–c a) Im medialen Seitenbandsystem findet sich eine trianguläre Struktur: Bei der Außenrotationsbewegung der Tibia von A nach B wird der ventrale Schenkel des Dreiecks gespannt. Wegen der Zwischenschaltung des Meniskus wird auch der kurze hintere Schenkel unter Zug gesetzt, so daß in Außenrotation sogar beide Bandschenkel des Dreiecks gespannt sind. b) Schematische Darstellung des Semimembranosusecks. c) Das Lcmp hat eine synergistische Funktion zum Lca (2). Bei einer Ventralverschiebung der Tibia (Pfeil A) gegenüber dem Femur wird das Lca unter Spannung gesetzt. Gleichzeitig muß aber die Kondylenrolle den Meniskus nach hinten zurückschieben oder auf ihm wie auf einer Radschuhbremse hochgleiten (Pfeil B). Da der Meniskus im Bereich des Lcmp eine feste Verbindung mit der Tibia durch seine meniskotibialen Fasern (3) aufweist, kann er nicht beliebig zurückgeschoben werden. Somit funktioniert er zusammen mit dem femoromeniskalen Anteil des Lcmp (1), welches ebenfalls stark unter Spannung kommt, als Bremskeil gegen die Ventralverschiebung der Tibia. Dieses strukturell äußerst wichtige System funktioniert nur dann richtig, wenn die Elemente Lcmp, das Meniskushinterhorn und der Semimembranosusansatz noch eine unverletzte Einheit bilden (aus *W. Müller:* Das Knie. Springer, Berlin 1982)

M. semimembranosus für die hintere Innenseite und M. popliteus entsprechend für die hintere Außenseite (Abb. 19).

Auxiliar stabilisierende Muskulatur des Kniegelenks

KAPANDJI (1970), KENNEDY u. Mitarb. (1976), FISCHER u. Mitarb. (1978) und MÜLLER (1982) haben die Notwendigkeit dieser muskulären Stabilisierungshilfen aufgezeigt.

Reißprüfungen der Bänder (KENNEDY u. Mitarb. 1976) ergeben Werte, die ohne Muskelschutz nie der Beanspruchung im geforderten Rahmen standhalten könnten. So haben beispielsweise alle Muskeln am Oberschenkel, welche bis über das Knie hinunter an die Tibia ziehen, eine reflexgesteuerte Bandschutzfunktion, sowohl für die Kreuzbänder im Zentralpfeiler als auch für die rotationsverletzlichen Ligamente der Peripherie.

FREEMANN u. WYKE (1967) sowie KENNEDY u. Mitarb. (1974) haben die Innervation der Weichteilstrukturen des Kniegelenks untersucht, wäh-

Auxiliar stabilisierende Muskulatur des Kniegelenks   7.13

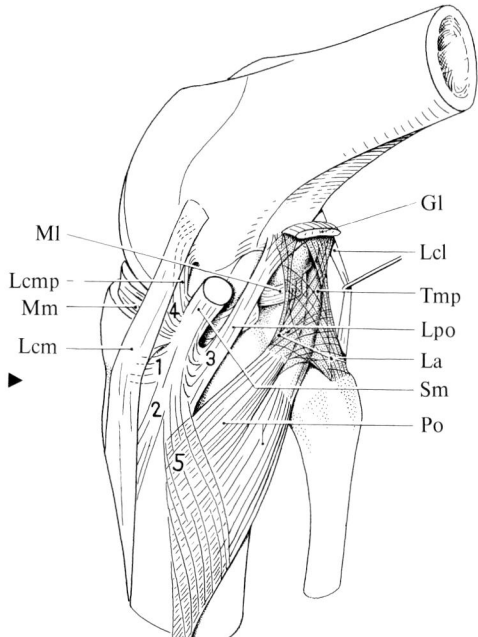

Abb. 19 Die fünf Ansatzpunkte der Semimembranosussehne am posteromedialen Eckpunkt: 1 = Pars reflexa, gestreckter Verlauf in Flexion, 2 = direkter Ansatz an der Tibiakante in Extension, 3 = Ansatz, welcher als Lig. popliteum obliquum bis in die Sehne des lateralen Gastroknemiuskopfes an die Fabella zieht, 4 = Ansatz in das Lcmp auslaufend, 5 = Ansatz, der verwoben in die Faszie des M. popliteus übergeht und damit eine funktionelle Verbindung mit diesem eingeht. Diese beiden Strukturen wirken gemeinsam als Innenrotatoren, wenn die Tibia vom Fuß her nicht fixiert ist und frei bewegt werden kann (aus *W. Müller:* Das Knie. Springer, Berlin 1982)

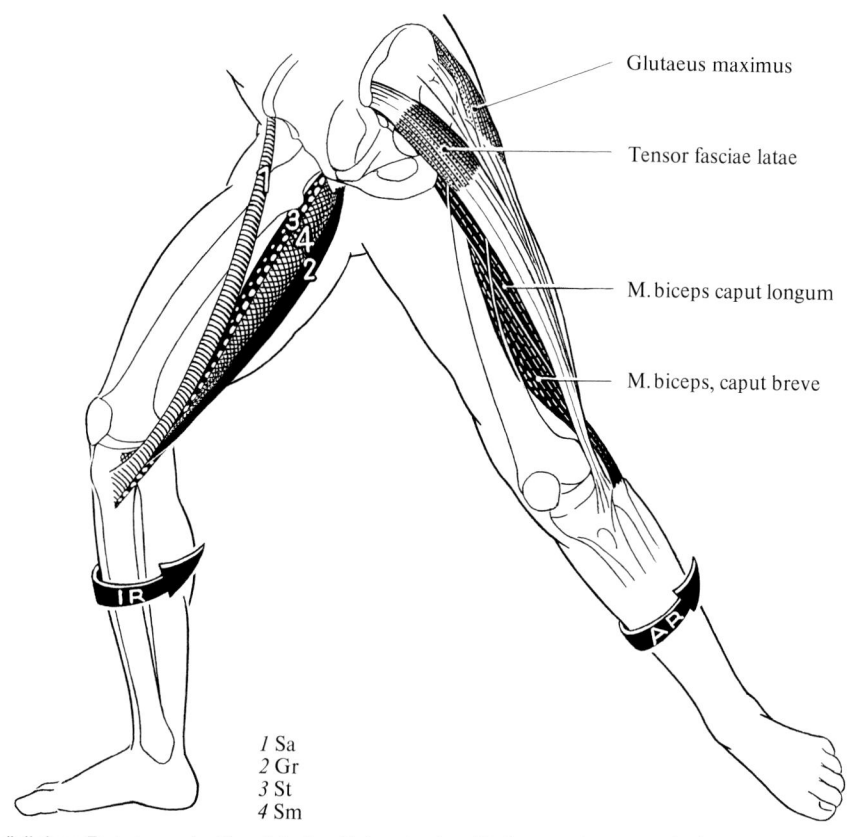

1 Sa
2 Gr
3 St
4 Sm

Abb. 20 Die aktiven willkürlichen Rotatoren im Bereich des Kniegelenks. Als Innenrotatoren arbeiten am rechten Bein die Muskeln der Pes-anserinus-Gruppe, Sartorius, Grazilis und Semitendinosus, unterstützt vom weiter dorsal ansetzenden mächtigen Semimembranosus. Am linken Bein wirken die aktiven Außenrotatoren. Der kurze Bizepskopf ist mit seinem rein fibulofemoralen Verlauf nur eingelenkiger Außenrotator, während der lange, ischiofibulare Bizepskopf zweigelenkiger Außenrotator am Knie und Extensor an der Hüfte ist. Die beiden aktiven Muskelkräfte, welche über den Tractus iliotibialis an die Tibia übertragen werden, sind die zweigelenkigen Mm. tensor fasciae latae und glutaeus maximus (aus *W. Müller:* Das Knie. Springer, Berlin 1982)

7.14 Normale und pathologische Mechanik

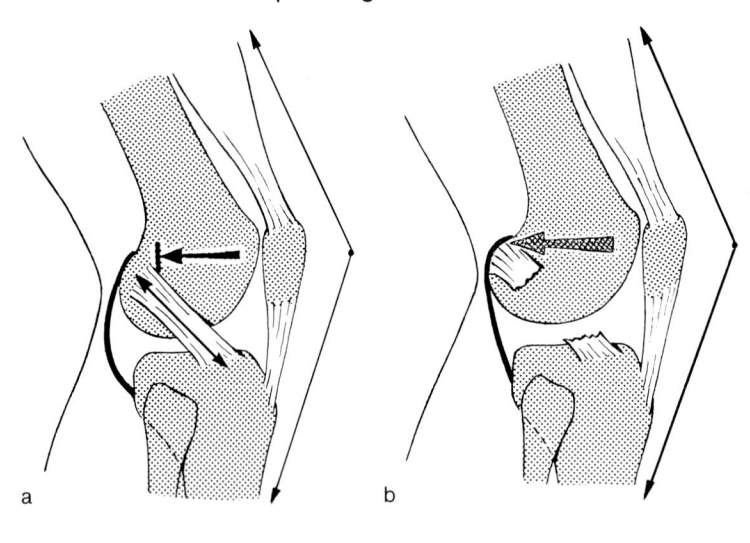

Abb. 21 a u. b   Maximale Wirkung des M. quadriceps gegen das Lca bei 30–40° Flexion (*de Montmollin* u. *Le Coeur* 1980). Nach Durchriß des Lca läuft die Stoßkraft auf das Femur aus, bis sich hinten die Kapsel und die andern Strukturen der Peripherie anspannen

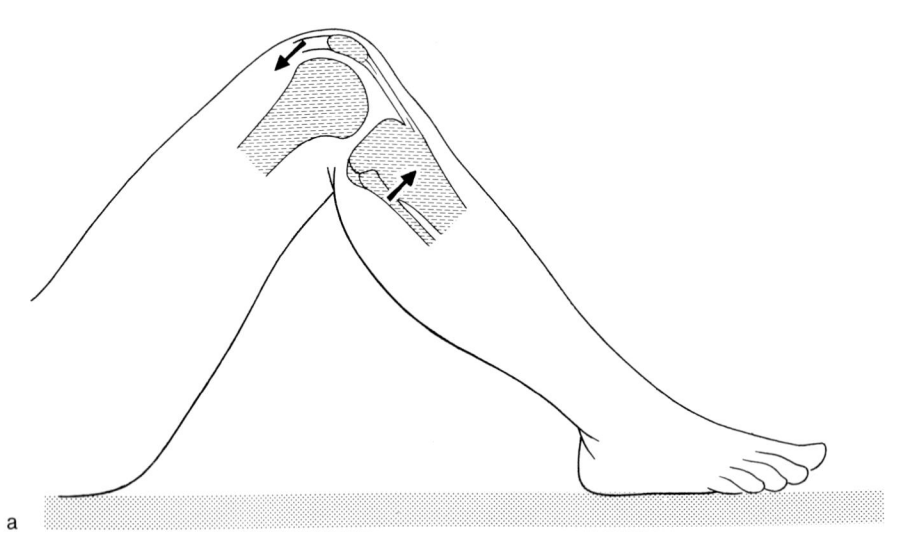

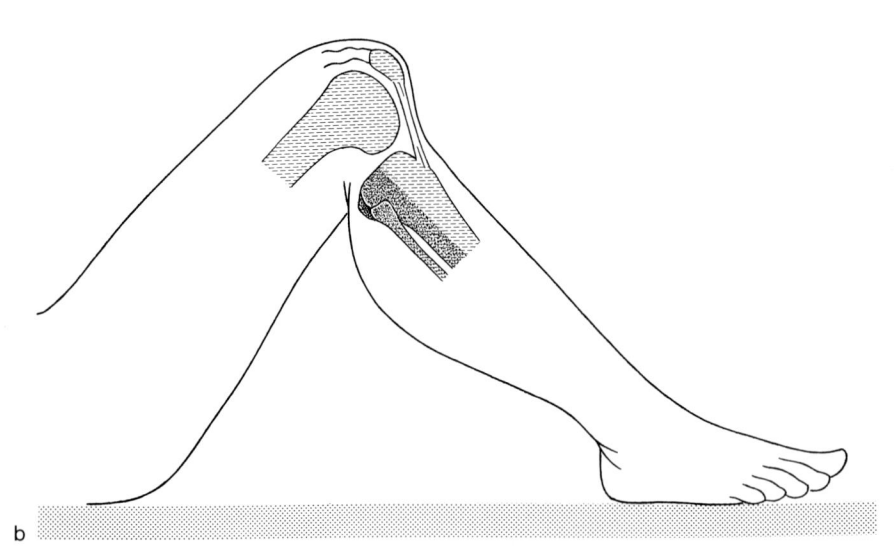

Abb. 22 a u. b   a) Der M. quadriceps zieht die proximale Tibia bei intaktem Zentralpfeiler unsichtbar nach ventral. Aus der Ruheposition der Tibia in hinterer Schublade (b) oder evtl. bei Lca-Ruptur kann jedoch das Vorziehen der Tibia bei Beginn der Quadrizepsaktion deutlich beobachtet werden (aus *W. Müller:* Das Knie. Springer, Berlin 1982)

rend PALMER (1958), sowie SCHMITT u. MITTELMEIER (1978) die physiologischen Zusammenhänge zwischen Bandfestigkeit und Muskeleinsatz beschrieben haben.

Aus diesen Erkenntnissen wird deutlich, daß nur eine feine, propriozeptiv gesteuerte Zusammenarbeit zwischen passiven Strukturen und der Muskulatur die volle Stabilität am Knie und am Bewegungsapparat überhaupt erbringen kann.

Es ist deshalb eine unbedingte Notwendigkeit, bei der Wahl von Operationsverfahren und Zugängen die Innervationsverhältnisse und die funktionell anatomischen Zusammenhänge ganz genau zu berücksichtigen.

Die Rotatoren und Flexoren sind in der Abb. 20, ausgehend vom Kapandji-Schema, erweitert dargestellt.

Daß die Flexoren und Rotatoren zusammen Schützer und Synergisten des vorderen Kreuzbandes (Lca) sind, ist inzwischen gut bekannt. Sie sind gleichzeitig aber auch Antagonisten des hinteren Kreuzbandes (Lcp).

Umgekehrt ist der M. quadriceps Antagonist des Lca (Abb. 21) und gleichzeitig Synergist und Schutz des Lcp (Abb. 22). Der M. quadriceps ist aber auch beim Ablauf der Rotation aktiv beteiligt, da er mit seinen vier Muskelköpfen differenziert zur lateralen oder zur medialen Seite agieren kann (MÜLLER 1982, KAPANDJI 1970). Allein schon der abgewinkelte Verlauf des ganzen Quadrizepsstreckapparates mit dem sog. Q-(Quadrizeps-)Winkel und der zugehörige transversale Verlauf der distalen Muskelfasern des M. vastus medialis bilden in sich ein Prinzip, das Rotationen aktiv ermöglicht (Abb. 23). Setzt man den ganzen Muskel mit seinem medialen und lateralen Vastus ein, dann werden die Möglichkeiten der Rotationsbeeinflussung (Abb. 24) erst vollumfänglich deutlich. Die Ligamente Lpm (Lig. patello meniscalia) weisen in diesem Bild auf die eminent wichtige Funktion der Menisken bei der Rotationsstabilisierung hin. Sie werden während der Rotation zu wichtigen Druckverteilern zwischen Femur und Tibia, wo sich auch die Kongruenzverhältnisse ausgleichen.

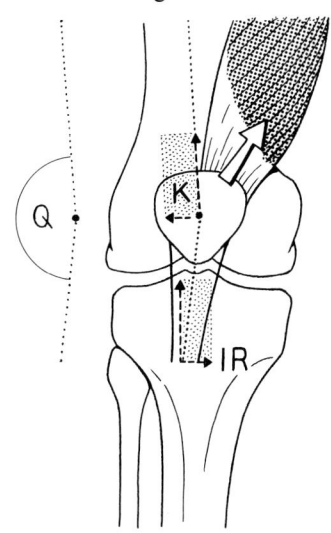

Abb. 23 Der Q-Winkel hat entsprechend dem Parallelogramm der Kräfte zur Folge, daß an der Patella eine nach lateral gerichtete Kraft K zur Wirkung kommt. Der laterale Anteil der Femurkondylenrolle wird über seine steil angehobene Trochleahälfte nach dorsal gedrängt, während die Tibia gegenüber dem Femur gleichzeitig nach innen rotiert. Der M. vastus medialis ist mit seiner distalen Pars transversalis ein Antagonist zu dieser Kraft K. Er kann die Patella nach medial ziehen und damit die mediale Kondylenrolle zurückhalten (aus W. Müller: Das Knie. Springer, Berlin 1982)

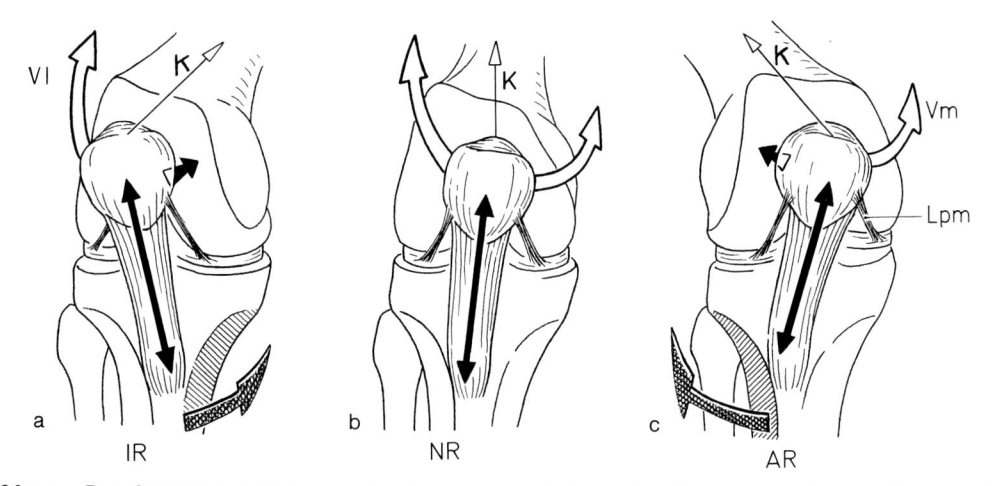

Abb. 24 a–c Der Quadrizepsstreckapparat mit seiner patellofemoralen Komponente in verschiedenen Rotationslagen. a) Die Abwinkelung in IR führt zu einem Druck gegen die mediale Kondylenrolle (kurzer Pfeil), wenn eine in der Mitte liegende Kraft K zieht. Der M. vastus lateralis wird dann gespannt und als ausgleichender Antagonist eingesetzt; b) in NR können die Mm. vastus medialis und lateralis zu gleichen Teilen agonistisch und antagonistisch funktionieren; c) bei AR wird die Patella unter Wirkung der Kraft K gegen die laterale Kondylenrolle (kurzer Pfeil) gedrückt, und der M. vastus medialis kommt reflektorisch unter Spannung und zur Gegenaktion (aus W. Müller: Das Knie. Springer, Berlin 1982)

Q-Winkel und seine Bedeutung bei dynamischer Varusbelastung

Bei der rein statischen Belastung des Beines kommt der Körperschwerpunkt über die Unterstützungsfläche zu liegen (Abb. 25). Während der dynamischen Beanspruchung durch Schnellauf, Absprünge etc. bleibt der Schwerpunkt in der Körpermitte. Die Belastungsachse wird nach medial verlagert, so daß es zu einer ausgiebigen Varusbelastung und auch Varusverbiegung des Kniegelenks kommt.

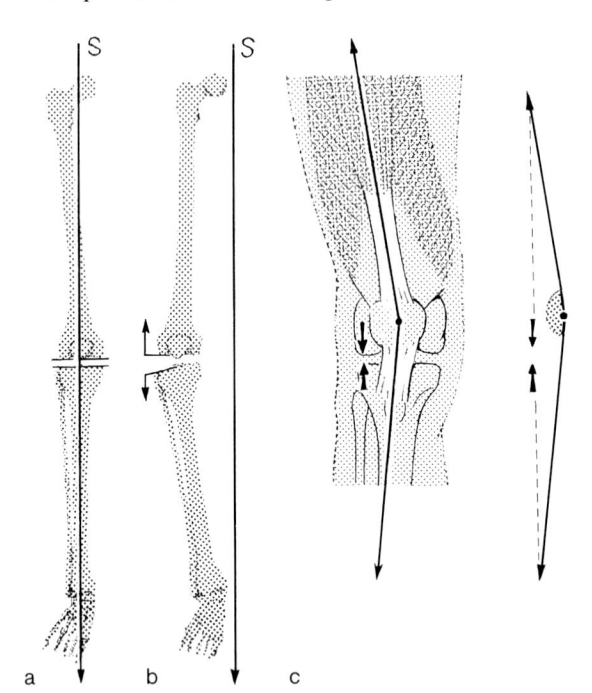

In dieser Situation wirkt sich der Q-Winkel mit der grundsätzlichen lateralen Auflage der Patella als erwünschte valgisierende Gegenkraft aus. Ihre Steuerung geschieht selbstregulierend von der durch die Aktion geforderten Quadrizepskraft.

Morphotyp und Mechanik

Es ist nun offensichtlich, daß an einem Bein mit Achsenfehlstellung diese dynamischen Gleichgewichtsvorgänge mehr als nur leicht gestört werden.

Das Genu recurvatum birgt eine Dauerüberdehnung der hinteren Kapsel, des Semimembranosusecks, des Popliteusecks und des hinteren Kreuzbandes in sich. Hier wird also schon ein leichter Schaden der aufgezählten Bandstrukturen um ein Mehrfaches schwerwiegender sein. In analoger Weise verhält es sich mit den medialen Strukturen und dem vorderen Kreuzband bei einem Genu valgum und für die lateralen Bänder und das hintere Kreuzband bei einem Genu varum. In solchen Fällen hat z. B. bei der Planung von bandrekonstruktiven Maßnahmen die Korrektur der Achse vorrangige Bedeutung.

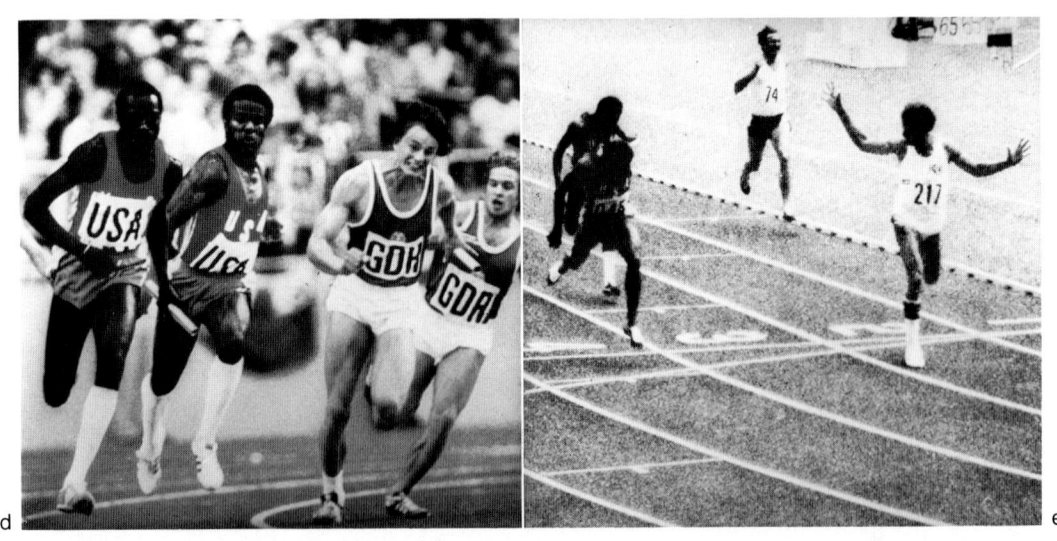

Abb. 25 a–e a) Statische und b) dynamische Belastungsachse im Knie. Bei dynamischer Belastung bleibt der Schwerpunkt im medianen Bereich des Körpers und wandert nicht über die Unterstützungsfläche. Es entsteht eine Varusbelastung für das Knie. c) Der Quadrizepszug über den Q-Winkel bewirkt antagonistisch eine Lateralisierung der femorotibialen Kompressionskraft und damit eine Entlastung des medialen Kniekompartiments. d u. e) Rennläufer mit großer Varusbelastung während des Laufens (d) und mit durchschnittlicher Valgusstellung nach dem Zieldurchgang mit verminderter Laufleistung (e)

Pathomechanik bei der ligamentbedingten Instabilität

Seitenbandinstabilität

Werden im Bereich der Peripherie Bänder überdehnt oder zerrissen, dann kommt es neben der seitlichen Aufklappbarkeit im Valgus- oder Varussinne, der seit langem bekannten Seiteninstabilität, zu einer *Vergrößerung der Drehfreiheit* (Abb. 26) (SLOCUM u. LARSON 1968, MÜLLER 1982). Diese pathologische und meist im Kniegelenk selber nicht mehr kontrollierbare, d.h. steuerbare Rotationsfreiheit stellt – noch mehr als die Seiteninstabilität – den hauptsächlich invalidisierenden mechanischen Schaden für den Betroffenen dar.

Kreuzbandinstabilität

Die Zerreißungen im Zentralpfeiler verursachen neben den altbekannten Schubladen nach vorn und nach hinten Subluxationsphänomene, sog.

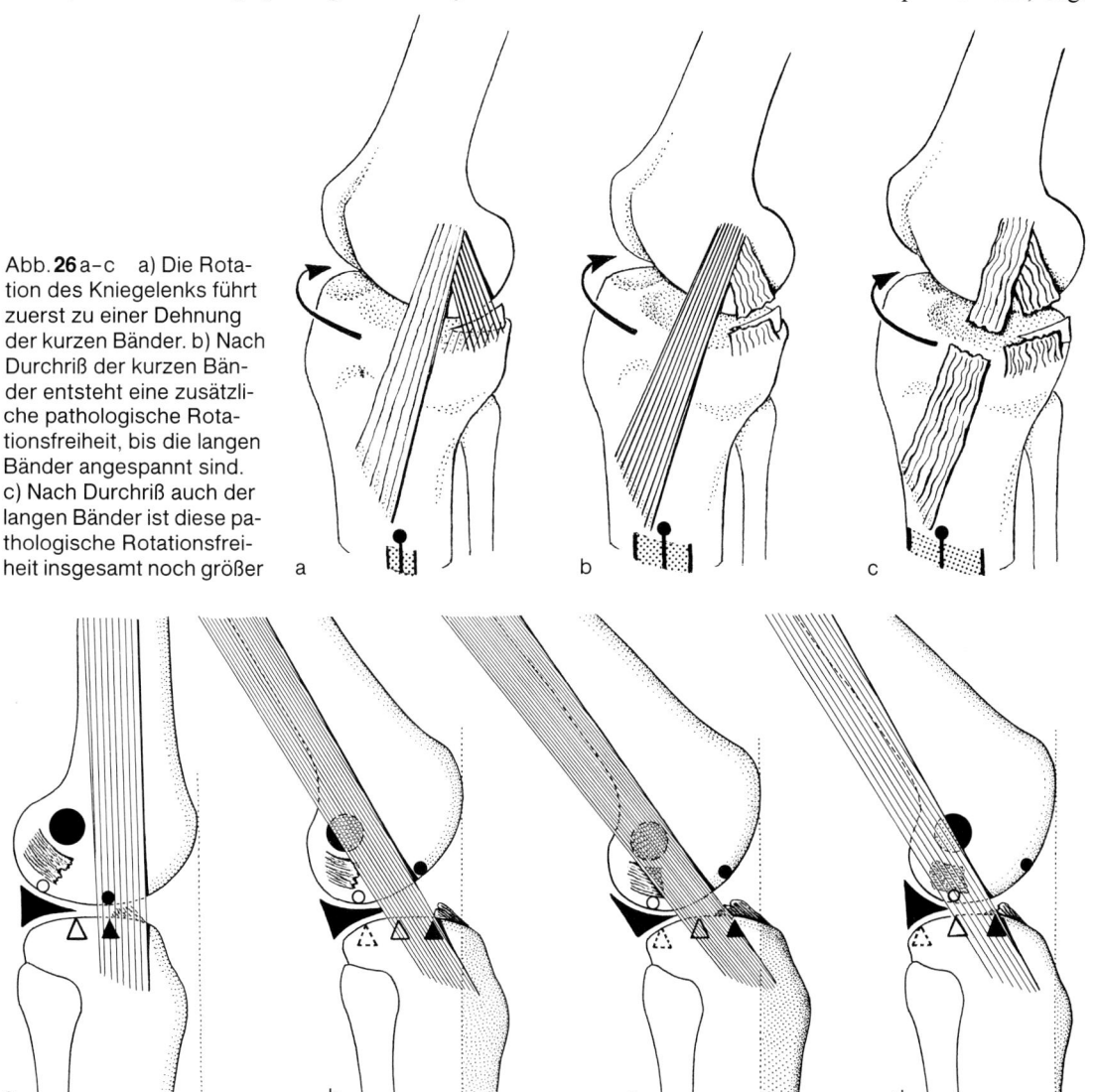

Abb. 26 a–c a) Die Rotation des Kniegelenks führt zuerst zu einer Dehnung der kurzen Bänder. b) Nach Durchriß der kurzen Bänder entsteht eine zusätzliche pathologische Rotationsfreiheit, bis die langen Bänder angespannt sind. c) Nach Durchriß auch der langen Bänder ist diese pathologische Rotationsfreiheit insgesamt noch größer

Abb. 27 a–d Schematische Darstellung des Lateral-pivot-shift-Phänomens bei vorderer Kreuzbandinsuffizienz in 4 Phasen. a) Phase 1: normale Ausgangsstellung in Streckung. b) Phase 2: vermehrtes Nach-hinten-Rollen des Femurs bei der vorderen Kreuzbandinsuffizienz. Der Tractus iliotibialis verläuft noch ventral von der queren Flexionsachse und dem lateralen Kondylenhöcker. Die Tibia steht in vorderer Schubladenposition. c) Phase 3: hält den Moment des Überschnappens des Tractus über die Flexionsachse und den Kondylenhöcker fest. Der Tractus ist am stärksten gespannt, und die Tibia weist den größten Vorschub auf. d) Phase 4: Der Tractus liegt jetzt hinter der queren Flexionsachse und hinter dem Kondylenhöcker. Das Femur konnte in seine dem Flexionswinkel entsprechende Auflageposition an der Tibia nach ventral zurückschnappen. ● schematisch für Flexionsachse (aus *W. Müller:* Das Knie. Springer, Berlin 1982)

"pivotal shifts". Neben dem klassischen "pivot shift" von GALWAY u. Mitarb. (1972), der ein klarer "shift" nach vorn ist, gibt es auch einen "lateral pivot shift" nach hinten. JAKOB u. Mitarb. (1981) haben sich eingehend mit der Pathophysiologie dieses auch als "reversed pivot shift" bezeichneten posterolateralen Subluxationsphänomens befaßt.

Grundsätzlich handelt es sich beim vorderen und beim hinteren "shift" um eine sicht- und spürbare Desintegration der Roll-Gleit-Bewegung (Abb. 27), die sich von einer kaum erfaßbaren zweiphasigen Bewegung bis zum äußerst beeindruckenden Subluxationsschnappen mit dumpf hörbarem Knall manifestiert. Diese in der Nähe der Streckstellung bei ca. 30° Flexion ablaufenden Instabilitätsphänomene invalidisieren auch bei noch geringem Ausmaß wesentlich mehr als groß demonstrierbare Schubladen nach vorn oder nach hinten bei rechtwinklig gebeugtem Knie.

Die Kenntnis der biomechanischen Zusammenhänge ermöglicht erst ein ganzes Erfassen der Komplexität der diagnostischen und therapeutischen Probleme rund um das Kniegelenk.

Literatur

Anselm, Y.: Etudes critiques de l'intervention d'Augustine dans le traitement des ruptures anciennes du ligament croisé postérieur du genou (A propos de 19 cas). Thèse Université de Strasbourg 1978
Augustine, R. W.: The unstable knee. Amer. J. Surg. 92 (1956) 380-388
Bandi, W.: Chondromalacia patellae und femoro-patellare Arthrose. Helv. chir. Acta, Suppl. 11 (1972) 1-70
Barfod, B.: Posterior cruciate ligamentreconstruction by transposition of the popliteal tendon. Acta orthop. scand. 42 (1971) 438
Barham, J. N., W. L. Thomas: Anatomical Kinesiology. Collier-Macmillan, Toronto 1971
Basmajian, J. V., J. F. Lovejoy: Function of the popliteus muscle in man. J. Bone Jt Surg. 53 A (1971) 557-562
Baumann, J. U. (1979) Ganganalyse. In Morscher, E.: Funktionelle Diagnostik in der Orthopädie. Enke, Stuttgart 1979 (S. 53-55)
Baumgartl, F.: Das Kniegelenk. Springer, Berlin 1964
Beauchamp, P., C. A. Laurin, J. P. Bailon: Etudes des propriétés mécaniques des ligaments croisés en vue de leur remplacement prothétique. Rev. Chir. orthop. 65 (1979) 197-207
Blaimont, P., J. Burnotte, P. Halleux: Rôle des ménisques du genou dans la transmission des contraintes articulaires. Acta orthop. belg., Suppl. 1, 41 (1975) 143-152
Blumensaat, C.: Die Lageabweichungen und Verrenkungen der Kniescheibe. Ergebn. Chir. Orthop. 31 (1938) 149-223
Bousquet, G.: Le diagnostic des laxités chroniques du genou. Rev. Chir. orthop. 58 (1972) 71-77
Bousquet, G.: Anatomie et physiologie chirurgicale du genou. In: Cahiers d'enseignement de la SOFCOT No 1: Les fractures du genou. Expansion scientifique française, Paris 1975 (p. 9-23)
Brantigan, O. C., A. F. Voshell: The mechanics of the ligaments and menisci of the knee joint. J. Bone Jt Surg. 23 A (1941) 44-66
Brantigan, O. C., A. F. Voshell: The tibial collateral ligament: Its function, its bursae and its relation to the medial meniscus. J. Bone Jt Surg. 25 A (1943) 121-131
Braune, W., O. Fischer: Bewegungen des Kniegelenks nach einer neuen Methode an lebenden Menschen gemessen. Abhandl. Math.-Phys. Cl. Königl. Sächs. Ges. Wiss. 17 (1891) 75-150
Burri, C., H. H. Pässler, J. Radde: Experimentelle Grundlagen zur funktionellen Behandlung nach Bandnaht und -plastik am Kniegelenk. Z. Orthop. 111 (1973) 378-379
Butler, D. L., F. R. Noyes, E. S. Grood: Ligamentous restraints to anterior-posterior drawer in the human knee. J. Bone Jt Surg. 62 A (1980) 259-270
Castaing, J., P. Burding, M. Mougin: Les conditions de la stabilité passive du genou. Rev. Chir. orthop. 58 (1972) 34-48

Decoulx, J.: L'instabilité en rotation du genou. Rev. Chir. orthop. 57 (1971) 253
Dejour, H.: Physiopathologie des laxités chroniques du genou. Rev. Chir. orthop. 58 (1972) 61-70
Del Pizzo, W., L. A. Norwood, R. K. Kerlan, F. W. Jobe, V. S. Carter, M. E. Blazina, C. L. Shields jr., S. J. Lombardo: Analysis of 100 patients with anterolateral rotatory instability of the knee. Clin. Orthop. 122 (1977) 178-180
Despontin, J., P. Thomas: Réflexion sur l'étude de l'articulation fémoro-rotulienne par la méthode des tomographies axiales transverses computérisées. Acta orthop. belg. 44 (1978) 857-870
DiStefano, V., R. O'Neil, J. E. Nixon, O. Davis: Pes anserinus transfer: An in vivo biomechanical analysis. J. Bone Jt Surg. 58 A (1976) 285
Donskoi, D. D.: Grundlagen der Biomechanik. Sportverlag, Berlin 1975
Ellison, A. E.: Skiing injuries. Clin. Symp. Ciba 29 (1977) 2-40
Eriksson, E.: Reconstruction of the anterior cruciate ligament. Orthop. Clin. N. Amer. 7 (1976) 167-179
Ficat, P.: Pathologie des ménisques et des ligaments du genou. Masson, Paris 1962
Ficat, P.: Pathologie fémoro-patellaire. Masson, Paris 1970
Ficat, P.: Les déséquilibres rotuliens, de l'hyperpression à l'arthrose. Masson, Paris 1973
Fick, R.: Anatomie der Gelenke. In von Bardeleben, K.: Handbuch der Anatomie des Menschen, Bd. II. Fischer, Jena 1904 (S. 367)
Fischer, L. P., J. Guyot, G. P. Gonon, J. P. Carret, P. Courcelles, P. Dahhan: The role of the muscles an ligaments in stabilisation of the knee joint. Anat. Clin. 1 (1978) 43-53
Frankel, V. H.: Biomechanics of the knee. Orthop. Clin. N. Amer. 2 (1971) 175-190
Frankel, V. H., A. H. Burstein, D. B. Brooks: Biomechanics of internal derangement of the knee. J. Bone Jt Surg. 53 A (1971) 945-962
Freemann, M. A. R., B. Wyke: The innervation of the knee joint. An anatomical and histological study in the cat. J. Anat. 101 (1967) 505-532
Galway, R., A. Beaupré, D. L. McIntosh: Pivot-shift: A clinical sign of symptomatic anterior cruciate insufficiency. J. Bone Jt Surg. 54 B (1972) 763
Girgis, F. G., J. L. Marshall, A. R. S. Monajem: The cruciate ligaments of the knee joint. Clin. Orthop. 106 (1975) 216-231
Goodfellow, J., J. O'Connor: The mechanics of the knee and prosthesis design. J. Bone Jt Surg. 60 B (1978) 358-369
Goodfellow, J., D. S. Hungerford, C. Woods: Patello-femoral joint mechanics and pathology. 2. Chondromalacia patellae. J. Bone Jt Surg. 58 B (1976) 291-299
Goodfellow, J., D. S. Hungerford, M. Zindel: Patello-femoral joint mechanics an pathology. 1. Functional anatomy of the patello-femoral joint. J. Bone Jt Surg. 58 B (1976) 287-290

Grant, J.C.B., J.V. Basmajian: Grant's Method of Anatomy. Williams & Wilkins, Baltimore 1965
Groh, W.: Kinematische Untersuchungen des menschlichen Kniegelenkes und einige Prothesen-Kniekonstruktionen, die als „physiologische" Kniegelenke bezeichnet werden. Arch. orthop. Unfall-Chir. 47 (1955) 637-645
Gudde, P., R. Wagenknecht: Untersuchungsergebnisse bei 50 Patienten 10-12 Jahre nach der Innenmeniskusoperation bei gleichzeitig vorliegender Ruptur des vorderen Kreuzbandes. Z. Orthop. 111 (1973) 369-372
Helfet, A.J.: Disorders of the Knee. Lippincott, Philadelphia 1974
Hertel, P.: Verletzung und Spannung von Kniebändern. Hefte Unfallheilk. 142 (1980) 1-94
Hollinshead, W. H.: Functional Anatomy of the Limbs and Back. Saunders, Philadelphia 1969
Hughston, J.C., A.F. Eilers: The role of the posterior oblique ligament in repairs of acute medial (collateral) ligament tears of the knee. J. Bone Jt Surg. 55 A (1973) 923-940
Hughston, J.C., J.R. Andrews, M.J. Cross, A. Moschi: Classification of knee ligament instabilities. Part I: The medial compartment and cruciate ligaments. Part II: The lateral compartment. J. Bone Jt Surg. 58 A (1976) 159-179
Huson, A.: Biomechanische Probleme des Kniegelenks. Orthopäde 3 (1974) 119-126
Ingwersen, O.S., B. van Linge, T. von Rens, G. Rosingh, B. Veraart, D. Levay: The Knee-Joint. Recent Advances in Basic Research and clinical Aspects. Excerpta medica, Amsterdam; American Elsevier, New York 1974
Insall, J., E. Salvati: Patella position in the normal knee joint. Radiology 101 (1971) 101-104
Jacobsen, K.: Stress radiographical measurement of the anteroposterior, medial and lateral stability of the knee joint. Acta orthop. scand. 47 (1976) 335-344
Jäger, M., C.J. Wirth: Kapselbandläsionen. Biomechanik, Diagnostik, Therapie. Thieme, Stuttgart 1978
Jakob, R.P., H. Hassler, H.U. Stäubli: Observations on rotatory instability of the lateral compartment of the knee. Acta orthop. scand., Suppl. 52 (1981) 191
Kapandji, I.A.: The Physiology of the Joints, vol. II. Churchill-Livingstone, Edinburgh 1970
Kaplan, E.B.: Iliotibial band. Morphology. Function. Anat. Rec. 121 (1955) 319
Kaplan, E.B.: Factors responsible for the stability of the knee joint. Bull. Hosp. Jt Dis. 17 (1957) 51-59
Kaplan, E.B.: Some aspects of functional anatomy of the human knee joint. Clin. Orthop. 23 (1962) 18-29
Kennedy, J.C., M.W. Weinberg, A.S. Wilson: The anatomy and function of the anterior cruciate ligament. J. Bone Jt Surg. 56 A (1974) 223-235
Kennedy, J.C., R.J. Hawkins, R.B. Willis, K.D. Danylchuk: Tension studies of human knee ligaments. J. Bone Jt Surg. 58 A (1976) 350-355
Kettelkamp, D.B.: Clinical implications of knee biomechanics. Arch. Surg. 107 (1973) 406-410
Knese, K.H.: Kinematik des Kniegelenkes. Z. Anat. Entwickl.-Gesch. 115 (1950) 287-322
Kostuik, J., O. Schmidt, W.R. Harris, C. Wooldridge: A study of weight transmission through the knee joint with applied varus and valgus loads. Clin. Orthop. 108 (1975) 95-98
Lancourt, J.E., J.A. Cristini: Patella alta and patella infera. J. Bone Jt Surg. 57 A (1975) 1112-1115
von Lanz, T., W. Wachsmuth: Praktische Anatomie, Bd. I/4. Springer, Berlin 1972
Laurin, C.A., H.P. Lévesque, R. Dussault, H. Labeille, J.P. Peides: The abnormal lateral patellofemoral angle. J. Bone Jt Surg. 60 A (1978) 55-60
Losee, R.E., T.R. Johnson, W.O. Southwick: Anterior subluxation of the lateral tibial plateau. J. Bone Jt Surg. 60 A (1978) 1015-1030
Mann, R.A., J.L. Hagy: The popliteus muscle. J. Bone Jt Surg. 59 A (1977) 924-927

Maquet, P.G.J.: Biomechanics of the Knee. Springer, Berlin 1976
Marshall, J.L., F.G. Girgis, R.R. Zelko: The biceps femoris tendon and its functional significance. J. Bone Jt Surg. 54 A (1972) 1444-1450
Menschik, A.: Mechanik des Kniegelenkes, Teil 1. Z. Orthop. 112 (1974) 481-495
Menschik, A.: Mechanik des Kniegelenks, Teil 3. Sailer, Wien 1974
Menschik, A.: Mechanik des Kniegelenks, Teil 2. Z. Orthop. 113 (1975) 388-400
Menschik, A.: The basic kinematic principle of the collateral ligaments, demonstrated on the knee joint. In Chapchal, G.: Injuries of the Ligaments and Their Repair. Thieme, Stuttgart 1977 (pp. 9-16)
Meyer, H.: Die Mechanik des Kniegelenks. Arch. Anat. Physiol. Wiss. Med. (1853) 497-547
de Montmollin, B., P. Le Coeur: La rupture isolée fraîche du ligament croisé antérieur du genou. Rev. Chir. orthop. 66 (1980) 367-371
Müller, W.: Das Kniegelenk des Fußballers. Orthopäde 3 (1974) 193-200
Müller, W.: Die Rotationsinstabilität am Kniegelenk. Unfallheilkunde 125 (1975) 51-68
Müller, W.: Verletzungen der Kreuzbänder. Zbl. Chir. 102 (1977) 974-981
Müller, W.: Neuere Aspekte der funktionellen Anatomie des Kniegelenkes. Unfallheilkunde 192 (1977) 131-138
Müller, W.: Functional anatomy related to rotatory stability of the knee joint. In Chapchal, G.: Injuries of the Ligaments and Their Repair. Thieme, Stuttgart 1977 (pp. 39-46)
Müller, W.: Das Knie. Form, Funktion und ligamentäre Wiederherstellungschirurgie. Springer, Berlin 1982
Müller, W.: Sportverletzungen am Kniegelenk. In Chapchal, G.: Sportverletzungen und Sportschäden. Thieme, Stuttgart 1983 (S. 134-140)
Nietert, M.: Untersuchungen zur Kinematik des menschlichen Kniegelenkes im Hinblick auf ihre Approximation in der Prothetik. Diss., TU Berlin 1975
Noble, J.: Congenital absence of the anterior cruciate ligament associated with a ring-meniscus. J. Bone Jt Surg. 57 A (1975) 1165-1166
Noyes, F.R.: Functional properties of knee ligaments and alterations induced by immobilization. Clin. Orthop. 123 (1977) 210-242
Noyes, F.R., J. DeLucas, P.J. Torvik: Biomechanics of anterior cruciate ligament failure: An analysis of strain-rate sensitivity and mechanism of failure in primates. J. Bone Jt Surg. 56 A (1974) 236-253
Noyes, F.R., D.A. Sonstegard, A. Arbor: Biomechanical function of the pes anserinus of the knee and the effect of its transplantation. J. Bone Jt Surg. 55 A (1973) 1225-1241
Noyes, F.R., P.J. Torvik, W.B. Hyde, J.L. DeLucas: Biomechanics of ligament failure. II. An analysis of immobilization, exercise and reconditioning effects in primates. J. Bone Jt Surg. 56 A (1974) 1406-1418
Ogden, J.A.: The anatomy and function of the proximal tibiofibular joint. Clin. Orthop. 101 (1974) 186-191
Palmer, I.: On the injuries to the ligaments of the knee joint: A clinical study. Acta chir. scand., Suppl. 81 (1938) 53
Palmer, I.: Pathophysiology of the medial ligament of the knee joint. Acta chir. scand 115 (1958) 312-318
Perry, J., J.M. Fox, M.A. Boitano, S.R. Skinner, L.A. Barnes, K. Cerny: Functional evaluation of the pes anserinus transfer by electromyography and gait analysis. J. Bone Jt Surg. 62 A (1980) 973-980
Ross, R.F.: A quantitative study of rotation of the knee joint. Anat. Rec. 52 (1932) 209-223
Ruetsch, H., E. Morscher: Measurement of the rotatory stability of the knee joint. In Chapchal, G.: Injuries of the Ligaments and Their Repair. Thieme, Stuttgart 1977 (pp. 116-122)

Scheller, S., L. Mårtenson: Traumatic dislocation of the patella. Acta radiol. (Stockh.), Suppl. 336 (1974) 1-160

Schmitt, O., G. Biehl: Quantitative Elektromyographie zur Beurteilung der Kniegelenksstabilität bei veralteter vorderer Kreuzbandruptur vor und nach Wiederherstellungsoperation. In Morscher, E.: Funktionelle Diagnostik in der Orthopädie. Enke, Stuttgart 1979 (S. 34-37)

Schmitt, O., H. Mittelmeier: Die Bedeutung des Musculus vastus medialis und -lateralis für die Biomechanik des Kniegelenks. Arch. orthop traum. Surg. 91 (1978) 291-295

Ségal, P., J.J.Lallement, M.Raquet, M.Jacob, Y.Gérard: Les lésions ostéo-cartilagineuses de la laxité antéro-interne du genou. Rev. Chir. orthop 66 (1980) 357-365

Shaw, J. A., M. Eng, D. G. Murray: The longitudinal axis of the knee and the role of the cruciate ligaments in controlling transverse rotation. J. Bone Jt Surg. 56 A (1974) 1603-1606

Slocum, D. B., R. L. Larson: Rotatory instability of the knee. J. Bone Jt Surg. 50 A (1968) 211-225

Slocum, D. B., S. L. James, R. L. Larson, K. M. Singer: Clinical test for anterolateral rotatory instability of the knee. Clin. Orthop. 118 (1976) 63-69

Southmayd, W., T. B. Quigley: The forgotten popliteus muscle. Clin. Orthop. 130 (1978) 218-222

Steindler, A.: Kinesiology of the Human Body Under Normal and Pathological Conditions. Thomas, Springfield/Jll. 1955

Stilwell, D. L.: The innervation of tendons and aponeuroses. Amer. J. Anat. 100 (1957) 289-317

Stilwell, D. L.: Regional variatious in the innervation of deep fasciae and aponeuroses. Anat. Rec. 127 (1957) 635-653

Strasser, H.: Lehrbuch der Muskel- und Gelenkmechanik. Springer, Berlin 1917

Tillmann, B.: Zur funktionellen Morphologie der Gelenkentwicklung. Orthop. Prax. 1210 (1974) 691-697

Trickey, E. L.: Pathological anatomy of knee ligament injuries. In Chapchal, G.: Injuries of the Ligaments and Their Repair. Thieme, Stuttgart 1977 (pp.37-39)

Trillat, A., P. Ficat: Laxités post-traumatiques du genou. Rev. Chir. orthop., Suppl. 1, 58 (1972) 31-114

Trillat, A., H. Dejour, G. Bousquet: Chirurgie du genou. Troisiéme Journées Lyonnaises Sept. 1977. Simep, Villeurbanne 1978

Vallois, H. V.: Etude anatomique de l'articulation du genou chez les primates. Abeille, Montpellier 1914

Wagner, H. J.: Die Kollagenfaserarchitektur der Menisken des menschlichen Kniegelenkes. Z. mikr.-anat. Forsch. 90 (1976) 302-324

Wagner, M., R. Schabus: Das laterale pivot shift Phänomen. Untersuchungen am Leichenknie nach artifiziellen Kapselbandläsionen. III. Münchner Symposium für experimentelle Orthopädie. Springer, Berlin

Wang, C. J., P. S. Walker, B. Wolf: The effects of flexion and rotation on the length patterns of the ligaments of the knee. J. Biomech. (Tokyo) 6 (1973) 587-596

Wang, J. B., R. M. Rubin, J. L. Marshall: A mechanism of isolated anterior cruciate ligament rupture. J. Bone Jt Surg. 57 A (1975) 411-413

Warren, L. F., J. L. Marshall: The supporting structures and layers on the medial side of the knee. J. Bone Jt Surg. 61 A (1979) 56-62

Wiberg, G.: Roentgenographie and anatomic studies on the femoropatellar joint. With special reference to chondromalacia patellae. Acta orthop. scand. 12 (1941) 319-410

Wirth, C. J., M. Artmann: Verhalten der Roll-Gleit-Bewegung des belasteten Kniegelenkes bei Verlust und Ersatz des vorderen Kreuzbandes. Arch. orthop Unfall-Chir. 78 (1974) 356-361

8 Angeborene Störungen

Von G. Friedebold und H. Radloff

Entwicklung des Kniegelenks

Die Entwicklung des Kniegelenks verläuft prinzipiell genauso wie die an anderen Gelenken mit freier Beweglichkeit (Diarthrosen). Die Entwicklung spezieller für das Kniegelenk typischer Strukturen verdient in diesem Zusammenhang besondere Beachtung:
Etwa am 28. Tag der Embryonalentwicklung tritt im Bereich der vorderen Leibeswand ventrolateral die erste Extremitätenknospung paarweise für die unteren Extremitäten zutage. Dieses einheitliche Blastem besteht aus einem kernreichen Mesenchym, das mit einer ektodermalen Epithelschicht überzogen ist. Der Einfluß dieser epidermalen Schutzhülle auf die weitere Differenzierung der mesenchymalen Anteile wird unterschiedlich beurteilt (TILLMANN 1984). Nicht sicher ist ferner der Einfluß des einsprießenden Nervengewebes auf die Differenzierung der mesenchymalen Anteile (McCREDIE 1982, McBRIDE 1980). Etwa zwischen dem 33. und dem 37. Tag der Embryonalentwicklung kommt es im Bereich der zu erwartenden Knorpelstrukturen zu einer Verdichtung des Zellmaterials. Ab der 5. Embryonalwoche setzt die Entwicklung eines sog. Vorknorpels ein. Die Umhüllung dieses Vorknorpels wird von einem Perichondrium gebildet. Nach der Differenzierung des Vorknorpels zeigen sich infolge von Zellverdichtungen die ersten Gelenkanlagen. Diese werden auch als Zwischenzone bezeichnet. Das Zentrum dieser Zwischenzone lockert sich um den 50. Embryonaltag auf. Danach entwickelt sich eine Dreischichtung dieser Interzone. Zwischen den chondrogenen, später den Gelenkpartnern aufliegenden Schichten entsteht eine zellarme Intermediärzone, aus der schließlich der Gelenkspalt entsteht. Inwieweit histochemische, lytische Vorgänge oder degenerative Zellabbauvorgänge bei der Entstehung der Gelenkhöhle mitwirken, wird in der Literatur unterschiedlich beurteilt (ANDERSEN 1961, ANDERSEN u. BRO-RASMUSSEN 1961, GARDNER u. O'RAHILLY 1968, MITROVIC 1974, MERKER u. Mitarb. 1981, RAJAN u. MERKER 1975). Die ersten Spaltbildungen treten beim Menschen in der 8. Embryonalwoche auf; die Entwicklung der Gelenkhöhlen selbst ist am Ende des 3. Fetalmonats abgeschlossen.

Die ersten synovialen Elemente erscheinen am Beginn des 3. Fetalmonats. Die Differenzierung der Synovialmembran geht Hand in Hand mit dem Auftreten von Blutgefäßen im synovialen Mesenchym der Zwischenzone. Die ersten Nervenfasern dringen am Anfang des 3. Fetalmonats in die Gelenkkapsel ein. Ob die Synovialmembran selbst unmittelbar aus dem periartikulären Mesenchym entspringt, wird aufgrund neuerer Untersuchungen dahingehend entschieden, daß sie der synovialmesenchymalen Schicht entstammt. Damit ist sie Abkömmling des primären Blastems der Skelettanlage. Aufgrund der Untersuchung von ANDERSEN (1964) wird angenommen, daß die Synovia von den Synovialzellen produziert wird. Er wies Chondroitinsulfat A und C sowie PAS-positives Material und möglicherweise auch Glykoproteine nach. In den ersten 5 Monaten der fetalen Entwicklung gab es indessen keine Hinweise für die Produktion von Hyaluronsäure. Erst danach wurde Hyaluronsäure in den Fibroblasten der Gefäßadventitia gefunden (ANDERSEN 1964).

Die fibröse Gelenkkapsel bildet sich direkt aus dem synovialen Mesenchym. Am Kniegelenk ist sie in der 9.–10. Woche deutlich erkennbar (McDERMOT 1943).

Neben den ontogenetisch determinierten Entwicklungsabläufen stellt die embryonale Muskelkontraktion einen weiteren wesentlichen Faktor bei der Gelenkformation dar. Diese Muskelkontraktionen befinden sich natürlich in Abhängigkeit von einer intakten Ausbildung von Muskeln und Nerven. Wie Versuche in vitro deutlichmachen, verschmelzen in Abwesenheit von embryonaler Bewegung die Knorpelanlagen wieder miteinander.

Über die zeitliche Reihenfolge der Entstehung der einzelnen Gelenkelemente besteht im großen und ganzen Einigkeit. Besonders eindrucksvolle Forschungsergebnisse hinsichtlich der pränatalen Kniegelenkentwicklung finden sich bei GRAY u. GARDNER (1950), die 45 Embryos bzw. Feten systematisch untersucht haben. Aufgrund ihrer Ergebnisse lassen sich am Kniegelenk folgende Entwicklungsphasen erkennen:

1. *Skelettentwicklung im Bereich des Kniegelenks*
Chondrifizierung des femoralen Blastems in der 6. Woche, danach Anlage von Tibia und Fibula.
Mit 6½ Wochen allmähliche Vergrößerung der drei unteren Extremitätenknochen und erste Konturierung der Femurkondylen. Ausbildung der Tibiakondylen mit 7 Wochen.
Mit 8 Wochen beginnende diaphysäre Ossifikation.
Mit 9 Wochen Auftreten der Tubercula intercondylica; frühestes Auftreten der Tuberositas tibiae mit 11 Wochen, wobei die spätere Nomenklatur „Apophyse" bzw. die Zugehörigkeit zur „Epiphyse" nicht näher erwähnt wird.
Frühestes Auftreten einer Kondensation für die Kniescheibe mit 7½ Wochen; mit 8½ Wochen Erscheinen eines Vorknorpels der Kniescheibe und mit 10 Wochen Verknorpelung der Kniescheibe.
Um die 12. Woche Vaskularisierung der Epiphysenknorpel. Kurz danach Auftreten von Nervenfasern in Begleitung mit den Gefäßen. Weitere Gefäßeinsprossung mit 14-16½ Wochen.
Nach 38½ Wochen Auftreten erster Ossifikationen im distalen Femurende und im proximalen Tibiaanteil.

2. *Abkömmlinge des Perichondriums, der Interzone und des synovialen Mesenchyms*
Ab der 6. Woche Einzug knorpeliger Elemente in das Kniegelenk, Zellverdichtung und Entstehung der sog. Zwischenzone (auch Interzone genannt), Dreischichtung, Wiederauflockerung der Zwischenzone und Entstehung des Gelenkspaltes bzw. der Gelenkhöhle nach insgesamt 12 Wochen.
Bis dahin Ausformung und Bildung eines Raumes im Bereich der späteren Fossa poplitea und zwischen Femur und Tibia sowie Femur und Patella. In diese Zeit zwischen 8. und 12. Woche fällt auch die Frühentwicklung des oberen Recessus.
Erste Anlage der Kreuzbänder um die 8. Woche.
In sie hinein sprießen allmählich Blutgefäße und Nerven.
Nach 8 Wochen zeigen sich Meniskusanlagen durch dichtgepacktes Zellmaterial. Noch um die 9. Woche sind sie blutgefäßlos. Lediglich in dem umgebenden lockeren Gewebe finden sich Blutgefäße und Nervenfasern. Ein nach WRISBERG benanntes Band zieht vom hinteren Teil des lateralen Meniskus zum medialen Femurkondylus

hin bei einem 10 Wochen alten Fetus. Dieses Band war ebenso selten wie ein querverlaufendes Band, das die Menisken im anterioren Bereich verband. Dabei war der laterale Meniskus selbst ferner mit dem Fibulaköpfchen durch ein weiteres Band verbunden. Um die 12. Woche fanden sich sodann auf kurzer Strecke verlaufende Kapillaren, Venolen, Arteriolen und Nerven, die in die Menisken hineinragten. In der Folgezeit finden sich unterschiedliche Anheftungstendenzen des medialen und lateralen Meniskus auf ihrer Unterlage. Die Gefäßversorgung nimmt zu.

3. *Capsula fibrosa*
Wenn man davon ausgeht, daß die Quadrizepssehne, das Lig. patellae, die Patella selbst und die Retinakula als anatomische Einheit den vorderen und seitlichen Anteil der fibrösen Gelenkkapsel bilden, so ist eine eigenständige fibröse Gelenkkapsel eigentlich nur im dorsalen Bereich zu finden. Diese entwickelt sich um die 11. Woche im hinteren Anteil des Kniegelenks durch Kondensation kollagener Fasern. Sie entwickelt sich vor den Köpfen der Gastroknemiusmuskeln. Ihre histologische Ordnung des Fasermaterials sowie die Anordnung von Nerven, Gefäßen und Fett ist dabei recht variabel.

4. *Extrakapsuläre Bänder und Sehnen, Bursae und Fabellae*
a) Die frühesten geweblichen Verdichtungen für die Quadrizepssehne sowie das laterale Kollateralband fanden sich mit 7 Wochen. Um die 8. Woche wurde bereits das Lig. patellae sichtbar. In der 9. Woche fanden sich schließlich auch Anzeichen für die Entwicklung des medialen Kollateralbandes. Um die 11. Woche kommt die Entwicklung der medialen und lateralen Retinakula in Gang.
b) Die Schleimbeutel treten etwa in der 9. Woche durch gewebliche Auflockerungen präpatellar, an der Semimembranatiussehne sowie am Pes anserinus zutage. Eine definitive Bursa superficialis präpatellaris wurde mit 11 Wochen gefunden. Der Variationsreichtum hinsichtlich der Entwicklung von Bursae ist ganz beträchtlich.
c) Bei 45 Embryonen wurden lediglich 5 Fabellae gezählt. In allen diesen Fällen waren sie knorpelig angelegt. Die erste Fabellaanlage wurde in einem Alter von 14 Wochen aufgefunden. Eine doppelseitige Anlage wurde bei 3 Feten im Alter von 19½ Wochen festgestellt.
d) Oberes Tibiofibulagelenk: Eine sichtbare Anlage dieses Gelenks beginnt mit 6½ Wochen und zeigt mit 8 Wochen eine definitive Interzone.
Um den gesamten Komplex der vielfältigen Entwicklungsmöglichkeiten, aber auch evtl. Aberrationen zu umreißen, genügt nicht nur die von GRAY u. GARDNER (1950) hervorragend zusammengestellte Sammlung und Würdigung der strukturellen Verhältnisse am Embryo, sondern

es muß vielmehr auch auf die funktionellen Möglichkeiten und auch auf die noch schwieriger zu beurteilenden genetischen Voraussetzungen bei der Kniegelenkentwicklung wie überhaupt bei der Entwicklung des Menschen verwiesen werden. Dabei sind noch zwei Dinge zu berücksichtigen:

1. Schon in der 6. Woche, d. h. beim Embryo von etwa 14 mm Länge, entwickeln sich an der unteren Extremität weitere Einzelheiten, die die beginnende Differenzierung von Ober- und Unterschenkel sowie der Fußplatte erkennen lassen. Diese drei definitiven Extremitätensegmente formen sich bis zur 7. Woche. Während der 8. Woche, d. h. bei einer Embryonallänge von etwa 19 mm, tritt eine Beugung des mittleren gegen das proximale Segment um 60 Grad (BAUMGARTL 1964, WELLER u. KÖHNLEIN 1962) bzw. um 90 Grad (TUCHMANN-DUPLESSIS u. HEAGEL 1972) auf. Dabei ist die Teilung des Unterschenkels in zwei verschiedene Röhrenknochen bis zu diesem Zeitpunkt bereits eingetreten. Schon danach beziehen sich die präkartilaginären Gelenkenden mit echtem hyalinem Knorpel. Diese intrauterine Beugung mit einer meßbaren individuellen winkelmäßig zu bestimmenden Variationsbreite soll einen Hinweis darauf geben, daß hier evtl. Zusammenhänge mit der mehr oder weniger „normalen" Ausmodulation des Gelenks bestehen können.

2. Es kann an dieser Stelle nicht der Streit darüber ausgetragen werden, ob die genetische Determination für die Ausbildung eines Gelenks allein maßgebend ist oder ob die intrauterinen Bewegungsabläufe entscheidend sind. Hierzu wird besonders auf die Arbeiten von TILLMANN (1974) verwiesen.

Nach einer „normalen" embryonalen Entwicklung ist beim Neugeborenen schließlich folgender Kniegelenkbefund zu erwarten: Die äußeren Konturen müssen entsprechend den topographischen Gegebenheiten im wesentlichen bereits denen eines Erwachsenenknies gleichen. Die normale Achsenstellung des kindlichen Kniegelenks ist die Varusstellung. Die Gelenkpartner müssen gelenkgerecht zueinander stehen, d. h. es darf keine Subluxation oder Luxation vorliegen. Entsprechend der intrauterinen Körperhaltung ist in den allermeisten Fällen eine Kniebeugekontraktur zu beobachten, die sich passiv nicht überwinden läßt. Diese Kontraktur ist zunächst als physiologisch anzusehen und bildet sich im Lauf der folgenden Lebensmonate selbständig zurück. Eine völlig aktive oder passive Kniegelenkstreckung ist wegen einer bestehenden Retroversion beim Neugeborenen nicht möglich, da die tibiale Gelenkfläche von vorn nach hinten um ca. 27–39 Grad abfällt (NAUCK 1931, TITZE 1951). Diese Gelenkflächenneigung bildet sich erst allmählich im Lauf der Entwicklung zurück und erreicht bei Erwachsenen einen Wert von 4–8 Grad.

Der Bandapparat ist beim Neugeborenen unterschiedlich dehnbar, so daß erfolgreiche Ab- oder Adduktionsversuche wie auch Versuche, eine Schublade auszulösen, u. U. nicht fehlinterpretiert werden dürfen. Die Kniescheibe muß bereits sicher palpabel sein. Sie ist zwar häufig im Fettgewebe verborgen, so daß eine Prüfung ihrer Artikulation Schwierigkeiten bereiten kann. Über das Vorhandensein oder Nichtvorhandensein der Patella kann damit indessen keine sichere Aussage getroffen werden. Röntgenologisch ist zu erwarten, daß bei Neugeborenen der Knochenkern der distalen Femurepiphyse sichtbar ist. Sein normaler Durchmesser soll zu diesem Zeitpunkt 5 mm betragen. Die später auftauchende Unregelmäßigkeit in der medialen Begrenzung des distalen Femurepiphysenkerns verschwindet im allgemeinen im Schulalter (KÖHLER u. ZIMMER 1967). Ossifikationszentren der Kniescheibe sind zum Zeitpunkt der Geburt noch nicht röntgenologisch nachweisbar. Sie treten unterschiedlich früh im Vorschulalter auf. Der Verknöcherungskern der proximalen Tibiaepiphyse entwickelt sich in den meisten Fällen in den letzten beiden Embryonalmonaten. Ihr Verknöcherungskern kann zuweilen gedoppelt sein. KÖHLER u. ZIMMER (1967) weisen in diesem Zusammenhang darauf hin, daß die genannten Ossifikationszentren des distalen Femurendes und der proximalen Tibia zur Beurteilung der Reife herangezogen werden können.

Die Kondylenquerachse soll nach Abschluß der Entwicklung gegenüber der Frontalen um 6–9 Grad nach innen stehen, da anzunehmen ist, daß während der Reifezeit eine Torsion des Femurs von oben nach unten in spiraliger Form eintritt (RÜTT 1961).

Störungen der Kniegelenkentwicklung

Entsprechend der Komplexität der Faktoren, die zu Mißbildungen des Organismus im allgemeinen und zu solchen der Extremitäten im speziellen führen, ist naturgemäß nicht zu erwarten, daß der Extremitätenabschnitt „Kniegelenk" ein einheitliches Störungsmuster aufweist. Die Vielfalt der Syndrome, die mit angeborenen Kniegelenkstörungen einhergehen, sowie die umschriebenen Dys- und Aplasien lassen hinsichtlich der Verursachung deutlich die multifaktoriellen Einflüsse genetischer Code-Fehlprägungen, exogener Noxen in den verschiedenen Terminationsphasen und u. U. intrauteriner Haltungs-, Lage- und Druckkomponenten erkennen (GORDON 1961, TÜNTE 1965, SCHÖNENBERG 1962).

8.4 Angeborene Störungen

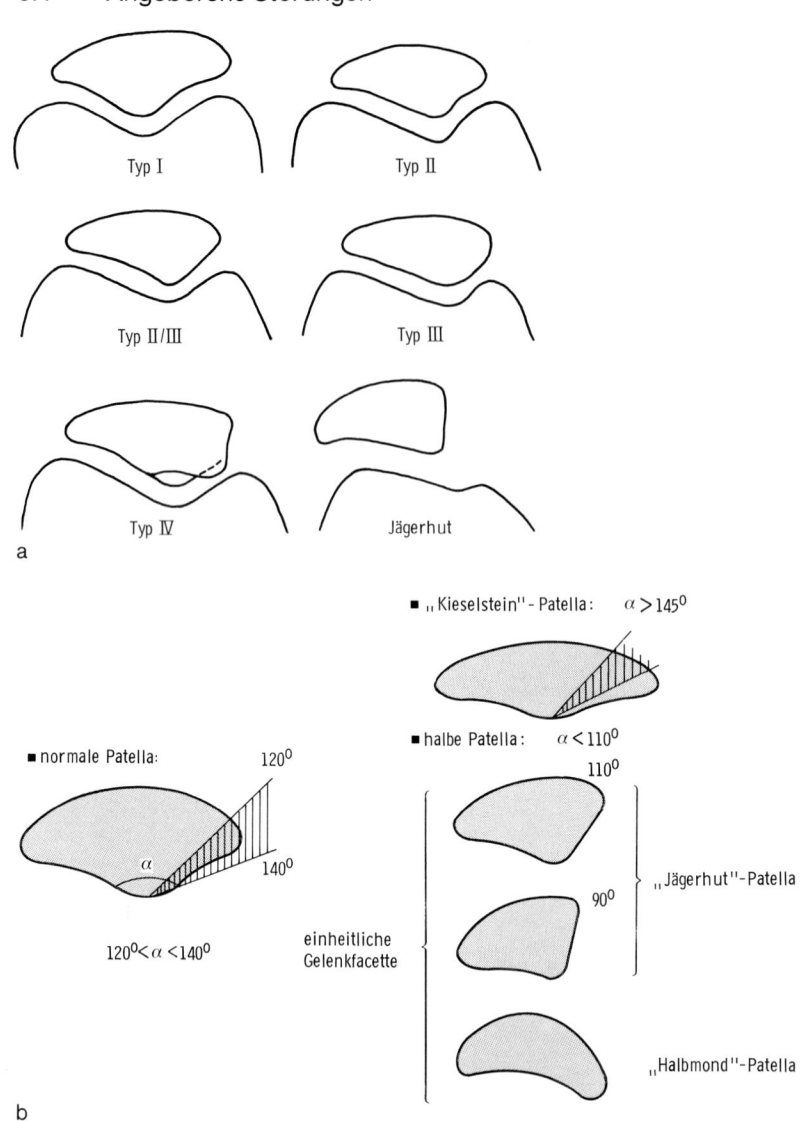

Abb. 1 a u. b a) Variationen der tibialen Gelenkfacette der Patella nach Wiberg, Ficat und Baumgartl:
Typ I: Beide Facetten sind symmetrisch und konkav.
Typ II: Die tibiale Facette ist konkav aber schmal.
Typ II–III: Die tibiale Facette verläuft gestreckt.
Typ III: Die tibiale Facette ist konvex und noch schmaler.
Typ IV: Die tibiale Facette hat einen konvexen Vorsprung.
Type „Jägerhut": Die tibiale Facette verläuft fast in einem Winkel von 90° zur fibularen Gelenkfläche, so daß sie nicht mehr artikuliert (aus *F. Baumgartl:* Das Kniegelenk. Springer, Berlin 1964).
b) Einteilung nach Ficat (aus *P. Ficat:* Pathologie femoropatellaire. Masson, Paris 1970)

Angeborene Entwicklungsstörungen der Patella und des Femoropatellargelenks

Das Fehlen der Kniescheibe kann ein Gelegenheitsbefund sein und muß keinesfalls zu einer klinischen Symptomatik Anlaß geben. Bisweilen wird allerdings ein gewisses Streckdefizit beobachtet (FICAT 1970).
Im Jahre 1899 hat WUTH erstmalig über ein familiäres erbliches Fehlen beider Kniescheiben über drei Generationen hinweg berichtet. BERNHANG u. LEVINE haben 1973 über zwei Familienmitglieder berichtet, die keine Patella aufwiesen. Statt dessen fand sich bei ihnen ein ganglionähnliches Gebilde. Über ein angeborenes Fehlen der Kniescheibe berichtete ferner KUTZ (1949). Neben diesen seltenen familiären Vorkommen wird diese Fehlbildung gelegentlich bei der hereditären Osteoonychodysplasie beobachtet. Auch im Zusammenhang mit einer Defektanomalie des Oberschenkels kann ein Fehlen der Patella gesehen werden (CABOT 1961).

Patella parva

Die in ihren Dimensionen insgesamt verkleinerte Patella muß als Hemmungsmißbildung angesehen werden. Sie ist häufig verbunden mit anderen kongenitalen Mißbildungen und wird von einer Quadrizepshypoplasie begleitet. Sie kommt beim weiblichen Geschlecht häufiger vor als beim männlichen und geht mit Neigung zu permanenten Luxationen sowie Überbeanspruchungen im Bereich ihrer sehnigen Verbindungen einher.

Patelladysplasie

Hierbei handelt es sich im wesentlichen um Formvarianten der Patellarückfläche. Dies hat in den letzten Jahrzehnten zu einer Kodifizierung Anlaß gegeben, die sich auf die Form der medialen Gelenkfacette der Kniescheibe einerseits und andererseits auf die Form der Kniescheibe insgesamt (Halbkniescheibe, Halbmondkniescheibe, Kieselsteinkniescheibe) bezieht. Dabei hat sich in letzter Zeit gezeigt, daß die alleinige Betrachtungsweise der Kniescheibenrückfläche bzw. der Kniescheibenform für das Krankheitsbild der Chondropathia patellae oder das sog. „anterior knee pain syndrome" nicht ausreichend ist. Insbesondere durch die Betrachtungsweise von MÜLLER (1982, 1985) wird allmählich klar, daß für das Zustandekommen teilweise noch recht unklarer Krankheitsbilder im vorderen Kniegelenkbereich Faktoren mit hineinspielen, die diese Krankheitsbilder durchaus als anlagebedingt ätiologisch erklären könnten. Dabei spielen ebenso die Achsenverhältnisse am Kniegelenk wie die Länge des Lig. patellae und die Zugrichtung der verschiedenen Quadrizepsköpfe und ihre Kraftentfaltung eine Rolle. Dennoch ist dabei morphologisch nicht zu verkennen, daß die unendliche Formenvielfalt der Patellarückfläche sowie des Gleitlagers der Patella, die natürlich anlagebedingt und fast ebenso umfangreich wie die verschiedensten Muster der Hautleisten der Fingerbeere sind, zu unterschiedlichsten Druckbelastungen an den verschiedenen Stellen der Rückfläche der Patella führen können (HEHNE 1983). Aus didaktischen und aus Gründen der Übersicht soll dennoch an dieser Stelle das jetzt schon als klassisch zu bezeichnende Schema von Wiberg, Baumgartl und Ficat vorgestellt werden (siehe Abb. 1).

Hierbei handelt es sich im wesentlichen um Formvarianten der tibialen Patellagelenkfacette, die Auswirkungen auf die Gelenkmechanik haben können. Normalerweise streben beide Gelenkfacetten in gleicher Ausdehnung und leicht konkaver Form in einem Winkel zwischen 120 und 140 Grad auf den retropatellaren First zu, der mit zunehmender Beugestellung immer tiefer zwischen die Femurkondylen eintritt, wobei die beiden Gelenkfacetten sich kongruent in das femorale Lager einpressen. Diese Kontaktflächen haben je nach Formgebung bei den verschiedenen Beugestellungen veränderte Auflage- und Preßdrücke (HEHNE 1983). Während die Patella von voller Streckung bis zur maximalen Beugung etwa einen Gleitweg von 6–7 cm zurücklegt, kommt es bei einer Stellung von 90° zu einer Gelenkflächenkongruenz mit größtmöglichem Kontakt. Erst bei weiterer Beugung zum spitzen Winkel hin wird durch Auflagewanderung nach medial die Belastung mehr und mehr punktueller Art. Bei endgradiger spitzwinkliger Beugung schließlich werden nur noch die kranialen Patellaränder belastet. Der Anpreßdruck der Kniescheibe in den Gleitweg hinein ist mit maximal 1500 kp berechnet worden. Die Beschleunigungen aus der Hocke heraus sollen Zugspannungen bis zu 2000 kp bewirken (HOLLAND 1974). Die mit der Patellahypoplasie verbundene Formabweichung der medialen Gelenkfläche stellt ein Mißverhältnis der intraartikulären Druckverteilung dar. Sie sind einer präarthrotischen Deformität gleichzusetzen. Unter den genannten Umständen können deshalb schon frühzeitig Folgen auftreten: rezidivierende Ergüsse, Hyperthermie, retropatellar gelegener, vorzugsweise tibial auftretender Druckschmerz. Diese Erscheinungen deuten auf einen Knorpelschaden hin. Banale Traumen lösen dann nicht selten das Krankheitsbild der sog. Chondropathia patellae aus. WIBERG (1941), BAUMGARTL (1964) und FICAT (1970) haben die partiellen Kniescheibenhypoplasien systematisiert und ihrer Form nach geordnet. Danach ist die Normalform (Wiberg I) nach HENNSGE (1962) mit 10% als relativ selten anzusehen. Aufgrund seiner Untersuchungen ist die Form nach Wiberg II mit 65% als die häufigste anzusehen. Die ausgesprochene Hypoplasie nach Wiberg III soll demgemäß in 25% nachweisbar sein. Aber auch bereits die Übergangsformen Wiberg II–III und die Form Wiberg III sowie die Form des sog. „Jägerhutes" müssen in besonderem Maße die oben beschriebenen Folgezustände erwarten lassen.

Hypoplasien des tibialen Anteiles der femoralen Gelenkfläche

Von BAUMGARTL (1964) stammt der Hinweis, daß alle hochgradigen Hypoplasien der medialen Patellagelenkfacette mit einer Hypoplasie der tibialen Oberschenkelrolle in ihrem anteriokranialen Abschnitt einhergehen. Bei leicht angebeugtem Kniegelenk lassen sich derartige Formvarianten röntgenologisch zur Darstellung bringen. Die lokalen Aplasien der tibialen Femurkondylen können allerdings auch isoliert und ohne Formveränderung der Patella auftreten. Nach Ansicht von BAUMGARTL muß auch bei Patellaformen vom Typ Wiberg I und II in solchen Fällen mit aseptischen Knorpelnekrosen und nachfolgenden arthrotischen Veränderungen gerechnet werden. Da die aseptischen Knorpelnekrosen an der tibialen Kniescheibenfacette beginnen, ist die konsekutive Atrophie des M. quadriceps femoris am Vastus tibialis am stärksten ausgeprägt. Diese Störung des axialen Muskelgleichgewichts zugunsten des M. vastus fibularis führt allmählich zur sog. „Lateralisation" der Kniescheibe. Über die Dysplasie des medialen Anteiles der Oberschenkelrolle hinaus gibt es ferner ein breites Spektrum von Formvarianten eines oder beider Femurkondylen sowie der tibialen Gelenkfläche: Dazu gehören die Aplasie der internen Fläche, die sog. „platte Trochlea", die konvexe Trochlea

8.6 Angeborene Störungen

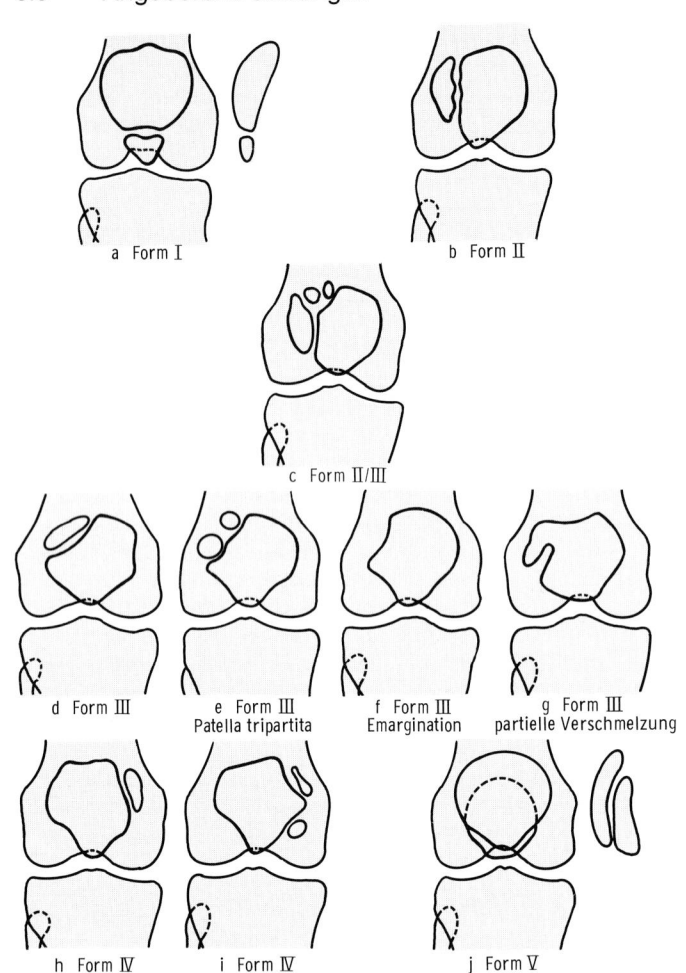

Abb. 2 a–j Quantitative und qualitative Varianten der Kniescheibe (nach *Baumgartl*)

a Form I
b Form II
c Form II/III
d Form III
e Form III Patella tripartita
f Form III Emargination
g Form III partielle Verschmelzung
h Form IV
i Form IV
j Form V

und das sog. „Genu impressum" in Verbindung mit Patella alta, die zu Fettkörpereinklemmungen, Knorpelschäden und Bewegungseinschränkung Anlaß geben können (JANSEN 1930). Offensichtlich handelt es sich hierbei sowohl um eine Unterentwicklung der Kondylen als auch um Abweichungen des normalen Krümmungsradius bzw. um schräg verlaufende Abflachungen oder Erhebungen im vorderen oder hinteren Anteil der tibialen Gelenkfläche. Auch derartige Fehlformen müssen notwendigerweise als präarthrotische Deformitäten angesehen werden. Darüber hinaus ist auf die Torsionsdeformität des distalen Oberschenkels mit Neigung zur Innen- oder Außenrotation hinzuweisen, die mithin als Ursache für eine habituelle Patellaluxation angesehen werden kann (FRIES 1962), was allerdings nicht unbestritten blieb (RÜTT 1962, ROHLEDERER 1962).

Numerische Varianten der Patella

Obwohl die numerischen Variationen und die Vielfalt ihrer Anordnungen an der Patella ein breites Spektrum aufweisen, ist die Art ihrer Entstehung nicht eindeutig geklärt. Diesbezüglich stehen sich zwei Auffassungen gegenüber, die beide ihre Anhänger gefunden haben: Entweder entstehen danach diese numerischen Varianten infolge mangelnder Verschmelzung verschiedener Ossifikationszentren oder durch eine infolge Muskelzuges bedingte frühzeitige Ablösung von knochenbildendem Zellmaterial eines einzigen Knochenkernes (BLUMENSAAT 1933). Danach werden beobachtet die Patella bipartita, tripartita und multipartita bis zu einer Fragmentation von 6 gegeneinander abgrenzbaren Einzelteilen (Abb. 2). Am häufigsten zeigt sich ein kleineres Segment im Bereich des oberen äußeren Quadranten der Patella; sein Vorkommen wird mit 90–92% angegeben. Ein Einzelsegment am oberen inneren Quadranten ist hingegen eine Rarität.

Zu beachten ist, daß auf einem seitlichen Röntgenbild das kleinere Fragment gegenüber dem Hauptfragment im allgemeinen leicht nach dorsal verkantet zu sein scheint (KÖHLER u. ZIMMER 1967). Dies ist bei der differentialdiagnostischen Beurteilung von Röntgenaufnahmen nach Traumatisierung der Kniescheibe besonders wichtig,

da es diesbezüglich zu Fehldeutungen kommen kann.
Als besonders seltene numerische Abweichung von der Norm müssen die Patella duplex unilateralis congenita mit querem Spalt (SWATON u. HUBER 1960, PETTY 1924) sowie die frontale Längsspaltung der Patella in einen vorderen und hinteren Anteil (HAENISCH 1925) gelten. Als weitere Ossifikationsstörung, die allerdings zu keiner numerischen Variation führt, sei in diesem Zusammenhang noch auf die sog. Emargination hingewiesen, bei der es sich um randständige, teils recht bizarre Aussparungen der Patella handelt (RETTIG 1959). Klinisch treten die vorgenannten Kniescheibenveränderungen fast nie in Erscheinung. Sie werden meist als röntgenologischer Zufallsbefund entdeckt und dies überwiegend im Zusammenhang mit Kniegelenkverletzungen. Falls sich durch die Art ihrer Anordnung Unregelmäßigkeiten der rückwärtigen Gelenkfläche der Patella ergeben sollten, ist mit vorzeitigen Beschwerden im Sinne einer retropatellaren Arthrose zu rechnen. Im Falle einer Traumatisierung von geteilten Kniescheiben soll eine besondere Anfälligkeit hinsichtlich des Auftretens von Schmerzen bestehen. BREITENFELDER (1952) beschreibt diesen Zustand als Patella partita dolorosa.

Patella magna

Die angeborene übergroße Patella, die in einem Mißverhältnis zu ihrem Gleitlager steht und außerordentlich selten ist, kann ebenfalls zu vorzeitigen degenerativen Veränderungen im Femoropatellargelenk führen. In derartigen Fällen wird u.a. von BENNETT (1922) eine operative Verkleinerung vorgeschlagen.

Fabella

Einen röntgenologisch relativ häufig zu beobachtenden ovalen oder runden Knochenschatten in den Weichteilen der Kniekehle von über Bohnengröße, auf der a.-p. Aufnahme stets oberhalb des Gelenkspaltes in Deckung mit dem lateralen Gastroknemiuskopf gelegen, in den er als Sesambein eingelagert ist, stellt das sog. Sesamum genus superius laterale dar, die Fabella. Das bei der Geburt bereits vorhandene Sesambein verknöchert erst in der Zeit vom 12.–15. Lebensjahr. HESSEN (1946) hat an einem relativ großen Kollektiv eine Häufigkeit des Fabellavorkommens von 16,3% gefunden. Dabei besteht sehr häufig eine Doppelseitigkeit (85,5%). Doppelbildungen der Fabella sind sehr selten. Ebenso selten kommen diese Sesambeine im medialen Kopf des Gastroknemius vor (KREMSER 1930, FREYER 1961, 1962). SLANINA (1956) berichtet über ein Os sesamum genus distale fibulare, das als sog. Fabella distalis bezeichnet wird.

Abgesehen von seltenen Traumatisierungen der Fabella, die auch zu Frakturen führen können, sind als besondere Raritäten die Chondromalazie (ZIMMY u. REDLER 1972), die Osteochondritis und die gelegentliche Einklemmung der Fabella im Kniegelenk zu beobachten. Über eine Doppelung der Fabella als Fabella bipartita berichtet OTT (1958). Darüber hinaus beobachtet man auch gelegentlich eine Artikulation der Fabella sowie arthrotische Veränderungen in dem zugehörigen artikulierenden Abschnitt (Abb.3).

Dystopien der Patella

Normalerweise soll der untere Patellapol bei gestrecktem Bein und entspanntem M. quadriceps femoris sich röntgenologisch genau in Höhe des Kniegelenkspaltes befinden. Bei isometrischer Anspannung der Streckmuskulatur tritt die Kniescheibe etwa 1 cm höher. Auf exakt zentrierter Röntgenaufnahme hat sich die Kniescheibe a.-p. genau in die Mitte der Oberschenkelrolle hineinzuprojizieren. Eine andere Möglichkeit die Höhe der Patella zu bestimmen, ist die von BLUMENSAAT angegebene Methode: Bei einer Beugestellung des Kniegelenks von 30° wird auf der Profilaufnahme eine Hilfslinie vom dorsalen Schnittpunkt der ehemaligen Epiphysenlinie zur Fossa intercondylica nach schräg vorn unten gezogen. Diese Hilfslinie hat als Tangente des unteren Patellapoles zu gelten. In diesem Falle liegt eine positionsgerechte Kniescheibe vor. Bei Abweichungen nach oben oder nach unten besteht entweder ein Patellahoch- bzw. -tiefstand (Dystopia alta sive profunda) (Abb.4). Demgemäß werden die Seitabweichungen der Patella in der Frontalebene als Dystopia medialis bzw. lateralis bezeichnet. Diese fehlerhaften Lagebeziehungen der Patella zur Oberschenkelrolle können infolge ihrer ungünstigen biomechanischen Voraussetzungen zur Instabilität und vorzeitigen Chondropathia patellae führen.

Patella alta

In der Seitaufnahme des Kniegelenks soll röntgenologisch der Durchmesser der Patella in Längsrichtung dem Abstand des Lig. patellae von der Tuberositas tibiae bis zum unteren Patellapol entsprechen (INSALL u. SALVATI 1971). Danach soll eine Abweichung von 0,2 dieses Index als nicht mehr normal angesehen werden. Zu dieser Meßmethode ist allerdings zu sagen, daß sie nur dann Gültigkeit haben kann, wenn es sich nicht um eine übermäßig kleine oder übermäßig große Patella handelt.
Während sich die normale Patella bei einer Kniegelenkbeugung von 90 Grad zwischen die Kondylen einsenkt, erscheinen die Konturen des

8.8 Angeborene Störungen

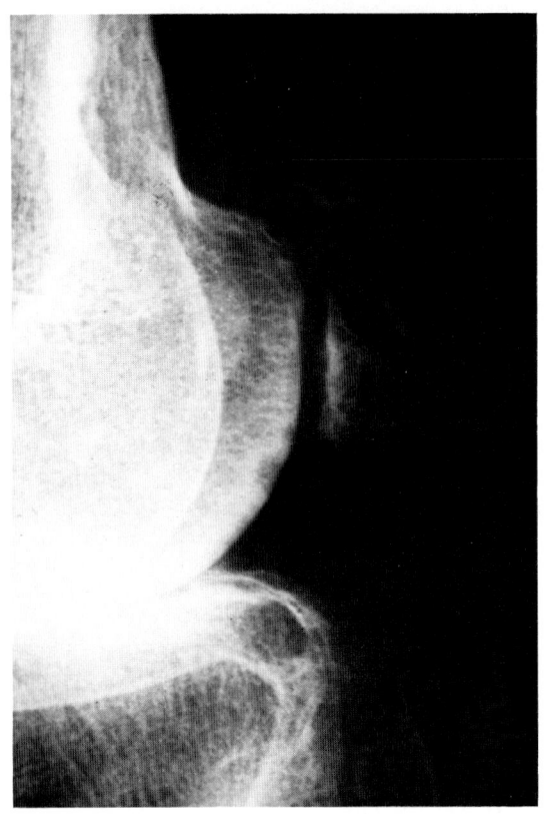

Abb. 3 Fabella mit Arthrose im fabellofemoralen Lager

Kniegelenks abgerundet. Beim Hochstand dagegen erscheint die Patella als tast- und sichtbare Vorwölbung oberhalb der Kondylen. Das Profil des Kniegelenks wird hierdurch in charakteristischer Weise verändert. Klinisch tritt die Patella alta auf verschiedene Weise zutage. Als sog. Patella alta congenita tritt sie fast immer in Kombination mit einem Genu recurvatum auf. Darüber hinaus stellt die Patella alta bei überlangem Lig. patellae eine Teilursache bei der habituellen Luxation dar.

BRATTSTRÖM (1964, 1970) macht ferner darauf aufmerksam, daß es hochstehende Kniescheiben gibt, die zwar nicht zur Luxation führen, jedoch durch Schmerz, vorzeitige Ermüdung, Ergußbildung, ein Gefühl der Instabilität, gelegentlich sogar durch Einklemmungserscheinungen imponieren und damit die präarthrotische Situation kennzeichnen. Gelegentlich wird auch bei Spastikern eine hochstehende Patella gefunden.

Neben dem zu erwartenden vorzeitigen Verschleiß des Femoropatellargelenks infolge dieser Fehlstellung prägt sich die gestörte Biomechanik bisweilen bereits in Form knöcherner Apexausziehungen aus. BAUMGARTL (1964) sieht auch einen Zusammenhang mit der Entstehung einer Chondropathia patellae im Sinne der Larsen-Johannssonschen Erkrankung. Bei Auftreten der ersten klinischen Symptome sollte der Patellahochstand auch ohne Luxationsneigung operativ

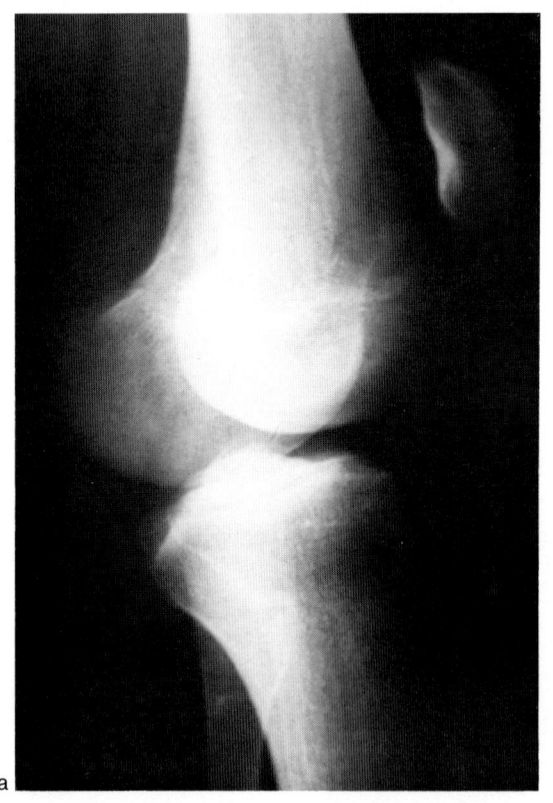

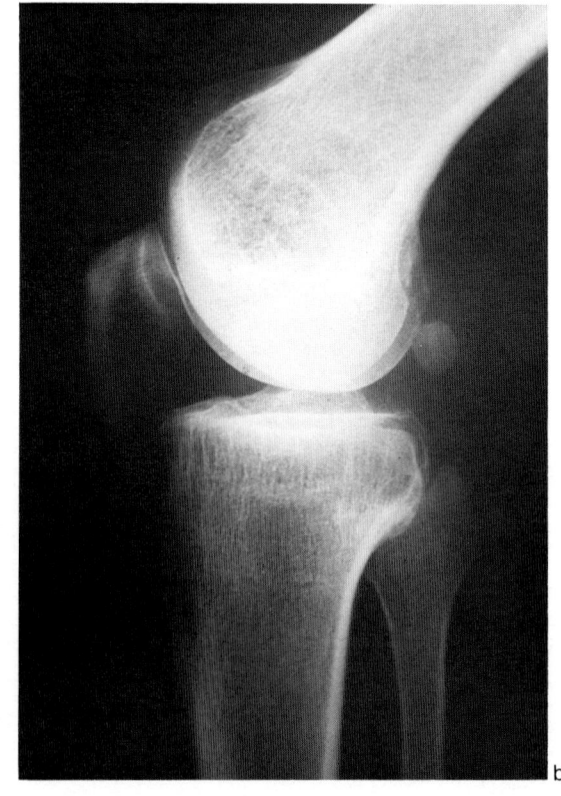

Abb. 4a u. b a) Patella alta, b) Patella profunda

beseitigt werden. Dabei stellt die Verlegung der Patella um 1-2 cm nach distal durch Versetzung der Tuberositas tibiae das zuverlässigere Verfahren dar. Bisweilen reicht auch eine einfache Raffnaht des Lig. patellae aus (BRATTSTRÖM 1970). Postoperativ ist eine dreiwöchige Ruhigstellung in einer Gipshülse als ausreichend anzusehen. Auf die Behandlung der Patella alta, die mit Genu recurvatum oder Luxation verbunden ist, wird in den entsprechenden Kapiteln eingegangen.

Patella profunda

Bei den angeborenen Dystopien der Patella hat die distale Position klinisch so gut wie keine Bedeutung. Sie wird nur sehr selten im Zusammenhang mit angeborenen Kniegelenkbeugekontrakturen angetroffen. Eine neue Darstellung darüber findet sich u.a. bei LANCOURT und CHRISTINI (1975).

Dystopia medialis der Patella

Diese Form der Dystopie ist offensichtlich nur von theoretischem Interesse und sehr selten zur Beobachtung gelangt.

Dystopia lateralis und habituelle Patellaluxation

Diese angeborene Fehlstellung stellt die bei weitem häufigste Variante dar. Sie erfordert oft im Zusammenhang mit anderen ossären und weichteilbedingten Faktoren nachhaltige Konsequenzen. Das Zusammentreffen bestimmter krankhafter struktureller Veränderungen der Kniescheibenrückfläche sowie des distalen Femurendes mit der typischen Lateralisationswirkung bei der Kraftübertragung durch die Oberschenkelstreckmuskulatur auf die Tuberositas tibiae zwingt die Kniescheibe zu allmählicher Abwanderung nach außen. Nicht selten wird die erste wirkliche Luxation durch einen mehr oder weniger geringfügigen Anlaß herbeigeführt, der nach Art und Richtung die Lateralisationstendenz der Kniescheibe forciert. Der Mechanismus wird um so mehr erklärlich, als der Vastus fibularis auch ohne die pathologische Situation kräftiger als der Vastus tibialis entwickelt ist. Eine weitere Begünstigung ist darin zu sehen, daß auch bei absolut geraden Beinachsen im Streckzustand die Insertion des Lig. patellae an der Tuberositas tibiae gegenüber dem patellaren Gleitlager geringgradig nach lateral versetzt ist. Entsprechend dem Schweregrad der angeführten Faktoren ist ein unterschiedlich starkes Abgleiten der Patella nach lateral zu erwarten (Abb. **5**).
Die einfache Lateralisation der Patella, die Subluxation mit Blockierung auf dem lateralen Kondylenhöcker und schließlich die komplette Luxation nach außen stellen nur graduelle Unterschiede dieses Grundvorganges dar. Als Voraussetzungen für die Entstehung derartiger folgenschwerer Lateraldystopien sind demnach folgende Faktoren anzusehen:

Ossäre Fehlentwicklungen:
Kniescheibenhochstand (Patella alta),
Genu valgum,
Dysplasie des fibularen Condylus femoris,
Außentorsion des Schienbeines,
Innentorsion des distalen Femurendes,
Dysplasie der medialen Kniescheibengelenkfläche,
Dysplasie des medialen Anteiles des Condylus femoris.

Weichteilbedingte Faktoren:
Schwäche der medialen Gelenkkapsel,
Überwiegen des Vastus lateralis,
Verdickung der lateralen Kapsel,
Lateralisation des M. quadriceps femoris,
Unterentwicklung des Vastus intermedius,
abnorme Haftung der Fascia lata.

Bei den letztgenannten weichteilbedingten Faktoren, die zur Patellaluxation führen können, verläuft der vom Quadrizeps vermittelte Zuggradient nicht in gerader Linie durch die Patella zu ihrem Ansatz hin, sondern schräg nach distal und außen (WILLNER 1970, RÜTT 1975).

Klinik

Die Klinik dieser Art von Patelladystopie ist relativ einfach zu überschauen. Bei der Untersuchung des voll gestreckten Kniegelenks fällt bei der passiven Bewegungsprüfung der Patella eine vermehrte Verschieblichkeit nach lateral auf. Bei zunehmender aktiver oder passiver Beugung des Kniegelenks wandert die Patella in Richtung auf den lateralen Femurkondylus ab. Sie gelangt somit in eine zunehmende Subluxationsstellung, die dadurch ihr Ende finden kann, daß die Patella schließlich bei einem bestimmten Beugungsgrad des Kniegelenks auf dem lateralen Kondylenhöcker festsitzt. Dies kann einer Gelenkblockierung gleichkommen und ist im allgemeinen mit einem akuten Einklemmungsschmerz verbunden. Bei weiterer Beugung auf 80-90 Grad springt sie wieder in ihr Lager zurück. Wird das Bein wieder in Streckstellung zurückgeführt, gleitet die Patella ohne Luxationstendenz nach medial in ihr Lager zurück. Die zunehmende Häufung dieses Ereignisses führt den Patienten schließlich zum Arzt.
Bei der *kompletten habituellen Patellaluxation* tritt die Patella beim Beugevorgang aus ihrem Gleitlager nach lateral hinaus, häufig ruckartig, so daß

8.10 Angeborene Störungen

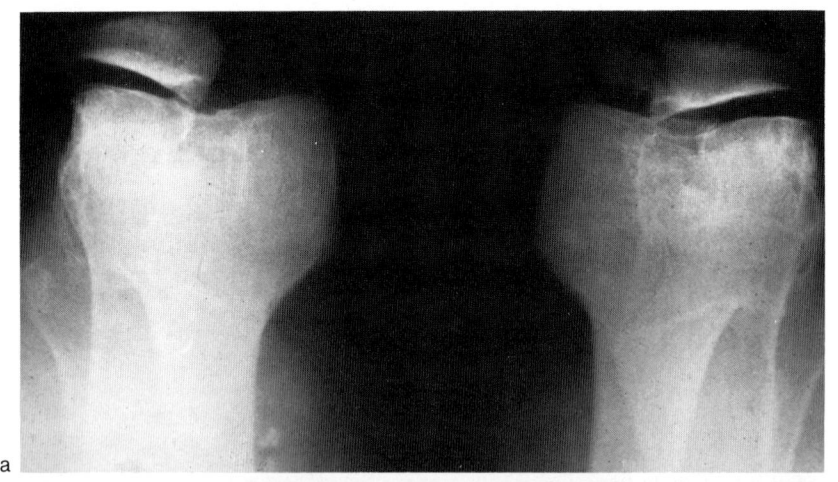

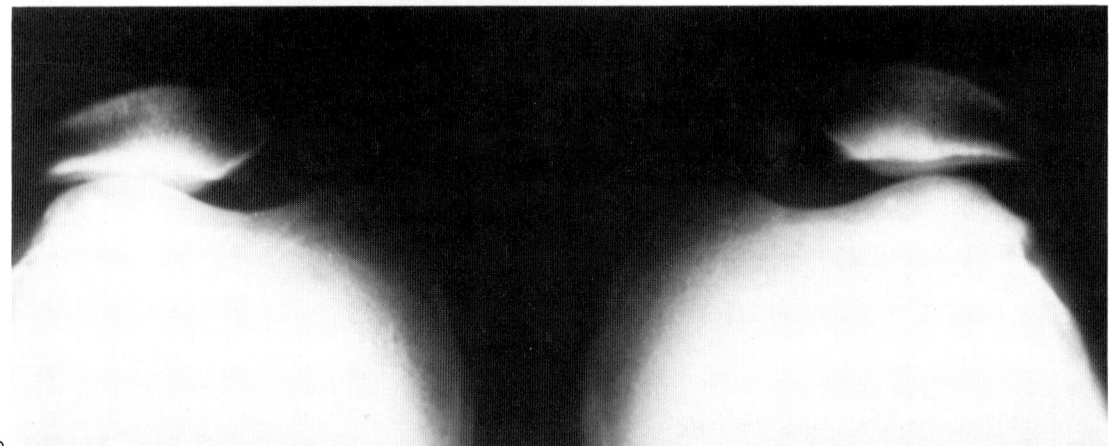

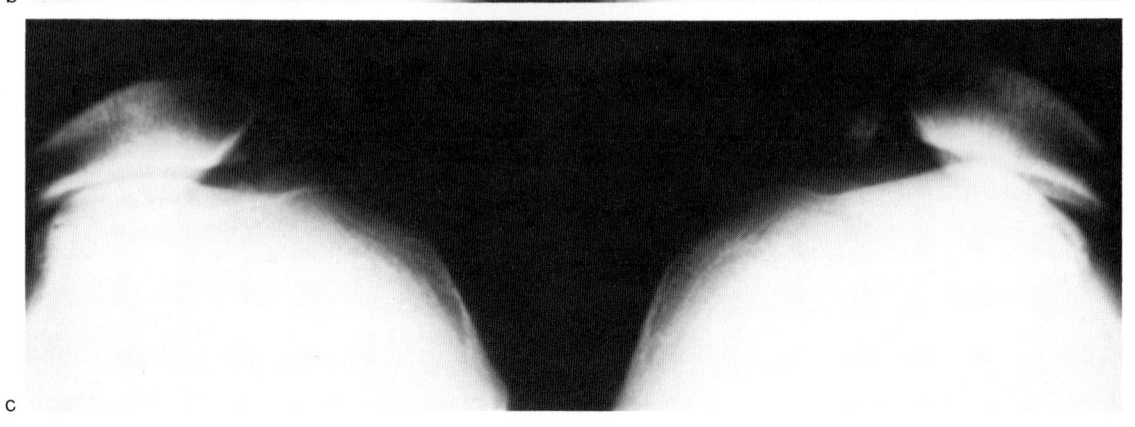

Abb. 5 a–c Graduelle Unterschiede der Lateralisation der Patella: a) Lateralisation, b) Übergang zur Subluxation, c) Subluxation

sie neben dem äußeren Femurkondylus fixiert bleibt (vgl. Abb. 5d). Dabei wird sie aus der Frontalebene in die Sagittalebene gedreht. Bei Bestehen dieser beschriebenen anatomischen Voraussetzungen tritt dieser Zustand der Patellaluxation schon aus relativ geringfügigen äußeren Anlässen auf, z. B. in der Phase der Schlußstreckung, beim Fehltreten, Aufstehen aus der Hocke etc. (RÜTT 1975). RÜTT nennt diese Form der Patellaluxation „rezidivierende". Soll ein solches plötzlich von außen auf das Kniegelenk einwirkendes Ereignis im Sinne eines Unfalles gewertet werden, müssen Ausmaß und Richtung der Gewalteinwirkung gegenüber anatomisch präformierten, zur Luxation prädisponierenden Ursachen abgewogen werden. Sind derartige Veränderungen nachweisbar, liegt keine Unfallfolge vor. Wird dagegen ein normales Kniegelenk von einer star-

Störungen der Kniegelenkentwicklung 8.11

ken Gewalt getroffen, die nach Art und Richtung die Kniescheibe unter Ruptur des medialen Halteapparates nach lateral aus ihrem Gleitlager heraushebelt, so ist diese Verrenkung als traumatisch bedingt anzusehen. Eine sich daraus entwickelnde, bestehenbleibende Luxationstendenz ist als posttraumatische Patellaluxation zu bezeichnen.

Während die Reposition der traumatischen Patellaluxation bei voller Streckung des Kniegelenks bei gleichzeitiger Beugung des Beines im Hüftgelenk im allgemeinen relativ leicht und meistens ohne Narkose gelingt, zeichnet sich die habituelle Patellaluxation dadurch aus, daß die Patienten unter Streckung ihres Beines meist die Einrenkung selbst vollziehen können. In fortgeschrittenen Fällen schleift sich der pathologische Gleitweg derart ein, daß die Patella bei Beugung luxiert und bei Streckung zurückgleitet, so daß ein Mechanismus entsteht, den man als Pendelluxation bezeichnet. Unter *permanenter Patellaluxation* wird ein Zustand verstanden, bei dem die Patella ihr Gleitlager endgültig verlassen hat und in jeder Kniegelenkposition neben dem äußeren Femurkondylus verbleibt (Abb. 6).

Bei besonders schlaffem Kapsel-Band-Apparat kann in seltenen Fällen die Luxation bei gestrecktem Kniegelenk auftreten. Hier reicht bereits der Ruhetonus aus, um die Kniescheibe aus ihrem Lager nach lateral zu verziehen. Erst der Preßdruck des Streckapparates bei Kniebeugung vermag die Kniescheibe an richtiger Stelle zu fesseln. Diese scheinbar paradoxe Form der habituellen Patellaluxation wird somit durch Kniebeugung beseitigt.

Alle patellaren Instabilitäten führen auf die Dauer zu vorzeitigem Knorpelverschleiß im Femoropatellargelenk, insbesondere an der Patellarückfläche (Abb. 7). Schmerzzustände mit Reizergüs-

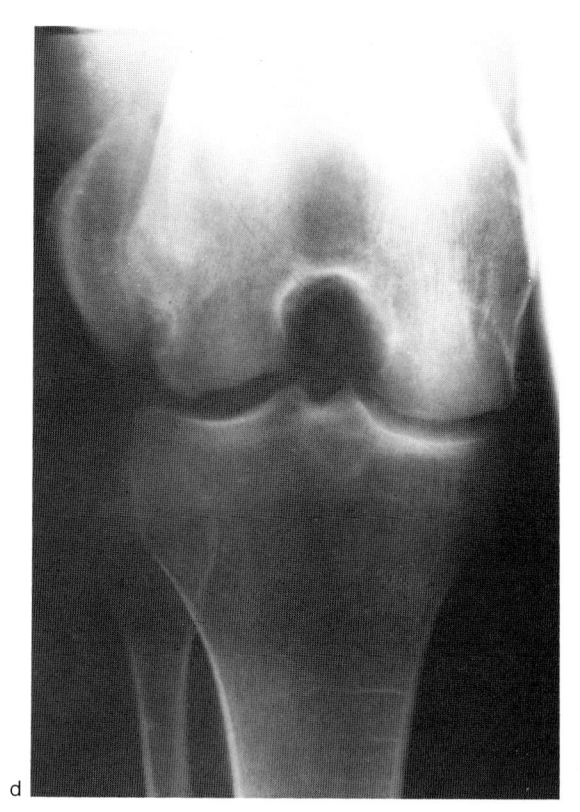

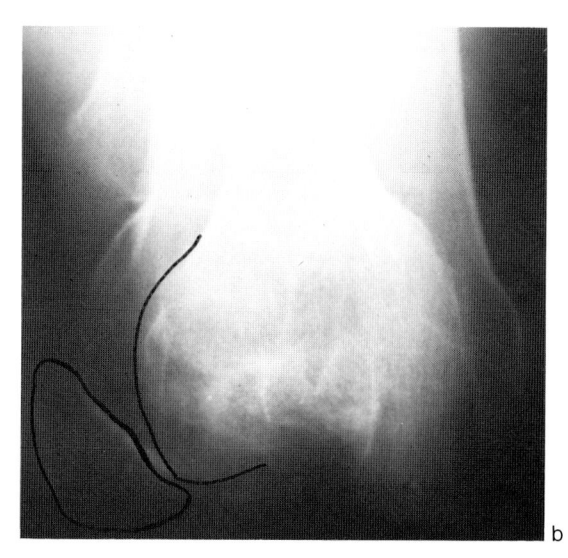

Abb. 5d Luxation

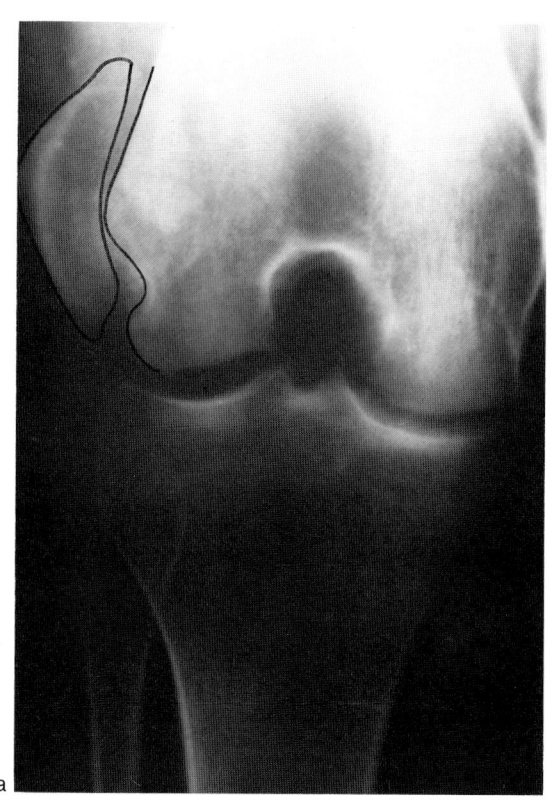

Abb. 6 a u. b Permanente Patellaluxation

8.12 Angeborene Störungen

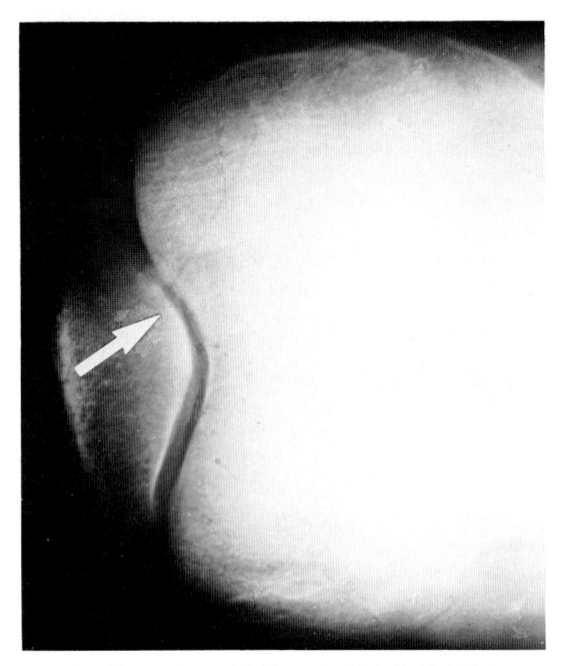

Abb. 7 Knorpelverschleiß an der Patellarückfläche

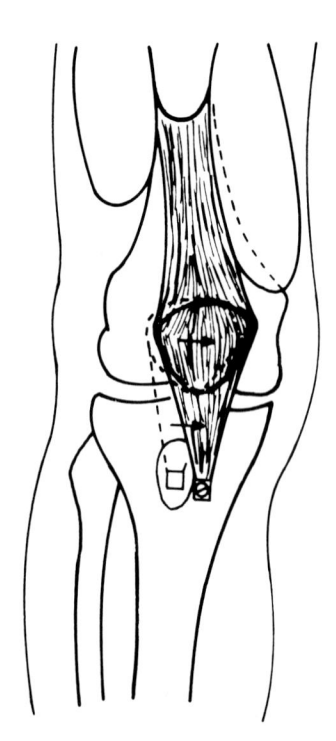

Abb. 8 Medialisierung der Tuberositas tibiae (aus Ch. Holland: Erkrankungen des Femoropatellar-Gelenks. Dtsch. Ärztebl. 26 [1974])

sen, retropatellar empfundener Schmerz bei Druck auf die Patella in Streckstellung sowie beim Treppensteigen und vorzeitige Ermüdbarkeit sind Kennzeichen dieses Zustandes. Röntgenologisch projizieren sich die arthrotischen Veränderungen entsprechend auf den lateralen patellofemoralen Gelenkraum. Diese alarmierende Symptomatik in Zusammenhang mit immer wiederkehrender Luxation der Kniescheibe, die mit akuter Beeinträchtigung der Geh- und Standfähigkeit einhergeht, bildet eine absolute Indikation zur operativen Intervention. Die Unvermeidbarkeit dieser schweren Veränderungen sollte jedoch Anlaß sein, diese Situation bereits bei den ersten Ausrenkungen zu erkennen und durch eine geeignete Operation zu beseitigen.

Therapie

Unter den außerordentlich zahlreichen operativen Bestrebungen, die Patella in ihrem Lager zu halten und ihren Gleitweg zu normalisieren, haben sich einige Standardverfahren herauskristallisiert, die in ihrer Zielsetzung auf die Beseitigung der Hauptursachen der Patellaluxation gerichtet sind. Liegt einer Chondropathia patellae eine Lateralisation der Kniescheibe zugrunde, so kann die einfache Spaltung der Fascia lata sowie der Retinakula von der Quadrizepssehne bis zum Lig. patellae hin ausreichen, um den Druck auf die Patellarückfläche zu reduzieren (VIERNSTEIN u. WEIGERT 1968). Dabei soll die Patella in ihr Gleitlager nach medial zurückgeführt werden („lateral release"). Dieser Eingriff kann aber nur dann erfolgversprechend sein, wenn eine erhebliche Verdickung der Retinakula den Grund für die Lateralisation darstellt.

Die alleinige Glättung der Patellarückfläche indessen kann in solchen Fällen nicht als ausreichend betrachtet werden, da sie eine rein symptomatische Maßnahme darstellt.

Liegt die wesentliche Teilursache der Luxationsbereitschaft in einer Lateralisation der Tuberositas tibiae, so ist diese nach medial zu versetzen. Neben der Tuberositasversetzung nach Roux bzw. Hauser (Abb. 8) ist bei gleichzeitigem Vorliegen einer Patella alta eine Distalisierung der Tuberositas tibiae anzustreben. INSALL u. Mitarb. (1972) empfehlen die Verpflanzung der Tuberositas tibiae nach distal nach individuellen Gegebenheiten, die sich aus dem Index des Längsdurchmessers der Patella und der Länge des Lig. patellae errechnen läßt. Von einem infrapatellaren medial neben dem Lig. patellae verlaufenden Längsschnitt wird das Lig. patellae mit seiner Insertionsstelle freipräpariert. Nach Herausmeißeln der Insertion in Form eines trapezoiden Knochenblockes wird das Lig. patellae gestreckt und nach medial verlagert, wobei es zwischen Apex patellae und dem Lig. patellae nicht zu einer Abknickung kommen darf. Unter gleichzeitiger Beachtung einer notwendig werdenden Distalisierung des Ansatzes wird der Implantationsort des Insertionsblockes bestimmt. An dieser Stelle wird ein annähernd kongruenter Knochenblock entnommen, der seinerseits in den lateral

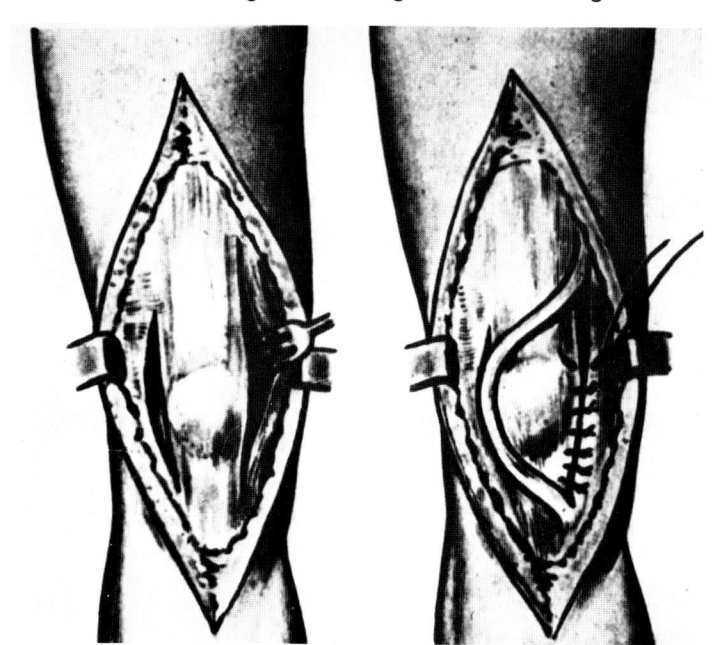

Abb. 9 a u. b Verfahren von Ali Krogius: Mediale Kapselraffung bei gleichzeitiger passiver Fesselung der Patella durch Anbringen eines proximal gestielten Kapselstreifens von medial her zum lateralen Ansatz hin

entstandenen Defekt eingepaßt wird. Mittels einer Spongiosaschraube wird die Tuberositas tibiae in ihrer neuen Position befestigt.
Größere Sicherheit gegen Rezidive bietet allerdings die Kombination dieses Eingriffes mit einer medialen Gelenkkapselraffung und gleichzeitiger passiver Fesselung der Patella durch Einbringen eines proximal gestielten Kapselstreifens von medial her zum lateralen Rand hin (ALI KROGIUS) (Abb. 9). Anschließend wird das Bein 6 Wochen lang in einem Oberschenkel-Liegegipsverband ruhiggestellt. Diese Zeitspanne ist erforderlich, um eine genügende Festigkeit der gestrafften Weichteilstrukturen zu gewährleisten. Die krankengymnastische Übungsbehandlung hat sich zunächst auf ein intensives statisches Muskeltraining des Quadrizeps zu beschränken, bis eine kräftige Streckhebung des Beines möglich ist. Sodann wird mit Lagerung des Kniegelenks in zunehmender Beugestellung über dem Boehler-Bänkchen sowie mit aktiven Bewegungsübungen begonnen. LANGE (1962) macht darauf aufmerksam, daß unbedingt der Vastus lateralis an seinem Ansatz einzuschneiden und gleichzeitig die Fascia lata einzukerben ist, bis die Kniescheibe sich gut nach medial und unten verschieben läßt. Er bezeichnet dies als wichtige Voraussetzung für jede weitere Operation der habituellen Patellaluxation. Besteht kein Patellahochstand, stellt die aktive Zügelung der Patella mit Hilfe einer nach medial ziehenden Kraft eine zusätzliche Sicherheitsmaßnahme dar (vgl. Abb. 10). Dem Vorschlag von MAX LANGE folgend, wird hierfür die Sehne des M. gracilis verwendet, die nach Ablösung von ihrem Ansatz durch einen subkutanen Tunnel an die Patella herangeführt und subperi-

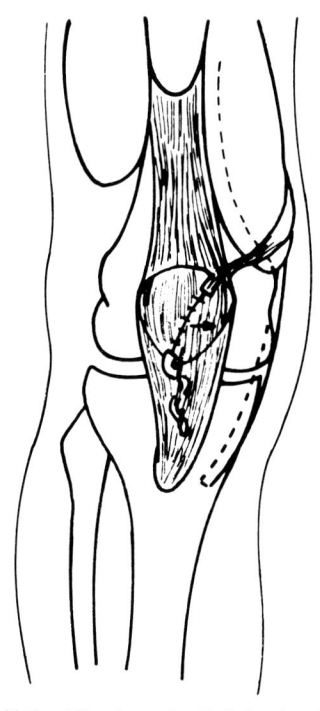

Abb. 10 Aktive Zügelung der Patella durch die Sehne des N. gracilis

ostal verankert wird. Diese Kombination einer passiven Fesselung der Patella mit ihrer aktiven Zügelung durch den M. gracilis setzt die Rezidivgefahr wesentlich herab. Im Einzelfall kann es sich als vorteilhaft erweisen, die Kraftleistung des tibialen Vastus dadurch zu verbessern, daß der M. semitendineus durch Aufnähen auf den Va-

8.14 Angeborene Störungen

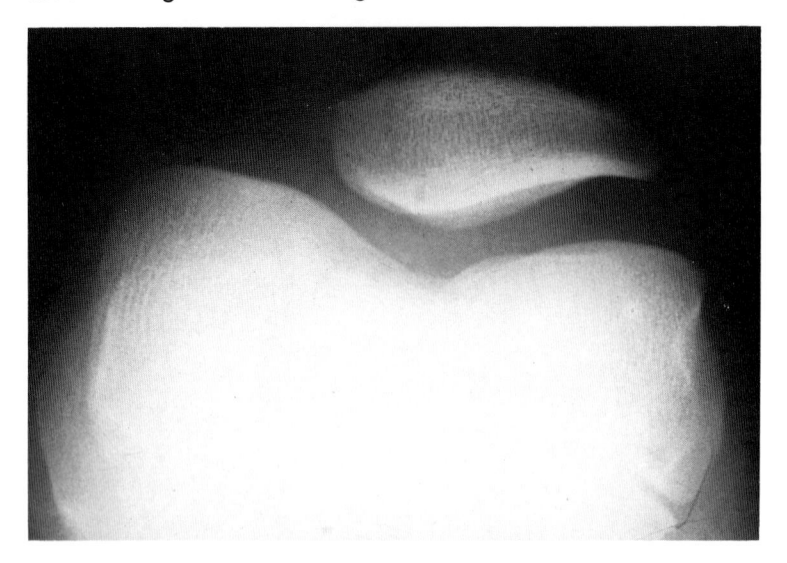

Abb. 11 Dysplasie des lateralen Femurkondylus

stus tibialis synergistisch genutzt wird. Steht als Teilursache für die Luxationsneigung der Patella ein Torsionsfehler des distalen Femurendes im Vordergrund, kann dieser durch eine Derotationsosteotomie unter Stabilisierung mit Hilfe einer AO-Kondylenplatte beseitigt werden. Eine auffällige Dysplasie des lateralen Femurkondylus, die röntgenologisch durch eine spezielle Aufnahmetechnik darzustellen ist, wobei der Strahleneinfall zwischen 25 und 65 Grad zur Längsachse des Oberschenkels erfolgen muß, ist dagegen durch Anhebung dieses Kondylus und Unterfütterung mit einem Keil nach Albee korrigierbar (Abb. 11). Mißerfolge dieses Verfahrens sind allerdings darauf zurückzuführen, daß das Patellalager Verformungen ausgesetzt ist, die mit einer frühzeitigen Entwicklung einer Chondropathia patellae und entsprechender Inkongruenz einhergehen können, wie sie einer präarthrotischen Deformität entsprechen. Neuerdings (GRAMMONT u. Mitarb. 1985) wird über ein schonendes Verfahren nach der Technik von Elmslie mit beweglichem Weichteilstiel berichtet. Hierbei wird im Kindesalter eine Rezentrierung des Streckapparates mit Hilfe einer Transposition eines Weichteilstreifens, bestehend aus Lig. und Periost bzw. Lig. patellae, in Kontinuität mit einer analogen Länge eines diaphysären Periostreifens angewandt. Nach diesem Eingriff ist eine sofortige Mobilisierung des Kniegelenks möglich.

Die meisten der inzwischen über 150 beschriebenen Verfahren beim Erwachsenen sind als weitgehend entbehrlich anzusehen. Bei Rezidiven ist eine erneute Analyse aller Teilursachen erforderlich, da der Zweitoperation in der Regel eine neuerlich veränderte anatomische Situation zugrunde liegt. Dies gilt ganz besonders für die sog. permanente Patellaluxation, bei der die Kniescheibe ihr eigentliches Gleitlager endgültig verlassen hat und außenseitig dem Femurkondylus anliegt (vgl. Abb. 6). Wenn diese Situation zu einer Verödung des Femoropatellargelenks geführt hat, wobei gleichzeitig eine Verlötung der dystop liegenden Patella eingetreten ist, ist die Patellektomie als Eingriff der Wahl vorzuziehen. Der funktionelle Erfolg operativ behandelter Patelluxationen ist auf die Dauer von der Schwere des zum Zeitpunkt der Operation bestehenden Gelenkschadens abhängig. Deshalb sollte möglichst frühzeitig operiert werden. Diese Erkenntnis berechtigt zu der Frage, inwieweit eine konservative Behandlung der habituellen Patellaluxation gerechtfertigt ist. Immerhin wurden bei einem Kollektiv von 74 Patienten mit 102 Patellaluxationen 32 konservativ behandelte Kniegelenke gesehen, von denen 4 funktionell zufriedenstellend waren (LOFF 1966, FRIEDEBOLD u. LOFF 1969). Eine konservative Behandlung bedeutet im Grunde Verzicht auf Beseitigung des Leidens, die nur auf operativem Wege möglich ist. Sie kann aber im Einzelfall eine gewisse Kompensation der Instabilität herbeiführen, wenn differente Maßnahmen aus allgemeinmedizinischen Gründen nicht in Frage kommen oder vom Patienten abgelehnt werden. So ist bei rein weichteilbedingter Instabilität der Patella durchaus der Versuch gerechtfertigt, den Streckapparat durch statisches Muskeltraining, ggf. unter Zuhilfenahme von Schwellstrom, zu kräftigen. Dieses Vorgehen entspricht einer funktionellen aktiven Fesselung der Patella in ihrem Gleitlager. Eine passive Fesselung ist – falls erforderlich – nur durch Versorgung mit einem orthopädischen Hilfsmittel möglich. Hier hat sich vorübergehend die Hohmannsche Gabelspange bewährt, während die aufwendigere Knieführungsschiene nach Roemer-Willen (ROEMER-WILLEN 1953) lediglich den seitlichen Bandapparat unterstützt. Mit speziellen Bandagen, die konfektioniert von der Bandagenindustrie geliefert werden, wird neuerdings ähnliches versucht.

Weitere seltene Verknöcherungsstörungen am Kniegelenk

Persistierende Fibulaepiphyse

Während der Knochenkern der proximalen Fibulaepiphyse normalerweise zwischen dem 4. und 6. Lebensjahr röntgenologisch nachweisbar wird, tritt bei Jugendlichen ein weiteres kleineres Ossifikationszentrum an der Spitze der Fibulaepiphyse auf. Diese Apophyse kann persistieren und als schalenförmige Anlagerung von mehr oder minder bizarrem Charakter entweder Knochenausrisse vortäuschen oder tatsächlich traumatisch ausgelockert werden.

Tuberculum intercondylicum tertium

Am Ansatz des vorderen Teiles des vorderen Kreuzbandes findet sich gelegentlich eine knöcherne Ausziehung, die als Tuberculum intercondylicum tertium bezeichnet wird. Diese Protuberanz liegt am vorderen Rand des *medialen* Schienbeinkopfes. Im Seitenbild findet sich diese Knochenzacke ca. 2 cm ventral der Eminentia intercondylica. Sie soll mit einer Häufigkeit von etwa 3% vorkommen (RAVELLI 1949).

Tuberculum intercondylicum quartum

Am hinteren Rand des lateralen Tibiakopfes soll sich in etwa 1,1% ein sog. Tuberculum intercondylicum quartum nachweisen lassen (RAVELLI 1949). Dieses Höckerchen ist in seiner Größe variabel und kann gelegentlich mit einer Verknöcherung des hinteren Kreuzbandes verwechselt werden. Es befindet sich am Ansatz des hinteren Anteiles des hinteren Kreuzbandes.

Varianten der Eminentiae intercondylicae

Meistens überragt das mediale Zwischengelenkhöckerchen das laterale. Ein umgekehrtes Verhalten bzw. gleich hohe Tubercula kommt seltener vor. GEORGI (1956) beschreibt Mißbildungen der Eminentiae intercondylicae, bei denen es sich im wesentlichen um Hyper- bzw. Hypoplasien handelt. Über ein gelegentliches Fehlen des Tuberculum intercondylicum fibulare berichtet de CUVELAND (1959). Diese Fehlbildung wurde von ihm im Zusammenhang mit einem sog. schnellenden Knie veröffentlicht.

Mißbildungen der Menisken

Eine ausführliche embryologische Studie über die Meniskusentwicklung findet sich bei KAPLAN (1955).

Scheibenmeniskus

Nach FICAT (1962), der diese Art von Mißbildungen auch als kongenitale Dysplasien der Menisken bezeichnete, stehen bei der Entwicklung des Scheibenmeniskus drei Theorien im Widerstreit. Dabei ist die sog. klassische Theorie über den Ursprung des Scheibenmeniskus dadurch gekennzeichnet, daß es in der Meniskusmorphogenese eine fetale Etappe gibt, in der die Scheibenform des Meniskus ein konstantes Ereignis darstellt. Danach würde am Anfang des 5. Monats diese intermediäre Diskusform allmählich einer zentralen Strukturauflösung unterliegen, bis sie schließlich halbmondförmig wird. Eine zweite Theorie geht davon aus, daß während des Embryonallebens niemals eine diskoide Meniskusform als Zwischenstufe vorkommt. Hiernach würde bereits bei einem Fetus von 4 Monaten ein Miniaturmeniskus vorliegen, der den Formen des Erwachsenen vollkommen gleicht. Die Gegner halten die Theorie des intermediären Scheibenmeniskus deshalb für nicht haltbar, weil entweder die Gewebeentnahmen zu einem Zeitpunkt erfolgten, da an den Stellen zu erwartender Menisken noch eine komplette mesenchymale Zellausfüllung vorlag oder weil die in verschiedenen Schnittebenen untersuchten Menisken hinsichtlich ihres Querdurchmessers fehlinterpretiert würden. Schließlich wird diesbezüglich eine Theorie einer atavistischen Regression herangezogen, da bei manchen Primaten gelegentlich eine geschlossene Zwischenscheibe gefunden worden sein soll. Auch ein familiäres Vorkommen von diskoiden lateralen Menisken wurde beobachtet (DASHEFSKY 1971, KOMPRDA 1971). KAPLAN (1955) war aufgrund seiner Untersuchungen schließlich der Auffassung, daß die Menisken zu keiner Phase ihrer Entwicklung eine Scheibenform haben, sondern daß sie sich aufgrund bestimmter mechanischer Einwirkungen und spezieller Gelegenheiten entwickeln würden. Er bemerkt, daß weder Anthropoide noch Säugetiere, Vögel, Reptilien oder Amphibien Scheibenmenisken aufwiesen.

Wenn es auch keine einheitliche Anschauung über die Meniskusdysplasieentstehung gibt, so haben sich doch bestimmte charakteristische und makroskopisch erkennbare Meniskusfehlbildungen herauskristallisiert. Es handelt sich dabei um Hyperplasien, Hypoplasien und Aplasien.

Bei den *Hyperplasien* sind zwei verschiedene Formen zu unterscheiden:
1. die großen Formen bzw. die echten Scheibenmenisken (Abb. **12**),
2. die kleinen Formen bzw. teilweisen Scheibenmenisken.

Bei den großen Formen sind wiederum zwei verschiedene Untertypen zu unterscheiden:
a) der totale Diskus oder Primitivmeniskus nach SMILLIE (1941). Er hat die Form eines kompletten Halbmondes und ist zentral mit den

8.16 Angeborene Störungen

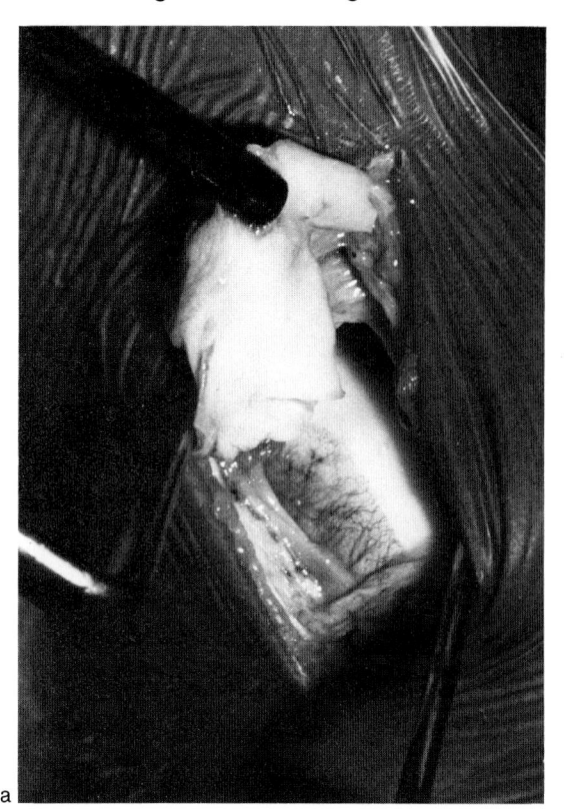

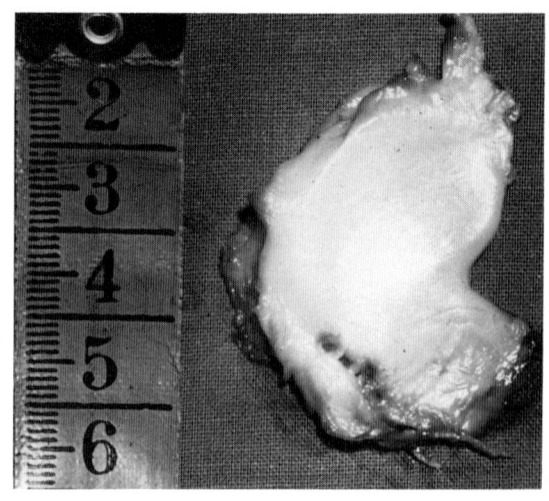

Abb. 12a u. b Echter Scheibenmeniskus

Kreuzbandhöckern und Kreuzbändern fest verwachsen. In seiner Fläche ist er so groß, daß er die gesamte tibiale Fläche bedeckt. Die Gelenkpartner können sich auf diese Weise auf der tibialen Seite nicht berühren.

b) Der subtotale Diskus oder Intermediärtyp nach SMILLIE. Hierbei handelt es sich um einen dünnen und durchsichtigen Scheibenmeniskus, der an seinen beiden Enden kraterförmige Einsenkungen zeigt und gelegentlich auch gefenstert sein kann. Er ist mit seinem zentralen Rand nicht in ganzer Länge mit der Unterlage verwachsen.

Diese beiden erstgenannten Formen sollen 70-75% der Meniskusdysplasien ausmachen. Der Scheibenmeniskus betrifft in 95% der Fälle den lateralen Gelenkspalt. WATSON-JONES hat 1930 als erster über einen Fall eines medialen Scheibenmeniskus berichtet. Auch über bilaterale Scheibenmenisken ist gelegentlich berichtet worden (RIEUNAU u. Mitarb. 1954). Auch über ein bilaterales Vorkommen bei eineiigen Zwillingen gibt es Veröffentlichungen (GEBHARD u. ROSENTHAL, 1979). Eine ganz ungewöhnliche Meniskusdeformität teilen RIACHI u. PHARES (1963) mit. Hierbei fand sich eine kartilaginöse meniskusähnliche Bedeckung der tibialen Gelenkfläche mit normaler Anheftung des Vorderhornes mit einer ebensolchen korrespondierenden meniskusähnlichen Bedeckung der medialen femoralen Gelenkfläche, wobei die Hinterhörner miteinander in Verbindung standen.

Schließlich wird noch über einen ringförmigen Meniskus (BASMAJIAN 1952) berichtet, bei dem es sich um Formen handelt, wie sie bei Rhesusäffchen beobachtet werden. Ferner wird über einen seltenen Fall einer anomalen Anheftung der Popliteussehne an den lateralen Meniskus berichtet (FETTO u. Mitarb. 1977). DICKHAUT u. Mitarb. (1982) veröffentlichen eine Studie, in der Scheibenmenisken in Kombination mit dem meniskofemoralen Wrisberg-Band veröffentlicht werden.

Kleine Meniskusformen bzw. partielle Scheibenmenisken

Hierbei handelt es sich um Übergangsstufen vom echten Scheibenmeniskus zum normalen Meniskus. In dieser Beziehung gibt es fließende Übergänge:

a) das vergrößerte Vorderhorn,
b) das vergrößerte Hinterhorn,
c) das vergrößerte Mittelsegment, das sich pseudopodienartig in Richtung auf das Gelenkzentrum hin vorwölben kann.

Bei allen drei genannten Typen sind die nicht hypertrophierten Anteile völlig normal konstruiert. Der Typ c gibt allerdings Anlaß zu Einklemmungserscheinungen und wird auch von SMILLIE (1948) als infantiler Diskus bezeichnet.

Meniskushypoplasie

Diese imponiert durch ihre auffällige allgemeine Unterentwicklung. Diese Art oft winziger Menisken ist vermehrt traumaanfällig.

Meniskusaplasie

Das völlige Fehlen eines Meniskus ist eine außerordentliche Seltenheit, die meist in Verbindung mit anderen Mißbildungen auftritt.
Die genannten Dysplasieformen sind klinisch deshalb so wichtig, weil sie:
1. häufig einer Rupturierung ausgesetzt sind (DEMYANOV 1972),
2. zur Entwicklung von Zysten führen und
3. zur Frühentstehung einer Gonarthrose Anlaß geben können.

Die nahezu ausschließliche Bevorzugung des lateralen Anteils haben BURMANN u. NEUSTADT (1950) dazu veranlaßt, bei Scheibenmeniskus auf eine Fehlentwicklung der fibularen Beinhälfte hinzuweisen, die mit anderen Mißbildungen, z. B. Hochstand des Fibuläköpfchens, Fibularsehnenluxation sowie Formabweichungen am Außenknöchel und Defektbildungen in der Fibularismuskulatur, einhergeht.
TOLO (1981) berichtet über den einmaligen Fall eines kongenitalen Fehlens der Menisken und Kreuzbänder.

Klinik

Teils durch die Unregelmäßigkeit ihrer Oberfläche, teils durch die mangelnde Anheftung auf der Unterlage bedingt, steht im Vordergrund der klinischen Erscheinungen ein Schnappphänomen, bzw. ein schnellendes Geräusch, das beim Anbeugen des Kniegelenks aus der neutralen Nulllage heraus verspürt wird. Ob nun dieses Geräusch dadurch zustande kommt, daß der Meniskus selbst infolge einer Gelenkdistension zu einer vorübergehenden ruckartigen transversalen Mikrosubluxation der Gelenkenden kommt, mag dahingestellt bleiben. Dieses Schnappphänomen wird bereits im frühen Kindesalter, zumeist von den Eltern, bemerkt (SCHLONSKY 1973). Neben dieser im Vordergrund stehenden Symptomatik kommt es gelegentlich auch zu schmerzhaften Einklemmungszuständen. Dem sog. „schnappenden Knie", das durch deutlich wahrnehmbare Geräusche, die bei passiven Bewegungen auslösbar sind, gekennzeichnet ist, können allerdings auch andere organische Ursachen zugrunde liegen, z.B. Meniskopathien, Ganglien, Fibrome, freie Gelenkkörper oder – extraartikulär bedingt – das Überspringen einer Sehne (z. B. der Sehne des M. semitendineus) über einen Knochenvorsprung. Sie erfordern ein operatives Vorgehen. Ohne objektiven Befund sind diese Schnappphänomene ohne Krankheitswert. Sie bedürfen keiner Behandlung; der Patient muß von der Harmlosigkeit dieser Erscheinung überzeugt werden. Sollte das Schnappphänomen allerdings in Zusammenhang mit einem Meniscus disciformis stehen, so wird relativ häufig eine Erweiterung des lateralen Gelenkspaltes im Röntgenbild, gelegentlich jedoch auch eine Abflachung des fibularen Tibiaplateaus oder auch des Tuberculum fibulare der Kreuzbandhöcker beobachtet. Eine Doppelkontrastarthrographie oder ein Computertomogramm bzw. die Arthroskopie können zur Sicherung der Diagnose beitragen. Immer wieder auftretende Einklemmungserscheinungen, die bereits im Kindesalter Unsicherheit und Schmerzen auslösen, erfordern die operative Entfernung des Scheibenmeniskus. Sie stellt das einzige Mittel dar, die zu erwartenden Spätfolgen wie Neigung zur Zystenbildung und zu vorzeitiger Arthrose sowie relativ leichter Verletzlichkeit zu verhindern.

Meniskusganglien

Folgt man der Auffassung von ALBERT u. KELLER (1953), so ergibt sich hier durchaus eine Berechtigung zur Einbeziehung des Kapitels der Meniskusganglien, da sie ihre Ätiologie auf eine embryonale Entwicklungsstörung zurückführen. Diese Theorie geht entwicklungsgeschichtlich davon aus, daß für die Entwicklung der Capsula synovialis bestimmte Zellelemente in die Entwicklung des Meniskus miteinbezogen werden, die dann allmählich einer schleimigen Erweichung anheimfallen, so daß mit Gallerte gefüllte zystische Hohlräume entstehen. Andere Theorien legen dieser Art von Ganglien eine traumatische Entstehung oder nutritive Störung im Meniskusgewebe zugrunde.

Einteilung

Zu unterscheiden sind solche Ganglien, die parameniszeal (Abb. 13a), und solche, die intrameniszeal (Abb. 13b) gelegen sind. Ihre Größe kann außerordentlich variieren. Seltener werden sie am inneren, freien Rand angetroffen. Häufig sind sie im lateralen Gelenkspalt oder in unmittelbarer Nähe als prall-elastischer Tumor tastbar. Medial ist ihr Vorkommen weit seltener. Das Verhältnis von lateraler zu medialer Lokalisation wird von BAUMGARTL (1964) mit 7:1 angegeben. Der Füllungszustand der Meniskusganglien variiert mit der Belastung. Diese Größenänderung wird meist auch vom Patienten eindrucksvoll geschildert. Sie kann mit mehr oder weniger Bewegungseinschränkungen verbunden sein. Gelegentlich treten die beschriebenen Schnappphä-

8.18 Angeborene Störungen

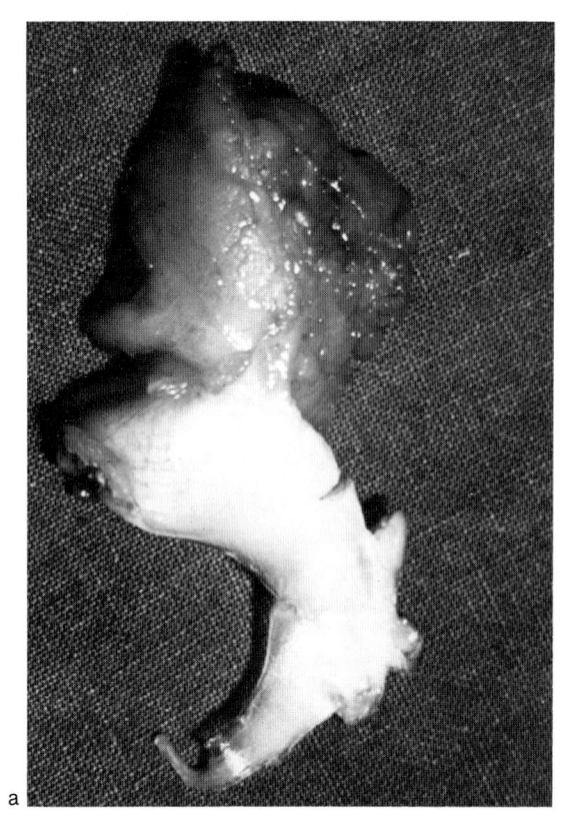

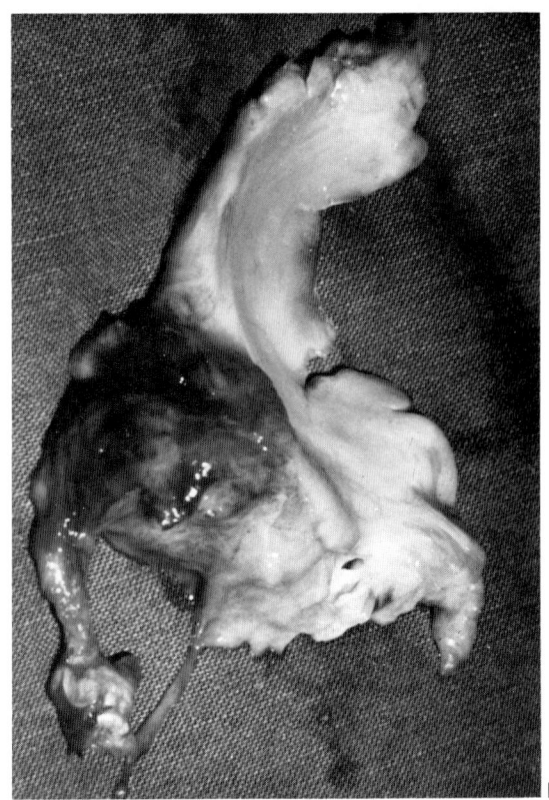

Abb. 13a u. b a) Großes parameniszeales Ganglion, b) großes intrameniszeales Ganglion

nomene bei Bewegungen auf, die dann passiv reproduziert werden können. Bei intraartikulärer Lage der Hauptmasse des Meniskusganglion sind die Schmerzen fast immter belastungsabhängig. Ist das Ganglion äußerlich nicht sichtbar und auch der Tastbefund negativ, so ist es mit Hilfe der Kontrastarthrographie objektivierbar (HORNS 1972). Eine Gelenkspaltverbreiterung durch intraartikuläre Volumenzunahme ist im allgemeinen nicht nachweisbar.

Meniskusganglien führen früher oder später immer zu klinischen Erscheinungen, die ihre operative Entfernung erfordern; eine konservative Therapie gibt es nicht. Die isolierte Entfernung von Ganglien ohne Mitnahme des dazugehörigen Meniskus führt zu keinem Dauererfolg, da mit neuen zystischen Erweichungen, d.h. mit Rezidivganglien, zu rechnen ist. Punktionen oder Injektionen cortisonhaltiger Medikamente lassen lediglich eine vorübergehende Besserung erwarten. Der Zysteninhalt besteht aus amorphem Material, aus Zelldetritus und degenerativ verändertem Faserknorpelgewebe.

Histologisch werden daneben Verfettungen, Spaltbildungen, Auffaserungen der Fasersubstanz, Faserödeme, Hyalinisierungen, Kapillarsprossungen und gekammerte Zysten von wechselnder Größe gefunden. Die Zystenwand ist bindegewebiger Art und nicht von Endothel ausgekleidet (KING 1931).

Angeborene Kniegelenkkontrakturen

Bei dieser eindrucksvollen Mißbildung sind grundsätzlich zwei verschiedene Typen zu unterscheiden.

Angeborene Kniestreckkontraktur

Sie ist häufiger als die Kniebeugekontraktur, aber ebenso wie diese Folge einer frühembryonalen Entwicklungsstörung der Extremitätenknospe. Dabei erstreckt sich die Störung nicht nur auf die ossären Elemente, sondern auch auf die präexistenten Binde- und Stützgewebs- sowie die muskulären Strukturen. Angeborene Kontrakturen auf dem Boden von Amnionabschnürungen sind dagegen selten (BAUMGARTL 1964). Bei der angeborenen Streckkontraktur stehen Ober- und Unterschenkel nahezu in Neutralnullstellung zueinander. Beim Versuch der Beugung fällt die hochgradige Bewegungseinschränkung auf, die bis zur Wackelsteife geht. Sowohl die Streck- als auch die Beugekontrakturen gehen häufig mit anderen Mißbildungen einher. Sie sind dann bei gleichzeitig bestehenden epiphysären Störungen, Hüftluxationen, Klumpfüßen, Kontrakturen anderer Gelenke sowie Wirbelsäulenmißbildungen Teil von Mißbildungssyndromen.

Die Therapie gestaltet sich deshalb oft äußerst schwierig. So früh wie möglich ist auf konservativem Wege eine Mobilisierung der Kniegelenke anzustreben. Führen redressierende Maßnahmen sowie Quengel- oder Etappengipsverbände nicht zum Erfolg, ist frühzeitig eine operative Verlängerung des Streckapparates vorzunehmen. Das operative Vorgehen gestaltet sich wie folgt: Frontale Z-förmige Verlängerung der Rektussehne nach Ablösung und spätere Wiedervereinigung des Vastus fibularis et tibialis. Die operative Nachbehandlung geht in drei Etappen vor sich: 1. wechselweise passive Lagerung in Beugung und Streckposition, 2. statisches Quadrizepstraining, 3. am Schluß der Behandlung Übung der aktiven Beugung.

Angeborene Kniegelenkbeugekontraktur (Genu flectum congenitum)

Die angeborene Kniegelenkbeugekontraktur stellt primär ein Problem der gelenküberbrückenden Muskulatur dar. Eine diesbezügliche Zusammenstellung nach ätiologischen Gesichtspunkten mit Hinweisen auf die Variabilität der kniegelenküberbrückenden Beugemuskulatur wird von HNEVKOVSKY u. CIHÁK (1957) geliefert. Sie weisen besonders auf den sehr frühen Zeitpunkt dieser Entwicklungsstörungen der Muskelanlagen hin. Als isolierte Störungen kommen sie nur selten vor. Weitaus häufiger ist ihre Kombination mit anderen Mißbildungen im Rahmen gewisser Syndrome, vor allem mit dermatogenen Störungen in Form von Flügelfellbildungen in der Kniekehle. Hervorzuheben sind ferner die Arthrogryposis bzw. Arthromyodysplasie, die perinatale Enzephalopathie und die Myopathien.

Beugekontrakturen des Kniegelenks sind auch als Teilerscheinungen des vielgestaltigen Ullrich-Bonnevie-Syndroms sowie der Pterygoarthromyodysplasia congenita anzusehen. SHARRARD (1973), der den Anteil der myopathisch bedingten kongenitalen Flexionsdeformitäten besonders herausstellt, weist auf das gelegentliche Vorkommen dieser Kontraktur in Zusammenhang mit Patelladislokationen hin. Wesentliche Erkenntnisse sind diesbezüglichen Einzelbeobachtungen zu verdanken. So berichtet z. B. DAHMEN (1962) über ein dreijähriges Kind, bei dem sich neben einer ausgeprägten Flügelfellbildung ein vom Tuber ossis ischii zur medialen Gastroknemiusscheide verlaufender Faszienstreifen fand. Hinter diesem verlief der N. ischiadicus, der ein so starkes Streckhindernis bildete, daß eine Weichteiloperation nicht zum Erfolg führen konnte. Dieses Kind mußte deshalb mit einem provisorischen Knieruhebein versorgt werden.

Myogene und dermatogene Kontrakturen mit und ohne atypische Nervenverläufe können außerdem mit ossären Defekten an Femur- und Tibiakondylen sowie mit epiphysären Wachstumsstörungen einhergehen. Unter solchen Voraussetzungen ist von konservativen Maßnahmen kein sicherer Erfolg zu erwarten. Es kann nicht gelingen, auf diese Weise ein sicheres Standbein herzustellen. Statt dessen sind neben ausgedehnten Kapsulotomien in der Kniekehle Muskel- und Sehnenverlängerungen vorzunehmen. Sie erfolgen entweder in Form plastischer, Z-förmiger Verlängerungen der Kniebeuger oder werden durch Verlagerung der Beugeransätze nach proximal erreicht. Subkutane Tenotomien kommen wegen der engen topographischen Beziehungen zum Nerv-Gefäß-Bündel nicht in Frage. Im allgemeinen müssen sich diese operativen Maßnahmen auf den M. biceps und den M. semimembranatius erstrecken; aber auch eine Durchtrennung des Semitendinosus kann gelegentlich in Betracht kommen.

Die dermatogenen Veränderungen in Form von Flügelfellen sind in geeigneten Fällen durch eine Z-Plastik zu beseitigen; anderenfalls erfordern sie freie Hauttransplantationen, wenn sich im Gefolge der Streckung größere Oberflächendefekte einstellen. Im Anschluß daran erfolgt die Lagerung in Oberschenkel-Gipsschalen, die einen frühzeitigen Übungsbeginn gestatten. Zusätzliche knöcherne Deformitäten, die einer Korrektur durch Weichteileingriffe entgegenstehen, erfordern Osteotomien. Sie werden jedoch nach Möglichkeit zu einem späteren Zeitpunkt, möglichst nach Abschluß des Wachstums, nachgeholt, sind jedoch auch im Frühstadium keineswegs immer zu umgehen. Hier ist frühzeitig auf evtl. neuerliche Eingriffe hinzuweisen.

Angeborenes Genu recurvatum bzw. angeborene Kniegelenkluxation

Unter den verschiedenen Formen von Genu recurvatum (LANGE 1942) überwiegen die erworbenen Formen bei weitem. Sie sind statischer, paralytischer oder ossärer Natur. Angeborene Formen von Kniegelenkhyperextension gelangen nur gelegentlich zur Beobachtung (Abb. 14). Ihr Vorkommen, von leichter Kniegelenkhyperextension bis zur kompletten Luxation mit Vortreten des Schienbeinkopfes nach vorn, stellt eine Rarität dar.

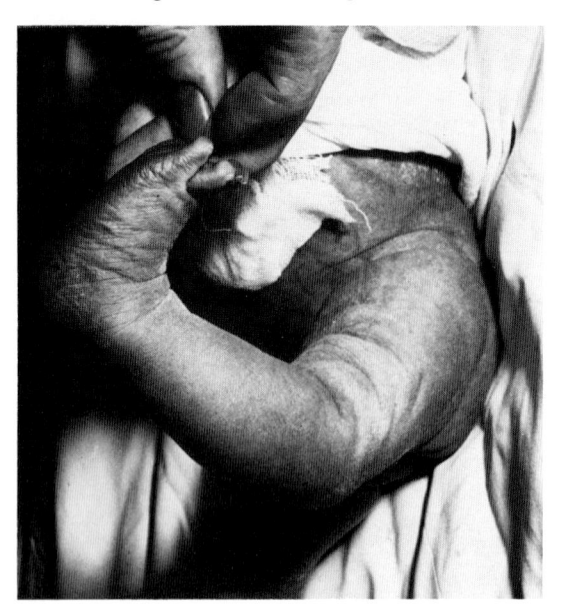

Abb. 14 Angeborenes Genu recurvatum

Genese

Die Genese dieses Leidens wird unterschiedlich beurteilt. In seltenen Fällen dieser ohnehin schon seltenen Entwicklungsstörung ist eine intrauterine Lagerungsdeformität der Kniegelenke infolge Raumbeengung anzunehmen. Hemmungen der Quadrizepsmuskelentwicklung in Form von Hypo- oder Aplasien sind als embryonale Vitalitätsstörungen aufzufassen (ALPSOY 1972). Daneben gibt es erbliche mit anderen Fehlbildungen einhergehende Formen. Bei diesen im genetischen Code fehlprogrammierten oder im Embryonalstadium auftretenden Schädigungen handelt es sich naturgemäß um eine polymorphe Erscheinungsform im Sinne von variablen Dysplasien am gesamten Kniegelenk, d.h. sowohl an den motorischen Kraftüberträgern als auch am Stützgewebeapparat (STERN 1968, CURTIS 1969, 1970). Die Diagnose der im Verhältnis zur Hüftluxation wesentlich seltener auftretenden Erkrankung (1:30 nach BADE 1928) ist bei ausgeprägten Fällen, vor allem bei der kompletten Luxation, leicht zu stellen. Ebenso wie die präventive Untersuchung zur Aufdeckung einer kongenitalen Hüftluxation führen soll, ist die Früherkennung eines hyperextendierbaren Kniegelenks wichtig.

Klinik

Klinische Kennzeichen sind: zunehmende Rekurvierbarkeit mit allmählicher Ventralisation des Schienbeinkopfes. In den meisten Fällen besteht Beidseitigkeit. Wie beim Klumpfuß und der Hüftluxation hängt der Erfolg auch hier vom möglichst frühzeitig einsetzenden konservativen Behandlungsversuch ab. Dabei wird das hyperextendierbare Kniegelenk ohne großen Kraftaufwand in Beugestellung überführt und in dieser Position im Gipsverband fixiert. Je früher diese Behandlung einsetzt, desto eher läßt sich die Situation endgültig erhalten. Bei späterem Beginn sind operative Maßnahmen unvermeidlich. Diese müssen weitgehend abgeschlossen sein, ehe das Kind mit der Belastung beginnt, da unter statischer Beanspruchung die Luxationstendenz zunimmt. Etappengipsverbände sowie Gipsschalen, die zwar eine volle Beugung, jedoch keine Streckung zulassen, sind zu diesem Zeitpunkt nicht mehr erfolgversprechend.

Auch die von DEBRUNNER für die konservative Therapie empfohlene Gochtsche Kniegleitschiene, die, mit gesperrtem Scharniergelenk versehen, zwar eine Beugung, jedoch keine volle Streckung zuläßt, ist allein nicht mehr ausreichend (DEBRUNNER 1961). Ist der Zeitpunkt möglicher konservativer Maßnahmen verstrichen, so ergeben sich für das steh- und gehfähige Kind nur noch operative Maßnahmen. Sie bestehen im Prinzip aus einer Verlängerung des Streckapparates, die im allgemeinen mit einer hinteren Kapsulotomie kombiniert werden muß.

Die Verlängerung des Streckapparates kann auf verschiedene Weise erfolgen. Einfach sind die Z-förmigen Verlängerungen der Rektussehne durchzuführen. Sie erfolgen unter temporärer Ablösung der Vasti entweder in der Frontalebene (nach Aberle) oder in der Sagittalebene (nach Meyer). Verlängerungen des Streckapparates können auch durch frontale Osteomie der Patella, wie von LEVEUF und PAIS empfohlen, vorgenommen werden. Ähnliche frontale Halbierungen wurden bereits von OMBRÉDANNE angegeben, die allerdings damit verbundene starke Vergrößerung der Patella läßt jedoch die bereits früher beschriebenen Nachteile erkennen. Eine weitere Zusammenstellung über die Möglichkeiten der Streckapparatverlängerung findet sich bei CURTIS (1969). Ziel aller genannten Maßnahmen ist die Beugestellung in einem Winkel von 90 Grad. Die Nachbehandlung erfordert viel Sorgfalt und krankengymnastische Erfahrung. Die ruhiggestellten Gelenke werden nach 4 Wochen freigegeben, damit die Übungsbehandlung eingeleitet werden kann. Bei geduldigen Kindern kann diese Übungsbehandlung durch schwachen Schwellstrom unterstützt werden. Die Neigung zu neuerlichem Auftreten von Kontrakturen ist besonders bei wenig aktiven Kindern groß.

Syndrome, die mit angeborenen Kniegelenkstörungen einhergehen

Hereditäre Osteoonychodysplasie

Hereditäre Osteoonychodysplasie (Hereditary onycho-arthrodysplasia, Nail-Patella-Syndrom, Onychoarthrodysplasie héréditaire), gekennzeichnet durch Unterentwicklung der Quadrizepsmuskulatur, Lateralisation der Patella, Hypoplasie oder Aplasie der Patella, Dystrophie der Fingernägel, kongenitalen Defekt des Radiusköpfchens, Beckenhörner, X-Bein, habituelle Patellaluxation.

Österreicher-Syndrom

Kennzeichen wie oben, aber Kombination mit doppelseitiger Aplasie oder Hypoplasie der Patella und doppelseitiger Luxation oder Subluxation des Radiusköpfchens bei Nageldysplasie bzw. -dystrophie.

Klippel-Trenaunay-Syndrom

(partieller angiektatischer Riesenwuchs). Selten in Verbindung mit Kniebeugekontrakturen (BOGUTYN u. KROLEWSKI 1972).

Kuskokwim-Syndrom

Hypoplasie des 1. oder 2. Lendenwirbels mit Gibbusbildung, Spondylolisthesis, osteolytische Veränderungen in den äußeren Anteilen der Klavikel und des proximalen Humerus sowie Hypoplasie der Patella in Verbindung mit Kniegelenkkontrakturen (WRIGHT 1970).

Waardenburg-Syndrom (Zephalosyndaktylie)

Multiple Mißbildungen am Schädel, an den Schlüsselbeinen, am Herzen, Anomalien der Genitalbildung, Kontrakturen der Ellenbogen- und Kniegelenke sowie Syndaktylie.

„Parastremmatic dwarfism"

Ungewöhnliche Knochendysplasie, eine gegen die Morquio-Form abgegrenzte Form des Zwergwuchses, die mit schwerer Verdrehung der unteren Extremitäten verbunden ist. Ferner finden sich dabei Kyphoskoliose, Verdrehung sowie Beugekontrakturen, Genua valga und Varusverbiegung der Tibia (LANGER u. Mitarb. 1970).

Rubinstein-Taybi-Syndrom

Multiple Mißbildungen im Gesichts- und Kieferbereich, Kniedeformitäten, Patella- und Radiusköpfchendislokationen (ROHLFING u. Mitarb. 1971).

Larsen-Syndrom

Multiple kongenitale Luxationen in Verbindung mit disseminierten Skelettanomalien. Dabei liegen u. a. auch Luxationen im femorotibialen Gelenk vor (SILVERMAN 1972, STEEL u. KOHL 1972).

Syndrom eines poplitealen Aneurysmas in Verbindung mit Genu recurvatum

(SCOTT 1973).

Guérin-Stern-Syndrom (Arthrogryposis multiplex congenita)

Hierbei handelt es sich um eine angeborene multiple Gelenkstarre. Am Kniegelenk finden sich hierbei u. a. Aplasien oder Hypoplasien der Patella. Darüber hinaus finden sich ferner Kniegelenkkontrakturen (ROMPE 1968).

Spina bifida

Im Zusammenhang mit dieser Hemmungsmißbildung wird u. a. ein Genu recurvatum bzw. infolge Überaktivität des M. quadriceps eine Streckkontraktur beobachtet (HANDELSMAN 1971, GOESSENS u. PARSCH 1971, SHARRARD 1972).

Kleeblattschädelsyndrom

Prognostisch ungünstige Form einer Kraniosynostose. Allerdings gibt es in einer weiteren Variante dieses Syndroms die Kombination mit Mißbildungen an den Extremitäten, insbesondere mit teilweisen Ankylosen der Schulter- und Knie- sowie der Ellenbogengelenke (ROSENBAUM u. WEISSKOPF 1971).

Syndrome, die mit Achsenknickungen am Knie in der Frontalebene einhergehen

Börjeson-Forssman-Lehmann-Syndrom

Diese erbliche Form des adipösen Schwachsinns, die mit hochgradiger Stammfettsucht einhergeht, weist eine Kombination von Idiotie, Epilepsie, Zwergwuchs, Keimdrüsenunterfunktion, Myxödem sowie hochgradige X-Beine auf. (BÖRJESON u. Mitarb. 1961).

Blount-Syndrom

Hierbei handelt es sich um eine ausgeprägte Genu-varum-Stellung mit einem leichten kompensatorischen Gegen-X der Femurkondylen, wobei gleichzeitig eine Rekurvation des Kniegelenks besteht. Als Ursache hierfür findet sich eine aseptische Nekrose des medialen Tibiakondylus. Bei dieser handelt es sich um eine Entwicklungsstörung, die im 2.-3. Lebensjahr beginnt. Neben dieser infantilen Form gibt es auch eine juvenile Form mit Beginn im 6.-12. Lebensjahr (BLOUNT 1937).

Dreyfus-Syndrom

Dieses Syndrom steht den Synostosen nahe. Es finden sich hierbei im wesentlichen Entwicklungsstörungen im Bereich der Wirbelsäule mit Zurückbleiben des Achsenskelettwachstums bei Überstreckbarkeit der Gelenke und Schlaffheit sowie Hypoplasie der Muskulatur. Neben Veränderungen im Sinne von Coxa vara und Bradyphalangie sind häufig die Epiphysen unregelmäßig und bizarr verformt, wobei zusätzlich Patella bi- oder multipartita sowie ein Knievalgismus beobachtet wird. Nicht obligat sind darüber hinaus Klumpfuß und Hüftluxation (DREYFUS 1938).

De-Toni-Syndrom (dysmetabolisch-dysendokrines Syndrom)

Bei diesem Syndrom, bei dem infolge einer idiopathischen renalen Azidose mit Nephrokalzinose eine erhebliche Stoffwechselstörung vorliegt, tritt infolge verzögerten Längenwachstums ein Zwergwuchs auf. Bei gleichzeitig bestehender Adipositas und Hypogenitalismus entwickelt sich infolge Osteoporose und Spätrachitis eine progressive Knievalgität (de TONI 1954).

Homozystinuriesyndrom

Dies ist ein enzymopathisches Schwachsinnssyndrom, bei dem im Bereich der Orthopädie die Genua valga und Hohlfüße imponieren. Neben den Stoffwechselstörungen im Sinne einer Homozystinurie tritt insbesondere der geistige Entwicklungsrückstand bzw. Schwachsinn, der mit epileptiformen Krampfanfällen verbunden ist, in den Vordergrund (CARSON u. Mitarb. 1963, SZEPESI u. N-ABR'ADY 1973).

Nievergelt-Syndrom

Dies ist ein sehr seltenes Syndrom erblicher systemhafter Mißbildungen im Bereich der Extremitäten. Neben einer Dysplasie der Ellenbogengelenke mit radioulnarer Synostosierung, Luxation oder Subluxation der Ulna bzw. beider Radiusköpfchen besteht für die Kniegelenke infolge Dysplasie der Unterschenkel und Schiefstand der Epiphysenfugen bei relativ verlängerten Fibulae eine Achsenabknickung im Sinne einer Valgität (NIEVERGELT 1944).

Morquio-Syndrom

Hierbei handelt es sich um multiple Mißbildungen durch Wachstumsstörungen im Bereich der Epiphysen bzw. Metaphysen, die im Bereich der Kniegelenke häufig zu einer erheblichen Valgität führen (MORQUIO 1929, 1935).

Nonne-Milroy-Meige-Syndrom

Familiäres chronisches Trophödem, das zum Formenkreis der Elephantiasis gehört. Neben dem starken Trophödem mit überwiegendem Befall der unteren Extremitäten kommt es hierbei zu Minderwuchs, zu einer geistigen und statischen Entwicklungsrückständigkeit bis hin zum Schwachsinn bei Adipositas vom Reithosentyp, Akromikrie mit Entwicklung von Genua valga.

Pseudo-Fröhlich-Syndrom

Auch hierbei werden im Bereich der Orthopädie X-Beine und Knick-Senk-Füße beobachtet.

Madelungsche Deformität

NAGURA (1971) beobachtet häufig das Zusammentreffen dieser Deformität mit gleichzeitig bestehender Skoliose und Genua valga (NAGURA 1971).

Ellis-van-Crefeld-Syndrom

Hierbei besteht eine chondroektodermale Dysplasie mit Valgusverbiegung der Kniegelenkachsen. Darüber hinaus liegen Polydaktylie, Ektodermaldysplasie sowie Chondrodysplasie und Herzvitien vor. Die besondere Form der Tibiakopfepiphyse mit exzentrisch liegendem Kern führt zur Valgusfehlstellung des Kniegelenks (AALAM u. ROSSAK 1973).

Spondyloepiphysäre Dysplasie mit Valgusdeformität der Kniegelenke

KOZLOWSKI u. Mitarb. (1971) beschreiben dysostotische Wirbel- und Epiphysenveränderungen, die u.a. mit erheblicher Genua-valga-Bildung bei Lateralisation der Patellae einhergehen. Hierbei handelt es sich um schwere epi-metaphysäre Ossifikationsstörungen an den lateralen Gelenkpartnern.

Andere Syndrome

Megaepiphysärer Zwergwuchs (Megaepiphyseal dwarfism)

Hierbei handelt es sich um die Neubeschreibung einer seltenen Form des Zwergwuchses, bei der neben enzymopathischen Störungen im Sinne einer Homozystinurie Störungen aus dem Bereich der Ophtalmologie, für den Bereich der Orthopädie insbesondere die erhebliche Erweiterung der Epiphysen an den unteren Extremitäten auffallen. Darüber hinaus finden sich Störungen an der Wirbelsäule. Dabei treten ferner Auftreibungen an den Schulter-, Ellenbogen-, Hüft-, Knie- und Knöchelgelenken auf. Diese Verformungen sind als Folge der Megaepiphysen zu betrachten (GORLIN u. Mitarb. 1973).

Ullrich-Turner-Syndrom

Hierbei liegt ein pterygogonadaler Infantilismus vor, bei dem neben der ausgeprägten Flügelfellbildung an beiden Halsseiten, die nicht obligat sein müssen, insbesondere gonadale Störungen, ein proportionierter Minder- oder Zwergwuchs, multiple Thoraxdeformitäten, Cubitus valgus, das typische Sphinx-Gesicht mit schlaffen Gesichtszügen, Skelettmißbildungen an Rippenwirbeln, an der Hand und der Patella mit symmetrischen Veränderungen des medialen Tibiakondylus im Sinne des Blount-Syndroms imponieren. Auf weitere Anomalien des Herz- und Gefäßsystems bzw. der parenchymatösen Organe soll diesbezüglich nicht weiter eingegangen werden.

Fèvre-Languepin-Syndrom

Bei ausgesprochenem Dysgenitalismus, Lippen-Gaumen-Spalte, Syndaktylie imponieren für das Fach der Orthopädie insbesondere die Flügelfelle im Bereich der Kniekehlen, die häufig den N. ischiadicus enthalten und mit schweren Gangbehinderungen und sekundärem Spitzfuß verbunden sind (KIND 1970).

Hoffa-Kastert-Syndrom (Morbus Hoffa)

Dies ist eine lipomatöse Entartung des Corpus adiposum mit strangartigen intraartikulären Verwachsungen (HOFFA 1904, KASTERT 1953).

Einengung der Arteria poplitea durch ein querverlaufendes Band in der Kniekehle

HAIMOVICI u. Mitarb. (1972) haben über eine seltene Form einer Bandentwicklunq in der Kniekehle, die sich quer von Gastroknemiuskopf zu Gastroknemiuskopf spannte, berichtet, die schon im frühen Lebensalter zu einer Claudicatio intermittens Anlaß gab, da sie die A. poplitea einengte.

Schlußbetrachtung

Alle im vorgenannten Kapitel verzeichneten Entwicklungsstörungen sind ausgesprochen selten. Sie bedürfen jedoch der Erwähnung deshalb, weil das Kniegelenk hinsichtlich seiner Entwicklungsstörungen für sich allein und herausgelöst aus einer gesamtkörperlichen Betrachtungsweise nicht ausreichend zu würdigen wäre. In der Vielfalt der Störungsmuster, die nur allzu häufig genetisch verankert sind, nimmt das Kniegelenk bei dieser Betrachtungsweise bisweilen nur einen untergeordneten Rang ein. Ganz sicher wird der praktisch tätige Orthopäde auch in diesen seltenen Fällen um Rat befragt werden. Er wird unter Abwägung aller differentialtherapeutischer Möglichkeiten häufig gezwungen sein, bescheidenere und weniger differenzierte Heilmaßnahmen in Betracht zu ziehen, wobei das Kniegelenk im Einzelfall nur eine untergeordnete Rolle spielen kann.

Andererseits ist bei der Gesamtbetrachtung der Kniegelenkentwicklungsstörungen auffällig, daß, abgesehen von den Kenntnissen über Fehlentwicklungen der Menisken, kaum über Mißbildungen von seiten der Weichteile des Kniegelenks berichtet wird. Mancherlei ließe sich diesbezüglich auch nur zwanghaft in irgendwelche Störungsmuster einpressen, so z. B. das angeborene Fehlen des vorderen Kreuzbandes in Kombination mit einem Ringmeniskus (NOBLE 1975) oder ein medialer Meniskus in Scheibenform in Verbindung mit Knochenfragmenten an der medialen Gelenkfläche der Tibia, die insgesamt eingedellt und abgeflacht ist (WEINER u. ROSENBERG 1974). Auch die Rarität einer ipsilateralen femoralen Bifurkation mit tibialer Hemimelie und völlig rudimentär angelegtem Kniegelenk ist zwar berichtenswert (OCKDEN 1976), aber allenfalls in das Krankheitsbild der Dysmelien einzuordnen.

Es ist ferner nicht leicht einsehbar, daß es neben einer Flügelfellbildung in der Kniekehle, einem persistierenden interartikulären Septum oder einem hypertrophischen Hoffaschen Fettkörper nicht auch Anomalien des Muskel-, Band- und Kapselapparates geben soll. Obgleich diese Strukturen für die Stabilität des Kniegelenks und zur Sicherung der dynamischen Abläufe von so hoher Bedeutung sind, gibt es bis jetzt nur spärliche Kenntnisse über lokale Fehlentwicklungen. Dabei ist die Rolle dieser Strukturen unumstritten (FISCHER 1978, BOUSKE 1972). Das diesbezügliche Wissen beschränkt sich z. Z. lediglich auf muskuläre Kontrakturen im Gefolge von Meningomyolozelen oder Arthrogryposis (BOSE 1976) oder auf die kongenitale Fibrose des Vastus intermedius (CARLEEN 1964). Alle übrigen Kenntnisse und Erfahrungen beschränken sich auf konstitutionelle Faktoren, bei denen es sich um die sog. Hypermobilität als Variante einer übernormalen

8.24 Angeborene Störungen

Beweglichkeit oder auf die Bindegewebeschwäche und Laxität der gelenksichernden Substrate handelt.

Literatur

Aalam, M., K. Rossak: Chondroektodermat-Dysplasie. Arch. orthop. Unfall-Chir. 75 (1973) 317–323

Alain, J. L., P. Rigault: Onyco-arthro-dysplasie héréditaire. Rev. Chir. orthop. 58 (1972) 623–628

Albert, E., G. Keller: Über Meniskusganglien. Z. Orthop. 83 (1953) 228

Alpsoy, C.: Das angeborene Genu recurvatum und seine Behandlung. Z. Orthop. 110 (1972) 978–980

Andersen, H.: Histochemical studies on the histogenesis of the knee joint and superior tibio-fibular joint in human fetuses. Acta Anat. (Basel) 46 (1961) 279–303

Andersen, H.: Development, morphology and histochemistry of the early synovial tissue in human foetuses. Acta Anat. (Basel) 58 (1964) 90–115

Andersen, H., F. Bro-Rasmussen: Histochemical studies on the histogenesis of the joints in human foetuses with special reference to the development of the join cavities in the hand and foot. Amer. J. Anat. 108 (1961) 111–122

Bade, P.: Die angeborene und habituelle Verrenkung am Kniegelenk. In Lange, F.: Lehrbuch der Orthopädie, 3. Aufl. Fischer, Jena 1928 (S. 520)

Basmajian, J. V.: A ring shaped medial semi-lunar cartilague. J. V. Toronto 34 B (1952) 638–639

Baumgartl, F.: Das Kniegelenk. Springer, Berlin 1964

Bennett, G. E.: Operation for hypertrophied patella. J. Bone Jt Surg. 4 (1922) 593–599

Bernhang, A. M., S. A. Levine: Familial Abscence of the Patella. J. Bone Jt. Surg. 55 A (1973) 1088–1090

Blount, W. P.: Tibia vara. Osteochondrosis deformans tibiae. J. Bone Jt Surg. 19 (1937) 1

Blumensaat, C.: Die Lagebeziehungen und Verrenkungen der Kniescheibe. Ergebn. Chir. Orthop. 31, 140–223

Bogutyn, W., J. Krolewski: Zniekształcenia w Zespole Klippel - Trenaunay. Chir. Narząd. Ruchu 37 (1972) 398–403

Brattström, H.: Shape of the intercondylar grove normally and in recurrent dislocation of patella. Acta orthop. scand., Suppl. 68 (1964)

Brattström, H.: Patella alta in non-dislocating knee joints. Acta orthop. scand. 41 (1970) 578–588

Breitenfelder, H.: Patella partita dolorosa. Z. Orthop. 81 (1952) 424–441

Burmann, M., E. Neustadt: Discoid meniscus. Arch. Surg. 60 (1950) 279

Cabot, J. R.: Rev. Orthop. Traum. lat.-amer. 5 (1961) 312

Carson, N. A. J., D. C. Cusworth, C. E. Dent, C. M. B. Field, D. W. Neill, R. G. Westall: Homocystinuria: A new inborn error of metabolism associated with mental deficiency. Arch. Dis. Childh. 38 (1963) 425–436

Cowell, H. R.: Hereditary onycho-osteodysplasia, report of a kindred with dysplasia of the fifth finger. Clin. Orthop. 76 (1971) 43–53

Curtis, B. H. et al.: Congenital hyperextension with anterior subluxation of the knee. J. Bone, Jt Surg 51 A (1969) 255–269

Curtis, B. H. et al.: Heritable congenital tibiofemoral subluxation. J. Bone Jt Surg. 52 A (1970) 1104–14

De Cuveland, E.: Schnellendes Knie infolge angeborener Fehlbildung. Z. Orthop. 83 (1953) 325

De Cuveland, E.: Defekt der lateralen Eminentiazacke des Kniegelenkes. Ärztl. Prax. 11 (1959) 1891

Dahmen, G.: Über die Versorgung einer doppelseitigen Kniestreckhemmung wegen Flügelfell mit einem provisorischen Knieruhebein. Z. Orthop. 95 (1962) 112 f.

Dashefsky, J. H.: Discoid lateral meniscus in three members of a family. J. Bone Jt Surg. 53 A (1971) 1208–1210

Demyanov, V. M., Y. J. Ovchinnikov, Y. N. Yuriev: Injury and cyst of discoid lateral meniscus of the knee joint. Ortop. Travm. Protez. 33 (1972) 42–46

Dickhaut, St. C., et al.: The discoid lateral-meniscus-syndrome. J. Bone Jt. Surg. 64 A (1982) 1068–1073

Dreyfus, J. R.: Über ein neues mit allgemeiner wahrer oder scheinbarer Breitwirbligkeit (Platyspondylia vera aut spuria generalisata) einhergehendes Syndrom. Jbl. Kinderheilk. 150 (1938) 42–54

Duthie, R. B.: Autosummal linkage in man. The nail-patella-syndrome. Clin. Orthop. 33 (1964) 129–137

Eberl-Rothe, G., A. Sonnenschein: Die osteogenetische Entwicklung des Kniegelenkes beim Menschen. Z. Anat. Entwickl.-Gesch. 115 (1950) 247

Fetto, J. F., et al.: An anomalous attachment of the popliteus tendon to the lateral meniscus. J. Bone Jt. Surg. 59 A (1977) 548–549

Ficat, P.: Pathologie des menisques et des ligaments du genou. Masson, Paris 1962

Ficat, P.: Pathologie femoro-patellaire. Masson, Paris 1970 (p. 51)

Fidalgo-Valdueza, A.: The nail-patella syndrome. A report of three families. J. Bone Jt. Surg. 55 B (1973) 145–162

Fischer, L. P., J. Guyot, G. P. Gonon, J. P. Carret, P. Couscelles, P. Dahhan: The role of the muscles and ligaments in stabilisation of the knee joint. Anat. Chir. 1 (1978) 43–53

Freyer, B.: Beobachtung einer Fabella im medialen Gastrocnemiuskopf. Fortschr. Röntgenstr. 92 (1960) 469

Freyer, B.: Über physiol. u. pathol. Skeletvarietäten der Fabella unter Berücksichtigung ihres Vorkommens im medialen Kopfmuskelwulst des Gastrocnemius. Z. orthop. Chir. 94 (1961) 438

Friedebold, G., P. Loff: Die habituelle Patellaluxation als präarthrotische Deformität. Ergebn. Chir. Orthop. 52 (1969) 60–80

Fries, G.: Kritisches zum Torsionsproblem der unteren Extremitäten bei der kongenitalen und habituellen Kniescheibenluxation. Z. Orthop. 40 (1962) 197–199

Gardner, E., R. O'Rahilly: The early development of the knee joint in staged human embryos. J. Anat. 102 (1968) 289–299

Gebhardt, M. C., R. K. Rosenthal: Bilateral lateral discoid meniscus in identical twins. J. Bone Jt. Surg. 61 A (1979) 1110–1111

Gilbert, R. J., L. J. Larsen, R. Kirklin-Ashley, P. M. James: Open reduction with patellar tendon elongation for congenital dislocation of the knee. J. Bone Jt. Surg. 57 A (1975) 133

Giorgi, Bruno: Morphologic variations of the intercondylar eminence of the knee. Clin. Orthop. 8 (1956) 209–217

Goessens, H., K. Parsch: Le traitement chirurgical des déformations du genou et du pied chez des spina bifida. Acta orthop. belg. 37 (1971) 216–229

Gordon, G. C.: Congenital Deformities. Livingstone, Edinburgh 1961

Gorlin, R. J., R. Alper, L. Langer: Megaepiphyseal dwarfism. J. Pediat. 83 (1973) 633–635

Grammont, P. M., et al.: Die Behandlung der Subluxation und Luxation der Kniescheibe beim Kind. Orthopäde 14 (1985) 229–238

Gray, D. J., E. Gardner: Prenatal development of the human knee and superior tibiofibular joints. Amer. J. Anat. 86 (1950) 235–287

Haimovici, H., S. Sprayregen, J. Johnson: Popliteal artery entrapment by fibrous band. Surgery 72 (1972) 789–792

Hall, M. C.: Radiographic examination of the lateral femoral condyle in relation to the etiology of recurrent dislocation of the patella. Clin. Orthop. 24 (1962) 161–163

Handelsmann, J. E.: Orthopedic aspects of spina bifida cystica. S. Afr. J. Surg. 9 (1971) 183–195

Hehne, H.-J.: Das Patellofemoralgelenk. Enke, Stuttgart 1983

Hennsge, J.: Die Arthrosis deformans des Patellagleitweges. Zbl. Chir. 32 (1962) 1381-1387
Hessen, I.: Fabella (sesamum genu superius laterale). Acta radiol. (Stockh.) 27 (1946) 177-196
Hnevkovsky, O., R. Cihák: Muskelvariationen bei Genu flectum congenitum. Z. Orthop. 88 (1957) 371-381
Hoffa, A.: Zur Bedeutung des Fettgewebes für die Pathologie des Kniegelenkes. Dtsch. med. Wschr. 29 (1904) 337-383
Hohmann, G.: Orthopädische Technik, Bandagen und Apparate, ihre Anzeigen und ihr Bau. Enke, Stuttgart 1941
Holland, Ch.: Erkrankungen des Femoro-Patellargelenkes. Dtsch. Ärztebl. 26 (1974) 1884
Horns, J. W.: Single contrast knee arthrography in abnormalities of the articular cartilage. Radiology 105 (1972) 537-540
Insall, J., E. Salvati: Patellar position in the normal knee joint. Radiology 101 (1971) 101-104
Insall, J., V. Goldberg, E. Salvati: Recurrent dislocation and the high-riding patella. Clin. Orthop. 88 (1972) 67-69
Jansen, M.: Genu impressum and patella alta. Z. orthop. Chir. 52 (1930) 314-331
Kaplan, E. B.: The embryology of the menisci of the knee joint. Bull. Hosp. Jt. Dis. 16 (1955) 111-124
Kastert, J.: Die Verwachsung des Kniegelenksfettkörpers als selbständiges Krankheitsbild. Chirurg 24 (1953) 390
Kind, H. P.: Popliteal pterygium syndrome. Helv. paediat. Acta 25 (1970) 508-516
King, E. S. J.: Cystic development in the semi-lunar cartilague. Surg. Gynec. Obstet. 53 (1931) 606
King, E. S. J.: The formation of ganglia and cysts of the menisci of the knee. Surg. Gynec. Obstet. 70 (1940) 150
Köhler, A., E. A. Zimmer: Grenzen des Normalen und Anfänge des Pathologischen im Röntgenbild des Skeletts, 11. Aufl. Thieme, Stuttgart 1967 (S. 426); 12. Aufl. 1982
Komprda, J.: Dysplasia of the knee meniscus. Acta Chir. orthop. Traum. čech. 38 (1971) 112-118
Kozlowski, K., K. Fellmann, A. Senger, E. Prokop, W. Kuczynski: Spondylo-epiphysäre Dysplasien mit Valgusdeformität der Kniegelenke. Fortschr. Röntgenstr. 115 (1971) 287-295
Kutz, E. R.: Congenital absence of the patella. J. Pediat. 34 (1949) 760-762
Lanecourt, J. E., J. A. Christini: Patella alta and patella infert. J. Bone Jt. Surg. 57 A (1975) 1112-1115
Lange, M.: Das Genu recurvatum. Z. Orthop. 73 (1942) 271-286
Lange, M.: Orthopädisch-chirurgische Operationslehre. Bergmann, München 1962 (S. 701)
Langer, L. O., D. Petersen, J. Spanger: An unusual bone dysplasia: Parastremmetic dwarfism. Amer. J. Roentgenol. 110 (1970) 550-560
Loff, P.: Spontanluxation der Patella und Arthrosis deformans. Inaug. Diss., Berlin 1966
McBride, W. G., P. A. Stokes, P. H. Vardy: The influence of nerve supply in limb development. In Merker, H. J., H. Nau, D. Neubert: Teratology of the limbs. De Gruyter, Berlin 1980 (pp. 223-234)
McCredie, J., M. Singer: Newt forelimb cartilage regeneration after partial denervation. Anat. Rec. 204 (1982) 131-136
McDermot, L. J.: Development of the human knee joint. Arch. Surg. 46 (1943) 705-719
Merker, H. J., Th. Günther: Die elektronenmikroskopische Darstellung von Glycosaminoglykanen im Gewebe mit Rutheniumrot. Histochemie 34 (1973) 293-303
Merker, H. J., et al.: Simulation of limb bud skeletogenesis in vitro. In Neubert, D., H. J. Merker: Culture Techniques. De Gruyter, Berlin 1981 (pp. 119-133)
Mitrovic, D.: Vaisseaux sanguins au cours de l'arthrogénèse et leur participation éventuelle à cavitations articulaire. Z. Anat. Entwickl.-Gesch. 144 (1974) 39-60
Moore, H. L.: The Developing Human. Saunders, Philadelphia 1973
Morquio, L.: Sur une forme de dystrophie osseuse familiale. Arch. Méd. Enf. 32 (1929); 38 (1935) 5
Müller, W.: Das Knie. Form, Funktion und ligamentäre Wiederherstellungschirurgie. Springer, Berlin 1982
Müller, W.: Das femoropatellare Gelenk. Orthopäde. 14 (1974) 204-214
Nagura, S.: Über die Madelung'sche Deformität. Z. Orthop. 109 (1971) 813-816
Nauck, E. Th.: Verh. d. anat. Ges. 3. Int. Anatomenkongr. 1930. Z. orthop. Chir. 55 (1931) Nievergelt, K.: Positiver Vaterschaftsnachweis aufgrund erblicher Mißbildungen. Arch. Klaus-Stift. Vererb.-Forsch. 19 (1944) 157
Nievergelt, K.: Positiver Vaterschaftsnachweis aufgrund erblicher Mißbildungen. Arch. Klaus-Stift. Vererb.-Forsch. 19 (1944) 157
Noble, J.: Congenital absence of the anterior cruciate ligament associated with a ring meniscus. J. Bone Jt. Surg. 57 A (1975) 1165
Ogan, J. A.: Ipsilateral femoral bifurcation and fibial hemimelia. J. Bone Jt. Surg. 58 A (1976) 712-713
Ott, A.: Fabella bipartita. Klin. Med. (Wien) 13 (1958) 113
Patten, B. M.: Human Embryology. McGraw - Hill, New York 1968
Püschmann, H.: Comparison of joint formation in vivo and in vitro. In Neubert, D., H. J. Merker: New Approaches to the Evaluation of Abnormal Embryonic Development. 12th Symp. on Prenatal Development, Sept. 1975, Berlin. Thieme, Stuttgart 1975 (pp. 227-240)
Rajan, K. T., H. J. Merker: Joint formation in culture. Ann. rheum. Dis. (1975) 34-200
Ravelli, A.: Zum Röntgenbild des menschlichen Knielenkes. Fortschr. Röntgenstr. 71 (1949) 614
Rettig, H.: Das Röntgenbild der Kniescheibe in der Differentialdiagnose der Erkrankungen des Kniegelenkes und der Patella. Z. Orthop. 91 (1959) 551-566
Riachi, E., A. Phares: An unusual deformity of the medial semilunar cartilage. J. Bone Jt Surg. 45 B (1963) 146
Rieunau, G., P. Ficat, L. Despeyroux: 114 arthrographies opaques du genou. Mém. Acad. Chir. 80 (1954) 81
Rohlederer, O.: Die Torsionsverhältnisse am Kniegelenk und ihr Einfluß auf den Patellagleitweg. Z. Orthop. 40 (1962) 192-197
Rohlfing, B., K. Lewis, E. B. Singleton: Rubinstein-Taybi syndrom. Report of an unusual case. Amer. J. Dis. Child. 121 (1971) 71-74
Römer-Willen: Knieführungsschiene. Med. Techn. 73 (1953)
Rompe, G.: Die Arthrogryposis multiplex congenita und ihre Differentialdiagnose. Thieme, Stuttgart 1968
Rosenbaum, K. N., W. Weisskopf: Kleeblattschädelsyndrom. J. Ky med. Ass. 69 (1971) 594-597
Rütt, A.: Die Torsion des distalen Femurendes und ihre röntgenologische Erfassung. Z. Orthop. 40 (1962) 149-154
Rütt, A.: Die Pathomechanik der Patellaluxation. Arch. orthop. Unfall-Chir. 81 (1975) 169-175
Saffar, H., Beck, W.: Der Scheibenmeniscus als Ursache jugendlicher Kniegelenkbeschwerden. Z. Orthop. 108 (1970) 217-229
Schlonsky, J.: Lateral meniscus tears in young children. Clin. Orthop. 97 (1973) 117-118
Schönenberg, H.: Über Missbildungen der Extremitäten. Karger, Basel 1962
Schulthess, W.: Zur Pathologie und Therapie der spastischen Gliederstarre. Z. orthop. Chir. 6 (1899) 1-81
Scott, J. E.: Popliteal aneurysm on association with genu recurvatum. Acta orthop. scand. 44 (1973) 62-65
Seyss, R.: Die Manifestation der Arthro-osteo-onycho-Dysplasie im Kindesalter. Arch. Kinderheilkd. 182 (1970) 82-87
Sharrard, W. J. W.: Rehabilitation problems in spina bifida. Bull. schweiz. Akad. med. Wiss. 28 (1972) 61-74
Sharrard, W. J. W.: Deformities of the knee in childhood. Exerpta med. (Amst.) 298 (1973) 23
Silverman, F. N.: Larsen's syndrom: Congenital dislo-

cation of the knees and other joints, distinctive facies, and frequently cleft ralate. Ann. Radiol. 15 (1972) 297–328

Slawina, J.: Fabella distalis: new sesamoid bone. Radiol. clin. (Basel) 25 (1956) 274

Smillie, J. S.: The congenital doscoid meniscus. J. Bone Jt. Surg. 30 B (1948) 671–682

Steel, H. H., E. J. Kohl: Multiple congenital dislocations associated with other skeletal anomalies (Larsen-syndrome) in three siblings. J. Bone Jt Surg. (54 A (1972) 75–82

Stern, M. B.: Congenital dislocation of the knee. J. Bone Jt Surg. 50 A (1968) 1054

Swaton, S., Z. Huber: Einseitige angeborene doppelte Kniescheibe. Zbl. Chir. 47 (1960) 2270

Szepesi, K., J. N'Abr'Ady: A case of homocystinuria with predominating musculosceletal system. Ein Fall von Homocystinurie mit im Vordergrund stehenden Beschwerden des Bewegungsapparates. Arch. orthop. Unfall-Chir. 75 (1973) 121–130

Tillmann, B.: Entwicklung und Fehlbildung der Gelenke. Spez. path. Anat. 18 (1984) 83–106

Titze, A.: Die Variation der Neigung der Schienbeinkopfgelenkfläche. Z. Orthop. 80 (1951) 436–444

Tolo, V. T.: Congenital absence of the menisci and cruciate ligaments of the knee. J. Bone Jt. Surg. 63 A (1981) 1022–1024

de Toni, G.: Un nouveau syndrome dysmétabolique et dysendocrine: acidose rénale idiopathique avec néphrocalcinose et pseudo-paralisie hypopotassémique; manisme, rachitisme tardif; distrophie adiposogénitale. Ann. paediat. (Basel) (1954) 63–76

Tuchmann-Duplessis, H., Heagel: Illustrated Human Embryology, vol. 2. Springer, Berlin; Chapman & Hall, London; Masson, Paris 1972

Tünte, W.: Vergleichende Untersuchungen über die Häufigkeit angeborener menschlicher Mißbildungen. Fischer, Stuttgart 1965

Viernstein, K., M. Weigert: Chondromalazia patellae beim Leistungssportler. Z. Orthop. 104 (1968) 432

Watson-Jones, R.: Specimen of internal semilunar cartilage as a complete disc. Proc. roy. Soc. Med. (Sect. Orthop.) 23 (1930) 588

Weiner, B., N. Rosenberg: Discoid medial meniscus: association with bone changes in the tibia. J. Bone Jt. Surg. 56 A (1974) 171–173

Weller, S., E. Köhnlein: Die Traumatologie des Kniegelenkes. Thieme, Stuttgart 1962

Wiberg, G.: Roentgenographic and anatomic studies on femoro - patellar joint ... Acta orthop. scand. 12 (1941) 319

Willner, P. H.: Recurrent dislocation of the patella. Clin. Orthop. 69 (1970) 213–215

Wright, D. G.: The unusual skeletal findings of the Kuskokwim-syndrome. Birth Defects 6 (1970) 16–24

Wuth, E. A.: Über angeborenen Mangel sowie die Herkunft und den Zweck der Kniescheibe. Langenbecks Arch. Klin. Chir. 68 (1899) 900

Zinny, M. L., J. Redler: An ultrastructural study of chondromalacia fabellae. Clin. Orthop. 82 (1972) 37–44

9 Erworbene Krankheiten des Kniegelenks

Von W. Mohing und M. Franke

Einleitung

Patienten mit Kniegelenkbeschwerden sind nach solchen mit Wirbelsäulenproblemen in der orthopädischen Praxis am häufigsten. Krankheiten und angeborene oder erworbene Veränderungen des Kniegelenks werden daher in verschiedenen Beiträgen des Handbuchs behandelt. Wir besprechen eine Reihe von Krankheitsbildern, die sowohl hinsichtlich der Ätiologie als auch in ihren Erscheinungsbildern sehr unterschiedlich sind. Zum einen handelt es sich um wohldefinierte eigenständige Arthritiden, zum anderen um Begleitarthritiden verschiedenartiger Grundkrankheiten bekannter oder auch unbekannter Genese. Schließlich gibt es auch passagere, als Begleitsymptom bei internistischen Krankheitsbildern auftretende Arthralgien. Eine Reihe dieser Arthritiden ist bis vor kurzer Zeit wenig beachtet oder wenig bekannt gewesen, andere sind neu hinzugekommen. Alle haben ein gemeinsames Symptom, die akut auftretende oder chronische Kniegelenkschwellung. Sieht man von den eindeutigen Ursachen derartiger Schwellungen ab, wie sie etwa nach akuten Meniskuseinklemmungen oder bei aktivierten Arthrosen auftreten, so gibt es auch genügend differentialdiagnostisch schwierige Probleme. Nach W. Müller (1984) ist bei 40% aller Arthritiden die exakte Ursache nicht zu ermitteln. Die Untersuchung derartiger Kranker sollte daher von einer genauen „rheumatischen" Anamnese - dazu gehört auch die Schmerzanamnese - ausgehen (s. auch unter Psoriasisarthritis S. 9.52). Die Untersuchung darf sich nicht nur auf das Kniegelenk erstrecken, sondern hat auch dem Patiententyp zu gelten (Fazies, z. B. bei Gicht). Hände und Finger wie auch Füße sollten betrachtet werden (Differentialdiagnose Gicht, Psoriasisarthritis). Typische Befallmuster und Ausbreitungsmechanismus der einzelnen Krankheiten müssen allerdings bekannt sein. Für die Differentialdiagnostik genügen einige wenige aussagekräftige Laboruntersuchungen.
Die Synovialanalyse kann wichtige Hinweise geben. Deshalb soll jeder Kniegelenkerguß punktiert werden. Schon die Betrachtung des Ergusses hilft weiter. Rückschlüsse gibt die weitere Untersuchung des Punktats.

Auch das Auftreten der Ergüsse ohne sichtbare Ursache ist in verschiedenen Altersgruppen nahezu spezifisch für unterschiedliche Arthritiden. Ab dem 20. Lebensjahr ist ein plötzlich auftretender Kniegelenkerguß sehr häufig Ausdruck einer akuten Gichtarthritis, aber auch an eine Spondylitis ankylosans ist zu denken. Vom 50. Lebensjahr an ist die sog. Pseudogicht häufiger.
Die meisten der besprochenen Krankheitsbilder sind in maßgeblichen Standardwerken, auch im letzten Handbuch für Orthopädie, nur en passant behandelt worden. Soweit im Bd. IV - Allgemeine Orthopädie - einzelne Krankheitsgruppen schon besprochen worden sind (Gschwend u. Mitarb.: Rheumatoide Arthritis, rheumatischer Formenkreis, Matzen P. F. u. K. A. Matzen: Unspezifische und spezifische Erkrankungen des Skeletts), gehen wir nur auf die „kniespezifischen Gesichtspunkte" ein.
Die Tatsache, daß wir in diesem Beitrag auch auf diese sog. seltenen („gar nicht so seltenen") Arthritiden ausführlich eingehen, hängt mit den neu gewonnenen Erkenntnissen und der oft schwierigen Differentialdiagnose zusammen. Sie ist aber eine wichtige Voraussetzung für die Behandlung und nicht zuletzt auch für die therapeutischen Denkansätze überhaupt.

Gonarthritis bei Krankheiten des entzündlichen rheumatischen Formenkreises

Chronische Polyarthritis

Gschwend u. Mitarb. haben die chronische Polyarthritis rheumatica ausgezeichnet und ausführlich besprochen (s. Bd. IV). Das Kniegelenk ist ein bei chronischer Polyarthritis (c. P.) oft befallenes Gelenk. Die Angaben über die durchschnittliche Beteiligung schwanken zwischen 74 und 84% (Gschwend u. Mitarb. 1981). Der

9.2 Erworbene Krankheiten des Kniegelenks

Initialbefall des Kniegelenks bei chronischer Polyarthritis wird mit 28,7% angegeben (RICHTER 1976). Für Männer wird eine Häufigkeit des Erstbefalles von 22,8%, für Frauen von 14,3% genannt (VOITSEK 1968). Nach ein- bis dreijähriger Krankheitsdauer wurde in 70%, nach zehn- bis zwölfjähriger Krankheitsdauer in 80% eine Kniegelenkbeteiligung ermittelt (KEITEL 1979). Es muß dabei aber offen bleiben, warum das Kniegelenk so häufig befallen ist. Seine Größe und die Kompliziertheit des Aufbaues können allein dafür nicht maßgeblich sein (RAINER u. SIGMETH 1984).

Die Entwicklung der Gelenkdestruktion ist im Röntgenbild erst verspätet erkennbar. Pathologisch-anatomisch werden verschiedene Phasen durchlaufen (WESSINGHAGE u. MIEHLKE 1974). Wir werden hierauf wegen der Besonderheiten der Verläufe für das Therapiekonzept ausführlich eingehen. Die Phase 1 mit proliferativer Synovialitis geht bereits mit einem Überwachsen des Knorpels durch gefäßreiches Pannusgewebe einher. In der Phase 2 kommt es auf letztlich nicht völlig aufgeklärtem Weg zur Knorpel- und Knochendestruktion mit allen Konsequenzen. Hier ist besonders die Instabilität durch Seitenbandlockerung zu befürchten, mit der in 40% zu rechnen ist (MOHING 1976). Die vollständige Knorpelzerstörung in der Phase 3 und die schließlich resultierende schwere Sekundärarthrose im Stadium 4 bedingen schwerste Funktionsbehinderungen, von denen besonders der progredienten Beugekontraktur die größte Bedeutung beizumessen ist (MOHING 1976). Je nachdem, auf welcher Seite des Gelenks die höhergradige Destruktion zustande kommt, entwickelt sich eine Reihe typischer Deformitäten wie Genu varum bzw. Genu valgum, mit und ohne Flexionskontraktur und partieller oder totaler Bandinstabilität. Sie können mit starkem Abbau oder Osteolysen einhergehen.

Die *Vorgeschichte* ist gerade am Kniegelenk häufig unergiebig. Die diskrete Schwellung meist am Rande der Patella fällt dem Patienten häufig gar nicht auf, und es entsteht – wie in der Frühphase der chronischen Polyarthritis allgemein – nur ein gewisses Spannungsgefühl um das Gelenk, ehe sich Schmerzen einstellen. Später wird eine schwammige Schwellung oberhalb der Kniescheibe tastbar, die einer Synovialitis im oberen Rezessus entspricht. Selten entsteht eine Schwellung im hinteren Kapselbereich, die dem Untersucher gelegentlich entgehen kann. Die Patienten klagen über Spannungsschmerzen in der Kniekehle beim Gehen. Oft überraschend zu dem relativ geringen Befund am Gelenk stellen sich bald eine Quadrizepsatrophie und eine Schmerzschonhaltung in leichter Beugestellung ein. In Verkennung der Situation, insbesondere bei initialer Monarthritis des Kniegelenks, wird von der Umgebung des Patienten zur Schmerzschonhaltung in Beugung geraten und dies auch mit Unterlagen des Kniegelenks praktiziert. Sehr unangenehme Schmerzen können schon initial, aber auch im späteren Verlauf, den Befall des Tibiofibulargelenks anzeigen. Das Gelenk soll in ⅓ der Fälle gemeinsam mit dem Kniegelenk befallen (RESNICK u. Mitarb. 1978), nach SCHILLING (1983) aber nur selten betroffen sein. JÄGER u. SCHMIDT haben 1981 eine Subluxation im proximalen Tibiofibulargelenk nach dorsal auf dem Boden einer chronischen Polyarthritis beschrieben. Sie soll bislang im Schrifttum nicht erwähnt worden sein. Bei weiterem Fortschreiten des Krankheitsprozesses ist die Synovitis indessen nicht mehr zu verkennen (Remissionen sind jedoch immer möglich). Die pralle, fast fungös zu nennende Schwellung des Kniegelenks mit Vortreibung des oberen Rezessus oder aber die exsudative Form mit der mehr gleichmäßigen Schwellung lassen sich beide auch palpatorisch gut differenzieren (Abb. 1). Bei ersterer kann die Gewinnung eines Punktats, das auch quantitativ nicht den Erwartungen entspricht, erschwert sein, weil sich die Gewebezotten vor das Lumen auch größerer Punktionsnadeln legen. Bei den exsudativen Formen sieht das Gelenk nach der Punktion bis zur erneuten Bildung eines Ergusses fast normal aus. Viele Ergüsse „kommen und gehen", klingen unter der konservativen Therapie auch ab und bilden sich erst später, andere nach jeder Punktion wieder, so daß schließlich die Therapie neu zu durchdenken ist. Der Bandapparat kann bei diesen Synovialitiden häufig lange stabil sein, gelegentlich aber frühzeitig instabil werden, so daß die Synovektomie dringlich werden kann (TILLMANN 1976). Die anatomische Besonderheit der gelenknahen, in der Kniekehle gelegenen Schleimbeutel bedingt es, daß sich auch bei dem synovialitischen Prozeß der chronischen Polyarthritis Baker-Zysten ausbilden. In Verkennung des Entstehungsmechanismus werden diese oft, auch ohne Erfolg, entfernt, bis dann nach kurzer oder längerer Zeit die eigentliche Ursache, die Synovialitis des Kniegelenks, diagnostiziert wird.

Eine besondere Rolle spielt dabei die Bursa gastrocnemica-semitendinosa. Ihre pralle Füllung, bei der offensichtlich ein Ventilmechanismus beteiligt ist, führt in einem bestimmten Prozentsatz, der noch nicht exakt ermittelt ist, zur Ruptur und zum Absacken des Inhalts in die Muskellogen des Unterschenkels, zur sog. Synovialruptur (Abb. 2). Die Patienten können mitunter den Zeitpunkt der Ruptur exakt angeben. Nicht selten imponiert lediglich eine geschwollene, druckempfindliche Wade, die differentialdiagnostisch gegenüber einer Thrombose abzugrenzen ist. Dazu verhilft die Anamnese (Befragung nach Rupturereignis, nach vorheriger Schwellung des Kniegelenks vor dem Auftreten der Schmerzen in der Wade). Eine sehr schnelle und eindeutige Diffe-

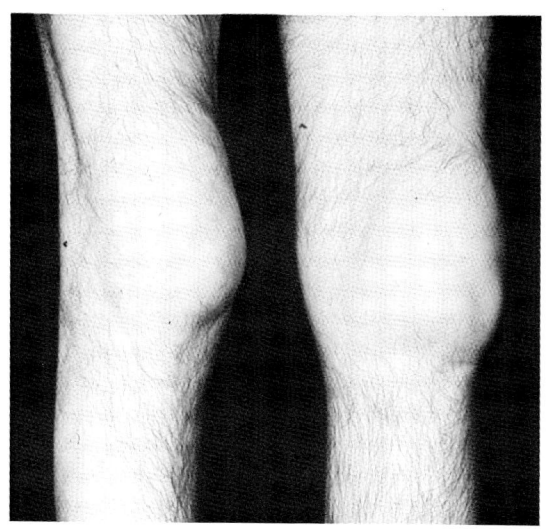

Abb. 1 55jähriger Mann; beidseitiger Befall der Kniegelenke bei seropositiver c. P. im Spätstadium mit massiver Proliferation der Synovialmembran

rentialdiagnose ist mittels der Sonographie möglich, deren Ergebnis auch eine Aussage über die Größe und das Ausmaß des bereits in Organisation befindlichen Anteiles ermöglicht. Im übrigen bietet die Arthrographie die bildlich exakte Darstellung. Wir bevorzugen sie auch in der präoperativen Phase.

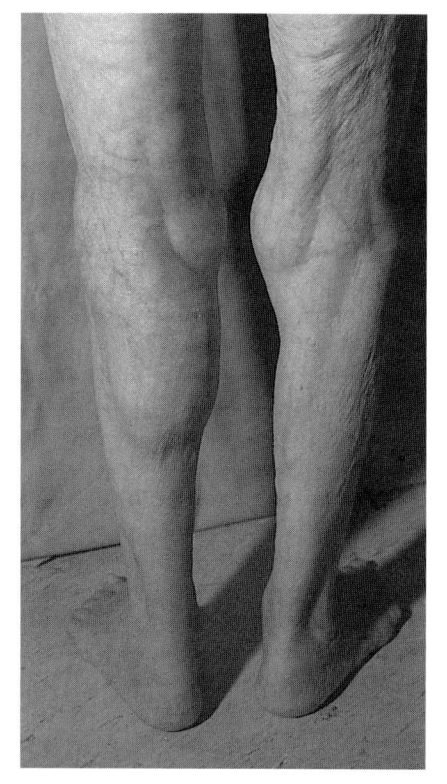

Abb. 2 Synovialruptur bei c. P., als Venenthrombose diagnostiziert

Diagnostische Hilfen

Dem operierenden Rheumatologen werden zwar viele c. P.-Kranke zur Festlegung eines Therapieplans vorgestellt, doch ist der Anteil derer mit unklaren Kniegelenkbeschwerden gar nicht so klein. Zum anderen ist bei Arthritiden unklarer Genese auch daran zu denken, daß die chronische Polyarthritis nicht so selten als Monarthritis des Kniegelenks beginnt (s. auch S. 9.2).
Die Labordiagnostik ist in Bd. IV von GSCHWEND u. Mitarb. ausführlich besprochen worden. Auf die wichtigsten Blutuntersuchungen sei kurz eingegangen. Als weitere hilfreiche Untersuchungsmethode haben sich die Punktion des Kniegelenks und die Untersuchung des Punktats, die sog. Synoviaanalyse, erwiesen (Tab. 1).

Wichtigste Laboruntersuchungen

BKS: beschleunigt
CRP: + (kein Rheumafaktor, sondern unspezifisches Aktivitätszeichen),
hypochrome Anämie,
Serumeisen ist mehr als der Anämie entsprechend erniedrigt,
Serumkupfer erhöht.
Rheumatest
Rheumafaktoren:
im Frühstadium oft negativ,
später positiv.

Der spezifisch wichtigste Rheumatest ist die Waaler-Rose-Hämagglutinationsreaktion, die auch in vereinfachter Form und damit auch sehr schnell durchführbar ist.
Der Latexfixationstest ist der empfindlichste Nachweis der Rheumafaktoren.
Im Hinblick auf die Schwierigkeiten der Diagnostik der Krankheit einerseits und die eingeschränkte Aussagefähigkeit der pathologisch anatomischen Untersuchungen andererseits, ist kurz einzugehen auf:
- die Gelenkkapselbiopsie (Nadelbiopsie nach Parker-Pearson)
und
- die Arthroskopie.

Gelenkkapselbiopsie (Nadelbiopsie nach Parker-Pearson)

Sie ist heute zwar als Nadelbiopsie installiert (ZEVELEY u. Mitarb. 1956), gilt aber indessen nur dann als wesentlicher diagnostischer Eingriff, wenn Proben von mindestens fünf verschiedenen Stellen der Synovialmembran entnommen werden (CRUIKSHANK 1952, SOKOLOFF 1961). Andere Autoren, u.a. SCHUHMACHER u. KULKA (1974), TOLK u. FÖLDI (1971), folgern, daß in 90% aller Fälle aus der winzigen Gewebeprobe eine wichtige Aussage gemacht werden kann.

9.4 Erworbene Krankheiten des Kniegelenks

Tabelle 1 Synoviaanalyse

	Nicht bis wenig entzündlicher Reizerguß	Entzündliches Exsudat (Synovitis)			Pyoarthritis
		Arthritis	Gicht	Pseudogicht	
1. Aspekt	hell, durchsichtig	trüb, undurchsichtig			eitrig
2. Viskosität	fadenziehend	erniedrigter Muzingehalt			
3. Zellzahl (kernhaltige Zellen/µl) 0–800 (–2000)		6000–>40000			>60000
4. Mikroskopie					
a) Nativtropfen:					
Ragozyten	0	10–80	(+)		bis 100%
Mikrokristalle pol.-opt. doppelbrechend	0	0	Na-Urat neg.	Ca-Pyrophosphat pos.	
b) Ausstrich:					massenhaft
segmentkernige Granulozyten	<10%	akut: >80% chron.: <70%			
5. Chemie					
a) Eiweiß	<2,5 g% (3,0)	3 bis >5 g%			
b) Harnsäure	dem Serumwert entsprechend		=>6,4 mg%		
c) Glukose	wie Serumwert	erniedrigt		stark erniedrigt >60 mg%	
d) Laktat		>30 mg%			
6. Enzyme					
a) Aldolase	<3,5 U/l	>3,5 U/l			
b) saure Phosphatase	<13 U/l	>13 U/l			
c) Laktatdehydrogenase	<240 U/l	>240 U/l			
7. Immunologie					
a) Rh.-Faktor	negativ	pos./neg.	neg.	neg.	neg.
b) Immunglobuline	½ Serumwert	=, ↑			
c) C3, C4		=, ↓, ↑			
8. Bakteriologie					
a) Allg.-Kultur					
b) Gonorrhoe	steril	steril	steril	steril	+
c) Tbc-Kultur					

Einblick in Ablauf, Stadium und Therapieeffekte seien möglich (Zeitlshofer 1969). Hingegen schränkt Eulderink (1982) dahingehend ein, daß die zu gewinnenden Aussagen in vielen Fällen limitiert und der Pathologe demnach nicht glücklich sei. Mohr (1984) erklärt diese begrenzte Aussagefähigkeit damit, daß die Synovialmembran nur eine geringe Variationsbreite zu abnormen Reaktionsmustern aufweise, so daß die morphologischen Veränderungen auch bei klinisch klar ausgeprägtem Bild oft keine klare Aussage ergab. Gewinne für die Diagnostik seien nur dann zu erwarten, wenn die Interpretation der Befunde durch klinische und laborchemische Befunde unterstützt wird.

Ein histologischer Gelenkbefund kann daher, so Mohr, oft nicht über die epikritische Zusammenfassung hinausgehen, daß eine Veränderung „vereinbar ist mit" und nicht pathognomonisch ist „für".

Mohr rückt die Bedeutung der Biopsie allerdings wieder in das rechte Licht, wenn er daran erinnert, daß eine ganze Reihe von strukturellen Veränderungen der Synovialmembran einer relevanten Diagnose zuzuordnen ist (Tab. 2).

Arthroskopie

In den operativen Fächern wird, im Gegensatz zur internistischen Rheumatologie, der Arthroskopie gegenüber der Nadelbiopsie deutlich der Vorzug gegeben. Der Vorteil der Arthroskopie liegt in der Tatsache begründet, daß sich meist die operative Therapie an die Arthroskopie anschließt oder bei arthroskopischer Operation unter Kontrolle durchgeführt wird; das jedoch in Abhängigkeit von der Indikation. Deshalb sei an die Schlußfolgerungen Mohrs erinnert, die dieser im Zusammenhang mit der Nadelbiopsie gebracht hat: „Gewinne für die Diagnostik sind nur zu erwarten, wenn die Interpretation der Befunde durch klinische und laborchemische Untersuchungsbefunde unterstützt wird."

Daraus ergibt sich die Tatsache, daß die Arthroskopie bei der diagnostischen Klärung der Gonitis nur bedingten Wert haben kann. Viele der den eindrucksvollen, geradezu modellhaften Abbildungen von Klein u. Huth (1980) zugrunde liegenden Krankheitsbilder sollten heute, bei soliden Kenntnissen der modernen Rheumatologie, ohne Arthroskopie erkannt werden können, zu-

Tabelle 2 Charakteristische Strukturen in der Synovialbiopsie (nach *Eulderink* 1982)

Charakteristikum	Diagnose
Bakterien	bakterielle Arthritis
Pilze	Pilzarthritis
Fremdkörper	Fremdkörperarthritis
verkäste Granulome mit säurefesten Bakterien	Tuberkulose
Mononatriumuratkristalle	Gicht
Calciumpyrophosphatkristalle	Calciumpyrophosphat-Arthropathie
Fragmente aus pigmentiertem Knorpel	Ochronose
Eisenablagerungen vornehmlich in der Synovialzellschicht	Hämochromatose
Amyloidablagerungen in der Synovialmembran	Amyloidose (Amyloid in der Capsula fibrosa ist unspezifisch bzw. Hinweis für Altersamyloidose)
maligne Zellen	Metastasen oder primäre Tumoren, Lymphome oder Leukämien
multiple Inseln aus metaplastisch-proliferiertem Knorpel	Chondromatose
exzessive Ansammlung von irregulären oder kavernösen Blutgefäßen	Hämangiom
Schaumzellen in den Blutgefäßwandungen	Fabrysche Krankheit
Makrophagen mit PAS-positiven Einschlüssen	Whipplesche Krankheit
Hämatoxylinkörperchen	systemischer Lupus erythematodes
nekrotisierte oder vernarbte Arteriitis	Panarteriitis nodosa oder chronische Polyarthritis
rheumatisches Granulom	chronische Polyarthritis
nicht verkäste Epitheloidzellgranulome	Sarkoidose, Tuberkulose, Morbus Crohn oder Pilzarthritis
granulomähnliche Histiozytenproliferation mit mehrkernigen Riesenzellen, ohne Eisenablagerungen	multizentrische Retikulohistiozytose
massive Histiozytenproliferation mit ausgeprägten Eisen- und Fettablagerungen und mehrkernigen Riesenzellen	pigmentierte villonoduläre Synovitis
ausgeprägte Siderose der Synovialzellschicht und des subsynovialen Gewebes	Hämophilie, Hämosiderose, pigmentierte villonoduläre Synovitis, Hämangiom (manchmal auch bei chronischer Polyarthritis oder anderen Synovitiden und Arthrosis deformans)
dichte granulozytäre Infiltration	infektiöse Arthritis, Kristallsynovitis, Morbus Behçet, Morbus Reiter, floride Phase der chronischen Polyarthritis

mal auch der Beitrag des Pathologen oft unbefriedigend bleiben muß (s. auch S. 9.4).
Eine arthroskopische Synovektomie mit der oft notwendigen Gelenktoilette ist u. E. nicht durchführbar. Wir halten daher die Arthroskopie zur Diagnostik chronischer Entzündungen (Kristallarthroskopien, Polyarthritis u. a.) nicht für generell notwendig, wenn alle anderen Untersuchungsmethoden ausgenutzt worden sind. Hierzu gehört allerdings auch als unverzichtbarer Bestandteil der Untersuchung die Synoviaanalyse.

Weitere Entwicklung des Kniegelenks von der Synovialitis bis zur „rheumatischen" Deformität

Der weitere Verlauf der rheumatischen Kniegelenkentzündung ist außerordentlich variabel; das gilt für den zeitlichen Anlauf ebenso wie für die Folgen der chronischen Entzündung.
Nie sollte indessen die Wechselwirkung von Hüft- und Kniegelenk unbeachtet bleiben. Das gilt schon für die Frühphase, insbesondere bei wenig charakteristischen Veränderungen des Kniegelenks. Das Hüftgelenk ist, Sonderformen der Polyarthritis ausgenommen, in ca. 20% aller c. P. mitbetroffen oder erkrankt im Laufe der Zeit

9.6 Erworbene Krankheiten des Kniegelenks

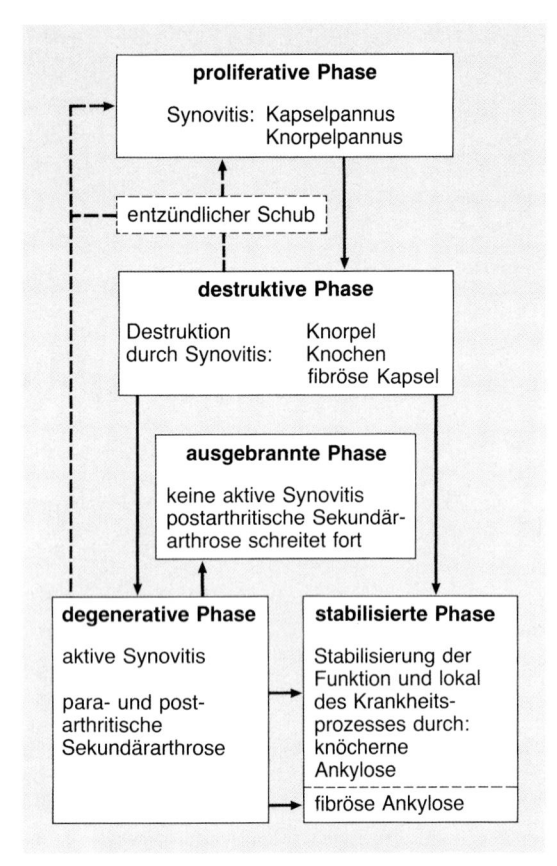

```
         ┌─────────────────────────┐
    ┌───→│   proliferative Phase   │
    │    │  Synovitis: Kapselpannus│
    │    │             Knorpelpannus│
    │    └───────────┬─────────────┘
    │                ↑
    ├┄┄┤ entzündlicher Schub ┊┄┄┄┐
    │    ┌───────────┴─────────────┐
    │    │    destruktive Phase    │
    │    │ Destruktion    Knorpel  │
    │    │ durch Synovitis: Knochen│
    │    │            fibröse Kapsel│
    │    └───────────┬─────────────┘
    │                ↓
    │    ┌─────────────────────────┐
    │    │    ausgebrannte Phase   │
    │    │ keine aktive Synovitis  │
    │    │ postarthritische Sekundär-│
    │    │ arthrose schreitet fort │
    │    └────┬───────────────┬────┘
    │         ↓               ↑
    │  ┌──────────────┐ ┌──────────────┐
    │  │degenerative  │ │ stabilisierte │
    │  │   Phase      │→│    Phase     │
    │  │aktive Synovitis│ │Stabilisierung der│
    │  │              │ │Funktion und lokal│
    │  │para- und post-│ │des Krankheits-│
    │  │arthritische  │ │prozesses durch:│
    │  │Sekundärarthrose│ │knöcherne     │
    │  │              │ │Ankylose      │
    │  └──────────────┘ ├──────────────┤
    │                   │fibröse Ankylose│
    │                   └──────────────┘
```

Abb. 3 Entwicklung der Artikulosynovitis chronischer Polyarthritiden (nach *Wessinghage*)

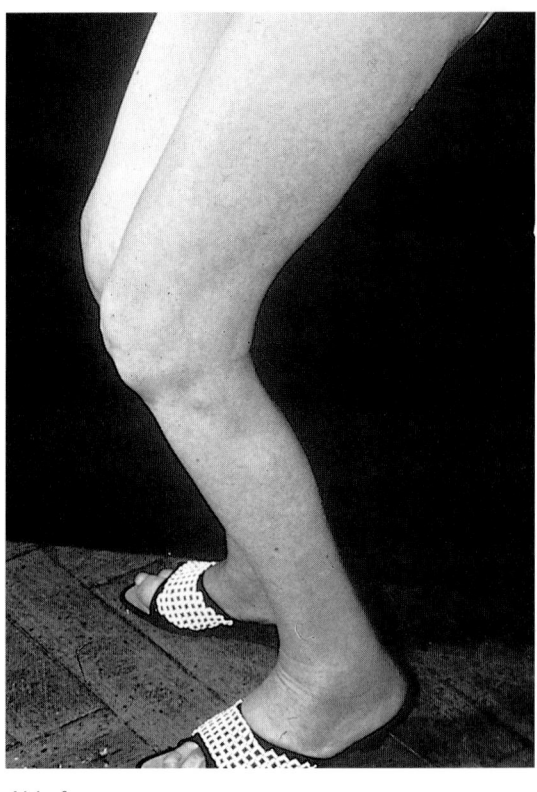

Abb. 4 a-c
a) 68jährige Frau; ausgeprägte Flexionskontrakturen mit Genua valga. Behandlung durch suprakondyläre Osteotomie.

zusätzlich; die Beuge-Adduktionskontraktur beeinflußt das Kniegelenk ganz entscheidend.
WESSINGHAGE (Abb. 3) hat den Verlauf der chronischen Polyarthritis in fünf Phasen unterteilt – eine Einteilung, die das Wesen des Krankheitsprozesses einschließlich der Folgezustände sehr gut erläutert und verständlich macht. Aus der Klinik ist jedoch bekannt, daß nicht jedes Gelenk zwangsläufig alle fünf Phasen durchlaufen muß, sondern auf jeder Stufe, nicht zuletzt abhängig von der Krankheit selbst, aber auch von einer effizienten Therapie, stehenbleiben kann. So gibt es nicht wenige Kniegelenke, die auch bei langjähriger Anamnese eine gute Bandfestigkeit, eine gute Beweglichkeit mit geringgradiger Instabilität und auch röntgenologisch nur diskrete Sekundärveränderungen, in erster Linie in Form sekundärarthrotischer Veränderungen, aufweisen.
In mindest einem Drittel aller betroffenen Kniegelenke ist mit erheblichen, die Funktion beeinträchtigenden Folgezuständen zu rechnen.
Es sind dies:
die Flexionskontraktur – häufig begleitend (Abb. 4a),
das sekundäre Genu valgum (Abb. 4b),
das sekundäre Genu varum,
das Wackelknie (Genu laxans) (Abb. 4c).
Die einseitigen Deformitäten entstehen fast ausschließlich auf arthrotischer Basis oder werden wesentlich mitbestimmt durch Einbrüche des medialen oder lateralen Tibiaplateaus; letztere hängen partiell zumindest sicherlich auch mit der häufigen langjährigen Cortisontherapie zusammen.
Die Bandinstabilität wird beim Gehen besonders sichtbar, wenn der Unterschenkel beim Auftreten nach innen oder außen abgewinkelt wird.
Im Alltagsleben ergeben sich besondere Schwierigkeiten beim Hinsetzen oder Aufrichten aus sitzender Stellung. Die Verhütung derartiger Deformitäten erfordert daher regelmäßige Kontrolluntersuchungen und u. U. auch rechtzeitige operative Maßnahmen.

Operationssitus

Wie schon RICHTER (1976) vermerkt, ist die Zahl der Frühsynovektomierten immer noch relativ selten. Sie nimmt auch wegen der Zunahme konkurrierender Verfahren (chemische Synovektomien – Radiosynovorthesen) derzeit kaum weiter zu. Die meisten Kniegelenke bieten daher bei der Operation ein Nebeneinander von entzündlichen proliferativen Veränderungen der Synovialmembran mit Zerstörungen von Teilen der Gelenk-

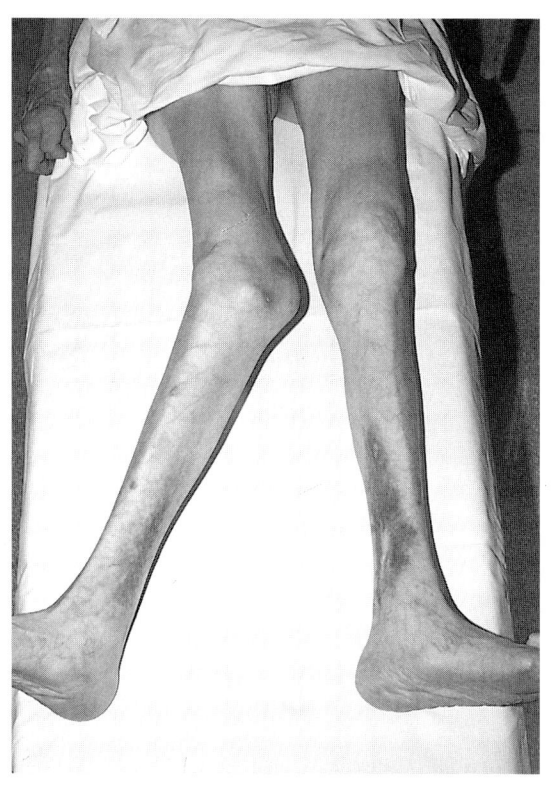

b) 54jährige Frau; Genu valgum, laterale Instabilität

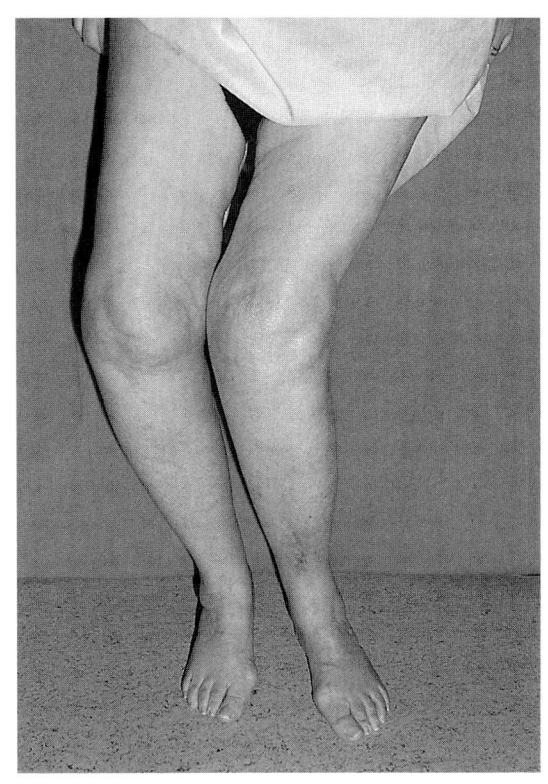

c) 68jährige Frau; ausgeprägte O-Beine mit massiver Instabilität (behandelt mit Totalprothese bds.).

fläche, Meniskusausfaserungen bis zu deren Auflösung, Teilzerstörungen insbesondere der Kreuzbänder und mit Erweichungen der Gelenkknorpel an den Kondylen bzw. der Patellarückfläche (Abb. 5a). In fortgeschrittenen Fällen wird die Knochen-Knorpel-Grenze durch Pannus überzogen, die Gelenke werden unterminiert. Umschriebene Nekrosen, die dem typischen Bild einer Osteochondrosis dissecans entsprechen, haben wir allerdings nur vereinzelt beobachtet (Abb. 5b). Derartig ausgeprägte Hämosiderosen sind jedoch gar nicht so selten.

Röntgenbefund

Akute Arthritiden hinterlassen oft röntgenologisch keine sichtbaren Folgen; die Diagnose kann sich lediglich aus der klinischen Untersuchung oder dem operativen Aspekt ergeben. Die chronische Polyarthritis ist hingegen eine chronische Entzündung zumeist mit zerstörendem Charakter. Sie bedingt im fortgeschrittenen Stadium typische Veränderungen, die man oft auch ohne Kenntnis des Krankheitsbildes auf eine Polyarthritis zurückführen kann. Im Frühstadium können typische Befunde hingegen fehlen; es kommt daher besonders auf die Technik der Röntgenaufnahmen an. Bei einseitigem Befall sind beide Gelenke zum Vergleich zu röntgen; im Zweifelsfall müssen auch a.-p. Aufnahmen von beiden Händen und beiden Vorfüßen in einem Strahlengang angefertigt werden. Die Inspektion der Röntgenbilder hat besonders sorgfältig und wegen der Erkennung der primären Läsionen mit Lupe und Spaltlampe zu erfolgen. Die peri- und intraartikulären Weichteilstrukturen – oberer Rezessus und Kniekehle (die Auftreibung des oberen Rezessus wird oft fälschlich als Bursitis bezeichnet) – und Baker-Zyste sind oft auch ohne Kontrastdarstellung zu deuten.

MÜLLER u. SCHILLING (1983) schätzen ihre Häufigkeit auf 18%; das Tibiofibulargelenk soll nach SCHILLING nur selten befallen sein. Als Faustregel kann man postulieren, daß es auch bei diskretem Röntgenbefund „später ist als man denkt".

SCHILLING, LARSEN und STEINBROCKER haben sich um die Erarbeitung röntgenologischer Kriterien verdient gemacht.

SCHILLING spricht von radiologischen Primärläsionen der chronischen Polyarthritis. Diese Schemata müssen bei Anwendung auf das wichtigste statisch belastete Gelenk modifiziert werden. Die gelenknahe subchondrale Osteoporose ist neben einer gleichmäßigen Atrophie häufiges Frühzeichen (Abb. 6a u. b). Usuren – sie müssen am lateralen Rand des Schienbeinkopfes von Meniskusganglien abgegrenzt werden – sind immer Zeichen einer bereits fortgeschrittenen, auf das Gelenk übergreifenden Synovialitis. Die gleich-

9.8 Erworbene Krankheiten des Kniegelenks

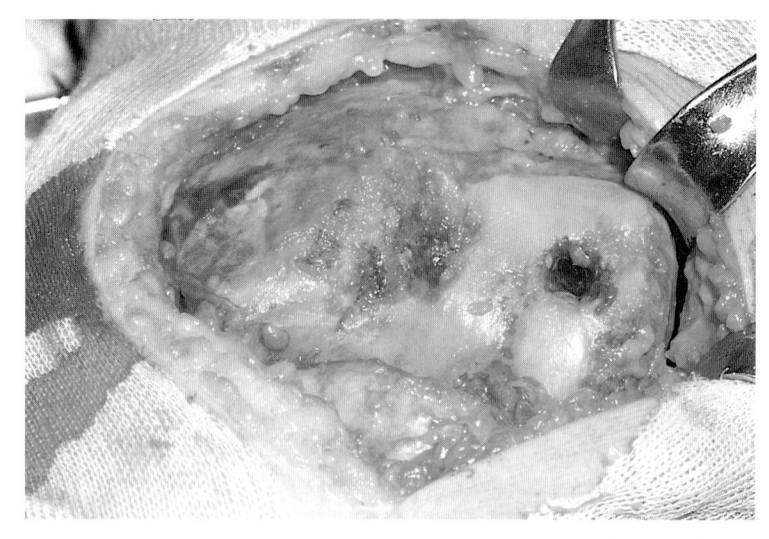

Abb. 5 a u. b
a) Schwere Synovialitis mit ausgeprägter Hämosiderose und schweren Defekten im Patellagleitlager.

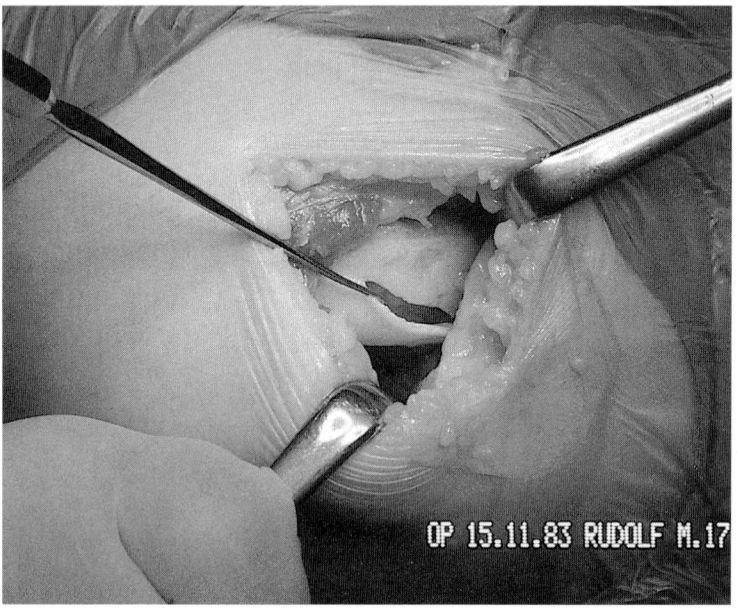

b) Operationssitus bei Kniegelenksynovektomie wegen seropositiver c. P. Seltene Osteochondrosis dissecans des medialen Femurkondylus, Knorpel breit abgelöst, subchondrale Sklerosierung.
Therapie: Synovektomie, Fibrinfixierung des Dissekats. Ergebnis nicht von Dauer

mäßige Verschmälerung des Gelenkspaltes ist am Kniegelenk oft nur eine „scheinbare Gelenkspaltverschmälerung", durch entzündliche Kapsellockerung bei Kindern oder aber meist durch Kniebeugekontrakturen bedingt (Abb. 6c). Gelegentlich sieht man disseziierende Prozesse, die an eine Osteochondrosis dissecans erinnern (vgl. Abb. 5b), wie auch Zysten im Tibiakopf, die auch DIHLMANN (1982) beschrieben hat.

Besondere Aufmerksamkeit verdienen allerdings die auf den medialen oder lateralen Schienbeinkopf lokalisierten Osteolysen. Die Bedeutung dieser lokalisierten Veränderungen wird mehr und mehr bei den Verlaufskontrollen offenkundig, die sich aus den wiederherstellenden Operationen ergeben (s. S. 9.25). Die sich oft sehr diskret anbahnenden Veränderungen – es sind oft kleine subchondrale, aneinandergereihte, sich aber auf einen breiteren Bereich erstreckende Zysten – sind anders als die Signalzysten der Gonarthrose (Abb. 7 a u. b). Sie weiten sich im Verlauf weniger Jahre zu schweren Einbrüchen und Osteolysen aus. In Extremfällen derartiger Verläufe hat sich der Femurkondylus geradezu in den Tibiakopf eingewühlt (Abb. 7 c). Daß dieser Vorgang multifaktorielle Ursachen (hierzu gehören eine bereits im Ansatz vorhandene Fehlstatik, die Schwere der Entzündung, Cortisoneinnahme und eine konsekutive Bandlockerung) hat, wurde schon erwähnt. Ermüdungsbrüche der Fibula bei extremen Genua valga haben wir allerdings nur vereinzelt beobachtet.

Neben diesen Formen mit schwerem einseitigem Abbau eines Tibiaplateaus gibt es allerdings nicht wenige, bei denen die gleichmäßige Erniedrigung des medialen oder lateralen Gelenkspalts überwiegt; wir nennen sie eine postarthritische Deformität.

Auffallend ist schließlich die dritte Gruppe der häufigsten Spätzustände am Kniegelenk, die sich durch gleichmäßige Erniedrigung des medialen und lateralen Gelenkspalts mit allen Zeichen der postarthritischen Arthrose, z. T. mit Schwerpunkt im Retropatellargelenk, auszeichnet.

Wir postulieren daraus die Forderung, gerade bei der Synovialitis der Kniegelenke den Verlauf durch regelmäßige Röntgenkontrollen und bei unilateralen Veränderungen durch im Stehen angefertigte Röntgenaufnahmen zu kontrollieren.

Während lange die Steinbrocker-Kriterien maßgeblich waren, bevorzugen viele Rheumatologen die 1975 von LARSEN vorgestellte Einteilung.

Klassifikation des rheumatoiden Prozesses. Stadien- bzw. Gradeinteilung der c.P. nach radiologischen Kriterien

nach *Steinbrocker* 1949	nach *Larsen* 1975
O.-	– (-ose)
I. Osteoporose: keine oder minimale Destruktion	ungewisse Frühphase: periartikuläre evtl. reversibel Schwellung, gelenknahe Porose, leichte Gelenkspaltverschmälerung
II. Osteoporose: leichte Knorpel- oder subchondrale Knochendestruktion	definitive Frühphase: Erosionen und Gelenkspaltverschmälerung
III. Osteoporose: Knochen- und Knorpeldestruktion, Subluxation und/oder Deformierung	mittlere destruktive Phase: fortgeschrittene Erosionen und fortgeschrittene Gelenkspaltverschmälerung
IV. Osteoporose wie III.	schwere destruktive Phase: erhebliche Destruktion und Gelenkspaltschwund, Deformierung
V.	multilierende Phase: Schwund der Gelenkkonturen, Knochendeformierung

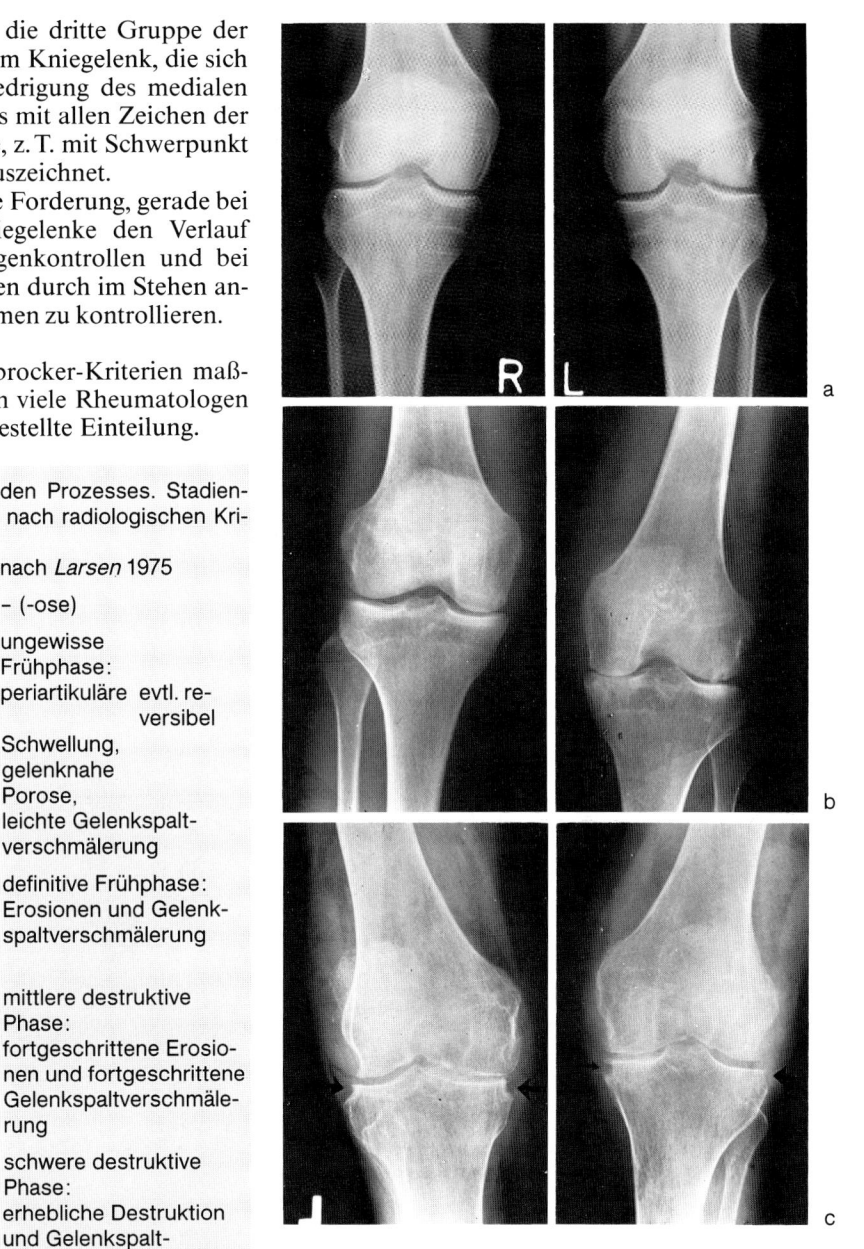

Abb. 6 a–c
a) Röntgenologisch nur gleichmäßige gelenknahe Atrophie, Beobachtungszeit 15 Jahre, keine Sekundärarthrose.
b) 22jährige Frau; Kniebeugekontrakturen, eindeutige Verschmälerung des medialen Gelenkspaltes links, etwas weniger stark auch lateral. Rechts diskretere Veränderungen. Klinisch links: Flexionskontraktur 15°.
c) 66jährige Frau; c.P., polyartikulär, Spätstadium beider Kniegelenke, Gelenkspaltverschmälerung und typische Usuren am Tibiakopf lateral und medial

Formale Pathogenese der chronischen Polyarthritis

Auf die immunpathologischen Vorgänge an der Synovialmembran sind Gschwend u. Mitarb. in Bd. IV ausführlich eingegangen. Die Besprechung der formalen Pathogenese dient dem Ver-

9.10 Erworbene Krankheiten des Kniegelenks

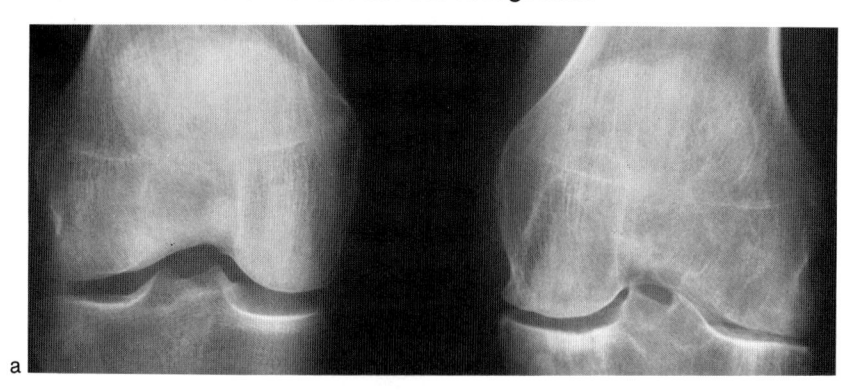

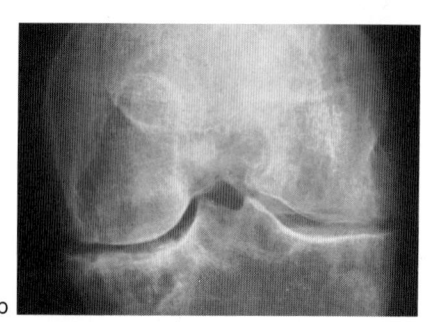

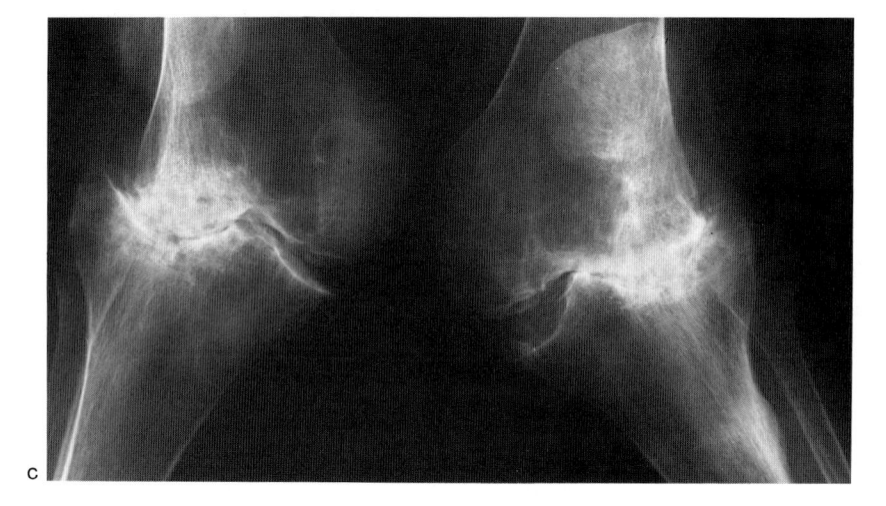

Abb. 7 a–c
a) 56jähriger Mann; c.P., seropositiver polyartikulärer Befall.
b) März 1979: Im medialen Femurkondylus sieht man deutliche Ansätze zu subchondralem Knochenabbau. Die Bälkchenstruktur ist nicht mehr durchlaufend. Im September 1982 deutet sich eher eine Stabilisierung des Befundes an. Die Aufnahme vom September 1983 läßt nunmehr aber eine deutliche Progredienz erkennen. Fortgeschrittener subchondraler Abbau, unregelmäßige Begrenzung des Gelenkspalts, Abbau auch im dorsalen Bereich des medialen Anteils des linken Schienbeinkopfes. Obwohl auch der laterale Femurkopf deutlich abgeflacht, der Gelenkspalt erniedrigt ist, Entschluß zur valgisierenden Tibiakopfosteotomie. Diese läßt bereits Monate nach dem Eingriff eine deutliche Konsolidierung der Knochenstruktur erkennen. Durch weitgehenden Ausgleich der Flexionskontraktur erscheint auch der laterale Gelenkspalt wieder weiter als vorher.
c) 41jährige Frau; seropositive c.P., massive Genua valga bei ausgeprägter Osteoporose, links Ermüdungsfraktur in der Tibia

---

Röntgenmorphologische Elemente der chronischen (destruierenden) Arthritis nach *Schilling* (1984)

1. Destruktionen verschiedenen Grades:
   a) Arrosion: umschriebener Schwund einer Kontur (Kortikalis oder Grenzlamelle),
   b) Usur (Erosion): tiefgreifendere Zerstörung knöcherner (vorwiegend spongiöser) Anteile, die sich zuerst als Marginalusur zeigt, sich aber auch als
   c) Pseudozyste (Geode) projizieren kann,
   d) Osteolyse und Mutilation, die größere Knochenbezirke einschmelzen.
2. Scheinbare Gelenkspaltverschmälerung (als Frühsymptom) bei geringer Fehlstellung (Beugung) oder bei minimaler Subluxation infolge entzündlicher Kapsellockerung.
3. Gelenknahe (paraphlogistische) Störung der Spongiosatextur:
   a) Rarefizierung (Osteoporose),
   b) Dystrophie.
4. Wirkliche Gelenkspaltverschmälerung (als Spätsymptom) bis zum Gelenkspaltschwund infolge Knorpeldestruktion.
5. Subluxation, Luxation und Fehlstellung bzw. Deformierung.
6. Synostosen (vorwiegend karpal und tarsal).
7. Weichteilzeichen (paraartikulär, Erguß, Synovialisschwellung).

Differentialdiagnose:
8. bei psoriatischer Arthritis (*Schilling* 1976):
   a) Synostosen neben Osteolysen,
   b) Kapselansatzossifikationen („Protuberanzen", ossifizierende „Kapsulitis"),
   c) extraartikulärer periostaler Anbau (ossifizierende „Periostitis").

ständnis der der Destruktion des Gelenks zugrundeliegenden Vorgänge. Sie spielt gerade am Kniegelenk, dem statisch am stärksten beanspruchten Gelenk, eine besondere Rolle, ist es doch das Gelenk, das für sich oder in funktioneller Einheit mit den benachbarten Gelenken (kinetische Kette), insbesondere den Hüftgelenken, zu schwerer Behinderung bis zur Abhängigkeit von fremder Hilfe führt.

Ausgangspunkt der Synovitis ist eine Vaskulitis (KULKA), charakterisiert durch zelluläre Infiltrate der Gefäßwandung mit mononukleären Rundzellen und neutrophilen Granulozyten. Mit der gesteigerten Gefäßpermeabilität tritt Fibrinogen aus den Blutgefäßen aus, das sich an der synovialen Oberfläche zu Fibrin polemisiert. Diese Exsudation ist von Nekrosen der Synovialdeckzellen begleitet.

Bei fortschreitender Entzündung ändert sich auch die Zusammensetzung der Entzündungszellen in der Synovialmembran.

Vorwiegend Lymphozyten treten vermehrt auf, während Plasmazellen noch selten sind.

Andere Autoren (zit. nach MOHR 1984) gehen allerdings von einer gleichmäßigen Verteilung der B- und T-Lymphozyten aus. Durch Auseinandersetzung mit einem unbekannten Agens sollen die Lymphozyten zu Plasmazellen differenziert werden (ISHIKAWA u. ZIFF). Diese Vorgänge werden als Stimulans für die gesteigerte Proliferation der Synovialzellen angesehen. Die Anwesenheit von Granulozyten ist nach STIEHL u. GEILER Maßstab für die Aktualität des Prozesses, wie im Gegensatz zu FASSBENDER auch AUFDERMAUR meint.

In akuten Stadien enthält der Erguß lysosomale Enzyme, deren Bedeutung allerdings unterschiedlich gewertet wird. Eine Reihe von Autoren spricht ihnen destruierende Bedeutung zu (BALL 1969, GARDNER 1973). Entscheidend sind wahrscheinlich von der Synovialflüssigkeit oder deren Zellen und vorausgehende Chondrozyten und ein destruierendes Pannusgewebe.

Der zerstörende Charakter der chronischen Polyarthritis beschränkt sich nicht auf die Synovialmembran; er schließt Knorpel, Knochen und Bandapparat mit ein. Die zur Destruktion des Knorpels führenden Mechanismen sind allerdings noch nicht genau geklärt (OTTE 1982).

Eine Reihe von Vorgängen ist denkbar: So ist es möglich, daß die Zerstörung von der Synovialflüssigkeit oder ihren Zellen, von den Chondrozyten aus- oder auf ein destruierendes knorpel- und knochenzerstörendes Pannusgewebe zurückgeht. Auch DINGKE (1979) mißt den Enzymen der Chondrozyten besondere Bedeutung zu. Das aus den paraossären Taschen kommende Pannusgewebe überwächst die Knorpelfläche und dringt auch subchondral vor; es wirkt an der Destruktion mit und erklärt zugleich auch die gelenknahe Osteoporose (TURNER 1970). FASSBENDER spricht im Zusammenhang mit dem Pannusgewebe wegen dessen destruktiven Eigenschaften von tumorähnlichen synoviogenen Zellverbänden. Die Bedeutung der Granulozyten war schon skizziert worden. MOHR u. Mitarb. wiesen 1981 darauf hin, daß bei Untersuchungen des der Knorpel-Knochen-Grenze entstammenden Pannusgewebes – sie unterschieden in zellreiches und zellarmes Pannusgewebe – in der Hälfte der Untersuchungen von zellreichem Pannusgewebe konnten neutrophile Granulozyten an der Destruktionsfront nachgewiesen werden. Gleich hoch war der Anteil bei den vom subchondralen Markraum auf den Knorpel übergreifenden Markpannus.

Zum weiteren zerstörenden Mechanismus gehören auch der Pannusknorpelregion entstammende Enzyme, welche die Proteoglykane und die kollagenen Fasern des Gelenkknorpels abbauen. Der Verlust der Knorpelproteoglykane leitet die Erweichung des Knorpels ein.

Die typischen histologischen Befunde der Synovialitis sind gekennzeichnet durch die villöse Hyperplasie, die zelluläre Infiltration des Stratum synoviale, die der Gelenkinnenhaut aufliegenden Fibrinexsudate sowie Wandnekrosen an den kleinen Gefäßen der Synovialmembran. FASSBENDER bezeichnet an der Synovialmembran auftretende rheumatische Granulome als ein Kriterium erster Kategorie für die Diagnose der chronischen Polyarthritis.

Dem Kliniker fällt oft die erhebliche Siderose auf (vgl. Abb. 5a). BENEKE u. MOHR führen sie auf Mikroblutungen zurück. BENETT u. Mitarb. rechnen mit einem täglichen Blutverlust von 3,6 ml in das rheumatische Kniegelenk. Im mikroskopischen Bild wird Eisen besonders in tieferen Zonen der Synovialmembran gefunden.

Das gezeigte Operationsfoto (vgl. Abb. 5a) ist zweifellos ein seltener Befund, da bei den ausgeprägten Defekten im Knorpel des Patellagleitlagers Mikroblutungen als deren Ursache ausscheiden.

Konservative Therapie

Die medikamentöse Therapie erfolgt im Rahmen der Einschätzung von entzündlicher Aktivität und funktionellem Stadium der gesamten systemischen rheumatischen Krankheit. Sehr häufig ist die Gonarthritis initial noch nicht eindeutig als chronische Polyarthritis einzuordnen. Hilfreich kann hier die Synovialanalyse sein, die auch dem Ausschluß einer Kristallsynovialitis dienlich ist und anhand von Zellzahl, Differentialzellbild und Viskosität die Diagnose der chronischen Polyarthritis unterstützen kann. Die Einleitung der systemischen Therapie ist bereits bei der Diagnose „mögliche chronische Polyarthritis" notwendig. Sie besteht je nach der entzündlichen Aktivität in der Gabe eines ausgewählten nichtsteroidalen Antirheumatikums. Welches der Präparate

9.12 Erworbene Krankheiten des Kniegelenks

man wählt, ist nicht so bedeutsam wie die vorherige Erfragung und die Diagnostik besonderer Risikofaktoren (Magen, Knochenmark, Leber). Außerdem ist eine Allergie gegen die Stoffklasse, aus der man das Präparat gewählt hat, auszuschließen. Schließlich sind die notwendigen Kontrolluntersuchungen, insbesondere im Hinblick auf die bekannten Risikofaktoren, sicherzustellen (Blutbild 10 Tage nach Beginn der Behandlung, dann alle 4 Wochen Wiederholung und Kontrolle von Leber- und Nierenwerten). Auch die Leberwerte (Gamma-GT, SGOT) sollen in die Kontrolluntersuchungen einbezogen werden. Ist die Einleitung einer Cortisontherapie notwendig (erst nach Ausdosierung des nichtsteroidalen Antirheumatikums), so muß nach den Prinzipien der Einleitung einer risikoreichen Therapie verfahren werden. Zuckerstoffwechsel-Störungen und latente Infektionen sind unbedingt vor Einleitung der Therapie schon aus forensischen Gründen auszuschließen. Die Entscheidung über Einleitung einer Basistherapie, ihre Auswahl und Kontrolle muß mit einem darin erfahrenen Therapeuten abgesprochen werden.

Die medikamentöse Behandlung ist niemals ohne gleichzeitige physikalische Therapie durchzuführen. Im Vordergrund stehen zunächst die örtlichen antiphlogistischen Maßnahmen, die die medikamentöse Therapie unterstützen: Kältetherapie als Eisbehandlung, als Kryogelumschlag oder als lokale Kaltluftbehandlung mit nachfolgender krankengymnastischer Übungsbehandlung (Ausgleich oder Verhinderung einer Beugekontraktur). Die Kältebehandlung kann von dem Patienten mehrfach am Tag selbst durchgeführt werden.

Sehr frühzeitig ist an eine Kräftigung der Quadrizepsmuskulatur zu denken; Stabilisationsübungen müssen eingeleitet werden.

Die Entscheidung zur Art des operativen Vorgehens hat die Gesamtsituation der Krankheit (monartikulär - polyartikulärer Beginn, viszerale Beteiligung, bisheriges Ansprechen auf die Therapie) sowie internistische Kontraindikationen zu berücksichtigen. Die Beurteilung des Therapieerfolges setzt eine sehr sorgfältige Dokumentation des Befundes voraus. Bei älteren Patienten muß die zerebrale Leistungsfähigkeit in bezug auf die Anforderung der postoperativen Therapie beurteilt werden.

Wer sich für die Behandlung der chronischen Polyarthritis interessiert (das tun immer mehr Fachkollegen), muß, um der Gefahr der Polypragmasie zu entgehen, die Behandlungsprinzipien genau kennen. Da es sich um eine Krankheit mit chronischem, oft auch progredientem Charakter handelt, ist auch die Behandlungsstrategie langfristig anzulegen. Das Bedürfnis, dem hilfesuchenden Kranken direkt zu helfen, darf nicht vor dem Bemühen zurückstehen, je nach Verlauf die schweren Folgezustände zu verhüten und, wenn notwendig, das Therapiekonzept zu ändern. Leider ist, wie die vielen Späteingriffe in desolaten Stadien zeigen, die Behandlung der chronischen Polyarthritis vielfach noch „einäugig". Neben den medizinischen Aspekten sollte sich der Arzt - mag er im Einzelfall auch nur wenig c. P.-Kranke behandeln - auch in dessen psychosozialem Umfeld auskennen.

Medikamentöse Behandlung

Eine ursächliche Behandlung der c. P. gibt es nicht. Weder die „historische" Herdsanierung noch die von Außenseitern hochgespielte diätetische Behandlung und naturgemäße Heilmethoden vermögen die Krankheit zu heilen.

Basistherapie
Sie fußt auf dem Gedanken, durch Pharmaka in den pathogenetischen Prozeß einzugreifen.
Indikationen hierzu sind:
Frühfälle mit gesicherter Diagnose und entsprechender entzündlicher Aktivität ohne schwere Sekundärveränderungen,
Spätfälle, wenn die Prozeßaktivität den Verlauf noch beeinflussen kann.
Basismittel sind:
Antimalarika (Chloroquinderivate),
Goldpräparate parenteral - (neuerdings auch enteral angewandt),
D-Penicillinamin,
Immunsuppressiva,
Immunstimulantien.
Chloroquinderivate haben eine geringe Nebenwirkungsquote, kommen aber auch nur für Frühfälle mit geringer Prozeßaktivität in Betracht. Die Anlaufzeit ist relativ lang; es gibt auch relativ viele Versager. Trotzdem ist dieses Basistherapeutikum zweifellos wieder im Kommen. Spezialindikation: lupoide Verlaufsform der c. P.
Goldpräparate werden am häufigsten angewandt. Bei relativ hoher Erfolgsquote sind auch die Nebenwirkungen relativ hoch. Sie werden im allgemeinen dem D-Penicillinamin vorgezogen, wenn Chloroquinderivate nicht ausreichen. Die neue orale Applikationsart hat allerdings die traditionelle parenterale Goldapplikation nicht verdrängen können.
D-Penicillinamin hat eine relativ hohe Erfolgsquote, aber auch eine hohe Quote an Nebenwirkungen.
Immunsuppressiva werden nach Versagen der genannten Basistherapeutika eingesetzt. Es sind hochaktive Medikamente mit noch nicht voll überschaubaren Nebenwirkungen. Sie sollen immer mit Kontrazeptiva angewandt werden.
Die *Immunstimulation* ist bislang der Klinik vorbehalten.
Wegen der Problemträchtigkeit der genannten Medikamente, der notwendigen Laborkontrol-

Tabelle 3 Dosenäqivalenz für die verschiedenen Kortikoide bei allgemeiner Behandlung (Angaben in Milligramm)
(aus *H. Kaiser:* Cortisonderivate in Klinik und Praxis, 8. Aufl. Thieme, Stuttgart 1986)

Prednison Prednisolon	Methyl-prednisolon	Prednyliden	Cloprednol	Fluo-cortolon	Triam-cinolon	Para-methason	Dexa-methason	Beta-methason
5	4	6	5	5	4	2	0,75	0,75
7,5	6	9	7,5	7,5	6	3	1	1
10	8	12	10	10	8	4	1,5	1,5
20	16	24	20	20	16	8	3	3
30	24	36	30	30	24	12	4,5	4,5
40	32	48	40	40	32	16	6	6
50	40	60	50	50	40	20	7,5	7,5
100	80	120	100	100	80	40	15	15

len, der speziellen Fragen der Dosierung und der Indikation und Kontraindikationen tut der behandelnde Arzt gut daran, mit dem internistischen Rheumatologen zu kooperieren.

Symptomatisch wirksame Therapie
Die sog. symptomatischen Antirheumatika beeinflussen die Krankheit lokal, d. h. Schwellung und Schmerz. Hierzu gehören die Glukokortikoide sowie die nichtsteroidalen Antirheumatika. Diese Medikamente wirken sofort. Ihre Wirkung läßt nach Absetzen auch sofort wieder nach. Sie sind daher als Sofortmaßnahme insbesondere einzusetzen, bis die Basistherapie greift oder als Begleitmaßnahme der Basistherapie, wenn diese nicht alle Krankheitserscheinungen beeinflußt. Sie eignen sich auch zur Einsparung von Glukokortikoiden, wenn man mit nichtsteroidalen Antirheumatika für eine Dauertherapie nur in einer wegen der Nebenwirkungen nicht tolerablen Dosis auskommt.
Für die Therapie mit Glukokortikoiden gilt die Forderung, die Dosis möglichst niedrig zu halten. Die Dauertherapie sollte ein Prednisolonäquivalent von 7,5 mg nicht überschreiten. Deshalb ist die Kenntnis der Äquivalenzdosis erforderlich (Tab. 3). Die Dosis sollte wegen des zirkadianen Rhythmus der Nebennierenrinde möglichst morgens genommen werden. Retard- und Depotpräparate sind ungünstig.
Die Zahl der nichtsteroidalen Antirheumatika ist nicht mehr zu übersehen. Der Anteil dieser Präparate ist zudem durch die u. E. zu sehr hochgespielten Nebenwirkungen und die spektakulären Einzelfälle in Verruf geraten; bei anderen ist die Anwendungsbreite durch Verdikte des Bundesgesundheitsamtes limitiert.
Als Grundsatz muß gelten: Ein Präparat, das keine Nebenwirkungen hat, hat meist auch keine Hauptwirkung. Gerade wegen der sehr unterschiedlichen Nebenwirkungen (Schwerpunkte: Zentralnervensystem, Magen-Darm-Kanal, Haut) müssen auch die symptomatischen Antirheumatika niedrig dosiert werden.
Von den Herstellern wird immer wieder auf den Wert der sog. Halbwertszeit hingewiesen; kurze Halbwertszeit heißt aber häufig lange Wirkungs-

dauer; solche mit langer Halbwertszeit haben eine kurze Wirkungsdauer (MATHIES).
Die früher häufig eingesetzten beliebten Kombinationspräparate – Kombination eines Glukokortikoids mit einem nichtsteroidalen Antirheumatikum – sind heute obsolet. Wegen der starren Dosis kann die eine oder andere Komponente zu hoch dosiert oder gar ungerechtfertigt sein.
Für den Aufbau einer kombinierten Symptomatikatherapie gibt es folgende Empfehlungen:

Steroide und Nichtsteroide niedrig dosieren, besonders jedoch die Steroide nie mit zwei noch unbekannten Präparaten (Risiken) kombinieren.
Hohe Anfangsglukokortikoidgaben (15–20 Prednisolonäquivalent) sind auf den ganzen Tag zu verteilen, aber bald bis zur Mindestdosis zu reduzieren. Diese dann nur morgens geben.
Das dazu anfänglich zu gebende Nichtsteroid sollte dann ebenfalls bis zur Dauerdosis reduziert, aber auf den ganzen Tag verteilt werden.
Durch die parenterale ACTH-Therapie ist in begrenztem Umfang eine Glukokortikoidwirkung zu erzielen. Die Gefahr, daß die Nebennierenrinde atrophiert, ist zwar nicht gegeben, die Therapie ist aber nicht steuerbar. Außerdem wird die Ausschüttung mineralaktiver Hormone beeinflußt.

Intraartikuläre Cortisoninjektionen sind keine Dauerlösung, können aber gelegentlich für eine gewisse Zeit die Krankheitserscheinungen beeinflussen.

Chemische Synovektomie und Radiosynoviorthese

Obwohl sich die Synovektomie inzwischen längst durchgesetzt hat, wurde aus einer Reihe von Gründen (fehlende Operabilität des Kranken, hohes Alter, Bedenken wegen Operationsrisiken) schon seit Jahren nach lokal angreifenden konservativen Alternativen gesucht; die enorm gestiegenen Krankenhauskosten haben diese Tendenzen gefördert. So wurde das Prinzip der chemischen Synovektomie und der Radiosynoviorthese entwickelt (ANSELL 1963, 1973, DELBARRE 1973).
Unter der chemischen Synovektomie versteht man die intraartikuläre Injektion auf die Synovialmembran wirkender Pharmaka. Die Radiosyn-

oviorthese bedeutet die intraartikuläre Applikation von Radionukliden.

Als Pharmaka zur chemischen Synovektomie werden angewandt die zu den Zytostatika zählenden:
Thiotepa (Cyanamid-Lederle), Cyclophosphamid (Endoxan) und Osmiumsäure, Varicocid.
Im eigentlichen Sinne stellen auch die intraartikulär angewandten Glukokortikoide eine chemische Synovektomie dar. Sie werden allerdings in einem Umfang angewandt, daß man sie nicht immer als chemische Synovektomie auffaßt.

Allgemeines zur chemischen Synovektomie und zur Radiosynoviorthese
Alle zu besprechenden Pharmaka wirken nicht gewebespezifisch; neben den zu erwähnenden lokalen Nebeneffekten gibt es daher oft heftigste Schmerzen und gelegentlich auch Allgemeinerscheinungen.

Zytostatika
Die intraartikuläre Anwendung von Zytostatika hat sich u. E. nicht durchgesetzt. Auf diesem Gebiet erfahrene Rheumatologen haben die Methode enttäuscht verlassen (MÜLLER 1978). Die meisten Autoren (s. auch GSCHWEND u. Mitarb. in Bd. IV) haben keinen andauernden positiven Effekt registrieren können. Wo solche beobachtet wurden, hielt die positive Wirkung im Durchschnitt 16 Monate an. Die Rezidivquote ist sehr hoch (OTTO 1978). Lediglich CHLUD, der die einschlägigen Publikationen zusammengestellt hat, gewinnt dem Verfahren eine positive Seite ab und sieht im Cyclophosphamid eine echte Alternative in jenen Fällen, bei denen eine operative Intervention nicht möglich ist. Die Einzeldosis beträgt nach CHLUD 100–200 mg. 400 mg werden nicht toleriert. Vorübergehende Reaktionen mit Schwellung und Überwärmung wurden nach zu hoher Dosierung beobachtet.

Osmiumsäure
Die intraartikuläre Injektion von Osmiumtetraxyd gilt als Standardmethode bei hochexsudativen Formen der c. P. sowie bei Morbus Reiter und Psoriasisarthropathie jüngerer Individuen unter 40 Jahren (MÜLLER 1984). Hierüber haben aus Finnland NISSILÄ u. Mitarb. und ISOMÄKI (1978), aus der Schweiz BUSSINA (1978) und neuerdings MÜLLER (1984) über gute Erfahrungen berichtet. MÜLLER berichtet über 60% positiver Ergebnisse mit Anhalten des therapeutischen Effekts für 1 Jahr. Da die Wirkung auf die oberflächlichen Schichten der Synovialis beschränkt ist, kommt das Medikament nicht für die proliferativ-exsudativen Formen der Synovitis in Betracht. Die Frage nach der Schädigung des Gelenkknorpels, die sich bei jedem intraartikulär angewandten Pharmakon stellt, wird von den meisten Autoren verneint. Demjenigen, der einmal die eindrucksvolle, durch die Osmiumsäure verursachte Schwarzfärbung des Gelenkknorpels und die Speicherung des Medikaments in der Synovialmembran gesehen hat, überkommen allerdings gelinde Zweifel daran, daß dieser Optimismus berechtigt ist.

Varicocid
Varicocid, ein Gemisch aus Natriumsalzen und Fettsäuren, wird in der Phlebologie seit langem zur Verödung von Krampfadern angewandt. Die Anwendung zur chemischen Synovektomie und der dabei folgenden Verödung der Synovialgefäße lag gewissermaßen in der Luft. NICULESCU stellte 1970 diese Methode erstmalig vor; sie wird in der Zwischenzeit von einigen Rheumatologen besonders gern an den Fingergelenken angewandt. TILLMANN u. NICULESAU (1978) und HABE (1978, 1981) haben über gute Ergebnisse berichtet. Sie wenden Varicocid regelmäßig an. Wenn sich diese Methode nicht allgemein durchgesetzt hat, so liegt das u. E. an den der Injektion in das Gelenk folgenden erheblichen Reaktionen. Diese bestehen in einer massiven Schwellung mit enormen Schmerzen, die oft die Anwendung von starken Analgetika erfordern. NICULESCU beobachtete nur einmal eine heftige allergische Reaktion nach Injektion von Varicocid in mehrere Gelenke. Kontraindikation sind Nieren- und Leberschäden. OTT (1978) sah nach Injektion des Mittels in ein Fingermittel- und -grundgelenk zunächst eine starke Schmerzreaktion, der sich eine Versteifung der dann schmerzfrei werdenden Gelenke anschloß; röntgenologisch ging diese Ankylose mit destruierenden Veränderungen der injizierten Gelenke einher (Die Autoren sahen einmal die Folgen einer Injektion von jeweils 1,4 ml Varicocid in ein Fingergrund- und Fingermittelgelenk desselben Fingers; Mittel- und Endglied des betroffenen Fingers wurden nekrotisch und mußten amputiert werden). Da aus der phlebologischen Literatur Gangrän des Unterschenkels und Fußes nach versehentlicher intraarterieller Injektion von Krampfaderverödungsmitteln beschrieben worden ist, wird man bei der Injektion in kleine Gelenke besonders sorgfältig sein müssen; für größere Gelenke sollten derartige Bedenken nicht gelten. Insgesamt machen die beschriebenen Nebenwirkungen trotz des zweifellos guten Effektes die Bedenken gegen die Anwendung des Medikaments zur chemischen Synovektomie und die Tatsache, daß diese Methode nicht weit verbreitet ist, verständlich.

Die intraartikuläre Anwendung radioaktiver Präparate geht besonders auf ANSELL u. Mitarb. (1963), DELBARRE u. Mitarb. (1973), OKA u. HYPEN (1974) sowie VIRKUNEN u. Mitarb. (1967) zurück.

Die seitdem für die einzelnen Gelenke gebräuchlichsten Radionuklide sind in der Tab. 4 zusammengefaßt.

Inzwischen hat sich indessen erwiesen, daß Ra-

Tabelle 4 Art und Dosierung der Radionuklide in mCi bei der Radiosynoviorthese verschiedener Gelenke (nach *Rampon* u. Mitarb.)

Gelenk	Radionklid		
	Y-90	Re-186	Er-169
Schulter		2–3	
Ellenbogen		1,5–2	
Hand		1,5–2	(1,5–3)
Fingergrundgelenke			0,5–1
Fingermittelgelenke			0,25–0,5
Hüfte		3–4	
Knie	3–6		
Sprunggelenk		1,5–2	(2–3)

diogold nicht nur einen lokalen Effekt hat. Von diesem Radionuklid ist seit langem bekannt, daß mehr als 10% des injizierten Goldes in die regionalen Lymphdrüsen abwandert (VIRKUNEN u. Mitarb. 1967). Das Mittel der Wahl ist derzeit für Hüft- und Kniegelenke Yttrium 90, insbesondere für Kranke über 50 Jahre. Die Altersgrenze wird aber im allgemeinen bei 40 Jahren angesetzt.
Die Injektion wird wegen der gesetzlichen Bestimmungen über den Umgang mit radioaktiven Substanzen gewöhnlich in Zusammenarbeit mit dem Nuklearmediziner gemacht, wegen der Aggressivität der Substanz ist nach M. MÜLLER die strenge Beachtung folgender Auflagen dringend geboten:
Peinliche Asepsis.
Richtige Auswahl des Radionuklids für das zu behandelnde Gelenk.
Injektion muß einwandfrei intraartikulär sitzen.
Rückfluß des Radionuklids muß vermieden werden (evtl. sollte durch den Stichkanal physiologische Kochsalzlösung oder noch besser ein Kortikoid auch zum Abfangen der Strahlensynovitis injiziert werden); herausfließendes Yttrium verursacht Nekrosen in der Umgebung des Gelenks.
Gelenk sollte 3 Tage nur wenig bewegt werden, um einen erhöhten Abfluß aus dem Gelenk zu vermeiden.
Andere Autoren halten indessen einen stationären Aufenthalt nicht für erforderlich.
Über die Wirkungsweise des Yttriums gibt es eine Reihe von Untersuchungen (ISOMÄKI u. Mitarb. 1972, MÜLLER u. Mitarb. 1974, YATES 1973, MOHR u. Mitarb. 1977, KÖHLER u. Mitarb. 1981, REMAGEN 1978). Daraus ergibt sich, daß das kolloidale Yttrium zunächst nach der Applikation rasch von den Synovialdeckzellen phagozytiert wird und sich in den oberflächlichen, dann auch in den tieferliegenden Zellagen anreichert. Dabei werden die synovialen Deckzellen stark geschädigt; Zahl und Hyperämie der Synovialiszotten nehmen ab (MÜLLER u. Mitarb. 1974, YATES 1973). Später stehen Fibrosierungsvorgänge im Vordergrund, auf die wahrscheinlich der günstige Effekt dieser Therapie zurückzuführen ist (PAVELKA u. Mitarb. 1973), da die Strahlenfibrose

Filtration und Resorption der Synovialflüssigkeit herabsetzt und das fibrotische Gewebe weniger auf einen exsudativen Schub reagieren kann.
Diese Mitteilungen beruhen zunächst auf relativ wenigen Untersuchungen. Auf die neuesten (M. MOHING u. MOHR 1984) gehen wir noch ein (s. S. 9.16).

Ergebnisse der Radiosynoviorthese
Die Ergebnisse der Radiosynoviorthese hängen von einer Reihe von Umständen ab. Zu berücksichtigen sind:
Art der Krankheit,
Zeitpunkt des Eingriffs,
Stadium und Ausprägung des lokalen Gelenkprozesses,
Verteilung des Radionuklids im Gelenk,
Lokalisation des behandelten Gelenks,
allgemeiner Krankheitsverlauf und seine Beeinflussung durch die Basistherapie.
Im Gegensatz zu den Untersuchungen über Langzeitergebnisse von Kniegelenksynovektomien gibt es aber nur wenig Mitteilungen über lang- oder mittelfristige Erfahrungen. DELBARRE u. Mitarb. (1973) haben in einer kleinen Serie bei 21 Fällen 40% gute Ergebnisse beobachten können. Obwohl MÜLLER auf 14 Jahre Erfahrungen (mit insgesamt 1870 Radiosynoviorthesen) zurückblicken kann, übersieht er nur eine mittlere Besserungsrate von etwa 61% bei einer Beobachtungsdauer von 2 Jahren. M. MOHING (1984) hat in einer Studie, die sich auf die Auswertung von 245 Injektionen stützt, nur über bescheidene Ergebnisse berichten können. Dabei wurden auch die Maßstäbe für die Bewertung niedrig angesetzt.
Gleichzeitig wurden die Operationspräparate von 51 Kniegelenksynovektomien, denen eine ein- oder zweimalige Radiosynoviorthese mit Yttrium 90 vorausgegangen war, eingehend histologisch untersucht. Bei der Auswertung der klinischen Untersuchungen ergaben sich folgende Ergebnisse:
1. 44,2% hatten keinerlei Besserung. Im Durchschnitt hielt die Besserung 15,7 Monate an; bei 38,5% trat ein Rezidiv mit Ergüssen auf. 2 Patienten brachte die erneute Synoviorthese für weitere 36 Monate eine Besserung der Beschwerden.
2. Bei 55% der mit positivem Ergebnis Behandelten wurde gleichzeitig eine Basistherapie durchgeführt; von den ohne Erfolg Behandelten nahmen nur 30% ein Basistherapeutikum ein.
3. 40% der Kranken mit mono- oder oligoartikulärem Befall mußten nach der Injektion weiterhin geringe Mengen eines Glukokortikoids oder eines nichtsteroidalen Antirheumatikums einnehmen.

Die Ergebnisse schwanken allerdings sehr und hängen offensichtlich auch vom Stadium der

Krankheit (OKA u. HYPEN 1974, GUMPEL 1973, STEVENSON 1973) ab. Da auch Yttrium 90 nicht synovialspezifisch wirkt, stellt sich logischerweise die Frage nach schädlichen Nebenwirkungen, der besonders KERSCHBAUMER wiederholt und M. MOHING u. MOHR (1984) zuletzt nachgegangen sind. SCOTT 1976 hatte die Frage aufgeworfen, ob radioaktives Yttrium nicht mehr Schaden als Nutzen brächte. Er beobachtete, daß anfangs stabile Kniegelenke in einem nicht unerheblichen Teil einer mit Yttrium behandelten Gruppe von c.P.-Kranken instabil wurden. KERSCHBAUMER hat nach einer Dosis von 5 mCi 3 Monate nach der Synoviorthese geringgradige degenerative Veränderungen des Gelenkknorpels beobachtet.

Ergebnisse der pathologisch anatomischen Untersuchungen

Da eine nicht unerhebliche Zahl von mit Yttrium Vorbehandelten später doch operiert werden mußten, ergab sich auch die Möglichkeit zu eingehenden pathologisch-anatomischen Untersuchungen.

Ergebnisse

Die bislang mitgeteilten Einzelbeobachtungen schon zitierter Autoren werden nunmehr durch die größeren Untersuchungskollektive von M. MOHING u. MOHR stabilisiert. Häufigste Befunde waren Fibrosen der Synovialmembran, Fibrinauflagerungen auf dieser, Knochen- und Knorpelsequester, Hämosiderinablagerungen sowie in 33 Fällen (von 50) lympho- und plasmazelluläre Infiltrate. Die Autoren interpretieren ihre Feststellungen sehr vorsichtig wie folgt:

1. Das häufige Auftreten von Knochen- und Knorpelsequestern in der Synovialmembran unterstützt die Vermutung, daß Yttrium den Gelenkknorpel, die Kreuzbänder und vielleicht auch den Knochen schädigen kann.
2. Nach Radiosynoviorthese kommt es gehäuft zu fibrösen Veränderungen im Bereich der Synovialmembran.
3. Stärkere, z.T. organisierte Fibrinablagerungen weisen auf die durch das Yttrium hervorgerufenen Nekrosen und Fibrinexsudation hin.
4. Die Folgen der Radiosynoviorthese scheinen trotzdem geringfügiger zu sein als die direkten Schädigungen durch die Krankheit selbst.

Ähnliche Überlegungen waren schon von SCOTT und KERSCHBAUMER angestellt worden.

Die vorsichtige Beurteilung der histologischen Befunde ist insofern berechtigt, als es sich überwiegend um Operierte im Stadium III nach STEINBRUCKER gehandelt hat.

Vergleichende Bewertung der Vorteile und Nachteile von Synovektomie und Synoviorthese.

MÜLLER hat die Vorteile und Nachteile in der Tab. 5 gegeneinander abgewogen. Ein wesentlicher Nachteil ist dabei nicht erwähnt. Die Diagnose Frühbehandlung trifft in den meisten Fällen gar nicht mehr so zu, da auch bei diesen – wie gelegentliche Frühsynovektomien zeigen – ergänzende Operationen wie Abtragung nekrotischer Knorpelpartien, defekter Menisken oder Zusatzoperationen wie Einkerbung der Retinakula zur Entlastung der retropatellaren Gelenkfläche nicht möglich sind. Eigentlich wäre somit jeder chemischen Synovektomie oder Radiosynoviorthese eine Arthroskopie vorauszuschicken; diese Forderung dürfte freilich nicht realisierbar sein.

Aufgrund eigener Erfahrungen und der Untersuchungen von M. MOHING u. MOHR werden folgende Empfehlungen zur Radiosynoviorthese gegeben:

Es sollten nur in Ausnahmefällen Kranke unter 40 Jahre behandelt werden.

Die Injektion sollte auf Frühfälle mit einer Krankheitsdauer von nicht länger als 5 Jahre beschränkt werden.

Rezidivoperationen nach vorausgegangener Synovektomie haben eine größere Chance bei der Radiosynoviorthese, besonders bei Wiederholung.

Tabelle 5 Vor- und Nachteile der Radiosynovektomie und der Synovektomie (nach *Müller*)

	Vorteile	Nachteile
Radiosynoviorthese	kleiner Eingriff keine Rehabilitation notwendig auch bei inoperablen Patienten möglich kurzer Krankenhausaufenthalt niedrige Kosten bei Wirkungslosigkeit ohne weiteres Wiederholung oder Synovektomie möglich	Strahlenexposition mit ihren Folgen (durch entsprechende Maßnahmen klein zu halten) keine Anwendungsmöglichkeiten bei Tenosynovitiden bei ausgeprägter Gelenkzerstörung und bei Gelenkinstabilitäten ineffektiv
Synovektomie	rekonstruktive Maßnahmen am Gelenk möglich Eingriff auch bei Tenosynovitiden möglich vielleicht bessere Behandlungsmöglichkeiten bei ausgedehntem Pannus und starken Synovialhyperplasien	bei inoerablen Patienten nicht anwendbar längere Rehabilitationsphase evtl. Funktionseinbußen im operierten Gelenk polyartikuläre Eingriffe (mit Ausnahme der Fingergelenke) problematisch hohe Kosten

Der Patient sollte auf eine Basistherapie eingestellt sein.

Bei nichtoperablen Kranken kann auch in späteren Stadien der Krankheit Yttrium 90 angewandt werden.

Stellung zu nehmen ist auch zur Frage, ob Yttrium 90 in Kniegelenke mit Baker-Zysten injiziert werden soll. Die Teilnehmer des Eular-Symposions in Basel 1977 waren sich einig, daß Kniegelenksynoviditen mit Baker-Zysten nicht mit Yttrium behandelt werden sollten; andere Autoren (GERBER 1980) empfahlen dieses hingegen.

Wir halten an der oben zitierten Empfehlung fest. Zu bedenken ist, daß Synovialrupturen in der Kniekehle bei sehr hohem Gelenkinnendruck nicht selten und auch nicht immer vorhersehbar sind.

Andererseits werden nach der Injektion des Radionuklids aber auch Strahlensynovitiden beobachtet, die möglicherweise den Gelenkinnendruck erhöhen und somit auch eine Synovialruptur verursachen könnten. Derartige Beobachtungen sind nur einmal mitgeteilt worden (W. MÜLLER 1985), sollten aber mit zunehmender Anwendung dieser Behandlungsmethode ins Kalkül einbezogen werden. Zum anderen sind die Baker-Zysten oft massiv mit synovialen Gewebewucherungen gefüllt, so daß auch der Verbindungsweg zum vorderen Rezessus „verstopft" sein kann. In diesen Fällen kann das Yttrium wegen der geringen Tiefenwirkung ohnehin auch keinen therapeutischen Effekt haben.

Abschließende Stellungnahme zu den Vor- und Nachteilen der Synoviorthese und Synovektomie
Man kann den Wert der Radiosynoviorthese euphorisch, skeptisch oder realistisch bewerten. Wir betrachten ihn realistisch. Chemische Synoviorthese und Radiosynoviorthese mit der operativen Synovialektomie zu vergleichen, ist u. E. nicht möglich, da die Bezugsgrößen verschieden sind, die Risiken für die operative Synovektomie bekannt und abschätzbar sind (was für die Radiosynoviorthese noch nicht gilt) und es schließlich auch gerade für die Ergebnisse der Kniegelenksynovektomie genügend Langzeitbeobachtungen über Früh- und Spätsynovektomien gibt (vgl. Tab. 9 Seite 9.23). Diese Feststellung gilt nicht für die Radiosynoviorthese oder chemische Synovektomien, wobei noch offen bleibt, welche Nebenwirkungen beide Pharmaka auf die nicht betroffenen Strukturen des Kniegelenks, insbesondere auf den Gelenkknorpel, haben. Daß diese so harmlos sein sollen, wie gelegentlich angenommen wird, halten wir für einen noch ungenügend fundierten Optimismus. Daß während 7jähriger Anwendung der Radiosynoviorthese noch kein Malignom in der Literatur beschrieben sein soll (ROUCAYROL 1973), ist tröstlich, aber letztlich – was den Wert der Behandlung angeht – keine positive Aussage. Der Vorteil der Synoviorthese liegt zweifellos in der Tatsache, daß man die Injektion nach Versagen wiederholen und schließlich auch danach noch operieren kann. Freilich ist auch die Frage zu stellen, ob dazwischen nicht wiederum wertvolle Zeit verstreicht. Einschränkend ist ferner zu sagen, daß viele Frühsynovektomien (vom Röntgenbefund aus als solche angesprochen) in situ eben doch keine solchen sind, sondern in diesem Stadium bereits zusätzliche Eingriffe notwendig sind. Aus Untersuchungen an einem repräsentativen Krankengut von 51 Nachoperierten ergibt sich, daß die Spätsyovektomie der Radiosynoviorthese überlegen ist. Das ist aber kein rechter Trost, da die Ergebnisse der Spätsynovektomie zwar auch noch beachtlich, aber doch nicht so anhaltend sind wie die der Frühsynovektomie.

Die Radiosynoviorthese hat auch in unseren therapeutischen Überlegungen nach wie vor einen festen, wenngleich eng umrissenen Platz. Ob sie eine echte Alternative zur operativen Synovektomie ist, läßt sich derzeit keineswegs abschätzen.

Entzündungsbestrahlung

Sie ist bekannt als *totale Bestrahlung der Lymphdrüsen* und als *Entzündungsbestrahlung der Gelenke*.

Der totalen Bestrahlung der Lymphdrüsen wird ein immunosuppressiver Effekt zugesprochen (FUCHS 1984, KOTZIN u. Mitarb. 1981, MCCUNE u. Mitarb. 1982). Diese Form der Therapie wirkt nachgewiesenermaßen antiinflammatorisch; die Beobachtungszeit reichte bislang allerdings nicht über 6 Monate hinaus. Neuerdings werden auch Zeiträume bis zu 13 Monaten angegeben (NÜSSLEIN u. Mitarb. 1984).

Die totale Bestrahlung der Lymphdrüsen ist im Zusammenhang mit anderen Methoden zu sehen, die für die c. P. so wichtigen Lymphozyten zu eliminieren. Hierzu gehört auch die Ductusthoracicus-Drainage.

Die Ergebnisse der Bestrahlung von der Polyarthritis betroffener Gelenke sind nach DIHLMANN enttäuschend. Bestrahlungserfolge bei ca. 30% der so behandelten müssen nach DIHLMANN den Verdacht aufkommen lassen, daß es sich um einen Plazeboeffekt handelt. DIHLMANN verweist auf die Publikation von BEECHER: The powerfull placebo (1955).

Operative Therapie

Operationen sind ein fester Bestandteil eines Therapieplans und aus diesem nicht mehr hinwegzudenken. Das klingt heute höchst aktuell, darf aber nicht darüber hinwegtäuschen, daß alle ausgeführten Eingriffe historische Vorläufer haben, z. T. in Vergessenheit geraten sind und erst in den letzten 20 Jahren einen sicheren Platz im Therapieplan bekommen haben. Sie laufen z. T.

der Geschichte der Alloarthroplastik parallel. KARCHER (1968) hat die Entwicklung der operativen „Rheumabehandlung" geordnet.

SMYTH (1964) hält die Verbesserung der Behandlung der chronischen Polyarthritis durch operative Eingriffe für den größten Fortschritt überhaupt.

Die Besonderheiten der Krankheit verlangen, abhängig von Situation, Verlaufsform und Allgemeinzustand, eine Reihe von Überlegungen, in die der Therapieplan eingebettet werden muß. GSCHWEND hat die verschiedenen flankierenden Maßnahmen schon erschöpfend dargestellt; wir streifen sie daher nur kurz, soweit es notwendig ist.

So spielt die Operabilität des Kranken eine Rolle; die eingehende internistische Untersuchung ist damit unerläßlich. Bei älteren Kranken ist die zerebrale Leistungsfähigkeit für die Mitarbeit in der postoperativen Phase zu berücksichtigen. Wird der Kranke – zumal bei Mehrfacheingriffen – die „Strapazen" der postoperativen Phase meistern?

Sieht man von diesen allgemeinen Überlegungen ab, so wiegen die speziellen Probleme am schwersten, wenn neben beiden Kniegelenken auch benachbarte Gelenke, insbesondere beide Hüftgelenke, befallen und schließlich auch die Gelenke der oberen Extremität betroffen sind. Bislang gut tolerierte Ausfälle der oberen Extremität können dekompensiert werden, wenn nach Eingriffen an der unteren Extremität – etwa nach Alloarthroplastiken – das operierte Bein vorübergehend nicht belastet werden darf und der Kranke in einer Zwischenphase auf den Gebrauch von Gehhilfen angewiesen sein kann. Solche müssen dem Kranken zur Verfügung gestellt werden. Man tut gut daran, ihn möglichst vor dem Eingriff mit deren Anwendung vertraut zu machen. So ist ein gewisses Strategietiming erforderlich. Evtl. müssen vorher die notwendigen Eingriffe an der oberen Extremität vorausgehen oder – wie in leistungsfähigen, erfahrenen Abteilungen möglich – z.T. nebeneinander ausgeführt werden.

Das setzt ein besonderes Vertrauensverhältnis zwischen Arzt, Operationsteam und Patient voraus. Dieser muß, besonders wenn mehrere Eingriffe notwendig sind, auf die Anforderungen aufmerksam gemacht werden, die zur Erreichung des gesetzten Zieles auch an den Kranken gestellt werden. Somit ist auch eine gewisse psychologische Vorbereitung dringend geboten.

Auch der Anästhesist muß mit den Besonderheiten der Anästhesie beim c.P.-Kranken vertraut sein. So können Intratracheal- wie auch Regionanästhesie bei juveniler Polyarthritis erschwert sein, wenn die Wirbelsäule versteift ist und die Kieferklemme die Intubation erschwert, bei Erwachsenen ergeben sich durch Instabilitäten der oberen Halswirbelsäule Schwierigkeiten bei der Lagerung. Kranken mit langer Cortisonmedikation darf das Cortison vor der Operation nicht plötzlich entzogen werden; es ist vielmehr zur Vermeidung eines Schocks zu erhöhen (Lund-Schema). Lediglich Immunsuppressiva werden präoperativ abgesetzt; einige Autoren setzen auch D-Penicillinamin ab (s. auch GSCHWEND u. Mitarb., Bd. IV).

Viele operierende Rheumatologen verlegen ihre Patienten nach den Eingriffen zum Anschlußheilverfahren in eine entsprechende Fachklinik. Diesen Kliniken ist die dankbare Aufgabe gestellt, den Operationserfolg zu stabilisieren und noch weiter auszubauen. Bei der Vielfalt der Operationsverfahren, häufig dazu noch solcher, die keine Standardverfahren sind, sondern die „persönliche Note" des Rheumaorthopäden tragen, kann die fehlende Information über die vorgenommene Operation das Ergebnis in Frage stellen. Gute Zusammenarbeit und Erfolg setzen daher die erschöpfende Information des Weiterbehandelnden voraus.

Das Kniegelenk dürfte bei der chronischen Polyarthritis zweifellos das am häufigsten operierte Gelenk sein. Wir bezeichnen es gern als das „Flaggschiff" der Rheumaorthopädie. Es ist das Gelenk mit der größten Tradition seit VOLKMANN, zudem aber auch das Gelenk mit der u.E. größten Problematik (s. auch Kniegelenkprothetik S. 9.28–9.41).

Die Übersicht über die Verteilung der Operation auf die einzelnen Gelenke dürfte unabhängig von der Zahl der Operationen für die meisten Kliniken mit rheumatologischer Erfahrung gelten. Die Zahl der Operationen hat sich zwar erhöht, die Relation der Eingriffe zueinander aber nicht wesentlich geändert.

Präventiveingriffe – Synovektomie

Am Kniegelenk dürfte die Synovektomie zweifellos der häufigste Eingriff sein (1964–1984 1400 eigene Operationen). An zweiter Stelle stehen endoprothetische Eingriffe.

Obwohl die erste Kniegelenksynovektomie schon 1877 von VOLKMANN in Deutschland an einem tuberkulösen Kniegelenk gemacht worden ist, somit vor mehr als 100 Jahren, haben Operationen bei der chronischen Polyarthritis bei uns erst seit ca. 20 Jahren an Bedeutung gewonnen. Beeinflußt durch Besuche in skandinavischen und englischen Rheumazentren, nahmen Eingriffe, inauguriert durch VAINIO, in Deutschland erst allmählich die ihnen gebührende Stellung ein. Diese Operationen können in solche *präventiven* und solche *rekonstruktiven Charakters* eingeteilt werden; wir folgen hier aber der Einteilung von TILLMANN:

Operationsmöglichkeiten bei chronischer Polyarthritis
A. präventiv
  1. Gelenksynovektomie
  2. Tenosynovektomie
B. rekonstruktiv
  1. Korrektur von Deformierungen
    a) am Knochen
    b) am Kapsel-Band-Apparat
    c) an Sehnen
  2. Arthrodesen
  3. plastische Eingriffe
    a) an Gelenken ⎱ mit und ohne Fremdma-
    b) an Sehnen ⎰ terial

Dringliche Operationsindikationen bei chronischer Polyarthritis
Absolut: Gefahr akuter Funktionsverschlechterung.
Beispiele:
1. Nervenkompressionssyndrome (N. ulnaris, N. medianus)
2. drohende Sehnenrupturen (Fingerstrecker, Fingerbeuger)

Relativ:
kontinuierliche Verschlechterung von Funktionen und Operationschancen
Beispiele:
1. aktive Synovitis der Hüftgelenke
2. beginnende Bandinstabilität der Kniegelenke
3. beginnende Knopflochdeformierung der Finger

Der Präventiveingriff ist am Kniegelenk die Synovialektomie, heute meist Synovektomie genannt. Da die Ursache der chronischen Polyarthritis nicht bekannt ist, kann die Synovektomie nur ein Eingriff am Erfolgsorgan sein, also nur symptomatisch wirken. Diese Einschränkung wiegt indessen nicht so schwer, weil auch Verhinderung oder Verlangsamung der progressiven Zerstörung als Erfolg angesehen werden kann.
Die Berechtigung zu diesem Eingriff leitet sich aus den drei Grundeigenschaften des synovialen Prozesses ab:
der Proliferation,
der Destruktion,
der enzymatischen Zerstörung.
Der Eingriff ist indiziert, wenn eine konsequente Basistherapie erfolglos gewesen ist (zu übersehen nach ca. 6 Monaten), bei allgemeiner Wirkung die Kniegelenke (bei oligo- oder polyartikulären Formen) von dem Effekt ausgeschlossen waren und bei dringlicher Indikation (s. Übersicht von TILLMANN S.9.19 oben).
Die Forderung nach der Frühsynovektomie wirkt überzeugend und logisch, jedoch sieht die Wirklichkeit anders aus; der Anteil der Frühsynovektomien hat sich in den letzten Jahren nicht wesentlich verändert. Dazu mag auch die Tatsache beitragen, daß chemische Synovektomien und Radiosynviorthese auch gerade am Kniegelenk recht häufig angewandt werden und die Zahl der Frühsynovektomien nicht weiter zunimmt. Die Bezeichnung Frühsynovektomie täuscht zudem, weil viele röntgenologisch „normal" aussehende Kniegelenke in situ doch die Zeichen florider Destruktionen zeigen.

Operationstechnik
Wir ziehen immer noch den Zugang nach Mori mit zwei parapatellaren Hautinzisionen anderen Möglichkeiten vor (Abb.8). Er erlaubt eine gute Übersicht über das Kniegelenk und ermöglicht auch die Ausräumung der Synovialis hinter den Seitenbändern. GROH, Verfechter der Synovektomie, benutzte früher 3 × 4 Hautinzisionen; TILLMANN wendet die Morische Methode an, ergänzt aber durch einen dorsalen Zugang.
Wegen der häufigen Spätsynovektomien sind viele Zusatzeingriffe erforderlich (Tab.6). Auffallend ist in dieser Übersicht die im Gegensatz zu den Angaben VAINIOS sehr geringe Zahl von Meniskektomien. Wir haben diese Zurückhaltung zwar aufgegeben, vermeiden aber nach wie vor die totale Meniskektomie, wenn der Meniskus erhaltungswürdig aussieht, d.h. an den Rändern fest und am inneren Rand nicht massiv ausgefasert ist. Voraussetzung ist auch, daß die Menisken nicht von einer erheblichen Synovitis unterwandert sind. Baker-Zysten werden, wenn überhaupt erforderlich, immer nur in einer zweiten Sitzung entfernt. Da der größte Teil der Baker-Zysten nach der ventralen Synovektomie austrocknet (wir stimmen mit JASON überein), ist das nicht zu

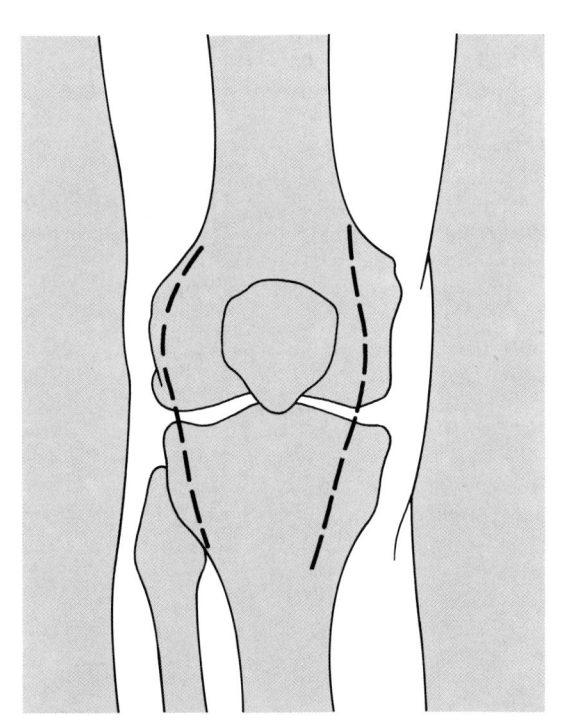

Abb. 8 Schnittführung nach Mori

Tabelle 6 Zusatzeingriffe bei 367 Kniegelenksynovektomien (Gelenktoiletten wurden am häufigsten durchgeführt) (aus *R. Richter:* Die Kniegelenkssynovialektomie bei chronischer Polyarthritis. Habil.-Schr., Ulm 1976)

Gelenktoilette	183
Entfernung des Innenmeniskus	6
Entfernung des Außenmeniskus	1
Entfernung des Innen- und Außenmeniskus	1
Gelenktoilette und Entfernung des Innenmeniskus	11
Gelenktoilette und Entfernung des Außenmeniskus	7
Gelenktoilette und Entfernung des Innen- und Außenmeniskus	10
Glättung des Patellaknorpels	2
Gelenktoilette und Glättung des Patellaknorpels	1
insgesamt	222

häufig der Fall; das gilt auch für nicht zu ausgedehnte Synovialrupturen.

Zusatzeingriffe
Eine Gelenktoilette ist in Spätfällen meist unumgänglich, bei geringer Retropatellararthrose wird die laterale fibröse Kapsel im Sinne der Operation nach Ficat-Viernstein offen gelassen, der obere Rezessus mit der Kornzange fenestriert.

Postoperative Behandlung
Sie setzt schon mit dem Verlassen des Operationssaals ein; das Knie wird nach dem Eingriff in 90-Grad-Beugestellung gelagert und nach 6 Std. in Streckstellung überführt. Diese Wechsellagerung ist besonders an Wochenenden wichtig, wenn die krankengymnastische Behandlung bekanntlich begrenzt ist. Bei der Lagerung ist darauf zu achten, daß der Druck der Schiene nicht auf den N. fibularis einwirkt. Der Kompressionsverband wird nach 6 Std. abgenommen, weil sehr leicht Druckstellen auf der Patella entstehen. Im allgemeinen klingt der Operationsschmerz sehr schnell ab. Gelegentlich können aber analgetisch wirkende, zudem die Übungsbehandlung erleichternde Eispackungen notwendig sein. Wir wenden neuerdings gern die intravenöse Infusion von Ketoprofen an, das wir wegen der ausgezeichneten analgetischen und antiphlogischen Wirkung sehr zu schätzen gelernt haben. Bei sehr schlaffer Muskulatur ist eine Elektrostimulation notwendig.
KÜSSWETTER (1984) empfiehlt das von SALTER propagierte Prinzip der kontinuierlichen passiven Bewegung: Die Operierten werden nach der Synovektomie rund um die Uhr auf einer Elektrobewegungsschiene mit steigendem Bewegungsumfang mobilisiert.
Abgesehen von dem hohen technischen Aufwand, den die vielen Knieoperationen dieser Art erfordern würden (die gegenwärtig zur Verfügung stehenden Elektroschienen sind zudem sehr reparaturanfällig), haben wir bislang keine wesentlichen Schwierigkeiten in der Nachbehandlung gehabt. Diese elektrischen Bewegungsschienen eignen sich allerdings ganz hervorragend für die postoperative Behandlung von Kindern, denen es Spaß macht, die Schiene zu „bedienen", sowie für Erwachsene, die zunächst nicht entspannen können.
Hämatome sollten abpunktiert werden. Ansonsten ermöglichen mäßige Ergüsse durch Vermeidung von Adhäsionen eine schnellere Mobilisierung. Wir punktieren sie erst, wenn sie die weitere Beugung verhindern. Erstes Ziel nach der Operation ist die Beugung von 90° nach 14 Tagen und ein guter Muskeltonus des Streckapparates. Bei etwa 5–10% der Kniesynovektomierten ist die Mobilisierung des operierten Gelenks in Narkose nach 14 Tagen notwendig. Das sind meist Gelenke, die nach der Operation fast „trocken", ohne Erguß, bleiben. Bei diesen empfiehlt sich zur Erleichterung der Mobilisierung die intraartikuläre Injektion von 10 ml eines 0,5%igen Lokalanästhetikums. Eine Periduraldaueranästhesie haben wir bei der Kniegelenksynovektomie noch nicht notwendig gehabt.
Da sich ein normales Steady state, d.h. ein Gleichgewicht zwischen Sekretion der Synovia und deren Rückresorption, erst nach Neubildung der Synovialmembran entwickeln kann, können bis zu etwa 6 Monate nach dem Eingriff Ergüsse auftreten. Sie müssen abpunktiert werden; jedoch wird der Abstand zwischen den einzelnen Punktionen größer.
Das operierte Kniegelenk sollte ca. 6 Wochen nicht voll belastet werden; nur bei doppelseitig Operierten ist eine derartige Teilentlastung nicht möglich.

Komplikationen
Geht man davon aus, daß die Operationswunden durch die Frühmobilisierung besonders beansprucht werden, sind die geringgradigen Komplikationen (Tab.7) erstaunlich. Zu berücksichtigen ist dabei, daß der Begriff Komplikation von RICHTER weit gefaßt worden ist; echte Komplikationen, insbesondere Infektionen, sind ausgesprochen selten gewesen.

Ergebnisse der Kniegelenksynovektomie
Das Schrifttum über die Synovektomie ist in den letzten Jahren nahezu unübersehbar geworden. GSCHWEND hat frühere Mitteilungen, von denen die bis dahin bekanntesten von VAINIO (1966) stammen, genau analysiert. Ausführliche Arbeiten mit den wohl größten Kollektiven sind von GSCHWEND (1976) und RICHTER (1976) publiziert worden. Auffallend gering ist die Zahl der Frühsynovektomien. Daran hat auch die Entwicklung nichtoperativer Alternativen (s. auch bei Radiosynoviorthese und chemische Synovektomie S.9.13) nicht viel geändert. Die Zahl der Frühsynovektomien bleibt nach wie vor gering und dürfte

Tabelle 7 Postoperative Komplikationen nach 480 Kniegelenksynovektomien. Komplikationsrate 8,3%, Einfluß auf das Operationsergebnis 3 = 0,6% (aus *R. Richter:* Die Kniegelenkssynovialektomie bei chronischer Polyarthritis. Habil.-Schr., Ulm 1976)

Krämpfe wegen Hypokalzämie	1
Quadrizepssehnenverknöcherung	3
Thrombophlebitis	1
Festnähen der Redon-Drainage	2
Drucknekrose an Patella	5
Kapseldehiszens	1
Nachblutungen	4
Wundrandnekrose	8
Wunddehiszens	5
Stichkanalinfektionen	5
Todesfall (1 Herzinfarkt, 1 akute gelbe Leberdystrophie)	2
Fadenfistel	1
Empyem	2
insgesamt	40

nicht über 25% liegen. Die Ergebnisse RICHTERS stimmen im wesentlichen mit denen von GSCHWEND überein. Auffallend ist die hohe Zahl derer, bei denen auch ½ Jahr nach dem Eingriff Schwellung und Schmerz beeinflußt blieben. Für das große Richtersche Kollektiv von Operationen ist besonders zu bemerken, daß es sich überwiegend um Spätsynovektomien handelt.

Auch deren Ergebnisse sind zunächst nicht wesentlich schlechter als die der Frühsynovektomien. So ist der Effekt, was die Beeinflussung der Schmerzen angeht, bei Früh- und Spätsynovektomien gleich gut. Radiologisch tritt in etwa 50% aller Fälle indessen doch eine Verschlechterung ein. Bislang fehlt aber eine einheitliche Standardisierung der Befunde. Trotz der unterschiedlichen Bewertung der prä- und postoperativen Befunde werden die Ergebnisse im wesentlichen einheitlich positiv bewertet, wie auch aus der Tab. 8 hervorgeht.

Rezidive
Rezidive sollen nach VAUGHAN-JACKSON in den ersten Jahren nach der Synovektomie selten sein, nach RICHTER traten sie jedoch bereits zu 90% im 1. postoperativen Jahr auf. Es waren überwiegend Kranke mit sehr hoher Prozeßaktivität. Häufig, besonders aber im Spätstadium, sind Rezidive allerdings nicht von arthrotischen Reizzuständen abzugrenzen. Die Angaben über die Rezidivquote (s. auch Abschlußbetrachtung zur Synovektomie-Rezidivquote S. 9.23) schwanken. Zweifellos ist die Definition des Begriffs bereits problematisch; gerade in den Spätstadien der Krankheit überwiegen bioptische Befunde wie Retropatellararthrosen, Bandinstabilitäten, Knorpelschäden, die per se bereits zu Reizergüssen führen können. Die Diagnose Rezidiv bedarf der Bestätigung durch die Analyse des Ergusses und die pathologisch-anatomische Untersuchung.

Zur Frage der systemischen Wirkung der Kniegelenksynovektomie
Die Tatsache, daß ältere Autoren nach der Synovektomie eines Kniegelenks auch einen Rückgang der Krankheitserscheinung am anderen, nicht operierten Kniegelenk und an weiteren Gelenken beobachtet haben (wir machten gelegentlich diese Beobachtungen ebenfalls), ließ bei einzelnen Rheumatologen die Hoffnung aufkommen, den Krankheitsprozeß gerade durch die bei der Operation erfolgte Beseitigung großer immunkompetenter Gewebemassen zu beeinflussen; dies hat sich indessen nicht bestätigt.

Diese Auffassung, derartige Knie als „Schrittmachergelenke" zu operieren, haben wir schon seit vielen Jahren nicht mehr vertreten. RICHTER hat bei einer genauen Analyse von 480 operierten Kniegelenken eine gewisse begrenzte systemische Wirkung der Kniegelenksynovektomie festgestellt und deren zeitliche Wirkung auch genau ermittelt (Tab. 8) (RICHTER 1976, MOHING u. RICHTER 1980). Kürzlich haben RICHTER u. Mitarb. diesen Standpunkt noch einmal bekräftigt (RICHTER 1985).

Der optimistischen Beurteilung von K. und R. MIEHLKE (1978) und der von JÄGER u. BAUMANN (1978) können wir uns heute nicht mehr anschließen. VAINIO (1978) vereinfacht die Diskussion. Nach seinen Erfahrungen hat die Kniegelenksynovektomie bei Fällen mit niedriger BSG keinen meßbaren Effekt auf die allgemeine Krankheitsaktivität. Bei deutlich erhöhter BSG erniedrigt sich dagegen dieses Parameter nach der Synovektomie, besonders bei oligoartikulärer c. P.

Die Mitteilungen in der älteren Literatur über Remissionen des Krankheitsprozesses am nicht operierten Kniegelenk (MÜLLER 1894) müssen wohl als Spontanremission angesehen werden. KAISER führt diese Effekte auf eine vermehrte Cortisolausschüttung als Folge des Operationsstresses zurück. Die Hoffnung, durch Synovektomie des „Schrittmachergelenks" den allgemeinen Krankheitsprozeß entscheidend beeinflussen zu können, hat sich u. E. nicht erfüllt. Die Wirkung der Synovektomie muß auch weiterhin als im wesentlichen lokal angesetzt werden. Dies ist letztlich angesichts der schweren Folgezustände auch ein nicht unerheblicher Erfolg.

Kritische Bewertung der Synovektomie
Zweifellos hat die Einstellung zur Indikation eine gewisse Modifizierung erfahren wie auch der Wert der Synovektomie an sich differenzierter beurteilt wird. Das mag daran liegen, daß sich die ursprünglichen Erwartungen, durch die Synovektomie den immunologischen Circulus vitiosus

Tabelle 8 Dauer der positiven Wirkung der Kniegelenksynovektomie auf andere, nicht operierte Gelenke bei 78 c. P.-Patienten (aus *R. Richter:* Die Kniegelenkssynovialektomie bei chronischer Polyarthritis. Habil.-Schr., Ulm 1976)

Anhalten der Besserung nach der Operation	70 Patienten	
	Zahl	Prozent
4 Wochen	3	3,8
½ Jahr	22	28,2
1 Jahr	18	23,1
2 Jahre	18	23,1
3 Jahre	8	10,2
4 Jahre	3	3,8
5 Jahre	1	1,3
6 Jahre	2	2,6
7 Jahre	2	2,6
8 Jahre	0	0
9 Jahre	1	1,3

unterbrechen zu können (HOLLÄNDER 1979, ZIFF 1963), nicht erfüllt haben. Möglicherweise ist aber auch der Erwartungshorizont über den therapeutischen Effekt überhaupt zu hoch angesetzt worden (s. auch systemische Wirkung der Synovektomie S. 9.21). Interessant ist in diesem Zusammenhang, daß im angloamerikanischen Schrifttum der Wert der Synovektomie sehr umstritten ist (Arthritis foundation Committee 1977, Arthritis and Rheumatism Council 1976, MCCARTHY 1979, National Institute of Health 1978), obwohl diese Länder, nachdem die Synovektomie in Deutschland nahezu völlig in Vergessenheit geraten war, über eine 100jährige Tradition verfügen. Diese kritische Einstellung wird damit begründet (wir gehen auf den Haupteinwand auf S. 9.23 noch ein), daß der Eingriff ohnehin nur vorübergehend, d. h. für einige Jahre, erfolgreich wäre. Tatsächlich gibt es nur relativ wenig repräsentative Langzeitbeobachtungen.

Zu der differenzierteren Betrachtungsweise mögen aber auch die Ergebnisse der histologischen Untersuchungen synovektomierter Gelenke beigetragen haben. Viele Jahre wurde, gestützt auf tierexperimentelle Untersuchungen, postuliert, daß sich nach der Synovektomie ein etwas fibröseres, darum weniger anfälliges Regenerat entwickeln würde (u.a. MITCHELL u. CRUESS 1967). WOLCOTT (1927) meinte, daß das Regenerat am 108. Tag nach der Operation nicht mehr von der normalen Synovialmembran zu unterscheiden sei. MOHR hat die Entwicklung der Neosynovialmembran sehr genau studiert und sieht diese etwas differenzierter als die zitierten Autoren und schließt auch die Möglichkeiten negativer Einflüsse auf den Gelenkknorpel durch die Synovektomie ein.

Neosynovialmembranen entwickeln sich nach unterschiedlichen „Schädigungen" der Gelenkinnenhaut (z. B. chirurgische oder aktinische Synovektomie) - der Mechanismus der Regeneration des synovialen Gewebes ist jedoch im wesentlichen unabhängig von der auslösenden Ursache. Einer fibrinbedeckten Wunde folgt ein Granulationsgewebe, das fortschreitend das Fibrin resorbiert. Ist die Resorption abgeschlossen, so wird die innere Oberfläche wieder von den typischen Synoviozyten des M- und F-Typs gebildet (MITCHELL u. SHEPARTD 1972). Für die F-Typ-Synoviozyten ist anzunehmen, daß sie sich aus den Fibroblasten des Granulationsgewebes entwickeln; die M-Typ-Synoviozyten entstammen wohl dem mononukleären Phagozytensystem, das über den Blutweg die Synovialmembran erreicht. Diese Regeneration ist etwa nach einem Zeitraum von 2-3 Monaten komplett abgeschlossen (MITCHELL u. CRUESS 1967, BENTLEY u. Mitarb. 1975). Im allgemeinen geht der synoviale Regenerationsprozeß mit einer gesteigerten Fibrose des synovialen Gewebes einher. Es stellt sich damit als Endresultat meist eine synoviale Narbe ein, die von einer mehr oder weniger breiten Deckzellschicht überzogen wird. Auffallend ist, daß nach verschiedenen Eingriffen, die solche Neosynovialmembranen hinterlassen, im vernarbten synovialen Gewebe in unterschiedlichem Ausmaß Knorpel- und Knochensequester der Diarthrose vorliegen. Es mag dies ein Indiz dafür sein, daß es nicht nur nach der Yttriumtherapie (M. MOHING 1985) zur fortschreitenden Zerstörung der Diarthrose kommt, sondern daß auch andere Eingriffe, die zu einer Zerstörung des synovialen Gefüges führen, mit einer solchen gesteigerten Gelenkdestruktion einhergehen können.

Inzwischen ist aber durch HIROHATA u. MORIMOTO (1971) und durch Untersuchungen von GOLDIE (1978, 1981) bekanntgeworden, daß die Tierversuche nicht ohne weiteres auf die Polyarthritis rheumatica übertragen werden können und die regenerierte Synovialmembran mehr oder minder wieder die Veränderungen einer Polyarthritis aufweise. GOLDIE hat operierte Kranke mit beschwerdefreien Kniegelenken mit deren Einverständnis arthrotomiert und sehr interessante Befunde registrieren können. Er hat die präoperativen Befunde in zwei Gruppen typisieren können:
Typ 1: Zeichen einer aktiven Erkrankung = hypertrophische Form. Dabei war das Synovialgewebe mit einer Fibrinschicht bedeckt, der Knorpel war mit Granulationsgewebe überzogen; Pannus und Gefäßzeichnung waren sichtbar.
Typ 2: Zeichen einer morphologischen Ruhe = hypotrophische Form. Es handelte sich um sog. Dry joints, das Synovialgewebe war weiß, beinahe lederartig, ohne Ödem, Zotten und Hypervaskularisierung. Granulationsgewebe war nicht zu sehen, hingegen Knorpeldestruktionen. Diese Gelenke entsprachen dem, was auch als „ausgebrannt" bezeichnet wird.
Bei der Untersuchung der regenerierten Synovialmembran 2-3 Jahre nach der Synovektomie war eine Differenzierung der Befunde zwischen Typ 1 und 2 nicht möglich. Makroskopisch sah die Synovialmembran ähnlich aus wie vor der Operation, wenn auch nicht so aktiv. Die dünne Synovialis war mit wenig Ödem, aber vielen Gefäßen ausgestattet, Granulationsgewebe nur spärlich vorhanden. Auch mikroskopisch konnte kein

Unterschied zwischen Typ 1 und Typ 2 festgestellt werden. Vereinzelt wurden fibrinoide Nekrosen beobachtet; Lymphozyten herrschten entweder perivaskulär oder knötchenförmig vor; auch waren Plasmazellen sehr häufig.

GOLDIE folgert daraus, daß die Synovektomie die lokalen Verhältnisse durch Minderung krankheitsfördernder Faktoren verbessert, der Krankheitsprozeß aber dennoch weiterbestehe und die regenerierte Synovialis wiederum Zielorgan eines allgemeinen Krankheitsprozesses sein könne.

Die Goldieschen Untersuchungen wurden an beschwerdefreien Kranken durchgeführt. Diese Feststellung – sie kann nicht genug unterstrichen werden – leitet über zu den Untersuchungen über langfristige Beobachtungen synovektomierter Kniegelenke. Die größten Untersuchungskollektive von RICHTER (1976) und GSCHWEND (1976) wurden schon besprochen. Es gibt aber in der ganzen Weltliteratur nur relativ wenig Untersuchungen über Langzeitbeobachtungen; die wichtigsten Autoren und deren Ergebnisse sind in der Tab. 9 aufgeführt. Alle Autoren unterstreichen den Wert der Frühsynovektomie. Auch eine multizentrische Studie der ARO (deutschsprachige internationale Arbeitsgemeinschaft für Rheumaorthopädie) mit über 500 Langzeitbeobachtungen, 1983 in Moskau vorgetragen, bestätigt den Wert der Frühsynovektomie. Die Beobachtungszeit betrug 9–18 Jahre.

KÖHLER u. Mitarb. (1985) und COLDEWEY (1983) berichten über die Ergebnisse der Frühsynovektomien. Von 80 im Stadium I nach Steinbrucker Operierten konnten 32 Patienten mit 41 operierten Kniegelenken im Durchschnitt 10,6 Jahre (Minimum 9 Jahre, Maximum 16 Jahre) nachuntersucht werden. Die Rezidivquote betrug nur 7,3%. Danach war das hervorstechendste Ergebnis die Beeinflussung des Schmerzes. So waren von 20 operierten Kniegelenken der seropositiven Gruppe 10 Jahre nach der Operation 11 Gelenke – mehr als die Hälfte – schmerzfrei; für die Gruppe der seronegativen war die Zahl noch höher.

Unsere Beobachtungen über die Beeinflussung des Gelenkschmerzes differieren von den Angaben vor REFIOR und PARADIES. Im allgemeinen beurteilen die meisten Autoren die Beeinflussung des Gelenkschmerzes durch die Operation positiv. Von der Synovektomie wird allerdings keine wesentliche Besserung der Beweglichkeit erwartet und auch nicht in der Literatur erwähnt. Nur WESSINGHAGE hat eine Besserung des Bewegungsumfangs von etwa 30° angegeben. LAURIN (1977), LINDHOLM u. PYLKKÄEN (1977), PÄTIÄLÄ (1976), REFIOR (1979), WESSINGHAGE (1979). Lediglich PRADIES (1979) beobachtete eine Reduzierung der Beweglichkeit um 64%. Die Unterschiede unterstreichen die Bedeutung der postoperativen Übungsbehandlung.

Die Ergebnisse der Synovektomie hängen zweifellos vom Stadium der Krankheit ab. Die Frühsynovektomie bleibt der Idealfall; sie hat die beste Prognose. Auch die Spätsynovektomie ist, was die Schmerzfreiheit angeht, zweifellos – zusammen mit Zusatzeingriffen – zeitlich begrenzt berechtigt und aussichtsreich, wenn keine wesentliche statische Deformität und keine Flexionskontraktur von mehr als 10° vorliegt. Sie kann u. U. einen alloarthroplastischen Eingriff hinauszögern.

Darüber hinaus – wir stimmen hier mit GSCHWEND überein – hängt das Ergebnis der Synovektomie auch von einer Reihe von Inponderabilien ab, u. a. wahrscheinlich von der Malignität des Krankheitstyps (hohe BKS, Therapieresistenz auch bei Immunsupressiva). Wir meinen allerdings, daß die Basistherapie weitergehen sollte, aber bei zunächst positivem Ergebnis die Dosierung der Pharmaka neu durchdacht werden kann. TILLMANN und GSCHWEND halten die Radikalität des Eingriffs für wichtig (s. auch Operationstechnik S. 9.19).

Wir sprachen einleitend auch den Erwartungshorizont an. FASSBENDER meint, im Hinblick auf die Kritik amerikanischer Rheumatologen, der Prozeß sei ohnehin nicht aufzuhalten, daß das entfernte Gewebe erst nach Monaten und Jahren die ursprüngliche Ausgangshöhe erreiche und die Aggression für diese Zeit im operierten Gelenk zum Stillstand komme. Dieses kann aber – wie besprochen – für viele Jahre sein. Geht man zudem von der Feststellung aus, daß Morphologie und klinische Relevanz zwei verschiedene Dinge sind (hier ergänzen sich die Untersuchungen GOLDIES und FASSBENDERS sinnvoll), dann kann der Wert einer derartigen Operation, wie ihn die Frühsynovektomie haben kann, nicht hoch genug

Tabelle 9 Literaturübersicht der wichtigsten Publikationen über die Kniegelenksynovektomie (nach *Mohing* u. *Köhler*)

Autoren	Zahl der untersuchten Operationen	Beobachtungsdauer (Durchschnitt)	Ergebnisse gut-befriedigend
Goldie 1981	44	13–14 Jahre	70%
Graham u. *Checketts* 1973	122	5–9 Jahre (6,75 Jahre)	70%
Gschwend 1980	55	<5 Jahre	70%
Köhler u. Mitarb. 1983	182	10–18 Jahre (11,6 Jahre)	70%
Laurin u. Mitarb. 1974	76	5–17 Jahre (7,5 Jahre)	45%
Pätiälä 1976	202	– (9,5 Jahre)	60%

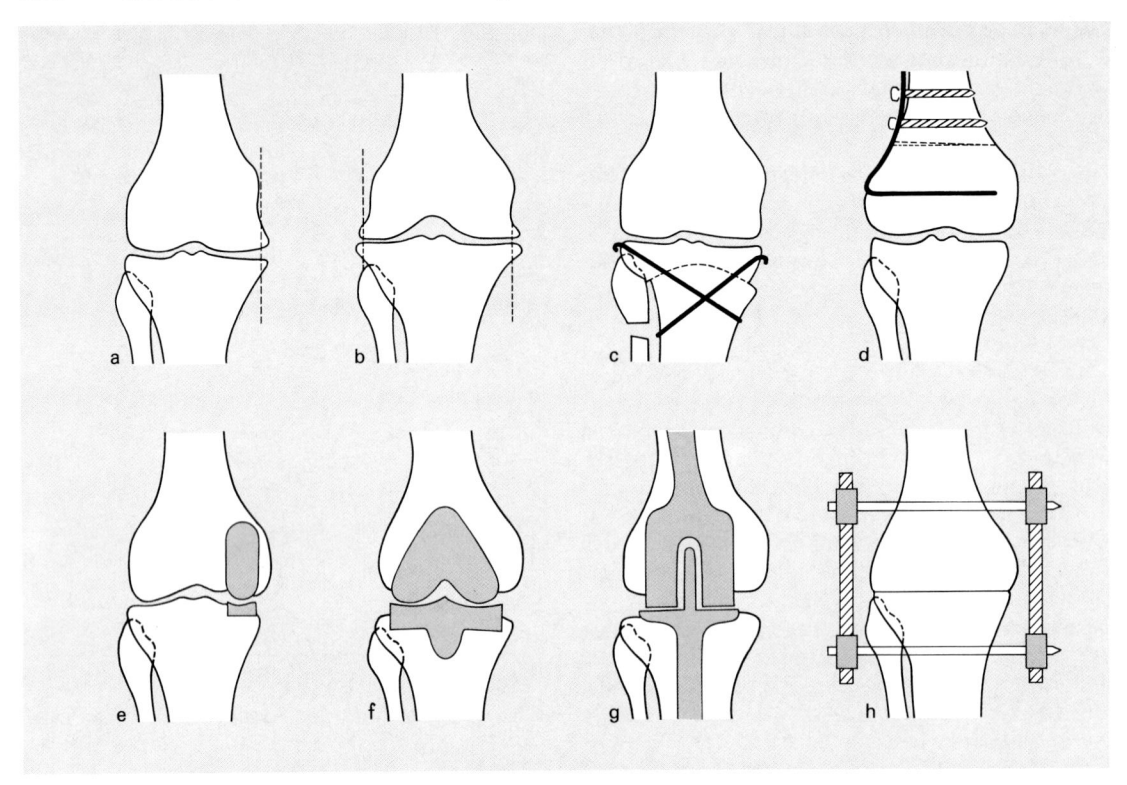

Abb. 9a-h Gebräuchliche Operationsmethoden bei chronischer Polyarthritis: a) Löfflersche Operation, b) Gelenktoilette, evtl. mit Synovektomie, c) Tibiakopfosteotomie, d) suprakondyläre Osteotomie, e) einseitige Schlittenprothese, f) Doppelschlitten, g) totale Endoprothese, h) Arthrodese

veranschlagt werden. Die Indikation zur Frühsynovektomie auf die geeigneten Fälle einzugrenzen, erscheint uns daher als eine der wichtigsten Zukunftsaufgaben.
Wir sehen derzeit in den nicht operativen Verfahren der chemischen Synovektomien oder der Radiosynviorthese noch keine echte Alternative zur Früh-, geschweige denn zur Spätsynovektomie.

Rekonstruktive Operationen

Die gebräuchlichsten Operationen - sie gelten bedingt auch bei der Gonarthrose - sind in der Abb. 9 zusammengestellt.

Tibiakopfosteotomie
Obwohl immer wieder als therapeutische Möglichkeit besprochen (GSCHWEND 1977, RICHTER 1976, TILLMANN 1976, BRATTSTRÖM 1973, COVENTRY 1965, 1985, DOLAND u. RADLOFF 1983, MOHING 1973), wird deren praktische Anwendung im Gegensatz zur Gonarthrose bei der chronischen Polyarthritis zu Unrecht vernachlässigt. Die Zunahme alloarthroplastischer Eingriffe am Kniegelenk fördert diese Tendenz sicherlich zusätzlich. Die Indikation zur hohen Tibiakopfosteotomie ist zweifellos sehr begrenzt, aber dennoch in ausgesuchten Fällen gerechtfertigt. GSCHWEND empfiehlt sie bei eindeutigen Fehlstellungen der Tibia mit Einbrüchen eines Tibiaplateaus. RICHTER rät zu folgender Indikation:
Restbeweglichkeit von mindestens 60°,
keine Beugekontraktur über 30°,
keine Achsenabweichung von mehr als 25°,
genügend Bandstabilität,
ausreichende postoperative Mitarbeit.
Wir sehen aufgrund längerer Verlaufskontrollen eine wichtige Indikation dort, wo sich der spätere Abbau des Tibiaplateaus durch subchondralen Abbau der Knochenstrukturen anzeigt. Das sind jene Fälle, die bei Unkenntnis der Verläufe in schwere Impressionen mit Bandinstabilität einmünden und einen alloarthroplastischen Ersatz erfordern.
Die Operationstechnik entspricht der bei unilateraler Tibiakopfosteotomie bekannten. Besonderes Gewicht kommt der postoperativen Fixierung besonders dann zu, wenn u. U. gleichzeitig eine Synovektomie durchgeführt werden muß. Für die Fixierung der Osteotomie bei Gonarthrosen haben KAMPSHOFF und NAUMANN den Wert der äußeren Spanner herausgestellt.
Da bei vielen Kranken nicht selten mehrere Eingriffe erforderlich sind, wird die Psyche - nicht zuletzt durch den langen Krankenhausaufenthalt - starken Belastungen ausgesetzt, so daß auch einsichtige und positiv Eingestellte schließlich operationsunwillig werden. Man kann aus diesen

Gründen gelegentlich gezwungen sein, die Tibiakopfosteotomie mit der Synovektomie zu verbinden. Das erfordert eine übungsstabile Osteosynthese und besondere Sorgfalt der postoperativen Phase. Die Anwendung äußerer Spanner schätzen wir wegen der relativ häufigen Wundheilungsstörungen bei gleichzeitiger Synovektomie nicht; die Fixierung mit Kondylenplatten erweitert u. E. den Eingriff, was auch für die Entfernung der Implantate gilt. Wir ziehen deshalb die Blountsche Klammer vor, in der Nachbehandlung schätzen wir die Elektroschiene.

Der Wert der Tibiakopfosteotomie, gleich wo sie ansetzt, liegt u. E. nicht nur in der Korrektur der Fehlstellung oder Straffung des Bandapparates. Vielmehr sollte der biologische Effekt nicht außer Betracht bleiben. In den Fällen mit subchondralen Zysten und Abbau des Kondylus übt die Osteotomie einen enormen Reiz auf die Regeneration und auf die Beseitigung der auch vom phleboarthrotischen Symptomkomplex bekannten venösen Staue aus. Subchondrale ossäre Veränderungen erfordern allerdings eine Entlastung des Beins.

Viele dieser Sekundärveränderungen lassen sich, wenn man die Röntgenserien durchsieht, schon früh prognostizieren. Die Tibiakopfosteotomie ist in diesen Fällen, rechtzeitig angewandt, ein geeigneter Präventiveingriff zur Verhütung der häufig schweren, die Zerstörung des Gelenks einleitenden Veränderungen. Darüber hinaus verbessert er auch die lokale Situation für spätere Zweiteingriffe wie Schlittenprothesen o. ä. Diesen Effekt sollte man nicht vergessen.

Da dieser Eingriff – gemessen an der Häufigkeit anderer Operationen – selten ist, gibt es verständlicherweise keine größeren repräsentativen Statistiken (Abb. 10).

Suprakondyläre Osteotomie
RICHTER (1976) und GSCHWEND (1977) empfehlen sie bei:
Fehlstellung, d.h. X- oder O-Fehlstellung mit konsekutivem Gelenkeinbruch,
Schrägstellung des Gelenkspaltes,
Flexionskontraktur von mehr als 20°.
Voraussetzung ist aber ein nicht insuffizienter Bandapparat. Die Operation empfehlen wir besonders bei jüngeren Individuen unter 50 Jahren. Unser Vorgehen entspricht dem von GSCHWEND beschriebenen. Die stabile Osteosynthese ermöglicht die sofortige Aufnahme der Übungsbehandlung; bei starker retropatellarer Arthrose wird der Auflagedruck der Patella reduziert. Häufig kommt die Kompression des osteoporotischen Knochens auch einer relativen Verlängerung des Weichteilmantels gleich.
Nachbehandlung und Belastbarkeit hängen sehr von der individuellen Situation der Kranken ab. Wir haben in der Anfangsperiode auf dem Gebiet der Rheumaorthopädie relativ viele suprakondy-

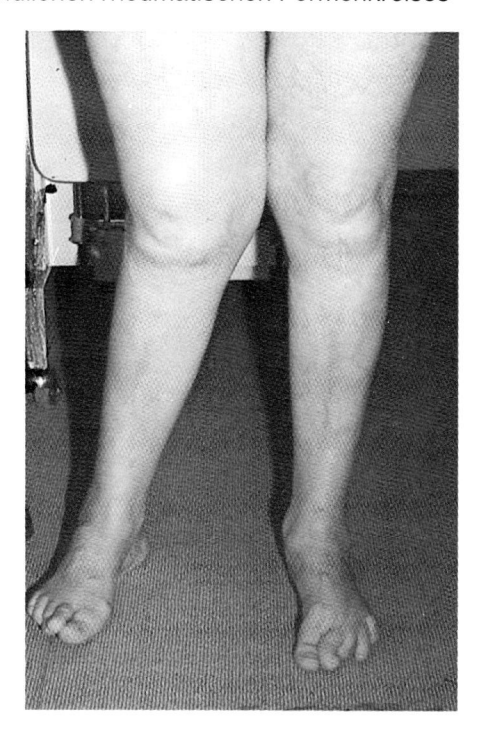

Abb. 10 Genua valga, Tibiakopfosteotomie; Synovektomie vorausgegangen

läre Osteotomien gemacht, diese aber später zugunsten der hinteren Kapsulotomie aufgegeben, z. T. in der Vorstellung, daß die spätere Implantation einer Totalprothese erschwert sei. Vorläufige Untersuchungsergebnisse von RICHTER berichten zudem nur über eine Erfolgsquote von 46%; das erschien uns zudem auch zu gering. Wir haben unsere Operationsindikation aber in den letzten Jahren neu durchdacht. Anlaß dazu war die Tatsache, daß wir wiederholt Spätergebnisse unserer bis 1973 operierten Patienten – somit Beobachtungszeit bis zu 16 Jahren – oft mehr zufällig kontrollieren konnten. Diese Kranken sahen wir anläßlich von Konsiliaruntersuchungen, weil sie inzwischen eine Synovitis der Kniegelenke hatten oder weil uns befreundete Kollegen, welche die Patienten betreuen, die neuesten Befunde übermittelten. Daraus hat sich ergeben, daß der Effekt der suprakondylären Osteotomie auch bei extremen Beugekontrakturen (bis zu 30°) und erheblichen Sekundärveränderungen bis zu 16 Jahre gehalten hat, die Besserung der Beschwerden Bestand gehabt hatte, die Gehfähigkeit geblieben war. Zum Teil dann erst war die verbesserte Funktion der Kniegelenke unter dem Einfluß der seinerzeit schon vorhandenen Gonarthrose schlechter geworden, oder die Arthrose war überhaupt nicht fortgeschritten; es hatte sich lediglich eine Synovitis entwickelt. Die Operationstechnik ist unverändert geblieben; modifiziert haben wir die Nachbehandlung. Da bei langjährigen statischen Abweichungen auch bei exzessiver Korrektur die mediale oder laterale Bandinstabilität zu-

9.26 Erworbene Krankheiten des Kniegelenks

rückbleibt, fixieren wir daher seit geraumer Zeit das operierte Knie in einem Bewegungsgips, der bei Beugestellung von 10° einen Bewegungsausschlag von 60° zuläßt. Die Ergebnisse werden, so haben wir den Eindruck, dadurch besser. Gemein ist diesen Operierten allerdings, daß die Röntgenbefunde bei hervorragender Gebrauchsfähigkeit abenteuerlich waren. Die Röntgenbilder wiesen oft erhebliche degenerative Veränderungen besonders der Femurkondylen, jedoch auch echte reparative Zeichen des durch die Osteotomie entlasteten Gelenkabschnittes auf (MOHING 1973). Diese Diskrepanz zwischen klinischem Ergebnis und Röntgenbefund ist geradezu typisch für die Polyarthritis (Abb. 11).

Doppelosteotomie nach Benjamin
BENJAMIN hat 1969 erstmals über die von ihm entwickelte Doppelosteotomie berichtet. Indikation sind Fehlstellungen des Kniegelenks bei chronischer Polyarthritis und Gonarthrosen. Die Effekte sind (nach HÄCKEL 1980):
Beseitigung von Beuge-, Valgus- und Varusfehlstellungen,
ein antiinflammatorischer Effekt auf die Membrana synovialis,
Minderung oder Beseitigung des Schmerzes.
Die Operation wird von einem medialen Payr-Schnitt aus bei maximal gebeugtem Kniegelenk vorgenommen; Tibiaplateau und Femurkondylenmassiv werden epimetaphysär durchmeißelt, die hintere Kortikalislamelle durch Hebeln des Meißels eingebrochen. Durch Einstauchen lassen sich die Fehlstellungen nebst Beugekontraktur beseitigen. Anschließend erfolgt eine 4–5wöchige Gipsruhigstellung, danach die Mobilisierung in Narkose. Der Autor selbst macht neben der Osteotomie keine Gelenktoilette, was im Gegensatz dazu HÄCKEL empfiehlt. HÄCKEL verweist auf häufige thromboembolische Komplikationen. Er, der als einziger deutscher Autor im deutschen Sprachraum Erfahrungen mit der Benjamin-Osteotomie hat, berichtet, daß der eingangs geschilderte angestrebte Effekt in etwa 60–80% der Fälle eintritt. Allerdings sieht er sich außerstande, mit einigermaßen sicherer Wahrscheinlichkeit vorauszusagen, wann mit einem positiven oder negativen Effekt zu rechnen ist, und vertritt die Auffassung, daß der Stellenwert der Doppelosteotomie vor allem von den Langzeitergebnissen der Kniegelenk-Ersatzoperationen abhängt (Abb. 12).
Interessant sind, um damit den Wirkungsmechanismus der Operation zu erklären, die Versuche ARDENS, eines bekannten englischen Rheumaorthopäden. ARDEN behandelte schmerzhafte Knie mit Gonarthrose oder c. P. statt mit der Doppelosteotomie mit Bohrungen von Femur und Tibia. Die schmerzfreie Phase hielt danach 6 Wochen an. In anderen Fällen drehte er Metallnippel in die Bohrkanäle ein. Der Effekt hielt in diesen

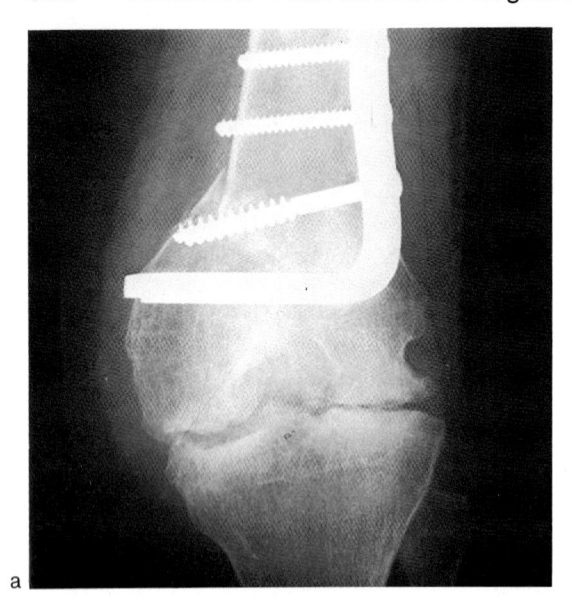

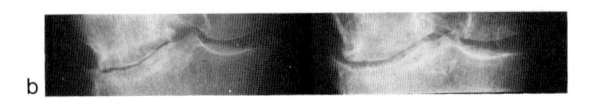

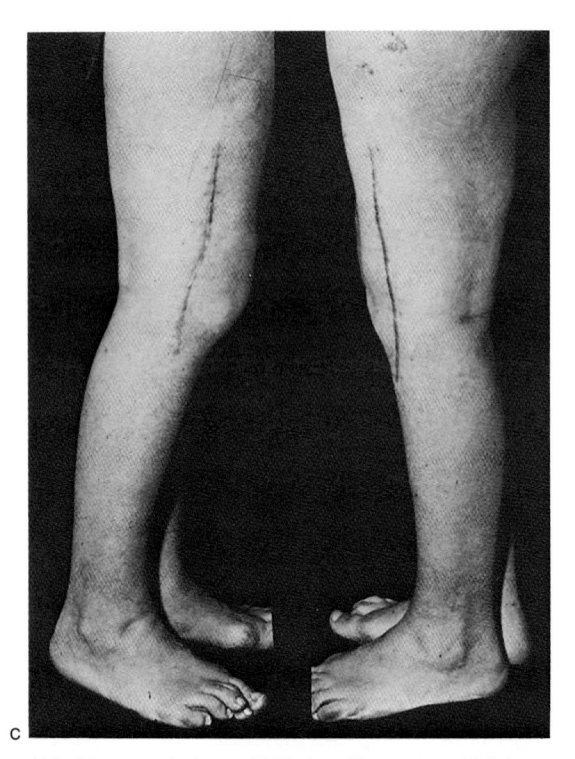

Abb. 11 a–c a) Jetzt 30jährige Frau; vor 12 Jahren Korrektur eines einseitigen Genu valgum mit Flexionskontraktur von 30° durch suprakondyläre Osteotomie. Die Patientin geht fast beschwerdefrei, Bewegungsumfang 0/5/90°, Beobachtungszeit 10 Jahre.
b) Osteotomieeffekt nach suprakondylärer Osteotomie bei Flexionskontraktur und genu valgum.
c) Jetzt 60jährige Frau; suprakondyläre Osteotomie zur Korrektur schwerer Flexionskontrakturen, nach 14 Jahren Totalprothese erforderlich

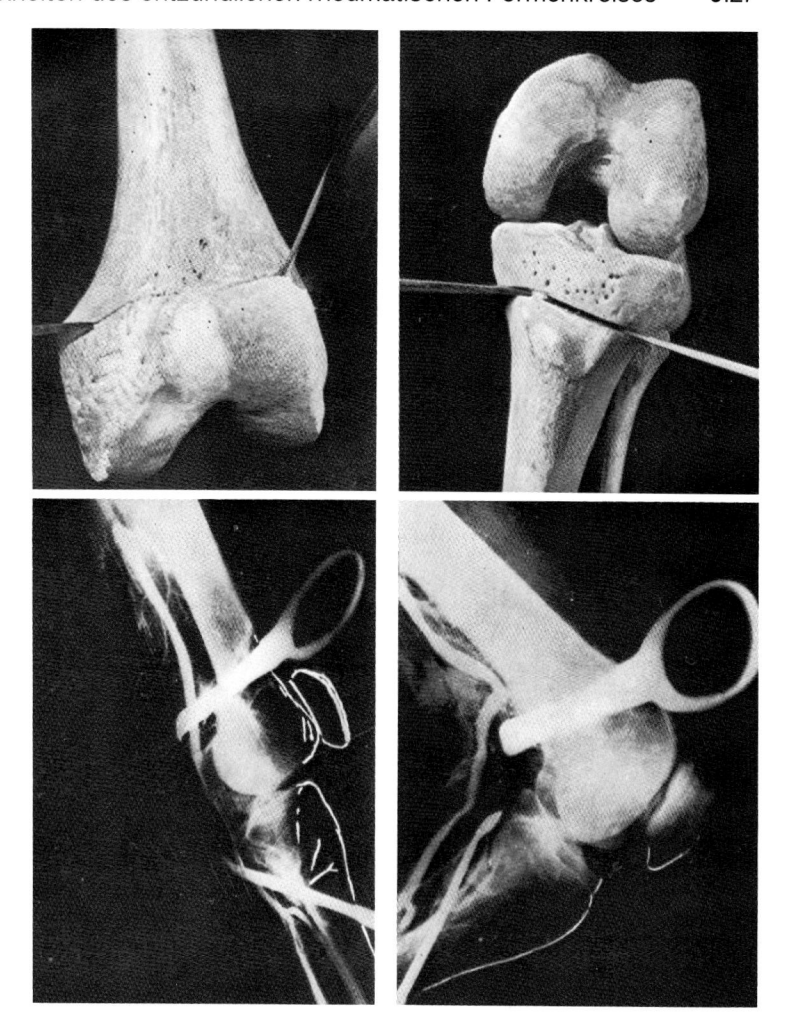

Abb. 12 Doppelosteotomie nach Benjamin (aus A. Benjamin: J. Bone Jt. Surg. 51 B [1969] 694)

Fällen 6 Monate bis zum Verschluß der Bohrkanäle an.
BENJAMIN hat übrigens die Methode der Doppelosteotomie auch analog für die schmerzhafte Schulter bei chronischer Polyarthritis angegeben (siehe Beitrag MOHING u. FRANKE in Bd. VI/1).

Hintere Kapsulotomie und Verlängerung der Kniebeuger
Diese Operation ist ein alter orthopädischer Eingriff, der schon von WILSON (1929) und HERBERT (1950) empfohlen worden ist und auch weiterhin von GSCHWEND und JAKUBOWSKI empfohlen wird.
Wir haben ursprünglich bis 1972 der suprakondylären Osteotomie den Vorzug gegeben, sind aber seit einer Gasttätigkeit von JAKUBOWSKI in unserem Hause zeitweilig (s. S. 9.28) dazu übergegangen, statt der suprakondylären Osteotomie den Weichteileingriff vorzuziehen. Anlaß dazu war auch die Tatsache, daß durch eine starke Überstreckung des distalen Femurendes Schwierigkeiten bei der späteren Implantation einer Vollprothese entstehen könnten.

Wir haben die Indikation sehr weit gestellt und auch auf schwer deformierte Kniegelenke ausgedehnt in der Überlegung, daß in diesen Fällen auch eine nur partielle Besserung der Flexionskontraktur sich für eine spätere Alloarthroplastik als nützlich erweisen könne.
Nach dem Grad der Zerstörung des Kniegelenkes wurde in zwei Gruppen unterschieden:
1. Kniegelenke mit:
 - Flexionskontrakturen über 20°,
 - Restbeweglichkeit über 90°,
 - röntgenologisch keinen wesentlichen Zerstörungen;
2. Kniegelenke mit:
 - Flexionskontrakturen über 50°,
 - minimaler Restbeweglichkeit,
 - röntgenologisch massiven Zerstörungen.
Die Operation wurde in der von GSCHWEND (1977) angegebenen Technik vorgenommen.

In Vollnarkose oder Lumbalanästhesie legen wir einen 10 cm langen Hautschnitt am lateralen Oberschenkel bis ca. 1 Handbreit proximal des Fibulaköpfchens. Der Tractus iliotibialis wird Z-förmig aufgespalten, der N. fibularis freigelegt. Anschließend stellen wir die hintere

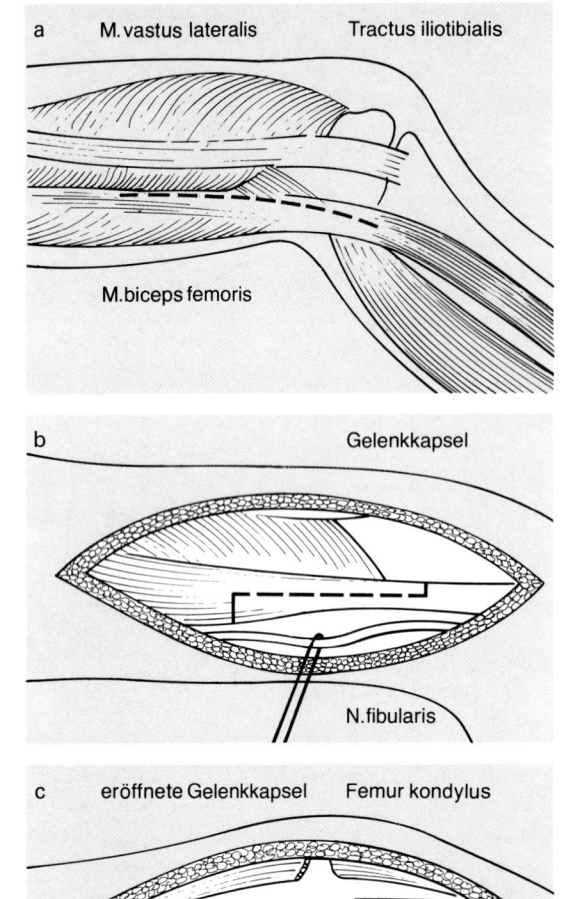

Abb. 13 a-c Hintere Kapsulotomie des Kniegelenks bei Beugefehlstellung (Wilson-Herbert). Inzision lateral (a). Verlängerung des Biceps femoris, Schonung des N. fibularis (b), Spaltung des Tractus iliotibialis, Ablösen des Gastroknemius, Eröffnen und Ablösen der hinteren Gelenkskapsel (Pfeil, c). Femurkondylus im eröffneten Gelenk sichtbar (aus *N. Gschwend:* Die operative Behandlung der chronischen Polyarthritis, 2. Aufl. Thieme, Stuttgart 1977)

Gelenkkapsel mit den Ursprüngen des M. gastrocnemius dar. Nach Ablösen der Gastroknemiusköpfe wird die Gelenkkapsel quer inzidiert. Im Anschluß daran führen wir eine vorsichtige Mobilisierung des Kniegelenks mit Beugung und Streckung durch. In den meisten Fällen erzielen wir dabei, auch bei schweren Gelenkkontrakturen, eine fast freie Streckung und eine Beugung über 90°. Gelegentlich ist es erforderlich, die Bizepssehne zu verlängern bzw. bei massiven Verklebungen im Bereich des oberen Rezessus aus einem zusätzlichen Schnitt eine ventrale Arthrolyse des Kniegelenks vorzunehmen. Nach ausgiebiger Blutstillung werden Redon-Drainagen eingelegt und die Wunde schichtweise verschlossen (Abb. 13).

Nachbehandlung
Am Tage nach dem Eingriff Beginn mit isometrischen Spannungsübungen bei gleichzeitiger Elektrotherapie; der Gips wird nach 3 Tagen abgenommen. Danach erfolgt eine Wechsellagerung mit gleichzeitiger Extension bei Lage des Beines in O-Stellung. Die Wiedergewinnung der Beugefähigkeit bei gleichzeitiger Behauptung der ausgeglichenen Beugestellung ist Nahziel der Behandlung.

Ergebnisse
Wir übersehen etwa 50 hintere Kapsulotomien. Die Ergebnisse hängen von der Ausgangslage ab. Sie sind bei der 1. Gruppe zweifellos am besten; in der 2. Gruppe erfüllen sie den schon beschriebenen Effekt.
Der Beobachtungszeitraum beträgt bis zu 6 Jahre. Die positiven Aspekte bestehen in der Abnahme der Schmerzen sowie in der Verbesserung der Gehfähigkeit und der Gangsicherheit (KÖHLER 1980). Man kann davon ausgehen, daß der Effekt zwar im Laufe der Jahre abnimmt; wir sahen indessen auch beachtliche anhaltende Erfolge über 8 Jahre. Ähnlich wie die knienahen Osteotomien bleibt der Weg für spätere Gelenkplastiken offen; die Möglichkeit für die Implantation von Implantaten kann nur verbessert werden. Resümierend kann man feststellen, daß dieser Eingriff zum festen Rüstzeug des Rheumaorthopäden gehören sollte.

Vergleichende Operationsindikation hintere Kapsulotomie – suprakondyläre Osteotomie
Über die Ergebnisse der suprakondylären Femurosteotomie haben wir die längeren Beobachtungen. Diese Operation kommt u. E. besonders bei Achsenabweichungen von mehr als 10° und bei Schrägstellung des Gelenkspaltes in Betracht. Meist handelt es sich um Genua valga. Bei ausschließlichen Flexionskontrakturen mit erheblichen sekundär deformierenden Gelenkveränderungen ziehen wir die hintere Kapsulotomie vor. Sie ist dann mehr oder weniger ein die Voraussetzungen für die Alloarthroplastik verbessernder Eingriff. Letztlich können aber sowohl die suprakondyläre Femurosteotomie wie auch die hintere Kapsulotomie die Erwartungen erfüllen oder aber enttäuschen. Weshalb das der Fall ist, weiß man nie; das gilt auch für die Doppelosteotomie nach Benjamin.

Arthrodese
Begünstigt durch die Entwicklung gelenkerhaltender Operationsverfahren zur Behandlung der

bei der c. P. auftretenden Kniegelenkdeformitäten ist die Indikation zur Arthrodese dieses Gelenks sicherlich nur noch selten zu stellen. Im Gegensatz zur Arthrodese des Hüftgelenks bei der Koxarthrose, deren Wiederbelebungsversuche durch neue Arbeiten möglicherweise erfolgreich sein können (bei der Behandlung der Koxarthrose hat sie ohnehin immer noch eine festumrissene Indikation - WEBER 1984), stehen wir hinsichtlich der Indikation zur Kniegelenkarthrodese an einer medizingeschichtlichen Wende, die uns veranlassen sollte, nur mit größter Zurückhaltung bei der c. P. eine Arthrodese in Erwägung zu ziehen (GSCHWEND).

Angesichts der rasch und hoffnungsvoll fortschreitenden Möglichkeiten des Kunstgelenkersatzes mit Modellen, die jederzeit eine mühelose Arthrodese noch zulassen (GSCHWEND 1977), muß man nicht unbedingt Skeptiker, sondern nur Realist sein, wenn man diese Voraussagen mit einer großen Zurückhaltung wertet. Was die Indikation zur Arthrodese schlechthin angeht, bleibt diese schon allein durch die Macht des Faktischen eine Ausnahme. Zweifellos gibt es eine Reihe von c. P.-Kranken, die nach spontaner Versteifung eines Kniegelenks sich an ihren Zustand adaptiert haben. Die Einschränkung zur Arthrodese des Kniegelenks ergibt sich schon aus der Tatsache, daß die Nachbargelenke mitbeteiligt sind. Zum anderen ist selbst bei einseitiger Gonarthritis, insbesondere bei jüngeren, eine weitere Progredienz nicht auszuschließen, und auch eine geringe Restbeweglichkeit für den Behandelten ist häufig sehr wichtig. Apparate können helfen, den Entschluß, die Arthrodese hinauszuschieben, zu erleichtern.

Die wichtigste Aufgabe des erfahrenen Rheumaorthopäden, Alloarthroplastik und Arthrodese des Kniegelenks möglichst weit hinauszuschieben, hat uns schon immer veranlaßt, anderen Alternativen vor diesen Eingriffen den Vorzug zu geben. Die Arthrodese des Kniegelenks führt zudem meist nicht zur Entlastung des gegenseitigen Kniegelenks, sie stellt vielmehr einen Eingriff in die Harmonie des Bewegungsablaufs dar und wirkt sich auf die Nachbargelenke wie auch der Kniegelenke und der Sprunggelenke der Gegenseite aus.

Diese Auffassung wird durch die Untersuchungen von BRATTSTRÖM bestätigt, der 43 mit Kniearthrodese behandelte c. P.-Kranke bei einer durchschnittlichen Beobachtungszeit von 7 Jahren nachuntersucht hat. Von diesen waren 39 = 10% mit ihrem versteiften Knie zufrieden oder sogar sehr zufrieden. Jedoch hatten 34 von 43 Schmerzen im Fuß derselben Seite oder im anderen Kniegelenk. Auf die Schlußfolgerungen BRATTSTRÖMs kommen wir noch zurück (Abb. 14).

BRATTSTRÖM gibt folgende Indikationen zur Arthrodese an:

1. in den Fällen, in denen die Operation nicht geglückt ist,
2. wenn man dem Patienten aus finanziellen Gründen keine andere Operation bieten kann,
3. als Kombination der Kniegelenkarthrodese mit einer Alloarthroplastik auf der Gegenseite,
4. in Kliniken ohne Erfahrung mit Alloarthroplastik kann die Arthrodese eine Alternative sein.

Die wichtigste Indikation stellt heute u.a. der Fehlschlag nach alloarthroplastischem Gelenkersatz dar, wenn eine Austauschoperation nicht möglich ist; das ist meist nach Infektionen der Fall. Die Arthrodese ist in diesen Fällen allerdings oft mit einer erheblichen Verkürzung verbunden.

Operationstechnik

Wir gehen nach der Technik M. Müller vor, so wie auch von GSCHWEND empfohlen wird. Gelegentlich haben wir die Druckplattenarthrodese angewandt. TILLMANN rät dazu, wegen einer evtl. später notwendigen alloarthroplastischen Remobilisierung die Rückfläche der Patella möglichst nicht anzutasten. So beachtlich dieser Vorschlag ist, so haben wir ihn bislang nicht beachtet, weil wir die bislang versteiften Kniegelenke zur Alloarthroplastik nicht für geeignet halten. Die Arthrodese sollte in Beugestellung von 15° erfolgen. Bei guter Kompression kann man die Patienten nach 14 Tagen hinstellen lassen. Die Steinmann-Nägel können nach 6 Wochen entfernt werden, alsdann lassen wir voll belasten.

Nachteile der Arthrodese

Wie schon SCHREIBER 1974 (nach GSCHWEND) feststellt, hinkt ein nicht unerheblicher Teil der Operierten. Dieses hängt zweifellos mit der Verkürzung zusammen. Im allgemeinen wird diese Verkürzung belassen, um das Durchschwingen des Beines in der Schwingphase zu erleichtern. Die Verkürzung betrug nach SCHWARZ 1-8 cm, im Mittel 3 cm. Bei starken Beinverkürzungen handelte es sich um Folgezustände nach Entfernungen von Totalprothesen. BRATTSTRÖM hat die Möglichkeiten, diese Verkürzung auszugleichen, skizziert (Abb. 14); er bevorzugt die Lösung E.

Obwohl die meisten Operierten mit dem versteiften Kniegelenk gut fertig werden und auch zufrieden sind, wird die Operation nur selten indiziert sein. Ihre wichtigste Indikation ist heute der Fehlschlag nach vorausgegangener Alloarthroplastik und in zunehmendem Maße auch das iatrogene Empyem (SCHWARZ u. Mitarb. 1984). Beides sollte allerdings aus mehreren Gründen nachdenklich stimmen.

Endoprothetik des Kniegelenks

Wer - es dürften nur wenige sein - schon vor vielen, d. h. mehr als 20 Jahren begonnen hat, Kranke mit chronischer Polyarthritis zu operieren, wird sicher eine gewisse Änderung seiner Aufga-

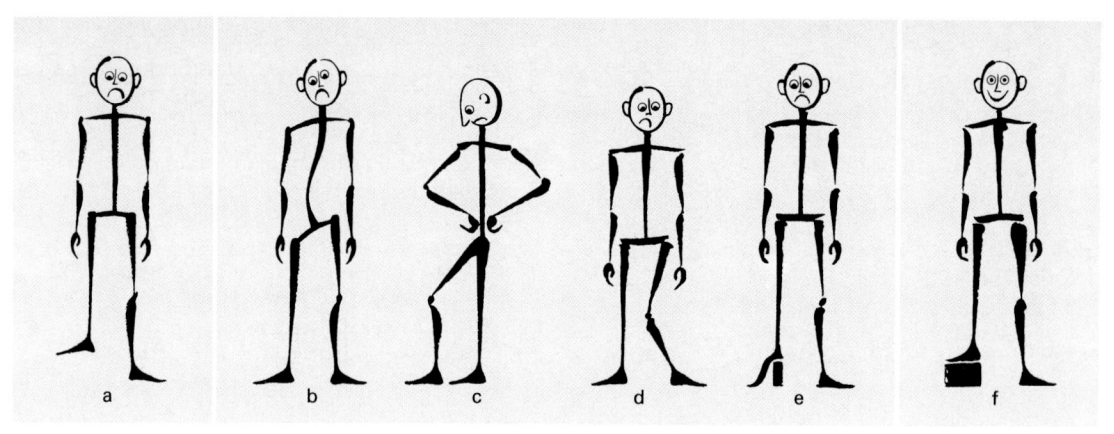

Abb. 14 Möglichkeiten, die Beinlängendifferenz auszugleichen (nach *Brattström*)

ben beobachten. Die Zahl der Frühsynovektomien, besonders die des Kniegelenks, steigt kaum oder nur noch wenig an. Kniegelenksynovektomien sind zu einem Alltagseingriff geworden, mit ihnen konkurrieren zudem die chemischen Synovektomien und die Radiosynviorthesen.
Die alloarthroplastischen Eingriffe am Kniegelenk werden häufiger. Damit verschiebt sich die Dimension von den präventiven Eingriffen zu den rekonstruktiven, von den weniger problemträchtigen zu den problembehafteten.
Die Spätergebnisse der Spätsynovektomie melden sich; die Kranken stellen die Frage, wie es weiter gehen soll. Das kann in den meisten Fällen leider nur noch eine alloarthroplastische Lösung sein, zumal sich durchaus praktikable gelenkerhaltende Möglichkeiten keiner besonderen Beliebtheit erfreuen. Diese Alternativeingriffe (s. auch S. 9.24) erfordern längere Behandlungszeit, machen Arzt und Kranken mehr Mühe. Der Gelenkersatz ist somit auch leichter und zunächst auch spektakulärer (wie lange?) geworden.
Somit zeichnet sich eine Zunahme des alloarthroplastischen Gelenkersatzes ab, die Zahl der jährlich eingesetzten Knieprothesen ist nicht genau abzuschätzen, aus den USA liegt eine Zahl über die 1976 implantierten Endoprothesen vor. Es waren nach HORI u. Mitarb. (zit. nach MOHR) 80 000 Hüftgelenke und 40 000 Kniegelenke.
Eine Studie der Deutschen Forschungs- und Versuchsanstalt für Luft- und Raumfahrt (DFVLR) schätzt, daß in der Zeit von 1970–1981 27 500 Kniegelenkprothesen eingesetzt wurden. MITTELMEIER meint, daß jährlich ca. 55 000 Hüftgelenkprothesen und 4000 Kniegelenkprothesen eingesetzt werden. Diese Angaben dürften der Wirklichkeit am nächsten kommen.
Über die Tagesthematik wird indessen leicht vergessen, daß – ähnlich wie am Hüftgelenk – auch schon von den Pionieren GLUCK und PEAN Knieprothesen eingesetzt worden sind. Dennoch hat es lange gedauert, bis das Kniegelenk aus dem Schatten des Hüftgelenks herausgetreten ist. Inzwischen schlägt das Pendel etwas zur anderen Seite aus; das reflektiert auch der nicht mehr zu übersehende Wirrwarr von Prothesenmodellen. So zählt die schon erwähnte Studie 122 verschiedene Prothesentypen und Sondermodelle, von denen einige aber nicht mehr als 30mal implantiert worden sind.
WILLERT u. SEMLITSCH sind in Bd. II dieses Handbuchs auf die Grundlagen der Endoprothetik eingegangen. Diese gelten auch für das Kniegelenk. Der Konstruktionsmechanismus der Prothesen ist an einigen typischen Modellen dargestellt worden; ausführlicher haben sich ENGELBRECHT und GSCHWEND speziell über die Knieprothetik ausgelassen. Wir lehnen uns an GSCHWENDS Darstellung in seinem Buch über die operative Behandlung der chronischen Polyarthritis an und aktualisieren seine Darstellung der Prothetik lediglich durch einige neue typische Modelle, die vielleicht Aussicht haben, von Dauer zu sein.
Trotz des Wechselbades von Horrorbefunden nach Fehlschlägen und ständigen Erfolgsmeldungen neuer Modelltypen, die geradezu marktschreierisch angeboten werden, kann auch der Zurückhaltendste nicht umhin, sich mit dem Ersatz des Kniegelenks zu beschäftigen und sich dem Hilfesuchenden nicht zu verweigern; er sollte allerdings nicht aus forensischen Gründen wie auch der Fairneß dem Kranken gegenüber auf die Risiken wie auch den zeitlich begrenzten Effekt der Operation hinweisen.

Indikationen zum Gelenkersatz
- Alternativmethoden nicht möglich,
- erhebliche, unbeeinflußbare Schmerzen oder Gehunfähigkeit mit Zerstörung des Bandapparates (Schlotterkniegelenk),
- erhebliche statische Deformitäten mit O- und X-Bein.

Voraussetzungen sind
- guter Allgemeinzustand, keine internistische Kontraindikation,

- nicht zu schlaffe Muskulatur,
- ungestörte Durchblutung, keine Ulcera cruris und keine ausgedehnte Varikosis,
- gute, nicht durch lange Cortisoneinnahme geschädigte Haut,
- Aktivität, d.h. Wille zur Mitarbeit, besonders bei Älteren und lange Bettlägerigen.

Lokale Voraussetzung:
- Knochen darf nicht zu stark osteoporotisch sein.

Operationsvorbereitung
- Abklärung der Operabilität,
- Muskeltraining, evtl. Gehschule,
- Immunsupressiva absetzen (einige Autoren setzen auch D-Penicillin ab),
- Cortison nie absetzen, sondern kleines Lund-Schema einsetzen,
- Antibiose (besonders bei Psoriatikern),
- Thromboseprophylaxe mit Low-dose-Heparin.

Die im folgenden beschriebenen Modellkonstruktionen sind nach Funktionsprinzipien geordnet; sie geben z.Z. auch die Entwicklung der Prothetik wieder. Ein Teil dieser Modelle wird nicht mehr oder nur noch selten implantiert.

Modellierende Arthroplastiken mit einem Interponat aus Fett oder Faszie oder Kutis oder Nylon (KUHNS und POTTER) nach Putti, Campbell, Kallio, Lexer gehören der Vergangenheit an; gelegentlich werden allerdings immer wieder einzelne Operationen mit einem guten Langzeitergebnis beschrieben:

Ersatz der Tibiagelenkfläche nach McIntosh u.a.
Ersatz der femoralen Gelenkfläche nach Aufranc u.a.

Gleitflächenersatz = Schlittenprothesen
einteilig ungekoppelt:
    Schlittenprothese St. Georg, Modell Richards
zweiteilig horizontal gekoppelt:
    Modell Gunston
    Modular (Marmor)
    Uci-Prothese
    Geomodic
    Freeman Swanson
    GT-Schlittenprothese Lübeck.

Anmerkungen zu den Kondylarprothesen:
Sie unterscheiden sich nur unwesentlich und wollen sich den unterschiedlichen Krümmungen der Kondylen anpassen oder aber bei der Beugung eine Rotation ermöglichen, wie dieses auch die Rotationsprothese der Endoklinik anstrebt. Wir wissen nicht, ob die Schlußrotation beim durch die Polyarthritis zerstörten Gelenk eine wesentliche Rolle spielt. Die Funktion dieser Gelenke ist durch die langjährige Krankheit mit Verlust des mechanischen Bewegungsspiels, der Bewegungseinschränkung und durch Fehlstellungen derartig gestört, daß es nicht sehr wahrscheinlich sein wird, mehr als ein unizentrisches Bewegungssystem zu erreichen. Auch ein Teil der erfolgreich endoprothetisch Versorgten wird immer eine gute, aber doch nur eine moderate Funktion bekommen. Die Schlußrotation wird, auf die deformierten c.P.-Gelenke bezogen, überschätzt (Abb. 15a–f).

Scharniergelenke
Starr gekoppelt ohne Rotationsmöglichkeit,
Walldius-Modell (Drehpunkt liegt hinter der Tibiaachse der Prothese)
Shiers (Drehpunkt liegt hinter der Tibiaachse der Prothese)
Guépar (Drehpunkt liegt hinter der Tibiaachse der Prothese)
Blauth (breite Gelenkflächen stützen sich auf gering resezierte Flächen von Tibia und Femur)
Totalprothese St. Georg (intrakondyläre Versenkung der Prothese)
Blietz (intrakondyläre Versenkung der Prothese)
Herbert (intrakondyläre Versenkung der Prothese).

Physiologische, nicht starr gekoppelte Prothesen mit wandernder Achse und kondylärer Abstützung
Mit Rotation:
    Sheehan-Knieprothese
    Dadurian-Rotationsprothese
    Attenborough
    GSB-Knie
    Tillmann-Knie.

Ersatz der Patellargelenkfläche (McKeever, Groeneveld)
Ersatz des patellofemoralen Gelenks (Bechtol)
Auswahl des Modells für den Einzelfall – Schlittenprothesen: Sie stehen besonders bei der Gonarthrose in Konkurrenz zur Tibiakopfosteotomie (s. auch unter Tibiakopfosteotomie S. 9.24). Bei einseitiger Gelenkzerstörung kommt die Einzelschlittenprothese in Betracht. Achsenfehler können bei richtiger Operationstechnik gut korrigiert werden; gewisse Lockerungen im Bandapparat sind noch zu kompensieren, weiterer Vorteil: Das nicht ersetzte Kompartiment kann später durch einen weiteren Einzelschlitten ersetzt werden.

Doppelschlitten – zwei Einzelschlitten
Bei erhaltenen Kreuzbändern ist der Einbau von Einzelschlitten indiziert.

Doppelschlitten
Ihr Anwendungsbereich ist größer als weithin angenommen; durch gezielte Nachbehandlung ist der Doppelschlitten auch bei Zerstörungen des Gelenks und bei instabilem Bandapparat möglich. Die Ergebnisse (s. unten) sind besser als erwartet.

Totalarthroplastiken (wir verwenden nur das GSB-Knie): Wenn Doppelschlittenprothesen nicht mehr in Betracht kommen, z. B. bei großen Substanzverlusten und bei exzessivem Stabilitäts-

9.32 Erworbene Krankheiten des Kniegelenks

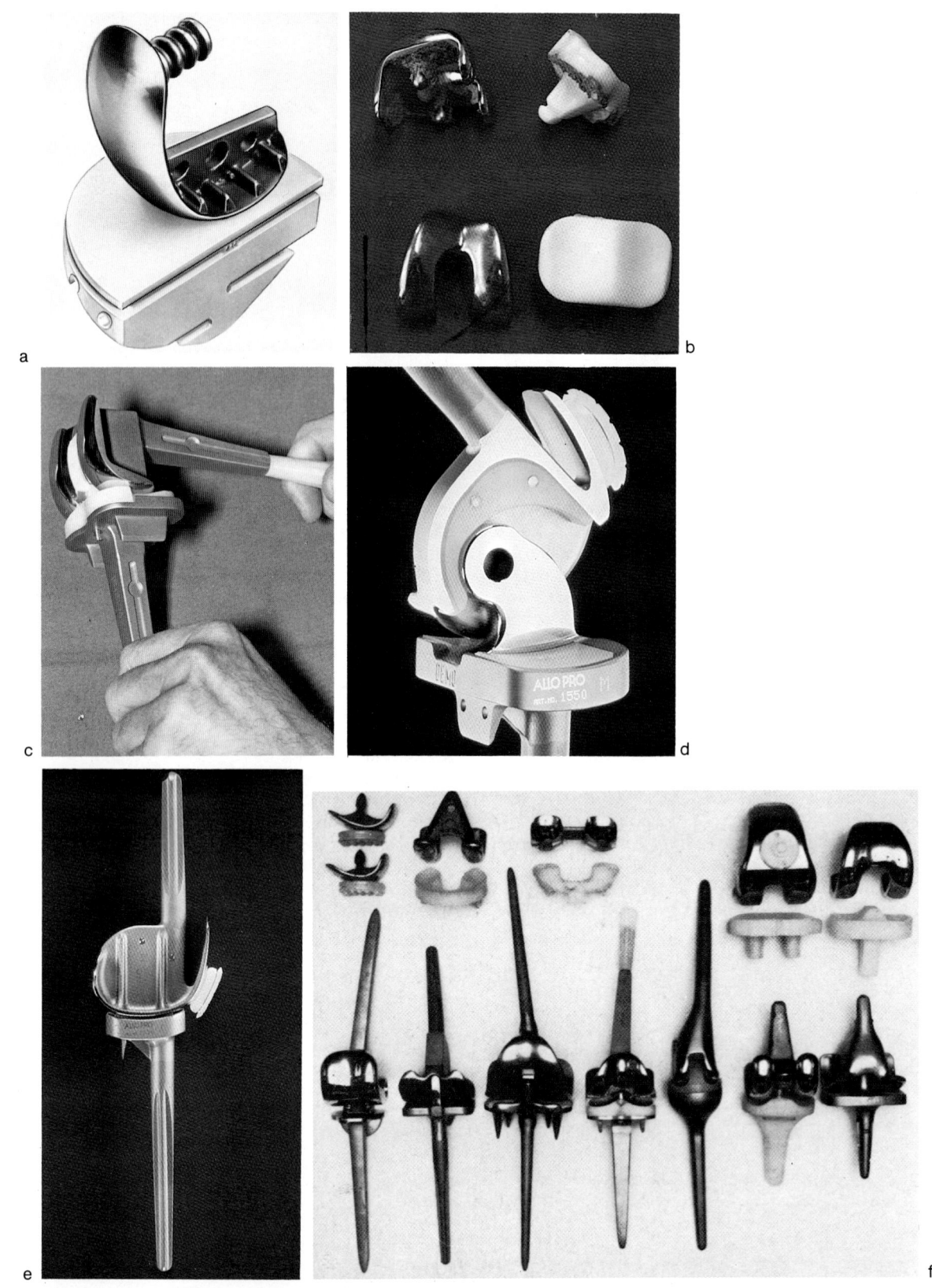

Abb. 15 a–h a) Schlittenprothese Typ Tübingen, b) Doppelschlittenprothese, c) Totalprothese nach Tillmann, d u. e) GSB-Prothese, f) Aktuelle Knieendoprothesen. *oben* (v. l. n. re.): Modular-, UCI-, Geometric-, ICLH- und Total-Condylar-Knee. *unten* (v. l. n. re.): Guepar-, GSB-, Blauth-, Tillmann-, Sheehan-, Attenborough- und Sperocentric-Prothese (Abb. f aus *H. Engelbrecht:* Chirurg 52 [1981] 681)

g u. h) Ersatz des Retropatellargelenks, Modell Lubinus (Abb. Prof. *Schöllner* und Dr. *Albrecht*, Oberammergau)

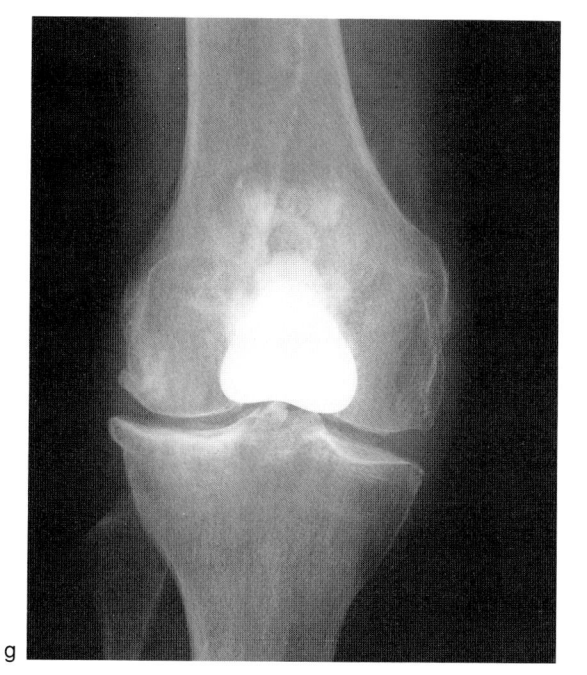

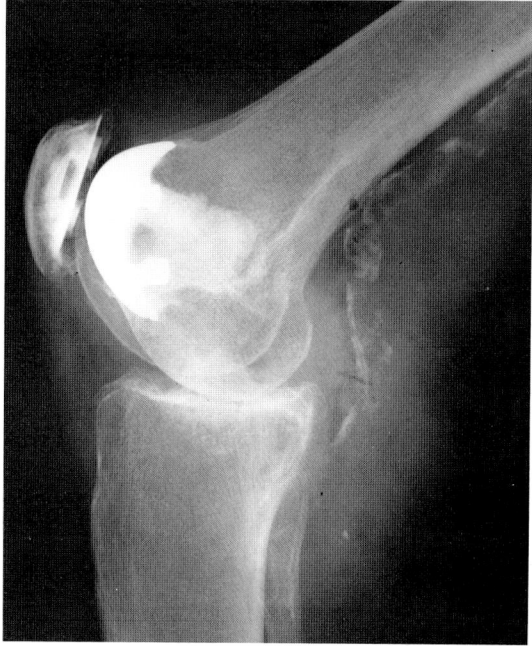

verlust, muß das Knie durch eine Vollprothese ersetzt werden.
Der *Retropatellarersatz* hängt vom Zustand der Patella ab; oft genügt ein Releasing mit Modellierung der Patella (Abb. 15 g u. h).

Nachbehandlung
Sie beginnt schon mit der Vermeidung unnötiger postoperativer Störungen. Wir entfernen den nach der Operation angelegten Kompressionsverband nach 6 Std., um Hautschäden zu vermeiden. Bei Lagerung auf Schienen muß auf sorgfältige Polsterung des Fibuliköpfchens geachtet werden; bei Entfernung von Drainagen muß darauf geachtet werden, ob diese nicht evtl. intraoperativ angenäht ist. Durchblutung und Motilität der Zehen sollten laufend überprüft werden.
Bei der Aufnahme der Beweglichkeit kann die Elektroschiene gute Dienste leisten. Wenn nach 14 Tagen keine befriedigende Beweglichkeit eintritt, sollte man sich nicht vor vorsichtiger Narkosemobilisierung scheuen oder – wenn sich eine ungenügende Beweglichkeit abzeichnet – von der Möglichkeit einer Periduraldaueranästhesie Gebrauch machen. Die Aufnahme der Belastung hängt auch von der Beschaffenheit des Knochens ab.
Zur Operationstechnik muß auf die Operationsatlanten verwiesen werden.

Ergebnisse
Genügend Langzeiterfahrungen, d.h. Beobachtungen an größeren Kollektiven über 10 Jahre und länger, wie sie z.B. für die Kniegelenksynovektomien bekannt sind, gibt es für die Endoprothetik des Kniegelenks noch nicht. Den meisten Statistiken liegt eine durchschnittliche Beobachtungsdauer von maximal 8 Jahren zugrunde. Man muß daher diese Übersichten vor allem unter dem Aspekt der Fehlschläge sehen, die besonders den Schwachstellen der Prothetik und den Komplikationen nachgehen. Daraus lassen sich wichtige Rückschlüsse ziehen, die z.T. auch schon gezogen worden sind. Sie betreffen
– die zur Endoprothetik verwendeten Biomaterialien, besonders die Kombination verschiedener Werkstoffe,
– die Lockerungen septisch und aseptisch,
– Implantatbrüche.
Als besondere Problemzone hat sich schließlich das Retropatellargelenk erwiesen. Dies führte wiederum auch zu neuen Überlegungen, die in die Entwicklung der Modelle eingegangen sind. Aus der Analyse der Fehlschläge hat sich auch eine Chirurgie der Fehlschläge ergeben.
Die größten Kollektive stammen aus der Endoklinik (ENGELBRECHT 1984), von GSCHWEND und von einer Studiengruppe, die im Auftrage des Bundesforschungsministeriums 3879 von 1970–1981 vorgenommene Endoprothesenoperationen ausgewertet hat.
Bei 14% der in der BRD im genannten Zeitraum geschätzen Operationen, betrug die postoperative Komplikationsrate insgesamt 25,7%.
Davon waren

Wundheilungsstörungen	32,2%
Reoperationen in	11,9% erforderlich
wegen *Schmerzen* bei	23,2%
Lockerungen	17,2%
Infektionen	17,0%
Bewegungsbehinderung	11,0%.

Von weiteren Reoperationen waren wegen
Infektionen   43,6%,
Lockerungen   23,2%
notwendig.

Daß viele Endoprothesen bereits nach 2 Jahren in die kritische Phase treten, ergab sich auch aus dieser Arbeit; 53% Reoperationen waren bereits nach 2 Jahren notwendig.
Der größte Teil dieser Zweit- oder weiteren Folgeeingriffe erforderte die starr gekoppelten Metall-Metall-Prothesen. Sie hatten mit 52% den Hauptanteil.
Die Verweildauer der Prothesen im Knochen war für die meisten Prothesentypen in den ersten 5 Jahren gleich; dann verschlechtern sich die Ergebnisse der Vollprothesen wesentlich. Ob die Prothesen mit wandernden Achsen bessere Langzeitergebnisse haben werden, muß noch abgewartet werden, obwohl z. B. HAGENA (1984) über gute Ergebnisse mit der GSB-Prothese berichtet. Der Beobachtungszeitraum betrug allerdings im Mittel auch nur 47,2 Monate, immerhin wurden 19% Nachoperationen notwendig. Allerdings ist das verbesserte Modell mit Ersatz des femoropatellaren Gleitlagers noch nicht berücksichtigt.
Aus den oben zitierten Studien ergeben sich bereits zwei wichtige Tendenzen, die auch in der gesamten Weltliteratur zum Ausdruck kommen. Die Koppelung starrer Systeme Metall-Metall ist obsolet und hat in jeder Hinsicht – sei es Haltbarkeit, Infektionshäufigkeit und Retropatellargelenk – die schlechtesten Ergebnisse. Sie werden kaum noch verwendet (in der zitierten Studie bis 1976 73%, nach 1976 nur noch 26%). Eine weitere Tendenz ergibt sich aus der Häufigkeit des retropatellaren Ersatzes, die in der Studie nur in 9,6% aller Fälle vorgenommen wurde.
Zu erwähnen ist die bekannte Tatsache, daß 122 verschiedene Modelle einschließlich Modellvariationen verwendet wurden; von diesen wurden nur 15 Modelle mehr als 30mal implantiert.
ENGELBRECHT, der wiederholt über das singuläre Kollektiv der Endoklinik berichtet hat und fast 4000 endoprothetische Knieoperationen übersieht, betont, daß bei einer Beobachtungszeit von bis zu 8 Jahren die Ausfallrate der Schlittenprothesen mit 10–20% wesentlich höher liegt als die der Scharnierendoprothese mit knapp 10%. Er betont allerdings auch, daß ein gewisser Teil der Mißerfolge vermeidbare Ursachen habe, die in der Erfahrung der Ärzte mit den Prothesenoperationen lägen. ENGELBRECHT setzt daher entgegen der allgemeinen Tendenz mehr auf die Totalprothese, besonders auf die Rotationsprothese.
Neuere Modelle (Blauth und Tillmann, Thomas) haben teils gute mittelfristige Ergebnisse; z.T. werden sie noch nicht lange genug angewandt. Die Ersterergebnisse waren bislang gut.
Im neueren Schrifttum werden die Tendenzen ersichtlich, die Ergebnisse der Endoprothesenoperationen vor allem durch Beeinflussung der das Beschwerdebild häufig prägenden Retropatellargelenke zu verbessern. Diese Tendenzen sind an sich nicht grundsätzlich neu, doch waren die Methoden unterschiedlich. Viele Autoren haben bei schweren retropatellaren Defekten die Patellae primär entfernt oder mußten sie später wegen der Patellamalazie exstirpieren. Das war auch wegen der Möglichkeit, den Bandapparat besser stabilisieren zu können, bedauert worden. Es gab zudem viele schwere retropatellare Veränderungen ohne klinische Relevanz.
Andererseits hatte schon GROENEVELD (1974) bei einem Vergleich – Scharnierprothese mit oder ohne gleichzeitigem Ersatz der Patellarückfläche – feststellen können, daß die Ergebnisse durch die Kunststoffendoprothese der Patellarückfläche wesentlich besser waren. Aus heutiger Sicht hängt diese Tatsache auch damit zusammen, daß bei den Metallscharniergelenken die retropatellaren Veränderungen ohnehin z.T. katastrophal sind.
MCKEEVER hatte 1973 eine Metallprothese entwickelt, die nach Ansicht von GSCHWEND aber nur bei der Gonarthrose indiziert ist.
Der alloarthroplastische Totalersatz des patellofemoralen Gelenkes nach Bechtol dürfte selten angewandt werden.
Neuere Entwicklungen gehen weniger vom ausschließlichen Ersatz des knorpeligen Überzugs der Kniescheibe, sondern zugleich auch – das gilt besonders für die gekoppelten Schlittenprothesen – von der Entwicklung eines besseren Gleitlagers, eines Patellaschilds, aus. Hierüber haben neben GSCHWEND besonders FICAT u. HUJNGERFORD (1977), CHITRANJAN u. Mitarb. (1984), RANAWAT u. Mitarb. (1984, SCOTT (1979), SNEPPEN u. GUDMUNSSON (1985) sowie VERMEULEN u. Mitarb. (1973) berichtet.
GSCHWEND bevorzugt neuerdings eine laterale Schnittführung bei der Implantation der GSB-Prothese.
Wir haben bewußt davon abgesehen, die Ergebnisse im einzelnen zu zitieren. Der Anfangserfolg der Alloarthroplastik, besonders der Totalprothesen, ist – wenn Operation und Folgezeit komplikationslos verlaufen – frappierend. Der größte Teil der Patienten ist beschwerdefrei; das Knie ist beweglich (zumindest bis über den rechten Winkel) und gewinnt auch an Streckung, wenngleich schwere Flexionskontrakturen keineswegs völlig beseitigt sind. Auch die Gehfähigkeit, die zu erlangen in der ersten Zeit der partiellen Belastung Schwierigkeiten macht, bessert sich sehr schnell. Im allgemeinen schätzen über 80% der Operierten den Erfolg und tolerieren die retropatellaren Restbeschwerden, die sich nach zunehmender Beanspruchung des Beins alsbald einstellen. Die sich allmählich einstellende Fehlentwicklung wird im folgenden Abschnitt besprochen.

Komplikationen – Fehlergebnisse und deren Behandlung

Frühkomplikationen
Zu den Frühkomplikationen gehören Nerven- und Gefäßverletzungen, Lungenembolien, Beckenvenenthrombosen und Sofortinfektionen. Sie bewegen sich in einer Größenordnung von unter 1%. Die seltene Luxation einer GSB-Prothese haben wir zweimal beobachtet, im Gegensatz zu BRÜCKL u. Mitarb. (1979) aber geschlossen reponieren können.

Spätkomplikationen
Hierzu gehören:
Infektionen
septische Lockerungen, meist der Tibiakomponente mit Metallosen
Retropatellararthrose
Patellaluxation
Sehnenrupturen
Implantatbrüche.

Infektionsrate
HAGENA gibt die Infektionsquote (GSB-Knie) mit 3,2% an; DEBURGE hat 1976 die Infektionsrate für Guépar-Knie bei Älteren mit 6,6% angegeben. INSALL u. SCOUI berichten (1979) über drei tiefe Infektionen an drei Kniegelenken (1,3%). POSS u. Mitarb., die 4240 Hüft-, Knie- und Ellenbogengelenke en bloc untersucht haben, stellten fest, daß das Infektionsrisiko bei Kranken mit chronischer Polyarthritis 2,6mal so hoch sei wie bei der Arthrosis deformans und bei Scharnierprothesen mit Metall-Metall 20mal so hoch sei. Die meisten Infektionen traten zwar bereits 2 Jahre nach dem Eingriff auf, doch gibt es auch – gerade bei Kranken mit c. P. – Spätinfektionen 9 Jahre später. POLL betont deshalb, daß es wichtig sei, die Risikogruppen schon vorher zu erfassen, zu denen nach MENON und WROBLEWSKI auch die Kranken mit Psoriasisarthropathie gehören (Relation nach CHARNLEY Osteoarthritis 0,001%, Polyarthritis rheumatica 0,05%, bei Psoriasisarthropathie 14,6%). TILLMANN betont deshalb gerade bei Psoriatikern die Wichtigkeit der präoperativen Antibiose.
Als Kuriosität beschreiben ORTON u. FULCHER eine Infektion mit gramnegativen Stäbchen und Pasteurella mucocida bei Knieendoprothesen nach einem Katzenbiß. Die Prothesen mußten nach 2 Jahren entfernt werden. Pasteurella mucocida werden im Rachen von Katzen, Hunden u.a. Haustieren gefunden.
Wir halten es nicht für ausgeschlossen, daß bei Älteren banale Infekte bei Prothesenträgern Gelenkinfektionen und darüber hinaus auch eine Septikämie hervorrufen können. Einzelfälle, die wir leider nicht weiter verfolgen konnten, verleiten uns zu dieser Annahme.

Weitere Komplikationen
Häufig mit der Metallose verbunden sind Brüche des Implantates. Das ist meist die tibiale Komponente. Während die Entfernung des gelockerten Tibiaplateaus nicht schwer ist, zeigt der Bruch des Prothesenstiels im Tibiabereich an, daß die Prothese fest sitzt. Der Austausch des tibialen Anteils der Scharnierprothese ist dann ein sehr zeitraubender, anstrengender und komplizierter Eingriff. Die Fraktur des Femurschaftes haben wir einmal als akutes Ereignis und einmal als Ermüdungsbruch als Folge einer Lockerung des Oberschenkelteils der Guepar-Prothese beobachtet. In beiden Fällen wurde das Ergebnis durch Verplattung konsolidiert (Beobachtungszeit 9 Jahre).

Retropatellargleitlager
Persistierende Beschwerden im Patellagleitlager sind meist Folge des schon vorher bestehenden retropatellaren Befalls und daher nicht prothesentypisch. Prothesentypisch waren indessen die schweren Veränderungen an der Kniescheibenrückfläche, die bis zur völligen Auflösung der Patella oder deren Fragmentierung geführt haben. Wir haben diese schweren Veränderungen als Patellamalazie bezeichnet (Abb. 17) (KÖHLER u. MOHING 1981).
In dieser Form haben wir sie nur beim Guepar-Kniegelenk beobachtet. Unseres Erachtens sind es zwei Faktoren, die aus unseren Beobachtungen als Ursache dieser schweren Form des Patellaaufbruchs in Frage kommen:
1. die schwere Metallose (Abb. 16),
2. die Subluxation der Patella, die in extremen Fällen bis zur Luxation führt.

So hatte DEBEYRE schon 1974 auf die häufige, im Laufe der Zeit nach der Operation zunehmende Luxationstendenz der Patella hingewiesen. Es zeigt sich an unseren Beobachtungen (vgl. Abb. 17a), daß die gute Zentrierung der Kniescheibe zwar die Patellamalazie nicht verhindern kann, jedoch diese gut geführten Kniescheiben nicht so stark an Substanz verlieren, daß sie letztlich nicht entfernt werden müssen.
Für die Behandlung dieser retropatellaren Malazien gibt es nur die Patellektomie. In den übrigen Fällen des retropatellaren Gelenkschadens kann gelegentlich in Abhängigkeit vom Modell die Rückfläche der Kniescheibe überzogen werden. Die Zukunft wird erweisen, ob die Verbesserung der Prothetik auch zur Reduzierung der retropatellaren Beschwerden führt.
Wir sahen aus dem eigenen Arbeitsgebiet zwei Patellafrakturen, die wir auf technische Fehler zurückführen (wahrscheinlich zu große Resektion), und die Lockerung einer Patellaprothese bei gleichzeitiger Luxation der Kniescheibe an einem Knieprothesenmodell, das wir nicht verwenden (Abb. 18).
Mit dem Ersatz des Femoropatellargelenks nach

9.36 Erworbene Krankheiten des Kniegelenks

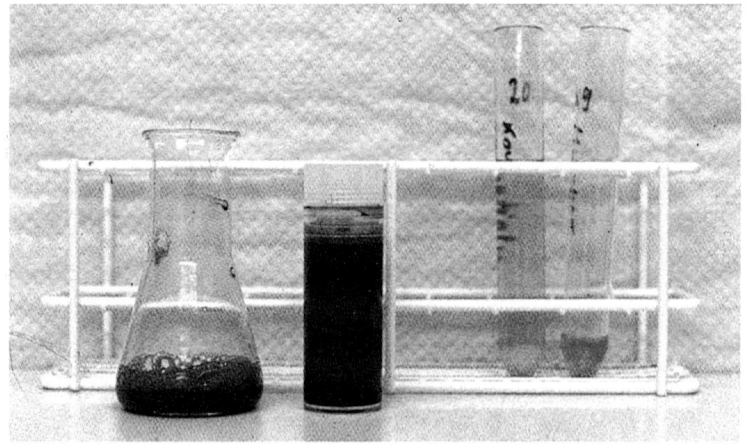

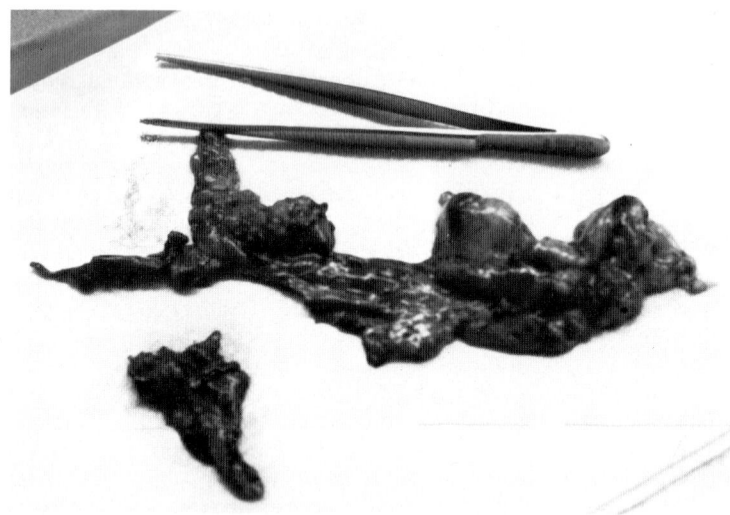

Abb. 16 a u. b   a) Typisch schwarz verfärbter Erguß bei Metallose, b) Synovektomiepräparat bei Metallose

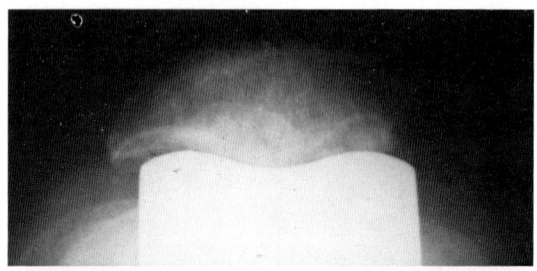

Abb. 17 a u. b
a u. b) Ausgangssituation: schwere destruierende Gonarthrose mit „Patellaproblemen" nach totalem Gelenkersatz. Die Bedeutung der Positionierung der Patella für die spätere Patellamalazie wird aus den folgenden Verläufen deutlich (Abb. 17 c–f, s. S 9.37).

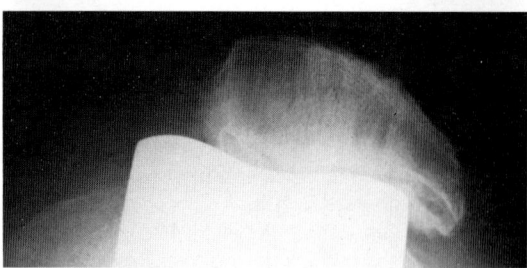

Bechtol haben wir keine Erfahrung. Die Implantation ist in dem dargestellten Fall vor 8 Jahren vorgenommen worden (allerdings ein Lubinus-Modell eingesetzt). Die c.P.-kranke 68jährige Frau geht noch heute gut und schmerzfrei (vgl. Abb. 15 g–h).

Behandlung der Infektion und Fehlschläge
Die Behandlung der Infektion nach Implantation der Kniegelenkprothese stellt immer Probleme und die Frage nach dem Prozedere. Das Spätschicksal des infizierten Gelenks hängt vor allem

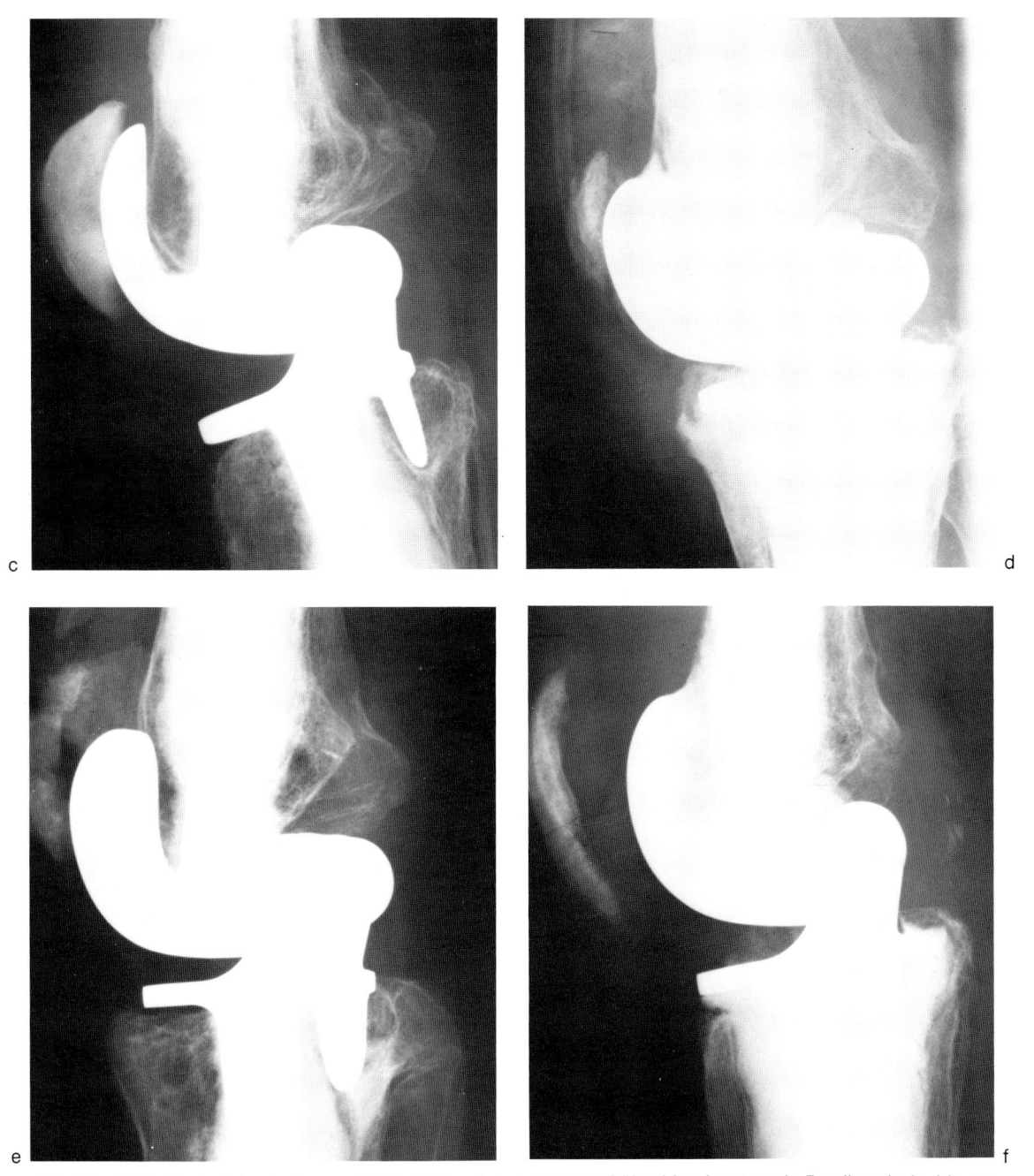

Abb. 17 c–f) Die Verlaufskontrolle von 1977–1985 zeigt eine schon frühzeitig einsetzende Patellamalazie, bis nur ein Rudiment der Kniescheibe übrigbleibt. 1985 Patellektomie.

vom Zustand des verbliebenen Knochens und auch vom Ausmaß der Knochenreaktion ab.
Die Arthrodese ist der sicherste Weg (und auch die häufigste Indikation), aber auch der Weg der Resignation, der nicht mehr unbedingt begangen werden muß (Abb. 19 a–c). SCHWÄGERL empfiehlt neuerdings das GSB-Knie bei Austauschoperationen. RAND u. BRYAN, HERSMANN u. Mitarb. sowie INSALL u. Mitarb. haben jeweils 1983 über ihre Erfahrungen mit Reimplantationen berichtet, denen eine Infektion vorausgegangen war.

RAND u. BRYAN übersehen 14 solche Reoperationen. Sie sind nur bei 35% mit dem Ergebnis zufrieden; bei den Kranken mit schweren Infektionen war das Ergebnis unbefriedigend, 2 hatten eine schlechte Beweglichkeit und Schmerzen. Die Autoren schließen daraus, daß man diese Operation nur mit Zurückhaltung, nur bei nicht sehr virulenten Krankheitserregern und nicht vor 2 Wochen nach Entfernung der Prothese machen sollte.
HOVELIUS empfiehlt 1979 die vorübergehende Implantation von PMNA-Ketten. Wir haben ei-

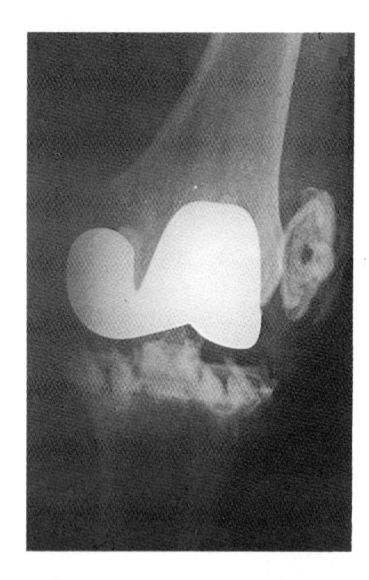

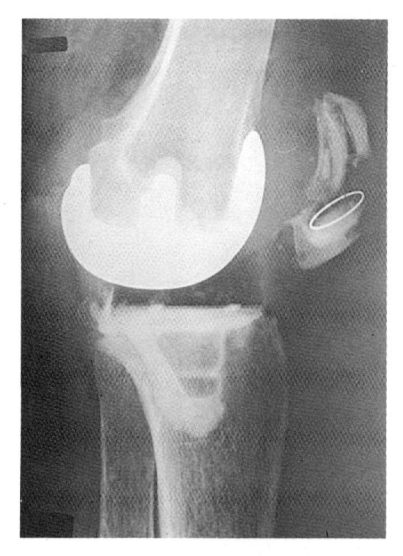

Abb. 18 Luxation und Fraktur einer mit Ersatz der Rückfläche behandelten Patella

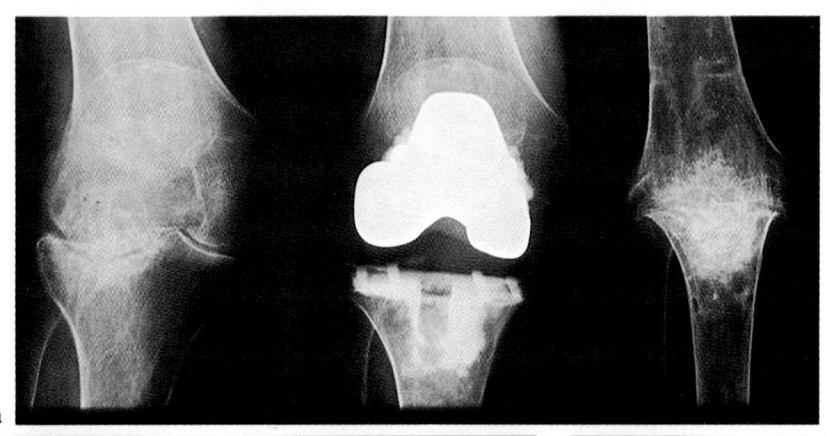

Abb. 19 a–g
a) Arthrodese nach Entfernung einer infizierten Doppelschlittenprothese, Zustand vor Operation, mit Doppelschlitten; nach Arthrodese Verkürzung 4 cm.

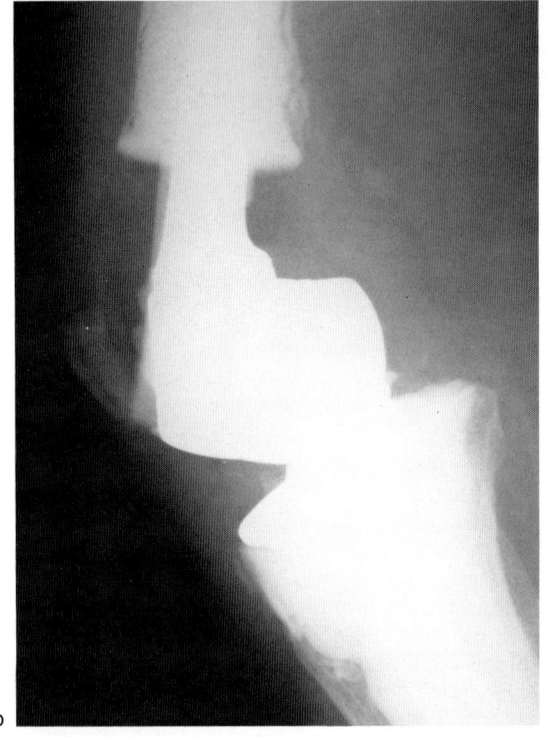

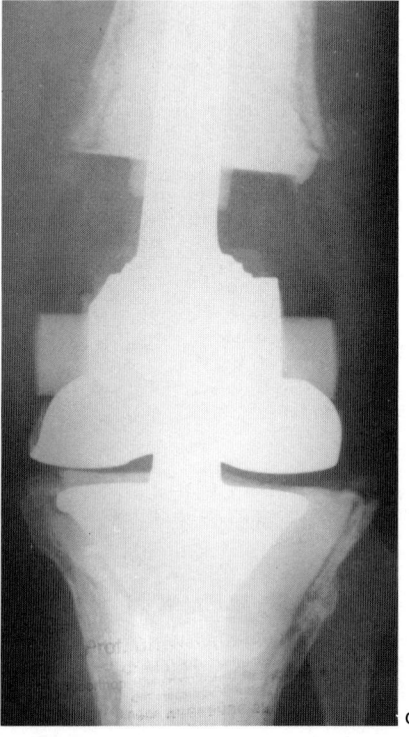

b u. c) Mehrfache Auswechslung einer infizierten Knieprothese mit Patellamalazie (bei evtl. Arthrodese dürfte eine erhebliche Verkürzung resultieren).

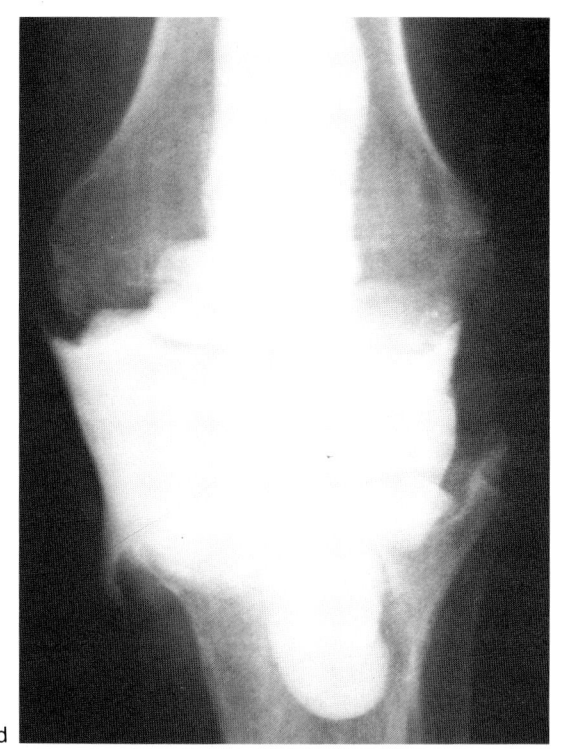

Gonarthritis bei Krankheiten des entzündlichen rheumatischen Formenkreises

d u. e) Entfernung einer infizierten Blauth-Prothese. Zwischenstation: Ausfüllung der Gelenkhöhlen mit einem refobacinhaltigen Pallacosplatzhalter (f u. g)

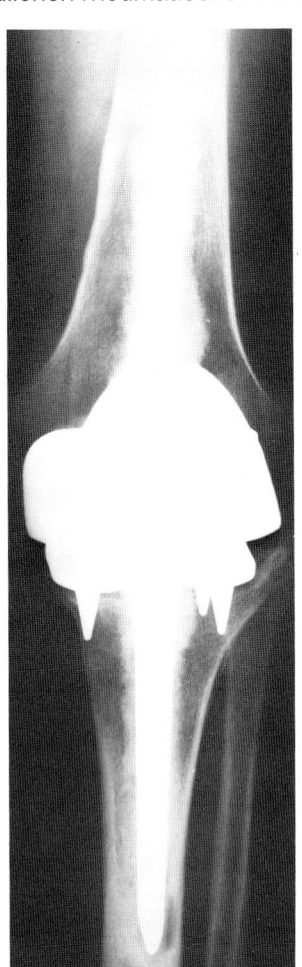

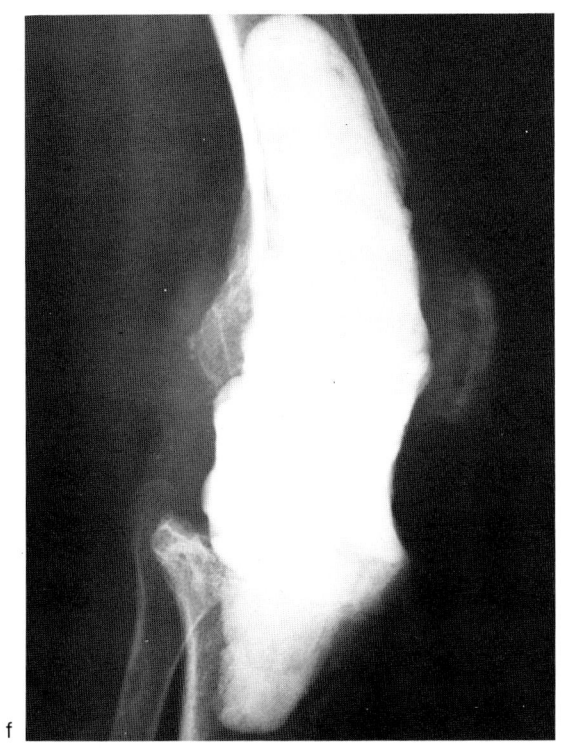

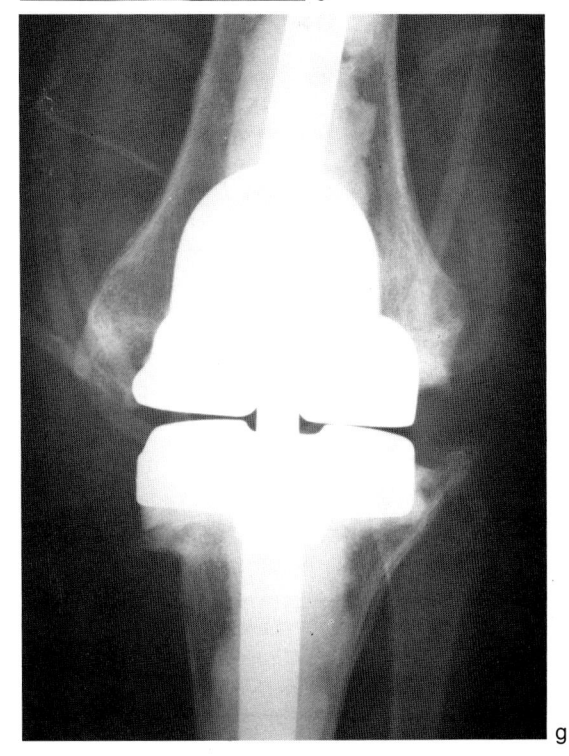

f u. g) Reimplantation einer GSB-Prothese

ner Frau nach Entfernung eines Blauth-Knies einen Palacosplatzhalter implantiert und die Prothese erst 6 Monate später durch ein GSB-Knie ersetzt. Funktionell ist das Ergebnis gut, aber eine chronische, wenn auch milde Osteomyelitis ist geblieben (Abb. **19** b–g).

INSALL u. Mitarb. berichten über 11 Kniegelenkprothesen, die sie zweizeitig reimplantiert haben (1. Sitzung: Entfernung der Prothese und des Knochenzements. Implantation einer Kondylarprothese nach 6 Wochen unter Antibiose). Die Beobachtungsdauer betrug durchschnittlich 34 Monate; bei keinem der Reoperierten trat eine erneute Infektion, bei 1 jedoch eine hämatogene Infektion mit einem indifferenten Erreger nach einer Großzehenentzündung auf. Das funktionelle Ergebnis war bei 5 Operierten ausgezeichnet, bei 4 gut und in 2 Fällen befriedigend. Austauschoperationen sind somit nach wie vor von wechselndem Schicksal begleitet. Die *Arthrodese* wird am häufigsten nach Fehlschlägen der Endoprothetik erforderlich. Die Verwendung äußerer Spanner schien uns der sicherste Weg zu sein; wir ziehen aber doch noch die doppelte (innen und außen) Verplattung vor. Die Verkürzung des operierten Beines ist oft erheblich (meist mindestens um 7 cm), doch hängt das Ausmaß sicherlich auch vom Prothesentyp ab. FIDLER (1983) benutzt dazu den Wagner-Apparat. Bei ca. 30% bleibt allerdings die knöcherne Konsolidierung aus.

Zwei weitere Komplikationen, die wir nur einmal bzw. nie beobachtet haben, seien kurz erwähnt:

1. *Heterotope Verknöcherungen*
Während nach der Alloarthroplastik des Hüftgelenks und besonders nach Kappenarthroplastiken am Hüftgelenk parartikuläre Verknöcherungen sehr häufig sind (mindestens 30%), treten die am Kniegelenk nur sehr selten auf. Wir beobachteten einmal eine solche Verknöcherung nach Implantation einer Schlittenprothese im Vastus medialis. Sie war bedeutungslos. Ein weiteres Mal sahen wir sie an einem mehrfach nichtalloarthroplastisch operierten Kniegelenk. LOVELOCK u. Mitarb. (1984) haben derartige Verknöcherungen bei systematischer Durchsicht der Röntgenaufnahmen in 10% gefunden.

2. *Streßfrakturen* sind bei der chronischen Polyarthritis nicht selten. So sieht man diese *Ermüdungsfrakturen* sehr häufig am Sitzbein nach Endoprothesenoperationen. Wir haben sie allerdings nicht nach Totalalloarthroplastiken, sondern bei extremen kontrakten X-Beinen beobachtet, bei denen sich beide Femurkondylen in das Tibiaplateau eingestaucht hatten.

RAND u. COVENTRY (1980) sahen 10mal eine Tibiafraktur, der die Implantation einer Geometricoder Polyventricprothese vorausgegangen war. Die Beobachtungszeit nach der Operation betrug 45 Monate. Ursache der Streßfraktur: technische Fehler bei der Implantation, d.h. nicht korrekte Positionierung der Implantate. Alle Prothesen lockerten sich und mußten neu implantiert werden. Die Frakturheilung wurde durch den Zeitpunkt der Diagnose der Fraktur nicht beeinflußt.

Kritische Bewertung der Alloarthroplastik des Kniegelenks

Wer in den letzten 20 Jahren die Entwicklung des alloarthroplastischen Kniegelenkersatzes beobachtet hat, kommt um die Feststellung nicht herum, daß wir von der Lösung des Problems noch weit entfernt sind. Die Tatsache, daß es eine nicht übersehbare Zahl von unterschiedlichen, wenngleich auch häufig ziemlich einander ähnelnden Modellen gibt, spricht für sich. Ernüchternd wirkt auch die Tatsache, daß in diesem besonders sensiblen Bereich der Prothetik von einigen Autoren der Weg, über klinische Erfahrungen mit bestimmten Modellen zu berichten, nicht mehr über Fachzeitschriften oder Kongresse, sondern über die Tages- oder Regenbogenpresse genommen wird. Einige plakative Stilblüten: „Knie läuft wie geschmiert", „Mit Oxford Knie auf Ski", aber auch „Pfusch am Knie – Kunstgelenke sind meist überflüssig", sprechen für sich. Nicht wenige Konstruktionen erinnern an die Uraufführung von Theaterstücken oder Opern, die nach einigen Aufführungen an einem Hause in der Versenkung verschwinden und nicht an weiteren Bühnen gespielt werden.

Problemschwerpunkte sind nach wie vor das Retropatellargelenk, u. E. nicht nur eine Frage des Zugangs, sondern der Mechanik, Infektionen, die Lockerungen und damit Auswechseloperationen und Brüche des Implantates, besonders des tibialen Prothesenstiels. Sie sind besonders schwer zu entfernen. Ob die nicht einzuzementierende Prothese sich als Ei des Columbus erweist, bleibt abzuwarten.

Bislang kann man mehr oder weniger nur über Zwischenergebnisse, nicht über Langzeitresultate sprechen. Zweifellos entscheiden die Erfahrungen des Operateurs oft über die Ergebnisse. Das gilt gerade für das „rheumatische Kniegelenk" und wiederum auch besonders für die Reoperationen. Entsprechend dem sich im Weltschrifttum abzeichnenden Trend zu Doppelschlittenprothesen sind wir im Gegensatz zu ENGELBRECHT nicht der Meinung, daß die Indikation zuungunsten der Totalprothesen erweitert werden sollte. In der postoperativen Behandlung liegt u. E. hier ein wesentlicher Schlüssel. Wir sind immer wieder erstaunt gewesen, wie stabil auch über Jahre die nicht durch Achsen oder wandernde Achsen gesicherten Kniegelenke nach Implantation von Doppelschlittenprothesen sind (Abb. **20**). Relativ wenig Bedeutung messen wir der Notwendigkeit bei, die Rotationskomponente zu berücksichtigen. Schwer deformierte, kontrakte Gelenke haben durch die lange Vorgeschichte den physiologischen Bewegungs-

ablauf „verlernt". Wir halten es für unwahrscheinlich, daß eine atrophische Muskulatur nach Implantation einer Prothese neue Bewegungsimpulse geben kann. Zudem wird auch die Funktion schwer geschädigter Gelenke durch den Gelenkersatz - je nach Ausgangssituation - nur in beschränktem Umfang wiederhergestellt.
Indikation zum alloarthroplastischen Gelenkersatz des Kniegelenks, Auswahl des geeigneten Modells und operative Technik werden immer den persönlichen Stempel des Operateurs tragen. Man braucht die Auffassung SCHLEGELs (1985), daß zwei Drittel aller Knieprothesen besser nicht gemacht werden sollten, nicht unbedingt zu bezweifeln, wenngleich die Operationskollektive doch sehr differieren. Gerade deshalb kommt die Forderung ENGELBRECHTs, diese Operationen erfahrenen Zentren vorzubehalten, nicht von ungefähr. Daß Arthrodesen am häufigsten nach intraartikulären Injektionen und Arthroplastiken gemacht werden müssen, diese meist mit einer erheblichen Verkürzung einhergehen und Austauschoperationen am Kniegelenk nur gelegentlich und auch nur begrenzt erfolgreich sind, sei noch einmal in Erinnerung gebracht.

Eine abschließende Betrachtung betrifft nicht spezifische Kniegelenkprobleme, sondern die Alloarthroplastik überhaupt: Bislang war wenig über die Lebenserwartung der c. P.-Kranken bekannt. Die Todesursachen sind u. a. eitrige Gelenkentzündungen. Die bisherigen, relativ wenigen Berichte erwähnen aber nicht dabei, ob es sich um die Folgen von Alloarthroplastiken handelt. Wir haben Anlaß zu der Annahme, daß Spätinfektionen mit nachfolgender Sepsis eine der Todesursachen sein könnten. Es ist deshalb dringend geboten, die zur Infektion disponierenden Faktoren vorher zu klären (s. auch unter Infektarthritiden S. 9.60) (vgl. Tab. 11).

Abschließend eine Beobachtung, für die zwei Merkmale zutreffen: der gegenwärtige Therapieerfolg in einer desolaten Krankheitssituation und zugleich die Frage nach der Dauerhaftigkeit des Ergebnisses (Abb. 21).

Schlußbetrachtung zur Behandlung chronischer Krankheiten des rheumatischen Formenkreises und Sonderformen chronischer Gelenkentzündungen
Die Behandlung chronischer Gelenkentzündungen ist in den letzten 20 Jahren erheblichen Wandlungen unterworfen worden. Am eindrucksvollsten wird diese Tatsache in der Behandlung der Kniegelenkinfektionen offenkundig, ist aber am vordergründigsten am Beispiel der chronischen Polyarthritis. Erst unter dem Einfluß englischer und skandinavischer Rheu-

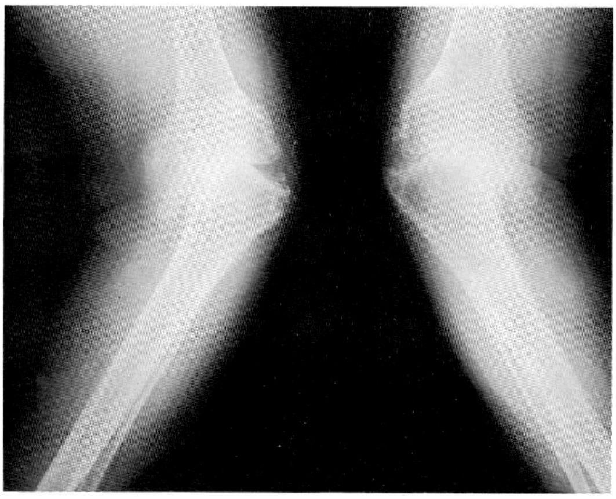

Abb. 20 a-c 72jährige Frau; hochgradige instabile O-Beine, mit Doppelschlitten und postoperativer Immobilisierung behandelt. Röntgenbefunde: a) präoperativ, b) postoperativ, c) klinisches Bild, postoperativ

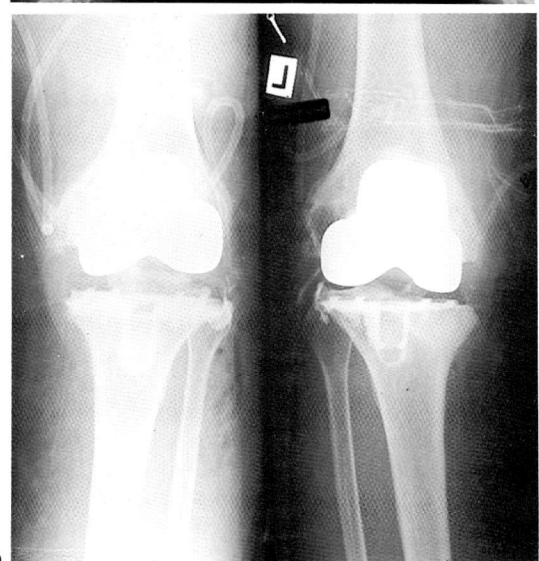

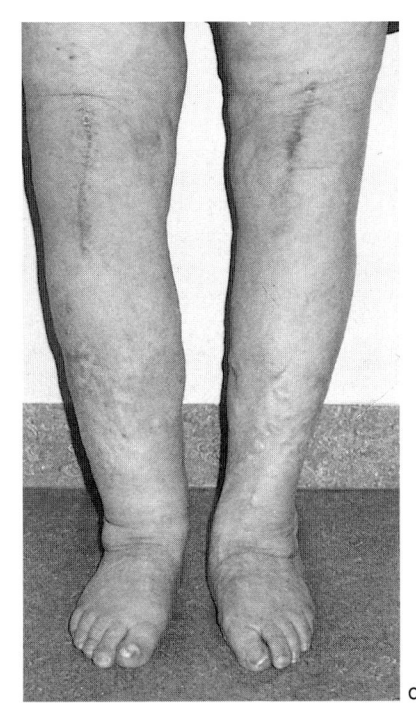

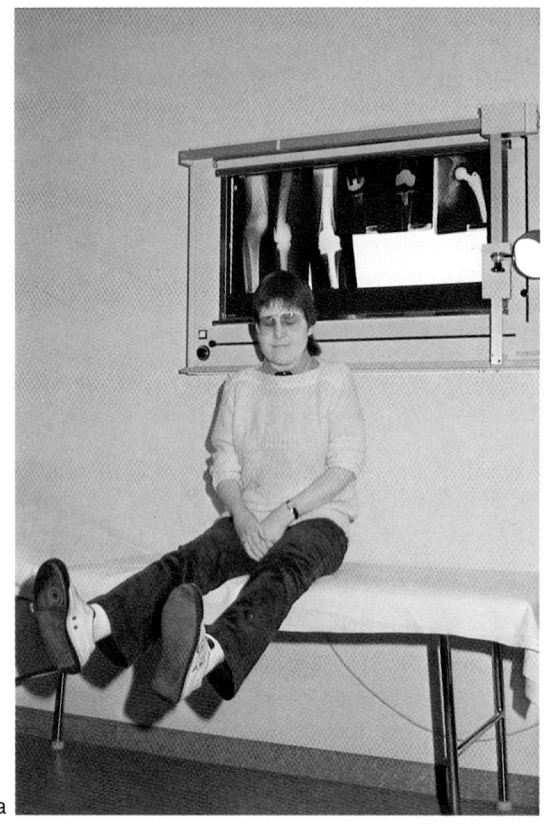

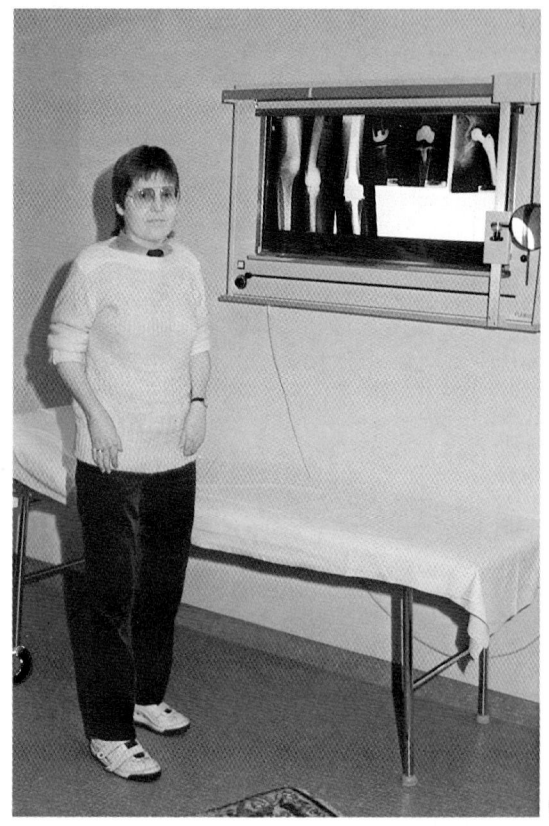

Abb. 21 a u. b 36jährige Frau; Befall aller Gelenke der oberen und unteren Extremität und dadurch bedingte Abhängigkeit von fremder Hilfe. Die Krankheitssituation war durch eine Urosepsis besonders problematisch geworden. Nach Implantation einer Hüftgelenkprothese sowie einer Doppelschlittenprothese bzw. eines GSB-Kniegelenks ist die junge Frau wieder gehfähig geworden, arbeitet wieder halbtags und versorgt sich und ihre Wohnung vollständig allein. Als Nebeneffekt hat sie eine Vorliebe für schnelle Autos entwickelt. Die junge Frau ist sich des zeitlich begrenzten Therapieerfolges durchaus bewußt

matologen und Orthopäden hat sich ein großer Wandel vollzogen, der wiederum aber nicht ohne die Pionierarbeit einiger deutscher Rheumatologen und Orthopäden denkbar gewesen wäre. Rheumatologie ist ein interdisziplinäres Fach. Die Indikation zur Operation, die spezielle Situation des zu Operierenden, die Einschätzung seiner Persönlichkeit, die Operabilität, das soziale Umfeld, das sind einige der flankierenden Faktoren, die über Erfolg und Mißerfolg mitentscheiden können. Der Operateur sieht diese Patienten oft nur zur Operation und kennt die vielen Umfeldprobleme nicht.

Viele Eingriffe des rheumatologischen Sektors werden u. E. unnötig gemacht, und schlechte Ergebnisse sind die Folge. Für andere, insbesondere für die Prothetik, tun sich mit der Polyarthritis neue Probleme auf; sie zu bewältigen, erfordert oft große Erfahrung und auch operationstechnische Voraussetzungen.

Über die Bewertung rheumaoperativer Eingriffe sollte man sich auch klar sein: Die meisten von ihnen sind Eingriffe auf Zeit. Das ist nach wie vor an sich nicht genug, aber doch mehr als noch vor Jahren möglich war. Dieses sollte dem Kranken gesagt werden. Gerade im Zeichen zunehmender Störungen des Arzt-Patienten-Verhältnisses und hoher Anforderungen an die Aufklärungspflicht müssen die Grenzen des Machbaren klar besprochen werden.

Juvenile chronische Polyarthritis rheumatica

Kinder sind von Krankheiten des rheumatischen Formenkreises keineswegs ausgeschlossen. Rheuma, um diese laienhafte Diagnose zu gebrauchen, ist keine Alterskrankheit.

Im Gegensatz zu früher spielt das akute rheumatische Fieber, bedingt durch die Penicillinprophylaxe, keine wesentliche Rolle mehr. Es ist praktisch bedeutungslos geworden. Gelenkentzündungen sind allerdings fast immer rheumatischer Genese, indessen weitaus seltener als die chronische Polyarthritis des Erwachsenen. Nach einer amerikanischen Statistik kommen auf 100 000 Erkrankungen nur 3 an juveniler Polyarthritis. Die eindrucksvollsten Studien über rheumatische Krankheiten bei Kindern kommen aus der Rheumakinderklinik der Rummelsberger Anstalten in Garmisch, wo STOEBER (1967), KÖL-

LE (1975), SÄNGER (1974) und TRUCKENBRODT (1984) ein singuläres Kollektiv von 1654 Krankheitsfällen sehr genau analysiert haben. Dort hat sich auch eine fruchtbare Zusammenarbeit zwischen konservativen und operativen Rheumatologen entwickelt. Interessante Studien, wenngleich an einem kleineren Kollektiv, kommen aus Taplow (ANSELL 1976).
In die Vielfalt der rheumatischen Krankheiten des Kindesalters wurde 1977 durch die Klassifizierung der Eular ein gewisses System gebracht. Es wird in folgende Verlaufsformen unterschieden:
Systemisch (viszerale Verlaufsform = Still-Syndrom) ♂ = ♀, Beginn Kleinkindalter, IgMRF fehlt, Augenbeteiligung äußerst selten, ANA ∅.
Nicht systemisch, seronegativ, ♂ < ♀, Beginn Kleinkind-Schul-Alter, IgMRF fehlt, Augenbeteiligung selten, ANA 25%.
Nichtsystemisch, seropositiv, ♂ ≪ ♀, Beginn 2. Lebensjahrzehnt, IgMRF 100%, ANA 57%, Augenbeteiligung ∅.
Mon-oligarthritischer Verlauf: (ein bis vier Gelenke betroffen).
Frühkindlicher Typ, ♂ ≪ ♀, Beginn vor dem 5. Lebensjahr, ANA 50%, IgMRF fehlt, HLA B 27 (+), Augenbeteiligung +++.
Sakroiliitis Typ, ♂ ≫ ♀, IgMRF fehlt, ANA ±, HLA B 27 +, Augenbeteiligung ++, Iliosakralgelenke +.
Das *Still-Syndrom* wird wegen seiner Vielfalt, insbesondere wegen seines hochakuten Beginns und der viszeralen Beteiligung, in erster Linie den Kliniker interessieren. Es ist eine Krankheit, bei der neben den Gelenken die inneren Organe befallen sind. Spleo- und Hepatomegalie, Myokarditis und Perikarditis werden beobachtet. Oft entwickelt sich eine Glomerulitis oder eine Nephritis, unter dem kombinierten Einfluß von Krankheit und Therapie (Cortisonlangzeittherapie) wird das epiphysäre Wachstum beeinträchtigt; auch Ankylosen der Halswirbelsäule mit atlantoaxialen Luxationen werden beobachtet.
Die *nichtsystemische chronische Arthritis* kommt als *seronegative* Verlaufsform sehr häufig vor; der Gelenkbefall ist meist symmetrisch und polyartikulär. Was Funktion und Destruktion der Gelenke angeht, sind diese bei den nichtsystemischen Formen günstiger als bei den systemischen Verlaufsformen; die rheumatische Iridozyklitis ist selten.
Die *seropositive chronische Polyarthritis* entspricht im Verlauf der adulten Form der chronischen Polyarthritis. Sie beginnt im allgemeinen nach dem 10. Lebensjahr und kommt beim Kind nur selten vor. Mädchen sind überwiegend betroffen, die Iridozyklitis fehlt.
10% der juvenilen Polyarthritis gehören zu den *oligoarthritischen* Formen (bis zu vier Gelenke sind befallen, sog. Wenigform), davon etwa 33% mit monoartikulärem Befall; diese Kinder sind mit 25–30% von der Iridozyklitis bedroht, besonders bei frühkindlichem Beginn.
Bei der Sakroiliitis, die überwiegend Knaben im Schulalter betrifft, ist die häufig mit auftretende Iridozyklitis wesentlich blander; der oft positive HLA B 27 sollte zu weiteren Beobachtungen veranlassen, da sich möglicherweise eine Spondylosis ankylosans entwickeln kann.

Diagnostik

Die Diagnose der juvenilen Polyarthritis ist im Initialstadium meist problematisch. Zudem gibt es eine große Gruppe von derartigen Krankheiten mit sehr unterschiedlichen Befallmustern, sehr verschiedenartiger Altersstruktur und auch sehr unterschiedlicher Prognose. Die Diagnose kann schon aus diesen Gründen sehr schwierig sein; einige diagnostische Irrtümer sind von BEYER u. SÄNGER (1980) zusammengestellt worden.
Unter den wegen Verdachts auf Polyarthritis rheumatica Eingewiesenen befanden sich u.a. 3 Kinder mit Hämangiomen, mit hämatogener Osteomyelitis, bakterieller Koxitis und solche mit Fremdkörpern im Kniegelenk. Bei letzteren lag eine chronisch-eitrige Synovitis als Antwort auf zwei bei einer Verletzung eingedrungene Dorne vor.
Als Faustregel kann man postulieren: je weniger Gelenke befallen sind, um so schwerer ist die Diagnose. Die Anamnese hat den schubweisen Verlauf, Morgensteifigkeit, Fersenschmerzen zu beachten und auch die Familienanamnese einzuschließen. Die Laboruntersuchungen geben Hinweise, mit Ausnahme der Untersuchungen bei systemischen Verlaufsformen, aber keine eindeutigen Beweise. Daher sind die anamnestischen wie klinischen Hinweise wichtig, Familienanamnese, Allgemeinbefund, Morgensteifigkeit, die klinischen Symptome wie Synovitis, Tenosynovitis, Überwärmung, Schmerzempfindlichkeit, Funktionsbehinderung und die Kenntnis vom Verteilungsmuster der verschiedenen Formen.
Die bei Erwachsenen häufigen Rheumaknoten gibt es nach BYWATERS u. Mitarb. bei der seronegativen und seropositiven juvenilen Polyarthritis jedoch vorwiegend bei der polyartikulären Verlaufsform, nach FASSBENDER jedoch nur bei seropositiver Polyarthritis. Hautknoten im Kindesalter seien immer ein Granuloma anulare.

Differentialdiagnose

SUSCHKE (1984) betont die Wichtigkeit, angeborene Krankheiten des Binde- und Stützgewebes (Marfan-Syndrom, Bänderschlaffheit, Ehlers-Danlos-Syndrom) von der juvenilen chronischen Polyarthritis abzugrenzen.
TRUCKENBROCK (1984) hat die Subgruppen der juvenilen chronischen Polyarthritis mit den wichtigsten Kriterien in der Tab. **10** zusammengestellt.

9.44 Erworbene Krankheiten des Kniegelenks

Tabelle 10 Subgruppen der juvenilen chronischen Arthritis (nach *Truckenbrock*)

	Systemisch	Polyarthritis		Oligoarthritis	
		seronegativ	seropositiv	Iridozyklitistyp	Sakroiliitistyp
Häufigkeit	10%	30–40%	5–10%	25–30%	20–25%
Altersdisposition	Kleinkindalter	gesamte Kindheit	Beginn Pubertät	Kleinkindalter	späteres Schulalter
Geschlechtsdisposition	♂ = ♀	♂ < ♀	♂ < ♀	♂ < ♀	♂ > ♀
Allgemeinsymptome	Fieber, Exanthem, Hepatosplenomegalie, Polyserositis, Myokarditis, Leukozytose, Anämie	leichtere möglich		selten	Beginn als Reiter-Syndrom möglich
Gelenkbefall	in ca. 60% polyartikulär, in ca. 40% pauziartikulär	obere und untere Extremitäten, große und kleine Gelenke in symmetrischer Anordnung, Lumbosakralbereich frei		überwiegend große Gelenke in asymmetrischer Anordnung, mehr untere Extremitäten	
					Hüftgürtelbefall, Enthesopathie (Tendoostitis)
IgM-Rheumafaktoren	∅	∅	+	∅	∅
antinukleäre Antikörper	∅	20–40%	50–70%	60–80%	meist ∅
HLA-System	?	?	DR 4	DR 5	B 27 + +
Iridozyklitis	selten	selten	keine	bis 50% überwiegend chronisch	15–25% überwiegend akut
Besonderheiten, Verlauf	destruierende Arthritis besonders bei polyarthritischem Beginn, Übergang in nichtsystemische Arthritis möglich. Amyloidose-Risiko 5–10%	Prognose besser als bei seropositivem Verlauf. Stillstand möglich	persistierend, häufig und rasch destruierend, entspricht der chronischen Polyarthritis Erwachsener	Iridozyklitis mit Sehbehinderung bis Erblindung, ein- oder doppelseitig	familiäre Belastung etwa 25%, Übergang in juvenile Spondylarthritis, später Spondylitis ankylosans möglich

Zur Histomorphologie der juvenilen Polyarthritis

Sowohl die makroskopischen wie histologischen Veränderungen der Synovialmembran ähneln denen der Polyarthritis des Erwachsenen. Ein spezifisches Gewebebild der juvenilen Polyarthritis gibt es daher nicht (OPPERMANN u. TINNEL 1971). FASSBENDER hat (1975) jedoch den Eindruck, daß der Entzündungsprozeß bei der kindlichen Form insgesamt diskreter verläuft. KLEIN u. Mitarb. sind (1972) aufgrund eigener elektronenmikroskopischer Untersuchungen der Meinung, daß sich die juvenile Form der c. P. durch eine stärkere Polymorphie der Synovialzellen von der Polyarthritis des Erwachsenen abgrenzen lasse. Das auffällige Merkmal der juvenilen rheumatoiden Arthritis ist jedoch nach BIERTHER u. SCHÄFER (1974) die starke Exsudatdurchtränkung des Synovialgewebes mit vermehrtem Auftreten von neutrophilen polymorphkernigen Leukozyten. Nach FASSBENDER fehlt aber die rheumatoide Nekrose. Auch die fortgeschrittenen Fälle mit knorpeldestruktivem Pannusgewebe entsprechen in der floriden wie auch in der narbigen Ausheilungsphase dem des Erwachsenen (MOHR 1984). Das im epiphysären Markraum entstehende Granulationsgewebe führt zu Wachstumsstörungen (FASSBENDER 1978).

Klinik

Die Kniegelenke sind bei der juvenilen Polyarthritis sehr häufig befallen. Das klinische Bild entspricht zwar in mancher Hinsicht dem Bild der

Polyarthritis des Erwachsenenalters, doch gibt es auch gewisse Unterschiede. Das sind
größere Tendenz zur Ankylose,
lokale Wachstumsstörungen, da die Arthritis sich beim Kind in der Nachbarschaft der Epiphysen abspielt – als Folge der Cortisontherapie,
bevorzugter Befall der Kniegelenke (85,7%).
Viele juvenile Formen beginnen als Monarthritis, jedoch werden im allgemeinen weitere Gelenke mitbetroffen. Bei Kleinkindern entwickeln sich sehr häufig Subluxationen der Tibia nach dorsal, ohne daß bereits Destruktionen nachzuweisen wären. Sie erklären sich aus dem Zusammenwirken von Quadrizepsschwäche und Schrumpfung der hinteren Gelenkkapsel und werden begünstigt durch die zylindrische Rundung der Femurkondylen. Die Bursitis rheumatica = Baker-Zyste ist auch beim Kind keineswegs selten (KÖLLE 1975) und ist meist auf die Bursa gastrocnemica lokalisiert. In fortgeschrittenen Krankheitsstadien wird das Schicksal des Kniegelenks durch die Charakteristika des Krankheitsprozesses wie auch z.T. durch die Therapie bestimmt. Zu den Besonderheiten gehört die Wachstumretardierung. Sie ist zwar immer schon bekannt, doch sind ihre Grundlagen von SÄNGER (1976) genau erforscht worden. Mehrere Gründe gibt es für dieses besondere Phänomen: früher Krankheitsbeginn und die hochdosierte, besonders in frühkindlichen Wachstumsperioden erforderliche Cortisontherapie (s. auch unter Histomorphologie). Auch die Reduzierung der Cortisondosis kann später keine Längenzunahme mehr bewirken. Cortison darf daher nur bei vitalbedrohenden Formen des Stillsyndroms gegeben werden.
Mit dem verminderten Wachstum geht u. E. auch häufig, z.T. auch unter Einfluß lokaler Veränderungen, eine Deformierung der Gelenkkörper einher, die in schwere, oft grotesk wirkende Deformitäten ausläuft. Ihre Fortentwicklung wird zudem noch durch die Mitbeteiligung der Hüftgelenke mit ihren hochgradigen Hüftbeugekontrakturen gefördert.

Röntgenologie

Nach KÖLLE (1975) gibt es zwar zahlreiche Parallelen zwischen der juvenilen und der adulten Polyarthritis, aber auch erhebliche Diskrepanzen. Das gilt auch aus einzusehenden Gründen für die röntgenologischen Charakteristika. Der hyaline Gelenkknorpel des Kindes gilt bekanntlich als sehr widerstandsfähig, ein Grund, der auch gegen eine allzu frühe Synvektomie bei chronischen Entzündungen aufgeführt wird. Aus Beobachtungen von MOHING (1966) ist auch bekannt, daß z. B. nach der Entfernung des Meniscus disciformis erst nach vielen Jahren sekundäre Veränderungen mit Entrundung des (meist) lateralen Femurkondylus beobachtet werden, weitaus später als nach der Meniskektomie des Erwachsenen.

Weitaus wichtiger ist aber die Tatsache, daß die Krankheit ein noch wachsendes, nicht ausgereiftes Skelett befällt. Deshalb kann im frühen Kindesalter die Beurteilung des Röntgenbefundes gerade im Bereich der Knochenkerne wegen der Wachstumsvorgänge außerordentlich schwierig sein, zumal sich auch gröbere Veränderungen erst allmählich einstellen. Vergleichende Aufnahmen und Lupenbetrachtung sind daher oft unerläßlich, da die Krankheit zu einer entzündlich bedingten Wachstumsbeschleunigung führt, die an den distalen Femurepiphysen das typische Bild der Morgensternform bedingt. Sie muß von den bei Kleinkindern zu beobachtenden Konturunregelmäßigkeiten abgegrenzt werden (Abb. 22e), während die häufig zu beobachtende Subluxation der Tibia nicht immer für eine juvenile Polyarthritis spricht, aber als Hinweis auf eine chronische Gonarthritis gewertet werden sollte (DIHLMANN). Usuren erleichtern die Diagnose, sind aber u. E. schon nicht mehr Frühzeichen. Die Spätveränderungen einzuordnen, ist dann nicht mehr schwierig.
Typische Röntgenbefunde bei rheumatischer Mon- oder Oligoarthritis werden in den Abb. 22–24 dargestellt.

Konservative Therapie

Die konservative Behandlung von Kindern mit juveniler Polyarthritis richtet sich selbstverständlich nach der Art der Krankheit und ihren Besonderheiten. Sie entspricht in vieler Hinsicht auch den bei Erwachsenen gültigen Prinzipien. Sie umfaßt (nach SÄNGER 1981) die verschiedenen Sektoren:
medikamentöse Behandlung
krankengymnastisch-physikalische Therapie
operative Therapie
Aufklärung
soziale Beratung
psychische Führung.
Für die medikamentöse Behandlung gilt die Grundforderung, möglichst ohne Steroide auszukommen. Sehr wichtig ist dabei die kindgerechte Galenik. SÄNGER (1984) empfiehlt insbesondere Suppositorien (Indometacin und Diclofenac). Kombinationspräparate mit Kortikosteroiden werden auch bei Kindern abgelehnt. Intraartikuläre Steroidinjektionen sind nur therapieresistenten Synovitiden und nicht am Hüftgelenk indiziert. Bei hochentzündlichen systemischen Verlaufsformen kann eine zusätzliche Behandlung mit Immunsuppressiva erforderlich sein.
Krankengymnastik und richtige Lagerung sind zwei wichtige Elemente der Behandlung. Krankengymnastik zur Beeinflussung von vorhandenen Kontrakturen, die Lagerung zur Vermeidung derartiger Kontrakturen. Auch in der Vorbereitung zur Operation wie auch in der postoperativen Behandlung kommt der intensiven Krankengymnastik eine wichtige Rolle zu.

9.46 Erworbene Krankheiten des Kniegelenks

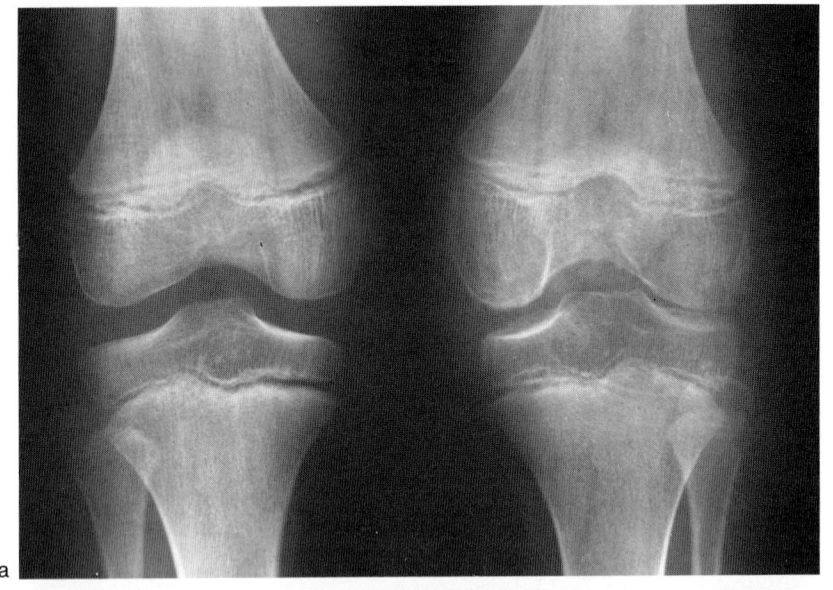

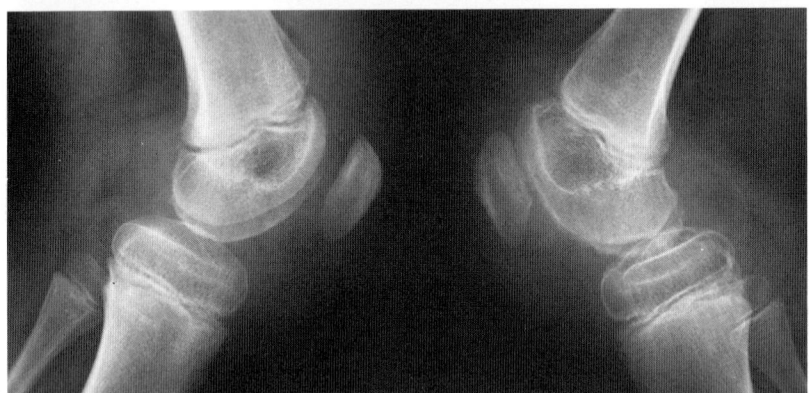

Abb. 22 a u. b
9½jähriger Junge; rheumatische Gonarthritis. Die a.-p. Aufnahme läßt nur ganz feine Unregelmäßigkeiten des medialen Femurkondylus erkennen. Normale seitengleiche Epiphysenverhältnisse

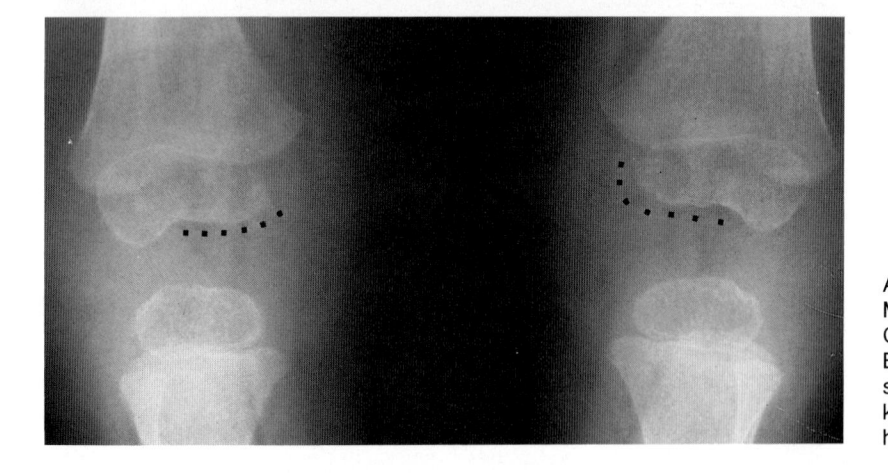

Abb. 23   1½jähriges Mädchen; rheumatische Gonarthritis beidseits. Bei Lupenbetrachtung sind an beiden Femurkondylen leichte Aufrauhungen zu erkennen

Die rheumatische Iridozyklitis wird zunächst lokal mit Steroidaugentropfen behandelt. Als wichtiger Faktor kommt die physikalisch-krankengymnastische Therapie hinzu. Rollen unter die Kniegelenke sind ebenso obsolet wie der immer noch angewandte fixierende Gipsverband. Als flankierende Maßnahmen sind psychische, schulische und soziale Betreuungen erforderlich. Dieser Probleme hat sich besonders die Bundesarbeitsgemeinschaft Eltern rheumakranker Kinder in der deutschen Rheumaliga angenommen.

Operative Therapie

Der Wert operativer Maßnahmen bei Kindern mit juveniler Polyarthritis war bis vor wenigen

Gonarthritis bei Krankheiten des entzündlichen rheumatischen Formenkreises

Abb. 24 a–e
a u. b) 5jähriges Mädchen, polyartikuläre Form der juvenilen Polyarthritis, bds. typische Unregelmäßigkeiten der Femurepiphyse, sog. Morgensternform (s. auch schematische Darstellung in Abb. f). Röntgenkontrolle 10 Jahre später: Inzwischen sind nahezu alle Körpergelenke ankylosiert. Das Kind ist stark im Wachstum zurückgeblieben (c–e).
Die a.-p. Aufnahmen (Abb. c) der Kniegelenke zeigen die Deformierung der Gelenkkörper, Verschmälerung der Gelenkspalte und große Zysten in den medialen Femurkondylen. Auf den Seitenaufnahmen sieht man die erwähnten Zysten, die Verdichtung der Retropatellaren Gelenkflächen und die Unschärfe der Gelenkflächen, besonders rechts typische Subluxation der Tibia nach dorsal (a u. c)

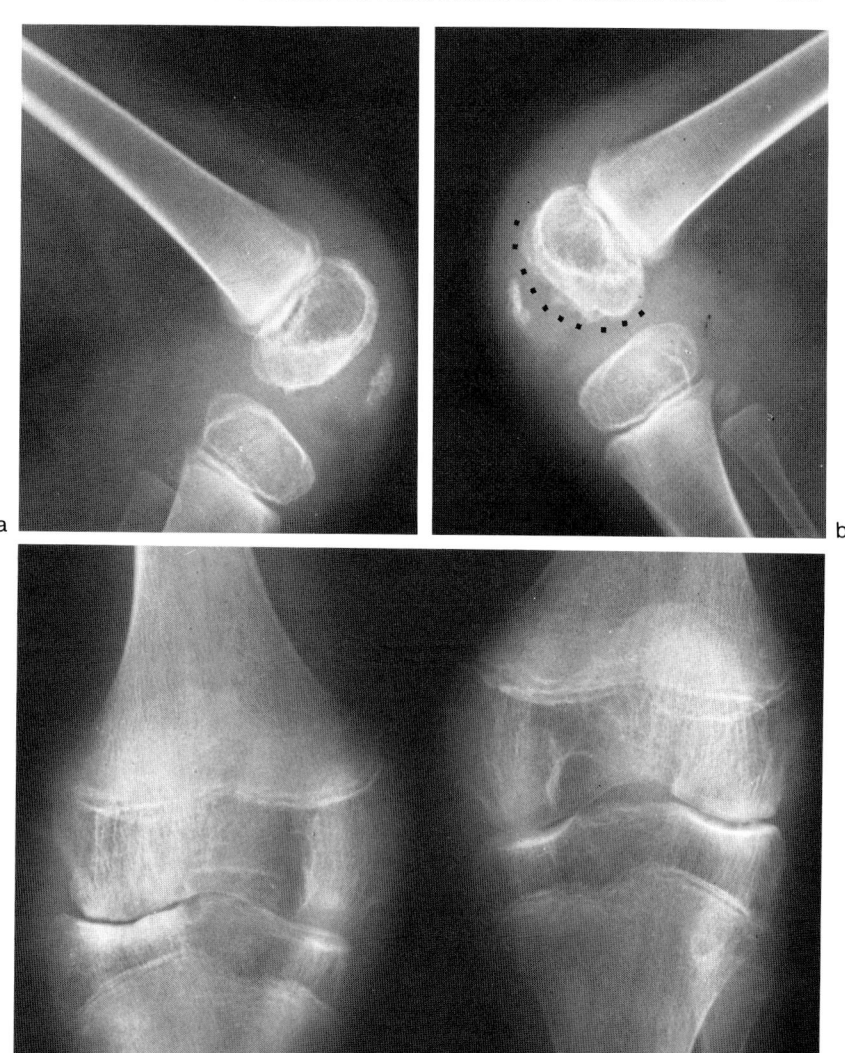

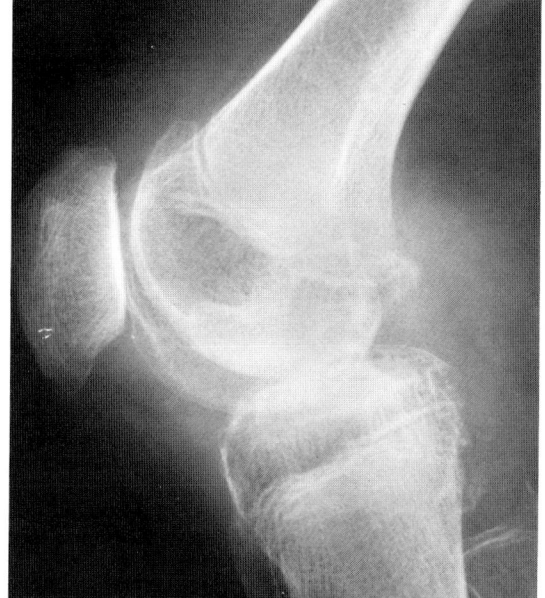

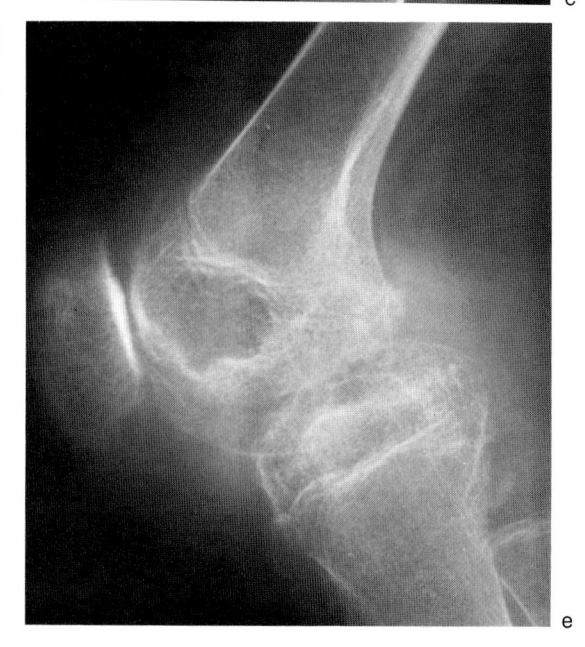

9.48 Erworbene Krankheiten des Kniegelenks

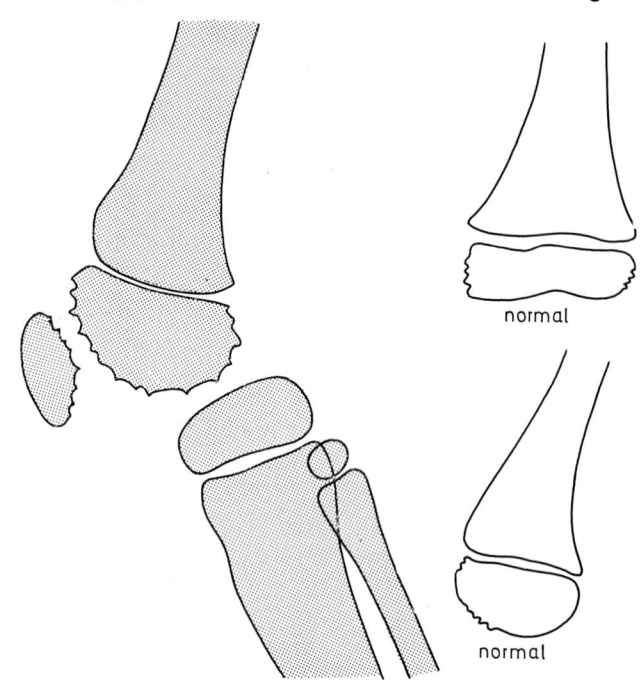

e) Sog. Morgensternform der distalen Femurepiphyse (Abb. e aus *W. Dihlmann:* Gelenke, Wirbelverbindungen, 2. Aufl. Thieme, Stuttgart 1982) (vgl. auch Abb. 23 u. 24 a u. b)

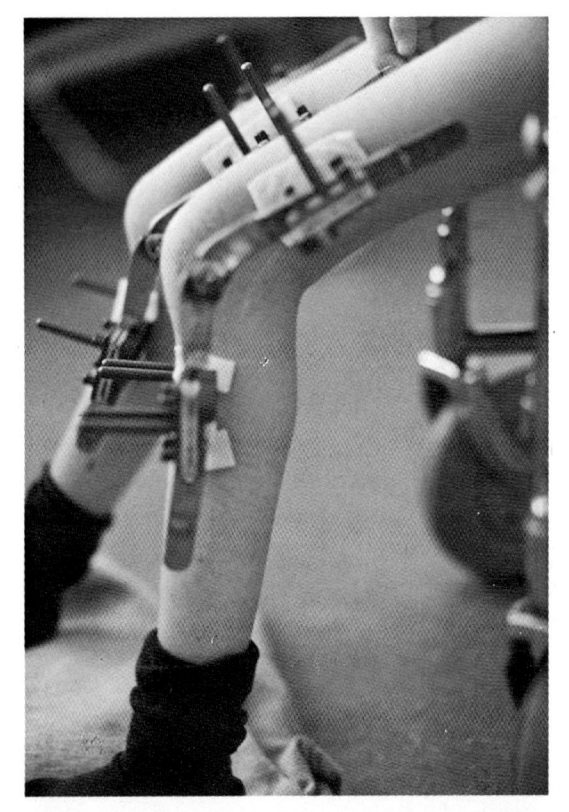

Abb. 25 Schienen zur Nachbehandlung der Kniebeugekontraktur und zur Verhinderung der Subluxation Kniegelenke nach hinten

Jahren sehr umstritten; in gewissem Umfang ist er es auch heute. Daran hat auch die Tatsache nichts geändert, daß die Krankheit wegen des Befalls gerade der Hüft- und Kniegelenke zu erheblichen Funktionseinbußen führt, so daß heute bereits bei Jugendlichen nicht selten Endoprothesen eingesetzt werden müssen.

Die Argumente gegen Operationen, insbesondere gegen die Synovektomie, werden mit der Widerstandsfähigkeit des Knorpels der Kinder und Jugendlichen und den guten Ergebnissen konservativer Behandlung (ANSELL 1967) begründet. ANSELL stellte bei Jugendlichen bei 31% der konservativ Behandelten nach Abschluß des Wachstums röntgenologisch keine Knorpelveränderungen fest, was JANI (1978) zu der Frage veranlaßt, ob diese Ergebnisse nach Synovektomien nicht noch besser wären.

Weitere Gegenargumente sind die postoperativen Komplikationen wie Hämarthrose und Wundheilungsstörungen sowie die Schwierigkeiten bei Kindern in der postoperativen Phase, da diesen oft die Einsicht für die Notwendigkeit zur intensiven, nicht immer schmerzlosen Behandlung fehle. Profilierte Rheumatologen wie ANSELL u. FERGUSON (1963) und PRESTON (1968) schränken die Operationsindikation sehr sein.

JAKUBOWSKI (1967), EYRING (1968), JANI (1971, 1978) und MCMASTER (1972) befürworten die Synovektomie. Bahnbrechend hat neben JAKUBOWSKI besonders BEYER (1980) in Deutschland gewirkt, der in dem singulären Krankengut der Rheumakinderklinik der Rummelsberger Anstalten in Garmisch-Partenkirchen enorme Erfahrungen sammeln konnte und über bemerkenswerte Ergebnisse, besonders nach Kniegelenkoperationen, berichten konnte.

Neben den Kniegelenksynovektomien hat BEYER vor allem auch die Flexionskontrakturen des Kniegelenks durch hintere Kapsulotomien erfolgreich behandelt (Abb. 25).

Alternativen wie chemische Synovektomien gibt es u. E. nicht, zumal auch intraartikulär anzuwendende Chemopharmaka nicht gewebeselektiv wirken. Allerdings empfiehlt TRUCKENBRODT neuerdings Varicocid.

Auf dem Eular-Workshop sind 1977 in Oslo die Erfahrungen auch von sieben Kliniken mit der Kniegelenksynovektomie berichtet worden. Die monoartikulären Formen haben zweifellos die besten Ergebnisse; eine Resynovektomie war bei 5% notwendig; die Kontrolluntersuchungen lagen z. T. aber nicht lange genug zurück. Insgesamt wirkt das Untersuchungskollektiv von 265 Kniegelenksynovektomien inhomogen.

Daß wie beim Erwachsenen auch bei Kranken mit juveniler Polyarthritis umfangreiche und zeitraubende, aber auch dankbare Rehabilitationsprogramme notwendig sind, soll das in der Abb. 26 kurz geschilderte Beispiel zeigen.

Gonarthritis bei Krankheiten des entzündlichen rheumatischen Formenkreises

Abb. 26 a–c
Jetzt 19jähriger Mann; seit 10 Jahren krank, zunächst wegen Verdachts auf Spondylitis-Tbc im Gipsbett immobilisiert. Alle Gelenke einschließlich Wirbelsäule nahezu versteift, seit 6 Jahren bettlägerig.
Therapieprogramm: Mobilisierung des rechten Ellbogengelenks durch Resektionsarthroplastik nach Herbert u. Ollier, Mobilisierung beider Hüftgelenke durch Arthroplastik, Korrektur der Fehlstellung des ankylosierten rechten Kniegelenks durch Tibiakopfosteotomie und Mobilisierung des linken Kniegelenks (bedingt) durch Doppelschlittenprothese. Außerdem Korrektur beider in Außenrotation versteifter oberer Sprunggelenke durch Osteotomie.
Die Abb. b, Seitaufnahme des rechten Kniegelenks, zeigt die seit 6 Jahren bestehende Ankylose, die Abb. c, a.-p. Aufnahme des linken Kniegelenks, die Ankylose sowie den Befund nach Implantation einer Doppelschlittenprothese. An allen Gelenken mittelmäßige Beweglichkeit, jedoch nach 6jähriger Bettlägerigkeit wieder beschränkte Gehfähigkeit, die Schulbesuch und Aufnahme des Studiums ermöglichte

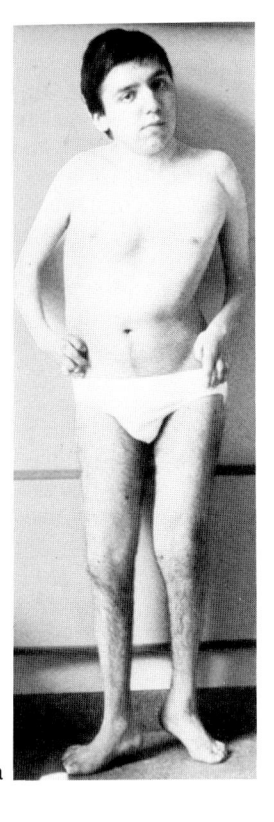

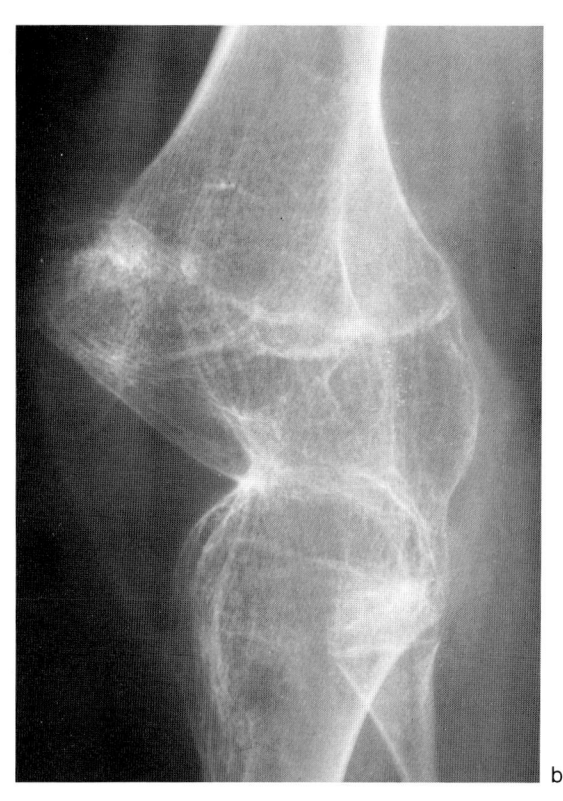

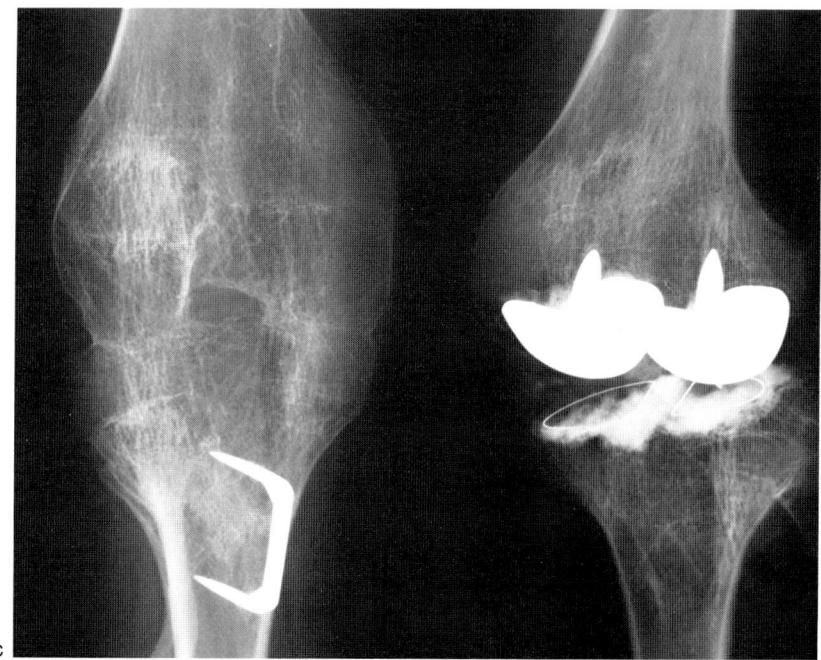

Weitere wichtige Aspekte

Neben den medizinischen Aspekten sind noch wesentlich andere Faktoren zu bedenken: Wegen der Chronizität der Krankheit muß das Kind nach Entlassung aus der Klinik regelmäßig weiterbehandelt werden; die Basistherapie ist zu kontrollieren und evtl. zu ändern; regelmäßige krankengymnastische Behandlungen sind mehrfach wöchentlich notwendig.
Für die Entwicklung des Kindes spielt auch die Harmonie des Elternhauses, für das ein rheumakrankes Kind eine große Belastung darstellt, eine wichtige Rolle. Das Kind muß auch ein gewisses Verständnis in der Schule erwarten. Von behin-

derten Kindern wird man sicher keine großen sportlichen Aktionen erwarten können, doch sind einige Sportarten, die zugleich Heilungswert haben, erlaubt. Hierzu gehört Schwimmen, in gewissem Umfang Radfahren, Gymnastik zur Musik und evtl. Skilanglauf.

Wir haben die ersten Kniegelenksynovektomien bei Kindern schon 1968 gemacht, verfügen aber nicht über die großen Erfahrungen wie BEYER. Wir halten uns an folgende Richtlinien:

1. Mit der Indikation zu Synovektomien kann länger gewartet werden als bei Erwachsenen, das sind 6–9 Monate.
2. Die Annahme, daß der Gelenkknorpel des Jugendlichen viel widerstandsfähiger ist als der des Erwachsenen, stimmt nur bedingt. Auch bei röntgenologisch intakten Kniegelenken sieht man in situ erhebliche Veränderungen des Gelenkknorpels, wie auch JANI betont.
3. Die Komplikationsrate ist im Kindesalter nicht größer als bei Erwachsenen. Wachstumsstörungen nach Kniegelenksynovektomien sahen wir nicht, wohl aber durch die Krankheit bedingte mit sekundären X- oder O-Beinen.
4. Postoperative Schwierigkeiten in der Remobilisierung ergeben sich in einem gewissen Umfang, allerdings bessert sich die Beweglichkeit oft noch nach Monaten. In der postoperativen Phase kommt es besonders auf ein gutes Zusammenspiel von Kind, Schwester, Krankengymnastin und der Mutter an. Vernünftige Eltern spielen nach unseren Erfahrungen eine hervorragende Rolle in der postoperativen Übungsbehandlung. Sie können die Arbeit der Krankengymnastin erleichtern und wesentlich unterstützen.

Bei Kindern mit juveniler Polyarthritis sollten Operationen u. E. nur in Häusern gemacht werden, in denen Eltern bei dem Kind bleiben können.

Unser jüngstes Kind (doppelseitige Kniegelenksynovektomie), bei dem es keinerlei Schwierigkeiten in der postoperativen Phase gab (sicherlich mit durch die Mutter bedingt), war 3 Jahre alt.

Abschließend ist zu betonen, daß auch im Kindesalter von der Synovektomie großer Gelenke nur ein lokaler Effekt, jedoch keine systemische Wirkung erwartet werden kann.

BEYER hat bis 1980 193 Kniegelenksynovektomien gemacht, die Rezidivquote lag bei 6,2% (im Schrifttum zwischen 15 und 20%). Er hat keine wesentlichen Komplikationen und keine Funktionsverluste beobachtet, obwohl er die Spätsynovektomie oft mit einer Releasingoperation zur Beseitigung der Kniebeugekontraktur verbinden mußte. Die unterste Grenze für die Operation ist das 5. Lebensjahr. BEYER hat im übrigen auch mit Spätsynovektomien gute Erfolge gehabt und darüber wiederholt eingehend berichtet (1980).

Wie ein Rehabilitationsprogramm aussehen kann, ist der Abb. 26 zu entnehmen.

Lymearthritis

STEERE u. Mitarb. von der Yale-Universität haben 1975 erstmals bei Kindern in Lyme, einer Stadt im Osten der USA, eine Mono-Oligoarthritis beschrieben, der in 85% der Fälle ein Erythema chronicum migrans vorausging. Diese Krankheit wird seitdem als Lymearthritis bezeichnet. Ätiologisch liegt ihr eine Spirochäteninfektion zugrunde (Ixode-da-Mini-Spirochäten). Sie wurden erstmals von ROSS u. Mitarb. (1982) aus einer Rotwildzecke isoliert. Die Krankheit tritt vor allem in der warmen Jahreszeit auf und beginnt mit Gelenkschwellungen. Mono- oder oligoartikulär, Fieber, Rötung und Gelenkschwellungen – meist sind die Kniegelenke, ansonsten 2–6 Gelenke betroffen – sind die wichtigsten Krankheitserscheinungen. Von einem vorausgegangenen Zeckenbiß war allerdings nichts bekannt. Die Diagnose wird durch einen direkten Immunofluoreszenztest gegen Ixodes-Dammini-Spirochäten gestellt. Die Rheumafaktoren sind negativ. Die Krankheit kann nur kurz auftreten, aber auch bis zu einigen Monaten persistieren. Das histologische Bild der Synovialis entspricht dem einer Synovitis mit starker Infiltration durch Lymphozyten und Plasmazellen. In der Gelenkflüssigkeit sind regelmäßig Immunkomplexe nachweisbar.

Späte Krankheitsmanifestationen der Lymearthritis sind nach HERZER u. ZÖLLNER (1984):
1. Kardiologische Manifestationen:
   Perikarditis, Myokarditis.
2. Neurologische Manifestationen:
   Meningitis, Enzephalitis, kraniale Neuritis, motorische und sensorische Radikuloneuritis, Mononeuritis simplex, Myelitis.
3. Lymearthritis:
   Monarthritis, Oligoarthritis.

Entzündungen des Nervensystems wie auch EKG-Veränderungen (AV-Block I. Grades, Wekkenbachsche Periodik) sind häufige Begleitsymptome. Rezidive sind möglich. In jüngster Zeit sind allerdings von STEERE u. Mitarb. (1979) auch chronische Gelenkentzündungen, Gelenkauftreibungen, Knorpelerosion und Pannus beobachtet worden.

Die Lymearthritis gilt heute als Sonderform der juvenilen Polyarthritis. HARTL betrachtet sie als gutes und aktuelles Beispiel für die engen Beziehungen zwischen Dermatologie und klinischer Rheumatologie.

Das Erythema chronicum migrans, in diesem Falle das Bindeglied zwischen Dermatologie und Rheumatologie, ist seit Anfang des 20. Jahrhunderts bekannt. Es wird bekanntlich durch Zecken übertragen.

Regionale Lymphknotenschwellungen, schlechtes Allgemeinbefinden und Kopfschmerzen sind als Begleiterscheinung bekannt, wichtigste Komplikation ist die Meningopolyneuritis.

In jüngster Zeit sind auch im Kölner Raum Arthritiden bei Erythema chronicum migrans beobachtet worden (RUNNE 1981, WEBER 1981). RUNNE sieht Parallelen zur Lymearthritis. Weshalb diese in den USA allerdings häufiger auftritt als bei uns, konnte bislang nicht geklärt werden. Möglicherweise ist die Pathogenität des Erregers in den USA stärker als in Europa. Bei nicht einzuordnenden Gelenkbeschwerden in der warmen Jahreszeit sollte nach einem Zeckenbiß und dem Erythema chronicum migrans gefahndet werden.

Gonarthritis bei rheumatischem Fieber

Das rheumatische Fieber ist eine selten gewordene Zweiterkrankung nach Infektionen mit betahämolytischen Streptokokken der Gruppe A. Die heute so seltene Krankheit verläuft atypisch: Nicht nur Kinder und Jugendliche, sondern auch Erwachsene erkranken. Die diagnostisch eindeutigen Fälle mit hohem Fieber, hoher BSG-Beschleunigung, polyarthritischem Befall mit Bevorzugung mittlerer und großer Gelenke, Karditis und erhöhten Antikörpern gegenüber Streptokokkenantigenen sind selten. Atypische Verlaufsformen mit milden Gelenkschüben und subfebrilen Temperaturen sind häufiger. Karditische Symptome sind klinisch oft nur schwer zu erfassen und nur durch spezielle kardiologische Untersuchungsmethoden aufzudecken. Ein einmalig erhöhter Antikörpernachweis gegenüber Streptokokkenantigenen (z. B. ein erhöhter Antistreptolysintiter) führt häufig zu Fehldiagnosen. Der Titer muß mehrfach im Laufe von 4-6 Wochen erhöht bleiben. Der vorhergegangene Streptokokkeninfekt, typischerweise als Angina tonsillaris ablaufend, kann sehr häufig kaschiert bleiben. Das Intervall zur Vorkrankheit beträgt meist 10-14 Tage. Das Kniegelenk ist ein häufig beteiligtes Gelenk: Schwellungen und Rötungen sowie sehr starke Schmerzen treten plötzlich auf. Sie können dem Befund bei reaktiven Arthritiden anderer Art sehr ähnlich sein. Der Befall ist flüchtig; die Lokalisation der Arthritis wechselt schnell. Die Objektivierung einer gleichzeitigen karditischen Symptomatik ist für die Diagnose grundlegend, zusammen mit dem Nachweis langfristig erhöhter Antikörpertiter gegenüber Streptokokkenantigenen. Die Diagnose muß heute mit großer kritischer Vorsicht gestellt werden. Der Gelenkbefall tritt in seiner Bedeutung ganz hinter der karditischen Symptomatik und ihren möglichen Folgen zurück.

Die Behandlung mit Acetylsalizylsäure wirkt auf die Gelenksymptomatik unterdrückend; eingreifendere Maßnahmen hinsichtlich des Gelenkbefalles sind zumeist nicht notwendig. Die Behandlung erstreckt sich im übrigen auf die karditische Symptomatik und vor allem auf die Zweitprophylaxe mit Penicillin.

Gonarthritis bei Lupus erythematodes visceralis

Arthralgien bzw. Arthritiden stellen in 53% die Initialsymptomatik des Lupus erythematodes visceralis dar. Überhaupt kommt es in 86-99% im Verlauf der Erkrankung zu Arthralgien bzw. Arthritiden (HELMKE 1983).

Das Erscheinungsbild der Arthritis ähnelt dem der chronischen Polyarthritis. Es fällt aber auf, daß der Gelenksymptomatik sehr häufig andere Erscheinungen wie Hautsymptome, Schleimhautulzerationen, Pleuritis, Perikarditis, Splenomegalie und Symptome einer Nephritis hinzugesellt sind. Diagnostisch beweisend ist der Nachweis immunpathologischer Phänomene wie antinukleäre Antikörper und DNS-Antikörper. Der Befund bedarf der Interpretation eines erfahrenen Rheumatologen.

Die Gelenkerscheinungen sind sehr flüchtig, von einem Gelenk zum anderen springend und mitunter nur für Stunden anhaltend. Nur sehr selten kommt es zu bleibenden Gelenkveränderungen mit Deformierungen. Das Kniegelenk ist etwa so häufig beteiligt wie bei der chronischen Polyarthritis; es fällt aber der flüchtige Charakter des Gelenkbefalls auf. Operative Probleme stellen sich nicht. Die gegen die Grunderkrankung gerichtete medikamentöse Therapie mit nichtsteroidalen Antirheumatika und/oder Cortison bzw. einer immunsuppressiven Behandlung richtet sich auch gegen die Begleitarthritis. Gold- und D-Penicillamin-Behandlung sind absolut kontraindiziert. Bei jedem polyarthritischen Syndrom, insbesondere bei jungen Mädchen, ist an einen Lupus erythematodes visceralis zu denken.

Gonarthritis bei seronegativen Polyarthritiden

Der Begriff der seronegativen Polyarthritiden wurde von MOLL u. WRIGHT (1974) geprägt, um die rheumafaktornegativen Formen der Polyarthritis nosologisch näher zu definieren.
Formenkreis der seronegativen Spondarthritiden nach MOLL u. WRIGHT (1974):
idiopathische ankylosierende Spondylitis
Psoriasisarthritis
Reiter-Syndrom
Polyarthritiden bei Colitis ulcerosa, Morbus Crohn und Morbus Whipple
reaktive Spondarthritiden nach Darm- bzw. Harnwegsinfekten
Behçet-Syndrom.
Die einzelnen Krankheitsbilder weisen folgende Gemeinsamkeit auf: Sie sind asymmetrisch verteilt; die untere Extremität ist bevorzugt; das

9.52 Erworbene Krankheiten des Kniegelenks

Achsenskelett in Form der Sakroiliitis oder der Spondylitis ist mit befallen. Auch extraartikuläre Organe erkranken oft mit (Augen, Haut, Schleimhäute). Rheumafaktoren sind für gewöhnlich nicht nachweisbar; dagegen sind die seronegativen Polyarthritisformen an bestimmte immungenetische Marker gekoppelt, wie HLA B 27, B 13, B 17, Bw 38.

Überschneidungen sind eigentlich nur bei der Psoriasisarthropathie (s. S. 9.53) wie auch bei der juvenilen Polyarthritis möglich. Nach HARTL sind trotz aller herausgearbeiteten Phänomene der rheumatoiden Arthritis echte Mischbilder (Überlappungssyndrome) gar nicht selten. Derartige „Overlaps" sind zwischen rheumatoider Arthritis und bestimmten Kollagenosen möglich. Anlaß, die Gonarthritis bei den seronegativen Arthritiden ausführlich zu besprechen, ist der wie schon erwähnt häufige Befall der unteren Extremität bei den skizzierten Krankheitsbildern.

Gonarthritis bei Spondylitis ankylosans

Bei der ankylosierenden Spondylitis gehört das Kniegelenk zu den im präspondylitischen Stadium häufig erkrankenden Gelenken. Diese meist mono- oder oligoarthritisch verlaufende präspondylitische Phase bevorzugt wie die Arthritis bei Morbus Reiter und auch die Arthritis psoriatica die unteren Extremitäten. In diesem Stadium können alle spondylitischen Zeichen fehlen, und die Mono- bzw. Oligoarthritis, die in der Regel HLA-B-27-assoziiert ist, kann bei zuerst oft sehr stürmischem Verlauf wieder zur Ruhe kommen. Erst später – oft nach Jahren – folgt das spondylitische Stadium. Der Gelenkbefall des Spätstadiums betrifft ganz bevorzugt Schulter- und Hüftgelenke. Ein peripherer Gelenkbefall kann demjenigen bei chronischer Polyarthritis ähnlich sein. Enthesopathien an Becken und Fersenbein, bei Spondylosis ankylosans häufig, treten am Kniegelenk (Patella und Tuberositas tibiae) selten auf. Eine interessante Beobachtung bei einem 20jährigen mit 9jähriger Krankheitsanamnese (rezidivierende Kniegelenkergüsse) wurde 1983 von ALBERT u. LAGIER mitgeteilt. Sie beschreiben Erosionen am oberen Pol der Patella und an der Tuberositas tibiae, die sie als hochgradige lokalisierte Form einer Algodystrophie deuten.

Die Gonarthritis bei ankylosierender Spondylitis ist häufig einseitig lokalisiert. Sie neigt mehr zur Bildung von Ergüssen als die chronische Polyarthritis, was sich palpatorisch nachweisen läßt. Die Synovialitis hat meist keinen sehr ausgeprägten proliferativen Charakter (Abb. 27). Im Gelenkpunktat ist die Viskosität nicht so stark herabgesetzt wie bei der chronischen Polyarthritis; der Lymphozytenanteil im zellulären Bild liegt meist höher.

Für die Beurteilung des therapeutischen Vorgehens ist es erschwerend, daß es kein stichhaltiges prognostisches Kriterium gibt, das über den Verlauf der Gonarthritis im präspondylitischen Stadium etwas aussagt. Der Verlauf kann passager, rezidivierend oder auch chronisch-destruierend werden. In jedem Fall ist eine Behandlung mit nichtsteroidalen Antirheumatika unter Beachtung der Risikofaktoren und der entsprechenden Kontrollen angezeigt. Besteht die Gonarthritis mehr als 3 Monate, wird das Krankheitsbild cortisonbedürftig, so muß eine Basistherapie eingeleitet werden. In der Frage der Synovektomie muß besonders im Hinblick auf eine evtl. drohende Bandinsuffizienz entschieden werden.

Psoriasisarthritis

Die Psoriasis gilt heute als Allgemeinkrankheit, da auch innere Organe (HOLZMANN 1973, HOEDE 1974) sowie Skelettmuskulatur und Gelenke mitbetroffen sind (MOM 1970). Die Psoriasisarthritis ist jedoch im maßgeblichen Schrifttum lange nur mit wenigen Zeilen bedacht worden. MIEHLE hat in seiner monographischen Darstellung der Psoriasisarthritis (1979) auch kurz auf die operative Therapie hingewiesen. Die Tatsache, daß wir sie hier so ausführlich behandeln, hängt nicht nur damit zusammen, daß die Psoriasis derzeitig, u. a.

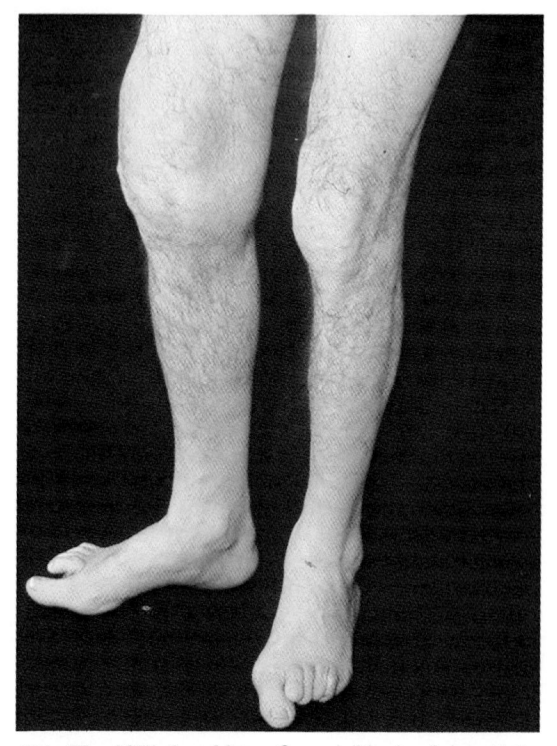

Abb. 27 36jähriger Mann; Synovialitis des linken Kniegelenks

wegen neuer Therapieformen, so aktuell ist; sie ist auch für den, der oft mit Gelenkproblemen konfrontiert wird, von Bedeutung. SCHILLING (1984), einer der besten Kenner dieses Krankheitsbildes, geht so weit, die Psoriasis als eine Schlüsselfrage in der Anamnese des Patienten und der seiner Familie, die Psoriasis selbst als einen Schlüsselbefund im rheumatologischen Untersuchungsbefund zu bezeichnen. Diese Postulierung mag auf den ersten Blick überzogen sein, wenn man von der Morbidität der Krankheit mit 1–2% (INGRAM 1954), einer Prävalenz der Psoriasisarthropathie von maximal 10% unter allen Psoriasiskranken und einem Anteil von 5,5–7% mit Psoriasisarthropathie unter den Kranken mit chronischer Polyarthritis ausgeht. Berücksichtigt man allerdings, daß es auch eine Psoriasisarthropathie sine Psoriasis gibt, die Morphologie der Psoriasisarthritis außerordentlich vielgestaltig und der Polyarthritis sehr ähnlich sein kann, schließlich auch das Stammskelett beteiligt und sich bei Kindern aus einer Psoriasisarthropathie eine juvenile Polyarthritis entwickeln kann, dann wird man die Schillingsche Auffassung eher akzeptieren können.

Der Autor definiert die Psoriasisarthritis als eine vom Hautleiden her geprägte Form des chronischen, rheumafaktornegativen polyarthritischen Syndroms mit einer typischen Eigenständigkeit. Diese Feststellung relativiert sich doch etwas, weil es auch eine Psoriasisarthritis sine Psoriasis gibt und man oft geradezu nach den Hautveränderungen suchen muß.

Die Psoriasisarthritis wird den seronegativen ohne Rheumaknoten einhergehenden seronegativen Polyarthritiden zugerechnet. WRIGHT rechnet nur die seronegative Form zur Psoriasisarthritis. Bei seropositiven Fällen geht er von einer Koinzidenz von chronischer Polyarthritis und der Psoriasis aus.

Da das HLA-B 27 bei Kranken mit Arthritis und Psoriasis bei 27–40% positiv ist (in der Normalbevölkerung 2–7%), kann man von der Annahme ausgehen, daß die Disposition zur Psoriasis genetisch verankert ist. Eines der zentralen Probleme der Forschung richtet sich daher auf die Erfassung der latenten Psoriasisbereitschaft; hierfür gibt es eine große Anzahl von Hinweisen (BRAUN u. Mitarb. 1984).

„Kausale" Pathogenese

Die Beziehungen zwischen Hautläsionen und Gelenkbefall sind noch nicht geklärt (MOHR 1984). Das gilt insbesondere für die merkwürdige Tatsache, daß es auch Psoriasisarthropathien ohne Psoriasis gibt. Mit sehr unterschiedlichen Thesen versuchen JEGHERS u. ROBINSON (1937), LITTLER u. Mitarb. (1975), WRIGHT u. MOLL (1971, 1973), LAURENT u. Mitarb. (1981), KAMMER u. Mitarb. (1980) und ULLMANN (1978) den Ursachen dieser Beziehungen nahezukommen.

JEGHERS u. ROBINSON sind, unterstützt durch die Parallelität, von Schwere der Hautveränderungen und Gelenkbefall, der Auffassung, daß aus der Haut resorbierte toxische Substanzen Ursache der Arthritis seien. Die Beobachtung, daß die Arthritis bei Kranken mit schweren Hautveränderungen häufig sei, wurde auch von LITTLE gemacht. Nach WRIGHT u. MOLL können Traumen bei prädisponierten Individuen die Ursache der Arthritiden sein, wenn sie ein tiefes Köbner-Phänomen* auslösen. LAURENT u. Mitarb. sehen gefundene Immunkomplexe bei Kranken mit Psoriasis und Psoriasisarthritis als Indiz dafür, daß die Gelenkentzündung durch derartige Immunkomplexe bedingt ist. KAMMER u. Mitarb. denken an die Möglichkeit, daß eine Autoimmunreaktion gegen Kollagen vorliegt. Ablagerungen von IgM und Komplement (C3) in den Gefäßen der Synovialmembran könnten ein Indiz dafür sein, daß sich immunpathologische Reaktionen am Gelenkkapselgewebe abspielen.

Formale Pathogenese

Dem Erfahrenen fallen an von der Psoriasisarthritis befallenen Gelenken immer wieder die unterschiedlichen Palpationsbefunde auf. Der oft sehr starken Verdickung, besonders an den Fingern, aber auch an anderen Gelenken, entspricht nicht immer ein für eine erhebliche Synovialitis typischer Befund. Die Umgebung der Gelenke fühlt sich oft weniger weich an als bei der c.P. Die Schwellung geht auch über das Gelenk selbst hinaus; dies ist durch das Nebeneinander von destruierenden und produktiven Veränderungen bedingt. FASSBENDER (1984) hat die Ergebnisse seiner langjährigen Untersuchungen wie folgt zusammengefaßt:

1. Die osteoartikulären Manifestationen im Rahmen der Osteoarthropathia psoriatica werden von zwei völlig verschiedenen Prozessen geprägt.
2. Die intrakapsuläre Synovitis unterscheidet sich hinsichtlich zwölf morphologischer Merkmale nicht qualitativ von derjenigen bei der rheumatoiden Arthritis. Lediglich c.P.-Nekrosen treten bei der Arthritis psoriatica niemals auf.
3. Der extrakapsuläre Prozeß tritt sowohl am kompakten als auch am spongiösen Knochen der Phalangen auf. Er trägt keine Merkmale einer vorgängigen oder aktuellen Entzündung oder einer Osteoklastentätigkeit.

---

* Köbner-Phänomen, lt. PSCHYREMBEL 1986; „Isomorpher Reizeffekt; Entstehung neuer Krankheitsherde einer Dermatose an Stellen, die gereizt wurden. Bei Lichen ruber planus, Ekzem, Pemphigus u. bes. bei Psoriasis entstehen an Stellen äußerer Reize, z.B. nach Kratzwunden, neue stichförmig angeordnete Effloreszenzen."

Er ist gekennzeichnet durch einen herdförmigen Verlust der Proteoglykanzwischensubstanz und Freilegung der Kollagenfasermatrix.
4. Dieser herdförmige Proteoglykanverlust löst einen Prozeß aus, der in vier Phasen abläuft:
   a) Verlust der Proteoglykanzwischensubstanz und Freilegung der erhaltenen Kollagenfasermatrix des Knochens,
   b) Anlagerung von Osteoblastenketten an die Zone des freigelegten Knochens und Neubildung von Osteoid zwischen dem alten Kollagenfasergerüst,
   c) Remodellierung der Knochendefekte durch Auffüllen der erhaltenen Kollagenfasermatrix mit neugebildetem Bindegewebeknochen.

Dieser Auffassung wird jedoch von mehreren Seiten widersprochen. KAMMER u. Mitarb. (1979) sowie MOHR (1978, 1984b) sahen bei ihren Untersuchungen entzündliche Pannusbildungen mit Knorpel und Knochenarrosionen. Dieses Pannusgewebe, das nach SHERMANN (1952) vom Kapselrezessus ausgeht, wächst in die Grenze von verkalktem und unverkalktem Knorpel.
BAUER u. Mitarb. (1941) meinen dazu, daß Pannusgewebe, das den Knorpel invaviert, histologisch dem entspricht, wie es auch bei der chronischen Polyarthritis vorkommt.
Makroskopisch ist das bei der Operation entnommene Synovialgewebe mit der chronischen Polyarthritis vergleichbar. Auch der histologische Befund entspricht weitgehend dem der chronischen Polyarthritis. Nach COSTE u. SOLINICA (1966) und FASSBENDER (1975) soll das synoviale Gewebe in stärkerem Maße zur Fibrose neigen. Demgegenüber betonen BAUER u. Mitarb. (1941) und ROSENBERG (1958): „Eine histologische Unterscheidung zwischen chronischer Polyarthritis und Arthritis psoriatica ist nicht möglich".

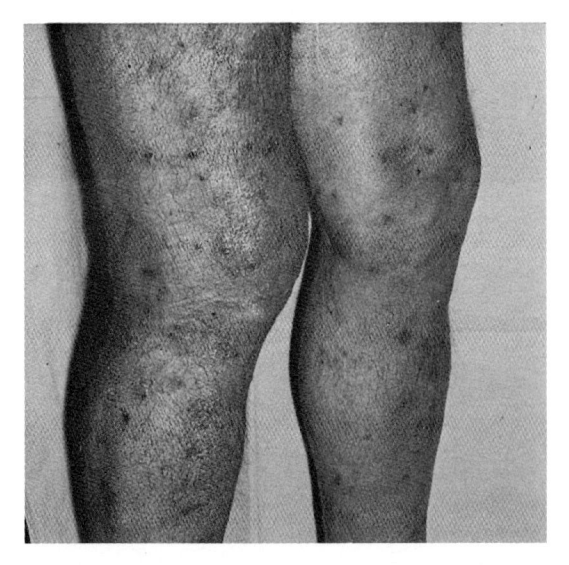

Abb. 28 40jähriger Mann; exsudative Gonitis rechts

Für WESSINGHAGE u. Mitarb. (1979) stehen degenerative Veränderungen des Knorpels im Mittelpunkt der Destruktion.

Häufigkeit und Gelenkbefall

Das Kniegelenk ist bei der Psoriasisarthritis sehr häufig mitbetroffen, dies gilt besonders initial für den mono- bzw. oligoartikulären Verlauf (mehr als 70%). Im Unterschied zur chronischen Polyarthritis ist der Gelenkbefall bei der Psoriasisarthritis asymmetrisch, ein Kniegelenk somit häufiger betroffen. Distale Zehen- und Fingergelenke sind häufig initial befallen. Der Finger- und Zehengelenkbefall kann als sog. Strahlbefall erfolgen, wobei nicht nur die Gelenke eines ganzen Fingers bzw. einer ganzen Zehe, sondern auch die Weichteile mit entzündlich beteiligt sind. Der akute Beginn an der V. Zehe tritt nicht selten pseudogoutös in Erscheinung. Richtungsweisend für die Diagnose sind nicht zuletzt die Hautveränderungen. Wegen der Psoriasisarthritis sine Psoriasis sollte man aber auch nach verborgenen Lokalisationen suchen. Die „Verstecke" der Psoriasis sind
die behaarte Kopfhaut,
die Stirnhaargrenze,
hinter den Ohren,
im Gehörgang,
in Nabel und Analfalte,
unter den Brüsten,
Finger- und Zehennägel.
Männer und Frauen sind etwa gleich häufig betroffen. Die Krankheit folgt der Hautmanifestation oft sehr spät, manifestiert sich aber im Durchschnitt 10 Jahre früher als die chronische Polyarthritis. 27% eines großen Kollektivs (SCHILLING 1982) wiesen eine Beteiligung des Stammskeletts auf.
Im Gegensatz zur chronischen Polyarthritis ist der gutartige Verlauf häufig; es gibt allerdings auch schwere Verlaufsformen mit Gelenkdestruktionen wie bei den Mutilansformen der Polyarthritis; andere wiederum neigen zur Ankylose. Bei Männern scheint die Prognose schlechter zu sein als bei Frauen.
Am Kniegelenk überwiegen u. E. (s. auch REFIOR 1984) die exsudativen Formen. Wir sahen vereinzelt auch schwere ankylosierende Formen mit Gelenkfehlstellungen (Abb. 28). Charakteristische, d.h. für die Psoriasisarthritis typische Röntgenbefunde können wir am Kniegelenk nicht herausstellen (s. deshalb auch unter chronischer Polyarthritis S. 9.7).
SHORE u. ANSELL haben ein großes Kollektiv von 60 Kindern mit Psoriasisarthropathie sehr genau bis zu 10,8 Jahren beobachtet und analysiert. In den meisten Fällen begann die Krankheit zwischen 8 und 9 Jahren. Eine familiäre Belastung war häufig bekannt und erleichterte die Diagnose bei jenen, deren Haut noch keine psoriatischen

Veränderungen aufwies. Der überwiegende Anteil hatte zunächst eine Gonarthritis. Im Verlauf der Krankheit kamen weitere Gelenke hinzu, so daß schließlich 87% polyartikulär erkrankt waren. In einer großen Zahl von Krankheitsfällen waren Operationen wie Alloarthroplastiken, Osteotomien und andere Eingriffe erforderlich. SÄNGER betont besonders, daß die durch die Psoriasis bedingten Hautveränderungen von anderen ekzematösen oft nur schwer abgegrenzt werden können.

Röntgenologie der Arthropathia psoriatica des Kniegelenks

Das Nebeneinander von durchbauenden Prozessen wie auch gleichzeitig destruierenden und produzierenden Veränderungen ist typisch für die Psoriasis arthropathie (SCHILLING 1984) und besonders gut an den Fingern zu beobachten. Während die Synovialitis der Fingergelenke häufig von trockenem Charakter ist, sind die Synovialitiden des Kniegelenks oft exsudativ. Die Mitteilungen über typische radiologische Befunde an diesem Gelenk sind aber so spärlich, daß man noch keine für die Arthropathia psoriatica typischen Veränderungen herausstellen kann. Außerdem beobachtet der einzelne Autor doch zu wenig Fälle, die zu einer verbindlichen Aussage berechtigen.

Die von DIHLMANN beobachteten Charakteristika haben wir nicht bewußt feststellen können. Unsere eigenen Befunde lassen sich, was das Kniegelenk angeht, nicht als für dieses Krankheitsbild typisch bezeichnen (Abb. 29).

Therapie

Die Therapie hat die beiden Faktoren – Haut- und Gelenkerkrankung – zu berücksichtigen. Die medikamentöse Behandlung der Psoriasisarthritis entspricht im wesentlichen, einige Besonder-

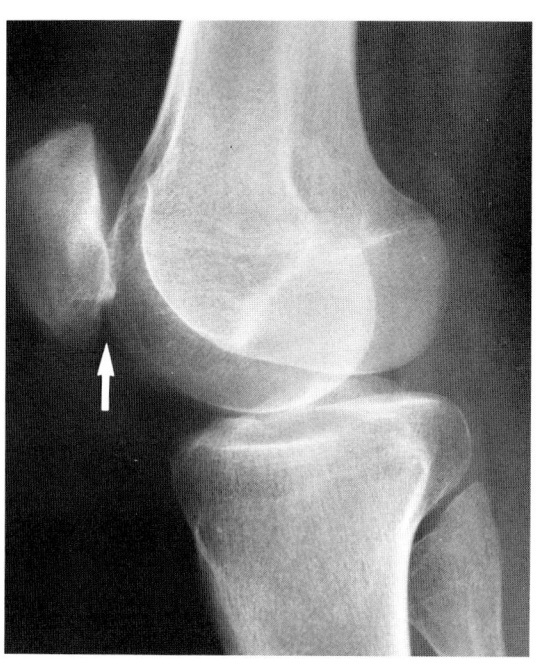

Abb. 29 a u. b
22jährige Krankenschwester; seit dem 16. Lebensjahr Psoriasis mittleren Ausbildungsgrades bekannt, seit 2 Jahren rezidivierend auftretende Kniegelenkbeschwerden mit leichten Ergüssen.
a) Klinisch alle Zeichen einer Retropatellararthrose, auch röntgenologisch deutliche arthrotische Veränderungen im distalen Abschnitt des Retropatellargelenkes.
b) Hingegen läßt die Aufnahme des Vorfußes Veränderungen am V. Metatarsalköpfchen erkennen, die *Schilling* als typische radiologische Primärläsion der Arthropathia psoriatica beschreibt (pencil in cup). Der weiter beschriebene Fall läßt sich röntgenologisch einer chronischen Polyarthritis zuordnen (s. operative Therapie)

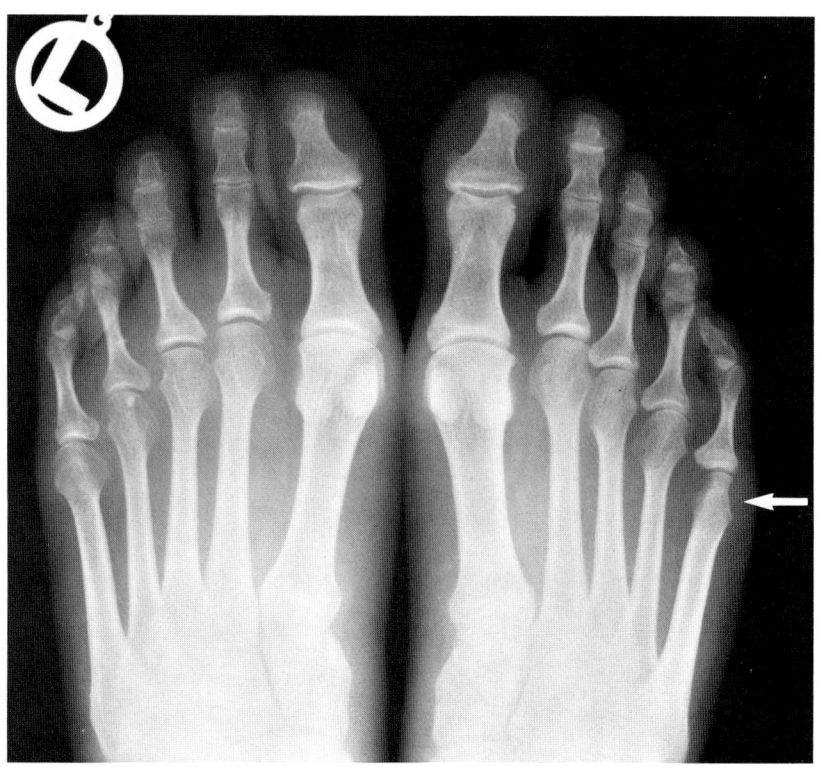

heiten ausgenommen, der bei der chronischen Polyarthritis üblichen. Da nur 10% der Psoriatiker gelegentlich über Gelenkbeschwerden klagen (KAISER 1984), genügen sog. symptomatisch wirkende steroidfreie Antirheumatika oder Anwendungen der physikalischen Therapie. Corticoide sind nur bei malignen Formen und zur Erhaltung der körperlichen Unabhängigkeit indiziert, die Indikation ist aber noch strenger zu stellen als bei der c. P.

Die Basistherapie entspricht in Abwandlung der bei der chronischen Polyarthritis; Antimalarika sind jedoch wegen der gelegentlich zu beobachtenden Verschlimmerung der Hautveränderungen kontraindiziert. Im allgemeinen gilt Gold als Basistherapeutikum der Wahl. Bislang sind nur selten Verschlimmerungen der Hautveränderungen durch die Goldtherapie beobachtet worden. KAISER läßt vor Beginn der parenteralen Goldtherapie einen Scratchtest machen. D-Penicillamin scheint weniger gute Ergebnisse zu haben (MATHIES 1983).

Foudroyante Verlaufsformen, die sich mit einer Psoriasis pustulosa verbinden, können den Einsatz von Zytostatika erfordern. Von diesen gilt Immurek als das gefährlichste. Zu diesen problematischen Therapien sollte man sich der Hilfe des rheumatologisch orientierten Internisten bedienen.

Bei exsudativen Formen der Synovialitis wird von einigen Autoren (KAISER 1984, MENKES 1983, KOLARZ 1982, 1983) die Radiosynoviorthese mit Yttrium 90 empfohlen. Die Erfahrungen sind aber vergleichsweise bescheiden.

Bei den zu Ankylosen und Kontrakturen neigenden Formen kann der Wert der krankengymnastischen Behandlung gar nicht hoch genug eingeschätzt werden; hierzu gehört auch die sachgerechte Lagerung des betroffenen Kniegelenks.

Operative Aspekte

Wir haben die abschließende Besprechung der Operation am Kniegelenk des Kranken mit Psoriasisarthritis bewußt unter obige Überschrift gestellt; eine operative Behandlung der Psoriasisarthritis gibt es bislang noch nicht. Operationen sind - abgesehen von Operationen an Fingern - noch relativ selten. Eine Reihe von Fakten macht es verständlich, daß auch diejenigen, deren Schwerpunkt auf der operativen Behandlung der chronischen Polyarthritis liegt, nur relativ wenig Gelenke mit Psoriasisarthritis operiert haben. Das zeigen auch indirekt die Angaben FASSBENDERS (1984): Unter 15 000 Gewebeproben aus Gelenkoperationen befanden sich nur 70 von Kranken mit Psoriasisarthritis. Es gibt auch nur wenige Zahlenangaben über die Häufigkeit derartiger Operationen überhaupt. GSCHWEND nennt eine Relation von 1:15-20 (Psoriasisarthritis zu c. P.), eigene Relation ca. 1:30-40.

Hierzu tragen sicherlich mehrere Umstände bei.

Aus der Schilderung der Klinik ging bereits hervor, daß die Verläufe im allgemeinen benigner sind als bei der chronischen Polyarthritis; somit gibt es ohnehin weniger zu operieren. Fehlschläge und Enttäuschungen, gleich an welchem Gelenk erlebt, beruhen sicherlich auf der Tatsache, daß gerade bei Synovektomien die Operationsindikation nicht genügend eingeengt worden ist. Wenn, wie bei den harten Synovitiden (besonders am Finger), die Synovialis nur wenig proliferiert ist, läßt sich auch nur wenig synovektomieren. Die Tendenz zu postoperativen Bewegungsverlusten muß logischerweise größer sein als bei den weichen Synovitiden. Am Kniegelenk sollen die exsudativen Formen häufiger sein als die proliferativen (REFIOR 1984). In diesen Fällen halten wir die Radiosynoviorthese mit Yttrium 90 für berechtigt (s. z. B. bei M. MOHING 1984). In Spätfällen mit ausgedehnten Kniebeugekontrakturen haben wir allerdings nur beschränkte Erfolge erreichen können. Die Auffassung TILLMANNS (1984), daß die Alloarthroplastiken an großen Gelenken schlechtere funktionelle Ergebnisse haben sollen, dürfte u. E. in Abhängigkeit von der Ausgangslage zutreffen. Im deutschen Sprachgebiet hat WESSINGHAGE mit die größten Erfahrungen. Die Indikation zu Eingriffen bei der Psoriasisarthropathie ist somit sicherlich enger zu stellen als bei der chronischen Polyarthritis. Sie muß allerdings den Typ der Arthropathie besonders berücksichtigen. Auch sollte wegen der Besonderheit der Gelenkbeteiligung der Kranke auf die Problematik hingewiesen und seine Erwartungen nicht zu hoch geschraubt werden. TILLMANN empfiehlt - u. E. zu Recht - bei großen Eingriffen wegen der Möglichkeit der Superinfektion eine begleitende Antibiose.

Eine endemische Wirkung ist hingegen, wie MIEHLE (1979) vermutet, nicht zu erwarten. Sie ist ja bekanntlich auch für die Polyarthritis rheumatica zweifelhaft (s. auch S. 9.21). Gehäufte Rezidive sind bislang nicht beobachtet worden. Alles in allem läßt sich sagen, daß man, was die Operationsergebnisse angeht, vorerst nur von Eindrücken sprechen kann. Exakt vergleichbare Studien müssen noch Zukunftsmusik bleiben und können vorerst auch noch nicht erwartet werden.

Ein besonders schwerer und tragischer Kasus und dessen therapeutische Probleme seien hier kurz geschildert:

30jähriger Patient; Psoriasis seit 14 Jahren bekannt. Allmählich einsetzender Befall nahezu aller Gelenke. 1982 Hüfte li., nach 6 Monaten Entfernung wegen Infektion. Übernahme mit florider, ausgedehnter, mit Pseudomonas superinfizierter Psoriasis, links Girdlestone-Hüfte nach Entfernung der Prothese, die 1 Jahr später wegen einer Infektion rechts entfernt werden mußte. Flexionskontraktur beider Kniegelenke in 90°, nur geringe Restbeugebewegungen (Abb. **30**). Zunächst 9monatige Behandlung in der Hautklinik des Zentralklinikums (Prof. BALDA), anschließend in Abständen von 6 Wochen Implantation einer GSB-Kniegelenk-

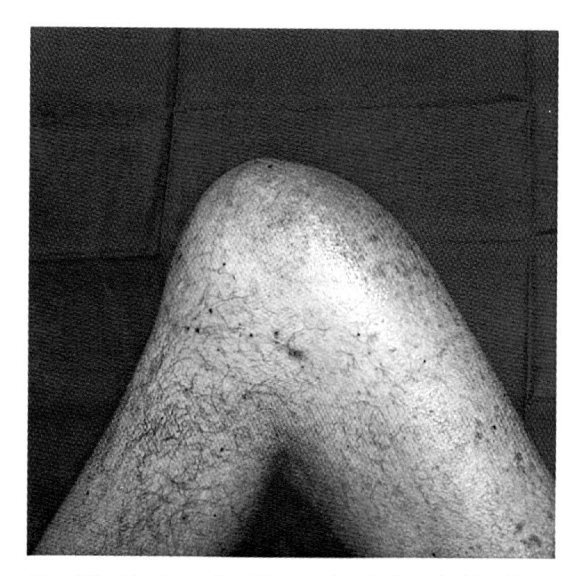

Abb. 30 Hochgradige Flexionskontraktur beider Kniegelenke. Kniegelenkendoprothese nach verzögerter Konsolidierung doch fest. Wegen einer nicht beherrschbaren Infektion mußte rechts die Prothese entfernt werden; die angestrebte knöcherne Ankylose trat zwar verzögert, aber doch ein, so daß der Patient inzwischen bedingt gehfähig ist

prothese, erst ins rechte, dann ins linke Kniegelenk (Abb. 30).

Morbus Reiter

Die arthritische Symptomatik des Reiter-Syndroms bevorzugt die unteren Extremitäten. Der Beginn der Erkrankung kann auch am Großzehengrundgelenk unter sehr akuten Entzündungserscheinungen erfolgen, die bei jungen Männern die Verkennung der Erkrankung als Gicht verursachen. Das Kniegelenk erkrankt an erster Stelle (SCHILLING 1977) und imponiert im Inspektions- und Tastbefund wie die Synovialitis bei der chronischen Polyarthritis. Zur Diagnose führt die Anamnese mit der Trias Urethritis, Konjunktivitis, Arthritis. Das Intervall zwischen den einzelnen Symptomen der Trias kann zwischen Tagen und 2–3 Wochen liegen. Beim unvollständigen Reiter-Syndrom kann bei obligatorischer Arthritis eines der beiden anderen Symptome fehlen; selten sind es beide Symptome. Gleichzeitig auftretende tiefe Kreuzschmerzen weisen auf eine begleitende Iliosakralarthritis hin.
Das Reiter-Syndrom stellt eine reaktive Erkrankung auf verschiedene enterale oder urethrale Infektionen dar. Eine genetische Disposition ist wahrscheinlich (das Merkmal HLA-B 27 ist bei 80% positiv). Die Synoviaanalyse ist in der Lage, eine Kristallsynovialitis oder auch eine lokale Gelenkinfektion auszuschließen. In den übrigen Parametern ähnelt die Synoviaanalyse in ihrem Ergebnis mehr derjenigen bei ankylosierender Spondylitis als bei chronischer Polyarthritis (MÜLLER u. SCHILLING 1982).

Für den Therapieplan ist es wichtig, daß etwa 23% der Reiterschen Erkrankung mit einem einmaligen Schub, 17% rezidivierend und etwa 60% einen chronischen Verlauf nehmen (SCHILLING 1977). Bei chronischem Verlauf kann die Krankheit dann entweder der chronischen Polyarthritis ähnlich sein oder der ankylosierenden Spondylitis entsprechen. Sehr selten kommt es zu einer Panarthritis mit Befall von Gelenken und Wirbelsäule.
Die Gonarthritis heilt zögernd, meist aber innerhalb von 4–6 Monaten, gelegentlich auch schneller, ab. Eine medikamentöse Therapie mit nichtsteroidalen Antirheumatika ist unter entsprechenden Kontrollen und Berücksichtigung der individuellen Risikofaktoren erforderlich. Tritt bei Ausdosierung eines nichtsteroidalen Antirheumatikums kein befriedigender Rückgang ein, sollten kurzfristig auch systemisch Cortisonpräparate gegeben werden. Ist innerhalb von 3 Monaten keine deutliche Rückbildungstendenz zu erkennen bzw. breitet sich die Krankheit aus, muß eine Basistherapie eingeleitet werden. Sehr hoch akut verlaufende Fälle können schnell den Einsatz von Immunsuppressiva erfordern. Hier ist unbedingt die Beratung mit einem darin erfahrenen Therapeuten erforderlich.
Persistierende Fälle, die in einen chronischen Verlauf übergehen, erfordern Überlegungen zur Synovialektomie oder zur Radiosynoviorthese wie bei chronischer Polyarthritis.

Reaktive Arthritiden

Gonarthritiden bei Enteropathien

Colitis ulcerosa

Die Begleitarthritis bei Colitis ulcerosa ist bei Frauen häufiger zu beobachten. Sie folgt dem Beginn der Darmerkrankung meist nach. Männer neigen eher zum Befall der Iliosakralgelenke mit Übergang in eine ankylosierende Spondylitis. Die passageren rezidivierenden Gelenkschübe befallen bevorzugt die unteren Extremitäten und dabei die Knie- und Sprunggelenke in oligoarthritischer Form.
Es können aber auch große und kleine Gelenke gleichzeitig befallen sein. Der flüchtige Gelenkbefall, der meistens nicht länger als einige Wochen andauert, soll sich zeitlich überwiegend mit den Schüben der chronischen Polyarthritis assoziieren lassen (FERGUSON 1979, SOREN 1981). Der Rheumafaktor bleibt negativ, und es kommt zu keiner Gelenkdestruktion. Häufig treten Mundschleimhautentzündungen und in 25% ein Erythema nodosum auf. Die Synovialitis entspricht nur in seltenen Fällen dem Pannusgewebe der chronischen Polyarthritis, und es kommt daher

selten zum Auftreten von Usuren (ENDERLIN 1970). Die medikamentöse Behandlung während der kolitischen Schübe ist sehr erschwert. Der Einsatz einer Cortisonbehandlung wegen der Kolitis wird sich auch auf die Begleitarthritis positiv auswirken. In Einzelfällen kann sich wegen fortschreitender Destruierung und großer Instabilität die Frage der Synovialektomie stellen.

Morbus Crohn

Die Begleitarthritis bei Morbus Crohn geht der Darmerkrankung nicht selten voraus. Der Gelenkbefall kann polyarthritisch sein; meist ist er aber mono- oder oligoarthritisch, wobei das Kniegelenk vor dem Sprunggelenk am häufigsten erkrankt (HASSLOCK 1973); dann folgen die Fingergelenke. Die Schübe sind passager, und sehr selten kommt es zu Gelenkdestruktionen. Zwischen Exazerbation der Darmerkrankung und der Arthritis soll eine gewisse Abhängigkeit bestehen (SOREN 1981). Die medikamentöse symptomatische Therapie, mit der man hier zumeist auskommt, wird durch die eingeschränkte Medikamententoleranz bei Morbus Crohn erschwert.

Morbus Whipple

Es handelt sich um eine mit Diarrhoe verlaufende Krankheit, die mit Polyarthritis und Mono- sowie Oligoarthritis und gelegentlich auch Arthralgien sowie Sakroiliitis und Spondylitis einhergehen kann. Die Arthritis ist durch ein sehr flüchtiges Auftreten mit Rötung und Schwellung gekennzeichnet. Sie kann sehr kurz dauern, dann aber auch ganz kurzfristig rezidivieren (KELLY u. WEISINGER 1963). Die Diagnose wird dadurch sehr erschwert, daß die Gelenkerscheinungen lange vor der Darmerkrankung zustande kommen können.

Enterale Infekte

Enteralen Infekten kann einmal die Trias des Reiter-Syndroms folgen; zum anderen können reaktive Arthritiden ausgelöst werden. Zu den häufigsten enteralen Infektionen, denen eine solche reaktive Arthritis nachfolgt, gehört die Yersinieninfektion. Die Oligoarthritis, seltener Polyarthritis, schließt sich der meist fieberhaften Darmerkrankung einige Tage an. Sie kann auch gleichzeitig mit der Durchfallserkrankung auftreten, selten dieser sogar vorausgehen. Eine Oligoarthritis kann sich auch selten durch serologischen Nachweis von Yersinienantikörpern als rekative Arthritis erweisen, wobei anamnestisch die Durchfallserkrankung fehlen kann. Als Keime kommen am häufigsten die Yersinia enteracolitica, seltener die Yersinia tuberculosis in Betracht. Die Diagnosesicherung erfolgt durch den Nachweis von Antikörpern gegen diese Yersinienstämme. Die Arthritis bevorzugt die unteren Extremitäten, wobei Knie- und Sprunggelenke meist asymmetrisch bevorzugt befallen sind. Der klinische Befund am Kniegelenk entspricht dem einer Synovialitis. Die Prognose ist gut, d. h., es ist mit einem Abklingen der Arthritis innerhalb einiger Monate zu rechnen. Bei bestehender ankylosierender Spondylitis oder chronischer Polyarthritis kann bei entsprechender genetischer Disposition ein Yersinieninfektschub ausgelöst werden. Der Befall der Knie- und Sprunggelenke mit plötzlichem Beginn sollte daran denken lassen.

Gonarthritiden bei Sarkoidose

Am häufigsten ist hierbei die arthritische Begleitsymptomatik der akuten Sarkoidose. Diese Form der Boeckschen Krankheit befällt vorwiegend jüngere Frauen. Die dabei beobachtete Oligoarthritis bevorzugt die Fußgelenke und an zweiter Stelle auch die Kniegelenke (BEHREND 1984). Die Ätiologie der Erkrankung ist umstritten. Wahrscheinlich handelt es sich um eine genetisch fixierte besondere Immunantwort auf unterschiedliche Infektionen. Die Prognose der Gelenkbeteiligung ist günstig. Sie klingt innerhalb von Monaten wieder ab und bedarf der symptomatischen Therapie mit nichtsteroidalen Antirheumatika. Es ist daran zu denken, daß es sich bei der Sarkoidose um eine Systemerkrankung handelt, so daß mit einem multilokulären Befall gerechnet werden muß. Der Lungenbefall mit typischen Veränderungen im Thoraxröntgenbild kann richtungweisend für die Diagnose sein. Deshalb darf bei ungeklärtem Gelenkbefall, insbesondere wenn er gemeinsam mit einem Erythema nodosum auftritt, niemals eine Thoraxaufnahme versäumt werden. Bei dem chronischen Verlauf der Sarkoidose kann es selten zu einem Befall der Synovialis kommen, wobei ebenfalls Knie- und Sprunggelenke bevorzugt befallen sind. Kniegelenksynovektomien gehören auch in unserem großen Kollektiv wegen chronischer Arthritiden Operierter zu den Seltenheiten.
Die histologische Untersuchung ergab das Bild einer chronischen Entzündung, allerdings ohne die typischen Granulome.
Auch bei der Sarkoidose muß daran gedacht werden, daß es sich nicht um eine isolierte Gelenkkrankheit handelt.

Gonarthritis bei Morbus Behçet

Das Behçet-Syndrom, gekennzeichnet durch okuläre Läsionen, Ulzerationen der Mundschleimhaut und Ulzerationen der Genitalgegend, wurde 1937 von BEHÇET erstmalig beschrieben. Seitdem sind in der Literatur 500 Fälle veröffentlicht worden.

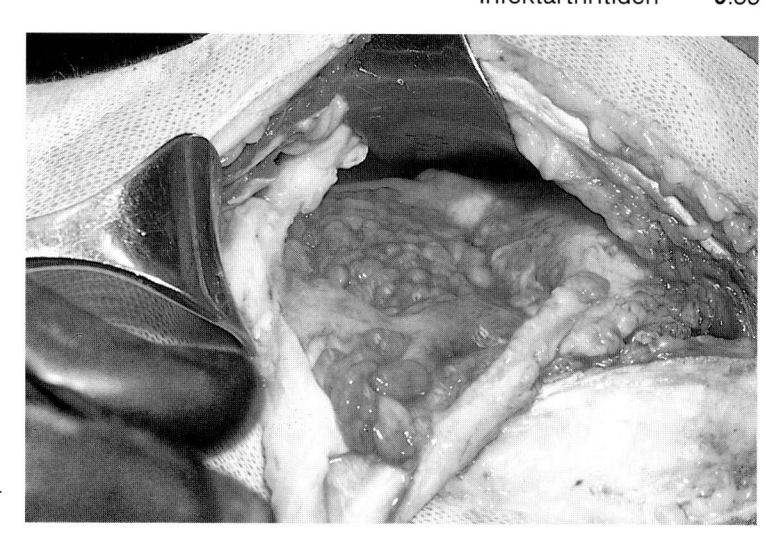

Abb. 31 24jähriger Mann; Operationssitus bei Morbus Behçet

Flüchtige Arthralgien sind häufig, besonders an den großen Gelenken (Knie-, Sprunggelenk, Schulter, Ellenbogen, nach Häufigkeit geordnet). Neben der bipolaren Aphthose, den Augen- und Hautsymptomen stehen die Arthropathien an vierter Stelle. Sie können den anderen Symptomen vorausgehen; von BLOCH-MICHEL sind Tenosynovitiden beschrieben. Gelegentlich wird das Bild einer rheumatischen Polyarthritis nachgeahmt; die Rheumafaktoren sind allerdings negativ, Rheumaknötchen fehlen. WELTLING (1966) hat eine Spondylosis ankylosans mit Behçet-Syndrom beschrieben.

Röntgenologisch wird gelegentlich eine Osteoporose beobachtet. Der histologische Befund ergibt eine nichteitrige, entzündliche, unspezifische Synovitis (Abb. 31).

DAWAS u. Mitarb. haben übrigens 1983 eine akut auftretende Synovialruptur am Kniegelenk bei einem typischen Behçet-Syndrom beschrieben. Sie wurde, wie das häufig geschieht, als tiefe Venenthrombose gedeutet. Eine Baker-Zyste war in der Kniekehle nicht zu tasten, das Kniegelenk war aber stark geschwollen.

Wir haben nur ein von der Krankheit betroffenes Kniegelenk synovektomieren müssen (s. Abb. 31).

Infektarthritiden

Infektarthritiden treten meist als Begleiterscheinungen einer Reihe von Infektionskrankheiten vielfältigster Ursachen (Bakterien, Viren, Protozoen, Pilze und Parasiten) auf. Eine besondere Rolle spielen offensichtlich auch die Yersiniainfektionen. Diese Krankheiten, zumeist sind es allergisch bedingte, wurden früher auch als Rheumatoide bezeichnet. Sie sind daher, soweit sie für unser Fachgebiet interessant sind, im Anschluß an die chronische Polyarthritis besprochen worden.

Gonarthritiden bei eitrigen Arthritiden und postoperative Arthritiden

Nach dem Abklingen der großen Seuchen und mit der Entwicklung der Antibiotika flaute das Interesse an den Infektionskrankheiten ab. Hinzu kam auch, daß, nicht zuletzt auch unter dem Einfluß dieser Entwicklung, auch eitrige Entzündungen des Kniegelenks, das gefürchtete Kniegelenkempyem, weitaus seltener und auch die Endausgänge wesentlich günstiger geworden waren. Das Interesse unseres Fachgebietes an den bakteriellen Kniegelenkentzündungen ist durch eine Reihe von Faktoren sicherlich aktiviert worden. Hierzu rechnen wir, daß mit der Auswirkung der operativen Eingriffe am Kniegelenk, in der Traumatologie, in der Rheumatologie wie auch durch Zunahme der rekonstruktiven Eingriffe bei der Gonarthrose Gelenkinfektionen zweifellos häufiger werden. Hierzu gehören auch die Folgezustände der intraartikulären Therapie. Eine weitere Bedeutung der bakteriellen Arthritis sehen wir in den Spätkomplikationen nach Implantation von Prothesen, aber auch in der Tatsache, daß bakterielle Gelenkinfektionen auch bei Kranken mit chronischer Polyarthritis sehr häufig sind. So ist die Polyarthritis ein Faktor, der nicht selten die Entstehung einer Gelenkinfektion fördert. Die von KELLGREN u. Mitarb. (1958) beobachteten septischen Arthritiden fanden sich zur Hälfte bei c. P.-Kranken. Diese Infektionen erschweren aber häufig die Diagnose (WITTENBORG 1981). Die rechtzeitige Erkennung, d. h. Frühdiagnose, ist aber entscheidend für das Schicksal des Kniegelenks. Besonders wichtig war auch für alle operierenden Fächer die Tatsache, daß die Bedeutung der prädisponierenden Faktoren erkannt wurde. Nur ein kleiner Teil der mit einer Bakteriämie und Septikämie Behafteten entwickelt eine bakterielle Arthritis. Die Erkennung der Risikofaktoren ist eine wichtige Voraussetzung für die Operationsplanung, insbesondere bei nicht unbedingter Indikation.

Kranke mit septischen Arthritiden werden von Rheumatologen wie auch von Orthopäden und Chirurgen behandelt. Dabei handelt es sich zwar um septische Krankheitsbilder gleicher Pathogenese, aber doch recht unterschiedlicher klinischer Bilder. Es ist daher verständlich, daß es keine genauen Zahlen über die Häufigkeit gibt.

Nach Mitteilungen aus der Mayo-Klinik von 1968-1973 kommen auf 200000 registrierte Patienten 4 mit bakteriellen Arthritiden, das sind 0,002%. MITCHEL (1976) berichtet über 0,32% der Klinikeinweisungen in ein Rheumakrankenhaus mit der Diagnose bakterielle Arthritis.

Sie kommen je nach Art der Arthritis in den verschiedenen Lebensaltern vor. Bei Gonokokken zwischen dem 15. und 30. Lebensjahr, andere Arthritiden auch bevorzugt im höheren Lebensalter. Hier ist allerdings anzumerken, daß sich durch andere Ursachen der Gelenkinfektionen (nach intraartikulären Injektionen oder nach offenen Verletzungen wie auch nach operativen Eingriffen) hier erhebliche Verschiebungen ergeben. Auffallend oft treten bakterielle Arthritiden bei gesunden Menschen, auch jungen Leuten, auf. So wurde in den letzten Jahren mehr und mehr auf prädisponierende Faktoren hingewiesen, denen eine besondere Bedeutung bei der Auslösung bakterieller Arthritiden zukommt. Hierzu gehören u.a. die chronische Polyarthritis, auch die davon abhängige Behandlung, u.a. eine vorausgegangene immunsuppressive Therapie, lange Cortisonbehandlung und Drogenabhängigkeit. GOLDENBERG u. Mitarb. haben sie in einer Tabelle zusammengestellt (Tab. 11), die aus chirurgischer Sicht wegen der Bedeutung der operativen Eingriffe in der Unfallchirurgie von BURRI u. LOB modifiziert wurden.

Tabelle 11 Prädisponierende Faktoren für die Pathogenese infektiöser Arthritiden (nach *Goldenberg, Cohen, Brackertz*)

Prädisponierende Faktoren	Häufigkeit
extraartikuläre Infektionen	49,1%
vorausgegangene Arthritiden im infizierten Gelenk	27,1%
vorausgegangene antibiotische Therapie	20,3%
chronische Krankheiten (maligne Tumoren, Leberzirrhose, Diabetes mellitus)	18,6%
vorausgegangene immunsuppressive Therapie	5,1%
vorbestehende Gelenkerkrankungen (Gicht, chronische Polyarthritis, Traumen, Endoprothesen), Defektproteinämien des Komplementsystems, Störungen der Granulzytenfunktion, der humoralen und zellulären Immunität der Phagozytose und der Chemotaxis	

Keimspektrum

Die Übersicht von Mohr (Tab. 12) über bakterielle Arthritiden durch Gelenkbefall könnte nicht erschöpfender sein. Die häufigsten Erreger hat BRACKERTS, wie angeführt, gesichtet. Sie differieren etwas von den Angaben BURRIS und LOBS über die Bakteriologie der Wundinfektion.

Die Penetration der Erreger als Ursache der bakteriellen Kniegelenkentzündung wurde schon angesprochen. ROSENTHAL u. Mitarb. sind den Eintrittspforten der Erreger bei 34 nicht durch Gonokokken bedingten eitrigen Arthritiden nachgegangen und kamen zu folgenden Ergebnissen:

urogentiale Infektionen	6
chronische Osteomyelitis	6
Hautabszesse	4
Drogenabusus (i.v.)	4
intraartikuläre Injektionen	3
Gelenkdrainagen nach Endoprothesenoperation	2
Dekubitalulzera	2
Rupturen abdomineller Organe	2
Otitis media	1
„Zellulitis"	1
Pharyngitis	1
Meningitis	1
infizierter femoropoplitealer Bypass	1

Pathogenese

Bakterielle Arthritiden gehören zur Kategorie von Gelenkkrankheiten, bei denen die Keime durch hämatogene Aussaat, Einbruch aus einem benachbarten Knochenherd ins Gelenk oder durch direkte Penetration bei Verletzungen eindringen. Häufigste Ursache sind allerdings traumatische Perforationen. Zweifellos haben diese, wie schon einleitend hervorgehoben, stark zugenommen (CHARTIER u. Mitarb. 1959). Der Ort der Primärinfektion ist allerdings nicht immer zu eruieren (ROSENTHAL u. Mitarb. 1980). Die Destruktion des Gelenks hängt vom Infektionserreger, von dessen Virulenz, aber auch von der Abwehrlage des Organismus ab. Nach Gonokokkenarthritiden sind sie relativ harmloser als nach gramnegativen Bakterien. Die Destruktion des Gelenkknorpels wird von lysosomalen Enzymen eingeleitet, die Proteoglykane aus der Knorpelmatrix auslösen. Nur die rechtzeitige Erkennung der Infektion vermag daher diesen noch reversiblen Vorgang zu stoppen. Ein Fortgang dieses Vorgangs bedeutet die Entstehung irreversibler Knorpelveränderungen durch Schädigung der Chondrozyten. Das Zusammenspiel wichtiger pathogenetischer Faktoren nach BURRI u. LOB wurde zitiert.

Die Auswirkung der Infektion hängt von der Vermehrungsfähigkeit ab. So kann einer Infektion mit hochvirulenten Bakterien der Entzündung

Tabelle 12 Bakterielle Arthritiden durch direkten Gelenkbefall (nach *Mohr*)

Bakteriengattung	Spezies	Morphologie
Staphylokokkus	Staph. aureus	eitrige Arthritis
		eitrige Arthritis
Streptokokkus	Str. pyogenes	eitrige Arthritis
	Str. Gruppe G	eitrige Arthritis
	Str. pneumoniae	eitrige Arthritis
	Str. viridans (Endokarditis)	„proliferative" Synovitis
Neisseria	N. gonorrhoeae	„akute" Arthritis
	N. meningitides	eitrige Arthritis
Moraxella	M. osloensis	eitrige Arthritis
	(„Spezies")	eitrige Arthritis
Pseudomonas	P. aeruginosa	eitrige Arthritis
	P. pseudomallei	eitrige Arthritis
Brucella		granulomatöse Arthritis
		eitrige Arthritis
Escherichia	E. coli	eitrige Arthritis
Salmonella		eitrige Arthritis
Klebsiella	K. pneumoniae	eitrige Arthritis
Enterobacter	E. cloacae und E. hafniae	„akute und chronische" Arthritis
Serratia	S. liquefaciens	eitrige Arthritis
	S. marcescens	eitrige Arthritis
Proteus	P. mirabilis	„zellreicher Erguß"
Yersinia		eitrige Arthritis
Pasteurella	P. multocida	eitrige Arthritis
	P. septicae	eitrige Arthritis
Haemophilus	H. influencae	eitrige Arthritis
Listeria	L. monocytogenes	eitrige Arthritis
Mykobakterium	M. tuberculosis	granulomatöse Arthritis
	M. kansii	granulomatöse Arthritis
	M. triviale	granulomatöse Arthritis
	M. scrofulacaeum	granulomatöse Arthritis
	M. intracellulare	granulomatöse Arthritis
	M. fortuitum	granulomatöse Arthritis
	M. chelonei	granulomatöse Arthritis
	M. leprae	granulomatöse Arthritis
Nocardia	N. asteroides	„granulozytenreicher Erguß"
Treponema	T. pallida	unspezifische Arthritis
		gummöse Arthritis
Mykoplasma	M. pneumoniae	„rötlich-brauner Gelenkerguß"
	M. hominis	
Campylobacter	C. fetus	akute eitrige Arthritis
	C. jejuni	eitrige Arthritis
Bacteroides	B. fragilis	eitrige Arthritis

bald eine Einschmelzung der Synovialmembran folgen. Die Zerstörung des Gelenkknorpels hängt neben der Virulenz der Bakterien auch von der Abwehrlage ab. Beim eitrigen Gelenkerguß zerstören Enzyme, die in der Synovialflüssigkeit sich aufhalten, die Knorpelmatrix. Zunächst werden die Proteoglykane abgebaut; der Knorpel erweicht. Diesem Vorgang folgt die Zerstörung des Fasergerüsts des Kollagens. Die Anwesenheit einer freien Aktivität an Kollagenase (Granulozytenkollagenase) erklärt den Abbau des Knorpelkollagens (HARRIS u. DIMMIG 1974). Die Beweglichkeit unterhält diesen Vorgang. Den neutrophilen Granulozyten wird die Fähigkeit zugesprochen, den Knorpel nach Art einer Phlegmone zu infiltrieren. Möglicherweise spielen auch Bakterien eine chemotaktische Rolle, wie SCHMITT u. Mitarb. (1982) schließen. Letztlich sind aber die Ein- und Ausgänge, welchen Mechanismus man auch annimmt, dieselben. Am Ende dieses Vorganges entsteht ein Pannusgewebe, das am Übergang zur Knorpelregion neutrophile Granulozyten enthält, zum Knorpelabbau beiträgt. Schon makroskopisch ist die Synovialmembran als hyperämisch-ödematös geschwollen zu bezeichnen. Die Knorpelmatrix ist in den Knorpel-Knorpelkontaktzonen zerstört. Das Pannusgewebe greift auf den Gelenkknorpel über – Befunde, die an dem Kniegelenk an die Polyarthritis erinnern. Im mikroskopischen Bild fallen früh die hyperämische Synovialmembran und eine fokale und diffuse Infiltration mit neutrophilen Granulozyten (SCHUHMANN 1978) auf. Je nach Stadium imponieren auch Einschmelzungsherde mit Nekrose der oberflächlichen Anteile der Synovialmembran, dem mit neutrophilen Granulozyten besetztes Fibrin aufliegt. Schon relativ früh ändert sich das Bild durch die gesteigerte Gewebsproliferation, die das synoviale Gewebe in ein Granulationsgewebe überführt, in dem jetzt auch Lymphozyten und Plasmazellen sowie Makrophagen angetroffen werden. Zerstörendes Pannusgewebe wächst gegen den Knorpel vor und kann sich auch wie bei einem Markpannus in den subchondralen Markraum ausweiten.

Klinik

Das klinische Bild ist entsprechend den sehr unterschiedlichen Arthritiden sehr variabel. Hohes Fieber, starke schmerzhafte Gelenkschwellung und Schonhaltung können vorherrschend sein. Die sehr akuten bakteriellen Arthritiden mit ihrem typischen Bild dürfen nicht darüber hinwegtäuschen, daß die Diagnose sehr variabel sein kann, wie WITTENBORG in seiner interessanten Betrachtung feststellt. Das ist z.B. dann der Fall, wenn die Beschwerden, wie etwa bei einer Polyarthritis, durch eine gleichzeitig laufende Cortisontherapie reduziert werden oder aber die Aktivität dieser Entzündung durch schon vorher gegebene Antibiotika gemildert wird. WITTENBORG folgert daraus, daß die Diagnose einer bakteriellen Arthritis wegen der Mannigfaltigkeit von Anamnese, Symptomen und Laborbefunden nicht immer leicht ist, daß man aber wegen der möglichen schweren Gelenkdestruktionen mit konsekutiver Funktionseinschränkung häufig an eine solche Möglichkeit denken muß. Er verweist besonders auf die Tatsache, daß von 77 Patienten mit rheumatischen Erkrankungen und zusätzlichen bakteriellen Arthritiden 2 verstarben.
Nach neueren statistischen Untersuchungen über eine Todesursache der c.P.-Kranken und deren Lebenserwartung stirbt ein nicht unerheblicher Teil von ihnen später infolge einer Sepsis.

Therapeutisches Procedere

Die Diagnose einer bakteriellen Arthritis muß schnell gestellt werden. Zu den wichtigsten Untersuchungen gehören daher (nach BRACKERTZ):

Peripheres Blut

Leukozytose	– häufig, aber nicht immer vorhanden
Blutsenkung	– erhöht, aber unspezifisch
Kultur	– falls positiv, sehr wertvoll, kann die einzige Quelle zur Identifizierung des Keimes sein

Andere Infektionsherde

– von allen Infektionsquellen Kulturen und Gramfärbungen machen

Analyse der Synovialflüssigkeit

Kultur	– definitiv, falls positiv
Leukozytose	– größer als 50000 Zellen/ml dringend verdächtig
Glukosespiegel	– eine Differenz zwischen Plasma- und Synovialglukosespiegel von weniger als 40 mg% ist dringend verdächtig.
Gramfärbung	– von diagnostischem Wert, aber nur ⅓–⅔ der Fälle positiv
erhöhter Proteingehalt	– praktisch immer, aber nicht spezifisch

Röntgenaufnahmen der Gelenke

– initial nicht sehr wertvoll; jedoch besitzt rasche Gelenkdestruktion diagnostischen Wert

Immunologische Daten (Serum und Synovia)
Immunkomplex-Aktivierung kann auf eine „sterile" Synovitis hindeuten (erniedrigtes Komplement). Identifizierung von Bakterienantigenen kann aufschlußreich sein, wenn die Kulturen negativ sind.
Die definitive Diagnose kann indessen immer erst nach Nachweis und Identifizierung des Erregers gestellt werden.
Das therapeutische Procedere ist von BRACKERTZ zusammengefaßt worden; aus der Sicht der operativen Fächer sollte es sicherlich modifiziert werden (wörtlich zitiert):
1. Differentialdiagnostisch sollte immer an das Vorliegen einer bakteriellen Arthritis gedacht werden.
2. Sofortige Durchführung einer Arthrozentese.
3. Falls das Punktat makroskopisch purulent oder die Gramfärbung des Ausstrichs positiv, Abnahme der Kulturen mit nachfolgender Institution einer antibiotischen Therapie.
4. Identifizierung des spezifischen Mikroorganismus in der Synovialflüssigkeit. Wahl des Anti-

biotikums aufgrund der Kultur und des Antibiogramms.
5. Drainage der infizierten Synovia:
   a) Initial ist Nadelaspiration adäquat.
   b) Bei Hüftgelenksinfektionen oder falls die Drainage des Gelenkes mittels Nadelaspiration schwierig – offene chirurgische Drainage.
6. Kontinuierliche Kontrolle des Therapieeffektes:
   a) Kontrolle der antimikrobiellen Aktivität in der Gelenkflüssigkeit.
   b) Kontrolle der Synovialkulturen, der Leukozytenzahl sowie der Glukosekonzentration.
7. Ruhigstellung der befallenen Gelenke (Schiene etc.).
8. Übungsbehandlung der periartikulären Muskulatur, um der Atrophie vorzubeugen.

Ziel der Behandlung ist die Beseitigung der Infektion mit möglichst weitgehender Wiederherstellung der Gelenkfunktion. Wichtig ist deshalb die Erkennung der Infektion. Hierüber vergehen nach NEWMAN durchschnittlich 12 Tage, nach LINDBERG 23 Tage. KELLY meint, daß es meist bis zu 1 Monat dauert, bis die Diagnose gestellt wird. Die Meinungen über die Art der Behandlung gehen auseinander. In jedem Therapiekonzept spielt die antibiotische Therapie eine Rolle, daher auch die diagnostischen Maßnahmen, Gelenkpunktionen und Bestimmung des Erregers. Die Therapie wird man aus chirurgischer und orthopädischer Sicht etwas differenzieren. Es gibt eine Alternative zwischen rein konservativer Behandlung und Operation unter antibiotischer Abdeckung. Man unterscheidet zwischen der systemischen und der lokalen Antibiotikagabe. Voraussetzungen für eine systemische antibiotische Behandlung sind Sensibilität des Erregers sowie ausreichende Wirkspiegel am Infektionsort und eine ausreichend lange Dauer der Behandlung. Hierfür werden in der Literatur 2–4 Wochen parenteral angegeben. Allerdings sind in zunehmendem Maße Keime, vor allen Dingen Staphylococcus aureus, gegen Antibiotika resistent.

Bei der lokalen Therapie gibt es die einfache Installation nach vorheriger Punktion des Gelenks, die kontinuierliche Saug-Spül-Drainage mit antibiotischem Zusatz, die Methylmetacrylat-Methylacrylatkette.

Die Dauer einer derartigen lokalen antibiotischen Spülung wird von ECKE mit 1 Woche angegeben, andere Autoren (BALLARD u. Mitarb. 1975, WILLEGER) halten feste Zeitangaben für nicht notwendig. CRISTINA, PARKER und SCHMITT lehnen allerdings wegen der Gefahr der Superinfektion durch arthrogen eingebrachte Keime eine lokale Therapie ab.

Neuerdings hat sich indessen das operative Vorgehen mehr durchgesetzt. So empfehlen BURRI u. LOB, OESTERLI, GIEBEL, MUHR-OESTERLI und BALLARD die Synovektomie. Sie muß allerdings früh durchgeführt werden, wenn Knorpel und Bandstrukturen des Gelenks noch weitgehend intakt sind. Sie fühlen sich vor allem durch GROH unterstützt, der die Reaktionsbereitschaft des Gelenks nach subtotaler und totaler Synovektomie als sehr hoch eingeschätzt hat.

Wenn man Gelegenheit hat, noch nicht lange erkrankte oder erst kurz zuvor operierte Gelenke zu eröffnen, fällt auf, daß schon nach kurzer Zeit ausgeprägte Massen von Pannus entstanden sind. Bei sehr aktiven zerstörenden Prozessen gelingt es allerdings nicht, die Funktion zu erhalten. Für stark zerstörte Gelenke empfehlen OESTERLI u. GIEBEL die Arthrodese. Von ENGELBRECHT wird aber auch diskutiert, auch nach Abklingen der Infektion sofort eine Endoprothese zu implantieren. WELLENBERG u. KROHN haben 1976 die Form der Drainage bei infizierten Gelenken verglichen und kommen deshalb zu der Meinung, daß die chirurgische offene Behandlung schlechte Ergebnisse habe, eine Auffassung, die neuerdings auch von SCHLUMPF u. NUSSBAUM (1983) vertreten wird. Letzere vergleichen die Ergebnisse der Entlastungspunktion mit den gleichzeitig chirurgisch Behandelten (Saugdrainage oder chirurgischer Behandlung). Nun muß man freilich einwenden, daß offensichtlich doch die Ausgangsbasis unterschiedlich ist und man sich kaum vorstellen kann, daß lediglich durch die Entlastungspunktion und lokale Anwendung von Antibiotika schwere progrediente Zerstörungen aufgehalten werden können. Wichtige Schlußfolgerungen: Erkennung und Differenzierung der Ursache derartiger Gelenkentzündungen erfordern erstens „Drandenken", auch wenn die BKS nicht wesentlich beschleunigt ist, das klinische Bild nicht sehr akut ist, vor allem was das Allgemeinbefinden angeht. Entscheidend ist der schnelle Beginn der lokal anzusetzenden Therapie, d.h. von der Spül-Saug-Drainage bis zur Synovektomie. In einer 1985 veröffentlichten Sammelstudie über die Behandlung von 43 Kniegelenkinfektionen nach intraartikulären Injektionen fand sich als frisches Hinweiszeichen für eine Infektion die Erhöhung der BKS. Bei einem Viertel der so behandelten ging die BKS bereits nach der ersten Punktion zurück. Aufgrund der Studie wurden folgende Therapievorschläge gemacht:
systemische Antibiotikatherapie,
Spül-Saug-Drainage und
partielle Synovektomie mit gleichzeitiger Implantation von Septopalketten.

Nach dem ersten Vergleich besteht der Eindruck, daß die Lokaltherapie mit Septopalketten auch in funktioneller Hinsicht wahrscheinlich besser ist als die Spülsaugdrainage.

Der wichtigste Gesichtspunkt dürfte indessen in der Verhütung der Gelenkinfektion liegen. Hierzu gehören die Beachtung der Risikofaktoren und insbesondere wegen der Zunahme der Infektionen nach intraartikulären Injektionen beson-

9.64 Erworbene Krankheiten des Kniegelenks

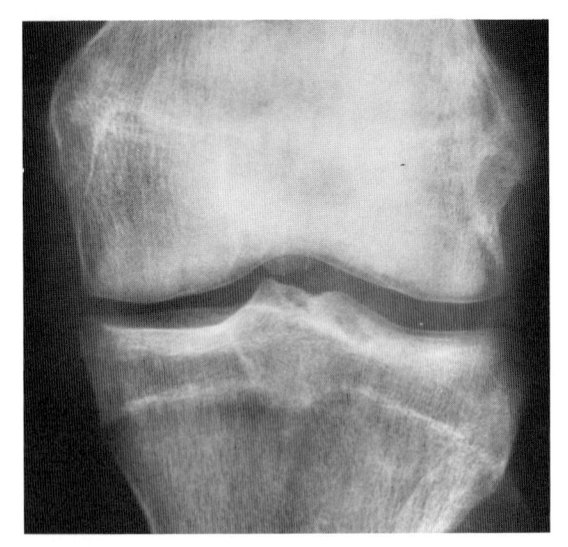

Abb. 32 41jähriger Mann; Diabetiker, eitrige Entzündung nach kleinem Schnitt am Finger. 7 Wochen nach Synovektomie sieht man einen großen Defekt an der Kapselumschlagstelle

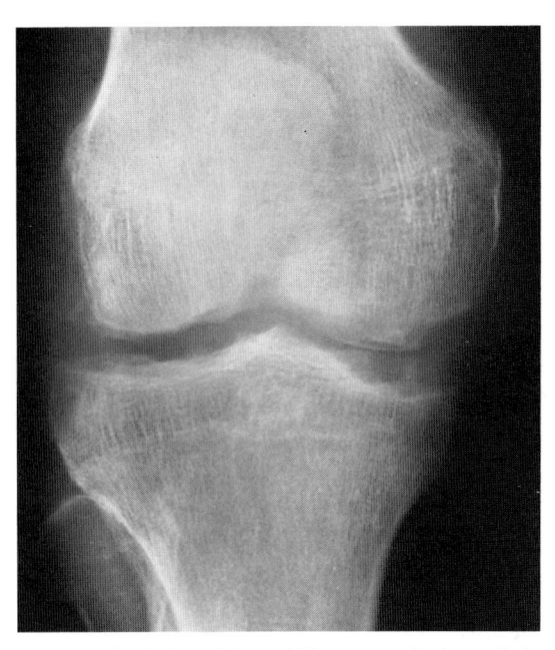

Abb. 33 63jähriger Mann; 6 Monate nach akuter bakterieller Kniegelenkentzündung, Spätsynovektomie und Arthrolyse; bereits erhebliche Zerstörung der Gelenkfläche

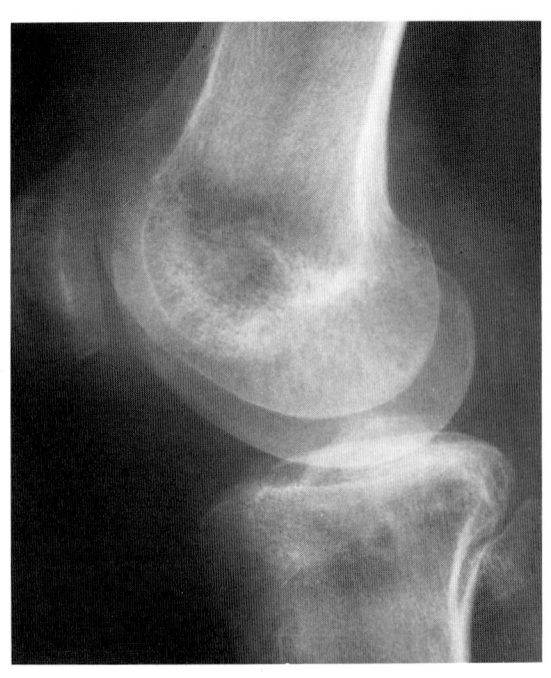

Abb. 34 20jähriger Mann; Infektion nach operativer Behandlung einer Bandverletzung; Synovektomie 3 Monate später; durch Synovektomie und Arthrolyse sehr gute Funktion; klinisch leichte Chondropathia patellae

dere Sorgfalt bei der Anwendung solcher Corticoidinjektionen und die Reduzierung der intraartikulären Corticoidinjektionen auf ein Mindestmaß; darunter sind maximal etwa 3 Corticoidinjektionen im Ablauf von etwa 2 Monaten zu verstehen.

Prognose eitriger Gelenkinfektionen

Trotz gelegentlichem Optimismus sollte man davon ausgehen, daß selbst bei relativ früher Behandlung eine Schädigung der Knorpelmatrix zurückbleibt, so daß auch bei guten Kurzergebnissen auf Dauer eine postarthritische Arthrose entsteht. Gemessen an den Zuständen, wie sie früher nach Gelenkinfektionen auftraten, ist das auch bereits ein nicht zu unterschätzender Vorteil. Wahrscheinlich wird aber jede Gelenkinfektion als ein präarthrotischer Gelenkschaden anzusehen sein.

Typische Röntgenbefunde präarthrotischer Deformitäten zeigen die Abb. 32–34.

Gonitis tuberculosa

K. A. und P. F. MATZEN haben in Bd. IV die allgemeinen Grundlagen der Tuberkulose ausführlich besprochen. Auf deren Beitrag sei somit verwiesen.

Im Gegensatz zu KASTERT, der noch 1968, fußend auf den Statistiken der Jahre 1962–1966, von der „unbesiegbaren Tuberkulose" spricht, sind die Neuerkrankungen an Weichteil- sowie Knochen- und Gelenktuberkulose stark rückläufig. Nach KASTERT nahm der Anteil der extrapulmonalen Neuerkrankungen seinerzeit im Gegensatz zu den pulmonalen von 14,1 auf 15,5% noch zu. 1981 betrug der Anteil der Knochen- und Gelenktuberkulose an den Neuerkrankungen der gesamten Tuberkulose 1,9%, der an extrapulmonaler Tuberkulose 12,4% und die jährliche Regressionsquote von 1974–1981 durchschnittlich 7,2% (Deutsches Zentralkomitee 1977). Diese Angaben entsprechen im wesentlichen denen aller Industrieländer. Der Anteil der Skelettuberkulose an allen Formen der Tuberkulose dürfte etwa 1% betragen.

Die Ursachen dieser Entwicklung sind allgemein bekannt. Es sind die besseren Lebensbedingungen und damit die erhöhte Abwehrkraft, die Wirkung der BCG-Schutzimpfung, die Sanierung der Viehbestände und die bessere Chemotherapie.

Die Knochen- und Gelenktuberkulose wird bekanntlich durch das Myobacterium tuberculosis und durch das Myobacterium tuberculosis bovis hervorgerufen, dessen Bedeutung allerdings durch die Beseitigung der Rindertuberkulose stark verloren hat.

Osteoartikuläre spezifische Veränderungen entstehen fast ausschließlich durch hämatogene Streuung von Tuberkelbakterien von einem Primärherd aus. Die Knochen- und Gelenktuberkulose ist demnach als „Metastase" eines viszeralen, d.h. vorwiegend pulmonalen, Primärherdes aufzufassen.

Der starke Rückgang der Tuberkulose bringt es logischerweise mit sich, daß der einzelne nur noch selten neue Manifestationen beobachtet. Dieses führt wiederum dazu, daß die Tuberkulose zu wenig ins Kalkül einbezogen wird. So beklagt ZILCHER (1973), auch hinsichtlich der Gonitis-Tbc., den langen Zeitraum zwischen Krankheitsbeginn und Erkennung, den er mit 19 Monaten berechnet hat (CRASSELT auf 2 Jahre). ISVEKOW meint 1969, die Zahl der diagnostischen Irrtümer liege auf unveränderter Höhe, und BERNEY u. Mitarb. betonen (1972), daß alle monoartikulären Arthritiden verdächtig auf eine Tuberkulose seien und ein fehlender Befall der Lungen und anderer Organe diese Diagnose nicht ausschließe.

Geändert hat sich allerdings das Erkrankungsalter. War die Knochen- und Gelenktuberkulose nach dem 2. Weltkrieg eine Krankheit des Kindes- und Jugendalters, so tritt sie heute mehr und mehr im fortgeschrittenen Lebens- wie auch im Greisenalter auf.

Befall der einzelnen Skelettabschnitte:
Die Verteilung des Prozesses auf die einzelnen Skelettabschnitte hat sich gegenüber den Mitteilungen der älteren Literatur nicht geändert. Etwa 9–15% der Skeletterkrankungen betreffen das Kniegelenk.

Vorgeschichte

Auf die Bedeutung der Anamnese hat zuletzt JASTER (1973) hingewiesen. Er betont, daß die Vorgeschichte auch heute nichts von ihrer Bedeutung verloren habe. Ein Drittel der Kranken seines Untersuchungskollektivs berichteten über eine vorausgegangene Pleuritis oder Lungentuberkulose.

Auch die Erhebung der Schmerzanamnese ist sehr wichtig. So lassen z. B. nächtliche Schmerzen ebenfalls an eine floride Tbc denken.

Der Allgemeinzustand ist nicht immer beeinträchtigt. Abgeschlagenheit, Appetitlosigkeit, Nachtschweiß und subfebrile Temperaturen können ebenfalls als Hinweise auf ein aktives spezifisches Geschehen angesehen werden. ZILCHER (1973) stellt zusammenfassend fest, daß eine sorgfältig erhobene Anamnese schon die halbe Diagnose sei.

Paraklinische Befunde

Das Ergebnis der Blutkörperchensenkungsgeschwindigkeit fällt bei einem Teil der Patienten normal aus. Die BKS-Werte sind jedoch häufig leicht- bis mittelgradig erhöht (JASTER 1978). Extrem hohe Blutsenkungen sind indessen selten. Sie sprechen für eine Mischinfektion. Die Tuberkulintestung ist nach wie vor wichtig; entscheidend ist der Ausprägungsgrad der Reaktion. Nach SCHMID (1975) reagieren BCG-Geimpfte mit akuter Tbc heftiger als nur Geimpfte. Durch vergleichende Testung der erkrankten Seite mit der gesunden Seite könne die Aussagekraft erhöht werden, weil die Reaktion über dem Erkrankungsherd häufig besonders stark sei.

Bakteriologie der Tuberkulose

Für die Laboratoriumsdiagnose stehen drei gebräuchliche Methoden von unterschiedlicher Spezifität zur Verfügung. Sie weisen jedoch einige Unterschiede auf.

Der Nachweis von Erregern in Gelenkpunktat, Sekret, Eiter und Prozeßmaterial ist beweisend; der negative Ausfall schließt hingegen eine Skelettuberkulose nicht aus. Bei negativem Ergebnis sollten die Untersuchungen allerdings mehrfach wiederholt werden.

Histologische Untersuchung

Sie hat nach wie vor einen hohen Stellenwert und sollte möglichst nicht zu lange hinausgeschoben werden (JASTER 1978). Nach BAUMGARTL tritt die Kniegelenktuberkulose in drei Formen auf:
als Hydrops,
als granulierende oder käsig-eitrige intraartikuläre Tuberkulose,
als extrakapsulärer Epiphysen- oder Metaphysenherd.

Klinik

Die klinischen Erscheinungsformen der tuberkulösen Kniegelenkentzündung haben sich erheblich geändert. Störungen des Allgemeinbefindens

wie Abgeschlagenheit, Appetitlosigkeit, subfebrile Temperaturen, die auch bei Beginn einer chronischen Polyarthritis auftreten, kommt nicht mehr jene Bedeutung zu, die sie noch in den 50er Jahren in den Lehrbüchern 1 gehabt haben.
Das typische Symptom ist der Schmerz. Er verweist auf das Kniegelenk selbst, obwohl gerade bei Kindern bekanntlich als Entstehungsort der Kniegelenkbeschwerden an Erkrankungen des Hüftgelenks gedacht werden muß.
Wegen dieser sich oft schleichend entwickelnden Veränderungen des Kniegelenks ist die Dokumentation der Befunde für spätere Vergleiche besonders wichtig.
Das Kniegelenk kann im Frühstadium fast unauffällig, ein die Synovialitis begleitender Erguß flüchtig, die Hauttemperatur leicht erhöht sein. Die Muskelatrophie, besonders die des M. vastus medialis, tritt schon bald auf, doch sind das Phänomene, die bei allen Arthritiden zu beobachten sind. MAX LANGE wies schon früher auf die Palpation der Gelenkkapsel hin. Die Diagnose ist allerdings, wenn sich ein tuberkulöser Fungus entwickelt hat, nicht mehr schwer zu stellen. Er imponiert als mächtige Schwellung und entwickelt wegen der Chronizität zerstörenden Charakter.
Der Pyarthros ist – er wird seltener beobachtet als der Fungus – von diesem durch die Fluktuation zu unterscheiden. Wir haben indessen einen sicheren Pyarthros, ebenso wie jene Spätstadien mit beginnenden Kontrakturen, seit vielen Jahren nicht mehr gesehen.
Eine seltene Lokalisation der Skelettuberkulose ist die Patella. Auf diese haben HOFMEISTER (1958) und BAUMGARTL (1964) zuletzt ausführlich RICHTER u. Mitarb. (1982) hingewiesen. RICHTER, der auf diesem Gebiet große Erfahrungen hat, beobachtete die Lokalisation (in einer Spezialklinik) in 24 Jahren nur neunmal. Alle Herde lagen im Korpus der Kniescheibe; 6 von den Kranken hatten gleichzeitig eine aktive Lungentuberkulose. Differentialdiagnostisch muß vor allem die Gicht abgegrenzt werden (s.S.9.73), jedoch kommen Kniescheibenzysten u.a. auch bei Retropatellararthrosen und Chondropathien der Patella vor.

Röntgenbefund

Nicht nur von Laien, sondern auch von Ärzten wird der Wert der Röntgenuntersuchung im Frühstadium der Knochen- und Gelenktuberkulose überschätzt (MAY 1953). Das Röntgenbild erlaubt lediglich eine Verdachtsdiagnose; eine röntgenologische Frühdiagnose gibt es nicht (ZILCHER 1973). Gelenknahe Usuren am Schienbeinkopf kommen sowohl beim Meniskusganglion wie auch bei der Polyarthritis rheumatica vor.
Wie die Erfahrung zeigt, sind zu Beginn dieses außergewöhnlich chronisch verlaufenden Leidens weder auf Knochen- noch auf Weichteilaufnahmen krankhafte Veränderungen zu erkennen (MAY 1953, REINHARD 1966).
Als erstes röntgenologisches Symptom tritt nach Wochen eine diffuse perifokale Entkalkung der gelenknahen Knochenanteile und/oder eine „Vergröberung" des Weichteilschattens auf. Bei der Synovialtuberkulose ist die Knochenatrophie besonders stark ausgeprägt (DIHLMANN 1982, FLESCH-THEBESIUS 1933). Ossäre Herde, mit und ohne Sequester, werden dagegen nach Monaten, manchmal sogar erst nach Jahren, wenn sie eine gewisse Ausdehnung erreicht haben, sichtbar (KASTERT u. UEHLINGER 1964). Tomogramme lassen auch gelenknahe Knochenherde erkennen (Abb. 35).

Differentialdiagnose

Auf die Schwierigkeiten der Erkennung der spezifischen Gelenkerkrankungen wurde schon bei der Besprechung der Röntgendiagnostik hingewiesen. Wegen des Rückgangs der Tuberkulose sind Fehldeutungen und Verwechslungen mit der rheumatoiden Arthritis, gelegentlich auch mit der Infektarthritis, möglich. Das „Darandenken", eine Gonitis-Tbc nicht auszuschließen und daher die Synovialitis einzuengen, hilft Fehldiagnosen zu vermeiden.
Im einzelnen ist zu denken an:
unspezifische Osteomyelitiden, entzündliche und nicht entzündliche Gelenkkrankheiten, insbesondere bei allen Monarthritiden mit und ohne Gelenkerguß.
Bei Zysten ist zu denken an:
Zysten zusammen mit einer Chondropathia patellae, Zysten bei Gichtarthritis (s.S.9.75), Zysten als juvenile Knochenzyste.

Therapie

Die Behandlung der tuberkulösen Kniegelenkinfektion hängt von Alter des Kranken, Art und Stadium der Krankheit ab. Mit dem Wandel der Krankheit ändern sich auch Verläufe und Folgezustände und demzufolge auch die Therapie.
Da die Kniegelenktuberkulose nur einen Teil des Komplexes Tuberkulose darstellt, darf auch die Allgemeinbehandlung – medikamentöse Behandlung mit Tuberkulostatika – nicht vergessen werden. Sie ist einschließlich der Chemotherapie von K.A. und P.F. MATZEN in Bd. IV eingehend besprochen.
Der Grundsatz, daß ein tuberkulöser Herd zu immobilisieren ist, gilt bis auf einzelne Abweichungen auch heute noch. Zweifellos herrscht aber, nachdem gerade am Kniegelenk auf die Bedeutung der Immobilisierung als präarthrotischer Gelenkschaden hingewiesen worden war (CHAPCHAL 1960, 1964, MOHING 1966), die Tendenz vor,

Infektarthritiden **9**.67

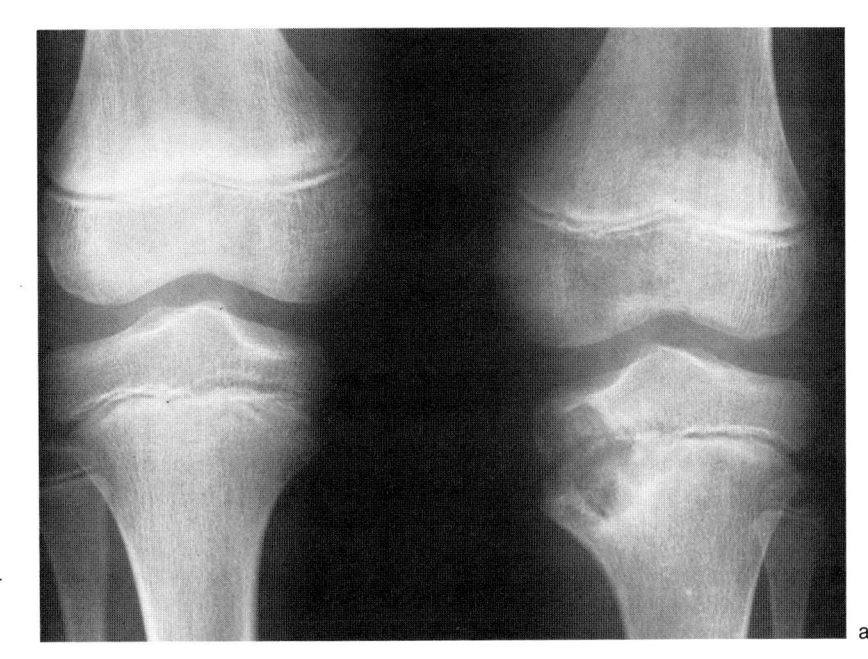

Abb. 35 a–c
a) 10jähriger Junge; ossärer Befall des Schienbeinkopfes mit Übergreifen auf die Epiphyse.
b) 3 Jahre nach Ausräumung des Herdes und Auffüllen mit Spongiosa.
c) 8jähriger Junge; massive osteoartikuläre Gonitis (Abb. Prof. *Richter*, Albstadt)

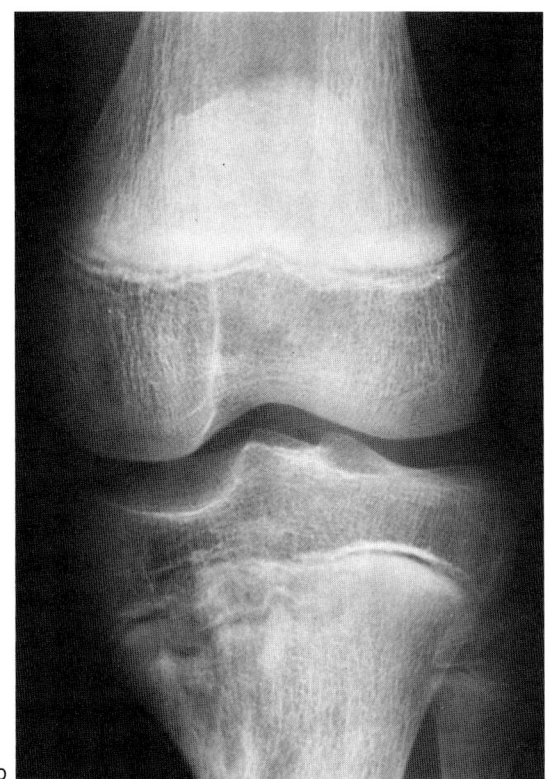

diese an sich notwendige Immobilisierung auf ein Minimum zu beschränken.

Eine tuberkulöse Kniegelenkinfektion bei Kindern führt häufig zu einer Verkürzung und/oder Fehlstellung des Beines als Zeichen der epiphysären Mitbeteiligung oder aber zu einer fibrösen Versteifung. Schwere Destruktionen machen oft die Arthrodese erforderlich. Diese Defektheilungen sind allerdings Ausnahmen. Die synoviale Form der Kniegelenktuberkulose hat zweifellos die beste Prognose. Ihre Behandlung wird allerdings kontrovers diskutiert.

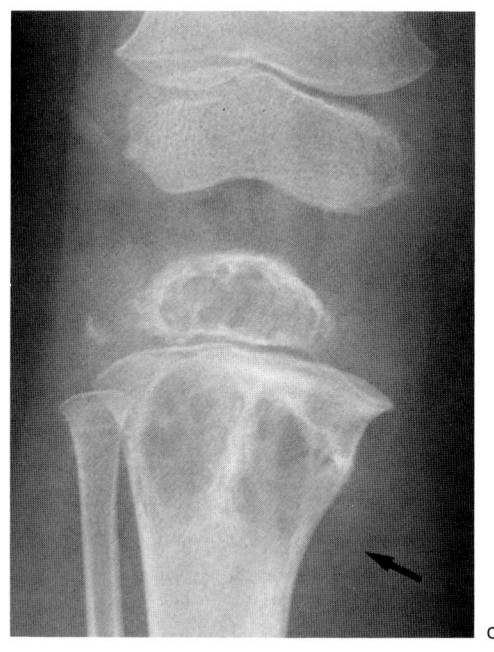

VOLKMANN hat der Synovektomie des Kniegelenks bei der chronischen Polyarthritis den Weg geebnet. Er nahm diesen Eingriff erstmals 1877 an einem tuberkulösen Kniegelenk vor. Als Therapie wird sie heute noch von vielen Autoren abgelehnt. Die Synovektomie ist nach KASTERT die Fortentwicklung der von SCHLAAF empfohlenen „Durchlüftung" des Kniegelenks, jene heute ein vergessener Eingriff. P. F. MATZEN meint indessen noch 1957, die radikale Entfernung eines tuberkulösen Herdes, z. B. in Form der Synovekto-

9.68 Erworbene Krankheiten des Kniegelenks

mie oder der Ausräumung eines Knochenherdes, sei nur ausnahmsweise angezeigt. Französische Autoren (zit. nach KASTERT) hatten indessen schon früher die Synovektomie bei jüngeren Kranken empfohlen. Ein gewisser Wandel zu einer etwas aktiveren Behandlung deutete sich 1957 mit DEBRUNNER an, als er die Auffassung vertrat, das Risiko operativer Eingriffe habe sich durch die Antibiotika verringert. In den 60er Jahren werden deutliche Tendenzen sichtbar, die funktionellen Ergebnisse der Kniegelenktuberkulose zu verbessern (BUCHNER 1966, GÖB 1970). 1976 setzt sich CRASSELT, angeregt durch die steigende Bedeutung der Synovektomie für die Behandlung des chronischen Gelenkrheumatismus, vehement für diesen Eingriff bei der synovialen Kniegelenktuberkulose, verbunden mit der Allgemein- und medikamentösen Behandlung, ein.

Die Synovektomie wird allerdings auch von anderen Autoren abgelehnt und der funktionellen Therapie, ergänzt durch allgemeinmedikamentöse oder intrafokale tuberkulostatische Behandlung, der Vorzug gegeben. PLATZGUMMER hat bei Anwendung dieser Maximen Ausheilungen mit freier Kniegelenkbeweglichkeit erzielt. Über die intrafokale Behandlung der Kniegelenktuberkulose hatten schon IMHÄUSER und MARKGRAF früher berichtet (zit. nach DEBRUNNER 1961).

W. LEGAL beschrieb 1967 ausführlich die von ihm entwickelte funktionell-antibiotische Behandlung der synovialen Kniegelenktuberkulose. Sie besteht in

dreimonatiger Ruhigstellung im Gipsverband, anschließender intermittierender Gamaschenextension für 3 Monate,
strenger Bettruhe für 4–6 Wochen, danach Wiederaufnahme der Belastung.

LEGAL behandelte 44 Fälle konservativ. Das Bewegungsausmaß betrug 116,5°. Die Ergebnisse waren bei Jugendlichen besser als bei älteren Patienten und auch vom Stadium der Krankheit bei Beginn der Behandlung abhängig. Die Synovektomie lehnt LEGAL ab, weil er selbst keine guten Erfahrungen mit dieser Operationsmethode hatte.

Als Bindeglied zwischen den Befürwortern der Synovektomie und deren Gegnern sei hier SEYFARTH (1977) angeführt. Er vertritt die Auffassung, daß gerade die Fälle, die als besonders gut geeignet für die Synovektomie gelten (rein synoviale Formen mit kurzer Anamnese), auch besonders gut auf eine rein chemotherapeutische Behandlung ansprechen.

Die Behandlung der tuberkulösen Gelenkentzündung hat letztlich ein gut bewegliches, schmerzfreies und daher belastbares Kniegelenk zum Ziel. Diesem kommen die funktionelle wie auch die Behandlung mit Synovektomie unter bestimmten Voraussetzungen am nächsten (Abb. 36).

Über die Progredienz der posttuberkulösen Gonarthrose gibt es keine Langzeitbeobachtungen. Sie dürften, rein lokal betrachtet, etwa denen der Synovektomie bei chronischer Polyarthritis entsprechen.

Für die Spätzustände wird nach wie vor die Arthrodese indiziert sein, obwohl sich auch hier die Tendenz abzeichnet, Gelenkruinen alloarthroplastisch zu mobilisieren. GERALDO, GHIMICESCU und W. SCHULZE haben über Implantationen von

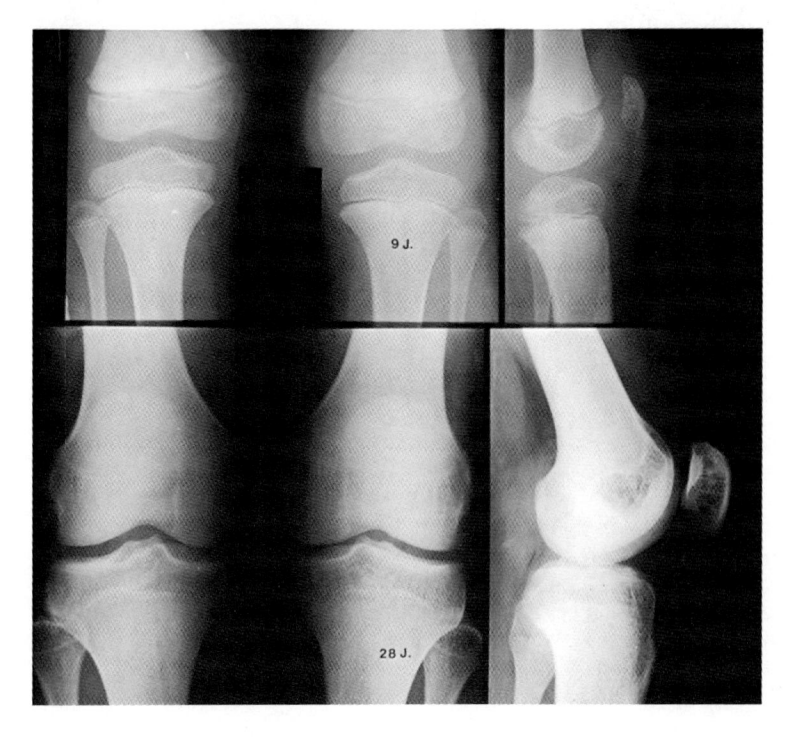

Abb. 36 11jähriger Junge; synoviale tuberkulöse Gonitis; gutes Ergebnis nach funktioneller Behandlung (Abb. Prof. *Legal*, Erlangen)

Endoprothesen nach Koxitis-Tbc berichtet (1985). Die Operation kommt allerdings nicht bei noch aktiven Tuberkulosen in Betracht. Die beidseitige Infektion eines Prothesenlagers nach alloarthroplastischem Ersatz des Hüftgelenkes wurde 1985 von FRAUNDORFER beschrieben.

Die Synovektomie war von VOLKMANN bekanntlich für die Kniegelenktuberkulose gedacht, hat sich aber mehr und mehr bei der chronischen Polyarthritis durchgesetzt. Es erscheint daher interessant, die beiden Indikationen und deren Ergebnisse zu vergleichen.

Die Tuberkulose kann man, da deren Ursache bekannt ist, kausal behandeln. Die Synovektomie der synovialen Form der Tuberkulose ist somit keine nur lokal ansetzende symptomatische, sondern eine kausale Therapie, selbst wenn ein Teil der Synovialmembran nicht entfernt werden kann. Die „Restsynovitis" wird von der flankierenden Chemotherapie beherrscht. Über die Reaktivierungshäufigkeit nach Synovektomien tuberkulöser Kniegelenke gibt es u. E. keine signifikanten Angaben. Die Rezidivquote dürfte jedoch nicht sehr hoch sein.

Die Synovektomie des rheumatischen Kniegelenks ist dagegen eine rein symptomatische, keine kausale Therapie. Wiedererkrankungen (Rezidive) sind daher nicht allein durch Reste der verbliebenen Synovialmembran bedingt, sondern vorwiegend Folge des endemischen Charakters der Krankheit. Logischer ist somit, wie man auch immer zu Operationen bei der synovialen Form der Kniegelenktuberkulose stehen mag, die Synovektomie bei dieser Krankheit als bei der chronischen Polyarthritis. Beiden gemein ist der präventive Charakter.

Es wird auch heute nicht immer gelingen, ein bewegliches Kniegelenk zu erreichen. Nach wie vor wird die Arthrodese gelegentlich nicht zu umgehen sein, obwohl sich ansonsten die Tendenz abzeichnet, Gelenkruinen anderer Ursache möglichst alloarthroplastisch zu ersetzen wie auch nach Kniegelenkinfektionen relativ früh eine Endoprothese zu implantieren (ENGELBRECHT, pers. Mitteilung).

Für das Kniegelenk sind uns derartige Beobachtungen nicht bekanntgeworden. Allerdings sind tuberkulös erkrankte Kniegelenke, wenn auch unfreiwillig, schon mehrmals durch eine Endoprothese ersetzt worden.

So berichtet BESSER (1980) über eine wegen einer Osteoarthritis des Kniegelenks vorgenommene Endoprothesenoperation; die typisch veränderte hypertrophe Synovialmembran war mit tuberkulösen Herden infiltriert.

Wir implantierten 1974 ein Scharniergelenk in ein - wie sich bei der histologischen Untersuchung herausstellte - tuberkulöses Kniegelenk. Im Falle BESSERS wie auch in dem unsrigen war der Verlauf bei sofortiger tuberkulostatischer Behandlung ungestört.

BESSER weist darauf hin, daß häufige intraartikuläre Steroidinjektionen eine inaktive Gelenk-Tbc aktivieren oder eine latente Tbc zur Entwicklung bringen können. Die Tbc-Synovitis sei als großer Imitator bekannt.

Resümierend läßt sich feststellen, daß die Knochen- und Gelenktuberkulose bei frühzeitiger Erkennung und adäquater Therapie ihre Schrecken, was jene grotesken Deformitäten des Spätstadiums angeht, verloren hat. Die synoviale Form der Kniegelenktuberkulose dürfte sicherlich für die Ergebnisse der Synovektomien wie die der funktionellen konservativen Behandlung, auch nach guten Frühergebnissen, einen wichtigen präarthrotischen Gelenkschaden darstellen. Zu dieser vorsichtigen Langzeitprognose kommen auch H. LEGAL und GLOGOWSKI.

Daß die Skelettuberkulose zu den nach dem Bundesseuchengesetz meldepflichtigen Infektionskrankheiten gehört, sei abschließend der Vollständigkeit halber erwähnt.

Gonokokkenarthritis

Die Durchschnittshäufigkeit der gonorrhoischen Gelenkkomplikation betrug bis zum 2. Weltkrieg 2-3% (HAUCK), ist aber inzwischen durch die Chemotherapie erheblich zurückgegangen. Sie dürfte nach P.F. und K.A. MATZEN (1982) mit 0,5% annähernd richtig eingeschätzt sein. Bei Männern sind die Gelenke der unteren Extremität, bei Frauen die der oberen am häufigsten betroffen. SCHATTENKIRCHNER weist auf die häufige Sehnenscheidenentzündlichkeit im Handgelenkbereich, gerade bei jüngeren weiblichen Individuen, hin. Die Übersicht von MOHR (1984) (Abb. 37) vergleicht die Häufigkeit der Gonokokkenarthritis mit den nicht durch Gonokokken hervorgerufenen.

Generell sind am häufigsten sie Kniegelenke betroffen, dann folgen Sprung-, Ellenbogen- und Handgelenke.

Die Arthritis folgt der Primärinfektion nach etwa 3-6 Wochen. Der polyartikuläre Befall ist etwa doppelt so häufig wie die monoartikuläre Form. Der jüngste an einer Gonokokkenarthritis des Kniegelenks Erkrankte dürfte der von RUBINOW (1981) beschriebene Fall eines 4jährigen Kindes sein. Die Infektionsquelle konnte allerdings nicht ermittelt werden. COOK OWEN u. Mitarb. (1971) berichten über 54 eigene Beobachtungen; 42 der Erkrankten waren jüngere weiblichen Geschlechts. 42mal waren die Kniegelenke, 48mal die Sprunggelenke betroffen, dann folgten Schulter- und Fingergelenke. Auffallend war allerdings, daß von den einweisenden Ärzten kaum an die Möglichkeit einer gonorrhoischen Infektion gedacht worden war.

Die Behandlungsdauer betrug im Durchschnitt 9,4 Tage, gegenüber der durchschnittlichen Ver-

9.70 Erworbene Krankheiten des Kniegelenks

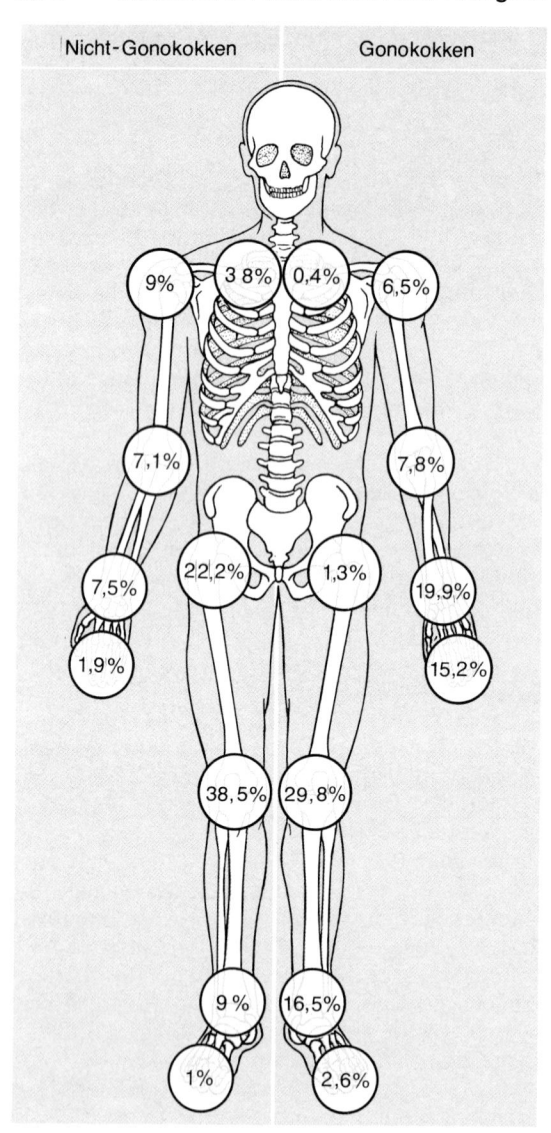

Abb. 37 Häufigkeit des Befalls verschiedener Gelenke bei Arthritiden durch Gonokokken und Arthritiden durch andere (*nicht* Gonokokken) Bakterien (aus W. Mohr: Gelenkkrankheiten. Thieme, Stuttgart 1984)

weildauer von 54 Tagen in der vorantibiotischen Ära. RUBINOW (1981) meint, daß das Problem der Gonorrhoe gerade bei jüngeren Mädchen ein weltweites Problem sei.

Klinik

Der klinische Befund kann von der Arthralgie bis zum Gelenkempyem oder zur Kapselphlegmone reichen, doch sind seröse und serös eitrige Synovialitis zweifellos die häufigste Form.
Demzufolge können die Beschwerden gering und flüchtig sein oder das Bild einer schweren Allgemeinkrankheit mit starken Schmerzen, Fieber und schlechtem Allgemeinbefinden vorweisen. DEBRUNNER (1961) beschreibt dieses akute Bild.

Wer einmal eine akute gonorrhoische Gonitis gesehen hat, wird den Eindruck nicht vergessen: rote, überhitzte, äußerst schmerzhafte Schwellung des gesamten Gelenks; der Patient, ängstlich bemüht, jede Bewegung, ja jede Erschütterung oder Berührung seines Beins zu vermeiden.

Diagnostik

Die Punktion ist zur Klärung der Diagnose unerläßlich; sie gehört zur Diagnostik aller Arthritiden, gleich welchen Ursprungs. Gonokokken sind allerdings meist nur in der 1. Woche im Punktat nachweisbar (NEISSER u. FINGER). Sie sollen sich nur in den synovialen Auflagerungen befinden und nicht in den Gelenkerguß übergehen. Bei negativem Ausfall hilft die Komplementbindungsreaktion weiter. Das Punktat enthält reichlich Leukozyten; der Mucingehalt ist stark reduziert.

Röntgenbefund

Wie bei vielen Entzündungen hängt der Röntgenbefund von der Form der Gelenkaffektion ab und kann unauffällig sein. Die der Krankheit zugesprochene typische Atrophie soll schnell eintreten und sich rasch ausbreiten. Die Destruktion des Gelenks tritt bei den schweren eitrigen Gelenkentzündungen allerdings schneller ein als etwa bei Polyarthritis und Tuberkulose.

Therapie

Je nach Schwere der Gonitis bewegt sich die Behandlung zunächst zwischen Ruhigstellung und Mobilisierung. Die orthopädische Therapie setzt aber im allgemeinen erst nach Abklingen der akuten Phase ein. Sie kann u. U. aber früh mit dem Problem konfrontiert sein, die Adhäsionen der Synovialmembran zu verhindern, ähnlich wie nach Synovektomien und Arthrolysen. Hier gelten somit ähnliche Behandlungsprinzipien.
Dem Ziel, die Funktion des Gelenks zu erhalten, dürfte man heute (wie bei eitrigen Infektionen) durch aktives Vorgehen (Synovialektomie) näherkommen, so daß Beobachtungen, wie die von IDELBERGER (1984, Versteifung beider Kniegelenke, Hüftgelenke und Handgelenke), der Vergangenheit angehören dürften. Doch sind größere Erfahrungen über die operative Mobilisierung von der Gonorrhoe betroffener Gelenke in der neueren Literatur nicht bekanntgeworden. Sie haben in KOCHS allerdings einen Vorläufer, der hat schon 1953 über gute Ergebnisse an 3 operierten versteiften Kniegelenken berichtet und damals mit seinen Vorschlägen (aus heutiger Sicht zu Unrecht) aber auf Skepsis stieß.

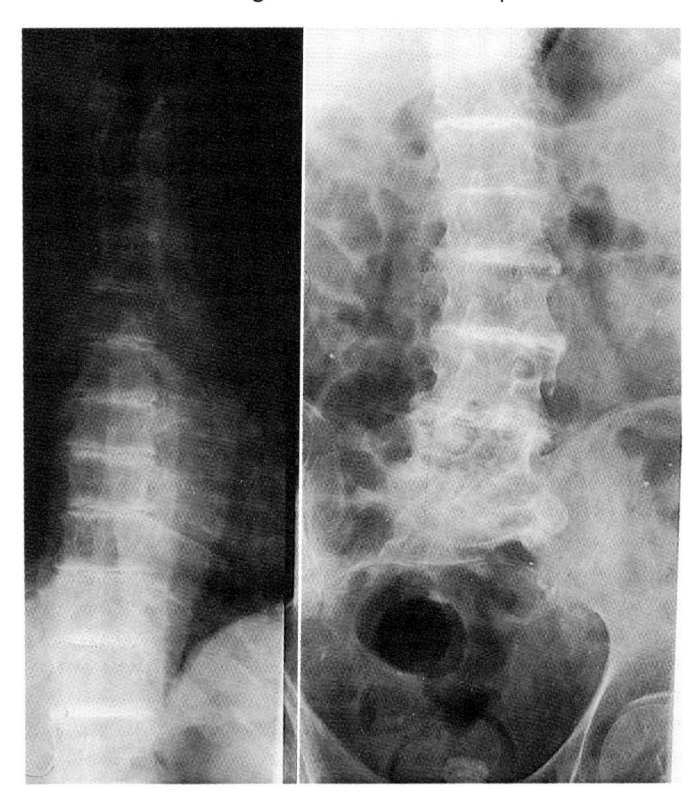

Abb. 38 Ausgedehnte Verkalkung der Bandscheiben bei Ochronose

Gonarthritis bei Stoffwechselstörungen und Kristallarthropathien

Hierzu gehören eine Reihe von seltenen Arthropathien bei verschiedenen Stoffwechselstörungen, u.a. bei Hyperlipoproteinämien unterschiedlicher Typen und idiopathischer Hämochromatose. Von, wenn auch geringerer praktischer, Bedeutung ist die alkaptonurische Ochronose, die man gelegentlich am Hüftgelenk, aber überwiegend am Kniegelenk beobachtet.

Ochronose

Diese kommt nun tatsächlich – im Gegensatz zu den früher für selten gehaltenen Arthritiden – nicht oft vor. Derjenige, der einmal einen Kranken mit derartig typischen Befunden (s. unten) gesehen hat, wird diese wie auch die interessanten Operationsbefunde nicht vergessen. Diese erfreuen auch des Sammlers Herz.
Die Alkaptonurie ist eine seltene hereditäre, autosomal rezessive vererbliche Stoffwechselanomalie. Ihr liegt ein Enzymdefekt im Phenylalarvin-Thyrosinstoffwechsel zugrunde. Daraus resultiert eine Abbauhemmung der Homogentisinsäure (2,5-Dihydroxyphenylessigsäure). Das intermediäre Stoffwechselprodukt wird durch die Niere ausgeschieden (Alkaptonurie), kann aber auch im Bindegewebe abgelagert werden.
Dieser Enzymdefekt ist bereits seit dem 16. Jahrhundert bekannt und als Stoffwechselanomalie von VIRCHOW (1866) zum erstenmal beschrieben worden. Zusammenhänge mit der Ochronose sind allerdings erst seit 1902 (ALBRECHT u. ZDAREK) aufgeklärt worden.
Nach langer Latenz können sich allmählich die polymerisierte Homogentisinsäure bzw. das ochronotische Pigment im hyalinen Gelenkknorpel wie auch im Faserknorpel ablagern. EBERLE (1983) wies experimentell nach, daß ochronotischer und der in polymerisierter Homogentisinsäure inkubierte Knorpel eine größere Härte und eine verminderte Elastizität aufweisen. Diese wird als bedeutender pathogenetischer Mechanismus der ochronotischen Arthropathie angesehen. Sie spielt sich besonders an den gewichttragenden Körpergelenken (Hüft- und Kniegelenk sowie Bandscheiben) ab (Abb. 38).
MOHR, RICHTER, KÖHLER, MICHELS haben (1975 und 1983) das Krankheitsbild ausführlich und sehr eindrucksvoll beschrieben. RICHTER beobachtete die ochronotische Arthropathie bei zwei Brüdern.
Am Kniegelenk tritt die Aktivierung der ochronotischen Arthropathie in der Regel um das 40. Lebensjahr auf, meist in Gestalt eines sog. arthrotischen Reizknies mit einem Erguß, dessen Aussehen einem bei der Arthrose bekannten entspricht. Gelegentlich können in diesem ochrono-

9.72 Erworbene Krankheiten des Kniegelenks

tische Pigmente nachgewiesen werden. Die Diagnose wird, wenn man daran denkt, erleichtert durch die Betrachtung der Skleren und der Ohrmuscheln, in die das Pigment abgelagert wird. Der Urin verfärbt sich nach längerem Stehen an der Luft.

Sollten aus irgendeinem Grund Aufnahmen der Wirbelsäule erforderlich sein, findet man oft ausgedehnte Bandscheibenverkalkungen. Die *Röntgenaufnahmen* der Kniegelenke lassen meist keine typischen Befunde erkennen. Das Röntgenbild entspricht allerdings nicht immer der Gonarthrose (Abb. 39). Sie kann aber schon relativ früh auftreten. Corpora libera haben wir noch nicht beobachtet, desgleichen keine ochronotischen Bauer-Kienböckschen Herde, die DIHLMANN am Schultergelenk beschreibt.

Oft wird die Aktivierung auch durch Einklemmung eines rupturierten Meniskus hervorgerufen. Die Arthrotomie mit der typischen Schwarzfärbung der Menisken oder der Synovialmembran klärt den letzten Zweifel. Wir haben neben der Entfernung der Menisken in drei Fällen auch eine subtotale Synovektomie durchgeführt. Die Operierten waren 4 Jahre beschwerdefrei. Leider haben wir sie dann aus den Augen verloren. Im Gegensatz zum ochronotischen Hüftgelenk haben wir noch keine Alloarthroplastik am ochronotischen Kniegelenk vornehmen müssen (Abb. 40).

Neben der Ochronose gibt es auch die sog. *Pseudoochronose*, auch exogene Ochronose genannt. Typisch für diese ist die Braunfärbung des Knorpels und der Haut. Sie wird beim Melanom, der Porphyrie sowie nach Abusus von Antimalarika und Phenacetin auftreten. Die gefundenen Pigmentablagerungen sind hochungesättigte Fettsäuren (MIHATSCH 1973). Als arthrosefördernder

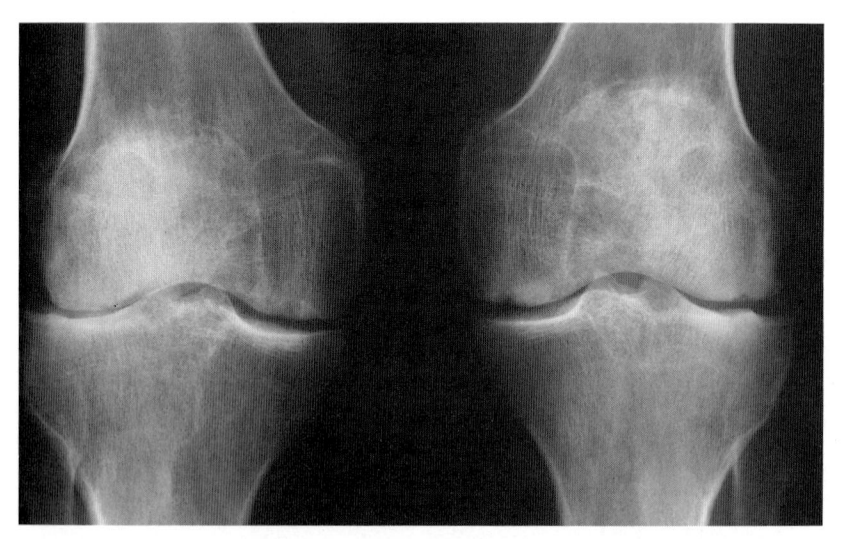

Abb. 39 Beide Kniee in der a.-p. Aufnahme des Patienten von Abb. 38. Atypischer Röntgenbefund. Nach *Dihlmann* ähneln die Röntgenbefunde bei der Ochronose großer Körpergelenke der Arthrosis deformans. Hier fallen am linken Kniegelenk randständige Defekte an Tibiakopf und Femur auf, während am rechten Kniegelenk die Verschmälerung des lateralen Gelenkspaltes (nach Meniskektomie) aneine Gonarthrose denken läßt

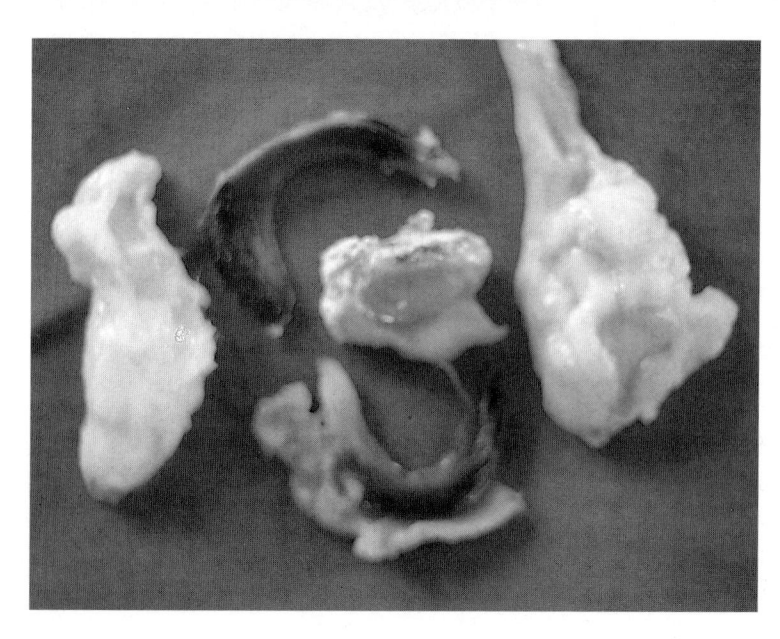

Abb. 40 Das Operationspräparat zeigt die tiefe Schwarzverfärbung der Menisken

Faktor dürften diese unbedeutend sein. Entsprechendes Schrifttum haben wir nicht gefunden.

Gichtarthritis

Als zweithäufigste Stoffwechselkrankheit ist die Gicht, die man auch den Kristallarthropathien zurechnen kann, in den letzten 20 Jahren aus der Größenordnung Promille in die Größenordnung Prozente angestiegen und damit ebensohäufig wie die chronische Polyarthritis und der Diabetes mellitus. Auffallend ist auch die Verschiebung der Erstmanifestation zugunsten jüngerer Menschen. Man muß heute bei jedem jüngeren Menschen ab dem 20. Lebensjahr mit Kniegelenkerguß an eine Gichtarthritis denken (s. auch unter Pseudogicht S. 9.74); allerdings ist auch an die Möglichkeit der extraartikulären Lokalisation zu denken.

Mit dem häufigen artikulären und extraartikulären Befall ist die Gicht kein ausschließlich internistisches Problem mehr. Orthopäde und plastischer Chirurg sind oft gefordert. Es erscheint uns deshalb etwas widersprüchlich, wenn es in einer großen Übersichtsarbeit über die Gicht sehr plakativ lautet: „Ein Gichtanfall macht noch keine Gelenkzerstörung", im folgenden dann aber doch die Möglichkeiten der artikulären und extraartikulären Veränderungen besprochen werden (GRÖBNER 1983).

Die praktische Bedeutung der Gicht wird heute durchaus erkannt, ist doch die Bestimmung der Harnsäure heute eine der häufigsten Laboruntersuchungen in der täglichen Praxis. Die Gicht gehört damit nicht mehr zu den vergessenen Krankheiten. Katastrophale Fehldiagnosen, wie wir sie (MOHING u. RICHTER 1966, RICHTER 1967) beschrieben haben, gehören zu den Seltenheiten.

Lokalisation des ersten Gichtanfalles nach abnehmender Häufigkeit (nach MERZ):

Großzehengrundgelenk
Sprunggelenk
Handgelenk
Kniegelenk
übrige Fingergelenke
Ellenbogengelenk
Schultergelenk
übrige Zehengelenke
Daumengrundgelenk.

Die *Pathogenese* des akuten Gichtanfalls ist noch nicht eindeutig geklärt. Er ist ein vegetativer Gewittersturm (UMBER 1921) und tritt plötzlich aus normalen Befunden auf. ⅔ beginnen monoartikulär; die Gelenke der unteren Extremität sind zehnmal so häufig Sitz des Erstbefalls wie die der oberen Extremität. Des weiteren ist auch die hohe Bevorzugung des männlichen Geschlechts zu beachten (über 90%); meist sind es lebensfrohe Pykniker (MERTZ 1971) (Abb. 41).

Die *Differentialdiagnose* hat, je nach Befund, eine Reihe anderer Krankheiten zu berücksichtigen (Tab. 13).

Auch für die *Diagnose* ist die Punktion des Kniegelenks mit der Bestimmung der Harnsäure im Punktat und die Synovialanalyse unerläßlich. Beweisend ist aber der polarisationsoptische Nachweis der intraleukozytären Kristallphagozytosen. Die Gicht ist heute im allgemeinen durch medikamentöse und diätetische Maßnahmen gut zu beeinflussen. Unbehandelt geht sie in die chronische Gichtarthritis über, damit aus dem akuten röntgennegativen in das röntgenpositive Stadium.

Wie bei der c. P. klafft hier allerdings auch ein gewisser Widerspruch, da auch ein röntgennegativer Befund nichts über die Ablagerung von Uratkristallen in der Synovialmembran aussagt. So sehen wir auch immer wieder Reizzustände bei normalen Harnsäurewerten und normalen Röntgenbefunden, die dann arthroskopisch doch enorme Mengen von Uratkristallen im Gelenk er-

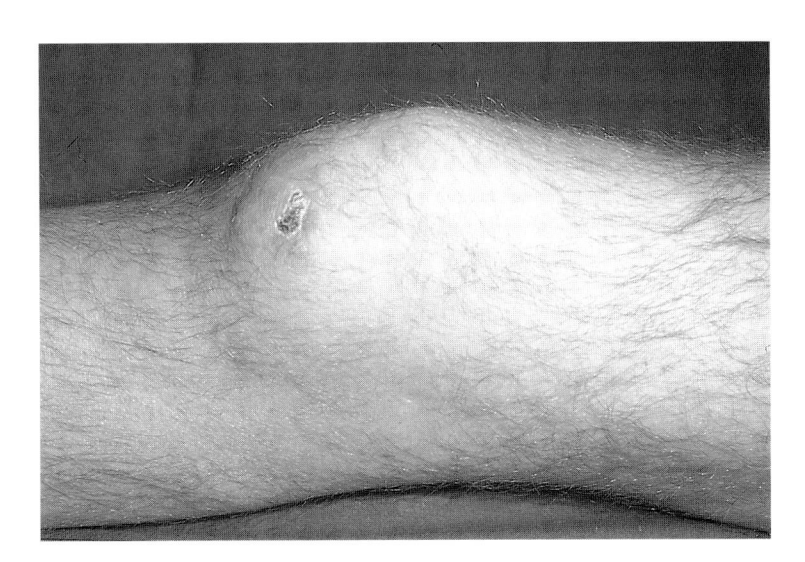

Abb. 41 „Gichtknie". Ein Gichttophus hat die Haut perforiert

Tabelle 13 Differentialdiagnose des akuten Gichtanfalls

Artikulär	Extraartikulär
bakterielle Arthritis	rheumatische Bursitis
aktivierte Arthrose	Tendovaginitis
rheumatisches Fieber	Tendosynovitis
akuter Schub einer progredient chronischen Polyarthritis	gereizte Tendoperiostose
periphere Arthritis bei Spondylitis ankylopoetica	*Phlegmone*
Arthritis psoriatica	Erysipel, Thrombophlebitis
Pseudogicht (Chondrokalzinose)	

geben. Die Synovialmembran entspricht in diesen Fällen dem Bild einer chronischen Arthritis. Auffallend ist auch die Tatsache, daß Gichtarthritiden an den bekannten Prädilektionsstellen doch recht häufig sind. Die chronische röntgenpositive Form der Gicht entspricht in ihren Folgezuständen oft denen der Polyarthritis rheumatica. Wir sehen die sekundäre Arthrose mit Kniebeugekontrakturen und sekundären X- oder O-Beinen.

Auffallend war in unserem großen Kollektiv von Kranken mit Entzündungen unterschiedlicher Genese die Zahl auch jüngerer Individuen mit massiven Depots von Uratkristallen an Händen und Füßen, deren Entfernung nicht ohne Schwierigkeiten möglich war. Der Fall eines erst 48jährigen Rollstuhlpatienten mit schweren Flexionskontrakturen beider Kniegelenke, fast völlig versteiften oberen und versteiften unteren Sprunggelenken ist allerdings auch in unserem Hause eine Seltenheit gewesen.

Röntgenbefund der chronischen Gicht

Die unbehandelte Gicht wird, der Lokalisation entsprechend, chronisch. Dieses zweite Stadium ist das röntgenpositive – man spricht auch von der chronischen Gichtarthritis und der paraartikulären Knochentophie. Vordergründig handelt es sich um arthrotische Veränderungen; atypisch sind DIHLMANN 1973) Randusuren (die, nach Meinung der Verfasser, gelegentlich an arthritische Usuren denken lassen), aber wiederum nicht so selten sind, sowie verkalkte Weichteiltophie (Abb. 42 a–c). An und in der Kniescheibe sind diese jedoch selten (Abb. 42 d).

Operative Behandlung

Synovektomien sind bei der Gichtarthritis, obwogl RIEDL schon 1904 eine Synovektomie der Metatarsophalangealgelenke gemacht hat, am Kniegelenk außerordentlich selten und bislang nur von PUHL u. WEBER wie RICHTER u. KÖHLER besprochen worden. Die Ergebnisse waren durchwegs positiv, doch fehlen Langzeitbeobachtungen. Gelegentlich müssen die Gichttophi (am Kniegelenk selten) oder Gichtbursen entfernt werden. Alle Operationen haben nur einen lokalen Effekt. Auch die Exstirpation riesiger Depots von Uratkristallen hat keinen Einfluß auf die Grundkrankheit. Die allgemeinen Maßnahmen (Medikamente, Ernährung) müssen daher weiter beachtet werden.

Eine spezielle Beobachtung, die wir kurz vor Fertigstellung dieses Beitrags machen konnten, hat uns in der Auffassung bestärkt, daß auch bei temporärem Therapieerfolg die Synovektomie und die Ausräumung der Kalkdepots einen Einfluß auf das Fortschreiten der durch die Gicht bedingten Gonarthrose haben können. Wir werden deshalb in Zukunft sicherlich bei chronischen uratbedingten Synovialitiden aktiver vorgehen, häufiger synovektomieren und dies auch empfehlen.

Pseudogicht

Zu den Kalkablagerungen, die der Orthopäde kennen sollte, gehören Hydroxyapatite, Urate und Calciumpyrophosphate (RABL 1976). Letztere werden als Chondrokalzinose so gut wie immer mit der Meniskusverkalkung zusammen genannt.

Die Diagnose Chondrokalzinose ist indessen ausschließlich eine deskriptive ohne klinische Relevanz. Die Chondrokalzinose ist das pathologisch-anatomische Substrat der Pseudogicht. Als Krankheitsfaktor ist sie jedoch noch längst nicht in das Alltagsbewußtsein eingedrungen. Die Kenntnis der Meniskusverkalkung übersieht dabei des weiteren, daß zwar das Kniegelenk am häufigsten Sitz der Chondrokalzinose ist, diese aber auch an anderen Gelenken (Schultergelenk, Handgelenk – s. Beiträge MOHING u. FRANKE in Bd. VI/1 sowie IDELBERGER in Bd. VI/2) keineswegs selten ist und häufig verkannte Ursache unklarer, mit Gelenkergüssen einhergehender Gelenkschwellungen ist.

Beschränkt man sich nicht auf die Betrachtung der ausgeprägten Meniskusverkalkungen, sondern betrachtet die Röntgenbilder anderer Gelenke einmal mit der Lupe, findet man Kalkablagerungen doch häufiger als angenommen auch an anderen Gelenken.

Bei der Operation der Kniegelenke älterer Menschen finden sich allerdings immer wieder Kristallablagerungen in der Synovialmembran und auf dem Gelenkknorpel. Nicht immer entspricht diesen ein röntgenologisches Substrat; oft ist man geneigt anzunehmen, es handele sich um Residuen vorhergegangener intraartikulärer Injektionen eines Corticoids.

Die Pseudogicht ist inzwischen ein sehr interessantes Krankheitsbild geworden, wie die zahlrei-

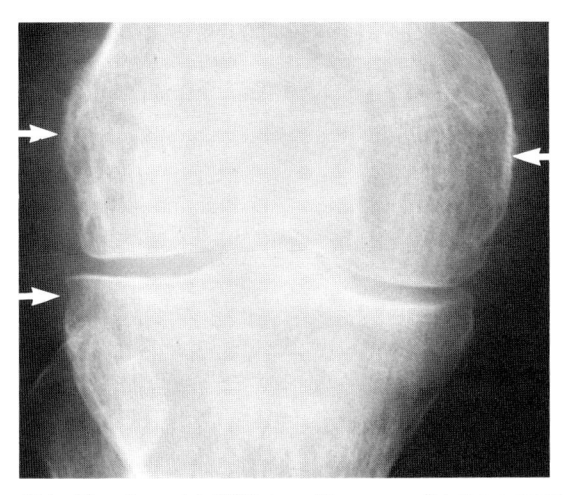

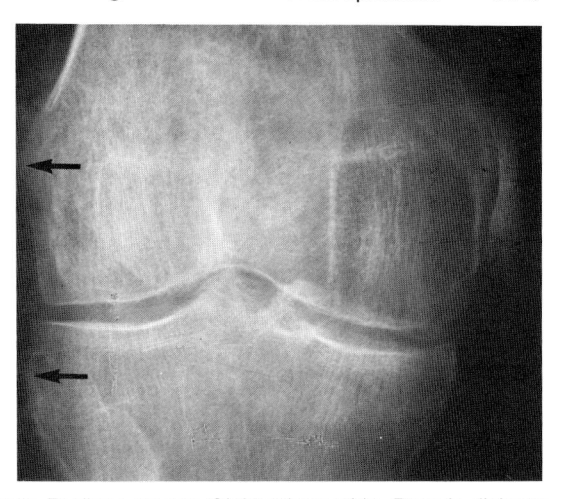

Abb. 42 a–d a u. b) 48 jähriger Mann; vor 8 Jahren erstmalig Ergüsse wegen Gichtarthropathie. Damals diskrete Uratablagerungen an den Femurkondylen und am Tibiakopf. Unregelmäßige Behandlung der Gicht, 5 Jahre später. Jetzt massive, auch röntgenologisch deutliche Uratablagerungen an Femur und Tibia. Klinisch ausgeprägte Flexionskontraktur.

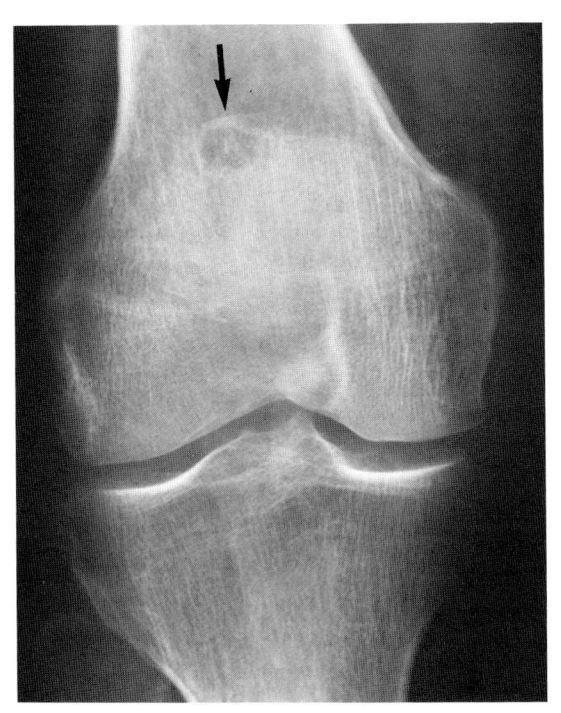

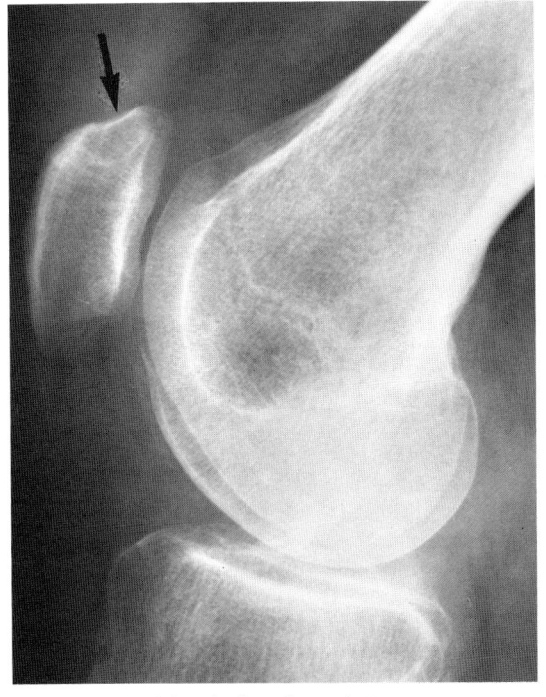

c u. d) 48 jähriger Mann; seltene Lokalisation eines Gichttophus in der Kniescheibe. Operativ bestätigt. Aufnahmen c u. d: Prof. *Richter,* Albstadt)

chen Publikationen, die verschiedene Formen dieser Arthropathien herausstellen, beweisen.
Die Ursache der Calciumpyrophosphat-Kristallablagerungen ist unbekannt. Auffallend ist allerdings die mit dem Lebensalter zunehmende Häufigkeit. Das erleichtert im Zweifelsfall auch die Abgrenzung gegenüber der Gicht, an die man bei Kniegelenkergüssen vom 20. Lebensjahr an immer denken sollte.

Zweifellos kann die Pseudogicht den Gichtanfall imitieren. Bei Männern soll auf 6,7 Gichtanfälle 1 Pseudogichtanfall kommen; bei Frauen beträgt das Verhältnis Pseudogicht:Gichtanfälle 1:1 (EGAN u. CABOSU 1979).
MCCARTHY unterscheidet 1976 hereditäre und sporadische Formen; familiär auftretende Fälle sind bekannt und auch weitverbreitet (MOHR u. Mitarb. 1983). Diese sollten im Gegensatz zu den

sporadischen Formen mehrere Gelenke befallen und auch früher auftreten (BJELLE u. Mitarb. 1982).
Die Ätiologie ist bislang unbekannt geblieben. Ein sicherer Enzymdefekt wurde bislang nicht gefunden. Nach LUST u. Mitarb. (1981) sollen Fibroblasten und Lymphoblasen von Patienten mit Calciumpyrophosphatarthropathie einen doppelt so hohen Pyrophosphatgehalt haben wie Zellen von gesunden Probanden. Das könnte ein erster Hinweis auf einen der Krankheit zugrundeliegenden generalisierten metabolischen Defekt sein.

Pathogenese

Calciumpyrophosphatdihydrat-Kristalle lagern sich in der hyalinen, Knorpel-, Faserknorpel- und in der Synovialmembran ab. Im tierischen Organismus fallen schon normalerweise große Mengen Phosphat an; beim Menschen soll dessen Neusynthese pro Tag bis zu mehreren Kilogramm betragen (MILAZZO 1978). Die Kristalle spielen indessen erst eine Rolle, wenn sie sich extraartikulär zu Calciumsalzen auskristallisieren.
Im Urin sind Calciumpyrophosphate ebensowenig wie im Serum erhöht. MOHR u. Mitarb. (1979) hatte die Tatsache, daß diese Kristallisation mit dem Lebensalter zunimmt, zu der Annahme veranlaßt, daß diese ein Altersphänomen darstelle. Es ist zwar bekannt, daß sich die Kristalle zuerst im Faserknorpel und im hyalinen Knorpel bilden, jedoch ist bislang keine Beziehung zwischen Kristallen und Chondrozyten nachgewiesen worden (BEJELLE 1972). Die Frage ist somit noch nicht entschieden, ob und welche Bedeutung die Kristalle für die Entstehung einer Arthrose haben; das gilt besonders für die häufigste Lokalisation, das Kniegelenk.
Über dieses Problem gibt es konträre Auffassungen. Eine Reihe von Autoren ist der Ansicht, daß die Kristallablagerungen die Entstehung der Arthrose fördern (CURREY u. Mitarb. 1966, VIGNON u. Mitarb. 1977). AUFDERMAUR u. LENTSCH (1979), REBSIK u. ETTLINGER meinen hingegen, daß die Calciumpyrophosphatablagerungen Folge der Degeneration des Knorpels sind.
Im Gegensatz zur Ätiologie ist die Pathogenese der Kristallsynovitis (Pseudogichtanfall) sehr bekannt. Hierfür gibt es eine Reihe von Ursachen.
Am häufigsten ist das Kniegelenk befallen. Was die Gicht für das Großzehengrundgelenk, ist die Pseudogicht für das Kniegelenk. Die seltenste Lokalisation ist das Kiefergelenk. Zweifellos gibt es aber auch sehr viele stumme Ablagerungen sowie - entsprechend der Gicht - auch extraartikuläre Manifestationen (s. Beitrag MOHING u. FRANKE in Bd. VI/1).
Auch in den Zwischenwirbelscheiben konnte OEHLER bei Untersuchung von 2000 Operationspräparaten sehr häufig eine mit dem Alter zunehmende Chondrokalzinose feststellen. Sie betrug bei den 55jährigen 10%.
Bei Kniearthrosen mit hämorrhagischen Ergüssen (u. E. doch sehr selten) sollte an eine Pseudogicht gedacht werden (ZEIDLER 1983). Der Anfall wird ausgelöst, wenn sich das Ionengleichgewicht ändert und damit oberflächliche Kristallnester aus der Knorpelmatrix in die freie Gelenkhöhle kommen. Dort werden sie wie Uratkristalle phagozytiert.
Die *Diagnose* wird gesichert:
1. durch das Ergebnis der Synovialanalyse mit dem Nachweis der Calciumpyrophosphatkristalle,
2. durch den typischen röntgenologischen Befund;
   - Meniskusverkalkung,
   - häufig auch durch dem Knorpel aufliegende kleine Kalkperlen.

Weitaus eindrucksvoller als der mikroskopische Befund ist der Einblick in ein von der Chondrokalzinose befallenes Gelenk. In extremen Fällen kann der ganze Knorpel mit Kristallen derartig übersät sein, daß es geradeso aussieht, als sei das Gelenk mit Puderzucker bestreut worden.

Klinik

ZEIDLER (1983) differenziert in vier verschiedene Formen:
1. die einem Gichtanfall ähnliche, akute Entzündung; sie kann 1-4 Wochen anhalten und rezidivieren,
2. eine, die (was den Verlauf angeht) an eine chronische Polyarthritis denken läßt,
3. eine von der Arthrose kaum zu unterscheidende Form,
4. eine mit chronischen Gelenkmanifestationen unter dem Bild einer Arthrose mit rezidivierenden Schüben einhergehende Form.

Als Faustregel kann gelten, daß nahezu jeder Kniegelenkerguß verdächtig ist auf eine Gichtarthropathie oder eine Pseudogicht.
Während Calciumpyrophosphatablagerungen oft zufällig bei Patienten mit arthrotischen Beschwerden gesehen werden, entspricht der akute Anfall der Pseudogicht dem Gichtanfall und ist oft mit allgemeinen Symptomen, Temperaturen und auch mit erhöhter Blutkörperchensenkungsgeschwindigkeit verbunden. Die Punktion des stark geschwollenen Kniegelenks ergibt ein trübes Punktat, in dem polarisationsoptisch doppelbrechende Kristalle nachgewiesen werden.

Röntgenbefund

Die typische Meniskusverkalkung ist am Kniegelenk nicht zu verkennen. Sie ist auch häufiges Begleitphänomen vieler destruierender schwerer Arthrosen (Abb. 43).

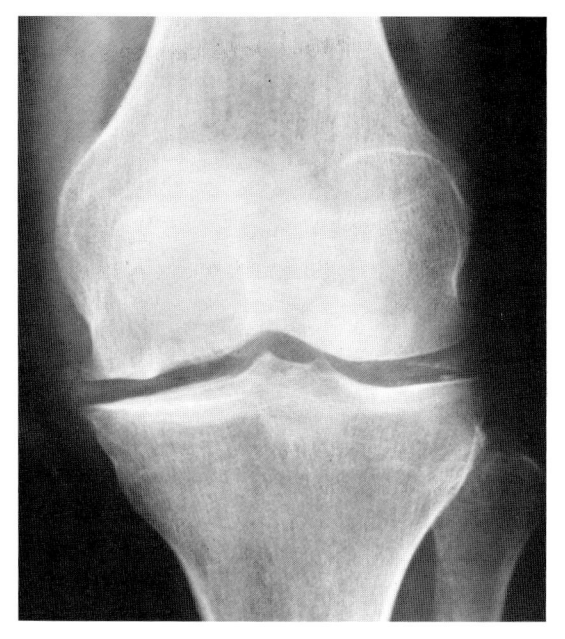

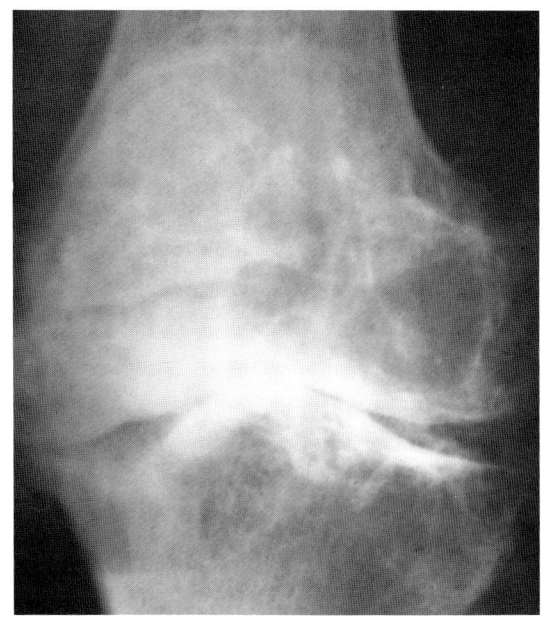

Abb. 43 a u. b a) Typische Meniskusverkalkung bei 43jähriger Patientin (relativ früh!). b) 68jährige Frau; schwere destruierende Arthrose mit massiver Chondrokalzinose (Indikation für Knieprothese)

Therapie

Eine kausale Behandlung der Pseudogicht gibt es nicht. Im akuten Anfall sollte das Kniegelenk, schon aus diagnostischen Gründen, punktiert und das Punktat untersucht werden. Lokale Antiphlogistika, Kryotherapie wie auch gelegentliche intraartikuläre Injektionen eines Corticoids können die akuten Beschwerden lindern. Manche Autoren (KAISER) empfehlen auch Colchicin. Da nach ZEIDLER jede 10. Chondrokalzinose sekundär ist, sollte nach anderen Grundleiden gesucht werden (Laboruntersuchungen: Calciumphosphat, Parathormon, Magnesium, alkalische Phosphatase, Schilddrüsenhormone und Eisenbindungskapazität).

Unsere eigenen Erfahrungen aus einem großen ambulanten Kollektiv werden durch die Beobachtungen bei Kniegelenkoperationen ergänzt. So haben wir bei 55 Kranken mit Pseudogicht der eigentlichen Operation (Korrekturosteotomie, Meniskektomien) auch eine vollständige oder partielle Synovektomie angeschlossen.

Der Erfolg ist schwer abzuschätzen, jedoch haben wir nach diesen Gelenkoperationen nur in einem Fall nach der Tibiakopfosteotomie noch akute Anfälle der Pseudogicht beobachten können. In jenen Fällen, bei denen keine Umstellungsosteotomie gemacht werden konnte, sondern nur Gelenktoiletten mit Synovektomien angewandt werden konnten, hatten wir allerdings den Eindruck, daß die Arthrose doch weniger fortgeschritten war. Zu belegen ist dieser Eindruck freilich nicht.

Neben den das Hauptkontigent stellenden klinischen Behandlungsfällen mit primärer Kristallarthropathie gibt es auch die sekundären Calciumpyrophosphatarthropathien. Ihre Existenz ist allerdings nicht unumstritten (MOHR u. Mitarb. 1983).

Die sekundäre Calciumpyrophosphatarthropathie ist mit Hyperparathyreodismus, Hämochromatose, Hypothyreose, Gicht, Ochronose, Morbus Wilson, Diabetes mellitus und Hypophosphatase assoziiert.

MOHR wirft aber die Frage auf, ob es sich nicht nur um zufällige Assoziationen von Krankheiten handelt, die sich gemeinsam im höheren Lebensalter einstellen. Lediglich die schon im Kindesalter manifeste Calciumpyrophosphatarthropathie (bei der Hypophosphatasie) gilt als echte Assoziation (wir haben sie bislang nicht beobachtet).

Zusammenfassend ist zu postulieren, daß bei der großen Zahl jüngerer und älterer Menschen mit Kniegelenkergüssen weder die Diagnose Reizknie noch jene der aktivierten Arthrose ausreicht. Kristallarthropathien sind in allen Lebensabschnitten ins diagnostische Kalkül einzubeziehen. Zur Diagnose gehört daher auch die Punktion des Kniegelenks mit Synovialanalyse und der Suche nach Kristallen.

Da der Kristallarthropathie möglicherweise auch andere Primärkrankheiten kausal zugrunde liegen können, muß nach solchen gefahndet werden.

Tumoröse Gonarthritis

Gonarthritis bei Synovitis villonodosa pigmentosa

Von diesem seltenen Krankheitsbild sind bislang in der Weltliteratur ca. 2000 Krankheitsfälle beschrieben worden (SCHMITT 1980). Tumorähnliche Veränderungen der Synovialmembran sind zwar schon seit langem bekannt, doch wird die Bezeichnung „Synovitis villonodosa pigmentosa" JAFFÉ u. Mitarb. (1912) zugesprochen. Nosologisch nimmt sie eine Sonderstellung zwischen Synovialitis und Tumor ein. MOHR (1984) reiht sie in die tumorähnlichen Veränderungen ein; andere bezeichnen sie als benignes Synovialom. Schließlich wird sie auch als Synovialitis unbekannter Ursache angesehen (HIPP 1967). SCHMITT ist anhand des Einsendungsgutes eines großen pathologischen Instituts ausführlich auf das Krankheitsbild eingegangen. So waren in dem großen Einsendungsgut FASSBENDERS unter 6190 Einsendungen rheumatologischen Untersuchungsguts 18 Fälle dieses Krankheitsbildes, von denen es sich bei 10 Einsendungen um aus einem erkrankten Kniegelenk gewonnenes Untersuchungsmaterial handelte.

Anlaß, das Krankheitsbild in diesem Zusammenhang kurz zu besprechen, ist die Tatsache, daß sie am Kniegelenk doch gelegentlich unter dem Bild einer Synovialitis und dort am häufigsten auftritt (45,2%) (SCHMITT 1980). Die von SCHMITT aus der Literatur zusammengestellten Angaben werden von ihm selbst indessen in Zweifel gezogen, weil die meisten Autoren der Auffassung sind, daß die Synovitis villonodosa pigmentosa bevorzugt die obere Extremität und hier wiederum die Hand befalle; er differenziert noch weiter und meint, daß bevorzugt die rechte Körperhälfte und Gelenke mit großem Bewegungsumfang betroffen sind. Aus der Vorgeschichte werden Gelenkblokkaden und rezidivierende Ergüsse, einhergehend mit Spannungsgefühl, angegeben.

Im Frühstadium können typische Symptome am Kniegelenk fehlen, bis aus der rezidivierenden Schwellung eine chronische mit Ergüssen und auch erheblicher synovialer Weichteilverdickung wird. Der Röntgenbefund ergibt erst im Spätstadium destruierende Veränderungen, ist somit nicht sehr charakteristisch.

Der Wert der Synovialanalyse ist umstritten. Diese Tatsache ist angesichts der Unterschiedlichkeit der Ergüsse verständlich, die blutig serös, ocker bis schwarzbraun, aber auch serös sein können, je nachdem, ob es sich um eine diffuse oder umschriebene Form handelt. Somit können die Erythrozyten erhöht sein (bis zu 1780000; im Differentialausstrich der weißen Blutzellen sind die lymphoiden und polymorphkernigen Elemente mit 20–30% bzw. 10–20% vertreten).

Differentialdiagnose

Die Krankheit muß von den benignen (Gelenkchondromatose, synoviales Hämangiom) und den malignen Neoplasien (Synovialsarkom, synoviales Chondrosarkom) abgegrenzt werden. Häufiger müßten u. E. alle Entzündungen des rheumatischen Formenkreises sowie gelegentlich auch bakterielle Arthritiden ausgeschlossen werden.

Therapie

Die Behandlung ist operativ. Sie besteht in der radikalen Synovialektomie. Wegen der häufigen Rezidive wird eine Röntgenbestrahlung empfohlen; die Bestrahlung muß allerdings umgehend nach der Synovektomie erfolgen. Manche Autoren halten sie ohnehin für zwecklos (ANKERHOLD u. TORKLUS 1973) (Abb. 44).

Die Ergebnisse der Radiosynoviorthese waren enttäuschend (GAUBERT 1972, ANKERHOLD u. TORKLUS 1973).

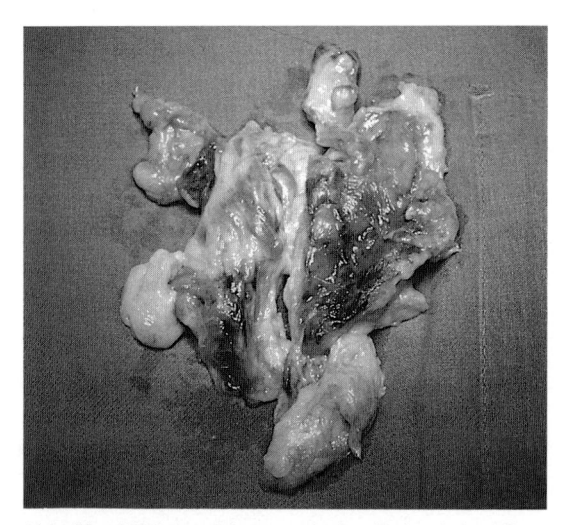

Abb. 44 25jähriger Mann; typischer Befund einer Synovialitis mit Erguß; Operationspräparat

Literatur

Aalto, K., K. Osterman, H. Peltola, J. Raesaenen: Changes in erythrocyte sedimentation rate and C-reactive protein after total hip arthroplasty. Clin. Orthop. 184 (1984) 118–20

Ackermann, R., U. Runne, W. Klenk, C. Dienst: Erythema chronicum migrans mit Arthritis. Dtsch. med. Wschr. 105 (1980) 1779–1781

Ahlberg, A., A. Lunden: Secondary operations after knee joint replacement. Clin. Orthop. 156 (1981) 170–4

Aignan, A., B. Galmiche, P. Gamiche: La synoviorthèse isotopique de la polyarthrite rhumatoide. Rhumatologie 3 (1975) 20

Ainscow, D. A., R. A. Denham: The risk of hematogenous infection in total joint replacements. J. Bone J. Surg. 66-B (1984) 580–2

Albert, E.: Tuberkulöse Knochen- und Gelenkerkrankungen. In Zenker, R., F. Deucher, W. Schink: Chirurgie der

Gegenwart, Bd. V: Bewegungsorgane. Urban & Schwarzenberg, München 1973
Albert, J., R. Lagier: Enthesopathie erosive lesions of patella and tibial tuberosity in juvenile ankylosing spondylitis Fortschr. Röntgenstr. 139 (1983) 544–548
Albrecht, H., E. Zdarek: Über Ochronose. Z. Heilk. 23 (1902) 366–379
Albrecht, H. J.: Rheumatologie für die Praxis, wissenschaftlicher Dienst. Roche, 1974
Albrecht, H. J.: Rheumatologie in der Praxis. Karger, Basel 1975
Albrecht, H. J., L. Sänger: Röntgenologische Kriterien der chronischen Polyarthritis im Kindesalter. In: Colloquia rheumatologica. Werk-Verlag Banaschewski, München 1979 (S. 41–55)
Anderl, H.: Die chirurgische Palliativbehandlung der Gichthand. Z. Allg.-Med. 47 (1971) 1500
Ankerhold, J.: Die Rolle der Weichteilverletzungen des Kniegelenkes in der Ätiologie der pigmentierten villonodulären Synovitis. Z. Orthop. 111 (1973) 381–382
Ankerhold, J., D. von Torklus: Die pigmentierte villonoduläre Synovitis. Fortschr. Med. 91 (1973) 1307–1311
Ankerhold, J., D. von Torklus: Der Zeitfaktor bei der pigmentierten villonodulären Synovitis der Gelenke. Z. Orthop. 112 (1974) 382–392
Ansell, B. M.: Long term follow up of juvenile chronic polyarthritis. Verh. dtsch. Ges. Rheum. 4 (1976) 1
Ansell, B. M., G. P. Arden, I. McLennan: Valgus knee deformities in children with juvenile chronic polyarthritis treated by epiphyseal stapling. Arch. Dis. Child. 45 (1970) 388
Ansell, B. M., A. Croock, G. L. Mallard, G. L. E. Bywaters: Evaluation of i. a. colloid Au-198 in the treatment of persistent Radiosynoviorthese knee effusion Ann. rheum. Dis. 22 (1963) 435
Ansell, M. B.: Results of synovectomy in rheumatoid arthritis of the knee. In Chapchal, G.: Synovectomy and Arthroplasty in Rheumatoid Arthritis. Thieme, Stuttgart 1967
Arthritis and Rheumatism Council and British Orthopaedic Association: Controlled trial of synovectomy of knee and metacarpophalangeal joints in rheumatoid arthritis. Ann. rheum. Dis. 35 (1976) 437
Asshoff, A., P. Böhm, E. Schoen, K. Schürholz: Hereditäre Chondrocalcinosis articularis. Humangenetik 3 (1966) 98–10
Attenborough, C. G.: The Attenborough total knee replacement. J. Bone J. Surg. 60-B (1978) 320–6
Aufdermaur, M., S. Lentzsch: Die Chondrocalcinose (Pseudogicht) des Kniegelenkmeniscus. Dtsch. med. Wschr. 104 (1979) 1166–1171
Bach, H.: Zur GT-Gleitachsenendoprothese Lübeck. Z. Orthop. 123 (1985) 104–106
Backmann, L.: Chirurgische Behandlungsmöglichkeiten der Gicht. Therapiewoche 22 (1972) 140
Bahous, I., W. Müller: Die lokale Behandlung chronischer Arthritiden mit Radionukleiden. Schweiz. med. Wschr. 106 (1976) 1065
Baker, W. M.: Formation of synovial cysts in the leg in connection with disease of knee joint. St Bart. Hosp. Rep. 13 (1877) 245–261
Baker, W. M.: Formation of abnormal synovial cysts in connection with joints. St Bart. Hosp. Rep. 21 (1885) 177
Ballard, A., et al.: The functional treatment of pyogenic arthritis of the adult knee. J. Bone Jt. surg. 75 (1975) 1119
Bargren, J. H., M. A. R. Freeman, S. A. V. Swanson, R. C. Todd: Arthroplasty in the treatment of arthritic knee - A 2 to 4-year review. Clin. Orthop. 120 (1976) 65
Bauer, W., G. A. Bennett, J. W. Zeller: The pathology of joint lesions in patients with psoriasis and arthritis. Trans. Ass. Amer. Phycns 56 (1941) 349–352
Baumgartl, F.: Das Kniegelenk. Springer, Berlin 1964
Baumgartner, R.: Operative und orthopädietechnische Möglichkeiten nach der Entfernung von Kniegelenksendoprothesen. Med.-Orthop.-Techn. 4 (1980) 143
Baywaters, E. G. L. et al.: Subcutaneous nodules of Still's disease. Ann. rheum. Dis. 17 (1958) 278–285
Beecher, H. K.: The powerfull placebo. J. Amer. med. Ass. 159 (1955) 1602
Behçet, H.: Über rezidivierende, aphthöse, durch ein Virus verursachte Geschwüre am Mund, am Auge und an den Genitalien. Derm. Wschr. 36 (1937) 1152
Behçet, H.: Some observations on the clinical picture of the so-called triple symptom complex. Dermatologica 81 (1940) 6
Behnke, H., C. Holland: Spätsynovektomien an Kniegelenken. Z. Rheumaforsch. 32 (1973) 401–404
Behrend, H.: Die Gelenk-, Knochen- und Muskelmanifestationen der Sarkoidose. In Schwiegk, H.: Handbuch der inneren Medizin, Bd. VI/2 B. Springer, Berlin 1984 (S. 429)
Benjamin, A.: Double osteotomy for the painfull knee in rheumatoid arthritis and osteoarthritis. J. Bone Jt Surg. 51 (1969) 694–699
Berney, St., M. Goldstein, F. Bishko: Clinical and diagnostic features of buerculous arthritis. Amer. J. Med. 53 (1972) 36–42
Bernhard, G. O., A. L. Goldman, F. Kozin, L. R. Heim: Further observations on the treatment of Behçet's syndrome with transfer factor. In: Behçet's Disease. Excerpta medica, Amsterdam 1979
Besser, M. I. B.: Totaler Knieersatz bei einer unvermuteten Kniegelenks-Tuberkulose. Brit. med. J. 1980/I, 1434
Beyer, W.: Chirurgische Möglichkeiten bei Diagnose und Therapie der chronisch juvenilen Polyarthritis. Pädiat. Prax. 18 (1977) 108–114
Beyer, W.: Die Synovectomie bei juveniler chronischer Arthritis. Euromed 6, 1980
Beyer, W., L. Sänger: Fehldiagnose bei der juvenilen chronischen Polyarthritis. Akt. Rheum. 5 (1980) 75–81
Bierther, M., U. Schäfer: Elektronenmikroskopische Untersuchungen des Synovialgewebes bei der juvenilen rheumatischen Arthritis. Z. Rheum. 33 (1974) 43–53
Binder, E., R. Doepfmer, O. Hornstein: Experimentelle Übertragung des Erythema chronicum migrans von Mensch zu Mensch. Hautarzt 6 (1955) 494–496
Bjelle, A., U. Edvinsson, A. Hagstam: Pyrophosphate arthropathy in two Swedish families. Arthr. and Rheum. 25 (1982) 66–74
Blauth, W.: Über eine neue Kniegelenk-Totalprothese. Med. orthop. Techn. 94 (1974) 65
Blauth, W., W. Skripitz, G. Bontemps: Kniegelenksendoprothetik (Replacement of the knee-joint (author's transl.)). Z. Orthop. 115 (1977) 665–78
Blauth, W., R. Winter: Operative Möglichkeiten als Alternative zum alloplastischen Patellaersatz. Z. Orthop. 117 (1979) 442
Blümlein, H., P. Puls, H. W. Staudte: Austausch und Reoperationen nach Gleitflächen- und Scharnierprothesen am Kniegelenk. Z. Orthop. 117 (1979) 465–466
Böhler, N., R. Czurda, W. Schwägerl: Erfahrungen mit der Kniegelenksendoprothetik. Verh. dtsch. Ges. Rheum. 7 (1981) 598–601
Bohmann, F. et al.: Long Therm Results of Synovectomy in Rheumatoid Knee Joints. Europ. Kongr. Rheum., Moskau 1983 (Abstracts)
Böni, A.: Die primär chronische Polyarthritis, ein einheitliches Krankheitsbild oder nur ein Symptom? Bull. schweiz. Akad. med. Wiss. 93 (1952) 98
Böni, A.: Die Psoriasis-Arthritis. Dermatologica (Basel) 115 (1957) 467
Böni, A.: Die progressive Polyarthritis. Praxis 55 (1966a) 134
Böni, A.: Die Klinik der progredient chronischen Polyarthritis. Helv. med. Acta, Suppl. 46 (1966b) 106–115
Bonnet, M.: Immunosuppressive therapie of Behçet's disease: clinical evaluation of 12 cases. In: Behçet's Disease. Excerpta medica, Amsterdam 1979
Boussina, I., G. Fallet, T. Vischer: Klinische Erfahrungen mit Osmiumsäure. In Müller, W., K. Tillmann, E. Wil-

helmi: Synovektomie – Synoviorthese. Eular Monograph Reihe Nr. 2. Eular, Basel 1978
Brand, S., W. Müller: Die Synoviorthese – eine Lokalbehandlung chronischer Synovitiden. Intern. Welt 5 (1982) 381–387
Brattström, H., M. Brattström: Kniegelenksarthrodese bei Patienten mit rheumatoider Arthritis. Orthopäde 2 (1973) 92–94
Brattström, M.: The role of the occupational therapist in the treatment of patients with chronic rheumatoid arthritis. Med. Inf. Bull. 12 (1971) 3
Brattström, M.: Kombinierte chemische und operative Synovektomie des Kniegelenks. Orthopäde 2 (1973) 73
Brattström, M.: Gelenkschutz bei progredient chronischer Polyarthritis. Studenten-Literatur Verlag, Lund 1973
Brattström, M.: Gelenkschutz und Rehabilitation. Studentenliteratur. Fischer, Stuttgart 1984
Brattström, M., J. Sundberg: Juvenile rheumatoid gonarthritis. Clinical and roentgenologica study. Acta rheum. scand. 11 (1965) 266
Braun-Falco, O., A. Gallosi: Pathogenese, Histologie und Klinik der Psoriasis. In: Colloquia rheumatologica, Bd. XVIII. Werk-Verlag Banaschewski, München 1984
Brückl, R., W. Plitz, A. N. Witt: Unhooking of GSB-total knee during dislocation of the patella. Arch. Orthop. Traumatol. Surg. 94 (1979) 29
Buchholz, W.: Die tiefe Infektion, ein zentrales Problem der Gelenkersatzoperationen. Mater. Med. Nordmark 25 (1973) 2
Buchholz, H. W., S. Chitranjan, E. Engelbrecht: Die intrakondyläre totale Kniegelenksendoprothese „Modell St. Georg". Chirurg 44 (1973) 373
Calin, Gh.: Atypischer Charakter der gegenwärtigen Knochen- und Gelenktuberkulose. Ftiziologia 21 (1972) 167–176
Chamberlain, M. A.: Behçet's syndrome in 32 patients in Yorkshire. Ann. rheum. Dis 36 (1977) 491–499
Chang, Y.-H., E. J. Gralla: Suppression of urate crystal induced canine joint inflammation by heterologous antipolymorphonuclear leukocyte serum. Arthr. and Rheum. 11 (1968) 145–150
Chapchal, G.: Zur Kenntnis der Folgezustände nach Gliedmaßen-Ruhigstellung. Öffentliche Antrittsvorlesung an der Universität des Saarlandes, Homburg/Saar am 23. 5. 1960. In: Gevaren von immobilisatie. Ned. T. Geneesk. 104 (1960) 1837
Chapchal, G.: Zur Kenntnis der Knochenschäden durch Gliedmaßen-Ruhigstellung. Chir. Prax. 8 (1964) 197–201
Chlud, K.: Zur klinischen Wirkung intraartikulärer Cytostatica-Injektionen bei Arthritiden. In Müller, W., K. Tillmann, E. Wilhelmi: Synovektomie – Synoviorthese. Eular Monograph Reihe Nr. 2. Eular, Basel 1978
Cohen, A. S.: A practical guide to special tests and diagnostic procedures in arthritis. In Hollander, J. L.: The Arthritis Handbook. Merck, Sharp & Dohme, West Point/Pa. 1974
Coldewey, J.: Zur Synovectomie des Kniegelenks bei chronischer Polyarthritis. Inaug.-Diss., Ulm 1983
Coldewey, J. F., G. Köhler: Experience with Failes Partial and Total Knee Arthroplastics. 24th Ann. Meet. Soc. Milit. orthop. Surg., El Paso, Texas 1982
Colombani, S.: Diskussionsbemerkung. – Europäisches Symposion über die Behandlung der Skelett-Tuberkulose. Z. Orthop., Suppl. 87 (1956) 82
Contzen, H.: Abakterielle Osteomyelitis durch Metallose. Langenbeck's Arch. Chir. 334, 1973
Coste, F.: Psoriasis-Arthritis. In Schoen, R., A. Böni, K. Miehlke: Klinik der rheumatischen Erkrankungen. Springer, Berlin 1970 (S. 240–255)
Coste, F., J. Solnica: La polyarthrite psoriasique. Rev. franç. Étud. clin. biol. 11 (1966) 578–599
Coventry, M. B.: Two-part tibial knee arthroplasty: Evolution and present status. Clin. Orthop. 145 (1979) 29
Coventry, M. B.: Die hohe Tibiakopfosteotomie. Clin. Orthop. 182 (1984) 46–52

Crasselt, C.: Die Bedeutung der Synovectomie für die Behandlung der Gelenktuberkulose. Beitr. Orthop. Traum. 23 (1976) 188
Czurda, R., N. Böhler, W. Schwägerl: Komplikationen der Knie-Endoprothesen und ihre Behandlung. Verh. dtsch. Ges. Rheum. 7 (1981) 603–606
D'Ambrosia, R. D., H. Shoji, R. Heater: Secondarily infected total joint replacements by hematogenous spread. J. Bone J. Surg. 58-A (1976) 450–3
Daubenspeck, K., E. Rausch: Beobachtungen über den Verlauf der Skelett-Tuberkulose unter Einwirkung der Tuberkulostatika, 1. und 2. Teil. Z. Orthop. 85 (1955) 5–35, 212–231
De Andrade, J. R., C. R. Tribe: Staphylococcal septicaemia with pyarthrosis in rheumatoid arthritis. Brit. med. J. 1962/I, 1516–1518
Dawas, P. T. et al.: Acute synovial rupture in Behçet's syndrome. Ann rheum. Dis. 42 (1983) 591–92
Debeyre, J.: Guépar hinge prosthesis: complications and results with two years' follow-up. Clin. Orthop. 120 (1976) 47–53
Debrunner, H.: Das Kniegelenk. In Hohmann, G., M. Hackenbroch, K. Lindemann: Handbuch der Orthopädie, Bd. IV/1. Thieme Stuttgart 1961 (602–686); 2. Aufl.: Witt, A. N. u. Mitarb.: Orthopädie in Praxis und Klinik, 1980–1986
Dederich, R., L. Wolf: Kniegelenkendoprothesen – Nachuntersuchungsergebnisse. Unfallheilkunde 85 (1982) 359
Deicher, H.: Infektionsbedingte Arthritiden. Münch. med. Wschr. 123 (1981) Sonderheft Nr. 49
Delbarre, F.: Stand der Radiosynoviorthese 1977. In Müller, W., K. Tillmann, E. Wilhelmi: Synovektomie – Synoviorthese. Eular Monograph. Reihe Nr. 2. Eular, Basel 1978
Delbarre, F., C. Menkes, A. Aignan, A. Le Go, B. Galmiche: Etude en „double-blind" du traitement de l'arthrite rhumatoide du genou par la synoviorthèse à l'yttrium-90. 13th Int. Congr. Rheum., Kyoto 1973
Delbarre, F., J. Cayla, C. Menkes, A. Aignan, J. Roucayrol, J. Ingrand: La synoviorthèse par les radio-isotopes. Presse méd. 76 (1968) 1045
Dietschi, D., M. von Raven: Erfahrungen mit Kniegelenktotalprothesen. Z. Orthop. 113 (1975) 525
Dihlmann, W.: Gelenke, Wirbelverbindungen. Klinische Radiologie, 2. Aufl. Thieme, Stuttgart 1982; 3. Aufl. in Vorbereitung
Dihlmann, W.: Gelenke, Wirbelverbindungen. Klinische Radiologie, 2. Aufl., Sonderausg. Bd. II/2. Thieme, Stuttgart 1982 (S. 341)
Dihlmann, W.: Therapie mit ionisierenden Strahlen In Dihlmann, W.: Therapie der entzündlich-rheumatischen Krankheiten. mediamed, Ravensburg 1983
Dodd, M. J., I. D. Griffiths, R. Freeman: Pyogenic arthritis due to bacteroides complicating rheumatoid arthritis. Ann. rheum. Dis. 41 (1982) 248–249
Doherty, M., P. A. Dieppe: Acutè pseudogout: „Crystal shedding" or acute crystallization. Arthr. and Rheum. 24 (1981) 954–957
Dowling, G. B.: Behçet's disease. Proc. roy. Soc. Med. 54 (1961) 101
Dreyer, J. H., A. Späh: Längerfristige Erfahrungen mit Schlittenprothesen St. Georg. Z. Orthop. 122 (1984) 72–78
Dudgeon, J. A.: Virological aspects of Behçet's disease. Proc. roy. Soc. Med. 54 (1961) 104
Dümmer, U.: Vergleichende Langzeitergebnisse nach partieller und subtotaler Kniegelenkssynovektomie bei chronischer Polyarthritis an der Rheumaklinik Bad Bramstedt. Diss., Hamburg 1978
Dupré, A.: Idiopathic pigmentations of the hand professional exogenous ochronosis, a new entity? Arch. derm. Res. 266 (1979) 1–9
Eberle, P.: Modelluntersuchungen zur ochronotischen Arthropathie. Inaug.-Diss., Ulm 1983 (ausführliche Literaturangaben)

Ebner, W. u. Mitarb.: Morbus Behçet – eine Fallstudie. Akt. Rheum. 5 (1980) 301–305

Ehrenbrink, H., R. Miehlke, L. Ruffing: Vergleichende Ergebnisse nach Coventry-Osteotomie und Kniegelenksendoprothesen. Verh. dtsch. Ges. Rheum. 7 (1981) 613–616

Eichholtz, W., W. Konen, R. Mies, R. Lang: Die immunsuppressive Behandlung der Behçetschen Erkrankung. Klin. Mbl. Augenheilk. 171 (1977) 627–631

Enderlin, M.: Arthritis bei colitis ulcerosa und enteritis regionalis. In Schoen, R., A. Böni, K. Miehlke: Klinik der rheumatischen Erkrankungen. Springer, Berlin 1970 (S. 276–279)

Engelbrecht, E.: Die Schlittenendoprothese, eine Teilprothese bei Zerstörungen im Kniegelenk. Chirurg 42 (1971) 510

Engelbrecht, E.: Gelenkprothesen Modell „St. Georg" Konstruktionsbedingungen, Indikationen, Erfahrungen. Mat. Med. Nordmark 27 (1975) 117

Engelbrecht, E., A. Siegel, J. Roettger, H. W. Buchholz: Statistics of total knee replacement: partial and total knee replacement, design St. Georg: a review of a 4-year observation. Clin. Orthop. 120 (1976) 54–64

Engelbrecht, E., E. Nieder, E. Strickle, A. Keller: Intracondyläre Kniegelenksendoprothese mit Rotationsmöglichkeit – Endo-Modell. Chirurg 52 (1980) 368

Engelbrecht, E.: Ersatz der großen Körpergelenke (außer Hüfte). Chirurg 52 (1981) 681

Engelbrecht, E., J. Zippel: The sledge prosthesis „model St. Georg". Acta orthop. belg. 39 (1973) 209

Espinoza, L. R., F. B. Vasey, C. G. Espinoza, T. S. Bocanegra, B. F. Germain: Vascular changes in psoriatic synovium. A light and electron microscopie study. Arthr. and Rheum. 25 (1982) 677–684

Ettlinger, R. E., G. G. Hunder: Synovial effusions containing cholesterol crystals. Mayo Clin. Proc. 54 (1979) 366–374

Eyring, E. J.: The therapeutic potential of synovectomy in juvenile rheumatoid arthritis. Arthr. and Rheum. 11 (1968) 688

Fassbender, H. G.: Pathologie rheumatischer Erkrankungen. Springer, Berlin 1975

Fassbender, H. G.: Extra-articular processes in osteoarthropathia psoriatica. Arch. orthop. traum. Surg. 95 (1979) 37–46

Fassbender, H. G.: Pathologie der juvenilen chronischen Polyarthritis. Z. Rheum. 43 (1984) 207

Fassbender, H. G.: Pathogenese und Pathohistologie der Psoriasis Arthritis. In: Colloquia rheumatologica, Bd. XVIII. Werk-Verlag Banaschewski, München 1984 (S. 17–29)

Fehr, K., A. Böni: Die Psoriasis-Arthritis. Praxis 60 (1971) 1322–1329

Fellmann, N., L. Matoso: Kristalle im Gelenk. Med. Prax. 79 (1984) 26–42

Ferguson, R. H.: Enteropathic arthritis. In McCarthy, D. L.: Arthritis and Allied Conditions. Lea & Febiger, Philadelphia 1979

Ferguson, W. A.: Orthopedic Surgery in Infancy and Childhood, 2nd ed. Williams & Wilkins, Baltimore 1963

Ficat, R. P., D. S. Hungerford: Disorders of the Patello-Femoral Joint. Williams & Wilkins, Baltimore 1977

Fidler, M. W.: Knee arthrodesis following prosthesis removal. Use of the Wagner apparatus. J. Bone Jt. Surg. 65-B (1983) 29–31

Flesch-Thebesius, M.: Chirurgische Tuberkulose. Steinkopff, Dresden 1933

Flügel, M.: Die operative Behandlung der Chiragra. Orthop. Prax. 14 (1978) 364

Freeman, M. A. R., T. Sculco, R. C. Todd: Replacement of the severely damaged arthritic knee by the ICLH (Freeman-Swanson) arthroplasty. J. Bone Jt. Surg. 59-B (1977) 64

Freeman, M. A. R., R. C. Todd, P. Bambert, W. H. Day: ICLH arthroplasty of the knee: 1968–1977. J. Bone Jt. Surg. 60-B (1978) 33

Frank, O., G. Freilinger: Klinische Verlaufsbeobachtungen nach chirurgischer Synovektomie. Z. Rheum. 35 (1976) 523–525

Fraunhoffer, M.: Beidseitige tuberkulöse Koxitis nach alloplastischem Hüftgelenkersatz. In: Knochen- und Gelenktuberkulose. Perimed, Erlangen 1985

Freeman, M. A. R., J. D. Blaha, H. Insler: Die I. C. L. H.-Kniegelenksprothese bei rheumatoider Arthritis. Med.-orthop.-Techn. 4 (1980) 124

Frost, H.: „Exzessive" Gicht bei einem jungen Mann. Dtsch. med. Wschr. 90 (1965) 1575

Fuchs, G. A.: Die Knieschlittenprothese als partieller oder totaler Gelenkersatz bei fortgeschrittener Kniegelenksarthrose. Orthop. Prax. 8 (1978) 717

Galacchi, G., W. Müller: Die Synoviorthese. Schweiz. med. Wschr. 112, 1982

Galland, M.: Synoviale Gelenktuberkulosen. Europäisches Symposion über die Behandlung der Skelett-Tuberkulose. Z. Orthop., Suppl. 87 (1956) 67–81

Gamp, R.: Die Radiosynoviorthese im Handbereich. Akt. Rheum. 8 (1983) 165–168

Gaubert, J.: La synovite villo-nodulaire du genou chez l'enfant. Ann. Chir. 26 (1972) 1011–1018

Géraldo, M., R. Ghimicescu, W. J. Schulze: Endoprothetik und Gelenktuberkulose. In: Knochen- und Gelenktuberkulose. Perimed, Erlangen 1985

Gerber, N. J., P. A. Bacon: Popliteal cysts and synovial rupture in osteoarthrosis. Rheum. and Rehab. 13 (1974) 98–100

Gerber, N. J., A. St. J. Dixon: Synovial cysts and juxta-articular bone cysts (Geodes). Semin. Arthr. Rheum. 3 (1974) 323–348

Gerhart, W.: Ergebnisse und Komplikationen nach Teil- und Totalalloarthroplastik des Kniegelenkes. Akt. Traum. 8 (1978) 185

Giebel, G., G. Muhr, H. Tscherne: Synovektomie bei pyogenem Kniegelenksinfekt. Z. phys. Med. 9 (1980) 21

Giebel, G., G. Muhr, H. Tscherne: Die Frühsynovektomie beim Kniegelenksempyem zur Vermeidung der Gelenksteife. Hefte Unfallheilk. 153 (1981) 446

Giebel, G., G. Muhr, H. Tscherne: Synovektomie beim Kniegelenksinfekt. Unfallheilkunde 87 (1984) 52

Giebel, G., H. J. Oestern, M. Schmidt: Die infizierte Gelenkfraktur. Diagnostik, Behandlung und Ergebnisse an 63 Patienten. (Infected joint fracture. Diagnosis, treatment and results in 63 patients). Chirurg 55 (1984) 318–25

Glogowski, G.: Ausgewählte Kasuistik aus 423 antibiotisch-chemotherapeutisch behandelten Knochen- und Gelenktuberkulosen im Hinblick auf den heutigen Literaturstand. Münch. med. Wschr. 1953, 841–844

Glogowski, G.: Posttuberkulöse Arthrose. Z. Orthop. 92 (1960) 67–73

Goldberg, V. M., B. T. Henderson: The Freeman-Swanson ICLH total knee arthroplasty. J. Bone Jt. Surg. 62-A 8 (1980) 1338

Goldenberg, D. L., A. S. Cohen: Acute infectious arthritis. Amer. J. Med. 60 (1976) 369

Goldenberg, D. L., K. D. Brandt, A. S. Cohen: Treatment of septic arthritis. Arthr. and Rheum. 18 (1975) 83

Goldie, I. F., C. Raner, J. Cappelen-Smith: The relationship between the position of a duocondyler knee-prothesis (St. Georg) and the function of the knee. Arch. orthop. traum. Surg. 95 (1979) 1

Graham, J., R. G. Checketts: Synovectomy of the knee joint in rheumatoid arthritis. A long-term follow-up. J. Bone Jt. Surg. 55 B (1973) 786–795

Grimer, R. J., M. R. Karpinski, A. N. Edwards: The long-term results of Stanmore total knee replacements. J. Bone Jt. Surg. 66-B (1984) 55–62

Groeneveld, H. B., D. Schöllner, A. Bantjes, J. Feijen: Eine Kniegelenkstotalendoprothese unter Erhaltung der Kreuz- und Seitenbänder. Z. Orthop. 109 (1971) 599

Groeneveld, H. B.: Arthroplastik des Kniegelenks – Spätergebnisse. Z. Orthop. 113 (1975) 512–513

Gröbner, W.: Die Wohlstandskrankheit Gicht und ihre Behandlung. Med. klin. Prax. 78 (1983) 14–23
Gschwend, N.: Die GSB-Kniearthroplastik. Z. Orthop. 113 (1975) 537
Gschwend, N.: Die operative Behandlung der chronischen Polyarthritis, 2. Aufl. Thieme, Stuttgart 1977
Gschwend, N.: GSB knee joint. Clin. Orthop. 132 (1978) 170
Gschwend, N.: Stellenwert und Häufigkeit von Knielenksveränderungen bei cP. Verh. dtsch. Ges. Rheum. 7 (1981) 135–136
Gschwend, N., J. Loehr: Der Gschwend-Scheier-Bähler-(GSB)-Ersatz des rheumatischen Kniegelenks". Übersetzung aus: Reconstr. Surg. Traumat. 18 (1981) 174–194
Gschwend, N. et al.: Die operative Synovectomie. Z. Rheumaforsch. 35 (1976) 32–56
Gschwend, N. et al.: Rheumatoide Arthritis, rheumatischer Formenkreis. In Witt, A. N., H. Rettig, K. F. Schlegel: Orthopädie in Praxis und Klinik, Bd. IV. Thieme, Stuttgart 1982
Gschwend, N., H. G. Scheier, A. Bähler: Die GSB-Knieprothese. Med.-orthop.-Techn. 4 (1980) 128
Gschwend, N., J. Winer, A. Böni: Indikation und Ergebnisse der Synovektomie. Ther. Umsch. 31 (1974) 475
Gschwend, N., J. Winer, A. Böni, W. Busse, R. Dybowski, J. Zippel: Die operative Synovektomie. Z. Rheumaforsch. 35 (1976) 32–56
Gumpel, J. M. et al.: Use of Yttrium^{90} in persistenz synovitis. Ann. rheum. Diss. 32 (1973) 223
Gunston, F. H.: Polycentric knee arthroplasty. J. Bone Jt. Surg. 53 B (1971) 272
Häckel, H.: Einführung in die operative Behandlung der chronischen Polyarthritis. Rheumaforum 5. Braun, Karlsruhe 1976
Häckel, H.: Doppelosteotomien des Kniegelenks Verh. dtsch. Ges. Rheum. 7 (1981) 154–156
Haemaelaeinen, M., P. Raunio, R. von Essen: Postoperative wound infection in rheumatoid arthritis surgery. Clin. Rheumatol. 3 (1984) 329–35
Hagena, F.-W.: Die Radiosynoviorthese mit Yttrium^{90} am Kniegelenk bei chronischer Polyarthritis. Fortschr. Med. 36 (1982) 1673–1677
Hagena, F. W., M. Jäger: Das femoropatellare Gleitlager nach totalem Kniegelenkersatz bei chronischer Polyarthritis Verh. dtsch. Ges. Rheum. 7 (1981) 594–597
Hagena, F. W., M. Jäger: Long Therm Follow up of synovectomies of the Knee Joint. Europ. Kongr. Rheum., Moskau 1983 (Abstracts)
Hagena, F.-W., G. O. Hofmann: Lang- und mittelfristige Ergebnisse nach Implantation der GSB-Kniegelenks-Endoprothese. Unfallheilkunde 87 (1984) 133–143
Hagena, F., H. J. Refior, M. Jäger: Die GSB-Kniegelenksendoprothese bei chronischer Polyarthritis – Mittelfristige Ergebnisse. Akt. Probl. Chir. Orthop. 15 (1981) 32
Hagena, F.-W., W. Bracker, B. Leisner: Differentialindikation: Synoviorthese mit Yttrium^{90} und Synovektomie am Kniegelenk bei chronischer Polyarthritis. Orthop. Prax. 8 (1983) 573–575
Hansis, M., P. J. Meeder, H. Hagemann: Die Behandlung des Kniegelenkempyems beim frischen postoperativen Infekt. Hefte Unfallheilk. 165 (1983) 218
Hardin, J. A., L. C. Walker, A. C. Steere, T. C. Trumble, K. S. K. Tung, C. Williams jr., S. Ruddy, S. E. Malawista: Circulating immune complexes in Lyme arthritis. Detection by the 1 I-Clq binding, Clg solid phase, and Raji cell assays. J. clin. Invest. 63 (1979) 468–477
Härle, A., K. H. Quadflieg, A. Braun, D. Träger, P. Tändler: Die Therapie und Prognose des Gelenkempyems nach intraartikulärer Injektion – eine multizentrische Studie. Orthop. Prax. 5 (1985) 384–391
Hartl, P. W.: Die Lyme Arthritis – ein rheumatologisches Krankheitsbild mit langer dermatologischer Vorgeschichte. Rheumather. Richtlinien 1 (1984) 32
Hartl, P. W.: Durch Zecken übertragen: Die Lyme Krankheit. Dtsch. Ärztebl. B-I-H. 23/47 (1984) 1859–1863

Haslock, I.: Arthritis and Crohn's disease. Ann. rheum. Dis. 32 (1973) 479–486
Heisel, H.: Prophylaktischer Antibiotikaeinsatz bei orthopädischen Eingriffen. Krankenhausarzt 4 (1984) 317–326
Herbert, J. J.: Chirurgie et orthopedie du rheumatisme. Masson, Paris 1950
Hersener, J., W. Wilke, W. Mohr, J. Hersener, W. Wilke, G. Weinland, G. Beneke: Pseudogicht (Chondrocalcinose). Z. Rheum. 33 (1974) 107–129
Hershman, E., N. Schulman, W. N. Scott: Salvage of bilateral knee arthroplasties with Pseudomonas infection. A case report. Clin. Orthop. (177) (1983) 172–5
Herzer, P.: Die Lymekrankheit. Münch. med. Wschr. 125 (1983) 737–738
Herzer, P., N. Zöllner: Durch Zecken übertragen: Die Lymekrankheit. Dtsch. Ärztebl. 81 (1984) 1859–1865
Herzer, P., et al.: Lyme Arthritis. Clival and serological Data Poster. XVIe International Congress of Rheumatology. Sidney 1985
Hipp, E.: Synovitis villosa pigmentosa. Diagnose und Differentialdiagnose. Z. Orthop. 102 (1967) 80–88
Hoede, N., B. Morsches, H. Holzmann: Psoriasis – eine Allgemeinerkrankung. Internist 15 (1974) 186–191
Hofmeister, F.: Die Tuberkulose der Patella und ihre Differentialdiagnose. Z. Orthop. 89 (1958) 353
Holzmann, H., N. Hoede, B. Morsches: Organmanifestationen der Psoriasis-Krankheit. Med. Welt 24 (1973) 523–527
Hopf, Th.: Zur Behandlung der akuten eitrigen Arthritis des Kniegelenks durch Frühsynovectomie und Früharthrodese. Inaug.-Diss. Aachen 1982
Hörster, G., E. Ludolph, L. Schlosser: Knie- und Sprunggelenksarthrodesen in der Behandlung der gelenksnahen Knocheninfektion. Hefte Unfallheilk. 138 (1979) 367
Hörstrup, P., R. Ackermann: Durch Zecken übertragene Meningopolyneuritis (Garin-Bujadoux-Bannwarth). Fortschr. Neurol. Psychiat. 41 (1973) 583–606
Hovelius, L., G. Josefsson: An alternative method for exchange operation of infected arthroplasty. Acta orthop. scand. 50 (1979) 93–6
Idelberger, K.: Lehrbuch der Chirurgie und Orthopädie des Kindesalters, Bd. III: Orthopädische Erkrankungen des Kindesalters. Springer, Berlin 1959
Idelberger, K. H.: Lehrbuch der Orthopädie. Springer, Berlin 1983
Ingram, J. T.: The significance and management of psoriasis. Brit. med. J. 1954/II, 823–828
Ingrand, J.: Characteristics of radioisotopes for intraarticular therapy. Ann. rheum. Dis. 32, Suppl. 3 (1973)
Insall, J., P. Aglietti: A five to seven years follow-up of uncondylar arthroplasty. J. Bone Jt. Surg. 62-A (1980) 1329–1337
Insall, J., W. N. Scott, C. S. Ranawat: The total condylar knee prosthesis. A report of two hundred and twenty cases. J. Bone Jt. Surg. 61-A (1979) 173
Insall, J. N., F. M. Thompson, B. D. Brause: Two-stage reimplantation for the salvage of infected total knee arthroplasty. J. Bone Jt. Surg. 65-A (1983) 1087–1098
Isomäki, A., H. Inoue, M. Oka: Uptake of Yttrium^{90} resin colloid by synovial fluid cells and synovial membrane in rheumatoid arthritis. Scand. J. Rheum. 1 (1972) 53
Isomäki, H.: Zwei kontrollierte Studien des Effektes der Osmiumsäure bei der rheumatischen Synovitis. In Müller, W., K. Tillmann, E. Wilhelmi: Synovektomie-Synoviorthese. Eular Monograph. Reihe Nr. 2. Eular, Basel 1978
Izvekov, A. T.: Diagnostische Fehler bei der tuberkulösen Ostitis von Kindern und Jugendlichen. Probl. Tub. 47 (1969) 39–43
Jaffé, H. L., J. Lichtenstein, C. J. Sutro: Pigmented villonodular synovitis, bursitis and tenosynovitis. Arch. Path. 31 (1941) 731–765
Jakobowski, S.: Synovectomy in rheumatoid arthritis. In

Chapchal, G.: Synovectomy and Arthroplasty in Rheumatoid Arthritis. Thieme, Stuttgart 1967

Jakobs, J.C.: Pediatric Rheumatology for the Practitioner. Springer, Berlin 1982

Jani, L.: Synovectomy of the knee joint in juvenile rheumatoid arthritis. Wiederherstellungschir. u. Traum. 12 (1971) 35

Jani, L.: Synovectomie bei juveniler chronischer Arthritis. In Müller, W., K. Tillmann, E. Wilhelmi: Synovektomie - Synoviorthese. Eular Monograph. Reihe Nr. 2. Eular, Basel 1978 (S. 36–42)

Jaster, D.: Aktuelle Gesichtspunkte zur osteoartikulären Tuberkulose. Z. ges. inn. Med., 33/19 (1978)

Jayson, M.I.V., A.St.J.Dixon: Intra-articular pressure in rheumatoid arthritis of the knee. III. Pressure changes during joint use. Ann. rheum. Dis. 29 (1970) 401

Jayson, M.I.V., A.St.J.Dixon: Valvular mechanisms in juxta-articular cysts. Ann. rheum. Dis. 29 (1970) 415–420

Jayson, M.I.V., A.S.J.Dixon, A.Kates, J.Pinder, E.N.Coomes: Popliteal and calf cyst in rheumatoid arthritis. Treatment by anterior synovectomy. Ann. rheum. Dis. 31 (1972) 9

Jeghers, H., L.J.Robinson: Arthropathia psoriatica. J. Amer. med. Ass. 108 (1937) 949–952

Jelinek, R., R. Sellner, T. Loebenstein: Erfahrungen mit der Schlittenendoprothese „St. Georg". Akt. Traum. 8 (1978) 191

Johnell, O., I. Sernbo, C.F. Gentz: Unicompartmental knee replacement in osteoarthritis. An 8-Year follow-up. Arch. orthop. traumat. Surg. 103 (1985) 371–374

Jung, R.T., T.M.Chalmer, V.C.Joysey: HLA in Behçet's disease. Lancet 1961/I, (27 Mar 1976) 1694

Kadner, P.: Die gegenwärtige Bedeutung des Knochen- und Gelenktuberkulose-Dispensaires. Dtsch. Gesundh.-Wes. 1974, 1643–1645

Kaiser, H.: Cortison-Derivate in Klinik und Praxis, 7. Aufl. Thieme, Stuttgart 1977 (S. 136–139, 185–192)

Kaiser, H.: Intraartikuläre Corticoid-Injektionen - klinische Wirkung und Indikationen. In Müller, W., K. Tillmann, E. Wilhelmi: Synovektomie - Synoviorthese. Eular Monograph Reihe Nr. 2, Eular, Basel 1978 (S. 127–132)

Kaiser, H.: Die Behandlung der chronischen Polyarthritis. In Kaiser, H.: Colloquia rheumatologica. Werk-Verlag Banaschewski, München 1979 (S. 37–59)

Kaiser, H.: Therapie der Psoriasis Arthritis. In: Colloquia rheumatologica, Bd. XVIII. Werk-Verlag Banaschewski, München 1984 (S. 70–77)

Kaiser, H.: Chronische Polyarthritis. Differentialdiagnose und Therapie. Enke, Stuttgart 1985

Kalbian, V.V., M.T. Challis: Behçet's disease. Report of twelve cases with three manifesting as papilledema. Amer. J. Med. 49 (1970) 823

Kammer, G., N.A. Soter, D.J. Gibson, P.H. Schur: Psoriatic arthritis: a clinical, immunologic and HLA study of 100 patients. Semin. Arthr. Rheum. 9 (1979) 75–97

Kammer, G., D. Trentham, J. McCune, J. David: Autoimmunity to collagen is a shared feature of psoriatic and rheumatoid arthritis. Clin. Res. 28 (1980) 350 A

Kampshoff, K.: Ergebnisse der Tibiakopfosteotomie bei der Behandlung der Gonarthrose. Inaug.-Diss. Ulm 1982

Karcher, A.: Indikationen zur operativen Behandlung der primär chronischen Polyarthritis in alter und neuer Sicht. Inaug.-Diss., Erlangen 1968

Kastert, J.: Die Spondylitis-Tbc und ihre operative Behandlung. Hippokrates, Stuttgart 1957

Kastert, J.: Unbesiegbare Tuberkulose (Skelett-Tuberkulose). Dtsch. med. J. 19 (1968) 856–859

Kastert, J.: Knochen- und Gelenktuberkulose. Chirurg 40 (1969) 533–536

Kastert, J., E. Uehlinger: Skelettuberkulose. In Hein, J., H. Kleinschmidt, E. Uehlinger: Handbuch der Tuberkulose, Bd. IV: Formenkreis der extrapulmonalen hämatogenen Tuberkulose. Thieme, Stuttgart 1964

Kästner, P., G. Wessels: Chemical synovectomy with varicocid in rheumatoid arthritis - further results. Scand. J. Rheum. 6 (1977) 28–32

Keitel, W.: Differentialdiagnostik der Gelenkerkrankungen, 2. Aufl., VEB Fischer, Jena 1979

Kelly, P.J.: Bacterial arthritis in the adult. Orthop. Clin. North Amer. 6 (1975) 973–981

Kellgren, J.H., J. Ball, R.W. Fairbrother, K.L. Barnes: Suppurative arthritis complicating rheumatoid arthritis. Brit. med. J. 1958/I, 1193–1200

Kerschbaumer, F.: Effects and side effects of radiosynovectomy with Yttrium^{90} on rheumatic joint cartilage. Arch. orthop. traum. Surg. 93 (1979) 95–102

Kerschbaumer, F., R. Bauer: Langzeitergebnisse nach Yttrium-Behandlung des Kniegelenkes. Z. Rheum. 39 (1980) 127–132

Kerschbaumer, F., R. Bauer: Synovektomie und Synoviorthese - eine Vergleichsstudie am Kniegelenk. Therapiewoche 32 (1982) 5871–5873

Kerschbaumer, F., R. Bauer, N. Falser: Untersuchungen über Nebenwirkungen von Yttrium^{90} am Knorpel des menschlichen Kniegelenkes. Vortr. Kongr. Eular 1963

Ketty, P.J., W.J. Martin, M.B. Coventry: Bacterial (suppurative) arthritis in the adult. J. Bone Jt. Surg. 52 A (1970) 1595

Kirkpatrick, C.J., W. Mohr, O. Haferkamp: The effect of soluble sodium urate on the proliferation and proteoglycan synthesis of lapine articular chondrocytes in monolayer culture. Rheum. Int. 1 (1981) 131–133

Klein, W.K. u. Mitarb.: Beitrag zur Kenntnis der monartikulären rheumatoiden Arthritis. Virchows Arch. Abt. A 357 (1972) 359–368

Knapp, W.: Yersinia-Arthritis. Ein Beitrag zur Häufigkeit enteraler Yersinosen und ihrer Diagnose. Münch. med. Wschr. 123 (1981) Sonderheft Nr. 49

Kodama, T.S., S. Yamamoto: Total knee prosthesis without hinge. In: Total Knee Replacement. The Institution of Mechanical Engineers, London 1974 (p. 88)

Köhler, G.: Präventive Synovektomie bei chronischer Kniegelenksentzündung. Mkurse ärztl. Fortbild. 30 (1980) 7

Köhler, G.: Zur Behandlung der Flexionskontraktur des Kniegelenkes bei chronischer Polyarthritis. Fortschr. Med. 99 (1981) 192

Köhler, G. u. Mitarb.: Zur Frühsynovektomie (Stadium I nach Steinbrocker) bei chronischer Polyarthritis. Europ. Kongr. Rheum., Moskau 1983 (Abstracts)

Köhler, G., N. Kampshoff: Pseudovenenthrombose, eine seltene Komplikation nach totalem Kniegelenkersatz. Z. Orthop. 120 (1982) 14

Köhler, G., W. Mohing: Zur hinteren Kapsulotomie und Bicepssehnenverlängerung des Kniegelenkes bei chronischer Polyarthritis. 19. Tagung der Deutschen Gesellschaft für Rheumatologie, gemeinsam mit der Schweizerischen Gesellschaft für Rheumatologie, Konstanz 1980. Verh. dtsch. Ges. Rheum. 7 (1981) 579

Köhler, G., R. Richter: Der Einfluß der hinteren Kapsulotomie auf die Beweglichkeit des Kniegelenkes. Beitr. Orthop. Traum. 28 (1981) 663

Köhler, G., W. Mohing, R. Richter: Erfahrungen mit Re-Operationen nach teil- und vollprothetischer Versorgung des Kniegelenkes. In: Jäger, M., H. Hofer, H. Häkkel: Kniegelenksendoprothetik bei chronischer Polyarthritis - juvenile chronische Polyarthritis. Aktuelle Probleme in Chirurgie und Orthopädie, Bd. XV. Huber, Bern 1981 (S. 84)

Köhler, G., W. Mohr, W. Mohing: Kniegelenkssynovektomie nach Radiosynoviorthese. 19. Tagung der Deutschen Gesellschaft für Rheumatologie, gemeinsam mit der Schweizerischen Gesellschaft für Rheumatologie, Konstanz 1980. Verh. dtsch. Ges. Rheum. 7 (1981) 571

Köhler, G., R. Richter, J. Coldewey: The patellar syndrome - a complication secondary to the knee joint. Orthopedics 5/2 (1982)

Köhler, G., R. Richter, W. Mohing: Zur Synovektomie seltener Arthritiden. Beitr. Orthop. Traum. 28 (1982) 25–33

Kolarz, G.: persönliche Mitteilung 1983 und 1984

Kölle, G.: Die juvenile rheumatoide Arthritis (juvenile chronische Polyarthritis) und das Stillsyndrom. In: Rheumaforum 4. Braun, Karlsruhe 1975 (ausführliche Literaturangaben)

Kolstad, K., A. Wigren: Marmor knee arthroplasty. Clinical results and complications during an observation period of at least 3 years. Acta orthop. scand. 53 (1982) 651–661

König, G., W. Blauth, W. Skripitz: Erfahrungen mit der Kniegelenksprothese nach Walldius. Z. Orthop. 113 (1975) 513–515

Koob, E., P. Thümler: Chronische Polyarthritis. Handgelenke und Finger. In Witt, A. N., H. Rettig, K. F. Schlegel: Orthopädie in Praxis und Klinik, Bd. VI/1. Thieme, Stuttgart 1983

Korfmacher, J.: Therapie der Hyperuricaemie und Gicht. Orthop. Prax. 14 (1978) 357

Kotzin, B.-L. et al.: Treatment of intractable rheumatoid arthritis with total lymphoid irritation. New Engl. J. Med. 305 (1981) 969

Kovács, P., C. Sófalvi: Knochen- Gelenktuberkulose und Arbeitsfähigkeit. Tuberkulózis 21 (1968) 247–250 (ungarisch)

Krüger, K. u. Mitarb.: Die Lymphozytapherese in der Behandlung der chronischen Polyarthritis. 21. Kongr. Dtsch. Ges. Rheum., München 1984 (Abstrakt 123). Z. Rheum. 43 (1984) 221

Küsswetter, W.: Kontinuierliche passive Bewegung, ein neues Prinzip zur postoperativen Nachbehandlung der Kniegelenkssynovektomie. 21. Kongr. Dtsch. Ges. Rheum., München 1984 (Abstrakt). Z. Rheum. 43 (1984) 224–225

Laine, V., K. Vainio: Orthopedic surgery in rheumatoid arthritis. Bull. rheum. Dis. 15 (1964) 360

Laine, V. A., K. Vainio: Frühsynovektomie bei pcP. Acta rheum. (Geigy, Basel) 25, 1969

Laine, L. A., K. Vainio: Möglichkeiten, Begrenzungen und Aussichten der chirurgischen Behandlung des entzündlichen Rheumatismus. Z. Rheumaforsch. 24 (1965) 81

Lancet: Die Skelett-Tuberkulose. Leitartikel. Lancet 1970/I, 1273

Lange, M.: Skelettuberkulose. In: Ergebnisse der gesamten Tuberkuloseforschung, Bd. VIII. Thieme, Leipzig 1937

Laskin, R. S.: zit. nach Stock et al.

Laskin, R. S.: Total condylar knee replacement in rheumatoid arthritis. J. Bone Jt. Surg. 63-A (1982) 29–35

Lattimer, G. L., P. A. Keblish, T. B. Dickson, C. G. Vernick, W. J. Finnegan: Hematogenous infection in total joint replacement. Recommendations for prophylactic antibiotics. J. Amer. med. Ass. 242 (1979) 2213–4

Laurent, M. R., G. S. Panayi, P. Sheperd: Circulating immune complexes, serum immunoglobulins, and acute phase proteins in psoriasis and psoriatic arthritis. Ann. rheum. Dis. 40 (1981) 66–69

Laurin, C. A., R. Gariepy, A. Derome: Synovectomy of the knee in rheumatoid arthritis. Clin. Orthop. 101 (1974) 36–39

Laurin, C. A., J. Desmarchais, L. Daziano, R. Gariepy, A. Derome: Longterm results of synovectomy of the knee in rheumatoid arthritis. J. Bone Jt. Surg. 56 A (1974) 521–531

Lechner, W.: Zur endoprothetischen Versorgung des Kniegelenkes. Unfallheilkunde 83 (1981) 68

Legal, H.: Die funktionell-antibiotische Behandlung synovialer und vorwiegend synovialer Kniegelenkstuberkulosen. Inaug.-Diss., Erlangen u. Nürnberg 1966

Legal, H., R. Pfeiffer, E. Rößler: Die konservativ ausgeheilte synoviale Kniegelenkstuberkulose als Präarthrose. Z. Orthop. 112 (1974) 568–571

Legal, W.: Funktionelle Behandlung der synovialen Kniegelenkstuberkulose. Münch. med. Wschr. 39 (1997–2000) 1967

Lehner, R.: Behçet's syndrome and autoimmunity. Brit. med. J. 1967/I, 465–467

Lehner, T.: Immunological aspects of Behçet's syndrome. In: Behçet's Disease. Excerpta medica, Amsterdam 1979

Lettin, A., D. Craig: Stanmore total knee replacement in rheumatoid arthritis. Ann. Acad. Med. Singapore 12 (1983) 208–12

Lindberg, L., L. Lindgren: Bone and joint infections. Int. Orthop. (SICOT) 1 (1977) 191

Lindholm, S., P. Pylkkänen: Recurrent effusion in the synovectomized knee joint. Scand. J. Rheum. 6 (1977) 11–16

Little, H., N. J. Harvie, R. S. Lester: Psoriatic arthritis in severe psoriasis. Canad. med. Ass. J. 112 (1975) 317–319

Lob, G.: Das infizierte Kniegelenk. Z. Allgemeinmed. 56 (1980) 2128

Lob, G.: Posttraumatische und hämatogene Knocheninfektion. In Heberer, G., L. Schweiberer: Indikation zur Operation, 2. Aufl., Springer, Berlin 1981

Lob, G.: Das infizierte Kniegelenk. In Burri, C., W. Mutschler: Das Knie. Hippokrates, Stuttgart 1982

Lorenz, K., J. Oppermann, H. H. Schmitz: Operative Behandlung der Rheumatoid-Arthritis im Kindesalter. unveröffentlichtes Vertragsmanuskript

Lovelock, J. E., H. J. Griffiths, A. M. Siverstein, P. S. Anson: Complications of total knee replacement. Amer. J. Radiol. 142 (1984) 985–92

Lukas, W.: Epidemiologie der Knochen- und Gelenktuberkulose in der Bundesrepublik. In: Knochen- und Gelenktuberkulose. Perimed, Erlangen 1985

Lust, G., G. Faure, P. Netter, A. Gaucher, J. E. Seegmiller: Evidence of a generalized metabolic defect in patients with hereditary chondrocalcinosis. Arthr. and Rheum. 24 (1981) 1517–1521

MacAusland, W. R.: Total replacement of the knee joint by a prosthesis. Surg. Gynec. Obstet. 104 (1957) 579

McCarty, D. H.: Calcium pyrophosphate dihydrate crystal deposition disease – 1975. Arthr. and Rheum. 19 (1976) 275–285

McCarty, D. J.: Diagnostic mimicry in arthritis – patterns of joint involvement associated with calcium pyrophosphate dihydrate crystal deposits. Bull. rheum. Dis. 25 (1974–75) 804–809

McCune, W. J. et al.: Immunosupression by fractio nated total lymphoid irritation in collagen arthritis. Arthr. and Rheum. 25 (1982) 532

McIntosh, D. L.: Hemiarthroplasty of knee using space occupying prosthesis for painful varus and valgus deformities. J. Bone Jt. Surg. 40-A (1958) 1431

McKeever, D. C.: Patellar prosthesis. J. Bone Jt. Surg. 37-A (1955) 1074

McMaster, M.: Synovectomy of the knee in juvenile rheumatoid arthritis. J. Bone Jt. Surg. 54 B (1972) 263

Marbach, F.: Grenzen der Synoviorthese am Knie. Verh. dtsch. Ges. Rheum. 7, 1981

Manicourt, D. H., S. Orloff: Gonococcal arthritis-dermatitis syndrome. Arthr. and Rheum. 25 (1982) 574–578

Marmor, L.: Surgery of the rheumatoid knee. Amer. J. Surg. 111 (1966) 211

Marmor, L.: Surgery of the rheumatoid knee, synovectomy and debridement. J. Bone Jt. Surg. 55-A (1973) 535–544

Marmor, O.: Arthritis Surgery. Lea & Febiger, Philadelphia 1976 (p. 341–349)

Marmor, L.: Surgical treatment of chronic arthritis. Mod. Treat. 1 (1964) 1313

Marmor, L.: The Modular(Marmor)knee. Case report with a minimum follow-up of 2 years Clin. Orthop. 120 (1972) 86–94

Martin, D. A., B. S. Andrews, G. J. Friou, F. A. Barada: Identification of immune complexes in synovial fluids and sera of patients with disseminated gonococcal infections (DGI) using the Raji cell assay. Arthr. and Rheum., Suppl. 24 (1981) Abstr. 98

Mason, R. M., C. G. Barnes: Behçet's syndrome with arthritis. Ann. rheum. Dis. 28 (1969) 95

Mathies, H.: Epidemiologie der Gicht. Therapiewoche 22 (1972) 84

Mathies, H.: In: Therapie der entzündlich-rheumatischen Krankheiten. mediamed, Ravensburg 1983

Matzen, K. A., P. F. Matzen: Unspezifische und spezifische entzündliche Erkrankungen des Skeletts. In Witt, A. N., H. Rettig, K. F. Schlegel: Orthopädie in Praxis und Klinik, Bd. IV. Thieme, Stuttgart 1982

May, H.: Die Behandlung der Knochen- und Gelenktuberkulose. Enke, Stuttgart 1953

Meier-Ruge, W., W. Müller, K. Pavelka: Experimentelle Untersuchungen über den Einfluß von Yttrium^{90} auf die experimentelle allergische Arthritis des Kaninchens. Scand. J. Rheum. 4, Suppl. 8 (1975)

Menkes, C. J. et al.: Le traitment des rhumatismes par les synoviorthéses. Choix des malades, choix des articulations, modalités pratiques, résultats, indications, contre-indications. Rhumatologie 2, Suppl. 1 (1972) 16

Menkes, C. J. et al.: La synoviorthèse à l'acide osmique. Extrait de Rheumatologie (1974) 187

Mertz, D. P.: Gicht. Thieme, Stuttgart 1973; 4. Aufl. 1983

Michels, P., R. Richter, G. Köhler: Kasuistischer Beitrag zur alkaptonurischen Ochronose. Akt. Rheum. 8 (1983) 47–51

Miehle, W.: Arthritis psoriatica. Eular, Basel 1979 (ausführliche Literaturangaben)

Miehlke, K., R. Miehlke: Der Verlauf der chronischen Polyarthritis nach Synovektomie. Therapiewoche (20) 77 (1970)

Miehlke, R.: Erste Erfahrungen und Ergebnisse mit der Kniegelenksendoprothese nach Sheehan in der Therapie rheumatischer Erkrankungen. Verh. dtsch. Ges. Rheumatol. 6 (1980) 495

Miehlke, R. K., H. B. Groeneveld: Spezifische Komplikationen bei der Kniegelenksarthroplastik nach Sheehan. Z. Orthop. 121 (1983) 476

Mihatsch et al.: zit. nach P. Eberle 1983

Mineshita, S., T. Ogino, T. Shimizu: The clinical features of the intestinal ulcers with Behçet's disease and the treatment with sulphapyridine. In: Behçet's Disease. Excerpta medica, Amsterdam 1979

Mineshita, S., T. Ogino, T. Shimizu: Zinc therapy in Behçet's disease. In: Behçet's Disease. Excerpta medica, Amsterdam 1979

Mohing, M.: Die Radiosynoviorthese des Kniegelenkes mit Yttrium^{90} bei chronischer Polyarthritis und aktivierter Gonarthrose. Eine Analyse der Ergebnisse und Fehlschläge einschließlich postoperativer Untersuchungen. Inaug.-Diss., Ulm 1984

Mohing, W.: Die Arthrosis deformans des Kniegelenks. Springer, Berlin 1966

Mohing, W.: Die Bedeutung der Früh- und Spätsynovektomie in der Behandlung der pcP. Dtsch. med. Wschr. 92 (1967) 1961

Mohing, W.: Die postinfektiöse Arthrosis deformans. In Hierholzer, G., J. Rehn: Die posttraumatische Osteomyelitis. Schattauer, Stuttgart 1969

Mohing, W.: Zur operativen Behandlung rheumatischer Gelenkerkrankungen unter besonderer Berücksichtigung der Frühsynovialektomie. Fortschr. Med. 90 (1972) 796

Mohing, W.: Die Synovektomie des Kniegelenks. Orthopäde 2 (1973) 75–77

Mohing, W.: Osteotomien. Orthopäde 2 (1973) 94–96

Mohing, W.: Orthopädische Gichtprobleme. Orthop. Prax. 14 (1978) 367

Mohing, W.: Gelenkrheuma: Synovektomie oder Synoviorthese? Ärztl. Prax. 32 (1980) 837–840

Mohing, W.: Die Bedeutung der Früh- und Spätsynovektomie in der Behandlung der PcP. Dtsch. med. Wschr. 92 (1981) 1961–66

Mohing, W.: Psoriasis, Psoriasisarthritis. In: Colloquia rheumatologica, Bd. XVIII. Werk-Verlag Banaschewski, München 1984 (S. 77–83)

Mohing, W., M. Franke: Chronische Polyarthritis. Schulter- und Ellenbogengelenk. In Witt, A. N., H. Rettig, K. F. Schlegel: Orthopädie in Praxis und Klinik, Bd. VI/1. Thieme, Stuttgart 1983

Mohing, W., P. Primbs: Operative Möglichkeiten zur Behandlung der chronischen Polyarthritis. Acta med. austr., Sonderh. 1984, 48–51

Mohing, W., R. Richter: Zur Diagnostik der Gicht. Z. Orthop. 101 (1966) 472

Mohing, W., R. Richter: Die Kniegelenkssynovektomie bei chronischer Polyarthritis. Therapiewoche 27 (1977) 5262–5271

Mohing, W., R. Richter: Langzeitergebnisse der Synovektomie bei chronischer Polyarthritis. In Müller, W., K. Tillmann, E. Wilhelmi: Synovektomie – Synoviorthese. Eular Monograph Reihe Nr. 2. Eular, Basel 1978 (S. 48–56)

Mohing, W., R. Richter: Die operative Behandlung der chronischen Polyarthritis. Kurzmonographien Nr. 24. Sandoz, Nürnberg 1979

Mohing, W., R. Richter: Die Frühsynovektomie des Kniegelenkes. Verh. dtsch. Ges. Rheum. 7 (1981) 141–145

Mohing, W., M. Sauer, G. Köhler: Ergebnisse der Mehrfachoperationen bei Kranken mit entzündlichem Gelenkrheumatismus. Z. Orthop. 120 (1982) 457

Mohr, W.: Zur Pathogenese der pannösen Entzündung bei der rheumatoiden Arthritis. Med. Welt 27 (1976) 89

Mohr, W.: Gelenkkrankheiten. Diagnostik und Pathogenese makroskopischer und histologischer Strukturveränderungen. Thieme, Stuttgart 1984 (ausführliches Literaturverzeichnis)

Mohr, W.: Pathologische Anatomie In Mathies, H.: Handbuch der inneren Medizin, Rheumatologie B, Spezieller Teil 1. Springer, Berlin 1984 (S. 340–345)

Mohr, W.: Infektiöse Arthritiden. In: Doerr, W., G. Seifert: Spezielle pathologische Anatomie. Spezielle Pathologie der Gelenke. Springer, Berlin 1984

Mohr, W. u. Mitarb.: Morphologie des Knorpels bei der alkaptonurischen Arthropathie. Akt. Rheum. 4 (1979) 205–212

Mohr, W., W. Mohing: Die Struktur des Gelenkkapselgewebes nach vorausgegangener Synoviorthese. In Müller, W., K. Tillmann, E. Wilhelmi: Synovektomie – Synoviorthese. Eular Monograph Reihe 2. Eular, Basel 1978 (S. 228)

Mohr, W., K. Oehler: Chondrocalcinose der Zwischenwirbelscheiben. Z. Rheum. 38 (1979) 11–26

Mohr, W., R. Richter: Alkaptonurische Ochronose. Med. Welt 26 (1975) 393–405

Mohr, W., D. Wessinghage: Knorpelzerstörung im bakteriell superinfizierten rheumatischen Gelenk. Akt. Rheumatol. 5 (1980) 157–162

Mohr, W., A. Wild: Der Ablauf der Knorpeldestruktion bei einer experimentellen Arthritis. In Workshop: Die Pathogenese der Gelenkdestruktion bei chronischer Polyarthritis. Deutsch-Schweizer Rheuma-Kongreß, Konstanz 1980. zit. nach G. Köhler 1981

Mohr, W., G. Beneke, W. Mohing: Zytophotometrische Untersuchungen zur Proliferation der Synovialzellen (lining cells) bei rheumatoider Arthritis. Z. Rheumaforsch. 32 (1973) 428–440

Mohr, W., G. Beneke, W. Mohing: Proliferation of synovial lining cells and fibroplasts. Ann. rheum. Dis. 34 (1975) 219

Mohr, W., W. Mohing, J. Hersener: Morphologische Veränderungen am Gelenkkapselgewebe nach vorausgegangener Synoviorthese. Z. Rheum. 36 (1977) 316

Moll, J. M. H., V. Wright: Psoriatic arthritis. Semin. Arthr. Rheum. 3 (1973) 181–199

Mom, A. M., M. Polak, L. J. Fabeiro, I. B. Garibaldi: The psoriatic myopathy. Dermatologica 140 (1970) 214–218

Mori, M.: Anterior capsulectomy in the tratement of rheumatoid arthritis of the knee joint. Arthr. and Rheum. 8 (1963) 130

Mori, M.: Surgery of rheumatoid arthritis of the knee joint. Rheumatism 20 (1964) 31

Morscher, E., B. Dolanc: Die Synovektomie bei nicht rheumatischen Erkrankungen. In Müller, W., K. Tillmann, E. Wilhelmi: Synovektomie – Synoviorthese. Eular Monograph Reihe Nr. 2. Eular, Basel 1978

Muhr, G., G. Giebel, H. Tscherne: Synovektomie bei der eitrigen Kniegelenksentzündung. Z. Orthop. 12 (1983) 229

Müller, M. E.: Die Kompressionsosteosynthese unter besonderer Berücksichtigung der Kniearthrodese. Helv. chir. Acta 6 (1965) 474

Müller, W.: Zur Frage der operativen Behandlung der Arthritis deformans und des chronischen Gelenkrheumatismus. Arch. klin. chir. 47 (1894) 503

Müller, W.: Rheumaforum 5. Braun, Karlsruhe 1976

Müller, W.: Intraartikuläre Therapieformen. Fortbildk. Rheumatologie, Bd. V. Karger, Basel 1978 (S. 131-150)

Müller, W.: Die Synoviorthese. Folia rheumatologica. Documenta Geigy, Basel 1979

Müller, W.: Der entzündliche Gelenkerguß. Med. Klin. 21 (1979) 789

Müller, W.: Synoviorthese. Münch. med. Wschr. 126/11 (1984)

Müller, W. u. Mitarb.: Die Synoviorthese mit Yttrium^{90}. Ther. Umsch. 31 (1974) 483

Müller, W., F. Schilling: Differentialdiagnose rheumatischer Erkrankungen, 2. Aufl. Aesopus, Wiesbaden 1982

Müller, W., K. Tillmann, E. Wilhelmi: Synovektomie - Synoviorthese. Eular Monograph Reihe Nr. 2. Eular, Basel 1978

Murray, D. G., P. A. Webster: Variable axis total knee replacement. Clinical experience with a seven year follow-up. Orthop. Trans. 2 (1985)

Naumann, Th.: Die Ergebnisse der Tibiakopfosteotomie in Abhängigkeit von der Art der Fixierung. Internationales Orthopädie-Symposion. Würzburg 1986. (im Druck)

Neumann, H.-W., P. Tantschew: Ergebnisse der Synovektomie am Kniegelenk bei Rheumatoidarthritis. Beitr. Orthop. Traum. 27, (1980) 338-347

Niculescu, D.: Die Synoviorthese mit Varicocid. In Müller, W., K. Tillmann, E. Wilhelmi: Synovektomie - Synoviorthese. Eular Monograph Reihe Nr. 2. Eular, Basel 1978

Niculescu, D. u. Mitarb.: Chemische Synovektomie durch Natriumsalze von Fettsäuren. Z. Rheumaforsch. 29 (1970) 27

Nissilä, M.: Osmic acid treatment for rheumatoid synovitis. Ann. clin. Res. 7 (1975) 202

Nissilä, M.: Absence of increased frequency of degenerative joint changes after osmic acid injections. Scand. J. Rheum. 7 (1978) 81

Nissilä, M. et al.: Osmic acid in rheumatoid synovitis. A controlled study. Scand. J. Rheum. 6 (1977) 111

Noesberger, B., C. Gerber: Arthroplastischer Kniegelenksersatz. In Müller, M. E.: Operativer Gelenkersatz. Huber, Bern 1979

Nüsslein, H. G. u. Mitarb.: Totale nodale Bestrahlung bei 9 Patienten mit rheumatoider Arthritis. 21. Kongr. Dtsch. Ges. Rheum., München 1984 (Abstrakt 124). Z. Rheum. 43 (1984) 221

Oehler, K.: Chondrocalcinose der Zwischenwirbelscheibe des Menschen. Inaug.-Diss., Ulm 1979

Ohne, S., S. Sugiura, K. Aoki, M. Ohguchi: Studies on HLA antigenes in Behçet's disease. In: Behçet's Disease. Excerpta medica, Amsterdam 1979

Ohno, S., K. Aomi, S. Sugiura, E. Nakayama, E. Itakura, M. Aizawa: HLA-5 and Behçet's disease. Lancet 1973/II, 1383

Oka, H.: Radiation synovectomy of the rheumatoid knee with Yttrium^{90}. Ann. clin. Res. 7 (1975) 205

Opl, H.: Das Rezidiv bei Tuberkulose. Mschr. Lungenkr. Tuberk.-Bekämpf. 16 (1973) 303

Oppermann, J. H., H. Timmel: Zur Rheumatoid-Arthritis im Kindesalter. Wiss. Z. Friedrich Schiller-Universität Jena 20 (1971) 379-382

Otto, W. u. Mitarb.: Zur Wirkung intraartikulärer Cytostatica-Injektionen. In Müller, W., K. Tillmann, E. Wilhelmi: Synovektomie - Synoviorthese. Eular Monograph. Nr. 2 Eular, Basel 1978

Paar, O., P. Bernett: Die Therapie der Gelenkinfektion nach Weichteileingriffen am Kniegelenk. Unfallheilkunde 86 (1983) 489

Paradies, L. H.: Synovectomy for rheumatoid arthritis of the knee. J. Bone Jt. Surg. 57 A (1975) 95-100

Pätiälä, H.: Follow-up study of synovectomies of the knee joint in patients suffering from rheumatoid arthritis. Scand. J. Rheum. 5 (1976) 167-173

Patzkis, M. J., D. M. Mills, B. A. Bartholomew, M. L. Clayton, D. J. Smyth: A visual, histological, and enzymatic study of regenerating rheumatoid synoviom in the synovectomized knee. J. Bone Jt. Surg. 55 A (1973) 287-299

Pavelka, K., W. Müller, R. Meier-Ruge, R. Fridrich, B. Stojan: Histologische Studie über die Wirkung des radioaktiven Yttrium^{90} auf die Synovia der Kaninchen. 1. Prager Rheumatologisches Symposium, Prag 1978

Pawlov, V. P. et al.: Follow up Results of Kneesynovectomy. Europ. Kongr. Rheum., Moskau 1983 (Abstracts)

Payr, E.: Der heutige Stand der Gelenkschirurgie. Langenbeck's Arch. klin. Chir. 148 (1927) 404

Penners, R.: Die Knochen- und Gelenktuberkulose. T. Allgemeinmed. 44 (1968) 119

Petersen, K. F.: Bakteriologie der Tuberkulose. In: Knochen- und Gelenktuberkulose. Perimed, Erlangen 1985

Platzgummer, H.: Über die hämatogene Osteomyelitis der Patella. Z. Orthop. 82 (1952) 581

Preston, R. L.: The surgical management of rheumatoid arthritis. Saunders, Philadelphia 1968

Pritsch, M., H. Fitzgerald jr., R. S. Bryan: Surgical treatment of ligamentous instability after total knee arthroplasty. Arch. orthop. traum. Surg. 102 (1984) 154-159

Puhl, W., M. Weber: Die Synovektomie als operative Behandlungsmaßnahme bei der Gichtarthropathie. Orthop. Prax. 13 (1977) 367

Puhl, W., M. Weber: Experimentelle Untersuchungen über die Wirkung von Osmiumsäure auf die Gelenkstrukturen. In Müller, W., K. Tillmann, E. Wilhelmi: Synovektomie - Synoviorthese. Eular Monograph. Reihe Nr. 2. Eular, Basel 1978

Puhl, W., M. Weber: Die Synovektomie bei Gichtarthropathie. In Müller, W., K. Tillmann, E. Wilhelmi: Synovektomie - Synoviorthese. Eular Monograph. Reihe Nr. 2. Eular, Basel 1978

Rabl, C.: persönliche Mitteilung 1976

Rainer, F., W. Siegmeth: Klinik der chronischen Polyarthritis. In: Handbuch der inneren Medizin, Bd. VI/2. Springer, Berlin 1984

Rampon, S., J. Bussière, P. Prin, B. Sauvezie, D. Missioux: Synoviorthèse par les radioisotopes. Rhumatologie 6 (1976) 123

Rau, R., H. Schütte: Ergebnisse der Radiosynoviorthese mit Yttrium^{90} bei chronischen Synovitiden. Eine prospektive Langzeituntersuchung. Z. Rheum. 42 (1983) 265

Rauschning, W.: Popliteal cyst and the relation to the gastrocnemio-semimembranosus-bursa. Studies on the surgical and functional anatomy. Acta orthop. scand. 50, Suppl. (1979)

Rauschning, W., P. G. Lindgren: Popliteal cysts (Baker's cyst) in adults. I. Clinical and roentgenological results of operative excision. Acta orthop. scand. 50 (1979) 583-591

Refior, H. J.: zit. bei W. Mohing 1977

Refior, H. J.: Spätsynovektomie und Bandrekonstruktion. Verh. dtsch. Ges. Rheum. 7 (1981) 145-148

Refior, H. J., D. Baumann, K. G. Jürgens: Langzeitergebnisse nach Kniegelenkssynovektomie bei chronischer Polyarthritis. Z. Orthop. 117 (1979) 13-20

Reichel, H., H. Bergmann, G. Kolarz, N. Thumb: Die Radiosynoviorthese mit Yttrium^{90}-Silikat. Acta med. aust. 6/1 (1979)

Reik, L. A., C. Steere, M. H. Bartenhagen, R. E. Shope, S. E. Malawista: Neurologisc abnormalities of Lyme disease. Medicine (Baltimore) 58 (1979) 281-294

Reinhard, W.: Die Tuberkulose der Knochen und Gelenke. Springer, Berlin 1966.

Remagen, W.: Zur Morphologie der Synovialis nach Radiosynoviorthese. In Müller, W., K. Tillmann, E. Wilhel-

mi: Synovektomie – Synoviorthese. Eular Monograph Reihe Nr. 2. Eular, Basel 1978
Resnick, D., P. D. Utsinger: The wrist arthropathy of „pseudogout" occurring with and without chondrocalcinosis. Radiology 113 (1974) 633–641
Resnick, D., J. Newell, J. Guerra, L. A. Danzig, G. Niwayama, T. G. Goergen: The proximal tibiofibular joint. Anatomic-pathologic-radiographic correlation. Amer. J. Roentgenol. 131 (1978) 133–138
Richter, R.: Seltene Verlaufsformen der Gicht. Visum 2 (1967) 35
Richter, R.: Erfahrungen mit der Tibiakopfosteotomie bei Gonarthrosen. Arch. orthop. Unfallchir. 80 (1974) 107–118
Richter, R.: Die Indikation zur Korrekturosteotomie am Kniegelenk. Arch. orthop. Unfallchir. 80 (1974) 107–118
Richter, R.: Die Kniegelenkssynovialektomie bei chronischer Polyarthritis, Begründung-Ergebnisse-Ausblick. Habil., Ulm 1976
Richter, R.: Kasuistischer Beitrag zur alkaptonurischen Ochronose. Akt. Rheumatol. 8 (1983) 47–51 (hier auch ausführliche Literaturangaben)
Richter, R.: Die alkaptonurische Ochronose – ein seltenes Krankheitsbild. Klinikarzt 14 (1985) 958–967
Richter, R., et al.: Kasuistischer Beitrag zur pigmentierten villonodulären Synovitis. Akt. Rheum. 8 (1983) 128–133
Richter, R., K. Herceg, G. Köhler: Der Patellaherd, eine seltene Lokalisationsform der Skelettuberkulose. Z. Orthop. 120 (1982) 5–9
Riedel, M.: Dtsch. med. Wschr. 30 (1904) 1265; zit. nach W. Puhl und M. Weber
Rosenberg, E. F.: The problem of arthritis and psoriasis. Illinois med. J. 114 (1958) 201–211
Rosenthal, L., B. Ohlhagen, S. Ek: Aseptic arthritis after gonorrhoea. Ann. rheum. Dis. 39 (1980b) 141–146
Ross, A. et al.: Lyme arthritis in Children. Vortr., Ann. Meet. Amer. Arthr. Found., San Antonio (USA). Ref. in Diagnostik 2 (1984) 31
Runne, U., R. Ackermann: Akute Arthritiden als neue Organmanifestation beim Erythema chronicum migrans. 8. Symp. Dtsch. Ges. Infektiologie, Reisenburg 1981 (S. 39–40)
Sänger, L.: Klinische Verlaufsuntersuchung der Wachstumsretardierung von Kindern mit rheumatoider Arthritis und Stillsyndrom. Mschr. Kinderheilk. 122 (1974) 331
Sänger, L.: Klinische Studien über schwere Wachstumsretardierung bei juveniler rheumatoider Arthritis und Stillsyndrom. Verh. dtsch. Ges. Rheum. 4 (1976) 42–46
Sänger, L.: Die chronische Polyarthritis im Kindesalter. Werk-Verlag Banaschewski, München 1979 (S. 28–41)
Sänger, L.: Besonderheiten rheumatischer Erkrankungen im Kindesalter. Heilkunst 10 (1981)
Sänger, L.: Medikamentöse Langzeitbehandlung der juvenilen chronischen Polyarthritis. Euromed 10, 1981
Sänger, L.: Das rheumakranke Kind in der Turnstunde und beim Sport. Mobil 3 (1982) 33
Sänger, L.: Infektarthritis aus pädiatrisch-rheumatologischer Sicht. Therapiewoche 33 (1983) 5756–5759
Sänger, L.: Arthritis psoriatica im Kindesalter. In: colloquia rheumatologica, Bd. XVIII. Werk-Verlag Banaschewski, München 1984 (S. 48–61)
Sänger, L.: Therapieprinzipien juveniler Rheumaformen. Z. Rheum. 43 4 (1984) 208
Schaltenbrand, G.: Durch Arthropoden übertragene Infektionen der Haut und des Nervensystems. Münch. med. Wschr. 108 (1966) 1557–1562
Schilling, F.: Klinik der Gicht. Therapiewoche 22 (1972) 92
Schilling, F.: Mono- und Oligoarthritiden. Therapiewoche 32 (1982) 764–768
Schilling, F., M. Stadelmann: Klinik und Röntgenmorphologie der Arthritis psoriatica. In: Colloquia rheumatologica, Bd. XVIII. Werk-Verlag Banaschewski, München 1984 (S. 29)
Schlegel, K. F.: Zusammenfassung der Podiumsdiskussion „Gichtprobleme in der Orthopädie". Orthop. Prax. 14 (1978) 371
Schlumpf, U., R. Nussbaum: Grundleiden und Risikofaktoren bei 38 Patienten mit Infektarthritis. Eine retrospektive Analyse. Akt. Rheumatol. 8 (1983) 186–192
Schmidt, H. G. K., W. Leffringhausen: Therapie und Ergebnisse von Infektionen großer Gelenke ohne Knochenverletzungen unter Verwendung von Septopal. Akt. Traumatol. 5 (1985) 222–232
Schmidt, H. G. K., B. Johne, H.-J. Beinhorn: Gelenkempyeme. Schriftenreihe Unfallmedizin. Landesverband gewerblicher Berufsgenossenschaften 49 (1982) 239
Schmitt, H. J.: Nosologische Stellung der villonodulären Synovitis. Rheumaforum 8. Braun, Karlsruhe 1980 (ausführliches Literaturverzeichnis)
Schneider, G., A. Spielhofer, G. Klein: Tuberkulose der Handgelenke bei gleichzeitiger Sehnenscheidentuberkulose. Röntgenblätter 26 (1973) 371
Schneider, P.: Alkaptonurische Arthropathie. Akt. Rheum. 2 (1977) 183–193
Schöllner, D., E. Ellrich: Erfahrungen mit dem retropatellaren endoprothetischen Gelenkteilersatz. In W. Küsswetter, A. Reichelt: Der retropatellare Knorpelschaden. Thieme, Stuttgart 1978
Schreier, K.: Störungen im Stoffwechsel der aromatischen Aminosäuren. In Hornbostel, H., W. Kaufmann, W. Siegenthaler: Innere Medizin in Klinik und Praxis, Bd. IV. Thieme, Stuttgart 1973; 3. Aufl. 1985
Schulze, H.: Über die Gicht. Münch. med. Wschr. 108/98 (1966)
Schulze, W.: Wandlungen im Bild der Tuberkulose des Bewegungsapparates. Verh. dtsch. orthop. Ges., Beilage Z. Orthop. 90 (1958) 438–440
Schumacher, H. R., E. P. Gall: Arthritis in acute hepatitis and chronic active hepatitis. Amer. J. Med. 57 (1974) 655–664
Schwägerl, W.: Kraftschlüssige Kniegelenksendoprothesen. Verh. dtsch. Ges. Rheum. 7 (1981) 160–162
Schwarz, B., B. D. Katthagen: Ursache, Prognose und Therapie von operativ versorgten Knieempyemen. Unfallchirurg 88 (1985) 75
Schwarz, N.: Behandlung und Ergebnisse der akuten bakteriellen Entzündung großer Gelenke. Unfallchirurgie 8 (1982) 236
Scott, J. T.: Therapiewoche 29 (1979) 502; Ref. in Ärztl. Prax. 24 (1979) 1074
Seifert, J.: Die radiologischen Kriterien einer Gichterkrankung. Orthop. Prax. 14 (1978) 360
Seyfarth, H.: Zbl. Chir. 102 (1977) 65
Shermann, M. S.: Psoriatic arthritis. J. Bone Jt. Surg. 34 A (1952) 831–852
Shore, A., B. M. Ansell: Juvenile psoriatic arthritis an analysis of 60 cases. J. Pediat. 4 (1981) 529–539
Sitja: zit. nach R. Richter 1967
Smith, Ch. J.: Sixteenth rheumatism review. Ann. intern. Med. 61 Suppl. 6 (1964) 13
Spilberg, I., D. Rosenberg, B. Mandell: Induction of arthritis by purified cell-cerived chemotactic factor. J. clin. Invest. 59 (1977) 582–585
Steere, A. C., A. Gibofsky, M. L. Pararroye, R. J. Winchester, J. A. Hardin, S. E. Malawista: Chronic Lyme arthritis. Clinical and immunogenetic differentiation from rheumatoid arthritis. Ann. intern. Med. 90 (1979) 896–901
Steere, A. C., S. E. Malawista, J. A. Hardin, S. Ruddy, P. W. Askenase, W. A. Andiman: Erythema chronicum migrans and Lyme arthritis. Ann. intern. Med. 86 (1977) 685–698
Stern, C.: Prinziples of Human Genetics. Freeman, San Francisco 1949
Stock, D., E. Diezemann, K. Mathias: Behandlungsergebnisse der Schlitten- und Totalprothesen am Knie. Orthop. Prax. 10 (1979) 835
Steindler, A.: Pyogenic arthritis. Bull. N. Y. Acad. Med. 27 (1951) 101–123
Stoeber, E.: Juvenile chronische Polyarthritis und Stillsyn-

drom. Documenta Geigy, Basel 1977 (ausführliche Literaturangaben)

Suschke, J.: Angeborene Störungen des Stütz- und Bewegungsapparates, Z. Rheum. 43 (1984) 208

Thabe, H.: Gelenkflächenersatz am Kniegelenk bei chronischer Polyarthritis. Verh. dtsch. Ges. Rheum. 7 (1981) 156-160

Thumb, N.: Klinik, Diagnose und Differentialdiagnose der chronischen Polyarthritis. In: Die primär chronische Polyarthritis. Schattauer, Stuttgart 1973

Thumb, N., G. Kolarz: Synoviortheses - long therm results. In Kolarz, G., N. Thumb: Methods of Nuclear Medicine in Rheumatology. Schattauer, Stuttgart 1982

Tillmann, K.: zit. bei W. Mohing 1979

Tillmann, K.: Therapie rheumatischer Erkrankungen. Aktueller Stand der operativen Synovektomie. Verh. dtsch. Ges. Rheum. 4 (1976) 504-509

Tillmann, K.: Möglichkeiten der operativen Behandlung. Verh. dtsch. Ges. Rheum. 7 (1981) 137-139

Tillmann, K., V. Rejholec: Die intraartikuläre Behandlung mit Enzyminhibitoren. In Müller, W., K. Tillmann, E. Wilhelmi: Synovektomie - Synoviorthese. Eular Monograph Reihe Nr. 2. Eular, Basel 1978

Tillmann, K., H. Thabe: Möglichkeiten des alloplastischen Gelenkflächenersatzes am Knie nach juveniler chronischer Polyarthritis. Orthop. Prax. 12 (1979) 993

Tönnis, D.: Eine abgeänderte Schlittenprothese für den Aufsitz auf Kortikalisfläche. Z. Orthop. 117 (1979) 833

Truckenbrock, H.: Die juvenile chronische Arthritis und ihre Subgruppen. Münch. med. Wschr. 126 (1984) 1076-1078

Tuckenbrodt, H.: Rheumatische Erkrankungen bei Kindern. Medizinische Probleme der juvenilen chronischen Arthritis (1983). Information der Deutschen Rheumaliga. Hrsg.: Deutsche Rheumaliga Bundesverband, Bonn 1983

Ullmann, S., P. Halberg, B. Hentzer, J. Sylvest: Deposits of complement and immunoglobulins in dermal and synovial vessels in psoriasis. Acta derm.-venereol. (Stockh.) 58 (1978) 272-273

Vainio, K.: Operativ-orthopädische Therapie. In R. Schoen, A. Böni, K. Miehlke: Klinik der rheumatischen Erkrankungen. Springer, Berlin 1970

Vainio, K.: Diskussionsbemerkung in Synovectomie-Synviorthese. Eularmonograph Reihe, Nr. 2. Eular, Basel 1978

Valkenburg, H. H.: Chronische Polyarthritis (Rheumatoid arthritis). Z. Rheum. 37 (1978) 349-352

Verdeck, W. N., A. A. McBeath: Knee synovectomy for rheumatoid arthritis. Clin. Orthop. 134 (1978) 168-172

Virkunen, M., T. Crusius-Heiskanen: Experiences of intraartikular administration of radiogold. Acta rheum. scand. 14 (1967) 81

Vogt, K.-H.: Mittelfristige Ergebnisse nach Knieknietotalprothese vom Typ Guépar und GSB. Verh. dtsch. Ges. Rheum. 7 (1981) 609-613

Volkmann, R.: Die Arthrektomie am Knie. Zbl. Chir. 9 (1885) 9

Webb, F., J. Lowe, R. Bluestone: Uptake of colloidal radioactive Yttrium[90] by synovial membrane. Ann. rheum. Dis. 28 (1969) 300

Weber, K.: Erythema chronicum migrans und innere Organerkrankungen. Hautarzt 32 (1981) 106

Wessinghage, D.: Der Fingergelenksersatz als funktionsverbessernde Maßnahme. Physikalische Medizin und Rehabilitation. Z. allg. u. spez. Med. 7 (1973) 209-211

Wessinghage, D.: Die Beeinflussung des postoperativen Krankheitsverlaufes rheumatischer Erkrankungen durch Synovektomie. Internist 20 (1979) 439-447

Wessinghage, D., M. Bierther, R. Denk, W. Streit: Die Psoriasis-Arthritis und ihre operative Behandlung. Dtsch. med. Wschr. 97 (1972) 1931-1935

Wilkinson, M. C.: Partial synovectomy in the treatment of tuberculosis of the knee. J. Bone Jt. Surg. 44 B (1962) 34

Willert, H. G., M. Semlitsch, G. Buchhorn, U. Kriete: Materialverschleiß und Gewebereaktionen bei künstlichen Gelenken. Orthopäde 7 (1978) 62

Willems, C.: Treatment of purulent arthritis by wide arthrotomy followed by immediate active mobilization. Surg. Gyn. Obstet. 28 (1919) 546

Wittenborg, A.: Klinisches Bild der septischen Arthritis. Münch. med. Wschr. 123 (1981) 1895-1898

Wittenborg, A., H. v. Wilmowsky, H. Menninger: Diagnostische Probleme der bakteriellen Arthritis. Verh. dtsch. Ges. Rheumatol. 6 (1980) 468

Woolley, P. B.: Exogenous pigmentation. Brit. med. J. 1952/II, 760-761

Yates, D.: Arthroscopy of the knee after the injektion of Yttrium[90]. Ann. rheum. Dis. 32, Suppl. 48 (1973)

Yoshino, S., J. Fujimori, T. Morishige, S. Uchida: Bilateral joint replacement of hip and knee joints in patients with rheumatoid arthritis. Arch. orthop. traum. Surg. 103 (1984) 1-4

Zeidler, H.: 32. dtsch. Kongr. Ärztl. Fortbild., Berlin 1983. Selecta 13 (1984) 1093

Ziller, R.: Beitrag zur Kniegelenkstuberkulose. Beitr. Orthop. 20 (1973) 239-246

Ziller, R.: Beitrag zur Diagnostik der Knochen- und Gelenktuberkulose. Dtsch. Gesundh.-Wes. 28 (1973) 617

Zitnan, D., S. Sitaj: Chondrocalcinosis articularis. Section I: Clinical and radiological study. Ann. rheum. Dis. 22 (1963) 142-152

Zitnan, D., S. Sitaj, S. Hüttl, S. Skrovina, F. Hanic, O. Markovic, Z. Trnavska: Chondrocalcinosis articularis. Section III: Pathophysiological study. Ann. rheum. Dis. 22 (1963) 158-170

Zöllner, N.: Fortschritt auf dem Gebiete der Gicht. Orthop. Prax. 5 (1969) 167

Künstliche Kniegelenke, kurzer Überblick unter besonderer Berücksichtigung der GSB-Knieprothese. ALLO PRO INFO 1, (1980)

Das GSB-Kniegelenk, klinische Erfahrungen 1973-1979. ALLO PRO INFO 2 (1980)

10 Degenerative Erkrankungen

Von G. Friedebold und W. Noack

Anatomie und Biomechanik

Tibiofemoralgelenk

Die an ein Gelenk zu stellende Forderung, Beweglichkeit unter stabiler Führung zu ermöglichen, ist am Kniegelenk besonders hohen Ansprüchen ausgesetzt. Dies findet seinen Ausdruck in der komplizierten Anordnung aller anatomischen Strukturen und aller beteiligten Gewebe. Anders als am Kugelgelenk der Hüfte, wo der Hüftknopf allein durch eine den Äquator umgreifende knöcherne Pfanne passiv zuverlässig gesichert ist, ist eine stabile passive Sicherung am Kniegelenk nur durch „Verriegelung" der tibialen und femoralen Gelenkflächen in Streckstellung möglich. Voraussetzungen dafür sind die Kongruenz der artikulierenden Gelenkflächen, der gestraffte Bandapparat sowie die Unversehrtheit der Menisken. Störungen dieser passiven Mechanismen führen bereits in Streckstellung zu Wackel- und Schubbewegungen und zu Veränderungen im Roll-Gleit-Mechanismus.
Bei zunehmender Beugung läßt das Kniegelenk Rotationsbewegungen und aufgrund der physiologischen Lockerung der Seitenbänder eine geringfügige Wackelbewegung in der Frontalebene zu (MENSCHIK 1974a u. b).
Der Vorgang der sog. automatischen Rotation (MEYER 1853) (Schlußrotation oder Zwangsrotation am Ende der Extension, Initialrotation am Beginn der Flexion) ist bis heute noch nicht vollends klar. Begründet wird diese automatische Rotation mit dem unterschiedlichen und sich ändernden Krümmungsradius des medialen und lateralen Femurkondylus sowie durch die besondere Ausrichtung der Kreuzbänder (BRAUNE u. FISCHER 1891, NIETERT 1975, MENSCHIK 1974, MÜLLER 1982, GIRGIS u. Mitarb. 1975, FRANKEL u. Mitarb. 1971, KNESE 1959).
Ob die Variation der anatomischen Struktur der Gelenkkörper, wie sie von SCHALLOCK (1942) an Leichenknien ausreichend nachgewiesen wurde, etwas mit dem individuellen Bewegungsablauf am Kniegelenk zu tun hat oder ob gar die Form des Femurkondylus oder des Tibiaplateaus für die Entstehung der Arthrose bedeutsam ist, kann trotz zahlreicher Untersuchungen bis heute nicht eindeutig geklärt werden (MOHING 1966).
Weiterhin ungeklärt ist am Kniegelenk die exakte Funktion der Menisken. Dem strukturellen Aufbau nach handelt es sich um eine fibrokartilaginäre Scheibe, in der von JAFFE (1972) allerdings auch fibroelastische Elemente nachgewiesen wurden. Vermutete Funktionen sind die Dämpfung von Stößen („shock absorption"), die Gewichtsverteilung von Kleinflächen auf größere Belastungszonen (FAIREN u. Mitarb. 1976), die Erleichterung und Bremsung von Rotationsbewegungen (TRILLAT u. Mitarb. 1977), die Limitierung einer Translation und letztlich der Schutz des hyalinen Knorpelüberzugs (BARNETT u. Mitarb. 1961).
Einige Autoren (MACCONAILL 1932) vertreten die Auffassung, daß die zwischengelagerten Menisken eine wichtige Funktion für die Verteilung des Flüssigkeitsfilms innerhalb des Gelenks ausüben. Durch diese Separierung soll eine bessere Lubrifikation der Knorpeloberflächen erreicht werden. Unter pathologischen Bedingungen treten in jeder Position innerhalb des gesamten Bewegungsumfanges des Femorotibialgelenks zur Roll-Gleit-Bewegung („Scharnierbewegung") additive Bewegungen auf. Sie sind vor allem geeignet, den hyalinen Knorpel zusätzlichen Scherkräften auszusetzen. Die Druckkräfte, die durch die besondere Bügelkonstruktion des hyalinen Knorpels (BENNINGHOFF 1925a u. b) vom Knorpel weitgehend in Scherkräfte umgewandelt werden, sowie zusätzliche Scherkräfte, die bei Rotationen und Wackelbewegungen am Gelenk anfallen, werden durch die Scherfestigkeit des hyalinen Knorpels aufgefangen und die Kräfte gleichmäßig auf die darunterliegende subchondrale Knochenzone übertragen. Dadurch werden aktuelle Druckspitzen im Bereich des subchondralen Knochens in weitem Rahmen vermieden und der Knochen vor Überlastung und Einbrüchen geschützt. Schädigungen des hyalinen Knorpels durch Fissuren oder Knorpelulzerationen führen zu einer Durchtränkung dieser gestörten Areale mit in-

kompressibler Synovialflüssigkeit und damit zur Störung der biomechanischen Eigenschaften des hyalinen Knorpels. Druckkräfte werden somit in ungedämpfter Form auf den subchondralen Knochen übertragen und können hier, je nach Höhe der Belastung, zu Mikrofrakturen, lokalen Durchblutungsstörungen sowie reaktiven Vorgängen wie Sklerosierung des subchondralen Knochens führen.

Der Verlust der Scherfestigkeit führt außerdem zu einem Auseinanderlaufen des Knorpels über die normale subchondrale Abstützplatte hinaus und damit zu einer Zugwirkung in der Randzone, wodurch die enchondrale Ossifikation wieder in Gang gesetzt werden soll (POMMER 1913, MOHING 1966). Damit ist der Verlust der Scherfestigkeit Ursache der Randwülste im Bereich des tibialen später auch des femoralen Knochenplateaus. Die Randwulstbildung ist somit als Anpassungsreaktion des Gelenks im Sinne der Verbreiterung der Tragfläche und damit Verteilung der Druckkräfte auf eine größere Fläche zu verstehen.

THURNER (1964) und DIHLMANN (1982) weisen auf die Entwicklung von Randexostosen in der druckentlasteten Zone der Gelenke hin. Das histologische Erscheinungsbild soll auf einen Ausgang vom synovialen Gewebe hinweisen (MOHR 1984). Nach OTTE (1980) sind sie das „indirekte Ergebnis einer entzündlichen Irritation". Für die formale Entstehung wird folgende Sequenz gesehen: Detritussynovialitis, Pannusgewebe, chondroid-metaplastische Gewebeumwandlung, enchondrale Ossifikation (MOHR 1984).

Femoropatellargelenk

Wegen der besonderen Bedeutung soll das Femoropatellargelenk kurz gesondert betrachtet werden. Umfassend sind die funktionelle Anatomie und die Biomechanik dieses Gelenks von HEHNE (1983) dargestellt worden. Die Hauptfunktion der Patella besteht in der Vergrößerung des Kraftarms des Quadrizeps zur Stabilisierung des Knies in Extension sowie in der effektiven Haltefunktion bei unterschiedlicher Kniebeugung (BANDI 1972, GOODFELLOW 1976, KAUFER 1979, FRANKEL u. BURSTEIN 1970, MAQUET 1976, GOYMANN u. MÜLLER 1974). Darüber hinaus werden in der Patella divergierende Muskelkräfte zentralisiert und somit die Kraft wirkungsvoll über das Lig. patellae auf den Unterschenkel übertragen (HUNGERFORD u. BARRY 1979). Die Patella ruht in der Trochlea, wodurch ihr insbesondere unter Muskelspannung genügend Seitenstabilität verliehen wird. Für das Verständnis von Schmerzzuständen ist es wichtig, sich noch einmal vor Augen zu halten, daß es sich bei dem hyalinen Knorpel auch an der Patellarückfläche um ein avaskuläres aneurales Gewebe handelt, welches aufgrund des ihm innewohnenden strukturellen Aufbaus punktuell große Kräfte gedämpft aufnehmen und auf größere Flächen übertragen kann. Bei starker Kniebeugung kommt die Kniescheibe zwischen die Femurkondylen zu liegen. Bei voller Kniestreckung kommt es infolge der automatischen Rotation zu einer Außenrotation der Tibia und damit zu einer Lateralisation des Tuberculum tibiae. Dadurch entsteht ein nach lateral offener Winkel zwischen Lig. patellae und der Hauptzugrichtung des M. quadrizeps. Die Spannung des Quadrizeps bewirkt also einen lateral gerichteten Druck auf das Gleitlager, der durch Zug des M. vastus medialis an der medialen Patella z. T. aufgefangen wird.

Die Größe der Kontaktfläche zwischen Patella und femoralem Gleitlager sowie der Ort der Belastung wechseln abhängig vom Beugungsgrad des Kniegelenks (FICAT 1970). Bei voller Streckung entsteht praktisch keine Kompression im patellofemoralen Gleitlager, weil die Patella ohne Kontakte außerhalb und oberhalb der Trochlea liegt. Mit zunehmender Beugung werden unterschiedliche Areale der Patella in die Belastung eingestellt, so daß bis zu einer Beugung von 90 Grad praktisch alle Abschnitte der Patella nacheinander belastet werden (MATTHEWS u. Mitarb. 1977, HUNGERFORD u. BARRY 1979). Nach einer Beugung von 90 Grad gleitet die Patella zwischen die Kondylen, und ein wesentlicher Teil des Druckes wird nun über die Quadrizepssehne auf das retropatellare Gleitlager übertragen. HEHNE (1983) berichtet aufgrund eigener experimenteller Untersuchungen, daß der Druck auf den Gelenkknorpel bei unterschiedlicher Kniebeugung annähernd konstant bleibt. Grund dafür ist der „Kontaktflächengewinn", der bei zunehmender Beugung die ansteigenden Anpreßkräfte neutralisiert. Bei voller Beugung kommt die sog. Odd facet mit dem lateralen Rand des medialen Femurkondylus in Kontakt. Dieser Ort ist häufig auch der Entstehungsort der Osteochondrosis dissecans am Knie.

Aus dem oben Gesagten geht hervor, daß neben den reinen passiven Mechanismen auch Muskulatur und hierbei insbesondere die Knieextensoren unter Einbeziehung der Patella eine wichtige Funktion für die Stabilität einnehmen.

Wird der äußerst komplexe Mechanismus, der die Stabilität am Kniegelenk herstellt, an einer Stelle durchbrochen und ist die harte Verriegelung der artikulären Flächen von Femur und Tibia durch Insuffizienz auch nur von einer der zahlreichen Sicherheitsvorkehrungen aufgehoben, bedeutet die zunächst funktionelle Inkongruenz (FRIEDEBOLD 1965) in jeder Belastungsphase das Einwirken unphysiologischer Scherkräfte und damit die Überschreitung der Scherfestigkeit des Gelenkknorpels. Durch zunehmenden Knorpelabrieb folgt allmählich die anatomische (strukturelle) Inkongruenz, die die Arthrosis deformans nun auch sichtbar einleitet.

Die Entwicklung der Arthrosis deformans läßt gerade am Kniegelenk mit besonderer Deutlichkeit hervortreten, daß ein Gelenk stets als funktionelle Einheit betrachtet werden muß. Gleichgültig welcher Abschnitt im Gelenk vom initialen Knorpelschaden betroffen ist, die zunehmende Störung des biologischen Gleichgewichts sowie die fortschreitende Fehleinwirkung mechanischer Kräfte führen schließlich zur Einbeziehung aller übrigen Gelenkabschnitte in den Arthrose- und Deformierungsprozeß (GRAMMONT 1985). Besonders früh ist davon das Femoropatellargelenk betroffen. Dies wird u. a. auch durch die Untersuchungen an Leichenknien von KISS u. Mitarb. (1984) bestätigt.

Der unterschiedliche Härtegrad der Knorpeldecke von Femur und Tibia beeinflußt diese Entwicklung, vor allem ihr zeitliches Fortschreiten. Das Härteverhältnis zwischen Femur- und Tibiaknorpel beträgt 3:2. Geringfügige Defekte im Knorpel des Tibiaplateaus können durch den unnachgiebigeren Knorpel der Femurkondylen eine Glättung erfahren (Einschleifen durch frühzeitige Bewegung des unbelasteten Gelenks). Andererseits sind Stufen im Femurkondylenknorpel geeignet, in den weicheren Knorpel des Tibiaplateaus sehr rasch Furchen zu graben, die zum Kern arthrotischer Deformierungen werden.

Präarthrose des Kniegelenks
(vgl. Band IV, Kap. 1).

Der Begriff „Präarthrose" geht auf HACKENBROCH sen. (1956) zurück. Mit diesem Begriff werden die präarthrotischen Deformitäten (pathologische Formen), pathologische Funktionen sowie biologisch qualitativ oder quantitativ veränderte Bausteine des hyalinen Knorpels zusammengefaßt. „Präarthrosen sind somit diejenigen Zustände und Vorgänge, welche entweder über eine Störung der Gelenkmechanik oder über eine Schädigung des biologischen Terrains – vor allem des Gelenkknorpels – zur Arthrosis deformans führen" (ZOLLINGER u. SCHREIBER 1979). Nach OTTE (1974) ist die Präarthrose eine präexistente Konstellation mit einer direkten Beziehung zum Gonarthroseprozeß.

Typisch für den Zustand der Präarthrose ist die klinische Symptomlosigkeit. Durch Beseitigung der die Präarthrose bedingenden mechanischen oder biologischen Faktoren kann also die Arthrose vermieden oder zumindest die Entstehung hinausgezögert werden. Während die Ausschaltung mechanischer Störfaktoren infolge ihrer Auffälligkeit leicht gelingt, ist dies bei den Gewebs- oder biologischen Faktoren der Präarthrosen in der Regel nicht möglich, weil ihre Existenz zumeist nicht erfaßbar ist und erst mit dem Eintritt in die Arthrose bekannt wird.

Einteilung der Gonarthrose

Eine Klassifizierung der degenerativen Erkrankungen des Kniegelenks ist von zahlreichen Autoren unter Zugrundelegung ätiologischer Faktoren versucht worden (SCHALLOCK 1956, MOHING 1966, HACKENBROCH sen. 1957, COTTA u. DUSTMANN 1979, HACKENBROCH jun. 1982). Die Vielzahl dieser Versuche macht deutlich, daß bis zum heutigen Zeitpunkt kein umfassend befriedigendes Einteilungsschema gefunden wurde. Während MITCHELL u. CRUESS (1977) eine Einteilung unter dem Gesichtspunkt der Belastung und Belastbarkeit eines Gelenks bevorzugen, wählt MOHING (1966) in seinem Einteilungsschema der Gonarthrosen eine Mischung von ätiologischen Faktoren und statisch-funktionellen Gesichtspunkten. COTTA (1973) stellt den Knorpel in den Mittelpunkt der Betrachtung und beschreibt drei primäre Schädigungswege, die zur Arthrose führen:
1. eine primär mechanische Schädigung des Gelenkknorpels,
2. eine primär enzymatische Schädigung des Gelenkknorpels (vom Gelenkraum ausgehend) und
3. eine primär enzymatische Schädigung des Gelenkknorpels (vom Gelenkknorpel ausgehend).

Nachfolgend wird die Einteilung von MOHING (1966) modifiziert wiedergegeben.

Klassifikation der Gonarthrose
A. primäre Gonarthrosen
B. sekundäre Gonarthrosen
   I. statisch funktionelle Arthrosen
      1. Arthrosis deformans nach Achsenfehlern unterschiedlicher Ursachen
      2. Arthrosis deformans nach Meniskusverletzungen und -schäden
      3. Arthrosis deformans als „Überlastungsschaden"
      4. Arthrosis deformans nach Immobilisierung
   II. posttraumatische Arthrosis deformans
      1. nach intraartikulären Frakturen
      2. nach extraartikulären Frakturen
      3. nach Kapsel-Band-Verletzungen (funktioneller Inkongruenz)
   III. Arthrosis deformans nach juvenilen Osteochondrosen
   IV. Arthrosis deformans nach kongenitalen Entwicklungsstörungen
   V. Arthrosis deformans nach Entzündungen
   VI. Arthrosis deformans bei metabolischen Veränderungen

10.4 Degenerative Erkrankungen

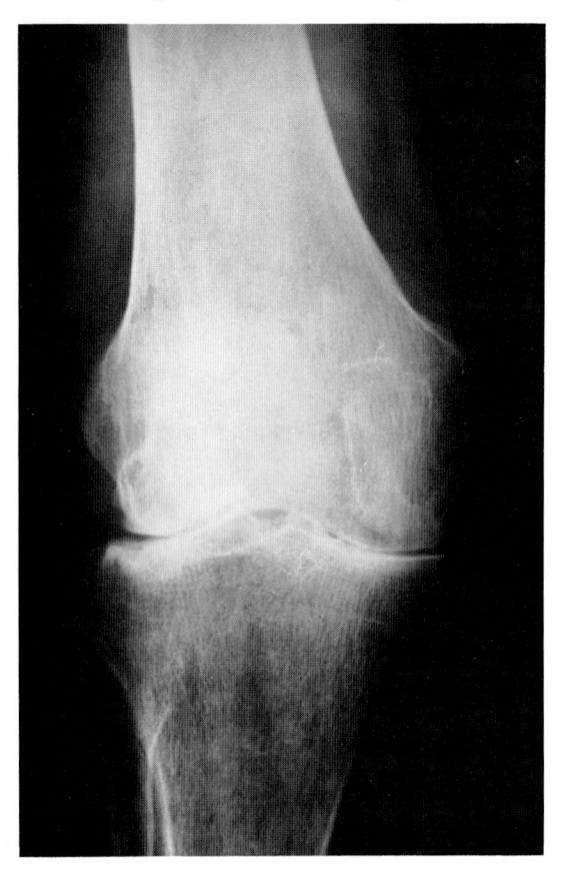

Abb. 1 Kniegelenk eines 78jährigen Mannes. Gleichmäßige Verschmälerung des Gelenkspalts; fehlende arthrotische Randwülste und subchondrale Zysten

VII. Arthrosis deformans bei systemischen Krankheiten
VIII. Arthrosis deformans nach medikamentöser Therapie
IX. Arthrosis deformans im Klimakterium
X. Arthrosis deformans infolge Störungen im subchondralen Knochen:
  1. Osteonekrose
  2. Osteoporose
  3. Osteopetrose
  4. Morbus Paget
XI. Arthrosis deformans des Femoropatellargelenks:
  1. nach habituellen Patellaluxationen
  2. nach rezidivierenden Patellaluxationen
  3. beim Sudeck-Syndrom
  4. posttraumatisch (Mikro-Makro-Trauma).

Primäre Arthrose, Altersgelenk

Die Entstehung der primären (genuinen, idiopathischen) Arthrosis deformans, also auch der Gonarthrose, wurde von PAYR (1926) unabhängig vom Betrieb eines Gelenks gesehen, während die sekundären Formen unmittelbar mit der Funktion zusammenhängen sollten. Diese Definition wurde zu Recht von den meisten Autoren nicht akzeptiert, weil ein positiver Beweis dieser Behauptung nicht zu erbringen ist. MOHING (1966) behauptet, daß sich das Altersgelenk und die primäre Arthrosis deformans nur röntgenologisch, nicht jedoch autoptisch differenzieren lassen und daß sich hierbei auch die natürlichen Grenzen zwischen primärer und sekundärer Arthrose verwischen. Er sieht lediglich einen graduellen und nicht prinzipiellen Unterschied und setzt darum die primäre Arthrosis deformans als Arthrosis simplex der Altersarthrose gleich. Diese Gleichsetzung ist jedoch nicht glücklich und auch vom Inhalt her nicht gerechtfertigt. Im Gegensatz zur Gonarthrose kommt es am Kniegelenk beim alten Menschen zu einer die Kongruenz erhaltenden Verschmälerung des Gelenkspalts, zur Osteoporose ohne Auftreten von Zysten und ohne lokale produktive Anpassungsreaktionen in Form einer subchondralen Sklerose (Abb. 1) (HACKENBROCH jun. 1979). Morphologische und biochemische Untersuchungen zeigen bei der Alterung des Gelenks eine Abnahme hochsulfatierter Glukosaminoglykane (GAGs, Chondroitin-4-6-Sulfat) und die Zunahme längerlebiger GAGs, z. B. des Keratans (s. LINDNER 1982). Dadurch wird der reduzierten Stoffwechselleistung der Chondrozyten Rechnung getragen. Die Änderung in der biochemischen Zusammensetzung des Knorpels führt aufgrund der geringeren Wasseraufnahme zu einer Abflachung des Knorpels und zu einem Teilverlust der Elastizität (KEMPSON 1973, 1979, 1980).

Das Altersknie wird also gegenüber äußeren Störfaktoren anfälliger (ROTH u. MOW 1980). Die dreidimensionale Gewebstextur, d. h. die Integrität des Gelenkknorpels, bleibt aber erhalten.

Zur Entstehung der primären Arthrose gibt es zahlreiche Untersuchungen und Vorstellungen (RADIN u. Mitarb. 1977, FREEMAN 1972). Im Gegensatz zum Altersgelenk kommt es am arthrotischen Gelenk, also auch bei primärer Arthrose, zum fortschreitenden Verlust von Proteoglykanen aus dem Gelenkknorpel, was zu einer Demaskierung der Fibrillen führt. Das histologische Bild ist heteromorph und wechselt je nach Schädigung von Knorpelabschnitt zu Knorpelabschnitt. Kompensatorische Leistungen der Chondrozyten werden beobachtet, sind auf die Dauer jedoch unwirksam (DUSTMANN u. Mitarb. 1974), so daß mit der Zeit durch Abrieb und Aufbruch des Knorpels der subchondrale Knochen freigelegt wird (LINDNER 1982).

Beim Altersgelenk handelt es sich somit um eine Anpassung an die verminderte Belastung und Funktion sowie an die Ernährung, indem die Bausteine des Knorpels langlebiger werden und sich damit auf die veränderten Bedingungen ein-

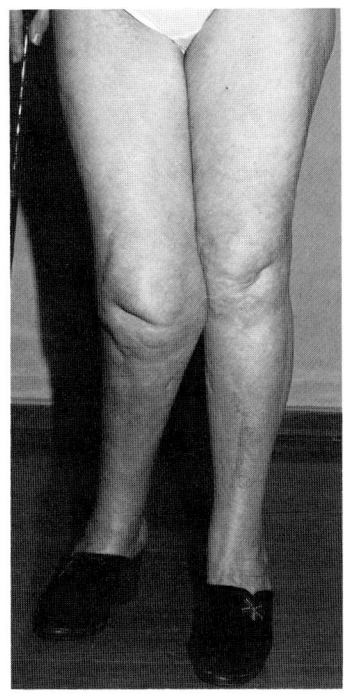

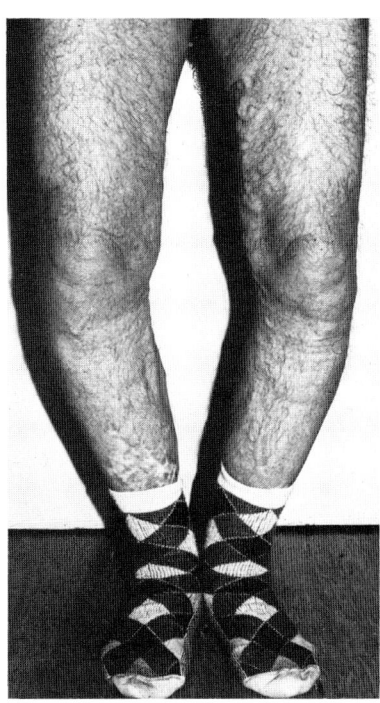

Abb. 2 a u. b a) Posttraumatische Valgusfehlstellung des rechten Kniegelenks bei einer 71jährigen Frau. b) Varusfehlstellung des Kniegelenks bei einem 72jährigen Mann

stellen. Bei der primären Arthrose dagegen sind Elementarläsionen (OTTE 1978) zu vermuten. Möglicherweise besteht ein Defekt in den Chondrozyten, was zu einer qualitativ veränderten Produktion der Interzellularsubstanz mit veränderter biomechanischer Qualität, d. h. reduzierter Scherfestigkeit, schon unter physiologischen Belastungen führt.
Es ist also nicht auszuschließen, daß im Licht der neueren Forschung weitere ätiologische Faktoren (Elementarläsionen) aufgedeckt werden, so daß die sog. „primäre Arthrose" anderen Grunderkrankungen oder einer lokalen Stoffwechselstörung zugeordnet werden kann.
Gonarthrosen, die heute noch als primär bezeichnet werden, treten häufig bilateral auf und bevorzugen das weibliche Geschlecht (HACKENBROCH jun. 1982). Nach KRIEG (1960) wird häufig die Trias Gonarthrose, Varikosis, Plattfuß beobachtet. Er faßt dieses Zusammentreffen unter dem Begriff „phleboarthrotischer Komplex" zusammen.
Ob die Chondromalacia patellae eine Primärarthrose darstellt, wird in der Literatur kontrovers diskutiert (MOHING 1966, SMILLIE 1974, FICAT 1974, BOGNER 1980).

Sekundäre Gonarthrose

Bei der sekundären Gonarthrose sind die ätiologischen Faktoren bekannt; sie können lokal oder systemisch angreifen. *Achsenabweichungen* (präarthrotische Deformitäten, HACKENBROCH sen. 1939), gleich welcher Ursache, führen zu einer ungleichmäßigen Druckverteilung am Gelenk und damit zu unphysiologischen Scherkräften an umschriebenen Arealen des hyalinen Knorpels. Interessant ist, daß das Ausmaß der Achsenabweichung mit dem Verhalten von Enzymen (LDH-Isoenzyme), also dem Gelenkmetabolismus des Knorpels und der Synovialis korreliert (WEH u. Mitarb. 1983). Der Knorpel, der auf die Dauer diese Kräfte nicht auffangen kann, wird zerschlissen und die Kräfte nunmehr weitgehend ungedämpft auf den subchondralen Knochen übertragen. Dadurch werden Knochen deformiert und die Achsenfehlstellung verstärkt (Abb. 2).
Stumpfe Traumen können als *Kontusion* zu umschriebenen intraartikulären Nekrosen mit Untergang von Chondrozyten und Freisetzung von lysosomalen Chondrozytenenzymen führen (Abb. 3) (NIETHARD u. PUHL 1977, NOACK 1983, GEDEON 1982). Dadurch entsteht lokal infolge eines Verlustes an Glukosaminoglykanen und Schädigung der kollagenen Fibrillen ein Areal verminderter Belastbarkeit, was dazu führt, daß Druckkräfte in geringerem Maße abgefangen werden können und somit weitgehend ungedämpft auf den subchondralen Knochen übertragen werden. Besonders häufig treten diese Veränderungen an dafür disponierten Stellen des Kniegelenks, hier besonders an der Patellarückfläche, auf.
Intraartikuläre Frakturen stellen am Kniegelenk eine besonders schwere Vorschädigung dar

10.6 Degenerative Erkrankungen

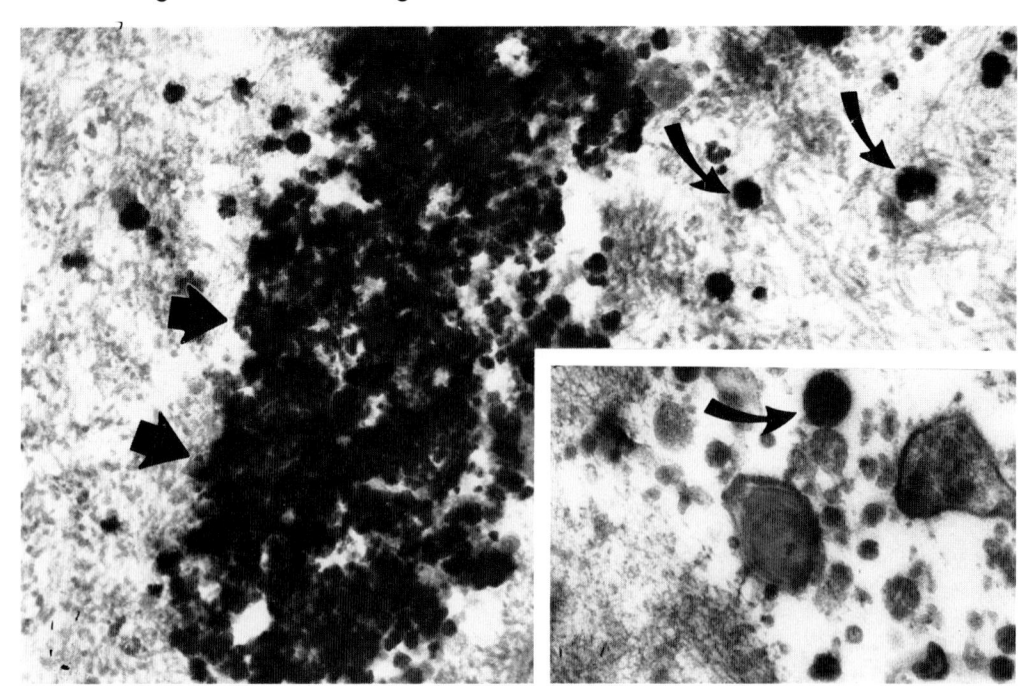

Abb. 3 Elektronenmikroskopische Aufnahme nach einer Knorpelkontusion. Freisetzung lysosomaler Enzyme (saure Phosphatase aus zerfallenden Chondrozyten)

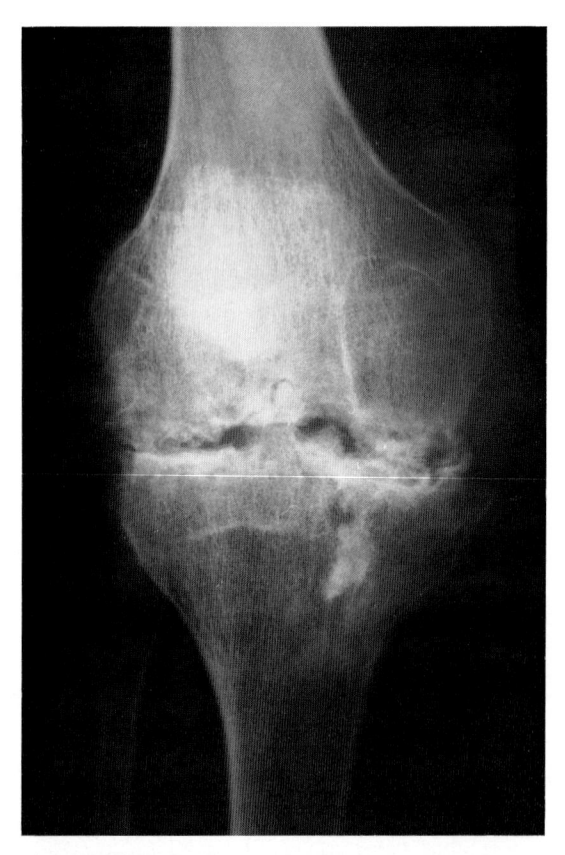

Abb. 4 Panarthrose des rechten Kniegelenks bei einem 54jährigen Mann. Infektion vor 8 Jahren. Abschmelzung des Knorpels und von Bezirken des subchondralen Knochens

(SCHULITZ u. Mitarb. 1973, MORSCHER 1971, 1974, 1978, 1979). Sie lassen in der Regel selbst nach guter operativer Rekonstruktion 1. geringe Inkongruenzen zurück; 2. wird der Knorpel durch den begleitenden Hämarthros enzymatisch mitgeschädigt (PUHL 1982, PUHL u. Mitarb. 1971, DUSTMANN 1971), und 3. werden durch die gleichzeitige Knorpelkontusion lysosomale Knorpelenzyme frei. Alle diese Faktoren bewirken am Kniegelenk degenerative Veränderungen mit häufig erheblicher Progredienz (BURRI u. RÜTER 1976, NOACK 1985).

Chronische rezidivierende Mikrotraumen, wie sie typischerweise beim Sport vorkommen, führen am Kniegelenk zu Mikroläsionen, wodurch schon frühzeitig degenerative Veränderungen auftreten können (HELLMANN u. Mitarb. 1983).

Instabilität infolge insuffizienter Bandführung (funktionelle Inkongruenz, FRIEDEBOLD 1965) stellt einen weiteren wichtigen Arthrosefaktor dar (NOACK u. SCHLEICHER, 1984). Sie kann auf drei Wegen entstehen:

1. als Folge einer aufgehobenen Kongruenz der Gelenkkörper, z. B. nach Trauma, aber auch nach Meniskektomien,
2. infolge Läsion der passiven Kniegelenkstabilisatoren, wie sie häufig nach Kapsel-Band-Verletzungen zurückbleiben, und
3. durch fehlende aktive Stabilisierung der knieumgebenden Muskulatur, z. B. bei Lähmungen oder Muskelatrophien aus anderen Ursachen.

Alle diese Zustände können zum Auftreten unphysiologischer Kräfte am hyalinen Knorpel und damit zur Überschreitung der Scherfestigkeit führen. Daraus resultieren Knorpeleinrisse und Knorpelabrieb. Sowohl über die Freisetzung von lysosomalen Knorpelenzymen als auch mechanisch durch den Knorpeldetritus kommt es zur Entzündung der Gelenkinnenhaut, die einen Gelenkerguß zur Folge hat.

Auch der *chronische Gelenkerguß* (Hydrops), wie er bei allergischen Entzündungen, posttraumatisch, aber auch bei fortgeschrittener Gonarthrose mit Instabilität und Knorpelabrieb entstehen kann, beschleunigt die Progredienz des Knorpelschadens. Durch die Ballonierung der Gelenkhöhle kommt es zur Verlängerung der Transitstrecke (COTTA 1973, 1974, 1968), was bedeutet, daß die oszillierende Stoffwechselregulation zwischen Synovialis und Gelenkknorpel gestört ist (BINZUS u. TILLMANN 1968, 1974).

Darüber hinaus beinhaltet der entzündliche Reizerguß in großer Menge knorpelabbauende Enzyme, so daß neben einem Substratmangel vor allem die enzymatische Schädigung des Knorpels im Vordergrund steht.

Infektionen des Kniegelenks führen über eine massive Freisetzung vorwiegend lysosomaler Enzyme, die den neutrophilen Granulozyten entstammen, zu einer rasanten An- und Abdauung des hyalinen Knorpels (ZIFF u. Mitarb. 1960, ALI 1964, CRISMAN u. FESSEL 1962, BARRETT 1978, HELLIWELL 1985). Bei längerem Bestehen der Infektion ist der Knorpel auch nach Ausheilung der Infektion in seiner Belastungsfähigkeit so reduziert, daß bereits physiologische Belastungen zu einem weiteren Aufbrauch des Gelenkknorpels führen können und damit durch unphysiologische Beanspruchung des subchondralen Knochens schnell das Vollbild einer Arthrosis deformans entstehen lassen (Abb. 4). Therapie der Wahl ist neben der Gabe von Antibiotika die frühe chirurgische Sanierung mit Synovektomie der infizierten Gelenkinnenhaut (TSCHERNE 1980).

Während zerrissene *Menisken* in der Regel durch plötzliche Einklemmung oder durch abnorme Positionierung im Gelenk lokalisiert Schäden am Gelenkknorpel entstehen lassen, ist das meniskektomierte Gelenk in doppelter Hinsicht arthrosegefährdet (SCHULTIZ u. GELDHÄUSER 1973, LUFTI 1973, BURR u. RADIN 1982, ALLEN u. Mitarb. 1984). Zum einen entsteht durch die Meniskektomie eine relative Innenbandverlängerung, die bei passiver Bewegungsprüfung als eine leichte Instabilität deutlich wird; zum anderen werden Knorpelareale in die Hauptbelastungszone einbezogen, die normalerweise durch den Meniskus geschützt werden. Ob nach Meniskektomien Arthrosen entstehen und welche Ausprägung sie erfahren, mag dabei von zahlreichen Faktoren abhängen:

1. Von der biologischen Adaptationsfähigkeit des hyalinen Knorpels, sich durch strukturelle Transformation an die geänderten Belastungsbedingungen anzupassen. Dies ist sicher nur bei Jugendlichen oder durch längere Entlastung (PUHL 1982) zu erwarten.
2. Vom Ausmaß der entstandenen Instabilität. Hierbei spielt bei reduzierter passiver Stabilität vor allen Dingen die Kompensation durch die knieumgebende Muskulatur eine wesentliche Rolle.
3. Von den gegebenen Achsenverhältnissen. Ein bestehendes Genu varum oder Crus varum, das ohnehin eine Mehrbelastung der inneren Gelenkpartner mit sich bringt, muß sich nach Entfernung des medialen Meniskus für den schutzlos liegenden Knorpel besonders ungünstig auswirken (Abb. 5). Das gleiche Verhalten gilt für das Genu valgum und den Außenmeniskus.

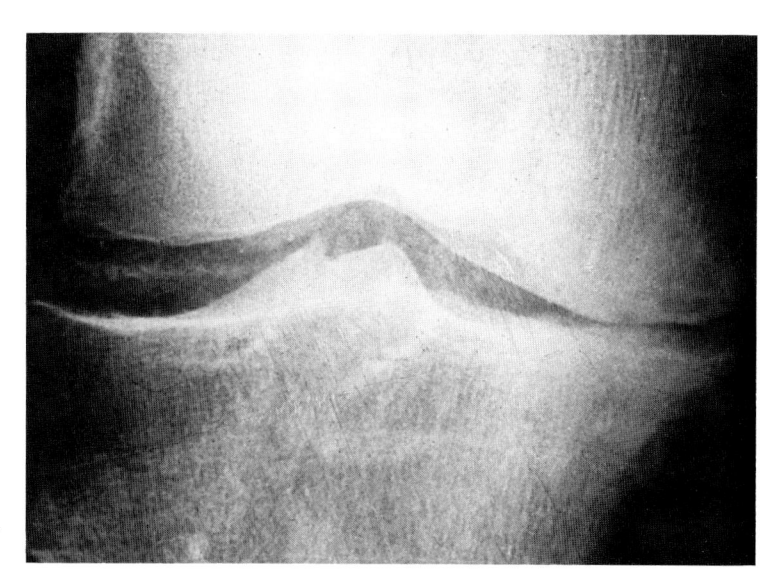

Abb. 5 Varusgonarthrose bei einem 58jährigen Mann nach medialer Meniskektomie vor 22 Jahren

Auch *Immobilisation,* wie sie häufig zwangsweise bei verletzten Extremitäten durchgeführt wird, muß als Ursache für eine entstehende Arthrose gelten. Wie eindrucksvoll aus Tierversuchen belegt (FINSTERBUSH u. FRIEDMAN 1973, LANGENSKJÖLD 1979, REFIOR 1974, STEINBRÜCK 1980, STEINBRÜCK u. BINZUS 1982), kommt es zu einem massiven Verlust von Glukosaminoglykanen; die Knorpeldicke nimmt ab; die Fibrillenstruktur wird an der Oberfläche deutlich demaskiert. Als Folge dieser Veränderungen tritt ein Elastizitätsverlust ein; die Scherfestigkeit des Knorpels wird gemindert. Wird nun ein solches Gelenk nach Aufhebung der Ruhigstellung sehr früh und intensiv belastet, so müssen irreversible Schädigungen am hyalinen Knorpel erwartet werden. Damit ist die Arthrose in Gang gesetzt.

Eine reduzierte Belastungsfähigkeit des Knorpels wird auch für zahlreiche *metabolische Veränderungen* angenommen. So soll bei Gicht, Hyperlipoproteinämie Typ II (GLUECK u. Mitarb. 1968) und Typ IV (BUCKINGHAM u. Mitarb. 1975), idiopathischer Hämochromatose (GORDON u. Mitarb. 1974, JENSEN 1976), Morbus Wilson (BOUDIN u. Mitarb. 1977), Alkaptonurie (LICHTENSTEIN u. KAPLAN 1954, LASKAR u. SARGISON 1970) sowie bei einigen Mukopolysaccharidosen (BRADY 1978, SCHEIN u. ARKIN 1942) die Textur des hyalinen Knorpels verändert sein.

Systemerkrankungen wie die Hämophilie führen zu schweren Veränderungen am Gelenkknorpel. Diese Schäden können sowohl durch hydrolytische Enzyme der Synovialflüssigkeit (ARNOLD u. HILGARTNER 1977, MAINARDI u. Mitarb. 1978) als auch durch destruktive Enzyme aus den Chondrozyten (ROY 1968) zustande kommen. In neueren Untersuchungen wird auch die Minderleistung der Chondrozyten für die degenerativen Veränderungen verantwortlich gemacht (MOHR u. Mitarb. 1982, CHOI u. Mitarb. 1981, KIRKPATRICK u. Mitarb. 1982).

Angaben über *systemische Faktoren,* die eine Gonarthrose bewirken oder richtungweisend beeinflussen, sind oft widersprüchlich.

Übergewicht wird als Ursache der Gonarthrose heute einheitlich abgelehnt (SPÜHLER 1958, MOHING 1966); dagegen hat es als Manifestationsfaktor und für die Progredienz der Arthrose eine wesentliche Bedeutung. Dies bedeutet, daß bei Störungen der Gelenkmechanik, Achsenabweichungen oder verminderter Belastbarkeit des Knorpels das Übergewicht die pathologischen Kräfte verstärkt und Kompensationsvorgänge von seiten des hyalinen Knorpels mindern wird.

Inwieweit das *Geschlecht* für das Entstehen einer Gonarthrose eine Rolle spielt, kann nur vermutet werden (ACHESON u. COLLART 1975). Auffällig ist die Häufung der Arthrosis genus bei Frauen während des Klimakteriums. Dabei besteht eine gewisse Ähnlichkeit mit Erscheinungsbildern, die an die Arthropathia ovaripriva nach Kastration erinnern (MENGE 1924, SCHULER 1959, DEBRUNNER 1961).

Auch arterielle *Hypertension* und *Arteriosklerose* wurden für die Entstehung der Arthrosis deformans angeschuldigt (LAWRENCE 1975). Diese Einzelbefunde müssen jedoch mit Vorsicht zur Kenntnis genommen werden, weil größere Statistiken darüber nicht existieren. Da die Arteriosklerose jedoch häufig mit Stoffwechselstörungen kombiniert ist, ist das vermehrte Auftreten der Arthrosen möglicherweise eher auf die ursächliche Stoffwechselstörung zu beziehen. Daß hier eine Häufigkeit existiert, ist lange Zeit bekannt und z.B. für die Hüftkopfnekrose mit nachfolgender Arthrose bei Alkoholikern und Patienten mit Fettstoffwechselstörungen gut belegt.

Häufig werden venöse Durchblutungsstörungen (z.B. bei Varikosis) und Gonarthrose gemeinsam gesehen. Wenngleich die Durchblutungsstörung als Ursache nicht klar zu belegen ist, kann doch angenommen werden, daß sie einen Einfluß auf die Aktivierung und Progredienz des Arthroseprozesses hat.

Beruf und körperliche Aktivität können nur insofern als pathogenetische Faktoren berücksichtigt werden, als bestimmte Berufe zu vermehrten Traumatisierungen disponieren (WITT 1973). So werden in besonders hohem Ausmaß Arthrosen bei Sportlern gesehen, die infolge der Ausübung von Kontaktsportarten rezidierende Traumatisierungen des Kniegelenks aufwiesen (SOLONEN 1968, RALL u. Mitarb. 1964, ARENS 1967, BOGNER 1980).

Überlastung im Sinne der Baetznerschen Vorstellung von der „Pathologie der Funktion" (1936) führt bei intakter Gelenkmechanik und ungeschädigtem hyalinem Knorpel sicher nicht zur Arthrose. Wie von HACKENBROCH (1966) bereits gefordert, muß hier zur Überbeanspruchung die sich im Effekt summierende rezidivierende Mikrotraumatisierung hinzutreten. Dies wurde von GROH (1972) bestätigt.

Inwieweit *Ernährung* für die Auslösung einer Gonarthrose eine Rolle spielt, muß mit größter Zurückhaltung betrachtet werden. Einzelbeobachtungen können eine Beteiligung nur vermuten lassen. So soll bei exzessiver Eisenzufuhr eine Eisenablagerung im Gelenk auftreten (HIYEDA 1939). Wahrscheinlich ist, daß aber zusätzliche metabolische Störungen vorliegen müssen, wie beim Morbus Paget, bei der Alkaptonurie, Hämochromatose, der Gicht, der Pyrophosphatarthritis oder den Mukopolysaccharidosen (RESNICK u. NIWAYANA 1981).

Schädigungen des Gelenkknorpels können, wie vor allem tierexperimentelle Untersuchungen belegen, auch als Nebeneffekte einer medikamentösen Therapie auftreten. Glukokortikosteroide sollen zum Absterben von Chondrozyten einerseits, zur Suppression der Stoffwechselleistung leben-

der Chondrozyten andererseits führen. Über die Störung der Syntheseleistung kommt es nachfolgend auch zur Veränderung der interzellulären Matrix und damit zur veränderten Belastbarkeit des Knorpels, woraus eine progressive Gelenkzerstörung resultieren kann (SALTER u. Mitarb. 1967, MANKIN u. CONGER 1966, SINOVATZ u. Mitarb. 1977, ANNEFELD u. RAISS 1984).
Ähnliche direkte Schädigungen von Chondrozyten werden für einige nichtsteroidale Antirheumatika (NSAR) vermutet (KALBHEN u. Mitarb. 1976, KALBHEN 1982).
Diese Mitteilungen sind jedoch mit großer Vorsicht zu betrachten, da 1. Tierversuche nicht ohne weiteres auf den Menschen übertragen werden können und 2. die im Experiment gewählten Dosierungen nicht therapieüblichen Dosierungen entsprechen.
Diesen chondralen Arthrosen (WEISS 1950, AXHAUSEN 1912, 1925) stehen sog. ossale Arthrosen, deren ätiologische Faktoren im subchondralen Knochen zu suchen sind, gegenüber. So führen kalzipenische Osteopathien (BARTELHEIMER 1960, UEHLINGER 1964, RADIN u. PAUL 1971, RADIN u. Mitarb. 1972, 1973) und Osteonekrosen (AHLBÄCK u. Mitarb. 1968, SCHAUER 1977, WILLIAMS u. Mitarb. 1973, LOTKE u. Mitarb. 1977, MUHEIM u. BOHNE 1970, BAUER 1978, NORMAN u. BAKER 1978) über eine veränderte Belastbarkeit des subchondralen Knochens, wo Mikrofrakturen und Verformungen auftreten, zu Achsenfehlstellungen.
Diese Fehlstellungen rufen dann sekundär auch innerhalb des Gelenks durch Wirksamwerden von unphysiologischen Kräften Schädigungen hervor.

Arthrosis deformans des Femoropatellargelenks

Prinzipiell spielen für die Entstehung der retropatellaren Arthrose (Abb. 6) die gleichen ätiologischen Faktoren eine Rolle wie für das übrige Kniegelenk. Aufgrund der besonderen Mechanik dieses Gelenkabschnittes kommen jedoch weitere ätiologische Faktoren hinzu. So muß die *habituelle Patellaluxation* als präarthrotische Deformität angesehen werden. Die Beziehung zwischen Luxation und Luxationshäufigkeit einerseits sowie Ort und Mechanismus der Arthroseentstehung wurde auch tierexperimentell untersucht und dargestellt (KISS u. FOELDER 1983).
Ursache der Luxation sind zumeist Entwicklungsstörungen im Bereich der Femurkondylen, des Gleitlagers oder der Patella selbst. Nach RÜTT (1959, 1967, 1975) besteht eine Störung, bei der die Patella bei bestehender Lateralisation durch zunehmende Beugung aus dem Gleitlager hinaustritt. Hierbei liegt zumeist gleichzeitig eine Störung im Aufbau des distalen Femurendes und in der Regel ein Rotationsfehler vor. Der laterale Femurkondylus ist dysplastisch; die Patella weist einen Hochstand auf. Häufig wird zusätzlich eine Bandschlaffheit oder Gena valga gefunden.
Weitere Ursachen der habituellen Patellaluxation sind in einem muskulären Ungleichgewicht der aktiven Kniestabilisatoren zu sehen. Während der Vastus lateralis kräftig entwickelt ist, existiert eine Hypoplasie des M. vastus medialis.
MOHING (1966) weist darauf hin, daß für die Entstehung der Arthrose weniger die Häufigkeit der Luxationen als die ständige Lateralisation mit Hyperpression im Bereich der lateralen Patellafaszette entscheidend sind. Die Bedeutung der exzentrisch einwirkenden Druckkräfte für die Arthrose des Femoropatellargelenks wurde auch von MAQUET (1976) herausgestellt.

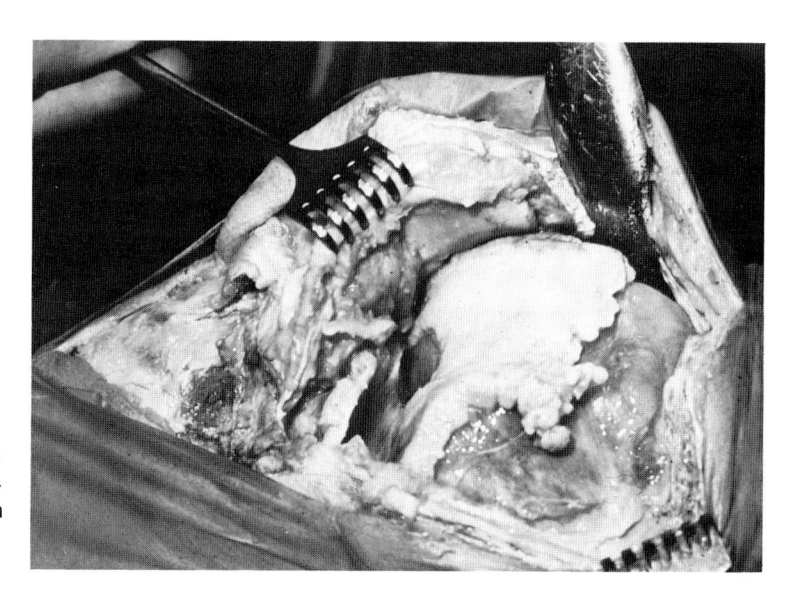

Abb. 6 Intraoperatives Bild einer schweren Arthrose im Femoropatellargelenk. Randosteophyten am Gleitlager. Freilegung des subchondralen Knochens

Nach neueren Vorstellungen von RÜTT (1979) muß von der habituellen Luxation der Kniescheibe die *rezidivierende Patellaluxation* unterschieden werden. Sie kommt bei der Schlußstreckung des Kniegelenks zustande und bedeutet für den Knorpel eine wesentlich größere Traumatisierung. Der Verlauf der Arthrose nach Patellaluxationen verläuft ebenfalls in Stadien.

Häufig entsteht am Ende der zunächst isolierten Femoropatellararthrose das komplette Bild der Panarthrose.

Weitere Ursachen für die Arthrose des Femoropatellargelenks sind *Patellafrakturen,* wobei traumatisch bedingte Kontusionen, Reststufenbildung und die infolge der Fraktur z.T. notwendig gewordene Ruhigstellung Teilfaktoren bei der Entstehung der Arthrose darstellen.

Einen weiteren ursächlichen Faktor stellen *aseptische Knochennekrosen* an der Gelenkfläche der Patella dar. Sie treten jedoch äußerst selten auf. MOHING (1966) gibt an, daß die Osteochondrosis dissecans von 90 dissezeierenden Prozessen am Kniegelenk nur 2mal nach einem Trauma aufgetreten war.

Das isolierte *Sudeck-Syndrom* der Kniescheibe (RETTIG 1959, SCHÖNBACH 1959, THORBAN 1959) stellt eine weitere Möglichkeit für das Entstehen einer retropatellaren Arthrose dar. Als Ursache des isolierten Sudeck-Syndroms werden geringfügige Traumen angeschuldigt, die sich wegen der unzureichenden Ernährung des Weichteilmantels (SCHÖNBACH 1959) im Bereich der Patella besonders schwer auswirken. Da beim Sudeck-Syndrom jedoch eine Störung der gesamten Kapseldurchblutung vorliegt, bleibt zu fragen, ob es den isolierten Befall der Patella überhaupt gibt oder ob hier nicht bloß ein röntgenologisches Frühzeichen für ein Sudeck-Syndrom am gesamten Kniegelenk vorliegt.

Häufigkeit der Gonarthrose

Läßt man die degenerativen Erkrankungen am Achsenskelett unberücksichtigt und betrachtet lediglich die Extremitätengelenke, so ist das Kniegelenk am häufigsten betroffen. Diese Mitteilung wurde bereits von CRUVEILLIER und WEICHSELBAUM (1877) und später in Statistiken von HEINE (1926) sowie von KREUZ (1927) gemacht. KREUZ findet bei seinen Arthrosepatienten das Kniegelenk sogar in über 50% der Fälle betroffen. WATERMANN (1955) hat in einer umfassenden Statistik ebenfalls nachweisen können, daß abgesehen von degenerativen Veränderungen des Achsenskeletts das Kniegelenk in etwa ⅓ aller Fälle von einer Arthrose betroffen war. MOHING (1966) beschreibt in seiner Monographie bei einer Gesamtzahl von 28987 Patienten bei etwa 7000 Patienten Arthrosen, Osteochondrosen und Spondylosen.

Auch in dieser Arthrosestatistik steht das Kniegelenk an erster Stelle. Etwa 30% aller Patienten mit degenerativen Leiden weisen eine Gonarthrose auf. In jüngeren Mitteilungen geben auch WAGENHÄUSER (1969) und RESNICK u. NIWAYAMA (1981) die Häufigkeit degenerativer Veränderungen am Kniegelenk an.

Die klinische Erfahrung belegt, daß Gonarthrosen mit dem Alter zunehmen. Das Verhalten von Männer zu Frauen ist etwa identisch. PETERS (1980) findet, daß bis zum 55. Lebensjahr der Anteil der Männer mit einer Gonarthrose größer ist, danach jedoch Frauen prozentual häufiger von diesem Leiden betroffen sind.

Außer nach ätiologischen Gesichtspunkten wurde vielfach der Versuch unternommen, weitere Einteilungsmöglichkeiten der Arthrose zu geben, die klinischen und therapeutischen Gesichtspunkten gerecht werden. So hat JONASCH (1959) die Kniegelenkarthrosen nach dem *Schweregrad* in vier Gruppen (Arthrosen 1.-4. Grades) eingeteilt. Berücksichtigt werden bei dieser Einteilung pathomorphologische Kriterien wie Form (Entrundung) der Gelenkkörper, arthrotischer Randwulst, Kondensierung der subchondralen Spongiosa. MOHING (1966) reduzierte die Einteilung von JONASCH in drei Schweregrade und stufte die Arthrosen in leicht, mittelschwer und schwer ein. Als leicht wurden Arthrosen definiert, die lediglich eine Ausziehung der Gelenkränder und der Eminentiae intercondylica sowie der Patellapole aufwiesen. Der Gelenkspalt selbst ist noch unverändert. Mittelschwere Arthrosen zeigen Veränderungen mit Randzacken, beginnende Entrundungen der Gelenkkörper sowie bereits eine Verschmälerung der Gelenkspalte. Schwere Arthrosen weisen massive Randwülste, starke polygonale Entrundungen der Gelenkkörper und eine deutliche Verschmälerung der Gelenkspalte auf. Bei der Untersuchung von mehr als 4000 arthrotischen Kniegelenken fanden sich in 80% leichte Arthrosen, in 9% mittelschwere Arthrosen und in 11% schwere Arthrosen.

Unsere eigenen Untersuchungen von 450 Patienten mit Gonarthrose ergaben unter Berücksichtigung der oben genannten Kriterien in 62% leichte Arthrosen, in 28% mittelschwere Arthrosen und in 10% schwere Arthrosen.

Eine weitere Einteilung der Kniegelenksarthrosen berücksichtigt die *Lokalisation* der Arthrosen. Unterschieden werden:

1. Umschriebene Arthrosen der verschiedenen Kompartimente, d.h. im lateralen Femorotibialkompartiment, im medialen Femorotibialkompartiment und im patellofemoralen Kompartiment. Unter Berücksichtigung dieser Einteilung fanden PARKER u. Mitarb. (1934) bei 81% das femoropatellare Kompartiment, bei 65% die Interkondylarregion, bei 64% den lateralen Kondylus der Tibia, bei 55% den medialen Kondylus der Tibia, bei 43% den media-

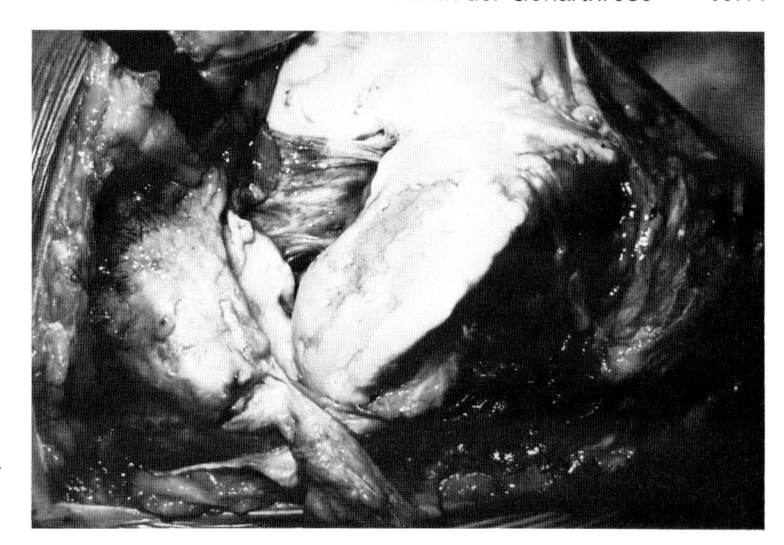

Abb. 7 Intraoperatives Bild einer Panarthrose des linken Kniegelenks bei einem 68jährigen Mann

len Kondylus des Femurs und bei 36% der Patienten den lateralen Kondylus des Femurs betroffen. Ähnliche Ergebnisse fanden WEICHSELBAUM (1877), WEISS u. MIROW (1972), CASSCELLS (1978) und WILEY (1968).

2. Diffuse oder panartikuläre Arthrosen. Hierbei handelt es sich entweder um Endstadien zunächst umschriebener Arthrosen, bei denen das gesamte Gelenk in das degenerative Geschehen einbezogen wurde, oder Arthrosen nach Entzündungen, hormonalen Störungen, Chondromatosen und Entwicklungsstörungen (MOHING 1966). Das pathologische Geschehen umfaßt aufgrund seines generellen Charakters von Beginn an das gesamte Gelenk (Abb. 7)

Umschriebene Arthrosen beginnen demnach häufig nach dissezierenden Prozessen, nach Meniskusexstirpation und vor allen Dingen nach Abweichungen der statischen Kniegelenkachse im Sinne der Valgus- oder Varusdeformation.

Klinik der Gonarthrose

Das klinische Bild der Gonarthrose entspricht weitgehend dem Verlauf von Arthrosen anderer Gelenke, wobei im Gegensatz zu anderen Gelenken am Kniegelenk der Faktor der Instabilität eine besondere Rolle spielt. Unter dem Gesichtspunkt der Reversibilität oder des Stillstandes degenerativer Prozesse sowie aufgrund therapeutischer Überlegungen wurde immer wieder der Versuch unternommen, eine Einteilung zu finden, die dem zeitlichen Fortschreiten der Arthrose Rechnung trägt. Folgende Einteilungen sind gebräuchlich:
1. Frühstadium oder beginnende Arthrose,
2. mittleres Stadium mit beginnenden Veränderungen der periartikulären Weichteile (Kontraktur) und
3. Endstadium oder stark fortgeschrittene Gonarthrose.

Wenngleich die Ursachen der Arthrose, wie einleitend bereits ausgeführt, gelegentlich außerhalb des Gelenks zu suchen sind, spielt sich das wesentliche pathologische Geschehen innerhalb des Gelenks ab. Die umgebenden Weichteile können aber sekundär in das Geschehen einbezogen werden. Während das Vollbild der Arthrose durch die Trias Schmerz, Bewegungseinschränkung und Instabilität gekennzeichnet ist, finden sich am Anfang des degenerativen Prozesses meist nur diskrete Zeichen einer Bewegungseinschränkung; eine arthrosebedingte Instabilität wird vermißt; lediglich der Schmerz wird zum führenden Symptom.

Im **Frühstadium** werden Schmerzen nur unter starker Belastung beobachtet, die nach kurzer Ruhe und unter Schonung wieder abklingen. Bei Bewegungen des Kniegelenks kann häufig ein leichtes Reiben als Zeichen der bereits vorhandenen Knorpelschädigung palpiert werden. Gelegentlich sind die Weichteile über den Femurkondylen leicht druckempfindlich. Mit dem Fortschreiten der Arthrose wird die Belastung, die Schmerzen auslöst, geringer; die Intervalle, in denen die Beschwerden auftreten, werden kürzer, und die Schonzeit, die zur Wiederherstellung der Schmerzfreiheit führt, wird verlängert. Bereits in diesem Stadium besteht das Gefühl einer Steifigkeit und Minderelastizität; der Betroffene muß sein Gelenk nach längerem Sitzen oder am frühen Morgen erst einlaufen. Der Anlaufschmerz ist geradezu Charakteristikum für die Arthrose der unteren Extremität. DEBRUNNER (1961) spricht hierbei von eintöniger Gleichheit der Beschwerden, deren Leitsymptome „Eingerostetsein" und Herabsetzung der Belastbarkeit des Beines sind.

10.12 Degenerative Erkrankungen

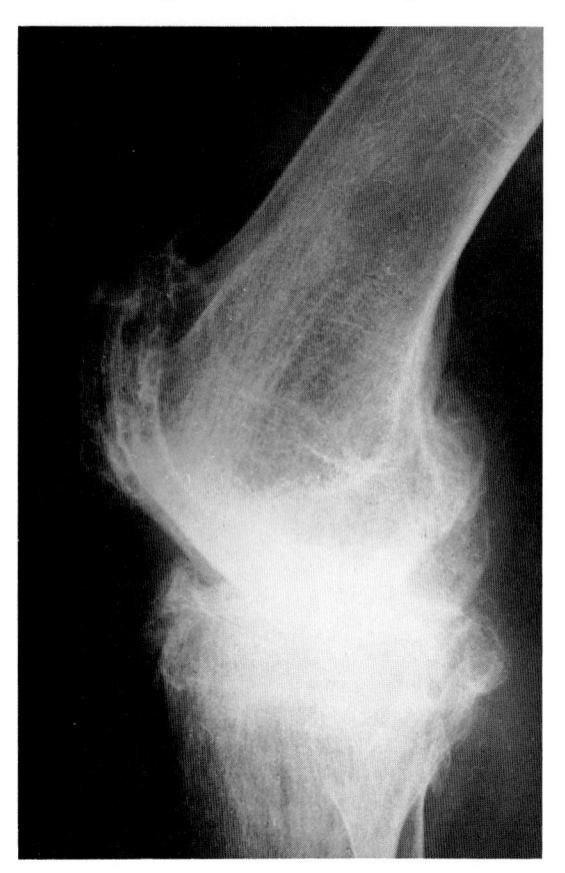

Abb. 8 Massive Panarthrose des linken Kniegelenks bei einer 73jährigen Frau. Beugekontraktur von 20°

Bereits sehr früh läßt sich bei genauer Untersuchung als Zeichen der Störung im Gelenk eine Herabsetzung des Tonus im Quadrizeps und hier besonders im Bereich des Vastus medialis nachweisen. Diese Art der Muskelatrophie unterscheidet sich wesentlich von der durch Inaktivität entstandenen. Sie ist wegen der Frühzeitigkeit ihres Auftretens nur reflektorisch zu erklären, wobei die Afferenzen vom betroffenen Gelenk ausgehen.

Im **mittleren Stadium** der Arthrose erscheinen die Kniegelenkkonturen zunehmend verstrichen. Dies kann sowohl durch einen begleitenden Reizerguß hervorgerufen sein, tritt jedoch auch als Folge der diffusen Kapselverdickung und Schwellung auf. Bei der Palpation ist das Kniegelenk jetzt besonders im Bereich der Kondylenränder schmerzhaft, wo es infolge der Osteophytenbildung zu Reizungen an der Kapsel kommen kann. Typisch ist weiterhin der Schmerz bei endgradiger Streckung sowie Beugung, die zumeist nur noch passiv zu erreichen sind. Auskultatorisch oder palpatorisch nimmt das Krepitieren im Gelenk zu; gelegentlich zeigen sich Blockierungen im Gelenk. Die Hypotonie des Quadrizeps ist einer deutlichen Atrophie gewichen. Mit weiterem Fortschreiten der Arthrose treten die Beschwerden nun auch ohne größere Belastung auf. Schließlich stellt sich häufig sogar die Umkehrung der Beschwerden ein: In Ruhe bestehen Beschwerden, die sich unter Bewegung ohne größere Belastung bessern. Zur Erklärung dieses paradoxen Phänomens können nur die sich ändernden Durchblutungsverhältnisse in Ruhe und unter Funktion herangezogen werden. Wie LYNCH (1974) zeigen konnte, nimmt der intraossäre Druck in den Sinusoiden des Knochens zu.

Bei der Zunahme der Schmerzen wird das Knie immer häufiger in der entlasteten Mittelstellung gehalten, was unbehandelt infolge Schrumpfens und damit Verkürzung der Weichteile zu einer Beugekontraktur führt.

Durch Verschleiß des hyalinen Knorpels, Degeneration der Menisken sowie Abnahme der muskulären Sicherung des Kniegelenks kommt es infolge relativer oder absoluter Überdehnung des Bandapparates zur Instabilität, wodurch einerseits die Unsicherheit bei Belastung weiter wächst, zum anderen die Arthrose, die möglicherweise eine ganz andere Primärursache hatte, in ihrer Progredienz erheblich beschleunigt wird.

Im **Endstadium** der Gonarthrose ist die statische Beinachse in der Regel nicht mehr erhalten; die Kniegelenkkonturen sind verschwunden. Es findet sich eine ausgeprägte Instabilität, zumeist eine deutliche Beugekontraktur und damit ein erheblich reduziertes Bewegungsausmaß (Abb. 8). Zudem besteht eine massive Quadrizepsatrophie.

Begleitet wird das degenerative Geschehen von Entzündungsreaktionen, deren sichtbarer Ausdruck Reizerguß und Überwärmung darstellen. Sie können unabhängig vom einzelnen Stadium zu jedem Zeitpunkt auftreten. Zunächst kommt es zu rezidivierenden Schüben; später liegt dann ein Dauererguß vor, bis das Gelenk im Finalstadium trocken und ausgebrannt als Ruine vorliegt. Das Auftreten dieser entzündlichen Erscheinungen hat lange Zeit zur Diskussion der Begriffe „Arthrose" bzw. „Arthritis" beigetragen. Da es sich hierbei jedoch vorwiegend um ein reaktives Geschehen bei primärer Degeneration handelt, ist der Begriff arthrotischer Reizzustand vorzuziehen. Er stellt ein charakteristisches Symptom dar, das diagnostisch über den Aktivitätsgrad der Arthrose Aufschluß gibt.

Der arthrotische Reizzustand kann durch unterschiedliche Pathomechanismen ausgelöst werden:
1. Durch Knorpelabrieb, wie er besonders bei Instabilität auftritt. Die mikroskopisch kleinen Knorpelteilchen einerseits sowie lysosomale Enzyme, die bei Schädigung der Chondrozyten aus diesen Zellen freigesetzt werden, führen an der Synovialis zu einem Entzündungszustand, der als Synovialitis (Synovitis) chondrodendritica beschrieben wurde.

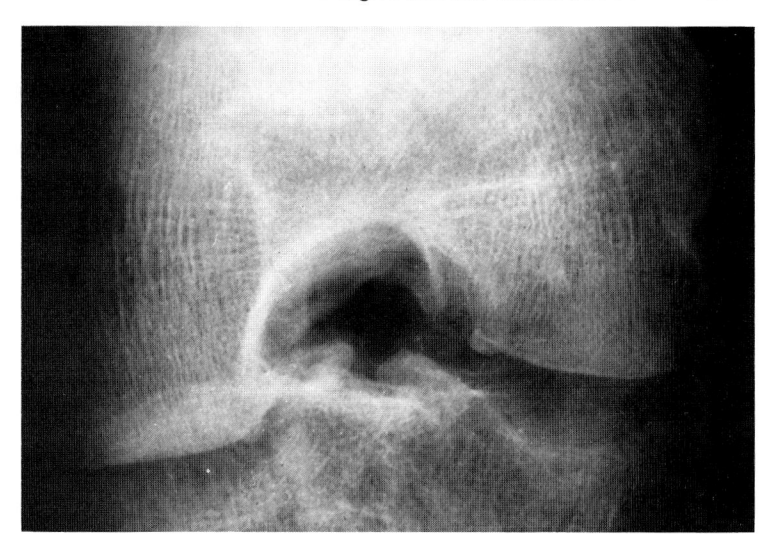

Abb. 9 Darstellung der Interkondylarregion nach Knutsson. Ausziehung der Eminentiae sowie kleiner Osteophyten an den angrenzenden Kondylen

2. Durch die bei der fortschreitenden Arthrose auftretenden Osteophyten am Tibiaplateau sowie am Femurkondylus kommt es bei Bewegung des Gelenks zur mechanischen Reizung der Gelenkkapsel.

Es ist jedoch anzunehmen, daß lediglich am Beginn der Gonarthrose einer dieser Faktoren allein eine Rolle spielt; bei der fortgeschrittenen Arthrose werden sich diese unterschiedlichen Faktoren jedoch überlagern und ergänzen und damit in ihrer Gesamtheit für den permanenten Reizerguß verantwortlich sein.

Blutwerte, Körpertemperatur und Blutkörperchensenkungsreaktion bewegen sich im normalen Rahmen und erlauben damit keine Rückschlüsse auf den Degenerationsprozeß.

Die individuelle Ausprägung der einzelnen Symptome bei der Gonarthrose ist abhängig von der Gesamtpersönlichkeit des Kranken sowie von zahlreichen unspezifischen Faktoren, wobei die klimatischen Außenfaktoren eine besondere Rolle spielen. So findet sich, was die Verschlimmerung oder vorübergehende Besserung anbelangt, immer eine gewisse Abhängigkeit von Nässe, Kälte, Luftströmungen und Luftdruckschwankungen, eine Beobachtung, die den Betroffenen seit alters her als „Wetterpropheten" kennzeichnet.

Diagnostik der Gonarthrose

Röntgenuntersuchung

In der Klinik hat die Röntgenuntersuchung sowohl zur Bestätigung der Diagnose, zur Beurteilung des Verlaufs sowie letztlich für die Auswahl der einzuschlagenden Therapie eine entscheidende Bedeutung.

Dabei empfiehlt es sich, neben den Standardaufnahmen im anteroposterioren sowie im seitlichen Strahlengang zusätzliche Röntgenaufnahmen anzufertigen. Zur Beurteilung der Fossa intercondylica eignen sich sog. Tunnelaufnahmen, die in Kniebeugung von 90° (FRIK 1932, KNUTSSON 1941) durchgeführt werden (Abb. 9). Das retropatellare Gleitlager, die Patellarückfläche sowie das Gleitverhalten der Patella bei unterschiedlichen Winkelstellungen können am besten durch Patellaspezialaufnahmen (Defileaufnahmen, axiale Aufnahmen) beurteilt werden (BANDI 1972, FICAT u. HUNGERFORD 1977, INSALL u. SALVATI 1971, MERCHANT u. Mitarb. 1974, WIBERG 1941, HASSENPFLUG u. HERTEL 1980, KÖLBEL u. BERGMANN 1979). Dabei hat die Aufnahme bei 30° Kniebeugung eine besondere Bedeutung, weil nur sie mit Sicherheit eine Aussage darüber zuläßt, ob eine Luxation oder Subluxation der Patella vorliegt. Bei Winkelstellung von 60 bzw. 90° wird die Subluxationstendenz der Patella nicht mehr deutlich. Zur Quantifizierung der Achsenfehlstellung sowie zur näherungsweisen Aussage des Knorpelschwundes auf den Gelenkflächen eignet sich am besten die Achsenaufnahme, die zudem unter Belastung am günstigsten bei ausschließlicher Belastung der betroffenen Extremität durchgeführt werden sollte (MARKLUND u. MYRNERTS 1974).

Mit den Röntgenaufnahmen läßt sich ein Mosaik pathomorphologischer Veränderungen bei der Arthrose sichtbar machen, das je nach deren Fortschreiten in unterschiedlicher Ausprägung vorliegt.

Der *enge Gelenkspalt* ist Ausdruck eines Knorpelverlustes in dem entsprechenden Kniekompartiment. Dieser Knorpelverlust kann bis zur Knochenglatze führen. Bei der Valgusdeformität tritt er im lateralen Kniegelenkbereich, bei der Varusdeformität im medialen Kniegelenkbereich auf. Das Ausmaß der Annäherung der Gelenkkörper erlaubt Rückschlüsse über die Größe des Knorpelabriebes bzw. Knorpelverlustes (Abb. 10).

10.14 Degenerative Erkrankungen

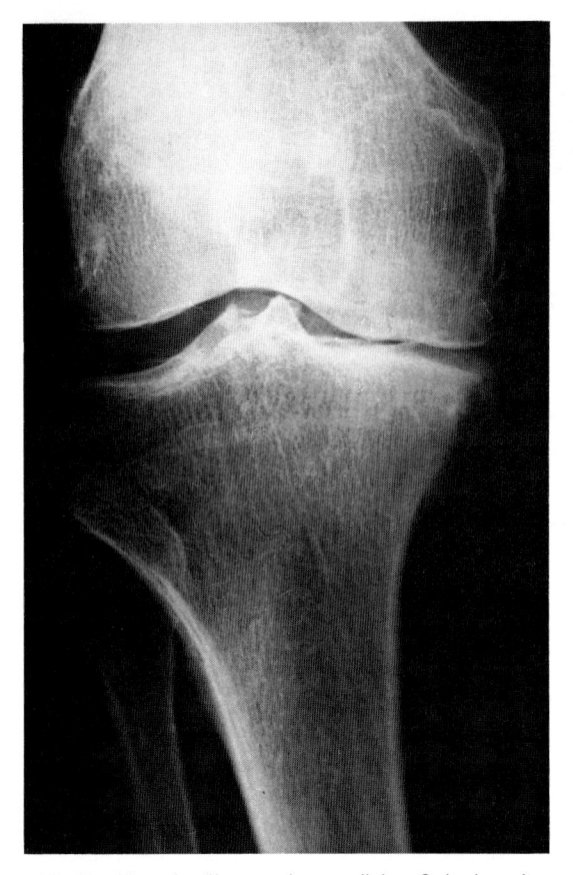

Abb. 10 Verschmälerung des medialen Gelenkspalts, subchondrale Sklerosierung, Randosteophyten am medialen Tibiaplateau und medialen Femurkondylus

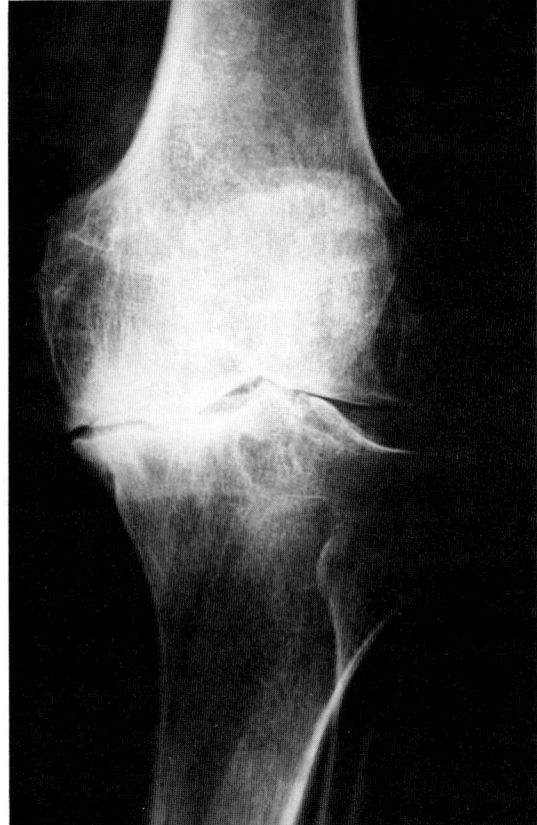

Abb. 11 Fortgeschrittene Varusgonarthrose mit schmalem inkongurentem Gelenkspalt, ausgeprägter Sklerosierung im subchondralen Knochen des medialen Femurkondylus und medialen Tibiaplateaus sowie Subluxation nach medial

In engem Zusammenhang mit dieser Erscheinung steht die Knochenverdichtung im subchondralen überbelasteten Knochenareal *(subchondrale Sklerosierung)*. Durch Knorpelverlust verliert der Knorpel an Scherfestigkeit; Kräfte werden ungedämpft auf den subchondralen Knochen übertragen, und als biologische Anpassungsreaktion wird ein verdichteter kortikalisähnlicher Knochen im subchondralen Bereich gebildet. So kann das Ausmaß der subchondralen Sklerosierung also Rückschlüsse über Belastungsspitzen im Gelenk bzw. lokale Überbelastungen geben (CHRISTENSEN u. Mitarb. 1982). Die subchondrale Sklerosierung wird am häufigsten im Bereich des Tibiaplateaus gesehen. Dies könnte damit zusammenhängen, daß, wie bereits oben erwähnt, der Knorpel der Tibia weicher ist und damit bei Belastung eher einem Abrieb unterliegt. Ähnlich häufig treten Sklerosierungen in den gegenüberliegenden Zonen artikulierender Gelenkkörper auf, d.h. am Femurkondylus und Tibiaplateau (Abb. 11). Isolierte Sklerosierungen im Bereich der Femurkondylen sind Raritäten und treten höchstens posttraumatisch nach großen Knorpeldefekten der Femurkondylen auf.

Nicht selten reicht die Sklerosezone insbesondere im Bereich der Tibia bis in eine Tiefe von 3–5 cm unterhalb der Gelenkfläche.

Subchondrale Zysten finden sich im Vergleich mit dem Hüftgelenk nur selten. Sie sind, wenn sie gesehen werden, kleiner; ihre Lokalisation erstreckt sich stets auf die Bezirke, wo Gelenkspaltverschmälerung und subchondrale Sklerosierung auftreten (Abb. 11). Dies legt die Vermutung nahe, daß sie auch hier als Folge von Mikrotraumen aufzufassen sind. Durch den Einbruch der Deckplatten kommt es zum Einpressen von Synovialflüssigkeit in den subchondralen Markraum und damit zur Bildung von Pseudozysten. In der Peripherie der Pseudozysten kann durch gesteigerte Knochenbildung ein kondensierter knöcherner Randsaum entstehen.

Osteophyten sind stets das Charakteristikum einer fortgeschrittenen Arthrose. Sie treten häufig korrespondierend an den Gelenkflächen von Femur und Tibia auf. Teleologisch betrachtet, kann man sie als Versuch einer Anpassungsreaktion des Gelenks zur Vergrößerung der Belastungsfläche auffassen. Sie sollen entstehen, indem die enchondrale Ossifikation in der Randzone von Tibia und Femur wieder in Gang gesetzt wird.

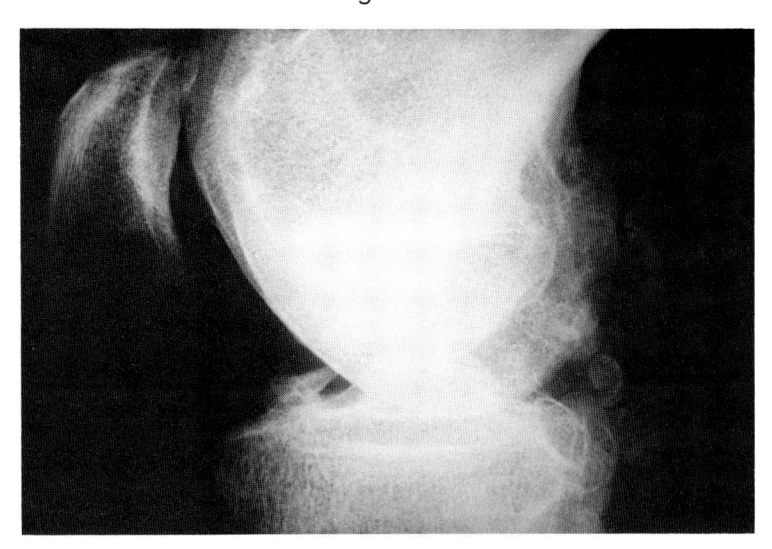

Abb. 12 In die Synovialis eingeschlossene freie Gelenkkörper

Ausziehungen der Eminentiae intercondylica werden häufig im Anfangsstadium der Arthrose beobachtet und können damit ein Frühzeichen darstellen.
Als Zeichen einer begleitenden Meniskusdegeneration finden sich gelegentlich Vakuumphänomene innerhalb des Meniskus oder auch Meniskusverkalkungen (vgl. Abb. 5).
Im *Endstadium* der Arthrose ist die Tibiakonsole häufig neu modelliert. Sie ist tief ausgeschliffen und umfaßt den Femurkondylus schalenartig. Häufig zeigt sich das Gelenk im frontalen oder sagittalen Strahlengang subluxiert. Nicht selten findet man Knorpelknochenfragmente in der Synovialis eingeschlossen (Abb. 12). Hierbei handelt es sich um inkorporierte freie Körper oder Gelenkmäuse, die zuvor aus der Gelenkfläche herausgebrochen wurden.
Wie bereits schon dargestellt, zeigen sich besonders früh an der Patella und im retropatellaren Gleitlager degenerative Veränderungen. Prinzipiell sind die röntgenologischen Veränderungen denen des femorotibialen Gelenkanteils gleichzusetzen.
Während die Chondromalazie besonders häufig im Bereich der medialen Patellafacette auftritt, beginnen die arthrotischen Veränderungen in der Regel im Bereich der lateralen Facette. Hier ist der Gelenkspalt verschmälert; es zeigen sich subchondrale Sklerosierungen. Diese Lokalisation im Bereich der lateralen Facette wird im Zusammenhang mit dem physiologischen Valgus und dem vermehrten Muskelzug nach lateral gesehen (FICAT u. HUNGERFORD 1977). Die Muskelatrophie besonders im Bereich des M. vastus medialis kann diese Lateralisierungstendenz der Patella nur verstärken. Die Osteophyten liegen zumeist am oberen und unteren Patellapol, seltener im Bereich der medialen oder lateralen Facette. Gelegentlich kommt es zu einer Dellenbildung im distalen Femur oberhalb des retropatellaren Gleitlagers. Diskutiert wird, ob es sich dabei um eine Druckusur handelt, die durch die gekippte Patella entsteht. Die Patellakippung wird als Folge eines gestörten Muskelgleichgewichts gesehen.

Arthroskopie
Die Arthroskopie ist, da sie in Lokalanästhesie ausgeführt wird, geeignet (ohne große Belastung für den Patienten), wichtige diagnostische Aufschlüsse über pathologische Veränderungen im Gelenk zu geben (ZOLLINGER u. SCHREIBER 1979, HERTEL 1979, HENCHE u. DICK 1979). Neben der Diagnostik, der Festlegung des Operationsverfahrens und des operativen Zugangs ist mit der Arthroskopie im begrenzten Rahmen auch eine Therapie möglich. Es können z. B. freie Gelenkkörper entfernt, eine Spülung des Gelenks, Meniskektomien, Synovektomien, und Knorpelglättungen durchgeführt werden.
Die **Arthrographie** des Kniegelenks wird am günstigsten durch Doppelkontrast (Luft und Kontrastmittel) durchgeführt (OLSON 1967, BESSLER 1964, KESSLER u. Mitarb. 1961, NICHOLAS u. Mitarb. 1970). Ihr Aussagewert ist sicher geringer als der der Arthroskopie. Mit der Arthrographie können Meniskusverletzungen, Knorpeldefekte und Kreuzbandverletzungen diagnostiziert und lokalisiert werden.
Die **Szintigraphie** ist eine unspezifische Methode, die in der Diagnostik der Arthrose keine wesentliche Bedeutung erlangt hat. Gelegentlich wird sie angewendet, um bereits in einem Frühstadium ohne deutliche subchondrale Sklerosierungen Aufschlüsse über lokale Stoffwechselvorgänge des Knochens zu erlangen und damit Rückschlüsse auf die Belastung ziehen zu können. Da sie bei „Reizergüssen" stets positiv ist, ist ihr Aussagewert für die Beurteilung der Gonarthrose gering.
Die **Thermographie** erlaubt die Beurteilung der begleitenden Entzündungsreaktion (Aktivität)

10.16 Degenerative Erkrankungen

der Gonarthrose und kann damit zur Kontrolle und den Erfolg der eingeschlagenen Therapie herangezogen werden.

Therapie der Gonarthrose

Da weder deformierte Gelenkanteile zurückgebildet noch zerstörter hyaliner Knorpel wieder aufgebaut werden können, sind einer Therapie der Arthrosis deformans von vornherein Grenzen gesetzt. Wenngleich es daher eine kausale Therapie der ausgeprägten Gonarthrose nicht mehr geben kann, so kann die frühzeitige Ausschaltung ihrer Ursachen die Progredienz der Krankheit aufhalten oder verzögern. Je später derartige Maßnahmen einsetzen, desto mehr verlieren sie ihre kausal wirksame Bedeutung und werden zum symptomatischen oder auch nur palliativen Verfahren. Die Ausschaltung *mechanischer* Faktoren gelingt durch Korrektur der Gelenkachse.

Eine gezielte Knorpelsubstitutionstherapie kann *biologisch* in die Entwicklung eingreifen und klinisch einen Stillstand (labiles oder stabiles Gleichgewicht anaboler und kataboler Prozesse, NOACK 1982) und damit Beschwerdefreiheit, zumindest über einen längeren Zeitraum, bewirken.

Grundsätzlich muß jede Therapie der Gonarthrose das unterschiedliche Stadium mit dem entsprechenden Schmerz, der Fehlbelastung, Instabilität und der arthritischen Reizkomponente berücksichtigen. Primäre Behandlungsziele sind Schmerzfreiheit, die Erhaltung oder Verbesserung der Beweglichkeit sowie die Wiederherstellung der Stabilität des Kniegelenks.

Dafür stehen unterschiedliche therapeutische Prinzipien zur Verfügung, die nicht alternativ aufzufassen sind, sondern sich in jedem Stadium ergänzen.

Im einzelnen sind dies Elektrotherapie, Hydrotherapie, Krankengymnastik, medikamentöse Therapie, Orthesen sowie operative Maßnahmen.

Elektrotherapie

Mit der Elektrotherapie stehen unterschiedliche Ströme mit unterschiedlichen biologischen Wirkungen zur Verfügung (vgl. Band II, Kap. 13). Dabei handelt es sich um niederfrequente und hochfrequente Stromarten. *Niederfrequente* Ströme üben eine Reizwirkung auf reizempfindliche Organe – Nerven und Muskulatur – aus. Ihr thermischer Effekt ist gering und nur bei Gleichstrom, unterbrochen oder in Form konstanter Galvanisation, überhaupt vorhanden. Auf diesem Wege kommt es zur Hyperämisierung der periartikulären Weichteile, der Beeinflussung von Schmerzrezeptoren sowie auch über eine Änderung des Metabolismus zu einem analgetischen Effekt. Ihre Bedeutung für die Resorptionsförderung und Verbesserung der Gewebstrophik ist fraglich. Die Anwendung des galvanischen oder diadynamischen Stroms in Form von Iontophorese, wobei auf elektrolytischem Weg Medikamente in das Gewebe eingebracht werden können, kann nur in hautnahen Gewebsschichten wirksam sein. Für das Innere eines Kniegelenks ist eine objektive Beeinflussung nicht zu erwarten. Niederfrequenter Strom mit periodisch an- und abschwellender Intensität – sog. „Schwellenstrom" – kommt dem biologischen Bewegungsablauf im Skelettmuskel am nächsten, wie er bei normaler tetanischer Kontraktion abläuft. Er ist daher geeignet, die aktive Reizung atrophischer Muskulatur zu unterstützen. Diese „Elektrogymnastik" setzt eine intakte Nervenleitung voraus. Andernfalls ist die Anwendung eines selektiven „Reizstroms" ggf. in Form des Exponentialstroms unerläßlich.

Hochfrequente Ströme bewirken eine starke Erwärmung der das Gelenk umgebenden Weichteile. Als Allgemeinwirkung werden eine Beschleunigung von Stoffwechselvorgängen sowie eine Steigerung der Abwehrkräfte im Körper ausgelöst. Für das Kniegelenk ist diese *Kurzwelle* am besten in Form der Kondensatorfeldmethoden geeignet, da nur sie durch den charakteristischen „Verschiebestrom" zwischen den beiden Platten eine ausreichende Tiefenwirkung und damit Wirksamkeit im Gelenkinneren garantiert.

Zurückhaltung ist jedoch bei bestehendem „Reizzustand" angezeigt, da Hyperthermie und Reizerguß des Kniegelenks verstärkt werden können. Hier kann die Anwendung von Eis – Kryotherapie – von größerem Nutzen sein.

Krankengymnastik und Hydrotherapie

Die Krankengymnastik stellt wie bei allen Formen der Arthrose so besonders bei der Gonarthrose einen wichtigen Faktor in der Behandlung dar. Ziele der krankengymnastischen Behandlung sind die Erhaltung oder Verbesserung des Bewegungsausmaßes des Kniegelenks durch mobilisierende Maßnahmen sowie Stabilisierung durch ein gezieltes Muskeltraining. Durch Verbesserung der muskulären Stabilisierung bei passiv instabilem Kniegelenk wird die Aktivität der Arthrose reduziert und die Entstehung eines Reizzustandes häufig vermieden.

Eine besonders wichtige Maßnahme stellt die Bewegungsbehandlung im Wasser dar. Folgende Vorteile des Wassers können genutzt werden:
1. Der hydrostatische Druck. Die weitgehende Aufhebung der Körperschwere erhöht den

Wirkungsgrad von Muskelkontraktionen. Geübt wird mit langsamen aktiven Bewegungen. Atrophische Muskeln und Muskelgruppen sind auf diese Weise früher wieder in der Lage, Gelenke zu bewegen und aktiv zu stabilisieren. Damit wird deren Bewegungsausmaß verbessert.
2. Bei schnelleren Bewegungen wird durch die Dichte des Wassers ein Reibungswiderstand erzeugt, der manuell oder durch Anlegen von kleinen Schwimmkissen noch verstärkt werden kann, womit ein Training der das Knie bewegenden Muskulatur erreicht wird, ein Modus, der der isokinetischen Beanspruchung sehr nahe kommt.

Anwendung von Wärme kann auch in anderer Form in die Behandlung der Gonarthrose einbezogen werden. Hierbei eignen sich in erster Linie Peloide (Fango-, Schlamm- und Moorpackungen mit und ohne medizinische Zusätze), die die Kapseldurchblutung verbessern und somit eine bessere Stoffwechselsituation für das Gelenk schaffen. Geeignet sind diese wärmeabgebenden Packungen jedoch nur für latente nicht aktivierte Gonarthrosen; bei aktivierten Gonarthrosen - Reizzuständen - sind kalte feuchte Wickel oder Eispackungen zur Ableitung der Wärme und zur Reduktion des Entzündungszustandes zu bevorzugen. Wärmezufuhr in Form von Rot- oder Infrarotbestrahlung ist hier ebenso wirkungslos wie die Anwendung von Mikrowellen, da sich der Effekt dieser unterschiedlichen hochfrequenten Wellen nahezu ausschließlich auf oberflächliche Strukturen erstreckt.

Medikamentöse Therapie

Die medikamentöse Therapie berücksichtigt heute zwei grundsätzlich unterschiedliche Gesichtspunkte:
1. Durch eine sog. Basistherapie soll der Knorpelstoffwechsel günstig beeinflußt und Katabolismus sowie Knorpeldegradation gehemmt werden.
2. Sekundäre entzündliche Begleiterscheinungen, die auf den Knorpel rückwirken, sollen beseitigt werden.

Prinzip der medikamentösen Therapie ist die Überführung der dekompensierten aktivierten Arthrose zurück in die latente schmerzfreie Phase. Für die Basistherapie, die am ehesten noch einer kausalen Therapie der Arthrose entspricht, stehen heute vier unterschiedliche Substanzen zur Verfügung: ein Glukosaminoglykanpolysulfat („Arteparon"), ein Knorpel-Knochen-Extrakt undefinierter Zusammensetzung von Jungkälbern („Arumalon"), Glukosamin („Dona 200") und Pentosanpolysulfat („SP 54"). Alle Substanzen sind mit der Grundsubstanz des Knorpels chemisch eng verwandt und sollen die durch Proteoglykanverlust freigewordenen Ladungen an den kollagenen Fasern besetzen (DETTMER 1979, ENESLIDIS 1972, MAROUDAS 1975, RICHTER 1974). Durch Wiederherstellung der Wasserbindungskapazität wird die Elastizität und damit die Scherfestigkeit des Knorpels verbessert. Glukosaminoglykanpolysulfat soll neben der reinen Substitutionswirkung auch eine Hemmung abbauender Enzyme, z.B. der Hyaluronidase, der Hyaluronat-Glykanohydrolase, der Beta-Glukoronidase und der Beta-N-Acetylglukosaminidase, bewirken (GREILING 1977, 1974, KALBHEN 1980, KALBHEN u. FISCHER 1973). Darüber hinaus wird eine neutrale Protease gehemmt. Diese Hemmwirkung soll nach KRUZE u. Mitarb. (1976) sogar stärker als die von Gold sein. Tierexperimentell konnten diese z.T. in vitro gewonnenen Befunde durch Untersuchungen von DUSTMANN u. PUHL (1973, 1974) sowie UENO (1976) bewiesen werden.

Der Einbau von Glukosaminsalzen in die Grundsubstanz wurde ebenfalls nachgewiesen. Neben dem reinen Substratangebot soll außerdem eine Stimulation der Glukosaminoglykansynthese erfolgen (KARZEL u. FREY 1980).

Knorpel-Knochen-Extrakte sind in ihrer Zusammensetzung nicht exakt definiert. WEIGEL u. Mitarb. (1970) sowie WAGENHÄUSER u. Mitarb. (1980) konnten jedoch tierexperimentell einen günstigen Einfluß auf den Gelenkknorpel nach Verletzungen feststellen. Die Progression degenerativer Erkrankungen soll gebremst werden.

Pentosansulfatester bewirkt nach KALBHEN (1980) ebenfalls eine Hemmung matrixabbauender Enzyme; darüber hinaus wird es aufgrund der Strukturähnlichkeit an kollagene Fibrillen angeknüpft, was zu einer Stabilisierung der dreidimensionalen Gewebstextur führt.

Bei der aktivierten Arthrose, d.h. bei arthrotischem Reizzustand, können antiinflammatorische Pharmaka, die zumeist systemisch gegeben werden, von Nutzen sein. Wie GREILING (1981), KALBHEN (1981), WITHHOUSE (1964) und PETERS u. Mitarb. (1974) tierexperimentell und in vitro zeigen konnten, beeinträchtigen hohe Wirkstoffkonzentrationen die Syntheseleistung der Chondrozyten für Proteoglykane, Glukoproteine sowie andere Strukturproteine. Die Pharmakokinetik dieser Substanzen ist jedoch bei jeder Tierspezies verschieden. Testmodelle solcher Art lassen sich im Blick auf Halbwertszeiten, Metabolismus oder Ausscheidung nicht auf den Menschen übertragen. Eine In-vivo-Beweisführung am Menschen für diesen Aspekt steht jedoch aus, so daß allgemeingültig gesagt werden soll, daß z.B. nichtsteroidale Antiphlogistika wie Indometacin, Diclofenac, Tiaprofensäure oder andere ähnlich wirkende Stoffe durch Beseitigung der Synovitis das Fortschreiten einer degenerativen Gelenkerkrankung nachhaltig hemmen oder verhindern können. Die Auswahl des geeignetsten Pharmakons sollte von seinem Nebenwirkungspotential – individuell verschieden – abhängig gemacht werden.

Kortison sollte lediglich Zuständen mit stark entzündlicher Komponente, d. h. hohem Aktivitätsgrad, vorbehalten bleiben. Dadurch gelingt es, die Kapillarpermeabilität wirkungsvoll zu vermindern, wodurch die Hyaluronsäurekonzentration der Synovialflüssigkeit erhöht wird. Negativ beeinflußt wird die Produktion der Glukosaminoglykane, womit auf Dauer ein negativer Effekt auf die Matrix ausgeübt wird (OLAH u. KOSTENSZKI 1976).

Ein neuerer Therapieansatz bei der Behandlung der Arthrosen und insbesondere der Gonarthrosen bietet das Orgotein, eine Superoxid-Dismutase, deren entzündungshemmende Wirkung erstmals 1968 von HUBER u. Mitarb. beschrieben wurde. Da Entzündungsvorgänge mit dem Auftreten von O_2-Radikalen zusammenhängen, die durch die Superoxid-Dismutase weggefangen und kontrolliert werden können, ist es mit diesem Protein möglich, Entzündungsvorgänge auch im Gelenk günstig zu beeinflussen. Die gestörte Gelenkkapselfunktion wird wiederhergestellt; der Erguß nimmt ab. Das antiinflammatorische Behandlungsprinzip läßt den eigentlichen Arthroseprozeß des Gelenkknorpels jedoch unbeeinflußt. In jüngster Zeit sind bei der Behandlung der aktivierten Gonarthrosen günstige Ergebnisse mitgeteilt worden (PUHL u. Mitarb. 1981).

Behandlung der periartikulären Weichteile

In neuerer Zeit hat aufgrund der Untersuchung zahlreicher Autoren die periartikuläre *perkutane Therapie* mit Salben wieder einen größeren Stellenwert gewonnen. Zur Anwendung gelangen entzündungshemmende, durchblutungsfördernde und resorptionsfördernde Salben, die als Wirkstoff neben Heparin in der Regel Acetylsalicylsäure, Indometacin oder Phenylbutazon enthalten. Durch den Zusatz von DMSO soll eine Verbesserung der Wirksamkeit erreicht werden, weil durch DMSO einerseits die Penetration der anderen Wirkstoffe gefördert wird, zum anderen DMSO spezifische Effekte wie Antiphlogase, Lokalanästhesie, Vasodilatation und Ödemreduzierung bewirkt (NOACK 1983).

Periartikuläre Injektionen werden mit Lokalanästhetika durchgeführt. Sinn der Therapie ist einerseits eine temporäre Schmerzausschaltung, zum anderen die Beeinflussung des reflektorischen Schmerzgeschehens und lokaler Stoffwechselvorgänge.

Da mit der Gonarthrose in der Regel eine Insertionstendopathie im Bereich der Sehnenansätze am Knochen sowie Ligamentopathien im Bereich der Ursprünge und Ansätze der Kollateralbänder verbunden ist, findet auch hier die lokale periartikuläre Injektionsbehandlung Anwendung. Neben Lokalanästhetika mit kurzdauernder Wirkung können Superoxid-Dismutase (Orgotein) sowie Kortison als stärkster Entzündungshemmer injiziert werden.

In gleicher Weise hat die Röntgenschmerzbestrahlung einen guten Einfluß auf die periartikulären Reizerscheinungen an Sehnen und Bändern. Ohne den Prozeß der Gonarthrose selbst zu beeinflussen, werden die Schmerzen häufig stark reduziert.

Gelenkpunktion

Eine sinnvolle erfolgreiche medikamentöse Therapie setzt gleichzeitig eine Reduktion der schädigenden Noxen voraus. Ein die Gonarthrose begleitender Reizerguß mit seinem hohen Gehalt von knorpelabbauenden Enzymen soll, wenn er durch andere Maßnahmen nicht beseitigt werden kann, besonders in den frühen Stadien einer Gonarthrose punktiert werden.

Ein Hämarthros muß ebenfalls in jedem Fall punktiert werden (PUHL u. DUSTMANN 1971), weil durch die vorhandenen Enzyme insbesondere am degenerativ vorgeschädigten Gelenk der Abbau der knorpeligen Interzellularsubstanz beschleunigt wird (NOACK 1982).

Knieorthesen

Orthesen sollen dann am Kniegelenk zum Einsatz kommen, wenn bei fortgeschrittener Gonarthrose eine starke muskulär nicht mehr zu kompensierende Instabilität vorliegt. Durch Ausschaltung der Noxe-„Instabilität" wird die Gehfähigkeit verbessert, die Aktivität der Arthrose reduziert. Die Verordnung von Knieorthesen hat durch die erhebliche Verbesserung der operativen Verfahren innerhalb des letzten Jahrzehntes eine immer größere Einschränkung erfahren.

Operative Therapie

Synovektomie

Die Synovektomie spielt im Rahmen der Therapie bei der Gonarthrose nur eine untergeordnete Rolle (HACKENBROCH 1984). Da sich der primäre Prozeß in der Regel im Knorpel selbst abspielt, wird die Synovialis nur sekundär in das Geschehen einbezogen; sie kann dann allerdings durch die Produktion eines unphysiologischen Schmierfilms sowie die Freisetzung von Enzymen die Degeneration des Knorpels beschleunigen. Eine Synovektomie ohne Ausschaltung der primär verursachenden Noxe kann jedoch nur vorübergehend eine Besserung bringen. Nach HACKENBROCH (1984) sollte außerdem „der Bandapparat genügend stabil und die Streckhemmung nicht größer als etwa 20° sein".

Von wesentlicher Bedeutung ist die Synovektomie in erster Linie in den Fällen, bei denen der primäre Prozeß in der Kapsel lokalisiert ist, d. h. bei der chronischen Polyarthritis, oder in den Situationen, wo die Degeneration des Knorpels überwiegend durch ein pathologisches Geschehen an der Synovialis unterhalten wird (eitrige Gonitis, TSCHERNE 1980), d. h. wenn ein chronischer oder chronisch-rezidivierender Gelenkhydrops besteht.

Gelenknahe Osteotomien

Gelenknahe Osteotomien finden ihre Anwendung, wenn Achsenfehlstellungen im Varus- oder Valgussinne ursächlich oder beeinflussend für die Arthrose bestehen (COVENTRY 1965, 1979, 1984, BLAUTH u. HEPP 1976, HAGEMANN u. SCHAUWECKER 1979, INSALL u. Mitarb. 1984, JENNY u. Mitarb. 1985, GIEBEL u. TSCHERNE 1985). Durch die Osteotomie werden die Kongruenzverhältnisse im Gelenk verbessert, damit Belastungsspitzen von einzelnen Gelenkarealen weggenommen und gleichmäßig auf das gesamte Gelenk verteilt. Der Knorpelstoffwechsel in den zuvor überbelasteten Knorpelbezirken wird günstig beeinflußt. Neben dieser rein mechanischen Wirkung kommt es infolge der Osteotomie zu einem beinahe schlagartigen Absinken des intraossären Druckes und zu einem ungestörten Abfluß des Blutes über die venösen Kapselgefäße. Infolge der besseren subchondralen Durchblutung wird der Knochenstoffwechsel normalisiert; der Ruheschmerz verschwindet. Reflektorisch kommt es außerdem zu einer Minderung des Muskelhartspanns und damit sekundär zu einer günstigen Beeinflussung der Muskulatur und Sehnenansatzstellen. Trotz häufigem röntgenologischem Fortschreiten der Arthrose (Zunahme der Randosteophyten, weitere Verengung des Gelenkspaltes) bleibt dieser schmerzbefreiende Effekt häufig jahrelang bestehen und wird von den Patienten als positiv bewertet. Diese Erfahrung erweitert den Anwendungsbereich der Korrekturosteotomien weit über die Frühstadien hinaus. Auch bei panartikulären Arthrosen ohne wesentliche Achsenabweichung kann die gelenkerhaltende Osteotomie indiziert sein.

Die Osteotomien werden in einer Reihe von technischen Modifikationen durchgeführt. So kann die Osteotomie bogenförmig, horizontal unter Keilentnahme sowie Z-förmig erfolgen.

Bei ligamentärer Lockerung bewirkt die interligamentäre Osteotomie neben der Achsenkorrektur eine gleichzeitige Bandstraffung.

Die Fixierung der Fragmente erfolgt entweder mit Platten (T-, L- oder Löffelplatte), Klammern oder mit dem Fixateur externe. Letztes Verfahren hat den Vorteil, daß es einfacher zu handhaben ist, der Druck auf die Osteotomiefläche aufrechterhalten werden kann sowie geringe Achsenkorrekturen in den ersten postoperativen Tagen noch leicht möglich sind. Ruhigstellende Verbände (Gips) sollten vermieden werden, weil durch Ruhigstellung des ohnehin geschädigten Gelenks die Arthrose begünstigt und Muskelatrophien verstärkt werden.

Arthrodese

Die Arthrodese des Kniegelenks schafft stabile schmerzfreie Belastungsverhältnisse. Sie ist indiziert bei schwersten Arthrosen oder frühzeitig bei operativ nicht zu behebender Instabilität sowie nach intraartikulären Frakturen mit erheblichen Dislokationen der intraartikulären Fragmente. Sie soll nur durchgeführt werden, wenn das andere Kniegelenk sowie die gleichseitige Hüfte gute Beweglichkeit aufweisen. In Frage kommen vor allem jüngere Menschen, bei denen Stabilität wichtiger als Beweglichkeit ist.

Bei diesen Indikationen gelangt die Arthrodese ausschließlich in Form der intraartikulären Resektionsarthrodese zur Anwendung. Die Stabilisierung der breitflächig zubereiteten Gelenkkörper erfolgt heute in der Regel mit dem Fixateur externe.

Arthroplastik

Sie wird heute ausschließlich in Form der Alloarthroplastik durchgeführt, d. h. durch Implantation künstlicher Gelenkteile (LASKIN u. Mitarb. 1984, BLAUTH u. Mitarb. 1976, FREEMAN u. Mitarb. 1978, GSCHWEND 1978, HUNGERFORD u. Mitarb. 1982, INSALL u. BURSTEIN 1980, SHEEHAN 1978, WALLDIUS 1968). Hierfür stehen heute zahllose Modelle zur Verfügung. Grundsätzlich zu unterscheiden sind zwei Prinzipien des totalen Gelenkersatzes:
1. Modelle ohne starre Kniegelenksachse. Sie setzen in der Regel einen erhaltenen Bandapparat voraus, der weiterhin einen wesentlichen Teil der Führung des Kniegelenks übernimmt.
2. Starre („hinged") Modelle. Diese Gelenke weisen lediglich, durch eine starre Achse geführt, Scharnierbewegungen auf und berücksichtigen nicht den komplizierten Bewegungsablauf, der sich am normalen Kniegelenk zwischen Beugung und Streckung abspielt.

Totalplastiken des Kniegelenks stehen Teilplastiken gegenüber. Sie ersetzen entweder lokalisiert Abschnitte des Gelenks wie das Tibiaplateau nach Tibiakopfimpressionsfrakturen oder korrespondierende Gelenkanteile, wie es die Schlittenprothesen ermöglichen. Der Nutzen solcher Teilprothesen ist im Schrifttum heftig diskutiert. Dabei kommt dem isolierten Ersatz einer Gelenkfläche bei erhaltenem Gegenlager nur noch historische Bedeutung zu. Während einige Autoren Schlittenprothesen sowohl im medialen als auch lateralen Kompartiment befürworten, lehnen andere solche im Bereich des medialen Kompartiments wegen der schlechten Spätergebnisse ab. Von zahlreichen Autoren werden Teilprothesen überhaupt abgelehnt, weil sich die Arthrose grundsätzlich als komplexer Vorgang an allen Gelenkteilen abspielt und einem Teilersatz die Arthrose des korrespondierenden Kompartiments folgen soll.

Der alleinige Ersatz der Patella bei ausgeprägter retropatellarer Arthrose und nur geringer Ausbildung der Arthrose im übrigen Kniegelenk findet neben Befürwortern auch strikte Ablehnung. Zunehmende Anwendung findet jedoch der gleichzeitige Ersatz der Patellarückfläche bei der Implantation von Totalprothesen. Über den totalen Ersatz des Patellofemoralgelenks durch zwei korrespondierende Anteile (GOYMAN 1979) liegen nur wenige Erfahrungen vor.

Patellektomie

Die Patellektomie bei der Behandlung der Arthrose im patellofemoralen Gleitlager wird ebenfalls sehr widersprüchlich beurteilt. Während BROOKE (1937), HEY-GROVES (1937) und WATSON-JONES (1975) glauben, daß die Patella die Kraftübertragung des Quadrizeps auf das Kniegelenk eher hemmt und daß nach Patellektomie die Extensorfunktion effizienter wird, finden andere Autoren (DE PALMA u. FLYNN 1958, SMILLIE 1951, MCKEEVER 1955, NAXTON 1945, KAUFER 1971, MAQUET 1969, SCOTT 1949, STEURER u. Mitarb. 1976, INSALL 1967, SUTTON u. Mitarb. 1976, FÜRMEIER 1953) einen erheblichen Kraftverlust nach der Patellektomie.

Klinische Nachuntersuchungen nach einer Patellektomie lassen ebenfalls keinen einheitlichen Eindruck entstehen. Während Nachuntersuchungen von WEST (1962), GECKLEN u. QUARANTA (1962) und OERKE (1974) über gute Resultate berichten, beschreiben andere Autoren (KAUFER 1971, BICKEL u. JOHNSON 1971, HAMPSON u. HILL 1975, LEWIS 1966, MADIGAN 1973, SHORBE u. DOBSON 1958) einen deutlichen Kraftverlust für das Kniegelenk. STEURER u. Mitarb. (1979) differenzieren in ihrem Krankengut. Sie sehen gute Resultate nach Patellektomie bei den Patienten, die isolierte femoropatellare Arthrosen aufweisen, und schlechte Ergebnisse in den Fällen, wo bereits eine Panarthrose bestand (OERKE 1979). GOYMANN u. Mitarb. (1973) und CHILDERS u. ELLWOOD (1979) sehen in der partiellen Patellektomie und Aufbohrung der Patellarückfläche nach PRIDIE (1959) eine Alternative zur Patellektomie.

Trophische Arthropathien (Neuroarthropathie, neurotrophische Arthropathie)

Der Zusammenhang zwischen Erkrankungen des Nervensystems und Arthropathien wurde zuerst von MITCHELL (1831), später in der typischen Beschreibung von CHARCOT (1868) mitgeteilt. In der Ätiologie spielen die metaluetische Tabes dorsalis, die Syringomyelie, Meningomyelozelen, Traumen des Rückenmarks, die multiple Sklerose, angeborene vaskuläre Anomalien, der Diabetes mellitus, Alkoholismus, die Amyloidose sowie die perniziöse Anämie eine Rolle.

Was die Pathogenese der trophischen Arthropathie anbetrifft, existiert bis heute keine einheitliche Vorstellung. Vermutet wird eine Zerstörung sog. trophischer Zentren im zentralen Nervensystem. Der positive Nachweis der Existenz solcher Zentren ist jedoch bis heute nicht gelungen. Daß die isolierte Schmerzlosigkeit und die dadurch entstehenden pathologischen Gelenkexkursionen das typische Bild der Arthropathie auslösen, ist ebenfalls nicht unwidersprochen geblieben, weil zumindestens im Tierexperiment isolierte Desensibilisierungen zwar Arthrosen, aber nicht Arthropathien mit ihren typischen produktiven Prozessen entstehen lassen. Damit aber ist die alleinige Rolle des Traumas (Mikro- und Makrotrauma), wie schon von ELUESSER (1917) angenommen, unwahrscheinlich. KING (1930) stellt die wichtige Bedeutung kleiner absterbender Knochenfragmente für die Entstehung der Arthropathie heraus. LERICHE (1930) konnte im Tierexperiment nachweisen, daß die Implantation solcher Knochenfragmente in ein Gelenk ähnliche produktive Veränderungen hervorruft wie sie bei trophischen Arthropathien gesehen werden. Von FELDMANN u. JOHNSON (1974) wurde die besondere Bedeutung der Mitbeteiligung sympathischer Nervenfasern für die morphologische Ausprägung des Bildes bei der Arthropathie hervorgehoben. Krankheiten des zentralen Nervensystems, die den sympathischen Regelkreis über die Ganglienleiste ungestört lassen, sollen vor allem eine produktive Form der Arthropathie hervorrufen. Liegt die Störung im peripheren Nerv wird durch Mitschädigung der postganglionären sympathischen Nervenfasern in erster Linie ein Bild der Arthropathie erzeugt, bei dem destruktive Veränderungen vorherrschen.

Ob die atrophisch destruierende Form und die hypertrophische Form tatsächlich unterschiedliche Ausbildungsformen bei primär unterschiedlicher Noxe darstellen oder, wie BRAILSFORD (1935) glaubt, nur verschiedenen Stadien des gleichen Prozesses entsprechen, ist nicht endgültig geklärt. Die Tatsache, daß die atrophische Form

Trophische Arthropathien (Neuroarthropathie, neurotrophische Arthropathie)

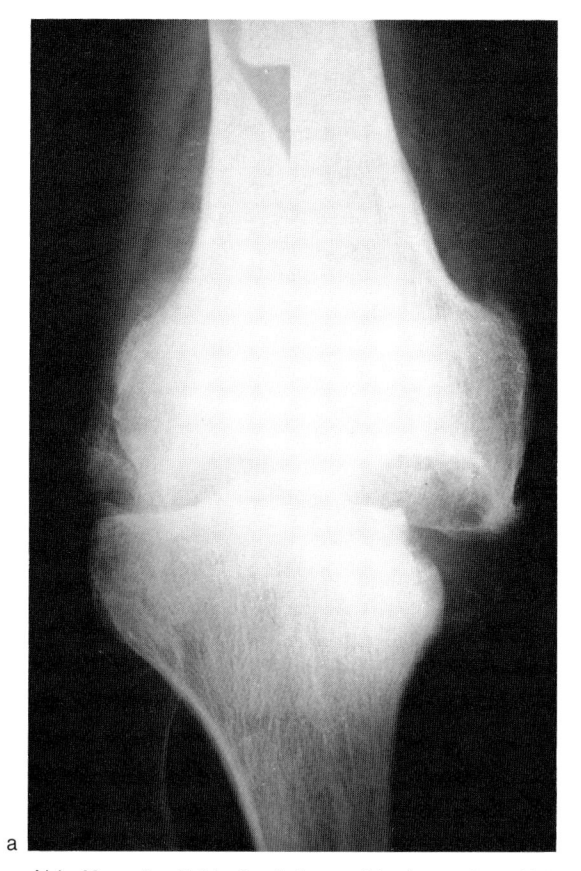

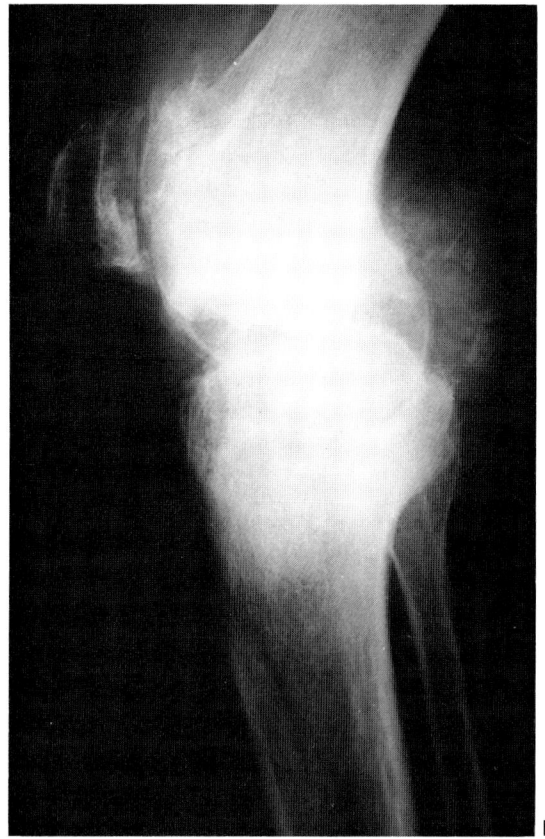

Abb. 13 a u. b   Tabische Arthropathie des rechten Kniegelenks bei einem 63jährigen Mann. Ausgedehnte Osteolysen am medialen Tibiaplateau sowie an beiden Femurkondylen

hauptsächlich an den oberen Extremitäten auftritt, während die hypertrophische Form im wesentlichen an den belasteten unteren Extremitäten gesehen wird, spricht für die pathogenetische Bedeutung des mechanischen Faktors. Die unterschiedlichen Formen werden damit durch das Ausmaß der Beanspruchung erklärt.

Bei dem heutigen noch unvollkommenen Kenntnisstand muß man also für das Zustandekommen einer trophischen Arthropathie eine zentrale oder periphere Nervenschädigung annehmen. Durch Schmerzlosigkeit, Verlust des Muskeltonus, aufgehobene Schutzwirkung oder durch Ausfall propriozeptiver Reflexmechanismen kommt es zu unphysiologischen Bewegungsabläufen, insbesondere in der Endphase der Streckung, die nun nicht mehr gebremst abläuft.

Für das Kniegelenk hat von der Häufigkeit her im wesentlichen nur die Tabes dorsalis eine Bedeutung. Überhaupt spielt die Tabes dorsalis bei allen trophischen Arthropathien eine überwiegende Rolle. JOHNSON (1967) findet im Gesamtgut aller beobachteten Neuroarthropathien bei über 75% einen Zusammenhang mit der Tabes dorsalis. Nur eine untergeordnete Bedeutung hat die neurotrophische Arthropathie des Kniegelenks bei Amyloidose (RESNICK 1981) sowie bei der kongenitalen sensorischen Neuropathie (erbliche, sensorische, radikuläre Neuropathie, RESNICK 1981).

Die Arthropathie bei Syringomyelie tritt praktisch nur im Bereich der oberen Extremitäten und hier besonders am Schultergelenk auf. Der Befall des Kniegelenks stellt eine Rarität dar.

Tabes dorsalis des Kniegelenks

Häufig kommt es im Initialstadium zu einem monartikulären, nicht selten jedoch auch zu einem bilateral-symmetrischen Befall beider Kniegelenke (Abb. 13). Nur in Ausnahmen liegt bereits am Anfang ein polyartikulärer Befall vor.

Die Gelenkveränderungen und die Klinik ergeben sich aus der Diskrepanz zwischen Beanspruchung und Gewebewiderstand (DEBRUNNER 1961). Es finden sich Gelenkergüsse, die durch Risse im fibrösen Kapsel-Band-Apparat auch in die periartikulären Weichteile austreten und dort eine bindegewebige Induration bewirken können. Durch Schädigung der Kapsel und Bänder kommt es zu zunehmender Instabilität und letztlich zum typischen Schlotterknie. Bei passiver

Prüfung sowie unter Belastung zeigt sich ein massives Genu recurvatum, valgum oder varum.
Im Röntgenbild finden sich Einbrüche am Knochen und Zonen mit Osteolysen, wodurch gelegentlich größere Anteile der Gelenkkörper abgeschmolzen sind. Als Zeichen der produktiven Komponente findet sich ein Callus luxurians.

Therapie der Arthropathie

Auch bei kausaler Behandlung der Syphilis mit Penicillin schreitet die Arthropathie fort. Im Vordergrund stehen bis heute Knieorthesen, die das Gelenk stabilisieren und damit das Bewegungsausmaß in physiologischen Grenzen halten. Da Die Patienten in der Regel keinen Schmerz empfinden, ist diese Behandlung die Therapie der Wahl. Eine operative Maßnahme in der Frühphase des Leidens stellt die Synovektomie zur „Gelenkaustrocknung" und „Durchlüftung" (BRANDES 1933) des Gelenks dar. Eine Synovektomie ist ebenfalls von WARING (1956) empfohlen worden.

Soll bei fortgeschrittenen Fällen auf eine Orthese verzichtet werden, so ist die Kniearthrodese trotz der großen Problematik, die damit zusammenhängt, die Therapie der Wahl. DRENNAN u. Mitarb. (1971) haben in einer großen Untersuchung festgestellt, daß nur ca. 55% aller Arthrodesen am Kniegelenk Festigkeit erlangten. Ursache des ausbleibenden knöchernen Durchbaus der Arthrodese werden in einer mangelhaften Gefäßversorgung einerseits und in der starken Eburnisierung an den resezierten Gelenkenden gesehen. Dieser biologischen Minderwertigkeit an den Osteotomieflächen wurde von FRIEDEBOLD u. STEGMANN (1966) Rechnung getragen, indem sie für die Arthrodese die transartikuläre Küntscher-Nagelung empfahlen. Diese Technik wurde auch von LANGE (1962) sowie von FAUBEL (1957) angegeben. Ebenfalls wird die Arthrodese von CHARNLEY (1953, 1960), von GREEN u. Mitarb. (1967) sowie von SOTO-HALL u. HALDEMANN (1940) empfohlen. Letztere sprechen sich für ein zweizeitiges Verfahren bei der Arthrodese aus. Zunächst soll durch Bohrung der Gelenkflächen eine Durchblutungsverbesserung herbeigeführt werden, bevor in zweiter Sitzung die Arthrodese angeschlossen wird.

Die Arthroplastik am Kniegelenk ist bei der Tabes dorsalis im allgemeinen nicht zu empfehlen. Dies ist leicht zu verstehen, weil eine Prothese durch Wegfall der propriozeptiven Schutzmechanismen ungeschützt den pathologischen Gelenkbewegungen ausgesetzt wäre.

Myositis ossificans
(vgl. Band IV, Kap. 6)

Neuropathische Störungen können sich jedoch auch periartikulär als Myositis ossificans äußern (LIEBIG 1929). Ein Zusammenhang mit Erkrankungen des zentralen Nervensystems besonders der Tabes dorsalis ist häufig. MÜLLER (1940) weist auf den besonders engen Zusammenhang von Sensibilitätsstörungen und Muskelverknöcherungen hin.

Auf die Kombination degenerativer Gelenkprozesse und paraarthritischer Myositis ossificans wird von GRUKA hingewiesen. Auch die Myositis ossificans circumscripta nach Traumen und häufiger auch nach Operationen muß als lokalisierte trophische Störung der Weichteile aufgefaßt werden.

Periarthrosis genus

Der Begriff „Periarthrosis genus" wird zwar in der Literatur gelegentlich gefunden; er ist jedoch in der Praxis und Klinik wenig gebräuchlich. Bei der „Periarthrosis genus" handelt es sich um ein analoges Geschehen zu den Schmerzzuständen der Schulter, d.h. um entzündliche und degenerative Veränderungen sowie Mikroläsionen an den knieumgebenden Weichteilstrukturen. Im einzelnen werden unter diesen Oberbegriff, der also keine exakte Diagnose darstellt, folgende pathomorphologische Substrate subsummiert: Bursitiden, Tendinosen, Periostosen, Insertionstendopathien sowie Ligamentopathien.

Am häufigsten betroffen sind Ansatz- und Ursprungsorte der Kollateralbänder, der Pes anserinus sowie der Insertionsort der Quadrizepssehne an der Patellabasis sowie der Ursprung des Lig. patellae am Apex patellae.

Nach genauer Diagnostik der betroffenen Struktur empfiehlt sich die Behandlung mit Salbenverbänden, Ultraschall; besonders wirkungsvoll sind gezielte Injektionen mit Lokalanästhetika, denen u. U. kleine Mengen eines Kortikoids beigefügt werden können. DEBRUNNER (1961) gibt an, daß sich diese Zustände auch durch bloße Stichelungen mit der Nadel beeinflussen lassen.

Literatur

Acheson, R. M., A. B. Collart: New Haven survey of joint diseases. XVII. Relationship between some systemic characteristics and osteoarthrosis in a general population. Ann. rheum. Dis. 34 (1975) 379–387

Ahlbäck, S.: Osteoarthrosis of the knee. A radiographic investigation. Acta radiol. Diagn., Suppl. 277 (1968)

Ali, S. Y.: The degradation of cartilage matrix by an intracellular protease. Biochem. J. 93 (1964) 611

Allen, P. R., R. A. Denham, A. V. Swan: Late degenerative changes after meniscectomy. Factors affecting the knee after operation. J. Bone Jt. Surg. 66 (1984) 666–671

Annefeld, M., R. Raiss: Veränderungen in der Ultrastruktur des Chondrozyten unter dem Einfluß eines GAG-Peptid-Komplexes. Akt. Rheumatol. 9 (1984) 99–104 (Sonderheft)

Arens, W.: Die Häufigkeit der Sportverletzungen bei den verschiedenen Sportarten. Hefte Unfallheilk. 91 (1967) 175–179

Arnold, W. D., M. W. Hilgartner: Hemophilic arthropathy. J. Bone Jt. Surg. 59 A (1977) 287–305

Axhausen, G.: Über einfache, aseptische Knochen- und Knorpelnekrose, Chondritis dissecans und Arthritis deformans. Langenbecks Arch. klin. Chir. 99 (1912) 519–574

Axhausen, G.: Über die Entstehung der Randwülste bei der Arthritis deformans. Virchows Arch. path. Anat. 255 (1925) 144–187

Baetzner, W.: Sport- und Arbeitsschäden. Eine Zusammenfassung klinischer Beobachtungen und wissenschaftlicher Erkenntnisse zur Biologie der Arbeit und Pathologie der Funktion. Thieme, Leipzig 1936

Bandi, W.: Chondropathia patellae und femoropatellare Arthrose. Schwabe, Basel 1972

Barett, A. J.: The possible role of neutrophil proteinases in damage to articular cartilage. Agents Actions 8 (1978) 11–17

Barnett, C. H., D. V. Davies, M. A. MacConaill: Synovial Joints; Their Structure and Mechanics. Thomas, Springfield/Ill. 1961

Bartelheimer, H.: Symptomatologie, Pathophysiologie und interne Therapie der kalzipenischen Osteopathien. Verh. dtsch. orthop. Ges. 48. Kongreß, Berlin 1960. Z. Orthop., Suppl. 94 (1960

Bauer, G. C. H.: Osteonecrosis of the knee. Clin. Orthop. 130 (1978) 210–217

Benninghoff, A.: Form und Bau der Gelenkknorpel in ihren Beziehungen zur Funktion. Erste Mitteilung: Die modellierenden und formerhaltenden Faktoren des Knorpelreliefs. Z. Anat. Entwickl.-Gesch. 76 (1925a) 43–63

Benninghoff, A.: Der funktionelle Bau des Hyalinknorpels. Ergebn. Anat. Entwickl.-Gesch. 26 (1925b) 1–54

Bessler, W.: Die diagnostischen Möglichkeiten der Doppelkontrast-Arthrographie des Kniegelenkes. Fortschr. Röntgenstr. 101 (1964) 511–514

Bickel, W. H., K. A. Johnson: Z-Plasty patellectomy. Surg. Gynec. Obstet. 132 (1971) 985–989

Binzus, G., K. Tillmann: Glykolyse und Atmung der Bindegewebe rheumatischer Gelenke und deren pharmakologische Beeinflussung. Z. Rheumaforsch. 27 (1968) 334–337

Binzus, G., K. Tillmann: Bedeutung lokaler Stoffwechselabhängigkeiten bei der Entstehung der Arthrose. Z. Orthop. 112 (1974) 547–550

Blauth, W., W. R. Hepp: Zur Wahl operativer Methoden beim Genu varum. Orthop. Prax. 12, (1976) 178–185

Blauth, W., W. Skriptiz, G. Bontemps: Problematics of current hinge-type artificial knee joints. In M. Schacdach, D. Hohmann: Advances in Artificial Hip and Knee Joint Technology, Springer, Berlin 1976

Blumensaat, S.: Der heutige Stand der Lehre vom Sudecksyndrom. Hefte Unfallheilk. 51. Springer, Berlin 1956

Bogner, G.: Die Chondropathia patellae bei verschiedenen Erkrankungen der Kniegelenke. Orthop. Prax. 6 (1980) 489–494

Boudin, G., B. Pepin, A. Hubault, B. Goldstein, C. Lidy: Les arthropathies de la maladie de Wilson. Ann. Méd. intern. 128 (1977) 853–856

Brady, R. O.: Glucosyl ceramid lipoidosis: Gaucher's disease. In J. B. Stanbury, J. B. Wyngaarden, D. S. Fredrickson: The Metabolic Basis of Inherited Disease. McGraw-Hill, New York 1978 (p. 731–746)

H. Brailsford, J. F.: Serial radiographic appearance of neuropathic shoulder joint. Brit. J. Surg. 22 (1935) 424

Brandes, M.: Arthropathie beider Ellbogengelenke. 28. Kongreß der DGOT. Enke, Stuttgart 1933 (S. 304)

Braune, W., O. Fischer: Bewegungen des Kniegelenks nach einer neuen Methode an lebenden Menschen gemessen. Abhandl. math.-phys. Cl. Königl. Sächs. Ges.-Wiss. 17 (1891) 75–150

Brooke, R.: The treatment of fractured patella by excision. A study of morphology and function. Brit. J. Surg. 24 (1937) 733

Buckingham, R. B., G. G. Bole, D. R. Bassett: Polyarthritis associated with type IV hyperlipoproteinemia. Arch. intern. Med. 135 (1975) 286–290

Burr, D. B., E. L. Radin: Meniscal funktion and the importance of meniscal regeneration in preventing late medical compartment osteoarthrosis. Clin. Orthop. 171 (1982) 121–126

Burri, C., A. Rüter: Knorpelschaden am Knie. Hefte Unfallheilk. 127 (1976) 86–92

Casscells, S. W.: Gross pathological changes in the knee joint of the aged individual: A study of 300 cases. Clin. Orthop. 132 (1978) 225–232

Charcot, J. M.: Sur quelques arthropathies qui paraissent dépendre d'une lésion du cerveau ou de la moelle épinière. Arch. Physiol. norm. Path. 1 (1868) 161

Charnley, J.: Compression Arthrodesis: Livingstone, Edinburgh 1953

Charnley, J.: Arthrodesis of the knee. Clin. Orthop. 18 (1960) 37–42

Childers, J. C., S. C. Ellwood: Partial chondrectomy and subchondral bone drilling for chondromalacia. Clin. Orthop. 144 (1979) 114–119

Choi, Y. C., A. J. Hough, G. M. Morris, L. Sokoloff: Experimental siderosis of articular chondrocytes cultured in vitro. Arthr. and Rheum. 24 (1981) 809–823

Chrisman, O. D., J. M. Fessel: Enzymatic degradation of chondromucoprotein by all-free extracts of human cartilage. Surg. Forum 13 (1962) 444–447

Christensen, P., J. Kjaer, F. Melsen, H. E. Nielsen, O. Sneppen, P. S. Vang: The subchondral bone of the proximal tibial epiphysis in osteoarthritis of the knee. Acta orthop. scand. 53 (1982) 889–895

Cotta, H.: Die Bedeutung der Gelenkkapsel für degenerative Erkrankungen unter Berücksichtigung elektronenmikroskopischer Untersuchungen. In Lange, M., C. Motta: Orthopädischer Gemeinschaftskongreß. Enke, Stuttgart 1968

Cotta, H.: Die Pathogenese der Gonarthrose. Z. Orthop. 111 (1973) 440–444

Cotta, H., H. O. Dustmann: Zur Ätiopathogenese der Gonarthrose. Orthop. Prax. 6 (1979) 488–490

Cotta, H., W. Puhl: Das posttraumatische Reizknie. Hefte Unfallheilk. 128 (1976) 110–116

Coventry, M. B.: Osteotomy of the upper portion of the tibia for degenerative arthritis of the knee. J. Bone Jt. Surg. 47-A (1965) 984–990

Coventry, M. B.: Upper tibial osteotomy for gonarthrosis. The Evaluation of the operation in the last eighteen years and long term results. Orthop. Clin. N. Amer. 10 (1979) 191–210

Coventry, M. B.: Upper tibial osteotomy. Clin. Orthop. 182 (1984) 46–52

Cruveillier, J.: Anatomie pathologique du corps humain. Liveraison Blance IX. Paris 1828–1835 (p. 10)

Debrunner, H.: Die degenerativen Leiden am Knie. In Hohmann, G., M. Hackenbroch, K. Lindemann: Handbuch der Orthopädie, Bd. IV/1. Thieme, Stuttgart 1961 (S. 654–664); 2. Aufl.: Witt u. Mitarb.: Orthopädie in Praxis und Klinik, 1982

DePalma, A. F., J. J. Flynn: Joint changes following experimental partial and total patellectomy. J. Bone Jt Surg. 40 A (1958) 395–413

Dettmer, N.: Der Therapieeffekt von Glykosaminoglykanpolysulfat (Arteparon) bei Arthrosen in Abhängigkeit von der Applikationsart (intraartikulär und intramuskulär). Z. Rheum. 38 (1979) 163–167

Dihlmann, W.: Gelenke, Wirbelverbindungen, 2. Aufl. Thieme, Stuttgart 1982

Drennan, D. B., J. F. Fahey, D. J. Maylahn: Important factors in achieving arthrodesis of the Charcot knee. J. Bone Jt Surg. 53 A (1971) 1180-1193

Dustmann, H. O., W. Puhl: Hämarthros und Arthrose. Chir. Forum, Langenbecks Arch. klin. Chir., Suppl. (1972) 47

Dustmann, H. O., W. Puhl: Das Phänomen der Cluster als pathognomonisches Zeichen der Präarthrose und Arthrose. Z. Orthop. 116 (1978) 436

Dustmann, H. O., W. Puhl, B. Krempien: Das Phänomen der Cluster im Arthroseknorpel. Arch. orthop. Unfall-Chir. (1974) 321-333

Dustmann, H. O., W. Puhl, K. P. Schulitz: Knorpelveränderungen beim Hämarthros unter besonderer Berücksichtigung der Ruhigstellung. Arch. orthop. Unfall-Chir. 71 (1971) 148-159

Egund, N., L. Kolmert: Deformities, gonarthrosis and function after distal femoral fractures. Acta orthop. scand. 53 (1982) 963-974

Enislidis, A. C.: Gewebsverteilung von tritiummarkierten Glykosaminoglykanpolysulfat nach intraartikulärer Injektion. Med. Welt 23 (1972) 733-735

Fairen, M. F., J. Banus, J. Figueras, J. R. Cabot, R. Vila: Modelé arthrosique de genou après meniscectomie. Acta orthop. belg. 42 (1976) 459-470

Faubel, W.: Zur Diagnostik und Therapie der neuropathischen Gelenkerkrankungen. Verh. dtsch. orthop. Ges., 44. Kongreß. Z. Orthop., Suppl. 88 (1957) 249-256

Feldman, F., A. M. Johnson, J. F. Walter: Acute axial neuroarthropathy. Radiology 111 (1974) 1-7

Ficat, P.: Pathologie femoro-patellaire. Paris, Masson 1970

Ficat, P.: Degeneration of the patellofemoral joint. In Ingwersen et al.: The Knee Joint. Excerpta medica, Amsterdam. 1974 (pp. 73-79)

Ficat, R. P., D. S. Hungerford: Disorders of the Patello-Femoral Joint. Williams & Wilkins, Baltimore 1977

Finsterbush, A., B. Friedman: Early changes in immobilized rabbits knee joints. A light and electron microscopic study. Clin. Orthop. 92 (1973) 310-319

Frankel, V. H.: Biomechanics of the knee. Orthop. Clin. N. Amer. 2 (1971) 175-190

Frankel, V. H., A. H. Burstein: Orthopaedic Biomechanics. Lea & Febiger, Philadelphia 1971

Freeman, M. A. R.: The pathogenesis of primary osteoarthrosis: A hypothesis. In Apley, A. G.: Modern Trends in Orthopaedics. Butterworth, London 1972 (p. 40)

Freeman, M. A. R., R. C. Todd, P. Bamert, W. H. Day: ICLH arthroplasty of the knee. J. Bone Jt. Surg. 60 B (1978) 339-344

Friedebold, G.: Die ligamentären Verletzungen des Fußes. Hefte Unfallheilk. 81 (1965) 130-137

Friedebold, G., E. Stegmann: Die Arthrodese bei tabischer Arthropathie. Arch. orthop. Unfall-Chir. 59 (1966) 272-285

Frik, P.: Neue Röntgenuntersuchungen am Kniegelenk. Fortschr. Röntgenstr. 46 (1932) 155

Fürmeier, D.: Beitrag zur Mechanik der Patella und des Gesamtkniegelenkes. Arch. orthop. Unfall-Chir. 46 (1953) 78-87

Gecklen, E. O., A. V. Quaranta: Patellectomy for degenerative arthritis of the knee. J. Bone Jt Surg. 44 A (1962) 1109

Gedeon, P.: Micro-traumatic lesions of the articular cartilage experimental study and clinical applications. In Groher, W., W. Noack: Sportliche Belastungsfähigkeit des Haltungs- und Bewegungsapparates. Thieme, Stuttgart 1982 (S. 242-246)

Giebel, G., H. Tscherne, M. Daiber: Die Tibiakopfosteotomie zur Behandlung der Gonarthrose. Orthopäde 14 (1985) 144-153

Girgis, F. G., J. L. Marshall, A. R. S. Monajem: The cruciate ligaments of the knee joint. Clin. Orthop. 106 (1975) 216-231

Glueck, C. J., R. I. Levy, D. S. Fredrickson: Acute tendinitis and arthritis. J. Amer. med. Ass. 206 (1968) 2895-2897

Goodfellow, J., D. S. Hungerford, C. Woods: Patello-femoral joint mechanics and pathology. 2. Chondromalacia patellae. J. Bone Jt Surg. 58 B (1976) 291-299

Gordon, D. A., M. A. Clarke, B. Ogryzlo: The chondrocalcific arthropathy of iron overload. Arch. intern. Med. 134 (1974) 21-28

Goymann, V.: Der Druck im femoropatellaren Gleitweg und seine operative Veränderbarkeit. In: Pauwels-Symposium. Biomechanik in Orthopädie und Traumatologie. 1979 (S. 99)

Goymann, V., H. M. Bopp: Chondrektomie und Gelenktoilette bei schweren Arthrosen des femoropatellaren Gleitweges. Z. Orthop. 111 (1973) 534-536

Goymann, V., H. Müller: New calculations of the biomechanics of the patello-femoral joint. In Ingwersen et al.: The Knee Joint. Excerpta medica, Amsterdam 1974 (pp. 16-21)

Grammont, P.: Einfluß der Patella auf das Gleichgewicht des Kniegelenkes. Gegenseitige Wechselwirkungen der patellaren und femorotibialen Arthrose. Orthopäde 14 (1985) 193-202

Green, D. P., J. C. Parkes, F. E. Stinchfield: Arthrodesis of the knee. J. Bone Jt Surg. 49 A (1967) 1065-1078

Greiling, H.: Biorheological properties and the proteo hyaluronate contend of synovial fluid. In Hartmann, F.: Biopolymere und Biomechanik von Bindegewebssystemen. Springer, Berlin 1974 (S. 311)

Greiling, H.: Neuere Untersuchungen zur Biochemie der chronischen Polyarthritiden. In Wagenhäuser, F.-J.: Polyarthritiden. Huber, Bern 1977 (S. 171-184

Groh, H.: Die Bedeutung der Verletzungen im Leistungs- und Kampfsport. Sportarzt u. Sportmed. 23 (1972) 120-123

Gruca, A.: zit. nach F. Liebig 1929

Gschwend, N.: The GSB knee: a further possibility, principles, results. Clin. Orthop. 132 (1978) 170-176

Hackenbroch sen., M.: Die Arthrosis deformans des Hüftgelenks. Med. Welt 13 (1939) 977

Hackenbroch sen., M.: Zur Problematik der Arthrosis deformans (Begriff der Präarthrose). Méd. et Hyg. (Genève) 14 (1956) 169-170

Hackenbroch sen., M.: Zur ätiologischen und klinischen Problematik der Arthrosis deformans. Z. Orthop., Suppl. 89 (1957) 1-69

Hackenbroch, M.: Präarthrose und Arthrose. Therapiewoche 16 (1966) 589-594

Hackenbroch jr., M. H.: Gibt es das „Altersknie"? Orthop. Prax. 6 (1979) 480-482

Hackenbroch jr., M. H.: Degenerative Gelenkerkrankungen. In: Witt, A. N., H. Rettig, K. F. Schlegel, M. Hackenbroch, W. Hupfauer: Orthopädie in Praxis und Klinik, Bd. IV. Thieme, Stuttgart 1982 (S. 1-63)

Hackenbroch, M. H.: Indikationen und Grenzen der nicht achsenkorrigierenden Eingriffe am arthrotisch schwer veränderten Kniegelenk mit Ausnahme der Endoprothetik. Orthop. Prax. 11 (1984) 869-876

Hagemann, H., H. H. Schauwecker: Möglichkeiten, Technik und Ergebnisse kniegelenksnaher Osteotomien. Arch. Orthop. Traumat. Surg. 93 (1979) 117-123

Hampson, W. G. J., P. Hill: Late result of transfer of the tibial tubercle for recurrent dislocation of the patella. J. Bone Jt Surg. 57 B (1975) 209-213

Hassenpflug, J., F. Hertel: Das Röntgenbild des Kniescheibengleitweges bei Chondropathia patellae. Orthop. Prax. 6 (1980) 502-506

Haxton, H.: Funktion of the patella and effects of its excision. Surg. Gynec. Obstet. 80 (1945) 389-392

Hehne, H. J.: Das Patellofemoralgelenk. Enke, Stuttgart 1983

Heine, J.: Über die Arthritis deformans. Virchows Arch. path. Anat. 260 (1926) 521-663

Helliwell, M.: Staphylococcus aureus infection complicating haemarthroses in elderly patients. Clin. Rheumatol. 4 (1985) 90-2

Hellmann, D. B., C. A. Helms, H. K. Genant: Chronic repetitive trauma: a cause of atypical degenerative joint disease. Skeletal Radiol. 10 (1983) 236-242

Henche, H. R.: Die Arthroskopie des Kniegelenks. Springer, Berlin 1978

Henche, H. R., W. Dick: Der posttraumatische Knorpelschaden des Kniegelenks und seine arthroskopische Diagnostik. Orthop. Prax. 6 (1979) 439–442

Hertel, E.: Der Wert der arthroskopischen Diagnostik von Kniegelenksveränderungen. Orthop. Prax. 6 (1979) 446–448

Hey Groves, E. W.: A note on the extension apparatus of the knee joint. Brit. J. Surg. 24 (1937) 747

Hinz, G., W. Pohl: Die Bedeutung des Körpergewichtes bei degenerativen Skeletterkrankungen. Z. Orthop. 115 (1977) 12–20

Hiyeda, K.: The cause of Kaschin-Beck's disease. Jap. J. med. Sci. vet. Path. 4 (1939) 91

Huber, W., T. L. Schulte, S. Carson, R. E. Goldhamer, E. E. Vogin: Some chemical and pharmacological properties of a novel anti-inflammatory protein. Toxicol. appl. Pharmacol. 12 (1968) 308

Hungerford, D. S., M. Barry: Biomechanics of the patellofemoral joint. Clin. Orthop. 144 (1979) 9–15

Hungerford D. S., R. V. Kenna, K. A. Krackow: The porouscoated anatomic total knee. Orthop. Clin. NA 13 (1982) 103–122

Insall, J. N.: Intra-articular surgery for degenerative arthritis of the knee. A report of the work of the late K. H. Pridie. J. Bone Jt Surg. 49 B (1967) 211

Insall, J., A. Burstein: Knee replacement using the Insall/Burstein total condylar knee system. Zimmer Inc, Warsaw, Indiana (1980)

Insall, J., E. Salvati: Patella position in the normal knee joint. Radiology 101 (1971) 101–104

Insall, J. N., D. M. Joseph, C. Msika: High tibial osteotomy for varus gonarthrosis. A long-term follow-up study. J. Bone Jt. Surg. 66 (1984) 1040–1048

Jaffe, H. L.: Metabolic, degenerative and inflammatory diseases of bones and joints. Lea & Febiger, Philadelphia 1972 (p. 80)

Jenny, K., I. Jenny, E. Morscher: Indikation, Operationstechnik und Resultate der transcondylären Tibiaosteotomie bei Gonarthrose. Erfahrungen aufgrund einer Nachuntersuchung von 783 Tibiaosteotomien. Orthopäde 14 (1985) 161–171

Jensen, P. S.: Hemochromatosis: a disease often silent but not invisible. Amer. J. Roentgenol. 126 (1976) 343–351

Johnson, J. T. H.: Neuropathic fractures and joint injuries. J. Bone Jt Surg. 49 A (1967) 1–30

Jonasch, E.: Zur Klassifizierung der Arthrose im Kniegelenk. Verh. dtsch. orthop. Ges., 46. Kongreß. Z. Orthop., Suppl. 92 (1959) 579–581

Kalbhen, D. A.: Die experimentelle Arthrose und ihre Verwendung in der Pharmakologie. Forschungsberichte des Landes Nordrhein-Westfalen Nr. 2936, Fachgruppe Medizin, Westdeutscher Verlag 1980

Kalbhen, D. A.: The inhibitory effects of steroidal and non-steroidal antirheumatic drugs on articular cartilage in osteoarthrosis and its counteraction by a biological GAG-peptide-complex (Rumalon®). Z. Rheumatol. 41 (1982) 202–211

Kalbhen, D. A., W. Fischer: Pharmakologische Untersuchungen zur entzündungshemmenden Wirkung von Pentosanpolysulfat (SP 54) in Kombination mit anderen Analgetika/Antiphlogistika. Arzneimittel-Forsch. 23 (1973) 712–715

Kalbhen, D. A., U. Blum, G. Schiller: Experimental osteochondrosis induced by antirheumatic drugs. Naunyn-Schmiedeberg's Arch. exp. Path. Pharmak. 293 (Suppl.) (1976)

Karzel, K., K. D. Frey: Untersuchungen zur Wirkung von Antirheumatika auf mesenchymale Stoffwechselprozesse in vitro kultivierter fetaler Knochenanlagen. Forschungsberichte des Landes Nordrhein-Westfalen Nr. 2913, Fachgruppe Medizin, Westdeutscher Verlag 1980

Kaufer, M.: Mechanical function of the patella. J. Bone Jt Surg. 53 A (1971) 1551–1560

Kaufer, M. D.: Patellar biomechanics. Clin. Orthop. 144 (1979) 51–54

Kempson, G. E.: Mechanical properties of articular cartilage and their relationship to matrix degradation and age. Ann. rheum. Dis., Suppl. 34 (1973) 111

Kempson, G. E.: Mechanical properties of articular cartilage. In Freeman, M. A. R.: Adult Articular Cartilage, 2nd ed. Pitman, London 1979 (p. 171)

Kessler, I., Z. Silberman, F. Nissim: Arthrography of the knee – a critical study of the errors and their sources. Amer. J. Roentgenol. 86 (1961) 359

King, E. J. S.: On some aspects of the pathology of hypertrophic Charcot's joints. Brit. J. Surg. 18 (1930) 113–124

Kirkpatrick, C. J., W. Mohr, O. Haferkamp: Alterations in chondrocyte morphology, proliferation and binding of $^{35}SO_4$ due to Fe(III), Fe(II), ferritin and haemoglobin in vitro. Virchows Arch. Abt. B 38 (1982) 297–306

Kiss, I., I. Foeldes: Effect of experimental patellar luxation on the knee joint in the rat. Acta morph. Acad. Sci. hung. 31 (1983) 371–386

Kiss, I., I. Morocz, L. Herczeg: Localization and frequency of degenerative changes in the knee joint, evaluation of 200 necropsies. Acta morph. Acad. Sci. hung. 32 (1984) 155–163

Knese, H. K.: Erörterungen über mechanische und anatomische Grundlagen einer Individual- und Konstitutionsanatomie des Kniegelenkes. Vortrag auf der Frühjahrstagung der Nordwestdeutschen Gesellschaft für Orthopädie, Kiel 1959

Knutsson, F.: Über die Röntgenologie des Femoropatellargelenks sowie eine gute Projektion für das Kniegelenk. Acta Radiol. 22 (1941) 371

Kölbel, R., G. Bergmann, A. Rohlmann: Eine Röntgenaufnahmetechnik zur reproduzierbaren Darstellung des femoropatellaren Gleitlagers. Z. Orthop. 117 (1979) 60–66

Kreuz, L.: Zur Arthritis deformans des Kniegelenkes. Zbl. Chir. 54 (1927) 3105

Krieg, E.: Über einen phlebo-arthrotischen Symptomenkomplex. Folia angiol. 7 (1960) 391

Kruze, D., K. Fehr, H. Menninger, A. Böni: Effect of antirheumatic drugs in neutral protease from human leucocyte granules. Z. Rheumatol. 35 (1976) 337

Lange, M.: Orthopädisch-chirurgische Operationslehre, 2. Aufl. Bergmann, München 1962

Langenskjöld, A., J. E. Michelsson, T. Videmann: Osteoarthritis of the knee in the rabbit produced by immobilization. Acta orthop. scand. 50 (1979) 1–14

Laskar, F. H., K. D. Sargison: Ochronotic arthropathy: J. Bone Jt. Surg. 52 (1970) 653–666

Laskin, R. S., R. A. Denham, A. G. Apley: Replacement of the Knee. Springer, Berlin 1984

Lawrence, J. S.: Hypertension in relation to musculoskeletal disorders. Ann. rheum. Dis. 34 (1975) 451–456

Leriche, R.: zit. nach E. J. S. King 1930

Lewis, R.: Cruciate repair of the extensor mechanism following patellectomy. J. Bone Jt Surg. 48 A (1966) 1221–1222

Lichtenstein, L., L. Kaplan: Hereditary ochronosis. Amer. J. Path. 30 (1954) 99–116

Liebig, F.: Die Myositis ossificans circumscripta. Ergebn. Chir. Orthop. 22 (1929) 501

Lindner, J.: Biochemie der Glykosaminoglykane: Gelenkknorpel-Alterung und Arthrose. In Groher, W., W. Noack: Sportliche Belastungsfähigkeit des Haltungs- und Bewegungsapparates. Thieme, Stuttgart 1982 (S. 175–215)

Lotke, P. A., M. L. Ecker, A. Alavi: Painful knees in older patients. Radionuclide diagnosis of possible osteonecrosis with spontaneous resolution. J. Bone Jt Surg. 59 A (1977)

Lufti, A. M.: Morphological changes in the articular cartilage after meniscectomy. An experimental study in the monkey. J. Bone Jt Surg. 57 B (1975) 525–528

Lynch, J. A.: Venous abnormalities and intraosseans hypertension associated with osteoarthritis of the knee. In Ingwersen et al.: The Knee Joint. Excerpta medica, Amsterdam 1974 (pp. 87–92)

MacConaill, M. A.: The function of intra-articular fibrocartilages, with special reference to the knee and inferior radio-ulnar joint. J. Anat. 66 (1932) 210

McKeever, D. D.: Patellar prosthesis. J. Bone Jt Surg. 37 A (1955) 1074–1084

Madigan, R., H. A. Wissinger, W. F. Donaldson: Preliminary experience with a method of quadricepoplasty in recurrent dislocation of the patella. J. Bone Jt Surg. 57 A (1973) 600–607

Mainardi, C. L., P. H. Levine, Z. Werb, E. D. Harris: Proliferative synovitis in hemophilia biochemical and morphologic observations. Arthr. and Rheum. 21 (1978) 137–144

Mankin, H. J., K. A. Conger: The acute effects of intra-articular hydrocortisone on articular cartilage in rabbits. J. Bone Jt. Surg. 48 A (1966) 1383–1388

Maquet, P. G. J.: Biomechanics of the Knee. Springer, Berlin 1976

Marklund, T., R. Myrnerts: Radiographic determination of cartilage height in the knee joint. Acta orthop. scand. 45 (1974) 752

Maroudas, A.: Biophysical chemistry of cartilaginous tissues with special reference to solute and fluid transport. Biorheology 12 (1975) 233–248

Matthews, L. S., D. S. Sonstegard, J. A. Henke: Load bearing characteristics of the patello-femoral joint. Acta orthop. scand. 48 (1977) 511

Menge, C.: Über Arthropathia ovaripriva. Zbl. Gynäk. 30 (1924) 1617, 2047

Menschik, A.: Mechanik des Kniegelenkes, Teil 1. Z. Orthop. 112 (1974a) 481–495

Menschik, A.: Mechanik des Kniegelenks, Teil 3. Sailer, Wien 1974b

Merchant, A. C., R. L. Merder, R. H. Jacobsen, C. R. Cool: Roentgenographic analysis of patellofemoral congruence. J. Bone Jt Surg. 56 A (1974) 1391–1396

Meyer, H.: Die Mechanik des Kniegelenks. Arch. Anat. Physiol. Wiss. Med. (1853) 497–547

Mitchell, J. K.: On a new practice in acute and chronic rheumatism. Amer. J. med. Sci. 8 (1831) 55

Mitchell, N. S., Cruess, R. L.: Classification of degenerative arthritis. Canad. med. Ass. J. 117 (1977) 763

Mohing, W.: Die Arthrosis deformans des Kniegelenkes. Ätiologie, Pathogenese, Klinik, Begutachtung. Springer, Berlin 1966

Mohr, W.: Gelenkkrankheiten. Thieme, Stuttgart 1984

Mohr, W., C. J. Kirkpatrick, G. Köhler: Arthropathie bei Hämophilie. Ihr morphologisches Erscheinungsbild und experimentelle Untersuchungen zur Pathogenese der Knorpeldestruktion. Akt. Rheumatol. 7, Sonderheft 3 (1982) 179–183

Morscher, E.: Cartilage-bone lesions of the knee joint following injury. Wiederherstellungschir. u. Traum. 12 (1971) 2–26

Morscher, E.: Mikrotrauma und traumatische Knorpelschäden als Arthroseursache. Z. Unfallmed. Berufskr. 4 (1974) 220–231

Morscher, E.: Traumatische Knorpelimpression an den Femurcondylen. Hefte Unfallheilk. 127 (1976) 71–78

Morscher, E.: Posttraumatic cartilage impression of the femoral condyles. In Gschwend et al.: Progress in Orthopaedic Surgery, vol. III.: The Knee: Ligament and Articular cartilage injuries. Springer, Berlin 1978 pp. 105–111

Muheim, G., W. H. Bohne: Prognosis in spontaneous osteonecrosis of the knee. Investigation by radionuclide scintimetry and radiography. J. Bone Jt Surg. 52 B (1970) 605

Müller, W.: Die Chirurgie der Muskeln, Sehnen und Faszien. In Kirschner, M., O. Nordmann: Die Chirurgie, 2. Aufl., Bd. II. Urban & Schwarzenberg, Berlin 1940

Müller, W.: Das Knie. Springer, Berlin 1982

Nicholas, I. A., R. H. Freiberger, P. J. Killoran: Double contrast arthrography of the knee. J. Bone Jt Surg. 2 (1970) 203

Nietert, M.: Untersuchungen zur Kinematik des menschlichen Kniegelenkes im Hinblick auf ihre Approximation in der Prothetik. Diss., TU Berlin 1975

Niethard, F. U., W. Puhl: Beziehungen zwischen Gelenksprellung und Arthroseentstehung, prophylaktische Therapiemöglichkeiten. Orthop. Prax. 10 (1977) 767–769

Noack, W.: Reaktionen des Gelenkknorpels auf ligamentäre Instabilität und bei traumatischen Knorpeldefekten. In Groher, W., W. Noack: Sportliche Belastungsfähigkeit des Haltungs- und Bewegungsapparates. Thieme, Stuttgart 1982 (S. 246–256)

Noack, W.: Über die Bedeutung knorpeleigener Enzyme beim Abbau der Knorpelmatrix nach Traumen. - Eine tierexperimentelle Untersuchung. In N. Dettmer, J. Lindner, K. Kleesiek, W. Mohr, W. Puhl: Theoretische und klinische Befunde der Knorpelforschung. Eular, Basel 1983 (S. 213–220)

Noack, W.: Die Behandlung von akuten stumpfen Traumen am Bewegungsapparat. Therapiewoche 33 (1983) 3278–3284

Noack, W.: Pathologisch-anatomische Veränderungen infolge intraartikulärer Frakturen. In E. Lambiris: Intraartikuläre Frakturen. 2. Deutsch-griechisches Symposium. Gentner, Stuttgart 1985 (S. 9–15)

Noack, W, G. Schleicher: Spätschäden nach Knieverletzungen - Indikation, Technik und Ergebnisse vorderer Kreuzbandplastiken. In K. H. Jungbluth, U. Mommsen: Plastische und wiederherstellende Maßnahmen bei Unfallverletzungen. Springer, Berlin 1984 (S. 177–183)

Norman, A., N. D. Baker: Spontaneous osteonecrosis of the knee and medial meniscal tears. Radiology 129 (1978) 653–659

Oerke, H.-P.: Die Patellektomie in der Behandlung der Retropatellararthrose. Orthop. Prax. 7 (1979) 593–594

Oláh, E. H., K. S. Kostenszki: Effect of prednisolon on the glycosaminoglycan components of the regenerating articular cartilage. Acta biol. Acad. Sci. hung. 27 (1976) 129–134

Olson, R. W.: Knee-arthrography. Amer. J. Roentgenol. 101 (1967) 397–403

Otte, P.: Pathophysiologische Grundlagen präarthrotischer Faktoren. Z. Orthop. 112 (1974) 541–547

Otte, P.: Arthrose und Spondylose - Analoge Probleme der Primärläsion. Z. Orthop. 116 (1978) 433–434

Otte, P.: Ein Vergleich der Pathogenese und Pathophysiologie der Arthrose und Arthritis. In H. Mathies: Arthritis-Arthrose, Colloquia rheumatologica 8, Geigy. Werk-Verlag, München 1980 (S. 20–44)

Parker, F. Jr., C. S. Keefer, W. K. Myers, R. L. Irwin: Histologic changes in the knee joint with advancing age: Relation to degenerative arthritis. Arch. Path. 17 (1934) 516

Payr, E.: Therapie der primären und sekundären Arthritis deformans, Konstitutionspathologie der Gelenke. Bruns' Beitr. klin. Chir. 136 (1926) 260–329

Peters, M.: Ätiologie der Gonarthrose analysiert anhand von 1000 Krankengeschichten aus der orthopädischen Klinik und Poliklinik der Universität Heidelberg. Diss., Heidelberg 1982

Peters, H. D., K. Karze, D. Padberg, P. S. Schonhöfer, V. Dinnendahl: Influence of prostaglandyn E_1 on cyclic 3,5,AMP levels and glycosaminoglycan secretion of fibroblasts cultured in vitro. Po. J. Pharmacol. Pharm. 26 (1974) 41–47

Pommer, G.: Mikroskopische Befunde bei der Arthritis deformans. Denkschrift, Wiener Akademie der Wissenschaft 89 (1913)

Pridie, K. H.: A method of resurfacing osteoarthritic knee joints. J. Bone Jt Surg. 41 B (1959) 618–619

Puhl, W.: Frühe Knorpelschädigung durch leukozytäre Enzyme. Arch. orthop. Unfall-Chir. 70 (1971) 87–97

Puhl, W.: Die Mikromorphologie gesunder Gelenkknorpeloberflächen. Z. Orthop. 112 (1974) 262–272

Puhl, W.: Gelenkerguß. In Groher, W., W. Noack: Sportliche Belastungsfähigkeit des Haltungs- und Bewegungsapparates. Thieme, Stuttgart 1982 (S. 257–271)

Puhl, W., G. Biehl, R. Kölbel, H. Hofer: Ergebnis einer multizentrischen Orgotein-Prüfung bei Gonarthrose. Europ. J. Rheum. Inflamm. 4/2 (1981) 264–270

Radin, E. L., I. L. Paul: Response of joints to impact loading. I. In vitro wear. Arthr. and Rheum. 14 (1971) 356–359

Radin, E. L., G. H. Parker, J. W. Pugh, R. S. Steinberg, I. L. Paul, R. M. Rose: Response of joints to impact loading. III. Relationship between trabecular microfracture and cartilage degeneration. J. Biomech. 6 (1973) 51–57

Rall, K. L., G. L. McElroy, T. E. Keats: A study of the long term effects of football injury to the knee. Mod. Med. 61 (1964) 435

Refior, H. J.: Vergleichende experimentelle Untersuchungen zur Mikromorphologie der Präarthrose am Beispiel des Kaninchenkniegelenkes. Z. Orthop. 112 (1974) 706–709

Resnick, D.: Neuroarthropathy. In: Diagnosis of Bone and Joint Disorders, vol. III. Saunders, Philadelphia (pp. 2422–2451)

Resnick, D., G. Niwayama: Degenerative disease of extraspinal locations. In: Diagnosis of Bone and Joint Disorders, vol. II. Saunders, Philadelphia. London-Toronto 1981 (pp. 1270–1368)

Rettig, H.: Das Röntgenbild der Kniescheibe in der Differentialdiagnose der Erkrankungen des Kniegelenkes und der Patella. Z. Orthop. 91 (1959) 551

Richter, R.: Erfahrungen mit der Tibiakopfosteotomie bei Gonarthrosen. Arch. orthop. Unfall-Chir 80 (1974) 107–112

Roy, S.: Ultrastructure of articular cartilage in experimental hemarthrosis. Arch. Path. 86 (1968) 69–76

Rütt, A.: Zur Therapie der sog. habituellen Patellaluxation. Arch. orthop. Unfall-Chir. 51 (1959) 377–381

Rütt, A.: Zur Pathogenese der Patellarluxation. Arch. orthop. Unfall-Chir. 61 (1967) 353–362

Rütt, A.: Die Pathomechanik der Patellarluxation. Arch. orthop. Unfall-Chir. 81 (1975) 169–175

Salter, R. B., A. Gross, J. H. Hall: Hydrocortisone arthropathy, an experimental investigation. Canad. med. Ass. J. 97 (1967) 374–377

Schallock, G.: Untersuchungen zur Pathogenese von Aufbrauchsveränderungen an den knorpeligen Anteilen des Kniegelenkes. Veröffentlichungen aus der Konstitutions- und Wehrpathologie. H. 49. Fischer, Jena 1942

Schallock, G.: Kausale und formale Genese der Osteoarthrosen. In: Die Osteoarthrosen. Rheumasammlung, Bd. XXXI. Steinkopff, Darmstadt 1956 (S. 1–28)

Schallock, G.: Der feingewebliche Aufbau des Kniegelenkknorpels in seiner Beziehung zur Arthrosis deformans. Vortrag gehalten auf der gemeinsamen Frühjahrstagung der dtsch. Ges. Orthop. und der franz. Ges. Orthop. und Traum., Vittel 7.–9. Juni 1963. Z. Orthop. 98 (1964) 225

Schauer, A.: Zur pathologischen Anatomie der spontanen Osteonekrosen. Z. Orthop. 115 (1977) 432–444

Schein, A. J., A. M. Arkin: Hip-joint involvement in Gaucher's disease. J. Bone Jt. Surg. 24 (1942) 396–410

Schmidt, M., W. R. Hepp: Mittelfristige Ergebnisse der Schienbein-Kopf-Osteotomie bei Varusgonarthrose. Orthop. Prax. 2 (1984) 894–899

Schönbach, G.: Ist die Sudecksche Dystrophie eine vermeidbare Unfallfolge? Verh. dtsch. orthop. Ges., 46. Kongr. Z. Orthop., Suppl. 91 (1959) 397–400

Schuler, B.: Die degenerativen Gelenkerkrankungen im Klimakterium. Z. Rheumaforsch. 18 (1959) 1–13

Schulitz, K. P., F. Geldhäuser: Der Aufbrauchschaden am Kniegelenk nach Entfernung dysplastischer Menisken. Z. Orthop. 111 (1973) 127–134

Schulitz, K. P., H. O. Dustmann, W. Puhl: Die Entwicklung der posttraumatischen Arthrose am Beispiel des Schienbeinkopfbruches. Arch. orthop. Unfall-Chir. 79 (1973) 136–148

Scott, J. C.: Fractures of the patella. J. Bone Jt. Surg. 31 B (1949) 76–79

Sheehan, J. M.: Arthroplasty of the knee. J. Bone Jt. Surg. 60 (1978) 333–338

Sinowatz, F., H. Schnabl, W. Lipp, P. Knezevic: Wirkung intraartikulärer Injektionen von Dexamethason in das Kniegelenk des Schweines, Zbl. Vet.-Med. A 24 (1977) 387–393

Smillie, I. S.: Injuries of the Knee Joint, 2. Williams & Wilkins, Baltimore 1951 (p. 230)

Smillie, I. S.: Diseases of the Knee Joint. Livingstone, Edinburgh 1974

Solonen, K. A.: The joints of the lower extremities of football players. Ann. Chir. Gynaec. Fenn. 55 (1966) 176–179

Soto-Hall, R., K. O. Haldeman: The diagnosis of neuropathic joint disease (Charcot joint). J. Amer. med. Ass. 114 (1940) 2076–2078

Spühler, G.: Über die Rolle der Übergewichtigkeit bei der Entstehung der Arthrosis deformans. Inaug. Diss., Zürich 1958

Steinbrück, K.: Der Immobilisationsschaden am Gelenk. Habil., Heidelberg 1980

Steinbrück, K., G. Binzus: Veränderungen am Gelenkknorpel durch Immobilisation. In Groher, W., W. Noack: Sportliche Belastungsfähigkeit des Haltungs- und Bewegungsapparates. Thieme, Stuttgart 1982 (S. 283–294)

Steurer, P. A., I. A. Gradisar, W. A. Hoyt, M. L. Chu: Patellectomy: A clinical study and biomechanical evaluation. J. Bone Jt Surg. 58 A (1976) 736

Sutton, F. S., C. H. Thompson, J. Lipke, D. B. Kettelkamp: The effect of patellectomy on knee function. J. Bone Jt Surg. 58 A (1976) 537–540

Thomas, L.: The effects of papain, vitamin A, and cortisone on cartilage matrix in vivo. Biophys. J. Suppl. 4 (1964) 207–213

Thorban, W.: Neue experimentelle Ergebnisse zur Ätiologie und Pathogenese des posttraumatischen Sudeck-Syndroms. Verh. dtsch. orthop. Ges., 46. Kongr. Z. Orthop., Suppl. 91 (1959) 385–389

Thurner, J.: Die Coxarthrose. Wien. klin. Wschr. 76 (1964) 93–97

Trillat, A., H. Dejour, G. Bousquet: Chirurgie du genou. Troisième Journées Lyonnaises Sept. 1977. Simep, Villeurbanne 1978

Tscherne, H.: Persönliche Mitteilung 1980

Uehlinger, E.: Osteoporose als Gewebsveränderung und ihre Auswirkung auf knöcherne Organe. 1. Badenweiler Symposion vom 6.–8. Nov. 1964. (nicht publiziert)

Ueno, R.: Ergebnisse der intramuskulären Glukosaminoglykanpolysulfat-Applikation bei der experimentellen Kniegelenkarthrose des Hundes. Z. Orthop. 114 (1976) 108–112

Wagenhäuser, F. J.: Die Rheumamorbidität. Eine klinisch-epidemiologische Untersuchung. Huber, Bern 1969

Waine, H., G. A. Bennett, W. Bauer: Joint diseases associated with acromegaly. Amer. J. med. Sci. 209 (1945) 671

Walldius, B.: Prosthetic replacement of the knee joint, J. Bone J. Surg. 50 (1968) 221

Waring, T. L.: Parasyphilitic arthropathies-topics affections of joints - Charcot's joints. In Speed, J. S.: Cambell's Operative Orthopaedics, 3. Aufl. Kimpton, London 1956 (pp. 1168–1170)

Watermann, H.: Arthrosen, Unfall und Behandlung. Hefte Unfallheilk. 48 (1955) 81–95

Watson-Jones, R.: Excision of patella (correspondence). Brit. med. J. 1945/II, 195

Weh, L., G. Binzus, G. Dahmen, A. Jann: Über den Einfluß von Achsenfehlstellungen auf die LDH-Isoenzyme im Knorpel und Synovialis bei Gonarthrosen. Rheumatol. 42 (1983) 171–174

Weichselbaum, A.: Die senilen Veränderungen der Gelenke und deren Zusammenhang mit der Arthritis deformans. Sitzungsber. Math.-Naturwiss. Cl. Kaiserl. Akad. Wiss. 75 (1877)

Weigel, W., P. Iwangoff, B. Jasinski: Der Einfluß eines Knorpel-Knochenmarkextraktes auf Rattenknorpel in vivo. Z. Rheumaforsch. 29 (1970) 348–352

Weiss, C., S. Mirow: An ultrastructural study of osteoarthritic changes in articular cartilage of human knees. J. Bone Jt Surg. 54 A (1972) 954–972

Weiss, K.: Chondrale und ossale Arthritis deformans. Radiol. Austriaca 3 (1950) 131–158

Wiberg, G.: Roentgenographic and anatomic studies on the femoropatellar joint. Acta orthop. scand. 12 (1941) 319ff.

Wiley, A. M.: Pathological and clinical aspects of degenerative disease of the knee. Canad. J. Surg. 11 (1968) 14

Withhouse, M. W.: Biochemical properties of anti-inflammatory drugs. III. Unconpling of oxidative phosphorylation in a connective tissue (cartilage) on liver mitochondria by salicylate analogues. Relationship of structure to activity. Biochem. Pharmacol. 13 (1964) 319–327

Witt, A. N.: Gesundheitsschäden durch Überlastung aus orthopädischer Sicht. In: Schriftenreihe der Bayerischen Landesärztekammer, Bd. 32. München 1973

Ziff, M., H. J. Gribetz, J. Lo Spalluto: Effect of leukocyte and synovial membrane extracts on cartilage mucoprotein. J. clin. Invest. 39 (1960) 405–412

Zollinger, H., A. Schreiber: Wert der Arthroskopie des Kniegelenkes für die Beurteilung präarthrotischer Zustände. Orthop. Prax. 6 (1979) 443–445

11 Juvenile Osteochondrosen und Osteonekrosen des Erwachsenen

Von A. REICHELT

Die in diesem Abschnitt abzuhandelnden Erkrankungen im Bereich des Kniegelenks weisen in vielerlei Hinsicht Unterschiede ihres Wesens auf. Abgesehen von differenten ätiologischen und pathogenetischen Gesichtspunkten, treten die einen während des Wachstumsalters, die anderen nach Wachstumsabschluß bis ins hohe Alter auf. Diesen Tatsachen wurde in der Terminologie – juvenile Osteochondrosen und spontane aseptische Knochennekrosen des Erwachsenen – Rechnung getragen. Die zahlreichen interessanten, für das Verständnis und die Deutung dieser Krankheiten wichtigen Theorien können höchstens gestreift werden. Die Einzelheiten können im Kapitel „Aseptische Osteochondrosen" von MAU (B. IV) nachgelesen werden.

Blutgefäßversorgung des Kniegelenks

Die distale Femurepiphyse wird nach ULLOA (1967) im wesentlichen von fünf Arterien versorgt: medial von den Aa. genus proximalis et distalis tibialis, lateral von den Aa. genus proximalis et distalis fibularis und der zentrale Abschnitt mit der Fossa intercondylica von der A. genus media. Alle drei treten distal der Epiphysenfuge in den Knochen ein, die tibiale und die fibulare Arterie ziehen dann zu den medialen bzw. lateralen Abschnitten und die mittlere tief in die Fossa intercondylaris. Die ventralen Gefäße dringen oberhalb der Facies patellaris ein und ziehen im vorderen Abschnitt durch die Wachstumsfugen nach hinten unten. Nach ROGERS u. GLADSTONE (1950) sowie VITALLI sind zahlreiche Kollateralverbindungen nachweisbar.
Die Gefäßversorgung des Tibiakopfes erfolgt nach CROCK (1962) und ULLOA medial durch die A. genus distalis tibialis anterior et posterior und lateral durch die A. recurrens tibialis anterior et posterior, wobei es zu zusätzlichen Anastomosen mit rückläufigen Zweigen der A. tibialis anterior kommt.
An der Ernährung der Patella sind ebenfalls mehrere, je nach topographischem Abschnitt unterschiedliche Arterien beteiligt, die einen Anastomosenring um die Kniescheibe herum bilden (SCAPINELLE 1967). Nach ULLOA erhält die Ventralseite Gefäße aus der A. genus distalis fibularis, deren Endast in der Apex patellae mit der A. genus distalis tibialis und in der Basis mit einem osteomuskulären Ast der A. genus descendens anastomosiert. Der mediale und der laterale Kniescheibenrand werden von ansteigenden Ästen der A. genus distalis tibialis bzw. der A. genus distalis fibularis versorgt. Für die Gefäßversorgung der Rückseite der Patella ist eine Anastomose zwischen dem Endast, der A. genus media und einem Seitenast jeder A. genus distalis verantwortlich. Nach C. MAU (1930) sind die Kniescheibenpole spärlicher als das Zentrum versorgt.

Osgood-Schlattersche Krankheit

Die Schlattersche Krankheit, die unter zahlreichen Synonymen (REICHELT 1971) eine reiche literarische Bearbeitung erfahren hat, ist eine der häufigsten sog. juvenilen Osteochondrosen. Sie spielt sich an der in Verknöcherung befindlichen, zungenförmig nach vorn unten gerichteten Tibiaapophyse ab, wobei die Periode der hauptsächlichen Ossifikationsvorgänge das Prädilektionserkrankungsalter darstellt. Ihre Korrelation mit der Verknöcherung ergibt sich aus der Geschlechts- und Altersverteilung des eigenen Krankengutes, wobei der Gipfel zwischen dem 11. und 16. Lebensjahr liegt, die Mädchen aber etwas früher erkranken als die Knaben (Abb. 1). Die Geschlechtsverteilung von 871 Patienten in der Literatur und 220 eigenen Kranken betrug ziemlich einheitlich 3,33–3,76:1 zugunsten der Knaben. Eine konstante Seitenbevorzugung ließ sich nicht nachweisen; dagegen war der häufige bilaterale Befall auffällig.
Betroffen sind Jugendliche aller Konstitutionstypen, unter denen sich aber häufig kräftige, sportausübende Knaben und Mädchen finden. Sie klagen während der Belastung, vor allem während der Streckung des Kniegelenks gegen Widerstand, über Schmerzen in der Schienbeinrauhigkeit. Über dieser ist regelmäßig ein Druckschmerz, häufig auch ein Schmerz beim Erheben des gestreckten Beines gegen den Widerstand des Untersuchers auslösbar. Sie ist des öfteren prominent, so daß nicht nur während der akuten Erkrankungsphase Schmerzen beim Knien geäußert werden. Nur sehr selten sind Zeichen einer Entzündung vorhanden. Die nie eingeschränkte

11.2 Juvenile Osteochondrosen und Osteonekrosen des Erwachsenen

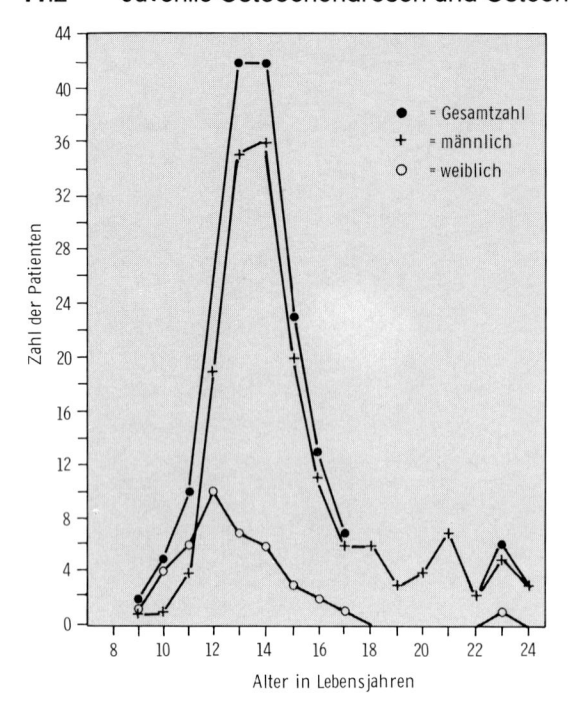

Abb. 1 Geschlechts- und Altersverteilung von 208 Patienten mit O.S.E. (*Reichelt* 1971)

Kniegelenkfunktion kann lediglich bei extremer Beugung einmal schmerzhaft sein. Als Ausdruck einer Schonung kann es gelegentlich zu einer leichten Verschmächtigung der Oberschenkelmuskulatur kommen. Unbehandelt dauert die Erkrankung etwa 2–3 Jahre, die Rezidivgefahr ist bis zum Wachstumsabschluß groß. Selten entwikkelt sich auf dem Boden einer Osgood-Schlatterschen Krankheit ein Genu recurvatum (JEFFREYS 1965).
Die **Diagnose** der Schlatterschen Erkrankung beruht vornehmlich auf den klinischen Veränderungen, die durch den Röntgenbefund ergänzt werden. Nach Meinung vieler Autoren ist dieser nur von untergeordneter Bedeutung, da bereits die normale Ossifikation eine erhebliche, von Konstitution und Entwicklung, von Gesundheitszustand und funktioneller Beanspruchung, von Geschlecht und Rasse abhängige Variationsbreite aufweist (Literatur bei REICHELT 1971). Die röntgenologischen Erscheinungsformen von 215 Tibiaapophysen des eigenen Patientengutes konnten auf acht Grundformen reduziert werden (Abb. 2).
Pathologisch-anatomisch fanden sich bei den im Vergleich zur Erkrankungsfrequenz nur spärlichen Untersuchungen Veränderungen im Sinne eines gesteigerten oder auch gestörten Verknöcherungsprozesses. Nekrosen wurden nur äußerst selten gesehen, so daß der Terminus „aseptische Knochennekrose" für die Schlattersche Krankheit besser vermieden werden sollte. Bei einigen histologischen Untersuchungen wurden Hinweise auf primäre Ernährungsstörungen, Traumen, Entzündungen oder Spätrachitis vermißt.
Auf Grund ausgedehnter klinischer, röntgenologischer, morphologischer, tierexperimenteller und literarischer Studien wurde 1971 die Schlattersche Erkrankung *ätiologisch und pathogenetisch* als nicht traumatisch, sondern erbbedingte, zeitlich terminierte Ossifikationsstörung gedeutet, „die durch einen auch nur unbedeutenden mechanischen Insult zur klinischen Manifestation ... führen kann." (REICHELT 1971). Dafür sprechen das konstante Geschlechtsverhältnis, der eng umschriebene Altersgipfel, die ziemlich gleichmäßige Seitenverteilung und der häufige bilaterale Befall, das Vorkommen der Schlatterschen Erkrankung mit anderen Apophyseopathien, die Erkrankungsmöglichkeit von Zwillingspaaren und Familienangehörigen, die disharmonische Epiphysenwachstumsstörung am Kniegelenk und die fehlende Möglichkeit der tierexperimentellen Reproduktion.

Die hauptsächlichen, differentialdiagnostisch abzugrenzenden Krankheiten sind traumatisch bedingte Zustände, besonders Ausrißfrakturen der Tuberositas tibiae, unspezifische oder spezifische Entzündungen, Knochensarkome, arteriovenöse Fehlbildungen sowie eine Bursitis infrapatellaris.

Therapeutisch ist die Schlattersche Erkrankung in den meisten Fällen problemlos, woraus sich ihre uneingeschränkt sehr gute Prognose ergibt. Fast immer kann eine Ausheilung durch konservative Maßnahmen – mehrwöchige Ruhigstellung im Gipstutor, evtl. unterstützt durch einen entlastenden Pitzenverband – erzielt werden. Nur selten sind bei Fehlschlag der unblutigen Behandlung, Rezidiven oder späteren Restbeschwerden operative Eingriffe in Form von Abtragungen der ossifikationsgestörten oder prominenten Tuberositas oder verknöcherungsbeschleunigenden Maßnahmen erforderlich (THOMSON 1956, MACHAN 1974), wie die Becksche Bohrung.

Sinding-Larsensche Erkrankung

Die zweite wesentliche juvenile Osteochondrose im Bereich des Kniegelenks ist die Sinding-Larsensche Erkrankung der Patella, die in der Literatur des öfteren mit weiteren Eigennamen belegt wird: u.a. Sven Johannsen, C. MAU. Eine Zusammenstellung der zahlreichen Synonyme findet sich bei STUDENY (1975).
Wenn auch die juvenile Osteochondrose der Patella im Vergleich zur Osgood-Schlatterschen Krankheit wesentlich seltener vorkommt, so bestehen doch in bezug auf die Geschlechts- und Altersverteilung deutliche Parallelen. Die Bevorzugung des männlichen Geschlechts gegenüber

Sinding-Larsensche Erkrankung 11.3

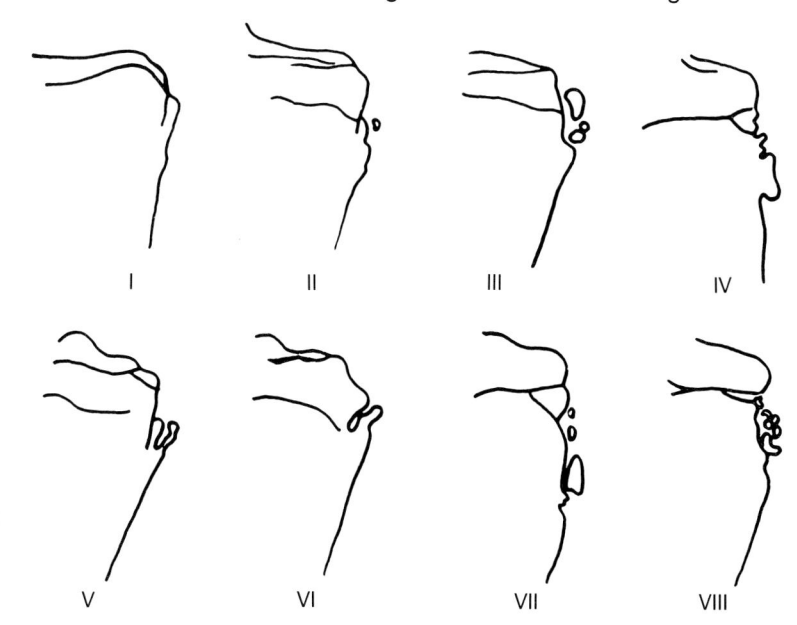

Abb. 2 Die am häufigsten vorkommenden röntgenologischen Erscheinungsformen der Tibiaapophyse bei O.S.E. (*Reichelt* 1971)

dem weiblichen betrug 2,7:1. Der Altersgipfel von 42 Knaben und 10 Mädchen in der Literatur sowie 9 eigenen Jungen lag zwischen dem 8. und 14. Lebensjahr, d. h. ebenfalls z. Z. der ausgeprägtesten Ossifikationsprozesse.

Die *Ossifikation der Patella* wurde röntgenologisch u. a. von HELLMER (1932) erforscht. Seine Untersuchungen zeigten, daß die Kniescheibe in der Regel multizentrisch verknöchert und die unterschiedlichen und charakteristischen Stadien von Mädchen früher durchschritten werden. Er deutete im Gegensatz zu BREITLÄNDER (1942) den Röntgenbefund bei Sinding-Larsenscher Erkrankung als ein normales Stadium der Patellaverknöcherung. Trotz des Widerspruchs forderten beide die Stellung der Diagnose auf Grund der klinischen Symptome und nicht der röntgenologischen Veränderungen. Akzessorische Knochenkerne werden auch bei Gesunden sehr häufig beobachtet (WRIGHT 1903, ODERMATT 1921), wodurch sich Erklärungsmöglichkeiten der Patella partita ergeben.

Schon vor SINDING-LARSEN (1921) und JOHANNSEN (1924) waren die klinischen und röntgenologischen Symptome der juvenilen Osteochondrose der Patella beschrieben worden (KÖHLER 1908, SEIFERT 1912, MÜLLER 1920), offenbar aber unbeachtet geblieben. Erst nach 1921 häuften sich die Kasuistiken (VAN NECK 1926, HAWLEY u. GRISWOLD 1928, BLENCKE 1922, GRASHEY 1934, 1935, SOBEL u. SOBEL 1946, CLASSEN 1949, 1953, C. MAU 1930, DOHMEN 1969, GÜNTZ 1935, FLEISCHNER, ANDERS 1956, BONSE 1949, BREITLÄNDER 1942, BÜRGSTEIN 1944, CUVLAND u. FRANKE 1955, GELLMANN 1934, GLANZMANN 1938, HELLMER 1932, KERSTNER 1954, KREMSER 1932, KUH 1932, LIES 1954, RÖPKE 1932, ROSTOCK 1929, 1936, SEMMELROCH 1952, STUDENY 1975, WOLF 1950, LOPETZ u. LEWIS 1968, EHALT 1950).

Bilateraler Befall ist ebenso des öfteren beschrieben worden (RADOCHAY u. SOMOGYI 1958, JOHANNSON 1922, GRASHEY 1934, HAWLEY u. GRISWOLD 1928, WOLF 1950, KLETT) wie die Kombination mit anderen juvenilen Osteochondrosen: Morbus Köhler I (KÖHLER 1908, BEHM u. KORITZINSKY), Tuberositas ossis metatarsalis V (KREMSER 1932), Osgood-Schlattersche Krankheit (HAWLEY u. GRISWOLD 1928, GÜNTZ 1935, VAN NECK 1926, FLEISCHNER, SINDING-LARSEN 1921, GLANZMANN 1938, SIMETS 1937, WOLF 1950, MÜLLER, JOHANNSON 1922) (Abb. 3). Selten treten diese erst nach Abklingen der Sinding-Larsenschen Erkrankung auf: beispielsweise ein Morbus Perthes (BLENCKE 1922). Auch im Rahmen multipler Epiphysenstörungen sind Veränderungen im Sinne einer Sinding-Larsenschen Erkrankung beobachtet worden (RIBBING 1934, GORZAWSKY 1937). Ebenso ist familiäres Vorkommen von juvenilen Osteochondrosen bekannt (PASSARGE 1940, HAWLEY u. GRISWOLD 1928, GLANZMANN 1938).

Die *klinische Symptomatik* ist gekennzeichnet durch langsam zunehmende Schmerzen am oberen oder meist unteren Patellapol, die besonders bei Kniebeugung auftreten und sich häufig erst nach körperlichen Anstrengungen manifestieren. Selten kann eine geringe örtliche Schwellung nachweisbar sein.

Röntgenologisch stellt sich meist eine Zerklüftung der Patella an den Polen, zentral oder auch total dar. Häufig findet sich ein isolierter, unregelmäßig strukturierter Knochenkern mit Aufhellungs- und Verdichtungszonen. Die röntgenologische Restitution erfolgt über Monate oder wenige Jahre; einen ehemals isolierten Knochenkern erkennt man dann an einem „geschwänzten" Patellapol (Abb. 3).

Pathohistologische Untersuchungen im jugendlichen Alter sind nur vereinzelt durchgeführt worden. SERFATY u. MAROTTOLI (zit. nach C. MAU 1930) fanden eine „unregelmäßige Lagerung der Knorpelzellen", während RÖPKE (1932) lebhafte Umbauvorgänge des Bandes, Knorpels und Knochens nachwies.

Für die *Ätiologie* der Sinding-Larsenschen Erkrankung wurden im Laufe der Jahrzehnte zahl-

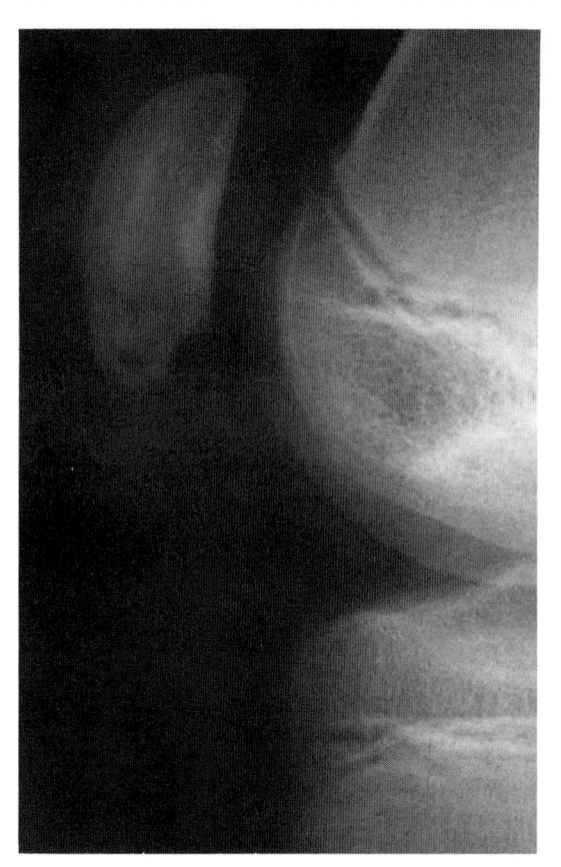

11.4 Juvenile Osteochondrosen und Osteonekrosen des Erwachsenen

Abb. 3 11jähriger Junge mit Schmerzen und Ossifikationsstörungen am unteren Patellapol

reiche für die juvenilen Osteochondrosen immer wieder bemühte Faktoren angeschuldigt. Für die meisten dürfte aber ihre Irrelevanz nachgewiesen sein: z. B. blande mykotische Embolie, Gefäßverschluß durch zentralnervöse Störungen, hormonelle Einflüsse und andere physikalische und chemische Faktoren. C. Mau (1930) wies besonders auf die erhebliche Zugspannung in der Quadrizepssehne, die zu einer Irritation der marginalen Blutgefäße führen soll, und den starken retropatellaren Druck hin, der sich besonders bei Patellahochstand am unteren Kniescheibenpol auswirkt (Fürmeier 1953).

Obwohl kaum anatomische Untersuchungen vorliegen, wird die *Pathogenese* von zahlreichen Autoren als Durchblutungsstörung mit Ausbildung einer aseptischen Knochennekrose gedeutet. Bei kritischer Durchsicht der Literatur fällt es schwer, sich diesen Ansichten anzuschließen. Obwohl bisher entsprechende Untersuchungen fehlen, liegt es auf Grund zahlreicher klinischer und funktioneller Parallelen nahe, für die Sinding-Larsensche Erkrankung eine ähnliche formale Genese anzunehmen, wie sie für die Osgood-Schlattersche Krankheit dargestellt wurde.

Da die Sinding-Larsensche Erkrankung in unterschiedlich langen Zeiträumen spontan folgenlos ausheilt, bestehen keine therapeutischen Probleme. Mit einer kurzfristigen Ruhigstellung wird in jedem Fall eine Beschwerdefreiheit zu erzielen sein.

Die Ausheilung erfolgt nicht selten mit einer verlängerten Patella – P. Matzen hat darauf hingewiesen. Knorpeldefekte im Femoropatellarlager sind dann keine Seltenheit.

Osteochondrosis deformans tibiae

Die Osteochondrosis deformans tibiae war bereits vor Blounts eingehender Beschreibung (1937) bekannt. Entsprechende Mitteilungen stammen u. a. von Erlacher (1922), C. Mau (1924), Langenskiöld (1929), Nilsonne (1929), Rall (1930, 1934), Hackenbroch (1930), Lülsdorf (1931), Gickler (1933). Blount kommt das Verdienst zu, anhand von 13 eigenen und 15 Fällen der Literatur das Krankheitsbild abgegrenzt und analysiert zu haben.

Die Epiphysitis tibiae deformans (Lülsdorf), „non-rachitis-bow-leg", Tibia vara oder Blount's disease ist eine Wachstumsstörung im medialen Bereich der proximalen Tibiaepimetaphyse, die zu grotesken Achsenverbiegungen im O-Sinne führen kann.

Es besteht in den meisten Kasuistiken eine deutliche Bevorzugung des weiblichen Geschlechts (Blount 4,6:1, Medbö [1964] 16:1), während Stempfel (1954) 13 Knaben und 11 Mädchen beobachten konnte.

Während nach Blount die linke Seite doppelt so häufig betroffen war wie die rechte (12:6), fällt die hohe bilaterale Erkrankungsfrequenz (10 Patienten) auf. Bei Medbö erkrankten von 17 Patienten 13 beidseitig. Je älter die Kinder sind, um so seltener soll eine beidseitige Erkrankung vorkommen (Langenskiöld 1952). Langenskiöld u. Riska (1964) fanden unter 61 Patienten 31mal ein einseitiges Vorkommen. Nach Smith (1982) tritt die infantile Erkrankungsform in 80%, die adoleszente Tibia vara nur in 10% doppelseitig auf.

Das Erkrankungsalter der von Blount beobachteten Patienten lag zwischen 1 und 13 Jahren, wobei sich 9 Kinder noch im 1. und 2. Lebensjahr befanden. Ähnlich, wenn auch nicht ganz so einseitig, ist die Verteilung in der bis 1937 zusammengestellten Literatur. Ein Großteil der Patienten von Langenskiöld u. Riska war höchstens 3½ Jahre alt. Das Verhältnis der Kleinkinder zu den Jugendlichen betrug 6:1. Die späteren Kasuistiken erfassen aber häufiger ältere Kinder (Pitzen u. Marquardt 1939, Barber 1939, 1942, Polivka 1968, Sevastikoglou u. Eriksson 1967, Aberle-Horstenegg 1956, de Moraes u. Perricone 1959, Michail u. Mitarb. 1959, Evensen u. Steffensen 1955), was auch für das Würzburger Krankengut zutrifft.

Die Varusdeformität ist gekennzeichnet durch eine scharfe, knickartige Abbiegung im medialen Metaphysenbereich der Tibia (Abb. 4), die bei doppelseitigem Befall mehr oder weniger symmetrisch erfolgt. Dieser Einbruch der dorsomedialen Gelenkfläche (Siffert u. Katz 1970) hat eine zunehmende Lockerung des Kniegelenks infolge Bandinsuffizienz zur Folge. Gleichzeitig lassen sich fast regelmäßig eine deutliche Innendrehung des Unterschenkels sowie ein Knick-Senk-Fuß nachweisen. Eine relative Beinverkürzung ist obligat.

Der Grad der O-Bein-Verbiegung ist abhängig vom Erkrankungsalter: Je älter das Kind ist, um so geringer ist die Deformität ausgeprägt.

Der Krankheitsprozeß zeigt frühestens nach 2–4 Jahren (PITZEN u. MARQUARDT) eine Defektheilung. Nur in Ausnahmefällen wurde über Spontanheilung berichtet (LANGENSKIÖLD u. RISKA, SZEPESI 1969), wobei aber die metaphysäre „Exostose", auch später deutlich nachweisbar war. Schwere frühkindliche, sich spontan ohne morphologische Residuen begradigende O-Beine sind nach FANCONIS Meinung (1957) nicht osteochondrosebedingt (SCHIFF 1958).

Tritt die Wachstumsstörung im Kleinkindesalter auf, fällt sie meist erst nach dem Laufbeginn auf, da die Belastung und die lebhaften Wachstumsvorgänge eine starke Progression bedingen (GAILEY 1956).

Die Kinder werden überwiegend wegen der zunehmenden Fehlstellung eines oder beider Beine dem Arzt vorgestellt; gelegentlich sind es aber auch frühzeitige Schmerzzustände, die zur Konsultation Anlaß geben (LANGENSKIÖLD 1929, RALL 1934).

BLOUNT hat entsprechend dem unterschiedlichen Erkrankungsalter einen infantilen und einen adoleszenten Typ (6–12 Jahre) differenziert. Auf einige Besonderheiten im Verlauf, der Ausprägung und der Seitenverteilung wurde bereits hingewiesen.

Die röntgenologischen Veränderungen des infantilen Typs wurden von LANGENSKIÖLD in sechs Gruppen eingeteilt (Abb. 5):

I. Unregelmäßigkeit der Ossifikationszone der Epiphysenfuge mit isolierten Inseln verkalkten Gewebes, beginnende Vorwölbung des medialen Randes der Metaphyse (2.–3. Lebensjahr).
II. Richtungsänderung der medialen Wachstumsfuge nach unten, schnabelförmiges Auslaufen der Metaphyse (2½–4. Lebensjahr).

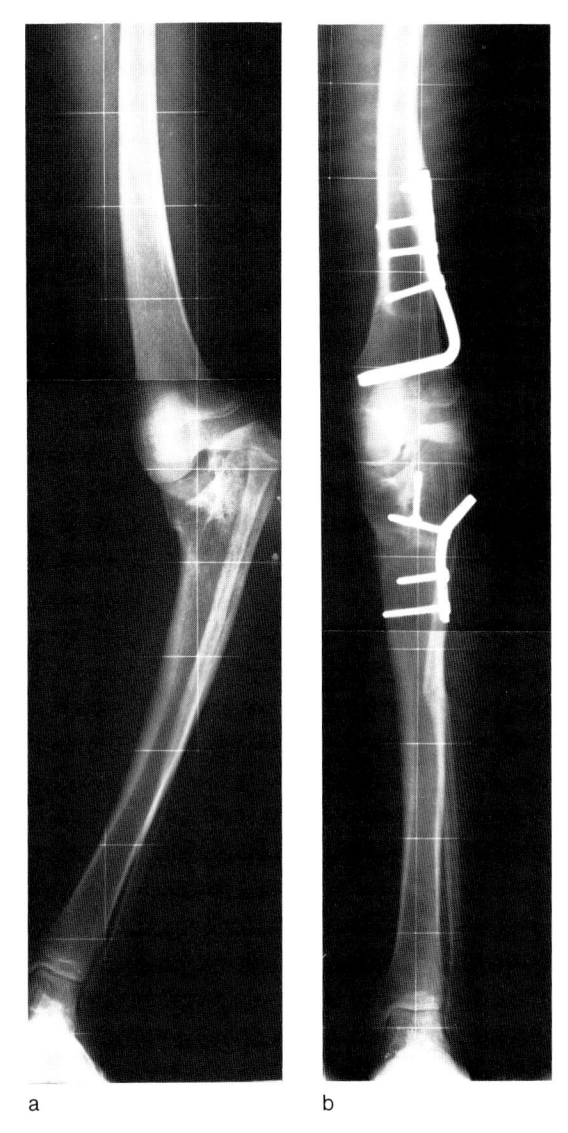

Abb. 4a u. b a) 13jähriges Mädchen mit in früher Kindheit abgelaufener Osteochondrosis deformans tibiae links. Konsekutive Valgusfehlstellung des distalen Femurs und starke Kniebandlockerung. b) Zustand nach einzeitiger suprakondylärer und Tibiakopfkorrekturosteotomie mit Versetzung der Tuberositas tibiae

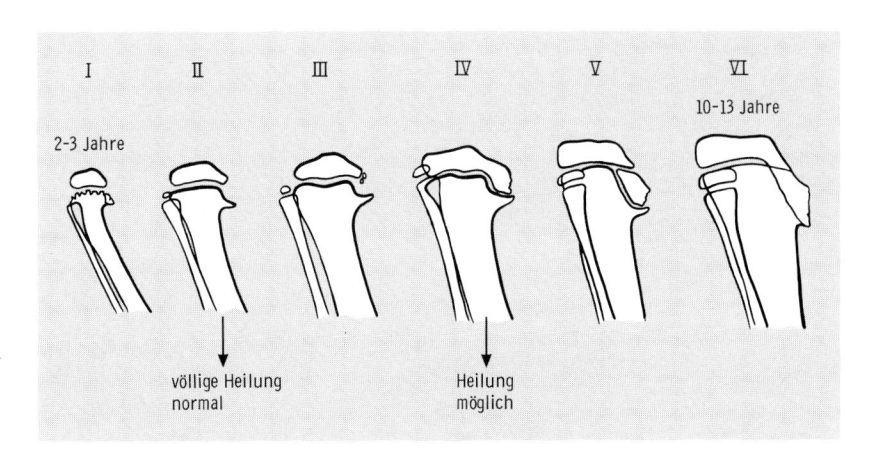

Abb. 5 Schematische Darstellung der Entwicklung des infantilen Typs der Osteochondrosis deformans tibiae (aus A. Langenskiöld: Acta chir. scand. 103 [1952] 1

III. Vertiefung des metaphysären Einbruches und Ausfüllung mit Knorpel, Keilform des medialen Anteils der knöchernen Epiphyse mit gelegentlicher Anlagerung von Ossifikationsinseln (4.–6. Lebensjahr).
IV. Ausfüllung des metaphysären Defektes durch die knöcherne Epiphyse (5.–10. Lebensjahr).
V. Zunahme der Stufenbildung der Epiphysenfuge, weitere Deformierung der knöchernen Epiphyse und der Gelenkfläche, die nach distal-medial abfällt (9.–11. Lebensjahr).
VI. Verknöcherung der Epiphysenplatte medial, Fortsetzung des Wachstums lateral (10.–13. Lebensjahr).

Neben diesen charakteristischen epimetaphysären Veränderungen mit der Unregelmäßigkeit und späteren Verdichtung der Knochenstruktur ist von zahlreichen Autoren noch auf eine Verdikkung der medialen metadiaphysären Kortikalis hingewiesen worden (BATESON 1968). Der Schienbeinschaft ist stets gerade. DELINKA u. Mitarb. (1974) sowie CATONNÉ u. Mitarb. (1980) haben auf die Bedeutung der Arthrographie zur Feststellung intraartikulärer Veränderungen aufmerksam gemacht.

Während die röntgenologische Diagnostik der infantilen Form anfangs wegen der charakteristischen Veränderungen des nur teilweise ossifizierten Kniegelenks ohne Schwierigkeiten gelingt, ist im Spätstadium eine Differenzierung der beiden Typen nicht mehr möglich.

Die Osteochondrosis deformans tibiae wird von den meisten Untersuchern zu der großen Gruppe der umschriebenen enchondralen Verknöcherungsstörungen gerechnet und in eine Reihe mit der Perthesschen, der Köhlerschen oder der Schlatterschen Erkrankung gestellt (NILSONNE 1929, GAILEY 1956, RALL 1930, GICKLER 1933, HANSON 1929, de MORAES u. PERRICONE 1959). Dabei wird auf die Bedeutung genetischer Faktoren hingewiesen, da Zwillings- und Sippenvorkommen (LANGENSKIÖLD u. RISKA 1964, SEVASTIKOGLOU u. ERIKSSON 1967, SIBERT u. BRAY 1977, TOBIN 1957) sowie Kombinationen mit anderen juvenilen Osteochondrosen, wie Osteochondrosis dissecans des Kniegelenks (ABERLE-HORSTENEGG 1956, TOBIN), beobachtet wurden. Für H. MAU (1958) besteht eine enge Verwandtschaft zu den metaphysären Dysostosen.

In Einzelfällen fanden sich endokrine Störungen (hypophysärer Hochwuchs, Dystrophia adiposogenitalis) (PITZEN u. MARQUARDT 1939, NILSONNE), hochgradige Fettsucht (KALLWEIT 1966) sowie Koinzidenz mit Epiphyseolysis capitis femoris (LOVEJOY u. LOVELL 1970).

Von fraglicher Bedeutung in der formalen und kausalen Genese sind blande Osteomyelitiden (LÜLSDORF 1931, MORRIS 1948), die von C. MAU (1924) angeschuldigte mediale kartilaginäre Exostose, die, wie geschildert, nicht Ursache, sondern Folge der Wachstumsstörung ist, sowie Rachitis und Traumen. LANGENSKIÖLD (1980) und SMITH (1982) haben zumindest für den adoleszenten Typ die Entzündung und die Verletzung als ätiologisch wichtig hervorgehoben.

Obwohl auch ätiologisch noch eine Klärung aussteht, wird in der Literatur auf die Bedeutung präexistenter Varusverbiegungen, eines erhöhten Körpergewichtes und eines frühzeitigen Laufbeginnes hingewiesen (FAIT u. SAIBERT 1970, RALL 1930, KESSEL 1970, LANGENSKIÖLD u. RISKA, GOLDING u. MCNEIL-SMITH 1963). So glaubt BATESON (1966, 1968), das häufige Vorkommen der Tibia vara auf Jamaika erklären zu können. Es sollen dafür rassische Momente, der exzentrische Druck auf das Kniegelenk und die erhöhte Plastizität des Knochens verantwortlich sein.

Anläßlich der meist operativen Therapie sind im Lauf der Jahre zahlreiche morphologische Untersuchungen möglich geworden, die übereinstimmend die Zeichen lokaler enchondraler Verknöcherungsstörungen erkennen ließen. So fanden sich unregelmäßige Anordnungen der Knorpelsäulen und der Knochenbälkchen, Störungen der Differenzierung und Ossifikation der Knorpelzellen, Unterbrechungen der Wachstumsfuge durch gefäßhaltiges Bindegewebe, Verlagerung von Knorpelinseln in die Markräume sowie Inseln von fast zellfreiem Faserknorpel. Nie waren entzündliche oder rachitische Veränderungen nachweisbar; auch metaphysäre Nekrosen fehlten (LANGENSKIÖLD 1952, ERLACHER 1922, BLOUNT 1937, PITZEN u. MARQUARDT 1939, GOLDING u. MCNEIL-SMITH 1963). Verständlicherweise stellt die Varusverbiegung eine präarthrotische Deformität dar. So beobachtete ZAYER (1980) bei 17 über 30 Jahre alten Patienten bereits 11 Kniegelenkarthrosen.

In der **Behandlung** schwerer progredienter Verbiegungen besteht in der Literatur höchstens im Hinblick auf den Zeitpunkt Uneinigkeit. Wenn auch DE MORAES u. PERRICONE (1959), SIEGLING u. GILLESPIE (1939), STEMPFEL (1954), LEONARD u. COHEN (1946), EVENSEN u. STEFFENSEN (1955) sowie ABERLE-HORSTENEGG (1956) alle Kinder konservativ behandeln und höchstens am Wachstumsende osteotomieren, dürfte ein Behandlungsversuch mit Nachtschienen oder korrigierenden Einlagen nur bei leichteren Graden der Verbiegung ohne Progredienz angebracht sein (GAILEY 1956). Die Mehrzahl der Kliniker tritt für eine frühzeitige operative Korrektur ein (BLOUNT, MEDBÖ, LANGENSKIÖLD, GOLDING u. MCNEIL-SMITH), auch wenn durch Rezidive eine oder mehrere Reoperationen notwendig werden (PITZEN u. MARQUARDT, RIGAULT u. Mitarb. 1972). Dabei soll leicht überkorrigiert werden (MEDBÖ, PITZEN u. MARQUARDT, REICHELT u. IMPING 1973). Des öfteren wurde auch über eine erfolgreiche temporäre Epiphyseodese der lateralen proximalen Schienbeinwachstumsfuge berichtet (GAILEY).

Bei älteren Kindern mit stark nach distal geneigter medialer Epiphyse kann eine epiphysäre Osteotomie mit Anhebung der medialen Gelenkfläche und Unterfütterung mit Knochenspänen

Tabelle 1 Behandlungsprinzipien nach *Langenskiöld*

Lebensalter (Jahre)	Deformität	Behandlung
1–3	<20 Grad Varus	Beobachtung, Schienenversorgung (?)
2–4	>20 Grad Varus	Osteotomie der Tibia und Fibula mit Korrektur der Rotationsfehlstellung bis zur physiologischen Valgusstellung
5–8	>10 Grad Varus	Osteotomie; bei bds. Erkrankung symmetrische Korrektur entsprechend dem weniger betroffenen Bein
8–14	>10 Grad Varus	Osteotomie
9–14	>10 Grad Varus mit partiellem Verschluß der Wachstumsfuge	Osteotomie und Epiphyseodese der proximalen Tibia und Fibulawachstumsfuge
	>20 Grad Varus mit partiellem Verschluß der Wachstumsfuge und Bandlaxität	1. Osteotomie mit Aufrichtung des medialen Kondylus und Epiphyseodese, 2. Osteotomie zur endgültigen Korrektur der Varusfehlstellung

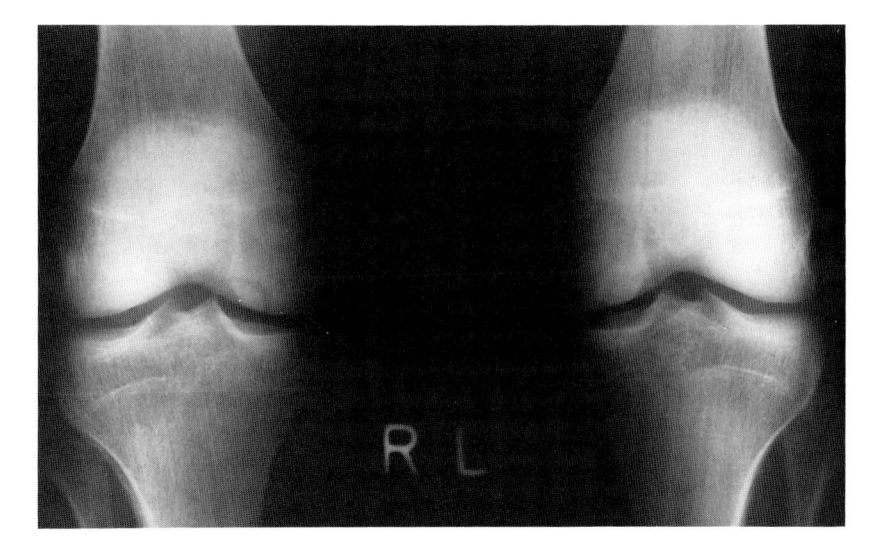

Abb. 6 19jähriger Mann mit beidseitiger Osteochondrosis dissecans an typischer Stelle

notwendig werden (STOREN 1969, SIFFERT 1982). LANGENSKIÖLD (1980) hat die Behandlungsprinzipien des infantilen Typs der Tibia vara zusammengefaßt (Tab. 1).

Osteochondrosis dissecans

Die Osteochondrosis dissecans gilt als der Prototyp der juvenilen Osteochondrosen, zumal sie am längsten bekannt ist. Es kommt dabei durch eine geschwungene saumförmige subchondrale Osteonekrose zur Ausbildung des Dissecates, dessen Sequestrierung aber nicht obligat ist.
Die Osteochondrosis dissecans ist am häufigsten im Kniegelenk lokalisiert. Sie findet sich meist am lateralen Abschnitt des medialen Femurkondylus, gelegentlich an der fibularen Gelenkrolle und selten an den Tibiagelenkflächen (Abb. 6).
Betroffen sind vorwiegend Jugendliche und junge Erwachsene mit starker Bevorzugung des männlichen Geschlechts (KÖNIG 1888, PLATZGUMMER 1954, SCHINZ u. Mitarb. 1952).
Auf die verschiedenen, im Lauf der Jahrzehnte aufgestellten Theorien zur Ätiologie und Pathogenese der Osteochondrosis dissecans kann hier nicht eingegangen werden. Sie wurden bei der Besprechung der anderen juvenilen Osteochondrosen z. T. bereits erwähnt. Im übrigen wird auf die ausführlichen Darstellungen von MAU im Bd IV, von PÖSCHL (1971) sowie SPRANGER (1975) verwiesen.
Bereitet die Mauskrankheit Beschwerden, so stehen leichte Belastungsschmerzen und gelegentliche Gelenkschwellungen im Vordergrund. Funktionseinschränkungen oder gar Einklemmungen treten erst auf, wenn das Dissecat „geboren" ist. Spätestens dann muß, wenn der Zeitpunkt der Fixierung der Maus verpaßt wurde, operativ vorgegangen und diese meist entfernt werden, da es sonst beschleunigt zur Ausbildung einer Arthrosis deformans kommt. Die unterschiedlichen Be-

11.8 Juvenile Osteochondrosen und Osteonekrosen des Erwachsenen

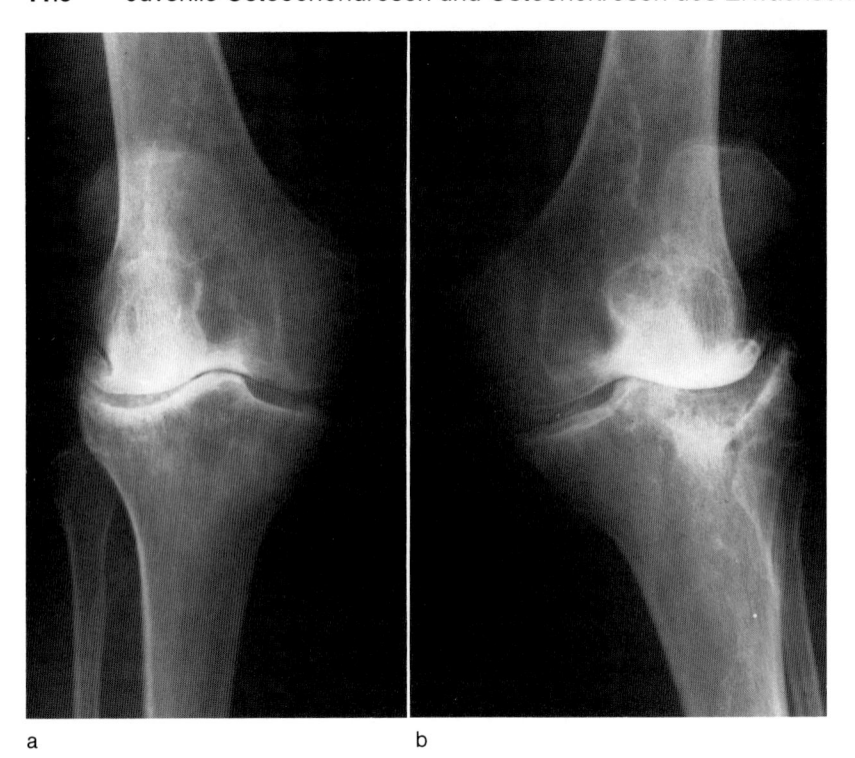

Abb. 7 a u. b 88jährige Frau mit spontaner Osteonekrose des lateralen Tibiakondylus links

handlungsverfahren der Osteochondrosis dissecans hat ARCQ (1974) zusammengestellt. DEXEL u. DOERING (1979) haben über durchschnittliche Zwanzigjahresergebnisse nach konservativer und operativer Behandlung von 36 Kniegelenken mit Osteochondrosis dissecans berichtet.

Spontane Osteonekrose des erwachsenen Kniegelenks

Obwohl bereits 1948 von SCHINZ u. UEHLINGER die Nekrose im Bereich eines medialen Femurkondylus beschrieben worden war, dauerte es noch 2 Jahrzehnte, bis zahlreiche Beobachtungen spontaner Osteonekrosen des Kniegelenks veröffentlicht wurden. Nekrosen nach Cortisonmedikation waren allerdings schon früher gelegentlich mitgeteilt worden. Analog zur symptomatischen und idiopathischen Hüftkopfnekrose des Erwachsenen (Literatur bei REICHELT 1969, 1975) sollte aber auch am Kniegelenk eine Einteilung nach ätiologischen Gesichtspunkten erfolgen.

Die spontane Osteonekrose des Kniegelenks – „l'ostéonecrose primitive du genou", „aseptic necrosis of bone" – betrifft nach der Auswertung von 178 Kniegelenken bei 176 Patienten der Autoren RUBENS-DUVAL u. Mitarb. (1966), AHLBÄCK u. Mitarb. (1968), MEGARD u. Mitarb. (1969), BONTOUX u. Mitarb. (1969), DUPARC u. ALNOT (1969), SERRE u. Mitarb. (1970), BOHNE u. MUHEIM (1970), GLIMET u. Mitarb. (1972), WILLIAMS u. Mitarb. (1973) sowie BLAUTH u. EDELMANN (1973) dreimal häufiger das weibliche als das männliche Geschlecht. Das Erkrankungsalter lag zwischen 52 und 84 Jahren. Nach Cortisonbehandlung kann es dagegen wesentlich niedriger sein (DUPARC u. ALNOT, BOHNE u. MUHEIM). Betroffen war überwiegend der mediale Femurkondylus. Soweit es aus den Angaben hervorgeht, war die topographische Verteilung folgendermaßen: Innere Oberschenkelrolle 143mal, lateraler Femurkondylus 4mal, mediale Tibiakonsole 8mal.

Das *klinische* Bild der spontanen Osteonekrosen des Kniegelenks beginnt in sehr vielen Fällen mit plötzlichen heftigen Schmerzen, so daß der Zeitpunkt häufig bekannt ist (DUPARC u. ALNOT, BLAUTH u. EDELMANN). Meist sind sie medial lokalisiert, von anhaltender Dauer und auch nachts vorhanden (BOHNE u. MUHEIM). Später werden sie belastungsabhängig, ergreifen häufig das ganze Gelenk, das anschwellen, bewegungsbehindert und bandinstabil werden kann. Häufig sind eine Synovialisschwellung und ein Gelenkerguß nachweisbar. Varusabweichungen der Beinachsen überwiegen entsprechend der medialen Lokalisation der Nekrosen bei weitem.

Röntgenologisch fand sich im Durchschnitt 5 Monate nach Schmerzbeginn als charakteristisches Zeichen eine meist ovale subchondrale Aufhellung der gewichttragenden Gelenkfläche (GLIMET u. Mitarb., SERRE u. Mitarb., BOHNE u. MUHEIM), die von einem sklerotischen Knochensaum umgeben war (Abb. 7). Seltener kommt es vor dem Sichtbarwerden der Nekrosezone zu einer Abflachung des Kondylus. Der Gelenkknorpel bleibt lange Zeit erhalten (AHLBÄCK u. Mitarb., BAUER 1978, BOHNE u. MUHEIM). BOHNE u. MUHEIM sahen bei jedem zweiten Gelenk periostale Knochenneubildungen am medialen distalen Femurschaftende. Bereits im 2.Jahr nach Symptombeginn weist die Mehrzahl der Kniegelenke Veränderungen im Sinne einer sekundären Gonarthrose auf. BOHNE u. MUHEIM fanden intraoperativ flache Defekte der gewichttragenden Gelenkflächen mit Verlust oder Sequestrierung des Knorpelüberzuges. Des öfteren war der mediale Meniskus zerrissen und degenerativ schwer verändert. Histologisch ergaben sich die schon von den Knochennekrosen anderer Lokalisation bekannten Umbauvorgänge in Form des „schleichenden Ersatzes".

Die **Diagnose** wird im Zusammenhang mit der Anamnese und dem Lebensalter nach einem bis zu 9 Monate langen erscheinungsfreien Intervall röntgenologisch gestellt, wobei neben den Übersichtsaufnahmen in zwei Strahlenrichtungen auch die Tomographie zur Anwendung kommt. Des öfteren wurde die Szintigraphie eingesetzt, wobei es im Bereich der Nekrose als Ausdruck eines örtlich beschleunigten Calciumstoffwechsels zur Anreicherung kam (WILLIAMS u. Mitarb., BOHNE u. MUHEIM, AHLBÄCK u. Mitarb. BAUER, ZIPPEL u. Mitarb. 1981). Der Wert dieser Untersuchungsmethode liegt vor allem darin, daß diese Anreicherungen bereits nachweisbar sind, wenn röntgenologische Veränderungen noch fehlen.

Differentialdiagnostisch müssen folgende Krankheiten abgegrenzt werden: Gonarthrose (schleichender Beschwerdebeginn, Initialschmerz, erst später Nachtschmerz, röntgenologisch frühzeitige Gelenkspaltverschmälerung, nur gering erhöhte szintigraphische Werte), Kniegelenktraumen (Anamnese, klinischer Befund), Osteochondrosis dissecans (jüngeres Lebensalter, typische Lokalisation, geringere Schmerzen, Gelenkblockade), Neuroarthropathie (Abgrenzung in Spätstadien schwierig; neurologische, serologische und Stoffwechseluntersuchungen wichtig).

Ätiologie: Knochennekrosen als Komplikation einer Therapie mit Cortisonoiden sind allgemein bekannt. Sie können auch am Kniegelenk auftreten (BOHNE u. MUHEIM). Nicht dazu gerechnet sollten die morphologischen Veränderungen nach intraartikulären Injektionen (SERRE u. Mitarb., GLIMET u. Mitarb.) werden, die vorwiegend eine Chondrolyse zur Folge haben.

Die bei der Femurkopfnekrose häufig beobachteten, in ihrer Bedeutung noch nicht geklärten Faktoren, wie Leberverfettung, Alkoholabusus, Hyperurikämie u.a., scheinen bei der Osteonekrose des Kniegelenks nicht die gleiche Rolle zu spielen. So waren bei BOHNE u. MUHEIM die berufliche und die sportliche Belastung der Kniegelenke sowie die Eßgewohnheiten der Patienten identisch mit denen einer entsprechenden Altersgruppe. SERRE u. Mitarb. fanden allerdings häufig Diabetes mellitus, Gicht, Syphilis sowie eine allgemeine und lokale Cortisonmedikation. GANZ (1971) beschrieb eine Nekrose des proximalen Tibiaendes bei Gicht.

Pathogenese: Analog den Hüftkopfnekrosen, bei denen in wenigen Fällen intravasale Fettemboli gefunden wurden, wird auch für die Kniegelenknekrosen die ischämische Genese vermutet. Gegen diesen Analogieschluß sprechen aber die gute arterielle Blutgefäßversorgung der das Kniegelenk bildenden Skelettabschnitte, das höhere Lebensalter der betroffenen Patienten und das starke Überwiegen des weiblichen Geschlechtes. Gerade diese Faktoren rücken die in diesem Alter häufig vorhandene und besonders von amerikanischen Autoren angeschuldigte Osteoporose in den Mittelpunkt der pathogenetischen Betrachtung. Dabei soll es zu Mikrofrakturen der Spongiosa kommen, die eine Störung der Blutzirkulation mit Ausbildung einer Knochennekrose zur Folge haben. Von GLIMET u. Mitarb. wird zusätzlich auf die häufig präexistente Varusverbiegung des Beines mit der konsekutiven erheblichen Druckbelastung verwiesen. MEGARD u. Mitarb. (1969) werten deshalb im Gegensatz zu dem Symptom der Hüftkopfnekrose (REICHELT 1975) die Nekrose des Kniegelenks als selbständige nosologische Einheit. Letztlich ist aber die Pathogenese der Osteonekrose des Kniegelenks ebenfalls noch ungeklärt.

Die **Therapie** hat die Begradigung der primär oder sekundär deformen Beinachse und damit die Verhinderung der Gonarthrose zum Ziel. Ist der Nekroseprozeß nicht zu weit ausgedehnt, kommt eine korrigierende Osteotomie, wenn möglich in Form einer bandstabilisierenden Osteotomie (DOLANC 1973), in Frage. Wenn möglich, sollte eine stabile Osteosynthese erfolgen. Ist dies wegen der Osteoporose nicht möglich, kann auch eine Pendelosteotomie mit vorübergehender Gipsruhigstellung vorteilhaft angewendet werden. KOSHINO (1982) berichtet über gute Ergebnisse mit der hohen Tibiaosteotomie mit oder ohne Knochenspanimplantation oder Anbohrung. Nur in Ausnahmefällen wird man eine Hemialloarthroplastik des Kniegelenks oder eine Arthrodese durchführen. Sowohl für die Diagnostik als auch für die Festlegung der Therapie kann die Arthroskopie von wesentlicher Hilfe sein (KOSHINO u. Mitarb. 1979).

Seltene Osteochondrosen und Osteonekrosen

Genu bzw. Crus valgum

BURCKHARDT (1945) beschrieb bei 2 Kindern Wachstumsstörungen der distalen lateralen Femurmetaphyse, die zu ausgeprägten X-Bein-Bildungen führten. Morphologisch fanden sich eine überstürzte enchondrale Verknöcherung sowie regressive Veränderungen. Hinweise für die in früheren Fällen angenommene rachitische Genese fehlten.

Im Gegensatz zur Blount's disease kann es nach ENKLAAR (1955) und HÜBNER (1961) auch lateral

11.10 Juvenile Osteochondrosen und Osteonekrosen des Erwachsenen

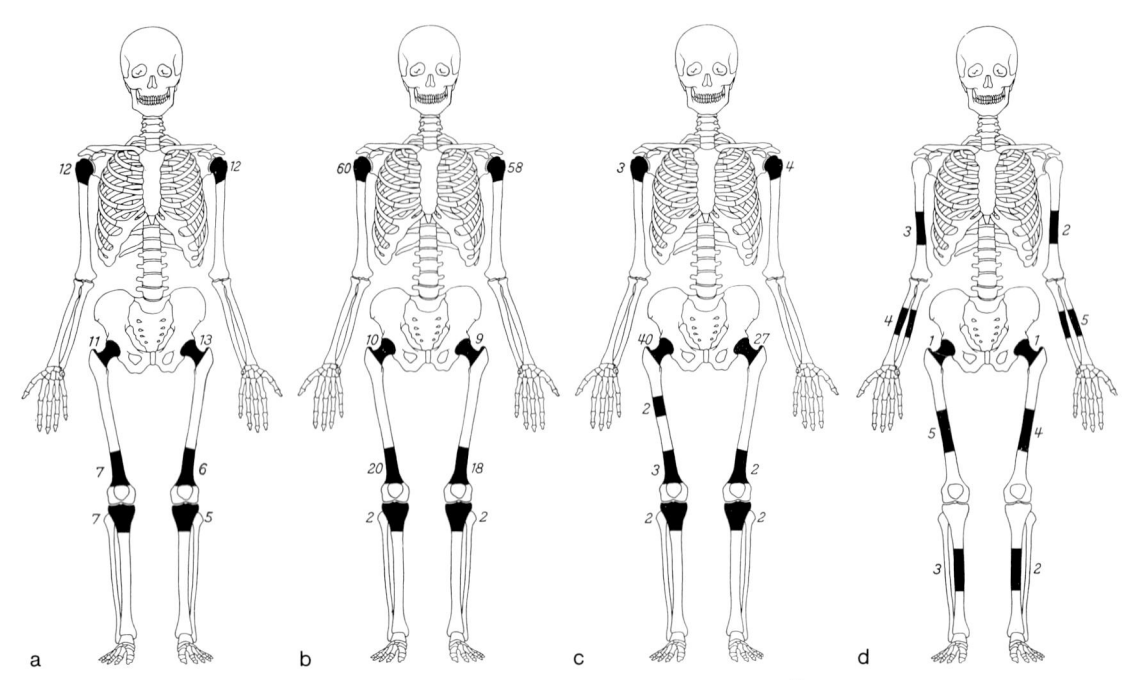

Abb. 8 a–d Verteilung von aseptischen Knochennekrosen unterschiedlicher Ätiologie: a) bei 32 Caissonarbeitern, b) bei 74 Tauchern, c) nach langdauernder Cortisontherapie bei 48 Patienten, d) nach Pankreasaffektionen bei 7 Patienten (aus *A. Reichelt, J. Jung, J. P. Haas:* Radiologe 6 [1966] 217)

zu analogen Wachstumsstörungen kommen, die eine Tibia valga zur Folge haben. Sie betreffen allerdings mehr die Epiphyse und werden von HÜBNER (1961) als abortive Form einer enchondralen Dysostose aufgefaßt.

Aseptische Nekrose des Capitulum fibulae

Die Beschreibung einer beidseitigen Nekrose des Fibulaköpfchens bei einem 26jährigen Mann mit fünfjähriger Schmerzanamnese und mehreren vorangegangenen Traumen stammt von JANEV und SOLAKOV (1968).

Metaphysäre Nekrosen bei Pankreaserkrankungen (Abb. 8)

Mehrfach wurde über flächenhafte, diametaphysäre Fettgewebs- und Knochennekrosen bei Pankreatitis oder Pankreaskarzinom berichtet (zusammenfassende Darstellung bei REICHELT u. Mitarb. 1966), die am ehesten durch die tryptische Wirkung der Pankreasfermente erklärt werden können. Die Funktion der Kniegelenke war nie beeinträchtigt.

Metaphysäre Nekrosen bei Drucklufterkrankungen

Bei Caissonarbeitern und Tauchern sind wahrscheinlich als Folge intravasaler Okklusionen oder Kapillarkompressionen durch freigesetzte Stickstoffbläschen des öfteren kniegelenknahe metaphysäre Knochennekrosen beschrieben worden (REICHELT u. Mitarb. 1966).

Epimetaphysäre Nekrosen nach Cortisongaben (Abb. 8)

Nach systemischer Anwendung von Kortikosteroiden kann es ebenfalls – wenngleich selten – zu aseptischen Knocheninfarkten im Kniegelenkbereich kommen, worauf bereits im Abschnitt über die spontane Osteonekrose des erwachsenen Kniegelenks hingewiesen wurde (s. S. 11.8).

Osteochondrosis dissecans patellae

Die Mauskrankheit an der Patellagleitfläche ist eine seltene Lokalisation (Abb. 9). Da in der Literatur meist keine scharfe Trennung zur wesentlich häufigeren, überwiegend traumatisch bedingten und meist medial lokalisierten Chondromalacia patellae gezogen wird, ist die tatsächliche Frequenz nicht sicher zu bestimmen. Beschreibungen stammen u.a. von ROMBOLD (1936), KLEINBERG (1949), HAY (1950), BAUER (1967), FICAT (1972) STOUGAARD (1974) sowie EDWARDS u. BENTLEY (1977). Das Erkrankungsalter entspricht dem der Osteochondrosis dissecans anderer Lokalisationen. Gelegentlich war die Osteochondrosis dissecans patellae mit der anderer Gelenke kombiniert. Es erhellt daraus in kausal- und formalgenetischer Hinsicht erneut neben mi-

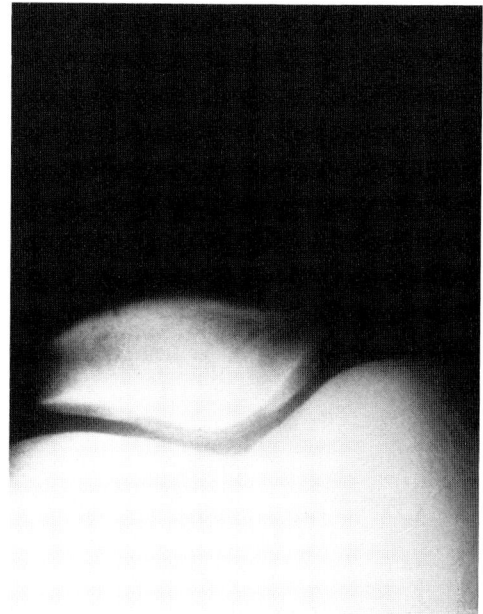

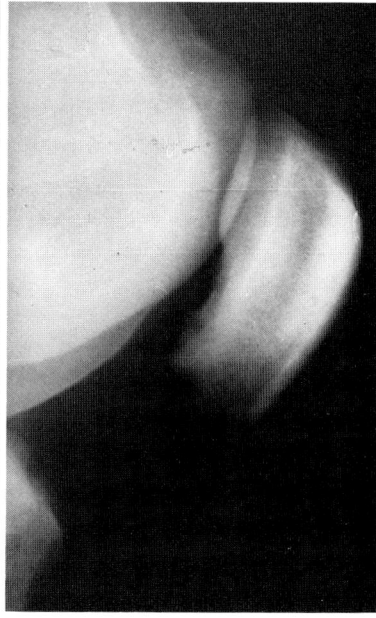

Abb. 9 a u. b
19jähriger Mann mit operativ bestätigter Osteochondrosis dissecans patellae

krotraumatischen Einflüssen die Bedeutung der konstitutionellen Komponente. Differentialdiagnostisch muß an Enchondrome, fibröse Kortikalisdefekte, Osteoidosteome und Brodie-Abszesse gedacht werden.

Chondromalacia fabellae

Ob die von GOLDENBERG u. WILD (1952) sowie TAILLARD (1957) bei älteren Menschen beschriebenen schmerzhaften Veränderungen der Gastroknemiussesambeine zu den Osteonekrosen gerechnet werden dürfen, muß bezweifelt werden.

Literatur

Aberle-Horstenegg, W.: Tibia vara. Z. Orthop. 87 (1956) 414
Ahlbäck, S., G. C. H. Bauer, W. H. Bohne: Spontaneous osteonecrosis of the knee. Arthr. and Rheum. 11, 705, 1968
Anders, G.: Beitr. Orthop. 3 (1956) 19
Arcq, M.: Behandlung der Osteochondrosis dissecans durch Knochenspanbolzung. Arch. orthop. Unfall-Chir. 79 (1974) 297
Barber, C. G.: Osteochondrosis deformans tibiae. Amer. J. Roentgenol. 42 (1939) 498
Barber, C. G.: Osteochondrosis deformans tibiae. Nonrachitic bow legs in children. Amer. J. Dis. Child. 64 (1942) 831
Bateson, E. M.: Non rachitic bow leg and knock-knee deformities in young Jamaican children. Brit. J. Radiol. 39 (1966) 92
Bateson, E. M.: The relationship between Blount's disease and bow legs. Brit. J. Radiol. 41 (1968) 107
Bauer, G. C. H.: Osteonecrose of the knee. Clin. Orthop. 130 (1978) 210–217
Bauer, R.: Beitrag zur Osteochondrosis dissecans patellae. Z. Orthop. 103 (1967) 64
Behm, Koritzinsky: zit. nach C. Kremser 1932
Blauth, W., P. Edelmann: Zur spontanen Osteonekrose des Kniegelenkes beim Erwachsenen. Z. Orthop. 111 (1973) 503
Blencke, H.: Beitrag zur Patella bipartita. Z. Orthop. Chir. 42 (1922) 291
Blount, W. P.: Tibia vara, Osteochondrosis deformans tibiae. J. Bone Jt Surg. 19 (1937) 1
Bohne, W., G. Muheim: Spontane Osteonekrose des Kniegelenkes. Z. Orthop. 107 (1970) 384
Bonse, G.: Über einen seltenen Röntgenbefund an der rechten Patella kombiniert mit Schlattersymptomen beidseits. Fortschr. Röntgenstr. 71 (1949) 848
Bontoux, D., L. Saporta, J. Courbon: A Propos de l'ostéonécrose aseptique du genou chez les sujets âgés. Rev. Rhum. 36 (1969) 728
Breitländer: Ossifikationsstörungen am unteren Pol der Patella. Röntgenpraxis 14 (1942) 133
Burckhardt, E.: Juvenile Osteochondropathie der Metaphysen. Schweiz. med. Wschr. 75 (1975) 944
Bürgstein, M.: Zur Larsen-Johansson'schen Krankheit. Arch. orthop. Unfall-Chir. 43 (1944) 298
Catonné, Y., C. Pacault, H. Azaloux, J. Tiré, A. Ridarch, P. Blanchard: Aspects radiologiques de la maladie de Blount. J. Radiol. 61 (1980) 171–176
Classen, H.: Beitrag zur Larsen-Johansson'schen Erkrankung der Patella. Z. Orthop. 78 (1949) 180
Classen, H.: Über 2 Fälle von Osteopathia patellae juvenilis. Arch. orthop. Unfall-Chir. 45 (1953) 543
Crock, H. V.: The arterial supply and venous drainage of the bones of the human knee joint. Anat. Rec. 144 (1962) 199
de Cuvland, E., H. Franke: Zur Osteochondropathie der metatarsophalangealen Großzehensesambeine und der Patella im Röntgenbilde. Fortschr. Röntgenstr. 83 (1955) 366
Dalinka, M. K., G. Coren, R. Hensinger, R. N. Irani: Arthrography in Blount's disease. Pedial. Radiol. 113 (1974) 161–164
D'Ambrosia, R. D., G. L. MacDonald: Pitfalls in the diagnosis of Osgood-Schlatter disease. Clin. Orthop. 110 (1975) 206
Dexel, M., M. Doering: Osteochondrosis dissecans, 10- und Mehr-Jahres-Ergebnisse. Orthopäde 8 (1979) 120–126
Dohmen: Frage 99 im Fragekasten. Fortschr. Röntgenstr. 110 (1969) 575
Dolanc, B.: Die Behandlung des instabilen Kniegelenks

mit Achsenfehlstellung durch die intraligamentäre Anhebe-Tibiakopfosteotomie. Arch. orthop. Unfall-Chir. 76 (1973) 280

Duparc, J., J.-Y. Alnot: Ostéonécrose primitive du condyle fémoral interne du sujet âgé. Rev. Chir. Orthop. 55 (1969) 615

Edwards, D. H., G. Bentley: Osteochondrosis dissecans patellae. J. Bone Jt Surg. 59 B (1977) 58-63

Ehalt, W.: Hormonale Störung der Kniescheibe? Fortschr. Röntgenstr. 73 (1950) 110

Enklaar, J. E.: Osteochondrosis deformans tibiae (Blount) bij kinderen. Maandschr. Kindergeneesk. 23 (1955) 235

Erlacher, Ph.: Deformierende Prozesse der Epiphysengegend bei Kindern. Arch. Orthop. Unfall-Chir. 20 (1922) 81

Evensen, E., J. Steffensen: Tibia vara (Osteochondrosis deformans tibiae). Acta orthop. scand. 26 (1955) 200

Fait, M., Z. Saibert: Tibia vara (M. Blounti). Acta Chir. orthop. Traum. čech. 37 (1970) 41

Fanconi, G.: Hochgradige O-Beine nicht-rachitischer Natur. Helv. paediat. Acta 12 (1957) 663

Farschidpur, D.: Bilaterale aseptische Patellanekrose. Fortschr. Röntgenstr. 126 (1977) 394

Ficat, P.: Osteochondrite dissequante de la Rotule. Rev. med. Toulouse 8 (1972) 239

Fürmeier, A.: Beitrag zur Ätiologie der Chondropathia patellae. Arch. orthop. Unfall-Chir. 46 (1953) 178

Gailey, H. A.: Osteochondrosis deformans tibiae, tibia vara, or Blount disease. J. Bone Jt Surg. 38 A (1956) 1396

Ganz, R.: Avaskuläre Nekrose des proximalen Tibiaendes bei Gicht. Z. Orthop. 109 (1971) 881

Gellmann, M.: Osteochondritis of the patella. J. Bone Jt Surg. 16 (1934) 95

Gickler, H.: Wachstumsstörungen der Tibiaepiphyse. Arch. orthop. Unfall-Chir. 32 (1933) 20

Glanzmann, E.: Larsen-Johanssons Patellarleiden und Schlatter'sche Krankheit. Schweiz. med. Wschr. 19 (1938) 494

Glimet, T., A. Fages, J. Welfling, A. Ryckwaert, S. de Seze: L'osteonécrose primitive du genou chez le sujet âgé. Sem. Hôp. Paris 48 (1972) 879

Goldenberg, R. R., E. L. Wild: Chondromalacia fabellae. J. Bone Jt Surg. 34 A (1952) 688

Golding, J. S. R., J. D. G. McNeil-Smith: Observations on the etiology of tibia vara. J. Bone Jt Surg. 45 B (1963) 320

Gorzawski, H.: Beiträge zur Ätiologie und Pathogenese der Patella partita, insbesondere ihre Beziehungen zu den aseptischen Nekrosen. Langenbecks Arch. klin. Chir. 188 (1937) 538

Grashey: Ossifikationsstörung in der Patellaspitze. Röntgenpraxis 6 (1934) 617

Grashey: Unregelmäßige Ossifikation der Patellaspitze. Röntgenpraxis 7 (1935) 850

Güntz, E.: Knöcherne Veränderungen am unteren Pol der Patella. Röntgenpraxis 7 (1935) 306

Hanson, R.: Über eine Form von Ossifikationsstörung in der unteren Femurepiphyse mit Gonitissymptomen oder ohne solche. Acta chir. scand. 64 (1929) 196

Hawley, G. W., A. G. Griswold: Larsen Johansson's disease of patella. Surg. Gynec. Obstet. 47 (1928) 68

Hay, B. M.: Two cases of osteochondritis dissecans affecting several joints. J. Bone Jt Surg. 32 B (1950) 361

Hellmer, H.: Bemerkung zu Curt Kremser: Über eine seltene Lokalisation der Köhler'schen Krankheit. Röntgenpraxis 4 (1932) 928

Hübner, L.: Längsschnitt durch den Verlauf einer sog. „Tibia valga". Fortschr. Röntgenstr. 94 (1961) 490

Jakob, R. P., S. von Gumppenberg, P. Engelhardt: Does Osgood-Schlatter disease influence the position of the patella? J. Bone Jt Surg. 63 B (1981) 579

Janev, St., P. Solakov: Seltener Fall von aseptischer Nekrose im Capitulum beider Fibulae. Fortschr. Röntgenstr. 109 (1968) 675

Jeffreys, T. E.: Genu recurvatum after Osgood-Schlatter's disease; report of a case. J. Bone Jt Surg. 47 B (1965) 298

Johansson, S.: En förut icke beskriven sjükdom i patella. Hygiea (Stockh.) 84 (1922) 161

Johansson, S.: Eine bisher anscheinend unbekannte Erkrankung der Patella. Z. orthop. Chir. 43 (1924) 82

Kallweit, H.: Tibia vara. Münch. med. Wschr. 108 (1966) 1150

Kelly, J. M.: Osgood-Schlatter's disease – A review of 108 cases. J. Irish med. Ass. 64 (1971) 425

Kerstner, G.: Die Osteopathia patellae juvenilis. Zbl. Chir. 79 (1954) 1879

Kessel, L.: Annotations on the etiology and treatment of tibia vara. J. Bone Jt Surg. 52 B (1970) 93

Kleinberg, S.: Bilateral osteochondritis dissecans of the patella. J. Bone Jt Surg. 31 A (1949) 185

Kleinod, G.: Zur Therapie der juvenilen Osteochondrose der Tuberositas tibiae. Beitr. Orthop. Traum. 21 (1974) 504

Köhler, A.: Über eine häufige, bisher anscheinend unbekannte Erkrankung einzelner kindlicher Knochen. Münch. med. Wschr. 55 (1908) 1923

König, F.: Über freie Körper in den Gelenken. Dtsch. Z. Chir. 27 (1888) 90

Koshino, T.: The treatment of spontaneous osteonecrosis of the knee by high tibial osteotomy with and without bone-grafting or drilling the lesion. J. Bone Jt Surg. 64 A (1982) 47

Koshino, T., R. Okamuto, K. Takamura, K. Tsuchiya: Arthroscopy in Spontaneous Osteonecrosis of the Knee. Orthop. Clin. N. Amer. (Philadelphia) 10 (1979) 609

Kremser, C.: Über eine seltene Lokalisation der Köhler'schen Krankheit. Röntgenpraxis 4 (1932) 394

Kuh, R.: Osteopathia patellae juvenilis. Z. orthop. Chir. 57 (1932) 604

Laczay, A., K. Csapó: Verknöcherungen im Ligamentum patellae und die Schlatter-Osgood'sche Krankheit. Fortschr. Röntgenstr. 119 (1973) 347

Lancourt, J. E., J. A. Cristini: Patella alta and patella infera. J. Bone Jt Surg. 57 (1975) 1112

Langenskiöld, A.: Tibia vara (osteochondrosis deformans tibiae). A survey of 23 cases. Acta chir. scand. 103 (1952) 1

Langenskiöld, A.: Tibia vara: Osteochondrosis deformans tibiae. Clin. Orthop. 158 (1981) 77

Langenskiöld, A., E. B. Riska: Tibia vara (osteochondrosis deformans tibiae). A survey of 71 cases. J. Bone Jt Surg. 46 A (1964) 1405

Langenskiöld, F.: Demonstration eines mit Genu-varum-Bildung einhergehenden dunklen Leidens in der oberen Tibiaepiphyse sowie über die Technik der bogenförmigen Osteotomie. Acta chir. scand. 64 (1928) 193

Leonard, D. W., L. Cohen: Nonrachitic bowlegs in childhood. Osteochondrosis deformans tibiae. J. Pediat. 29 (1946) 477

Liess, G.: Die Nebenkernbildung bei der normalen und gestörten Epiphysenossifikation und ihre Beziehung zu den aseptischen Nekrosen. Fortschr. Röntgenstr. 80 (1954) 153

Lopetz, R., Lewis, H.: Larson-Johansson-Disease. Osteochondritis of the accessory ossification center of the patella. Clin. Pediat. 7 (1968) 697

Lovejoy, J. F., W. W. Lovell: Adolescent tibia vara associated with slipped capital femoral epiphysia. J. Bone Jt Surg. 52 A (1970) 361

Lülsdorf, F.: Epiphysitis tibiae deformans. Z. orthop. Chir. 52 (1931) 64

Machan, F. G.: Ergebnisse der operativen Behandlung bei der juvenilen Osteochondrose der Tibiaapophyse. Beitr. Orthop. Traum. 21 (1974) 110

Mau, C.: Beitrag zur Pathologie der kindlichen Kniescheibe. Dtsch. Z. Chir. 228 (1930) 261

Mau, H.: Wesen und Bedeutung der enchondralen Dysostosen. Thieme, Stuttgart 1958

Medbö, I.: Tibia vara (osteochondrosis deformans tibiae or Blount's disease). Treatment and following up examination. Acta orthop. scand. 34 (1964) 323

Megard, M., J. Maitrepierre, J. Durant: L'ostéonécrose primitive du genou des sujets âgés. Rev. Rhum. 36 (1969) 697

Michail, J., S. Theodorou, K. Chouliaras: Remarques sur l'osteochondrose deformante du tibia ou maladie d'Erlacher-Blount (tibia vara). Acta orthop. belg. 25 (1959) 695

Mital, M. A., R. A. Matza, J. Cohen: The so-called unresolved Osgood-Schlatter lesion. J. Bone Jt Surg. 62 A (1980) 732

de Moraes, F., G. Perricone: Tibia vara (Genu varum par ostéochondrose tibiale). Acta orthop. belg. 25 (1959) 285

Morris, H.: Tibia vara, a case of doubtful aetiology. Brit. J. Radiol. 21 (1948) 242

Nilsonne, H.: Genu varum mit eigentümlichen Epiphysenveränderungen. Acta chir. scand. 64 (1929) 187

Odermatt, W.: Zwei- und Mehrteilung der Patella. Schweiz. med. Wschr. 2 (1921) 1263

Passarge, E.: Familiäre aseptische Nekrose der Patella bei gleichzeitiger Ellbogengelenksmißbildung. Mschr. Unfallheilk. 47 (1940) 193

Pitzen, P., W. Marquardt: O-Beinmißbildung durch umschriebene Epiphysenwachstumsstörung (Tibia vara-Bildung). Z. Orthop. 69 (1939) 174

Platzgummer, H.: Die Osteochondrosis dissecans (König). Arch. orthop. Unfall-Chir. 46 (1954) 650

Polivka, D.: Tibia vara (Blount) and its operative treatment. Plzeňský lék. Sborn. 30 (1968) 53

Pöschl, M.: Juvenile Osteo-Chondro-Nekrosen. In Diethelm, L., O. Olsson, F. Strnad, H. Vieten, A. Zuppinger: Handbuch der medizinischen Radiologie, Bd. V/4. Springer, Berlin 1971

Radochay, L., J. Somogyi: Beitrag zur Frage der Osteochondritis patellae (Osteopathia patellae juvenilis nach Mau). Zbl. Chir. 83 (1958) 1825

Rall, G.: Ungewöhnliche Deformität der Kniegelenke (Osteochondropathia deformans juvenilis). Z. orthop. Chir. 52 (1930) 170

Rall, G.: Genua vara wegen Deformierung der Tibiaepiphysen. Z. orthop. Chir. 61 (1934) 202

Reichelt, A.: Die juvenile Osteochondrose der Tibiaapophyse. In M. Lange: Bücherei des Orthopäden, Bd. VII. Enke, Stuttgart 1971

Reichelt A.: Ätiologie und Pathogenese der Hüftkopfnekrosen der Erwachsenen. Med. Klin. 70 (1975) 1535

Reichelt, A., G. Imping: Operative Probleme bei Achsenabweichungen der Beine. I. Mitteilung: Das Genu varum. Z. Orthop. 111 (1973) 192

Reichelt, A., G. Imping: Operative Probleme bei Achsenabweichungen der Beine. II. Mitteilung: Das Genu valgum. Z. Orthop. 111 (1973) 200

Reichelt, A., J. Jung, J. P. Haas: Sonderformen aseptischer Knochennekrosen. Radiologe 6 (1966) 217

Ribbing, S.: Familiäre multiple Epiphysenveränderungen und ossale aseptische Nekrosen. Upsala Läk.-Fören. Förh. 39 (1934) 433

Rigault, P., J. L. Alain, G. Guyonvarch: Le tibia varum. Deux cas chez l'enfant. Rev. Chir. orthop. 58 (1972) 803

Rogers, W. M., H. Gladstone: Vascular foramine and arterial supply of the distal end of the femur. J. Bone Jt Surg. 32 A (1950) 867

Rombold, Ch.: Osteochondritis dissecans of the patella. J. Bone Jt Surg. 18 (1936) 230

Röpke: Osteochondritis der Patella unter dem Bilde der Schlatter'schen Krankheit. Zbl. Chir. 59 (1932) 2538

Rostock, P.: Osteopathia patellae. Dtsch. Z. Chir. 217 (1929) 406

Rostock, P.: Aseptische Knochennekrose in der Patella. Bruns' Beitr. klin. Chir. 164 (1936) 177

Rubens-Duval, A., J. Villiaumey, D. Lubetzky, Rozenbaum: L'osteochondrite du genou du sujet âgé. Intérêt de la biopsie synoviale. Rev. Rhum. 33 (1966) 638

Scapinelli, R.: Blood supply of the human patella. Its relation to ischaemic necrosis after fracture. J. Bone Jt Surg. 49 B (1967) 563

Schiff, E.: Hochgradige, nicht-rachitische O-Beine beim Kleinkind. Helv. paediat. Acta 13 (1958) 641

Schinz, H. R., W. E. Baensch, E. Friedl, E. Uehlinger: Lehrbuch der Röntgendiagnostik. Thieme, Stuttgart 1952; 6. Aufl. 1965–1981

Scotti, D. M., V. K. Sadhu, F. Heimberg, A. E. O'Hara: Osgood-Schlatter's disease, an emphasis on soft tissue changes in Roentgen diagnosis. Skeletal Radiol. 4 (1979) 21

Seiffert, W.: Über Anomalien der Patella. Inaug. Diss., Berlin 1912

Semmelroch, H.: Aseptische Knochennekrose mit zweifacher Lokalisation. Fortschr. Röntgenstr. 77 (1952) 370

Serre, H., L. Simon, J. Sany, F. Blotman: L'ostéonécrose primitive du genou chez le sujet âgé. Presse med. 78 (1970) 2119

Sevastikoglou, J. A., I. Eriksson: Familial infantile osteochondrosis deformans tibiae. Idiopathic tibia vara. Acta orthop. scand. 38 (1967) 81

Sibert, J. R., P. T. Bray: Probable dominant inheritance in Blount's disease. Clin. Genet. 11 (1977) 394

Siegling, J. A., J. B. Gillespie: Adolescent tibia vara. Radiology 32 (1939) 483

Siffert, R. S.: Intraepiphyseal osteotomy for progressive tibia vara: Case report and rationale of management. J. Pediat. Orthop. 2 (1982) 81

Siffert, R. S., J. F. Katz: The intra-articular deformity in osteochondrosis deformans tibiae. J. Bone Jt Surg. 52 A (1970) 800

Simets, W.: L'Ostéopathie juvenile de la rotule. Rev. Orthop. 24 (1937) 479

Sinding-Larsen, C.: A hitherto unknown affection of the patella in children. Acta radiol. 1 (1921) 171

Smith, C. F.: Tibia vara (Blount's disease). J. Bone Jt Surg. 64 A (1982) 639

Sobel, A., P. Sobel: Un nouveau cas de maladie de Johansson ou patellite de croissance. J. Radiol. Eléctrol. 27 (1946) 539

Spranger, M.: Studie über das Wachstum und die Differentialdiagnose der einzelnen Gelenkkörperarten. Habil., Würzburg 1975

Stempfel, R.: Nonrachitic bowing of the tibia. South. med. J. 47 (1954) 200

Storen, H.: Operative elevation of the medical tibial joint surface in Blount's disease. Acta orthop. scand. 40 (1969) 788

Stougaard, J.: Osteochondritis dissecans of the patella. Acta orthop. scand. 45 (1974) 111–118

Studeny, W.: Die juvenile Osteochondrose der Patella. Inaug. Diss., Würzburg 1975

Szepesi, K.: Spontan geheilte Osteochondrosis deformans Tibiae. Arch. orthop. Unfall-Chir. 65 (1969) 83

Taillard, W.: Les syndromes douloureux du genou associés à une lésion de la „fabella". Rev. Chir. orthop. 43 (1957) 129

Thomson, J. E. M.: Operative treatment of osteochondritis of the tibial tubercle. J. Bone Jt Surg. 38 A (1956) 142

Tobin, W. J.: Familial osteochondrosis dissecans with associated tibia vara. J. Bone Jt Surg. 39 A (1957) 1091

Ulloa, I.: Über die Entwicklung des Gefäßsystems des Knieskeletts menschlicher Embryonen und Föten. Morph. Jb. 110 (1967) 509

Van Neck: Maladie de Schlatter ou Maladie de Sinding-Larsen-Johansson. Arch. Franc.-Belg. Chir. 29, (1926) 119

Vitalli: zit. nach M. Pöschl 1971

Williams, J. L., M. M. Cliff, A. Bonakdarpour: Spontaneous osteonecrosis of the knee. Radiology 107 (1973) 15

Wolf, J.: Larsen-Johansson-disease of the patella. Brit. J. Radiol. 23 (1950) 335

Wright, W.: zit. nach J. Wolf 1950. J. Anat. Physiol. 38 (1903) 5

Zayer, M.: Osteoarthritis following Blount's disease. Int. Orthop. 4 (1980) 63

Zippel, H., D. Schlenzka, D. Stiller, G. Schwesinger: Beitrag zur Pathologie, Klinik und Therapie der spontanen Osteonekrose. Beitr. Orthop. Traum. 28 (1981) 205

12 Erkrankungen mit besonderen Ursachen

Von O. Oest und F. Süssenbach

Wachstumsstörungen am Knie

Kniegelenknahe Wachstumsfugen

Die kniegelenknahen Wachstumsfugen von Femur und Tibia haben am Gesamtwachstum der unteren Extremität entscheidenden Anteil. 70% der Länge des Oberschenkels und 55% der Tibia sind auf die Wachstumspotenz der kniegelenknahen Epiphysenfugen zurückzuführen (Abb. 1) (Morscher u. Taillard 1965, Salter u. Harris 1963). Entsprechende Untersuchungen wurden bereits 1862 von Humphry, 1878 von Vogt und 1929 von Bergmann veröffentlicht. Unterschiedlich waren die Methoden, mit denen die einzelnen Autoren zu ihren Ergebnissen kamen. So ermittelte Digby (1916) die Rolle der einzelnen Epiphysenfugen am Längenwachstum des Knochens aus der Lage des Canalis nutricius in bezug auf seinen Abstand zu den beiden Epiphysenfugen. Hansson u. Mitarb. (1968) gewannen durch Markierung mit Oxytetrazyklinen neue Aspekte über den Längenwuchs der Röhrenknochen auch nach der Wachstumsstimulation durch einen operativen Eingriff wie beispielsweise einer Osteotomie. Die Tab. 1 (Morscher u. Taillard 1965) veranschaulicht die Ergebnisse der einzelnen Untersuchungen über den Anteil der Epiphysenfugen von Femur und Tibia am Wachstum des Beines. Ein besonderes Verdienst kommt den Arbeiten von Anderson (1952), Anderson u.

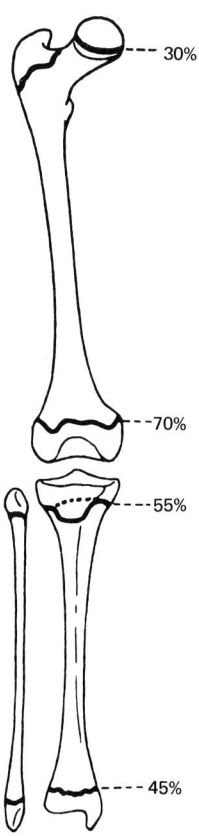

Abb. 1 Anteil der einzelnen Wachstumsfugen von Femur und Tibia am Gesamtwachstum der unteren Extremität (aus *E. Morscher, W. Taillard:* Beinlängenunterschiede, Karger, Basel 1965)

Tabelle 1 Der Anteil der einzelnen Epiphysenfugen am Wachstum von Femur und Tibia (aus *E. Morscher, W. Taillard:* Beinlängenunterschiede. Karger, Basel 1965)

Lokalisation	Prozentualer Anteil bei:					
	Digby (1916)	Gill u. Abbott (1942)	Hendryson (1945)	Green u. Anderson (1947)	Goff (1960)	Anderson, Green u. Messner (1963)
proximale Femurepiphysenfuge	31%	30%	29%	30%	28%	29%
distale Femurepiphysenfuge	69%	70%	71%	70%	72%	71%
proximale Tibiaepiphysenfuge	57%	55%		56%	55%	57%
distale Tibiaepiphysenfuge	43%	45%		44%	45%	43%

12.2 Erkrankungen mit besonderen Ursachen

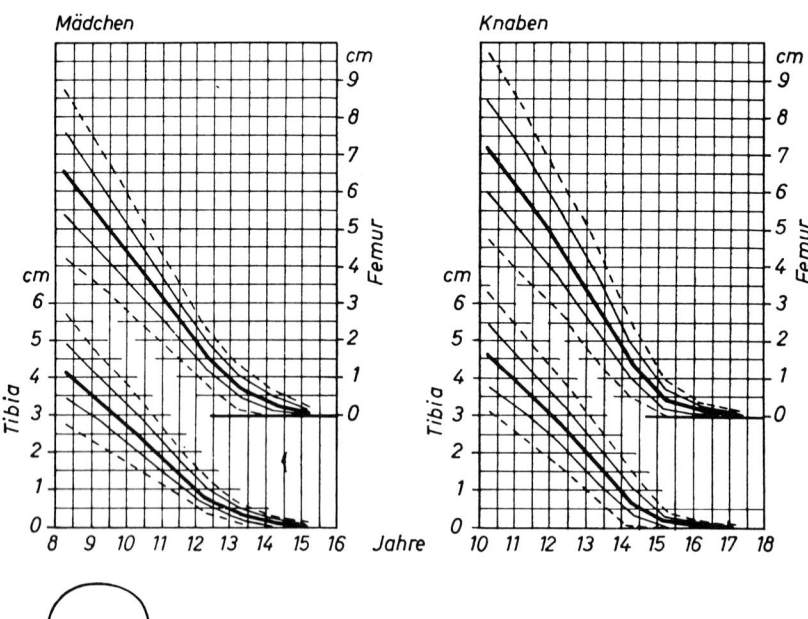

Abb. 2 Restliches Wachstum der normalen knienahen Epiphysen von Tibia und Femur bei verschiedenem Entwicklungsalter (nach Anderson, Green, Messner; aus H.U. Debrunner: Orthopädisches Diagnostikum. Thieme, Stuttgart 1978)

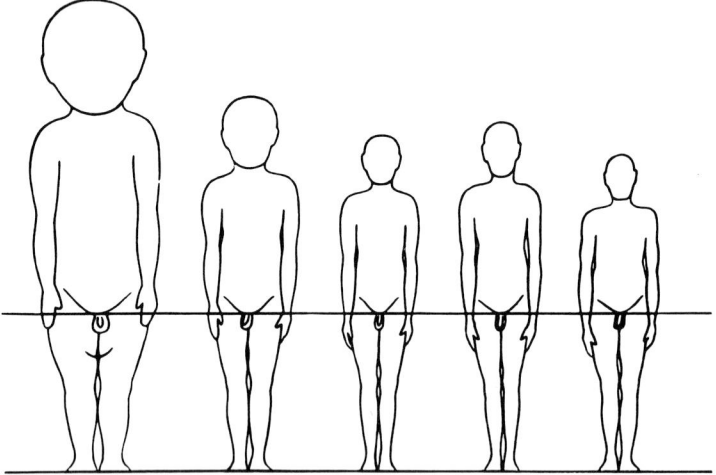

Neugeborener	4 Jahre	10 Jahre	16 Jahre	Über 20 Jahre alt
1	1	1	1	1
2,00	1,38	1,11	1,20	1,03
50—60	90—100	130—149	150—160	170—180
0,33	41,9	47,6	45,8	49,2

Abb. 3 Körperproportionen während des Wachstums, bezogen auf das Bein (aus T. von Lanz, W. Wachsmuth: Praktische Anatomie, Bd. 1, 2. Aufl. Springer, Berlin 1972)

GREEN (1948) sowie ANDERSON u. Mitarb. (1963) zu, die anhand jährlicher röntgenologischer Längsschnittuntersuchungen bei 50 Knaben und Mädchen vom 8.–18. Lebensjahr Tabellen zur Berechnung der zu erwartenden Wachstumsbremsung nach Klammerung oder Epiphysiodese der distalen Femur- bzw. der proximalen Tibiaepiphysenfuge entwickelten (Abb. 2).

Die Wachstumsgeschwindigkeit der kniegelenknahen Epiphysenfugen ist nicht immer gleich und nimmt mit zunehmendem Alter bis zum endgültigen Wachstumsabschluß ab (TUPMANN 1960, 1962). Aber auch eine funktionelle Anpassung des Knochens durch Längenwachstum (PAUWELS 1957) ist möglich. Das Neugeborene hat im Verhältnis zur Gesamtkörpergröße relativ kurze Beine (1 : 2). Kleinkinder erscheinen daher sitzend größer als stehend. Im Verlauf des Wachstums nimmt die Beinlänge verhältnismäßig stärker zu als die Länge des Rumpfes. Schon beim 4jährigen beträgt das Verhältnis Beinlänge zur Stammlänge 1 : 1,38, beim 10jährigen 1 : 1,11, beim 16jährigen 1 : 1,2 und beim Erwachsenen 1 : 1,03 (nach VON LANZ u. WACHSMUTH 1972) (Abb. 3). Das Neugeborene hat noch längere Oberschenkel als Unterschenkel; aber schon beim Kleinkind liegt das Kniegelenk in der Mitte des Beines. Die Knochenkerne der distalen Femurepiphyse und der proximalen Tibia sind bereits bei der Geburt, der der Patella meist vom 3. Lebensjahr an röntgenologisch sichtbar (VON LANZ u. WACHSMUTH 1972). Allerdings besitzen erst im 2. Lebensjahr alle Kinder den Knochenkern der distalen Femurepiphyse. Die wichtige

Rolle der kniegelenknahen Wachstumsfugen, wie sie aus den geschilderten Daten hervorgeht, wird meist dann zum Problem, wenn eine Wachstumsstörung in diesem Bereich auftritt, die ganz verschiedene Ursachen haben kann. Als Ergebnis ist schließlich eine Beinverlängerung, eine Verkürzung, eine Achsenabweichung in den verschiedenen Richtungen oder eine kombinierte Wachstumsstörung möglich.

Allgemeine Wachstumsstörungen

Es erscheint zweckmäßig, auch im kniegelenknahen Bereich zwischen Wachstumsstörungen mit allgemeinen (systembedingten) und lokalen Ursachen zu unterscheiden. Neben kongenitalen Mißbildungen der Wachstumslinie des Femurs (GILLEPSIE u. TORODE 1983) oder der Tibia (BLAUTH u. HIPPE 1981, KOEBKE u. Mitarb. 1981) lassen sich Läsionen der germinativen von denen der metaphysären Schichten sowie der ganzen Epiphysenfuge unterscheiden (TAILLARD 1966). COTTA (1977) differenziert die pathologischen Bedingungen aus äußerer und innerer Ursache, die zu Reaktionen der Wachstumsfuge führen. Aus der Fülle von Beispielen klinischer und experimenteller Grundlagenforschung nennt er insbesondere mechanische Reize. Biomechanik und Trauma, Entzündungen, Tumoren, aber auch physikalische Einwirkungen wie Röntgenstrahlen und Ultraschall, toxische Schädigungen, vaskuläre und Stoffwechselstörungen (hormonellalimentär) sowie Veränderungen im genetischen Code. Die große Gruppe der Skelettdysplasien (AEGERTER u. KIRKPATRICK 1975) als übergeordneter Begriff der Chondro- und Osteodystrophien ist meist auch mit Fehlbildungen und Wachstumsstörungen im Kniebereich verbunden. Unabhängig davon, ob man nun die Einteilung dieser Erkrankungen, die ja an anderer Stelle ausführlich erwähnt wird, mehr nach genetischen oder radiologischen Gesichtspunkten vornimmt, sollen sie hier nur wegen ihrer möglichen Auswirkung auf das Kniegelenk genannt werden (FAIRBANK 1951, MCKUSICK 1966, RUBIN 1964). Weitere zusammenfassende Darstellungen dieses Problems wurden in letzter Zeit von BÖTTGER u. Mitarb. (1978), BRÜNGER u. SCHUSTER (1976), BURMEISTER (1974), GROSSE u. Mitarb. (1976), HOLTHUSEN (1976), SCHÄRER u. Mitarb. (1974), SCHMID (1975), SPRANGER (1974, 1975a und b), TIETZE (1975), UEHLINGER (1974) und WAGNER (1974) gegeben.

Dysplasien, die auf eine *Störung der Chondroidbildung* zurückgehen, sind die Mukopolysaccharidosen (SPRANGER 1974). Dazu gehören die Morquio- und die Hurlersche Erkrankung sowie verwandte Krankheitsbilder, die auch zu kniegelenknahen Achsenverbindungen führen können (GOIDANICH 1964, LENZI 1964, RASK 1963). Zu den idiopathischen Formen zählen die Achondroplasien und metaphysären Dysostosen. WEIL (1958) beschreibt O-Beine und Kniegelenkdeformierungen auf der Basis dieser Erkrankung. Auch die Dyschondroplasie (OLLIER 1899, GHERMANN 1975), das Mafucci-Syndrom (LEWIS u. KETCHAM 1973), die Osteochondromatose und die epiphysäre Hyperplasie (FAIRBANK 1951) können mit den unterschiedlichsten Wachstumsstörungen im Kniegelenkbereich vergesellschaftet sein, die dann klinisch entweder im Rahmen des Gesamtbildes (z. B. Zwergwuchs) oder lokal als Verplumpung und Verformung der Knieregion bzw. des Beines in Erscheinung treten. Auch Exostosenbildungen im kniegelenknahen Bereich wie bei der Osteochondromatose können zu subjektiven Behinderungen führen, so daß ihre operative Abtragung erforderlich wird. Bei den anderen genannten Erkrankungen sind meist nur konservative, teilweise auch orthetische Maßnahmen möglich, da die Behandlung der Grundleiden vorwiegend symptomatisch ist. MURPHY u. Mitarb. beschrieben 1973 sechs Generationen einer Familie mit insgesamt 24 Individuen, die auch Genua vara auf der Basis einer multiplen epiphysären Dysplasie (FAIRBANK 1951) aufwiesen. Diese Erkrankung gehört wie die folgenden zu den Dysplasien, die auf einer *Störung der Osteoidbildung* beruhen. Besonders erwähnenswert erscheint auch die Osteogenesis imperfecta. Die leichte Verletzbarkeit des Knochens kann dabei zu beträchtlichen Verformungen im Kniegelenkbereich führen, so daß entweder stützende Apparate oder Korrekturosteotomien und bei pathologischen Frakturen Osteosynthesen erforderlich werden (ANKERHOLD 1969, BAUZE u. Mitarb. 1975, FALVO u. Mitarb. 1974, KING u. Mitarb. 1971, MÜNZENBERG 1977a, REICHELT 1973). Auch die Marmorknochenkrankheit ist mit einer erhöhten Knochenbrüchigkeit verbunden. FAZAKAS u. GHERMAN (1958) beschreiben 4 Mitglieder einer Familie, bei denen es jeweils anläßlich eines Bagatelltraumas zu subtrochantären Frakturen mit teilweise groben Deformierungen auch im Kniebereich gekommen war. Entsprechendes wird auch von FRANK (1958) mitgeteilt. MILGRAM u. MURALI JASTY berichten 1982 über 21 Fälle von Osteopetrosis, bei denen auch durch die Knochenveränderungen im knienahen Bereich degenerative Gelenkveränderungen aufgetreten waren. Zu weiteren seltenen Skelettdysplasien gehört die Camurati-Engelmannsche Krankheit, bei der X-Beine (CLAWSON u. LOOP 1964) und eine „Keulenform" der distalen Femora (FAZAKAS u. Mitarb. 1959) vorkommen können. Bei der Melorheostose (CAMPELL u. Mitarb. 1968, ERNSTING 1967, KIRSCH 1959) kann es neben einem Genu valgum und einer Beinlängendifferenz zur Kniebeugekontraktur kommen. Auch bei der fibrösen Knochendysplasie (HARRIS u. Mitarb. 1962, STEWART u. Mitarb. 1962, CAMPELL u. HAWK 1982, CAMPANACCI u. LAUS 1981) sind bis-

12.4 Erkrankungen mit besonderen Ursachen

weilen Korrekturosteotomien oder Knochenersatzoperationen an den unteren Extremitäten notwendig. Bei der Osteodystrophia fibrosa generalisata Recklinghausen beobachtete Peschel (1959) X-Beinbildungen von 20–30 Grad. Ähnliches wird über die Neurofibromatosis Recklinghausen berichtet (Asshoff 1965). Die kongenitale Syphilis ist bei jedem zweiten Patienten einer von Fleming u. Bardenstein (1971) bearbeiteten Serie der Jahre 1960–1969 (18 Fälle) mit einer Osteochondritis der proximalen medialen Tibiametaphyse (Wimberger Zeichen, zit. nach Fleming u. Bardenstein) vergesellschaftet. Beim Marfan-Syndrom, das zu den gemischten Dysplasien zu rechnen ist, beobachtet man häufig eine stärkere Rekurvationstendenz im Kniegelenk wie auch seitliche Achsenverbiegungen (X- oder O-Beine). Als stoffwechselbedingte Hypovitaminose ist die Rachitis noch unter den multilokulären Erkrankungen zu nennen. Sie führt häufig am Kniegelenk zu einer starken O-Beinverbiegung (Tapia u. Mitarb. 1964), die in manchen Fällen eine spätere Korrektur durch Osteotomie erfordert (Bösch 1957). Im Röntgenbild typisch sind die unscharfen Epiphysenkerne, die Rarefizierung von Spongiosa und Kortikalis sowie die ausgezogenen Metaphysen des distalen Femurs und der proximalen Tibia. Je nach dem Stadium der Erkrankung findet sich auch ein breiter osteoider Saum infolge mangelnder Kalksalzeinlagerung in das Osteoid. Interessanterweise können aber auch chronische Überdosierungen von Vitamin A zu schweren Wachstumsdeformitäten an den Kniegelenken in Form von Achsenfehlern und Beugekontrakturen führen (Ruby u. Mital 1974). Die Osteomalazie und renal bedingte Osteodystrophien (Cattel u. Mitarb. 1971, Yoshikawa 1964) können ebenfalls einmal Ursache kniegelenknaher Wachstumsstörungen sein. Weichteilbedingte Störungen (Kniebeugekontraktur bei Flügelfell) kommen bei der Arthrogryposis multiplex congenita zur Beobachtung (Hertel u. Mitarb. 1969). Die Dysplasia epiphysialis hemimelica (Connor u. Mitarb. 1983) kommt gewöhnlich am distalen Femur, an der distalen Tibia und am Talus vor. Durch die erstgenannte Lokalisation kann ebenfalls eine Achsenveränderung des Beines, beispielsweise ein Genu valgum, entstehen, zumal jeweils nur eine Hälfte der Epiphyse von der Wachstumsstörung betroffen ist.

Örtlich begrenzte Wachstumsstörungen

Örtlich begrenzte Wachstumsstörungen an den kniegelenknahen Wachstumsfugen sind in ihrer Auswirkung abhängig von der Lokalisation, der Ausdehnung und dem Zeitpunkt ihres Auftretens.

Mechanisch-experimentell ausgelöste Wachstumsstörungen am Kaninchen wurden von Canales (1960), Ford (1958, 1960), Johnson u. Southwick (1960) und Key (1958) beschrieben. Durch Einbringen eines Vitalliummangels ließ sich kein nennenswerter Effekt erzielen. Valgusstellung und leichte Verkürzung traten erst nach Kürettage des lateralen Fugenanteils oder Herausnehmen eines Knochenstücks mit einem Teil der lateral gelegenen Wachstumsfuge auf. Einen Wachstumsstopp der distalen Femurwachstumsfuge beim Hund konnten Campbell u. Mitarb. (1959) mit einer transepiphyseal gelegenen Schraube bzw. mit einem Knochenspan erzielen.

Auf klinischem Gebiet blockierte zuerst Phemister (1933) das Wachstum der Fuge durch Entnahme und Wiedereinsetzen eines um 180 Grad gedrehten Knochenteils aus dem epi-metaphysären Bereich, was stets zu einer definitiven Fugenblockierung führt. Demgegenüber hat die temporäre Epiphysiodese nach Blount (1949, 1953) mit drei Stahlklammern den Vorteil einer zeitlich begrenzten Wachstumshemmung auf der Seite der Klammern, wenn auch die Beurteilung dieses Verfahrens neben sehr positiver Einschätzung (Biehl u. Mitarb. 1981) durch eine gewisse Zurückhaltung und Einschränkung besonders bei posttraumatischen Fugenschäden gekennzeichnet ist (Rüter u. Mitarb. 1978). Auf die Notwendigkeit regelmäßiger klinischer Kontrollen sind die Eltern operierter Kinder besonders hinzuweisen (Oest u. Frank 1974a).

Ebenso hat es nicht an Versuchen gefehlt, das Wachstum der distalen Femurepiphysenfuge durch operative oder sonstige Maßnahmen anzuregen. Haas, der 1945 eine Methode zur Wachstumsanregung suchte, schloß bei seinen Versuchstieren die Epiphysenplatte in eine Drahtschlinge ein. Es kam aber statt dessen zu einer Wachstumshemmung, die nach Entfernung der Drahtschlinge wieder aufgehoben wurde. Haas setzte seine experimentellen und klinischen Untersuchungen fort und wurde, indem er die richtigen Konsequenzen aus seinen Untersuchungen zog, praktisch zum Entdecker des Prinzips der temporären Wachstumshemmung. Seine Arbeiten wurden später Anregung und Grundlage für Blount (s. oben), Stahlklammern zur temporären Bremsung des Knochenwachstums bei Kindern zu benutzen.

Die angegebenen Verfahren beziehen sich auf eine Veränderung der Hämodynamik, sei es durch intramedulläre Implantation von Fremdkörpern, Veränderung der Zirkulation oder der Innervation (Rüter u. Mitarbeiter 1978). Weitere diesbezügliche Arbeiten (zit. nach Rüter u. Mitarb. 1978) stammen von Barr u. Mitarb. (1950), Bohlmann (1929), Carpenter (1956), Chapchal u. Zeldenrust (1948), Doyle u. Smart (1963), Harris u. McDonald (1936), Hiertonn (1961), Janes u. Jennings (1961), Janes u. Mus-

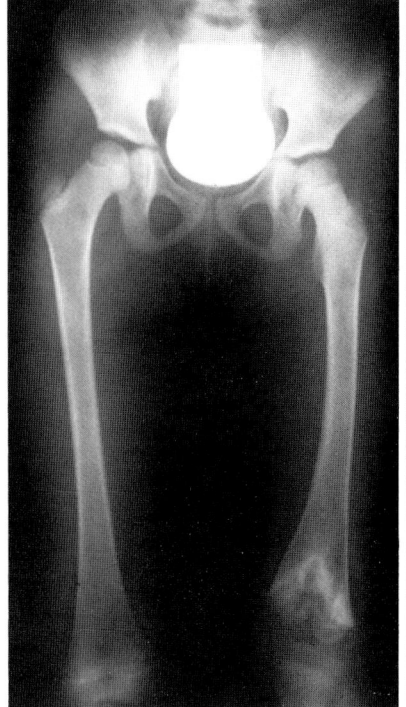

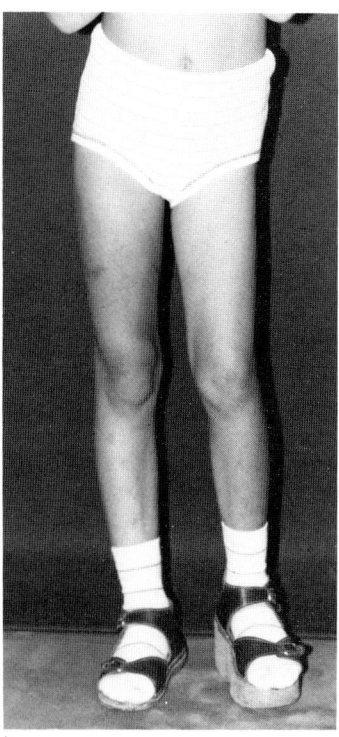

Abb. 4a u. b Beinverkürzung nach kindlicher Osteomyelitis.
a) Röntgenbefund,
b) klinisches Bild

GROVE (1950), LANGENBECK (1869), OLLIER (1867, 1888), PEASE (1952), RICHARDS u. STOFER (1959), TRUETA (1957, WILSON u. PERCY (1956), WU u. MILTNER (1937).
Trotz einzelner Erfolgsmitteilungen (CASTLE 1971, JENKINS u. Mitarb. 1975, KHOURY u. Mitarb. 1963) erscheint doch eine gewisse Zurückhaltung heute noch angezeigt. Es werden weitere experimentelle Untersuchungen – vielleicht auf dem Gebiet der Elektroosteologie – notwendig sein, um Verfahren zur gezielten lokalen Wachstumsanregung auf eine ausreichend sichere und klinisch verwertbare Grundlage zu stellen.
Als Ursache einer *Kreislaufstörung* im Gebiet der epiphysären und nutritiven Hauptarterie wird von VIZKELETY u. WOUTERS (1973) die Zapfenepiphyse angesehen.
Es handelt sich dabei um eine eigenartige enchondrale Ossifikationsstörung, die nach Dyschondroplasie, enchondraler Dysostose, Osteomyelitis und Frakturen der Epiphyse auftreten kann. Das Weiterwachsen des peripheren Anteils des Wachstumsknorpels wird durch die periostale und periochondrale Blutversorgung gesichert. Das mit der Deformität verknüpfte Zurückbleiben im Wachstum hängt vom Grad der enchondralen Ossifikationsstörung bzw. Verletzung ab.
Langdauernde Ruhigstellung im Becken-Bein-Gips bei einer Hüftdysplasie kann auch zu vorzeitigem Verschluß der kniegelenknahen Wachstumsfugen führen. BOTTING u. SCRASE berichteten 1965 über 3 Fälle, bei denen diese Komplikation einer zu langen Immobilisierung aufgetreten war. Es wurden Beinverkürzungen von mehreren Zentimetern beobachtet. Die allgemeinen Gelenkreaktionen auf langdauernde Ruhigstellung wurden auch von MATTHIAS (1964) beschrieben.
Unspezifische oder spezifische *Entzündungen* können eine auf das Kniegelenk lokalisierte Wachstumsstörung verursachen. Der Grad der Wachstumsstörung hängt davon ab, ob der meist in der Metaphyse gelegene Entzündungsprozeß auf die Wachstumsfuge übergreift oder nicht. Es kann sowohl zu Beinverkürzungen, Beinverlängerungen als auch zu Achsenabweichungen kommen (BONITZ 1947, GARDEMIN 1955). ROBERTS (1970) warnt vor einer zu frühzeitigen Beurteilung der bleibenden Schäden, da eine signifikante Erholung der Wachstumsfuge auch noch nach mehreren Jahren eintreten kann. Diese Tatsache in Verbindung mit der oft noch guten Funktion sollte den Operateur vor frühen destruierenden Eingriffen an der betroffenen Extremität abhalten. Trotz der bei Frühbehandlung günstigen Prognose (CONTZEN u. GASTEYER 1958) kann es bei Säuglingsosteomyelitiden auch zu schwerster Gelenkzerstörung kommen, wenn die Wachstumsfuge durch den Entzündungsprozeß zerstört wird. Es sind aber auch Wachstumsstimulationen mit später resultierender Beinverlängerung möglich (TRUETA 1953b). Unter den Gelenktuberkulosen nimmt die des Kniegelenks immer noch einen wichtigen Platz ein. Außer der Gelenkkontraktur

12.6 Erkrankungen mit besonderen Ursachen

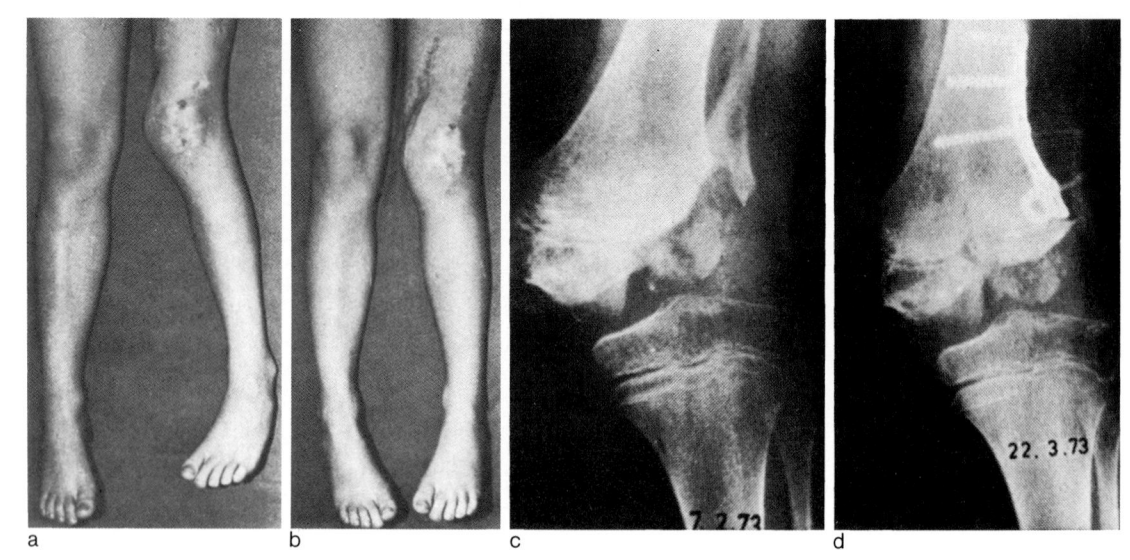

Abb. 5a–d Schwere posttraumatische Wachstumsstörung (X-Beinverkürzung teilweise Epiphysennekrose) nach offener kindlicher Femurfraktur mit Kniegelenkbeteiligung (aus *O. Oest, E. Nöh:* Orthop. Prax. 9 [1973] 399)

oder Ankylose kann durch den Verschluß der Kniewachstumsfugen eine Beinverkürzung entstehen, ein Vorgang, der durch die langdauernde Ruhigstellung im Gipsverband noch begünstigt wird (Abb. 4) (CAUCHOIX u. COTRELL 1958, GILL 1944, ROSS 1948, SISSONS 1956). Eine tuberkulöse Entzündung ist sogar isoliert an der Kniescheibe möglich (HOFMEISTER 1957, RETTIG 1959).

HAYES (1961) weist auf die Notwendigkeit einer frühzeitigen operativen Ausräumung bei zystischer Tuberkulose in der proximalen Tibiametaphyse hin, da sich so ein symmetrisches Wachstum trotz Durchdringung der Wachstumsplatte erreichen lasse. Nicht zu vergessen sind die Wachstumsstörungen des Kniegelenks infolge einer Coxitis tuberculosa, die ebenfalls in einer Beinverkürzung sowie oft erheblicher Deformierung des Kniegelenkkörpers mit wabig strähniger Knochenstruktur und vorzeitiger Arthrose bestehen (BETTE 1964, SCHNEIDER 1956, SEEWALD 1964). Auch X- und O-Beine kommen in 25%, ein Genu recurvatum bei 12% dieser Fälle vor (SEEWALD 1964).

Auf die Bedeutung der kindlichen Lues als mögliche Ursache einer Wachstumsstörung im Kniebereich wurde bereits hingewiesen. Besonders ihre konnatale Form neigt sehr zum Befall des Skelettsystems (BISCHOFSBERGER 1957). Bei der spinalen Kinderlähmung kommt es im Rahmen einer Wachstumsstörung des gesamten betroffenen Beines auch zu entsprechenden Veränderungen am Kniegelenk. Meist handelt es sich um eine durch die Lähmung hypoplastische Kniegelenkanlage mit hochgradiger Minderwertigkeit der Weichteile (Schlotterknie), die häufig eine orthopädische Apparateversorgung notwendig macht.

Kindliche *Tumoren* (IDELBERGER 1959), die am Femur und an der Tibia oft im metaphysären Bereich liegen, können bei Übergreifen auf die Epiphysenfuge ebenfalls zu Wachstumsstörungen am Kniegelenk führen. Kniegelenknahe Achsenfehler und Beinlängendifferenzen können auch hierbei entstehen (MACH 1966). Bisweilen wird es auch notwendig sein, bei einer radikalen Tumorresektion die Epiphysenfuge zu tangieren, worauf der Operateur die Eltern des Kindes aufmerksam machen sollte, um spätere Haftpflichtansprüche auszuschließen.

Nicht zuletzt seien die möglichen Einflüsse auf das Wachstum im kniegelenknahen Bereich durch Verletzungen genannt (AITKEN u. INGERSOLL 1956, AITKEN u. MAGILL 1952, BRUNNER 1978, LEHMANN 1981, MARTI u. SÜSSENBACH 1981, MORSCHER 1976, 1977, MÜLLER u. Mitarb. 1977, MÜLLER u. GANZ 1974, OEST u. SÜSSENBACH 1982, RISEBOROUGH u. Mitarb. 1983, RÜTER u. Mitarb. 1978, SALTER u. HARRIS 1963, SÜSSENBACH u. MARTI 1981, WEBER u. Mitarb. 1978). Verläuft die Fraktur durch die Fuge unter gleichzeitiger Verschiebung des epi- und metaphysären Fragmentes, so kann es sogar nach vollständiger Reposition noch zu partiellen Wachstumsstörungen kommen, wenn auch die Prognose bei sachgemäßer operativer Reposition und Fixation heute wesentlich besser geworden ist. Schwerste Quetschungen und Zertrümmerungen des epi- und metaphysären Bereichs können zu ausgedehnten Wachstumsstörungen führen (Abb. 5).

Die Möglichkeit einer Wachstumsstörung durch *Röntgenbestrahlungen* wird von MORSCHER u. TAILLARD (1965) und COTTA (1977) erwähnt. Diesbezügliche Erfahrungen wurden nach Strahlenbehandlung tuberkulöser Knochenerkrankungen und Tumoren bei Kindern gemacht (ARKIN u. Mitarb. 1950, BECK 1929, FEVRE 1954, FRAN-

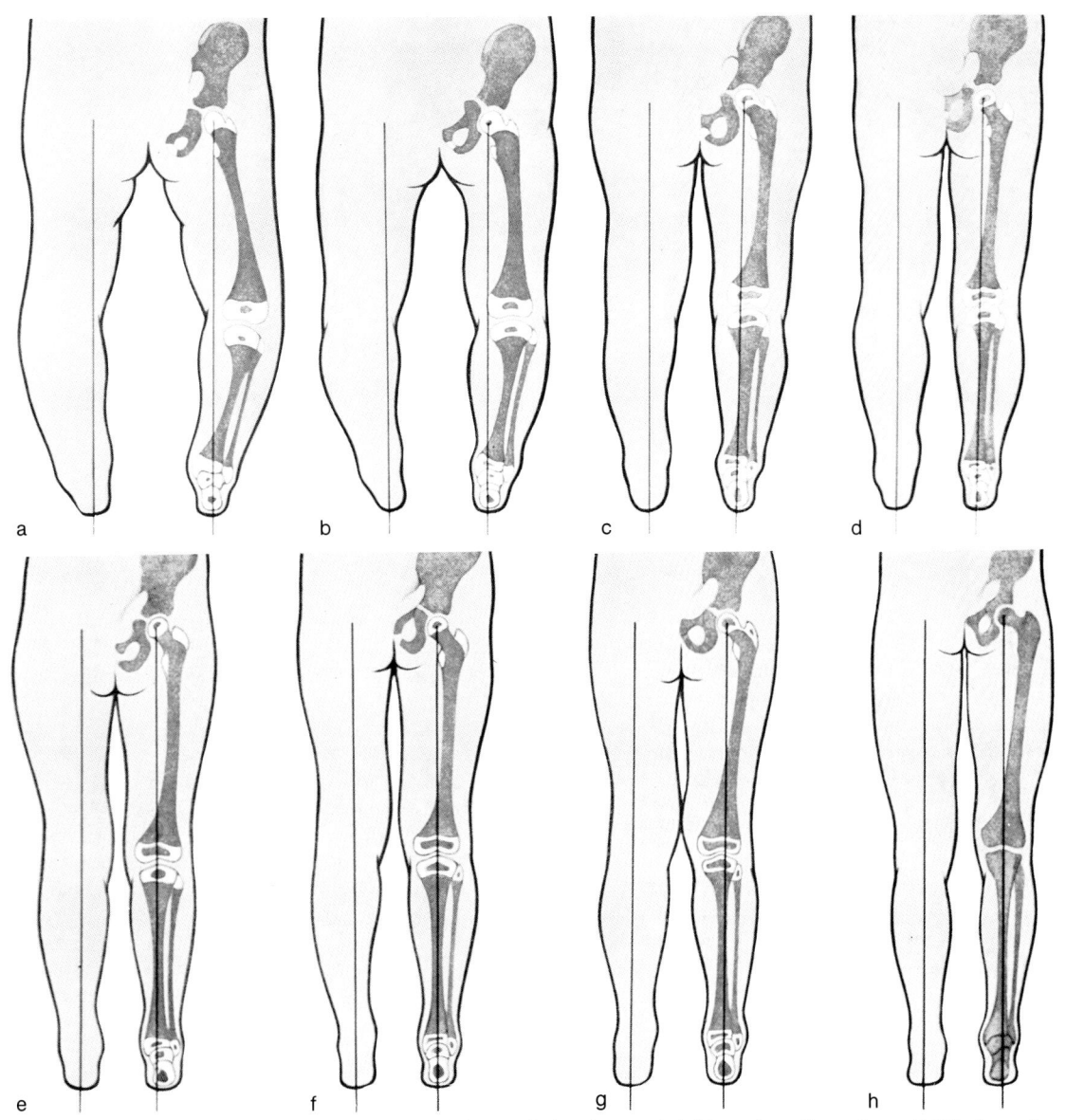

Abb. 6 a–h Entwicklung der Außenform des Beines – Beinachsenentwicklung (aus *T. von Lanz, W. Wachsmuth:* Praktische Anatomie, Bd. 1, 2. Aufl. Springer, Berlin 1972)

CILLON 1958, GRASSMANN 1927, HUECK u. SPIESS 1929, KOLAR u. BECK 1960, SCHMIDT 1929, STORDEUR 1924, VAETH u. Mitarb. 1962, WEISS u. GREGEL 1961; zit. nach MORSCHER 1965). 1969 berichteten KATZMAN u. Mitarb. über eine Serie von 51 Kindern mit Wilms-Tumoren, von denen 19 die Operation und Bestrahlungsbehandlung überlebten. 46 Kinder (13 Überlebende) litten an einem Neuroblastom. Es wurden in dieser Serie auch Epiphysenstörungen mit Verkürzungen und Deformitäten beobachtet, die allerdings die Konsequenz der Radiotherapie nicht beeinflussen sollten. Ob die durch Röntgenbestrahlung im Tierversuch gewonnenen Erfahrungen hinsichtlich möglicher Wachstumsstörungen auf den Menschen übertragen werden können, sei dahingestellt (JOST 1957, MORSCHER 1965). Durch Mikrowellendiathermie konnte weder im positiven noch im negativen Sinne ein Effekt auf die kniegelenknahen Wachstumsfugen bei Hunden erzielt werden (GRANBERRY u. JANES 1963).

Achsenabweichungen

Achsen- und Winkelverhältnisse im Kniegelenkbereich

Nach übereinstimmender Meinung der Anatomen liegen die Mittelpunkte des Hüft-, Knie- und oberen Sprunggelenks im Normalfall auf einer

12.8 Erkrankungen mit besonderen Ursachen

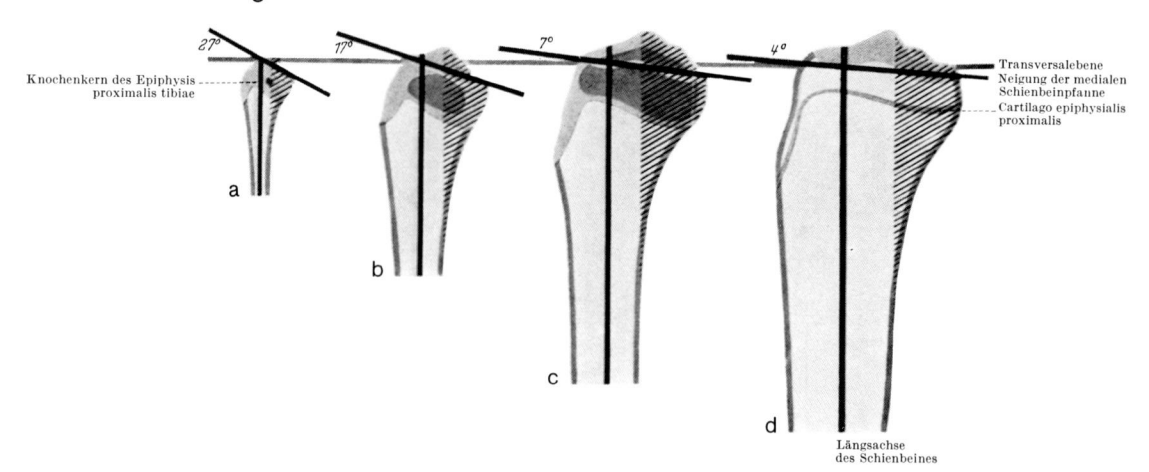

Abb. 7 a-d Entwicklung der sagittalen Form des Schienbeinkopfes (aus *T. von Lanz, W. Wachsmuth:* Praktische Anatomie, Bd. 1, 2. Aufl. Springer, Berlin 1972)

Geraden. MIKULICZ (1878, 1879) spricht von der Direktionslinie, PAUWELS (1935, 1965) von der mechanischen Längsachse und von LANZ u. WACHSMUTH (1972) von der Traglinie des Beines. Dies bezieht sich jedoch nur auf das sog. Gradbein des erwachsenen Menschen. Auch die Beinachse macht eine typische Entwicklung durch (Abb. 6). Beim Neugeborenen stehen Knie- und Hüftgelenke in einer Beugestellung von etwa 30 Grad bei deutlicher Varusverbiegung im Kniebereich. Dieser Knievarus bildet sich im Laufe der ersten beiden Lebensjahre zurück, um vorübergehend in eine Valgusstellung überzugehen (von LANZ u. WACHSMUTH 1972). HÄRLE u. Mitarb. beschrieben 1981 die Winkelbeziehungen zwischen den knienahen Wachstumsfugen und den Diaphysenachsen während des Wachstums. Die Beugestellung des Kniegelenks beim Neugeborenen beruht auf der starken Retroversion der medialen Schienbeinpfanne in Richtung zur Transversalebene, die beim Neugeborenen nach von LANZ u. WACHSMUTH (1972) etwa 27 Grad beträgt. Sie normalisiert sich beim Erwachsenen auf einen Wert von 4 Grad (Abb. 7).

Die Achsen- und Winkelverhältnisse des Beines wurden von verschiedenen Autoren bearbeitet (BRAGARD 1932, DEBEYRE u. PATTE 1961, DEBRUNNER 1967, DEBRUNNER u. SEEWALD 1964, DUPARC u. MASSARE 1967, FICK 1911, von LANZ u. WACHSMUTH 1972, LEDERMANN 1967, MAQUET 1976, MAQUET u. Mitarb. 1967, MIKULICZ 1878, 1879, MORSCHER 1967a u. b, NICOD 1967, OEST u. SIEBERG 1971, ORY 1964, PAUWELS 1965, SPIRIG 1967, WIBERG 1945). Die oben erwähnte Traglinie (Direktionslinie, mechanische Längsachse) ist von den anatomischen Achsen der Röhrenknochen (Verbindungslinie aller Querschnittsmittelpunkte) zu unterscheiden. Ihre Bedeutung für die Biomechanik des Beines und insbesondere den Bereich des Kniegelenks hat MIKULICZ (1878, 1879) folgendermaßen formuliert: „Die Druckverteilung auf die Gelenke und damit die Bewegung derselben durch die Belastung sind allein abhängig von der Stellung der mechanischen Achsen und damit unabhängig vom Verlauf der anatomischen Achsen der Knochen." Da die Traglinie beim Gradbein des Erwachsenen die Mittelpunkte von Hüft-, Knie- und oberem Sprunggelenk miteinander verbindet, fallen die mechanischen Achsen von Femur und Tibia unter diesen Bedingungen mit der Traglinie zusammen. Sie ist beim aufrechten Stand mit geschlossenen Beinen um etwa 3 Grad nach unten innen geneigt. Die horizontal liegende Kniebasislinie (Abb. 8) bildet mit ihr einen Außenwinkel von 87 Grad. Der Winkel zwischen Femurschaftachse (FSA) und mechanischer Femurachse (MFA) hängt von der Länge und dem Neigungs-(CCD-)Winkel des Schenkelhalses ab. Er beträgt im allgemeinen 5-7 Grad. Die Tibiaschaftachse (TSA) und mechanische Tibiaachse (MTA) sind unter Idealbedingungen identisch. Jede Veränderung der Achsen und Winkel des Beines - sei es nun im X- oder O-Sinne - bewirkt eine Traglinienverschiebung, die sich nach einer einfachen geometrischen Überlegung am stärksten im kniegelenknahen Bereich bemerkbar macht. Dabei werden sich stets gleichsinnige Veränderungen verstärken, während sich gegensinnige Veränderungen abschwächen oder sogar aufheben (Tab. 2) können.

Beanspruchung des Kniegelenks

Die Beanspruchung der Knochen und Gelenke des menschlichen Körpers wird von inneren und äußeren Kräften bestimmt. Als innere Kräfte sind Muskeln, Bänder und Sehnen wirksam. Als äußere Kräfte sind das Gewicht, der Gegendruck der Auflagefläche, die Reibung auf der Unterlage und bei schnellen Bewegungen auch der Luft-

Tabelle 2 Varus- und Valgusfaktoren in Beziehung auf die mechanische Beinachse (aus *O. Oest, H. J. Sieberg:* Z. Orthop. 109 [1971] 54)

Varus	Valgus
1. Verlängerung des Schenkelhalses	1. Verkürzung des Schenkelhalses
2. Verkleinerung des CCD-Winkels	2. Vergrößerung des CCD-Winkels
3. Varusverbiegung des Femurs	3. Valgusverbiegung des Femurs
4. Vergrößerung des Winkels Femurschaftachse (Fsa) – Kniebasis (KB)	4. Verkleinerung des Winkels Femurschaftachse (Fsa) – Kniebasis (KB)
5. Neigung der Kniebasislinie (KB) im Varussinn	5. Neigung der Kniebasislinie (KB) im Valgussinn
6. Vergrößerung des Winkels Kniebasis (KB) – Tibiaschaftachse (Tsa)	6. Verkleinerung des Winkels Kniebasis (KB) – Tibiaschaftachse (Tsa)
7. Varusverbiegung der Tibia	7. Valgusverbiegung der Tibia
8. Vergrößerung des Winkels Tibiaschaftachse (Tsa) – Talushorizontalachse (TH)	8. Verkleinerung des Winkels Tibiaschaftachse (Tsa) – Talushorizontalachse (TH)

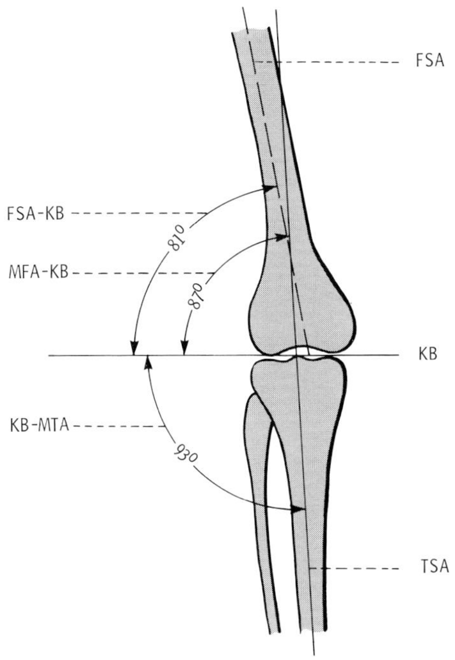

Abb. 8 Kniegelenknahe Achsen und Winkel (Erklärung der Abkürzungen s. Text)

oder Wasserwiderstand (Schwimmen) anzusehen. Sind Maße und Gewichte, Körperform und die ausgeführten Bewegungen des Körpers bekannt, so lassen sich die äußeren Kräfte berechnen. Die inneren Kräfte lassen sich nur annähernd bestimmen, sofern man die Arbeitsleistung kennt, mit der sie den äußeren Kräften das Gleichgewicht halten. Um die tatsächlich auf das Kniegelenk wirkenden Kräfte zu ermessen, muß man sich daher von einer rein formal geometrisch ausgerichteten Denkweise frei machen. Es spielen hier ganz ähnlich wie am Hüftgelenk (BRAUNE u. FISCHER 1895, PAUWELS 1935, 1965) funktionelle Gesichtspunkte die Hauptrolle. Nach BRAGARD (1932) werden beim Gradbein beide Kniegelenkhälften in gleicher Weise belastet. DEBRUNNER u. SEEWALD (1964) konnten jedoch zeigen, daß diese Annahme nur bei rein axialer Belastung, also beim geraden Stand auf beiden Beinen Gültigkeit besitzt, wobei die Traglinie durch die Mittelpunkte des Hüft-, Knie- und oberen Sprunggelenks verlaufen muß. Die Traglinie ist also keine anatomisch vorgegebene Konstante. Sie stellt vielmehr eine funktionelle Variable dar. Wie sich dieser Umstand beim Hüftankylosierten auswirkt, wurde ebenfalls von SEEWALD u. DEBRUNNER (1967) bearbeitet. Mit der Verlagerung des Körperschwerpunktes verschiebt sich die Traglinie bei jedem Schritt in wechselseitiger Richtung, bleibt aber immer auf der medialen Seite des Kniegelenks, so daß im Normalfall eine leichte Varusbeanspruchung des Kniegelenks vorliegt. JOHNSON u. Mitarb. (1980) fanden nicht nur beim anatomischen Normalknie, sondern auch bei Valgusknien eine Varusbeanspruchung, wobei sich ihre Beurteilung vorwiegend auf den Vergleich zwischen „statischer" Röntgenaufnahme des ganzen Beines und Ganganalyse stützt. Beim Hüfthinken, bei dem der Körperschwerpunkt zum Standbein bzw. über dieses hinaus verlagert wird, können sich die angegebenen Verhältnisse in Richtung einer Valgusbelastung des Kniegelenks ändern (Abb. 9). Die Erklärung für die Varusbeanspruchung des Kniegelenks liegt darin, daß während der Standbeinphase des Ganges das Körpergewicht (K) über einen Hebelarm auf das Kniegelenk wirkt. Der Hebelarm der Körperschwere ist aber kleiner als der des Hüftgelenks, weil das Standbein während des Ganges kaudalwärts nach medial geneigt ist. Die Länge des Hebelarmes der Körperschwere am Kniegelenk wird von BOUILLET u. VAN GAVER (1961) beim Stand auf einem Bein mit 6 cm angegeben. Während der Standbeinphase des Ganges ist der Hebelarm etwas länger, da das Lot aus dem Gesamtkörperschwerpunkt im Gegensatz zum Einbeinstand nicht in die durch die Fußzone gebildete Unterstützungsfläche fällt, sondern dicht daneben an die Fußinnenseite (PAUWELS 1965).

Bei den angegebenen Belastungsverhältnissen würde das Kniegelenk durch das Körpergewicht seitwärts aufgeklappt, wenn der Tractus iliotibialis an der Knieaußenseite dies nicht verhindern würde. Durch seine Zuggurtungswirkung wird die Aufklappung des lateralen Kniegelenkantei-

12.10 Erkrankungen mit besonderen Ursachen

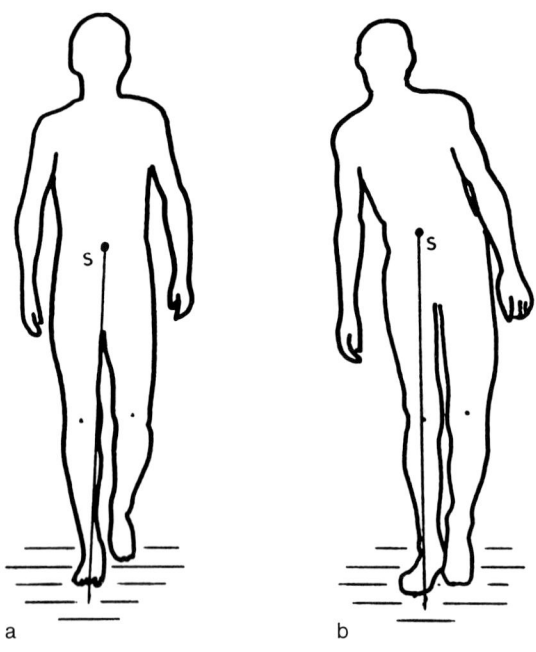

Abb. 9a u. b Einfluß der Gangart auf die Kniebelastung (dynamisches Genu varum und valgum). s = Schwerpunkt (aus *A. M. Debrunner:* Biomechanische Wirkungen der posttraumatischen Achsenfehler der unteren Extremität. In *M. E. Müller:* Posttraumatische Achsenfehlstellung an den unteren Extremitäten. Huber, Bern 1967)

les verhindert, die Gesamtbeanspruchung des Kniegelenks jedoch vergrößert. Die Resultierende (R) aus dem Körpergewicht (K) und der Kraft des Tractus iliotibialis (M) ist für die Beanspruchung des Kniegelenks ausschlaggebend (MAQUET u. Mitarb. 1967a u. b, MAQUET 1976). Wie aus der Abb. 10a hervorgeht, verläuft die Resultierende (R) bei funktionstüchtigem Tractus iliotibialis durch die Kniegelenkmitte; medialer und lateraler Kniegelenkanteil werden dann gleichmäßig beansprucht. Auf der Innenseite des Kniegelenks findet sich kein System, das man mit dem Tractus iliotibialis vergleichen könnte (DEBRUNNER u. SEEWALD 1964). Sartorius- und Grazilismuskeln können zwar als Innenzügler wirken (BRAGARD 1932), jedoch sind sie nicht mit der lateralen Zuggurtung des Tractus iliotibialis zu vergleichen. Diese asymmetrische Anlage erhält ihren Sinn dadurch, daß die Körperschwere während der Standbeinphase des Ganges medial vom Kniegelenk wirkt (DEBRUNNER u. SEEWALD 1964).

Durch die Veränderungen der Beinachsen im Sinne des X- oder O-Beines, aber auch beim Genu flexum und Genu recurvatum ändert sich die funktionelle Beanspruchung des Kniegelenks. Beim X-Bein verläuft die Traglinie außerhalb, beim O-Bein innerhalb der Kniegelenkmitte. BRAGARD (1932) betrachtet schon eine Traglinienverschiebung von mehr als 0,5 cm als pathologisch. MIKULICZ (1878, 1879) ist etwas großzügiger und spricht erst bei einer Traglinienverschiebung von mehr als 1,0 cm von einem relativen statischen Mißverhältnis. Eine Klassifizierung der Achsendeformitäten in der Frontalebene nach verschiedenen Schweregraden wurde von BRAGARD (1932) vorgenommen; er unterteilte die Kniebasis von medial nach lateral in vier Viertel (Abb. 11).

Leichtes X- oder O-Bein: Hierbei verläuft die Traglinie in der zentralen Hälfte des lateralen bzw. des medialen Quadranten. Es liegt eine stärkere Belastung der entsprechenden Gelenkhälfte vor.

Mittelschweres X- oder O-Bein: Hierbei verläuft die Traglinie in der äußeren Hälfte des lateralen bzw. des medialen Quadranten. Es liegt eine alleinige Belastung der entsprechenden Gelenkhälfte vor. In allen Fällen ist ein kleines Drehmoment des Oberschenkels nach außen oder innen vorhanden, sofern die frontalen Krümmungen der Gelenkoberfläche nicht pathologisch abgeflacht und entrundet sind.

Schweres X- oder O-Bein: Hierbei verläuft die Traglinie außerhalb des Gelenks auf der Außen- oder Innenseite. Es besteht nicht nur eine völlig einseitige Beanspruchung der betroffenen Kniegelenkhälfte, sondern auch ein starkes Drehmoment des Oberschenkels nach außen oder innen mit der Tendenz die Achsenfehlstellung zu verschlimmern. Diese von BRAGRAD (1932) angegebenen Belastungsverhältnisse des Kniegelenks beim X- oder O-Bein betreffen nur den geraden Stand auf beiden Beinen, sofern die Traglinie der Beine durch die Mittelpunkte des Hüft- und Sprunggelenks verläuft (DEBRUNNER u. SEEWALD 1964). Hingegen ergibt sich während der Standbeinphase des Ganges folgende Beanspruchung des Kniegelenks beim X- oder O-Bein:

Beim O-Bein vergrößert sich der Hebelarm der Körperschwere. Sofern diese Vergrößerung ein gewisses Maß nicht überschreitet, ist der Tractus iliotibialis in der Lage, der Kraft (K) das Gleichgewicht zu halten. Die Resultierende (R) verläuft dann weiterhin im Bereich der Kniegelenkmitte. Allerdings steigt die Gesamtbelastung des Kniegelenks an. Klinisch wird diese Annahme dadurch erhärtet, daß beim Genu varum häufig beide Kniegelenkflächen – die mediale und die laterale – arthrotische Veränderungen aufweisen (DEBRUNNER u. SEEWALD 1964). Eine Insuffizienz des Tractus iliotibialis hingegen führt zu einer Verlagerung der Resultierenden (R) medial von der Kniegelenkmitte, so daß es zu einer verstärkten Varusbelastung des Kniegelenks und somit zu arthrotischen Veränderungen vorwiegend im medialen Bereich kommt (vgl. Abb. 10b).

Beim X-Bein wird das Kniegelenk dem Lot der Körperschwere angenähert, und somit verkürzt sich der Hebelarm der Kraft (K). Es entsteht eine Valgusbelastung des Kniegelenks (vgl. Abb. 10c).

Achsenabweichungen **12**.11

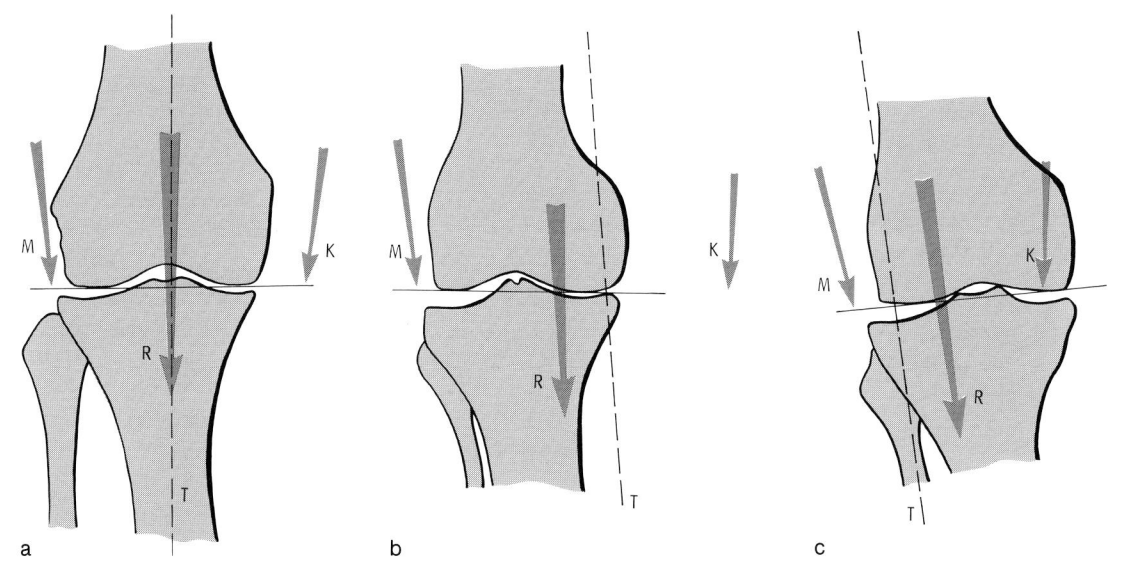

Abb. **10** a–c a) Physiologische Beanspruchung des Kniegelenks. Die Resultierende (R) aus dem Körpergewicht (K) und der Kraft des Tractus iliotibialis (M) verläuft durch die Kniemitte; T = Traglinie. b) Genu varum mit Varusbelastung des Kniegelenks. c) Genu valgum mit Valgusbelastung des Kniegelenks (nach *Maquet, Simonet, De Marchin*)

Durch Nachlassen der Muskelspannung kann sich jedoch die Wirkung des Tractus iliotibialis (M) den veränderten Bedingungen anpassen, so daß die Resultierende (R) wieder durch das Kniegelenkzentrum verläuft. Dadurch nimmt die Gesamtbeanspruchung des Kniegelenks ab. Durch Zunahme der X-Beinstellung über ein gewisses Maß hinaus kann die Resultierende (R) jedoch weiter nach lateral wandern. Da auf der Innenseite, wie bereits beschrieben, aufgrund der anatomischen Gegebenheiten eine funktionstüchtige Zuggurtungseinrichtung fehlt, kommt es dann zu einer Überbeanspruchung des äußeren Kniegelenkanteiles und somit leicht zu einer Dekompensation des Genu valgum.

Beim X- und O-Bein liegen also während der Standbeinphase des Ganges ganz unterschiedliche Beanspruchungen vor: Das O-Bein bringt grundsätzlich eine Mehrbeanspruchung für das gesamte Kniegelenk oder seinen medialen Anteil. Ein X-Bein nur geringen Ausmaßes vermindert die Kniegelenkbeanspruchung. Die Möglichkeit durch stellungsverändernde kniegelenknahe oder hüftnahe Osteotomien auf die Achsenverhältnisse am Knie einzuwirken, ist heute sicher allgemein anerkannt (Boitzy 1967, Bombelli 1983, Debrunner 1967, Frank 1974, Hagemann u. Schauwecker 1979, Hierholzer u. Müller 1984, Müller 1967, Oest 1978, Pauwels 1965, Rettig 1973, Seewald u. Debrunner 1967). Das umfangreiche Schrifttum hierzu wird an anderer Stelle erwähnt. Die biomechanischen Überlegungen sind allerdings bei einzelnen Autoren unterschiedlich (Izadpanah u. Keönch-Fraknoy 1977a u. b, Kummer 1977).

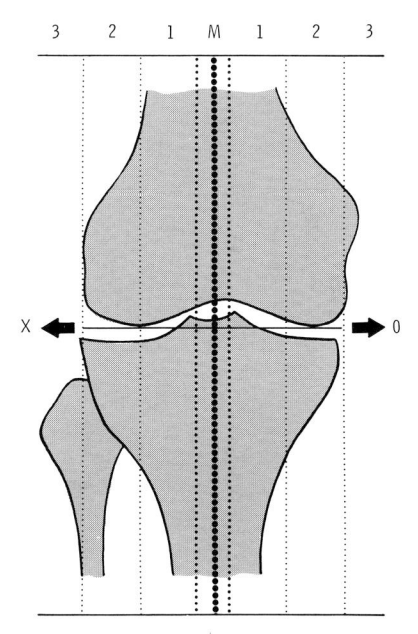

Abb. **11** Einteilung der Achsenfehler nach dem Verlauf der mechanischen Längsachse des Beines M = zentrierter Verlauf durch den Kniegelenkmittelpunkt. Angenommene Streubreite im Sinne des X- oder O-Beines = 1 cm.
1 = Achsenabweichung 1. Grades, entsprechend 2 und 3 = Achsenabweichung 2. und 3. Grades (Erklärung s. Text) (aus *O. Oest, W. Frank*: Z. Orthop. 112 [1974] 632)

Aber nicht nur das O- oder X-Bein, sondern auch das Genu recurvatum sowie Genu flexum führen zu einer Fehlbeanspruchung des Kniegelenks mit den bekannten Folgen der Gonarthrose. Beim Genu recurvatum sitzt die Patella relativ zu hoch; die Wirkungsmöglichkeit des Quadrizepsmuskels ist wegen der relativen Verkürzung seines Arbeitsweges ungenügend, und das Kniegelenk wird zur Stabilisierung in überstreckter Stellung belastet (DEBRUNNER 1967). Gleichzeitig kommt es zu einer permanenten Überdehnung der hinteren Kapselbänder mit Verschlimmerung der Deformität. Beim Genu flexum kommt es zu permanenter Überlastung des Patellagleitlagers (BANDI 1972, FRIEDRICH u. Mitarb. 1973, FÜRMAIER 1953, GROENEVELD 1973, GRUETER 1959, HUNGERFORD 1975, KAUFER 1971, LUTHER 1973, OUTERBRIDGE 1964, PAUWELS 1965, SÜSSENBACH 1973, WIBERG 1941), zum vorzeitigen Auftreten einer retropatellaren Arthrose, die in vielen Fällen erster Vorbote der globalen Gonarthrose ist. Die Zeitdauer vom Auftreten sog. statischer Beschwerden bis zur vollen Ausbildung des auch anatomisch nachweisbaren Schadens hängt neben der individuell unterschiedlichen Gewebsqualität auch vom Alter des Patienten und seiner muskulären Kompensation ab (MILLER u. Mitarb. 1973).

Klinische Untersuchung der Achsenverhältnisse am Kniegelenk

Nur ein kleiner Teil der sog. geraden Beine kann ästhetisch betrachtet auch als schön gelten (VON LANZ u. WACHSMUTH 1972). „Schöne Beine" berühren sich beim Stehen mit geschlossenen Füßen weitgehend. Bei beiden Geschlechtern erkennt man unmittelbar unterhalb des Kniegelenks eine kurze Lücke, die sog. Knieraute, oberhalb der Innenknöchel die etwas längere Knöchelraute. Geschlechtsspezifische Unterschiede liegen darin, daß beim Mann etwa in halber Höhe der Oberschenkel noch die muskulär bedingte Oberschenkelraute hervortritt, während bei der schönbeinigen Frau sich wegen der stärkeren Subkutis die Oberschenkel in ihrer ganzen Ausdehnung berühren (VON LANZ u. WACHSMUTH 1972). Die klinische Beurteilung kniegelenknaher Achsenabweichungen beruht vorwiegend auf optisch ausgerichteten Methoden. Bei der Untersuchung im Stehen ist zunächst auf eine Frontalisierung beider Kniegelenke (Kniekondylenachsen parallel zur Frontalebene) zu achten (SPIRIG 1967). Dies geschieht am besten dadurch, daß man den Patienten kurz das jeweilige Kniegelenk beugen läßt und dafür sorgt, daß der gebeugte Unterschenkel genau senkrecht zur Frontalebene verläuft. Beim O-Bein berühren sich die inneren Knöchel, und es läßt sich der Abstand zwischen den Kniekondylen messen. Allerdings sind bei sehr adipösen Patienten hier Ungenauigkeiten möglich, und je nach Grad der Fettleibigkeit kann die O-Beinstellung wesentlich stärker sein, als sie klinisch in Erscheinung tritt. Beim X-Bein läßt man die Kniekondylen berühren, und es wird der Abstand zwischen den Innenknöcheln gemessen (CHAPCHAL 1971, DEBRUNNER 1978, RUSSE u. Mitarb. 1972). Eine weitere klinische Meßmethode besteht im Anlegen eines Meßbandes, welches über dem vermuteten Hüftkopfzentrum (knapp außerhalb der A. femoralis in der Leistengegend) und über der Mitte des oberen Sprunggelenks aufgelegt wird. Diese Meßmethode ist besonders während operativer Eingriffe als zusätzliche Orientierung günstig. Der von LANGE (zit. nach SPIRIG 1967) angegebene Meßstab wird heute von den meisten Untersuchern als zu umständlich angesehen. Die klinische Untersuchung der Achsenabweichungen in der Sagittalebene ist wesentlich schwieriger. Hier kann man im allgemeinen nur Annäherungswerte erhalten, indem beispielsweise am liegenden Patienten in Rückenlage bei völlig gestrecktem Kniegelenk und Aufliegen des Oberschenkels auf der Unterlage der Abstand der Ferse von der Unterlage in Zentimetern gemessen wird. Entsprechend läßt sich auch Abstand des Kniegelenks von der Unterlage beim Genu flexum nachweisen. Besser ist jedoch die Messung der Beuge- bzw. Überstreckstellung durch Anlegen eines Goniometers, wobei man allerdings nach SPIRIG (1967) mit einer Fehlerbreite von ± 5% rechnen muß.

Röntgenuntersuchung der Knieachsen

Die relative Ungenauigkeit der klinischen Beinachsenbestimmung läßt sich nur durch die Röntgenuntersuchung verbessern. Allerdings gibt uns die liegend angefertigte a.-p. Aufnahme des Kniegelenks keinerlei Auskunft über die tatsächlichen Achsenverhältnisse in diesem Bereich. Die anatomischen Beinachsen lassen sich damit nicht bestimmen (Fehlen des gesamten Ober- und Unterschenkels, häufig Rotationsfehler), ganz abgesehen von der Tatsache, daß es sich nicht um eine unter funktionellen Verhältnissen angefertigte Röntgenaufnahme handelt. Auch differenziertere Beurteilungsmethoden der kniegelenknahen Meßwinkel wie der von PAPADOPULOS u. Mitarb. (1977) vorgeschlagene „Patella-Kondylen-Faktor" zur Erkennung projektionsbedingter Abbildungsfehler stellen nur eine Teillösung des Problems dar. Eine wirklich objektive Beurteilungsmöglichkeit der Achsenverhältnisse an den unteren Extremitäten bietet nur die Ganzaufnahme der Beine im Stand. Sie gibt Auskunft über den Beinachsenverlauf am Knie unter Belastung. Schwächen des Kapsel-Band-Apparates (Poliomyelitis, posttraumatisch) können auch ohne

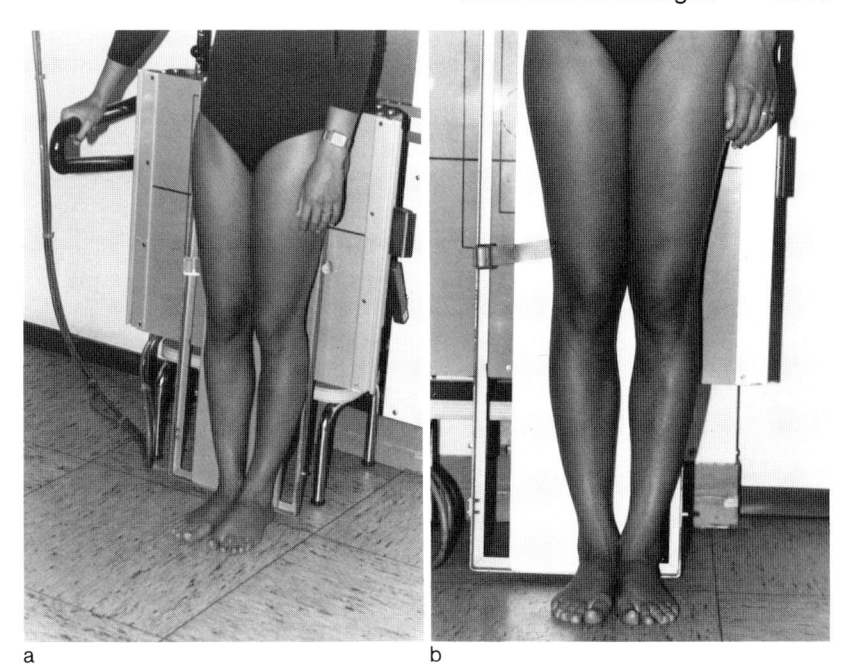

Abb. 12 a u. b
Aufstellen des Patienten
vor dem Ganzaufnahme-
Wandstativ

a   b

Knochenverbiegung zu einem X- oder O-Bein bzw. einem Genu flexum oder Genu recurvatum führen, das bei einer liegend angefertigten a.-p. Aufnahme des Kniegelenks meist nicht in vollem Umfange sichtbar wird (OEST 1971, 1972). Die Technik der Ganzaufnahme wurde zunächst auf dem Gebiet der Wirbelsäulendiagnostik entwickelt (BUCHHOLZ 1954, BÜCHNER 1967, EDINGER 1956, HIPP 1957, 1958, HOCHSTRASSER 1959, JÄGER 1931, 1932, JANKER 1934, LEGER 1960, RASPE 1956, SCHLEGEL 1955, SOLLMANN 1955, VIERNSTEIN 1958, VIEHWEGER 1967). 1960 empfahl LEGER die Verwendung des Wirbelsäulenstativs von Siemens zur röntgenologischen Darstellung beider Beine im Stand. WEINREICH (1961) benutzte das gleiche Gerät zur röntgenologischen Darstellung des Becken-Bein-Skeletts. 1967 gab SPIRIG detailliertere Angaben über die Auswertung solcher Bilder hinsichtlich der Achsen- und Winkelverhältnisse. OEST u. SIEBERG (1971) konnten durch Einführung einer speziell für die unteren Extremitäten konstruierten rotierenden Ausgleichsblende die Technik der Ganzaufnahme an den unteren Extremitäten verbessern. FRANK u. QUADFLIEG (1974) werteten in einer kritischen Studie Einzelheiten des Verfahrens und der Anwendungsmöglichkeiten. JOHNSON u. Mitarb. (1980) benutzten zur gleichmäßigen Darstellung des Beines eine von oben nach unten wandernde Bildröhre unter Verwendung unterschiedlicher Belichtungen. Trotzdem sind auch bei dieser Technik einzelne Beinganzaufnahmen nicht auswertbar.

Aufnahmetechnik
Der Patient steht mit dem Rücken unmittelbar vor dem Wandstativ. Er hält sich dabei entweder am Rahmen des Stativs oder an einem speziell dafür vorgesehenen Haltegriff fest, was besonders bei älteren und standunsicheren Menschen wichtig ist. Auf diese Weise wird die Arbeit des Arztes oder der Röntgenassistentin bei der Einstellung nicht behindert (Abb. 12). Ein evtl. vorliegender Beckenschiefstand wird durch Brettchenunterlage ausgeglichen. Vor der Einstellung der Röntgenröhre ist die Frage zu klären, ob beide Beine auf einem Bildformat von 30mal 100 cm abgebildet werden können. In diesem Fall treffen die Mittellinie des Patienten und des Stativs zusammen. Bei Kindern ist es praktisch immer, bei Jugendlichen meist möglich, so zu verfahren. Beim Erwachsenen lassen sich wegen der Skelettgröße nicht beide Beine auf einem Film abbilden. Es werden dann zwei Bilder angefertigt. Der Patient steht zunächst mit dem einen und dann mit dem anderen Bein unter dem Bleischutz der Gegenseite und mit dem abzubildenden Bein vor der Mittellinie des Stativs. Nun erfolgt die Frontalisierung (SPIRIG 1967) des Kniegelenks, d. h., die Kniegelenkkondylenachse muß parallel zur Ebene der Filmkassette liegen. Bei einem kurzen Anbeugen des Kniegelenks dient uns der Unterschenkel als Richtungsanzeiger (Abb. 13) Befindet er sich im rechten Winkel zur Ebene der Filmkassette, so verläuft auch im Normalfall die Kniegelenkkondylenachse parallel dazu. Bei ausgeprägten infrakondylär gelegenen Achsenverbiegungen und bei einer Schrägstellung der Kniegelenkbasis kann die Fronatilisierung Schwierigkeiten bereiten. In solchen Situationen steht der gebeugte Unterschenkel oft nicht im rechten Winkel zur Frontalebene, und es wäre dann mit einer Fehlprojektion zu rechnen. Bei der Einstellung ist in solchen Fällen der Verbiegungswinkel

12.14 Erkrankungen mit besonderen Ursachen

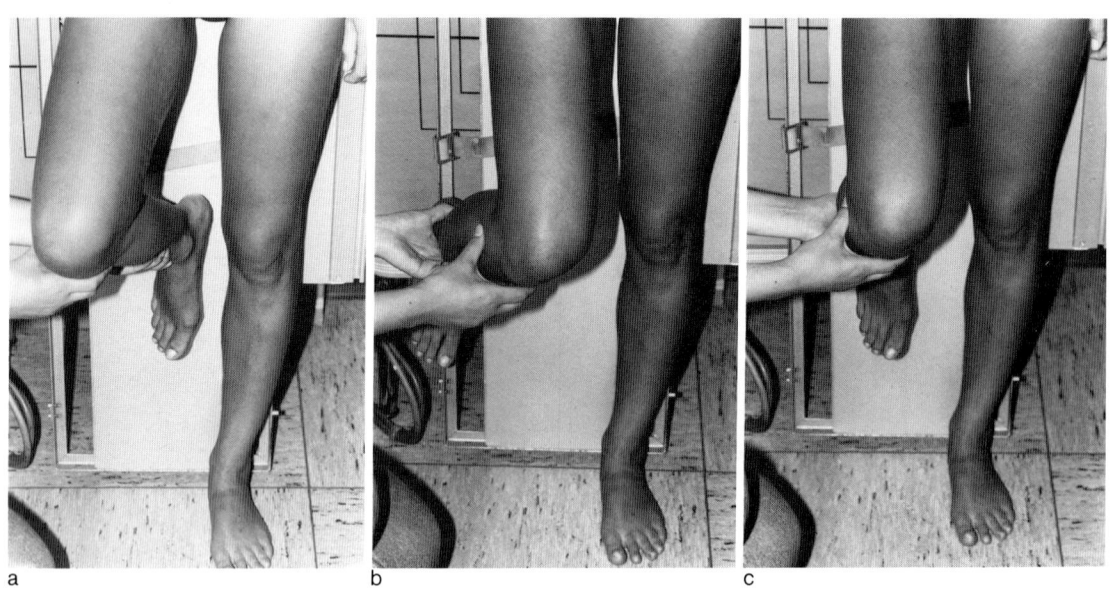

Abb. 13 a–c   Frontalisieren des Kniegelenks (Erklärung s. Text)

zu berücksichtigen. Ggf. ist es erforderlich, durch zusätzliche Messungen die Tibiarotation bzw. die Schenkelhalsantetorsion zu ermitteln (DUNN 1952, MÜLLER 1971, RIPPSTEIN 1955). JANSSEN hat 1979 auf die torsionsbedingten Fehlerquellen bei der Ausmessung der Standardröntgenbilder des Kniegelenks hingewiesen. Sobald der Patient seine endgültige Aufnahmeposition erreicht hat, soll er vorwiegend das zur Abbildung kommende Bein belasten, um eine möglichst funktionsgerechte Aufnahme zu erhalten. Hat die klinische Untersuchung den Verdacht auf eine extreme Bänderschwäche ergeben, so kann es auch nützlich sein, die Ganzaufnahme im Einbeinstand anzufertigen. Das Kniegelenk soll sich dabei in Streckstellung befinden. Die Röntgenröhre wird in einem Fokus-Film-Abstand von 3 m eingestellt (Abb. 14 a); der Zentralstrahl ist genau auf die Kniegelenkhöhe gerichtet. Um dem sich nach unten zu verjüngenden Weichteilmantel des Beines mit seiner unterschiedlichen Strahlendurchlässigkeit Rechnung zu tragen, bringen wir zum Zwecke einer möglichst einheitlichen Darstellung der Knochenstruktur im gesamten Verlauf des Beines einen entsprechenden Belichtungsausgleich zwischen Röntgenröhre und Film. Dazu verwenden wir die von OEST u. SIEBERG entwickelte Form einer rotierenden Ausgleichsblende, die sich vor der Tiefenblende der Röntgenröhre befindet (Abb. 14 b). Durch Verändern des Abstandes zwischen der Ausgleichsblende und der Tiefenblende kann eine Anpassung an die verschiedenen Beinlängen erreicht werden. Auf der rotierenden Ausgleichsblende ist ein Beinskelett abgebildet, das in den Strahlengang gebracht und durch das Lichtvisier auf den Patienten projiziert wird. Man kann den Abstand zwischen der Ausgleichs- und der Tiefenblende so lange verändern, bis die Länge des Patientenbeines der des projizierten Beines entspricht. Dann ist die korrekte Einstellung gegeben. Bei Verwendung eines leistungsfähigen 6- oder 12-Puls-Generators und einer schnelldrehenden Röhre beträgt die Aufnahmespannung 65–80 KV (je nach Durchmesser des Beines), 125 mA bei einer Belichtungszeit von 3,2 Sek. Eine längere Belichtungszeit ist zu vermeiden, da sonst die Gefahr der Bewegungsunschärfe erhöht wird. Auf ausreichenden Strahlenschutz ist unbedingt zu achten (RAUSCH u. FRICK 1970).

Auswertung der Röntgenganzaufnahmen

Die Auswertung der Röntgenganzaufnahme erfolgt auf einem ausreichend großen, horizontal eingestellten Negatoskoptisch (Abb. 15). Man benötigt folgende Werkzeuge: ein Präzisionslineal aus Metall von mindestens 100 cm Länge, einen großen Winkelmesser, ein Röntgenischiometer nach Müller (M. E. MÜLLER 1971) und einen spitzen weichen Bleistift. Die Einzeichnung der entsprechenden Achsen- und Winkelwerte erfolgt unmittelbar auf dem Röntgenbild. Im einzelnen geht man dem Vorschlag SPIRIGS (1967) entsprechend folgendermaßen vor:
1. Bestimmung der Hüftkopfmitte mit dem Röntgenischiometer. Der Mittelpunkt des Femurkopfes läßt sich im Normalfall durch Anlegen des entsprechenden Kreises am Ischiometer auf die Kontur des Kopfes einfach festlegen. Bei stärker deformierten Hüftköpfen können jedoch Schwierigkeiten entstehen. In solchen Fällen dienen der laterale Bezirk der Kopfepiphyse und der Diaphysenstachel nach Hilgenreiner als Bezugspunkte (MÜLLER 1970, WOIDT 1972).

Achsenabweichungen **12**.15

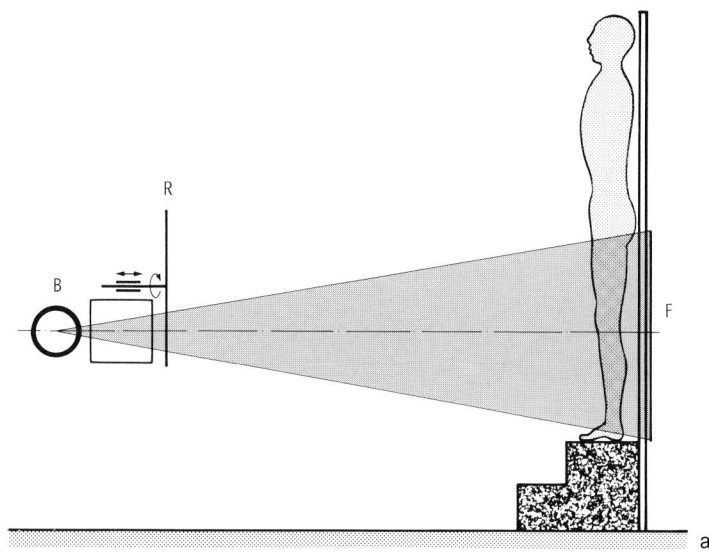

Abb. **14** a–c   a) Schematische Darstellung des Strahlenganges bei der Ganzaufnahme.

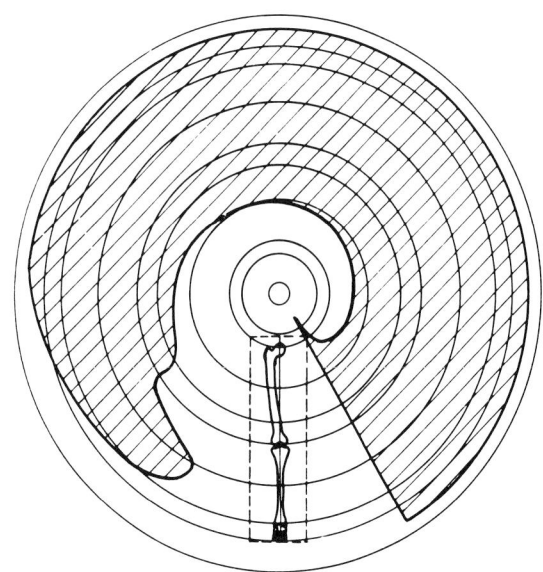

b) Rotierende Ausgleichsblende (schematisch, Erklärung s. Text).

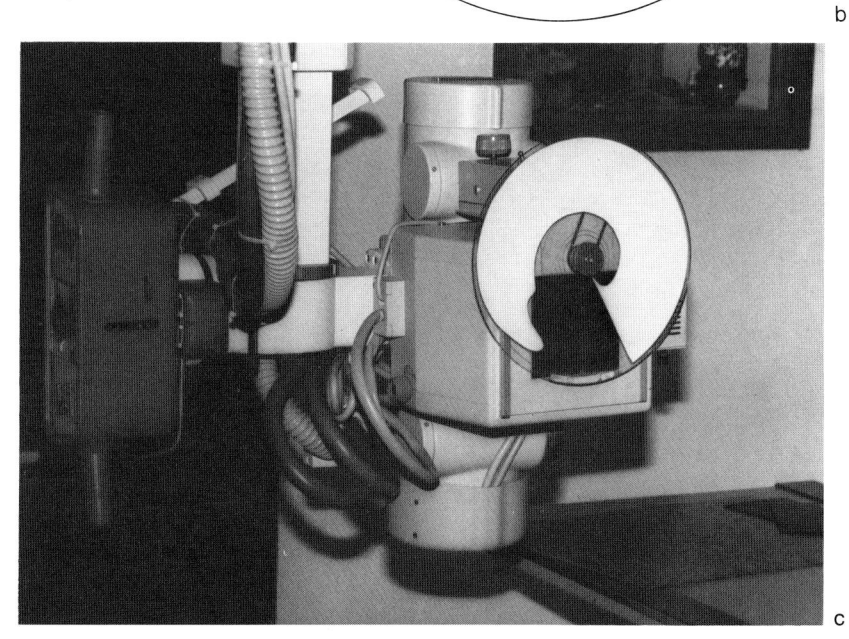

c) Rotierende Ausgleichsblende (Foto)

12.16 Erkrankungen mit besonderen Ursachen

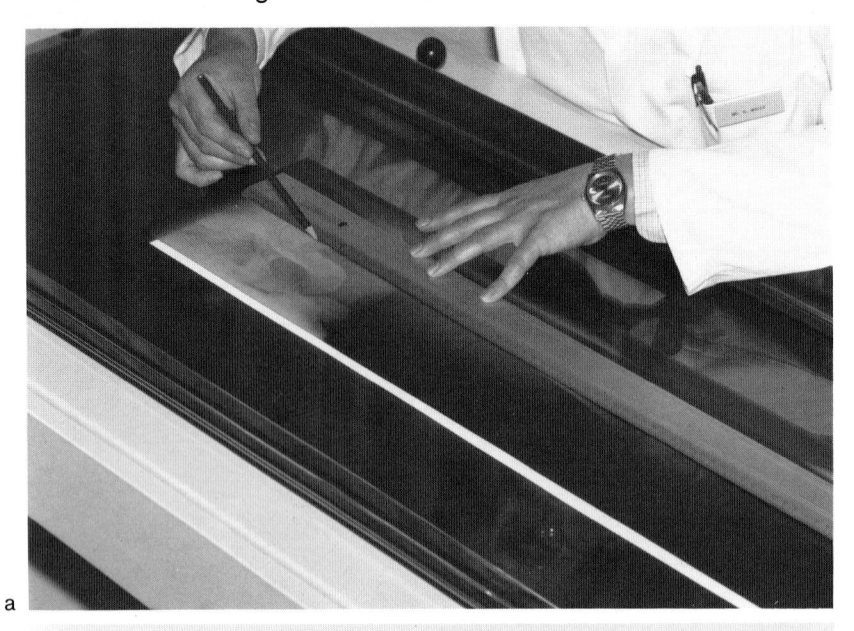

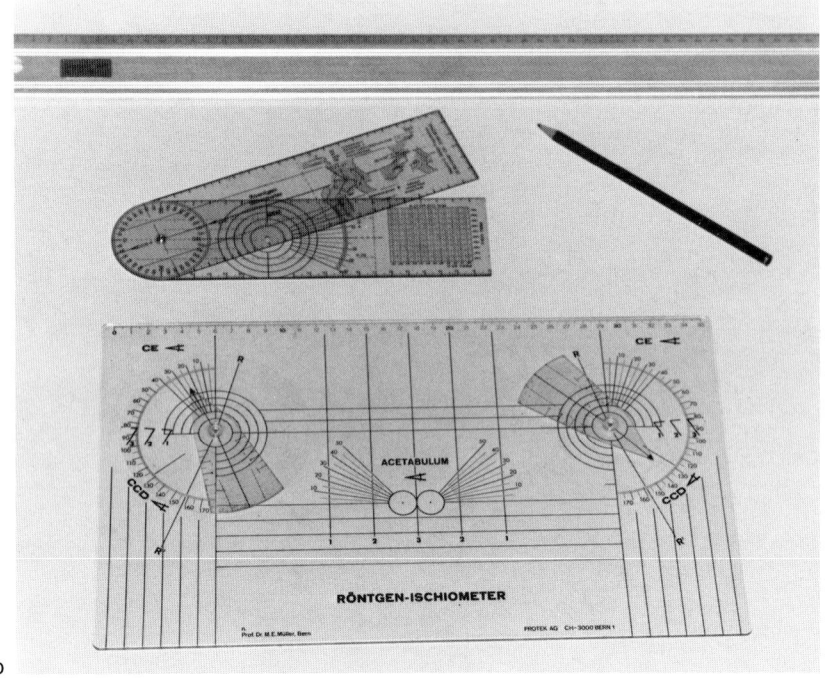

Abb. 15a u. b
a) Negatoskoptisch und b) zur Auswertung einer Röntgenganzaufnahme des Beines benötigte Werkzeuge (Erklärung s. Text)

2. Einzeichnen der Horizontallinie an der äußeren Zirkumferenz der Femurkondylen (Kniebasislinie = KB) sowie der Horizontallinie an der oberen Talusbegrenzung (TB).
3. Bestimmung der Kniegelenkmitte: An den Kondylen von Femur und Tibia, die der Eminentia intercondylica am nächsten liegen, fällt man die Senkrechte zur Kniebasis. Sodann wird die von den beiden Markierungspunkten abgegrenzte Strecke auf der Kniebasislinie halbiert (Abb. 16a).
Eine andere Methode wurde von DUPARC u. MASSARE (1967) angegeben, die das Tuberculum intercondylare mediale und laterale der Eminentiae intercondylares tibiae miteinander verbinden, diese Distanz halbieren und von dort aus das Lot auf die Kniebasislinie fällen. Der Schnittpunkt stellt wiederum die Kniegelenkmitte dar (Abb. 16b).
4. Bestimmung der Sprunggelenksmitte: Man zeichnet zunächst die Schnittpunkte der Horizontallinie an der oberen Talusbegrenzung mit den Innenseiten der beiden Malleolen ein. Diese Strecke wird halbiert, und man erhält die Sprunggelenkmitte (Abb. 17).
5. Einzeichnen der Femur- und Tibiaschaftachse: Die Mitte der Femurdiaphyse wird auf zwei Etagen, und zwar am Übergang vom proxima-

Achsenabweichungen **12**.17

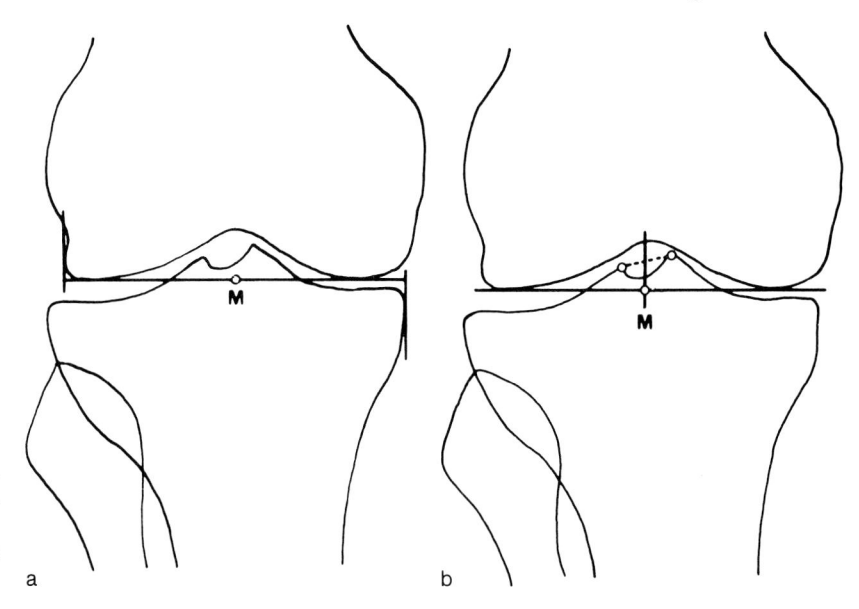

Abb. 16 a u. b
a) Bestimmung der Kniegelenkmitte (übliche Methode), b) Bestimmung der Kniegelenkmitte nach *Duparc* und *Massare*

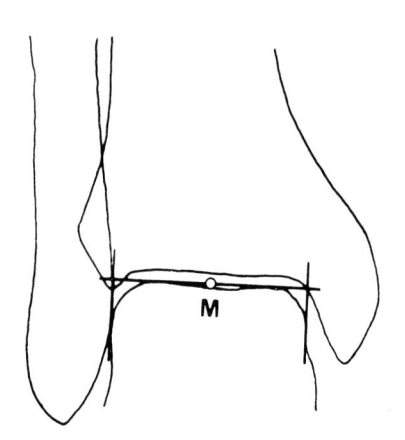

Abb. 17 Bestimmung der Sprunggelenkmitte

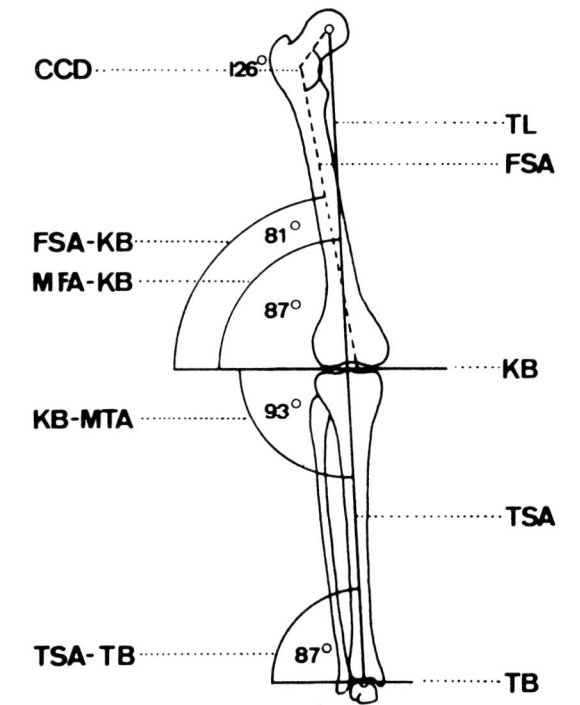

Abb. 18 Achsen- und Winkelwerte des Beines in der Frontalebene, die auf der Röntgenganzaufnahme ermittelt werden können

len zum mittleren sowie vom mittleren zum distalen Drittel, eingetragen. Verbindet man diese beiden Punkte miteinander, so erhält man die Femurschaftachse (FSA). In analoger Weise wird die Tibiaschaftachse (TSA) eingezeichnet (Abb. **18**).

6. Einzeichnen der mechanischen Femurachse (MFA), die durch die Mitte des Femurkopfes und die Kniegelenkmitte verläuft. Die mechanische Tibiaachse (MTA) ist meist mit der Tibiaschaftachse (TSA) identisch; sie verläuft durch die Mittelpunkte des Knie- und oberen Sprunggelenks.
7. Jetzt kann die mechanische Längsachse des Beines (Traglinie = TL) als direkte Verbindungslinie zwischen den Mittelpunkten des Hüftkopfes und des oberen Sprunggelenks eingetragen werden. Sie stellt die wichtigste Information in therapeutischer Hinsicht dar, da aus ihrem Abstand vom Kniegelenkmittelpunkt Rückschlüsse hinsichtlich einer Varus- oder Valgusverbiegung im Bereich des Kniegelenks gezogen werden können (Abb. **18**).
8. Die von SPIRIG (1967) empfohlene Messung der Winkel Femurschaftachse (FSA) und Kniebasis (KB), normal 81–82 Grad, Kniebasis (KB) und Tibiaschaftachse (TSA), normal 93 Grad, Tibiaschaftachse (TSA) und Talushorizontalachse (TH), normal 87 Grad, sowie des

12.18   Erkrankungen mit besonderen Ursachen

CCD-Winkels ermöglicht eine Beurteilung der Höhenlokalisation einer Achsendeformität in der Frontalebene. Insbesondere kann dadurch die Frage beantwortet werden, in welcher Höhe ein Achsenfehler korrigiert werden soll, um die kniegelenknahe Statik des Beines wieder zu normalisieren. Die Tab. 2 (s. S. 12.9) zeigt, in welcher Art eine Veränderung der angegebenen Winkel sich in Richtung einer Varus- oder Valgusdeformität auswirken kann. Gegensätzliche Veränderungen zweier voneinander abhängiger Größen können dazu führen, daß keine nachweisbare Verlagerung der Traglinie stattfindet.

Abschließend sei noch darauf hingewiesen, daß vor dem Vergleich zweier in zeitlichem Abstand voneinander angefertigter Beinganzaufnahmen (z. B. vor und nach einem achsenkorrigierenden Eingriff) ein Rotationsunterschied ausgeschlossen, zumindest aber erkannt werden sollte. Dies kann einmal durch die Bestimmung des Tibia-Fibula-Abstandes erfolgen. Er vergrößert sich bei Innendrehung des Beines; bei Außendrehung nimmt er ab. Auch die Messung der Prominenz des Trochanter minor läßt gewisse Rückschlüsse auf die Drehstellung des Beines zu: Sie nimmt mit steigender Außendrehung des Beines in der Projektion auf die Filmebene an Größe zu; bei zunehmender Innendrehung des Beines wird sie kleiner.

Präoperative Planung einer Beinachsenkorrektur in der Horizontalebene

Operative Korrekturen der Beinachsen sind heute zumindest beim erwachsenen Menschen stets mit einer übungsstabilen Osteosynthese verbunden. Dies bedeutet, daß nach der Operation keinerlei Achsenkorrekturen mehr durchgeführt werden können, wie es früher bei Verwendung eines Gipsverbandes, beispielsweise durch Keilen desselben, möglich gewesen war. Somit verlangt die Durchführung einer achsenkorrigierenden Operation ein hohes Maß an operativer Präzi-

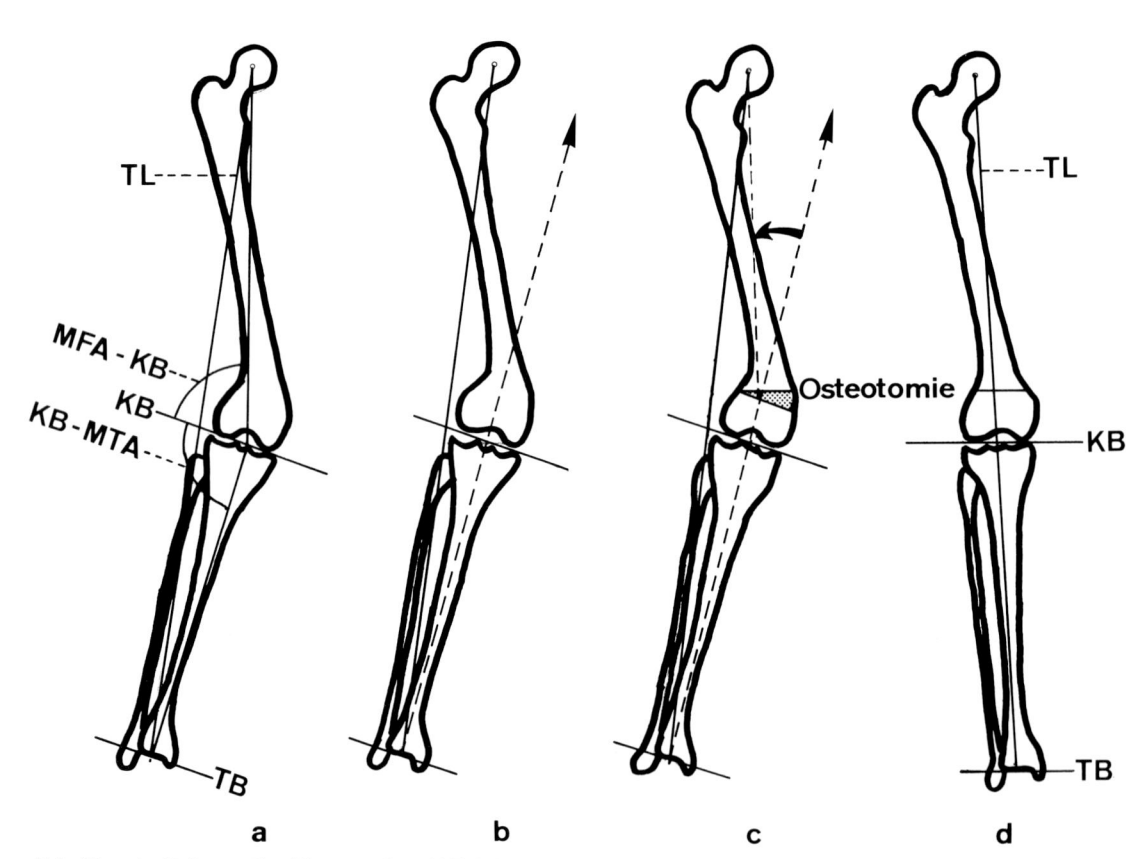

Abb. 19 a–d   Präoperative Planung einer X-Beinkorrektur bei suprakondylärer Fehlstellung (schematisch vereinfacht). a) Der Winkel zwischen mechanischer Femurachse und Kniebasis (MFA – KB) ist verkleinert. Der Winkel zwischen Kniebasis und mechanischer Tibiaachse (KB – MTA) ist normal. Die Kniebasislinie ist nach innen geneigt. Um sie in die Horizontale zu bringen, muß die Osteotomie suprakondylär erfolgen. b) Zur Bestimmung des Korrekturwinkels wird die mechanische Tibiaachse in proximaler Richtung verlängert. c) Ihr Schnittpunkt mit der in Osteotomiehöhe durch das Femurkondylenmassiv gezogene Linie wird mit dem Hüftkopfzentrum verbunden. Die beiden Linien, die man auf diese Weise erhält, schließen den Korrekturwinkel ein. d) Zustand nach Korrektur mit korrekt verlaufender mechanischer Längsachse (TL) des Beines

sion, das man im allgemeinen nur dann erreicht, wenn eine entsprechende präoperative Planung durchgeführt wurde und der Operateur sowohl über das Ausmaß der Korrektur wie auch die Lokalisation derselben präzise Vorstellungen hat.

Allgemeine Beurteilungskriterien bei der Planung einer kniegelenksnahen Beinachsenkorrektur:
1. Grad des X- oder O-Beines:
   Beurteilungskriterium: Abweichung der Traglinie vom Kniegelenksmittelpunkt;
2. Lokalisation des Achsenfehlers:
   Beurteilungskriterium:
   a) Verlauf der Kniebasislinie,
   b) Winkelwerte MFA – KB
      KB – MTA;
3. Korrekturlokalisation:
   Falls möglich am Ort der anatomischen Veränderung, die den Achsenfehler verursacht.

Die Abb. 19 u. 20 veranschaulichen die planerische Vorbereitung einer kniegelenknahen Beinachsenkorrektur. Die zum Verständnis notwendigen Erläuterungen gehen aus den Bildlegenden hervor. Die abgebildeten Achsenfehler beziehen sich auf Standardsituationen. Sie sind beispielhaft zu verstehen, und es sei ausdrücklich darauf hingewiesen, daß hier in erster Linie auf die Zentrierung der Traglinie Wert gelegt wird. Bei Mehrfachverbiegungen ist es u. U. notwendig, eine zusammengesetzte Operationszeichnung anzufertigen, die zunächst einmal von der Wiederherstellung eines Knochens ausgeht und dann unter Berücksichtigung der kniegelenknahen Achsen und Winkel zu einer Zentrierung der Traglinie am ganzen Bein führt.

Genu valgum

Selbst bei normalem Verlauf der Traglinie liegt beim gradbeinigen Erwachsenen eine wenn auch nur angedeutete Valgus- oder X-Beinstellung des Unterschenkels gegenüber dem Oberschenkel vor. Sie läßt sich aber nur auf der Röntgenganzaufnahme des Beines nachweisen. Eine stärkere

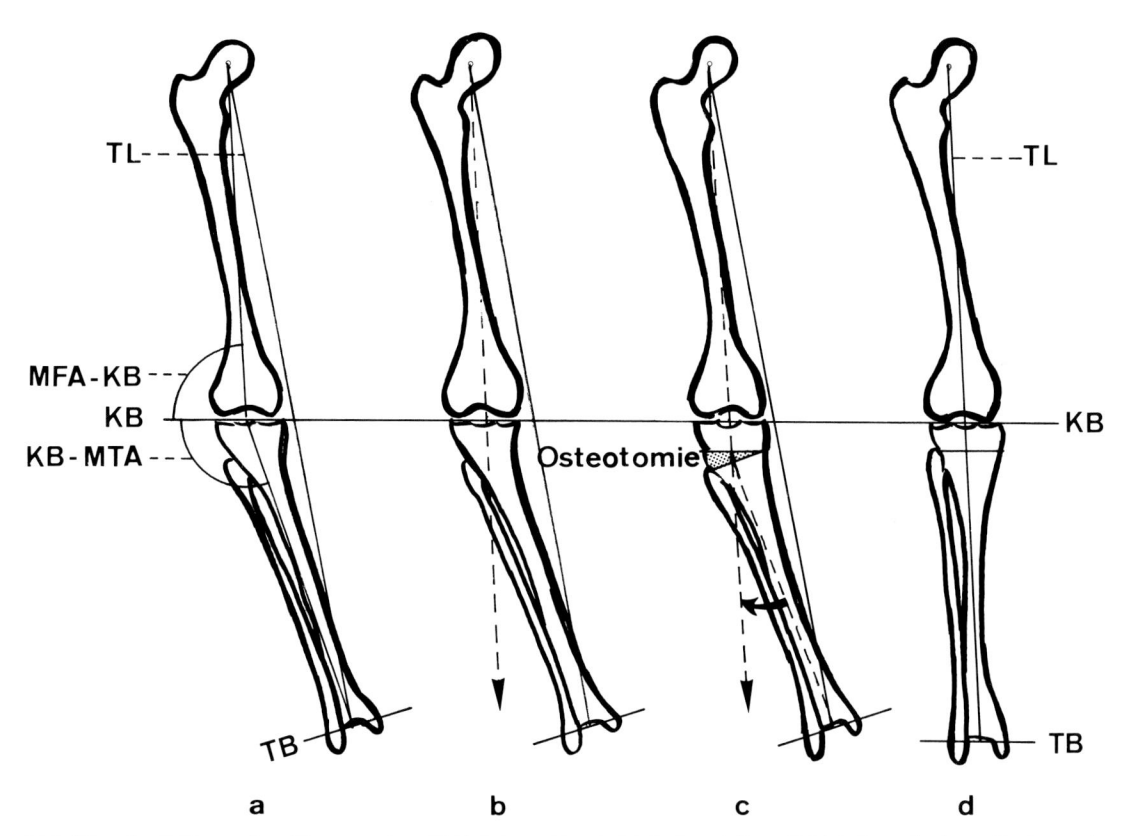

Abb. 20 a–d Präoperative Planung einer O-Beinkorrektur bei infrakondylärer Fehlstellung (schematisch vereinfacht). a) Der Winkel zwischen mechanischer Femurachse und Kniebasis (MFA – KB) ist normal (87°). Die Kniebasislinie (KB) verläuft horizontal. Der Winkel zwischen Kniebasis und mechanischer Tibiaachse (KB – MTA) ist vergrößert (größer als 93°). Zur Korrektur der Beinachse führt man eine infrakondyläre (Tibiakopf-)Osteotomie durch. b) Zur Bestimmung des Korrekturwinkels wird die mechanische Femurachse nach distal verlängert. Die Osteotomielinie im Tibiakopf wird eingezeichnet. c) Der Schnittpunkt der in Höhe der vorgesehenen Osteotomiestelle gezogenen Linie mit der nach distal verlängerten mechanischen Femurachse wird mit der Sprunggelenkmitte verbunden. Die beiden so entstandenen Linien schließen einen Winkel ein, der dem Korrekturwinkel entspricht. d) Zustand nach Korrektur mit korrekt verlaufender mechanischer Längsachse des Beines

X-Beinstellung bildet sich im Laufe der normalen Entwicklung etwa vom 3. Lebensjahr an aus. Man spricht dann vom physiologischen Genu valgum, das sich meist bis zum Ende des 1. Lebensjahrzehnts erhält und erst nach der Geschlechtsreife verschwindet (BÖHM 1931, VON LANZ u. WACHSMUTH 1972). Es ist nicht bekannt, welche Ursache letztlich dafür ausschlaggebend ist, daß der regelrechte Wachstumsablauf gestört wird, bei dem sich aufgrund der körpereigenen Steuerungsmechanismen in den Wachstumsfugen im Normalfall ein Gradbein ausbildet. Nach kindlichen Frakturen auftretende Achsenfehlstellungen im Sinne des X- oder O-Beines – sofern sie nicht mit einem Drehfehler verbunden sind – gleichen sich meist durch die korrigierende Wachstumpotenz der Epiphysenfugen spontan wieder aus (BLOUNT 1955, 1957, MORSCHER 1965, 1967, SÜSSENBACH u. WEBER 1970, TAILLARD 1965). Dies trifft nicht nur auf die beiden in unmittelbarer Kniegelenknähe gelegenen Wachstumsfugen zu.

Das sog. *idiopathische Genu valgum* ist sicherlich die häufigste Form des Genu valgum überhaupt. Konstitutionsbezogen, finden wir es vor allem bei asthenischen bindegewebsschwachen aber auch bei übergewichtigen Kindern. Begleitende statische Veränderungen des Beines in Form eines Knick-Senk-Fußes (LANGE 1962, SCHEDE 1952) spielen hier ebenso wie die Steilstellung und vermehrte Antetorsion des Schenkelhalses eine unterstützende Rolle. Deshalb sollte jede orthopädische Untersuchung der Knieregion auch die Hüftgelenke und Füße miteinbeziehen. Durch den Einwärtsgang der Kinder bei der Coxa valga antetorta in Verbindung mit einem ausgeprägten Knick-Senk-Fuß tritt die Valgusstellung der Unterschenkel besonders bei der Betrachtung von hinten noch stärker in Erscheinung. Auffallend ist die Tatsache, daß die X-beinigen Kinder nur in seltenen Fällen über subjektive Beschwerden klagen. Sie werden meist auf Veranlassung der Eltern oder des Hausarztes dem Orthopäden zur Untersuchung vorgestellt. Dieser sollte sich aufgrund einer wiederholten Untersuchung vor allem darüber informieren, ob die vorliegende Deformität unter Berücksichtigung des Konstitutionstyps, der röntgenologischen Skelettbefunde und vor allem der Entwicklungstendenz zunehmenden Charakter hat und somit als pathologisch anzusehen ist oder nicht.

Während des präpubertären Wachstumsschubes besteht nochmals die Möglichkeit einer objektiven und subjektiven Verschlimmerung. Das temporäre X-Knie in der Pubertät bietet zahlreiche auf den Gesamtorganismus bezogene Aspekte (HEPP 1960). Bei nicht ausreichend entwickelter Muskulatur in Verbindung mit temporärer Übergewichtigkeit sowie plötzlich verstärkter äußerer Beanspruchung (Sport, Schule, Berufsausbildung) kann es zu echten Lockerungen der Kniebänder besonders an der Knie-Innenseite kommen. Ein Knick-Platt-Fuß begünstigt diese Entwicklung. Im Unterschied zum frühkindlichen Genu valgum mit seiner relativen Symptomfreiheit werden in dieser Entwicklungsstufe von den betroffenen Jugendlichen meist erhebliche Beschwerden geklagt, die manchmal sogar eine klinische Behandlung erfordern. Es handelt sich dann mit Sicherheit nicht mehr um ein ästhetisches oder statisches Problem, sondern um eine echte Krankheit.

Therapie
Die Frage der Behandlung des idiopathischen Genu valgum ergibt sich aber nicht erst in diesem fortgeschrittenen Stadium. Überschreitet die Valgusstellung beim Kleinkind das Maß der physiologischen Streuungsbreite, so sollte umgehend eine zielbewußte, zunächst konservative Behandlung eingeleitet werden. Aktiveinlagen mit Supinationswirkung in Verbindung mit fußgymnastischer Übungsbehandlung wirken dem Knick-Senk-Fuß entgegen. Ob eine Coxa valga antetorta operativ zu korrigieren ist, kann erst nach genauer röntgenologischer Berechnung der Winkelwerte am Schenkelhals (DUNN 1952, MÜLLER 1970, RIPPSTEIN 1955) und längerer Verlaufsbeobachtung entschieden werden. Bei der Indikationsstellung zu diesem Eingriff ist man nach einer sehr aktiven Periode eher zurückhaltend geworden und beschränkt sich im allgemeinen auf die Fälle mit einer nachweisbaren Hüftgelenkdysplasie, an der meist auch die Pfanne beteiligt ist. Die in früheren Jahren häufig angewandte Schienenbehandlung (SCHEDE 1952, LANGE 1962) ist heute zugunsten aktiver korrigierender Maßnahmen weitgehend verlassen worden, da sie erfahrungsgemäß nur zu einer Überdehnung des Kapsel-Band-Apparates am Kniegelenk führt und somit weitere Sekundärschäden verursacht.

Ergibt sich trotz intensiver konservativer Therapie keine Besserung, so muß die operative Korrektur des Genu valgum erwogen werden. Wir unterscheiden zwischen der korrigierenden Wachstumshemmung in Form der einseitigen operativen Klammerung der Wachstumsfugen nach Blount (BLOUNT 1949) – der sogenannten temporären Epiphysiodese – und den korrigierenden Osteotomien. Die Blountsche Klammerung erfordert ebenso wie die Korrekturosteotomien eine genaue Planung und regelmäßige postoperative Kontrollen im Abstand von 2–3 Monaten. Die Operation ist aber bei Jungen vor dem 10. und bei Mädchen vor dem 8. Lebensjahr kontraindiziert (MORSCHER 1967b, MÜLLER 1962). In diesem Alter ist der Unsicherheitsfaktor in der prognostischen Beurteilung noch zu groß. Nach Bestimmung des Skelettalters (TANNER 1955, 1962, GREULICH u. PYLE 1959) und der genauen Höhenlokalisation der Achsendeformität

– ober- und unterhalb des Kniegelenks – wird die dem Achsenfehler gegenüberliegende Wachstumsfuge mit drei Spezialklammern blockiert. Die Stahlklammern müssen einem Wachstumsdruck von 400 bis 600 kg standhalten; erst dann kommt es auf der betreffenden Seite zur Wachstumsbremsung. Die technische Durchführung des Eingriffes wurde von BLOUNT (1949, 1952) sowie CLARKE (1949), MORSCHER u. TAILLARD (1965) beschrieben. Auf folgende Einzelheiten ist zu achten: Die Klammern dürfen in der Sagittalebene nicht zu weit nach ventral oder dorsal angebracht werden, um die Entwicklung eines Genu recurvatum bzw. Genu flexum zu vermeiden. In der Horizontalebene soll die Spitze jeder Klammer zum Zentrum des Knochens ausgerichtet sein (Abb. 21). In der Frontalebene liegen die Schenkel der einzelnen Klammern rechtwinklig zur Knochenoberfläche, jedoch nicht rechtwinklig zur Knochenlängsachse. Der zur Diaphyse des Knochens gerichtete Teil der Klammer wäre dann nämlich nicht ausreichend im Knochen verankert. Zur Dauer des Verbleibs der Klammern im Knochen empfehlen die meisten Autoren, eine leichte Überkorrektur abzuwarten, da bei der Klammerentfernung nochmals mit einem Wachstumsreiz zu rechnen ist (BLOUNT 1949, 1952, FRANK 1974, KIENZLER 1968, MORSCHER 1965, 1967b, OEST 1974, TAILLARD 1965, THOMAS 1960).

Supra- oder infrakondyläre Osteotomien im Kindesalter werden durchgeführt, wenn die Kinder für eine Epiphysiodese noch zu jung sind (Mädchen unter 8, Jungen unter 10 Jahren – MORSCHER 1965, 1967 b) sowie bei einer Achsenverbiegung, die wegen ihres Ausmaßes oder zeitlicher Faktoren eine sofortige operative Korrektur erfordert. Unter Umständen sind wiederholte Korrektureingriffe am selben Bein erforderlich, worauf man die Eltern der Kinder rechtzeitig aufmerksam machen sollte, damit nicht nachträglich eine angeblich ungenügend durchgeführte Operation für das Rezidiv eines Achsenfehlers am Kniegelenk angeschuldigt wird. Aus diesem Grunde empfehlen REICHELT u. IMPING (1973), den Zeitpunkt für eine Korrekturosteotomie bei Kindern bis gegen Ende der Wachstumsperiode hinauszuschieben. Beim Kleinkind bedient man sich der Pendelosteotomie nach Lange (LANGE 1962) mit anschließender Fixation im Gipsverband. Zur Behandlung des Genu valgum nach Epiphysenfugenverletzungen empfiehlt SCHUCHART (1977) die Osteotomie mit Einlegen eines lateralen Knochenkeils, um eine Verkürzung zu vermeiden. Beim älteren Jugendlichen oder Erwachsenen kommt nach heutigen Maßstäben nur eine übungsstabile Osteosynthese der Osteotomie in Frage (FRANK 1974, NYGA 1972, OEST 1974, RETTIG 1957, 1961). Zur Fixierung bieten sich entweder äußere Spanner nach Charnley (CHARNLEY 1953) oder eine Plattenosteosynthese

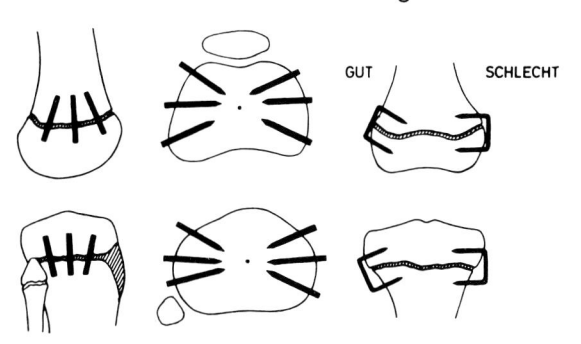

Abb. 21 Schematische Darstellung zur Operationstechnik der Klammerung nach *Blount* (aus *E. Morscher, W. Taillard:* Beinlängenunterschiede. Karger, Basel 1965)

an (MÜLLER u. Mitarb. 1977). Der Vorteil dieser Methoden liegt in der Möglichkeit, nach präoperativer Berechnung absolut winkelgetreue Korrekturen durchführen zu können und des weiteren durch aktive Frühmobilisation zahlreiche Komplikationen (Thrombose, Embolie, Inaktivitätsatrophie) zu vermeiden. Welches der angegebenen Osteosyntheseverfahren im Einzelfall zweckmäßig erscheint, ist im AO-Manual von MÜLLER u. Mitarb. (1977) bzw. in einer der zahlreichen Operationslehren (z.B. EDMONSON u. CRENSHAW 1980, LANGE 1962 etc., um nur einige zu nennen) angegeben.

Im Gegensatz zum idiopathischen Genu valgum liegt beim *symptomatischen Genu valgum* eine nachweisbare Ursache für den Achsenfehler vor. Nach isolierten Tibiafrakturen bei Kindern tritt häufig eine zunehmende Valgusdeformierung des betroffenen Unterschenkels auf (BLOUNT 1955, COZEN 1953, 1971, EHALT 1961, JACKSON 1971, MORSCHER 1967a, RETTIG u. OEST 1971). Die Valgustendenz tritt oft auch nach durchgeführten Korrekturosteotomien erneut auf (RETTIG 1971). Als Ursache werden mehrere Faktoren angeschuldigt: vermehrter Reiz auf das Schienbeinwachstum, abnormer Reiz auf die Schienbeinepiphysen sowie Zug der iliotibialen Muskulatur des Tractus iliotibialis (COZEN 1953), ein in den Frakturspalt eingeschlagener Periost- oder sonstiger Weichteillappen (SÜSSENBACH u. WEBER 1970). Das vermehrte Wachstum der Tibia wird möglicherweise durch die intakte Fibula zusätzlich in eine Valgusrichtung geleitet. Die ausgeprägtesten Fälle wurden nach einseitiger traumatischer Schädigung der Wachstumsfuge am Tibiakopf beobachtet. PARSCH u. Mitarb. (1977) konnten die von SÜSSENBACH u. WEBER (1970) für die posttraumatische Valgusabweichung nach proximalen Tibiafrakturen verantwortlich gemachte Interposition von Teilen des Pes anserinus oder von Periostlappen in den Frakturspalt nicht bestätigen, aber auch nicht widerlegen. Sie reponieren die Fraktur geschlossen unter Druck in Nar-

12.22 Erkrankungen mit besonderen Ursachen

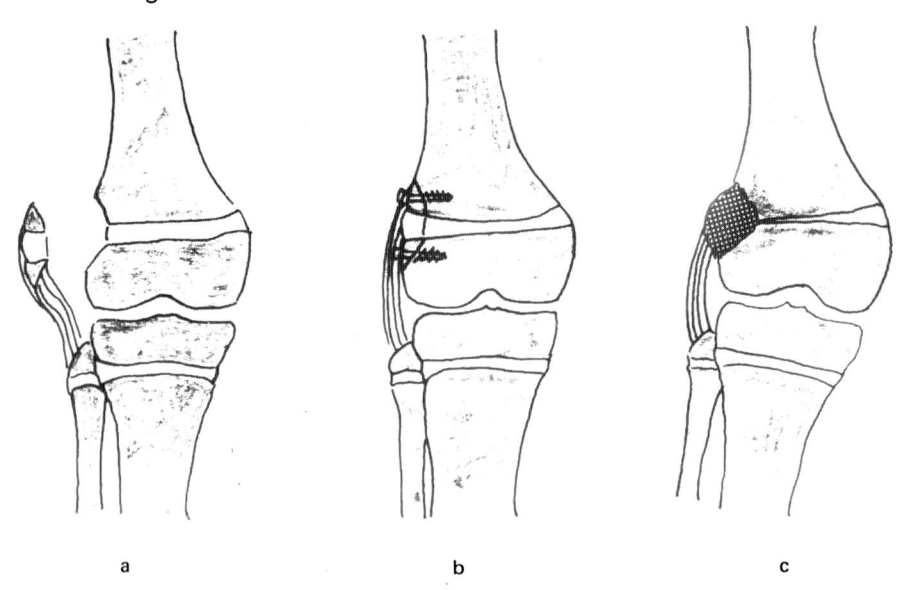

Abb. 22 a–c   a) Lateraler Seitenbandausriß am distalen Femur mit Fugenanteil, b) exakt reponiert und fixiert, c) ohne offene Reposition und Fixation Bildung eines „Brückenkallus" und anschließende Valgusfehlstellung des Kniegelenks (aus *O. Oest, F. Süssenbach:* Achsenfehler der unteren Extremitäten nach Wachstumsfugenverletzung. In *J. Eichler, U. Weber:* Frakturen im Kindesalter. Thieme, Stuttgart 1982)

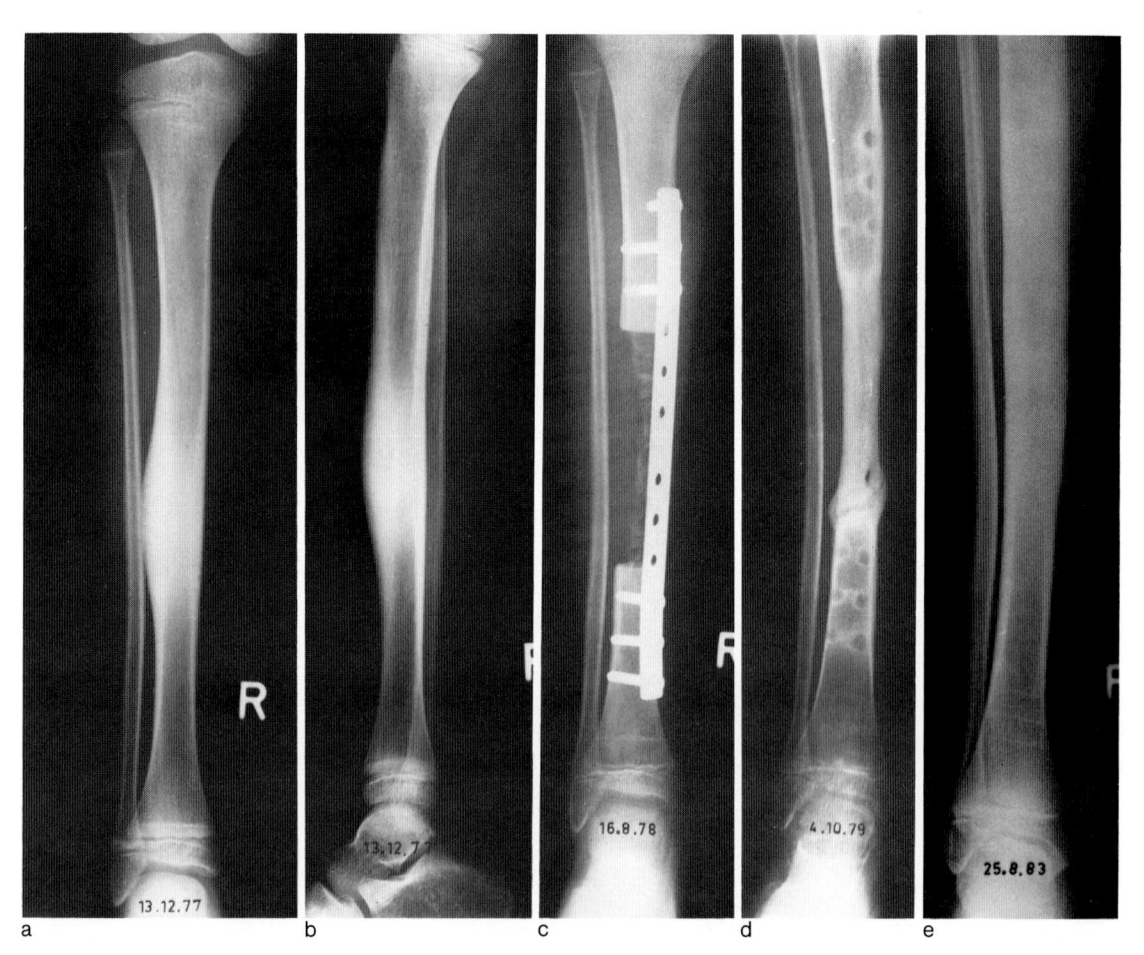

Abb. 23 a–e   Symptomatisches Genu valgum nach Totalresektion eines Osteoidosteoms mit anschließender Überbrückungsosteosynthese und großer Spongiosaplastik bei einem 10jährigen Jungen (bei Behandlungsbeginn): a u. b) vor der Resektion, c u. d) nach Resektion und Knochenplastik, e) 5 Jahre später

kose und legen einen Gipsverband in Streckstellung des Kniegelenks an.

Natürlich kann eine Fugenverletzung am distalen Femur (Abb. 22) ganz ähnliche Folgen bezüglich der Entwicklung eines symptomatischen Genu valgum haben. Aber auch Tumoren, wie der in der Abb. 23 gezeigte Fall eines resezierten Osteoidosteoms zeigt, können durch Stimulation des Wachstums nach der operativen Behanldung zum symptomatischen oder sekundären Genu valgum führen. Entzündungsprozesse unspezifischer oder spezifischer Art haben u. U. die gleiche Wirkung. Besonders häufig kommt ein Genu valgum bei der chronischen Polyarthritis vor (GSCHWEND 1977). Auch die häufigste Achsendeviation, die als Begleiterscheinung der hämophilen Arthropathie gesehen wird, ist das Genu valgum (SCHWUCHOW u. HOFMANN 1982). Die X-Stellung poliomyelitischer Beine ist wahrscheinlich auf außerhalb der Wachstumsfuge wirkende Kräfte zurückzuführen. Der völlige Ausfall aktiver muskulärer Steuerungsmechanismen läßt hier die Zuggurtung des Tractus iliotibialis in den Vordergrund treten. Für die Behandlung des symptomatischen Genu valgum gelten die gleichen Grundsätze wie bei den idiopathischen Formen. MORSCHER u. TAILLARD (1965) haben versucht, durch klare Richtlinien für die Beurteilung der Prognose und Berechnungen der Korrekturmöglichkeiten bei der Epiphysiodese des kindlichen Genu valgum mehr Sicherheit und Überschaubarkeit in den Behandlungsablauf zu bringen. Beim Erwachsenen mittleren Alters liegen die Verhältnisse wesentlich einfacher, da nicht mehr mit postoperativen Achsenveränderungen zu rechnen ist. Bei Patienten im höheren Lebensalter wird der behandelnde Arzt dann erneut mit der Möglichkeit unvoraussehbarer Achsenveränderungen durch nachträgliche Verbiegung infolge Stauchung des osteoporotischen Knochens konfrontiert.

Als dritte Form des Genu valgum sei noch das *kompensatorische X-Knie* genannt. Man findet es vorzugsweise bei Patienten mit einer alten hohen Hüftgelenkluxation bei gleichzeitiger Anspreizkontraktur des Oberschenkels. WEGDE u. WASYLENKO (1979) untersuchten eine Serie von 54 Erwachsenen aller Altersgruppen mit alter angeborener Hüftluxation. Bei 7 von 22 Patienten mit einseitiger Erkrankung fanden sie ein kompensatorisches Valguskanie mit degenerativen Veränderungen. Auch jede intertrochantäre Valgisationsosteotomie hat eine kompensatorisch vermehrte Valgusstellung im Unterschenkel zur Folge, die

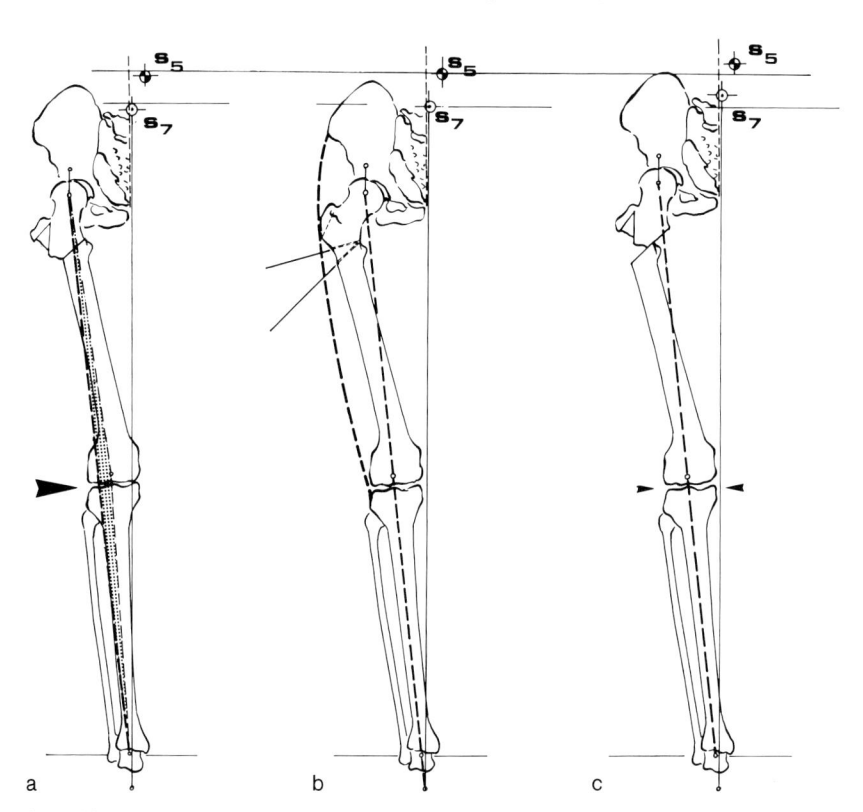

Abb. 24 a–c Auswirkung der Valgisation des Schenkelhalses auf die Entstehung eines Genu valgum und die Vermeidung derselben durch gleichzeitige Lateralisation des Femurschaftes, wodurch die Traglinie des Beines wieder zentriert wird:
a) Valgisation des Schenkelhalses ohne Lateralisation des Femurschaftes, b) Ausgangssituation, c) Valgisation des Schenkelhalses mit Lateralisation des Femurschaftes zwecks Erhaltung einer neutralen mechanischen Beinachse (aus *R. Bombelli:* Osteoarthritis of the hip. Springer, Berlin 1983)

sich nur durch Lateralisation des Femurschaftes (Abb. 24) bei der Osteotomie mindern läßt. Natürlich sind einer solchen Kompensation anatomisch geometrische Grenzen gesetzt, so daß in ausgeprägten Fällen eine zusätzliche kniegelenknahe Osteotomie zum Ausgleich des sekundären Genu valgum erforderlich wird, eine Möglichkeit, auf die man die Patienten vor einer hüftnahen Valgisationsosteotomie aufmerksam machen muß.

Genu varum

Beim Genu varum – auch O-Bein genannt – beschreibt die innere Kontur der unteren Extremität ein halbseitiges Oval mit mehr oder weniger großem Abstand zwischen den beiden Kniekondylen. Die Traglinie des Beines verläuft dabei in den ausgeprägtesten Fällen außerhalb des Kniegelenks auf der Innenseite, was mit einer erheblichen Fehlbeanspruchung und nachfolgender Entwicklung einer Kniegelenkarthrose verbunden ist. Von verschiedenen Autoren konnte nachgewiesen werden, daß die Entwicklung einer Gonarthrose beim Genu varum noch wesentlich ausgeprägter ist als bei der Valgusdeformität (BRAGARD 1932, BOUILLET u. VAN GAVER 1961b, GOUIN 1963, MAQUET 1976, OEST u. FRANK 1974b). Nicht nur die unterschiedliche Art der Fehlbeanspruchung des Kniegelenks beim X- und O-Bein, sondern auch das anatomische Erscheinungsbild sprechen dafür, daß es sich beim Genu varum nicht einfach um eine Umkehr des Genu valgum handelt. Während der Achsenfehler beim Genu valgum meist in unmittelbarer Gelenknähe, und zwar am Tibiakopf zu suchen ist, erstreckt er sich beim Genu varum häufig auch auf die diaphysären Abschnitte der langen Röhrenknochen. Auch der Schenkelhals ist als Coxa vara an dieser Tendenz beteiligt. Man ist natürlich versucht, ähnlich wie bei der Valgusverbiegung, auch beim Genu varum eine Unterteilung in idiopathische, symptomatische und kompensatorische Formen zu treffen. Der Übergang aus dem Varusknie des Neugeborenen in ein bleibendes Genu varum des drei- bis vierjährigen Kindes ist jedoch ohne eine Wachstumsstörung im medialen Kniegelenkbereich nicht denkbar. Über Art und Ursache solcher Fehlsteuerungen gibt es die verschiedensten Theorien. DEBRUNNER (1961) vermutet einen negativen Einfluß des Belastungsdruckes bei der persistierenden O-Beinstellung des Neugeborenen auf die Osteogenese. Es kommt dann gewissermaßen zu einem Circulus vitiosus mit Beschleunigung des Wachstums auf der Außenseite bei gleichzeitiger Bremsung desselben auf der Innenseite des Kniegelenks. Ähnlich äußerten sich auch GOLDING u. MCNEIL-SMITH (1963), die bei der Tibia vara eine Wachstumsstörung am posteromedialen Anteil der oberen Tibiawachstumsfuge annehmen. Bei ihren Untersuchungen an westindischen Negern unterschieden sie zusätzlich eine infantile und Adoleszentenform der Tibia vara. Die gleiche Einteilung wird von LANGENSKIÖLD (1952, 1964) und RISKA (1964) gegeben. Auf die beschriebene Weise entstehen gelenknahe Abwinkelungen der Metaphysen besonders am Tibiakopf. Liegt eine isolierte Varusdeformierung des distalen Femurendes vor, so wird diese von HACKENBROCH (1930) als Genu varum atypicum bezeichnet. Erst später ohne ersichtlichen Grund auftretende Formen des Genu varum mit röntgenologisch nachweisbaren Veränderungen an der medialen Tibiaepiphyse wurden von LÜLSDORF (1931) beschrieben. Man nahm an (VALENTIN 1913), daß es sich um eine Epiphysiopathie ähnlich wie bei der Perthesschen Erkrankung an der Hüfte handeln könne. Wahrscheinlich hat ERLACHER (1922) den ersten Fall von Tibia vara beschrieben. 1937 erfuhr das Krankheitsbild durch BLOUNT eine genaue Bearbeitung. In neueren Arbeiten (LEVINE u. DRENNAN 1982) wird hinsichtlich der Frühdiagnose der Tibia vara dem Metaphysen-Diaphysen-Winkel große Bedeutung beigemessen. Der Metaphysen-Diaphysen-Winkel entsteht durch den Schnittpunkt zweier Linien: erstens der Linie durch die Transversalebene der proximalen Tibiametaphyse und zweitens der Senkrechten auf der Tibialängsachse im Schnittpunkt der erstgenannten Linie. Winkelwerte von mehr als 11 Grad lassen eine echte Tibia vara und nicht ein physiologisches O-Bein erwarten.

LANGENSKIÖLD u. RISKA (1964) unterscheiden sechs Stadien der Erkrankung (Abb. 25) nach dem röntgenologischen Verlauf mit zunehmendem Alter. Im Stadium VI besteht bereits eine Knochenbrücke zwischen Meta- und Epiphyse. Intraartikuläre Veränderungen mit Impression des medialen Anteiles der tibialen Gelenkfläche sind dann vorhanden (SIFFERT u. KATZ 1970). Während die infantile Form der Tibia vara im Alter bis zu 3 Jahren in 80% doppelseitig auftritt (SMITH 1982), kommt die Adoleszentenform (älter als 8 Jahre) in 90% der Fälle einseitig vor. Hinsichtlich der Therapie stehen sich die nach konservativer Richtung mit orthetischen Maßnahmen (GOLDING u. Mitarb. 1969) und Vertreter der operativen Behandlung durch Osteotomie (KESSEL u. LIPMANN 1970) gegenüber. Für die frühestmögliche Osteotomie plädieren auch HOFMANN u. Mitarb. (1982) sowie LANGENSKIÖLD u. RISKA (1964) und SMITH (1982), letzterer jedoch nicht vor dem Alter von 2 Jahren. Je fortgeschrittener das Stadium der Erkrankung, um so schlechter wird auch das zu erwartende Endergebnis sein (SMITH 1982). Die Verlaufskontrolle wird im allgemeinen als besonders wichtig für die Indikation zur operativen Behandlung angesehen.

Unter den möglichen Ursachen, die zu einem *symptomatischen Genu varum* führen, steht die

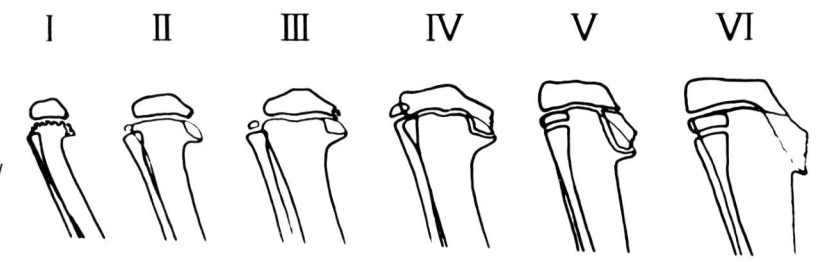

Abb. 25 Die 6 Stadien der Tibia vara nach *Langenskiöld* und *Riska* (aus A. Langenskiöld, E. B. Riska: J. Bone Jt. Surg 46-A [1964] 1405–1420)

Rachitis an erster Stelle. Wegen des relativ frühzeitigen Auftretens dieser Erkrankung, meist noch im Zeitraum des physiologischen O-Beins, kommt es infolge der Varusfehlbelastung des in seiner enchondralen Osteogenese gestörten Knochens fast ausschließlich zu einer Verstärkung dieser Varusdeformität. Für den Orthopäden wichtig ist vor allem die richtige Koordination der medizinisch-medikamentösen auf die Behandlung des Grundleidens vom Kinderarzt abgestimmten Maßnahmen mit den achsenkorrigierenden Eingriffen, damit die bereits entstandene Varusfehlstellung nicht nach Abklingen der Grunderkrankung bestehenbleibt. Verschiedene Störungsformen der enchondralen Osteogenese wurden neben der klassischen Rachitis beschrieben: Die Vitamin-D-resistente Rachitis (FANCONI 1947), die renale Rachitis, der Morbus Albright (Nephrokalzinose mit Zwergwuchs) und ferner die Osteopathien bei Störungen der Darmresorption in deren Folge Erweichungsherde am Knochen ähnlich wie bei der echten Rachitis auftreten. Weitere mögliche Ursachen für die Entstehung eines symptomatischen Genu varum können die Osteodystrophia deformans Paget (MEYERS u. SINGER 1978), die Ostitis fibrosa cystica sowie die renale Osteomalazie sein. Zahlreiche der auf den S. 12.3 aufgeführten und auch andere Wachstumsstörungen (BAILEY 1970, BEALS 1969, COOPER 1973, DAWE u. Mitarb. 1982, HÜBNER 1962, NEUMANN 1962, PONSETI 1970, SCHUMACHER 1959) können zu einem O-Bein führen, wobei aufgrund der physiologischen Beinachsenentwicklung die Chance eines verbleibenden Genu varum sehr viel größer ist als die einer Valgusdeformität. Im gleichen Maße wie beim Genu valgum spielen entzündliche Veränderungen (Osteomyelitis) wie auch Verletzungen der Wachstumsfugen, Tumoren oder neurogene Erkrankungen (ERHART 1976, IMHÄUSER 1966) eine Rolle für die Entstehung des symptomatischen Genu varum. Ähnlich wie die bereits erwähnte Valgusdeformität bei hämophiler Kniearthropathie wird auch das Varusknie von anderen Autoren bei der gleichen Grunderkrankung beschrieben (SMITH u. Mitarb. 1981).

Ein *kompensatorisches Genu varum* kann vor allem bei fixierter Abspreizkontraktur des Hüftgelenks oder beim Klumpfuß entstehen. Ob auch eine einseitige berufliche Belastung (Berufsreiter) dazu führen kann, sei dahingestellt. HILLE u. GELHARD (1982) fanden bei Fußballspielern ein signifikant höheres Vorhandensein von O-Beinen gegenüber einem Vergleichskollektiv, wobei allerdings über den Zeitpunkt des Auftretens keine Angaben gemacht werden konnten. Die bei Fußballspielern mögliche extreme Varus-Flexions-Innenrotations-Beanspruchung des Kniegelenks wurde von MÜLLER (1982) eingehend dargestellt.

Therapie
Die Therapie des Genu varum richtet sich wie beim Genu valgum nach dem Ausmaß der Deformität und dem Alter des Patienten (LÜTZELER 1970). Die Möglichkeiten konservativer Behandlung (Schienen, Dehnungsübungen etc.) sind sicherlich in vielen Fällen begrenzt und wegen der möglichen Begleitschäden am Kapsel-Band-Apparat nur wenig anwendbar. Während der Beobachtungsphase kann bei Kindern eine Schuhaußenranderhöhung nützlich sein. In ausgeprägten Fällen wird man sich aber wesentlich häufiger als beim Genu valgum zur Korrekturosteotomie entschließen, um der oft resistenten Varustendenz wirksam und damit auch der signifikant höheren Arthroserate als beim Genu valgum entgegenzutreten (OEST u. FRANK 1974b). Durch klinische und vor allem röntgenologische Untersuchungen sind Höhe und Ausmaß des Achsenfehlers zu errechnen (Ganzaufnahmen der Beine im Stand). Erst dann läßt sich die Operation genau planen und durchführen. Vergleichende Untersuchungen (FRANK u. Mitarb. 1974) haben gezeigt, daß die so vorbereiteten Eingriffe von einer wesentlich höheren Erfolgsquote begleitet sind. Während bei Kindern wiederum die Pendelosteotomie mit anschließender Gipsfixation die Methode der Wahl darstellt, kommt beim Jugendlichen und Erwachsenen nur eine übungsstabile Osteosynthese in Frage. Eine vollständige Normalisierung der gestörten statischen Verhältnisse ist unter Erhaltung der Kniegelenkfunktion auf dem schnellsten Wege anzustreben.

Abschließend sei noch darauf hingewiesen, daß gerade bei der operativen O-Bein-Korrektur auch eine überwiegend kosmetische Indikation gerechtfertigt sein kann. Die psychosomatisch-soziologischen Aspekte einer solchen Operationsindikation haben VON TORKLUS u. Mitarb. (1984) aufgezeigt.

12.26 Erkrankungen mit besonderen Ursachen

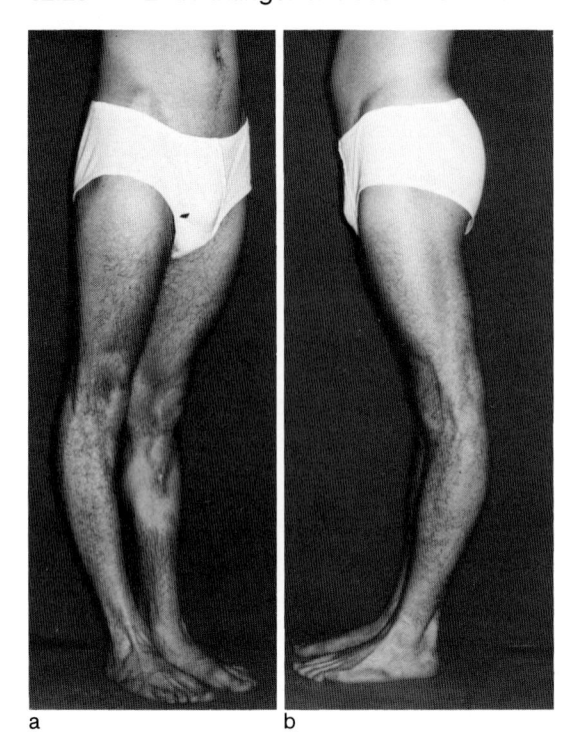

Abb. 26 a u. b   Idiopathisches Genu recurvatum bei einem jungen männlichen Erwachsenen

Genu recurvatum

Im Regelfall beschreibt das Bein des erwachsenen Menschen bei völliger Streckung in der seitlichen Ansicht einen lotrechten Verlauf. Sobald durch Überstreckung im Sinne eines nach vorn offenen Winkels der normale Bewegungsumfang überschritten wird, spricht man von einem beginnenden Genu recurvatum. Die anatomische Form der Femurkondylen, die in der Seitenansicht eine Evolute darstellen, führt dazu, daß die Kollateralbänder und der vordere mediale Teilzug des Lig. decussatum anterius in Streckstellung voll angespannt sind. Hieraus resultiert die Stabilität des Gelenks bei voller Streckung. Voraussetzungen für die Festigkeit des Bandapparates sind eine einwandfreie Gewebsqualität der Kniebänder selbst sowie die intakte anatomische Form der Gelenkkörper, denn nur durch ein Zusammenwirken dieser beiden Faktoren wird eine Überstreckung des Kniegelenks verhindert. Störungen dieses Regulationsmechanismus sind durch anlagemäßige und erworbene Veränderungen möglich.

Die Überstreckbarkeit des Kniegelenks erkennt man am besten am stehenden Patienten. Eine quantitative Definition ist durch Anlegen eines Goniometers und Gradangabe möglich. Hat man ein solches Instrument nicht zur Hand, so kann die Überstreckbarkeit auch im Liegen gemessen werden. Man drückt das Kniegelenk auf die Unterlage und hebt den Fuß passiv an. Der Abstand zwischen der Ferse und der Unterlage läßt sich dann in Zentimetern angeben. Zur Differenzierung der möglichen Ursachen ist auf die Röntgenuntersuchung großer Wert zu legen. Eine Aufnahme im Stehen – möglicherweise im Einbeinstand – ist ebenso wie eine in Überstreckstellung gehaltene Aufnahme von Wert für die Beurteilung. Zu beachten sind dabei die Achsenverhältnisse am distalen Femur und an der proximalen Tibia, die Form der Femurkondylen und des Tibiakopfes sowie Veränderungen im Bereich der Kreuzbandhöcker als Ausdruck einer abgelaufenen Verletzung.

An sich ist das Genu recurvatum kein eigenständiges Krankheitsbild, sondern ein Symptom verschiedener Krankheiten und Funktionsstörungen (HEPP u. DONNER 1981). Ätiologisch werden hauptsächlich angeborene und erworbene Formen unterschieden. Die genannten Autoren differenzieren weiterhin hin:
1. konstitutionell fibropathische,
2. osteopathische (z. B. Rachitis, Osteogenesis imperfecta etc.),
3. neuropathische (Poliomyelitis),
4. myopathische (Quadrizepskontrakturen, Muskeldystrophien),
5. postinfektiöse und posttraumatische sowie
6. kompensatorische Formen (Spitzfußstellung auf der gleichen, Beinverkürzung auf der Gegenseite).

Von seiten der Patienten werden meist belastungsabhängige Beschwerden, Gangunsicherheit und ästhetische Probleme beklagt. Die Therapie ist abhängig von der Ätiologie, dem Grad der Deformität, der Prognose, den Funktionsstörungen und Beschwerden (HEPP u. DONNER 1981).

Das sehr seltene *Genu recurvatum congenitum* ist häufig mit anderen Fehlbildungen, wie Hüftluxationen, Klumpfuß und Hackenfüßen, kombiniert (DREHMANN 1900, AHMADI u. Mitarb. 1979). Es wird bei frühzeitiger Erkennung konservativ behandelt (Redressionen, Schienen, Apparate). 1967 berichtete LAURENCE über 15 erfolgreiche konservative Behandlungen an einer Serie von 32 Kindern. Auch eine erbliche angeborene tibiofemorale Subluxation bei begleitenden spinalen Defekten ist häufig mit einer Überstreckung im Kniegelenk verbunden (CURTIS u. FISHER 1970, NIEBAUER u. KING 1960). Bei verspätetem Behandlungsbeginn sind mitunter eine operative Revision und die Rekonstruktion des Kapsel-Band-Apparates indiziert, am besten noch vor Gehbeginn des Kindes (BLAUTH u. HEPP 1978 b).

Aus dem Genu flexum des Neugeborenen entwickelt sich nach Gehbeginn meist gepaart mit einer leichten X-Beinstellung bei vielen Kindern ein *idiopathisches Genu recurvatum* mit Überstreckbarkeit von 5 bis maximal 10 Grad. Bei allgemeiner Bindegewebsschwäche ist diese Überstreckbarkeit des Kniegelenks oft ein hervorste-

Achsenabweichungen **12.**27

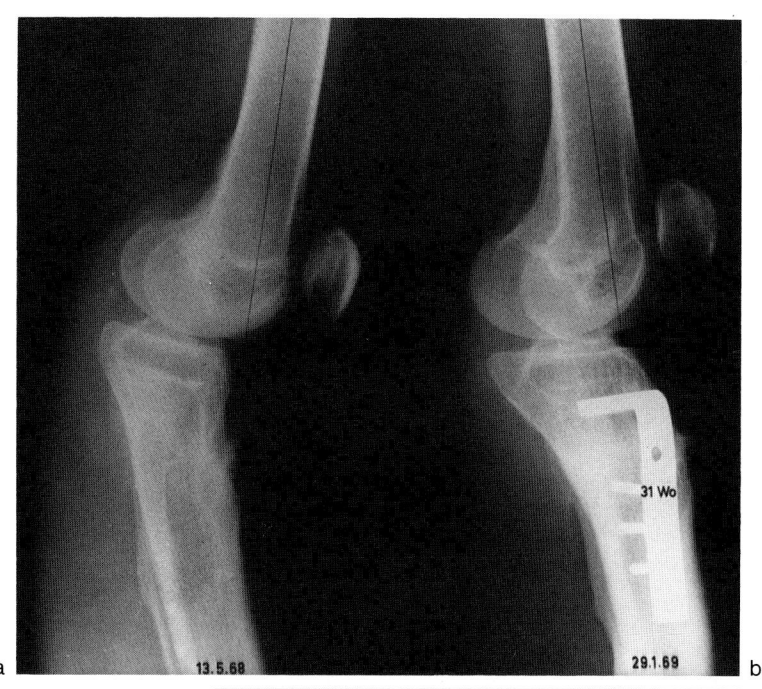

chendes Symptom, da man sie nicht wie am Ellenbogengelenk oder an den Fingern erst bei der Untersuchung passiv provozieren muß. BÖHM (1935) und FICK (1910) sehen diese Überstreckbarkeit bei Kindern sogar als physiologisches Entwicklungsstadium an. Bei entsprechender Disposition und starker Beanspruchung durch häufiges und langes Stehen während der Wachstumsphase bei schwacher Beinmuskulatur kann sich die Überstreckungstendenz verschlimmern und als idiopathisches Genu recurvatum bis in das Erwachsenenalter hinein anhalten (Abb. 26). Es findet sich dabei nie eine im Röntgenbild nachweisbare Deformität. Entsprechend können auch alle orthopädischen Behandlungsmaßnahmen nur konservativ sein. Kräftigungsübungen der Beugemuskulatur des Beines werden ebenso wie ein statischer Ausgleich durch Absatzerhöhung empfohlen.

Ein *symptomatisches Genu recurvatum* zeigt meist Veränderungen der anatomischen Form der Gelenkkörper. Am Schienbeinkopf findet man anstatt der physiologischen Retroversion eine Anteversion, d.h. das Schienbeinkopfplateau fällt von hinten proximal, nach vorn distal zu ab. Meist ist eine solche Deformität das Ergebnis einer Wachstumsstörung des vorderen Tibiakopfanteiles. Als Ursache kommen Rachitis, Entzündungen, vor allem aber Traumen in Betracht (KNAPPMANN 1973, VAN METER u. BRANICK 1980, OGDEN 1978, RETTIG u. OEST 1971, SEYBOLD 1973). Die Abb. 27 zeigt eine Anteversionstellung des Tibiakopfes nach Verletzung des vorderen Wachstumsfugenanteiles durch einen Kirschner-Draht, der als Extensionsdraht wegen einer Ober-

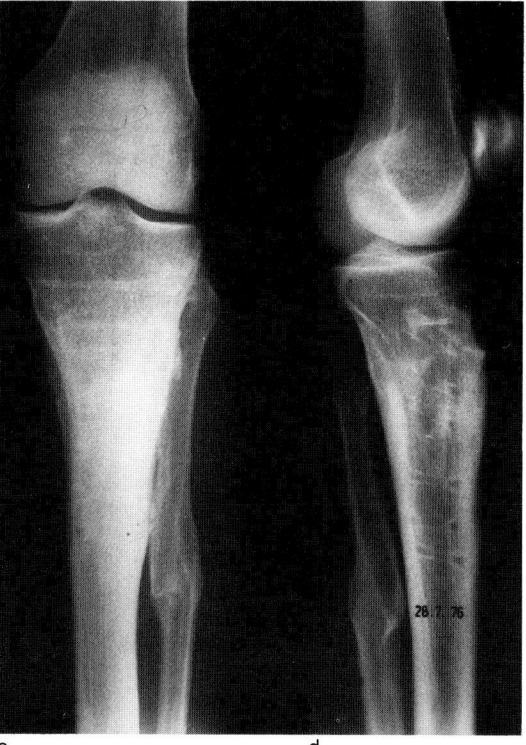

Abb. 27 a-f Symptomatisches Genu recurvatum, durch Verletzung der Tibiakopfapophyse entstanden: a) vor und b) nach operativer Korrektur, c u. d) nach Metallentfernung, klinisches Bild e) vor und f) nach der operativen Behandlung (Fall aus der Orthop. Universitätsklinik Gießen, Direktor Prof. Dr. *H. Rettig*)

12.28   Erkrankungen mit besonderen Ursachen

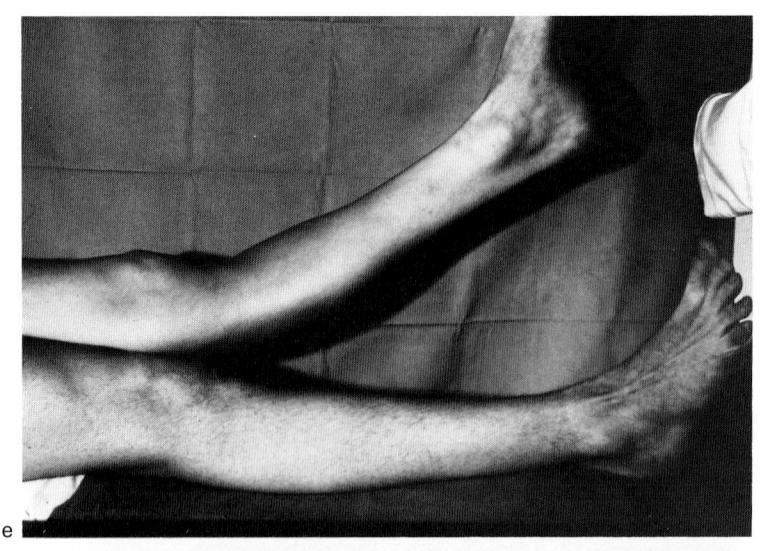

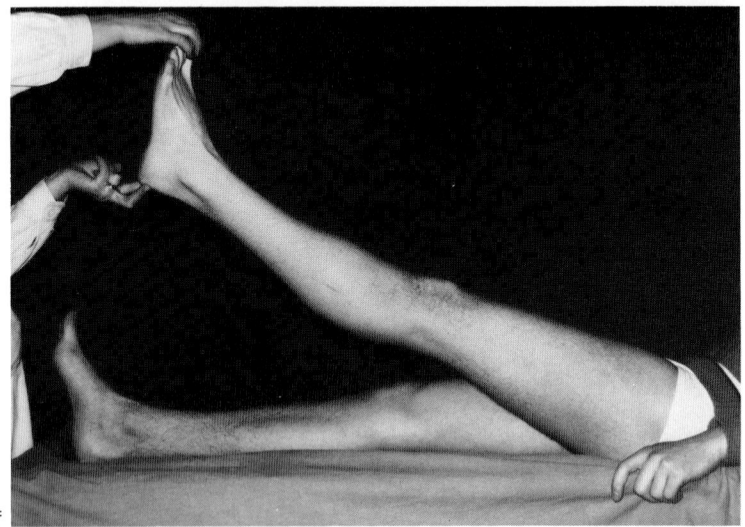

e

f   Abb. 27 e u. f

schenkelfraktur angelegt worden war. Aber auch eine suprakondyläre Femurfraktur kann bei Rekurvationsstellung zur Entwicklung eines Genu recurvatum beitragen. Die Behandlung des symptomatischen Genu recurvatum mit nachweisbaren knöchernen Veränderungen ist zumindest von der Indikationsstellung her meist unproblematisch. Suprakondyläre Fehlstellungen lassen sich ebenso wie eine Anteversion des Tibiakopfes durch eine Korrekturosteotomie beseitigen. Ob man die erwünschte Korrektur nun durch Einfügen eines ventralen Knochenkeiles nach Lexer (LEXER 1931) oder durch Entnahme eines doralen Keiles nach Lange (LANGE 1942, 1962) herbeiführt, wird u.a. auch davon abhängen, ob bereits eine Beinverkürzung vorliegt oder nicht. Diese rekonstruktiven Eingriffe lassen sich heute unter Anwendung übungsstabiler Osteosyntheseverfahren nach präziser präoperativer Planung ebenso zuverlässig durchführen (Abb. 27).

Kompensatorisch entwickelt sich das Genu recurvatum bisweilen infolge krankhafter Veränderungen an benachbarten Gelenken oder am anderen Bein. So kann sich beispielsweise bei einem unbehandelten Spitzfuß durch das Bestreben, den Fuß trotzdem plantigrad aufzusetzen, eine zunehmende Überstreckung im Kniegelenk ausbilden, die sich nur durch Beseitigung des Spitzfußes wirksam behandeln läßt. Auch bei einseitiger Beinverkürzung kann sich kompensatorisch am gesunden Kniegelenk eine Überstreckstellung entwickeln. Eine Tibia recurvata postamputationem cruris wurde von PELTESOHN (1956) beschrieben.

Die ausgeprägtesten Formen des Genu recurvatum finden wir aus neuropathischer Ursache z. B. bei spastischer Zerebralparese (SIMON u. Mitarb. 1978), Tabes, Poliomyelitis etc. Bei der Poliomyelitis kommt es zu hochgradiger Atrophie der Beinmuskulatur. Die Betroffenen versuchen das Kniegelenk durch Verlagerung der Schwerpunktlinie nach vorn allein mit dem Bandapparat amuskulär zu stabilisieren. Hierbei entwickelt sich meist innerhalb weniger Wochen infolge zunehmender Insuffizienz des Bandapparates ein ausgeprägtes Genu recurvatum. Therapeutisch läßt sich ein solches Kniegelenk nur durch Anpassen eines Schienen-Hülsen-Apparates mit Überstrecksperre stabilisieren. Operative Eingriffe am Kapsel-Band-Apparat sind praktisch nie von Erfolg begleitet.

Kontrakturen

Strecksteifen

Das Kniegelenk ist als größtes Gelenk des menschlichen Körpers in besonderem Maße von Bewegungseinschränkungen bedroht, die als Folge von Verletzungen und verschiedenartigen Erkrankungen auftreten können. Diese Gefährdung erklärt sich durch den anatomischen Aufbau. Er wird zutreffend gekennzeichnet durch den von PAYR (1917a) geprägten Begriff der kinetischen Kette. Man versteht darunter die funktionelle Einheit eines Gelenks, die im allgemeinen weiter reicht als seine grob anatomische Form (DEBRUNNER 1961). Nicht nur die gelenkbildenden knöchernen und knorpeligen Anteile mit den dazugehörigen Bändern und der Gelenkkapsel, sondern auch die benachbarten Knochenabschnitte mit den Muskeln, den zum Gelenk gehörigen Nerven und Gefäßen sind als komplexes Organ anzusehen. Erst so versteht man die oft erstaunliche Auswirkung ganz isolierter Schäden, die sich dann als Kettenreaktion fortsetzen und das Ausmaß des Primärschadens bei weitem überschreiten. Die Auswirkung lokaler Schädigungen spielt also bei der Kontrakturentstehung eine bedeutende Rolle (BOPPE 1940, KORTZEBORN 1925). Sobald die Gleitflächen zwischen Kniescheibe, M. vastus intermedius und ihrer Unterlage verklebt sind, tritt schnell eine Atrophie der Streckmuskulatur ein. Im ungünstigsten Falle kommt es zu einer fibrösen Umwandlung. Die Gelenkinnenhaut wird sichtbar verändert; sie kann infolge Verlustes ihrer biochemischen Funktion ihre funktionelle Aufgabe als Gleitlager nicht mehr erfüllen. So kommt es schnell zur Verödung des Recessus suprapatellaris mit Schrumpfung des gesamten Kapsel-Band-Apparates und schließlich auch zur Knorpeldegeneration. Die Anfälligkeit für solche Vorgänge ist nicht nur individuell unterschiedlich; beim alten Menschen tritt die Einsteifung des Kniegelenks rascher ein als bei Kindern, die in der Regel auch nach monatelanger Ruhigstellung wieder eine ausreichende Beweglichkeit erreichen.
Eine Kniestrecksteife kann auch als *angeborenes Leiden* vorkommen. KARLEN (1964) beschreibt bei 6 chinesischen Kindern eine kongenitale Fibrose des Vastus intermedius. Die Kombination der Strecksteife mit einem Scheibenmeniskus wird von HAGEDORN (1967) mit einer beidseitigen Hüftdysplasie von ZENKER (1971) berichtet. SHONG u. Mitarb. (1974) fanden 2 Fälle bei eineiigen Zwillingen, die ebenfalls als kongenital angesehen werden konnten (s. auch FAIRBANK u. BARRETT 1961).
Im Kindesalter werden Kombinationen mit einer habituellen Patellaluxation sowie mit einem Genu recurvatum beobachtet (BOSE u. CHONG 1976). Die Fibrose des Vastus und des Rektus wird von verschiedenen Autoren beschrieben (HNEVKOVSKY 1961). Ganz wichtig erscheint der Hinweis, daß offenbar durch intramuskuläre Injektionen bei Säuglingen und Kleinkindern Quadrizepskontrakturen ausgelöst werden können (BÖSCH 1979, GUNN 1964, LLOYD-ROBERTS 1964, MEZNIK u. Mitarb. 1972, THOMAS 1964).
Es kann nicht genug betont werden, daß die Strecksteifen des Kniegelenks auch im Verlauf der Behandlung einer Knieerkrankung oder Verletzung auftreten können. Sowohl eine längere Ruhigstellung des Kniegelenks (PAYR 1917b, THOMAS 1966) als auch mehrdimensionale intertrochantäre Osteotomien (BLAUTH u. RENNE 1970) werden als ursächliches Moment angeschuldigt. Die Entwicklung der modernen Osteosyntheseverfahren und damit auch die Ausweitung der Indikation zur operativen Frakturenbehandlung wie auch zu diversen Korrektureingriffen in Kniegelenknähe, besonders im suprakondylären Bereich, haben diesen Gesichtspunkt wieder ganz in den Vordergrund gerückt. Durch die 90-90-Grad-Lagerung in Knie- und Hüftgelenk wird unmittelbar postoperativ eine funktionelle Mittelstellung erreicht, aus der heraus durch aktive Übungsbehandlung die volle Streckung anzustreben ist und jede Verklebung der Retinacula transversalia (BLAUTH u. HEPP 1978a) sowie des Recessus suprapatellaris mit den eben beschriebenen Folgen sicher vermieden wird (OEST u. SÜSSENBACH 1977). Die aktive Förderung dieses Verfahrens zur Vermeidung von Kniestrecksteifen ist sicherlich in erster Linie ein Verdienst der Schweizerischen Arbeitsgemeinschaft für Osteosynthesefragen (M. E. MÜLLER u. Mitarb. 1977). In vielen Fällen von bereits eingetretenen postoperativen Kniestrecksteifen erfahren wir von den Patienten, daß ihr Bein am Anfang der Behandlung in Streckstellung ruhiggestellt worden war. Dabei ist es natürlich unwesentlich, ob eine solche Ruhigstellung im Gipsverband oder aber auf einer Lagerungsschiene ohne jede sonstige Fixierung erfolgte.
Durch die *klinische* und *röntgenologische Untersuchung* ist es im allgemeinen möglich, den Umfang der bereits vorhandenen Schädigung bei der eingetretenen Kniestrecksteife recht genau abzugrenzen. Die äußere Betrachtung und die Palpation (Rötung, Überwärmung) ergeben Hinweise

auf entzündliche Reizzustände. Eine vergleichende Umfangsmessung läßt das Ausmaß der Muskelatrophie objektiv beurteilen. Die passive Gleitfähigkeit der Kniescheibe ist meist mehr oder weniger vollständig aufgehoben. Die Dokumentation der Beweglichkeit erfolgt heute einheitlich nach der Neutral-Null-Methode. DEBRUNNER (1961) weist darauf hin, daß die Bezeichnung Streck- und Beugekontraktur im Gegensatz zu den Ankylosen eine Restbeweglichkeit beinhaltet. Bei der Strecksteife besteht noch eine eingeschränkte Beweglichkeit in den Beugeraum hinein, während bei der Beugesteife der noch vorhandene Bewegungswinkel nur im Beugeraum zu suchen ist. Dort liegt also eine vollständige Sperre der Streckung vor. Insofern gehen die Begriffe Strecksperre und Beugesteife ineinander über. Röntgenologisch sind knöcherne Verbindungen zwischen den einzelnen Gelenkkörpern auszuschließen. Nicht selten besteht eine starre Diskrepanz zwischen dem relativ unauffälligen Röntgenbefund und den klinisch sehr ausgeprägten Veränderungen. Vergleichsaufnahmen beider Kniegelenke sind zur Beurteilung des Kalksalzgehaltes bzw. der Knochenatrophie unerläßlich. Auch eine gehaltene Funktionsaufnahme in Seitenprojektion ist als Dokumentation der vorhandenen Bewegungseinschränkung und somit zur besseren Beurteilung des späteren Therapieerfolges von großem Nutzen. BLAUTH u. HEPP (1978a) führen vor jeder geplanten operativen Arthrolyse auch eine Kniearthrographie durch.

Therapie
Die Behandlung der Kniestrecksteife ist ein ausgesprochen orthopädisches Problem. Im allgemeinen dürfte es leichter sein, sie zu verhüten als die ausgebildete Strecksteife zu korrigieren (DEBRUNNER 1961). Ist das Anlegen eines Oberschenkel-Gipsverbandes aus therapeutischen Gründen unumgänglich, so sollte man auf eine Erhaltung des Patellaspiels am fixierten Knie größten Wert legen (PAYR zit. nach DEBRUNNER 1961). Durch Anbringen eines Gipsfensters wird die Möglichkeit zur aktiven krankengymnastischen Behandlung des Patellagleitlagers geboten. Die mit den Fingern nach distal gehaltene Kniescheibe wird durch aktive Anspannung des Quadrizepsmuskels mehrfach nach oben gezogen (Längsspiel). In der gleichen Weise wird die passiv nach innen oder außen gedrückte Kniescheibe aktiv muskulär in das Gleitlager zurückgezogen (Querspiel). Die Retinacula patellae sind bei Beugung des Kniegelenks angespannt, bei Streckung schlaff (THOMAS 1966, BLAUTH u. HEPP 1978a). Zusätzlich können passive Bewegungen im gleichen Sinne durchgeführt werden. Nach Abnahme des Gipsverbandes ist das Übungsprogramm zu intensivieren. Der über den Rand des Bettes oder Stuhles hinausragende Unterschenkel bewirkt durch die Schwere eine passive Beugung des Kniegelenks. Ohne Schwierigkeiten lassen sich aus dieser Position heraus auch ohne Hilfe einer Krankengymnastin Streckübungen durchführen. Wärmeapplikation – sofern keine entzündlichen Veränderungen vorhanden sind – erleichtert das Übungsprogramm. Bei Reizzuständen sind Eisbehandlungen vorzuziehen. Moderne Übungsschienen ermöglichen heute die funktionelle Behandlung der Kniestrecksteife auch bei bettlägerigen Patienten (BLAUTH u. HEPP 1978a). Die früher angewendeten Quengelverbände sollten nur noch in Ausnahmefällen Anwendung finden, da bei zu brüsker Applikation die Gefahr einer Algodystrophie (Morbus Sudeck) außerordentlich groß ist. Bei kritischer Indikationsstellung darf eine solche Übungsbehandlung auch einmal durch intraartikuläre Injektion eines Kortikosteroids, gepaart mit einem Lokalanästhetikum, unterstützt werden. In jedem Falle ist diese langsame und schrittweise Behandlung der gewaltsamen Lösung – auch als „brisement fôrcé" bezeichnet – vorzuziehen. Voraussetzung für eine erfolgreiche Mobilisierung in Narkose ist die Intaktheit der einzelnen gelenkbildenden Elemente, was aber nur in den seltensten Fällen ausgeprägter Strecksteifen erwartet werden kann. Insofern ist der Versuch einer passiven Mobilisierung in Narkose vorwiegend als diagnostischer Eingriff im Sinne der Bewegungsprüfung anzusehen und zu verantworten; er kann aber auch zur Verbesserung der Beweglichkeit nach Durchführung einer operativen Arthrolyse dienen, sofern er mit der notwendigen Vorsicht und Umsicht geschieht (BLAUTH u. HEPP 1978a, 1979, BLAUTH u. HASSENPFLUG 1982).
Eine erfolgversprechende Behandlung der voll ausgebildeten Kniestrecksteife ist immer *operativ*. In der Technik nach PAYR (1917) werden Vastus medialis und lateralis von der Quadrizepssehne scharf abgelöst und alle Verwachsungen der Sehne durchtrennt. Nach Z-förmiger Verlängerung wird die Quadrizepssehne wieder mit der Muskulatur vernäht, wobei die richtige Spannung und der Hautzustand (LANGE 1962) besonders zu berücksichtigen sind. Bei der fibrösen Kniestrecksteife wird der Eingriff mit der Arthrolyse kombiniert (HACKENBROCH 1947, 1952), was sich relativ häufig als notwendig erweist. Über das Verfahren von BENNETT (1922) teilten LENART u. MESZAROS (1975) in zwei Dritteln der von ihnen behandelten Fälle gute Ergebnisse mit. Die von HOHMANN (1950) bei leichteren Fällen angegebene Inzision der Gelenkkapsel beidseits neben der Patella ohne Verlängerung der Quadrizepssehne ist meist nicht als ausreichend anzusehen. Auch THOMPSON (1944), dessen Verfahren etwa dem von PAYR (1917b) und HACKENBROCH (1947, 1952) entspricht, führt die Verlängerung der Quadrizepssehne nicht regelmäßig durch. JUDET (1958, 1959) erreicht den Verlängerungseffekt indirekt durch Ablösen und Gleitenlassen des Vastus lateralis

proximal. Aber auch er räumt ein, daß der Eingriff häufig auf den kniegelenknahen Bereich ausgedehnt werden muß. Weitere Mitteilungen über operative Behandlungsmethoden und Ergebnisse stammen von ASPIUNZA (1965), JÄGER u. WIRTH (1981), KLEMS (1972), MANZONI (1963), ORTEGA (1965), WEIGERT (1972), ROJCZYK u. REILMANN (1980) und WILLIAMS (1968). Eine umfassende Übersicht der heute empfehlenswerten operativen Behandlungsmethoden unter Einschluß kritischer Nachuntersuchungen findet sich in den Arbeiten von BLAUTH u. HEPP (1978a, 1979) sowie BLAUTH u. HASSENPFLUG (1982). Diese Arbeiten beinhalten auch eine ausführliche Literaturübersicht, wobei allerdings auch darauf hingewiesen wird, daß die Arthrolysen des Kniegelenks, nach den spärlichen Mitteilungen im neueren Schrifttum zu urteilen, offenbar nicht häufiger angewandt werden und zu den Stiefkindern der Therapie gehören. BLAUTH u. Mitarb. (1978a) empfehlen nur in Ausnahmesituationen die Verlängerung der Quadrizepssehne. Sie versuchen diese möglichst zu vermeiden und weisen insbesondere auf Rezidivfälle hin, bei denen der gesamte M. vastus intermedius reseziert werden muß. Wir meinen, daß der Patient in jedem Fall vor einer operativen Arthrolyse bei Strecksteife des Kniegelenks auch auf die relative Einschränkung der Prognose wegen der starken Weichteil- und Knorpelveränderungen hingewiesen werden muß.

Die *Nachbehandlung* – oder, besser gesagt, die postoperative Weiterbehandlung – sollte bereits vor dem Eingriff beginnen. Es ist in jedem Falle eine sorgfältige psychische und praktische Vorbereitung des Patienten auf die Situation nach der Arthrolyse erforderlich (BLAUTH u. HEPP 1978a). Die postoperative Mitarbeit wird stets besser sein, wenn man den Patienten ausreichend darauf aufmerksam macht, was ihn an subjektiven Beschwerden erwartet, und die erforderliche Übungsbehandlung vom Prinzip her bereits präoperativ trainiert. Besonderer Wert ist auf den Zustand der Haut zu legen. Vor Anlegen des Verbandes ist der Spannungszustand der Haut zu überprüfen, damit die Beugestellung des Kniegelenks entsprechend angepaßt werden kann. Die Gefahr von postoperativen Zirkulationsstörungen der Haut wird durch spannungsfreies Anlegen des Verbandes in der erwähnten Beugestellung (Korrekturstellung) wesentlich vermindert. Nur der Operateur selbst kann annähernd beurteilen, auf welche Einzelheiten bei der Nachbehandlung der operativen Arthrolyse zu achten ist. Die Enderfolge dieser Operation können bei strenger Indikationsstellung, sorgfältiger Operationstechnik und ebenso behutsam durchgeführter Nachbehandlung nach Meinung verschiedener Autoren als sehr zufriedenstellend angesehen werden (BLOHMKE 1949, BLAUTH 1978, 1982, HEPP 1978, 1979, HASSENPFLUG 1982).

Beugesteifen

Beugekontrakturen des Kniegelenks kommen wesentlich häufiger zur Beobachtung als eine Strecksteife. Die vom Erguß gespannte Kapsel bringt das Kniegelenk automatisch in eine leichte Beugestellung, welche auch subjektiv als Schonhaltung empfunden wird. Sehr schnell beginnt meist die Atrophie der Streckmuskulatur; das Muskelgleichgewicht wird zugunsten der Beuger verändert. Kommt der Patient nicht rechtzeitig in fachgerechte Behandlung (mechanische Entlastung durch Punktion, Kausaltherapie des Gelenkergusses), so stellen sich bald bleibende Veränderungen ein. Es kommt zu einer Schrumpfung der hinteren Gelenkkapselanteile, der Kollateralbänder und der Beugemuskeln. Damit einher gehen häufig auch dystrophische Veränderungen im periartikulären Gewebe. Schlimmstenfalls entwickelt sich noch durch Zug der Beuger und des Tractus iliotibialis eine Subluxation des Tibiakopfes nach hinten und außen, die jeden Streckversuch des Unterschenkels verhindert.

Klinisch kommt es durch die Beugekontraktur des Kniegelenks zu einer funktionellen Beinverkürzung, die bis zu einem bestimmten Grad durch Spitzfußstellung ausgeglichen werden kann (DEBRUNNER 1961). Oft läßt sich aber ein Beckenschiefstand mit seinen nachteiligen Folgen für die Wirbelsäulenstatik (Skoliose, Streckfehlhaltung) ohne Höhenausgleich nicht verhindern. Die ausbleibende Durchstreckung des Hüftgelenks kann hier ebenso wie an der Wirbelsäule zu bleibenden Kontrakturen führen, die wegen der dauernden Fehlbeanspruchung der zugehörigen Muskelgruppen auch schmerzhafte Myogelosen zur Folge haben.

Ursächlich kommen beim *Genu flexum congenitum* Entwicklungsanomalien verschiedener Körperteile, insbesondere aber des zentralen Nervensystems, in Frage. HNEVKOVSKY u. CIHAK (1957) sprechen von einer perinatalen Enzephalopathie oder Myopathie sowie auch von einer frühembryonalen Entwicklungsstörung. Auch bei der Arthrogryposis (LYRAKOS u. RICHTER 1968) wird die Kniekontraktur fast regelmäßig beobachtet, ebenso bei einigen Thalidomidembryopathien (RUFFING u. HERTEL 1979). Andere bereits auf den S. 12.3 erwähnte Systemerkrankungen sind häufig auch mit einer Kniebeugekontraktur vergesellschaftet (ERLACHER 1961, GROSCH 1967, HOLLAND 1967, MORRIS u. Mitarb. 1963, SAXTON u. WILKINSON 1964, WALKER 1964, YOUNG u. Mitarb. 1969). Die Hämophilie sollte in diesem Zusammenhang ebenfalls erwähnt werden (FRANCE u. WOLF 1965). Zahlreiche entzündliche Gonitiden, die Tuberkulose, chronische Polyarthritis und Kniegelenkverletzungen aller Art (DEBRUNNER 1961) haben häufig eine Kniebeugekontraktur zur Folge. Nicht zuletzt ist die spastische Zerebralparese zu nennen (BAUMANN 1970, BRAUN

1979, FELDKAMP u. KATTHAGEN 1975, HEIN 1969, KEATS u. KAMBIN 1962, MURRI 1979, POREP 1979, ROOSTH 1971).

Therapie

Die *konservative Behandlung* beinhaltet auch die *Prophylaxe*. Sollte sich die Notwendigkeit einer längeren Ruhigstellung im Gipsverband ergeben, so empfiehlt DEBRUNNER (1961) eine nicht übertriebene Streckstellung, um bei einer zurückbleibenden Bewegungseinschränkung eine funktionell brauchbare Beinstellung zu erreichen. Die auf der S. 12.30 bezüglich des Patellaspiels aufgeführten Gesichtspunkte sind zu berücksichtigen. Aktive Bewegungsübungen sollten aber so früh wie möglich angestrebt werden, denn nur dadurch läßt sich auf Dauer die Gebrauchsfähigkeit des Kniegelenks erhalten. Unterstützt werden kann eine solche Behandlung durch Aktivübungsschienen, die dem früher verwendeten Quengelverband sicherlich überlegen sind. Auch der von BURRI (1975) nach operativ behandelten Bandverletzungen des Kniegelenks angegebene Bewegungsgips („limited-motion-cast") leistet als Kontrakturprophylaxe gute Dienste. DEBRUNNER (1961) weist auf die besonderen Schwierigkeiten bei der Schrumpfung der hinteren Gelenkkapselanteile sowie der seitlich einstrahlenden Sehnen hin: Bei gewaltsamen Streckversuchen gleitet die tibiale Gelenkfläche nicht in üblicher Weise über die Femurkondylen. Sie verkantet stattdessen unter hohem Druck der aufeinandergepreßten Gelenkflächen, was wiederum meist mit starken Schmerzen verbunden ist. Spezialschienen können unter biomechanischen Gesichtspunkten dazu beitragen, die Beugekontraktur zu verbessern, so auch ein neuer Streckgipsverband nach JAKOB u. WELSH (1981). Ultima ratio der konservativen Bemühungen ist dann meist der passive Mobilisierungsversuch in Narkose. Er sollte stets so schonend wie möglich in kleinen Bewegungen erfolgen, um Frakturen des häufig osteoporotischen Knochens zu vermeiden.

Die *operative Behandlung* der Beugesteife des Kniegelenks erfordert eine klare Differenzierung der auslösenden Ursachen. Nach Möglichkeit sollte zunächst abgeklärt werden, ob der Schwerpunkt der Kontraktur im Hüft- oder Kniegelenk gelegen ist. Bei der spastischen Kniebeugekontraktur bevorzugt LANGE (1962) die offene Tenotomie der Kniebeuger mit Z-förmiger Verlängerung. Die von EGGERS (1952) angegebene Verpflanzung der Kniebeuger auf die Femurkondylen muß oft mit einer Instabilität, vielleicht sogar mit einem Genu recurvatum, bezahlt werden. Auch der Verpflanzung des M. biceps auf die Quadrizepssehne bei Z-förmiger Verlängerung der medialen Kniebeuger wird im allgemeinen ein guter Effekt bestätigt (LANGE 1962). Dadurch läßt sich auch die Innenrotationskontraktur am Knie günstig beeinflussen. Bei langdauernden Kniebeugekontrakturen (nach Traumen und bei CP) liegt zusätzlich eine Verkürzung des vorderen Kreuzbandes vor, die eine Versetzung der Tibia nach hinten begünstigt. SOMMERVILLE (1960) empfiehlt in diesen Fällen eine operative Durchtrennung des Lig. decussatum anterius. Bei Kontrakturen der hinteren Gelenkkapsel empfahl PUTTI bereits 1921 die hintere Kapusoltomie zusätzlich zur Z-förmigen Verlängerung der Beugemuskeln. WILSON (1929) führt die Verlängerung der Bizepssehne unter gleichzeitiger Neurolyse des N. fibularis und Arthrolyse von einem posterolateralen sowie die subperiostale Ablösung auch der innen gelegenen Weichteile von einem zusätzlichen medialen Schnitt her durch. Auf die Bedeutung des Tractus iliotibialis als auslösendes Moment der Kniebeugekontraktur hat YOUNT 1926 hingewiesen und ein eigenes operatives Verfahren angegeben. Alle erwähnten Methoden gehen davon aus, daß aufgrund der präoperativ diagnostizierten Gelenk- und Weichteilverhältnisse die reine Weichteiloperation einen ausreichenden Erfolg verspricht. Sollten daran ernsthafte Zweifel bestehen, so ist die supra- oder infrakondyläre Korrekturosteotomie mit übungsstabiler AO-Osteosynthese (MÜLLER u. Mitarb. 1977) vorzuziehen. Sie wurde von LEONG u. Mitarb. (1982) auch zur Behandlung der durch Poliomyelitis verursachten Kniebeugekontraktur empfohlen. Der Patient sollte allerdings darüber aufgeklärt werden, daß durch die Osteotomie im allgemeinen nicht eine Verbesserung der Gesamtbeweglichkeit, sondern nur eine Verlagerung des bestehenden Bewegungsradius in eine andere funktionell bessere Position zu erreichen ist.

Ankylose des Kniegelenks

Als Ankylose bezeichnet man den vollständigen Bewegungsverlust eines Gelenks. Dieser kann durch totale fibröse Verklebung oder auch durch eine echte knöcherne Verbindung der Gelenkflächen eintreten. In therapeutischer Hinsicht ergeben sich daraus unterschiedliche Konsequenzen. Eine fibröse Verlötung der Gelenkflächen kann mit klinisch nicht mehr nachweisbaren, aber subjektiv sehr schmerzhaften Wackelbewegungen verbunden sein. Beim knöchernen Durchbau der Gelenkflächen in Streckstellung ergibt sich kaum je die Notwendigkeit eines operativen Eingriffes. Funktionell ungünstige Beugestellungen wie auch schwere X- oder O-Beinverbiegungen, Rotations- und Rekurvationsfehlstellungen sollten durch eine Korrekturosteotomie beseitigt werden. Die schmerzhafte fibröse Ankylose läßt sich entweder mit der Arthrodese in funktionell günstiger Stellung oder mit einer Knieallarthroplastik behandeln. Bei der Arthrodese sollte man den Patienten stets darauf hinweisen, daß sein Kniegelenk ja schon steif ist, die schmerzhaften

Mikrobewegungen durch den knöchernen Kontakt aber beseitigt werden können. Die Indikation zur Arthroplastik sollte stets dem auf diesem Gebiet besonders Erfahrenen vorbehalten bleiben, da trotz der heute wesentlich besseren Prognose doch immer noch mit den bekannten Komplikationen (Infektion, Lockerung, Bruch des Implantates etc.) gerechnet werden muß.

Literatur

Aegerter, E., J. A. Kirkpatrick: Orthopedic Diseases, 4th ed. Saunders, Philadelphia 1975

Ahmadi, Bijan, Heshmat Shahriaree, Caroll M. Silver: Severe congenital genu recurvatum. J. Bone Jt Surg. 61 A (1979) 622-624

Aitken, A. P., R. E. Ingersoll: Fractures of the proximal tibial epiphyseal cartilage. J. Bone Jt Surg. 38 A (1956) 787-796

Aitken, A. P., K. Magill: Fractures of the distal femoral epiphysis. J. Bone Jt Surg. 34 A (1952) 96

Anderson, M., W. T. Green: Lenghts of the femur and tibia. Amer. J. Dis. Child. 75 (1948) 279

Anderson, M., W. T. Green, M. B. Messner: Growth and predictions of growth in the lower extremities. J. Bone Jt Surg. 45 A (1963) 1

Anderson, W. V.: Leg lengthening. J. Bone Jt Surg. 34 B (1952) 150

Ankerhold, J.: Verlauf der Osteogenesis imperfecta anhand von Beobachtungen über vier Jahrzehnte mit besonderer Berücksichtigung der beruflichen Einsatzfähigkeit. Z. Orthop. 105 (1969) 236-246

Arkin, A. A., G. T. Pack, N. S. Ranschoff, N. Simon: Radiation-induced scoliosis. J. Bone Jt Surg. 22 A (1950) 401

Aspiunza, F. O., N. C. Ortega: Unsere Erfahrungen bei der chirurgischen Behandlung der Kniestrecksteife. Z. Orthop. 99 (1965) 309-314

Asshoff, H.: Zur Frage der genetischen oder stoffwechselbedingten Entstehung der Neurofibromatose von Recklinghausen. Z. Orthop. 100 (1965) 439-449

Bailey, J. A.: Orthopaedic Aspects of Achondroplasia. J. Bone Jt Surg. 52 A (1970) 1285-1301

Bandi, W.: Chondromalacia patellae und femoro-patellare Arthrose. Helv. chir. Acta, Suppl. 11 (1972) 1-70

Barr, J. S., A. J. Stinchfield, J. A. Reidy: Sympathetic ganglionectomy and limb length in poliomyelitis. J. Bone Jt Surg. 32 A (1950) 793

Baumann, J. U.: Operative Behandlung der infantilen Zerebralparesen. Thieme, Stuttgart 1970

Bauze, R. J., R. Smith, M. J. O. Francis: A new look at osteogenesis imperfecta. J. Bone Jt Surg. 57 B (1975) 2-12

Beals, R. K.: Hypochondroplasia. J. Bone Jt Surg. 51 A (1969) 728-736

Beck, A.: Über Wachstumsschädigungen nach therapeutischer Röntgenbestrahlung. Strahlentherapie 22 (1929) 517

Bennett, G. E.: Lengthening of the quadriceps tendon. J. Bone Jt Surg. 4 (1922) 279

Bergmann, E.: Der Anteil der einzelnen Wachstumszonen am Längenwachstum der Knochen. Dtsch. Z. Chir. 213 (1929) 303

Bette, H.: Fernwirkung am Kniegelenk bei langdauernder Ruhigstellung der Hüfte. Verh. dtsch. orthop. Ges. 65 (1964) 347-349

Biehl, G., J. Schmitt, O. Schmitt: Korrektur von Achsenfehlern des Kniegelenkes mittels temporärer Epiphyseodese nach Blount. Orthop. Prax. 3 (1981) 213-215

Bischofsberger, C.: Die Entzündungen der Knochen. In: Hohmann, G., M. Hackenbroch, K. Lindemann: Handbuch der Orthopädie, Bd. I. Thieme, Stuttgart 1957 (S. 597); 2. Aufl.: Witt, A. N. u. Mitarb.: Orthopädie in Praxis und Klinik 1980

Blauth, W., J. Hassenpflug: Ergebnisse operativer Kniegelenksarthrolysen. Z. Orthop. 120 (1982) 250-258

Blauth, W., W. R. Hepp: Die Arthrolyse in der Behandlung posttraumatischer Kniestrecksteifen. Z. Orthop. 116 (1978a) 220-233

Blauth, W., W. R. Hepp: Die angeborenen Fehlbildungen an den unteren Gliedmaßen. In Zenker, R., F. Deucher, W. Schink: Chirurgie der Gegenwart, Bd. V. Urban & Schwanenberg, München 1978b

Blauth, W., W. R. Hepp: Zur Arthrolyse des Kniegelenkes. Orthop. Prax. (1979) 471-473

Blauth, W., P. Hippe: Achsenfehler bei angeborenen Unterschenkelpseudarthrosen und ihre Behandlung. Orthop. Prax. 17 (1981) 178-185

Blauth, W., J. Renne: Kniestrecksteifen nach intertrochanteren Osteotomien. Arch. orthop. Unfall-Chir. 69 (1970) 163-168

Blohmke, F.: Die fibröse Strecksteife. Arch. orthop. Unfall-Chir. 44 (1949) 86

Blount, W. P.: Tibia vara - Osteochondrosis deformans tibiae. J. Bone Jt Surg. 19 (1937) 1-29

Blount, W. P.: Control of bone growth by epiphyseal stapling. J. Bone Jt Surg. 31 A (1949) 464

Blount, W. P.: Epiphysenwachstumsstörungen und ihre Behandlung. Z. Orthop. 83 (1952) 197-210

Blount, W. P.: Kontrolle der Knochenlänge bei epiphysärer Klammerung. Verh. dtsch. orthop. Ges. 83 (1953) 197

Blount, W. P.: Fractures in Children. Williams & Willins, Baltimore 1955

Blount, W. P.: Trauma and growing bones. Proc. 7e Congr. Sog. int. Chir. Orthop. Traum., Barcelone 1957

Blount, W. P., G. R. Clarke: Control of bone growth by epiphyseal stapling. A preliminary report. J. Bone Jt Surg. 31 A (1949) 464

Bohlmann, H. R.: Experiments with foreign materials in the region of the epiphyseal cartilage plate of growing bones to increase their longitudinal growth. J. Bone Jt Surg. 11 (1929) 365

Böhm, M.: Das Genu valgum. Chirurg 3 (1931a) 718

Böhm, M.: Das Genu valgum. Dtsch. Z. Chir. 235 (1931b) 359

Böhm, M.: Das menschliche Bein. Enke, Stuttgart 1935

Boitzy, A.: Techniques, complications et résultats des ostéotomies de correction du membre inférieur. In M. E. Müller: Posttraumatische Achsenfehlstellungen an den unteren Extremitäten. Huber, Bern 1967

Bombelli, R.: Osteoarthritis of the Hip, 2nd ed. Springer, Berlin 1983

Bonitz, K. H.: Verlauf und Behandlung schwerer osteomyelitischer Erkrankungen im Kindesalter. Z. Orthop. 103 (1967) 167-175

Boppe, M.: Traitement orthopédique de la paralysie infantile. Masson, Paris 1940

Bösch, J.: Was wird aus den nicht osteotomierten rachischen O-Beinen? Arch. orthop. Unfall-Chir. 49 (1957) 88-94

Bösch, J.: Kniestreckkontraktur bei Kindern. Orthop. Prax. 7 (1979) 541-543

Bose, K., K. C. Chong: The clinical manifestations and pathomechanics of contracture of the extensor mechanism of the knee. J. Bone Jt Surg. 58 B (1976) 478-484

Böttger, E., H. Kleinsorge, V. Wemmer, H. Kuhn, P. Hebestreit, W. Schäfer: Differentialdiagnose der metaphysären Dysplasien und der Osteodysplasie (Melnick-Needles-Syndrom). Z. Orthop. 116 (1978) 810-819

Botting, T. D. J., W. H. Scrase: Premature epiphyseal fusion at the knee complicating prolonged immobilisation for congenital dislocation of the hip. J. Bone Jt Surg. 47 B (1965) 280-282

Bouillet, R., P. van Gaver: Arthrose du genou. Acta orthop. belg. 27 (1961a) 5

Bouillet, R., P. van Gaver: L'arthrose du genou. Acta orthop. belg. 27 (1961b) 1

Bragard, K.: Das Genu valgum. Z. orthop. Chir., Beiheft 57, 1932

Braune, W., O. Fischer: Über den Schwerpunkt des

menschlichen Körpers. Abh. Math.-Phys. Classe kgl. Sächs. Ges. Wissensch. 15/7 (1889)
Braune, W., O. Fischer: Der Gang des Menschen, 1. Teil. Abh. Math.-Phys. Classe kgl. Sächs. Ges. Wissensch. 21 (1895) 151
Brünger, H. J., W. Schuster: Dysostosen. Orthopäde 5 (1976) 68-74
Brunner, Ch.: Frakturen im Kniegelenksbereich. In Weber, B. G., C. Brunner, F. Freuler: Die Frakturenbehandlung bei Kindern und Jugendlichen. Springer, Berlin 1978
Buchholz, W.: Einige praktische Ergebnisse bei der Verwendung von Ausgleichsfolien in der Röntgendiagnostik der Wirbelsäule. Z. Orthop. 84 (1954) 206-210
Büchner, H., G. Viehweger: Ganzaufnahmetechnik. In Diethelm, L., F. Heuck, O. Olsson, F. Strnad, H. Vieten, A. Zuppinger: Handbuch der medizinischen Radiologie, Bd. III. Springer, Berlin 1967 (S. 102-107)
Burmeister, W.: Das rachitische Syndrom. Orthopäde 3 (1974) 50-57
Campanacci, M., M. Laus: Osteofibrous dysplasia of the tibia and fibula. J. Bone Jt Surg. 63 A (1981) 367-375
Campbell, C. J., Th. Hawk: A variant of fibrous dysplasia (osteofibrous dysplasia). J. Bone Jt Surg. 64 A (1982) 231-236
Campbell, C. J., A. Grisolia, G. Zanconato: The effects produced in the cartilaginous epiphyseal plate of immature dogs by experimental surgical traumata. J. Bone Jt Surg. 41 A (1959) 1221-1242
Campbell, C. J., Th. Papademetriou, M. Bonfiglio: Melorheostosis. J. Bone Jt Surg. 50 A (1968) 1281-1304
Carpenter, E. B., J. B. Dalton jr.: A critical evaluation of a method of epiphyseal stimulation. J. Bone Jt Surg. 38 A (1956) 1089
Castle, M. E.: Epiphyseal stimulation. J. Bone Jt Surg. 53 A (1971) 326-334
Cattell, H. S., S. Levin, S. Kopits, E. D. Lyne: Reconstructive surgery in azometic osteodystrophy. J. Bone Jt Surg. 53 A (1971) 216-242
Cauchoix, J., Y. Cotrel: Les inégalités de longeur des membres inférieurs séquelles de la coxalgie de l'enfant. Rev. Orthop. 44 (1958) 24
Chapchal, G.: Grundriß der Orthopädischen Krankenuntersuchung. Enke, Stuttgart 1971
Chapchal, G., J. Zeldendrust: Experimental research of promoting longitudinal growth of the lower extremities by irritation of the growth region of femur and tibia. Acta orthop. scand. 17 (1948) 371
Charnley, J.: Compression Arthrodesis. Including Central Dislocation as a Principle in Hip Surgery. Livingstone, Edinburgh 1953
Clawson, D. K., J. W. Loop: Progressive diaphyseal dysplasia (Engelmann's disease). J. Bone Jt Surg. 46 A (1964) 143-150
Connor, J. R., F. T. Horan, P. Beighton: Dysplasia epiphysialis hemimelica. J. Bone Jt Surg. 65 B (1983) 350-354
Contzen, H., K. H. Gasteyer: Spätergebnisse nach epiphysennaher Osteomyelitis bei Jugendlichen. Langenbecks Arch. klin. Chir. 289 (1958) 375
Cooper, R. R., I. V. Ponseti: Metaphyseal dysostosis: description of an ultrastructural defect in the epiphyseal plate chondrocytes. J. Bone Jt Surg. 55 A (1973) 485-495
Cotta, H.: Reaktionsmöglichkeiten der Wachstumsfuge unter pathologischen Bedingungen. Z. Orthop. 115 (1977) 547-556
Cozen, C.: Surg. Gynec. Obstet. 97 (1953) 183
Curtis, B. H., R. L. Fisher: Congenital hyperextension with anterior subluxation of the knee. J. Bone Jt Surg. 51 A (1969) 225-269
Curtis, B. H., R. L. Fisher: Heritable congenital tibiofemoral subluxation. J. Bone Jt Surg. 52 A (1970) 1104-1114
Dawe, L., Ruth Wynne-Davies, G. E. Fulford: Clinical variation in dyschondrosteosis. J. Bone Jt Surg. 64 B (1982) 377-381
Debeyre, J., D. Patte: Place des ostéotomies de correction dans le traitement de la gonarthrose. Acta orthop. belg. 27 (1961) 374

Debrunner, A. M.: Biomechanische Wirkungen der posttraumatischen Achsenfehler der unteren Extremität. In Müller, M. E.: Posttraumatische Achsenfehlstellungen an den unteren Extremitäten. Huber, Bern 1967
Debrunner, A. M., K. Seewald: Die Belastung des Kniegelenkes in der Frontalebene. Z. Orthop. 98 (1964) 508
Debrunner, H.: Das Kniegelenk. In Hohmann, G., M. Hackenbroch, K. Lindemann: Handbuch der Orthopädie, Bd. IV/1. Thieme, Stuttgart 1961 (S. 618-653); 2. Aufl.: Witt, A. N. u. Mitarb.: Orthopädie in Praxis und Klinik 1980-1986
Debrunner, H. U.: Orthopädisches Diagnostikum, 3. Aufl. Thieme, Stuttgart 1978; 4. Aufl. 1982
Digby, K. H.: The measurement of diaphysial growth in proximal and distal directions. J. Anat. Physiol. 50 (1916) 187
Doyle, J. R., B. W. Smart: Stimulation of bone growth by shortwave diathermy. J. Bone Jt Surg. 45 A (1963) 15
Drehmann, G.: Die kongenitalen Luxationen des Kniegelenkes. Z. orthop. Chir. 7 (1900) 459-521
Dunn, J. M.: Anteversion of the neck of the femur. J. Bone Jt Surg. 34 B (1952) 181
Duparc, J., C. Massare: Mesures radiologiques des déviations angulaires du genou sur le plan frontal. Ann. radiol. 10 (1967) 635
Edinger, A., J. Gajewski, H. Gepp: Röntgenganzaufnahme der Wirbelsäule. Fortschr. Röntgenstr. 84 (1956) 365-371
Edmonson, A. S., A. H. Crenshaw: Campbell's Operative Orthopaedics. Mosby, St. Louis 1980
Eggers, G. W. N.: Transplantation of hamstring tendons to femoral condyles in order to improve hip extension and to decrease knee flexion in cerebral spastic paralysis. J. Bone Jt Surg. 34 A (1952) 827
Ehalt, W.: Verletzungen bei Kindern und Jugendlichen. Enke, Stuttgart 1961
Erhart, O.: Die tabische Arthropathie aus der Sicht der orthopädischen Praxis. Arch. orthop. Unfall-Chir. 85 (1976) 347-362
Erlacher, Ph.: Deformierende Prozesse der Epiphysengegend bei Kindern. Arch. orthop. Unfall-Chir. 20 (1922) 81-96
Erlacher, P. R.: Interessantes am Klippel-Trénaunay-Weber-Syndrom für die Orthopädie. Z. Orthop. 94 (1961) 164-172
Ernsting, G.: Weichteilveränderungen als diagnostisches Leitsymptom der Melorheostose. Z. Orthop. 102 (1967) 126-138
Fairbank, T.: Atlas of General Affections of the Skeleton. Livingstone, Edinburgh 1951
Fairbank, T. J., A. M. Barrett: Vastus intermedius contracture in early childhood. J. Bone Jt Surg. 43 B (1961) 326-334
Falvo, K. A., L. Root, P. G. Bullough: Osteogenesis imperfecta: clinical evaluation and management. J. Bone Jt Surg. 56 A (1974) 783-793
Fanconi, G.: Über generalisierte Knochenerkrankungen im Kindesalter. Helv. paediat. Acta 2 (1947) 1
Fazakas, J., E. Gherman: Die Albers-Schönbergsche Krankheit. Z. Orthop. 90 (1958) 260-270
Fazakas, J., T. Vasculescu, E. Gherman, M. Miculitia, J. Voina: Die Camurati-Engelmannsche Krankheit. Z. Orthop. 91 (1959) 42-40
Feldkamp, M., E. W. Katthagen: Ergebnisse operativer Korrekturen von Kniebeugekontrakturen bei zerebralparetischen Kindern. Z. Orthop. 113 (1975) 181-188
Fevre, M.: La croissance osseuse et l'orthopédie infantile. Schweiz. med. Wschr. 35 (1954) 996
Fick, R.: Handbuch der Anatomie und Mechanik der Gelenke. Fischer, Jena 1911
Fischer, O.: Der Gang des Menschen, 2. Teil. Abh. Math.-Phys. Classe d. kgl. Sächs. Ges. Wissensch. 25 (1899) 1
Fleming, T. C., Bardenstein: Congenital syphilis. J. Bone Jt Surg. 53 A (1971) 1648-1651
Ford, L. T., G. M. Canales: A study of experimental trauma and attempts to stimulate growth of the lower femoral

epiphysis in rabbits, III. J. Bone Jt Surg. 42 A (1960) 439–446

France, W. G., P. Wolf: Treatment and prevention of chronic haemorrhagic arthropathy and contractures in haemophilia. J. Bone Jt Surg. 47 B (1965) 247–255

Francillon, M. R.: Aktinogene Skoliose. Verh. dtsch. orthop. Ges. 90 (1958) 185

Frank, G.: Eine seltene Form der Marmorknochenerkrankung. Z. Orthop. 89 (1958) 118–121

Frank, W., K. H. Quadflieg: Die Röntgenganzaufnahme der unteren Extremität. Diss., Gießen 1974 (J. Hogl Druck, Erlangen)

Frank, W., O. Oest, H. Rettig: Die Röntgenganzaufnahme in der Operationsplanung von Korrekturosteotomien der Beine. Z. Orthop. 112 (1974) 344–347

Friedrich, E., G. Schumpe, D. Nasseri: Vergleichende statische Berechnungen am Kniegelenk bei der Ventralisation der Tuberositas tibiae nach Bandi. Z. Orthop. 111 (1973) 134–138

Fürmaier, A.: Beitrag zur Mechanik der Patella und des Kniegelenkes. Arch. orthop. Unfall-Chir. 46 (1953) 78

Gardemin, H.: Die primär chronische Osteomyelitis im Bereich des Kniegelenkes. Z. Orthop. 86 (1955) 456–462

Gherman, E.: Dyschondroplasie Ollier. Z. Orthop. 113 (1975) 869–875

Gill, G. G.: The cause of discrepancy in length of the limbs following tuberculosis of the hip in children. J. Bone Jt Surg. 26 (1944) 272

Gillespie, R., J. P. Torode: Classification and management of congenital abnormalities of the femur. J. Bone Jt Surg. 65 B (1983) 557–568

Goidanich, I. F., L. Lenzi: Morquio-Ullrich disease, a new mucopolysaccharidosis. J. Bone Jt Surg. 46 A (1964) 734–746

Golding, J. S. R., J. D. G. McNeil-Smith: Observations on the etiology of tibia vara. J. Bone Jt Surg. 45 B (1963) 320–325

Golding, J. S. R., E. M. Bateson, G. J. D. McNeil-Smith: Infantile tibia vara (Blount's disease or osteochondrosis deformans tibiae). In Rang, M.: The Growth Plate and Its Disorders. Williams & Wilkins, Baltimore 1969 (pp. 109–111)

Gouin, J. L.: Les arthroses du genou d'origine statique. J. Méd. Nantes 3 (1963) 132

Granberry, M., J. M. Janes: The lack of effect of microwave diathermy on rate of growth of bone of the growing dog. J. Bone Jt Surg. 45 A (1963) 773–777

Grasmann, M.: Zur Kasuistik der Röntgenschädigung der Knochen. Münch. med. Wschr. 74 (1960) 1927

Greulich, W. W., S. I. Pyle: Radiographic Atlas of Skeletal Development of the Hand and Wrist. Stanford University Press 1959

Groeneveld, H. B.: Neuere Möglichkeiten der Behandlung der femoro-patellaren Arthrose. Z. Orthop. 111 (1973) 527–529

Grosch, G.: Ein Spätfall von Camurati-Engelmannscher Krankheit. Z. Orthop. 102 (1967) 629–630

Grosse, K.-P., G. Schwanitz, B. Böwing: Zur Frage der Skelettveränderung bei autosomalen Chromosomenaberrationen. Orthopäde 5 (1976) 101–105

Grueter, H.: Untersuchungen zum Patellarhinterwandschaden. Z. Orthop. 91 (1959) 486–501

Gschwend, N.: Die operative Behandlung der chronischen Polyarthritis, 2. Aufl. Thieme, Stuttgart 1977

Gunn, D. R.: Contracture of the quadriceps muscle. A discussion on the etiology and relationship to recurrent dislocation of the patella. J. Bone Jt Surg. 46 B (1964) 492–497

Haas, S.: Retardation of bone growth by a wire loop. J. Bone Jt Surg. 27 (1945) 25

Hackenbroch, M.: Das atypische Genu varum. Acta chir. scand. 67 (1930) 448

Hackenbroch, M.: Kontrakturen und Gelenksteifen. Z. Orthop. 76, 1946; 79, 1947

Hackenbroch, M.: Arthrolyse und Arthroplastik. Verh. dtsch. orthop. Ges. 39. Kongr. (1952) 29

Hagedorn, K. H.: Kongenitale Streckhemmung im linken Kniegelenk durch Scheibenmeniskus. Z. Orthop. 102 (1967) 624–625

Hansson, L. I., G. Sunden, G. Wiberg: Neue Aspekte über den Längenwuchs der Röhrenknochen. Z. Orthop. 104 (1968) 457–471

Härle, A., U. A. Skibinski, F. Herrmann: Die Winkelbeziehungen zwischen den knienahen Epiphysenfugen und den Diaphysenachsen während des Wachstums. Orthop. Prax. 3 (1981) 197–202

Harris, R. J., J. L. McDonald: The effect of lumbar sympathectomy upon the growth of legs paralyzed by anterior poliomyelitis. J. Bone Jt Surg. 18 (1936) 35

Harris, W. H., R. Dudley, R. J. Barry: The natural history of fibrous dysplasia. J. Bone Jt Surg. 44 A (1962) 207–233

Hayes, J. T.: Cystic tuberculosis of the proximal tibial metaphysis with associated involvement of the epiphysis and epiphyseal plate. J. Bone Jt Surg. 43 A (1961) 560–567

Hein, W.: Operative Therapie der Kniebeugekontraktur bei Zerebralparesen. Z. Orthop. 106 (1969) 755–759

Hepp, O.: Über das temporäre X-Knie. Arch. orthop. Unfall-Chir. 51 (1960) 536–548

Hepp, W. R., K. Donner: Das Genu recurvatum. Orthop. Prax. 3 (1981) 203–207

Hertel, E., S. Stotz, H. M. Jacobi, J. D. Murken: Zur Diagnose der Arthrogryposis multiplex congenita. Arch. orthop. Unfall-Chir. 67 (1969) 114–131

Hierholzer, G., K. H. Müller: Korrekturosteotomien nach Traumen an der unteren Extremität. Springer, Berlin 1984

Hiertonn, T.: Arteriovenous fistula for discrepancy in length of lower extremities. Acta orthop. scand. 31 (1961) 25

Hilgenreiner, H.: Zur angeborenen Dysplasie der Hüfte. Z. Orthop. 69 (1939) 30

Hille, E., U. Gelhard: Gibt es das typische O-Bein des Fußballspielers? Orthop. Prax. 5 (1982) 396–399

Hipp, E.: Ein neues Verfahren zur Anfertigung von Wirbelsäulen-Ganzaufnahmen. Verh. dtsch. orthop. Ges. 45 (1957) 464–467

Hnevkovsky, O.: Progressive fibrosis of the vastus intermedius muscle in children. A cause of limited knee flexion and elevation of the patella. J. Bone Jt Surg. 43 B (1961) 318–325

Hnevkovsky, O., R. Cihak: Muskelvariationen bei Genu flexum congenitum. Z. Orthop. 88 (1957) 371–381

Hochstrasser, M.: Ganzaufnahmen der Wirbelsäule. Röntgen-Bl. 12 (1959) 310–317

Hofmann, A., R. E. Jones, J. A. Herring: Blount's disease after skeletal maturity. J. Bone Jt Surg. 64 A (1982) 1004–1009

Hofmann, G.: Zur operativen Behandlung der Kniestreckste. Arch. orthop. Unfall-Chir. 45 (1950) 224

Hofmeister, F.: Die Tuberkulose der Patella und ihre Differentialdiagnose. Z. Orthop. 89 (1957) 353–361

Holland, Ch.: Vortäuschung enchondraler Dysostosen durch infantile rheumatoide Arthritis. Z. Orthop. 103 (1967) 175–187

Holthusen, W.: Hypostosen und Hyperostosen. Orthopäde 5 (1976) 84–94

Hueck, H., W. Spiess: Zur Frage der Wachstumsstörung bei röntgenbestrahlten Knochen- und Gelenkstuberkulosen. Strahlentherapie 32 (1929) 322

Humphry, G.: Royal Med. Chir. Transactions 14 (1862) 285

Hungerford, D. S., J. W. Goodfellow: Femoropatellare Kontaktzonen und ihre Beziehung zur Chondromalazie. Z. Orthop. 113 (1975) 784–786

Hurler, G.: Z. F. Kinder 24 (1919) 220

Idelberger, K. H.: Die Knochentumoren des Kindesalters. Verh. dtsch. orthop. Ges. 47. Kongr. 60 (1959) 166–174

Imhäuser, G.: Der mechanische Faktor bei neurogenen Knochenveränderungen dargestellt an einem Fall von angeborener Analgesie. Z. Orthop. 101 (1966) 154–160

Izadpanah, M., J. Keönch-Fraknoy: Statische Auswirkung

der Varisierungs- beziehungsweise Valgisierungsosteotomie bei Genu valgum und varum. Z. Orthop. 115 (1977a) 100-105

Izadpanah, M., J. Keönch-Fraknoy: Entlastung des medialen oder lateralen Kniegelenkanteiles ohne Varisierungs- oder Valgisierungsosteotomie. Z. Orthop. 115 (1977b) 21-25

Jackson, D. W., L. Cozen: Genu valgum as a complication of proximal tibial metaphyseal fractures in children. J. Bone Jt Surg. 53 A (1971) 1571-1578

Jaeger, W.: Die Wedelblende. Röntgenpraxis 3 (1931) 380-384

Jaeger, W.: Über Fernaufnahmen der Wirbelsäule. Röntgenpraxis 4 (1932) 193-209

Jäger, M., J.C. Wirth: Die Arthrolyse und Arthroplastik des Ellenbogen- und Kniegelenks. Huber, Bern 1981

Jakob, R. P., P. Welsch: Die Behandlung der posttraumatischen und postoperativen Kniebeugefehlstellung mit einem neuen Streckgipsverband. Orthop. Prax. 6 (1981) 507-509

Janes, J. M., W. K. Jennings: Effect of induced arteriovenous fistula on leg length: 10 years observations. Proc. Mayo Clin. 36 (1961) 1

Janes, J. M., J. E. Musgrove: Effect of arteriovenous fistula on growth of bone. An experimental study. Surg. Clin. N. Amer. 30 (1950) 1191

Janker, R.: Röntgenganzaufnahmen des Menschen. Barth, Leipzig 1934

Janssen, G.: Fehlerquellen bei der Ausmessung der Standard-Röntgenbilder des Kniegelenkes. Orthop. Prax. 6 (1979) 468-470

Jenkins, D. H. R., D. F. H. Cheng, A. R. Hodgson: Stimulation of bone growth by periosteal stripping. J. Bone Jt Surg. 57 B (1975) 482-484

Johnson, F., S. Leitl, W. Waugh: The distribution of load across the knee. J. Bone Jt Surg. 62 B (1980) 346-349

Johnson, J. T. H., W. O. Southwick: Growth following transepiphyseal bone grafts. J. Bone Jt Surg. 42 A (1960) 1381-1395

Jost, G.: Untersuchungen über die biologische Wirkung verschiedener Röntgendosen an den epiphysären Wachstumszonen jugendlicher Röhrenknochen im Tierexperiment. Arch. orthop. Unfall-Chir. 49 (1957) 50-82

Judet, R.: Entertiennes de bichat. Chirurgie specialitées. L'exp. Scientif. Française, Paris 1958

Judet, R.: Mobilisation of the stiff knee. J. Bone Jt Surg. 41 B (1959) 856

Karlen, A.: Congenital fibrosis of the vastus intermedius muscle. J. Bone Jt Surg. 46 B (1964) 488-491

Katzman, H., Th. Waugh, W. Berdon: Skeletal changes following irradiation of child tumors. J. Bone Jt Surg. 51 A (1969) 825-842

Kaufer, H.: Mechanical function of the patella. J. Bone Jt Surg. 53 A (1971) 1551-1560

Keats, S., P. Kambin: An evaluation of surgery for the correction of knee flexion contracture in children with cerebral spastic paralysis. J. Bone Jt Surg. 44 A (1962) 1146-1154

Kessel, L.: Annotations on the etiology and treatment of tibia vara. J. Bone Jt Surg. 52 B (1970) 93-99

Key, J. A., L. T. Ford: A study of experimental trauma to the distal femoral epiphysis in rabbits, II. J. Bone Jt Surg. 40 A (1958) 887-896

Khoury Sola, C., F. S. Silberman, R. L. Cabrini: Stimulation of the longitudinal growth of long bones by periosteal stripping. J. Bone Jt Surg. 45 A (1963) 1679-1684

Kienzzler, G.: Erfahrungen mit Blount Klammern bei der temporären Epiphyseodese. Beitr. Orthop. 15 (1968) 251

King, J. D., W. P. Bobechko: Osteogenesis imperfecta. J. Bone Jt Surg. 53 B (1971) 72-89

Kirsch, K.: Die Melorheostose aus der Sicht des Orthopäden. Arch. orthop. Unfall-Chir. 51 (1959) 226-240

Klems, H., M. Weigert: Ergebnisse nach Arthrolysen am Knie- und Ellenbogengelenk. Arch. orthop. Unfall-Chir. 73 (1972) 211-219

Koebke, J., A. Brade, P. Hippe: Achsenfehlstellungen am Unterschenkel und Rückfuß bei angeborenen Fehlbildungen der Tibia. Orthop. Prax. 17 (1981) 175-177

Kolar, J., V. Beck: Die Gelenkfehlstellungen nach der Strahlenbehandlung der Hämangiome im Kindesalter. Z. Orthop. 92 (1960) 422

Kortzeborn, A.: Die myogene Versteifung des Kniegelenkes in Streckstellung. Arch. orthop. Unfall-Chir. 23 (1925) 467

Kummer, B.: Biomechanische Grundlagen beanspruchungsmindernder Osteotomien im Bereiche des Kniegelenkes. Z. Orthop. 115 (1977) 923-928

Kummer, B.: Grundlagen der Biomechanik des Knielenkes. In Hohmann, D.: Das Knie. Praktische Orthopädie, Bd. XI. Stork, Bruchsal 1981

Lang, J., W. Wachsmuth: Bein und Statik. In von Lanz, T., W. Wachsmuth: Praktische Anatomie, Bd. IC/4, 2. Aufl. Springer, Berlin 1972

Lange, M.: Das genu recurvatum. Seine verschiedenen Formen und ihre operative Behandlung. Z. Orthop. 73 (1942) 271-286

Lange, M.: Arthrolyse und Arthroplastik. Verh. dtsch. orthop. Ges. 39. Kongr. (1951) 62

Lange, M.: Orthopädisch-Chirurgische Operationslehre, 2. Aufl. Bergmann, München 1962

von Langenbeck, B.: Über krankhaftes Längenwachstum der Röhrenknochen und seine Verwertung für die chirurgische Praxis. Berl. klin. Wschr. 6 (1869) 265

Langenskiöld, A.: Tibia vara (Osteochondrosis deformans tibiae). Acta chir. scand. 103 (1952) 1-22

Langenskiöld, A., E. B. Riska: Tibia vara. Osteochondrosis deformans tibiae. J. Bone Jt Surg. 46 A (1964) 1405-1420

von Lanz, T., W. Wachsmuth: Praktische Anatomie, Bd. IC/4: Bein und Statik, 2. Aufl. Springer, Berlin 1972

Laurence, M.: Genu recurvatum congenitum. J. Bone Jt Surg. 49 B (1967) 121-134

Ledermann, K.: Die physiologischen Achsen der unteren Extremität. In Müller, M. E.: Posttraumatische Achsenfehlstellungen an den unteren Extremitäten. Huber, Bern 1967

Leger, W.: Zum Problem der Wirbelsäulenganzaufnahme. Z. Orthop. 88 (1957) 145-151

Leger, W.: Röntgenologische Darstellung beider Beine im Stand. Z. Orthop. 92 (1960) 293-295

Lehmann, A.: Frakturen der proximalen Tibiaepiphyse beim Kind. Orthop. Prax. 11 (1981) 900-903

Lenart, G., T. Meszaros: Ergebnisse der Behandlung der Extensionskontraktur des Kniegelenkes mit der Bennettschen Quadricepsplastik. Arch. orthop. Unfall-Chir. 82 (1975) 225-230

Leong, J. C. Y., C. O. Alade, D. Fang: Supracondylar femoral osteotomy for knee flexion contracture resulting from poliomyelitis. J. Bone Jt Surg. 64 B (1982) 198-201

Levine, A. M., J. C. Drennan: Physiological bowing and tibia vara. J. Bone Jt Surg. 64 A (1982) 1158-1163

Lewis, R. J., A. S. Ketcham: Maffuccis's syndrome: functional and neoplastic significance. J. Bone Jt Surg. 55 A (1973) 1465-1479

Lexer, E.: Die gesamte Wiederherstellungschirurgie, 2. Aufl. Barth, Leipzig 1931

Lloyd-Roberts, G. C., T. G. Thomas: The etiology of quadriceps contracture in children. J. Bone Jt Surg. 46 B (1964) 498-502

Lülsdorf, F.: Epiphysitis tibiae deformans. Z. orthop. Chir. 53 (1931) 64, 162

Luther, R.: Zur operativen Behandlung der Retropatellararthrose. Z. Orthop. 111 (1973) 529-531

Lützeler, J.: Untersuchungen zum Genu varum alter Menschen. Z. Orthop. 107 (1970) 650-662

Lyrakos, A., J. Richter: Über das Krankheitsbild der Arthrogryposis multiplex congenita. Z. Orthop. 105 (1968) 69

Mach, J.: Beitrag zum partiellen Riesenwuchs vom Typ Klippel-Trenaunay-Parkes-Weber. Z. Orthop. 101 (1966) 34-46

Mach, J.: Die Stellung der Osteofibrosis deformans juvenilis (Jaffé-Lichtenstein-Uehlinger) unter den gutartigen zystischen Knochentumoren. Z. Orthop. 102 (1967) 209–216
McKusick, V.: Heritable Disorders of Connective Tissue, 3rd ed. Mosby, St. Louis 1966
Manzoni, A.: Zur operativen Behandlung der Kniestrecksteife nach Oberschenkelfraktur. Arch. orthop. Unfall-Chir. 54 (1963) 724–727
Maquet, P. G. J.: Biomechanics of the Knee. Springer, Berlin 1976
Maquet, P., P. de Marchin, J. Simonet: Biomécanique du genou et gonarthrose. Rhumatologie 19 (1967a) 51
Maquet, P. G. J., J. Simonet, P. de Marchin: Les gonarthroses d'origine statiques. Symposium. Rev. Chir. orthop. 53 (1967b) 2
Marti, R., F. Süssenbach: Achsenfehler nach Epiphysenfugenverletzungen am distalen Oberschenkel. Orthop. Prax. 3 (1981) 216–220
Matthias, H. H.: Reaktion der Gelenke auf Behandlungsmaßnahmen. Verh. dtsch. Ges. Orthop. Traum. 65 (1964) 335–347
van Meter, J. W., R. C. Branick: Bilateral genu recurvatum after skeletal traction. J. Bone Jt Surg. 62 A (1980) 837–838
Meyers, M. H., F. R. Singer: Osteotomy for tibia vara in Paget's disease under cover of calcitonin. J. Bone Jt Surg. 60 A (1978) 810–814
Meznik, F. H., H. Koller, F. Kummer: Zur Ätiologie und Behandlung der erworbenen Kniestreckstreife. Z. Orthop. 110 (1972) 540–541
Miculicz, J.: Über individuelle Formdifferenzen am Femur und an der Tibia des Menschen. Arch. Anat. Physiol. 1 (1878) 351
Miculicz, J.: Die seitlichen Verkrümmungen am Knie und deren Heilmethoden. Langenbecks Arch. klin. Chir. 23 (1879) 561
Milgram, J. W., Muraly Jasty: Osteopetrosis. J. Bone Jt Surg. 64 A (1982) 912–929
Miller, R., D. B. Kettelkamp, K. N. Laubenthal, A. Karagiorgos, G. L. Smidt: Quantitative correlations in degenerative arthritis of the knee. J. Bone Jt Surg. 55 A (1973) 956–962
Morquio, L.: Arch. Med. Enf. 32 (1929) 129
Morris, J. M., R. L. Samilson, C. L. Corley: Melorheostosis. J. Bone Jt Surg. 45 A (1963) 1191–1206
Morscher, E.: Pathogenese posttraumatischer Achsenfehlstellungen beim Kind. Z. Unfallmed. Berufskr. 60 (1966) 65
Morscher, E.: Pathogenese posttraumatischer Achsenfehlstellungen beim Kind. In Müller, M. E.: Posttraumatische Achsenfehlstellungen an den unteren Extremitäten. Huber, Bern 1967a
Morscher, E.: Prophylaxe und Therapie drohender oder bestehender Achsenfehlstellungen. In Müller, M. E.: Posttraumatische Achsenfehlstellungen an den unteren Extremitäten. Huber, Bern 1967b
Morscher, E.: Klassifikation von Epiphysenfugenverletzungen. Z. Orthop. 115 (1977) 557–562
Morscher, E., W. Taillard: Beinlängenunterschiede. Karger, Basel 1965
Müller, K. H.: Zur Behandlung der kindlichen Beinverkürzung. Z. Orthop. 95 (1962) 53–65
Müller, M. E.: Posttraumatische Achsenfehlstellungen an den unteren Extremitäten. Huber, Bern 1967
Müller, M. E.: Die hüftnahen Femurosteotomien, 2. Aufl. Thieme, Stuttgart 1970
Müller, M. E., R. Ganz: Luxationen und Frakturen: Untere Gliedmaßen und Becken. In Rehn, J.: Unfallverletzungen bei Kindern. Springer, Berlin 1974
Müller, M. E., M. Allgöwer, H. Willenegger: Manual der Osteosynthese, 2. Aufl. Springer, Berlin 1977
Müller, W.: Das Knie. Springer, Berlin 1982
Münzenberg, K. J.: Therapeutische Maßnahmen bei der Osteogenesis Imperfecta. Arch. orthop. Unfall-Chir. 90 (1977a) 265–274

Münzenberg, K. J.: Zur Pathophysiologie und über Stoffwechselstörungen bei der Osteogenesis Imperfecta. Arch. orthop. Unfall-Chir. 90 (1977b) 223–231
Murphy, M. C., I. B. Shine, D. B. Stevens: Multiple epiphyseal dysplasia. J. Bone Jt Surg. 55 A (1973) 814–820
Murri, A.: Zur Beugefehlstellung des Kniegelenkes beim zerebralbewegungsgestörten Kind. Orthop. Prax. 10 (1979) 846–848
Neumann, G., L. Hübner: Ein Beitrag zu den klinischen Beziehungen zwischen der Haut und dem Skelettsystem (Neurofibromatosis Recklinghausen – Crus varum congenitum). Arch. orthop. Unfall-Chir. 54 (1962) 1–18
Nicod, L.: Effets cliniques et pronostics des défauts d'axe du membre inférieur chez l'adulte, à la suite d'une consolidation vicieuse d'une fracture du membre inférieur. In Müller, M. E.: Posttraumatische Achsenfehlstellungen an den unteren Extremitäten. Huber, Bern 1967
Niebauer, J., D. E. King: Congenital dislocation of the knee. J. Bone Jt Surg. 42 A (1960) 207–225
Nyga, W.: Achsenkorrigierende Operationen an den unteren Extremitäten. Z. Orthop. 110 (1972) 505–513
Oest, O.: Röntgendiagnostik der kniegelenksnahen Achsenfehler. Orthop. Prax. 8 (1972) 279–282
Oest, O.: Die Achsenfehlstellung als präarthrotische Deformität für das Kniegelenk und die röntgenologische Beinachsenbeurteilung. Unfallheilkunde 81 (1978) 629–633
Oest, O., W. Frank: Wachstumsbeeinflussung durch Blountsche Klammerung. Orthop. Prax. 10 (1974a) 638–640
Oest, O., W. Frank: Die Achsenfehlstellung als präarthrotische Deformität für das Kniegelenk. Z. Orthop. 112 (1974b) 632–634
Oest, O., H. J. Sieberg: Die Röntgenganzaufnahme der unteren Extremitäten. Z. Orthop. 109 (1971) 54–72
Oest, O., F. Süssenbach: Die postoperative Lagerung der unteren Extremitäten. Z. Orthop. 115 (1977) 528–531
Oest, O., F. Süssenbach: Achsenfehler der unteren Extremitäten nach Wachstumsfugenverletzung. In Eichler, J., U. Weber: Frakturen im Kindesalter. Thieme, Stuttgart 1982
Ogden, J. A., R. B. Tross, M. J. Murphy: Fractures of the tibial tuberosity in adolescents. J. Bone Jt Surg. 62 A (1980) 205–215
Ollier, L.: Traité expérimental et clinique de la régénération des os et de la production artificielle du tissu osseux, vol. I. Masson, Paris 1867
Ollier, L.: Traité des résections et des opérations conservatrices qu'on peut pratiquer sur le système osseux, vol. II. Masson, Paris 1888 (p. 473)
Ollier, M.: Bull. Soc. Chir. Lyon 3 (1899) 22
Ory, M.: Des influences mécaniques dans l'apparition et le développement des manifestations dégénératives du genou. J. belge Méd. phys. Rhum. 19 (1964) 103
Outerbridge, R. E.: Further studies on the etiology of chondromalacia patellae. J. Bone Jt Surg. 46 B (1964) 179–190
Paget, J.: On a form of chronic inflammation of bones (osteitis deformans). Med. chir. Trans. 60 (1877) 37–63
Paget, J.: Additional cases of osteitis deformans. Med. chir. Trans. 65 (1882) 225–236
De Palma, A. F.: Diseases of the Knee. Lippincott, Philadelphia 1954
Papadopulos, S., I. Jannis, J. Agnantis: Korrekturosteotomien am Knie. Faktoren, welche die Meßwinkel auf ap. Röntgenaufnahmen durch Verprojezierung verändern. Arch. orthop. Unfall-Chir. 88 (1977) 103–111
Parsch, K., G. Manner, K. Dippe: Genu valgum nach proximaler Tibiafraktur beim Kind. Arch. orthop. Unfall-Chir. 90 (1977) 289–297
Pauwels, F.: Der Schenkelhalsbruch, ein mechanisches Problem. Enke, Stuttgart 1935
Pauwels, F.: Funktionelle Anpassung des Knochens durch Längenwachstum. Verh. dtsch. orthop. Ges. 45. Kongr. 58 (1957) 34–56
Pauwels, F.: Gesammelte Abhandlungen zur funktionellen

Anatomie des Bewegungsapparates. Springer, Berlin 1965

Payr, E.: Über Wesen und Ursache der Versteifung des Kniegelenkes nach langdauernder Ruhigstellung und neue Wege zu ihrer Behandlung. Münch. med. Wschr. 64 (1917a) 673–710

Payr, E.: Zur operativen Behandlung der Kniesteife nach langdauernder Ruhigstellung. Zbl. Chir. 44 (1917b) 809

Pease, C. N.: Local stimulation of growth on long bones. A preliminary report. J. Bone Jt Surg. 34 A (1952) 1

Peltesohn, S.: Tibia recurvata post amputationem cruris. Z. Orthop. 87 (1956) 684–685

Peschel, G.: Osteodystrophia fibrosa generalisata Recklinghausen mit normalem Kalzium und Phosphorwerten? Z. Orthop. 91 (1959) 259–269

Phemister, D. B.: Operative arrestment of longitudinal growth of bones in the treatment of deformities. J. Bone Jt Surg. 15 (1933) 1

Ponseti, I. V.: Skeletal growth in achondroplasia. J. Bone Jt Surg. (1970) 701–716

Porep, A., A. Braun: Die Indikation zur operativen Behandlung von Kniebeugekontrakturen bei infantiler Zerebralparese. Orthop. Prax. 10 (1979) 849–851

Putti, V.: Popliteal capsulotomy in the treatment of flexor retractions of the knee. Chir. Organi Mov. 5 (1921) 11

Rask, M. R.: Morquio-Brailsford osteochondrodystrophy and osteogenesis imperfecta. J. Bone Jt Surg. 45 A (1963) 561–570

Raspe, R.: Ein neues Verfahren zur Herstellung von Röntgenganzaufnahmen der Wirbelsäule („3-Phasen-Technik"). Fortschr. Röntgenstr. 85 (1956) 106–110

Rausch, L., W. Frick: Strahlenbelastung und Strahlentechnik in der Orthopädischen Röntgendiagnostik. In Rettig, H., J. Eichler: Praktische Orthopädie. Vordruck, Bruchsal 1970 (S. 164–195)

Reichelt, A.: Die operative Behandlung von Deformitäten der langen Röhrenknochen bei der Osteogenesis Imperfecta Tarda. Z. Orthop. 111 (1973) 594

Reichelt, A.: Das Verhalten der Beinachsen nach Korrekturosteotomie im Wachstumsalter. Z. Orthop. 112 (1974) 644

Reichelt, A., G. Imping: Operative Probleme bei Achsenabweichungen der Beine. Z. Orthop. 111 (1973) 200–204

Rettig, H.: Frakturen im Kindesalter. Bergmann, München 1957

Rettig, H.: Das Röntgenbild der Kniescheibe in der Differentialdiagnose der Erkrankungen des Kniegelenks und der Patella. Z. Orthop. 91 (1959) 551–566

Rettig, H.: Folgezustände nach Kniegelenks- und kniegelenksnahen Frakturen beim Kind und ihre Behandlung. Verh. dtsch. orthop. Ges. 62 (1961) 83–89

Rettig, H.: Die Behandlung der Gonarthrose unter biomechanischen Gesichtspunkten. Arch. orthop. Unfall-Chir. 74 (1973) 281–294

Rettig, H., O. Oest: Das Genu recurvatum als Folge der proximalen Tibiaapophysenverletzung und die resultierende Valgusfehlstellung nach Fraktur im proximalen Tibiabereich. Arch. orthop. Unfall-Chir. 71 (1971) 339–344

Richards, V., R. Stofer: The stimulation of bone growth by internal heating. Surgery 46 (1959) 84

Rippstein, J.: Zur Bestimmung der Antetorsion des Schenkelhalses mittels zweier Röntgenaufnahmen. Z. Orthop. 86 (1955) 345

Riseborough, E. J., J. R. Barrett, F. Shapiro: Growth disturbances following distal femoral physeal fracture-separations. J. Bone Jt Surg. 65 A (1983) 885–893

Roberts, P. H.: Disturbed epiphyseal growth at the knee after osteomyelitis in infancy. J. Bone Jt Surg. 52 B (1970) 692–703

Rojczyk, M., H. Reilmann: Die Arthrolyse in der Behandlung posttraumatischer und postoperativer Knie- und Ellenbogensteifen. Unfallheilkunde 83 (1980) 599–605

Roosth, H. P.: Flexion deformity of the hip and knee in spastic cerebral palsy: treatment by early release of spastic hip flexor muscles. J. Bone Jt Surg. 53 A (1971) 1489–1510

Ross, D.: Disturbance of longitudinal growth associated with prolonged disability of the lower extremity. J. Bone Jt Surg. 30 A (1948) 103

Rubin, P.: Dynamic Classification of Bone Dysplasias. Year Book Medical, Chicago 1964

Ruby, L. K., M. A. Mital: Skeletal deformities following chronic hypervitaminosis A. J. Bone Jt Surg. 56 A (1974) 1283–1287

Ruffing, L., E. Hertel: Die Dysplasie des Kniegelenkes bei der Thalidomid-Embryopathie. Orthop. Prax. 6 (1979) 474–477

Russe, O., J. Gerhardt, Ph. King: An Atlas of Examination, Standard Measurements and Documentation in Orthopedics and Traumatology. Huber, Bern 1972

Rüter, A., C. Burri, U. Kreuzer: Korrektureingriffe nach Epiphysenverletzungen im Bereich des Kniegelenkes. Unfallheilkunde 81 (1978) 649–660

Salter, R. B., W. R. Harris: Injuries involving the epiphyseal plate. J. Bone Jt Surg. 45 A (1963) 587

Saxton, H. M., J. A. Wilkinson: Hemimelic skeletal dysplasia. J. Bone Jt Surg. 46 B (1964) 603–613

Schärer, K., O. Mehls, G. Gilli: Renalbedingte Skeletterkrankungen und Wachstumsstörungen. Orthopäde 3 (1974) 58–64

Schede, F.: Grundlagen der Körpererziehung, 2. Aufl. Enke, Stuttgart 1952

Schlegel, K. F.: Die Wirbelsäulenganzaufnahme, Technik, Erfahrungen, Möglichkeiten. Verh. dtsch. orthop. Ges. 43 (1955) 288–291

Schmid, F.: Skelettveränderungen bei Störungen der Nebennieren- und Gonadenfunktion im Wachstumsalter. Orthopäde 4 (1975) 48–56

Schmidt, W.: Über Spätschädigungen insbesondere Wachstumshemmung bei röntgenbestrahlter jugendlicher Knochen- und Gelenktuberkulose. Bruns' Beitr. klin. Chir. 145 (1929) 440

Schneider, W. H. E.: Ursachen der Beinverkürzung bei Coxitis tuberkulosa im Wachstumsalter. Z. Orthop. 87 (1956) 469–484

Schuchardt, E.: Zur Behandlung des Genu valgum nach Epiphysenfugenverletzungen. Z. Orthop. 115 (1977) 597

Schumacher, K.: Beitrag zur Dysplasia epiphysealis hemimelica. Z. Orthop. 91 (1959) 269–277

Schuster, W.: Osteoporose im Kindesalter. Orthopäde 3 (1974) 72–78

Schwuchow, K. P., P. Hofmann: Die operative Behandlung der hämophilen Kniegelenksarthropathie. Z. Orthop. 120 (1982) 120–124

Seeligmüller, K.: V-Osteotomie zur Korrektur von Kniebeugekontrakturen bei Spina-bifida-Kindern. Z. Orthop. 113 (1975) 776–778

Seewald, K.: Knieveränderungen bei Coxitis tuberculosa. Verh. dtsch. orthop. Ges. 51. Kongr. 65 (1964) 364

Seewald, K., A. M. Debrunner: Die Veränderungen des homolateralen Kniegelenkes bei Hüftankylosierten. Z. Orthop. 102 (1967) 270–285

Seybold, H. A., J. Knappmann: Genu recurvatum nach Apophysenverletzung der Tuberositas tibiae. Z. Orthop. 111 (1973) 314–320

Shong Show Chju et al.: Congenital contracture of the quadriceps muscle. J. Bone Jt Surg. 56 A (1974) 1054–1058

Siffert, R. S., J. F. Katz: The intra-articular deformity in osteochondrosis deformans tibiae. J. Bone Jt Surg. 52 A (1970) 800–804

Simon, S. R., S. D. Deutsch, R. M. Nuzzo, M. J. Mansour, J. L. Jackson, M. Koskinen, Ph. D., R. K. Rosenthal: Genu recurvatum in spastic cerebral palsy. J. Bone Jt Surg. 60 A (1978) 882–894

Simonet, J., P. Maquet, P. de Marchin: Considérations biomécaniques sur l'arthrose du genou. 2. étude des forces. Ostéotomies. Rev. Rhum. 30 (1963) 777

Sissons, H. A.: In Bourne: The growth of bone. Biochem. Physiol. Bone (1956) 443

Smillie, I. S.: Injuries of the Knee Joint, 3rd ed. Livingstone, Edinburgh 1962

Smith, C. F.: Tibia vara (Blount's disease). J. Bone Jt Surg. 64 A (1982) 630–632

Smith, M. A., D. R. Urquhart, G. F. Savidge: The surgical management of varus deformity in haemophilic arthropathy of the knee. J. Bone Jt Surg. 63 B (1981) 261–265

Sollmann, A. H.: Röntgenaufnahmen der Wirbelsäule. Münch. med. Wschr. 41 (1955) 1365–1366

Somerville, E. W.: Flexion contractures of the knee. J. Bone Jt Surg. 42 B (1960) 730–735

Spier, W., C. Burri: Nachbehandlung nach Kniebandverletzungen. H. Unfallheilk. 125 (1975) 35–41

Spirig, B.: Die Diagnose der Achsenfehler der unteren Extremität. In Müller, M. E.: Posttraumatische Achsenfehlstellungen an den unteren Extremitäten. Huber, Bern 1967 (S. 17–39)

Spranger, J.: Mucopolysaccharidosen. Orthopäde 3 (1974) 65–71

Spranger, J.: Angeborene Entwicklungsstörungen des Skeletts: Einteilung, Entstehung, Diagnostik. Orthopäde 5 (1976a) 62–67

Spranger, J.: Osteochondrodysplasien auf vorwiegend enchondraler Grundlage. Orthopäde 5 (1976b) 75–83

Stewart, M. J., W. S. Gilmer jun., A. S. Edmonson: Fibrous dysplasia of bone. J. Bone Jt Surg. 44 B (1962) 302–318

Stordeur, K.: Ein Fall von Röntgenschädigung. Münch. med. Wschr. 71 (1924) 617

Süssenbach, F., R. Marti: Achsenabweichungen nach Epiphysenfugenverletzungen am Unterschenkel. Orthop. Prax. 9 (1981) 738–745

Süssenbach, F., D. Nasseri: Zur operativen Behandlung der Patellafemoralarthrose durch Ventralisation der Tuberositas tibiae (nach Bandi). Z. Orthop. 111 (1973) 532–534

Süssenbach, F., B. G. Weber: Epiphysenfugenverletzungen am distalen Unterschenkel. Huber, Bern 1970

Taillard, W.: Die Pathologie der Beinlängenunterschiede. Verh. dtsch. orthop. Ges. 53. Kongr. 67 (1966) 150–164

Tanner, J. M.: Growth at Adolescence. Thomas, Springfield/Ill. 1955

Tanner, J. M.: Wachstum und Reifung des Menschen. Thieme, Stuttgart 1962

Tapia, J., G. Stearns, I. V. Ponseti: Vitamin-D resistant rickets. J. Bone Jt Surg. 46 A (1964) 935–958

Thomas, G.: Zur Behandlung der X-Beine und der Längenunterschiede der Beine beim Jugendlichen und Kindern mittels temporärer Epiphysiodese. Z. Orthop. 92 (1960) 303

Thomas, G.: Zur Strecksteife des Kniegelenkes nach Ruhigstellung. Verh. dtsch. orthop. Ges. 51. Kongr. 65 (1964) 368

Thomas, G.: Die Strecksteife des Kniegelenkes. Arch. orthop. Unfall-Chir. 60 (1966) 248–254

Thompson, T. C.: Quadricepsplasty to improve knee function. J. Bone Jt Surg. 26 (1944) 366

Tietze, H. U.: Kindliche Skelettveränderungen bei Schilddrüsenunterfunktion und bei Mangel an Wachstumshormon. Orthopäde 4 (1975) 57–66

von Torklus, D., W. Nugent, M. v. Kerekjarto: Psychosomatisch-soziologischer Aspekt operativer O-Bein-Korrektur überwiegend kosmetischer Indikation. Orthop. Prax. 3 (1984) 192–194

Trueta, J.: Inégalité des membres et son traitement. Dans: Réadaptation des enfants atteints d'infirmité motrice. Centre nat. de l'enfance, Paris 1952

Trueta, J.: The influence of the blood supply in controlling bone growth. Bull. Hosp. Jt Dis. (N. Y.) 14 (1953a) 147

Trueta, J.: Late results in the treatment of one hundred cases of acute haematogenous osteomyelitis. Brit. J. Surg. 41 (1953b) 449

Trueta, J.: Trauma and Bone Growth. 7e Congr. Soc. int. Chir. orthop. traum., Barcelona 1957

Trueta, J., V. P. Amato: The vascular contribution to osteogenesis. III. Changes in the growth cartilage caused by experimentally induced ischaemia. J. Bone Jt Surg. 42 B (1960) 571

Trueta, J., A. X. Cavadias: Vascular changes caused by Küntscher type of nailing. J. Bone Jt Surg. 37 B (1955) 492

Trueta, J., K. Little: The vascular contribution to osteogenesis. II. Electron microscope. J. Bone Jt Surg. 42 B (1960) 367

Trueta, J., J. D. Morgan: The vascular contribution to osteogenesis. I. Studies by the injection method. J. Bone Jt Surg. 42 B (1960) 97

Tuppman, G. S.: Treatment of inequality of the lower limbs. J. Bone Jt Surg. 42 B (1960) 489

Tuppman, G. S.: A study of bone growth in normal children and its relation to skeletal maturation. J. Bone Jt Surg. 44 B (1962) 42

Uehlinger, E.: Morphologische Veränderungen bei kindlichen Systemskeletterkrankungen. Orthopäde 3 (1974) 79–90

Vaeth, J. M., S. H. Levitt, M. D. Jones, Ch. Holtfreter: Effects of radiation therapy in survivors of Wilm's tumor. Radiology 79 (1962) 560

Valentin, B.: Angeborene multiple Gelenkschlaffheit. In Schwalbe-Gruber: Morphologie der Mißbildungen. 17, 3, III Jena 1913

Viernstein, K., E. Hipp: Ein neues Verfahren zur Anfertigung von Wirbelsäulenganzaufnahmen. Z. Orthop. 89 (1958a) 188–193

Viernstein, K., E. Hipp: Wirbelsäulenganzaufnahmen mit der Verlaufsfolie. Röntgen-Bl. 11 (1958b) 79–81

Vizkelety, T., H. W. Wouters: Die Zapfenepiphyse, eine Erscheinungsform der enchondralen Ossifikationsstörungen. Arch. orthop. Unfall-Chir. 75 (1973) 212–225

Vogt, E. C.: A roentgen sign of plumbism: The lead line in growing bone. Amer. J. Roentgenol. 24 (1930) 550

Wagner, H.: Orthopädische Korrektureingriffe bei Phosphatdiabetes. Orthopäde 3 (1974) 91–99

Walker, G. F.: Mixed sclerosing bone dystrophies. J. Bone Jt Surg. 46 B (1964) 546–552

Weber, B. G., Ch. Brunner, F. Freuler: Die Frakturenbehandlung bei Kindern und Jugendlichen. Springer, Berlin 1978

Wedge, J. H., M. J. Wasylenko: The natural history of congenital disease of the hip. J. Bone Jt Surg. 61 B (1979) 334–338

Weil, S.: Die metaphysären Dysostosen. Z. Orthop. 89 (1958) 1–16

Weinreich, M.: Zusammenhängende röntgenologische Darstellung des Becken-Bein-Skeletts im Stand. Z. Orthop. 94 (1961) 464–466

Weiss, J. W., A. Gregl: Knochenwachstumsstörungen nach Röntgen- und Radiumbestrahlung von Hämangiomen im Kindesalter. Bruns' Beitr. klin. Chir. 203 (1961) 28

Wiberg, G.: Roentgenographic and anatomic studies on the femoropatellar joint. Acta orthop. scand. 12 (1941) 319

Wiberg, G.: Mechanisch funktionelle Faktoren als Ursache der Arthritis deformans in Hüft- und Kniegelenk. Z. Orthop. 75 (1945) 260

Williams, P. F.: Quadriceps contracture. J. Bone Jt Surg. 50 B (1968) 278–284

Wilson, C. L., E. C. Percy: Experimental studies on epiphyseal stimulation. J. Bone Jt Surg. 38 A (1956) 1096

Wilson, P. D.: Posterior capsuloplasty in certain flexion contractures of the knee. J. Bone Jt Surg. 11 (1929) 40

Woidt, E.: Die Röntgenischiometrie. AO-Bulletin, Bern 1972

Wu, Y. K., L. J. Miltner: Procedure for stimulation of longitudinal growth of bone. An experimental study. J. Bone Jt Surg. 19 (1937) 909

Yoshikawa, S. et al.: Atypical vitamin-D resistant osteomalacia. J. Bone Jt Surg. 46 A (1964) 998–1007

Young, D., D. Drummond, J. Herring, R. L. Cruess: Melorheostosis in children. J. Bone Jt Surg. 61 B (1979) 415–418

Yount, C. C.: The role of the tensor fasciae femoris in certain deformities of the lower extremities. J. Bone Jt Surg. 8 (1971) 171

Zenker, H.: Langzeitbeobachtung eines Falles einer operierten angeborenen Kniestrecksteife. Arch. orthop. Unfall-Chir. 70 (1971) 208–214

13 Angeborene Fehlbildungen des Unterschenkels

Von M. Jäger und K. A. Matzen

Angeborene Unterschenkelverbiegung
(Crus varum congenitum, Crus valgum, Kombinationsformen)

Ätiologie

Das Crus varum congenitum, die angeborene varische Unterschenkelverkrümmung, häufig mit primärer oder konsekutiver Unterschenkelpseudarthrose kombiniert, ist eine Erkrankung unklarer Genese.
Lindemann (1960) hat das Crus varum congenitum als erbbedingte und vererbbare Mißbildung angesehen, bei der es sich um eine typische Störung im Aufbau und im Wachstum der Unterschenkelknochen handelt. Nach seiner Meinung handelt es sich um eine Erbkrankheit mit noch ungeklärtem Erbgang. Das familiäre Vorkommen ist auch von van Nes (1966), Jacobs in Knöfler (1969), Büttner u. Eysholdt (1950) und Knöfler (1969) beobachtet worden.

Es scheint sich um ein Leiden sui generis zu handeln, das mit einer angeborenen Defektbildung als solcher nichts zu tun hat. Am häufigsten wird als Ursache ein Zusammenhang mit der Neurofibromatose Recklinghausen diskutiert (Boyd 1941, Büttner u. Eysholdt 1950, Moore 1957, Pitzen 1945, Lindemann 1961, Knöfler 1969 u.a.). Die häufig beobachteten Cafe-au-lait-Pigmentflecken sind das Kennzeichen der Neurofibromatose und die Unterschenkelverbiegung die Manifestation des Leidens am Knochen (Stalmann 1933, Ducroquet u. Cottard 1939, Valentin 1932, Green u. Rudo 1943). Die umschriebenen neurofibromatösen Veränderungen an den Unterschenkelknochen werden als Grundlage für die pathologische Fraktur und die mangelhafte Regeneration im Frakturbereich angesehen. Matzen sen. (1955) scheint jedoch die Annahme des Zusammenhanges zwischen Neurofibromatose und angeborener Verbiegung bzw. Pseudarthrose nicht befriedigend, da hierdurch die konstante Lokalisation der Pseudarthrose und die fast stets gleichsinnige Art der Verbiegung nicht befriedigend geklärt sind. Charnley (1956), McFarland (1951) sowie Zippel u. Gummel (1973) u.a. sehen in der mechanischen Insuffizienz des Knochengewebes die Ursache. Nach ihrer Aussicht ist die Tibia wegen der mechanischen Insuffizienz der zunehmenden Biegebeanspruchung durch die statische Belastung des Körpergewichtes und dem Muskelzug nicht gewachsen. Wie Pauwels (1940) neigt auch Matzen (1955) zu der Auffassung, daß bei der schlechten Heilungstendenz der Tibiapseudarthrose neben einer örtlich anlagebedingten Minderwertigkeit, deren Ursache ungeklärt ist, mechanische Momente eine überwiegende Rolle spielen. Der mechanischen Theorie ist jedoch schon früher von Pitzen (1945) widersprochen worden. Nach Pitzens Ansicht sprechen gegen die mechanische Theorie der typische Sitz der Verbiegung, das charakteristische Aussehen, die häufige Kombination mit der Neurofibromatose, die schlechte Heilungstendenz der Pseudarthrose und die häufigen Rezidive nach operativen Eingriffen.
Die konstante Lokalisation der Verbiegung bzw. Pseudarthrose wird von Jüngling (1914) so erklärt, daß die Terminationsperiode der kongenitalen Verbiegung oder Pseudarthrose in den ersten Fetalmonaten liegt und daß die größere Wachstumspotenz der proximalen Epiphyse im Vergleich zur distalen regelmäßig dazu führe, daß die Verbiegung und die spätere Pseudarthrose etwa an der Grenze vom mittleren zum unteren Unterschenkeldrittel liegen (Deutung der verschiedenen Wachstumspotenz der einzelnen Epiphysen nach dem Humphry-Ollierschen Gesetz).
Polster hat als Ursache der Lokalisation der Pseudarthrose im unteren Drittel der Tibia die schlechte arterielle Versorgung und den Zug der dorsalen Muskulatur angesehen. Der auch von L. Böhler angenommenen minderwertigen Durchblutung wird von Matzen sen. (1955) aufgrund von angiographischen Untersuchungen widersprochen. Knöfler (1969) ist der Meinung, daß der Zug der dorsomedialen Muskulatur nicht als Ursache für die Verkrümmung anzusehen ist und bei der Verbiegung nur eine sekundäre Rolle spielt. Swafford sah aufgrund histologischer Untersuchungen in einer angeborenen Dysplasie die Ursache. Nach Compére (1936), Kite (1941) und Beust (1923) bestehen Beziehungen zur Osteofibrosis deformans juvenilis. Lindemann (1961) und H. Mau (1966) diskutierten die Einreihung des Crus varum congenitum unter die enchondralen Dysostosen.
Chiari (1972) berichtete über histologische Befunde mit vermehrtem oberflächlichem Abbau des Knochens in Verbindung mit zellreichem, faserarmem Bindegewebe, vom umgebenden Periost ausgehend. Diese Befunde wurden als vaskuläre Neurofibromatose gedeutet. Chiari schrieb in diesem Zusammenhang dem Periost eine Aggressivität gegenüber dem Knochen zu und bezeichnete die Periostentfernung als Vorausset-

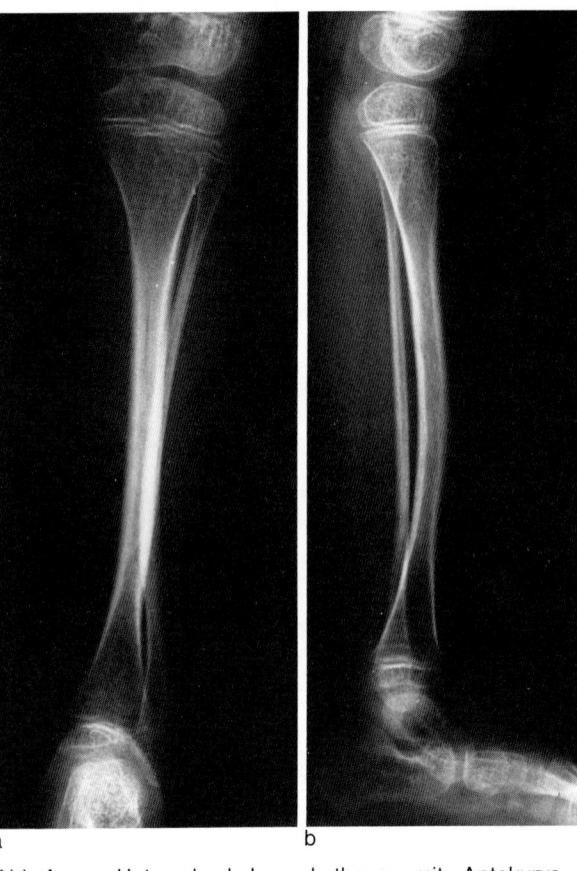

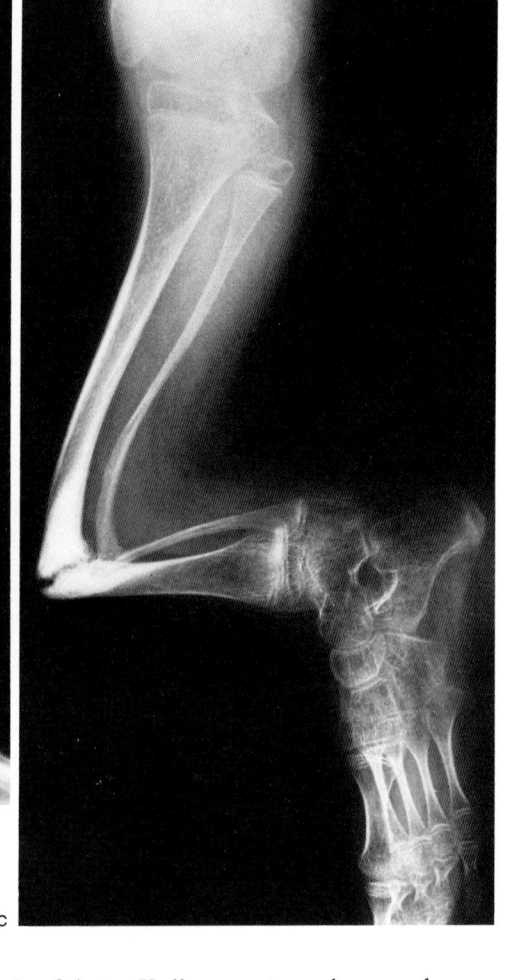

13.2 Angeborene Fehlbildungen des Unterschenkels

Abb. 1 a–c Unterschenkelpseudarthrose mit Antekurvationsfehlstellung bei Osteogenesis imperfecta tarda. Vergleichsaufnahmen im Alter von 5 bzw. 11 Jahren

zung für die Heilung der angeborenen Tibiapseudarthrose.

Eigene histologische Untersuchungen (1 Fall) zeigten jedoch im Gegensatz zu den Beobachtungen CHIARIS keinen vermehrten Abbau von Knochengewebe, sondern deutliche reaktive Knochenneubildungen.

BÜTTNER u. EYSHOLDT (1950) sehen als Ursache eine örtliche begrenzte Knochenaufbaustörung an, KNÖFLER (1969), KROMPECHER (1937) und MATZEN sen. (1955) eine allgemeine Schwäche der Differenzierungsleistung.

Auch wir sind der Meinung, daß eine umschriebene, nicht generalisierte Abweichung von der Differenzierung als auslösende Ursache bei der angeborenen Unterschenkelverbiegung und Pseudarthrose eine wesentliche Rolle spielt. Wir stützen unsere Theorie auf die Beobachtung, den klinischen Verlauf (Abb. 1) und die biochemischen Untersuchungen bei 1 Patientin mit Osteogenesis imperfecta tarda. Bei dieser Patientin kam es im Verlauf von 6 Jahren zur Ausbildung eines Crus antecurvatum und schließlich zur atrophischen Unterschenkelpseudarthrose in Antekurvationsfehlstellung. Die bei dieser Patientin durchgeführten Kollagenuntersuchungen des aus der Pseudarthrose entnommenen Knochens ergaben eine deutliche Vermehrung des Kollagens Typ III bei gleichzeitiger Verminderung des Kollagens Typ I. In der Vermehrung des Kollagens Typ III kann die Ursache der Verbiegung und schließlichen Ausbildung der Pseudarthrose gesehen werden. Das Kollagen Typ III ist normalerweise nicht im kindlichen Knochen nachzuweisen; es kommt nur im embryonalen und frühkindlichen Alter vor und wird im Lauf der ersten Lebensmonate fast vollständig durch Kollagen Typ I ersetzt. Erst das Kollagen Typ I besitzt aufgrund anderer makromolekularer Struktur die Fähigkeit zur Kalksalzeinlagerung.

Durch die Ähnlichkeit der Verlaufsbeobachtung (Abb. 1) bei dieser Patientin mit Osteogenesis imperfecta tarda und der angeborenen Unterschenkelverbiegung ist nach unserer Meinung zu diskutieren, ob bei der angeborenen Unterschenkelpseudarthrose nicht der gleiche, jedoch umschriebene Defekt der Ausdifferenzierung des Kollagens Typ I bzw. III vorliegt, wie er generalisiert bei der Osteogenesis imperfecta tarda zu beobachten war. Es käme dann als Ursache der angeborenen Unterschenkelverbiegung bzw. -pseudarthrose eine wahrscheinlich genetisch bedingte Störung der Kollagendifferenzierung in Frage.

Morbidität
Das Crus varum congenitum ist eine in der Regel einseitig vorkommende Mißbildung. Einige seltene doppelseitige Fälle sind beschrieben worden. (BISCHOFSBERGER 1949, FRÖHLICH 1911, CAMURATI 1930, ENDERSON, DUCROQUET u. COTTARD 1939, LINDEMANN 1961, VAN NES 1966, KNÖFLER 1969).
Bezüglich der Geschlechtsverteilung läßt sich keine Bevorzugung eines Geschlechts erkennen; lediglich scheint es eine Bevorzugung der linken Extremität zu geben (PITZEN 1945).
Begleitende hypoplastische und hyperplastische Fehlbildungen sind selten. Gelegentlich beobachtete begleitende Mißbildungen sind das Fehlen des V. Zehenstrahls, Syndaktylien der Zehen, hypoplastische Mißbildungen im Bereich des Unterarmes, Polydaktylien, Femurhypoplasien und Mißbildungen im Bereich der Mundhöhle. Nach LINDEMANN (1961) kann die Deformität in jeder Höhe des Unterschenkels lokalisiert sein. Da es sich nach LINDEMANN entweder um ein Crus varum oder Crus valgum congenitum und zugleich Crus ante- und recurvatum handeln kann, hat er die zusammenfassende Bezeichnung Crus curvatum congenitum geprägt. Während auch BÜTTNER u. EYSHOLDT (1950) alle typischen Verbiegungen (Crus valgum et recurvatum, Crus valgum et antecurvatum u.a.) zum Krankheitsbild des Crus varum congenitum gerechnet haben, nehmen WEISS (1961) und EXNER (1967) bei diesen atypischen Formen wegen des Fehlens der biologischen Minderwertigkeit eine Abgrenzung vor. DEBRUNNER (1933), FANCONI (1947), FRÖHLICH (1911), GROB (1945), HAGLUND (1929), KRUKENBERG (1928), NICOD (1937) und WEISS (1961) sahen bei diesen atypischen Verbiegungen spontane Aufrichtungen oder glatte Heilungen nach Osteotomien. BÜTTNER u. EYSHOLDT stellten 1950 aus der Weltliteratur 278 Einzelbeobachtungen und 14 eigene Fälle von Crus varum congenitum und angeborener Unterschenkelpseudarthrose zusammen. Aus neueren Veröffentlichungen der Weltliteratur ließen sich weitere 392 Fälle zusammenstellen.
Die in der Literatur beschriebenen Fälle betrafen etwa zu gleichen Teilen männliche bzw. weibliche Patienten bzw. die rechte oder die linke Extremität, soweit von den einzelnen Autoren überhaupt die Lokalisation bzw. das Geschlecht angegeben wurden (In insgesamt 148 Fällen war das Geschlecht und in 121 Fällen die Lokalisation verzeichnet). Genauer waren die Angaben beim Vorliegen von doppelseitigen Erkrankungen: In insgesamt 8 von 392 Fällen handelt es sich um doppelseitiges Crus varum. In unserem eigenen Krankengut von 32 Fällen fanden wir 13 männliche und 19 weibliche Patienten mit angeborener Unterschenkelpseudarthrose. Hiervon betrafen 16 die linke und 15 die rechte Extremität. In 1 Fall bestand eine doppelseitige angeborene Unterschenkelpseudarthrose.

Klinisches Bild
Das klinische Bild ist durch eine einseitige Unterschenkelverbiegung zwischen mittlerem und unterem Tibiadrittel charakterisiert. Typisch ist die Verbiegung im Varussinn mit gleichzeitiger mehr oder weniger ausgeprägter Antekurvation, seltener Valgus mit Rekurvation (Abb. 2). Manchmal findet sich eine grübchenartige Hauteinziehung über dem Scheitelpunkt der Krümmung. Nicht selten ist die säbelscheidenartige Verbiegung nach vorn stärker entwickelt als die Varusverbiegung. Bei bereits entwickelter Pseudarthrose überwiegt die Antekurvation der meist vorhandenen Varusstellung. Nur in Ausnahmefällen eine Valgusstellung mit Antekurvation (Abb. 3).
Meist ist die Verbiegung bei der Geburt vorhanden oder entwickelt sich in den ersten Lebenstagen. Der Unterschenkel des Neugeborenen zeigt dann eine typische Verkrümmung der unteren Hälfte, die sich deutlich gegen die gesunde Seite abhebt. Ob jede angeborene Verbiegung als Vorstufe der Pseudarthrose angesehen werden kann, ist umstritten. In den einfachsten Fällen findet sich lediglich eine Varusverbiegung der Tibia. Bei stärkerer Ausprägung ist die Tibia schmächtig und unterhalb der Schaftmitte sanduhrförmig verjüngt. Die Schädigung betrifft auch meist die Fibula; jedoch liegt der Scheitel der Verbiegung der Tibia höher als der der Fibula.

Röntgen
Röntgenologisch zeigt sich folgendes Bild: Die Tibia verjüngt sich am Übergang vom mittleren zum unteren Drittel unter wechselnd starker, immer vorhandener Verbiegung. Die Verbiegung kann durch leichte Gegenkrümmung ober- oder unterhalb im a.-p. Bild S-Form gewinnen. Der Durchmesser ist verringert, die Kortikalis verdichtet, die Markhöhle eingeengt. Die Fibula ist gleichsinnig verkrümmt; die Krümmung liegt jedoch meist tiefer (vgl. Abb. 2). Später treten feine Aufhellungen im Krümmungsgebiet auf. Die Aufhellungen sind als Vorstufe der Fraktur anzusehen (BRANDES 1920, CAMURATI 1930, KOSIC 1941, FRÖHLICH 1911, NICOD 1937, WARRING 1949). Nach MATZEN sen. (1953) ist die im Röntgenbild regelmäßig zu beobachtende Verdichtung der Kortikalis im Bereich der Konkavseite der Krümmung nicht spezifisch, sondern wird in gleicher Weise bei Schaftverbiegungen anderer Art regelmäßig beobachtet. Die gleichen Beobachtungen stammen von WILLERT u. Mitarb. (1975). Nach ihren Beobachtungen ist die Knochenverbiegung im Wachstumsalter in der Regel mit einer Sklerosierung des knöchernen Schaftes im Bereich des Biegungsscheitels vergesellschaf-

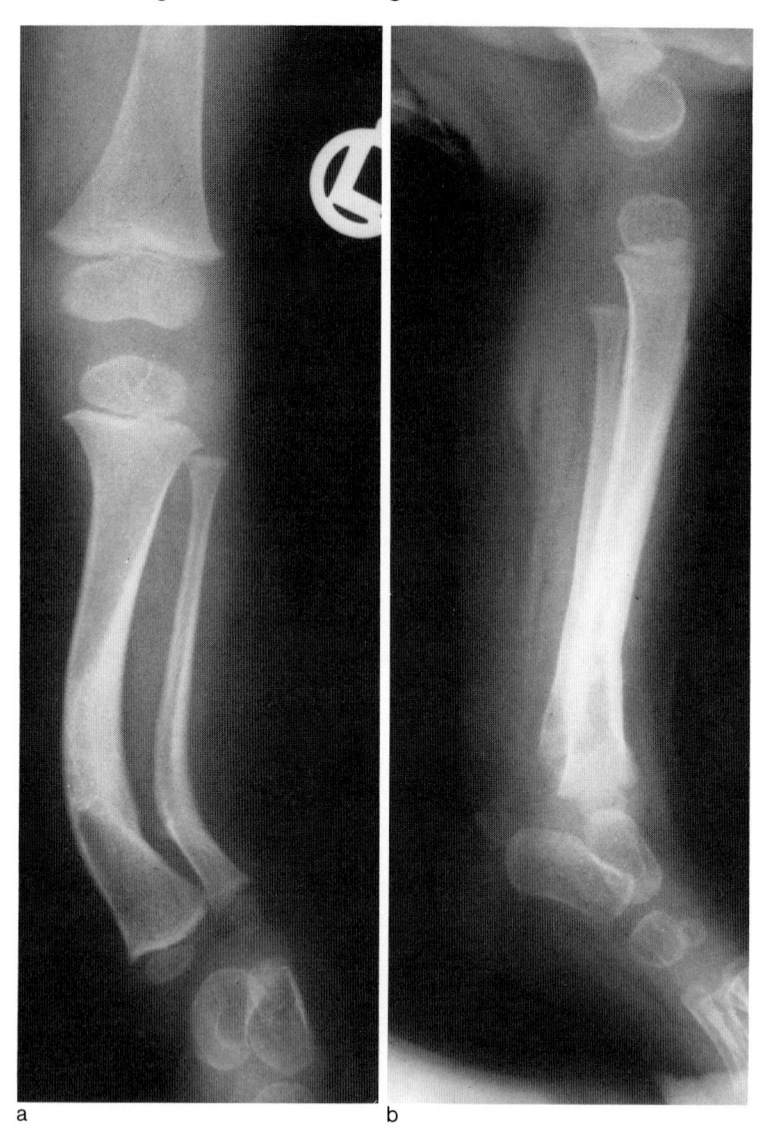

13.4 Angeborene Fehlbildungen des Unterschenkels

Abb. 2a u. b Valgusverbiegung des Tibiaschaftes und der Fibula (Typ I, *Willert* et al.) mit Sklerosierung der konkavseitigen Kortikalis (Patientin S. E., 5 Jahre)

tet. Die Verdichtung ist als Zeichen eines intensiven Umbauprozesses am Knochen zu werten. WILLERT u. Mitarb. haben nach den röntgenologischen Kriterien der Sklerosierung eine Unterscheidung in drei Typen vorgenommen (Abb. 4):

Typ I: gerichteter Umbau mit Sklerosierung und zu erwartendem Biegungsausgleich während des weiteren Wachstums,

Typ II: Umbau mit Sklerosierung ohne zu erwartenden Biegungsausgleich während des Wachstums,

Typ III: Umbau mit oder ohne Sklerosierung und Zystenbildung ohne Biegungsausgleich.

Ähnliche Beobachtungen machte schon LINDEMANN (1960), welcher bei den Fällen vom obigen Typ I von sog. leichten Fällen von Crus varum congenitum gesprochen hat, die zu spontaner Rückbildung fähig seien und bei denen es niemals (LINDEMANN) zu einer Fraktur oder Pseudarthrose kommt. Bei Langzeitbeobachtungen haben auch wir schon wiederholt die gleiche Feststellung treffen können (Abb. 5a-f).

Nach CAMURATI (1930) lassen sich röntgenologisch drei Stadien einteilen:

1. Verbiegung mit Kortikalisverdickung, besonders im Biegungsbereich,
2. Pseudarthrose der Tibia mit nur feinem Spalt und abgeschlossener Markhöhle ohne größeren Substanzdefekt bei S-förmiger Verbiegung der Fibula,
3. vollständige Unterschenkelpseudarthrose mit konischer Zugspitzung der Fragmente (Abb. 6c).

Zusammenfassend kann gesagt werden, daß es sich bei dem Schema von WILLERT u. Mitarb./ LINDEMANN um ein im wesentlichen prognostisches, bei dem von CAMURATI um ein rein deskriptives, nur den Ausprägungsgrad berücksichtigendes Schema handelt.

Angeborene Unterschenkelverbiegung **13**.5

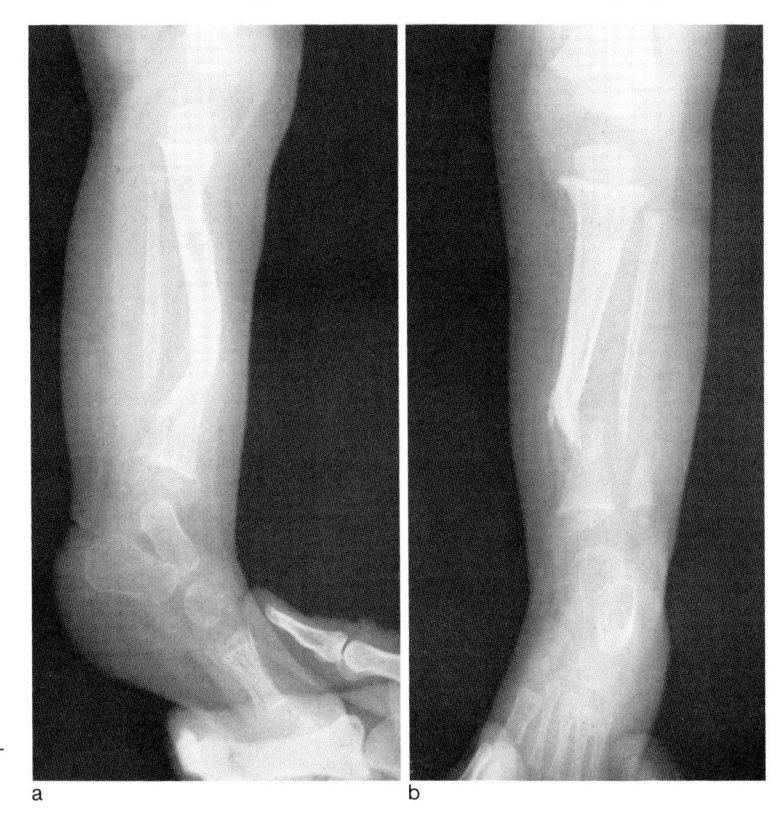

Abb.**3**a u. b Angeborene Tibiapseudarthrose bei gleichzeitiger Pseudarthrose der Fibula (Patientin E.S., 2 Jahre)

Histologie
Feingewebliche Untersuchungen zeigen, daß grundsätzlich zwischen der angeborenen und erworbenen Pseudarthrose im histologischen Bild kein Unterschied besteht (BÜTTNER u. EYSHOLDT 1950, BISCHOFSBERGER 1949). GUI (1929) fand histologisch eine unzureichende Knochenbildung bei vermehrtem Knochenabbau, der weit über die Pseudarthrose hinausreicht. Es ließ sich nachweisen (BISCHOFSBERGER), daß es im späteren Pseudarthrosengebiet lediglich zur Bildung einer bindegewebigen Narbe kommt. Durch die allgemeine Schwäche der Differenzierungsleistung (KNÖFLER 1969) unterbleibt eine vollwertige Kallusbildung; es resultiert eine Bindegewebsschwiele, deren Schrumpfung die schon mangelhafte Durchblutung weiter verschlechtert. Zu der vorhandenen knöchernen Aufbaustörung gestellt sich so eine Störung der Kallusbildung infolge der minderwertigen Durchblutung. GREEN u. RUDO (1943) sahen histologisch im Gebiet der Verbiegung lediglich leicht erweiterte Haversche Kanäle. Der Knochen wies keine Veränderungen auf, die zur Klärung der Ursache hätten beitragen können.

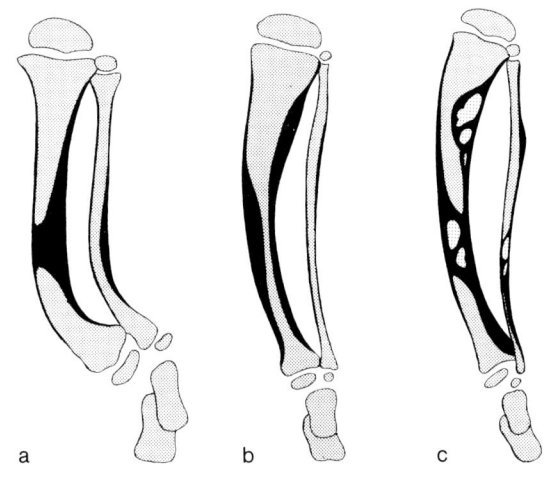

Abb.**4**a-c Typen der Verbiegung des Tibiaschaftes (nach *Willert* et al.). a Typ I: gerichteter Umbau mit Sklerosierung der konkavseitigen Kortikalis und positiver Bilanz. b) Typ II: Umbau mit Sklerosierung der konkavseitigen Kortikalis ohne zu erwartenden Biegungsausgleich während des Wachstums. c) Typ III: Umbau mit oder ohne Sklerosierung und Zystenbildung ohne zu erwartenden Biegungsausgleich

Prognose
Im allgemeinen kommt es zuerst zur Fraktur der Tibia, in Einzelfällen jedoch zuerst zur Fibulafraktur, wenn deren Krümmung stärker als die der Tibia war (BÜTTNER u. EYSHOLDT 1950, CAMURATI 1930, DUCROQUET u. COTTARD 1939, HAGLUND 1929). Ist es zum Unterschenkelbruch gekommen, entwickelt sich fortschreitend aus der zunächst straffen Pseudarthrose eine schlaffe; der Unterschenkel wird belastungsunfähig; pseudarthrosennahe Fragmentenden können zu-

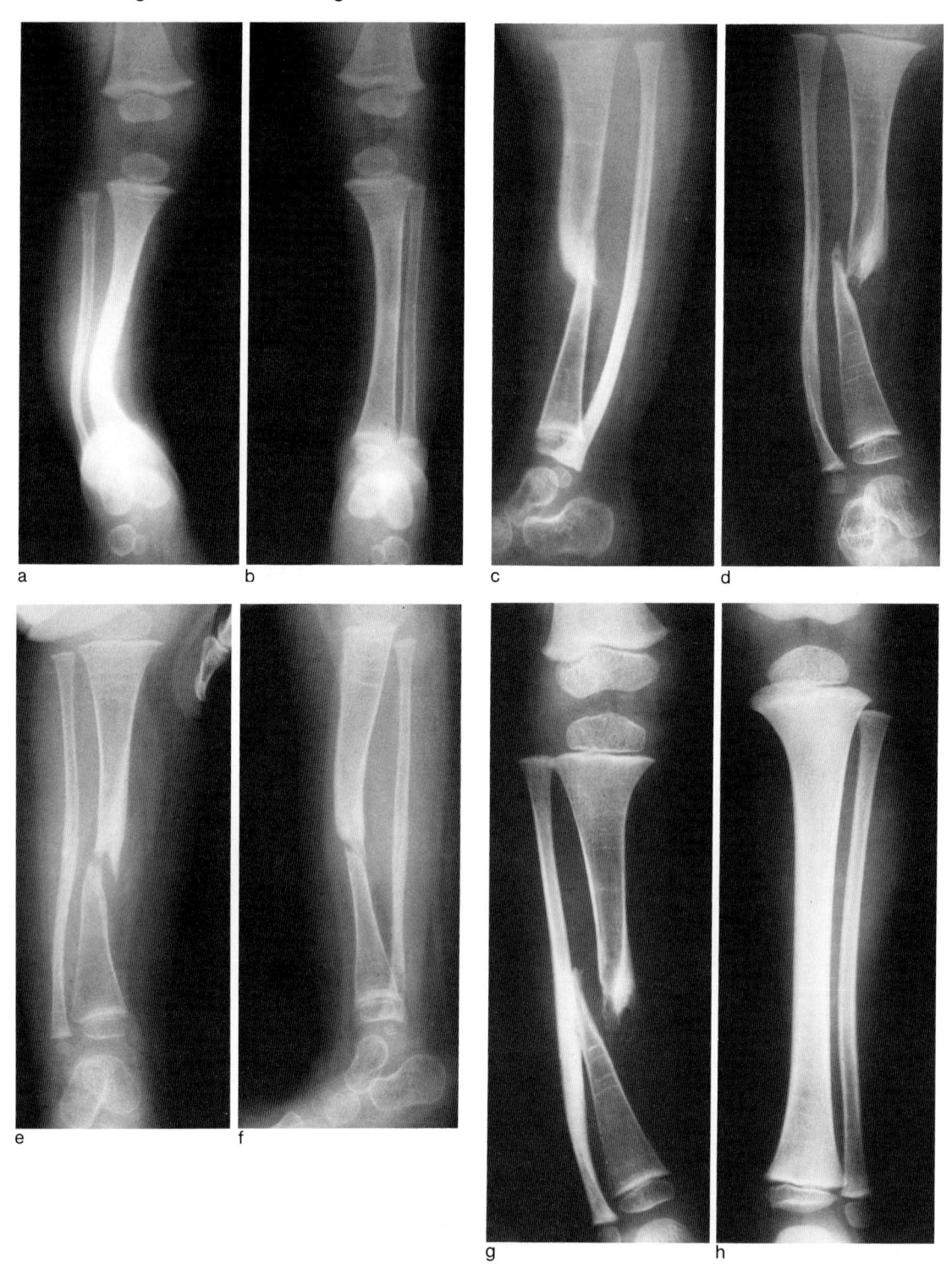

13.6 Angeborene Fehlbildungen des Unterschenkels

Abb. 5 a–h Verlaufskontrolle eines Crus varum congenitum mit Sklerosierung der konvex- und konkavseitigen Kortikalis. Im weiteren Verlauf Ausbildung einer Unterschenkelpseudarthrose. Im Endzustand Atrophie insbesondere des distalen Fragmentendes und erheblicher Verkürzung des Unterschenkels im Vergleich zur gesunden Seite (Patient B. K. im Alter von 2 [a, b], 4 [c, d], 5 [e, f] und 7 Jahren [g, h])

Angeborene Unterschenkelverbiegung 13.7

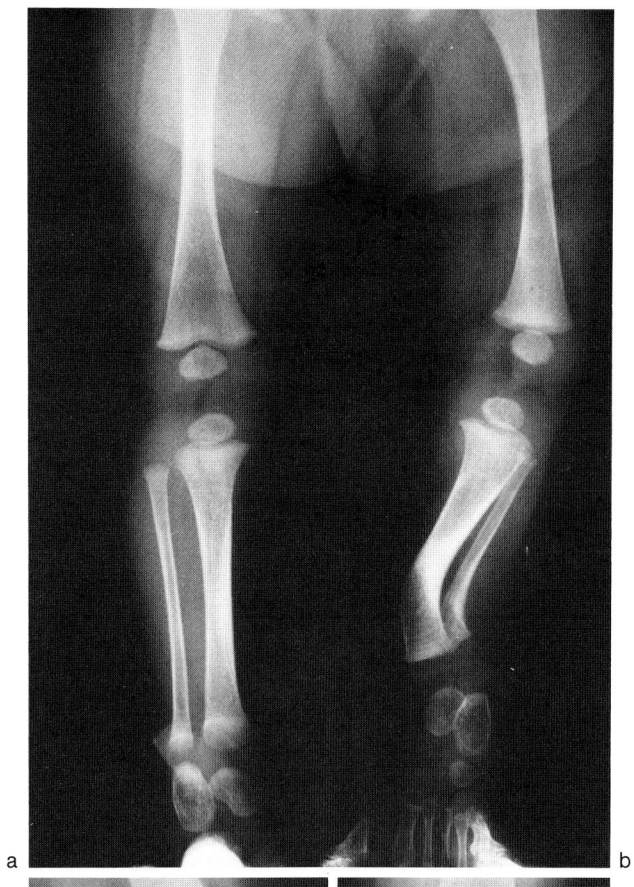

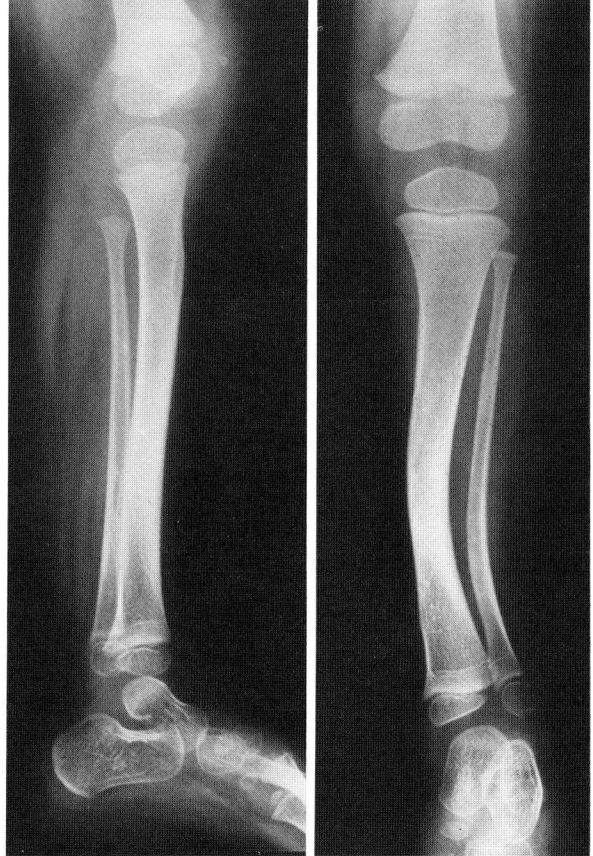

Abb. 6 a-d Verlaufskontrolle eines Crus valgum congenitum mit fast völliger Ausgradung des Unterschenkels im Verlauf von 3 Jahren (keine Therapie) (Patientin S.C. im Alter von 6 Monaten [a, b] und 3½ Jahren [c, d])

nehmend atrophieren, was zur weiteren Verkürzung des Unterschenkels beiträgt (vgl. Abb. 5 a–f). Dieses Fortschreiten ist auch durch Ruhigstellung nur zu verlangsamen, nicht aber aufzuhalten. Zunehmender Muskelschwund durch fehlende funktionelle Beanspruchung kennzeichnet den weiteren Verlauf. Das Bein ist unterentwickelt, der Fuß deutlich kleiner. Verkürzungen bis 15 cm wurden beobachtet. Am Fuß entwickeln sich im Lauf der Zeit typische Deformitäten. Bei Pseudarthrosen mit großen Defekten hat die Muskulatur ihre normale Spannung verloren; Ursprung und Ansatz haben sich einander genähert; durch starke Antekurvation verliert die Wadenmuskulatur ihre Spannung; das Fersenbein stellt sich steiler, und es entsteht im Extremfall ein Hackenfuß. Die Verkrümmung des Unterschenkels kann gelegentlich so stark werden, daß der Unterschenkel dem Fußrücken aufliegt. In anderen Fällen resultiert durch die Weichteilverkürzung eine Spitzfußstellung.

Ausschlaggebend für die günstige Prognose der angeborenen Unterschenkelverbiegung (Willert et al. Typ I) ist nach unserer klinischen Erfahrung nicht nur das röntgenologisch-morphologische Substrat, sondern die Richtung der Verbiegung (varus – valgus). Wir stimmen mit WILLERT u. Mitarb. überein, daß die Valgusverbiegung mit gerichtetem Umbau im Sinne einer Sklerosierung mit positiver Gesamtknochenbilanz eine günstige Voraussetzung für die „Eigen"korrektur ist (vgl. Abb. 6).

Hingegen wird von uns die Prognose bei WILLERT et al. Typ I in Kombination mit der Varusverbiegung zurückhaltender beurteilt. Hier zeigt sich nach unseren Beobachtungen (vgl. Abb. 5) ohne jede iatrogene Maßnahme gelegentlich eine Verschlechterung bis zur Pseudarthrose, wobei die Stadien I–III (WILLERT et al.) durchlaufen werden können. Nach unserer Ansicht kommt der Varusverbiegung eine ungünstige Eigengesetzlichkeit zu.

Differentialdiagnose
Differentialdiagnostisch sind die physiologischen Krümmungen der Unterschenkel der Säuglinge durch ihren Ausprägungsgrad und dadurch, daß sie oberhalb der typischen Lokalisationsstelle der angeborenen Unterschenkelverbiegung oder Pseudarthrose liegen, leicht abzugrenzen.

Die Osteogenesis imperfecta ruft an den Unterschenkeln Verkrümmungen hervor, die denen des Crus varum sehr ähnlich sind. Bei der Osteogenesis ermöglichen aber die Begleiterscheinungen, insbesondere das Auftreten multipler Frakturen, die blauen Skleren, die gelegentliche Innenohrschwerhörigkeit u. a. die Abgrenzung.

Die rachitischen Verformungen sind nie auf einen Unterschenkel allein beschränkt. Auch die bekannten Begleitveränderungen wie Kraniotabes u. a. bringen hier die richtige Diagnose.

Die Lues connata kann klinisch zu ähnlichen Veränderungen führen; hier jedoch bringt die Luesreaktion die Klärung.

Bei der Osteofibrosis deformans juvenilis (UEHLINGER 1946) geben auch die bei der Geburt vorhandenen Pigmentflecken zu Verwechselungen mit der Neurofibromatose Recklinghausen Anlaß. Die durch die diffusen fibrösen Umwandlungen des Knochens entstehenden Verkrümmungen des Schienbeins entwickeln sich meist jedoch erst gegen Ende des ersten Lebensjahrzehntes und haben klinisch, meist auch röntgenologisch ein völlig anderes Erscheinungsbild.

Auch die Tibia recurvata kann zu differentialdiagnostischen Schwierigkeiten Anlaß geben. Sie ist jedoch nicht unter die kongenitalen Deformitäten einzureihen. Hierbei handelt es sich meist um eine Fortentwicklungsstörung, die am Schienbeinkopf und an der proximalen Tibiaepiphyse lokalisiert ist.

Therapie
Hinsichtlich der Therapie ist zwischen Verbiegung und Pseudarthrose des betroffenen Unterschenkels zu unterscheiden. Bei der Valgusverbiegung mit gerichtetem Umbau und Sklerosierung der konkavseitigen kortikalis verhalten wir uns unseren klinischen Erfahrungen entsprechend abwartend, da eine starke Tendenz zur Selbstkorrektur besteht. Bei der Varusverbiegung mit ebenfalls gerichtetem Umbau und Sklerosierung der konkavseitigen Kortikalis sowie bei den Typen II und III (Willert) führen wir eine Apparatversorgung durch, um eine weitere Verbiegung zu vermeiden. In allen Fällen informieren wir uns in regelmäßigen halbjährlichen Abständen vom klinischen und röntgenologischen Zustand der Deformierung.

In den Fällen mit angeborenen oder bereits eingetretenen Pseudarthrosen des Unterschenkels nehmen wir unabhängig vom Alter der Patienten die operative Korrektur vor.

Wir bevorzugen die von WITT (WITT u. Mitarb. 1968, BLAUTH u. HEPP 1978) erstmals angegebene Plattenosteosynthese unter Verwendung von Halb- und Drittelrohrplatten und gleichzeitiger Anlagerung eines autologen Knochenspans aus der kontralateralen gesunden Tibia oder aus dem Beckenkamm und autologer Spongiosa.

Die operative Korrektur sollte unter Verwendung von Platten, jedoch unabhängig vom Alter nur dann vorgenommen werden, wenn die Gewähr dafür besteht, daß die eingebrachten Schrauben in der Kortikalis des distalen und proximalen Fragments ausreichenden Halt finden. Besteht nicht die Gewähr, daß das Osteosynthesematerial ausreichenden Halt findet, so muß der Patient mit einem Apparat versorgt und die weitere Knochenentwicklung abgewartet werden. Es kann jedoch auch die Knochenmarknagelung versucht werden (s. unten).

Bei Tibiapseudarthrosen mit großen Defekten und erhaltener Fibula haben sich bei uns in einzelnen Fällen die Brückenplastik (GOLJANITZKI 1922, McFARLAND 1951) und die Fibula-pro-Tibia-Operation nach HAHN (1884) bewährt.

Andere Verfahren, die wir nicht anwenden, sind die Muff-Plastik nach MATZEN (1953) unter Verwendung eines homologen Röhrenknochens sowie die innere Schienung mit Küntscher-Nagelung (HASSELMANN 1951, CHARNLEY 1956, MATZEN 1955, ONDRUOCH 1966), über die in letzter Zeit JANI u. MORSCHER (1979) gute Langzeitergebnisse berichten konnten.

Unabhängig von der Operationsmethode kann erst dann von einer Ausheilung der Pseudarthrose gesprochen werden, wenn röntgenologisch ein durchgehender Medullarraum erkennbar ist. Es kann durchaus notwendig werden, daß bei Rezidiven mehrfach das Osteosynthesematerial gewechselt und Knochenspäne und autologe Spongiosa angelagert werden. Auch heute ist die Prognose bei optimaler Therapie trotz ermutigender Einzelerfolge unsicher. Nach unserer Ansicht sollte die operative Therapie nur erfahrenen Operateuren vorbehalten bleiben.

Bei allen therapeutischen Eingriffen kann immer nur der unsichere Versuch unternommen werden, die betroffene Extremität zu erhalten. Der weitere klinische und röntgenologische Verlauf erst wird zeigen, ob dieser „Versuch" gelungen ist. Auch heute noch kann die Amputation trotz zahlreicher therapeutischer Bemühungen das Ende eines langen Leidensweges bilden. Bei Endzuständen mit hochgradigen Beinverkürzungen und Funktionsbehinderungen sind die Amputation und die Versorgung mit einer gutsitzenden Unterschenkelprothese sinnvoller als der Versuch, mit allen Mitteln den Durchbau der Pseudarthrose erreichen zu wollen.

Kongenitale Tibiaaplasie

Ätiologie

Die Ätiologie der kongenitalen Tibiaaplasie ist unklar. Sie gehört zu den seltenen Gliedmaßenmißbildungen und wird wie die kongenitale Fibulaaplasie zu den Ektromelien der unteren Extremität gerechnet – als sog. distale tibiale Form. Die Mißbildung beruht wahrscheinlich auf einer Störung der embryonalen Skelettdifferenzierung während der 5. und 6. Schwangerschaftswoche und ist als eine sog. Hemmungsmißbildung aufzufassen.

Die früher diskutierte Druckschädigung durch amniotische Schnürfurchen wird abgelehnt (SALZER 1960). Es bleibt die Frage nach der genetischen, endogenen und exogenen Ursache. ASCHNER u. ENGELMANN (1928) nehmen genetische Schäden als Ursache an. Gegen diese alleinige genetische Ätiologie sprechen experimen-

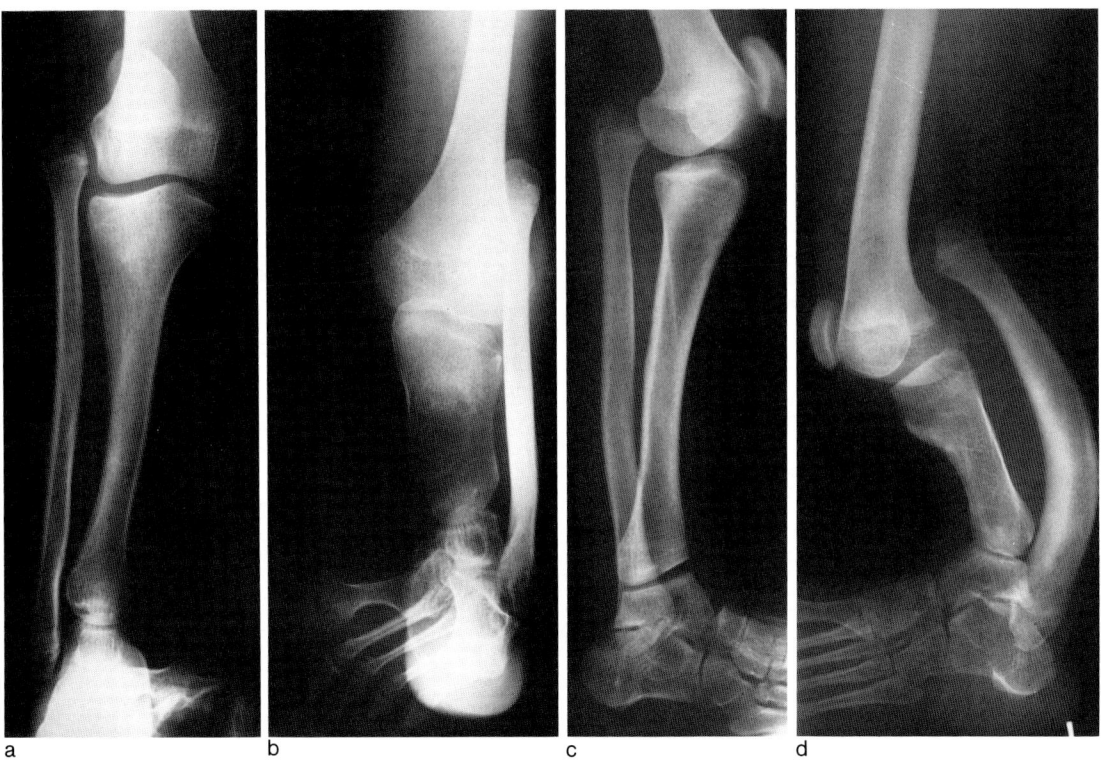

a   b   c   d

Abb. 7 a–d Tibiahypoplasie rechts, subtotale Tibiaaplasie links (Patientin K. M., 16 Jahre)

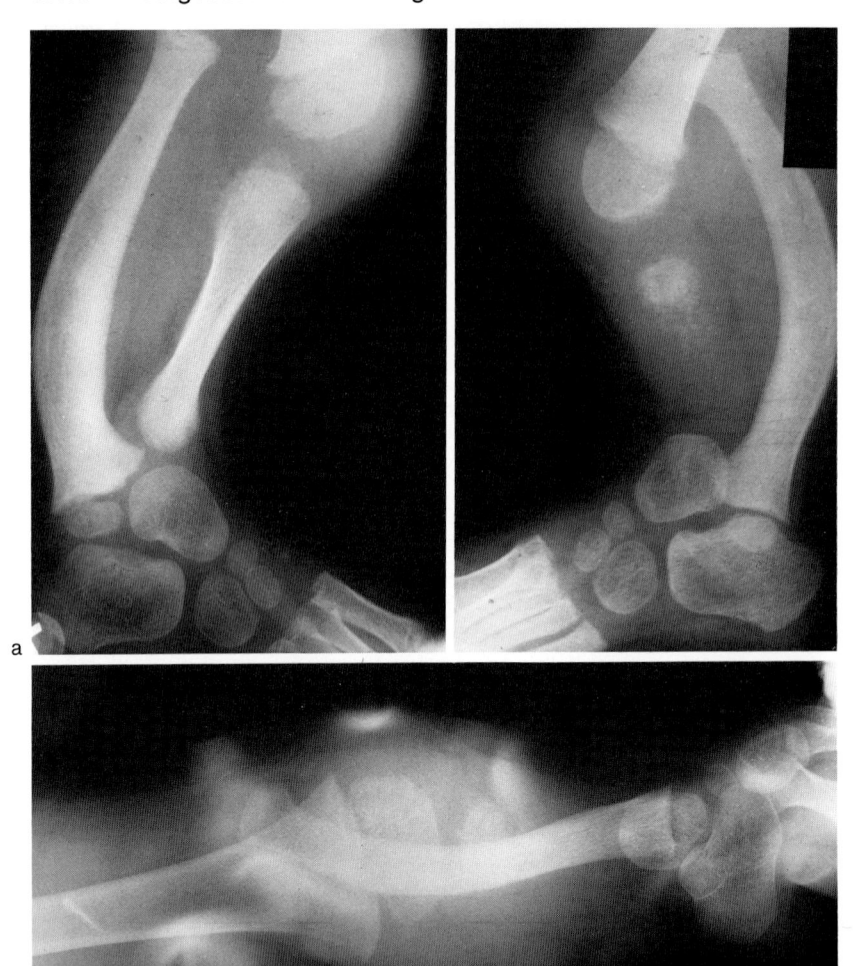

13.10 Angeborene Fehlbildungen des Unterschenkels

Abb. 8 a–c
a) Partielle Tibiaaplasie links: Das distale Tibiaende ist nicht ausgebildet. Die hypertrophierte Fibula steht in Luxationsstellung. Verknöcherungsstörungen auch im Bereich der proximalen Tibiaepiphyse.
b) Subtotale Tibiaaplasie rechts: Die Tibia ist nur als sklerosierter Knochenkern im Tibiakopfbereich zu erkennen.
c) Hypertrophie, Verbiegung und kraniale Luxationsstellung der Fibula
(Patient E. L., 17 Jahre)

telle Untersuchungen, wobei durch Mangelernährung (Warkany 1947) und Sauerstoffmangel (Ingalla 1964) Störungen erzeugt werden konnten, die den genetischen vollkommen ähnlich waren (Phänokopie). Die Häufung der Defekte im Zuge der Thalidomidembryopathie (Blauth 1963, Exner 1967, Sulamaa u. Ryöppy 1963, Willert u. Henkel 1969 u.a.) sprechen für die Annahme einer exogenen Ursache. In Einzelfällen jedoch ist bei der kongenitalen Tibiaaplasie hereditäres Vorkommen beobachtet worden (Munro, Nutt u. Smith 1941, Salzer 1960, Werthemann 1952).

Morbidität

Die Reduktionstendenz der Tibia schreitet im allgemeinen von distal nach proximal fort (Abb. 11). Der Schwund des Tibiaknochens beginnt dann im Bereich der distalen Epi-Metaphyse, am längsten bleibt der kniegelenknahe Tibiaabschnitt verschont. Es werden jedoch auch umgekehrte Verläufe der Ausprägung beobachtet (Abb. 12).

Diese Reduktion beschreibt aber nicht, um Irrtümern vorzubeugen, den Einzelfall, sondern die fortschreitende Reduktionstendenz der Tibia allgemein. Willert u. Henkel (1969) haben vier verschiedene Stadien dieser Reduktionstendenz unterschieden:

1. Tibiahypoplasie: Die Tibia ist unter Erhaltung ihrer Form harmonisch verkleinert (vgl. Abb. 7).
2. Partielle Tibiaaplasie: Das distale (respektive proximale) Tibiaende ist wahrscheinlich teilweise knöchern ausgebildet (Abb. 8).
3. Subtotale Tibiaaplasie: Nur der Tibiakopf ist erhalten; die Fibula ist verkürzt und verbogen (Abb. 9).
4. Totale Tibiaaplasie: Die Tibia fehlt; evtl. ist ein Rest in die distale Femurepiphyse einbezogen (Abb. 10).

So nach dem Schweregrad der Schädigung geordnet, ergibt sich eine lückenlose teratologische Reihe der kongenitalen Tibiaaplasie (Abb. 11 u. 12).

Kongenitale Tibiaaplasie **13**.11

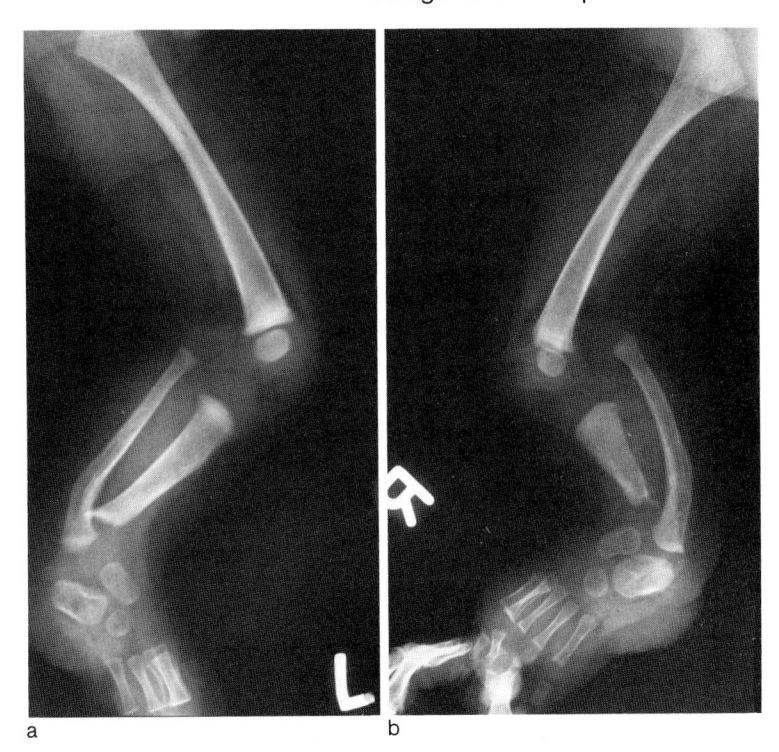

Abb. **9** a u. b Beidseitige partielle Tibiaaplasie mit Fehlen des distalen Tibiaanteils, Verbiegung der Fibula und Luxationsstellung des Fibulaköpfchens (Patient K.W., 7 Monate)

Die totale Tibiaaplasie ist häufiger als die partielle, die einseitige häufiger als die doppelseitige (WERTHEMANN 1952). Bei der axialen Form der Extromelie der unteren Extremität sind Tibia und Femur gleichzeitig fehlgebildet, wobei Femur und Tibia jeweils einer für sie charakteristischen Reduktionstendenz folgen. Es finden sich Kombinationen von partiellen Tibiaaplasien mit partiellen Femuraplasien sowie Kombinationen von partiellen, subtotalen und totalen Femuraplasien mit totalen Tibiaaplasien. Nach ALETTER (zit. nach WERTHEMANN 1952) liegen bei der Tibiaaplasie in 50% der Fälle Kombinationsfehlbildungen vor. Manchmal sind Polydaktylien an der unteren Extremität anzutreffen.
Weiterhin finden sich Defekte von Talus, Navikulare, Kuneiforme und der einzelnen Zehen. Nach SALZER (1960) finden sich die häufigsten Defektbildungen im Bereich des Fußskeletts. Hier sind es die Aplasien des Hallux und des Metatarsus I, das Fehlen mehrerer Zehen, die Verschmelzung oder Aplasie der Fußwurzelknochen, Fußwurzeldefekte, Hypoplasien des I. Strahls.
Gelegentlich werden Kombinationen nicht nur mit Femurdefekten, sondern auch mit angeborenen Luxationen beobachtet. Bei den gelegentlich zu beobachtenden Femurexostosen kann es sich um verlagerte Tibiaanlagen handeln.
Auch Mißbildungen im Bereich der oberen Extremität, wie Spalthand oder Radiusdefekt, Fehlbildungen des Urogenitaltraktes u.a., sind gelegentlich beobachtet worden.
Da es sich um Fehlbildungen handelt, die bei der

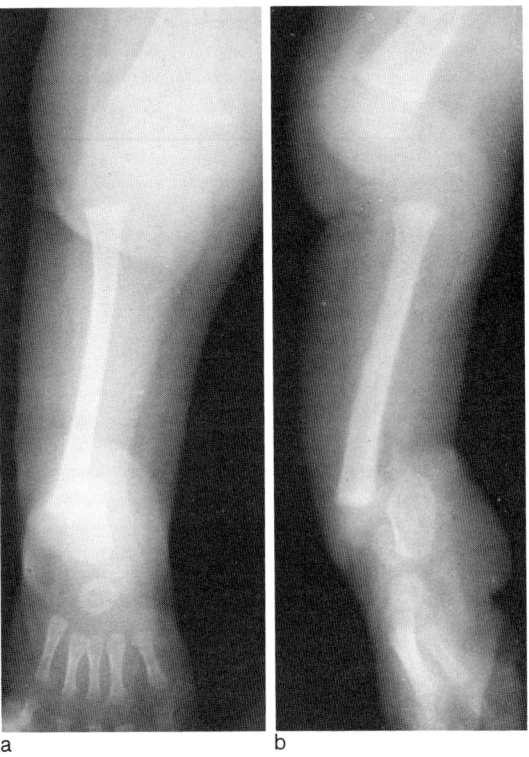

Abb. **10** a u. b Einseitige totale Aplasie der Tibia (Patient L.A., 6 Monate)

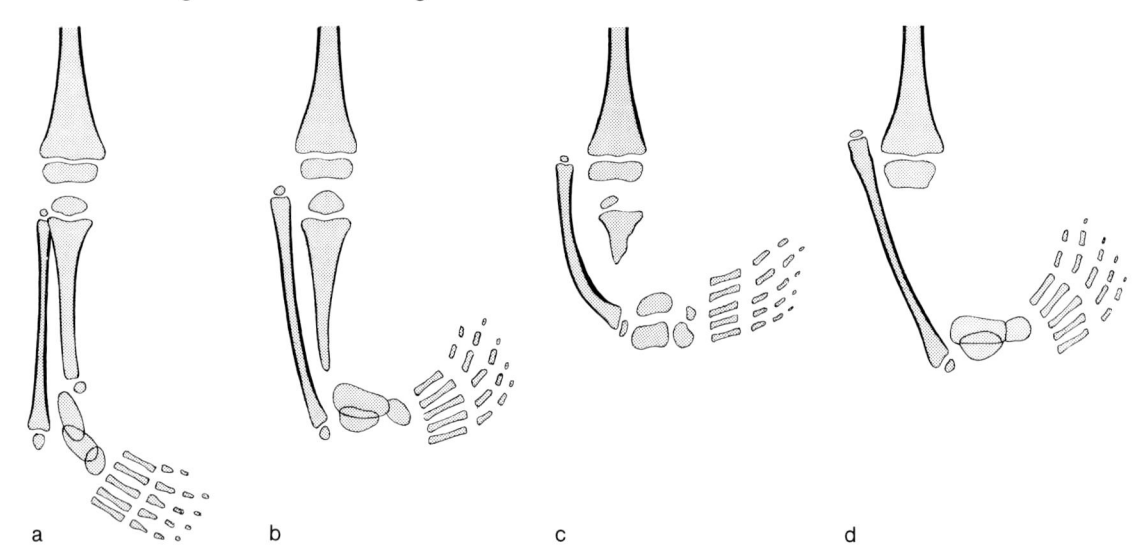

13.12 Angeborene Fehlbildungen des Unterschenkels

Abb. 11 a-d Reduktionstendenz der Tibia (von distal nach proximal fortschreitend) (nach *Willert* u. *Henkel*).
a) Harmonische Verkleinerung der Tibia (Tibiahypoplasie), b) partielle Tibiaaplasie (das distale Tibiaende ist nicht knöchern ausgebildet), c) subtotale Tibiaaplasie (von der Tibia ist nur der Tibiakopfbereich erhalten, die Fibula ist verkürzt, verbogen und steht in Luxationsstellung im Bereich des Kniegelenks) d) totale Tibiaaplasie

Thalidomidembryopathie beobachtet wurden, ist eine Kombination mit den bei Thalidomidembryopathien häufig beobachteten Fehlbildungen der oberen Extremität (z.B. Oligodaktylie, Triphalangie des Daumens, Ektromelie vom kurzen, langen und phokomelen Typ usw.) grundsätzlich möglich.
SALZER (1960) konnte eine Übersicht von 181 Fällen aus der Literatur und 9 eigenen Fällen zusammenstellen. Aus späteren Veröffentlichungen (BLAUTH 1963, EXNER 1967, SULAMAA u. RYÖPPY 1963) sind uns 10 weitere Fälle bekannt. In unserem eigenen Material fanden sich 16 Fälle. Nach der Statistik SALZERs betrifft die kongenitale Tibiaaplasie in der Mehrzahl männliche Patienten. Das Verhältnis männlich zu weiblich betrug nach seinen Berechnungen 61,8 zu 38,2%. Unter den 10 zusätzlichen Fällen aus der Literatur waren 5 männliche und 5 weibliche Patienten, in unserem eigenen Krankenbestand dagegen 11 männliche und 5 weibliche Patienten, was etwa den Verhältniszahlen SALZERs entspricht.
SALZER fand 65 doppelseitige, 86 rechtsseitige und 23 linksseitige Tibiadefekte. Bei den übrigen waren 5 doppelseitige, 4 linksseitige und 1 rechtsseitiger Fall. In unserem eigenen Krankenbestand sahen wir 6 doppelseitige, 4 rechtsseitige Fälle und 5 linksseitige (Abb. 13).
SALZER fand 124 totale und 61 partielle Defekte. Bei den übrigen 10 Fällen waren 3 totale, die übrigen partielle Defekte. Bei unserem Material handelt es sich in 7 Fällen um totale, bei den übrigen um partielle Defekte.

Klinik
Schon JOACHIMSTHAL (1894) hat darauf hingewiesen, daß das klinische Bild des partiellen und totalen Tibiadefektes ein typisches, sich stets gleichbleibendes ist. Beim partiellen Defekt der Tibia findet sich meist ein normales Kniegelenk. Beim totalen Defekt ist das Kniegelenk instabil. Die Fibula ist verplumpt und verkürzt und meist nach dorsal lateral luxiert und konvex verkrümmt. Als Begleiterscheinungen finden sich häufig Kniebeugekontrakturen wechselnden Ausmaßes und Aplasien der Patella. Durch das Fehlen des Malleolus medialis weicht der Fuß stets in Equinovarusstellung aus; der Malleolus fibularis springt vor. Bei den schwersten Formen des Pes equinovarus zeigt die Fußsohle nach medial oben. Durch die progressive Luxation (EXNER 1967) des Wadenbeinköpfchens besteht eine Unterschenkelverkürzung, welche im Lauf des Wachstums allmählich zunimmt. Beim totalen Defekt der Tibia fehlt das Lig. patellae, statt dessen findet sich ein fibröser Strang, der mehr oder weniger stark ausgeprägt in die Kniegelenkkapsel einstrahlt. In solchen Fällen ist die Fossa intercondylica femoris extrem flach. Konsekutiv fehlen die Ligg. cruciata und die Menisken. Die Femurkondylen sind unterentwickelt; gelegentlich werden Femurgabelungen (ALETTER 1932, HILDEMANN, NIGST 1927, LIEPMANN, K.A. MATZEN u. Mitarb. 1976) beobachtet (Abb. 14).
Bei einem geringeren Teil der Fälle steht der Talus relativ nah am distalen Ende des Wadenbeins bei mäßiger Klumpfußstellung des Rückfußes. In der Mehrzahl ist der Talus weiter nach proximal getreten und oft zusammen mit dem Rückfuß um 70–90 Grad im Varussinn verkippt.

Kongenitale Tibiaaplasie **13**.13

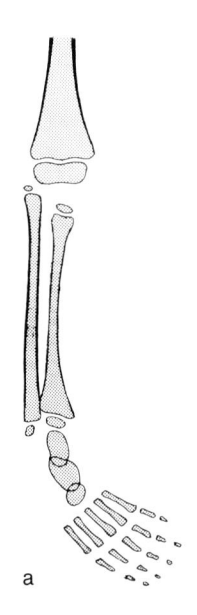

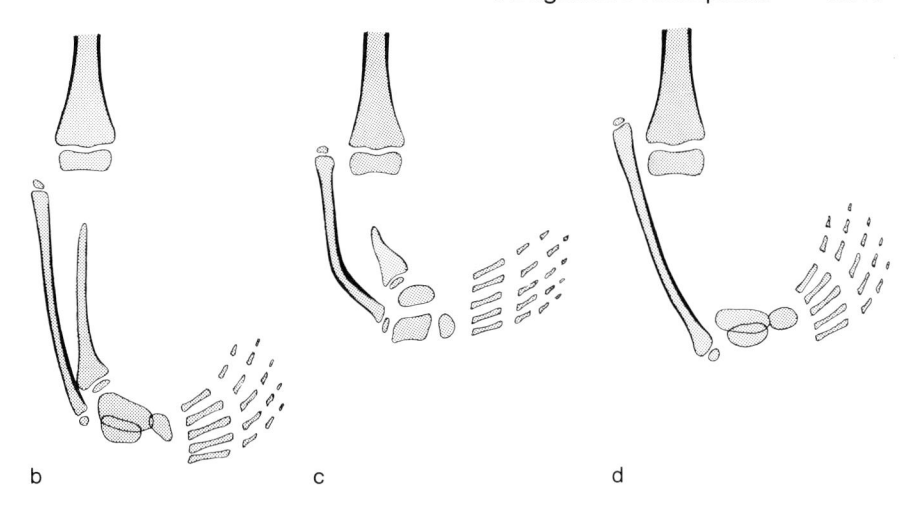

Abb. **12** a–d   Reduktionstendenz der Tibia von proximal nach distal fortschreitend

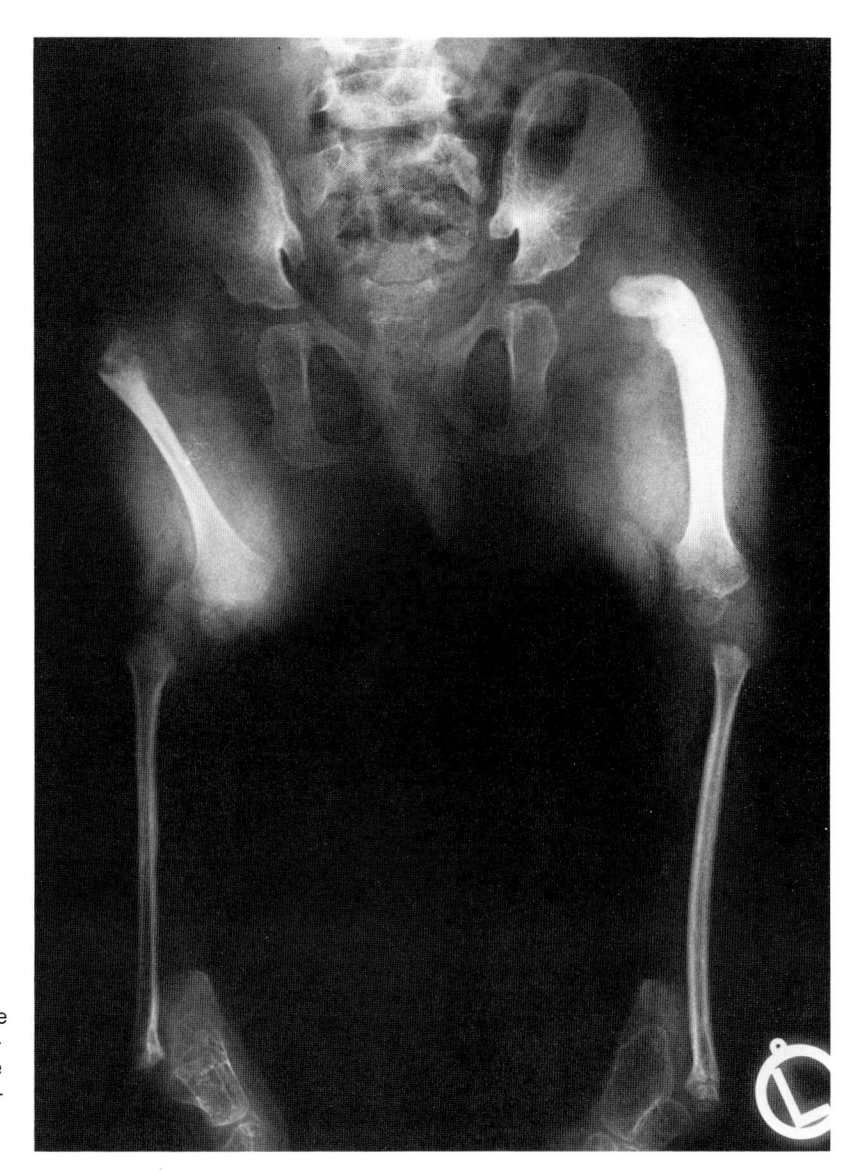

Abb. **13**   Beidseitige totale Tibiaaplasie bei gleichzeitiger partieller Femuraplasie rechts (axiale Form der Ektromelie) (Patient H. G., 8 Monate)

13.14 Angeborene Fehlbildungen des Unterschenkels

Therapie

Lange Zeit bestand bei der kongenitalen Tibiaaplasie das Behandlungsziel darin, durch eine Form- und Funktionsverbesserung des Fußes eine spätere Schuh- und Apparatversorgung zu ermöglichen und so die Gehfähigkeit der Patienten zu erreichen. Schon frühzeitig wurde jedoch auch versucht, die Fibula als Ersatz der Tibia in die Fossa intercondylica einzubolzen (GLUCK, C. MAU). Zur Verbesserung der Fußstellung entfernten NOVE und JOSSEBRAND den Talus. MICHEL u. GIULLEMINET (1958) implantierten zusätzlich das distale Fibulaende in den Kalkaneus. Andere Autoren implantierten das distale Fibulaende in den Talus (BARDENHEUER, BLAUTH 1963) nach Verkürzungsosteotomie der Fibula.

Das heutige therapeutische Ziel ist, durch eine feste knöcherne Verbindung zwischen Knie- und Fußgelenk und gleichzeitiger Beseitigung der Fußfehlstellung eine Bewegungs- und Belastungsmöglichkeit zu erzielen. Die besten Ergebnisse wurden bei partiellen Tibiaaplasien durch die von HAHN (1884) angegebene Translokation der Fibula zur Überbrückung des Defektes und zusätzlicher Unterstellung des Fußes ohne Verkürzungsosteotomie der Fibula (BLAUTH) erreicht. Die orthograde Unterstellung des Fußes wird durch partielle oder totale Exstirpation des Talus angestrebt. Hierdurch lassen sich Wachstumsstörungen im Bereich der distalen Fibula weitgehend vermeiden (BLAUTH).

Kongenitale Fibulaaplasie

Ätiologie

Die Ätiologie der kongenitalen Fibulaaplasie ist unbekannt. Es wird angenommen (WERTHEMANN 1952), daß der Defekt endogen oder exogen auf einer Störung der muskuloskelettalen Organogenesis der 4.-6. Embryonalwoche beruht. In dieser Zeit formt aus einer Aussackung des Mesoderms die Beinanlage. Selten ist im Zusammenhang mit der angeborenen Fibulaaplasie familiäres Vorkommen beschrieben worden (WERTHEMANN), was für eine genetische Ursache der Mißbildung sprechen würde.

Morbidität

Der häufigste angeborene Defekt der langen Röhrenknochen ist die Hypo- oder Aplasie der Fibula. Nach der uns vorliegenden Literatur ließen sich 290 Fälle zusammentragen. Allein PAPPAS u. Mitarb. (1972) berichteten über 129. Nach

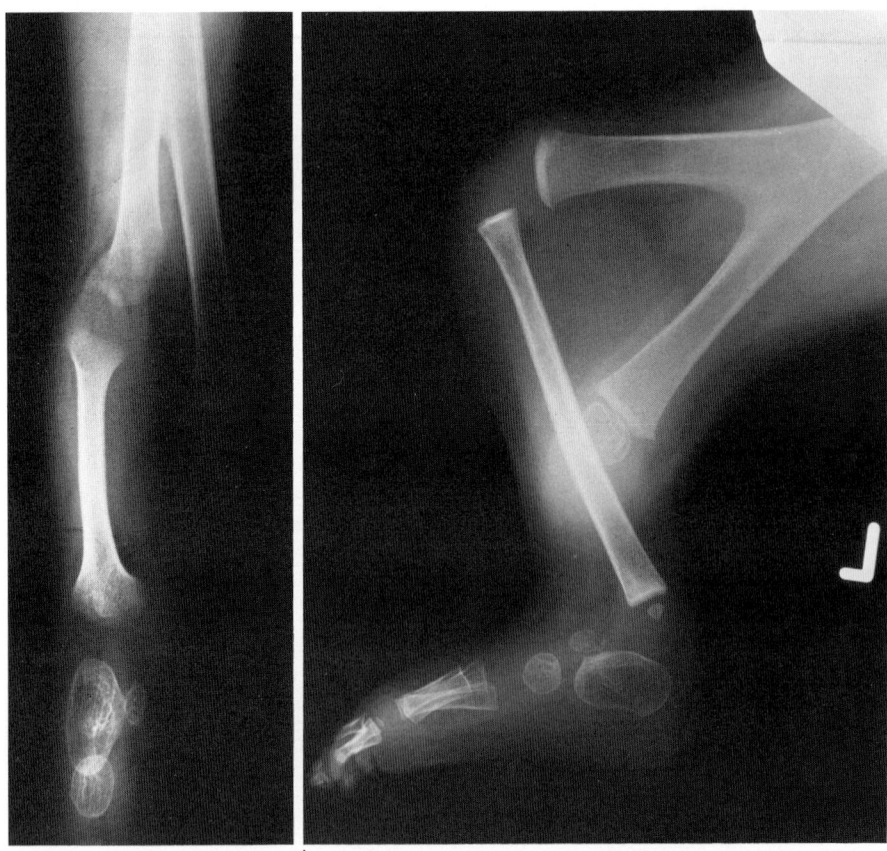

Abb. 14 a u. b Tibiaaplasie bei gleichzeitiger Femurgabelung (Patier V. M., 3 Jahre)

a   b

SULAMAA u. RYÖPPY (1963) hat die Häufigkeit der angeborenen Fibulaaplasie in der Zeit der Thalidomidembryopathien zugenommen. *Nach den Untersuchungen von* WILLERT *u.* HENKEL *(1969) kommt jedoch die angeborene bzw. die distale fibulare Form der Ektromelie im Rahmen der Thalidomidembryopathien nicht vor, was auch mit unseren klinischen Beobachtungen übereinstimmt.*
Bezüglich der Geschlechtsverteilung sahen KRUGER u. TALBOTT (1961) eine Bevorzugung des männlichen Geschlechts im Verhältnis von 31:17. WOOD u. Mitarb. (1965) beobachten eine Verteilung von männlichen zu weiblichen von 13:8, SULAMAA u. RYÖPPY (1963) von 4:2 und JANSEN u. ANDERSEN (1974) von 14:7. Bei unserem eigenen Material ergab sich bei 38 Fällen ebenfalls eine deutliche Bevorzugung des männlichen Geschlechtes im Verhältnis von 24:14. Andere Autoren (HOLENSTEIN 1965, PAPPAS u. Mitarb. 1972) fanden jedoch keinen nennenswerten Unterschied.
Bezüglich der Verteilung auf die rechte bzw. linke Extremität fanden die meisten Autoren eine Bevorzugung der rechten Seite (WOOD u. Mitarb. 1965, HOLENSTEIN 1965, KRUGER u. TALBOTT 1961, SULAMAA u. RYÖPPY 1963, BLAUTH u. HEPP 1978). In der Statistik von PAPPAS u. Mitarb. (1972) betrug das Verhältnis von rechts zu links gleich 51:49%, in unserem eigenen Krankengut betrug das Verhältnis rechts zu links 16:17 Fälle, 5 Fälle waren doppelseitig (vgl. Abb. 11 a u. b).

COVENTRY und JOHNSON haben eine Klassifikation in drei Typen vorgenommen:
1. Partielle einseitige Fibulaaplasie mit minimaler Beinverkürzung und ohne Begleitanomalien.
2. Totales Fehlen der Fibula, Verkürzung des Femur, Verkürzung und Varusverbiegung der Tibia, Equinovalgusstellung des Fußes, Anomalien des Talus (Fusionen zwischen Talus und Kalkaneus oder Talus und Navikulare oder Kuboid bzw. Talus und Navikulare und Kuboid oder Fehlen des Kuboids. Metatarsalanomalien, oft mit Fehlen des IV. und V. Strahls.
3. Bilaterale Deformitäten und unilaterale Deformitäten mit anderen Mißbildungen kombiniert.

Ordnet man die kongenitale Fibulaaplasie nach dem Schweregrad der Schädigung, so erhält man eine lückenlose teratologische Reihe (BAUER u. BODE, BLAUTH, SCHWALBE: zit. nach WILLERT u. HENKEL 1969): Fibulahypoplasie, partielle Fibulaaplasie und totale Fibulaaplasie (Abb. 15-19).

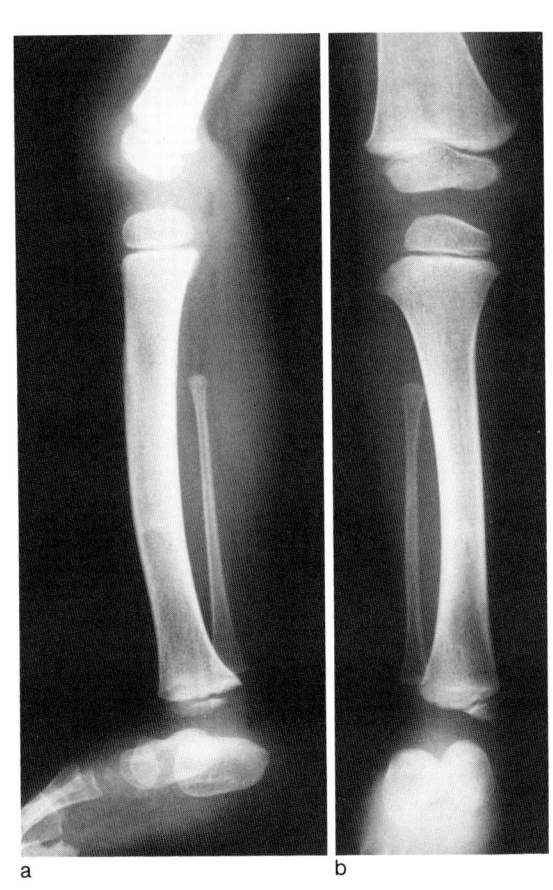

Abb. 15 a u. b Fibulahypoplasie in Kombination mit Kugeltalus und Subluxation des Talokalkanealgelenks (Patient N. J., 2½ Jahre)

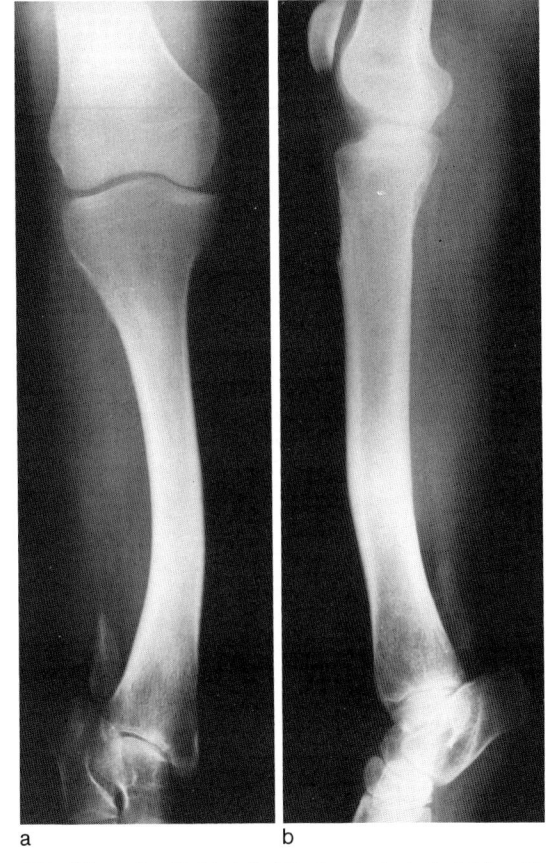

Abb. 16 a u. b Subtotale Fibulaaplasie bei gleichzeitiger leichter Antekurvationsfehlstellung der Tibia (Patientin B. K., 16 Jahre)

13.16 Angeborene Fehlbildungen des Unterschenkels

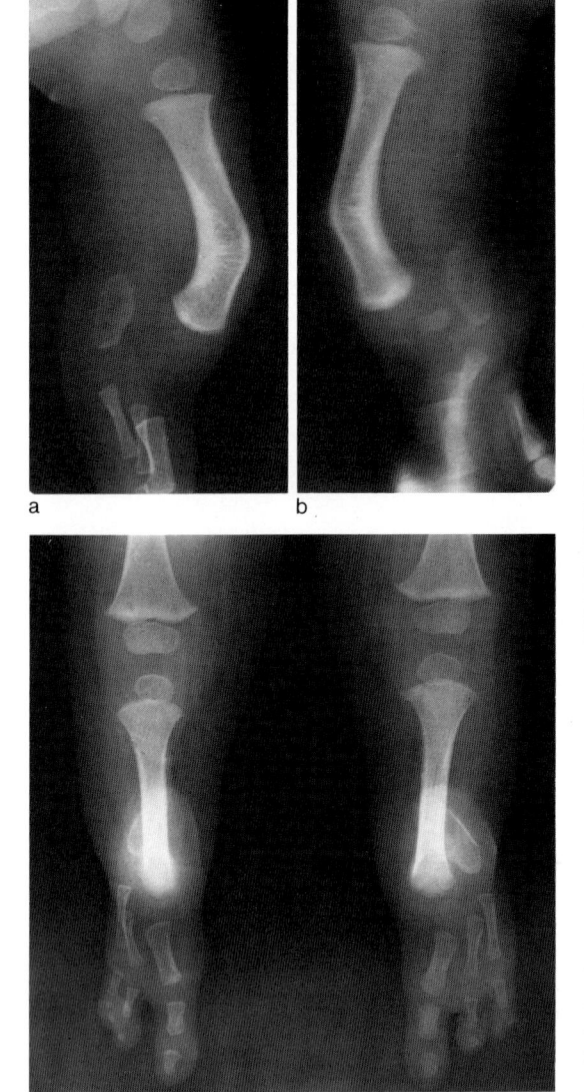

Abb. 17 a–c Doppelseitige Fibulaaplasie (distale fibulare Form der Ektromelie/Randstrahlaplasie) und Tibia antecurvata (Patient H.R., 10 Monate)

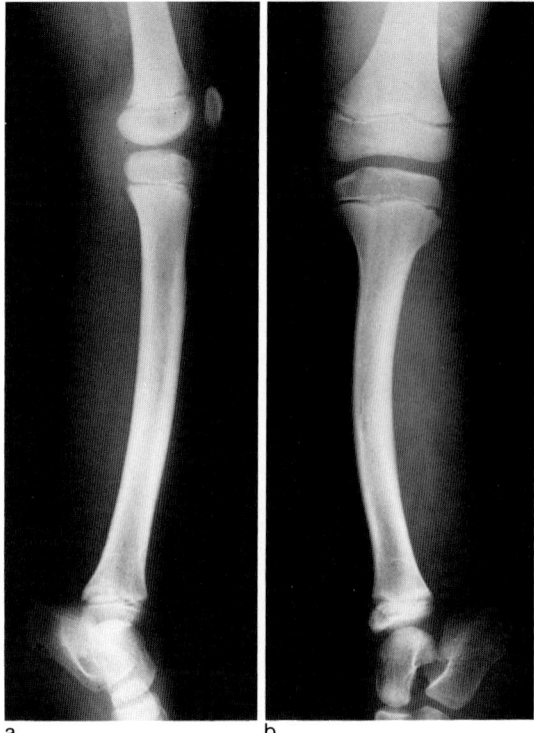

Abb. 18 a u. b Totale Fibulaaplasie (Patient D.R., 9 Jahre)

Klinik

Klinisch kann zwischen partiellem und totalem Fibuladefekt unterschieden werden. Das klassische klinische Bild findet sich beim völligen Fehlen der Fibula. Durch das Fehlen der Fibula bekommt der Unterschenkel seine charakteristische Form. Die Tibia ist meist verkürzt, oft verkrümmt oder knickförmig nach vorn und häufig im Valgussinne abgebogen sowie nach innen torquiert. Die Tibiaverbiegung ist im distalen Drittel lokalisiert. Außerdem findet sich eine kleine Hauteinziehung auf der Vorderseite des Unterschenkels in Höhe der Verbiegung. Durch das Fehlen des Außenknöchels weicht der Fuß in Equinovalgusstellung ab. Hierbei finden sich komplette oder Teilluxationen im Talotibialgelenk. Die Fehlstellung des Fußes ist häufig kombiniert mit Fußwurzelsynostosen, Reduktionen der fibularen Randstrahlen und gelegentlich Kugelformen des Talus (BLAUTH 1978, FISCHER und REFIOR u. GASTEIGER 1971) (vgl. Abb. 17).

Gelegentlich ist die kongenitale Fibulaaplasie mit anderen Mißbildungen kombiniert: Femurdefekt derselben Seite (Abb. 20), Defekt oder Verkleinerung der Patella, Defekt am anderen Bein, Defekt an den oberen Extremitäten (vgl. Abb. 19), Syndaktylien der Zehen, Mißbildungen am Schädel (Kraniosynostosis) und Eingeweiden, kongenitale Hüftgelenkluxationen, Knieluxationen, Strahlendefekte der Zehen und anderes mehr.

In unserem eigenen Patientengut war die Fibulaaplasie mit mehreren anderen Defekten kombiniert: Kugeltalus (vgl. Abb. 15), Fehlen des fibularen Zehenrandstrahls (distale Ektromelie) (Abb. 17), subtotale Ulnaaplasie und partieller Radiusaplasie bei gleichzeitiger Oligosyndaktylie der Hand als Kombination einer oberen distalen und unteren fibularen Ektromelie sowie einer partiellen Femuraplasie ohne Störung des fibularen Fußrandstrahls.

Röntgen

Das Röntgenbild ist charakterisiert durch eine von kranial nach distal oder distal nach kranial „fortschreitende" Reduktion der Fibula.
Im einfachsten Fall finden wir eine symmetrische harmonische Verkleinerung der Fibula im Ver-

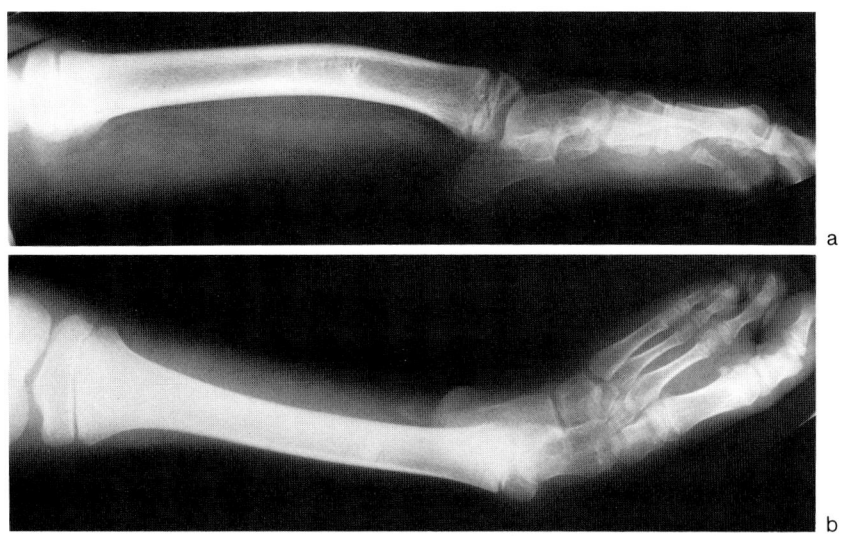

gleich zur Tibia bzw. zur Fibula der gesunden Seite. Die Tibia der erkrankten Seite zeigt eine leichte Valgus-Antekurvationsfehlstellung sowie eine geringe Verdichtung der konkavseitigen Kortikalis. Gelegentlich ist diese Form der Reduktion der Fibula mit einem Kugeltalus und einer Fußfehlstellung (Plattfuß) kombiniert (vgl. Abb. 15). Mit fortschreitender Tendenz der Reduzierung der Fibula findet sich eine zunehmende Verbiegung der Tibia, ohne daß diese Verbiegung für alle Fälle obligat wäre. In einigen Fällen beobachten wir leichte Valgus-Antekurvationsfehlstellungen der Tibia, insbesondere dann, wenn noch Reste des distalen Anteils der Fibula röntgenologisch zu erkennen waren (vgl. Abb. 16). In allen Fällen ist aber die Valgusfehlstellung des Rückfußes zu verzeichnen.

Bei „totaler" Aplasie der Fibula zeigen unsere röntgenologischen Beobachtungen ebenfalls unterschiedliche Ergebnisse. Trotz Fehlens der Fibula sahen wir normale Stellungen der Tibia, jedoch auch Fälle mit hochgradigen Verbiegungen der Tibia im Sinne der Antekurvation mit Sklerosierung der konkavseitigen Kortikalis, wie wir sie auch bei der angeborenen Unterschenkelverbiegung beobachten konnten. Röntgenologisch können gleichzeitig Störungen im Bereich des fibularen Randstrahls (vgl. Abb. 17) und Fehlbildungen im Bereich der Femora dokumentiert werden (Abb. 20).

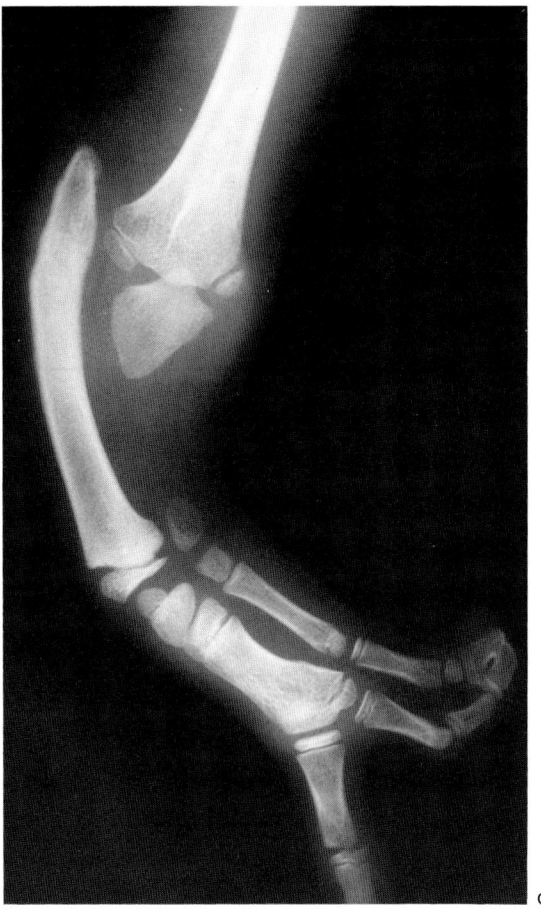

Abb. 19 a–c a u. b) Subtotale Fibulaaplasie, Oligodaktylie des Fußes, c) in Kombination mit subtotaler Ulna- und partieller Radiusaplasie und Oligosyndaktylie (Patient H.J. 11 Jahre)

Differentialdiagnose

Differentialdiagnostisch bestehen bei der kongenitalen Fibulaaplasie bei Vorliegen von Röntgenaufnahmen keine Schwierigkeiten. Das klinische Bild kann jedoch gelegentlich mit der kongenitalen Tibiaaplasie und dem kongenitalen Spitz-Knick-Fuß verwechselt werden. Während bei letzterem die röntgenologisch intakte Fibula den Aufschluß gibt, findet sich bei der kongenita-

13.18 Angeborene Fehlbildungen des Unterschenkels

len Tibiaaplasie eine Equinovarusstellung des Fußes bei fehlenden Innenknöchel und zusätzlicher Subluxation des Kniegelenks. Lediglich das Crus varum congenitum zeigt klinisch einen ähnlichen Aspekt wie die Fibulaaplasie. Auch hier wird das Röntgenbild den letzten Aufschluß geben.

Therapie

Das Behandlungsziel bei der Fibulaaplasie sehen wir in der Schaffung einer belastungsfähigen unteren Extremität.

Bei der Behandlung stehen drei Hauptprobleme im Vordergrund: die Fehlstellung der Beinachse, die Verkürzung der betroffenen Extremität und die Fußdeformität.

Bei starker Verbiegung, Verkürzung und Fußfehlstellung ist unser Therapieziel, eine apparatgerechte, belastungsfähige Extremität zu schaffen. Die in den meisten Fällen vorhandene Verbiegung der Tibia muß durch Korrekturosteotomie und Osteosynthese mit Halb- bzw. Drittelrohrplatten beseitigt werden. Die Ruhigstellung erfolgt so lange, bis röntgenologisch ein durchgehender Medullarraum zu erkennen ist.

Bei der Beseitigung der Fußdeformitäten haben nur folgende Eingriffe praktische Bedeutung erlangt (BLAUTH 1972):

Achillotenotomie, evtl. in Kombination mit einer Arthrolyse des oberen Sprunggelenks und des Talokalkanealgelenks, gelegentlich verbunden mit einer Verlängerung der Fibularissehnen und Resektion des rudimentären Fibulastranges. Nach Wachstumsabschluß stehen als Eingriffe der Wahl die Rückfußosteotomie im Synostosenbereich und die Arthrodese des oberen Sprungge-

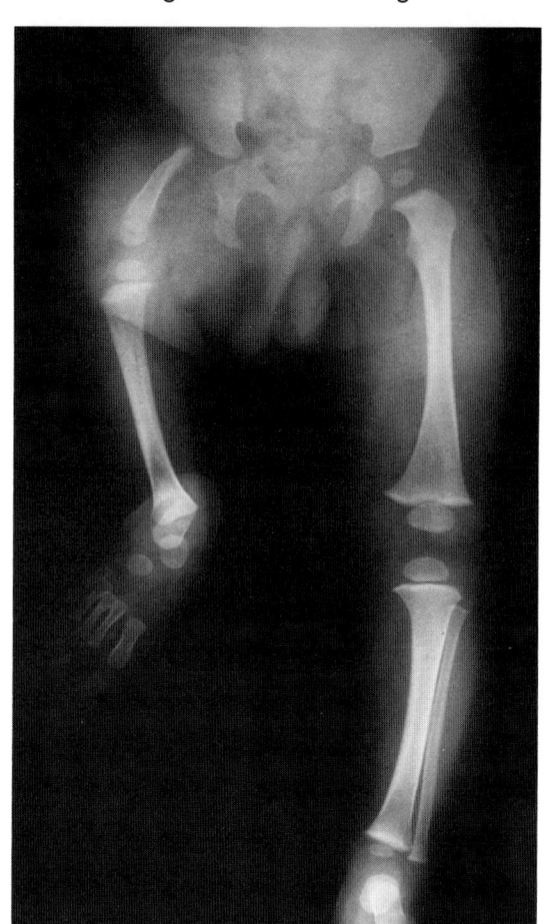

Abb. 20 Fibulaaplasie in Kombination mit partieller Femuraplasie ohne Reduktion des fibularen Randstrahls (Patient F. A., 3 Jahre)

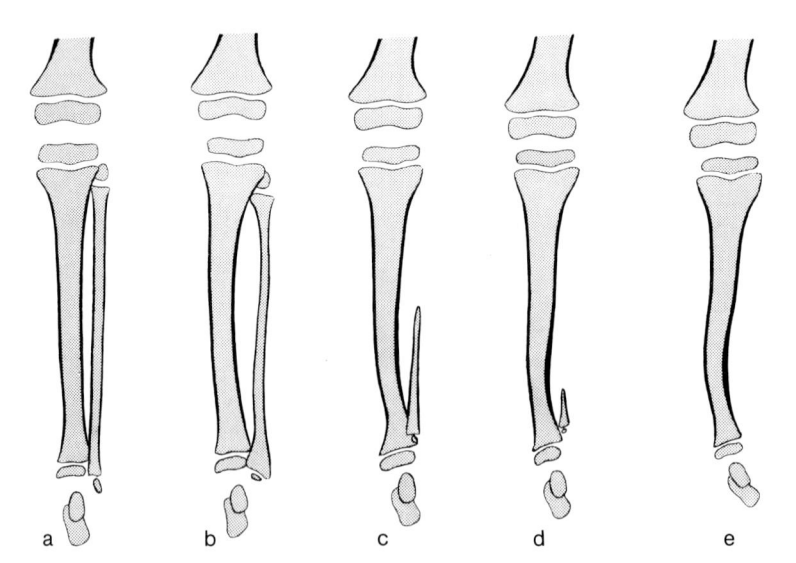

Abb. 21 a–e Reduktionstendenz der Fibula (von proximal nach distal fortschreitend). a) Normales Skeletbild des Unterschenkels, b) Fibulahypoplasie (harmonische Verkleinerung der Fibula, vgl. Abb. 15), c) partielle Fibulaaplasie (das proximale Fibulaende ist nicht knöchern ausgebildet), d) subtotale Fibulaaplasie (von der Fibula ist nur der sprunggelenknahe Anteil erhalten, der jedoch meist nicht an der Bildung der Sprunggelenkgabel beteiligt ist, vgl. Abb. 16), e) totale Fibulaaplasie (vgl. Abb. 17, 18, 20)

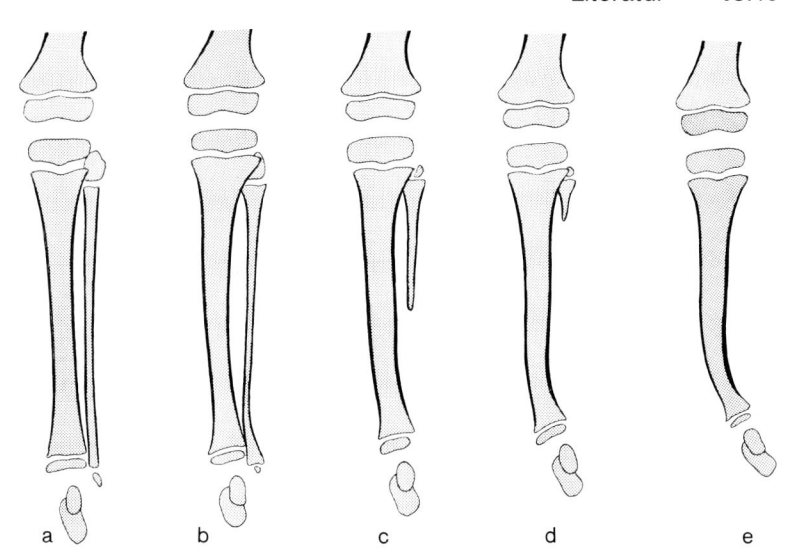

Abb. 22 a-e Reduktionstendenz der Fibula (von distal nach proximal fortschreitend) a b c d e

lenks nach vorheriger Korrekturosteotomie zur Verfügung. Hierbei ist gelegentlich zum Verkürzungsausgleich eine Verlängerungsosteotomie bzw. die Arthrodese des oberen Sprunggelenks in Spitzfußstellung in Erwägung zu ziehen.

Bei geringer Verkürzung ist die Beseitigung des Spitzfußes nicht angezeigt, da hierdurch ein Längenausgleich gegeben sein kann (Erfordernisspitzfuß).

In den Fällen, bei denen außer einem Spitzfuß eine andere Fußfehlstellung vorliegt (Fehlen des fibularen Randstrahls, Klumpfußstellung) bei gleichzeitiger hochgradiger Beinverkürzung, beschränken wir uns auf eine Korrektur der Fußfehlstellung, um eine Apparatversorgung zu ermöglichen.

In besonders ungünstigen Fällen kann auch bei der Fibulaaplasie die Amputation das einzige Mittel der Wahl darstellen, eine belastungsfähige, prothesengerechte untere Extremität zu erhalten.

Doppelbildungen im Bereich des Unterschenkels

Gliedmaßendefekte und Verdopplungen sind nach WEIL (1924) nahverwandte Mißbildungen. Bei Verdopplungen im Bereich des Unterschenkels spricht WERTHEMANN (1952) von Verdopplungen höheren Grades. Meist sind die zweiknochigen Unterschenkelabschnitte betroffen; die peripher gelegenen Abschnitte der Fußwurzel und der Zehenstrahlen weisen jedoch ebenfalls Verdopplungen auf.

Charakteristisch sind die Verlötungen am Fußinnenrand und die spiegelbildlich symmetrische Anordnung der doppelten Elemente, das Fehlen meistens der Tibia und die Verdopplung der Fibula.

Die bisher in der Literatur beschriebenen Verdopplungen waren stets einseitig und nicht hereditär (WEIL 1924, WEISS 1966, NITSCHE 1931, SMILLIE u. MURDOCH 1952, BILLETT u. BEAR 1978). In dem von PFEIFFER u. RÖSKAU (1971) veröffentlichten Fall wies die Mutter jedoch ähnliche Mißbildungen wie das Kind auf.

Bei dem von WEISS (1961) beschriebenen Fall handelt es sich um eine Verdopplung der Fibula bei erhaltener Tibia, in den übrigen Fällen um spiegelbildliche Verdopplungen der Fibula bei fehlender Tibia (WEIL 1924, NITSCHE 1931, LAURIN, PFEIFFER u. RÖSKAU 1971).

Die Verdopplungen waren meist mit anderen Mißbildungen kombiniert: Verdopplung des Femurschaftes und der Hüftpfanne (NITSCHE 1931), Polydaktylie und Verdopplungen im Bereich der oberen Extremität (LAURIN), Polydaktylie (PFEIFFER u. ROESKAU 1971, WEISS 1966, WEIL 1924), Mißbildungen im Urogenital- und Analbereich (TANAGUCHI u. Mitarb. 1975).

Literatur

Aberle-Horstenegg, W.: Störungen der Knochenheilung nach Unterschenkelosteotomien. Z. Orthop. 52 (1930) 95

Aegerter, E.: Possible relationship of neurofibromatosis congenital pseudarthrosis and fibrous dysplasia. J. Bone Jt Surg. 32 (1950) 618

Albert, E.: Implantation der Fibula in die Fossa intercondyloidea bei angeborenem Defekt der ganzen Tibia. Wien. med. Presse 4 (1877) 111

Albert, E.: Zwei seltene Fälle von angeborenen Mißbildungen an den Gliedmaßen. Wien. med. Blätter 26 (1880) 679

Aletter, C.: Über die angeborene Deformität der Tibia. Frankfurt Z. Path. 43 (1932) 196

Andersen, K.S.: Congenital angulation of the lower leg and congenital pseudarthrosis of the tibia in Denmark. Acta orthop. scand. 43 (1972) 539

Andersen, K.S.: Radiological classification of congenital pseudarthrosis of the tibia. Acta orthop. scand. 44 (1973) 719

Andersen, K. S.: Congenital pseudarthrosis of the tibia and neurofibromatosis. Acta orthop. scand. 47 (1976) 108–111

Andersen, K. S.: Congenital pseudarthrosis of the leg. Late results. J. Bone Jt Surg. 58 A (1976) 657–662

Andersen, K. S., H. Bohr, O. Sneppen: Congenital angulation of the lower leg. Acta orthop. scand. 39 (1968) 387

Aschner, B., G. Engelmann: Konstitutionspathologie in der Orthopädie. Springer, Wien 1928

von Beust, A. T.: Ostitis fibrosa und Knochenzyste bei angeborener Unterschenkelfraktur. Dtsch. Z. Chir. 127 (1923) 1

Billett, D. M., J. N. Bear: Partial duplication of the lower limb. J. Bone Jt Surg. 60 A (1978) 1143

Bischofsberger, C.: Erfahrungen in der operativen Behandlung der kongenitalen Unterschenkelpseudarthrose. Z. Orthop. 78 (1949) 432

Blauth, W.: Beitrag zur operativen Behandlung schwerer Mißbildungen der Unterschenkelknochen. Arch. orthop. Unfall-Chir. 55 (1963) 345

Blauth, W.: Die operative Fußunterstellung bei angeborener Tibiaaplasie. Ärztl. Prax. 17 (1965) 152

Blauth, W.: Die chirurgische Behandlung angeborener Mißbildungen mit Ausnahme von Hüftluxationen, Klumpfuß und Contergangschäden. Wiss. Sommertagung der Orthop. Österreichs, Innsbruck 1971. Eigenverlag, Wien 1972

Blauth, W.: Fortschritte in der Behandlung von Knochendefekten. Münch. med. Wschr. 116 (1974) 77

Blauth, W., R. Hepp: Fehlbildungen an den unteren Gliedmaßen. In Zenker, R., F. Deucher, W. Schink: Chirurgie der Gegenwart, Bd. V. Urban & Schwarzenberg, München 1978 (S. 19)

Blauth, W., P. Hippe: Die operative Behandlung angeborener Unterschenkelpseudarthrosen mit Drittel- respektive Halbrohrplatten. Langenbecks Arch. klin. Chir. 334 (1973) 936

Böhler, L.: Zit. nach P. F. Matzen

Bohne, W. H., L. Root: Hypoplasia of the fibula. Clin. orthop. 125 (1977) 107–12

Boron, Z. u. Mitarb.: Die angeborene Pseudarthrose der Tibia. Fortschr. Röntgenstr. 106 (1967) 579

Boyd, H.: Pseudarthrosis congenitales. Treatment by dual bone grafts. J. Bone Jt Surg. 23 (1941) 497

Boyd, H., K. W. Fox: Congenital pseudarthrosis follow up after massiv bone grafting. J. Bone Jt Surg. 30 (1948) 274

Brandes, M.: Zur Heilung größter Tibiadefekte. Dtsch. Z. Chir. 155 (1920) 312

Büttner, A., K. G. Eysholdt: Die angeborenen Verbiegungen und Pseudarthrosen des Unterschenkels. Ergebn. Chir. Orthop. 36 (1959) 164

Camurati, M.: Le pseudarthrose congenite della tibia. Chir. Organi Mov. 15 (1930) 1

Charnley, J.: Congenital pseudarthrosis of the tibia treated by the intramedullary nail. J. Bone Jt Surg. 38 A (1956) 283

Chiari, K.: Zur Pathogenese der angeborenen Tibiapseudarthrose. Wiss. Sommertagung der Orthop. Österreichs, Innsbruck 1971. Eigenverlag, Wien 1972

Codovilla, A.: Sulla cura della pseudarthrosi congenita della tibia. Arch. Ortop. (Milano) 24 (1907) 215

Compére, E. L.: Localized osteitis fibrosa in the new-born and congenital pseudarthrosis. J. Bone Jt Surg. 18 (1936) 513

Debrunner, H.: Zur natürlichen Aufrichtung verbogener Knochen. Arch. orthop. Unfall-Chir. 32 (1933) 512

Dippold, A.: Ein Beitrag zur operativen Behandlung der angeborenen Unterschenkelpseudarthrose mit der Muff-Plastik. Beitr. Orthop. Traum. 23 (1976) 565 bis 569

Ducroquet, R. J., E. Cottard: Pseudarthrose congenital de jambe. J. Chir. (Paris) 4 (1939) 483

Exner, G.: Die Behandlung des kongenitalen Tibiadefektes durch die Hahn'sche Plastik. Z. Orthop. 103 (1967) 193

Eyre-Brook, A. L., R. Baily, C. Price: Infantile pseudarthrosis of the tibia. J. Bone Jt Surg. 51 B (1969) 604

Fanconi, G.: Über generalisierte Knochenerkrankungen im Kindesalter. Helv. med. Acta 2 (1947) 3

Farmer, A. W., C. A. Laurin: Congenital absence of the fibula. J. Bone Jt Surg. 42 A (1960) 1

Fevre, M.: Les pseudarthroses de jambe du nouveau né secondaires aux dystrophies cystiques congénitales. Rev. Chir. orthop. 40 (1954) 305

Frangenheim, P.: Ostitis fibrosa im Kindesalter. Bruns' Beitr. klin. Chir. 76 (1911) 227

Frangenheim, P.: Angeborene Ostitis fibrosa als Ursache einer angeborenen Unterschenkelfraktur. Arch. klin. Chir. 117 (1921) 22

Fröhlich, L.: Kongenitale Verbiegungen und Pseudarthrosen des Unterschenkels. Zbl. Chir. 2 (1911) 1265

Fröhlich, M.: Traitement des pseudarthroses congenitales. Rev. Chir. orthop. 21 (1910) 1

Goljanitzki, J. A.: Diskussionsbemerkung zu v. d. Osten-Sacken. Verh. 12. Russ. Chir. Kongr. Sept. (1922)

Green, W. T., N. Rudo: Pseudarthrosis and neurofibromatosis. Arch. Surg. 46 (1943) 639

Grob, M.: Über die Behandlung der angeborenen Unterschenkelverkrümmung. Schweiz. med. Wschr. (1945) 951

Gruca, A.: Operationsmethodik bei kongenitalen Unterschenkelpseudarthrosen. Beitr. Orthop. Traum. 15 (1968) 138

Gui, L.: Studio anatomica in due cari pseudartrosi congenita della tibia. Z. Orthop. 109 (1949) 719

Haglund, P.: Die Prinzipien der Orthopädie. Fischer, Jena 1929

Hahn, E.: Eine Methode Pseudarthrosen der Tibia mit großem Knochendefekt zur Heilung zu bringen. Zbl. Chir. 11 (1884) 337

Hasselmann, W.: Heilung einer angeborenen Tibiapseudarthrose mittels Marknagel und Tibiaspan. Z. Orthop. 80 (1951) 93

Hatzocher: zit. nach M. Camurati 1930

Helfferich: zit. nach A. Hoffa 1887

Henderson, M. S.: Pseudarthrosis of the tibia in children. J. Bone Jt Surg. 7 (1925) 340

Henderson, M. S.: Congenital pseudarthrosis of the tibia. J. Bone Jt Surg. 10 (1928) 453

Hirte, D. u. Mitarb.: Einige Bemerkungen zur angeborenen Tibiapseudarthrose aus biochemischer Sicht. Beitr. Orthop. Traum. 19 (1972) 82

Hoffa, A.: Intra partum erworbene Unterschenkelfrakturen. Berl. klin. Wschr. 34 (1887) 193

Hofmann, P., M. Galanski: Kongenitale Unterschenkelverbiegung bei Neurofibromatose von Recklinghausen. Fortschr. Röntgenstr. 125 (1976) 417–421

Holenstein, P.: Die kongenitale Fibulaaplasie: Ihre Differentialdiagnose und Behandlung. Helv. paediat. Acta 20 (1965) 118

Hootnick, D., N. A. Boyd, J. A. Fixsen, G. C. Lloyd-Roberts: The natural history and management of congenital short tibia with dysplasia or absence of the fibula. J. Bone Jt Surg. 59 B (1977) 267–271

Hsu, L. C., J. P. O'Brien, A. R. Hodgson: Valgus deformity of the ankle in children with fibular pseudarthrosis. Results of treatment by bone-grafting of the fibula. J. Bone Jt Surg. 56 A (1974) 503–510

Ingalla, T. H. et al.: Thalidomide embryopathy in hybrid rabbits. New Engl. J. Med. 271 (1964) 441

Jacobs, J. E.: zit. nach E. W. Knöfler 1969

Jani, L., E. Morscher: Congenital pseudarthrosis. In Chapchal, G.: Pseudarthrosis. Thieme, Stuttgart 1979 (S. 26–30)

Jansen, K., K. S. Andersen: Congenital absence of the fibula. Acta orthop. scand. 45 (1974) 446

Joachimsthal, G.: Über den angeborenen totalen Defekt des Schienbeins. Z. orthop. Chir. 3 (1894) 140

Jonasch, E.: Die angeborenen Verbiegungen und Pseudarthrosen des Unterschenkels. Arch. orthop. Unfall-Chir. 56 (1964) 56

Jüngling, O.: Über Pseudarthrosen im Kindesalter. Bruns' Beitr. klin. Chir. 90 (1914) 649

Karchinov, K.: Congenital diplopodia with hypoplasia or aplasia of the tibia. J. Bone Jt Surg. 55 B (1973) 604

Kite, J. H.: Congenital pseudarthrosis of tibia and fibula. Sth. med. J. 34 (1941) 1021

Knöfler, E. W.: Behandlung und Ergebnisse bei angeborenen Unterschenkelpseudarthrosen. Beitr. Orthop. Traum. 16 (1969) 629

Kosic, H.: Kongenitale Pseudarthrosen. Jkurse ärztl. Fortbild. 32 (1941) 27

Krompecher, St.: Die Knochenbildung. Fischer, Jena 1937

Kruger, L. M., R. D. Talbott: Amputation an prosthesis as definitive treatment in congenital absence of the fibula. J. Bone Jt Surg. 43 A (1961) 625

Krukenberg, H.: Über angeborene Defektmißbildungen. Zbl. Chir. (1928) 221

Lenz, W.: Phenocopies. J. med. Genet. 10 (1973) 34

Lexer, E.: Doppelte Unterschenkelpseudarthrose. Münch. med. Wschr. 79 (1932) 1422

Lindemann, K.: Zur Pathogenese der angeborenen Unterschenkelpseudarthrose. Z. Orthop. 74 (1943) 256

Lindemann, K.: Zur Pathogenese und Behandlung der angeborenen Unterschenkelpseudarthrose. Arch. orthop. Unfall-Chir. 52 (1960) 102

Lindemann, K.: Die angeborenen Deformitäten des Unterschenkels. In Hohmann, G., M. Hackenbroch, K. Lindemann: Handbuch der Orthopädie, Bd. IV/2. Thieme, Stuttgart 1961; 2. Aufl.: Witt und Mitarb.: Orthopädie in Praxis und Klinik, 1982

Lloyd-Roberts, G. C., N. E. Shaw: The prevention of pseudarthrosis in congenital kyphosis of the tibia. J. Bone Jt Surg. 51 B (1969) 100

Lowry, R. B.: Congenital absence of the fibula and craniosynostosis in sibs. J. med. Genet. 9 (1972) 227

McBryde, A. M., F. H. Stelling: Infantile pseudarthrosis of the tibia. J. Bone Jt Surg. 54 A (1972) 1354

McFarland, B.: „Birth fracture" of the tibia. Brit. J. Med. 27 (1939) 706

McFarland, B.: Pseudarthrosis of the tibia in childhood. J. Bone Jt Surg. 33 B (1951) 36

Massermann, R. L. et al.: Congenital pseudarthrosis of the tibia. Clin. Orthop. 99 (1974) 140

Matti, H.: Über die Behandlung von Pseudarthrosen mit Spongiosatransplantaten. Arch. orthop. Unfall-Chir. 31 (1932) 218

Mattner, H. R.: Zur Behandlung des angeborenen Fibuladefektes. Beitr. Orthop. Traum. 15 (1968) 586

Matzen, K. A., W. Küsswetter, D. Baumann: Tibiaaplasie und Femurgabelung. Arch. orthop. Unfall-Chir. 86 (1976) 211

Matzen, P. F.: Der Marknagel in der Pseudarthrosenbehandlung. Zbl. Chir. 18 (1953) 1624

Matzen, P. F.: Beobachtungen zum Krankheitsbild des Crus varum congenitum und der angeborenen Unterschenkelpseudarthrose. Zbl. Chir. 80 (1955) 1375

Matzen, P. F.: Das homologe Transplantat zur Schließung von Knochendefekten. Z. Orthop. 106 (1969) 41

Mau, H.: Essentielle Torsionsfehler der unteren Extremitäten beim Kind. Münch. med. Wschr. 108 (1966) 769

Mazzoni: zit. nach P. F. Matzen

Michel, C. R., M. Guilleminet: Le traitment del absence congenitale du tibia et les résultats èloignes. Rec. Chir. orthop. 44 (1958) 170

Moericke, K. D.: Morphologischer Befund einer operativ behandelten beidseitigen Tibiaaplasie. Anat. Anz. 134 (1973) 351

Moore, J. R.: Delayed autogenous graft in the treatment of congenital pseudarthrosis. J. Bone Jt Surg. 31 A (1949) 23

Moore, J. R.: Congenital pseudarthrosis of the tibia. In Edwards: Amer. Academy of Orthop. Surgeons. Instr. Course Lectures, vol. XIV. Ann Arbor, Michigan 1957

Müller, K. H.: Zur Behandlung der kindlichen Beinverkürzung. Z. Orthop. 95 (1962) 53

van Nes, C. P.: Congenital pseudarthrosis of the leg. J. Bone Jt Surg. 48 A (1966) 1467

Nicod, P.: Pseudarthroses congenitales. Helv. med. Acta 4 (1937) 695

Nicoll, E. A.: Infantile pseudarthrosis of the tibia J. Bone Jt Surg. 51 B (1969) 589

Nigst, P. F.: Über kongenitale Mißbildungen des menschlichen Extremitätenskeletts. Schweiz. med. Wschr. 57 (1927) 7

Nitsche, F.: Doppelmißbildungen der unteren Extremität im fibularen Zusammenhang. Z. Orthop. 55 (1931) 384

Nitsche, F.: Über lokalisierte Doppelbildungen und ihre Genese. Z. Orthop. 55 (1931) 601

Nutt, J. S., E. E. Smith: Total kongenital absence of the tibia. Amer. J. Roentgenol 46 (1941) 841

Ondruoch, A.: Beitrag zur Behandlung der angeborenen Pseudarthrosen des Unterschenkels. Arch. orthop. Unfall-Chir. 60 (1966) 138

Pais, C.: La pseudarthrose congenitale du tibia. Rev. Orthop. 39 (1953) 701

Pappas, A. M. et al.: Congenital defects of the fibula. Orthop. Clin. N. Amer. 3 (1972) 187

Pauwels, F.: Grundriß einer Biomechanik der Frakturheilung. Verh. dtsch. orthop. Ges. 72 (1940) 62

Pfeiffer, R., M. Röskau: Agenesie der Tibia, Fibulaverdopplung und spiegelbildliche Polydaktylie bei Mutter und Kind. Z. Kinderheilk. 111 (1971) 38

Pitzen, P.: Zur Diagnose und Behandlung des Crus varum congenitum und der angeborenen Pseudarthrose der Unterschenkelknochen. Z. Orthop. 75 (1945) 183

Putti, V.: Sulla pseudartrosi congenita della tibia. Soc. med. Chir., Bologna (24. 1. 1907)

Putti, V.: Cura dell asenza congenita della tibia o del perone. Chir. Organi Mov. 13 (1929) 513

Refior, H. J., W. Gasteiger: Pathologisch anatomische Untersuchungen bei Reduktionsfehlbildungen unterer Extremitäten. Z. Orthop. 109 (1971) 816

Salzer, M.: Über den kongenitalen Tibiadefekt. Zbl. Chir. 85 (1960) 673

Scharff, A.: Über den kongenitalen Defekt der Fibula. Z. orthop. Chir. 23 (1909) 391

Scherb, R.: Einige Richtlinien in der Behandlung angeborener Mißbildungen mit Bemerkungen zur Roux-Entwicklungsmechanik und zur Formsicherung der Skeletanlage. Schweiz. med. Wschr. 1 (1937) 261

Schönenberg, H., H. P. Förster: Beidseitige Aplasia des proximalen Fibulaanteiles. Klin. Pädiat. 188 (1976) 186–189

Scott, C. L.: Congenital pseudarthrosis of the tibia. Amer. J. Roentgenol. 42 (1936) 104

Seewald, K.: Zur Lokalisation und Behandlung der angeborenen Schienbeinpseudarthrose. Z. Orthop. 96 (1962) 42

des Sel, J. M. et al.: Treatment of congenital absence of the fibula. 12th Congr. SICOT, Tel Aviv 1972. Orthop. Surg. Traum. Excerpta medica, Amsterdam 1973

Serafin, J.: A new operation for congenital absence of the fibula. J. Bone Jt Surg. 49 B (1967) 59

Smillie, S., J. H. Murdoch: Man with three legs. J. Bone Jt Surg. 34 B (1952) 630

Stalmann, A.: Nerven-, Knochen- und Hautveränderungen bei der Neurobriomatosis Recklinghausen und ihre entstehungsgeschichtlichen Zusammenhänge. Virchows Arch. path. Anat. 289 (1933) 96

Stierlin, E.: Ostitis fibrosa bei angeborener Fraktur. Dtsch. Z. Chir. 162 (1920) 60

Sulamaa, M., S. Ryöppy: Congenital absence of the fibula. Acta orthop. scand. 33 (1963) 262

Sulamaa, M., S. Ryöppy: Congenital absence of the fibula. Acta orthop. scand. 34 (1964) 337

Taniguchi, K., Y. Aoki, H. Kurimoto, T. Okamura: Baby with a third leg. J. pediat. Surg. 10 (1975) 143

Uehlinger, E.: Osteofibrosis deformans juvenilis. Fortschr. Roentgenstr. 64 (1946) 41

Valentin, B.: Die Behandlung der Pseudarthrose des Unterschenkels. Verh. dtsch. orthop. Ges. 58 (1932) 479

Valentin, B.: Die Korrelation (Koppelung) von Mißbildungen. Acta orthop. scand. 9 (1932) 235

Vilkki, P.: Preventive treatment of congenital pseudarthrosis of tibia. J. pediat. Surg. 12 (1977) 91–94

Warkany, J.: Etiology of congenital malformations. Advanc. Pediat. 2 (1947) 1

Warring, T. L.: Congenital anomalies. In: Campbell's Operative Orthopedics, vd. II. Mosby, St. Louis 1949

Weil, S.: Diplocheirie und Diplopedie. Z. Orthop. 43 (1924) 595

Weiss, J. W.: Beitrag zu den angeborenen Unterschenkelverbiegungen. Z. Orthop. 94 (1961) 97

Weiss, J. W.: Eine seltene Form der Hypermelie. Arch. orthop. Unfall-Chir. 59 (1966) 103

Werthemann, A.: Die Entwicklungsstörungen der Extremitäten. In Uehlinger, E.: Handbuch der speziellen pathologischen Anatomie, Bd. IX/6. Springer, Berlin 1952

Wieting, J.: Zur Säbelscheidenform der Tibia bei kongenitaler Lues. Bruns' Beitr. klin. Chir. 30 (1901) 615

Willert, H. G., H. L. Henkel: Klinik und Pathologie der Dysmelie. Die Fehlbildungen an den oberen Extremitäten bei der Thalidomid Embryopathie. Reihe: Exp. Medizin, Pathologie und Klinik. Springer, Berlin 1969

Willert, H. G., L. Zichner, A. Enderle: Die Selbstkorrektur von Schaftverbiegungen während des Wachstums. Orthop. Prax. 11 (1975) 167

Witt, A. N.: Die operative Behandlung der angeborenen Verkrümmungen der Tibia einschließlich der angeborenen Tibiapseudarthrose. Verein. d. Orthop. Österreichs. Eigenverlag, Wien 1972

Witt, A. N., M. Knolle: Die Behandlung des Crus varum congenitum durch AO-Osteosynthese. Z. Orthop. 105 (1969) 591

Witt, A. N., H. J. Refior: Weitere Erfahrungen in der Behandlung des Crus curvatum congenitum und der kongenitalen Unterschenkelpseudarthrose unter Verwendung des AO-Instrumentariums. Arch. orthop. Unfall-Chir. 68 (1970) 230

Witt, A. N., K. Walcher, K. P. Schulitz: Pseudarthrosenbehandlung bei Kindern und Jugendlichen. Arch. orthop. Unfall-Chir. 63 (1968) 308

Witzel, K.: Die angeborene Skoliosklerose der Tibia (Crus curvatum congenitum). Mschr. Kinderheilk. 117 (1969) 539

Wolff, J.: zit. nach G. Joachimsthal 1894

Wood, W. et al.: Congenital absence of the fibula. J. Bone Jt Surg. 47 A (1965) 1159

Zippel, H., J. Gummel: Zur operativen Behandlung des Crus varum congenitum und der kongenitalen Unterschenkelpseudarthrose. Beitr. Orthop. Traum. 20 (1973) 193

II Spezifische Probleme des Hüftgelenks und der unteren Extremität

14 Spezifische Probleme der unteren Extremität

Von P. F. MATZEN und K. A. MATZEN

Allgemeines

Femur, Tibia und Fibula können ihre statische und funktionelle Aufgabe nur erfüllen, wenn die äußere Form der Einzelknochen sowie ihr innerer Aufbau und ihr gelenkiges Zueinander den physiologischen Normen entsprechen (Abb. 1). Femur und Tibia bzw. Fibula bilden am gestreckten Bein einen nach außen offenen Winkel (valgus) zwischen 170 und 177,5 Grad. Der Winkel ist bei Männern im Durchschnitt etwas größer als bei Frauen.

Die Schwerkraftlinie des Beines zieht von der Mitte des Schenkelkopfes durch die Mitte zwischen den beiden Femurkondylen zur Mitte des oberen Sprunggelenks. Die Kniebasislinie (VON MIKULICZ) verbindet die kaudalen Pole der Femurkondylen und bildet mit der Femurachse einen Winkel von durchschnittlich 81 Grad (76-84 Grad), mit der Tibiaachse einen Winkel von im Mittel 93 Grad (90-98 Grad). Die Kniebandlinie verläuft parallel zur Kniegelenkachse. Unter physiologischen Verhältnissen geht die Schwerkraftlinie des Beines durch die Mitte der Kniebasislinie. Weicht die Schwerkraftlinie des Beines bei der Valgusfehlstellung nach außen, bei der Varusfehlstellung nach innen von der Mitte der Kniebasislinie ab, dann verschiebt sich die Druckbelastung des Kniegelenks in einem Verhältnis nach außen oder innen, die dem Ausmaß der Abweichung der Schwerkraftlinie von der Kniemitte proportional ist, d. h., mit zunehmendem O- oder X-Bein nimmt die einseitige Fehlbelastung des Knochens der Kniegelenkflächen proportional zu. Die geschilderte Gesetzmäßigkeit erklärt, weshalb O- und X-Stellung der Beinachse sich bei gestörter Mineralisation des Knochens häufig als progredient erweisen und weshalb O- und X-Stellung der Beinachse die Entstehung einer medialen oder lateralen Gonarthrose begünstigen, während umgekehrt der einseitige arthrotische Verschluß des Kniegelenks zur Verstärkung der O- bzw. X-Stellung der Beinachse führt. Dabei darf allerdings nicht übersehen werden, daß sich in 20-30% die Kniearthrosen gegensinnig, also bei X-Bein auf der tibialen und bei O-Bein auf der fibularen Seite des Kniegelenks entwickeln, bzw. sich die Gonarthrose trotz X- oder O-Bein im Bereich beider Kniehälften gleich stark entwickeln kann.

Pathologische Achsabweichungen im Femur- bzw. Tibia- und Fibulabereich in der Sagitalebene sind sehr viel seltener. Hinsichtlich der Progredienz mit zunehmender Krümmung und verringerter Tragfähigkeit des Knochens durch Mine-

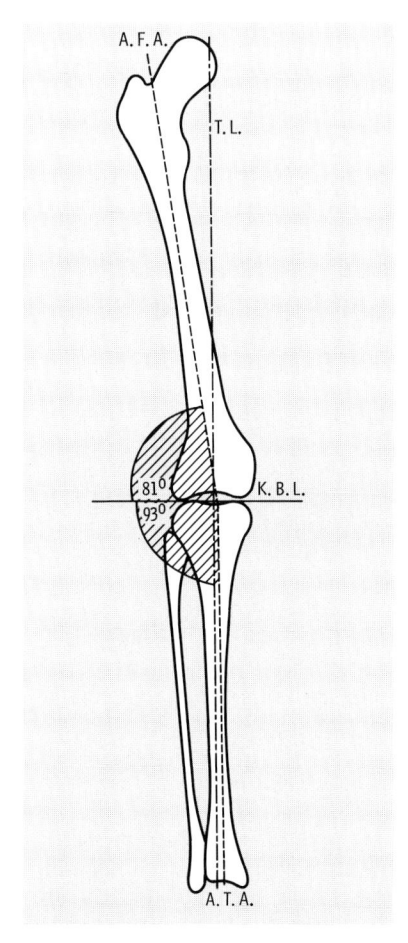

Abb. 1 Position von Femur und Tibia zueinander: A. F. A. = Femurachse, T. L. = Schwerkraftlinie des Beines, K. B. L. = Kniebasislinie, A. T. A. = Tibiaachse

ralsalzschwund irgendeiner Ursache gilt das gleiche wie für die Achsabweichung in der Frontalebene. Dagegen haben Re- und Antekurvation der Beinachse für die Entwicklung einer Gonarthrose geringere Bedeutung. Es sei aber daran erinnert, daß eine Antekurvation im Femur- oder Tibiabereich zur Überstreckung des Kniegelenks und damit zu Schmerzen bei Stand und Gang führt, während die Rekurvation zwar durch Beugung des Kniegelenks kompensiert werden kann, dieses jedoch die Seitenbandfixierung des Kniegelenks im Stehen teilweise aufhebt.

Folgen der Achsabweichung im Bereich des Ober- oder Unterschenkels sind am Kniegelenk am augenfälligsten, können aber auch zu Fehlbelastungen im Hüft- und Sprunggelenk führen, ebenso wie Längenunterschiede durch einseitige krankhafte Prozesse im Femur-, Tibia- und Fibulabereich die Statik der Gegenseite, des Beckens und der Wirbelsäule ungünstig verändern. Wir müssen uns mit diesem kurzen Hinweis begnügen, da die Schilderung der Sekundärfolgen die Aufgabe anderer Kapitel ist.

Folgen von Störungen des Knochenstoffwechsels im Femur-, Tibia- und Fibulabereich

Postrachitische Deformierungen des Ober- und Unterschenkelschaftes

Charakteristisch für eine durchgemachte Rachitis sind in leichteren Fällen die verplumpten Metaphysenenden der langen Röhrenknochen besonders in Knienähe, in schwereren Fällen die Varuskrümmung des Femurschaftes bis zur Hirtenstabform, das Crus varum antecurvatum bis zur Säbelscheidenform der Tibia oder eine gleichmäßige Varuskrümmung der Beinachse, die das bei Männern für physiologisch angesehene Maß weit übersteigt. Leichtere postrachitische Verformungen des Skeletts pflegen sich im Zuge des Wachstums fast regelmäßig zu begradigen, wenn die Grundkrankheit Rachitis abgeheilt ist. Die früher vielgeübte, während des Abklingens der Krankheit durchgeführte Osteoklase des Femurs oder der Tibia im jeweiligen Krümmungsscheitel bzw. die subkutanen Osteotomien haben heute keine praktische Bedeutung mehr. Ratsam ist es aber, stärkere Restkrümmungen im Femur- oder Tibiabereich kurz vor Schuleintritt durch Osteotomie zu korrigieren und das Ergebnis mit Hilfe des AO-Instrumentariums zu fixieren. Bei dieser operativen Korrektur kommt es nicht primär auf die Normalisierung der Knochenachse von Femur, Tibia oder Fibula, sondern auf die Normalisierung der Schwerkraftlinie des Beines an. Sind als Folge einer Knochenerkrankung Femur und Tibia im Varussinn verbogen, dann kann die Korrektur theoretisch sowohl nur am Femur als auch nur an der Tibia (Fibula) oder an Femur und Tibia zugleich erfolgen. Zur Korrekturoperation sowohl am Femur als auch an der Tibia (Fibula) wird man sich dann entschließen, wenn es bei sehr starker Krümmung beider Knochen bei der Osteotomie entweder im Femur- oder im Tibia-(Fibula-)Bereich zu einer starken pathologischen Veränderung des Winkels der Kniegelenkachse entweder zur Femur- oder zur Tibiaachse kommen würde. Liegt die Achsabweichung ausschließlich oder bevorzugt im Femur oder in der Tibia (Fibula), dann erfolgt dort auch die Korrekturosteotomie. Häufig ist es zweckmäßig, die Osteotomie nicht im Scheitel der Krümmung, sondern fern des meist sklerotischen oder zu gelenknahen Knochenabschnittes vorzunehmen. Die Plattenosteosynthese, zu der wir in diesen Fällen raten, hat weniger die Aufgabe, eine bewegungs- oder gar belastungsstabile Vereinigung der Knochenenden zu erreichen; das ist beim Kleinkind mit einer Heilzeit des Knochens von 4 oder 6 Wochen (je nach Alter) fast ohne Belang. Ihre Aufgabe ist es vielmehr, den Korrekturwinkel ganz exakt, so wie er vorher auf einer Röntgenganzaufnahme des Beines errechnet worden war, zu fixieren. Man braucht sich nicht zu scheuen, falls sich dies aus irgendeinem Grund als nötig erweisen sollte, eine zusätzliche äußere Fixierung, z.B. im Gipsverband, zu geben.

Bei jeder Korrekturosteotomie im Beinbereich müssen deren Folgen für die Statik des gesamten Beines sorgfältig überlegt werden: Es gibt eine vorwiegend bei Männern, aber familiär auch bei Frauen zu beobachtende Varusabbiegung zwischen mittlerem und distalem Unterschenkeldrittel, bei welcher der Knieschluß, die Kniebasislinie und auch die Sprunggelenkachse normal sind. Der Eindruck des O-Beins wird durch die meist bei diesen eher klein gewachsenen Individuen durch die häufig kräftig entwickelte Muskulatur zwischen distaler Tibia und Fibula verstärkt. Da dieses O-Bein einigermaßen entstellt, wünschen vor allem junge Frauen die Korrektur. Wollte man dem Wunsch Folge leisten, dann würde durch die Korrekturosteotomie zwar die Tibiaachse begradigt werden, es aber gleichzeitig zu einer Valgusabweichung der Schwerkraftlinie des Beines und zur Kippung des Sprunggelenks nach außen, zu dessen fehlerhafter Belastung und zu seinem vorzeitigen Verschleiß kommen.

Allenfalls müßte man sich in einem solchen Fall zur doppelten Osteotomie, einmal im Bereich der Hauptkrümmung im distalen Unterschenkeldrittel und gegenläufig im proximalen Drittel der Tibia, entschließen.

Verbiegungen bei der Osteogenesis imperfecta

Faßt man unter dem Oberbegriff Osteogenesis imperfecta alle Formen von einer gering vermehrten Knochenbrüchigkeit bis zum letalen Typ VROLIK zusammen, dann kann man hier Knochenverformungen jeglichen Schweregrads einreihen. Für den Behandlungsplan sind einige Grundregeln wichtig: Die Knochenbruchheilung ist nicht verzögert, aber das Heilergebnis bringt ebenso minderwertigen Knochen, wie er vorher schon bestanden hatte. Genauso wie beim gesunden Knochen führt längere Ruhigstellung zum Kalkschwund. Während aber dieses Stadium beim gesunden Knochen ohne größeres Risiko in der Regel schnell überwunden wird, kann es bei der Osteogenesis imperfecta die Bruchneigung erhöhen oder zur pathologischen Verformbarkeit führen (Abb. 2). Dieses Wissen führt viele Behandler fast zwangsläufig zu dem Versuch, die besonders betroffenen Beine durch Orthesen zu entlasten. Die Entlastung bewirkt oder fördert aber Muskelschwund und Knochenatrophie, so daß sich aus diesem verhängnisvollen Teufelskreis schließlich die bizarren Deformierungen besonders in den unteren Gliedmaßen einschließlich des Beckens ergeben, denen wir in schweren Fällen begegnen (Abb. 3). Natürlich ist der Gedanke auch bei Osteogenesis imperfecta naheliegend, eine Fraktur in Fehlstellung sofort durch Osteotomie zu korrigieren. Hiervon ist aber im Wachstumsalter dringend abzuraten. Im allgemeinen kommt es mit Abschluß des Pubertätswachstums auch in schweren Fällen zu einer gewissen Normalisierung des Verhältnisses von Knochenan- und -abbau. Es ist daher zweckmäßig, Korrekturoperationen bis nach dem Pubertätswachstum zu verschieben und eingetretene Frakturen unter möglichst schneller Funktionsaufnahme nach den Regeln der allgemeinen Frakturlehre so konservativ als möglich und so operativ wie nötig zu behandeln.

Abbiegungen des Knochens von z.T. mehr als 90 Grad machen es in vielen Fällen unmöglich, eine Begradigung durch einfache Keilosteotomie zu erreichen. Eine Dauerzugbehandlung wie bei Verlängerungsoperationen am gesunden Knochen scheidet aus, weil der Extensionsdraht oder -nagel den kalkarmen atrophischen Knochen nach kurzer Zeit durchschneiden würde. In diesen schwersten Fällen bewährt sich die subperi-

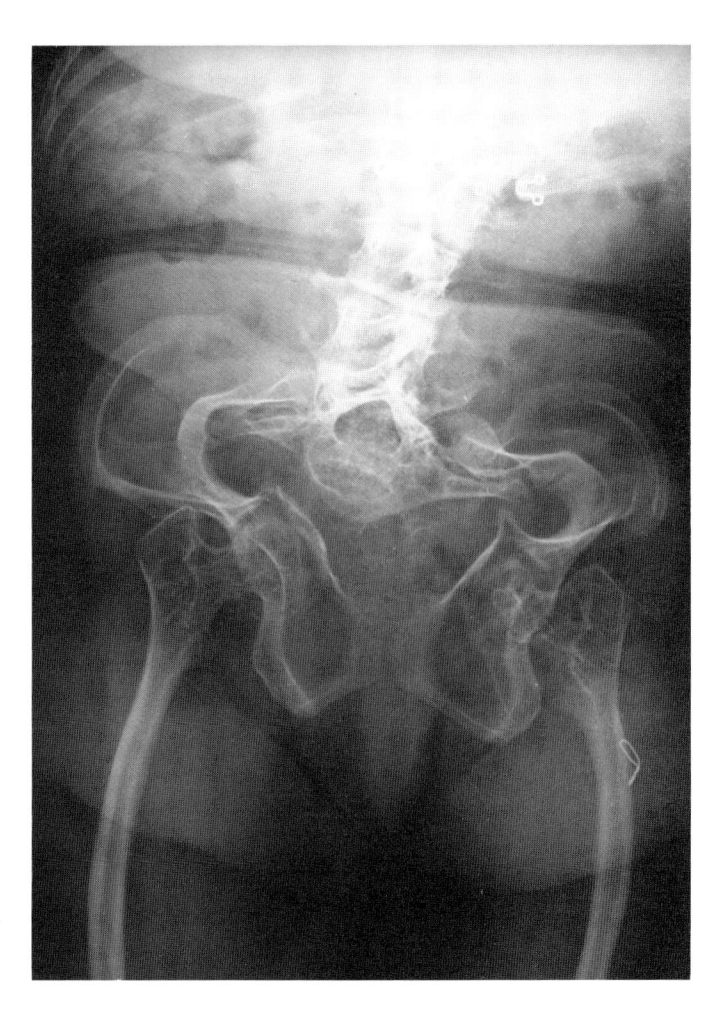

Abb. 2 Beckendeformierung bei Osteogenesis imperfecta bei einem 25jährigen Patienten

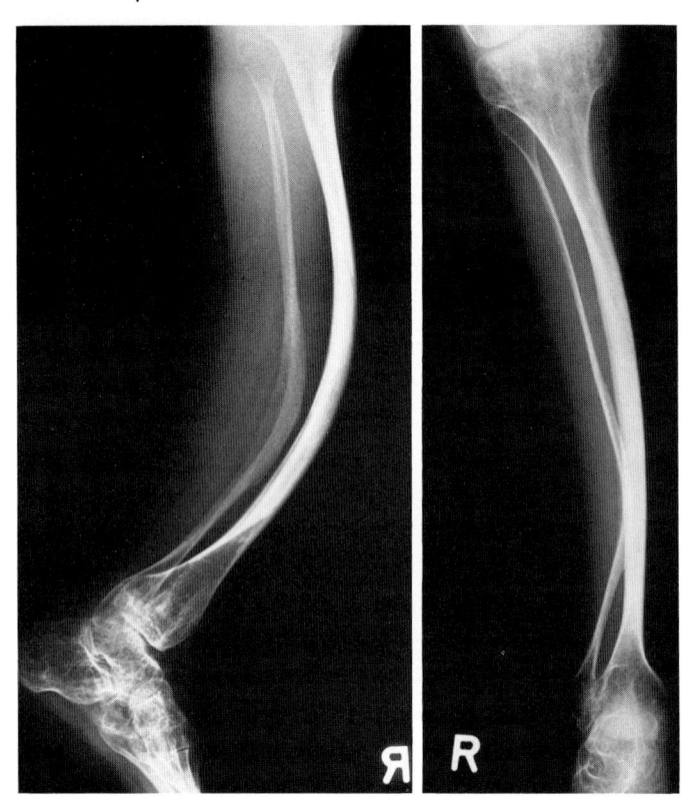

14.4 Spezifische Probleme der unteren Extremität

Abb. 3 „Säbelscheiden" tibia (Antekurvationsfehlstellung) bei Osteogenesis imperfecta (männlich, 15 Jahre)

ostale segmentale Osteotomie. Die einzelnen Knochensegmente werden auf einen Rush-Pin aufgefädelt. Man kann auch versuchen, kompakte homologe (allogene) Anlagespäne an den begradigten Knochen anzuschrauben, darf aber von dieser Maßnahme keinen generellen Erfolg erwarten. Leider kommt es proximal oder distal des Transplantats nicht selten zur Refraktur, oder das Transplantat wird resorbiert. Man kann durch die Begradigung der durch die Vielzahl der Frakturen oder einfach schon durch den Muskelzug schwer verkrümmten Knochen in manchen Fällen die Geh- und Stehfähigkeit erreichen, muß aber bei solch extremen Formen einen erheblichen Längenverlust fast immer in Kauf nehmen (Abb. 3).

Verbiegungen bei Ostitis deformans juvenilis (Ühlinger), fibröser Dysplasie (Jaffè, Lichtenstein) und Osteodystrophia fibrosa

Die Ursache der Erkrankung ist unbekannt. Klinisch tritt sie durch eine unter örtlichen Schmerzen zunehmende Verbiegung oder durch Spontanfraktur in Erscheinung. Im Röntgenbild ist sie durch mehrkammerige exzentrisch liegende Aufhellungsherde charakterisiert (Abb. 4). Die Veränderungen sind in der Regel zumindest bis zur Pubertät progredient und neigen auch nach ausgiebiger Resektion zum Rezidiv.

Ostitis fibrosa generalisata

Die Erkrankung führt zwar im Bereich der unteren Gliedmaßen unter Belastung zu besonders bizarren Verbiegungen und sehr häufig zu Spontanfrakturen. Dabei ist die Knochenbruchheilung an sich nicht gestört, jedoch genauso wie bei der Osteogenesis imperfecta das Heilergebnis so minderwertig wie die Ausgangssituation. Das Schicksal des Patienten ist davon abhängig, ob es gelingt, die primäre Störung (Erkrankung der Niere, hormonelle Fehlsteuerung, Nebenschilddrüsenadenom) auszuschalten.

Osteoporose

Wenn auch aus der Sicht des Theoretikers eine Unterscheidung der Osteoporose in eine postklimakterische und eine senile Form nicht berechtigt erscheinen mag, so ist eine solche aus klinischer Sicht nach wie vor ebenso zweckmäßig wie die Unterscheidung in eine örtliche und allgemeine Osteoporose, eine Osteoporose nur des Körperstamms oder auch der Gliedmaßen. Die „physiologische" Mineralsalzminderung des Skeletts setzt bei Frauen im allgemeinen früher als bei Männern ein und erreicht im Durchschnitt bei Frauen in der Regel ein höheres Maß als bei gleichaltrigen Männern. Sie vermindert aber bei beiden Geschlechtern bis in das z. Z. erreichbare Durchschnittsalter die Tragfähigkeit des Knochens nicht so wesentlich, daß es zur Verbiegung des Knochens oder vermehrt zu Frakturen kommt. Eine über den physiologischen Kalkabbau des Skeletts hinausgehende Entkalkung erhöht die Zahl der Knochenverbiegungen und der Spontanfrakturen; sie ist bei Frauen häufiger und früher als bei Männern. Darüber hinaus ist eine Zunahme schwerster Osteoporosen unter Kortikosteroidwirkung bekannt. Die Folge ist das vermehrte Auftreten von Spontanfrakturen im Ober- und Unterschenkelbereich und von progredienten O- und X-Beinformen mit gleichzeitiger schwerer Gonarthrose. Spontanfrakturen werden bevorzugt im Bereich der Metaphysen von Femur, Tibia und Fibula und vor allem im Bereich der proximalen Tibia-(Fibula-)Metaphyse angetroffen. Durch die Fehlbelastung bei O- und X-Bein wird die Zahl der Umbauzonen (LOOSER) vermehrt. Sowohl die Zahl solcher Spontanfrakturen bei Osteoporose als auch die Progredienz von Varus- und Valgusdeformitäten der Beinachse kann durch rechtzeitige operative Begradigung der Beinachse reduziert werden. Wir bevorzugen hier die Osteotomie in der Technik nach M. Lange (Pendelosteotomie). Im allgemeinen verwenden wir keine Osteosynthese oder Fixierung über den Fixateur externe. Auch nach einer 6–8wöchigen Gipsruhigstellung haben wir beim alten Menschen keine Nachteile für die Beweglichkeit des betroffenen Kniegelenks gesehen.

Ostitis deformans (Morbus Paget)

Unter den 136 Personen, über die HIRSCH in seiner Monographie berichtet, standen die Femora mit ca. 12% und die Tibia mit ca. 4% an 3. und 4. Stelle der Häufigkeitsskala.
Es wird sowohl der isolierte Befall nur eines Knochens als auch der einer ganzen Beckengliedmaße, also von Becken, Oberschenkelknochen, Kniescheibe und Schienbein beobachtet. (Spontan-)Frakturen und unter der Belastung und mit Fortschreiten der Erkrankung zunehmende Verbiegungen des Knochens sind häufig. Schwere arthrotische Veränderungen in den großen Beingelenken in Nachbarschaft der Paget-Veränderungen sind häufig und sicherlich nicht nur reine Altersfolge. Es kann der ganze Knochen oder nur ein Teil, meist die proximale oder distale Hälfte, betroffen sein. Die Frage, in welchem Knochen die Paget-Sarkomrate am häufigsten ist, wird unterschiedlich beantwortet. Festzustehen scheint, daß im Paget-Knochen Tumormetastasen häufiger sind als in gesunden Knochen. Die Heilung von Knochenwunden ist im Paget-Knochen nicht verzögert. Maßnahmen der Osteosynthese, Nagelung, Druckplattenosteosynthese, Verschraubung, Osteotaxis sind wegen des Verlustes des Knochens an mechanischer Festigkeit erschwert.

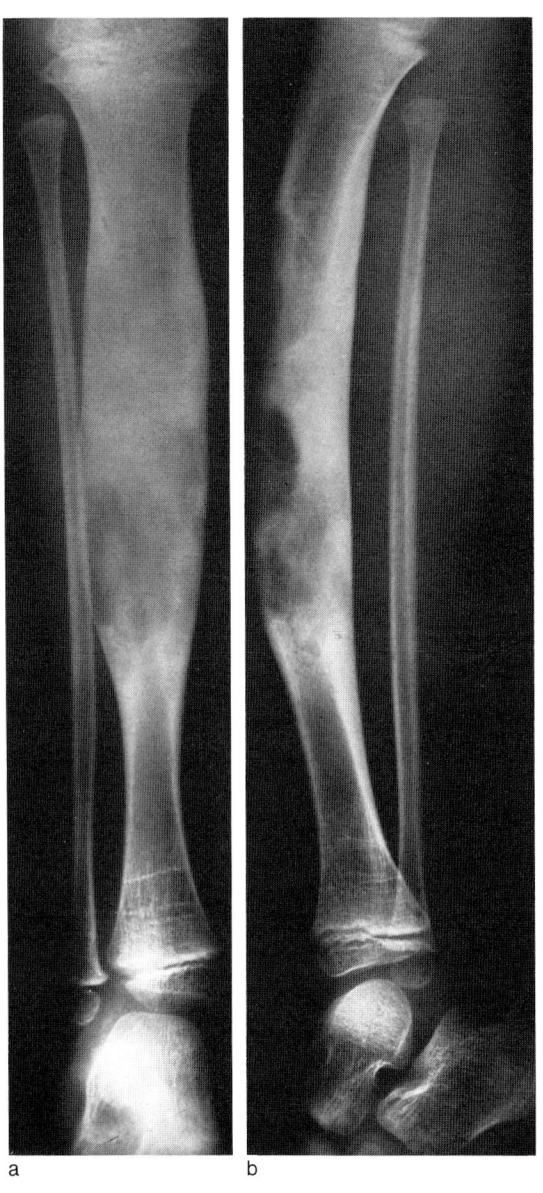

Abb. 4 a u. b a) a.-p. und b) seitliches Bild des rechten Unterschenkels eines 5jährigen Knaben mit Ostitis deformans juvenilis (Antekurvationsfehlstellung)

Bei starker Verbiegung des Knochens kann die geschlossene Marknagelung erschwert sein, bietet aber die offene Nagelung manche Vorteile. Da die Fraktur meistens im Krümmungsscheitel des Knochens liegt, läßt sich die Markhöhle trotz der Knochenveränderung von der freigelegten Frakturstelle her relativ leicht sowohl nach proximal als nach distal aufbohren. Mit einem geraden Marknagel wird dann gleichzeitig die Verbiegung des Knochens auf einfache Weise beseitigt.
Natürlich kann man die freigelegte Fraktur auch durch eine Druckplattenosteosynthese versorgen, ist aber u. U. gezwungen, Vorlegschrauben und Muttern auf die Schraubenenden zu setzen, die in dem fibrös umgewandelten Knochen keinen ge-

nügenden Halt finden. Auch bei schweren Verbiegungen des Knochens sollte man frühzeitig den Rat zur Korrekturosteotomie geben. Durch diese Korrektur kann man die Statik normalisieren, das Fortschreiten der Verbiegung sistieren oder doch verzögern, Schmerzen durch die Fehlbelastung und sich entwickelnde Arthrose im Knie- und Sprunggelenk wirksam bekämpfen und durch die Osteotomie am Ort der Wahl wesentlich ungünstigeren Verhältnissen bei einer Spontanfraktur vorbeugen.

Femur varum congenitum

BERLUCCHI (1906) referierte über zwei Kinder, bei welchen bei Aufnahme der ersten Gehversuche eine einseitige O-förmige Verbiegung des Femurs in Erscheinung trat. Die Extremität war stark verkürzt. Rachitis, Osteomalazie, Pagetsche Krankheit, Syphylis, Zystenbildung usw. konnten als Ursache ausgeschlossen werden. BERLUCCHI glaubte, eine bisher nicht bekannte Krankheit unbekannter Ätiologie vor sich zu haben. BERNBECK (1954) erwähnt das Femur varum congenitum in seiner „Kinderorthopädie" als gesondertes Krankheitsbild. Im Gegensatz zur dysplastischen Unterschenkelpseudarthrose auf der Grundlage der angeborenen Antekurvation und Abbiegung des Unterschenkels im Varussinn neige das Femur varum congenitum nicht zur pathologischen Spontanfraktur. Man beobachte ganz im Gegenteil bei dieser Anomalie eine „Spontanheilung" der Deformität mit mehr oder minder vollkommenem Ausgleich der Krümmung, so daß in späteren Jahren häufig kein Anhalt mehr für ein ursprünglich vorhandenes Femur varum congenitum bestehe. Die Deformität sei häufig nicht von Folgen einer intra- oder unmittelbar post partum erlittenen Fraktur zu unterscheiden. Ätiologie und Pathogenese seien bisher unbekannt. An die Folgen einer intrauterinen Zwangshaltung lassen eine häufig nach der Geburt noch deutlich erkennbare starke Beugung und Adduktion des Hüftgelenks denken.
LINDEMANN (1942, 1949) berichtete in einer größeren Arbeit über die angeborene Coxa vara auch über die Beobachtung eines Femur varum. Bei diesem Patienten bestanden neben der Coxa vara eine O-förmige Verbiegung des Femurs bei gleichzeitiger Hypoplasie, eine Effektrodaktylie und ein Klumpfuß. Die Coxa vara kam spontan zur Ausheilung; auch die O-Form des Femurschaftes besserte sich während einer insgesamt 14jährigen Beobachtungszeit erheblich. In einer Übersicht, die BLENCKE 1901 über die bis dahin veröffentlichten Fälle von Coxa vara gab, ist die angeborene O-förmige Verbiegung des Femurschafts als besonderes Krankheitsbild nicht aufgeführt.
DREHMANN stellte 1903 fest, daß zwischen einer normalen Femurentwicklung und der angeborenen Aplasie die verschiedensten Übergangsstufen möglich seien. Eine angeborene O-förmige Verbiegung des Femurschafts als Krankheitsbild sui generis beschreibt er nicht. Es liegt nahe, das Femur varum congenitum ebenso wie die Coxa vara infantum in die angeborenen Aplasien oder Dysplasien des Femurs einzureihen. Wegen seiner im Gegensatz zur Coxa vara infantum und natürlich auch zur Femurdysplasie sensu strictiori relativ günstigen Prognose hat die Abgrenzung eines besonderen Krankheitsbildes eines Femur varum congenitum seine Berechtigung. Die im Laufe des Wachstums von LINDEMANN, BERNBECK und auch von uns beobachtete spontane Besserung oder Ausheilung der Verbiegung läßt Zurückhaltung bei der Indikation zur operativen Korrektur ratsam erscheinen (Abb. 5). Eine solche kommt sicher nur ausnahmsweise gegen Ende des Wachstums in Frage, wenn mit einer spontanen Besserung nicht mehr zu rechnen ist oder wenn bei einer sehr erheblichen Verbiegung ausnahmsweise das Auftreten von Umbauzonen im Krümmungsscheitel die Gefahr der Entstehung einer Spontanfraktur erkennen läßt. Die Entstehung einer Pseudarthrose nach operativer Begradigung der Verbiegung ähnlich wie bei der angeborenen Verbiegung des Unterschenkels ist nicht zu befürchten. Eine Entlastung des Femurs durch einen orthopädischen Apparat dürfte im allgemeinen unnötig sein. Auch dann, wenn im Zuge des Wachstums die O-förmige Verbiegung des Femurs allmählich verschwunden ist, bleibt häufig eine mehr oder weniger ausgeprägte Verkürzung des Femurs zurück, die zum Ausgleich, z. B. mit Hilfe orthopädischen Schuhwerks, zwingt.

Entzündliche Erkrankungen

Akute hämatogene Osteomyelitis

Die distale Femurmetaphyse und die proximale Tibiametaphyse werden von der akuten hämatogenen Osteomyelitis bevorzugt befallen (die hämatogene Osteomyelitis der Fibula ist selten). Dies hängt mit der in diesem Bereich der Knochen besonders guten Durchblutung zusammen. Die Osteomyelitis kann sich im Femur und in der Tibia, aber auch von einem Herd an jeder beliebigen anderen Stelle des Knochens aus entwickeln. Nach MUSSGNUG (1949) bleiben Herde im proximalen Oberschenkeldrittel gewöhnlich lange Zeit umschrieben und haben nur eine geringe Tendenz zum Durchbruch in Richtung auf das Hüftgelenk. (Diese Beobachtung trifft nach unserer Erfahrung für die Säuglingsosteomyelitis nicht zu.) Nicht ganz selten gehen osteomyelitische Prozesse des Femurschafts vom Trochanter ma-

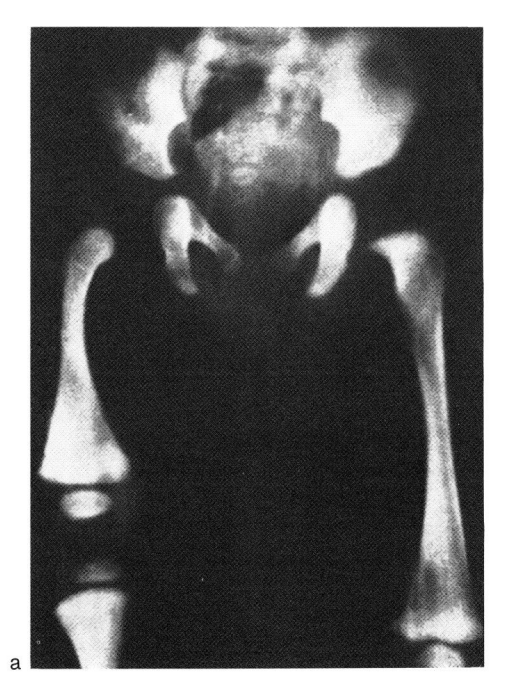

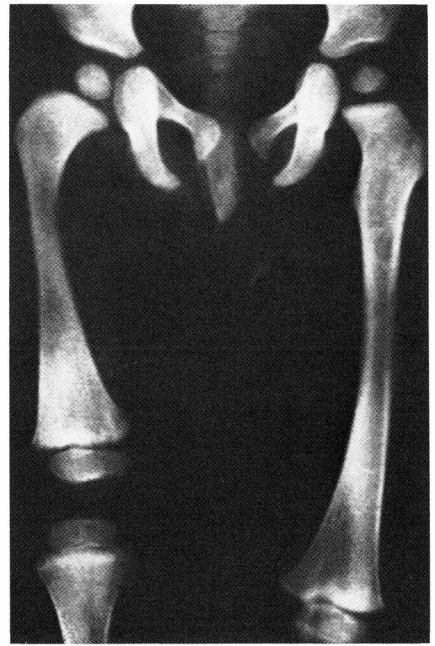

Abb. 5a u. b Femur varum congenitum: a) Ende 3. Lebensmonat, b) Beginn des 2. Lebensjahres

jor aus. Die Markphlegmone breitet sich im allgemeinen schnell und über weite Strecken der betroffenen Knochen aus. Befallen werden in erster Linie Jugendliche zwischen dem 8. und 17. Lebensjahr. Nach dem 25. Lebensjahr ist die hämatogene Osteomyelitis selten. Die Krankheit beginnt mit Schüttelfrost und hohem, als Kontinua verlaufendem Fieber. Das Allgemeinbefinden ist erheblich gestört. Der kleine und stark beschleunigte Puls weist auf die schwere toxische Störung des Kreislaufs hin. Im Bereich des erkrankten Knochens wird über heftige Schmerzen geklagt, die sich durch aktive und passive Bewegungsversuche steigern. Eine eitrige Angina, eine Otitis oder Furunkel sind in der Anamnese häufig. Nicht ganz selten wird ein Unfall angegeben, der den erkrankten Knochenabschnitt betroffen hat und der dem akuten Beginn der Krankheit einige Tage vorausgeht. Das befallene Bein wird gewöhnlich im Hüft- und Kniegelenk leicht gebeugt und in Außenrotation gehalten. Die Muskelkonturen sind mehr oder weniger verstrichen; die Haut ist häufig gespannt, glänzend, nicht oder nur gering gerötet. Die Venenzeichnung ist vermehrt. Man tastet ein mehr oder weniger stark ausgeprägtes Ödem und kann bei nicht allzu dicken Weichteilen eine gewisse Verdickung des Knochens feststellen. Druck erhöht den Schmerz. Ist es zur Markphlegmone gekommen – gleichgültig, ob der ganze Markraum oder zunächst nur Teile befallen sind –, dann dringt der Eiter durch die Haversschen Kanäle nach außen und hebt das Periost ab. Es entsteht der subperiostale Abszeß, der schließlich in die umgebenden Weichteile durchbrechen kann. Die kompakte Kortikalis ist jetzt von innen und außen von Eiter umspült und durch die Thrombosierung der ernährenden Gefäße in geringerer oder größerer Ausdehnung (Totalsequester) der Nährstoffzufuhr beraubt und stirbt ab. An der Grenze von totem zum lebenden Gewebe wächst aus den gesunden Teilen des Marks der Diaphyse, der Spongiosa und den intakten Haversschen Kanälen Granulationsgewebe, das allmählich die Verbindung mit dem toten Knochen unterbricht (Demarkationsgraben) (Abb. 6). Im Bereich des abgehobenen Periosts führt der Reiz der Entzündung zu einer erheblichen Knochenneubildung. Im Verlauf einiger Monate bildet sich so eine Schale um den sequestrierten Knochenabschnitt, die Totenlade. In den nicht nekrotischen Teilen der Diaphyse kommt es unter dem Entzündungsreiz zu einer Sklerosierung der Spongiosa und Kompakta. Der Knochen verliert seine natürliche mechanische Festigkeit, wird spröde und frakturanfällig.

Der direkte Durchbruch der Markphlegmone durch die Epiphyse in das Hüft-, Knie- oder Sprunggelenk wird beobachtet. Zur Mitbeteiligung des Hüftgelenks kommt es regelmäßig bei der Säuglingsosteomyelitis des proximalen Femurs. Sie ist bei der hämatogenen Osteomyelitis des älteren Kindes selten.

Häufiger als der direkte Einbruch der Entzündung in Knie- und Hüftgelenk ist der sympathische Erguß besonders des Kniegelenks, dessen Ursache wahrscheinlich eine Toxinwirkung ist und dessen Punktion einen Hydrops rein seröser oder trübseröser Beschaffenheit zutage fördert, der sich bei der bakteriologischen Untersuchung

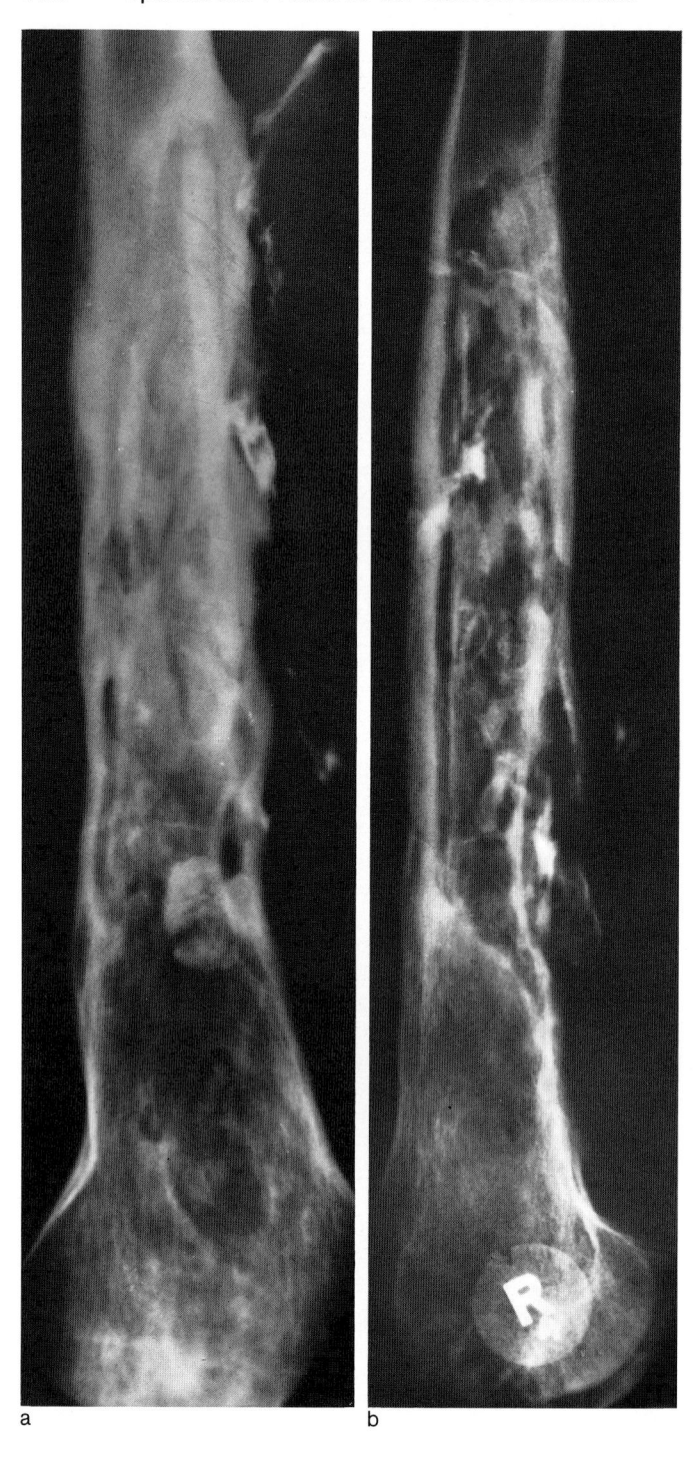

14.8 Spezifische Probleme der unteren Extremität

Abb. 6 a u. b Rechtes Femur in 2 Ebenen, 21 jähriger Patient. Totenlade mit Demarkationsgraben 10 Jahre nach offener Fraktur, positive Teildarstellung im a.-p. Bild

als steril erweist. Die Phlegmone des Knochenmarks kann an der Epiphyse haltmachen. Manchmal löst sich deren Zusammenhang mit der Metaphyse, oder es kommt zu einer Zerstörung im Bereich des Epiphysenknorpels mit Sistieren des Längenwachstums. In anderen Fällen führt der Reiz der Entzündung zu einer Zunahme des Längen- und Dickenwachstums des Knochens. Die resultierenden Längenunterschiede und Verbiegungen des Femurs können erhebliche Grade erreichen.

Für die Testung der Infektionserreger und die Behandlung der akuten hämatogenen Osteomyelitis von Femur und Tibia gelten die in Bd. IV, gegebenen Richtlinien. Führen Ruhigstellung, Punktion des Abszesses, örtliche, perorale und parenterale Applikationen von Antibiotika nicht *alsbald* zur Entfieberung und zum Rückgang der allgemeinen und örtlichen Entzündungserscheinungen, dann soll man nicht zögern, den Abszeß freizulegen und durch Trepanation des Knochens der Markphlegmone Abfluß zu verschaffen. Ist es zur Sequesterbildung gekommen, dann muß dieser operativ entfernt werden. Der Zugang wird so gewählt, daß er möglichst unmittelbar auf den Sequester führt und daß bei der hierzu notwendigen Resektion möglichst wenig vom noch intakten, tragfähigen Knochen geopfert wird. Trotzdem sollte man stets versuchen, den Zugang so zu wählen, daß der Knochen auch in großer Ausdehnung freigelegt werden kann, d. h., im Femurbereich empfiehlt sich der Zugang von außen, im Tibiabereich von der Vorderinnenfläche, auch dann, wenn etwas mehr Verlust an Knochensubstanz in Kauf genommen werden muß. Nach der Sequestrotomie wird der Knochen flach ausgemuldet und eine Spül-Absaug-Drainage angelegt. Dabei kommt es offenbar mehr auf den Spüleffekt als auf den Zusatz eines testgerechten Antibiotikums in der Spülflüssigkeit an. Operieren in Blutsperre verbessert die Übersicht. Ein Ablösen des Periosts in größerer Fläche muß vermieden werden, da es weitere Sequestrierungen begünstigt.

Für den Orthopäden sind die nach einer Osteomyelitis des Femurs und der Tibia im Kindesalter sich häufig einstellenden Wachstumsstörungen von besonderem Interesse. Im proximalen Femurbereich findet sich nicht selten eine Abbiegung im Varussinn, durch die es zur Insuffizienz der pelvitrochanteren Muskulatur, zum Trendelenburg-Hinken und zu Beschwerden kommen kann. Im Bereich des distalen Femurs werden als Folge der Osteomyelitis symmetrische und einseitige Störungen des Längenwachstums mit z. T. erheblichen Valgus- oder Varusdeformierungen beobachtet. Eine Korrekturosteotomie des Femurs darf erst dann durchgeführt werden, wenn keinerlei Entzündungserscheinungen mehr bestehen. Die alte Forderung, daß eine Korrekturosteotomie frühestens 1 Jahr nach Abklingen sämtlicher Entzündungserscheinungen durchgeführt werden darf, haben auch die Antibiotika nicht geändert.

Eine notwendige Korrekturosteotomie wird nach Möglichkeit außerhalb des entzündlich erkrankt gewesenen und sklerosierten Knochenbereichs durchgeführt, da hier die Regeneration meist verzögert ist, so daß die Gefahr der Entstehung einer Pseudarthrose besteht. Eine Wachstumslenkung, z. B. durch Epiphysenklammerung, reicht zur Korrektur der hier in Frage stehenden, meist hochgradigen Verformungen des Knochens nicht aus.

Der Verlauf der Osteomyelitis hat sich durch Einführung der Antibiotika gewandelt. Während früher die Entstehung von Knochendefekten nach Abstoßung von mehr oder weniger ausgedehnten Sequestern keine Seltenheit war und ausgedehnte Sklerosierungen des Knochens mit den schon erwähnten Störungen des Längen- und Dickenwachstums des Knochens ganz regelmäßig beobachtet wurden, sind die Veränderungen, welche die akute hämatogene Osteomyelitis heute hinterläßt, im allgemeinen geringer. Der Verlauf der Erkrankung ist weniger toxisch; die Herde sind kleiner; Sequestrierungen sind weniger umfangreich, ohne ganz zu fehlen. Der Übergang in die chronische oder subakute Osteomyelitis ist fast als Regel anzusehen, da es trotz der Antibiotika nur selten gelingt, den Knochenprozeß im akuten Beginn völlig abzufangen.

Säuglingsosteomyelitis im proximalen Femurbereich

Es handelt sich um ein Krankheitsbild, das sich nach einer Pneumonie, einer Gastroenteritis, der Infektion einer Nabelwunde, einer Impetigo beim Säugling entwickeln kann (s. auch Bd. IV). Als Erreger kommen neben hämolysierenden Staphylokokken Pneumokokken und gelegentlich Diphtheriebazillen in Frage. Im Gegensatz zur Osteomyelitis des älteren Kindes und des Jugendlichen lokalisiert sich der Prozeß auf den epiphysennahen Abschnitt der proximalen Femurmetaphyse. Hochgradige Zerstörungen im Bereich von Schenkelhals und -kopf und eine Subluxation oder Luxation des häufig im Epiphysenbereich gelösten Schenkelkopfes sind die schwerwiegenden Folgen der Erkrankung (Abb. 7). Das Allgemeinbefinden ist erheblich reduziert. Der Appetit ist beeinträchtigt. Das Kind ist unruhig und schreit. Die Temperaturkurve ist meist remittierend. Das befallene Bein wird außenrotiert und im Hüftgelenk gebeugt gehalten. Bei der Untersuchung stellt sich die Gegend des hüftnahen Femurs als schmerzhaft heraus. Die Weichteile sind entzündlich infiltriert; die Haut fühlt sich hier warm an und kann gering gerötet sein. Passive Bewegungsversuche des Hüftgelenks werden mit Schreien quittiert.

In manchen Fällen verläuft die Krankheit bland. Das uncharakteristische Fieber wird falsch gedeutet, die Bewegungsstörung der Hüfte nicht beobachtet und die schwere Zerstörung erst zufällig bei Beginn des Stehens und Gehens erkannt, wenn die Funktionsbehinderung des Hüftgelenks deutlicher in Erscheinung tritt. Die Behandlung besteht in der örtlichen Applikation von Antibiotika sowie peroralen und parenteralen Gaben von Sulfonamiden und evtl. der operativen Eröffnung des Krankheitsherdes. Durch die nachfolgende Drainage der Operationswunde kann die örtliche Zufuhr von Antibiotika erleichtert werden. Durch Ruhigstellung der Gliedmaße im Beckengipsverband muß der Luxation oder Subluxation des Schenkelkopfes sowie der Gefahr der Epiphysenlösung nach Möglichkeit vorge-

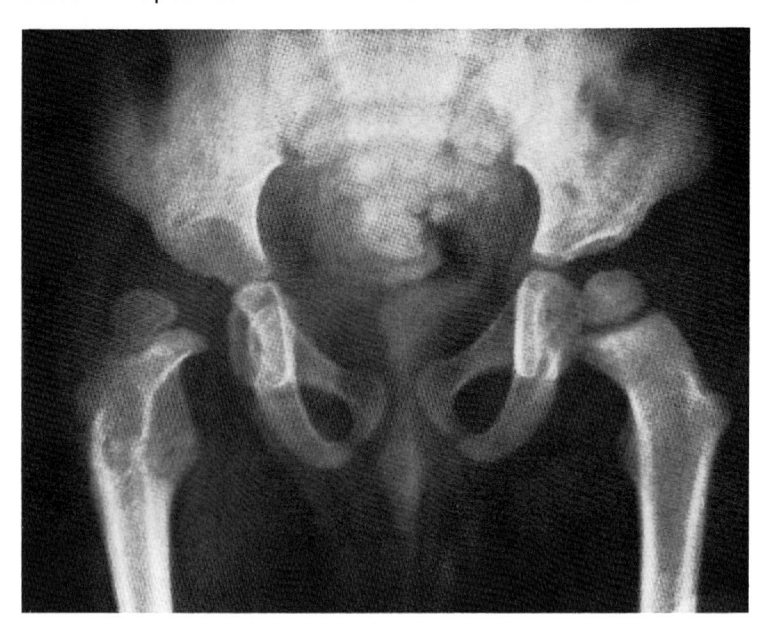

14.10 Spezifische Probleme der unteren Extremität

Abb. 7 Zustand nach Säuglingsosteomyelitis, proximales Femur rechts

beugt werden. Manchmal läßt sich nach Abklingen der Entzündung eine eingetretene Luxation oder Subluxation des Schenkelkopfes operativ beseitigen. Eine Restitutio ad antegrum wird durch die Operation nicht erreicht.

Akute Ostitis als Folge einer offenen Verletzung

Es kann eine direkte Infektion des Knochens bei der Wundsetzung, z. B. durch Unfall, Operation oder gelegentlich auch Punktion, zustande kommen. Besonders günstig für das Angehen der Infektion sind die Voraussetzungen dann, wenn nicht nur die Weichteildeckung des Knochens, sondern auch dieser selbst verletzt ist, also z. B. bei der offenen Fraktur. Als Infektionserreger werden bei dieser Form der Osteomyelitis die verschiedensten aeroben und anaeroben Erreger in Reinkultur oder häufiger in Mischung gefunden.

Klinisch wird der Beginn der Komplikation, z. B. nach einer offenen Fraktur oder nach einer Operation am Knochen, am Temperaturanstieg, der besonders dann hinweisend ist, wenn er am 4. Tag nach der Operation eintritt, an zunehmender Beeinträchtigung des Allgemeinbefindens und an örtlichen Schmerzen erkannt. Die Besichtigung der Operationswunde kann bei sich in der Tiefe der Weichteile abspielendem Entzündungsprozeß zunächst völlig normale Verhältnisse vortäuschen. Bei der unter aseptischen Kautelen mit dicker Kanüle vorgenommenen Probepunktion gelingt es in den meisten Fällen schon frühzeitig, bräunlich tingierten Eiter zu aspirieren, der auf Bakteriengehalt und deren Resistenz untersucht wird. In anderen Fällen quillt aus einer Drainstelle, zwischen den Nähten der Operationswunde oder aus der von Anfang an offen behandelten Wunde reichlich Eiter hervor. Allgemeininfektion mit Metastasen, jahrelange Fisteleiterungen, Defektpseudarthrosen, schwere Verformungen des Knochens, Versteifungen des Hüft-, Knie- und Sprunggelenks, schließlich die Notwendigkeit der Amputation oder sogar tödliche Ausgänge können die Folgen dieser Knocheneiterungen sein. Infizierte Frakturen des Femurs und der Tibia mit großen Weichteildefekten sind mit einer hohen Mortalitäts- bzw. Amputationsquote belastet. Insbesondere gilt dies für Schußfrakturen.

Die Mortalität der Schußbrüche des Femurs betrug im Krimkrieg 86,6%, zu Anfang des ersten Weltkrieges 80% und während der Monate des Stellungskrieges 42% (FRANZ). VIDAL (1941) sah bei 75%, BÖHLER bei 83% und FRANZ bei 90% (zit. nach BÖHLER 1941) eine Infektion nach Schußfrakturen des Femurs.

BÖHLER bezeichnet es als den wichtigsten Grundsatz der Behandlung des infizierten Schußbruchs des Femurs, für guten Abfluß des Eiters und gleichzeitig für vollkommene, ununterbrochene Ruhigstellung der gebrochenen Extremität zu sorgen (Gips; Fixateur externe). Dieser Grundsatz gilt für die infizierte Fraktur schlechthin. Die Nagelung oder Verplattung der infizierten Schaftfraktur, um mit ihrer Hilfe eine ideale Ruhigstellung der Fragmente zu erzwingen, hat sich nicht durchgesetzt.

Bei ungenügendem Eiterabfluß kann es zur Zerstörung bereits gebildeten Kallus und zur Entwicklung einer Pseudarthrose kommen. WUSTMANN (1951) hat bei infizierten Frakturen des Femurs mit Hilfe der Druckosteosynthese eine Beschleunigung der Frakturheilung erreichen können. Bei lang anhaltender Eiterung mit ausgedehnter Sequestrierung und Knochenzerstörung sowie Gelenkversteifung und Störung der sensiblen und motorischen Versorgung kann die Amputation häufig schonender als der Versuch der Gliederhaltung um jeden Preis sein. Eine zunehmende Rolle spielen leider gerade im Femur- und Tibiaschaftbereich Ostitiden nach Osteosynthesen verschiedenster Art sowohl bei offenen als auch bei geschlossenen Frakturen. Es wird im allgemeinen geraten, bei eingetretener Infektion für ungestörten Eiterabfluß zu sorgen, evtl. eine Spül-Saug-Drainage anzulegen, nach Resistenzbestimmung eine örtliche und allgemeine gezielte Antibiotikatherapie durchzuführen, bis der knöcherne Durchbau der Fraktur erreicht ist. Dieser Rat führt manchmal zu grotesken Bildern. Man findet sequestrierende Ostitiden bei Frakturen ohne jegliche Heilungstendenz mit Schrauben, Platten und Marknägeln mit großem Resorptionshof und keinerlei wirksamer Stabilisierungsfunktion mehr. Entfernt man in diesen Fällen das Osteosynthesematerial und vorhandene Sequester, dann kommt es häufig zu einem schnellen Abklingen der Knochenentzündung. Für die Stabilisierung der Fragmente bewährt sich in diesen Fällen die Druckosteosynthese mit dem Doppeldrahtspannbügel bzw. dem Fixateur externe. Dabei bedeutet der Druck, wie hier wiederholt sei, nicht irgendeinen geheimnisvollen osteogenetischen Reiz, sondern lediglich eine einwandfreie Ruhigstellung, die durch das gelockerte Osteosynthesematerial längst nicht mehr gewährleistet war. Knochentransplantationen einschließlich der Spongiosatransplantation raten wir erst dann durchzuführen, wenn die Knocheninfektion beherrscht ist.

Primär-chronische hämatogene Osteomyelitis im Femurbereich

Der Verlauf der hämatogenen Osteomyelitis ist von der Massigkeit und Virulenz der Infektion auf der einen Seite und andererseits von der örtlichen und allgemeinen Abwehrkraft des Individuums abhängig.
Bei von vornherein z. B. unter Antibiotikaschutz bland verlaufender Infektion kann es zum Bild der sklerosierenden Osteomyelitis kommen. Es werden ziehende, rheumaartige Schmerzen im befallenen Gliedabschnitt geklagt. Das Allgemeinbefinden ist kaum gestört; geringe abendliche Temperatursteigerungen werden beobachtet. Die Blutkörperchensenkungsgeschwindigkeit ist erhöht, die Zahl der Leukozyten bei Linksverschiebung des Blutbildes vermehrt. Die Inspektion des erkrankten Gliedabschnittes zeigt keinen wesentlichen pathologischen Befund; gelegentlich besteht eine geringe ödematöse Schwellung, manchmal eine Schmerzhemmung der Beweglichkeit von Hüft- und Knie- oder Sprunggelenk.

Das Röntgenbild zeigt eine fleckige Sklerosierung des Knochenschafts in mehr oder minder Ausdehnung mit deutlicher Verdickung der Kortikalis. Die Markhöhle ist eingeengt oder völlig vermauert. Manchmal finden sich winzige Sequesterschatten. Die Strukturzeichnung des Knochens ist gewöhnlich verwaschen, seine Konturierung gering unregelmäßig. Differentialdiagnostisch muß vor allem an das Ewing-Sarkom gedacht werden. Therapeutisch dürfte nur die ausgiebige Trepanation des Knochens mit Ausräumung der Sequester Aussicht auf nachhaltigen Erfolg haben. Hierzu legt man den Knochen am besten in Blutsperre übersichtlich frei. Die entstandene Knochenhöhle wird nach der Operation durch ein Drain mit hohen Antibiotikadosen beschickt. Die Weichteildecke kann man gewöhnlich, ohne den Patienten zu gefährden, mit einigen Situationsnähten schließen. Eine andere Form der blanden, hämatogenen Osteomyelitis ist der *Knochenabszeß,* der sich am Femur vor allem im Bereich der distalen Metaphyse lokalisiert, der aber auch selten im Schenkelhals-, Trochanter- und proximalen Schenkelschaftbereich zur Beobachtung kommt und an der Tibia die Diaphyse bevorzugt. Bis zu einem gewissen Grad charakteristisch sind die sich nächtlich steigernden, stumpfen Schmerzen. Abgesehen von diesem Schmerz, ist das Allgemeinbefinden kaum gestört. Die Blutkörperchensenkungsgeschwindigkeit ist erhöht; das Blutbild zeigt meist eine mäßige Leukozytose. Örtlich kann sich im Schmerzbereich ein geringes Ödem finden, und gelegentlich besteht ein Druck- und Stauchungsschmerz. Bei kniegelenknahen Prozessen wird nicht selten ein sympathischer Gelenkerguß gefunden, der sich bei der Punktion als serös, hellgelb und ohne pathologische Bestandteile erweist. Die Röntgenuntersuchung zeigt einen erbs- bis höchstens kirschgroßen Aufhellungsherd mit sklerosierter Randzone. Innerhalb dieses Aufhellungsbezirkes erkennt man nicht selten einen kleinen Sequester. Die Therapie der Wahl sind die Trepanation des Knochens und die Ausräumung des Abszesses. Dabei genügt es, den Knochendeckel über dem Abszeß zu entfernen und die Abszeßhöhle mit dem scharfen Löffel auszukratzen. Die radikale Entfernung der sklerosierten Wand der Höhle ist unnötig. Der Zugang zu dem Abszeß wird nach Röntgenorientierung so gewählt, daß der Weg im Knochen möglichst kurz ist. Man bemüht sich also, direkt auf den Abszeß einzugehen. Bei der Wahl des Schnittes muß selbstverständlich der Verlauf der großen Gefäße und Nerven berücksichtigt werden. Meist findet sich bei der Eröffnung des Herdes wenig fadenziehender, hellgelber Eiter, in welchem sich färberisch und bei der bakteriologischen Untersuchung manchmal hämolytische Streptokokken nachweisen lassen. Die Knochenhöhle wird ausgiebig mit Antibiotika beschickt und drainiert,

die Weichteilwunde durch Situationsnähte geschlossen. Durch das liegende Drain können noch für einige Zeit streptokokkenwirksame Antibiotika zugeführt werden.
Differentialdiagnostisch muß vor allem an die Tuberkulose und an die Möglichkeit eines Osteoidosteoms gedacht werden. Ein Knochenfibrom kann röntgenologisch bei ungünstigem Strahlengang ebenfalls einmal mit einem Knochenabszeß verwechselt werden. Schließlich können Enchodrome, gummöse Knochenprozesse, Tumormetastasen und Osteosarkome im Beginn differentialdiagnostische Schwierigkeiten bereiten.
Sowohl nach operativer Ausräumung einer sklerosierenden Osteomyelitis als auch eines Knochenabszesses sollte man das Bein so lange im Beckengipsverband ruhigstellen, bis sich der glatte Heilverlauf übersehen läßt und der Wundschmerz abgeklungen ist. Diese Ruhigstellung ist vor allem dann nötig und muß evtl. über längere Zeit fortgesetzt werden, wenn es durch die Ausdehnung des Eingriffs zu einer erheblichen Schwächung des Knochens gekommen ist.

Sekundär-chronische Osteomyelitis als Folge einer akuten hämatogenen oder posttraumatischen Osteomyelitis

Trotz der verbesserten therapeutischen Möglichkeiten ist der Ausgang der akuten Osteomyelitis in einen chronischen Prozeß keine Seltenheit.
Klinisch handelt es sich meist um rezidivierende Fieber- und Schmerzanfälle mit immer wieder aufflackernden, hartnäckigen Fisteleiterungen. Differentialdiagnostisch bestehen kaum Schwierigkeiten. Anamnese und Befund sind meist eindeutig. Gelegentlich muß differentialdiagnostisch an eine mischinfizierte Tuberkulose oder an die Lues gedacht werden. Ggf. ist die Therapie hierauf abzustimmen. Eine epiphysennahe chronische Osteomyelitis kann bei Jugendlichen erhebliche Wachstumsstörungen mit Achsenabknickung und unterschiedlichem Längenwachstum verursachen. Die immer notwendige und oft lang dauernde Ruhigstellung kann zu erheblichen Störungen der Beweglichkeit in Hüft-, Knie- und Sprunggelenk führen. Abgesehen davon, kann es zu einem Einbruch des Entzündungsprozesses in diese Gelenke kommen. Auch an die Möglichkeit der Entwicklung einer Amyloidose muß gedacht werden. Das Fistelkarzinom ist ein seltenes Ereignis und wird gelegentlich erst nach sehr langem Bestand der Fistel im höheren Lebensalter beobachtet.
Das *Röntgenbild* zeigt eine unregelmäßige Sklerosierung des Knochens mit multiplen, mehr oder weniger großen Aufhellungsherden und zentralen Sequestern. Gelegentlich gibt erst die Kontrastdarstellung der Fistelgänge Aufschluß über ihren Ursprung.
Die *konservative Therapie* der sekundär-chronischen Osteomyelitis des Femurs ist häufig unbefriedigend. Finden sich Sequester, dann sollte man nicht zögern, diese operativ auszuräumen. Der Entschluß zur Operation ist schwieriger, wenn sich keine Sequester erkennen lassen. Erfolgversprechend ist nur das radikale Vorgehen. Der erkrankte Knochen wird von einem Schnitt über der Tibiavorderinnenfläche bzw. an der Außenseite des Femurs aus in großer Ausdehnung freigelegt und die Markhöhle ausgiebig trepaniert. Bei der Freilegung des Knochens sollte man dem durch eine Fistel gewissermaßen vorgeschriebenen Weg nur dann folgen, wenn nicht die Gefahr besteht, hierbei mit den Gefäß- und Nervenstämmen in Berührung zu kommen. Das Periost wird außerhalb der Trepanationsstelle des Knochens sorgfältig geschont und die Trepanationsöffnung flach ausgemuldet. Granulationsgewebe, Sequester und Gewebdetritus werden mit dem scharfen Löffel radikal entfernt. Nach Abschluß der Operation wird in die Knochenhöhle eine Spül-Absaug-Drainage gelegt und wundfern durch die retrograd Haut geleitet. Die Operationswunde wird mit einigen Situationsnähten geschlossen. Etwa vorhandene Fistelgänge werden mit dem scharfen Löffel ausgekratzt, ihre Exzision ist meist überflüssig. Die Operation stellt in jedem Fall einen großen Eingriff dar. Eine Hebung des Allgemeinzustandes des Patienten vor der Operation durch Bluttransfusion, Gaben von Antibiotika usw. ist daher dringend anzuraten.

Tuberkulose

ALFER beobachtete 1892 unter 684 Skelettuberkulosen nur 14 Tuberkulosen des Femurs. In seiner Aufstellung sind die Trochantertuberkulosen nicht gesondert enthalten. BISCHOFBERGER fand unter 337 Skelettuberkulosen, die im Annastift in Hannover zur Behandlung gekommen waren, 7mal den Trochanter major befallen, aber offenbar keine eigentliche Tuberkulose der Diaphyse. In der Mehrzahl der Fälle siedelt sich die Tuberkulose im Epi-Meta-physen-Bereich des Knochens ab, und es kommt von hier aus zu einer Beteiligung des Knie-, Hüft- oder des Sprunggelenks, so daß diese Absiedlungsform später nicht als Schafttuberkulose, sondern als Hüft-, Knie- oder Sprunggelenktuberkulose erfaßt wird. Es werden aber doch gelegentlich isolierte tuberkulöse Herde sowohl in den Epi-Meta-Physen als auch in den Diaphysen des Femurs und der Tibia beobachtet.
Bei den diaphysären Tuberkulosen unterscheidet man zweckmäßigerweise zwischen solchen, die vom Epi-Meta-Physen-Bereich auf den Kno-

chenschaft fortgeleitet werden und den direkten Absiedlungen im Bereich der Diaphyse. Letztere Form ist sehr selten. KORNEW (1951) hat daran erinnert, daß ein zunächst in der Metaphyse des Röhrenknochens gelegener Herd bei einem Kind allmählich im Zuge des Wachstums diaphysenwärts wandern kann. Schafttuberkulosen des Knochens werden fast ausschließlich im frühen Kindesalter beobachtet. Ihre Entstehung dürfte der akuten, hämatogenen Osteomyelitis ähnlich vor sich gehen. Der Unterschied im Verlauf läßt sich aus der verschiedenen Vitalität der Erreger erklären. Während die eine meist durch den sich schnell ausbreitenden Staphylococcus pyogenes aureus entsteht, ist die andere die Folge einer Infektion durch den trägen Tuberkelbazillus.

Es werden im Meta- und Diaphysenbereich des Knochens tuberkulöse Markherde in Form von Höhlen beschrieben, die Eiter, kleine Sequester und tuberkulöse Granulationen enthalten. Seltener als solche Markherde sind Rindenherde, die z. T. nur eine oberflächliche Usur des Knochens herbeiführen oder die als Käseherde zur Bildung von Sequestern führen.

Die *klinischen Erscheinungen* sind in den Anfangsstadien der Knochenschafttuberkulose häufig gering. Es kommt zu vorübergehenden, sich manchmal nachts steigernden Schmerzen, die nicht selten in das dem Krankheitsherd benachbarte Knie- oder Hüftgelenk lokalisiert werden. Das Allgemeinbefinden braucht nicht wesentlich herabgesetzt zu sein. Die Blutkörperchensenkungsreaktion wird meist beschleunigt gefunden. Das Blutbild gibt im allgemeinen keinen charakteristischen Hinweis. Das Fehlen einer stärkeren Leukozytose und der Linksverschiebung kann mit Vorsicht bei der Abgrenzung gegen einen blanden, unspezifischen, osteomyelitischen Herd gewertet werden. Der positive Ausfall der Tuberkulinproben ist differentialdiagnostisch von geringer Bedeutung. Einen gewissen Wert hat der negative Befund. Örtliche, direkt auf einen Knochenherd hinweisende Symptome in Form von lokalisierten Schmerzen, die sich auf Druck, Stauchung oder Beklopfen steigern, werden nur bei randständigen Herden beobachtet. Je näher der Herd am Gelenk liegt, desto stärker kann dessen Funktionsstörung sein. Ein Gelenkerguß, der zunächst rein serös ist und als sympathischer Erguß gewertet werden kann, stellt ein alarmierendes Symptom dar und sollte Veranlassung zu sehr sorgfältiger, weiterer, klinischer und vor allem Röntgenuntersuchung sein.

Im *Röntgenbild* wird regelmäßig bei der Knochenschafttuberkulose ein mehr oder weniger ausgeprägter Kalksalzschwund beobachtet, der oft weit über den eigentlichen Krankheitsherd hinausreicht. Die Abgrenzung gegen eine blande, chronisch verlaufende, unspezifische Osteomyelitis kann röntgenologisch schwierig sein. Man muß sich daran erinnern, daß bei der Tuberkulose die Sklerosierung des Knochens und die periostale Anlagerung gegenüber Strukturverwaschenheit-, -auflockerung und -auflösung in den Hintergrund treten. In manchen Fällen finden sich relativ scharf begrenzte Aufhellungsherde, die eine Unterscheidung von Knochenzysten anderer Genese oder gegenüber einem unspezifischen Knochenabszeß fast unmöglich machen können. Meist ist der tuberkulöse Herd gegen die Umgebung weniger scharf abgegrenzt, und es besteht auch in seiner Umgebung eine ausgesprochene Kalksalzverarmung.

Nach dem Vorhandensein eines Abszesses, der bei der tuberkulösen Erkrankung des Knochens selten fehlt, kann durch vorsichtige Punktion gefahndet werden, vorausgesetzt, daß man aufgrund des sonstigen Befundes einen malignen Tumor, der differentialdiagnostisch nicht selten in Erwägung gezogen werden muß, glaubt, ausschließen zu können. In manchen Fällen wird erst die Probeexzision den Sachverhalt klären lassen. *Differentialdiagnostisch* sind neben der blanden, unspezifischen hämatogenen Osteomyelitis luetische Knochenveränderungen, sarkomatöse Veränderungen des Knochens, Knochenzysten und Knochenabszesse sowie Knochenmetastasen maligner Tumoren in Erwägung zu ziehen.

Die *Therapie der Knochenschafttuberkulose* verlangt wie jede Skeletttuberkulose allgemein roborierende Maßnahmen, Ruhigstellung und örtliche sowie perorale und parenterale Applikation von Tuberkulostatika nach den im Bd. IV gegebenen Richtlinien. Wir halten es für angezeigt, kleine und offensichtlich begrenzte Herde im Knochenschaftbereich, wenn irgend möglich, operativ auszuräumen. Diese Regel gilt vor allem für Epiphysenherde, wenn es dadurch mit einiger Wahrscheinlichkeit gelingt, ihren Einbruch ins benachbarte Gelenk zu verhindern. Nach der Ausräumung werden durch ein in die entsprechende Knochenhöhle gelegtes Drain örtliche Tuberkulostatika appliziert. Ausgedehnte, unter dem Bild einer blanden, hämatogenen Osteomyelitis verlaufende Prozesse lassen sich nicht radikal ausräumen. Schreiten sie trotz konservativer Therapie fort und kommt es zu ausgedehnteren Sequestrierungen, dann halten wir uns unter entsprechendem Tuberkulostatikaschutz für berechtigt, den Herd in ähnlicher Weise freizulegen, wie dies für die blande, chronische Osteomyelitis beschrieben ist.

Trochantertuberkulose

LAMPE (1953) errechnet die Häufigkeit der Trochantertuberkulose mit 2% aller Skeletttuberkulosen. Die Infektion des Trochanters kann direkt hämatogen und fortgeleitet entweder von einem Senkungsabszeß, z. B. der Sakroiliakalfugen oder der Lendenwirbelsäulentuberkulose, oder von einer tuberkulös erkrankten Bursa aus erfolgen.

ALVIK (1949) ist der Ansicht, daß bei Tuberkulosen, die von einem Senkungsabszeß fortgeleitet den Trochanter ergreifen, ebenfalls zuerst die Bursa trochanterica infiziert werde und daß erst von dieser aus die Infektion des Trochanter major selbst erfolge. Das Allgemeinbefinden ist, je nachdem, ob es sich um einen isolierten Herd handelt oder um eine von anderer Stelle fortgeleiteten Tuberkulose, mehr oder weniger stark beeinträchtigt. Ebenso ist das Verhalten der Körpertemperatur, der Blutkörperchensenkungsreaktion und des Blutbildes weitgehend davon abhängig, ob es sich um einen isolierten Trochanterherd handelt oder ob der tuberkulöse Prozeß im Trochanter major fortgeleitet von einer Wirbeltuberkulose oder einer Tuberkulose der Sakroiliakalfugen aus entstanden ist. Die örtlichen Symptome sind Spontan-, Druck- und Stauchungsschmerz, mehr oder weniger ausgeprägte ödematöse Schwellung im Trochanterbereich und eine Funktionsbehinderung der Hüfte, die sich im Hinken bemerkbar macht. Dieses Hinken wird durch eine schmerzbedingte Insuffizienz der pelvitrochanteren Muskulatur verursacht. Eine eigentliche Beweglichkeitseinschränkung des Hüftgelenks kann fehlen. Eine Abszeßbildung wird bei der Trochantertuberkulose mit großer Regelmäßigkeit beobachtet. Bei den 17 Patienten, über die LAMPE berichtet, kam es 16mal zur Fistelbildung. Diese Quote dürfte heute bei rechtzeitiger Anwendung der Tuberkulostatika wesentlich geringer sein. Trochantertuberkulosen werden sowohl in der Kindheit als auch im Erwachsenenalter beobachtet. Eine gewisse Bevorzugung des 3. und 4. Lebensdezenniums scheint zu bestehen.

Im *Röntgenbild* stellt sich der tuberkulöse Herd im Trochanter als Aufhellungsherd oder als Defekt dar. Zu einem stärkeren Kalksalzschwund in der Umgebung des Herdes kommt es bei der Trochantertuberkulose entweder nicht oder nur in einem verhältnismäßig beschränkten Bezirk. Der Röntgenbefund kann lange Zeit negativ sein. Differentialdiagnostisch muß an unspezifische, akute und chronische osteomyelitische Prozesse im Trochanterbereich gedacht werden. Gelegentlich führt die Osteochondrose zu einem auf Tuberkulose verdächtigen Befund. Nicht ganz selten sind benigne und maligne Tumoren sowie Tumormetastasen in der Trochantergegend. ALVIK rät bei der Trochantertuberkulose zur radikalen operativen Entfernung des erkrankten Gewebes einschließlich des Trochanters, unter Schonung der Muskelansätze. Die postoperative Fistelbildung werde am sichersten durch wiederholte Punktion des sich regelmäßig nach der Operation bildenden Hämatoms vermieden. LAMPE exzidierte bei seinen 17 Fällen dreimal die miterkrankte Bursa. Fünfmal war eine Knochenresektion nötig; 4 Fälle mußten inzidiert werden, und bei 5 Fällen genügte die wiederholte Punktion. HEINZE (1955) hat bei der Trochantertuberkulose gute Erfahrungen mit einem Drainageröhrchen aus Polyamid gemacht, das, in den Herd eingebracht, längere Zeit die örtliche Applikation von Tuberkulostatika erlaubt.

Wie bei allen Skelettuberkulosen hat sich das therapeutische Vorgehen auch bei der Trochantertuberkulose nach dem Einzelfall zu richten. Bei Trochantertuberkulosen, die von einem Senkungsabszeß aus entstanden sind, ist es im allgemeinen nötig, den örtlichen Herd (Wirbelkörper) zu sanieren, den Senkungsabszeß zur Ausheilung zu bringen, ehe man sich zu einer evtl. operativen Behandlung der Trochantertuberkulose entschließt. Auch bei der Trochantertuberkulose sollte man die erkrankten Gliedmaße im Beckenbeingipsverband ruhigstellen, um die Irritation des Krankheitsherdes durch die in seinem Bereich ansetzende Muskulatur möglichst auszuschalten.

Literatur

Alfer, F.: Die Häufigkeit der Knochen- und Gelenktuberkulose in Beziehung auf Alter, Geschlecht usw. Bruns Beitr. klin. Chir. 8 (1892) 277

Alvik, I.: Die Tuberkulose des großen Trochanters. Acta orthop. scand. 19 (1949) 247–262

Berlucchi: Betrachtungen über einen Fall von Femur varum. Arch. Ortop. 16 (1906) 4–5

Bernbeck, R.: Kinderorthopädie. Thieme, Stuttgart 1954; 3. Aufl. 1982

Blencke, A.: Z. Orthop. 9 (1901) 584

Böhler, L.: Die Technik der Knochenbruchbehandlung im Frieden und im Kriege. Maudrich, Wien 1941

Drehmann: Z. Orthop. 11 (1903) 220

Franz, C.: Lehrbuch der Kriegschirurgie, 2. Aufl. Springer, Berlin 1936

Heinze, R.: Kunststoffe in der Medizin. Barth, Leipzig 1955

Konschegg, Th.: Tuberkulose des Oberschenkels. In Henke, F., O. Lubarsch: Handbuch der speziellen pathologischen Anatomie und Histologie, Bd. IX. Springer, Berlin 1934 (S. 425)

Kornew, P.: Knochen- und Gelenktuberkulose (Grundlagen der Pathologie, Diagnostik und Therapie). Volk und Gesundheit, Berlin 1957

Lampe, C. E.: Die tuberkulöse Osteomyelitis des Trochanter major. Acta orthop. scand. 22 (1953) 307

Lindemann, K.: Zur Morphologie der Coxa vara congenita. Orthop. 72 (1942) 326; 78 (1949) 47

Mußgnug, H.: Die Chirurgie der Beine. In Kirschner, M., O. Nordmann: Die Chirurgie. Bd. IV. Urban & Schwarzenberg, München 1949 (S. 840)

Payr, E.: Gelenksteifen und Gelenkplastik. Springer, Berlin 1934

Vidal, J.: zit. nach L. Böhler 1941

Wustmann, O.: Die Doppeldrahtosteodrucksynthese zur Behandlung von Pseudarthrosen und schweren Frakturen. Chirurg 22 (1951) 49–51

Weitere Literaturhinweise s. Bd. IV S. 4.33 ff.

15 Durchblutungsstörungen der unteren Gliedmaßen

Von H. Mittelmeier und J. Heisel

Einleitung

Die Durchblutungsstörungen der Gliedmaßen beruhen oft auf *systemischen Gefäßerkrankungen* und wurden deshalb insgesamt zunächst in Bd. IV (Kapitel 9) relativ ausführlich dargestellt. Dennoch gibt es im Bereich der oberen Extremität und auch der unteren Extremität *gliedmaßenspezifische Aspekte,* welche es sinnvoll erscheinen ließen, in den speziellen Handbuchbänden auch besondere Kapitel über die dortigen Durchblutungsstörungen einzufügen. Hier sei bezüglich der oberen Extremität auf Bd. VI/1 (Kapitel 9) hingewiesen.

Wir sehen die Aufgabe dieses speziellen Kapitels für die untere Extremität im wesentlichen darin, in einem Überblick die Erscheinungsbilder der Durchblutungsstörungen an den unteren Gliedmaßen unter vorwiegend klinischen Gesichtspunkten nochmals abzuhandeln und im übrigen Hinweise auf die betreffenden Abschnitte des allgemeinen Kapitels zu geben. Operationstechnische Aspekte wurden dabei zurückgestellt, da sie teilweise im allgemeinen Band bereits abgehandelt wurden und eine spezielle Darstellung im Operationsatlas geplant ist.

Anatomische, physiologische und pathologische Besonderheiten der Durchblutungsstörungen der unteren Extremitäten

Unter Bezugnahme auf das grundlegende Kapitel im allgemeinen Teil sei hier lediglich nochmals besonders hervorgehoben, daß die sog. *primär-funktionellen, vasomotorischen Durchblutungsstörungen* (Digitus mortuus, Morbus Raynaud, Akrozyanose, Erythralgie, Akroparästhesien [Brachialgia paraesthetica nocturna] und schließlich das in einem eigenen Kapitel bereits ausführlich herausgestellte Sudeck-Syndrom [Bd IV, Kapitel 8]) an der unteren Extremität viel seltener vertreten (Abb. 1) sind als an der oberen Extremität. An der unteren Gliedmaße ist dagegen die Erythrocyanosis crurum puellarum anzutreffen und schließlich die ätiologisch nicht ganz eindeutige Kausalgie, welche teils im Gefolge von Nervenverletzungen (Richard 1946) auftritt, teils als Sonderform der Erythralgie (Ratschow 1953) gewertet wird. Auch sind die sog. vasomotorischen Trophoneurosen bei Tabes, Myelodysplasien natürlich praktisch ausschließlich an die unteren Extremitäten gebunden, im Unterschied zur Syringomyelie, welche sich an den oberen Gliedmaßen auswirkt. Im Hinblick auf die ausführliche Darstellung im allgemeinen Band und ihre untergeordnete Bedeutung sei an dieser Stelle auf die funktionellen Durchblutungsstörungen nicht weiter eingegangen.

Im wesentlichen Unterschied dazu wirken sich die *organischen Gefäßerkrankungen* überwiegend mit Durchblutungsstörungen an den unteren Extremitäten aus. Die Ursachen sind hauptsächlich darin zu sehen, daß zur unteren Extremität längere Gefäßwege bestehen und die hydrostatische Belastung wesentlich größer als bei den oberen Gliedmaßen ist.

Wenngleich verschiedene organische Gefäßerkrankungen in einer prinzipiell ähnlichen Weise den arteriellen und venösen Schenkel des Gefäßsystems betreffen, erscheint es uns aus praktischen Gründen angezeigt, nachfolgend die arteriellen und venösen Durchblutungsstörungen im wesentlichen getrennt zu besprechen.

Gefäßverletzungen

Während es sich im Kriege im allgemeinen um scharfe Gefäßverletzungen handelt, kommen in der *Friedenstraumatologie* teils scharfe, in großem Maße aber stumpfe Verletzungen am Gefäßsystem zur Beobachtung. Durchblutungsstörungen der unteren Extremitäten können durch vorgela-

15.2 Durchblutungsstörungen der unteren Gliedmaßen

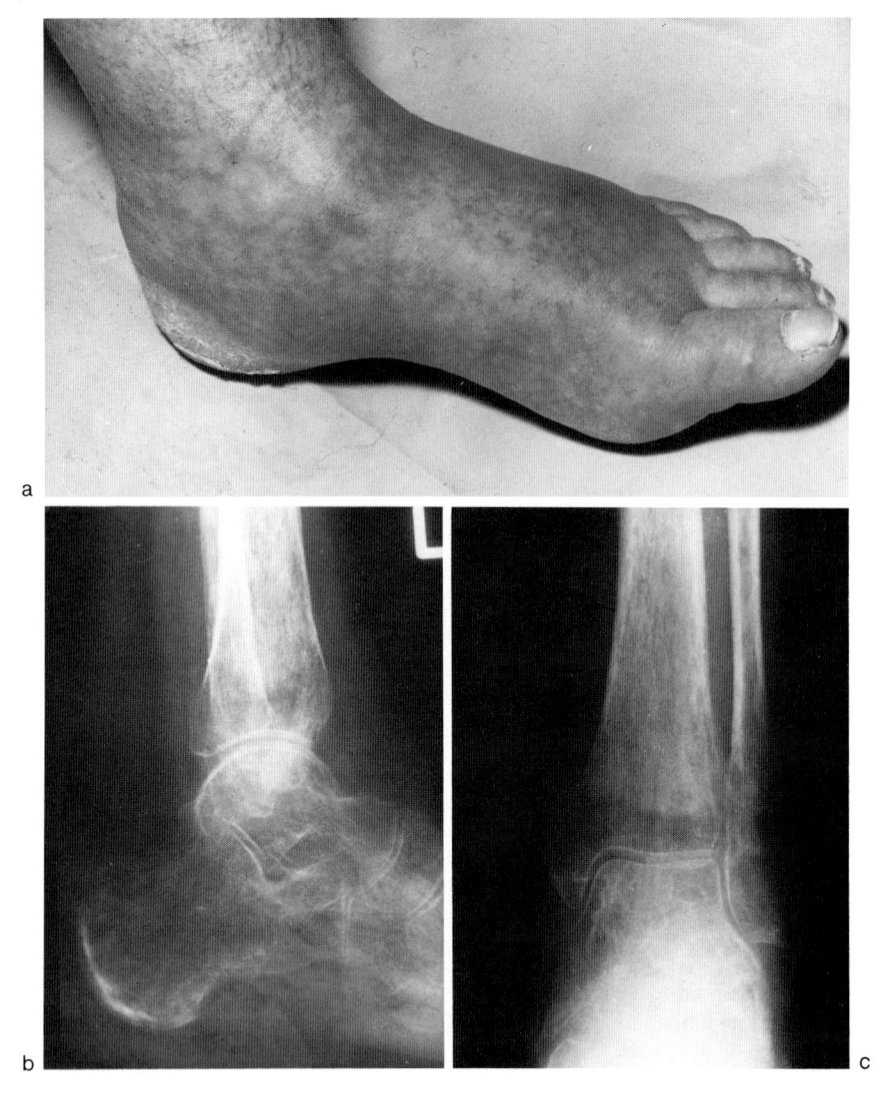

Abb. 1 a–c
Morbus Sudeck des Fußes bei 50jähriger Patientin nach Sprunggelenkdistorsion links im dystrophischen Stadium:
a) klinisches Bild,
b u. c) Röntgenbilder des Sprunggelenks mit diffus-fleckiger Skelettentkalkung

gerte Verletzungen der Aorta und Beckengefäße, aber auch durch direkte Traumatisierung im Bereich der Gliedmaße zustande kommen. Während die *offenen Gefäßverletzungen* durch die profuse Blutung leichter zu erkennen sind, erscheint es bei den *stumpfen Verletzungen* wesentlich, auf die typische Symptomatik der Blässe, Kühle und Pulslosigkeit der peripheren Gliedmaßenabschnitte zu achten. Im Verdachtsfall sind frühzeitig die Gefäßdarstellung und die gefäßchirurgische Intervention erforderlich, da es sonst zur Gliedmaßennekrose und zum Verlust der Extremität kommen kann.

Im vorliegenden orthopädischen Handbuch sei insbesondere auf die Möglichkeit von *indirekten Gefäßverletzungen im Zusammenhang mit Knochenbrüchen* durch Druck dislozierter Knochenfragmente hingewiesen, insbesondere bei suprakondylären Femurfrakturen, Schienbeinkopfbrüchen und hinteren Knieluxationen. Durchblutungsstörungen infolge von Fragmentdruck ohne eigentliche Gefäßverletzungen können im allgemeinen durch Frakturreposition rasch beseitigt werden. Persistierende Durchblutungsstörungen legen dagegen den Verdacht auf eine zusätzliche Gefäßverletzung nahe und bedürfen dann in der Regel der sekundären operativen Revision.

Besonders sei hier auf die große *Bedeutung der A. poplitea* hingewiesen, wo oft kein ausreichender Kollateralkreislauf zustande kommt. Wesentlich erscheint dabei, daß es nicht immer zu peripheren Nekrosen im Bereich der Zehen und des Fußes kommen muß, sondern interne Muskelnekrosen zur *ischämischen Kontraktur* (v. VOLKMANN 1881) führen können, welche vor allem die Wadenmuskulatur betreffen und dann zum kontrakten Spitzfuß führen kann. Andererseits kann die isolierte Verletzung der A. tibialis anterior zum sog. *vorderen Kompartmentsyndrom* mit nachfolgender Extensionskontraktur des Fußes führen.

Bei diesen ischämischen Nekrosen spielen erfahrungsgemäß aber auch massive *venöse Abflußstörungen* eine wichtige pathogenetische Rolle. Aus diesem Grunde ist hier frühzeitig die Fasziotomie der hinteren bzw. der vorderen Muskelloge zur Druckentlastung der Muskulatur und Erleichterung des venösen Rückflusses vorzunehmen.

Auch sei hier ein Hinweis auf die möglichen *iatrogenen Gefäßschäden* angebracht, welche im Hüftbereich vor allem bei Hüftalloplastik, insbesondere schwierigen Wechseleingriffen entweder durch Hakendruck oder bei der Exzision von Fremdkörpergranulationen und Vernarbungen entstehen können; im Popliteabereich besteht eine Schädigungsmöglichkeit vor allem bei dorsalen Kniegelenkeingriffen (Kniekehlenganglien, Baker-Zysten, Synovialome, Gastroknemiuskopfablösungen, Beugesehnenverlängerungen). Die Unterschenkelarterien sind vor allem bei Osteotomien im Tibiakopfbereich gefährdet.

Bei der *chirurgischen Sofortversorgung* ist im Falle einfacher Verletzung die Gefäßnaht möglich, teilweise mit lokaler Gefäßerweiterung durch einen autologen Venenlappen (patch) bzw. ein autologes Venen- oder alloplastisches Fremd-Interponat.

Distal der Knielinie ist die *makroskopische Gefäßchirurgie* bereits problematisch. Hier hat jedoch die moderne *mikrochirurgische Rekonstruktion* die Möglichkeiten zur Extremitätenerhaltung wesentlich erweitert. Dies gilt insbesondere für die sog. *traumatischen Amputationen* und die heute hier mögliche *Replantation* an entsprechenden speziellen Operationszentren. Hier sei noch der Hinweis angefügt, daß die Übersendung traumatischer Amputate in sterilen Plastikbeuteln, eisgekühlt, mit Schnellsttransport des Patienten erfolgen muß.

Bei *Venenverletzungen* ist – wenn es sich nicht um tiefe Stammvenen handelt – im allgemeinen die Unterbindung gefahrlos möglich. Verletzungen der *Stammvenen* bedürfen der gefäßchirurgischen Versorgung. Dies gilt insbesondere auch für *kombinierte Arterien-Venen-Verletzungen,* um der Gefahr der Bildung eines arteriovenösen Aneurysmas vorzubeugen.

Organische arterielle Durchblutungsstörungen

Hier sind vor allem die *obliterierenden Gefäßerkrankungen,* nämlich die sog. End- und Thrombangiitis obliterans mit akuterer Verlaufsform (Bürger-Winiwatersche Erkrankung) und die mehr chronischen obliterierenden Arteriosklerosen hervorzuheben, welche zum *Strombahnverschluß* und damit zur Ischämie der peripheren Gliedmaßenabschnitte führen (Abb. 2).

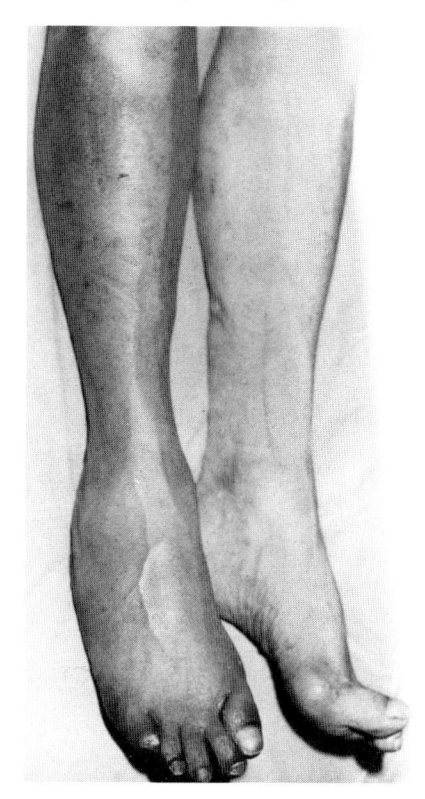

Abb. 2 Kombinierte arterielle und venöse Durchblutungsstörung des rechten Beines bei obliterierender Angiopathie. Beginnende Vorfußgangrän

Unvollständige oder durch den Kollateralkreislauf kompensierte Verschlüsse können dabei vor allem zur *funktionellen Insuffizienz bei motorischer Belastung* in Form von Muskelischämie mit dem typischen Symptom der *Claudicatio intermittens* führen.

Von Bedeutung ist hier für den Orthopäden vor allem zunächst die *Differentialdiagnose* mit Unterscheidung dieser Erkrankung von radikulären und pseudoradikulären Symptomen und sog. statischen Beschwerden auf dem Boden von Fußdeformitäten.

Wichtig sind vor allem der *grundsätzliche Einschluß der klinischen Gefäßuntersuchung* mit Palpation des Femoralispulses und der Fußpulse (A. tibialis posterior hinter dem Innenknöchel und A. dorsalis pedis), die Lagerungsprobe nach Ratschow mit starkem Abblassen der elevierten Extremität und erforderlichenfalls die weiterführenden Untersuchungen der nichtinvasiven Oszillographie, Ultraschall-Doppler-Sonographie und schließlich der röntgenologischen Angiographie.

Therapie
Therapeutisch ist hier in erster Linie auf die Einstellung des oftmals ätiologisch im Vordergrund stehenden Rauchens, evtl. *antithrombotische Dauertherapie* mit Dicumarinpräparaten und *Ge-*

15.4 Durchblutungsstörungen der unteren Gliedmaßen

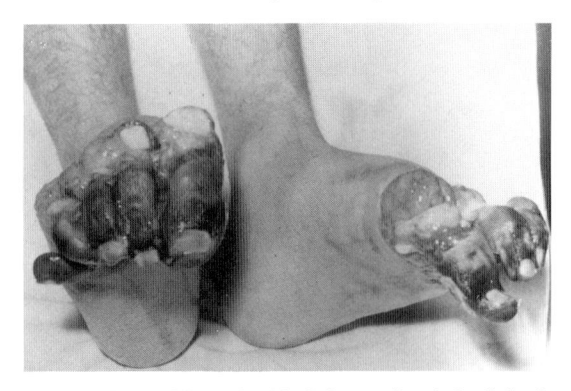

Abb. 3 Demarkierende Vorfußgangrän bei diabetischer Angiopathie

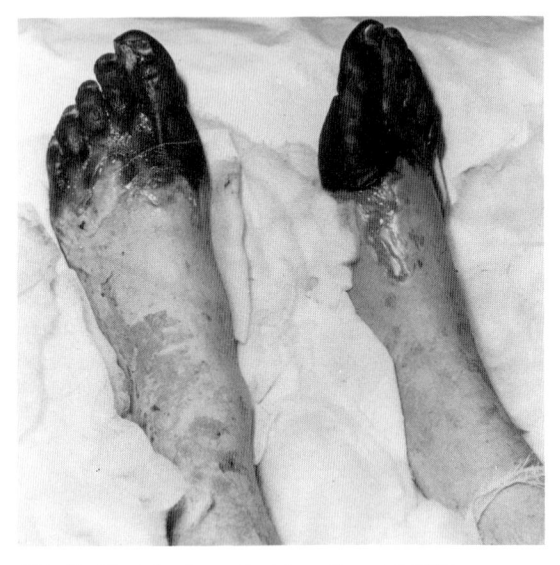

Abb. 4 Vorfußnekrose beiderseits nach Erfrierung

fäßtraining hinzuweisen. Wir verweisen hier insbesondere auf das allgemeine Kapitel. Im Falle gravierender Durchblutungsstörungen, vor allem der Gefahr peripherer Nekrosen, sollte unbedingt frühzeitig der Gefäßchirurg eingeschaltet werden.

Die früher häufige *lumbale Sympathektomie* ist heute aufgrund der erheblichen Fortschritte der rekonstruktiven Gefäßchirurgie stark in den Hintergrund getreten. Große Bedeutung haben hier sowohl die *Desobliteration* mit der Dissektion des Verschlußzylinders und die *Umgehungsplastiken* (Bypass) mit autologen Venentransplantaten bzw. Alloplastiken mit Kunststoffgefäßen erlangt. Zur autologen Plastik wird vor allem die V. saphena verwendet. Wichtig ist vor allem bei den lumbalen Aortenaneurysmen und Verschlüssen der Aortenbifurkation der *Ersatz der Bifurkation durch Kunststoff-Gefäßprothesen* bzw. der aortofemorale oder sogar axillofemorale Bypass.

Hier sei insbesondere auf die einschlägige Monographie von VOLLMAR sowie unsere Darstellung im allgemeinen Kapitel über die Durchblutungsstörungen verwiesen. Durch diese Maßnahmen konnte die Zahl der früher sehr häufigen Amputationen wegen ischämischer Nekrose der distalen Gliedmaßenabschnitte wesentlich eingeschränkt werden.

Von grundlegender Bedeutung ist aber auch eine *langfristige Nachbehandlung mit antithrombotischen Medikamenten,* insbesondere Cumarinpräparaten. Es sei dabei darauf hingewiesen, daß die Patienten, welche unter Cumarinbehandlung stehen und über niedrige Quick-Werte verfügen müssen, im Falle einer orthopädischen Operation vorher der Ausleitung der Cumarinbehandlung mit Übergang auf die besser steuerbare Heparinprophylaxe bedürfen.

Arterielle Embolien sind relativ selten, können jedoch wegen des akuten ischämischen Schmerzsyndroms u. U. auch in der orthopädischen Praxis vorkommen. Wichtig ist es dann, dieselbe als akutes peripheres Durchblutungs-Mangelsyndrom mit dem ischämischen Muskelkrampf, Blässe, Pulslosigkeit usw. zu erkennen und rasch der gefäßchirurgischen *Embolektomie* bzw. *Fibrinolyse* (Streptokinase, Urokinase) zuzuführen. Es handelt sich dabei um absolute Notfallmaßnahmen.

Die vorwiegend degenerativen Arteriosklerosen bei *Diabetes* sind neben polsterförmigen Einengungen des Gefäßlumens und Sekundärthrombosen auch durch Mediadegenerationen gekennzeichnet und häufig auch mit degenerativen Veränderungen der peripheren Arteriolen verbunden (Abb. 3 u. 4). Hier sind gefäßchirurgische Eingriffe nur selten möglich. Diese Fälle stellen heute immer noch einen Großteil der Amputationen infolge von Durchblutungsstörungen dar.

Die im Röntgenbild mit zahlreichen fleckförmigen Verkalkungen aufscheinende Mediasklerose nach MÖNCKEBERG (1903) führt infolge Gefäßwandschwächung vielfach zur Gefäßerweiterung und nur selten zu sekundären thrombendangiopathischen Verschlüssen. Im Unterschied zu dem auffälligen Röntgenbild stellt sie eine relativ harmlose Form der Arteriosklerose dar.

Venöse Durchblutungsstörungen

Die Varikose als sichtbare Erweiterung und Schlängelung der Venen des oberflächlichen Systems stellt in leichter Form mehr eine kosmetische Beeinträchtigung der Patienten dar. Eine ausgeprägte Varikose beinhaltet jedoch eine *Insuffizienz der Venenklappen* und die Gefahr des *venösen Refluxes* mit mehr oder minder ausgeprägten Durchblutungsstörungen im Einzugsgebiet, vorwiegend des Unterschenkels. Hier kann

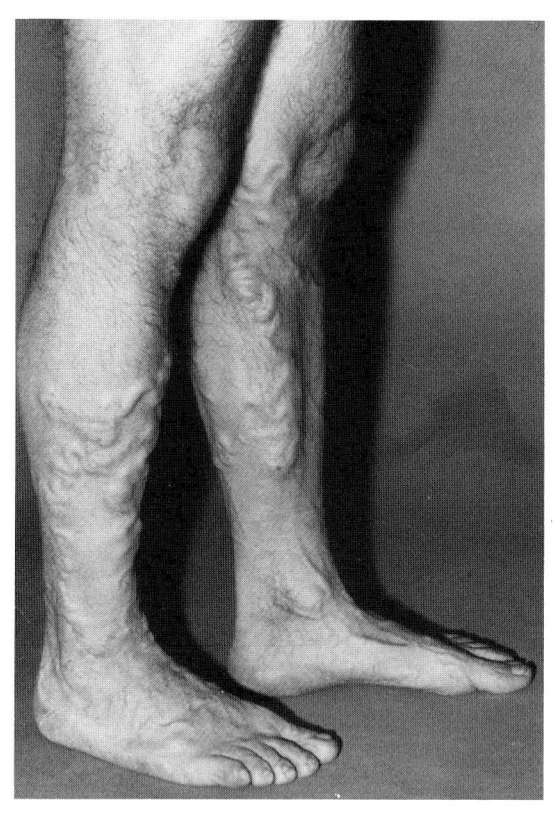

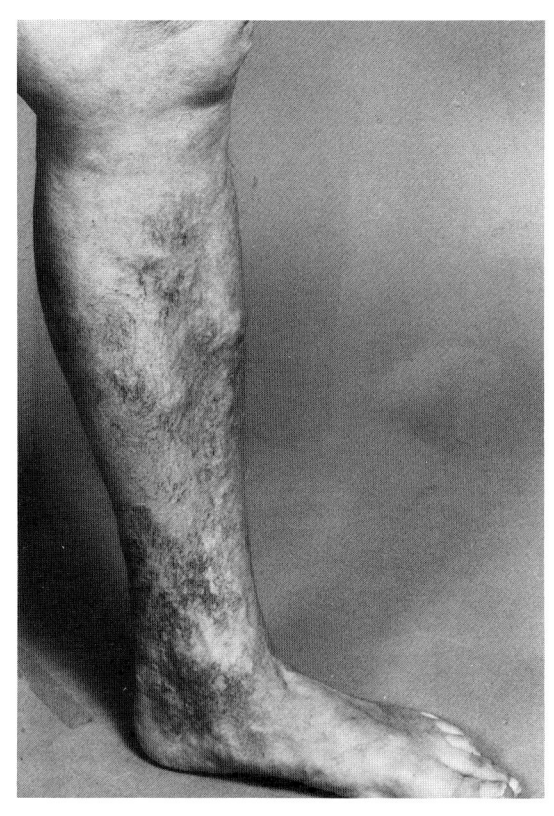

Abb.5 Ausgeprägte oberflächliche Varikose beider Beine

Abb.6 Varikose, vorwiegend vom Besenreisertyp

es schließlich zu lividen Verfärbungen der Haut und Ödembildung kommen. Besonders sei hier der Einfluß einer stehenden beruflichen Tätigkeit und von Schwangerschaft erwähnt, letztere teils durch die hormonelle Gewebeauflockerung, teils durch Kompression der Beckenvenen durch den graviden Uterus (Abb. 5 u. 6).

Therapie
Die Behandlung der *einfachen Varikose* sollte vor allem in Bewegungsübungen, zeitweiliger Hochlagerung der Beine und Kompressionsverbänden, insbesondere auch Kompressionsstrümpfen und der Anwendung venentonisierender Präparate (Roßkastanienextrakte) bestehen.
Durch diese Maßnahmen wird der venöse Rückfluß durch das insuffiziente variköse oberflächliche Venensystem in die Peripherie behindert, während das tiefe Venensystem, von der umgebenden Muskulatur gestützt und insbesondere unter der Wirkung der *aktiven Muskelpumpe* den venösen Rückstrom bewältigen kann.
Bei der primären Varikose stärkeren Grades ist diese Behandlung jedoch mehr als Palliativmaßnahme anzusehen und eine *grundsätzliche Sanierung der Varizen* wünschenswert. Diese kann vor allem durch zwei Methoden erfolgen, nämlich die Verödungstherapie (Sklerosierung) oder die Varizenexhairese.

Die *Verödungstherapie,* im allgemeinen durch Injektion von Verödungsmitteln, vorzugsweise ca. 1%iges Äthoxysclerol, hat den Vorteil der ambulanten Durchführbarkeit ohne Narkose und ohne Narbenbildungen. Nachteilig ist jedoch die Rezidivneigung infolge von Revaskularisierung der obliterierten Venen. Auch bestehen gewisse Risiken bezüglich der extravasalen Applikation, Einfließen des Verödungsmittels in die tiefen Venen, was jedoch bei Gabe kleiner multipler Dosen mit der Air-block-Methode am hochgelagerten Bein weitgehend vermieden werden kann (SIGG 1972, DUSTMANN 1985).
Bei ausgedehnter Varikose ist – insbesondere im Hinblick auf die bessere Dauerhaftigkeit der Ergebnisse – der *operativen Varizenexhairese* der Vorzug zu geben. Hier wird im allgemeinen schon seit BABCOCK (1907) der subkutanen Sondenexhairese („stripping") der Vorzug gegeben (Abb. 7 u. 8). Bei großen Venenkonvoluten ist jedoch die lokale offene Venenexstirpation durchaus berechtigt. Die subkutane Exhairese erfolgt im allgemeinen von kleinen Stichinzisionen aus. Wichtig ist dabei vor allem die *Unterbindung insuffizienter Perforansvenen,* vor allem der sog. Cocket-Venen in der sogenannten Lintonschen Linie des distalen Unterschenkels, der Boydschen Vene im medialen Kniebereich sowie der Doddschen Venen an der Medialseite des Ober-

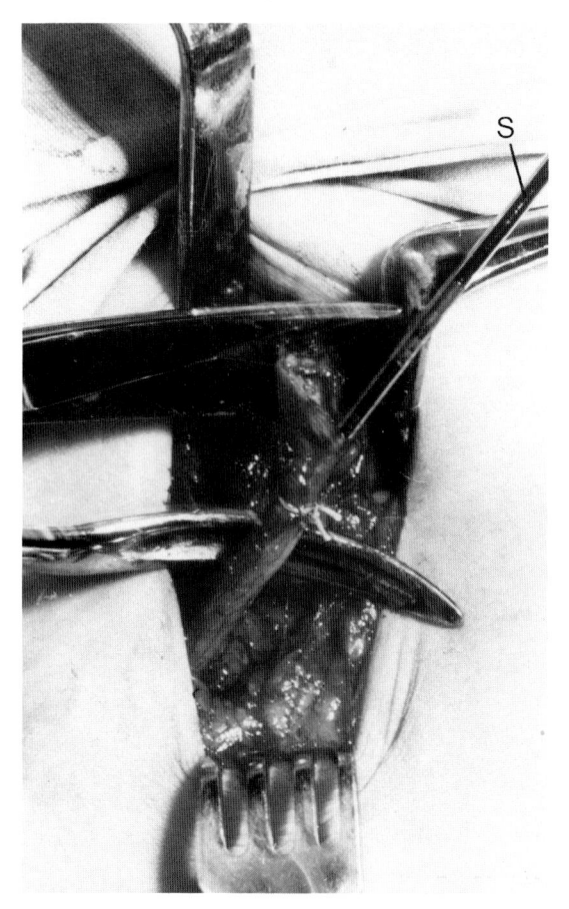

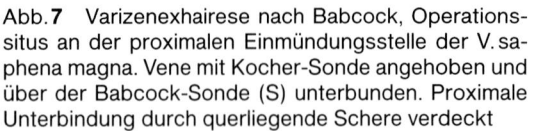

15.6 Durchblutungsstörungen der unteren Gliedmaßen

Abb. 7 Varizenexhairese nach Babcock, Operationssitus an der proximalen Einmündungsstelle der V. saphena magna. Vene mit Kocher-Sonde angehoben und über der Babcock-Sonde (S) unterbunden. Proximale Unterbindung durch querliegende Schere verdeckt

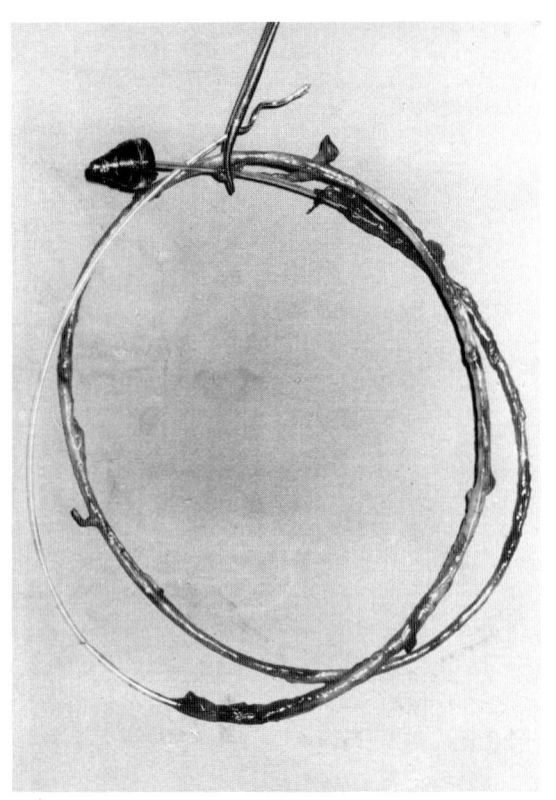

Abb. 8 Flexible Einmal-Babcock-Sonde mit extrahierter V. saphena magna (von der Fußregion bis zur Leiste)

schenkels. Wesentlich ist auch eine ausreichende Resektion der Saphena im Einmündungsbereich einschließlich der Umgehungsäste.
Nachteilig ist jedoch, daß die Varizenexhairese im allgemeinen stationär mit Narkose bzw. Lumbalanästhesie erfolgen muß. Durch entsprechende Technik ist jedoch die Vermeidung von Rezidiven, häßlichen Narben sowie Lymphödemen als Komplikationen durchaus möglich. Auch hier ist anfangs postoperativ ein Kompressionsverband erforderlich (Abb. 9).

Oberflächliche Thrombophlebitiden

Sie treten vor allem durch Schmerzhaftigkeit und lokale entzündliche Erscheinungen hervor und können im allgemeinen durch Antiphlogistika, kühlende Alkohol-Heparin-Salben- und -Kompressionsverbände sowie in Ausnahmefällen durch Stichinzision mit Ausdrücken dickerer Koagel angegangen werden.

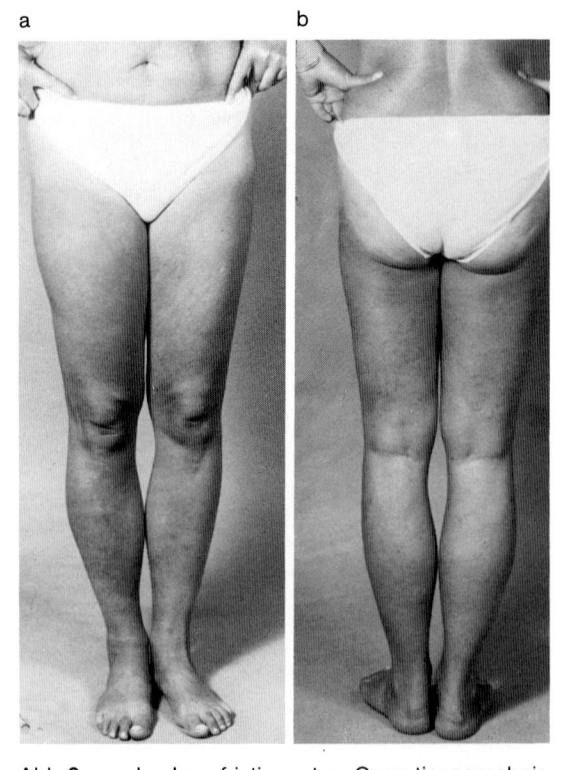

Abb. 9 a u. b Langfristig gutes Operationsergebnis nach subkutaner Varizenexhairese (Technik Babcock-Narath) wegen Varikose beiderseits vor 12 Jahren

Tiefe Venenthrombosen

Im Unterschied zur relativen Harmlosigkeit der oberflächlichen Venenentzündungen stellen die tiefen Phlebothrombosen eine erhebliche *Gefahr* dar. Diese besteht erstens in der Gefahr der Ablösung der Thromben mit nachfolgender Lungenembolie und zweitens in anhaltenden, schwerwiegenden venösen Abflußstörungen mit Stauungssyndrom und Gefahr der sekundären Varikose sowie vor allem Ulkusbildung. Die akute tiefe Venenthrombose ist vor allem *im Gefolge von Operationen im Becken-, Hüft- und Gliedmaßenbereich* selbst gegeben, ebenso nach Unfallverletzungen, vor allem Frakturen und Kontusionen. Hier kommt heute der *Prophylaxe* mit niederdosiertem Heparin (im allgemeinen 3 × 5000 IE s.c.) neben Kompressionsverbänden und der Frühmobilisation und aktiven Bewegungsübungen große Bedeutung zu. Die *Symptomatik* besteht hauptsächlich in plötzlichen akuten Schwellungen und tiefliegenden Muskelschmerzen, insbesondere der Wade. *Diagnostisch* kommt hier heute vor allem der Doppler-Ultraschallsonographie und schließlich nach wie vor der Phlebographie große Bedeutung zu. Relativ periphere Thrombosen im Unterschenkelbereich können konservativ behandelt werden. Bei Verstopfungen im Iliakal-, Femoralis- und Popliteabereich sollte heute die Möglichkeit der operativen *Thrombektomie* (in Verbindung mit dem spezialisierten Gefäßchirurgen) erwogen werden. Wichtig ist hier eine lange *nachsorgende Therapie* mit Cumarinpräparaten, Kompressionsstrümpfen und physikalischer Therapie.

Bei Ausbildung *sekundärer Varizen* ist durch die Phlebographie zu prüfen, inwieweit dieselben nicht kompensatorische Bedeutung für den Rückfluß haben. Bei schweren Obliterationen und Stauungssyndromen infolge hochliegender Obliteration im Iliacalgebiet ist die *Umgehungsoperation* nach Palma (1960) mit Verpflanzung der V. saphena zur kontralateralen V. femoralis zu erwägen.

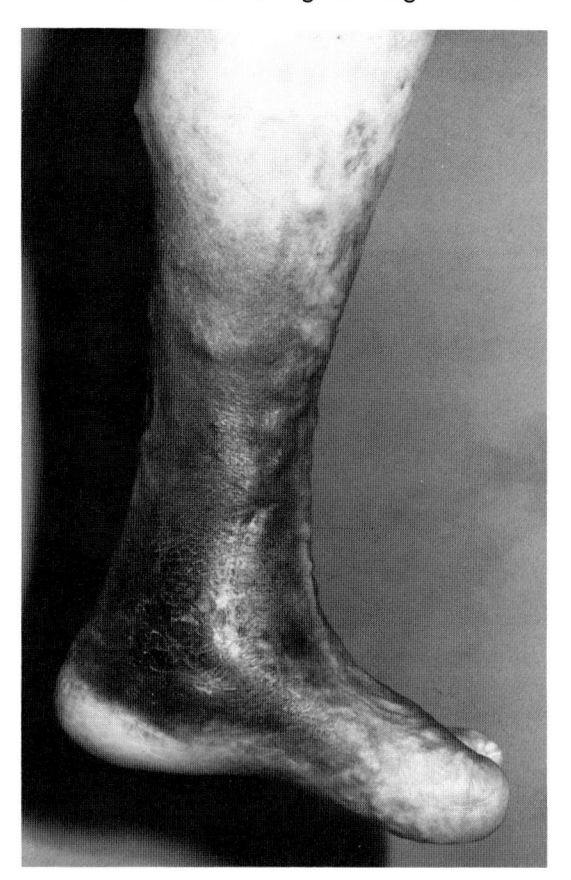

Abb. 10 Posttraumatisches postthrombotisches Syndrom mit erheblich atrophisch-ödemsklerotischen pigmentierten Hautverhältnissen und Oberflächen-Sekundärvarizen, Zustand nach Zehenamputation

Postthrombotisches Syndrom und Ulcus cruris

Bei massiver Obliteration des tiefen venösen Abflußsystems (V. poplitea, femoralis bzw. iliaca) kommt es im allgemeinen zu schwerwiegenden Stauungen mit Ödem und Ödemsklerose der Subkutis und Kutis des Unterschenkels, infolge von Diapedeseblutungen auch zur Hyperpigmentation und schließlich durch lokale Ischämie zu ulzerösen Hautveränderungen (Abb. 10). Dieses bekannte *Ulcus cruris* entwickelt sich hauptsächlich an der Innenseite des Unterschenkels über der Tibia, etwa handbreit oberhalb des Innenknöchels. Hier sollte ggf. frühzeitig der Bil-

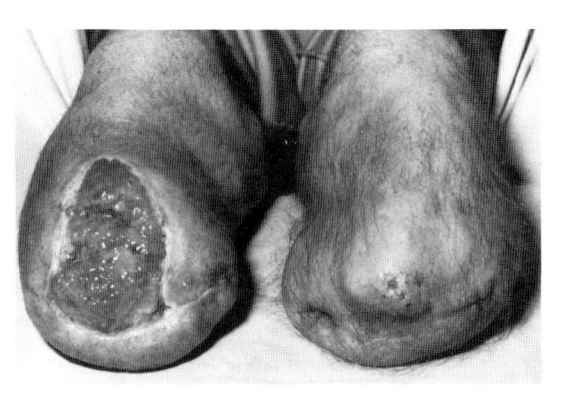

Abb. 11 Unterschenkelamputation beiderseits wegen schwerer arterieller Durchblutungsstörungen. Rechts: ausgedehntes Stumpfulkus nach örtlicher Hautnekrose bei Durchblutungsstörungen des Amputationsstumpfes wegen ungenügender Amputationshöhe

dung des Ulkus durch lokale Schaumgummi-Kompressionsverbände vorgebeugt werden. Sofern es sich bei der lokalen Ischämie hauptsächlich um den *Ausfluß insuffizienter Verbindungsvenen* handelt, sind dieselben operativ an der

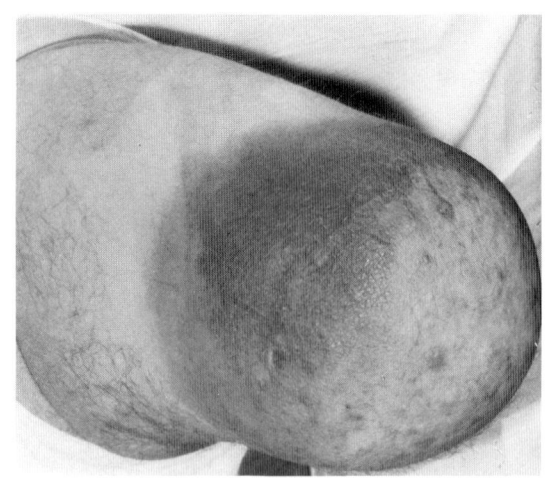

Abb. 12 Ödemsklerose und Hyperpigmentation am Oberschenkelstumpf bei Saugprothese. Stumpfkuppe bei Verwendung eines Stumpfkissens zeigt günstigere Verhältnisse

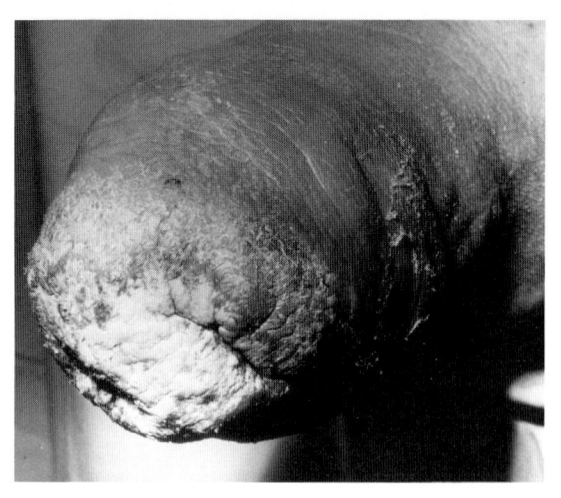

Abb. 13 Schwere trophische Schäden mit Leukoplakie an Unterschenkelkurzstumpf mit chronischen Durchblutungsstörungen

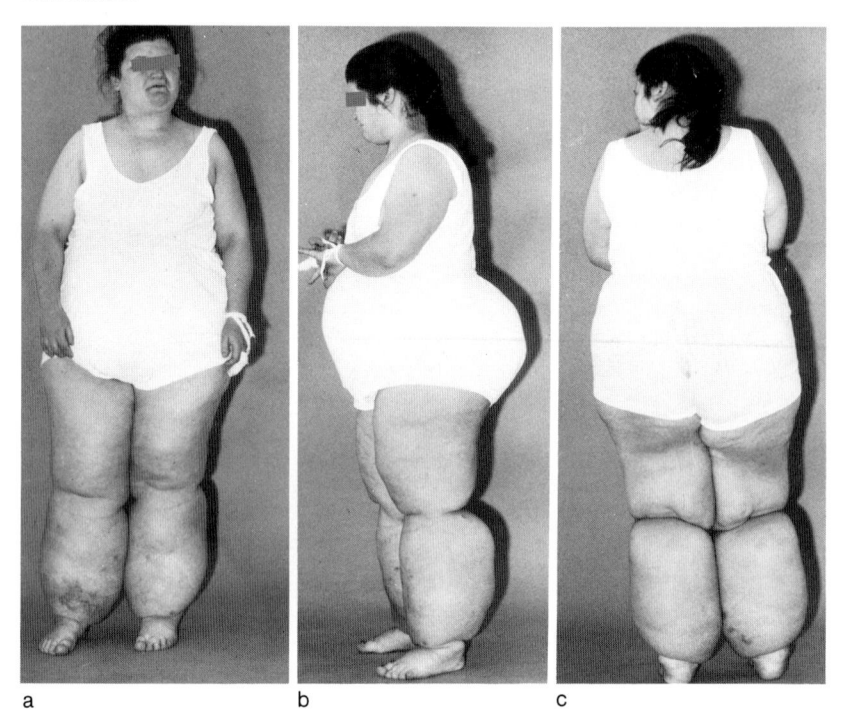

Abb. 14 a–c
Konstitutionelles chronisches Lymphödem beider Beine (Elephantiasis)

a b c

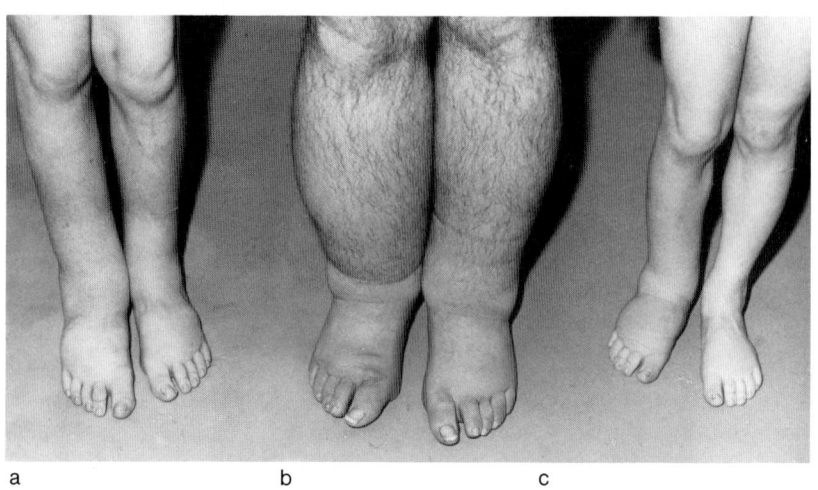

Abb. 15 a–c
Familiäres Lymphödem:
a) Sohn, b) Vater,
c) Tochter

a b c

Faszienaustrittsstelle zu unterbinden. Im Falle eines entstandenen Ulcus cruris besteht die Therapie in enzymatischer Wundsäuberung, auch einfachen Kochsalzverbänden; insbesondere aber muß hier durch weiche lokale Kompression der venösen Stauung entgegengewirkt werden. In chronischen Fällen kommt auch die Wundanfrischung, Zirkumzision und schließlich Hauttransplantation in Frage.

Differentialdiagnostisch sind von den Ödemen infolge von venöser Durchblutungsinsuffizienz *anderweitige Ödeme,* z. B. Herzinsuffizienz, Nephropathie, Eiweißmangel (Hungerödeme), zu unterscheiden. Diese unterliegen natürlich in erster Linie der entsprechenden Kausalbehandlung, sind aber lokal durch Hochlagerung, Ausstreichung, Kompressionsverbände zu unterstützen.

Durchblutungsstörungen an Amputationsstümpfen

Diese spielen in der Orthopädie im Zuge der Prothesenversorgung eine besondere Rolle. Teilweise beruhen sie darauf, daß infolge der zugrundeliegenden Gefäßerkrankungen eine mangelnde

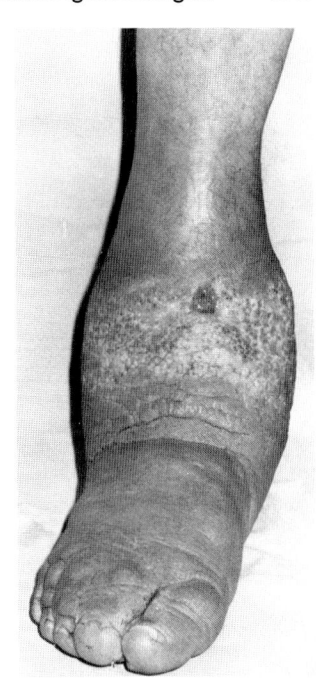

Abb. 16 Posttraumatische venöse Durchblutungsstörung und Lymphödem des Sprunggelenkbereiches mit trophischen Hautveränderungen und zentraler Ulzeration (Nebenbefund: Syndaktylie II/III)

a   b   c

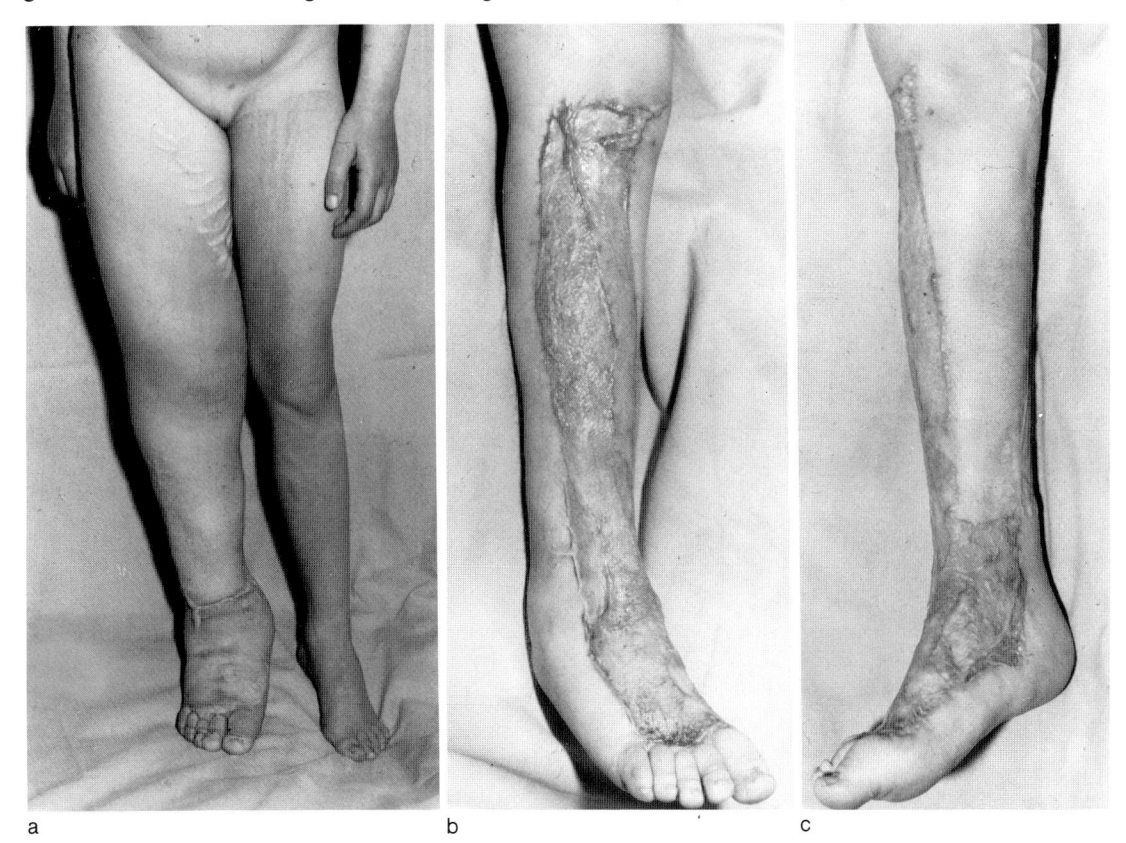

Abb. 17 a–c a) Angeborenes Lymphödem rechts bei älterem Kind nach Voroperation mit ungenügendem Ergebnis (persistierende Elephantiasis) b u. c) Operationsergebnis nach Weichteil-Reduktionsoperation mit streckseitiger Hautexzision, unterminierender Subkutisresektion der seitlichen Hautabschnitte und Defektdeckung durch Spalthauttransplantation aus dem Exzisionsbereich

15.10 Durchblutungsstörungen der unteren Gliedmaßen

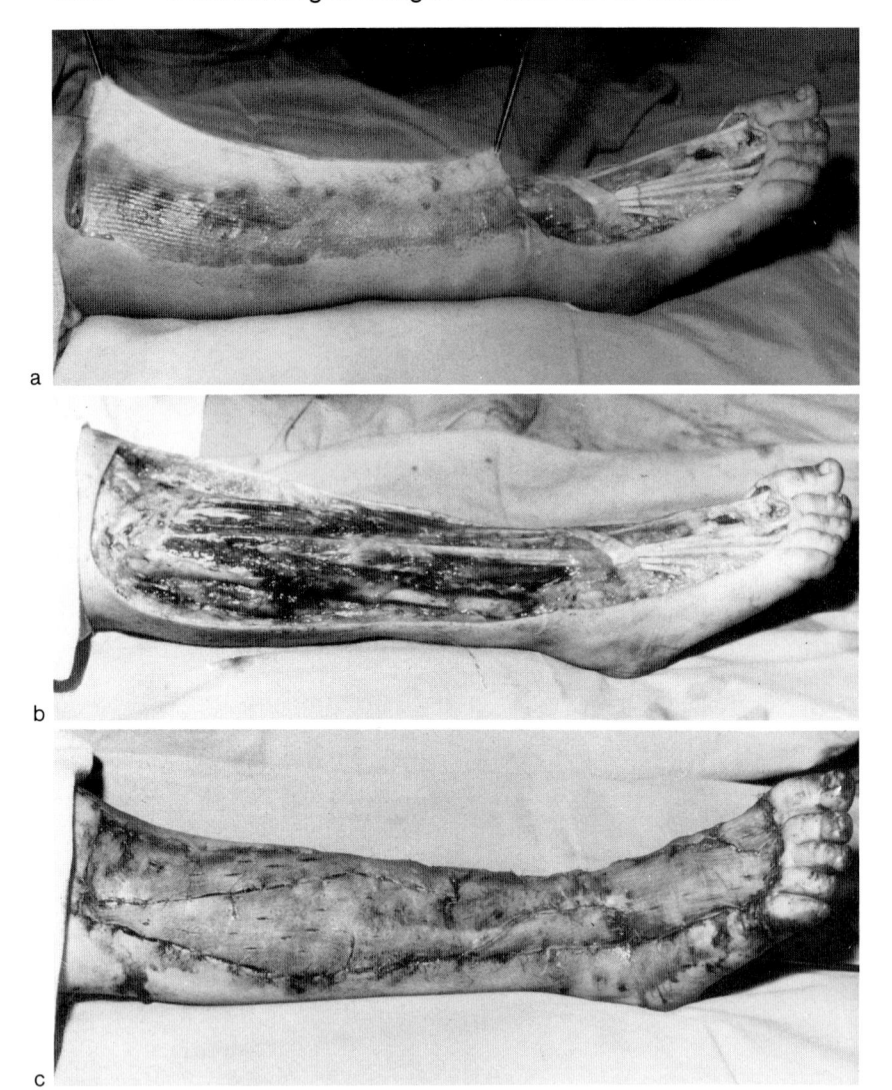

Abb. 18 Technik der Reduktionsoperation am Unterschenkel bei konstitutionellem Lymphödem (derselbe Fall wie Abb. 17). Operationstechnik der Weichteil-Reduktionsoperation bei konstitutionellem Lymphödem: a) totale Hautexzision am Fußrücken, Bildung des Resektionslappens am Unterschenkel nach vorheriger Spalthautentnahme, b) Situs nach totaler ventraler Hautexzision und unterminierender Entfernung der Subkutis an den Seitenrändern, c) Zustand nach Deckung des Exzisionsdefektes mit dem Spalthautlappen

Durchblutung am Stumpfende vorliegt. Hier kann es teilweise erforderlich sein, wenn nicht proximale gefäßplastische Maßnahmen in Frage kommen, Nachamputation vorzunehmen (Abb. 11).

Daneben gibt es jedoch *prothesenbedingte Durchblutungsstörungen:* Hier sind zunächst die Durchblutungsstörungen bei Saugprothesen zu erwähnen, welche durch den relativen Unterdruck zustande kommen und zu einer Ödemsklerose und Pigmentation der Stumpfkuppe führen können (Abb. 12 u. 13). Dem kann durch evtl. Stumpfkorrekturen, vor allem vermehrte Verwendung von sog. Haftprothesen oder aber elastischen Stumpfkissen mit milder Kompression der Stumpfkuppe entgegengewirkt werden. Örtliche Durchblutungsstörungen durch Prothesendruck müssen durch adäquate Prothesenänderung beseitigt werden.

Lymphstauungen

Als Anhang zu den eigentlichen Durchblutungsstörungen sollen hier noch die *Lymphödeme* aufgeführt werden, welche aus verschiedener Ursache zustande kommen können (Abb. 14–16). Die in tropischen Ländern bekannten schweren Lymphstauungen infolge parasitärer Lymphangitis sind hierzulande praktisch nicht zu beobachten. Hier führen vor allem *rezidivierende Lymphangiitiden*, hauptsächlich in Form des *chronisch rezidivierenden Erysipels,* gelegentlich zu derartigen Stauungszuständen, weiter operativ im Zusammenhang mit Tumorsanierungen durchgeführte ausgedehnte *Resektionen der Lymphbahnen und Lymphknoten* (z. B. Morbus Hodgkin), manchmal auch nach Varizenexhäresen mit iatrogener Schädigung der Lymphabflußbahnen im oberen Saphenabereich.

Im allgemeinen ist diesen mäßigen Erscheinungen von Lymphstauung durch konservative Maßnahmen (zeitweilige Hochlagerung, Kompressionsverbände, manuelle und apparative Lymphdrainage) in ausreichender Weise beizukommen. Schwieriger ist das *konstitutionelle Lymphödem,* welches meistens schon in der Kindheit zu umfangreichen Lymphstauungen der Beine mit Elephantiasis führen kann. Hier bildet sich meistens eine chronische *Ödemsklerose* der Subkutis und Kutis aus, welche konservativen Maßnahmen trotzt. Hier ist als operative Maßnahme eine Resektion des veränderten Subkutangewebes erforderlich. Es handelt sich dabei um außerordentlich schwierige plastisch-operative Eingriffe mit erhöhtem Risiko bezüglich der Hautdurchblutung (Abb. 17 u. 18).

Literaturangaben

Babcock, W. W.: A new operation for the extirpation of the varicouse veins of the leg. N. Y. med. J. 86 (1907) 153

Block, W.: Die Durchblutungsstörungen der Gliedmaßen. De Gruyter, Berlin 1951

Bürkle de la Camp, H., M. Schwaiger (Hrsg.): Handbuch der gesamten Unfallheilkunde, Bd. I, 3. Aufl. - Enke, Stuttgart 1963

Dodd, H., F. B. Cockett: The Pathologie und Surgery of the Veins of the Lower Limb. Livingstone, Edinburgh 1956

Dustmann, H. O.: Diagnose, Differential-Diagnose und Therapie venöser Beinleiden. Gentner, Stuttgart 1985

Heberer, G., G. Rau, W. Schopp (Hrsg.): Angiologie, 2. Aufl. Begründet von M. Ratschow. Thieme, Stuttgart 1974

Kappert, A.: Lehrbuch und Atlas der Angiologie. Huber, Bern 1979

Linton, R. R.: The communication veins of lower leg and operative technique for their ligation. Ann. Surg. 107 (1938) 582

May, R.: Chirurgie der Bein- und Beckenvenen. Thieme, Stuttgart 1973

Mönckeberg, J. G.: Über die reine Mediaverkalkung der Extremitäten-Arterien und ihr Verhalten zur Arteriosklerose. Virchows Arch. path. Anat. 171 (1903) 141

Neugebauer, J.: Periphere Durchblutungsstörungen. In Matzen, P. F. (Hrsg.): Orthopädie 1, Allgemeiner Teil, 3. Aufl. VEB Volk und Gesundheit, Berlin 1982

Palma, E. C., R. Esperon: Vein transplants and grafts in surgical treatment of the postphlebitic syndrom. J. cardiov. Surg 1 (1960) 94

Ratschow, M.: Die peripheren Durchblutungsstörungen, 5. Aufl. Steinkopff, Dresden 1953

Richards, R. L.: The Peripheral Circulation in Health and Disease. A Study in Clinical Science. Edinburgh 1946

Sigg, K.: Varizenverödung am hochgelagerten Bein. Dtsch. Ärztebl. 16 (1972) 809

Sigg, K.: Varizen, Ulcus cruris und Thrombose. Springer, Berlin 1976

Trendelenburg, F.: Über die Unterbindung der Vena saphena magna bei Unterschenkelvarizen. Bruns' Beitr. klin. Chir. 7 (1891) 195

von Volkmann, R.: Die ischämischen Muskellähmungen und Kontrakturen. Zbl. Chir. 8 (1881) 801

Vollmar, J.: Rekonstruktive Chirurgie der Arterien, 3. Aufl. Thieme, Stuttgart 1982

von Winiwater, F.: Über eine eigentümliche Form von Endarteriitis und Endophlebitis mit Gangrän des Fußes. Langenbecks Arch. klin. Chir. 23 (1878) 202

16 Orthopädische Probleme der plasmatischen Gerinnungsstörungen

P. HOFMANN

Einleitung

Besonders bei den mit Abstand am weitesten verbreiteten plasmatischen Gerinnungsstörungen, den Hämophilien A und B, sowie beim schweren Von-Willebrand-Jürgens-Syndrom, zeigt sich als häufigste Manifestation die Blutung ins Kniegelenk. Deshalb bietet sich die Besprechung der orthopädischen Probleme bei plasmatischen Gerinnungsstörungen gerade im Rahmen der Abhandlung des Kniegelenks an. Insbesondere auch deshalb, weil bei der Beschäftigung mit der Kniegelenkblutung und der aus ihr resultierenden posthämorrhagischen Arthritis die Klärung einiger bisher offenen Fragen möglich wird:
Warum ist die Gelenkblutung die häufigste Komplikation dieser plasmatischen Gerinnungsstörungen? Wie kommt es zur Bevorzugung des Kniegelenks? Wie und bis zu welchem Grade kann der aus den Blutungen in den Bewegungsapparat resultierenden, progredienten Körperbehinderung mit vernünftigen Mitteln begegnet werden?

Übersicht über die plasmatischen Gerinnungsstörungen

Blutstillung

Die physiologischen Mechanismen, die einen Blutverlust nach Verletzungen im Bereich kleinerer Gefäße verhindern, werden unter dem Begriff Blutstillung zusammengefaßt. Es ist dabei davon auszugehen, daß bereits die leicht überphysiologische Beanspruchung der Gewebe zur Mikrotraumatisierung des Gefäßsystems führt (KLEIHAUER u. Mitarb. 1981), die von dem Zusammenspiel von Gefäßwand, Thrombozyten, plasmatischen Gerinnungsfaktoren und Fibrinolysemechanismen kontrolliert wird.
Die Blutstillung gliedert sich in drei Hauptphasen, die fließend ineinander übergehen:

1. Sofort- oder Frühphase
Im Anschluß an eine Gefäßverletzung erfolgt eine wenige Sekunden andauernde Vasokonstriktion. Die dabei entstehende Blutstromverlangsamung begünstigt insbesondere im prä- und postkapillaren Bereich die lokale Hämostase. Obwohl die Mechanismen der Vasokonstriktion im Detail noch ungeklärt sind, wird biogenen Aminen (Serotonin, Adrenalin und Noradrenalin), die aus der Gefäßwand oder den Thrombozyten freigesetzt werden, eine wesentliche Rolle zugeschrieben.
Die bei der Gefäßverletzung entstehenden Endotheldefekte erlauben einen Kontakt zwischen dem Kollagen der Basalmembran bzw. des perivaskulären Gewebes und den zirkulierenden Thrombozyten. Hieraus resultiert – über elektrostatische Phänomene – die sog. „Primäradhäsion" der Blutplättchen (= viskose Metamorphose).

2. Primärer Gefäßwandverschluß
An die der Gefäßwand anhaftenden Thrombozyten lagern sich weitere Blutplättchen an. Die bei hämostaseologisch inerten Thrombozyten beobachtete plötzliche Aggregationsbereitschaft wird u.a. durch die Freisetzung von Adenosindiphosphat ausgelöst. Unter Ablauf komplexer Reaktionen, die mit dem Sammelbegriff „Freisetzungsreaktionen" umschrieben werden, kommt es zur Kontraktion des Thrombozytenaggregates.

3. Verfestigung des Gefäßwandverschlußes
Zwischenzeitlich haben Gefäßwandverletzung und „Freisetzungsreaktionen" die Plasmafaktoren aktiviert, welche über die Umwandlung von

16.2 Orthopädische Probleme der plasmatischen Gerinnungsstörungen

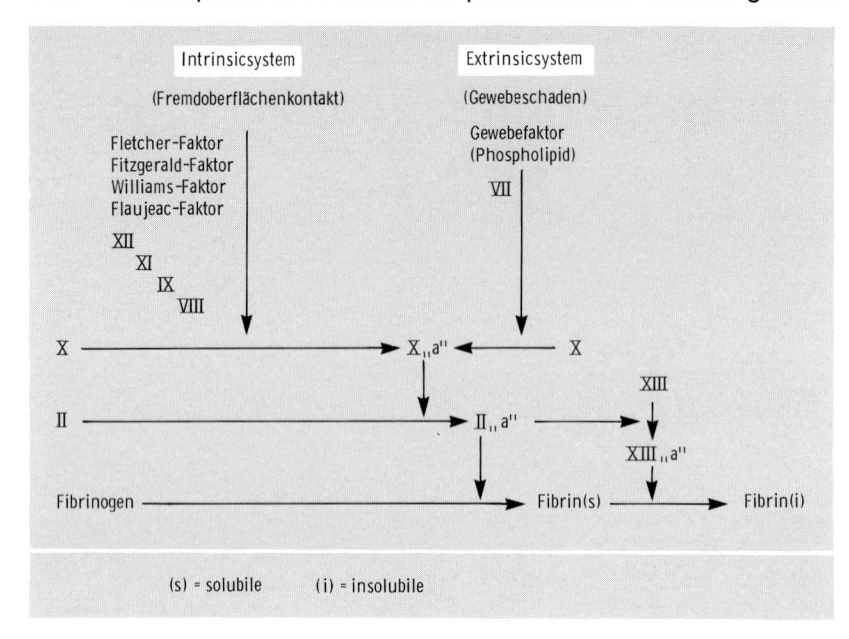

Abb. 1 Vereinfachtes Schema der Blutgerinnung

Prothrombin in Thrombin die Fibrinbildung auslösen. Durch die Fibrinstabilisierung und die Fibrinretraktion wird der Gerinnselpfropf endgültig stabilisiert. Anschließend erfolgt über Fibrinolyse und Rekanalisation auf der einen und Granulationsvorgänge auf der anderen Seite die Wiederherstellung der anatomischen Ausgangssituation (KLEIHAUER u. Mitarb. 1981).

Plasmatische Blutgerinnung

Gerinnungsfaktoren

I Fibrinogen
II Prothrombin
(III)* Gewebsthrombokinase
(IV)* Ca-Ionen
V Proaccelerin
(VI)* Accelerin
VII Prokonvertin
VIII antihämophiles Globulin (Aggregationskomplex aus zwei Globulinen, MG ca 200000; MG ca 800000)
IX Christmas-Faktor
X Stuart-Prower-Faktor
XI Rosenthal-Faktor, (Plasma-Thromboplastin-Antecedent)
XII Hagemann-Faktor
XIII Fibrinstabilisierender Faktor (Laki-Lorand-Faktor)
(* = nicht mehr gebräuchlich)

Die Nomenklatur der Gerinnungsfaktoren hat sich historisch und nicht systematisch entwickelt. So waren noch im Jahre 1959 für die bis dahin bekannten zehn Faktoren mehr als 60 Synonyme im Gebrauch. Heute werden die Faktoren mit römischen Ziffern bezeichnet. Die Anfügung eines „a" bezeichnet den betreffenden Faktor in seiner aktivierten Form. Die Kriterien der Identifizierung basieren auf der Trennung des entsprechenden Faktors von anderen Faktoren aufgrund seiner biologischen Aktivität und nach Möglichkeit auch aufgrund seiner physikochemischen bzw. immunologischen Eigenschaften. Außerdem wird eine klinisch manifeste und labordiagnostisch erfaßbare hämorrhagische Diathese vorausgesetzt (Abb. 1).

Angeborene plasmatische Gerinnungsstörungen

Faktor-I-Mangel (Afibrinogenämie, Hypofibrinogenämie)

Seltene autosomal rezessiv vererbte Erniedrigung der Fibrinogensynthese in der Leber (Bei der Anwendung von L-Asparaginase bei der Therapie der akuten Leukämie und bei malignen Tumoren der Leber wird ebenfalls eine Erniedrigung der Fibrinogensynthese beobachtet). Ob Afibrinogenämie und Hypofibrinogenämie denselben genetischen Defekt in unterschiedlicher Ausprägung darstellen, scheint noch ungeklärt. Klinisch liegt eine hämorrhagische Diathese vor, die meist einer mittelschweren Hämophilie entspricht, aber nur sehr selten zu Gelenkblutungen führt. Zur Therapie stehen Fibrinogenkonzentrate zur Verfügung, die bei einer intravasalen Konzentration von 100 mg% (100 mg/100 ml) hämostatisch wirksam sind. Dabei ist eine Halbwertszeit von 3–5 Tagen zu berücksichtigen.

Faktor-II-Mangel (Hypoprothrombinämie, Dysprothrombinämie)

Autosomal rezessiv vererbte Synthesestörung, die entweder zu einem Mangel an Prothrombin (Hypoprothrombinämie) oder zu einer verminderten Aktivität des Prothrombins führt. Blutungen sind bei Prothrombinaktivitäten unter 15% der Norm zu erwarten. Bei Homozygoten, deren Aktivität unter 10% der Norm liegen kann, können bei der Hämophilie ähnliche Verläufe beobachtet werden. Die Substitution auf hämostatische Spiegel von 30–40% der Norm erfolgt mit prothrombinhaltigen Plasmakonzentraten, wobei die In-vivo-Halbwertszeit 2–3 Tage beträgt.

Faktor-V-Mangel (Parahämophilie, Hypoproaccelerinämie)

Autosomal rezessiv vererbter Defekt, der Symptome entsprechend einer leichten bis mittelschweren Hämophilie, allerdings mit nur minimaler Neigung zu Gelenkblutungen, verursacht. Die Substitution erfolgt ggf. mit Frischplasma auf Faktor-V-Spiegel über 25% der Norm. Die In-vivo-Halbwertszeit beträgt 12–15 Std.

Faktor-VII-Mangel (Hypoprokonvertinämie)

Autosomal rezessiv vererbter Mangel oder funktioneller Defekt des Faktors VII. Im Vordergrund stehen Haut-, Unterhaut- und Schleimhautblutungen. Muskel- und Gelenkblutungen spielen keine oder eine nur sehr untergeordnete Rolle. Zur Substitution werden Faktor-VII-Konzentrate (Prothrombinkomplex) verwendet. Hämostyptische Wirksamkeit kann bei intravasalen Spiegeln, die oberhalb 10–15% der Norm liegen, angenommen werden. Die In-vivo-Halbwertszeit beträgt etwa 5 Std. (Grosse u. Mitarb. 1974).

Faktor-VIII-Mangel

1. Faktor-VIII:C-Mangel (Hämophilie A, klassische Hämophilie) (s. S. 16.6),
2. Faktor-VIII-R:WF-Mangel (Von-Willebrand-Jürgens-Syndrom, konstitutionelle Thrombozythopathie, vaskuläre Hämophilie, vaskuläre Pseudohämophilie, Angiohämophilie).

Autosomal dominant vererbbares Syndrom mit unterschiedlicher Penetranz der Aktivitätsminderung von Faktor VIII:R und Faktor VIII:C (s. S. 16.6). Dabei verursacht der Faktor-VIII:R-Mangel Thrombozytenfunktionsstörungen und eine entsprechende klinische Symptomatik (Haut-, Unterhaut-, Schleimhaut- und – bei Frauen – Genitalblutungen) (Weiss u. Mitarb. 1973). Der Faktor-VIII:C-Mangel ist für die Störungen im Intrinsicsystem und damit für die hämophilieähnlichen Symptome verantwortlich.

Das Muster klinischer und labordiagnostischer Befunde ist so variabel, daß das Syndrom in das klassische Von-Willebrand-Jürgens-Syndrom und die Varianten A–E unterteilt wurde (Tab. 1). Hämophilieähnliche Symptome, die orthopädische Probleme aufwerfen, entstehen praktisch nur bei denjenigen Formen, bei denen der Faktor VIII:C und der Faktor VIII:R auf Werte unter 5% der Norm erniedrigt sind. Im Gegensatz zur Hämophilie A empfiehlt sich bei diesen Formen des Syndroms die Substitution des Faktor VIII mit Kryopräzipitaten, die neben der Faktor-VIII:C-Aktivität genügend Faktor VIII:R enthalten. Zur Sicherung des Therapieerfolges sind sowohl die In-vivo-Aktivität des Faktor VIII:C als auch die Blutungszeit zu kontrollieren.

Faktor-IX-Mangel (Christmaskrankheit, Hämophilie B)

X-chromosomal rezessiv vererbter Mangel (Faktor IX-CRM-) oder Minderaktivität (Faktor-IX-CRM+) des Faktor IX (s. S. 16.6).

Faktor-X-Mangel (Stuart-Prower-Faktor-Mangel)

Sehr seltener, autosomal rezessiv vererbter quantitativer oder qualitativer Defekt des Faktor X. Blutungen werden bei Aktivitätsspiegeln unterhalb 10% der Norm beobachtet. Nur sehr schwere Fälle mit ungünstiger Allgemeinprognose neigen zu Gelenk- und Muskelblutungen. Die Substitution erfolgt mit Konzentraten des Prothrombinkomplexes auf hämostatische Spiegel oberhalb 30% der Norm bei einer zu berücksichtigenden Halbwertszeit von 1–2 Tagen.

Tabelle 1 Von-Willebrand-Jürgens-Syndrom-Varianten:

	Klassische Form	A	B	C	D	E
VIII:C	p		n	p	n	p	p
VIII R:WF	p	p	n	–	n	n
VIII R:AG	p	n	n	p	n	n
Blutungszeit	p	p	p	n	p	p
Retentionsteste	p	p	p	–	p	p
Ristozetinaggregation	p	p	n-p	–	p	p
Kollagenaggregation	n	n	n	n	n	p

n = normal, p = pathologisch

16.4　Orthopädische Probleme der plasmatischen Gerinnungsstörungen

Faktor-XI-Mangel (Plasma-Thromboplastin-AntecedentPTA-Mangel, Hämophilie C, Rosenthal-Faktor-Mangel)

Autosomal rezessiv vererbter Defekt mit partieller Expression bei Heterozygoten. In der Regel handelt es sich um eine sehr leichte hämorrhagische Diathese, die vor allem nach Zahnextraktionen und Operationen zum Tragen kommt. Muskel- und Gelenkblutungen sind kaum beschrieben. Die Substitution erfolgt mit Frischplasma auf Spiegel um 50% der Norm bei einer Halbwertszeit von etwa 10 Std.

Faktor-XII-Mangel (Hagemann-Faktor-Mangel)

Der Defekt wird autosomal rezessiv vererbt und führt selbst perioperativ nicht zu vermehrter Blutung. Die Diagnose ergibt sich bei der differentialdiagnostischen Abklärung einer verlängerten Gerinnungszeit.

Mangel der Faktoren der Kontaktphase

Fletcher-Faktor
Fitzgerald-Faktor
Williams-Faktor
Flaujeac-Faktor

Diese extrem selten beobachteten Defekte weisen keine oder klinisch nur unbedeutende hämorrhagische Diathesen auf. Bei Bedarf ist eine Substitution mit Frischplasma möglich.

Faktor-XIII-Mangel (Laki-Lorand-Faktor-Mangel, Mangel des fibrinstabilisierenden Faktors)

Dieser ebenfalls extrem seltene Defekt wird wahrscheinlich autosomal vererbt. Klinisch stehen schwere perinatale und postoperative Nachblutungen und Wundheilungsstörungen im Vordergrund. Blutungen in Gelenke wurden selten, posthämorrhagische Arthropathien nie beobachtet. Die Substitution erfolgt mittels Faktor-XIII-Konzentraten aus menschlicher Plazenta.

Die Hämophilien

Frühe Mitteilungen

Die ältesten Quellen der Medizingeschichte, wie die auf das 2. und 3. Jahrtausend v. Chr. zurückgehenden Keilschrifttexte der Bibliothek Assurbanipals in Ninive, altchinesische Aufzeichnungen gleichen Alters, das berühmte ägyptische Sammelwerk des Papyrus Ebers und andere Dokumente dieses Zeitalters enthalten keinerlei Andeutungen, die auf die Kenntnis der Hämophilie schließen lassen (HECHT 1966). Den ägyptischen Chirurgen, die unter anderem bereits Amputationen und Zirkumzisionen (mit Feuersteinmessern!) vornahmen und Kastraten an die Römer lieferten, hätten an der typischen Nachblutung stutzig werden müssen, wenn ihnen ein derartiger Eingriff bei einem Hämophilen unterlaufen wäre. Dies trifft auch auf die altchinesischen Ärzte zu, die einer Aufzeichnung aus der Chi-nong-Periode zufolge die Anwesenheit von geronnenem Blut in der Bauchhöhle zu diagnostizieren vermochten (HECHT 1966). Es muß offen bleiben, ob die Hämophilie damals tatsächlich noch nicht existent war oder ob sie sich wegen ihrer extremen Seltenheit der Überlieferung entzog.
Ein gewisser Hinweis findet sich dann bei DIOSKORIDES ANAZARBE, der im 1. Jahrhundert n. Chr. als Militärarzt in Rom eine umfassende Pharmakopöe unter dem Titel „de materia medica" herausgab. Bei ihm findet sich die Empfehlung, Blut eines frisch geschlachteten Täubchens auf stark blutende Wunden aufzubringen. Hätte er, was die Quelle allerdings nicht erkennen läßt, dabei an eine hämophile Nachblutung gedacht, käme ihm das Verdienst zu, die erste adäquate Therapie angegeben zu haben.
Als ROTHSCHILD 1882 anläßlich seiner Dissertation versuchte, das Alter der Hämophilie zu bestimmen, eröffnete er eine unerwartete Quelle: den babylonischen Talmud. Wie wir wissen, ist diese Talmudfassung eine im 5. Jahrhundert erfolgte Niederschrift von mündlichen Überlieferungen aus dem 1. und 2. Jahrhundert n. Chr. Im Traktat Jebamoth finden wir diesen Hinweis: „In bezug auf die Beschneidung gibt es Familien, deren Blut leicht fließt, und solche, deren Blut schwer fließt (hart ist)." Dieses Zitat zeigt, daß eine kleine Operation, die an allen männlichen Individuen eines Volkes durchgeführt wird, wie ein moderner Suchtest eine noch so seltene Gerinnungsstörung zutage fördern kann. Wie relevant der Unterschied in der Gerinnbarkeit war, ergibt sich aus einem anderen Zitat aus demselben Traktat: „Wenn ein Weib seinen ersten Knaben hat beschneiden lassen und er ist gestorben, einen zweiten und er ist gestorben, so soll sie den dritten nicht beschneiden lassen." Bei diesem und bei einer Reihe von weiteren Hinweisen fällt uns

auf, daß die Formulierung „wenn ein Weib" im Gegensatz zu der mosaischen Forderung steht, die verlangt, daß der Vater die Beschneidung seines Sohnes veranlaßt. Hieraus können wir mit ROTHSCHILD (1882) schließen, daß den Talmudverfassern bereits bekannt war, daß das Blutungsübel von der Mutter auf den Sohn vererbt wurde. Das Zusammentreffen dieser beiden Beobachtungen, eine Blutungsneigung bei Knaben, die durch die Mutter übertragen wird, läßt mit hoher Sicherheit auf das Vorliegen einer Hämophilie schließen.

Abgesehen von einem Hinweis bei dem 1107 in Cordoba in Spanien verstorbenen Arzt ALBUKHASIN KHALAF IBN ABBAS (1519), der über eine dörfliche Sippe berichtet, deren männliche Glieder an einer Blutungsneigung litten, findet sich bis in die Neuzeit hinein kein Anhalt mehr für das Auftreten einer Hämophilie außerhalb der jüdischen Kultgemeinschaft. Obwohl SCHLÖSSMANN 1930 dies als Anlaß für seine Spekulation nahm, die Hämophilie sei eine jüdische Erkrankung und von den Juden über die Welt verbreitet worden, müssen hier noch weitere ungeklärte Fakten eine wesentliche Rolle spielen. Anders könnten wir uns schwerlich vorstellen, weshalb die Hämophilie in nahezu allen Rassen mit etwa derselben Frequenz beobachtet wird (s. S. 16.6).

Definition

Unter Hämophilie versteht man zwei verschiedene plasmatische Gerinnungstörungen. Die Hämophilie A zeigt eine verminderte Aktivität des Faktors VIII bzw. eine Verminderung des Faktor-VIII:C-Teilmoleküls (s. S. 16.6). Bei der Hämophilie B (Christmas-Erkrankung) liegt eine Minderaktivität des Faktors IX, seltener ein Mangel des Faktors IX vor. Der Mangel an Faktor-VIII-, bzw. -IX-Aktivität kann in unterschiedlicher Ausprägung vorliegen. Dies bedeutet, daß bei den einzelnen Patienten eine unterschiedlich hohe Restaktivität dieser Faktoren nachweisbar ist. Diese spontane Restaktivität ist genetisch determiniert und ändert sich daher weder innerhalb einer Blutersippe noch während des Lebens der Betroffenen. Die Höhe der spontanen Restaktivität bestimmt die Schwere der Gerinnungsstörung und damit die Ausprägung der Blutungsneigung. Deshalb wird die Hämophilie (A und B) aufgrund der spontanen Restaktivität in verschieden schwere Verlaufsformen unterteilt:
bis 1% = schwere Verlaufsform,
bis 5% = mittelschwere Verlaufsform,
bis 15% = leichte Verlaufsform,
bis 40% = Subhämophilie.
Oberhalb von 40% besteht ein normales Gerinnungsverhalten, so daß klinisch auch bei schweren Verletzungen und nach größeren Operationen keine Auffälligkeiten zu beobachten sind.

Die Subhämophilie ist in der Regel mit einer völlig normalen Lebensführung vereinbar. Sie wird nach schwereren Verletzungen und nach größeren Operationen gelegentlich dadurch erkannt, daß sie zu verstärkten und verlängerten Nachblutungen führt. Da diese Nachblutungen den weiteren Verlauf ungünstig beeinflussen, sollte auch bei Patienten mit unauffälliger Familien- und Eigenanamnese an die Möglichkeit des Vorliegens einer plasmatischen Gerinnungsstörung gedacht und eine Untersuchung veranlaßt werden.

Die leichte Hämophilie fällt meist nach Zahnextraktionen und Verletzungen auf, wobei es zu vermehrten Blutungen nach innen oder außen kommt. Hier reichen jedoch geringere Gewebsverletzungen aus, so daß bagatelle, alltägliche Verletzungen derart schwer verlaufen können, daß es zur Diagnosestellung kommt. Aus diesem Grund wird die Diagnose gestellt, bevor der Betroffene ausgewachsen ist. Kommt es zu größeren Verletzungen oder Operationen, bevor die leichte Hämophilie erkannt ist, können lebensbedrohliche Komplikationen entstehen.

Die klassisch (d. h. aufgrund der Restaktivität) als mittelschwer definierte Verlaufsform zeigt klinisch ein uneinheitliches Verhalten. Sie verhält sich bei einem Teil der Patienten wie eine leichte Hämophilie, und der Rest der Patienten zeigt Verläufe, die mehr denjenigen bei einer schweren Hämophilie gleichen. Nach den Erfahrungen von LANDBECK u. KURME (1970) und nach unserer eigenen Beobachtung muß die Trennung bei einer Restaktivität von 3% gemacht werden.

Bei der klinisch schweren Verlaufsform (Restaktivität bis 3%) und der klassisch als schwer definierten Verlaufsform (Restaktivität $\leq$ 1%) können bereits geringfügige Gewebsläsionen, die ein Gesunder kaum registriert, Anlaß zu ernsten Blutungskomplikationen geben. Im Vordergrund stehen hierbei Blutungen in die Gelenke und die Muskulatur des Bewegungsapparates. Wegen der leichten Provozierbarkeit dieser Blutungen wird häufig von Spontanblutungen gesprochen. Bei der extremen Anfälligkeit für Blutungen kommt es meist während des 1. Lebensjahres zur Diagnosestellung.

Biochemische Eigenschaften der Faktoren VIII und IX

Zur qualitativen und quantitativen Bestimmung der gerinnungsaktiven Proteine stehen im Prinzip zwei Verfahren zur Verfügung:
1. Feststellung der Gerinnungsaktivität im definierten Gerinnungsansatz;
2. immunologische Bestimmung mit spezifischen autologen oder heterologen Antikörpern.

Faktor VIII

Eine wesentliche Voraussetzung für die Entwicklung der derzeitigen Vorstellung über den Faktor-VIII-Komplex bildet die Tatsache, daß der Faktor-VIII-Mangel sowohl bei der klassischen Hämophilie (Hämophilie A) als auch beim Von-Willebrand-Jürgens-Syndrom (Angiohämophilie) eine wesentliche, aber grundverschiedene Rolle spielt (s. S. 16.3). Die heute vorliegenden Befunde (BOUMA u. Mitarb. 1973, FORBES u. PRENTICE 1973, HOYER 1981, McKEE u. Mitarb. 1975, LEGATZ u. Mitarb. 1975) führen zu der allgemein akzeptierten Vorstellung, daß der Faktor VIII aus zwei sowohl biochemisch als auch immunologisch unterscheidbaren Globulinen besteht (s. unten).

Der niedrigmolekulare Anteil, Faktor VIII:C („coagulant activity"), mit einem Molekulargewicht von etwa 285 000 wird x-chromosomal rezessiv vererbt, und sein Mangel kennzeichnet die klassische Hämophilie. Der Faktor VIII:C greift in die plasmatische Thrombokinaseaktivierung ein und ist damit erforderlich für eine normale Gerinnung und Gerinnungszeit. Der Nachweis erfolgt im Gerinnungsansatz oder mit Antikörpern, wie sie bei der Hemmkörperhämophilie A vorliegen (VIII:CAG = „coagulant antigen").

Das hochmolekulare Globulin (MG 850 000) wird autosomal vererbt. Es wird je nach Nachweismethode als Ristozetin-Kofaktor (VIII R:C), Von-Willebrand-Faktor (VIII R:WF), oder Faktor-VIII-related-Antigen (VIII R:AG) bezeichnet. Dieser Mangelfaktor ist für die thrombozytäre Symptomatik beim Von-Willebrand-Jürgens-Syndrom verantwortlich, da sein Fehlen zur gestörten Plättchenaggregation und zur Verlängerung der Blutungszeit führt.

Faktor-VIII-Komplex:
VIII:C = Faktor-VIII-Prokoagulant/antihämophiler Faktor;
VIII C:AG = Faktor-VIII-Koagulant-Antigen,
VIII R:AG = Faktor-VIII-related-Antigen,
VIII R:WF = Von-Willebrand-Faktor.

Faktor IX

Immunologisch läßt sich bei den meisten Patienten mit Hämophilie B, unter der Verwendung von homologen und heterologen Antikörpern, das Fehlen oder die Verminderung eines dem Faktor IX zugeordneten Antigens nachweisen. Das bedeutet, daß das kreuzreagierende Material („cross-reacting-material" = CRM) reduziert ist. Diese Formen werden mit Faktor IX-CRMR bezeichnet. Die Verminderung des Antigens entspricht dabei der reduzierten biologischen Aktivität. Nur in Ausnahmefällen liegt bei verminderter biologischer Aktivität das entsprechende Antigen in normaler Konzentration vor (BROWN u. Mitarb. 1970, DENSON 1973) (IX-CRM +). Darüber hinaus werden noch einige sehr seltene Sonderformen wie die Hämophilie BM (TWOMEY u. Mitarb. 1969) und die Hämophilie B Leyden (VELTKAMP u. Mitarb. 1970) beschrieben. Somit ist die Hämophilie B die phänotypische Erscheinung verschiedener genetischer Varianten.

Häufigkeit der Hämophilien

Die Angaben über die Häufigkeit der Hämophilie bewegen sich zwischen 1:7100 (HEWITT u. MILNER 1970/Ontario), 1:9000 (LANDBECK u. KURME 1970/BRD), 1:10000 (BITTER u. Mitarb. 1963/BRD), 1:11000 (GRAHAM 1976/North Carolina), 1:21000 (YOSHIDA 1976/Japan) und 1:24000 (AHLBERG 1965/Schweden).

Eine Erklärung der Schwankungsbreite ergibt sich einerseits aus der unterschiedlichen Dichte der Behandlungszentren und zum anderen daraus, daß die leichteren Verlaufsformen und die Subhämophilie oft nicht unter ständiger Kontrolle stehen und damit der Erfassung entgehen. Dazu kommt, daß wie bei allen anderen Erkrankungen, für die keine Meldepflicht besteht, die Erfassung unvollständig bleibt.

Rund 80% aller hämophilen Patienten weisen einen Faktor-VIII:C-Mangel auf, und nur etwa 20% zeigen einen Faktor-IX-Defekt. Die sog. Hämophilie C (PTA- oder Faktor-XI-Mangel) ist hier nicht zu berücksichtigen, da sie sich sowohl klinisch als auch genetisch grundlegend von den Hämophilien A und B unterscheidet (STRAUSS 1972).

Zwischen 27 und 44% der Hämophiliefälle ergeben keine anamnestischen Hinweise dafür, daß das Leiden ererbt ist (BITTER u. Mitarb. 1963). Sie werden als sporadische Hämophilien oder als Neumutationen aufgefaßt. Hierzu ist bemerkenswert, daß 90% aller Neumutationen auf die schweren Verlaufsformen entfallen (STRAUSS 1972). Seiner Annahme, die erhöhte Neumutationsrate gleiche die geringere Reproduktionsleistung aus, fehlt die kausale Begründung. Während die leichteren Verlaufsformen auch früher schon in der Regel das reproduktive Alter erreichten, pflanzten sich die schweren Verlaufsformen bisher überwiegend über die Konduktorinnen fort. Die Erfolge der modernen Hämophiliebehandlung führen dazu, daß die schweren Verlaufsformen der Hämophilie immer weniger der Reproduktion im Wege stehen. Dadurch haben wir in den nächsten Generationen mit einem absoluten und relativen Anstieg der schweren Verlaufsformen zu rechnen. Das eben Geschilderte weist auch darauf hin, daß die Gefahr, eine Neumutation anzunehmen, um so größer wird, je mehr Generationen ohne manifeste Ausprägung der Hämophilie vorausgegangen sind. Dies können nach unserer Beobachtung bis zu sieben Generationen sein. Ist die Weitergabe auf die Konduktorinnen beschränkt, wobei sich in jeder Generation der Familienname ändert, kann dann kaum noch eine positive Familienannamnese erhoben werden. Die Annahme von Neumutationen sollte also mit äußerster Vorsicht erfolgen. Statt von einer Neumutation sollte man besser von einem Fall mit Hämophilie ohne den erbrachten Nachweis der Vererbtheit reden.

Da Aronstem (1980) feststellt, daß nur etwa 20% der Hämophilen eine schwere Verlaufsform aufweisen, und da die Lebenserwartung der in den letzten Jahren geborenen Patienten mit schwerer Hämophilie im Vergleich zu vor einigen Jahrzehnten drastisch angestiegen ist (s. unten), muß damit gerechnet werden, daß der Anteil der schweren Verlaufsformen ansteigt, was sich zunächst an einer zunehmenden Anzahl von älteren Patienten mit schwerer Hämophilie ablesen lassen wird.

Von 100 Hämophilen erreichten das 40. Lebensjahr:

Grandidier (1877)	4
Schlössmann (1930)	3,8
Birch (1937)	6,8
Hecht (1944)	16,4
Landbeck u. Kurme (1970)	„alle".

Vererbung

Für beide Hämophilieformen und deren unterschiedliche Schweregrade findet sich ein völlig identischer Erbgang (Nasse 1820, Bauer 1922, Schlössmann 1930). Der genetische Defekt ist an das weibliche Geschlechtschromosom (X-Chromosom) gebunden und wird rezessiv weitergegeben. Daher leiden im allgemeinen Frauen nicht an der Hämophilie, geben diese aber an 50% ihrer Söhne weiter. Ebenfalls die Hälfte der Töchter werden Träger des defekten Gens und damit wieder Überträgerinnen sein. Folgende Konstellationen sind möglich:

1. Xh/X (= Überträgerin) + X/Y (= gesunder Mann):
   Bei der Seltenheit der Erkrankung spricht alle Wahrscheinlichkeit dafür, daß eine Überträgerin ihre Kinder von einem gesunden Mann empfängt:
   Xh/X(1), X/X(2), Xh/Y(3), X/Y(4).
   Nach der Mendelschen Regel können aus dieser Verbindung Überträgerinnen (1), gesunde Mädchen (2), Bluter (3) und gesunde Knaben (4) hervorgehen. Dabei besteht für alle vier Möglichkeiten die gleich hohe Wahrscheinlichkeit von 25%.
2. X/X (= gesunde Frau) + Xh/Y (= Bluter):
   Bei einer leichten Hämophilie eher als bei den schweren Verlaufsformen (in der modernen Hämophiliebehandlung stehende schwere Verlaufsformen sind diesbezüglich chancengleich zu sehen) kann es zu Ehen zwischen Blutern und gesunden Frauen kommen:
   Xh/X(1), Xh/X(1), X/Y(2), X/Y(2).
   Kinder aus derartigen Verbindungen sind immer entweder Überträgerinnen (1) oder gesunde Knaben (2).
3. Xh/X + Xh/Y:
   Daß ein Bluter und eine Konduktorin zusammentreffen, ist eine extreme Seltenheit:
   Xh/X(1), Xh/Xh(2), Xh/Y(3), X/Y(4).
   Aus dieser Verbindung können neben Überträgerinnen (1) auch weibliche Bluter (2) sowie männliche Bluter (3) und gesunde Knaben (4) entstehen. Im Gegensatz zu der Annahme, die homozygote Form der Hämophilie stelle einen absoluten Letalfaktor dar (Bauer 1922), gibt es vereinzelt Berichte über lebende weibliche Hämophile (Harris 1973, Morita 1971, De Swiet 1973).
4. Xb/X (= Überträgerin d. Hämoph. B) + Xa/Y:
   Eine genetische Vermischung der Hämophilien A und B in dieser Form ist von Rasche u. Mitarb. (1982) beschrieben worden. Aus dieser Verbindung können Überträgerinnen beider Hämophilieformen (1), Überträgerinnen der Hämophilie A (2), Hämophilie B Patienten (3) und gesunde Knaben (4) hervorgehen:
   Xb/Xa(1), X/Xa(2), Xb/Y(3), X/Y(4).
   Die analoge Konstellation, eine Verbindung zwischen einem Merkmalsträger der Hämophilie B und einer Konduktorin der Hämophilie A, scheint noch nicht beobachtet zu sein.

Die Verbindung zwischen weiblichen Hämophilen und gesunden Männern ist beim Menschen ebenfalls noch nicht beobachtet worden. Brinkhous u. Graham (1950) konnten beim hämophilen Hund erfolgreich die Kreuzung einer Homozygoten mit einem Gesunden und Graham u. Mitarb. (1949) die Kreuzung zwischen Homozygoten und Heterozygoten durchführen.

Klinische Manifestation

Wie auf S. 16.1 dargestellt, verläuft die primäre Blutstillung beim Hämophilen wie beim Gesunden ab. Erst wenn nach dem Ende der Gefäßkonstriktion das stabile Gerinnsel fehlt, zeigt sich die hämophile Blutungsneigung. Diese wurde bereits 1930 von Schlössmann als hämophile Nachblutung beschrieben.

Je nach erhaltener Restaktivität kann ein Bluter verschieden große Gefäßverletzungen kompensieren. Abhängig von dem spezifischen Gehalt an Gewebsthrombokinase (die zu einer gewissen, vom Faktor VIII/IX unabhängigen Faktor-X-Aktivierung führt, s.S. 16.2), kann die Toleranz in

16.8 Orthopädische Probleme der plasmatischen Gerinnungsstörungen

den einzelnen Geweben des Individuums unterschiedlich ausgeprägt sein. Aus diesen Gründen ist der klinische Verlauf in den ersten Lebensmonaten und -jahren sehr uneinheitlich.
Wann die erste hämorrhagische Dekompensation in Erscheinung tritt, ist in erster Linie vom Schweregrad der Gerinnungsstörung abhängig. Der Ort der Erstmanifestation ergibt sich aus dem Zusammenspiel folgender Variablen:
- dem aktuellen Lebensalter und seiner spezifischen Neigung zu bestimmten Traumen,
- der örtlichen Gewebstoleranz,
- der Schwere der Hämophilie.

Auch bei schwerer Hämophilie ist die Neigung zu perinatalen Blutungen recht gering, wohl weil die in dieser Phase besonders exponierten Gewebe wie Gehirn und Nabelschnur besonders reich an Gewebsthrombokinase sind.
Das Kleinkind mit schwerer Hämophilie zeigt gelegentlich Blutungen infolge direkter Gewebszerstörung wie Verletzungen der Mundschleimhaut durch spitze Gegenstände, Lippenbiß, Lippenbändchenabriß und Unterhautblutungen durch traumatischen Kontakt mit der Umwelt. In diesem Lebensabschnitt führt auch die Zirkumzision zu Nachblutungen. Mit Sicherheit gibt sich eine schwere Hämophilie dann zu erkennen, wenn sich das Kind aufrichtet und seine, von häufigen Stürzen begleiteten ersten Gehversuche macht. Dabei zeigen sich meist subkutane Blutungen im Bereich des Schädels, des Gesäßes, der Hände sowie über Knie- und Ellenbogengelenk.
Infektionskrankheiten, die mit örtlicher Schwellung und Hyperämie einhergehen, können ebenfalls die Blutungsneigung aufdecken: So ist ein Schnupfen oft von Nasenbluten und eine Magen-Darm-Entzündung von Bluterbrechen oder Teerstühlen begleitet.
Während der Zahndurchbruch meist ohne komplizierende Blutungen überstanden wird, entstehen häufig durch unachtsame Zahnpflege und beim Zahnwechsel lästige Zahnfleischblutungen. Die Angst hiervor und die deshalb unterlassene Zahnhygiene führen häufig zu schweren Gebißschäden, die beim Erwachsenen fast pathognomonisch sind.
In diesem Zusammenhang sind auch die selten vorkommenden lebensbedrohlichen Blutungen im Mundboden sowie die peripharyngealen und peritrachealen Blutungen zu nennen.
Schwere gastrointestinale Blutungen zeigen sich selten. Bei ihrem Auftreten sollte an örtliche Ursachen wie Magen- und Duodenalulzera (in der Vergangenheit besonders häufig, da der Patient sich der Lebensbedrohung bewußt war, die von seiner Erkrankung ausging) oder an eine Colitis ulcerosa gedacht werden. Sehr selten können Blutungen in die Darmwand zur Obstruktion oder Intussuszeption führen. Bei dem klinischen Erscheinungsbild der akuten Appendizitis muß beim Bluter auf jeden Fall eine Blutung ins Retroperitoneum oder in den M. iliacus ausgeschlossen werden, um ein unnötiges und u. U. gefährliches chirurgisches Vorgehen zu vermeiden. Eine Hämaturie tritt in seltenen Fällen und erst nach dem 10. Lebensjahr auf. Die Gesamtzahl der Ursachen ist noch unklar. Wichtig ist die Abgrenzung gegen eine Makrohämoglobinurie, die bei der Substitution mit isoagglutininhaltigen Plasmaderivaten, insbesondere bei Trägern der Blutgruppenmerkmale A, B und AB, auftreten kann.
Blutungen im Bereich des Zentralnervensystems sind meist traumatisch bedingt oder Ausdruck anderer pathologischer Zustände wie Infektion, Aneurysma, Druckschwankungen oder arterielle Hypertonie. Jedes auch noch so leichte Schädeltrauma bedarf sorgfältiger Beobachtung, da die sehr seltene intrakranielle Blutung, die auch heute noch die häufigste Todesursache bei Blutern darstellt, im Sinne einer Nachblutung mit erheblicher Verzögerung und schleichend entsteht.
Selbstverständlich dürfen intramuskuläre Injektionen, Lumbalpunktionen oder ähnliches nicht an einem unsubstituierten Bluter vorgenommen werden.
Demgegenüber bestehen relativ wenig Bedenken gegen intra- oder subkutan durchgeführte Impfungen (STAMPFLI 1971). Die Gefahr, daß Blutungen größeren Ausmaßes auftreten, bleibt hierbei gering, und die mögliche Ausprägung eines Folgeschadens läßt sich gut kontrollieren, so daß kein Grund besteht, dem Hämophilen die Vorteile einer aktiven Immunisierung vorzuenthalten. Insbesondere bei vorsorglicher Substitution des fehlenden Gerinnungsfaktors braucht mit keiner vermehrten Komplikationsneigung gerechnet zu werden.
Die Gesamtheit der oben angeführten Blutungen, die z. T. erhebliche diagnostische und prognostische Probleme aufwerfen, stellen insgesamt nicht mehr als knapp 7% aller hämophilen Blutungen: 80% aller Blutungsereignisse finden bei der schweren Hämophilie in den Extremitätengelenken statt, und weitere 13,5% aller Blutungen erfolgen in die Extremitätenmuskulatur.

Manifestationsorte von 17 224 Blutungen bei klinisch schweren Hämophilien:

Gelenkblutungen	79,99%
Muskelblutungen	13,57%
übrige (Kopf-, innere, Verletzungs- u. a. Blutungen)	6,44%.

Gelenkblutungen:

Kniegelenk	27,75%
Sprunggelenk	21,76%
Ellenbogengelenk	19,61%
Schultergelenk	4,49%
Handgelenk	2,72%
Hüftgelenk	1,67%
Zehen- und Fingergelenke	1,99%

Muskelblutungen:

Oberschenkel	3,81%
Unterschenkel	2,51%
Unterarm	2,40%
Oberarm	2,36%
Iliakus	1,20%
Hand	0,73%
Daumen	0,56%.

Während die Gelenkblutungen zu einer chronisch progredient verlaufenden Behinderung infolge der posthämorrhagischen Arthritis führen, können sich Muskelhämatome unter anderem durch die Transformation zum hämophilen Pseudotumor (s. S. 16.45) zu äußerst schwerwiegenden Komplikationen entwickeln. Die Pseudotumorbildung läßt sich insbesondere nach Blutungen in den M. iliopsoas, die Oberschenkel- und Wadenmuskulatur beobachten. Blutungen in die Unterarm- und Unterschenkelmuskulatur führen dagegen häufig zu Engpaßsyndromen wie der von Volckmannschen Kontraktur und dem Tibialis-anterior-Syndrom.

Bis zum 4. Lebensjahr hat bei einer unbehandelten schweren Hämophilie mit 75% Wahrscheinlichkeit die erste Gelenkblutung stattgefunden (KERR 1963). Im 10. Lebensjahr sind 80% der Kniegelenke krankhaft verändert, und ab dem 16. Lebensjahr zeigen 75% dieser Patienten schwere Körperbehinderungen. Im Alter von 30 und mehr Jahren finden sich dann 5-6 der großen Extremitätengelenke pro Patient im Sinne von schweren bis schwersten posthämorrhagischen Arthropathien zerstört (HOFMANN 1981).

Gelenkbeteiligung bei Hämophilie

Geschichtliches

Nachdem jahrhundertelang im Zusammenhang mit der Hämophilie ausschließlich bedrohliche Blutungen in die großen Körperhöhlen oder nach außen berichtet und diskutiert wurden, vermeldete 1784 FORDYCE als erster Gelenkveränderungen bei Blutern. Kurz nach ihm erwähnten auch RAVE (1798) und OTTO (1803) Veränderungen an den Gelenken von Blutern. Zunächst wurde allerdings der Zusammenhang zwischen diesen Gelenkveränderungen und dem Blutungsübel verkannt. Denn als Ursachen für die bei Blutern beobachteten Gelenkveränderungen wurden Gicht, Rheumatismus, Pseudorheumatismus und Tumor albus diskutiert (NASSE 1820, ELSÄSSER 1824, WACHSMUTH 1849, SANDELIN 1893). Diese Erklärungsversuche sind insofern verständlich, als das Erscheinungsbild der Gelenkveränderungen bei Blutern rezidivierenden arthritischen Schüben entspricht (HEBERDEN 1802). DUBOIS (1838) scheint als erster an einen Zusammenhang der Gelenkveränderungen mit der Blutungsneigung gedacht zu haben, wenn er von einem „épanchement sanguigne dans l'intérieur et autour de la capsule articulaire" (Blutunterlaufung innerhalb und außerhalb der Gelenkkapsel) spricht. Nahezu gleichzeitig berichtete LEBERT (1838) über einen „tumor aneurysmaticus" im luxierten Daumensattelgelenk eines Bluters.

Die ersten Sektionsberichte, die sich mit den Gelenkveränderungen bei Blutern auseinandersetzten (LEMP 1857, HORAND 1871, ZIELEWITZ 1880), bestätigen die Annahmen der Vorgenannten. Demungeachtet verdanken wir die von BOCKELMANN (1881) erbrachte ausführliche Beweisführung für den ursächlichen Zusammenhang zwischen Gelenkblutung und der Ausbildung von Blutergelenken einer unter der Verdachtsdiagnose „Gelenktuberkulose" durchgeführten Arthrotomie mit tödlichem Ausgang. KÖNIG (1892) kam aufgrund kritischer Wertung seiner klinischen und pathologisch-anatomischen Befunde zu der ersten grundlegenden Darstellung der „Gelenkerkrankung bei Blutern". Er schlug dann auch eine für lange Zeit akzeptierte erste Stadieneinteilung (s. S. 16.25) vor.

Pathogenese der posthämorrhagischen Arthritis

Morphologie

Der relativ hohe Anteil der Gelenkblutungen (80%) an der Gesamtzahl der Blutungskomplikationen läßt besonders disponierende lokale Faktoren vermuten. ASTRUP u. SJOLIN (1958) fanden im Synovialgewebe eine extrem niedrige Aktivität der Gewebsthrombokinase. 1972 fanden dann PANDOLFI u. Mitarb. wie ASCARI u. Mitarb. (1967), daß die Synovialis ein hohes fibrinolytisches Potential besitzt, das sich bei entzündlicher Irritation des Gelenks noch weiter erhöht (STORTI u. Mitarb. 1973, STECHER 1975). Diese Mechanismen dienen beim Gesunden dazu, intraartikuläre Gerinnsel zu vermeiden bzw. rasch wieder aufzulösen, um einer Gelenkblockade oder gar einer fibrösen Ankylose vorzubeugen. Beim Vorliegen einer ernsten Störung der plasmatischen Thrombokinaseaktivierung (wie sie bei der Hämophilie vorliegt) bedeutet dies, daß subsynoviale und intraartikuläre Blutungen erleichtert und unterhalten werden. Hieraus erklärt sich auch, warum oft unbedeutende, später nicht mehr erinnerliche traumatische Ereignisse zu schweren Blutungen führen können, die dann dem Patienten und dem nicht speziell vorgebildeten Arzt als „spontan" imponieren, dies um so mehr, als zwischen auslösendem Ereignis und Blutungsmanifestation oft 7 und mehr Std. vergehen können (SCHLÖSSMANN 1930).

SWANTON (1959) beobachtete am hämophilen Hund, daß die Gelenkblutungen in dem lockeren subsynovialen Bindegewebe entstehen und erst ab einer gewissen Größe in die Gelenkhöhle einbrechen.

Nach der ersten Blutung in ein bisher unverändertes Gelenk finden sich in den ersten 2-4 Tagen keine makroskopischen Veränderungen (ROY u. GHADIALLY 1967). Mikroskopisch lassen sich intakte Erythrozyten erkennen, die zwischen den Synoviozyten hindurch in die Subsynovialis einwandern und erste Zeichen eines Erythrozytenzerfalls zeigen. Gleichzeitig kommen elektronenoptisch Defekte in der Knorpeloberfläche, eine Auflockerung der Grundsubstanz und eine partielle Zerstörung der Lamina splendens zur Beobachtung (DUSTMANN u. Mitarb. 1971).

Zwischen 4 und 14 Tagen nach Blutungsbeginn wird eine zunächst fokale, dann generalisierte, villöse Hyperplasie der Synovialis sichtbar, die bereits von BOCKELMANN (1881) beschrieben wurde. Diese Hyperplasie geht mit einer Proliferation des Stromas und reichlicher perivaskulärer Rundzelleninfiltration einher (ROY u. GHADIALLY 1967). Die Synoviozyten zeigen jetzt neben einer Erythrophagozytose einen vermehrten Siderosomengehalt. Ganz ähnliche Veränderungen konnten nach Zitratblutinjektionen (FRANCESCHINI 1928, VOLTZ 1966) und nach Instillation von Eisensalzen (MUIRDEN 1963, BALL u. Mitarb. 1964, MUIRDEN u. SENATOR 1968, BROUTARD u. Mitarb. 1973) beobachtet werden.

Die auf eine intraartikuläre Blutung folgenden lichtmikroskopischen Veränderungen der Synovialis bilden sich innerhalb von 5 (KEY 1929) bis 14 Tagen (YOUNG u. HUDACEK 1954) größtenteils zurück. Durch wiederholte Blutungen in etwa wöchentlichen Abständen können die Veränderungen so weit intensiviert werden, daß das pathologisch-anatomische Korrelat einer villonodulären Synovialitis entsteht (YOUNG u. HUDACEK 1954).

Nach SWANTON (1959) ist das Stadium der villösen Hyperplasie (Stadium II nach KÖNIG 1892) von hämosiderinbeladenen Phagozyten, hyalinem, später organisiertem Fibrin auf der synovialen Oberfläche sowie einer mit steigender Zahl der vorausgegangenen Blutungen zunehmenden Gewebsvermehrung gekennzeichnet. Das Stroma ist häufig von Mikroblutungen durchsetzt. Ebenfalls mit der Zahl der vorausgegangenen Blutungen zunehmend, zeigt der Knorpel Trübung der Oberfläche, Auflockerung der Grundsubstanz, Zerklüftungen und Erosionen, die letztlich bis zur subchondralen Deckplatte vordringen und diese durchbrechen. Dadurch wird die Entstehung subchondraler „Pannunszysten" eingeleitet, welche dann auch immer mit der Gelenkhöhle in Verbindung stehen (DE PALMA 1967). Diese subchondralen Zysten sind mit einer einschichtigen Lage synovialer Zellen ausgekleidet und enthalten zellarmes, fibröses Gewebe, das von dünnwandigen Gefäßen durchzogen wird. Da die subchondralen Zysten so gut wie nie eine Erythrozytenphagozytose zeigen, sind sie ein Symptom der posthämorrhagischen Arthritis und nicht, wie z. T. angenommen wird, die Folge intraspongiöser Blutungen (SWANTON 1959). In ähnlicher Weise entstehen aufgrund der resorptiven Leistung des entzündlichen Pannus Usuren an den intraartikulär gelegenen und nicht vom Knorpel bedeckten Knochenarealen (FREUND 1925).

Die posthämorrhagische Arthritis wird, insbesondere in ihrer chronischen Form, durch rezidivierende Blutungsschübe aus der angiomatös veränderten hyperämischen Synovialis unterhalten (STORTI 1973).

Pathomechanik

Störung der muskulären Führung und Kontrolle

Als erste klinische Zeichen für das Bestehen einer hämophilen Arthropathie gelten neben dem Gelenkschmerz und der Gelenkschwellung die Kontraktur (BOLDERO u. KEMP 1966, DE PALMA 1967) sowie eine früh einsetzende und rasch fortschreitende Muskelatrophie (BITTSCHEID u. Mitarb. 1978, HOFMANN u. Mitarb. 1977, RÖSSLER 1976). DE ANDRADE u. Mitarb. (1965) untersuchten den Zusammenhang zwischen intraartikulärer Drucksteigerung und motorischer Ansteuerung der dem untersuchten Gelenk zugeordneten Muskulatur. Sie erhöhten den Kniegelenkbinnendruck durch Instillation von Elektrolytlösungen. Während des kontrollierten Druckanstiegs überprüften sie die elektromyographischen Signale über dem M. vastus medialis bei Willkürinnervation. Es stellte sich heraus, daß mit zunehmendem Druck im Gelenk die Innervationsdichte des Muskels sank. Bei einem Grenzdruck um 20 mmHg erloschen die elektromyographisch erfaßbaren Signale. Gleichzeitig gelang der Nachweis, daß die von den Autoren so genannte „reflex muscle inhibition" an das Vorhandensein intakter propriozeptiver Afferenzen und ungestörter spinaler Schaltebenen gebunden ist.

BITTSCHEID u. Mitarb. (1978) griffen diese Beobachtungen auf und untersuchten Kniegelenke

Hämophiler mit posthämorrhagischer Arthritis auf das Vorhandensein entsprechender Innervationsstörungen. Im Gegensatz zu den Voruntersuchern setzten wir keine artefiziellen Ergüsse, sondern untersuchten die Innervationsdichte mittels Oberflächenelektroden über allen zugänglichen und für das Knie relevanten Muskeln vor und nach Punktion eines vorbestehenden Reizergusses. Bei synovialen Reizzuständen ohne punktionswürdigen Erguß trat an die Stelle der Punktion eine intraartikuläre Lokalanästhesie mit Scandicain. Dabei wurden im wesentlichen die folgenden Ergebnisse ermittelt:

1. Durch Gelenkreizzustände, gleichgültig ob mit oder ohne Erguß, werden diejenigen Muskeln, die der Kontrakturstellung des Gelenks entgegenwirken, gehemmt.
2. Die reflektorische Innervationshemmung verhält sich in ihrer Intensität analog der Ausprägung des Reizzustandes.
3. Sie ist bereits unterhalb der subjektiven Schmerzschwelle nachweisbar.
4. In der Streckmuskulatur des Kniegelenks entsteht eine unterschiedliche Hemmung der einzelnen Anteile nach folgendem Muster: M. vastus medialis mehr als M. vastus lateralis mehr als M. rectus femoris.

Die resultierende Muskelimbalance führt in der sagittalen Betrachtung:
a) zu verminderter Streckleistung,
b) zum aktiven Streckdefizit,
c) zur Kontraktur.

Von frontal betrachtet, bedeutet die vermehrte Abschwächung der medialen Streckmuskelanteile:
a) eine Lateralisation der Patella,
b) eine vermehrte Valgisations- und Außenrotationstendenz im femorotibialen Gelenk.

Biomechanik der Kniegelenkführung

Vor der weiteren, eingehenden Betrachtung der Konsequenzen, die sich aus der reflektorischen Muskelinnervationshemmung ergeben, sind einige grundlegende Betrachtungen über die Führung und Stabilisierung der Gelenke – insbesondere des Kniegelenks – erforderlich. Das Kniegelenk gehört zu den mit dem Körpergewicht statisch und dynamisch belasteten Gelenken. Es ist von allen Gelenken dasjenige, das die längsten starren Einheiten des Bewegungsapparates, nämlich Femur und Tibia, miteinander verbindet. Dazu kommt ein erheblicher Bewegungsumfang in der Sagittalebene, der durch dieses Gelenk zu bewältigen ist. Es hat, vor allem unter Belastung mit der beschleunigten Körpermasse, die größten Hebelkräfte aufzufangen. Hierbei können Kraftmomente von bis zu 1580 kp/cm (ENDLER 1980) auftreten. Außerdem sind im Kniegelenk bei seinem großen Bewegungsumfang die größten Winkelgeschwindigkeiten zu erwarten. Letztere werden von FRANKEL u. BURSTEIN (1970) mit bis zu 435 rad/s^2 angegeben. Diese hohen Anforderungen machen besondere konstruktive Vorkehrungen erforderlich, damit der Knorpel den erheblichen Druck- und Scherkräften nicht erliegt. Wie wir an der konstruktiven Lösung gleich erkennen werden, bestand eine entsprechende Forderung bereits bei den Quadripoden, obwohl diese nur 40% der Körperlast auf der hinteren Extremität tragen (KUMMER 1980). Das Grundprinzip der konstruktiven Lösung ist in dem polyzentrischen Aufbau mit außerordentlich großen Krümmungsradien der artikulierenden Flächen zu sehen: Der von vorn nach hinten abnehmende Krümmungsradius der nach distal auseinanderweichenden Kondylen ist so gestaltet, daß die einzelnen Krümmungsradien der Teilsegmente nicht in einem gemeinsamen Drehzentrum enden, sondern verschiedene Drehpunkte besitzen. Bei zunehmender Beugung wandert das aktuelle Drehzentrum nach dorsal. Nur so ist es möglich, daß außer einem Aufeinanderdrehen (einfache Scharnierbewegung) ein Gegeneinanderabrollen der Gelenkpartner erfolgt. Auf diese Weise wird:
1. die Geschwindigkeit, mit der die Gelenkflächen aneinander vorbeistreichen, reduziert und
2. werden die artikulierenden Areale von Femur und Tibia stetig gewechselt.

Diese Bewegungsmodalität, die wir sonst von keinem Gelenk kennen, reduziert sowohl Reibungs- als auch Scherkräfte auf ein dem Knorpel zuträgliches Maß. Dem kommt entgegen, daß das Kniegelenk mit 13,5 cm^2 eine außergewöhnlich große Lastübertragungsfläche besitzt (SCHNEIDER 1980). Im Gegensatz zu den eindeutig und in ihrer Abwicklung einfach definierten Kugel- (Hüfte) und Scharniergelenken (Humeroulnargelenk) besitzt das Kniegelenk keinerlei Führung aufgrund der Gelenkflächenausformung. Es bestand lange Zeit die Vorstellung, daß das Kniegelenk durch das Kreuz- und Seitenbandsystem passiv geführt und gesichert sei (MENSCHIK 1974). Dem widerspricht einiges:
1. Außerhalb der „Schlußverriegelung" in maximaler Streckstellung finden sich Kreuz- und Seitenbänder entspannt. Wir sprechen von einer physiologischen Schublade von bis zu 5 mm und halten bereits in leichter Beugestellung eine leichte seitliche Aufklappbarkeit für normal.
2. Wird ein Band, das im wesentlichen aus kollagenen Fasern besteht, dauerbeansprucht, dehnt es sich plastisch und kehrt in absehbarer Zeit nicht wieder in seine ursprüngliche Form zurück. VIIDIK (1969) teilt mit, daß schon 10% der zur akuten Zerreißung erforderlichen Kraft ausreichen, um innerhalb von wenigen Minuten eine plastische Dehnung um 10 bis 20% der Ausgangslänge zu erzielen.

Beide Beobachtungen würden, jede für sich allein betrachtet, eine Führung durch den Bandapparat widerlegen. Man braucht sich, um dies einzusehen, die hohen, im Kniegelenk zu verarbeitenden Kräfte nur größenordnungsmäßig vor Augen zu führen. Diese Feststellung wird auch nicht dadurch widerlegt, daß die Geometrie der Kniegelenkbänder in engem Bezug zu der Kondylenausformung steht, denn dieser enge Bezug ist Voraussetzung und Garant für die Existenz des Bandapparates, wie wir weiter unten noch sehen werden.

Auch eine Zwangsführung des Kniegelenks durch die Gelenkkapsel ist kaum anzunehmen. Dies würde auch gegen die Annahme, daß die Kapselführung durch den atmosphärischen Druck unterstützt wird (SIEGELBAUER 1935, MÜLLER 1929, W. WEBER u. E. WEBER 1936), gelten. Denn der atmosphärische Druck beträgt 1 kp/cm^2 und könnte nur in dieser Größenordnung wirksam werden. Das Vorhandensein eines wirksamen Unterdrucks in den Gelenken ist nach dem Experiment von DUBOIS-REYMOND (1927) zweifelhaft. Außerdem würde bei mehr als momentaner Belastung jedes im Gelenk befindliche oder provozierte Vakuum durch den Einstrom von interstitieller Flüssigkeit rasch neutralisiert: Der Sog würde den Flüssigkeitsaustritt aus der Arteriole fördern und den Rückstrom über die Venole verzögern. Nur für extrem kurze Belastungen könnte wegen der hydraulischen und onkotischen Trägheit eine gewisse Stabilisierung unterstellt werden. Weder das Material der Kapsel (Kollagen) noch der Turgor des subsynovialen Bindegewebes können einer Dauerbelastung, auch nur geringer Art, standhalten.

Nach Ausschluß aller anderen Möglichkeiten bleibt nur noch anzunehmen, daß dasselbe System, das das Gelenk bewegt, dieses auch führt. Daß das Kniegelenk überwiegend muskulär geführt und stabilisiert wird, ist zunächst schwer vorstellbar, da entsprechende Modelle bislang nicht beschrieben wurden:

Das Kniegelenk erlaubt neben Beugung/Streckung als Hauptbewegung sowohl eine Rotation um die Unterschenkelachse als auch (in geringem Umfang) eine Ab- und Adduktionsbewegung in der Frontalebene. Darüber hinaus bedingt die polyzentrische Abwicklung der Beuge-Streck-Bewegung eine Wanderung des aktuellen Drehzentrums in ventrodorsaler und kraniokaudaler Richtung.

Die räumliche Verspannungsgeometrie zeigt am gestreckten Knie drei Hauptmuskelzüge, die im Querschnitt gesehen etwa dreieckig orientiert verlaufen. Die Quadrizepsgruppe mit Patella und Lig. patellae, das an der Tuberositas tibiae ansetzt, liegt ventral. Dorsal liegen die ischiokruralen Muskeln, die lateral an der Rückseite von Fibula und Tibia (Bizepsgruppe) und medial an der Tibiahinterkante (Semigruppe) ansetzen. Zusammen mit der passiven Aufstützung der femoralen und tibialen Gelenkflächen erlaubt diese Raumanordnung von Muskelzügen die aktive Kontrolle von Beugung/Streckung sowie (am gestreckten Bein) von Ab- und Adduktion. Durch die Führung der Patella bzw. des Lig. patellae im Gleitlager ergibt sich eine zusätzliche Abstützung des Quadrizepszuges gegen das Femur, so daß auch die Rotation und in Beugestellung Ab- und Adduktion kontrolliert werden können. Durch die sich mit zunehmender Beugung ändernde Zugrichtung der Beugesehnen ergibt sich ein nach dorsal weisender Vektor. Letzterer wird dadurch kontrolliert, daß die Umlenkung der Strecksehne über die Patella einen entsprechenden, nach ventral wirkenden Vektor ergibt. Über diese beiden Vektoren lassen sich die Bewegungen in der Schubladenebene kontrollieren (HOFMANN u. Mitarb. 1982a).

In den beschriebenen geometrischen Gegebenheiten erfolgen nun die Führung und die Bewegung des Gelenks durch Feinabstimmung zwischen Agonisten und Antagonisten. Erfolgt diese Bewegung derart abgestimmt, daß Raumareale entstehen, die keine wesentliche Längenänderung erfahren, können sich hier entsprechende Kollagenstrukturen ausrichten und zu Bändern organisieren. Im Sinne der kausalen Histiogenese (PAUWELS 1965, KUMMER 1980) bildet dann die Muskelführung erst die Voraussetzung für die Entstehung und Persistenz des Bandapparates. Aufgrund der Materialeigenschaften kann den Bändern zunächst nur unterstellt werden, daß sie bei kurzfristigem Versagen der Muskelführung eine momentane Absicherung der Gelenkführung sicherstellen.

Bei der Vielfalt der möglichen aktiven und passiven Anforderungen, die an die Führung des Kniegelenks gestellt werden, würde ein fest programmierter Ablauf der Muskelansteuerung nicht genügen. Das Steuerprogramm muß „online" ständig mit Daten über die aktuelle Situation gespeist werden, damit die Physiologie des Bewegungsablaufs auch gegen plötzliche, von außen einwirkende Kräfte erhalten werden kann. Dazu sind laufend folgende Werte erforderlich:

1. aktueller Spannungszustand in Agonist und Antagonist,
2. aktuelle Winkelstellung und/oder Winkeländerung,
3. eine Kontrollmöglichkeit zur Sicherung der räumlich korrekten Bewegungsabwicklung.

Der Spannungszustand in Muskel und Sehne wird durch die in ihnen liegenden Rezeptoren erfaßt. Für die Kontrolle der Gelenkstellung und der Winkeländerung stehen in der Kapsel entsprechende Rezptoren zur Verfügung: Rezeptoren vom Golgi-Typ registrieren Stellung und Bewegung; Rezeptoren vom Ruffini-Typ melden Geschwindigkeit und Beschleunigung (KORNHUBER 1972). Für die exakte Kontrolle des räumlichen Bewegungsablaufes reichen Rezeptoren in den mitbewegten Strukturen nicht aus. Für diese Kontrolle sind tonisch (analog) reagierende Sensoren erforderlich, die Spannungs- oder Längenänderung in den Raumzonen erfassen, in denen keine Bewegung stattfinden soll. Derart tonisch reagierende Rezeptoren lassen sich in den Bandstrukturen der Gelenke nachweisen (SHUKOW 1974, SKOGLUND 1956).

Damit kommt dem Bandapparat neben der mechanischen Absicherung eine weitere, wesentliche Funktion zu: Er ist Träger derjenigen Sensoren, die einen korrekten Ablauf der Bewegung sicherstellen. Denn jedes Ausscheren aus der vorgesehenen Bewegung würde in wenigstens einem Band zur Längenänderung führen. Nur die über den Dehnungsreiz provozierte Gegensteuerung der Muskulatur kann dies wirkungsvoll und dauerhaft verhindern.

Das hier entworfene Modell der muskulären Gelenkführung bestätigt sich in funktionellen Feinanalysen des Bewegungsablaufs (SCHUMPE 1985). Die bislang hieraus erhobenen Befunde lassen jedoch erkennen, daß mehr und vielschichtigere Schaltebenen als oben angedeutet vorliegen müssen.

Auswirkungen der Muskelinnervationsstörung

Imbalance im Streckmuskelapparat

Wie wir gesehen haben, wird der M. vastus medialis stärker als der M. vastus lateralis und dieser wiederum mehr als der M. rectus femoris in seiner Innervation beeinträchtigt. Hieraus resultiert neben einer Abschwächung der Streckmuskeln insgesamt (deren Auswirkung unten weiter zu diskutieren ist) ein relatives Überwiegen der nach lateral wirkenden Streckmuskelteile. Dies bedeutet:
1. daß die Patella mehr zur lateralen Facette hin geführt wird, dieser möglicherweise „aufreitet" oder gar das Gleitlager nach lateral verläßt.
2. Zusätzlich kann die Patella durch einseitige Zügelung auf dem Weg durch das Gleitlager in der Frontalebene so rotieren, daß der obere Pol nach lateral und der untere nach medial weist.

Ist die Innervationshemmung (bzw. die resultierende Muskelatrophie) von einem Ausmaß, daß gerade noch kein aktives Streckdefizit besteht, kann sie längere Zeit der klinischen Feststellung entgehen. Hierdurch kommt es dann zur längerfristigen Überlastung der lateralen Anteile des Patellofemoralgelenks und letztlich zur Chondropathia patellae oder gar zur Retropatellararthrose.

In den Fällen, in denen die aktive Streckfähigkeit gerade eben aufgehoben ist, kann meist die folgende Beobachtung gemacht werden: Das Knie wird aktiv bis etwa 30° unterhalb der vollen Streckstellung gegen die Schwerkraft des Unterschenkels gestreckt. Danach bedarf es der passiven Unterstützung zur Überwindung einer schmerzhaften Streckhemmung. Der Rest der Streckbewegung bis zum Erreichen des bestehenden aktiven Streckdefizits erfolgt dann wieder schmerzarm und aktiv. Dieses Phänomen ist, sofern danach gefahndet wird, häufig bei chronischen Arthropathien des Kniegelenks nachweisbar. Es entsteht in dem Moment, in dem die Streckarbeit von dem zentral wirkenden M. rectus femoris an die divergend wirkenden Mm. vasti übergeben wird. Dabei kommen dann die folgenden Fakten zum Tragen: Der relativ insuffiziente Rektus zieht nicht weit genug in die Streckung hinein, und die Mm. vasti, die ebenfalls geschwächt sind, können noch nicht voll zugreifen. Häufig geben die Patienten bei dem Versuch, dieses „Übergabeloch" zu überwinden, heftige Schmerzen an, und gelegentlich entsteht hierbei eine Blockade des Gelenks, die nur durch Schüttelbewegungen und unter Schmerzen wieder zu lösen ist. Letztere Erscheinung entsteht durch das Zusammentreffen von retropatellarem Knorpelschaden und Verkantung der Patella infolge des asymmetrischen Vastuszuges, der eine Patellarotation in der Frontalebene provoziert.

Ein allgemein bekanntes Modell für die in der Frontalebene beschriebene Störung finden wir in der Chondropathia patellae und der Retropatellararthrose, bei denen neben der funktionellen Lateralisation der Patella häufig eine Verkürzung der lateralen Retinakula besteht. Letztere konnte nur dadurch eintreten, daß diese Kollagenstrukturen langfristig entlastet blieben und schrumpfen konnten. Ob eine Durchtrennung der Retinakula (bzw. eine laterale Kapseldiszision) oder eine Ventralisation der Tuberositas tibiae ein dauerhaft gutes Ergebnis bei diesen Störungen erzielen, hängt nicht zuletzt davon ab, wieweit die muskuläre Führung wieder normalisiert werden kann.

Imbalance zwischen Beugern und Streckern

Insuffiziente, aber noch vorhandene aktive Streckung

Wie vorbeschrieben, entzieht sich dieser Zustand der klinischen Feststellung, sofern keine gezielte Feindiagnostik eingesetzt wird. Ohne Belastung gelingt aktiv der gleiche Bewegungsausschlag wie passiv. Erst unter Last zeigt sich ein Streckdefizit. Neben den oben dargestellten Störungen in der Frontalebene zeigen sich zeitgleich folgende Abweichungen in der Sagittalebene: Sobald größere Widerstände zu überwinden sind, reicht die Streckmuskelleistung gerade noch für den Antrieb, aber nicht mehr für die aktive Kontrolle der Bewegung aus. Insbesondere der Vektor, der gegen die hintere Schublade wirkt, bleibt unzureichend. Die dadurch im hinteren Kreuzband gesetzten Dehnspannungen erzielen – auch bei intakter Afferenz – keine ausreichende Gegenregulation in den geschwächten Muskelzügen. So

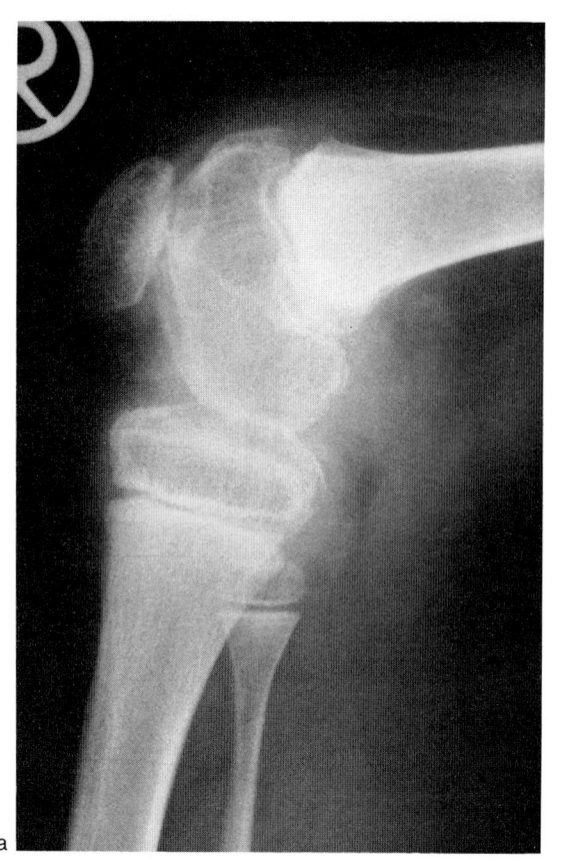

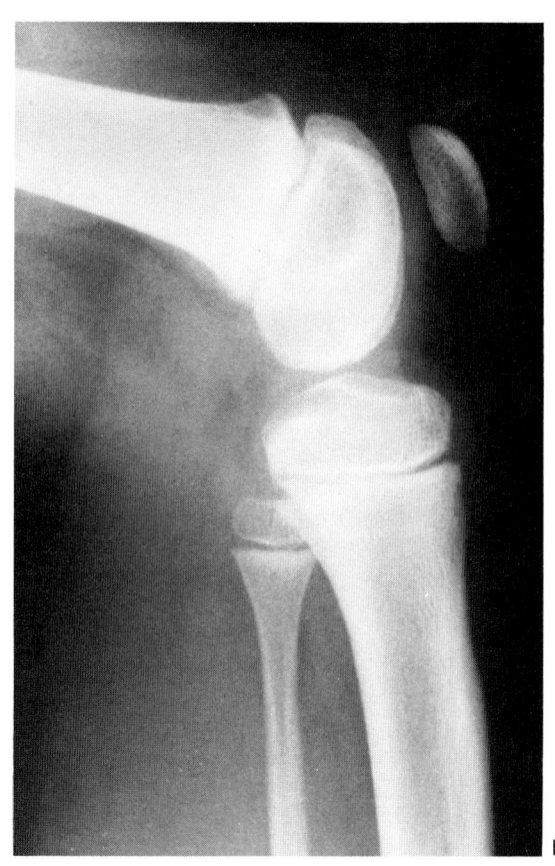

16.14 Orthopädische Probleme der plasmatischen Gerinnungsstörungen

Abb. 2a u. b 8 Jahre, Hämophilie A, schwer. Beide Kniegelenke seitlich: fortgeschrittene Arthropathie des rechten Kniegelenks (entspricht Grad II–III nach De Palma). Erhebliche Vergrößerung und Entkalkung der Epiphysen. Die Kniescheibe ist tiefergetreten und insbesondere am distalen Pol kofferförmig aufgetrieben (= „squaring-off"). Der Gelenkspalt ist (retropatellar und femurotibial) stark verschmälert, die Gelenkflächen sind verworfen

kommt es zunächst zur chronischen Überbeanspruchung und plastischen Überdehnung des hinteren Kreuzbandes. Entsteht diese Hyperelongation auf einen längeren Zeitraum verteilt, führt die chronische Irritation durch Dehnungsreize zur Tendinose und Verkalkung des Bandursprungs am hinteren Kreuzbandhöcker. Letztere ist uns unter der Bezeichnung „Ausziehung des Kreuzbandhöckers" als Frühzeichen der Gonarthrose bekannt.

Verlust der aktiven Streckung = funktionelle Beugekontraktur
Diese Störung kann akut durch eine entsprechend intensive Gelenkreizung provoziert werden. Sie kann aber auch vom Niveau der vorhergehend besprochenen „Minimalstörung" aus durch chronisch rezidivierende Irritationsschübe aufgeschaukelt werden. Im allgemeinen ist diese Störungsintensität äußerst labil. In glücklichen Fällen geht sie in die obige geringere Ausprägung zurück. Meistens jedoch entsteht infolge der mangelhaften Gelenkführung eine akute Phase der zugrundeliegenden Gelenkerkrankung (akute Blutung, Schub einer rheumatischen Arthritis oder eine „aktivierte Arthrose" in einem degenerativ veränderten Gelenk).

Akuter Verlust der passiven Streckfähigkeit
Dieser Zustand entsteht bei intensiver Irritation des Gelenks, wie sie beim Hämarthros, beim Pyarthros, im akuten Schub der rheumatischen Arthritis, beim Gichtanfall oder ähnlichem beobachtet wird. Hierbei entsteht ein Mischbild: Die akute Gelenkfüllung führt zur Überschreitung der subjektiven Schmerzgrenze, und das Gelenk wird „schmerzreflektorisch" in die Stellung gebracht, die bei dem gegebenen intrakapsulären Volumen die geringste Kapselspannung ergibt. In jedem Fall, in dem die Schmerzrezeptoren so stark gereizt sind, daß die passive Streckung unmöglich wird, ist die Restinnervation des Quadrizeps nahe Null. Wie bei einer Lähmung wird daher innerhalb weniger Tage die Muskelatrophie sichtbar. Nach unserer Erfahrung ist beim Sichtbarwerden der Muskelatrophie mit einem Verlust von etwa 50% der Ausgangsleistung zu rechnen. Beim Fortbestehen der normalen Ansteuerung der Beugemuskulatur führt der akute Verlust der Streckfähigkeit, wenn er mehrere Tage bestehen-

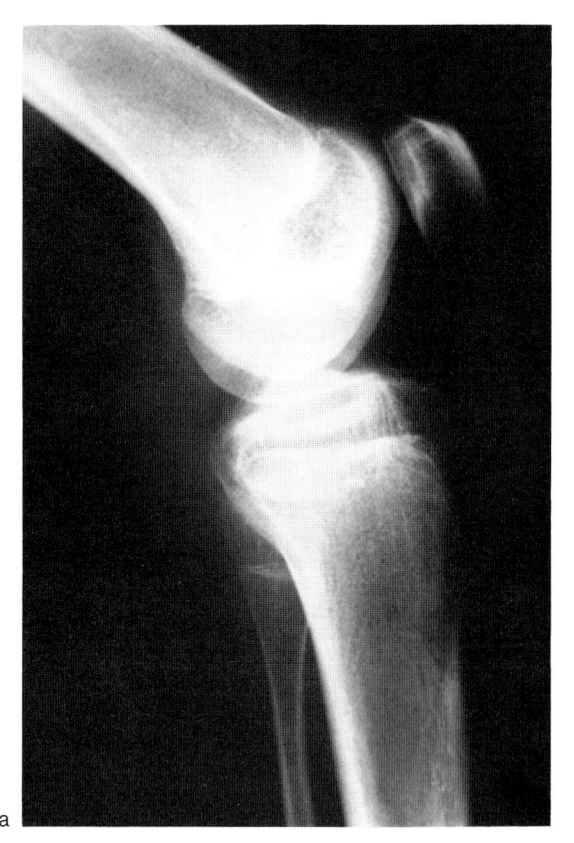

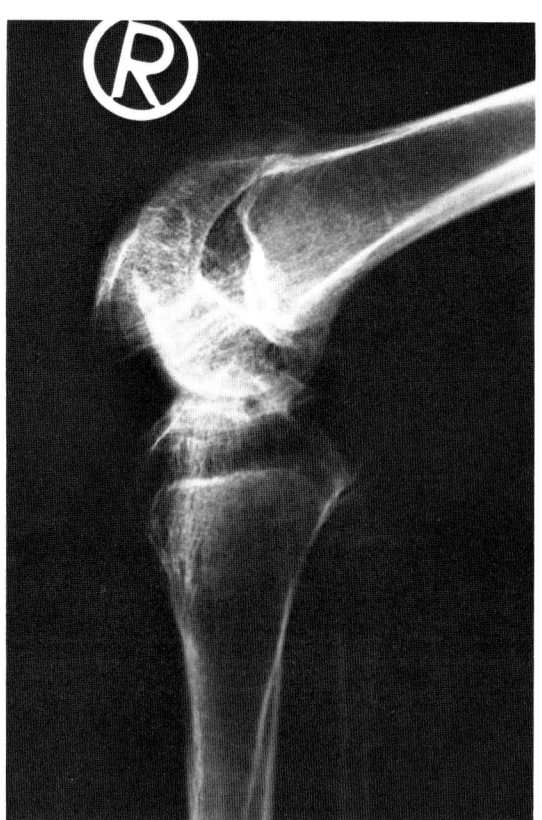

Abb. 3a u. b Hämophilie A, schwer. Beide Kniegelenke seitlich: schwere (degenerative) Arthropathie. Auffallende Entkalkung der Epi- und Metaphysen. Die am distalen Pol aufgetriebene Patella ist infolge der Verkürzung des Lig. patellae (nach längerfristigem Ausfall der Quadrizepsinnervation) deutlich tiefergetreten, so daß sie sich zwischen den divergierenden Kondylen fast verbirgt

bleibt, zu einer permanenten Änderung der Beugemuskelvorspannung, so daß aus der zunächst reflektorischen eine myogene Beugekontraktur entsteht.
Der längerfristige, weitgehende Ausfall der Streckmuskelleistung erleichtert nicht nur die eben beschriebene Entstehung der Beugekontraktur: Durch den Wegfall der adäquaten Vorspannung verkürzt sich das Lig. patellae aufgrund der Schrumpfungstendenz, die den Kollagenstrukturen eigen ist. Dadurch tritt die Patella tiefer und nähert sich der Tuberositas tibiae. Diese Deformität läßt sich wenige Wochen bis einige Monate nach Beginn der chronisch persistierenden posthämorrhagischen Arthritis nachweisen; sie stellt die erste irreversible, auch radiologisch erfaßbare und mechanisch schwerwiegende Folge der durch die Blutung provozierten Gelenkveränderungen dar (Abb. 2 u. 3).
Damit führt die Abschwächung der Streckmuskulatur zu:
1. einer Lateralisation der Patella;
2. einer reflektorischen, später myogenen Kontraktur;
3. einer Elongation des hinteren Kreuzbandes;
4. einer dorsalen Subluxation der Tibia, die,
wenn sie längere Zeit bestehenbleibt, eine Verkürzung des vorderen Kreuzbandes erlaubt, was dann die Kontraktur ligamentär fixiert;
5. aufgrund der medial betonten Abschwächung der Streckmuskulatur führt die reflektorische sowie später auch die myogen bzw. ligamentär fixierte Kontraktur gleichzeitig zur Außenrotations- und Valgusfehlstellung;
6. zur Fehlorientation der Patella in Sinne eines Patellatiefstandes.

Klinik

Literaturübersicht

In den klinischen Berichten über die hämophile Arthropathie herrscht Einigkeit darüber, daß das Kniegelenk das am häufigsten betroffene Gelenk darstellt. Die Mehrzahl der Autoren geht davon aus, daß das Ellenbogengelenk an zweiter Stelle steht (AHLBERG 1965, FONIO u. BÜHLER 1951, HOLSTEIN 1960, JORDAN 1958, SCHLÖSSMANN 1930, WEBB u. DIXON 1960). Nur relativ selten

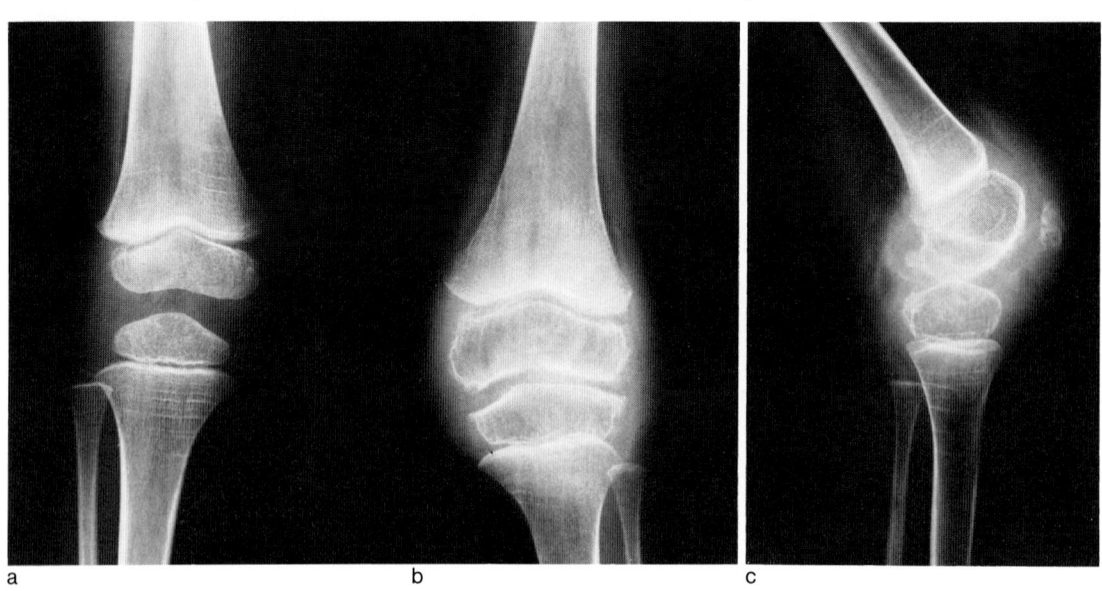

16.16 Orthopädische Probleme der plasmatischen Gerinnungsstörungen

Abb. 4a-c   4 Jahre, Hämophilie A, schwer. Beide Kniegelenke (a u. b) a.-p. und c) links seitlich: fortgeschrittene Arthropathie des linken Kniegelenks (entspricht Grad II nach De Palma). Vergrößerte Projektion der Epiphysen, Verlängerung des Beines, deutliche Schwellung der Kapsel, Rarefizierung der epiphysären Spongiosa, Verschmälerung des Gelenkspaltes, bereits deutliche Verformung der Gelenkflächen

(DIAMOND u. Mitarb. 1963, EYRING 1965, STUART u. Mitarb. 1966) wird dem Sprunggelenk die zweite Stelle eingeräumt. Schultern und Hüften zeigen weit weniger häufig, das Handgelenk fast nie arthropathische Veränderungen.

Es sind somit die körperfernen, wenig weichteilbedeckten Gelenke, die dazu noch überwiegenden Scharniercharakter aufweisen, die zu Blutergüssen und zur Ausbildung der hämophilen Arthropathie neigen. Die sphärischen, körpernahen und gut mit Muskulatur bedeckten Schulter- und Hüftgelenke werden seltener (WESELOH 1973) und später (HOFMANN 1981) einbezogen. Häufig wird hervorgehoben, daß fast nie nur ein Gelenk, sondern überwiegend mehrere Gelenke der Patienten in Mitleidenschaft gezogen sind (BUCHNER u. SAILER 1960, CHIARI 1926, DE PALMA 1967, JORDAN 1958, SCHLÖSSMANN 1930, WEBB u. DIXON 1960).

Einige Autoren unterstellen aufgrund ihrer Beobachtungen, daß nach der Resorption eines intraartikulären Blutergusses durchaus wieder völlig normale Verhältnisse eintreten können (DE PALAM 1967, LANDBECK u. KURME 1970, SEIFERT 1940). Weit häufiger wird jedoch die Ansicht vertreten, daß es nach massiven, gelegentlich auch nach diskreten Blutungen langfristig zu schweren Veränderungen kommt, die bleibende Deformitäten zur Folge haben (BOLDERO u. KEMP 1966, BUCHNER u. SAILER 1960, CHIARI 1926, CROCK u. BONI 1960, DIAMOND u. Mitarb. 1963, FONIO u. BÜHLER 1951, FREUND 1925).

Als erste Zeichen der Arthropathie sind Verlust an Muskelkraft (s. S. 16.10), eine Atrophie der das Gelenk bedienenden Muskulatur sowie eine synovialitisch verdickte Gelenkkapsel zu werten (BOLDERO u. KEMP 1966, DE PALMA 1967) (Abb. 4).

Am Kniegelenk werden neben der Atrophie des M. quadriceps femoris ein Überwiegen des Beugemuskeltonus sowie eine Schrumpfung des Kapsel-Band-Apparates für die Entstehung der typischen Beugekontraktur verantwortlich gemacht (BITTSCHEID u. Mitarb. 1978, HOFMANN u. Mitarb. 1977, RÖSSLER 1976, 1980). Die Beugekontraktur geht dabei mit einer Außendrehfehlstellung des Unterschenkels einer Valgusabweichung und einer Dorsalsubluxation der Tibia einher (DE PALMA 1967, GOCHT 1899, HOFMANN u. Mitarb. 1981, VAINIO 1966). Bei Jugendlichen und Erwachsenen kommen charakteristisch klobig-knorrige Kniegelenke zur Beobachtung, die neben der chronischen Gelenkschwellung auf ein überschießendes Wachstum der Epiphysen zurückzuführen sind (FONIO 1938, JORDAN 1958). Durch die gleichzeitig bestehende Muskelatrophie wird dieser Aspekt noch unterstrichen.

TRUETA (1966) erklärte das insbesondere von Radiologen häufig beschriebene, meist asymmetrisch vermehrte Wachstum der gelenknahen Epiphysen durch die sympathische Hyperämie der Wachstumsfuge während der Gelenkreizung. Diese Hypothese wird dadurch gestützt, daß BRANEMARK (1971) für Synovialis und Epiphyse ein gemeinsames Gefäßnetz nachweisen konnte. Hieraus wird, neben dem positiven Ausfall des Knochenszintigramms, auch die Kalksalzverarmung der Epiphysen nach langanhaltender Gelenkreizung verständlich (vgl. Abb. 2 u. 4).

WESELOH (1973) nimmt an, daß die Achsenab-

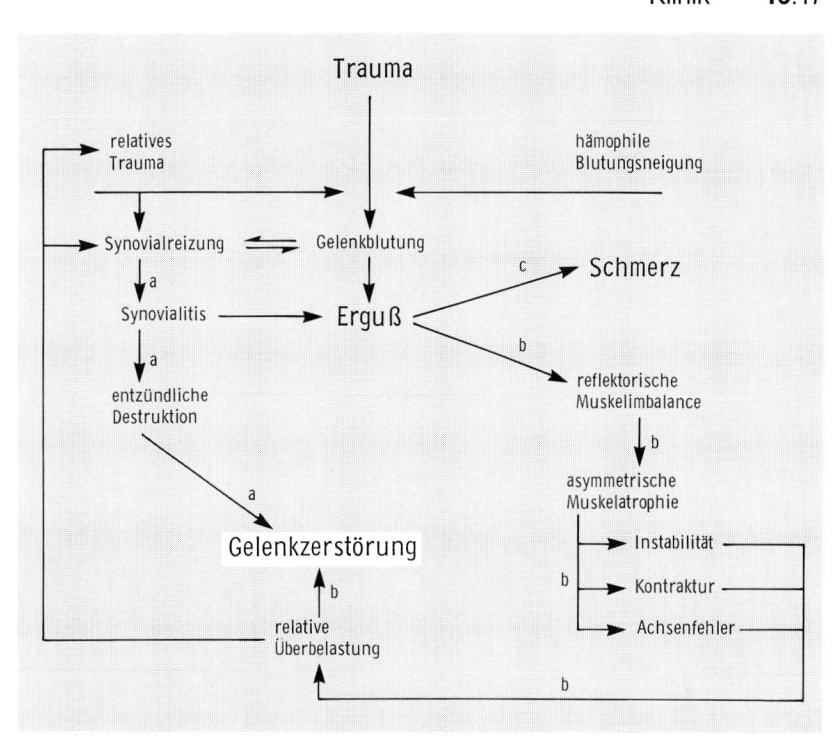

Abb. 5 Pathogenese der hämophilen Arthropathie

weichungen z. T. infolge von In- oder Minderaktivität entstehen. Er denkt dabei an die von MAU (1957) beschriebene Entlastungs-Coxa-valga. Die auslösende Inaktivität kann durch die Angst vor Gelenkblutungen oder durch die Körperbehinderung infolge der hämophilen Arthropathie bedingt sein (Abb. 5).

Altersabhängige Entwicklung und Ausprägung der hämophilen Arthropathie

Eine statistische Auswertung der klinischen und radiologischen Befunde von 494 Patienten mit klinisch schwerer Hämophilie A oder B (HOFMANN 1981) ergab nachstehendes Entwicklungs- und Befallsmuster für die einzelnen Gelenke:
1. Das Handgelenk fand sich in weniger als 1% der Fälle pathologisch verändert, so daß keine statistische Auswertung möglich war.
2. Das Schultergelenk zeigte nach dem Handgelenk die geringste Tendenz zu klinisch faßbaren arthropathischen Veränderungen (Tab. 2 A). Am häufigsten fanden sich die Innenrotation (5% der Gelenke), die Außenrotation (4%) und die Abduktion (3%) wesentlich beeinträchtigt. Eine Schmerzangabe erfolgte nur für 1,5% der Gelenke und ebenso wenige wiesen ein nachweisbares Gelenkreiben auf.
80% der Patienten mit positivem Schulterbefund waren mehr als 20 Jahre alt. Bei Kindern unter 10 Jahren (n = 129) waren keine Schulterveränderungen nachweisbar. Bei den 11–20 Jahre alten Patienten (n = 190) fanden sich lediglich 8 (4%) veränderte Schultergelenke. Die 21–30 Jahre alten Patienten (n = 105) wiesen in 8,5% der Schultern Veränderungen auf, und bei den mehr als 30 Jahren alten Blutern (n = 70) betrug dieser Wert dann immerhin 15,5%.
Die Röntgenbefunddichte lag etwas höher als diejenige für die klinischen Befunde. Dies mag daran liegen, daß die leichter ausgeprägten Röntgenveränderungen (Tab. 3 A) nicht unbedingt ein dauerhaftes klinisches Korrelat besitzen müssen. Somit zeigt das Schultergelenk nur relativ selten und erst nach dem 10. Lebensjahr klinisch relevante Blutungsfolgen. Zuerst und am häufigsten fand sich die Innenrotation eingeschränkt, gefolgt von Außenrotation und Abduktion.
3. Das Ellenbogengelenk wies nach dem Kniegelenk die zweitgrößte Befunddichte für Bewegungseinschränkungen auf, lag aber mit der Häufigkeit von radiologisch nachweisbaren Veränderungen hinter dem Sprunggelenk an dritter Stelle. 32% der Ellenbogen zeigten eine Streckbehinderung; in 17,5% lag eine Supinationseinschränkung und in 16,5% eine Pronationsbehinderung vor. Die Beugung war nur in 7% in einem zur Behinderung führenden Umfang eingeschränkt. Der Anteil der entzündlich reagierenden Gelenke betrug bei den bis 10 Jahre alten Blutern 8%, bei den 11–30 jährigen 20–30% und sank danach auf 14,5% ab. Die Beweglichkeit nahm mit zunehmendem Alter stetig ab. Von den Ellenbogen der Erwachsenen (über 20 Jahre) waren 52% beugekontrakt. Schmerzen wurden bis zum 10. Lebensjahr nicht, zwischen dem 11. und 20. in nicht

16.18   Orthopädische Probleme der plasmatischen Gerinnungsstörungen

Tabelle 2 Prozentsatz der Gelenke (n = 494 Patienten), die in der jeweiligen Altersklasse die einzelnen Parameter in pathologischer Ausprägung vorwiesen

A. Schultergelenke

Alter (Jahre)	IR	AR	Vorh.	Abd.	Schmerz
bis 5	0	0	0	0	0
6–10	0	0	0	0	0
11–15	1,5	1	0,5	1	0,5
16–20	3	1	0	1	1
21–25	9,5	4,5	4,5	7	3
26–30	7,5	6	0	2,5	1
über 30	15,5	12	3	8,5	6,5

B. Ellenbogengelenke

Alter (Jahre)	B	Str.	Pro.	Sup.	SY	Schmerz
bis 5	0	0	0	0	2	0
6–10	1	9,5	3,5	3	10	0
11–15	4,5	26	12	9	20	3,5
16–20	7	35	17,5	17	20	3
21–25	6,5	48,5	21,5	23	18,5	2
26–30	11,5	57,5	44	48,5	30	16,5
über 30	18	52	27,5	35,5	14,5	9,5

C. Hüftgelenke

Alter (Jahre)	IR	AR	B	Str.	Abd.	Schmerz
bis 5	0	0	0	0	0	0
6–10	0	0	0	0,5	0	0
11–15	3	2,5	2,5	2	3	0,5
16–20	4	4,5	4,5	2	1	1,5
21–25	5,5	4	4	1	2,5	2,5
26–30	10	7,5	7,5	6	5	3,5
über 30	20	10,5	10,5	13	12	8,5

D. Kniegelenke

Alter (Jahre)	M. Ins.	Str.	Subl.	Schub.	Valg.	Var.	AB.	IB	SY	Schmerz
bis 5	21	12	13	6	0	2	0	5	16,5	2
6–10	64,5	22,5	17	22	2	3	5	3	24	4
11–15	78,5	47	22,5	28	28	1	6	12	35	3
16–20	62,5	52,5	41,5	30	19	11	12	18,5	34	12
21–25	68	55	40,5	40	30	14	14	18	26,5	9,5
26–30	69	71,5	58,5	28	26,5	18	18	15	33	28
über 30	74	74,5	62	17	32	21	12	13	21	23

E. Sprunggelenke

Alter (Jahre)	Sp. lei	Sp. sch	SY	Schmerz
bis 5	3,5	0	7,5	2
6–10	4	0,5	29,5	4,5
11–15	4	3,5	15,5	3,5
16–20	13	6,5	12,5	4,5
21–25	21	5,5	14	10
26–30	15	12,5	19,5	13,5
über 30	33	19,5	18	18,5

AB. = Außenbandlockerung,
Abd. = Abduktion eingeschränkt,
AR = Außenrotation eingeschränkt,
B = Beugung eingeschränkt,
IB. = Innenbandlockerung,
IR = Innenrotation eingeschränkt,
M. Ins. = Streckmuskelinsuffizienz,
Pro. = Pronation eingeschränkt,
Schub. = Kreuzbandlockerung,
Sp. lei = Spitzfuß bis 10°,
Sp. sch = Spitzfuß über 10°,
Str. = Streckung eingeschränkt,
Subl. = Subluxation der Tibia nach dorsal,
Sup. = Supination eingeschränkt,
SY = Synovitis,
Valg. = Valgus vermehrt,
Var. = Varus vermehrt,
Vorh. = Vorheben eingeschränkt

Tabelle 3 In Spalte 2 ist der Prozentsatz der röntgenologisch nachweisbar arthropathisch veränderten Gelenke/Altersklasse angegeben. Spalte 3–5 geben den relativen Anteil der unterschiedlichen Schweregrade (II–IV nach *De Palma* u. *Cotler* in der Modifikation von *Ahlberg*) in den einzelnen Altersklassen wieder

Alter (Jahre)	II–IV	II	III	IV
A. Schultergelenke				
bis 5	0	0	0	0
6–10	0	0	0	0
11–15	0,5	100	0	0
16–20	8,5	42	42	16
21–25	12	40	33	27
26–30	16	25	67	8
über 30	21	30	33	37
B. Ellenbogengelenke				
bis 5	0	0	0	0
6–10	17,5	86	10	4
11–15	43,5	57	38	5
16–20	46,5	36	47	17
21–25	58	32	56	12
26–30	67	18	22	67
über 30	81	13	41	46
C. Hüftgelenke				
bis 5	0	0	0	0
6–10	0,5	100	0	0
11–15	5	75	25	0
16–20	5	50	37,5	12,5
21–25	15	58	26	16
26–30	24	50	33	17
über 30	29	42	29	29
D. Kniegelenke				
bis 5	0,5	100	0	0
6–10	27	78	19	3
11–15	55	46	41	13
16–20	74,5	29	53	18
21–25	81,5	30	51	18
26–30	91	7	57	36
über 30	90	2	30	68
E. Sprunggelenke				
bis 5	0	0	0	0
6–10	33,5	72	18	10
11–15	51	48	45	7
16–20	59	25	54	21
21–25	68,4	30	50	20
26–30	84	27	28	45
über 30	29,2	21	24	55

mehr als 3 bzw. 3,5% der Gelenke gemeldet. Die Erwachsenen gaben in 7 bzw. 10,5% der Ellenbogen Schmerzen an. Die Valgität überschritt nur in 3% sicher die Grenze zum Pathologischen, während immerhin 10,5% der untersuchten Ellenbogen im äußeren Normbereich lagen.

Während die Gelenkreizung in geringer Häufigkeit bereits bei den bis 5 jährigen nachweisbar wurde, setzte die Streckbehinderung erst bei den 6–10 Jahre alten Kindern ein. Bis zum Erwachsenenalter nahm die Beugekontraktur an Frequenz und Ausprägung ständig zu, so daß endlich die Hälfte der Ellenbogen deutlich beugekontrakt vorgefunden wurde. Dies, obwohl die Häufigkeit der Gelenkirritation in den höheren Altersklassen eher geringer wurde.

Die Dichte der Röntgenbefunde lag auch beim Ellenbogengelenk deutlich höher als die der klinischen Parameterveränderungen (Tab. 3 B).

4. Das Hüftgelenk zeigte insgesamt ähnlich wie die Schulter nur selten arthropathische Veränderungen. Der am häufigsten pathologisch notierte Parameter war hierbei wiederum die Einschränkung der Innenrotation (6%), gefolgt von Beugung (4%), Abduktion (3,5%), Streckung (3,5%) und Außenrotation (3%). Schmerzen im Hüftgelenk wurden nur für 2% der Gelenke angegeben (Tab. 2 B).

Bei der Betrachtung der einzelnen Altersklassen fanden sich bei den weniger als 10 Jahre alten Hämophilen praktisch keine Veränderungen. Die 11–20 Jahre alten Bluter zeigten in 3 bzw. 5% der Gelenke Bewegungseinbußen und gaben für knapp 2% der Hüften subjektive Schmerzen an. Bei den mehr als 30 Jahre alten Patienten waren 20% der Hüften bewegungseingeschränkt und 9% verursachten dabei Schmerzen.

Radiologisch nachweisbare arthropathische Veränderungen zeigten sich nach dem 30. Lebensjahr in einem Drittel der Hüftgelenke.

5. Das Kniegelenk wies die größte Dichte pathologisch notierter klinischer Parameter und radiologisch erfaßter Veränderungen auf (Tab. 2 D).

Auffallend früh und häufig war am Kniegelenk eine unzureichende Leistung der Streckmuskulatur festzustellen. Bereits 21% der Kleinkinder (bis 5 Jahre) zeigten eine mangelhafte Kraftentfaltung im Quadrizeps. Zwischen dem 6. und 10. Lebensjahr fanden sich 65% der Streckmuskeln nicht ausreichend leistungsfähig. Damit war in dieser Altersklasse die endgültige Frequenz dieser Störung erreicht.

Eine Einbuße der vollen (passiven) Streckfähigkeit fand sich in 12% der Gelenke vor Beendigung des 5. Lebensjahres. Nach einem fast linearen Anstieg über die Altersklassen erwiesen sich bei den mehr als 30 Jahre alten Blutern ¾ aller Kniegelenke als beugekontrakt. Dabei nahm der Anteil der stärker ausgeprägten Kontrakturen sowohl absolut als auch relativ stetig zu.

Nur geringfügig seltener traten Beugungseinschränkung und dorsale Subluxation der Tibia in Erscheinung, wobei diese ein der Kontraktur analoges Verhalten erkennen ließen.

Lockerungen des Kreuzbandsystems (nachgewiesen durch ein pathologisches Ausmaß des Schubladenphänomens) zeigten sich in den Altersstufen bis 25 Jahre in einer linearen Zunahme von 6% (bis 5 Jahre) auf 40% (21–25 Jahre), um mit höherem Alter auf 28% (26–30 Jahre), bzw. 17% (über 30 Jahre) abzusinken. Da in den beiden letztgenannten Altersstufen die Muskelinsuffizienz unverändert häufig nachweisbar blieb, kann eine aktive Stabilisierung nicht unterstellt werden. Es muß vielmehr davon ausgegangen werden, daß diese gewisse Restabilisierung auf Kosten der Motilität infolge der zunehmenden Gelenkdestruktion entsteht.

Pathologische Achsenabweichungen im Valgus- oder Varussinne fanden sich bis zum 10. Lebensjahr nur ausnahmsweise (2 bzw. 5%), während sie in jedem dritten Kniegelenk der 11-20 jährigen und in rund der Hälfte der Kniegelenke der mehr als 20 Jahre alten Patienten registriert wurden. Dabei fiel auf, daß die Valgusabweichung nach dem 10. Lebensjahr steil auf Werte um 30% anstieg, um danach um diesen Wert zu pendeln. Die Ausprägungsintensität nahm jedoch weiter leicht zu. Die Varusabweichung trat erst nach dem 16. Lebensjahr in Erscheinung und stieg danach stetig an von 11% (16-20 Jahre) auf 21% (über 30 Jahre).

Beim Vergleich der Anstiegsflanken der frontalen Achsenabweichungen mit denen der Seitenbandlockerungen war zu erkennen, daß in der Altersklasse (11-15 Jahre), in der die Valgusfehlstellung aufkam, sich eine gehörige Anzahl medialer Seitenbandlockerungen (12%) einstellte. Vollkommen gleichsinnig verhielten sich Varusabweichung und Außenbandlockerung in der nächsthöheren Altersklasse.

Knapp ein Drittel der Kniegelenke im Gesamtkollektiv wies einen synovialen Reizzustand mit Ergußbildung und/oder erheblicher Synovialhyperplasie auf. Bei den Kleinkindern (bis 5 Jahre) waren derartige Reizzustände bereits in 16% der Kniegelenke festzustellen. Bis zum 15. Lebensjahr wurden dann zunehmend mehr (24%, 6-10 Jahre; 35%, 11-15 Jahre) synovitisch gereizte Gelenke beobachtet. Von der Altersklasse der 16-20 jährigen an fiel die Häufigkeit der Gelenkirritationen dann von 34 auf 21% bei den mehr als 30 Jahre alten Blutern ab.

Bei den jüngsten (bis 5 Jahre) Patienten ergaben sich bereits eine ganze Reihe pathologischer Veränderungen im Kniegelenk:
21% der Streckmuskeln waren zu schwach;
16% der Gelenke wiesen eine chronische Synovialitis auf;
13% der Gelenke zeigten eine Dorsalsubluxation der Tibia;
12% der Gelenke waren beugekontrakt.
In der darauf folgenden Altersklasse (6-10 Jahre) waren:
64% der Kniestrecker insuffizient;
24% der Kniegelenke synovialitisch gereizt;
22% der Kniegelenke beugekontrakt;
22% der Kreuzbänder gelockert;
17% der Kniegelenke subluxiert;
4% der Kniegelenke schmerzhaft.
Radiologisch war bereits ein Viertel der Gelenke in dieser Altersklasse als definitiv geschädigt einzustufen.

Zwischen dem 11. und 20. Lebensjahr kam es zur Gipfelhäufigkeit der Gelenkirritationen (35 bzw. 34%), zur starken Zunahme der frontalen Achsenabweichungen (valgus: 11-15 Jahre = 28%; varus: 16-20 Jahre = 11%), der Seitenbandinstabilität (medial: 11-15 Jahre = 12%; 16-20 Jahre = 18%; lateral: 16-20 Jahre = 12%), der Kreuzbandlockerung (30%), der Beugekontraktur (52%) und der Subluxationsstellung (41%). Eine Schmerzangabe erfolgte in dieser Altersstufe immer noch für nur 12% der Kniegelenke. Die Auswertung der Röntgenbefunde ergab, daß bis zum 20. Lebensjahr ¾ aller Kniegelenke definitiv geschädigt sind.

Nach dem 20. Lebensjahr nahm der Anteil der stärker ausgeprägten Gelenkreizungen ab, während der Anteil der leichteren Irritationszustände weiter anstieg. Die Beugekontrakturen nahmen ebenfalls zu, und jenseits des 30. Lebensjahres waren 3 von 4 Gelenken betroffen. Auch die anderen Parameter wie Achsenfehler, Subluxation und Gelenkreiben nahmen weiter stetig an Häufigkeit und Intensität zu. Schmerzangaben erfolgten für 28% (26-30 Jahre) bzw. 23% (über 30 Jahre) der Kniegelenke. Die radiologische Auswertung zeigte, daß jenseits des 30. Lebensjahres 90% der Kniegelenke erhebliche (Tab. 3 D) arthropathische Destruktionen aufweisen.

6. Das Sprunggelenk steht, was die Dichte pathologisch notierter klinischer Parameter angeht, an dritter Stelle. Es weist demgegenüber die zweitgrößte Dichte und Intensität röntgenologisch erfaßbarer Störungen auf (Tab. 2 E u. 3 E).

Bereits bei den Kleinkindern (bis 5 Jahre) fanden sich in 7% der Sprunggelenke überwiegend schwere (5%) arthropathische Reizzustände. Zwischen dem 6. und 10. Lebensjahr waren 29% aller Sprunggelenke angeschwollen, jedes dritte davon in stärkerer Ausprägung. Bei den älteren Patienten nahm der Anteil der irritierten Sprunggelenke für beide Ausprägungsstufen ab, um sich auf eine Frequenz von knapp 20% überwiegend leicht irritierter Sprunggelenke einzupendeln.

Eine Schmerzangabe erfolgte zunächst sehr selten (bis 5 Jahre: 2%) stieg aber mit zunehmendem Lebensalter stetig an, so daß jenseits des 30. Lebensjahres 18% der Sprunggelenke als schmerzverursachend bezeichnet wurden.

Leichte Spitzfußkontrakturen (bis 10°) fanden sich in 3% der Sprunggelenke der jüngsten Patientengruppe. Zwischen dem 16. und 20. Lebensjahr wurden sie in 20% der Gelenke nachweisbar. Jenseits des 30. Lebensjahres stand mindestens jedes zweite Sprunggelenk in einer leichten Spitzfußkontraktur.

Stärker ausgeprägte Spitzfußkontrakturen (über 10°) waren bis zum 25. Lebensjahr relativ selten (0-6%). Danach zeigte sich ein steiler Anstieg auf 21% (26-30 Jahre) bzw. 19,5% (über 30 Jahre) (Tab. 6 E).

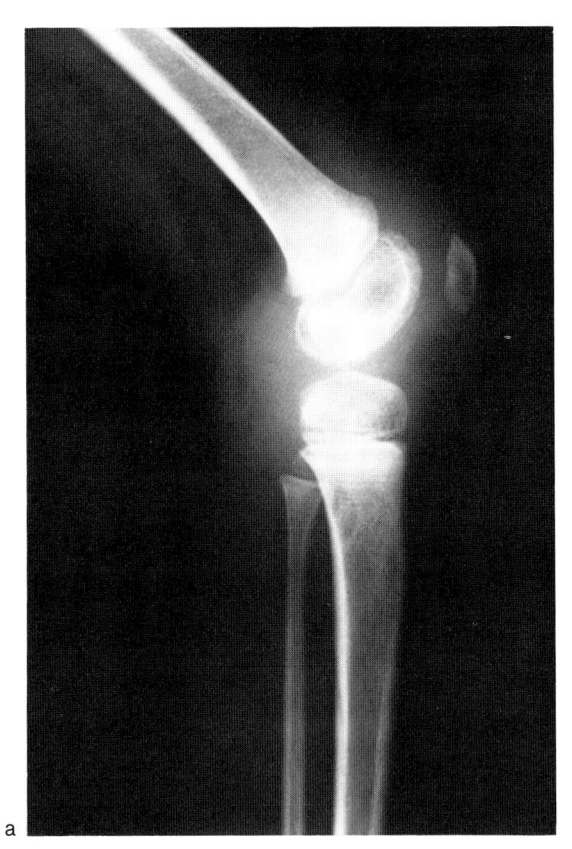

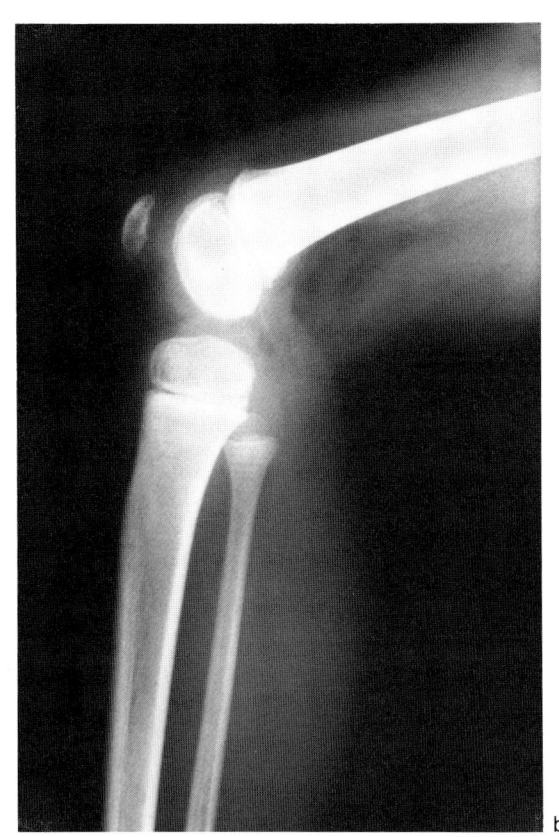

Abb. 6 a u. b 5 Jahre, Hämophilie A, schwer. Beide Kniegelenke seitlich: beginnende Arthropathie des linken [a] Kniegelenks (entspricht Grad II nach De Palma). Echte Vergrößerung von Epiphysen und Patella, verbreiterte Darstellung der Gelenkhöhle, deren Inhalt (hyperplastische Synovialis und Blut) vermehrten Röntgenschatten gibt. Verschmälerung des Gelenkspaltes und dorsale Subluxation der Tibia

Röntgenologische Aspekte

Das früheste, radiologisch erfaßbare Zeichen für eine hämophile Arthropathie besteht in einer vergrößerten Projektion der Gelenkkonturen als Folge der Blutfüllung. Dabei können eine vermehrte Dichte des Gelenkraumes und (selten) ein erweiterter Gelenkraum in Erscheinung treten. Diese Veränderungen sind aus radiologischer Sicht reversibel (WOOD 1969) und entsprechen dem Stadium I von KÖNIG (1892). Nach zwei oder mehr Blutungen bzw. nach mehrwöchigem Bestehen der posthämorrhagischen Synovialitis treten die ersten permanenten Störungen in Erscheinung: Die Synovialis stellt sich aufgrund ihrer Proliferation (Panarthritis in der Königschen Stadieneinteilung) verdickt und wegen der Siderinbeladung dichter dar. Der Gelenkspalt verschmälert sich wegen des Knorpelschwundes. Die Fossa intercondylaris (bzw. olecrani) kann vergrößert erscheinen. Dabei handelt es sich zunächst um eine Verprojektion infolge der Beugekontraktur. Dasselbe gilt bei ausschließlich in der a.-p. Projektion vergrößerten Epiphysen. Je nach Lebensalter des betroffenen Patienten kommen einige Monate nach Beginn der posthämorrhagischen Arthritis premature bzw. echt vergrößerte Epiphysenkerne zur Darstellung. Dies wird vor allem im Bereich des Radiusköpfchens, der Patella, des medialen Femurkondylus und des Malleolus medialis beobachtet. Relativ früh (innerhalb weniger Wochen) wird eine Kalksalzverarmung im gelenknahen Knochen sichtbar, wozu dann später noch eine Rarifizierung der Spongiosabälkchen mit der Ausbildung einer grobmaschigen, überwiegend längsgerichteten Trabekulation kommt. Auch die Kortikalis und die subchondrale Knochenplatte erscheinen dann verdünnt (Abb. 6).

Bei anhaltender, intensiver Synovialitis bilden sich die oben genannten Veränderungen beschleunigt aus und erreichen früh eine hohe Ausprägungsintensität (vgl. Abb. 4). Dabei erscheinen dann auch gehäuft subchondrale Zysten, die gelegentlich auch gelenkferner liegen können, und juxtaartikuläre Usuren (Abb. 7). Diese Veränderungen zeigen die resorptive Aktivität des entzündlichen Pannus an den nicht knorpelbedeckten intrakapsulären Knochenarealen an, wobei das Auftreten der subchondralen Zysten anzeigt, daß der Knorpel Fissuren aufweist, die zur Deckplatte hinabreichen. Von den bis jetzt ge-

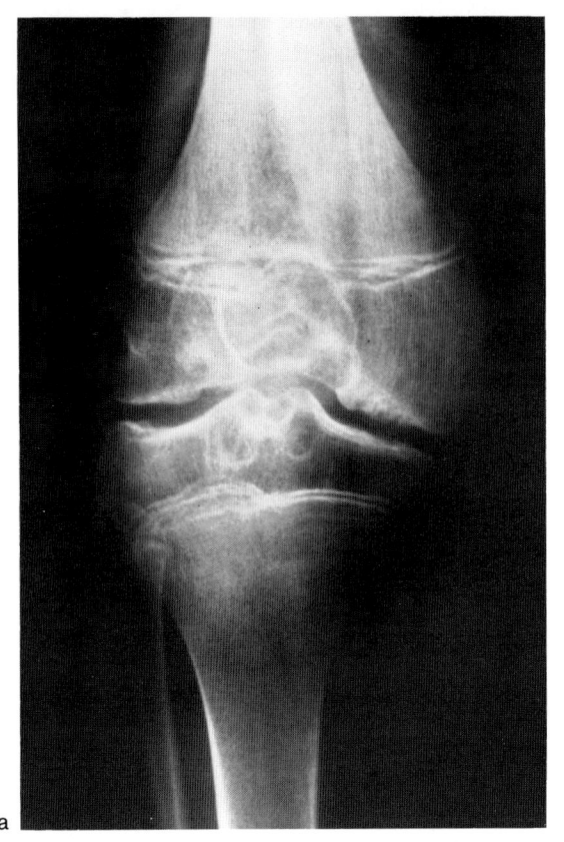

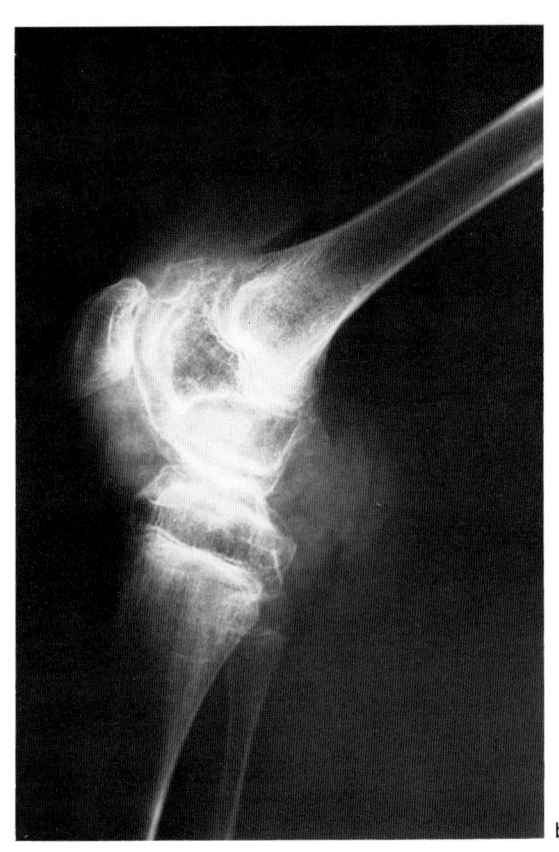

Abb. 7 a u. b 9 Jahre, Hämophilie A, schwer. Rechtes Kniegelenk a) a.-p. und b) seitlich: schwere Arthropathie (entspricht Grad III nach De Palma). Patella und Epiphysen sind in typischer Weise verformt, entkalkt und zeigen fast nur noch eine längsgerichtete Trabekulation. Deutliche subchondrale Zysten und Ausbildung von Gelenkrandusuren. Hypertrophe und hyperdense Synovialis

nannten Veränderungen sind nur noch die Weichteilphänomene und bis zu einem geringen Grade die Zeichen der Knochendystrophie reversibel.

Im weiteren Verlauf, der dann immer mehr dem „regressiven" Stadium nach KÖNIG entspricht, kommt es in Abhängigkeit vom Lebensalter des Patienten und der Dauer und Intensität der vorbestehenden Synovialisreaktion zu weiteren Deformierungen, die überwiegend auf das vermehrte Epiphysenwachstum und die Kompression einzelner Knochenareale infolge der mechanischen Fehlbelastung zurückgehen (vgl. Abb. 12 u. 13). Selten und relativ spät können sich Sklerosen und exophytäre Reaktionen zeigen. Fibröse oder gar knöcherne Ankylosen (vgl. Abb. 11) bleiben extrem seltene Beobachtungen (FREUND 1925, STIRIS 1938, JOHNSON u. Mitarb. 1954, BRUMMELKAMP 1958). Ebenfalls sehr selten treten Verbiegungen der gelenknahen Epiphysen auf (NEUMANN 1913) (vgl. Abb. 13a).

Spezifische Befunde in den einzelnen Gelenken

Bei den seltenen Arthropathien des Handgelenks findet sich meist eine Arrosion der distalen Radiusgelenkfläche mit deren Abschrägung (FONIO 1938). In einigen Fällen ist eine dorsale Abweichung der Ulna erkennbar, die gelegentlich zur Luxation des karpoulnaren Gelenks führen kann (AHLBERG 1965).

Röntgenaufnahmen des Schultergelenks zeigen oft eine Elongation des Skapulahalses (DE PALMA 1967, FONIO u. BÜHLER 1951). Im Bereich des Humeruskopfes finden sich neben ausgedehnten Pseudorandwulstbildungen (Randwülste, die durch juxtaartikuläre Usuren vorgetäuscht werden) (ENGELS 1917) Verformungen des Kopfes, wie sie als Folge der sonst sehr seltenen aseptischen Nekrose des Humeruskopfes beobachtet werden. FONIO (1938) beschreibt bei diesen Humerusköpfen eine „typische Axtform".

Am Ellenbogen finden sich neben der auffälligen Vergrößerung des Radiusköpfchens eine erhebliche Vergrößerung der Fossa olecrani (die teils auf Verprojektion, teils auf einer echten Ausweitung

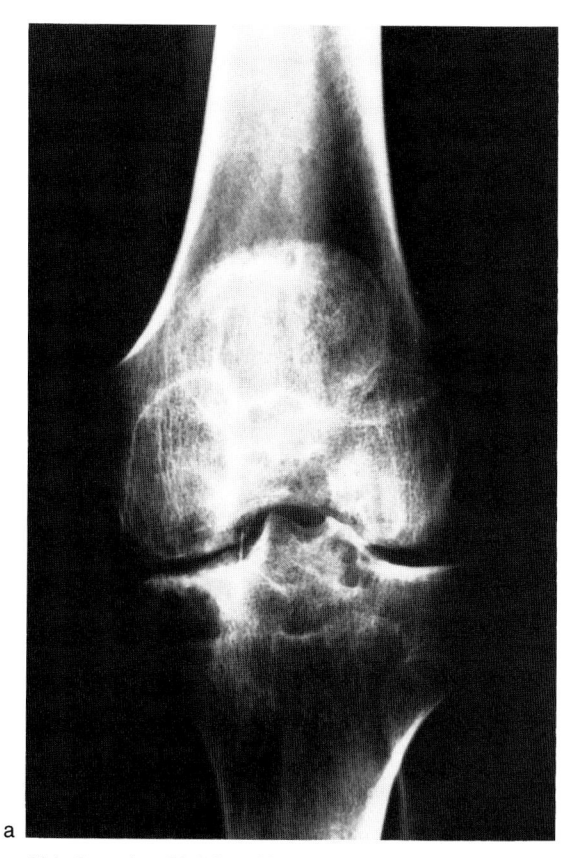

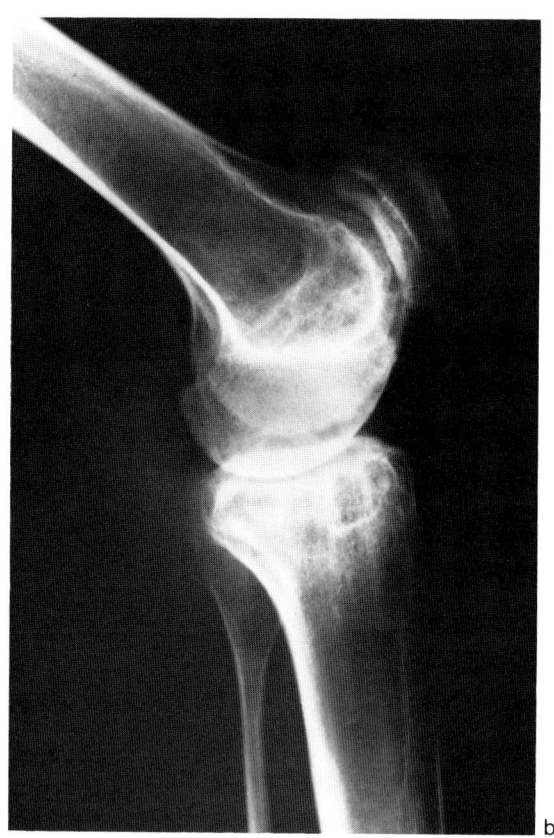

Abb. 8a u. b 39 Jahre, Hämophilie A, schwer. Linkes Kniegelenk a) a.-p. und b) seitlich: schwere (degenerative) Arthropathie. Vermehrte Druckbelastung des medialen Anteils des femurotibialen Gelenks mit subchondraler Osteonekrose und Zystenbildung sowie vermehrter retropatellarer Anpressung und teilweisem Abrieb des kondylären Gleitlagers

infolge der Pannusresorption beruht), oft eine Vertiefung der Incisura semilunaris ulnae und der Incisura radialis.

Die Hüftgelenkaufnahmen Hämophiler lassen bei 80% der klinisch schweren Verlaufsformen eine pathologische Steilstellung des Schenkelhalses erkennen (ROSIN 1982), die als Entlastungs-Coxa-valga (MAU 1957) interpretiert wird (WESELOH 1973). Nicht selten finden sich auch Abflachungen und Fragmentationen des Hüftkopfes, ähnlich wie sie beim Morbus Perthes gesehen werden (AHLBERG 1965, BOLDERO u. KEMP 1966, JORDAN 1958, LÖHR 1930), als Folge von Blutungen im Kindes- und Jugendalter. Die Destruktionen, die durch die hämophile Arthropathie ausgelöst werden, verhalten sich ähnlich wie diejenigen bei der „Valgusarthrose" (AHLBERG 1965, FONIO u. BÜHLER 1951, PETERSON 1923, PRIP BUUS 1935, REINECKE u. WOHLWILL 1929).

Am Kniegelenk imponieren neben Zysten und Pseudorandwulstbildungen einmal eine Ausweitung der Fossa intercondylaris als Korrelat für eine Usur nicht knorpelbedeckter Knochenareale (Abb. 9) (BOLDERO u. KEMP 1966, REINECKE u. WOHLWILL 1929) und eine besonders im seitlichen Strahlengang auffällige Vergrößerung der Patella. Letztere kann real, infolge vermehrten Wachstums, aber auch durch Fehlprojektion bedingt sein. Denn oft ist die Patella lateral subluxiert und liegt schräg verkippt auf dem äußeren Kondylus. JORDAN (1958) bezeichnete dieses Phänomen „squaring off" der Patella (Abb. 2 u. 10). Außerdem findet sich häufig eine nicht unerhebliche Ausziehung des unteren Patellapols, die in extremen Fällen so weit ausgeprägt sein kann, daß ein verkalktes Lig. patellae imponiert (vgl. Abb. 9). Darüber hinaus kommen die Subluxation der Tibia nach dorsal (seitlicher Strahlengang) (vgl. Abb. 12) und Außendrehfehler (a.-p. Projektion) zur Darstellung. Je nach frontalem Achsenfehler (varus/valgus) oder funktioneller Beinlängendifferenz können der mediale oder der laterale Anteil des femurotibialen Gelenks vermehrt Veränderungen im Sinne einer Hyperpression oder eines vermehrten Abriebs zeigen (vgl. Abb. 16 u. 18).

Bei den Sprunggelenken fällt häufig im Seitbild eine Abflachung der Talusrolle auf. Dabei steht der Talus in leichter Subluxation nach vorn (verursacht durch den relativen Hypertonus der Wadenmuskulatur). Hierdurch kommt es zur Hyperpression zwischen distaler Tibiavorderkante und

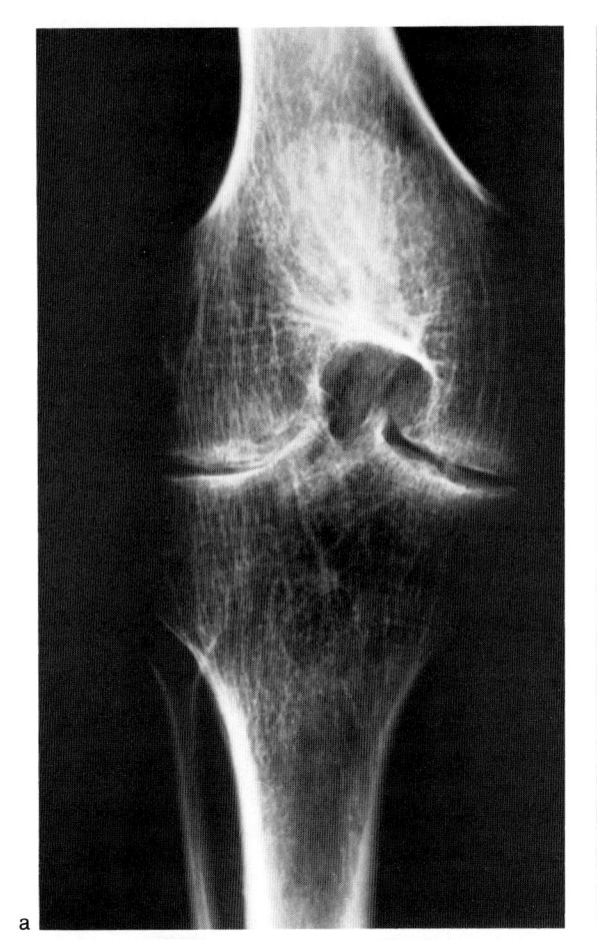

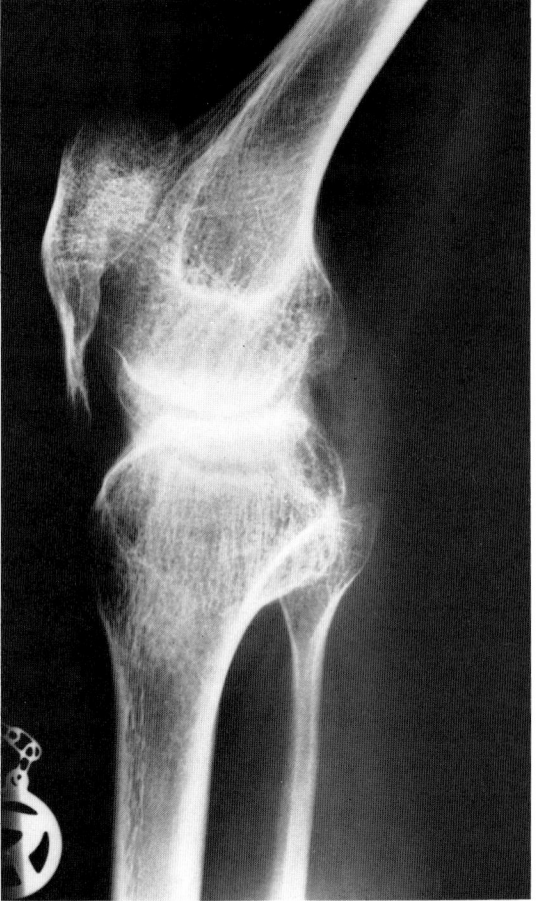

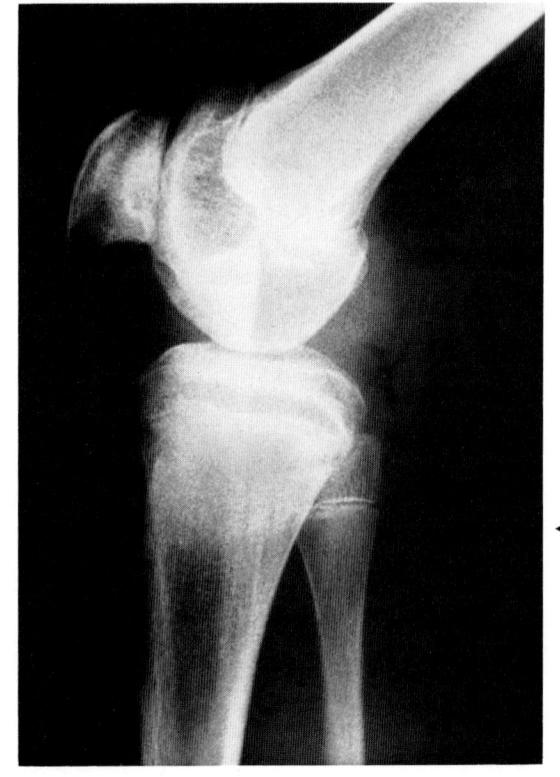

16.24 Orthopädische Probleme der plasmatischen Gerinnungsstörungen

Abb. 9 a u. b 37 Jahre, Hämophilie A, schwer. Rechtes Kniegelenk a) a.-p. und b) seitlich: schwere (degenerative) Arthropathie. Erhebliche Entkalkung der Epiphysen mit rarefizierter, überwiegend längsgerichteter Trabekulation; weitgehender Aufbrauch der Gelenkspalten; vermehrte Valgusbelastung erkennbar an der verstärkten Sklerosierung der lateralen Gelenkflächen von Femur und Tibia; partielle Verkalkung des Lig. patellae bei weit ausgezogener Patellaspitze

◄ Abb. 10 14 Jahre, Hämophilie A, schwer. Rechtes Kniegelenk seitlich: schwere (degenerative) Arthropathie. Die Patella ist insbesondere im a.-p. Diameter vergrößert, an der Spitze ausgezogen und zeigt eine Zyste im distalen Anteil. Die Gelenkspalten sind weitgehend aufgebraucht. Unregelmäßige retropatellar gelegene Sklerosierungen weisen auf eine vermehrte Anpressung der Patella hin. Die Femurkondylen sind ventral abgeflacht, so daß die Kondylenkontur für die femurotibiale Abwicklung monozentrisch erscheint

dem Vorderen Anteil der Talusrolle. Deshalb findet sich hier häufig eine umschriebene Impression der Sprungbeinrolle. In der Regel treten arthropathische Veränderungen der unteren Sprunggelenke erst dann auf, wenn das obere weitgehend zerstört ist (SONNTAG 1980).

Stadien der posthämorrhagischen Arthritis

Die erste Stadieneinteilung wurde von KÖNIG (1892) aufgrund seiner pathologisch-anatomischen Studien erstellt:
Grad I = Hämarthros,
Grad II = Panarthritis,
Grad III = regressives Stadium.
1956 gaben DE PALMA u. COTLER eine auf klinischen und radiologischen Befunden basierende Einteilung in vier Stadien an, die bis heute noch weit verbreitet ist:
Grad I: In diese Gruppe fallen alle Gelenke, die frühe Zeichen einer chronischen Arthritis aufweisen. Die Veränderungen sind noch auf die Weichteile beschränkt. Die Gelenke weisen weder wesentliche Bewegungseinbußen noch Deformitäten auf. Das Röntgenbild zeigt neben einer Verdickung der Kapsel allenfalls eine diskrete Auflockerung der subchondralen Knochentextur.
Grad II: Dieser Schädigungsgrad zeigt die Veränderungen des Grades I in verstärktem Ausmaß. Es liegen weder Deformierungen noch Kontrakturen vor. Der Bewegungsumfang ist leicht eingeschränkt. Radiologisch sind die Gelenkflächenbegrenzungen erhalten; die Epiphysen erscheinen verbreitert und zeigen eine vermehrte Trabekulation (vgl. Abb. 6a).
Grad III: In diesem Stadium liegen Deformitäten (Valgus, Subluxation, Fehlrotation und Kontraktur) vor. Die Muskulatur ist stark atrophisch. Die Gelenkkapsel ist verdickt, und die Epiphysen sind aufgetrieben. Radiologisch kommen übergroße Epiphysen, Gelenkflächeninkongruenz, subchondrale Zysten, Knorpeldefekte und beginnende Osteophytenreaktion zur Darstellung (vgl. Abb. 7).

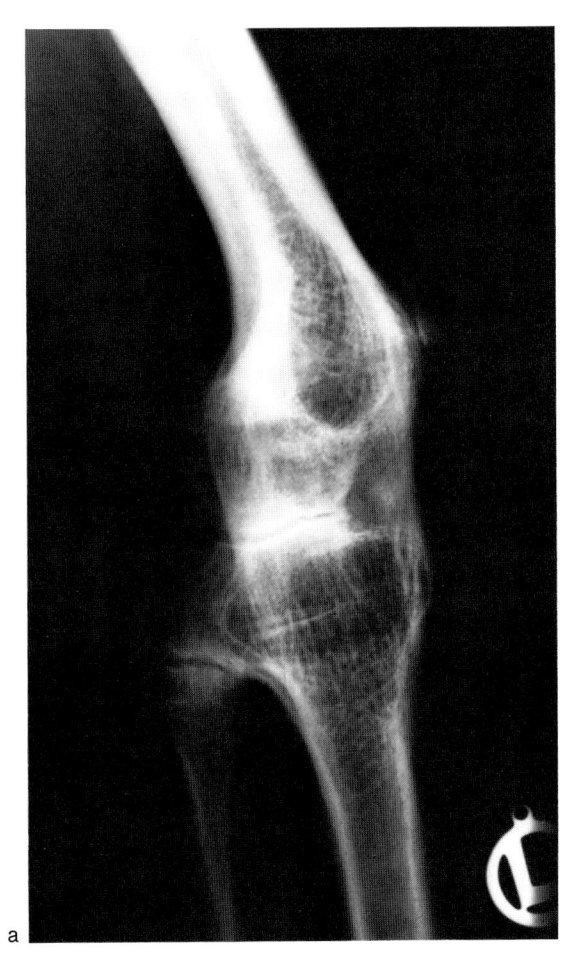

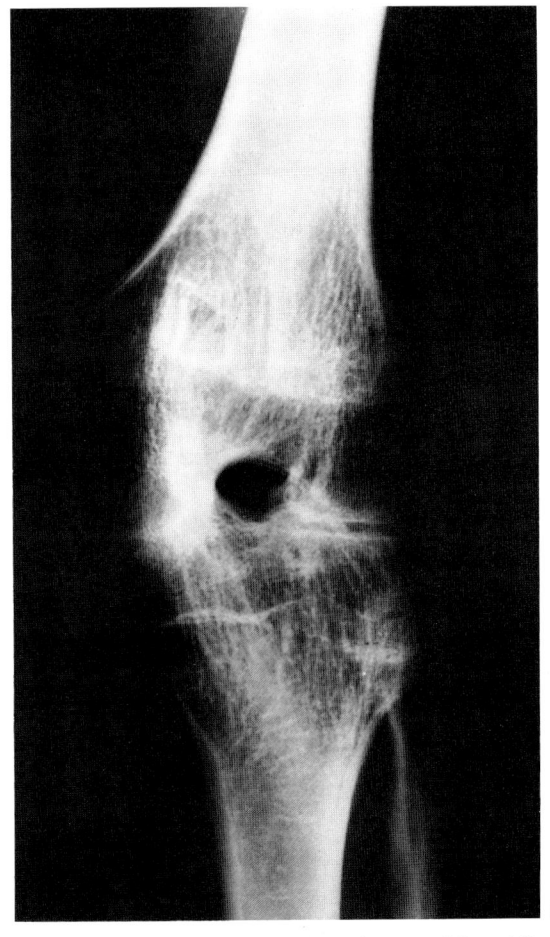

Abb. 11 a u. b 37 Jahre, Hämophilie A, schwer. Linkes Kniegelenk a) a.-p. und b) seitlich: schwerste hämophile Arthropathie mit Ankylose (entspricht Grad IV nach De Palma)

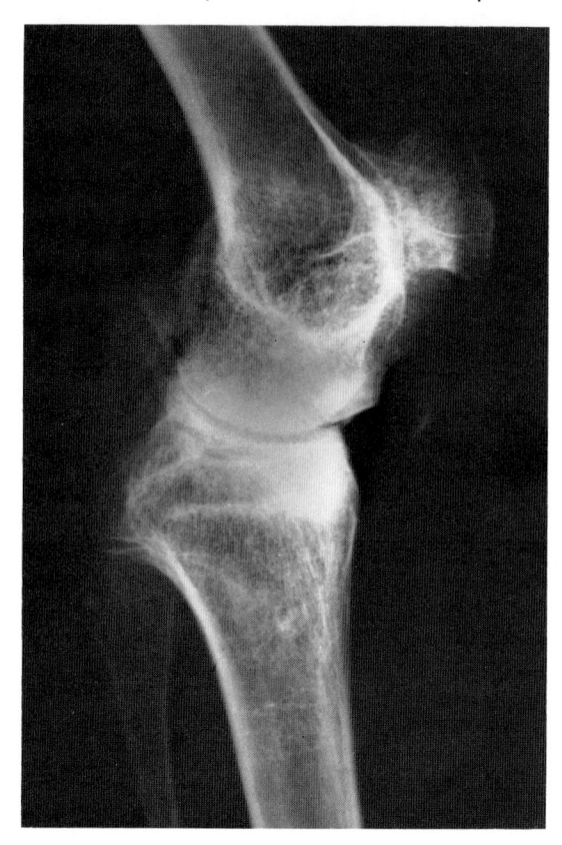

16.26 Orthopädische Probleme der plasmatischen Gerinnungsstörungen

Abb. 12 37 Jahre, Hämophilie A, schwer. Linkes Kniegelenk seitlich: schwerste Arthropathie (entspricht Grad IV nach De Palma) mit starker Verformung aller Gelenkflächen und erheblicher Subluxation der Tibia

Tabelle 4 Schädigungsgrade bei der hämophilen Arthropathie nach *De Palma* u. *Cotler* (1956) in der Modifikation von *Ahlberg* (1965)

Symptome	Schädigungsgrad		
	II	III	IV
	Deutliche Veränderungen	Schwere	Schwerste
Epiphyse vergrößert	+	++	++
subchondrale Zysten	(+)	+	++
vergrößerte Trabekulation	(+)	+	++
verschmälerter Gelenkspalt	−	+	++
Osteophyten	−	(+)	+
Deformität	−	+	++
Inkongruenz der Gelenkflächen	−	+	++
Bewegungseinschränkung	(+)	+	++

Grad IV: Alle unter Grad III angegebenen Veränderungen finden sich in verstärkter Ausprägung. In einigen Fällen liegt eine fibröse Ankylose vor. Radiologisch ist der Gelenkspalt sehr eng bis nicht mehr einsehbar. Große subchondrale Zysten können eingebrochen sein. Osteonekrosen und Osteosklerosen kommen zur Beobachtung (Abb. 11 u. 12, vgl. 13 b-d).

AHLBERG (1965) hat das Schema von DE PALMA u. COTLER (1956) in der folgenden Modifikation übernommen: Das Erscheinen einzelner, kleiner subchondraler Zysten rechnete er noch dem Grad II zu. Den Grad I ließ er für seine (überwiegend aufgrund von Röntgenbildern durchgeführte Studie) außer acht, da die hierbei vorliegenden Veränderungen je nach Qualität der Bilder nicht sicher zu erfassen sind (Tab. 4).

Für die Therapieplanung geben die auf pathologisch anatomischen Befunden (KÖNIG 1892) bzw. radiologischen Kriterien aufgebauten (DE PALMA u. COTLER 1956, AHLBERG 1965) Stadieneinteilungen wenig Hilfestellung. Daher haben wir (HOFMANN u. Mitarb. 1982a) eine ausschließlich auf klinischen Kriterien beruhende Einteilung vorgenommen:

Klinische Stadieneinteilung der posthämorrhagischen Arthritis (In Klammern sind die Schädigungsgrade (0-IV) nach Ahlberg angegeben, soweit sie simultan vorliegen können)
1. akute Arthropathie
   (0; II; III; IV)
   A. subsynoviale Blutung
   B. Gelenkblutung
   a) akute Synovialitis (Exsudation)
   b) reflektorische Kontraktur
   c) Schonhaltung
2. Chronische posthämorrhagische Arthritis
   (0; II; III; IV)
   a) chronische Synovialitis
   b) muskuloligamentäre Instabilität
   c) reflektorische/myogene Kontraktur
3. verschleppte posthämorrhagische Arthritis
   (II; III; IV)
   a) Synovialhyperplasie
   b) Muskelatrophie
   c) myogene Kontraktur
   d) Deformität (Valgus/Varus, Rotation, Subluxation)
4. degenerative hämophile Arthropathie
   (II, III, IV)
   a) fibröse Transformation der Synovialis
   b) weitgehender Muskelschwund
   c) ligamentär/kapsulär fixierte Kontraktur.

Akute hämophile Arthropathie

Subsynoviale Blutung

Wie auf S. 16.10 ausgeführt, beginnt die hämophile Gelenkblutung meist in dem lockeren, subsynovialen Bindegewebe, wo sie sich langsam ausbreitet, um oft erst nach Stunden in die Gelenkhöhle einzubrechen. Das subsynoviale Hämatom führt in der Regel noch zu keinem sicheren, objektivierbaren Befund. Nur der Betroffene verspürt eine „Aura" mit diffusen Mißempfindungen wie Kribbeln, Schwere- und Müdigkeitsgefühl oder druck- und beugungsabhängige Mißempfindungen. Ein in dieser Phase einsetzender Ausgleich des fehlenden Gerinnungsfaktors kann das Vollbild der Gelenkblutung verhindern.

Intraartikuläre Blutung

Der Eintritt von Blut in die Gelenkhöhle löst eine akute Entzündungsreaktion der Synovialis aus. Zusammen mit dem einströmenden Blutvolumen führen die Entzündungsprodukte zu einer zunehmenden Flüssigkeitsfüllung des Gelenks. Dieser Erguß ist in aller Regel schmerzhaft; das betroffene Gelenk zeigt eine Überwärmung, und die Beweglichkeit ist schmerzhaft eingeschränkt. Die durch die Punktion des Ergusses gewonnene Gelenkflüssigkeit ist während der ersten 3 Tage blutig rot und enthält 2–4 Millionen Erythrozyten/mm^3. Daneben finden sich um 3000 Leukozyten, die sich überwiegend aus Neutrophilen zusammensetzen. Außerdem finden sich reichlich Zytolyseformen (HOFMANN u. Mitarb. 1982a).

Chronische posthämorrhagische Arthritis

Wenn es durch verspätete oder unzureichende Therapie nicht innerhalb weniger Tage zur völligen Resorption des Ergusses und zum Abklingen der Entzündungszeichen kommt, liegt eine chronische Arthritis vor. Das Gelenk ist dann im Vergleich zur akuten Phase mehr ballonartig (statt spindelförmig) aufgetrieben, weniger prall, beweglicher und auch weniger schmerzhaft. Die Muskelatrophie wird jetzt in den meisten Fällen augenscheinlich. Das in dieser Phase gewonnene Punktat ist hellrot bis fleischwasserfarben und enthält weniger (um 300 000) Erythrozyten/mm^3. Auch der Gehalt an weißen Blutzellen ist gesunken (300–700/mm^3; 20–50% Lymphozyten, 30–50% Monozyten und 8–16% Granulozyten).

Verschleppte hämophile Arthropathie

Der Aspekt ähnelt dem der chronischen posthämorrhagischen Arthritis. Der Tastbefund ergibt jedoch eine deutliche bis auffallende Hyperplasie der Synovialis mit einem mehr oder weniger ausgeprägten Erguß, der meist blande ist. Durch die chronische Ausweitung der fibrösen Kapsel ergibt sich eine auffällige Diskrepanz zwischen Gelenkschwellung und Bewegungseinschränkung. Die Muskelatrophie sticht ins Auge; der Bandapparat zeigt Lockerungszeichen, und es besteht ein aktives bzw. aktiv/passives Streckdefizit. Als Begleiterscheinung der myogenen/funktionellen Kontraktur finden sich Valgusabweichung, Subluxation und Außendrehfehler. Diese Gelenke neigen auch bei Substitution des fehlenden Gerinnungsfaktors zu rezidivierenden Gelenkblutungen und -reizungen bei normaler und subnormaler Belastung. Punktate aus derart veränderten Gelenken sind klar und zellarm. Je nach Abstand von der letzten Mikro- bzw. (s. Aufstellung S. 16.26) Makroblutung können auch Befunde wie unter 1. B. und 2. beschrieben erhoben werden. Dann muß allerdings ein vorübergehender Übergang in das entsprechende Stadium unterstellt werden.

Degenerative hämophile Arthropathie

Diese ist entweder ein Ruhestadium zwischen einzelnen ausbehandelten Blutungsschüben oder das Endstadium, wenn wegen der Immobilität der betroffenen Extremität kein adäquater Reiz zur Blutungsprovokation mehr entsteht. Dieses Stadium kann auch Ergebnis einer erfolgreichen Rehabilitation sein, wenn es dann trotz Beanspruchung zu keiner Entzündungs- und Blutungsantwort mehr kommt. Grundsätzlich kann die degenerative Arthropathie durch entsprechende Provokation reaktiviert und über 1. in alle anderen Stadien überführt werden. Dabei führt bei fortgeschrittener degenerativer Veränderung die fibröse Transformation der Synovialis zusammen mit der geschrumpften Fibrosa oft dazu, daß Blutung bzw. Reizerguß vom Volumen her gering bleiben. Deshalb ähneln diese „Reaktivierungen" oft der aktivierten Arthrose, mit der sie auch häufig verwechselt werden.
Wie die Aufstellung auf S. 16.26 zeigt, können die klinischen Stadien 1–4 bei unterschiedlichem Vorschädigungsgrad (0–IV nach DE PALMA und COTLER bzw. AHLBERG) vorliegen. Dies ergibt die vielfältigen Kombinationsmöglichkeiten zwischen aktuellem Zustand und Vorschädigungsgrad, die im klinischen Alltag angetroffen werden. Außerdem liegen den Vorschadensstufen der alten Klassierungen qualitativ sehr unterschiedlich zu wertende Parameter zugrunde. So sind zum Beispiel Atrophiezeichen in der juxtaartikulären Spongiosa, subchondrale Zysten und Randusuren eher der Ausdruck einer abgelaufenen, schweren Entzündungsreaktion, während eine Gelenkspaltverschmälerung, verbunden mit subchondraler Sklerosierung, eher auf einen mehr degenerativ verlaufenden Prozeß schließen läßt. In diesem Sinne geben die Röntgenbefunde wertvolle Hinweise für die Therapieplanung sowie für die Vorhersage von Therapieaufwand und -dauer.

Prävention und Therapie

Prävention der Gelenkschäden

Es gibt grundsätzlich zwei Wege, Gelenkveränderungen bei plasmatischen Gerinnungsstörungen zu vermeiden:
1. Nach möglichst frühzeitiger Diagnosestellung wird der Defekt durch permanente Substitution des fehlenden Gerinnungsfaktors normalisiert. Insoweit sind die plasmatischen Gerinnungsstörungen als exklusives Arbeitsgebiet des Hämostaseologen zu sehen.
2. Beim heutigen Stand der therapeutisch einsetzbaren Präparationen der plasmatischen Gerinnungsfaktoren bestehen noch eine ganze Reihe Hinderungsgründe für einen ausreichenden Faktorenersatz:
a) Alle Präparationen werden aus Spenderplasma (Faktor XIII aus humaner Plazenta) gewonnen und sind mit dem Risiko der Hepatitisübertragung, allergischer Sofort- und Spätreaktion sowie der Übertragung von AIDS („acquired immune defect syndrome") belastet.
b) Die am häufigsten benötigten Konzentrate des Faktor VIII sind mit einer kurzen In-vivo-Halbwertszeit und hohen Gestehungskosten belastet.
c) Der Ersatz aller in Frage kommenden Faktoren macht eine intravenöse Injektion bzw. Infusion in regelmäßigen Abständen erforderlich.
d) Es bestehen keine ausreichenden Erfahrungen über die Auswirkung der langfristigen und regelmäßigen Zufuhr von Fremdeiweiß insbesondere auf das Immunsystem.

Aus diesen Gründen konnte und kann sich eine generelle Dauersubstitution mit hämostaseologisch sicheren Wirkspiegeln nicht einbürgern. Daher bleiben nur die folgenden Möglichkeiten
1. Der Patient wird in die Lage versetzt, die Gerinnung sofort selbst zu normalisieren, sobald sich eine (subsynoviale) Blutung anbahnt, so daß die eigentliche Gelenkblutung vermieden wird. Hierdurch lassen sich eine effektive Therapie mit minimalem Aufwand an Substitutionsmitteln und eine günstige Prognose sichern.
Insbesondere zur Erreichung dieser Zielsetzung wurde 1972 durch EGLI u. BRACKMANN die Ausbildung zur Selbstbehandlung Hämophiler in der Bundesrepublik begonnen (EGLI u. BRACKMANN 1972, BRACKMANN u. Mitarb. 1976, BRACKMANN 1979). Bei gut ausgebildeten, gut geführten und entsprechend kooperativen Patienten lassen sich auf diesem Weg weitere Körperschäden verhindern und vorhandene bis zu einem gewissen Grade lindern. Diese Behandlungsform setzt ein regelmäßiges und in akuten Fällen jederzeit verfügbares Rückmeldesystem zwischen Patient und Arzt voraus (HOFMANN u. Mitarb. 1976, SCHIMPF 1979).
2. Die bei Bedarf eingesetzte Selbstbehandlung kann nicht allen Erfordernissen und vor allem leider auch nicht allen Patienten gerecht werden. So ist z. B. von einem kleineren Kind noch keine genügende Einsicht in das Krankheitsgeschehen zu erwarten. Es wird sich bei einer etwaigen Gelenkblutung in der Regel zu spät melden, sei es aus Nachlässigkeit oder aus Angst vor der fällig werdenden Injektionsbehandlung. Aus diesem Grund und aus der Erkenntnis, daß gerade die Blutungen im Kindesalter die schwersten Spätfolgen hinterlassen, sind die meisten der Hämophiliebehandlungszentren in der Bundesrepublik Deutschland, unserem Beispiel folgend, zur Dauerbehandlung der Hämophilie (d.h. Überführung einer schweren in eine mittelschwere Verlaufsform durch regelmäßigen Faktorenersatz) bei Kindern bis etwa zum Abschluß des Skelettwachstums übergegangen (SCHIMPF 1979). Bei guter Kondition der Kinder und guter Kooperation zwischen Patient, Mutter und Arzt läßt sich hierdurch ein Rückgang der Blutungsfrequenz auf nahezu Null erreichen. Interkurrente Blutungen sind, wenn sie unter dieser Behandlungsform auftreten, im Sinne der sofort einsetzenden Selbstbehandlung zu therapieren. Größere Blutungen gehören dann, damit die Prognose optimiert wird, in erfahrene fachorthopädische (stationäre) Behandlung.

Behandlung der Gelenkschäden

Die Therapie von Kindern, Jugendlichen und Erwachsenen mit manifesten Gelenkschäden ist nicht nur weit schwieriger und wesentlich weniger aussichtsreich als die Vorbeugung, sondern auch erheblich aufwendiger, insbesondere im Hinblick auf den erforderlichen Einsatz an gerinnungsaktiven Plasmapräparationen. Die Behandlung der einzelnen Blutungsereignisse führt zu schlechten Dauerergebnissen (ARNOLD u. HILGARTNER 1977, VAN CREVELD 1969). Eine Verbesserung der Prognose setzt voraus, daß weitere Gelenkblutungen langfristig ausbleiben (HOFMANN u. Mitarb. 1977). Im übrigen sind die mechanisch bedingten Irritationen der Synovialis zu unterbinden, was umfangreiche konservative Rehabilitationsmaßnahmen und nicht selten operative Korrekturen erfordert (HOFMANN u. Mitarb. 1979). Die Substitutionsbehandlung richtet sich dabei nach den erforderlichen Therapiemaßnahmen, der aktuellen lokalen Belastbarkeit und der Belastung, die aus zwingenden Gründen zugelassen werden muß. Die Einstellung der Substitution nach diesen Kriterien überfordert den allein therapierenden Hämostaseologen. Daher ist eine enge Zusammenarbeit mit dem Orthopäden und der Krankengymnastin für eine erfolgreiche Behandlung des vorgeschädigten Bluters unumgänglich (HOFMANN u. Mitarb. 1976).

Voraussetzung für die Therapieplanung
1. Hämostaseologisch:
a) Art und Schweregrad der Gerinnungsstörung,
b) „in vivo recovery" und In-vivo-Halbwertzeit des zu substituierenden Gerinnungsfaktors bei dem zur Behandlung anstehenden Patienten;
2. orthopädisch:
a) röntgenologischer Destruktionsgrad,
b) klinische Akuität,
c) muskuloligamentäre Stabilität,
d) die Belastbarkeit beeinträchtigende Fehlstellungen.

Aufgrund der orthopädischen Parameter läßt sich abschätzen, ab welchem Faktorenspiegel und bei welcher Belastung mit Blutungsfreiheit bzw. dem Abklingen der vorliegenden Entzündungszeichen gerechnet werden kann. Die hämostaseologischen Parameter dienen der Berechnung der Dosis und der Injektionsfrequenz, die erforderlich werden, um die nötige Gerinnungsaktivität herzustellen. Aus dem geschätzten Aufwand – über längere Zeit berechnet – ergibt sich oft die Notwendigkeit, die örtliche Blutungsbereitschaft herabzusetzen. Hierzu eignen sich:
- die Wiederherstellung der muskulären Kontrolle der Gelenkführung;
- die Beseitigung von Kontrakturen;
- die Korrektur von Fehlstellungen, die die Belastbarkeit beeinträchtigen.

Wo die obengenannten Verfahren nicht zum Einsatz gebracht werden können (schlecht substituierbare Gerinnungsstörung, inkooperativer Patient, ungünstiges Umfeld), können entsprechend stabilisierende Orthesen zur Erhaltung der Motilität beitragen. Letztere können auch zur zeitlichen Überbrückung bei langdauernder funktioneller Rehabilitation eingesetzt werden. Auf jeden Fall sollte die Orthese möglichst viel Funktion erhalten und dennoch ausreichend stabilisieren. Bei der relativen Preiswürdigkeit der Orthesen im Vergleich zur Substitutionsbehandlung sollte man sich ggf. auch vor einer Mehrfachversorgung nicht scheuen.

Spezifische orthopädische Maßnahmen

Wie oben dargelegt, verläuft die hämophile Arthropathie, sive posthämorrhagische Arthritis, in chronisch rezidivierenden Schüben. Eine spezifische orthopädische Therapie hat sich dabei gegen folgende Veränderungen zu richten:
1. persistierende Synovialitis,
2. mangelhafte Muskelführung,
3. Kontraktur,
4. Fehlstellung der Kniescheibe,
5. Achsenfehler.

Unsere Erfahrung hat gezeigt, daß es zweckmäßig ist, die oben angegebene Reihenfolge einzuhalten.

Persistierende Synovialitis

Die akute und die chronische Entzündungsantwort klingen gleichermaßen ab, wenn rezidivierende bzw. Nachblutungen unterbunden werden (Substitution) und eine mechanische Irritation ausbleibt (Ruhigstellung). Zusätzliche Maßnahmen wie Punktion des Ergusses (ab 30 ml), lokale und systemische Anwendung von antiphlogistischen Agentien können dies beschleunigen. Als gut verträgliche, ausreichend wirksame und nicht feststellbar mit der Gerinnung interferierende Antiphlogistika haben sich bei uns Azapropazon (Prolixan 300) und Ketoprofen (Alrheumun, Orudis) bewährt.

Mangelhafte Muskelführung

Der mangelhaften muskulären Führung wird am besten vorgebeugt, indem die Intensität, Dauer und Häufigkeit der Gelenkreizzustände gering gehalten werden.
Erst nach Abklingen der Reizintensität bessert sich die Innervierbarkeit der gestörten Muskulatur so weit, daß ein effektives Muskeltraining ermöglicht wird. Isometrische Kontraktionen sollten dennoch so früh wie möglich abgerufen werden, da sie zur Resorption beizutragen scheinen. Sowie die Entzündungsreaktion weitgehend abgeklungen ist, sollte das Muskeltraining bis zur vollen Wiederherstellung der Muskelleistung fortgeführt werden. Solange ein muskuläres Defizit besteht, muß die Belastung dementsprechend reduziert bleiben. Zur Kontrolle und als Entscheidungshilfe bieten sich regelmäßige Messungen der Muskelkraftentfaltung (mittels Federwaage) oder die Funktionsfeinanalyse mittels Ultraschalltopometrie an (SCHUMPE u. Mitarb. 1982).
In verschleppten Fällen mit ausgeprägter Muskelatrophie kann der lange für die Rehabilitation erforderliche Zeitraum eine vorübergehende Führungsorthese erforderlich machen. Für eine kurzfristigere Überbrückung eignen sich abnehmbare Kniehülsen aus Neofrakt oder ähnlichem; für längere Zeiträume kommen Schienenapparate in Frage. Letztere sollten so stabil wie nötig, aber so leicht und beweglich wie möglich gehalten werden.
Während mit den bisher genannten Verfahren praktisch alle Gelenke von Kindern und Jugendlichen bis etwa dem 15. Lebensjahr – auch bei bislang ausgebliebener oder unzureichender Behandlung – in den Griff zu bekommen sind, liegen bei den älteren Patienten oft so schwere Deformitäten vor, daß eine spezifizierte Therapie geplant werden muß.

Beugekontraktur

Wie auf S. 16.13, 16.14 dargestellt, läßt sich die Beugekontraktur in eine funktionelle (aktives

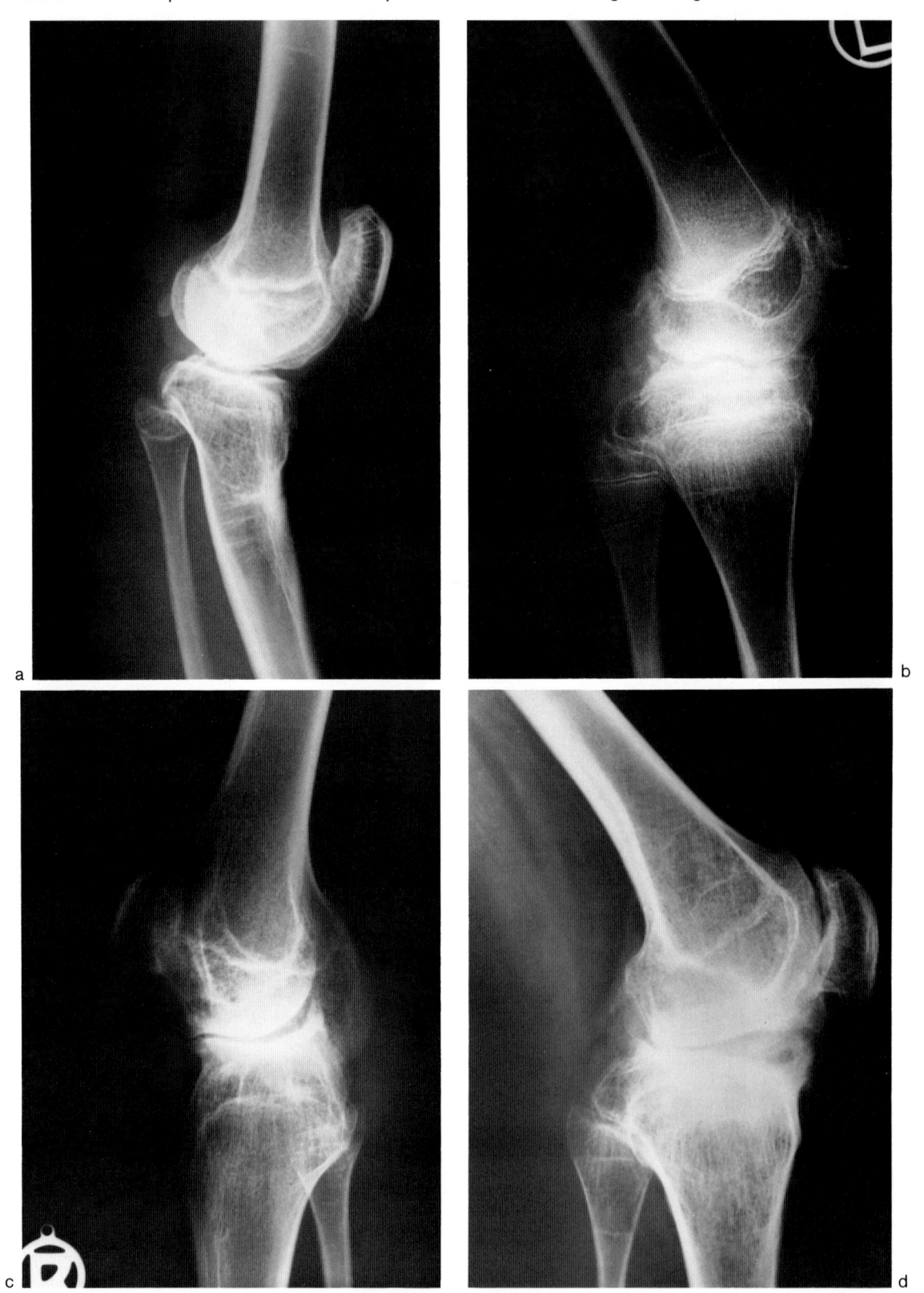

16.30 Orthopädische Probleme der plasmatischen Gerinnungsstörungen

Abb. 13 a–d Typische Schäden, die durch unvorsichtige Quengelung erzeugt werden können:
a) Am noch wachsenden Skelett kann der Unterschenkel im Bereich der Epiphyse anteflektiert werden. b–d) Bei stärkerer subchondraler Entkalkung wird infolge der die Kontraktur begleitenden Subluxation der Korrekturdruck die meist etwas härtere Tibiavorderkante in die Kondylen einpressen, wodurch die gezeigten Formvarianten entstehen können

Streckdefizit) und eine manifeste (passives Streckdefizit) unterteilen. Dabei kann die manifeste Kontraktur reflektorisch, myogen oder ligamentär fixiert sein. Je jünger die Kontraktur und je aktiver die Synovialreizung, desto eher liegt eine reflektorische Kontraktur vor. Daher sollte bei allen kontrakten Gelenken, die Irritationszeichen aufweisen, zuerst die Synovialitis behandelt werden.

Persistiert die Kontraktur nach dem Abklingen der Entzündungszeichen, läßt sich die myogene Kontraktur von der ligamentär fixierten Kontraktur anhand der folgenden Befunde abgrenzen: Die myogene Kontraktur ist von einem Beugemuskelhypertonus begleitet, läßt sich in Narkose ausgleichen, und die gleichzeitig bestehende Subluxation ist ebenfalls reponibel.

Zur Korrektur der myogenen Kontraktur hat sich das folgende Vorgehen bewährt:

1. **Lagerung in maximaler, eben noch schmerzfrei tolerierter Korrekturstellung,** verbunden mit intensiver Kräftigung der Streckmuskulatur.

Dabei fällt dann meist auf, daß die zunächst erreichte Korrektur anfangs nur für relativ kurze Zeiträume, die sich jedoch sukzessive steigern lassen, ertragen wird. Sobald die zur Lagerung verwendetete Gipshalbschale über Nacht toleriert wird, ist eine neue in weiterer Korrekturstellung zu fertigen. Dabei zeigt die Erfahrung, daß der Erfolg um so eher und zuverlässiger eintritt, je vorsichtiger vorgegangen wird. Einem brüsken Vorgehen bleibt nicht nur oft der Erfolg versagt; es kann auch erhebliche Schäden provozieren (Abb. 13). Auch bei der myogenen Kontraktur liegt bereits neben der Subluxation eine Rückverlagerung der Gelenkachse vor (JORDAN 1958). Wird die Kontraktur mit größeren Korrekturkräften angegangen, preßt sich dadurch der Tibiakopf mit seiner Vorderkante in die korrespondierende Kondyle (Abb. 13 b–d), oder die proximale Tibia verbiegt sich entsprechend dem Korrekturdruck (Abb. 13 a).

2. **Verlängerung der Kniebeugesehnen**
Diese operative Intervention führt bei der myogenen Kontraktur zur raschen passiven Korrektur. Bei länger bestehenden oder stärker ausgeprägten Kontrakturen haben wir in Erfahrung bringen müssen, daß die aktive Kontrolle über die Korrektur und vor allem die Wiedererlangung der aktiven Gelenkführung in der Mehrzahl der Fälle den gleichen Behandlungszeitraum erfordern wie die Erreichung des Ziels auf konservativem Wege.

Die ligamentär fixierte Kontraktur stellt das wohl häufigste und größte therapeutische Problem bei den erwachsenen Hämophilen dar. Sie kann mit viel Geduld bei kooperativen Patienten auf demselben Weg, wie oben beschrieben, erstaunlich gebessert werden. Die Prognose ist dabei weitgehend unabhängig vom radiologisch erfaßbaren Destruktionsgrad. Eine zusätzliche Verlängerung der Beugesehnen sowie eine Dauerlängsextension mittels eines Steinmann-Nagels im Tibiakopf können das Korrekturausmaß vergrößern (Abb. 14). Nach einem derartigen Vorgehen muß eine volle muskuläre Kontrolle des Gelenks wiederhergestellt werden, da die Bandführung weiter abgeschwächt wurde. Daher ist für etwa 12 Monate eine funktionelle Nachbehandlung, unterstützt durch Führungsorthese und Nachtschienen, erforderlich.

Eine relativ sicher und einfach zu erreichende Korrektur ergibt sich bei der Anwendung einer supracondylären Extensionsosteotomie (Abb. 15). Dieses Verfahren setzt außer der Knochenheilung relativ wenig Kooperation des Patienten voraus. Der Nachteil ist darin zu sehen, daß nach Ausgleich des Streckdefizits die meist ohnehin schon hinderliche Beugebegrenzung verstärkt sein wird. Deshalb empfiehlt es sich, vor diesem Eingriff eine entsprechende Funktionsprognose zu erstellen und mit dem Patienten zu besprechen.

Fehlstellung der Patella

Lateralisation
Die Lateralisation der Patella kann funktionell (infolge der Streckmuskelimbalance) oder strukturell (infolge verkürzter Retinakula oder eines genu valgum) fixiert sein. Die funktionelle Lateralisation ist nach Ausgleich der reflektorisch oder durch Atrophie bedingten Streckmuskelimbalance behoben. Die isolierte, strukturell fixierte Patellalateralisation kann bei bestehender Anzeige durch eine Retinakulumspaltung (am besten verbunden mit einer lateralen Diszision der Kapsel) behandelt werden (s. auch S. 16.13). Sofern die Fixierung durch die Valgusfehlstellung bedingt ist, sollte letztere korrigiert werden (s. unten).

Patellatiefstand
Diese Deformität, so häufig sie vorkommt, ist u.E. nicht chirurgisch behebbar. Wieweit eine Besserung durch die konservative Therapie (Wiederherstellung der Streckmuskelleistung) diese Fehlstellung auf lange Sicht beeinflußt, läßt sich an dem hier vorliegenden Material noch nicht eindeutig erkennen. Nur vereinzelte Fälle aus unserem Patientengut ergaben bei einer isolierten retropatellaren Arthropathie die Indikation zu einer Osteotomie nach Maquet-Bandi.

Achsenfehler

Valgusfehlstellung
Wie auf S. 16.15 ausgeführt, ist diese Fehlstellung eine Teilkomponente der Beugekontraktur. Relativ selten liegt eine erhebliche, durch das übermä-

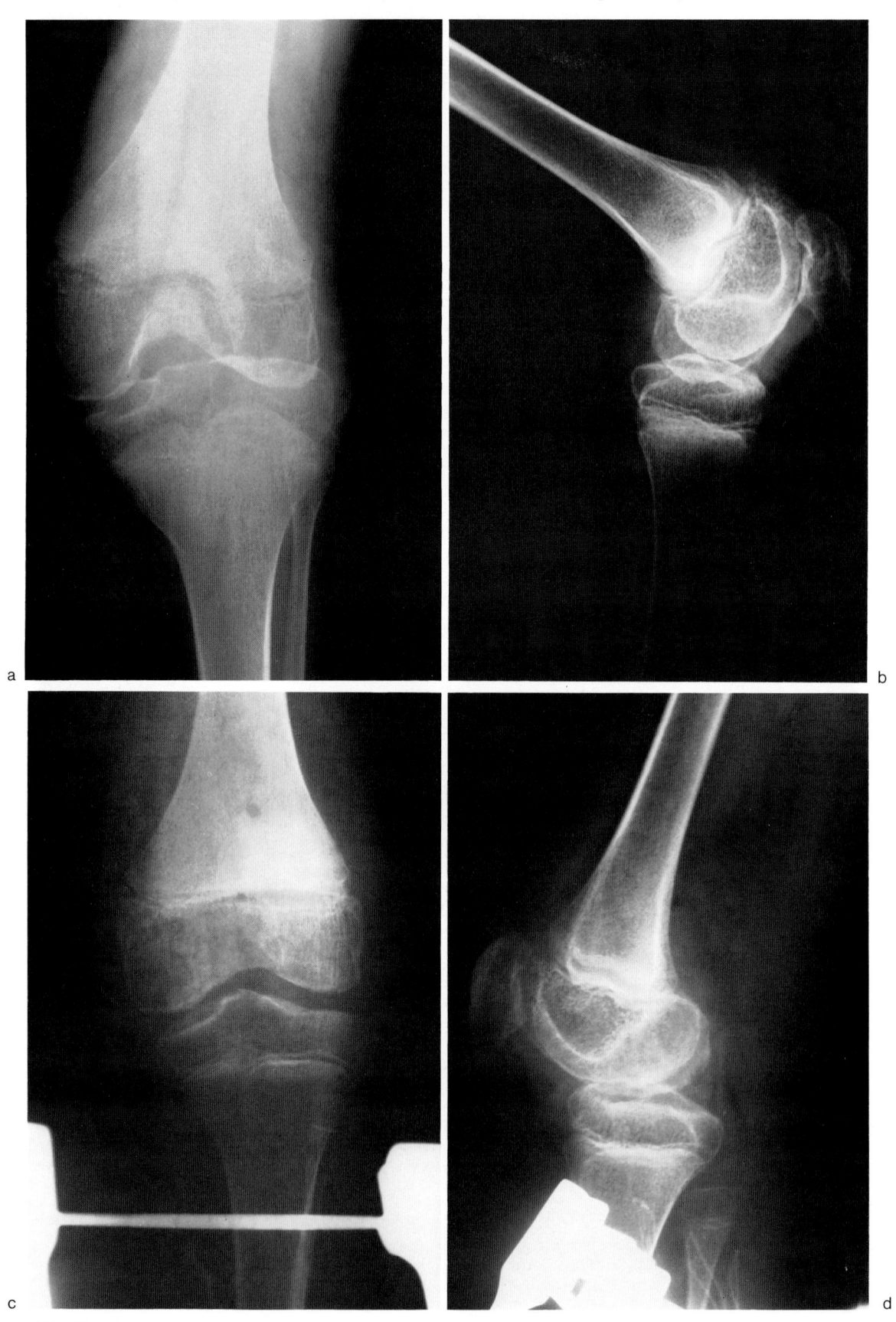

16.32 Orthopädische Probleme der plasmatischen Gerinnungsstörungen

Abb. 14 a–d

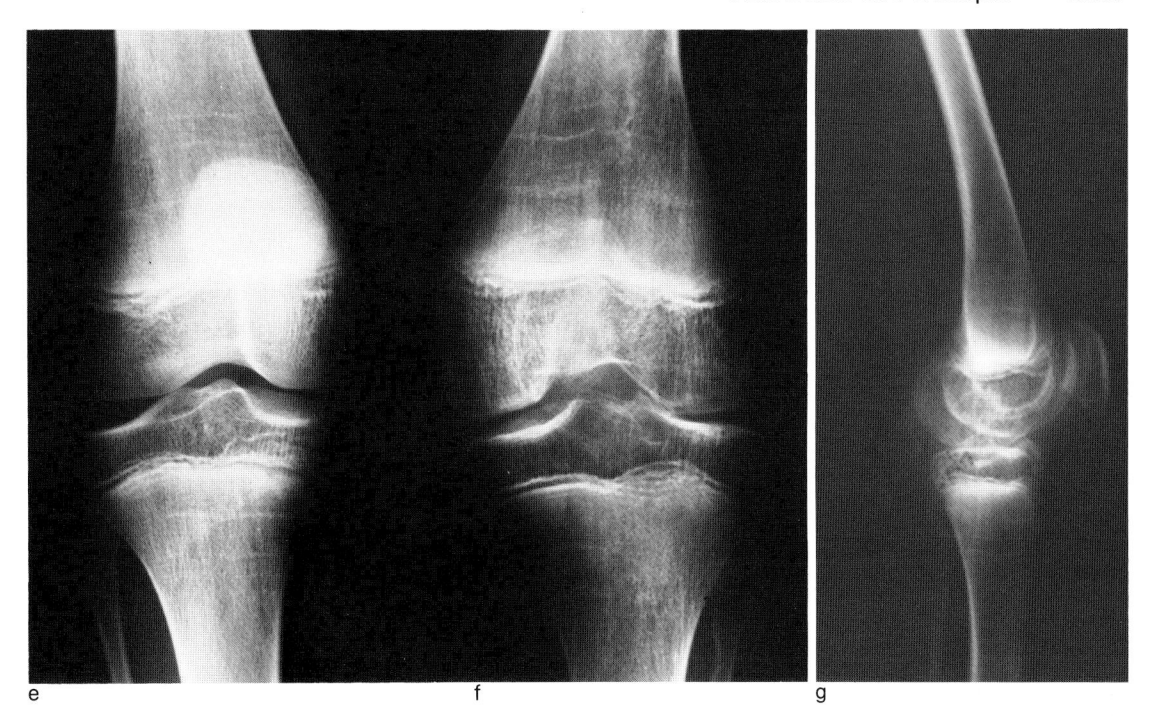

Abb. 14 a–g 10 Jahre, Hämophilie A, schwer. a u. b) Verschleppte Arthropathie mit ligamentär fixierter Beugekontraktur. c u. d) Zustand nach Kniebeugesehnen-Verlängerung: Die Subluxation und die Restkontraktur sind noch nicht ausgleichbar; deshalb ist eine Längsextension angelegt. e–g) Derselbe Patient im Alter von 12 Jahren

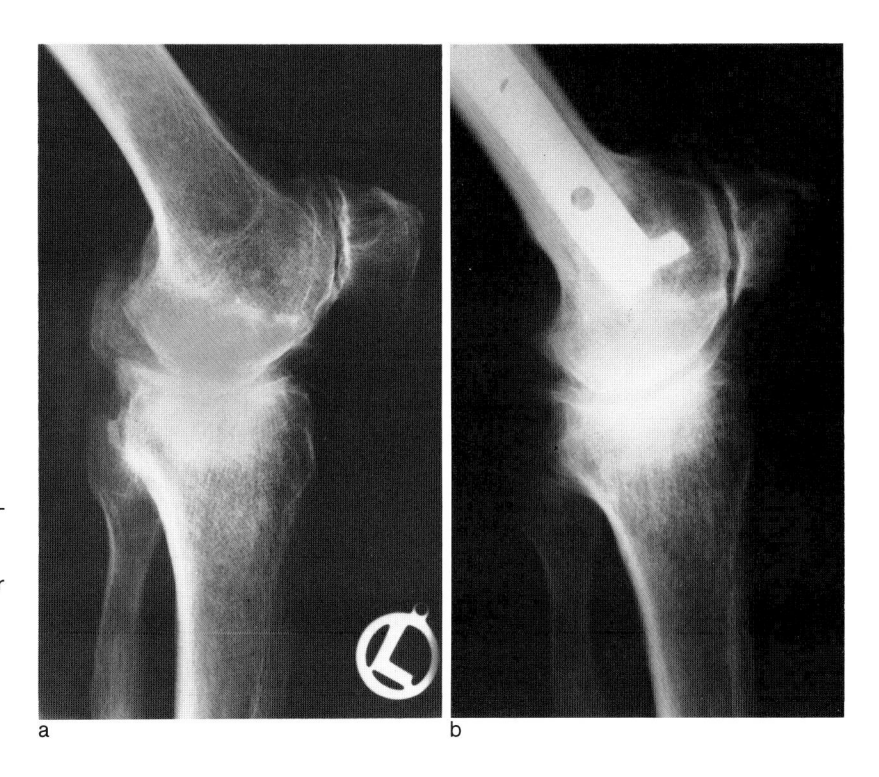

Abb. 15 a u. b 46 Jahre, Hämophilie A, schwer.
a) Schwerste Arthropathie mit 30° Beugekontraktur.
b) Derselbe Patient 3 Jahre nach suprakondylärer Extensionsosteotomie: Neben der Reduktion der Kontraktur auf 10° Streckdefizit kam es zu einer deutlichen Entlastung des retropatellaren Gelenks

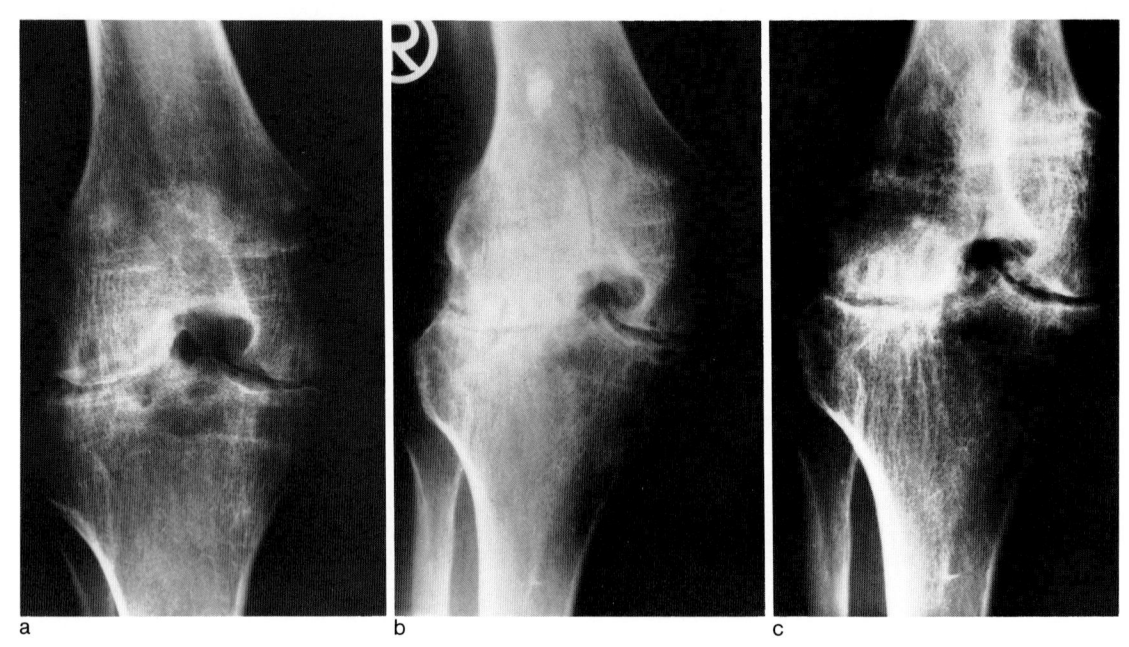

16.34 Orthopädische Probleme der plasmatischen Gerinnungsstörungen

Abb. 16a–c 29–35 Jahre, Hemmkörperhämophilie A. a) Schwere Valgusarthropathie bei bestehendem Hemmkörper. b) Zunahme der durch die Fehlbelastung bedingten Destruktion im lateralen Anteil des femurotibialen Gelenks. c) Zustand 3 Jahre nach suprakondylärer Osteotomie: es läßt sich keine weitere Destruktion mehr nachweisen

ßige Wachstum der medialen Epiphyse bedingte Valgusabweichung vor. Deshalb muß, wenn sie gleichzeitig besteht, die Beugekontraktur zuerst behandelt werden. Eine Valgität, die sich im äußeren Normbereich bis leicht pathologischer Ausprägung bewegt, läßt sich oft durch Wiederherstellung der medialen Streckmuskelanteile funktionell kompensieren und in Fällen mit noch ausreichendem Wachstumspotential mitigieren bis kompensieren.

Liegt eine erheblichere Valgusfehlstellung ohne Kontraktur vor und sind eindeutige Zeichen für eine Fehlbelastung (chronische Irritation des medialen Kapselbandapparates, Hyperpression des lateralen Anteils des Femurotibialgelenks) vorhanden, stellt sich die Indikation zur operativen Korrektur, sofern eine entsprechende subjektive Gestörtheit, Blutungsneigung oder eine Progression der Arthropathie hinzukommen. Wir halten die suprakondyläre, varisierende Osteotomie mit Fixierung mittels 90°-AO-Winkelplatte für das günstigste Vorgehen (Abb. 16); denn es ergibt neben einer simultanen Medialisierung der Patella eine ausreichend übungsstabile Osteosynthese (Hofmann u. Mitarb. 1979).

Varusabweichung
Diese Deformität wird erst nach dem 16. Lebensjahr beobachtet (s. S. 16.20). Verursacht diese Fehlstellung und die von ihr unterhaltene Aktivierung der hämophilen Arthropathie des medialen Gelenkspaltes subjektive Beschwerden oder eine Progredienz der radiologisch erfaßbaren Destruktion, bieten sich, da eine Kompensation durch gerichtetes Muskeltraining nicht möglich ist, nur die orthetische Versorgung und die operative Korrektur an.

Da die Varusarthropathie meist an dem (funktionell) zu langen Bein beobachtet wird, ergibt sich oft schon aus dem Ausgleich der Beinlängendifferenz eine gewisse Kompensation. Ein unterstützender Effekt kann von einer Schuhaußenranderhöhung erwartet werden. In den Fällen, in denen diese Maßnahmen keine Beruhigung erzielten, haben wir mit Erfolg einseitige Führungsschienen gegeben, die nur in der Belastungsphase Korrekturdruck ausüben (Abb. 17).

Nur wenn der oben genannte Stufenplan nicht zum Erfolg führte oder wenn die orthetische Versorgung nicht toleriert wurde, haben wir die valgisierende Tibiakopfosteotomie eingesetzt (Abb. 18).

Muskelblutungen

Häufigkeit

Von 17 224 hämophilebedingten Blutungen, die wir bei unseren Patienten beobachtet haben, waren 79,99% Gelenkblutungen und 13,57% Muskelblutungen (s. S. 8). Damit ist die Muskelblutung die zweithäufigste Komplikation einer

Prävention und Therapie

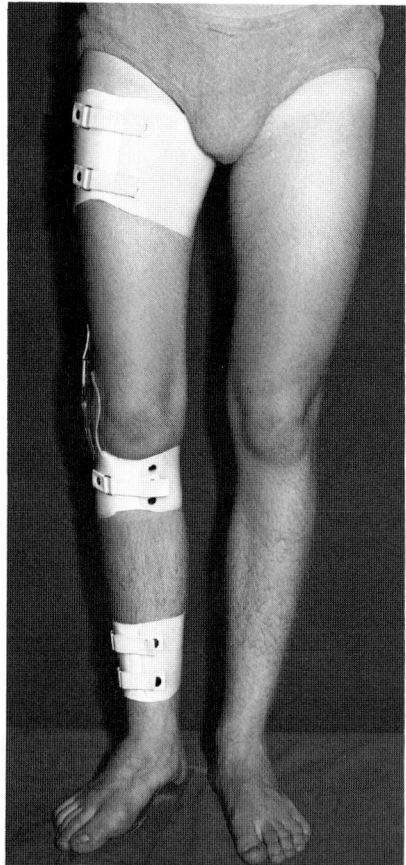

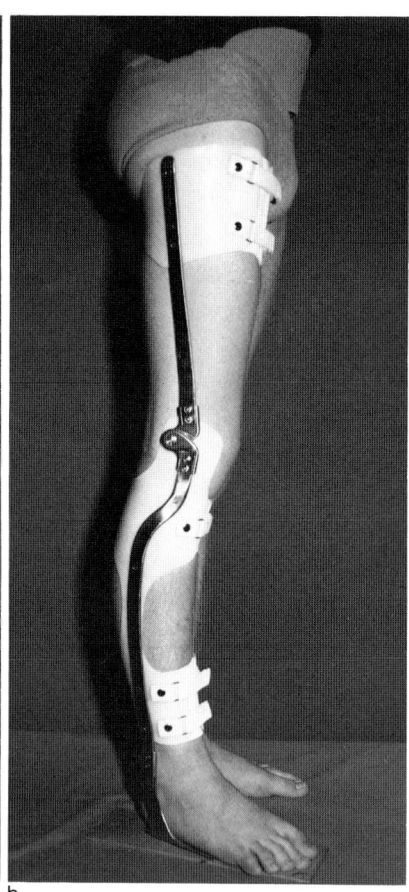

Abb. 17 a u. b
Einseitige Führungsschiene mit valgisierender Pelotte, die am lateralen Kondylus ansetzt und nur in Streck- (Belastungs-)Stellung wirksam wird zur Kompensation einer Varusfehlbelastung

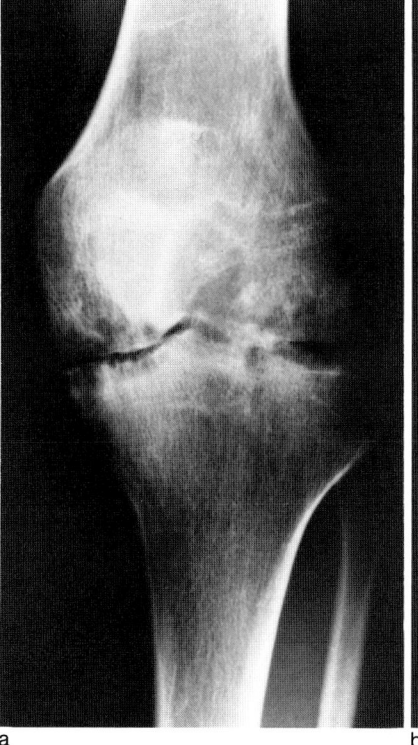

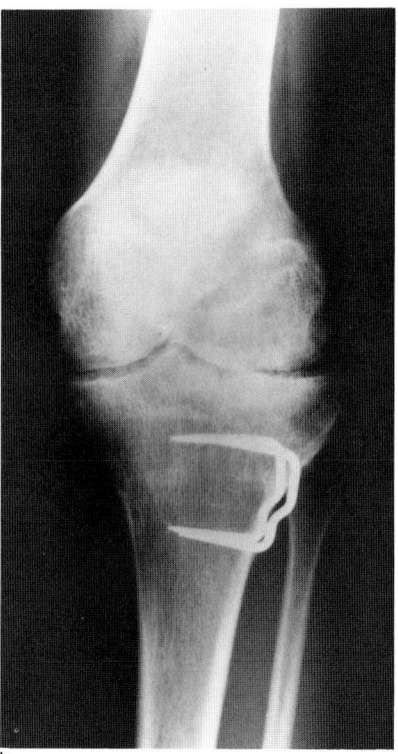

Abb. 18 a u. b
27–31 Jahre, Hämophilie A, schwer.
a) Varusarthropathie mit Hyperpressionszeichen im medialen Gelenkspalt (subchondrale Zysten und partielle Osteonekrosen).
b) Zustand 4 Jahre nach valgisierender Tibiakopfosteotomie: Die Zeichen der medialen Hyperpression sind weitgehend zurückgebildet

schwerer verlaufenden Hämophilie. Die Muskelblutungen (n = 2300) verteilen sich auf die folgenden anatomischen Orte:

Oberschenkel	28%,
Unterschenkel	18%,
Oberarm	17%,
Unterarm	19%,
Iliopsoas	9%,
übrige	9%.

Damit ereignen sich 55% der Muskelblutungen in Muskelgruppen, in denen direkte oder indirekte Auswirkungen auf die Kniegelenkführung bzw. -stabilisierung entstehen können (s. unten).

Besonderheiten

Wie die Gelenkblutung (s. S. 16.10) entsteht die Muskelblutung nach einem absoluten oder relativen, direkten oder indirekten Trauma (DÖHRING 1979). Dabei hat die Muskelblutung noch mehr als die Gelenkblutung den Charakter einer hämophilen Nachblutung (s. S. 16.10).

Das absolute und direkte Trauma entsteht und verläuft zunächst wie bei einem Individuum mit normaler Hämostase: Die Gewalteinwirkung führt zur Gewebszerstörung und zu einer deren Ausmaß entsprechenden Blutung. Beim Hämophilen kommt dann nach mehrstündigem Intervall die Nachblutung hinzu, die bei größerem Ausmaß mit einer an der verlängerten Reptilasezeit ablesbaren, gesteigerten Fibrinolyse vergesellschaftet sein kann. Letztere ist bei nicht erfolgender, unzureichender oder zu spät einsetzender Substitutionstherapie häufiger zu erwarten.

Bei dem nicht adäquaten Trauma, das beim Gerinnungsgesunden durchaus bagatell verläuft, zeigt der Hämophile nach 3–12 (manchmal mehr) Std. noch keinen abweichenden Verlauf. Bei einer schwereren Verlaufsform der Hämophilie (Restaktivitäten zwischen 0 und 12%), die weder vorsorglich noch im Anschluß an das Ereignis therapeutisch substituiert wurde, entwickelt sich nach dem genannten Intervall eine Hämatomgröße, die Symptome verursacht. Dieses Verhalten hat wie bei der Mehrzahl der Gelenkblutungen auch bei den meisten Muskelblutungen dazu geführt, daß sie als „Spontanblutungen" bezeichnet werden.

Die Verteilung der Muskelblutungen auf die einzelnen Regionen des Bewegungsapparates (s. oben) läßt erkennen, daß vor allem Muskelgruppen betroffen sind, die Gelenke mit großem Bewegungsumfang überspringen und an langen Knochenhebeln anbinden. Die Rumpfmuskulatur dagegen, die mit einer großen Oberfläche leicht direkter Traumatisierung unterworfen werden kann, zeigt so gut wie keine Neigung zu Blutungen. Diese Hinweise können nur dahingehend gewertet werden, daß das direkte Trauma für die Muskelblutungen der Hämophilen eine eher untergeordnete Rolle spielt. Es muß vielmehr für die Mehrzahl dieser Ereignisse das indirekte Trauma (HOFMANN u. Mitarb. 1982b) als auslösende Ursache gesehen werden. Die Iliopsoasgruppe und die Wadenmuskeln sind durch die infolge der hämophilen Arthropathie auftretenden Kontrakturen funktionell oder strukturell verkürzt; die Kniestrecker sind bei der Arthropathie geschwächt, so daß die genannten Muskelgruppen leicht durch fortgeleitete Traumen passiv überdehnt werden können. Für die Auslösung der Blutung reichen dann auch schon bereits mikroskopisch kleine Muskelfaserzerreißungen. Unterstützt wird diese Annahme durch die Beobachtung, daß in den genannten Muskelgruppen bevorzugt die kurzen Anteile (M. iliacus, Mm. vasti, M. soleus) befallen werden (DÖHRING 1979, HAUBRICH 1983).

Die hämophilen Arthropathien der unteren Extremität führen zunächst zur funktionellen, später fixierten Kontraktur (s. S. 16.15) in Hüft-, Knie-, und Sprunggelenk (vgl. Tab. 2 C–E). Jede dieser Kontrakturen erzwingt eine entsprechende Haltung in den übrigen beiden Gelenken des Beins (SCHUMPE u. Mitarb. 1976).

Aus der gebeugten Haltung des Beins entstehen nun, insbesondere bei plötzlicher Mehrbelastung, die zur Blutungsprovokation erforderlichen Dehnungsmomente in den (vorgeschwächten) Kniestreckern bzw. in der (verkürzten) Wadenmuskulatur.

Der M. iliacus wird durch zwei verschiedene Mechanismen gefährdet:
1. Eine Hüftbeugehaltung infolge einer distal der Hüfte vorliegenden Kontraktur führt zunächst zur funktionellen und auf Dauer zur strukturellen Verkürzung der Hüftbeuger (Iliopsoas, Rectus femoris). Erfolgt nun bei noch freiem Spiel des Hüftgelenks eine akzidentielle Streckbewegung, werden die Fasern des M. iliacus als erste und am stärksten der Überdehnung ausgesetzt.
2. Das von der hämophilen Arthropathie geringer geschädigte Bein wird zum überwiegend belasteten Standbein. Beim unvorhergesehenen Versagen des schwächeren Beins erfolgt eine reflektorische Überstreckung der standbeinseitigen Hüfte, womit die Balance aufrechterhalten und ein Sturz vermieden werden kann. Auch dies kann zu partiellen Faserzerreißung im M. iliacus führen.

Die dargestellten, biomechanischen Hypothesen über die Entstehung der hämophilen Muskelblutung werden dadurch erhärtet, daß sich die aus Muskelblutungen entstehenden Pseudotumoren an der unteren Extremität in den für die indirekte Traumatisierung exponierten Muskeln besonders häufig finden.

Lokalisation von 105 Pseudotumoren, die auf veraltete Muskelblutungen zurückzuführen sind:

Oberschenkel(streckseite)	47%,
Iliakus	33%,

Wadenmuskeln (Soleus)	13%,
Oberarm	4%,
Unterarm	2%,
übrige	1%.

Damit unterscheidet sich die Muskelblutung des Hämophilen von derjenigen bei Gesunden in folgenden Punkten:
1. Sie neigt unabhängig von ihrem Entstehungsmodus und ihrem primären Ausmaß zur Nachblutung (nach mehrstündigem Intervall), sofern nicht sofort und in ausreichender Höhe und Dauer der Gerinnungsdefekt kompensiert wird.
2. Sie entsteht meist durch nicht adäquate, oft indirekte Traumen.
3. Sie tritt vornehmlich in den tiefliegenden, eingelenkigen Anteilen der Iliopsoas-, der Kniestrecker- und Wadenmuskelgruppe (M. iliacus, Mm. vasti, M. soleus) auf.
4. In vielen Fällen stellt sie eine indirekte Komplikation der hämophilen Gelenkblutung dar.

Klinik

Die massive, akute Muskelblutung ist eine akute Raumforderung. Sie erzeugt daher zunächst eine dementsprechende Schmerzsymptomatik, und das von dem befallenen Muskel bediente Gelenk wird in eine Stellung verbracht, die den vollgebluteten Muskel optimal entlastet. Dementsprechend kann bei kleineren Hämatomen eine passive Dehnung des befallenen Muskels zur Schmerzprovokation führen, was dann die genaue Lokalisation erleichtert.
Vergrößert sich dagegen ein zunächst geringfügiges Hämatom langsam infolge der Nachblutung, wird sich vor Schmerzeintritt in der Regel bereits die Kontraktur herausbilden.
Ab welcher Hämatomgröße Schmerzen bzw. eine Schonhaltung provoziert werden, hängt von dem intrafaszialen Volumen des betroffenen Muskels und der Wachstumsgeschwindigkeit der Blutung ab.
Relativ oft führt sowohl die akute als auch die chronische Raumforderung zur Kompression benachbarter Gefäße und Nerven. Bekannte Beispiele hierfür sind die ischämische (von Volckmannsche) Kontraktur der Hand bei Blutungen in die Fascia antebrachii, die Femoralisparese bei Iliakusblutungen und das Tibialis-anterior-Syndrom bei Blutungen in den Unterschenkel. Auch hier kann das auslösende Hämatom um so größer sein, je langsamer es entstanden ist. Die genannten Engpaßsyndrome ergeben die Indikation zum operativen Eingreifen, wenn:
1. eine weitgehende Lähmung eines Nervs dessen bleibenden Ausfall befürchten läßt;
2. die unterbrochene Gefäßversorgung bleibende Gewebeschäden oder Funktionsbeeinträchtigungen zu hinterlassen droht;
3. beim frischen Hämatom der Untergang weiterer Muskelmassen vermieden werden kann, insbesondere, wenn es sich um Muskeln handelt, die für Funktion oder Statik besonders bedeutsam sind (Hand-, und Fingerstrecker, Kniestrecker, Tibialisgruppe).

Nach allgemeiner Erfahrung stellen sich diese Indikationen beim Hämophilen nur äußerst selten, wenn die Möglichkeit der Substitutionsbehandlung (die auch zur Absicherung der Operation notwendig ist) voll ausgenützt wird (HOFMANN u. Mitarb. 1981).

Therapie

Da die Muskelblutung durch den Mangel an plasmatischer Gerinnungsaktivität gefördert und unterhalten wird, ist der erste therapeutische Schritt in einer Substitution des entsprechenden Mangelfaktors zu sehen, die eine Normalisierung des Gerinnungsverhaltens herbeiführt. Die Dauer und die Höhe der Substitution hängen dann von der Größe des Hämatoms, der Lokalisation und den begleitenden Komplikationen ab (je weniger Risiko für eine schwerwiegende Komplikation gesehen wird, desto eher kann auf einen vollständigen Ersatz des fehlenden Gerinnungsfaktors verzichtet werden).
Bei den Hämophilien ist nach unserer Erfahrung ein Aktivitätsspiegel der Faktoren VIII bzw. IX unterhalb von 40% der Norm (gemessen vor der nächsten Injektion) nicht immer ausreichend, um eine sichere Resorption zu erzielen. Wie die unten angeführten Fallbeispiele von Komplikationen zeigen werden, empfiehlt es sich, die Substitution so lange aufrechtzuerhalten, bis mit Sicherheit das Vorhandensein eines Resthämatoms ausgeschlossen werden kann. Letzteres bedarf besonders im Bereich des M. iliacus, der tiefen Kniestrecker und der Wadenmuskulatur einer besonders sorgfältigen Verlaufskontrolle. Da Blutungen in diesen Muskeln schlecht palpatorisch zu beurteilen sind und die Umfangmessung wegen der vorbestehenden Muskelatrophie irreführende Ergebnisse liefern kann, sollten die Sonographie, die Computertomographie oder besser, wo erreichbar, die Kernspintomographie eingesetzt werden.
Selbstverständlich müssen auch alle adjuvanten Therapien, wie bei Hämatomen des Nichthämophilen, eingesetzt werden. Dazu gehören statische, dynamische und hydrostatische Entlastung, lokale Kühlung und die Gabe von Antiphlogistika (soweit diese keinen negativen Einfluß auf die plasmatische Gerinnung haben). Unter der Voraussetzung, daß der Gerinnungsdefekt ausgeglichen ist, können bei oberflächlich gelegenen Hämatomen auch heparinhaltige Externa verwendet werden. Unter derselben Voraussetzung

16.38 Orthopädische Probleme der plasmatischen Gerinnungsstörungen

sind auch operative Ausräumungen von Hämatomen möglich und, wo nach den allgemeinen Richtlinien indiziert, zu fordern. Ausgedehnte Hämatome in Iliakus und Oberschenkel können bis zu 6 Wochen Behandlung erforderlich machen, bis sie restlos resorbiert sind. Darüber hinaus weiterbestehende Hämatome sind dahingehend verdächtig, daß es sich um alte, abgekapselte Hämatomreste handelt, die die aktuelle Blutung erleichtert haben. Außerdem sollten folgende Differentialdiagnosen überprüft werden:
- Hemmkörper gegen den zugeführten Gerinnungsfaktor,
- Tumor,
- Infektion.

Komplikationen

Engpaßsyndrome

Unterarm

Wie bereits (s. S. 16.37) angedeutet, führen Muskelblutungen im Unterarm nicht nur zum Verlust von Muskelmasse (Abb. 19), sondern auch zu der typischen ischämischen Kontraktur (Abb. 20).

Ein seltenes Engpaßsyndrom zeigt dieser Fall: Ein 24jähriger Mann mit schwerer Hämophilie A, der eine auffallende Atrophie der Mm. interossei der linken Hand aufwies (Abb. 21 a), zeigte im Bereich des Olekranons eine umschriebene, prall-elastische Schwellung (Abb. 21 b). Radiologisch erwies sich diese als teils knöchern, teils weichteilbedingt (Abb. 21 c). Dieser Befund war mit einem alten, in Verknöcherung begriffenen Hämatom im Ursprung des M. flexor digitorum profundus vereinbar. Bei der operativen Revision (Abb. 21 d) bestätigte sich der Verdacht. Das Hämatom hatte den N. ulnaris verlagert und überdehnt und dadurch die motorische Parese ausgelöst. Die Resektion des teilweise verknöcherten Hämatoms (Abb. 21 e) ergab eine für die Regeneration des Nervs ausreichende Neurolyse.

Retroperitoneum

Bis zur Differenzierungsmöglichkeit der retroperitonealen Massenblutung mittels Sonographie, Computertomographie und operativer Revision, die erst seit einigen Jahren möglich ist, wurden diese Ereignisse entweder als Iliopsoasblutung eingestuft oder irrtümlich unter der Verdachtsdiagnose „akute Appendizitis" operiert.

Die seltenere Blutung in den M. psoas (1:10) ist meist suprapelvin tastbar (Abb. 22 a) und führt im allgemeinen nie zu neurologischen Ausfällen. Sie ist allerdings gegenüber den viel selteneren Harnleiterprozessen und einem akuten Abdomen abzugrenzen. Am sichersten gelingt dies mit dem eindeutigen Hämatomnachweis mittels Computertomographie (Abb. 22 b).

Die häufigere Iliakusblutung (10:1) (Abb. 23 a) führt bei oft negativem Tastbefund zur schmerzreflektorischen Hüftbeugehaltung bei erhaltener Rotationsfähigkeit (letztere wird bei intraartiku-

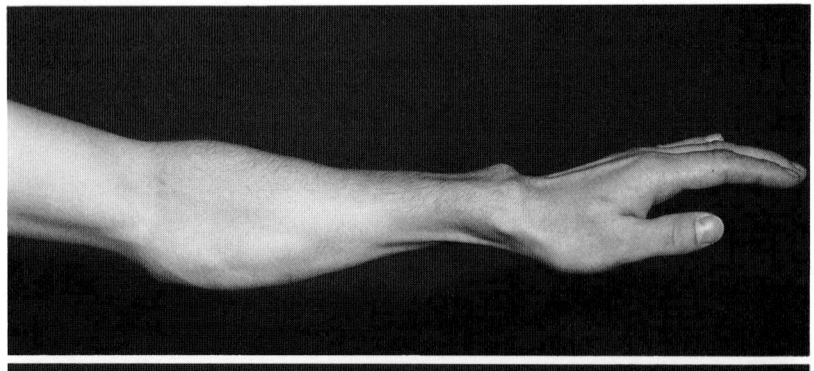

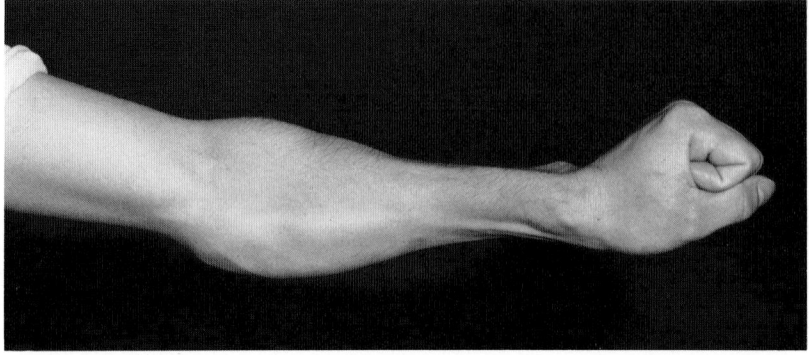

Abb. 19 a u. b
27 Jahre, Hämophilie B, schwer. Linker Unterarm mit Hand: Zustand nach Unterarmmuskelblutung, Verlust der distalen Anteile der Unterarmmuskeln bei weitgehend erhaltener Funktion

Komplikationen **16**.39

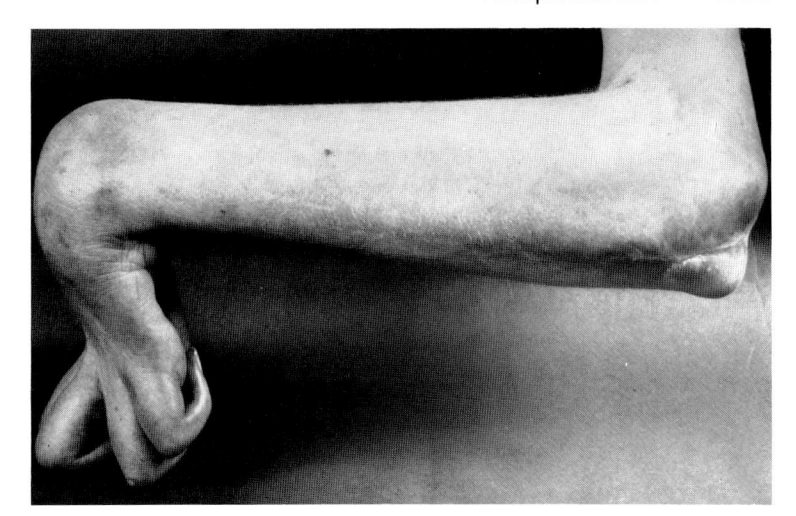

Abb. 20 45 Jahre, Hämophilie A, schwer. Linker Unterarm mit Hand: Vor 20 Jahren hat eine Unterarmblutung eine ischämische Kontraktur ausgelöst

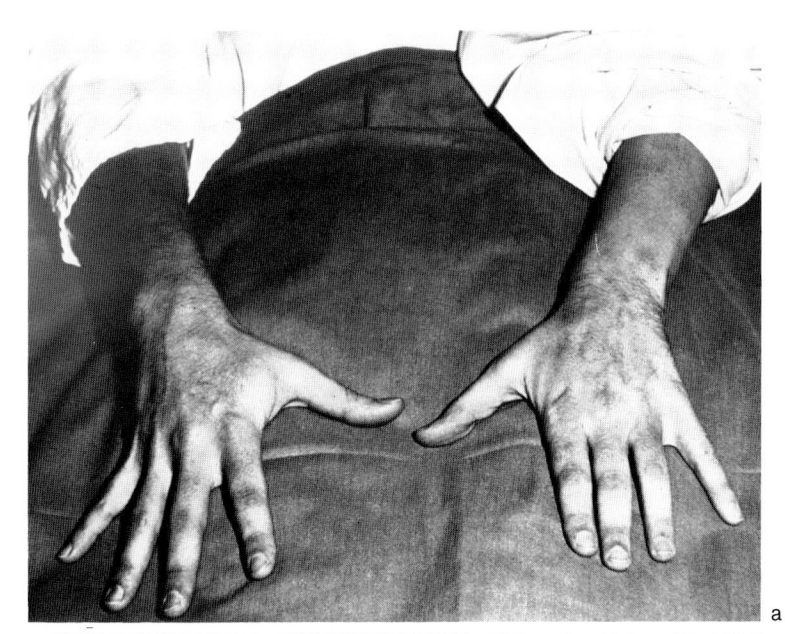

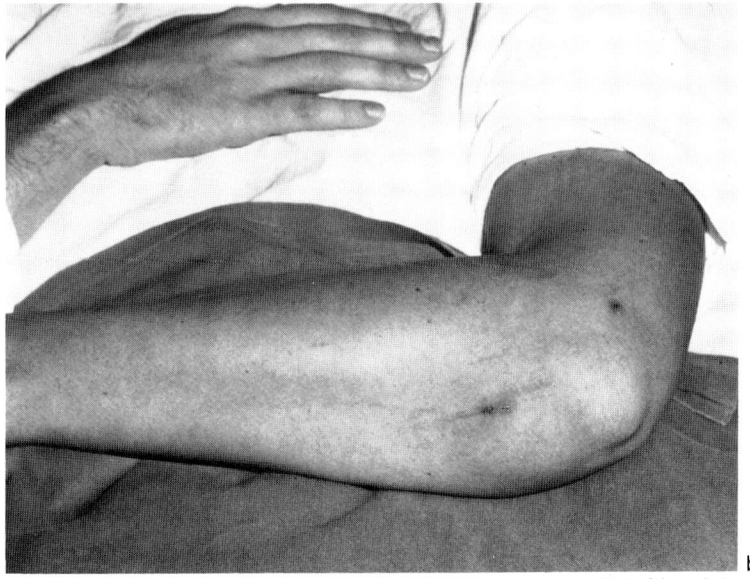

Abb. 21 a–e 24 Jahre, Hämophilie A, schwer. a) Atrophie der Intrinsicmuskeln der linken Hand. b) Dezente Schwellung über der Streckseite der proximalen Ulna. c) Xeroradiographischer Nachweis eines in Verkalkung begriffenen subperiostalen Hämatoms. d u. e) Operativer Situs, der die Verlagerung des N. ulnaris durch das Hämatom erkennen läßt

Abb. 21 c–d ▷

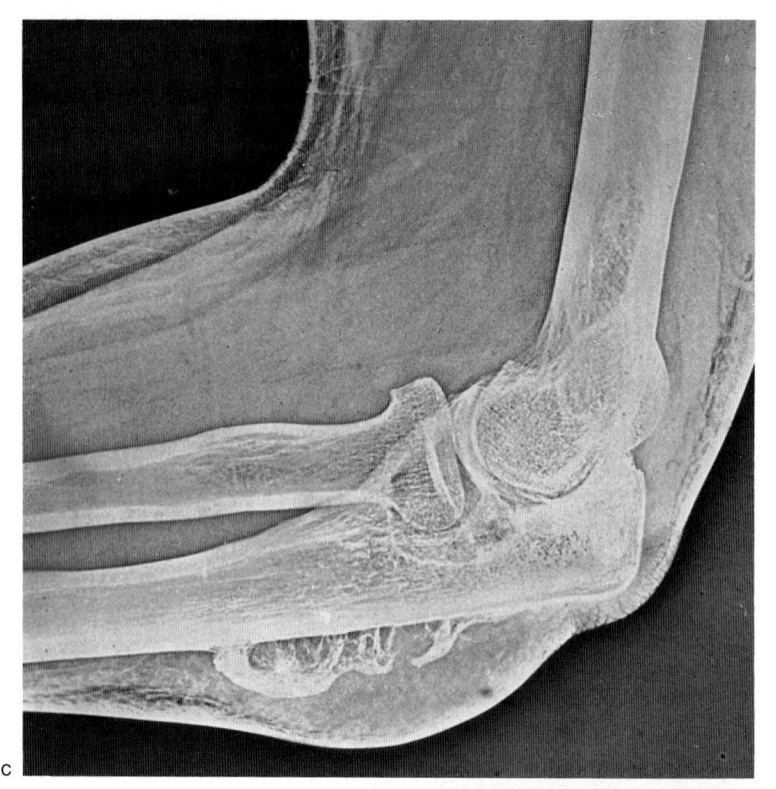

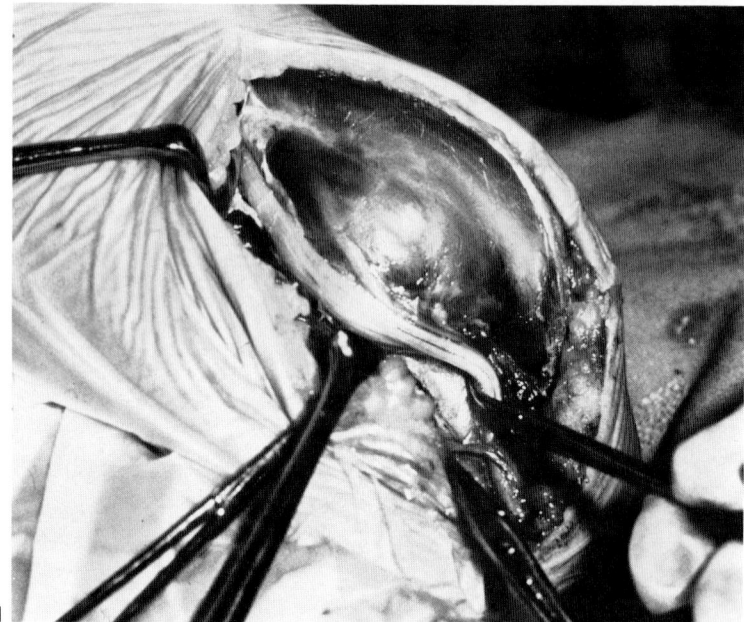

16.40 Orthopädische Probleme der plasmatischen Gerinnungsstörungen

Abb. 21 c. u. d

lären Ereignissen schnell schmerzhaft oder geht verloren) und zu sensiblen und motorischen Ausfällen im N. femoralis. Bei dem in Abb. 24 dargestellten Fall besteht die motorische Parese des N. femoralis seit mehr als 10 Jahren, so daß deren Spätfolgen gut ablesbar sind: Die Oberschenkelstreckmuskulatur ist stark atrophiert, das Kniegelenk beugekontrakt und die Tibia nach dorsal subluxiert. Aufgrund der mangelhaften Kniefüh-

rung sind gehäuft Kniegelenkblutungen und eine schwerste arthropathische Destruktion des Kniegelenks eingetreten.

Im Verlauf des N. ischiadicus

Neben einigen anamnestisch erhobenen, intra- und perispinalen Blutungen im Bereich der unteren Lendenwirbelsäule, die infolge der Ischias-

Komplikationen **16**.41

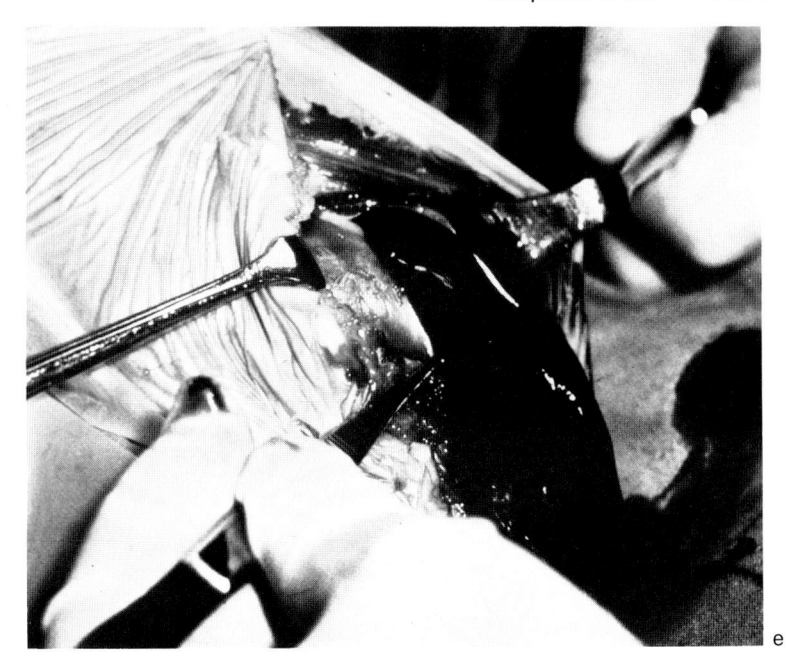

Abb. 21 e

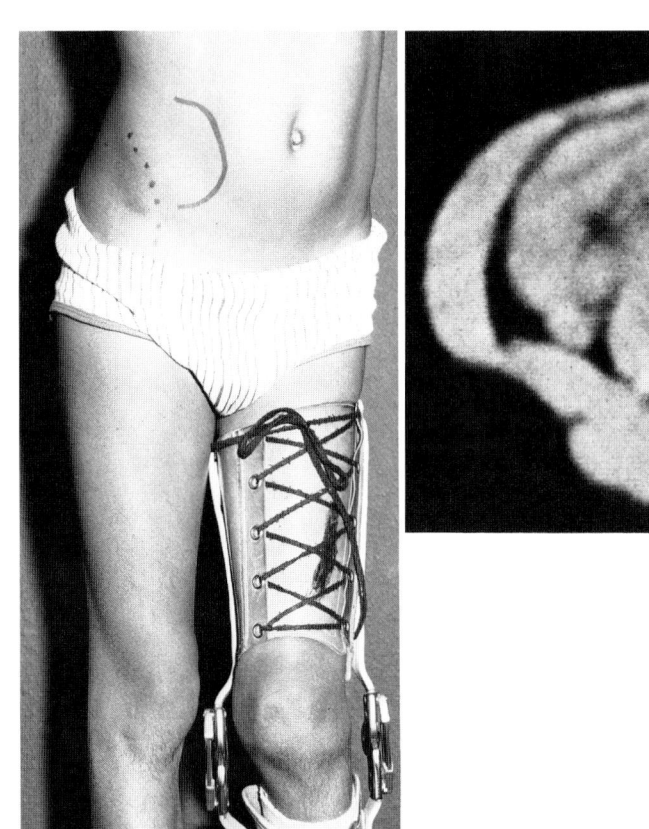

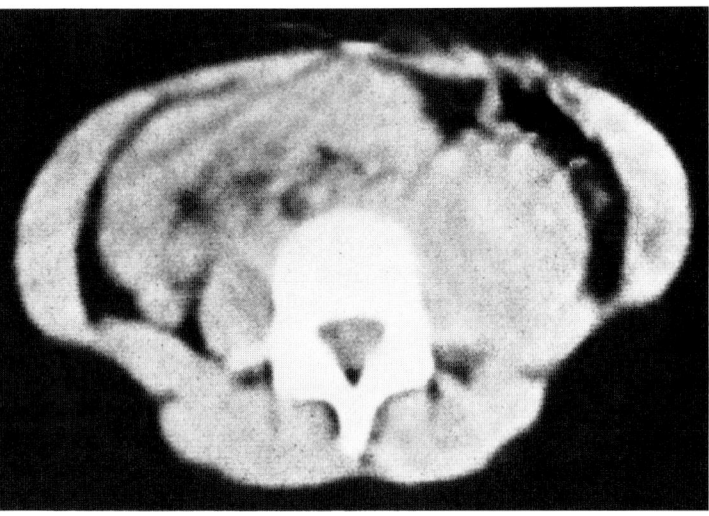

Abb. 22 a u. b   11 Jahre, Hämophilie A, schwer. a) Tastbefund bei akuter Psoasblutung und schmerzreflektorische Hüftbeugekontraktur mit konsekutiver Hyperlordose. b) Computertomographischer Nachweis eines Psoashämatoms. Der Durchmesser beträgt das Dreifache des gegenseitigen Muskels

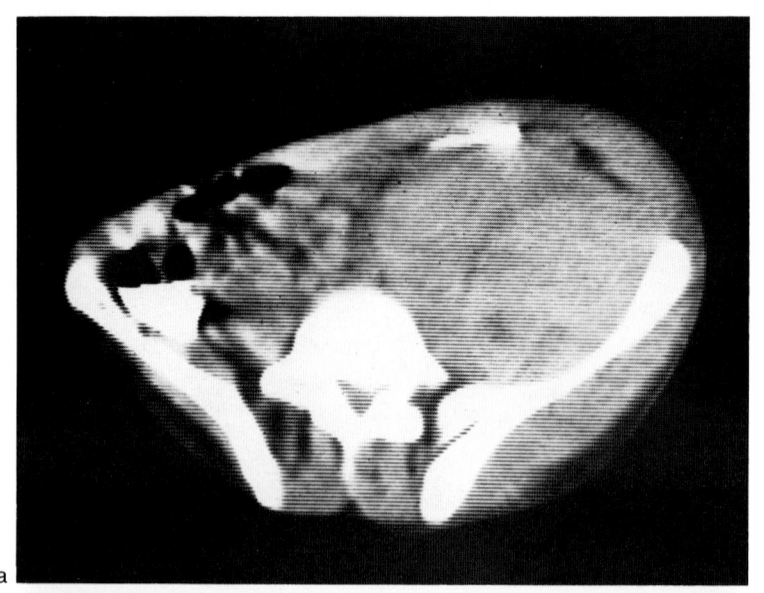

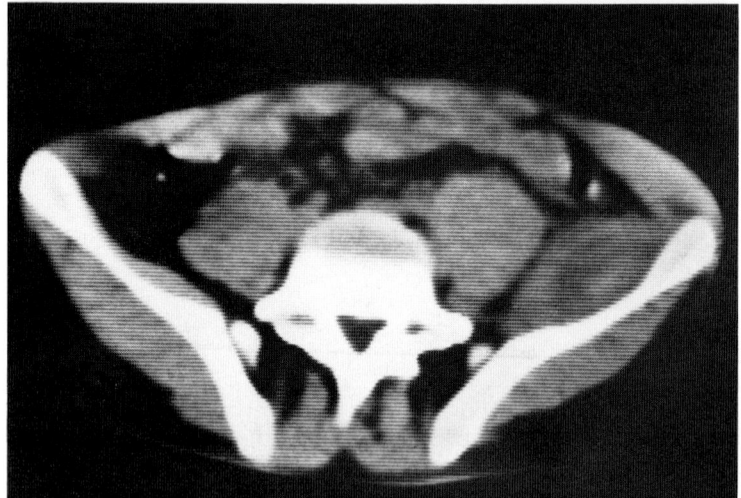

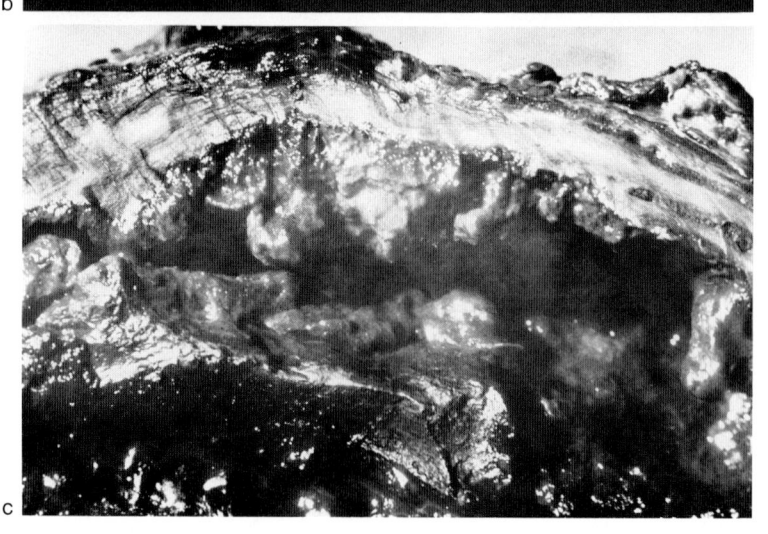

16.42 Orthopädische Probleme der plasmatischen Gerinnungsstörungen

Abb. **23** a–c   17 Jahre, Hämophilie A, leicht. a) Massive Einblutung in den M. iliacus (und in den M. psoas). Das Hämatom nimmt die gesamte linke Hälfte des Becken-Bauch-Raumes ein. b) Nach sechswöchiger konservativer Behandlung: Die Psoaskontur ist normalisiert. Der Iliakus ist noch deutlich verbreitert. Es zeigt sich eine Schichtung von abwechselnd hyperdersen und hypodensen Zonen. Dieser Befund entspricht einem abgekapselten alten Hämatom. c) Einblick in das aufgeschnittene Präparat: Oben derbe, fibröse Kapsel von bis zu 2 cm Dicke. Darunter die Hämatomhöhle mit teils geronnenem, teils organisiertem Hämatom

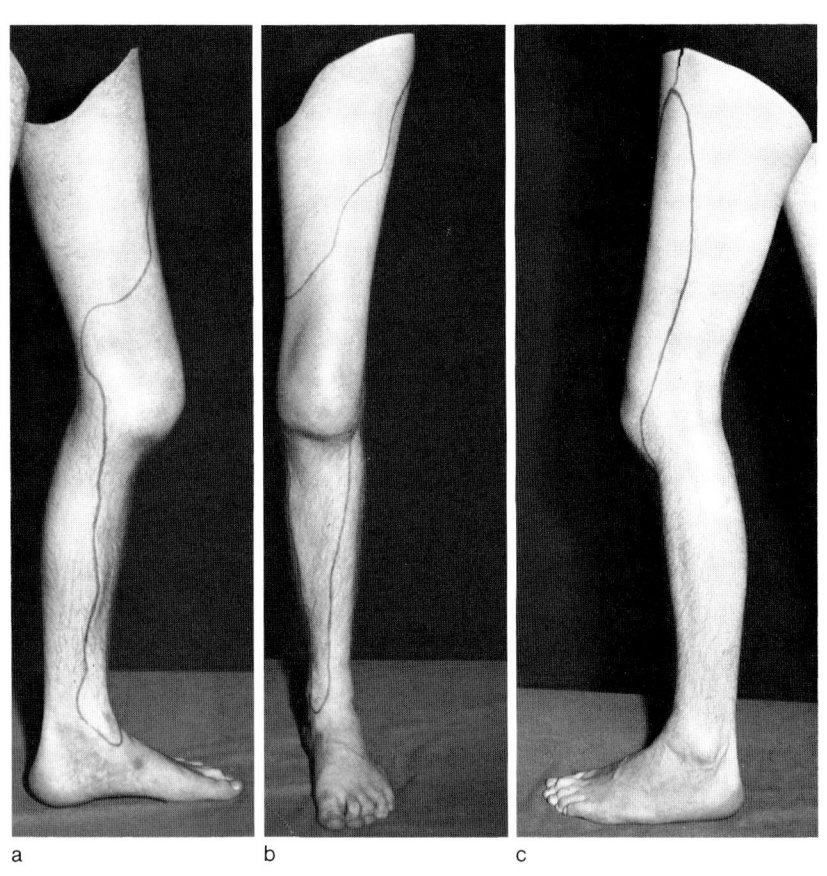

Abb. 24 a–e 24 Jahre, Hämophilie A, schwer.
a–c) Klinischer Aspekt der Femoralisparese bei Zustand nach Iliakusblutung vor 10 Jahren: Atrophie der Kniestreckmuskeln, Kniebeugekontraktur mit auffallender Subluxation und Außenrotation des Unterschenkels.
d u. e) Röntgenbefund des linken Kniegelenks aus: schwerste Arthropathie (entspricht Grad IV nach De Palma) mit extremem Patellatiefstand infolge der Parese

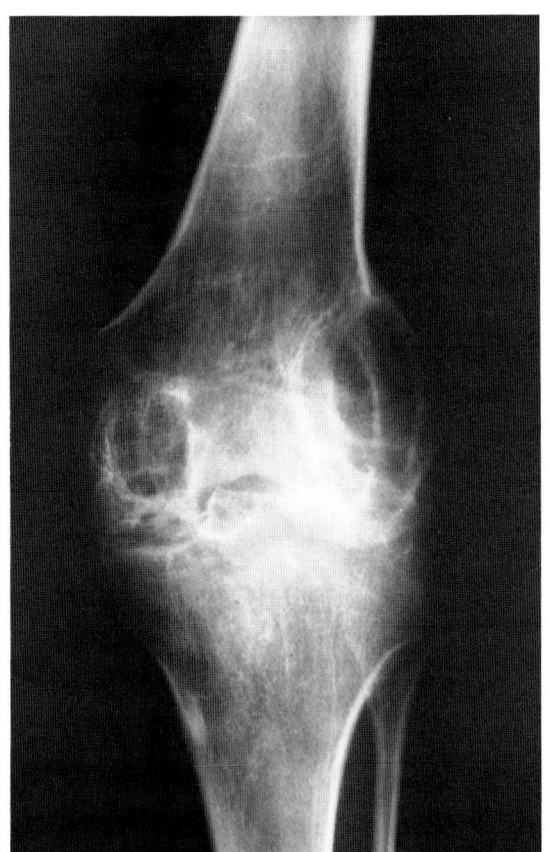

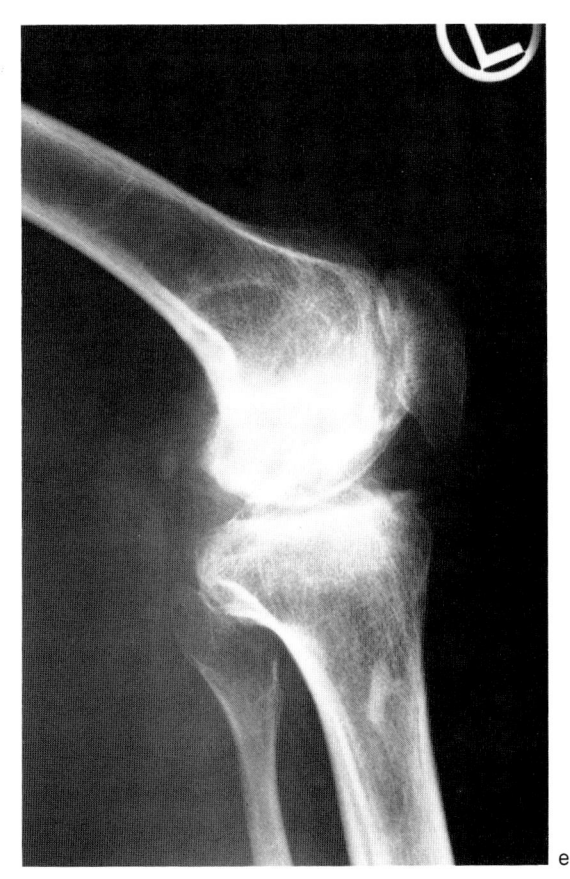

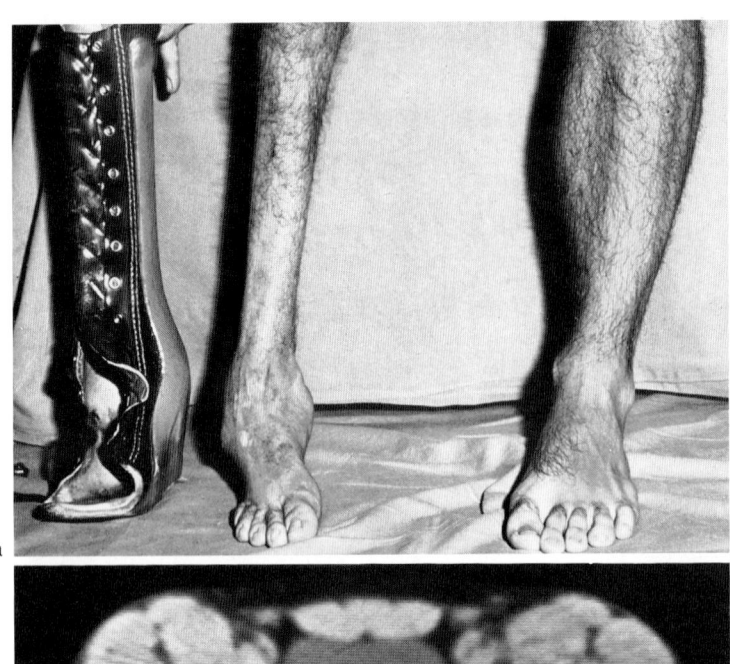

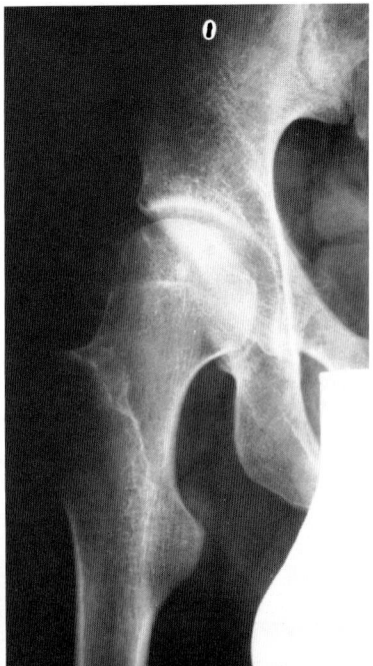

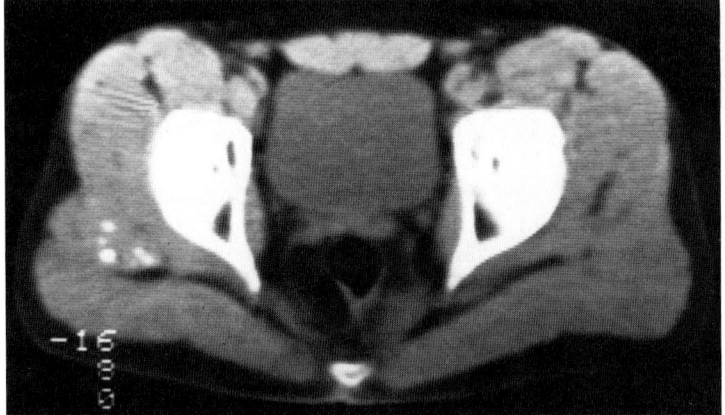

Abb. 25 a–c 25 Jahre, Hämophilie B, schwer. a) Kontrakter, schwer zu versorgender Lämungsklumpfuß rechts. b) In Projekten auf den rechten Hüftkopf und lateral davon zeigen sich mehrere kalkdichte Verschattungen. c) Der computertomographische Schnitt in Höhe der Hüftgelenke zeigt Reste eines teilweise verkalkten Hämatoms dorsolateral der rechten Hüfte

teilparese schwere Klumpfußdeformitäten hinterlassen haben, kam der folgende Fall zur Beobachtung: 23 Jahre alter Mann mit schwerer Hämophilie B und schlecht versorgbarer Klumpfußkontraktur seit früher Kindheit (Abb. 25 a). Die Röntgenuntersuchung des klinisch unauffälligen Hüftgelenks ergab mehrere kalkdichte Schatten in Projektion auf den Hüftkopf (Abb. 25 b). Computertomographisch konnte dann ein in Verkalkung begriffenes Hämatom in den Glutäen nachgewiesen werden (Abb. 25 c), das die Ischiasteilparese verursacht und erhalten hat.

Unterschenkel

Die Einblutung in die ventral gelegenen Anteile der Unterschenkelmuskulatur, insbesondere in den M. tibialis anterior, die durchaus durch Bagatelltraumen ausgelöst sein kann, verursacht häufig das Tibialis-anterior-Syndrom. Nach rechtzeitiger operativer Hämatomausräumung ist das Syndrom rückbildungsfähig. Insbesondere kann der Lähmungsspitzfuß vermieden werden. In sehr seltenen Fällen kann eine alte Blutung in den M. soleus, die in ein pseudotumoröses Wachstum übergegangen ist, sekundär in die vordere Unterschenkelmuskulatur durchbrechen und wie in dem in Abb. 26 gezeigten Fall ein Tibialis-anterior-Syndrom auslösen.

Verlust von Muskelmasse

Jede Muskelblutung führt zur Drucknekrose einer mehr oder weniger großen Anzahl von Muskelfasern. Nach der Resorption des Hämatoms tritt Narbengewebe an die Stelle der verlorengegangenen Muskulatur. Die bei jeder Narbenbildung stattfindende Schrumpfung führt dann zur Verkürzung des stärker betroffenen Muskels und zu einer entsprechenden Kontraktur im zugehöri-

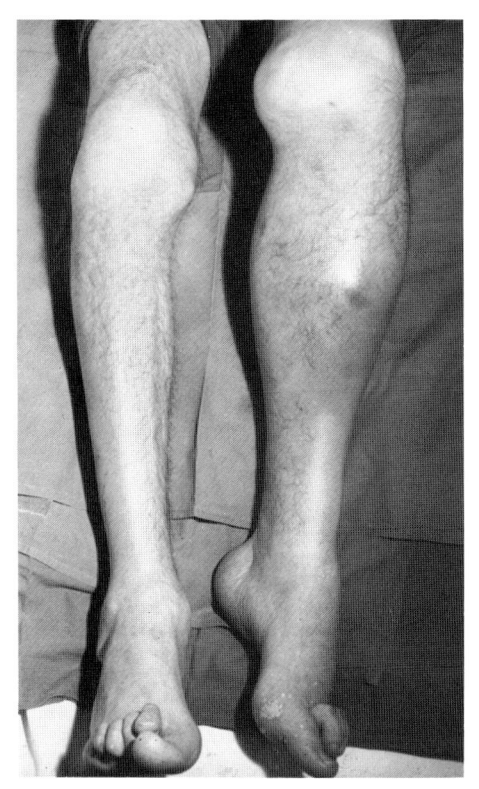

Abb. 26 56 Jahre, (Hemmkörper-)Hämophilie A. Akutes Tibialis-anterior-Syndrom mit Lähmungsspitzfuß und trophischen Störungen der Weichteile

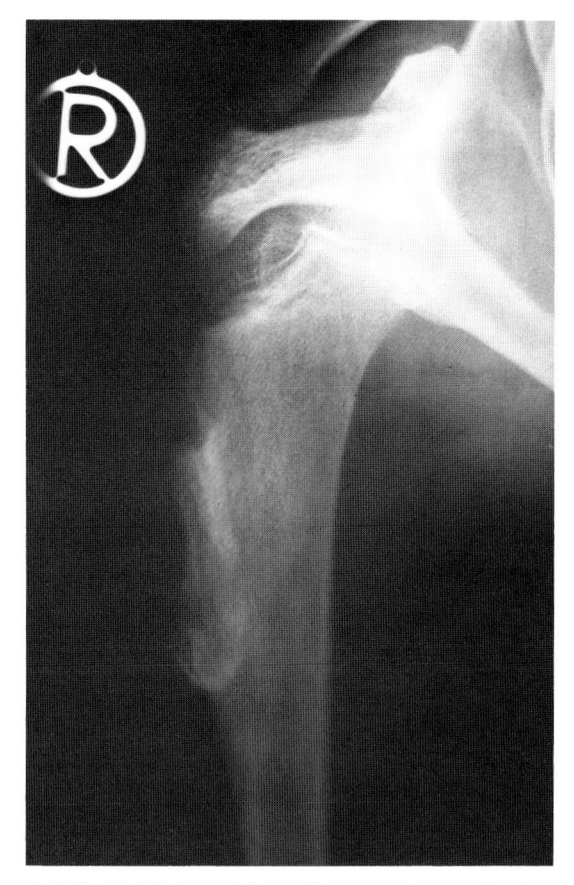

Abb. 27 14 Jahre, Hämophilie A, schwer. Rechte Schulter mit proximalem Oberarm: chronische Knochenum- und aufbaustörung im Bereich des Deltoideusansatzes, die durch eine Blutung im Anschluß an eine i. m. Injektion vor 9 Jahren provoziert wurde

gen Gelenk. Die bekanntesten dieser Kontrakturen sind:
- Spitzfuß nach Wadenmuskelblutungen,
- eingeschränkte Kniebeugefähigkeit nach Blutungen in die Kniestrecker,
- Hüftbeugekontraktur mit konsekutiver Hyperlordose nach Iliakusblutung,
- Beugekontrakturen der Hand- und Fingergelenke nach Unterarmblutungen.

Persistierende Resthämatome mit Umformung in Pseudotumoren

Tritt die Resorption eines Muskelhämatoms verzögert ein oder bleibt sie unvollkommen, bildet sich ab etwa der 7. Woche eine derbe Bindegewebskapsel durch narbigen Ersatz des nekrotischen Gewebes in der Hämatomperipherie. Das in dieser Kapsel liegende Resthämatom ist dann einer weiteren Resorption nicht mehr ohne weiteres zugänglich. Durch autolytische Zersetzung der eingekapselten Blutreste entsteht ein erhöhter osmolarer und onkotischer Druck innerhalb der Kapsel (FERNANDEZ-DE-VALDERRAMA u. MATHEWS 1965). Der erhöhte Druck erzeugt von Zeit zu Zeit kleinere Kapseleinrisse, die dann bei unbehandelter Gerinnungsstörung zur erneuten Blutung führen. Letztere kann erfolgen:

1. in das Innere der Hämatomkapsel,
2. in die Kapselwand,
3. in die Umgebung.

Diese Sekundärblutungen führen zu einem in Schüben verlaufenden Wachstum des Hämatoms. Je nach Richtung der Blutungen (s. oben) erfolgt dieses Wachstum monozystisch (1.) oder polyzystisch (2. und 3.). Diese chronisch wachsenden Hämatome werden, sobald sie Verkalkungszeichen zeigen oder knöcherne Strukturen arrodieren, mit dem Begriff „hämophiler Pseudotumor" belegt.

Bei der Durchsicht der Literatur über „hämophile Pseudotumoren" fanden sich drei Haupttypen von posthämorrhagischen Zuständen, die einem hämophilen Pseudotumor entsprechen (DÖHRING 1979):
1. Veränderungen an den Phalangen von Hand und Fuß bei Kindern und Jugendlichen infolge subperiostaler Blutungen nach direkten Traumen;
2. Zysten in den Fußwurzelknochen, wahrscheinlich auf intraspongiöse Blutungen zurückgehend;

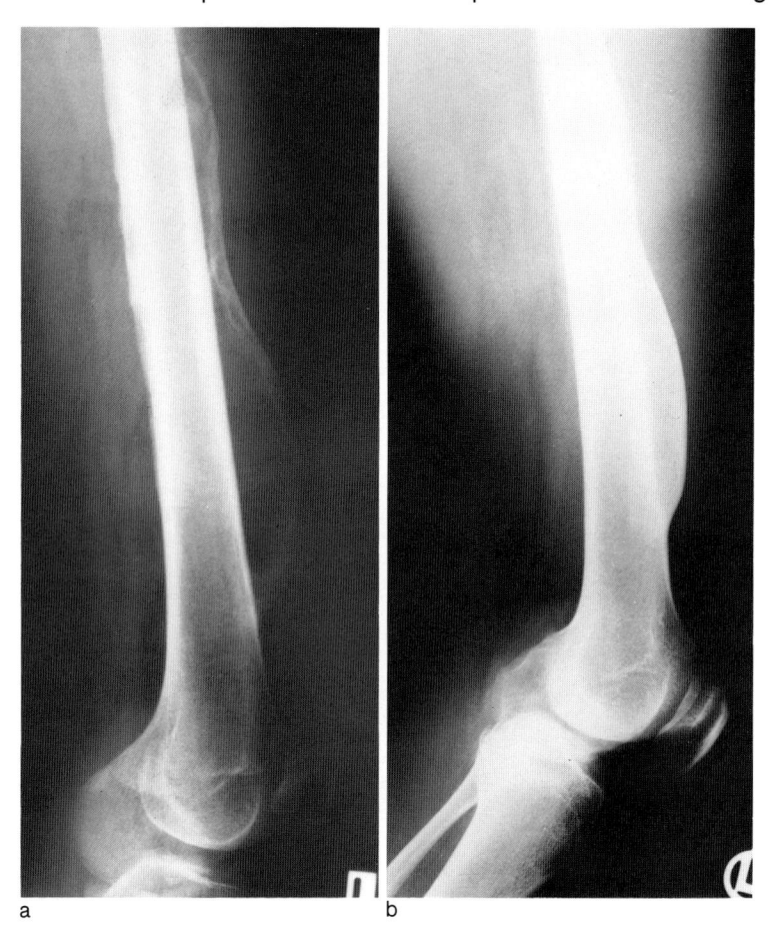

16.46 Orthopädische Probleme der plasmatischen Gerinnungsstörungen

Abb. 28 a u. b 16–20 Jahre, Hämophilie A, schwer. a) 6 Wochen alte Blutung in die Oberschenkelstreckmuskulatur, die in den (ventralen) Subperiostalraum eingebrochen ist. Das abgehobene Periost zeigt deutliche Verkalkungsreaktionen. b) 4 Jahre nach erfolgreicher konservativer Behandlung: Das Hämatom ist völlig zurückgebildet. Apposistionelle periostale Knochenanlagerungen an der ventralen Kompakta erinnern noch an die massive Periostreizung durch das Hämatom

3. sekundär in den Periostraum eingebrochene Muskelhämatome im Bereich des Beckens und der langen Röhrenknochen (Humerus, Ulna/Radius, Femur, Tibia/Fibula) (s. S. 37).

Verteilung der „Pseudotumoren" nach Typ und Lokalisation

1. Pseudotumoren kleiner Röhrenknochen (7)
   a) Daumen   5
   b) Finger   1
   c) Mittelhand   1
2. Zysten in spongiösen Knochen (22)
   a) Kalkaneus   14
   b) Talus   5
   c) Skapulahals   3
3. Pseudotumoren langer Röhrenknochen (69)
   a) Femur   49
   b) Tibia/Fibula   14
   c) Humerus   4
   d) Ulna/Radius   2
4. Pseudotumoren des Darmbeins (37).

Zu 1. Die tumorösen Auftreibungen von Phalangen nach direkter Traumatisierung treten nicht mehr auf, seit entsprechende Verletzungen durch eine adäquate Substitutionsbehandlung angegangen werden. Sie sind außerdem in den meisten Fällen rückbildungsfähig, wenn eine Ruhigstellung der betroffenen Gliedmaße und ein Ausgleich des fehlenden Gerinnungsfaktors erfolgen (HOFMANN u. Mitarb. 1981). Sie sollten deshalb nicht mehr mit dem Begriff Tumor belegt werden.

Zu 2. Bei den intraspongiösen Zysten handelt es sich um intraossäre Blutungen, die sich zumeist entweder auf eine direkte Traumatisierung oder auf schleichende Frakturen zurückführen lassen (HOFMANN u. Mitarb. 1982).

Zu 3 und 4. Den Veränderungen am Darmbein und an den langen Röhrenknochen kommt aufgrund ihres Wachstumsverhalten und aufgrund der Komplikationen, die sie verursachen, noch am ehesten der Vergleich mit Tumoren zu.

Dem vielfältigen Spektrum der morphologischen Erscheinungsform, des Wachstumsverhaltens sowie der diagnostischen und therapeutischen Problematik wird am ehesten die Darstellung anhand von typischen Verläufen gerecht:

Arm

Hier ist der Fall eines 14jährigen Knaben anzuführen, der nach einer intramuskulären Injektion im Alter von 5 Jahren eine massive Oberarmblutung durchzustehen hatte. Nach zwischenzeitlich erfolgter Resorption des Resthämatoms besteht noch eine deutliche Auf- und

Komplikationen **16**.47

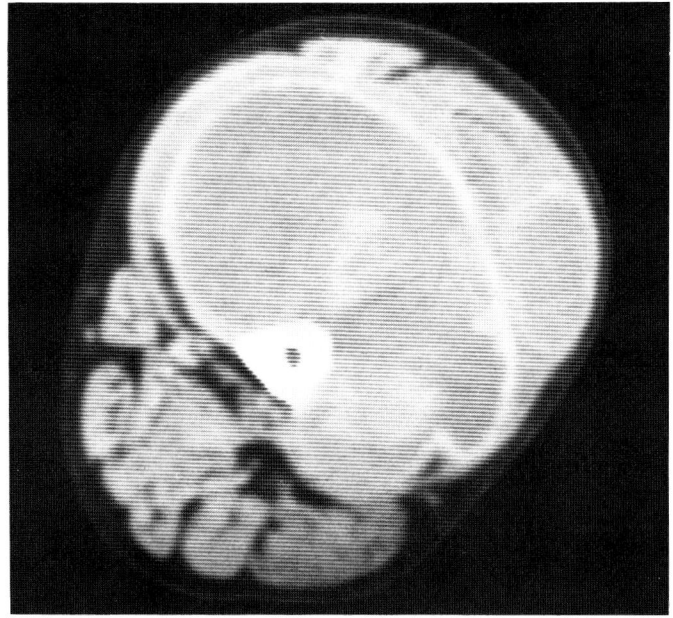

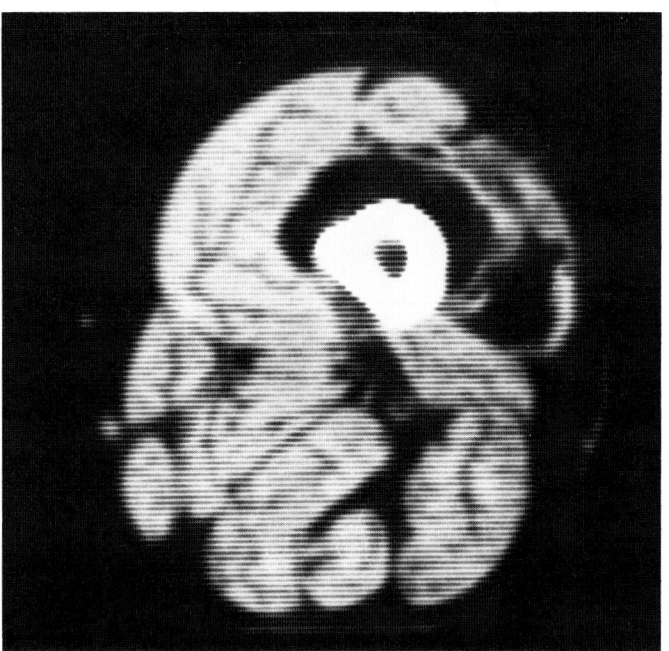

Abb. 29 a u. b 34 Jahre, Hämophilie A, leicht. Computertomophische Querschnitte durch die Oberschenkelmitte.
a) Riesiges, mehrfach gekammertes Hämatom in der Streckmuskulatur.
b) Der entsprechende Schnitt 3 Jahre nach der Ausräumung des Hämatoms

Umbaustörung der Humeruskortikalis (Abb. 27). Dieser Befund wurde bis zum 23. Lebensjahr kontrolliert und zeigte keine weitere Veränderung. Ein weiteres Beispiel gibt der auf S. 16.38 (vgl. Abb. 21) beschriebene Fall.

Oberschenkel

In der Abb. 28 sind seitliche Aufnahmen des linken proximalen Oberschenkels eines 16jährigen Jungen mit schwerer Hämophilie A wiedergegeben. 8 Wochen vor der ersten Aufnahme (Abb. 28a) war eine linksseitige Iliakusblutung mit motorischer Femoralislähmung aufgetreten. Dabei kam es zu einer traumatischen Hyperflexion des linken Kniegelenks und zur Massenblutung in die Mm. vasti links. Das Hämatom hat Eingang in den Subperiostalraum gefunden (wahrscheinlich über die Muskelursprünge) und das Periost abgehoben, das sich jetzt teilweise verkalkt darstellt. Eine konsequente konservative Behandlung konnte hier die weitere Transformation in einen Pseudotumor verhindern. 6 Jahre nach dem Ereignis finden sich jedoch immer noch deutliche Reste der Knochenumbaustörung (Abb. 28b).

Anhand der Abb. 29 soll der Fall eines 34jährigen mit einer Subhämophilie A (Restaktivität 16%) dargestellt werden. 10 Jahre zuvor war es bei dem Versuch, ein Oberschenkelhämatom rechts unter dem Verdacht auf einen Tumor auszuräumen, wegen der unterlassenen Substitution letztlich zur Hüftexartikulation gekom-

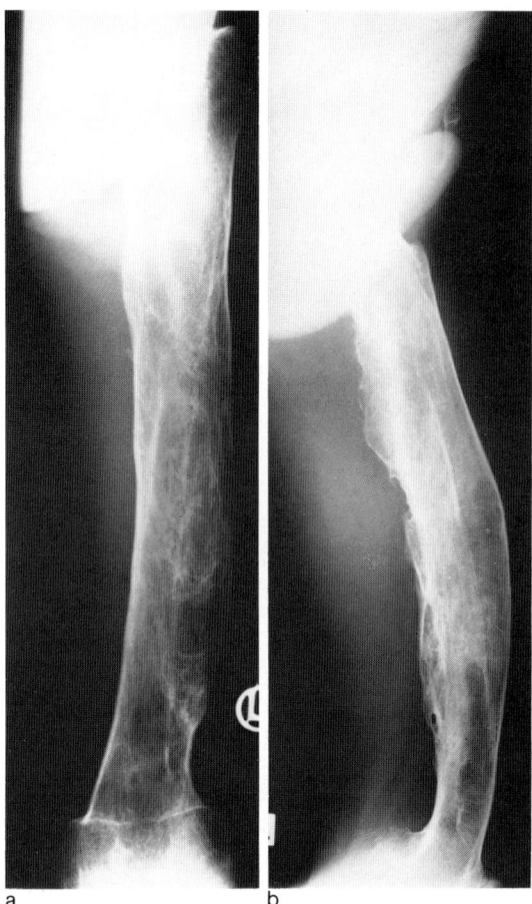

16.48 Orthopädische Probleme der plasmatischen Gerinnungsstörungen

a b
Abb. 30 a u. b 31 Jahre, Hämophilie A, schwer. Linker Oberschenkel a) a.-p. und b) seitlich: Zustand nach Blutung in den Subperiostalraum des Femurs im Anschluß an eine Iliakusblutung

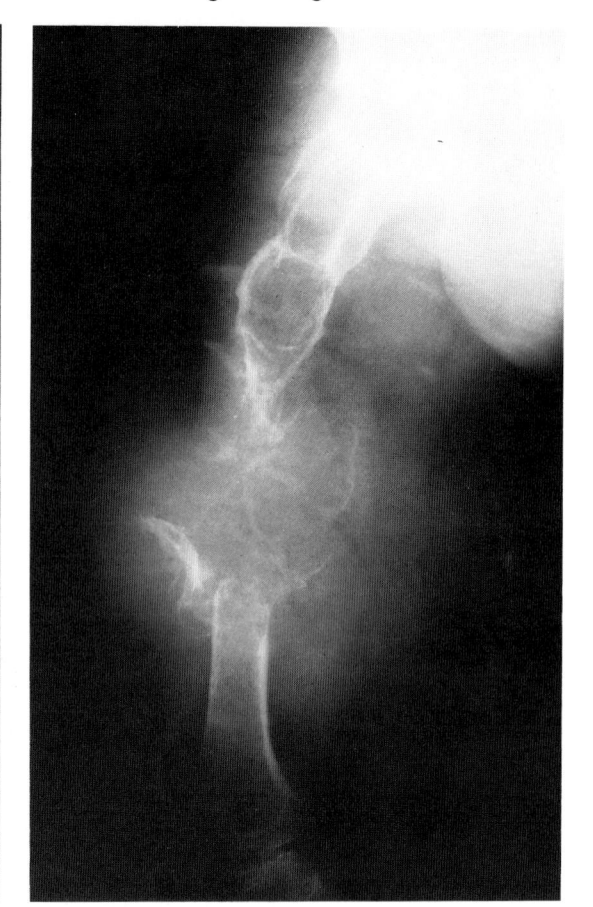

Abb. 31 48 Jahre, Hämophilie B, schwer. Rechter Oberschenkel seitl.: spontan frakturierter Pseudotumor des Oberschenkels

men. Seit 9 Jahren bestand nun ein in Schüben wachsender Tumor auch im linken Oberschenkel. Der computertographische Querschnitt durch den linken Oberschenkel (Abb. 29 a) läßt das riesige, mehrkammerige Hämatom erkennen, das den Raum der Streckmuskulatur einnimmt. Unter adäquater Substitution des Faktor VIII gelang eine komplikationslose Hämatomresektion (Abb. 29 b).
In der Abb. 30 ist der linke Femur eines 33 Jahre alten Mannes mit schwerer Hämophilie A wiedergegeben, der 10 Jahre zuvor im Anschluß an eine „Retroperitonealblutung" eine Massenblutung in die dorsalen Oberschenkelweichteile erlitt. Hier läßt der Befund vermuten, daß die Iliakusblutung entlang der Iliopsoassehne in den Subperiostalraum des Femurs eingedrungen ist.
Bei dem in der Abb. 31 dargestellten Fall handelt es sich um den infolge eines „Pseudotumors" spontan frakturierten Oberschenkel eines 48 Jahre alten Mannes mit schwerer Hämophilie B. Dieser Pseudotumor wurde erst nach der Spontanfraktur entdeckt.

Unterschenkel

Die Abb. 32 gibt den Röntgenbefund des in der Abb. 26 gezeigten Patienten wieder. Hier lassen die Lokalisation des Weichteilschattens und die Arrosionen an Fibula und Tibia erkennen, daß ein vom M. soleus ausgehender „Pseudotumor" vorliegt.
In der Abb. 33 sind die Röntgenaufnahmen des linken Unterschenkels eines 39jährigen mit Hemmkörperhämophilie A wiedergegeben. Seit einer Wadenblutung im 18. Lebensjahr bestanden eine groteske Verdickung der Wade (Hosen mußten nach Maß geschneidert werden) und ein erheblicher Spitzfuß. Auch hier läßt sich röntgenologisch an den Arrosionen an den proximalen Enden der Unterschenkelknochen ablesen, daß die Blutmassen im M. soleus liegen. In diesem Fall konnte nach erfolgreicher Hemmkörperbehandlung (BRACKMANN 1979) der Befund operativ bestätigt werden.

Becken

Die Abb. 23 demonstriert den Fall eines 17jährigen mit leichter Hämophilie A (Restaktivität 12%), der 5 Jahre zuvor wegen einer „Retroperitonealblutung" links behandelt worden war. Jetzt kam es nach einem Bagatelltrauma zur massiven Einblutung in den linken M. iliacus (vgl. Abb. 23 a). Unter der konservativen Behand-

Komplikationen 16.49

Abb. 32 56 Jahre, (Hemmkörper-)Hämophilie A. Linker Unterschenkel a.-p.: persistierendes Wadenmuskelhämatom seit mehr als 20 Jahren. Arrosion der proximalen Anteile von Tibia und Fibula im Bereich der Ursprünge des M. soleus. Die Unterschenkelknochen sind durch den Hämatomdruck auseinandergewichen

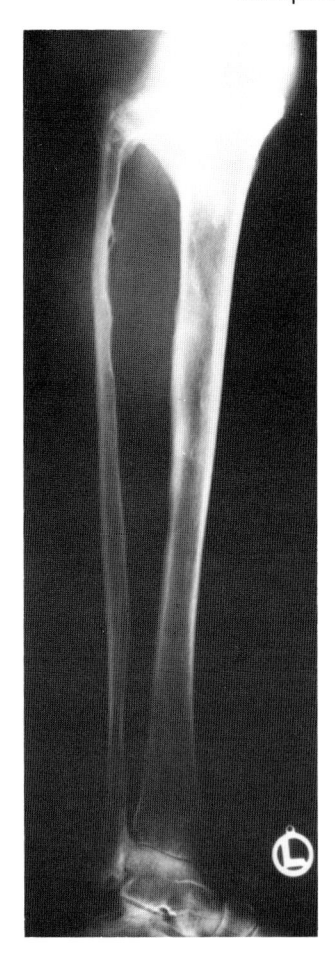

Abb. 33 a–d 39–45 Jahre, (Hemmkörper-)Hämophilie A. Linker Unterschenkel a.-p. und seitlich. a u. b) Großes, altes Hämatom im M. soleus. Arrosion an den Ursprüngen des M. soleus. Der Hämatominhalt ist teilweise verkalkt. c u. d) Zustand nach Ausräumung des Hämatoms im Anschluß an die Beseitigung des Hemmkörpers

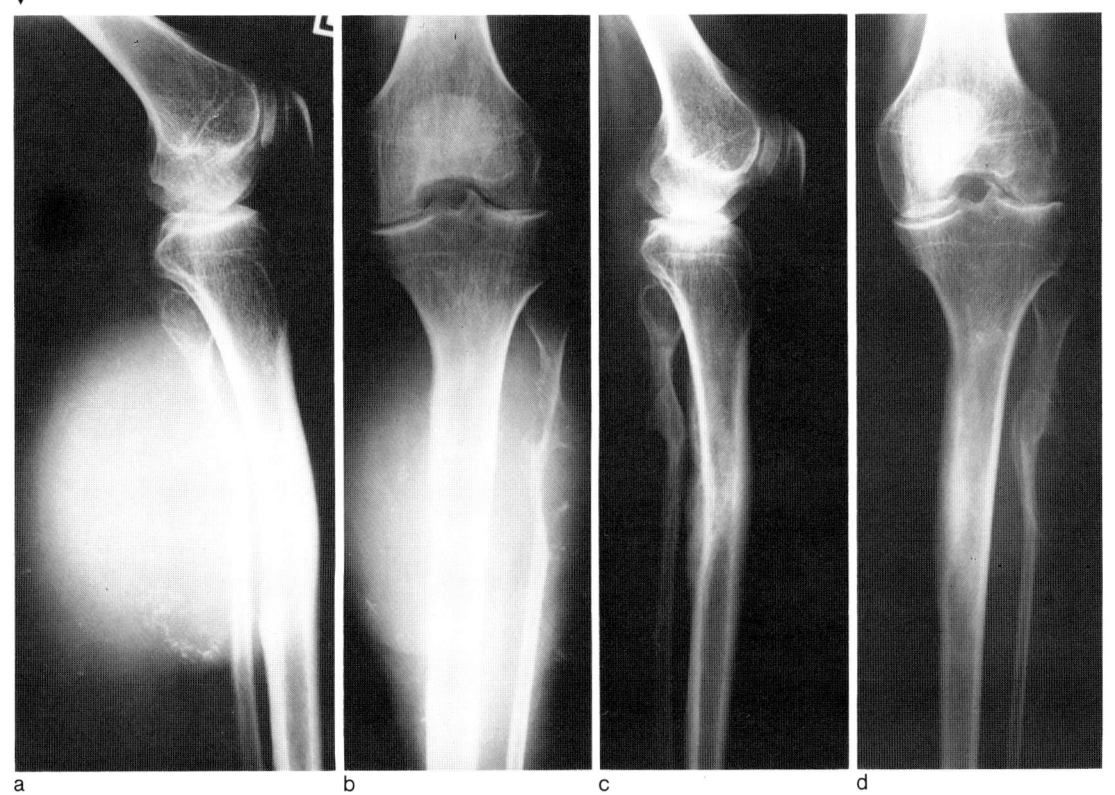

a b c d

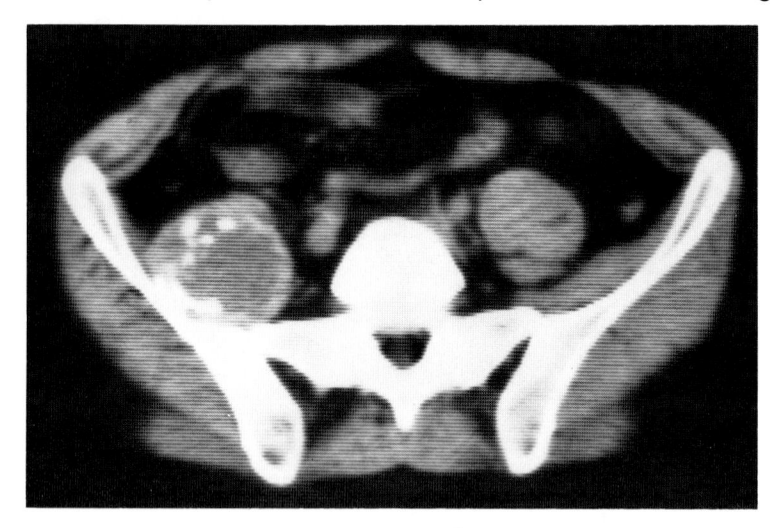

16.50 Orthopädische Probleme der plasmatischen Gerinnungsstörungen

Abb. **34** 38 Jahre, Hämophilie A, schwer. Computertomographischer Schnitt durch das Becken: Rechter Iliakus und Psoas sind zu einem monozystischen, teilweise verkalkten Hämatom verschmolzen, das eine geringe Tendenz zeigt, das Becken zu arrodieren

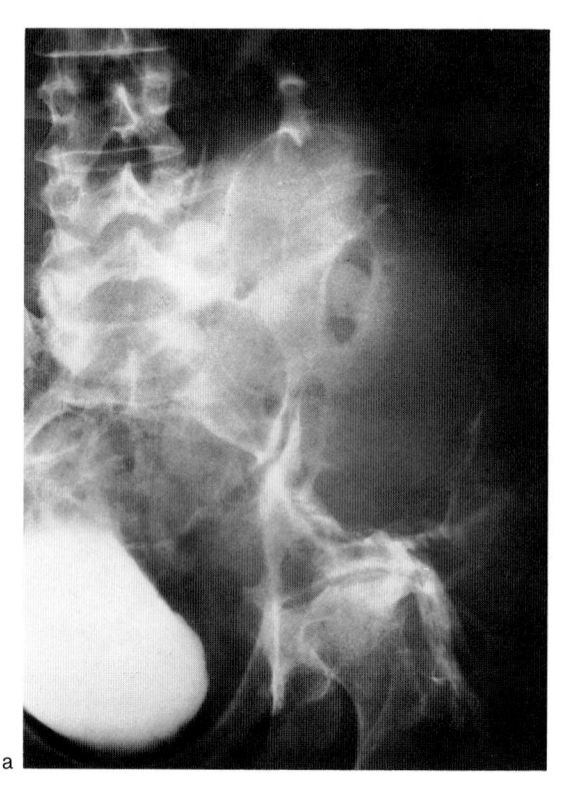

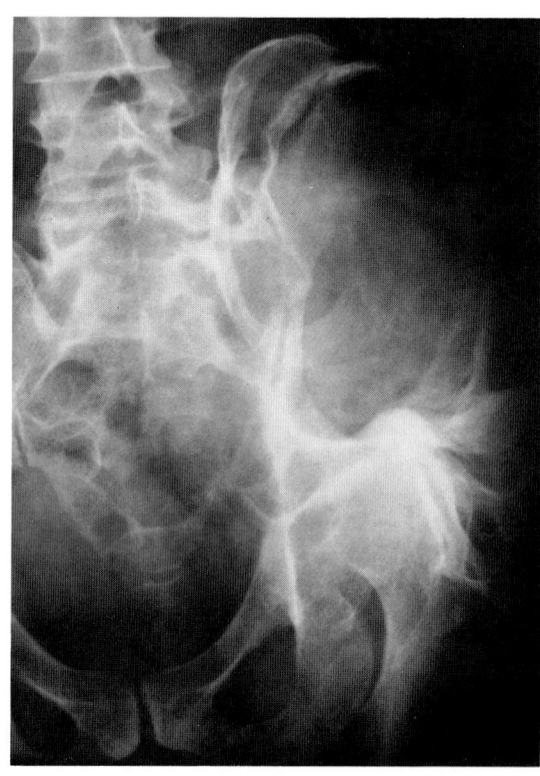

Abb. **35** a–d   39–44 Jahre, (Hemmkörper-)Hämophilie B. a u. b) Linkes Becken mit Unterbauch a.-p.

a) Ein riesiges Iliakushämatom hat die linke Beckenhälfte einschließlich des Kreuzbeins arrodiert und perforiert. Die Kapsel und die Intersepten sind teilweise verkalkt. Blase und Harnleiter sind nach medial abgedrängt.

b) 4 Jahre nach Beseitigung des Hemmkörpers und anschließender konservativer Behandlung: Kapsel und Intersepten des deutlich verkleinerten Hämatoms zeigen erheblich mehr Kalkeinlagerungen, die z.T. knochenähnliche Textur aufweisen.

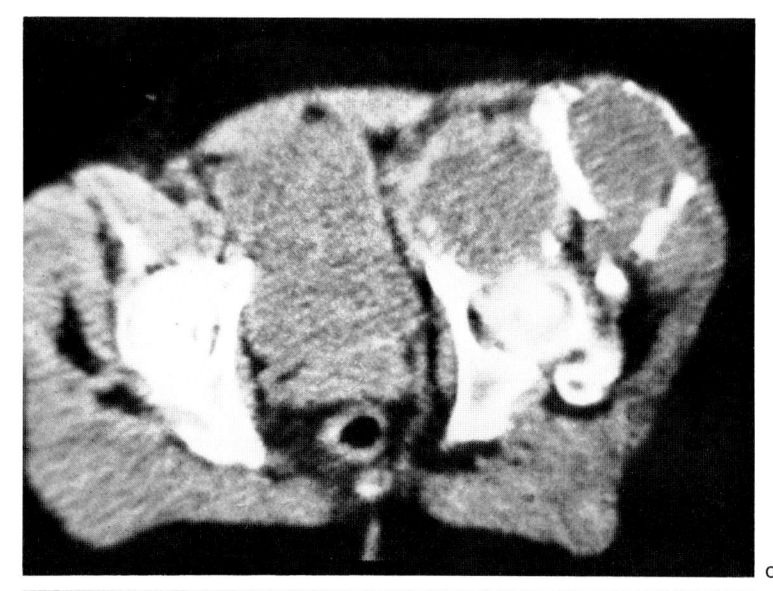

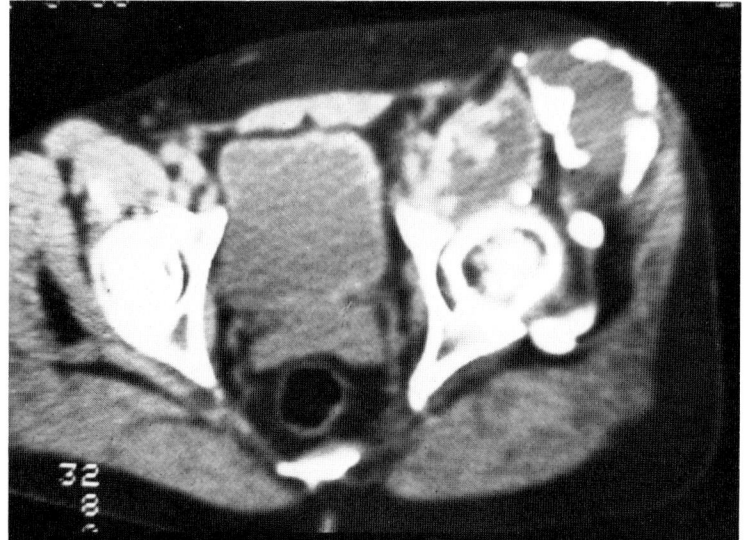

Abb. 35 c u. d) Computertomographische Schnitte in Höhe des Hüftgelenks. c) Mehrere Hämatomkammern mit verkalkter Kapsel kommen zur Darstellung. d) Die Hämatomkammern lassen sich nach der Behandlung z.T. nicht mehr nachweisen oder sind deutlich kleiner geworden. Auch hier kann man die vermehrte Kalkeinlagerung erkennen

lung trat innerhalb von 6 Wochen eine weitgehende Befundbesserung ein (vgl. Abb. 23b). Eine weitere Besserung war nicht mehr zu erzielen. Nach dem Ausschluß aller anderen differentialdiagnostischen Möglichkeiten erfolgte die operative Revision unter dem Verdacht des Vorliegens eines überalterten, abgekapselten Hämatomrestes, der dann auch zutage gefördert werden konnte (vgl. Abb. 23c).
In der Abb. 34 ist der computertomographische Schnitt durch das Becken eines 38 Jahre alten Mannes mit schwerer Hämophilie A wiedergegeben, der seit einer Iliakusblutung vor 10 Jahren an einer kompletten Femoralisparese rechts leidet: Iliakus und distaler Psoas sind zu einem monozystischen „Pseudotumor" mit teilweise verkalkter Kapsel verschmolzen.
Die Abb. 35 zeigt die linke Beckenhälfte eines 40 Jahre alten Mannes mit Hemmkörperhämophilie B. Wie aus den mitgebrachten Fremdaufnahmen zu erkennen war, hatte sich dieser riesige „Pseudotumor" im Lauf von 12 Jahren langsam, aber stetig ausgebildet. Bei der Erstvorstellung bestand ein schweres Kompressionssyn-

drom der Beingefäße sowie des N. femoralis und des N. ischiadicus. Nach konservativer Behandlung einschließlich Elimination des Hemmkörpers bildete sich das Kompressionssyndrom langsam zurück. Die Röntgenkontrolle 1 Jahr nach Behandlungsbeginn zeigt eine deutliche Volumenreduktion und läßt eine Zunahme der Verknöcherung in den Intersepten erkennen (Abb. 35b).

Infektion überalterter Hämatome und Pseudotumoren

Biopsien und Punktionen bei alten abgekapselten Hämatomen und bei Pseudotumoren zeigten bei unserem Literaturstudium (HOFMANN u. Mitarb. 1982b) die höchste Mortalitätsrate von allen invasiven Verfahren. Dabei wurden neben „Verbluten" am häufigsten „Infektion" und „Sepsis" als Todesursachen genannt. Eine in ein nicht in toto

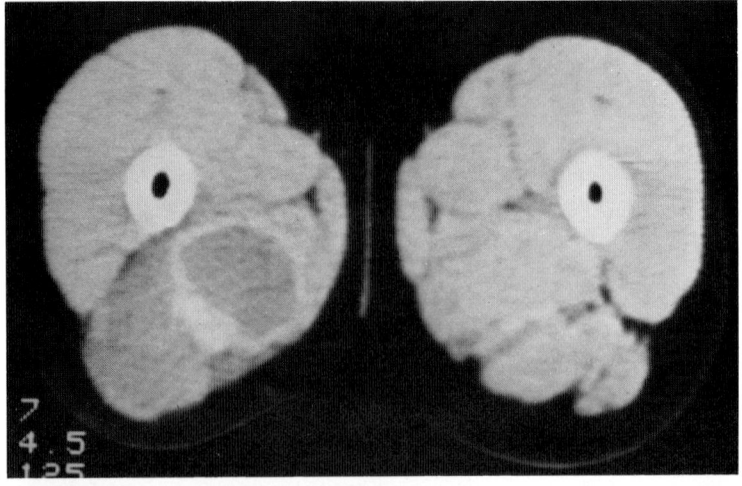

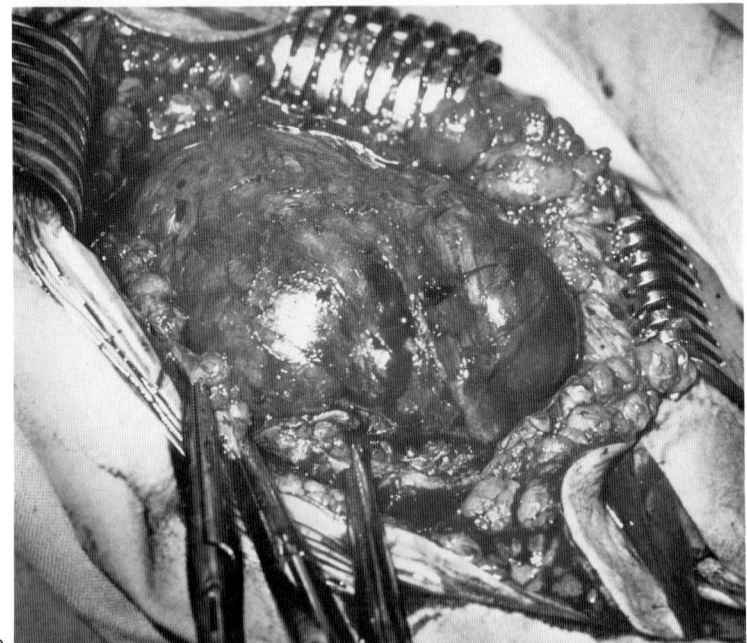

16.52 Orthopädische Probleme der plasmatischen Gerinnungsstörungen

Abb. 36 a-c 28 Jahre, Hämophilie A, schwer. a) Computertomographischer Querschnitt durch beide Oberschenkel: Rechts findet sich an der Rückseite des Femurs ein altes, von einer derben Kapsel umgebenes sowie ein frisches, nicht abgekapseltes Hämatom. b u. c) Operationsitus: b) Zunächst stellt sich ein von einer zarten Membran umgebenes, relativ frisches Hämatom dar. c) Nachdem das frische Hämatom abgetragen ist, entleert sich nach Eröffnen des „alten Hämatoms" reichlich eitrige Masse

entfernbares altes Hämatom eingebrachte Infektion scheint demnach kaum beherrschbar zu sein.

Der Patient, dessen Oberschenkel in der Abb. 31 wiedergegeben ist, erreichte uns nach mehreren Versuchen, um das „Hämatom" abzupunktieren. Er wies eine Fistelung an der Punktionsstelle auf und hatte septische Temperaturen. Die Operation ergab, daß sich das alte Hämatom, infiziert wie es war, in das Retroperitoneum und in die Bauchdecken hinein ausdehnte und damit nicht operabel war. Trotz Exartikulation des Beines und massiver lokaler und systemischer Antibiotikatherapie konnte der Patient nicht gerettet werden. Er erlag einer metastatischen Endokarditis.

Die Abb. 36 gibt die computertomographischen Schnitte durch den linken Oberschenkel eines 24 Jahre alten Mannes mit schwerer Hämophilie A wieder. Bei diesem Patienten war 10 Jahre zuvor außerhalb der Versuch, ein Muskelhämatom aus der linken Oberschenkelrückseite zu entfernen, wegen einer starken Blutung abgebrochen worden. Seitdem bestand eine funktionell störende Verkürzung der ischiokruralen Muskeln. 10 Tage vor Anfertigung des Computertomogrammes trat nun eine schmerzhafte Schwellung an der Oberschenkelrückseite auf, die trotz der Substitution des Faktors VIII zunahm. Bei der operativen Revision (nach Ausschluß von zirkulierenden Antikörpern gegen den Faktor VIII) fand sich der in Abb. 36a vermutete und für eine frische Blutung sprechende Tumor (Abb. 36b). Bei dessen Eröffnung zeigte sich ein infizierte, altes Hämatom (Abb. 36c). Durch Ausräumung des Abszesses und Spüldrainage konnte die Sanierung der Situation erreicht werden.

Schlußfolgerungen

Die hämophile Muskelblutung zeichnet sich zunächst dadurch aus, daß sie überwiegend durch fortgeleitete, nichtadäquate Traumen entsteht. Bei entsprechendem Vorschaden genügt eine

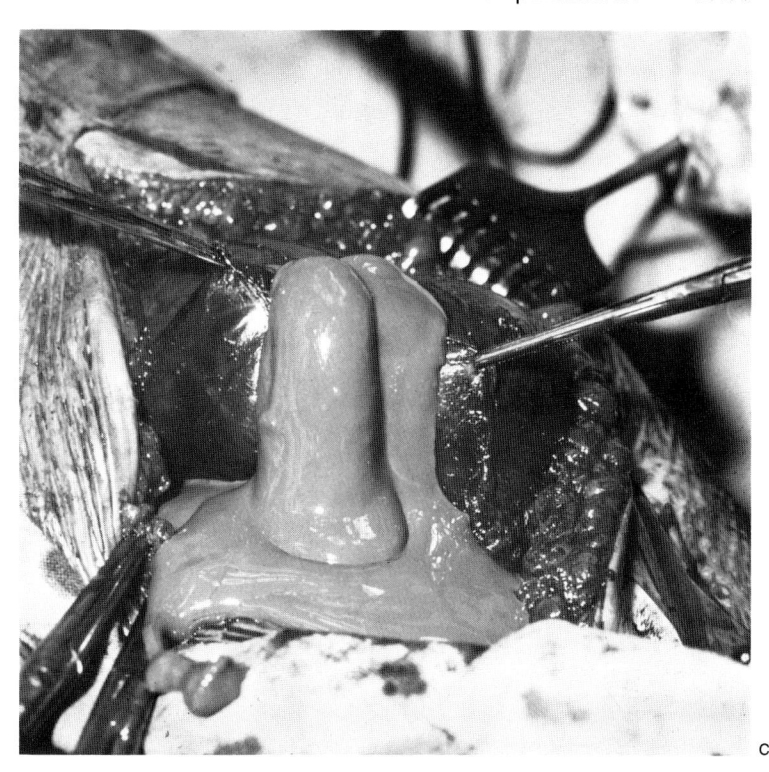

Abb. 36c

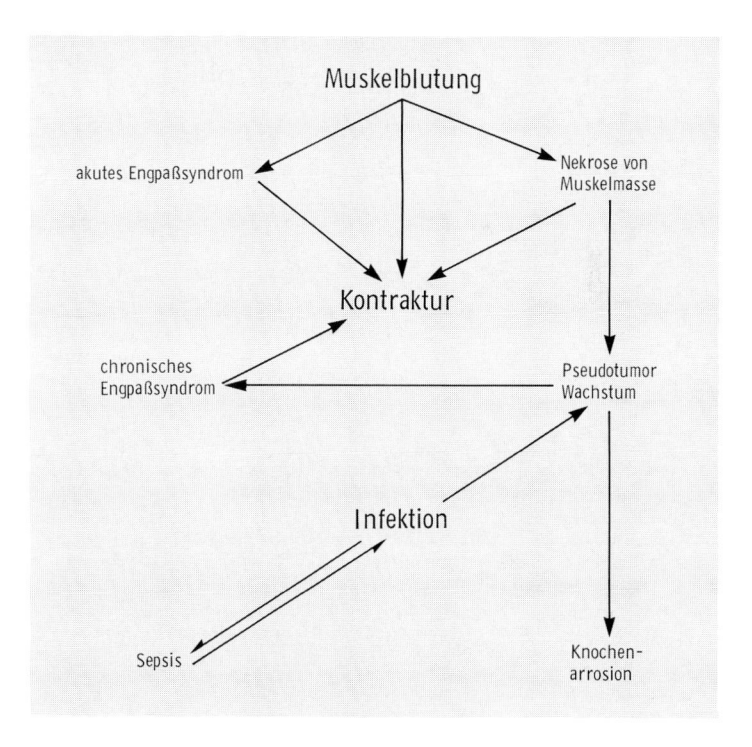

Abb. 37 Komplikationen der hämophilen Muskelblutung

(sub-)normale Belastung zur Provokation. Aufgrund der hämophilietypischen Nachblutung entwickelt sie sich langsam und als „Spontanblutung" imponierend. Wenn eine solche Blutung Symptome verursacht, hat sie in der Regel noch lange nicht ihre endgültige Größe erreicht. Bei unbehandeltem Gerinnungsdefekt kann weder mit einem Blutungsstillstand noch mit einer Resorption gerechnet werden. Dies gilt, wie die Fallbeispiele belegen, auch für leichtere Verlaufsformen der Hämophilie. Die Komplikationsmöglichkeiten sind zahlreich und vielschichtig, wie die Abb. 37 zeigt. Letztlich stellt die Kombination von inoperablem altem Hämatom mit einer iatrogenen, hämatogenen oder akzidentellen Infektion eine ernsthafte Bedrohung des Patienten dar. Die hier dargelegten Erkenntnisse müssen in die Überlegungen zur Therapieplanung bei jeder Muskelblutung einfließen: Jede zur Diagnose führende Muskelblutung muß umgehend und ausreichend lange behandelt werden. Unterschiede in der (hämato-)therapeutischen Einstellung, die nach Lokalisation und Größe gemacht werden können, sind unzulässig, solange die Prognose nicht eindeutig absehbar ist. Eine verzögerte oder zurückhaltende Therapie birgt neben dem Risiko, unnötige Körperschäden zuzulassen, auch die Gefahr, daß eine evtl. zugelassene Komplikation ein Vielfaches des Behandlungsaufwandes, der für eine adäquate Primärtherapie einzusetzen gewesen wäre, erforderlich macht. Bei ordnungsgemäßem Faktorenersatz besteht kein Grund mehr zu der Annahme, daß eine Muskelblutung bei Hämophilen anders als bei Patienten mit gesunder Gerinnung verlaufe.

Wichtigste Plasmaderivate, die zur Behandlung der plasmatischen Koagulopathien zur Verfügung stehen

Frischplasma/frisch gefrorenes Plasma/lyophilisiertes Plasma: alle Faktoren,
Fibrinogen Human: (I),
Fraktion Cohn I: (I, V, VIII, XIII),
Prothrombinkonzentrat: mit unterschiedlichen Konzentrationen der einzelnen Faktoren (II, VII, IX, X),
antihämophiles Kryopräzipitat: (VIII:C, VIII R:WF),
Faktor-VIII-Konzentrat: (VIII:C),
Faktor-IX-Konzentrat: (IX, aber auch: II, VII, X),

aktivierter Prothrombinkomplex: („Factor-VIII-bypassing activity"),
Fibrogammin: (XIII).

Moderne Faktor-VIII-Präparate sind hitzebehandelt (HS), was eine Verminderung der Gefahr der Hepatitis-(B-) und AIDS-(= *a*cquired *i*mmune *d*eficiency *s*yndrome-)Übertragung bedeutet; außerdem liegen sie blutgruppenspezifisch vor, wodurch eine Isoagglutininhämolyse bei Trägern der Blutgruppenmerkmale A, B und AB vermieden werden kann.

Literatur

Ahlberg, A.: Hemophilia in Sweden. Acta orthop. Scand., Suppl. 77 (1965)
Albukhasin, K. E-A.: Liber theoreticae nec non practicae Alsahaveri. Bd. 144, Kap. 15. Augsburg 1519
de Andrade, J. R., C. Grant, A. St. J. Dixon: Joint distension and reflex muscle inhibition. J. Bone Jt Surg 47 A (1965) 313
Arnold, W. D., M. W. Hilgartner: Hemophilic arthropathy. Current concepts of pathogenesis and management. J. Bone Jt Surg 59 A (1977) 287
Aronstem: Persönliche Mitteilung 1980
Ascari, E., A. Castello, U. Magrini, E. Storti: Histochemistry of Fibrinolysis in Hemophilic Synovial Membrane. Proc. 8th Congr. WFH, Buenos Aires 1967 (p. 65)
Astrup, T., K. E. Sjolin: Thromboplastic and fibrinolytic activity of human synovial membrane and fibrous capsular tissue. Proc. Soc. exp. Biol. 97 (1958) 852
Ball, J., J. A. Chapman, K. D. Muirden: The uptake of iron in rabbit synovial tissue following intra-articular injection of iron dextrane. J. cell. Biol. 22 (1964) 351
Bauer, K. H.: Zur Vererbungs- und Konstitutionspathologie der Hämophilie. Dtsch. Z. Chir. 176 (1922) 109
Birch, C. L.: Hemophilia, clinical and genetic aspects, III. Med. and Dent. Monogr. Vol. 1, No. 4. University of Ill., Urbana 1937
Bitter, K., L. Gödecke, G. Landbeck, W. Lenz: Die Vererbung der Hämophilie A. Internist 4 (1963) 397
Bittscheid, W., P. Hofmann, G. Schumpe: Elektromyographische Untersuchungen an der Oberschenkelmuskulatur des Hämophilen beim Kniegelenkserguß. Z. Orthop. 116 (1978) 56
Bockelmann, W.: Über die Natur und die Bedeutung der hämophilen Gelenkaffektion. Inaug. Diss., Göttingen 1881

Boldero, J. L., H. S. Kemp: The early bone and joint changes in haemophilia and similar blood dyscrasias. Brit. J. Radiol. 39 (1966) 172
Bouma, B. N., Y. Wiegerinck, J. J. Sixma et al.: Immunological characterisation of purified antihaemophilic factor A (factor-VIII) which corrects abnormal platelet retention in v. Willebrand's disease. Nature 236 (1973) 104
Brackmann, H. H.: Current Management of Hemophilia Including Self-treatment. Proc. 1st Int. Symp. on hemophilia treatment, Tokyo 1979
Brackmann, H. H., H. Egli: Management of inhibitor-patients by super-dose therapy with factor-VIII. In Seligson, U., A. Rimon, H. Horoszowski: Haemophilia. Castle House Publ., 1981
Brackmann, H. H., J. Gormsen: Massive factor-VIII-infusion in a hemophiliac with factor-VIII-inhibitor, high responder. Lancet 1977/II, 933
Brackmann, H. H., P. Hofmann, H. Egli, F. Etzel: Home care of haemophilia in W.-Germany. Thrombos. Haemostas. 35 (1976) 544
Branemark, P. J.: Blood circulation in joints in rheumatoid arthritis and it's pathogenetic importance. In Müller, W., H. G. Harwerth, K. Fehr: Rheumatoid Arthritis. Academic Press, London 1971
Brinkhous, K. M., J. B. Graham: Hemophilia in the female dog. Science 111 (1950) 723
Broutard, J. C., G. Mahouy, F. Adotti et al.: Etude experimentale de l'arthropathie hemophilique par injections selectives intraarticulaires de composants du sang chez l'animal. Proc. 2nd Europ. Meet. WFH, Heidelberg 1973
Brown, P. E., C. Hougie, H. R. Roberts: The genetic heterogeneity of hemophilia B. New Engl. J. Med. 283 (1970) 61
Brummelkamp, W. H.: Pseudo-tumeur en cas de hemophilie. Arch. Chir. Neerl. 10 (1958) 263
Buchner, H., S. Sailer: Die Hämophilie und ihre Behand-

lung unter besonderer Berücksichtigung der Knochen- und Gelenkveränderungen. Langenbecks Arch. klin. Chir. 293 (1960) 588
Chiari, H.: Die „blutigen" Gelenkerkrankungen. In: Handbuch der spez. pathologischen Anatomie und Histologie, Bd. IX/2. 1926
van Creveld, S.: Prophylaxis of joint hemorrhages in hemophilia. Acta haemat. (Basel) 41 (1969) 206
Crock, H. V., V. Boni: The management of orthopaedic problems in Haemophiliacs. Brit. J. Surg. 48 (1960) 8
Denson, K. W. E.: Editorial: Molecular variants of hemophilia B. Thrombos. Diathes. haemorrh. (Stuttg.) 29 (1973) 217
Diamond, L. K., W. T. Green, H. P. Chandler: Hemophilia: Medical and orthopaedic management. Postgrad. Med. 34 (1963) 271
Dioskurides Anazarbe: De materia medica. Zit. bei Payr, Mitt. Verein der Ärzte in Steiermark 1913 (No. 4)
Döhring, S.: Hämophile Pseudotumoren. Inaug. Diss., Bonn 1979
Dubois: zit. bei A. Fonio 1938
Dubois-Reymond, R.: Physiologisch-mechanische Betrachtungen über Haltung und Bewegung des menschlichen Körpers. In Atzler, E.: Körper und Arbeit, Handbuch der Arbeitsphysiologie. Leipzig 1927
Dustmann, H. O., W. Puhl, K. P. Schultz: Knorpelveränderungen beim Hämarthros unter besonderer Berücksichtigung der Ruhigstellung. Arch. orthop. Unfall-Chir. 71 (1971) 148
Egli, H., H. H. Brackmann: Die Heimselbstbehandlung der Hämophilie. Dtsch. Ärztebl. 69 (1972) 3 143
Elsässer, J. A. E.: Geschichte einer Familie von Blutern in Württemberg. J. prakt. Heilk. 58 (1824) 89
Endler, F.: Einführung in die Biomechanik und Biotechnik des Bewegungsapparates. In Witt u. Mitarb.: Orthopädie in Praxis und Klinik, Bd. I. Thieme, Stuttgart 1980
Engels, H.: zit. bei A. Fonio 1938
Eyring, E. J.: Management of hemophilia in children. Clin. Orthop. 40 (1965) 95
Fernandez-de-Valderrama, J. A., J. M. Mathews: The haemophilic pseudo tumor or haemophilic subperiostal haematoma. J. Bone Jt Surg. 47 B (1965) 256
Fonio, A.: Das Blutergelenk mit besonderer Berücksichtigung der Berner Bluter. Langenbecks Arch. klin. Chir. 191 (1938) 171
Fonio, A., W. Bühler: Die röntgenologische Darstellung des Blutergelenkes anhand von 136 Gelenkaufnahmen der Fonio'schen Sammlung. Radiol. Clin. 21 (1951) 316
Forbes, C. D., C. R. M. Prentice: Aggregation of human platelets by purified porcine and bovine antihaemophilic factor. Nature 241 (1973) 149
Fordyce: zit. bei H. Chiari 1926
Franceschini, P.: La funzione emocateretica della membrana sinoviale in corso di emartro. Clin. Org. di Mov. 13 (1928) 142
Frankel, V., A. Burstein: Orthopaedic Biomechanics. Lea & Febiger, Philadelphia 1970
Freund, E.: Die Gelenkerkrankung der Bluter. Virchow's Arch. path. Anat. 256 (1925) 158
Gocht, H.: Über Blutergelenke und ihre Behandlung. Langenbecks Arch. klin. Chir. 59 (1899) 482
Graham, J. B.: Population genetics and genetic counseling in hemophilia A (classic hemophilia). Proc. XIth Congr. WFH, Kyoto 1976
Graham, J. B., J. A. Buckwalter, L. J. Hartley, K. M. Brinkhous 1949: zit. bei E. Hecht 1966
Grandidier, L.: Die Hämophilie. Leipzig 1877
Große, K. P., B. Neidhard, G. Seiler, K. T. Stricker, G. Dorn: Kongenitaler Faktor-VII-Mangel. Klin. Pädiat. 186 (1974) 29
Harris, C. E. C.: Haemophilic woman. Lancet 1973/II, 453
Haubrich, R.: Die Beeinflussung retroperitonealer Massenblutungen bei Hämophilie durch Substitution des fehlenden Gerinnungsfaktors, kontrolliert mittels Computertomographie. Inaug. Diss., Bonn 1983

Heberden: Tumores in artibus inferiores oriri. Commentaria, London 1802
Hecht, E. 1944: zit. bei E. Hecht 1966
Hecht, E.: Zur Geschichte der Hämophilie. Med. Welt 40 (1966) 2139
Hewitt, D., H. Milner: Prevalence of hemophilia in Ontario. Canad. med. Ass. J. 102 (1970) 174
Hofmann, P.: Gelenkbeteiligung bei Hämophilie. Habil., Bonn 1981
Hofmann, P., H. H. Brackmann, H. Pichotka: Orthopaedic Surgery in Haemophiliacs. Proc. 1st Int. Symp. Haemophilia Treatment, Tokyo 1979
Hofmann, P., H. Rössler, H. H. Brackmann: Orthopädische Probleme bei der Hämophilie. Z. Orthop. 115 (1977) 342
Hofmann, P., S. Döhring, G. Schumpe, K. Lackner, H. H. Brackmann: Hämophile Pseudotumoren. Z. Orthop. 120 (1982 a) 125
Hofmann, P., M. Menge, H. H. Brackmann, F. Etzel: An establishment to prevent and to cure disability in hemophiliacs. Proc. 11th Congr. WFH, Kyoto 1976
Hofmann, P., G. Schumpe, H. H. Brackmann, W. Bittscheid: Die hämophile Arthropathie als Beispiel einer chronisch rezidivierenden Kniegelenksarthritis. Therapiewoche 32 (1982 b) 201
Hofmann, P., A. Ahlberg, R. Duthie, F. Fernandez-Palazzi, M. Gilbert, H. Horoszowski, A. Martinson: Orthopaedics and hemophilia: The state of the art. Haemostasis, Suppl. 10 (1981) 126
Holstein, J.: Die Gelenkveränderungen bei Hämophilie im Röntgenbild. Dtsch. Gesundh.-Wes. 51 (1960) 2470
Horand: zit. bei A. Fonio 1938
Hoyer, L. W.: The factor-VIII-complex. Structure and function. Blood 58 (1981)
Hoyer, L. W., N. C. Trabold: The effect of thrombin on human factor-VIII. Cleavage of the factor-VIII procoagulant protein during activation. J. Lab. clin. Med. 97 (1981) 50
Johnson, J. B., T. W. Davis, W. H. Bullock: Bone and joint changes in hemophilia. Radiology 63 (1954) 64
Jordan, H. H.: Hemophilic Arthropathy. Thomas, Springfield/Ill. 1958
Kerr, C. B.: The Management of Hemophilia. Australian Med. Publ., Sidney 1963
Key, J. A.: Experimental arthritis. The reactions of joints to mild irritants. J. Bone Jt Surg. 11A (1929) 705
Kleihauer, E., E. Kohne, H. Rasche: Die Hämostase. Medizinische Verlagsgesellschaft, Marburg/Lahn 1981
König, F.: Die Gelenkerkrankung der Bluter. Volckmann's Samml. klin. Vortr. 36 (1892)
Kornhuber, H. H.: Tastsinn und Lagesinn. In: Physiologie des Menschen, Bd. XI. Urban & Schwarzenberg, München 1972
Kummer, B.: Form und Funktion. In Witt, A. N., H. Rettig, K. F. Schlegel, M. Hackenbroch: Orthopädie in Praxis und Klinik, Bd. I. Thieme, Stuttgart 1980
Landbeck, G., A. Kurme: Die hämophile Kniegelenksarthropathie. Mschr. Kinderheilk. 118 (1970) 29
Lebert: zit. bei A. Fonio 1938
Legatz, M. E., M. J. Weinstein, C. M. Heldebrand, E. W. Davie: Isolation, subunit structure and proteolytic modification of bovine factor-VIII. Ann. N. Y. Acad. Sci. 240 (1975) 43
Lemp: De haemophilia. Inaug. Diss., Berlin 1857
Löhr: Veränderungen der Hüftgelenke bei Blutern. Dtsch. Z. Chir. 228 (1930) 234
McKee, P. A., J. C. Andersen, M. E. Switzer: Molecular structural studies of human factor-VIII. Ann. N. Y. Acad. Sci. 240 (1975) 8
Mau, H.: Wachstumsfaktoren und -reaktionen des gesunden und kranken kindlichen Hüftgelenks. Arch. orthop. Unfall-Chir. 49 (1957) 427
Menschik, A.: Mechanik des Kniegelenks. Z. Orthop. 112 (1974) 481
Müller, W.: Biologie der Gelenke. Barth, Leipzig 1929
Morita, H.: The occurence of homozygous hemophilia in the female. Acta haemat. 45 (1971) 112

Muirden, K. D.: An electron microscope study of the uptake of ferritin by the synovial membrane. Arthr. and Rheum. 6 (1963) 289
Muirden, K. D., A. Senator: Iron in the synovial membrane in rheumatoid arthritis and other joint diseases. Ann. rheum. Dis. 27 (1968) 38
Nasse, C. F.: Von einer erblichen Neigung zu tödlichen Blutungen. Horns Archiv 1820 (S. 385)
Neumann, D.: Über Blutergelenke. Inaug. Diss., Berlin 1913
Otto, J. C.: An account of a haemorrhagic disposition existing in certain families. Med. Repository N. Y. 6 (1803) 1
De Palma, A. F.: Hemophilic arthropathy. Clin. Orthop. 52 (1967) 145
De Palma, A. F., J. M. Cotler: Hemophilic arthropathy. Clin. Orthop. 8 (1956) 163
Pandolfi, M., A. Ahlberg, A. Trialdi, I. M. Nilson: Fibrinolytic activity of human synovial membranes in health and in haemophilia. Scand. J. Haemat. 9 (1972) 572
Pauwels, F.: Gesammelte Abhandlungen zur funktionellen Anatomie des Bewegungsapparates. Springer, Berlin 1965
Peterson, O. H.: Das Blutergelenk und seine Beziehungen zu den deformierenden Gelenkerkrankungen. Langenbecks Arch. klin. Chir. 126 (1923) 456
Prip Buus, C. E.: Articular changes in hemophilia. Acta radiol. 15 (1935) 501
Rasche, H., E. Seifried, G. Stursberg, G. Pindur, D. Zisovski: Kombinierter, angeborener Defekt der Gerinnungsfaktoren VIII und IX. Blut 45 (1982) 186
Rave: Beobachtungen und Schlüsse aus der Arzneiwissenschaft, Teil 2, 1798
Reinecke, Wohlwill: Über die hämophile Gelenkerkrankung. Langenbecks Arch. klin. Chir. 154 (1929) 425
Rosin, D.: Valgusdeformität und arthropathische Veränderungen der Hüftgelenke Hämophiler. Inaug. Diss., Bonn 1982
Rössler, H.: Die Behandlung der hämophilen Arthropathie. In: Landbeck, G., R. Marx: 7. Hamburger Hämophilie Symposion, Immuno GmbH, Heidelberg 1978
Rössler, H.: Hemarthroses in hemophilia. In Gastpar, H.: Biology of the Articular Cartilage. Schattauer, Stuttgart 1980
Rothschild, N.: Über das Alter der Hämophilie. Inaug. Diss., München 1882
Roy, S., F. N. Ghadially: Ultrastructure of synovial membrane in human haemarthrosis. J. Bone Jt Surg. 49 A (1967) 1636
Sandelin: zit. bei A. Fonio 1938
Schimpf, K.: Die kontrollierte Selbstbehandlung der Bluter. Erfahrungsaustausch deutscher Hämophiliezentren. Blut 38 (1979) 197–310
Schlössmann, H.: Die Hämophilie. Neue dtsch. Chir. Bd. 47, Enke, Stuttgart 1930
Schneider, P. G.: Leibeserziehung und Sport. In Witt, A. N., H. Rettig, K. F. Schlegel, M. Hackenbroch: Orthopädie in Praxis und Klinik. Thieme, Stuttgart 1980
Schumpe, G.: Habil., Bonn 1986
Schumpe, G., P. Hofmann, W. Bittscheid: Die biomechanische Wechselwirkung zwischen blutungsbedingten Funktionsstörungen der Gelenke. In Landbeck, G., R. Marx: 7. Hamburger Hämophilie Symposion, Immuno GmbH, Heidelberg 1978
Schumpe, G., P. Hofmann, M. Hansen: Differenzierung der funktionellen Kniebewegung von hämophilen Patienten mittels Ultraschall-Topometrie. Z. Orthop. 120 (1982) 115
Seifert, E.: Die Chirurgie der Gelenke mit Ausschluß der Tuberkulose, 5. Blutergelenk. Chirurgie 2 (1940) 543
Shukow, J. K.: Die periphere Organisation des neuro-muskulären Apparates. In Pickenhain, L.: Sportphysiologie. VEB Volk und Gesundheit, Berlin 1974
Siegelbauer, F.: Lehrbuch der normalen Anatomie des Menschen, 3. Aufl. Urban & Schwarzenberg, Berlin 1935
Skoglund, S.: Anatomical and physiological studies of knee joint innervation in the cat. Acta physiol. scand., Suppl. 36 (1956) 124
Sonntag, B.: Die hämophile Arthropathie der Sprunggelenke mit besonderer Berücksichtigung der röntgenologischen Veränderungen. Inaug. Diss., Bonn 1980
Stampfli, K.: Leitfaden der Hämophilie. Huber, Bern 1971
Stecher, V. J.: The chemotaxis of selected cell types to connective tissue degradation products. Ann. N. Y. Acad. Sci. 256 (1975) 177
Stiris, G.: Bone and joint changes in haemophiliacs. Acta radiol. (Stockh.) 49 (1938) 269
Storti, E., U. Magrini, A. Castello, M. Pandolfi, E. Ascari: The histochemistry of fibrinolysis in haemophilic synovial membranes. Acta haemat. (Basel) 49 (1973) 142
Strauss, R.: Diagnosis and Treatment of Hemophilia. Albany Medical College, Albany 1972
Stuart, J., S. H. Davies, R. A. Cumming, R. H. Girdwood, A. Darg: Haemorrhagic episodes in haemophilia: 5-year prospective study. Brit. med J. 1966/II, 1624
Swanton, M. C.: Hemophilic arthropathy in dogs. Lab. Invest. 8 (1959) 1269
de Swiet, J.: Haemophilic woman. Lancet 1973/II, 564
Switzer, M. E., P. A. McKee: Studies on human antihemophilic factor. J. clin. Invest. 57 (1976) 925
Trueta, J.: The orthopaedic management of patients with haemophilia and Christmas disease. In Biggs, R., R. G. MacFarlane: Treatment of Haemophilia and Other Coagulation Disorders. Blackwell, Oxford 1966
Twomey, J. J., J. Corless, L. Thornton, C. Hougie: Studies on the inheritance and nature of hemophilia B. Amer. J. Med. 46 (1969) 372
Vainio, K.: Indications and contraindications for surgery in rheumatoid arthritis. Rheumatism 22 (1966) 10
Veltkamp, J. J., J. Meilof, H. Remmelts, D. van der Vlerk, E. Löhlinger: Another genetic variant of hemophilia B. Scand. J. Haemat. 7 (1970) 82
Viidik, A.: On the rheology and morphology of collagenous tissue. Proc. anat. Soc. Great Britain. J. Anat. (London) 105 (1969)
Voltz, R. G.: The response of synovial tissues to recurrent hemarthrosis. Clin. Orthop. 45 (1966) 127
Wachsmuth, C. O. T.: Die Bluterkrankheit. Z. dtsch. V. med. Chir. Geburtsh. (Magdeburg) 3 (1849) 459
Webb, J. B., A. S. Dixon: Hemophilia and hemophilic arthropathy. A historical review and a clinical study of 42 cases. Ann rheum. Dis. 19 (1960) 143
Weber, M., E. Weber: Mechanik der menschlichen Gehwerkzeuge. Dietrich, Göttingen 1936
Weiss, H. J., L. W. Hoyer, F. R. Rickles: Qualitative assay of a plasma factor deficient in von Willebrand's disease that is necessary for platelet aggregation: Relationship to factor-VIII procoagulant activity and antigen content. J. clin. Invest. 52 (1973) 2708
Weseloh, G.: Die hämophile Arthropathie. Ein Beitrag mit besonderer Berücksichtigung der Pathogenese. Habil., Erlangen 1973
Wood, K., A. Omer, H. T. Shaw: Haemophilic arthropathy. A combined radiological and clinical study. Brit. J. Radiol. 42 (1969) 498
Yoshida, K.: Hemophilia in Japan. Proc. 11th Congr. WFH, Kyoto 1976
Young, J. M., A. G. Hudacek: Experimental production of pigmented villonodular synovitis in dogs. Amer. J. Path. 30 (1954) 799
Zielewitz: zit. bei A. Fonio 1938

Sachverzeichnis der Teilbände VII/1 und VII/2

I: 1. Teilband; II: 2. Teilband

A

Abduktionsbandage I: 1.36
Abduktions-Beuge-Außendreh-Kontraktur, Hüftsteife, pubertäre I: 2.154, 2.156, 2.158
- Weichteiloperation I: 2.158f.
Abduktions-Beuge-Kontraktur, poliomyelitisbedingte I: 6.2
Abduktionseinschränkung I: 1.24
- Coxa vara I: 1.112
- - - congenita I: 1.119, 1.138
- beim Neugeborenen I: 1.2
- beim Säugling I: 1.2
Abduktionskontraktur I: 5.16
Ablatio interilioabdominalis II: 7.10, 7.30f.
- - Bluttransfusion II: 7.13
- - Patientenvorbereitung II: 7.14
- - Technik II: 7.30f.
Abszeß II: 4.2
- bei komplizierter Unterschenkelfraktur II: 6.77
- bei Panaritium II: 4.6
- periartikulärer, bei eitriger Koxitis I: 4.56f.
- - bei Säuglingskoxitis I: 4.59
- - bei Variola-Koxitis I: 4.70
- retroperitonealer, beim Säugling I: 4.62f.
- - bei Säuglingskoxitis I: 4.65
- subperiostaler I: 14.7
- - bei Säuglingskoxitis I: 4.64
- tuberkulöser I: 4.11
- im Hüftgelenkbereich I: 4.13
Acetabulum pedis II: 3.90
Achillessehne, Belastungsfähigkeit II: 6.56
- tonuslose II: 3.21
Achillessehnenabriß am Kalkaneus II: 6.57
Achillessehnenausriß am Kalkaneus II: 6.57
Achillessehnenchondrom II: 3.9
Achillessehnendegeneration II: 4.38, 6.56
Achillessehnendestruktion II. 3.26
Achillessehnenermüdungsruptur II: 6.56

Achillessehnenknötchen, rheumatische II: 3.9
Achillessehnenruptur II: 3.26, 6.56ff.
- Altersverteilung II: 6.56
- Diagnose II: 6.57
- Lokalisation II: 6.56
- partielle II: 6.56f.
- professionell bedingte II: 6.56
- spontane II: 6.56
- Therapie II: 6.57
- totale II: 6.56f.
- zweizeitige II: 6.56
Achillessehnensporn II: 2.21
Achillessehnenüberlastungsschaden, chronischer II. 6.56
Achillessehnenverknöcherung, Spitzfuß II: 3.9
Achillessehnenverkürzung, operative II: 3.25
- spastische II: 3.115
Achillessehnen-Verlängerungsplastik II: 3.18f., 6.57
- bei Klumpfuß II: 3.35, 3.41
- nach Mittelfußamputation II: 7.17
Achillessehnenverletzung II: 6.56ff.
Achillessehnenxanthom II: 3.26
Achillessehnenzweitruptur II: 6.56
Achillobursektomie II: 4.17
Achillobursitis II: 4.36
Achillodynie II: 4.36, 6.56f.
- Therapie II: 6.57f.
  Achillotendinitis II: 4.38, 4.43
  Achillotenotomie II: 3.2
- bei Fußfehlstellung durch Fibulaaplasie II: 13.18
- nach Fußwurzelamputation II: 7.21
- bei Hohlfuß II: 3.80
- bei Klumpfuß II: 3.35, 3.39, 3.59
- quere, subkutane II: 3.35
- bei Spitzfuß II: 3.16f.
Achondroplasie, Klumpfuß II: 3.57
- Wachstumsstörung, kniegelenknahe I: 12.3
ACM-Winkel I: 1.27
Adamantinom, tibiales II: 9.35
- - Hahnsche Operation II: 9.38f.
- - Tibiadiaphysenresektion II: 9.37ff.

Adduktionskontraktur der Hüfte s. Hüftadduktionskontraktur
Adduktorenfaltenvermehrung I: 1.19
Adduktorenschwäche I: 6.3
Adduktorentenotomie I: 4.65
- bei hochlumbaler Myelomeningozele I: 6.16
- offene I: 6.8
- subkutane I: 6.8
Adduktorenüberfunktion, spastische I: 6.3
Adduktorenverlängerung I: 6.7
Adoleszentenfuß, schmerzhaft kontrakter II: 3.96, 3.100
Adoleszentenplattfuß II: 3.108ff.
- kontrakter II: 3.108ff.
- - Behandlung II: 3.110
- - Röntgendiagnostik II: 3.110
- - Therapie, physikalische II: 3.118
- - Unterschenkel-Gipsverband II: 3.110
Afibrinogenämie I: 1.62
Ahlbäck-Krankheit I: 2.59f.
A-Hypervitaminose II: 4.63
Akroosteolyse, familiäre II: 4.32
Akrozyanose II: 5.9
Aktinomykose, Gelenkbeteiligung I: 4.7
Aktivspreizhöschen I: 1.36
Algoneurodystrophie s. Sudecksches Syndrom
Alkaptonurie I: 4.23, 9.71
- Erblichkeit I: 4.23
- Gelenkveränderung s. Arthropathia alcaptonurica
- Gonarthritis I: 9.71ff.
Alkoholismus, Hüftkopfnekrose I: 2.68, 2.92f.
Allopurinol I: 4.21; II: 4.28
Altersamyloidose I: 9.5
Altersgelenk I: 5.1, 10.4
Altershüfte I: 5.10
Alterskniegelenk I: 10.4f.
Aminonitrilhaltige Substanzen I: 2.7f.
Amputation II: 7.1ff.
- beim Alternden II: 7.7ff.
- Anspannübungen, isometrische II: 7.11

Amputation, Behandlungsablauf II: 7.11
- in Blutleere II: 7.13
- Bluttransfusion II: 7.13
- bei diabetesbedingter Durchblutungsstörung I: 15.4
- elektrisches Operieren II: 7.13
- bei Fibulaaplasie I: 13.19
- bei Frostnekrose II: 7.9
- bei Gefäßkrankheiten II: 7.2, 7.7, 7.10
- Gefäßversorgung II: 7.15
- Gehschulungsbeginn II: 7.14
- Hautschnitte II: 7.14
- hohe, Blutreserve II: 7.13
- bei Hitzenekrose II: 7.9 f.
- Indikation II: 7.9 ff.
- bei einer jungen Frau II: 7.11
- Knochenversorgung II: 7.15
- Lagerung II: 7.13
- bei Lähmung II: 7.3
- bei malignem Melanom II: 5.16
- bei Malum perforans II: 5.7
- bei Mißbildung II: 7.3, 7.6 f., 7.10
- Muskelversorgung II: 7.15
- Nachbehandlung II: 7.14
- Nervenversorgung II: 7.15
- bei Osteomyelitis I: 14.10 f.
- Patientenvorbereitung, psychische II: 7.11 f.
- posttraumatische II: 7.3, 7.9
- - zweizeitige II: 7.9
- Prothesenfrühversorgung II: 7.14
- Schmerzausschaltung II: 7.13
- bei septischer Erkrankung II: 7.9, 7.11
- Technik, allgemeine II: 7.12 f.
- bei Tibiadefekt II: 3.56
- traumatische, Gefäßrekonstruktion I: 15.3
- - Replantationsindikation II: 7.9
- tumorbedingte II: 7.3, 7.10
- nach Unterschenkelfraktur II: 6.77
- bei Unterschenkelpseudarthrose I: 13.9
- nach Verbrennung II: 6.54
- versicherungsrechtliche Fragen II: 7.32
- in der Wachstumsperiode II: 7.3 ff.
- - Komplikationen II: 7.3 f.
- - Regeln II: 7.3
- - Wachstumsrückstand II: 7.3 f.
- Wunddrainage II: 7.16
- bei Wundinfektion II: 7.11
- Wundschluß II: 7.16
Amputationsstumpf s. Stumpf
Amputierter, alternder, Prognose II: 7.2, 7.7
- - Prothesenversorgung II: 7.8
- Gehschulungsbeginn II: 7.12
- Prothesensofortversorgung II: 7.12
- Prothesenversorgung II: 7.8, 7.12
- psychische Reaktion II: 7.11
Amstutz-Wilson-Schenkelhalsaufrichtungsosteotomie I: 1.121
Amyloidose bei juveniler chronischer Polyarthritis I: 9.43
- Synovialbiopsatbefund I: 9.5
ANA s. Antikörper, antinukleäre
Analgesie, kongenitale, Osteoarthropathie II: 4.31 f.
Anästhesie bei Amputation II: 7.13
- spinale, bei Sudeck-Syndrom II: 5.14
Aneurysma, popliteales I: 8.21
Angina tonsillaris I: 9.51
Angiohämophilie s. Hämophilie, vaskuläre
Angioleiomyom II: 8.1
Angiopathie, diabetische, Vorfußgangrän I: 15.4
Ankylose I: 12.30
- arthritisbedingte I: 4.37
- Arthropathia psoriatica I: 4.30
- Bechterew-Krankheit I: 4.47, 4.49
- fibröse I: 12.32
- bei Gichtarthropathie I: 4.18
- Hämophilie I: 16.25 f.
- knöcherne I: 12.32; II: 4.14 f.
- bei progredienter chronischer Polyarthritis II: 4.12, 4.14 f.
- pantalare II: 4.8
- bei rheumatoider Arthritis I: 4.45
- bei unspezifischer infektiöser Arthritis I: 4.56
Anlaufschmerz I: 10.11
Anspannübungen, isometrische, bei Amputation II: 7.11 f.
Antetorsion des proximalen Femurendes s. Schenkelhalsantetorsion
Antetorsionsaufnahme, Lagerungsgerät I: 1.96
Antibiotikaapplikation, intraartikuläre I: 9.63
Antibiotikalösung zur Hüftgelenkspülung bei Säuglingskoxitis I: 4.64
Antikoagulantienbehandlung, Plexus-lumbosacralis-Schädigung I: 6.33 f.
Antikörper, antinukleäre, bei juveniler chronischer Polyarthritis I: 9.43
- - Lupus erythematodes visceralis I: 9.51
Antirheumatika, nichtsteroidale I: 9.11 ff.
- - Chondrozytenschädigung I: 10.9
- - bei Gonarthritis im präspondylitischen Stadium der Spondylitis ankylosans I: 9.52
- - bei Koxarthrose I: 5.27
- - bei Lupus erythematodes visceralis I: 9.51
- - Nebenwirkungen I: 9.13
- - bei Psoriasisarthritis I: 9.56
- - bei Reiter-Syndrom I: 9.57
- symptomatische I: 9.13
- Risikofaktoren I: 9.12
Antistreptolysintiter, erhöhter I: 9.51
Aortenbifurkationsprothese I: 15.4
Aphthose, bipolare I: 9.58 f.
Aponeurosenfibrom, juveniles II: 8.1
Aponeurosis plantaris s. Plantaraponeurose
Apophysitis II: 2.5
- calcanei II: 4.38 f.
Apoplektischer Insult, Spitzfuß II: 3.5, 3.14
Appendektomie, Koxitis, septische I: 4.71
Areflexie I: 4.31
Armmuskelblutung, Knochenumbaustörung I: 16.45 ff.
Arndt-Schultzsches Gesetz I: 1.104 f.
Arteria circumflexa femoris lateralis, Ramus ascendens I: 2.4
- femoralis I: 2.4
- ligamenti capitis femoris I: 2.4, 2.70
- poplitea, Aneurysma II: 9.34
- - Einengung in der Kniekehle I: 8.23
- - Verletzung I: 15.2
- profunda femoris I: 2.4
- tibialis anterior, Durchblutungsstörung II: 3.10
- - Verletzung I: 15.2
Arterien-Bypass I: 15.4
Arteriendesobliteration I: 15.4
Arterien-Venen-Verletzung der unteren Extremität I: 15.3
Arteriosklerose, Hüftkopfnekrose I: 2.72, 2.87. 2.92 f.
- obliterierende I: 15.3
- Risikofaktoren I: 2.92 f.
Arthralgie, akute I: 2.49; II: 4.25
- Alkaptonurie I: 4.23
- Arthritis, I: 4.2; II: 4.4
- Behçet-Krankheit I: 9.59
- Chondrokalzinose I: 4.21; 9.76; II: 4.29
- Darmerkrankung, chronische II: 4.24
- flüchtige I: 9.59
- Gichtanfall I: 4.17 f., 9.73 f.; II: 4.25
- Gonokokkenarthritis I: 9.70
- Hämophilie I: 4.25
- des Hüftgelenks s. Hüftschmerz
- Kollagenose II: 4.23
- Lupus erythematodes visceralis I: 9.51
- mukokutanes Syndrom II: 4.24
- nächtliche I: 9.65
- Psoriasis I: 4.29 f.
- rheumatische II: 4.12 ff.
- Whipple-Krankheit I: 9.58
Arthritis, akute, monoartikuläre II: 4.4
- - - rezidivierende II: 4.24
- allergische II: 4.24
- ausgebrannte I: 4.45, 4.49
- bakterielle I: 9.59 ff.
- akute II: 4.4 ff.
- aufgepfropfte II: 4.6
- Antibiotikatherapie, lokale I: 9.63
- - systemische I: 9.63
- - Arthrodese I: 9.63
- - Blutuntersuchung I: 9.62
- chronische II: 4.6
- unspezifische II: 4.4
- - Differentialdiagnose II: 4.6
- - Therapie II: 4.6
- bei chronischer Polyarthritis I: 9.41, 9.62

- – Diagnostik I: 9.62
- – Drainage I: 9.63
- – Endoprothesenimplantation I: 9.63
- – Keimspektrum I: 9.60
- – Klinik I: 9.62
- – Pathogenese I: 9.60 ff.
- – posttraumatische I: 9.60
- – Prädispositionsfaktoren I: 9.60
- – Prognose I: 9.64
- – Röntgenaufnahme I: 9.62
- – Synovialanalyse I: 9.4, 9.62
- – Synovialbiopsatbefund I: 9.5
- – Therapie I: 9.63 f.
- – Therapieeffektkontrolle I: 9.63
- begleitende, bei Infektionskrankheit I: 9.59 ff.
- Candida-albicans-Infektion I: 4.7
- chronische juvenile II: 4.20
- – – ankylosierende II: 4.20
- – deformierende II: 4.24
- gonorrhoische s. Gonokokkenarthritis
- gummöse I: 4.5
- infektiös-hyperergische II: 4.24
- Lupus erythematodes visceralis I: 9.51
- mutilans I: 4.47; II: 4.32
- bei Paratyphus B I: 4.68
- Pathologie I: 4.36 f.
- posthämorrhagische I: 4.39 ff., 16.9 ff.
- – chronische I: 16.26 f.
- – Gelenkpunktatuntersuchung I: 16.27
- – des Hüftgelenks s. Koxitis, blutungsbedingte
- – Morphologie I: 16.9 f.
- – Pathogenese I: 16.9 ff.
- – Stadien, klinische I: 16.26
- – – klinisch-radiologische I: 16.25 f.
- – – pathologisch-anatomische I: 16.25
- postoperative I: 4.38 f., 9.59
- psoriatica s. Psoriasisarthritis
- reaktive I: 9.57 ff.
- Reiter-Syndrom I: 9.57
- rezidivierende II: 4.24
- rheumatoide akute I: 4.42 f.
- – Bursitis im Hüftgelenkbereich I: 4.82
- – chronische I: 4.42, 4.44 ff.
- – – mit arthroseähnlichen Veränderungen I: 4.47
- – – destruktive I: 4.47
- – – osteoporotische I: 4.47
- – juvenile I: 4.47; II: 4.20
- – Larsen-Klassifikation I: 9.9
- – Steinbrocker-Klassifikation I: 9.9
- simplex I: 4.37
- symptomatische II: 4.24
- Synovialanalyse I: 9.4
- syphilitische I: 4.6; II: 4.12
- tuberkulöse I: 4.9 ff., 14.12, 9.64 f.; II: 4.8 ff.
- – Differentialdiagnose II: 4.10

- – Synovialbiopsatbefund I: 9.5
- – Therapie I: 9.66 ff.; II: 4.10
- typhöse I: 4.68
- urica s. Gichtarthritis
- bei Varizellen I: 4.70
- Arthritis-Dermatitis I: 4.4
- Arthrochalarosis, Hüftluxation I: 1.79
- Arthrodese bei bakterieller Arthritis I: 9.63
- extraartikuläre, bei kindlichem Knick-Platt-Fuß II: 3.107
- bei Gonarthrose I: 10.19
- iliosakrale II: 6.3
- bei Koxarthrose I: 5.37 f.
- pantalare II: 4.16
- bei rheumatischer Gonarthritis I: 9.24, 9.28 f., 9.38
- subtalare, bei Adoleszentenfußkontraktur II: 3.110
- – bei Hammerzehenplattfuß II. 3.139
- – bei kontraktem Hohlfuß II: 3.83
- – bei Lähmungsplattfuß II: 3.114
- – nach Mittelfußschrägamputation II: 7.17
- – bei Nervus-tibialis-Lähmung II: 6.62
- – bei posttraumatischem Plattfuß II: 3.114
- Arthrodesenstuhl I: 5.28
- Arthrogryposis multiplex congenita I: 8.21
- – – Fußdeformitäten II: 3.12, 3.50 f.
- – – Hüftluxation I: 1.3, 1.20, 1.79
- – – Klumpfuß s. Klumpfuß, arthrogrypotischer
- – – Kniebeugekontraktur I: 8.19, 12.31
- – – Wachstumsstörung, kniegelenknahe I: 12.4
- Arthrolyse, pantalare II: 3.36
- Arthromyodysplasie I: 8.19
- Arthropathia alcaptonurica I: 4.23 f., 9.71
- – – Lokalisationen I: 4.23
- – – Röntgenbefund I: 4.23 f.
- – – Synovialbiopsatbefund I: 9.5
- – – Therapie I: 4.24 f.
- – climacterica I: 5.39
- – ovaripriva I: 10.8
- – psoriatica I: 4.29 f., 9.52 ff.
- – – Gonarthritis I: 9.52 f.
- – – Häufigkeit I: 9.54
- – – beim Kind I: 9.54
- – – Lokalisation I: 4.29, 9.54
- – – Osmiumsäure-Synovektomie I: 9.14
- – – Pathogenese, formale I: 9.53 f.
- – – kausale I: 9.53
- – – sine Psoriasis I: 9.53
- – – Röntgenbefunde I: 4.30, 9.55
- – – Therapie I: 9.55 f.
- – urica I: 4.17 ff.
- – – Lokalisation I: 4.18
- – – pathologische Anatomie I: 4.18 f.

- Arthropathie II: 4.25
- dyshormonal bedingte I: 4.46
- hämophile I: 4.25 ff., 16.8 ff.; II: 3.12
- – akute I: 16.26 f.
- – altersabhängige Entwicklung I: 16.17 ff.
- – degenerative I: 16.25 f.
- – – Reaktivierung I: 16.27
- – Gelenkpunktatuntersuchung I: 4.26, 16.27
- – Klinik I: 4.25, 16.15 ff.
- – Kniebeugesteife I: 12.31
- – Krankengymnastik I: 4.28 f.
- – orthopädische Maßnahmen I: 16.29 ff.
- – Pathogenese I: 16.17
- – Pathologie I: 4.26
- – Röntgenbefund I: 4.26 f., 16.21 ff.
- – Therapie I: 4.28 f., 16.28 ff.
- – verschleppte I: 16.26 f.
- – Vorzugslokalisationen I: 16.15 f.
- intestinale Erkrankung I: 9.57 f.; II: 4.24
- neurogene II: 5.5 f.
- – Coxa vara I: 1.128
- ochronotische s. Arthropathia alcaptonurica
- schmerzlose I: 4.31
- tabische I: 4.5 f., 4.30 ff., 10.21 f.; II: 4.11, 4.32
- – Lokalisationen I: 4.31
- – pathologische Anatomie I: 4.31 f.
- – Röntgenbefund I: 4.32
- – Symptome I: 4.31
- – Therapie I: 4.32
- – trophische I: 10.20 ff.
- Arthrorise bei Fallfuß II: 3.18
- hintere II: 6.61
- Arthrose, aktivierte I: 10.12
- – Therapie I: 10.17
- Basistherapie I: 10.17
- chondrale I: 10.9
- Differenzierung von der Arthropathia urica I: 4.20
- Ernährungseinfluß I: 10.8
- nach Femurtransplantation II: 9.30
- Häufigkeit I: 5.2
- körperliche Aktivität I: 10.8
- ossale I: 10.9
- bei Osteochondrosis dissecans I: 2.49
- retropatellare I: 8.7
- sekundäre I: 2.49
- Arthrosegrade I: 5.20
- Arthrosenkrankheit I: 5.5
- Arthrosezeichen, röntgenologische I: 5.17
- Arthrosis deformans II: 4.24
- – – Chondrokalzinose II: 4.29
- – – coxae, posttraumatische II: 6.3
- – – bei Gicht II: 4.27
- – – Hallux rigidus II: 3.123, 3.125 f.
- – – primäre I: 10.4
- – – simplex I: 10.4

Arthroskopie, Hüftgelenk I: 5.21
- Kniegelenk I: 9.4f., 10.15; II: 6.41
Arthrotomie bei Koxitis I: 4.3
Astragalektomie s. Talusexstirpation
Ataxie I: 4.31
Atrophie blanche II: 5.8f.
- - Therapie II: 5.9
Attenborough-Knieendoprothese I: 9.31 f.
Augenbeteiligung bei juveniler chronischer Polyarthritis I: 9.43 f.
- bei seronegativer Spondarthritis I: 9.51
Außenknöchel s. Malleolus lateralis
Außenrotationskontraktur, funktionelle I: 1.14
Azetabular-Index I: 1.24
Azetabularwinkel, verminderter I: 1.7
Azetabuloplastik s. Pfannenplastik
Azetabulum s. Pfanne

B

Babcock-Sonde I: 15.6
Baby-Hippy I: 1.21
Bacteroidesarthritis I: 9.61
Baker-Zyste I: 9.2
- beim Kind I: 9.45
- Kniegelenkradiosynoviorthese I: 9.17
- Nervus-fibularis-Dehnung II: 3.8
Bakteriämie beim Säugling I: 4.58 ff.
Balgrist-Sprunggelenkendoprothese II: 4.18
Ballenfuß II: 3.77
- Hammerzehenentwicklung II: 3.141
Ballenhohlfuß II: 3.1, 3.77
- Behandlung II: 3.82
Bandapparat, plantarer II: 3.89
Bänderschlaffheit I: 9.43
Barlow-Zeichen I: 1.21, 1.23
Bauchlagerung bei Amputation II: 7.13
- des Säuglings II: 3.63
Bauchlageschaden II: 3.14
Bauchliegeschale I: 6.7
Bauer-Kienböcksche Herde I: 9.72
Bechterew-Krankheit s. Spondylitis ankylopoetica
Becken, Auswirkung einer Coxa vara I: 1.112
- - der Stellung des koxalen Femurendes I: 1.103
- bei partieller Femuraplasie I: 1.144f.
Beckenabscherungsbruch II: 6.1
Beckenaufklappverletzung II: 6.1
Becken-Bein-Gips, Wachstumsstörung, kniegelenknahe I: 12.5
Beckenchondroblastom II: 9.12f.
Beckenchondrom II: 9.4, 9.12f.
Beckenchondrosarkom II: 9.4f., 9.7f.
Beckendeformierung, Osteogenesis imperfecta I: 14.3
Beckenendlage, Spitzfußentstehung II: 3.2

Beckenendoprothese II: 9.10
Beckenfraktur, Beinplexusparese I: 6.31ff.
Beckeninklination I: 1.6
- ventrale I: 1.14
Beckenknochenfibrosarkom II: 9.4
Beckenknochengranulom, eosinophiles II: 9.4
Beckenknochentransplantation II: 9.10
Beckenknochentumor II: 9.4ff.
- Ausbreitung über die Iliosakralfuge II: 9.8
- - intrapelvine II: 9.8
- - über die Medianlinie im Symphysenbereich II: 9.8
- Exzision II: 9.10
- gutartiger II: 9.13
- Hemipelvektomie, klassische II: 9.5f.
- - modifizierte II: 9.6ff.
- hochmaligner II: 9.10
- inoperabler II: 9.8
- maligner, voroperierter II: 9.5
- Operation, radikale II: 9.5ff.
- - unradikale II: 9.12f.
- Resektion II: 9.8ff.
- - im Azetabulumbereich II: 9.11 f.
- - Indikation II: 9.10
- - im Kreuz-Darm-Bein-Bereich II: 9.11
- - im Sitzbein-Schambein-Bereich II: 9.12
- strahlensensibler II: 9.8
- Therapie, adäquate II: 9.8
- - inadäquate II: 9.8
- Wirbelkörperinfiltration II: 9.8
Beckenknochenzyste, aneurysmatische II: 9.4, 9.13
Beckenosteochondrom II: 9.4
Beckenosteomyelitis II: 7.10
- tuberkulöse II: 4.11
Beckenosteosarkom II: 9.4
Beckenosteotomie II: 1.55, 2.41ff.
- bei Hüftpfannendysplasie I: 1.52
- Ischiadikusverletzung II: 3.7
- bei Koxarthrose I: 5.35
- bei Perthes-Krankheit I: 2.41ff.
Beckenpseudarthrose II: 6.3
Beckenpseudotumor, hämophiler I: 16.42, 16.50f.
Beckenringfraktur II: 6.1ff.
- Fixateur externe II: 6.3
- Iliosakralgelenkbeteiligung II: 6.2f.
- Operationszugänge II: 6.3
- Röntgenaufnahmen II: 6.1
Beckenringrekonstruktion nach Knochentumorresektion II: 9.10
Beckenschaufelfraktur II: 6.1ff.
- Röntgenaufnahmen II: 6.1
Beckenschaufelhypoplasie I: 1.24
Beckenschiefstand, Kniebeugekontraktur I: 12.31
Beckenstauchungsverletzung II: 6.1
Beckensteilstellung, Coxa valga I: 1.104

Beckentumor II: 7.10
Beckenverbundosteosynthese nach Tumorresektion II: 9.10
Beckenverformung I: 1.56
Becksche Bohrung bei idiopathischer Hüftkopfnekrose I: 2.96
Begleitarthritis I: 9.59ff.; II: 4.24
Behçet-Krankheit, Gonarthritis I: 9.58f.
- Synovialbiopsatbefund I: 9.5
Bein, Schwerkraftlinie I: 14.1
- Traglinie I: 12.8, 12.17
- Traglinienverschiebung I: 12.10
- Valgusfaktoren I: 12.9
- Varusfaktoren I: 12.9
Beinachsenabweichung I: 12.7ff.
- Gonarthrose I: 14.1
- Gonarthrosenentstehung I: 10.5
- Gradeinteilung I: 12.10f.
- Hämophilie I: 16.15, 16.20
- - Behandlung I: 16.31, 16.34
- klinische Untersuchung I: 12.12
- Korrekturplanung I: 12.18f.
- Röntgenaufnahmetechnik I: 12.13f.
- - Fehlerquellen I: 12.14
- - Röntgenganzaufnahme I: 12.13
- - Auswertung I: 12.14, 12.16ff.
- - im Einbeinstand I: 12.14
- - Röntgenuntersuchung I: 12.12ff.
- Sekundärfolgen I: 14.2
Beinachsenentwicklung I: 12.7f.
Beinachsen-Varusverkrümmung, rachitische I: 14.2
Beinadduktionsstellung, Coxa valga I: 1.104
Beinamputation, Coxa valga I: 1.104f.
Beinarterienerkrankung, obliterierende I: 15.3
Beinarterienverletzung I: 15.1ff.
Beinarteriosklerose, obliterierende I: 15.3
Beinaußendrehstellung, kontrakte I: 2.116, 2.146
Beinaußenformentwicklung I: 12.7
Beindurchblutungsstörung I: 15.1ff.
- arterielle, organische I: 15.3
- durch Knochenfragmentdruck I: 15.2
- posttraumatische I: 15.1ff.
- venöse I: 15.4ff.
- bei Kompartmentsyndrom I: 15.3
- - posttraumatische I: 15.9
Beinganzaufnahme I: 12.13ff.
- Bildauswertung I: 12.14, 12.16ff.
- im Einbeinstand I: 12.14
- Rotationsunterschied zwischen zwei Aufnahmen I: 12.18
- Strahlengang I: 12.14f.
Beingefäßschädigung, iatrogene I: 15.3
Beingefäßverletzung I: 15.1ff.
- indirekte I: 15.2
- offene I: 15.2
- Sofortversorgung I: 15.3

– stumpfe I: 15.2
Beininnenrotationseinschränkung, Coxa vara I: 1.112, 1.138
– – – congenita I: 1.138
Beininnenrotationsstellung, kontrakte I: 2.130
Beininnenrotatoren, Wirkung auf den Schenkelhals I: 1.102f.
Beinlängendifferenz s. auch Beinverkürzung
– Ausgleichsmöglichkeiten I: 9.29f.
– Femuraplasie, partielle I: 1.142
– – subtotale I: 1.146
– femurbedingte I: 1.138
– Femurdefekt I: 1.137
– Genu recurvatum I: 12.28
– Hüftarthropathie, tabische I: 4.31
– Kontraktur, koxale I: 5.16
– Melorheostose I: 12.3
– bei Spitzfuß II: 3.4, 3.14
– Spitzfuß als Folge II: 3.14
Beinmuskellähmung, totale I: 6.14
Beinmuskelpumpe I: 15.5
Beinmyokinesigramm II: 1.21
Beinnachziehen beim Jugendlichen I: 2.8
Beinödem, postthrombotisches I: 15.7
Beinvenenmassenthrombose II: 5.8
Beinvenenverletzung I: 15.3
Beinverkürzung s. auch Beinlängendifferenz
– angeborene II: 7.7
– coxitis tuberculosa I: 12.6
– funktionelle I: 12.31
– nach Gonarthritis tuberculosa I: 9.67
– nach Imhäuser-Osteotomie I: 2.143
– nach intertrochantärer Varisationsosteotomie I: 2.9
– durch Kniearthrodese I: 9.29
– Kniegelenktuberkulose I: 12.6
– Osteomyelitis I: 12.5
– Perthes-Krankheit I: 2.8f.
– nach traumatischer proximaler Femurepiphysenlösung I: 1.128
Beinverkürzungsprüfung bei kongenitaler Hüftluxation I: 1.19
Beinverlängerung, Osteomyelitis I: 12.5
Beinverlängerungsosteotomie bei Hüftluxation I: 1.78
– Peronäalnervenparalyse II: 3.7
Beinwickelung bei hochlumbaler Meningozele I: 6.15f.
Belastungsrate II: 1.15, 1.17f.
Bends I: 2.110ff.
Benjamin-Doppelosteotomie I: 9.26f.
Bernbeckske Derotationsosteotomie I: 1.109
Besenreiservarizen I: 15.5
Bestrahlungsostitis I: 2.94
Beugekontraktur der Hüfte s. Hüftbeugekontraktur
– des Kniegelenks s. Kniebeugekontraktur
Beugemuskeln, kniegelenküberbrückende I: 8.19

Bewegung, passive, kontinuierliche, postoperative I: 9.20
Bewegungsschiene, elektrische II: 6.48f.
Bewegungsstörung, zerebrale, Einwärtsgang, Korrektur I: 6.13
– – Hüftmuskellähmung I: 6.4ff.
– – – Therapie I: 6.5ff.
Bindegewebsschwäche, Genu recurvatum I: 12.26
– – valgum I: 12.26
Bindegewebswucherung, intraartikuläre I: 4.36
Biopsie II: 9.2
Biopsiewundenresektion II: 9.3
Blastomykose, Gelenkbeteiligung I: 4.7
Blauth-Knieendoprothese I: 9.31f., 9.34
– Infektion I: 9.39f.
Blietz-Knieendoprothese I: 9.31
Blount's disease s. Osteochondrosis deformans tibiae
Blountsche Klammerung I: 12.20f.
Blount-Syndrom I: 8.21ff.
Blut, Fließeigenschaften, Caissonkrankheit I: 2.110
– – Extrinsic-Faktoren I: 2.75f.
– – Intrinsic-Faktoren I: 2.75f.
Blutgerinnung, plasmatische I: 16.2
Blutgerinnungsfaktoren I: 16.2
– Substitution I: 16.28
Blutgerinnungsstörung, Hüftkopfnekrose I: 2.74
– – plasmatische I: 16.1ff.
– – angeborene I: 16.2ff.
– – Gelenkschadenbehandlung I: 16.28ff.
– – Gelenkschadenprävention I: 16.28
– – Plasmaderivate I: 16.54
Blutkrankheit, Hüftkopfveränderungen I: 2.35f.
Blutleere, pneumatische, bei Amputation II: 7.13
Blutstillung I: 16.1f.
Bluttransfusion bei Amputation II: 7.13
Blutung nach Biopsie II: 9.2
– gastrointestinale I: 16.8
– hämophile, Erstmanifestation I: 16.8
– perispinale Ischiadikusteilparese I: 16.44
– subperiostale I: 4.25
– intraartikuläre s. Gelenkblutung
– intraossäre II: 4.34
– perinatale I: 16.8
– posttraumatische, bei Hämophilie I: 16.36
– subchondrale II: 4.34
– subsynoviale I: 16.10, 16.26f.
Blutviskositätssteigerung, Hüftkopfnekrose I: 2.74
Bodendruckmessung beim Gehen II: 1.12f.
Bodenreaktionskraft II: 1.11f., 1.14ff.

– M-Kurve II: 1.15
– X-Kurve II: 1.15, 1.17f.
– Y-Kurve II: 1.14ff.
– – Initialzacke II: 1.15
– Z-Kurve II: 1.14ff.
– – Initialzacke II: 1.15
Bombelli-Femurosteotomie I: 1.78
Bone rote I: 2.110
Bone-Bridge-Operation II: 6.102
Borggreve-Umdrehplastik I: 1.146f.; II: 7.7f.
– Durchführung II: 9.32f.
– nach Femurtumorresektion II: 9.27, 9.32f.
– nach Tibiatumorresektion II: 9.37
Börjeson-Forssman-Lehmann-Syndrom I: 8.21
Boyd-Venen-Unterbindung I: 15.5
Brisement force bei Kniestrecksteife I: 12.30
Broca-Index I: 5.15
Brodie-Abszeß II: 4.4f.
– Koxitis, sympathische I: 4.39
Brucellaarthritis I: 9.61
Brucellose II: 4.12
Brucellosekoxitis I: 4.6, 4.55, 4.71
Brückenindex des Fußes II: 3.102
Brückenplastik bei Tibiapseudarthrose I: 13.9
Bryant-Dreieck I: 1.27
Buerger-Winiwarter-Krankheit I: 15.3
Burgess-Unterschenkelamputation II: 7.24
Burmester-Kurve I: 7.9ff.
Bursa gastrocnemia-semitendinosa, Ruptur I: 9.2
– trochanterica musculi glutaei maximi I: 4.82
– – tuberkulöse Infektion I: 14.13f.
Bursa-achillea-Entfernung II: 2.21
Bursitis achillea II: 2.19ff., 4.16
– – chronische II 2.21
– eitrige, akute I: 4.82
– im Hüftgelenkbereich I: 4.36, 4.82f.
– iliopectinea I: 4.82f.
– – chronische I: 4.83
– retrocalcanea achilli II: 4.36f.
– subcutanea achilli II: 4.37f.
– – – Symptome II: 4.38
– subtendinea achillea II: 4.37
– trochanterica I: 5.16, 14.13f.
– tuberkulöse I: 4.83, 14.13f.
Bursopathia achillea II: 4.38
Bypass, aortofemoraler I: 15.4
– axillofemoraler I: 15.4

C

Café-au-lait-Flecken I: 13.1
Caissonkrankheit I: 2.108
– Dauerschäden I: 2.110
– Hüftkopfnekrose I: 2.67, 2.73, 2.75
– Metaphysennekrose I: 11.10
– Prophylaxe I: 2.113

XXII Sachverzeichnis

Caissonkrankheit, Typ I I: 2.110
- Typ II I: 2.110
Caissonnekrose I: 2.108 ff.
- begünstigende Faktoren I: 2.111
- Beschwerdebild I: 2.112
- Häufigkeit I: 2.111 f.
- headneck and shat lesions I: 2.112
- Histologie I: 2.110
- Hüftkopf I: 2.67 f.
- juxta articular lesions I: 2.112
- medullary lesions I: 2.112
- Röntgenbefund I: 2.112
- Skelettbefallmuster I: 2.111
Calcaneopathia rheumatica II: 4.14
- - Bechterew-Krankheit II: 4.20
Calcaneus secundarius II: 2.1, 2.6 f.
- - Differentialdiagnose II: 2.7
Calciumpyrophosphat-Arthropathie s. Chondrokalzinose
Callus luxurians I: 10.22
Calvésche Linie I: 1.25
Campylobacterarthritis I: 9.61
Camurati-Engelmannsche Krankheit, Wachstumsstörung, kniegelenknahe I: 12.3
Canalis tarsi II: 1.31
Candidamykose, Hüftgelenkbeteiligung I: 4.7
Capillaritis alba s. Atrophie blanche
Capital drop I: 5.12 f., 5.20
Capitulum fibulae s. Fibulaköpfchen
- humeri, Epiphysennekrose, komplette I: 2.61
- - Osteochondrosis dissecans I: 2.50 f., 2.61
Caput magnum femoris I: 4.42
- tali, Osteochondrosis dissecans I: 2.50
Caudal-regression-Syndrom I: 1.138
CCD-Winkel s. Schenkelhals-Schaft-Winkel
CD-Winkel s. Schenkelhals-Schaft-Winkel
CE-Winkel I: 1.26 f.
- bei Protrusio acetabuli I: 2.150
- Zusammenhang mit dem Femurkopfmittelpunkt I: 1.28
Charcot-Marie-Tooth-Hoffmannsche Krankheit, Spitzfuß II: 3.13
Chiari-Beckenosteotomie I: 1.52, 1.57, 1.59 ff.
- biomechanische Basis I: 5.35
- bei Koxarthrose I: 5.35
- bei Luxation nach eitriger Koxitis I: 4.76
- Operationszeitpunkt I: 1.60 f.
- bei Perthes-Krankheit I: 2.41 ff.
- Technik I: 5.35
Chloroquinderivat I: 9.12
Chondroblastom, femorales I: 9.14
- - distales II: 9.23
- - proximales, epiphysäres I: 2.94; II: 9.17
- patellares II: 9.34
- pelvikales, Behandlung II: 9.12 f.
- tibiales II: 9.39
Chondroblastomkürettage II: 9.13, 9.39

Chondrodysostose, Coxa vara I: 1.126
Chondrodystrophie, Perthes-Krankheit I: 2.31
Chondroidbildungsstörung I: 12.3
Chondrokalzinose I: 4.21 f., 9.74 ff.; II: 3.11, 4.6, 4.25, 4.29 f.
- chronische I: 4.21
- Differentialdiagnose I: 4.22; II: 4.30
- Gelenkanfall I: 4.21
- Histologie I: 4.21
- Hüftgelenkbeteiligung s. Hüftgelenkchondrokalzinose
- beim Kind I: 9.77
- Klinik I: 9.76
- Pathogenese I: 9.76
- sekundäre I: 9.77
- Synovialbiopsie I: 9.4 f.
- Therapie I: 4.22, 9.77
- Verlaufsformen I: 9.76
Chondrolyse bei Behandlung der Femurkopf-Epiphysendislokation I: 2.132 f.
- bei Belassen eines Femurkopf-Epiphysenabrutsches I: 2.145
- bei Femurkopf-Epiphysendislokation I: 2.146
- bei Protrusio acetabuli I: 2.154 f.
- pubertäre spontane I: 2.156
Chondrom, femorales, distales II: 9.33
- des Fußes II: 9.44
- patellares II: 9.34
- pelvikales II: 9.4
- - Behandlung II: 9.12 f.
- periostales II: 9.47
- phalangeales II: 9.46 f.
Chondromalacia fabellae I: 11.11
- patellae s. Chondropathia patellae
Chondromatose, Synovialbiopsatbefund I: 9.5
Chondromausräumung II: 9.21, 9.33
Chondromyxoidfibrom, femorales diaphysäres II: 9.21
- fibulares II: 9.41
- des Fußes II: 9.44
- phalangeales II: 9.46 f.
- tibiales II: 9.35
- - Kürettage II: 9.39
Chondromyxoidfibromausräumung II: 9.21, 9.39
Chondromyxoidfibromresektion, radikale II: 9.39 f.
Chondropathia patellae I: 8.5, 10.5, 16.16
- - Druckreduzierung der Patellarückfläche I: 8.12
- - Patellahochstand I: 8.8
- - Vorzugslokalisation I: 10.15
Chondroprotektiva I: 5.27
Chondrosarkom, Biopsiewundenkontamination II: 9.2
- entdifferenziertes II: 9.15
- femorales II: 9.14
- - diaphysäres II: 9.21
- - distales II: 9.23

- - - Resektion II: 9.26
- - Knochentransplantation II: 9.30
- - proximales II: 9.15
- - fibulares II: 9.41
- - Resektion II: 9.42
- - des Fußes II: 9.44
- - pelvikales II: 9.4 f.
- - - intrapelvine Ausbreitung II: 9.8
- - - Kryochirurgie II: 9.8
- - - Resektion II: 9.8
- - - vorbestrahltes II: 9.5, 9.7
- - phalangeales II: 9.46
- - synoviales I: 9.78
- - tibiales II: 9.35
Chondrozytenenzyme I: 9.11
Chondrozytenschädigung, medikamentenbedingte I: 10.8 f.
Chopart-Amputation II: 7.18, 7.20
- Hilfsoperationen II: 7.20 f.
- bei Knochentumor II: 9.44
- bei Zehenphalangentumor II: 9.46
Chopartsches Gelenk II: 1.35 f., 3.90 ff.
- - Arthrodese II: 6.117
- - Bewegungsbegrenzung II: 1.34 f.
- - Dorsalluxation II: 6.111
- - Fraktur, Plattfuß II: 3.113
- - Luxation II: 6.116 f.
- - - mit Fraktur II: 6.117
- - Wiederherstellung II: 6.117
- - Winkel zum Boden II: 3.100
- - - zur Fibula II: 3.100
Chopart-Spalt-Keilresektion II: 3.49
Christmas-Krankheit s. Hämophilie B
Clutton-Gelenk I: 4.6
Coalitio calcaneonavicularis II: 2.6, 2.15 ff., 3.96, 3.100, 3.102, 3.110
- - Talonavikulararthrose II: 2.17
- naviculare-cuneiformia II: 2.18
- talocalcanea II: 2.15, 3.96, 3.100, 3.110
- - Veränderung des oberen Sprunggelenks II: 2.9, 2.11 ff.
Cocket-Venen-Unterbindung I: 15.5
Colchicin II: 4.25 f.
- Dosierung II: 4.26
- Nebenwirkungen II: 4.26
Colitis ulcerosa, Gonarthritis I: 9.57 f.
Colonna-Hüftarthroplastik I: 1.49, 1.52
Contergan-Schaden s. Thalidomidembryopathie
Corpus liberum s. Gelenkmaus
Coxa antetorta idiopathica I: 1.18 f., 1.98
- magna I: 1.14, 1.44, 1.91
- - CE-Winkel I: 1.28
- - nach Säuglingskoxitis I: 4.62
- plana, CE-Winkel I: 1.28
- profunda s. Pfanne, tiefe
- valga I: 1.103 ff.
- - adolescentium I: 1.104, 1.109
- - angeborene I: 1.103, 1.106 f., 3.3
- - antetorta I: 6.10, 12.12
- - - Behandlungsindikation I: 12.20

- – ausgleichende Haltung I: 1.64
- – nach Beinamputation I: 1.104 f.
- – Bestimmung nach Lange I: 1.111
- – Definition I: 1.92, 1.103
- – bei Epiphysenstörung I: 1.104
- – Ganganomalie I: 1.109
- – Hähnchentyp I: 1.106
- – Hämophilie I: 4.26
- – Hormonhaushaltsstörung I: 1.108
- – durch Immobilisation beim Kind I: 1.105, 1.107
- – klinisches Bild I: 1.105 ff.
- – luxans I: 1.104, 1.106
- – Luxationsrisiko I: 1.110
- – bei Muskelgleichgewichtsstörung I: 1.104
- – operative Korrektur I: 1.65
- – bei Perthes-Krankheit I: 2.18
- – Pfannenveränderung I: 1.109
- – Prognose I: 1.110
- – rachitisbedingte I: 1.104, 1.108
- – röntgenologischer Befund I: 1.109
- – Schenkelhalsbeanspruchung I: 1.101
- – Spannungsdiagramm des koxalen Femurendes I: 1.101
- – beim Spastiker I: 1.104
- – statica I: 1.104 f.
- – subjektive Beschwerden I: 1.109
- – subkapitale, nach operativer Femurkopfreposition I: 1.66
- – subluxans, Pfannenachsklerose I: 5.9
- – – Varisierungsosteotomie I: 5.29 f.
- – Symptome I: 1.109
- – Therapie I: 1.109 f.
- – traumatisch bedingte I: 1.104, 1.107 f.
- – ohne Trochanterhochstand I: 1.100
- – bei Trochanter-major-Epiphysenschädigung I: 1.100, 1.105
- – Varisierungsosteotomie I: 1.109
- vara I: 1.110 ff., 1.135, 3.2, 12.24
- – adolescentium s. Hüftkopf, Epiphysendislokation
- – – Beckenveränderung I: 1.112
- – – Bestimmung nach Lange I: 1.111
- – – congenita I: 1.30, 1.110, 1.112 ff., 1.136 ff., 2.31 ff., 3.3 f.
- – – Arthrographie I: 1.139
- – – Aufrichtungsosteotomie I: 1.121, 1.141
- – – beidseitige I: 1.114 f., 1.119, 1.137
- – – Differentialdiagnose I: 1.119 f.
- – – Dreiecksfigur I: 1.115
- – – Dysostose, metaphysäre I: 1.116, 1.118 f.
- – – Entstehungsmodus I: 1.136
- – – Epiphysenfugenschluß I: 1.115
- – – Epiphysenlösung I: 1.119 f.
- – – Femur varum congenitum I: 14.6

- – – histologische Veränderungen I: 1.118 f.
- – – Hüftkopfabrutsch I: 1.116
- – – Hüftkopfresektion I: 1.123 f.
- – – klinisches Bild I: 1.119 f.
- – – Kombinationsmißbildungen I: 1.119, 1.137
- – – Korrekturosteotomie, zweizeitige I: 1.122 f., 1.141
- – – Leitsymptome I: 1.138
- – – pathomechanische Analyse I: 1.116 f.
- – – Perthes-Krankheit I: 2.33
- – – Pfannendysplasie I: 1.116
- – – primäre I: 1.113
- – – Prognose I: 1.124
- – – Protheseoperation I: 1.123
- – – Pseudarthrose I: 1.114 ff., 1.140
- – – Röntgenbefund I: 1.114 f., 1.139
- – – sekundäre I: 1.113 ff.
- – – Spätfälle I: 1.120
- – – Spontanaufrichtung I: 1.120
- – – Spontanheilung I: 1.120
- – – teratologische Reihe I: 1.138
- – – Therapie, konservative I: 1.120, 1.140
- – – – operative I: 1.120 ff.
- – – Verlauf I: 1.120
- – – Y-Osteotomie I: 1.120 ff.
- – Definition I: 1.91, 1.110
- – entzündlich bedingte I: 1.127
- – epiphysaria I: 2.34
- – infantum I: 1.113
- – klinisches Bild I: 1.112
- – Knochenbälkchenausrichtung des koxalen Femurendes I: 1.101
- – Kontraktur I: 1.112
- – bei lateraler Kopfepiphysenstörung I: 1.100
- – bei lokaler Schädigung I: 1.111
- – Meningomyelozele I: 1.128
- – neurogene Arthropathie I: 1.128
- – bei Perthes-Krankheit I: 2.18
- – primäre I: 1.137 ff.
- – Protrusio acetabuli I: 2.149, 2.154, 2.156
- – rachitica I: 1.110, 1.124 ff.
- – – Röntgenbefund I: 1.125
- – – Symptomatik I: 1.126
- – Röntgenbefund I: 1.111, 1.125
- – sekundäre I: 1.137
- – statica I: 1.111
- – bei Systemerkrankung I: 1.111
- – traumatisch bedingte I: 1.128
- – tumorbedingte I: 1.128
- Coxalgia fugax I: 1.30
- Coxarthrose usante I: 5.39
- Coxarthroses destructives rapides I: 5.39
- Coxitis s. auch Koxitis
- – simplex I: 4.37
- – – beim Kind I: 4.41 f.
- – syphilitica I: 4.5 f.
- – – Symptome I: 4.5 f.
- – tuberculosa I: 4.9 ff., 14.12

- – – Abszeßbildung I: 4.13
- – – – Operation I: 4.13
- – – Abszeßsenkungsweg I: 4.13
- – – Beckenbeteiligung I: 4.11
- – – – Operationen I: 4.13
- – – Chemotherapie I: 4.12
- – – Coxa vara I: 1.127
- – – Diagnostik I: 4.10
- – – Differenzierung von der Perthes-Krankheit I: 2.31
- – – Durchlaufdrainage, postoperative I: 4.14
- – – Gelenkpunktion I: 4.10
- – – Infektion, ossäre I: 4.9 f.
- – – – synoviale I: 4.9
- – – Intrakutanprobe I: 4.10
- – – Kapselresektion I: 4.12 f.
- – – Klinik I: 4.10 f.
- – – lokale Beschwerden I: 4.10 f.
- – – Röntgenbefund I: 4.11
- – – beim Säugling I: 4.63
- – – Sequesterbildung I: 4.11
- – – – Operation I: 4.13
- – – Therapie I: 4.12 ff.
- – – Umgebungsuntersuchung I: 4.10
- – – veraltete I: 4.14 f.
- – – Wachstumsstörung, kniegelenknahe I: 12.6
- – – urica I: 4.53 f.
- Crohn-Krankheit, Gonarthritis I: 9.58
- – Synovialbiopsatbefund I: 9.5
- Cross-leg-Lappen II: 6.75
- Crus antecurvatum I: 13.2
- – curvatum congenitum I: 13.3
- – recurvatum I: 13.3 f.
- – valgum I: 11.9 f., 13.3 f.
- – – congenitum I: 13.1 ff.
- – – Eigenkorrektur I: 13.8
- – – Therapie I: 13.8
- – – Verlaufskontrolle I: 13.7
- – varum antecurvatum I: 14.2
- – – congenitum I: 13.1 ff.
- – – Morbidität I: 13.3
- – – Röntgenstadien I: 13.4
- – – Therapie I: 13.8
- – – Verlaufskontrolle I: 13.6
- Cumarin I: 15.3 f.
- Cyclophosphamidinjektion, intraartikuläre I: 9.14

D

- Dadurian-Knieendoprothese I: 9.31
- Darmbein s. Ilium
- Darmerkrankung, chronische, Arthropathie II: 4.24
- – Gonarthritis I: 9.57 f.
- Darminfektion, Arthritis I: 9.58
- Dederich-Oberschenkelamputation II: 7.28 f.
- Dederich-Plastik nach Unterschenkelamputation II: 9.37
- Defektpseudarthrose II: 6.82
- – postosteomyelitische I: 14.10
- Dega-Pfannendachplastik I: 1.52
- – nach eitriger Koxitis I: 4.77

Dekompressionskrankheit s. Caissonkrankheit
Delrinprothese, Fremdkörperreaktion I: 4.80
Denis-Browne-Schiene II: 3.37
Dermatomlappen II: 6.77, 6.84
Derotation-Brace II: 6.42
Desmoid II: 8.1
Destruktionshüfte, tuberkulöse I: 4.14f.
– – Abszeßausbreitung I: 4.15
– – Operationsverfahren I: 4.15f.
De-Toni-Syndrom I: 8.22
D-Glucosaminsulfat I: 5.27
Diabetes mellitus, Hüftkopfnekrose I: 2.68
– – mütterlicher, Caudal-regression-Syndrom I: 1.138
– – – Coxa vara congenita I: 1.136
– – Neuropathie s. Neuropathie, periphere, diabetische
– – Osteoarthropathie II: 4.33
– – Vorfußgangrän I: 15.4
Diaphysenstachel I: 1.91, 1.93
Diaphysenstachelabkippung I: 1.115
Diaphysentuberkulose I: 14.12f.
– Therapie I: 14.13
Diastematomyelie I: 6.22
Diathermieschnitt II: 7.13
Digitus II superductus II: 3.128, 3.142
Digitus V superductus II: 3.144f.
Diphtherie, Fibularisparese II: 3.5
– Koxitis I: 4.58, 4.68
Diplegie, Knick-Platt-Fuß II: 3.115
Direktionslinie I: 12.8
Diskus, infantiler I: 8.16
– subtotaler I: 8.16
– totaler I: 8.15f.
Distensionsluxation I: 4.57, 4.66f.
Distorsion II: 6.62
DNS-Antikörper I: 9.51
Dodd-Venen-Unterbindung I: 15.5
Dome-Osteotomie I: 1.58
Donati-Naht II: 7.16, 7.30
Doppelamputation II: 7.3, 7.7
Doppel-Innominataosteotomie I: 1.55f.
Dorsalflektorendurchtrennung, komplette II: 6.60
Down-Syndrom, Hüftluxation I: 1.3, 1.30
D-Penicillamin I: 9.12
Drehkeilpseudarthrose II: 6.82
Drehmannsches Zeichen I: 2.116, 2.130, 2.146
– – umgekehrtes I: 2.130
Dreifach-Beckenosteotomie bei Koxarthrose I: 5.36
Dreipunktegriff II: 3.33, 3.40
Dreschflegelfuß II: 3.4
Dreyfus-Syndrom I: 8.22
Druckfallerkrankung s. Caissonkrankheit
Druckgeschwür bei Lähmungsplattfuß II: 3.114
– bei Myelomeningozele II: 3.59

Druckkammerstruktur, subkutane, plantare II: 1.2
Drucksteigerung, intraartikuläre I: 16.10
– – Hüftkopfnekrose I: 2.73
Dry joint I: 9.22
Duchenne-Zeichen I: 1.138, 1.144, 5.16f.
Ductus-thoracicus-Drainage I: 9.17
Dupuytrensche Kontraktur II: 5.1
Durchblutungsstörung, arterielle, am Amputationsstumpf I: 15.7ff.; II: 7.31
– der unteren Extremität s. Beindurchblutungsstörung
Düsseldorfer Spreizschiene I: 1.37
Dwyer-Kalkaneusosteotomie II: 3.36, 3.83
Dysästhesie II: 5.10
Dysbarismus s. Caissonkrankheit
Dyschondroplasie, Wachstumsstörung, kniegelenknahe I: 12.3
Dysenterie, Arthritis I: 4.71
Dyskinesie II: 5.10
Dyskrasie II: 5.10
Dysmelie I: 3.1ff.
– Fahrzeugversorgung I: 3.5
– Hackenfuß II: 3.21
– Orthesenversorgung I: 3.6
– Prothesenversorgung I: 3.6
– Spitzfuß II: 3.2f.
Dysmetabolisch-dysendokrines Syndrom I: 8.22
Dysostose, enchondrale I: 2.28, 2.32f.
– – Perthes-Krankheit I: 2.8
– – Hüftluxation I: 2.28
– metaphysäre, Coxa vara congenita I: 1.116, 1.118f.
– – Hüftpfannenform I: 1.116
– – Wachstumsstörung, kniegelenknahe I: 12.3
– – Perthes-Krankheit I: 2.31ff.
– Röntgensymptome I: 2.33
Dysostosis cleidocranialis, Coxy vara congenita I: 1.119
Dysplasia epiphysialis hemimelica, Wachstumsstörung, kniegelenknahe I: 12.4
Dysplasie, enchondrale, epiphysäre I: 2.93
– epiphysäre multiple I: 2.35, 12.3
– – Hüftluxation I: 1.30
– fibröse s. Knochendysplasie, fibröse
– spondyloepiphysäre I: 8.22
– – angeborene I: 2.35
– – Beckenveränderungen I: 1.30
Dysplasiehüfte I: 1.1
Dysplasiekoxarthrose I: 5.4
– Derotations-Valgisierungs-Osteotomie I: 5.32
– Varisierungsosteotomie I: 5.34
Dysprothrombinämie I: 16.3
Dystrophia adiposogenitalis, Osteochondrosis deformans tibiae I: 11.6
– myotonica II: 3.13

E

Ehlers-Danlos-Syndrom I: 9.43f.
Eichelbaum-Nagelbettausrottung II: 5.16f.
Einbeinstand, Hüftgelenkbelastung I: 5.7f.
Einlage, aktive II: 3.106
– bei Hallux rigidus II: 3.127
– – valgus II: 3.133f.
– neutrale II: 3.106
– passive II: 3.106
– bei Plattfuß II: 3.118
Einwärtsgang I: 1.18, 1.98
– beim Kind I: 12.20
– bei zerebraler Bewegungsstörung I: 6.13
Ektrodaktylie, Coxa vara congenita I: 1.119
Ektromelie, axiale I: 1.135, 3.2, 3.4
– distale I: 13.16
– – fibulare I: 13.15f.
– phokomele I: 1.134
– proximale I: 1.135, 3.2
Elektrostimulation bei Pseudarthrose II: 6.82
Elektrotherapie bei Gonarthrose I: 10.16
Elephantiasis I: 15.8f.
Ellenbogenarthropathie, hämophile I: 16.17ff.
– – Röntgenbefund I: 16.22
Ellenbogenbeugekontraktur I: 16.17ff.
Ellenbogengelenk, Osteochondrosis dissecans I: 2.50f., 2.61
– Radiosynoviorthese I: 9.15
Ellenbogengelenkblockierung I: 2.51
Ellis-van-Crefeld-Syndrom I: 8.22
Embolie, arterielle, Hüftkopfnekrose I: 2.74
Eminentiae intercondylicae, Varianten I: 8.15
Eminentia-intercondylica-Ausriß II: 6.30f., 6.67
– Refixation II: 6.31
– – beim Kind II: 6.32
Eminentia-intercondylica-Ausziehung I: 10.15
Empyemluxation I: 4.57, 4.59, 4.66f., 4.74f.
Enchondrom, Hallux rigidus II: 3.124
Endersche Nagelungstechnik II: 6.9f., 6.13
Endoprotheseninstabilität, Fremkörperreaktion I: 4.80
Entamoeba histolytica, Koxitis I: 4.72
Entenschnabelfraktur II: 6.57, 6.113
Enterobacterarthritis I: 9.61
Enteropathie, Gonarthritis I: 9.57f.
Enthesopathie s. Insertionstendopathie
Entlastungs-Coxa-valga I: 1.104, 16.17, 16.23
Entlastungsrate II: 1.15, 1.17f.
Entspannungsnähte über Gummischläuchen II: 7.16, 7.19, 7.30

Entzündungsbestrahlung I: 9.17
Entzündungszellen, synoviale I: 9.11
Enzephalopathie, perinatale, Kniebeugesteife I: 12.31
Epilepsie II: 5.1
Epiphysenabrutsch I: 1.116, 2.121 ff., 2.125, 2.131, 2.146
- Therapie I: 2.143 ff.
Epiphysenabscherung I: 2.120, 2.122, 2.129, 2.146
Epiphysenabtrennung I: 2.121
- Therapie I: 2.134 ff.
Epiphysendislokation am koxalen Femurende s. Hüftkopf, Epiphysendislokation
Epiphysenfixation, innere, am koxalen Femurende I: 2.134 f.
Epiphysenfugenebene des proximalen Femurendes I: 1.25
Epiphysenfugenüberbrückung, knöcherne, nach Verletzung II: 6.102
Epiphysenfugenverletzung bei Tumorresektion I: 12.6
Epiphysenfugenzerstörung, osteomyelitische II: 4.4
Epiphysenindex I: 2.20 f., 2.24
- nach Chiari-Beckenosteotomie I: 2.42
- nach Varisationsosteotomie bei Perthes-Krankheit I: 2.40
Epiphysenkippung I: 2.120, 2.122 f., 2.146
- Therapie I: 2.134 ff.
Epiphysenlockerung II: 6.97
Epiphysenlösung I: 1.119 f.; II: 6.97
- septische I: 4.68
Epiphysennekrose, caissonbedingte I: 2.112
- des Hüftkopfes s. Hüftkopf, Epiphysennekrose
Epiphysenosteomyelitis, chronische I: 2.57
Epiphysenquotient I: 2.21, 2.23
Epiphysenstörungen, multiple I: 11.3
Epiphysenverletzung II: 6.97
Epiphyseodese bei Hüftkopfepiphysendislokation I: 2.135 ff.
- nach Reposition I: 2.143
- temporäre I: 2.4
- - kniegelenknahe I: 12.20 f.
Epiphysitis I: 2.28
- tibiae deformans s. Osteochondrosis deformans tibiae
Erfordernisspitzfuß I: 13.19
Erfrierung, Nekrose s. Frostnekrose
Erlacher-Überkreuzungszeichen I: 1.27
Erlanger Orthesenbandage I: 5.27
Erwachsenenplattfuß s. Plattfuß
Erysipel, chronisch rezidivierendes I: 15.10
Erythema chronicum migrans I: 9.50 f.
- nodosum I: 9.57
Escherichia-coli-Arthritis I: 9.61
Esmarchscher Schlauch II: 7.13
Ettore-Überkreuzungszeichen I: 1.27

Ewing-Sarkom, Chemotherapie nach Resektion II: 9.10, 9.42
- femorales II: 9.14
- - diaphysäres II: 9.19
- fibulares II: 9.41
- - Resektion II: 9.42
- des Fußskeletts II: 9.44
- metatarsales, Resektion II: 9.45
- pelvikales II: 9.4
- - Chemotherapie nach Resektion II: 9.10
- - Operation, radikale II: 9.10 f.
- - - unradikale II: 9.13
- - Resektion II: 9.10, 9.13
- - Strahlentherapie nach Resektion II: 9.10 f.
- phalangeales II: 9.46
- Strahlentherapie nach Resektion II: 9.10 f., 9.42
- tibiales II: 9.35
- - Resektion II: 9.38 f.
- Tumorverkleinerung II: 9.20
Exarticulatio subtalo II: 7.20
Exostose, kniegelenknahe I: 12.3
- subunguale II: 9.47
Extensionsliegeschale bei partieller Femuraplasie I: 1.145 f.
Extensionsschiene bei partieller Femuraplasie I: 1.145 f.
Extensionsosteotomie I: 5.32 f.
Exzisionsbiopsie II: 9.2

F

Fabella I: 8.7 f.
Fabrysche Krankheit, Synovialbiopsatbefund I: 9.5
Faktor VIII I: 16.2
- biochemische Eigenschaften I: 16.5 f.
Faktor IX I: 16.2
- biochemische Eigenschaften I: 16.5 f.
Faktor-VIII-Komplex I: 16.6
Faktor-I-Mangel I: 16.2
Faktor-II-Mangel I: 16.3
Faktor-V-Mangel I: 16.3
Faktor-VII-Mangel I: 16.3
Faktor-VIII-Mangel I: 16.3
Faktor-VIII: C-Mangel s. Hämophilie A
Faktor-VIII-R: WF-Mangel I: 16.3
Faktor-IX-Mangel s. Hämophilie B
Faktor-X-Mangel I: 16.3
Faktor-XI-Mangel I: 16.4
Faktor-XII-Mangel I: 16.4
Faktor-XIII-Mangel I: 16.4
Faktor-VIII-Präparat I: 16.54
Fallfuß s. Hängefuß
Fasziotomie bei Peronäalsyndrom II: 3.11
- plantare II: 4.45
- bei posttraumatischer Unterschenkeldurchblutungsstörung I: 15.3
- bei Tibialis-anterior-Syndrom II: 3.10

Feinnadelpunktion bei Knochentumor II: 9.2
Felty-Syndrom I: 4.47
Femoral-hypoplasia-unusual-facies-Syndrom I: 1.138
Femoralisparese, Iliakusblutung I: 16-37, 16.40
Femoropatellararthrose I: 8.7, 10.9 f.
- Einfluß auf das Ergebnis der Patellaluxationsoperation I: 8.14
- Häufigkeit I: 10.10
- Operationsbefund I: 10.9
- bei Patellainstabilität I: 8.11 f.
- Röntgenbefund I: 8.12
Femoropatellargelenk I: 10.2 f.
Femorotibialgelenk s. Tibiofemoralgelenk
Femur s. auch Oberschenkel
- distales, keulenförmiges I: 12.3
- - Osteochondrosis dissecans I: 2.55 f., 2.59
- - - Häufigkeitsverteilung I: 2.59
- hirtenstabförmiges I: 1.114 f., 1.126, 14.2
- rudimentäres I: 1.135
- valgum I: 1.92, 11.5
- - Coxa valga I: 1.104
- varum I: 1.92, 1.138, 3.2, 14.2
- - congenitum I: 1.113, 14.6 f.
- - - Spontanheilung I: 14.6
- verkürztes I: 1.135
Femurabstützungsosteotomie, subtrochantäre I: 1.63
Femurabszeß I: 14.11
- Differentialdiagnose I: 14.12
Femurabszeßausräumung I: 14.11
Femurachse I: 14.1
- mechanische I: 12.8 f., 12.17
Femurantekurvation, Kniegelenkschmerz I: 14.2
Femuraplasie I: 3.2, 13.11
- partielle I: 1.136, 1.142, 1.144 ff., 3.2, 3.4
- - bei Fibulaaplasie I: 13.18
- - klinisches Bild I: 1.142, 1.144
- - Operationsmethoden I: 1.146
- - Röntgenbefund I: 1.144
- - teratologische Reihe I: 1.144
- - Therapie I: 1.145 f.
- - bei Tibiaaplasie I: 13.13
- - Weichteilveränderungen I: 1.145
- subtotale I: 1.136, 1.146 ff.
- - Prothesenversorgung I: 1.147
- - Weichteilveränderungen I: 1.146
Femur-Becken-Arthrodese nach Azetabulumresektion II: 9.10
Femurbewegung bei Flexion im Kniegelenk I: 7.3
Femurchondroblastom I: 2.94; II: 9.14, 9.17, 9.23
Femurchondrom II: 9.33
Femurchondromyxoidfibrom II: 9.21
Femurchondrosarkom II: 9.14 f., 9.21, 9.23, 9.26, 9.30
Femurdefekt I: 1.113 f., 1.134 ff., 3.5
- Aitken-Klassifikation I: 1.134 f.

Femurdefekt, Blauth-Klassifikation I: 1.135f.
- doppelseitiger isolierter I: 3.6
- bei Fibulaaplasie I: 13.16ff.
- Hamanishi-Klassifikation I: 1.135
Femurdefektüberbrückung II: 9.18, 9.21, 9.26, 9.28ff.
Femurdeformierung, postrachitische I: 14.2
Femurdekapitation I: 4.77
Femurderotationsosteotomie, distale I: 8.14
- intertrochantäre I: 1.14, 1.18, 5.32
- - bei angeborener Hüftluxation I: 1.64f.
- - bei zerebraler Bewegungsstörung I: 6.13
- - bei Koxarthrose I: 5.32
- - bei Patelluxation I: 8.14
Femurderotations-Variations-Osteotomie, intertrochantäre I: 1.18, 1.64ff.
- - Indikationsgrenzen I: 1.66, 1.69f.
- - bei neurogener Hüftsubluxation I: 6.10
- - im Schulalter I: 1.66
Femurdiaphysendefektüberbrückung II: 9.21
Femurdiaphysenteilresektion II: 9.21
Femurdysplasie I: 1.134, 3.2
Femurende, koxales I: 1.91ff.
- - Antetorsion s. Schenkelhalsantetorsion
- - Ausformung beim Säugling I: 1.17
- - Destruktion, entzündungsbedingte, im Wachstumsalter I: 4.67
- - - bei Säuglingskoxitis I: 4.59ff.
- - - bis zum Trochanter I: 4.76
- - dysplastisches I: 1.2, 1.5
- - Echinokokkose I: 4.8
- - Epiphysenfugenebene I: 1.25
- - Epiphysenfugenschluß, verfrühter I: 1.115, 2.128
- - Epiphysenfugenstörung bei Perthes-Krankheit I: 2.13, 2.17
- - Epiphysenlinienbegrenzung, unregelmäßige I: 1.115
- - Epiphysenlinienverlauf I: 1.103
- - - horizontaler I: 1.109
- - - bei Rachitis I: 1.125
- - - senkrechter I: 1.114
- - - unregelmäßiger I: 2.17f.
- - Ossifikationskernentwicklung I: 1.6
- - Osteomyelitis, Koxitis I: 4.55
- - - tuberkulöse I: 4.10f.
- - Röntgenbefund bei Rachitis I: 1.125
- - beim Säugling I: 1.92
- - Säuglingsosteomyelitis I: 4.58
- - - Defektzustand I: 4.68
- - Spannungsdiagramm I: 1.101
- - Stellung im Raum I: 1.16f.
- - - Auswirkung auf das Becken I: 1.103

- - - bei coxa vara I: 1.110
- - - bei Coxa vara congenita I: 1.115
- - - Einflußfaktoren I: 1.98ff., 1.105
- - Tumor, Koxitis, sympathische I: 4.39
- - - maligner I: 4.63
- - Wachstumszonen I: 1.100
Femurendoprothese II: 9.16f.
- nach distaler Tumorresektion II: 9.27ff.
- Indikation II: 9.17
- im Oberschenkelstumpf II: 9.20f.
- totale II: 9.28f.
Femurepiphyse, distale, Blutgefäßversorgung I: 11.1
- proximale s. Femurende, koxales, Epiphyse
Femurepiphysenfuge, distale, Mißbildung I: 12.3
- - Schädigung I: 12.23
- proximale s. Femurende, koxales, Epiphysenfuge
Femurepiphysenfugen, Anteile am Femurwachstum I: 12.1
Femurepiphysenfugen-Verletzung, distale II: 6.23ff.
- - Klassifikation II: 6.23f.
- - Therapie II: 6.24f.
Femurepiphysenlösung, distale, traumatische II: 6.24
- - - partielle II: 6.24
Femurepiphysenosteoblastom I: 2.94
Femurexostose I: 13.11
Femurexostosen, multiple, Coxa valga I: 1.108
Femurextensionsosteotomie I: 5.32f.
- bei idiopathischer Hüftkopfnekrose I: 2.98
- bei Koxarthrose I: 5.32
Femur-Extensions-Variations-Osteotomie, intertrochantäre, bei hochlumbaler Myelomeningozele I: 6.16
Femurfehlbildung I: 3.2ff.
- Therapie I: 3.8
Femurfibrom, nichtossifizierendes II: 9.14, 9.23
Femurfibrosarkom II: 9.14, 9.23
Femurfissur, intertrochantäre, Hüftkopfnekrose I: 2.5
Femurflexionsosteotomie I: 5.33
- bei idiopathischer Hüftkopfnekrose I: 2.98
Femurfraktur, Diaphysentumor II: 9.19
- infizierte I: 14.10
- intertrochantäre, nach intertrochantärer Osteotomie I: 1.66
- kniegelenknahe, Wachstumsstörung I: 12.6
- metastasenbedingte II: 9.17
- subtrochantäre I: 12.3
- suprakondyläre, Gefäßverletzung I: 15.2
Femurgabelung I: 1.148, 13.12, 13.14

Femurgelenkfläche, tibiale, Hypoplasie I: 8.5f.
Femurgelenkflächenersatz, distaler I: 9.31
Femurgranulom, eosinophiles II: 9.21
Femurhals s. Schenkelhals
Femurhypoplasie I: 1.135, 3.2
Femurkeilosteotomie, hüftnahe I: 1.63
- pertrochantäre I: 2.139
- subkapitale I: 2.136f.
- - Fixierungsmittel I: 2.138
Femurknick, subtrochantärer I: 1.144f.
Femurkondylen, mediale, Abstandsmessung I: 12.12
Femurkondylenabflachung I: 3.3
Femurkondylenfraktur II: 6.21ff.
- kartilaginäre II: 6.25f.
- Klassifikation II: 6.21
- Nachbehandlung II: 6.23
- osteokartilaginäre II: 6.25
- tangentiale dorsale II: 6.23
- Therapie: 6.22f.
Femurkondylenverschmälerung nach Kniegelenkexartikulation II: 9.36
Femurkondylus, Hauptspannungstrajektorien I: 2.57f.
- lateraler, Dysplasie I: 8.14
- medialer, Osteochondrose des älteren Menschen I: 2.59f.
- Morgensternform I: 9.45, 9.47f.
- Osteochondrosis dissecans I: 2.50
- - - Computertomogramm I: 2.56
- - - Kernspintomogramm I: 2.56
- - - Röntgentomogramm I: 2.56
Femurkopf s. Hüftkopf
Femur-Küntscher-Nagelung nach Metastasenausräumung II: 9.22
Femurmetaphyse, proximale, modellierende Abrundung I: 2.134
Femurmetaphysenosteomyelitis, hämatogen akute I: 14.6
Femurmetastase II: 9.17
- diaphysäre, Ausräumung II: 9.22
Femurosteochondrom II: 9.14, 9.23, 9.34
Femurosteoidosteom II: 9.14, 9.21
Femurosteomyelitis I: 14.6ff.
- distale I: 14.9
- epiphysennahe I: 14.12
- hämatogene akute I: 14.6ff.
- - primär-chronische I: 14.11f.
- Koxitis I: 4.55
- nach Osteosynthese I: 14.11
- proximale I: 14.9
- - beim Säugling I: 14.9f.
- beim Säugling 1: 14.7, 14.9f.
- sekundär-chronische I: 14.12
- sklerosierende I: 14.11
- umschriebene I: 14.6
Femurosteosarkom II: 9.14ff., 9.23ff.
Femurosteosarkomresektion, Bedingungen II: 9.3
Femurosteotomie, hüftnahe, bei Hüftluxation I: 1.61ff.
- - Indikation I: 1.61, 1.63

– – bei Koxarthrose I: 5.28 ff.
– – Spannungstrajektorienveränderung I: 1.101 f.
– intertrochantäre I: 2.136, 2.138, 2.140 ff.
– – bei aseptischer Hüftkopfnekrose I: 2.38 ff.
– – dreidimensionale I: 2.136, 2.140
– – bei kapsulärer Hüftarthroplastik I: 1.49 f.
– – bei primärer Koxarthrose I: 5.7
– – Y-förmige I: 1.120 ff.
– bei neurogener Hüftluxation I: 6.12
– bei neurogener Hüftsubluxation I: 6.10
– pertrochantäre I: 2.136, 2.138 f.
– subkapitale I: 2.136 ff.
– – Nekrosenhäufigkeit I: 2.131, 2.138
– subtrochantäre I: 2.137, 2.143
– – Abduktionswinkel, postoperativer I: 1.73
– – tiefe I: 1.72 f.
– – bei veralteter Hüftluxation I: 1.72
– suprakondyläre, Indikation I: 9.25
– – bei rheumatischer Gonarthritis I: 9.24 ff.
– valgisierende s. Femurvalgisierungsosteotomie
– varisierende s. Femurvarisierungsosteotomie
– zervikale s. Schenkelhalsosteotomie
Femurpseudoarthrose bei Belassen eines Femurkopf-Epiphysenabrutsches I: 2.145
– intertrochantäre, bei Coxa vara congenita I: 1.140
– subtrochantäre, bei Coxa vara congenita I: 1.113, 1.140
– – bei partieller Femuraplasie I: 1.144
Femurreduktionstendenz I: 13.11
Femurresektion II: 9.16
– Umkippplastik II: 9.16, 9.26, 9.29 ff.
Femurresektionsangulationsosteotomie I: 4.77
Femurrotationsosteotomie, transossäre ventrale I: 2.98, 2.104
Femur-Rush-Pins bei fibröser Knochendysplasie II: 9.22 f.
Femurschaftachse I: 12.8 f., 12.16 f.
Femurschaftbelastung, Einfluß des Tractus iliotibialis I: 1.102
Femurschaftlateralisation bei Femurhalsvalgisation I: 12.23
Femurschaftosteomyelitis I: 14.6
Femurschaftsklerosierung, caissonbedingte I: 2.113
Femurschaftverbiegung, angeborene I: 1.113, 1.135, 14.6 f.
Femurschaftverdoppelung I: 13.19
Femurscheibenresektionsosteotomie, hüftnahe I: 1.63
Femurschrägosteotomie, hüftnahe I: 1.63

Femurschußbruch I: 14.10
Femursequester I: 14.12
– tuberkulöser I: 14.13
Femursequesterausräumung I: 14.9, 14.11 f.
Femurspontanfraktur I: 14.5
Femurstumpf, ultrakurzer II: 9.19
Femurteilresektion, distale, Umkippplastik II: 9.29 ff.
Femurtorsionsdeformität, distale I: 8.6
Femurtorsionsfraktur, Hüftkopfnekrose I: 2.5
Femurtotenlade I: 14.8
Femurtransplantat II: 9.16
Femurtransplantatfraktur II: 9.30
Femurtransplantation II: 9.29 f.
Femurtuberkulose I: 14.12 ff.
Femurtumor II: 9.13 ff.
– diaphysärer II: 9.19 ff.
– – Ausräumung II: 9.21
– – Operation, radikale II: 9.19 ff.
– – – unradikale II: 9.21 ff.
– – Resektion II: 9.21
– distaler II: 9.23 ff.
– – intraossärer II: 9.27
– – Kürettage II: 9.33
– – Lagebeziehungen II: 9.26 f.
– – Muskelinfiltration II: 9.27
– – Operation, radikale II: 9.24 ff.
– – – unradikale II: 9.33 f.
– – Resektion II: 9.26
– – – onkologisch radikale II: 9.26 f.
– – Wachstumsstörung I: 12.6
– maligner, proximaler, Hemipelvektomie II: 9.5
– myelogener II: 9.19, 9.21
– proximaler II: 9.15 ff.
– – Kürettage II: 9.17 ff.
– – Muskelinfiltration II: 9.16
– – Operation, radikale II: 9.15 ff.
– – – unradikale II: 9.15 ff.
– – Resektion II: 9.16 f.
– – Rezidiv II: 9.18
– – Winkelplattenimplantation vor Tumorausräumung II: 9.18
Femurtumorausbreitung, intramedulläre II: 9.24
Femurumstellungsosteotomie, subtrochantäre, bei Chondroblastom II: 9.17
Femurvalgisierungsextensionsosteotomie bei Hüftdysplasiearthrose I: 1.78
Femurvalgisierungsosteotomie, intertrochantäre, bei Coxa vara congenita I: 1.120 ff.
– Genu-valgum-Entstehung I: 12.23
– bei idiopathischer Hüftkopfnekrose I: 2.97
– bei Koxarthrose I: 5.30 f.
– – Indikation I: 5.31
– Technik I: 5.31
– bei Protrusio acetabuli I: 2.155
Femurvarisationsosteotomie 1.109 f.
– intertrochantäre, bei angeborener Hüftluxation I: 1.64 ff.

– Beinverkürzung I: 2.9
– biomechanische Basis I: 5.29 f.
– nach eitriger Koxitis I: 4.76 f.
– bei idiopathischer Hüftkopfnekrose I: 2.96 f.
– Kontraindikation I: 5.30
– bei Koxarthrose I: 5.29 f.
– – Indikation I: 5.30
– Nervus-fibularis-Stauchung II: 3.7
– bei Perthes-Krankheit I: 2.38 ff.
– Technik I: 5.30
Femurverbundosteosynthese nach Tumorausräumung II: 9.22
Femurverkrümmung, postrachitische, Korrekturindikation I: 14.2
Femurverkürzung, Fibulaaplasie I: 13.15
Femurverkürzungsosteotomie I: 2.97
Femurverlängerungsosteotomie, Peronäalnervenschädigung II: 3.7
Femur-Verschiebeosteotomie, medialisierende I: 5.31 ff.
– – biomechanische Basis I: 5.31
– – Technik I: 5.31 f.
Femurzyste, aneurysmatische II: 9.23
– solitäre II: 9.14, 9.18 f.
Ferment, synovialabbauendes I: 4.38
Ferse, druckdolente I: 4.38 f., 4.43
Fersenauftrittswinkel II: 3.72, 3.98 f.
– Hohlfuß II: 3.74
– Plattfuß II: 3.98
Fersenbein s. Calcaneus; s. Kalkaneus
Fersenentwicklung s. Rückfußentwicklung
Fersenläufer II: 1.22 f.
Fersenschale II: 3.106, 3.118
Fersensporn II: 4.41 ff.
– Anatomie II: 4.41
– Ätiologie II: 4.41 f.
– Differentialdiagnose II: 4.43
– dorsaler II: 2.20 f., 4.39, 4.41
– Geschlechtsverteilung II: 4.43
– Häufigkeit II: 4.43
– plantarer II: 4.41
– Palpationsbefund II: 4.43
– Symptome II: 4.43
– Röntgenbefund II: 4.41, 4.43
– Schmerzentstehung II: 4.42
– Therapie II: 4.43 ff.
– konservative II: 4.44
– operative II: 4.45
Fersenschmerz II: 4.20, 4.36, 4.41, 4.43
– Bechterew-Krankheit II: 4.42
Fersenzuginstrument II: 3.41, 3.43, 3.45
Feststell-Abrollschuhe II: 3.110
Fettembolie, Caissonkrankheit I: 2.108
– Hüftkopfnekrose I: 2.73 f.
Fettgewebsnekrose, akute, kältebedingte II: 5.10
Fettsucht, Osteochondrosis deformans tibiae I: 11.6
Fèvre-Languepin-Syndrom I: 8.23

FHUFS s. Femoral-hypoplasia-unusual-facies-Syndrom
Fibrinausfällung intraartikuläre I: 4.36 f.
Fibrin-Spongiosa-Plastik II: 9.33, 9.40
Fibrinstabilisierender Faktor, Mangel I: 16.4
Fibrom, desmoplastisches, des Fußes II: 9.44
- nichtossifizierendes, femorales II: 9.14
- - - distales II: 9.23
- - fibulares II: 9.41
- - tibiales II: 9.35
- - - Frakturgefahr II: 9.40
- ossifizierendes II: 9.37
Fibromatose II: 5.1
- extraabdominales II: 8.1
- plantare II: 5.1 f., 8.1
Fibrosarkom des Beckenknochens II: 9.4
- femorales II: 9.14
- - distales: 9.23
- - fibulares II: 9.41
- - plantares II: 5.2
- - tarsales II: 9.45
- - tibiales II: 9.35
- - Resektion II: 9.39
Fibroxanthom II: 8.1
Fibula, Funktion bei Bewegung im oberen Sprunggelenk II: 1.28 f.
- als Tibiadiaphysenersatz II: 9.38 f.
Fibulaaplasie I: 13.9, 13.14 ff.
- doppelseitige I: 13.16
- familiäre I: 13.14
- Geschlechtsverteilung I: 13.15
- Kombinationsfehlbildungen I: 13.16
- partielle I: 13.15 f.
- - distale I: 13.19
- - einseitige I: 13.15
- - proximale I: 13.18
- Seitenbevorzugung I: 13.15
- subtotale I: 13.15, 13.17 f.
- Therapie I: 13.18 f.
- totale I: 13.15 f.
Fibulachondromyxoidfibrom II: 9.41
Fibulachondrosarkom II: 9.41 f.
Fibula-Chopart-Gelenk-Winkel II: 3.100
Fibuladeformität I: 13.15
Fibuladiaphysenteilresektion II: 9.42
Fibulaepiphyse, proximale, persistierende I: 8.15
Fibulaepiphyseodese II: 6.83
Fibulafibrom, nichtossifizierendes II: 9.41
Fibulafibrosarkom II: 9.41
Fibulaformveränderung bei Tibiaaplasie I: 3.1
Fibulafraktur, isolierte II: 6.70
- komplizierte II: 6.70
- spontane I: 14.5
- mit Taluslateralversetzung II: 6.88
Fibula-Fuß-Verbindung, operative, bei Tibiadefekt II: 3.55 f.
Fibulahalsfraktur II: 6.70

Fibulahypoplasie I: 13.14 f., 13.18; II: 2.11
Fibulaköpfchen als Außenknöchelersatz II: 9.42
Fibulaköpfchenfraktur II: 6.70
Fibulaköpfchennekrose, aseptische I: 11.10
Fibulaköpfchen-Parallelverschiebungsoperation I: 3.7
Fibulaköpfchentrümmerfraktur II: 3.5
Fibulaköpfchentumor, Operationsvorbereitung II: 9.2
Fibulaliposarkom II: 9.41
Fibulaosteochondrom II: 9.41
Fibulaosteoidosteom II: 9.41
Fibulaosteosarkom II: 9.41
Fibulaosteotomie bei Unterschenkel-Stellungskorrektur II: 6.83
Fibulapseudarthrose, distale II: 6.96
Fibulareduktionstendenz I: 13.18 f.
Fibularesektion, distale II: 9.42
- proximale II: 9.42
Fibulaspontanfraktur I: 14.5
Fibula-pro-Tibia-Operation I: 3.7, 13.9, 13.14; II: 9.38 f.
Fibulatumor II: 9.40 ff.
- Operation, radikale II: 9.41 f.
- - unradikale II: 9.42, 9.44
Fibulatumorkürettage II: 9.44
Fibulatumorresektion II: 9.41 f.
- proximale II: 9.41 ff.
- - Nervus-fibularis-Präparation II: 9.41, 9.43
Fibulaverdoppelung bei Tibiaaplasie I: 13.19
Fibulaverkrümmung, postrachitische, Korrekturindikation I: 14.2
Fibulaverkürzung II: 1.29, 1.31
- bei Unterschenkelamputation II: 7.25
Fibulazyste, aneurysmatische II: 9.41
- solitäre II: 9.41
Fieber, rheumatisches s. Rheumatisches Fieber
Fieberhafte Erkrankung, Perthes-Krankheit I: 2.7, 2.29, 2.31
v.-Finck-Oettingen-Verbandstechnik II: 3.37
Fingerbeugekontraktur nach Unterarmblutung I: 16.38 f., 16.45
Fingergelenkkapselschwellung, fluktuierende I: 4.19
Fingergrundgelenk, Radiosynviorthese I: 9.15
Fingermittelgelenk, Radiosynviorthese I: 9.15
Fisteleiterung, osteomyelitische I: 14.10; II: 4.2
- - Malignombildung II: 4.4
- - rezidivierende I: 14.12
- tuberkulöse I: 14.14
Fistulographie II: 4.3
Fitton-Schiene II: 3.37
Fitzgerald-Faktor-Mangel I: 16.4
Fixateur externe bei Beckenringfraktur II: 6.3

- - bei infizierter Oberschenkelfraktur II: 6.18
- - Kniearthrodese I: 9.40
- - bei Tibiaschaftfraktur II: 6.69
- - bei Unterschenkelbruch II: 6.77, 6.80
Flaujeac-Faktor-Mangel I: 16.4
Fleckfieber, Arthritis I: 4.70
Fletcher-Faktor-Mangel I: 16.4
Flexionsosteotomie I: 5.33
Flossenfuß II: 3.148
Flügelfell I: 8.23
- Kniegelenk I: 12.4
Fossa intercondylica, Röntgendarstellung I: 10.13
- olecrani, vergrößerte I: 16.22
Fovearandostheophyt I: 5.12, 5.18
Fraktur, Gefäßverletzung I: 15.2
- kniegelenknahe, Wachstumsstörung I: 12.6
- offene, Osteomyelitis I: 14.10
- pathologische II: 4.2, 44.
- - Osteogenesis imperfecta I: 12.3
Frakturheilung, Osteogenesis imperfecta I: 14.3
- Ostitis deformans I: 14.5
- - fibrosa generalisata I: 14.4
Frakturkrankheit II: 6.80
Frakturversorgung, operative primäre, Indikationsstellung II: 6.67
Freeman-Sheldon-Syndrom, Klumpfuß II: 3.57
Fremdeiweißrheumatoid I: 4.42
Fremdkörpergonarthritis I: 9.43
Fremdkörperreaktion im Hüftgelenk I: 4.39, 4.79 ff.
Friedreichsche Ataxie, Hüftmuskellähmung I: 6.31
Froschhaltung der Beine beim Säugling I: 6.14, 6.16
Frostnekrose, Amputation II: 7.9, 7.19
- Vorfuß I: 15.4
Frühsynovektomie bei bakterieller Arthritis I: 9.63
Fungus, tuberkulöser I: 9.66
Fuß, diabetischer II: 5.6
- Funktion II: 1.1 f.
- mit hohem Spann, Meßwert II: 3.73
- kindlicher II: 3.104 f.
- Klumphaltung II: 3.38 f.
- Kräfteberechnung, graphische II: 1.28, 1.30
- Längen-Höhen-Index II: 3.72 ff., 3.99 f.
- struppiger II: 4.28 f.
Fußabduktion II: 1.33
Fußabduktionsbehinderung, schmerzhafte II: 3.11
Fußabrollung, Bewegungsachsen II: 1.39
Fußamputation, beidseitige, Entschädigungssatz II: 7.32
- bei Knochentumor II: 9.44
- Nachbehandlung II: 7.14
Fußamputationslinien, klassische II: 7.18

Fußankylose, komplette II: 4.22
Fußbelastung, physiologische, große II: 1.22f.
Fußbogen, äußerer II: 3.92
- innerer II: 3.92
Fußdeformität, Amputationsindikation II: 7.6, 7.10
- arthrogrypotische II: 3.50f.
Fußdetorsion II: 3.92f.
Fußdorsalextension II: 1.33
- eingeschränkte II: 3.98
- vermehrte II: 3.19
Fußdorsalextensionskontraktur II: 3.21
- nach Arteria-tibialis-anterior-Verletzung I: 15.2
Fußdorsalextensorenkräftigung bei Klumpfußbehandlung II: 3.40
Fußdorsalextensorenschwäche II: 3.38f.
Fußdorsalflexion, eingeschränkte II: 3.75
Fußdrehung beim Gehen II: 1.8
Fußeversion II: 1.31f., 1.34
Fuß-Extensoren-Flexoren-Ungleichgewicht II: 3.3
Fußextensorenlähmung II: 3.1
Fußfehlbildung, Therapie I: 3.7
Fußformdefinition, Meßpunkte II: 3.72f.
Fußgelenk, Bandersatzoperationen II: 6.64ff.
Fußgelenkbewegung beim Gehen II: 1.7f.
Fußgelenkdistorsion II: 6.62ff.
- habituelle II: 6.62
Fußgelenkmechanik II: 1.24ff.
Fußgewölbeverspannung II: 3.89
Fußhängeprobe II: 5.14
Fußhebeschiene II: 3.16
Fußhebeschwäche II: 3.3
Fußhöcker II: 4.45f.
- Therapie II: 4.45f.
Fußinnenrandentfaltung bei Klumpfuß II: 3.35f., 3.45
Fußinnenseitenfalte II: 3.62
Fußinsuffizienz II: 3.87, 3.110
- Hallux-valgus-Entwicklung II: 3.127
    Fußinversion II: 1.31ff., 1.34
    Fußknochen, inkonstante II: 2.1ff.
- - Differentialdiagnose II: 2.1
Fußknochenfusion II: 2.8ff.
- endogene II: 2.8f.
Fußknochenteilung II: 2.18
Fußknochentumor II: 9.44ff.
Fußknochenzyste, aneurysmatische II: 9.44
- solitäre II: 9.44
Fußkontraktur, Coalitio calcaneonavicularis II: 2.17
- - talocalcanea II: 2.15
- Formen II: 3.110
- pronatorische II: 2.17
- Röntgendiagnostik II: 3.110
Fußlähmung, totale II: 3.4
Fußlängsgewölbe II: 3.88

- vermehrtes II: 3.74
Fußlängsgewölbeabplattung II: 3.87
- belastungsabhängige II: 3.87
Fußlängswölbung, Regulation II: 1.35
Fußluxation, habituelle II: 6.58
Fußmechanik II: 1.1ff., 3.88ff.
- beim Gehen II: 1.6ff.
- beim Hinken II: 1.9
- beim Hochsprung II: 1.23
- beim Laufen II: 1.22f.
- beim Stehen II: 1.2ff.
- beim Treppaufgehen II: 1.11
Fußmodell II: 1.5, 1.39
Fußmuskelelektromyographie II: 3.95
Fußmuskelfunktion beim Gehen II: 1.21f.
- beim Stehen II: 1.4f.
Fußmuskelinsuffizienz II: 3.91
Fußmuskeln, Einfluß auf die Plattfußentstehung II: 3.95
- kurze, Funktion II: 3.89
- lange, Funktion II: 3.89
Fußödem II: 5.11
Fußplatte, subtalare II: 1.33
- - Gelenke II: 1.39
Fußpronation II: 1.33
Fußpronationskontraktur II: 3.96
Fußpronatorenkräftigung bei Klumpfußbehandlung II: 3.40
Fußpronatorenschwäche II: 3.38f.
Fußpulspalpation I: 15.3
Fußquergewölbe II: 3.88, 9.92f.
- hinteres II: 3.93
- vorderes II: 3.92f.
Fußsenkungstheorie II: 3.90ff.
Fußskelett, Hauptstützpunkte II: 3.89
- Längssysteme II: 3.93f.
- Spongiosastruktur II: 3.88
Fußsohle, Druckkammerstruktur, subkutane II: 1.2
- Flächendruck beim Stehen II: 1.3
Fußsohlenbelastung beim Gehen, Untersuchungsmethode II: 1.6
- beim Stehen II: 1.2f.
Fußsohlenhaut, Hitzenekrose II: 7.9f.
Fußsohlenhautleisten II: 1.2
Fußsohlenkontaktzeichen beim Gehen II: 1.8ff.
Fußsohlenschwiele II: 5.14
Fußsohlenulkus, trophisches, Amputation II: 7.11
Fußsohlenverletzung II: 6.54
Fußsohlenwarze II: 5.15
Fußstatik II: 3.88ff.
Fußstrahlektomie bei Knochentumor II: 9.45
- bei Zehenphalangentumor II: 9.46
Fußstrahlenbeweglichkeit II: 1.38
Fußstumpf, Schuhversorgung II: 7.14
Fußstumpfkeratose II: 7.31
Fußstumpfkontraktur II: 7.23
Fußstumpfkorrektur II: 7.23
Fußstumpfversorgung II: 7.14
Fußsupination II: 1.33
Fußsupinationskontraktur II: 3.98

Fußsupinationstrauma, Sinus-tarsi-Verödung II: 3.110
Fußtorsion II: 3.92f.
Fußtuberkulose II: 4.7ff.
- Differentialdiagnose II: 4.10
- Röntgenbefund II: 4.8
- Symptome II: 4.8
- Therapie II: 4.10
Fußtumor, Amputationshöhe II: 7.10
Fußulzeration bei Myelomeningozele II: 3.59
Fußunterstellungsoperation I: 3.7f.
Fußwölbung beim Stehen II: 1.5
Fußwurzel, distale, Distorsion II: 6.64
Fußwurzelamputation II: 7.19ff.
- Nachbehandlung II: 7.21f.
- Technik II: 7.21f.
Fußwurzeldefekt I: 13.11
Fußwurzelknochen, akzessorische II: 2.1f., 3.97, 3.100
Fußwurzelknochengranulom, eosinophiles II: 5.8
Fußwurzelknochenverletzung II: 6.120
Fußwurzelknochenzyste I: 16.45
Fußwurzelosteotomie bei Hohlfuß II: 3.84
Fußwurzelstumpf, Arthrodese II: 7.20
- deformer, Entschädigungssatz II: 7.32
- beim Kind II: 7.5f.
- kurzer II: 7.18, 7.20
- - Revenko-Umformung II: 7.20f.
- langer II: 7.18f.
- Versorgung II: 7.14
Fußwurzelsynostose I: 3.1f.; II: 2.15ff.
- bei Fibulaaplasie I: 13.15f.

G

GAG-Peptid-Komplex I: 5.27
Ganganomalie, Coxa valga I: 1.109
Gangautomatikpräzision II: 1.18
Gangbild I: 5.17
Ganglion II: 8.1
- intraossäres, des Fußes II: 9.44
- - pelvikales II: 9.13
- parameniszeales II: 8.17f.
- tibiales, intraossäres, Kürettage II: 9.39
Gangrän, diabetische I: 15.4
Gangspuruntersuchung II: 3.103
Gangzyklus II: 1.6
- Fußgelenkbewegungen II: 1.7f.
- Schwungphasenaufteilung II: 1.7
- Stehphasenaufteilung II: 1.7
Gasbildung, autochthone, im Gewebe I: 2.108
Gasembolie, Caissonkrankheit I: 2.108
Gasödem, Amputation II: 7.9, 7.11
- hyperbare Sauerstoffbehandlung II: 7.11
Gastroknemiusdurchriß II: 6.54f.

Gastroknemiuskontraktur II: 3.8
- isolierte II: 3.8
Gastroknemiussesambein, schmerzhaftes I: 11.11
Gastroknemius-Soleus-Spitzfußstellung II: 3.1
Gastroknemiuszeichen II: 3.19
Gaucher-Krankheit, Hüftdysplasie I: 1.30
- Hüftkopfnekrose I: 2.67 f.
Geburtshindernis, Protrusio acetabuli I: 2.148 ff.
Geburtslähmung des Plexus lumbosacralis I: 6.35
Gefäßerkrankung, chronische, Amputationshäufigkeit II: 7.7
- - Amputationsindikation II: 7.10
Gefäßverletzung I: 15.1 ff., 16.1; II: 6.66
- offene I: 15.2
- stumpfe I: 15.2
Gefäßwandverschluß, primärer I: 16.1
- Verfestigung I: 16.1 f.
Gehakt, Belastungsrate II: 1.15, 1.17 f.
- Bewegungsablauf II: 1.6 ff.
- Bewegungsausschlag im unteren Sprunggelenk II: 1.33
- Bodendruckmessung II: 1.12 f.
- Bodenreaktionskraftmessung II: 1.11 f., 1.14 ff.
- Distanzasymmetrie II: 1.9
- Elektromyogramm II: 1.20 f.
- Entlastungsrate II: 1.15, 1.17 f.
- Fußsohlendruckmessung II: 1.6
- Kraftangriffspunktbewegung II: 1.13
- Muskelfunktion II: 1.20 ff.
- Muskelkraftberechnung II: 1.21 f.
- Schwungphase II: 1.6 ff.
- Standphase II: 1.6 ff.
- Tibiarotation II: 1.33, 1.35
- Untersuchungsmethode, kinematische II: 1.6 ff.
- - kinetische II: 1.6, 1.11 ff.
- Zeitasymmetrie II: 1.9
Gehapparat I: 3.6
Gehgips nach Klumpfußkorrektur II: 3.46, 3.48
Gehschulung nach Amputation II: 7.12
- - Beginn II: 7.14
- bei Koxarthrose I: 5.26
- bei Myelomeningozele I: 6.22
Gehvermögen, Befundbewertung I: 5.23
Gelenkanfall, Chondrokalzinose I: 4.21
- bei Gicht s. Gichtanfall
Gelenkbeanspruchung, Kräfte, äußere I: 12.8 f.
- - innere I: 12.8 f.
Gelenkbeweglichkeitsprüfung I: 5.16
Gelenkblockierung I: 2.49
Gelenkblutung, hämophile I: 4.25 f., 16.10, 16.27
- - Manifestationsorte I: 16.8

- - Punktatuntersuchung I: 16.27
- rezidivierende II: 4.34
- Weichteilbeteiligung I: 4.40
Gelenkdeformität, präarthrotische I: 5.20, 9.64
Gelenkdestruktion, luetische II: 4.12
- Neuropathie II: 4.32 f.
- polyarthritische II: 4.17
Gelenkdrainage I: 9.63
Gelenkempyem I: 4.55
- gonorrhoisches I: 9.70
Gelenkendoprothese nach bakterieller Arthritis I: 9.63
Gelenkerguß I: 4.36
- Chondrokalzinose I: 4.21
- eitriger I: 4.4, 4.55; s. auch Pyarthros
- - Knorpeldestruktion I: 9.61
- - tuberkulöser I: 9.66
- Gichtanfall II: 4.25
- gonorrhoischer I: 4.4
- intermittierender II: 4.24
- jauchiger I: 4.55
- Rheumatoid, akutes I: 4.42
- schmerzloser II: 4.33
- sympathischer, bei Osteomyelitis II: 4.4
- tabische Arthropathie I: 4.31
- tuberkulöser I: 4.11
Gelenkflächenindex I: 2.21
Gelenkflächenquotient I: 2.21
Gelenkführung, Biomechanik I: 16.11
Gelenkgeräusch I: 2.49
Gelenkgicht, chondrale I: 4.18
- synoviale I: 4.18
Gelenkhypermobilität I: 1.2 f., 1.20
- Dreyfus-Syndrom I: 8.22
Gelenkinfektion, bakterielle I: 9.59 f.
- bei benachbartem Eiterprozeß I: 4.54
- direkte I: 4.54, 9.60 f.
- hämatogene I: 4.54 f.
- lymphogene I: 4.54
Gelenkinnenhaut s. Synovialis
Gelenkinsuffizienz, primäre I: 5.5
Gelenkkapselödem I: 4.36
Gelenkkapselphlegmone I: 4.56
- gonorrhoische I: 9.70
Gelenkknorpel, Ernährungsstörung bei Arthritis I: 4.36
Gelenkknorpelelastizität I: 5.9
Gelenkknorpelveränderung, posthämorrhagische I: 16.10
Gelenkknorpelverkalkung II: 4.29
Gelenklaxidität s. Gelenkhypermobilität
Gelenkmaus I: 2.49
Gelenkmausdarstellung I: 2.52 f.
Gelenkmausrefixation I: 2.62 f.
Gelenkpunktat bei bakterieller Arthritis I: 9.62
- bei Chondrokalzinose I: 4.21, 9.76
- bei chronischer rheumatischer Koxitis I: 4.47
- bei Gonarthrose I: 10.18
- bei Gonokokkenarthritis I: 9.70
- bei hämophiler Arthropathie I: 4.26, 16.27

- bei rheumatischem Fieber I: 4.43
- bei rheumatischer Gonarthritis I: 9.2
- bei Säuglingskoxitis I: 4.64
- bei spezifischer Koxitis I: 4.2
- bei tuberkulöser Koxitis I: 4.10
- bei unspezifischer infektiöser Koxitis I: 4.55 f.
Gelenkschmerz s. Arthralgie
Gelenkschmiere s. Synovia
Gelenkspülung, antibiotische I: 4,74, 9.63
- - bei Säuglingskoxitis I: 4.64
Gelenksteife s. Kontraktur
Gelenksuperinfektion, iatrogene I: 9.63
Gelenktoilette I: 9.5, 9.20, 9.24
Gelenktuberkulose I: 4.9 f., 9.64 f.; II: 7.9, 7.11
- Diagnostik I: 4.10
- Häufigkeit I: 9.64
- Infektion, ossäre I: 4.9 f.
- - synoviale I: 4.9
Genu flexum congenitum s. Kniebeugekontraktur, angeborene
- - Kniegelenkbeanspruchung I: 12.10, 12.12
- impressum I: 8.6
- laxans I: 9.6
- recurvatum I: 12.26 ff.
- - Ätiologie I: 12.26
- - congenitum I: 8.19 f., 12.26
- - Gelenkschädigung I: 7.16
- - idiopathisches I: 12.26
- - Kniegelenkbeanspruchung I: 12.10, 12.12
- - kompensatorisches I: 12.28
- - neuropathisch bedingtes I: 12.28
- - Osgood-Schlattersche Krankheit I: 11.2
- - mit poplitealem Aneurysma I: 8.21
- - bei Spina bifida I: 8.21
- - Strecksteife I: 12.29
- - symptomatisches I: 12.27
- valgum I: 1.138, 11.9 f., 12.19 ff.
- - Behandlung I: 12.20 ff., 16.31, 16.34
- - Behandlungsindikation I: 12.20
- - Bein-Schwerkraftlinie I: 12.18 f., 14.1
- - Börjeson-Forssman-Lehmann-Syndrom I: 8.21
- - Coxa valga I: 1.104
- - De-Toni-Syndrom I: 8.22
- - Dreyfus-Syndrom I: 8.22
- - dynamisches I: 12.10
- - Dysplasia epiphysialis hemimelica I: 12.4
- - Ellis-van-Crefeld-Syndrom I: 8.22
- - entzündungsbedingtes I: 12.23
- - Femurfraktur, kniegelenknahe I: 12.6
- - Gelenkschädigung I: 7.16
- - Gicht I: 9.74
- - Gonarthritis, rheumatische I: 9.2, 9.6 f.

– – Gonarthrose I: 14.1
– – Hämophilie I: 12.23, 16.15, 16.20
– – Homozystinuriesyndrom I: 8.22
– – idiopathisches I: 12.20
– – beim Kind I: 12.20
– – kleinkindliches II: 3.104 f.
– – klinische Untersuchung I: 12.12
– – Kniegelenkbeanspruchung I: 12.10
– – kompensatorisches I: 12.23
– – Korrekturplanung I: 12.18
– – leichtes I: 12.10
– – Marfan-Syndrom I: 12.4
– – Melorheostose I: 12.3
– – mittelschweres I: 12.10
– – Morquio-Syndrom I: 8.22
– – Nonne-Milroy-Meige-Syndrom I: 8.22
– – Operationsindikation I: 12.20
– – Osteodystrophia fibrosa generalisata I: 12.4
– – Osteoporose I: 14.5
– – Osteotomie, Nervus-tibialis-Schädigung II: 3.5
– – Osteotomieformen I: 12.21
– – Osteotomieindikation I: 12.20
– – physiologisches I: 12.20
– – Plattfuß II: 3.98
– – posttraumatisches I: 10.5
– – präpubertäres I: 12.20
– – progredientes I: 14.1
– – schweres I: 12.10
– – nach Seitenbandausriß I: 12.22
– – spondyloepiphysäre Dysplasie I: 8.22
– – Standbeinphase I: 12.11
– – symptomatisches I: 12.21
– – temporäres, pubertäres I: 12.20
– – nach Tibiafraktur I: 12.21
– – nach Tibiatumorresektion I: 12.23
– – Traglinienverschiebung I: 12.10
– varum I: 7.16, 12.24 f.
– – Achondroplasie I: 12.3
– – Behandlung I: 12.25, 16.34 f.
– – Behandlungsindikation I: 12.25
– – – kosmetische I: 12.25
– – Blount-Syndrom I: 8.21
– – dynamisches I: 12.10
– – Dysplasie, epiphysäre multiple I: 12.3
– – Gicht I: 9.74
– – Gonarthritis, rheumatische I: 9.2, 9.6 f.
– – Gonarthrose I: 14.1
– – Hämophilie I: 16.20
– – klinische Untersuchung I: 12.12
– – Kniegelenkbeanspruchung I: 12.10
– – Kniegelenkosteonekrose I: 11.8
– – kompensatorisches I: 12.25
– – Korrekturplanung I: 12.19
– – leichtes I: 12.10
– – Marfan-Syndrom I: 12.4
– – mittelschweres I: 12.10
– – Osteoporose I: 14.5
– – persistierendes I: 12.25

– – – des Neugeborenen I: 12.24
– – Plattfuß II: 3.98
– – progredientes I: 14.1
– – Rachitis I: 12.4
– – schweres I: 12.10
– – Standbeinphase I: 12.11
– – symptomatisches I: 12.24 f.
– – Traglinienverschiebung I: 12.10, 14.1
Genua vara, frühkindliche, spontane Begradigung I: 11.5
Geometric-Knieendoprothese I: 9.32
Gerinnung s. Blutgerinnung
Gesäßfaltenasymmetrie I: 1.19, 1.138
Gesäßmuskelatrophie, Perthes-Krankheit I: 2.8
Ghormley-Pfannenplastik I: 1.51
Gicht I: 4.17 ff., 4.53 f.; II: 4.6, 4.25 ff., 5.7
– chronische I: 4.18 f.
– – Differentialdiagnose I: 4.19 ff.
– Geschlechtsdisposition I: 4.19; II: 4.24 f.
– Hüftgelenkbeteilingung s. Coxitis urica; s. Hüftgelenk, Arthropathia urica
– Iliosakralgelenkbeteiligung I: 4.20
– Lokalisation I: 4.19
– Nierenkomplikationen I: 4.18 f.
– primäre II: 4.24
– sekundäre II: 4.24
– Stadien I: 4.17
– Synovialanalyse I: 9.4
– Synovialbiopsatbefund I: 9.5
– Therapie I: 4.20 f.
Gichtanfall I: 4.17 f., 9.73 f.
– Differentialdiagnose I: 9.74
– Lokalisation, erste I: 9.73
– Pathogenese I: 9.73
Gichtarthritis I: 4.25 ff., 9.73 f.
– akute II: 4.25 ff.
– – Begleitsymptomatik II: 4.25
– – Diagnosekriterien II: 4.25
– – Differentialdiagnose II: 4.25
– – Therapie II: 4.25 ff.
– chronische I: 9.73 f.; II: 4.27 ff.
– – Differentialdiagnose II: 4.28
– – Klinik I: 9.74
– – Operationsindikation II: 4.28
– – pathologische Anatomie II: 4.27
– – Röntgenbefund I: 9.74 f.
– – Therapie II: 4.28 f.
– Diagnose I: 9.73
– Erstmanifestation II: 4.25
– Gelenkpunktat I: 9.73
– Synovialanalyse I: 9.73
– Therapie, operative I: 9.74
Gichtarthropathie I: 4.17 ff.; II: 4.24 ff.
– des Hüftgelenks s. Hüftgelenk, Arthropathia urica
Gichtgeschwür I: 4.18
Gichtkoxitis s. Coxitis urica
Gichtniere II: 4.24
Gichttophus s. Tophus
Gießharzprothese II: 7.14
Gießharzstiefel bei Klumpfuß II: 3.46, 3.54

– nach Lähmungsklumpfußkorrektur II: 3.60
– bei schnürfurchenbedingtem Klumpfuß II: 3.57
Ginglymoarthrodie I: 7.1
Gipsverbandpolsterung nach Unterschenkelamputation II: 7.27
Giwing way I: 2.51
Glomustumor, subungualer II: 5.16
Glukosamin I: 10.17
Glukosaminoglykane I: 10.4
Glukosaminoglykanpolysulfat I: 10.17
Gleichgewichtsstörung, biomechanische I: 5.6
Glucocorticoide bei Koxarthrose I: 5.27
Glucosaminglykanpolysulfat I: 5.27
Glutäalmuskellähmung, posttraumatische I: 6.32
Glutäusdreieck-Injektion I: 6.3
Gochtsche Hebelschiene bei Klumpfuß II: 3.35, 3.37
– Kniegleitschiene I: 8.20
– Nachtschiene bei Klumpfuß II: 3.37
Goldpräparat I: 9.12
Golgi-Rezeptoren I: 16.12
Gonarthritis, Arthrosenentwicklung I: 9.64, 10.7
– Arthroskopie I: 9.5
– bakterielle I: 9.59 ff.; s. auch Arthritis, bakterielle
– – fremdkörperbedingte I: 9.43
– – Röntgenbefund I: 9.64
– Behçet-Krankheit I: 9.58 f.
– Beugesteifenentwicklung I: 12.31
– Chondrokalzinose s. Kniegelenkchondrokalzinose
– Colitis ulcerosa I: 9.57 f.
– Crohn-Krankheit I: 9.58
– nach enteraler Infektion I: 9.58
– Enteropathie I: 9.57 ff.
– exsudative I: 9.2, 9.54 f.
– Gicht I: 9.73 ff.
– – Röntgenbefund I: 9.74 f.
– gonorrhoische I: 9.69 f.
– – Gelenkpunktat I: 9.70
– – Klinik I: 9.70
– – Synovektomie I: 9.70
– bei Lupus erythematodes visceralis I: 9.51
– Lymekrankheit I: 9.50
– Ochronose I: 9.71 ff.
– postoperative I: 9.59
– bei Psoriasis I: 9.52
– Röntgenologie I: 9.55
– reaktive I: 9.57 ff.
– Reiter-Syndrom I: 9.57
– rheumatische I: 9.1 ff.
– – akute I: 4.42
– – Arthrodese I: 9.24, 9.28 f., 9.38
– – Diagnostik I: 9.3 ff.
– – Doppelosteotomie I: 9.26 f.
– – Entzündungsbestrahlung I: 9.17
– – exsudative I: 9.2
– – Femurosteotomie, suprakondyläre I: 9.25 f.
– – – Indikation I: 9.25

Gonarthritis, rheumatische, Frühsynovektomie I: 9.19
- - Gelenkdestruktionsphasen I: 9.2
- - Gelenkkapselbiopsie I: 9.3 f.
- - Gelenksynovektomie I: 9.18 f.
- - Häufigkeit I: 9.1 f.
- - juvenile I: 9.45
- - - Synovektomie I: 9.50, 9.69
- - Kapsulotomie, hintere I: 9.27 f.
- - Kniebeugerverlängerung I: 9.27 f.
- - Operabilität I: 9.18
- - Operationssitus I: 9.6 ff.
- - Präventiveingriffe I: 9.18
- - Primärläsionen, röntgenologische I: 9.7
- - proliferative I: 9.2 f.
- - Radiosynoviorthese I: 9.13 ff.
- - - Ergebnisse I: 9.15 f.
- - Rekonstruktionsoperationen I: 9.24 ff.
- - Rezidiv, postoperatives I: 9.21
- - Röntgenbefund I: 9.7 ff.
- - Schleimbeutelruptur I: 9.2 f.
- - Spätsynovektomie I: 9.19
- - Synovektomie I: 9.18 ff.
- - - chemische I: 9.13 f.
- - - Indikation I: 9.19
- - - Zusatzeingriffe I: 9.19 f.
- - Synovialanalyse I: 9.3 f.
- - Tenosynovektomie I: 9.19
- - Therapie, konservative I: 9.11 ff.
- - - operative I: 9.17 ff.
- - Tibiakopfosteotomie I: 9.24 ff.
- - - Indikation I: 9.24
- - Tibiofibulargelenkbeteiligung I: 9.2
- - Verlauf I: 9.5 f.
- - Weichteileingriff I: 9.27 f.
- bei rheumatischem Fieber I: 9.51
- Sarkoidose I: 9.58
- bei seronegativer Polyarthritis I: 9.51 ff.
- Spondylitis ankylosans I: 9.52
- Synovialanalyse I: 9.4
- tuberculosa I: 9.64 ff., 12.5, 14.12
- - Aktivierung durch intraartikuläre Steroidinjektion I: 9.69
- - Anamnese I: 9.65
- - Arthrodese I: 9.67 f.
- - Bakteriologie I: 9.65
- - Differentialdiagnose I: 9.66
- - Endoprotheseimplantation I: 9.68 f.
- - extrakapsuläre I: 9.65
- - granulierende I: 9.65
- - Häufigkeit, relative I: 9.65
- - Histologie I: 9.65
- - Immobilisierung I: 9.66 f.
- - käsig-eitrige I: 9.65
- - beim Kind I: 9.67
- - Klinik I: 9.65 f.
- - Röntgenbefund I: 9.66 ff.
- - Synovektomie I: 9.67 f.
- - Synovialbiopsatbefund I: 9.5
- - synoviale I: 9.66 ff.
- - Therapie I: 9.66 ff.
- - - funktionell-antibiotische I: 9.68
- tumoröse I: 9.78
- Whipple-Krankheit I: 9.58
Gonarthrose I: 10.3 ff.
- aktivierte I: 16.14
- - Therapie I: 10.17
- Arthrodese I: 10.19
- Arthrographie I: 10.15
- Arthroplastik I: 10.19 f.
- Arthroskopie I: 10.15
- nach bakterieller Arthritis I: 9.64
- Basistherapie I: 10.17
- Berufseinfluß I: 10.8
- Beugekontrakturentstehung I: 10.12
- chondrale I: 10.9
- Coxitis tuberculosa I: 12.6
- Diagnostik I: 10.13 ff.
- Elektrotherapie I: 10.16
- Endstadium I: 10.12
- Entzündungsreaktion I: 10.12
- Ernährungseinfluß I: 10.8
- Frühstadium I: 10.11 f.
- Gelenkpunktion I: 10.18
- bei Hämophilie s. Kniearthropathie, hämophile
- Häufigkeit I: 10.10 f.
- Hydrops I: 10.7
- Hydrotherapie I: 10.16 f.
- immobilisationsbedingte I: 10.8
- infektionsbedingte I: 10.7
- Insertionstendopathie I: 10.18
- bei Instabilität II: 6.41
- nach intraartikulärer Fraktur I: 10.5 f.
- Klassifikation I: 10.3 f.
- im Klimakterium I: 10.8
- Klinik I: 10.11 ff.
- körperliche Aktivität I: 10.8
- Krankengymnastik I: 10.16 f.
- Lokalisation I: 10.10
- Lokalanästhetikainjektion, periartikuläre I: 10.18
- medikamentenbedingte I: 10.8 f.
- nach Meniskektomie I: 10.7
- mittleres Stadium I: 10.12
- O-Bein I: 12.24, 14.1
- Orthesenversorgung I: 10.18
- ossale I: 10.9
- Osteophytenlokalisation I: 10.14
- Osteotomie, gelenknahe I: 10.19
- Patellektomie I: 10.20
- postarthritische I: 9.2, 9.9, 9.64, 9.68
- posttraumatische I: 10.5 f.
- posttuberkulöse I: 9.68
- primäre I: 10.3 ff.
- retropatellare I: 12.12
- Röntgenschmerzbestrahlung I: 10.18
- Röntgenuntersuchung I: 10.13 ff.
- Schweregrad I: 10.10
- sekundäre I: 10.3, 10.5 ff.
- Sklerose, subchondrale I: 10.4, 10.14
- bei Stoffwechselstörung I: 10.8
- Synovektomie I: 10.18 f.
- Szintigraphie I: 10.15
- Therapie I: 10.16 ff.
- - medikamentöse I: 10.17 f.
- - operative I: 10.18 ff.
- Thermographie I: 10.15
- Tibiakonsolenveränderung I: 10.15
- Übergewicht I: 10.8
- Weichteile, periartikuläre, Behandlung I: 10.18
- X-Bein I: 14.1
- Zyste, subchondrale I: 10.14
Gonarthrosis deformans I: 10.3, 10.5 ff.
Gonokokkenarthritis I: 4.3 ff., 9.60 f., 9.69 f.; II: 4.6
- Gelenkbefallsverteilung I: 9.69 f.
- Gelenkpunktat I: 9.70
Gonokokkensepsis, benigne I: 4.4
Gonorrhö, arthritische Komplikation I: 4.4 f., 9.69
- Diagnostik I: 4.4
- Hüftgelenkentzündung s. Koxitis, gonorrhoische
Görressche Großklauenzehenoperation II: 3.82
Gradbein, Achsenverhältnisse I: 12.8
Granulom, eosinophiles II: 5.8
- - Differentialdiagnose II: 9.21
- - femorales, diaphysäres II: 9.21
- - pelvikales II: 9.4
- rheumatisches, synoviales I: 9.5, 9.11
Granuloma anulare beim Kind I: 9.43
Granulozyten im Pannusgewebe I: 9.11
Grice-Greensche Operation II: 3.36
Griffelschachtel-Sehnenplastik II: 6.57
Gritti-Oberschenkelamputation II: 7.28 f.
Gritti-Stumpf nach Kniegelenkexartikulation II: 9.36
Groeneveld-Knieendoprothese I: 9.31, 9.34
Großklauenzehe II: 3.139 f.
- Behandlung II: 3.82
- C-förmige II: 3.140
- bei Hohlfuß II: 3.139 f.
- - Pathogenese II: 3.140
- lähmungsbedingte, Therapie II: 3.140
- L-förmige II: 3.140
- posttraumatische II: 3.140
- Therapie II: 3.140
- veraltete II: 3.140
Großzehenadduktion beim Neugeborenen II: 3.63
Großzehenamputation II: 6.124, 7.16 f.
Großzehen-Bandabriß II: 6.124
Großzehen-Beugekontraktur s. Hallux rigidus
Großzehen-Beugertenotomie II: 3.139
Großzehenendgelenk, Exartikulation II: 7.16

Großzehenendglied, Amputation II: 7.16
- Luxation II: 6.124
- Zertrümmerungsfraktur II: 6.124
Großzehenexartikulation II: 6.124
Großzehenfach am Strumpf II: 3.137
Grozehenfraktur II: 6.124
- komplizierte II: 6.124
Großzehengrundgelenk, Alloarthroplastik II: 3.137
- Ankylose II: 4.17, 4.21
- Arthritis, anfallsweise II: 5.7
- Arthrodese II: 3.139, 4.18
- Arthrose II: 3.123 ff.
- Dorsalflexionseinschränkung II: 3.125
- Entzündung, Reiter-Syndrom I: 9.57
- Gichtarthropathie I: 4.17, 9.73; II: 4.25
- Luxation II: 3.129
- Tophusbildung II: 4.26 f.
- Totalalloarthroplastik II: 3.126
Großzehengrundglied, Amputation II: 7.16
- Epiphyse, zweigeteilte II: 3.123
- Fraktur II: 6.124
- Köpfchenresektion II: 3.135 f.
- ⅔-Resektion bei Hallux rigidus II: 3.126
- – – valgus II: 3.135 f.
- – bei Hammerzehenplattfuß II: 3.139
Großzehenhypoplasie I: 3.1
Großzehenimplantat, einstämmiges II: 3.126
Großzehenpronation II: 3.128, 3.130, 3.132
Großzehenreplantation II: 7.9
Großzehenstreckung, Ausfall II: 6.59, 6.61
Großzehenstumpf, Beugekontraktur II: 7.16
Großzehentriphalangie I: 3.1
Großzehenverlust, Entschädigungssatz II: 7.32 f.
Grouven-Torsionseinlage II: 3.106
GSB-Knie I: 9.31 f.
- Ergebnisse I: 9.34
Guépar-Knieendoprothese I: 9.31 f.
Guérin-Stern-Syndrom s. Arthrogryposis multiplex congenita
Guillain-Barré-Syndrom s. Polyradikuloneuritis, akute

H

Hachtmann-Torsionseinlage II: 3.106
Hackenbroch-Knöchelplastik II: 3.85
Hackenfuß II: 3.19 ff.
- angeborener II: 3.19 ff.
- – Ätiologie II: 3.22
- – Häufigkeit II: 3.22
- Ätiologie II: 3.19
- beidseitiger II: 3.25
- Definition II: 3.19

- Dysmelie II: 3.21
- erworbener II: 3.24 ff.
- Klinik II: 3.24
- lähmungsbedingter s. Lähmungshackenfuß
- narbenbedingter II: 3.26
- Poliomyelitis II: 3.24
- spastischer II: 3.25
- nach Spitzfußkorrektur II: 3.25 f.
- Therapie II: 3.26 f.
Hackenfußstellung, indizierte, bei Fußsohlenulkus II: 7.11
Hacken-Hohl-Fuß II: 3.24, 3.76 f.
- Pathogenese II: 3.79 f.
Hacken-Knick-Fuß, angeborener II: 3.21
Haegler-Nagelbettausrottung II: 5.16
Haemophilusarthritis I: 9.61
Hagemann-Faktor, Synovialisstimulation I: 4.38
Hagemann-Faktor-Mangel I: 16.4
Haglund-Exostose s. Haglund-Ferse
Haglund-Ferse II: 2.19 f., 4.36 ff.
- Ätiologie II: 4.38
- Bursenbeteiligung II: 4.37
- Differentialdiagnose II: 2.21, 4.39 f.
- doppelseitige II: 2.20
- Geschlechtsverteilung II: 4.38
- Klinik II: 4.38
- Pathogenese II: 4.38
- pathologische Anatomie II: 4.36 f.
- Röntgenbefund II: 4.37, 4.39
- Therapie II: 2.20 f., 4.40 f.
- Weichgewebeveränderungen II: 4.36 ff.
Hahnscher Tibiadiaphysenersatz I: 3.7; II: 9.38 f.
Halbmond-Patella I: 8.4 f.
Hallux flexus II: 3.123
- malleus s. Großklauenzehe
- rigidus II: 3.123 ff., 3.137
- – Ätiologie II: 3.123 f.
- – Einlagenbehandlung II: 3.127
- – Entwicklung II: 3.125
- – Fußbeschwielung 3.125
- – Gicht II: 4.27 f.
- – Häufigkeit II: 3.125
- – Redressement II: 3.126 f.
- – Therapie II: 3.126 f.
- valgus II: 3.127 ff.
- – congenitus II: 3.129, 3.146
- – Einlagenbehandlung II: 3.133 f.
- – „Exostosen"-Resektion II: 3.135 f.
- – Fehlstellung der II. Zehe II: 3.128, 3.142
- – Frühbehandlung II: 3.133
- – Großzehengrundgelenkalloarthroplastik II: 3.137
- – Grundglied-⅔-Resektion II: 3.135 f.
- – – Indikation II: 3.136
- – Huetersche Köpfchenresektion II: 3.135 f.
- – Operationsbefund II: 3.133
- – Palliativmaßnahmen, physikalische II: 3.134

- – Pathogenese II: 3.127 ff.
- – Prophylaxe II: 3.133 ff.
- – rheumatischer II: 4.20
- – Schienenbehandlung II: 3.134
- – Sesambeinverlagerung II: 3.133
- – Spreizfuß II: 3.128
- – Spreizfußbehandlung II: 3.137
- – Therapie II: 3.133 ff.
- – – operative II: 3.134 ff.
- – Therapieziel II: 3.135
- – Tibialis-anterior-Sehnenplastik II: 3.133
- – vestimentär bedingter II: 3.130 f.
- – Weichteiloperation II: 3.136
- varus congenitus II: 3.146 f.
Halluxaplasie I: 13.11
Haltungsschäden bei Spitzfuß II: 3.14
Hämangiom, periostales, tibiales II: 9.40
- synoviales I: 9.78
Hämangioperizytom, benignes II: 8.1
Hämarthros I: 4.39 f., 16.25; II: 6.28, 6.30
Hämatom im Hüftgelenkbereich I: 4.39 f.
- - Hofreaktion I: 4.37
- intraneurales II: 3.14
Hämatominfektion bei Hämophilie I: 16.51
Hammerzehe II: 3.123, 3.140 ff.
- Definition II: 3.140
- kongenitale II: 3.144
- der II. Zehe II: 3.144
- der V. Zehe II: 3.144
- kontrakte, polyarthritische II: 4.13
- Pathogenese II: 3.140 f.
- Resektionsosteotomie II: 3.143
- Schmerzursachen II: 3.142
- Therapie II: 3.142 f.
- Ursachen II: 3.140
- Weichteiloperation II: 3.143
Hammerzehenexartikulation II: 3.143 f.
Hammerzehenplattfuß II: 3.137 ff.
- poliomyelitischer II: 3.137 ff.
- Lähmungstypen II: 3.139
- Therapie II: 3.139
Hämochromatose II: 4.29
- Synovialbiopsatbefund I: 9.5
Hämoglobinopathie, Hüftkopfnekrose I: 2.74
Hämophilie I: 4.39 f., 4.70, 16.4 ff.
- Arthropathiestadien I: 16.25 ff.
- Dauerbehandlung beim Kind I: 16.28
- Definition I: 16.5
- Erstmanifestation I: 16.8
- Gelenkschadenprävention I: 16.28
- Gelenkveränderungen s. Arthropathie, hämophile
- Genu valgum I: 12.23
- varum I: 12.25
- Gonarthrose I: 10.8
- Hämatominfektion I: 16.51 f.
- Häufigkeit I: 16.6 f.
- Hüftkopfveränderungen I: 2.35 f.
- Klinik I: 16.7 f.

Hämophilie, Kniebeugesteife I: 12.31
- Muskelblutungen I: 16.34, 16.36 ff.
- Pseudotumor I: 16.45 ff.
- Selbstbehandlung I: 16.28
- Spitzfuß II: 3.12
- Synovialbiopsatbefund I: 9.5
- Therapie I: 4.28 f.
- Therapieplanung I: 16.29
- vaskuläre I: 16.3, 16.6
- Vererbung I: 16.7
- Verlaufsformen I: 16.5
Hämophilie A I: 4.25 ff., 4.40, 16.3
- Definition I: 16.5
Hämophilie B I: 4.25, 16.3
- Definition I: 16.5
Hämophilie C I: 4.25, 16.4
Hämophilieosteoarthropathie II: 4.33 f.
Hämosiderose, Synovialbiopsatbefund I: 9.5
Hanausek-Apparat I: 1.37, 1.39
- bei drohender neurogener Hüftluxation I: 6.7
Handbeugekontraktur nach Unterarmblutung I: 16.38 f. 16.45
Handgelenk, Radiosynoviorthese I: 9.15
Handgelenkarthropathie, hämophile I: 16.17
- - Röntgenbefund I: 16.22
Handgelenktendovaginitis, gonorrhoische I: 9.69
Handmuskeln, kleine, Atrophie bei Hämophilie I: 16.38 f.
Hängefuß II: 6.60 f.
- Arthrorise II: 3.18
- Definition II: 3.1
- Landry-Paralyse II: 3.13
- Muskeltransplantation II: 3.17
- Polyradikuloneuritis, akute II: 3.13
- Therapie II: 3.16
- Ursache II: 3.4
Hängehiebe I: 4.50, 5.36
Hängeprobe II: 5.14
Harmon-Schenkelhalsrekonstruktion I: 4.66
Harnsäurenephrolithiasis II: 4.24
Hautatrophie II: 5.8
Haut-Fett-Lappen bei Amputation II: 7.14
Hautlappenbildung bei Amputation II: 7.14
Hautplastik bei komplizierter Unterschenkelfraktur II: 6.75
Helfet-Fersenschale II: 3.106, 3.118
Hemikorporektomie II: 9.8
Hemipelvektomie II: 9.5 ff.
- bei Beckenknochentumor II: 9.5 ff.
- bei Hautexulzeration II: 9.8
- Indikation II: 9.5, 9.15
- bei intrapelviner Knochentumorausbreitung II: 9.8
- klassische II: 9.5 f.
- - Durchführung II: 9.6
- konservative II: 9.15 f.
- modifizierte II: 9.6 ff.
- palliative II: 9.5

- bei proximalem Femurtumor II: 9.15
- bis in den Spinalkanal II: 9.8
- nach Vorbestrahlung II: 9.7
- nach Voroperation II: 9.5, 9.7
Hemiplegie, Bodenreaktionskraft-Z-Kurve II: 1.15 f.
Hemmkörperhämophilie I: 16.6
Henssge-Thomas-Hüftgelenkprothese I: 2.104
Herbert-Knieendoprothese I: 9.31
Herpes zoster, Lähmungsspitzfuß II: 3.4 f.
Hilgenreinersche Linie I: 1.24
Hinken, Fußmechanik II: 1.9
- Hüftluxation, angeborene I: 1.20 f.
- nach Kniearthrodese I: 9.29
Hirtenstab-Femur s. Femur, hirtenstabförmiges
Histiozytom, fibröses, malignes, tarsales II: 9.44 f.
Hitzenekrose, Amputation II: 7.9 f.
HLA-B27 II: 4.20, 4.23
- bei Psoriasisarthritis I: 9.53
- bei Reiter-Syndrom I: 9.57
- beim Schulkind I: 9.43
- bei seronegativer Polyarthritis I: 9.52 f.
Hochsprung, Fußmechanik II: 1.23
Hochwuchs, hypophysärer, Osteochondrosis deformans tibiae I: 11.6
Hockgips, spitzwinkliger I: 1.37
Hoffa-Kastert-Syndrom I: 8.23
Hofreaktion I: 4.37
Hohlfuß II: 3.33, 3.72 ff.
- Ätiologie II: 3.77 f.
- Beschwerden II: 3.77
- Bodendrücke beim Gehen II: 1.11
- Extensorensehnentransfixation II: 3.81
- ohne Fersenvarusstellung II: 3.76
- funktioneller II: 3.79
- Großklauenzehe II: 3.139 f.
- Haglund-Ferse II: 4.37 f.
- Hammerzehenentwicklung II: 3.141
- Häufigkeit II: 3.78
- Hornschwielenbildung II: 3.77
- idiopathischer II: 3.79 f., 3.141
- - Weichteiloperation II: 3.80
- bei Kalkaneussteilstellung s. Hakkenhohlfuß
- klassischer II: 3.74 ff., 3.79
- - Definition II: 3.74
- mit Fersenvarusstellung II: 3.74 f.
- Meßwerte II: 3.74
- Pathogenese II: 3.75
- Röntgenbefund II: 3.74
- kongenitaler II: 3.78
- kontrakter II: 3.80
- - Behandlung II: 3.83 ff.
- - Weichteildurchtrennung II: 3.83
- - Zehenstellungskorrektur II: 3.83
- Krallenzehenkorrektur II: 3.82
- lähmungsbedingter II: 3.78
- Längen-Höhen-Index II: 3.74

- lockerer II: 3.80
- - Fußhöcker II: 4.45
- Muskelgleichgewichtsstörung II: 3.76, 3.79
- Muskelgleichgewichtswiederherstellung II: 3.82
- myelodysplastischer II: 3.79, 3.141
- - Laminektomie II: 3.82 f.
- Nachbehandlung II: 3.83
- bei Nervenerkrankung II: 3.78
- Operation, einzeitige II: 3.83 f.
- Progredienz II: 3.77 f.
- Resektionsarthrodese, subtalare II: 3.83
- Therapie II: 3.80 ff.
- traumatisch bedingter II: 3.79
- Weichteileingriff II: 3.80 ff.
Hohmannsche Gabelspange I: 8.14
- Spiralschiene II: 3.110
Holzprothese II: 7.14
Homogentisinsäure I: 4.23
Homozystinuriesyndrom I: 8.22
Hopf-Pfannenschwenkosteotomie I: 1.52
Hormon, somatotropes I: 2.7
Hornschwielenbildung bei Hohlfuß II: 3.77
Huetersche Großzehengrundglied-Köpfchenresektion II: 3.135 f.
Hueter-Volkmannsches Gesetz I: 1.105
Hüftabduktionskontraktur, Genu varum I: 12.25
Hüftabduktoreninsuffizienz, Coxa valga I: 1.106
Hüftadduktionskontraktur, Genu valgum I: 12.23
- Hüftsteife, pubertäre I: 2.156
- Koxarthrose I: 5.16
- Perthes-Krankheit I: 2.8
- nach Säuglingskoxitis I: 4.60
- Weichteiloperation I: 2.160
Hüftadduktoren s. Adduktoren
Hüftalloarthroplastik s. Hüftendoprothese; s. Hüfttotalendoprothese
Hüftankylose II: 7.31
- Bechterew-Krankheit I: 4.47
- Beintraglinie I: 12.9
- nach unspezifischer infektiöser Arthritis I: 4.56
Hüftarthritis s. Coxitis; s. Koxitis
Hüftarthrodese bei Chondrolyse I: 2.132
- nach eitriger Koxitis I: 4.77
- bei idiopathischer Hüftkopfnekrose I: 2.98
- Indikation I: 5.38
- bei Koxarthrose I: 5.37 f.
- Prinzip I: 5.37
- bei rheumatischer Koxitis I: 4.49, 4.51
- Technik I: 5.38
- bei veralteter Hüftluxation I: 1.78
Hüftarthrographie I: 5.21
Hüftarthropathie I: 4.17 ff., 5.1
- dyshormonal bedingte I: 4.46
- hämophile I: 4.25 ff., 4.40, 16.19

Sachverzeichnis

- – Krankengymnastik I: 4.28 f.
- – Pathologie I: 4.26
- – Röntgenbefund I: 4.26 f., 16.23
- – Therapie I: 4.28 f.
- – Röntgenzeichen I: 4.42
- – tabische I: 4.6, 4.31 f.
- – – Röntgenbefund I: 4.32
- Hüftarthroplastik bei chronischer rheumatischer Koxitis I: 4.51 ff.
- infizierte, Reoperation I: 4.73
- kapsuläre I: 1.49 f., 1.52
- – Koxitis, postoperative I: 4.72 f.
- – Lumbalplexusschädigung I: 6.32
- – bei spontaner pubertärer Hüftsteife I: 2.160
- Hüftarthrose s. Koxarthrose
- Hüftarthroskopie I: 5.21
- Hüft-Beuge-Abduktions-Außenrotations-Kontraktur I: 1.144
- Hüft-Beuge-Abduktions-Kontraktur I: 1.142
- Hüft-Beuge-Adduktions-Innenrotations-Kontraktur I: 4.11
- Hüft-Beuge-Adduktions-Kontraktur, Adduktorenverlängerung I: 6.9
- – bei Coxa vara congenita I: 1.119
- – bei hochlumbaler Myelomeningozele I: 6.16
- – bei Säuglingskoxitis I: 4.65
- Hüft-Beuge-Außenrotations-Kontraktur, Coxa vara I: 1.112
- – – – congenita I: 1.138
- – – bei Poliomyelitis I: 6.24
- Hüftbeugehaltung, Iliakusblutung I: 16.38
- – schmerzreflektorische I: 16.38
- Hüftbeugekontraktur I: 5.16
- – bei idiopathischer Femurkopfnekrose I: 2.81
- – nach Iliakusblutung I: 16.45
- – Iliopsoasblutung I: 4.26
- – Perthes-Krankheit I: 2.8
- – Spitzfuß II: 3.14
- Hüftbeugeschwäche, isolierte I: 6.3
- Hüftbügelleibbinde II: 7.32
- Hüftdysplasie I: 1.1 ff.
- – ätiologische Faktoren I: 1.2
- – Behandlungsschema I: 1.35
- – Computertomographie I: 1.29
- – Coxa valga I: 1.106
- – Definition I: 1.1
- – Differentialdiagnose I: 1.30
- – Femurkopf I: 1.14
- – Femurkopfform I: 1.8
- – Femurkopfnekrose, aseptische I: 2.28
- – Frühestuntersuchung I: 1.21
- – Frühzeichen, röntgenologische I: 1.24, 1.27
- – Gelenkkapselhistologie I: 1.7
- – Gelenkpfanne I: 1.6 ff.
- – Häufigkeit I: 1.1 f.
- – bei kontralateraler partieller Femuraplasie I: 1.145
- – Koxarthrosenverlauf I: 5.39
- – Ligamentum-teres-Histologie I: 1.7
- – luxationsgefährdete Perioden I: 1.20

- – Muskulatur I: 1.13
- – Operationsindikationsstellung I: 1.19
- – Röntgendiagnostik I: 1.27 ff.
- – – Gonadenschutz I: 1.28
- – – Hilfslinien I: 1.25 ff.
- – – Strahlenbelastung I: 1.28
- – Röntgenreihenuntersuchung I: 1.29
- – Schenkelhalsstellung im Raum I: 1.16 ff.
- – Sofortbehandlung I: 1.34
- – Sonographie I: 1.29 f.
- – Spontanheilung I: 1.20
- – Spreizhosenbehandlung I: 1.34 ff.
- Hüftdysplasiearthrose, Operationsverfahren I: 1.78
- Hüftdysplasiekomplex I: 1.9 f.
- Hüfteinstellung, funktionelle, konservative I: 1.34
- Hüftendoprothese bei Chondrolyse I: 2.132
- – Fremdkörperreaktion I: 4.79 f.
- – bei idiopathischer Hüftkopfnekrose I: 2.98, 2.104
- – nach zentraler Luxation II: 6.5, 6.7
- Hüftendoprothesenimplantation, Gefäßschädigung, iatrogene I: 15.3
- – zementfreie I: 2.98, 2.104, 5.36 f.
- Hüftgelenk, Arthropathia alcaptonurica I: 4.23 ff.
- – – Röntgenbefund I: 4.23 f.
- – psoriatica I: 4.29 f.
- – urica I: 4.17 ff.; s. auch Coxitis urica
- – – pathologische Anatomie I: 4.18 f.
- – – Röntgenbefund I: 4.19
- – Belastbarkeitssteigerung I: 5.26
- – Beweglichkeitsprüfung I: 5.16
- – Befundbewertung I: 5.23
- – Bewegungseinschränkung bei Perthes-Krankheit I: 2.8
- – Bewegungsumfang in Grad I: 5.16
- – Biomechanik I: 5.7
- – Bursitis I: 4.82 f.
- – Computertomographie I: 1.29
- – Detorsionsspannung I: 1.14
- – Doppel-Cup-Plastik I: 2.98
- – Druckentlastung I: 5.26
- – Durchwanderungsinfektion I: 4.54, 4.71
- – Einlaufschmerz I: 2.51
- – Einrenkungsklick I: 1.21 ff.
- – Empyemluxation I: 4.57, 4.59, 4.74 f.
- – – Behandlung I: 4.75
- – – im Wachstumsalter I: 4.66
- – Fehlbildung I: 3.3 ff.
- – – Therapie I: 3.8
- – Fremdkörperreaktion I: 4.39, 4.79 ff.
- – Gefäßversorgung I: 1.8 f.
- – Gesamtquotient I: 2.22
- – Gichtophus I: 4.18
- – Infektionsmodus I: 4.1
- – Inspektion I: 5.15

- instabiles, beim Neugeborenen I: 1.21 f.
- – Knorpelschaden I: 5.10
- – Kongruenzstörung I: 2.23 f., 5.4
- – Luxationsklick I: 1.21 ff.
- – Markphlegmoneneinbruch I: 14.7
- – Minderwertigkeit, kongenitale I: 1.119
- – Motilitätsindex I: 5.24
- – Nachtschmerz, Gicht I: 4.19
- – – Schenkelhalsosteoidosteom I: 4.81
- – – Tuberkulose I: 4.10
- – Osteochondrosis dissecans I: 2.50 f., 2.58
- – Palpation I: 5.16
- – Panarthritis, purulente I: 4.56
- – – Behandlung I: 4.75
- – – beim Säugling I: 4.59
- – Pfannenindex I: 2.21 f., 2.24
- – – verkleinerter I: 2.19
- – Pfannenkopfindex I: 2.22, 2.24
- – Pfannenkopfquotient I: 2.22 ff.
- – Phlegmone, periartikuläre I: 4.82
- – Radiosynoviorthese I: 9.15
- – Resektions-Interpositions-Arthroplastik, proximale I: 6.13
- – Röntgendiagnostik I: 1.27 ff.
- – – frontaler Strahlengang I: 1.30, 1.32
- – Rotationsgleichgewicht I: 1.14
- – Ruheschmerz I: 4.37
- – Sonographie I: 1.29 f.
- – Spüldrainage bei eitriger Koxitis I: 4.74
- – – bei Säuglingskoxitis I: 4.64
- – Stabilitätssteigerung I: 5.26
- – Synovialisausdehnung I: 4.35
- – Tragfläche I: 1.6
- – Transientsynovialitis, Perthes-Krankheit I: 2.31
- – Untersuchung im Stand I: 5.16
- Hüftgelenkbeanspruchung, mechanische I: 1.100, 5.7 f.
- – im Einbeinstand I: 5.7 f.
- – beim Gehen I: 5.7 f.
- Hüftgelenkblutung, hämophile I: 4.26, 4.39
- – – beim Säugling I: 4.63
- Hüftgelenkchondrokalzinose I: 4.21 f.
- – Röntgenbefund I: 4.22
- Hüftgelenkchondrolyse bei Epiphysendislokationsbehandlung I: 2.132 f.
- – spontane I: 2.156 f.
- Hüftgelenkdeformität, präarthrotische I: 2.26, 5.4
- Hüftgelenkdistorsion I: 4.37
- Hüftgelenkdrainage, Zugang I: 4.78
- Hüftgelenkdruck, zunehmender I: 2.155
- Hüftgelenkechinokokkose I: 4.7 f.
- Hüftgelenkempyem I: 4.55
- – Luxation I: 4.57, 4.59
- – beim Säugling I: 4.59
- Hüftgelenkendoprothese, Fremdkörperreaktion I: 4.79 ff.

Hüftgelenkendoprothese, Instabilität I: 4.81
- Spätinfektion, sterile I: 4.81
Hüftgelenkentlastungshaltung I: 4.35
Hüftgelenkentzündung s. Coxitis; s. Koxitis
Hüftgelenkerguß I: 4.37
- Brucellose I: 4.71
- eitriger I: 4.55
- bei Infektionskrankheit im Wachstumsalter I: 4.68
- intermittierender I: 4.37
- Koxitis, sympathische I: 4.39
- posttraumatischer I: 4.37
- sanguinolenter I: 4.37
Hüftgelenkerkrankung, pubertäre I: 2.115 ff.
Hüftgelenkeröffnung bei Eiterung I: 4.78 f.
- totale I: 4.79
- Zugang, seitlicher I: 4.79
- - ventraler I: 4.79
- - ventrolateraler I: 4.79
Hüftgelenkexartikulation II: 7.30, 9.16, 9.20
- Bluttransfusion II: 7.13
- bei distalem Femurtumor II: 9.24
- - - Indikation II: 9.25
- Durchführung II: 7.30, 9.16, 9.20
- Entschädigungssatz II: 7.32
- bei Femurdiaphysentumor II: 9.19 f.
- bei Gliedmaßentumor II: 7.10
- Lagerung II: 7.13
- Patientenvorbereitung II: 7.14
- bei proximalem Femurtumor II: 9.15 f.
- zweizeitige II: 7.30
Hüftgelenkfläche, tragende I: 5.8
Hüftgelenkflächen, inkongruente I: 2.23 f., 5.4
- Kongruenzbeurteilung I: 2.23 f.
- - präoperative I: 2.42
Hüftgelenkimplantat, Fremdkörperreaktion I: 4.79 f.
Hüftgelenkinfektion bei benachbartem Eiterungsprozeß I: 4.5.4, 4.71
- direkte I: 4.54
- hämatogene I: 4.54
- intraoperative I: 4.73
- beim Kind I: 4.55
- lymphogene I: 4.54
- postoperative I: 4.38 f., 4.72 f.
Hüftgelenkinstabilität I: 1.4 f.
Hüftgelenkinsuffizienz, primäre I: 5.5
Hüftgelenkkapsel I: 4.35
- Ausweitung I: 2.13, 2.15
- Destruktion bei Säuglingskoxitis I: 4.60 f.
- am Femurkopf inserierende I: 1.13
- Fibrose I: 5.10
- Haubenhypertrophie I: 1.13
- Histologie bei Dysplasiehüfte I: 1.7
- Laxidität I: 1.2
- mit dem Pfannenboden verwachsene I: 1.13
- mit dem Pfannendach verwachsene I: 1.13

- Phlegmone I: 4.56
- - Behandlung I: 4.75
- - beim Säugling I: 4.59
- Resektion I: 4.12 f.
- sanduhrförmige I: 1.13
- - Arthrogramm I: 1.38
- Spaltung, partielle I: 6.10
- Spannungsschmerz I: 4.37
Hüftgelenkkörper, freier I: 4.38; II: 6.8
Hüftgelenkluxation s. Hüftluxation
Hüftgelenkmykose I: 4.6 f.
Hüftgelenkosteophyt I: 5.6, 5.11 f., 5.19 f.
Hüftgelenkosteophyten, Hummerscherenkonfiguration I: 4.45
Hüftgelenkpfanne s. Pfanne
Hüftgelenkpunktion I: 4.73, 4.77 f.
- bei Säuglingskoxitis I: 4.63 f.
- Zugang, hinterer I: 4.78
- - seitlicher I: 4.78
- - unterer I: 4.78
- - vorderer I: 4.78
Hüftgelenkreifungsstörung beim Klumpfußkind II: 3.38 f.
Hüftgelenkrekonstruktion bei neurogener Hüftluxation I: 6.12 f.
Hüftgelenkschmerz s. Hüftschmerz
Hüftgelenkspalt, verbreiterter I: 2.13, 2.15, 5.18
- verschmälerter I: 5.12 f., 5.17 f.
- - Hüftsteife, pubertäre spontane I: 2.156 f.
- - bei Epiphysendislokationsbehandlung I: 2.132, 2.146
- - in der Pfannentiefe I: 2.150
Hüftgelenkstabilität, primäre, Prüfung I: 1.41
Hüftgelenksynovektomie I: 4.50
Hüftgelenksynovialitis, reaktive, nach Gelenkknorpelschaden I: 5.1, 5.6, 5.12
- transitorische I: 1.30
Hüftgelenktrauma, Koxarthroseshäufigkeit I: 5.5
- stumpfes I: 4.37
Hüftgelenktuberkulose s. Coxitis tuberculosa
Hüfthinken I: 1.107
- Coxa valga I: 1.107
- - vara I: 1.112
- Epiphysendislokation, chronische I: 2.116
- Epiphysenwachstumsstörung I: 1.105
- Femurkopfnekrose, idiopathische I: 2.81
- beim Jugendlichen I: 2.8
- Kniegelenkbeanspruchung I: 12.9 f.
- Transientsynovialitis I: 2.31
Hüftkontraktur s. Hüftsteife
Hüftkontrollorthese I: 6.29
Hüftkopf, Dichtezunahme I: 2.16
- Druckspannungsverteilung im Epiphysenknorpel I: 1.98 f.
- Dysplasiehüfte I: 1.14

- Entwicklungsstörung I: 3.3 f.
- Epiphysenabrutsch I: 1.116, 2.121 ff., 2.125, 2.146
- - Belassen der Deformität I: 2.145, 2.147
- - Komplikation I: 2.131
- - Therapie I: 2.143 ff.
- - Weichteilverletzungen I: 2.143
- Epiphysenabscherung I: 2.120, 2.122, 2.129, 2.146
- Epiphysenabtrennung I: 2.121, 2.123
- Epiphysenausräumung I: 2.37
- Epiphysendislokation I: 1.110 f., 2.115 ff.
- - akute I: 2.116, 2.121 ff.
- - Ätiologie I: 2.145 ff.
- - Behandlung I: 2.134 ff.
- - - konservative I: 2.134
- - - operative I: 2.134 ff.
- - - - stellungserhaltende I: 2.134 f.
- - - - stellungskorrigierende I: 2.137 f.
- - chronische I: 2.116, 2.120 f.
- - Therapiekomplikationen I: 2.131
- - Definition I: 2.115 f.
- - Doppelseitigkeit I: 2.131
- - Epiphysenfugenschluß I: 2.128
- - Epiphyseodese I: 2.134 ff.
- - nach hinten unten I: 1.116, 2.126
- - hormonelle Situation I: 2.146
- - Komplikation I: 2.131 f.
- - Korrekturosteotomie I: 2.136 ff.
- - - intertrochantäre I: 2.136, 2.138, 2.140 ff.
- - - pertrochantäre I: 2.136, 2.138 f.
- - - subkapitale I: 2.136 ff.
- - - zervikale I: 2.136 ff.
- - Koxarthrosenhäufigkeit I: 5.5
- - nach lateral hinten unten I: 2.126
- - maximale I: 2.129
- - nach medial hinten unten I: 2.127
- - Meßtechnik I: 2.120
- - Pathogenese I: 2.117, 2.120 ff.
- - prophylaktische Stabilisierung auf der Gegenseite I: 2.131, 2.136 f.
- - bei Protrusio acetabuli I: 2.154
- - pubertäre spontane I: 2.122, 2.147
- - - - Coxa vara I: 1.110
- - - - Koxarthrosenverlauf I: 5.39
- - - röntgenologische Charakterisierung I: 2.119 f.
- - Röntgentechnik I: 2.117 ff.
- - Symptomatik I: 2.116, 2.130
- - Verlaufskontrolle I: 2.128
- - nach vorn unten I: 2.128, 2.130
- Epiphysendislokationsrichtung I: 2.126 ff.
- Epiphysendysplasie I: 1.24, 2.35
- Epiphysenfixation, innere I: 2.134 f., 2.147

Sachverzeichnis XXXVII

- – – prophylaktische I: 2.131, 2.136 f.
- Epiphysenindex I: 2.20 f., 2.24
- Epiphysenkippung I: 2.120, 2.122 f., 2.146
- Epiphysenlateralisierung I: 114
- – Coxa valga I: 1.104
- Epiphysenlösung I: 1.119 f.
- – juvenile I: 2.34
- – osteomyelitisbedingte, beim Säugling I: 14.9
- – septische I: 4.68
- – traumatische I: 1.128
- Epiphysennekrose, therapiebedingte, bei Epiphysendislokation I: 2.131
- – durch Reposition nach akutem Abrutsch I: 2.143 f.
- – nach subkapitaler Osteotomie I: 2.131, 2.137 f.
- Epiphysenpunktion I: 2.2 f.
- Epiphysenquotient I: 2.21, 2.23
- Epiphysenreposition I: 2.130, 2.134
- – gedeckte, nach akutem Abrutsch I: 2.143 f.
- – offene, nach akutem Abrutsch I: 2.144
- – Verlauf I: 2.124
- Epiphysenstörung, laterale I: 1.100, 1.104
- – mediale I: 1.100
- Epiphysenwachstumsstörung, Coxa valga I: 1.104
- Epiphyseodese I: 2.135 ff.
- – nach Reposition I: 2.143
- Formabweichung I: 1.91
- – bei Dysplasiehüfte I: 1.8
- Formveränderung bei Perthes-Krankheit I: 2.19 ff.
- Gefäßhypoplasie I: 2.86
- Gefäßkompression bei Extrembewegungen I: 2.28
- Gefäßstörung, arterielle I: 2.71 ff.
- – Perthes-Krankheit I: 2.5 ff.
- – venöse I: 2.75
- Gefäßversorgung I: 2.3 f., 2.70 f., 2.76
- – beim Jugendlichen I: 2.3 f.
- Gelenkflächenindex I: 2.21
- Gelenkflächenquotient I: 2.21
- Gesamtbelastung beim Einbeinstand I: 5.7
- Knochenglatze I: 5.10
- Knorpelbelagveränderung bei Coxa vara I: 1.110
- Knorpeldicke I: 1.91
- Knorpelschaden, operationsbedingter II: 6.8
- – präarthrotischer I: 5.10 ff.
- labile Vaskularisation I: 2.5, 2.76
- lateralisierter I: 1.10, 1.24, 1.109
- Medialverlagerung I: 2.148 f.
- in Nackenlage I: 1.14, 1.66
- Ossifikationskern I: 2.3
- Ossifikationskernentwicklung, verzögerte I: 1.139
- Ossifikationskernpyknose I: 2.16

- Ossifikationskernstellung, Bestimmung I: 1.25
- Osteochondrosis dissecans I: 2.33 f., 2.58
- – – Differenzierung von der idiopathischen Hüftkopfnekrose I: 2.93
- Osteophytenkranz I: 5.10
- Radiusquotient I: 2.22 ff.
- Randosteophyt I: 5.11, 5.19
- Stellungsänderung bei Coxa vara I: 1.110
- Strukturverdichtung I: 5.18
- Hüftkopfabplattung, medioposteriore I: 1.10, 1.14
- Hüftkopfchondroblastom I: 2.94
- Hüftkopfdestruktion I: 2.65
- – Hämophilie I: 16.23
- Hüftkopfdislokation I: 1.107 f.
- Hüftkopfdurchmesser I: 1.91
- Hüftkopfendoprothese s. auch Hüftendoprothese; s. auch Hüfttotalendoprothese
- – nach Trümmerfraktur II: 6.8
- Hüftkopfepiphyse, dogenhutförmige I: 1.10
- – Gefäßversorgung I: 2.3 f.
- – tropfenförmige I: 1.27
- Hüftkopfexstirpation nach Schenkelhalsfraktur II: 6.7
- – nach Trümmerfraktur II: 6.8
- Hüftkopffraktur II: 6.8
- – subchondrale II: 6.8
- Hüftkopf-Hals-Exostose, kragenförmige I: 2.150, 2.155
- Hüfkopf-Hals-Index I: 2.22
- Hüftkopf-Hals-Quotient I: 2.22
- Hüftkopfhochstand I: 1.24
- Hüftkopfimpression II: 6.8
- – durch das Ligamentum iliofemorale I: 1.14, 1.16
- Hüftkopfmittelpunkt I: 12.12
- – röntgenologische Konstruktion I: 1.27, 1.93, 12.14
- Hüftkopfnekrose, artifizielle I: 2.74
- – aseptische I: 2.1 ff.
- – – endogene Faktoren I: 2.28
- – – Epiphysenausräumung I: 2.37
- – – bei Hüftdysplasie I: 2.28
- – – juvenile s. Osteochondritis deformans coxae juvenilis
- – – mechanische Faktoren I: 2.28
- – – nach aufrichtender Schenkelhalsosteotomie I: 1.122
- – caissonbedingte I: 2.109
- – – Röntgenbefund I: 2.112 f.
- – cortisonbedingte I: 2.67 f., 2.74
- – – Histologie I: 2.79
- – Coxa vara epiphysaria I: 2.34
- – Differentialdiagnose I: 2.93 f.
- – Einflußfaktoren I: 11.9
- – Fließeigenschaften des Blutes I: 2.75 f.
- – Hämophilie I: 4.26 ff.
- – Hyperurikämie I: 4.53
- – Hypothyreoidismus I: 2.34
- – idiopathische I: 2.65 ff., 5.22

- – Alloarthroplastik I: 2.98
- – Altersverteilung I: 2.67
- – Angiogramm I: 2.86 ff.
- – Arthrodese I: 2.98
- – Arthrosegrade I: 2.84, 2.86
- – Becksche Bohrung I: 2.96
- – Computertomogramm I: 2.85 f.
- – Definition I: 2.65, 2.67 f.
- – Differenzierung von der Arthropathia urica I: 4.20
- – Doppel-Cup-Plastik I: 2.98
- – elektrodynamische Feldbehandlung I: 2.97 f.
- – Extensionsosteotomie I: 2.98
- – Frühzeichen I: 2.81
- – Flexionsosteotomie I: 2.98
- – Flexions-Valgisierungs-Verkürzungs-Osteotomie I: 2.97
- – Frühstadium I: 2.81
- – Gefäßstörung, arterielle I: 2.71 ff.
- – – venöse I: 2.75
- – Geschlechtsverteilung I: 2.67, 2.81
- – Herdgrößenmessung I: 2.81, 2.83
- – Histologie I: 2.76, 2.78 f.
- – – postoperative I: 2.102 f.
- – Hypervaskularisation, perinekrotische I: 2.88, 2.91
- – internistische Abklärung I: 2.92 f.
- – Kernspintomogramm I: 2.86
- – – postoperatives I: 2.101
- – Klinik I: 2.81
- – Marksinusstörung I: 2.73 ff.
- – Morphologie I: 2.76 ff.
- – nuklearmedizinische Diagnostik I: 2.92
- – Operation, gelenkerhaltende I: 2.94 ff.
- – Pathogenese, Theorien I: 2.71 ff.
- – Phlebographie I: 2.86
- – Reparationsvorgänge I: 2.79 f.
- – Revitalisierung I: 2.95 f.
- – Risikofaktoren I: 2.92 f.
- – Röntgenbefund I: 2.81 ff.
- – – postoperativer I: 2.101
- – Röntgendiagnostik, präoperative I: 2.94 f.
- – Rotationsosteotomie, transossäre I: 2.98, 2.104
- – Spätstadium I: 2.83
- – Stadieneinteilung I: 2.81 ff.
- – Stadium der fortgeschrittenen Nekrose I: 2.83
- – Subtraktionsangiographie, digitale I: 2.88, 2.89 f.
- – Szintigraphie I: 2.91 f.
- – Therapie I: 2.95 f.
- – Umstellungsosteotomie I: 2.95 ff.
- – mit Uratkristalleinlagerung I: 4.18
- – Varisierungsosteotomie, intertrochantäre I: 2.96 f.
- – Verlauf I: 2.65 ff.

Hüftkopfnekrose, ischämische I: 2.65 ff.
- nach konservativer Luxationsreposition I: 1.41, 1.43
- Koxarthrose I: 5.5
- nach offener Luxationsreposition I: 1.47
- postinfektiöse I: 2.73
- posttraumatische I: 2.65
- - Differenzierung von der idiopathischen Hüftkopfnekrose I: 2.93
- - Histologie I: 2.76 f.
- nach Schenkelhalsfraktur II: 6.7
- sekundäre I: 2.67
- subchondrale I: 5.11 f.
- tabische Arthropathie I: 4.31
- Valgisierungsosteotomie I: 2.97
Hüftkopfnekrosegrade I: 1.43
Hüftkopfnekrosenkürettage I: 2.96 f.
Hüftkopfosteoblastom I: 2.94
Hüftkopfosteochondritis, umschriebene, Coxa valga I: 1.108
Hüftkopfosteoradionekrose I: 2.72 f., 2.94
Hüftkopf-Pfannen-Relation I: 1.30
Hüftkopfresektion bei Coxa vara congenita I: 1.123 f.
- partielle, bei Hüftluxations-Palliativbehandlung I: 1.75
Hüftkopfretroversion, relative I: 1.64
Hüftkopf-Riesenzelltumor I: 2.94
Hüftkopfsequester I: 4.11
Hüftkopftrümmerfraktur II: 6.8
Hüftkopftumor, Differenzierung von der idiopathischen Hüftkopfnekrose I: 2.94
Hüftkopfummauerung bei Protrusio acetabuli I: 2.150
Hüftkopfzusammenbruch I: 2.79 f.
Hüftkopfzyste, arthrotische I: 2.84
Hüftluxation, angeborene I: 1.1 ff.
- - Antetorsionsausgleich, operativer I: 1.63 ff.
- - ätiologische Faktoren I: 1.2
- - - endogene I: 1.2 ff.
- - - exogene I: 1.3 f.
- - Bandagenbehandlung I: 1.36
- - Behandlung I: 1.30, 1.34 ff.
- - - konservative I: 1.34 ff.
- - - operative I: 1.46 ff.
- - - in Sitz-Hock-Stellung I: 1.37
- - Behandlungsschema I: 1.35
- - beidseitige I: 2.28
- - Beinverkürzungsprüfung I: 1.19
- - Circulus vitiosus I: 1.19
- - Computertomographie I: 1.29
- - Coxa valga, postoperative I: 1.66
- - - vara congenita I: 1.119
- - - nach Reposition I: 1.127
- - Definition I: 1.1
- - Diagnose I: 1.20 ff.
- - Differentialdiagnose I: 1.30
- - Extensionsreposition I: 1.37, 1.39 ff.
- - - Phasen I: 1.40
- - Femurkopfveränderung I: 1.14
- - - Schweregrade I: 2.27

- - mit Fibulaaplasie I: 13.16
- - Frühbehandlung I: 1.34 ff.
- - Gelenkkapsel I: 1.13
- - Gelenkpfanne I: 1.6 ff.
- - Geschlechtsverteilung I: 1.2
- - Gipsbehandlung I: 1.37
- - Häufigkeit I: 1.1 f.
- - hochstehende I: 1.49 f.
- - Kombinationsmißbildungen I: 1.2 f.
- - Koxarthrosenentstehung I: 5.4
- - Koxarthrosenverlauf I: 5.39
- - Ligamentum capsitis femoris I: 1.10 ff.
- - - teres I: 1.10
- - Limbus I: 1.10
- - mechanische Entstehungstheorie I: 1.5
- - Metaphylaxe I: 1.35
- - Muskelspannungsverlust I: 1.24
- - Nachbehandlung I: 1.41
- - Overhead-Extension I: 1.37
- - paralytische I: 6.17
- - Perthes-Krankheit s. Luxations-Perthes
- - primär übersehene I: 1.23
- - Prognose I: 1.20
- - prognostisch ungünstige Zeichen I: 1.20
- - Prophylaxe I: 1.35
- - Pulvinar I: 1.10
- - Reposition, konservative I: 1.37 ff., 2.27
- - - Komplikationen I: 1.41, 1.46
- - - in eine neu geschaffene Pfanne I: 1.49
- - - offene I: 1.46 ff.
- - - Vorextension I: 1.46
- - Repositionshindernis I: 1.47
- - - kapsuläres I: 1.13, 1.47
- - Restdysplasie I: 1.46
- - Rezidiv I: 1.66
- - Röntgendiagnostik I: 1.27 ff.
- - - funktionelle I: 1.29
- - - Gonadenschutz I: 1.28
- - - Hilfslinien I: 1.25 ff.
- - - Lagerung I: 1.30
- - - Strahlenbelastung I: 1.28
- - - Zeitpunkt I: 1.28
- - Ruhigstellung, postoperative I: 1.66
- - Seitenverteilung I: 1.2
- - Sofortbehandlung I: 1.34 f.
- - Sonographie I: 1.29 f.
- - Spontaneinrenkung, postpartale I: 1.4
- - Symptome I: 1.19 f.
- - veraltete I: 1.49, 1.63
- - - Arthrodese I: 1.78
- - - Operationsindikation I: 1.71
- - - Palliativbehandlung I: 1.70
- - - Totalendoprothese I: 1.73 ff.
- - - Verlängerungsosteotomie I: 1.78
- - Verlauf I: 1.20
- - Vorsorgeuntersuchung I: 1.21
- - Zeichen, sichere I: 1.24, 1.27

- - unsichere I: 1.23 f.
- - Zwillingskonkordanz I: 1.3 f.
- Coxa valga I: 1.106
- bei Dysmelie I: 3.4
- nach eitriger Koxitis, blutige Reposition I: 4.76
- empyembedingte I: 4.57, 4.59
- nach Femurosteomyelitis beim Säugling I: 14.9
- Genu recurvatum I: 12.26
- hintere hohe I: 1.15
- hochstehende, veraltete, Genu valgum I: 12.23
- iliakale I: 1.14
- Limbusform I: 1.10
- bei Meningomyelozele I: 1.106, 6.17, 6.19
- neurogene, Behandlung I: 6.11 ff.
- - Gehfähigkeitsverbesserung I: 6.13
- - Gelenkrekonstruktion I: 6.12 f.
- - hohe I: 6.11 ff.
- - Risikofaktoren bei Spastik I: 6.4 f.
- bei progressiver Lähmungserkrankung I: 6.31
- Reizhüfte I: 4.37
- Siebener-Syndrom I: 2.28
- teratologische, Begleitmißbildung I: 1.3
- - Behandlung I: 1.78
- - Behandlungsindikation I: 1.79
- - Kombinationsfehlbildungen I: 1.78 f.
- - Prognose I: 1.20
- - traumatische I: 6.31 ff.; II: 6.8
- - Hüftkopfnekrose I: 2.5
- - Hüftstreckerlähmung I: 6.3
- - Spitzfuß II: 3.7
- zentrale II: 6.5, 6.7
Hüftluxationsgrade I: 1.34
Hüftluxationsnester I: 1.1
Hüftmuskellähmung I: 6.1 ff.
- Gehfähigkeit I: 6.2
- isolierte I: 6.2 ff.
- bei Myelomeningozele I: 6.13 ff.
- - Therapie I: 6.22 ff.
- neuromuskuläre Systemerkrankung I: 6.31
- poliomyelitische I: 6.24 ff.
- - mit distalen Teillähmungen I: 6.27 ff.
- - Therapie I: 6.26 f.
- schmerzhafte I: 6.24
- bei spinaler Paraplegie I: 6.29 ff.
- totale I: 6.14
- bei zerebraler Bewegungsstörung I: 6.4 ff.
- - - Krankengymnastik I: 6.7
- - - Lagerungsorthese I: 6.7 f.
- - - Skelettoperation I: 6.10 f.
- - - Spreizbehandlung I: 6.7
- - - Stehübungen I: 6.7
- - - Therapie I: 6.5 ff.
- - - Weichteiloperation I: 6.7 ff.
Hüftmuskelschwäche bei tiefsakraler Myelomeningozele I: 6.20 f.

Hüftmuskulatur I: 6.1
- Funktionsprüfung I: 6.1
- gestörtes Gleichgewicht bei lumbaler Myelomeningozele I: 6.17, 6.19
- Innervation, motorische I: 6.33

Hüftpfanne s. Pfanne
Hüftpräarthrose I: 2.26, 5.1, 5.4, 5.20, 5.39
Hüftprothesentypen I: 5.36
Hüftriemenbandage I: 1.36
Hüftreluxation I: 1.10
Hüftruhesteife I: 1.46
Hüftschmerz, Differentialdiagnose I: 4.35 f.; 5.21 ff.
- beim Jugendlichen I: 2.8
- koxarthrotischer I: 5.6 f.
- - Lokalisation I: 5.21
- statischer I: 5.22
- vertebragener I: 5.22
Hüftschraube, dynamische II: 6.10
Hüftsteife nach Amputation II: 7.31
- fibröse I: 2.156
- bei Kniebeugesteife I: 12.31
- bei Poliomyelitis I: 6.24 ff.
- pubertäre I: 2.132
- - spontane I: 2.133, 2.146, 2.156 ff.
- - - Arthroplastik I: 2.160
- - - Behandlung I: 2.157 ff.
- - - histologische Untersuchungen I: 2.157
- - - muskuläre Entspannungsoperation I: 2.158 f.
- - - bei Protrusio acetabuli I: 2.154 f.
- - - Weichteiloperation I: 2.158 ff.
- bei tiefsakraler Myelomeningozele I: 6.21
- Tuberkulose I: 4.10 f.
Hüftstreckerlähmung I: 6.3
Hüftstreckerteillähmung I: 6.4
Hüftsubluxation I: 1.10
- angeborene, Behandlungsschema I: 1.35
- - Übergang zur Luxation I: 1.20
- CE-Winkel I: 1.28
- Iliopsoasfunktionsumwandlung I: 1.13 f.
- Limbusform I: 1.10
- neurogene, Skelettoperation I: 6.10 f.
- Pfannenkopfindex I: 2.22
- Zeichen, unsichere I: 1.24
Hüfttotalendoprothese bei chronischer rheumatischer Koxitis I: 4.46, 4.51 ff.
- bei Coxa vara congenita I: 1.123
- nach Coxitis tuberculosa I: 4.14
- nach eitriger Koxitis I: 4.77
- Komplikation I: 5.37
- Kontraindikation I: 5.37
- bei Koxathrose I: 5.36 f.
- Prinzip I: 5.36
- bei Protrusio acetabuli I: 2.155 f.
- technische Aspekte I: 5.36
- bei veralteter Hüftluxation I: 1.73 ff., 1.78
- zementunabhängige Implantation I: 2.98, 2.104, 5.36 f.

Hüftwert, rechnerischer I: 1.27
Hühnerauge s. Klavus
Humeruskopf, axtförmiger I: 16.22
- Pseudorandwulst I: 16.22
Humeruskopf-Caissonnekrose I: 2.112 f.
- Röntgenbefund I: 2.112
- Therapie I: 2.113
Humeruskopfnekrose, idiopathische I: 2.74
Hummerscheren-Osteophyten I: 4.45, 4.48
Hutchinson-Gilford-Syndrom, Coxa valga I: 1.108
Hydarthros, intermittierender II: 4.24
Hydrops intermittens I: 4.37
Hydrotherapie bei Gonarthrose I: 10.16
Hygromatosis universalis I: 4.82
Hyperbetalipoproteinämie, Achillessehnenchondrom II: 3.9
Hyperhidrosis II: 5.6
- lokalisierte I: 5.11
Hyperlipidämie, Hüftkopfnekrose I: 2.68, 2.92 f.
Hyperlordose, lumbale, kompensatorische I: 5.16
Hyperparathyreoidismus, primärer, Skelettmanifestationen II: 4.30
Hyperplasie, epiphysäre, Wachstumsstörung, kniegelenknahe I: 12.3
Hypertonie, arterille, Definition I: 2.92
- - Hüftkopfnekrose I: 2,68, 2.92 f.
Hyperurikämie II: 4.24 f.
- chronische, Therapie II: 4.28
- familiäre I: 4.17
- Hüftkopfnekrose I: 2.68 f., 2.73, 2.92 f., 4.53
Hypochondroplasie I: 1.30
Hypofibrinogenämie I: 16.2
Hypohidrosis II: 5.6
Hypophysenvorderlappeninsuffizienz, Wachstumsretardierung I: 2.7
Hypopituitäre Stigmatisation 2.34
Hypoproaccelerinämie I: 16.3
Hypoprokonvertinämie I: 16.3
Hypoprothrombinämie I: 16.3
Hypothyreoidismus, Hüftkopfnekrose I: 2.34
- Skelettreifungsstörung I: 2.7

I

ICLH-Knieendoprothese I: 9.32
Idelberger-Frank-Winkel I: 1.27
Idelberger-Winkel I: 1.27
Iliopsoasrezession I: 6.9 f.
Iliopsoastenotomie bei Abduktions-Beuge-Außendreh-Kontraktur I: 2.160
- bei aseptischer Hüftkopfnekrose I: 2.38
Iliopsoasverlagerung I: 6.23 f.
- bei poliomyelitischer Hüftmuskellähmung I: 6.26

Iliosakralarthrodese II: 6.3
Iliosakralarthrose, posttraumatische II: 6.3
Iliosakralgelenk, Osteochondrosis dissecans I: 2.61
Iliosakralgelenksklerose I: 4.20, 4.24
- Ochronose I: 4.23 f.
Iliosakralgelenkveränderung, gichtische I: 4.20
- bei Spondylitis ankylopoetica I: 4.20
Iliosakralgelenkverletzung II: 6.2 f.
Iliumosteotomie I: 1.55
- perikapsuläre s. Pemberton-Osteotomie
Iliumresektion II: 9.9
Imhäuser-Hohlfußoperation, einzeitige II: 3.83 f.
Imhäuser-Hüftgelenkaufnahme I: 1.30 f., 2.117 f.
Imhäuser-Nachtschiene bei Klumpfuß II: 3.37
Imhäuser-Osteotomie I: 2.125, 2.127, 2.130, 2.140 ff.
- Ergebnisse I: 2.140 ff.
- Radiometrie I: 2.142
- Spätergebnisse I: 2.142 f.
Immobilisation, Gonarthrosenentstehung I: 10.8
- beim Kind, Coxa valga I: 1.105, 1.107
- Kniestrecksteife I: 12.29
- langdauernde, Gelenkreaktion I: 12.5 f.
Immunsuppressiva bei chronischer Polyarthritis I: 9.12
Immunvaskulitis, Hüftkopfnekrose I: 2.72
Implantatinstabilität, Fremdkörperreaktion I: 4.80
Indometacin bei Gichtanfall II: 4.26 f.
Infektarthritis I: 4.42, 9.59 ff.
Influenza, Gelenkkomplikation I: 4.70
Inguinalfaltenvertiefung I: 1.19
Injektion, intraartikuläre, Gelenkinfektion I: 9.59 f., 9.63 f.
Innenknöchel s. Malleolus medialis
Innenknöchelabstand, Messung I: 12.12
Innenmeniskuseinriß II: 6.41
Innenmeniskusrefixation II: 6.47
Innenmeniskusruptur II: 6.37
Innervation, lumbosakrale, motorische I: 6.15
Innominatum-Osteotomie I: 5.36
Insertionstendopathie I: 10.18
- beim Schulkind I: 9.44
- Spondylitis ankylosans I: 9.52
Insuffizienz, chronisch-venöse II: 5.8 f.
Insuffizienzhinken I: 1.20, 5.17
Intermetatarsalsporn II: 2.6
Interphalangealgelenkhypoplasie II: 2.9
Iontophorese I: 10.16
Iridozyklitis bei juveniler chronischer Polyarthritis I: 9.43 f.

Sachverzeichnis

Iridozyklitis, rheumatische, Therapie I: 9.46
- bei Sakroiliitis im Schulalter I: 9.43
Irritationssyndrom, vegetatives II: 5.10f.
Ischiadikuslähmung I: 6.32f.
Ischiadikusverletzung, iatrogene II: 3.7
- proximale, Spitzfuß II: 3.7
Ischiometer I: 1.28, 1.93
Ixode-da-Mini-Spirochäten I: 9.50

J

Jaffè-Lichtenstein-Krankheit s. Knochendysplasie, fibröse
Jägerhut-Patella I: 8.4f.
Jerk-Test II: 6.40
Jinnaka-Pfannenplastik I: 1.53
Jüngling-Ostitis s. Ostitis multiplex cystica
Juvara-Umkippplastik II: 9.29ff.
- Modifikation II: 9.30ff.

K

Kalkanektomie II: 4.4
Kalkaneokuboidarthrodese II: 6.113
Kalkaneokuboidgelenk II: 1.34, 3.90; s. auch Chopartsches Gelenk
- Bewegungsachse II: 1.34, 1.37
- Keilresektion II: 3.36
- Struktur II: 1.34, 1.37
Kalkaneonavikularsynostose s. Coalitio calcaneonavicularis
Kalkaneotalargelenk II: 1.35
Kalaneus, hoher II: 4.36
- Knochenabsprengung II: 2.4
Kalkaneusabrißfraktur, veraltete II: 6.115
Kalkaneusapophyse II: 4.38
Kalkaneus-Boden-Winkel II: 3.98
- Plattfuß II: 3.98
Kalkaneusfehlentwicklung II: 3.24
Kalkaneusfraktur II: 6.112
- Chopart-Gelenk-Luxation II: 6.117
- Diagnose II: 6.113
- doppelseitige veraltete II: 6.116
- Früharthrodeseindikation II: 6.114
- Plattfuß II: 3.113f.
- Sudeck-Syndrom II: 5.12f.
- Therapie II: 6.113ff.
Kalkaneushinterkantenabrundung II: 4.40
Kalkaneushinterkantenresektion II: 4.40
Kalkaneuskante, hintere obere, Winkelbestimmung II: 4.36f.
Kalkaneuskeilresektion II: 3.35f., 3.83
- bei Haglund-Ferse II: 4.37, 4.40
Kalkaneuslängssystem II: 3.93f.
Kalkaneuslipom II: 9.45
Kalkaneus-Navikulare-Synostose II: 3.96, 3.100, 3.102, 3.110

Kalkaneusosteomyelitis, chronische II: 4.4
Kalkaneusosteotomie, bogenförmige II: 3.26
- keilförmige s. Kalkaneuskeilosteotomie
- bei Klumpfuß II: 3.36
- bei Spitzfuß II: 3.26
Kalkaneuspronation II: 3.91
Kalkaneusresektion nach Chopart-Amputation II: 7.20f.
Kalkaneussenkung II: 3.87
Kalkaneusstauchungsfraktur II: 6.112
Kalkaneussteilstellung II: 3.76f., 4.38
Kalkaneustrümmerfraktur, Plattfußprophylaxe II: 6.114
- Therapie II: 6.113f.
Kalkaneusuntersuchung, spannungsoptische II: 3.89
Kalkaneusvalgität II: 3.87, 3.91, 3.96f.
Kalkaneusvarusstellung II: 3.74
Kalkaneuszyste II: 9.46f.
Kalkaneuszystenkürettage II: 9.45
Kallusbildung, überschießende II: 3.61
Kallusverzögerung bei Unterschenkelfraktur II: 6.70, 6.75, 6.80ff.
- Ursachen II: 6.80f.
Kälteanästhesie II: 7.13
Kalzitonin II: 5.12ff.
- Indikationen II: 5.14
Kalziumpyrophosphat-Dihydrat-Kristalle I: 4.21
Karditis I: 9.51
Karpoulnarluxation I: 16.22
Kastenbecken I: 1.144ff.
Keilbein-Mittelfuß-Gelenk I, Arthrose II: 4.45f.
Keratan I: 10.4
Ketoprofen I: 9.20
Kette, kinetische I: 12.29
Kieler Knochenspan II: 9.18
- Fibrinkleberverwendung I: 9.40
Kieselstein-Patella I: 8.4f.
Kinderlähmung, spinale s. Poliomyelitis
Kinderschuh, Anforderungen II: 3.106, 3.117f.
Kinine, Synovialisstimulation I: 4.38, 4.44
Kirschner-Drähte, Epiphysenfixation am koxalen Femurende I: 2.135
Klauenhohlfuß II: 3.141
- idiopathischer II: 3.139
- neurogener, Behandlung II: 3.85
Klauenzehe s. Krallenzehe
Klavus II: 5.14f.
- Differentialdiagnose II: 5.15
- bei Hammerzehe II: 3.142, 3.144
- bei Krallenzehe II: 3.142
- subungualer II: 5.16
- Therapie II: 5.15
- weicher, interdigitaler II: 5.14f.
Klebsiellenarthritis I: 9.61
Kleeblattschädelsyndrom, Ankylosen, partielle I: 8.21

Kleinzehenamputation II: 9.46
Kleinzehenfehlbildung II: 3.144
Klinefelter-Syndrom II: 3.57
Klippel-Trenaunay-Syndrom, Kniebeugekontraktur I: 8.21
Klumpfuß II: 3.32ff.
- Achillessehnenverlängerung II: 3.35
- amniotische Schnürfurche II: 3.56
- angeborener II: 3.32ff.
- arthrogryptischer II: 3.12, 3.50ff.
- - formende Manipulationen II: 3.52
- - Häufigkeit II: 3.50
- - Immobilisation, postoperative II: 3.54
- - Nachtschiene II: 3.54
- - Restdeformitätkorrektur II: 3.54
- - Talusexstirpation II: 3.53f.
- - Therapie II: 3.52ff.
- - Weichteiloperation II: 3.53
- Arthrolyse, pantalare II: 3.36
- beiderseitiger II: 357
- Dreipunktegriff II: 3.33
- Dysmelie II: 3.21
- erworbener II: 3.61
- Genu recurvatum I: 12.26
- - varum I: 12.25
- Halteschienen II: 3.37
- historischer Rückblick II: 3.32f.
- idiopathischer II: 3.38ff., 3.61
- - Achillotenotomie, Zeitpunkt II: 3.39
- - Behandlung beim Erwachsenen II: 3.49f.
- - - konservative II: 3.39
- - - operative II: 3.39ff.
- - beim Säugling II: 3.40ff.
- - beim Schulkind II: 345ff.
- - Spätergebnisse II: 3.49
- - beim Spielkind II: 3.45ff.
- - Behandlungsgrundsätze II: 3.39f.
- - Fehlstellungen II: 3.38f.
- - Fersenentwicklung II: 3.41ff., 3.45
- - Frühbehandlung II: 3.40
- - Gehgips, postoperativer II: 3.46, 3.48
- - Gipsverband, postoperativer II: 3.41
- - Hüftgelenkreifungsstörung II: 3.38f.
- - Imhäuser-Behandlungstechnik II: 3.40ff.
- - Knochenoperation II: 3.49f.
- - Muskelkräftigung II: 3.40ff.
- - Navikularefehlstellung II: 3.45f.
- - Reflexübungen II: 3.41, 3.43
- - Rückfußkeilresektion II: 3.50
- - Schiene zur Korrekturerhaltung II: 3.41, 3.44
- - Spitzfußbeseitigung, operative II: 3.40f.
- - Talusexstirpation II: 3.50
- - Tibialis-anterior-Sehnenverpflanzung II: 3.45f., 3.50

- - Triplearthrodese II: 3.49
- Innenrandentfaltung II: 3.35 f.
- Knochenoperationen II: 3.36 f., 3.49 f., 3.60
- - Zeitpunkt II: 3.37
- kontrakturbedingter II: 3.39
- Korrektur, manuelle II: 3.33
- korrigierter, Fixierungstechnik II: 3.37 f.
- lähmungsbedingter s. Lähmungsklumpfuß
- Larsen-Syndrom II: 3.12
- mißbildungsbedingter II: 3.50 ff., 3.57
- bei Myelomeningozele II: 3.58 ff.
- - Achillotenotomie II: 3.59
- - Druckgeschwür II: 3.59 f.
- - Immobilisation, postoperative II: 3.60
- - Knochenoperation II: 3.60
- - Talusexstirpation II: 3.60
- - Weichteileingriff II: 3.59 f.
- Nachtschiene II: 3.34 f., 3.37
- Operationsmethoden II: 3.35 ff.
- Redressement, etappenweises II: 3.34
- - forciertes II: 3.34
- - modellierendes II: 3.34
- Redressionsmethoden, historische II: 3.34
- Redressionsschienen II: 3.34 f.
- - historische II: 3.34
- Rückfußentwicklung II: 3.35
- Schienung, elastische II: 3.37
- Sehnenverpflanzung II: 3.36
- Systemerkrankung II: 3.57
- Tibiadefekt II: 3.55 f.
- Überkorrektur II: 3.138
- Unterschenkelmuskelkontraktur, ischämische II: 3.10
- Verbandstechnik, korrigierende II: 3.37
- Weichteiloperation II: 3.35 f.
- Zwingenbehandlung II: 3.34
- Klumpfußschuh II: 3.37
- Klumphaltung des Fußes II: 3.38 f.
- Klumpzehenplattfuß s. Hammerzehenplattfuß
- Kneipp-Sandalen II: 3.137
- Knickfuß, kindlicher II: 3.104 f.
- - Operationsindikationen II: 3.118
- kleinkindlicher II: 3.97
- kontrakter II: 3.109 f.
- Rückfußsynostosen II: 3.96
- beim spastisch Gelähmten II: 3.114 f.
- Knick-Platt-Fuß II: 3.87
- bei Diplegie II: 3.115
- Fußabdrücke II: 3.103
- kindlicher II: 3.103 ff.
- - Arthrodese, extraartikuläre II: 3.107
- - Behandlung, konservative II: 3.106
- - - operative II: 3.106 ff.
- - - physikalische II: 3.118

- - behandlungsbedürftiger II: 3.104
- - Einlagenbehandlung II: 3.104 ff.
- - nach Hackenfuß II: 3.21, 3.23
- - muskulär bedingter II: 3.104
- - Sehnentranspositionen II: 3.106 f.
- kontrakter II: 3.110
- posttraumatischer II: 3.114
- bei pcP II: 4.13
- Knick-Platt-Spreiz-Fuß, Hallux valgus II: 3.127
- Knick-Senk-Fuß, Genu valgum I: 12.20
- haltungsschwacher II: 3.97
- insuffizienter, beim Stehen II: 1.5
- Knie, schnappendes I: 8.17
- Knieendoprothetik I: 9.29 ff., 12.32 f.
- Komplikationen I: 12.33
- Knieankylose I: 12.30, 12.32 f.
- fibröse I: 12.32
- Hämophilie I: 16.25
- knöcherne I: 12.32
- Tuberkulose I: 12.6
- nach Unterschenkelamputation II: 7.31
- Kniearthrodese I: 9.24, 9.28 f., 9.38, 12.32; II: 9.33
- bei Gonarthrose I: 10.19
- Indikation I: 9.29
- Nachteile I: 9.29
- Operationstechnik I: 9.29
- bei partieller Femuraplasie I: 1.146
- bei subtotaler Femuraplasie I: 1.147 f.
- bei tabischer Arthropathie I: 10.22
- transartikuläre Küntscher-Nagelung I: 10.22
- nach tuberkulöser Arthritis I: 9.67 f.
- Wirkung auf die Nachbargelenke I: 9.29
- Kniearthrographie I: 10.15; II: 6.40 f.
- bei Kontraktur I: 12.30
- Kniearthrolyse I: 12.30
- Kniearthropathie, hämophile I: 12.23, 12.25, 16.10 ff.
- - altersabhängige Entwicklung I: 16.19 f.
- - Klinik I: 16.16, 16.19
- - orthopädische Maßnahmen I: 16.29 ff.
- - Röntgenbefund I: 16.14 ff., 16.21 ff.
- tabische I: 10.21 f.
- - Behandlung I: 10.22
- trophische I: 10.20 f.
- Kniearthroplastik I: 9.31, 10.19 f.
- Kniearthrose s. Gonarthrose
- Kniearthroskopie I: 9.4, 10.15; II: 6.41
- Kniebasislinie I: 12.8 f., 12.16 f., 14.1
- Kniebeugekontraktur I: 12.31 ff.
- angeborene I: 8.19, 12.31
- dermatogene I: 8.19
- myogene I: 8.19

- - Patellatiefstand I: 8.9
- arthrosebedingte I: 10.12
- entzündlich bedingte I: 12.31
- Extensionsosteotomie, suprakondyläre I: 16.31, 16.33
- Femuraplasie, partielle I: 1.144
- Flügelfell I: 12.4
- funktionelle I: 16.14
- Gicht I: 9.74
- Hämophilie I: 16.15, 16.19
- - Behandlung I: 16.29, 16.31
- Kapsulotomie, hintere I: 9.27 f.
- Kniebeugerverlängerung I: 9.27
- Korrekturosteotomie I: 12.32
- Lagerungsbehandlung I: 16.31
- ligamentär fixierte I: 16.15, 16.31
- Melorheostose I: 12.3
- myogene I: 8.19, 16.15, 16.31
- beim Neugeborenen I: 8.3
- posttraumatische I: 12.31
- Prophylaxe I: 12.32
- Restbeweglichkeit I: 12.30
- rheumatisch bedingte I: 9.6
- spastische I: 12.32
- Spitzfuß II: 3.14
- Streckverband I: 12.32
- Therapie I: 12.32
- Tibiaaplasie I: 13.12
- Vitamin-A-Überdosierung I: 12.4
- Kniebeugesehnenverlängerung I: 9.27 f., 16.31
- Z-förmige I: 12.32
- Kniebohrergang I: 1.98
- Knieführungsschiene I: 8.14
- Achsenverhältnisse I: 12.7 f.
- Abduktionstrauma II: 3.5 f., 6.23
- Adduktionstrauma II: 6.23
- Aufklappbarkeit, seitliche I: 7.17
- Außenbandersatz II: 6.45
- Außenbandfunktion II: 6.34
- Außenbandumlenkung um den Tractus iliotibialis II: 6.47 f.
- Außenrotation, Kreuzbandfunktion I: 7.7
- - Seitenbandfunktion I: 7.7
- Bandausriß II: 6.23 ff.
- - beim Kind II: 6.32
- - knöcherner II: 6.23
- Banddehnung II: 6.41
- Bänder, extrakapsuläre, Entwicklung I: 8.2
- - stabilisierende I: 7.10
- Bandruptur II: 6.41
- Bandteilruptur II: 6.41
- Bandzerrung II: 6.41
- Beugemuskelschrumpfung I: 12.31
- Beuger-Strecker-Imbalance I: 16.13 f.
- Bewegung der Gelenkflächen gegeneinander I: 16.11
- Bewegungsumfang I: 16.12
- Blutgefäßversorgung I: 11.1
- Capsula-fibrosa-Entwicklung I: 8.2
- Doppelschlittenprothese I: 9.24, 9.31 f.
- Einklemmungserscheinungen I: 8.17

XLII Sachverzeichnis

- Knieführungsschiene, Entwicklungsstörung I: 8.3 ff.
- Extension, Kontaktpunkt, femoraler I: 7.3
- - tibialer I: 7.3
- Extensions-/Hyperextensionskraft I: 7.6
- Femurbewegung, flexionsbedingte I: 7.3
- Femurgelenkflächenersatz I: 9.31
- Femurosteosarkominvasion II: 9.27
- Flexionsablauf I: 7.3
- Fraktur, intraartikuläre I: 10.5
- Frontalisierung I: 12.12 ff.
- funktionelle Anatomie II: 6.33 ff.
- giwing way I: 2.51
- Gleitflächenersatz I: 9.31
- Hämarthros II: 6.28, 6.30
- Hauptmuskelzüge I: 16.12
- Initialrotation I: 7.1
- Innenbandersatz II: 6.44
- Innenbandfunktion II: 6.34
- Innenbandlockerung in der Pubertät I: 12.20
- Innenbandstraffung II: 6.48
- Innenbandverletzung II: 6.37
- Innenrotation, Kreuzbänderfunktion I: 7.7
- - Seitenbänderfunktion I: 7.7
- Innenzügler I: 12.10 f.
- Kapsel-Band-Apparat-Schrumpfung I: 12.29
- Kapsel-Band-Instabilität, veraltete, Rekonstruktionsmaßnahmen II: 6.43 ff.
- Kapsel-Band-Verletzung II: 6.33 ff.
- - frische, Operationstechnik II: 6.42 f.
- - komplexe II: 6.41
- Kapselraffung, mediale I: 8.13
- Kapselschalenlockerung, mediale II: 6.41
- Kapsulotomie, hintere I: 9.27 f.
- kinetische Kette I: 12.29
- Kontrastarthrographie I: 8.17 f.
- Kreuzband s. Kreuzband
- Lagerungsdeformität, intrauterine I: 8.20
- Lateral-pivot-shift-Phänomen I: 7.17 f.
- Markphlegmoneneinbruch I: 14.7
- Mikrotraumen, rezidivierende, chronische I: 10.6
- Muskelimbalanz I: 16.11, 16.13 f.
- Muskulatur, auxiliar stabilisierende I: 7.12 ff.
- Myositis ossificans I: 10.22
- des Neugeborenen I: 8.3
- Osteochondrosis dissecans I: 2.50 f.
- Osteotomie, bandstabilisierende I: 11.9
- Pivot-shift I: 7.18; II: 6.38 ff.
- P-Zentrum I: 7.6, 7.9
- Radiosynviorthese I: 9.15
- - Ergebnisse I: 9.15 f.
- Reizerguß bei Patellainstabilität I: 8.11 f.
- Reizzustand, arthrotischer I: 10.12
- Rollgleiten I: 7.1, 7.3
- - Desintegration I: 7.18
- Rotation, automatische I: 7.1, 7.5 f., 10.1
- - - Drehpunkt I: 7.6
- - - Kreuzbandfunktion I: 7.7
- - - Meniskenfunktion I: 7.15
- - - Seitenbandfunktion I: 7.7
- Rotationsfreiheit, vergrößerte I: 7.17
- Rotationsführung I: 7.1, 7.5
- Rotationsinstabilität I: 6.35 ff.
- - anterolaterale II: 6.36
- - - veraltete II: 6.48
- - anteromediale II: 6.36 f.
- - - Operationstechnik II: 6.35, 6.47 f.
- - posterolaterale II: 6.37
- - - Operationstechnik II: 6.48
- - posteromediale II: 6.37
- Rotationsstabilisatoren I: 7.10, 7.12
- Sagittalschnitt I: 7.2
- Schleimbeutelentwicklung I: 8.2
- Schlittenprothese I: 9.24, 9.31 f., 10.20
- - einseitige I: 9.24, 9.31 f.
- Schlußrotation I: 7.1, 7.6
- Schnappphänomen I: 8.17
- Schublade, physiologische I: 16.11
- Seitenband, laterales I: 7.10
- - mediales I: 7.10, 7.12
- - posteriores I: 7.10
- Seitenbandausriß, femoraler I: 12.22
- - knöcherner II: 6.23, 6.25
- Seitenbandinstabilität I: 7.17
- - bei rheumatischer Gonarthritis I: 9.2, 9.6
- Seitenbandruptur, Nahttechnik II: 6.42
- Seitenbandverletzung, Nervusfibularis-Verletzung II: 3.5
- Skelettentwicklung I: 8.2
- Spannungsschmerz I: 9.2
- Stabilitätsprüfung II: 6.38
- Streckapparatverlängerung, operative I: 8.20
- Streckmuskelatrophie I: 12.29, 12.31
- Streckmuskulatur, Imbalance I: 16.13
- - Innervationshemmung, reflektorische I: 16.11, 16.13
- Streckungsinsuffizienz I: 16.13
- Tibiagelenkflächenersatz I: 9.31
- Tibiakopfosteosarkominvasion II: 9.36
- Translation, seitliche I: 7.7 f.
- Tunnelaufnahme I: 10.13
- Überstreckbarkeitsmessung I: 12.26
- Überstreckungstrauma II: 6.23 f.
- Valgisierung I: 7.7 f.
- - traumatisierende I: 7.8
- Valgusbeanspruchung I: 12.9 ff.
- Varusbeanspruchung I: 12.9 ff.
- Verletzungsgrade II: 6.41
- Wachstumsstörung I: 12.1 ff.
- Wackelbewegung I: 10.1
- Winkelverhältnisse I: 12.7 ff., 12.17
- Yttrium-90-Synoviorthese I: 9.15
- - bei Baker-Zyste I: 9.17
- Zentralpfeiler I: 7.1, 7.5
- Zentralpfeilerzerreißung I: 7.17
- Kniegelenkachse I: 14.1
- Kniegelenkadduktionsluxation, Nervus-fibularis-Lähmung II: 3.5 f.
- Kniegelenkaplasie bei partieller Femuraplasie I: 1.145
- Kniegelenkbelastung I: 12.8 ff., 16.11
- dynamische I: 7.16
- statische I: 7.16
- Kniegelenkbeugung, Patellabelastung I: 10.2
- Kniegelenkbewegung, schmerzhafte II: 6.37
- Kniegelenkblockierung I: 2.51; II: 6.37
- Patellaluxation I: 8.9
- Kniegelenkblutung, Blutgerinnungsstörung I: 16.1 ff.
- Kniegelenkchondrokalzinose I: 4.21, 9.74 ff.
- Gelenkpunktat I: 9.76
- Röntgenbefund I: 4.22, 9.76 f.
- Therapie I: 9.77
- Kniegelenkdeformität, postarthritische I: 9.8, 9.64
- präarthrotische I: 8.6, 9.64
- rheumatische I: 9.6
- Kniegelenkdurchlüftung I: 9.67
- Kniegelenkdysplasie bei partieller Femuraplasie I: 1.144
- bei subtotaler Femuraplasie I: 1.146
- Kniegelenkendoprothese I: 9.31 ff.
- Ergebnisse I: 9.33
- Frühkomplikation I: 9.35
- Implantatbruch I: 9.35
- Indikation I: 9.30
- Infektionsrate I: 9.35
- Komplikation I: 9.33 ff.
- kritische Bewertung I: 9.40
- Langzeitergebnisse I: 9.34
- Nachbehandlung I: 9.33
- Operationsvorbereitung I: 9.31
- Patellamalazie I: 9.35, 9.37 f.
- physiologische I: 9.31
- Spätkomplikation I: 9.35
- starr gekoppelte I: 9.31
- Streßfraktur I: 9.40
- totale I: 9.24, 9.31 f.
- nach tuberkulöser Arthritis I: 9.68 f.
- Verknöcherung, heterotope I: 9.40
- Voraussetzungen I: 9.30 f.
- Zweiteingriff I: 9.34
- zweizeitige Implantation I: 9.40
- Kniegelenkendoprothetik I: 9.29 ff.
- Kniegelenkentwicklung I: 8.1 ff.
- Kniegelenkentzündung s. Gonarthritis
- Kniegelenkerguß II: 6.37

- bei Arthrose I: 10.7, 10.12
- Beugesteifenentstehung I: 12.31
- blutiger II: 6.32
- Chondrokalzinose I: 9.76
- chronischer, Arthrosenförderung I: 10.7
- eitriger I: 9.59 ff.
- Gichtarthritis I: 9.73
- Ochronose I: 9.71
- schmerzloser, intermittierender II: 4.24
- Spondylitis ankylosans I: 9.52
- sympathischer, bei Osteomyelitis I: 14.7
- tuberkulöser I: 9.65 f.

Kniegelenkerkrankung, degenerative s. Gonarthrose
Kniegelenkersatz I: 10.19 f.
Kniegelenkexartikulation II: 7.27 f.
- Entschädigungssatz II: 7.32
- Femurkondylenverschmälerung II: 9.36
- bei Fibulatumor II: 9.41
- Gefäßversorgung II: 7.15
- Hautdeckung II: 9.36
- Hautlappenbildung II: 7.27 f.
- Lagerung II: 7.13
- bei Mißbildung II: 7.7
- bei Nachamputation II: 7.26
- Schnittführung II: 9.35 f.
- Stumpfdeckung II: 7.27
- Technik II: 7.27 f.
- bei Tibiatumor II: 9.35 f.
- - Indikation II: 9.36
- - im Wachstumsalter II: 7.3 f.

Kniegelenk-Exartikulationsstumpf II: 7.2 f.
Kniegelenkfehlbildung I: 3.3, 3.5
Kniegelenkführung, Biomechanik I: 16.11 ff.
- muskuläre I: 16.12 f.

Kniegelenkführungsorthese I: 16,29
Kniegelenkfungus, tuberkulöser I: 9.66
Kniegelenkinstabilität II: 6.35 ff.
- anteriore II: 6.36
- Arthrographie II: 6.40 f.
- arthrosebedingte I: 10.12
- Arthrosenentwicklung I: 10.6; II: 6.41
- Arthroskopie II: 6.41
- Bewegungsübungen, aktive postoperative II: 6.48, 6.50
- - passive postoperative II: 6.48 ff.
- Femurkondylenfraktur II: 6.21
- frühfunktionelle postoperative Behandlung II: 6.48 f.
- Gipsimmobilisation, postoperative II: 6.50
- Gonarthritis, rheumatische I: 9.2, 9.6
- klinische Untersuchung II: 6.37
- laterale II: 6.36
- ligamentär bedingte I: 7.17 f., 11.5, 11.8
- mediale II: 6.36
- Operationsergebnisbeurteilung II: 6.51

- Operationsindikation II: 6.41
- Operationszugang II: 6.42 f.
- Orthesenversorgung II: 6.42
- Osteochondrosis deformans tibiae I: 11.4 f.
- Osteonekrose, spontane, beim Erwachsenen I: 11.8
- Patella alta I: 8.8
- posteriore II: 6.36
- postoperative Behandlungsphase II: 6.48 ff.
- Röntgendiagnostik II: 6.40
- Steinmann-Nagel-Schienung, temporäre, postoperative II: 6.49
- Therapie II: 6.41 ff.
- - konservative II: 6.41
- - operative II: 6.42 ff.
- Tibiaaplasie I: 13.12

Kniegelenkkapsel, Inzision I: 12.30
Kniegelenkkapselbiopsie I: 9.3 f.
- Befunde I: 9.5

Kniegelenkkompression, stabilisierende I: 7.7
Kniegelenkkontraktur, angeborene I: 8.18 f.
- Koxitis, rheumatische chronische I: 4.44
- Tuberkulose I: 12.5 f.

Kniegelenkkontur bei Hämophilie I: 16.16
Kniegelenkkontusion, Arthrosenentstehung I: 10.5
Kniegelenkmaus I: 11.7
- aus der Patellagleitfläche I: 11.10

Kniegelenkmechanik I: 7.1 ff.
Kniegelenkmitte, Bestimmung im Röntgenbild I: 12.16 f.
Kniegelenkosteonekrose beim Erwachsenen I: 11.8 f.
- - Ätiologie I: 11.9

Kniegelenkprothesenimplantation, Nervus-fibularis-Schädigung II: 3.7
Kniegelenkpunktion I: 10.18; II: 6.37 f.
Kniegelenkreizerguß, Synovialanalyse I: 9.4
Kniegelenkschmerz, spontaner I: 11.8
Kniegelenkschwellung I: 9.1 ff.
- Gonokokkenarthritis I: 9.70
- suprapatellare I: 9.2
- Synovialanalyse I: 9.3 f.
- Synovialitis villonodosa pigmentosa I: 9.78
- Ursachen I: 9.1

Kniegelenkspalt, verschmälerter I: 9.8, 10.4, 10.13
Kniegelenkstabilisatoren, dynamische II: 6.33 ff.
- - Hauptaufgabe II: 6.34
- statische II: 6.33 ff.
- - primäre II: 6.33 f.
- - sekundäre II: 6.34

Kniegelenkstabilität I: 10.2
Kniegelenkstreckung, aktive, Verlust I: 16.14
- passive, Verlust I: 16.14 f., 16.19

Kniegelenksynovektomie I: 9.18 ff., 9.30, 10.18 f.
- arthroskopische I: 9.5
- bei Behçet-Krankheit I: 9.59
- Bewegung, passive, kontinuierliche postoperative I: 9.20
- chemische I: 9.13 f.
- Ergebnisse I: 9.20
- bei Gichtarthritis I: 9.74
- bei Gonokokkenarthritis I: 9.70
- bei Hämophilie I: 4.28
- beim Kind I: 9.50
- Komplikation I: 9.20 f.
- kritische Bewertung I: 9.21 ff.
- Langzeitbeobachtung I: 9.22 f.
- Mori-Schnittführung I: 9.19
- Operationstechnik I: 9.19 f.
- postoperative Behandlung I: 9.20
- bei rheumatischer Gonarthritis I: 9.69
- bei Synovialitis villonodosa pigmentosa I: 9.78
- systemische Wirkung I: 9.21 f.
- bei tabischer Arthropathie I: 10.22
- bei tuberkulöser Arthritis I: 9.67 f.
- Zusatzeingriffe I: 9.19 f.

Kniegelenksynovialitis, villonodöse pigmentierte I: 9.78
Kniegelenkszintigraphie I: 10.15
Kniegelenktoilette I: 9.5
- bei Synovektomie I: 9.20, 9.24

Kniegelenktuberkulose s. Gonarthritis tuberculosa
Kniegelenküberstreckbarkeit, posttraumatische II: 6.35
Kniegelenküberstreckung bei Spitzfuß I: 3.14
Knigleitschiene I: 8.20
Kniekehle, Querbandentwicklung I: 8.23
Kniekehlenfügelfell I: 8.19, 8.23
Knieluxation, angeborene I: 8.19 f.
- Fibulaaplasie I: 13.16
- traumatische II: 6.37

Knieorthese I: 10.18
- bei tabischer Arthropathie I: 10.22

Kniepanarthrose I: 10.6, 10.10
- Häufigkeit I: 10.11
- Operationsbefund I: 10.11

Knieperiathrose I: 10.22
Kniepräarthrose I: 8.6, 10.3
Knieraute I: 12.12
Knieruhesteife I: 1.46
Kniest disease I: 2.35
Kniestreckerblutung I: 16.45
Kniestreckkontraktur I: 12.29 ff.
- angeborene I: 8.18 f., 12.29
- brisement forcé I: 12.30
- immobilisationsbedingte I: 12.29
- Kortikoidinjektion, intraartikuläre I: 12.30
- Nachbehandlung I: 12.31
- Operationsverfahren I: 12.30
- posttraumatische I: 12.29
- Prophylaxe I: 12.30
- Quengelverband I: 12.30
- Restbeweglichkeit I: 12.30

Kniestreckkontraktur, Therapie I: 12.30f.
- Untersuchung, klinisch I: 12.29f.
- - röntgenologische I: 12.30
Kniesubluxation bei Arthrose I: 7.17, 10.15
- posterolaterale I: 7.18
Knieteilprothese I: 10.19
Knietotalendoprothese I: 10.19
Knieunterstellungsoperation I: 3.7
Knievarus des Neugeborenen I: 12.8
Knöchelgabel s. Malleolengabel
Knöchelplastik II: 3.85
Knöchelpseudarthrose s. Malleolarpseudarthrose
Knöchelraute I: 12.12
Knochenabszeß I: 14.11; II: 4.2
- Differentialdiagnose I: 14.12
Knochenalter, retardiertes I: 2.33
- - Perthes-Krankheit I: 2.10
Knochenapposition, subperiostale, lamelläre II: 4.3
Knochenatrophie, paraartikuläre, Gicht I: 9.74
Knochenbeanspruchung, Kräfte, äußere I: 12.8f.
- - innere I: 12.8f.
Knochenbrucellose II: 4.12
Knochenbrüchigkeit, Knochenverbiegungen I: 14.3
- Wachstumsstörung, kniegelenknahe I: 12.3
Knochendysplasie, fibröse, aggressive II: 9.37f.
- - - Tibiadiaphysenresektion II: 9.37
- - Femur-Rush-Pins II: 9.22f.
- - intrakortikale II: 9.38
- - Knochenverkrümmung I: 14.4
- - Wachstumsstörung, kniegelenknahe I: 12.3f.
- Hüftkopfnekrose I: 2.35
Knochenechinokokkose I: 4.7f.
Knochenfibrom I: 14.12
Knochenglatze I: 5.10
- Lokalisationen bei Gonarthrose I: 10.13
Knochengumma II: 4.12
Knochenischämie, Histologie I: 2.76
Knochenmarkphlegmone I: 14.7
- Demarkationsgraben I: 14.7
- Durchbruch ins Nachbargelenk I: 14.7
Knochenmykose II: 4.12
Knochennekrose s. Osteonekrose
Knochenneubildung, intraossäre II: 4.3
Knochensequester II: 4.3f.
- Operation I: 14.9
Knochenszintigraphie bei Koxarthrose I: 5.21
- bei Perthes-Krankheit I: 2.9
Knochentaxe II: 7.33
Knochentophus II: 4.26f.
Knochentuberkulose I: 9.64f; II: 4.4
- Häufigkeit I: 9.64
- Pathogenese I: 4.9

Knochentumor II: 9.1ff.
- Blutung nach Biopsie II: 9.2
- extrakompartimentaler II: 9.3
- Feinnadelpunktion II: 9.2
- Häufigkeit II: 9.1
- Kompartimentbeziehung II: 9.2f.
- Lokalisation II: 9.1
- Operationsradikalität II: 9.2f.
- - Abhängigkeit vom Biopsiewundenverlauf II: 9.3f.
- - onkologische II: 9.2
Knochentumorbiopsie II: 9.2
Knochentumorentfernung, radikale II: 9.3
Knochenverkrümmung, fibröse Knochendysplasie I: 14.4
- Osteodystrophia fibrosa I: 14.4
- Osteogenesis imperfecta I: 14.3f.
- osteoporosebedingte I: 14.4f.
- Ostitis deformans I: 14.5f.
- - juvenilis I: 14.4
- - fibrosa generalisata I: 14.4
- postrachitische I: 14.2
- spitzwinklige, Korrekturverfahren I: 14.3f.
- im Wachstumsalter, Sklerosierungstypen im Krümmungsscheitel I: 13.4f.
Knochenwachstumsteuerung, hormonelle I: 2.7
Knochenxanthom II: 4.32
Knochenzement I: 5.36
- autopolymerisierender, Fremdkörperreaktion I: 4.80
Knochenzementinstabilität I: 4.80
Knochenzementpolymerisation, Wärmeentwicklung I: 4.80
Knochenzyste, aneurysmatische, Blutung nach Biopsie II: 9.2
- - femorale, distale II: 9.23
- - fibulare II: 9.41
- - des Fußes II: 9.44
- - Kryochirurgie II: 9.33
- - Kürettage II: 9.33
- - patellare II: 9.34
- - pelvikale II: 9.4
- - - Behandlung II: 9.13
- - tibiale II: 9.35
- - - Kürettage II: 9.39
- - kniegelenknahe I: 9.66
- - solitäre I: 1.128
- - - Cortisoninstillation II: 9.19
- - - femorale II: 9.14
- - - proximale II: 9.18f.
- - - Rezidiv II: 9.18
- - - fibulare II: 9.41
- - - des Fußes II: 9.44
- - - Kauterisation II: 9.18
- - - Kürettage II: 9.18f.
- - - tibiale II: 9.35
- - - - Kürettage II: 9.39
Knorpelgewebe, Harnsäureeinlagerung I: 4.18
Knorpelkontusion I: 10.5f.
Knorpelproteoglykanabbau I: 9.11, 9.60f.
Köbner-Phänomen I: 9.53

Kobraplatte I: 5.38
Köhlersche Tränenfigur, aufgeweitete I: 2.13, 2.15
- - endokrine Einflüsse I: 2.154
- - Hüftdysplasie I: 1.24
- - Normalbefund I: 2.149f.
- - Protrusio acetabuli I: 2.149ff.
Kokzidioidomykose, Hüftgelenkbeteiligung I: 4.7
Kolisepsis, Koxitis I: 4.72
Kollagen Typ I I: 13.2
- Typ III, vermehrtes I: 13.2
Kollagenose, Polyarthralgien II: 4.23
Kollodiaphysenwinkel s. Schenkelhals-Schaft-Winkel
Kompartmentsyndrom, vorderes I: 15.2
Kondylarprothese I: 9.31
Konjunktivitis I: 9.57; II: 4.22
Kontraktur I: 12.29ff.
- Arthropathie, hämophile I: 16.10
- ischämische, nach Unterschenkelfraktur II: 6.70
- Pathogenese I: 12.29
- posthämorrhagische I: 16.44f.
- bei progredienter chronischer Polyarthritis II: 4.12
- spitzwinklige I: 4.47
- Sudeck-Syndrom II: 5.11
Kopenhagener Schiene II: 3.35
Kopitssches Viereck I: 1.25
Körpergewichtsverteilung beim Stehen II: 1.2f.
Körperlängendefizit bei Perthes-Krankheit I: 2.9f.
Körperproportionen im Wachstumsverlauf I: 12.2
Körperschwerpunktprojektion beim Stehen II: 1.2
Kortikalisfensterung, subtrochantäre I: 5.7
Koxarthritis s. Koxitis
Koxarthrose I: 5.1ff.
- aktivierte I: 5.1, 5.12
- - akut einsetzende, rasch fortschreitende I: 5.39
- Allgemeinstatus I: 5.15
- Anamnese I: 5.14f.
- Arthrodese I: 5.37f.
- - Ergebnisse I: 5.38
- - Indikation I: 5.38
- Arthrographie I: 5.21
- Arthroskopie I: 5.21
- Ätiologie I: 5.4ff.
- Beckenosteotomie I: 5.35f.
- Befundbewertung I: 5.23f.
- Begleitsynovialitis I: 5.12
- Begutachtung I: 5.40
- beidseitige I: 5.3
- Beschwerden, subjektive, Häufigkeit I: 5.2
- Bewegung, regelmäßige I: 5.26
- Bewegungstherapie I: 5.26
- Biomechanik I: 5.7ff.
- beim Caisson-Arbeiter I: 2.113
- Computertomographie I: 5.21
- bei Coxa valga I: 1.110
- bei Coxa vara I: 1.129

- bei Coxa vara congenita I: 1.124
- Definition I: 5.1
- Diagnostik I: 5.14 ff.
- Differenzierung von der Arthropathia urica I: 4.20
- Einfluß körperlicher Arbeitsbelastung I: 5.3 f.
- Entlastungsorthese I: 5.28
- Epidemiologie I: 5.1 ff.
- nach Epiphysendislokation I: 2.133
- Extension, intermittierende I: 5.26
- Familienanamnese I: 5.14
- Femurosteotomie, hüftnahe I: 5.28 ff.
- - - Ergebnisse I: 5.33 ff.
- Gangbild I: 5.17
- Gehschulung I: 5.26
- Gelenkbelastbarkeitssteigerung I: 5.26
- Gelenkbeweglichkeit, Befundbewertung I: 5.23
- - - Verbesserung I: 5.26
- Gelenkersatz I: 5.36
- - - Ergebnisse I: 5.37
- - - Indikation I: 5.37
- - - Kontraindikation I: 5.37
- Gelenkkapselveränderung I: 5.13
- Gelenkspaltbreite I: 5.17 f.
- Gelenkstabilitätssteigerung I: 5.26
- genetisch Einflüssige I: 5.4
- genuine I: 4.46
- Geschlechtsverteilung I: 5.3
- Gradeinteilung I: 2.84, 2.86
- Häufigkeit I: 5.2
- - altersabhängige I: 5.2
- nach Imhäuser-Osteotomie I: 2.142 f.
- Immobilisationsorthese I: 5.28
- Inspektion I: 5.15
- klinische Untersuchung I: 5.15 ff.
- - - im Stand I: 5.16
- Knochennekrose, subchondrale I: 5.11 f.
- Knochenveränderung, subchondrale, mikroskopische I: 5.13
- Knorpelschaden, initialer I: 5.1, 5.4, 5.6, 5.10
- Knorpelveränderung, mikroskopische I: 5.12
- nach Koxitis I: 4.3, 4.56, 4.70 f., 5.4
- Lagerungstherapie I: 5.26
- latente I: 5.1
- Lebensführung I: 5.26
- Leidensdruck I: 5.15
- Leistungseinbußenbewertung I: 5.40
- Makromorphologie I: 5.10 ff.
- MdE I: 5.40
- medial akzentuierte I: 5.2
- Mikromorphologie I: 5.12 f.
- Muskelentspannungsoperation I: 5.36
- Operationsindikationsstellung I: 5.28
- Orthesenversorgung I: 5.27 f.
- orthopädietechnische Hilfen I: 5.27

- Osteophytenlokalisation I: 5.12
- Palpation I: 5.16
- pathologische Anatomie I: 5.9 ff.
- pathophysiologisches Grundmuster I: 5.6
- Patienteninformation I: 5.25
- nach Perthes-Krankheit I: 2.17
- Pfannendachsklerose I: 5.9 ff.
- posttraumatische, Begutachtung I: 5.40
- primäre I: 5.1, 5.18 f.
- - Femurosteotomie, intertrochantäre I: 5.7
- - Häufigkeit I: 5.5
- - Lebensweise, verlaufsverzögernde I: 5.39
- - Spontanverlauf I: 5.38 f.
- bei Protrusio acetabuli I: 2.148, 2.150 ff.
- Rassenunterschiede I: 5.4
- Rentensätze I: 5.41
- Röntgenaufnahmetechnik 5.17
- Röntgendiagnostik I: 5.17 ff.
- Röntgentiefenbestrahlung I: 5.26
- Röntgenzeichen I: 5.17
- Rotationsorthese I: 5.27 f.
- Schmerz I: 5.6 f.
- - Befundbewertung I: 5.23
- Schmerzlokalisation I: 5.14, 5.21 f.
- Schmerzminderung I: 5.26
- sekundäre I: 2.26, 5.4 f.
- - Definition I: 5.1
- - Prophylaxe I: 5.39
- - Spontanverlauf I: 5.39
- nach septischer Koxitis I: 4.70 f.
- Serumdiagnostik I: 5.20 f.
- bei spontaner pubertärer Hüftsteife I: 2.160
- subchondrale Sklerose I: 5.18
- Synoviauntersuchungsbefund I: 5.13
- Szintigraphie I: 5.21
- Tenotomie I: 5.36
- Therapie I: 5.24 ff.
- - allgemeine I: 5.25 f.
- - bedingt kausale I: 5.25
- - kausale I: 5.24 f.
- - medikamentöse I: 5.27
- - operative I: 5.28
- - physikalische I: 5.26
- - symptomatische I: 5.25
- Therapieplanaufstellung I: 5.25
- Trochanter-major-Versetzung I: 5.33
- bei Übergewicht I: 5.3, 5.25
- unfallbedingte Verschlimmerung I: 5.40
- Valgisierungsosteotomie I: 5.30 f.
- - Indikation I: 5.31
- Varisierungsosteotomie I: 5.29 f.
- bei veralteter Hüftluxation I: 1.75
- Verschiebeosteotomie, medialisierende I: 5.31 ff.
- - - Indikation I: 5.31
- Zyste, subchondrale I: 5.11 f., 5.20
Koxitis I: 4.1 ff., 4.35 ff.
- akute I: 4.54

- allergische I: 4.42 ff.
- Bechterew-Krankheit I: 4.47 f.
- blutungsbedingte I: 4.39 ff.
- Brucellose I: 4.6
- Candida-albicans-Infektion I: 4.7
- Coccidioides-immitis-Infektion I: 4.7
- Diagnostik I: 4.2
- Differenzierung von Koxarthrose I: 5.22
- - Antibiotikatherapie, allgemeine I: 4.74 f.
- - Behandlung I: 4.73 ff.
- - Empyemluxation I: 4.74 f.
- - beim Erwachsenen I: 4.70 ff.
- - Folgezustände I: 4.76
- - Gelenkpunktion I: 4.77 f.
- - Koxarthrosenentstehung I: 5.4
- - Ruhigstellung I: 4.75
- - Spüldrainage I: 4.74
- - des Wachstumsalters I: 4.66 ff.
- - - Differentialdiagnose I: 4.70
- - - Röntgenbefund I: 4.66 ff.
- Entlastungsstellung I: 4.2
- bei Fleckfieber I: 4.70
- flüchtige, Perthes-Krankheit I: 2.31
- gonorrhoische I: 4.3 ff., 4.71
- - Diagnostik I: 4.4 f.
- - Symptome I: 4.4
- bei Infektionskrankheit I: 4.54 f., 4.68
- infektiöse I: 4.54 ff.
- - Defektheilung I: 4.56
- - Erreger I: 4.55
- - pathologische Anatomie I: 4.55 f.
- - Symptome, Altersabhängigkeit I: 4.57 f.
- Klinik I: 4.2
- Koxarthrosenhäufigkeit I: 5.5
- luische s. Coxitis syphilitica
- bei Masernpneumonie I: 4.70
- mykotische I: 4.7
- Pathologie I: 4.36 f.
- postoperative I: 4.38 f., 4.72 f.
- - Frühinfektion I: 4.73
- Protrusio acetabuli I: 2.156
- rheumatische akute I: 4.42 f.
- - chronische I: 4.44 ff.
- - - mit arthrotischen Veränderungen I: 4.47
- - - destruktive I: 4.47
- - - Differenzierung von der Arthrose I: 4.45 f.
- - - Laboruntersuchungen I: 4.47
- - - osteoporotische I: 4.47
- - - Verlauf I: 4.44 f.
- Röntgenbefund I: 4.2 f.
- Schmerz I: 5.22
- septische I: 1.30, 4.68, 4.70 f.
- spezifische I: 4.1 ff.
- - Komplikation I: 4.3
- - Prädispositionsfaktoren I: 4.1
- - Therapie I: 4.2 f.
- sympathische I: 4.39
- symptomatische I: 4.37 ff.
- - Verlauf I: 4.37

Koxitis, Szintigraphie I: 4.2
- transitorische, beim Kind I: 4.41 f.
- traumatisch bedingte, im Wachstumsalter I: 4.70
- tuberkulöse s. Coxitis tuberculosa
- typhöse I: 4.55, 4.57, 4.71
- - im Wachstumsalter I: 4.66
- bei Varizellen I: 4.70
Koxometrie I: 1.28
Krallennagel s. Onychogryphosis
Krallenzehe II: 3.140 ff.
- Definition II: 3.140
- Hackenhohlfuß II: 3.77
- Hohlfuß II: 3.74
- - klassischer II: 3.76
- kontrakte, Behandlung II: 3.83
- Muskelkontraktur, ischämische II: 3.10
- Pathogenese II: 3.140 f.
- Schmerzursachen II: 3.142
- bei Spitzfuß II: 3.4
- Therapie II: 3.82, 3.142 f.
Krampfaderverödungsmittel, Fehlinjektion I: 9.14
Kraniosynostose I: 13.16
Krankengymnastik bei juveniler chronischer Polyarthritis I: 9.45
Kreislaufstörung, epiphysäre, kniegelenknahe I: 12.5
Kreuzband, hinteres, Ersatz II: 6.44, 6.46
- - Funktion II: 6.34 f.
- - Hyperelongation, chronische I: 16.14
- - Ruptur, Nahttechnik II: 6.43
- - Verlauf I: 7.5
- vorderes, Ausriß, tibialer II: 6.28 f.
- - - beim Kind II: 6.32
- - Blutversorgung II: 6.42
- - Distalisierung, tibiale II: 6.44, 6.46
- - Elongation II: 6.44, 6.46
- - Ersatz II: 6.44
- - Funktion II: 6.34 f.
- - Ruptur II: 6.41
- - - Operationstechnik II: 6.43
- - verkürztes I: 12.32
Kreuzbandausriß, knöcherner, Operationstechnik II: 6.42
Kreuzbandentwicklung I: 8.2
Kreuzbänder, fehlende I: 13.12
- Funktion bei Rotation I: 7.7
Kreuzbandhöcker, Ausziehung I: 16.14
Kreuzbandinstabilität I: 7.17
Kreuzbandinsuffizienz, vordere I: 7.17
Kreuzbandreinsertion, falsche II: 6.43 f.
Kreuzbandsystemlockerung, Hämophilie I: 16.19
Kreuzbandtransplantat, vorderes, Over-the-top-Methode II: 6.44 f.
Kreuzbeindefekt, angeborener, Klumpfuß II: 3.57
Kristallarthropathie I: 9.73 ff.
Kristallsynovialitis I: 4.19, 9.5; II: 4.27

Krückengang II: 7.12
Krückstock-Femurendoprothese II: 9.16
Kuboid, Knochenausriß II: 2.4
Kuboidkeilosteotomie II: 3.36
Kuboidpronation II: 3.87
Kuboidriesenzelltumor, Kürettage II: 9.45 f.
Kuboidsenkung II: 3.82
Kugeltalus I: 13.15 ff.
- Fraktur II: 6.108
Kuneiforme-I-Fraktur II: 6.120
Kuneiformemetatarsalgelenk-Arthrodese II: 6.120
Kunststoff-Beckenendoprothese II: 9.10
Kunststoffimplantat, Fremdkörperreaktion I: 4.80
Kunststoffprothese II: 7.14
Küntscher-Marknagelung II: 6.15
Kurzprothese II: 7.8
- mit Kontaktschaft II: 7.14
Kurzwelle bei Gonarthrose I: 10.16
Kuskokwim-Syndrom I: 8.21

L

Labitzke-Patellazuggurtung II: 6.27
Lachman-Test II: 6.39
Lagerungsdeformität, intrauterine I: 8.20
Lagerungsorthese bei Hüftmuskellähmung I: 6.7
- bei Myelomeningozele I: 6.7, 6.23
Lähmung, schlaffe, Amputation II: 7.3
- - Coxa valga I: 1.106
- spastische, Coxa valga I: 1.106
- - Hüftluxation I: 1.79
Lähmungsfuß II: 3.141
Lähmungshackenfuß II: 3.19, 3.24 ff.
- poliomyelitischer II: 3.24 f.
Lähmungshohlfuß, Progredienz II: 3.78
Lähmungsklumpfuß II: 3.58 ff.
- Achillotenotomie II: 3.59
- Druckgeschwürrisiko II: 3.59
- bei Hämophilie I: 16.44
- Poliomyelitis II: 3.24
- Weichteileingriffe II: 3.59 f.
Lähmungs-Knick-Platt-Fuß, sekundärer II: 3.4
Lähmungsplattfuß II: 3.97 f., 3.114 f.
Lähmungsspitzfuß II: 3.2 ff.
- apoplexiebedingter II: 3.5
- diphtherischer II: 3.5
- bei Hämophilie I: 16.18, 16.44
- bei Herpes-zoster-Erkrankung II: 3.4 f.
- iatrogener II: 3.7
- leprabedingter II: 3.4
- Nervus-fibularis-Ganglion II: 3.8
- Nervus-fibularis-Schädigung II: 3.5 ff.
- poliomyelitischer II: 3.3 f., 3.24
- schlaffer II: 3.4

- Spina bifida II: 3.8
- tumorbedingter II: 3.8
Lähmungsspitz-Klump-Fuß II: 3.24
Laki-Lorand-Faktor-Mangel I: 16.4
3-Lamellen-Nagel I: 2.134
Laminektomie bei myelodysplastischem Hohlfuß II: 3.82 f.
Lance-Pfannendachplastik I: 1.51 f., 1.55
- mit Detorsionsvarisierungsosteotomie I: 1.63
Landrysche Paralyse, Fallfuß II: 3.13
Lange-Metatarsalosteotomie bei Sichelfuß II: 3.67
Längen-Höhen-Index des Fußes II: 3.72 ff., 3.99 f.
- - Hohlfuß II: 3.74
- - Plattfuß II: 3.100
Lange-Stellung, operative I: 1.64
Längsachse, mechanische I: 12.8
Larsen-Klassifikation des rheumatischen Prozesses I: 9.9
Larsen-Syndrom I: 1.3, 8.21
- Fußfehlformen II: 3.12
Lasègue-Zeichen I: 5.22
Latexfixationstest I: 9.3
Lauenstein-Femurhalsaufnahme I: 2.117 ff.
Laufen, Fußmechanik II: 1.22 f.
Lauf-Spreiz-Schiene I: 1.41
Leberschaden, alkoholbedingter, Hüftkopfnekrose I: 2.92 f.
Ledderhose-Krankheit s. Plantaraponeurosenkontraktur
Legg-Calvé-Perthes-Erkrankung s. Osteochondritis deformans coxae juvenilis
Leichtprothese II: 7.8
Leistenschmerz II: 5.22 f.
Lendenlordose, betonte, Coxa vara I: 1.112
Lendenwirbelsäulentuberkulose, Trochanterinfektion I: 14.13 f.
Lepra II: 4.12
- Osteoarthropathie II: 4.33
- Spitzfuß II: 3.4
Lesch-Nyhan-Syndrom II: 4.24
Lexer-Murphy-Schnitt I: 4.13
Ligamenta tarsi dorsalia, Zerreißung II: 6.64
- tarsometatarsalia, Zerreißung, komplette II: 6.64
Ligamentum calcaneofibulare II: 6.63 f.
- - Ersatz II: 6.64
- - Schädigung II: 6.63 f.
- calcaneonaviculare plantare II: 3.89, 3.91
- canalis tarsi II: 1.33
- capitis femoris, Veränderung bei Luxationshüfte I: 1.10, 1.12
- decussatum anterius, Durchtrennung I: 12.32
- femorotibiale laterale anterius I: 7.10 f.; II: 6.33 f.
- iliofemorale I: 1.13
- patellae, Ausriß, tibialer II: 6.32

- - fehlendes I: 13.12
- - Kreuzbandersatz II: 6.44 ff.
- - Raffnaht I: 8.9
- plantare longum II: 3.89
- popliteum obliquum I: 7.13
- sustentaculonaviculare II: 3.91
- talocalcaneum interosseum II: 1.31 f.
- - obliquum II: 1.33
- talofibulare anterius II: 6.63 f.
- - - Ersatz II: 6.64
- teres, Ausriß am Femurkopf II: 6.8
- - Fehlbildung I: 3.4
- - Histologie bei Dysplasiehüfte I: 1.7
- - Hypertrophie I: 1.10
- - Veränderung bei tabischer Arthropathie I: 4.32

Limbusauskrempelung I: 1.10, 1.12
Limbuseinkrempelung I: 1.10, 1.38
Limbusscharte I: 1.9
Lipidstoffwechselstörung II: 4.30, 4.32
- Hüftkopfnekrose I: 2.92 f.
Lipoblastomatose II: 8.1
Lipodystrophia intestinalis II: 4.32
Lipoid-Dermato-Arthritis II: 4.32
Lipoidgicht II: 4.30
Lipom II: 8.1
Liposarkom, fibulares II: 9.41
Lisfranc-Exartikulation II: 7.18 f.
- Entschädigungssatz II: 7.32
- bei Zehenphalangentumor II: 9.46
Lisfrancsches Gelenk II: 1.34 f., 1.38 f.
- - Beteiligung bei pcP II: 4.13
- - Fraktur, Plattfuß II: 3.113
- - Luxation II: 6.120
- - Metatarsaliabewegungsausschläge II: 1.38
- - Mobilisation, operative II: 3.65 ff.
Listerienarthritis I: 9.61
Loefgren-Syndrom II: 4.11
Löfflersche Operation I: 9.24
Lokalanästhetikainjektion, periartikuläre, bei Gonarthrose I: 10.18
Lorenzsches Klumpfußredressement, modellierendes II: 3.34
Losee-Test II: 6.40
Ludloffsches Zeichen I: 1.24
Lues s. Syphilis
Lumbalanästhesie II: 7.13
Lupus erythematodes visceralis, Gonarthritis I: 9.51
- - Hüftkopfnekrose I: 2.67 f., 2.72
- - Synovialbiopsatbefund I: 9.5
Luxatio pedis subtalo II: 6.111 f.
- - Begleitverletzungen II: 6.112
Luxationsarthrose, iliakale I: 1.77
- Behandlung I: 1.78
Luxationshöschen I: 1.34
Luxationshüfte I: 1.1
Luxationskoxarthrose I: 5.4
- Häufigkeit I: 5.5
Luxations-Perthes I: 1.43 ff., 2.26 ff.
Lymearthritis I: 9.50 f.

Lymphangiitis, rezidivierende I: 15.10
Lymphdrüsenbestrahlung, totale I: 9.17
Lymphgefäßmißbildung, Amputationsindikation II: 7.11
Lymphödem I: 15.8, 15.10 f.
- familiäres I: 15.8
- konstitutionelles, chronisches I: 15.8, 15.11
- postoperatives I: 15.11
- posttraumatisches I: 15.9
- Reduktionsoperation I: 15.9 f.
Lymphom des Beckenknochens 9.4
- des Femur II: 9.14
- der Femurdiaphyse II: 9.19

M

Madelungsche Deformität I: 8.22
Mafucci-Syndrom, Wachstumsstörung, kniegelenknahe I: 12.3
Malleolarfraktur II: 6.85 ff.
- komplizierte II: 6.91
- Therapie II: 6.87 ff.
Malleolarpseudarthrose II: 6.95 f.
- Blockspaneinbolzung II: 6.95
- Gabelrekonstruktion II: 6.95
- laterale II: 6.95 f.
- mediale II: 6.95 f.
- Resektion II: 6.95
Malleolengabel, Außendrehung II: 3.75
- - physiologische II: 3.106
Malleolengabelrekonstruktion II: 6.95
Malleolengabelsprengung II: 6.89, 6.91, 6.96 f.
- Arthrographie II: 6.64, 6.97
- veraltete II: 6.97
Malleolengabeltorsion II: 3.75
- Plattfuß II: 3.100
Malleolus lateralis, Fehlstellung II: 3.75
- - Fraktur II: 6.88
- - Resektion II: 9.42
- - Zuggurtung II: 6.88, 6.91
- medialis, Abriß II: 6.97
- - - bei Talusluxationsfraktur II: 6.107
- - - bei Talustrümmerfraktur II: 6.109
- - Epiphysenverletzung II: 6.100, 6.102
- - Fraktur, isolierte II: 6.87 f.
- - prominenter II: 3.98
- - Zuggurtung II: 6.88, 6.90 f., 6.109
Malum coxae senile I: 5.19, 5.39
- perforans II: 4.32 f., 5.5 ff.
- - Histologie II: 5.6
- - Lokalisation II: 5.6
- - Therapie II: 5.6 ff.
Marfan-Syndrom I: 9.43
- Kniegelenkrekurvationstendenz I: 12.4
Markphlegmonentrepanation I: 14.9
Marmorknochenkrankheit, Wachs-

tumsstörung, kniegelenknahe I: 12.3
Marschfraktur II: 6.120
Masernpneumonie, Koxitis I: 4.70
Mausbett I: 2.52 f.
McKeever-Knieendoprothese I: 9.31, 9.34
Mecylmetalatkette I: 9.63
Mediasklerose I: 15.4
Megaepiphyse I: 8.23
Melanom, malignes I: 9.72
- - subunguales II: 5.16
Melorheostose, Wachstumsstörung, kniegelenknahe I: 12.3
Membrana synovialis s. Synovialis
Menarche, verspätete I: 2.154
Menard-Shentonsche Linie I: 1.25
Menell-Zeichen I: 5.22
Meningokokkenkoxitis I: 4.71
Meningopolyneuritis, Lymekrankheit I: 9.50
Meniskektomie II: 6.28
- Gonarthroseentstehung I: 10.7
Menisken, Rotationsstabilisierung I: 7.15
Meniskenschwarzfärbung I: 9.72
Meniskus, medialer, Zerreißung bei Osteonekrose I: 11.9
Meniskusaplasie I: 8.17
Meniskuseinklemmung II: 6.37
Meniskusentwicklung I: 8.2
Meniskusfunktion I: 10.1
Meniskusganglion I: 8.17 f.
Meniskushyperplasie I: 8.15 f.
Meniskushypoplasie I: 8.17
Meniskuslängsriß I: 6.47
Meniskusmißbildung I: 8.15 ff.
- Klinik I: 8.17
Meniskusrefixation II: 6.43
Meniskusruptur I: 9.72; II: 6.47
Meniskusschaden, Gonarthrose I: 10.7
Meniskustransplantat II: 6.43
Meniskusverkalkung, Pseudogicht I: 9.74, 9.76 f.
Meniskusverletzung II: 6.28
Meralgia paraesthetica I: 4.35
Merle-D'Aubigné-Bewertungsschema der Hüftgelenk-Untersuchungsbefunde I: 5.23
Metakarpalchondromyxoidfibrom II: 9.45
Metakarpophalangealgelenkindex I: 1.2
Metallimplantat, Fremdkörperreaktion I: 4.79 f.
- Korrosionsschutzschicht I: 4.80
Metallose I: 4.79
Metallose bei Knieendoprothese I: 9.35
- Gelenkerguß I: 9.36
Metaphysen-Diaphysen-Winkel, tibialer, proximaler I: 12.24
Metaphysenenden, verplumpte I: 14.2
Metatarsale I, Abweichung, dorsale, supinatorische II: 3.87

Metatarsale, Luxation II: 6.120
- Verrenkungsbruch II: 6.120
Metatarsale II, Fraktur, Plattenosteosynthese II: 6.122
Metatarsale V, Basisabrißfraktur II: 6.123 f.
- Distorsionsfraktur II: 2.5
- Luxation II: 6.120
- Tuberositas, Apophyse II: 2.4
Metatarsale-I-Adduktionswinkel II: 3.72, 3.99
- Hohlfuß II: 3.74
- Plattfuß II: 3.100
Metatarsale-I-Aplasie I: 13.11
Metatarsale-I-Auftrittswinkel II: 3.72, 3.98 f.
- Hohlfuß II: 3.74
- Plattfuß II: 3.98
Metatarsalerekonstruktion II: 9.45
Metatarsaleresektion II: 9.45
Metatarsalfraktur II: 6.120 ff.
- komplizierte II: 6.123
- Therapie II: 6.121 ff.
Metatarsalgie, Differentialdiagnose II: 5.16
- Hallux valgus II: 3.134, 3.137
- Hammerzehe II: 3.142
- Hohlfuß II: 3.77
- Krallenzehe II: 3.142
Metatarsalköpfchen, Osteochondrosis dissecans I: 2.61
Metatarsalköpfchenbelastung beim Stehen II: 1.3
Metatarsalköpfchenresektion, komplette II: 4.20, 4.28 f.
Metatarsalköpfchenusur II: 4.14
Metatarsalosteotomie bei Sichelfuß II: 3.67 f.
Metatarsalpseudarthrosen, multiple II: 6.123
Metatarsalquerfraktur II: 6.122
Metatarsalstauchungsbruch II: 6.122
Metatarsaltumor II: 9.44 ff.
- Amputation II: 9.44
Metatarsaltumorresektion II: 9.45
Metatarsophalangealgelenk s. Zehengrundgelenk
Metatarsus adductus s. Sichelfuß
- primus elevatus II: 3.126
- - varus, kongenitaler II: 3.128
- varus s. Sichelfuß
Methylmetacrylat, auspolymerisiertes, Fremdkörperreaktion I: 4.80
Mißbildung, Amputation II: 7.3, 7.6 f., 7.10
- Amputationszeitpunkt II: 7.11
Mißbildungen, multiple, Klumpfuß II: 3.57
Mißbildungsklumpfuß s. Klumpfuß, mißbildungsbedingter
Mittelfußamputation II: 7.17 ff.
- beim Alternden II: 7.8
- Entschädigungssatz II: 7.32
- Gipsverband II: 7.17
- Hautlappenbildung II: 7.19
- Nachbehandlung II: 7.18
- schräge II: 7.17

Mittelfußdistorsion II: 6.64
Mittelfußkeilresektion bei arthrogrypotischem Klumpfuß II: 3.54
- bei idiopathischem Klumpfuß II: 3.49 f.
Mittelfußknochen s. Metatarsale
Mittelfußläufer II: 1.22 f.
Mittelfußreplantation II: 7.9
Mittelfußstumpf II: 7.9
- kurzer II: 7.17 f.
- langer II: 7.17 f.
- - Nachamputation II: 7.23
- Schuhversorgung II: 7.18 f.
- Supinationskontraktur II: 7.23
Mixed Arthritis I: 4.19
MMC-Orthese I: 6.21
Modular-Knieendoprothese I: 9.32
Möller-Barlowsche Erkrankung I: 4.63
Momburgsche Blutleere II: 7.13
Mommsen-Handgriff I: 1.27
Monarthritis I: 9.65
- beim Kind I: 9.45
Monofixateur externe II: 6.69
Morgensternform der Femurkondylen I: 9.45, 9.47 f.
Mori-Schnittführung I: 9.19
Morphaea, zirkumskripte s. Sklerodermie, zirkumskripte
Morquio-Syndrom I: 8.22
- Coxa valga I: 1.108
- - vara I: 1.127
- Wachstumsstörung, kniegelenknahe I: 12.3
Motilitätsindex des Hüftgelenks I: 5.24
Mukokutanes Syndrom II: 4.23 f.
Mukopolysaccharidose II: 4.32, 5.8
- Femurkopfepiphysendysplasie I: 2.35
- Wachstumsstörung, kniegelenknahe I: 12.3
Multiple Sklerose, Hüftmuskellähmung I: 6.31
Musculi interossei, Parese II: 3.141
- - Hohlfuß II: 3.75, 3.81
Musculus abductor hallucis II: 3.89 f.
- - Aktivität beim Stehen II: 1.4 f.
- adductor longus, aponeurotische Verlängerung I: 6.9
- biceps femoris, aponeurotische Verlängerung I: 6.10
- - Caput breve I: 7.13
- - - longum I: 7.13
- - Sehnenverlängerung I: 12.32
- extensor digitorum communis, Sehnenverletzung II: 6.59
- - hallucis longus, Sehnenverletzung II: 6.59
- flexor digitorum brevis II: 3.89
- - - Aplasie II: 3.144
- - - longus, Sehnenfixation am Grundglied II: 3.143
- - hallucis longus, Fixation am Großzehengrundglied II: 3.82, 3.140
- glutaeus maximus I: 6.3, 7.13

- - medius, Ansatzverlagerung I: 6.13
- - - Einfluß auf die Schenkelhalsantetorsion I: 1.103
- - minimus, Ansatzverlagerung I: 6.13
- gracilis I: 7.13
- - Sehnenverlagerung zur Patellazügelung I: 8.13
- iliopsoas, Ansatzverlagerung I: 6.23 f., 6.26
- - aponeurotische Verlängerung I: 6.9
- - Torsionseffekt bei Dysplasiehüfte I: 1.13 f.
- peronaeus brevis, Einfluß auf die Plattfußentstehung II: 3.95
- - longus, Funktion II: 3.75
- - - - bei Erhaltung der Fußwölbung II: 3.90
- - - Sehnenverpflanzung II: 3.84
- - quartus II: 3.95
- popliteus I: 7.13
- - Sehnenansatz I: 7.11
- quadriceps femoris II: 6.34 f.; s. auch Quadrizeps
- - - Maximalwirkung I: 7.14
- sartorius I: 7.13
- semimembranosus II: 6.34 f.
- - aponeurotische Verlängerung I: 6.10
- - Sehnenansatzpunkte I: 7.13
- semitendinosus I: 7.13
- - aponeurotische Verlängerung I: 6.10
- soleus, doppelter II: 3.2
- tensor fasciae latae I: 7.13
- - - Einfluß auf die Schenkelhalsantetorsion I: 1.103
- - - Kontraktur I: 6.25
- - - Ursprungsverlagerung I: 6.27
- tibialis anterior, Aktivität beim Stehen II: 1.4 f.
- - Ansatzverlagerung bei Hohlfuß II: 3.81
- - Hypertrophie II: 3.91
- - ischämische Kontraktur II: 6.70
- - Lähmung II: 3.24
- - Hohlfuß II: 3.75
- - Sehnentransposition II: 3.45 f., 3.50, 3.106, 3.126, 3.133
- - Sehnenverletzung II: 6.59
- - Spontanruptur II: 6.59
- - posterior, Ablösung bei Hohlfuß II: 3.80 f.
- - Funktion bei Erhaltung der Fußwölbung II: 3.90
- - Lähmung II: 3.24
- triceps surae, Kontraktur II: 3.13, 3.114
- - Lähmung, Schienenbehandlung II: 3.17
- vastus intermedius, Fibrose I: 12.29
- - lateralis I: 7.15
- - medialis I: 7.15

– – – Atrophie I: 9.66
Musculus-gastrocnemius-Sehne, Kreuzbandersatz II: 6.44
Musculus-iliacus-Blutung I: 16.38, 16.40
- Computertomogramm I: 16.42
- hämophile I: 16.36f.
- Hüftbeugekontraktur I: 16.45
Musculus-iliopsoas-Blutung, hämophile I: 4.26
Musculus-soleus-Blutung, hämophile I: 16.44
Muskelatrophie, Arthropathie, hämophile I: 16.10, 16.16
- Osteochondrosis dissecans I: 2.49
- spinale, Hüftmuskellähmung I: 6.31
– – Plattfuß II: 3.114
- Tabes dorsalis I: 4.31
Muskelblutung, hämophile I: 4.25, 16.34, 16.36ff.
– – Engpaßsyndrom I: 16.37ff.
– – Klinik I: 16.37
– – Komplikationen I: 16.38ff., 16.53f.
– – Manifestationsorte I: 16.8
– – Resthämatom I: 16.45
– – Therapie I: 16.37f.
– – Vorzugslokalisationen I: 16.36
- Kontrakturentstehung I: 16.44
Muskeldystrophie, Hohlfuß II: 3.79
- Plattfuß II: 3.114
- progressive, Coxa valga I: 1.106
– – Hüftmuskellähmung I: 6.31
- Spitzfuß II: 3.3, 3.13
Muskelhämatom II: 6.54
Muskelinnervationshemmung, reflektorische I: 16.10f.
Muskellaxidität, kongenitale, Hüftluxation I: 1.20
Muskeln, ischiokrurale I: 6.1, 6.4
– – Kontraktur I: 6.10
– – Lähmung I: 6.29
- pelvidiaphysäre I: 1.104
- pelvifemorale s. Hüftmuskulatur
- pelvitrochantäre I: 1.104
– – Insuffizienz, relative I: 1.112
- schenkelhalsabknickende I: 1.98, 1.104
- schenkelhalsaufrichtende I: 1.98, 1.104
Muskelprellung II: 6.54f.
Muskelpseudotumor I: 16.36f., 16.45ff.
Muskelpumpe I: 15.5
Muskelquetschung II: 6.54
Muskelresthämatom, Infektion I: 16.51f.
- persistierendes I: 16.45
Muskelriß II: 6.54f.
Muskelschlingenbildung über dem Stumpfende II: 7.15
Muskelschwund, diffuser II: 5.11
Muskelspontanriß II: 6.55
Muskelverletzung, offene II: 6.60
Muskelverpflanzung bei Spitzfuß II: 3.17

Muskelverspannung, perikoxale I: 5.7
Muskelzertrümmerung II: 6.60
Myalgie II: 4.12
Myasthenie, Spitzfuß II: 3.3, 3.13
Myelom, femorales, diaphysäres II: 9.19
- pelvikales II: 9.4
Myelomeningozele, Coxa valga I: 1.106
– – vara I: 1.128
- Fußdeformitäten II: 3.58
- Fußulzeration II: 3.59
- Gehschulung I: 6.22
- hochlumbale I: 6.14ff.
- hochsakrale I: 6.19
- Hüftluxation I: 1.106
- Hüftmuskellähmung I: 6.13ff.
– – Therapie I: 6.22ff.
– – – konservative I: 6.22f.
– – – operative I: 6.23f.
- Iliopsoasverlagerung I: 6.23f.
- Klumpfuß s. Klumpfuß bei Myelomeningozele
- krankengymnastische Frühbehandlung I: 6.22
- Lagerungshilfen I: 6.22
- Lagerungsorthese I: 6.7, 6.23
- lumbale I: 6.14ff., 6.17ff.
- Plattfuß II: 3.114
- sakrale I: 6.19f.
- Stehübungen I: 6.22
- thorakale I: 6.13
- tiefthorakale I: 6.14
Myelozele, Hackenfuß II: 3.21
Mykobakterienarthritis I: 9.61
Mykoplasmenarthritis I: 9.61
Mykose I: 4.6f.; II: 4.12
Myogelose bei Kniebeugesteife I: 12.31
Myokinesigramm der unteren Extremität II: 1.21
Myopathie, perinatale, Kniebeugesteife I: 12.31
- Plattfuß II: 3.97
Myositis II: 4.12
- ossificans circumscripta II: 6.55
– – bei Querschnittslähmung I: 6.31
– – Spitzfuß II: 3.3, 3.13
– – im Kniegelenksbereich I: 10.22
– – progressiva, Spitzfuß II: 3.13
Myotendinose, perikoxale, Schmerzbehandlung I: 5.26
Myxom II: 8.1
- femorales, proximales II: 9.18
- phalangeales II: 9.47
Myzetom II: 4.33

N

Nachamputation II: 7.11
- Diathermieschnitt II: 7.13
- bei Frostnekrosenamputation II: 7.9
- Wundschluß II: 7.16

Nachblutung, hämophile I: 16.10, 16.36
Nagelbettausrottung II: 5.16f.
Nageldystrophie II: 5.6
Nagelrandexzision, keilförmige II: 5.16
Nagelverdickung, krallenartige II: 5.17
Navikulare s. auch Os naviculare
- keilförmiges II: 3.109
- trapezoides II: 3.76
Navikularefehlstellung bei älterem Klumpfuß II: 3.45f.
Navikulare-Kuneiforme-I-Gelenk-Winkel II: 3.98, 3.100
- Plattfuß II: 3.98
Navikulare-Kuneiforme-Luxation II: 3.98
Navikularelateralwanderung, kontrakte II: 3.63
Navikularesenkung II: 3.87
Navikularfortsatz-Abriß II: 6.119
Navikularfraktur II: 6.111
- Reposition II: 6.119
Navikularluxation II: 6.118f.
- isolierte II: 6.119
Navikularluxationsfraktur II: 6.118
Navikularnekrose II: 6.119
Navikulartrümmerfraktur II: 6.118
Navikularverletzung II: 6.118f.
Navikulokuneiformesynostose II: 2.18
Nearthrose, pelvitrochantäre I: 1.14
van Neckesche Krankheit I: 2.19
Negatoskoptisch I: 12.14, 12.16
Nekrose, frostbedingte s. Frostnekrose
- hitzebedingte s. Hitzenekrose
Nekrose-Pseudarthrose II: 6.82
Neosynovialmembran I: 9.22
Nephrolithiasis II: 4.24
Nervendurchtrennung bei Amputation II: 7.15
Nervenirritation im Hüftgelenkbereich I: 4.35
Nervenlähmung II: 6.60ff.
- periphere, Plattfuß II: 3.114
Nervus femoralis I: 6.3
- Parese, Iliakusblutung I: 16.37, 16.40
- fibularis, Druckschädigung II: 3.5
– – tumorbedingte II: 3.8
– – Ganglion, perineurales II: 3.8
– – Lähmung II: 3.2, 3.5
– – Präparation bei Fibulatumorresektion II: 9.41, 9.43
- glutaeus inferior I: 6.3
– – superior I: 6.3
- ischiadicus I: 6.3f.
– – Lähmung, iatrogene I: 6.33
– – – posttraumatische I: 6.32
– – Teilparese bei Perispinalblutung I: 16.44
- obturatorius I: 6.3
– – Neurektomie I: 6.9, 6.31
– – Parese I: 6.3
- peronaeus communis, Lähmung s. Peronäuslähmung

Sachverzeichnis

Nervus femoralis, profundus II: 6.60
- – Schädigung II: 6.60 f.
- – – irreparable II: 6.61
- – – komplette II: 6.60 f.
- – – Sensibilitätsstörung II: 3.11, 6.61
- – superficialis II: 3.11, 6.60
- – tibialis, Kompressionssyndrom s. Tarsaltunnelsyndrom
- – Lähmung II: 3.4
- – Naht II: 6.62
- – Schädigung, Ersatzoperation II: 6.62
- – Verletzung II: 6.61 f.

Neuritis, interstitiale hypertrophische II: 3.13
Neuroarthropathie I: 10.20; II: 4.32 ff.
- Röntgenbefund II: 4.31 ff.

Neurofibromatose, Crus varum congenitum I: 13.1
- Klumpfuß II: 3.57
- Wachstumsstörung, kniegelenknahe I: 12.4

Neurom II: 7.3, 7.31
Neuropathie, periphere, diabetische II: 5.6
- – Ursache II: 5.6
- zentrale II: 5.6

Nidus II: 9.21
Nievergelt-Syndrom I: 8.22
Nikotinabusus, Hüftkopfnekrose I: 2.68, 2.92 f.
Nocardiaarthritis I: 9.61
Nonne-Milroy-Meige-Syndrom I: 8.22
Normfuß II: 3.97 f.
- Winkelmaße II: 3.98 f.
Notamputation II: 7.26

O

O-Bein s. Genu varum
Oberschenkel s. auch Femur
- plumper I. 1.142, 1.144
Oberschenkelabszeß bei Coxitis tuberculosa I: 4.10, 4.14
Oberschenkelamputation II: 7.28 ff., 9.33
- beidseitige, Entschädigungssatz II: 7.32
- in Blutleere II: 7.13
- distale II: 7.28 f.
- Entschädigungssatz II: 7.32 f.
- bei Fibulatumor II: 9.41
- hohe II: 7.30
- interkondyläre II: 7.28 f., 7.31
- intertrochantäre II: 7.29
- Knochenversorgung II: 7.15
- Kontrakturprophylaxe II: 7.13
- Lagerung II: 7.13
- Muskelversorgung II: 7.28 f.
- Nachbehandlung II: 7.14
- Patientenvorbereitung II: 7.14
- bei Tibiatumor II: 9.35
- bei Tumor II: 7.10, 9.35

Oberschenkelamputierter, alternder, Prognose II: 7.8
Oberschenkeldrehbruch, Perthes-Krankheit I: 2.30
Oberschenkelextension, intermittierende, bei Koxarthrose I: 5.26
Oberschenkelfraktur II: 6.7 ff.
- distale, Epiphysenfugenbeteiligung II: 6.23 ff.
- Kniegelenkbeteiligung II: 6.16, 6.19, 6.21
- offene II: 6.17
- Osteomyelitis, örtliche II: 6.17
- pertrochantäre II: 6.9, 6.11 ff.
- proximale, Komplikation II: 6.10 f.
- – beim Säugling I: 4.63
Oberschenkel-Gipsverband. Patellaspielerhaltung I: 12.30
Oberschenkelhalsfraktur s. Schenkelhalsfraktur
Oberschenkelkondylenfraktur s. Femurkondylenfraktur
Oberschenkel-Muskelblutung, hämophile I: 16.9
- – Subperiostalraumeinbruch I: 16.46 f.
Oberschenkelraute I: 12.12
Oberschenkel-Rumpf-Orthese bei kompletter Paraplegie I: 6.29
- bei lumbaler Myelomeningozele I: 6.16, 6.22 f.
Oberschenkelsarkom, parossales II: 9.14
- – distales II: 9.23
- – – Resektion II: 9.26
- – Malignitätsgrade II: 9.26
Oberschenkelschaft-Fraktur II: 6.13 ff.
- distale II: 6.16, 6.19
- Nagelung II: 6.15 f.
- Plattenosteosynthese II: 6.14 ff.
- proximale II: 6.11
- subtrochantäre II: 6.14 f.
- Verschraubung, einfache II: 6.16
Oberschenkelschaft-Trümmerfraktur, proximale II: 6.14 ff.
Oberschenkelspontanfraktur II: 6.16 f.
Oberschenkelstumpf II: 7.28 ff., 9.35
- beim Alternden, Prothesenversorgung II: 7.8
- Durchblutungsstörung, prothesenbedingte I: 15.8, 15.10
- Ideallänge II: 7.28
- künstlicher II: 9.20 f.
- kurzer II: 7.29 f.
- mittellanger II: 7.29
- Periostdeckung II: 7.15
- Prothesenfrühversorgung, Vorbereitung II: 7.14
- Prothesensofortversorgung, Vorbereitung II: 7.14
- aus Weichteilen II: 9.21
Oberschenkelstumpfkorrektur II: 7.29 f.
Oberschenkelstumpfverlängerung II: 9.25 f.

Oberschenkel-Trümmerfraktur, bikondyläre II: 6.22
- offene, Osteomyelitisprophylaxe II: 6.18
- pertrochantäre II: 6.9, 6.11
Oberschenkeltumor, Amputationshöhe II: 7.10
Oberschenkelverkürzung, Querosteotomie II: 6.19
Oberschenkelverlängerung II: 6.19
Oberschenkel-Y-Fraktur, distale II: 6.22
Obturatoriuslähmung I: 6.3
Obturatoriusneurektomie I: 6.9, 6.31
Ochronose s. auch Arthropathia alcaptonurica
- exogene I: 9.72
- Gonarthritis I: 9.71 ff.
Ödemsklerose I: 15.8, 15.11
Olekranonsporn II: 4.42
Oligosyndaktylie I: 13.17
Ombredanne-Senkrechte I: 1.26
Onychogryphosis II: 5.17
Operationsradikalität II: 9.2
- onkologische II: 9.2
Orgotein I: 5.27, 10.18
Orthesenversorgung bei Hüftmuskellähmung bei spinaler Paraplegie I: 6.29 f.
- bei Koxarthrose I: 5.27
- bei Myelomeningozele I: 6.22 f.
Ortolani-Klick I: 1.7, 1.13, 1.21 f.
Os accessorium supracalcaneum II: 2.1
- cuboideum s. Kuboid
- cuneiforme I bipartitum II: 2.18
- cuneo-metatarseum II dorsale II: 2.1
- intercuneiforme dorsale II: 2.1
- intermetatarseum II: 2.1, 2.5 f.
- naviculare s. auch Navikulare
- – bipartitum II: 2.18
- – – Plattfuß II: 3.102
- – carpi, Osteochondrosis dissecans I: 2.61
- – cornutum II: 2.2 f., 3.97
- – paracuneiforme II: 2.1
- – peronaeum II: 2.1, 2.4, 3.100
- – – Differentialdiagnose II: 2.4
- – subfibulare II: 2.7 f.
- – subtibiale II: 2.7 f.
- – supranaviculare II: 2.1, 2.6 f.
- – supratalare II: 2.1, 4.46
- – sustentaculi tali II: 2.7 f.
- – talotibiale II: 4.46
- – tarsale, arthritisches II: 4.14
- – tibiale externum II: 2.1 ff., 3.100
- – – Differentialdiagnose II: 2.3
- – trigonum II: 2.1, 2.3 f., 3.100, 6.106
- – – Differentialdiagnose II: 2.3 f.
- – – Fraktur II: 2.4
- – – zweigeteiltes II: 2.3
- – tuberis calcanei II: 2.1
- – tuberositas proprium s. Os vesalianum
- – vesalianum II: 2.1, 2.4 f.
Osgood-Schlattersche Krankheit I: 11.1 f.

Osmiumsäureinjektion, intraartikuläre I: 9.14
Ossa accessoria s. Fußknochen, inkonstante
Osteoarthritis alcaptonurica s. Arthropathia alcaptonurica
Osteoarthropathie II: 4.25
- neurogene II: 4.32 ff.
Osteoblastom, femorales, proximales epiphysäres I: 2.94
- des Fußes II: 9.44
- phalangeales II: 9.46
Osteochondritis deformans coxae juvenilis I: 1.127, 2.1 ff.
- - - - Altersverteilung I: 2.11 f.
- - - - bei angeborener Hüftgelenkluxation s. Luxations-Perthes
- - - - Angiographie I: 2.5 f.
- - - - Arthrographie I: 2.19 f.
- - - - Arthrosenentstehung I: 2.17, 2.26
- - - - Ätiologie I: 2.26 f.
- - - - Ätiopathogenese I: 2.1 ff.
- - - - Behandlungsergebnisse, Klassifikationsschema I: 2.24
- - - - Behandlungsergebnisse, konservative I: 2.37
- - - - Behandlungsergebnisse, Risikofaktoren I: 2.25
- - - - beidseitige I: 2.31, 2.33
- - - - beidseitige, Häufigkeit I: 2.11
- - - - Beinverkürzung I: 2.8 f.
- - - - postoperative I: 2.8
- - - - Bewegungseinschränkung im Hüftgelenk I: 2.8
- - - - Catterall-Einteilung I: 2.24 f.
- - - - CCD-Winkel I: 2.6 f.
- - - - Chiari-Beckenosteotomie I: 2.41 ff.
- - - - Coxa vara congenita I: 2.33
- - - - Coxa vara congenita der Gegenseite I: 1.119
- - - - Differenzierung von der Hüftgelenktuberkulose I: 2.31
- - - - Dysostose I: 2.31 ff.
- - - - embolische Entstehungstheorie I: 2.5
- - - - endogene Faktoren I: 2.28
- - - - endokrine Faktoren I: 2.7 f.
- - - - Endstadium I: 2.14, 2.17
- - - - Endstadium, Arthrogramm I: 2.20
- - - - entzündliche Faktoren I: 2.7
- - - - entzündungsbedingte I: 2.29 ff.
- - - - Epiphysenausräumung I: 2.37
- - - - Epiphysenfugenstörung I: 2.13, 2.17
- - - - Erkrankungsdauer I: 2.12
- - - - experimentelle Untersuchungen I: 2.4 f.
- - - - Fragmentationsstadium I: 2.1
- - - - Fragmentationsstadium, Röntgenbefunde I: 2.14 ff.
- - - - Frühstadium I: 2.1
- - - - Frühzeichen, radiologische I: 2.13
- - - - Gelenkflächenkongruenz, Beurteilung I: 2.23 f.
- - - - Geschlechtsverteilung I: 2.11
- - - - histologische Befunde I: 2.1 ff.
- - - - Immobilisationsdauer I: 2.36
- - - - Initialstadium, Arthrogramm I: 2.20
- - - - Initialstadium, Röntgenbefunde I: 2.13 ff.
- - - - intertrochantäre Osteotomie I: 2.38 ff.
- - - - Klinik I: 2.8
- - - - Knochenszintigraphie I: 2.9
- - - - Knorpelveränderungen I: 2.1 f.
- - - - kongenitale Entwicklungsstörung I: 2.8
- - - - Koxarthrosenhäufigkeit I: 5.5
- - - - Koxarthrosenverlauf I: 5.39
- - - - Laboruntersuchungen I: 2.9
- - - - mechanische Faktoren I: 2.28
- - - - Meßmethoden I: 2.19 ff.
- - - - Morbidität I: 2.12
- - - - Pfannenveränderung I: 2.15, 2.18 f.
- - - - posttraumatische I: 2.28 ff.
- - - - als präarthrotische Deformität I: 2.26
- - - - Prognose I: 2.24 ff.
- - - - Prognose, Einflußfaktoren I: 2.24
- - - - Reparationsstadium I: 2.1, 2.14, 2.17
- - - - Röntgenbefunde I: 2.2 f., 2.12 ff., 2.17
- - - - Schenkelhalsdeformität I: 2.18
- - - - Schenkelhalsmetaphysenstörung I: 2.13, 2.15, 2.17 f.
- - - - Schenkelhalsnagelung I: 2.37 f.
- - - - Skelettreifungshemmung I: 2.9 f.
- - - - Spanbolzung I: 2.37 f.
- - - - Spätzustand I: 2.17
- - - - Stadieneinteilung I: 2.12 ff.
- - - - Stoffwechselstörung I: 2.8
- - - - Synchondrosis-ischiopubica-Veränderung I: 2.19
- - - - Therapie I: 2.36 ff.
- - - - traumatische Faktoren I: 2.5 ff.
- - - - Verlaufsbeurteilung I: 2.19 ff.
- - - - Voss-Operation I: 2.38
- - - - Wachstumsdefizit I: 2.7, 2.9 f.
- luetica I: 4.6
- tibiale, proximale I: 12.4
Osteochondrodysplasie, Coxa vara I: 1.137 f.
Osteochondrom, femorales II: 9.14
- - distales II: 9.23, 9.34
- fibulares II: 9.41
- des Fußes II: 9.44
- Knorpelkappe II: 9.12
- patellares II: 9.34
- pelvikales II: 9.4
- phalangeales II: 9.46 f.
- tibiales II: 9.35
Osteochondromatose, Wachstumsstörung, kniegelenknahe I: 12.3
Osteochondrose, juvenile, der Patella s. Sinding-Larsensche Krankheit
- - der Tibiaapophyse s. Osgood-Schlattersche Krankheit
Osteochondrosis alcaptonurica s. Arthropathia alcaptonurica
- des älteren Menschen I: 2.59 f.
- deformans tibiae I: 11.4 ff.
- - - Behandlung I: 11.6 f.
- - - endokrine Störungen I: 11.6
- - - infantile I: 11.5 f.
- - - Langenskiöld-Behandlungsprinzipien I: 11.6 f.
- dissecans I: 2.49 ff., 11.7 f.
- - Arthroskopie I: 2.63
- - Ätiologie I: 2.57 f.
- - Computertomographie I: 2.53, 2.55
- - Differentialdiagnose I: 2.57
- - Dissekatdarstellung I: 2.52 f.
- - familiäre I: 2.57
- - Hüftkopf I: 2.33 f.
- - Kernspintomographie I: 2.53, 2.56
- - Klinik I: 2.49, 2.51
- - konstitutionelle Faktoren I: 2.57
- - Lokalisation I: 2.58 ff.
- - Mangeldurchblutung I: 2.57
- - Nachbehandlung I: 2.63
- - patellae I: 2.50, 2.56 f., 10.10, 11.10 f.
- - Pathogenese I: 2.57 f.
- - posttraumatische I: 2.57
- - Prognose I: 2.63
- - Röntgendiagnostik I: 2.51 ff.
- - Schlummerstadium I: 2.51 f., 2.55
- - Spontanheilung I: 2.49, 2.61 f.
- - Stadien, röntgenologische I: 2.51 ff.
- - Therapie I: 2.61 ff.
- - - konservative I: 2.62
- - - operative I: 2.62 f.
- - Vorzugslokalisationen I: 2.49, 2.51
- ischiopubica I: 4.70
- malazische I: 2.51, 2.55
- traumatica I: 2.58
Osteodystrophia deformans, Genu varum I: 12.25

Sachverzeichnis

Osteodystrophia deformans, Knochenverkrümmung I: 14.5 f.
- fibrosa generalisata, Wachstumsstörung, kniegelenknahe I: 12.4
- - Knochenverkrümmung I: 14.4
Osteodystrophie, renal bedingte, Wachstumsstörung, kniegelenknahe I: 12.4
Osteofibrosis deformans juvenilis, Coxa vara I: 1.126
- - - Tibiaverkrümmung I: 13.8
Osteogenesis imperfecta, Beckendeformierung I: 14.3
- - Bruchheilung I: 14.3
- - Coxa vara I: 1.126
- - Knochenverbiegungen I: 14.3 f.
- - Korrekturosteotomie-Zeitpunkt I: 14.3
- - tarda, Unterschenkelpseudarthrose I: 13.2
- - Wachstumsstörung, kniegelenknahe I: 12.3
Osteoidbildungsstörung I: 12.3
Osteoidosteom II: 4.4
- femorales II: 9.14
- - diaphysäres II: 9.21
- fibulares II: 9.41
- des Fußes II: 9.44
- Nidusentfernung I: 4.81; II: 9.21, 9.40
- patellares II: 9.34
- phanlangeales II: 9.46
- Randsklerose II: 9.21
- des Schenkelhalses I: 4.81
- tibiales II: 9.35, 9.40
Osteolyse bei Gicht II: 4.28
- neurogene II: 4.33
- bei Osteomyelitis II: 4.2
Osteomalazie, Coxa vara I: 1.126
- Genu varum I: 12.25
- Wachstumsstörung, kniegelenknahe I: 12.4
Osteomyelitis s. auch Ostitis
- akute II: 4.1 f.
- - Differentialdiagnose II: 4.2
- - hämatogene I: 14.6 ff.; II: 4.1
- - - Erreger II: 4.1
- - - Therapie I: 14.8 f.
- - - der unteren Extremität I: 14.6 ff.
- - - Verlauf I: 14.9
- - Komplikation II: 4.2
- - posttraumatische I: 14.10 f.; II: 4.1
- - Symptome II: 4.2
- - Verlauf, Einflußfaktoren II: 4.2
- Amputation I: 7.9, 7.11
- Beinverkürzung I: 12.5
- chronisch fistelnde II: 7.11
- chronische I: 14.11 f.; II: 7.11
- - Differentialdiagnose II: 4.4
- - epiphysennahe I: 14.12
- - Komplikation II: 4.4
- - plasmazelluläre II: 4.3 f.
- - Symptome II: 4.2 f.
- - Therapie II: 4.4
- Coxa vara I: 1.127
- bei Fibulafraktur II: 6.70
- luetische II: 4.12
- bei Panaritium II: 4.6
- plasmazelluläre, Koxitis, sympathische I: 4.39
- postoperative I: 14.10
- primär chronische II: 4.2
- Prophylaxe bei offener Oberschenkelfraktur II: 6.18
- sekundär-chronische I: 14.12
- sklerosierende I: 14.11
- - Ausräumung I: 14.11 f.
- Symptome I: 14.7
- bei Tibiaschaftfraktur II: 6.69
- tuberkulöse I: 4.11, 14.12 ff.
- typhöse I: 4.68
Osteonekrose II: 4.3
- aseptische, subchondrale, lokal begrenzte I: 2.49
- bei Caissonkrankheit s. Caissonnekrose
- epimetaphysäre, cortisonbedingte I: 11.10
- Gonarthrose I: 10.9
- Histologie I: 2.76
- Kernspintomogramm I: 2.86
- metaphysäre I: 11.10
- Revaskularisation I: 2.79
Osteoonychodysplasie, hereditäre I: 8.21
Osteopathie, kalzipenische, Gonarthrose I: 10.9
Osteopetrosis s. Marmorknochenkrankheit
Osteophyten bei Gonarthrose I: 10.14
- bei Koxarthrose I: 5.11 f.
Osteoporose, gelenknahe I: 9.7, 9.9, 9.11; II: 5.11
- kniegelenknahe I: 9.7, 9.9
- Knochenverkrümmung I: 14.4 f.
- kortikosteroidbedingte I: 14.5
- Plattfuß II: 3.97
- postklimakterische I: 14.4
- Spontanfraktur I: 14.5
Osteosarkom, femorales II: 9.14 ff., 9.23 ff.
- - Chemotherapie, adjuvante II: 9.29
- - diaphysäres II: 9.20
- - distales II: 9.23 ff.
- - - Amputation durch den Knochen II: 9.24 f.
- - - Hüftgelenkexartikulation II: 9.24 f.
- - - Kniegelenkseinbruch II: 9.27
- - - Resektion durch das Gelenk II: 9.26 f.
- - proximales II: 9.15 f.
- - - Hemipelvektomie II: 9.15
- - - Resektion II: 9.16
- - - Stumpfrezidiv II: 9.24 f.
- fibulares II: 9.41
- des Fußes II: 9.44
- pelvikales II: 9.4
- phalangeales II: 9.46
- Skipmetastasierung II: 9.24
- tibiales II: 9.34 f.
- - Kniegelenkinvasion II: 9.36
- - proximales II: 9.37
Osteosyntheseplatte, Korrosionsschäden I: 4.80
Osteotomie, kniegelenknahe, bei Gonarthrose I: 10.19
Österreicher-Syndrom I: 8.21
Ostitis s. auch Osteomyelitis
- deformans, Genu varum I: 12.25
- - juvenilis, Knochenverbiegung I: 14.4 f.
- - Knochenverkrümmung I: 14.5 f.
- fibrosa cystica, Genu varum I: 12.25
- - generalisata, Knochenverkrümmung I: 14.4
- multiplex cystica II: 4.11
- purulenta I: 4.56
Overhead-Extension bei angeborener Hüftluxation I: 1.37

P

Paget-Krankheit s. Osteodystrophia deformans
Paget-Sarkom, femorales II: 9.14
- pelvikales II: 9.4
Palindromic-Rheumatismus II: 4.24
Palma-Venenumgehungsoperation I: 15.7
Panaritium II: 4.6
Panarteriitis nodosa, Synovialbiopsatbefund I: 9.5
Panarthritis, ankylosierende II: 4.21
- hämophile I: 16.21, 16.25
- purulente I: 4.56
- serofibrinöse I: 4.43
Pankreaserkrankung, metaphysäre Osteonekrose I: 11.10
Panner-Krankheit I: 2.61
Pannikulitis, kältebedingte II: 5.9 f.
Pannus I: 4.36
- Arthritis, rheumatoide I: 9.6 f., 9.11
- - unspezifische infektiöse I: 4.56, 9.62 f.
- Gicht I: 4.18
- subchondraler I: 4.44, 16.10
- tabische Arthropathie I: 4.32
- Tuberkulose I: 4.9
Pannuszyste, subchondrale I: 16.10
Papageien-Femurkopf I: 1.16
Parahämophilie I: 16.3
Paraplegie I: 6.2
- spinale, Hüftmuskellähmung I: 6.29
- thorakale I: 6.29
Parapodium I: 6.23
Parastremmatic dwarfism I: 8.21
Paratendinitis achillea II: 4.38
- crepitans achillea II: 4.39
Paratyphus B, Arthritis I: 4.68
Parker-Pearson-Nadelbiopsie I: 9.3 f.
Pasteurella mucocida I: 9.35
Pasteurellaarthritis I: 9.61
Patella alta I: 8.6 ff.
- Belastung bei Kniebeugung I: 10.2
- bipartita I: 8.6

- duplex unilateralis congenita I: 8.7
- Dystopia lateralis s. Patellalateralisation
- - medialis I: 8.9
- Gefäßversorgung I: 11.1
- Gichttophus I: 9.74
- Hauptfunktionen I: 10.2
- magna I: 8.7
- Osteochondrosis dissecans I: 2.50, 2.56f., 10.10, 11.10f.
- - - Computertomogramm I: 2.55
- parva I: 8.4
- profunda I: 8.7ff.
- squaring-off I: 16.14, 16.23
- Sudeck-Syndrom I: 10.10
- tripartita I: 8.6
- vergrößerte I: 16.23f.
Patellaaplasie I: 8.4
- bei Tibiaaplasie I: 13.12
Patellachondroblastom II: 9.34
Patellachondrom II: 9.34
Patelladefekt bei Fibulaaplasie I: 13.16
Patelladurchmesser I: 8.7
Patelladysplasie I: 8.4f.
Patelladystopie I: 8.7ff.
Patellaemargination I: 8.6f.
Patellaentwicklungsstörung I: 8.4f.
Patellaentzündung, tuberkulöse I: 12.6
Patellaersatz, isolierter I: 10.20
Patellafesselung, passive I: 8.13
- - äußere I: 8.14
Patellafraktur II: 6.26ff.
- Ätiologie II: 6.26
- Femoropatellararthrose I: 10.10
- Nachbehandlung II: 6.28
- Operationszugang II: 6.27
Patellagelenkfacette, tibiale I: 8.4f.
Patellahochstand I: 8.7ff.
Patellalängsfraktur II: 6.26f.
- Querverschraubung II: 6.27
Patellalängsspaltung, frontale, angeborene I: 8.7
Patellalateralisation I: 8.5, 8.9ff.
- Arthrosenentstehung I: 10.9
- Behandlung I: 16.31
- Hämophilie I: 16.11, 16.15
- Klinik I: 8.9ff.
- Röntgenbefund I: 8.10
- Therapie, konservative I: 8.14
- - operative I: 8.12
Patellaluxation I: 8.9ff.; II: 6.25
- bei gestrecktem Kniegelenk I: 8.11
- habituelle I: 12.29
- - Arthrosenentstehung I: 10.9
- - Femurtorsionsdeformität, distale I: 8.6
- - Symptome I: 8.9f.
- - Ursachen I: 8.9, 10.9
- Klinik I: 8.9ff.
- bei Knochenfehlentwicklung I: 8.9
- Krankengymnastik, postoperative I: 8.13
- Operationsergebnis, Einfluß der Femoropatellararthrose I: 8.14
- bei partieller Femuraplasie I: 1.144

- permanente I: 8.11
- posttraumatische I: 8.11
- Reposition I: 8.11
- rezidivierende I: 8.10, 8.14, 10.10
- Röntgenbefund I: 8.11
- Therapie, konservative I: 8.14
- - operative I: 8.12ff.
- weichteilbedingte I: 8.9
Patellamalazie bei Knieendoprothese I: 9.35, 9.37f.
Patellaossifikation I: 11.3
Patellaosteochondrom II: 9.34
Patellaosteochondrose, juvenile s. Sinding-Larsensche Krankheit
Patellaosteoidosteom II: 9.34
Patellapol, geschwänzter I: 11.3f.
- unterer, Auftreibung I: 16.14, 16.23f.
Patellapolabriß II: 6.26
Patellaquerfraktur II: 6.26f.
- Zuggurtung II: 6.27
Patellaquerverschraubung II: 6.27
Patellargelenkflächenersatz I: 9.31, 9.33
Patellarückfläche, Druckreduzierung I: 8.12
Patellarückflächenglättung I: 8.12
Patellaspiel, Erhaltung bei Oberschenkel-Gipsverband I: 12.30
Patellasternfraktur II: 6.26f.
- Therapie II: 6.27
Patellasubluxation I: 8.9f.
- bei Kniegelenkendoprothese I: 9.35
- Röntgenbefund I: 8.10
Patellatiefstand I: 8.7ff.
- Arthropathie, hämophile I: 16.15
- Behandlung I: 16.31
Patellatrümmerfraktur II: 6.26
Patellatuberkulose I: 9.66
Patellatumor II: 9.34
Patellavarianten, numerische I: 8.6f.
Patellazügelung, aktive I: 8.13
Patellazuggurtung II: 6.27
Patellazyste I: 9.66
Patellektomie I: 10.20; II: 6.26, 6.28, 9.34
Patellofemoralgelenkersatz I: 9.31
Pauwels-I-Osteotomie s. Femurvarisationsosteotomie, intertrochantäre
Pauwels-II-Osteotomie s. Femurvalgisierungsosteotomie, intertrochantäre
Pavlik-Bandage I: 1.36f.
- zur Prophylaxe einer neurogenen Hüftluxation I: 6.7
Peabody-Muro-Metatarsalosteotomie bei Sichelfuß II: 3.67
Pedobarograph I: 1.6
Pemberton-Pfannenplastik I: 1.51f., 1.63
- nach eitriger Koxitis I: 4.77
Pentosanpolysulfat I: 10.17
Pentosansulfatester I: 10.17
Perforansvenenunterbindung I: 15.5
Periarthritis, gichtige I: 4.54
Periarthropathia humeroscapularis II: 5.1

Periarthrosis coxae I: 5.1, 5.7, 5.22
- - Palpationsbefund I: 5.16
- genus I: 10.22
Periostitis calcanei II: 4.38
- luica I: 4.63
Perkinssche Linie I: 1.24
Perniosis II: 5.9f.
- nässende II: 5.10
- Prädispositionen II: 5.9
- Prophylaxe II: 5.9f.
Peronäalmuskelatrophie II: 3.13
Peronäalmuskelkontraktur, fibröse II: 3.110
Peronäalmuskelnekrose II: 3.11
Peronäalmuskulatur, schmerzhaft angespannte II: 3.108f.
Peronäalmuskulaturverletzung II: 6.54f.
Peronäalsehnenkontraktur II: 3.108f.
Peronäalsehnenluxation, habituelle II: 6.58
- subtotale II: 6.58
Peronäalsehnentranslokation II: 3.26
Peronäalsyndrom II: 3.11
Peronäusfederschiene II: 3.16f.
Peronäuslähmung II: 3.4, 3.10
- Hämatom, intraneurales II: 3.14
Perthes-Handgriff bei Coxa-vara-Verdacht I: 1.112
Perthes-Krankheit s. Osteochondritis deformans coxae juvenilis
Pes adductus s. Sichelfuß
- calcaneus s. Hackenfuß
- cavus s. Hohlfuß
- equinovalgus bei Fibulaaplasie I: 13.15f.
- equinovarus bei Tibiaaplasie I: 13.12, 13.18
- equinus s. Spitzfuß
- - acquisitus s. Spitzfuß, erworbener
- - congenitus s. Spitzfuß, angeborener
- - paralyticus s. Lähmungsspitzfuß
- planotransversus II: 3.111
- planovalgus abductus II: 3.4
- valgoplanus s. Plattfuß
- valgus inflammatus II: 3.108
Pfanne, leere I: 1.13
- tiefe I: 2.148f., 2.151
Pfannenabbruch, hinterer II: 6.3f.
- vorderer II: 6.3f.
Pfannenabflachung I: 1.7f.
Pfannenband s. Ligamentum calcaneonaviculare plantare
Pfannenboden, doppelter I: 1.27, 5.12, 5.19f., 13.19
- dünner, bei Epiphysendislokation I: 2.146
- - bei Protrusio acetabuli I: 2.148, 2.153
Pfannenbodendestruktion, entzündungsbedingte, beim Säugling I: 4.59
- - im Wachstumsalter I: 4.67
Pfannenbodensklerose I: 2.151
Pfannenbodenverdickung, physiologische I: 2.153

Pfannendach, steiles I: 1.7
Pfannendachdoppelkontur I: 1.24
Pfannendachosteophyt I: 5.12
Pfannendachplastik I: 1.51 ff.
- Indikation, falsche I: 1.53
- beim Kind I: 4.66
- bei neurogener Hüftsubluxation I: 6.10 f.
Pfannendachsklerose I: 5.18
- belastungsabhängige I: 5.9 ff.
Pfannendachwinkel I: 1.27 f.
- Messung I: 1.28
Pfannendysplasie I: 1.2
- Beckenosteotomie I: 1.52
- Coxa vara congenita I: 1.116
- bei partieller Femuraplasie I: 1.144
Pfanneneingang I: 2.19, 2.21
Pfanneneingang-Epiphysenfugen-Winkel I: 1.25
Pfanneneingangsebene I: 1.25
- Beziehung zur Schenkelhalsantetorsion I: 1.18
- Neigungswinkel I: 2.19
- - Entwicklung I: 1.6
Pfannenfraktur II: 6.3 ff.
Pfannenindex I: 2.21 f.
- nach Chiari-Beckenosteotomie I: 2.43
- verkleinerter I: 2.19
Pfannenkopfindex I: 2.22, 2.24
- nach Chiari-Beckenosteotomie I: 2.43
- nach Variationsosteotomie bei Perthes-Krankheit I: 2.39
Pfannenkopfquotient I: 2.22 ff.
Pfannennekrose, subchondrale I: 5.11 f.
Pfannenneubildung, heterotope I: 1.10
Pfannenperforation bei Coxitis tuberculosa I: 4.11
Pfannen-Perthes I: 2.18 f.
Pfannenpfeilerfraktur, hintere II: 6.3 f.
- vordere II: 6.3 f.
Pfannenplastik bei angeborener Hüftluxation I: 1.50 ff.
- nach eitriger Koxitis I: 4.77
- Methoden I: 1.52
- bei neurogener Hüftsubluxation I: 6.10 f.
Pfannenprominenz, physiologische, ins kleine Becken I: 2.153
Pfannenquadrant, hinterer oberer, Kompressionsmulde I: 1.9
Pfannenquerfraktur II: 6.3 f.
Pfannenrandexostose I: 2.150
Pfannenrandunterentwicklung I: 1.7
Pfannenresektion II: 9.11
Pfannenschwenkosteotomie I: 1.52, 5.36
Pfannensklerose, subchondrale, bei Arthrosebeginn I: 5.6
Pfannensynovialomresektion II: 9.11
Pfannenteilresektion II: 9.9 f.
Pfannentiefe I: 2.19, 2.21
Pfannentrümmerfraktur II: 6.6 f.

Pfannenverletzung II: 6.3 ff.
Pflasterzellkarzinom bei osteomyelitischer Fisteleiterung II: 4.4
Phalanx hallucis valga congenita II: 3.145 f.
Phantomgefühl II: 7.3, 7.12
Phantomschmerzen II: 7.3
Phemister II: 6.82
Phenylbutazon bei Gichtanfall II: 4.26
Phleboarthrotischer Komplex I: 10.5
Phlegmasia alba dolens II: 5.8
- coerulea dolens II: 5.8
Phlegmone II: 4.7
- bei komplizierter Unterschenkelfraktur II: 6.77
Phosphordiabetes I: 1.126
Pierre-Robin-Syndrom I: 1.136, 1.138
Pigmentablagerungen I: 9.72
Pilzarthritis I: 4.6 f.
- Synovialbiopsatbefund I: 9.5
Pirogow-Amputation II: 7.6, 7.20, 7.22 f.
- Entschädigungssatz II: 7.32 f.
- bei Mittelfußtumor II: 9.44
- modifizierte II: 7.22 f.
Pirogow-Günther-Amputation II: 7.20, 7.22 f.
Pirogow-Spitzy-Amputation II: 7.6 f., 7.10
Pirogow-Spitzy-Stumpf II: 7.21
- modifizierter II: 7.2
- Schuhversorgung II: 7.14
Pivot-shift-Zeichen I: 7.18; II: 6.38 ff.
Plantaraponeurose II: 3.89
- Zusammensetzung II: 5.2
Plantaraponeurosenexzision II: 5.2
Plantaraponeurosenkontraktur II: 5.1 f.
- Histologie II: 5.2 f.
Plantarfasziendehnung beim Stehen II: 1.4
Plantarfaszienelastizitätsmodul II: 1.5
Plantarfaszienreißspannung II: 1.5
Plantarfibromatose II: 5.1 f., 8.1
Plantarflexion II: 1.33
- eingeschränkte II: 3.19, 3.21
- spastische, im oberen Sprunggelenk II: 3.13
Plantarflexionskontraktur II: 3.14
Plantarflexionsübergewicht II: 3.3
Plantarphlegmone II: 4.7
Plasmaderivate, gerinnungsaktive I: 16.54
Plasma-Thromboplastin-Antecedent-Mangel I: 16.4
Plasmazellmyelom, Blutung nach Biopsie II: 9.2
Plattfuß II: 3.87 ff., 3.110 ff.
- beim älteren Menschen II: 3.113
- Ätiologie II: 3.94 ff.
- bänderschwacher II: 3.97 f.
- Diagnostik II: 3.97 ff.
- - klinische II: 3.98
- - radiologische II: 3.98 ff.
- Einfluß der Muskulatur II: 3.95

- Einlagenbehandlung, Ziel II: 3.118
- Entstehungstheorien II: 3.90 ff.
- Fersenspornentstehung II: 4.42
- Fibulaaplasie I: 13.17
- Fußabdrücke II: 3.102 f.
- Fußknochenentwicklungsstörung II: 3.99
- Hallux valgus, Fehlstellung der II. Zehe II: 3.142
- mit Hammerzehe s. Hammerzehenplattfuß
- Hammerzehenentwicklung II: 3.140 f.
- Häufigkeit II: 3.98 f.
- kindlicher II: 3.104
- Knochenveränderungen II: 3.97
- kompensatorischer II: 3.98
- kongenitaler II: 3.138
- kontrakter II: 3.110
- - des Adoleszenten s. Adoleszentenplattfuß, kontrakter
- - Talus-Kalkaneus-Brückenbildung II: 2.15
- Körperlastverteilung II: 4.44
- Kuneiforme-I-Fraktur II: 6.120
- lähmungsbedingter II: 3.97 f., 3.114 f.
- Längen-Höhen-Index II: 3.100
- in der Menopause II: 3.97
- Muskelveränderungen II: 3.97
- Onychogryphosis II: 5.17
- Pathogenese II: 3.94 ff.
- posttraumatischer II: 3.97, 3.113 f., 6.60 f.
- - Double-Arthrodese II: 3.114
- - Prophylaxe bei Kalkaneustrümmerfraktur II: 6.114
- Präventivmaßnahmen II: 3.117
- Rückfußkorrektur II: 3.118
- Senkungsvorgang II: 3.97
- spastischer II: 3.108
- Therapie, physikalische II: 3.118
- Ursachen II: 3.111 f.
- Winkelmaße II: 3.98 ff.
Plexus lumbalis I: 6.33
- - Lähmung nach Tumorbestrahlung I: 6.34
- - Verletzung I: 6.31 ff.
- lumbosacralis I: 6.33
- - Geburtslähmung I: 6.35
- sacralis, Verletzung I: 6.31 ff.
Pneumokokkenkoxitis I: 4.70
Podagra I: 4.17; II: 5.7
Podometer II: 3.102
Poliomyelitis, Beinamputation II: 7.11
- Coxa valga I: 1.106
- Genu recurvatum I: 12.28 f.
- Großklauenzehe II: 3.139
- Hackenfuß II: 3.24
- Hammerzehenplattfuß II: 3.137 f.
- - Lähmungstypen II: 3.139
- Hüftmuskellähmung I: 6.24 ff.
- - Therapie I: 6.26 f.
- Plattfuß II: 3.97, 3.114 f.
- Spitzfuß II: 3.3 f., 3.24
- Wachstumstörung, kniegelenknahe I: 12.6

Polyarthralgie II: 4.11
- flüchtige I: 4.4 f.
- Kollagenose II: 4.23
Polyarthritis, akute rheumatische I: 4.43 f.
- - - Therapie I: 4.44
- asymmetrische I: 9.51
- Behçet-Syndrom I: 9.59
- chronische I: 4.44 ff., 9.1 ff.
- - Anästhesieprobleme I: 9.18
- - Antirheumatika, nichtsteroidale I: 9.12
- - - symptomatische I: 9.13
- - Balneotherapie I: 4.49
- - Basistherapie I: 4.49, 9.12
- - Destruktionsvorgänge I: 9.11
- - Differenzierung von der Arthrose I: 4.45
- - - von der Gicht I: 4.19
- - Entzündungsbestrahlung I: 9.17
- - Ergotherapie I: 4.49
- - Frühfall I: 9.12
- - Funktionsverschlechterung, akute I: 9.19
- - - kontinuierliche I: 9.19
- - Fußfehlformen I: 3.11
- - Gelenkinfektion I: 9.59
- - Gelenkmuster I: 4.19
- - Genu valgum I: 12.23
- - Großklauenzehe II: 3.139
- - Hallux valgus II: 3.130
- - Hüftgelenkbeteiligung I: 4.44, 9.5 f.
- - Hüftkopfveränderung I: 2.94
- - juvenile I: 4.45, 4.47, 9.42 ff.
- - - Augenbeteiligung I: 9.43
- - - Basistherapie I: 9.45
- - - Diagnostik I: 9.43
- - - Differentialdiagnose I: 9.43
- - - Histomorphologie I: 9.44
- - - Iridozyklitistyp I: 9.43 f.
- - - Klinik I: 9.45
- - - Kontrakturprophylaxe I: 9.45
- - - Krankengymnastik I: 9.45
- - - oligoarthritische I: 9.43 f.
- - - Operationsindikation I: 9.48
- - - psychische Führung I: 9.49 f.
- - - Röntgenbefunde I: 9.45
- - - seronegative I: 9.43 f.
- - - seropositive I: 9.43 f.
- - - Subgruppen I: 9.43 f.
- - - systemische I: 9.43
- - - Therapie, konservative I: 9.45 f.
- - - - operative I: 9.46, 9.48 f.
- - Kniebeugesteife I: 12.31
- - Kniegelenkbeteiligung I: 9.1 ff.
- - - Häufigkeit I: 9.1 f.
- - - Kortikoidtherapie I: 9.12 f.
- - - Krankengymnastik I: 4.49
- - - Laboruntersuchungen I: 4.47
- - Operationschancenverschlechterung I: 9.19
- - Operationsindikation, dringliche absolute I: 9.19
- - - - relative I: 9.19
- - Pathogenese I: 9.9 ff.
- - Plattfuß, kontrakter II: 3.110
- - Primärläsionen, röntgenologische I: 9.7
- - progrediente II: 4.6, 4.12 ff.
- - - Ätiologie II: 4.12
- - - atypisch beginnende II: 4.10, 4.24
- - - Fußgelenkbefallsmuster II: 4.13
- - - Fußversorgung, orthopädietechnische II: 4.15
- - - Geschlechtsverteilung II: 4.13
- - - Mutilationsstadium II: 4.14, 4.19
- - - Operationsindikationen II: 4.16
- - - Röntgenbefund II: 4.13 f.
- - - Spitzfuß II: 3.11
- - - Sprunggelenkbeteiligung II: 4.13
- - - Symptome II: 4.13
- - - Therapie II: 4.14 ff.
- - - Vorfußveränderungen II: 4.17 ff.
- - - Weichteilveränderungen, sekundäre II: 4.12
- - Radiosynoviorthese I: 9.13 f.
- - Röntgenbild der großen Gelenke I: 4.20
- - Sepsis I: 9.41, 9.62
- - Spätfall I: 9.12
- - Streßfraktur nach Endoprothesenoperation I: 9.40
- - Synovektomie, chemische I: 9.13 f.
- - Synovialbiopsatbefund I: 9.5
- - Therapie I: 4.48 ff., 9.11 ff.
- - - operative I: 4.49, 9.19, 9.46, 9.48 f.
- - - physikalische I: 9.12
- - - symptomatische I: 4.49
- - Verlauf I: 4.44 f., 9.6
- Crohn-Krankheit I: 9.58
- nach Darminfektion I: 9.58
- eitrige, beim Säugling I: 4.58
- gonorrhoische I: 9.69
- Lupus erythematodes visceralis I: 9.51
- psoriatica I: 9.53
- - chronische, Differenzierung von der Gicht I: 4.20
- seronegative, Gonarthritis I: 9.51 ff.
- Strahlbefall I: 9.54
- Whipple-Krankheit I: 9.58
Polyarthrose I: 5.5
Polyäthylenprothese, Fremdkörperreaktion I: 4.80
Polydaktylie I: 13.19; II: 3.147
- Hallux varus congenitus II: 3.146 f.
- präaxiale I: 3.1
Polydimethyl-Siloxan-Injektion, intraarterielle II: 4.15
Polyfibromatose II: 5.1
Polyneuropathie, Peronäusparese II: 3.5
Polyradikuloneuritis, akute, Fallfuß II: 3.13
Polyserositis I: 4.82
Popliteuseck I: 7.10
Poromelie, Coxa vara congenita I: 1.119
Porphyrie I: 9.72
Postthrombotisches Syndrom I: 15.7, 15.9
- - postoperatives I: 15.7
- - posttraumatisches I: 15.7
Präarthrose I: 5.4, 5.20, 10.3
- Definition I: 10.3
- Osteochondrosis dissecans I: 2.49
Prähallux II: 3.97
Primitivmeniskus I: 8.15
Processus anterior calcanei, Abscherfraktur II: 2.7
- calcanearis II: 1.34
- posterior tali, Fraktur II: 2.3
- trochlearis calcanei II: 2.18 f.
Pronatorenverletzung II: 6.60
Proteoglykanabbau I: 9.11, 9.60 f.
Proteusarthritis I: 9.61
Prothesenfrühversorgung, Vorbereitung II: 7.14
Prothesenrandknötchen II: 7.31
Prothesensofortversorgung II: 7.12
- Vorbereitung II: 7.14
Prothesenversorgung II: 7.12
Protrusio acetabuli I: 1.7, 2.148 ff.
- - beidseitige I: 2.148
- - Chondrolyse I: 2.133
- - Definition I: 2.148
- - Köhlersche Tränenfigur I: 2.149 ff.
- - Nachweis I: 2.150
- - Pathogenese I: 2.154
- - Pfannensklerose I: 5.9
- - primäre I: 2.148, 2.150 ff.
- - - Arthrosenentstehung I: 2.148, 2.150 ff.
- - - Behandlung I: 2.155
- - - familiäres Vorkommen I: 2.150
- - - Geschlechtsverhältnis I: 2.150
- - - Häufigkeit I: 2.153
- - - Verlauf I: 2.150, 2.152 f.
- - - Schenkelhals-Schaft-Winkel I: 2.150 f.
- - sekundäre I: 2.148, 2.156
Protrusionskoxarthrose I: 5.17 f.
Pseudarthrose, atrophische II: 6.82
- Ausheilungszeichen I: 13.9
- biologisch reaktionsfähige II: 6.82
- - reaktionsunfähige II: 6.82
- Definition II: 6.81
- Diagnose II: 6.81 f.
- Histologie I: 13.5
- iliosakrale II: 9.9
- Klassifikation II: 6.82
- malleoläre s. Malleolarpseudarthrose
- oligotrophische II: 6.82
- postosteomyelitische I: 14.10
- - Amputation II: 7.11
- Therapie II: 6.82
- nach Unterschenkelfraktur II: 6.70, 6.80 ff.

Pseudarthrose, Ursache II: 6.80 ff.
Pseudoachondroplasie I: 2.35
- Hüftluxation I: 1.30
Pseudo-Fröhlich-Syndrom I: 8.22
Pseudogicht s. Chondrokalzinose
Pseudomonasarthritis I: 9.61
Pseudoochronose I: 9.72
Pseudotumor, hämophiler I: 4.26, 4.40, 16.9, 16.36 f., 16.45 ff.
- - Infektion I: 16.51 f.
- - Punktion I. 16.51 f.
- - retroperitonealer I: 16.42, 16.48, 16.50 f.
- - Sekundärblutungen I: 16.45
- - Spontanfraktur I: 16.48
- - Vorzugslokalisationen I: 16.46
Pseudozyste, subchondrale I: 5.11, 5.13, 5.20
Psoasblutung I: 16.38
Psoriasis, versteckte Manifestationen I: 9.54
Psoriasisarthritis I: 4.29 f., 9.52 ff.; II: 4.6, 4.10, 4.22, 5.7; s. auch Arthropathia psoriatica
- Differentialdiagnose II: 4.22
- Gelenkbefallsmuster II: 4.22
- monoartikuläre II: 4.25
- Mutilationsstadium II: 4.22
Pterygoarthromyodysplasia congenita I: 8.19
Pulvinarhypertrophie I: 1.10, 1.47
Pupillenstarre I: 4.31
Putti-Senkrechte I: 1.26
Pyarthros I: 4.55; s. auch Gelenkerguß, eitriger
- beim Säugling I: 4.64
Pyoarthritis s. Arthritis, bakterielle
Pyrophosphat-Arthropathie s. Chondrokalzinose

Q

Quadrizepsatrophie I: 8.5, 9.2
- bei Gonarthrose I: 10.12
Quadrizepsdurchtrennung, traumatische II: 6.54
Quadrizepskontraktur, injektionsbedingte II: 12.29
Quadrizepssehnenverlängerung, Z-förmige I: 12.30
Quadrizepsstreckapparat I: 7.15
Quengelverband bei Kniestreckeifte I: 12.30
Querschnittslähmung, Oberschenkelamputation II: 7.10 f.
Querschnittsverletzung I: 6.29 ff.
Q-Winkel I: 7.15 ff.

R

Rachitis, Coxa valga I: 1.104, 1.108
- Genu recurvatum I: 12.27
- - varum I: 12.25
- Knochenverkrümmungen I: 13.8
- Oberschenkeldeformierung I: 14.2

- Perthes-Krankheit I: 2.8
- Röntgenbefund I: 1.125
- beim Säugling s. Säuglingsrachitis
- Unterschenkeldeformierung I: 14.2
- Vitamin-D-resistente I: 1.126
- Wachstumsstörung, kniegelenknahe I: 12.4
Radiogoldinjektion, intraartikuläre I: 9.15
Radionuklidapplikation, intraartikuläre I: 9.14 f.
Radiosynoviorthese I: 9.13 ff.; II: 4.15
- Durchführungsempfehlungen I: 9.16 f.
- Ergebnisse I: 9.15 f.
- Nachteile gegenüber der Synovektomie I: 9.16 f.
- Radionukliddosierung I: 9.15
- bei Reiter-Syndrom I: 9.57
- Vorteile gegenüber der Synovektomie I: 9.16 f.
Radiusaplasie, partielle I: 13.16
Radiusköpfchen, Osteochondrosis dissecans I: 2.61
Radiusköpfchenvergrößerung I: 16.22
Radiusquotient I: 2.22 ff.
- nach Varisationsosteotomie bei Perthes-Krankheit I: 2.40
Rami nutricii capitis femoris I: 2.4, 2.70 f.
Randstrahlaplasie I: 13.16
Recessus suprapatellaris, Verödung I: 12.29
Recklinghausen-Krankheit s. Neurofibromatose; s. Osteodystrophia fibrosa generalisata
Redressionsschiene bei Klumpfuß II: 3.35
Reflexdystrophie, sympathische II: 5.12
Reflexübungen bei Klumpfußbehandlung II: 3.41, 3.43
Reiter-Syndrom I: 4.4, 9.57; II: 3.11, 4.22 f., 4.25
- akutes I: 9.57
- chronisches I: 9.57
- Differentialdiagnose II: 4.23
- nach enteralem Infekt I: 9.58
- Osmiumsäure-Synovektomie I: 9.14
- Rheumatoid, akutes I: 4.43
- beim Schulkind I: 9.44
- Synovialanalyse I: 9.57
- Synovialbiopsatbefund I: 9.5
Reizerguß, Synovialanalyse I: 9.4
Reizhüfte, chronische I: 4.37
- beim Kind I: 4.41
- traumatisch bedingte I: 4.37 f.
- - - Therapie I: 4.38
- im Wachstumsalter I: 4.70
Reizknie, Ochronose I: 9.71
Reizosteotomie I: 5.7
Reizstrom, elektrischer I: 10.16
Reizzustand, arthrotischer s. Arthrose, aktivierte
Resektionsarthrodese, subtalare II: 3.83

Resektionshüfte I: 5.36
Resektions-Interpositions-Hüftarthroplastik, proximale I: 6.13
Restlimbus I: 1.22
Retikulohistiozytose II: 4.32
- multizentrische, Synovialbiopsatbefund I: 9.5
Retinaculum extensorum II: 1.33
Retinakularekonstruktion II: 6.58 f.
Retropatellararthrose I: 16.13
Retroperitonealblutung, hämophile I: 16.38, 16.40
- - Pseudotumorentstehung I: 16.42, 16.48, 16.50 f.
Revenko-Operation bei kurzem Fußwurzelstumpf II: 7.20 f.
Rheumafaktor I: 4.19
Rheumaknötchen I: 4.19, 4.44
- beim Kind I: 9.43
Rheumatest I: 9.3
Rheumatisches Fieber I: 4.43 f.
- - Gonarthritis I: 9.51
- - Organmanifestationen I: 4.43
- - beim Säugling I: 4.63
Rheumatismus verus I: 4.12
Rheumatoid II: 4.24
- akutes, Koxitis I: 4.42 f.
- parainfektiöses I: 4.42 f.
- gonorrhoisches II: 4.6
Riesenwuchs, partieller II: 3.149
Riesenzelltumor, benigner, Ausräumung II: 9.21, 9.33 f.
- - femoraler II: 9.14
- - - diaphysärer II: 9.21
- - - distaler II: 9.23, 9.26, 9.33 f.
- - - proximaler II: 9.17
- - - - epiphysärer I: 2.94
- - - Resektion II: 9.26
- - fibularer II: 9.41
- - - Resektion II: 9.41, 9.43
- - des Fußes II: 9.44
- - patellarer II: 9.34
- - pelvikaler II: 9.4
- - - Behandlung II: 9.12 f.
- - Resektion, onkologisch radikale II: 9.34
- - Rezidiv II: 9.33 f.
- - - mehrfaches II: 9.34, 9.40
- - tibialer II: 9.35
- - - distaler, Resektion II: 9.39
- maligner, femoraler, distaler II: 9.23
- - Femurtransplantation II: 9.30
- - patellarer II: 9.34
- - sekundärer II: 9.34
Risthöhe II: 3.72
- Hohlfuß II: 3.74
Ristwinkel II: 3.72, 3.98 f.
- Hohlfuß II: 3.74
- Plattfuß II: 3.98
Robinow-Silverman-Smith-Syndrom I: 1.3
Roemer-Willen-Knieführungsschiene I: 8.14
Rohprothese II: 7.12, 7.14
Röhrenabszeß I: 4.56

Röhrenknochenachse, anatomische I: 12.8
Rohrskelettprothese, Torsionsadapter II: 7.31
Rollbrett I: 3.5
Rollgleiten I: 7.1, 7.3
Roll-Gleit-Prinzip I: 7.1 ff.
Röntgendiagnostik, rotierende Ausgleichsblende I: 12.13, 12.15
Röntgenischiometer I: 1.28, 1.93
Röntgenschmerzbestrahlung bei Gonarthrose I: 10.18
Röntgenulkus, plantares II: 5.6
von-Rosen-Splint I: 1.23, 1.35
Rosenthal-Faktor-Mangel I: 16.4
Roser-Nelaton-Linie I: 1.27
Roser-Ortolani-Zeichen I: 1.7, 1.13, 1.21 f.
- Entstehung I: 1.13
Rotationsbandage I: 5.27
Rotz, Arthritis I: 4.71
Rubinstein-Taybi-Syndrom I: 8.21
Rückenlagerung bei Amputation II: 7.13
Rückenmarkwurzelirritation, mechanische, Stumpfschmerzen II: 7.32
Rückfuß, Equinovalgusstellung, angeborene II: 3.116
Rückfußanlage, valgische II: 3.96
Rückfußarthrodese II: 6.61
Rückfußblockbildung II: 6.108
Rückfußentwicklung bei Klumpfußbehandlung II: 3.35, 3.41 ff., 3.45
- bei Schaukelfuß II: 3.117
- bei schnürfurchenbedingtem Klumpfuß II: 3.57
Rückfußfehlstellung, posttraumatische II: 6.105
Rückfußkeilresektion bei arthrygrypotischem Klumpfuß II: 3.54
- bei Klumpfuß II: 3.50
Rückfußknickung II: 3.87
Rückfußrelation II: 3.72, 3.99
- Hohlfuß II: 3.74
Rückfußschmerzen nach Chopart-Gelenk-Arthrodese II: 6.117
Rückfußspitzfuß II: 3.1
Rückfußsupination II: 3.74
Rückfußsynostose II: 3.96 f., 3.100, 3.109 f.
Rückfußvalgusstellung II: 3.33
- bei Belastung II: 3.108
- bei manueller Vorfußabduktion II: 3.64
Rückfußvarusstellung II: 3.33, 3.38 f., 3.74 f.
Rückfußverletzung, Epiphysenstörung II: 6.105
Ruffini-Rezeptoren I: 16.12
Ruheschmerz II: 5.11
Ruhigstellung s. Immobilisation
Ruhrrheumatismus I: 4.71
Rumpf-Bein-Schalenorthese bei tieflumbaler Myelomeningozele I: 6.21
Rundstiellappen nach Frostnekrosenamputation II: 7.9

- bei Fußstumpfkorrektur II: 7.23
- bei Oberschenkelstumpfkorrektur II: 7.30
- zur Unterschenkelstumpfkorrektur II: 7.26 f.

S

Säbelscheiden-Tibia s. Tibia, säbelscheidenförmige
Sacroiliitis enteroiliaca II: 4.24
Sakralagenesie I: 1.138
Sakroiliakalfugentuberkulose, Trochanterinfektion I: 14.13 f.
Sakroiliakalgelenk s. Iliosakralgelenk
Sakroiliitis I: 9.52
- juvenile I: 9.43 f.
- Reiter-Syndrom I: 9.57
Salm-Kalzitonin II: 5.13 f.
- Indikationen II: 5.14
Salmonellenarthritis I: 9.61
Salter-Beckenosteotomie I: 1.49, 1.52, 1.55
- bei Koxarthrose I: 5.35
Sarkoidose, Gonarthritis I: 9.58
- Knochenmanifestation II: 4.11
- Synovialbiopsatbefund I: 9.5
Sarkom bei Paget-Krankheit s. Paget-Sarkom
- parossales, Malignitätsgrade II: 9.26
Sauerbruch-Umkippplastik II: 9.16, 9.26
Säuglingshüfte, Tastuntersuchung I: 1.23
Säuglingshüftensonographie I: 1.29 f.
Säuglingsklumpfuß, Korrektur, manuelle II: 3.33
Säuglingskoxitis, Coxa vara I: 1.127
- eitrige I: 4.57 ff.
- - Antibiotika-Gelenkspülung I: 4.64
- - Antibiotikatherapie, allgemeine I: 4.64
- - Arthrotomie I: 4.64
- - beidseitige I: 4.58
- - chronische I: 4.65
- - Destruktionsluxation I: 4.60 f.
- - Differentialdiagnose I: 4.62 f.
- - Eiterspontandurchbruch nach außen I: 4.60
- - Frühzeichen, röntgenologische I: 4.60
- - Gelenkpunktion I: 4.63 f.
- - Klinik I: 4.59 ff.
- - Primärherde I: 4.58
- - Rekonstruktionsoperation I: 4.66
- - Röntgenbefund I: 4.60 ff.
- - Ruhigstellung, postoperative I: 4.64 f.
- - Schenkelhalsrekonstruktion I: 4.66
- - Spätzustand I: 4.59, 4.61 f.
- - Spüldrainage I: 4.64
- - Therapie I: 4.63 ff.
Säuglingsosteomyelitis I: 4.58, 14.7, 14.9 f.
- Erreger I: 14.9

- im proximalen Femur I: 14.9 f.
- Wachstumsstörung, kniegelenknahe I: 12.5
Säuglingsrachitis I: 4.63
- Coxa valga I: 1.104
Saugprothese, Stumpfdurchblutungsstörung I: 15.8, 15.10
Schambeinhypoplasie, Coxa vara congenita I: 1.119
Schambeinosteotomie I: 1.55
Schambeinresektion II: 9.12
Schanzsche Hüftbügelleibbinde II: 7.32
Schanzscher Vorfußverband II: 3.134
Scharlachkoxitis I: 4.55, 4.57
Scharniergelenk I: 9.31 f.
Schaukelfuß II: 3.112
- angeborener II: 3.116 f.
- - Frühoperation II: 3.117
Schaumzelleninfiltration, subperiostale II: 4.30
Schede-Fersenzuginstrument II: 3.41, 3.43, 3.45
Schede-Rad I: 1.43
Scheibenmeniskus I: 8.15 f.
- bilateraler I: 8.16
- lateraler I: 8.16
- medialer I: 8.16
- partieller I: 8.16
Schenkelhals, Aufrichtungsosteotomie I: 1.121, 1.141; II: 6.9
- axtförmiger I: 1.14 f.
- Biegebeanspruchung I: 1.100, 1.105
- Dreiecksfigur bei Coxa vara congenita I: 1.115
- Druckbeanspruchung I: 1.100, 1.116 f.
- Hängematte I: 5.12, 5.20
- Knochenanlagerung, periostale laterale I: 1.99
- Knochenbälkchenausrichtung I: 1.100 f.
- kurzer I: 1.116, 2.18, 2.33, 2.86
- Plaque-Zeichen I: 5.12, 5.19
- Röntgentechnik, orthograde I: 2.117 ff.
- Umbauzone I: 1.117 f.
- - Coxa vara congenita I: 1.115
- - Osteomalazie I: 1.126
- Wachstumsbeschleunigung, Epiphysendislokation I: 2.146
- Y-Osteotomie I: 1.121 f.
- Zugbeanspruchung I: 1.100, 1.116 f.
Schenkelhalsabszeß I: 2.29
Schenkelhalsachse I: 1.91 f.
- Festlegung I: 1.92 f.
Schenkelhalsantetorsion I: 1.93, 1.97 f., 2.98
- Abnahme, physiologische I: 1.102 f.
- Begleitfehlstellungen I: 1.64
- Beziehung zur Pfanneneingangsebene I: 1.18
- - zum Schenkelhals-Schaft-Winkel I: 1.16, 1.95 ff.
- Einflußfaktoren I: 1.102 f.

Schenkelhalsantetorsion, idiopathische I: 1.18f., 1.98
- Korrekturausmaß I: 1.66
- Osteotomie I: 1.63f.
Schenkelhalsantetorsionswinkel I: 1.16ff., 1.92
- Altersabhängigkeit I: 1.96f.
- Definition I: 1.93f.
- Messung I: 1.28
- reeler I: 1.95
- Röntgenaufnahmetechnik I: 1.95f.
- Schnellbestimmung I: 1.23
- Schwankungsbreite I: 1.18
Schenkelhalsaufhellung, laterale I: 2.13, 2.15
Schenkelhalsbeanspruchung durch Biegung I: 1.100, 1.105
- durch Druck I: 1.100, 1.116f.
- in der Horizontalebene I: 1.102f.
Schenkelhalsdefekt I: 3.4f.
Schenkelhalsdetorquierung I: 1.17
Schenkelhalsecke, mediale, nach unten ausgezogene I: 1.125
Schenkelhalsfraktur II: 6.7ff.
- AO-Osteosynthese II: 6.8ff.
- an der Basis II: 6.9, 6.11
- Coxa valga I: 1.104, 1.108
- - vara I: 1.126, 1.128
- Epiphysenschädigung II: 6.8
- Femurkopfentfernung II: 6.7
- Femurkopfnekroserate II: 6.7
- Hüftkopfnekrose I: 2.65
- beim Jugendlichen II: 6.8
- laterale II: 6.8, 6.11
- mediale II: 6.7ff.
- - Therapie, konservative II: 6.8
- - - operative II: 6.8f.
- in der Mitte II: 6.9f.
- Pauwels-Typen II: 6.7
Schenkelhalsinfraktion, Coxa vara I: 1.126, 1.128
Schenkelhalsinsuffizienz, statische I: 1.110f., 1.116f.
Schenkelhals-Keilosteotomie, basale I: 2.139
Schenkelhalskontur, laterale, konvexe I: 2.13, 2.15
Schenkelhalslänge I: 1.91
Schenkelhalslateralisation I: 1.27
Schenkelhalsmetaphyse, Veränderung bei Perthes-Krankheit I: 2.13, 2.15, 2.17f.
Schenkelhalsnagelung bei aseptischer Hüftkopfnekrose I: 2.37f.
Schenkelhalsneigungswinkel s. Schenkelhals-Schaft-Winkel
Schenkelhalsosteoblastom II: 9.17
Schenkelhalsosteoidosteom I: 4.81
Schenkelhalsosteomyelitis, Koxitis I: 4.55
- - beim Erwachsenen I: 4.71
Schenkelhalsosteotomie I: 2.136f.
- basale I: 2.136, 2.138
- proximale I: 2.136
Schenkelhalspseudarthrose II: 6.10f.
Schenkelhalspseudarthrose bei Coxa vara congenita I: 1.114ff., 1.140, 2.32

- veraltete I: 1.123
Schenkelhalsrekonstruktion nach Säuglingskoxitis I: 4.66
Schenkelhalsrest, Einstellung in die Pfanne I: 4.76
Schenkelhalsretroflexion I: 1.64
Schenkelhals-Schaft-Winkel I: 1.16f., 1.25, 2.120
- Altersabhängigkeit I: 1.96f.
- Ausmessung im Röntgenbild I: 1.94
- Beziehung zur Schenkelhalsantetorsion I: 1.16, 1.95ff.
- Einfluß auf die Epiphysendislokationsrichtung I: 2.126, 2.128, 2.147
- - auf den Spannungstrajektorienverlauf des koxalen Femurendes I: 1.100f.
- Einflußfaktoren I: 1.98ff., 1.105
- bei extremster Außenrotation I: 1.29
- bei extremster Innenrotation I: 1.29
- Hüftkopfepiphysenwachstum I: 1.100, 1.104
- bei Perthes-Krankheit I: 2.6f., 2.18
- bei Protrusio acetabuli I: 2.150f.
- Trochanterepiphysenwachstum I: 1.100, 1.105
- vergrößerter I: 1.92, 2.6f., 2.18, 2.128; s. auch Coxa valga
- Verminderung I: 1.91; s. auch Coxa vara
- - physiologische, ausbleibende I: 1.104
- wahrer I: 1.95
Schenkelhalsspontanfraktur I: 1.128
Schenkelhalssteilstellung, pathologische I: 16.23
- präpubertäre I: 2.146
Schenkelhalstorsion s. Schenkelhalsantetorsion
Schenkelhalstumor II: 7.10
Schenkelhalsvalgisierung s. Coxa valga; s. Schenkelhals-Schaft-Winkel, vergrößerter
Schenkelhalsvarisierung s. Coxa vara; s. Schenkelhals-Schaft-Winkel, Verminderung
Schenkelhalsverdickung I: 2.18
Schenkelhalszusammenbruch I: 2.79
Schenkelhalszyste, epiphysenfugennahe I: 2.17
- Hämophilie I: 4.26
- solitäre I: 1.128
Schenkelkopf s. Hüftkopf
Schenkelstrang I: 1.134, 1.137, 1.144, 1.146
Schienbein s. Tibia
Schlaufensandale II: 3.133
Schleimbeutel im Hüftgelenkbereich I: 4.82
Schlingenbandage bei aseptischer Hüftkopfnekrose I: 2.37
Schlittenprothese I: 9.31f., 10.20
Schlotterknie I: 10.21, 12.6
Schmerzen, lanzierende I: 4.31
Schmetterlingsbecken I: 1.146

Schneider-Platten I: 2.141
Schnürfurche, amniotische, Klumpfuß II: 3.56f.
Schonhinken I: 5.17
Schräglagehüfte I: 1.24
Schrittvariabilität II: 1.18
Schubladenphänomen I: 7.17; II: 6.38f.
Schuh, orthopädischer II: 4.15
- - bei Mittelfußstumpf II: 7.18f.
- physiologischer II: 3.118
Schuheinlage s. Einlage
Schuhgeschwulst II: 4.36f.
Schulterarthropathie, hämophile I: 16.17f.
- - Röntgenbefund I: 16.22
Schultergelenk, Radiosynoviorthese I: 9.15
Schultergelenkarthrose, Häufigkeit I: 5.2
Schultzesches Klumpfußredressement, forciertes II: 3.34
Schuppenflechte s. Psoriasis
Schußfraktur, Osteomyelitis I: 14.10
Schwebesohle II: 4.44
Schwellenstrom, elektrischer I: 10.16
Schwerkraftlinie des Beines I: 14.1
Schwiele, plantare II: 5.14
Seckel-Syndrom, Coxa vara congenita I: 1.120
Sehnennekrose II: 4.16
Sehnenruptur II: 4.16
Sehnenverletzung II: 6.56ff.
- offene II: 6.60
Sehnenverpflanzung bei Klumpfuß II: 3.36
- bei Spitzfuß II: 3.17f.
Sekundärpfanne I: 1.10, 1.13
Semimembranosuseck I: 7.12
Semitendinosusplastik II: 6.43
Senkfuß II: 3.87
Senk-Platt-Fuß, Fußhöcker II: 4.45
Senk-Spreiz-Fuß, Onychogryphosis II: 5.17
- Unguis incarnatus II: 5.16
Senk-Spreiz-Knick-Fuß, Fußabdruck II: 3.103
- Isobarenbild II: 3.103
Senkungsabszeß, retroperitonealer, Koxitis I: 4.1
- tuberkulöser I: 4.10f.
- - Trochanterinfektion I: 14.13f.
Sensibilitätsstörung II: 3.11, 5.5f., 6.61
Sepsis bei Hämophilie I: 16.51, 16.53
Septopalkette I: 9.63
Sequester I: 14.7f.
Sequestration bei komplizierter Unterschenkelfraktur II: 6.77, 6.81
Sequestrotomie I: 14.9; II: 6.77
Serpentinenfüße II: 3.63
Serratiaarthritis I: 9.61
Sesamum genus superius laterale s. Fabella
- tibiale anterius II: 2.1
Sheehan-Knieendoprothese I: 9.31f.
Shelf-Operation I: 1.51

Shentonsche Linie I: 1.24
Shepherd-Bewertungsschema der Hüftgelenk-Untersuchungsbefunde I: 5.24
Shiers-Knieendoprothese I: 9.31
Shoemaker-Linie I: 1.27
Sichelfuß, angeborener II: 3.62ff.
- - Ätiologie II: 3.62
- - Gipsverband nach manueller Reposition II: 3.64
- - Häufigkeit II: 3.62f.
- - Metatarsalosteotomie II: 3.67f.
- - Reposition, gedeckte II: 3.64
- - Tarsometatarsalgelenkmobilisation, operative II: 3.65ff.
Sichelzellanämie, Hüftkopfnekrose I: 2.67f., 2.74
- Hüftkopfveränderungen I: 2.35f.
Siderose, synoviale I: 9.11
Siebener-Syndrom I: 2.28; II: 3.22
Silikonkappenimplantation nach Unterschenkelamputation II: 7.4f.
Sinding-Larsensche Krankheit I: 11.2f.
- - bilaterale I: 11.3
Sinus tarsi, posttraumatische Verödung II: 3.110
Sitzbeinermüdungsfraktur I: 9.40
Sitzbeinosteotomie I: 1.55
Sitzbeinresektion II: 9.12
Sitz-Hock-Gips I: 1.37
Skapulahalselongation I: 16.22
Skelettdysplasie s. Knochendysplasie
Skelettreifungsstörung I: 2.7
- Perthes-Krankheit I: 2.9f.
Skelettveränderungen, chronische, bei Tauchern I: 2.110
Skipmetastasierung II: 9.24f.
Sklerodermie, progressive II: 5.3, 5.5
- zirkumskripte II: 5.2ff.
- - Ätiologie II: 5.3
- - bandförmige II: 5.5
- - Histologie II: 5.4
Skoliose bei Kniebeugekontraktur I: 12.31
Slocum-Oberschenkelamputation II: 7.28f., 7.31
Smith-Petersen-Nagel I: 2.134
Soleuskontraktur II: 3.8
Somatotropes Hormon I: 2.7, 2.146f.
Spastik, Coxa valga I: 1.104
- Hüftluxation, Behandlung I: 6.11ff.
- Hüftmuskulaturveränderung I: 6.4
- spinale, Muskelkontrakturen I: 6.30
Sperocentric-Prothese I: 9.32
Spina bifida cystica, Klumpfuß II: 3.58
- - Hackenfuß II: 3.21
- - Hüftluxation I: 1.79
- - Kniegelenkstörung, angeborene I: 8.21
- - occulta, Hohlfuß II: 3.79

- - - Hohlfußbehandlung II: 3.82f.
- - Spitzfuß II: 3.8
- iliaca anterior inferior, Abrißverletzung II: 6.3
- - - superior, Abrißverletzung II: 6.3
- ventosa II: 4.8
Spinamuskelablösung, erweiterte I: 6.10
Spiralschiene II: 3.110
Spitzfuß II: 3.1ff.
- Achillotenotomie II: 3.16f.
- angeborener II: 3.1f.
- - beidseitiger II: 3.2
- - lagebedingter II: 3.2
- - ossär bedingter II: 3.2
- apoplexiebedingter II: 3.14
- Arthrogryposis multiplex congenita II: 3.12
- beidseitiger II: 3.2, 3.14
- bei Beinlängendifferenz II: 3.14
- Charcot-Marie-Tooth-Hoffmannsche Krankheit II: 3.13
- chronische Polyarthritis II: 3.11
- Definition II: 3.1
- Dorsalflexionfähigkeit bei gebeugtem Kniegelenk II: 3.8
- erworbener II: 3.1f.
- Fehlbelastungsfolgen II: 3.4
- Gastroknemiuskontraktur II: 3.8
- Genu-recurvatum-Entwicklung I: 12.28
- Haltungsfehler II: 3.14
- Hammerzehenentwicklung II: 3.141
- Hämophilie I: 16.18, 16.20, 16.44; II: 3.12
- Hüftgelenkfehlstellung II: 3.14
- bei Hyperbetalipoproteinämie II: 3.9
- Ischiadikusverletzung, proximale II: 3.7
- Klinik II: 3.14
- nach Klumpfußbehandlung II: 3.18
- bei Kniebeugesteife I: 12.31
- Kniegelenkfehlstellung II: 3.14
- kontrakter II: 6.61
- - nach Arteria-poplitea-Verletzung I: 15.2
- - Entwicklung bei Hängefuß II: 3.1
- - Klumpfuß bei Myelomeningozele II: 3.59f.
- lähmungsbedingter s. Lähmungsspitzfuß
- Larsen-Syndrom II 3.12
- mechanisch bedingter II: 3.2, 3.14ff.
- metatarsaler II: 3.1
- mit Möglichkeit der passiven Dorsalextension s. Hängefuß
- Muskeldystrophie II: 3.13
- Muskelverpflanzung II: 3.17
- muskulär bedingter II: 3.1f., 3.8ff.
- Myositis ossificans II: 3.13
- narbenbedingter II: 3.8

- neurogener II: 3.1f.
- - iatrogener II: 3.7
- durch Pflegefehler II: 3.14, 3.16
- Prognose II: 3.19
- Quengelgipsverband II: 3.16
- Redressement in Narkose II: 3.16
- schlaffer II: 3.4
- Sehnenverpflanzung II: 3.17f.
- Soleuskontraktur II: 3.8
- spastischer II: 3.12f.
- Systemkrankheit II: 3.2, 3.11ff.
- tendogener II: 3.2, 3.8ff.
- Therapie II: 3.14, 3.16ff.
- - konservative II: 3.16
- Tibialis-anterior-Syndrom II: 3.10
- Umstellgipsverband II: 3.16
- Unterschenkelhämangiom II: 3.8
- bei Unterschenkelpseudarthrose I: 13.8
- Ursachen II: 3.1
- nach Wadenmuskelblutung I: 16.45
- Zerebralparese, infantile II: 3.12
Spitzfußstellung, indizierte, bei Fußsohlenulkus II: 7.11
- rückwärtige II: 3.22
Spitz-Knick-Fuß, kongenitaler I: 13.17
Spitzy-Pfannendachplastik I: 1.51
Spitzyscher Fettpfropf II: 3.104
Spondarthritis, seronegative I: 9.51
Spondylarthritis, juvenile I: 9.44
Spondylitis I: 9.52
- ankylopoetica I: 9.44; II: 3.11, 4.20
- - bei chronischer Darmerkrankung II: 4.24
- - Enthesopathie I: 9.52
- - Fersenschmerzen II: 4.42
- - Gonarthritis I: 9.52
- - Koxitis I: 4.47f.
- - - Differenzierung von der Gicht I: 4.20
- - präspondylitische Phase I: 9.52
Spongiosa, subchondrale, arthritische Destruktion I: 4.36
Spongiosaplastik bei Pseudarthrose II: 6.82
- bei Tibiafraktur II: 6.69, 6.78, 6.80
Spongiosastruktur des Fußskeletts II: 3.88
- des koxalen Femurendes I: 1.101, 1.116ff.
Spontanamputation, schnürfurchenbedingte II: 3.56
Spontanfraktur bei myelodysplastischem Klumpfuß II: 3.60f.
- osteoporosebedingte I: 14.5
- Ostitis deformans I: 14.5
Sporotrichose, Gelenkbeteiligung I: 4.7
Spreizbehandlung bei Dysplasiehüfte I: 1.34ff.
- bei Hüftmuskellähmung I: 6.7
Spreizfuß II: 3.95, 3.128
- Hallux valgus II: 3.128
- Hammerzehenentwicklung II: 3.141
- Operationsverfahren II: 3.137

Spreizfuß, Polyarthritis, chronische progrediente II: 4.13
Spreizhose I: 1.34
- Indikation I: 1.35 f.
- Kopfumbaurate I: 1.34
Spreiz-Lauf-Schiene I: 1.37
Spreizschiene I: 1.37
Sprungbein s. Talus
Sprunggelenk, Markphlegmoneneinbruch I: 14.7
- oberes, Ankylose, tuberkulosebedingte II: 4.10
- - Arthritis, bakterielle unspezifische II: 4.4
- - - sympathische II: 4.2
- - - tuberkulöse II: 4.8 f.
- - Arthrodese II: 4.17 f., 6.108
- - - nach Chopart-Amputation II: 7.20
- - - Fußbelastung beim Gehen II: 1.19
- - - bei Fußsohlenulkus II: 7.11
- - - bei progredienter chronischer Polyarthritis II: 4.17
- - - bei Unterschenkelfehlstellung II: 6.83
- - - bei veralteter Luxationsfraktur II: 6.93, 6.95
- - Arthrographie II: 6.63, 6.97
- - Arthrosis deformans II: 6.95
- - Bandapparat II: 6.63
- - Bandersatzoperationen II: 6.64 ff.
- - Bandverletzung II: 6.86
- - Bewegung beim Gehen II: 1.7 f.
- - Bewegungszentren II: 1.27, 1.29
- - Endoprothese II: 6.83
- - Epiphysenschädigung II: 6.99 ff.
- - Equinusstellung II: 3.38
- - Flächendruckverteilung, belastungsabhängige II: 1.30
- - Fraktur, bimalleoläre II: 6.89 f., 6.92
- - - frische II: 6.85 ff.
- - - Plattfußentstehung II: 3.113
- - - Ruhigstellung II: 6.89
- - - Therapie II: 6.87 ff.
- - - veraltete, schlechtstehende II: 6.93 ff.
- - Gelenkachse II: 1.26 ff.
- - Kapselspaltung II: 3.40
- - Krafteinwirkungen II: 1.28
- - Kugelgelenkbildung bei Talokalkaneosynostose II: 2.9, 2.11 ff.
- - Luxationsfraktur, bimalleoläre II: 6.92
- - - veraltete II: 6.93, 6.95
- - Mechanik II: 1.24 ff.
- - Pronations-Abduktions-Fraktur II: 6.85
- - Pronations-Eversions-Fraktur II: 6.85
- - Resektionsarthrodese II: 4.17
- - Sagittalschnitt II: 1.24
- - Sehnenanordnung II: 1.38
- - Supinations-Adduktions-Fraktur II: 6.85

- - Supinations-Eversions-Fraktur II: 6.85
- - Teilluxation I: 13.16
- - Totalprothese II: 4.17
- - Verletzung II: 6.85 ff.
- - Vertikalbelastung II: 1.29 ff.
- - Radiosynoviorthese I: 9.15
- - Rotations-Kompressions-Trauma, Talusosteochondrose I: 2.61
- - Supination-Varus-Trauma, Talusosteochondrose I: 2.61
- unteres II: 3.97
- - Arthrodese II: 6.108
- - Bewegung beim Gehen II: 1.8
- - Bewegungsachse II: 1.31 ff., 1.37
- - - Schrägstellung II: 1.33 f.
- - Bewegungsausschlag beim Gehen II: 1.33
- - Druckverteilung II: 1.31
- - Kontaktflächen II: 1.31
- - Mechanik II: 1.30 ff.
- - Muskelwirkung II: 1.35
- - Sehnenanordnung II: 1.35, 1.38
Sprunggelenkarthritis nach enteraler Yersinieninfektion I: 9.58
Sprunggelenkarthrodese, komplette II: 6.108
Sprunggelenkarthropathie, hämophile I: 16.20
- - Röntgenbefund I: 16.23
Sprunggelenkblockade I: 2.61
Sprunggelenkdestruktion, Tabes dorsalis II: 4.32
Sprunggelenkdistorsion II: 6.63 f.
- Sudeck-Syndrom I: 15.2
Sprunggelenkeinsteifung, polyarthritische II: 3.11
Sprunggelenkkontraktur II: 3.13
Sprunggelenkluxationsbruch mit Fibulafraktur II: 6.70
Sprunggelenkmitte, Bestimmung im Röntgenbild I: 12.16 f.
Sprunggelenkspitzfuß II: 3.1
Sprunggelenktuberkulose I: 14.12
Spül-Saug-Drainage bei bakterieller Arthritis I: 9.63
Stabilogramm II: 1.2
Stammvenenverletzung I: 15.3
Standbeinphase, O-Bein I: 12.11
- X-Bein I: 12.11
Standspuruntersuchung II: 3.102 f.
Staphylococcus aureus, Säuglingskoxitis I: 4.58
Staphylococcus-aureus-Osteomyelitis, akute hämatogene II: 4.1
Staphylokokkenarthritis I: 4.58, 9.61
Stehen, Fußsohlen-Flächendruck II: 1.3
- Körpergewichtsverteilung I: 1.2 f.
- Muskelfunktion II: 1.4 f.
Stehübungen bei Hüftmuskellähmung I: 6.7
- bei Myelomeningozele I: 6.22
Steinbrocker-Klassifikation des rheumatischen Prozesses I: 9.9
Stelzfußgang II: 4.43
Steppergang II: 3.5, 3.13

Sternoklavikulargelenk, Osteochondrosis dissecans I: 2.61
Steroidgicht I: 4.53
Steroidinjektion, intraartikuläre I: 9.13 f.
- - Gelenktuberkuloseaktivierung I: 9.69
Steroidtherapie bei Arthrose I: 10.18
- Dosisäquivalenzen I: 9.13
- Hüftkopfnekrose s. Hüftkopfnekrose, cortisonbedingte
- bei Sudeck-Syndrom II: 5.12
St. Georg-Scharnierprothese I: 9.31
St. Georg-Schlittenprothese I: 9.31
STH s. Somatotropes Hormon
Still-Syndrom II: 4.47, 9.43
- oligoartikuläres II: 4.20
- polyartikuläres II: 4.20
Stoffwechselstörung, Arthrosenentstehung I: 10.8
Strabismus bei Luxationshüfte I: 1.3
Strahlenosteonekrose, Hüftkopf I: 2.72 f., 2.94
Strahlensynovialitis nach Radionuklidinjektion I: 9.17
Streckgipsverband bei Kniebeugesteife I: 12.32
Streckmuskelatrophie im Kniegelenkbereich I: 12.29, 12.31
Streptokokkenarthritis I: 9.61
Streßfraktur nach Endoprothesenimplantation I: 9.40
Strom, elektrischer, niederfrequenter I: 10.16
Strumpf mit Großzehenfach II: 3.137
Stuart-Prower-Faktor-Mangel I: 16.3
Stubbies I: 3.6
Stumpf, idealer II: 7.3
- Muskelschlingenbildung II: 7.15
- Ödemprophylaxe II: 7.14
- patientengerechter II: 7.2 f.
- prothesengerechter II: 7.1
- Verbandbehandlung II: 7.14
- Weichteilmantel II: 7.2
Stumpfbeschwerden, prothesenbedingte II: 7.31
Stumpfdermatitis II: 7.31
Stumpfdurchblutungsstörung, arterielle I: 15.7 ff.; II: 7.31
- prothesenbedingte I: 15.8, 15.10
Stumpfekzem II: 7.31
Stumpffistel, osteomyelitische II: 7.31
Stumpffraktur II: 7.31
Stumpfgelenkkontraktur II: 7.31
Stumpfhyperpathie II: 7.31 f.
Stumpfkappenplastik II: 7.4 f.
Stumpfkausalgie II: 7.32
Stumpfkorrektur II: 7.11
- Schmerzausschaltung II: 7.13
Stumpfkrankheit II: 7.31 f.
Stumpfkuppe, Toter-Gang-Bewegung II: 7.2 f.
Stumpfmassage II: 7.12
Stumpfnarbenlage II: 7.3
Stumpfneurom II: 7.31
Stumpfödem II: 7.31
Stumpfplastik nach Frostnekrosenamputation II: 7.9 f.

– Fußstumpfkorrektur II: 7.23
– Oberschenkelstumpfkorrektur II: 7.30
– Unterschenkelstumpfkorrektur II: 7.26f.
Stumpf-Prothesenschaft-Verbindung II: 7.2f.
Stumpfschmerzen II: 7.12
– radikulär bedingte II: 7.32
Stumpfulzeration II: 7.11
Stumpfweichteilentzündung II: 7.31
Subluxatio supinatoria II: 6.64
Subluxation, tibiofemorale, angeborene I: 12.26
– – bei Kniebeugesteife I: 12.31
Subluxationskoxarthrose, Varisierungsosteotomie I: 5.29f.
Subluxationspfanne I: 1.13f.
– Knochen-Knorpel-Grenze I: 1.12
Subtalargelenk s. Sprunggelenk, unteres
Sudecksches Syndrom I: 15.1f.; II: 5.10ff., 6.80
– – Anästhesie, spinale II: 5.14
– – Ätiologie II: 5.10
– – Differentialdiagnose II: 5.12
– – Großklauenzehe II: 3.139
– – Hammerzehe II: 3.140, 3.142
– – Hängeprobe II: 5.14
– – Hautveränderungen II: 5.11
– – Hohlfuß II: 3.79
– – Kalzitonintherapie II: 5.12f.
– – Kortikosteroidtherapie II: 5.12
– – der Patella I: 10.10
– – Pathogenese II: 5.10f.
– – Physiotherapie II: 5.14
– – Prognose II: 5.12
– – durch Quengelverband bei Kniestrecksteife I: 12.30
– – Röntgenbefund II: 5.11ff.
– – nach Spätamputation II: 7.31
– – Stadien II: 5.11
– – Therapie II: 5.12ff.
– – Therapierichtlinien II: 5.14
Sugioka-Femurrotationsosteotomie, transossäre ventrale I: 2.98, 2.104
Supinationskontraktur des Vorfußes II: 3.108
Supinatorenverletzung II: 6.60
Sustentaculum tali, Talokalkaneosynostose II: 2.15
Syme-Amputation II: 7.2, 7.20, 7.22f.
– beim Alternden II: 7.8
– bei Metatarsaltumor II: 9.44
– Prothesenversorgung II: 7.14
Sympathektomie, lumbale I: 15.4
Symphysenruptur II: 6.1ff.
– Plattenosteosynthese II: 6.1, 6.3
Synchondrosis ischiopubica, Ossifikationsverzögerung I: 1.9, 1.24
– – Veränderung bei Perthes-Krankheit I: 2.19
Syndaktylie I: 13.16; II: 3.147f.
– Hallux varus congenitus II: 3.146
– künstliche II: 3.144f.
– kutane II: 3.148
Synovektomie II: 4.11, 4.17

– arthroskopische I: 9.5
– bei bakterieller Arthritis I: 9.63
– chemische II: 4.14f.
– – bei chronischer Polyarthritis I: 9.13
– – bei juveniler chronischer Polyarthritis I: 9.48
– – Pharmaka I: 9.14
– bei Gichtarthritis I: 9.74
– bei Gonarthrose I: 10.18f.
– bei Gonokokkenarthritis I: 9.70
– beim Kind I: 9.48
– Nachteile gegenüber der Radiosynoviorthese I: 9.16f.
– bei Reiter-Syndrom I: 9.57
– bei rheumatischer Gonarthritis I: 9.18ff.
– bei rheumatischer Koxitis I: 4.50
– bei Synovialitis villonodosa pigmentosa I: 9.78
– bei tabischer Arthropathie I: 10.22
– bei tuberkulöser Arthritis I: 9.67f.
Synovia, abbauende Fermente I: 4.38
– anomale, Synovialisstimulation I: 4.38
– Einfluß auf die Kraftverteilung im Gelenk I: 5.9
– Kristallgehalt bei Arthrose I: 5.13
– Zusammensetzung I: 4.36
Synovialanalyse bei Kniegelenkschwellung I: 9.3f.
Synovialbiopsie I: 4.2, 9.4f.
Synovialektomie s. Synovektomie
Synovialis, Aufbau I: 4.36
– A-Zellen I: 4.38
– Entzündungszellen I: 9.11
– Funktion I: 4.36
Synovialiseinschmelzung I: 9.61f.
Synovialisgranulom, rheumatisches I: 9.5, 9.11
Synovialishyperplasie, villöse I: 9.11, 16.10
Synovialisinfektion, tuberkulöse I: 4.9
Synovialisirritation, osteophytenbedingte I: 4.38
Synovialisstimulation I: 4.44
– bei anomaler Synovia I: 4.38
Synovialisveränderung, posthämorrhagische I: 16.10
Synovialitis I: 4.36f.; II: 4.13
– akute I: 4.36, 16.10, 16.27
– bakterielle I: 9.61f.
– chondrodendritica I: 10.12
– chronische I: 4.36
– eitrig-nekrotisierende I: 4.56
– exsudative I: 9.2
– nach Gelenkknorpelschädigung I: 5.1, 5.6
– Gicht I: 4.18
– gonorrhoische I: 9.70
– koxale, vor Epiphysendislokation I: 2.146
– Lupus erythematosus disseminatus II: 4.23
– bei Osteochondrose des älteren Menschen I: 2.59

– bei Osteochondrosis dissecans I: 2.49
– posthämorrhagische, akute I: 16.10, 16.27
– persistierende, Behandlung I: 16.29
– primäre I: 4.19
– proliferative I: 4.36, 9.2f.; II: 4.16
– rheumatische I: 9.2
– sekundäre I: 4.19
– serofibrinöse I: 4.37
– seröse I: 4.37
– simplex I: 4.37
– sterile I: 9.62
– strahlenbedingte, nach intraartikulärer Radionuklidinjektion I: 9.17
– transitorische, der Hüfte, beim Kind I: 4.41f.
– uratbedingte, chronische I: 9.74
– villonodosa I: 4.7
– – pigmentosa I: 9.78; II: 8.1
– – – Synovialbiopsatbefund I: 9.5
– – – posthämorrhagische I: 16.10
Synovialmembran s. Synovialis
Synovialom, benignes I: 9.78
Synovialruptur I: 9.2f.
– bei Behçet-Syndrom I: 9.59
Synovialsarkom I: 9.78
Synoviitis s. Synovialitis
Synoviom, plantares II: 5.2
Synoviozytenveränderung, posthämorrhagische I: 16.10
Syphilis I: 4.30f.; II: 4.11f.
– Diagnostik I: 4.2, 4.31
– konnatale, Hüftgelenkbeteiligung I: 4.6
– – Spätmanifestation I: 4.6
– – Wachstumsstörung, kniegelenknahe I: 12.4, 12.6
– – sekundäre I: 4.5f., 4.30
– Stadieneinteilung I: 4.5
– tertiäre I: 4.5; II: 4.12
Syringomyelie, Arthropathie I: 10.21; II: 4.32

T

Tabes dorsalis I: 4.30f.; II: 4.32
– – Arthropathie s. Arthropathie, tabische
– – Kniearthropathie I: 10.21f.
– – myatrophische Prozesse I: 4.31
– – Symptome I: 4.31
– – Therapie I: 4.32
Talalgie II: 4.20, 4.24
Talokalkanealarthrodese II: 6.113, 6.119
– extraartikuläre II: 3.107
Talokalkanealgelenk II: 1.31, 3.106
– Keilresektion II: 3.26, 3.49
Talokalkanealgelenklockerung II: 3.97
Talokalkanealsubluxation I: 13.15
Talokalkanearsynostose s. Coalitio talocalcanea
Talokalkaneonavikulargelenk s. Sprunggelenk, unteres

Talokruralgelenk s. Sprunggelenk, oberes
Talonavikulararthrodese II: 2.15, 2.17, 3.110, 6.119
Talonavikulararthrose bei Naviculare bipartitum II: 2.18
- plattfußbedingte II: 3.111
- bei Rückfußsynostose II: 3.110
Talonavikularfrüharthrose bei Coalitio calcaneonavicularis II: 2.17
Talonavikulargelenk II: 1.34, 3.90, 3.106; s. auch Chopartsches Gelenk
- Bewegungsachse II: 1.34, 1.37
- Kapseldiszision, mediale II: 3.80
Talonavikulargelenkschädigung, Spätzustand II: 6.119
Talonavikularluxation II: 3.98, 3.116f.
Talonavikularsubluxation II: 3.117
Talotibialgelenk s. Sprunggelenk, oberes
Talus accessorius II: 2.1
- medial-plantar abgleitender II: 3.87
- Stellung bei Tibiaaplasie I: 13.12
- Valgusstellung bei Fibulaverkürzung II: 1.31
- verticalis II: 3.1, 3.22
- - Plattfuß II: 3.97f.
- - Schaukelfuß II: 3.116
Talusbewegung um den Kalkaneus II: 1.33
Talus-Boden-Winkel II: 3.98
- Plattfuß II: 3.98
Taluschondroblastomkürettage II: 9.45
Taluschondrosarkomresektion II: 9.45
Talusdrehung II: 3.75
Talusexstirpation I: 13.14; II: 6.108, 9.45
- bei arthrogrypotischem Klumpfuß II: 3.53f.
- bei Klumpfuß II: 3.50
- bei Lähmungsklumpfuß II: 3.60
- temporäre II: 3.50
- bei Tibiadefekt II: 3.56
Talusfraktur II: 6.106ff.
- Ätiologie II: 6.106
- Diagnose II: 6.106
- Dislokation II: 6.106
- Fragmentnekrose II: 6.110f.
- komplizierte II: 6.108
- Therapie II: 6.106ff.
- veraltete II: 6.108
- Verschraubung II: 6.106
Talusgelenkfläche, tibiale II: 1.24f.
Talushalsfraktur II: 6.106
Talushalsosteotomie II: 3.35
Talus-Kalkaneus-Längssystemkreuzung II: 3.93f.
Talus-Kalkaneus-Längssystemkreuzung II: 3.93f.
Talus-Kalkaneus-Synostose II: 3.96, 3.100, 3.110
Talus-Kalkaneus-Winkel II: 3.98

- Plattfuß II: 3.98
Taluskopfwinkel II: 3.72, 3.99
- Hohlfuß II: 3.74
Taluskörperspaltbruch II: 6.106
Taluslängssystem II: 3.93f.
Talusluxation, komplette II: 6.110f.
- Tripelarthrodese II: 6.110
- nach ventral II: 4.32
Talusluxationsfraktur mit Innenknöchelabriß II: 6.107
Talusnase II: 4.46ff.
- dorsale II: 2.8
- Differentialdiagnose II: 4.46
- Klinik II: 4.47
- Lokalisation II: 4.46
- Therapie II: 4.48
- Vorkommen II: 4.46
Talus-Navikulare-Gelenk-Winkel II: 3.98, 3.100
- Plattfuß II: 3.98, 3.102
Talusosteoidosteom II: 4.46
Talusrandkrümmung, äußere II: 1.25
- innere II: 1.25
Talusresektion nach Chopart-Amputation II: 7.20f.
Talusrolle, Osteochondrosis dissecans I: 2.49f., 2.60f.
- - - Becksche Bohrung I: 2.63
- - - posttraumatische I: 2.60
Talusrollenabflachung I: 16.23
Talusstauchungsbruch II: 6.106
Talussubluxation nach Malleolarfraktur II: 6.95
- nach vorne I: 16.23; II: 6.64
Talustrümmerfraktur II: 6.106
- Fragmentnekrose II: 6.110
- Therapie II: 6.108f.
Taluszyste II: 4.30, 4.33
Tarsalgelenk, queres s. Chopartsches Gelenk
Tarsaltumor II: 9.44ff.
Tarsaltunnelsyndrom, passageres II: 4.16
- Spitzfußhaltung II: 3.8
Tarsometatarsalgelenk s. Lisfrancsches Gelenk
Taucherkrankheit s. Caissonkrankheit
Tauchgangsphasen I: 2.108f.
Taylor-Schiene I: 2.37
Teflongranulom I: 4.80
Teflonimplantat, Fremdkörperreaktion I: 4.80
Tektoplastik I: 1.53
Tendinose, perikoxale I: 4.36, 5.7, 5.16
- - Schmerzbehandlung I: 5.26
Tendoatheromatose II: 6.56
Tendolipoidose II: 6.56
Tendoostitis beim Schulkind I: 9.44
Tendosklerose II: 6.56
Tendovaginitis, gonorrhoische I: 9.69
Tennis-leg II: 6.56
Tenosynovektomie II: 4.16
- bei rheumatischer Gonarthritis I: 9.19
Tenosynovitis, Behçet-Syndrom I: 9.59

- infektiöse akute II: 4.7
- retromalleoläre II: 4.16
Tenotomie bei Koxarthrose I: 5.36
Tetraparese, spastische, Hüftluxation I: 6.5
Thalidomidembryopathie, Fehlbildungen der oberen Extremität I: 13.12
- Femurdefekt I: 1.136
- Fibulaaplasie I: 13.15
- Hüftbeteiligung I: 1.3
- Tibiaaplasie I: 13.10
- Tibiadefekt I: 3.55
Thesaurismose, Hüftkopfnekrose I: 2.74
Thiotepainjektion, intraartikuläre I: 9.14
Thomas-Splint I: 2.37
Thrombangiitis obliterans I: 15.3
Thrombektomie I: 15.7
Thrombophlebitis im Hüftgelenkbereich I: 4.36
- oberflächliche I: 15.6
Thrombose, septische, Hüftkopfnekrose I: 2.73
- nach Unterschenkelfraktur II: 6.70
Thromboseprophylaxe I: 15.7
Thrombozytenprimäradhäsion I: 16.1
Tibia recurvata I: 13.8
- - post amputationem cruris I: 12.28
- - säbelscheidenförmige I: 14.2
- - Osteogenesis imperfecta I: 14.4
- valga I: 11.10
- vara I: 11.4f., 12.24f.
- - Metaphysen-Diaphysen-Winkel I: 12.24
- - Stadien I: 12.24f.
- Ventralverschiebung I: 7.12
Tibiaabszeß I: 14.11
- intramedullärer II: 4.4f.
Tibiaachse, mechanische I: 12.8f., 12.17, 14.1
Tibiaadamantinom II: 9.35
- Therapie II: 9.37ff.
Tibiaantekurvation, Kniegelenkschmerz I: 14.2
- Ostitis deformans juvenilis I: 14.5
- bei subtotaler Fibulaaplasie I: 13.15f.
Tibiaaplasie I: 3.1, 3.3, 13.9ff., 13.17f.
- beidseitige I: 13.11ff.
- bei Femurgabelung I: 1.148
- Fibuladoppelbildung I: 13.19
- Fußunterstellungsoperation I: 3.7
- Kombinationsfehlbildungen I: 13.11
- partielle I: 3.1f., 13.10f.
- mit partieller Femuraplasie I: 1.142
- subtotale I: 13.9f.
- Therapie I: 13.14
- totale I: 13.10f.
Tibiaapophysenformen I: 11.2f.
Tibiaapophysenosteochondrose, juvenile s. Osgood-Schlattersche Krankheit
Tibiabasis-Abscherungsbruch II: 6.84

Tibiabasis-Epiphysenausriß, lateraler II: 6.102
Tibiabasis-Epiphysenlösung II: 6.99 f.
- veraltete II: 6.100
Tibiabasis-Epiphysenreposition II: 6.100
Tibiabasis-Epiphysenverletzung II: 6.99 ff.
- partielle II: 6.100
Tibiabasis-Epiphyseodese II: 6.100
Tibiabasis-Trümmerbruch II: 6.84 f.
Tibiachondroblastom II: 9.39
Tibiachondromyxoidfibrom II: 9.35, 9.39
Tibiachondrosarkom II: 9.35
Tibiadefekt, angeborener II: 3.54 f.
- - Amputation II: 3.56
- - Symptome II: 3.55
- Fibula-Fuß-Verbindung, operative II: 3.55 f.
- Klumpfuß II: 3.55
Tibiadefektüberbrückung II: 9.37
Tibiadiaphysenersatz durch die Fibula II: 9.38 f.
Tibiadiaphysenresektion II: 9.37 ff.
Tibiadrehbruch II: 6.67
Tibiaepiphysenfraktur II: 6.32
Tibiaepiphysenfugen, Anteile am Tibiawachstum I: 12.1
Tibiaepiphysenfugen-Verletzung, proximale I: 12.21; II: 6.31 f.
- - durch Kirschner-Draht I: 12.27
- Varusfehlstellung II: 6.104
Tibiaepiphyseodese II: 6.83
Tibiaermüdungsfraktur I: 9.8, 9.10
- nach Kniegelenkendoprothesenimplantation I: 9.40
Tibiaersatz durch die Fibula I: 13.9, 13.14; II: 9.38 f.
Tibiaexostose, metaphysäre I: 11.5
Tibiafehlbildung I: 3.1 f.
Tibiafibrom, nichtossifizierendes II: 9.35, 9.40
Tibiafibrosarkom II: 9.35, 9.39
Tibiafraktur, distale, Epiphysenfugenbeteiligung II: 6.101
- epimetaphysäre II: 6.31 f.
- infizierte I: 14.10
- isolierte, Valgusdeformität I: 12.21
- kniegelenknahe, Nervus-fibularis-Schädigung II: 3.5
- nichtossifizierendes Fibrom II: 9.40
- proximale, Epiphysenfugenbeteiligung II: 6.31 f.
- Spongiosaplastik II: 6.69, 6.78, 6.80
- tumorbedingte II: 9.35
Tibiagelenkfläche, talare II: 1.24 f.
Tibiagelenkflächenersatz, proximaler I: 9.31
Tibiahämangiom, periostales II: 9.40
Tibiahypoplasie I: 3.1, 13.9 f.
Tibiakondylus, medialer, abgeflachter I: 3.3
- - aseptische Nekrose I: 8.22
Tibiakondylusosteonekrose, spontane I: 11.8

Tibiakopf, Blutgefäßversorgung I: 11.1
Tibiakopfanteversion I: 12.27
Tibiakopfdepressionsbruch II: 6.28 f.
Tibiakopf-Epiphysenverletzung II: 6.97 f.
Tibiakopf-Ermüdungsfraktur I: 9.8, 9.10
Tibiakopffissur II: 6.28
Tibiakopfform, sagittale, Entwicklung I: 12.8
Tibiakopffraktur II: 6.28, 6.67
- Bandausriß beim Kind II: 6.32
- Begleitverletzungen II: 6.28
- bikondyläre, Osteosynthese II: 6.30
- Gefäßverletzung I: 15.2
- kombinierte II: 6.28 f.
- Operationsindikation II: 6.29
- Therapie II: 6.29 f.
- - konservative II: 6.29
- - operative II: 6.29 f.
Tibiakopfimpressionsfraktur I: 10.19; II: 6.28 f.
Tibiakopfosteotomie, Osteosynthese I: 9.24 f.
- bei rheumatischer Gonarthritis I: 9.24 ff.
Tibiakopfresektion II: 9.37
Tibiakopfriesenzelltumor, rezidivierender II: 9.40
Tibiakopfspaltbruch II: 6.28 f.
Tibiakopftumor II: 9.35
Tibiakopfusur I: 9.7, 9.9, 9.66
Tibiakopfventralisation I: 8.20
Tibiakopfzyste, subchondrale I: 9.8
- - Tibiakopfosteotomie-Effekt I: 9.25
Tibialis-anterior-Syndrom II: 3.10, 6.28
- atraumatisch entstandenes II: 3.10
- bei Hämophilie I: 16.37, 16.44
Tibialismuskulatur, schmerzhafte II: 3.10
Tibialis-posterior-Entfächerung II: 3.35 f.
Tibialis-posterior-Transplantation II: 3.17
Tibialogensyndrom II: 6.28
Tibiaosteochondritis, proximale I: 12.4
Tibiaosteochondrom II: 9.35
Tibiaosteoidosteom II: 9.35, 9.40
Tibiaosteoidosteomresektion, Genu valgum I: 12.22 f.
Tibiaosteomyelitis I: 14.6 ff.
- epiphysennahe I: 14.12
- metaphysäre, hämatogene, akute I: 14.6
- nach Osteosynthese I: 14.11
- primär-chronische I: 14.11 f.
- sekundär-chronische I: 14.12
Tibiaosteosarkom II: 9.34 ff.
Tibiaosteotomie, hohe, Nervus-tibialis-Schädigung II: 3.5
Tibiaplateau I: 7.2 f.
- Osteochondrosis dissecans I: 2.61
Tibiaplateaudislokation II: 6.28

Tibiaplateaueinbruch I: 9.6
Tibiaplateauersatz I: 10.19
Tibiaplateauimpression II: 6.30
Tibiapseudarthrose II: 6.81 f.
- angeborene II: 9.38
- Ausheilungszeichen I: 13.9
- Brückenplastik I: 13.9
- Operationsverfahren I: 13.9
Tibiaquerbruch II: 6.67
Tibiareduktionstendenz I: 13.10, 13.12 f.
Tibiarotation II: 1.33, 1.35
Tibiaschaftachse I: 12.8 f., 12.16 f.
Tibiaschaftbruch, Cerclage, primäre II: 6.67
- Drahtextension II: 6.67
- Fixateur externe II: 6.69
- isolierter II: 6.67 ff.
- - Therapie II: 6.67 ff.
- Osteomyelitis II: 6.69
- Osteosynthese II: 6.69
- mit Weichteilzertrümmerung II: 6.69
Tibiaschaftverbiegung, Willert-Typen I: 13.4 f.
Tibiaschrägfraktur II: 6.68 f.
Tibiaspontanfraktur I: 14.5
Tibiastauchungsfraktur, distale II: 6.68
Tibiasubluxation, dorsale I: 16.15, 16.23
- - beim Kind I: 9.45
Tibiatuberkulose I: 14.12
- zystische, metaphysäre proximale I: 12.6
Tibiatumor II: 9.34 ff.
- diaphysärer, Resektion II: 9.37 ff.
- distaler, Resektion II: 9.39
- Operation, radikale II: 9.35
- - unradikale II: 9.39 f.
- proximaler, hochmaligner II: 9.35
- - Resektion II: 9.37
- - Wachstumsstörung I: 12.6
Tibiatumorresektion II: 9.37 ff.
Tibiaverkrümmung, postrachitische, Korrekturindikation I: 14.2
Tibiaverkürzung bei Fibulaaplasie I: 13.15
Tibiazyste, aneurysmatische II: 9.35, 9.39
- solitäre II: 9.35, 9.39
Tibiofemoralgelenk I: 10.1 f.
Tibiofibulararthritis bei rheumatischer Gonarthritis I: 9.2
Tibiofibulargelenk, oberes, Entwicklung I: 8.2
Tibiofibularsyndesmose, Zerreißung II: 6.63
Tillmann-Knie I: 9.31 f., 9.34
Tintenlöscherfuß s. Schaukelfuß
Tophus II: 4.25 ff.
- gelenknaher I: 4.18
- patellarer I: 9.74
Tophusentfernung II: 4.28 f.
Torsionsadapter bei Rohrskelettprothese II: 7.3
Torsionseinlage II: 3.106

Totalkondylarknie I: 9.32
Totalsequester I: 14.7
Totenlade I: 14.7f.
Totenladenentstehung I: 14.7
Tractus iliotibialis I: 7.11, 7.13; II: 6.34f.
- - Bedeutung bei Kniebeugekontraktur I: 12.32
- - Einfluß auf die Femurschaftbelastung I: 1.102
- - Funktion beim Hüfthinken I: 12.9f.
- - - physiologische I: 12.10f.; II: 6.34
- - Insuffizienz I: 12.10
Traglinie des Beines I: 12.8, 12.17
- - Verschiebung I: 12.10
Transientsynovialitis, Perthes-Krankheit I: 2.31
Trauma, Amputationsindikation II: 7.9
Trendelenburg-Phänomen, angeborene Hüftluxation I: 1.27
- Coxa vara, primäre I: 1.138
- Femurdysplasie, partielle I: 1.144
- Koxarthrose I: 5.16f.
- nach Osteomyelitis I: 14.9
- Perthes-Krankheit I: 2.8
Trendelenburgscher Spieß II: 7.13
Treponema-pallida-Arthritis I: 9.61
Treppaufgehen, Fußmechanik II: 1.11
Tricho-rhino-phalangeal-Dysplasie I: 2.35
Tripelarthrodese am Fußstumpf II: 7.23
- bei myelodysplastischem Klumpfuß II: 3.60
- bei Schaukelfuß II: 3.117
- bei Talusluxation II: 6.110
- bei traumatischem Plattfuß II: 3.114
Triplex-Innominataosteotomie I: 1.55ff.
Trochanter major, distal-lateraler Transfer I: 1.76
- - Epiphysenfugenschädigung I: 1.100
- - Epiphysenfugenschluß, verspäteter I: 1.115
- - Epiphyseodese I: 1.123
- - Hochstand I: 1.112, 1.116, 1.126, 1.128, 1.138
- - Kranialverschiebung I: 5.33
- - Lateralverschiebung I: 1.109, 5.33
- - Tiefersetzung I: 1.109
- - Wachstumssteigerung I: 1.99
Trochanterabszeß, tuberkulöser I: 14.14
Trochanter-major-Effekt, außenrotatorischer antetorsionsabhängiger I: 1.23
Trochanter-minor-Absprengung II: 6.9, 6.11
Trochantertuberkulose I: 14.13f.
- Differentialdiagnose I: 14.14

Trochlea, konvexe I: 8.5
- platte I: 8.5
Trochoginglymos I: 7.1
Trophödem I: 8.22
Trümmerzonen-Pseudarthrose II: 6.82
Tse-Umkippplastik II: 9.37
Tuber ischiadicum, Abrißverletzung II: 6.3
Tuber-calcanei-Keilexzision II: 2.21
Tuberculum intercondylicum quartum I: 8.15
- - tertium I: 8.15
Tubergelenkwinkel II: 3.114, 6.113
Tuberkulintestung I: 9.65
Tuberkulose I: 14.12ff.; II: 4.7ff., 7.3, 7.9, 7.11
- Bakteriologie I: 9.65
- diaphysäre I: 14.12f.
- epi-meta-physäre I: 14.12
- Kniebeugesteife I: 12.31
- Kniegelenkentzündung s. Gonarthritis tuberculosa
- Koxitis s. Coxitis tuberculosa
- metaphysäre, beim Kind I: 14.13
- sekundäre I: 4.9f.
Tuberkulostatika I: 9.66
Tuberkulostatikaapplikation, intraartikuläre I: 9.68
Tuberositas navicularis, Knochenausriß II: 2.3
- tibiae, Apophysenlösung, Therapie II: 6.32f.
- - Ausriß II: 6.98
- - Distalisierung I: 8.12
- - Medialisierung I: 8.12
- - Verletzung II: 6.98
Tumor, Amputation II: 7.3, 7.10
- - Behandlungsablauf II: 7.11
- subungualer II: 5.16
Tumorähnliche Erkrankung, femorale, proximale II: 9.18
- - pelvikale II: 9.13
Tumorkapseleröffnung, intraoperative II: 9.3
Tumorsterilität II: 9.2ff.
Tumorverkleinerung II: 9.20
Tumorzellverschleppung, biopsiebedingte II: 9.2
Tunnelaufnahme I: 10.13

U

Überbein II: 4.45
Übergewicht, Einfluß auf Gonarthrose I: 10.8
- Hüftkopfnekrose I: 2.68, 2.93
- Koxarthrose I: 5.3, 5.25
Überlappungssyndrom I: 9.52
Überlastungs-Coxa-vara: 1.111
UCI-Knieendoprothese I: 9.32
Ufergewebe I: 4.44
Ühlinger-Krankheit s. Ostitis deformans juvenilis
Ulcus cruris I: 15.7
Ulkus, ischämisches II: 5.6

- nach Kälteeinwirkung II: 5.9
- neurotrophes s. Malum perforans
- venöse Durchblutungsstörung II: 5.8f.
Ullrich-Bonnevie-Syndrom, Kniebeugekontraktur I: 8.19
Ullrich-Turner-Syndrom I: 8.23
Ulmer-Platte II: 6.44f.
Ulnaaplasie, subtotale I: 13.16f.
Umdrehplastik s. Borggreve-Umdrehplastik
Umkippplastik nach distaler Femurteilresektion II: 9.29ff.
- nach Femurresektion II: 9.16, 9.26
- nach Unterschenkelamputation II: 9.37
Umknicken im Fußgelenk II: 6.62
Unguis incarnatus II: 5.16f.
Unterarmmuskelblutung, hämophile I: 16.38f.
Unterfunktions-Coxa-valga I: 1.106ff.
- Ursachen I: 1.108
Unterschenkel, Doppelbildung I: 13.19
- Varusverbiegung zwischen mittlerem und unteren Drittel I: 14.2
Unterschenkelabduktionstest II: 6.38
Unterschenkeladduktionstest II: 6.38
Unterschenkelamputation II: 7.23ff., 9.33
- beidseitige, Entschädigungssatz II: 7.32
- in Blutleere II: 7.13
- Entschädigungssatz II: 7.32f.
- bei Fibulatumor II: 9.41
- bei Fußknochentumor II: 9.44
- Gipsverband II: 7.26f.
- Gipsverbandpolsterung II: 7.27
- Hautlappenbildung II: 7.25
- Knochenversorgung II: 7.15, 7.25f.
- Muskelversorgung II: 7.23
- Nachbehandlung II: 7.14, 7.26f.
- Stumpfkappenplastik II: 9.37
- Technik II: 7.23ff.
- bei Tibiatumor II: 9.37
- Wadenkürzung II: 7.25
Unterschenkelamputierter, alternder, Prognose II: 7.8
Unterschenkelantekurvation s. Crus antecurvatum
Unterschenkelaußenrotations-Rekurvatum-Test II: 6.38
Unterschenkelaußenrotatoren I: 7.13
Unterschenkel-Auswärtsdrehbruch II: 6.70
Unterschenkel-Biegungsbruch II: 6.70, 6.84
Unterschenkelbruch II: 6.67ff.
- Amputationsindikation II: 6.77
- Fehlstellungsvorbeugung II: 6.82f.
- Fixateur externe II: 6.77, 6.80
- Kallusverzögerung II: 6.70, 6.75, 6.80ff.
- kompletter II: 6.70ff.
- - Ausheilung in Innendrehstellung II: 6.75, 6.82

Sachverzeichnis LXV

- – – in Rekurvationsstellung II: 6.82
- – – in Valgität II: 6.76, 6.82
- – – in Varusstellung II: 6.82
- – – Begleitverletzungen II: 6.70
- – – Dislokation II: 6.70
- – – Marknagelung, gedeckte II: 6.72
- – – insuffiziente II: 6.75
- – – offene II: 6.72
- – – Operationsverfahren, einfache II: 6.72
- – – offenes II: 6.72
- – – Plattenosteosynthese II: 6.71 ff.
- – – Reposition II: 6.70
- – – Therapie II: 6.70 ff.
- – komplizierter II: 6.75, 6.77, 6.80
- – – Abszeßbildung II: 6.77
- – – Hautplastik II: 6.75
- – – Saug-Spül-Drainage II: 6.77
- – – Sequestration II: 6.77, 6.81
- – – Stellungskorrektur II: 6.77
- – – Wundversorgung II: 6.75
- – Pseudarthrose II: 6.70, 6.80 ff.
- – sprunggelenknaher II: 6.83 ff.
- – Stellungskorrektur im Gipsverband II: 6.72, 6.83
- – supramalleolärer II: 6.83 f.
- – – Ausheilung in Fehlstellung II: 6.84
- – – offener II: 6.84
- – Verriegelungsnagel II: 6.72, 6.74, 6.82
- Unterschenkeldefekt, Knochentransplantat II: 6.82
- Unterschenkel-Drehbruch II: 6.70, 6.84
- – Therapie II: 6.72
- Unterschenkel-Einwärtsdrehbruch II: 6.70
- Unterschenkelfasziotomie I: 15.3
- Unterschenkelfehlstellung II: 6.82 f.
- – frische II: 6.83
- – beim Kind II: 6.83
- – veraltete II: 6.83
- – Vorbeugung II: 6.82 f.
- Unterschenkelhämangiom, Spitzfuß II: 3.8
- Unterschenkelhautatrophie II: 5.8
- Unterschenkelinnenrotatoren I: 7.13
- Unterschenkelkammern II: 3.10
- Unterschenkelkontusion II: 6.62
- Unterschenkelmuskelblutung, Engpaßsyndrom I: 16.37, 16.44
- – hämophile I: 16.9
- – Pseudotumorentstehung I: 16.48 f.
- Unterschenkelmuskelfunktion beim Gehen II: 1.21 f.
- – beim Stehen II: 1.4 f.
- Unterschenkelmuskelkontraktur, ischämische II: 3.9 f.
- Unterschenkel-Notamputation II: 7.26
- Unterschenkelpseudarthrose I: 13.1 ff.; II: 6.81
- – angeborene I: 13.1 f.
- – atrophische I: 13.2
- – Fragmentendenatrophie I: 13.4, 13.6
- – Fußdeformität I: 13.8
- – Histologie I: 13.5
- – Muskelschwund I: 13.8
- – schlaffe I: 13.5
- – straffe I: 13.5
- – Therapie I: 13.8; II: 6.82
- Unterschenkelquerbruch II: 6.70
- Unterschenkelrekurvation s. Crus recurvatum
- Unterschenkelrotation II: 1.33, 1.35
- Unterschenkelrotatoren, willkürliche I: 7.13
- Unterschenkelsarkom, parossales, Resektion II: 9.39
- Unterschenkel-Stauchungsbruch II: 6.84
- Unterschenkel-Stückfraktur II: 6.70
- – Plattenosteosynthese II: 6.72
- Unterschenkelstumpf beim Alternden, Prothesenversorgung II: 7.8
- – Durchblutungsstörung I: 15.7 f., 15.10
- – Ideallänge II: 7.23
- – Konisierung II: 7.4
- – kurzer II: 7.24 ff.
- – – Knochenstumpfversorgung II: 7.25 f.
- – – Musculi-gastrocnemii-Versorgung II: 7.24 f.
- – langer II: 7.3
- – Muskeldeckung II: 7.24
- – Prothesenfrühversorgung, Vorbereitung II: 7.14
- – Prothesensofortversorgung, Vorbereitung II: 7.14
- – Silikonkappe II: 7.4 f.
- Unterschenkel-Stumpfkorrektur II: 7.26
- Unterschenkel-Stumpflänge beim Alternden II: 7.8
- Unterschenkel-Trümmerfraktur, proximale II: 6.71
- Unterschenkeltumor, Amputationshöhe II: 7.10
- Unterschenkelverbiegung, angeborene I: 13.1 ff.
- – – Differentialdiagnose I: 13.8
- – – physiologische, beim Säugling I: 13.8
- – – Prognose I: 13.5, 13.8
- – – Röntgenbefund I: 13.3 f.
- – – Sklerosierungstypen im Wachstumsscheitel I: 13.4 f.
- Unterschenkelverkürzung, Tibiaaplasie I: 13.12
- Urethritis I: 4.4, 9.57; II: 4.22
- Urikosurika I: 4.21; II: 4.28

V

- Valgisierungsosteotomie s. Femurvalgisierungsosteotomie
- Valgusfaktor am Bein I: 12.9
- Varicocidinjektion, intraartikuläre I: 9.14
- – – bei juveniler chronischer Polyarthritis I: 9.48
- Varikose I: 15.4 f.
- – primäre I: 15.5
- – sekundäre I: 15.7
- Variola, Arthritis I: 4.68
- Varisationsosteotomie s. Femurvarisationsosteotomie
- Varizellen, Arthritis I: 4.57, 4.70
- Varizenexhairese I: 15.5 f.
- Varizensklerosierung I: 15.5
- Varusbelastung, dynamische, Q-Winkel I: 7.16
- Varusfaktor am Bein I: 12.9
- Varusfuß II: 3.33
- Varuszehen II: 3.146
- Vaskulitis, Hüftkopfnekrose I: 2.72
- – synoviale I: 9.11
- Vasospasmus, Hüftkopfnekrose I: 2.73
- Vastus-externus-Plastik I: 6.27
- Vena femoralis, Thrombophlebitis II: 5.8
- Venenklappeninsuffizienz I: 15.4
- Venenthrombose, tiefe I: 15.7
- Verbrennung II: 6.54
- Verbundosteosynthese nach Femurdiaphysentumorausräumung II: 9.21
- Verkalkung, periartikuläre, Hämophilie I: 4.26
- – – nach Querschnittverletzung I: 6.31
- Verknöcherung, heterotope, bei Kniearthrodese I: 9.40
- Verkürzungshinken I: 5.17
- Verlängerungsgerät I: 1.50; II: 6.19
- Verletzung, offene, Ostitis I: 14.10
- Verriegelungsnagel II: 6.15 f., 6.72, 6.74, 6.82
- Verrucae plantares II: 5.15
- Verspannungssystem, plantares II: 3.89
- Viergelenkkette, überschlagene I: 7.1, 7.3 f.
- – – Huson-Modell I: 7.1, 7.5
- – – Modell I: 7.3 ff.
- Vitamin-A-Überdosierung, Wachstumsstörung, kniegelenknahe I: 12.4
- Volkmann-Kontraktur bei Hämophilie I: 16.37 ff.
- Volkmannsches Dreieck, Absprengung II: 6.63, 6.88 f., 6.95
- Vor-Chopart-Keilosteotomie II: 3.83
- Vorfuß, Abrollvorgang II: 1.38 f.
- Vorfußabduktion, manuelle II: 3.33, 3.64
- – – einzeitige II: 3.64
- – – etappenweise II: 3.64
- – – Gipsverbandtechnik II: 3.64
- – – Komplikationen II: 3.64
- Vorfußabplattung II: 3.111
- Vorfußadduktion II: 3.33, 3.38
- – lagerungsbedingte, beim Säugling II: 3.63
- – manuelle II: 3.64
- – Navikularelateralwanderung, kontrakte II: 3.63
- – Sichelfuß II: 3.62 f.

Vorfußadduktion, weiche, beim Neugeborenen II: 3.63
Vorfußerfrierung I: 15.4
- Amputation II: 7.18 f.
Vorfußgangrän, diabetische I: 15.4
Vorfußhauptstreben II: 3.88
Vorfußinflexion II: 3.74 f.
Vorfuß-Kompressionsschmerz II: 4.13
Vorfuß-Mittelfuß-Kontraktur, kindliche II: 3.108
Vorfußnebenstreben II: 3.88
Vorfußnekrose I: 15.4
Vorfußpronation II: 1.34
- verstärkte II: 3.74
Vorfuß-Rückfuß-Abhängigkeit II: 3.105
Vorfußschmerz II: 4.20
Vorfußspitzfuß II: 3.1
Vorfußsupination II: 1.34
- Klumpfuß II: 3.38 f.
- Plattfuß II: 3.87
Vorfußsupinationskontraktur II: 3.108
Vorfußveränderungen, polyarthritische II: 4.17 ff.
Vorfußverband II: 3.134
Vorfußverbreiterung s. Spreizfuß
Vulvaverziehung I: 1.19

W

Waaler-Rose-Hämagglutinationsreaktion I: 9.3
Waardenburg-Syndrom I: 8.21
Wachstumsanregung, lokale, gezielte I: 12.4 f.
Wachstumsfugen, gelenknahe, Anteil am Gesamtwachstum I: 12.1
Wachstumsfugenschluß, vorzeitiger, Hämophilie I: 4.26
Wachstumshemmung, temporäre, durch Epiphyseodese I: 12.4
Wachstumshormon I: 2.7
Wachstumshormonspiegel, erhöhter, Epiphysendislokation I: 2.146 f.
Wachstumsschub, präpubertärer, Femurepiphysendislokation I: 2.146
- - Hüftgelenkveränderungen I: 2.115
Wachstumsstörung nach distaler Femurepiphysenfugen-Verletzung II: 6.23
- bei juveniler chronischer Gonarthritis I: 9.45
- kniegelenknahe I: 12.1 ff.
- - entzündungsbedingte I: 12.5
- - mechanisch bedingte I: 12.3 f.
- - örtlich begrenzte I: 12.4
- - physikalisch bedingte I: 12.3
- - Röntgenstrahlen-bedingte I: 12.3, 12.6 f.
- - systemisch bedingte I: 12.3 f.
- - verletzungsbedingte I: 12.6
- Osteochondritis deformans coxae juvenilis I: 2.7, 2.9 f.
- osteomyelitisbedingte I: 14.8 f.
- osteoneurale I: 1.9
- nach Tibiabasis-Epiphysenschädigung II: 6.100
Wackelknie I: 9.6
Wadenbein s. Fibula
Wadenmuskelatrophie II: 3.21, 4.43, 6.56
Wadenmuskelblutung, hämophile I: 16.9
- Spitzfuß I: 16.45
Wadenmuskelkontraktur, ischämische I: 15.2
- bei Spitzfuß II: 3.4
Wagnersches Distraktionsgerät I: 1.50; II: 6.19
Walldius-Knieendoprothese I: 9.31
Wardsches Dreieck I: 1.101
Warze, plantare II: 5.15
Watschelgang, Koxarthrose I: 5.16 f.
Weber-A-Fraktur II: 6.87
Weber-B-Fraktur II: 6.87
Weber-C-Fraktur II: 6.87
Weber-Huggler-Hüftendoprothese I: 4.52
Wechselbäder II: 5.10
Weichteilablösung, plantare, bei Hohlfuß II: 3.80
Weichteilabszeß II: 4.2
Weichteilchondrom II: 8.1
Weichteilinfektion II: 4.6 f.
Weichteilschädigung II: 6.54
Weichteiltuberkulose II: 4.10
Weichteiltumor II: 8.1
Whipplesche Krankheit II: 4.32
- - Gonarthritis I: 9.58
- - Synovialbiopsatbefund I: 9.5
Wiberg-Winkel s. CE-Winkel
Wiberg-Zeichen I: 5.12, 5.20
Wide resection II: 9.3, 9.26 f.
v.-Willebrand-Jürgens-Syndrom I: 16.3, 16.6
Williams-Faktor-Mangel I: 16.4
Wimberger-Zeichen I: 12.4
Windel-Spreizhose I: 1.23
Windpockenkoxitis I: 4.57, 4.70
Wingfield-Abduktionsrahmen I: 1.36, 1.41
Winiwarter-Buerger-Krankheit I: 15.3
Winkeldifferenz am Fuß II: 3.72, 3.99
- - Hohlfuß II: 3.74
Winterferse II: 4.37 f.
Wirbelankylose, knöcherne II: 4.20
Wirbelfraktur I: 6.30
Wirbelsäule, Arthropathia alcaptonurica I: 4.23 f.
Wirbelsäulenchondrokalzinose I: 4.22
Wirbelsäulenfehlstellung bei Spitzfuß II: 3.14
Wirbelsäulenversteifung, Arthropathia alcaptonurica I: 4.23
Wirbeltuberkulose I: 14.13 f.
Wolffsches Klumpfuß-Etappenredressement II: 3.34
Wrisberg-Band 8.16

Wunddrainage bei Amputation II: 7.16
Wundschluß bei Amputation II: 7.16
Wundversorgung bei komplizierter Unterschenkelfraktur II: 6.75
Wurstzehen II: 4.22

X, Y

X-Bein s. Genu valgum
Yersinienarthritis I: 9.61
Yersinieninfektion, enterale, Arthritis I: 9.58
Y-Fugenlinie I: 1.26
Y-Koordinate I: 1.24
Yttrium-90-Radiosynoviorthese I: 9.15

Z

Zapfenepiphyse, Wachstumsstörung, kniegelenknahe I: 12.5
Zehenamputation II: 6.124, 7.16 f.
- beim Kind II: 7.6
- Schmerzausschaltung II: 7.13
Zehenauftrittswinkel s. Metatarsale-I-Auftrittswinkel
Zehenexartikulation II: 3.143, 9.46
- beim Alternden II: 7.8
- Entschädigungssatz II: 7.32 f.
- beim Kind II: 7.6
Zehenextensorenlähmung II: 3.24
Zehenfehlbildung, Operationsverfahren I: 3.7
Zehenfraktur II: 6.124
Zehengelenkkapselschwellung, fluktuierende I: 4.19
Zehengrundgelenkbeschwerden II: 4.13
Zehengrundgelenke, Lastverteilung II: 1.38
Zehengrundgelenkexartikulation II: 7.17
- beim Kind II: 7.6
Zehengrundgelenkosteolyse, neurogene II: 4.33
Zehengrundgelenksynovektomie II: 4.18
Zehengrundphalanxamputation II: 7.17
Zehengrundphalanxstumpf II: 7.6
Zehenluxation bei chronischer Polyarthritis II: 4.13
Zehenphalangenamputation II: 9.46
Zehenphalangentumor II: 9.46 f.
Zehenriesenwuchs, partieller II: 3.149
Zehenserienfrakturen II: 6.124
Zehenspitzengang des Laufanfängers II: 3.2
Zehenstumpfkonisierung II: 7.6
Zehenstumpfkontraktur II: 7.6
Zehensyndaktylie s. Syndaktylie
Zerebralparese, infantile, Spitzfuß II: 3.12
- - - Therapie II: 3.18 f.

– – Genu recurvatum I: 12.28
– – Kniebeugesteife I: 12.31
Zirkelschnittamputation, posttraumatische II: 7.9
Zseböksche Linie I: 1.26
Zsernaviczky-Türk-Linie I: 1.26

Zuggurtungsosteosynthese, Malleolus lateralis II: 6.88, 6.91
– – medialis II: 6.88, 6.90f.
– Patella II: 6.27
Zwergwuchs, diastrophischer, Klumpfuß II: 3.57
– megaepiphysärer I: 8.22f.

Zwischenwirbelscheibenverkalkung, Ochronose I: 9.71f.
Zyste, subchondrale I: 5.20, 9.8f., 9.25, 10.14, 16.10
Zytostatikainjektion, intraartikuläre I: 9.14

Gesamtumfang des Bandes LXVII + 826 Seiten